B Klinische Fächer

11	Notfallmedizin	23
12	Anästhesie, Intensivmedizin und Schmerztherapie	69
13	Chirurgie	99
14	Orthopädie und Unfallchirurgie	231
15	Gynäkologie und Geburtshilfe	329
16	Humangenetik	435
17	Pädiatrie	465
18	Urologie	619
19	Dermatologie	683
20	Hals-, Nasen-, Ohrenheilkunde	755
21	Augenheilkunde	821
22	Neurologie	899
23	Psychiatrie und psychosomatische Medizin	1009

AllEx

Alles fürs Examen

Das Kompendium für die 2. ÄP
Band B

2., überarbeitete und erweiterte Auflage
936 Abbildungen

Georg Thieme Verlag
Stuttgart • New York

*Bibliografische Information
der Deutschen Nationalbibliothek*
Die Deutsche Nationalbibliothek verzeichnet diese Publikation in der Deutschen Nationalbibliografie; detaillierte bibliografische Daten sind im Internet über http://dnb.d-nb.de abrufbar.

Ihre Meinung ist uns wichtig! Bitte schreiben Sie uns unter
www.thieme.de/service/feedback.html

© 2014, 2012 Georg Thieme Verlag KG
Rüdigerstraße 14
D-70469 Stuttgart
Unsere Homepage: http://www.thieme.de

Printed in Germany

Satz: medionet Publishing Services Ltd., Berlin
Layout: designdealer, Stuttgart
Umschlaggestaltung: Thieme Verlagsgruppe
Umschlagfoto: contrastwerkstatt - Fotolia.com
Druck: Firmengruppe APPL, aprinta Druck, Wemding

ISBN 978-3-13-146952-6   1 2 3 4 5 6

Auch erhältlich als E-Book:
eISBN (PDF) 978-3-13-175361-8
eISBN (epub) 978-3-13-175371-7

Wichtiger Hinweis: Wie jede andere Wissenschaft ist die Medizin ständigen Entwicklungen unterworfen. Forschung und klinische Erfahrung erweitern unsere Erkenntnisse, insbesondere was Behandlung und medikamentöse Therapie anbelangt. Soweit in diesem Werk eine Dosierung oder eine Applikation erwähnt wird, darf der Leser zwar darauf vertrauen, dass Autoren, Herausgeber und Verlag große Sorgfalt darauf verwandt haben, dass diese Angabe **dem Wissensstand bei Fertigstellung des Werkes** entspricht.

Für Angaben über Dosierungsanweisungen und Applikationsformen kann vom Verlag jedoch keine Gewähr übernommen werden. **Jeder Benutzer ist angehalten,** durch sorgfältige Prüfung der Beipackzettel der verwendeten Präparate und gegebenenfalls nach Konsultation eines Spezialisten festzustellen, ob die dort gegebene Empfehlung für Dosierungen oder die Beachtung von Kontraindikationen gegenüber der Angabe in diesem Buch abweicht. Eine solche Prüfung ist besonders wichtig bei selten verwendeten Präparaten oder solchen, die neu auf den Markt gebracht worden sind. Jede Dosierung oder Applikation erfolgt auf eigene Gefahr des Benutzers. Autoren und Verlag appellieren an jeden Benutzer, ihm etwa auffallende Ungenauigkeiten dem Verlag mitzuteilen.

Geschützte Warennamen (Warenzeichen) werden **nicht** besonders kenntlich gemacht. Aus dem Fehlen eines solchen Hinweises kann also nicht geschlossen werden, dass es sich um einen freien Warennamen handele.

Das Werk, einschließlich aller seiner Teile, ist urheberrechtlich geschützt. Jede Verwertung außerhalb der engen Grenzen des Urheberrechtsgesetzes ist ohne Zustimmung des Verlages unzulässig und strafbar. Das gilt insbesondere für Vervielfältigungen, Übersetzungen, Mikroverfilmungen und die Einspeicherung und Verarbeitung in elektronischen Systemen.

Wir haben uns bemüht, sämtliche Rechteinhaber von Abbildungen zu ermitteln. Sollte dem Verlag gegenüber dennoch der Nachweis der Rechtsinhaberschaft geführt werden, wird das branchenübliche Honorar nachträglich gezahlt.

Vorwort

Zeitdruck, Stress und Unsicherheit – diese Gefühle kennt man als Student kurz vor einer bevorstehenden Prüfung und vor allem vor der 2. ÄP leider nur zu gut. Wie soll man bloß diese riesengroße Stoffmenge bewältigen? Noch dazu in der kurzen Zeit? Und lernt man überhaupt das Wesentliche?

Dafür gibt es AllEx, das **Kompendium der klinischen Medizin** – und zwar jetzt schon in der 2. Auflage!

Wir haben in dieser Auflage die Prüfungsfragen aktualisiert (bis einschließlich Herbst 2013) und die „Kinderkrankheiten" kuriert. An dieser Stelle möchten wir uns ganz herzlich bei unseren aufmerksamen Lesern bedanken, die uns geduldig auf so manchen Mangel der 1. Auflage hingewiesen haben. Nicht zuletzt durch ihre Hilfe kommt AllEx jetzt deutlich korrekter daher als in der Vergangenheit!

Bewährt hat sich unser Konzept, daher haben wir auch weiterhin daran festgehalten:

▶ **Das AllEx-ABC:** AllEx enthält das gesamte Prüfungswissen und besteht aus 3 Bänden, die übersichtlich nach Fächern gegliedert sind:
- **Band A** enthält die Innere Medizin.
- In **Band B** finden Sie die weiteren klinischen Fächer, u.a. Chirurgie, Päd, Gyn, Derma oder Neuro.
- **Band C** leitet Sie vom Symptom zur Diagnose, enthält Grundlagenfächer und Fächer wie Allgemein- oder Rechtsmedizin sowie die Querschnittsbereiche.

Jeder Band ist in einer eigenen Farbe gehalten, „Griffmarken" am Rand ermöglichen die schnelle Orientierung.

▶ **Höchste Prüfungsrelevanz!** AllEx ist einfach und verständlich geschrieben. Ein **intensiver Prüfungsfragencheck** garantiert, dass AllEx die Antworten auf **alle Fragen** enthält, die **seit Herbst 2006** vom IMPP gestellt wurden. Diese prüfungsrelevanten Aussagen sind durch die gelbe Hinterlegung sofort zu erkennen. Dies hilft Ihnen bei der Entscheidung, wie detailliert Sie die verschiedenen Themengebiete lernen sollten, und macht auf IMPP-Eigenheiten aufmerksam.

Inhalte, die unabhängig vom IMPP und v.a. in der Praxis wichtig sind, sind als Merke hervorgehoben, weniger Wichtiges, aber trotzdem Interessantes, steht im Kleindruck. Das integrierte Grundlagenwissen ermöglicht Ihnen, eventuell vergessene Fakten und Zusammenhänge schnell noch mal aufzufrischen.

▶ **Kein unnötiges Doppelt- und Dreifachlernen mehr!** Das Besondere an AllEx ist die **intensive Vernetzung der Kapitel** untereinander und das **integrative Konzept**. Das bedeutet, dass jedes Krankheitsbild vornehmlich nur an einer einzigen Stelle im Buch ausführlich besprochen und dabei gleichzeitig von mehreren Fachrichtungen beleuchtet wird. Speziell die übergreifenden Fächer **Klinische Patho, Pharma** und **Radio** sind direkt bei dem jeweiligen Krankheitsbild **integriert** und zusätzlich mit einem bunten Strich am Rand gekennzeichnet (**grün**: Patho, **blau**: Radio, **rot**: Pharma), sodass Sie sie trotzdem auch gezielt ansteuern können, wenn Sie das möchten.

Zahlreiche Verweise verbinden darüber hinaus diejenigen Inhalte, die in anderen Kapiteln oder einem anderen Band aufgehoben sind.

Dadurch lernen Sie **effizient,** sparen Zeit und sind insbesondere auch für die Fallstudien bestens vorbereitet!

▶ **100 Tage Countdown ...** Mit dem **AllEx-Lernplaner** können Sie sich in 100 Lerntagen auf das Examen vorbereiten. Auf www.examenonline.thieme.de haben wir für Sie individuelle Prüfungssitzungen zusammengestellt, die exakt auf unsere Lerntage zugeschnitten sind. So können Sie nach dem Lernen auf examen online die passenden Fragen kreuzen und Ihr Wissen sofort überprüfen.

Im Lernplaner sind alle Fächer der Gegenstandskataloge berücksichtigt. Die Lerntage pro Fach sind nach dem Stoffumfang und der Prüfungsrelevanz berechnet. Daher sind manche Lerntage umfangreicher als andere, die wiederum als Puffer dienen sollen, falls Sie mit dem Stoff vom Vortag noch nicht ganz fertig geworden sind.

▶ **Fehlerteufel:** Alle Texte wurden von ausgewiesenen Fachleuten gegengelesen. Aber: Viele Augen sehen mehr! Sollten Sie über etwas stolpern, das so nicht richtig ist, freuen wir uns über jeden Fehlerhinweis. Schicken Sie die Fehlermeldung bitte an studenten@thieme.de oder folgen Sie dem Link: www.thieme.de/allex. Wir werden dann die Errata sammeln, prüfen und Ihnen die Korrekturen unter www.thieme.de/allex zur Verfügung stellen. Und für den Fall, dass Ihnen AllEx gefällt, dürfen Sie uns das selbstverständlich auch gerne wissen lassen ☺!

Viel Freude mit AllEx und viel Erfolg für das bevorstehende Examen!

Ihr **AllEx**-Team

Autoren

Dr. Hanns Ackermann
Goethe Universität Frankfurt
Institut für Biostatistik und
mathematische Modellierung
Theodor-Stern-Kai 7
60596 Frankfurt

Dr. med. Konrad Aden
Institut für Klinische Molekularbiologie
ZMB, UK-SH Campus Kiel
Am Botanischen Garten 11
24118 Kiel

Dr. med. Matthias Aurich
Medizinische Universitätsklinik
Abteilung Innere Medizin III
Kardiologie, Angiologie und
Pneumologie
Im Neuenheimer Feld 410
69120 Heidelberg

Prof. Dr. med. Dipl.-Theol.
Dipl.-Caritaswiss.
Gerhild Becker
MSc Palliative Care
(King's College London)
Universitätsklinikum Freiburg
Klinik für Palliativmedizin
Robert-Koch-Str. 3
79106 Freiburg

Claus-Henning Bley
Kliniken des MTK
Krankenhaus Bad Soden
Klinik für Anästhesiologie,
Intensivmedizin und
Schmerztherapie
Kronberger Str. 36
65812 Bad Soden

Maik Centgraf
Mainzerhofplatz 1
99084 Erfurt

Prof. Dr. med. Markus Dettenkofer
Universitätsklinikum Freiburg
Institut für Umweltmedizin und
Krankenhaushygiene
Breisacher Str. 115b
79106 Freiburg

Simon Dörges
Universitätsklinikum Düsseldorf
Moorenstr. 5
40225 Düsseldorf

Dr. med. Winfried Ebner
Universitätsklinikum Freiburg
Institut für Umweltmedizin und
Krankenhaushygiene
Breisacher Str. 115b
79106 Freiburg

Dr. med. Christine Eichbaum
Universitätsmedizin Mainz
Klinik und Poliklinik für Geburtshilfe
und Frauenkrankheiten
Langenbeckstr. 1
55131 Mainz

Dr. med. Andrea von Figura
Hainholzweg 30
37085 Göttingen

Prof. Dr. med. Uwe Frank
Universitätsklinikum Heidelberg
Department für Infektiologie
Im Neuenheimer Feld 324
69120 Heidelberg

Dr. med. Matti Förster
Städtisches Klinikum
München-Bogenhausen
Klinik für Neurologie und
Neurophysiologie
Englschalkinger Str. 77
81925 München

PD Dr. med. Harald Genzwürker
Neckar-Odenwald-Kliniken gGmbH
Klinik für Anästhesiologie und
Intensivmedizin
Dr.-Konrad-Adenauer-Str. 37
74722 Buchen

Dr. rer. nat. Richard Gminski
Universitätsklinikum Freiburg
Institut für Umweltmedizin und
Krankenhaushygiene
Breisacher Str. 115b
79106 Freiburg

Hanna Graze
Marienhospital Stuttgart
Abteilung Neurologie
Böheimstr. 37
70199 Stuttgart

Dr. rer. nat. Jürgen Hallbach
Städtisches Klinikum München GmbH
Department für Klinische Chemie
Kölner Platz 1
80804 München

Dr. rer. nat. Karin Hauser
Kaindlstr. 13
70569 Stuttgart

Dr. med. Matthias Hepprich
Universitätsspital Basel
Departement Medizin
Petersgraben 4
4031 Basel
Schweiz

Guido Hermanns
HELIOS Spital Überlingen GmbH
Abteilung für Anästhesie, Intensiv- und
Notfallmedizin, Schmerztherapie,
Tauchmedizin
Härlenweg 1
88662 Überlingen

Dr. med. Christian Herren
Medizinisches Zentrum
StädteRegion Aachen GmbH
Klinik für Unfall-, Hand- und
Wiederherstellungschirurgie
Mauerfeldchen 25
52146 Würselen

Prof. Dr. rer. nat. Eva Herrmann
Goethe Universität Frankfurt
Institut für Biostatistik und
mathematische Modellierung
Theodor-Stern-Kai 7
60596 Frankfurt

PD Dr. med. Jochen Hinkelbein
Universitätsklinikum Köln (AöR)
Klinik für Anästhesiologie und
Operative Intensivmedizin
Kerpener Str. 62
50937 Köln

Dr. med. Melanie Hohner
Klinikum Magdeburg
Klinik für Psychiatrie und
Psychotherapie
Birkenallee 34
39130 Magdeburg

Henrike Horn
Große Ulrichstr. 19
06108 Halle

Prof. Dr. Dr. Peter Hucklenbroich
Universität Münster
Institut für Ethik, Geschichte und
Theorie der Medizin
Von-Esmarch-Str. 62
48149 Münster

Prof. Dr. med. Eckart Jacobi
ehem. Forschungsinstitut für
Rehabilitationsmedizin
Moorsanatorium Reischberg
Praxis Prof. Jacobi
Karl-Wilhelm-Heck-Str. 12
88410 Bad Wurzach

Dr. med. Karin Jaroslawski
Universitätsklinikum Freiburg
Klinik für Palliativmedizin
Robert-Koch-Str. 3
79106 Freiburg

Autoren

Dr. med. Pascal-David Johann
Deutsches Krebsforschungszentrum
Pädiatrische Neuroonkologie
Im Neuenheimer Feld 280
69120 Heidelberg

Dr. med. Jürgen Keil
Krankenhaus der Barmherzigen
Brüder Trier
Klinik für Urologie und Kinderurologie
Nordallee 1
54292 Trier

Eric Klingelhöfer
Mosenstr. 35
01309 Dresden

Jessica Kraatz
Vivantes Auguste-Viktoria-Klinikum
Institut für Radiologie und
interventionelle Therapie
Rubensstr. 125
12157 Berlin

Prof. Dr. med. Gert Krischak
Institut für Rehabilitationsmedizinische
Forschung an der Universität Ulm
Federseeklinik
Wuhrstr. 2/1
88422 Bad Buchau

Prof. Dr. Hans-Peter Kröner
Universität Münster
Institut für Ethik, Geschichte und
Theorie der Medizin
Von-Esmarch-Str. 62
48149 Münster

Philipp Latz
Universitätsklinikum Schleswig-Holstein
Campus Lübeck
Klinik für Urologie
Ratzeburger Allee 160
23562 Lübeck

Dr. med. Heinrich Lautenbacher
Universitätsklinikum Tübingen
Geschäftsbereich
Informationstechnologie
Geissweg 11
72076 Tübingen

Dr. med. Thomas Ledig
Universitätsklinikum Heidelberg
Abteilung Allgemeinmedizin und
Versorgungsforschung
Voßstr. 2, Geb. 37
69115 Heidelberg

PD Dr. med. Michael Marx
Universitätsklinikum Heidelberg
Institut für Public Health
Im Neuenheimer Feld 324
69120 Heidelberg

Dr. med. Michael Merker
Universitätsklinikum Frankfurt
Klinik für Kinder- und Jugendmedizin
Theodor-Stern-Kai 7
60596 Frankfurt

PD Dr. med. Antje Miksch
Universitätsklinikum Heidelberg
Abteilung Allgemeinmedizin und
Versorgungsforschung
Voßstr. 2, Geb. 37
69115 Heidelberg

Prof. Dr. med. Dr. rer. pol.
Konrad Obermann
Mannheimer Institut für Public Health,
Sozial- und Präventivmedizin
Ludolf-Krehl-Str. 7-11
68167 Mannheim

Roland Panea
Im Sauern 2
60437 Frankfurt

Claudia Pfleger
Bürgerspital Solothurn
Schöngrünstrasse 38
4500 Solothurn
Schweiz

Julia Rehme
Paul-Heyse-Str. 34
80336 München

Katrin Rehme
Robert-Schumann-Str. 17
86633 Neuburg

Dr. med. Gabriele Röhrig, MPH
Fachärztin für Innere Medizin –
Hämato-Onkologie-Geriatrie
Lehrstuhl für Geriatrie der
Universität zu Köln
Klinik für Geriatrie am
St. Marien-Hospital
Kerpener Str. 62
50937 Köln

Dr. med. Saskia von Sanden
Waldschloßstr. 3
76530 Baden-Baden

Dr. med. Friederike Schlingloff
Asklepios Klinik St. Georg
Abteilung für Herzchirurgie
Lohmühlenstr. 5
20099 Hamburg

Jessica Schneider
Sommerstr. 9
81543 München

Dr. med. Annika Schnurbus-Duhs
Vivantes Auguste-Viktoria-Klinikum
Klinik für Neurologie
Rubensstr. 125
12157 Berlin

Prof. Dr. med. Bettina Schöne-Seifert
Universität Münster
Institut für Ethik, Geschichte und
Theorie der Medizin
Von-Esmarch-Str. 62
48149 Münster

Juliane Schulze
Klinikum in den Pfeifferschen Stiftungen
Klinik für Geriatrie
Pfeifferstr. 10
39114 Magdeburg

Hubert Seiter
Erster Direktor der
Deutschen Rentenversicherung BW
Adalbert-Stifter-Str. 105
70437 Stuttgart

Hans-Christian Stahl
Universitätsklinikum Heidelberg
Institute of Public Health
Im Neuenheimer Feld 324
69120 Heidelberg

Dr. med. Eva Stangler-Alpers
Rosenau 3
73730 Esslingen

Cajus Wacker
Hauptstr. 34
91227 Leinburg

Carola Xander
Universitätsklinikum Freiburg
Klinik für Palliativmedizin
Robert-Koch-Str. 3
79106 Freiburg

Dr. med. Victoria Ziesenitz
Zentrum für Kinder- und Jugendmedizin
Klinik für Pädiatrische Kardiologie und
Angeborene Herzfehler
Im Neuenheimer Feld 430
69120 Heidelberg

Dr. med. Gisela Zimmer
Universitätsklinikum Ulm
Institut für Rechtsmedizin
Prittwitzstr. 6
89075 Ulm

Dr. med. Anna Maria Zobel
Wigandstr. 21
70439 Stuttgart

Fachbeiräte

Dr. med. Berthold Block
Facharzt für Innere Medizin
Fallersleber-Tor-Wall 5
38100 Braunschweig

Prof. Dr. rer. nat. Heinz Bönisch
ehem. Biomedizinisches Zentrum
Institut für Pharmakologie und
Toxikologie
Sigmund-Freud-Str. 25
53127 Bonn

Dr. med. Stefan Fischli
Luzerner Kantonsspital
Endokrinologie/Diabetologie
Spitalstraße
6000 Luzern 16
Schweiz

Prof. Dr. med. Franz Fobbe
Vivantes Auguste-Viktoria-Klinikum
Institut für Radiologie und
interventionelle Therapie
Rubensstr. 125
12157 Berlin

Dr. med. Annette Gäßler
für den Verband Deutscher Betriebs-
und Werksärzte e.V. (VDBW e.V.)
Friedrich-Eberle-Str. 4a
76227 Karlsruhe

Dr. med. Eray Gökkurt
Hämatologisch-Onkologische
Praxis Eppendorf (HOPE)
Eppendorfer Landstr. 42
20249 Hamburg

Prof. Dr. med. Tiemo Grimm
Biozentrum - Institut für Humangenetik
Abt. für Medizinische Genetik
Am Hubland
97074 Würzburg

Dr. med. Horst Gross
Elisabeth-Klinik
Lützowstr. 24-26
10785 Berlin

Dr. med. Christoph Haller
Universitätsklinikum Tübingen
Klinik für Thorax-, Herz- und
Gefäßchirurgie
Hoppe-Seyler-Str. 3
72076 Tübingen

Prof. Dr. med. Bernhard Hellmich
Kreiskliniken Esslingen gGmbh
Klinik Kirchheim
Klinik für Innere Medizin,
Rheumatologie und Immunologie
Eugenstr. 3
73230 Kirchheim

Dr. med. Silke Hellmich
Internistin und Fachärztin
für Lungenheilkunde
Schelztorstr. 6
73728 Esslingen

Prof. Dr. med. Nikolai Hopf
Klinikum Stuttgart – Katharinenhospital
Neurochirurgische Klinik
Kriegsbergstr. 60
70174 Stuttgart

Prof. Dr. med. Karsten Junge
Universitätsklinikum Aachen
Klinik für Allgemein-, Viszeral-
und Transplantationschirurgie
Pauwelsstr. 30
52074 Aachen

PD Dr. med. Udo Kellner
Johannes Wesling Klinikum Minden
Institut für Pathologie
Hans-Nolte-Str. 1
32429 Minden

Dr. med. Felix Kiecker
Charité - Universitätsmedizin Berlin
Kinik für Dermatologie, Venerologie und
Allergologie
Charitéplatz 1
10117 Berlin

Dr. med. Michael Lafrenz
ehem. Universität Rostock
Klinik und Poliklinik für Innere Medizin
Ernst-Heydemann-Str. 6
18055 Rostock

Dr. med. Stephan Mirisch
Bayerisches Rotes Kreuz
Tagklinik für psychisch Kranke
Lindwurmstr. 12 Rgb.
80337 München

Dr. med. Renate Mürtz-Weiss
Fachärztin für Allgemeinmedizin
69198 Schriesheim

Prof. Dr. med. Hans-Oliver Rennekampff
Universitätsklinikum der RWTH Aachen
Klinik für Plastische Chirurgie, Hand-
und Verbrennungschirurgie
Pauwelsstr. 30
52074 Aachen

Prof. Dr. med. Gerd Rettig-Stürmer
Schlehenweg 18
66424 Homburg

Dr. med. Alexander M. Sattler
Internistische Gemeinschaftspraxis
Obermühlsweg 1
35216 Biedenkopf

Prof. Dr. med. Hartmut H.-J. Schmidt
Universitätsklinikum Münster
Klinik für Transplantationsmedizin
Albert-Schweitzer-Campus 1, Geb. A14
48149 Münster

Ralf Schnurbus
Facharzt für Neurologie und Psychiatrie
Oberhofer Weg 2
12209 Berlin

PD Dr. med. Christoph Scholz
Universitätsklinikum Ulm
Klinik für Frauenheilkunde und
Geburtshilfe
Prittwitzstr. 43
89075 Ulm

Dr. med. Claus Schott
Caritas Krankenhaus Bad Mergentheim
Klinik für Kinder- und Jugendmedizin
Uhlandstr. 7
97980 Bad Mergentheim

Prof. Dr. med. Christian Sittel
Klinik für Hals-, Nasen- und Ohren-
krankheiten, Plastische Operationen
Standort Katharinenhospital:
Allgemeine HNO-Heilkunde
Standort Olgahospital: Pädiatrische
HNO-Heilkunde, Otologie
Kriegsbergstr. 60
70174 Stuttgart

Prof. Dr. med.
Elfriede Stangler-Zuschrott
Praxis für Augenheilkunde und
Optometrie
Hintzerstraße 2/1
1030 Wien
Österreich

Dr. med. Thomas Stolte
Zentrum für Chirurgie und Orthopädie
Praxisklinik Mannheim
Mannheimer Str. 102
68309 Mannheim

Prof. Dr. med. Federico Tatò
Gefäßpraxis im Tal
Tal 13
80331 München

Prof. Dr. med. Martin Wolff
Chefarzt Klinik für Allgemein-
und Viszeralchirurgie
Gemeinschaftsklinikum Koblenz-Mayen
St. Elisabeth Mayen
Siegfriedstr. 20-22
56727 Mayen

Prof. Dr. med. Walter Zidek
Charité - Universitätsmedizin Berlin
CC 13 - Schwerpunkt Nephrologie CBF
Hindenburgdamm 30
12203 Berlin

Dr. med. Veronika Zobel
Fachärztin für Kinder- und
Jugendheilkunde
Amt für Jugend und Familie
Leiterin Ärztlicher Dienst
Keesgasse 6/II
8010 Graz
Österreich

Inhalt

11 Notfallmedizin

Jochen Hinkelbein, Harald Genzwürker

1	**Organisation der Notfallmedizin**	**24**
1.1	Personal	24
1.2	Rettungsmittel	24
1.3	Ablauf (Rettungskette)	25
1.4	Massenanfall von Verletzten (MANV)	26
2	**Notfallmedizinische Maßnahmen**	**26**
2.1	Basisdiagnostik	26
2.2	Basismonitoring	27
2.3	Schweregradeinteilungen	29
2.4	Sofortmaßnahmen und kardiopulmonale Reanimation (CPR)	30
2.5	Arbeitstechniken und Hilfsmittel	33
3	**Notärztliche Diagnostik und Therapie häufiger Leitsymptome und ihrer Ursachen**	**40**
3.1	Dyspnoe	40
3.2	Thoraxschmerz	42
3.3	Herzrhythmusstörungen	44
3.4	Störungen der Blutdruckregulation und des Blutvolumens	44
3.5	Schmerzen	49
3.6	Blutung	51
3.7	Bewusstseinsstörungen	53
3.8	Neurologische Ausfälle	54
3.9	Suizidalität, Erregung und Verwirrtheit	56
4	**Traumatologische Notfälle**	**57**
4.1	Wirbelsäulentrauma	57
4.2	Thoraxtrauma	57
4.3	Becken- und Extremitätentrauma	58
4.4	Schädel-Hirn-Trauma	58
4.5	Polytrauma	59
4.6	Verbrennungen und Verbrühungen	59
4.7	Inhalationstrauma	61
4.8	Hitzeschäden	62
4.9	Hypothermie, Erfrierungen	62
4.10	Elektrounfälle	63
4.11	Ertrinkungs- und Tauchunfälle	64
4.12	Verätzungen durch Säuren und Basen	65
4.13	Bissverletzungen	65
5	**Intoxikationen**	**66**
5.1	Grundlagen	66
5.2	Therapie	67
6	**Spezielle Notfälle**	**68**
6.1	Pädiatrische Notfälle	68
6.2	Gynäkologische und geburtshilfliche Notfälle	68
6.3	Ophthalmologische Notfälle	68
6.4	Urologische Notfälle	68

12 Anästhesie, Intensivmedizin und Schmerztherapie

1	**Anästhesie**	**70**
1.1	Vorbereitung zur Anästhesie	70
1.2	Arbeitstechniken	73
1.3	Allgemeinanästhesie	77
1.4	Substitutionsbehandlung	82
1.5	Regionalanästhesie	83
2	**Intensivmedizin**	**87**
2.1	Überwachung des Patienten	87
2.2	Intensivmedizinische Maßnahmen	89
2.3	Störungen und Syndrome in der Intensivmedizin	93
3	**Schmerztherapie**	**93**
3.1	Grundlagen	93
3.2	Schmerzdiagnostik	93
3.3	Prinzipien der Pharmakotherapie	94
3.4	Therapie akuter Schmerzen	95
3.5	Therapie chronischer Schmerzen	96
3.6	Chronische Schmerzsyndrome	98

13 Chirurgie

1 Allgemeine Chirurgie, prä- und postoperative Phase — 100
- 1.1 Wichtige Grundbegriffe — 100
- 1.2 Allgemeines präoperatives Management — 101
- 1.3 Vorgehen im Operationssaal — 103
- 1.4 Allgemeines postoperatives Management — 108
- 1.5 Fasttrack-Konzept — 110
- 1.6 Operative Behandlung von Tumoren — 110
- 1.7 Chirurgische Begutachtung — 111
- 1.8 Wunde — 111
- 1.9 Chirurgische Infektionen — 113
- 1.10 Weichteilverletzungen — 115

2 Viszeralchirurgie — 116
- 2.1 Besondere viszeralchirurgische Situationen — 116
- 2.2 Hals — 119
- 2.3 Ösophagus und Zwerchfell — 123
- 2.4 Magen und Duodenum — 132
- 2.5 Darm — 139
- 2.6 Proktologie — 151
- 2.7 Peritoneum — 159
- 2.8 Leber — 161
- 2.9 Gallenblase und Gallenwege — 166
- 2.10 Pankreas — 170
- 2.11 Milz — 173
- 2.12 Lymphknoten — 176
- 2.13 Bauchwand und Hernien — 176
- 2.14 Retroperitoneum, Niere und Nebenniere — 182

3 Thoraxchirurgie — 184
- 3.1 Anatomie — 184
- 3.2 Spezielle chirurgische Diagnostik am Thorax — 185
- 3.3 Thoraxwand — 186
- 3.4 Mediastinum — 186
- 3.5 Pleura — 187
- 3.6 Thoraxtrauma — 189
- 3.7 Lunge und Bronchien — 190

4 Herzchirurgie — 193
- 4.1 Anatomie des Herzens und der großen Gefäße — 193
- 4.2 Herzchirurgische Grundlagen — 194
- 4.3 Chirurgische Therapie angeborener Herzfehler — 196
- 4.4 Chirurgie der Herzklappen — 200
- 4.5 Chirurgische Therapie bei Herzrhythmusstörungen — 202
- 4.6 Chirurgische Therapie der KHK und ihrer Folgen — 203
- 4.7 Chirurgische Therapie von Herztumoren — 205
- 4.8 Chirurgische Therapie von Perikarderkrankungen — 205
- 4.9 Verletzungen des Herzens — 206
- 4.10 Herznahe Gefäße: Aortenaneurysma und Aortendissektion — 206

5 Gefäßchirurgie — 207
- 5.1 Interventionelle und chirurgische Therapieverfahren — 207
- 5.2 Arterien — 208
- 5.3 Venen — 212
- 5.4 Lymphgefäße — 213

6 Transplantationschirurgie — 213
- 6.1 Grundlagen — 213
- 6.2 Spezielle Verfahren — 214

7 Neurochirurgie — 217
- 7.1 Diagnostik — 217
- 7.2 Therapieverfahren — 218
- 7.3 Chirurgische Therapie des Schädel-Hirn-Traumas (SHT) — 218
- 7.4 Chirurgische Therapie von Hirntumoren — 219
- 7.5 Chirurgische Therapie der intrakraniellen Drucksteigerung — 219
- 7.6 Chirurgische Therapie von Spaltmissbildungen im Bereich der Wirbelsäule — 220
- 7.7 Chirurgische Therapie von Rückenmarkstraumen — 220
- 7.8 Chirurgische Therapie von Wurzelkompressions-Syndromen — 220
- 7.9 Chirurgische Therapie von spinalen Tumoren und Raumforderungen — 221
- 7.10 Chirurgische Therapie von Verletzungen peripherer Nerven — 221
- 7.11 Neurochirurgische Schmerzbehandlung — 222

8 Plastische und ästhetische Chirurgie — 222
- 8.1 Plastisch-chirurgische Methoden — 222
- 8.2 Narbenkorrektur — 225
- 8.3 Rekonstruktionschirurgie im Gesichtsbereich — 225
- 8.4 Plastische Mammachirurgie — 226
- 8.5 Ästhetische Chirurgie — 228
- 8.6 Verbrennungschirurgie — 228
- 8.7 Chirurgie bei Intersexualität und Transsexualismus — 229

14 Orthopädie und Unfallchirurgie

1	Grundlagen	232
1.1	Orthopädische Diagnostik	232
1.2	Orthopädische Therapie	233
1.3	Grundlagen der Traumatologie	236

2	Angeborene und erworbene Wachstumsstörungen	238
2.1	Fehlbildungen und Entwicklungsstörungen von Skelett und Bindegewebe	238
2.2	Erworbene Wachstumsstörungen	239

3	Knochenerkrankungen	239
3.1	Osteoporose	239
3.2	Osteomalazie	241
3.3	Renale und endokrine Osteopathien	241
3.4	Morbus Paget	242
3.5	Osteochondrale Läsion und Osteonekrosen	242

4	Gelenkerkrankungen	244
4.1	Grundlagen	244
4.2	Degenerative Gelenkerkrankung	244
4.3	Entzündlich-rheumatische Gelenkerkrankungen	245
4.4	Metabolische und hämophile Arthropathien	246
4.5	Gelenkchondromatose	246

5	Erkrankungen von Muskeln, Sehnen, Bändern und Bursen	247
5.1	Muskelerkrankungen	247
5.2	Erkrankung von Sehnen, Bändern und Bursen	247

6	Infektionen von Knochen und Gelenken	248
6.1	Grundlagen der Osteomyelitis	248
6.2	Akute hämatogene Osteomyelitis	248
6.3	Chronische Osteomyelitis	249
6.4	Eitrige Arthritis	249

7	Neurogene Erkrankungen	250
7.1	Überblick	250

8	Tumoren	250
8.1	Grundlagen	250
8.2	Benigne primäre Knochentumoren	251
8.3	Tumorähnliche Läsionen	252
8.4	Maligne primäre Knochentumoren	253
8.5	Knochenmetastasen	255
8.6	Maligne Weichteiltumoren	256

9	Erkrankungen und Verletzungen der Wirbelsäule	257
9.1	Diagnostik	257
9.2	Skoliose	258
9.3	Kyphose	260
9.4	Spondylolyse und Spondylolisthesis	260
9.5	Degenerative Erkrankungen der Wirbelsäule und Schmerzsyndrome	262
9.6	Entzündliche Erkrankungen	263
9.7	Muskulärer Schiefhals	264
9.8	Traumatologie der Wirbelsäule	264

10	Erkrankungen und Verletzungen des Thorax	266
10.1	Pektoralisaplasie	266
10.2	Fehlbildungen des Thorax	266
10.3	Traumatologie des Thorax	266

11	Erkrankungen und Verletzungen der Schulter	267
11.1	Diagnostik	267
11.2	Fehlbildungen	268
11.3	Degenerative Erkrankungen	268
11.4	Entzündliche Erkrankungen	271
11.5	Neurogene Erkrankungen	271
11.6	Traumatologie der Schulter	271

12	Erkrankungen und Verletzungen des Oberarms und Ellenbogens	275
12.1	Diagnostik	275
12.2	Formabweichungen und Erkrankungen im Kindesalter	275
12.3	Degenerative Erkrankungen	276
12.4	Entzündliche Erkrankungen	276
12.5	Traumatologie von Oberarm und Ellenbogen	277

13	Erkrankungen und Verletzungen von Unterarm und Hand	280
13.1	Diagnostik	280
13.2	Fehlentwicklungen	280
13.3	Degenerative Erkrankungen	280
13.4	Entzündliche Erkrankungen	282
13.5	Erkrankungen von Bindegewebe und Sehnen	282
13.6	Neurologische Erkrankungen	283
13.7	Verletzungen des Unterarms und der Hand	283

14	**Erkrankungen und Verletzungen des Beckens**	*288*
14.1	Degenerative Erkrankungen	*288*
14.2	Kokzygodynie	*288*
14.3	Traumatologie des Beckens	*289*

15	**Erkrankungen und Verletzungen des Hüftgelenks und Oberschenkels**	*291*
15.1	Diagnostik	*291*
15.2	Kindliche Hüftgelenkerkrankungen	*291*
15.3	Koxarthrose	*298*
15.4	Koxitis	*299*
15.5	Aseptische Femurkopfnekrose des Erwachsenen	*300*
15.6	Neurologische Erkrankungen	*301*
15.7	Traumatologie von Hüftgelenk und Oberschenkel	*301*

16	**Erkrankungen und Verletzungen des Kniegelenks**	*304*
16.1	Diagnostik	*304*
16.2	Fehlbildungen und Formabweichungen	*305*
16.3	Degenerative Erkrankungen	*306*
16.4	Entzündliche Erkrankungen des Kniegelenks	*310*
16.5	Traumatologie des Kniegelenks	*311*

17	**Erkrankungen und Verletzungen des Unterschenkels, Sprunggelenks und Fußes**	*316*
17.1	Diagnostik	*316*
17.2	Formabweichungen und Fußdeformitäten	*316*
17.3	Degenerative Erkrankungen	*320*
17.4	Entzündliche Erkrankungen	*320*
17.5	Veränderungen am Fußskelett	*320*
17.6	Neurologische Erkrankungen	*321*
17.7	Traumatologie von Unterschenkel, Sprunggelenk und Fuß	*321*

18	**Polytrauma und andere traumatologische Krankheitsbilder**	*326*
18.1	Polytrauma	*326*
18.2	Überblick über weitere Traumatologien	*328*

15 Gynäkologie und Geburtshilfe

1	**Grundlagen**	*330*
1.1	Vulva und Vagina	*330*
1.2	Uterus	*331*
1.3	Tuba uterina	*332*
1.4	Ovar	*333*
1.5	Beckenboden und Uterushalteapparat	*334*
1.6	Mamma	*334*

2	**Gynäkologische Untersuchung**	*335*
2.1	Anamnese	*335*
2.2	Untersuchung der Genitalien	*335*
2.3	Untersuchung der Brust	*337*
2.4	Vorsorgeuntersuchungen	*338*

3	**Gynäkologische Leitsymptome**	*340*
3.1	Leitsymptome	*340*

4	**Gynäkologische Notfälle**	*340*
4.1	Ovarialtorsion	*340*
4.2	Ovarielles Überstimulationssyndrom	*340*
4.3	Vergewaltigung	*341*

5	**Menstrueller Zyklus**	*342*
5.1	Physiologie	*342*
5.2	Störungen des menstruellen Zyklus	*344*

6	**Menopause, Postmenopause und Senium**	*348*
6.1	Grundlagen	*348*
6.2	Diagnostik und Therapie	*349*

7	**Soziokulturelle und psychosoziale Aspekte**	*350*
7.1	Mütterliche und perinatale Sterblichkeit	*350*
7.2	Sexualleben der Frau	*350*
7.3	Psychosexuelle Störungen	*350*

8	**Entzündungen**	*351*
8.1	Bartholinitis	*351*
8.2	Vulvitis und Kolpitis	*351*
8.3	Zervizitis	*353*
8.4	Endometritis und Myometritis	*353*
8.5	Adnexitis	*354*
8.6	Genitaltuberkulose	*355*
8.7	Mastitis nonpuerperalis	*355*
8.8	Sexuell übertragbare Krankheiten	*356*

9	**Benigne und maligne Veränderungen**	**356**	**16**	**Gynäkologische Urologie**	**433**
9.1	Vulva und Vagina	356	16.1	Allgemeines	433
9.2	Cervix uteri	360	16.2	Harnwegsinfektionen	433
9.3	Corpus uteri	365	16.3	Inkontinenz	433
9.4	Tuben	370			
9.5	Ovarien	371			
9.6	Mamma	376			

16 Humangenetik

10	**Endometriose**	**383**
10.1	Grundlagen	383
10.2	Klinik, Diagnostik und Therapie	384
11	**Descensus und Prolaps uteri**	**385**
11.1	Grundlagen	385
11.2	Klinik, Diagnostik und Therapie	385
12	**Kontrazeption und Schwangerschaftsabbruch**	**386**
12.1	Grundlagen	386
12.2	Natürliche Methoden	386
12.3	Mechanische und chemische Methoden	386
12.4	Hormonelle Kontrazeption	386
12.5	Intrauterinmethoden	388
12.6	Sterilisation	389
12.7	Schwangerschaftsabbruch	389
13	**Sterilität**	**390**
13.1	Grundlagen	390
13.2	Reproduktionsmedizin	390
14	**Schwangerschaft**	**392**
14.1	Physiologie der Schwangerschaft	392
14.2	Schwangerenbetreuung	395
14.3	Geburtshilfliche Untersuchungen	397
14.4	Erkrankungen der Plazenta	403
14.5	Extrauteringravidität	406
14.6	Schwangerschaftsbedingte Erkrankungen (Gestosen)	407
14.7	Störungen des Schwangerschaftsablaufs	411
14.8	Risikoschwangerschaft	413
14.9	Pharmakotherapie in der Schwangerschaft	416
14.10	Notfälle in der Schwangerschaft	416
14.11	Geburt	418
14.12	Regelwidriger Geburtsverlauf	420
14.13	Geburtshilfliche Operationen	428
14.14	Physiologie, Versorgung und Reanimation des Neugeborenen	429
15	**Wochenbett (Puerperium)**	**429**
15.1	Physiologie des Wochenbetts	429
15.2	Pathologie des Wochenbetts	430
15.3	Stillen	432

1	**Aufbau und Funktion des Genoms**	**436**
1.1	Grundlagen	436
1.2	Aufbau	436
1.3	Differenzielle Genaktivität	436
1.4	Transkription	437
1.5	Variabilität des Genoms	437
2	**DNA-Analyse und Genkartierung**	**438**
2.1	Direkte Methoden	438
2.2	Indirekte Methoden	438
2.3	Kopplungsanalyse	439
2.4	Genkartierung	439
2.5	Genetische Abstammungsdiagnostik	439
3	**Mutationen**	**440**
3.1	Klassifizierung von Mutationen	440
3.2	Ursachen von Mutationen	441
3.3	Auswirkungen von Mutationen	441
4	**Chromosomen des Menschen**	**442**
4.1	Aufbau der Chromosomen	442
4.2	Charakterisierung und Darstellung der Chromosomen	443
4.3	Sexuelle Differenzierung	444
5	**Chromosomenaberrationen**	**446**
5.1	Grundlagen	446
5.2	Nondisjunction	446
5.3	Fehlverteilung von Gonosomen	447
5.4	Fehlverteilung von Autosomen	449
5.5	Strukturelle autosomale Chromosomenaberrationen	449
6	**Formale Genetik**	**451**
6.1	Grundlagen	451
6.2	Kodominante Vererbung	451
6.3	Autosomal-dominanter Erbgang	452
6.4	Autosomal-rezessiver Erbgang	453
6.5	X-chromosomale Vererbung	454
6.6	Geschlechtsbegrenzte Vererbung	456

6.7	Mitochondriale Vererbung	456	**6**	**Erkrankungen von Früh- und**	
6.8	Genkopplung	457		**Neugeborenen**	**484**
6.9	Genetische Heterogenität	457	6.1	Geburtsverletzungen	484
6.10	Komplexe (multifaktorielle) Vererbung	457	6.2	Vorgeburtliche Schädigungen	485
			6.3	Blut	489
7	**Populationsgenetik**	**458**	6.4	Nervensystem	493
7.1	Genfrequenz	458	6.5	Atmung	496
			6.6	Gastrointestinaltrakt und Abdomen	502
8	**Klinische Genetik**	**459**	6.7	Urogenitaltrakt	512
8.1	Zwillinge	459	6.8	Kopf	512
8.2	Genetische Diagnostik und Beratung	460	6.9	Infektionen	513
8.3	Pränatale Diagnostik	462	6.10	Haut	517
8.4	Pharmakogenetik	462			

17 Pädiatrie

1	**Besonderheiten in der Pädiatrie**	**466**
1.1	Erhebung der Anamnese im Kindesalter	466
1.2	Pädiatrische körperliche Untersuchung	467
1.3	Pharmakotherapie im Kindesalter	467
2	**Das gesunde Neugeborene**	**469**
2.1	Perinatologische Definitionen	469
2.2	Postnatale Adaptation	469
2.3	Beurteilung des Neugeborenen nach der Geburt	471
2.4	Schwangerschaftsreaktionen	472
2.5	Neugeborenen-Screening	473
2.6	Neugeborenen-Hör-Screening	473
2.7	Neugeborenenprophylaxe	473
3	**Wachstum und Entwicklung**	**474**
3.1	Grundlagen	474
3.2	Entwicklung von Größe und Gewicht	474
3.3	Knochenentwicklung	476
3.4	Zahnentwicklung	477
3.5	Sexualentwicklung	477
3.6	Motorische und geistige Entwicklung	479
3.7	Wachstumsstörungen	479
4	**Impfungen**	**482**
4.1	Überblick	482
5	**Ernährung**	**482**
5.1	Grundlagen	482
5.2	Ernährung des Säuglings	483

7	**Genetisch bedingte Fehlbildungen und Syndrome**	**518**
7.1	Grundlagen	518
7.2	Numerische Aberrationen der Autosomen	518
7.3	Numerische Aberrationen der Gonosomen	520
7.4	Mikrodeletionssyndrome	521
7.5	Syndrome mit autosomal-dominanter Vererbung	521
7.6	Syndrome mit autosomal-rezessiver Vererbung	522
7.7	Syndrome mit X-chromosomal-dominanter Vererbung	524
7.8	Syndrome mit X-chromosomal-rezessiver Vererbung	525
7.9	Syndrome mit heterogenem Erbgang	526
8	**Stoffwechselerkrankungen**	**530**
8.1	Grundlagen	530
8.2	Kohlenhydratstoffwechsel	531
8.3	Eiweißstoffwechsel	536
8.4	Lipidstoffwechsel	540
9	**Endokrinopathien**	**545**
9.1	Überblick	545
9.2	Adrenogenitales Syndrom (AGS)	545
9.3	Hypogonadismus	547
9.4	Störungen der Geschlechtsentwicklung	548
9.5	Vorzeitige Pubertätsentwicklung	549
9.6	Verzögerte Pubertätsentwicklung	550
9.7	Testikuläre Feminisierung	550
10	**Pädiatrische Infektionskrankheiten**	**551**
10.1	Sepsis	551
10.2	Infektionskrankheiten mit typischen Exanthemen	553
10.3	Weitere bakteriell bedingte Infektionskrankheiten	558
10.4	Weitere viral bedingte Infektionskrankheiten	559
10.5	Parasitosen	560

11 Immunologische und rheumatologische Erkrankungen — 561
- 11.1 Überblick — 561
- 11.2 Kawasaki-Syndrom — 561
- 11.3 Juvenile idiopathische Arthritis — 562

12 Blut und blutbildende Organe — 563
- 12.1 Anämien — 563
- 12.2 Bösartige Erkrankungen des blutbildenden Systems — 563
- 12.3 Blutungserkrankungen — 566

13 Herz und Kreislauf — 566
- 13.1 Angeborene Herzfehler — 566
- 13.2 Herzrhythmusstörungen — 576
- 13.3 Entzündliche Herzerkrankungen und Kardiomyopathien — 576
- 13.4 Herzinsuffizienz — 577
- 13.5 Arterielle Hypertonie und Orthostasesyndrom — 577

14 HNO- und Atmungsorgane — 577
- 14.1 Grundlagen — 577
- 14.2 HNO-Erkrankungen — 578
- 14.3 Erkrankungen der Lunge und der Bronchien — 578

15 Gastroenterologie — 584
- 15.1 Grundlagen — 584
- 15.2 Funktionelle Beschwerden des Gastrointestinaltrakts bei Kindern — 584
- 15.3 Ösophagus — 585
- 15.4 Magen — 585
- 15.5 Darm — 585
- 15.6 Leber und Gallenwege — 590
- 15.7 Pankreas — 591
- 15.8 Hernien — 591
- 15.9 Fremdkörper im Gastrointestinaltrakt — 592

16 Niere, ableitende Harnwege und äußere Geschlechtsorgane — 592
- 16.1 Fehlbildungen — 592
- 16.2 Harnwegsinfektionen — 595
- 16.3 Glomerulonephritiden und nephrotisches Syndrom — 596
- 16.4 Tubulopathien — 596
- 16.5 Urolithiasis — 597
- 16.6 Niereninsuffizienz — 597
- 16.7 Enuresis — 598
- 16.8 Hydrozele und Hodentorsion — 598

17 Störungen des Wasser-, Elektrolyt- und Säure-Basen-Haushalts — 598
- 17.1 Grundlagen — 598
- 17.2 Störungen des Wasser- und Elektrolythaushalts — 598
- 17.3 Störungen des Säure-Basen-Haushalts — 600

18 Skelett und Muskulatur — 600
- 18.1 Grundlagen — 600
- 18.2 Knochen und Gelenke — 600
- 18.3 Muskulatur — 602

19 Nervensystem — 603
- 19.1 Überblick — 603
- 19.2 Fehlbildungen von ZNS, Schädel und Rückenmark — 603
- 19.3 Arthrogryposis multiplex congenita — 603
- 19.4 Phakomatosen — 604

20 Haut — 605
- 20.1 Erkrankungen der Haut — 605

21 Kinder- und Jugendpsychiatrie — 605
- 21.1 Kinder- und Jugendpsychiatrie — 605

22 Tumorerkrankungen — 606
- 22.1 Überblick — 606
- 22.2 Hirntumoren — 606
- 22.3 Nephroblastom — 606
- 22.4 Knochentumoren — 607
- 22.5 Weitere Tumoren im Kindesalter — 610

23 Notfälle im Kindesalter — 612
- 23.1 Überblick — 612
- 23.2 Akute Atemnot — 612
- 23.3 Fieberkrampf — 612
- 23.4 Anscheinend lebensbedrohliches Ereignis — 613

24 Plötzlicher Kindstod — 614
- 24.1 Grundlagen — 614
- 24.2 Maßnahmen — 614

25 Sozialpädiatrie — 615
- 25.1 Mortalität und Morbidität des Kindesalters — 615
- 25.2 Prävention — 615
- 25.3 Das behinderte Kind — 616
- 25.4 Betreuung des sozial benachteiligten Kindes — 616

18 Urologie

Jürgen Keil

1	**Grundlagen**	**620**
1.1	Anatomie und Physiologie	620
1.2	Allgemeine urologische Diagnostik	622
1.3	Urologische Leitsymptome	627
1.4	Harndrainage und Harnableitung	628
2	**Fehlbildungen**	**630**
2.1	Nierenfehlbildungen	630
2.2	Fehlbildungen von Nierenbeckenkelchsystem und Harnleiter	631
2.3	Fehlbildungen der Harnblase	635
2.4	Fehlbildungen des Urachus	636
2.5	Fehlbildungen der Harnröhre	636
2.6	Fehlbildungen des äußeren Genitales	638
2.7	Prune-belly-Syndrom	641
2.8	Störungen der sexuellen Differenzierung	641
3	**Entzündungen**	**642**
3.1	Unspezifische Harnwegsinfektionen (HWI)	642
3.2	Urogenitaltuberkulose	647
3.3	Prostatitis-Syndrom	647
3.4	Epididymitis	649
3.5	Orchitis	649
3.6	Sexuell übertragbare Infektionen	650
3.7	Retroperitonealfibrose (Morbus Ormond)	650
4	**Tumoren**	**650**
4.1	Übersicht	650
4.2	Tumoren des Nierenbeckens und der ableitenden Harnwege	650
4.3	Prostatatumoren	653
4.4	Hodentumoren	658
4.5	Penistumoren	662
5	**Nephro- und Urolithiasis**	**663**
5.1	Grundlagen	663
5.2	Klinik und Diagnostik	663
5.3	Therapie	665
6	**Blasenentleerungsstörungen des Erwachsenen**	**666**
6.1	Obstruktive Blasenentleerungsstörungen	666
6.2	Neurogene Blasenentleerungsstörungen	667
6.3	Harninkontinenz	668
7	**Andrologie**	**668**
7.1	Erektile Dysfunktion (ED)	668
7.2	Sterilität und Infertilität des Mannes	669
7.3	Sterilisierung des Mannes (Vasektomie)	671
7.4	Lokal-penile Erkrankungen	671
8	**Gynäkologische Urologie**	**672**
8.1	Reizblase („overactive bladder")	672
8.2	Interstitielle Zystitis	672
8.3	Meatusstenose und distale Urethrastenose	673
8.4	Urethralkarunkel, Urethralpolyp und Urethralprolaps	673
8.5	Urethradivertikel	673
8.6	Endometriose	673
8.7	Fistelbildungen	673
9	**Kinderurologie**	**674**
9.1	Überlick	674
10	**Urologische Notfälle und Traumatologie**	**674**
10.1	Urologische Notfälle	674
10.2	Urologische Traumatologie	679

19 Dermatologie

1	**Grundlagen**	**684**
1.1	Anatomie und Physiologie	684
1.2	Dermatologische Diagnostik	686
1.3	Dermatologische Therapie	687
2	**Erythematöse und erythrosquamöse Erkrankungen**	**690**
2.1	Psoriasis	690
2.2	Pityriasis rosea	694
2.3	Parapsoriasis en plaque	694
2.4	Erythrodermien	695
3	**Papulöse und lichenoide Erkrankungen**	**695**
3.1	Lichen ruber planus	695
3.2	Pityriasis lichenoides	696
3.3	Lichen sclerosus et atrophicans	697
3.4	Prurigo-Erkrankungen	697
4	**Granulomatöse und atrophisierende Erkrankungen**	**698**
4.1	Hautmanifestation bei Sarkoidose	698
4.2	Granuloma anulare	699
4.3	Striae cutis distensae	700

5	**Allergie und Intoleranzreaktionen**	*700*		**13**	**Erkrankungen der Hautanhangsgebilde**	*747*
5.1	Überblick	*700*		13.1	Erkrankungen der Haare	*747*
5.2	Urtikaria und Angioödem	*700*		13.2	Erkrankungen der Nägel	*749*
5.3	Erythema exsudativum multiforme (EEM)	*701*		13.3	Erkrankungen der Talgdrüsen	*749*
5.4	Stevens-Johnson-Syndrom und toxische epidermale Nekrolyse	*702*		13.4	Erkrankungen der Schweißdrüsen	*752*
5.5	Arzneimittelreaktionen	*702*		13.5	Erkrankungen des subkutanen Fettgewebes	*752*
				13.6	Hautveränderungen bei systemischen Krankheiten und Gefäßerkrankungen	*753*

6 Ekzematöse Erkrankungen und Atopie — *703*
- 6.1 Atopisches Ekzem — *703*
- 6.2 Allergisches Kontaktekzem — *705*
- 6.3 Irritativ-toxisches Kontaktekzem — *706*
- 6.4 Weitere Ekzemformen — *706*

7 Physikalisch und chemisch bedingte Hauterkrankungen — *707*
- 7.1 Lichtdermatosen — *707*
- 7.2 Hautschäden durch ionisierende Strahlen und Temperatureinwirkungen — *709*

8 Infektionskrankheiten — *709*
- 8.1 Bakterielle Hauterkrankungen — *709*
- 8.2 Mykobakterielle Infektionen — *714*
- 8.3 Virale Hauterkrankungen — *714*
- 8.4 Mykosen der Haut — *717*
- 8.5 Parasitäre Hauterkrankungen (Epizoonosen) — *721*
- 8.6 Sexuell übertragbare Krankheiten — *723*

9 Tumoren — *723*
- 9.1 Nävi — *723*
- 9.2 Benigne Tumoren — *726*
- 9.3 Präkanzerosen — *728*
- 9.4 Maligne Hauttumoren — *730*

10 Pigmentstörungen — *738*
- 10.1 Hypopigmentierungsstörungen — *738*
- 10.2 Hyperpigmentierungen — *740*

11 Erbliche Krankheiten der Haut — *740*
- 11.1 Überblick — *740*
- 11.2 Hereditäre Verhornungsstörungen — *740*
- 11.3 Hereditäre blasenbildende Erkrankungen — *742*
- 11.4 Hereditäre Erkrankungen des Bindegewebes — *742*
- 11.5 Xeroderma pigmentosum — *743*

12 Autoimmunkrankheiten der Haut — *744*
- 12.1 Überblick — *744*
- 12.2 Blasenbildende Autoimmunerkrankungen — *744*

14 Hautveränderungen bei systemischen Krankheiten und Gefäßerkrankungen — *753*

15 Psychodermatosen — *754*
- 15.1 Artefakte und Parasitophobien — *754*

20 Hals-, Nasen-, Ohren-Heilkunde

1 Mundhöhle — *756*
- 1.1 Anatomie — *756*
- 1.2 Physiologie — *757*
- 1.3 Untersuchung — *757*
- 1.4 Erkrankungen von Lippen und Mundhöhle — *757*

2 Kopfspeicheldrüsen — *764*
- 2.1 Anatomie — *764*
- 2.2 Physiologie — *764*
- 2.3 Untersuchung — *764*
- 2.4 Entzündliche Erkrankungen — *765*
- 2.5 Zysten und Tumoren der Speicheldrüsen — *766*
- 2.6 Nichtentzündliche Erkrankungen — *767*

3 Rachen — *768*
- 3.1 Anatomie und Physiologie — *768*
- 3.2 Diagnostik — *769*
- 3.3 Erkrankungen des Nasopharynx — *769*
- 3.4 Erkrankungen des Oropharynx — *771*
- 3.5 Erkrankungen des Hypopharynx — *775*
- 3.6 Verletzungen — *776*

4 Äußerer Hals — *776*
- 4.1 Fehlbildungen — *776*
- 4.2 Entzündungen — *776*
- 4.3 Tumoren — *777*

5 Larynx und Trachea — *778*
- 5.1 Anatomie — *778*
- 5.2 Physiologie — *779*

5.3	Untersuchung	779		3	**Tränenorgane**	**836**
5.4	Notfallmaßnahmen	780		3.1	Erkrankungen der Tränendrüsen	836
5.5	Fehlbildungen	781		3.2	Erkrankungen der ableitenden Tränenwege	837
5.6	Entzündliche Erkrankungen des Larynx	781				
5.7	Benigne Kehlkopftumoren	784		4	**Bindehaut (Conjunctiva)**	**838**
5.8	Larynxkarzinom	785		4.1	Konjunktivitis	838
5.9	Trachealtumoren	786		4.2	Degenerative Veränderungen, Ablagerungen und Verfärbungen	844
5.10	Stimmlippenlähmungen	786		4.3	Tumoren	846
5.11	Verletzungen von Larynx und Trachea	788				
5.12	Stimmstörungen	788		5	**Hornhaut (Cornea)**	**847**
5.13	Sprach- und Sprechstörungen	789		5.1	Fehlbildungen	847
				5.2	Infektiöse Keratitiden	848
6	**Nase, Nasennebenhöhlen und Gesicht**	**790**		5.3	Nichtinfektiöse Keratitis	850
6.1	Anatomie	790		5.4	Degenerationen und Ablagerungen	851
6.2	Physiologie	791		5.5	Hornhautdystrophien	851
6.3	Untersuchung	791		5.6	Verletzungen	852
6.4	Fehlbildungen	791		5.7	Chirurgische Eingriffe	853
6.5	Septumdeviation	792				
6.6	Nasenbluten (Epistaxis)	793		6	**Lederhaut (Sclera)**	**854**
6.7	Entzündliche Erkrankungen der Nase und der Nasennebenhöhlen	793		6.1	Nichtentzündliche Veränderungen	854
6.8	Tumoren der Nase und der Nasennebenhöhlen	795		6.2	Entzündungen	854
6.9	Verletzungen	796		7	**Linse (Lens cristallina)**	**856**
				7.1	Lage- und Formanomalien	856
7	**Ohr**	**798**		7.2	Katarakt	856
7.1	Anatomie	798				
7.2	Physiologie	800		8	**Uvea (Gefäßhaut)**	**859**
7.3	Untersuchungen	800		8.1	Fehlbildungen	859
7.4	Hörgeräte	804		8.2	Farbanomalien	859
7.5	Kindliche Hörstörungen (Pädaudiologie)	805		8.3	Entzündungen	860
7.6	Äußeres Ohr	805		8.4	Rubeosis iridis	862
7.7	Mittelohr	809		8.5	Tumoren	862
7.8	Innenohr und retrokochleäre Störungen	814		8.6	Verletzungen	864
7.9	Vestibuläre Störungen	817				
				9	**Glaukom**	**864**
				9.1	Überblick	864
				9.2	Therapiemöglichkeiten	864

21 Augenheilkunde

				9.3	Primäre Glaukome	866
1	**Grundlagen**	**822**		9.4	Sekundäre Glaukome	868
1.1	Glossar	822		9.5	Kongenitale und infantile Glaukome	868
1.2	Anatomie und Physiologie des Auges	822				
1.3	Die ophthalmologische Untersuchung	827		10	**Glaskörper (Corpus vitreum)**	**869**
				10.1	Fehlbildungen	869
2	**Lider (Palpebrae)**	**832**		10.2	Glaskörperveränderungen	870
2.1	Fehlbildungen und Fehlstellungen	832		10.3	Pars-plana-Vitrektomie	872
2.2	Erkrankungen von Lidhaut und Lidkante	833				
2.3	Entzündungen der Liddrüsen	834		11	**Netzhaut (Retina)**	**872**
2.4	Tumoren der Lider	835		11.1	Gefäßerkrankungen	872
				11.2	Degenerationen und Dystrophien	876
				11.3	Farbsinnstörungen	880

11.4	Entzündungen	881
11.5	Netzhauttumoren	882
11.6	Verletzungen der Netzhaut	882

12 N. opticus und Sehbahn 883
12.1	Angeborene Papillenveränderungen	883
12.2	Stauungspapille	883
12.3	Neuritis nervi optici	884
12.4	Anteriore ischämische Optikusneuropathie (AION)	884
12.5	Optikusatrophie	884
12.6	Tumoren des Sehnervs	885
12.7	Verletzungen des Sehnervs	885
12.8	Läsionen im weiteren Verlauf der Sehbahn	885

13 Augenhöhle (Orbita) 886
13.1	Entzündungen	886
13.2	Gefäßanomalien	887
13.3	Tumoren	887
13.4	Verletzungen	887

14 Optik und Refraktion 888
14.1	Refraktionsanomalien	888
14.2	Korrektur von Refraktionsfehlern	889
14.3	Akkommodationsstörungen	891

15 Bulbusmotilität und Schielen 892
15.1	Grundlagen	892
15.2	Amblyopie	892
15.3	Begleitschielen	893
15.4	Latentes Schielen	894
15.5	Lähmungsschielen und Nystagmus	894

16 Unfallophthalmologie 895
16.1	Physikalische und chemische Verletzungen	895
16.2	Mechanische Verletzungen	896

22 Neurologie

1 Propädeutik: Das Basisvokabular 900
1.1	Überblick	900
1.2	Motorik	900
1.3	Sensibilität	900

2 Neurologische Untersuchung 902
2.1	Gesamteindruck und psychopathologischer Befund	902
2.2	Untersuchung von Kopf und Wirbelsäule	902
2.3	Untersuchung der Reflexe	902
2.4	Untersuchung der Motorik	904
2.5	Untersuchung der Sensibilität	904
2.6	Untersuchung der Koordination	904
2.7	Untersuchung des vegetativen Nervensystems	905

3 Neurologische Syndrome 905
3.1	Störungen der Motorik	905
3.2	Störungen der Sensibilität	907
3.3	Periphere Nervenläsionen, Plexusläsionen und radikuläre Syndrome	909
3.4	Spinale Syndrome	909
3.5	Zerebrale Syndrome	910
3.6	Paraneoplastische Syndrome	912
3.7	Störungen des Bewusstseins und Koma	912
3.8	Psychopathologische und neuropsychologische Syndrome	912

4 Apparative Zusatzuntersuchungen 914
4.1	Bildgebende Verfahren	914
4.2	Elektrophysiologische Untersuchungen	916
4.3	Liquordiagnostik	919
4.4	Sonstige	920

5 Erkrankungen des Gehirns und seiner Hüllen 921
5.1	Fehlbildungserkrankungen und frühkindliche Hirnschäden	921
5.2	Raumfordernde intrakranielle Prozesse	923
5.3	Erkrankungen der Basalganglien	931
5.4	Demenzerkrankungen	937
5.5	Enzephalopathien bei metabolischen und internistischen Grunderkrankungen	941
5.6	Entzündliche Erkrankungen	942
5.7	Entmarkungserkrankungen	946
5.8	Traumatische Hirnerkrankungen (Schädel-Hirn-Trauma)	949
5.9	Durchblutungsstörungen des ZNS	951
5.10	Anfallserkrankungen	959

6 Untersuchung und Erkrankungen der Hirnnerven 963
6.1	Nervus olfactorius (N. I)	963
6.2	Nervus opticus (N. II)	963
6.3	Augen- und Pupillomotorik (N. III, N. IV und N. VI)	964
6.4	Nervus trigeminus (N. V)	967
6.5	Nervus facialis (N. VII)	968
6.6	Nervus vestibulocochlearis (N. VIII)	970

6.7	Nervus glossopharyngeus (N. IX) und Nervus vagus (N. X)	970
6.8	Nervus accessorius (N. XI)	971
6.9	Nervus hypoglossus (N. XII)	971
6.10	Kombinierte Hirnnervenläsionen	971

7 Erkrankungen des Rückenmarks 971

7.1	Vaskulär bedingte Erkankungen des Rückenmarks	971
7.2	Traumatisch bedingte Erkrankungen des Rückenmarks	973
7.3	Rückenmarktumoren	974
7.4	Entzündliche Rückenmarkserkrankungen	975
7.5	Syringomyelie und Syringobulbie	976
7.6	Erkrankungen mit schwerpunktmäßigem Befall der Rückenmarksbahnen	977
7.7	Vorderhornerkrankungen	978

8 Erkrankungen des peripheren Nervensystems 980

8.1	Überblick	980
8.2	Erkrankungen der Nervenwurzeln	980
8.3	Erkrankungen der Nervenplexus	984
8.4	Erkrankungen einzelner peripherer Nerven	985
8.5	Polyneuropathien (PNP)	988
8.6	Tumorerkrankungen des peripheren Nervensystems	989

9 Myopathien und Erkrankungen der muskulären Endplatte 989

9.1	Grundlagen	989
9.2	Muskeldystrophien	990
9.3	Myotonien	993
9.4	Metabolische Myopathien	996
9.5	Entzündliche Muskelerkrankungen	997
9.6	Sekundäre Myopathien	997
9.7	Myasthenien	998

10 Schmerzerkrankungen 1001

10.1	Kopfschmerzerkrankungen	1001
10.2	Gesichtsschmerzerkrankungen	1005
10.3	Schmerzsyndrome	1006

23 Psychiatrie und psychosomatische Medizin

1 Psychiatrische Untersuchung 1010

1.1	Psychiatrische Anamnese	1010
1.2	Psychopathologischer Befund	1010

2 Therapeutische Verfahren in der Psychiatrie 1016

2.1	Grundlagen	1016
2.2	Biologische Therapieverfahren	1016
2.3	Psychotherapie	1017
2.4	Soziotherapie und Rehabilitation	1022

3 Affektive Störungen 1023

3.1	Grundlagen	1023
3.2	Depression	1023
3.3	Manie	1028
3.4	Bipolare affektive Störungen	1030
3.5	Anhaltende affektive Störungen	1030

4 Psychotische Erkrankungen 1031

4.1	Schizophrenie	1031
4.2	Weitere psychotische Erkrankungen	1034

5 Organisch bedingte psychische Störungen 1035

5.1	Grundlagen	1035
5.2	Krankheitsbilder	1036

6 Sucht und Abhängigkeit 1038

6.1	Grundlagen	1038
6.2	Substanzspezifische Störungen	1040

7 Neurotische, Belastungs-, dissoziative und somatoforme Störungen 1047

7.1	Begriffsklärung	1047
7.2	Angststörungen	1047
7.3	Zwangsstörungen	1049
7.4	Reaktionen auf schwere Belastungen und Anpassungsstörungen	1050
7.5	Dissoziative Störungen	1052
7.6	Somatoforme Störungen	1053
7.7	Neurasthenie	1055

8	**Persönlichkeitsstörungen und Verhaltensauffälligkeiten**		*1056*
8.1	Persönlichkeitsstörungen		*1056*
8.2	Abnorme Gewohnheiten und Störungen der Impulskontrolle		*1058*
8.3	Nichtorganische Schlafstörungen		*1058*
8.4	Störungen der Sexualität		*1060*
8.5	Essstörungen		*1061*
9	**Kinder- und Jugendpsychiatrie**		*1064*
9.1	Entwicklungsstörungen		*1064*
9.2	Verhaltens- und emotionale Störungen mit Beginn in Kindheit und Jugend		*1068*
9.3	Affektive und psychotische Störungen		*1071*
10	**Suizidalität**		*1072*
10.1	Grundlagen		*1072*
10.2	Klinik, Diagnostik und Therapie		*1073*
11	**Forensische Psychiatrie und Begutachtung**		*1074*
11.1	Überblick		*1074*
12	**Psychosomatische Medizin**		*1074*
12.1	Grundlagen		*1074*
12.2	Spezielle Psychosomatik		*1075*

Anhang

Abkürzungen	*1082*
Sachverzeichnis	*1089*
Lernplaner	*1152*

B 11 Notfallmedizin

Jochen Hinkelbein, Harald Genzwürker

1 Organisation der Notfallmedizin 24

2 Notfallmedizinische Maßnahmen 26

3 Notärztliche Diagnostik und Therapie häufiger Leitsymptome und ihrer Ursachen 40

4 Traumatologische Notfälle 57

5 Intoxikationen 66

6 Spezielle Notfälle 68

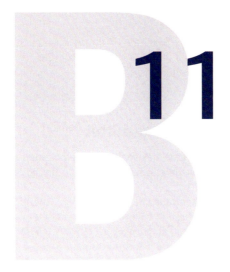

1 Organisation der Notfallmedizin

1.1 Personal

DEFINITION
- **Notarzt (NA):** Arzt mit notfall- und intensivmedizinischer Qualifikation auf einem arztbesetzten Rettungsmittel.
- **Notfallsanitäter, Rettungsassistent (RA), Rettungssanitäter (RS) und Rettungshelfer (RH):** Zu den Aufgaben gehören: Assistenz des Notarztes, Fahren der Rettungsfahrzeuge, eigenverantwortliche Patientenversorgung bei minderschweren Notfällen (z. B. Krankenhauseinweisung ohne Vitalfunktionsbedrohung), Durchführung bestimmter/definierter Notfallmaßnahmen (z. B. Legen eines periphervenösen Zugangs, erweiterte Maßnahmen bei der Reanimation) und im Ausnahmefall Medikamentengabe (z. B. Diazepam rektal beim Krampfanfall), falls noch kein Notarzt vor Ort ist (sog. Notkompetenz).

Qualifikationen:
- **Notarzt:** Prinzipiell kann jeder Arzt als Notarzt eingesetzt werden, wenn er eine bestimmte Qualifikation (z. B. Zusatzbezeichnung „Notfallmedizin" oder Fachkundenachweis Rettungsdienst) besitzt, d. h. bestimmte grundlegende Kenntnisse und Fertigkeiten über die Sicherung und Wiederherstellung von Vitalfunktionen erworben hat. Hierfür gibt es unterschiedliche Regelungen in den einzelnen Bundesländern.
- **Notfallsanitäter:** 3-jährige (erweiterte) theoretische und praktische Ausbildung (Theorie, Klinik, Rettungswache) nach dem Notfallsanitätergesetz (NotSanG) mit insgesamt 3 Jahren Unterricht, bundeseinheitlich geregelt.
- **Rettungsassistent:** 2-jährige theoretische und praktische Ausbildung (Theorie, Klinik, Rettungswache) nach dem Rettungsassistentengesetz (RettAssG) mit insgesamt 2 Jahren Unterricht, bundeseinheitlich geregelt.
- **Rettungssanitäter:** Ausbildung über 520 h (Theorie, Klinik, Rettungswache), bundeseinheitlich geregelt.
- **Rettungshelfer:** Ausbildung über 4–8 Wochen, nicht bundeseinheitlich geregelt.

Für die Rettungsdienstorganisation sind die jeweiligen Bundesländer zuständig. Entsprechend existieren teils erhebliche Unterschiede in der Qualifikation des Personals und den bestehenden Regelungen (z. B. Besetzung der Rettungsmittel). Für Ärzte sind die Weiterbildungsordnungen der zuständigen Landesärztekammer maßgeblich.

1.2 Rettungsmittel

Besatzung: In den meisten Fällen werden die Rettungsmittel wie folgt besetzt (länderspezifische Abweichungen möglich):
- Krankentransportwagen (KTW): meist 1 Rettungssanitäter und 1 Rettungshelfer
- Rettungstransportwagen (RTW): meist 1 Rettungsassistent und 1 Rettungssanitäter/-helfer
- Notarzteinsatzfahrzeug (NEF): 1 Notarzt und meist 1 Rettungsassistent
- Notarztwagen (NAW): 1 Notarzt und meist 1 Rettungsassistent und 1 Rettungssanitäter
- Rettungshubschrauber (RTH): immer mindestens 1 Pilot, 1 Notarzt, 1 Rettungsassistent.

Möglichkeiten und Aufgaben:

Krankentransportwagen: Nur eingeschränkte Versorgungsmöglichkeiten wegen Minimalausstattung (z. B. Notfallkoffer, Sauerstoff) und geringen Platzangebots. Der KTW dient v. a. dem Transport von Patienten ohne vitale Bedrohung (z. B. vom Akutkrankenhaus in eine Rehabilitationseinrichtung oder ein Pflegeheim).

Rettungstransportwagen: Sämtliche Notfallbehandlungen möglich, da ausreichend großer Innenraum und Medikamentenvorrat vorhanden. „Rendezvous"-Einsatz mit arztbesetzten Rettungsmitteln (z. B. NEF) möglich: Der Notarzt wird mit dem Notarzteinsatzfahrzeug zum Rettungstransportwagen und damit zum Patienten gebracht und begleitet dann diesen in eine Klinik (RTW wird dann zum NAW). Vorrangige Aufgabe des RTW ist der Transport von Notfallpatienten in das nächste geeignete Krankenhaus.

Notarzteinsatzfahrzeug: Alarmierung durch die Rettungsleitstelle bei Notfällen, die eine ärztliche Versorgung erfordern, z. B. Schlaganfall, Myokardinfarkt, Polytrauma, Reanimation. Das NEF bringt den Notarzt zum Einsatzort, Notfallkoffer und -ausstattung sind vorhanden. Ein Patiententransport ist aber nicht möglich, da keine Trage im Fahrzeug.

Notarztwagen: Die Alarmierungskriterien entsprechen denen des NEF. Im NAW werden Notfallpatienten versorgt und können damit ins nächste geeignete Krankenhaus transportiert werden.

Rettungshubschrauber: Die Alamierungsindikationen entsprechen denen von NEF und NAW. Vorteile bieten sich bei allen akuten Notfällen, die mit dem Rettungshubschrauber schneller zu erreichen sind als mit dem NEF, oder dann, wenn ein schneller Transport vom Notfallort in die Klinik über eine größere Distanz erforderlich ist (z. B. Myokardinfarkt, Schlaganfall, Polytrauma). Das Versorgungsgebiet beträgt ca. 50 km (= 5–15 Flugminuten) um den Standort. Die meisten RTH stehen nur tagsüber (meist 7 Uhr bis Sonnenuntergang) zur Verfügung.

1.3 Ablauf (Rettungskette)

Unter Rettungskette versteht man die chronologische Verknüpfung verschiedener Phasen in der Versorgung eines Notfalls:

- **Entdecken des Notfalls:** Findet man eine bewusstlose Person, so sollte diese **laut angesprochen** und geschüttelt werden, ggf. sollte zusätzlich die Reaktion auf Schmerzreize (z. B. durch Kneifen im Bereich des Schlüsselbeins) geprüft werden.
- **Notruf/Notfallmeldung:** Im Falle eines Notfalls sollte die Rettungsleitstelle unter der europaweit gültigen Notfallnummer 112 alarmiert werden. Wenn möglich sollten folgende **W-Fragen** beantwortet werden:
  - Wer meldet?
  - Wo ist der Notfall passiert?
  - Wann ist der Notfall passiert?
  - Was ist passiert?
  - Wie viele Verletzte gibt es?
  - Welche Verletzungen oder Gefahren liegen vor?
  - Wie ist man für Rückfragen erreichbar?
- Die **Koordination** des Einsatzablaufs erfolgt dann durch die **Rettungsleitstelle**. Besonders qualifizierte Rettungsassistenten nehmen Notrufe entgegen und koordinieren logistisch den Einsatzablauf (z. B. Alarmierung der geeigneten Rettungsmittel, Information über freie Bettenkapazität von geeigneten Kliniken). Die Betreiber der Leitstellen sind meist Kommunen/Landkreise, Feuerwehr oder große Rettungsdienstorganisationen, z. B. Deutsches Rotes Kreuz (DRK), Arbeiter-Samariter-Bund (ASB), Johanniter-Unfall-Hilfe (JUH), Malteser-Hilfsdienst (MHD).
- **Erste Hilfe:** Hierunter versteht man alle Maßnahmen, die ohne Hilfsmittel bei einem Notfallpatienten durchgeführt werden können (z. B. Basic Life Support, stabile Seitenlage, manuelle Kompression von Blutgefäßen). Sie ist häufig entscheidend für das Überleben eines Notfallpatienten und sollte daher so schnell wie möglich erfolgen. Zum Leisten Erster Hilfe ist prinzipiell jeder Bürger **gesetzlich verpflichtet**.
- **Qualifizierte notfallmedizinische Versorgung des Patienten durch Notarzt oder Rettungsdienstpersonal:** Zunächst erfolgen eine schnelle Befunderhebung durch kurze Anamnese und körperliche Untersuchung (v. a. Vitalfunktionen) sowie Etablieren eines Basismonitorings [S. B27]. Gegebenenfalls werden anschließend die Vitalfunktionen [S. B30] wiederhergestellt und weitere notfallmedizinische Maßnahmen durchgeführt (z. B. Reanimation, Analgesie, Sedierung).
- Alle wichtigen Daten werden im Notarzteinsatzprotokoll **dokumentiert**. Dazu gehören patientenbezogene und rettungstechnische Daten (z. B. Notfallanamnese, Erstbefunde, Diagnosen, Verlauf, notärztliche Maßnahmen und Übergabezustand), welche der Information weiterbehandelnder Ärzte dienen. Die Dokumentation dient aber auch zur juristischen Absicherung des Notarztes und ist Grundlage zur Qualitätssicherung in der Notfallmedizin.
- **Transport** des Patienten in eine geeignete Klinik:
  - **Auswahl eines geeigneten Transportmittels:** Bei vitaler Gefährdung des Patienten sind Notarztwagen oder Rettungshubschrauber das Mittel der Wahl. Bei Notfällen ohne vitale Bedrohung dienen Rettungs- oder Krankentransportwagen als Transportmittel, bei Bagatellverletzungen besteht die Möglichkeit einer ambulanten Behandlung zu Hause.
  - **Auswahl einer geeigneten Klinik:** Der Notarzt hat die nächstmögliche und geeignete Klinik auszuwählen. Hierbei sollten vor allem der Zustand des Patienten und die erforderliche Diagnostik berücksichtigt werden (z. B. Klinik mit CT- oder MRT-Diagnostik bei Patienten mit Schlaganfall). Eine wichtige Rolle spielen auch die erforderliche Therapie (z. B. Klinik mit Möglichkeit zur PTCA/PCI bei Patient mit Herzinfarkt) sowie vorangegangene Krankenhausaufenthalte oder Untersuchungen mit bereits vorhandener medizinischer Dokumentation.
  - **Information an Klinik:** Bei vital bedrohten Patienten oder zeitkritischen Erkrankungen (z. B. Schlaganfall oder Myokardinfarkt) sollte der Notarzt telefonisch mit der Zielklinik – besser direkt mit dem aufnehmenden Kollegen – sprechen. Es sollte auch besprochen werden, wo der Patient übergeben werden soll (z. B. Schockraum, Ambulanz, Intensivstation). Für stabile Patienten genügt meist die telefonische Information des Krankenhauses durch die Rettungsleitstelle („Vorankündigung").
  - **Transport:** Während des Transports sind die **optimale Lagerung** [S. B34] des Patienten sowie die Sicherheitsvorschriften (z. B. Anschnallpflicht für Patienten und Besatzung) zu beachten. Der Transport sollte schnell, aber schonend erfolgen. In Ausnahmefällen (z. B. hämodynamische Instabilität bei schwerer Blutung) können Sonderrechte (Blaulicht und Martinshorn) in Anspruch genommen werden.

> **MERKE** Ein schneller Transport ins Krankenhaus mit Sonderrechten kann für den Patienten auch nachteilige Folgen haben (z. B. Stressreaktion bei Myokardinfarkt), sodass man dies immer abwägen sollte.

- **Übergabe und Weiterbehandlung in der Klinik:** Die Übergabe des Patienten zur schnellen weiteren Diagnostik und Therapie erfolgt je nach Zustand des Patienten. **Bei vitaler Bedrohung** (z. B. starke Blutung, beatmeter Patient) empfiehlt sich die Übergabe im Schockraum oder auf der Intensivstation, bei Notfallpatienten mit **stabilen Vitalfunktionen** (z. B. therapierte Hypoglykämie) in der Notaufnahme oder der entsprechenden Abteilung und bei **pädiatrischen Patienten** (z. B. Fieberkrampf) in der Notaufnahme der Kinderklinik.
Bei der Übergabe werden die **vollständige Dokumentation** des Einsatzes (Notarzteinsatzprotokoll) und wichtige Informationen (z. B. Dauermedikation, Kontaktdaten von Angehörigen) an den weiterbehandelnden Arzt und das Pflegepersonal weitergegeben. Ggf. wer-

den bereits weitere erforderliche Behandlungsmaßnahmen sowie die Benachrichtigung des Hausarztes mit der Bitte um wichtige Informationen (z. B. Medikamenteneinnahme) initiiert.

1.4 Massenanfall von Verletzten (MANV)

Sind nur einzelne Menschen vital bedroht, handelt es sich um einen **rettungsdienstlichen Notfall**. Dieser ist i. d. R. individuell mit Mitteln des regionalen Rettungsdienstes zu bewältigen. Sind **viele Menschen** gleichzeitig vital bedroht, handelt es sich um ein **Großschadensereignis** (**Massenanfall von Verletzen**, MANV; z. B. bei einem Autounfall auf der Autobahn mit vielen Verletzten). Dies ist i. d. R. vorerst nur eingeschränkt individualmedizinisch und nicht mehr mit Mitteln des regionalen Notfalldienstes zu bewältigen. Hier muss auf personelle Reserven (z. B. Einsatzleitung, Schnell-Einsatz-Gruppe [SEG], s. u.) zurückgegriffen werden. Die Koordination erfolgt durch den Leitenden Notarzt (LNA) und den Organisatorischen Leiter Rettungsdienst (OrgL).

Sind sehr viele Menschen vital bedroht, sodass sie mit den vorhandenen regionalen, aber auch überregionalen Mitteln (z. B. wegen Zerstörung der Infrastruktur) nicht mehr versorgt werden können, handelt es sich um eine **Katastrophe** (z. B. bei Tornado oder Erdbeben). Dies zu bewältigen ist Aufgabe des Katastrophenschutzes.

Leitender Notarzt (LNA): Er koordiniert die Tätigkeit von Ärzten bei einem Großschadensereignis. Der LNA ist selbst nicht aktiv an der Patientenversorgung beteiligt, sondern führt die Sichtung durch. Außerdem leitet, koordiniert und überwacht er alle medizinischen und logistischen Maßnahmen und ist Ansprechpartner für die Technische Einsatzleitung, z. B. Feuerwehr.

Der Leitende Notarzt muss die Fachkunde „Leitender Notarzt" besitzen (Zusatzbezeichnung „Notfallmedizin" + langjährige Tätigkeit als Notarzt + Facharzt[qualifikation] in einem Fachgebiet mit intensivmedizinischer Tätigkeit + Kenntnisse [über]regionaler medizinischer Versorgungsstrukturen + 40-stündiges Fortbildungsseminar). Es gibt jedoch keine bundeseinheitliche Regelung.

Sichtung (früher: Triage): Bei einem Großschadensereignis fällt der leitende Notarzt die Entscheidung über Prioritäten in der Patientenversorgung. Vorhandene Versorgungskapazitäten werden dabei dem Verletzungsmuster und der Anzahl der Patienten gegenübergestellt. Es muss abgewogen werden, wie einer möglichst großen Anzahl an Verletzten die bestmögliche Hilfe zukommen kann.

Patienten werden nach definierten Kategorien gesichtet und mit Sichtungskarten gekennzeichnet:
- **S 1, rot:** akute vitale Bedrohung (z. B. Beckenfraktur, Polytrauma); Sofortbehandlung unerlässlich
- **S 2, gelb:** schwer verletzt/erkrankt (z. B. Oberschenkelfraktur, Thoraxtrauma); aufgeschobene Behandlungsdringlichkeit, Überwachung
- **S 3, grün:** leicht oder nicht verletzt/erkrankt (z. B. Extremitätentraumata), spätere (ggf. ambulante) Behandlung
- **S 4, blau:** ohne Überlebenschance, betreuende (abwartende) Behandlung, Sterbebegleitung
- **schwarz:** Tote.

Die Einteilung in Sichtungskategorien unterliegt dabei einer Dynamik: Sie ist abhängig von Veränderungen des Patientenzustands, aber auch von der Verfügbarkeit von Hilfskräften, sodass jederzeit ein Wechsel aus einer der bei der ersten Sichtung festgelegten Kategorien S 1–S 4 in eine andere erfolgen kann.

Schnell-Einsatz-Gruppe (SEG): Gruppe schnell verfügbarer ehrenamtlicher Helfer (v. a. Notärzte, Rettungsassistenten, Rettungssanitäter, Rettungshelfer, Sanitätshelfer, Notfallseelsorger), die im Falle eines Großschadensereignisses alarmiert werden.

2 Notfallmedizinische Maßnahmen

2.1 Basisdiagnostik

2.1.1 Anamnese

Im Vordergrund steht die Eigenanamnese. Ist der Patient dazu nicht mehr in der Lage, muss eine Fremdanamnese, beispielsweise durch Angehörige oder Passanten, erhoben werden. Die Anamnese sollte möglichst **kurz und fokussiert**, aber dennoch **präzise** sein (z. B. akute Beschwerden, Dauermedikation, Vorerkrankungen und Allergien), sodass man nur wenig Zeit benötigt, aber alle relevanten Informationen erfragen kann:
- Wie kam es zu der Notfallsituation?
- Welche Beschwerden sind seit wann vorhanden (z. B. Atemnot, Schmerzen mit Stärke und Lokalisation)?
- Gab es in der Vergangenheit (ähnliche) Notfälle?
- Welche relevanten Vorerkrankungen bestehen?
- Welche Medikamente werden eingenommen (inkl. Dosierung)?
- Sind Allergien bekannt (z. B. gegen bestimmte Medikamente)?
- Befindet sich der Patient zurzeit in Behandlung (z. B. Hausarzt)? Krankenhausaufenthalte?
- Vorbefunde verfügbar?

Verhaltenstipps für den Notarzt: Man sollte sich in die Situation des Patienten hineinversetzen, sicher auftreten und mit beruhigender Stimme langsam und deutlich sprechen, da sich der Patient in einer Ausnahmesituation befindet. Auch sollten dem Patienten notwendige Maßnahmen und das weitere Prozedere erklärt werden.

Häufig können Patienten oder Angehörige keine genauen Angaben zu Vorerkrankungen machen (z. B. „Ich habe eine Herzerkrankung ..."). Oft gelingt es aber, anhand der Dauermedikation wertvolle weitere Hinweise zu erhalten (z. B. β-Blocker plus Digitalis bei Vorhofflimmern und absoluter Arrhythmie).

2.1.2 Körperliche Untersuchung

Bodycheck

Der **Bodycheck** dient der schnellen übersichtlichen und systematischen Untersuchung von verletzten Personen. Dabei wird der gesamte Körper des Patienten innerhalb kurzer Zeit inspiziert und palpiert. Man beschränkt sich auf das Auffinden von potenziell vital bedrohlichen Verletzungen (z. B. Schädel-Hirn-Trauma, Thorax-, Abdominal- oder Beckentrauma). Auf das zeitaufwendige Auskultieren und Perkutieren kann fast immer verzichtet werden.

ABCD-Schema

Im Notfall ist es wichtig, die lebensnotwendigen Systeme des menschlichen Körpers wie Atmung, Herz-Kreislauf-System, Zentralnervensystem oder Stoffwechsel schnell beurteilen und ggf. behandeln zu können. Als sinnvoller Ablauf hat sich daher folgendes ABCD-Schema im Anschluss an die Kontrolle des Bewusstseins etabliert:

- **A = Airway/Atemwege:** Insbesondere bei bewusstlosen Patienten mit Gefahr verlegter Atemwege (z. B. durch Rückfallen des Zungengrunds) gilt es zunächst, diese Atemwegsverlegung zu beseitigen (z. B. durch Reklinieren des Kopfes, ggf. Intubation).
- **B = Breathing/(Be-)Atmung:** Atmet der Patient überhaupt? **Cave:** Die Thoraxbewegungen allein sagen noch nichts über die Oxygenierung und Ventilation aus. Beispielsweise kann die Atmung insuffizient sein oder eine Kohlenmonoxidvergiftung vorliegen.
- **C = Circulation/Kreislauf:** Elektrische Herzaktivität im EKG? Zentrale und periphere Pulse? Genügen Blutdruck und Herzfrequenz für eine suffiziente Durchblutung der Organe?
- **D = Disability:** Erst zum Ende der Untersuchung widmet man sich weiteren Verletzungen oder Dysfunktionen wie z. B. Knochenbrüchen oder weiteren diagnostischen Maßnahmen (z. B. der Kontrolle des Blutzuckerspiegels).
- **E = Enviroment:** Wie ist die Körpertemperatur? Muss aktiv gewärmt oder gekühlt werden? Gibt es Umgebungsfaktoren, die beachtet werden müssen?

> **MERKE** Die Untersuchung erfolgt im ABCDE-Schema immer **vom Wichtigen zum Unwichtigen**. A-Probleme (Airway/Atemweg) müssen vorrangig behandelt werden, gefolgt von B- und C-Problemen. Tritt eine akute Verschlechterung des Patienten auf, so wird er mittels ABCD-Schema reevaluiert.

Inspektion, Palpation und Auskultation

Inspiziert werden:
- Körperhaltung (z. B. Schonhaltung bei Schmerzen)
- Hautfarbe (z. B. Blässe bei Kollaps, Myokardinfarkt, Schock)
- kapilläre (Re-)Perfusion an Schleimhäuten/Nagelbett zur Beurteilung der Oxygenierung (z. B. bei akuter respiratorischer Insuffizienz, Beatmung, Schock)
- Schweiß (z. B. bei Fieber, Sepsis, Kollaps, Myokardinfarkt, Schock)
- Thoraxbewegungen (z. B. suffiziente Atmung oder Schaukelbewegungen bei Thoraxtrauma und Rippenserienfrakturen)
- Blutung (Anhaltspunkt für Verletzungen, Trauma?)
- Verletzungen (z. B. Hinweis auf Frakturen, paradoxe Beweglichkeit, Blutungen)
- Motorik (z. B. Hemiparese bei Schlaganfall, Nervenverletzungen)
- Fehlstellungen (z. B. bei Trauma oder Frakturen)
- Ausscheidung (z. B. bei Patienten mit Dauerkatheter: Dehydratation, Urosepsis).

Mittels **Palpation** werden Pulsqualität, -stärke und -rhythmus von A. radialis, A. carotis oder A. femoralis beurteilt (Hinweis auf Schock oder Herzrhythmusstörungen?). Zudem werden Herz (Klappenfehler? Herzgeräusche? Rhythmusstörungen?) und Lunge (Beurteilung des Atemgeräusches) **auskultiert**. Gerüche können Hinweise auf zugrunde liegende Erkrankungen geben: z. B. Foetor hepaticus (Leberkoma), Foetor alcoholicus (Alkoholkonsum), Foetor uraemicus (Nierenversagen) oder Reizgase (Intoxikationen).

Neurologische Untersuchung

Sie umfasst die Beurteilung von:
- Glasgow Coma Scale [S. B29]
- Motorik: Seitendifferenz (Paresen), Gangunsicherheit
- Sensibilität: Seitendifferenz
- Pupillen: Anisokorie, Lichtreagibilität, Blickrichtung.

2.2 Basismonitoring

Elektrokardiografie (EKG): Eine kontinuierliche EKG-Ableitung muss bei jedem Notfallpatienten erfolgen. Ziel ist es, kardiale Notfälle sofort zu entdecken und Therapiemaßnahmen (z. B. medikamentöse antiarrhythmische Therapie bei Herzrhythmusstörungen) zu überwachen. Für weitere Informationen s. auch Herz-Kreislauf-System [S. A19].

Das EKG kann über 2, 3, 4 oder 10 Elektroden abgeleitet werden. Normalerweise reicht eine 3- (Ableitung I, II und III) oder 4-Punkt-Ableitung (Ableitungen I, II, III, aVL, aVR, aVF) aus. Bei Patienten mit kardialen Beschwerden sollte jedoch immer ein **12-Kanal-EKG** geschrieben werden (4-Punkt-Ableitung plus die thorakalen Ableitungen V_{1-6}). Die Beurteilung eines EKGs ist auf den integrierten Monitoren meist nicht verlässlich möglich. Deshalb sollte immer – auch zur Dokumentation – ein Papierausdruck des EKGs geschrieben werden.

Bei der Ableitung über 2 Elektroden („**Defibrillatorelektroden**") wird die erste der handtellergroßen Elektroden rechts parasternal unterhalb der Klavikula positioniert, die zweite links im 5. ICR in der mittleren Axillarlinie. Vorteil ist die schnelle Einsetzbarkeit im Falle einer notwendigen Defibrillation, nachteilig allerdings die Kosten (Klebeelektroden) sowie teilweise die Störanfälligkeit für Artefakte. Alternativ können (z. B. im Rahmen einer Reanimation) auch Klebepads genutzt werden.

Das EKG dient der Beurteilung von:
- Herzfrequenz: z. B. Bradykardie (Herzfrequenz < 60/min) oder Tachykardie (Herzfrequenz > 100/min)
- Herzrhythmus: z. B. absolute Arrhythmie, Extrasystolen, Kammertachykardie oder Herzrhythmusstörungen bei Elektrolytstörungen
- Lagetyp: z. B. Verlagerung nach rechts bei akuter Rechtsherzbelastung (z. B. Lungenembolie)
- P-Welle: z. B. sägezahnartige P-Wellen bei Vorhofflattern
- PQ-Zeit: z. B. Verlängerung bei AV-Block
- QRS-Komplex: z. B. Verbreiterung bei Links- oder Rechtsschenkelblock, tiefe Q-Zacken bei Myokardinfarkt
- ST-Strecke: z. B. Hebungen/Senkungen bei Myokardischämie oder Myokardinfarkt
- T-Welle: z. B. Überhöhung bei Myokardinfarkt oder Hyperkaliämie, Erniedrigung bei Hypokaliämie
- QT-Zeit: z. B. Verlängerung bei Hypokalzämie, Verkürzung bei Hyperkalzämie.

Blutdruckmessung: Der Blutdruck muss bei jedem Notfallpatienten möglichst regelmäßig und engmaschig kontrolliert werden (s. Herz-Kreislauf-System [S. A19]). Eine **Hypotonie** geht mit der Gefahr der Ischämie, Bewusstlosigkeit oder reduzierten myokardialen Perfusion einher, eine **Hypertonie** mit der Gefahr der kardialen Dekompensation, Gefäßruptur oder Einblutungen. Erniedrigt ist der Blutdruck beispielsweise beim Schock, erhöht bei hypertensiven Krisen, Schmerzen oder Angst.

Der **arterielle Mitteldruck** (MAP) hat gegenüber dem systolischen (RR_{syst}) oder diastolischen (RR_{dia}) Blutdruck die größte Bedeutung für die Organperfusion. Er kann manuell nicht gemessen, sondern nur abgeschätzt werden:

$$MAP = RR_{dia} + \tfrac{1}{3} \times (RR_{syst} - RR_{dia})$$

Der MAP liegt i. d. R. bei etwa 90 mmHg. Bei Werten < 70 mmHg ist die Perfusion häufig gestört.

In schwierigen Einsatzsituationen (laufende Motoren, Gerätelärm durch technische Rettung) ist oft nur eine Messung ohne Stethoskop (= palpatorisch, nur systolischer Blutdruck) oder die Verwendung einer automatischen oszillometrischen Blutdruckmessung möglich und sinnvoll.

Pulsoxymetrie: Auch die Pulsoxymetrie sollte beim Notfallpatienten immer eingesetzt werden. Hiermit lässt sich die Sauerstoffsättigung im pulsierenden Blut (Maß für die Oxygenierung) beurteilen und rechtzeitig eine **Hypoxie (Sauerstoffsättigung < 90 %)** erkennen sowie ggf. entsprechend behandeln (z. B. durch Sauerstoffgabe oder endotracheale Intubation). Eine Sauerstoffsättigung > 98 % entspricht einem p_aO_2 von > 90 mmHg. Das akustische Signal, das bei jedem Pulsschlag ertönt, gibt zusätzlich Auskunft über Herzfrequenz und mögliche Herzrhythmusstörungen.

Fehlmessungen bei der Pulsoxymetrie können sich ergeben durch:
- dysfunktionelle Hämoglobinämie (z. B. Carboxyhämoglobin [COHb] bei Rauchgasintoxikation mit falsch hoher Sauerstoffsättigung von 100 %, Methämoglobin [MetHb] oder Sulfhämoglobin [SulfHb])
- periphere Durchblutungsstörungen
- Lichtartefakte
- Vibrationen
- Nagellack.

Kapnometrie und Kapnografie:

> **DEFINITION**
> - **Kapnometrie:** Messung der CO_2-Konzentration (bzw. des $paCO_2$) in der Ausatemluft (endexspiratorisch = endtidal). Dieser Messwert korreliert gut mit dem alveolären und damit dem arteriellen Kohlendioxidpartialdruck.
> - **Kapnografie:** Darstellung der Kohlendioxidkonzentration in der Atemluft im Verlauf eines Atemzyklus.

Kapnometrie und Kapnografie müssen **bei jedem intubierten Patienten** standardmäßig genutzt werden. Die Elimination von CO_2 bzw. das CO_2 in der Ausatemluft dienen dem Nachweis der richtigen Tubuslage nach Intubation und der Steuerung der Beatmung (z. B. Atemminutenvolumen, AMV). Besonders die Kapnografie kann auch als „Erfolgskontrolle" bei der kardiopulmonalen Reanimation genutzt werden.

Mit der Kapnografie lässt sich darüber hinaus auch die Atemfrequenz bestimmen. Sie ist daher eine wichtige Methode zur Überwachung einer suffizienten Ventilation.

Veränderungen der CO_2-Konzentration:
- **Hyperkapnie:** pCO_2 > 45 mmHg (z. B. bei akuter respiratorischer Insuffizienz, Koma oder zu niedrigem Atemminutenvolumen bei beatmetem Patienten)
- **Hypokapnie:** pCO_2 < 35 mmHg (z. B. bei schmerzbedingter Hyperventilation oder respiratorischer Kompensation einer metabolischen Azidose).

Blutzuckermessung: Bei jedem Notfallpatienten mit **Bewusstseinsveränderungen** muss der Blutzuckerwert bestimmt werden, da Hypo- und Hyperglykämien wichtige und häufige Ursachen für Bewusstseinsveränderungen sein können und ggf. schnell therapiert werden müssen.

Prinzipiell kann der Blutzucker mittels Teststreifen mit Farbskalavergleich (semiquantitative Methode) oder mittels Blutzuckermessgerät (quantitative Methode) ermittelt werden.

Veränderungen des Blutzuckerspiegels:
- **Hyperglykämie:** > 140 mg/dl bzw. > 7,8 mmol/l (z. B. bei einem untherapierten Diabetes mellitus)

- **Hypoglykämie:** < 50 mg/dl bzw. < 2,77 mmol/l (z. B. versehentliche Applikation zu hoher Insulindosen).

Temperaturmessung: Eine Temperaturmessung sollte v. a. zum Ausschluss von Hypothermie (< 35,5 °C) oder Hyperthermie (> 38,5 °C) als Ursache möglicher Bewusstseinsveränderungen (v. a. beim Kind) erfolgen.

Idealerweise wird die Temperatur mit einem digitalen Thermometer (plus Einmal-Schutzhülle) rektal gemessen (die rektale Temperatur korreliert am besten mit der Körperkerntemperatur).

2.3 Schweregradeinteilungen

Um die in der Diagnostik erhobenen Befunde (z. B. Ausmaß von Vitalfunktionsstörungen und Verletzungen) in Bezug auf Erkrankungs- und Verletzungsschwere zu bewerten, wurden verschiedene Einteilungen (Scoring-Systeme) entwickelt.

Glasgow Coma Scale (GCS): Die Glasgow Coma Scale dient der Klassifikation der Bewusstseinseinschränkung. Beurteilt werden das Vermögen, die Augen zu öffnen, sowie die beste verbale und motorische Reaktion. Analog dazu werden Punkte vergeben. Je geringer die Summe der Punktewerte, desto schwerer die Bewusstseinseinschränkung (Tab. 2.1). Der minimale Wert beträgt 3 Punkte, der maximale 15 Punkte. Bei Säuglingen oder Kleinkindern muss die GCS modifiziert werden, da die Reaktion auf Ansprache (verbale Antwort) nur bedingt oder gar nicht verwertbar ist (z. B. Pediatric Glasgow Coma Scale).

Revised Trauma Score (RTS): Dient der **Klassifikation von Vitalfunktionsstörungen** nach einem Trauma. Beurteilt werden dabei **3 Aspekte** (Tab. 2.2):
- Atemfrequenz
- systolischer Blutdruck
- Bewusstsein (anhand der GCS).

Anschließend werden die erhaltenen Punktwerte mit einem Korrekturfaktor multipliziert und alle 3 Produkte addiert. Die Punktwerte des RTS (minimal 0, maximal 12) erlauben einen Rückschluss auf die Überlebenswahrscheinlichkeit (je mehr Punkte, desto größer die Wahrscheinlichkeit). Bei einem RTS < 4 Punkte soll ein Patient in einem großen Traumazentrum weiterversorgt werden.

Injury Severity Score (ISS): Mit dem Injury Severity Score lassen sich Polytraumen nach sorgfältiger körperlicher Untersuchung statisch erfassen und klassifizieren. Er basiert auf dem Abbreviated Injury Scale (AIS). Dabei wird der **Schweregrad** der Verletzung **anhand der jeweiligen Körperregion ermittelt**, indem man je nach Verletzungsausmaß Punkte von 1 (gering) bis 6 (nicht überlebbar) vergibt. Um den ISS zu ermitteln, werden die 3 schwersten Einzelverletzungen zunächst quadriert und dann addiert. Der Maximalwert beträgt 75 (3 × 25 Punkte). Ein Wert von 6 Punkten in einer Region wird automatisch mit 75 Punkten gleichgesetzt. Folgende Körperregionen werden unterschieden: Kopf/Hals mit HWS, Gesicht, Thorax mit BWS, Abdomen mit LWS, Extremitäten und Weichteile. Patienten mit einem ISS > 15 Punkte gelten als schwer verletzt.

Tab. 2.1 Glasgow Coma Scale (GCS) zur Klassifikation der Bewusstseinseinschränkung

Reaktion	Ausprägung	Punkte
Augen öffnen	spontan	4
	auf Aufforderung	3
	auf Schmerzreiz	2
	kein	1
verbale Reaktion	orientiert	5
	desorientiert	4
	inadäquate Äußerung	3
	unverständliche Laute	2
	keine	1
motorische Reaktion	auf Aufforderung	6
	auf Schmerzreiz gezielt	5
	Beugeabwehr	4
	Beugesynergismen	3
	Strecksynergismen	2
	keine	1

Schweregrad der Bewusstseinseinschränkung:
13–15 Punkte = normal oder leicht,
9–12 Punkte = mittelschwer,
3–8 Punkte schwer

Tab. 2.2 Klassifikation von Vitalfunktionsstörungen anhand des Revised Trauma Score (RTS)

Parameter	Werte	Punkte	Korrekturfaktor
Atemfrequenz (/min)	10–29	4	0,2908
	> 29	3	
	6–9	2	
	1–5	1	
	0	0	
systolischer Blutdruck (mmHg)	> 89	4	0,7325
	76–89	3	
	50–75	2	
	1–49	1	
	0	0	
Glasgow Coma Scale (GCS)-Punkte	13–15	4	0,9368
	9–12	3	
	6–8	2	
	4–5	1	
	3	0	

Trauma and Injury Severity Score (TRISS): Kombinierter Score, der anatomische (ISS) und physiologische (RTS) Aspekte kombiniert und dabei das Alter des Patienten berücksichtigt. Er dient dazu, die Überlebenswahrscheinlichkeit abzuschätzen (in %).

Schockindex (SI): Der Schockindex nach Allgöwer ist definiert als das Verhältnis von Pulsfrequenz zum systolischen Blutdruck (Pulsfrequenz/systolischer Blutdruck). Ist der Quotient > 1, liegt meist ein Schock vor. Dieser Score ist zwar einfach zu erheben, allerdings **sehr unspe-**

zifisch und in der Praxis gerade bei jungen Patienten ungeeignet. Ursache hierfür ist die gute Kompensationsfähigkeit junger Patienten, sodass der Blutverlust erst sehr spät zu einer Kreislaufreaktion führt. In der notfallmedizinischen Praxis ist der Schockindex weitgehend ohne Relevanz.

2.4 Sofortmaßnahmen und kardiopulmonale Reanimation (CPR)

2.4.1 Grundlagen

> **DEFINITION** Behandlungsmaßnahmen, die zur vorübergehenden Überbrückung eines **Herz-Kreislauf-** und **Atemstillstandes** dienen. Man unterscheidet zwischen Basismaßnahmen (**Basic Life Support**, BLS) und erweiterten Maßnahmen (**Advanced [Cardiac] Life Support**, A[C]LS). Ziel aller Maßnahmen ist die Aufrechterhaltung einer ausreichenden Gewebeperfusion und Gewebeoxygenierung (v. a. des Gehirns), um dauerhafte Schäden oder den Tod zu vermeiden.

Ätiologie:
- **Herz-Kreislauf-Stillstand:**
  - **primärer Herz-Kreislauf-Stillstand:** z. B. durch Kammerflimmern bei plötzlichem Herztod oder Myokardinfarkt (im Erwachsenenalter in > 80 % d.F.)
  - **sekundärer Herz-Kreislauf-Stillstand:** z. B. durch Ateminsuffizienz, Atemstillstand, Schock oder Schädel-Hirn-Trauma (bei Kindern steht der respiratorisch bedingte Herz-Kreislauf-Stillstand im Vordergrund).
- **Atemstillstand:**
  - **zentraler Atemstillstand:** z. B. durch zerebrale Hypoxie, Intoxikation, Sudden Infant Death Syndrome (SIDS), Koma
  - **peripherer Atemstillstand:** z. B. durch hohe Querschnittslähmung, Pneumothorax, Muskelrelaxanzien
  - **Atemwegsverlegung:** z. B. durch Fremdkörperaspiration, Epiglottitis, Asthma bronchiale.

Prognose: Die **Prognose** bei Herz-Kreislauf-Stillstand ist meist schlecht. Nur etwa 30–40 % aller Patienten erreichen mit einem Spontankreislauf die Klinik. Die 1-Jahres-Überlebensrate liegt bei etwa 5–10 %. Einfluss auf die Prognose haben:
- **Zeitpunkt des Beginns der CPR** (wichtigster Faktor)
- Qualität der Reanimationsmaßnahmen
- Alter des Patienten (junge Erwachsene haben eine bessere Prognose)
- Vorerkrankungen des Patienten
- Ursache: bessere Prognose bei primärem Herz-Kreislauf-Stillstand als bei sekundärem
- initialer Herzrhythmus: Patienten mit Kammerflimmern (VF) und Kammertachykardie (VT) haben eine bessere Prognose als Patienten mit Asystolie oder pulsloser elektrischer Aktivität (PEA)
- Qualität der Maßnahmen auf der Intensivstation.

> **MERKE** Mit jeder Minute, die bis zum Beginn der CPR vergeht, reduziert sich die Überlebenswahrscheinlichkeit des Patienten um etwa 7–10 %. Suffiziente Reanimationsmaßnahmen durch Ersthelfer haben eine große Bedeutung für die Prognose.

2.4.2 Basic Life Support (BLS)

Hierunter fallen alle Maßnahmen, die ohne Hilfsmittel, mit einfachen Hilfsmitteln (z. B. Naso- oder Oropharyngealtuben) oder mittels automatischen externen Defibrillators (AED) durch Ersthelfer erfolgen können.

Zur Durchführung des BLS gibt es einen einheitlichen Algorithmus, der in den Empfehlungen des European Resuscitation Council (ERC) enthalten ist. Für Laien wie auch Rettungsdienstpersonal gelten folgende Behandlungsmaßnahmen:
- **Prüfung des Bewusstseins:** Patienten ansprechen, evtl. leicht bewegen, schütteln (**Cave:** Säuglinge niemals schütteln!) oder Schmerzreize setzen (z. B. am Arm oder Schlüsselbein kneifen).
  - **Patient reagiert:** Patient in seiner Lage belassen und zügig Hilfe holen (Passanten ansprechen, Notruf 112 wählen). Eine regelmäßige Überwachung (z. B. des Bewusstseins) und ggf. erforderliche Sofortmaßnahmen (z. B. Blutstillung) sollten nun durchgeführt werden.
  - **Patient reagiert nicht:** laut „Hilfe" rufen!
- **Prüfung der Atmung:** Beim bewusstlosen Patienten Atemwege freimachen (→ vorsichtiges Überstrecken des Kopfes und Öffnen des Mundes), dann für maximal 10 s (!) die Atmung prüfen: „Sehen (Thoraxbewegung?) – Hören (Atemgeräusche?) – Fühlen (Atem?)"
  - **Patient atmet normal:** Patienten in die stabile Seitenlage bringen, Notarzt und Rettungsdienst alarmieren. Danach muss die Atmung des Patienten regelmäßig überprüft werden. Falls erforderlich, Sofortmaßnahmen durchführen.
  - **Patient atmet nicht oder nicht normal:** Notarzt und Rettungsdienst alarmieren!
- **Beginn der Wiederbelebungsmaßnahmen: 30 Thoraxkompressionen** durchführen mit einer Frequenz von 100–120/min (Abb. 2.1). Dabei beugt man sich senkrecht über den Patienten und drückt mit im Ellbogen gestreckten Armen den Thorax 5–6 cm ein (bei Erwachsenen). Durch die Thoraxkompressionen kann ein systolischer Blutdruck bis zu 80–100 mmHg aufgebaut werden. Danach erfolgen **2 kurze Beatmungen** (Abb. 2.2). Bis zum Eintreffen professioneller Hilfe werden Thoraxkompressionen und Beatmung im Verhältnis 30:2 ohne Unterbrechung fortgesetzt. Pausen sollten minimiert und Unterbrechungen möglichst ganz vermieden werden.

> **MERKE** Auch medizinischem Fachpersonal wird empfohlen, bei Reanimationsmaßnahmen auf die Pulskontrolle zu verzichten, da diese unzuverlässig ist und neben dem Zeitverlust auch Fehlbeurteilungen vorkommen. Vorrangig ist ein schneller Beginn der Thoraxkompressionen.

2.4 Sofortmaßnahmen und kardiopulmonale Reanimation (CPR)

2.4.3 Advanced (Cardiac) Life Support (A[C]LS)

Erweiterte Reanimationsmaßnahmen (ALS) werden üblicherweise von medizinischem Fachpersonal durchgeführt. Sie bauen auf den Basismaßnahmen (BLS) auf und beinhalten zusätzlich Maßnahmen, die eine medizinisch-technische Ausrüstung erfordern. Dazu gehören: EKG-(Monitor) und Defibrillator, Beatmungsbeutel mit Gesichtsmaske und Beatmungsgerät, i. v.-Zugang und Infusionen, Medikamente (z. B. Adrenalin, Amiodaron), Laryngoskop und Endotrachealtubus oder Alternativen zur Atemwegssicherung (z. B. Larynxmaske, Larynxtubus), Sauerstoffflasche.

Wie die Basismaßnahmen folgen auch die erweiterten Maßnahmen einem standardisierten Algorithmus (Abb. 2.3):

Zunächst werden die BLS-Maßnahmen ohne Unterbrechung durchgeführt und parallel mit den ALS-Maßnahmen begonnen. Zuerst schließt man das **EKG** an und

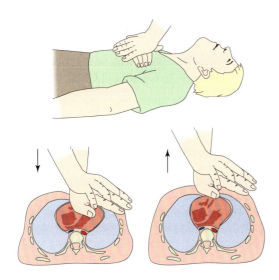

Abb. 2.1 **Thoraxkompressionen.** Der Druckpunkt befindet sich in der Mitte des Sternums, zwischen beiden Brustwarzen. Kompressionsfrequenz 100–120/min, Drucktiefe beim Erwachsenen 5–6 cm.

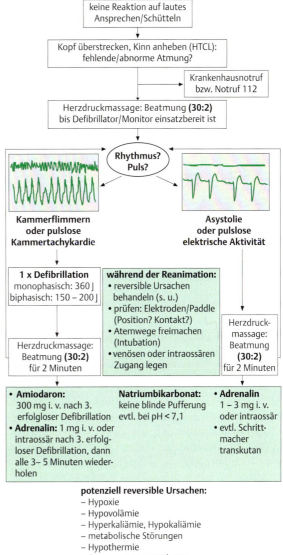

Abb. 2.3 **Advanced (Cardiac) Life Support beim Erwachsenen.** (aus: Hellmich, Hellmich, Mündliche Prüfung Innere Medizin, Thieme, 2010)

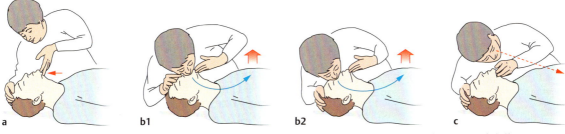

Abb. 2.2 **Beatmung.** Bei der Beatmung wird die eigene Ausatemluft (Sauerstoffanteil ca. 17 %) dazu genutzt, den Patienten behelfsmäßig zu ventilieren und oxygenieren. Bei der Reanimation werden jeweils nach 30 Thoraxkompressionen 2 Atemzüge appliziert: **a** Zuerst wird der Kopf überstreckt (HTCL-Manöver). **b1** Bei der Mund-zu-Mund-Beatmung wird dann die Nase durch die auf der Stirn liegende Hand verschlossen, der Mund wird leicht geöffnet, das Kinn weiter hoch gehalten; man holt tief Luft, umschließt den Mund des Patienten mit dem eigenen Mund und atmet ca. 1 s in die Lunge des Patienten aus, sodass sich der Brustkorb des Patienten sichtbar hebt. **b2** Bei der Mund-zu-Nase-Beatmung wird der Mund des Patienten mit der unter dem Kinn liegenden Hand geschlossen gehalten und dann analog über die Nase beatmet. Welche Methode verwendet wird, ist prinzipiell unerheblich. **c** Bei jeder Beatmung muss immer überprüft werden, ob sich der Thorax sichtbar hebt. Nach jeder Beatmung muss der Mund wieder vom Patienten entfernt werden, damit die verabreichte Luft entweichen kann. (aus: Secchi, Ziegenfuß, Checkliste Notfallmedizin, Thieme, 2009)

stellt eine **Rhythmusdiagnose**, nach der sich dann das weitere Vorgehen richtet:
- Kammerflimmern?
- Kammertachykardie?
- Asystolie?
- pulslose elektrische Aktivität (d. h. die elektrische Aktivität ist vorhanden, aber das Myokard zu schwach, um einen ausreichenden Blutdruck zu erzeugen)?

Bei **Kammerflimmern** und **pulsloser ventrikulärer Tachykardie defibrilliert** man den Patienten mit 360 J monophasisch oder 150–200 J biphasisch. **Abb. 2.4** zeigt die Platzierung der Elektroden. Anschließend wird die CPR umgehend für 2 min fortgesetzt, ohne dass zuvor der Puls kontrolliert wird, damit eine adäquate Herzauswurfleistung sichergestellt ist. Erst danach prüft man die Position der Elektroden und den Herzrhythmus im EKG. Nach der 3. erfolglosen Defibrillation spritzt man dem Patienten 1 mg **Adrenalin** i. v. (alle 3–5 min) und 300 mg **Amiodaron** i. v. Nach 15–20-minütiger Reanimation oder basierend auf der Blutgasanalyse in der Klinik sollte eine Pufferung mit Natriumbikarbonat erwogen werden.

> **MERKE** Bei der Abgabe der Defibrillation dürfen die Helfer weder den Patienten noch elektrisch leitende Gegenstände wie den Beatmungsbeutel berühren (Stromschlag!).

Bei **Asystolie** oder **pulsloser elektrischer Aktivität** kann der Patient nicht defibrilliert werden, sondern wird kontinuierlich reanimiert und sein EKG-Rhythmus regelmäßig alle 2 min überprüft. Während der CPR erhält der Patient 1 mg **Adrenalin** alle 3–5 min, evtl. sollte auch eine Pufferung mit Natriumbikarbonat angedacht werden.

Parallel dazu sollten – wenn überhaupt möglich – potenziell reversible Ursachen behoben werden:
- 4 Hs:
  - **H**ypoxie: Beatmung mit 100 % Sauerstoff, Atemwege kontrollieren
  - **H**ypovolämie: Volumenersatztherapie
  - **H**ypo-/**H**yperkaliämie, Hypomagnesiämie, metabolische Störung: z. B. Glukosegabe bei Hypoglykämie, bei Azidose Thoraxkompressionen (beste Therapie), Bikarbonatpufferung erst nach 15–20 min Reanimation)
  - **H**ypothermie: Wärmeerhalt
- 4 HITS:
  - **H**erzbeuteltamponade: Perikardpunktion nur innerklinisch unter echokardiografischer Kontrolle
  - **I**ntoxikation: ggf. Antidotgabe
  - **T**hrombose (→ Lungenembolie oder Myokardinfarkt): evtl. präklinische Thrombolyse
  - **S**pannungspneumothorax: Thoraxdrainage.

Ein früher Parameter für eine erfolgreiche Defibrillation ist der Anstieg von pETCO$_2$.

> **MERKE** Thoraxkompressionen haben bei der Reanimation den höchsten Stellenwert! Sie dürfen **maximal 10 s** zur Defibrillation oder Intubation unterbrochen werden. Nach der Defibrillation wird die CPR sofort **ohne Pulskontrolle** fortgesetzt.

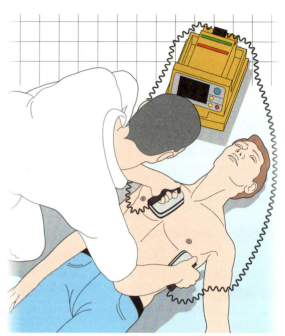

Abb. 2.4 Platzierung der Elektroden bei Defibrillation. (aus: Adams et al., Taschenatlas Notfallmedizin, Thieme, 2007)

2.4.4 Reanimation in besonderen Situationen

Reanimation bei Neugeborenen und Kindern

Bei Kindern sind meist respiratorische Ursachen der Grund für einen Herz-Kreislauf-Stillstand. Daher sollte unter anderem nach sichtbaren Fremdkörpern im Mund gesucht werden. Bei Kindern gelten folgende Reanimationsempfehlungen:
- **Neugeborene** (bis zum 1. Lebensmonat): Man startet zunächst mit 5 initialen Beatmungen und erst dann mit der CPR. Das Verhältnis von **Thoraxkompressionen** zu **Beatmung** beträgt **3:1** bei einer Kompressionsfrequenz von 120/min. Man beginnt die Thoraxkompressionen bereits bei einer Herzfrequenz < 60/min. Bei einer Herzfrequenz > 60/min, aber < 100/min oder fehlender Atmung (aber vorhandenem Puls) wird zunächst nur für mindestens 30 s beatmet (Beatmungsfrequenz 30/min). Es ist wichtig, die Neugeborenen aufgrund ihrer größeren Körperoberfläche vor Wärmeverlust zu schützen (z. B. mit einer Rettungsdecke).
- **Kinder** (ab dem 2. Lebensmonat bis zur Pubertät): Auch hier wird zunächst mit 5 initialen Beatmungen begonnen und anschließend die CPR mit einem Verhältnis (Thoraxkompressionen/Beatmung) von **30:2** (Laien oder einzelner professioneller Helfer) bzw. **15:2** (2 professionelle Helfer) mit einer Kompressionsfrequenz von 100–120/min durchgeführt.

Auch die **Dosierung** der Medikamente muss angepasst werden (Adrenalin 10 µg/kg KG). Das Körpergewicht lässt sich aus folgender Formel abschätzen: Körpergewicht = 2 × Lebensalter (in Jahren) + 8.

Intubationsversuche sollten nur von Erfahrenen durchgeführt werden, da andernfalls die empfindlichen

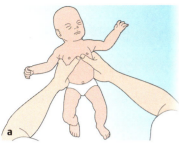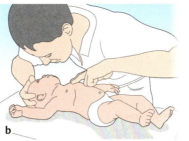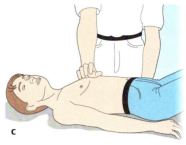

Abb. 2.5 **Technik der Thoraxkompressionen bei Kindern. a** Bei Neugeborenen wird der Thorax mit beiden Händen umfasst, sodass beide Daumen in der Mitte des Sternums (auf Mamillenhöhe) liegen. **b** Ab dem 2. Lebensmonat bis Ende des 1. Lebensjahres sollte das Kind auf einer festen Unterlage liegen und der Thorax mit 2 Fingern in der Mitte des Sternums (auf Mamillenhöhe) komprimiert werden. **c** Ab dem 2. Lebensjahr wird der Thorax bei Kindern in der Mitte des Sternums (auf Mamillenhöhe) mit dem Handballen komprimiert. (aus: Adams et al., Taschenatlas Notfallmedizin, Thieme, 2007)

Rachenschleimhäute anschwellen können und eine Intubation unmöglich wird. Die **Dicke des Tubus** kann anhand der Dicke des kleinen Fingers der Kinder (bzw. des Nagelbettes des kleinen Fingers) abgeschätzt werden. Für die im Kindesalter selten erforderliche **Defibrillation** (4 J/kg KG) sollten stets geeignete Defibrillationspaddels verwendet werden.

> **MERKE** Bei Kindern gilt „**Phone fast!**" (Alarmiere schnell weitere Hilfe) im Gegensatz zu „**Phone first!**" (Alarmiere zuerst weitere Hilfe) beim Erwachsenen.

Reanimation bei Schwangeren

Generell wird auch in der Schwangerschaft die CPR nach dem BLS- bzw. ALS-Algorithmus durchgeführt. Das Becken der Schwangeren sollte immer in leichter **Linksseitenlage** positioniert werden (z. B. durch Unterlegen einer Decke), um ein Vena-cava-Kompressions-Syndrom (s. Gynäkologie und Geburtshilfe [S. B410]) zu vermeiden.

Die Gabe vasokonstriktorischer Medikamente wie Adrenalin kann zu einer schlechteren plazentaren Sauerstoffversorgung des Fetus führen und sollte daher stets kritisch abgewogen werden. Da das Kind nach der 24. SSW überlebensfähig ist, sollte auch immer ein **Kaiserschnitt** in Betracht gezogen werden, um die Überlebenschancen von Mutter und Kind zu erhöhen.

Grundsätzlich sollte bei einem Herz-Kreislauf-Stillstand einer Schwangeren an eine Fruchtwasserembolie, thromboembolische Ereignisse oder eine Elektrolytentgleisung als mögliche Auslöser gedacht werden.

2.5 Arbeitstechniken und Hilfsmittel

2.5.1 Rettung

> **DEFINITION** Unter Rettung versteht man das Insicherheitbringen von Menschen aus einer lebensbedrohlichen Situation. Hierzu zählen Maßnahmen wie die Befreiung in Fahrzeugen eingeklemmter Personen sowie im weiteren Sinn auch die Durchführung von präklinischer Diagnostik und Therapiemaßnahmen.

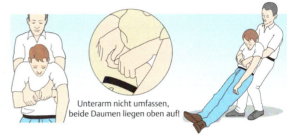

Abb. 2.6 **Rautek-Rettungsgriff.** (aus: Adams et al., Taschenatlas Notfallmedizin, Thieme, 2007)

In der Notfallmedizin stehen diverse Rettungsmittel zur Verfügung:
- Die **Rolltrage** (Haupttransportmittel zum/vom RTW) besteht aus Polsterung, aufstellbarem Rücken-/Kopfteil, einklappbarem Fahrgestell und Sicherheitsgurten.
- Die **Schaufeltrage** besteht aus dünnen ungepolsterten Aluminiumschaufeln und einem Aluminiumrahmen, die beide in der Mitte halbiert werden können. Sie ist geeignet zur schonenden Auf- und Umlagerung liegender Patienten auf die Vakuummatratze.
- Die **Vakuummatratze** besteht aus einem mit Plastikkügelchen gefüllten Kunststoffsack, der sich der Körperform des Patienten gut anpassen lässt und durch Absaugen der Luft fest wird, sodass eine Ganzkörperimmobilisation möglich ist (z. B. zur Stabilisierung bei Wirbelsäulenverletzungen).
- Das **Spineboard** besteht aus ungepolstertem Kunststoff und wird v. a. im angloamerikanischen Raum in Verbindung mit Haltegurten zur Immobilisation des Patienten verwendet.

Rautek-Rettungsgriff: Hiermit können Patienten rasch ohne technische und Fremdhilfe aus engen oder schwer zugänglichen Gefahrenbereichen gerettet werden. Dazu greift man den Unterarm des Patienten mit beiden Händen (eigene Daumen liegen vorne, **Abb. 2.6**). Dann zieht man den Patienten rückwärts aus dem Gefahrenbereich.

MERKE Der Rautek-Rettungsgriff kann weitere Verletzungen (z. B. an Wirbelsäule, Extremitäten, Thorax) hervorrufen oder bestehende Verletzungen aggravieren. Daher sollte er nur dann genutzt werden, wenn andere Transportmöglichkeiten nicht eingesetzt werden können und eine unmittelbare Rettung aus dem Gefahrenbereich zwingend notwendig ist.

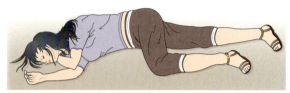

Abb. 2.7 **Stabile Seitenlage.** (aus: Hinkelbein, Genzwürker, Notfallmedizin Kompakt, Thieme, 2011)

Helmabnahme: Bei Motorradfahrern ist die Helmabnahme unverzichtbar, um die Atmung überprüfen und die Atemwege sichern zu können. Der Helm wird am besten von 2 Helfern abgenommen, um eine achsengerechte Immobilisation der Halswirbelsäule sicherstellen zu können.

2.5.2 Lagerung

Man unterscheidet folgende Lagerungsmöglichkeiten:
- **stabile Seitenlage** (Abb. 2.7): Erstmaßnahme zum Freihalten der Atemwege bei bewusstseinseingeschränkten Patienten mit erhaltener Spontanatmung durch Stabilisierung des Kopfes in überstreckter Position (HTCL-Manöver, **Abb. 2.13**). Sie dient als Aspirationsschutz, da die Mundöffnung die tiefste Stelle bildet, sodass Sekrete abfließen können.
- **Rückenlagerung:** Sie ist die **Standardlagerung** (z. B. zur Untersuchung, Blutabnahme, Transport) und kann ohne Probleme zu allen weiteren Lagerungsarten modifiziert werden. Der Patient sollte möglichst mit leicht erhöhtem Oberkörper gelagert werden (→ meist besser verträglich).
- **Flachlagerung:** achsengerechte Rückenlagerung, v. a. bei Patienten mit **Wirbelsäulenverletzungen**
- **Schocklagerung** (Abb. 2.8): indiziert bei allen **Schockzuständen** (außer dem kardiogenen Schock!) und **akuter Hypotension** zur Entleerung der venösen Beinkapazitätsgefäße. Dabei werden nur die **Beine hoch** oder der gesamte Patient mit dem Tragetisch kopfwärts tief gelagert (**Trendelenburg-Lagerung**). Dadurch kann der venöse Rückstrom zum Herzen (Autotransfusion) und somit die Durchblutung von Herz und Gehirn verbessert werden.
- **Oberkörperhochlagerung** (Abb. 2.9): Sie ist indiziert bei **Schädel-Hirn-Trauma** mit stabilen hämodynamischen Verhältnissen oder **Schlaganfall** zur Verbesserung des venösen Rückstroms aus dem Kopfbereich. Beim akuten Abdomen kann sie außerdem zur Entspannung des Abdomens genutzt werden, wenn zusätzlich die Beine angestellt und eine Knierolle eingesetzt wird. Dazu wird der Oberkörper des Patienten um ca. 30° hochgelagert oder der gesamte Patient mit dem Tragtisch fußwärts tiefgelagert (Anti-Trendelenburg-Lagerung).
- **sitzende Lagerung:** Bei **Linksherzinsuffizienz** oder **Lungenödem** sollte der Patient in sitzender Position transportiert werden, um den venösen Rückfluss zum Herzen zu vermindern und damit eine Entlastung des Herzens zu bewirken. Der Patient kann entweder auf

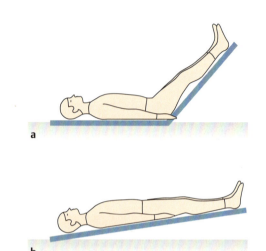

Abb. 2.8 **Schocklagerung. a** Hochlagerung der Beine. **b** Tieflagerung des Kopfes (Trendelenburg-Lagerung). (aus: Secchi, Ziegenfuß, Checkliste Notfallmedizin, Thieme, 2009)

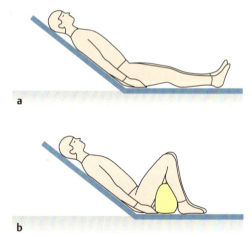

Abb. 2.9 **Oberkörperhochlagerung. a** Mit flachgelegten Beinen. **b** Mit angestellten Beinen und Knierolle zur Entspannung des Abdomens. (aus: Secchi, Ziegenfuß, Checkliste Notfallmedizin, Thieme, 2009)

einem Stuhl im RTW oder mit maximal hochgestelltem Kopfteil und seitlich herabhängenden Beinen transportiert werden.

Bei **Hochschwangeren** kann ein **Transport in Fahrtrichtung** erwogen werden. Im Falle einer drohenden Geburt bleibt somit mehr Arbeitsraum als zwischen Ende der Trage und Tür. Bei Patienten mit bekannter Reise- oder Bewegungskrankheit sollte eine medikamentöse Therapie mit Antiemetika (z. B. Dimenhydrinat) erfolgen.

2.5.3 Schienung

DEFINITION Achsengerechte Immobilisation einer Extremität oder der Wirbelsäule mit dem Ziel, Fehlstellungen sowie Nerven-, Muskel- oder Gefäßschäden zu verhindern und Schmerzen beim Transport zu vermindern.

Im Folgenden werden die gängigsten Immobilisationsmöglichkeiten in der Notfallmedizin dargestellt. Sie alle sind röntgendurchlässig, sodass die Materialien zum Röntgen prinzipiell nicht abgenommen werden müssen.

- **Vakuummatratze:** Sie besteht aus einem großen Sack in Form einer Matratze, der mit Plastikkügelchen gefüllt ist. Der Patient wird mithilfe der Schaufeltrage aufgelagert und die Matratze durch mehrere Helfer am Körper „anmodelliert". Durch das Absaugen der enthaltenen Luft mittels einer Absaugpumpe wird die Matratze extrem hart. Die Vakuummatratze wird bei Verletzungen von Wirbelsäule, Becken, Extremitäten oder bei Polytraumata verwendet.
- **Extremitätenschienen:** Sie werden bei Frakturen oder Luxationen der oberen und unteren Extremität zur Immobilisation/Stabilisation verwendet, indem die Extremität von einem Helfer unter leichtem achsengerechtem Zug gehalten wird und der andere Helfer die Schiene positioniert. Man unterscheidet:
  - **Luftkammerschienen:** Sie bestehen aus luftdichtem Material. Sie werden zur Schienung angelegt, anschließend wird Luft hineingepumpt. Durch den ansteigenden Innendruck wird eine Stabilisierung erreicht. Für die obere und untere Extremität stehen unterschiedliche Arten und Größen zur Verfügung. **Cave:** Luftkammerschienen sollten nicht bei offenen Brüchen verwendet werden.
  - **Vakuumschienen** funktionieren wie eine Vakuummatratze, da sie auch mit Plastikkügelchen gefüllt sind und durch Absaugen der enthaltenen Luft sehr hart werden. Auch hier stehen unterschiedliche Arten und Größen zur Verfügung.
  - Ein **Samsplint** ist eine Schaumstoffschiene mit einem dünnen Aluminiumkern, der für eine ausreichende Stabilität zur Schienung sorgt. Sie lässt sich flexibel an jede Extremität (und sogar den Hals) formen und mit Verbandmaterial fixieren. Der Samsplint eignet sich besonders für Frakturen im Kindesalter.

MERKE Unabhängig von der verwendeten Extremitätenschiene müssen vor und nach Anlage der Schiene Durchblutung, Motorik und Sensibilität (DMS) der Extremität geprüft werden.

- Das **KED-System** (Kendrick Extrication Device) ist ein korsettähnliches Hilfsmittel, um die (verletzte) Wirbelsäule bei der Rettung oder beim Transport zu stabilisieren. Es umschließt den Patienten von der Halswirbelsäule bis zum Gesäß und fixiert ihn mit Zugbändern um Oberkörper, Oberschenkel und Stirn. Zusätzlich sollte eine Zervikalstütze zur Stabilisierung der Halswirbelsäule angelegt werden. Nach dem Anlegen sind unabsichtliche Bewegungen des Halses und der Brustwirbelsäule unmöglich, die Wirbelsäule wird vollständig entlastet.
- **Zervikalstütze** (Stifneck): indiziert bei V. a. HWS-Verletzung. Sie ist meist aus hartem Plastik gefertigt und kann aufgeklappt werden. Bei Verdacht auf eine Wirbelsäulenverletzung wird zunächst die richtige Größe abgeschätzt und die HWS-Schiene aufgeklappt von dorsal an den Hals angelegt. Währenddessen stabilisiert ein zweiter Helfer den Hals achsengerecht unter leichtem Zug. Anschließend wird die Zervikalstütze eng anliegend mittels des Klettbandes verschlossen.

2.5.4 Venöse und intraossäre Zugänge

Jeder Notfallpatient sollte aus Sicherheitsgründen einen **venösen Zugang erhalten**, um bei einer Verschlechterung des Zustandes jederzeit die Möglichkeit zur Medikamentenapplikation, Volumentherapie oder Blutentnahme zu haben.

Standardmäßig wird ein periphervenöser Zugang gewählt, da er einfach, schnell und relativ schmerzarm anzulegen ist. Als Punktionsorte eignen sich der Handrücken, Unterarmvenen, Fußrückenvenen und Halsvenen. Periphere Venen sollten anfangs immer möglich weit distal punktiert werden, um bei erfolglosen Punktionsversuchen proximal noch weitere Optionen zu haben. Der Venenzugang muss immer gut fixiert werden, da er durch den Transport versehentlich schnell herausgezogen werden kann.

Nur in Ausnahmefällen ist präklinisch ein **zentralvenöser Zugang (ZVK)** indiziert (z. B. im Schock, falls kein anderer Zugang möglich ist oder bei extremer Adipositas), da die Anlage schmerzhaft und zeitaufwendig ist und eine hohe Komplikationsrate aufweist (z. B. Pneumothorax). Außerdem ist die mögliche Durchflussmenge pro Minute beim zentralvenösen Katheter meist sehr gering. Als Punktionsorte kommen die V. jugularis interna, die V. subclavia (Vorteil: kollabiert auch im Schock nicht; Nachteil: erhöhte Pneumothoraxgefahr) sowie die V. femoralis infrage.

Die wichtigste Alternative zum periphervenösen Zugang ist der **intraossäre Zugang** (Abb. 2.10). Dieser wird v. a. bei Kindern (aber auch Erwachsenen) angelegt, wenn die Anlage eines periphervenösen Zugangs im Notfall län-

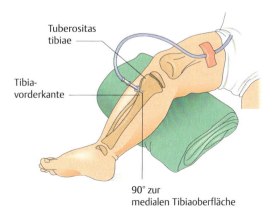

Abb. 2.10 **Intraossärer Zugang.** (aus: Hansmann, Neugeborenen-Notfälle, Thieme, 2004)

ger als 60–90 s dauert oder auch der 2. Punktionsversuch erfolglos war. Hierfür wird am häufigsten die **mediale Seite der Tuberositas tibiae** desinfiziert und mit einer speziellen Intraossärnadel punktiert. Wenn es plötzlich einen Widerstandsverlust gibt, ist die richtige Position erreicht. Der Zugang muss gut fixiert werden. Gerade bei Kindern nicht zu hoch punktieren, da die Epiphysenfuge verletzt werden kann (→ Fehlwachstum).

> **MERKE** Gerade bei Kindern nicht zu hoch punktieren, da die Epiphysenfuge verletzt werden kann (→ Fehlwachstum). Das Schienbein sollte 1–2 cm unterhalb der Tuberositas punktiert werden.

2.5.5 Volumenersatztherapie

Generell unterscheidet man kristalline von kolloidalen Infusionslösungen.

Zu den **kristallinen Infusionslösungen** gehören Elektrolytlösungen wie die physiologische Kochsalzlösung (NaCl 0,9%), Ringer-Lösungen sowie deren Modifikationen (z. B. Ringer-Laktat- oder Ringer-Acetat-Infusionslösungen). Sie sind bei Blutverlusten bis etwa 500 ml meist ausreichend.

Zu den **kolloidalen Infusionslösungen** zählt man Hydroxyethylstärke (z. B. HAES 6%), Gelatine (z. B. Gelafundin 4%) oder Dextrane (z. B. Macrodex 6%). Sie sind nur noch bei akuten Blutungen mit größeren Blutverlusten indiziert. Bei Blutverlusten von 500–1500 ml sollten kristalline Infusionslösungen appliziert werden. Bei Blutverlusten > 1500 ml sind zusätzlich hypertone Infusionslösungen (z. B. Hyper-HAES) angezeigt.

Zur Volumenersatztherapie s. auch Pharmakologie [S. C388].

> **MERKE** Kolloidale Infusionslösungen (v. a. Dextrane) beeinträchtigen die Blutgerinnung und können anaphylaktische Reaktionen auslösen.

Die Effizienz einer Volumentherapie wird anhand der **Herzfrequenz**, des **Blutdrucks**, des **zentralen Venendrucks** und der **Urinausscheidung** kontrolliert.

2.5.6 Atemwegsmanagement

Ziele des Atemwegsmanagements sind das Beseitigen oder Vermeiden von:
- Hypoxie, Hyperkapnie und schweren respiratorisch bedingten Störungen des Säure-Basen-Haushalts (z. B. bei Ateminsuffizienz, Atemstillstand, Herz-Kreislauf-Stillstand)
- Aspirationen (z. B. bei Ausfall der Schutzreflexe) sowie
- Atemwegsverlegung (z. B. durch Fremdkörper, Zungengrund).

Zum Atemwegsmanagement zählen das Freimachen, Freihalten und Sichern der Atemwege sowie die Beatmung (z. B. bei Narkose, Intubation).

Freimachen der Atemwege

Zunächst sollten **äußere Atemwegshindernisse entfernt** werden, um eine Oxygenierung überhaupt garantieren zu können (z. B. Krawatte entfernen, Helmabnahme [S. B34]). Sichtbare Fremdkörper sollten aus dem Mund-Rachen-Raum entfernt werden, bevor eine Beatmung begonnen wird. Allerdings sollte aus Zeitgründen nicht lange nach Fremdkörpern gesucht werden. Bei dringendem Verdacht auf ein Bolusgeschehen oder bei Beatmungsproblemen muss der Mund-Rachen-Raum jedoch genau inspiziert werden, um eventuelle Fremdkörper zu finden. Zur **Beseitigung des Fremdkörpers** stehen folgende Methoden zur Verfügung:
- Entfernung mit der Hand (falls möglich, schnellste Methode)
- Magill-Zange (Abb. 2.11): auch bei tiefer gelegenen Fremdkörpern möglich
- Absaugen von Mund- und Rachenraum (Flüssigkeiten, Brei)
- **Schläge auf den Rücken** zwischen die Schulterblätter bei nach unten gebeugtem Patienten (z. B. bei Kindern, Abb. 2.12a)
- Thoraxkompressionen beim Bewusstlosen
- **Heimlich-Manöver** (Abb. 2.12b): ruckartige Oberbauchkompressionen mit der geballten Faust, um den intrathorakalen Druck zu erhöhen. Der Heimlich-Handgriff darf nicht bei Kindern < 1 Jahr angewendet werden.

> **MERKE** Aufgrund des hohen Verletzungsrisikos (z. B. Milzruptur, Rippenbrüche) wird das Heimlich-Manöver kritisch bewertet. Thoraxkompressionen gelten beim bewusstlosen Erwachsenen als Mittel der Wahl.

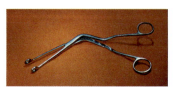

Abb. 2.11 **Magill-Zange.** (aus: Secchi, Ziegenfuß, Checkliste Notfallmedizin, Thieme, 2009)

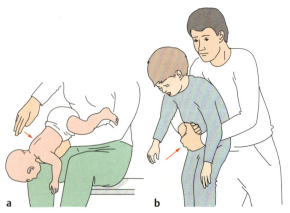

Abb. 2.12 **Fremdkörperexpulsion. a** Schläge auf den Rücken. **b** Heimlich-Handgriff (aus: Secchi, Ziegenfuß, Checkliste Notfallmedizin, Thieme, 2009)

2.5 Arbeitstechniken und Hilfsmittel

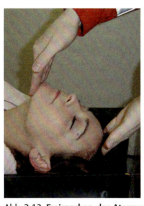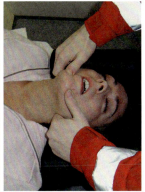

Abb. 2.13 **Freimachen der Atemwege. a** HTCL-Manöver. **b** Esmarch-Handgriff. (aus: Hinkelbein, Genzwürker, Notfallmedizin Kompakt, Thieme, 2011)

HTCL-Manöver („Head tilt and chin lift"): Hierbei wird der **Kopf überstreckt** und das **Kinn angehoben** (Abb. 2.13a). Dadurch verlagert sich der Zungengrund so, dass die Atemwege besser passierbar werden. Ein übermäßiges Überstrecken des Kopfes beim Bewusstlosen sollte wegen möglicher Halswirbelsäulenläsionen vermieden werden.

Esmarch-Handgriff: Der Kopf wird rekliniert, der Mund des Patienten leicht geöffnet und sein Kinn vom Helfer mit beiden Händen nach vorne gezogen (Abb. 2.13b).

Freihalten der Atemwege

Bei suffizienter Spontanatmung wird der bewusstlose Patient in die stabile Seitenlage gebracht. Bei drohender oder manifester Verlegung der Atemwege können diese mittels **Oropharyngeal-** (nach **Guedel**) oder **Nasopharyngealtubus** (nach **Wendl**) freigehalten werden (Abb. 2.14).

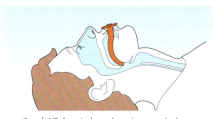

a Guedel-Tubus in korrekter Lage zwischen Zungenbasis und Hypopharynx.

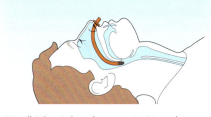

b Wendl-Tubus in korrekter Lage im Hypopharynx.

Abb. 2.14 **Tubusarten.** (aus: Adams et al., Taschenatlas der Notfallmedizin, Thieme, 2007)

Der Nasopharyngealtubus wird besser toleriert (weniger Würgereiz), allerdings besteht die Gefahr von Blutungen (Verletzung der Nasenschleimhaut). **Cave:** Kontraindiziert ist er bei Mittelgesichts- oder Schädelbasisfrakturen!

Die ideale Größe eines Wendl-Tubus entspricht etwa dem Durchmesser des kleinen Fingers, beim Oropharyngealtubus ungefähr der Entfernung vom Mundwinkel zum Ohrläppchen.

> **MERKE** Weder Oro- noch Nasopharyngealtubus bieten einen vollständigen Schutz vor einer Atemwegsverlegung oder Aspiration.

Sicherung der Atemwege

Supraglottische Atemwegsalternativen: Diese Hilfsmittel werden blind in den Rachen eingeführt und erlauben eine rasche Atemwegssicherung. Hierzu zählen die **Larynxmaske** (auch „Kehlkopfmaske", Abb. 2.15), der **Larynxtubus** sowie der **Kombitubus** (2-lumiger Tubus, der je nach Platzierung – Luft- oder Speiseröhre – über eines der beiden Lumen zur Beatmung genutzt wird).

Der Aspirationsschutz ist bei supraglottischen Atemwegsalternativen besser als bei der Maskenbeatmung (s. u.), aber je nach Hilfsmittel etwas geringer als bei einer endotrachealen Intubation.

Endotracheale Intubation: Sie wird als optimale Technik der Atemwegssicherung für geübte Anwender betrachtet („**Goldstandard**"). ==Die Intubation ist immer indiziert, wenn von einer schweren Funktionsstörung des Gehirns auszugehen ist und die Schutzreflexe erloschen sind. Häufig wird diese Situation mit einem GCS < 9 Punkte gleichgesetzt.== Näheres zur Technik s. Anästhesiologie [S. B74].

Sinnvoll ist es, nach der endotrachealen Intubation auch eine Magensonde zu legen, da so die in den Magen insufflierte Luft abgesaugt und plötzliches schwallartiges Erbrechen während der Narkose verhindert werden kann.

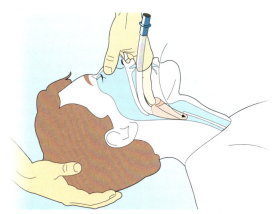

Abb. 2.15 **Platzierung einer Larynx-Maske.** Man schiebt die Larynxmaske unter Führung von Daumen und Zeigefinger durch den Mund entlang des harten Gaumens bis zu einem fühlbaren, federnden Widerstand. (aus: Adams et al., Taschenatlas der Notfallmedizin, Thieme, 2007)

Nach erfolgreicher Intubation muss die korrekte Tubuslage mittels Kapnografie überprüft und der Tubus gut fixiert werden, ggf. kann auch eine Zervikalstütze angelegt werden (verhindert Bewegung im Kopf-Hals-Bereich während des Transports).

MERKE Falls eine endotracheale Intubation 2-mal erfolglos versucht wurde, die Beatmung aber dennoch notwendig ist, müssen supraglottische Atemwegsalternativen (z. B. Larynxmaske, Larynxtubus) oder die Maskenbeatmung genutzt werden. Eine Koniotomie ist nur sehr selten indiziert.

Koniotomie: Siehe HNO [S. B780].

Die **Tracheotomie** hat in der Notfallmedizin keinen Stellenwert, weil die Verletzungsgefahr zu groß ist und der Eingriff zu lange dauert.

Beatmung

Eine Beatmung kann auf dreierlei Weise erfolgen:
- Mund-zu-Nase- bzw. Mund-zu-Mund-Beatmung (z. B. bei CPR [S. B30])
- Maskenbeatmung
- maschinelle Beatmung (nach Intubation).

Bei der **Maskenbeatmung** wird die Maske mit Daumen und Zeigefinger am Ansatz umfasst (sog. C-Griff) und der Unterkiefer mit den anderen Fingern nach vorn und oben gezogen (**Abb. 2.16**). Nach Möglichkeit sollten 100% Sauerstoff appliziert werden. Das Atemzugvolumen sollte bei etwa 6–8 ml/kg KG liegen (Hebung des Thorax beobachten).

Nach der Intubation kann eine **maschinelle Beatmung** durchgeführt werden. Im Gegensatz zu Beatmungsgeräten auf Intensivstationen sind die im Rettungsdienst vorhandenen Geräte teilweise noch sehr einfach und verfügen nur über begrenzte Einstellmöglichkeiten von Atemzugvolumen, Beatmungsfrequenz und maximalem Beatmungsdruck.

Die fehlenden technischen Möglichkeiten der üblichen Beatmungsgeräte kann beispielsweise ein **PEEP-Ventil** (**P**ositive **E**nd **E**xspiratory **P**ressure) ersetzen. Es wird auf den Beatmungsschlauch aufgesetzt und hält während der Exspirationsphase einen zuvor eingestellten Druck in den Atemwegen aufrecht. Dadurch wird das Zusammenfallen der Alveolen verhindert und die Sauerstoffdiffusion erleichtert.

Für Details zur Beatmung s. Anästhesie [S. B89].

2.5.7 Sicherung der Herz-Kreislauf-Funktion

Ziel ist es, Akuterkrankungen wie Herzrhythmusstörungen, Blutdruckstörungen, Volumenverluste oder einen Herz-Kreislauf-Stillstand (durch Reanimation) zu beseitigen, um so die Herz-Kreislauf-Funktion zu stabilisieren. Allgemeine Maßnahmen sind:
- falls erforderlich: kardiopulmonale Reanimation (**CPR** [S. B30])
- Sicherstellung der **Oxygenierung**: **Sauerstoffgabe** (z. B. 5–10 l/min über Maske), ggf. Narkoseeinleitung, endotracheale Intubation und Beatmung [S. B37]
- bei einer Blutung möglichst **Blutstillung** (kausal wirksam)
- bei Hypovolämie/akuter Hypotension **Schocklagerung** [S. B34]
- Anlage eines, wenn möglich mehrerer, großlumiger **periphervenöser Zugänge** [S. B35]
- **Volumentherapie** [S. B36]
- **Katecholamintherapie**: wenn alle anderen genannten Maßnahmen versagen (Akrinor, Adrenalin, Noradrenalin)
- ggf. **Elektrotherapie**, z. B. Kardioversion oder Defibrillation
- bei Hypertonie **Antihypertensiva**
- bei Herzrhythmusstörungen **Antiarrhythmika** nach Anfertigung eines 12-Kanal-EKGs:
  - z. B. Amiodaron bei tachykarden Herzrhythmusstörungen (geringster kreislaufdepressiver Effekt)
  - Atropin bei bradykarden Herzrhythmusstörungen
- rascher Transport in die nächste geeignete Klinik.

2.5.8 Medikamentöse Therapie in der Notfallmedizin

In diesem Abschnitt werden nur die spezifischen notfallmedizinischen Therapien behandelt. Näheres s. auch Kap. Pharmakologie.

Sedierung, Anxiolyse

DEFINITION Abschirmung eines Patienten mit Medikamenten, die eine Hypnose induzieren, z. B. mit Benzodiazepinen oder Barbituraten, zur Beruhigung (Sedierung) und Verminderung von Angstzuständen (Anxiolyse).

Sedierte Patienten sind i. d. R. schläfrig, aber dennoch erweckbar. Dabei sind die Schutzreflexe (z. B. Schlucken, Husten) im Idealfall nach wie vor vorhanden. Für den Notarztdienst bieten sich kurz wirksame Benzodiazepine an (z. B. Midazolam).

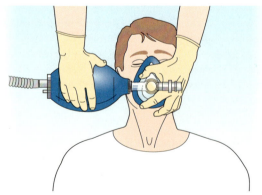

Abb. 2.16 Maskenbeatmung. (aus: Adams et al., Taschenatlas der Notfallmedizin, Thieme, 2007)

Indikationen sind:
- starke Unruhe, Agitation
- Panikstörungen
- Stress, Angst
- Durchbrechen eines Krampfanfalls
- Steuerung bzw. Vertiefung einer Narkose.

Auch bei sedierten Patienten ist eine Überwachung erforderlich. Diese kann durch eine Bewusstseinskontrolle (z. B. regelmäßig GCS) und ein Basismonitoring mit Blutdruckkontrolle, EKG und Pulsoxymetrie sichergestellt werden. Meist ist auch die Gabe von Sauerstoff (z. B. über eine Gesichtsmaske) erforderlich.

Die Benzodiazepine (z. B. **Diazepam 2–10 mg** oder **Midazolam 1–5 mg**) werden fraktioniert (d. h. schrittweise bis zum gewünschten Wirkungseintritt) i. v. verabreicht.

> **MERKE** Sedierung ≠ Analgesie

Analgesie

Das Ziel einer suffizienten Analgesie ist die **Schmerzfreiheit** des Patienten. Eine Analgesie induziert nicht zwangsläufig eine Hypnose, d. h., Patienten sind durchaus völlig wach und die Schutzreflexe bleiben erhalten. Für den Notarztdienst bieten sich kurz wirksame Medikamente an (z. B. Fentanyl, Esketamin).

Eine Analgesie ist bei Schmerzen indiziert, kann allerdings auch zur Vertiefung und Steuerung einer Narkose oder zur Sedierung verwendet werden, da zentral wirkende Analgetika (z. B. Opioide) auch sedierend wirken.

Die Wahl der Medikamente richtet sich **nach der Schmerzintensität** [S. B94]:
- **leichte Schmerzen:** Nichtopioidanalgetika, z. B. Ibuprofen 400 mg i. v. oder Metamizol 1–2 g i. v.
- **mittelschwere Schmerzen:** Nichtopioidanalgetika plus schwach wirksames Opioid, z. B. Piritramid 3,75–7,5 mg i. v. (mg-weise titrieren)
- **starke Schmerzen:** Stark wirksames Opiat oder Opioid, z. B. Fentanyl 1–2 µg/kg KG i. v. sowie alternativ oder ergänzend Esketamin (S-Ketamin 0,25–0,5 mg/kg KG) plus Nichtopioidanalgetika.

> **MERKE** Opiate und Opioide wirken atemdepressiv; sie dürfen daher nur verabreicht werden, wenn Intubationsbereitschaft besteht. Die Indikation zur Intubation sollte auf jeden Fall kritisch gestellt werden.

Narkose

Eine Narkose besteht aus der Kombination einer starken Sedierung mit einer suffizienten Analgesie, einer vegetativen Dämpfung und einer eventuellen Muskelrelaxierung. Da die Schutzreflexe hierdurch eingeschränkt werden oder vollständig verschwinden, muss v. a. im Notarztdienst eine **Atemwegssicherung** (z. B. Intubation) durchgeführt werden. Für Näheres s. auch Anästhesie [S. B77].

Eine Narkose wird in folgenden Fällen durchgeführt:
- stärkste Schmerzen
- Verlust der Schutzreflexe (GCS < 9 Punkte)
- akute respiratorische Insuffizienz (ARI)
- Schock
- Polytrauma
- ggf. zur Durchführung medizinischer Maßnahmen (z. B. mehrere Thoraxdrainagen).

Vorgehen: Zur Durchführung der Narkose sollten idealerweise zunächst 2 periphervenöse Zugänge gelegt und der Patient über die bevorstehenden Maßnahmen informiert werden. Das Einholen eines Einverständnisses seitens des Patienten kann in Notfallsituationen jedoch nur schwerlich erfolgen.

Bei nichtnüchternen Patienten – im Rettungsdienst der Regelfall – wird immer eine **Ileuseinleitung** (auch „Blitzintubation" oder rapid sequence induction [RSI]) durchgeführt, um die Gefahr einer Aspiration zu senken (s. auch Anästhesie [S. B79]):
- **Präoxygenierung** mit reinem Sauerstoff (→ hierdurch wird für die kurze Zeit des Atemstillstands zwischen Medikamentengabe und Beatmung eine ausreichende Oxygenierung erreicht)
- Gabe eines **Opioids** (z. B. Fentanyl 2 µg/kg KG i. v.) oder Morphin 0,1 mg/kg KG i. v.) zur Analgesie
- schnell wirkendes **Hypnotikum** (z. B. Thiopental 5 mg/kg KG i. v.)
- danach **Muskelrelaxans** (z. B. Rocuronium 1,2 mg/kg KG; früher: Succinylcholin 1 mg/kg KG i. v.)
- Intubation [S. B37]
  - ggf. **Sellick-Handgriff** (Krikoiddruck) zur Aspirations-/Regurgitationsprophylaxe während der Intubation (externe Kompression des Schildknorpels Richtung Ösophagus). Der Sellick-Handgriff wird inzwischen allerdings kontrovers diskutiert.

Supportiv sollte eine **Magensonde** gelegt werden, um Luft und Magensekret absaugen zu können und somit einer Aspiration vorzubeugen. Anschließend sollte unter Anmeldung und intensiver Überwachung (inkl. Kapnografie) ein rascher Transport in das nächstgelegene Krankenhaus erfolgen.

3 Notärztliche Diagnostik und Therapie häufiger Leitsymptome und ihrer Ursachen

3.1 Dyspnoe

Näheres zu Ursachen und Differenzialdiagnosen der Dyspnoe s. Leitsymptome [S. C66].

3.1.1 Notärztliche Diagnostik und Therapie

Allgemeine notärztliche Diagnostik:
- **Anamnese:** bekannte Ursache? Vorerkrankungen? Medikamenteneinnahme? Rezidivereignis? Dauer?
- **klinische Untersuchung:**
  - Inspektion: Blässe? Schlechte Kapillarfüllung? Schockzeichen (z. B. Spannungspneumothorax)? Halsvenenfüllung (Stauungszeichen)? Atemmuster und -frequenz (Tachypnoe)? Thoraxverletzungen?
  - Palpation: Rippenfrakturen? Ödeme? Puls (Herzrhythmusstörungen?)
  - Perkussion: hypersonorer Klopfschall? Lokale Dämpfung?
  - Auskultation: Atemgeräusche (in- oder exspiratorischer Stridor auch schon auf Distanz)? Rasselgeräusche?
- **Basismonitoring:**
  - EKG: Herzrhythmusstörungen? Herzfrequenz?
  - Blutdruckmessung: Hypotonie (z. B. Schock)
  - Pulsoxymetrie: Oxygenierung (häufig beeinträchtigt)? Herzrhythmusstörungen? Pulsfrequenz?
- **Blutzuckermessung:** Hypoglykämie oder Hyperglykämie?

Allgemeine notärztliche Therapie: Therapeutisch im Vordergrund stehen die **Gabe von Sauerstoff** (10–12 l/min über eine Gesichtsmaske, ggf. Intubation) sowie die Sicherung der Kreislauffunktion mittels **Katecholaminen** (z. B. Noradrenalin über einen Perfusor) und ggf. **Volumentherapie** (bei Schockzuständen). Des Weiteren helfen **Glukokortikoide** dabei, die Atmungsfunktion zu verbessern, z. B. bei Asthma bronchiale (z. B. Methylprednisolon 250 mg i. v. und Fenoterol-Spray 2 Hübe) oder anaphylaktischem Schock (z. B. Methylprednisolon 500 mg i. v. und Clemastin 4 mg i. v., ggf. Adrenalin). Die Patienten müssen zudem umgehend in eine geeignete Klinik transportiert werden.

> **MERKE** Patienten mit Dyspnoe dürfen **nur unter strenger Indikationsstellung sediert** bzw. analgesiert werden, da Sedativa und Analgetika den Atemantrieb beeinträchtigen und eine respiratorische Insuffizienz auslösen können.

3.1.2 Akute Verlegung der oberen Atemwege

Ätiologie: Ursächlich sind mechanische Hindernisse (z. B. Zurückfallen des Zungengrunds beim bewusstlosen Patienten oder Fremdkörperaspiration), entzündliche Prozesse, die mit einer Schwellung im Bereich von Zunge, Pharynx, Larynx oder Glottis einhergehen, sowie oropharyngeale Tumoren.

Klinik: Klinisch stehen **Dyspnoe** und **Tachypnoe** im Vordergrund. Des Weiteren können ein inspiratorischer Stridor, Rasselgeräusche sowie pathologische Atemmuster wie beispielsweise die thorakoabdominale Schaukelatmung (inverses Atemmuster mit schaukelnden Bewegungen des Abdomens und des Thorax) auftreten. Die Patienten sind zudem meist ängstlich und gestresst. Im weiteren Verlauf können aufgrund der zunehmenden Hypoxie **Bewusstseinsstörungen** (Somnolenz, Koma) sowie eine **Bradykardie** auftreten.

Notärztliche Diagnostik:
- **Anamnese:** Vorerkrankungen (z. B. Allergie)? Dauermedikation? Dauer der Beschwerden? Auslöser (z. B. beim Essen)?
- **körperliche Untersuchung:**
  - Inspektion des Mund- und Rachenraums und des Atemmusters (pathologische Thoraxbewegungen?)
  - Auskultation der Lunge: Rasselgeräusche? Atemmuster?
  - Perkussion des Thorax: Dämpfungen?
  - Palpation des Thorax: Rippenfrakturen?
- **Basismonitoring:**
  - EKG: Herzrhythmusstörungen? Herzfrequenz?
  - Blutdruckmessung: Auffälligkeiten?
  - Pulsoxymetrie: Oxygenierung? Herzrhythmusstörungen? Pulsfrequenz?

Notärztliche Therapie: Im Vordergrund steht das **Atemwegsmanagement** [S. B36]. Um die Atemhilfsmuskulatur besser zu nutzen, sollte der Patient **sitzend gelagert** werden. Darüber hinaus sollte mindestens ein periphervenöser Zugang angelegt werden.

Nach Möglichkeit sollte zusätzlich eine kausale/symptomatische Therapie erfolgen, beispielsweise in Form einer antiallergischen Therapie (Glukokortikoide, Antiallergikum).

3.1.3 Akute Verlegung der unteren Atemwege

Ätiologie: Typische Ursachen sind ein **Asthma bronchiale** (s. Atmungssystem [S. A182]), die dekompensierte chronisch obstruktive Lungenerkrankung (**COPD**, s. Atmungssystem [S. A187]) sowie eine **Rauchgasinhalation.** Die akute Rauchgasexposition führt innerhalb kurzer Zeit zu einer toxischen Schädigung der Alveolarwand. Konsekutiv entwickelt sich ein toxisches Lungenödem durch den Flüssigkeitsübertritt von den Kapillaren in die Alveolen.

Klinik: Im Anfangsstadium imponiert ein inspiratorisches, später auch ein exspiratorisches **Giemen mit verlängertem Exspirium**. Weitere Symptome sind Dyspnoe, Tachypnoe, im Verlauf bis hin zur respiratorischen Erschöpfung (Oxygenisierungsstörungen, Orthopnoe), Tachykardie, Kaltschweißigkeit sowie Zyanose der Schleimhäute und Akren.

Notärztliche Diagnostik:
- **Anamnese:** Vorerkrankungen (Asthma bronchiale? COPD?), Rauchgasexposition? Dauermedikation?
- **körperliche Untersuchung:**
  - Inspektion: Rauchspuren im Gesicht? Atemmuster?
  - Auskultation der Lunge: Giemen, Pfeifen, Brummen, verlängertes Exspirium?
- **Basismonitoring:**
  - EKG: Herzfrequenz (häufig stressinduzierte Tachykardie)?
  - Blutdruckmessung: Auffälligkeiten?
  - Pulsoxymetrie: häufig Oxygenierungsstörungen mit erniedrigtem SpO_2, Pulsfrequenz?

Notärztliche Therapie: Der Patient sollte sofort **sitzend gelagert** werden (→ Aktivierung der Atemhilfsmuskulatur) und mindestens 4–6 l **Sauerstoff**/min erhalten. Außerdem ist die Anlage eines periphervenösen Zugangs erforderlich.

Zur Bronchodilatation werden **β2-Sympathomimetika** verabreicht, beispielsweise 2–4 Hübe Fenoterol-Spray, die ggf. alle 5–10 min wiederholt werden können. Ebenfalls wirksam sind **Methylxanthine** (z. B. 200–400 mg i. v. fraktioniert), die allerdings zurückhaltend verabreicht werden sollten, um die Tachykardie nicht weiter zu verstärken. Außerdem empfiehlt sich die Gabe von **Glukokortikoiden** (z. B. Prednisolon 250 mg i. v.) und ggf. **H1**- und **H2-Blocker** (z. B. Clemastin 2–4 mg i. v. und Ranitidin 50–100 mg i. v.) zur Abschwellung der Schleimhäute. Gegebenenfalls kann auch eine leichte Sedierung (z. B. mit S-Ketamin 0,25–0,5 mg/kg KG i. v.) notwendig werden.

3.1.4 Lungenödem

Näheres zu Ätiopathogenese und Klinik s. Atmungssystem [S. A206].

Klinik: Die wichtigsten klinischen Zeichen des Lungenödems sind Dyspnoe, Tachypnoe sowie Orthopnoe. Außerdem kann ein Hustenreiz bestehen, der mit rötlichem und schaumigem Sputum einhergeht. Zudem kann es zur Zyanose der Schleimhäute und Akren kommen.

Notärztliche Diagnostik:
- **Anamnese:** Ursachensuche (z. B. Herzerkrankungen? Rauchgasexposition?), Vorerkrankungen? Dauermedikation?
- **Körperliche Untersuchung:**
  - Inspektion: Zeichen der Links- und Rechtsherzinsuffizienz (gestaute Halsvenen, Unterschenkelödeme an den Knöcheln und prätibial, Nykturie?), Atemfrequenz (Tachykardie?) Atemmuster?
  - Auskultation der Lunge: fein- bis grobblasige Rasselgeräusche (Brodeln)? Dämpfungen?
- **Basismonitoring:**
  - (12-Kanal-)EKG: evtl. Hinweise auf auslösende Faktoren (z. B. Hinweise auf Myokardinfarkt, Herzrhythmusstörungen, Tachykardie)?
  - Blutdruckmessung: reaktive akute Hypertonie (z. B. durch Stress)? Kardiogener Schock?
  - Pulsoxymetrie: erniedrigte Sauerstoffsättigung? Herzrhythmusstörungen? Pulsfrequenz?

Notärztliche Therapie: Angezeigt ist eine **Sauerstoffgabe** (z. B. 10–12 l/min über Maske) zur Verbesserung des Sauerstoffangebots, ggf. noninvasive Ventilation (NIV). Bei respiratorischer Insuffizienz oder verminderten Schutzreflexen müssen die Atemwege ggf. durch Narkoseeinleitung, endotracheale Intubation und Beatmung gesichert werden.

Unterstützend wirkt auch die sog. **Herzlagerung**, bei der der Oberkörper des Patienten hoch und die Beine tief gelagert werden. Durch die tief gelagerten Beine wird der venöse Rückstrom zum Herzen und dadurch der hydrostatische Druck in der Lunge reduziert. Zusätzlich kann auch eine Stauung der Extremitäten Linderung verschaffen („unblutiger Aderlass").

> **MERKE** Bei der **Beatmung** von Patienten mit Lungenödem wirkt sich ein **leicht erhöhter PEEP** (z. B. 10 cm H_2O) deutlich positiv aus, da der Austritt von Flüssigkeit in die Alveolen vermindert oder sogar verhindert wird.

Die medikamentöse Therapie besteht aus:
- **Schleifendiuretikum** (z. B. 40 mg Furosemid i. v.) zu Vorlastsenkung und Volumenreduktion
- **Nitroglyzerin-Spray** (z. B. 2–3 Hübe sublingual) bei einem systolischen Blutdruck > 100 mmHg: Es dient der venösen Vasodilatation (und damit Vorlastsenkung) und Optimierung der koronaren Durchblutung.
- **β-Blocker** (z. B. Metoprolol 1–10 mg fraktioniert i. v.) zur Senkung der Herzfrequenz und Erniedrigung des peripheren Widerstandes (Nachlastsenkung) (**Cave:** kontraindiziert bei Herzinsuffizienz!)
- **Antihypertensivum** (z. B. Urapidil 5–50 mg fraktioniert i. v.) zur Verminderung des myokardialen Sauerstoffverbrauchs bei akuter Hypertonie
- **Opioid** (z. B. Morphin 5–10 mg i. v. fraktioniert) zu Sedierung und Analgesie.
- zurückhaltende Volumentherapie (nur zum Offenhalten des Zugangs).

Nach Möglichkeit sollte je nach zugrunde liegendem Krankheitsbild eine kausale Therapie durchgeführt werden.

Ein **toxisches Lungenödem** wird mit einem **Beclomethason-Aerosol oder Fenoterol** (initial 2–4 Hübe, dann in regelmäßigen Abständen 1–2 Hübe je nach Symptomatik) behandelt. Alternativ kann **Prednisolon** (250 mg i. v.) zur Entzündungshemmung und Bronchodilatation verabreicht werden.

3.2 Thoraxschmerz

Häufiges Krankheitsbild vielfältiger Ursache und unterschiedlicher Gefährlichkeit. Hauptsächlich beteiligte Strukturen des Brustraums sind Herz, Lunge, Ösophagus sowie der muskuloskelettäre Apparat des Thorax. Weiteres zu Klinik, Diagnostik und Differenzialdiagnosen s. Leitsymptome [S. C168].

Allgemeine notärztliche Diagnostik:

Anamnese: Gefragt werden sollte nach Stärke, Dauer, Qualität und Lokalisation der Schmerzen, ähnlichen Beschwerden in der Vergangenheit und Vorerkrankungen.

Beispielsweise imponiert ein **Druck- oder Engegefühl** bei Myokardinfarkt, Lungenembolie oder funktionellen Herzbeschwerden. **Atemabhängige Schmerzen** können bei Pneumothorax, Thoraxtrauma, Pleuritis und Interkostalneuralgie hinzutreten. Plötzlich **einschießende Schmerzen** deuten eher auf eine Aortendissektion oder eine Lumbago der Hals- und Brustwirbelsäule hin, Letztere ist meist **bewegungsabhängig**. Brennende Schmerzen im Thoraxbereich weisen auf eine Zosterneuralgie oder eine Gastritis hin.

> **MERKE** Eine nur geringe Intensität von Schmerzen lässt keinen Rückschluss auf die Schmerzursache und Schwere der Erkrankung zu. Insbesondere langjährige Diabetiker haben aufgrund der vorhandenen Neuropathie teilweise ein herabgesetztes Schmerzempfinden.

Körperliche Untersuchung:
- Inspektion des Thorax: Fehlhaltung (z. B. als Hinweis auf degenerative Ursache)?
- Auskultation von Herz und Lunge: neu aufgetretene Herzrhythmusstörung? Vermindertes Atemgeräusch?
- Palpation und Perkussion des Thorax, der Wirbelsäule und des Epigastriums: Hinweise auf ein Trauma oder andere Ursache des Thoraxschmerzes (z. B. degenerative Ursachen), epigastrischer Druckschmerz (z. B. Gastritis, Ulzera)?

Basismonitoring
- EKG, Blutdruckkontrolle und Pulsoxymetrie.

Allgemeine notärztliche Therapie: Zunächst sollte möglichst schnell die Ursache der Beschwerden eruiert werden, um dann eine **kausale Therapie** beginnen zu können. Ist keine kausale Therapie möglich, empfehlen sich eine Sauerstoffgabe von 5–10 l/min über eine Gesichtsmaske, das Legen eines periphervenösen Zugangs, die Analgesierung und Sedierung des Patienten sowie ein schneller Transport in die nächste geeignete Klinik.

Zur **Schmerztherapie** können z. B. 2–5 mg Morphin i. v. und zur Sedierung z. B. 1–2 mg Midazolam i. v. appliziert werden.

3.2.1 Akutes Koronarsyndrom

> **DEFINITION** Das akute Koronarsyndrom (ACS) umfasst die Krankheitsbilder der instabilen **Angina pectoris**, des **Myokardinfarkts ohne ST-Strecken-Hebung** (nichttransmuraler Infarkt, NSTEMI = non-ST-elevation myocardial infarction) sowie des **Myokardinfarkts mit ST-Strecken-Hebung** (transmuraler Infarkt, STEMI = ST-elevation myocardial infarction).

Näheres zu seinen Ursachen, zu Klinik sowie Diagnostik und Therapie im Krankenhaus s. Herz-Kreislauf-System [S. A54].

Leitsymptom sind die akut einsetzenden lang andauernden (> 20 min) retrosternalen Schmerzen mit einem krampfartigen Engegefühl in der Brust mit typischer Schmerzausstrahlung: am häufigsten in die linke Schulter/den linken Arm, aber auch nach rechts sowie in Hals/Kiefer und Oberbauch.

Notärztliche Diagnostik:
- **Anamnese:**
    - Beginn der Symptome? Schmerzcharakter und Ausstrahlung, Begleitsymptome (vegetative Symptomatik, Herzrhythmusstörungen), Auslöser der Symptome (Belastung? Kälte? Üppiges Essen)?
    - frühere (bekannte) Angina-pectoris-Anfälle (stabile oder instabile Angina pectoris)?
    - bestehende Risikofaktoren (z. B. Nikotinabusus, arterielle Hypertonie)? Dauermedikation?
- **körperliche Untersuchung:**
    - Inspektion und Palpation des Thorax: Auffälligkeiten?
    - Auskultation des Herzens: Herzrhythmusstörungen? Herzgeräusche?
    - Perkussion des Herzens: z. B. deutlich vergrößertes Herz bei dilatativer Kardiomyopathie
- **Blutdruckmessung:** Ausschluss von Blutdruckentgleisungen als auslösendem bzw. verstärkendem Faktor: erhöhte Herzbelastung mit erhöhtem myokardialem Sauerstoffverbrauch bei arterieller Hypertonie und regionale myokardiale Minderperfusion bei arterieller Hypotonie
- **(12-Kanal-)EKG** (wichtigste Maßnahme bei V. a. ein akutes Koronarsyndrom):
    - kontinuierliche Überwachung des Herzrhythmus, um potenziell letale Herzrhythmusstörungen sofort erkennen zu können
    - ST-Strecken-Veränderungen? (→ Hinweis auf eine Myokardischämie)
    - bei Vorliegen signifikanter ST-Strecken-Hebungen umgehend Abklärung der Indikation zur Reperfusionstherapie
    - neu aufgetretener Linksschenkelblock (→ Hinweis auf einen akuten Myokardinfarkt)
- **Pulsoxymetrie:**
    - Überwachung einer suffizienten Oxygenierung
    - visuelle und akustische Informationen über Herzrhythmus und Pulsfrequenz.

Notärztliche Therapie: Bei Hypoxämie sollte die Gabe von **Sauerstoff** (6–8 l/min, z. B. über Gesichtsmaske) erfolgen. Bei respiratorischer Insuffizienz oder verminderten Schutzreflexen ist ggf. eine **Atemwegssicherung** durch Narkoseeinleitung, endotracheale Intubation und Beatmung notwendig.

Unterstützend sollte der Patient **je nach Kreislaufsituation** gelagert werden:
- kreislaufstabile Patienten zur Senkung der kardialen Vorlast und Verbesserung der Atemfunktion in Oberkörperhochlagerung (z. B. sitzend)
- bei kardiogenem Schock in leichter Oberkörperhochlagerung
- kreislaufinstabile Patienten in Flachlagerung.

Abschließend erfolgt der **schnelle Transport** in ein kardiologisches Zentrum mit Möglichkeit zur Koronarintervention (sofern in der Nähe vorhanden).

Die **medikamentöse Therapie** basiert auf der Gabe von:
- **Nitroglyzerinspray** (2 Hübe sublingual, ggf. wiederholen) zur Senkung der Vorlast und Verbesserung der Herzdurchblutung (**Cave:** nur bei systolischen Blutdruckwerten > 90 mmHg).
- **Opioid** (z. B. Morphin 5–10 mg i. v. fraktioniert) zu Analgesie und Anxiolyse. Gegebenenfalls zuvor Gabe eines Antiemetikums (z. B. Dimenhydrinat 31–62 mg i. v.) erwägen, um eine opioidinduzierte Übelkeit zu vermeiden
- **Acetylsalicylsäure (ASS)** (160–325 mg i. v. oder als Kautabletten) zur Thrombozytenaggregationshemmung
- gegebenenfalls zusätzliche **Thrombozytenaggregationshemmer** (Clopidogrel, Prasugrel, Ticagrelor)
- **Heparin** (z. B. unfraktioniertes oder niedermolekulares Heparin i. v.) zur Antikoagulation
- ggf. Benzodiazepin (z. B. Midazolam 1–2 mg i. v.) zur Sedierung und Anxiolyse
- ggf. β-Blocker (z. B. Metoprolol 1–5 mg i. v. fraktioniert) zur Reduktion des kardialen Sauerstoffbedarfs (nur wenn Blutdruck > 100 mmHg und Herzfrequenz hochnormal oder erhöht ist)
- bei Hypovolämie oder Hypotonie nur vorsichtige Volumengabe
- ggf. Katecholamingabe (z. B. Noradrenalin über Perfusor, Zielblutdruck: 100 mm Hg systolisch) bei therapierefraktären hypotonen Phasen.

> **MERKE** Vor Applikation von Nitroglyzerin immer nach Sildenafileinnahme fragen, da dies eine Kontraindikation darstellt.

Präklinische Fibrinolyse: Die präklinische Lyse ist sinnvoll, wenn
- der **Myokardinfarkt** im 12-Kanal-EKG entweder durch signifikante ST-Strecken-Hebungen in mindestens 2 Brustwand- (> 0,2 mV) oder Extremitätenableitungen (> 0,1 mV) oder einen neu aufgetretenen Linksschenkelblock **gesichert** wurde,
- die **Beschwerden innerhalb der letzten 6 h** aufgetreten sind (beste Ergebnisse bei Beschwerdebeginn < 2 h) und
- der Zeitgewinn gegenüber der Katheterintervention 60–90 min betragen würde.

Die entsprechenden Medikamente (z. B. Tenecteplase) müssen verfügbar und der Arzt mit der Fibrinolyse vertraut sein.

Mögliche **Kontraindikationen** (z. B. manifeste Blutung, Gerinnungsstörungen, Schlaganfall, hypertensive Entgleisung, Schwangerschaft sowie größere operative Eingriffe in den letzten Monaten) müssen vor der Fibrinolyse unbedingt ausgeschlossen werden.

3.2.2 Lungenembolie

Viele Lungenembolien werden klinisch nicht erkannt, weil keine typischen Symptome vorliegen. Häufig sind Dyspnoe/Tachypnoe (ca. 85 %), atemabhängige Thoraxschmerzen (ca. 60 %), Tachykardie (ca. 60 %), Angst/Unruhe (ca. 60 %) und ein Hustenreiz (ca. 50 %). Näheres zur Klinik und zum Krankheitsbild s. Atmungssystem [S. A208].

Notärztliche Diagnostik:
- **Anamnese:**
  - Risikofaktoren (z. B. längere Immobilisation, Trauma, vorausgegangene Operation)?
  - Symptome (z. B. atemabhängiger Thoraxschmerz, Dyspnoe, Husten)?
  - Dauer der Symptome?
  - Schmerzcharakteristika (→ zur Differenzialdiagnose)
  - Vorerkrankungen?
- **körperliche Untersuchung:**
  - Inspektion: obere Einflussstauung (Halsvenenstauung)? Zyanose? Zeichen einer tiefen Beinvenenthrombose (Beinschwellung, Umfangsdifferenz zwischen beiden Beinen, Zyanose)?
  - Auskultation der Lunge: meist unauffällig, selten minderbelüftete Areale (abgeschwächtes oder nicht vorhandenes Atemgeräusch, exspiratorisches Giemen)
- **Basismonitoring:**
  - EKG: Tachykardie? Hinweise auf Rechtsherzbelastung (S_I-Q_{III}-Typ, P-dextroatriale, Rechtsschenkelblock, T-Negativierungen in Ableitung II, V_{1-3})?
  - Blutdruckmessung: arterielle Hypotonie?
  - Pulsoxymetrie: erniedrigte Sauerstoffsättigung? Pulsfrequenz?

Notärztliche Therapie: Gabe von **Sauerstoff** (mindestens 4–6 l/min), sitzende Lagerung beim wachen Patienten oder Flachlagerung beim beatmeten Patienten, rascher und möglichst schonender Transport in die nächste geeignete Klinik.

Zur medikamentösen Behandlung stehen folgende Präparate zur Verfügung:
- **Heparin** (5 000–10 000 IE i. v. im Bolus) zur Antikoagulation
- **Fibrinolytikum** (z. B. rt-PA, Tenecteplase, Alteplase, Streptokinase oder Urokinase) zur Auflösung des Embolus erwägen
- **Volumentherapie** (z. B. Ringer-Lösung oder HAES 500 ml i. v.) zur Kreislaufstabilisierung

- **Katecholamine** (z. B. Noradrenalin über Perfusor) zur Kreislaufstabilisierung. Der Zielblutdruck sollte bei 100 mmHg systolisch liegen.
- **Opioid** (z. B. 5–10 mg Morphin i. v. fraktioniert) zu Analgesie und Anxiolyse, ggf. zuvor Gabe eines Antiemetikums (z. B. Dimenhydrinat 31–62 mg i. v.) zur Vermeidung einer opioidinduzierten Übelkeit.

MERKE Wird bei Verdacht auf eine Lungenembolie eine Lysetherapie durchgeführt und ist gleichzeitig eine Reanimation erforderlich, sollte diese über 60–90 min fortgeführt werden, damit das Fibrinolytikum wirken kann.

3.3 Herzrhythmusstörungen

3.3.1 Bradykarde Herzrhythmusstörungen

Näheres zum Krankheitsbild und zu dessen Ursachen s. Herz-Kreislauf-System [S. A33].

Notärztliche Diagnostik:
- **Anamnese:** (Kardiale) Vorerkrankungen? Medikamente (v. a. Antiarrhythmika)?
- **Körperliche Untersuchung:** Auskultation des Herzens: Herzrhythmusstörungen? Herzgeräusche?
- **Basismonitoring:**
  - 12-Kanal-EKG: Herzfrequenz? Herzrhythmusstörungen? Zeichen für eine myokardiale Ischämie?
  - Blutdruckmessung: begleitende Hypotension?
  - Pulsoxymetrie: Oxygenierung? Herzrhythmusstörungen? Pulsfrequenz?

Notärztliche Therapie: Neben der Gabe von **Sauerstoff** (4–6 l/min) sollten ein periphervenöser Zugang gelegt und die entsprechenden Medikamente verabreicht werden (s. u.). Bei Nichtansprechen der medikamentösen Therapie wird das Herz transthorakal mittels externen Pacers (**Herzschrittmacher**) stimuliert. **Cave:** sehr schmerzhaftes Verfahren, das in jedem Fall eine Analgosedierung oder Narkose erfordert.

Bei schwerwiegenden Symptomen (Bewusstseinsverlust) oder akuter bradykardieinduzierter Hypotonie ist die Gabe von Atropin (0,5–3 mg i. v.) oder Adrenalin (10–100 µg i. v.) zur Steigerung der Herzfrequenz angezeigt.

3.3.2 Tachykarde Herzrhythmusstörungen

Näheres zum Krankheitsbild s. Herz-Kreislauf-System [S. A38].

Notärztliche Diagnostik: s. Diagnostik der bradykarden Herzrhythmusstörungen.

Notärztliche Therapie: Um das Sauerstoffangebot zu verbessern, sollte Sauerstoff (4–6 l/min) gegeben werden. Bei supraventrikulären Tachykardien kann darüber hinaus versucht werden, den N. vagus mittels **Karotissinusmassage** (**Cave:** nie an beiden Seiten gleichzeitig!) oder **Valsalva-Manöver** zu stimulieren, um so den Parasympathikotonus zu erhöhen. Durch das Valsalva-Manöver (tief Luft holen und beim Ausatmen die Luft gegen den geschlossenen Mund und die zugehaltene Nase pressen) oder durch Husten/Schlucken wird der intrathorakale Druck erhöht, wodurch sich der Blutrückstrom ins Herz vermindert.

Als Ultima Ratio kann beim kreislaufstabilen Patienten eine **Kardioversion** unter Kurznarkose durchgeführt werden (z. B. bei Tachyarrhythmia absoluta). Sie erfolgt wie auch die Defibrillation mit bis zu 360 J biphasisch oder monophasisch, wird aber mit der R-Zacke im EKG synchronisiert. Bei pulsloser Kammertachykardie werden die Patienten defibrilliert und reanimiert.

Zur Kreislaufstabilisierung wird nach Anlage eines periphervenösen Zugangs eine **Infusionslösung** appliziert (z. B. Ringer-Lösung 500 ml i. v.). **Antiarrhythmika** werden nach Ableitung und Ausdruck eines 12-Kanal-EKGs entsprechend dem Gewicht und der Symptomatik dosiert (z. B. 1–10 mg Metoprolol fraktioniert i. v.). Näheres zur antiarrhythmischen Therapie s. Pharmakologie [S. C372] und Herz-Kreislauf-System [S. A33]. Zu Abschirmung, Stressreduktion und Senkung des Sympathikotonus können **Sedativa** (z. B. Midazolam 2–5 mg i. v., Morphin 2–5 mg i. v. oder Diazepam 5–10 mg i. v.) eingesetzt werden.

3.4 Störungen der Blutdruckregulation und des Blutvolumens

3.4.1 Hypovolämie und orthostatische Dysregulation

Näheres zum Krankheitsbild s. Herz-Kreislauf-System [S. A85].

Notärztliche Diagnostik:
- **Anamnese:** (Kardiale) Vorerkrankungen? Medikamente (v. a. Antiarrhythmika)? Bewusstlosigkeit?
- **körperliche Untersuchung**
  - Palpation des Pulses: Herzrhythmusstörungen? Herzfrequenz?
  - Suche nach Verletzungen (z. B. bei Sturz)?
  - neurologischer Status: Auffälligkeiten?
- **Basismonitoring:**
  - (12-Kanal-)EKG: Herzrhythmusstörungen? Herzfrequenz?
  - Blutdruckmessung: Hypotonie?
  - Pulsoxymetrie: Oxygenierung? Herzrhythmusstörungen? Pulsfrequenz?
- Blutzuckermessung: Hypoglykämie?

Notärztliche Therapie: Oftmals fühlt sich der Patient bereits durch Frischluftzufuhr besser. Ergänzend kann evtl. auch Sauerstoff (5–10 l/min) gegeben werden. Je nach Bewusstseinszustand sollte der Patient entsprechend gelagert werden:
- bei erhaltenem Bewusstsein: **Flachlagerung** (evtl. Schocklagerung zur Verbesserung der zerebralen Perfusion [S. B34]
- bei Bewusstlosigkeit mit erhaltenen Schutzreflexen **stabile Seitenlage**, wenn die Schutzreflexe erloschen sind,

3.4 Störungen der Blutdruckregulation und des Blutvolumens

Tab. 3.1 Schockformen

Schockform	Ätiologie	Pathophysiologie
hypovolämischer Schock	Verbrennung, Ileus, Diarrhö, Erbrechen, Diuretikaabusus, Fieber	relativer (Plasmaverlust) oder absoluter Volumenmangel (Blutverlust)
hämorrhagischer Schock	Trauma mit Blutung, gastrointestinale Blutung, Gefäßverletzung	
kardiogener Schock	Myokardinfarkt, Kardiomyopathie, Myokarditis, Herzkontusion, akute Herzklappendysfunktion, Perikarderguss/-tamponade, Lungenembolie, Hämatothorax	verminderte kardiale Pumpfunktion
anaphylaktischer Schock	Insektengifte, Medikamente, Allergie	Verteilungsstörung des zirkulierenden Blutvolumens
septischer Schock	Infektion, Sepsis, toxic shock syndrome	
neurogener Schock	spinales Trauma, Schädel-Hirn-Trauma	

Atemwegssicherung (Narkoseeinleitung, endotracheale Intubation und Beatmung). Gerade dann sollte auch immer an einen Wärmeerhalt gedacht werden.

Neben einer Infusionslösung zur **Volumentherapie** (z. B. Ringer-Lösung 500 ml i. v.) können v. a. **Akrinor** (1 Ampulle fraktioniert i. v.) zur Blutdrucksteigerung sowie **Atropin** (0,5 mg i. v.) zu Vagusblockade und Herzfrequenzsteigerung verwendet werden.

Akrinor enthält eine Mischung aus Theophyllin und Noradrenalin (Theodrenalin) sowie Koffein und Ephedrin (Cafedrin).

Als Alternative zu Akrinor können **Adrenalin** (z. B. Suprarenin) oder Noradrenalin (z. B. Arterenol) genutzt werden. Bei diesen sehr wirksamen Medikamenten ist jedoch Vorsicht geboten, da sich eine extreme Hypertension mit Tachykardie entwickeln kann. Daher müssen sie **in hoher Verdünnung** gegeben werden.

3.4.2 Schock

DEFINITION Akute Minderdurchblutung und damit Sauerstoffunterversorgung von Organen, die i. d. R. auf einem Kreislaufversagen beruhen.

Ätiologie: Unterschieden wird ein **obstruktiver** Schock, bei dem es infolge einer Obstruktion des Herzens oder der großen Gefäße zu einem stark verminderten ventrikulären Auswurf und verminderten Herzminutenvolumen kommt, vom **distributiven Schock**. Letzterem liegt eine gestörte Blutverteilung infolge generalisierter Vasodilatation zugrunde. Zum distributiven Schock zählen der septische, der anaphylaktische und der neurogene Schock. Die einzelnen Schockformen sind mit ihren Ursachen in **Tab. 3.1** dargestellt.

Pathophysiologie: Die verschiedenen auslösenden Faktoren führen – mit Ausnahme des kardiogenen Schocks – zur absoluten oder relativen **Hypovolämie** und damit **Verminderung des Herzzeitvolumens**. Hierdurch wird das **sympathoadrenerge System aktiviert**, wodurch es zu Tachykardien, Tachypnoe, peripherer Vasokonstriktion und Umverteilung des Blutes von Muskulatur, Splanchnikusgebiet, Haut und Nieren zugunsten von Gehirn und Herz kommt (**Zentralisation**). Folge sind eine periphere Hypoxie und Gewebeazidose. Diese Gewebeazidose bedingt eine präkapilläre Vasodilatation bei weiterbestehender postkapillärer Vasokonstriktion sowie eine **erhöhte Gefäßpermeabilität**. Dies führt zum Verlust von Flüssigkeit, Proteinen und Elektrolyten ins Interstitium (**Gewebeödem**), wodurch die Zellhypoxie und Hypovolämie weiter verstärkt werden (**Circulus vitiosus**). Darüber hinaus wird die intravasale Gerinnung aktiviert (Bildung von **Mikrothromben**). Siehe hierzu auch **Abb. 3.1**.

Dem **kardiogenen Schock** liegt hingegen ein **myokardiales Pumpversagen** zugrunde.

Multiorganversagen: Im Rahmen eines Schockgeschehens kann es zu einem Multiorganversagen kommen. Besonders betroffen sind v. a. folgende Organe:

- **Niere:** akutes Nierenversagen („Schockniere") infolge des verminderten Herzzeitvolumens und der Vasokonstriktion. Eine frühzeitige Therapie ist hier besonders wichtig, um einer dauerhaften Minderperfusion der Nierenrinde vorzubeugen. Morphologisch ist die Niere ödematös und blass, die Mark-Rinden-Grenze ist betont („Schock-Kontrast").
- **Lunge:** Näheres zum **akuten Lungenversagen** („Schocklunge", ARDS) s. Atmungssystem [S. A178].
- **Leber:** Zu einem **akuten Leberversagen** kommt es erst im Rahmen eines irreversiblen Schockgeschehens. Dabei gehen die läppchenzentralen Abschnitte zuerst zugrunde. Initial findet sich noch ein reversibler Anstieg der Cholestaseparameter und Leberenzyme.
- **Intestinum:** Die Peristaltik des Darms erliegt im Schockzustand, es tritt vermehrt Flüssigkeit in das Darmlumen, wodurch der Zustand weiter verschlimmert wird.
- **Zentralnervensystem:** Abhängig von der Minderperfusion reichen die neurologischen Ausfälle von Verwirrtheit über Bewusstseinsstörungen bis hin zum Koma. Der kritische Perfusionsdruck des Gehirns liegt bei < 50 mmHg.
- **Herz:** Neben einer primären kardialen Ursache kann es aufgrund einer Minderperfusion auch sekundär zu einer myokardialen Insuffizienz und somit zur Verstärkung der Schocksymptomatik kommen.

3 Notärztliche Diagnostik und Therapie häufiger Leitsymptome und ihrer Ursachen

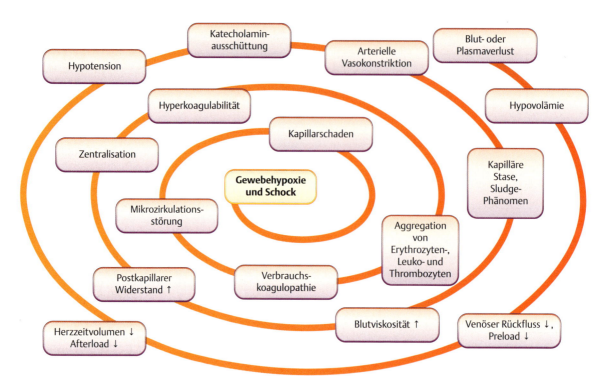

Abb. 3.1 **Schockspirale.** (aus: Hinkelbein, Genzwürker, Notfallmedizin Kompakt, 2011)

Klinik: Allgemeine Schockzeichen sind Blutdruckabfall, Tachykardie, meist kaltschweißige und blasse Haut, Bewusstseinsstörungen sowie Oligurie. Zu spezifischen Schockzeichen bei den einzelnen Schockformen s. u.

Abhängig von der Symptomatik spricht man vom **kompensierten Schock** bei einem systolischen Blutdruck > 90 mmHg (mit eingeschränkter Organdurchblutung) und vom **dekompensierten Schock**, wenn die Schockzeichen voll ausgeprägt sind, die Kompensationsmechanismen versagen und der systolische Blutdruck < 90 mmHg fällt.

Notärztliche Diagnostik:
- **Anamnese:** Ursache eruierbar? Vorerkrankungen? Medikamenteneinnahme? Rezidivereignisse? Dauer?
- **körperliche Untersuchung:**
  - Inspektion: Blässe? Schlechte Kapillarfüllung? Halsvenenfüllung? Verletzungen? Blutverlust?
  - Palpation der Pulse: (schwach) tastbar? Herzrhythmusstörungen?
  - Auskultation des Herzens: Herzklappengeräusche?
  - Hauttemperatur: Kaltschweißigkeit? Fieber?
- **Basismonitoring:**
  - EKG: Herzrhythmusstörungen? Herzfrequenz?
  - Blutdruckmessung: Schockausprägung? Kompensation?
  - Pulsoxymetrie: Oxygenierung? Herzrhythmusstörungen? Pulsfrequenz?
- Temperaturmessung: Genese des Schocks (z. B. Fieber)?
- Blutzuckermessung: Hypoglykämie/Hyperglykämie als Auslöser?

Weiterführende Diagnostik: Weitere – meist der klinischen Notfallmedizin vorbehaltene – diagnostische Möglichkeiten sind:
- **arterieller Blutdruck:** Bei manifesten Schockzuständen ist eine nichtinvasive Blutdruckmessung oftmals schwierig bis unmöglich. Daher empfiehlt sich die Kanülierung einer Arterie, über die dann auch die arteriellen Blutgase bestimmt werden können.
- **zentraler Venendruck (ZVD):** Mit dem ZVD lässt sich die Volumensituation des Patienten grob einschätzen. Im Schockzustand ist aber aufgrund der ausgeprägten Venokonstriktion eine Korrelation zwischen ZVD und Blutvolumen nicht mehr gegeben.
- **pulmonal-arterieller Druck (PAP):** Mittels pulmonal-arteriellen Katheters können neben dem PAP auch der pulmonal-kapilläre Verschlussdruck, das Herzzeitvolumen sowie die gemischt-venösen Blutgaswerte bestimmt werden. Aus diesen Parametern lassen sich weitere wichtige Werte errechnen, wie z. B. der Gesamtsauerstoffverbrauch, der systemische Gefäßwiderstand und der Lungengefäßwiderstand. Diese lassen eine Abschätzung der kardiovaskulären Situation des Patienten zu.
- **Laborwerte:** arterielle Blutgasanalyse (BGA), Hämoglobin- und Hämatokritgehalt, Kreatinin, Harnstoff, Leberenzyme und Elektrolyte.
- **zentralvenöse Sauerstoffsättigung**
- **Echokardiografie.**

Notärztliche Therapie: Die Therapie ist meist ausschließlich symptomatisch: schockgerechte Lagerung, Ruhigstellung sowie evtl. eine Analgesie. Darüber hinaus sollte

3.4 Störungen der Blutdruckregulation und des Blutvolumens

Sauerstoff verabreicht werden (10–12 l/min). Die Indikation zur endotrachealen Intubation ist großzügig zu stellen.

Wichtig ist v. a. die Anlage mindestens zweier großlumiger periphervenöser Zugänge, um über diese eine ausreichende **Volumentherapie** beginnen zu können. **Cave: Bei exsikkierten Patienten** ist die Gabe von hyperosmolaren Infusionslösungen streng kontraindiziert, da die Blutosmolarität in diesem Fall ohnehin erhöht ist.

Zur Reduktion der sympathikoadrenergen Reaktion des Körpers können Analgetika (z. B. Esketamin 0,25–0,5 mg/kg KG) verabreicht werden. Falls der Blutdruck durch die Volumentherapie nicht ausreichend gesteigert wird, kann auch eine Katecholamintherapie (z. B. Adrenalin oder Noradrenalin i. v. über Perfusor) begonnen werden.

Hypovolämischer Schock

Synonym: Volumenmangelschock

> **DEFINITION** Schock infolge kritischer Verminderung des intravasalen Volumens.

Ursächlich sind Verluste von Flüssigkeit (z. B. im Rahmen von Verbrennungen, Sepsis, SIRS, Diarrhö) oder Blutungen (hämorrhagischer Schock). Die Patienten sind blass, kaltschweißig, hypoton und tachykard (**Cave**: bei Kindern ggf. normaler Blutdruck/Puls), ggf. ist eine Blutung sichtbar (**Cave**: innere Blutungen); die Halsvenen sind schlecht gefüllt.

Um das Ausmaß des Volumenverlustes abzuschätzen, werden u. a. die Herzfrequenz, Puls und Blutdruck, Atemfrequenz und Bewusstseinszustand beurteilt (**Tab. 3.2**).

Therapie: Angezeigt ist der schnellstmögliche **Transport** in die Klinik, da sich die Blutungen kausal nur dort behandeln lassen (chirurgische Behandlung, ggf. Transfusionen).

Die notfallmedizinischen Möglichkeiten beschränken sich auf:
- **Schocklagerung** [S. B34]
- **Sauerstoffgabe** (10–12 l/min, z. B. über eine Gesichtsmaske), ggf. Atemwegssicherung durch endotracheale Intubation und Beatmung
- **Lokalisieren der Blutungsquelle**, Komprimieren der Blutung
- Anlage von mindestens 2 periphervenösen Zugängen und **Volumenersatztherapie** (z. B. 500–1500 ml und mehr Ringer-Lösung i. v.). **Cave:** Durch die Volumentherapie (→ Blutdrucksteigerung) kann sich die hämodynamische Situation des Patienten auch verschlimmern, insbesondere bei unstillbaren Blutungen. Daher wird eine permissive Hypotonie angestrebt (80–100 mmHg systolisch).
- **Katecholamintherapie** (z. B. Adrenalin oder Noradrenalin über Perfusor): sinnvoll, wenn sich der Blutdruck durch die Volumentherapie nicht anheben lässt
- **Analgesie**, Sedierung und Narkose.

Kardiogener Schock

> **DEFINITION** Verminderung der myokardialen Pumpleistung mit konsekutiver Sauerstoffminderversorgung der Organe.

Der kardiogene Schock kann durch eine Erkrankung des Herzmuskels (z. B. Herzinfarkt, Kardiomyopathie), Störungen des Herzrhythmus oder mechanisch bedingt sein (Klappenstenosen, Aortendissektion, Papillarmuskelabriss, Perikardtamponade, Vorhofmyxom, Spannungspneumothorax etc.).

Klinisch präsentieren sich die Patienten mit den Zeichen eines akuten **Rechts**- (z. B. gestaute Halsvenen) oder **Linksherzversagens** (Lungenödem; Näheres s. Herz-Kreislauf-System [S. A26]).

Therapie:
Notärztliche Therapie: Die notärztlichen Maßnahmen umfassen die korrekte **Lagerung** des Patienten (kompensierter Schock: Oberkörperhochlagerung, dekompensierter Schock: Flachlagerung), **Sauerstoffgabe**, ggf. endotracheale Intubation und Beatmung sowie eine **Katecholamintherapie** zur Steigerung des Blutdrucks: z. B. mit Dobutamin 2,5–10 µg/kg KG/min bei einem systolischen Blutdruck < 90 mmHg (bei schwerster Schockausprägung ggf. Adrenalin oder Noradrenalin). Falls notwendig, sind eine Analgesie, Sedierung und Narkoseeinleitung durchzuführen.

> **MERKE** Im kardiogenen Schock ist eine aggressive Volumenersatztherapie streng zu vermeiden, da i. d. R. kein Volumendefizit, sondern eine Störung der Pumpfunktion vorliegt und diese durch die Volumenüberladung noch weiter verstärkt werden kann.

Tab. 3.2 Beziehung zwischen Volumenverlust und klinischer Symptomatik beim hypovolämischen Schock

Schweregrad	Volumenverlust (ml)	Abnahme des Blutvolumens (%)	Klinik
I	< 750	< 15	keine
II	750–1500	15–30	RR normal, Herzfrequenzanstieg > 100/min, leichte periphere Vasokonstriktion
III	1500–2000	30–40	schwacher Puls, Herzfrequenz > 120/min, RR < 100 mmHg systolisch, verminderte Urinausscheidung, Schwitzen, Angst, Unruhe
IV	> 2000	> 40	fadenförmiger Puls, Herzfrequenz > 120/min, RR systolisch < 60 mmHg, starke Vasokonstriktion, Schwitzen, Verwirrtheit, Lethargie, Anurie

Allgemeine klinische Therapie: In der Klinik werden die Patienten mit **Phosphodiesterase-III-Inhibitoren** (z. B. Enoximon 2,5–10 µg/kg KG/min) therapiert. Im Stadium des kompensierten Schocks kann mittels Vasodilatanzien (z. B. Nitroglyzerin s. l. alle 5–10 min oder i. v. mit 0,3–3 µg/kg KG/min) oder Diuretika (z. B. Furosemid) die Vorlast gesenkt werden. Herzrhythmusstörungen müssen mit Antiarrhythmika behandelt werden.

Spezifische klinische Therapie: Kausale Behandlung der Ursache: z. B. Herzinfarkt s. Herz-Kreislauf-System [S. A58], Pneumothorax s. Atmungssystem [S. A217], Lungenarterienembolie s. Atmungssystem [S. A211], Perikardtamponade s. Herz-Kreislauf-System [S. A76].

Tab. 3.3 Hyperdyname und hypodyname Schockphase

Schockphase	Befunde
hyperdyname Schockphase	• warme trockene Haut durch mediatorvermittelte (Serotonin, Histamin) Tonusminderung der präkapillaren Shuntgefäße • Blutdruck und ZVD normal bis ↓ • Herzfrequenz ↑ • avDO$_2$ ↓ • Hyperventilation mit respiratorischer Alkalose
hypodyname Schockphase	• feuchte, kühle Haut (→ Zentralisation) • Blutdruck, ZVD, Diurese ↓ • Herzfrequenz ↑ • avDO$_2$ ↑ (vermehrte Sauerstoffausschöpfung) • metabolische Azidose

avDO$_2$ = arteriovenöse Sauerstoffdifferenz

Anaphylaktischer Schock

> **DEFINITION**
> - **anaphylaktischer Schock:** distributiver Schock infolge einer schweren Typ-I-Unverträglichkeitsreaktion
> - **anaphylaktoider Schock:** Schock mit einer schweren Sofortreaktion und anaphylaxieähnlichen Symptomen, allerdings ohne Nachweis einer IgE-Reaktion.

Näheres zur allergischen, anaphylaktischen und anaphylaktoiden Reaktion s. Immunsystem und rheumatologische Erkrankungen.

Der anaphylaktische Schock ist klinisch durch **Hautveränderungen** (Urtikaria, Erythem, Quincke-Ödem), Juckreiz, eine schwere Bronchospastik mit Schocksymptomatik und Bewusstseinseintrübung gekennzeichnet.

Die **notfallmedizinische Therapie** besteht aus
- ggf. kardiopulmonaler Reanimation
- Sauerstoffgabe
- ggf. endotrachealer Intubation und Sedierung
- Volumentherapie mit kristallinen Lösungen (**Cave:** Kolloidale Lösungen können selbst Unverträglichkeitsreaktionen auslösen)
- **Adrenalin** (fraktioniert i. v.)
- hoch dosierten Kortikosteroiden (z. B. 500–1000 mg Methylprednisolon i. v.)
- bei Bronchospastik: inhalative β$_2$-Mimetika oder Theophyllin i. v.
- Antihistaminika (H$_1$- und H$_2$-Blocker).

Septischer Schock

> **DEFINITION** Sepsis mit Hypotension (arterieller RR$_{syst}$ ≤ 90 mmHg oder mittlerer arterieller RR ≤ 65 mmHg oder Abfall des Ausgangsblutdrucks um > 40 mmHg) für mindestens 1 h,
> - die nicht auf Volumengabe anspricht oder
> - die den Einsatz von Vasopressoren zur Aufrechterhaltung eines systolischen Blutdrucks ≥ 90 mmHg oder eines mittleren arteriellen Druckes ≥ 65 mmHg erfordert.

Näheres zu den Krankheitsbildern Sepsis und SIRS, ihren Ursachen und Entstehungsmechanismen s. Infektionserkrankungen [S. A511]. Da die Sepsis (und auch der septische Schock) im Rettungsdienst nur eine sehr untergeordnete Rolle spielt, wird sie ausführlich im Kapitel Infektiologie besprochen. Tab. 3.3 gibt eine Übersicht über die beiden Formen des septischen Schocks.

Therapie: Der septische Schock tritt vorwiegend auf Intensivstationen auf. Therapeutisch im Vordergrund stehen die chirurgische Herdsanierung und eine möglichst frühzeitige **Behandlung mit Breitband-Antibiotika**. Für Näheres s. Infektionserkrankungen [S. A513]. Die notfallmedizinischen Maßnahmen umfassen:
- **Sauerstoffgabe**
- **Atemwegssicherung** mit endotrachealer Intubation und Beatmung
- **Volumen- und Katecholamintherapie.**

Neurogener Schock

> **DEFINITION** Distributiver Schock infolge einer schweren Schädigung des zentralen Nervensystems.

Durch die plötzliche Schädigung des ZNS kommt es zu einer fehlregulierten Innervation der glatten Muskulatur und dadurch zu einer **generalisierten Vasodilatation**. Ursächlich sind z. B. ein spinales Trauma, Schädel-Hirn-Trauma oder akute Ischämien. Klinisch bestehen allgemeine Schockzeichen sowie neurologische Symptome (z. B. ausgeprägte Hypotension, schlaffe Paresen).

Notärztliche Therapie: Vorrangig sind die **Atemwegssicherung** und Gabe von **Sauerstoff**, ggf. wird eine endotracheale Intubation und Beatmung notwendig. Um den Blutdruck ausreichend anzuheben, sollte eine **Volumentherapie** (z. B. Ringer-Lösung 500–1000 ml i. v.) und ggf. Katecholamintherapie (z. B. Dopamin 10–20 µg/kg KG/min) erfolgen.

> **MERKE** Bei einem Schädel-Hirn-Trauma muss ein **ausreichend hoher Blutdruck** erreicht werden (> 120 mmHg), damit die Durchblutung des Hirngewebes gewährleistet ist.

3.4.3 Hypertonie und hypertensiver Notfall

DEFINITION Von einer **Hypertonie** (Hypertension) spricht man, wenn der Blutdruck > 140/90 mmHg liegt. Eine **hypertensive Entgleisung** (hypertensive urgency) ist definiert als krisenhafter Blutdruckanstieg (> 210/110 mmHg) ohne weitere Komplikationen. Ein **hypertensiver Notfall** (hypertensive emergency) liegt vor, wenn zusätzlich Organschäden auftreten.

Näheres zum Krankheitsbild s. Herz-Kreislauf-System [S. A81].

Notärztliche Diagnostik:
- **Anamnese:** (Kardiale) Vorerkrankungen? Dauermedikation? Rezidivereignis? Bewusstlosigkeit?
- **körperliche Untersuchung:**
  - Auskultation der Lunge: fein- bis grobblasige Rasselgeräusche (Brodeln → Lungenödem)?
  - neurologische Untersuchung: auffällige Symptome?
- **Basismonitoring:**
  - (12-Kanal-)EKG: Herzrhythmusstörungen? Herzfrequenz?
  - Blutdruckmessung: Hypertonie?
  - Pulsoxymetrie: Oxygenierung? Herzrhythmusstörungen? Pulsfrequenz?

Notärztliche Therapie: Hier wird nur die notärztliche Therapie der hypertensiven Krise besprochen, zur Behandlung der Hypertonie s. Herz-Kreislauf-System [S. A82]. Der hypertensive Notfall ist ein lebensbedrohlicher Zustand. Nach adäquater Erstversorgung müssen die Patienten in ein entsprechendes Krankenhaus eingewiesen und dort stationär weiterbehandelt werden.

Ist der Patient bei Bewusstsein, wird er im Sitzen gelagert, bei Bewusstlosigkeit in die stabile Seitenlage gebracht. Eventuell ist die Atemwegssicherung durch eine endotracheale Intubation erforderlich.

Ein periphervenöser Zugang wird gelegt und eine Infusionslösung appliziert (z. B. Ringer-Lösung 500 ml langsam i. v.), um den Zugang offen zu halten. Folgende Medikamente bieten sich zur weiteren Therapie an:
- **Nitroglyzerin** (s. l. entweder als Spray [3 Hübe] oder als Kapsel [0,8–1,2 mg]): bei Linksherzinsuffizienz mit Lungenödem, instabiler Angina pectoris oder Myokardinfarkt
- **Urapidil** (10–50 mg i. v.)
- **Nifedipin** (5–10 mg s. l.) und **Nitrendipin** (z. B. 10 mg s. l.): Mittel der 2. Wahl wegen ihrer schlechten Steuerbarkeit
- **Clonidin** (z. B. 0,075–0,15 mg i. v.): Mittel der 2. Wahl wegen möglicher sedierender und bradykardisierender Wirkungen (**Cave:** Verschleierung der Symptomatik)
- **Dihydralazin** (z. B. 6,25–12,5 mg i. v.): Mittel der 2. Wahl wegen möglicher immunallergischer Wirkungen)
- bei Linksherzinsuffizienz mit Lungenödem zusätzlich **Furosemid** (20–40 mg i. v.)
- bei (Prä-)Eklampsie: Urapidil und Dihydralazin

MERKE Der Blutdruck sollte möglichst **vorsichtig** um maximal 20–30 % des Ausgangswertes gesenkt werden, da eine stärkere Blutdrucksenkung zur akuten Organminderdurchblutung (z. B. einer myokardialen Ischämie) mit Symptomen (z. B. Kollaps, Bewusstlosigkeit) führen kann.

3.5 Schmerzen

3.5.1 Kopfschmerz

Näheres zum Krankheitsbild „Kopfschmerz", zu seiner Ätiologie, Klinik und Differenzialdiagnosen, Diagnostik und Therapie s. Leitsymptome [S. C173] sowie Neurologie [S. B1001].

Klinik: Die Patienten leiden häufig an pochenden und sehr starken Schmerzen. Eventuell bestehen neurologische Begleitsymptome.

Notärztliche Diagnostik:
- **Anamnese:** Schmerzanamnese? Rezidivereignis? Dauermedikation? Vorerkrankungen (z. B. Migräne)? Auslöser (z. B. Trauma)?
- **körperliche Untersuchung:**
  - Inspektion: Hinweis auf Trauma?
  - Auskultation der Arteria carotis: Strömungsgeräusche?
  - Palpation: Verletzungen? Frakturen? Druckschmerzhaftigkeit?
- **Basismonitoring:**
  - EKG: z. B. Herzfrequenz
  - Blutdruckmessung: Auffälligkeiten?
  - Pulsoxymetrie: Oxygenierung ausreichend? Pulsfrequenz?

Allgemeine notärztliche Therapie: Eine kausale Behandlung der Kopfschmerzen ist nur in der Klinik möglich. Die notärztlichen Maßnahmen beschränken sich im Wesentlichen auf die symptomatische Therapie.

Die Gabe von **Sauerstoff** (4–6 l/min) verbessert das Sauerstoffangebot und führt bei Clusterkopfschmerz und Migräne meist zur Minderung der Symptomatik. Bei respiratorischer Insuffizienz bzw. fehlenden Schutzreflexen ist die Atemwegssicherung durch Narkoseeinleitung, endotracheale Intubation und Beatmung angezeigt.

Zuerst sollte ein periphervenöser Zugang gelegt werden, um die Behandlung mit einer **Infusionslösung** (z. B. Ringer-Lösung 1000 ml i. v.) zu Volumentherapie und Analgesie beginnen zu können. Als **Analgetika** können z. B. Metamizol (2 g i. v.) oder Acetylsalicylsäure (500 mg i. v.) verwendet werden (**Cave:** Hinweis auf Blutung, z. B. Subarachnoidalblutung?). Opioidanalgetika sind bei der Migräne wirkungslos. Auch eine medikamentöse **Blutdrucknormalisierung** kann zur Symptomlinderung beitragen. Bei Übelkeit sollte ein **Antiemetikum** (z. B. Dimenhydrinat 62 mg i. v.) Anwendung finden.

Nach Transport in die nächste geeignete Klinik sollte dort unbedingt die Ursache des Kopfschmerzes abgeklärt werden (CT, MRT).

3.5.2 Akutes Abdomen

DEFINITION Überbegriff für eine Reihe von Erkrankungen unterschiedlicher Genese, die mit akuten Bauchschmerzen auffällig werden und häufig lebensbedrohlich sind.

Näheres zum Krankheitsbild, zu seinen Ursachen und Differenzialdiagnosen sowie der Diagnostik s. Chirurgie [S. B116] sowie Leitsymptome [S. C94].

Notärztliche Diagnostik:
- **Anamnese:**
  - Schmerzbeginn/-dauer?
  - Schmerzqualität und -intensität (z. B. dumpf, drückend, brennend, stechend, kolikartig)?
  - Schmerzlokalisation (s. Chirurgie [S. B116], Abb. 2.1), Schmerzausstrahlung?
  - Schwangerschaft möglich oder bekannt? (→ Extrauteringravidität)
  - sonstige Symptome (z. B. Erbrechen, Übelkeit, Durchfall, Harn- oder Stuhlverhalt)?
  - Vorerkrankungen? Dauermedikation?
- **körperliche Untersuchung:**
  - Inspektion: Tumor sichtbar?
  - Auskultation des Abdomens: fehlende oder lebhafte Darmgeräusche?
  - Palpation des Abdomens: Abwehrspannung? Resistenz tastbar?
  - Perkussion des Abdomens: Dämpfung? Meteorismus?
- **Basismonitoring:**
  - 12-Kanal-EKG: Herzfrequenz? Ausschluss Myokardinfarkt (v. a. bei Oberbauchschmerzen)
  - Blutdruckmessung: kompensierter Zustand des Patienten?
  - Pulsoxymetrie: Oxygenierung? Pulsfrequenz?
- **Temperaturmessung:** Fieber als Hinweis auf eine infektiöse Genese?

Allgemeine notärztliche Therapie: Die notärztliche Therapie beschränkt sich auf symptomatische Maßnahmen, da präklinisch die Schmerzursache nicht sicher festzustellen ist und eine kausale Therapie i. d. R. nicht möglich ist. Je nach Schmerzursache muss der Patient umgehend in die nächste geeignete Klinik transportiert werden (z. B. Gynäkologie bei V. a. Extrauteringravidität, Chirurgie bei V. a. Appendizitis). Zur chirurgischen Therapie s. Chirurgie [S. B117].

Als grundlegende Maßnahme empfiehlt sich die Gabe von **Sauerstoff** (5–10 l/min). Bei respiratorischer Insuffizienz oder verminderten Schutzreflexen kann ggf. auch eine Atemwegssicherung durch Narkoseeinleitung, endotracheale Intubation und Beatmung notwendig werden. Wenn möglich sollte der Patient in eine flache oder halbsitzende Lagerung gebracht werden, mit einer Knierolle kann zur Entlastung der Bauchdecke beigetragen werden. Bei Kreislaufinstabilität sollte eine Schocklagerung erfolgen.

Nach Anlage mindestens eines periphervenösen Zugangs wird eine **Volumentherapie** mit einer Infusionslösung (z. B. Ringer-Lösung 500 ml i. v.) begonnen. Zur **Analgesie** eignen sich Metamizol (2 g i. v.) oder Fentanyl (0,1 mg i. v.), zur Spasmolyse Butylscopolamin (20 mg i. v.). Bei Übelkeit ist Dimenhydrinat (62 mg i. v.) ein bewährtes **Antiemetikum**.

3.5.3 Extremitätenschmerz

Akuter Verschluss einer Extremitätenvene

Näheres zum Krankheitsbild der Phlebothrombose s. Gefäße [S. A118].

Notärztliche Diagnostik:
- **Anamnese:** Rezidivereignis? Dauermedikation? Vorerkrankungen (z. B. Trauma, bekannte Gerinnungsstörungen)? Längere Immobilisation (z. B. Reise, OP)?
- **körperliche Untersuchung:**
  - Inspektion: Rötung? Schwellung? Ödeme?
  - Auskultation: evtl. Hinweise auf eine Lungenembolie [S. B43]?
  - Palpation: Verletzungen? Frakturen? Überwärmung? Druckschmerzhaftigkeit?
- **Basismonitoring:**
  - EKG: Herzfrequenz?
  - Blutdruckmessung: Auffälligkeiten?
  - Pulsoxymetrie: Oxygenierung ausreichend? Pulsfrequenz? Perfusion der betreffenden Extremität?

Notärztliche Therapie: Eine kausale Therapie ist nur in der Klinik möglich. Allgemeine Maßnahmen beinhalten die Gabe von **Sauerstoff** (4–6 l/min) bzw. bei respiratorischer Insuffizienz oder verminderten Schutzreflexen (z. B. bei Lungenembolie) die Atemwegssicherung durch Narkoseeinleitung, endotracheale Intubation und Beatmung. Die betroffene Extremität sollte bei einer Thrombose in jedem Fall **hochgelagert** werden, da dadurch die Perfusion (erniedrigter hydrostatischer Druck) und somit auch die Beschwerden reduziert werden.

Ein periphervenöser Zugang wird gelegt und eine **Infusionslösung** (z. B. Ringer-Lösung 1000 ml i. v. oder kolloidales Volumenersatzmittel 1000 ml i. v.) zur Volumentherapie verabreicht.

Zur **Analgesie** stehen Metamizol (2 g i. v.), evtl. Esketamin (0,25–0,5 mg/kg KG i. v.) oder Fentanyl (2 µg/kg KG i. v.) zur Verfügung. Außerdem sollten eine Heparinisierung (z. B. 5 000 IE i. v.) sowie eine medikamentöse **Blutdrucknormalisierung** (Antihypertensiva oder Katecholamine) angestrebt werden.

Näheres zur kausalen Therapie der Phlebothrombose und Behandlung ihrer Komplikationen s. Gefäße [S. A123].

Akuter Verschluss einer Extremitätenarterie

Zum Krankheitsbild s. Gefäße [S. A96].

Notärztliche Diagnostik:
- **Anamnese:** Rezidivereignis? Dauermedikation? Vorerkrankungen (z. B. Herzrhythmusstörungen)? Schmerzbeginn (Ischämiezeit)? Beschwerden (Dysästhesien, Kribbeln, evtl. „Brennen wie Feuer", Bewegungsdrang)
- **körperliche Untersuchung:**
  - Inspektion: Hautfarbe (blass)? Abschätzung der Lokalisation des Verschlusses, Ausmaß der Ischämie
  - Auskultation der Pulse: vorhanden?
  - Palpation: Hauttemperatur (kalt)? Abschätzung der Lokalisation des Verschlusses
- **Basismonitoring:**
  - EKG: Herzfrequenz, Herzrhythmusstörungen (evtl. Auslöser?)
  - Blutdruckmessung (→ Hypotension kann die Beschwerden verstärken)
  - Pulsoxymetrie: Oxygenierung ausreichend? Pulsfrequenz?

Notärztliche Therapie: Eine kausale Therapie ist nur in der Klinik möglich. Die notärztlichen Maßnahmen beschränken sich im Wesentlichen auf die symptomatische Therapie:
- Gabe von **Sauerstoff** (4–6 l/min)
- **Flach-** oder besser **Tieflagerung** der Extremität: Verbesserung der Perfusion (erhöhter hydrostatischer Druck) und damit Reduktion der Beschwerden.

Die **medikamentösen Maßnahmen** umfassen:
- Volumentherapie mit einer Infusionslösung (z. B. Ringer-Lösung 1000 ml i. v. oder kolloidales Volumenersatzmittel 1000 ml i. v.)
- Analgosedierung: Metamizol (2 g i. v.), evtl. Esketamin (0,25–0,5 mg/kg KG i. v.) oder Fentanyl (2 µg/kg KG i. v.)
- Heparinisierung (z. B. 5000 IE i. v.)
- Katecholamintherapie bei ausgeprägter therapierefraktärer Hypotension (z. B. Noradrenalin oder Adrenalin i. v. über Perfusor).

3.6 Blutung

3.6.1 Grundlagen

Klinik: In Abhängigkeit vom Blutverlust treten auf:
- bei geringem Blutverlust (bis 0,5 l): meist keine Schockzeichen
- bei mäßigem Blutverlust (0,5–1,5 l): mäßige Störungen der Kreislaufregulation (Tachykardie, Hypotonie)
- bei massivem Blutverlust (> 1,5 l): hämorrhagischer Schock [S. B47].

Außerdem sind abhängig vom verletzten Organ oder Körperteil Funktionsausfälle möglich. Der potenzielle Blutverlust verschiedener Verletzungen ist in **Abb. 3.2** dargestellt.

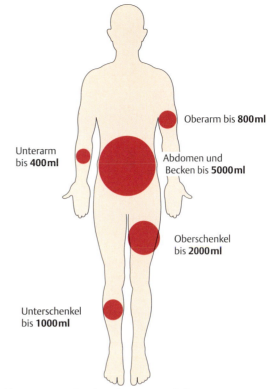

Abb. 3.2 **Potenzieller Blutverlust.** (aus: Hinkelbein, Genzwürker, Notfallmedizin Kompakt, Thieme, 2011)

Notärztliche Diagnostik:
- **Anamnese:** Vorerkrankungen (z. B. Magen- oder Duodenalulkus)? Dauermedikation (z. B. antikoagulatorische Therapie)? Blutverlust, auslösende Ursache (z. B. Trauma)?
- **körperliche Untersuchung:**
  - Inspektion: Schockzeichen (z. B. Blässe, Kaltschweißigkeit, Tachykardie, Hypotonie, Unruhe und Bewusstseinsverlust im Verlauf), Atemmuster
  - Auskultation der Lunge: Atemgeräusche? Hämato- oder Spannungspneumothorax?
  - Palpation: Verletzungen bei Trauma?
  - Perkussion: diagnostischer Hinweis auf die Genese?
  - Bewusstseinszustand: Schutzreflexe vorhanden?
- **Basismonitoring:**
  - EKG: Herzfrequenz (häufig Tachykardie durch Stress)?
  - Blutdruckmessung: Hypotonie?
  - Pulsoxymetrie: häufig Oxygenierungsstörung mit erniedrigtem SpO$_2$, Pulsfrequenz?

Allgemeine notärztliche Therapie: Vorrangige Maßnahmen sind die Gabe von **Sauerstoff** (5–10 l/min) zur Verbesserung des Sauerstoffangebots und (bei Kreislaufinstabilität) die **Schocklagerung** des Patienten zur Autotransfusion. Außerdem sollte versucht werden, die Blutung zu stillen, z. B. durch:
- **Hochlagerung der Extremität** (geringerer arterieller Druck aufgrund der Höhendifferenz)
- Anlage eines **Druckverbands**

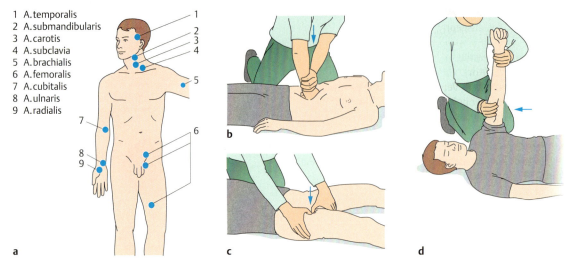

Abb. 3.3 **Notfallmaßnahmen bei arterieller Blutung. a** Abdruckstellen bei starker arterieller Blutung. Kompression bei Blutung aus der Aorta (**b**), aus der A. femoralis (**c**) und der A. brachialis (**d**). (aus: Hinkelbein, Genzwürker, Notfallmedizin Kompakt, Thieme, 2011)

1 A. temporalis
2 A. submandibularis
3 A. carotis
4 A. subclavia
5 A. brachialis
6 A. femoralis
7 A. cubitalis
8 A. ulnaris
9 A. radialis

- manuelle **Kompression** von Arterien (Abb. 3.3)
- **Abbinden** einer Extremität: sollte nur versucht werden, wenn sich die Blutung anderweitig nicht stillen lässt (Gefahr einer ischämischen Gewebedestruktion).

MERKE Bei **penetrierenden Verletzungen** mit Fremdkörpern (z. B. Messer, Pfähle, Widerhaken) dürfen diese nicht vorzeitig entfernt werden, da sonst ihre **tamponierende Wirkung** verloren geht und eine lebensbedrohliche Blutung eintreten kann. Sie werden lediglich fixiert und die Eintrittswunde steril abgedeckt.

Angezeigt ist eine **Volumentherapie** über mindestens 2 großlumige periphervenöse Zugänge. Dazu eignen sich kristalline Infusionslösungen (z. B. Ringer-Lösung 1000 ml i. v.) oder kolloidale Volumenersatzmittel (z. B. HAES 1000 ml i. v.). Der systolische Zielblutdruck liegt bei 100–120 mmHg, die Herzfrequenz sollte sich weitgehend normalisieren. Diese Therapie kann ggf. durch eine Katecholamintherapie (z. B. Noradrenalin oder Adrenalin i. v. verdünnt als Bolus oder über Perfusor) ergänzt werden.

Alternativ zum dargestellten Konzept kann auch die sog. **permissive Hypotension** angestrebt werden. Hier wird nur so viel Volumen infundiert, dass kein massiver Schock droht und ein systolischer Blutdruck von ca. 90 mmHg erreicht wird. Aufgrund des geringeren arteriellen Mitteldrucks wird der weitere Blutverlust verringert. Kontraindiziert ist dieses Vorgehen bei isoliertem bzw. begleitendem Schädel-Hirn-Trauma, da hier ein höherer Blutdruck notwendig ist, um die Hirnperfusion zu gewährleisten.

3.6.2 Obere gastrointestinale Blutung

Näheres zum Krankheitsbild, zu dessen Ursachen und Klinik s. Verdauungssystem [S. A226].

Klinik: Hauptsymptome der oberen GI-Blutung sind Bluterbrechen (Hämatemesis) sowie Oberbauchschmerzen. Bei ausgeprägtem Blutverlust treten Schockzeichen (z. B. Blässe, Kaltschweißigkeit, Tachykardie, Hypotonie, Unruhe, später Bewusstseinsverlust) hinzu. Etwa 8 h nach dem Blutungsereignis tritt Teerstuhl auf (Meläna). Bei einer sehr massiven Blutung aus den oberen Darmabschnitten kann es ausnahmsweise auch zur roten Darmblutung (Hämatochezie) kommen.

Notärztliche Diagnostik:
- **Anamnese:** Alkoholkonsum? Vorerkrankungen (z. B. bekanntes Ulkus- oder Tumorleiden)? Dauermedikation (z. B. Analgetika)? Teerstuhl? Kaffeesatzartiges Erbrechen? Allgemeinzustand des Patienten (Schockzeichen)?
- **körperliche Untersuchung:**
  - Inspektion: Blutmenge? Farbe des Blutes? Leberhautzeichen (z. B. Spidernävi, Palmarerythem, „Caput medusae", „Uhrglasnägel")?
  - Auskultation des Abdomens: Darmgeräusche?
  - Perkussion des Abdomens: Hepatomegalie? Begleitaszites?
- **Basismonitoring:**
  - EKG: z. B. Herzfrequenz? Hinweise auf Schock?
  - Blutdruckmessung: Hypotonie? Schockindex (wenig verwertbar)?
  - Pulsoxymetrie: Oxygenierung ausreichend? Pulsfrequenz?

Notärztliche Therapie: Eine kausale Therapie ist nur in der Klinik – z. B. durch endoskopische Unterspritzung oder Clipping der Blutungsquelle – möglich. Die notärztlichen Maßnahmen beschränken sich im Wesentlichen auf die **symptomatische Therapie**: Sauerstoffzufuhr (4–6 l/min), Schocklagerung des Patienten zur Autotransfusion (**Cave:** hierdurch auch eine verstärkte Blutungsneigung möglich).

Mindestens 2 großlumige periphervenöse Zugänge werden gelegt und eine Volumentherapie mit Infusionslösungen begonnen (z. B. Ringer-Lösung oder kolloidales

Volumenersatzmittel jeweils > 1000 ml i.v.). Unterstützend können bei ausgeprägter und therapierefraktärer Schocksymptomatik auch Katecholamine verabreicht werden (z. B. mit Noradrenalin oder Adrenalin i. v. als Bolus oder über Perfusor).

Bei anamnestischem Verdacht auf eine Ösophagusvarizenblutung (z. B. Alkoholabusus, evtl. Rezidivblutung) ist eine Blutstillung mittels einer **Ösophaguskompressionssonde** möglich (s. Verdauungssystem [S. A282]). Ergänzend können auch β-Blocker (z. B. Metoprolol 1–5 mg i. v. fraktioniert) oder Nitroglyzerin (z. B. 1–2 Hübe s. l.) zur Blutdrucksenkung genutzt werden (**Cave:** nur wenn systolischer Blutdruck nicht < 90 mmHg).

3.6.3 Untere gastrointestinale Blutung

Zum Krankheitsbild s. Verdauungssystem [S. A226].

Klinik: Neben der Hämatochezie (blutige, durchfallartige Stühle) als Zeichen einer frischen Darmblutung fallen klinisch ggf. Schmerzen im Unterbauch oder Analbereich auf. Bei ausgeprägtem Blutverlust zeigen sich Schockzeichen.

Notärztliche Diagnostik:
- **Anamnese:** Vorerkrankungen (z. B. Tumorleiden, Colitis ulcerosa)? Dauermedikation?
- **körperliche Untersuchung:**
  - Inspektion: Blutmenge? Farbe des Blutes? Stuhlbeschaffenheit (Hämatochezie)? Leberhautzeichen (z. B. Spidernävi, Palmarerythem, „Bauchglatze", „Caput medusae")?
  - Auskultation des Abdomens: Darmgeräusche?
  - Perkussion des Abdomens: Vergrößerung der Leber? Aszites?
  - Palpation (Verletzungen, Frakturen u. a.) zur Abschätzung des Blutverlustes
- **Basismonitoring:**
  - EKG: Herzfrequenz? Hinweis auf Schock?
  - Blutdruckmessung: Hypotonie? Hinweis auf Schock?
  - Pulsoxymetrie: Oxygenierung ausreichend? Pulsfrequenz?

Notärztliche Therapie: Eine kausale Therapie ist nur in der Klinik möglich (umgehender Transport!). Näheres hierzu s. Verdauungssystem [S. A228] sowie Chirurgie [S. B118]. Die notärztlichen Maßnahmen beschränken sich auf:
- Gabe von **Sauerstoff** (4–6 l/min)
- ggf. Atemwegssicherung durch Narkoseeinleitung, endotracheale Intubation und Beatmung
- **Schocklagerung** und Anlage von mindestens 2 peripherenvenösen Zugängen
- **Volumentherapie** mit Infusionslösungen (z. B. Ringer-Lösung oder kolloidale Volumenersatzmittel 1000 ml i.v.)
- **Katecholamintherapie** (z. B. Noradrenalin oder Adrenalin i. v. über Perfusor) bei therapierefraktärer Schocksymptomatik.

3.7 Bewusstseinsstörungen

Synonym: Bewusstseinseintrübung, Bewusstlosigkeit

3.7.1 Grundlagen

DEFINITION Unter Bewusstseinsstörungen werden quantitative und qualitative Beeinträchtigungen der Wachheit verstanden. Sie werden unterteilt in
- **Somnolenz:** Patient ist schläfrig, aber auf laute Ansprache erweckbar.
- **Sopor:** Patient ist bewusstlos, aber auf laute Ansprache oder Schmerzreize erweckbar.
- **Koma:** Patient ist bewusstlos und nicht erweckbar.

Näheres zu den Ursachen und Differenzialdiagnosen s. Leitsymptome [S. C178].

Klinik: Abhängig von Ätiologie und Ausprägung der Bewusstseinsstörung kann die Symptomatik sehr variabel sein. Neben der Bewusstseinsstörung können auftreten: Veränderungen des Atemmusters (Atemzugvolumen, Atemfrequenz, Apnoephasen), Veränderungen der Reflexe, Veränderungen der Pupillomotorik, neurologische Ausfälle (Lähmungen, Sensibilitätsstörungen, Sprachstörungen, Sehstörungen, Schwindel). Zusätzlich sind weitere Symptome in Abhängigkeit von der Ursache möglich.

Notärztliche Diagnostik:
- **Anamnese:**
  - Vorerkrankungen (z. B. Diabetes mellitus, Alkoholabhängigkeit, arterielle Hypertonie, Gehirntumor, Hydrozephalus)?
  - Dauermedikation (z. B. orale Antidiabetika, Insulin, Antikonvulsiva, sedierende Medikamente)?
  - Dauer der Symptomatik?
- **körperliche/neurologische Untersuchung:**
  - Atemmuster bzw. Atemstörung (Atemzugvolumen, Atemfrequenz, Apnoephasen)
  - Erheben des Punktwerts auf der Glasgow-Coma-Scale [S. B29]
  - Reflexe prüfen (Muskeleigenreflexe, pathologische Reflexe wie z. B. Babinski-Reflex)
  - vegetative Symptomatik (Schwitzen, kalte oder überwärmte Haut)?
- **Basismonitoring** (EKG, Blutdruckmessung, Pulsoxymetrie)
- **Blutzuckerbestimmung.**

MERKE Bei jeder Bewusstlosigkeit und Bewusstseinseintrübung unbedingt den Blutzuckerspiegel prüfen!

Notärztliche Therapie: Falls möglich sollte die Grunderkrankung (z. B. Blutzuckerentgleisung, Intoxikation, zerebraler Krampfanfall, Herzrhythmus- oder Blutdruckregulationsstörung) therapiert und ein zügiger Transport in eine geeignete Klinik zur weiteren Abklärung (z. B. mittels CT oder MRT) angestrebt werden. Daneben sollte der

Patient über eine Maske ausreichend **Sauerstoff** erhalten (4–6 l/min), bei respiratorischer Insuffizienz oder verminderten Schutzreflexen ist die endotracheale Intubation indiziert.

3.7.2 Blutzuckerentgleisung

> **DEFINITION** In Abhängigkeit vom gemessenen Blutzuckerwert unterscheidet man:
> - **Hyperglykämie:** Blutzucker (BZ) > 140 mg/dl bzw. > 7,8 mmol/l
> - **Hypoglykämie:** Blutzucker < 50 mg/dl bzw. < 2,77 mmol/l
> - schwere Hypoglykämie bei einem Blutzucker < 40 mg/dl bzw. < 2,2 mmol/l.

Näheres s. Endokrines System und Stoffwechsel [S. A346].

Bewusstseinsstörungen können sowohl im Rahmen einer Hyperglykämie (Coma diabeticum/hyperglycaemicum) als auch bei der Hypoglykämie (Coma hypoglycaemicum) auftreten. Beim **Coma diabeticum** unterscheidet man wiederum zwischen dem **ketoazidotischen Koma** (Bildung von Ketonkörpern → metabolische Azidose → Kußmaul-Atmung, vorwiegend bei Typ-1-Diabetes) und dem **hyperosmolaren Koma** (vorwiegend bei Typ-2-Diabetes). Näheres hierzu s. Endokrines System und Stoffwechsel [S. A349]. Tab. 3.4 zeigt die typischen Symptome.

Notärztliche Diagnostik:
- **Anamnese:** Vorerkrankungen (z. B. Diabetes mellitus)? Dauermedikation (v. a. orale Antidiabetika, Insulintherapie)? Letzte Nahrungsaufnahme?
- **Blutzuckerbestimmung:** Unterscheidung von Hyper- und Hypoglykämie.
- **körperliche Untersuchung:** neurologische Symptome?
- **Basismonitoring:**
  - EKG: Herzfrequenz?
  - Blutdruckmessung: Auffälligkeiten?
  - Pulsoxymetrie: Oxygenierung? Pulsfrequenz?

Notärztliche Therapie: Vorrangig ist die Sicherung der Vitalfunktionen, da eine ausgeprägte Hypoglykämie auch zu einem Atemstillstand führen kann. Darauf aufbauend sollte eine **Infusionstherapie** (z. B. mit Ringer-Lösung 500 ml i. v.) begonnen werden, welche zur Volumentherapie und zum Einspülen bzw. Verdünnen der Glukoselösung bei Hypoglykämie dient. **Cave: sicherstellen**, dass der **venöse Zugang intravasal** liegt → eine paravasale Injektion der hyperosmolaren hochprozentigen Glukoselösungen hat schwerwiegende Gewebenekrosen zur Folge.

> **MERKE** Kann der Blutzuckerspiegel nicht bestimmt werden, muss man **im Zweifelsfall** eine Hypoglykämie annehmen und den Patienten **mit Glukose behandeln**, da eine Hypoglykämie früh zum Untergang der Gehirnzellen führt.

Beim **Coma hypoglycaemicum** muss **sofort Glukose** verabreicht werden (in Abhängigkeit vom Blutzuckerspiegel, z. B. Glukose 40 % 0,1 g/kg KG i. v.). Bei leichter Symptomatik und Patienten mit erhaltenen Schutzreflexen kann Traubenzucker oder eine Infusionslösung p. o. verabreicht werden. In der Folge muss auf adäquate weitere Nahrungsaufnahme geachtet werden.

Beim **Coma hyperglycaemicum** ist meist **keine spezifische Therapie** möglich. Gegebenenfalls sollte eine Sicherung der Atemwege sowie eine **Volumentherapie zur Kreislaufstabilisierung (mit 0,9 % NaCl) erfolgen**. Eine notärztliche Insulintherapie sollte unterbleiben, da durch eine zu schnelle Blutzuckersenkung Elektrolytstörungen, insbesondere im Kaliumhaushalt, auftreten können. Insulin sollte daher erst in der Klinik verabreicht werden!

3.8 Neurologische Ausfälle

3.8.1 Grundlagen

Neurologische Ausfälle können beispielsweise im Rahmen eines Schlaganfalls, von zerebralen Krampfanfällen, einem Schädel-Hirn-Trauma, hypertensiven Notfällen, Infektionen (z. B. Meningitis/Enzephalitis, Sepsis), bei Morbus Menière sowie Migräne auftreten. Klinisch imponieren Paresen, Sensibilitätsstörungen, Sprachstörungen (motorische oder sensorische Aphasien), Sehstörungen (z. B. Gesichtsfeldausfälle) oder Schwindel. Häufig treten auch Bewusstseinsstörungen [S. B53] auf.

Notärztliche Diagnostik:
- **Anamnese:** Vorerkrankungen? Dauermedikation? Symptombeginn bzw. -dauer? Rezidivereignis? Trauma?
- **Blutzuckerbestimmung**

Tab. 3.4 Gegenüberstellung der Symptome von Hyperglykämie und Hypoglykämie

	Hyperglykämie	Hypoglykämie
Entstehung	Entstehung über Stunden/Tage	meist plötzliches Auftreten
Atmung	ketoazidotisches Koma: Kußmaul-Atmung (tiefe Atemzüge bei normaler oder verlangsamter Atemfrequenz) und Acetongeruch	normale Atmung oder pathologische Atemmuster bis hin zur Apnoe
Durst/Hunger	Durst	Heißhunger
Haut	Haut/Schleimhäute trocken	Haut feucht, Schweißausbruch
Muskulatur	Muskeltonus hypoton	Tremor, Krämpfe
Allgemeinbefinden	oft Fieber, abdominelle Beschwerden, Bauchdeckenspannung	keine oder unspezifische Symptome
Geisteszustand	delirante Vorstadien (Erregung, Verwirrtheit)	delirante Vorstadien (Erregung, Verwirrtheit)
Bewusstsein	Bewusstseinsveränderungen bis hin zum Koma	Koma, neurologische Ausfälle, aber auch Hyperreflexie

3.8 Neurologische Ausfälle

- **körperliche/neurologische Untersuchung**:
  - Inspektion: Auffälligkeiten?
  - neurologische Tests (z. B. Finger-Nase-Versuch, Beurteilung der groben Kraft): Halbseitensymptomatik? Sensibilitätsstörungen? Sprachstörungen? Sehstörungen? Pupillendifferenz? Reflexe?
- **Basismonitoring**:
  - EKG: Herzfrequenz?
  - Blutdruckmessung: Auffälligkeiten?
  - Pulsoxymetrie: Oxygenierung? Pulsfrequenz?

Notärztliche Therapie: Grundlegende Maßnahmen sind die Gabe von **Sauerstoff** (5–10 l/min über Maske), ggf. die Atemwegssicherung mittels endotrachealer Intubation. Bleibt die O_2-Sättigung < 95 %, muss die F_iO_2 erhöht werden. Ein rascher Transport in eine geeignete Klinik (mit 24-stündiger Verfügbarkeit eines CT, Neurologen sowie Intensivstation, optimal: Stroke Unit) sollte angestrebt werden.

Wichtig ist die **Normalisierung des Flüssigkeitshaushaltes** (z. B. mit einer Ringer-Infusionslösung 500–1000 ml i. v.). Um einen **ausreichenden Hirnperfusionsdruck** zu erreichen, werden systolische **Blutdruckwerte zwischen 160 und 220 mmHg** angestrebt. Eine Blutdrucksenkung wird also erst bei Werten > 220 mmHg durchgeführt, bei Patienten mit kardialer Begleitsymptomatik jedoch auch schon früher (z. B. mit Urapidil 5–10 mg i. v.). Bei Blutdruckwerten < 130 mmHg sollte der Blutdruck medikamentös (z. B. mit Noradrenalin fraktioniert i. v.) gesteigert werden.

Abhängig von der Begleitsymptomatik können weitere medikamentöse Therapien notwendig sein:
- bei Hypoglykämie eine Normalisierung des Blutzuckerspiegels (z. B. mit Glukose 40 % 0,1 g/kg KG i. v.)
- bei Fieber eine Normalisierung der Körpertemperatur (z. B. mit Paracetamol 1 g i. v. oder rektal)
- ggf. kann der Patient auch mit kurz wirksamen Medikamenten (z. B. mit Midazolam 2 mg i. v.) sediert werden (**Cave:** strenge Indikation; nur bei agitierten Patienten, um die neurologische Beurteilbarkeit zu erhalten).

3.8.2 TIA und Schlaganfall (Hirninfarkt, Hirnblutung)

Näheres zum ischämischen Hirninfarkt und zur zerebralen Blutung s. Neurologie [S. B951].

DEFINITION Als **Schlaganfall** (Apoplex, apoplektischer Insult, Stroke) werden akute regionale zerebrale Durchblutungsstörungen (ischämischer oder hämorrhagischer Genese) mit plötzlichem und anhaltendem (> 24 h) Ausfall von Hirnfunktionen bezeichnet. Dauert der Hirnfunktionsausfall weniger als 24 h an, spricht man von einer transitorisch ischämischen Attacke (**TIA**).

Präklinisch lassen sich TIA und Schlaganfall also nicht unterscheiden!

Notärztliche Diagnostik:
- **Anamnese:**
  - Beginn der Symptomatik (zur [späteren] Unterscheidung TIA – Schlaganfall)?
  - Vorerkrankungen und vorbestehende neurologische Symptome?
  - Dauermedikation?
- **körperliche Untersuchung** mit Schwerpunkt auf der neurologischen Untersuchung: Bewusstseinszustand? Halbseitensymptomatik (Lähmung der kontralateralen Körper- bzw. ipsilateralen Gesichtshälfte → Leitsymptom)? Sensibilitätsstörungen (ebenfalls an der kontralateralen Körperhälfte/ipsilateralen Gesichtshälfte)? Sprachstörungen (sensorische und motorische Aphasie)? Sehstörungen (z. B. Gesichtsfeldausfälle)? Pupillendifferenz? Reflexe?
- **Basismonitoring:**
  - (12-Kanal-)EKG: Herzfrequenz? Herzrhythmusstörungen (z. B. absolute Arrhythmie)?
  - Blutdruckmessung: (reaktive) Hypertonie?
  - Pulsoxymetrie: Oxygenierung? Pulsfrequenz?
- **Blutzuckermessung:** Ausschluss von Blutzuckerentgleisungen
- **Körpertemperaturmessung:** Fieber kann neurologische Symptome verursachen, die denen eines Schlaganfalls ähneln.

Notärztliche Therapie: Eine kausale Therapie ist präklinisch nicht möglich, da sich die Therapie nach der Ursache (Ischämie oder Blutung) richtet. Diese Unterscheidung ist erst durch eine bildgebende Diagnostik (CT, MRT) möglich. Präklinisch können daher nur **symptomatische Therapiemaßnahmen** [S. B55] getroffen werden. Die Patienten sollten möglichst zügig in eine geeignete Klinik – optimalerweise mit einer Stroke Unit – transportiert werden.

3.8.3 Zerebraler Krampfanfall

Näheres s. Neurologie [S. B959].

Notärztliche Diagnostik:
- **Anamnese:** Erstereignis oder Rezidiv? Dauermedikation? Ursache eruierbar (z. B. Alkoholabusus, Diabetes mellitus)? Vorerkrankungen? Schädel-Hirn-Trauma?
- **körperliche Untersuchung:**
  - nach Krampffolgen suchen (z. B. Zungenbiss, Speichelfluss, Einkoten, Einnässen, Verletzungen, Frakturen)
  - neurologische Untersuchung: neurologische Symptome (z. B. Halbseitenlähmung? Reflexasymmetrie?)
- **Basismonitoring:**
  - EKG: Herzfrequenz? Herzrhythmusstörungen?
  - Blutdruckmessung: Auffälligkeiten?
  - Pulsoxymetrie: Oxygenierung? Pulsfrequenz?
- **Blutzuckermessung:** Hypoglykämie als Ursache?
- **Körpertemperaturmessung:** Fieber als Ursache?

Notärztliche Therapie: Therapieziel sind die **Durchbrechung des Krampfanfalles** und die Verhinderung krampfassoziierter Komplikationen, v. a. der zerebralen Ischämie. Daher wird als grundlegende Maßnahme **Sauerstoff** (5–10 l/min) gegeben, um das Sauerstoffangebot zu verbessern. Gegebenenfalls muss dies bei anhaltender Symptomatik durch eine Atemwegssicherung (Narkoseeinleitung, endotracheale Intubation und Beatmung) ergänzt werden.

Eine **kausale** Behandlung ist präklinisch nur möglich bei

- hypoglykämischen Krampfanfällen (Gabe von Glukose 40 % 0,1 g/kg KG i. v.)
- Fieberkrämpfen (z. B. mit Paracetamol 20 mg/kg KG i. v. oder rektal; physikalische Maßnahmen zur Temperatursenkung)
- Eklampsie (Gabe von Magnesium 1–4 g i. v. über 5–10 min, anschließend 1–2 g/h, alternativ Benzodiazepine, z. B. Midazolam 5 mg i. v.).

Zur **Krampfdurchbrechung** eignen sich **Benzodiazepine** (z. B. Midazolam 0,1 mg/kg KG i. v. [d. h. beim Erwachsenen 5–10 mg i. v.] oder Diazepam 5–10 mg i. v., auch rektale Gabe möglich). Sie sollten aufgrund ihrer atemdepressiven Wirkung immer vorsichtig eingesetzt werden. Falls der Krampf hiermit nicht beendet werden kann, kann eine **Narkoseeinleitung** notwendig werden. Diese kann z. B. mit Thiopental 3–5 mg/kg KG i. v. (= beim Erwachsenen 300–500 mg i. v.) und Fentanyl 2 μg/kg KG i. v. sowie Succinylcholin 1 mg/kg KG i. v. eingeleitet werden.

MERKE Dauert ein zerebraler Krampfanfall länger als 15 min, lässt er sich nicht medikamentös durchbrechen oder tritt er in der postiktalen Phase erneut auf, so spricht man von einem **Status epilepticus**.

3.9 Suizidalität, Erregung und Verwirrtheit

Für nähere Informationen s. Psychiatrie [S. B1072] sowie Leitsymptome [S. C182] (Verwirrtheit).

3.9.1 Erregung und Verwirrtheit

Klinik: Psychiatrische Erregungszustände sind gekennzeichnet durch die **ziellose Steigerung des Antriebs** (z. B. Umtriebigkeit, Ratlosigkeit, Hektik, Impulsivität, Ideenflucht, Logorrhö) **und der Psychomotorik** (z. B. Bewegungsunruhe, Hypermotorik, Tobsucht). Häufig beobachtet man auch eine **affektive Enthemmung** (auf geringste Anlässe folgen intensive emotionale Reaktionen, z. B. Angst, Panik, Euphorie, gesteigerte Aggressivität, Wutausbrüche, sexuelle Enthemmung) sowie einen **Kontrollverlust** (z. B. in Form selbst- oder fremdzerstörerischen Verhaltens). Verwirrtheit, Desorientiertheit und delirante Zustände sind ebenfalls mögliche Symptome.

Notärztliche Diagnostik:

- **Anamnese** (soweit möglich, ggf. Fremdanamnese): Eigen- und Fremdgefährdung evaluieren (z. B. Suizidabsicht), Erstereignis oder Rezidiv? Dauermedikation? Vorerkrankungen? Orientierung zu Zeit, Ort und Situation?
- **körperliche Untersuchung** (häufig bei unkooperativen Patienten nicht möglich): sonstige Auffälligkeiten?
- **Basismonitoring** (falls möglich, wird jedoch häufig nicht toleriert):
  - EKG: Auffälligkeiten?
  - Blutdruckmessung: Auffälligkeiten?
  - Pulsoxymetrie: Auffälligkeiten?
  - Blutzuckerbestimmung.

Notärztliche Therapie: Bei psychiatrischen Notfällen sind die Handlungsmöglichkeiten des Notarztes oft recht begrenzt – nicht zuletzt weil die **Vermeidung einer Eigengefährdung** des Rettungsteams oberste Priorität hat. Häufig muss die Polizei hinzugezogen werden. Wichtig ist v. a. die menschliche Zuwendung dem Patienten gegenüber (beruhigendes Gespräch). Stark hyperventilierende Patienten sollten über eine Tüte CO_2 **rückatmen**. Bei hoher Agitiertheit muss der Patient u. U. zum Eigen- und Fremdschutz sediert und fixiert werden. Notwendig ist in jedem Fall die Einweisung in eine psychiatrische Klinik (ggf. geschlossene Abteilung). Bei akuter Eigen- oder Fremdgefährdung können die Patienten gegen ihren Willen in einer dafür zugelassenen psychiatrischen Klinik **sofort und zeitlich befristet zwangsweise untergebracht** werden (PsychKG).

MERKE Auch bei einem psychiatrischen Erscheinungsbild sollte immer eine somatische Erkrankung (z. B. Schlaganfall, Intoxikation) ausgeschlossen werden.

Falls erforderlich, sollte versucht werden, einen periphervenösen Zugang zu legen. Bei fehlender Kooperationsbereitschaft des Patienten muss auch eine intramuskuläre Injektion der Medikamente erwogen werden.

Zur **medikamentösen Sedierung** eignen sich z. B. Midazolam (2–5 mg i. v.) oder Diazepam (2–10 mg i. v.), zur antipsychotischen Therapie z. B. Haloperidol (2–5 mg i. v.).

3.9.2 Suizidalität

Näheres s. Psychiatrie [S. B1072].

Notärztliche Diagnostik:

- **Anamnese:** Todeswunsch? Vorbereitende Handlungen? Aktuelle (Krisen-)Situation? Frühere Suizidversuche? Erkrankungen (v. a. Depression)? Medikamente? Drogen? Alkohol? Fremdgefährdung?
- **körperliche Untersuchung:** Auffälligkeiten?
- **Basismonitoring** (falls indiziert):
  - EKG: Auffälligkeiten?
  - Blutdruckmessung: Auffälligkeiten?
  - Pulsoxymetrie: Auffälligkeiten?

Notärztliche Therapie:

> **MERKE** Den Patienten **nie allein lassen**, ihn im Gespräch beruhigen und menschliche Zuwendung geben.

Suizidgedanken und Suizidabsichten sollten mit dem Patienten besprochen werden, evtl. lässt sich auch ein mündlicher „Vertrag" schließen: Der Patient kommt mit in eine Klinik (möglichst mit geschlossener Psychiatrie); dafür verspricht man im Gegenzug, sich um ihn zu kümmern und ihm nicht zu schaden. Ist der Patient nicht einsichtig, muss bei der Gefahr einer Eigen- oder Fremdgefährdung eine Unterbringung nach dem Polizeigesetz erfolgen („Zwangseinweisung").

Um die Akutsymptomatik zu überbrücken, können zur **Sedierung** z.B. Midazolam (1–5 mg i.v.) oder Diazepam (5–10 mg i.v.) verabreicht werden, bei Wahn und Halluzinationen bietet sich z.B. **Haloperidol** (2–5 mg i.v.) an.

4 Traumatologische Notfälle

4.1 Wirbelsäulentrauma

Für weitere Details s. Orthopädie und Unfallchirurgie [S. B264].

Notärztliche Diagnostik:
- **Anamnese:** Unfallhergang? Schmerzlokalisation? Schmerzauslöser? Lähmungen? Sensible/motorische Störungen?
- **körperliche Untersuchung** inkl. neurologischer Untersuchung:
  - Bewusstseinszustand, (spinaler) Schock?
  - Inspektion: Verletzungslokalisation? Offene oder geschlossene Verletzung? Atmung: respiratorische Insuffizienz (bei hoher Querschnittslähmung), paradoxe Atmung (Ausfall der thorakalen Muskulatur)
  - Palpation: Fraktur tastbar? Schmerz auslösbar? Sensibilitätsstörungen? Motorische Störungen (z.B. Querschnittslähmung)?
  - Perkussion: zusätzlich Thoraxtrauma?
  - Auskultation: seitengleich? Zusätzlich Thoraxtrauma?
- **Basismonitoring:**
  - EKG: Herzfrequenz? Herzrhythmus?
  - Puls- und Blutdruckkontrolle: Auffälligkeiten? Hinweise auf einen begleitenden spinalen Schock?
  - Pulsoxymetrie: Oxygenierung? Pulsfrequenz?

Notärztliche Therapie: Als Basismaßnahme erfolgt die Gabe von **Sauerstoff** (5–10 l/min). Bei bestehender respiratorischer Insuffizienz sollte eine Intubation zwar in Betracht genommen, aber sehr kritisch abgewogen werden, da durch die Bewegung Folgeschäden an der Halswirbelsäule möglich sind und Intubationsschwierigkeiten durch eingeschränkte Kopfreklination auftreten können. Mindestens 2 großlumige periphervenöse Zugänge sollten gelegt werden. Zur Immobilisation der Halswirbelsäule sollte frühzeitig eine **Zervikalstütze** angelegt werden. Wichtig ist v.a. eine schonende **Flachlagerung** auf einer Vakuummatratze (Umlagerung mit Schaufeltrage) oder Spineboard, um weitere Folgeschäden zu vermeiden. Anschließend muss der Patient möglichst schonend in ein Traumazentrum mit 24-stündiger CT-Bereitschaft transportiert werden.

Im Vordergrund stehen die **Kreislaufstabilisierung** durch Volumengabe (z.B. Ringer-Lösung oder kolloidales Volumenersatzmittel 500–1000 ml) und ggf. auch Katecholamintherapie (z.B. mit Noradrenalin über einen Perfusor i.v.) sowie eine suffiziente **Analgesie**. Hierfür stehen z.B. Esketamin (0,25–0,5 mg/kg KG i.v.) kombiniert mit Midazolam (1–2 mg i.v.) zur Verfügung. Ist eine Narkose notwendig, kann diese beispielsweise mit einer Kombination aus Fentanyl (2 µg/kg KG i.v.), Midazolam (0,15–0,2 mg/kg KG i.v.) und Rocuronium (1,2 mg/kg KG i.v.) eingeleitet werden.

Die Gabe von Glukokortikoiden (z.B. Methylprednisolon initial 30 mg/kg KG i.v. als Bolus, dann 5,4 mg/kg KG in den nächsten 23 h) zur Ödemreduktion des Rückenmarks ist umstritten.

4.2 Thoraxtrauma

4.2.1 Grundlagen

Näheres zu Ätiologie und Klinik s. Chirurgie [S. B189].

Notärztliche Diagnostik:
- **Anamnese:** Unfallhergang? Schmerzlokalisation?
- **körperliche Untersuchung:**
  - Inspektion und Palpation: Prellmarken? Thoraxwand stabil? Hautemphysem? Halsvenenstauung? Krepitationen?
  - Auskultation und Perkussion: abgeschwächtes oder aufgehobenes Atemgeräusch? Seitendifferenz? Veränderter Klopfschall?
- **Basismonitoring:**
  - EKG: Herzfrequenz? Herzrhythmus?
  - Puls- und Blutdruckkontrolle: Auffälligkeiten?
  - Pulsoxymetrie: Oxygenierung? Pulsfrequenz?

Notärztliche Therapie: Die notärztliche Therapie entspricht der des Wirbelsäulentraumas (s. dort). Die Patienten sollten abhängig von ihren Begleitverletzungen entweder sitzend oder liegend gelagert werden.

4 Traumatologische Notfälle

4.2.2 Pneumothorax

Näheres zum Krankheitsbild s. Atmungssystem [S. A215], zur Therapie s. auch Chirurgie [S. B188].

Besonders gefährlich ist der **Spannungspneumothorax**, da ein Ventileffekt auftritt (Luft tritt in den Pleuraspalt ein, aber nicht aus). Dadurch kommt es schnell zu einer Druckerhöhung im Pleuraspalt mit Verdrängung der Lunge und der Mediastinalorgane zur Gegenseite. Die verbleibende Lungenhälfte, Herz und große Blutgefäße werden komprimiert (→ Kreislaufdepression). Durch einen einseitigen Defekt in Thoraxwand und Pleura (offener Pneumothorax) kann Luft sowohl aus dem Pleuraspalt austreten als auch von außen eindringen.

Klinik: Klinisch prominent sind die Thoraxschmerzen und eine meist zunehmende Atemnot sowie Husten. Bei einem Spannungspneumothorax kommen zusätzlich eine Tachykardie, Hypotonie, Zyanose, obere Einflussstauung sowie ein Schock hinzu.

Notärztliche Diagnostik:
- **Anamnese:** Vorerkrankungen? Medikamenteneinnahme? Auffälligkeiten? Rezidivereignis? Beginn der Symptome?
- **körperliche Untersuchung:**
  - Inspektion: obere Einflussstauung (Halsvenenstauung)?
  - Auskultation der Lunge: abgeschwächtes oder aufgehobenes Atemgeräusch auf der betroffenen Seite?
  - Perkussion des Thorax: hypersonorer tympanischer Klopfschall auf der betroffenen Seite?
  - Palpation: evtl. Thoraxtrauma?
- **Basismonitoring:**
  - EKG: Herzfrequenz? Herzrhythmus?
  - Puls- und Blutdruckkontrolle: Auffälligkeiten?
  - Pulsoxymetrie: Oxygenierung? Pulsfrequenz?

Notärztliche Therapie: Die kausale Therapie beim Pneumothorax besteht in der **Entlastung** durch Punktion und Drainage auf der betroffenen Seite. Der Spannungspneumothorax muss sofort entlastet werden, weil durch den Überdruck in der Pleurahöhle die Brustorgane zur kontralateralen Seite hin verlagert werden (Gefahr von Schock bis hin zu einem funktionellen Kreislaufstillstand).

Zur Entlastung kann in der Notfallmedizin eine Minithorakotomie nach Monaldi oder Bülau durchgeführt werden. Siehe hierzu Chirurgie [S. B187].

4.3 Becken- und Extremitätentrauma

Für weitere Details s. Orthopädie und Unfallchirurgie [S. B289].

Notärztliche Diagnostik:
- **Anamnese:** Unfallhergang? Schmerzen? Blutverlust? Fehlstellungen? Vorerkrankungen? Medikamenteneinnahme?
- **körperliche Untersuchung:**
  - Inspektion und Palpation: offene oder geschlossene Verletzung? Frakturzeichen? Luxationszeichen? Instabilität des Beckens?
  - Prüfung von Durchblutung, Motorik und Sensibilität (DMS) distal der Verletzung, bei V. a. Blasen- oder Rektumfunktionsstörung digitale Austastung
  - Ausschluss von weiteren Verletzungen (z. B. Thorax, Abdomen, Kopf)
- **Basismonitoring:** Hinweise auf einen Schock?
  - EKG: Herzfrequenz? Herzrhythmus?
  - Blutdruckkontrolle: Auffälligkeiten?
  - Pulsoxymetrie: Oxygenierung? Pulsfrequenz?

Notärztliche Therapie: Die notärztlichen Maßnahmen bestehen aus der Gabe von **Sauerstoff** (z. B. 5 l/min) und der chirurgischen **Wundversorgung**. Die betroffene Extremität sollte durch Anlage einer Vakuumschiene **ruhiggestellt** werden; ist auch das Becken verletzt, wird eine Beckenschlinge und eine Vakuummatratze verwendet. Frakturen sollten unter vorsichtigem Längszug achsengerecht gelagert werden. Wichtig: Durchblutung, Motorik und Sensibilität der Extremität prüfen! Die präklinische Reposition hängt von Lokalisation, Lokalbefund und der Erfahrung des Notarztes ab.

Medikamentöse Maßnahmen beinhalten die Gabe von Volumen (z. B. Ringer-Lösung 500–1000 ml i. v.) zur **Kreislaufstabilisierung**, ggf. eine Katecholamintherapie (z. B. Noradrenalin über Perfusor i. v.) bei Schockzustand und zur Analgesie beispielsweise die Gabe von Esketamin (0,25–0,5 mg/kg KG i. v.) kombiniert mit Midazolam (2 mg i. v.), alternativ Fentanyl (0,1–0,2 mg i. v.).

Ein evtl. vorhandenes Amputat muss ebenso fachgerecht versorgt und mit in die Klinik genommen werden.

4.4 Schädel-Hirn-Trauma

Für weitere Details s. auch Neurologie [S. B949].

Ätiologie: Ursächlich für ein Schädel-Hirn-Trauma (SHT) sind meist Stürze, Verkehrsunfälle oder Suizide.

Klinik und Einteilung:
- morphologisch **sichtbare Befunde**:
  - Hirnmassenaustritt
  - Liquoraustritt
  - Kopfschwartenverletzung
  - Schädelknochenverletzung
  - Hämatome am Schädel (z. B. Brillen- oder Monokelhämatome)
  - Veränderungen der Pupillomotorik (z. B. Mydriasis, fehlende Lichtreaktion)
  - Blutungen aus Mund, Nase, Augen oder Gehörgang
- **klinische Symptome:**
  - Kopfschmerzen
  - anterograde oder retrograde Amnesie
  - primäre und/oder sekundäre Bewusstseinstrübung (Somnolenz, Sopor, Koma)
  - Krampfanfälle, Streckkrämpfe
  - neurologische Ausfälle (kontralaterale Hemiparese, Paresen, Sehstörungen)
  - Kreislaufdepression, Ateminsuffizienz.

Die **Schwere** eines SHT lässt sich mittels **Glasgow-Coma-Scale** (GCS) einteilen (Näheres siehe Kap. Schweregrad-

Tab. 4.1 Schwere eines SHT nach GCS

GCS-Punkte	Grad der Vigilanzstörung
13–15	leichtes SHT
9–12	mittelschweres SHT
3–8	schweres SHT/Koma

einteilungen [S. B29]). **Tab. 4.1** zeigt den Schweregrad eines Schädel-Hirn-Traumas nach GCS.

Notärztliche Diagnostik:
- **Anamnese:** Unfallhergang? Begleitverletzungen? Auslöser? Bewusstlosigkeit?
- **körperliche Untersuchung** mit Schwerpunkt auf neurologischer Untersuchung:
  - Inspektion: Bestehen Verletzungen (z. B. Brillen- oder Monokelhämatome → Hinweis auf Schädelbasisfraktur)? Ausmaß des Traumas?
  - Palpation: Frakturen im Bereich der Schädeldecke? Halswirbelsäule mitbetroffen?
  - Perkussion und Auskultation: Begleitverletzungen?
  - Glasgow-Coma-Scale (GCS) erheben
  - Pupillomotorik: Seitendifferenz? Lichtreaktion?
  - Reflexe?
- **Basismonitoring:**
  - EKG: Herzfrequenz? Herzrhythmus?
  - Blutdruckkontrolle: Auffälligkeiten? Hinweise auf einen begleitenden Schock?
  - Pulsoxymetrie: Oxygenierung? Pulsfrequenz?
- **Blutzuckermessung:** Ausschluss von Blutzuckerentgleisungen.

Notärztliche Therapie: Generell sollten die Patienten **Sauerstoff** (4–10 l/min) erhalten. Bei respiratorischer Insuffizienz bzw. einem GCS < 9 Punkten ist eine **Intubation** angezeigt, um eine zerebrale Hypoxie zu vermeiden. Eine kontrollierte **leichte Hyperventilation** (→ zerebrale Hypokapnie) kann **zur Hirndrucksenkung** eingesetzt werden. Bei kreislaufstabilen Patienten sollte eine 30°-**Oberkörperhochlagerung** bei neutraler Kopf-Hals-Position angestrebt werden. Ansonsten ist eine **Flachlagerung** angezeigt (**Cave:** keine Schocklagerung, da der Hirndruck massiv ansteigen würde). Der Transport muss umgehend in eine Klinik mit neurochirurgischer Abteilung und CT erfolgen.

> **MERKE** Die Intubation sollte orotracheal erfolgen, da Schädelbasisfrakturen nicht auszuschließen sind und ein nasotracheal eingeführter Tubus in diesem Fall in das Gehirn gelangen könnte.

Mindestens 2 periphervenöse Zugänge sollten gelegt und zur **Kreislaufstabilisierung** eine Volumentherapie (z. B. mit Ringer-Lösung oder kolloidalen Volumenersatzmitteln 500–1000 ml i. v.) begonnen werden. Ggf. zusätzliche Katecholamintherapie (z. B. mit Noradrenalin über Perfusor i. v.). Der **systolische Blutdruck** sollte **nie < 90 mmHg** liegen, normotensive oder leicht hypertensive Blutdruckwerte anstreben (→ bessere zentrale Perfusion).

4.5 Polytrauma

DEFINITION Verletzungen mehrerer Körperregionen/Organe, die allein oder in Kombination lebensbedrohlich sind.

Siehe auch Orthopädie und Unfallchirurgie [S. B326].

Ätiologie: Ursachen sind in Mitteleuropa meist stumpfe (z. B. Verkehrsunfall oder Sturz aus großer Höhe), seltener hingegen penetrierende Traumen, Verschüttungen sowie Suizide/Suizidversuche.

Klinik: Neben den Symptomen der Einzelverletzungen bestehen häufig ein traumatisch-hämorrhagischer Schock, Bewusstlosigkeit, Ateminsuffizienz, Schmerzen, Blutungen und Frakturzeichen.

Notärztliche Diagnostik:
- **Anamnese:** Unfallhergang? Verletzungsausmaß? Schmerzen?
- **körperliche** und **neurologische Untersuchung:**
  - Bodycheck [S. B27] und Verletzungsausmaß einschätzen: Injury Severity Score (ISS), Revised-Trauma-Score (RTS) zur Schweregradeinschätzung des Polytraumas [S. B29]
  - Bewusstseinsstörungen: Erheben der Glasgow Coma Scale (GCS)
  - Pupillomotorik: Seitendifferenz? Hinweis auf Schädel-Hirn-Trauma? Lichtreaktion?
- **Basismonitoring:**
  - EKG: Herzfrequenz? Herzrhythmus?
  - Blutdruckkontrolle: Auffälligkeiten? Zustand stabil?
  - Pulsoxymetrie: Oxygenierung? Pulsfrequenz? Intubation erforderlich?

Notärztliche Therapie: Abhängig von der Art und dem Ausmaß (s. bei den Einzelverletzungen).

Nach Anlage zweier großlumiger periphervenöser Zugänge muss versucht werden, den Kreislauf des Patienten mittels **Volumengabe** (z. B. mit Ringer-Lösung oder kolloidalem Volumenersatzmittel 500–1000 ml i. v.) zu stabilisieren. Gegebenenfalls zusätzliche **Katecholamintherapie** (z. B. Noradrenalin über Perfusor i. v.). Zur **Analgesie** steht z. B. Esketamin (0,25–0,5 mg/kg KG i. v.) in Kombination mit Midazolam (1–2 mg i. v.) zur Verfügung. Gegebenenfalls **Narkoseeinleitung** mit Fentanyl (2 µg/kg KG i. v.), Midazolam (0,15–0,2 mg/kg KG i. v.) und Rocuronium (1,2 mg/kg KG) bzw. Succinylcholin (1 mg/kg KG i. v.).

4.6 Verbrennungen und Verbrühungen

Ätiologie: Ursachen sind die direkte Hitzeeinwirkung (= Verbrennung; z. B. Feuer, Explosionen), der Kontakt zu heißen Flüssigkeiten (= Verbrühung; z. B. Friteusenfett, Öl), der Kontakt mit heißen Gegenständen (= Kontaktverbrennung: z. B. Herdplatte), der Kontakt mit chemischen Substanzen (= chemische Verbrennung; z. B. Chemikalien), elektrischer Strom (= Elektroverbrennung; z. B. Blitz

4 Traumatologische Notfälle

Tab. 4.2 Einteilung der Verbrennungsschwere (Grad), Klinik und Prognose in Abhängigkeit von der Schädigungstiefe

Grad	Schädigungstiefe	Klinik	Prognose
I	Epidermis	Erythem, Ödem	Restitutio ad integrum
IIa	+ obere Dermis	Blasenbildung, Erythem, Schmerz	Restitutio ad integrum
IIb	+ tiefe Dermis	Blasenbildung, Erythem, Schmerz	Abheilung unter Narbenbildung
III	+ Subkutis	Nekrosen, Schorf, kein Schmerz	Narben-/Keloidbildung
IV	+ Muskeln/Sehnen/Knochen	Verkohlung, kein Schmerz	Amputation erforderlich

oder Hochspannungsunfall) oder Strahlung (z. B. Sonne oder radioaktive Substanzen).

Klinik: Die Symptome sind abhängig von der **Schädigungstiefe** (Tab. 4.2) und **Oberflächenausdehnung** der Verbrennung (Abb. 4.1). Sie reichen von Hautrötung und Schmerzen bis hin zum Schock.

Notärztliche Diagnostik:
- **Anamnese:** Unfallhergang? Verletzungsausmaß? Schmerzen?
- **körperliche Untersuchung:**
  - Bewusstseinsstörungen: Erheben der Glasgow-Coma-Scale (GCS [S. B29])
  - Inspektion: Abschätzen der Verbrennungsschwere und damit der Auswirkungen auf den Organismus anhand von Schädigungstiefe (Tab. 4.2) und Oberflächenausdehnung. Diese wird nach der sog. Neuner-Regel nach Wallace oder der Handflächenregel abgeschätzt (Abb. 4.2).
  - Bodycheck: Begleitverletzungen?
- **Basismonitoring:**
  - EKG: Herzfrequenz? Herzrhythmus?
  - Blutdruckkontrolle: Auffälligkeiten? Zustand stabil?
  - Pulsoxymetrie: Oxygenierung? Pulsfrequenz?

Notärztliche Therapie: Grundlegende Therapiemaßnahme bei Verbrennungen ist die **Entfernung der leicht lösbaren, verbrannten Kleidung**, um die Hitzeeinwirkung auf das Gewebe zu unterbrechen. Außerdem sollte das verbrannte Körpergewebe **mit Wasser gekühlt** werden, um eine Schmerzlinderung und Begrenzung des Sekundärschadens zu erreichen. Dies sollte möglichst innerhalb der ersten 2 min nach der thermischen Schädigung erfolgen, da danach (zumindest bei großflächigen Verbrennungen) ein derartiger Effekt nicht mehr zu erwarten ist. Auch sollte kein extrem kaltes Wasser verwendet werden, da dieses wiederum Gewebeschädigungen verursachen kann. Die Brandwunden werden stets mit einem speziellen (metallbeschichteten und sterilen) **Tuch abgedeckt**.

Die weitere Versorgung des Patienten erfolgt in Abhängigkeit des Schweregrades der Verbrennung:
- **Grad I:** ambulante Versorgung. Meist genügt nach einer adäquaten Kühlung das Aufbringen eines Salbenverbandes (z. B. Bepanthen, Betaisodona, Flammazine).
- **Grad IIa:** ggf. **Sauerstoffgabe**, **Kühlung** (falls indiziert), Salbenverband, Schmerzmittel, konservative Behand-

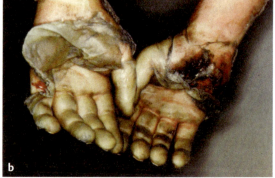

Abb. 4.1 **Verbrennungsgrade. a** Grad II. **b** Grad III. (aus: Hinkelbein, Genzwürker, Notfallmedizin Kompakt, Thieme, 2011)

lung, evtl. Transport Weitertransport in eine Klinik und Blasenabtragung durch Chirurgen
- **Grad IIb–IV:** ggf. CPR, **Intubation** und **Beatmung mit PEEP** sowie **100 % Sauerstoff**. Indikationen zur Intubation sind Bewusstlosigkeit, schwerer Schock, schwere Begleitverletzungen, schwere Inhalationstraumen mit Dyspnoe, > 30–40 % verbrannte Körperoberfläche, erwartbare generalisierte Ödeme oder lokale Ödeme im Mund-/Gesichtsbereich).
- mindestens 2 großlumige **periphervenöse Zugänge**
- zur Kreislaufstabilisierung **Volumen** anhand der **Parkland-Formel** (s. u., z. B. mit Ringer-Lösung). Von den kristallinen Lösungen wird die Hälfte des errechneten Volumens in den ersten 8 h und je ein Viertel in den weiteren 8 h appliziert.
- ergänzend **Katecholamine** (z. B. Noradrenalin über Perfusor i. v.)

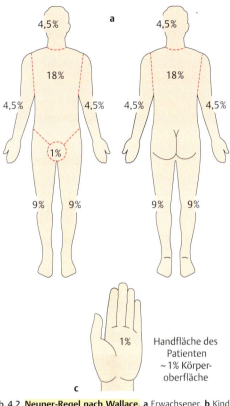
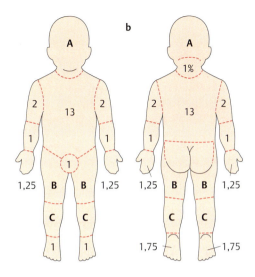

Abb. 4.2 **Neuner-Regel nach Wallace. a** Erwachsener. **b** Kind. **c** Handflächenregel. Bei einer Schädigung II. Grades > 20–30 % der Körperoberfläche sowie bei Verbrennungen von Händen oder Gesicht sollte der Patient in eine spezielle Verbrennungsklinik transportiert werden. (aus: Secchi, Ziegenfuß, Checkliste Notfallmedizin, Thieme, 2009)

- **Analgesie**: z. B. Esketamin (0,25–0,5 mg/kg KG i. v.) in Kombination mit Midazolam (1–2 mg i. v.)
- evtl. Narkoseeinleitung mit einer Kombination aus Fentanyl (2 μg/kg KG i. v.), Midazolam (0,15–0,2 mg/kg KG i. v.) und Succinylcholin (1 mg/kg KG i. v.) oder Rocuronium (1,2 mg/kg KG). Succinylcholin ist aufgrund seiner kardialen Nebenwirkungen nur zur Ileuseinleitung bei Brandverletzten geeignet und im weiteren Narkoseverlauf kontraindiziert (Rocuronium kann weiter gegeben werden).

> **MERKE** Die Volumentherapie erfolgt nach der **Parkland-Formel**:
> Infusionsvolumen/24 h = 2–4 ml pro % verbrannter Körperoberfläche und kg KG.

Weitere Versorgung: Alle schweren Brandverletzungen sollten **stationär** behandelt werden. Dazu sollten zunächst die Vitalfunktionen stabilisiert und die Patienten anschließend in das nächstgelegene Akutkrankenhaus mit intensivmedizinischer Abteilung, idealerweise in eine Spezialklinik für Brandverletzungen, transportiert werden. Näheres s. Chirurgie [S. B228].

4.7 Inhalationstrauma

Synonym: Rauchgasinhalation, Rauchgasintoxikation, Brandgasintoxikation, Brandrauchinhalation, -intoxikation

Ätiopathogenese: Einatmen von **Brandgasen** (z. B. CO, HCl, HCN, NH_3, SO_2). Diese können neben ihrer direkt toxischen Wirkung auch zu sekundären Veränderungen (z. B. toxisches Lungenödem) führen. Außerdem kann die Hitzeeinwirkung zu Atemwegsproblemen durch Endothelschäden, Extravasation und Ödem führen. Innerhalb von 24–48 h kann sich ein **toxisches Lungenödem** (ARDS, s. Atmungssystem [S. A178]) entwickeln!

Klinik: Rußspuren, Hustenreiz, Dyspnoe, evtl. Stridor, evtl. Hypoxie und Zyanose.

Notärztliche Diagnostik:
- Anamnese (Brandrauchexposition?)
- körperliche Untersuchung
- Basismonitoring: EKG, Blutdruckkontrolle, Pulsoxymetrie
- CO-Messung: in der BGA (Goldstandard).

> **MERKE** Eine 100 %ige Sauerstoffsättigung in der Pulsoxymetrie schließt eine CO-Vergiftung nicht aus.

Notärztliche Therapie:
- evtl. CPR
- hoch dosierte **Sauerstoffgabe** über eine Gesichtsmaske, möglichst mit Reservoirbeutel (z. B. 10 l/min), großzügige Indikationsstellung zur endotrachealen Intubation
- periphervenöser oder intraossärer Zugang
- vorsichtige Oberkörperhochlagerung
- inhalative Glukokortikoide und β_2-Mimetika (verbessern aber die Prognose nicht)
- **bei CO-Intoxikation:** Beatmung mit FiO_2 1,0 und PEEP > 5 cm H_2O. **Cave:** Nur die neuesten Pulsoxymeter können den COHb-Anteil im Blut messen.
- **bei HCN-Intoxikation:** bei Reanimationsindikation oder großer Wahrscheinlichkeit: z. B. Natriumthiosulfat 5 g Hydroxycobalamin oder 4-DMAP. Wenn eine CO- und HCN-Intoxikation vorliegen, ist Hydroxycobolamin das Mittel der Wahl (4-DMAP kontraindiziert).

> **MERKE** Immer Klinikeinweisung zum Ausschluss einer CO-Vergiftung und eines toxischen Lungenödems.

Weiterführende Therapie: Das **Inhalationstrauma kann endoskopisch verifiziert** werden (mittels Fiberbronchoskopie). Therapeutisch wichtig sind die kontrollierte, lungenschonende Beatmung (**PEEP**) und **intensivmedizinische Überwachung für 24–48 h** zur Vermeidung eines **toxischen Lungenödems**. Anschließend sollte eine Kontrollendoskopie erfolgen. Bei CO-Vergiftung kann eine hyperbare Oxygenierung in der Druckkammer notwendig werden (Indikationen: Bewusstlosigkeit, Säuglinge, Kleinkinder, Schwangere, Patienten mit KHK, neurologischen oder psychiatrischen Auffälligkeiten).

4.8 Hitzeschäden

> **DEFINITION**
> - Unter einem **Sonnenstich** (Heliosis, Insolation) versteht man eine Hirnhautreizung und Permeabilitätsstörung der Hirnhäute durch länger andauernde direkte Sonneneinstrahlung auf den ungeschützten Kopf.
> - Ein **Hitzschlag** ist eine bedrohliche Erkrankung, bei der es durch eine behinderte Wärmeabgabe zu schweren Kreislaufreaktionen kommt. Betroffen sind meist ältere Patienten, Säuglinge, Kleinkinder und Patienten nach langer körperlicher Arbeit in feuchtwarmer Umgebung.

Ätiologie: Ursache aller Hyperthermieerkrankungen (auch von Hitzekrämpfen und Hitzeerschöpfung) ist meist ein unangepasstes Verhältnis von Wärmezufuhr zu Wärmeabgabe, z. B. schwere körperliche Arbeit, direkte Sonneneinstrahlung auf den Körper, zu warme Bekleidung, zu geringe Flüssigkeitsaufnahme.

Pathophysiologie: In der Regel stehen dem Körper die Mechanismen der **Konvektion** und **Wärmestrahlung**, v. a. aber der Schweißabsonderung (Verdunstung) zur Verfügung, um eine Reduzierung der Körpertemperatur zu erreichen, sofern erforderlich. Werden diese Regelmechanismen gestört (keine ausreichende Möglichkeiten zur Wärmeabgabe), so kann es zu einem Circulus vitiosus kommen, bei dem – hervorgerufen durch eine erhöhte Körpertemperatur (z. B. durch körperliche Anstrengung) – der Stoffwechsel gesteigert wird, was wiederum zur Wärmeproduktion beiträgt.

Klinik: Zur Symptomatik des Sonnenstichs gehören ein **hochroter, heißer Kopf, Unruhe, Kopfschmerzen, Schwindel, Übelkeit** und gelegentlich Nackensteife (Meningismus). Steigt die Körpertemperatur auf > 40 °C an, so kann es im Sinne eines Hitzschlags zu **Bewusstseinsstörungen** (Verwirrtheit bis hin zu tiefer Bewusstlosigkeit) kommen. Begleitend können auch Symptome wie Krampfanfälle, Tachypnoe, Tachykardie, Hypotension und ein Schock auftreten. Im weiteren Verlauf kann es zu schweren Komplikationen wie Leber- und Nierenversagen sowie Blutgerinnungsstörungen (disseminierte intravasale Gerinnung) kommen.

Notärztliche Diagnostik:
- **Anamnese:** Vorerkrankungen? Medikamente? Körperliche Anstrengung? Hitzeeinwirkung?
- **Klinische Untersuchung:** Kopf gerötet? Haut überwärmt und schweißig? Bewusstseinszustand (Glasgow-Coma-Scale erheben)? Atmung normal?
- **Basismonitoring:**
  - EKG: Herzfrequenz?
  - Blutdruck: Schocksymptomatik? Sonstige Auffälligkeiten?
  - Pulsoxymetrie: Auffälligkeiten?
- Temperaturmessung.

Notärztliche Therapie: Die notärztlichen Handlungsmöglichkeiten beschränken sich auf eine symptomatische Therapie. Oberste Priorität hat die **Senkung der Körpertemperatur**. Daher sollte der Patient zunächst an einen schattigen, kühlen Ort gebracht und dort äußerlich und innerlich (z. B. durch Trinken) mit Wasser gekühlt werden. Zu den grundlegenden Therapien gehören auch die Gabe von Sauerstoff (4–6 l/min) sowie eine Volumentherapie mit z. B. Ringer-Lösung (500–1000 ml i. v.).

Abhängig von der weiteren Begleitsymptomatik kann es auch notwendig sein, eine medikamentöse Krampfdurchbrechung [S. B56] oder eine Narkose mit Intubation durchzuführen. Bei allen Patienten mit Bewusstseinsstörungen oder Bewusstseinsverlust muss eine Überwachung auf einer Intensivstation erfolgen.

4.9 Hypothermie, Erfrierungen

Ätiopathogenese: Ursache von Verletzungen durch Kälteeinwirkung sind meist Ertrinkungsunfälle (z.B beim Eislaufen im Winter) oder langes Liegen bei niedrigen Umgebungstemperaturen.

Durch die Kälteeinwirkung werden die Gefäßwände geschädigt. Es kommt zu lokaler Hämokonzentration und zur (reversiblen) Aggregation der Erythrozyten (sog. „Geldrollenbildung"). Das erfrorene Gebiet wird nicht mehr durchblutet (→ Zelltod).

Tab. 4.3 Stadien und Symptome der Unterkühlung

Stadium	Körpertemperatur	Symptome
milde Hypothermie	32–35,5 °C	Muskelzittern, Tachykardie, Tachypnoe, Vasokonstriktion, Zentralisation
mittelgradige Hypothermie	28–32 °C	Bewusstseinseintrübung, Bradykardie, Hypotonie, erweiterte Pupillen, verminderte Schutzreflexe, Hyporeflexie, Muskelzittern hört auf
schwere Hypothermie	< 28 °C	Bewusstlosigkeit, Herzrhythmusstörungen, Kreislaufstillstand, Atemstillstand, verminderte Hirnaktivität im EEG, Lungenödem, lichtstarre Pupillen

Einteilung und Klinik: Bei Erfrierungen bestehen anfangs lokale Schmerzen, später wird der betroffene Bereich gefühllos. Man unterscheidet folgende **Schweregrade**:
- Grad I: Blässe, Gefühllosigkeit, nach Wiedererwärmung kommt es zu Schwellung und Rötung
- Grad II: Blasen- und Ödembildung, Teilnekrose der Haut
- Grad III: Nekrose der gesamten Haut und Unterhaut
- Grad IV: Zerstörung aller Gewebeschichten.

Der Bewusstseinszustand der Patienten kann getrübt sein, Herzrhythmusstörungen (bis zum Kammerflimmern) sind möglich. Die verschiedenen Hypothermiestadien sind in **Tab. 4.3** dargestellt.

Notärztliche Diagnostik:
- **Anamnese:** Unfallhergang? Verletzungsausmaß? Schmerzen?
- **körperliche Untersuchung:**
  - Bewusstseinsstörungen: Beurteilung mittels Glasgow-Coma-Scale (GCS)
  - Bodycheck: Begleitverletzungen? Reflexe?
  - Auskultation von Herz und Lunge: Herzfrequenz? Herzrhythmusstörungen?
- **Basismonitoring:**
  - EKG: Herzfrequenz? Herzrhythmus?
  - Blutdruckkontrolle: Auffälligkeiten? Zustand stabil?
  - Pulsoxymetrie: Oxygenierung? Pulsfrequenz?
- **Temperaturmessung**.

Notärztliche Therapie: Die notärztliche Therapie orientiert sich nach Art und Ausmaß der Erfrierungen bzw. Unterkühlung. Körperstellen mit **leichter Erfrierung** sollten vorsichtig warm und steril eingepackt werden, bei **kompletten Unterkühlungen** ist hingegen eine spezifischere Therapie erforderlich:
- ggf. **CPR**: Die Reanimationsmaßnahmen müssen so lange fortgeführt werden, bis der Patient wieder normal temperiert ist. Die Defibrillation ist bei einer Körpertemperatur < 30 °C i. d. R. nicht erfolgreich. Durch die Hypothermie kommt es zu einer großen Hypoxietoleranz.
- Gabe von **Sauerstoff** (z. B. 10 l/min), ggf. Indikation zur Intubation und Beatmung
- **vorsichtige Flachlagerung**
- **behutsames Aufwärmen**, für Wärmeerhalt sorgen (z. B. warme Infusionslösungen verabreichen und zwischen die Beine legen, Decke, Heizung im Fahrzeug)
- Anlage von 2 großlumigen periphervenösen Zugängen mit **Volumentherapie** zur Kreislaufstabilisierung
- ggf. **Katecholamintherapie**
- **Analgesie**.

MERKE Hypotherme Patienten sollten möglichst wenig bewegt werden, da es durch Einströmen von kaltem Blut aus den Extremitäten in den Rumpf zu Herzrhythmusstörungen kommen kann („Bergungstod"). Auch ein „Warmrubbeln" ist daher kontraproduktiv.

4.10 Elektrounfälle

DEFINITION Man unterscheidet zwischen **Niederspannung** (Wechselstrom bis 1000 Volt bzw. Gleichstrom bis 1500 Volt) und **Hochspannung** (Wechselstrom > 1000 Volt bzw. Gleichstrom > 1500 Volt). Im Niederspannungsbereich verursacht Wechselstrom im Gewebe größere Schäden als Gleichstrom. Bei Hochspannung verhält es sich umgekehrt. **Blitze** führen extreme Spannungen (Gleichstrom).

Ätiopathogenese: Ursache von Verletzungen durch Elektrizitätseinwirkung sind i. d. R. Stromunfälle (z. B. Arbeitsunfälle) oder Suizide bzw. Suizidversuche.

Die eigentliche Gewebeschädigung kommt durch die Gewebeerhitzung infolge des Stromflusses zustande (sog. Joule-Effekt). Speziell an **Arterien** (geringster Widerstand) entstehen Endothelläsionen, die später Amputationen notwendig machen können. Auch tritt generell eine Veränderung der Aminosäurestrukturen durch die Elektrodenaturierung auf.

Klinik: Klinisch fallen zunächst die lokalen Verbrennungen und **Strommarken** (Ein- und Austrittsstellen des Stroms) auf. Der Patient ist oftmals bewusstlos, evtl. mit Herz-Kreislauf-Stillstand. Häufig treten (sturzbedingte) Begleitverletzungen auf.

Notärztliche Diagnostik:
- **Anamnese:** Ursache eruieren (Eigenschutz!), Hergang? Verletzungsausmaß? Schmerzen?
- **körperliche Untersuchung:**
  - Bewusstseinsstörungen: Beurteilung mittels Glasgow-Coma-Scale (GCS)
  - Bodycheck: Verbrennungsausmaß? Verletzungen?
  - Inspektion: Strommarken?
  - Auskultation des Herzens: Herzrhythmusstörungen?
- **Basismonitoring:**
  - EKG: Herzfrequenz? Herzrhythmus?
  - Blutdruckkontrolle: Auffälligkeiten? Zustand stabil?
  - Pulsoxymetrie: Oxygenierung? Pulsfrequenz?

Notärztliche Therapie: Analog zu thermischen Verbrennungen gilt es auch bei Verletzungen durch Elektrounfälle, die Wunden **steril abzudecken**, **Sauerstoff** zu verabreichen (z. B. 10 l/min) und den Patienten umgehend in eine geeignete Klinik mit **Intensivstation** zu transportieren.

Medikamentöse Maßnahmen umfassen:
- Anlage eines großlumigen periphervenösen Zugangs mit **Volumentherapie zur Kreislaufstabilisierung** (z. B. mit Ringer-Lösung oder einem kolloidalen Volumenersatzmittel 500–1000 ml i. v.)
- ggf. Katecholamintherapie (z. B. Noradrenalin über Perfusor i. v.)
- **Analgesie**: z. B. Esketamin (0,25–0,5 mg/kg KG i. v.) kombiniert mit Midazolam (1–2 mg i. v.)
- ggf. Narkose, z. B. eine Kombination aus Fentanyl, Midazolam und Succinylcholin oder Rocuronium.

4.11 Ertrinkungs- und Tauchunfälle

> **DEFINITION**
> - **trockenes Ertrinken:** Dringt Wasser in die Luftröhre ein, wird reflektorisch die Stimmritze verschlossen (→ Hypoxämie und Hypoxie).
> - **feuchtes Ertrinken:** Wasser wird aspiriert und verhindert so den Gasaustausch in der Lunge. Es resultiert ebenfalls eine Hypoxie.
> - **Beinaheertrinken:** Ertrinkungsunfälle, bei denen die Asphyxie mindestens 24 h überlebt wird.

Ätiologie: Ursachen für Unfälle im Wasser sind Tauchen (Barotrauma), Stürze (z. B. in einen Teich oder Swimmingpool), Badeunfälle (z. B. Nichtschwimmer), Unfälle durch Einbrechen ins Eis im Winter sowie Suizide und Suizidversuche. Bei Kindern ist Ertrinken die zweithäufigste tödliche Unfallursache.

Einteilung: Pathophysiologische Vorgänge, die unmittelbar zum Ertrinkungstod führen (Sofortschaden), werden als **primäres Ertrinken** bezeichnet, Erkrankungen, welche Stunden oder Tage nach einem Beinnaheertrinken zum Tode führen (Spätschaden), hingegen als **sekundäres Ertrinken**.

Pathophysiologie: Wichtig ist es, zwischen der Aspiration von Süß- und Salzwasser zu unterscheiden. Durch das Eindringen von hypotonem **Süßwasser** in die Alveolen kommt es zu einer Verschiebung des aspirierten Wassers in die Blutbahn. Infolge des veränderten osmotischen Drucks hämolysieren die Erythrozyten und die K^+-Konzentration im Blut steigt. Darüber hinaus kommt es zu einem Surfactantverlust und einem interstitiellen Lungenödem. Die Aspiration von **Salzwasser** hingegen führt zur Diffusion von Wasser in die Alveolen, sodass Surfactant inaktiviert wird und sich ein alveoläres Lungenödem entwickelt.

Dekompressionskrankheit (sog. Caisson-Krankheit): Die Dekompressionskrankheit entsteht durch zu rasches Auftauchen nach tiefen Tauchgängen, wenn die notwendige Anpassung an den sich ändernden Umgebungsdruck versäumt wird. Sie ist nicht spezifisch für das Tauchen. Ebenfalls betroffen sein können z. B. Arbeiter im Tunnelbau (Druckluftbaustelle). Pathophysiologisch kommt es durch rasch abnehmenden Umgebungsdruck (z. B. bei schnellem Auftauchen) zur Bildung von Stickstoffbläschen in Blut-, Lymphgefäßen und Gewebe. Klinisch finden sich Gelenkschmerzen, Juckreiz oder marmorierte Haut, ggf. auch mit zusätzlichen neurologischen Beschwerden (z. B. Schwerhörigkeit, Schwindel, Erbrechen, Lähmungen, Bewusstlosigkeit).

Barotrauma: Das Barotrauma der Lunge entsteht vorwiegend beim **Tauchen** in der Auftauchphase (Dekompression), wenn durch fehlendes Ausatmen (Lufthalten) bei einem raschen Aufstieg das bei fallendem Umgebungsdruck rasch zunehmende Lungenvolumen zu Gewebezerreißungen führt (u. a. Pneumothorax). Bei Barotrauma im **Mittelohr** bestehen heftige Ohrenschmerzen, Tinnitus, ein dumpfes Druckgefühl und eine Schallleitungsschwerhörigkeit. Im **Innenohr** kann es durch den starken Druckanstieg in der Perilymphe zur Ruptur des ovalen und runden Fensters kommen. Die Patienten klagen über hörsturzähnliche Beschwerden und Schwindel.

Klinik: Häufig liegt bei Patienten nach einem Ertrinkungsunfall ein Herz-Kreislauf-Stillstand vor. Außerdem zeigen sich klinische Zeichen einer **Asphyxie**, manifesten Hypoxämie bzw. Hypoxie. Wasser tritt aus dem Mund aus, evtl. mit Schaumbildung. Oftmals besteht gleichzeitig eine Hypothermie.

Notärztliche Diagnostik:
- **Anamnese:** Hergang? Dauer? Zeitlicher Verlauf?
- **körperliche Untersuchung:**
  - Bewusstseinsstörungen: Beurteilung mittels Glasgow-Coma-Scae (GCS)
  - Bodycheck: Begleitverletzungen?
  - Auskultation von Herz und Lunge: Atemgeräusch? Herzrhythmusstörungen?
  - Palpation: Hypothermie?
- **Basismonitoring:**
  - EKG: Herzrhythmus und Herzfrequenz (kontinuierlich)
  - Puls- und Blutdruckkontrolle: Auffälligkeiten? Zustand stabil?
  - Pulsoxymetrie (Oxygenierung und Pulsfrequenz? Intubation erforderlich?
- **Temperaturmessung:** regelmäßig wegen evtl. vorhandener Hypothermie.

Notärztliche Therapie: Neben der Gabe von **Sauerstoff** (10 l/min über Maske) können auch eine Intubation und Reanimationsmaßnahmen notwendig werden. Eine Beatmung sollte wenn möglich unter Verwendung eines **PEEP** stattfinden. Eine weitere grundlegende Maßnahme ist der **Wärmeerhalt** des Patienten. Neben der Kreislaufstabilisierung ist auch die Anlage einer Magensonde zu erwägen, um verschlucktes Wasser entfernen zu können. Alle beinahe ertrunkenen Patienten müssen in eine Klinik transportiert und für mindestens 24 h **intensivmedizinisch überwacht** werden.

> **MERKE** Bei der Rettung aus dem Wasser immer auch an **Begleitverletzungen der HWS** denken (→ Sprung ins seichte Wasser).

Eine Infusion sollte nur zum Offenhalten des venösen Zugangs dienen. Übermäßige Volumentherapie kann zur Hyperhydratation führen.

Muss eine Narkose eingeleitet werden, eignet sich z. B. eine Kombination aus Fentanyl (2 µg/kg KG i. v.), Midazolam (0,15–0,2 mg/kg KG i. v.) und Rocuronium (1,2 mg/kg KG) bzw. Succinylcholin (1 mg/kg KG i. v.).

Weiterführende Therapie: Bei Dekompressionsunfällen oder einem Barotrauma sollte nach den Primärmaßnahmen ein sofortiger Transport in eine Druckkammer (hyperbare Oxygenierung) erfolgen. Die Wirkung einer Surfactanttherapie bei einem nach Ertrinken auftretenden ARDS (s. Atmungssystem [S.A178]) konnte bislang nicht nachgewiesen werden.

4.12 Verätzungen durch Säuren und Basen

> **DEFINITION** Verletzung der (Schleim-)Haut durch chemische Stoffe wie Säuren (Koagulationsnekrose) und Laugen (Kolliquationsnekrose).

Ätiologie und Einteilung: Ursachen von Verätzungen sind meist Haushalts- oder Arbeitsunfälle beim Umgang mit ätzenden Chemikalien (Reinigungsmittel, Laborbedarf). Bei Kindern steht das Schlucken von Laugen oder Säuren im Vordergrund (→ Verätzungen von Mund, Rachen und Verdauungstrakt).

Verätzungen zeigen eine typische dosisabhängige Dreigliederung und lassen sich dementsprechend analog den Verbrennungen einteilen (**Tab. 4.2**).

Pathophysiologie: Säuren führen zu einer **Koagulation** der Zelleiweiße (Verklumpung). Dies verhindert, dass die schädigende Flüssigkeit weiter tiefer in das Gewebe eindringen kann. Laugen hingegen verflüssigen das Gewebe (sog. **Kolliquation**). Kolliquationsnekrosen sind daher meist auch ausgedehnter als Koagulationsnekrosen.

Klinik: Die Symptome sind abhängig von Konzentration, Wirkungsort und Wirkungsdauer der chemischen Stoffe. Analog zu Verbrennungen steht bei Verätzungen der **Flüssigkeitsverlust** im Vordergrund, der bis zum hypovolämischen Schock [S.B47] führen kann. Problematisch sind zudem die systemische Wirkung des eventuell giftigen Stoffes sowie starke Schmerzen.

Bei einer Verätzung des Mund- und Rachenraumes kann es zu **Schwellungen** kommen, die wiederum eine Verengung der Atemwege mit Erstickungsgefahr verursachen. Ist die Speiseröhre beteiligt, treten häufig auch starke **Blutungen** aus den lokalen Venen auf. Augenverätzungen können über eine Kolliquation oder Koagulation zu einer irreversiblen Trübung der Hornhaut und somit zur Erblindung führen.

Notärztliche Diagnostik:
- **Anamnese:** Welche Stoffe haben die Verätzung ausgelöst? Einwirkdauer? Ingestion?
- **körperliche Untersuchung:** Tiefe und Ausbreitung der Verätzung? Weitere Verletzungsmuster?
- **Basismonitoring:**
  - EKG: Pulsfrequenz?
  - Blutdruckmessung: Schocksymptomatik?
  - Pulsoxymetrie: Oxygenierung?

Notärztliche Therapie: Um die Wirkungsdosis zu reduzieren, sollte die Wunde möglichst **mit Wasser gespült** werden. Dabei muss vermieden werden, dass nicht betroffene Areale benetzt werden. Neutralisationsversuche sind nicht sinnvoll. Die Wunden sollten analog den Verbrennungen steril abgedeckt werden. Bei Ingestion von Säuren oder Laugen ist ein anschließendes Erbrechen wegen der Gefahr der Aspiration und der neuerlichen Schädigung der Speiseröhre unbedingt zu vermeiden.

Gelangen Kalkspritzer in das Auge, sollte dieses umgehend mit neutralen Flüssigkeiten gespült werden (z. B. Wasser oder Mineralwasser).

Medikamentöse Maßnahmen umfassen:
- **Volumentherapie** zur Kreislaufstabilisierung über einen großlumigen periphervenösen Zugang (z. B. mit Ringer-Lösung oder einem kolloidalen Volumenersatzmittel 500–1000 ml i. v.)
- ggf. **Katecholamintherapie** (z. B. Noradrenalin über Perfusor i. v.)
- **Analgesie**: z. B. Esketamin (0,25–0,5 mg/kg KG i. v.) kombiniert mit Midazolam (1–2 mg i. v.)
- **Narkose**: z. B. Kombination aus Fentanyl (2 µg/kg KG i. v.), Midazolam (0,15–0,2 mg/kg KG i. v.) und Succinylcholin (1 mg/kg KG i. v.) oder Rocuronium (1,2 mg/kg KG i. v.).

4.13 Bissverletzungen

Epidemiologie: Die häufigsten Tierbissverletzungen geschehen durch Hunde (80–90 %), Katzenbisse machen 5–15 % der Tierbisse aus. Typischerweise werden kleine Kinder beim „Spielen" mit einem bekannten Tier aus dem familiären oder nachbarschaftlichen Umfeld gebissen.

Klinik: Abhängig von der Zahnform des Tieres können Quetsch- oder Stichwunden entstehen. Katzenzähne verursachen meist Stichwunden. Die Tiefe der Verletzung und das Ausmaß des Substanzdefektes können erheblich variieren, von oberflächlichen Hautverletzungen bis hin zu Muskel-, Sehnen-, Gefäß-, Nerven-, Knochen- und Gelenkverletzungen. Bissverletzungen großer und aggressiver Tiere können durch große Wunden und erheblichen Blutverlust tödlich sein.

Folgende Bisse gelten als **Hochrisikowunden** und sind mit einer **erhöhten Infektionsgefahr** verbunden:

- Bisse von **Menschen** und **Katzen**
- Bisse (auch von Hunden) an Händen, Füßen und im Kopf-Hals-Bereich
- Punktionswunden
- tiefe Bisswunden mit Beteiligung der o. g. Strukturen
- Bissverletzungen bei Immunsupprimierten
- Bissverletzungen bei Kindern unter 2 Jahren
- Bisse unbekannter Tiere (potenziell Tollwut?)

Eine verspätete Wundversorgung (> 12 h) erhöht ebenfalls das Infektionsrisiko.

Infektionserreger: Der häufigste Erreger, der bei **Tierbissen** übertragen wird, ist Pasteurella multocida, der im Hunde- und Katzenspeichel vorkommt und Meningitis, Endokarditis, Osteomyelitis oder Sepsis verursachen kann. Hundebisse führen in 10–20 % der Fälle zu Infektionen, Katzenbisse in bis zu 50 %. Weitere potenziell pathogene Keime sind S. aureus, Moraxella, Streptokokken, Neisseria, Pseudomonas und Fusobakterien sowie Anaerobier (Bacteroides, Clostridien). Ein nur von Hunden übertragener Keim ist Capnocytophaga canimorsus, der eine Endokarditis, Sepsis oder ein hämolytisch-urämisches Syndrom (HUS, s. Niere [S. A414]) auslösen kann. Katzen können zusätzlich Bartonella henselae übertragen.
Bei **Menschenbissen** können Wundinfektionen durch Staphylokokken, Streptokokken, Fusobakterien, Haemophilus und Clostridien ausgelöst werden. Ein häufiger Erreger, der durch Menschenbisse übertragen wird, ist Eikenella corrodens, der eine Gonarthritis oder Endokarditis verursachen kann.

Diagnostik: Bei frischen Wunden bleibt eine Abstrichdiagnostik häufig ohne Ergebnis. Tiefe Bisswunden oder Bisse im Kopf-Hals-Bereich erfordern bildgebende Untersuchungen, um innere Verletzungen auszuschließen.

Therapie: Bei Bisswunden ist eine gründliche **Spülung** mit einer desinfizierenden Lösung essenziell, bei kleinen oberflächlichen Wunden häufig ausreichend. Ein chirurgisches Debridement kann bei größeren Verletzungen erforderlich sein.

Der **Tetanusimpfschutz** sollte überprüft und ggf. aufgefrischt werden (s. Infektionserkrankungen [S. A536]). Eine sofortige postexpositionelle Tollwutimmunprophylaxe (s. Infektionserkrankungen [S. A559]) ist erforderlich, wenn beim Tier der geringste Tollwutverdacht besteht oder eine Tollwut nicht sicher ausgeschlossen werden kann. Unbekannte Tiere oder Tiere ohne aktuellen Tollwutimpfnachweis gelten immer als tollwutverdächtig.

Eine **antibiotische Therapie** (z. B. mit Amoxicillin und Clavulansäure oder Penicillin G bei nachgewiesener Infektion durch P. multocida für 7–10 Tage) ist bei Anzeichen einer Infektion einzuleiten. Eine antibiotische Prophylaxe (Amoxicillin und Clavulansäure für 3–5 Tage) ist bei Patienten mit Hochrisikowunden oder bei verspäteter Wundversorgung (> 12 h nach dem Biss) indiziert. Bisswunden im Gesicht und infizierte Bisswunden sollten bei Kindern immer stationär behandelt werden.

Vorgehen bei Bissen durch Gifttiere: Vor Ort wird die Extremität **ruhiggestellt** (keinesfalls stark bewegen!) und die Wunde **steril abgedeckt**. Jegliche Manipulationen an der Bissstelle, also auch das Abbinden oder Aussaugen von Blut, sollten vermieden werden In der Klinik wird die Wunde lokal versorgt. Bei einem Kompartmentsyndrom wird eine chirurgische Intervention notwendig. Bisse einer in Mitteleuropa heimischen Schlange erfordern die Gabe eines Antidots i. d. R. nur, wenn die Extremität rasch anschwillt oder es zur systemischen Reaktion kommt. Die Tetanusprophylaxe muss immer geprüft werden. **Cave:** Von einigen Tierliebhabern werden auch hochgiftige Schlangen gehalten. Bei diesen muss das Antiserum oftmals innerhalb kürzester Zeit gespritzt werden.

5 Intoxikationen

5.1 Grundlagen

> **DEFINITION** Als Intoxikation wird die Aufnahme schädlich wirkender Substanzen (Gifte) in den menschlichen Körper definiert. Die Aufnahme kann z. B. oral, inhalativ, intravenös, perkutan oder transdermal erfolgen.

Ätiologie: Man unterscheidet zwischen einer absichtlichen **Selbstbeibringung** (z. B. Missbrauch, Abhängigkeit, Selbstschädigung, Suizid/-versuch), absichtlichen **Fremdbeibringung** (z. B. vorsätzliche Schädigung, Mord) und akzidentiellen Selbst-/Fremdbeibringung (z. B. Verwechslung, versehentliche Einnahme oder Überdosierung, kindliche Neugier, Unfall).

Klinik: Die Symptome bei Vergiftungen sind meist uncharakteristisch (**Tab. 5.1**).

Notärztliche Diagnostik:
- **Anamnese:** Auffindesituation (leere Verpackungen)? Ingestionszeitpunkt? Aufgenommene Menge/Dosis? Vorerkrankungen? Dauermedikation (Interaktionen mit Therapie)?
- **Körperliche Untersuchung:**
  - Inspektion: Hautfarbe, Hautturgor, Atemmuster, sonstige Auffälligkeiten?
  - Palpation: z. B. Hautturgor?
  - Foetor?
- **Basismonitoring:**
  - EKG: Herzfrequenz? Herzrhythmus?
  - Blutdruckmessung: Auffälligkeiten?
  - Pulsoxymetrie: Oxygenierung? Pulsfrequenz?
- **Blutzuckermessung:** Ausschluss Blutzuckerentgleisung
- Asservierung von (vermutetem) Gift und Körpersekreten (z. B. Speichel, Urin, Trachealsekret, Blut) zur weiteren Analyse im Labor.

Tab. 5.1 Gifte, Antidote und Klinik

Gifte	Antidot/Therapie	Klinik
Alkylphosphate (Pflanzenschutzmittel, muskarinerge Pilze)	Atropin, Obidoxim	Miosis, gesteigerter Speichelfluss, Bradykardie, Krampfanfälle, Somnolenz, Sopor, Koma, Atemlähmung (peripher!)
Neuroleptika	Biperiden	Hypotension, Herzrhythmusstörungen, anticholinerges Syndrom
Schaumbildner	Dimethylpolysiloxan	ingestiertes Gift kann über Schäumen zu Aspiration und Ersticken führen
Zyanide, Blausäure, Bittermandeln	4-DMAP, Natriumthiosulfat, Hydroxycobalamin	Hyperpnoe, Erregung, Angst, Zyanose, Krämpfe
β-Blocker	Dopamin, Noradrenalin, Adrenalin, externer Schrittmacher	bradykarde Herzrhythmusstörungen, Müdigkeit bis Koma, Krämpfe, Hypoglykämie, Hyperkaliämie, Dyspnoe
Benzodiazepine	Flumazenil	Hypothermie, Hypoventilation, Apnoe, Somnolenz, Sopor, Koma
Kalziumkanalblocker	Kalzium	Hypotension bis Schock, Bradykardie bis Asystolie, Somnolenz bis Koma, Krämpfe, Hypoglykämie, Hyperkaliämie, Dyspnoe
Reizgas	Glukokortikoide	Schleimhaut gerötet/verrußt, Husten, retrosternale Schmerzen, Bronchospastik, Bewusstseinsstörungen
Paracetamol	N-Acetylcystein	Schwindel, Erbrechen, Bauchschmerzen
Opiate, Schlafmohn	Naloxon	Miosis, Hypothermie, Hypoxie/Lungenödem, Brady-/Apnoe, Hypotension, Bradykardie, Somnolenz, Sopor, Koma
Atropin, Scopolamin, trizyklische Antidepressiva, Tollkirsche, Fliegenpilz, Stechapfel, Antihistaminika	Physostigmin	Mydriasis, trockener Mund, Hyperthermie, Herzrhythmusstörungen, Tachykardie, Halluzinationen, Rausch, Aggressivität
Kohlenmonoxid	Sauerstoff (Druckkammer)	Kopfschmerz, Schwindel, kirsch-/hellrote Hautfarbe (später Zyanose), Krämpfe, Somnolenz, Sopor, Koma
Methämoglobinbildner (z. B. 4-DMAP)	Toluidinblau, Methylenblau, Thionin	Zyanose, Müdigkeit, Dyspnoe, Tachykardie, Bewusstseinsstörungen
Schwermetalle (z. B. Blei, Quecksilber, Kupfer)	Chelatbildner (z. B. EDTA)	verschiedenartig, oft aber Störungen des Zentral-, Gastrointestinal- sowie Renalsystems
Methanol	Ethanol	Rausch, Sehstörungen, schwere Azidose
Heparin	Protamin	gesteigerte Blutungsneigung
Cumarine	Vitamin K_1	gesteigerte Blutungsneigung
Digoxin, Digitoxin (auch in Fingerhut)	Digitalisantitoxin	Herzrhythmusstörungen, Bradykardie, forcierte Diurese, Übelkeit + Erbrechen, Müdigkeit, Kopfschmerzen, Delir, Krämpfe
Insulin	Glukose	Hypoglykämie [S. B54]
Nikotin	Natriumsulfit, Aktivkohle, Atropin	Magen-Darm-Beschwerden, Atemdepression, Herz-Kreislauf-Beschwerden
Barbiturate	s. Notärztliche Therapie	Hautblasen, Hypotension, Somnolenz, Sopor, Koma
Kokain	Intensivtherapie	Mydriasis, Hypertension, Agitation, Ruhelosigkeit
Amphetamine (Ecstasy)	Infusionstherapie bei Dehydratation, ggf. Sedierung	Erregung, Euphorie, Halluzinationen, Hypertonie, Tachykardie, Hyperthermie, Mydriasis, später Übelkeit, Erbrechen, Kopfschmerzen

5.2 Therapie

Notärztliche Therapie: Die Therapie beschränkt sich in erster Linie auf **symptomatische Maßnahmen** und **Maßnahmen zur Begrenzung der Giftaufnahme** in den Organismus (z. B. Kleidung ausziehen, Abspülen der Haut, Ausspülen der Augen). Parallel zur Basisversorgung kann durch ein Mitglied des Rettungsteams bereits der Kontakt zur Giftnotrufzentrale hergestellt werden. Wichtig ist immer auch der **Eigenschutz** des Rettungspersonals.

Symptomatische Therapie:
- ggf. kardiopulmonale Reanimation [S. B30]
- Gabe von Sauerstoff (mindestens 6–8 l/min, z. B. über Gesichtsmaske), um die Oxygenierung zu verbessern; bei respiratorischer Insuffizienz/verminderten Schutzreflexen ggf. Atemwegssicherung durch Narkoseeinleitung, endotracheale Intubation und Beatmung
- bei Krampfanfällen antikonvulsive Therapie (z. B. Midazolam 2–5 mg i. v.)
- bei Stress: Sedierung erwägen (z. B. Midazolam 2 mg i. v.)
- bei Agitiertheit: Antipsychotikum verabreichen (z. B. Haloperidol 5–10 mg langsam i. v. oder i. m.)

- bei Schock oder akuter Hypotension: Volumentherapie (z. B. Ringer-Lösung 500–1000 ml i. v. und/ oder kolloidales Volumenersatzmittel 500–1000 ml i. v.), zusätzlich Katecholamintherapie (z. B. Noradrenalin über Perfusor i. v.) erwägen.

Giftelimination:
- Aktivkohlegabe (z. B. Carbo medicinalis 50 g p. o.)
- evtl. Magenspülung (nur bis zu 1 h nach Aufnahme potenziell letaler Gifte und nur bei Patienten mit gesichertem Atemweg)
- Induziertes Erbrechen wird nicht mehr empfohlen (u. a. Aspirationsgefahr).
- forcierte Diurese (z. B. mit Furosemid 20–40 mg i. v.)
- Alkalisierung (z. B. Natriumbikarbonat 1 ml/kg KG i. v.)
- moderate Hyperventilation (Ziel: paCO$_2$ 32–35 mmHg).

Antidottherapie: siehe Tab. 5.1

Weiteres zu Schad-/Giftstoffen und ihrer Toxikologie s. Klinische Umweltmedizin und Toxikologie [S. C825] und Rechtsmedizin [S. C277].

6 Spezielle Notfälle

6.1 Pädiatrische Notfälle

Siehe Pädiatrie [S. B612]

6.2 Gynäkologische und geburtshilfliche Notfälle

Siehe Gynäkologie [S. B340] und Geburtshilfe [S. B416].

6.3 Ophthalmologische Notfälle

Siehe Augenheilkunde [S. B895].

6.4 Urologische Notfälle

Siehe Urologie [S. B674].

B 12 Anästhesie, Intensivmedizin und Schmerztherapie

1 Anästhesie 70
2 Intensivmedizin 87
3 Schmerztherapie 93

1 Anästhesie

1.1 Vorbereitung zur Anästhesie

1.1.1 Präoperative Anamnese

Begleiterkrankungen: Im Rahmen der **Prämedikationsvisite** wird u. a. nach früheren Operationen (Anästhesieverfahren, deren Verträglichkeit bzw. Komplikationen, Probleme bei der Narkoseeinleitung oder Intubation), Transfusionen, ggf. Dauer und Ursachen einer vorangegangenen Intensivtherapie, Medikamenteneinnahme, Allergien und Gerinnungsstörungen gefragt. Wichtig sind auch **Allgemeinerkrankungen**, v. a. wenn sie die **kardiovaskuläre und respiratorische Situation** des Patienten beeinflussen (z. B. Hyper- oder Hypotonie, KHK, Z. n. Herzinfarkt, Herzinsuffizienz, Herzvitien, Cor pulmonale, Arrhythmien, häufige respiratorische Infekte, Bronchialtumoren, Tuberkulose, Lungenemphysem oder -fibrose, Asthma bronchiale, COPD). Außerdem zu beachten sind u. a. Epilepsie, Rückenmark-, Gefäß-, Nieren-, Leber- und Stoffwechselerkrankungen (Diabetes mellitus!), endokrine Erkrankungen (v. a. Störungen des Schilddrüsen- und Nebennierenstoffwechsels), Anorexie bzw. Adipositas sowie Drogen-, Medikamenten- und Alkoholabusus (**Tab. 1.1**).

Dauermedikation:

> **MERKE** Antianginosa, Antihypertensiva, Thyreostatika und Glukokortikoide sowie Medikamente zur Behandlung einer Herzinsuffizienz (außer Diuretika, ACE-Hemmern und Herzglykosiden), eines Morbus Parkinson, einer Epilepsie und eines Asthma bronchiale sollten unbedingt auch am Operationstag eingenommen werden!

- **orale Antidiabetika:** Metformin muss aufgrund der Gefahr einer perioperativen Laktatazidose 48 h vor der Operation abgesetzt werden. Alle anderen oralen Antidiabetika werden am Operationstag pausiert.
- **Cumarine** müssen aufgrund des hohen Blutungsrisikos 3–5 Tage vor der Operation abgesetzt werden, zur Antikoagulation wird **Heparin** in prophylaktischer Dosierung gespritzt („Bridging"). Die Patienten gelten ab einem Quick-Wert > 50–60 % (bzw. INR ≤ 1,5) als operabel, ggf. kann dies durch die Gabe von Konakion beschleunigt werden. Im Notfall werden Prothrombinkomplexkonzentrate (PPSB) gegeben. Am Operationstag wird das Heparin pausiert. Je nach Blutungsrisiko wird ab dem 2.–3. postoperativen Tag wieder mit Cumarinen begonnen, nach Erreichen der erwünschten INR wird das Heparin abgesetzt.
- **Thrombozytenaggregationshemmer:** Acetylsalicylsäure soll bei Patienten mit KHK perioperativ nicht pausiert werden (erhöhtes Risiko myokardialer Ischämien!), ansonsten wird es 3 Tage vor dem Eingriff abgesetzt. Auch bei Clopidogrel ist das Blutungs- gegenüber dem Ischämierisiko abzuwägen, bei hohem Blutungsrisiko wird ab mindestens 7 Tage vor dem Eingriff pausiert. NSAR (Diclofenac, Ibuprofen) und Cox-2-Hemmer müssen nicht pausiert werden. Cave: Interaktion mit Regionalanästhesie.
- **Glukokortikoide:** Bei chronischer Therapie oberhalb der Cushing-Schwelle (> 30 mg Hydrokortisonäquivalent/d) und bei Substitutionstherapie eines Morbus Addison muss die Dosis perioperativ erhöht werden, um eine Addison-Krise zu vermeiden.
- **Trizyklische Antidepressiva, Neuroleptika** und selektive Serotonin-Wiederaufnahmehemmer (**SSRI**) sollten perioperativ weitergegeben werden (Cave: Wechselwirkungen mit in der Anästhesie verwendeten Medikamenten möglich!)
- **Diuretika**: am OP-Tag pausieren (Gabe unmittelbar postoperativ wieder möglich)
- **Herzglykoside**: perioperativ pausieren bei Gabe wegen absoluter Arrhythmie.
- **L-Thyroxin**: am Operationstag pausieren,
- **Thyreostatika:** unter Hormonkontrolle (TSH, T 3, T 4) perioperativ weitergeben.

1.1.2 Präoperative Untersuchungen

Körperliche Untersuchung: Bei allen Patienten sollten Herz und Lunge auskultiert, die peripheren Venen und Pulse überprüft und der Mund- und Rachenraum (Intubierbarkeit? vgl. Abschätzen der Intubierbarkeit [S.B74]) sowie die entsprechenden Regionen bei geplanter Regionalanästhesie inspiziert werden. Körpergröße, -gewicht und -temperatur, Herzfrequenz und Blutdruckamplitude sind zu dokumentieren.

Radiologische Untersuchungen: Die häufigste präoperative Bildgebung ist das **Röntgen-Thorax** (p. a. und seitlich, im Stehen, in maximaler Inspiration). Indikationen sind Alter > 60 Jahre, kardiopulmonale Auffälligkeiten in Anamnese oder körperlicher Untersuchung, pulmonale Beschwerden, Traumapatienten (v. a. bei Verletzungen im Thoraxbereich), thorakale Eingriffe und Strumektomien.

> **MERKE** Bei unter 60-Jährigen mit unauffälliger Klinik und Anamnese ist i. d. R. kein **Röntgen-Thorax** notwendig.

EKG: Ein präoperatives EKG ist indiziert bei auffälliger Untersuchung oder Anamnese und wird vielerorts aufgrund der hohen Inzidenz kardialer Veränderungen bei allen über 40- bis 50-Jährigen routinemäßig durchgeführt. Weitere **Indikationen** sind bekannte Herzerkrankungen, die Einnahme von Antiarrhythmika und kardiale Beschwerden. **Veränderungen, die eine weitere Abklärung (Echokardiografie, Koronarangiografie) bzw. eine präope-

1.1 Vorbereitung zur Anästhesie

Tab. 1.1 Begleiterkrankungen und ihr anästhesiologisches Risiko

	Komplikationen	prä- bzw. intraoperative Maßnahmen
Herzinsuffizienz	akute kardiale Dekompensation	optimale kardiale Rekompensation
KHK	Myokardischämien	anxiolytische Prämedikation, β-Blocker, antianginöse Dauertherapie und ASS nicht pausieren
Z. n. Myokardinfarkt	perioperative Reinfarkte	wie bei KHK; elektive Eingriffe frühestens 6 Wochen nach einem Myokardinfarkt
arterielle Hypertonie	perioperative Blutdruckschwankungen	arteriellen Blutdruck vor elektiven Eingriffen < 180/110 mmHg senken, antihypertensive Therapie nicht pausieren
obstruktive und restriktive Lungenerkrankungen	perioperative respiratorische Insuffizienz	Nikotinkarenz, Atemgymnastik, Lungenfunktionsprüfung, respiratorische Therapie optimieren, ggf. O_2-Therapie; Vorsicht bei Gabe von Benzodiazepinen!
chronische Niereninsuffizienz	Blutdruckabfälle, Hyperkaliämie, Aspirationsgefahr, perioperative Lagerungsschäden	Dialyse
Lebererkrankungen	perioperativ akutes Leberversagen	hepatisch metabolisierte Medikamente vermeiden, ggf. Gerinnungsfaktoren ausgleichen
Diabetes mellitus	metabolische Azidose, Hypoglykämien	Operation möglichst frühmorgens, intraoperativ Glukose- und Insulinsubstitution, Metformin pausieren
Hyperthyreose	thyreotoxische Krise	Thyreostatika, Benzodiazepine, β-Blocker
Hypothyreose	Myxödemkoma	Hormonsubstitution, ggf. i. v.
Struma	Trachealverlagerung, Trachealkollaps bei Tracheomalazie	keine Muskelrelaxanzien bei Verdacht auf Tracheomalazie
Cushing-Syndrom	Blutzucker- und Elektrolytstörungen, schwierige Intubation, hypertensive Entgleisung	optimale Blutzucker- und Blutdruckeinstellung, Wasser- und Elektrolythaushalt normalisieren
Morbus Addison	kardiovaskuläre und respiratorische Insuffizienz, Elektrolytstörungen, Koma	erhöhte Substitution von Hydrokortison
Morbus Conn	Herzinsuffizienz, Elektrolyt- und Blutzuckerstörungen, Lungenödem	Spironolacton, Korrektur des Wasser- und Elektrolythaushalts
Phäochromozytom	hypertensive Entgleisung	Phenoxybenzamin zur α-Rezeptorblockade, bei Tachykardien zusätzlich β-Blocker
multiple Sklerose	Schübe durch postoperative Hyperthermie, Hyperkaliämie bei depolarisierenden Muskelrelaxanzien	keine depolarisierenden Muskelrelaxanzien bei fortgeschrittener MS, postoperative Hyperthermie vermeiden
Akromegalie	erschwerte Intubation und Maskenbeatmung	fiberoptische Intubation [S. B77] am wachen Patienten
Epilepsie	stumme Anfälle während der Allgemeinanästhesie	Antiepileptika nicht pausieren, Regionalanästhesie bevorzugen, EEG-Monitoring
Myasthenia gravis	respiratorische Insuffizienz, erhöhte Aspirationsgefahr	(nicht-depolarisierende) Muskelrelaxanzien und Benzodiazepine vermeiden
Morbus Parkinson	respiratorische Komplikationen, kompromittierte Atemmechanik	medikamentöse Therapie fortführen bzw. optimieren
Alkoholabhängigkeit	Elektrolytentgleisungen, Krampfanfälle	Delirprophylaxe mit Clonidin
Morbus Bechterew	verminderte Beweglichkeit der Halswirbelsäule mit erschwerter Intubation	fiberoptische Intubation

rative Therapie (z. B. Rhythmisierung bei Vorhofflimmern) **nötig machen, sind ST-Streckenveränderungen**, Zeichen eines durchgemachten Myokardinfarkts, Extrasystolen, Blockbilder, Hypertrophiezeichen, Herzschrittmacherpotenziale, AV-Blockierungen, Vorhofflimmern oder -flattern und Präexzitationssyndrome.

Laboruntersuchungen: Sie sollten in Abhängigkeit von Anamnese, klinischer Untersuchung, Lebensalter und geplantem Eingriff veranlasst werden. Häufig bestimmte Parameter sind Hämoglobin, Blutbild, Hämatokrit, Na^+, K^+, Ca^{2+}, Glukose, Kreatinin, Harnstoff und Gerinnungsstatus. Vor abdominellen Eingriffen sollten Bilirubin, γ-GT und AP abgenommen werden. Vor größeren Eingriffen ist eine Blutgruppenanalyse mit Kreuzprobe indiziert.

Blutgasanalyse und Spirometrie: Diese Untersuchungen sind vor kardiopulmonalen Eingriffen und bei pulmonalen Vorerkrankungen sinnvoll.

1.1.3 Risikoeinschätzung

Das am häufigsten verwendete System zur präoperativen Risikoeinschätzung ist das **Scoring-System der ASA** (American Society of Anesthesiologists, **Tab. 1.2**), das dem Anästhesisten hilft, das Risiko der **perioperativen Letalität** (bis zum 7. postoperativen Tag) auszuloten.

1 Anästhesie

Tab. 1.2 ASA-Klassifikation

Stadium	Definition	Letalität
ASA 1 bzw. P1	außer der Operationsindikation gesund	< 0,1 %
ASA 2 bzw. P2	leichte Systemerkrankung (z. B. leichte Bronchitis, Adipositas, Varikosis, mäßige Hypertonie, gut eingestellter Diabetes mellitus)	< 0,5 %
ASA 3 bzw. P3	schwere Systemerkrankung (z. B. erhebliche Anämie, manifeste Hyperthyreose, KHK, Z. n. Herzinfarkt, ausgeprägtes Lungenemphysem)	< 5 %
ASA 4 bzw. P4	schwere Systemerkrankung mit konstanter Lebensbedrohung (z. B. dekompensierte Herz-, Lungen- oder Niereninsuffizienz, Schock)	< 25 %
ASA 5 bzw. P5	moribunder Patient, Überleben ohne Operation innerhalb der nächsten 24 h unwahrscheinlich (z. B. fulminante Lungenembolie, Aortenruptur)	ca. 50 %
P6	hirntoter Patient, der zur Organspende vorgesehen ist	100 %

1.1.4 Auswahl des Anästhesieverfahrens

Zu beachten sind hier immer die **größtmögliche Patientensicherheit** und die **spezifischen Erfordernisse des Eingriffs** (z. B. Art, Lokalisation, Dauer und Dringlichkeit):

- Sehr kurze Eingriffe (bis ca. 5 min) sind meist in konventioneller **Maskennarkose** [S. B78] möglich, mit einer Larynxmaske sind mehrere Stunden dauernde Eingriffe möglich.
- Bei länger dauernden Thorax-, Abdomen- und 2-Höhlen-Eingriffen sowie bei Operationen in Bauchlage wird eine **Intubationsnarkose** bevorzugt.
- An der oberen Extremität kann meist gut in **Leitungsanästhesie** operiert werden.
- Eine **rückenmarknahe Regionalanästhesie** [S. B85] ist bei vielen Operationen an den unteren Extremitäten, im Unterbauch (z. B. Sectio caesarea) und in der Leistenregion möglich und ist v. a. bei Patienten mit kardiopulmonalen Vorerkrankungen vorteilhaft.
- **Verwirrte Patienten** sollten immer eine Allgemeinanästhesie erhalten.
- **Kinder** werden meist in Intubationsnarkose operiert.
- Bei **laparoskopischen Operationen** ist wegen der Notwendigkeit einer Muskelrelaxierung (Pneumoperitoneum!) eine Allgemeinanästhesie mit Intubationsnarkose erforderlich.

1.1.5 Aufklärungsgespräch

Der Patient wird über die infrage kommenden **Anästhesieverfahren** (Ablauf, Lagerung, Technik), deren Vor- und Nachteile, typische Risiken und über **präoperative Verhaltensregeln** informiert (z. B. **Nahrungskarenz** ab 6 h vor Allgemeinanästhesie [d. h., keine feste Nahrung, Fruchtsäfte, Kaffee mit Milch oder breiartige Kost mehr], Trinken klarer Flüssigkeiten bis 2 h vor der Operation erlaubt, Nikotinkarenz, Medikamenteneinnahme, prä- und postoperatives Vorgehen, Transfusionsbedarf). **Länge und Tiefe des Gesprächs** werden an die Dringlichkeit des Eingriffs (s. Chirurgie [S. B102]) sowie an Bildung und Vorbildung (z. B. bereits stattgefundene ähnliche Verfahren) und die Wünsche des Patienten („Aufklärungsverzicht" vs. „Totalaufklärung") angepasst. Zu den rechtlichen Grundlagen von Aufklärung und Einwilligung s. Rechtsmedizin [S. C293].

MERKE Aufklärungsgespräch und Einwilligung des Patienten sind **schriftlich** zu **dokumentieren**!

1.1.6 Prämedikation

DEFINITION Präoperative Gabe (z. B. am Vorabend der Operation) von Medikamenten zur Unterstützung oder Vorbereitung der eigentlichen Narkose. Reflexe und Kooperationsfähigkeit des Patienten sollen erhalten bleiben.

Ziele der Prämedikation sind **Anxiolyse** (→ Stressreduktion, verbesserte Kooperationsfähigkeit, verminderte Kortisolausschüttung), **vegetative Dämpfung** (→ Herz-Kreislauf-Stabilisierung, Reduktion der Magensaftproduktion) und **anterograde Amnesie**. Dies erleichtert die Narkoseeinleitung und reduziert das Risiko für intraoperative Kreislaufdysregulationen sowie den Anästhetika- und Analgetikaverbrauch (→ Minimierung der Nebenwirkungen). Patienten mit Schädel-Hirn-Trauma, respiratorischer oder kardialer Insuffizienz oder im Schockzustand sollten präoperativ nicht sediert werden. Bei Patienten mit COPD sollten Benzodiazepine nur sehr vorsichtig eingesetzt werden.

Häufig eingesetzte Wirkstoffgruppen:

- **Benzodiazepine** wirken anxiolytisch, sedierend, anterograd amnestisch und antikonvulsiv. Am Vorabend der Operation werden p. o. lang wirksame Substanzen (v. a. Diazepam und Flunitrazepam) verabreicht, am Operationstag kurz wirksame Substanzen (meist Midazolam). Diese Wirkstoffe fluten schnell im ZNS an und wirken daher gut anterograd amnestisch.
- **Neuroleptika** sind aufgrund der Gefahr einer psychomotorischen Entkoppelung (äußere Ruhe, innere Agitiertheit) zur Sedierung obsolet. **Droperidol** kann zur Prophylaxe von postoperativer Übelkeit und Erbrechen (PONV [S. B82]) gegeben werden.
- **Antihistaminika:**
  - Kombination eines H_1- und eines H_2-Antagonisten, z. B. Clemastin + Ranitidin: Vermeidung anaphylaktoider Reaktionen bei Atopikern
  - H_2-Antagonist (Ranitidin): Aspirationsprophylaxe [S. B79] bei gefährdeten Patienten (am Vorabend + 45 min vor der Narkoseeinleitung p. o.)
  - H_1-Antagonist (Dimenhydrinat): PONV-Prophylaxe [S. B82]
- **Parasympatholytika** (z. B. Atropin): früher obligatorisch (Schutz vor Bradykardien, Sekretionshemmung), heute v. a. vor HNO-Operationen (i. v. kurz vor der Narkoseeinleitung → Hemmung der Speichelsekretion)
- **Clonidin** (α_2-Rezeptor-Agonist): Anxiolyse und Sedierung v. a. bei chronischen Alkoholikern (kombiniert mit Benzodiazepinen)

- **5-HT₃-Antagonisten** (z. B. Ondansetron): PONV-Prophylaxe [S. B82]
- **Protonenpumpeninhibitoren** (z. B. Omeprazol): Aspirationsprophylaxe bei gastroösophagealem Reflux
- **Opioide** (z. B. Pethidin): v. a. bei starken präoperativen Schmerzen oder zum Vermeiden von Entzugssymptomen bei Opioidabhängigen (**Cave:** Atemdepression!)
- **Endokarditisprophylaxe:** Amoxicillin, Ampicillin oder Clindamycin vor zahnärztlichen oder herzchirurgischen Eingriffen (nur noch bei Patienten der höchsten Risikogruppe, s. Herz-Kreislauf-System [S. A79])
- **β-Blocker** (Bisoprolol): Eine präoperative Dauermedikation wird nicht pausiert. Die prä- und postoperative Einnahme (≥ 3 Wochen) von Bisoprolol wird bei hohem kardiovaskulärem Risiko empfohlen (≥ 2 der folgenden Risikofaktoren: arterielle Hypertonie, Alter > 65 Jahre, Raucher, Serumcholesterin > 240 mg/dl, Diabetes mellitus bzw. ≥ 1 der folgenden Risikofaktoren: KHK, zerebrovaskuläre Erkrankung, chronische Niereninsuffizienz, insulinpflichtiger Diabetes mellitus, Eingriffe mit hohem kardiovaskulärem Risiko).

1.2 Arbeitstechniken

1.2.1 Gefäßzugänge

Periphervenöser Zugang

Die meisten Medikamente können über einen periphervenösen Zugang appliziert werden (Flussrate je nach Durchmesser 36–330 ml/min). Bei Lösungen mit einer Osmolarität > 800–1000 mosmol/l oder stark unphysiologischem pH-Wert besteht die Gefahr einer **Thrombophlebitis** oder eines kompletten **Venenverschlusses**. Üblicherweise werden zunächst Venen distal auf dem Handrücken punktiert, erst bei Fehlpunktion werden proximaler gelegene Venen gewählt. Die Venenkanüle besteht aus einer Hohlnadel mit abgeschrägter, scharfer Spitze, die von einer Kunststoffkanüle ummantelt ist. Diese liegt nach Punktion und Entfernung der Nadel als eigentlicher Venenverweilkatheter in der Vene. Die **korrekte Lage** wird durch Anschluss einer Infusion überprüft (gleichmäßiges und rasches Einlaufen bei orthotoper Lage, Sistieren des Flusses nach Anlage eines Stauschlauchs): Bei arterieller Punktion kann Blut in das Infusionssystem zurücklaufen, bei einem Paravasat bildet sich eine Schwellung.

MERKE Ein großlumiger periphervenöser Zugang kann Leben retten!

Zentralvenöser Katheter (ZVK)

Über eine periphere Vene wird der ZVK bis in die V. cava superior kurz oberhalb deren Einmündung in den rechten Vorhof vorgeschoben. **Indikationen** für die Anlage sind die Messung des zentralen Venendrucks (ZVD), die wiederholte Entnahme von Blutgasanalysen, die Verabreichung bestimmter Medikamente (z. B. Katecholamine, venenreizende Substanzen wie Kalium) oder hyperosmolarer Lösungen, eine parenterale Ernährung und eine längerfristige Flüssigkeitstherapie. Meist werden **mehrlumige Katheter** verwendet, die parallele Infusionen und Messungen ermöglichen. **Shaldon-Katheter** (großlumige ZVK) werden für intraoperative Massentransfusionen oder Hämofiltrationen verwendet. Am häufigsten werden die **V. jugularis externa oder interna** punktiert, seltener die **V. brachiocephalica**, die **V. subclavia** oder die **V. femoralis**. Kurzzeitig kann auch die V. basilica verwendet werden, das Infektions- und Thromboserisiko ist hier jedoch bei längerer Verweildauer erhöht. Wichtige **Komplikationen** sind arterielle Fehlpunktionen mit Hämatombildung (**Cave:** Trachealverlagerung), Pneumo-, Hämato- oder Chylothorax, Luftembolien, Nervenverletzungen (z. B. Ganglion stellatum → Horner-Syndrom), Infektionen, Thrombosen und eine Fehllage im rechten Vorhof (**Cave:** Arrhythmien).

Praktisches Vorgehen:
1. Anlegen von sterilen Handschuhen, Hautdesinfektion, Abdecken des Arbeitsbereichs mit einem Lochtuch
2. Lagerung des Patienten in Trendelenburg-Position (15–20° Kopftieflage)
3. Aufsuchen der Vene mithilfe anatomischer Wegweiser (z. B. M. sternocleidomastoideus für die V. jugularis interna) und/oder sonografisch

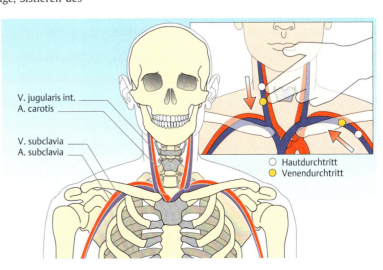

Abb. 1.1 **Punktionsstellen zum Einführen eines ZVK.** (aus: Adams et al., Taschenatlas Notfallmedizin, Thieme, 2006)

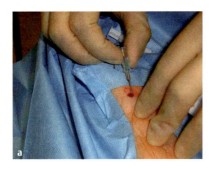
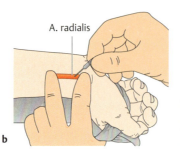

Abb. 1.2 **Arterielle Punktion. a** Intraoperative Punktion. **b** Punktion der A. radialis. (a: aus Hengesbach et al., Checkliste Medical Skills, Thieme, 2013; b: aus Hahn, Checkliste Innere Medizin, Thieme, 2010)

4. Punktion der Vene unter Aspiration, Einführen eines spiralisierten Drahtes, Vorschieben des Kunststoffkatheters über den Draht (Seldinger-Technik)
5. Fixieren mittels Pflaster oder Nahtmaterial
6. Lagekontrolle: intrakardiales EKG (Vorschieben des ZVK bis zum Auftreten überhöhter P-Wellen, dann Zurückziehen bis zur Normalisierung des EKGs) und Röntgen-Thorax (Lage der Katheterspitze?).

Pulmonaliskatheter

Synonyme: Pulmonalarterien-, Swan-Ganz- oder Einschwemmkatheter

Das Vorgehen bei der Punktion (am häufigsten: **rechte V. jugularis interna**) entspricht dem bei Anlage eines ZVKs, anschließend wird der Katheter aber durch den rechten Vorhof und Ventrikel mit dem Blutstrom in die **A. pulmonalis** eingeschwemmt. So können der **ZVD**, der **pulmonal-arterielle Druck** (PAP), der **Wedge-Druck** (pulmonal-kapillärer Verschlussdruck), die **gemischtvenöse O_2-Sättigung** und das **Herzzeitvolumen** kontinuierlich bestimmt werden. Aufgrund des hohen Risikos von Herzrhythmusstörungen und Lungeninfarkten (zu lange Katheterblockung!) und der Verfügbarkeit weniger invasiver Verfahren (transösophageale Echokardiografie, PiCCO) wird das Verfahren fast **nur noch in der Herzchirurgie** (z. B. Herztransplantation) eingesetzt.

PiCCO (Pulse Contour Cardiac Output)

Für dieses Verfahren werden ein **arterieller Thermodilutionskatheter** in der A. femoralis und ein ZVK benötigt: Die **Temperaturveränderungen** zwischen dem ZVK und dem arteriellen Katheter hängen vom Cardiac Output ab. Ihre Messung erlaubt – in Kombination mit einer Pulskonturanalyse und einer arteriellen Blutdruckmessung – die Bestimmung von Herzzeit-, Schlag- und intrathorakalem Volumen, systemischem vaskulärem Widerstand, extravaskulärem Lungenwasser, globalem enddiastolischem Volumen und kardialem Funktionsindex. **Indikationen** sind große Operationen, Polytraumata und die Transplantationschirurgie. Auch in der Intensivmedizin [S. B87] wird PiCCO zunehmend verwendet.

Arterielle Zugänge

Indikationen für die Anlage eines arteriellen Katheters sind die kontinuierliche Blutdruckmessung und die wiederholte Abnahme arterieller Blutgasanalysen. Meistens wird die **A. radialis** der nicht führenden Hand punktiert (weitere **Punktionsorte**: A. dorsalis pedis, A. axillaris, A. femoralis, A. temporalis superficialis). Punktiert wird mittels Kunststoffkanüle wie bei der peripheren Venenpunktion oder in Seldinger-Technik (s. o.) unter Palpation der Arterie. Um Nekrosen zu vermeiden, ist unbedingt auf eine ausreichende **Kollateralisierung** zu achten (Allen-Test, **Abb. 1.2**). Wichtige **Komplikationen** sind distale Ischämien und Nekrosen, Infektionen, Blutungen mit Hämatombildung, die Ausbildung arteriovenöser Fisteln, Gefäßspasmen, Aneurysmen und versehentliche arterielle Injektionen.

> **MERKE** Über arterielle Katheter dürfen **keine Medikamente** verabreicht werden!

1.2.2 Endotracheale Intubation

Indikationen: Die endotracheale Intubation zur perioperativen Beatmung ist immer indiziert bei **erhöhter Aspirationsgefahr** [S. B79], z. B. bei nicht nüchternen Patienten und bei **pulmonalen Erkrankungen**. Sie wird zudem – auch wenn inzwischen vermehrt Larynxmasken [S. B78] verwendet werden – bei fast allen Operationen im HNO- und Kieferbereich sowie in der Thorax-, Neuro- und Abdominalchirurgie eingesetzt, v. a. bei länger dauernden Eingriffen.

> **MERKE** Die endotracheale Intubation ist der **sicherste Aspirationsschutz**! Die Anlage eines Pneumoperitoneums im Rahmen laparoskopischer Eingriffe erfordert eine Muskelrelaxation und damit eine Intubationsnarkose.

Zugangswege:
- **orotracheale Intubation** (durch den Mund): am häufigsten
- **nasotracheale Intubation** (durch die Nase): z. B. bei Eingriffen im Mund- und Kiefer-Bereich
- **pertracheale Intubation** (durch eine Tracheo- bzw. Koniotomie): v. a. zur Langzeitbeatmung bzw. in Notfallsituationen.

Abschätzen der Intubierbarkeit: Die Intubierbarkeit hängt u. a. von der Mundöffnung, anatomischen Anomalien, Retrogenie, einer Rekurrensparese, einer Struma, dem Zahnstatus und der Größe und Beweglichkeit der Zunge ab. Die **Mallampati-Klassifikation** beschreibt das Verhält-

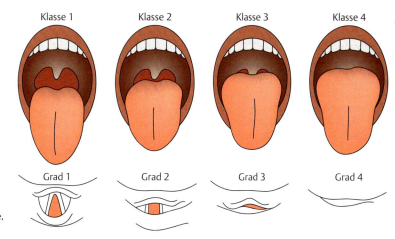

Abb. 1.3 **Klassifikation nach Mallampati (oben)** bzw. Cormack und Lehane (unten). (aus: Genzwürker, Hinkelbein, Fallbuch, Anästhesie, Intensivmedizin, Notfallmedizin, Thieme, 2013)

nis von Zungengrund zu Pharynxhinterwand und Uvula und hilft, präoperativ Intubationsschwierigkeiten zu erkennen (Klasse I: i.d.R. erfolgreiche Intubation möglich; Grad IV: i.d.R. erschwerte oder konventionell unmögliche Intubation). Die **Klassifikation nach Cormack und Lehane** beschreibt die Einsehbarkeit der Glottis in der direkten Laryngoskopie (Abb. 1.3).

Komplikationen:
- **Hypoxie** und **Regurgitation von Magensaft** (evtl. mit Aspiration) bei nicht erkannter Fehlintubation
- **Verletzungen** von Zähnen, Lippen, Schleimhäuten und Stimmbändern
- reflektorische **Laryngo-** oder **Bronchospasmen** durch die Schleimhautreizung
- **Brady-** bzw. **Tachykardien** mit Blutdruckabfall bzw. -anstieg durch die vagale Reizung bzw. den Schmerzreiz
- **Halsschmerzen**, **Schluckstörungen**, **Pharyngitis**, **Laryngitis** und **Heiserkeit**.

Langzeitfolgen sind Ödeme, Ulzera oder Nekrosen im Pharyngeal- und Laryngealbereich. Insbesondere nach Langzeitintubationen können sich **Intubationsgranulome** entwickeln (s. HNO [S. B788]).

Endotrachealtuben (Abb. 1.4): Der Tubus besteht aus einer biegsamen Kunststoffröhre mit einer Manschette (**Cuff**), die aufgeblasen wird, um den Tubus zu fixieren und die Trachea abzudichten. Dies ermöglicht eine Beatmung mit positivem Druck und bietet gleichzeitig einen sicheren Aspirationsschutz. Um Schleimhautnekrosen zu verhindern, werden heute **breite Cuffs mit niedrigem Druck** (≤ 15–20 mmHg) eingesetzt. Ihr **Füllungszustand** sollte regelmäßig überprüft werden.

Am häufigsten werden der **Magill-Tubus** (einfache Krümmung, für orotracheale und nasotracheale Intubation) und der **Oxford-non-kinking-Tubus** (rechtwinklige Krümmung, nur für orotracheale Intubation) eingesetzt. Der **Spiraldrahttubus** (Woodbridge-Tubus) wird wegen seiner Biegsamkeit v.a. bei Eingriffen im Kopfbereich und in Bauchlage verwendet. Mithilfe eines **Doppellumentubus** können die Lungen getrennt beatmet werden (z. B. bei Pneumektomie). Der **Tubusdurchmesser** sollte so gewählt werden, dass der Tubus gerade noch problemlos durch den Larynx geschoben werden kann (grobe Orientierungshilfe: Durchmesser des kleinen Fingers des Patienten, bei Erwachsenen Innendurchmesser meist zwischen 7,0 und 8,5 mm).

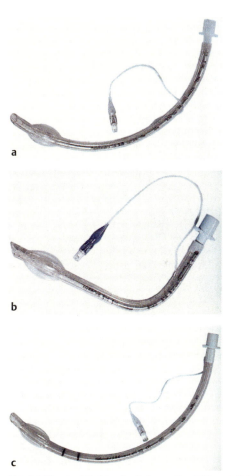

Abb. 1.4 **Standard-Endotrachealtuben. a** Magill-Tubus. **b** Oxford-non-kinking-Tubus. **c** Spiraldrahttubus. (aus: Schulte am Esch et al., Duale Reihe Anästhesie, Thieme, 2011)

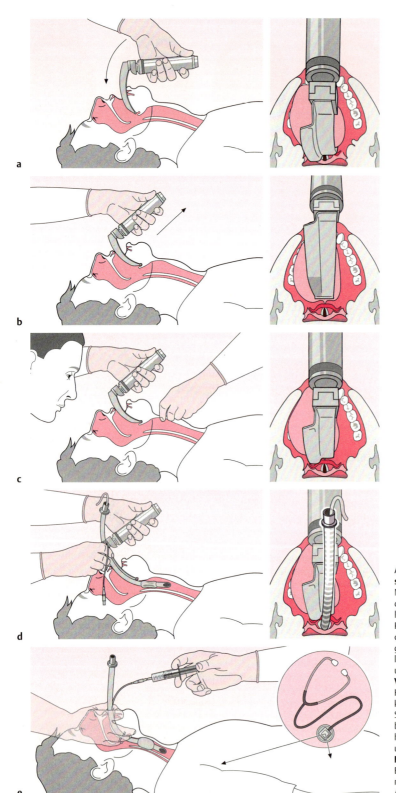

Abb. 1.5 **Oropharyngeale Intubation. a Vorsichtiges Einführen** des Laryngoskops in den Mundraum mit der linken Hand, dabei Aufladen der Zunge auf den Spatel und sanfter Zug nach links. **b Vorschieben des Laryngoskops** bis zur Plica glossoepiglottica lateralis, danach Darstellen der Glottis und gleichzeitiges Anheben der Epiglottis (**Cave:** Gefahr von Verletzungen der Zahnleiste durch Kipp- oder Hebelbewegungen!). **c** Bei unzureichendem Blick auf die Glottis vorsichtiges **Verschieben des Kehlkopfs** mit der anderen Hand. **d** Heranführen des Tubus (bei Schwierigkeiten mit Führungsstab) an die Glottis (unter Sicht!) und **Vorschieben des Tubus** in die Trachea bis zum Verschwinden der farbigen Markierung hinter der Epiglottis bzw. bis der Cuff ca. 2 cm unterhalb der Glottis liegt. **e** Ggf. **Entfernen des Führungsstabs**, Blockade des Cuffs mit der Blockerspritze, Lagekontrolle, Fixieren des Tubus mit Heftpflaster und/oder Halteband. (aus: Kochs, Adams, Spies, Anästhesiologie, Thieme, 2009)

Oropharyngeale Intubation: Benötigt werden eine **Blockerspritze**, ein **Laryngoskop** mit gebogenem Spatel nach Macintosh (v. a. bei Kindern alternativ gerader Spatel nach Miller; **Cave:** funktionierende Beleuchtung!), eine **Magill-Intubationszange**, ein **Führungsstab** und ein **Tubus** in korrekter Größe. Der Patientenkopf wird in **Schnüffelstellung** positioniert (rekliniert und ca. 10 cm erhöht auf einem Kissen) und der Mund mit Daumen und Zeigefinger der rechten Hand geöffnet. Für das weitere Vorgehen s. **Abb. 1.5**, die komplette Narkoseeinleitung wird im Kap. Narkoseverlauf [S. B79] beschrieben.

1.3 Allgemeinanästhesie

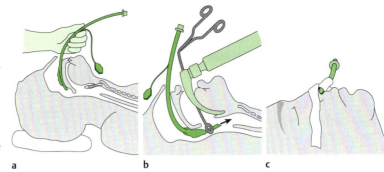

Abb. 1.6 **Nasotracheale Intubation. a** Nach der Gabe von abschwellenden Nasentropfen wird der mit Gleitgel präparierte Tubus durch ein Nasenloch langsam vorgeschoben. **b** Bei Erreichen des Oropharynx wird der Tubus mit dem Laryngoskop im Rachen dargestellt, mit einer Magill-Zange gegriffen und mit kleinen Bewegungen durch die Glottis geschoben. **c** Korrekte Lage des Tubus. (aus: Schulte am Esch et al., Duale Reihe Anästhesie, Thieme, 2011)

Kontrolle der korrekten Tubuslage:

> MERKE Unmittelbar nach der Intubation (und auch nach Umlagerungen o. Ä.) muss die **korrekte Tubuslage** durch Auskultation von Magen und Lungen unter manueller Beatmung **kontrolliert** werden: Bei Fehllage ist das Einströmen von Luft in den Magen bzw. bei zu weit vorgeschobenem Tubus ein nur einseitiges Lungengeräusch zu hören.

Eine nahezu sichere Methode zur Kontrolle der korrekten Tubuslage ist die Messung des endexspiratorischen CO_2 (**Kapnografie**).

Nasopharyngeale Intubation: Vorgehen siehe **Abb. 1.6**. Lässt sich die Glottis larnygoskopisch nicht darstellen, kann der Tubus während der Inspiration - bei erhaltener Spontanatmung – auch ohne Sicht in die Trachea vorgeschoben werden.

Fiberoptische Intubation: Bei **schwierigen Intubationsbedingungen** (z. B. hoher Grad Cormack/Lehane, anatomische Anomalien, eingeschränkte Beweglichkeit der Halswirbelsäule) kann diese Methode indiziert sein. Der Patient sollte sediert, aber erweckbar und **spontan atmend** sein. Der Tubus wird über ein fiberoptisches (flexibles) Endoskop gestülpt, das nach Sprühanästhesie der Schleimhäute meist nasal bis zum Larynx und nach nochmaliger Lokalanästhesie bis zur Trachealbifurkation vorgeschoben wird. Nun kann der Tubus gelöst und über das Endoskop vorgeschoben werden.

1.3 Allgemeinanästhesie

1.3.1 Grundlagen

> MERKE Die Allgemeinanästhesie soll einen schmerzfreien operativen Eingriff ermöglichen. Die 3 **Grundpfeiler** im Hinblick auf eine „ideale" Narkose sind:
> - **Hypnose:** Bewusstseinsverlust mit anterograder Amnesie
> - **Analgesie:** Schmerzlosigkeit mit Verlust der Schutzreflexe
> - **Relaxierung:** Erschlaffung der Skelettmuskulatur.

Narkosebeatmungssysteme:
- **offenes System** (obsolet): einfachstes System ohne Überwachung der zugeführten Gase
- **halboffenes System** (weitgehend obsolet): Die Gase zur Inspiration werden einem geschlossenen Reservoir entnommen, die exspiratorischen Gase entweichen in den freien Raum.
- **halbgeschlossenes System** (am häufigsten verwendet): Ein Teil des Exspirationsgemisches wird von CO_2 gereinigt und dem Inspirationsgemisch wieder zugeführt. Der Frischgasfluss kann verringert werden (Kostenersparnis!), der Wärme- und Feuchtigkeitsverlust sind geringer. Nach dem Frischgasfluss werden High- ($>2\,l/min$), Low- ($<1\,l/min$) und Minimal-Flow-Systeme ($<0{,}5\,l/min$) unterschieden. Dabei ist zu beachten, dass mit der Menge an Frischgas die Steuerbarkeit zunimmt (schnellere Ein- oder Auswaschung → geringere Zeitkonstante). Bei niedrigem Fluss muss 5–10 min vor dem Narkoseende auf hohen Fluss mit 100 % O_2 umgestellt werden.
- **geschlossenes System:** Das CO_2 wird aus dem Exspirationsgemisch herausgefiltert und das gesamte Gas dem Patienten wieder zugeführt. Das System wird wegen des hohen technischen Aufwands relativ selten eingesetzt und eignet sich nur zur Aufrechterhaltung einer Narkose, nicht zur Ein- und Ausleitung.

> MERKE Bei **laparoskopischen Eingriffen** wird das für das Pneumoperitoneum insufflierte CO_2 über die Wundfläche teilweise resorbiert. Daraus resultiert eine **Hyperkapnie**, die durch die Beatmung ausgeglichen werden muss.

Überwachung der Narkose (Monitoring): Bei der „klassischen" Diethylethernarkose am nicht prämedizierten Patienten wurden anhand von Atmung, Pupillengröße, Augenbewegungen und Reflexaktivität 4 **Narkosestadien nach Guedel** unterschieden (1. Analgesie-, 2. Exzitations- oder Erregungs-, 3. Toleranz-, 4. Asphyxie- oder Vergiftungsstadium), die bei der heute üblichen Kombinationsnarkose allerdings **keine Bedeutung mehr** haben. **Klinische Parameter** zur Beurteilung der Narkosetiefe sind **Blutdruck** (Abfall mit zunehmender Narkosetiefe, Anstieg bei unzureichender Analgesie), **Herzfrequenz**, **Schwitzen** und **Körperbewegungen** (Anstieg bei unzureichender Anästhesie). Das **Basismonitoring** bei jeder Narkose umfasst die Messung von Blutdruck (nicht invasiv über Blutdruckmanschette, im Intervall gemessen), Körpertemperatur und Beatmungsdruck (Narkosesystem) sowie ein Oberflächen-EKG (bei Patienten ohne Risikoprofil 3-Kanal-EKG), eine Pulsoxymetrie und eine Kapnografie. Je nach Eingriff oder Risikofaktoren sind **weitere Monitoringmaßnahmen** erforderlich, z. B. invasive Blutdruckmessung (über einen arteriellen Katheter), Messung des zentralen Venendrucks über einen ZVK oder PiCCO [S. B74].

1.3.2 Intubationsnarkose

Zu den einzelnen Wirkstoffen s. Pharmakologie (Injektionsanästhetika [S. C404], Inhalationsanästhetika [S. C403], Muskelrelaxanzien [S. C366], Opioide [S. C424]).

Balancierte Narkose

> **DEFINITION** Kombinierter Einsatz von Injektions- und Inhalationsanästhetika, hochpotenten Opioiden, Muskelrelaxanzien und evtl. Neuroleptika oder Benzodiazepinen (neurovegetative Dämpfung, vgl. Prämedikation [S. B72].

Durch die kombinierte Anwendung der Narkotika und Opioide können die Einzeldosen und damit die Nebenwirkungen verringert werden. Mittels gezielter Boli wird die Narkosetiefe an die operative Situation angepasst (z. B. Opioidbolus bei zu erwartendem heftigem Schmerzreiz). Einsatzgebiete sind z. B. lang dauernde Thorax-, Abdomen- und 2-Höhlen-Eingriffe sowie Eingriffe in Bauchlage. Die Narkose wird meist mit **Injektionsnarkotika** (Etomidat, Propofol, Ketamin [strenge Indikationsstellung] oder Barbiturate: Methohexital oder Thiopental) eingeleitet und mit **Inhalationsanästhetika** (Isofluran, Desfluran oder Sevofluran; Lachgas [Stickoxydul, N_2O] wegen häufiger postoperativer Übelkeit und hoher Kosten weitgehend obsolet) fortgeführt. **Desfluran** hat von den derzeit verfügbaren Substanzen den geringsten Blut-Gas-Verteilungskoeffizienten und ist damit **am besten steuerbar.** Als **Opioide** werden Fentanyl, Alfentanil, Sufentanil oder Remifentanil eingesetzt, zur **Muskelrelaxation** das depolarisierende Muskelrelaxans Succinylcholin (Suxamethonium; strenge Indikationsstellung) oder ein nicht depolarisierendes Relaxans wie Mivacurium, Alcuronium oder Rocuronium. Zur **Aufrechterhaltung** der Narkose werden Inhalationsanästhetika in hoher Dosis mit Opioiden in niedriger Dosis oder umgekehrt Opioide in hoher Dosis mit Inhalationsnarkotika in niedriger Dosis kombiniert (Letzteres v. a. bei starker operativer Manipulation und/oder langer Operationsdauer).

Totale intravenöse Anästhesie (TIVA)

> **DEFINITION** Narkose unter Verzicht auf volatile Narkotika.

Nach initialen Boli werden die Narkosesubstanzen über **Perfusoren** verabreicht, was den **Plasmaspiegel konstant** halten soll. Verwendet werden **Wirkstoffe mit kurzer Halbwertszeit** (Hypnotikum: **Propofol**, Opioid: **Remifentanil**, Muskelrelaxans: **Mivacurium**), wodurch die Narkosetiefe zügig an die Operationsbedingungen angepasst werden kann und die Patienten postoperativ zügig erwachen (**gute Steuerbarkeit!**). Die TIVA ist vorteilhaft v. a. **bei langer OP-Dauer** und wenn der Patient postoperativ schnell erwachen soll.

1.3.3 Maskennarkose

Konventionelle Maskennarkose mit Gesichtsmaske

Die größte Gefahr ist die **tracheobronchiale Aspiration**: Das Verfahren ist daher nur bei **nüchternen Patienten**, einer **Operationsdauer < 5 min** und bei Operationen **in Rückenlage** (z. B. Abszessspaltung, schmerzhafte Verbandwechsel) geeignet. Um ein Zurücksinken der Zunge zu verhindern, wird ein Guedel-Tubus eingelegt. Die Narkose wird meist mit einem **i. v.-Hypnotikum** (meist Propofol; seltener Inhalationsanästhetika) sowie evtl. einem kurz wirksamen **Opioid** (Alfentanil) eingeleitet und mit **Inhalationsanästhetika** (s. o.) weitergeführt. Wird kein Opioid verwendet, muss eine höhere Konzentration des Inhalationsanästhetikums gegeben werden. Zum Erhalt der Eigenatmung wird **kein Muskelrelaxans** appliziert. Eine **rein maschinelle Atmung** ist **nicht möglich**, eine assistierte oder kontrolliert manuelle Unterstützung jedoch schon (vgl. Steuerung der Beatmung [S. B89]).

Maskennarkose mit Larynxmaske

Die Kehlkopfmaske ist ein oropharyngealer Kunststofftubus mit einem Cuff am distalen Ende (**Abb. 1.7**). Sie wird bei überstrecktem Kopf blind eingeführt. Der Zeigefinger der Führungshand ruht dabei auf dem Maskenansatz und schiebt den Tubus unter konstantem Druck vom Rachen bis in den tiefen Hypopharynx. Der Cuff wird nun aufgeblasen, umschließt den Larynxeingang und bietet so einen relativ guten **Aspirationsschutz** (aber nicht so sicher wie bei endotrachealer Intubation!). Eine großlumige, der Trachea zugewandte Öffnung ermöglicht die Beatmung. **Pro-Seal-Masken** besitzen ein zusätzliches Lumen, durch das eine Magensonde vorgeschoben werden kann. Das Verfahren kann **nur bei nüchternen Patienten** eingesetzt werden. Im Unterschied zur konventionellen Maskennarkose sind auch Eingriffe mit bis zu 3 h Dauer, Eingriffe in Seit- und evtl. auch in Bauchlage sowie eine maschinelle Beatmung möglich. Ein maximaler Beatmungsdruck von 20 cmH$_2$O (**Cave:** Gasinsufflation des Magens) und ein positiver endexspiratorischer Druck (PEEP) bis zu 5 cmH$_2$O sind möglich. Larynxmasken sind eine **Alternative bei schwieriger endotrachealer Intubation** (evtl. auch als Schiene für eine endotracheale Intubation) und verursachen keine Kehlkopf- und Stimmbandirritationen. Das Vorgehen bei der Narkoseeinleitung entspricht dem bei konventioneller Maskennarkose.

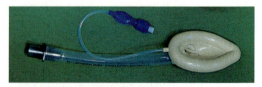

Abb. 1.7 Konventionelle Larynxmaske. (aus: Secchi, Ziegenfuß, Checkliste Notfallmedizin, Thieme, 2009)

1.3.4 Narkoseverlauf

Standardeinleitung

> **MERKE** Alle **Gerätschaften** und **Medikamente** zur Narkose und auch für Notfälle müssen **vor Beginn der Einleitung bereitstehen**.

Intravenöse Einleitung: Im Einleitungsraum wird die Patientenakte auf Vollständigkeit gesichtet, der **Patient** und ggf. die Operationsseite **identifiziert** sowie **Nüchternheit**, **Zahnstatus** und **Mundöffnung** überprüft. Das **Monitoring** wird begonnen und die notwendigen Zugänge (z. B. Venenverweilkatheter) werden gelegt. Die eigentliche Narkoseeinleitung beginnt (bei Risikopatienten) mit der **Präoxygenierung**: Mithilfe einer dicht sitzenden Maske über Mund und Nase atmet der Patient spontan vor Narkoseeinleitung 3–5 min reinen Sauerstoff ein (hierdurch wird die Apnoetoleranz verbessert = Zeit nach Atemstillstand bis zum Abfall der Sauerstoffsättigung). Meist wird als erstes ein **Opioid** i. v. appliziert und anschließend das **Hypnotikum** gespritzt. Jetzt muss der Patient mittels **Beutelmaske** beatmet werden. Dazu überstreckt man den Kopf leicht und setzt die Maske fest auf Mund und Nase (C-Griff!). Der Beatmungsdruck wird auf 20 cmH$_2$O (Maximaldruck!) eingestellt (niedriger als der untere Ösophagusphinkterdruck), damit eine Insufflation von Luft in den Magen verhindert wird. Anschließend wird der Beatmungsbeutel betätigt. Den Erfolg der Beatmung kann man leicht feststellen, indem man beobachtet, ob sich der Thorax hebt und senkt (weitere Verifizierungsmethoden: Beatmungskurve und Pulsoxymetrie). Verläuft die Maskenbeatmung nicht nach Wunsch, sollte man frühzeitig Hilfe holen (z. B. Oberarzt rufen!), evtl. die Kopflagerung verbessern (Esmarch-Handgriff, verbesserte Jackson-Position) und – wenn sich die Situation nicht bessert – einen Guedel- oder Wendl-Tubus einführen. Sobald anhand von Beatmungskurve, Pulsoxymetrie und Thoraxbewegungen eine gute Maskenbeatmung verifiziert ist, wird das **Muskelrelaxans appliziert**. Anschließend wird **intubiert** [S. B74] und mit der **maschinellen Beatmung** begonnen. Bei einer Maskenbeatmung wird meist auf das Muskelrelaxans verzichtet. Die **Augen** werden mit einer Panthenol-Augensalbe oder Augenpflastern vor dem Austrocknen **geschützt**.

Inhalative Einleitung: Eine Narkoseeinleitung mit **Sevofluran** über die Beatmungsmaske ist v. a. bei Kindern üblich, wenn am wachen Kind keine Venenverweilkanüle gelegt werden kann. Sobald das Kind tief schläft (fehlender Lidreflex), wird eine Venenverweilkanüle gelegt. Weitere Medikamente werden i. v. appliziert.

Weitere Verfahren: Möglich, aber selten durchgeführt sind eine **rektale Einleitung** mit Methohexital oder Ketamin und eine **intramuskuläre Einleitung** mit Ketamin. In der Notfall- und Katastrophenmedizin kann auch eine Einleitung über einen **intraossären Zugang** überlegt werden.

Ileuseinleitung

Synonyme: Rapid Sequence Induction, Crush-, Blitz- oder Nichtnüchtern-Einleitung

> **DEFINITION** Narkoseeinleitung bei aspirationsgefährdeten Patienten (Patienten, die innerhalb der letzten 6 h Nahrung zu sich genommen haben, Schwangere ab der 12. Schwangerschaftswoche, Patienten mit Aszites, Ileus, ösophagealen Erkrankungen, gastroösophagealem Reflux, Adipositas [BMI > 35 kg/m^2], Intoxikationen, pathologischem Reflexstatus, erhöhtem Hirndruck, gastrointestinalen Blutungen oder abdominellen Raumforderungen).

> **MERKE** Der **Zeitraum zwischen Muskelrelaxation und Intubation** sollte **möglichst kurz** sein, um eine Regurgitation und Aspiration zu vermeiden.

Am wachen oder mild sedierten Patienten in 40–50° **Oberkörperhochlagerung** (Anti-Trendelenburg-Lagerung) wird eine nasale **Magensonde** gelegt und der Mageninhalt abgepumpt. Nach Entfernen der Magensonde wird für 3–5 min mit 100 % Sauerstoff präoxygeniert. Anschließend wird ein Opioid (z. B. Fentanyl 2 µg/kg KG) zur Analgesie gegeben. Zur Einleitung werden ein Hypnotikum (z. B. Thiopental 5 mg/kg KG oder Propofol 2 mg/kg KG) und das nicht depolarisierende Muskelrelaxans Rocuronium (1,2 mg/kg KG; früher: Succinylcholin 1 mg/kg KG) gegeben. Anschließend wird rasch intubiert ohne zwischengeschaltete manuelle Beatmung, da diese eine Gasinsufflation des Magens mit Regurgitation auslösen kann. Nach Blockung des Tubus wird erneut eine Magensonde gelegt und Mageninhalt abgepumpt.

Narkoseausleitung

> **MERKE** Gegen **Ende einer Operation** keine lang wirksamen Substanzen und ab 30 min vor Ende des Eingriffs keine Opioide oder Relaxanzien mehr applizieren, um einen Narkoseüberhang zu vermeiden!

Zur Narkoseausleitung sollen **Hypnose** und **Relaxierung beendet**, die **Analgesie** jedoch **beibehalten** werden, damit der Patient keine Schmerzen beim Aufwachen verspürt. Mit Beginn des Wundverschlusses wird die Hypnotikagabe reduziert und mit 100 % Sauerstoff beatmet. Die **Extubation** ist möglich, sobald eine suffiziente Spontanatmung besteht, die Schutzreflexe zurückgekehrt sind und der Patient wieder kontaktfähig ist. Zunächst wird oropharyngeal abgesaugt, dann wird der Tubus nach Entblocken des Cuffs zügig entfernt. Die Eigenatmung wird mithilfe einer Atemmaske mit Sauerstofffluss unterstützt.

Narkoseüberhang

Opioidüberhang: Das **Atemzugvolumen** ist **normal** oder gesteigert, die **Atemfrequenz** ist **niedrig**. Zur **Antagonisierung** wird der kompetitive Opioidantagonist **Naloxon** gegeben.

> **MERKE**
> - **Naloxon** antagonisiert auch die **analgetische Wirkung** der Opioide.
> - Naloxon wirkt nur ca. 30–45 min, **anschließend** ist eine **erneute Atemdepression** möglich (weitere Überwachung des Patienten!).

Überhang der Muskelrelaxanzien: Typisch sind eine **flache, schnelle Atmung** (Schaukelatmung) oder frustrane Atembewegungen, extreme **Unruhe** des Patienten (Erstickungsgefühl bei vollem Bewusstsein!) und eine **reduzierte Muskelfunktion** (z. B. kein [vollständiges] Öffnen der Augen). Zur **Antagonisierung** von nicht-depolarisierenden Muskelrelaxanzien werden die **Cholinesterasehemmer** Neostigmin bzw. Pyridostigmin (um Nebenwirkungen zu vermeiden, immer in Kombination mit Atropin) gegeben. Die Wirkung tritt nach 2–5 bzw. 5–10 min ein. Zur Antagonisierung von Rocuronium und Vecuronium steht der spezifische Antagonist **Sugammadex** zur Verfügung (volle Wirkung nach 1–3 min).

> **MERKE** Das depolarisierende Muskelrelaxans **Succinylcholin** (Suxamethonium) ist **nicht antagonisierbar**. Bei genetischem **Pseudocholinesterasemangel** kann die Wirkdauer auf mehrere Stunden verlängert sein.

Überhang durch inhalative Hypnotika: Die **Atemzugvolumina** sind **klein**, die **Atemfrequenz** ist **normal oder erhöht**. Der Patient wird beatmet, bis die Wirkung des Hypnotikums abklingt.

1.3.5 Narkosekomplikationen

> **DEFINITION**
> - **kritisches Narkoseereignis:** Komplikation, die den postoperativen Verlauf negativ beeinflusst (z. B. Verlängerung der Intensivüberwachung)
> - **Narkosezwischenfall:** schwere Narkosekomplikation (z. B. Kreislaufstillstand, Reanimationsbedürftigkeit, Multiorganversagen).

Zu den Nebenwirkungen der eingesetzten Pharmaka s. Pharmakologie (Injektionsanästhetika [S. C405], Inhalationsanästhetika [S. C404], Muskelrelaxanzien [S. C366], Opioide [S. C425]).

Respiratorische und kardiale Ereignisse

Die wichtigste Ursache für anästhesiebedingte Mortalität ist **Hypoxämie**, gefolgt von **kardiovaskulären Ereignissen**. Häufige **respiratorische Komplikationen** sind Laryngospasmus, Larynxödem, Pneumothorax (v. a. bei ZVK-Anlage!), Atelektasen, akute bronchiale Obstruktion (Anstieg des notwendigen Beatmungsdrucks, verlängertes Exspirium), Pleuraergüsse, Lungenödem und Pneumomediastinum. **Bei akuter bronchialer Obstruktion** wird die F_iO_2 erhöht und inhalative β_2-Sympathomimetika, ein bronchodilatatorisch wirksames Inhalationsnarkotikum (z. B. Isofluran) und bei Progredienz Adrenalin i. v. gegeben. Im **kardiovaskulären Bereich** sind Myokardischämien, Lungenembolien (Anstieg der Herzfrequenz, Abfall von Blutdruck und exspiratorischem CO_2; typische Risikokonstellation: z. B. Einsetzen von Prothesen), Linksherzdekompensation, Herzrhythmusstörungen, Perikardtamponade und kardiogener/hypovolämischer Schock zu bedenken. Zur **Prophylaxe** kardiovaskulärer Ereignisse können perioperativ **β-Blocker** [S. B72] gegeben werden.

Anaphylaktische und anaphylaktoide Reaktionen

Die meisten dieser Reaktionen sind **pseudoallergische**, d. h. nicht-immunologisch vermittelte **Reaktionen** als Folge einer dosisabhängigen Histaminfreisetzung aus Mastzellen. Eine vorherige Sensibilisierung ist bei diesen Reaktionen nicht notwendig. Als **Triggersubstanzen** sowohl für anaphylaktoide als auch für anaphylaktische Reaktionen in der Anästhesie gelten v. a. Muskelrelaxanzien, Latex, Antibiotika, Protamin und Knochenzement. Klinisch fallen ein **Anstieg der Herzfrequenz** bei **Blutdruckabfall**, eine **Hautrötung** und ein **Bronchospasmus** (erhöhter Beatmungsdruck) auf. Therapeutisch muss die **Zufuhr der vermutlich auslösenden Substanz sofort unterbrochen** sowie **Volumen und** – wenn die anderen Maßnahmen erfolglos bleiben – **Adrenalin appliziert** werden. Weitere therapeutisch eingesetzte Substanzen sind Bronchodilatatoren, Antihistaminika und Glukokortikoide. Präventiv können als **Prämedikation** (z. B. bei positiver Anamnese, Verwendung von Knochenzement oder großen Gefäßoperationen) H_1-/H_2-Blocker [S. B72] gegeben werden. Siehe auch Immunsystem und rheumatologische Erkrankungen [S. A446].

Lagerungsschäden

Die häufigste Folge einer fehlerhaften Lagerung sind **Nervenläsionen**: Während der Narkose werden schmerzhafte Lagerungen nicht wahrgenommen und daher toleriert, Kompression (harte Lagerung von Nervenauflagepunkten) oder Dehnung des Nervs (z. B. bei Herunterfallen einer Extremität) kann eine **Ischämie der Vasa nervorum**, im schlimmsten Fall mit Nerven- oder Gewebsnekrosen auslösen. Gefährdet sind am Arm v. a. der **Plexus brachialis** und der **N. ulnaris** bzw. am Bein der **N. fibularis communis**. Nervenauflagepunkte sollten daher weich gepolstert, unphysiologische Lagerungen vermieden und die Extremitäten fixiert werden. Präoperativ ist auf anatomische Anomalien (z. B. Halsrippe) zu achten. Weitere prädisponierende Faktoren sind Störungen der Mikrozirkulation (z. B. Diabetes mellitus), Hypotension und Gerinnungsstörungen.

> **MERKE** Bereits nach 30–40 min in falscher Lagerung können Nerven geschädigt sein!

Aspiration bei vollem Magen

Das **Aspirationsrisiko ist** bei den erwähnten Konstellationen [S.B79] und **bei laparoskopischen Operationen** (erhöhter intraabdomineller Druck durch das Pneumoperitoneum!) **erhöht**. Bei flacher Narkose kann die Aspiration von saurem Mageninhalt einen **Laryngo- oder Bronchospasmus** auslösen, unter Maskenbeatmung besteht die Gefahr einer **Hypoxie**. Bei niedrigem pH-Wert (< 2,5) kann sich zudem eine **hämorrhagische Tracheobronchitis** entwickeln. In tiefer Narkose führt die Aspiration zu Bronchospasmen mit Beeinträchtigung des Gasaustausches. Über eine inflammatorische Reaktion nach Zerstörung von Epithelzellen und Freisetzung von TNF und IL-8 durch Alveolarmakrophagen kann sich innerhalb von Stunden ein toxisches Lungenödem entwickeln (**chemische Pneumonitis, Mendelson-Syndrom**). Je höher der pH-Wert ist, desto stärker ist das Aspirat bakteriell kontaminiert: Die Patienten sind zunächst klinisch unauffällig, können aber eine **Aspirationspneumonie** entwickeln.

Maligne Hyperthermie

> **DEFINITION** Genetisch bedingte, meist mit Narkosen assoziierte und pharmakologisch getriggerte Störung der myoplasmatischen Kalziumhomöostase mit hyperkataboler Stoffwechselentgleisung und hoher Letalität (unbehandelt 70–80 %).

Pathogenese: Gesicherte Triggersubstanzen sind das depolarisierende Muskelrelaxans **Succinylcholin (Suxamethonium)** und **volatile Anästhetika** (außer Lachgas), mögliche Auslöser sind Phenothiazine und trizyklische Antidepressiva. Die Ursache ist wahrscheinlich eine **autosomal dominant vererbte Störung der Kalziumströme**: Die Triggersubstanz löst Membrandysfunktionen von Sarkolemm, Mitochondrien und sarkoplasmatischem Retikulum mit kontinuierlichem Anstieg der myoplasmatischen Ca^{2+}-Konzentration aus. Dies steigert den Stoffwechsel des kontraktilen Apparats und den O_2-Verbrauch, eine **hyperkatabole Stoffwechselsituation** entsteht: CO_2 und Laktat werden vermehrt gebildet, die Folgen sind eine metabolische (Laktat-) und eine respiratorische **Azidose** sowie eine **Hyperthermie**. Die unzureichende Energiebereitstellung in den Muskeln führt schließlich zur **Rhabdomyolyse** mit Hyperkaliämie und der Gefahr eines **akuten Nierenversagens** durch die Myoglobinurie.

Klinik: Das erste (unspezifische) Symptom ist eine **Tachykardie** (evtl. supraventrikuläre oder ventrikuläre Arrhythmien). Der erhöhte CO_2-Anfall lässt die **endexspiratorische CO_2-Konzentration** (petCO$_2$) **ansteigen** (spezifisches Frühzeichen in der Kapnometrie!), der CO_2-Absorber erwärmt sich. Bei spontan atmenden Patienten steigen **Atemfrequenz und -volumen** an. Ein Warnzeichen sind **Masseterspasmen** nach der Applikation von Succinylcholin. Im weiteren Verlauf entwickelt sich ein (generalisierter) **Rigor**, eine **Verbrauchskoagulopathie**, ein **Lungenödem**, eine kombinierte **Azidose**, eine **Hyperkaliämie** sowie eine **Hyperthermie** (Temperaturanstieg bis zu 1 °C/5 min). Der p_aO_2 fällt ab, die CK steigt an. Todesursachen sind v. a. Herzrhythmusstörungen sowie Kreislaufversagen und Eiweißdenaturierung (ab 41,5 °C Körpertemperatur).

Therapie: Alle **Triggersubstanzen** müssen sofort **abgesetzt** und ggf. auf „ungefährliche" Substanzen umgestellt werden. Die **Operation** muss schnellstmöglich **beendet** werden. **Das Atemminutenvolumen** wird auf das 3- bis 4-Fache **erhöht** und es wird mit **100 % O_2** beatmet. Entscheidend ist die schnellstmögliche i. v.-Applikation von **Dantrolen**, das die sarkoplasmatische Ca^{2+}-Freisetzung blockiert. Die Azidose wird mit **Natriumbikarbonat** ausgeglichen (**Cave:** keine Blindpufferung!), gegen kardiale Arrhythmien werden **β-Blocker** injiziert (nicht bei Sinustachykardie!). Der Patient muss **gekühlt** und **intensivmedizinisch überwacht** werden, Elektrolytstörungen werden ausgeglichen. Eine **Low-Dose-Heparinisierung** dient zur Prophylaxe einer Verbrauchskoagulopathie.

Prophylaxe: Die Identifizierung von Risikopatienten ist schwierig, bekannte **Risikofaktoren** sind (Eigenanamnese und Blutsverwandte!) u. a. maligne Hyperthermie oder ungeklärte Todesfälle bzw. Komplikationen im Rahmen einer Narkose, plötzlicher Kindstod, malignes neuroleptisches Syndrom, Diabetes mellitus, Synkopen, rezidivierende unklare Fieberschübe, Rückenschmerzen, Muskelkrämpfe oder -schwäche, Herzerkrankungen, Strabismus, Myopathien, Bindegewebsschwäche, Ptosis, Osteogenesis imperfecta, Kryptorchismus und Fußdeformitäten. Zur Identifizierung von Anlageträgern dient der **Halothan-Koffein-Kontraktionstest**. Bei hohem Risiko sollten Triggersubstanzen gemieden werden, „sichere" **Narkosesubstanzen** sind **Lachgas**, alle **Injektionsanästhetika** und alle **nicht depolarisierenden Muskelrelaxanzien**. Eine präoperative Prophylaxe mit Dantrolen wird kontrovers beurteilt.

1.3.6 Postoperative Versorgung im Aufwachraum

Grundlagen

Organisation: Der Aufwachraum ist das **Bindeglied** zwischen Operationsbereich und Pflegestationen: Der Patient wird **postoperativ überwacht**, die räumliche Nähe zum Operationsbereich ermöglicht ggf. eine zügige operative Revision. Hier wird darüber entschieden, ob der Patient auf eine Normal-, eine Intermediate-Care- oder eine Intensivstation verlegt wird bzw. ob er nach einer ambulanten Operation entlassen werden kann.

Monitoring: Klinisch werden Bewusstsein, Muskeltonus, Atemarbeit, Hautkolorit (Zyanose?), Temperatur und Puls überprüft: Der Patient hat sich ausreichend von der Muskelrelaxation erholt, wenn er kräftig durchatmet, die Augen offen hält, den Kopf anheben, die Zunge herausstrecken und die Hand des Anästhesisten kräftig drücken kann. Jeder Patient erhält ein **Basismonitoring** mit EKG, nicht-invasiver Blutdruckmessung und Pulsoxymetrie. Weitere Parameter werden je nach Indikation überwacht.

Laborchemisch wird häufig eine Blutgasanalyse gemacht sowie Hämoglobin, Hämatokrit, Blutzucker und Elektrolyte bestimmt.

Indikationen zur Intensivtherapie: Eine Intensivtherapie ist angezeigt bei instabiler Herz-Kreislauf-Situation mit Katecholaminpflichtigkeit, instabiler Atmung, Koma, aufgehobenen Schutzreflexen, Hypothermie und maligner Hyperthermie. Nach intrakraniellen, ausgedehnten und/oder sehr langen Eingriffen, Polytrauma, Massentransfusion sowie bei komplikationsträchtigen Begleiterkrankungen (z. B. KHK, COPD, Peritonitis) werden die Patienten postoperativ zunächst auf der Intensivstation überwacht.

Postoperative Schmerztherapie: Die Schmerztherapie soll die **Entstehung eines Schmerzgedächtnisses** und eines **Postaggressionsstoffwechsels** verhindern (s. Chirurgie [S. B108]). Sie ist daher ein essenzieller Bestandteil des **Fast-Track-Konzepts** (s. Chirurgie [S. B110]). Eingesetzt werden Nichtopioide (v. a. Metamizol und Paracetamol), Opioide (v. a. Piritramid) und Lokalanästhetika, zur Koanalgesie zusätzlich z. B. Clonidin oder Antiemetika (vgl. Koanalgetika [S. B95]).

Komplikationen

Zerebrale Komplikationen: Ursachen eines verzögerten Erwachens sind neben einem **Narkoseüberhang** [S. B80] eine **intraoperative Hyperventilation** (→ Hypokapnie mit vermindertem Atemantrieb) und eine **Hypoglykämie**. Die Patienten können auch **agitiert** sein, Ursachen sind u. a. Schmerzen, ein postoperatives Delir, eine Hypoxämie oder ein Harnverhalt. Das **zentrale anticholinerge Syndrom** (ZAS) ist die Folge eines zentralen Acetylcholinmangels bzw. einer Blockade cholinerger Rezeptoren durch Opioide, Parasympatholytika oder Hypnotika. Unterschieden werden eine zentral-exzitatorische (Agitation, Halluzinationen, Bewegungsstörungen, Krampfanfälle) und eine zentral-depressorische Form (verzögertes Erwachen, Somnolenz). Begleitend sind auch **periphere anticholinerge Symptome** (z. B. Hyperthermie, Mydriasis, Glaukomanfall, Herzrhythmusstörungen, Harnverhalt) möglich. Therapeutisch wird der zentral gängige Cholinesterasehemmer **Physostigmin** gegeben.

Postoperatives Muskelzittern: Es tritt v. a. nach der Anwendung von **Inhalationsanästhetika** auf (unbekannter Mechanismus). Die Gabe des α_2-Agonisten **Clonidin** kann überlegt werden.

PONV: Das „postoperative Nausea and Vomiting" wird bei 20–30 % der Patienten beobachtet. Das Risiko ist erhöht bei **Frauen, Nichtrauchern**, einer **Narkosedauer** > 2 h, postoperativer Gabe von **Opioiden**, Verwendung von **Inhalationsanästhetika** (v. a. Lachgas), bekannter **Kinetose, Z. n. PONV** sowie bei **abdominellen**- und **HNO-Eingriffen**. Bei hohem PONV-Risiko (ab 2 Risikofaktoren, Abschätzung z. B. mit Score nach Apfel) sollten Inhalationsanästhetika vermieden (TIVA, Regionalanästhesie) und/oder eine medikamentöse **Prophylaxe** gegeben werden. Folgende Wirkstoffe, bei ≥ 3 Risikofaktoren auch in Kombination, kommen infrage:
- Ondansetron (5-HT$_3$-Antagonisten)
- Dexamethason (Glukokortikoid)
- Dimenhydrinat (Histamin H$_1$-Antagonist)
- Droperidol (Neuroleptikum).

Zur **Therapie des PONV** werden – mit Ausnahme von Dexamethason (verzögerter Wirkeintritt) – dieselben Substanzen (ggf. auch in Kombination) eingesetzt, die benötigte Dosis ist niedriger.

> **MERKE** Das (sehr häufig verwendete) **Metoclopramid** wird wegen unzureichender Wirkung zur Prophylaxe und Therapie von PONV **nicht empfohlen**!

Temperaturregulationsstörungen: Eine **Hypothermie** durch intraoperative Wärmeverluste und Temperaturregulationsstörungen (z. B. bei Spinalanästhesie durch das Ausschalten der peripheren Wärmeregulation) kann das postoperative Outcome verschlechtern: Massives Kältezittern erhöht den Grundumsatz und den Sauerstoffverbrauch erheblich. Die Patienten werden gewärmt, das Kältezittern kann medikamentös mit Pethidin oder Clonidin gehemmt werden. Eine **Hyperthermie** ist meist die Folge einer intraoperativen Sollwertverstellung, ist aber auch immer verdächtig auf ein zentrales anticholinerges Syndrom, eine beginnende Septikämie oder (selten) eine maligne Hyperthermie.

Nachblutungen: Je nach Lokalisation können schon relativ geringe Nachblutungen schwere Folgen haben (z. B nach Strumaresektion) oder auch größere Nachblutungen leicht übersehen werden (v. a. intraabdominell). Bei Verdacht auf eine Nachblutung muss der Operateur informiert werden (s. a. Chirurgie [S. B108]).

1.4 Substitutionsbehandlung

Flüssigkeitsersatz und Transfusionsbedarf: Zum allgemeinen Vorgehen bei Volumenverlusten s. Pharmakologie [S. C388], für Informationen zu Bluttransfusionen s. Immunsystem und rheumatologische Erkrankungen [S. A457]. Bei jeder Operation ist ein intraoperativer **Flüssigkeitsersatz mit isotoner Vollelektrolytlösung** indiziert, da durch die präoperative Flüssigkeitskarenz, den Verlust von Flüssigkeit durch Verdunstung über dem OP-Situs, die Beatmung mit trockenen Gasen und die Abgabe von Flüssigkeit ins Wundgebiet meist ein Flüssigkeitsdefizit besteht. Der **Basisbedarf** eines Gesunden liegt bei 20–30 ml/kg KG/d, intensivpflichtige Patienten benötigen bis zu 40 ml/kg KG/d. Der **Flüssigkeitsbedarf hängt ab vom Ausmaß des Eingriffs und dem Operationsgebiet** (z. B. Oberbaucheingriffe: 10 ml/kg KG/h, „mittlere" Eingriffe wie Appendektomie: 4 ml/kg KG/h, kleine Eingriffe wie Adenotomie: 2 ml/kg KG/h).

Anhaltspunkte für einen hohen Blutverlust sind ein Abfall des Blutdrucks, ein Anstieg der Herzfrequenz sowie ein Abfall der O$_2$-Transportkapazität (DO$_2$ = HZV × CaO$_2$, normal: 1000 ml/min, kritisch: < 400 ml/min) und/oder der O_2-Sättigung auf < 70 % (**Cave:** Der Hämoglobinwert verändert sich bei akutem Blutverlust erst verzögert!). Plasma- oder Blutverluste bis zu ca. 30 % können durch kristalloide und kolloidale **Volumenersatzprodukte** aufgefangen werden. Die Transfusion von **Erythrozytenkonzentraten** ist **ab einem Volumenverlust von 30–40 % indiziert** (Richtwert: 3 ml EK/kg KG erhöhen den Hb-Wert um 1 g/dl). Ab Verlusten > 40–60 % des Volumens sollte zusätzlich **Frischplasma** (FFP) gegeben werden: Pro 2 EKs erhält der Patient 1 Einheit FFP, die benötigte Menge orientiert sich an den Gerinnungsparametern (Quick, aPTT, Antithrombin III). Sinkt die Thrombozytenzahl bei intraoperativer Blutungsneigung unter 50/nl, sollten **Thrombozytenkonzentrate** infundiert werden. Bei elektiven Eingriffen mit erwartet hohem Blutverlust oder hohem Risiko für die Notwendigkeit von Bluttransfusionen sind **präoperative Eigenblutspenden** möglich. Eine weitere Option ist die **intraoperative Autotransfusion**: Verloren gegangenes Blut kann intraoperativ aufgefangen, aufbereitet und rücktransfundiert werden (500–800 ml Blut ergeben ca. 200–300 ml transfundierbares Blutvolumen).

Korrektur des Säure-Basen-Haushalts: Zu Ursachen und Therapie von Azidosen und Alkalosen s. Niere [S. A430]. Lösungen zur Säure-Basen-Korrektur sollten, da sie hyperosmolar sind, über einen **ZVK** appliziert werden. Die Therapie orientiert sich an der arteriellen **Blutgasanalyse** (pH-Wert, pCO_2, Standardbikarbonat, Pufferbasen, Basenüberschuss). Die errechnete Menge wird zunächst nur zur Hälfte substituiert, um Überkorrekturen vorzubeugen. Engmaschige Blutgasanalysen sind erforderlich!

Therapie von Gerinnungsstörungen: Wichtige Ursachen von Gerinnungsstörungen im Rahmen der Anästhesie sind **Blutverluste** (Zusammenwirken von Thrombozytopenie durch Blutverlust, Verdünnungskoagulopathie durch Volumensubstitution mit Hämodilution und Verbrauchskoagulopathie durch überschießende Aktivierung des Gerinnungssystems), die **disseminierte intravasale Gerinnung** (DIC, s. Blut und Blutbildung [S. A164]), **Thrombozytopenien** durch erhöhten Plättchenumsatz (s. Blut und Blutbildung [S. A159]), **Thrombozytopathien** (s. Blut und Blutbildung [S. A160]) und zunehmend auch der Einsatz **niedermolekularer Heparine**. Zu gerinnungshemmenden bzw. -fördernden Substanzen s. Pharmakologie [S. C391].

1.5 Regionalanästhesie

1.5.1 Grundlagen

DEFINITION Sensible sowie evtl. auch motorische Lähmung bestimmter Körperregionen durch die Anwendung von Lokalanästhetika.

Lokalanästhetika (Wirkstoffe, Nebenwirkungen, Intoxikation s. Pharmakologie [S. C368]) blockieren die nervale Erregungsleitung durch eine reversible Blockade der spannungsabhängigen Na^+-Kanäle. Dies bedingt dosisabhängig zunächst eine **Sympathikusblockade** (→ Vasodilatation mit Wärmegefühl), einen **Verlust des Temperatur- und Schmerzempfindens**, einen **Verlust des Druck- und Berührungsempfindens** und schließlich eine **motorische Lähmung**.

Um eine Vasodilatation zu vermeiden (→ längere Wirkdauer, geringere systemische Nebenwirkungen) werden bei der Infiltrationsanästhesie und bei peripheren Nervenblockaden vielfach **Vasokonstriktoren** (Adrenalin, Noradrenalin, Felypressin) zugesetzt. Zu bedenken sind hier allerdings die **Nebenwirkungen** (ischämische Nervenläsionen, systemische Wirkungen wie Anstieg von Blutdruck und Herzfrequenz, kardiale Arrhythmien) und **Kontraindikationen** (wegen Gangrängefahr keine Anwendung an den Akren; KHK, arterielle Hypertonie, kardiale Arrhythmien, Mitralstenose, Hyperthyreose, Phäochromozytom). Die Anwendung ist – auch wegen fehlender Notwendigkeit – umstritten!

Auch vor einer Regionalanästhesie ist eine **Prämedikationsvisite** [S. B70] mit Aufklärungsgespräch notwendig. Der Schwerpunkt der körperlichen Untersuchung richtet sich auf das betroffene Gebiet (z. B. Ausschluss einer Pyodermie). Das **postoperative Vorgehen** entspricht – insbesondere bei den rückenmarksnahen Verfahren – dem Vorgehen in der Allgemeinanästhesie. Die wichtigsten **Kontraindikationen** sind Gerinnungsstörungen, Infektionen im Punktionsbereich, Ablehnung durch den Patienten und Allergien gegen die verwendeten Pharmaka. Allgemeine **Komplikationen** der Regionalanästhesie sind Blutungen, Nervenverletzungen, intraneurale (häufig irreversible Schädigungen!) oder intravasale Injektionen, Infektionen und allergische Reaktionen. **Warnhinweise auf eine intravasale Injektion** sind zerebrale Symptome (z. B. periorales Kribbeln, verwaschene Sprache, Ohrensausen, metallischer Geschmack, Schwindel) und EKG-Veränderungen (v. a. ventrikuläre Extrasystolen).

1.5.2 Oberflächenanästhesie

Das Lokalanästhetikum wird auf die **Schleimhaut** des HNO- oder Genitalbereichs oder am Auge als **Spray, Tropfen oder Salbe** aufgebracht und diffundiert zu den sensiblen Nervenendigungen. Verwendet werden Lidocain und Tetracain. Das Verfahren kann zu diagnostischen (z. B. Laryngoskopie) oder therapeutischen Zwecken (u. a. Augenoperationen, z. B. Kataraktextraktion) eingesetzt werden.

1.5.3 Infiltrationsanästhesie

Das Lokalanästhetikum wird – meist unter Zusatz eines Vasokonstriktors – **s. c., intradermal oder i. m.** appliziert. Das zu anästhesierende Gebiet wird unter ständiger Aspirationskontrolle ring- oder **fächerförmig umspritzt**. Nach Blockade der sensiblen Nervenendigungen sind Eingriffe der „kleinen" Chirurgie (z. B. Wundversorgung, Exzisionen, Abszess- oder Pleuradrainagen) möglich. Verwendet werden Lidocain, Procain, Etidocain, Mepivacain, Bupivacain, Ropivacain und Prilocain.

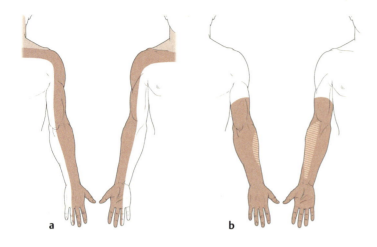

Abb. 1.8 Analgesiebereiche bei Blockade des Plexus brachialis. a Interskalenärer Zugang. b Vertikal-infraklavikulärer und -axillärer Zugang (dunkel = sichere Analgesie, hell = unsichere Analgesie). (aus: Schulte am Esch et al., Duale Reihe Anästhesie, Thieme, 2011)

MERKE Bei Infiltration in **entzündete Stellen** ist die **Wirkung** des Lokalanästhetikums **abgeschwächt**!

1.5.4 Periphere Leitungsanästhesie

DEFINITION Ein Lokalanästhetikum wird in die Nähe eines Nerven(plexus) eingebracht und unterbricht die Weiterleitung von Aktionspotenzialen distal der Punktionsstelle. Die Folge ist ein sensibler, bei hohem Injektionsvolumen auch ein motorischer Block.

Durchführung: Punktiert wird mit einer **Stimulationskanüle**, die an einen Nervenstimulator angeschlossen ist. Das Stimulationsgerät gibt rhythmische Impulse (1–2 Hz) in variabler Stromstärke ab (0,15 mA). Vorsichtiges Vorschieben der Kanüle löst im Innervationsgebiet des gesuchten Nervs rhythmische Muskelkontraktionen und Parästhesien aus. Sind auch mit geringer Stromstärke (0,4 mA) Kontraktionen auslösbar, befindet man sich in unmittelbarer Nähe des Nervs. Nun werden 1–2 ml Anästhetikum gegeben, wodurch die Kontraktionen sofort aufhören sollten. Klingen die Kontraktionen nur verzögert ab, kann noch eine Faszie zwischen Kanüle und Nerv liegen. Anschließend wird die volle Dosis des Anästhetikums gegeben. Die Punktionsstelle kann auch mittels **hochauflösender Sonografie** ermittelt werden. Möglich sind eine auf die Operation beschränkte Anästhesie (**Single-Shot-Verfahren**) und die Anlage eines **Katheters** zur postinterventionellen oder auch chronischen Schmerztherapie.

Blockade einzelner Nerven: Durch Injektion geringer Mengen eines Lokalanästhetikums in unmittelbarer Nähe des Nervs können z. B. Äste des N. trigeminus, Interkostalnerven oder wichtige Arm- und Beinnerven (N. medianus, N. ulnaris, N. radialis, N. musculocutaneus bzw. N. ischiadicus, N. femoralis, N. obturatorius, N. pudendus) gezielt blockiert werden.

Blockade des Plexus brachialis: Indikationen sind Operationen im Schulter-Oberarm- und Schlüsselbeinbereich (interskalenärer Block) sowie Eingriffe am distalen Oberarm, am Unterarm und an der Hand (infraklavikulärer und axillärer Block). Wichtige zusätzliche **Kontraindikationen** sind Lungenfunktionsstörungen, Pneumothorax sowie kontralaterale Phrenikus- oder Rekurrensparese (Anästhesiegebiete s. Abb. 1.8).
- **interskalenärer Zugang nach Winnie oder Meier:** Punktion zwischen den Mm. scalenus medius und anterior; spezifische Komplikationen: versehentliche rückenmarksnahe Anästhesie, Pneumothorax, Blockaden von N. phrenicus, N. vagus, N. recurrens oder Ganglion stellatum
- **vertikal-infraklavikulärer Zugang:** Blockade aller 3 Faszikel des Plexus brachialis; spezifische Komplikation: Pneumothorax
- **axillärer Zugang:** Blockade von N. ulnaris, N. medianus, N. radialis und N. musculocutaneus
- Als **Handblock** wird die Kombination aus Einzelblockaden von N. radialis, N. ulnaris und N. medianus in Höhe des Handgelenks bezeichnet.

Blockade des Plexus lumbosacralis: Indikationen sind Eingriffe am ventralen und lateralen Oberschenkel, bei Kombination von Lumbal- und Sakralblockade auch Hüftendoprothetik, ausgedehnte Operationen am gesamten Bein und Amputationen (Anästhesiegebiete s. Abb. 1.9).
- **Psoas-Kompartment-Blockade nach Chayen:** Punktion 3 cm unterhalb von L4, 5 cm lateral der Mittellinie mit Blockade von N. femoralis, N. femoralis lateralis, N. obturatorius und N. genitofemoralis; spezifische Komplikationen: versehentliche rückenmarksnahe Anästhesie, Nierenpunktion
- **„3-in-1"-Blockade nach Winnie:** Punktion ca. 3 cm kaudal des Leistenbandes und 1–2 cm lateral der A. femoralis (Palpation!) mit Blockade von N. femoralis, N. cutaneus femoris lateralis und N. obturatorius
- **parasakrale (posteriore) Ischiadikusblockade nach Mansour:** Punktion ca. 6 cm kaudal der Spina iliaca posterior superior mit kompletter Blockade des Plexus sa-

1.5 Regionalanästhesie

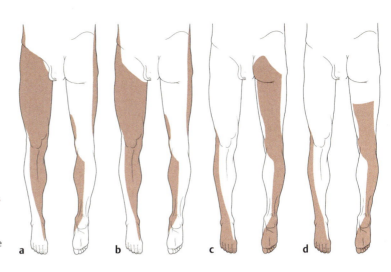

Abb. 1.9 **Analgesiebereiche bei Blockade des Plexus lumbosacralis. a** Psoas-Kompartment-Block. **b** „3-in-1"-Blockade. **c** Parasakrale Ischiadikusblockade. **d** Anteriore Ischiadikusblockade. (aus: Schulte am Esch et al., Duale Reihe Anästhesie, Thieme, 2011)

cralis; in Kombination mit der „3-in-1"- oder der Psoas-Kompartment-Blockade vollständige Anästhesie von Hüfte, Ober- und Unterschenkel
- **anteriore Ischiadikusblockade nach Beck:** Der Punktionsort liegt am Oberschenkel, einige cm distal des Übergangs vom medialen zum mittleren Drittel distal des Leistenbands; in Kombination mit „3-in-1"-Block gute Anästhesie von Ober- und Unterschenkel (**Cave:** keine ausreichende Anästhesie der Hüfte).

1.5.5 Rückenmarksnahe Verfahren

Grundlagen

Wichtige **Kontraindikationen** sind Blutgerinnungsstörungen (inkl. Einnahme von Thrombozytenaggregationshemmern), Hypovolämie, Sepsis, Pyodermie im Injektionsgebiet, Schädel-Hirn-Trauma, Hirndruckerhöhung, Allergie auf Lokalanästhetika, Ablehnung des Verfahrens durch den Patienten, unphysiologische intraoperative Lagerung und Rückenmarkserkrankungen. Bei der **Prämedikationsvisite** wird prinzipiell wie vor einer Allgemeinanästhesie vorgegangen. Präoperativ muss insbesondere auf die Hämodynamik geachtet und diese ggf. durch Volumengabe normalisiert werden.

Komplikationen:
- Vasodilatation, Hypotonie und Bradykardie durch Sympathikolyse bei Analgesieniveau > Th 8
- Ateminsuffizienz bei Analgesieniveau > Th 4, Phrenikusparese erst ab Analgesieniveau > C 3–5
- postspinaler Kopfschmerz bei Spinalanästhesie bzw. bei PDA bei versehentlicher Verletzung der Dura
- Lokalanästhetikumintoxikation bei intravasaler Lage (s. Pharmakologie [S. C369])
- peridurales Hämatom
- allergische Reaktionen auf das Lokalanästhetikum
- Infektionen (selten: Meningitis)
- Rückenmarksverletzungen
- **totale Spinalanästhesie** bei PDA: Ursache ist ein zu hohes Aufsteigen des Lokalanästhetikums (über Th 5). Klinisch kommt es zur rasch eintretende Hypotension, Apnoe, Bewusstlosigkeit, Mydriasis, u. U. Kreislaufstillstand.
- zentraler Juckreiz bei periduraler Morphintherapie (Therapie mit Naloxon).

Tab. 1.3 zeigt die Unterschiede zwischen Spinal- und Periduralanästhesie.

Tab. 1.3 Spinal- vs. Periduralanästhesie (PDA)

	Spinalanästhesie	PDA
Lage der Nadel	intrathekal	epidural
Wirkeintritt	schnell	nach ca. 20-30 min
benötigte Dosis des Lokalanästhetikums	niedriger	höher
Punktionstechnik	einfacher	schwieriger
Einlage eines Katheters	schwieriger	einfacher

Spinalanästhesie

Synonym: Subarachnoidalblock

DEFINITION Einbringen von Lokalanästhetikum in den Subarachnoidalraum auf Höhe von L 2/3, L 3/4 oder L 4/5.

MERKE Das feste Rückenmark (**Conus medullaris**) endet beim Erwachsenen meist auf Höhe von **L 1/2**.

Indikationen: Operationen der **unteren Extremität**, des **Genital- und Perianalbereichs** sowie des **unteren Abdomens** (inkl. Sectio caesarea), bei Einsatz eines Katheters auch **länger dauernde Operationen** und **postoperative Schmerztherapie**

Nach Applikation des Lokalanästhetikums tritt die Anästhesie rasch ein, da die Nervenfasern in diesem Bereich nicht von Bindegewebe umgeben sind. Entscheidend für die Ausbreitung der Anästhesie sind die **Dosis** des Lokalanästhetikums und die **Injektionsgeschwindigkeit** sowie bei hyperbaren Lösungen die **Lagerung**:

- **hyperbare Lösungen** (z. B. Lidocain 5%, Mepivacain 4%, Bupivacain 0,5% hyperbar): Das spezifische Gewicht der Lösung ist höher als das des Liquors, wodurch die Lösung z. B. bei Oberkörperhochlagerung nach kaudal absinkt (regionale Steuerung der Analgesie durch Lagerungsmanöver).
- **isobare Lösungen** (z. B. Bupivacain 0,5% isobar): Das spezifische Gewicht von Liquor und Lokalanästhetikum ist ungefähr gleich, sodass sich die Anästhesie unabhängig von der Lagerung des Patienten ausbreitet.

Blockadehöhen:
- **hoher Block** (bis Th 4): Oberbaucheingriffe und Sectio caesarea
- **mittlerer Block** (bis Th 8): Unterbaucheingriffe
- **tiefer Block** (bis L 1): Operationen an der unteren Extremität
- **Sattelblock** (bis L5/S1): Eingriffe im Genital- und Perianalbereich.

Die erreichte Anästhesie wird durch Testung der Kalt/Warm- und der Spitz/Stumpf-Diskrimination über den Dermatomen überprüft.

> **MERKE** Die Innervation der inneren Organe ist nicht immer deckungsgleich mit der spinalen Innervation der Dermatome, eine genaue **Kenntnis der Innervation** ist daher zwingend notwendig!

Vorgehen: Zur Lumbalpunktion (s. Neurologie [S.B919]) krümmt der sitzende oder seitlich liegende Patient den Rücken (Katzenbuckelposition). Am häufigsten wird **zwischen dem 3. und 4. LWK** punktiert (LWK 4 auf Höhe einer Verbindungslinie zwischen den Cristae iliacae, Identifikation der Zwischenwirbelräume durch Ertasten der Dornfortsätze). Nach Hautdesinfektion und steriler Abdeckung wird der spätere Stichkanal zunächst mit einem Lokalanästhetikum gequaddelt und ein Introducer mit größerem Durchmesser als die eigentliche Punktionsnadel bis zum Lig. interspinale eingebracht, um möglichst keine Hautpartikel in den Subarachnoidalraum zu verschleppen. Durch den **Introducer** wird eine **möglichst dünne Nadel** mit atraumatischem Schliff geschoben, mit der das Lig. interspinale, das Lig. flavum und die Dura mater spinalis durchstoßen werden. Nach dem Entfernen des Mandrins sollte Liquor austreten: Man lässt **einige Tropfen Liquor** über die Nadel **abfließen**. Sind diese über den ersten Tropfen hinaus blutig tingiert, muss die Punktion wiederholt werden. Nun kann eine einzelne Dosis gegeben (**Single-Shot-Anästhesie**) oder ein sehr dünner **Katheter** gesetzt werden, der intraoperative Bolusgaben und eine postoperative Schmerztherapie ermöglicht.

Periduralanästhesie (PDA)

Synonym: Epiduralanästhesie

> **DEFINITION** Einbringen eines Lokalanästhetikums in den Epiduralraum (zwischen Lig. flavum und Dura mater) mit Blockade von thorakalen, lumbalen oder sakralen Spinalnervensegmenten.

Möglich sind eine **Single-Shot-Anästhesie** und die Anlage eines **Periduralkatheters**, über den kontinuierlich Anästhetikum nachgegeben werden kann.

Indikationen: Operationen der **unteren Extremität**, des **Genital- und Perianalbereichs** sowie des **unteren Abdomens** (inkl. Sectio caesarea), bei Katheteranlage auch bei **langer Operationsdauer**, zur postoperativen und chronischen **Schmerztherapie** und in der **Geburtshilfe**.

Da das Lokalanästhetikum durch die Dura mater diffundieren muss (→ **Wirkeintritt erst nach 20–30 min**) und teilweise über die Foramina intervertebralia (→ **paravertebraler Nervenblock**) und die epiduralen Venenplexus (→ **systemische Wirkungen**) verloren geht, wird hier eine **höhere Dosis des Anästhetikums** benötigt als bei der Spinalanästhesie. Als Faustregel zur **Dosierung** des Lokalanästhetikums (z. B. Mepivacain, Bupivacain, Ropivacain) gilt: 1 ml/Segment bei einer Körpergröße von 150 cm + 0,1 ml/Segment pro zusätzlichen 5 cm Körpergröße.

Durchführung: Der **Punktionsort** hängt von der Höhe der gewünschten Anästhesie ab (Unterbaucheingriffe: L3/4, Oberbaucheingriffe: Th 4–8). Zur Punktion wird eine **Tuohy-Periduralnadel** verwendet, die nach Lokalanästhesie bis zum Lig. interspinale vorgeschoben wird (vgl. Spinalanästhesie). Auf die Nadel wird eine mit NaCl 0,9% gefüllte Spritze aufgesetzt und nun langsam und gleichmäßig, unter ständigem Druck auf den Spritzenkolben (mit aufgesetzten Händen, um unkoordinierte Bewegungen zu verhindern) vorgeschoben, bis das Lig. interspinale und das Lig. flavum durchstoßen sind und die Kochsalzlösung widerstandslos eingespritzt werden kann („**Loss-of-Resistance**"-Methode). Nun wird leicht aspiriert, es darf kein Blut oder Liquor in der Spritze erscheinen. Als Nächstes wird ein Katheter über die Nadel vorgeschoben. Vor der Applikation der Zieldosis kann eine intrathekale und intravasale Fehllage durch Gabe einer geringen Dosis Lokalanästhetikum plus Adrenalin ausgeschlossen werden: Bei **intrathekaler Lage** entwickelt sich ohne Wirkverzögerung eine Spinalanästhesie, bei **intravasaler Lage** steigt durch die Adrenalinwirkung die Herzfrequenz an.

Kombinierte Spinal- und Periduralanästhesie

Dieses Verfahren verbindet die **Vorteile von Spinalanästhesie** (rascher Wirkeintritt) **und PDA** (längere und sichere Gabe intra- und postoperativ). Zur Anlage wird eine **Tuohy-Nadel** (s. o.) mit gesondertem Kanal zum Vorschieben einer **Spinalnadel** verwendet. Diese wird – nach (gesicherter) periduraler Lage der Tuohy-Nadel – vorgeschoben. Ist die intrathekale Lage der Spinalnadel gesichert (Liquorabfluss), wird das Lokalanästhetikum appliziert. Anschließend wird ein Periduralkatheter angelegt, über den Lokalanästhetikum nachgespritzt werden kann. Die Indikationen, Kontraindikationen und Komplikationen entsprechen denen der beiden Verfahren.

Kaudalanästhesie

Synonym: Kaudalblock

> **DEFINITION** Regionalanästhesie durch Applikation von Lokalanästhetikum in den Periduralraum über den Hiatus sacralis (Durchstoßen des Lig. sacrococcygeum).

Die Punktionstechnik ist bei Kindern sehr viel einfacher als bei Erwachsenen und wird daher v. a. in der **Kinderchirurgie** eingesetzt. **Indikationen** sind alle chirurgischen Eingriffe unterhalb des Bauchnabels (z. B. Zirkumzision, Inguinalhernien, Orchidopexie).

1.5.6 Intravenöse Regionalanästhesie

Synonym: Bier-Block

> **DEFINITION** Intravenöse Applikation eines Lokalanästhetikums in eine blutentleerte Extremität.

Die Methode kann **bei Eingriffen an den Extremitäten**, die **kürzer als 2 h** dauern, eingesetzt werden. Wichtige **Kontraindikationen** sind Gefäßerkrankungen, Herzrhythmusstörungen, Sichelzellanämie und Neuropathien. Die wichtigste **Komplikation** ist das **Übertreten des Lokalanästhetikums in den systemischen Kreislauf** mit toxischen Nebenwirkungen (s. Pharmakologie [S. C369]).

Durchführung: Zunächst wird ein Venenverweilkatheter an der Extremität angelegt, die operiert werden soll. Für (systemische) Infusionen muss ein zweiter Zugang an einer anderen Extremität gelegt werden. Nun wird die Extremität von distal nach proximal mit einer elastischen **Esmarch-Binde** sorgfältig ausgestrichen (exsanguiniert). Mithilfe einer pneumatischen Doppelkammermanschette (**Tourniquet-Manschette**), die auf ca. 50 mmHg oberhalb des systolischen Blutdrucks aufgeblasen wird, wird diese Blutleere aufrechterhalten. Der periphere Puls darf nicht mehr tastbar sein! Über den Katheter kann nun das **Lokalanästhetikum** (meist Mepivacain oder Prilocain) appliziert werden. Die Dosis liegt bei 30–40 ml für die obere bzw. 50–100 ml für die untere Extremität. Nach 5–10 min ist die Extremität ausreichend betäubt, wahrscheinlich durch Diffusion des Lokalanästhetikums in das umliegende Gewebe mit Betäubung lokaler Nervenendigungen. Am Ende der Operation wird das Tourniquet intermittierend geöffnet, um das Lokalanästhetikum langsam auszuwaschen.

2 Intensivmedizin

2.1 Überwachung des Patienten

> **MERKE** Das Ziel der Intensivmedizin ist der **vorübergehende Ersatz gestörter oder ausgefallener** (vitaler) **Organfunktionen** bei gleichzeitiger Therapie der Grunderkrankung.

Klinische Untersuchung: Jeder intensivmedizinische Patient sollte **regelmäßig** (mind. 2 × /d) **klinisch untersucht** werden (Inspektion der Haut [z. B. Zyanose, Ödeme, Anämie, Ikterus, periphere Durchblutung], Palpation der peripheren Pulse und des Abdomens, Perkussion und Auskultation von Thorax und Abdomen, Messung von Körpertemperatur und -gewicht). Verschiedene Scoring-Systeme, z. B. der **APACHE-2-Score** (u. a. Alter, Hämatokrit, Leukozyten, Temperatur, MAP, Herz- und Atemfrequenz, diverse Laborparameter) und die Glasgow Coma Scale (s. Notfallmedizin [S. B29]), helfen, die Prognose des Patienten einzuschätzen.

Herz-Kreislauf-System (Abb. 2.1):
- **kontinuierliches EKG-Monitoring:** Das Ziel ist ein frühzeitiges Erkennen von lebensbedrohlichen Herzrhythmusstörungen, neu aufgetretenen kardialen Ischämien oder Schrittmacherfehlfunktionen. Die 5. Ableitung der Brustwand (V5, „Poorman-Ableitung") gehört zum Standardmonitoring (Sensitivität für ischämische Episoden bis zu 95 %) auch bei kardial nicht vorbelasteten Patienten.
- **Pulsoxymetrie** (Messung des paO_2 mittels Spektrophotometrie): bei stabiler Hämodynamik und ohne störende Einflussfaktoren (kalte Extremitäten, lackierte Fingernägel) schnelle und nicht invasive Auskunft über die Sauerstoffversorgung des Patienten
- **Blutdruckmessung:** nicht-invasiv (manuell nach Riva-Rocci oder automatisch mit oszillometrischen Methoden) oder invasiv und kontinuierlich über einen arteriellen Katheter
- **Zentraler Venendruck** (ZVD): Der ZVD entspricht etwa der rechtsventrikulären Vorlast und erlaubt Aussagen über die Kombination von **zirkulierendem Volumen**, **Venentonus**, **Rechtsherzfunktion** und **intrathorakalem Druck**. Aussagekräftiger als der Absolutwert ist der Verlauf. Der **Fluid Challenge Test** erlaubt eine grobe Beurteilung der globalen kardialen Pumpfunktion (Infusion von 500–1000 ml Flüssigkeit → normalerweise Ausgleich des ZVD innerhalb von 15 min).

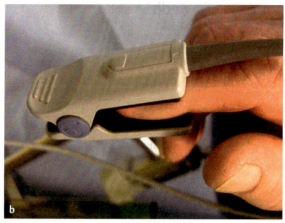

Abb. 2.1 Intensivmedizinisches Monitoring. Der Monitor enthält Anzeigen für das EKG, invasive und nichtinvasive Blutdruckmessung, Pulsoxymetrie und Temperatur. (aus: Hengesbach et al., Checkliste Medical Skills, Thieme, 2013)

- **erweitertes Kreislaufmonitoring:** Bestimmung des **Herzzeitvolumens** (HZV) aus den Parametern **Vorlast** (in etwa ZVD), **Nachlast** (in etwa mittlerer arterieller Druck), **Herzfrequenz** und **myokardialer Kontraktilität** (echokardiografische Messung), mittels **PiCCO-System** [S. B74] oder **Pulmonaliskatheter** (kaum noch verwendet); Indikationen: instabiler Kreislauf (therapieresistenter oder septischer Schock, Polytrauma, Verbrennungen), kompliziertes Lungenödem (Messung des Lungenwassers mittels PiCCO), Multiorganversagen, kardiale Komplikationen
- **pulmonalarterieller Druck:** Aufgrund der hohen Komplikationsrate wird ein Swan-Ganz-Katheter [S. B74] nur noch gelegt, wenn der Druck in der A. pulmonalis überwacht werden muss (z. B. im kardiogenen oder septischen Schock).
- **Bilanzierung der Ein-** (z. B. Nahrungsaufnahme, Infusionen, Transfusionen) **und Ausfuhr von Flüssigkeit** (Verluste über Stuhl, Urin, Drainagen und in Verbände) zur Überwachung des Flüssigkeitshaushalts z. B. bei Niereninsuffizienz.

Atmung:
- **Atemmechanik:** Die **Atemfrequenz** von spontan atmenden Patienten kann vom Pflegepersonal oder automatisch über einen nasalen Temperatursensor oder Impendanzmessungen der EKG-Elektroden überwacht werden. Bei beatmeten Patienten lassen sich **Atemminutenvolumen** (Atemzugvolumen × Atemfrequenz), **Atemwegsdrücke** (Spitzen-, Plateau- und endexspiratorischer Druck), **Compliance** und **Resistance** bestimmen.
- **arterielle Blutgasanalyse** (BGA): Möglich sind Aussagen über den pulmonalen **Gasaustausch** (p_aO_2 und p_aCO_2), den **Säure-Basen-Haushalt** (pH, HCO_3^-, BE) und andere **Laborparameter** (u. a. Elektrolyte und Hb-Wert). Regelmäßige Kontrollen (bei stabiler Lungenfunktion alle 6–12 h) gehören zum intensivmedizinischen Routinemonitoring.

Körpertemperatur: Insbesondere bei postoperativen und beatmeten Patienten (z. B. zur Früherkennung einer Pneumonie) gehört die mehrmals tägliche (rektale) Temperaturkontrolle zur Standardüberwachung. Bei speziellen Fragestellungen (z. B. gewünschte Hypothermie nach Reanimation) kann eine kontinuierliche Temperaturüberwachung mittels Messsonde indiziert sein.

Zentralnervensystem:
- **EEG:** Indikationen: **Hirntoddiagnostik** (s. Rechtsmedizin [S. C260]), Überwachung **nach Schädel-Hirn-Trauma** zum Erkennen schwerer kortikaler Ausfälle, Kontrolle von **Komastadium** und **Sedierung**
- **Hirndruckkontrolle** (geringstes Infektionsrisiko bei epiduraler Messung): Eine wichtige Indikation ist die Früherkennung intrakranieller Drucksteigerungen, z. B. bei intrakraniellen Blutungen, Hirnödem oder Tumoren.

Regelmäßige Laborkontrollen:
- Blutzucker
- Elektrolyte: Na^+, K^+, Cl^-, Ca^{2+} bei Nieren- und Pankreasinsuffizienz
- Blutbild und Hämoglobin
- Gerinnung
- Kreatinin
- CPR
- weitere Parameter je nach Grunderkrankung (z. B. Troponin und CK-MB bei Myokarderkrankungen).

Röntgen-Thorax-Kontrollen: Sie sind alle 1–2 Tage bei schwerkranken und beatmeten Patienten zur Früherkennung von Pneumonien, Atelektasen und Ergüssen indiziert. Nach Punktionen (z. B. ZVK, Pleuradrainage) und Intubation dienen sie der Lagebestimmung des Katheters und dem Ausschluss eines Pneumothorax.

2.2 Intensivmedizinische Maßnahmen

2.2.1 Therapie der respiratorischen Insuffizienz und Beatmung

DEFINITION
- **respiratorische Partialinsuffizienz:** $p_aO_2 < 60$ mmHg (Hypoxie), pCO_2 normal
- **respiratorische Globalinsuffizienz:** zusätzlich $pCO_2 > 45$ mmHg (Hyperkapnie).

Ätiologie: Die wichtigsten Ursachen einer respiratorischen Insuffizienz sind eine **Zunahme der Atemarbeit** (z. B. bronchiale Obstruktion), eine **gestörte Atemmechanik** (z. B. Thoraxtrauma), eine **Reduktion des belüfteten** (z. B. Pneumonie, ARDS) oder **durchbluteten Lungengewebes** (z. B. Lungenembolie) sowie eine **periphere** (z. B. Muskelrelaxation) oder **zentrale Atemlähmung** (z. B. Opioidintoxikation, Schädel-Hirn-Trauma, Hirnblutung).

Sauerstofftherapie und Beatmung

Die wichtigste **symptomatische Maßnahme** bei respiratorischer Insuffizienz ist die **Zufuhr von Sauerstoff**, was insbesondere bei Diffusions- und Verteilungsstörungen effektiv ist. Im Notfall wird zunächst eine hohe inspiratorische Sauerstoffkonzentration gewählt (bis zu 100 %: $F_iO_2 = 1,0$).

Nichtinvasive Beatmung: Hierunter versteht man eine **maschinelle Unterstützung der Atmung ohne endotracheale Intubation**. Ist eine O_2-Zufuhr über eine Nasenbrille nicht ausreichend, können die Patienten über eine gut sitzende Gesichts- oder Nasenmaske beatmet werden. Das **primäre Ziel** ist die **Applikation eines PEEP**. Typische **Indikationen** sind Operationen mit einer Dauer < 5 min [S. B78], obstruktive und restriktive Funktionsstörungen, neuromuskuläre Erkrankungen, kardiales Lungenödem, respiratorische Insuffizienz nach Extubation oder Lungentransplantation und mittelschwere bis schwere Dyspnoe bei Patienten, die nicht intubiert werden sollen oder können. Die **Spontanatmung** sollte erhalten sein. Der **PEEP** sollte **nicht > 10 mmHg** und der **Beatmungsspitzendruck nicht > 20 cmH₂O** liegen. Eine Verschlechterung des klinischen Zustands oder eine längere Beatmungsdauer (hoher Überwachungs- und Pflegeaufwand!) kann eine Intubation notwendig machen. Prinzipiell sind die Verfahren **CPAP**, **BIPAP** und **PSV** möglich (s. u.).

Indikationen für eine invasive Beatmung: Unter invasiver Beatmung versteht man eine **maschinelle Beatmung** über Endotrachealtubus, Konio- oder Tracheotomie. Sie ist neben der respiratorischen Insuffizienz (**therapeutische Beatmung**) u. a. bei Sepsis, großflächigen Verbrennungen, prolongiertem Schock, Bewusstlosigkeit (fehlende Schutzreflexe!), schwerer Aspiration und erhöhtem Hirndruck (**prophylaktische Beatmung**) indiziert. Bei Patienten ohne chronische Lungenerkrankung gelten folgende Richtwerte für die Indikationsstellung:
- Atemfrequenz > 35/min oder < 7/min
- $p_aO_2 < 40$–70 mmHg
- $p_aCO_2 > 50$–60 mmHg
- pH-Wert < 7,3 (respiratorische Azidose)
- $FEV_1 < 10$ ml/kg KG.

Bei **chronischen Lungenerkrankungen** orientiert sich die Beatmungsindikation an der klinischen Einschätzung (z. B. Dyspnoe mit Erschöpfung, Schockzeichen, beginnende CO_2-Narkose). Bei akuten Erkrankungen mit guter Prognose unter Beatmung (z. B. Pneumonien) ist die Indikation großzügiger zu stellen als z. B. bei terminalen oder chronischen Erkrankungen.

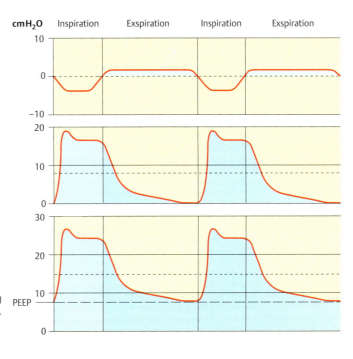

Abb. 2.2 **Atemwegsdrücke** bei Spontanatmung (oben) und maschineller Beatmung ohne (Mitte) bzw. mit PEEP (unten). (aus: Secchi, Ziegenfuß, Checkliste Notfallmedizin, Thieme, 2009)

Steuerung der Beatmung:
Volumengesteuerte Beatmung (VCV): Ein vorgegebenes Atemzugvolumen (Tidalvolumen, meist 7–8 ml/kg KG) wird – unabhängig vom benötigten Druck – mit Überdruck insuffliert. Diese **volumengesteuerte, druckbegrenzte Beatmung** wird bei der kontrollierten Beatmung (CMV, s. u.) sehr häufig eingesetzt. Um einen Verlust des Atemzugvolumens durch Leckagen frühzeitig zu bemerken, wird das **exspiratorische Volumen gemessen**. Zusätzlich wird in der Intensivmedizin meist auch der Flow (Gasmenge pro Zeit [l/min]) begrenzt, um den Atemspitzendruck zu Beginn der Inspiration abzumildern (**dezelerierender Flow**).

Druckgesteuerte Beatmung (PCV): Sobald der eingestellte **Inspirationsdruck** (meist < 30 cm H_2O) erreicht ist, schaltet der Respirator in Exspirationsstellung. Steigt der Lungenwiderstand an, sinkt daher das Atemzugvolumen und die Atemfrequenz steigt an. Um eine Hyperkapnie rechtzeitig zu bemerken, sollte die exspiratorische CO_2-Konzentration gemessen werden (**Kapnografie**). Auch bei dieser Beatmungsform wird meist ein **dezelerierender Flow** eingestellt. Sie wird meist bei IPPV, seltener bei CMV eingesetzt.

Inspirations-Exspirations-Verhältnis: Physiologisch ist bei Erwachsenen ein Verhältnis der Dauer von Inspiration zu Exspiration von ca. 1:2, bei Kindern eher 1:1. Bei schweren Lungenschädigungen und der Notwendigkeit eines hohen Beatmungsdrucks kann dieses Verhältnis umgekehrt werden (**Inversed Ratio Ventilation** [IRV]; bis zu 4:1). Vorteilhaft sind niedrigere Beatmungsspitzendrücke und ein „Airtrapping" in schlecht belüfteten und stark geschädigten Lungenabschnitten mit kontinuierlichem positivem Druck (**intrinsischer „Auto-PEEP"**) und verbesserter Oxygenierung. Nachteilig ist eine höhere kardiovaskuläre Belastung des Patienten. IRV ist bei VCV und bei PCV möglich.

Lungenprotektive Beatmung: Insbesondere bei schweren Lungenschädigungen (z. B. ARDS, Inhalationstrauma) ist auf eine möglichst lungenschonende Beatmung zu achten. Wichtig sind hier ein **relativ niedriges Atemzugvolumen** und ein **niedriges inspiratorisches Druckniveau** (< 20–25 mmHg) mit **relativ hoher Atemfrequenz**. Förderlich ist zudem eine **IRV** mit intrinsischem und/oder extrinsischem **PEEP**. Die F_iO_2 sollte **möglichst gering** sein, um die gewebetoxischen Effekte hoher Sauerstoffkonzentrationen zu vermeiden (s. u.).

Verfahren der Atemtherapie:
Kontrollierte Beatmung (CMV = Continuous Mandatory Ventilation): Der Patient atmet nicht spontan, die Luft wird ausschließlich per Überdruck in die Lungen geblasen (PCV oder VCV). Aufgrund der vielfältigen Nebenwirkungen (s. u.) sollte **möglichst rasch auf eine assistierte Beatmungsform umgestiegen** werden.
- **IPPV** (Intermittent Positive Pressure Ventilation): Am Ende der Exspiration fällt der Druck auf den Atmosphärendruck ab.
- **CPPV** (Continuous Positive Pressure Ventilation): Am Ende der Exspiration bleibt ein voreingestellter positiver Druck bestehen, der **extrinsische PEEP** (Positive Endexspiratory Pressure). Ziel ist eine verbesserte Oxygenierung durch Offenhalten bzw. Wiedereröffnung der Alveolen (Recruitment).

Assistierte Beatmung (spontane Atmungsaktivitäten und Mitarbeit durch den Patienten):
- **IPPB** (Intermittent Positive Pressure Breathing): Der spontane Atemimpuls des Patienten löst eine Beatmung aus und unterstützt den Patienten so beim Atmen.
- **(S)IMV** ([Synchronized] Intermittent Mandatory Ventilation): Das Gerät beatmet den Patienten mit einer basalen, niedrigen Atemfrequenz maschinell (PCV oder VCV mit oder ohne PEEP). Zwischen diesen maschinellen Atemzügen kann der Patient spontan atmen. Die spontanen Atemzüge können druckunterstützt werden (Pressure Support Ventilation [PSV]). Sind ≤ 4 maschinelle Atemzüge/min ausreichend, kann der Patient extubiert werden.
- **MMV** (Mandatory Minute Ventilation): Das Gerät gibt nur maschinelle Atemzüge ab (PCV oder VCV mit oder ohne PEEP), wenn der Patient mit seiner Spontanatmung ein bestimmtes Atemminutenvolumen nicht erreicht. Auch hier können die spontanen Atemzüge druckunterstützt werden (PSV). Diese Beatmungsform ermöglicht einen kontinuierlichen Übergang zur Spontanatmung.
- **CPAP** (Continuous Positive Airway Pressure): Der Respirator erzeugt einen kontinuierlichen, hohen Flow (> 25 l/min), der während In- und Exspiration **kontinuierlich einen positiven Druck** (ca. 5–10 cmH_2O) erzeugt. Dies unterstützt die Spontanatmung des Patienten. Diese Beatmungsform kann auch nicht-invasiv über eine Maske (z. B. bei Schlafapnoe-Syndrom) angewendet werden.
- **BIPAP** (Biphasic Positive Airway Pressure): Im Unterschied zu CPAP ist hier der **Beatmungsdruck während der Inspiration** (zeitgesteuert) **höher**. Die Differenz zwischen den beiden Druckniveaus bestimmt das Ausmaß der maschinellen Unterstützung. Diese Beatmungsform ermöglicht einen kontinuierlichen Übergang von CMV (hohe Druckdifferenz) zu CPAP (Angleich des hohen an den niedrigen Druck). Auch BIPAP ist nicht invasiv über eine Maske möglich.

Nebenwirkungen und Komplikationen:
- Der insbesondere für CMV benötigte Überdruck behindert den venösen Rückstrom zum Herzen, wodurch **ZVD**, **Hirndruck** und **Rechtsherzbelastung ansteigen** und **Herzminutenvolumen** (günstig bei kardialem Lungenödem!) sowie **arterieller Blutdruck** und damit auch **Nieren- und Leberdurchblutung abfallen**. Der Überdruck schädigt das Gewebe auch direkt (**Barotraumen** mit **Pneumothorax**, Lungen-, Mediastinal-, Perikard- oder Weichteilemphysem). Ein hoher **PEEP** verstärkt diese Effekte.

2.2 Intensivmedizinische Maßnahmen

- Insbesondere bei CMV **atrophiert** die **Atemmuskulatur** und eine relativ tiefe **Analgosedierung** (s. u.) ist notwendig.
- Mit der Beatmungsdauer steigt das Risiko **nosokomialer Pneumonien** (8,5 % in den ersten 3 Tagen, 45 % nach dem 14. Tag). Wichtig ist daher eine adäquate **Bronchialtoilette** u. a. mit regelmäßigem endotrachealem Absaugen, Umlagern des Patienten und Sekretolyse.
- Dauerhaft **hohe inspiratorische Sauerstoffkonzentrationen** ($F_iO_2 > 60\%$) **über mehrere Tage** wirken **gewebetoxisch** und verursachen eine interstitielle Fibrose im Bereich der terminalen Atemwege (wahrscheinlich durch vermehrte Bildung freier Sauerstoffradikale). Daher sollte die F_iO_2 durch eine optimierte Beatmungstechnik möglichst niedrig gehalten werden. Eine **kurzzeitige Beatmung mit hoher F_iO_2** ist dagegen **unproblematisch**.
- Bei langer Liegedauer können endotracheale Tuben den **Kehlkopf und** die **Trachea schädigen**. Ist eine Intubationsdauer > 7–14 Tage voraussehbar, sollte daher ein **Tracheostoma** gelegt werden. Dieses kann – v. a. bei zu starker Blockierung – **Druckulzera** in der Trachea (bis hin zu tracheoösophagealen Fisteln) auslösen, wird aber von den Patienten besser toleriert und erleichtert auch die Bronchialtoilette.
- Der Reiz des Tubus und der Beatmung ist – v. a. bei unzureichender Analgosedierung – ein Stressreiz für den Patienten, der **gastroduodenale Stressulzera** auslösen kann. Prophylaktisch sollten daher **Protonenpumpenhemmer** gegeben werden.
- Aufgrund der Immobilisierung ist das **Thromboserisiko** beatmeter Patienten deutlich **erhöht**. Sie sollten daher prophylaktisch eine **Low-Dose-Heparinisierung** erhalten.

Weaning: Fast die **Hälfte der Beatmungsdauer** bei Intensivpatienten entfällt auf die Entwöhnung vom Respirator. Am Anfang steht meist eine CMV, ggf. mit IRV und relativ hoher F_iO_2. Zunächst wird die **F_iO_2 reduziert**, das **Inspirations-Exspirations-Verhältnis normalisiert** und die **Sedierung reduziert** (Förderung der Spontanatmung). Anschließend wird meist auf **BIPAP** umgestellt und langsam das obere Druckniveau reduziert, bis eine CPAP-Beatmung erreicht ist. Eine Extubation ist möglich, sobald die **Schutzreflexe wiederhergestellt** sind, die $F_iO_2 \leq 0,4$ bzw. der PEEP < 5 cmH$_2$O liegt. Um eine Aspiration von Speichel zu vermeiden, muss direkt vor der Extubation nochmals **abgesaugt** werden.

Extrakorporale Gasaustauschverfahren: Verfahren wie ECMO [Extracorporal Membrane Oxygenation]) sind die **Ultima Ratio bei schwersten Lungenschädigungen**. Über extrakorporale Mikromembranen wird CO_2 gegen O_2 ausgetauscht. Gleichzeitig kann die maschinelle Beatmung maximal lungenprotektiv (s. o.) durchgeführt werden, um weitere pulmonale Schädigungen zu vermeiden.

Medikamentöse Maßnahmen

Um systemische Nebenwirkungen zu vermeiden, sollten die Substanzen **nach Möglichkeit inhalativ** appliziert werden. Reicht dies nicht aus, ist eine systemische Pharmakotherapie indiziert. Die wichtigsten akut und im Intervall eingesetzten **Bronchospasmolytika** (β-Sympathomimetika, Theophyllin, Parasympatholytika, Glukokortikoide) werden im Kapitel Atmungssystem (Asthma bronchiale [S. A182] bzw. COPD [S. A187]) besprochen. **Analeptika** werden systemisch gegeben und stimulieren das zentrale Atemzentrum (z. B. **Koffeincitrat** bei Neugeborenenapnoe).

2.2.2 Analgosedierung

DEFINITION Kombinierte Gabe von Sedativa und Analgetika, um den Patienten eine möglichst schmerz-, angst- und stressfreie intensivmedizinische Behandlung und die Toleranz einer invasiven Beatmung zu ermöglichen („künstlicher Tiefschlaf").

Verwendete Medikamente: Die Patienten erhalten eine Kombination aus einem hochpotenten **Opioid** (meist Sufentanil) und einem **Benzodiazepin** (meist Midazolam) oder dem Narkotikum **Propofol**. Barbiturate werden nur noch selten eingesetzt. Insbesondere bei deliranten Patienten hat sich der Zusatz von **Clonidin** bewährt. Eine **Muskelrelaxierung** sollte nur in speziellen Situationen (z. B. Intubation) durchgeführt werden, **nicht** aber **über längere Zeit**.

MERKE Wegen der Gefahr eines lebensbedrohlichen **Propofol-Infusionssyndroms** darf Propofol bei unter 16-Jährigen nicht länger als 7 Tage gegeben werden (s. Pharmakologie [S. C405]).

Tiefe der Sedierung: Das Ausmaß der Sedierung wird klinisch z. B. mithilfe der **Ramsay-Skala** (Tab. 2.1) beurteilt. Heute wird meist eine Sedierungsstufe von 2–4 als ausreichend betrachtet. **Anzeichen für eine zu flache Sedierung sind u. a. Tachykardie, Abwehrbewegungen, Schwitzen, Gegenatmung gegen den Respirator und Tränenträufeln.** Als günstig für das Outcome haben sich das Beachten eines physiologischen **Tag-Nacht-Rhythmus** (nachts tiefe-

Tab. 2.1 Ramsay-Skala

Sedierungsstufe	klinischer Zustand
0	wacher, voll orientierter Patient
1	halbwacher, ängstlich-agitierter Patient
2	sedierter, kooperativer, orientierter Patient, der die Beatmung toleriert
3	schlafender Patient, der auf Berührungen oder Ansprache adäquat reagiert
4	tief schlafender Patient, der nur auf Schmerzreize reagiert
5	narkotisierter Patient, der nur träge auf Schmerzreize reagiert
6	komatöser Patient, der nicht auf Schmerzreize reagiert

Tab. 2.2 Charakteristika der Hauptbestandteile der parenteralen Ernährung

	Brennwert (kcal/g)	respiratorischer Quotient	Substitutionsbedarf (g/kg KG/d)	Anteil am Substitutionsbedarf
Glukose	4,1	1,0	3–5	50–70 %
Fettemulsionen (Mischung aus lang- und mittelkettigen oder nur langkettige Triglyzeride)	9	0,7	1–1,5	30–50 %
Aminosäuren (mindestens die 8 essenziellen Aminosäuren)	4,0	0,8	1,2–1,5	10–20 %

re Sedierung, Abdunkeln der Station, möglichst kein Lärm) und ein **regelmäßiges Erwecken** des Patienten (Unterbrechen der Sedierung, Weiterführen der Analgesie) für ca. 1 h/d erwiesen. Die Analgosedierung sollte wegen der Gefahr von Entzugssymptomen (z. B. Krampfanfälle) über einige Tage **ausgeschlichen** werden.

2.2.3 Ernährung

Nach Möglichkeit sollte immer eine **enterale Ernährung** bevorzugt werden (Nachteile der parenteralen Ernährung: Notwendigkeit eines ZVK, Atrophie des Dünndarmepithels, Stressulkus, bakterielle Translokation). Als **Proteinquelle bei enteraler Ernährung** werden **Aminosäurengemische** bevorzugt: Dies erleichtert die Resorption und beugt allergischen Reaktionen vor. Ist eine orale Ernährung z. B. wegen Schluckstörungen nicht möglich, kann eine enterale Ernährung über Nasensonde oder PEG versucht werden. Eine **parenterale Ernährung** (meist über ZVK) ist bei allen Erkrankungen indiziert, bei denen der Patient nicht essen kann oder darf (z. B. Bewusstlosigkeit, schwere Pankreatitis, operative Eingriffe, die eine Nahrungskarenz von ≥ 3 Tagen erforderlich machen). Als **Richtwert für den Energiebedarf** gelten 22–35 kcal/kg KG/d. Menge und Zusammensetzung der Ernährung (Tab. 2.2) müssen **an die spezielle Situation angepasst** werden (z. B. höherer Energiebedarf postoperativ und bei Verbrennungspatienten, niedrigerer Bedarf bei analgosedierten Patienten). Bei totaler parenteraler Ernährung müssen zusätzlich Spurenelemente, Elektrolyte und Vitamine zugeführt werden. Zudem hat sich das **Konzept der minimalen enteralen Ernährung** (Minimal Enteral Feeding) etabliert: Die Patienten erhalten regelmäßig geringe Mengen flüssiger Nahrung, um die Epithelatrophie zu verhindern bzw. aufzuhalten. Zudem hat dies günstige Effekte auf die immunologischen Darmfunktionen.

2.2.4 Extrarenale Eliminationsverfahren

Die Hämodialyse, Hämofiltration und Peritonealdialyse werden im Kap. Niere [S. A389] besprochen.

Plasmaseparation

Synonym: Plasmapherese, Plasmaaustausch

Ähnlich wie bei der Hämodialyse werden auch bei der Plasmaseparation Plasma und korpuskuläre Blutbestandteile getrennt. Das patienteneigene Plasma wird dazu abfiltriert oder -zentrifugiert und gleichzeitig durch eine **eiweißhaltige Lösung** (z. B. Frischplasma) ersetzt. Die Behandlung erfolgt über einen großlumigen zentral-venösen Katheter. Indiziert ist die Plasmaseparation u. a. zur Entfernung von Antikörpern (z. B. SLE, Guillan-Barré-Syndrom, Hemmkörper-Hämophilie), bei Rhesus-Inkompatibilität, Hyperviskositätssyndromen oder Intoxikationen. Potenzielle Komplikationen dieser Methode sind allergische Reaktionen mit Vasodilatation und hämodynamischen Nebenwirkungen, Infektionen sowie Störungen der Blutgerinnung.

Immunadsorption

Im Unterschied zur Plasmapherese muss bei dieser Methode keine Flüssigkeit substituiert werden, sondern das Blutplasma wird über Stoffe, die an Antikörper und Immunkomplexe binden (**Adsorber**), gereinigt. Am Ende jeder Behandlung werden prophylaktisch Immunglobuline substituiert, um eine gesteigerte Ig-Produktion zu verhindern bzw. Infektionen zu vermeiden. Bzgl. der Indikationen s. Plasmaseparation.

Auch LDL lässt sich über eine Immunadsorption entfernen (**Lipidapherese**), z. B. bei schweren familiären Hyperlipidämien.

Hämoperfusion

Die Hämoperfusion wird bei schweren akuten Vergiftungen eingesetzt. Dabei können proteingebundene oder lipidlösliche Stoffe (z. B. Medikamente, bestimmte Chemikalien) über Adsorbenzien wie Austauscherharze gebunden und damit aus dem Blut eliminiert werden.

2.2.5 Psychische Aspekte

Wichtige Komponenten sind die **Reaktionen** des Patienten auf die bedrohliche Erkrankung und die oft massiven Eingriffe in die Integrität des Körpers (Katheter, Beatmung). **Rücksichtnahme** auf die Bedürfnisse des Patienten und die **Einbindung in den Behandlungsprozess** verbessern die Compliance und damit z. B. den Prozess der Entwöhnung vom Respirator („Weaning").

2.2.6 Pflegerische Aspekte

Aufgaben der Intensivpflege umfassen – neben **Überwachung der Vitalparameter** und der **Grundpflege** – insbesondere die **Pflege von Tubus** bzw. Tracheostoma und **Kathetern** (regelmäßige Kontrolle und Desinfektion der Einstichstellen zur Infektionsprophylaxe). Zur **Dekubitusprophylaxe** müssen die oft bettlägerigen Patienten möglichst häufig umgelagert werden, idealerweise in leicht erhöhter Position, um die Rate an nosokominalen Pneumonien zu verringern.

2.3 Störungen und Syndrome in der Intensivmedizin

In der Intensivmedizin wichtige Krankheitsbilder werden in den jeweiligen Kapiteln beschrieben, z. B. **Störungen des Wasser-, Elektrolyt- und Säure-Basen-Haushalts** [S. A416] und das **akute Nierenversagen** [S. A382] im Kap. Niere, das **akute Leberversagen** [S. A287] im Kap. Verdauungssystem, die **akute Herzinsuffizienz** [S. A25] im Kap. Herz-Kreislauf-System, das **Schädel-Hirn-Trauma** [S. B949] in der Neurologie, das **Polytrauma** [S. B326] in der Orthopädie und Unfallchirurgie, die **Lungenembolie** [S. A208] im Kap. Atmungssystem, die **Sepsis** [S. A511] im Kap. Infektionserkrankungen, die **allgemeine Schocktherapie** [S. B45] in der Notfallmedizin und die **Verbrennungskrankheit** [S. B228] in der Chirurgie sowie in der Notfallmedizin [S. B59].

3 Schmerztherapie

3.1 Grundlagen

DEFINITION
- **akuter Schmerz** (z. B. nach Verletzungen): physiologische Schutzreaktion des Körpers vor weiterer Schädigung
- **chronischer Schmerz:** Dauer > 6 Monate, (meist) ohne physiologische Funktion, Entwicklung zur eigenständigen Krankheit ohne Bezug zur ursprünglichen Ursache
- **Nozizeptorschmerz:** direkte oder indirekte (Herabsetzung der Reizschwelle) Aktivierung peripherer nozizeptiver Nervenendigungen als Folge thermischer, mechanischer oder chemischer Gewebeschädigungen mit Ausschüttung verschiedener Transmitter (u. a. ATP, freie Radikale, Arachidonsäure, Bradykinin, Neuropeptide, Zytokine)
  - **viszeraler Schmerz** (Leitung über C-Fasern): dumpfe, bohrende, oft wellenförmige und schlecht lokalisierbare Schmerzen, häufig vegetative Begleitsymptome
  - **somatischer Schmerz** (Leitung über Aδ-Fasern und C-Fasern):
    – oberflächlich somatischer Schmerz (Haut): schneidend-scharfer, gut lokalisierbarer Schmerz
    – tiefer somatischer Schmerz (Muskulatur, Knochen): dumpfer, gut lokalisierbarer Schmerz
- **projizierter Schmerz:** Verschaltung viszeraler und somatischer Afferenzen im Rückenmark → Schmerzprojektion auf Head-Zonen: Viszerale Schmerzen werden als Oberflächenschmerz in den sog. Head-Zonen der Haut empfunden.
- **Neuralgie** (neuralgischer Schmerz): Schmerzen im Verlauf eines Nervs oder Nervenplexus, z. B. bei Bandscheibenvorfällen
- **Deafferenzierungsschmerz** (z. B. Phantomschmerz nach Amputation, s. Neurologie [S. B1007]) nach Durchtrennung eines Nervs (häufig Hyperalgesie, Allodynie und Dysästhesie) aufgrund fehlender Hemmung der Schmerzverarbeitung durch Aβ-Fasern
- **zentraler Schmerz** durch Läsionen des Tractus spinothalamicus im Rückenmark (pseudothalamische Schmerzen) oder des Thalamus (v. a. Ncl. ventralis posterolateralis: thalamische Schmerzen), z. B. bei multipler Sklerose oder selten nach zerebralen Ischämien
- **Schmerzen aufgrund passagerer Fehlregulationen:** z. B. Durchblutungsstörung bei Migräne.

Schmerzleitung: Der **Nozizeptorschmerz** wird über myelinisierte Aδ- und/oder nicht myelinisierte C-Fasern (1. Neuron) zum Rückenmark geleitet. Im **Hinterhorn** wird auf das 2. Neuron umgeschaltet, das auf die Gegenseite kreuzt und im **Tractus spinothalamicus** (Vorderseitenstrang) zum venterobasalen Kern des **Thalamus** zieht. Nach Umschaltung auf das 3. Neuron erreicht der Reiz den **somatosensorischen Kortex** (→ bewusste Wahrnehmung). Daneben werden die **Formatio reticularis** des Hirnstamms (→ „Arousal-Reaktion") und **mediale Thalamuskerne** (→ limbisches System, Hypothalamus → emotionale und hormonelle Reaktionen) aktiviert. Diese **Schmerzempfindung** kann durch körpereigene Systeme (z. B. Endorphine in Stresssituationen) **unterdrückt** bzw. reduziert werden. Durch neuronale Sensibilisierung mit Absinken der Schmerzschwelle (Aktivierung von NMDA- und AMPA-Rezeptoren, „**Schmerzgedächtnis**") und Amplifikation von Schmerzrezeptoren kann der Schmerz allerdings auch verstärkt oder chronifiziert werden.

> **MERKE** Eine **suffiziente Therapie** akuter Schmerzen kann **chronische Schmerzen verhindern**!

3.2 Schmerzdiagnostik

Die Grundlage der Diagnostik bildet – wie so oft – die **Anamnese** (aktueller Schmerz mit Verlauf, ursächliche oder begleitende Grunderkrankungen, bisherige Therapie, soziale und psychische Anamnese), evtl. unter Einbeziehung eines **Schmerztagebuchs**. Der nächste Schritt ist eine vollständige **körperliche Untersuchung** mit besonderem Augenmerk auf Mimik, Gestik und Gang des Patienten. Da Schmerzen individuell empfunden werden, ist eine **objektive Messung schwierig**. Nur das Schmerz**empfinden** ist mithilfe von **Schmerzskalen** (teilweise) objektivierbar. Gebräuchlich sind die **visuelle Analogskala** (VAS), die **verbale** (VRS) und die **numerische Ratingskala** (NRS). Bei Kindern ab dem 4. Lebensjahr kann z. B. die Smiley-Skala eingesetzt werden (Abb. 3.1).

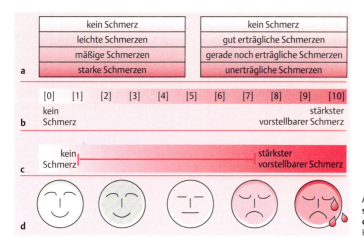

Abb. 3.1 **Skalen zur Objektivierung der Schmerzintensität. a** Verbale Ratingskala. **b** Numerische Ratingskala. **c** Visuelle Analogskala. **d** Smileyskala für Kinder. (aus: Huber, Winter, Checkliste Schmerztherapie, Thieme, 2006)

3.3 Prinzipien der Pharmakotherapie

3.3.1 WHO-Stufenschema

Dieses Therapieschema wurde 1986 primär für die Therapie von Tumorschmerzen entwickelt, wird heute aber bei allen Arten von (chronischen) Schmerzen angewendet. Alle Stufen können (und sollten) mit **nicht-medikamentösen Therapieverfahren** (s. u.) kombiniert werden. Auf der ersten Stufe werden **Nichtopioid-Analgetika** gegeben. Bestehen die Schmerzen weiter, wird ein **schwach wirksames Opioid** dazugegeben. Auf der 3. Stufe werden **stark wirksame Opioide** verabreicht. Bei wenigen Patienten ist eine 4. Stufe der Schmerztherapie (z. B. invasive Verfahren) erforderlich. Auf allen Stufen können **Koanalgetika und Adjuvanzien** gegeben werden.

> **MERKE** Schwach und stark wirksame Opioide werden niemals kombiniert.

Nichtopioid-Analgetika: Wirkstoffe wie ASS, Ibuprofen, Diclofenac, Indometacin, Ketoprofen, Piroxicam, Metamizol oder Paracetamol werden **auf allen Stufen der Schmerztherapie** eingesetzt (Details zu Wirkstoffen und Differenzialindikationen s. Pharmakologie [S. C428]). **Selektive COX-2-Hemmer** (Coxibe, z. B. Celecoxib) haben weniger gastrointestinale Nebenwirkungen und eine gute analgetische Potenz, erhöhen aber bei Langzeitanwendung das kardiovaskuläre Risiko. Ihr Stellenwert in der Schmerztherapie ist daher noch nicht abschließend geklärt.

Opioide: Ab Stufe 2 der Schmerztherapie kommen schwache bzw. stark wirksame Opioide zum Einsatz (Details zu den Wirkstoffen s. Pharmakologie [S. C424]). Grundsätzlich sollte ein Präparat mit großer therapeutischer Breite gewählt werden. Bei akuten Schmerzen (z. B. postoperativ) werden Opioide meist **i. v. oder epidural** appliziert, bei chronischen Schmerzen bevorzugt **oral** (retardiert) oder **transdermal**.

- **Opioide der Stufe 2** (schwach wirksam):
  - Codein

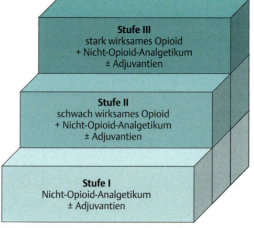

Abb. 3.2 **WHO-Stufenschema der Schmerztherapie.** (aus: Luippold, Mündliche Prüfung Pharmakologie, Thieme, 2010)

  - Dihydrocodein
  - Tilidin (kombiniert mit Naloxon)
  - Tramadol
- **Opioide der Stufe 3** (stark wirksam):
  - Morphin
  - Piritramid
  - Fentanyl
  - Hydromorphon
  - Levomethadon
  - Oxycodon
  - Buprenorphin
  - Sufentanil.

Koanalgetika: Sie haben keine „klassische" analgetische Wirkung, können aber die Beschwerden bei speziellen Schmerzsyndromen lindern:
- **Trizyklische Antidepressiva** (Amitryptilin, Imipramin, Doxepin, Clomipramin) aktivieren schmerzhemmende Systeme, **Antikonvulsiva** (Phenytoin, Pregabalin, Gabapentin, Carbamazepin) erhöhen die Schmerzschwelle. Beide Gruppen können neuropathische Schmerzen reduzieren.

- **Clonidin** wirkt durch eine zentrale Sympathikolyse analgetisch, sedierend und anxiolytisch.
- **Glukokortikoide** hemmen die Expression von Cyclooxygenasen und wirken somit indirekt analgetisch. Zudem bewirken sie eine Abschwellung von Nervengewebe (vorteilhaft bei Nervenkompressionssyndromen und erhöhtem Hirndruck).
- **Bisphosponate** (z. B. Clodronat) reduzieren die Schmerzen bei Knochenmetastasen und senken zudem den Kalziumspiegel bei tumorinduzierter Hyperkalzämie.
- Das Cannabisderivat **Dronabinol** wirkt analgetisch und antiemetisch.

Adjuvanzien: Sie **reduzieren die Nebenwirkungen** der Analgetika (z. B. Laxanzien und Antiemetika gegen Obstipation und Übelkeit bei Opioiden, Protonenpumpenhemmer zur Ulkusprophylaxe bei NSAR).

3.3.2 Betäubungsmittelverschreibungsverordnung (BtMVV)

Für die Verschreibung von starken Opioiden müssen spezielle Rezepte (**BtM-Rezepte**) mit 2 Durchschlägen verwendet werden, von denen der verschreibende Arzt einen Durchschlag 3 Jahre lang aufbewahren muss. **Maximal 2 verschiedene Betäubungsmittel** dürfen gleichzeitig verschrieben werden, außerdem gelten **Höchstgrenzen** für einen Zeitraum von 30 Tagen. Ein BtM-Rezept ist **nur 7 Tage lang gültig**. Die Rezepte sind nummeriert und müssen vom Arzt gegen Missbrauch und Entwendung gesichert werden. Folgende Angaben sind verpflichtend:
- Name und Anschrift des Patienten
- Datum der Ausstellung
- Bezeichnung und Abgabemenge des Arzneimittels
- Dosierungsanweisung (z. B. „3-mal täglich")
- ggf. spezielle Markierung (s. u.)
- Name, Adresse, Berufsbezeichnung und Telefonnummer des verschreibenden Arztes
- Unterschrift des verschreibenden Arztes.

Spezielle Markierungen:
- **Markierung A**: „In begründeten Einzelfällen und unter Wahrung der erforderlichen Sicherheit des Betäubungsmittelverkehrs" dürfen mehr als 2 verschiedene Betäubungsmittel, jeweils über die Maximalmenge hinaus, verschrieben werden.
- **Markierung S** (in speziellen Fällen zusätzlich **Z**): Rezept für die **Substitutionstherapie** bei Opioidabhängigkeit
- **Markierung N**: In Notfällen kann ein Betäubungsmittel auf einem normalen Rezept verschrieben werden, das alle oben stehenden Angaben enthalten und mit „**Notfall-Verschreibung**" gekennzeichnet sein muss. Es ist nur 1 Tag lang gültig. Der verschreibende Arzt muss von der Apotheke über die Abgabe informiert werden und „unverzüglich" ein gültiges BtM-Rezept (Kennzeichnung mit dem Buchstaben N) nachreichen.
- **Markierung K**: Rezepte für **Kauffahrteischiffe** (gesonderte Bestimmungen).

3.4 Therapie akuter Schmerzen

Therapieziel: Werden akute, insbesondere postoperative Schmerzen **nicht suffizient therapiert**, können sie **chronifizieren** und zudem den **postoperativen Verlauf negativ beeinflussen**: Die Mobilisierung ist erschwert (u. a. erhöhtes Thromboserisiko), die Patienten sind unzufrieden, Atmung (reduzierte Ventilation, Atelektasenbildung), Herz-Kreislauf-System (Anstieg von Blutdruck und Herzfrequenz) und Gastrointestinaltrakt (verringerte Peristaltik) sind beeinträchtigt, die Wundheilung ist insgesamt verzögert.

Bei akuten Schmerzen häufig verwendete **Nicht-Opioid-Analgetika** sind Paracetamol, Metamizol und Ibuprofen, als systemische **Opioide** werden oft Piritramid, Tramadol, Morphin, Tilidin (in Kombination mit Naloxon) und Buprenorphin verwendet. Zur epiduralen Anästhesie eignen sich v. a. die stark lipophilen Opioide Fentanyl und Sufentanil. Für periphere oder rückenmarksnahe Nervenblockaden können **lang wirksame Lokalanästhetika** (Bupivacain, Levobupivacain, Ropivacain) verwendet werden.

> **MERKE** Die Opioiddosis muss wegen der **Gefahr einer Atemdepression** titriert werden!

Applikationsformen und Verfahren: Wichtig bei der akuten Schmerztherapie ist die **Anpassung an den aktuellen Analgesiebedarf** des Patienten (verringert z. B. im Schlaf, erhöht z. B. bei Mobilisierung). Eine **diskontinuierliche Applikation** ist daher günstiger als eine kontinuierliche Schmerzmedikation z. B. über Perfusoren: Möglich sind eine **Zufuhr p. o.** (bei Kleinkindern als Tropfen oder Saft), **rektal** (v. a. bei Säuglingen und Kleinkindern), **i. v.** (kürzeste Wirklatenz, daher z. B. im Aufwachraum und intraoperativ sehr günstig) oder über **regionale Katheterverfahren**, die eine fast vollständige Schmerzfreiheit mit früher Mobilisierung ermöglichen. Häufig eingesetzte Methoden sind die **thorakale Epiduralanästhesie** (nach Thorakotomie, Laparotomie und bei hohem kardialem Risiko, Vorgehen s. Periduralanästhesie [S. B86]), die **kontinuierliche Spinalanästhesie** (v. a. bei Eingriffen im Unterbauch und an den unteren Extremitäten sowie bei hohem kardialem Risiko), **periphere Nervenblockaden** (Vorgehen und Analgesiebereiche [S. B86]) sowie (bei Säuglingen und Kleinkindern) der Kaudalblock [S. B87]. Bei i. v.-Applikation (PCA), Epiduralanalgesie (PCEA) und peripheren Nervenblockaden (PCRA) ist auch eine **patientenkontrollierte Schmerztherapie** möglich („**Schmerzpumpe**"): Der Patient kann sich bei Schmerzen mittels Knopfdruck selbst einen Bolus verabreichen. Voreingestellt (d. h. nicht durch den Patienten veränderbar) werden die Bolusgröße, der minimale Abstand zwischen 2 Anforderungen (Sperrzeit) und meist eine maximale Dosis für ein 4-Stunden-Intervall. Insbesondere bei PCEA und PCRA ist eine Kombination mit einer kontinuierlichen „Hintergrundinfusion" möglich.

3.5 Therapie chronischer Schmerzen

Allgemeines: **Folgen chronischer Schmerzen** sind u. a. Schlaf- und Verdauungsstörungen, Depressionen und Kachexie. Die häufigste chronische Schmerzform sind **Kopf-**, gefolgt von **Rückenschmerzen**. Schätzungen gehen davon aus, dass ca. 20–25 % der Bevölkerung in Industrienationen an chronischen Schmerzen leiden. Für einen Überblick über Methoden der physikalischen Medizin und verschiedene Naturheilverfahren s. Rehabilitation [S. C782], physikalische Medizin, Naturheilverfahren [S. C790].

Nerven-, Plexus- und Sympathikusblockaden:

> **DEFINITION** Nach der Zielsetzung werden folgende Blockaden unterschieden:
> - **diagnostische Blockade:** Lokalisierung der Schmerzentstehung mit kurz wirksamen Wirkstoffen
> - **prognostische Blockade:** Abschätzung des Therapieerfolgs mit kurz wirksamen Wirkstoffen
> - **therapeutische Blockade:** Schmerzreduktion mit lang wirksamen Wirkstoffen.

Bei **therapeutischen Blockaden** wird in 1- bis 2-tägigen Abständen wiederholt ein lang wirksamer Wirkstoff (z. B. Bupivacain) appliziert, was in vielen Fällen zu einer langfristigen Schmerzerleichterung führt. Zusätzlich oder alternativ können auch Opioide gegeben werden. Der **Sympathikus** ist bei vielen chronischen Schmerzsyndromen involviert, eine **Blockade** kann insbesondere bei komplexen regionalen Schmerzsyndromen (Morbus Sudeck), Postzosterneuralgie, Phantomschmerzen und neuropathischen Schmerzen sinnvoll sein. Grundsätzlich wird wie in der **präoperativen Regionalanästhesie** vorgegangen, zusätzlich zu den beschriebenen Nerven- [S. B84] und Plexusblockaden (häufig N. trigeminus, N. occipitalis, Inguinal- und Interkostalnerven) können auch die in Tab. 3.1 dargestellten sympathischen Plexus bzw. Ganglien intraoperativ oder unter CT-Kontrolle blockiert werden.

Triggerpunktinfiltration: Bei **myofaszialen** oder **Gelenkschmerzen** sowie bei **Überlastung von Bändern und Sehnen** können Lokalanästhetika in Triggerpunkte (Punkte, deren Palpationen Schmerzen, evtl. auch an entfernten Stellen, auslöst) injiziert werden. Dies soll den Teufelskreis aus Schmerz und reaktiver Muskelverspannung, die zu weiteren Schmerzen führt, unterbrechen. Meist sind mehrere Sitzungen notwendig.

Destruierende Verfahren: Sie sind die letzte Stufe der Schmerztherapie bei schwersten, nicht mehr beeinflussbaren Schmerzen und kurzer Lebenserwartung.
- **chemische und thermische Neurolyse:** Nach diagnostischer und prognostischer Blockade mit Lokalanästhetika wird der Plexus bzw. Nerv unter radiologischer Kontrolle aufgesucht und **chemisch** (Ethanol, Phenol, Glyzerin, Kresol, Ammoniumsalze) oder thermisch mittels **Kryoanalgesie** (extreme Kälte) oder **Hochfrequenzläsionierung** (hohe Temperaturen) zerstört. Dabei können benachbarte Strukturen, das Rückenmark und andere Organe (bei intravasaler Applikation chemischer Neurolytika) geschädigt werden. Regenerative Prozesse können eine erneute Applikation notwendig machen. **Anwendungen** sind z. B. die perkutane Thermokoagulation des Ganglion Gasseri bei Trigeminusneuralgie, die Thermokoagulation der Nerven der Wirbelgelenke bei

Tab. 3.1 Sympathikusblockaden

	Indikationen	Wirkstoffe (therapeutische Blockade)	Punktionsort	Komplikationen
Ganglion cervicale sup.	Schmerzen im Bereich von N. V₁ und V₂ (Trigeminus- und Postzosterneuralgie)	Buprenorphin (ganglionäre lokale Opioidanalgesie)	Rachenhinterwand (transoral)	Übelkeit, Nackenschmerzen, Schluckbeschwerden, lokales Hämatom
Ganglion stellatum (Ganglion cervicothoracicum)	Schmerzen im Bereich von Arm, Hals, Kopf und Thorax (z. B. Morbus Sudeck, Trigeminus- und Zosterneuralgie, Migräne, Osteochondrose der Halswirbelsäule)	Bupivacain oder Buprenorphin (ganglionäre lokale Opioidanalgesie)	1–2 cm lateral der Cartilago cricoidea in Richtung des Proc. transversus von C 6 bei erfolgreicher Blockade: Horner-Syndrom	Blockade von Plexus cervicobrachialis, N. phrenicus oder N. laryngeus recurrens, hohe Spinal- oder Periduralanästhesie, Punktion von A. carotis oder A. vertebralis (Hämatom, Krampfanfälle), Pneumothorax, Mediastinitis
Plexus coeliacus	Oberbauchschmerzen bei Pankreastumoren oder (seltener) bei chronischer Pankreatitis	Bupivacain	**dorsaler Zugang:** unterhalb der 12. Rippe 7–9 cm paravertebral **ventraler Zugang:** 2 Querfinger unterhalb des Xiphoids	**dorsaler Zugang:** Verletzung von Aorta, V. cava inf., A. lienalis oder Truncus coeliacus, Pneumo- oder Chylothorax, Querschnittslähmung **ventraler Zugang:** Peritonitis, Verletzung des Truncus coeliacus
lumbaler Grenzstrang	Morbus Sudeck, sympathisch unterhaltene Schmerzen, Ischämie- und Phantomschmerzen	Bupivacain	paravertebral in Höhe L 1–L 3	Verletzung von Spinalnerven oder Niere, Hämato- oder Pneumothorax, Punktion von Aorta oder V. cava inf., arterielle Hypotonie

degenerativen Veränderungen und die Neurolyse des Plexus coeliacus bei Pankreaskarzinom.
- **Operative Verfahren:** Bei der **Rhizotomie** wird das Schmerz-, aber auch das Berührungs- und das Temperaturempfinden durch Durchtrennung der Hinterwurzel im Hinterhorn des Rückenmarks ausgeschaltet. Bei der **Chordotomie** wird der Tractus spinothalamicus auf Höhe Th 3–5 (offene, anteriore oder thorakale Chordotomie bei Schmerzen im Abdomen oder in den unteren Extremitäten) oder auf Höhe C 1–2 durchtrennt (perkutane, zervikale Chordotomie bei Schmerzen der oberen Extremitäten).

> **DEFINITION** Der Begriff **Neurolyse** wird in 2 Bedeutungen verwendet:
> - chemische oder thermische **Zerstörung eines Nervs** oder Plexus zur Schmerzausschaltung
> - operative **Dekompression eines Nervs** zur Druckreduktion
>   - **innere Neurolyse:** Präparation einer intakten Nervenfaser aus einer Narbe
>   - **äußere Neurolyse:** Lösen von Verwachsungen um einen Nerv (z. B. mikrovaskuläre Depression nach Janetta bei Trigeminusneuralgie).

Psychologische Betreuung: Sie beeinflusst das Schmerzempfinden von Schmerzpatienten und ihren Umgang mit dem Schmerz, der durch emotionale Reize (z. B. Stress) verstärkt oder überhaupt erst geschaffen wird. Therapieziele sind eine **Ablenkung vom Schmerz auf positive Inhalte** („Schmerz nicht als Lebensmittelpunkt"), die **Stärkung der positiven Selbstwahrnehmung**, die Behandlung von **Vermeidungs- und Schmerzverhalten**, die Regulation von **Überaktivität** und das Vermitteln von **Entspannungstechniken**. Methoden: kognitive Verhaltenstherapie, Hypnose, Patientenedukation, autogenes Training, progressive Muskelrelaxation.

Akupunktur: Diese Methode ist ein Teilgebiet der traditionellen chinesischen Medizin, bei dem bestimmte Akupunkturpunkte durch Einstechen von Nadeln stimuliert, erwärmt (Moxibustion) oder massiert (Akupressur) werden. Dies soll **gestörte Energieflüsse der Energiebahnen des Körpers** (Mediane) **korrigieren**. Nachgewiesene Effekte sind die Freisetzung von Endorphinen, eine Hemmung der Schmerzleitung im Hinterhorn des Rückenmarks und die Aktivierung von schmerzhemmenden Nervenendigungen. Studien konnten keine Überlegenheit einer traditionellen Akupunktur gegenüber einer Scheinakupunktur (identisches Vorgehen ohne Beachtung der spezifischen Akupunkturpunkte) nachweisen, beide Verfahren lindern jedoch nachweislich **Schmerzen bei Kniegelenksarthrose und in der Lendenwirbelsäule**. Für diese Indikationen wird die Therapie von den gesetzlichen Krankenkassen in Deutschland daher bezahlt.

Wärmeanwendungen: Der Einsatz von z. B. **Kirschkernkissen** oder **Fangotherapie** bei **Nacken- und Rückenschmerzen** wirkt vermutlich durch eine Verbesserung der Durchblutung, der Dehnbarkeit des Bindegewebes und der Muskelentspannung. Pflaster mit **Capsaicin** reizen Hautrezeptoren und vermitteln so ebenfalls ein (subjektives) Wärmegefühl.

> **MERKE** Wärmebehandlungen sind bei entzündlichen Prozessen kontraindiziert!

Transkutane Nervenstimulation (TENS): Bei dem auch als Reizstromtherapie bezeichneten Verfahren geben Hautelektroden im Bereich des Schmerzes nicht schmerzhafte Stromimpulse ab, die schnellleitende Aβ-Fasern stimulieren, was die **Schmerzleitung** im Rückenmark **hemmen** und die **Schmerzschwelle erhöhen** soll. Die Effektivität dieser Therapieform ist nicht abschließend geklärt. **Indikationen** sind chronische Kopfschmerzen, Arthralgien, Neuralgien, Stumpfschmerzen sowie radikuläre und pseudoradikuläre Schmerzsyndrome, die nicht kausal beeinflusst werden können. Teilweise übernehmen die gesetzlichen Krankenkassen in Deutschland die Therapiekosten.

Spinal Cord Stimulation: Bei der Rückenmarkstimulation werden durch **elektrische Stimulation des Hinterhorns** (Sonde im Epiduralraum) Parästhesien erzeugt, die die Schmerzen überlagern und damit für den Patienten reduzieren. Möglicherweise wird so die GABAerge Hemmung von Schmerzfasern im Rückenmark verstärkt. **Indikationen** sind neuropathische (z. B. Zosterneuralgie) und ischämische Schmerzen sowie das komplexe regionale Schmerzsyndrom (CRPS).

Kryotherapie: Hierbei wird Kälte zur Schmerztherapie angewendet. Sie führt (nach einigen Minuten) zu einer örtlichen **Schmerzstillung**, was v. a. als vorübergehende, unterstützende Maßnahme sinnvoll ist (z. B. nach Operationen oder Verletzungen, insbesondere der Gelenke). Die Anwendung erfolgt lokal z. B. durch Eis für 5–20 min oder in Kältekammern (trockene Luft, –180 °C) bei rheumatischen Erkrankungen.

Physiotherapie: Das Ziel sind **Vermittlung und Einübung physiologischer Bewegungsabläufe**, die Korrektur schmerzverstärkender Fehlhaltungen und das Training funktionell wichtiger Muskelgruppen, z. B. bei Rückenschmerzen („Rückenschule"). Dies soll die Mobilität verbessern und Schmerzen reduzieren.

3.6 Chronische Schmerzsyndrome

3.6.1 Tumorschmerzen

Die meisten Tumorpatienten leiden v. a. im Spätstadium ihrer Erkrankung unter Schmerzen, die ihre Lebensqualität deutlich reduzieren. Verschiedene Ursachen kommen infrage:
- **nozizeptive Schmerzen** durch Infiltration oder Kompression von Organen und begleitende Entzündungsreaktionen (somatische Schmerzen z. B. bei Knochenmetastasen, viszerale Schmerzen bei Infiltration von Organen)
- **neuropathische Schmerzen** durch Infiltration oder Zerstörung von peripheren Nerven oder ZNS
- **therapiebedingte Schmerzen:** Folgen von Operationen, Chemo- und/oder Radiotherapie
- **psychosomatische Schmerzen** als Folge der psychischen Belastung durch das Malignom
- **Schmerzen** durch „Tumorbegleiterkrankungen" wie Herpes zoster, Thrombosen oder Infektionen.

Die **medikamentöse Therapie** richtet sich nach dem **WHO-Stufenschema** [S. B94], inkl. Koanalgetika) und sollte nach einem festen Zeitschema (plus Bedarfsmedikation für Durchbruchsschmerzen) gegeben werden, um gleichmäßige Wirkstoffspiegel zu erreichen. Weitere palliative Therapiemöglichkeiten sind **Radio-, Chemo- und Hormontherapie**. Unterstützende Maßnahmen wie eine **psychologische Betreuung** und die Einbeziehung von Angehörigen in die Behandlung sind ebenfalls sinnvoll. Bei therapieresistenten Schmerzen können **interventionelle Verfahren** zum Einsatz kommen wie periphere Nervenblockaden [S. B84], intrathekale oder epidurale Katheterverfahren [S. B85] und die Neurolyse [S. B97] des Ganglion coeliacum (bei Oberbauchtumoren), des sympathischen Grenzstrangs oder der Nervenwurzeln der betroffenen Dermatome.

3.6.2 Schulter-Arm-Syndrom

Synonym: Zervikobrachialgie

Dieses Syndrom bezeichnet **von der Halswirbelsäule in den Arm ausstrahlende Schmerzen**, meist aufgrund von degenerativen Veränderungen an den Wirbeln oder Bandscheiben. Die symptomatische Therapie erfolgt nach dem WHO-Stufenschema und kann durch physikalische Maßnahmen unterstützt werden.

3.6.3 Weitere chronische Schmerzformen

Die Symptomatik und Therapie folgender Schmerzformen werden in der Neurologie besprochen: Migräne [S. B1002], Spannungskopfschmerzen [S. B1001], medikamentös induzierte Kopfschmerzen [S. B1004], Trigeminusneuralgie [S. B1005] und Clusterkopfschmerz [S. B1003], komplexes regionales Schmerzsyndrom (CRPS [S. B1006]: Morbus Sudeck und Kausalgie), Phantomschmerz [S. B1007], Fibromyalgie [S. B1007] und postherpetische Neuralgie (Postzosterneuralgie [S. B1006]).

Die Ischämieschmerzen im Rahmen der peripheren arteriellen Verschlusskrankheit (pAVK) werden im Kap. Gefäße [S. A100] behandelt, rheumatisch bedingte Schmerzen im Kapitel Immunsystem und rheumatologische Erkrankungen [S. A464], psychisch bedingte Schmerzen wie dissoziative Empfindungsstörungen und die anhaltende somatoforme Schmerzstörung [S. B1047] in der Psychiatrie. Informationen zu chronischen Nacken- und Rückenschmerzen [S. B262] finden Sie in der Orthopädie.

B 13 Chirurgie

1	Allgemeine Chirurgie, prä- und postoperative Phase	100
2	Viszeralchirurgie	116
3	Thoraxchirurgie	184
4	Herzchirurgie	193
5	Gefäßchirurgie	207
6	Transplantationschirurgie	213
7	Neurochirurgie	217
8	Plastische und ästhetische Chirurgie	222

1 Allgemeine Chirurgie, prä- und postoperative Phase

1.1 Wichtige Grundbegriffe

- **Amputation:** Absetzung von Gliedmaßen. Man unterscheidet die **operative Amputation** als Ultima Ratio bei nichtrekonstruierbaren Verletzungen, schweren arteriellen Durchblutungsstörungen oder Tumorleiden von der **traumatisch bedingten**, totalen oder subtotalen Durchtrennung anatomischer Strukturen.
- **Anastomose:** Einmündung, Öffnung. Im chirurgischen Sinne ist die Anastomose eine operativ angelegte Verbindung zwischen Blut- oder Lymphgefäßen oder zwischen Hohlorganen; unterschieden werden:
  - **End-zu-End-Anastomose:** Verbindung von Hohlorganstümpfen nach Teilresektion.
  - **End-zu-Seit-Anastomose:** Ein endständiger Hohlorganstumpf wird seitlich in einen Organabschnitt eingenäht.
  - **Seit-zu-Seit-Anastomose:** Verbindung von seitlich eröffneten Hohlorganabschnitten.
- **Bypass:** Umgehung hochgradig stenosierter oder obliterierter Gefäße mittels **autologer** (z. B. Beinvenen) oder **alloplastischer** (Kunststoff) **Prothesen**. In der gastrointestinalen Tumorchirurgie bezeichnet man auch eine Kurzschlussverbindung zur Umgehung von inoperablen Tumoren als Bypass.
- **Ektomie:** totale operative Entfernung eines Organs; zumeist in Zusammensetzung mit dem griechischen Namen des betroffenen Organs benutzt (z. B. Cholezystektomie, Prostatektomie)
- **interventionelle Endoskopie:** Nach Einbringen eines Endoskops in das Operationsgebiet können mit Schneide- und Greifwerkzeugen, die über einen Führungskanal vorgeschoben werden, Operationen vorgenommen werden; bei Einführen des Endoskops durch Körperöffnungen vermeidet man kutane Wundflächen (z. B. Polypektomie).
- **Enterostomie** (Anus praeter naturalis = Anus praeter): Anlage einer perkutan ausleitenden Fistel des Magen-Darm-Traktes. Je nach Lokalisation spricht man u. a. von einem Ileostoma, Colostoma oder Transversostoma.
- **Enterotomie:** Eröffnung eines Darmanteils mit anschließendem Wiederverschluss durch eine Naht; ähnlich wie die Ektomie meist als Zusammensetzung (-tomie) gebräuchlich (z. B. Gastrotomie, Arteriotomie, Phlebotomie)
- **Enukleation:** operative Ausschälung eines Organs oder Tumors aus seiner Kapsel, z. B. Entfernung des Prostataadenoms aus der prostatischen Kapsel
- **Exhairese** s. Resektion; auch: Fremdkörperentfernung oder Entfernung länglicher Organbereiche (z. B. Venenexhairese).
- **Exstirpation:** chirurgische Entfernung eines pathologisch veränderten Organs, eines Organabschnittes oder eines gut abgrenzbaren Tumors ohne gesonderte Rekonstruktion des entfernten Bereiches
- **Exzision:** Entfernung von Gewebe ohne Beachtung der Organgrenzen oder Gewebestrukturen.
- **Gefäßdesobliteration:** gefäßchirurgisches Verfahren zur Rekanalisierung obliterierter Gefäßabschnitte; unterschieden werden die intraluminale (z. B. Thrombektomie) und die intramurale Desobliteration (z. B. Thrombendarteriektomie).
- **Gewebeersatz:** Einsatz von autologem oder artifiziellem Gewebe zur Sanierung von Gewebedefekten und damit Verbindung von gesunden Gewebebereichen, z. B. Netzimplantation bei Bauchdeckendefekten.
- **Implantation:** Einbringen körperfremder Materialien in den Körper, z. B. Anlage einer Endoprothese
- **Injektion:** Einspritzung; Eingabe von Medikamenten in Gefäße oder Gewebeschichten
- **Inzision:** Einschnitt in das Gewebe oder Eröffnung eines pathologischen Hohlraumes
- **minimal invasive Chirurgie (MIC):** Operation über kleine Schnitte (Laparoskopie, Thorakoskopie)
- **Osteosynthese:** operative Methode zur Wiederherstellung der Funktionsfähigkeit frakturierter Knochen mittels anatomischer Reposition und Stabilisierung der Fraktur durch Einbringen von Kirschnerdrähten oder Platten. Siehe auch Orthopädie [S. B233].
- **Punktion:** Mithilfe einer Punktionskanüle werden Gefäße, Organe oder Hohlräume aufgesucht (z. T. unter Röntgen-, Ultraschall- oder endoskopischer Kontrolle). Die Punktion kann **diagnostischen** (z. B. Blutentnahme, Gewebebiopsie, Kontrastmittelapplikation) und/oder **therapeutischen Zwecken** dienen (z. B. Entlastungspunktion, Applikation von Medikamenten).
- **Rekonstruktion:** Wiederherstellung von Funktion und Aussehen einzelner Körperteile, z. B. in der plastischen Chirurgie durch Wiederherstellung der äußeren Form mittels Lappenplastiken oder in der Endoprothetik durch Einbringen von Fremdmaterial.
- **Resektion:** chirurgische partielle Entfernung eines pathologisch veränderten Organs, z. B. Blasenteilresektion oder Leberresektion
- **Sklerosierung:** Verhärtung von Gewebe als Folge vermehrten Kollagengehalts
- **Transplantation:** therapeutische Übertragung von Zellen, Gewebe, Organen von einem Spender auf einen Empfänger (z. B. Herztransplantation, Knochenmarktransplantation) oder von einer Körperstelle zu einer anderen (z. B. Hauttransplantation).
- **Trepanation:** Eröffnung der Schädelkalotte mit einem pneumatischen Bohrer. Der Trepan (Bohrer) kuppelt bei Durakontakt selbst aus.

1.2 Allgemeines präoperatives Management

1.2.1 Grundlagen

Rechtliche Grundlagen: Die **Einwilligung zu einer Operation** ist ein obligater Bestandteil der präoperativen Vorbereitung bei geplanten Eingriffen. Dieses Vorgehen leitet sich von den ersten beiden Artikeln des deutschen Grundgesetzes ab, in dem die Unantastbarkeit der Würde sowie die Unverletzbarkeit des Körpers festgelegt werden. Siehe hierzu auch Rechtsmedizin [S. C294].

> **MERKE** Ein volljähriger Patient mit voller Befähigung zur Willensbildung und -äußerung kann jeden ärztlichen Eingriff – auch lebensrettende Maßnahmen – ablehnen („Voluntas aegroti suprema lex.")!

Der Einwilligung selbst – schriftlich festgehalten in Form der Unterschrift des Patienten – muss eine **Aufklärung** vorangehen, die **Sinn, Risiken, Umfang, Konsequenzen** und **Erfolgsaussichten** darstellt und erläutert. Die Aufklärung ist hier Conditio sine qua non für eine rechtlich gültige Einwilligung und Pflicht des Arztes, der sicherstellen muss, dass der Patient das Gesagte korrekt verstanden hat. Die Durchführung einer Operation nach Einwilligung des Patienten ohne korrekte Aufklärung wird als Körperverletzung verstanden!

Eine korrekte **Aufklärung** umfasst neben Detailinformationen zum geplanten Eingriff auch die Aufklärung über die Wahrscheinlichkeit und Risiken einer Bluttransfusion (Transfusionszwischenfall und Infektion) und alternative Behandlungsmöglichkeiten. Der **Zeitpunkt** der Aufklärung ist wichtig für ihre rechtliche Gültigkeit. Generell gilt: Je größer der Bedenkzeit für den Patienten zwischen Aufklärung und Operation, desto sicherer ist die Situation für den Arzt. Als Faustregel kann man sich merken: **Je elektiver** der Eingriff, **desto früher** sollte die Aufklärung erfolgen. Eine Aufklärung innerhalb 24 h vor dem Eingriff ist nur bei Notfällen oder kleineren Eingriffen mit geringem Risiko zulässig. Zu Patientenverfügung und mutmaßlichem Patientenwillen s. Rechtsmedizin [S. C293].

Bei **minderjährigen Patienten** entscheiden i. d. R. die Eltern oder Personen, denen das Sorgerecht obliegt. Sollte hierbei eine Entscheidung zuungunsten der Gesundheit des Minderjährigen getroffen werden (z. B. Verweigerung der Bluttransfusion bei den Zeugen Jehovas), kann das Vormundschaftsgericht – auch kurzfristig – miteinbezogen werden.

Bei Patienten, die **nicht zur Willensäußerung befähigt** sind (z. B. bewusstlose, komatöse Patienten), muss der Arzt nach Dringlichkeit entscheiden und ggf. lebensrettende Maßnahmen einleiten. Dies gilt für den Notfall oder ohne Vorkenntnis der Anamnese.

> **MERKE** Die Pflicht zur Aufklärung nimmt mit der Dringlichkeit des Krankheitsbildes ab.

Ein **erzwungener Eingriff** ist in der Chirurgie ein seltener Vorgang, kann aber unter bestimmten Bedingungen notwendig sein (rechtliche Grundlage: z. B. § 81a StPO [Verdacht auf strafbare Tat]).

Fachliche Grundlagen: Sie sind die Basis der Indikationsstellung. Hierbei zieht der Chirurg aus präoperativ gewonnenen Untersuchungsergebnissen und der Anamnese (insbesondere auch der Sozialanamnese) ein Fazit für und wider die Operation. Die Vor- und Nachteile von operativen Interventionen müssen gegenüber einem konservativen Behandlungsplan abgewogen werden. Als fachliche Grundlagen gelten also die **Kenntnis der Diagnose**, die **Prognose der Behandlung** (s. u.), der **Status der Operabilität des Patienten** (s. u.) und die Kenntnis weiterer **Risikofaktoren** (s. u.) oder **Kontraindikationen** (s. u.).

Indikationsformen: Die **absolute Indikation** ist dann gegeben, wenn die Operation das einzige Verfahren zur sinnvollen Behandlung ist (Beispiel: Laparotomie bei Ileus oder Hohlorganperforation).

Von einer **relativen Indikation** spricht man, wenn auch andere Therapieverfahren von gleicher oder ähnlicher Wirksamkeit bekannt sind (Beispiel: Fundoplicatio bei Refluxerkrankung).

Eine **kosmetische Indikation** beruht zumeist nur auf dem Wunsch des Patienten, sein Äußeres operativ zu verändern. Dabei ist der Übergang zur sog. **sozialen Indikation**, bei der die Reintegration des Patienten in ein soziales Umfeld im Vordergrund steht, fließend. Eine solche Indikation beinhaltet nicht nur äußerliche Veränderungen, sondern beispielsweise auch Eingriffe an der Wirbelsäule zur Erhaltung der Arbeitsfähigkeit.

Sollte derselbe Eingriff (kosmetischer oder sozialer Natur) einen medizinischen Nutzen mit sich bringen (z. B. Behandlung von chronischen Hautinfektionen bei Fettschürze), stellt man eine **medizinische Indikation**.

Ist eine Operation notwendig, um detailliertere Informationen über eine Erkrankung zu gewinnen (z. B. Exzision vergrößerter Halslymphknoten) oder prinzipiell einen Krankheitsherd feststellen zu können (z. B. explorative Laparoskopie bei akutem Abdomen), wird eine **diagnostische Indikation** gestellt.

Bei subakutem oder nicht akut behandlungsbedürftigem Befund kann bei genauer Abwägung von Vor- und Nachteilen eines Eingriffs auch eine **prophylaktische Indikation** vorliegen (z. B. Sanierung einer nicht inkarzerierten Leistenhernie).

Wiegt das OP-Risiko (Versterben während oder an den Folgen einer Operation) schwerer als der Nutzen einer Operation bzw. ist die Operation ein größeres Risiko als eine gleichberechtigte konservative Methode, stellt dies eine **Kontraindikation** für den Eingriff dar und es sollte nicht operiert werden.

Operationsziele: Prinzipiell gibt es 2 Formen für die Intention ärztlich-chirurgischen Handelns:
- Ein **kurativer Eingriff** führt zur Heilung der Grundkrankheit, im Idealfall sogar zur Restitutio ad integrum.
- Ein **palliativer Eingriff** führt zur Symptomfreiheit oder mindestens zur Besserung stark einschränkender Symptome (z. B. Wiederherstellung verloren gegangener Funktionalität, Linderung von Schmerzen) unter Belassung der Grunderkrankung (Beispiel: Gastroente-

rostomie bei Pankreaskopfkarzinom mit Magenausgangsstenose).

Inoperabilität: Man unterscheidet zwischen lokaler, allgemeiner und funktioneller Inoperabilität. Eine **lokale Inoperabilität** (Irresektabilität) wird durch das eigentliche chirurgische Krankheitsbild bestimmt. Beispielsweise ist es bei Tumorerkrankungen mit Infiltration von lebenswichtigen Nachbarorganen oft nicht mehr möglich, das Malignom vollständig zu entfernen.

Um die **allgemeine Inoperabilität** eines Patienten festzustellen, muss der Chirurg aus der Summe der diagnostischen und anamnestischen Daten unter Berücksichtigung seiner klinischen Erfahrung zu der Erkenntnis gelangen, dass das Risiko während einer Operation oder in deren Folge für den Patienten größer ist als seine Grunderkrankung.

Die Feststellung der Operabilität und die Verantwortung für die Indikation liegt beim Chirurgen; bei schwerkranken, multimorbiden Patienten sollte sie jedoch im Dialog mit dem Anästhesisten und jeweiligen Spezialisten (z. B. Kardiologe, Nephrologe) erfolgen. Eine Vorbehandlung zur Reduktion bestehender Risikofaktoren muss bei allen Patienten der operativen Therapie vorangeschaltet sein.

Für die **funktionelle Operabilität** entscheidend ist die Einsekundenkapazität (FEV_1). Geplante Eingriffe am Thorax sind mit einem deutlich höheren Risiko behaftet bzw. sogar kontraindiziert, wenn diese deutlich vermindert ist (< 2,0 l). Näheres s. auch im Kap. Lungenresektionen [S. B190].

Operationszeitpunkt: Die Festlegung des Operationszeitpunktes liegt beim Chirurgen und richtet sich nach der Dringlichkeit des Krankheitsbildes.
- Eine **Sofortoperation** ist immer dann indiziert, wenn das Leben des Patienten akut bedroht ist (z. B. rupturiertes Bauchaortenaneurysma mit massiver Blutung) und es keine Alternativbehandlung gibt. Die Indikation zur Sofortoperation sollte außerdem gestellt werden, wenn das Auslassen einer operativen Maßnahme rasch zum Verlust körperlicher Funktionalität führt (z. B. Hodentorsion oder akuter Gefäßverschluss in der Extremität).
- Ein **dringlicher Eingriff** setzt ein Krankheitsbild voraus, das einen Aufschub von wenigen Stunden zulässt (z. B. akute Appendizitis).
- Ein **elektiver Eingriff** (**Wahleingriff**) lässt Operateur und Patient Spielraum bei der Festlegung des Operationszeitpunkts, da die Erkrankung keine akute, vitale Bedrohung darstellt.

Prognose: Die Prognose in der **Chirurgie** bezeichnet die Abschätzung des individuellen Behandlungsergebnisses. Die Prognose einer **Erkrankung** dagegen ist die Vorhersage des Krankheitsverlaufes aufgrund statistischer Daten. Um eine valide Aussage treffen zu können, müssen Behandlungsergebnisse dokumentiert werden und Informationen zum Spontanverlauf einer Krankheit bekannt sein.

Risikofaktoren verschlechtern die Prognose; die operative Erfahrung eines Chirurgen und hohe Fallzahlen einzelner Eingriffe in einem Krankenhaus können die Prognose positiv beeinflussen.

Multimodale Therapie: Die strikte Trennung von Chirurgie und Innerer Medizin hinsichtlich therapeutischer Ansätze weicht zusehends auf. Multimodale Therapiekonzepte finden sich in jedem Teilbereich der Chirurgie und setzen immer interdisziplinäre Kooperation und ein grundsätzliches (vom Fach gelöstes) Verständnis pathologischer Prozesse voraus.

Am besten etabliert sind diese Therapiekonzepte in der onkologischen Chirurgie. Hierbei werden Methoden anderer medizinischer Gebiete angewendet, um den generellen Heilerfolg zu erhöhen, zu erhalten oder erst zu ermöglichen: Strahlen-, Chemo-, Hormon- und Immuntherapie. Für Näheres s. Neoplastische Erkrankungen [S. A592].

1.2.2 Präoperative Diagnostik und Anästhesie

Zur Prämedikation und präoperativen Visite s. Anästhesiologie [S. B70].

1.2.3 Antibiotikaprophylaxe

Die Antibiotikaprophylaxe in der Chirurgie dient der Verhinderung von Infektionen im Zuge der Operation. Sie ist Standard bei **kontaminierten Eingriffen** (Eingriffe am Darm) und Implantation von Prothesen (**Gelenkersatz**).

Idealerweise wird das Antibiotikum bei der Narkoseeinleitung als sog. **Single-Shot-Prophylaxe** gegeben, damit es bereits vor dem Schnitt im Gewebe vorliegt (**Cave:** Insbesondere bei Vorgehen unter Blutsperre/Blutleere auf eine frühzeitige Applikation achten!). Je nach Halbwertszeit muss bei längeren Operationen auch eine 2. Injektion in Erwägung gezogen werden. Ziel ist es, einen **konstanten Wirkungsspiegel** im Gewebe über die gesamte Zeit der Operation zu halten.

Möchte man ein anfälliges Operationsgebiet über einen längeren Zeitraum schützen, kann man eine lokale Antibiose mithilfe von Depotpräparaten (z. B. Ketten, Zusätze zu Knochenzement) durchführen.

Die **Wahl des geeigneten Medikaments** orientiert sich an den häufigsten (nosokomialen) Erregern und dem Operationsgebiet (Indikation/Wirkung unterschiedlicher Antibiotika, s. Pharmakologie [S. C447]). In der Regel werden **Cephalosporine** der 1. und 2. Generation und/oder Amoxicillin/Clavulansäure appliziert. Zur Endokarditisprophylaxe s. Herz-Kreislauf-System [S. A79].

1.2.4 Thromboseprophylaxe

Zu Entstehung, Klinik, Diagnostik und Therapie der Thrombose s. Gefäße [S. A118].

Abhängig von der Art und Dauer des Eingriffs, dem Alter des Patienten und individuellen Risikofaktoren (Wells-Score, s. Gefäße [S. A122]) ergibt sich ein vorbestehendes Thromboserisiko. Generell gilt: je älter der

Tab. 1.1 Perioperatives Thromboserisiko

Risiko	Eingriff
niedrig	kurze Eingriffe < 45 min, unkomplizierte Operationen an der oberen Extremität, keine persönlichen Risikofaktoren*
mittel	kurze Eingriffe < 45 min (mit persönlichen Risikofaktoren*) allgemeinchirurgische Eingriffe > 45 min (keine persönlichen Risikofaktoren*) Immobilisierung der unteren Extremität
hoch	Polytrauma Operationen an Wirbelsäule, Becken, Hüfte, Knie große Operationen an Bauch oder Thorax Operationen mit mittlerem Risiko und zusätzlichen persönlichen Risikofaktoren* Z. n. Lungenembolie oder Thrombose

*persönliche Risikofaktoren: Immobilität, Rauchen, Schwangerschaft, Einnahme von oralen Kontrazeptiva, Übergewicht, Alter > 60 Jahre, akute Infektionen, Z. n. Thrombembolie, Thrombophilie, Malignome

Patient und je länger die Operation, desto höher das Risiko. Bei Eingriffen im Bereich von Thorax, Hals und Gesicht ist das Risiko geringer als bei orthopädischen und traumatologischen Operationen an der unteren Extremität.

MERKE Jeder Patient, der älter als 16 Jahre ist und ein Risiko für eine Thrombose aufweist, erhält eine medikamentöse Prophylaxe.

Die chirurgische Thromboseprophylaxe umfasst 2 Säulen:
- **physikalische Maßnahmen:** frühzeitige **Mobilisierung** (→ Aktivierung der Muskulatur) und **Kompressionsstrümpfe** (bei niedrigem und mittlerem Risikoprofil).
- **medikamentöse Maßnahmen:** risikoadaptierte **Low-dose-Heparinisierung** (Tab. 1.1) mit **unfraktioniertem** (**UFH**, s. c.- [2–3-mal/d] bzw. i. v.- [Perfusor] Gabe) oder **niedermolekularem Heparin** (**NMH**, gewichtsadaptiert, s. c.-Gabe, 1-mal/d). Prinzipiell wird NMH der Vorzug gegeben, UFH setzt man v. a. zur Antikoagulation bei extrakorporaler Zirkulation ein. Alternativen: Fondaparinux, Argatroban, Danaparoid oder neue orale Antikoagulanzien wie Rivaroxaban.

1.3 Vorgehen im Operationssaal

Nach der stationären Patientenvorbereitung (Ablegen von Schmuck, Anziehen spezieller Operationsbekleidung, anästhesiologische Prämedikation usw.) wird der Patient der Anästhesie übergeben. Zur anästhesiologischen Vorbereitung und Narkoseeinleitung s. Anästhesie [S. B70]. Ist die Einleitung der Narkose beendet, wird der Patient im eigentlichen Operationssaal auf den Eingriff vorbereitet.

1.3.1 Lagerung im OP

Der erste Schritt ist die korrekte **Lagerung**. Ziel ist ein optimaler Zugang zum Operationsbereich mit guter Erreichbarkeit aller Instrumente und Geräte, wobei gleichzeitig einige Faktoren zum Schutz des Patienten beachtet werden müssen: Körperpartien, die prädisponiert für Lagerungsschäden sind, müssen gepolstert und geschützt werden. Beispielsweise birgt eine dauerhafte Abduktion des Armes über 90° die Gefahr einer Plexus-brachialis-Überdehnung; ein ungepolsterter Ellenbogen kann zu einer N.-ulnaris-Läsion führen. Die gesamte Lagerung muss immer durch Gurte und Stützen gesichert werden.

Die Lagerung wird forensisch als Teil der Operation verstanden. Regressansprüche verantworten Chirurg und Anästhesist, je nachdem ob ein lagerungsbedingter Schaden als Folge eines chirurgischen oder anästhesiologischen Lagerungsmanövers begründbar ist.

Die wichtigsten Lagerungen sind:
- **Rückenlagerung:** Sie ist die häufigste Lagerung bei viszeralchirurgischen Eingriffen. Eine übermäßige Reklination des Kopfes muss vermieden werden!
- **Seitlagerung:** Sie wird bei Thorax- oder retroperitonealen Niereneingriffen angewendet. Die dem Tisch aufliegende Axilla muss besonders gepolstert werden!
- **Steinschnittlagerung:** Sie kommt bei gynäkologischen, perianalen und perinealen Eingriffen zum Einsatz. Der Patient liegt auf dem Rücken, Beine in Hüfte und Knie um 90° gebeugt und in Beinhaltern gelagert. **Cave:** Gefahr einer Peroneuslähmung, darum Polsterung des Fibulaköpfchens! Bei Patienten mit einer peripheren AVK sollte eine längere Steinschnittlagerung vermieden werden (**Cave:** Kompartment-Syndrom am Unterschenkel).
- **Bauchlagerung:** Sie wird insgesamt seltener angewendet, z. B. bei Zugang zu Rektum, Wirbelsäule oder der unteren Extremität. Kopf und Becken müssen mit Schaumstoffpolstern geschützt werden.
- **Strumalagerung:** Anwendung in der Schilddrüsenchirurgie. Der Kopf des Patienten wird rekliniert (**Cave:** Vorsicht bei eingeschränkter Mobilität in der HWS!).

1.3.2 Sterilität

Ein Großteil der präoperativen Maßnahmen und Verhaltensregeln im Operationsbereich dienen der Erhaltung einer möglichst hohen Sterilität.

DEFINITION Unter **Asepsis** versteht man absolute Keimfreiheit (Sterilisation). Die **Antisepsis** dient hingegen der Keimreduktion (Desinfektion). Man unterscheidet **aseptische** (sterile) Eingriffe (z. B. an der Schilddrüse), **kontaminierte** Eingriffe (z. B. Kolonchirurgie) und **septische** Eingriffe (Abszessspaltung).

Ziel der Asepsis und ihrer Verfahren ist es, alle lebenden Stoffe abzutöten. Dies wird bei der **Gerätesterilisation** erreicht (Methoden und Krankenhaushygiene s. Hygiene [S. C799]). Die **Desinfektion von Hautoberflächen** fällt in den Bereich der **Antisepsis**, da man Haut und Schleimhäute nicht vollständig sterilisieren kann.

Desinfektion des Operationsgebiets: Die Desinfektion des Operationsgebiets erfolgt nach der Lagerung des Patienten. Das Desinfektionsmittel (s. u.) trägt man bei aseptischen Eingriffen in mehreren Durchgängen von innen nach außen auf, dabei darf man nicht vom Rand in den bereits desinfizierten Bereich zurückstreichen. Bei jedem Durchgang jeweils einen Randbereich aussparen, um die Desinfektion nicht zu beeinträchtigen. Anschließend wird der Patient mit sterilen Tüchern abgedeckt.

Antiseptische Lösungen:
- **Jod** ist bakterizid, virizid und fungizid. Der Wirkmechanismus ist unbekannt, vermutet wird eine toxische Wirkung über Denaturierung bakterieller Eiweiße. Reine Jodtinktur (Tinctura iodi) wird aufgrund lokaler Toxizität nicht mehr als Antiseptikum verwendet.
- **Polyvinylpyrrolidon (= PVP)-Jod**: An PVP gebundenes Jod wird langsam aus einem Depot abgegeben. In 10%iger Verdünnung liegt PVP-Jod als wässrige Lösung oder Salbe (z. B. Betaisodona) vor. Bei der Desinfektion des Operationsfeldes wird es in höheren Verdünnungen (1:5–1:100) als alkoholische Lösung angewendet.

Kontraindikationen für die Anwendung jodhaltiger Antiseptika:
- bekannte Jod-Überempfindlichkeit
- Hyperthyreose
- Neugeborene: rasche Resorption von Jod über die Haut (**Cave**: Schilddrüsenfunktionsstörungen!).

Bei diesen Patienten sollte man auf quartäre Ammoniumverbindungen, halogenierte Verbindungen oder Phenolderivate ausweichen.

Händedesinfektion: Die Händedesinfektion ist ein wichtiger Bestandteil der täglichen Arbeit in einer Klinik und essenziell zur Verhinderung nosokomialer Infektionen.
- Die **hygienische Händedesinfektion** wird nach jedem Kontakt mit Patientensekret (Sputum, Blut, Ausscheidungen usw.) oder infektiösem Material durchgeführt: Reinigung mit einem alkoholischen Desinfektionsmittel während mindestens 30 s. Bei starker Verschmutzung wäscht man vorher mit Seife ab. Diese Maßnahme dient der Reduktion der **transienten Hautflora** aus Kontakt- und Anflugkeimen.
- Die **chirurgische Händedesinfektion** sollte je nach Desinfektionsmittel 1–3 min dauern. Bei der ersten Desinfektion werden die Fingernägel zunächst mit einer Seife gereinigt, anschließend Vorwaschung von Händen und Unterarmen bis zur Ellenbeuge mit einer Waschlotion und Wasser. Die Hände dann mit Einmalhandtüchern abtrocknen. Um eine korrekte Desinfektion zu gewährleisten, gilt es einige Punkte zu beachten: Den Hebel des Spenders betätigt man nur mit dem Ellenbogen, Hände und Unterarme desinfiziert man schrittweise (zuerst Hände und Unterarme, dann Hände und die unteren ⅔ der Unterarme, abschließend nochmals Hände und das untere Drittel der Unterarme). Die Hände sind bei der ganzen Prozedur über Ellenbogenniveau und mit genügend Abstand vom Körper wegzuhalten. Die chirurgische Händedesinfektion dient der Reduktion sowohl der **transienten** als auch der **residenten Hautflora**. Bei korrekt durchgeführter Desinfektion wird die residente Hautflora um 99,99 % reduziert.

Antiseptische Lösungen:
- **Alkohole:** Ethanol, n-Propanol oder Isopropanol in 60–90 %iger Lösung. Die meisten Präparate kombinieren den Alkohol mit einem weiteren Antiseptikum (z. B. mit PVP-Jod oder Chlorhexidin). Die Lösung wirkt bakterizid, fungizid und virizid, ist jedoch unwirksam gegen Bakteriensporen!
- **Ethacridinlactat** (z. B. Rivanol) wird aufgrund rascher Diffusion durch das Gewebe häufig bei Infektionen knapp unter der Körperoberfläche verwendet (Insektenstiche, Thrombophlebitis, phlegmonöse Prozesse). Es wirkt gegen Strepto- und Staphylokokken, Chlamydien, Pilze und Protozoen.
- **Octenidindihydrochlorid** (z. B. Octenisept) wird bei der antiseptischen Wundbehandlung eingesetzt, aber auch zur Desinfektion bei kurzen Eingriffen, z. B. Urethralkatheteranlage oder Eingriffe im Anogenitalbereich. Es wirkt bakterizid, virizid und fungizid.
- **Taurolidin** (z. B. Taurolin): Anwendung z. B. als Instillation nach Herdsanierung bei Peritonitis. Taurolidin wirkt bakterizid und fungizid. Außerdem kann es frei werdende Bakterientoxine inaktivieren.

> **MERKE** Cave: Octenidin und Taurolidin sollten nicht mit PVP-Jod gemischt werden.

Octenidin und PVP-Jod können braun-violette Verfärbungen auf der Haut bilden. Taurolidin reagiert mit PVP-Jod unter Bildung von Ameisensäure, wodurch die Gefahr einer Azidose besteht.

Verhaltensregeln im Operationssaal: Wichtigste Grundregel für den „Neuling": die Anweisungen von Ärzten, OTAs und OP-Pflegern beherzigen!
Sterile Flächen (sterilisierter Operationsbereich am Patienten, Arbeitsflächen der OTAs mit Instrumenten und Operationsmaterial, Kollegen, die bereits steril gekleidet sind) dürfen vor Anlegen von Kittel und sterilen Handschuhen nicht berührt werden. Den eigenen Kittel bekommt man von der OTA gereicht, ein Springer schließt ihn nach Anlegen am Rücken. Sterile Handschuhe müssen passen und bei Perforation oder zu starkem Schwitzen sofort gewechselt werden. Bevor man an den Operationstisch tritt, hält man die Hände gefaltet zwischen Brust und Bauchnabel. Ist der Zugang zum sterilen Operationsbereich gegeben, sollte man die Hände auf der sterilen Fläche ablegen.

1.3.3 Instrumente

Chirurgische Instrumente lassen sich nach ihrer Funktion in einzelne Gruppen unterteilen.

Gewebedurchtrennung: Bei weicherem Gewebe finden **Schere, Skalpelle,** Ultraschalldissektoren und elektrische Hochfrequenzmesser Anwendung. Ein **Ultraschalldissektor** arbeitet mit einer in Schwingung versetzten Klinge. Hierdurch wird mechanische Energie abgegeben, die weiches Gewebe (z. B. Leber) durch Aufspaltung von Wasserstoffbrücken zerstört. Kanalikuläre Strukturen bleiben unbeschädigt. Das **elektrische Hochfrequenzmesser** arbeitet entweder monopolar oder bipolar (Diathermie). Beide Verfahren nutzen thermische Energie, die durch Proteindenaturierung Gewebe zerstört. Bei der **monopolaren** Anwendung wird eine Neutralelektrode vor der

Operation auf die Haut des Patienten aufgeklebt, da der hochfrequente Strom über das Messer durch den Patienten fließt. Bei der **bipolaren** Schere fließt der Strom nicht durch den Patienten, sondern wird über die zweite Seite der Schere oder Pinzette abgeleitet. Die Anwendung elektrischer Schneidewerkzeuge ist insgesamt **blutschonend**, da kleine Blutgefäße bei Durchtrennung des Gewebes sofort verschlossen werden.

Für Knochen und harte Gewebestrukturen stehen **Sägen, Schneidezangen** und **Knochenmeißel** zur Verfügung.

Fassende oder statische Halteinstrumente: In die Gruppe der **fassenden Halteinstrumente** gehören Pinzetten, Klemmen und Zangen. Üblicherweise unterscheidet man zwischen anatomischen, chirurgischen und atraumatischen Pinzetten. Repositions- und Knochenhaltezangen werden bei der Osteosynthese angewendet. Klemmen werden zur Ligatur oder Abklemmung von Gefäßen, Fixierung von Gewebe oder Bauchtüchern eingesetzt.

Statische Halteinstrumente sind Haken und große Halter, mit deren Hilfe freie Sicht auf den Operationssitus gewährleistet wird.

Instrumente zur Blutstillung: Siehe unten.

Gewebevereinigung: chirurgische Naht und Wundverschluss.

1.3.4 Operationstechniken

Schnittführung

Ein chirurgischer Schnitt sollte gewebeschonend angesetzt werden und daher möglichst kurz sein, gleichzeitig allerdings auch eine gute Übersicht auf das Operationsfeld ermöglichen.

Um das Entstehen einer auffälligen, starren Narbe zu verhindern, muss die Schnittführung in **Richtung der Hautspaltlinien** (Langer-Linien, **Abb. 1.1**) erfolgen. Hierdurch verhindert man Zugspannung auf die Narbe und die Wundränder lassen sich spannungsfrei adaptieren. Die Narbenbildung hängt allerdings immer auch von individuellen Faktoren ab (z.B. Adipositas, hormonell-metabolischen Faktoren usw.). An **Gelenken** wird zickzackförmig geschnitten, um Kontrakturen zu vermeiden (**Cave:** niemals senkrecht zur Gelenkachse!). Siehe Wundheilung [S.B111], siehe Nahttechniken und Material [S.B107].

Die Schnittführungen und Zugangswege in der Viszeral- und Thoraxchirurgie sind in **Abb. 1.2** dargestellt.

Blutstillung

Bei isolierter Blutung aus einem Gefäß wird eine sog. **Ligatur** durchgeführt, d.h., das entsprechende Gefäß wird mit einer Klemme gegriffen und mit einem Faden verschlossen. Lässt es sich nicht gut isolieren (z.B. bei Parenchymblutung), nimmt man mittels **Umstechungsligatur** umliegendes Gewebe in die Ligatur auf und stoppt die Blutung so durch indirekte Kompression.

Diffus blutende Flächen werden unter Kompression mit Gaze bedeckt. Diese **Tamponade** wird noch verstärkt,

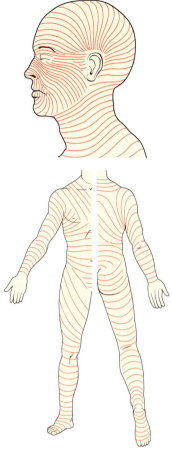

Abb. 1.1 **Hautspaltlinien.** (aus: Schumpelick et al., Kurzlehrbuch Chirurgie, Thieme, 2010)

wenn die Gaze mit prothrombotischen Pharmaka präpariert ist.

Durch **Diathermie/Elektrokoagulation** (s.o.) können kleinere Gefäßstümpfe verödet werden.

Drainagen

Drainagen sorgen postoperativ für den **Abfluss von Wundsekret**. Des Weiteren erlauben sie auch eine Einschätzung möglicher postoperativer Komplikationen (z.B. Blutung, Infekt, Anastomoseninsuffizienz).

- Die **Gummilasche** aus Silikon wird durch die Haut in einen aufgeklebten Plastikbeutel abgeleitet.
- **Easy-Flow-Drainagen:** Die Drainage besteht aus weichem Silikon und wird in einen auf die Haut geklebten Beutel geleitet (Beutelwechsel).
- **Redondrainagen** bilden ein geschlossenes System, das Wundsekret in angeschlossene Unterdruckflaschen absaugt.
- **Robinson-Drainagen** arbeiten ohne Sog (ohne Unterdruck) nach dem Schwerkraftprinzip.
- **Bülaudrainagen** [S.B187] sind mit kontrolliertem Sog ausgestattet und werden in den Pleuraspalt eingeführt.

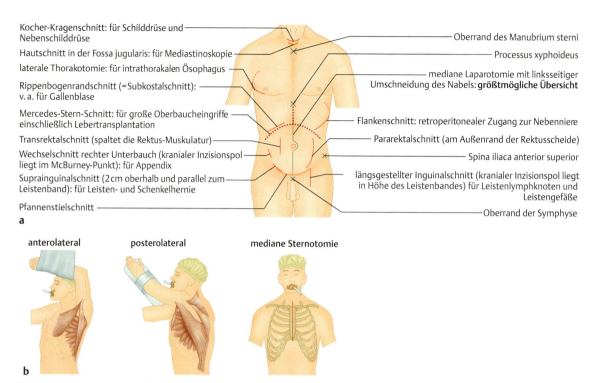

Abb. 1.2 **Zugangswege. a** In der Viszeralchirurgie. **b** In der Thoraxchirurgie. (aus: Hirner, Weise, Chirurgie, Thieme, 2008)

Blutersatz

Indikationen und Präparate zur Volumentherapie werden im Kap. Anästhesie [S.B82] besprochen. Zu Bluttransfusionen s. Immunsystem und rheumatologische Erkrankungen [S.A457].

Prinzip von minimal invasiven und mikrochirurgischen Verfahren

> **DEFINITION** Operationsverfahren, die Zugang zum Operationssitus durch vorbestehende Körperöffnungen oder minimale Einstichkanäle erhalten (Schlüssellochchirurgie). Vgl. endoskopisch assistierte Chirurgie [S.B224].

Der Begriff „minimal invasiv" bezieht sich also auf die Integrität der Körperoberfläche (Zugangstrauma) und nicht den Schweregrad der Operation (z.B. bei großem Resektat). Minimal invasive Techniken kommen v.a. im Rahmen von Operationen in großen Körperhöhlen zum Einsatz (**Laparoskopie** und **Thorakoskopie**), die entweder diagnostisch oder therapeutisch genutzt werden. Sie erfordern eine Intubationsnarkose und kontrollierte Beatmung (s. auch Anästhesie [S.B89]), da der Patient ausreichend relaxiert werden muss, da ein Pneumoperitoneum bzw. -thorax angelegt werden muss. Klassisches Beispiel für eine laparoskopische Operation ist die laparoskopische Cholezystektomie. Die technische und apparative Ausstattung beinhaltet:

- **CO_2-Insufflator**
- **Lichtquelle, Optik**, Kamera mit Videogerät und Monitor
- **Arbeitswerkzeuge**: Trokare (zum Einführen der Instrumente und Entfernung des Resektats), Thermo- und Elektrokoagulationselektroden, spezielles Nahtmaterial, Mikroinstrumente (Saug-Spül-Einrichtung, Scheren, Fasszangen etc.), Endostapler-Instrumente.

Laparoskopie:

Prinzip: Nach Eröffnung der Bauchhöhle insuffliert man CO_2 in die Peritonealhöhle und baut so ein Pneumoperitoneum (Kapnoperitoneum) bis zu einem Druck von ca. 14 mmHg auf. Über einen Trokar wird die Optik in die Bauchhöhle vorgeschoben. Unter Sicht werden weitere Trokare für die Instrumente angebracht.

Vorteil: Der große Vorteil minimal invasiver Operationen besteht in der **Verringerung postoperativer Schmerzen** (frühere Mobilisierung möglich, verkürzter Krankenhausaufenthalt etc.), einem **kosmetisch besseren Ergebnis** sowie einem **geringeren Infektionsrisiko** durch den kleineren Hautschnitt.

Nachteil: technisch höherer Aufwand und höhere Kosten, eingeschränkte Palpation, 2-dimensionales Bild, schwierigere Blutstillung und Bergung größerer Resektate.

Komplikationen:

- Erhöhung des intraabdominellen Drucks durch die CO_2-Insufflation (auch Anstieg des p_aCO_2) mit u.U. Kompression der V. cava inferior oder anderen hämodynamischen Veränderungen
- Gefäßpunktion
- Gasembolie
- Entstehung eines Pneumothorax

- Beeinträchtigung der Atemmechanik
- Verletzung von Hohlorganen.

NOTES (natural orifice transluminal endoscopic surgery) ist eine neuartige experimentelle Entwicklung, bei der das Endoskop über eine natürliche Körperöffnung (z. B. Mund, Vagina) eingeführt und zur Bauchhöhle geschoben wird. Äußerlich bleiben somit keine Narben sichtbar. Diese Technik bedarf allerdings noch weiterer Entwicklungen (z. B. bakterielle Kontamination mit Peritonitisgefahr beim Vorschieben des Endoskops in die Bauchhöhle).
Bei der sog. **Single-Port-Technik** werden alle Instrumente über den Bauchnabel eingeführt.

Mikrochirurgie: In der Mikrochirurgie wird im Gegensatz zur minimal invasiven Chirurgie nicht in Körperhöhlen gearbeitet, sondern ein **offenes Operationsfeld** dargestellt. Der Operateur arbeitet hierbei mit stark vergrößernden Sehhilfen. Lichtmikroskope werden intraoperativ auf den Operationsbereich gerichtet und Spezialgeräte zur Schnitt- und Nahtführung sorgen für das nötige Handling auf minimalem Raum.

Punktion/Biopsie

Zur Beurteilung der Dignität von malignomverdächtigen Arealen stehen verschiedene bioptische Verfahren bereit:
- **Feinnadelpunktion**
- **Stanzbiopsie**
- **offene Biopsie.**

Bei der Feinnadelbiopsie werden lediglich Zellen für eine Zytologie gewonnen, bei der Stanzbiopsie entnimmt man ganze Gewebezylinder. Die offene Biopsie wird bei frustranem Verlauf der beiden ersten Verfahren angewendet.

Je nach Verdachtsdiagnose kann eine Biopsie auch kontraindiziert sein, wenn die Gefahr von Stichkanalmetastasen, Verletzung von Nachbarorganen oder Blutgefäßen gegeben ist! Eine weitere wichtige Kontraindikation – beispielsweise für perkutane Leber- oder Nierenbiopsien – besteht bei einer erhöhten Blutungsneigung: verlängerte Prothrombinzeit, Thrombozytopenie (<50/nl), Einnahme von ASS innerhalb der letzten 7 Tage. Biopsien und Punktionen sollten grundsätzlich nur bei therapeutischen Konsequenzen erfolgen. Näheres zur Gewebeentnahme s. Pathologie [S. C302].

1.3.5 Chirurgische Naht und Wundverschluss

Nahtmaterial

Chirurgisches Nahtmaterial muss sich durch hohe Fadenbzw. Knotenreißfestigkeit, Gewebeverträglichkeit und ggf. Resorbierbarkeit auszeichnen.

Resorbierbare Fäden:
- **Katgut:** natürlich resorbierbarer Faden aus Kollagenfasern aus dem Schafsdarm. Die Resorption erfolgt in 8–12 Tagen. In chromierter Form verlängert sich die Resorptionszeit auf 20 Tage (**Cave:** häufiger entzündliche Hautreaktionen!).
- **Polyglykolsäure-/Polydioxanonfäden** (PGS/PDS): synthetische, hydrolytisch spaltbare Fäden, Resorption bei PGS nach 40 Tagen, bei PDS nach 90 Tagen.

Nichtresorbierbare Fäden:
- **Synthetische Kunststofffäden** aus Polyamid, Polypropylen, Polyester usw. sind reißfest und gewebeverträglich, allerdings nicht knotenfest (**monofil!**).
- **Seide** und **Zwirn** sind reißfest, knotensicher, können allerdings zur Entstehung von Fremdkörpergranulomen führen und werden daher von synthetischen Materialien abgelöst.
- **Metalldraht** wird bei der Zuggurtung von Sehnen, Muskelfaszien oder Sternum angewendet.

Fadenaufbau: Man unterscheidet monofile (also aus einer Faser bestehende) von polyfilen (geflochtenen) Fäden. **Monofile** eignen sich gut zum Gewebedurchzug, haben aber die schlechteren Knoteneigenschaften. **Polyfile** Fäden lassen sich hingegen besser knoten, sind aber aufgrund ihrer rauen Oberfläche traumatischer für das Gewebe.

Nahttechniken

Die Nahttechnik (**Abb. 1.3**) richtet sich nach Form und Lokalisation der Wunde. **Rückstichtechniken** bieten eine gute Adaption bei langen Hautquerschnitten. **Einzelknopfnähte** kommen bei kleineren Hautweichteilverletzungen zur Anwendung (z. B. an den Fingern oder beim Varizenstripping). **Intrakutan-** und **Coriumnähte** bieten das schönste kosmetische Ergebnis und werden deshalb im

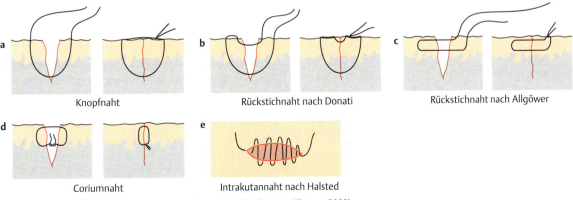

Abb. 1.3 **Nahttechniken.** (aus: Henne-Bruns et al., Duale Reihe Chirurgie, Thieme, 2008)

Gesicht, am Hals und in der plastisch-rekonstruktiven Chirurgie eingesetzt.

Nadeln

Chirurgische Nadeln sind kreisförmig gebogen und in verschiedenen Größen und Krümmungsgraden verfügbar. Man verwendet **scharfe Nadeln** bei derbem Gewebe (Narben, Faszien usw.) und **runde Nadeln** bei empfindlichem Gewebe (Darm, Nerven, Haut usw.). Der Stichkanal von atraumatischen Nadeln ist fein, da Nadel und Faden miteinander verschweißt sind. Im Gegensatz hierzu verursacht die Nadel mit Nadelöhr und 2-fach durchgezogenem Faden ein größeres Gewebetrauma. Zur besseren Führung wird ein Nadelhalter benutzt.

Knoten

Wenn es das Operationsfeld zulässt, verwendet man einen **überkreuzten Knoten** in der 2-Hand-Technik, in besonderen Situationen auch in 1-Hand-Technik. Der überkreuzte Knoten wird mehrmals gegenläufig durchgeführt.

Der **Instrumentenknoten** findet Anwendung, wenn z. B. die Fadenenden nur noch sehr kurz sind. Hierbei wird der Faden mehrfach um ein Halteinstrument gezogen und anschließend zusammengezogen. Auch diese Technik erfolgt mehrfach gegenläufig.

Klammern

Mit dem **Klammergerät** wird ein Hautverschluss durchgeführt. Die Wunde wird sozusagen „getackert". Mit einer **Clipzange** können Blutgefäße (aber auch z. B. der Ductus cysticus) durch Titanclips verschlossen werden. **Stapler**-Instrumente durchtrennen und verschließen Gewebe mithilfe von Klammermagazinen und eingebauten Skalpellen, z. B. bei der Reposition von hämorrhoidalem Gewebe. **Cave:** Klammergeräte niemals im Gesichtsbereich verwenden!

Klebstoffe

Kleinere und oberflächliche Wunden kann man mit sog. **Steristrips** verschließen. Die Strips werden auf die trockene Haut quer zu den Wundrändern aufgeklebt.

Gewebekleber (z. B. Cyanoacrylat) bildet Wasserstoffbrücken durch Polymerisation. Der Klebstoff wird auf die adaptierte und trockene Wunde oberflächlich aufgetragen. Hiermit lassen sich auch Magenfundusvarizen verkleben.

Fibrinkleber bestehen aus verschiedenen Gerinnungsfaktoren in einer Mischemulgation. Kleinere Wunden können mit diesem Präparat verschlossen werden; denkbar ist auch eine Anwendung bei Parenchymverletzungen, um weitere Traumen durch das Nahtmaterial zu verhindern, oder in der Augenheilkunde, z. B. zur Verklebung neuer Linsen bei grauem Star.

1.4 Allgemeines postoperatives Management

1.4.1 Allgemeine postoperative Komplikationen

Postoperativer und posttraumatischer Energiestoffwechsel

Nach einem Trauma oder einer Operation versucht der Organismus durch eine erhöhte Sympathikusaktivität und vermehrte Bereitstellung von Energieträgern seine Funktionsfähigkeit zu sichern (**Postaggressions-Syndrom**).

Phasen des Postaggressions-Syndroms:
- **Akut- oder Stressphase:** während der ersten Stunden
  - Adrenalin bzw. Noradrenalin ↑
  - Glukokortikoide und Aldosteron ↑
  - Glukagon ↑, Insulin ↓
  - ADH ↑
- **Postaggressionsphase** (auch adrenerg-kortikoide Phase): anschließend bis etwa zum 3. Tag (bei postoperativen Komplikationen auch deutlich länger).
- **anabole Phase:** Auffüllung der Glykogen- und Fettspeicher zwischen dem 4. und 40. Tag.

Der Energiebedarf wird im Postaggressionsstoffwechsel vorwiegend durch β-Oxidation gedeckt, Glukose wird aus Aminosäuren oder Laktat bereitgestellt. Gleichzeitig ist die Insulinresistenz erhöht, wodurch Glukose zusätzlich erschwert verwertet wird. Es kommt somit zu Störungen im Elektrolythaushalt (Wasser- und Natriumretention, Kaliumverluste) sowie im Glukose- (erhöhte Glukoneogenese mit Hyperglykämie, Glukosurie, verminderte Insulinwirkung), Protein- (Harnstoffbildung, negative Stickstoffbilanz, Eiweißkatabolite) und Fettstoffwechsel (Lipolyse, vermehrte Bildung freier Fettsäuren, Ketonkörperbildung bis hin zur Ketoazidose).

> **MERKE** Im Gegensatz zum Hungerstoffwechsel ist der **Blutzucker erhöht**, eine exogene Zufuhr von Glukose kann daher aufgrund der peripheren Insulinresistenz zu Leberverfettung führen.

Nachblutung

Eine Nachblutung tritt meist **innerhalb der ersten Stunden** nach der Operation auf. Ursachen sind Nahtinsuffizienzen, unzureichende Blutstillung und Gerinnungsstörungen.

Klinisch zeigen sich eine Tachykardie (unspezifisch!), eine arterielle Hypotonie sowie ein Abfall des Hämatokrit- und des Hämoglobinwertes. Zusätzlich sollte – insbesondere bei Abdominaloperationen – auch eine Oberbauchsonografie erfolgen. Therapeutisch stehen die **Schockbekämpfung** (s. Notfallmedizin [S. B46]) mit Volumensubstitution und die **Kontrolle der Blutung** (Druckverband, operative Revision) an erster Stelle.

Wunddehiszenz

Ein **Auseinanderweichen der Wundränder** tritt bei generellen Wundheilungsstörungen [S. B112], Infektionen, hoher mechanischer Beanspruchung und mangelnder Ruhigstellung auf. Die Therapie erfolgt durch Ursachenbeseitigung, Wundreinigung und erneute Naht. Ein Sonderfall ist der **Platzbauch** (Abb. 1.4). Hierunter versteht man eine insuffiziente Bauchnaht, die häufig durch intraabdominelle Druckerhöhung (Husten, Pressen), Infektion der Bauchdecke oder durch eine unter Spannung durchgeführte Fasziennaht hervorgerufen wird. Fallen die Darmschlingen vor, spricht man vom **kompletten Platzbauch**.

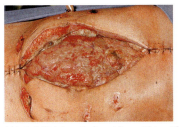

Abb. 1.4 **Platzbauch.** (aus: Hirner, Weise, Chirurgie, Thieme, 2008)

Übelkeit, Erbrechen

In den ersten Stunden nach Operationen sind v. a. Nachwirkungen der Narkose (PONV, s. Anästhesie [S. B82]), Nebenwirkungen der verwendeten Analgetika oder Schmerzen für Übelkeit und Erbrechen verantwortlich. Erbrechen zu einem späteren Zeitpunkt kann durch Darmatonie (s. u.) oder einen Ileus [S. B139] ausgelöst werden und ist deshalb unbedingt abzuklären. Antiemetika (z. B. Ondansetron) können symptomatisch hilfreich sein, eine Magensonde reduziert zusätzlich die Gefahr einer Aspirationspneumonie (s. Atmungssystem [S. A198]).

Anurie

> **DEFINITION** Bei einer Urinmenge < 500 ml/d spricht man von einer **Oligurie**, bei < 100 ml/d von einer **Anurie**.

Ursachen für eine fehlende Urinausscheidung sind:
- **Spinal-** oder **Periduralanästhesie**: Durch die Betäubung verliert der Patient das Gefühl für den Füllungszustand der Blase. Achtet man postoperativ nicht auf die korrekte Flüssigkeitsbilanzierung, besteht die Gefahr der Harnblasenruptur.
- **prärenal**: akutes Nierenversagen infolge Hypovolämie, arterieller Hypotonie bzw. verminderten Herz-Zeit-Volumens (s. Niere [S. A382])
- **postrenal**: verstopfter Katheter, Prostatahypertrophie mit Harnverhalt.

Darmatonie

Die Darmatonie ist die **häufigste postoperative Störung** mit vielfältigen Ursachen:
- Bettruhe und Immobilisation
- bestimmte Medikamente (Narkotika, Opiate, Sedativa)
- Beeinflussung des Nervensystems durch die Operation bzw. durch das Trauma
- Beeinflussung durch das Abdominaltrauma selbst
- Dehydratation, Diuretika und Hypokaliämie
- Darmwandödem durch Inflammation und Hypervolämie
- präoperativer Laxanzienabusus
- fehlende enterale Ernährung
- Morbus Parkinson, Diabetes mellitus.

Abgegrenzt werden muss sie vom **Ogilvie-Syndrom** [S. B139] (hypokaliämiebedingte Pseudoobstruktion des Darms mit Überblähung von Kolon und Zäkum); der Übergang zum paralytischen Ileus ist fließend.

Grundsätzlich ist die Darmatonie eine **normale Reaktion** auf einen operativen Eingriff und bedarf nicht zwingend einer Therapie. Eine **ausreichende Flüssigkeitszufuhr** sowie eine **frühe Mobilisation** und Nahrungsaufnahme stehen an erster Stelle. Stellt sich ab dem 3. postoperativen Tag keine Besserung ein (kein Stuhlgang), kann ein hoher Einlauf oder eine Therapie mit Bisacodyl, Metoclopramid oder Prostigmin versucht werden. Bei weiterhin therapieresistenter Darmatonie (insbesondere bei Übelkeit oder Erbrechen) sollte eine Magensonde zur Entlastung (keine Peristaltik bei vollem Magen) und Vermeidung lebensbedrohlicher Komplikationen (z. B. einer Aspirationspneumonie) gelegt werden.

Harnwegsinfektion

Infektionen der Blase und/oder der Harnabflusswege treten meist 2–5 Tage nach Anlage eines **Blasenkatheters** auf. Harnabfluss- oder Blasenentleerungstörungen sowie eine unzureichende Flüssigkeitszufuhr erhöhen – insbesondere in Verbindung mit Diabetes mellitus – das Risiko für einen postoperativen Harnwegsinfekt.

Therapeutisch ist nach Möglichkeit der Katheter zu entfernen und eine antibiogrammgerechte Therapie einzuleiten. Keimzahlen bis 10^5/ml im Urin ohne Symptomatik müssen nur in Ausnahmefällen (Gravidität, Immunsuppression, vesikourethraler Reflux oder eingeschränkte Nierenfunktion) behandelt werden. Prophylaktisch ist eine ausreichende Flüssigkeitszufuhr anzustreben. Der Katheter sollte möglichst frühzeitig entfernt werden, ein häufiger routinemäßiger Katheterwechsel ist nicht sinnvoll. Ist eine längere Verweildauer absehbar, sollte ein suprapubischer Katheter bevorzugt werden.

Postoperatives Fieber

Die Ursachen für postoperatives Fieber sind vielfältig und bedürfen **in jedem Fall** einer intensiven **Abklärung**:
- Postaggressionsstoffwechsel (Normalisierung bis zum 3. postoperativen Tag)
- Sepsis (s. Infektionserkrankungen [S. A511])
- Pneumonie (s. Atmungssystem [S. A193])
- Harnwegsinfekt (s. o. und s. Urologie [S. B642])
- katheterbedingte Infektionen (u. a. venöse Zugänge)
- Wundinfektionen [S. B112]

- Anastomoseninsuffizienzen [S. B150]
- Phlebitiden und tiefe Beinvenenthrombosen (s. Gefäße [S. A118]).

> **MERKE** Bei Fieber nach Operationen sollten deshalb stets die Wunde, eingebrachte Fremdkörper (Katheter, ZVK etc.) und die Beine untersucht, die Lunge auskultiert und der Urinstatus (Teststreifen) überprüft werden.

Die Therapie erfolgt nach **identifizierter Ursache** sowie **symptomatisch** mit Paracetamol oder Metamizol.

Weitere Komplikationen

- **kardiale Komplikationen** (Herzrhythmusstörungen, akutes Herz-Kreislauf-Versagen, dekompensierte Herzinsuffizienz)
- **pulmonale Komplikationen** (Pneumonie, respiratorische Insuffizienz, Pleuraerguss, Pneumothorax)
- **Durchgangssyndrom** mit Orientierungs-, Gedächtnis-, Schlaf- und Antriebsstörung sowie illusionärer Verkennung
- **Stressulkus**
- **Dekubitus** (Nekrose der Haut im Bereich der Auflagstelle, v. a. in der Kreuzbeinregion bzw. den Schulterblättern sowie den Trochanteren)
- **tiefe Beinvenenthrombose** und Lungenembolie.

1.4.2 Kostaufbau, Mobilisation und Schmerztherapie

Kostaufbau: Eine **frühe enterale Ernährung** ist einer parenteralen Ernährung wenn möglich immer vorzuziehen. Sie reduziert die Störungen im Postaggressionsstoffwechsel (s. o.), fördert den Erhalt der natürlichen Mukosabarriere und reduziert die Rate postoperativer Infektionen. **Indikation** für eine **parenterale Ernährung** sind schwerste Stoffwechselstörungen, Sepsis und unzureichende Resorptionsfähigkeit des Darms. Indikation für eine **enterale Sondenernährung** sind hingegen Schluck- oder Passagestörungen sowie Operationen des oberen GI-Trakts und ein reduzierter Allgemeinzustand.

Grundsätzlich sollte aufgrund der Aspirationsgefahr nach jeder Vollnarkose für 6 h keine orale Nahrung zugeführt werden, danach kann bei extraabdominellen Eingriffen mit der Nahrungszufuhr begonnen werden.

Mobilisation: Eine frühzeitige Mobilisation reduziert das Risiko für viele postoperative Komplikationen (TVT, Lungenembolie, Dekubitus, Pneumonie). Der Patient sollte deshalb **spätestens am 1. postoperativen Tag** – bei kleineren Operationen auch früher – aktiv oder passiv mobilisiert werden.

Postoperative Schmerztherapie: Schmerzen verhindern wichtige postoperative Maßnahmen wie Mobilisation, Atemtraining und eine frühzeitige Ernährung. Durch eine konsequente postoperative Schmerztherapie wird die Komplikationsrate daher ebenfalls reduziert. Details s. Anästhesie [S. B82].

1.5 Fasttrack-Konzept

Aus der Erkenntnis, dass viele postoperativ auftretende Komplikationen iatrogen bedingt sind, wurde das sog. Fasttrack-Konzept zum **Vorgehen** insbesondere bei der **Vor- und Nachbehandlung** von **kolorektalen Resektionen** entwickelt.

Vermieden werden sollen dadurch Komplikationen wie beispielsweise eine Darmatonie, intraoperative Hypothermie, posttraumatische Stressreaktion, Schmerzen, Immobilisation, Übelkeit und Erbrechen. Das Fasttrack-Konzept ist ein multimodales Konzept, das von Pflege, Chirurgie und Anästhesie getragen werden muss. Seine **Methoden** sind:

- thorakale Periduralanalgesie
- forcierte Mobilisation des Patienten
- Beginn des oralen Kostaufbaus am Operationstag
- Verwendung systemischer, nichtopioidhaltiger Basisanalgetika
- minimal invasive Operationstechniken
- frühzeitige Entfernung von Drainagen
- Prophylaxe von postoperativer Übelkeit und Erbrechen (PONV [S. B109])
- Verhinderung intraoperativer Auskühlung.

Ziel: Durch frühe Mobilisierung und Verkürzung der Hospitalisierungsphase soll die gesamte Rekonvaleszenz vereinfacht und verkürzt und die Rate an postoperativen Komplikationen gesenkt werden.

1.6 Operative Behandlung von Tumoren

Unterschieden wird zwischen kurativem und palliativem Therapieansatz. Ein kuratives Behandlungskonzept setzt dabei die komplette Entfernbarkeit des Tumors und das Fehlen von Fernmetastasen voraus. Die weiteren Behandlungskonzepte von Tumoren werden ausführlich im Kap. Neoplastische Erkrankungen [S. A592] besprochen.

Radikaloperation: Die radikale Operation beinhaltet die Resektion des Tumors unter Einhaltung eines Sicherheitsabstands (**R0-Resektion, d. h. kein mikroskopischer Nachweis von Tumorzellen am Resektionsrand**) zum gesunden Gewebe und die **Mitentfernung** des **regionalen Lymphabflussgebietes** (z. B. Neck-Dissection bei HNO-Tumoren). Um die Ausschwemmung von Tumorzellen während der Operation zu vermeiden, werden die Tumoren in „**No-touch-Technik**" entfernt, d. h., Arterien und Venen werden möglichst früh zentral ligiert und der Tumor sowie die Lymphknoten en bloc entnommen. Oft ist dazu die partielle oder totale Entfernung eines Organes nötig (z. B. Hemikolektomie oder Gastrektomie). Bei der **erweiterten Radikaloperation** werden nicht nur der Primärtumor und sein regionales Lymphabflussgebiet, sondern auch juxtaregionale Lymphknoten oder – wenn eine Infiltration durch den Tumor nicht ausgeschlossen werden kann bzw. wahrscheinlich ist – angrenzende Organe entfernt, z. B. Whipple-Operation beim Pankreaskopfkarzinom.

Zeigen sich bei der histopathologischen Beurteilung (häufig durch Schnellschnitt) noch Tumorreste (R1-Resektion), muss nachreseziert werden. Sind nach der Resektion noch makroskopisch erkennbare Tumorreste vorhanden, spricht man von einer R2-Resektion. Ein Tumorrest von 4 mm bedeutet dabei z. B., dass der maximale Durchmesser des größten der Tumorresiduen 4 mm beträgt. Nur durch eine sichere R0-Resektion lässt sich das Risiko für ein Lokalrezidiv oder eine systemische Ausbreitung des Tumors entsprechend senken.

Die **histologische Aufarbeitung** eines Tumorresektats dient also der Bestimmung
- des **Resektionsstatus**: Nachresektion bzw. lokale Strahlentherapie erforderlich?
- der **Tumorausdehnung**
- des **Regressionsgrades** bei präoperativ durchgeführter Chemotherapie.

Unter **Second-Look-Operationen** versteht man den erneuten operativen Eingriff in einem früheren Operationsgebiet, um Lokalrezidive möglichst frühzeitig erkennen und behandeln zu können. Sie werden z. B. durchgeführt, wenn im Rahmen der Tumornachsorge ein markanter Anstieg der Tumormarker auffällt.

> **MERKE** Bei einem **kurativen** Behandlungsansatz muss die Tumorentfernung immer als **R0-Resektion** erfolgen.

Palliative Operationen: Ist eine radikale Tumorentfernung unmöglich oder liegen bereits Fernmetastasen vor, kann ein chirurgischer Eingriff für den Patienten vor einem palliativen Hintergrund von Vorteil sein:
- **Reduktion von Symptomen oder Komplikationen**, die durch den Tumor verursacht werden, z. B. Ileostoma bei Dickdarmileus.
- **Tumor-Debulking:** Resektion bzw. Verkleinerung monströser Tumoren (z. B. Ovarialkarzinom) zur Minderung lokaler Beschwerden und Schaffung besserer Voraussetzungen für eine Chemo- oder Radiotherapie.
- **Entfernung von Metastasen,** um durch sie verursachte Symptome und Komplikationen zu mindern, z. B. Verbundosteosynthese bei durch Metastasen frakturgefährdetem Knochen.

1.7 Chirurgische Begutachtung

Bei Arbeitsunfällen (Arbeitsunfähigkeit länger als 1 Tag, Behandlung länger als 1 Woche) ist der Durchgangsarzt (**D-Arzt**) mit der Betreuung des Patienten zu beauftragen. D-Ärzte sind Fachärzte für Chirurgie mit dem Schwerpunkt Unfallchirurgie und bestimmten Anforderungen an die Praxis. Aufgaben des Durchgangsarztes sind die Diagnosefindung, die fachärztliche Erstversorgung, evtl. das Hinzuziehen weiterer Fachärzte sowie das Erstellen des Durchgangsarztberichts für die Unfallversicherung.

Ein Sonderfall ist der **H-Arzt** („an der besonderen **H**eilbehandlung beteiligt"), für den die Kriterien (z. B. kein Facharzt für Chirurgie nötig) weniger streng sind, der aber Fälle behandeln darf, welche die o. g. Kriterien erfüllen. Im Gegensatz zum D-Arzt darf der H-Arzt aber nur bestimmte Verletzungen behandeln und kann keine Heil- und Hilfsmittel verordnen. Eine Überweisung zum H-Arzt ist durch den erstbehandelnden Arzt ebenfalls nicht möglich. Vorteil für den Patienten ist der evtl. kürzere Anfahrtsweg.

1.8 Wunde

1.8.1 Wundarten

> **DEFINITION** Als Wunde bezeichnet man eine umschriebene morphologische und funktionelle Schädigung der Integrität eines Gewebes. Bleibt die Hautbarriere dabei intakt, spricht man von **inneren** Wunden, andernfalls von **offenen Wunden**.

Ätiologie: Die Ursache für traumatische Wunden ist in den meisten Fällen mechanisch. Sie können aber auch durch thermische, chemische Einwirkungen oder Strahlung hervorgerufen werden.

Mechanische Wunden können unterschiedliche Auslöser, Ausprägungen und Gefahren beinhalten:
- **Schürfwunden**: Abriss der Epidermis; Corium und Subkutis bleiben dabei aber intakt.
- **Schnittwunden**: glatte Wundränder, oft stark blutend.
- **Stichwunden**: glattrandig, Verletzung innerer Organe möglich, hohe Infektionsgefahr.
- **Pfählungsverletzung**: Sonderform der Stichwunde, häufig mit schweren Begleitverletzungen.
- **Platzwunden** (Riss-Quetsch-Wunden): unregelmäßige Wundränder, neigen zu Nekrosen und Infektionen; sie sind die häufigsten Wunden überhaupt.
- **Bisswunden**: hohe Infektionsgefahr (Tetanus, Tollwut, Hepatitis, evtl. HIV), Mischung aus Schnitt-, Riss- und Quetschwunden
- **Schusswunden**: relativ selten, Gefahr der Verletzung innerer Organe, große Infektionsgefahr
- **Amputationen**: Abtrennung eines Körperteils, oft bedrohlich blutend
- **perforierende Verletzung**: Wunde reicht bis in eine Körperhöhle hinein
- **Prellungen**: geschlossene Verletzung durch Einwirkung von stumpfer Gewalt. Gefahr der Verletzung innerer Organe insbesondere bei Prellungen im Rumpfbereich.

Chemische Wunden (s. Notfallmedizin [S. B65]) entstehen durch Säuren (Koagulationsnekrosen) oder Laugen (Kolliquationsnekrosen), **akinetische Wunden** durch ionisierende Strahlung (Röntgenstrahlen, UV-Licht, nuklearer Unfall). **Thermische Wunden** entstehen durch Hitze- und Kälteexposition sowie durch Strom (s. Notfallmedizin [S. B62]).

1.8.2 Wundheilung

Näheres zu den Formen (primär, sekundär) und zum Verlauf der Wundheilung s. Pathologie [S. C329].

1.8.3 Wundversorgung

Tetanusprophylaxe: Nach jeder Verletzung muss zur Vermeidung einer Tetanusinfektion (s. Infektionserkrankungen [S. A535]) unbedingt der Impfstatus überprüft werden:
- Bei einer vollständigen **Grundimmunisierung** (3 Impfungen) und regelmäßiger **Auffrischimpfung** (alle 10 Jahre) ist eine erneute Auffrischimpfung im Verletzungsfall nur nötig, wenn die letzte Impfung länger als 5 Jahre zurückliegt.
- Bei tiefen, verschmutzten Wunden und fehlender oder unvollständiger Grundimmunisierung wird eine **Simultanimmunisierung** (Tetanusimpfstoff und Tetanushyperimmunglobulin) an kontralateralen Körperstellen, meist Gluteal- oder Deltoideusmuskulatur, zur Ausbildung eines sofortigen Schutzes durchgeführt (s. auch Infektionserkrankungen [S. A536]).

Primärversorgung frischer Wunden: Die Versorgung frischer, maximal 6–8 h alter Wunden erfolgt in mehreren Schritten. Alle Maßnahmen der Wundversorgung müssen unter streng sterilen Bedingungen durchgeführt werden. Zunächst wird der betroffene Bereich mit einer lokalen **Infiltrationsanästhesie** betäubt oder, falls die Wunde zu groß oder zu schwerwiegend ist, eine **Allgemein- oder Leitungsanästhesie** eingesetzt. Anschließend wird die Wunde mit steriler NaCl- oder Ringerlösung gereinigt, die umliegende Haut desinfiziert und eine Blutstillung vorgenommen. Bei Verletzungen an Armen und Beinen kann eine verbesserte Übersicht mithilfe einer Blutsperre erreicht werden. Die Wunde wird vor der Naht durch eine **Wundausschneidung** (Exzision nach Friedrich) und evtl. ein **Débridement** (Entfernung nekrotischer Wundränder) vorbereitet und anschließend spannungsfrei **vernäht**.

Offene Wundversorgung: Eine **primäre Wundheilung** kann nur unter bestimmten Voraussetzungen erreicht werden. Falls die Wunde zu spät versorgt wird oder aus anderen Gründen ein hohes Infektionsrisiko besteht (Biss-, Stich- oder Schussverletzung, hoher Verschmutzungsgrad, ungünstige Lokalisation oder Ischämie), wird eine offene Wundheilung unter Einleitung einer **sekundären Wundheilung** angestrebt. Bei Ausbleiben von lokalen und systemischen Entzündungszeichen kann evtl. eine **verzögerte primäre Wundnaht** (Verschluss der Wunde nach 3–6 Tagen) erwogen werden. Bei sehr alten Wunden (über 24 h) ist stets eine sekundäre Heilung angezeigt. Bei guter Bildung von Granulationsgewebe können nach etwa 2 Wochen eine Wundrandexzision und eine sekundäre Wundnaht zur Verkleinerung des Defekts erwogen werden.

Sekundär heilende Wunden neigen zu Infektionen und müssen **regelmäßig gepflegt** werden. Dabei wird die Wunde mit NaCl bzw. Ringerlösung oder – bei infizierten Wunden – einem Desinfektionsmittel gespült und mechanisch (durch chirurgisches Ausschaben, Débridement oder erneute Exzision) und/oder durch enzymatische Produkte gereinigt. Bei Wundinfektion sollten nur **systemische Antibiotika** eingesetzt werden, da eine lokale Anwendung rasch zu Resistenzen führt.

Spezielle Wundversorgung: Abgetrennte Gliedmaßen im Rahmen einer **traumatischen Amputation** sollten stets, also auch bei Verschmutzung, steril verpackt und gekühlt (allerdings kein direkter Kontakt mit dem Kühlmittel) in die Klinik mitgegeben werden. Da u. U. eine Replantation möglich ist, sollte bei stabilen Kreislaufverhältnissen bereits am Notfallort eine passende Spezialklinik ausgewählt werden.

Handverletzungen sollten in Spezialkliniken behandelt werden, insbesondere wenn motorische oder sensible Ausfälle vorliegen. Bei guter Wundheilung lassen sich verletzte Sehnen und Nerven auch noch nach einigen Wochen erfolgreich rekonstruieren.

Bei **Verletzungen im Gesicht** kann aufgrund der guten Durchblutung die 6–8-h-Grenze überschritten werden (maximal 12 h). Verletzungen der **Tränenwege** oder der **Augenlider** sollten sofort augenärztlich behandelt werden, um Folgeerkrankungen zu vermeiden.

Bei **freiliegenden Gefäßen, Sehnen, Nerven,** einer **eröffneten großen Körperhöhle** oder einem **Gelenk** sollte ein Hautverschluss (und keine offene Wundheilung) angestrebt werden, bei großen Verletzungen evtl. mit einer Hautplastik oder einer freien Gewebetransplantation [S. B222], um bedrohliche innere Infektionen zu vermeiden.

1.8.4 Wundheilungsstörungen

Zu den Faktoren, die die Wundheilung beeinflussen, gehören:
- Alter des Patienten
- Zustand der Wunde (z. B. Art, Tiefe, Lokalisation, Durchblutung, umgebendes Gewebe)
- Wundinfektion
- Ernährungszustand des Patienten (Kachexie, Adipositas)
- Begleiterkrankungen, die zur Gewebehypoxie führen (z. B. Diabetes mellitus, Arteriosklerose, chronische Veneninsuffizienz)
- Medikamente (v. a. Zytostatika, Glukokortikoide, NSAR, Antikoagulanzien)
- Nikotin-, Drogenkonsum.

Serome (durch Lymphe und Wundsekret) und **Hämatome** (durch unzureichende Blutstillung) können Blasen verursachen und so die Wundheilung beeinträchtigen. Solche **Spannungsblasen** müssen entlastet werden, da sie neben der Beeinträchtigung der Heilung ein guter Nährboden für Wundinfektionen sind. Alle Operationswunden, bei denen die Gefahr eines Seroms oder Hämatoms besteht, sollten vorsorglich mit Drainagen versorgt werden.

Die Gefahr einer **Wundinfektion** ist abhängig von der Art und Menge der eingedrungenen Keime, dem Immunstatus des Patienten und lokalen Gegebenheiten (Durchblutung etc.). Besondere Bedeutung hat die Infektion mit anaeroben Sporenbildnern (z. B. Clostridium perfingens, Clostridium tetani). Infizierte, primär versorgte Wunden müssen operativ behandelt werden (radikales Wunddé-

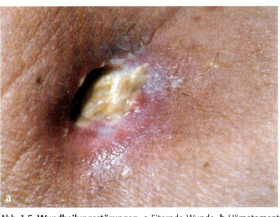 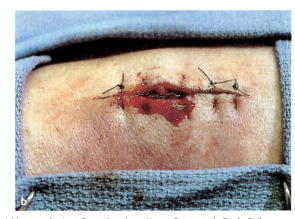

Abb. 1.5 **Wundheilungsstörungen. a** Eiternde Wunde. **b** Hämatomentwicklung nach einer Operation. (aus: Henne-Bruns et al., Duale Reihe Chirurgie, Thieme, 2008)

bridement). Zusätzlich erhalten die Patienten systemische Antibiotika.

Chronische Wunden sind Wunden, die auch nach längerer, adäquater Therapie nicht abheilen. Ursachen für chronische Wundheilungsstörungen sind Mangeldurchblutung (Ischämie), infizierte Fremdkörper (Implantate) sowie infizierte Nekrosen. Auch ein **Dekubitus** durch einen anhaltenden Druck auf eine Hautstelle, insbesondere bei immobilen Patienten, und das **Ulcus cruris venosum** (s. Gefäße [S. A127]) sind chronische Wunden. Sie sind immer bakteriell besiedelt und schwierig zu therapieren. Als Behandlungsoptionen bieten sich neben allgemeinen Maßnahmen der Wundreinigung Vakuumversiegelungen an und der Einsatz von Goldfliegenlarven, welche proteolytische Enzyme sezernieren. Beim Dekubitus hat die Entlastung der betroffenen Stelle (z. B. Extremität hochlagern, Lagerung auf Wechseldruckmatratzen) höchste Priorität, beim Ulcus cruris die Therapie der venösen Insuffizienz. Bei der Behandlung von chronischen Wunden müssen die nekrotischen Stellen radikal entfernt werden, oft ist die Amputation die letzte Möglichkeit.

1.9 Chirurgische Infektionen

1.9.1 Allgemeine putride Infektionen

Ätiopathogenese: Die putride Wundinfektion wird durch **Fäulniserreger** (oft in Kombination mit pyogenen Keimen) verursacht. Erreger sind obligat anaerobe Bakterien wie Anaerobier, Proteus oder Clostridien. Mischinfektionen (z. B. mit Staphylokokken, anaeroben und aeroben Streptokokken) können vorliegen. Es kommt zum nekrotischen Zerfall und zur Verflüssigung bzw. zur Verjauchung des betroffenen Gewebes. Die Infektion breitet sich – im Gegensatz zur pyogenen Infektion (lokalisiert, z. B. Abszess) – flächenhaft im Gewebe aus.

Klinik: Der faulig stinkende **Geruch**, das **dünnflüssige Wundsekret** und die evtl. vorhandene Gasbildung sind typisch für die putride Infektion. Je nach Ausbreitung kommt es zu systemischen Entzündungsreaktionen (Krankheitsgefühl, Fieber, Anstieg des CRP, Leukozytose etc.).

Diagnostik: Die Diagnose wird durch die klinische Untersuchung gestellt. Ein **Abstrich** gibt Informationen über die vorherrschenden Keime. Wichtig ist es, potenziell lebensbedrohliche Komplikationen (z. B. Peritonitis [S. B159] oder Sepsis, s. Infektionserkrankungen [S. A511]) rechtzeitig zu erkennen. Entzündungsparameter sollten deshalb engmaschig kontrolliert werden.

Therapie: Inzision bzw. Entlastungsschnitte, Entfernung von Nekrosen sowie die **Drainage** und Spülung von Abszesshöhlen sind die wichtigsten Maßnahmen, um die Infektionsquelle zu sanieren. Eine offene Wundbehandlung [S. B112] verhindert die weitere Ausbreitung. Bei lokalisierten Prozessen kann eine Drainage (sonografisch oder CT-gesteuert) erfolgen. Schreitet die Infektion trotz lokaler Therapie fort oder kommt es zu bedrohlichen Komplikationen, muss zusätzlich eine Antibiotikatherapie erfolgen (initial kalkuliert mit breitem Wirkspektrum und nach Abstrich und Resistenzprüfung gezielt).

1.9.2 Abszess

DEFINITION Bei einem Abszess bildet sich durch Nekrose und durch bakterielle sowie körpereigene Enzyme ein (**nichtpräformierter**) Hohlraum, welcher von einer Abszessmembran umgeben ist und in dem sich Eiter sammelt.

Der verminderte Sauerstoffgehalt im Abszessraum bietet ideale Bedingungen für anaerobe Bakterien. Abszesse finden sich an der Körperoberfläche (Verletzungs-, Fremdkörper-, Spritzen- oder postoperativer Abszess), im Abdomen oder in inneren Organen. Wichtige Sonderformen sind der **Schweißdrüsenabszess** (Abszess der apokrinen Schweißdrüsen der Axilla), der **perianale Abszess** (Abszess der Proktealdrüsen bei Abflussbehinderung, oft Folge einer Analfistel) sowie der **Schwielenabszess** (Infektion unter einer Schwiele an der Hand- oder Fußfläche).

Therapie durch Inzision mit Eröffnung des Abszesses, Entleerung des Eiters sowie Spülung mit physiologischer

NaCl-Lösung oder Antiseptika. Große Abszesse werden mit einer Drainage versorgt. Abszesse innerer Organe (z. B. ein umschriebener Leberabszess) werden sonografie- oder CT-gesteuert punktiert.

1.9.3 Empyem

DEFINITION Eine Eiteransammlung in einer **präformierten Körperhöhle**.

Typische Lokalisationen sind Pleura, Perikard, Gallenblase und Gelenke. Abdominelle oder lokale (Druck-)Schmerzen, Fieber und Leukozytose sind Leitsymptome. Bei Gelenkempyemen kommt es zusätzlich zu einer lokalen Rötung und einer schmerzhaften Schwellung, bei intraabdominellen Prozessen kann eine Abwehrspannung bestehen.

Die Therapie erfolgt analog zum Abszess mit operativer Eröffnung, Spülung und Drainage. Bei Pleuraempyemen Anlage einer Bülau-Drainage [S. B187], bei einem Gallenblasenempyem ist eine sofortige Cholezystektomie [S. B167] indiziert.

1.9.4 Panaritium

DEFINITION Eitrige Entzündung der Finger.

Formen: Unterschieden werden folgende Formen bzw. Ausprägungen:
- **Panaritium subunguale:** Nagelbettinfektion
- **Panaritium cutaneum** (Abb. 1.6b): Eiteransammlung in einer oberflächlichen Hautschicht, aber keine tiefere Ausbreitung
- **Panaritium subcutaneum** (Abb. 1.6c): Ausbreitung bis ins subkutane Fettgewebe
- „Kragenkopf"-Panaritium: Wie beim Panaritium cutaneum besteht eine Eiteransammlung in einer oberflächlichen Hautschicht, die aber über einen Fistelgang mit einer tieferen Eiteransammlung in Kontakt steht.
- **Panaritium articulare** (Abb. 1.6d): zusätzlich Gelenkbeteiligung
- **Panaritium ossale** (Abb. 1.6e): zusätzlich Knochenbeteiligung
- **Panaritium tendinosum:** zusätzlich Beteiligung der Beugesehnen.

Ätiologie: Ursächlich ist meist eine bakterielle Infektion mit Staphyloccocus aureus nach einer Verletzung (z. B. Schnitt-, Stich-, Kratz- und Bissverletzungen durch Tiere).

Klinik und Diagnostik: Schwellung, Rötung und **pochende Schmerzen**, wobei die betroffene Stelle stark gespannt und druckempfindlich ist. Beim **Panaritium articulare** ist das Gelenk nur eingeschränkt beweglich, beim **Panaritium ossale** können im Röntgenbild evtl. Arrosionen zu sehen sein. Beim **Panaritium tendinosum** erlauben die klinischen Zeichen nach Kanavel die Diagnose: Schwellung und Beugestellung des gesamten Fingers, Druckschmerz über der Sehnenscheide und starke Schmerzen bei passiver Extension.

Therapie: Um eine lokale Ausbreitung zu vermeiden, sind auch im Stadium eines Panaritium (sub)cutaneum eine **Inzision** und **Einlage einer Laschendrainage** indiziert. Ebenfalls muss sichergestellt werden, dass kein Fistelgang in die Tiefe (Kragenkopf-Panaritium) existiert. Beim Panaritium articulare und ossale erfolgen die **operative Ausräumung** von nekrotischem Gewebe und die Einlage einer **Antibiotikakette**. Das Panaritium tendiniosum sollte so schnell wie möglich operativ versorgt werden, um ein Ausbreiten der Infektion (z. B. V-Phlegmone) und Sehnennekrose durch Ödeme und den Druckanstieg zu verhindern. Bei einer bereits bestehenden Sehnennekrose wird die gesamte Sehne reseziert und später rekonstruiert.

MERKE Ein Panaritium muss **immer** operativ versorgt werden, um eine Ausbreitung auf Knochen, Gelenke und Sehnen mit schwerwiegenden Folgen zu verhindern.

1.9.5 Paronychie

Synonym: Panaritium periunguale

Im Gegensatz zum klassischen Panaritium betrifft die Infektion den seitlichen oder **proximalen Nagelwall** (Abb. 1.6a). Die Ursache entspricht der des Panaritiums. Klinisch imponiert ein geröteter, geschwollener und schmerzhafter Nagelwall.

Es kann ein konservativer Therapieversuch mit Ruhigstellung, Fingerbädern und Verbänden mit antiinflamatorischen Salben (z. B. Povidon-Jod-Salbe) versucht werden. Stellt sich keine Besserung ein, ist ein operatives Vorgehen wie beim Panaritium indiziert.

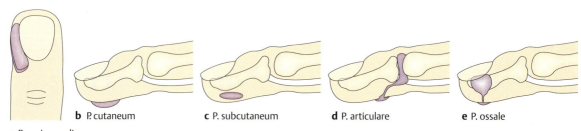

a P. periungualis (Paronychie)   **b** P. cutaneum   **c** P. subcutaneum   **d** P. articulare   **e** P. ossale

Abb. 1.6 Formen des Panaritiums. (aus: Henne-Bruns et al., Duale Reihe Chirurgie, Thieme, 2008)

1.9.6 Phlegmone

DEFINITION Diffuse, eitrige Keimausbreitung im Bindegewebe (z. B. an der Hohlhand oder im Bereich der Beugesehnen).

Ätiologie: Ursache sind Keimverschleppungen im Bindegewebe durch z. B. Tier- oder Menschenbisse und Bagatellverletzungen mit Eindringen von Tier- oder Menschenhaaren („Friseurkrankheit"). Die Erreger sind meist Staphylo- sowie β-hämolysierende Streptokokken.

Klinik: Charakteristisch ist die unscharfe Abgrenzung gegenüber der Umgebung. Bei der **Handphlegmone** kommt es zu spontanen und Druckschmerzen, Schwellung und einer ödematösen Rötung am Handrücken. Eine Schwellung im Bereich der Hohlhand besteht wegen der straffen palmaren Faszie nicht (**Cave:** Unterschätzung des Befundes möglich!). Systemische Entzündungszeichen (erhöhtes CRP, Leukozytose) können zusätzlich hinzukommen. Infektionen im Bereich des kleinen Fingers oder Daumens können sich entlang der Sehnenscheiden in den Sehnenscheidensack des Handgelenks und weiter bis in den Unterarm ausbreiten (**V-Phlegmone**). Eine Sonderform ist die nekrotisierende Fasziitis (s. Dermatologie [S. B711]).

Therapie: Systemische Antibiotikatherapie mit Penicillinen, Kühlung und Ruhigstellung. Bei ausbleibender Besserung müssen das nekrotische Gewebe und evtl. vorhandene Abszesstaschen rasch ausgeräumt werden. Bei einer fortgeschrittenen Phlegmone mit Ausbreitung in den Bereich der Hohlhand besteht eine sofortige **OP-Indikation**. Über schräge oder zickzackförmige Hautinzisionen müssen die Abszesstaschen aufgesucht, ausgeräumt und anschließend drainiert werden.

1.9.7 Wundinfektionen

- **Tetanus** (Clostridium tetani): s. Infektionserkrankungen [S. A535].
- **Gasbrand** (Clostridium perfringens): s. Infektionserkrankungen [S. A521].
- **Wunddiphtherie** (Corynebacterium diphtheriae): s. Infektionserkrankungen [S. A520].

1.10 Weichteilverletzungen

Weichteilverletzungen sind Schäden an Muskeln, Sehnen, Nerven und der Haut. Sie können Folge von Trauma, Misshandlung, Schuss-, Biss- und Stichverletzungen sein. Weichteilverletzungen können auch begleitend bei offenen oder geschlossenen Frakturen auftreten.

Einteilung: Man unterscheidet geschlossene und offene Weichteilverletzungen. Zu den **geschlossenen Schäden** gehören:
- Kontusion
- Quetschung
- Schürfung: mechanisches Trauma mit Verletzung der Epidermis
- Ablederung/Decollement: Trennung von Haut vom Unterhautfettgewebe oder den Muskelfaszien durch Gewalt von außen.

Beispiele für **offene Schäden** sind Schnitt-, Stich-, Biss-, Riss-, Pfählungs-, Schuss- oder Amputationsverletzungen.

Sehnenverletzungen: Auch Sehnenverletzungen werden hinsichtlich ihrer Ätiologie in offene (z. B. durch Glas- oder Messerwunden) oder geschlossene Verletzungen (z. B. Knochensplitter, degenerative Prozesse) unterteilt. Bei äußeren Weichteilverletzungen werden Sehnenverletzungen oft übersehen. Ein Sehnenriss ist meist durch einen plötzlichen heftigen Schmerz oder ein lautes Knallen oder Schnalzen charakterisiert. In der körperlichen Untersuchung sollte gezielt die Funktion einzelner Sehnen überprüft werden.

Ein konservatives Vorgehen ist bei Sehnenruptur nur wenigen Indikationen vorbehalten, z. B. Bizepssehnenruptur (s. Orthopädie [S. B277]) beim alten Patienten oder Formen der Achillessehnenruptur (s. Orthopädie [S. B322]). Das operative Verfahren sieht eine Adaption der freien Sehnenenden unter Anwendung spezieller Sehnennähte vor. Zu den Sehnenverletzungen der Hand s. Orthopädie [S. B286].

Nervenverletzungen: Zu den Nervenverletzungen und deren Therapie s. Kap. Chirurgische Therapie von Verletzungen peripherer Nerven [S. B221].

Muskelverletzungen: Hierzu gehören:
- **Zerrung/Distension:** unphysiologische Dehnung ohne Gewebeschaden. Pausieren, kühlen, hochlagern und komprimieren. Bei weiterer Belastung droht der Muskelfaserriss!
- **Riss:** häufig als Sportverletzung mit Gewebeschaden und Einblutung. Pausieren, kühlen, hochlagern und komprimieren, ggf. Analgetikagabe.
- **Quetschung:** Muskelkompression mit lokalem Ödem und Einblutung bei unversehrter Haut.
- **Kontusion:** stumpfe Gewalteinwirkung auf einen Muskel mit lokalem Ödem und Kapillareinblutung.

Kompartment-Syndrom: Siehe Orthopädie [S. B322].

2 Viszeralchirurgie

2.1 Besondere viszeralchirurgische Situationen

2.1.1 Akutes Abdomen

> **DEFINITION** Das **akute Abdomen** ist ein akut lebensbedrohliches Krankheitsbild mit plötzlich auftretenden, heftigsten Bauchschmerzen, Peritonismus und oftmals einer Schocksymptomatik. Fehlt die vitale Bedrohung, spricht man vom **unklaren Abdomen**.

Ätiopathogenese: Das akute Abdomen ist kein eigenständiges Krankheitsbild, sondern vielmehr ein **Symptomenkomplex**, der verschiedene Ursachen haben kann (weit über 100!). Man unterscheidet **intra- und extraabdominelle Ursachen**. Den zahlreichen Differenzialdiagnosen sind 4 Hauptgruppen übergeordnet, die meistens der Grund für die Entstehung der Notfallsituation sind:
- **Ileus** [S. B 139]
- **Peritonitis** [S. B 159]
- **Organentzündung** (z. B. Appendizitis, Adnexitis, Cholezystitis, Divertikulitis, Pankreatitis)
- **Blutung/Durchblutungsstörung** [S. B 118].

Die häufigsten Ursachen sind die Appendizitis, eine Adnexitis, der Ileus, Erkrankungen der Gallenblase und -wege, ein perforiertes Magenulkus, eine Pankreatitis oder v. a. bei älteren Patienten eine Divertikulitis.

Klinik: Zu den Leitsymptomen zählen der Bauchschmerz, Peristaltikstörungen und vegetative Beschwerden. Der Allgemeinzustand der Patienten ist i. d. R. stark reduziert.
- **Bauchschmerz:** Die Bauchdecke lässt sich in **4 Quadranten** und die **periumbilikale Region** unterteilen. Eine Zuordnung des Schmerzes zu einem dieser Bereiche liefert bereits Hinweise auf einen möglichen Krankheitsherd (**Abb. 2.1**). Diagnostisch relevant ist darüber hinaus auch der **Schmerzcharakter**. **Viszerale Schmerzen** können dumpf und schwer zu lokalisieren sein (→ Schmerzen von parenchymatösen Organen, z. B. Kapselspannungsschmerz) oder aber krampfartig in Wellen auftreten (→ Koliken bei Schmerzen von Hohlorganen). Viszerale Schmerzen werden in Hautgebiete ausgestrahlt, die demselben Nervensegment angehören wie das betroffene Organ (sog. **Head-Zonen**, z. B. Kehr-Zeichen: schmerzhafte linke Schulter bei Milzaffektionen). Der **somatische Schmerz** ist hingegen stark, stechend brennend und nimmt zumeist in seiner Intensität zu; der Patient kann den Schmerz meist genau loka-

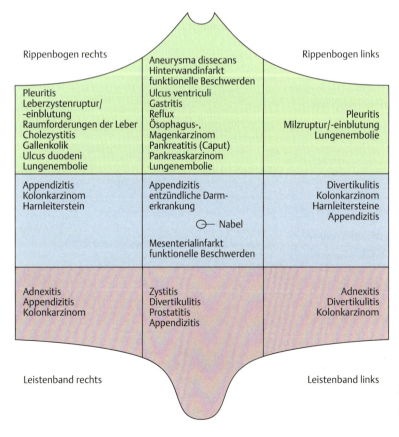

Abb. 2.1 **Ursachen und Lokalisation des akuten Abdomens („Quadrantenschema")**. (aus: Baenkler et al., Kurzlehrbuch Innere Medizin, Thieme, 2010)

2.1 Besondere viszeralchirurgische Situationen

lisieren (z. B. lokalisierter Druckschmerz, Loslassschmerz). Siehe dazu auch Leitsymptome [S. C94].
- **Peristaltikstörungen:** reaktive Atonie (z. B. bei paralytischem Ileus durch Pankreatitis) oder Hyperperistaltik (bei mechanischem Ileus).
- **vegetative Symptome:** Fieber, Übelkeit und Erbrechen, Harnverhalt, Unruhe, Dyspnoe, Blässe, Angst, Kaltschweißigkeit.
- **Peritonismus:** Reizerscheinungen des Bauchfells ohne eigentliche Peritonitis.

> **MERKE** Bei plötzlich auftretenden Schmerzen, die in den Rücken und/oder die Flanken ausstrahlen, ist immer auch an ein (gedeckt perforiertes) Aortenaneurysma oder eine Aortendissektion zu denken.

Diagnostik: Grundsätzlich muss schnell und sicher entschieden werden, ob eine notfallmäßige Operation notwendig ist oder nicht. Entscheidend sind dabei die Anamnese und die klinische Untersuchung, da hiermit bereits wertvolle differenzialdiagnostische Rückschlüsse gezogen werden können.

Anamnese: Fragen nach der Krankheitskinetik und den Schmerzen (Beginn, Verlauf, Charakter, Lokalisation, Ausstrahlung, Besserung/Verschlechterung auf bestimmte Maßnahmen wie z. B. Nahrungsaufnahme), Begleitsymptomen (z. B. Übelkeit, Erbrechen, Fieber, Obstipation), der Darmtätigkeit, früheren Erkrankungen oder Grunderkrankungen, Operationen, Medikamenteneinnahme sowie Menstruationsanamnese bei Frauen.

Körperliche Untersuchung:
- **Inspektion** mit Beurteilung des Allgemeinzustandes (Schonhaltung? Hautfarbe [Blässe, Ikterus?]) und eventuelle Auffälligkeiten des Abdomens (z. B. Narben, Vorwölbungen, Blaufärbung um den Nabel [sog. Cullen-Phänomen] oder an den Flanken [sog. Grey-Turner-Zeichen bei Pankreatitis])
- **Palpation**: **Cave:** Nicht direkt die Stelle des stärksten Schmerzes palpieren, sondern langsam herantasten! Achten auf Peritonismus-Zeichen (brettharstes Abdomen? Lokaler Peritonismus?), die Harnblase (→ Harnverhalt?) und die Flanken (→ Pyelonephritis?).
- **Perkussion** von Thorax und Abdomen (Flüssigkeit? Meteorismus?)
- **Auskultation** des Abdomens: Motilitätsstörungen (Hyperperistaltik, paralytischer Ileus?)
- digital-rektale Austastung.

Labordiagnostik: Untersucht werden sollten folgende Parameter:
- Blutbild inklusive Leukozyten
- Hämoglobin und Hämatokrit
- CRP
- Elektrolyte (Na$^+$, K$^+$) und Kreatinin
- Quick-Wert, PTT
- Laktat, Lipase, γ-GT, AP
- CK, CK-MB, Troponin
- Urin-Stix.

Dabei werden Blut und Urin zeitgleich durch Anlage einer Venenverweilkanüle bzw. eines Blasenkatheters oder durch Mittelstrahlurin abgenommen.

Weiterführende Diagnostik: Die **Sonografie** ist das wichtigste bildgebende Verfahren. Hiermit lassen sich freie Flüssigkeitsansammlungen im Abdomen nachweisen (Blut, Aszites), Organe beurteilen (z. B. Abszesse, Konkremente, Stauung, Parenchymveränderungen) und der Ileus differenzieren (paralytisch, mechanisch). Unter sonografischer Kontrolle können auch Punktionen und Biopsien durchgeführt oder Drainagen angelegt werden.

Standardmäßig wird darüber hinaus eine **Röntgen**-Thorax- bzw. Abdomenübersichtsaufnahme (im Stehen oder in Linksseitenlage) angefertigt. Dabei gilt es auf Ileuszeichen, freie Luft, Fremdkörper und Konkremente zu achten.

Die **Computertomografie** bietet sich besonders zur Abklärung von Pankreatitiden, eines Bauchaortenaneurysmas oder einer Divertikulitis an.

Die **explorative Laparoskopie** kann sowohl zur diagnostischen (Beurteilung von Ausmaß und Lokalisation diverser Prozesse, Biopsieentnahme) als auch zur therapeutischen Zwecken (z. B. Infektsanierung bei Appendizitis) durchgeführt werden.

Differenzialdiagnosen: Siehe Leitsymptome [S. C97].

Therapie: Vor Behandlungsbeginn muss der Patient mit Venenverweilkanüle, Magensonde und Blasenkatheter versorgt werden. Eine analgetische (z. B. Metamizol i. v.) bzw. spasmolytische (z. B. Buscopan i. v.) Therapie sollte frühzeitig eingeleitet werden. **Cave:** Dabei auf Morphin (-derivate) verzichten, da die Gefahr von Sphinkterspasmen besteht!

Oberste Priorität haben die Kontrolle und Stabilisierung des Kreislaufs (an EKG-Ableitung denken!). Um lebensbedrohliche Zustände zu vermeiden, sollte die Ursache schnellstmöglich beseitigt werden (→ > 90 % der Erkrankungen mit akutem Abdomen müssen chirurgisch behandelt werden!). Bei instabilem Kreislauf oder radiologisch nachgewiesener freier Luft muss die Indikation zur **notfallmäßigen Laparotomie** gestellt werden.

Die **Möglichkeiten der operativen Therapie** richten sich nach der Erkrankungsursache. Dabei ist die Dringlichkeit zur Operation unterschiedlich:
- **Sofortoperation** z. B. bei rupturiertem Aortenaneurysma, Perforation von Hohlorganen, gastrointestinaler Blutung
- **Notfall-Operation** (< 2 h) z. B. bei Peritonitis oder perforierter Appendizitis
- **dringliche Operation** (< 6 h) bei z. B. akuter Appendizitis, akuter Cholezystitis oder mechanischem Ileus
- **frühelektive** (< 48 h) bzw. **elektive** (> 72 h) Operation z. B. bei akuter Divertikulitis ohne Perforationsgefahr.

Bei unklarer Diagnose, also explorativem Vorgehen, kann neben einer diagnostischen Laparoskopie eine mediane Laparotomie durchgeführt werden (Erweiterung nach kranial und kaudal möglich). Bei bekannter Diagnose kann die Schnittführung an die Lokalisation angepasst werden. Eine Thorakotomie ist nur selten notwendig, z. B. bei Enterothorax oder Ösophagusverletzungen.

Zur operativen Therapie der einzelnen Krankheitsbilder s. jeweils dort.

2.1.2 Chirurgische Therapie der gastrointestinalen Blutung

Für Allgemeines zur gastrointestinalen Blutung, zu ihren Ursachen, der Klinik und Diagnostik s. Verdauungssystem [S. A226].

Ösophagus- oder **Fundusvarizen** werden endoskopisch behandelt. Näheres s. Verdauungssystem [S. A282]. Die Therapie der Ulkusblutung ist im Kap. Ulkuschirurgie [S. B133] beschrieben.

> **MERKE** Bei akuter Blutung sind die Behandlung mit Unterspritzung, Gewebekleber, Clips oder Ligatur die Verfahren der Wahl.

Bei Blutungsquellen im **unteren** und **mittleren GI-Trakt** stehen grundsätzlich die gleichen Verfahren zur Verfügung. Bei großflächiger oder starker Blutung mit bekannter Blutungsquelle muss die **Resektion** der entsprechenden Darmabschnitte erfolgen. Bei einer Blutung unbekannter Ursache bieten sich eine Angiografie, Szintigrafie oder Endoskopie zur Lokalisationsdiagnostik an. Eine weiterhin unklare Blutungsquelle erfordert eine **explorative Laparotomie** und intraoperative **Panendoskopie**. Näheres zur Behandlung von Hämorrhoiden im Kap. Hämorrhoiden [S. B156].

2.1.3 Stumpfes und penetrierendes Bauchtrauma

Stumpfes Bauchtrauma

Ätiologie: Häufig Folge von Verkehrsunfällen, Stürzen, Stößen und Schlägen oder Explosionen. Das Risiko für ein stumpfes Bauchtrauma ist ohne Sicherheitsgurt und bei isolierten Beckengurten (Mesenterial-/Darmruptur!) im Auto erhöht. Intensität und Richtung der Gewalteinwirkung müssen (fremd-)anamnestisch unbedingt erhoben werden, da sie Aufschluss über die Art der Verletzung geben.

Häufig betroffene Organe sind:
- **Milz** (→ Ruptur [S. B174])
- Leber
- Nieren
- Magen
- Kolon und Dünndarm
- Retroperitoneum, Mesenterium, Zwerchfell.

Klinik: Symptomatisch erscheint das stumpfe Bauchtrauma wie ein akutes Abdomen (s. o.). Infolge des Blutverlustes kann ein hypovolämer Schockzustand mit Blässe und Kaltschweißigkeit auftreten.

> **MERKE** Die Symptome des akuten Abdomen können jedoch Verletzungen anderer Körperregionen (Wirbelsäule, Thorax) verschleiern.

Diagnostik: Anamnese, Notfalllabor und Patientenvorbereitung orientieren sich am Vorgehen bei akutem Abdomen (s. o.).

Die zentrale Stellung in der Diagnostik des stumpfen Bauchtraumas nimmt die **Abdomensonografie** ein (s. Orthopädie und Unfallchirurgie [S. B327]).

Besonders zu achten gilt es auf Zeichen einer
- **intraabdominellen Blutung:** Hb/Hkt-Abfall, Durst, Blässe, Schweiß, Tachykardie, RR-Abfall, Phrenikusschmerz, Flankendämpfung, zunehmender Umfang des Abdomens, freie Flüssigkeit im Abdomen, oder einer
- **Peritonitis** [S. B159]: Übelkeit, Erbrechen, Meteorismus, Schonhaltung, Initialschmerz mit schmerzfreiem Intervall, bretthartes Abdomen/Abwehrspannung, Fieber, Tachykardie, Leukozytose, Abnahme der Peristaltik, paralytischer Ileus, Exsikkose, freie Luft im Abdomen.

Therapie: Therapeutisch stehen die Volumengabe (u. U. auch Bluttransfusionen) und Kreislaufstabilisierung im Vordergrund. Eine **notfallmäßige Laparotomie**, bei der sämtliche Organe und das Retroperitoneum auf ihre Integrität untersucht werden müssen, ist indiziert bei:
- präoperativ unklarem Befund
- freier Flüssigkeit im Abdomen
- nichtkontrollierbarem Volumenmangelschock (z. B. bei Verletzung großer Gefäße)
- erneutem Übergang in einen Schockzustand nach anfänglicher Besserung (z. B. 2-zeitige Milz- oder Leberruptur)
- Peritonitis.

Generell beinhaltet das therapeutische Vorgehen z. B. **Blutungsstillung** (z. B. Ligatur, Naht, Argonkoagulation, ggf. Splenektomie), **Verschluss** von Perforationen, **Taurolidinspülung** [S. B104], **Resektion** von zerrissenen Darmanteilen und **Drainagenanlage**. Zur operativen Therapie der einzelnen Krankheitsbilder s. jeweils dort.

Perforierendes Bauchtrauma

Ätiologie und Klinik: Hauptursachen sind **Schuss-, Stich-** oder **Pfählungsverletzungen**. Symptomatisch erscheinen die Verletzungen wie ein stumpfes Bauchtrauma/akutes Abdomen; die äußere Verletzung (z. B. Einschussloch, Stichkanal, offene Blutungsquelle) ist jedoch bereits eine eigenständige Indikation zur notfallmäßigen Laparotomie.

Diagnostik und Therapie:
Erstmaßnahmen: Gegenstände (z. B. Messer, Scheren, Äste, Werkzeuge), die ein perforierendes Bauchtrauma bedingen, sollten vom Notarzt/Ersthelfer in situ belassen werden, um eine Verstärkung der Blutung zu verhindern. Dies gilt auch für prolabierte Organe, die durch den Notarzt keimfrei abgedeckt werden müssen.

Maßnahmen in der Klinik: Nach Möglichkeit Notfalldiagnostik mit körperlicher Untersuchung (z. B. Größe der Wunde? Verschmutzungen?), Sonografie (freie Flüssigkeit? Verletzungen?), Röntgenaufnahme von Thorax und Abdomen (freie Luft? Fremdkörper?) sowie Computertomografie (Fremdkörper? Organverletzung?). Therapeutisch ist eine Laparotomie bzw. Laparoskopie angezeigt. Um intraabdominelle Verletzungen oder die Eröffnung des Peritoneums sicher auszuschließen, ist sie auch bei Verdacht auf ein perforierendes Bauchtrauma indiziert.

2.2 Hals

2.2.1 Grundlagen

Anatomie

Die Halsregion lässt sich durch die Muskulatur in verschiedene Regionen einteilen (Tab. 2.1, Abb. 2.2).

Gefäße und Nerven: In der Regio sternocleidomastoidea verlaufen **A. carotis communis** (medial), **V. jugularis interna** (ventro-lateral) und **N. vagus** (dorsal) hinter dem M. sternocleidomastoideus in einer gemeinsamen Gefäß-Nerven-Scheide. An der Karotisbifurkation teilt sich die Halsschlagader in die **A. carotis externa**, die mit ihren Ästen das Gesicht, den knöchernen Schädel und den oberen Pol der Schilddrüse (A. thyreoidea superior) versorgt, und die **A. carotis interna**. A. carotis communis und interna haben keine Abgänge in der Halsregion. Der untere Pol der Schilddrüse wird durch die A. thyreoidea inferior (aus der A. subclavia) versorgt. Selten ist eine unpaare A. thyreoidea ima als 5. versorgende Arterie vorhanden. Zwischen Trachea und Ösophagus (dorsal der Schilddrüse) verläuft der **N. laryngeus recurrens**, der die inneren Kehlkopfmuskeln versorgt. Er geht auf Herzhöhe vom N. vagus ab und zieht dann rückläufig um die A. subclavia (rechts) und den Aortenbogen (links).

Faszienverhältnisse: Die Faszien am Hals haben Bedeutung für die Ausbreitung von entzündlichen und tumorösen Prozessen, da diese anfänglich innerhalb der anatomischen Grenzen bleiben. Faszien spielen auch für die intraoperative Orientierung eine enorm wichtige Rolle.
- **Lamina superficialis** (oberflächliche Halsfaszie, Fascia cervicalis superficialis): umgibt den M. sternocleidomastoideus und den M. trapezius vollständig. Ventral liegt das Platysma auf.
- **Lamina praetrachealis** (mittlere Halsfaszie, Fascia cervicalis media): umgibt die infrahyalen Muskeln und wird durch den M. omohyoideus gespannt. Durch eine Verbindung zwischen M. omohyoideus und dem Gefäß-Nerven-Strang wird die V. jugularis auch bei Kontraktion der Halsmuskulatur offengehalten.
- **Lamina praevertebralis** (tiefe Halsfaszie, Fascia cervicalis profunda): liegt ventral der tiefen Halsmuskulatur und der Mm. scaleni.

Die Leitungsbahnen und die Halseingeweide liegen zwischen tiefer und mittlerer Halsfaszie (Abb. 2.3).

Diagnostik

Der Hals ist für die körperliche Untersuchung gut zugänglich, sie ist damit die Grundlage der Diagnostik. Des Weiteren stehen Dopplersonografie, CT, MRT, Szintigrafie und Angiografie zur Verfügung.

Koniotomie und Tracheotomie

Im Gegensatz zur Intubation, bei der der Beatmungsschlauch auf dem anatomischen Weg (Larynx, Stimmlippen, Trachea) eingeführt wird, erfolgt der **Tracheotomie-**

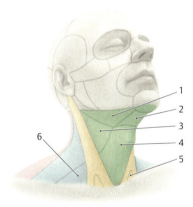

Abb. 2.2 **Halsregionen.** 1 Trignonum submandibulare, 2 Trigonum submentale, 3 Trigonum caroticum, 4 Trigonum musculare (omotracheale), 5 Fossa supraclavicularis minor, 6 Trigonum omoclaviculare. Grün: Regio cervicalis anterior, Gelb: Regio sternocleidomastoidea, Blau: Regio cervicalis lateralis. (aus: Kirsch et al., Taschenlehrbuch Anatomie, Thieme, 2010)

Tab. 2.1 Halsregionen

Region	Begrenzung	wichtige Strukturen
Trigonum submentale	Mm. digastrici, M. mylohyoideus	Lymphknoten (submental)
Trigonum musculare (omotracheale)	lateral: M. sternocleidomastoideus und trigonum caroticum	Schilddrüse, Larynx, Trachea, Ösophagus
Trigonum submandibulare	Unterkieferrand, M. digastricus (Venter anterior und posterior), M. stylohyoideus	Glandula submandibularis, Lymphknoten (submandibulär), N. hypoglossus
Trigonum caroticum	lateral: M. sternocleidomastoideus, oben: M. digastricus (Venter posterior), medial: M. omohyoideus (Venter superior)	Karotisbifurkation, Glomus caroticum, N. hypoglossus
Regio sternocleidomastoidea	M. sternocleidomastoideus	A. carotis, V. jugularis interna, N. vagus
Regio colli (cervicalis) lateralis	medial: M. sternocleidomastoideus, dorsal: M. trapezius, kaudal: Klavikula	laterale Halslymphknoten, N. accessorius, Plexus cervicalis und brachialis

Cave: Es gibt unterschiedliche Bezeichnungen und auch Einteilungen der Halsregionen.

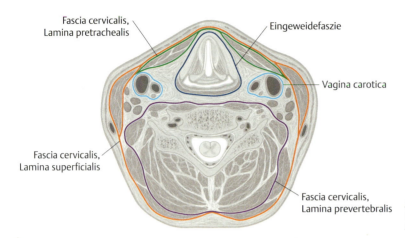

Abb. 2.3 **Halsfaszien im Querschnitt.** (aus: Schünke et al., Prometheus, Lernatlas der Anatomie, Thieme, 2012)

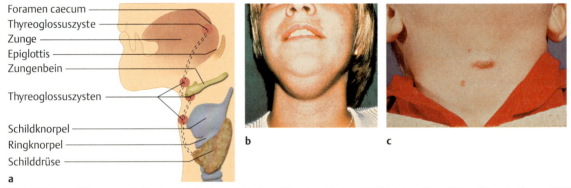

Abb. 2.4 **Mediane Halszysten und -fisteln. a** Lokalisationen. **b** Mediane Halszyste. **c** Mediane Halsfistel. (aus: Hirner, Weise, Chirurgie, Thieme, 2008)

Zugang auf der Vorderseite des Halses auf Höhe des 2. oder 3. Trachealknorpels. Die Beatmungskanüle wird dabei durch die Haut zwischen den Trachealspangen hindurch in die Luftröhre eingebracht. Bei der **Koniotomie** (Notfallmaßnahme!) wird zwischen dem gut tastbaren Ringknorpel und dem Schildknorpel ein senkrechter Hautschnitt gesetzt und das Ligamentum conicum (cricothyreoideum) waagrecht durchtrennt. Siehe hierzu auch HNO [S. B780].

2.2.2 Hals allgemein

Fehlbildungen

Halsrippen: Bei Säugetieren sind normalerweise keine Rippen an der Halswirbelsäule angelegt. Bei etwa 1 % der Bevölkerung existiert jedoch eine mehr oder weniger ausgebildete Rippe am 7. Halswirbel. Die Halsrippe verursacht oft keinerlei Probleme und ist ein reiner Zufallsbefund. Manchmal kann sie allerdings auch Nerven oder Gefäße (A. und V. subclavia) komprimieren und zum sog. Halsrippen-Syndrom führen (Teil des **Thoracic-Outlet-Syndroms**, s. Neurologie [S. B985]). Schmerzen, Parästhesien und Durchblutungsstörungen sind die Folge. Diese treten zunächst bevorzugt bei Abduktion des Arms auf, später durch die Nervenschädigung auch dauerhaft. Die Therapie besteht in der Resektion der Halsrippe inkl. des Periostschlauches.

Mediane Halszysten und -fisteln: Mediane Halszysten (Abb. 2.4) sind **Rudimente des Ductus thyreoglossus**, welcher in der Embryonalzeit durch Wanderung der Schilddrüsenanlage vom Zungengrund entsteht. Die Zysten sind schleimgefüllt, prallelastisch und meist unter der Haut tastbar. Bei Infektion oder Ruptur kann sich ein Fistelgang nach außen ausbilden (mediane **Halsfistel**). Neben dem Tastbefund ist die Sonografie entscheidend für die Diagnose (symmetrische, echoarme Raumforderung). Differenzialdiagnostisch kommt eine ektope Schilddrüsenanlage in Betracht. Der **Fistelgang** kann durch eine **CT-Aufnahme mit Kontrastmitteleinspritzung** dargestellt werden. Therapeutisch werden Zyste und Fistelgang **vollständig exstirpiert**. Manchmal ist die Entfernung des mittleren Teils des Zugenbeinkörpers und des Verbindungsstrangs zum Formaen caecum am Zungengrund zur Vermeidung von Rezidiven notwendig.

Laterale Halszysten und -fisteln: Laterale Halszysten und -fisteln (Abb. 2.5) entstehen durch **unvollständige Rückbildung der embryonalen Schlundtaschen** (2. Kiemenbogenfurche bzw. 2. Kiemenbogentasche). Die äußere Öffnung der Halsfistel liegt immer am Vorderrand des M. sternocleidomastoideus (**äußere branchiogene Fistel**). Der Fistelgang verläuft durch die Karotisgabel und mündet in die innere Fistelöffnung oberhalb der Gaumenmandel in der Fossa supratonsillaris (**innere branchiogene Fis-**

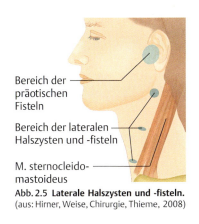

Abb. 2.5 Laterale Halszysten und -fisteln.
(aus: Hirner, Weise, Chirurgie, Thieme, 2008)

tel). Zysten haben im Gegensatz zu den Fisteln keinen Anschluss nach innen oder außen. Sie werden erst bei einer Infektion symptomatisch und bleiben oft lange unentdeckt. Äußere Fisteln können aufgrund der typischen Lokalisation bereits im Säuglings- und Kleinkindesalter leicht diagnostiziert werden (Blickdiagnose). Innere Fisteln können radiologisch, ggf. mit Kontrastmittel dargestellt werden. Differenzialdiagnostisch kommen Lymphome, Metastasen und andere benigne oder maligne Tumoren in Betracht. Therapie durch **vollständige Entfernung** der Zyste und des Fistelgangs, um Rezidive zu vermeiden.

Verletzungen

Sofortmaßnahmen bei Verletzung großer Halsgefäße: Bei einer Verletzung des Halses (z. B. Schnittwunden durch Glassplitter, Messer und Rasierklingen bei Gewaltverbrechen und suizidalen Handlungen) besteht die Gefahr einer bedrohlichen Blutung. Eine Verletzung des Gefäß-Nerven-Stranges ist lebensbedrohlich und muss sofort mit lokaler (digitaler) **Kompression** und systemischer Schockbekämpfung behandelt werden. Bei einer Verletzung der V. jugularis interna besteht durch den negativen Venendruck die Gefahr einer Luftembolie. Die Gefäße müssen sofort operativ rekonstruiert werden.

Verletzungen der Halswirbelgelenke: s. Unfallchirurgie und Orthopädie [S. B264].

Tumoren

Lipome, Atherome oder Halszysten sind gutartige Halstumoren und meist nicht druckschmerzhaft. Nicht schmerzhafte Knoten können aber ebenfalls einen **malignen** Prozess anzeigen (z. B. Lymphome, Metastasen von Pharynx, Larynx, Schilddrüse und seltener auch von anderen Organen). Zu schmerzhaften Schwellungen führen hingegen Entzündungen im Halsbereich (z. B. Lymphadenitis durch lokale oder systemische Infektionen).

Die **Diagnostik** basiert auf Anamnese, klinischer Untersuchung (auch HNO-Konsil) und Sonografie. Jede länger bestehende Lymphknotenvergrößerung muss abgeklärt werden. Zytologische Untersuchungen (durch Feinnadelaspiration) sind oft nicht aussagekräftig. Aufschlussreicher ist die **diagnostische Lymphknotenexstirpation** mit anschließender histologischer Aufarbeitung. Mögliche Komplikationen sind dabei die Schädigung des N. accessorius, die zu Schulterschmerzen bzw. -tiefstand (Atrophie des M. trapezius) führt, Blutungen und die Ausbildung einer Lymphfistel.

Zur **Therapie** von malignen Lymphomen s. Neoplastische Erkrankungen [S. A616]. Bestehen bei benignem Befund keine Beschwerden, ist keine weitere Therapie erforderlich. Bei Entzündungen muss ebenfalls die Ursache therapiert werden.

2.2.3 Schilddrüse

Näheres zu den Schilddrüsenerkrankungen und konservativen Behandlungsmöglichkeiten s. Endokrines System und Stoffwechsel [S. A317].

Grundlagen der Schilddrüsenchirurgie

Zugangsweg: Bei allen Struma- und Karzinomoperationen erfolgt der Zugang zur Schilddrüse über einen horizontalen Hautschnitt am Hals (**Kragenschnitt nach Kocher**) und eine anschließende Längsinzision zwischen den kurzen Halsmuskeln. Bei diesem Zugangsweg müssen außer dem Platysma keine Muskeln durchtrennt werden.

Komplikationen: Die größte Gefahr bei Schilddrüsenoperationen – insbesondere bei ausgedehnter Resektion – besteht in der **Verletzung des N. laryngeus recurrens**. Der Nerv sollte deshalb immer in seinem Verlauf dargestellt werden und evtl. durch ein elektrophysiologisches Neuromonitoring überwacht werden. In ca. 0,3 % der Fälle kommt es zur **einseitigen Rekurrensparese** (Stimmbandlähmung), Rezidivoperationen erhöhen das Risiko um das 5- bis 10-Fache. Die meisten Rekurrensparesen sind jedoch passager und reversibel. Die Gefahr eines **Hypoparathyreoidismus** durch Mitentfernung der Epithelkörperchen ist selten und kann durch sorgfältige intraoperative Darstellung der Strukturen vermieden werden. Die häufigste Komplikation ist die **Hypothyreose**. Ihr Ausmaß ist vom verbliebenen Restschilddrüsengewebe abhängig, häufig ist allerdings eine lebenslange Hormonsubstitution zur Strumaprophylaxe notwendig (s. Endokrines System und Stoffwechsel [S. A326]). Um die Entwicklung einer Hypothyreose rechtzeitig zu erkennen, muss die Stoffwechsellage (fT_3, fT_4, TSH, Kalzium, Parathormon) postoperativ engmaschig überprüft werden. **Nachblutungen** müssen sofort chirurgisch versorgt werden (Gefahr der lebensbedrohlichen Trachealkompression).

Chirurgische Therapie bei Entzündungen der Schilddrüse

Bilden sich im Rahmen der **akuten eitrigen Thyreoiditis** Abszesse, werden diese chirurgisch eröffnet und drainiert. Bei der **subakuten Thyreoiditis de Quervain** und bei den immunologisch bedingten Entzündungen (z. B. Hashimoto-Thyreoiditis) steht die konservative Therapie im Vordergrund. Komplikationen der seltenen eisenharten **Thyreoiditis Riedel** wie Schmerzen oder Stridor sind jedoch ebenfalls Anlass für einen operativen Eingriff. Näheres zu den verschiedenen Thyreoiditiden s. Endokrines System und Stoffwechsel [S. A327].

Chirurgische Therapie bei blander (euthyreoter) Struma

Indikationen: Operationsindikationen bei paralleler medikamentöser Therapie sind:
- schnell wachsende, knotige Veränderungen
- Verdacht auf Malignität
- mechanische oder kosmetische Beeinträchtigung
- mediastinale Ausdehnung.

Das Operationsausmaß richtet sich nach dem Befund.

Vorgehen: Solitäre Knoten können einzeln entfernt werden, eine diffuse Struma erfordert eine Strumaresektion mit Entfernung aller Knoten. Je nach Befund kann dabei eine ein- oder beidseitige subtotale Schilddrüsenresektion, eine komplette Entfernung eines Lappens (**Hemithyreoidektomie**) oder eine **komplette Thyreoidektomie** (insbesondere bei Rezidivgefahr) notwendig sein.

Chirurgische Therapie bei hyperthyreoter Struma

Überfunktionszustände der Schilddrüse werden primär medikamentös mit Thyreostatika behandelt. Die konservative Therapie ist die Therapie der Wahl bei Morbus Basedow. Vor der Operation muss grundsätzlich eine funktionelle Euthyreose hergestellt werden, da sonst postoperativ die Gefahr einer hyperthyreoten Krise besteht. Näheres zur internistischen Therapie s. Endokrines System und Stoffwechsel [S. A322].

Indikationen:
- große Struma mit knotiger Umwandlung
- Thyreostatikaunverträglichkeit
- Rezidiv der Hyperthyreose
- junge Patienten
- ausgeprägte Orbitopathie
- thyreotoxische Entgleisung.

Vorteil der Operation sind eine sofortige Wirksamkeit, die fehlende Strahlenbelastung und Entfernung des Antigen-Reservoirs (bei Morbus Basedow). Die Schilddrüse muss dabei bei **Morbus Basedow subtotal** (dorsaler Rest von 2–4 g) **bis total** entfernt werden. Bei einer **funktionellen Autonomie** reicht eine komplette **Entfernung des knotigen Gewebes**.

Chirurgische Therapie bei Schilddrüsenkarzinom

Die chirurgische Therapie hat das Ziel, Primärtumor und potenzielle lokale Lymphknotenmetastasen vollständig zu entfernen, um optimale Voraussetzungen für die Nachbehandlung zu schaffen.

Vorgehen: Grundsätzlich wird die Schilddrüse komplett inklusive Kapsel entfernt (**totale Thyreoidektomie**). Nur papilläre Mikrokarzinome (< 1 cm) können durch eine Hemithyreoidektomie behandelt werden. Bei malignen Befunden wird eine systematische Lymphknotendissektion auf der ipsi- und evtl. der kontralateralen Seite durchgeführt.

Beim medullären Schilddrüsenkarzinom (= C-Zell-Karzinom) müssen außerdem die Lymphknoten entfernt werden, da die Karzinome bei Diagnosestellung mit hoher Wahrscheinlichkeit bereits lymphogen gestreut haben.

> **MERKE** Bei einem hereditären C-Zell-Karzinom muss immer auch an ein **MEN-Syndrom** (s. Neoplastische Erkrankungen [S. A663]) gedacht werden. Vor der Operation daher immer ein **Phäochromozytom ausschließen** (Labor: Vanillinmandelsäure, Metanephrin im Urin und evtl. CT).

Nachsorge: Postoperativ wird bei papillären und follikulären Karzinomen eine **Radiojodtherapie** durchgeführt (→ können aufgrund ihrer hohen Differenzierung Jod speichern) und das TSH durch Thyroxinsubstitution supprimiert (< 1,5 mU/l). C-Zell-Karzinome sind nicht strahlensensibel. Zur Rezidiv- und Metastasenkontrolle sind die Verläufe der **Kalzitonin-** (bei medullärem Karzinom) bzw. **Thyreoglobulinspiegel** von großem Nutzen.

2.2.4 Nebenschilddrüse

Chirurgische Therapie des Hyperparathyreoidismus

Indikation: Die Operation ist die Therapie der Wahl des primären Hyperparathyreoidismus. Sie ist indiziert, wenn bei laborchemisch gesicherter Diagnose charakteristische Symptome wie Nephrolithiasis oder Osteoporose auftreten. Der **sekundäre Hypoparathyreoidismus** erfordert bei Beschwerden (Knochen- und Gelenkschmerzen, Pruritus) oder bei Entwicklung einer Hyperkalzämie (Parathormonsekretion, die durch Vitamin D_3 nicht mehr zu kontrollieren ist) eine operative Versorgung.

Vorgehen: Der Zugang erfolgt ebenfalls über den Kocher-Schnitt (s. o.). Besonders wichtig ist die exakte Lokalisation der Nebenschilddrüsen. Alle 4 Epithelkörperchen sollten daher – neben der präoperativen szinti- bzw. sonografischen Darstellung – auch chirurgisch aufgesucht werden. Ziel der Therapie ist es, Adenome oder hyperplastisches Gewebe zu entfernen. Es bieten sich dazu folgende Operationsmöglichkeiten an:

- **subtotale Parathyreoidektomie:** Entfernung von 3½ Nebenschilddrüsen sowie des Thymus
- **totale Parathyreoidektomie:** Entfernung aller Nebenschilddrüsen
- **totale Parathyreoidektomie mit Autotransplantation:** Transplantation von kleinen Stücken einer Nebenschilddrüse in den Unterarm und anschließende Entfernung der restlichen Nebenschilddrüsen und des Thymus. Der Vorteil der Autotransplantation ist die leichte Zugänglichkeit bei Rezidiven.

Nachsorge: Die totale Parathyreoidektomie ohne Autotransplantation muss immer mit Kalzium und Vitamin D$_3$ behandelt werden. Bei den anderen Operationsverfahren ist eine regelmäßige Kontrolle von Kalzium und Parathormonspiegel obligat.

2.3 Ösophagus und Zwerchfell

2.3.1 Anatomie

Ösophagus

Topografische Anatomie: Der Ösophagus ist ein Muskelschlauch mit 25–30 cm Länge. Er beginnt unterhalb des Krikoidknorpels und lässt sich in seinem weiteren Verlauf durch Hals und Thorax in 3 Abschnitte teilen:

- **Pars cervicalis:** oberer Ösophagussphinkter bis Sternumoberrand
- **Pars thoracica:** Sternumoberrand bis Hiatus oesophagei im Zwerchfell
- **Pars abdominalis:** Hiatus oesophagei bis zum unteren Ösophagussphinkter.

Es gibt 3 Ösophagusengstellen:

- **obere Ösophagusenge:** Sie entspricht dem oberen Ösophagussphinkter und ist die engste Stelle der Speiseröhre mit einem maximalen Durchmesser von 1,5 cm.
- **mittlere Ösophagusenge:** Sie liegt auf Höhe der Trachealbifurkation und entsteht durch die Überkreuzung von Aortenbogen und linkem Hauptbronchus.
- **untere Ösophagusenge:** Sie entspricht dem Durchtritt durch das Zwerchfell.

Gefäß- und Nervenversorgung: Die Speiseröhre wird von unterschiedlichen **Arterien** versorgt. Der obere Anteil erhält das Blut aus Ästen der A. subclavia. Im Mittelteil findet man kleine Rr. oesophagei direkt aus der Aorta (links) und den Interkostalarterien (rechts). Der untere Abschnitt wird über die A. gastrica sinistra und die A. phrenica inferior sinistra mitversorgt.

Der **venöse Abfluss** erfolgt über einen venösen Plexus, der wiederum über die Vv. oesophageales in die V. azygos mündet. Über den Venenplexus besteht eine Verbindung zu den Magenvenen (**portokavale Anastomose**).

Die **Lymphe** gelangt über ein engmaschiges Netz von den Nll. juxtaoesophageales über den Truncus jugularis in den rechten Venenwinkel bzw. über den Truncus bronchomediastinalis in den linken Venenwinkel.

> **MERKE** Die dichte Versorgung des Ösophagus durch Lymphgefäße mit zahlreichen Queranastomosen begünstigt eine rasche **Metastasierung** von Karzinomen. Daher können auch Lymphknoten mit großer Entfernung zum Tumor befallen sein.

Die Pars cervicalis des Ösophagus wird über den **N. laryngeus recurrens** (aus dem N. vagus sinister) innerviert, Pars thoracica und abdominalis über den **Plexus oesophageus** (mit Anteilen aus dem N. vagus sinister et dexter).

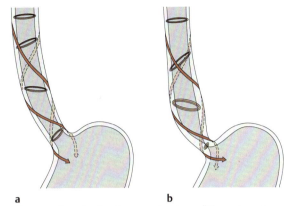

Abb. 2.6 Aufbau der Ösophagusmuskulatur. a Öffnung des unteren Ösophagussphinkters. **b** Verschluss des unteren Ösophagussphinkters. (aus: Schünke et al., Prometheus, Lernatlas der Anatomie, Thieme, 2009)

Die sympathische Versorgung erfolgt durch die Ganglia thoracica II–V aus dem Truncus sympathicus.

Funktionelle Anatomie: Die **Ösophagusmuskulatur** beginnt unterhalb des M. cricopharyngeus. Darüber liegt das sog. **Kilian-Dreieck**, ein muskelfaserschwaches Dreieck, das die Prädilektionsstelle des Zenker-Divertikels [S. B126] darstellt. Die Muskulatur der Speiseröhre besteht aus einem inneren quer verlaufenden Anteil und einer äußeren Längsschicht. Die Muskelfasern verlaufen dabei in einem **Schraubensystem** und überkreuzen sich in auf- und absteigender Richtung. Die Längsschicht bildet mit spiralförmig und übereinander gelagerten Anteilen den unteren Ösophagussphinkter. Der **Ruhetonus** des unteren Ösophagussphinkters liegt bei 20 mmHg; er verhindert als sog. **Refluxbarriere**, dass die Magensäure die empfindliche Ösophagusschleimhaut reizt.

Zwerchfell

Das **Zwerchfell** ist eine kuppelförmige Muskelsehnenplatte und trennt den Thorax vom Abdomen. Der Durchtritt von Nerven, Gefäßen und Organen wird durch präformierte Lücken gewährleistet (**Abb. 2.7**). Die muskulären Zwerchfellanteile setzen an Rippenbogen (Pars costalis), den ersten 3 Lendenwirbelkörpern (Pars lumbalis) und dem Brustbein (Pars sternalis) an. Zentral laufen die Anteile im **Centrum tendineum** zusammen. Relevante Durchtrittslücken sind:

- **Hiatus aorticus:** Er liegt prävertebral und wird zum Schutz vor Kompressionen vom Lig. arcuatum medianum eingefasst. Aorta und Ductus thoracicus ziehen durch den Hiatus aorticus.
- **Hiatus oesophageus:** Ventral des Hiatus aorticus. Es wird durchzogen von Ösophagus, N. vagus und Anteilen des N. phrenicus.
- **Foramen venae cavae:** Im Centrum tendineum, rechts paramedian. Durchtritt von V. cava inferior und Anteilen des N. phrenicus.

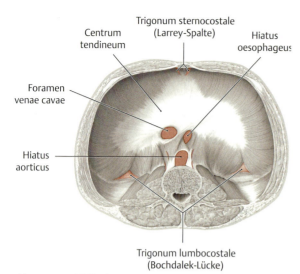

Abb. 2.7 **Zwerchfelllücken.** (aus: Schünke et al., Prometheus, Lernatlas der Anatomie, Thieme, 2009)

Von klinischer Bedeutung sind darüber hinaus die **muskelschwachen Areale**, die sich meist zwischen den Ansatzstellen der unterschiedlichen Zwerchfellanteile befinden. Sie sind v. a. bei der Entstehung von Zwerchfellhernien relevant:
- **Bochdalek-Dreieck:** beidseits am Übergang von Pars lumbalis zur Pars costalis
- **Larrey-Spalte:** beidseits am Übergang von Pars costalis zur Pars sternalis.

2.3.2 Diagnostik

Die diagnostischen Verfahren zur Beurteilung der Speiseröhre werden im Kapitel Verdauungssystem [S. A229] besprochen. Methoden sind:
- Manometrie → zur Unterscheidung primärer von sekundären Ösophaguserkrankungen
- 24-h-pH-Metrie → Diagnostik einer gastroösophagealen Refluxerkrankung
- (Endo-)Sonografie
- Röntgenkontrastaufnahme mit Bariumsulfatbrei (bzw. wasserlöslichem Kontrastmittel bei Kontraindikation) → zum Nachweis von Ösophagusfunktionsstörungen (z. B. Achalasie)
- Endoskopie (Ösophago-Gastro-Duodenoskopie, ÖGD) → direkte Einsicht in das Lumen und Möglichkeit zur Biopsieentnahme, auch als Therapie (z. B. Mukosektomie)
- CT → z. B. zum Staging eines Ösophaguskarzinoms.

MERKE Bei Verdacht auf Ösophagusperforation bzw. Fistel oder bei Aspirationsgefahr ist die Gabe von Bariumsulfat absolut kontraindiziert (→ Mediastinitisgefahr).

2.3.3 Chirurgische Therapie von Motilitätsstörungen

Achalasie

DEFINITION Funktionelle Obstruktion des Ösophagus, die durch eine verminderte Peristaltik und fehlende schluckreflektorische Erschlaffung des unteren Ösophagussphinkters gekennzeichnet ist.

Näheres zum Krankheitsbild und zur internistischen Behandlung s. Verdauungssystem [S. A230]. Die Therapie der Wahl in den Stadien I und II ist die pneumatische Dilatation des unteren Ösophagussphinkters.

Indikation: Eine Operation wird notwendig im **Stadium III** (s. Verdauungssystem [S. A231]) und bei mehrmaliger frustraner pneumatischer Dilatation. Methode der Wahl ist die laparoskopische extramuköse Ösophagokardiomyotomie nach Gottstein/Heller (s. u.). Bei jüngeren Patienten verspricht die primär chirurgische Therapie einen größeren Erfolg als die interventionelle.

Vorgehen: Bei der **transabdominellen extramukösen Ösophagokardiomyotomie** nach Gottstein/Heller wird die äußere Muskelschicht longitudinal eröffnet und die zirkulären Fasern von der Mukosa gelöst (mindestens über eine Strecke von 6 cm). Heutzutage wird die Myotomie zunehmend auch minimal invasiv mittels **Laparoskopie** durchgeführt. Dieses Verfahren wird meist mit einer Antirefluxplastik kombiniert (Hemifundoplicatio oder Fundoplicatio [S. B125]).

Ein neues Verfahren, das zunehmend angewendet wird, ist die **Injektion** von **Botulinumtoxin** in den unteren Ösophagussphinkter. Die Rezidivgefahr ist allerdings hoch.

Komplikationen: Bei mehrmaliger Dilatation besteht das Risiko einer **Ösophagusperforation**. Die Myotomie ist in 20 % der Fälle mit dem Entstehen eines **gastroösophagealen Reflux** vergesellschaftet, daher wird prophylaktisch eine Antirefluxplastik angelegt. Die Letalität der Myotomie liegt bei ca. 1 %, in 4 % der Fälle wird die Mukosa mitverletzt.

Idiopathischer diffuser Ösophagusspasmus

DEFINITION Auftreten repetitiver simultaner (nichtpropulsiver) Kontraktionen mit hoher Druckamplitude.

Nur bei Patienten mit stärksten Beschwerden und als Ultima Ratio sollte die langstreckige **Myotomie mit Antirefluxbehandlung** angedacht werden.

2.3.4 Chirurgische Therapie des gastroösophagealen Reflux und der Refluxösophagitis

Für Näheres zum gastroösophagealen Reflux und zur Refluxösophagitis s. Verdauungssystem [S. A232].

Indikation: Generell wird ein pathologischer Reflux zunächst immer **konservativ** behandelt. Die Einführung der **Protonenpumpenhemmer** (PPI) in die Therapie der Refluxkrankheit hat die operative Behandlung noch weiter zurückgedrängt. Eine Operation ist heute bei **therapierefraktären** Refluxerkrankungen, **Ösophagitiden**, die trotz PPI rezidivieren, jungen Patienten sowie weiteren Komplikationen (z. B. wiederholten Aspirationen) indiziert. Bei nachgewiesener **Low-grade-Dysplasie** (**Barrett-Ösophagus**, s. Verdauungssystem [S. A233]) kann auch eine operative Refluxbehandlung durchgeführt werden, da so der auslösende Faktor für diese Erkrankung minimiert wird. Weitere Faktoren, die miteinbezogen werden sollten, sind Leidensdruck, Komplikationen der Ösophagitiden, Insuffizienz des unteren Ösophagussphinkters und der Allgemeinzustand des Patienten.

In die Überlegungen der optimalen Therapiewahl muss man auch die Kosten-Nutzen-Analyse einer (womöglich) lebenslangen medikamentösen Therapie bei jungen Patienten gegenüber der relativ risikoarmen operativen Therapie einschließen.

Vorgehen: Standardmethode ist die sog. **Fundoplicatio nach Nissen**. Sie wird heutzutage vorwiegend **laparoskopisch** durchgeführt. Dabei werden 4–5 Trokare in den Oberbauch eingebracht und der Magenfundus mobilisiert. Der Magenfundus wird dorsal des Ösophagus durchgezogen und ventral locker (Floppy Nissen) mit 2–3 Nähten fixiert. Durch die Bildung dieser Manschette wird der Übertritt von Magensaft in die Speiseröhre effektiv verhindert.

Liegt gleichzeitig auch eine Motilitätsstörung des Ösophagus vor (Manometrie!), ist alternativ die sog. **hintere Hemifundoplicatio nach Toupet** indiziert: Der Magenfundus wird dabei hinter den distalen Ösophagus durchgeschoben und an beiden Seiten am Zwerchfell fixiert. Der Fundus wird zudem beidseits am Ösophagus vernäht.

Komplikationen: Die Operationsletalität liegt bei 1 %. Folgende Komplikationen können auftreten:
- **intraoperativ:** Läsion des Magens (insbesondere der Kardia) sowie Ösophagus-, Leber- und Milzverletzungen
- **postoperativ:** Dysphagie, Gas-bloat-Syndrom (s. u.), Postfundoplikations-Syndrom (s. u.), Rezidiv, Teleskopphänomen (s. u.), Mediastinalemphysem (bei Laparoskopie), Pneumothorax (bei Laparoskopie).

Patienten, die vor der Operation zum Ausgleich des Reflux viel Luft geschluckt haben, neigen postoperativ zum sog. **Gas-bloat-Syndrom**. Hierbei wird auch nach Fundoplikation unverändert Luft geschluckt, diese kann aber durch den nun suffizienten Verschluss des unteren Ösophagussphinkters nicht mehr entweichen, sodass es zu Nausea, retrosternalem Druckgefühl und Magenbeschwerden kommt. In extremen Fällen sind sogar Stenokardien und Herzrhythmusstörungen beschrieben. Therapeutisch muss dann die Manschette gelockert werden.

Das **Postfundoplikations-Syndrom** ist Folge einer intraoperativen Verletzung des N. vagus. Klinisch ähnelt es dem sog. Roemheld-Syndrom mit Diarrhö und vermehrten Blähungen.

Prognose: In bis zu 80 % der Fälle erreicht man durch die Fundoplikatio eine subjektive Beschwerdefreiheit. In 10 % der Fälle kann es zu einem Rezidiv der Refluxkrankheit kommen. Für die Rezidiventstehung kann u. a. das sog. **Teleskopphänomen** verantwortlich sein, das einer Lockerung der Fundusmanschette mit Luxation des Magens durch die Manschette nach kranial entspricht.

2.3.5 Ösophagusdivertikel

Grundlagen

> **DEFINITION** Divertikel sind Wandausstülpungen von Hohlorganen. Man unterscheidet falsche von echten und Pulsions- von Traktionsdivertikeln.
> - **falsche Divertikel:** Ausstülpung von Mukosa- und Submukosa infolge einer Schwachstelle in der Muskularis
> - **echte Divertikel:** Ausstülpung aller Wandanteile einschließlich der Muskularis
> - **Pulsionsdivertikel:** Ein erhöhter intraluminaler Druck führt zur Schleimhautvorwölbung durch vorhandene Muskellücken (= falsches Divertikel).
> - **Traktionsdivertikel:** meist Folge von lokalen entzündlichen oder postentzündlichen Vorgängen außerhalb des Lumens, die dazu führen, dass sämtliche Wandschichten nach außen gezogen werden (= echtes Divertikel).

Einteilung: Eine Übersicht zu den Divertikeln im Ösophagus gibt **Abb. 2.8**.

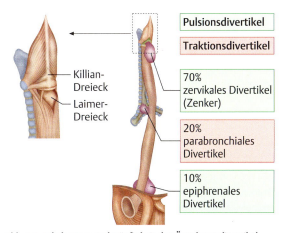

Abb. 2.8 Lokalisation und Häufigkeit der Ösophagusdivertikel. (aus: Hirner, Weise, Chirurgie, Thieme, 2008)

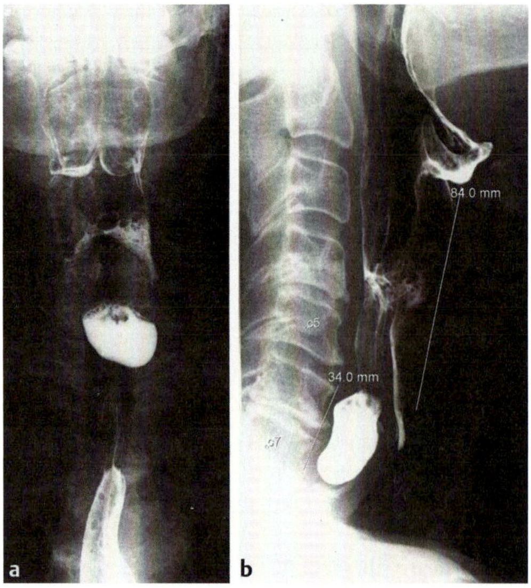

Abb. 2.9 Zenker-Divertikel im Ösophagusbreischluck. Erkennbar ist eine Ansammlung von Kontrastmittel unterhalb des Krikoidknorpels. **a** a.-p.-Aufnahme. **b** Seitliche Aufnahme. (aus: Schumpelick, Bleese, Mommsen, Kurzlehrbuch Chirurgie, Thieme, 2010)

Diagnostik: Man erkennt die Divertikel am besten in der Röntgenkontrastaufnahme des Ösophagus (**Ösophagusbreischluck**). Beim geringsten Verdacht einer Perforation darf nur wasserlösliches Kontrastmittel verabreicht werden (kein Bariumsulfat!). **Abb. 2.9** zeigt eine Kontrastmittelansammlung unterhalb des Krikoidknorpels als Ausdruck eines Zenker-Divertikels im Ösophagusbreischluck. Das Traktionsdivertikel imponiert hingegen meist mit zipfelförmigen Ausziehungen der Speiseröhre.

Eine zusätzliche **endoskopische** Untersuchung ist grundsätzlich zu empfehlen (Ausschluss einer anderen Ursache der Beschwerden), sie geht allerdings aufgrund der dünnen Schleimhaut im Divertikelbereich mit einer erhöhten **Perforationsgefahr** einher.

Zenker-Divertikel

Synonym: zervikales Pulsionsdivertikel, pharyngoösophageales Divertikel, Grenzdivertikel

> **DEFINITION** Pulsionsdivertikel, das sich oberhalb des M. cricopharyngeus zwischen Pharynx- und Ösophagusmuskulatur nach dorsal ausbildet (im sog. Killian-Dreieck).

Pathogenese: Pathogenetisch liegt eine Störung des oberen Ösophagussphinkters zugrunde, der sich zu früh schließt und einen Überdruck in diesem Bereich erzeugt. Durch die Druckerhöhung werden Mukosa und Submukosa durch das muskelschwache Killian-Dreieck gepresst.

Klinik: Abhängig von der Größe des Divertikels variiert das Ausmaß der Dysphagie. Druckschmerzen, Globusgefühl, Foetor ex ore, ein gurgelndes Geräusch beim Trinken, Hustenreiz bis zu rezidivierenden Aspirationspneumonien und Regurgitation unverdauter Speisereste sind klassische Symptome größerer Divertikel.

Therapie:
Indikation: Das Zenker-Divertikel ist immer eine Operationsindikation.

Chirurgisches Vorgehen: Es stehen 2 Verfahren zur Auswahl:
- **endoskopische Septotomie:** Zunächst wird das Divertikelseptum abgetragen (z. B. mit Nadelpapillotom oder Koagulation mit Argon-Plasma) und der M. cricopharyngeus durchtrennt. Anschließend erweitert man den Ösophagusmund unter Einbezug des Divertikelsacks.
- **offenes Vorgehen:** Das Divertikel wird von der linken Seite aus freigelegt und komplett abgetragen. Gleichzeitig erfolgt eine Myotomie des oberen Ösophagussphinkters.

Komplikationen der Operation sind die Rekurrensparese, Mediastinitis und ein Halsabszess. Bei offenem Vorgehen kann sich in 1–2,5 % der Fälle eine Speichelfistel ausbilden. Nach der endoskopischen Septotomie kann oftmals eine Restsymptomatik bestehen bleiben, wenn das Divertikel nicht im Ganzen abgetragen wird.

> **MERKE** Wird das Zenker-Divertikel nicht operiert, ist die Gefahr an Komplikationen wesentlich größer als bei einer Operation: Blutungen, Perforation und Entzündung (Halsphlegmone, Mediastinitis).

Traktionsdivertikel

Synonym: parabronchiales Divertikel

> **DEFINITION** Das Traktionsdivertikel ist ein **echtes Divertikel**, das sich fast ausschließlich auf Höhe der Trachealbifurkation findet.

Ätiopathogenese: Durch narbigen (postentzündlichen) oder entzündlichen Zug stülpt sich die gesamte Ösophaguswand einschließlich ihrer muskulären Anteile aus.

Bei älteren Patienten findet man das Traktionsdivertikel häufig aufgrund von Hilusveränderungen (schrumpfende, chronisch-entzündliche Lymphknoten) bei Z. n. **Tuberkulose**. Embryonale Gewebebrücken zwischen Trachea und Ösophagus sollen ebenso ursächlich für den Zug sein und zu Fistelbildungen führen.

Klinik: Häufiger Zufallsbefund bei Röntgendarstellungen des Ösophagus, der i. d. R. asymptomatisch bleibt.

Therapie:
Indikation: Divertikel, die symptomatisch sind oder mit Komplikationen (z. B. Fistelbildung, Perforation) verbunden sind, sind operativ abzutragen. Bei inapparentem Verlauf muss nicht operiert werden.

Chirurgisches Vorgehen: Nach rechtsseitiger Thorakotomie wird das Divertikel abgetragen und ein vorhandener Fistelgang exstirpiert.

Epiphrenales Divertikel

Synonym: epiphrenales Pulsionsdivertikel

> **DEFINITION** Pulsionsdivertikel im Bereich des unteren Ösophagusdrittels, meistens direkt oberhalb des Zwerchfells gelegen.

Ätiopathogenese: Es handelt sich um ein Pulsionsdivertikel, das infolge einer Funktionsstörung des unteren Ösophagussphinkters entsteht und häufig als Begleiterscheinung bei **Achalasie** oder **axialer Hiatusgleithernie** auftritt.

Klinik: Die Symptome sind untypisch und können auch gänzlich fehlen. Meist leiden die Patienten an Dysphagie, nächtlichem retrosternalem Druck und Oberbauchbeschwerden.

Therapie:
Indikation: Die operative Versorgung ist vorrangig bei Beschwerden indiziert. Um möglichen Komplikationen (Speiseretention mit ulzerophlegmonöser Entzündung, Blutung und Perforation) vorzubeugen, ist allerdings eine rechtzeitige Intervention anzuraten.

Chirurgisches Vorgehen: Je nach Lokalisation erfolgt eine Thorakotomie oder Laparotomie bzw. Laparoskopie mit Divertikelabtragung und Myotomie des unteren Ösophagussphinkters.

2.3.6 Ösophagusverletzungen

Es lassen sich **penetrierende** von **nichtpenetrierenden** Verletzungen unterscheiden. Penetrierende Verletzungen werden am häufigsten iatrogen verursacht (Folge der **Endoskopie**). Nichtpenetrierende Verletzungen entstehen zumeist nach einer **Verätzung**.

Ösophagusperforation

Ätiologie: Die Ösophagusperforation ist ein **absoluter Notfall**. Sie entsteht meist iatrogen (Endoskopie), bei scharfkantigen Fremdkörpern, die in die Speiseröhre gelangen (z. B. Hühnerknochen), durch äußere Gewalteinwirkung (Schuss-, Stich- und Akzelerationsverletzungen), bei schwerer Refluxerkrankung oder als Folge des Boerhaave-Syndroms (s. u.). Ein Alkoholabusus gilt als prädisponierender Faktor für das Entstehen einer nichtiatrogenen Ösophagusperforation.

Sonderform Boerhaave-Syndrom: Das Boerhaave-Syndrom stellt die **Maximalvariante des Mallory-Weiss-Syndroms** (s. Verdauungssystem [S. A226]) dar und tritt nach starkem Würgen bzw. explosionsartigem Erbrechen auf, typischerweise in Verbindung mit exzessivem Alkoholgenuss. Dabei kommt es spontan, also ohne Vorerkrankung des Ösophagus, zu longitudinalen Einrissen sämtlicher Wandschichten der distalen Speiseröhre (unteres dorsales Drittel). Meist reißt der Ösophagus links (klinisch als sofortiger linksthorakaler Vernichtungsschmerz). Darüber hinaus entwickelt sich ein Hautemphysem.

Klinik: Dysphagie und **retrosternaler Schmerz** sind erste Anzeichen einer Perforation. In der Folge kann es zu schweren Entzündungen im Mediastinum kommen (**Mediastinitis**). Ein **Hautemphysem** auf Höhe des Jugulums ist Hinweis auf ein Mediastinalemphysem.

> **MERKE** Treten Dysphagie oder retrosternaler Schmerz nach einer Endoskopie der Speiseröhre neu auf, sollte immer an eine Perforation gedacht werden.

Diagnostik: Der **Ösophagusbreischluck mit wasserlöslichem Kontrastmittel** (s. Verdauungssystem [S. A224]) ist das diagnostische Verfahren der Wahl. CT-Untersuchung (mit Kontrastmittel) und Labor (insbesondere CRP und Leukozyten) geben Aufschluss über das Ausmaß einer Mediastinitis und dienen der Verlaufskontrolle. Es gilt insbesondere, auf einen Kontrastmittelaustritt ins Mediastinum bzw. in die linke Pleurahöhle oder in den Bauchraum zu achten.

> **MERKE** Es darf nur wasserlösliches Kontrastmittel (z. B. Gastrografin) verwendet werden, da freies Bariumsulfat im Mediastinum schwerste Entzündungen und Fremdkörperreaktionen hervorrufen kann.

Therapie: Jeder Patient mit Ösophagusperforation wird **parenteral ernährt** und erhält eine **Antibiotikatherapie** mit Breitbandspektrum. Abhängig von Ausmaß und Lokalisation der Perforation wird die weitere Behandlung individuell angepasst.

Konservative Behandlung: Bei kleineren frischen Verletzungen mit wenig ausgeprägter Umgebungsreaktion reichen z. T. die endoskopische Clipversorgung, die Gabe von Breitband-Antibiotika und eine engmaschige Verlaufskontrolle.

Operative Behandlung:
- Anlage einer **Drainage** um das Perforationsgebiet bzw. **Übernähung** der Perforation bei älterer Verletzung
- **Ösophagusresektion** mit 1- oder 2-zeitiger Rekonstruktion.

Prognose: Komplikationen (Mediastinitis, septische Halsphlegmone, Schock) gehen mit einer hohen Letalität einher (> 50 %).

Ösophagusfremdkörper

> **DEFINITION** Gegenstände, die **akzidentell** oder in **suizidaler Absicht** verschluckt werden.

Epidemiologie: Ösophagusfremdkörper findet man insbesondere bei Kindern, Menschen mit geistiger Behinderung oder höherem Alter. Gebissteile, Münzen, Spielzeug, Knochen und Gräten werden am häufigsten versehentlich verschluckt. Rasierklingen und Nadeln finden sich bei suizidaler Absicht oder bei psychiatrischen Erkrankungen.

Komplikationen: Zu den Komplikationen zählen Druckulzera, Bolusverschluss, Perforation und Fistelbildung zum Bronchialsystem.

Diagnostik: Die Verdachtsdiagnose wird mit Röntgen-Thorax- sowie Abdomenübersichtsaufnahme und sofortiger Endoskopie abgeklärt.

Therapie: Unter **endoskopischer Sichtkontrolle** wird der Fremdkörper mittels Fasszange, Metallschlinge oder Greifer entfernt. Bei Kindern, geistig verwirrten und alten Menschen sollte der Eingriff in **Vollnarkose** erfolgen (erhöhte Aspirationsgefahr!). Scharfe Gegenstände werden mithilfe eines **Overtubes** entfernt (hohler Kunststoffschlauch, der über den Fremdkörper gestülpt wird, um Verletzungen beim Zurückziehen zu vermeiden).

Ösophagusverätzung

> **DEFINITION** Durch **Säuren** oder **Laugen** verursachte Verletzung der Speiseröhre. Sie ist ein absoluter **Notfall**. Säuren führen zur **Koagulationsnekrose**, Laugen zur **Kolliquationsnekrose**.

Einteilung: Die Ösophagusverätzung wird in 3 Schweregrade eingeteilt (**Tab. 2.2**).

Klinische Pathologie: Ein Zelltod, der überwiegend mit Denaturierung von Proteinen einhergeht, führt zur Koagulationsnekrose. Ein Gewebeuntergang, der sich hauptsächlich über die enzymatische Auflösung von Zellkomponenten ableitet, bewirkt eine Kolliquationsnekrose (s. auch Pathologie [S.C311]).

Klinik: Stärkste Schmerzen in Rachen und Schlund, retrosternaler Schmerz und Verätzungen an Zunge, Lippen und Mundschleimhaut.

Komplikationen: Je nach Schweregrad sind unterschiedliche Komplikationen zu erwarten (**Tab. 2.2**). Grundsätzlich besteht bei jeder Ösophagusverätzung die Gefahr einer **Perforation** [S.B127]. Das **Narbenkarzinom** stellt eine Spätkomplikation einer Ösophagusverätzung nach 10–20 Jahren dar. Regelmäßige endoskopische Kontrollen sind daher anzuraten.

Tab. 2.2 Schweregrade der Ösophagusverätzung

Grad	Definition	Komplikationen
I	oberflächlicher Defekt, Ödem, Schleimhauthyperämie	Restitutio ad integrum
II	Ulzerationen durch Zerstörung von Mukosa und partielle Zerstörung von Submukosa, Muskularis	Narbenbildung
III	Ulzerationen und Nekrosen durch alle Wandschichten	Wandperforation mit Mediastinitis, Pleuritis, Arrosion von Gefäßen, Bildung von Stenosen und Strikturen

Diagnostik und Therapie: Bei Verdacht auf eine Ösophagusverätzung ist umgehend die Indikation zur **Notfallendoskopie** zu stellen. Es gilt, Schweregrad und Ausmaß der Verätzung zu beurteilen sowie Perforationen oder Fisteln darzustellen. Laugen- oder Säurereste sollten abgesaugt und der Ösophagus gespült werden.

> **MERKE** Die Gefahr einer **iatrogenen Perforation** ist bei Ösophagusverätzung drastisch erhöht.

Zur **Schockprophylaxe** erhalten die Patienten ausreichend hoch dosierte **Analgetika** und **Breitbandantibiotika**. Die **intensivmedizinische Überwachung** des Patienten mit **parenteraler Ernährung** ist obligat.

Ab dem 3. Tag sind endoskopische Nachkontrollen, ggf. mit **Frühbougierung** strikturierter Areale, ratsam. Geachtet werden muss zudem auf eine progrediente tiefer gehende Nekrosebildung.

Die Ultima Ratio bei schwerster Verätzung ist die Thorakotomie (oder Laparotomie) mit **Resektion** der nekrotischen Ösophagusanteile (Diskontinuitätsresektion und Anlage einer kollaren Speichelfistel). Nach Stabilisierung erfolgt die Rekonstruktion des Ösophagus mittels Magenhochzug oder Koloninterponat.

2.3.7 Chirurgische Therapie des Ösophaguskarzinoms

Zum Krankheitsbild s. Neoplastische Erkrankungen [S. A636].

Vorgehen: Das operative Verfahren der Wahl ist die **Ösophagusresektion**. Der Zugangsweg erfolgt von thorakoabdominal (Eröffnung des rechten Thorax und Abdomens, sog. **2-Höhlen-Eingriff**) und bei Tumoren oberhalb der Trachealbifurkation auch von zervikal. Da sich Ösophaguskarzinome rasch intramural ausbreiten, ist ein Sicherheitsabstand von 6–10 cm anzustreben (**subtotale Ösophagusresektion**). Zeitgleich wird aufgrund der hohen Metastasierungsrate eine **radikale Lymphadenektomie** durchgeführt.

Nach der Resektion wird die Speiseröhre durch **Magenhochzug** (sog. Schlauchmagen) oder seltener ein **Koloninterponat** (i.d.R. Colon transversum) ersetzt und der Neo-Ösophagus an seine ursprüngliche Stelle geschoben.

Zur besseren Magenentleerung (→ Vagotomie im Zuge der Resektion) wird abschließend eine sog. Pyloroplastik durchgeführt.

Bei **Kardiakarzinomen** kann eine proximale Gastrektomie mit distaler Ösophagusresektion und mediastinaler Anastomose (Ivor-Lewis) gewählt werden.

Bei Inoperabilität des Karzinoms (**Abb. 2.10**) erfolgt eine **palliative Behandlung**:
- Radiochemotherapie
- Überbrückung des Tumors mittels Metallstent (→ Aufrechterhaltung der Nahrungspassage, **Abb. 2.11**)
- Vaporisation mittels Laserbehandlung.

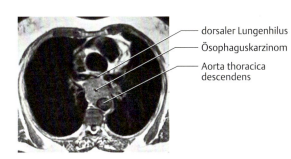

Abb. 2.10 **Inoperables Ösophaguskarzinom.** Das Karzinom umwächst z. T. die Aorta und erreicht bereits den dorsalen Lungenhilus. (aus: Hirner, Weise, Chirurgie – Schnitt für Schnitt, Thieme, 2004)

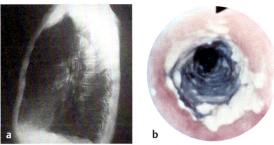

Abb. 2.11 **Stent-Einlage bei inoperablem Ösophaguskarzinom.**
a Röntgen-Thorax-Aufnahme seitlich. **b** Endoskopie. (aus: Hirner, Weise, Chirurgie, Thieme, 2008)

Komplikationen: Postoperativ können verschiedene Komplikationen auftreten:
- **Anastomoseninsuffizienz:** Es besteht die Gefahr einer Mediastinitis und eines Pleuraempyems. Im Verlauf können sich enterokutane oder -tracheale Fisteln ausbilden.
- **Interponatnekrose:** Bei gestörter Gefäßversorgung des Interponats kommt es zur Ischämie mit Nekrose. In weiterer Folge können eine Mediastinitis, Peritonitis und Sepsis entstehen.
- **Anastomosenstenosierung:** Spätfolge nach narbiger Schrumpfung, Bestrahlung oder Anastomoseninsuffizienz. Die Stenose wird endoskopisch bougiert.
- **andere:** Weitere häufige Komplikationen sind intraoperativer Milzverlust, Nachblutungen, Pneumonie, Läsion des Ductus thoracicus mit Chylothorax oder Verletzung des N. recurrens mit Heiserkeit.

Prognose: Grundsätzlich ist die Prognose weiterhin schlecht, da die meisten Tumoren erst im fortgeschrittenen Stadium entdeckt werden. Bei R0-Resektion kann heutzutage (bei multimodaler Versorgung) eine 40%ige 5-Jahres-Überlebenswahrscheinlichkeit erreicht werden.

2.3.8 Zwerchfellhernien

Angeborene Zwerchfellhernien

Zu den angeborenen Zwerchfellhernien s. Pädiatrie [S. B501].

Morgagni- und Larrey-Hernie

Synonym: parasternale Hernie, retrosternale Hernie

> **DEFINITION** Hernie durch das **muskelfreie Larrey-Dreieck** (= Trigonum sternocostale):
> - rechtsseitig: Larrey-Hernie
> - linksseitig: Morgagni-Hernie

Die Morgagni-Hernie tritt meist im Erwachsenenalter auf. Frauen sind häufiger betroffen als Männer. Klinisch kann sich die Hernie durch ein **retrosternales Druckgefühl** bemerkbar machen. Durch die Kompression von Thoraxorganen können auch Tachykardie oder Dyspnoe bestehen. Die Bruchpforte sollte operativ verschlossen werden.

Bochdalek-Hernie

Synonym: lumbokostale Hernie

> **DEFINITION** Hernie durch das **Trigonum lumbocostale**.

Sie tritt im späten Kindes- und Erwachsenenalter auf und ist im Vergleich zur kongenitalen Form (s. Pädiatrie [S. B501]) deutlich kleiner. Die klinischen Beschwerden entsprechen der Morgagni-Hernie. Die Bruchpforte sollte chirurgisch verschlossen werden.

Hiatushernien

> **DEFINITION** Hernien mit Verlagerung von Magen und Baucheingeweiden durch den Hiatus oesophageus in den Thoraxraum.

Hiatushernien sind die häufigsten Zwerchfellhernien (90%). Sie treten gehäuft bei Patienten > 50 Jahren auf. Adipositas und Emphysemerkrankungen wirken prädisponierend.

Man unterscheidet 3 Hauptformen: **axiale Gleithernie, paraösophageale Hernie und Mischformen** (Abb. 2.12).

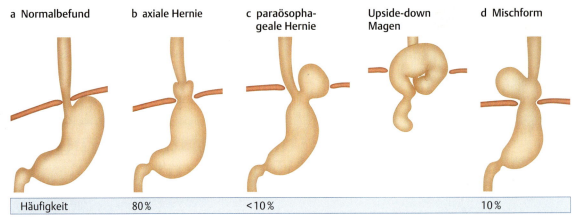

Abb. 2.12 **Hiatushernien.** (aus: Hirner, Weise, Chirurgie, Thieme, 2008)

Axiale Hiatushernie

Synonym: Hiatusgleithernie, axiale Hernie

> **DEFINITION** Kardia und Magenfundus sind nicht Inhalt des Bruchsacks, sondern gleiten durch den Hiatus oesophageus in das Mediastinum (sog. Gleitbruch). Die Kardia liegt oberhalb des Zwerchfells. Ursächlich ist eine Lockerung der Kardiaaufhängung.

80 % der Hiatushernien entfallen auf diese Hernienform. Ein stumpfer His-Winkel (= Winkel zwischen Magenfundus und intraabdominellem Ösophagus < 90°) weist auf eine beginnende Lockerung der Kardiaaufhängung hin (sog. kardiofundale Fehllage).

Klinik: Die Mehrzahl der Patienten mit nachgewiesener axialer Hiatusgleithernie ist **klinisch inapparent**. 20 % klagen über **Sodbrennen, retrosternale Schmerzen, Anämie, Dysphagie** und **Schmerzverstärkung** im **Liegen** (Refluxkrankheit!). Die retrosternalen Schmerzen sind auf die mechanische Reizung des Mediastinums zurückzuführen (Folge der verlagerten Magenanteile). Bei 30–40 % der Patienten ist die Hiatushernie mit einer Choleliathiasis vergesellschaftet. Die Koinzidenz von Hiatushernie, Cholelithiasis und Sigmadivertikulose wird **Saint-Trias** genannt.

Diagnostik:
Die Diagnostik erfolgt mittels **Endoskopie** und **Röntgenbreischluck** (Abb. 2.13, am besten im Liegen). Durch Kopftieflage und Bauchpresse lässt sich eine Herniierung provozieren. Klassischerweise erkennt man dabei neben den beiden physiologischen Engstellen des distalen Ösophagus eine dritte Einschnürung (Zwerchfelleinengung der hernierten Kardia unter dem unteren Ösophagussphinkter).

Therapie: Eine Therapie ist nur bei Beschwerden indiziert. Ein Reflux wird zunächst konservativ behandelt. Rezidivieren die Beschwerden, stehen verschiedene Optionen zur Verfügung: **Fundoplikatio** [S. B125], **Hiatoplastik** (chirurgische Verengung des vergrößerten Hiatus oesophageus) und **Fundopexie** mit Rekonstruktion des His-Winkels (Fixation des Magenfundus am Zwerchfell).

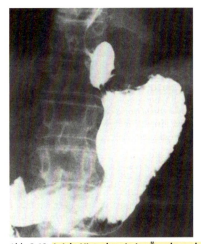

Abb. 2.13 **Axiale Hiatushernie im Ösophagusbreischluck.** Durch die Verlagerung von Kardia und dem subkardialen Magenmagenanteilen in den Thorax erkennt man deutlich die zusätzliche Einschnürung im Bereich des Hiatus oesophageus. (aus: Schumpelick et al., Kurzlehrbuch Chirurgie, Thieme, 2010)

Paraösophageale Hernie

> **DEFINITION** Ausbildung eines Bruchsacks mit Peritonealüberzug, der sich parallel zum Ösophagus ins Mediastinum vorschiebt und zumeist Anteile des Magenfundus enthält. Der His-Winkel ist intakt, Lage der Kardia und Funktion des unteren Ösophagussphinkters normal.

Die paraösophageale Hernie neigt zur Progression und kann u. U. sogar bis zur Ausbildung der Maximalvariante eines sog. **Upside-down-Magens** führen (Drehung des Magens um seine Längsachse und vollständige Verlagerung ins Mediastinum, Abb. 2.14).

Klinik und Komplikationen: Retrosternales Druckgefühl, Herzbeschwerden, Dysphagiesymptome und vermehrtes Aufstoßen können unspezifische Symptome sein. Seltene Komplikationen sind Magenulzera, eine Inkarzeration und Strangulation mit dem Vollbild eines Ileus und akuten Abdomens.

2.3 Ösophagus und Zwerchfell

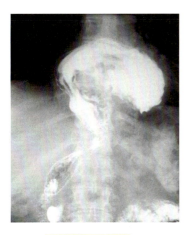

Abb. 2.14 **Upside-down-Magen.**
(aus: Hirner, Weise, Chirurgie, Thieme, 2008)

Diagnostik: Bereits in der Thoraxübersichtsaufnahme kann die luftgefüllte Magenblase im Thorax dargestellt werden. Mittels Breischluckverfahren sichert man die Diagnose. Dabei zeigt sich eine dem Zwerchfell aufgelagerte Spiegelbildung des Kontrastmittels im Magen.

Therapie und Prognose: Aufgrund der Progressions- und Komplikationsgefahr ist eine **Operation** immer angezeigt. Heutzutage wird diese meist als Hiatoplastik mit Fundoplikatio und ggf. Fundo- oder Gastropexie mit Fixierung des Magens an der vorderen Bauchwand durchgeführt. In 20 % der Fälle muss mit einem Rezidiv gerechnet werden.

Mischformen

DEFINITION Vorliegen von axialer Gleithernie und paraösophagealer Hernie (also mit stumpfem His-Winkel und inkorrekter Kardiapositionierung).

Therapie: Die Mischform geht mit den Gefahren einer paraösophagealen Hernie einher und muss deshalb immer operiert werden. Beide Hernienformen müssen behandelt werden (s. o.).

Zwerchfellruptur

DEFINITION Nach einem stumpfen Bauchtrauma (seltener auch nach perforierenden, penetrierenden oder Schussverletzungen) kommt es zu einer abrupten intraabdominellen Druckerhöhung mit Einreißen des Zwerchfells und u. U. Durchtritt von Baucheingeweiden (Prolaps) durch die entstandenen Lücken.

Pathogenese: Da die Leber bei einem stumpfen Bauchtrauma als „Stoßdämpfer" wirkt, tritt die Zwerchfellruptur in 95 % der Fälle **links** auf. Besonders gering ist der Widerstand dabei im Bereich des Centrum tendineum und am Übergang von sehnigen zu muskulären Anteilen der Zwerchfellplatte. Daher kommt es bevorzugt an diesen Stellen zur Ruptur.

Klinik: Werden Herz oder Lunge verdrängt, kann es innerhalb von Minuten oder auch erst nach Jahrzehnten zu Arrhythmien oder Dyspnoe kommen. Die prolabierten Organe (z. B. Milz, Magen-Darm-Trakt) können verletzt sein und abdominelle Blutungen können auftreten. Ein Ileus bzw. eine gastrointestinale Blutung infolge einer Inkarzeration sind vergleichsweise eher selten.

MERKE Aufgrund der uncharakteristischen Symptome muss **bei jedem** Patienten mit schwerem **linksseitigem Bauchtrauma eine Zwerchfellruptur ausgeschlossen** werden.

Diagnostik: In der körperlichen Untersuchung kann ein tympanitischer (Magen, Kolon) oder gedämpfer Klopfschall (Leber, Milz) über dem Thorax auffallen. Auskultatorisch sind evtl. Darmgeräusche im Thoraxbereich nachweisbar.
Die **Röntgenuntersuchung** zeigt eine unscharfe Begrenzung des Zwerchfells. Darmverlagerungen sollten mittels Kontrastmittelgabe abgeklärt werden. Zur Beurteilung von Milz und Leber eignet sich die Sonografie.

Therapie: Beim polytraumatisierten Patienten steht die Schockbekämpfung im Vordergrund (s. Orthopädie und Unfallchirurgie [S. B327]). Der Magen kann mittels Magensonde dekomprimiert und so Herz und Lunge vor einer weiteren Kompression geschützt werden.
Bei Anzeichen einer Zwerchfellruptur ist die **explorative Laparotomie** mit Reposition der Organe und Verschluss der Ruptur indiziert. Abschließend muss das gesamte Abdomen auf weitere Verletzungen untersucht werden.

Differenzialdiagnose Zwerchfelllähmung/ -hochstand

Die **Relaxatio diaphragmatica** ist eine meist einseitige Zwerchelllähmung mit konsekutivem Hochstand. Sie entsteht oft durch eine angeborene Fehlbildung der Zwerchfellmuskulatur oder infolge eines Geburtstraumas (Phrenikusparese bei oberer Plexuslähmung). Näheres s. Pädiatrie [S. B485].
Ursachen für einen **einseitigen Zwerchfellhochstand** sind:
- Schädigung des N. phrenicus (iatrogen, Trauma, Tumoren, Aortenaneurysma)
- einseitige Raumforderungen
  - Ösophaguskarzinom
  - Erkrankungen der Lunge (Bronchialkarzinom, Pneumonie, Atelektase) und der Pleura
  - Lebervergrößerung (Lebertumoren, Leberabszess, Zirrhose)
  - Gasblähung des Magens/der linken Kolonflexur
  - Splenomegalie
  - subphrenischer Abszess.

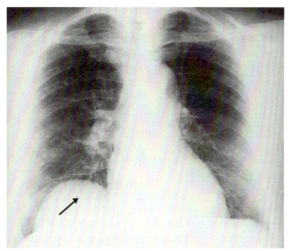

Abb. 2.15 **Einseitiger Zwerchfellhochstand rechts (Pfeil).** (aus: Reiser, Kuhn, Debus, Duale Reihe Radiologie, Thieme, 2011)

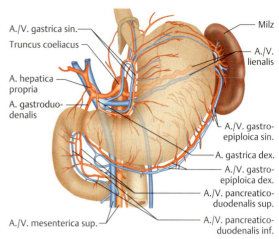

Abb. 2.16 **Gefäßversorgung des Magens.** (aus: Hirner, Weise, Chirurgie, Thieme, 2008)

Ursachen für einen **2-seitigen Zwerchfellhochstand** sind:
- Adipositas
- Schwangerschaft
- Aszites
- Hepatosplenomegalie
- beidseitige Phrenikusparese infolge eines Traumas oder medizinischer Eingriffe (selten)
- Neuropathie
- Myopathie.

Die **Diagnostik** erfolgt im **Röntgen-Thorax** (Abb. 2.15) und mittels Durchleuchtung (Atmungskontrolle!). Bei einseitiger Zwerchfelllähmung senkt sich die gesunde Zwerchfellkuppel während der Inspiration ab und die kranke steigt nach oben. Ist die Atmung beeinträchtigt, kann das Zwerchfell operativ gerafft werden.

2.4 Magen und Duodenum

2.4.1 Anatomie

Topografie:
Magen: Der Magen besteht aus Kardia (Mageneingang), Fundus, Korpus, Antrum und Pylorus (Magenausgang) und liegt größtenteils **intraperitoneal**, nur ein kleiner Teil der Fundushinterwand befindet sich sekundär retroperitoneal. Beleg- und Hauptzellen finden sich in Korpus und Fundus, Nebenzellen in Antrum und in der Kardiaregion, G-Zellen nur im Bereich der Kardia. Die Rückwand des Magens bildet die vordere Begrenzung der Bursa omentalis. Von der kleinen Kurvatur nimmt das Omentum minus, von der großen das Omentum majus seinen Ausgang. Der Magen ist durch das **Lig. hepatogastricum** und das **Lig. hepatoduodenale** an der Leber, durch das **Lig. gastrolienale** an der Milz, durch das **Lig. gastrocolicum** am Colon transversum und durch die Membrana phrenicooesophagea im Bereich der Kardia fixiert. Der His-Winkel entspricht dem spitzen Winkel zwischen Ösophagus und Magenfundus. Die Topografie ist in **Abb. 2.16** dargestellt.

Duodenum: Das Duodenum beginnt direkt nach dem Pylorus mit der **Pars superior**. Darauf folgt die **Pars descendens**, die am sog. duodenalen Knie in die **Pars horizontalis** übergeht. Die sich anschließende **Pars ascendens** mündet am Treitz-Band ins Jejunum. Das Duodenum liegt (mit Ausnahme der Pars superior) komplett **retroperitoneal**. Pankreas- und Gallengang münden in die Papilla duodeni major (**Vateri**) der Pars descendens. Die Schleimhaut enthält Brunner-Drüsen, die das alkalische Duodenalsekret produzieren.

Gefäßversorgung:
Magen: Arteriell wird der Bereich der großen Kurvatur durch die **Aa. gastroomentalis dextra** (aus dem Truncus coeliacus über die A. hepatica communis und die A. gastroduodenalis) und **sinistra** (aus dem Truncus coeliacus über die A. splenica) versorgt, die kleine Kurvatur durch die **Aa. gastrica sinistra** und **dextra**. Aufgrund von intramuralen Gefäßanastomosen ist bei Bedarf eine einzige Arterie zur Versorgung des Magens ausreichend. Der venöse Abfluss erfolgt über die **gleichnamigen Venen**, zum größten Teil in die V. portae – am proximalen Abschnitt der großen Kurvatur über die Rr. gastrici breves auch in die V. lienalis. Über die Magenwand besteht außerdem eine Verbindung zu den Venen des Ösophagus, die zu Fundusvarizen bei portaler Hypertension führen können (s. Verdauungssystem [S. A281]). Die Blutversorgung des Magens ist in Abb. 2.16 dargestellt.

Duodenum: Die arterielle Versorgung des Duodenums erfolgt überwiegend über die **Aa. pancreaticoduodenalis superior** (aus der A. gastroduodenalis) et **inferior** (aus der A. mesenterica superior), der venöse Abfluss über gleichnamige Venen ebenfalls in die V. portae.

Lymphabfluss:
Magen: Die subserösen Lymphbahnen des Magens drainieren in **Lymphknotengruppen** an der **kleinen und großen Kurvatur** (magennah), in die regionären Lymphkno-

ten an der A. gastrica sinistra sowie im Bereich des Pankreas, der Aorta und des Mesenteriums (magenfern).

Duodenum: Die Lymphbahnen des **oberen Duodenums** drainieren in Lymphknotengruppen im Verlauf der A. gastroduodenalis superior und z. T. der Aorta; die des **unteren Duodenums** zu Lymphknoten im Verlauf der A. gastroduodenalis superior oder inferior. Die Lymphbahnen von Magen und Duodenum münden schließlich in den **Truncus intestinalis**.

Nervensystem: Sympathisch wird der Magen über das **Ganglion coeliacum**, **parasympathisch** über den **N. vagus** versorgt. Der N. vagus verläuft mit seinem Truncus anterior et posterior entlang der Speiseröhre und teilt sich nach Durchtritt durch den Hiatus oesophageus im Bauchraum in Rr. hepatici, den R. coeliacus, Rr. antrales (Latarjet) und in die Äste für Magenvorder- und -rückwand. Die parasympathische Stimulation führt zur gesteigerten Sekretion von Magensaft und vermehrter Motorik.

Das Duodenum wird ebenfalls über das Ganglion coeliacum und den N. vagus versorgt.

2.4.2 Diagnostik

Neben **Anamnese** und **körperlicher Untersuchung** kommen der Ösophago-Gastro-Duodenoskopie (ÖGD) ggf. in Kombination mit einer Endosonografie, der **Sonografie** und den **radiologischen Standardverfahren** (Abdomenübersichtsaufnahme, Magen-Darm-Passage, Doppelkontrastdarstellung) die größte Bedeutung zu. **CT** und **MRT** sind insbesondere bei Tumorerkrankungen zur Beurteilung von Lymphknoten und Fernmetastasen (Staging) relevant. Zu den Untersuchungen des Magens s. Verdauungssystem [S. A237].

2.4.3 Magenfremdkörper

80 % der verschluckten Fremdkörper (meist versehentlich bei Kindern) passieren den Gastrointestinaltrakt spontan. Bei wenig gefährlichen Gegenständen (also keine Batterien, Messer etc.) ist daher ein abwartendes Vorgehen gerechtfertigt. Diagnostisch sind eine ÖGD sowie eine Abdomenübersichtsaufnahme (bei röntgendichten Gegenständen bzw. zum Nachweis freier Luft) angezeigt. Symptome und Handlungsbedarf entstehen meist nur durch Komplikationen. Eine offene chirurgische Intervention in Form einer Gastrotomie ist nur selten erforderlich.

- **Obstruktion:** Behindert der Fremdkörper die Nahrungspassage durch den Pylorus, kommt es zu Magenektasie mit postprandialem Völlegefühl und saurem Erbrechen. Der Fremdkörper muss endoskopisch entfernt werden. Einen Sonderfall stellen Obstruktionen durch **Bezoare** dar (Fremdkörper aus Faserbestandteilen wie Haare oder Pilze). Sie werden i. d. R. ebenfalls endoskopisch entfernt.
- **Perforation:** Spitze Gegenstände können die Magenwand perforieren und zu den typischen Symptomen eines akuten Abdomens [S. B116] führen. Therapie durch **sofortige Operation** mit **Fremdkörperentfernung** und **Übernähung**.
- **Blutung:** Ebenfalls durch spitze Fremdkörper verursacht. Je nach Ausprägung ist die Symptomatik unterschiedlich (Teerstühle, Bluterbrechen, Schock). Therapie durch endoskopische Entfernung des Fremdkörpers und Blutstillung.

2.4.4 Magen- und Duodenalverletzungen

Eine Magen- oder Duodenalruptur kann verursacht werden durch:
- ein rupturiertes Magen- oder Duodenalulkus
- Fremdkörper
- ein stumpfes Bauchtrauma bei gefülltem Magen (Fahrradsturz, Frontalzusammenstoß mit Aufprall)
- Schuss- bzw. Stichverletzungen
- Verätzungen.

Große intraperitoneale Verletzungen gehen mit dem klinischen Bild eines akuten Abdomens einher. Kleinere Verletzungen können sich in einer Anämie äußern. Extraperitoneale Verletzungen haben kein charakteristisches Bild: ==Diffuse Oberbauchschmerzen== und **Fieber** sowie die Anamnese führen hier zur Diagnose. Notfallmäßig wird – zum Nachweis ==von freier Luft== – eine **CT-Untersuchung** oder ein Röntgen-Thorax bzw. eine **Abdomenübersichtsaufnahme** angefertigt. Eine Gastroskopie ist nur in Ausnahmefällen indiziert. Kleinere Blutungen können endoskopisch versorgt werden, größere Defekte müssen sofort chirurgisch versorgt werden (Laparotomie/Laparoskopie). Eine Gastrektomie ist bei großen, nicht reparablen Defekten angezeigt.

Verätzungen durch Laugen und Säuren werden ebenfalls zu den Verletzungen gezählt. Meist bestimmen jedoch die Verätzungen in Mund und Ösophagusbereich das klinische Bild. Bildet sich eine Wandnekrose aus, ist die Gefahr der Perforation stark erhöht (**Cave:** Diagnostische Endoskopien dürfen deshalb nur von sehr erfahrenen Untersuchern durchgeführt werden!). Wandnekrosen und Perforationen erfordern eine sofortige laparoskopische/-tomische Versorgung und die vollständige Entfernung der Nekrose. Als Allgemeinmaßnahmen kommen eine **vorsichtige Spülung** über eine Magensonde, **Antibiotika-** und **Kortisonapplikation** und **parenterale Flüssigkeitszufuhr** und **Ernährung** in Betracht.

2.4.5 Ulkuschirurgie

Für Grundlagen zum Krankheitsbild und zur konservativen Therapie s. Verdauungssystem [S. A240].

Mit der Einführung von H_2-Rezeptorantagonisten, Protonenpumpenhemmern und der Helicobacter-pylori-Eradikation hat die chirurgische Behandlung an Bedeutung verloren. Sie ist heute im Wesentlichen auf die **Behandlung von Komplikationen** beschränkt.

Operationsprinzipien

In der Ulkuschirurgie werden **nichtresezierende** von **resezierenden Verfahren** unterschieden. Bei Letzteren werden Magenteile oder der gesamte Magen entfernt und anschließend die Kontinuität des Speisewegs wiederhergestellt.

Kocher-Manöver: Das Duodenum liegt zu großen Teilen retroperitoneal und muss vor Eingriffen am Duondeum mobilisiert werden. Hierfür wird das Peritoneum rechtslateral des Duodenums inzidiert und das Duodenum mitsamt Pankreaskopf von der V. cava inferior abgehoben.

Nichtresezierende Verfahren

Vagotomie: Operative Ausschaltung der vagalen Versorgung des Magens, um die Säureproduktion zu vermindern und damit einem Ulkusrezidiv vorzubeugen. Durch die erfolgreiche konservative Therapie spielt die Vagotomie heute allerdings kaum noch eine Rolle.

Man unterscheidet 3 Verfahren:

- **selektive proximale Vagotomie (SPV):** Standardverfahren, bei dem die sekretorischen Vagusäste des proximalen Magens durchtrennt und die motorischen und die extragastralen Anteile sowie die Nervenäste zur Versorgung des Pylorus möglichst geschont werden.
- **selektive totale Vagotomie (STV):** zusätzliche Durchtrennung der motorischen Äste für den Pylorus. Folge ist eine Magenausgangsstenose, die eine Pyloroplastik (s. u.) erfordert.
- **trunkuläre Vagotomie (TV):** Durchtrennung sämtlicher Vagusfasern unterhalb des Zwerchfells. Neben den motorischen Anteilen ist auch die parasympathische Versorgung von Leber, Pankreas, Intestinum und Kolon betroffen. Aufgrund ihrer hohen Nebenwirkungsrate (u. a. exokrine Pankreasinsuffizienz, Diarrhöen, Cholelithiasis) ist die Indikation der TV auf Rezidivulzera nach selektiven Vagotomien oder anderen Magenoperationen beschränkt.

Übernähung: Bei einer Ulkusperforation ist eine sofortige Laparotomie mit Exzision des Ulkus und anschließender Übernähung des Defekts indiziert. Bei Perforationen im Bereich des Magenausgangs ist eine erweiterte Exzision mit Pyloroplastik (s. u.) vorzunehmen.

Umstechung: Bei endoskopisch **nicht beherrschbaren Blutungen** werden die blutenden Gefäße im Rahmen einer Gastrotomie bzw. Duodenotomie umstochen, das Ulkus evtl. exzidiert und der Defekt übernäht. Falls die Blutungsquelle nicht eindeutig lokalisierbar ist, wird an allen 4 Seiten des Ulkus eine Ligatur gesetzt. Blutungen an der Bulbushinterwand stammen meist aus Ästen der A. gastroduodenalis. Sie werden versorgt, indem das Gefäß proximal und distal seiner Duodenumsunterkreuzung umstochen wird.

Pyloroplastik: Sie ist indiziert bei **Stenosen im Magenausgangsbereich**. Bei Erwachsenen kann es z. B. infolge Magenulzera zu einer erworbenen Pylorusstenose mit Erbrechen, Foetor ex ore, Gewichtsabnahme, Exsikkose und hypochlorämischer Alkalose kommen. Verschiedene Techniken stehen zur Verfügung: Entweder werden alle Wandschichten der Länge nach inzidiert und anschließend quer vernäht (nach Heineke-Mikulicz) oder Magen und Duodenum bei getrennt erhaltenem Pylorus Seit-zu-Seit anastomosiert (nach Jaboulay). Eine weitere Alternative ist Seit-zu-Seit-Anastomose von Magen und Duodenum unter Einbezug des Pylorus (nach Finney).

Resezierende Verfahren

In der Regel werden die **distalen ⅔ des Magens entfernt** und die Kontinuität des Speiseweges durch verschiedene Verfahren wiederhergestellt. Die Magenteilresektion führt zu einer quantitativen Verminderung an G- und Belegzellen und dadurch zur Abnahme der Säureproduktion. Die Säurereduktion ist dabei ausgeprägter (um bis zu 80 %) als bei der Vagotomie. Die verschiedenen Verfahren gehen jeweils mit unterschiedlich ausgeprägten Komplikationen einher.

Billroth-I-Resektion: Die Rekonstruktion der Nahrungspassage mithilfe einer End-zu-End- oder einer End-zu-Seit-Anastomose von Magen und Duodenum (**Gastroduodenostomie**, Abb. 2.17a). Dadurch kann die physiologische Nahrungspassage durch Magen und Duodenum aufrechterhalten bleiben.

Billroth-II-Resektion: Hierbei erfolgt die Rekonstruktion durch eine **Gastrojejunostomie**, d. h. eine End-zu-Seit-Anastomose zwischen Magen und der ersten Jejunalschlinge. Die Jejunalschlinge wird dabei entweder durch einen Schlitz im Mesocolon transversum (**retrokolisch**) oder vor diesem in den Oberbauch geführt (**antekolisch**). Das Duodenum wird blind verschlossen und somit von der Nahrungspassage ausgeschlossen. Um zu verhindern, dass Gallensäure ständig mit der Magenschleimhaut in Kontakt kommt, wird ebenfalls eine Enteroenteroanastomose (Seit-zu-Seit-Anastomose an der Basis der ersten Schlinge, **Braun-Fußpunkt-Anastomose**) geschaffen (**Abb. 2.17b**).

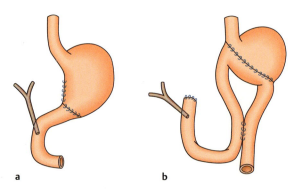

Abb. 2.17 Billroth-Rekonstruktion. a Billroth-I-Rekonstruktion. **b** Billroth-II-Rekonstruktion mit Braun-Fußpunkt-Anastomose. (aus Baenkler et al., Kurzlehrbuch Chirurgie, Thieme, 2010)

2.4 Magen und Duodenum

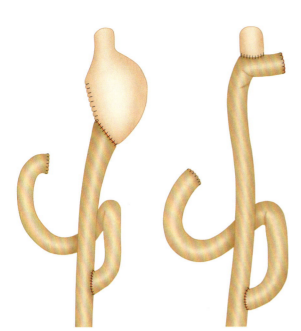

Abb. 2.18 **Roux-Y-Gastrojejunostomie.** (aus: Hirner, Weise, Chirurgie, Thieme, 2008)

Roux-Y-Gastroenterostomie: Nach der Resektion wird der Magenstumpf mit einer hochgezogenen Jejunalschlinge anastomosiert. In etwa 30–40 cm Abstand zu dieser Gastroenteroanastomose stellt man anschließend eine Y-förmige End-zu-Seit-Anastomose zwischen der hochgezogenen Jejunalschlinge und der direkt auf das Duodenum folgenden Jejunalschlinge her (**Enteroenteroanastomose**, Abb. 2.18). Der Vorteil dieser Methode liegt in der geringen Rate an Magenstumpfkarzinomen durch die weite Entfernung und die effektive Peristaltik, die einen Reflux von Gallen- und Duodenalsekret verhindert.

Indikationen und Vorgehen

Operative Verfahren sind bei Komplikationen der Ulkuserkrankung, bei therapieresistenten Ulzera oder bei V. a. ein malignes Ulkus indiziert:

- **Perforation:** Die freie Perforation eines Ulkus ist eine absolute Operationsindikation. Die betroffene Stelle wird exzidiert und anschließend übernäht. Die Prognose ist abhängig von den Begleiterkrankungen, dem Alter des Patienten und der Zeit, die zwischen Perforation und Operation liegt.
- **Penetration:** Der Durchbruch des Ulkus zu einem Nachbarorgan (z. B. Pankreas) oder -gewebe kann zu entzündlichen Veränderungen und Fistelbildungen (z. B. gastrokolische Fistel) führen. Deshalb ist eine Resektion erforderlich. Bei Fisteln zum Kolon muss das betroffene Darmsegment entfernt werden.
- **Blutung:** Blutungen werden primär endoskopisch durch Clippen oder Unterspritzen mit Suprarenin oder Fibrin versorgt. Bei großen Blutungen mit hoher Rezidivgefahr (z. B. Blutung aus der Bulbushinterwand oder aus der A. gastroduodenalis) oder bei nichtstillbaren Blutungen erfolgt eine operative Blutstillung durch Umstechung (Ulcus duodeni) oder Resektion (Ulcus ventriculi).
- **Stenosierung:** Bei einer Stenose wird der Magen zunächst mittels Magensonde entlastet. Anschließend wird eine Pyloroplastik [S. B134] durchgeführt, ggf. kann als Alternative auch das Antrum entfernt werden.
- **Malignitätsverdacht:** Trotz negativer Biopsie kann eine ⅔-Resektion erforderlich sein (z. B. bei kallösem Ulkus).

Kontraindikationen

Elektive Eingriffe dürfen nur nach Versagen der konservativen Therapien in Betracht gezogen werden. Das Operationsrisiko muss zudem unter dem erwarteten Nutzen für den Patienten liegen. Bei Notfalleingriffen mit vitaler Indikation gelten keine Kontraindikationen.

Vorbereitung

Zur Operationsvorbereitung gehört neben Anamnese und körperlicher Untersuchung auch

- die Bestimmung verschiedener **Laborparameter** (z. B. Gerinnung, Blutbild, Leberenzyme, Elektrolyte, Säure-Basen-Haushalt)
- eine Anfertigung einer **Abdomenübersichtsaufnahme** (bei Verdacht auf Perforation) bzw. die Magen-Darm-Passage (bei Stenoseverdacht)
- die **Gastroduodenoskopie** (postoperativ auch zur Beurteilung des Therapieerfolges).

Komplikationen und Prognose

Postoperativ können Nahtdehiszenzen, **Refluxösophagitiden** (speziell bei Billroth-I-Resektionen), sog. **Dumping-Syndrome** [S. B138] sowie ein **Blind-loop-Syndrom** [S. B138] auftreten. Im Anastomosenbereich kann ein erneutes Ulkus entstehen. Billroth-II-Resektionen gehen zudem mit einer erhöhten Inzidenz von **Magenstumpfkarzinomen** einher (niedrigeres Risiko bei Roux-Y-Rekonstruktion).

Durch die elektiven Operationen kann in vielen Fällen (bis zu 90%) eine Heilung der Ulkuserkrankung erreicht werden. Eine konsequent fortgeführte konservative Behandlung fördert die Heilungsphase zusätzlich. Ulkuskomplikationen (insbesondere Blutungen und Perforationen) gehen abhängig von Alter des Patienten, Zeitraum und Blutverlust mit einer Letalität von etwa 10% einher.

2.4.6 Chirurgische Therapie von Magen- und Duodenaltumoren

Näheres zu den Krankheitsbildern s. Neoplastische Erkrankungen [S. A638].

Benigne Magentumoren

Die Therapie besteht in einer endoskopischen Abtragung (Polypen) oder einer lokalen Resektion der Magenwand (intramurale Tumoren). Bei ausgedehnter Polyposis (z. B. **Peutz-Jeghers-Syndrom**, s. Neoplastische Erkrankungen [S. A642]) kann u. U. eine Gastrektomie indiziert sein.

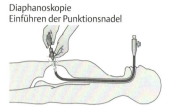
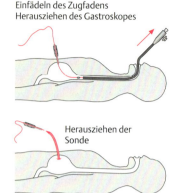
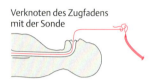

Abb. 2.19 Perkutane endoskopische Gastrostomie. (aus: Largiadèr et al., Checkliste Chirurgie, Thieme, 2007)

Magenkarzinom

Das Magenkarzinom geht mit einer äußerst schlechten Prognose einher: Unbehandelt tritt im Mittel innerhalb eines Jahres der Tod ein. Prognostisch entscheidend ist die Früherkennung (s. Neoplastische Erkrankungen [S. A640]). Entsprechend dem präoperativen Staging werden ausgedehntere Befunde heutzutage einer neoadjuvanten Therapie zugeführt und sekundär operiert.

Die einzige **kurative** Behandlungsmöglichkeit ist die Resektion inklusive systematischer Lymphadenektomie, dabei dürfen allerdings weder Fernmetastasen noch eine Peritonealkarzinose vorliegen.

Vorgehen: Grundsätzlich ist die **totale Gastrektomie** die Therapie der Wahl. Zusätzlich werden Omentum majus und minus, die regionären Lymphknoten und (bei milznahem Tumor) die Milz entfernt. Für die Prognose wichtig ist die **radikale Entfernung aller Lymphknoten** im Bereich der großen und kleinen Kurvatur, der Kardia, des Omentum majus, des Pankreaskopfes und Duodenums, des Truncus coeliacus, des Lig. hepatoduodenale und der Milz.

Bei einem **Carcinoma in situ** bzw. nichtmetastasierten Frühkarzinomen ist eine subtotale Resektion (Billroth I oder II, Roux Y) ausreichend; u. U. bereits eine vollständige endoskopische Mukosektomie.

Bei **Tumoren im Antrumsbereich** kann eine subtotale ⅘-Resektion unter Einhaltung eines ausreichenden Sicherheitsabstands durchgeführt werden (5 cm beim intestinalen Typ, 8 cm beim diffusen Typ in situ). Daran müssen sich allerdings in jedem Fall eine En-bloc-Lymphadenektomie und eine Resektion des großen und kleinen Netzes anschließen.

Bei **Tumoren der Kardia** muss je nach Ausdehnung und genauer Lokalisation eine subtotale Ösophagektomie erfolgen. Dabei wird der distale Magen belassen und aus diesem Restmagen ein Magenschlauch zur Rekonstruktion des Ösophagus hergestellt.

Ist trotz **Infiltration von Nachbarorganen** (Stadium T4) eine R0-Resektion möglich, wird eine erweiterte regionale Gastrektomie mit En-bloc-Resektion der infiltrierten Organe und der regionalen Lymphknoten durchgeführt.

Bei fortgeschrittenen Magenkarzinomen mit Fernmetastasen oder bei unmöglicher R0-Resektion kann nur **palliativ** behandelt werden: Mageneingangsstenosen können durch Einlage eines **endoösophagealen Stents**, Magenausgangsstenosen durch eine **Gastroenterostomie** therapiert werden. Bei starken Blutungen kann eine **palliative Gastrektomie** indiziert sein. Wegen des fehlenden Nutzens kann in diesem Fall auf eine Lymphadenektomie verzichtet werden.

Möglichkeiten zur Rekonstruktion nach Gastrektomie:
- Ösophagojejunostomie mit Roux-Y-Schlinge (am häufigsten angewendet)
- ösophagoduodenale Jejunuminterposition

Beide Verfahren können mit oder ohne Bildung eines Ersatzmagens (Pouch) durchgeführt werden.

Komplikationen: fehlende Produktion von Intrinsic Faktor und Magensäure; OP-Komplikationen: Anastomoseninsuffizienz, -stenose, Durchblutungsstörungen.

Perkutane endoskopische Gastrostomie (PEG): Eine PEG-Sonde wird angelegt zur enteralen Ernährung, v. a. bei nichtresektablen Kardiatumoren, Kontraindikationen für eine perorale Ernährung, länger andauernder Dysphagie und Tumorkachexie. **Technik** (Abb. 2.19): Gastroskopie mit Absaugen von Mageninhalt und anschließender Einbringung von Luft. Diaphanoskopie bei verdunkeltem Raum und perkutane Punktion des Magens an der hellsten Stelle in Lokalanästhesie. Einführen eines Führungsfadens und Zurückziehen des Fadens durch den Mund. Fixieren der PEG-Sonde am Faden und Herausziehen der Sonde.

Prognose: Die Operationsletalität liegt zwischen 5 und 10 %. Die Prognose der Erkrankung hängt wesentlich vom Stadium der Erstdiagnose ab: Bei Frühkarzinomen liegt die 5-Jahres-Überlebensrate bei 90 %, bei fortgeschrittener Ausdehnung nur noch bei 10–20 %.

Duodenaltumoren

Benigne Tumoren (sehr selten) werden endoskopisch mit einer Elektroschlinge abgetragen bzw., wenn dies nicht möglich ist und starke Beschwerden bestehen, mit einer Segmentresektion therapiert. Bei **malignen Tumoren** erfolgt eine Laparotomie, das weitere Vorgehen ist abhängig von der Lokalisation: Bei Tumoren nahe der Flexura duodenojunalis kann u. U. eine Segmentresektion ausreichen, bei Tumoren im proximalen Duodenum erfolgt i. d. R. eine (partielle) **Duodenopankreatektomie nach Whipple** [S. B172].

2.4.7 Magenoperationen bei Adipositas

Die **Indikation** zur chirurgischen Therapie der Adipositas ist **kritisch** zu stellen, da die Mitarbeit des Patienten für den langfristigen Therapieerfolg entscheidend ist. Bei richtiger Patientenselektion können durch die chirurgische Therapie jedoch wesentlich bessere Langzeitergebnisse als durch alle konservativen Verfahren erreicht werden. Nach den Kriterien der Deutschen Gesellschaft für die Chirurgie der Adipositas ist die Indikation bei folgenden **Kriterien** möglich:
- BMI > 40 oder
- BMI > 35 und
  - vorliegende adipositasassoziierte Erkrankung
  - ausreichende Motivation und Compliance des Patienten
  - erfolglose konservative Therapie über die letzten Jahre
  - Ausschluss von konsumierenden, immundefizitären sowie endokrinen Erkrankungen oder einer Alkohol-, Medikamenten- und Drogenabhängigkeit.

Über die Kostenübernahme durch die Krankenkasse wird individuell entschieden.

Verfahren:
Gastric Banding und Gastroplastik (Abb. 2.20): Operatives Abtrennen eines kleineren **Vormagens** (15–30 ml) vom Restmagen durch eine **Engstelle** (Banding), sodass dadurch die Nahrungsaufnahme vermindert ist. Die physiologische Nahrungspassage bleibt aber erhalten. Da die aufgenommene Kalorienmenge nicht beeinflusst wird, hängt der Erfolg wesentlich von der Mitarbeit und der Nahrungsumstellung des Patienten ab. Im Gegensatz zur Gastroplastik kann beim Gastric Banding die Weite der Engstelle auch postoperativ reguliert werden (Port in der Rektusscheide).

Magenbypass: Komplette Trennung eines kleineren **Vormagens** (15–30 ml) vom Restmagen. Das Jejunum wird etwa 45 cm distal des Treitz-Bandes durchtrennt und der distale Anteil mit dem neu geschaffenen Vormagen anastomosiert. Der proximale Anteil (einschließlich Restmagen und Duodenum) wird 90–150 cm nach der Gastroenterostomie mit dem Jejunum verbunden. Der größte Teil des Magens und das Duodenum werden somit komplett von der Nahrungspassage ausgeschlossen (geringgradige **Malabsorption**). Die aufgenommene Nahrung trifft somit erst 90–150 cm nach dem Vormagen auf die Verdauungssekrete. Um Nebenwirkungen vorzubeugen, müssen lebenslang Vitamin B$_{12}$, Eiweiß, Eisen und Kalzium substituiert werden.

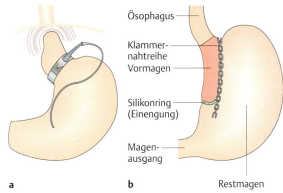

Abb. 2.20 **Rein restriktive Verfahren. a** Gastric Banding. **b** Gastroplastik. (aus: Henne-Bruns et al., Duale Reihe Chirurgie, Thieme, 2008)

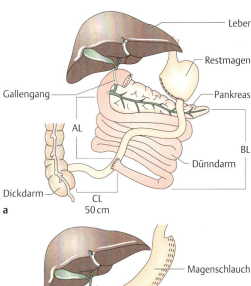

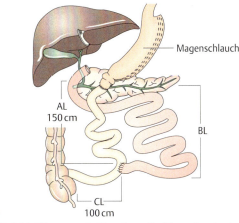

Abb. 2.21 **Biliopancreatic Diversion. a** Verfahren ohne duodenalen Switch (nach Scopinaro). **b** Verfahren mit duodenalem Switch. AL = Alimentary Limb, BL = Biliary Limb, CL = Common Limb. (aus: Henne-Bruns et al., Duale Reihe Chirurgie, Thieme, 2008)

Biliopankreatische Diversion mit und ohne duodenalen Switch (Abb. 2.21): rein malabsorptives Verfahren, mit ⅔-Resektion des Magens (ähnlich Billroth II) und gleichzeitigem blindem Verschluss des Duodenums sowie Durchtrennung des Ileums ca. 300 cm proximal der Bauhin-Klappe. Der distale Anteil wird mit dem Magen anastomosiert (Alimentary Limb, AL); der proximale Anteil mit den Verdauungssekreten (Biliary Limb, BL) wird ca.

50 cm vor dem Dickdarm mit dem Ileum verbunden (**ohne duodenalen Switch**, nach Scopinaro).

Beim Verfahren **mit duodenalem Switch** (Sleeve-Gastrektomie) wird im Gegensatz dazu der **Magen** nicht teilweise reseziert, sondern in der Längsachse durchtrennt, entfaltet und als Magenschlauch wieder vernäht. Der Pylorus bleibt bei dieser Methode erhalten, das Duodenum wird erst danach blind verschlossen. Bei beiden Methoden wird kein Darmanteil ausgeschaltet.

Die Methode ist vielversprechend, allerdings muss lebenslang auf eine ausreichende Versorgung mit fettlöslichen Vitaminen, Vitamin B_{12}, Proteinen, Kalzium, Eisen, Spurenelementen und Mineralstoffen geachtet werden. Beim Verfahren mit duodenalem Switch ist der Vitamin-B_{12}-Mangel nicht so stark ausgeprägt, da der Magen komplett erhalten bleibt.

Endoskopische Ballonimplantation: Endoskopische Einbringung eines Ballons mit variablem Flüssigkeitszustand in den Magen. Nicht so effektives Verfahren, das aber deutlich weniger invasiv und vollständig reversibel ist. Sie wird oftmals als Initialtherapie für bis zu 6 Monate gewählt, um durch die dadurch erreichte Gewichtsreduktion die allgemeine Operationskomplikation zu senken.

Gastric pacing (Magenschrittmacher): Durch elektrische Stimulation der Magenwand (in der Muskelschicht im Bereich des Antrums) wird die Magenentleerung verlangsamt und ein schnelleres Sättigungsgefühl erzeugt.

2.4.8 Krankheiten des operierten Magens

Früh-Dumping-Syndrom

Magenteilresektionen mit **Entfernung des Pylorus** (Billroth II und Roux Y) führen dazu, dass unverdünnter Speisebrei zu schnell in das Jejunum übertritt. Auswirkungen hat dies insbesondere beim Konsum stark **hyperosmolarer Substanzen** (Süßspeisen, Zucker, Milch), da es dann zu einem Konzentrationsgefälle zwischen Darm- und Intravasallumen kommt. Um dieses Gefälle auszugleichen, werden bis zu 20 % des zirkulierenden **Plasmavolumens** in das **Darmlumen verschoben** (relative Hypovolämie). Klinisch kommt es innerhalb von **30 min nach Nahrungsaufnahme** zu ausgeprägten **Kreislaufreaktionen** (Übelkeit, Schwitzen, Kollaps). Die Diagnose wird mittels Gastroskopie und radiologischer Magen-Darm-Passage (MDP) gestellt. Therapeutisch steht die Umstellung der Ernährung im Vordergrund: kleinere und häufigere Mahlzeiten, keine Süßigkeiten und stark zuckerhaltigen Speisen. Operativ kann eine Umwandlung in eine Billroth-I-Situation, eine Jejunuminterposition oder eine Reservoirbildung versucht werden.

Spät-Dumping-Syndrom

Wie beim Früh-Dumping-Syndrom kommt es hierbei zum schnellen Übertritt des Speisebreis in das Intestinum – und dadurch zur schnelleren Glukoseaufnahme und zu größerem Anstieg des Blutzuckers. Die Symptome (Übelkeit, Herzrasen und Schwindel) treten rund **2–3 h nach Nahrungsaufnahme** auf und sind Folge der **überhöhten Insulinausschüttung** (Hyperinsulinämie) und damit verbundenen reaktiven **Hypoglykämie**. Die Diagnose wird durch Bestimmung der Blutzuckerwerte im Rahmen eines Belastungstests gestellt. Die Therapie entspricht derjenigen des Früh-Dumping-Syndroms.

Blind-Loop-Syndrom

Synonym: Syndrom der blinden Schlinge

Durch Ausschalten bestimmter Abschnitte des Dünndarms (z. B. bei Billroth-II-Resektionen) kommt es zu Malabsorption bzw. Malassimilation und zur **bakteriellen Überwucherung**, da der Darminhalt in der blinden Schlinge chronisch gestaut ist (Chymusstagnation). Neben Mangelerscheinungen treten eine **chologene Diarrhö** (durch bakterielle dekonjugierte Gallensäuren) und eine **Steatorrhö** auf. Diagnostisch findet sich meist eine erniedrigte Serumkonzentration an Vitamin B_{12}. Operativ wird die Nahrungspassage durch den ausgeschalteten Abschnitt wiederhergestellt. Die Keimbesiedelung kann medikamentös mit Antibiotika (z. B. Tetrazykline) behandelt werden, Vitamin B_{12} sollte ebenfalls substituiert werden.

Syndrom der zuführenden Schlinge

Das Syndrom der zuführenden Schlinge tritt auf bei Billroth-II-Resektionen **ohne** Braun-Fußpunktanastomose (heute eher selten durchgeführt). Durch die Operation kommt es im Bereich der Gastrojejunostomie zu einer Stenosierung und damit zur Abflussbehinderung und Keimbesiedelung. Die Patienten klagen über zunehmendes Völlegefühl, Erbrechen und Diarrhö. Die Diagnose erfolgt mittels Gastroskopie, therapeutisch ist die Umwandlung in eine Billroth-I- oder Roux-Y-Situation indiziert. Bei hohem OP-Risiko ist auch die Anlage einer Braun-Fußpunktanastomose als Minimaltherapie möglich.

Syndrom der abführenden Schlinge

Durch Invagination, Abknickung oder Stenose im Bereich der Anastomose ist die Magenentleerung behindert. Die Syndrome ähneln dabei denjenigen des Syndroms der zuführenden Schlinge. Die Diagnose erfolgt entweder gastroskopisch oder radiologiosch per Magen-Darm-Passage (MDP). Therapeutisch ist die Umwandlung in eine Billroth-I- oder Roux-Y-Situation indiziert, alternativ kann eine endoskopische Aufweitung versucht werden.

> **MERKE** Etwa 15–20 Jahre nach einer Magenteilresektion (insbesondere bei Billroth-II-Resektionen) kann sich ein **Magenstumpfkarzinom** entwickeln. Ursächlich sind u. a. der Reflux von Gallenflüssigkeit, Schleimhautveränderungen, Anazidität und die veränderte bakterielle Besiedelung. Deshalb müssen diese Patienten ab dem 15. postoperativen Jahr **unbedingt jährlich endoskopisch** untersucht werden.

2.5 Darm

2.5.1 Besondere chirurgische Situationen

Ileus

> **DEFINITION** Als Ileus bezeichnet man eine **funktionelle oder mechanische Störung der Darmpassage** (Darmverschluss).

Formen: Man unterscheidet einen **mechanischen Ileus**, bei dem ein Hindernis in der Darmpassage vorliegt, von einem **funktionellen Ileus** ohne mechanische Behinderung. Zum funktionellen Ileus zählen der **paralytische** und der **spastische** Ileus. Ein unvollständiger Darmverschluss wird als **Subileus** bezeichnet.

Der Ileus lässt sich hinsichtlich seiner Lokalisation in einen **hohen** (Duodenum, oberes Jejunum) und **tiefen Dünndarmileus** (unteres Jejunum, Ileum) sowie einen **Dickdarmileus** unterteilen.

Ätiologie:
Mechanische Ursachen: Der Darmverschluss kann sowohl durch Kompression von außen als auch durch intraluminäre oder intramurale Prozesse ausgelöst werden (sog. **Okklusions-** bzw. **Obstruktionsileus**). Beispiele sind Briden und Adhäsionen (am häufigsten), Tumoren, Gallensteine, Fremdkörper, Kotballen oder ein Bezoar. Ist ein Darmabschnitt abgeschnürt und kommt es zusätzlich zu einer mesenterialen Durchblutungsstörung, spricht man von einem **Strangulationsileus**. Sie kann bedingt sein durch eine Invagination (typisch bei Kindern), Inkarzeration bei Hernien oder einen Volvulus.

Funktionelle Ursachen: Der paralytische Ileus wird in eine primäre und eine sekundäre Form unterteilt. Gefäßverschlüsse durch Thrombosen der Mesenterialgefäße sind dabei die Hauptursache für den **primären paralytischen Ileus**. Sie führen zur hämorrhagischen Infarzierung von Darmanteilen. **Sekundäre Formen** treten **reflektorisch** auf, z. T. nach Trauma, Koliken, Peritonitis und Sepsis, anderen entzündlichen Prozessen oder auch im Rahmen von Stoffwechselerkrankungen (z. B. Diabetes mellitus, Urämie, Hypokaliämie, akute intermittierende Porphyrie). Durch Medikamentengabe (z. B. Spasmolytika oder Opiate) kann ein **iatrogener Ileus** hervorgerufen werden. Ein mechanischer Ileus im Endstadium kann ebenfalls in einen **paralytischen Ileus** übergehen.

Pathogenese: Anfänglich kommt es bei jeder Ileusform durch das „Stehenbleiben" von Darminhalt zu einer massiven Überdehnung der Darmwand. Diese geht mit einer Minderdurchblutung und einer Hypoxie einher. Zudem wird – als Folge von Minderperfusion, entzündlicher Prozesse und erhöhter Osmolarität im Lumen – vermehrt **Flüssigkeit** in das Darmlumen **sezerniert**, wodurch einerseits der Druck im Darm weiter steigt und andererseits ein Flüssigkeitsmangel in den Gefäßen resultiert. Beim hohen Dünndarmileus verstärkt sich der Flüssigkeitsmangel durch das starke Erbrechen. Im Bereich der aufgehobenen Darmpassage ist das lokale **Bakterienwachstum** stark erhöht. Bakterielle Endotoxine gelangen durch die vorgeschädigte Mukosa in die Blutbahn und lösen damit die sog. **Ileuskrankheit** mit Sepsis, Schock, Multiorganversagen und Peritonitis aus.

Beim Strangulationsileus ist zusätzlich der Blutfluss behindert: Die Folge sind Thrombosierungen, Hypoxie mit Azidose sowie eine bakterielle Durchwanderung, die zum septischen Schock führt.

Der **idiopathische paralytische Ileus** (**Ogilvie-Syndrom**, auch idiopathische Pseudoobstruktion) tritt bei älteren Menschen im Bereich von Zäkum und Colon ascendens auf. Als Ursache wird eine gesteigerte Sympathikusaktivität mit nachgeschalteter Peristaltikhemmung angenommen. Daraus resultiert ein massiv dilatiertes Kolon mit der Gefahr der Zäkumperforation.

Der **gesteigerte Sympathikotonus** könnte möglicherweise auch für den Darmverschluss, der nach chirurgischen Eingriffen an Becken oder Wirbelsäule bzw. bei Sepsis auftritt, verantwortlich gemacht werden.

Klinik: Klinisch geht der Ileus einher mit einem **akuten Abdomen** [S. B116] mit Bauchschmerzen, Meteorismus, Erbrechen bzw. Koterbrechen bei tief sitzendem Ileus (Miserere) sowie Stuhl- und Windverhalt. Die Obstruktion kann **inkomplett** (Passage noch möglich → noch kleine Stuhlmengen) oder **komplett** (Lumen vollständig verlegt → kein Stuhl mehr, keine Winde) sein.

- **hoher Dünndarmileus**: Typisch ist das starke und **voluminöse Erbrechen** (→ Flüssigkeits- und Elektrolytverlust). Der Darminhalt distal des Verschlusses wird noch entleert (kein initialer Stuhlverhalt).
- **tiefer Dünndarmileus**: kolikartige Bauchschmerzen mit Erbrechen, Stuhl- und Windverhalt, Meteorismus
- **Dickdarmileus**: spätes Koterbrechen, Übelkeit, Stuhl- und Windverhalt mit starkem Meteorismus
- **Strangulationsileus**: schlagartige Schmerzen mit Übelkeit und sich im Verlauf entwickelnden Stuhlverhalt
- **paralytischer Ileus**: keine Schmerzen, Symptome sind Übelkeit, Erbrechen, Stuhlverhalt und Meteorismus. Charakteristisch ist der Auskultationsbefund (s. u.).

Diagnostik: Auskultatorisch zeigt der frühe **mechanische Ileus** eine **vermehrte Peristaltik** mit **hochgestellten,** metallisch klingenden **Darmgeräuschen**, da der Darm so versucht, das mechanische Hindernis zu überwinden. Im Verlauf entwickelt sich ebenfalls eine Atonie, sodass er nicht mehr vom **paralytischen Ileus** abgegrenzt werden kann. Beim paralytischen Ileus sind über dem gesamten Abdomen keine Darmgeräusche zu hören („**Totenstille**").

> **MERKE** Die Totenstille über dem Abdomen ist das wichtigste diagnostische Kriterium zur Diagnosestellung des paralytischen Ileus.

Zu den diagnostischen Standardverfahren gehören die Sonografie und die Abdomenübersichtsaufnahme in Linksseitenlage oder im Stehen (Abb. 2.22).

- **Sonografie:** Der Dünndarmileus zeigt sich mit **dilatierten flüssigkeits- oder stuhlgefüllten Dünndarmschlingen**. Wird ein Darmabschnitt in Längsrichtung dargestellt, können die Kerckring-Falten als sog. „**Stricklei-**

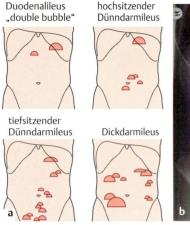
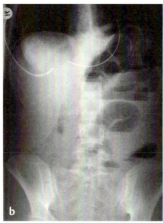
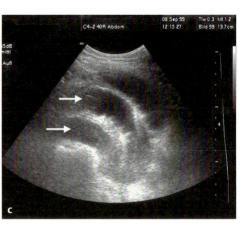

Abb. 2.22 **Ileus. a** Röntgenbefunde bei mechanischem Ileus (Schema). **b** Abdomenübersichtsaufnahme bei Ileus. Typische Spiegel in Magen und Duodenum. **c** Sonografie bei Ileus. Die Pfeile zeigen auf dilatierte und flüssigkeitsgefüllte Darmschlingen. (a: aus Reiser, Debus Kuhn, Duale Reihe Radiologie, Thieme, 2011; b: aus Hirner, Weise, Chirurgie, Thieme, 2008; c: aus Henne-Bruns et al., Duale Reihe Chirurgie, Thieme, 2008)

termuster" imponieren. Bei einem mechanischen Hindernis kann ein nachgeschalteter kolabierter „Hungerdarm" dargestellt werden. Typisch ist auch die Pendelperistaltik vor der Stenose. Bei einer Paralyse stehen die Darmschlingen still. Bei einem Dickdarmileus lässt sich lediglich der überblähte Kolonrahmen darstellen.

- **Abdomenübersicht:** Der **mechanische Ileus** zeigt typische **Spiegel aus Luft und Flüssigkeit** proximal des Verschlusses. Der **paralytische Ileus** zeigt stehende und dilatierte Dünn- und Dickdarmschlingen mit Luft-Flüssigkeits-Spiegeln.

> **MERKE** Beim hohen Verschluss finden sich wenige Spiegel, beim tiefen Verschluss viele Spiegel. Bei Dickdarmverschluss wird der Kolonrahmen sichtbar.

Therapie: Ein paralytischer Ileus wird vornehmlich konservativ behandelt, der mechanische operativ.

Treten beim **paralytischen Ileus** Stoffwechselstörungen auf, steht deren Behandlung mit Kontrolle und Einstellung der entsprechenden Grunderkrankung im Vordergrund. Des Weiteren ist die Dekompression des gestauten Darms indiziert. Dies kann beispielsweise durch eine Spinal- oder Periduralanästhesie (parasympathomimetische Wirkung), aber auch durch die pharmakologische Sympathikolyse (z. B. Dihydroergotamin) und nachgeschaltete Gabe von Peristaltika (z. B. Neostigmin) erfolgen. Entwickelt sich eine Peritonitis, muss chirurgisch interveniert werden. Unterstützend wird eine Magensonde gelegt und Einläufe gemacht.

> **MERKE** Beim mechanischen Ileus sind peristaltikanregende Medikamente absolut kontraindiziert.

Operationsindikation: Der komplette **mechanische** Ileus ist grundsätzlich **immer** eine **absolute Operationsindikation**. Nur in Ausnahmefällen, wenn der Zustand des Patienten durch supportive Maßnahmen (z. B. kardiopulmonale Regulation, Elektrolytausgleich) maßgeblich verbessert werden kann, darf die chirurgische Intervention für wenige Stunden aufgeschoben werden. Notfallindikation ist ein Ileus vaskulärer Genese.

> **MERKE** Chirurgische Faustregel: „Über einem Ileus darf die Sonne weder auf- noch untergehen." Einzige Ausnahme hiervon ist der reflektorische paralytische Ileus.

Operationsverfahren: Die chirurgische Therapie ist vom zugrunde liegenden Befund abhängig. Im Vordergrund steht die Beseitigung des mechanischen Hindernisses. Oft ist auch eine **explorative Laparotomie** zu diagnostischen Zwecken indiziert. Typische Verfahren sind die Adhäsiolyse und/oder Bridenlösung. Der betroffene stenotische Darmabschnitt muss reseziert werden, wenn der Darm bereits irreversibel geschädigt wurde. Die Darmresektionen sollten möglichst sparsam durchgeführt werden. Gegebenenfalls kann nach 24 h ein erneuter Eingriff zur Evaluation der Darmdurchblutung notwendig werden (sog. „Second-look-Operation").

Akute Mesenterialischämie

Siehe Verdauungssystem [S. A262].

Darmverletzungen

Siehe stumpfes und perforierendes Bauchtrauma [S. B118].

2.5.2 Dünndarm

Anatomie

Der Dünndarm unterteilt sich in **Duodenum** (Zwölffingerdarm [S. B132]), **Jejunum** (Leer-) und **Ileum** (Krummdarm).

Das Duodenum geht an der Flexura duodenojejunalis (Höhe LWK 2) am Treitz'schen Band in das Jejunum über. Die anatomische Grenze zwischen Jejunum und Ileum ist unscharf. Das Ileum endet an der Ileozäkalklappe (Bauhin-Klappe). In vivo hat der Dünndarm beim Erwachsenen eine Gesamtlänge von 4–5 m. Das Ileum hat davon mit ca. 60 % den größten Anteil.

Wenn der Chirurg vom „Dünndarm" spricht, meint er im engeren Sinne eigentlich nur Jejunum und Ileum. Das Duodenum wird aus pathophysiologischen und viszeralchirurgischen Gründen meist in Verbindung mit Erkrankungen des Magens (bzw. Pankreas) behandelt und daher dort beschrieben.

Gefäß- und Nervenversorgung: Die Blutversorgung für den Dünndarm erfolgt aus der **A. mesenterica superior**. Die Aa. jejunales et ileales bilden dabei untereinander Anastomosen und versorgen den Dünndarm arkadenartig.

Der venöse Abfluss erfolgt über die **V. mesenterica superior**, die zusammen mit der V. splenica in die **Pfortader** mündet.

Die **Lymphbahnen** verlaufen von den Darmzotten aus in 100–200 Nodi lymphoidei juxtaintestinales. Diese führen die Lymphe über den Truncus intestinalis in die Cisterna chyli.

Die **sympathische** Innervation wird durch den N. splanchnicus minor mit Umschaltung im Ganglion mesentericum superius gewährleistet. **Parasympathische** Fasern kommen aus dem Truncus vagalis posterior.

Diagnostik

Generell ist der Dünndarm mit bildgebenden Verfahren nur schwer einsehbar, deshalb sollte die Indikation immer möglichst klar gestellt werden. Zur Verfügung stehen:

- Abdomenleeraufnahme: z. B. bei Hohlorganperforation mit freier Luft im subphrenischen Raum
- Gastrografin-Passage: z. B. bei hochgradigen Dünndarmstenosen
- Röntgenkontrastuntersuchung (Enteroklysma nach Sellink): z. B. bei Morbus Crohn (Strikturen?), Divertikulose oder intestinalen Tumoren
- Computertomografie: z. B. bei Mitbeteiligung anderer Organe
- Sonografie: z. B. Darstellung verdickter Darmabschnitte bei Morbus Crohn
- MR-Sellink
- Kapselendoskopie.

Operationsverfahren am Dünndarm

Dünndarmresektion: Nach medianer Laparotomie wird der Situs dargestellt und die Resektionsgrenzen festgelegt. Dabei sollte immer so wenig wie möglich, aber so viel wie nötig an Dünndarm entfernt werden. Bei Dünndarmresektionen von > 50 % kann sich ein Kurzdarm-Syndrom [S. B142] entwickeln.

Dünndarmanastomosen: Der verbleibende Dünndarm wird im Anschluss idealerweise **End zu End** anastomosiert. Mithilfe neuer Klammer- und Nahttechniken kann allerdings auch eine End-zu-Seit-Anastomose durchgeführt werden. Bei Infiltration vitaler Strukturen durch Tumoren ist u. U. eine Seit-zu-Seit-Anastomosierung angezeigt. Der kurz geschlossene Darmabschnitt wird hierbei jedoch funktionslos, was mit der Gefahr eines „**Blindsack-Syndroms**" einhergehen kann.

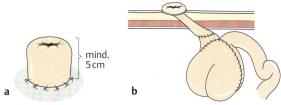

Abb. 2.23 **Ileostoma. a** Ileostoma prominens. **b** Kock-Reservoir. (aus: Schumpelick et al., Kurzlehrbuch Chirurgie, Thieme, 2010)

Ileostoma: Das Standardverfahren für Stomata im Dünndarmbereich ist die **prominente Ileostomie nach Brooke** (**Abb. 2.23**), da hierdurch Hautschädigungen durch den aggressiven Dünndarminhalt vorgebeugt werden kann. Die Anlage eines **Kock-Reservoirs** verbessert die Reservoirfunktion, ist allerdings kontraindiziert bei Morbus Crohn. Die Ileostomie erfolgt je nach Indikation unter protektiven, kurativen oder palliativen Gesichtspunkten. Da der Darm vor die Bauchwand verlagert wird, ist eine vollständige Ableitung des Darminhaltes möglich.

Fehlbildungen

Meckel-Divertikel

DEFINITION Angeborenes Divertikel aus den **Resten** des **Ductus omphaloentericus** (Dottergang), etwa 1 m oral der Bauhin-Klappe gelegen.

Epidemiologie und Klinik: Das Meckel-Divertikel ist mit einer Inzidenz von 0,5–3 % die häufigste kongenitale Veränderung des Gastrointestinaltrakts. Klinisch bleibt es lange inapparent. **Komplikationen** (Blutung durch oftmals versprengte Magenmukosa im Divertikel, Perforation, Invagination, Darmverschluss) gehen mit uncharakteristischen Symptomen einher, die praktisch jede gastrointestinale Krankheit vortäuschen können (z. B. Appendizitis, Ulkusperforation). Speziell bei Kindern und Jugendlichen sind Blutungen aus einem Meckel-Divertikel die häufigste Ursache einer unteren Gastrointestinalblutung. Je nach Geschwindigkeit der Darmpassage kann sich blutiger oder auch schwarz verfärbter Stuhl absetzen.

MERKE Ein entzündetes Meckel-Divertikel kann mit denselben Symptomen wie eine akute Appendizitis einhergehen.

Diagnostik: Die Diagnose wird meist zufällig gestellt, häufig im Rahmen der Abklärung von unklaren abdominellen Beschwerden. Blutungen aus dem Divertikel lassen sich insbesondere bei Kindern in der Na-^{99m}Tc-Pertechnat-**Szintigrafie** darzustellen.

Therapie: Jedes vorgefundene Meckel-Divertikel sollte chirurgisch saniert werden. Das Divertikel wird **reseziert** und der Darm anschließend quer verschlossen.

Andere Fehlbildungen des Ductus omphaloentericus

Nabel-/Dottergangfistel: Bleibt der Ductus omphaloentericus über seine gesamte Länge geöffnet, kann sich eine Fistel zwischen Darm und Nabel ausbilden und Darminhalt aus dem Nabel austreten. Ein Darmprolaps durch den Fistelgang ist eine seltene, aber ernst zu nehmende Komplikation.

Enterokystom /Dottergangszyste: Ausbildung von bindewebigen Strängen an beiden Enden des Dottergangs mit zystischem Mittelteil. **Cave:** Die Bindegewebsstränge begünstigen eine Darmstrangulation.

Dünndarmfisteln

> **DEFINITION** Pathologische Verbindung zwischen Dünndarmabschnitten oder zwischen dem Dünndarm und umliegenden Strukturen.

Einteilung: Man unterscheidet zwischen einer **inneren** (z. B. ileokolische Fistel) und einer **äußeren** Fistel (z. B. ileokutane Fistel). Abhängig von der austretenden Sekretmenge spricht man von einer **Low-output-** (< 200 ml/d) sowie einer **High-output-Fistel** (> 200 ml/d).

Ätiologie: Dünndarmfisteln entstehen als **Frühkomplikation nach chirurgischen Eingriffen**. Ursächlich sind dabei technische Fehler, eine Abszessbildung an Nahtstellen, eine Anastomoseninsuffizienz sowie intraoperativ nicht erkannte Veränderungen oder Verletzungen der Darmwand.

Am häufigsten zeigen sich Dünndarmfisteln jedoch bei chronisch-entzündlichen Darmerkrankungen (z. B. Morbus Crohn) oder sind Folge einer Strahlentherapie.

Klinik: Die klinische Symptomatik ist stark abhängig von Art und Höhe der Fistel. **Enterokutane Fisteln** führen durch den aggressiven Dünndarminhalt zu starken **Hautverätzungen**. Sie gehen mit Elektrolyt- bzw. Flüssigkeitsverlusten einher. Beeinträchtigungen des sozialen Lebens entstehen bei kolokutanen Fisteln durch den unangenehmen **Geruch** und Verschmutzung der Kleidung sowie bei **rektovaginalen** Fisteln. **Enterovesikale Fisteln** fallen durch rezidivierende **Harnwegsinfekte** auf (Komplikation: Urosepsis). Innere Fisteln können zu Peritonitis und Sepsis führen.

Diagnostik: Die direkte **Inspektion** und **Sondierung** geben Aufschluss über Art und Ausmaß bei äußeren Fisteln. Innere Fisteln lassen sich mittels **MRT, CT** oder Gastrografin-Verfahren darstellen.

Therapie: Die chirurgische Therapie umfasst eine Revision der ursprünglichen Nahtstellen, die Exstirpation des Fistelgangs und ggf. die Übernähung des Fistelursprungs.

Low-output-Fisteln können zunächst konservativ behandelt werden: orale Flüssigkeits- und Nahrungskarenz, Gabe von Somatostatin zur Minderung der Sekretproduktion und parenterale Flüssigkeitszufuhr über 10–14 Tage. Verschließt sich die Fistel nicht selbstständig, ist eine operative Therapie indiziert.

High-output-Fisteln bedürfen meistens der operativen Revision. Aufgrund der großen Fördermenge müssen mögliche Elektrolyt- und Flüssigkeitsverluste präoperativ behoben werden.

Innere Fisteln sind aufgrund der Sepsisgefahr immer eine Operationsindikation, sobald sie Symptome verursachen.

Chirurgische Therapie von Dünndarmtumoren

Näheres zum Krankheitsbild [S. A641] sowie zu den neuroendokrinen Tumoren [S. A657] s. Neoplastische Erkrankungen.

Die Dünndarmsegmentresektion ist das chirurgische Verfahren der Wahl. Angestrebt wird eine **R0-Resektion** mit ausreichendem Sicherheitsabstand und radiärer Resektion des Lymphabflussgebietes im Mesenterium.

Kurzdarm-Syndrom

> **DEFINITION** Als Folge von ausgeprägten Dünndarmresektionen (> 50 %) kann sich das sog. Kurzdarm-Syndrom mit verkürzter Darmpassage, Diarrhöen, Malabsorption, Fettstühlen, Elektrolytverlust, Gewichtsverlust und Unterernährung ausbilden.

Ätiologie: Ursächlich sind ausgedehnte Dünndarmresektionen, z. B. im Rahmen von Morbus Crohn, Mesenterialischämien oder einem Karzinom.

Klinik: Resektionen des terminalen Ileums führen zu Vitamin-B_{12}-Mangel (Substitution!) und zum Gallensäureverlust-Syndrom (s. Verdauungssystem [S. A246]). Die Gallensäuren können nicht mehr resorbiert werden und gelangen in den Dickdarm (→ chologene Diarrhö).

Patienten mit Kurzdarm-Syndrom neigen zur vermehrten Steinbildung der Gallen- und Harnwege, da Gallensalze vermindert und ungebundene Oxalate im Dickdarm vermehrt resorbiert werden.

Therapie: Die Behandlung ist schwierig. Abhängig von Alter des Patienten und verbliebenem Restdarm (Länge, Vorhandensein des Ileums) kann sich der Darm im Laufe von Monaten bis zu 2 Jahren an die Umstellung adaptieren. Zeichen hierfür sind Gewichtszunahme und Abnahme der Diarrhöen. Bleibt postoperativ eine Restdünndarmlänge von < 1 m zurück oder die Adaptation aus, ist eine lebenslange Substitutionsbehandlung erforderlich, um dem Malabsorptionssymdrom entgegenzuwirken. Antiperistaltika verlängern die Passagezeit und fördern dadurch die Resorption.

Chirurgisch kann das Kurzdarm-Syndrom mittels (meist kombinierter Leber-)Dünndarmtransplantation therapiert werden.

2.5.3 Appendix

Anatomie

Die Ileozäkalklappe (Bauhin-Klappe) trennt Dünn- und Dickdarm (Übergang vom terminalen Ileum ins Zäkum). Die Appendix vermiformis (Wurmfortsatz) ist dem Zäkum als blindes Ende angeschlossen.

Die arterielle **Blutversorgung** von Zäkum und Appendix erfolgt durch die Aa. appendiculares und die Aa. caecales anterior et posterior, die alle der A. ileocolica entspringen (→ A. mesenterica superior). Die Venen verlaufen parallel zu den Arterien und tragen die gleichen Namen. Die V. mesenterica superior mündet in die Pfortader. Der **Lymphabfluss** erfolgt über die Nodi lymphoidei colici dextri et medii sowie über die Nodi lymphoidei mesenterici superiores. **Sympathisch** wird die Appendix vom Nervus splanchnicus major versorgt, **parasympathisch** aus dem Truncus vagalis posterior.

Lagevarianten: Die Appendix kann in verschiedenen Positionen aufgefunden werden, was die klinische Diagnostik erschwert.
- retrozäkale Lage (am häufigsten): Appendix hinter dem Zäkum nach kranial hochgeschlagen
- absteigende Lage: Appendix reicht kaudal ins kleine Becken
- horizontale Lage: Appendix verläuft horizontal hinter dem Zäkum
- parazäkale Lage: Appendix ventral oder lateral des Zäkums nach kranial hochgeschlagen
- verlagertes Zäkum: Zäkum im rechten oberen Quadranten oder links bei Malrotation und Situs inversus. Zäkumhochstand im rechten Oberbauch ab dem 4. Schwangerschaftsmonat.

Appendizitis

> **DEFINITION** Entzündung des Wurmfortsatzes.

Der umgangssprachliche Begriff „Blinddarmentzündung" ist nicht korrekt: Eine echte Entzündung des Zäkums bezeichnet man als Typhlitis.

Epidemiologie: Die Appendizitis ist die häufigste Ursache des unklaren Abdomens [S. B116]. 7–12 % der Bevölkerung erkranken innerhalb der ersten 3 Lebensjahrzehnte daran. Der Häufigkeitsgipfel liegt zwischen dem 10. und 30. Lebensjahr. In rund 20 % aller Fälle verläuft eine Appendizitis kompliziert (z. B. Perforation).

Ätiopathogenese: In vielen Fällen entwickelt sich die akute Appendizitis infolge eines **Verschlusses des Wurmfortsatzes** durch Kotsteine oder viskösen Stuhl. Seltener sind Fremdkörper (z. B. Kirschkerne), Parasiten (z. B. Oxyuren bei Kindern) oder Tumoren ursächlich. Folge ist eine intraluminale Druckerhöhung, die zu Hypoxie mit Ulzerationen und bakterieller Migration führt. Darüber hinaus werden auch **nervöse** oder **allergische Auslösefaktoren** diskutiert. In komplizierten Fällen findet man eine Besiedelung des Wurmfortsatzes mit Bacteroides fragilis und E. coli.

Verlauf: Die Appendizitis verläuft in erster Linie akut. Die Infektion schreitet innerhalb von 24–36 h zum Vollbild einer Gangrän mit Perforation fort. Einen subklinischen und schubhaften Verlauf bezeichnet man als sekundär chronische Appendizitis. Ob es einen primär chronischen Verlauf gibt, ist umstritten.

Klinische Pathologie: Die **akute Appendizitis** verläuft in **Stadien**, deren Übergänge fließend sein können.
- Der **Primäraffekt** ist durch ein granulozytäres Schleimhautinfiltrat, Fibrinexsudation und vermehrte Gefäßzeichnung auf der Serosa gekennzeichnet. Klinisch geht er mit einem diffusen Bauchschmerz um die Nabelregion einher (s. u.), der durch die Reizung von vegetativen (segmental ungeordneten) Nervenendigungen bedingt ist.
- Der Primäraffekt geht in die **phlegmonöse Appendizitis** über. Dabei finden sich ein granulozytäres Infiltrat in allen Wandschichten und ein eitriges Sekret im Appendixlumen. Der Wurmfortsatz ist makroskopisch geschwollen und hyperämisch. Erst in diesem Stadium geht die Entzündung auf das parietale Peritoneum über und beeinflusst so die segmental geordneten Lumbalnerven, sodass der Schmerz nun exakt lokalisiert werden kann (s. u.).
- Im Stadium der **ulzerophlegmonösen Appendizitis** treten multiple Ulzerationen der Schleimhaut hinzu.
- Die **abszedierende Appendizitis** zeigt Abszesse und Nekrosen in allen Wandschichten, die auch als Periappendizitis auf das Mesenterium übergreifen können.
- Die **gangränöse Appendizitis** besteht aus verbreiterten, durch Fäulniserreger besiedelten Nekrosezonen. Makroskopisch fällt die schwarz-rote oder grau-grüne Färbung der Appendix auf. Aufgrund der brüchigen Wand sind Perforationen häufig.

Klinik: Anfangs besteht ein diffuser, kolikartiger **Schmerz** im Epigastrium oder **periumbilikal** (viszeraler Schmerz), der sich nach ca. 4 h zu einem Dauerschmerz im **rechten, unteren Quadranten** umwandelt (typische **Schmerzwanderung**). Häufig bestehen Appetitlosigkeit, Übelkeit, Erbrechen sowie Wind- und Stuhlverhalt (evtl. mit anschließender Diarrhö). Meist finden sich zudem **subfebrile** Temperaturen mit einer **axillorektalen Temperaturdifferenz** bis zu 1 °C. Hodenschmerzen oder Hodenhochstand können beim Mann auftreten. Bei retrozäkaler Lage der Appendix ist eine entzündliche Mitreaktion des Ureters möglich. Ein spontanes Nachlassen der Schmerzen bei Zeichen des Peritonismus (lokale Abwehrspannung) sollte immer den Verdacht auf eine Perforation lenken.

Appendizitis im Alter: Die sog. Altersappendizitis geht i. d. R. mit stark **verminderten Symptomen** einher, d. h. minimaler Schmerz und kaum messbare Temperaturerhöhung. Bei diesen Patienten liegt zum Zeitpunkt der Diagnosestellung bereits oft eine Perforation vor!

Appendizitis bei Kindern: Der Häufigkeitsgipfel der akuten Appendizitis bei Kindern liegt zwischen dem 12. und 14. Lebensjahr. Bei Kleinkindern ist die **Diagnosestellung** besonders **schwierig**, da praktisch jede Infektion in dieser

Altersgruppe Bauchbeschwerden verursacht und eine Anamnese häufig unspezifisch bleibt (uncharakteristische Beschwerden, nur Fremdanamnese möglich). Perforationen sind häufiger als bei Erwachsenen.

Appendizitis bei Schwangeren: Die Diagnose ist ebenfalls schwierig zu stellen, da der wachsende Uterus die Appendix nach kranial verlagert und sich dadurch die Schmerzlokalisation ändert. Beschwerden wie Fieber, Abdominalschmerzen und Erbrechen können bestehen. Meist finden sich auch eine Pulsbeschleunigung und eine Leukozytose.

Komplikation: Die Perforation ist die häufigste Komplikation der akuten Appendizitis, die v. a. ältere Patienten oder Kleinkinder betrifft. Eine **gedeckte Perforation** führt zu Abszessbildungen (je nach Zäkumlage z. B. Ileoinguinalabszess, Douglas-Abszess, subphrenischer Abszess). Die **freie Perforation** geht mit einer ausgeprägten Peritonitis einher.

Diagnostik: In der **körperlichen Untersuchung** werden die klassischen Appendizitiszeichen (**Abb. 2.24**) überprüft:
- **McBurney-Punkt:** rechtsseitiger Druckschmerz am Übergang der Verbindungslinie zwischen Nabel und Spina iliaca anterior superior.
- **Lanz-Punkt:** Druckschmerz über dem rechten äußeren und mittleren Drittel einer Verbindungslinie beider Spinae iliacae superiores anteriores.
- **Psoaszeichen:** Dehnungsschmerz oberhalb des Leistenbands bei retrozäkaler Appendixlage. Ausgelöst durch das Strecken des Beins.
- **Rovsing-Zeichen:** Schmerzen auf der linken Seite bei retrogradem Ausstreichen des linken Kolons.
- **Blumberg-Zeichen** (sog. Loslassschmerz): Bei Druck und plötzlichem Loslassen im linken unteren Quadranten treten Schmerzen im Bereich der Appendix auf.
- **Douglas-Schmerz:** Schmerz auf der rechten Seite bei vaginaler oder rektaler Untersuchung der Frau.

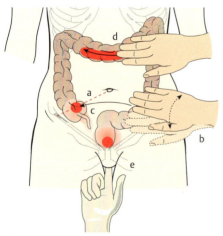

Abb. 2.24 Druck- und Schmerzpunkte bei Appendizitis. a McBurney-Punkt. **b** Blumberg-Zeichen. **c** Lanz-Punkt. **d** Rovsing-Zeichen. **e** Douglas-Schmerz. (aus: Henne-Bruns et al., Duale Reihe Chirurgie, Thieme, 2008)

Das **Labor** zeigt häufig eine **Leukozytose** (> 10 000/µl) mit Linksverschiebung. Das CRP ist meist nach 12 h erhöht. Eine Erythro- oder Leukozyturie können insbesondere bei retrozäkaler Appendixlage durch Affektion des rechten Ureters beobachtet werden. Die **Temperaturdifferenz** rektal > axillär sollte darüber hinaus erhoben werden.

In Kombination mit der klinischen Symptomatik ist die **Abdomensonografie** die aussagekräftigste Untersuchung: Mit dem Schallkopf wird der Punkt des stärksten Schmerzes aufgesucht. Die Entzündung des Wurmfortsatzes stellt sich normalerweise schießscheibenartig mit echoarmem Rand und echodichtem Kern dar (sog. **Kokardenphänomen**). Eine aufgehobene Komprimierbarkeit der Appendix mit > 7 mm Durchmesser und/oder 3 mm Wandstärke spricht für eine Appendizitis. Ein heller Reflex mit Schallschatten im Lumen kann von einem Koprolithen (Kotstein) ausgehen und ist darum immer verdächtig.

Weiterführende bildgebende Verfahren (z. B. Abdomen-CT) kommen bei atypischen Verläufen, atypischem Patientenalter oder schlechter Aussagekraft der bisherigen Untersuchungen (z. B. Adipositas) zum Einsatz.

Differenzialdiagnosen: Tab. 2.3 zeigt Differenzialdiagnosen der Appendizitis.

Therapie: Die offene oder laparoskopische Appendektomie ist das Verfahren der Wahl.

Beim **offenen Verfahren** (konventionelle Appendektomie) wird die Bauchdecke mit einem **Wechselschnitt** eröffnet, d. h. die Schnittführung wechselt entsprechend der Faserrichtung der einzelnen Bauchdeckenschichten. Das Peritoneum wird gespalten, und die Appendix aufgesucht, indem man die Taenia libera des Zäkums bis zur Appendixbasis verfolgt. Anschließend werden die Gefäße unterbunden und die Appendixbasis ligiert. Der Wurmfortsatz wird abgesetzt und der Stumpf mit einer sog. **Tabaksbeutelnaht** versorgt. Lässt sich intraoperativ der Verdacht einer Appendizitis nicht bestätigen, muss ein Meckel-Divertikel im selben Eingriff ausgeschlossen werden (Verfolgung des Ileums nach oral für mindestens 150 cm). Bei der Frau sollte auch die Adnexe kontrolliert werden. Danach wird die Bauchdecke schichtweise verschlossen und bei einer perforierten Appendix eine Drainage eingelegt (postoperativ ist dann eine Antibiotikatherapie erforderlich).

Beim **laparoskopischen Verfahren** (**Abb. 2.25**) werden ein Blasenkatheter angelegt, die Trokare eingebracht und ein Pneumoperitoneum erzeugt. Man sucht die Appendix auf und setzt die Gefäße ab. Der Wurmfortsatz wird dann entweder nach Ligatur (Röder-Schlinge) oder Staplerdissektion entfernt.

Ein perityphlitischer Abszess wird durch offene Abszessdrainage und Appendektomie therapiert. Zur postoperativen Antibiotikatherapie eignen sich Piperacillin/Tazobactam.

Tab. 2.3 Differenzialdiagnosen der Appendizitis

Differenzialdiagnose	wegweisende Befunde/Untersuchungen
gynäkologische Differenzialdiagnosen	
Adnexitis	Die Abgrenzung ist oft schwierig, da Schmerz und Lokalisation ähnlich sind; gynäkologische Untersuchung (z. B. Portioschiebeschmerz, druckschmerzhafte Adnexe), Sonografie (z. B. Tubenverdickung, freie Flüssigkeit)
Ovulationsschmerz	oft anamnestisch bekannte Episoden (zyklusabhängig)
stielgedrehte Ovarialzyste	plötzlich einsetzender starker Schmerz nach abrupten Bewegungen (Anamnese!), Sonografie
Extrauteringravidität	Schwangerschaftstest, Anamnese
internistische Differenzialdiagnosen	
Divertikulitis (sog. „Linksappendizitis")	insbesondere bei älteren Patienten, Fieber, evtl. Sonografie
Morbus Crohn	Anamnese, Durchfälle, Sonografie, Koloskopie mit Biopsieentnahme
rechtsseitiges Kolonkarzinom	Gewichtsverlust, Blut im Stuhl, Koloskopie, CT
bakterielle/virale Gastroenteritis (v. a. Yersiniose)	Klinik (Durchfälle, mesenteriale Lymphadenitis bei pseudoappendizitischer Verlaufsform der Yersiniose), Sonografie (Lymphadenitis mesenterialis), Stuhlkultur, Erregernachweis
Cholezystitis	rechtsseitige Oberbauchschmerzen, Sonografie
perforierendes Duodenalulkus	akutes Abdomen, Abdomenübersichtsaufnahme (freie Luft)
Pankreatitis	Labor (Amylase ↑, Lipase ↑), Sonografie, ggf. CT
Psoasabszess	Sonografie, ggf. CT, MRT (Spondylodiszitis?)
Diabetes mellitus	Anamnese, Blutzuckermessung
akute intermittierende Porphyrie	Klinik (kolikartige Schmerzen, neuropsychiatrische Auffälligkeiten, Obstipation), 24-h-Urin: Porphobilinogen ↑, δ-Aminolävulinsäure ↑
pädiatrische Differenzialdiagnosen	
Stuhlverhalt (häufig!)	Klysma applizieren
Gastroenteritis	Klinik (z. B. Übelkeit, Erbrechen, Durchfälle, evtl. Fieber), Stuhlkultur
Meckel-Divertikulitis	Blut im Stuhl, Szintigrafie
Invagination und Volvulus	Sonografie, Kolonkontrasteinlauf, Enteroklysma nach Sellink

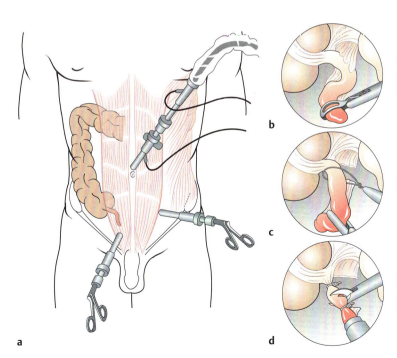

Abb. 2.25 **Appendektomie. a** Position der Trokare. **b** Aufspannen des Mesenteriolums. **c** Absetzen des Mesenteriolums und Ligatur an der Appendixbasis. **d** Absetzen der Appendix. (aus: Henne-Bruns et al., Duale Reihe Chirurgie, Thieme, 2008)

Postoperative Komplikationen: Postoperativ können sich ein Bauchdecken- und Douglas-Abszess entwickeln. Klinisch bestehen Schmerzen, persistierendes Fieber und Abgang von schleimigem Stuhl. Die Therapie erfolgt mittels perkutaner Drainage.

Prognose: Die Letalität der Appendizitis beträgt heute zwischen 0 und 0,3 %, bei einer Perforation 1 %. Die Appendizitis geht bei älteren Patienten aufgrund der erhöhten Perforationsgefahr und der damit verbundenen gesteigerten Operationsletalität mit einer schlechteren Prognose einher.

Chirurgische Therapie des Appendixkarzinoms und -karzinoids

Appendixmalignome sind **seltene Erkrankungen**, die meistens zufällig entdeckt werden. 85 % der malignen Appendixtumoren sind Karzinoide (s. Neoplastische Erkrankungen [S. A657]).

- **Karzinoid:** Für die Therapie sind Tumorgröße und Tumorlage (Appendixspitze versus Appendixbasis) entscheidend: Appendektomie bei Tumoren ≤ 1 cm an der Appendixspitze.
- **muzinöses Zystadenokarzinom:** Bei Zufallsbefund scheint die rechtsseitige Hemikolektomie der alleinigen Appendektomie hinsichtlich der 10-Jahres-Überlebenswahrscheinlichkeit überlegen zu sein, da bereits 50 % dieser Tumoren bei Diagnosestellung metastasiert haben. Das Zystadenokarzinom muss histologisch vom Zystadenom abgegrenzt werden. Beim muzinösen Zystadenom reicht die Appendektomie als Therapie.
Ein Pseudomyxoma peritonei (große Mengen eines Sekrets, abgekapselt in der Abdominalhöhle) geht in ⅓ der Fälle auf ein Zystadenokarzinom bzw. Zystadenom zurück.
- **Adenokarzinom:** Die rechtsseitige Hemikolektomie mit Lymphadenektomie ist das Therapieverfahren der Wahl.

2.5.4 Kolon und Rektum

Anatomie

Topografie: Der Dickdarm ist ca. 1,5 m lang und bildet einen Rahmen um die Dünndarmschlingen. Zum Teil ist er mit der Peritonealhöhle verwachsen.

Das **Colon ascendens** verläuft von der Ileozäkalklappe retroperitoneal von kaudal nach kranial bis zur **Flexura coli dextra**. Hier geht es in das **Colon transversum** über, das intraperitoneal erst nach ventral und dann von rechts nach links kranial verläuft. Die daran anschließende **Flexura coli sinistra** steht immer höher als die rechtsseitige Flexur. Das **Colon descendens** zieht wiederum retroperitoneal nach kaudal. In der Fossa iliaca sinistra beginnt das S-förmige, intraperitoneale **Colon sigmoideum**. Darauf folgt das **Rektum** (extraperitoneal), das an der Linea dentata in den Analkanal [S. B151] übergeht.

Gefäßversorgung: Der ileokolische Winkel, Colon ascendens und Colon transversum werden von Ästen der **A. mesenterica superior** versorgt (A. ileocolica, Aa. colica dextra et media). Colon descendens und Colon sigmoideum von Ästen der **A. mesenterica inferior** (A. colica sinistra, Aa. sigmoideae und A. rectalis superior). Im Bereich der linken Kolonflexur befindet sich die sog. **Riolan-Anastomose** (Anastomose zwischen A. colica media et sinistra), also eine Verbindung zwischen der A. mesenterica superior und inferior.

Die **Venen** verlaufen mit den Arterien. Sowohl die V. mesenterica superior als auch die V. mesenterica inferior vereinigen sich mit der V. lienalis und bilden gemeinsam die Pfortader.

Lymphabfluss: Die Lymphbahnen des Kolons verlaufen mit den Arterien (**Cave:** Bei Karzinomoperationen Resektion entlang des Versorgungsgebietes). Die **Lymphe** aus Colon ascendens und transversum wird über die regionalen Lymphknoten in den Truncus intestinalis drainiert, die aus Colon descendens und sigmoideum über die Nodi lymphoidei colici sinistri et sigmoidei in den Truncus lumbalis sinister.

Nervensystem: Die **sympathischen** Fasern erreichen das proximale Kolon über den Plexus mesentericus superior, das distale Drittel über den Plexus mesentericus inferior. **Parasympathisch** wird der Dickdarm bis zum linken Drittel des Colon transversum (sog. Cannon-Böhm-Punkt) vom N. vagus versorgt, danach von den Nervi splanchnici pelvici (S_2–S_4).

Diagnostik

- **Koloskopie/Rektoskopie:** heute Standardverfahren bei Dickdarmerkrankungen, Einsicht bis ins terminale Ileum
- **Kolon-Kontrasteinlauf:** Er ist indiziert, wenn eine Endoskopie nicht möglich ist, und wird als Doppelkontrasteinlauf nach Welin mit Kontrastmittel (Bariumsulfat) und Luft durchgeführt, um die Schleimhaut besser darstellen zu können. Bei V. a. Perforation darf nur wasserlösliches Kontrastmittel verwendet werden.
- **Kontrastmittel-CT und MRT:** insbesondere bei Staginguntersuchungen zur Tumorklassifizierung
- **Sonografie:** inkl. Endosonografie zum Staging von Rektumkarzinomen

Operationsverfahren an Kolon und Rektum

Dickdarmoperationen können ein-, zwei- oder (in seltenen Fällen) auch dreizeitig durchgeführt werden, wobei das Vorgehen auch von der Dringlichkeit des Eingriffs abhängt. Beim **einzeitigen** Vorgehen wird ein Darmsegment reseziert, anastomosiert und verschlossen. Um ein Blindloop-Syndrom zu verhindern, werden die beiden Darmabschnitte zumeist in End-zu-End-Technik anastomosiert. Dies erfolgt mittels einreihiger Anastomose in allen Schichten oder bei tiefen Anastomosen im Rektumbereich durch einen Zirkulärstapler. Das einzeitige Vorgehen wird vorwiegend im Rahmen von elektiven Eingriffen angewendet. Auch bei Notfalleingriffen am Kolon können die Darmabschnitte nach Resektion primär anastomosiert werden, allerdings muss der Darm dann intraoperativ gespült werden (Urinkatheter ins Zäkum einführen). Nicht erlaubt ist die primäre Anastomosierung bei diffuser Peritonitis, Kontamination des Bauchraums oder Durchblutungsstörungen. Dann sollte ein vorgeschaltetes protektives doppelläufiges Enterostoma (Ileostoma, Transversostoma) zum Schutz der nachgeschalteten Anastomose gelegt werden, das man in einem 2. Eingriff zurückverlegt (**zweizeitiges** Verfahren). Als Notfalleingriff ebenfalls geeignet ist die Diskontinuitätsoperation nach Hartmann (s. u.). Das **dreizeitige Vorgehen** ist einer schweren Ileussymptomatik vorbehalten. Hier wird beispielsweise zunächst ein Ileostoma angelegt, im 2. Eingriff der Darm reseziert und erst im dritten Eingriff der künstliche Ausgang zurückverlagert.

Unterschieden werden weiter die sog. **Diskontinuitätsresektionen** (z. B. Sigmaresektion mit Rektumblindverschluss und Anlage eines endständigen Descendostomas) von **kontinuitätserhaltenden** Resektionen mit Anastomosierung der Darmenden.

Vor dem elektiven Eingriff wird eine **Single-shot-Antibiose** durchgeführt, um das Infektionsrisiko zu senken.

Verfahren:
- **Kolektomie:** Das gesamte Kolon wird entfernt und nur ein kleiner Rektumteil belassen. Anlage eines Ileostomas und Blindverschluss des Rektumstumpfes oder Wiederherstellung mit Anastomose von Ileum und Rektum.
- **Proktokolektomie:** Das gesamte Kolon und das Rektum werden entfernt und entweder das Ileum mit dem Anus anastomosiert (ileoanale Pouchanlage) oder der Anus ebenfalls entfernt und ein Ileostoma angelegt.
- **Pouchanlage:** Verbindung von Ileum oder Kolon mit dem Anus. Die Schließmuskulatur bleibt erhalten.
- **Hemikolektomie:** Entweder als **rechtsseitige** Hemikolektomie mit Resektion der Darmabschnitte, die von der A. ileocolica und A. colica dextra versorgt werden, oder als **linksseitige** Hemikolektomie mit Resektion derjenigen Darmanteile, die von der A. mesenterica inferior versorgt werden. Dabei wird ebenfalls die linke Kolonflexur entfernt und das Colon transversum mit dem Rektum verbunden.
- **Transversumresektion:** Resektion des Versorgungsgebiets der A. colica media.
- **Sigmaresektion:** Resektion der von der A. mesenterica inferior versorgten Abschnitte.
- **Diskontinuitätsresektion nach Hartmann:** Sie ist angezeigt z. B. bei perforierter Sigmadivertikulitis und palliativ bei nichtresezierbaren Rektumkarzinomen. Dabei wird der entsprechende Darmabschnitt reseziert und das proximale Ende als endständiges Stoma ausgeleitet. Der distale Teil wird blind verschlossen.
- **tiefe anteriore Rektumresektion mit totaler mesorektaler Exzision:** Entfernung des gesamten Rektums inklusive des Mesorektums unter Schonung der autonomen Nervenplexus, damit die Sexual- und Blasenfunktion auch nach der Operation erhalten bleibt. Anschließend wird das Colon descendens mit einer kleinen Rektummanschette anastomosiert oder ein Rektumersatz mittels Kolonpouch gebildet (→ Reservoirfunktion).
- **abdominoperineale Rektumresektion:** Sie ist indiziert, wenn bei Rektumkarzinomen der Sicherheitsabstand von 2 cm nicht eingehalten werden kann oder der Schließmuskel bereits infiltriert ist. Ein definitives Kolostoma wird angelegt.
- **Anlage eines Kolostomas** (s. u.)
- **palliative Verfahren:** Diskontinuitätsresektion nach Hartmann, Ausschaltung bestimmter Darmabschnitte mit Anlage eines doppelläufigen Stomas (z. B. bei Rektumresektionen zum Schutz einer Anastomoseninsuffizienz), Umgehungsoperationen.

Kolostoma

DEFINITION Operativ angelegte Dickdarmöffnung zur Körperoberfläche (Anus praeter naturalis).

Ein Kolostoma wird je nach Indikation permanent oder vorübergehend, doppelläufig oder endständig angelegt. Der Begriff Kolostoma subsumiert die Stomaversorgung im Bereich von Zäkum (nie doppelläufig), Colon ascendens, transversum, descendens und sigmoideum. Nach der Operation sollte der Patient im Umgang mit dem Stoma (z. B. Beutelwechsel, Durchspülung usw.) geschult werden.

Chirurgisches Vorgehen: Die Anlage erfolgt per Laparotomie oder auch laparoskopisch spannungsfrei an die Bauchdecke. Das Stoma darf nicht in Bauchfalten münden, die sich beispielsweise beim Sitzen ausbilden (Lebensqualität!). Die **doppelläufige Anlage** (d. h. oraler und aboraler Darmabschnitt werden ausgeleitet) erfolgt meist dann, wenn eine Rückverlegung geplant ist. Beim doppelläufigen Kolostoma werden die zu- und abführende Darmschlinge durch die Bauchdecke gezogen und leicht

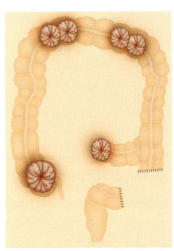

Abb. 2.26 Kolostomaanlage. Endständiges Sigmastoma, doppelläufige Transversalstomata und endständiges Zäkumstoma (von rechts nach links). (aus: Hirner, Weise, Chirurgie, Thieme, 2008)

prominent in die Haut eingenäht. Mittels Kunststoffstabs (= Reiter), der vorübergehend für ca. 2 Wochen zwischen die Haut und die hochgezogene Darmschlinge eingelegt wird, verhindert man ein Zurücksinken der Schlinge. Nach 6–12 Wochen kann i. d. R. der künstliche Ausgang zurückverlegt werden. Die **endständige Stomaversorgung** wird eher bei permanenter Stomaversorgung bevorzugt (Ausnahme: Hartmann-Operation [S. B147]).

Komplikationen: Häufig auftreten können u. a. Stenosierungen, ein Prolaps, eine peristomale Hernie oder Dermatitis sowie eine Retraktion. Nach Rückverlagerung des Stomas kann es zur Darmpassagestörung kommen, die sich in der Gastrografin-Röntgenaufnahme mit einem fehlenden Kontrastmittelübertritt bemerkbar machen kann. Im weiteren Verlauf kann sich ein Anus-praeter-Karzinom entwickeln oder bei Morbus Crohn eine Fistel ausbilden.

Chirurgische Therapie der Divertikulose und Divertikulitis

Zu den Krankheitsbildern s. Verdauungssystem [S. A260].

Divertikulose: Die Indikation zum operativen Eingriff bei Divertikulose sollte sorgsam gestellt werden. Nichtbeherrschbare Blutungen oder Blutungsrezidive sollten chirurgisch versorgt werden:
- Bei **lokaler Blutung** wird eine Segmentresektion mit Anastomose durchgeführt.
- Bei **diffuser Blutung** kann im Notfall die Resektion bis zur Kolektomie mit ileorektaler Anastomose oder die Anlage eines endständigen Ileostomas mit Rektumblindverschluss angezeigt sein.

Divertikulitis:
Indikation: Die Indikation richtet sich nach dem Spontanverlauf der Erkrankung und den Komplikationen. Zu den chirurgisch relevanten **Komplikationen** zählen die freie Perforation, Blutungen, ein Ileus (alle Notfallindikation), die gedeckte Perforation, intraabdominelle Abszesse, die Entwicklung eines persistierenden entzündlichen Pseudotumors im linken Unterbauch sowie Fisteln und Stenosen (alle dringliche Operation). Des Weiteren sollten Patienten mit rezidivierenden Entzündungsschüben oder bei unklarer Differenzialdiagnose zum Sigmakarzinom operativ behandelt werden (elektive Operation).

Vorgehen: Bei gedeckter Perforation erfolgt eine Laparotomie, das betroffene Darmstück wird reseziert und mittels End-zu-End-Anastomose verschlossen. Die freie Perforation kann nach Resektion des betroffenen Darmsegments mit einer Ausleitung des Darms über ein Stoma (oral der Resektionsstelle) therapiert werden (zumeist bei vorliegender Peritonitis). Der distale Darmabschnitt wird blind verschlossen (**Diskontinuitätsresektion nach Hartmann**). Das Peritoneum muss gespült werden. Die Rückverlagerung mit End-zu-End-Anastomose erfolgt bei günstigem Verlauf nach 12–16 Wochen.

Chirurgische Therapie der Colitis ulcerosa

Zum Krankheitsbild s. Verdauungssystem [S. A253].

Indikation: Die Operation bei Colitis ulcerosa kann elektiv geplant oder notfallmäßig notwendig werden. Die **Elektivoperation** wird sowohl bei frustraner jahrelanger konservativer Therapie als auch bei Kindern und Jugendlichen (potenzielle Reife- oder Wachstumsstörungen infolge der Kortisontherapie) in Erwägung gezogen. Eine weitere Indikation ist die Karzinomprävention. Da das Entartungsrisiko mit der Schwere und Dauer der Erkrankung korreliert, sind insbesondere bei Patienten mit mehr als 10-jährigem Verlauf und Pankolitis regelmäßige Biopsien zu entnehmen. Bei höhergradigen oder multiplen Dysplasien sollte eine Operation geplant werden.

Notfallindikationen sind akute Komplikationen wie nichtkontrollierbare massive Blutungen oder eine Perforation (häufig in Kombination mit einem toxischen Megakolon s. u.)

Chirurgisches Vorgehen: Ziel aller operativen Verfahren ist die vollständige Entfernung der betroffenen Kolon- und Rektumschleimhaut. Standardmäßig wird dabei eine **Proktokolektomie (Enfernung des gesamten Kolons bzw. Rektums) mit ileoanaler Pouchanastomose** durchgeführt.

Im Zuge der Resektion muss unbedingt darauf geachtet werden, die Beckennerven zu erhalten (insbesondere bei jungem, sexuell aktivem Patientenkollektiv!). Der ileoanale Pouch kann unterschiedlich gestaltet werden, üblicherweise wird er jedoch als sog. J-Pouch angelegt. Weitere Varianten sind der S-Pouch bzw. W-Pouch (**Abb. 2.27**).

Kontraindikationen für eine Pouchanlage sind:
- Morbus Crohn (Rezidiv im Pouch)
- Insuffizienz des Analsphinkters
- Proktitis
- (Rektumkarzinom).

Komplikationen: Postoperativ können **Strikturen** (die gut auf Dilatation ansprechen) und die sog. **Pouchitis** auftreten. Die Pouchentzündung wird zunächst konservativ, z. T. auch antibiotisch behandelt, u. U. sind die Entfernung des Pouches und Anlage eines Ileostomas indiziert.

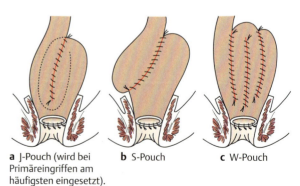

a J-Pouch (wird bei Primäreingriffen am häufigsten eingesetzt). **b** S-Pouch **c** W-Pouch

Abb. 2.27 Pouchgestaltung. a J-Pouch. **b** S-Pouch. **c** W-Pouch. (aus: Henne-Bruns et al., Duale Reihe Chirurgie, Thieme, 2008)

Nachbehandlung: In der Nachbehandlung müssen die Anastomosenverhältnisse überprüft werden. Der perianale Bereich sollte mit deckenden Salben vor dem aggressiven Dünndarmsaft geschützt werden. Mit Antidiarrhoika (z. B. Loperamid) lässt sich die hohe Stuhlfrequenz kontrollieren. Erst nach einem Jahr ist ein definitiver Zustand erreicht, bis dahin kann es vereinzelt zu erneuten kolitischen Schüben kommen.

Vorgehen bei toxischem Megakolon

DEFINITION Akute massive Dilatation des Kolons als Komplikation im Rahmen eines akuten Kolitisschubes.

Das toxische Megakolon wird für 48–72 h konservativ behandelt (hoch dosierte Kortisongabe, Antibiose, Elektrolyt- und Flüssigkeitsausgleich). Stellt sich keine Besserung ein, ist eine Kolektomie erforderlich. Um den richtigen Zeitpunkt für die Operation nicht zu verpassen, ist ein viszeralchirurgisches Konsil bereits während der konservativen Behandlungsphase angezeigt.

Im Notfall erfolgt die Laparotomie mit Kolektomie und Anlage eines Enterostomas. Die A. ileocolica sollte dabei für eine nachgeschaltete Pouchoperation geschont werden.

Die Letalität von Notoperationen bei toxischem Megakolon liegt altersabhängig bei bis zu 20%.

Chirurgische Therapie von Kolonpolypen

Unterschieden werden neoplastische (95%) von nicht-neoplastischen Polypen (5%, z.B. hyperplastische oder hamartöse Polypen). Neoplastische Polypen sind entweder **tubulär** (geringes Entartungsrisiko), **villös** (höheres Entartungsrisiko) oder **tubulovillös** (Mischform). Für Näheres s. Neoplastische Erkrankungen [S. A642]. Jeder endoskopisch gesichtete Polyp sollte abgetragen werden, da eine eindeutige Klassifizierung nur durch die Histologie und nie endoskopisch oder radiologisch möglich ist.

MERKE Dickdarmpolypen sollten immer **in toto abgetragen** und nie biopsiert werden.

Gestielte Polypen können endoskopisch mit einer Schlinge abgetragen und entfernt werden. Breitbasige Polypen, die für eine Diathermieschlinge nicht zugänglich sind (keine R0-Resektion!), sollten im Zuge einer Kolotomie oder Segmentresektion entfernt werden.

Die FAP (s. Neoplastische Erkrankungen [S. A642]) ist eine **obligate Präkanzerose** und wird nach Diagnosestellung chirurgisch behandelt. Die Operation erfolgt (abhängig von Alter des Patienten, Ausmaß des Rektumbefalls und der Kontinenz) entweder als Proktokolektomie und ileoanale Pouchanlage oder als Kolektomie mit ileorektaler Anastomose. Bei jüngeren Patienten wird die Pouchanlage bevorzugt, da die Kolektomie mit einem erhöhten Risiko für ein Rektumkarzinom vergesellschaftet ist.

Chirurgische Therapie des Kolonkarzinoms

Näheres zum kolorektalen Karzinom s. Neoplastische Erkrankungen [S. A644]. Eine kurative Therapie ist nur durch eine **radikale operative Tumorresektion** möglich. Chirurgische Palliativmaßnahmen dienen dazu, Tumorschmerzen, einen Ileus oder eine Anämie zu vermeiden.

Diagnostik: Zum Staging gehören:
- Koloskopie inkl. Biopsie
- Sonografie von Leber und Niere
- Röntgen-Thorax
- ggf. Kolonkontrasteinlauf
- ggf. Abdomen-CT.

Chirurgisches Vorgehen:
Kurative Behandlung: En-bloc-Entfernung aller tumortragenden Abschnitte mitsamt dem entsprechenden Lymphabflussgebiet. Die verschiedenen Operationsprinzipien richten sich nach der Tumorlokalisation (Abb. 2.28):
- **rechte Hemikolektomie**: Entfernung von Zäkum und Colon ascendens bei Tumorsitz in diesem Bereich (Versorgungsgebiet der A. ileocolica, der A. colica dextra und des rechten Astes der A. colica media → Arterien der A. mesenterica superior. Befindet sich der Tumor im Bereich der rechten Flexur, muss eine erweiterte rechte Hemikolektomie unter Mitnahme des Transversums durchgeführt werden.)
- **linke Hemikolektomie**: Entfernung der von der A. colica sinistra mesenterica inferior versorgten Dickdarmanteile inklusive der linken Kolonflexur. Befindet sich der Tumor im Bereich der linken Flexur, muss eine erweiterte linke Hemikolektomie unter Mitnahme des Transversums durchgeführt werden.
- **Transversumresektion**: Entfernung der von der A. colica media (bis zu ihrem Abgang aus der A. mesenterica superior) versorgten Dickdarmanteile und En-bloc-Resektion des Omentum majus. Die Entfernung der linken Kolonflexur wird notwendig, wenn keine ausreichenden Gefäßarkaden vorhanden sind.
- **Resektion des Colon sigmoideum**: Ligatur der A. mesenterica inferior unter Erhalt der A. colica sinistra bei begrenztem Tumor im mittleren oder distalen Colon sigmoideum. Bei weiterer Lymphknotenbeteiligung wird eine linke Hemikolektomie erforderlich.

Der betroffene Darmabschnitt wird dabei in **No-touch-Technik** entfernt, um eine Verschleppung von Tumorzellen zu vermeiden. Man ligiert den Darm proximal und distal des Tumors und setzt die Gefäße ab. Präoperativ diagnostizierte **Lebermetastasen** werden in einem 2. Eingriff oder auch simultan reseziert.

Palliativmaßnahmen: Es werden insbesondere Darmabschnitte reseziert, die zu Stenosen führen. Zur Wiederherstellung der Darmpassage kann auch eine Umgehungsanastomose oder ein Transversostoma (Anus praeter) gelegt werden. Ein inoperabler Tumor kann mittels Kryo- oder Lasertherapie verkleinert werden.

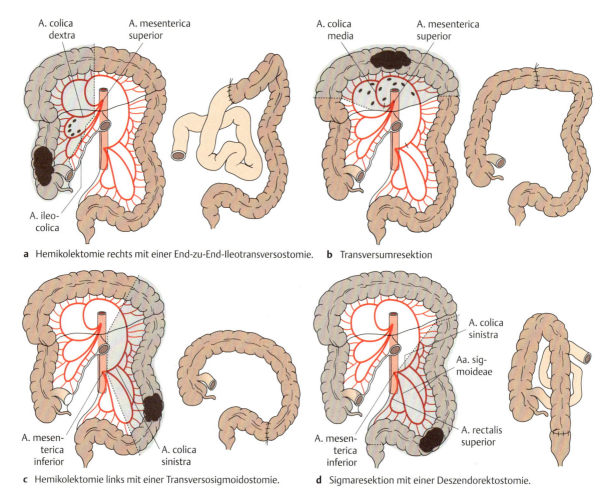

a Hemikolektomie rechts mit einer End-zu-End-Ileotransversostomie.
b Transversumresektion
c Hemikolektomie links mit einer Transversosigmoidostomie.
d Sigmaresektion mit einer Deszendorektostomie.

Abb. 2.28 Standardoperationsverfahren beim Kolonkarzinom. (aus: Henne-Bruns et al., Duale Reihe Chirurgie, Thieme, 2012)

Adjuvante Therapie: Sie erfolgt im Stadium III (jedes T, pN1–2, M0) als Kombination von 5-Fluorouracil/Folinsäure mit Irinotecan oder Oxaliplatin. Näheres s. Neoplastische Erkrankungen [S. A646].

Komplikationen und Nachsorge: Die Nachsorge erfolgt zunächst halbjährlich, ganzjährig dann ab dem 3.–6. Jahr nach der Operation. Tumormarker, die zur Rezidivkontrolle herangezogen werden, sind CA 19-9 und CEA.

Hauptkomplikationen nach der Operation sind Nachblutungen, eine Anastomoseninsuffizienz und der mechanische Ileus. Die Operationsletalität nach elektivem Eingriff liegt bei 3 %.

Anastomoseninsuffizienz: Eine Anastomoseninsuffizienz tritt entweder kurz nach der Operation oder erst nach etwa einer Woche auf. Ursächlich können dabei sowohl intraoperative Fehler, z. B. wenn die Anastomose unter unsachgemäßer Spannung angelegt wurde, oder Vorerkrankungen bzw. eine Medikamenteneinnahme (z. B. Glukokortikoide) des Patienten sein, die die Durchblutungsverhältnisse im Anastomosenbereich beeinträchtigen. Zudem ist das Risiko für eine Insuffizienz umso höher, je weiter aboral die Anastomose liegt. Eine insuffiziente Anastomose imponiert klinisch mit Bauchschmerzen und Fieber und fällt im Labor durch erhöhte Entzündungsparameter (z. B. Leukozytose) auf.

Chirurgische Therapie des Rektumkarzinoms

Circa 60 % aller Dickdarmkarzinome sind im Rektum lokalisiert. Zusätzlich zu den Untersuchungen, die beim Kolonkarzinom durchgeführt werden, setzt man die Endosonografie und MRT zum präoperativen Staging ein. Ab dem Stadium T 3 bzw. N1 wird das Rektumkarzinom vorbehandelt. Das jeweilige **Operationsverfahren** wird nach der exakten Lokalisation, der Tumorgröße und dem Staging gewählt. Rektumkarzinome in den oberen beiden Dritteln können sphinktererhaltend operiert werden.

- Tumor im **oberen Rektumdrittel:** anteriore Rektumresektion mit partieller mesorektaler Rektumresektion
- Tumor im **mittleren Rektumdrittel:** tiefe anteriore Rektumresektion mit totaler mesorektaler Rektumresektion (**Abb. 2.29**).
- **tief sitzendes Rektumkarzinom:** Kann der Sicherheitsabstand von 1–2 cm nicht mehr eingehalten werden, wird die abdominoperineale Rektumexstirpation und totale mesorektale Exstirpation notwendig. Alternativ: abdominoperineale Resektion mit kolonaler Anastomose.

2.6 Proktologie

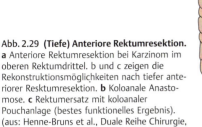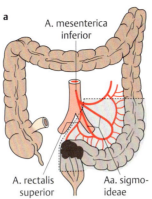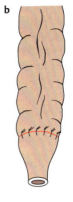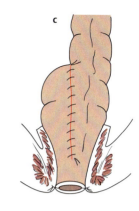

Abb. 2.29 **(Tiefe) Anteriore Rektumresektion.**
a Anteriore Rektumresektion bei Karzinom im oberen Rektumdrittel. b und c zeigen die Rekonstruktionsmöglichkeiten nach tiefer anteriorer Resktumresektion. **b** Koloanale Anastomose. **c** Rektumersatz mit koloanaler Pouchanlage (bestes funktionelles Ergebnis). (aus: Henne-Bruns et al., Duale Reihe Chirurgie, Thieme, 2012)

- **weniger radikale Methoden:** posteriore Resektion oder peranale Karzinomexstirpation (bei Low-grade-T 1-Tumoren ohne Lymphgefäßinvasion)
- **palliativ:** Diskontinuitätsresektion nach Hartmann (oraler Teil des Dickdarms als Kolostoma zur Bauchdecke, aboraler Anteil wird blind verschlossen).

Wichtige Grundsätze sind des Weiteren:
- das Einhalten eines adäquaten **Sicherheitsabstandes**, d.h. nach oral ca. 10 cm und nach aboral bei Tumoren in den unteren 2 Rektumdritteln ca. 2 cm (bei Low-Risk-Tumoren, G1/G2) bzw. 3–4 cm (bei High-Risk-Tumoren, G3/G4) sowie bei Tumoren im oberen Drittel ca. 5 cm.
- die **En-bloc-Entfernung** von **Nachbarorganen** bei V. a. Tumorinfiltration
- die Entfernung aller pararektalen **Lymphknoten** und der Lymphknoten entlang der A. rectalis superior bis zum Ursprung der A. mesenterica inferior
- die partielle (Karzinome im oberen Rektumdrittel) bzw. komplette Entfernung des **Mesorektums** (Karzinome im mittleren und unteren Drittel)
- nach Möglichkeit Schonung der autonomen Beckennerven (Plexus hypogastrici inferiores, Nn. hypogastrici).

Prognose: 85% aller Operationen können dabei kontinenzerhaltend durchgeführt werden. Die postoperative Mortalität schwankt bei radikalen Resektionsverfahren zwischen 4 und 11%. 10–15% aller Patienten erleiden ein Rezidiv (50% als Fernmetastase). Dieses wird meistens in den ersten 18 Monaten nach der Primärresektion festgestellt, selten Jahre später (dann meist als Lebermetastase). Die 5-Jahres-Überlebensrate liegt bei R0-Resektion heute bei ca. 70% (davon stadienabhängig T1: 80–98%, T2: 60–85%, T3: 40–70%).

2.6 Proktologie

2.6.1 Anatomie

Die anorektale Region ist die Übergangszone zwischen Darmschleimhaut und Hautoberfläche. Die Haut des Analkanals ist von einem empfindlichen Plattenepithel ausgekleidet und enthält zahlreiche apokrine sowie ekkrine Schweißdrüsen, Follikel und Talgdrüsen.

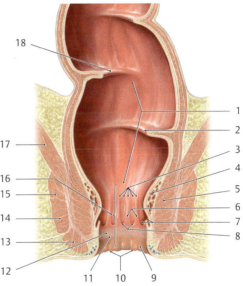

Abb. 2.30 **Anatomischer Längsschnitt durch den Analkanal.**
1 Ampulla recti, 2 Plica transversa recti inferior, 3 Junctio anorectalis, 4 Corpus cavernosum recti, 5 M. sphincter ani internus, 6 Columnae anales, 7 Sinus anales, 8 Valvulae anales, 9 perianale Haut, 10 Anus, 11 Linea anocutanea, 12 Pecten anali, 13 Pars subcutanea, 14 Pars superficialis, 15 Pars profunda, 16 Canalis analis, 17 M. levator ani, 18 Plica transversa recti media (Kohlrausch-Falte). (aus: Schünke et al., Prometheus, Lernatlas der Anatomie, Thieme, 2009)

Topografie: Rektumampulle und Anus bilden zusammen das **Kontinenzorgan**. Den Übergang von distalem Rektum (Kolonschleimhautepithel) und Anus (Plattenepithel) stellt die sog. **Linea dentata**, die durch Krypten und Papillen des Epithels gebildet wird, dar. Wichtig für die Kontinenz sind der autonome M. sphincter ani internus und der willentlich gesteuerte M. sphincter ani externus sowie die Muskeln des Beckenbodens (M. levator ani und M. puborectalis). Die Feinregulierung erfolgt durch das Corpus cavernosum recti (Plexus haemorrhoidalis, s. u.), das sich bei Kontraktion des M. sphincter ani internus mit Blut füllt und das Rektum abschließt. Die Rektumampulle nimmt eine Reservoirfunktion ein (**Abb. 2.30**).

Gefäßversorgung: Rektum und Analkanal werden versorgt durch die **A. rectalis superior** (Ast der A. mesenterica inferior), die den größten Teil des Rektums durchblutet, die **A. rectalis media** (aus der A. iliaca interna) im untersten Teil der Ampulle und die **A. rectalis inferior** (aus der A. pudenda interna) im Bereich des Analkanals und der Sphinktermuskulatur. Der venöse Abfluss erfolgt analog zu den Arterien. Die Vv. rectales mediae et inferiores leiten das Blut über die Vv. iliacae in die V. cava inferior, die V. rectalis superior dagegen über die V. mesenterica inferior in die Portalvene (**portokavaler Umgehungskreislauf**). Dies ist für die Resorption von Medikamenten (Zäpfchen) und die Ausbreitung von Tumoren von Bedeutung.

Lymphabfluss: Der Lymphabfluss erfolgt von Rektum und oberem Analkanal über die regionalen Lymphknoten in die Nll. mesenterici inferiores bzw. vom restlichen Analkanal in die iliakalen Lymphknoten.

Nervensystem: Die Region wird **sympathisch** über den Plexus rectalis (Nervi splanchnici lumbales et sacrales) und durch den Plexus hypogastricus superior und inferior innerviert. Der Sympathikus ist für den Erhalt der Kontinenz (Kontraktion des M. sphincter ani internus) verantwortlich. Die **parasympathischen** Fasern kommen aus dem Plexus hypogastricus inferior (Nervi splanchnici pelvici) und steuern die Defäkation. Viszerosensible Informationen (Dehnungsrezeptoren) verlaufen mit den sympathischen und parasympathischen Fasern. Der N. pudendus vermittelt sowohl die willkürliche Innervation des M. sphincter ani externus als auch die sensible Versorgung der Haut des Anus.

2.6.2 Proktologische Diagnostik

- **Anamnese:** Fragen nach Änderung der Stuhlgewohnheiten (s. Leitsymptome [S. C92]), Schmerzen mit oder ohne Zusammenhang zur Defäkation, Pruritus ani, Prolapserscheinungen, Blutungen (Menge? Farbe?)
- **Inspektion und digitale Untersuchung:** Bei der Inspektion ist auf Hautveränderungen, Fisteln oder Prolapserscheinungen (evtl. unter Provokation beim Pressen) zu achten, bei der digitalen Untersuchung auf Raumforderungen (Verschieblichkeit? Konsistenz?) sowie ulzeröse und fistelartige Veränderungen. Die Befunde werden unabhängig von der Untersuchungsposition stets in Bezug auf die Steinschnittlagerung (SSL) angegeben (→ entspricht einer Unterteilung des Anus analog einer Uhr).
- **Endoskopie:** Prokto- und evtl. Rektoskopie mit Biopsieentnahme. Bei Blutungen muss immer eine totale Koloskopie durchgeführt werden, um eine 2. Blutungsquelle auszuschließen.
- **Endosonografie:** insbesondere zum lokalen Staging von Karzinomen und zur Verlaufsbeobachtung von Fisteln und Abszessen
- **Elektromyografie:** bei V. a. myogene Erkrankungsursachen
- **Defäkografie:** radiologische Darstellung des Defäkationsvorgangs mittels Instillation von Barium in die Rektumampulle
- **MRT**
- **Analmanometrie:** Beurteilung der Sphinkterfunktion.

2.6.3 Analabszess und Analfisteln

> **DEFINITION** Eine akute perianale Entzündung wird als Analabszess bezeichnet. Bei spontaner Perforation nach innen und außen bildet sich als chronische Form der Entzündung eine Fistel aus.

Epidemiologie: Analfisteln und -abszesse kommen in allen Altersgruppen vor. Der Altersgipfel liegt zwischen dem 20. und 50. Lebensjahr. Zu ⅔ sind Männer, zu ⅓ Frauen betroffen.

Ätiopathogenese: Ausgehend von einer Infektion der Analpapillen (Papillitis) kann es zu einer Infektion der schleimproduzierenden Proktealdrüsen kommen. Dadurch entstehen Abflussstörungen des Schleims, die die Ausbreitung und Abkapselung der Infektion begünstigen.

Einteilung: Analabszesse werden anhand ihrer Lokalisation eingeteilt (Abb. 2.31):
- **submuköser** Abszess: oberhalb der Linea dentata unter der Rektumschleimhaut
- **subanodermaler** (subkutaner) Abszess: im Analkanal unter dem Anoderm
- **periproktitischer** Abszess: perianal unter der Haut
- **intersphinktärer** Abszess: zwischen den Analsphinktern im Intersphinktärspalt
- **supralevatorischer** (pelvirektaler) Abszess: extramural oberhalb des M. levator ani
- **ischiorektaler** Abszess: unterhalb des M. levator ani in der Fossa ischiorectalis.

Analfisteln werden nach ihrem Verlauf in Bezug zu den Schließmuskeln kategorisiert (Abb. 2.32).
- **intersphinktäre** Analfistel (50 %): Die Fistel durchquert den inneren Sphinkter und verläuft im Intersphinktärspalt weiter zu ihrem äußeren Ostium, ohne den äußeren Schließmuskel zu durchbrechen.
- **transsphinktäre** Analfistel (30–40 %): Die Fistel durchquert sowohl den inneren als auch den äußeren Sphinkter. Bei der hohen transsphinktären Analfistel wird der äußere Sphinkter in der oberen Hälfte, bei der tiefen transphinktären Fistel in der unteren Hälfte durchbohrt.
- **marginale** (subkutane) Analfistel (5–10 %): Die Fistel läuft direkt unter der Analhaut, ohne muskuläre Anteile zu durchbohren.

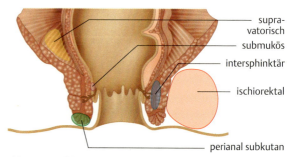

Abb. 2.31 Analabszesse. (aus: Hirner, Weise, Chirurgie, Thieme, 2008)

2.6 Proktologie

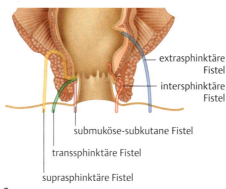
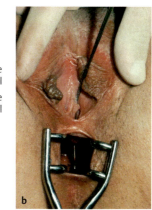

Abb. 2.32 **Analfisteln. a** Verlauf von Analfisteln. **b** Rektovaginale Fistel. (a: aus Hirner, Weise, Chirurgie, Thieme, 2008; b: aus Schumpelick et al., Kurzlehrbuch Chirurgie, Thieme, 2010)

- **suprasphinktäre** Analfistel (5 %): Die Fistel zieht nach oben, durchquert den Levatormuskel (mit oder ohne Durchquerung des inneren Sphinkters) und verläuft in der Fossa ischiorectalis nach perianal.
- **atypische** Analfistel (5 %): Sie nimmt ihren Ausgang nicht von der Linea dentata. Ursachen sind häufig Morbus Crohn, Karzinome, Leukosen, Verletzungen, Bestrahlungen oder venerische Infektionen. Unterschieden wird zwischen **extrasphinktären** Fisteln, die ein inneres Ostium im Rektum bzw. Sigmoideum haben und im Verlauf den Levatormuskel durchbohren, und **rektoorganischen** Fisteln zu einem anderen Organ (z. B. Scheide, Blase, Prostata, Harnröhre und Harnleiter). Die **submuköse** Fistel ist eine atypische Fistel, die beim Morbus Crohn auftritt. Sie verläuft unter der Schleimhaut aufsteigend ins Rektum.

Klinik: Analabszesse werden durch **lokale Schmerzen** und durch eine oberflächliche Rötung und eine (druckdolente) **Schwellung** auffällig. Allgemeinsymptome wie Fieber können ebenfalls bestehen. Bei Fisteln besteht ein sichtbares Fistelostium, es kommt zu Sekretion mit Juckreiz und evtl. der Ausbildung eines chronischen Ekzems. Kotabgang durch den Fistelgang ist ebenfalls möglich.

Diagnostik: Durch **Inspektion** und **digital-rektale Untersuchung** lassen sich Fistel und Abszess relativ sicher diagnostizieren. Wichtig sind eine Prokto- und **Rektoskopie**. Bei einer atypischen Fistel ist auch eine komplette Koloskopie angezeigt, um eine relevante Begleiterkrankung (z. B. Morbus Crohn) auszuschließen.

Der Fistelgang kann mittels Fistulografie (Einspritzen von jodhaltigem Kontrastmittel in den Fistelgang) oder endorektaler bzw. -analer Sonografie dargestellt werden. Die Endosonografie ist auch zur Darstellung von Abszessen geeignet. Gegebenenfalls (z. B. bei Rezidiven) ist auch eine MRT indiziert.

Therapie:
Indikation: Operationsindikationen sind:
- **Analfisteln** (→ absolute Operationsindikation, um langfristigen Komplikationen wie Schädigungen des Kontinenzorgans, Verklebung des Ostiums und Fistelkarzinomen vorzubeugen)
- **Analabszesse** unterhalb der Levatormuskulatur.

Bei **Abszessen oberhalb der Levatormuskulatur** (intrapelvin) besteht das Risiko der intraoperativen Schädigung der Sphinktermuskulatur (Stuhlinkontinenz!). Deshalb ist bei diesen Fisteln eine perineale **Drainage** (evtl. endosonografisch gesteuert) therapeutisch gerechtfertigt.

Vorbereitung: Vor der Operation sollte der Darm (wie zur Vorbereitug einer Koloskopie) gereinigt werden. Ein größerer Blutverlust oder generell ein großes Operationsrisiko ist nicht zu erwarten.

Vorgehen: Marginale, intersphinktäre und **tiefe transsphinktäre Fisteln** können unter Erhaltung der Kontinenz durch Fistelspaltung mit Durchtrennung der aboralen Muskelanteile behandelt werden. Bei **hohen transsphinktären, suprasphinktären** und **atypischen Fisteln** besteht die Gefahr der Inkontinenz. Diese Formen werden deshalb durch eine Fistulektomie (Exzision des Fistelgangs und Verschluss des inneren Ostiums) mit offener Wundbehandlung therapiert. Alternativ können sie auch durch Einlage eines antibiotikahaltigen Implantats verschlossen werden. Bei sehr ausgedehnten Fisteln ist evtl. eine vorübergehende Stomaanlage nötig.

Bei **Abszessen unterhalb** der Levatormuskulatur erfolgt eine lanzettförmige Abszessentdeckelung, eine Stichinzision ist nicht ausreichend. Abszesse **oberhalb der Levatormuskulatur** können mit der Einlage einer Drainage behandelt werden. Nach der Abszessspaltung sollte nach einer begleitenden Fistel gesucht werden (Sondierung durch einen erfahrenen Untersucher oder Einbringen von Blaulösung in die Abszesshöhle). Die Untersuchung sollte im Zweifelsfall nach Abklingen der akuten Entzündung erneut vorgenommen werden.

Postoperatives Management: Die Perianalregion und die Wunde müssen täglich gereinigt werden. Außerdem muss darauf geachtet werden, dass die Wundränder nicht verkleben, damit eine Heilung von innen nach außen ermöglicht wird.

Komplikationen: Kontinenzverlust bei kompletter **Durchtrennung des M. sphincter ani externus**. In diesem Fall muss die Kontinenz durch eine direkte Sphinkterrekonstruktion (Muskelnaht) wiederhergestellt werden.

Prognose: Die Wunde im Perianalbereich verheilt i. d. R. innerhalb von 6–12 Wochen (regelmäßige Kontrollen). Die Heilungschancen nach Einlage einer Kollagenprothese in den Fistelgang liegen bei 80 %. Prinzipiell sind allerdings auch postoperativ Fistel- und Abszessrezidive jederzeit möglich, insbesondere bei Begleiterkrankungen.

2.6.4 Proktitis

> **DEFINITION** Entzündung des unteren Rektums.

Ätiologie: Abhängig von der Ursache unterscheidet man verschiedene Formen:
- **spezifische Proktitis:** Sie tritt im Rahmen einer chronisch-entzündlichen Darmerkrankung bei Befall des Rektums auf (Morbus Crohn und Colitis ulcerosa).
- **radiogene Proktitis:** ausgelöst durch eine Strahlentherapie von Tumoren im anorektalen Bereich oder in direkter Nachbarschaft dazu (z. B. Prostata).
- **venerisch induzierte Proktitis** bei Lues, Gonorrhö, Ulcus molle, Granuloma venereum, Lymphogranuloma inguinale, AIDS.

Zudem kann eine Proktitis auch **allergisch** oder **medikamentös** (Laxanzien, Antibiotika) bedingt sowie auf **morphologische Veränderung** (z. B. Rektumprolaps, Hämorrhoiden) zurückzuführen sein.

Klinik: Die klinischen Symptome unterscheiden sich je nach Ursache. Die spezifischen und venerischen Proktitiden werden im Komplex mit der ursächlichen Krankheit auffällig. Radiogene Proktitiden führen zu mitunter schmerzhaften Blutungen. Die Intensität von **Schmerzen** und **Blutung** hängt dabei von der Ausdehnung des Befundes ab. Generell bleibt die Proktitis meist relativ lange ohne Symptome, im Verlauf kann es dann zu unspezifischen und unterschiedlich ausgeprägten Befunden kommen: erhöhte Empfindlichkeit im Analbereich, Schmerzen beim Stuhlgang sowie schleimig-blutige oder eitrige Absonderungen.

Diagnostik: Der **Anamnese** kommt besondere Bedeutung zu, insbesondere der **Sexualanamnese** und der Frage nach Vorerkrankungen. Bei Verdacht auf eine infektiöse Ursache sollte die entsprechende Diagnostik erfolgen (Blutentnahme, Abstrich). Eine Rekto- oder Koloskopie ist in Zweifelsfällen ebenfalls indiziert.

Therapie: Bei spezifischen und venerischen Proktitiden ist die **Grunderkrankung** zu behandeln. Radiogene Proktitiden können je nach Schwere des Verlaufs mit lokalen oder systemischen Kortisongaben therapiert werden. Bei schwersten, therapierefraktären Verläufen ist die vorübergehende Anlage eines Stomas bis zur vollständigen Abheilung möglich.

2.6.5 Pilonidalsinus

Synonym: Sinus pilonidalis, Steißbeinfistel, Haarnestgrübchen, Rekrutenabszess, Jeep's disease

> **DEFINITION** Epitheleinschluss behaarter Haut über dem Steißbein (Rima ani). Es kann sich eine Fistel entwickeln, die bis zum Periost reicht und blind endet.

Epidemiologie: Es sind vorwiegend Patienten mit starker dunkler Behaarung und Patienten mit **Druckbelastung** in der Steißbeinregion (Fernfahrer etc.) betroffen.

Ätiopathogenese: Durch eine Hyperkeratose am Ausführungsgang der Talgdrüse kommt es zu Talgretention und evtl. zum Einschluss von Oberflächenepithel und Haaren. Die genaue Ursache ist jedoch unklar, möglicherweise spielen mangelnde Hygiene und starke Schweißproduktion eine Rolle, wodurch die Infektion begünstigt wird. Es bildet sich schließlich ein sekundärer Abszess aus, der perforieren kann.

Klinik und Diagnostik: Ein entzündeter Pilonidalsinus ist eine Blickdiagnose. Er geht mit den Symptomen eines Weichteilabszesses einher: **Schmerzen**, **Rötung** und (druckdolente) **Schwellungen**. Der Fistelgang sollte intraoperativ dargestellt werden.

Therapie: Nach intraoperativer Darstellung des Fistelsystems (mittels einer Injektion von Methylenblau in die Abszesshöhle) muss dieses zusammen mit der Abszesshöhle komplett im Gesunden bis in die Tiefe **exzidiert** werden. Die **Wundheilung** erfolgt entweder primär durch eine Hautplastik (Wundheilung innerhalb von 12 Tagen, Gefahr von Rezidiven) oder sekundär (Wundheilung mehrere Wochen, geringere Gefahr eines Rezidivs bei gleichzeitiger Schaffung einer stabilen Narbe).

Postoperativ ist auf eine **sorgfältige Hygiene** (insbesondere bei sekundärem Wundverschluss) mit regelmäßigen Verbandwechseln und Wundkontrollen zu achten.

Prognose: Bei primärem Wundverschluss besteht ein Rezidivrisiko von etwa 20 %.

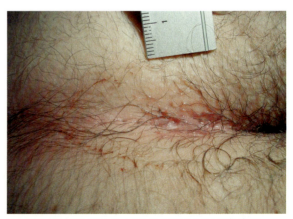

Abb. 2.33 Pilonidalsinus. (aus: Rohde, Lehratlas der Proktologie, Thieme, 2007)

2.6.6 Pyoderma fistulans significa

DEFINITION Erkrankung, die vorwiegend apokrine Drüsen und das benachbarte Bindegewebe betrifft. Prädilektionsorte sind der inguinoperineale Bereich, die Axillen und die Vorderseite des Thorax.

Epidemiologie: Bevorzugt betroffen sind dunkelhäutige Personen zwischen dem 30. und 40. Lebensjahr. Die Inzidenz ist relativ hoch (1:300).

Ätiologie: Es kommt zu einem Abszess durch **Infektion von aufgestautem Drüsensekret**. Ursache sind ein Verschluss der apokrinen und follikulären Drüsen sowie eine Infektion entlang der Haarwurzel. Die Faszie und das subfasziale Bindegewebe sind jedoch **nie** betroffen. Die wichtigsten Erreger sind Streptokokken und Staphylococcus aureus. Die Erkrankung wird durch Deodorant, Rasur, Diabetes mellitus, Adipositas und genetische Faktoren begünstigt, die genaue Ursache ist dennoch unklar.

Klinik und Komplikationen: Es bestehen zunächst derbe **subkutane Knoten**, die später in **Abszesse** mit Schmerzen, Rötung und Schwellung übergehen. Sezernierende Fisteln können sich ausbilden.
Die akute Infektion kann zu einer **Sepsis** führen. Die chronische Infektion kann in seltenen Einzelfällen maligne entarten.

Diagnostik: Es handelt sich um eine Blickdiagnose. Differenzialdiagnostisch müssen eine Furunkulose, eine Analfistel (s. o.) oder ein Pilondialsinus (s. o.) ausgeschlossen werden.

Therapie und Prognose: Frühe Stadien können konservativ mittels **Antibiotika** und **antiphlogistischen Maßnahmen** behandelt werden. Bei ausgedehnten Befunden werden Abszess und Fistelgänge exzidiert. Die Rezidivrate schwankt (je nach Ausdehnung der Behandlung) zwischen 3 und 50 %.

2.6.7 Hämorrhoiden

DEFINITION Beschwerden bei erweiterten Gefäßen des Plexus haemorrhoidalis.

Epidemiologie: Hämorrhoiden sind v. a. aufgrund der ballaststoff- und flüssigkeitsarmen Ernährung eine Volkserkrankung in der westlichen Welt. Schätzungen gehen davon aus, dass bei 50 % der Bevölkerung > 30–50 Jahren vergrößerte Hämorrhoidalknoten nachweisbar sind. Männer und Frauen sind gleichermaßen betroffen. Die Erkrankung ist in Entwicklungsländern deutlich seltener und teilweise gänzlich unbekannt.

Ätiopathogenese: Ein behinderter venöser Abfluss aus dem **Plexus haemorrhoidalis** führt zum Blutstau und damit zur übermäßigen Füllung der Schwellkörper. Ursachen sind meist **zu starkes Pressen** bei der Defäkation (Anspannung des M. sphincter ani internus), Gravidität sowie ein Sphinkterspasmus oder eine -sklerose im Rahmen einer anderen proktologischen Erkrankung. Ob ein erhöhter Druck in der V. mesenterica inferior durch portale Hypertension zu Hämorrhoiden führen kann, ist umstritten. Prädisponierend sind hohes Lebensalter sowie Adipositas und sitzende Tätigkeiten.

Einteilung und Lokalisation: Die Hämorrhoiden finden sich – analog zum Verlauf der Äste der A. rectalis superior und deren Durchbruch durch die Rektumwand – an 3, 7 und 11 Uhr in Steinschnittlage (SSL). Die Einteilung erfolgt nach Stadien und korreliert mit der Ausprägung der Symptome:
- **Grad I:** nur mit dem Proktoskop und nicht von außen sichtbar. Immer über der Linea dentata lokalisiert.
- **Grad II:** Beim Pressen fallen die Hämorrhoiden in den Analkanal vor, ziehen sich aber spontan zurück.
- **Grad III:** Beim Pressen fallen die Hämorrhoiden in den Analkanal, ziehen sich aber nicht spontan zurück. Die manuelle Reposition ist aber möglich.
- **Grad IV:** Die Hämorrhoiden sind vor dem Analkanal gelegen und lassen sich auch nicht reponieren. Entspricht einem zirkulären Analprolaps.

Klinik: Erstes Symptom ist meist eine **schmerzlose hellrote Blutung** bzw. Blutauflagerungen auf dem Toilettenpapier nach festem Stuhlgang. Es kann zu Juckreiz und einem perianalen Ekzem durch verstärkte Schleimsekretion kommen. In fortgeschrittenen Stadien klagen die Patienten über starke **Schmerzen**, die klassischerweise nach dem Stuhlgang einsetzen.

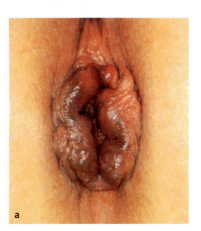
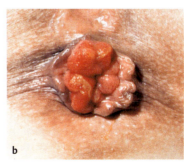

Abb. 2.34 **Hämorrhoidalleiden. a** Grad II. **b** Grad III mit Analprolaps. (a: aus Winkler, Otto, Proktologie. Ein Leitfaden für die Praxis, Thieme, 1997; b: aus Hirner, Weise, Chirurgie, Thieme, 2008)

Diagnostik: Die Diagnose wird **inspektorisch** und in der **Proktoskopie** gestellt. Bei Blutauflagerungen auf dem Stuhl und Schmerzen bei der Defäkation sollte das Rektum auch immer digital ausgetastet werden (kolorektale Karzinome?).

> **MERKE** Bei Blutungen sollten immer, auch bei gesicherten Hämorrhoiden, eine digital-rektale Austastung und anschließend eine Koloskopie erfolgen, um ein kolorektales Karzinom auszuschließen.

Therapie: Die Art der Behandlung richtet sich nach dem Erkrankungsstadium:
- **Grad I:** konservative Maßnahmen, Infrarottherapie, Sklerosierung
- **Grad II:** Sklerosierung, Gummibandligatur
- **Grad III:** Gummibandligatur, evtl. Operation → ggf. Hämorrhoidopexie (nach Longo)
- **Grad IV:** Hämorrhoidektomie.

Konservative Therapie: Hämorrhoiden im Stadium I sind voll reversibel. Bei diesen Patienten kann dementsprechend eine **ballaststoff-** und **flüssigkeitsreiche Kost** zur Stuhlregulierung als alleinige Therapie empfohlen werden. Sitzbäder können ebenfalls unterstützend wirken. Antiphlogistische und adstringierende Suppositorien und Salben (Kortikosteroide und Lokalanästhethika) sind wegen der lokalen Nebenwirkungen bei Daueranwendung (Atrophie, Pilzbefall) nur als überbrückende Maßnahme geeignet.

Operative Therapie: Wie bei allen Operationen im Bereich des Rektums muss der Darm präoperativ gründlich gereinigt werden (z. B. mittels Klysma). Folgende chirurgische Vorgehensweisen stehen zur Verfügung:
- **Infrarottherapie:** Durch eine Infrarotlichtquelle wird (durch Temperaturen von bis zu 100 °C) eine Koagulation des Blutes bewirkt. Dies bewirkt eine Drosselung der Blutzufuhr zu den Hämorrhoiden.
- **Sklerosierung**: Durch submuköses Einspritzen einer Sklerosierungslösung (Polidocanol, Chininlösung, Phenolerdnussöl) in den Hämorrhoidalknoten wird eine fibrotische Reaktion hervorgerufen. Der Knoten wird dadurch im Gewebe fixiert und kann nicht mehr prolabieren. Er bildet sich dann sekundär zurück, da auch die arterielle Blutzufuhr gedrosselt wird.
- **Gummibandligatur** (nach Barron): Die Schleimhaut oberhalb der Hämorrhoiden wird angesaugt und ein Gummiband an die Basis des Knotens gestülpt. Dadurch wird die arterielle Durchblutung reduziert und die Hämorrhoide nekrotisch.
- **Hämorrhoidektomie** (nach Milligan-Morgan oder Parks, Hämorrhoidopexie nach Longo): Die Hämorrhoidalknoten werden an den typischen Lokalisationen (s. o.) aufgesucht und ausgeschält. Die Blutversorgung durch die zuführenden Arterien wird durch eine Ligatur unterbrochen. Bei der Methode nach **Milligan-Morgan** wird die Wunde offen gelassen, bei der Operation nach **Parks** direkt verschlossen. Vorteil der **Staplerhämorrhoidopexie** nach **Longo** ist der komplette Erhalt der Kontinenzfunktion, da die Analhaut belassen und nur die Schleimhaut über der Hämorrhoide entfernt wird (s. u.).

Komplikationen:
- **Sklerosierung:** Ulzerationen, Rektosigmoidnekrose bei direkter Injektion in eine Rektalarterie.
- **Gummibandligatur:** pelvine Sepsis (selten, oft letal)
- **Hämorrhoidektomie:** Analstenose (bei Entfernung großer Schleimhautanteile und darauffolgendem narbigem Umbau), sensorische Inkontinenz (durch Resektion oder Zerstörung der Analhaut, sog. Whitehead-Anus), Mukosa-Ektropion.

Prognose: Bei der Hämorrhoidektomie können zwar keine Rezidive auftreten, dafür sind jedoch sog. Satellitenknoten möglich. Bei den anderen Behandlungsmethoden können die Hämorrhoiden jederzeit rezidivieren.

2.6.8 Analvenenthrombose

Synonym: perianale Thrombose

> **DEFINITION** Thrombose der perianal gelegenen Venen mit plötzlich einsetzenden Schmerzen und livider Schwellung.

Früher wurde die Analvenenthrombose fälschlicherweise auch als „äußere Hämorrhoide" bezeichnet.

Ätiopathogenese: Die Thrombose wird meist durch **starkes Pressen** (z. B. Geburt) oder körperliche Anstrengung ausgelöst. Sie tritt gehäuft bei Patienten mit vergrößerten Hämorrhoiden und nach Kälteexposition auf (insbesondere bei feuchter Kälte wie z. B. beim Surfen). Die Thrombose ist meist im sensiblen Anoderm gelegen und deshalb stark schmerzhaft.

Klinik: Nach typischer Anamnese setzen **plötzliche Schmerzen** ein, die mit einer **lividen Schwellung** im perianalen Bereich einhergehen (Abb. 2.35).

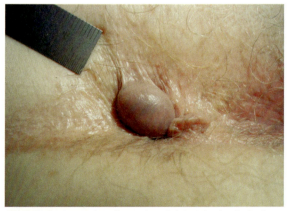

Abb. 2.35 Analvenenthrombose. (aus: Rohde, Lehratlas der Proktologie, Thieme, 2007)

Therapie und Prognose: Die Erkrankung **heilt** ohne Therapie **spontan** aus. Bei geringen Schmerzen ist eine konservative Therapie mit **lokalen antiphlogistischen Maßnahmen** (Kühlung, Salben und Zäpfchen) meist ausreichend. Bei starken Schmerzen kann eine **Inzision in Lokalanästhesie** durchgeführt werden. Die Analvenenthrombose heilt innerhalb von 2–3 Wochen, danach bleibt eine Mariske (s. u.) als Residuum bestehen.

2.6.9 Marisken

DEFINITION Schlaffe Hautfalten in der Perianalregion.

Marisken sind **sehr häufig**. Sie kommen bei bis zu 80 % der älteren Bevölkerung vor. Sie stellen i. d. R. den Endzustand einer Analvenenthrombose dar. Meist bestehen keinerlei Beschwerden, in seltenen Fällen kann es jedoch infolge der eingeschränkten Analhygiene zu einer bakteriellen oder pilzbedingten Dermatitis kommen. Marisken sind eine reine Blickdiagnose. Differenzialdiagnostisch gilt es, Kondylome und Vorpostenfalten bei chronischen Analfissuren auszuschließen. Bei ausgeprägten Beschwerden ist eine Exzision (elektrochirurgisch) in Lokalanästhesie indiziert.

2.6.10 Analfissur

DEFINITION Longitudinaler Einriss der Haut des Analkanals, i. d. R. bei 6 Uhr (90 %) bzw. 12 Uhr in der Steinschnittlage (SSL).

Epidemiologie: Analfissuren haben einen Häufigkeitsgipfel zwischen dem 30. und 40. Lebensjahr, können aber in jedem Alter auftreten. Beide Geschlechter sind gleichermaßen betroffen.

Ätiopathogenese: Durch harten oder voluminösen Stuhlgang kommt es zu einer Verletzung des Anoderms. Die Wunde kann chronifizieren, wenn die Spontanheilung ausbleibt – vermutlich aufgrund schlechter Durchblutung der hinteren Kommisur und durch schmerzbedingte Anspannung des Sphinkters.

Oberhalb der Fissur besteht im chronischen Stadium oft eine hypertrophe Analpapille. Unterhalb zeigt sich häufig eine **Vorpostenfalte** (Anschwellen einer Hautfalte).

Klinik: Leitsymptom ist der heftige, stechende und nur langsam nachlassende **Schmerz direkt nach der Defäkation**. **Blutauflagerungen** auf dem Toilettenpapier können ebenfalls vorkommen. Im chronischen Stadium dominiert die anale Enge das Bild, Blutauflagerung auf Stuhlgang und Toilettenpapier kommen regelhaft vor. Die Schmerzen sind dann gering.

Diagnostik: Die Diagnose erfolgt aus Anamnese und Inspektion. Eine digital-rektale Untersuchung ist oft nur in Lokalanästhesie möglich und zeigt einen hellroten Hauteinriss bei Spreizen der Afteröffnung. Im chronischen Stadium zeigt sich Vorpostenfalte, die fälschlicherweise oft als Mariske interpretiert wird.

Therapie und Prognose: Mit warmen **Sitzbädern** und Maßnahmen zur **Stuhlregulierung** heilen etwa 80 % aller akuten Analfissuren innerhalb von 3 Wochen ab. Unterstützend kann lokal Nitritoxid appliziert werden, das zur Reduktion des Sphinktertonus führt. Bei einer chronischen Analfissur (und erhöhtem Ruhedruck) kann, nach erfolgloser konservativer Therapie über einen Zeitraum von mindestens 1–2 Wochen, eine **Sphinkterotomie** des M. sphintcter ani internus durchgeführt werden. Die Heilungschancen liegen dabei bei 95 %, das Risiko für eine postoperative Inkontinenz ist allerdings mit 35 % auch beachtlich. Die manuelle Analdehnung gilt als obsolet. Alternativ ist die Injektion von **Botulinustoxin** möglich. Große Fissuren müssen dennoch zusätzlich in jedem Fall zusammen mit der Vorpostenfalte und dem umgebenden Gewebe **exzidiert** werden, um eine dauerhafte Heilung zu erreichen.

2.6.11 Anal- und Rektumprolaps

DEFINITION
- **Analprolaps:** Vorfall von Analhaut (Anoderm, nichtverhornendes Plattenepithel) vor die Anokutangrenze.
- **Rektumprolaps:** Vorfall des Rektum in seiner gesamten Zirkumferenz durch den Anus.

Epidemiologie: Die Inzidenz des Rektumprolaps liegt bei 2,5 pro 100 000. Das Durchschnittsalter liegt bei 70 Jahren. Frauen sind 9× häufiger betroffen als Männer. Die Inzidenz des Analprolaps ist eng mit dem Hämorrhoidalleiden verknüpft.

Ätiopathogenese:
- **Analprolaps:** Ursache sind meist Hämorrhoiden III. oder IV. Grades.
- **Rektumprolaps:** Insuffizienz der Haltestrukturen des Beckenbodens infolge einer globalen Beckenboden- oder Sphinkterinsuffizienz. Begünstigende Faktoren sind chronische Obstipation, Enteroptose, vorbestehende Muskelinsuffizienzen im Bereich des Beckenbodens und ein Descensus perinei.

Klinische Pathologie: Durch die mechanischen Belastungen kann es zu Blutungen, Ulzerationen und Wucherung von Granulationsgewebe auf dem Rektumprolaps kommen.

Klinik:
- **Analprolaps:** s. Hämorrhoiden [S. B155].
- **Rektumprolaps:** Je nach Ausprägung fällt das Rektum nach der Defäkation oder infolge eines anderweitig erhöhten intraabdominellen Drucks (z. B. Husten, Heben) vor. Im fortgeschrittenen Stadium ist auch ein spontaner Prolaps möglich. Es können zusätzlich Schmerzen, Stuhlinkontinenz, Blutungen, Schleimabgang mit Nässe und Juckreiz bestehen.

Komplikationen: Beim Rektumprolaps kann es zu Inkarzerationen und Nekrose kommen. Es besteht das Risiko der analen Inkontinenz bei fortgeschrittener Erkrankung.

Diagnostik:
- **Analprolaps:** inspektorisch typisches radiäres, rosa-weißliche Faltenmuster
- **Rektumprolaps:** Vorfall der dunkelroten Schleimhaut (zirkuläre Faltung, evtl. mit starker Schleimsekretion), insbesondere beim forcierten Pressen.

In jedem Fall ist eine Koloskopie zum Tumorausschluss angezeigt. Beim Rektumprolaps sind eine Sphinktermanometrie und eine Defäkografie zur Diagnostik der chronischen Obstipation notwendig.

Differenzialdiagnosen: Differenzialdiagnostisch müssen Karzinome (Rektum- und Analkarzinom), prolabierende Polypen oder hypertrophe, prolabierte Analpapillen ausgeschlossen werden.

Therapie und Prognose:
- **Analprolaps:** Die Therapie entspricht der Behandlung von Hämorrhoiden Grad III und IV [S. B156].
- **Rektumprolaps:** Um eine Inkarzeration zu verhindern, wird das Rektum zunächst manuell reponiert. Eine definitive operative Versorgung muss sich zur Verhinderung von Komplikationen (insbesondere Inkontinenz) anschließen. Dabei wird das Rektum intraabdominal fixiert (offen oder laparoskopisch, sog. **Rektopexie**) und das Sigma meist zu Verbesserung der chronischen Obstipation reseziert (Resektionsrektopexie). Zugangsweg ist meist von abdominal, bei schlechtem Allgemeinzustand des Patienten kann auch der perineale Weg gewählt werden (höhere Komplikationsrate).

2.6.12 Defäkationsstörungen mit Inkontinenz

Synonym: Incontinentia alvi

Ätiologie: Die Ursachen der analen Inkontinenz sind vielfältig:
- **sensorische Inkontinenz:** Anodermverlust (z. B. iatrogen, Analatresie, Tumor), Sensibilitätsstörungen (z. B. Polyneuropathie, Querschnitts-Syndrome), allgemeine Behinderung der Sensorik durch Hämorrhoiden, Proktitis, Tumoren oder Prolaps-Syndrome
- **myogene Inkontinenz:** Sphinkterläsionen (traumatisch, iatrogen), generalisierte Beckenbodeninsuffizienz, Sphinkterlähmung (z. B. Altersinvolution), Sphinkteragenesie
- **mechanische Inkontinenz:** Verlust des Anorektalwinkels, Verlust der Reservoirfunktion des Rektums (z. B. iatrogen, Morbus Crohn, Colitis ulcerosa, Diarrhöen, enterokotische Fistel), Fisteln (Bypass des Sphinkters)
- **neurogene Inkontinenz:** Nervenläsionen (peripher oder zentral/rückenmarksnah).

Klinik: Klinisch unterscheidet man 5 Schweregrade der Inkontinenz nach Williams:
- **Grad 1:** kontinent für Gas, flüssigen und festen Stuhl
- **Grad 2:** unkontrollierter Gasabgang, aber kontinent für flüssigen und festen Stuhl
- **Grad 3:** gelegentlich unkontrollierter Verlust von flüssigem Stuhl, aber kontinent für festen Stuhl
- **Grad 4:** gelegentlich unkontrollierter Verlust von festem Stuhl
- **Grad 5:** komplette Inkontinenz. Unkontrollierter Verlust von festem und flüssigem Stuhl.

Diagnostik: Anamnese und die **proktologische Untersuchung** mit genauer Inspektion und digital-rektaler Austastung (Tumoren, Sphinktertonus, Prolaps) stehen im Vordergrund. Bei weiter oral gelegenen Ursachen sind Koloskopie und Proktoskopie hilfreich. Die Leistung des Sphinkters kann manometrisch geprüft werden. Liegt der Verdacht einer neurologischen Störung nahe, sind Elektomyo- (Sphinkterfunktion) und Elektroneurografie (Nervenleitgeschwindigkeit des N. pudendus) sinnvoll. Sphinkterläsionen (insbesondere bei muskulären Ursachen) können ebenfalls mittels **Endosonografie** nachgewiesen werden.

Therapie: Die Therapie ist grundsätzlich abhängig von der Ursache und kann konservativ, operativ oder palliativ erfolgen. Die **konservative Behandlung** umfasst Maßnahmen zur Stuhlregulierung sowie evtl. obstipierende Medikamente (Loperamid) und ein Biofeedbacktraining. Traumatische Schäden am muskulären Sphinkter sollten sofort **operativ** versorgt werden. Chirurgische **Rekonstruktionsmaßnahmen** bzw. Sphinkterplastiken sind bei gestörter Sphinkterfunktion angezeigt: Bei muskulären Insuffizienzen steht die Raffung des M. sphincter ani externus im Vordergrund, bei sensorischer Inkontinenz kann ein perianaler Schwenklappen helfen. **Sphinkterersatzplastiken** (komplett artifizieller, aufblasbarer Schließmuskel oder Rekonstruktion aus Skelettmuskel und Schrittmacher zur Dauerkontraktion) sind Alternativen.

Als letzte Therapieoption ist die **palliative** Anlage eines künstlichen Darmausganges angezeigt (z. B. laparoskopische Anlage eines endständigen Anus praeter sigmoideus).

Prognose: Die gesellschaftliche Belastung ist mitunter enorm, deshalb sollten alle Therapiemöglichkeiten versucht werden.

2.6.13 Analkarzinom

> **DEFINITION** Tumor im analen Bereich unterschiedlicher Histologie. Nach der Lokalisation wird zwischen **Analrand-** (an oder unterhalb der Linea anocutanea) und **Analkanalkarzinomen** (zwischen Linea anocutanea und Linea dentata) unterschieden.

Epidemiologie: Das Analkarzinom ist mit 5 % aller kolorektalen Tumoren selten.

Ätiologie: Als prädisponierende Faktoren werden chronisch-entzündliche Erkrankungen (u. a. auch Geschlechtserkrankungen) und analer Geschlechtsverkehr diskutiert.

Klinische Pathologie: Histologisch wird zwischen Plattenepithel-, basaloiden (kloakogenen) und Adenokarzinomen (von der Proktealdrüsen ausgehend) unterschieden. Das Analkarzinom kann lymphogen in die Iliakal-, Mesenterial- und Leistenlymphknoten metastasieren. Lokal infiltriert es in Rektum und die Nachbarorgane des kleinen Beckens (Harnblase, Prostata, Harnröhre, Vagina). Hämatogene Metastasen sind bei Diagnosestellung selten.

Klinik: Die Symptome sind **unspezifisch** und umfassen Blutungen, Pruritus, Kontinenzstörungen und anale Missempfindungen.

Diagnostik: Anamnese, Inspektion und **digital-rektale Untersuchung** führen meist schon zur Verdachtsdiagnose. Zum Staging werden eine **Koloskopie** durchgeführt und die lokalen Lymphknoten (Leiste) palpiert. Ebenso sind Leisten- sowie Abdomensonografie, eine Röntgen-Thorax- bzw. CT-Aufnahme indiziert.

Therapie:
- **konservative Therapie:** Plattenepithel und kloakogene Analkarzinome werden primär strahlentherapeutisch, in fortgeschrittenen Stadien kombiniert mit einer Chemotherapie (5-Fluorouracil, Mitomycin C) behandelt.
- **operative Therapie:** Resttumoren nach Bestrahlung, Rezidive und Adenokarzinome erfordern eine Rektumresektion. Analrandkarzinome werden primär nur operiert, wenn die Kontinenz nach der Resektion (mit 1–2 cm Sicherheitsabstand) erhalten bleibt. Alternativ erfolgt auch hier eine Radiotherapie.

Prognose: Die 5-Jahres-Überlebensrate beträgt bei nicht nachweisbarem Resttumor ungefähr 80 %. Metastasen bestehen bei rund 20–30 % der Patienten und können bei gut ⅓ geheilt werden.

2.7 Peritoneum

2.7.1 Anatomie

Man unterscheidet das **Peritoneum parietale**, das die Bauchwand auskleidet, vom **Peritoneum viscerale**, das die intraperitoneal gelegenen Organe überzieht. Die Gleitfähigkeit zwischen den verschiedenen Organen wird durch wenige Milliliter Transsudat ermöglicht. Das Peritoneum parietale ist schmerzempfindlich. An der Unterseite des Zwerchfells wird es durch den **N. phrenicus**, sonst durch die sensiblen Fasern der segmentalen Nerven (**Nn. spinales**) versorgt. Das Peritoneum viscerale wird von viszeroafferenten Fasern versorgt.

Topografie: Abhängig von ihrer Beziehung zum Peritoneum liegen die Bauch- und Beckenorgane entweder intra-, retro- oder extraperitoneal.
- **intraperitoneal:** Das Organ liegt innerhalb der Peritonealhöhle und ist komplett von Peritoneum viscerale überzogen. Mit der Rückwand der Bauchhöhle ist es über ebenfalls von Peritoneum überzogenen Bindegewebsplatten verbunden (Vorsilbe „Meso-").
  - **Cavitas peritonealis abdominalis:** Magen, Teil des Duodenums, Jejunum, Ileum, Colon transversum und sigmoideum, Leber, Milz
  - **Cavitas peritonealis pelvis:** Uterus, Tuben, Ovarien
- **retroperitoneal:** Das Organ ist ventral von Peritoneum parietale überzogen und liegt entweder primär im Retroperitoneum oder wurde im Laufe der Embryonalentwicklung sekundär dorthin verlagert.
  - **primär retroperitoneal:** Niere, Nebenniere, Ureter, Harnblase
  - **sekundär retroperitoneal:** Pankreas, Teil des Duodenums, Colon ascendens und descendens.
- **extraperitoneal:** Das Organ hat keinen Bezug mehr zum Peritoneum, z. B. Prostata.

Manche Autoren unterscheiden wiederum nur zwischen intra- und extraperitonealer Lage, wobei Letztere als Oberbegriff für Organe verwendet wird, die nicht in der Peritonealhöhle liegen, wohl aber darunter (subperitoneal, d. h. an der Oberseite mit Peritoneum parietale überzogen sind wie z. B. Harnblase oder Cervix uteri) oder dahinter (retroperitoneal).

2.7.2 Peritonitis

DEFINITION Diffuse oder lokalisierte **Entzündung** des Bauchfells.

Einteilung: Neben der Unterscheidung zwischen **primärer** und **sekundärer** Peritonitis, lässt sie sich nach folgenden Kriterien differenzieren:
- **Ausdehnung:** lokalisierte oder diffuse (generalisierte) Form
- **Auftreten:** akute oder chronisch-exsudative Form
- **Ätiologie:** bakteriell (ca. 95 %), chemisch-toxisch (Urin, Gallenflüssigkeit, Röntgenkontrastmittel), strahlungsbedingt
- **Sekret:** seröse, fibröse, hämorrhagische, gallige, purulente, karzinomatöse und kotige Form.

Ätiologie:
Primäre Peritonitis: Selten (1 %). Sie entwickelt sich infolge einer aufsteigenden Keimverschleppung in die Bauchhöhle über das Lymph- oder Blutsystem (z. B. nach einer Adnexitis), durch Keime aus der Darmflora oder als Komplikation einer Tuberkulose. Erreger sind Strepto-, Pneumo- sowie Staphylokokken und gramnegative Keime (insbesondere Bacterioides fragilis und Fusobakterium). Die primäre Peritonitis tritt bevorzugt auf bei Kindern (Mädchen > Jungen) und Erwachsenen mit Risikofaktoren (z. B. Immunsuppression, Aszites).

Sekundäre Peritonitis: Nach **Schädigung im Abdomen** kommt es zu einer Keimbesiedelung der Bauchhöhle. Ausgangsort ist dabei meist der Gastrointestinaltrakt, ursächlich sind z. B. die Perforation eines Hohlorgans, iatrogene Maßnahmen (intraoperative Keimverschleppung, Nahtinsuffizienz, Punktionen) oder penetrierende entzündliche Prozesse. Neben den **bakteriellen** Ursachen gibt es sekundäre **abakterielle** Peritonitiden, z. B. durch Fremdkörper (Barium, Puder), durch Galle, durch eine Peritonealkarzinose (s. u.) sowie Stoffwechselerkrankungen.

Pathogenese: Es kommt zu einer **Permeabilitätserhöhung** der Gefäße, was zum Einstrom von Granulozyten mit Phagozytose und zur Exsudation eines eiweißreichen Ödems führt. Durch die große Oberfläche des Peritoneums (ca. 2 m²) kann eine **massive Volumenverschiebung** (3–6 l) die Folge sein (hypovolämischer Schock!). Lokale **Abszesse** entwickeln sich bevorzugt im subphrenischen bzw. subhepatischen Bereich, Douglas-Raum oder zwischen den Darmschlingen. Fehlt die lokale Begrenzung, entwickelt sich eine **diffuse Peritonitis** mit generalisierter Fibrinbildung.

Klinik: Die Peritonitis ist meist durch die Symptome eines akuten Abdomens [S. B116] charakterisiert. Dabei lässt sich – je nach Ausdehnung – eine lokalisierte **Abwehrspannung** (reflektorische Abspannung der Bauchmuskulatur = Défense) bis hin zum „**brettharten**" Abdomen mit ausgeprägtem Schmerzempfinden (v. a. durch Druck und Bewegung) und eine Schonhaltung mit meist angezogenen Beinen nachweisen. Daneben kommt es zu Allgemeinsymptomen (Fieber) und gestörter Darmperistaltik. Bei ausgeprägter, diffuser Peritonitis können Zeichen eines Schocks bestehen.

Komplikationen: Komplikationen sind v. a. der **septische Schock**, der zum Multiorganversagen führen kann, und die Ausbildung von intraabdominellen Abszessen (s. u.). Intraabdominelle Verwachsungen entstehen im weiteren Verlauf und können zum mechanischen Ileus führen. Durch die massive Volumenverschiebung entwickelt sich ein hypovolämischer Schock.

Diagnostik: Näheres zur Diagnostik des akuten Abdomens s. Viszeralchirurgie [S. B117]. **Freie Flüssigkeit** wird am besten sonografisch, **freie Luft** (Perforation) mittels Abdomenübersichtsaufnahme oder CT dargestellt. Der Keimnachweis erfolgt im Verdachts- und Zweifelsfall durch eine peritoneale Punktion oder durch einen intraoperativen Abstrich.

Therapie:
Primäre Peritonitis: Die Therapie erfolgt **rein medikamentös mit Antibiotika**, da hier eine operative Herdsanierung nicht möglich ist. Initial werden die Patienten mit einem Breitspektrum-Antibiotikum behandelt (z. B. Cephalosporin der 3. Generation bzw. Fluorchinolon der Gruppe 3, beide in Kombination mit Metronidazol). Nach Keim- und Resistenznachweis sollte rasch auf eine gezielte Antibiose umgestellt werden.

Sekundäre Peritonitis: Neben der antibiotischen und ggf. intensivmedizinischen Therapie ist die umgehende **operative Herdsanierung** angezeigt. In der Regel ist ein einmaliger Eingriff mit Bauchhöhlenspülung (einzeitig oder kontinuierlich über eine Drainage) und entsprechender Herdsanierung ausreichend. Bei ausgeprägtem Befund ist die mehrmalige operative Revision mit provisorischem Bauchdeckenverschluss möglich (Laparostoma, Schienengleitverband, Reißverschlussprinzip).

Prognose: Die Letalität ist insbesondere bei akuten Komplikationen hoch und liegt insgesamt zwischen 20 und 30 %. Die Überlebenswahrscheinlichkeit lässt sich mithilfe des **Mannheimer-Peritonitis-Index** (Berücksichtigung von Alter, Geschlecht, Begleiterkrankungen, Peritonitisdauer vor der Operation, Herd und Ausbreitung sowie der Art des Exsudats) und des **APACHE-II-Scores** (u. a. Laborparameter, Blutdruck, Herzfrequenz, Bewusstsein, Alter, Begleiterkrankungen) abschätzen.

2.7.3 Intraabdominelle Abszesse

Intraabdominelle Abszesse (**begrenzte Peritonitis**) können nach einer gedeckten Perforation, einer entzündlichen Organerkrankung, postoperativ/posttraumatisch oder selten auch durch hämatogene Keimverschleppung entstehen. Sie entstehen bevorzugt subphrenisch, subhepatisch sowie im Douglas-Raum. Die typischen klinischen Zeichen (Rötung, Schwellung, Schmerz) können aufgrund der intraabdominellen Lage fehlen. Zumeist finden sich systemische Entzündungszeichen. **Diagnostisch** ist neben der Abstrichentnahme oder Punktion (meist Kolibakterien, Streptokokken und Anaerobier) eine Sonografie und ggf. auch eine CT (bei tief gelegenen oder komplexen Befunden) indiziert. **Therapeutisch** wird der Abszess bevorzugt transkutan drainiert, ggf. exzidiert, nachkürettiert und gespült. Die Wundbehandlung erfolgt bei den oberflächigen meist offen oder mit Vakuumversiegelung.

2.7.4 Peritonealkarzinose

DEFINITION Flächiger Befall des Peritoneums mit Tumorzellen, meist als Metastasen anderer Organe des Bauch- und Beckenraums (z. B. Magen, Darm, Adnexen).

Die Prognose der Peritonealkarzinose ist schlecht; eine operative Sanierung meist nicht möglich und der Intraperitonealraum für Zytostatika schlecht zugänglich. Intraoperativ können diese grundsätzlich zwar appliziert werden, jedoch ist diese Behandlungsform relativ aufwendig und wenig effektiv. Große Tumoren und Verwachsungen können beispielsweise den Darm (mechanischer Ileus [S. B139]) oder den Harnleiter komprimieren und damit zu Stenosen führen. Näheres zum Krankheitsbild s. Neoplastische Erkrankungen [S. A668].

2.8 Leber

2.8.1 Anatomie

Topografie: Die Leber liegt im rechten Oberbauch in enger Beziehung zur rechten Niere und Nebenniere, zu Colon transversum, Magen und Duodenum. Sie macht etwa 2,5 % des Körpergewichts beim Erwachsenen aus. Anatomisch wird die Leber in **4 Lappen** unterteilt: Lobus hepatis dexter, Lobus hepatis sinister, Lobus caudatus und Lobus quadratus, wobei das Lig. falciforme die Grenze zwischen dem größeren rechten und kleineren linken Leberlappen bildet. In der Chirurgie orientiert man sich nicht an den anatomischen Grenzen, sondern am Versorgungsgebiet der rechten bzw. linken arterioportalen Strombahn (Abb. 2.36). Die chirurgische Grenze zwischen dem rechten und linken Leberlappen verläuft deshalb zwischen der suprahepatischen V. cava inferior und der Gallenblase.

Entsprechend ihrer Blutversorgung bzw. dem Gallenfluss besteht die Leber aus **8 Segmenten**, wobei die Segmente I–IV auf den (chirurgisch) linken Lappen bzw. die Segmente V–VIII auf den (chirurgisch) rechten Lappen entfallen.

Die Leber wird durch die Ligg. coronaria (Umschlag vom parietalen zum viszeralen Blatt des Peritoneums), die Ligg. triangularia dexter et sinister (Verstärkung der Ligg. coronaria im Bereich des lateralen Umschlags), das Lig. falciforme, das Lig. teres (obliterierte Umbilikalvene) und durch den intraabdominellen Druck fixiert. Im Lig. hepatoduodenale verlaufen die Blutgefäße zur Leber bzw. die extrahepatischen Gallengänge in Richtung Papilla vateri sowie Lymphgefäße.

Gefäßversorgung und Lymphabfluss: Die Leber ist aufgrund ihrer Stoffwechselleistung sehr gut durchblutet (25 % des HZV, etwa 1,5 l/min). ⅓ des Blutes erhält sie aus der **A. hepatica propria** (aus der A. hepatica communis, einem Hauptast des Truncus coeliacus), ⅔ aus der **Portalvene**. Der venöse Abfluss erfolgt über die 3 Hauptvenen direkt in die V. cava inferior.

Der Lymphabfluss erfolgt kaudal in die Nodi lymphoidei hepatici und Nodi lymphoidei coeliaci, kranial in die mediastinalen Lymphknoten.

Nervensystem: Die **sympathische** Innervation (Abbau von Glykogen, Hemmung der Gallensäurensekretion) erfolgt über das Ganglion coeliacum, die **parasympathische** (Steigerung der Gallensäurensekretion) aus dem Ramus hepaticus des N. vagus. Der Peritonealüberzug und die Leberkapsel (Glisson-Kapsel) werden durch den Nervus phrenicus sensibel innerviert.

2.8.2 Diagnostik

Neben der allgemeinen Leberdiagnostik (Anamnese, klinische Untersuchung, Labor s. Verdauungssystem [S. A266]) ist präoperativ v. a. die **Bildgebung** von Bedeutung:

- **Sonografie:** Sie ermöglicht die schnelle Abklärung ohne Strahlenbelastung und ist zur Beurteilung von Lebergröße, Parenchym, Gallenwegen, Gallenblase und freier Flüssigkeit indiziert. Die **farbcodierte Duplex-Sonografie** dient der Beurteilung der Lebergefäße.
- **CT** und **MRT** sind insbesondere indiziert bei Tumoroperationen zur Dignitäts- und Lokalisationsbeurteilung
- **Angiografie:** zur Darstellung der Lebergefäße; als Katheterangiografie und CT- bzw. MRT-Angiografie
- **Szintigrafie:** Sie ist heute in der Tumordiagnostik nicht mehr relevant.

2.8.3 Leberresektionen

Die Leber hat als einziges parenchymatöses Organ die Fähigkeit, sich in gewissen Maßen selbst zu regenerieren (beispielsweise nach Leberteilresektionen). Grundsätzlich unterscheidet man 2 unterschiedliche Leberresektionsverfahren:

- **anatomische Resektion:** Resektion anhand des segmentalen Leberaufbaus, der durch das arterielle/portale, biliäre und venöse System definiert ist. Sie ist Methode der Wahl für Malignomoperationen in kurativer Absicht, da durch die klar definierten Grenzen der Mindestabstand von 1 cm zum Tumor leichter eingehalten werden kann.
- **nichtanatomische (atypische) Resektion:** Sie ist häufig nur indiziert bei gutartigen Tumoren, zur diagnostischen Keilresektion sehr kleiner Tumoren sowie bei schweren Leberverletzungen. Beispiele sind Enukleationen oder tangentiale Resektionen.

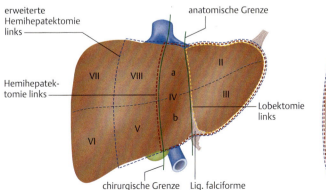 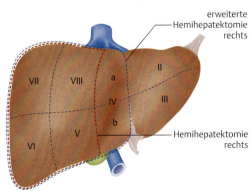

Abb. 2.36 Anatomische und chirurgische Lebergrenzen sowie Leberresektionsmöglichkeiten. (aus: Hirner, Weise, Chirurgie, Thieme, 2008)

Zu den benignen und malignen Lebertumoren sowie für die Indikationen zur chirurgischen Therapie s. Neoplastische Erkrankungen [S. A648].

Präoperative Maßnahmen: Patienten mit einer Leberinsuffizienz (z. B. aufgrund einer Zirrhose) müssen vor einer zu hohen Eiweißbelastung geschützt werden. Patienten mit Aszites erhalten präoperativ Diuretika und sollten ihre Flüssigkeitszufuhr einschränken. Eine portale Hypertension muss medikamentös behandelt werden.

Präoperative Diagnostik:
- Bestimmung der Gerinnungsparameter und Leberenzyme
- Bestimmung der Herz-Kreislauf-Funktion vor großen Resektionen
- bildgebende Verfahren wie Sonografie und CT (seltener MRT), Angiografie (zur präoperativen Abklärung der genauen Blutversorgung der Leber).

Vorgehen: Der operative Zugang erfolgt i. d. R. über einen **rechtsseitigen Rippenbogenrandschnitt**, der im Bedarfsfall über die Mittellinie hinaus zur linken Seite erweitert werden kann. Bei ausgedehnteren Eingriffen kann er auch median bis zum Xiphod verlängert werden (sog. **Mercedes-Stern-Schnitt**). Anschließend werden die wichtigen Strukturen, insbesondere des Lig. hepatoduodenale (s. auch Pringle-Manöver [S. B165]) präpariert; evtl. ist auch eine intraoperative Sonografie indiziert. Der Blutfluss zur Leber darf nicht länger als 1 h kontinuierlich unterbrochen werden (intermittierend länger). Abhängig vom Ausmaß des Befundes werden dann folgende Resektionsverfahren durchgeführt (Abb. 2.36):
- **Segmentresektion:** Resektion einzelner Segmente (Mono-, Bi-, Multisegmentresektion). Indiziert bei benignen und malignen Lebertumoren, beim infiltrierenden Gallenblasenkarzinom im Stadium T2, bei Tumoren in einer Leberzirrhose im Stadium Child B und evtl. bei Parenchymeinrissen.
- **Lobektomie links:** Resektion des anatomischen linken Leberlappens (Segmente II und III). Indiziert bei Tumoren im linken Leberlappen, die die anatomische Grenze (Lig. falciforme) nicht überschreiten.
- **Hemihepatektomie:** Resektion des chirurgischen (nicht des anatomischen!) linken bzw. rechten Leberlappens. Indiziert bei malignen Tumoren, sehr großen benignen Tumoren, großen Parenchymverletzungen oder Tumoren bei Leberzirrhose im Child-A-Stadium. Bei großen Tumoren kann eine **erweiterte Hemihepatektomie** (Trisektorektomie) durchgeführt werden: Dabei werden der linke Leberlappen und die Segmente V und VIII bzw. der rechte Leberlappen und die Segmente IVa und IVb entfernt. Eine noch radikalere Resektion ist unter Berücksichtigung der Regenerationsfähigkeit nicht möglich.

MERKE Bei einer Leberzirrhose im Stadium Child C ist eine Resektion kontraindiziert.

Prognose: Ein wichtiger Parameter, insbesondere in der frühen postoperativen Phase, um die **Syntheseleistung der Leber zu beurteilen**, ist die Bestimmung der Thromboplastinzeit (**Quick-Wert**).
Komplikationen der Leberresektion sind Blutungen, Bildung eines Bilioms (im CT sichtbar als dünnwandige Flüssigkeitsansammlung), Gallefisteln und Abszesse sowie die Entwicklung eines postoperativen Leberversagens. Die Operationsletalität ist durch die verbesserten Operationsmethoden und Standardisierung abhängig von der Grunderkrankung auf 0–15 % reduziert worden.

2.8.4 Leberzysten

Epidemiologie: Symptomlose Leberzysten finden sich bevorzugt bei Frauen (90 %). Bei ungefähr 1 % der Erwachsenen lassen sich einzelne Leberzysten (meist gefüllt mit seröser Flüssigkeit) sonografisch oder in der Autopsie nachweisen.

Ätiologie und Einteilung: Echte Zysten sind – im Gegensatz zu Pseudozysten – mit Epithel ausgekleidet (einschichtig kubisch). Sie können angeboren oder erworben sein und sind meist mit klarer Flüssigkeit gefüllt. Sie treten solitär oder multipel auf.
- **kongenitale Leberzysten:** Während solitäre Leberzysten auf eine angeborene Malformation des Gallengangsystems zurückzuführen sind, tritt der diffuse polyzystische Befall (Zystenleber) meist in Kombination mit der autosomal-dominat vererbten polyzystischen Nierendegeneration vom adulten Typ auf (s. Niere [S. A408]).
- **erworbene Leberzysten:** Echte Zysten können die Folge eines zystischen Tumors sein. Pseudozysten sind meist auf eine parasitäre Infektion zurückzuführen (Echinokokkose, s. Infektionserkrankungen [S. A580]).

Klinik: Die Mehrzahl der **solitären Leberzysten** bleibt **asymptomatisch**. Nur sehr große Zysten können zu Druck- und Völlegefühl führen. Ein polyzystischer Leberbefall geht ebenfalls mit **Druck-** und **Völlegefühl** sowie **Schmerzen** einher. Manchmal kann im rechten Oberbauch eine Resistenz tastbar oder ein Tumor sichtbar sein.

Echinokokkuszysten bleiben ebenfalls oft symptomlos. $2/3$ der Patienten klagen gelegentlich über ein Druckgefühl im Oberbauch, evtl. besteht anamnestisch ein Ikterus. Jeder 10. Patient muss akut wegen Komplikationen behandelt werden.

Komplikationen: Bei sehr großen solitären Zysten atrophiert der betroffene Leberlappen (meist der rechte); der andere Lappen hypertrophiert dabei kompensatorisch. Echinokokkuszysten führen zu Ikterus (Kompression oder Einbruch in das Gallengangsystem), Infektionen der Zyste oder des Gallengangs sowie anaphylaktischen Reaktionen (Kollaps, Schock) bei spontaner Ruptur.

Diagnostik:
Die **Sonografie** erlaubt meist schon eine Verdachtsdiagnose: Eine flüssigkeitsgefüllte Zyste ist **echofrei, scharfwandig** und zeigt eine **dorsale Schallverstärkung**. Da-

2.8 Leber

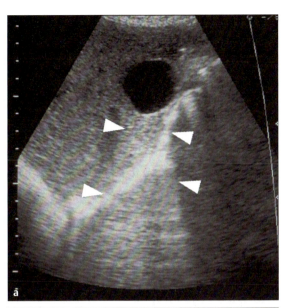

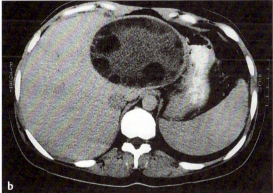

Abb. 2.37 **Leberzysten. a** Sonografischer Befund einer echofreien Zyste mit dorsaler Schallverstärkung (Pfeile). **b** CT-Aufnahme einer ausgeprägten intrahepatischen Echinokokkuszyste. (a: aus Reiser, Kuhn, Debus, Duale Reihe Radiologie, Thieme, 2006; b: aus Henne-Bruns et al., Duale Reihe Chirurgie, Thieme, 2008)

gegen sieht man bei Echinokokkuszysten oft schon sonografisch die Köpfe der Bandwürmer (sog. **Scolices**), **Kalkeinlagerungen** und **membranöse Binnenstrukturen**. In Zweifelsfällen erlauben Oberbauch-CT sowie Kontrastmittelsonografie und -CT (keine Anreicherung in Zysten!) mit hoher Wahrscheinlichkeit bereits eine Diagnosestellung bzw. die Differenzierung zu einem solitären Prozess (Tumor, Abszess).

> **MERKE** Bei V. a. Echinokokkuszyste ist eine diagnostische **Zystenpunktion** absolut **kontraindiziert** (Gefahr der Verschleppung und anaphylaktischer Reaktionen).

Labor: Echinokokkusinfektionen zeigen sich im Differenzialblutbild mit einer Eosinophilie. Werden die Gallengänge komprimiert, können Bilirubin und die alkalische Phosphatase erhöht sein.

Immunologische Tests: Es stehen **KBR** (Komplementbindungsreaktion), **Hämagglutinationstest**, **indirekte Immunfluoreszenz** und **ELISA** zum Nachweis einer Echinokokkusinfektion bzw. zur weiteren Differenzierung zwischen E. cysticus und E. multilocularis zur Verfügung.

Differenzialdiagnosen: Ein **Leberabszess** sollte ausgeschlossen werden.

Therapie: Bei **asymptomatischen Zysten** ist **keine Therapie** erforderlich. Große Zysten, die Beschwerden hervorrufen, sollten reseziert werden. Methode der Wahl ist die **laparoskopische Entfernung** von oberflächlichen Zystenanteilen mit Einbringen einer Netzplombe.

Die Therapie von Echinokokkuszysten richtet sich nach dem Erreger:
- **E. cysticus:** Präoperativ erfolgt eine Vorbehandlung für 4 Wochen mit **Albendazol** bzw. Mebendazol. Die Zyste wird operativ punktiert (**Cave:** Verschleppung vermeiden!), die Scolices mit hyperosmolarer Lösung getötet und die Zyste im Anschluss nach Eröffnung der Kutikula (**Zystektomie**) oder mit Kutikula (**Perizystektomie**) entfernt. Postoperativ sollte die Therapie mit Albendazol und oder Mebendazol noch für 1–2 Monate fortgesetzt werden, wenn die Zyste komplett entfernt werden konnte. Gelingt keine vollständige Resektion, ist eine dauerhafte medikamentöse Therapie notwendig (bis zu 2 Jahre).
- **E. multilocularis:** Das Wachstum ist invasiv. Daher muss diese Zyste wie ein Malignom behandelt werden: Resektion im Gesunden mit mindestens 1 cm großem Sicherheitsabstand. Näheres zum chirurgischen Vorgehen s. bei Leberreseketion [S. B162] für operativen Zugang. Gelingt keine vollständige Resektion, lebenslange Gabe von Albendazol oder Mebendazol.

Prognose: Die Prognose der Echinokokkuszyste ist bei erfolgreicher Operation gut. Bei Rezidiven muss eine medikamentöse Langzeittherapie (ebenfalls bis zu 2 Jahre) angestrebt werden.

2.8.5 Leberabszess

Ätiologie: Leberabszesse können durch **Bakterien** (vorwiegend durch Infektionen mit E. coli bzw. grampositiven Erregern wie Staphylo- und Streptokokken) oder **Parasiten** (Amöbenabszess) hervorgerufen werden. Ein einzelner Abszess tritt bevorzugt im rechten Leberlappen auf, multiple Abszesse typischerweise im linken.

Es gibt 2 Formen:
- Der **primäre Leberabszess** ist am häufigsten. Die Leberabszesse entstehen meist durch hämatogene Fortleitung einer Entzündung aus dem Pfortadergebiet (z. B. Appendizitis, Divertikulitis, Amöbenabszess) oder über die A. hepatica propria. Des Weiteren kann sich eine Infektion aufsteigend über die Gallenwege (eitrige Cholezystitis, eitrige Cholangitis, Caroli-Syndrom, postoperativ) oder per continuitatem aus den benachbarten Organen ausbreiten (perforiertes Ulcus duodeni oder Gallenblasenempyem).

- **sekundärer Leberabszess:** eher selten. Es handelt sich dabei um die sekundäre Infektion einer Echinokokkus- oder kongenitalen Zyste.

Die Abszessbildung wird begünstigt durch Immunsuppression, hämatologische Erkrankungen, Drogen- und Alkoholabusus, Diabetes mellitus sowie Malignome.

Klinik: Die Beschwerden **variieren stark** und können bis zum akuten Abdomen oder einer Sepsis führen. Meist bestehen Bauchschmerzen, Fieber, Abgeschlagenheit, Übelkeit und Erbrechen. Die Erkrankung kann auch erst Wochen nach der primären Infektion auffällig werden.

Komplikationen: Größte Gefahr besteht in der **Ruptur** des Abszesses mit septischer Streuung oder Peritonitis [S. B159].

Diagnostik: Im Rahmen der klinischen Untersuchung sind meist ein deutlicher **Druckschmerz im rechten Oberbauch**, eine vergrößerte Leber und bei zentraler Lokalisation des Abszesses ein Ikterus auffällig. Im **Labor** zeigen sich eine Leukozytose, ein erhöhtes CRP, evtl. eine Hyperbilirubinämie sowie eine Anämie und erhöhte Transaminasen (in 50 % der Fälle). Serologisch lässt sich ein Amöbenabszess von einem bakteriellen Abszess unterscheiden.

Sonografie und **CT** ermöglichen die Diagnose und die exakte Steuerung von Punktion bzw. Anlage der Drainage. Im **Röntgen-Thorax** können ein Pleuraerguss (meist rechtsseitiger Reizerguss), Zwerchfellhochstand oder Dystelektasen auffällig sein.

Therapie: Primär wird ein Leberabszess **konservativ** behandelt. Therapie der Wahl ist die sonografische oder CT-gesteuerte Anlage eines **Spüldrainagekatheters** (Abb. 2.38). Zusätzlich muss immer eine systemische i. v.-Antibiotikatherapie (zunächst mit Breitspektrum-Antibiotika, später nach Antibiogramm) durchgeführt werden. Ein Amöbenabszess wird nur medikamentös therapiert: Bereits bei Verdacht wird mit Metronidazol behandelt und die Therapie bei Diagnosesicherung evtl. mit Chloroquin ergänzt. In der Regel verkleinert sich der Abszess innerhalb von 10 Tagen.

Ein **chirurgischer** Eingriff ist indiziert bei komplizierten gekammerten Abszessen, erfolgloser konservativer Therapie, Rezidiven, Gerinnungsstörungen und bei Verdacht auf eine Ruptur. Hierbei wird der Abszess eröffnet, ein Débridement durchgeführt, gespült und ebenfalls ein Spülkatheter eingebracht. In Einzelfällen ist auch eine Leberteilresektion erforderlich.

Prognose: Die Letalität unter der Therapie hängt von der Ursache und den Komplikationen ab, beträgt allerdings bis zu 40 %.

2.8.6 Lebertrauma

Epidemiologie: Die Inzidenz des Lebertraumas ist in den letzten Jahrzehnten insbesondere durch die erhöhten Unfallzahlen deutlich gestiegen. Betroffen sind vorwiegend junge Männer.

Ätiologie: Lebertraumen können entstehen nach perforierenden (Schuss- und Stichverletzungen) sowie stumpfen Verletzungen (Parenchymberstungen) oder Dezelerationstraumen mit Ausriss der Leber aus dem Halteapparat (z.B. nach Auffahrunfall oder Sturz aus großer Höhe). Sie treten häufig auch im Rahmen eines Polytraumas auf (s. Orthopädie und Unfallchirurgie [S. B326]).

Einteilung: Nach Moore unterscheidet man folgende Schweregrade:
- **Grad I:** Kapselriss oder Kapseldefekt, Parenchymriss < 1 cm Tiefe
- **Grad II:** Parenchymriss 1–3 cm Tiefe, subkapsuläres Hämatom < 10 cm, periphere penetrierende Verletzung
- **Grad III:** Parenchymriss > 3 cm Tiefe, subkapsuläres Hämatom > 10 cm, zentrale penetrierende Verletzung, intrahepatische Hämatome < 3 cm, Hilusverletzung (Ast einer Arterie oder Ast der Pfortader)
- **Grad IV:** Parenchymzerreißung eines Lappens, intrahepatische Hämatome > 3 cm, Verletzung der Pfortader, der Leberarterie oder einer größeren Arterie
- **Grad V:** ausgedehnte Verletzung beider Leberlappen, Verletzung der Lebervenen oder der retrohepatischen V. cava inferior.

Klinik: Die Symptomatik ist abhängig von der Ursache und Ausdehnung der Leberverletzung und kann von Oberbauchschmerzen, Blutungen bis hin zum hämorrhagischen Schock reichen.

Komplikationen: Insbesondere schwere Lebertraumen (III–IV nach Moore) gehen mit bedrohlichen Blutungen einher. Des Weiteren können Gallenleckagen und -fisteln, Abszesse sowie eine Leberinsuffizienz auftreten. Besteht eine Verbindung zwischen Gefäß- und Gallensystem, kann es aus der Papille bluten (Hämobilie). Bei Verbindungen zwischen dem venösen und biliären System kommt es zur Hyperbilirubinämie (Bilhämie).

Diagnostik: Die **CT** ist die Standarduntersuchung zur raschen Abklärung des Verletzungsausmaßes. Unter Umständen lässt sich im Labor eine Bilhämie nachweisen. Eine Leberinsuffizienz im späteren Verlauf wird durch die Kontrolle der Syntheseparameter (s. Verdauungssystem [S. A265]) diagnostiziert.

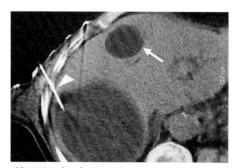

Abb. 2.38 **Leberabszess.** CT-gesteuerte Drainage eines Leberabszesses (Pfeilspitze), als Nebenbefund findet sich eine Leberzyste (Pfeil). (aus: Reiser, Kuhn, Debus, Duale Reihe Radiologie, Thieme, 2006)

Therapie: Zu den notfallmedizinischen Sofortmaßnahmen bei Polytrauma s. Notfallmedizin [S. B59].

Bei kreislaufstabilen Patienten mit einem Lebertrauma bis zum Schweregrad III ist ein abwartendes Vorgehen gerechtfertigt. Der Patient wird intensivmedizinisch und regelmäßig sonografisch überwacht und nur bei anhaltender Blutung operiert.

Chirurgische Therapie: Die chirurgische Versorgung ist bei anhaltender Blutung oder bei Verletzungen des Schweregrades III–V indiziert. **Oberflächliche** Kapsel- und Parenchymeinrisse können meist mit einer Tamponade und einzelnen Nähten versorgt werden. Die Blutung kann auch mittels Laser- oder Infrarotkoagulation, Fibrinkleber oder Kollagenvlies gestillt werden. Bei **ausgedehnten Verletzungen** stehen – insbesondere zur Blutungskontrolle – verschiedene Verfahren zur Verfügung, wobei sich die meisten Blutungen durch eine adäquate Kompression beherrschen lassen:

- **Pringle-Manöver:** Unterbrechung des Lig. hepatoduodenale mit einem Tourniquet zur Verminderung der Blutversorgung, um bessere Operationsbedingungen zu schaffen. Die Leber toleriert eine derartige Ischämie etwa für 30–45 min. **Cave:** Milzverletzungen müssen zuvor versorgt werden, da es durch den Blutrückstau zu starken Blutungen kommen kann!
- **Packing** (**Tamponade**): Die Tamponade der Leber mit Bauchtüchern oder Iodoformstreifen ermöglicht die Blutstillung bis zum Transport in ein Spezialzentrum und zur definitiven operativen Versorgung.
- **vollständige vaskuläre Exklusion:** Bei Dezelerationsverletzungen mit Abriss von Lebervenen muss die Leber oft komplett aus der Kapsel und den Aufhängebändern mobilisiert und die V. cava infra- und subhepatisch okkludiert werden, um die Blutung kontrollieren zu können (Kombination mit Pringle-Manöver).
- **atypische Leberresektion:** Sie ist indiziert bei kompletter Parenchymzerreißung und hat das Ziel, möglichst viel vitales Lebergewebe zu erhalten, damit der Patient die posttraumatischen bzw. -operativen Belastungen (Schock, Massentransfusion, Sepsis) besser bewältigen kann. Im Gegensatz zu Tumorresektionen wird dabei nur ein Débridement der vollständig zerstörten Anteile durchgeführt.
- **Hepatotomie:** Erweiterung eines Parenchymrisses oder Spaltung des gesunden Parenchyms (insbesondere bei Schussverletzungen), um an tiefer gelegene Strukturen heranzukommen.
- **Hepatostomie:** Einbringen einer schlauchförmigen Drainage mit seitlichen Löchern in einen Schusskanal (zur Versorgung von Schussverletzungen). Das geschädigte Parenchym wird so komprimiert und Blut bzw. Galle nach außen abgeleitet.
- **Transplantation:** In Einzelfällen ist bei völlig zerstörter Leber deren Entfernung und notfallmäßige Transplantation möglich.

Prognose: Die Letalität schwerer Leberverletzungen (Grad III–V) liegt zwischen 10–30 %.

2.8.7 Chirurgische Therapie der portalen Hypertonie

Näheres zum Krankheitsbild und zur konservativen Therapie von Varizenblutungen s. Verdauungssystem [S. A281].

Die chirurgische Therapie ist insbesondere in **Notfallsituationen**, wenn Varizenblutungen anders nicht mehr beherrschbar sind, und zur **Prophylaxe von Rezidivblutungen** (in Kombination mit einer medikamentösen Therapie) indiziert.

Grundsätzlich eignen sich zur Vermeidung von Rezidivblutungen die
- **Sklerosierung** von Varizen
- interventionelle Anlage eines transjugulären intrahepatischen portosystemischen Stent-Shunts (**TIPS-Anlage**, s. Verdauungssystem [S. A283])
- **Shuntchirurgie**.

Ein eindeutiger Vorteil hinsichtlich der Letalität ergibt sich für keines der Verfahren.
- **Für eine Shuntoperation** sprechen eine gute Leberfunktion, starke und früh rezidivierende Blutungen trotz Sklerosierung, Fundusvarizenblutungen und eine nur geringe portale Restperfusion.
- **Für die Sklerosierung** sprechen gering ausgeprägte Blutungen, eine ausgeprägte Hepatomegalie, anhaltende Alkoholkrankheit, ein hepatozelluläres Karzinom sowie ein pulmonales, renales oder hepatisches Organversagen.

Die Anlage eines Shunts hat das Ziel, den Blutfluss von der Pfortader in die V. cava inferior umzuleiten und so den Druck im portalen Kreislauf zu senken. Man unterscheidet zwischen **kompletten** Shunts, bei denen die Leber über die Pfortader kein Blut mehr erhält (z. B. PCA), und **inkompletten** Shunts mit einer Restperfusion (z. B. distaler splenorenaler Shunt). Der TIPS-Shunt hat die operativen Formen aber weitgehend abgelöst. Die OP-Verfahren sind in **Abb. 2.39** dargestellt.

> **MERKE** Die Mehrzahl der Varizenblutungen kann bereits endoskopisch gestoppt werden.

Portokavale Anastomose (PCA)

Anlage eines **kompletten Shunts**, der die Leber vollständig von der Versorgung durch die Pfortader trennt. Die V. portae wird mit der V. cava inferior entweder in End-zu-Seit- (einfachste Methode) oder in Seit-zu-Seit-Technik (v. a. bei Aszites indiziert) anastomosiert. Die Leberdurchblutung erfolgt ausschließlich über die Leberarterie.

Indikation:
- **notfallmäßig** bei anhaltender, konservativ nicht-beherrschbarer Blutung
- zur **Vermeidung von Rezidiven** bei präoperativ geringer portaler Perfusion, guter Leberfunktion (Child A) oder bei Kontraindikationen gegen einen Warren-Shunt (z. B. zu geringer Durchmesser der Milzvene, s. u.)

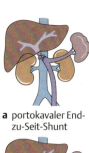 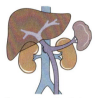 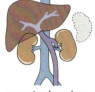
  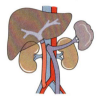

a portokavaler End-zu-Seit-Shunt **b** portokavaler Seit-zu-Seit-Shunt **c** proximaler splenorenaler Shunt (*Linton*) **d** distaler splenorenaler Shunt (*Warren*) **e** mesenterikokavaler Shunt **f** portokavaler Shunt mit Arterialisation

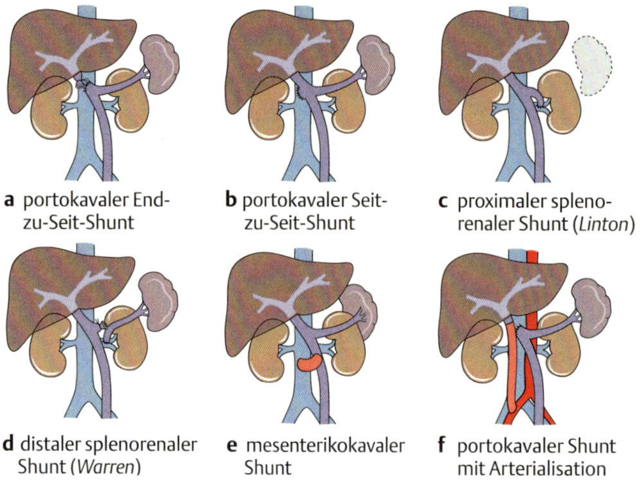

Abb. 2.39 **Portosystemische Shunt-Formen.** (aus: Schumpelick et al., Kurzlehrbuch Chirurgie, Thieme, 2010)

Ergebnis: Vorteil dieses Verfahrens sind die gute Drucksenkung und der gute Langzeiterfolg durch die geringe Thrombosierungsrate (ca. 5 %). **Nachteilig** sind die häufige Aszitesbildung nach der Operation und die Gefahr einer Enzephalopathie bei zu hoher Eiweißzufuhr (stufenweise bis maximal 70 g/d).

Distaler splenorenaler Shunt

Synonym: Warren-Shunt

Anlage eines selektiven (= **inkompletten**) **Shunts**, bei dem die Perfusion über die V. portae erhalten bleibt. Die V. lienalis wird dabei direkt vor ihrem Zusammenfluss mit der V. mesenterica superior unterbunden und in Form einer End-zu-Seit-Anastomose mit der V. renalis sinistra (→ Abfluss in die V. cava inferior) vereinigt. Der venöse Abfluss des distalen Magens und der V. coronaria ventriculi in die V. portae werden ebenfalls gezielt unterbunden. Dadurch wird der Druck von Ösophagus, Magen und Milz über die linke Nierenvene entlastet.

Indikation: Ein Warren-Shunt ist **nur in elektiven Situationen** bei guter Milzvene (Durchmesser > 9 mm) indiziert. Stärker eingeschränkte Leberfunktion (maximal Child B) und Voroperationen im rechten Oberbauch sind dabei keine Kontraindikationen.

Ergebnis: Vorteil ist die erhaltene Restperfusion der Leber. Im Laufe der Jahre bilden sich Kollateralgefäße aus, die eine Umkehrung des Pfortaderflusses zur Folge haben. Das Thromboserisiko ist mit 20 % relativ hoch.

Weitere Shuntformen

Mesenterikokavaler Shunt: mit Implantation einer Kunststoffprothese zwischen der V. mesenterica superior und V. cava inferior.

Portokavaler End-zu-Seit-Shunt mit Arterialisation: Um die Leberdurchblutung zu steigern, wird bei dieser Shuntform zusätzlich zur PCA ein Interponat aus der V. saphena magna zwischen die A. iliaca und V. portae eingesetzt.

Proximaler splenorenaler Shunt (Linton-Shunt): Bei diesem Verfahren wird die Milz entfernt und die V. mesenterica superior mit der linken Nierenvene anastomosiert. Das Pfortadergebiet wird so direkt über die Nierenvene entlastet. Im Gegensatz zum Warren-Shunt ist die Pfortaderperfusion hierbei retrograd. Aufgrund der Folgen der Splenektomie und der hohen Thromboserate (bis zu 50 %) ist dieses Verfahren heutzutage **obsolet**.

TIPS (transjugulärer intrahepatischer portosystemischer Stent-Shunt)

Siehe Verdauungssystem [S. A283].

2.9 Gallenblase und Gallenwege

2.9.1 Anatomie

Die Gallenblase befindet sich unterhalb des rechten Leberlappens in einer Grube im Bereich des Segments V. Sie besteht aus Fundus, Korpus und Kollum und ist bis auf die Verwachsungsfläche mit der Leber mit Peritoneum überzogen. Die Gallenblase ist über den Ductus cysticus mit dem Ductus choledochus verbunden.

Arteriell wird die Gallenblase über einen Ast der A. hepatica dextra, die **A. cystica**, versorgt, deren Lage und Ursprung allerdings stark variieren können. Das venöse Blut fließt über die **Vv. cysticae** in die Pfortader. Der Lymphabfluss erfolgt über die Lymphknoten an der Leberpforte zu den Nodi lymphoidei coeliaci im Bereich des Truncus coeliacus.

Besonders wichtig ist die Kenntnis der großen **Lagevariabilität** von A. cystica (Abb. 2.40) und **Ductus cysticus** (Abb. 2.41) im sog. **Calot-Dreieck**. Dieses wird durch den Ductus hepaticus, Ductus cysticus und den hinteren, unteren Leberrand begrenzt.

Die nervale Versorgung erfolgt über den vegetativen **Plexus hepaticus** (aus dem Plexus coeliacus) und sorgt zusammen mit hormonellen Faktoren für die Kontraktion der Gallenblase und die Erschlaffung des Sphinktersystems. Der N. phrenicus bzw. sensible Fasern im Plexus he-

2.9 Gallenblase und Gallenwege

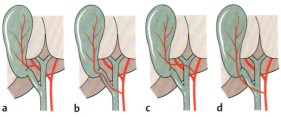

Abb. 2.40 Lagevarianten der A. cystica. Ursprung aus der A. hepatica dextra (**a**), der A. hepatica propria (**b**), der A. hepatica sinistra (**c**) und der A. hepatica propria mit getrenntem Verlauf (**d**). (aus: Schumpelick et al., Kurzlehrbuch Chirurgie, Thieme, 2010)

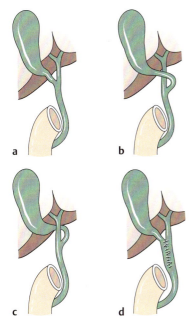

Abb. 2.41 Lagevarianten des Ductus cysticus. a Häufigster Befund. **b** Medialer Abgang mit Überkreuzung des Ductus hepaticus communis. **c** Medialer Abgang mit Unterkreuzung des Ductus hepaticus communis. **d** Verklebung. (aus: Schumpelick et al., Kurzlehrbuch Chirurgie, Thieme, 2010)

paticus versorgen die Gallenblase sensibel (→ Schmerzprojektion in die rechte Schulter).

2.9.2 Diagnostik

Neben der **Anamnese** und **körperlichen Untersuchung** spielen insbesondere **Laboruntersuchungen** (Cholestase- und Entzündungsparameter), **Sonografie**, die **ERCP** und die perkutane transhepatische Cholangiografie (**PTC**) eine wichtige Rolle im Rahmen der Diagnostik von Gallen- und Gallengangserkrankungen. Die **CT** ist bei Tumoren und unklaren Raumforderungen unverzichtbar. Die **MRCP** (MRT mit Darstellung des Gallen- und Pankreasgangsystems) ist eine nichtinvasive Alternative zur ERCP. Für Weiteres zu den einzelnen Methoden s. Verdauungssystem [S. A290].

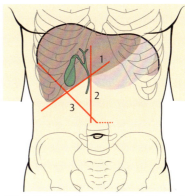

Abb. 2.42 Schnittführung für Eingriffe am Gallensystem. 1 Rechtsseitiger Rippenbogenrandschnitt, 2 Transrektalschnitt, 3 Schrägschnitt senkrecht zum Rippenbogen. (aus: Henne-Bruns et al., Duale Reihe Chirurgie, Thieme, 2008)

2.9.3 Operationsverfahren an der Gallenblase und den Gallenwegen

Konventionelle Cholezystektomie

Indikation:
Absolute Indikation für die Entfernung der Gallenblase sind neben der **akuten Cholezystitis** die **Gallenblasenperforation** (Notfallindikation!), ein **Gallenblasenempyem**, ein **Gallensteinileus** (Dünndarmileus und Luft in den Gallenwegen), **biliodigestive Fisteln** und ein Verschluss des Gallengangs bei einem Steinleiden ohne Erfolg der konservativen Therapie.

Relative Indikationen sind die symptomatische Cholelithiasis, das Vorhandensein von Polypen, Dyskinesien und Papillomatosen der Gallenblase, Dauerausscheider von Typhusbakterien sowie Patienten nach einer chologenen Pankreatitis. Bei asymptomatischen Steinleiden ist ein abwartendes Vorgehen gerechtfertigt.

Vorgehen: Der Zugang (**Abb. 2.42**) erfolgt i. d. R. durch einen **rechtsseitigen Rippenbogenrandschnitt**, der evtl. nach rechts oder links erweitert werden kann, einen **Transrektalschnitt** (Schnitt längs durch den M. rectus abdominis), einen Schrägschnitt senkrecht zum Rippenbogen oder eine mediane Oberbauchlaparotomie. Anschließend werden die wichtigen Strukturen präpariert: Ductus choledochus, Ductus hepaticus communis, Ductus cysticus und die A. cystica (im Lig. hepatoduodenale). Der **Ductus cysticus** und die **A. cystica** werden durchtrennt und die Gallenblase aus dem Leberbett entfernt. Die Einlage einer Drainage ist meist nicht notwendig.

Postoperatives Management: Die Magensonde kann sofort entfernt werden. Bereits am Tag der Operation darf der Patient Tee zu sich nehmen, am nächsten Tag leichte Kost. Eine spezielle Diät ist nicht notwendig. Der stationäre Aufenthalt beträgt zwischen 3 und 5 Tagen, wenn keine Komplikationen auftreten oder Begleiterkrankungen vorliegen.

Komplikationen: In < 0,1 % der Fälle kommt es zu operationsbedingten Komplikationen wie Gallengangsverletzungen, Blutungen, Abszessbildung oder Insuffizienzen des Zystikusstumpfes.

Postcholezystektomiesyndrom: Neuerliches Auftreten der Beschwerden nach Entfernung der Gallenblase. Die Beschwerden können entweder trotz Operation persistieren (z. B. Vernarbungen, Adhäsionen) oder aber postoperativ neu aufgetreten sein. Persistierende Beschwerden müssen in jedem Fall mittels ERCP abgeklärt werden, allerdings ist nur bei ca. der Hälfte der Patienten eine organische Ursache zu finden.

Prognose: Die Operationsletalität liegt deutlich unter 0,1 %. Postoperativ sind durch die Entfernung der Gallenblase **keinerlei funktionellen Nachteile** zu erwarten. Die dauerhafte Heilung eines Steinleidens wird in mehr als 99 % der Fälle erreicht.

Laparoskopische Cholezystektomie

Die laparoskopische Entfernung der Gallenblase geht mit geringeren postoperativen Schmerzen, einem besseren kosmetischen Ergebnis (kleinere Narben), einer schnelleren Erholung für den Patienten, einem kürzeren stationären Aufenthalt und früherer Arbeitsfähigkeit einher. Daher werden heutzutage 8 von 10 Cholezystektomien in dieser Technik durchgeführt.

Absolut kontraindiziert sind laparoskopische Operationen allerdings bei Gallenblasenperforationen in die freie Bauchhöhle, Karzinomverdacht, schweren Begleiterkrankungen (z. B. Herz- und Lungenerkrankungen, die eine Erhöhung des intraabdominellen Drucks durch das Pneumoperitoneum nicht zulassen) und begleitender Pankreatitis.

Relative Kontraindikationen sind ein Gallenblasenempyem, Vernarbungen nach chronischer Entzündung, eine Schrumpfgallenblase, endoskopisch nicht entfernbare Gallengangskonkremente sowie Rezidiveingriffe im Oberbauch (evtl. narbige Strukturen).

Vorbereitung: Neben den allgemeinen Operationsvorbereitungen (entsprechend der konventionellen Cholezystektomie) müssen insbesondere die o. g. Kontraindikationen ausgeschlossen werden. Der Patient muss des Weiteren darüber aufgeklärt werden, dass intraoperativ u. U. eine Laparotomie notwendig werden kann.

Vorgehen: Wie bei allen laparoskopischen Operationen [S. B106] werden ein **Pneumoperitoneum** angelegt sowie Optik und Arbeitstrokare unter Sicht platziert (im Oberbauch und unterhalb des rechten Rippenbogens). Anschließend fasst man den Gallenblasenfundus und spannt das **Calot-Dreieck** auf. A. cystica und Ductus cysticus werden dargestellt und geklippt, die Gallenblase danach freipräpariert und mittels Bergebeutel aus dem Abdomen entfernt. Bei schwierigen Verhältnissen oder Komplikationen muss der Eingriff zur Laparotomie konvertiert werden (präoperative Aufklärung).

Das postoperative Vorgehen entspricht der konventionellen Operation.

Komplikationen und Prognose entsprechen ebenfalls weitgehend denen der konventionellen Operation (s. o.).

Weitere Operationsverfahren

Choledochotomie und Choledochusrevision: Eröffnung des Ductus choledochus in Längsrichtung und Entfernung der Konkremente. Indiziert ist die Choledochusrevision, wenn Gallensteine endoskopisch nicht entfernt werden konnten. Nach Eingriffen an den Gallengängen (→ Ödementwicklung mit vorübergehender Abflussstörung der Galle) kann für rund 10 Tage eine sog. **T-Drainage** eingelegt werden, die die passagere Ableitung der Galle nach außen gewährleistet.

Biliodigestive Anastomose: Es handelt sich um eine chirurgische Verbindung zwischen Gallenwegen und dem Dünndarm. Das Verfahren der Wahl ist die Hepatiko- oder Choledochojejunostomie mit Roux-Y-Anastomose (Abb. 2.43). Hierbei wird das Jejunum 20–30 cm distal

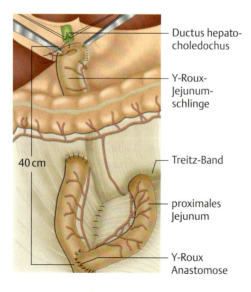
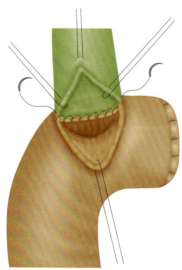

Abb. 2.43 Hepatikojejunostomie in Roux-Y-Technik. (aus: Hirner, Weise, Chirurgie, Thieme, 2008)

2.9 Gallenblase und Gallenwege

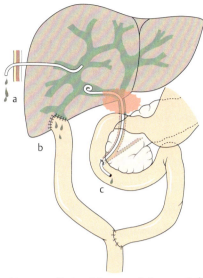

Abb. 2.44 **Palliative Gallengangsdrainage. a** Perkutane transhepatische Drainage. **b** Hepatikojejunostomie mit Roux-Y-Schlinge. **c** Drainage über einen Pigtail-Katheter. (aus: Schumpelick et al., Kurzlehrbuch Chirurgie, Thieme, 2010)

des Treitz-Bandes durchtrennt und das aborale Ende anschließend blind verschlossen und mit dem abgesetzten Gallengangsstumpf in End-zu-Seit-Technik anastomosiert. Das orale Ende wird ca. 40 cm distal der Gallenwegsanastomose in einer End-Zu-Seit-(Roux-Y-)Technik mit dem Jejunum verbunden, sodass die Nahrungspassage wiederhergestellt ist. Dieses Verfahren dient z. B. der Galleableitung im Rahmen einer Pankreaskopfresektion oder als palliative Gallenwegsdrainage (s. u.).

Mögliche Komplikationen der Operation sind die Entwicklung einer Cholangitis bzw. eine Stenose im Bereich der Anastomose sowie Verletzungen der A. hepatica oder V. portae.

Palliative Gallenwegsdrainage werden zur Gallenableitung bei nicht radikal operablen extrahepatischen Stenosen durchgeführt, um die Beschwerden – insbesondere den quälenden Juckreiz – zu lindern und damit die Lebensqualität des Patienten zu verbessern. Drainagemethoden sind (Abb. 2.44)
- ERC und transtumorale Einlage eines Pigtail-Katheters
- perkutane transhepatische Drainage
- biliodigestive Anastomose.

2.9.4 Chirurgische Therapie des Gallenblasenkarzinoms

Für Allgemeines zum Gallenblasenkarzinom s. Neoplastische Erkrankungen [S. A652].

Gallenblasenkarzinome werden oft erst spät erkannt und sind häufig bei Diagnosestellung bereits so weit fortgeschritten, dass in kurativer Absicht nicht mehr operiert werden kann. Die Prognose ist äußerst schlecht. Besteht bei einem Patienten der Verdacht auf ein Gallenblasenkarzinom, müssen präoperativ **Sonografie**, **CT** und **ERC** zum Staging und zur Beurteilung einer Beteiligung der Gallengänge durchgeführt werden. Häufig wird das Karzinom jedoch zufällig nach Cholezystektomie entdeckt.

Das Vorgehen und das Ausmaß der Resektion richten sich nach dem Tumorstadium:
- **T1:** Entfernung von 2–3 cm des umgebenden Lebergewebes und Lymphadenektomie des Lig. hepatoduodenale bis zum Truncus coeliacus
- **T2:** Entfernung der Lebersegmente IV und V als zentrale Gallenblasenbettresektion. Lymphadenektomie wie bei T 1.
- **T3** und **T4:** Bei Befall des rechten Leberlappens: Leberteilresektion, Lymphadenektomie und evtl. Resektion weiterer infiltrierter Organe (z. B. rechte Kolonflexur). Sind beide Lappen befallen, ist das Karzinom zumeist inoperabel.

Palliativ versucht man den Gallenfluss aufrechtzuerhalten bzw. wiederherzustellen und so die Beschwerden des Ikterus zu mindern. Palliativmaßnahmen sind u. a. die Stent-Einlage, Anlage einer biliodigestiven Anastomose [S. B168] oder die perkutane transhepatische Drainage [S. B169].

Eine therapeutische Resektion ist aufgrund der oft späten Diagnosestellung nur in 10–20 % durchführbar. Chemo- oder Strahlentherapie sind bisher nicht erfolgreich. Die 5-Jahres-Überlebensrate liegt nur bei etwa 5 %.

2.9.5 Chirurgische Therapie des Gallengangskarzinoms

Einteilung: Gallengangstumoren können sowohl von den kleineren bzw. mittleren (**intrahepatische Gallengangskarzinome**) als auch von den größeren Gallengängen ausgehen (**extrahepatische Gallengangskarzinome**). Die extrahepatischen Tumoren werden nach ihrer **Lokalisation** eingeteilt (vgl. Neoplastische Erkrankungen [S. A653]):
- **oberes Drittel:** Bereich der Gabelung des Ductus hepaticus communis bis zur Einmündung des Ductus cysticus (sog. Klatskin-Tumor)
- **mittleres Drittel:** Einmündung des Ductus cysticus bis zur Duodenumoberkante
- **unteres Drittel:** Duodenumoberkante bis zur Papilla duodeni major.

Präoperative Diagnostik: Gallengangskarzinome werden am besten mittels **ERCP**, bei komplettem Gallengangsverschluss auch mittels **PTC** (perkutane transhepatische Cholangiografie) dargestellt. Alternativ steht die **MRCP** zur Verfügung. **CT** bzw. **MRT** vervollständigen die Diagnostik, da sie eine organüberschreitende Tumorausbreitung (insbesondere Gefäßinfiltration der Pfortader oder A. hepatica propria) sowie Metastasen gut nachweisen.

Vorgehen:
- Bei **oberen** und **mittleren Gallengangskarzinomen** werden die extrahepatischen Gallenwege, die Gallenblase sowie die Lymphknoten des Lig. hepatoduodenale entfernt. Die Rekonstruktion erfolgt mittels Hepatikojejunostomie und Roux-Y-Schlinge. Bei Befall der Leber wird der Eingriff um eine Leberteilresektion erweitert.

Alternativ kann bei Klatskin-Tumoren auch eine erweiterte Leberresektion (meist rechtsseitige Trisegmentektomie) mit Pfortaderteilresektion erfolgen.
- Bei **Tumoren im unteren Drittel** wird eine **partielle Duodenopankreatektomie** nach **Whipple** [S. B172] durchgeführt.
- Bei nichtresektablen Tumoren sind **Palliativmaßnahmen** zur besseren **Gallenableitung** [S. B169] indiziert.

Prognose: 30–50 % der Patienten können erfolgreich operiert werden, die 5-Jahres-Überlebensrate liegt jedoch nur bei ca. 5 %. Auch eine begleitende Chemo- oder Strahlentherapie bringt statistisch keinen Überlebensvorteil.

2.10 Pankreas

2.10.1 Anatomie

Topografie: Die Bauchspeicheldrüse liegt sekundär retroperitoneal in Höhe von LWK 1 und 2. Sie wird in **Caput** (Kopf), **Corpus** (Körper) und **Cauda** (Schwanz) eingeteilt. Der Pankreaskopf liegt dabei direkt dem Duodenum an (im „duodenalen C"). Der Körper **überkreuzt** die **A. und V. mesenterica superior** und der Schwanz erstreckt sich bis zum Milzhilus. Das Pankreas entwickelt sich aus einer **ventralen** und einer **dorsalen Anlage**, die jeweils ihren eigenen Ausführungsgang besitzen. Der Hauptausführungsgang aus der ventralen Pankreasanlage (**Ductus pancreaticus** bzw. Ductus Wirsungianus) durchzieht das gesamte Organ und mündet in den meisten Fällen nach Vereinigung mit dem Ductus choledochus an der **Papilla Vateri**. Der Ductus pancreaticus accessorius (Ductus Santorini) aus der dorsalen Pankreasanlage verschmilzt i. d. R. mit dem Ductus pancreaticus.

Bei einer fehlenden Verschmelzung der beiden Ganganlagen (**Pankreas divisum**) mündet der akzessorische Gang separat in der Papilla duodeni minor (oberhalb der Papilla Vateri) in das Duodenum. Da die Papillenmündung sehr eng ist, prädisponiert diese Anlagestörung zur Entwicklung rezidivierender Pankreatitiden (s. Verdauungssystem [S. A301]).

Gefäßversorgung: Das Pankreas wird sowohl aus der A. hepatica communis, der A. lienalis (beide aus dem Truncus coeliacus) und der A. mesenserica superior versorgt. Der venöse Abfluss erfolgt über die V. lienalis und V. mesenterica superior in die V. portae. Die Lymphe wird parallel zu den Blutgefäßen in die lokalen und regionalen Lymphknoten drainiert.

Nervensystem: Die sympathischen Fasern entstammen dem Ganglion coeliacum und bewirken eine **Hemmung der Insulinsekretion**. Die parasympathische Versorgung erfolgt über die Rami coeliaci des Truncus vagalis posterior (N. vagus) und fördert die **Insulinsekretion**. Das Pankreas ist nicht sensibel innerviert.

2.10.2 Diagnostik

Präoperativ sollten die kontrastmittelgesteuerte Computertomografie (Nachweis von Pseudozysten, Nekrosen, Abszessen, Einblutungen etc.) wie auch ein endoskopische Ultraschall durchgeführt werden. In der **Abdomenübersichtsaufnahme** können Kalkeinlagerungen (nach abgelaufener Pankreatitis) gut diagnostiziert werden. Weiteres zur Diagnostik s. Verdauungssystem [S. A297].

2.10.3 Pankreasfehlbildungen

Die typischen Fehlbildungen gehen auf eine gestörte Verschmelzung der beiden Pankreasanlagen zurück:
- **Pancreas divisum:** Fehlende Verschmelzung der beiden Pankreasgänge, die oft ohne klinische Relevanz bleibt. Bei einer Abflussbehinderung ist die endoskopische Spaltung indiziert.
- **Pancreas anulare:** Zirkuläre Einengung des Duodenum (meist der Pars descendens) durch einen rudimentären Pankreasrest. Bei Beschwerden ist eine Duodenojejunostomie (Bypass-Operation) indiziert. Eine primäre Resektion oder Spaltung ist wegen der Gefahr einer Stenose i. d. R. nicht sinnvoll.
- **ektopes Pankreas:** Gelegentlich als Zufallsbefund in verschiedenen Organen (z. B. Magen, Jejunum, Milzhilus) ohne jeden Krankheitswert.
- **Pankreasagenesie:** Fehlende Anlage der ventralen und/oder dorsalen Anlage. Kinder mit kompletter Fehlanlage versterben meist kurz nach der Geburt.
- **Pankreashypoplasie:** Die Hypoplasie betrifft nur die kleinen Ausführungsgänge.

2.10.4 Pankreasverletzungen

Aufgrund seiner retroperitonealen Lage sind Pankreasverletzungen zwar selten (0,5–3 % aller Oberbauchtraumen), gehen aber mit einer **hohen Mortalität** (bis zu 90 %) einher. Meist liegt ein **massives** stumpfes oder penetrierendes **Oberbauchtrauma** vor. Die Pankreasverletzung wird in 4 Schweregrade eingeteilt:
- **Grad 1:** oberflächliche Kontusion, geringe Parenchymverletzung, keine Eröffnung des Gangsystems
- **Grad 2:** tiefer Einriss, Verletzung des Ductus pancreaticus im Körper- oder Schwanzbereich
- **Grad 3:** tiefer Einriss, Verletzung des Ductus pancreaticus im Kopfbereich
- **Grad 4:** tiefer Einriss, Verletzung des Ductus pancreaticus im Kopfbereich sowie Ruptur des Duodenums oder des Ductus choledochus.

Die **Diagnose** ist schwierig, da Laboruntersuchungen (Amylase, Lipase) nur eine geringe Spezifität haben, die Sonografie des Oberbauchs meist durch Luftüberlagerungen erschwert und selbst eine CT ist nicht immer wegweisend ist. Mittels ERCP können Gangverletzungen dargestellt werden. In der Regel wird die Diagnose im Rahmen einer explorativen Laparotomie gestellt (meist Polytrauma mit Verletzungen weiterer Organe).

Die **Therapie** hängt vom Ausmaß der Verletzung ab. Oft ist eine **Drainage** ausreichend, bei ausgeprägten Verletzungen können aber auch **Resektionen** (Korpus- und Schwanzresektion oder partielle Duodenopankreatektomie) notwendig sein. **Komplikationen** sind die **Pankreatitis** (im Kindesalter häufigste Pankreatitis-Ursache!) sowie die Ausbildung von Abszessen, Pseudozysten oder Fisteln.

2.10.5 Chirurgische Therapie der Pankreatitis

Näheres zur Erkrankung und zur konservativen Therapie s. Verdauungssystem [S. A298].

Indikationen: Die chirurgische Therapie der **akuten Pankreatitis** ist indiziert, wenn die Erkrankung trotz optimaler konservativer Therapie fortschreitet und sich lokale Komplikationen wie Abszesse oder bakteriell infizierte Pankreasnekrosen ausbilden, die mittels transkutaner Drainage nicht suffizient therapiert werden können.

Die Indikationsstellung bei **chronischer Pankreatitis** umfasst:
- chronische Schmerzzustände
- Stenosen
- Karzinomverdacht
- Milzvenenthrombose
- Pankreaspseudozysten (s. u.).

Vorgehen:
Akute Pankreatitis: Ziel der Operation ist es, das nekrotische Material auszuräumen, Abszesse und infiziertes Gewebe zu spülen und große Flüssigkeitsansammlungen abzuleiten. Grundsätzlich stehen dafür 2 unterschiedliche Verfahren zur Verfügung (**Abb. 2.45**):
- **offenes Verfahren**: Nach der ersten Ausräumung und Spülung wird die Bauchdecke entweder mit sterilem Material abgedeckt, ein Laparostoma eingebracht oder ein Reißverschluss zum **temporären Verschluss** eingenäht. Alle 1–2 Tage wird erneut operiert, gespült und die Nekrosen entfernt bis die Wundverhältnisse sauber sind (**Etappenlavage**). Nach erfolgreicher Therapie wird die Bauchdecke verschlossen.
- **geschlossenes Verfahren**: Bei lokal begrenzten Nekrosen kann die Bauchdecke nach Einbringen von Spül- und Ableitungskathetern bereits nach der ersten Behandlung verschlossen werden. Die Spülung erfolgt postoperativ kontinuierlich über die Drainagen.

Chronische Pankreatitis: Hier hängt das operative Vorgehen von der Indikation, also der vorherrschenden Komplikation, ab. Prinzipiell kommen Drainage- und resezierende Verfahren zum Einsatz.

Bei **chronischen Schmerzen** (durch die intraluminale Druckerhöhung) ist die erste Therapieoption die endoskopische Anlage eines Stents in den Ductus Wirsungianus. Eine weitere Drainageoption ist die Anastomose von Dünndarm (in Roux-Y-Technik) mit dem Pankreasgangsystem, das longitudinal eröffnet wird (sog. longitudinale **Pankreatikojejunostomie** nach Puestow, **Abb. 2.46b**). Bei einer im **Pankreasschwanz** lokalisierten Entzündung besteht die Möglichkeit einer Kaudaresektion ggf. mit einer

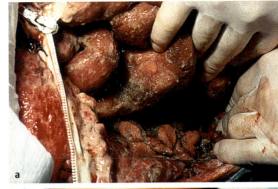

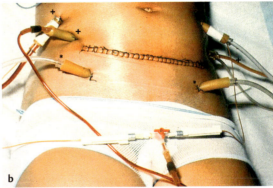

Abb. 2.45 Peritoneallavage. a Etappenlavage bei massiven Nekrosen. **b** Geschlossenes Verfahren. (aus: Henne-Bruns et al., Duale Reihe Chirurgie, Thieme, 2008)

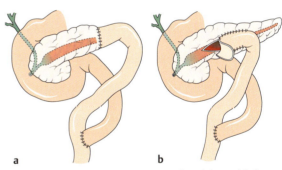

Abb. 2.46 Pankreatikojejunostomie. a Kaudaresektion und End-zu-End-Anastomose mit einer Roux-Y-Schlinge (nach Du Val). **b** Longitudinale Pankreatikojejunostomie nach Puestow. (aus: Schumpelick et al., Kurzlehrbuch Chirurgie, Thieme, 2010)

Anastomose der Resektionsfläche mit einer Dünndarmschlinge (ebenfalls in Roux-Y-Technik, **Abb. 2.46a**). Bei dieser Operation muss oft zusätzlich eine Splenektomie durchgeführt werden, da aufgrund der entzündlichen Veränderungen intraoperative Gefäßverletzungen häufig sind.

Bei einer Entzündung mit Stenosesymptomatik im **Kopfbereich** ist die duodenumerhaltende Pankreaskopfresektion oder eine partielle Duodenopankreatektomie (Whipple-Operation) indiziert.

Komprimiert das Pankreas auch den Magenausgang (meist in Kombination mit einer **Stenose** der **Gallenwege**), ist therapeutisch eine Pankreaskopfresektion angezeigt. Alternativ kann auch eine Gastroenterostomie und eine Choledochojejunostomie erfolgen. Sind nur die Gallenwege betroffen, wird eine endoskopische Therapie oder eine Choledochojejunostomie (biliodigestive Anastomose) durchgeführt.

Bei einer **Milzvenenthrombose** (selten, entzündungsbedingt oder infolge Kompression der V. lienalis durch Pseudozysten) kann es zum Hypersplenismus sowie zur Ausbildung von Fundusvarizen kommen (Umgehungskreislauf über die Vv. gastricae breves). Therapeutisch ist nach Ausschluss anderer Ursachen einer portalen Hypertonie eine Splenektomie indiziert.

Prognose: Die **Letalität** der akuten Pankreatitis hängt vom Schweregrad ab:
- **ödematöse Pankreatitis** (Veränderungen sind auf das Pankreas beschränkt): ca. 3 %.
- **partielle Pankreasnekrose** (Fettgewebsnekrosen im umgebenden Fettgewebe): 15 %.
- **nekrotisierende Pankreatitis**: 10–15 % (ohne bakterielle Infektion) bzw. > 30 % (infizierte Nekrosen).

Die Prognose der chronischen Pankreatitis ist von Alter, Ursache und begleitenden Risikofaktoren (z. B. Alkoholkonsum) abhängig.

2.10.6 Pankreaspseudozysten

Die Pseudozysten bilden sich aus im Rahmen einer akuten oder chronischen Pankreatitis infolge einer Einschmelzung von Parenchym. Sie sind mit Pankreasenzymen gefüllt und können solitär oder multipel auftreten. Eine Epithelauskleidung fehlt („Pseudozyste"). Abhängig von ihrer Lokalisation und Größe verursachen sie **diffuse Oberbauchbeschwerden** oder **komprimieren** den Magen oder Ductus choledochus. Eine spontane Rückbildung ist möglich, die Wahrscheinlichkeit dafür nimmt allerdings mit ihrer Größe und der Erkrankungsdauer ab. Pseudozysten können infizieren (evtl. mit Sepsis oder Peritonitis nach einer Ruptur), seltener penetrieren sie in den Gastrointestinaltrakt oder arrodieren große Gefäße (massive Blutung in die Bauchhöhle und hämorrhagischer Schock). Die Therapie besteht in einer **Drainage** der **Zysten**, entweder mit endoskopischer Eröffnung und Ableitung in den Magen oder mittels operativer Anlage einer **Zystjejunostomie** (in Roux-Y-Technik). Evtl. muss der zystentragende Pankreasteil entfernt werden.

2.10.7 Chirurgische Therapie des Pankreaskarzinoms

Whipple-Operation

Synonym: klassische partielle Duodenopankreatektomie, (Kausch-)Whipple-Operation

Indikation: Die Operation wird in den **Frühstadien ohne Befall von Nachbarorganen** eines **Pankreaskopfkarzinoms** durchgeführt. Durch die Nähe zu den Gefäßen, die Lage im Retroperitoneum und dem aggressiven Wachstum des Pankreaskarzinoms werden die Tumoren sehr rasch in-

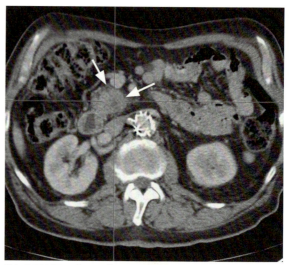

Abb. 2.47 **PET-CT bei Pankreaskopfkarzinom** (aus: Henne-Bruns, Duale Reihe Chirurgie, Thieme, 2012)

operabel. **Abb. 2.47** zeigt einen PET-CT-Befund bei Pankreaskopfkarzinom. Jedoch zeigen Daten, dass auch Kombinationsoperationen mit Gefäßresektionen (postoperativer R0-Status) für den Patienten von Vorteil sind.

Vorgehen: Der **distale Magen** (Billroth-II-Rekonstruktion), die **Gallenblase** inklusive **Ductus choledochus**, das **Duodenum** und der **Pankreaskopf** werden en bloc entfernt und die regionalen, intra- und retroperitonealen gelegenen **Lymphknoten mitgenommen** (Abb. 2.48a). Anschließend wird die **Nahrungspassage** rekonstruiert, wozu klassischerweise 2 Jejunalschlingen verwendet werden. Eine Schlinge wird dabei mit dem Magen und die andere mit dem Restpankreas und dem Gallengang bzw. in einer Seit-zu-Seit-Anastomose mit der ersten Schlinge verbunden (Braun'sche Fußpunktanastomose). Alternativ kann auch das Pankreas mit der Magenhinterwand anastomosiert werden (**Abb. 2.48b**).

Perioperativ wird z. T. die Gabe des Somatostatinanalogons Octreotid zur **Sekretionshemmung** des **Pankreas** empfohlen.

Komplikation und Prognose: Die wichtigste Komplikation der Operation ist die **Insuffizienz der pankreatointestinalen Anastomose**. Die Operationsletalität liegt < 5 %, die 5-Jahres-Überlebensrate nach erfolgreichem Eingriff jedoch nur zwischen 3–25 %.

Varianten der Whipple-Operation

Bei der **Pylorus-erhaltenden Duodenopankreatektomie** (nach Traverso und Longmire) wird das Duodenum erst 2 cm nach dem Pylorus abgesetzt. Diese Operationstechnik hat sich mittlerweile als Standardtherapie des Pankreaskopfkarzinoms durchgesetzt. Typische OP-Komplikation: prolongierte Magenentleerungsstörung.

Die **Pankreaslinksresektion** umfasst die Entfernung von Pankreaskörper und -schwanz sowie der Milz. Indikation hierfür sind i. d. R. zystische Tumoren und duktale

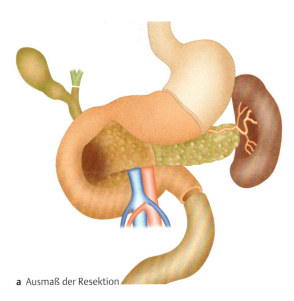
a Ausmaß der Resektion

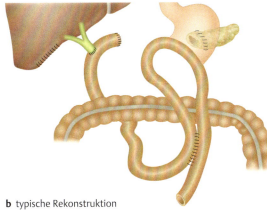
b typische Rekonstruktion

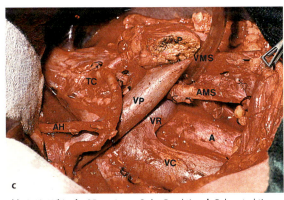

Abb. 2.48 **Whipple-OP.** a Ausmaß der Resektion. b Rekonstruktion mittels Anastomose des Restpankreas mit der Magenhinterwand. c Intraoperativer Befund bei Duodenopankreatektomie und radikaler Lymphadenektomie. AMS = A. mesenterica superior, VMS = V. mesenterica superior, P = Pankreasrest, TC = truncus coeliacus, AH = A. hepatica, VP = V. portae, VR = V. renalis, VC = V. cava inferior, A = Aorta. (a und b: aus: Hirner, Weise, Chirurgie, Thieme, 2008; c: aus Henne-Bruns, Duale Reihe Chirurgie, Thieme, 2012)

Karzinome in einem frühen Stadium (meist Zufallsbefund). Bei benignen Befunden kann auch eine milzerhaltende Pankreaslinksresektion durchgeführt werden.

Bei der **Pankreatektomie** wird das Pankreas mitsamt Milz komplett entfernt. Sie wird heutzutage allerdings selten durchgeführt, da durch die Resektion auch die für die Glukosehomöostase relevanten Hormone (Insulin und Glukagon) ausfallen. Mögliche Indikationen sind:
- Pankreaskopfkarzinome, die weit in den Pankreaskörper hineinreichen, sowie
- sehr ausgedehnte Karzinome von Pankreaskörper und -schwanz.

OP-Verfahren mit palliativer Zielsetzung

Stent-Einlage und Sekretableitung: Falls eine kurative Therapie nicht mehr möglich ist, müssen die Symptome und Komplikationen (meist Stenosen der Magen-Darm-Passage oder des Gallengangsystems) optimal therapiert werden, um dem Patienten ein möglichst beschwerdefreies Leben zu ermöglichen. Dabei kommt der **endoskopischen Stent-Einlage** bzw. der Sekretableitung entscheidende Bedeutung zu. Möglich ist dabei die vorübergehende Ableitung nach außen (perkutane transhepatische Cholangiodrainage, PTCD) oder nach innen (z. B. Yamakawa-Prothese).

Anlage von Anastomosen:
- biliodigestive Anastomose [S. B168]
- Gastrojejunostomie bei Stenosen der Magen-Darm-Passage.

Schmerztherapie: Bei chronischen Schmerzen kann der Plexus coeliacus operativ oder mittels CT-gesteuerter Alkoholinjektion ablatiert werden.

2.11 Milz

2.11.1 Anatomie

Topografie: Die Milz liegt im linken Oberbauch in Höhe der 9.–11. Rippe in enger Beziehung zu Zwerchfell, Magen, linker Niere und Pankreasschwanz. Sie wiegt zwischen 150–200 g und misst etwa 11 × 7 × 4 cm. Die Milz ist durch die Ligg. lienorenale, phrenicolienale, gastrolienale und lienocolicum fixiert. Bei bis zu 30 % aller Personen finden sich Nebenmilzen, welche sich meist in der Nähe des Milzhilus befinden.

> **MERKE** Das akzessorische Milzgewebe muss bei Milzresektionen im Rahmen von hämatologischen Erkrankungen ebenso entfernt werden.

Gefäßversorgung und Lymphabfluss: Die Milz wird über die A. splenica (= A. lienalis) mit ihren verschiedenen segmentalen Endarterien versorgt. Der venöse Abfluss erfolgt über die V. splencia (V. lienalis), die zusammen mit der V. mesenterica superior die V. portae bildet. Der Anteil der Milzvene am portalen Blutfluss beträgt etwa 30 %. Die Lymphe wird in die hiliären Nodi lymphoidei splenici drainiert.

Nervensystem: Die sympathischen Fasern verlaufen aus dem Ganglion coeliacum über die Rami splenici zur Milz. Die Funktion besteht vermutlich u. a. in einer Modulation der Immunantwort.

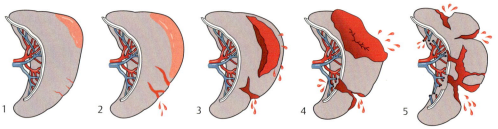

Abb. 2.49 **Schweregrade der Milzverletzungen.** (aus: Schumpelick et al., Kurzlehrbuch Chirurgie, Thieme, 2010)

2.11.2 Diagnostik

- Anamnese und klinische Untersuchung
- Sonografie: wichtigste Untersuchung (insbesondere bei Bauchtrauma!) zur Beurteilung von Größe, Lage, Binnenstruktur und Verletzungen.
- Abdomenübersichtsaufnahme: Zwerchfellhochstand und Verlagerung der Nachbarorgane bei Splenomegalie.
- CT: v. a. im Rahmen von hämatologischen Erkrankungen
- Szintigrafie: Funktionsdiagnostik sowie präoperative Lokalisation eventueller Nebenmilzen.

2.11.3 Milzruptur

Epidemiologie: Bei bis zu 60 % der Patienten mit einem stumpfen Bauchtrauma ist mit einer Beteiligung der Milz zu rechnen. Speziell beim polytraumatisierten Patienten ist die Milzruptur die häufigste intraabdominelle Beteiligung und darf nicht infolge der anderen Verletzungen übersehen werden!

Ätiologie: Ursache ist meist ein **stumpfes Trauma** im Abdominal- oder linken Thorakalbereich. Perforierende Verletzungen sind deutlich seltener. **Indirekte** Gewalteinwirkungen (Dezelerationstrauma durch Sicherheitsgurt oder Sturz aus großer Höhe) können ebenfalls zu einer Verletzung der Milz führen. In seltenen Fällen (hämatologische Erkrankung wie Malaria, Mononukleose, Sepsis) kann eine vorgeschädigte Milz **spontan** rupturieren.

Pathogenese: Morphologisch kommt es zu Rissen und Ablösungen der Kapsel sowie Rissen und Blutungen im Parenchym. Nach dem **zeitlichen Ablauf** unterscheidet man folgende Formen:

- **einzeitige (akute) Milzruptur**: kombinierter Kapsel- und Parenchymeinriss
- **2-zeitige Milzruptur**: initial lediglich Parenchymeinriss, die Kapsel hat der Verletzung primär standgehalten. Nach einem symptomfreien Intervall von > 48 h (bis zu einigen Tagen/Wochen) kommt es nach einem Bagatelltrauma zum Kapselriss und damit zur Blutung.
  - Die **chronische (okkulte) Milzruptur** ist eine Sonderform der 2-zeitigen Milzruptur, die durch Adhäsionen geprägt ist und Monate bis Jahre nach der Verletzung mit einer Blutung einhergeht. Die Diagnose ist aufgrund der fehlenden zeitlichen Nähe zum Unfallereignis schwierig zu stellen (DD Herzinfarkt, Lungenembolie etc.).

Einteilung: Nach dem **Schweregrad** (Abb. 2.49) unterscheidet man zwischen:

- **Grad 1:** isolierter Kapselriss bzw. subkapsuläres Hämatom
- **Grad 2:** oberflächlicher Parenchym- und Kapseleinriss
- **Grad 3:** tiefer Parenchym- und Kapseleinriss mit Segmentgefäßblutung
- **Grad 4:** Organfragmentierung oder Gefäßstielabriss
- **Grad 5:** Organberstung oder -abriss im Milzhilus

Klinik: Diffuse Schmerzen im linken Oberbauch. Abhängig von der Menge des Blutverlusts finden sich Zeichen eines hypovolämischen Schocks (s. Notfallmedizin [S. B45]) sowie ein Peritonismus mit ausgeprägter Abwehrspannung. Durch Reizung des N. phrenicus als Folge des intraabdominellen Hämatoms kann es zu Schmerzen in der linken Schulter kommen. Dieses sog. **Kehr-Zeichen** lässt sich durch Kopftieflagerung provozieren.

Diagnostik: Entscheidend für die Diagnose sind Anamnese (Unfallhergang?), klinische Untersuchung (Prellmarken? Rippenfrakturen? Auslösen des Kehr-Zeichens bei Kopftieflagerung) und die Sonografie (auch im Intervall wegen der Möglichkeit einer zweizeitigen Milzruptur). Laborveränderungen (Hb-Abfall, Leuko- und Thrombozytose) sind unspezifisch und relativ spät erkennbar.

Typische **Sonografie**-Befunde sind Doppelkonturen an der Milzkapsel (subkapsuläres Hämatom), freie Flüssigkeit im Douglas-Raum, perilienal, perihepatisch oder unter dem Zwerchfell und die fehlende Abgrenzbarkeit zur Umgebung. Kann eine Milzruptur sonografisch nicht sicher ausgeschlossen werden, ist eine **CT**-Aufnahme indiziert. In der Abdomenübersichtsaufnahme lassen sich indirekte Zeichen nachweisen: unscharfer Milzschatten,

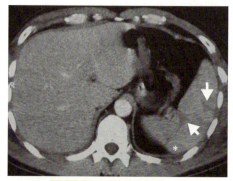

Abb. 2.50 **Milzriss in der Abdomen-CT.** Man erkennt ein dorsales subkapsuläres Milzhämatom (*) und hypodense Parenchymrisse (Pfeile). (aus: Oestmann, Radiologie, Thieme, 2005)

Verlagerung der Magenblase nach rechts bzw. des Kolons nach kaudal und Zwerchfellhochstand.

> **MERKE** Bei linksseitigem Thoraxtrauma immer eine Milzruptur sonografisch ausschließen, insbesondere wenn gleichzeitig eine Rippenfraktur besteht.

Therapie: Die Therapie richtet sich nach dem Ausmaß der Verletzung:
- Grad 1: stationäre Überwachung für mindestens 10 Tage, regelmäßige sonografische Kontrollen. Sport ist nach 3 Monaten wieder erlaubt.
- Grad 2 und 3: Ein Milzerhalt wird operativ angestrebt: lokale Blutstillung durch Naht oder Koagulation, Netzkompression
- Grad 4: Teil- bzw. Segmentresektion oder Splenektomie
- Grad 5: Splenektomie (s. u.).

Prognose: Die Prognose hängt wesentlich von den Begleitverletzungen, dem Alter des Patienten und dem Blutverlust ab. Die Mortalität liegt je nach Quelle zwischen 5 und 15 %.

2.11.4 Splenektomie

DEFINITION Operative Entfernung der Milz.

Indikationen: Die Splenektomie wird bei ausgeprägten **Milzverletzungen** (Notfallindikation), bei bestimmten **Tumoroperationen** (z. B. Pankreatektomie), bei der portalen Hypertension im Rahmen eines proximalen splenorenalen Shunts (**Linton-Shunt**) oder im Rahmen von hämatologischen Systemerkrankungen durchgeführt.

Vorbereitung: Rund 3–4 Wochen vor einem elektiven Eingriff sollten die Patienten zur Vermeidung einer bakteriellen Sepsis (**OPSI**, s. u.) **gegen Pneumkokken, Hämophilus influenza und Meningokokken geimpft** werden. Bei einer sehr großen Milz kann präoperativ eine (radiologisch gesteuerte) Embolisation der A. lienalis versucht werden. Da intraoperativ speziell bei großen Milzen mit einem **starken Blutverlust** zu rechnen ist, müssen stets ausreichend Blutkonserven zur Verfügung stehen und eine Anämie rechtzeitig korrigiert werden (hohe Erythrozytenspeicherung in der Milz). Eine Thrombozytopenie und Thrombozytose müssen ebenso behandelt werden.

Vorgehen: Bei der **offenen Operationstechnik** erfolgt der Zugang über einen **linksseitigen Rippenbogenrandschnitt** oder bei notfallmäßigen Eingriffen bzw. sehr großer Milz wegen der besseren Übersicht über die **mediane Laparotomie**. Bei extremer Splenomegalie ist der Kostoumbilikalschnitt ein weiterer Zugangsweg (gute Übersicht, mögliche Verlängerung in den rechten unteren Quadranten).

Anschließend werden die Bursa omentalis eröffnet, der Milzhilus dargestellt, die A. und V. lienalis aufgesucht und ligiert. Die Gefäße im Lig. gastrolienale (Vasa gastricae breves) werden aufgesucht und ebenfalls unterbunden. Lig. lienocolicum und Lig. phrenicolienale werden danach komplett durchtrennt. Die Milz kann jetzt stumpf mobilisiert und entfernt werden.

Teilresektionen können unter Verwendung von Nahtklammergeräten, Fibrinkleber, Kollagenvlies oder Laserkoagulation durchgeführt werden. Bei elektiven Eingriffen und kleiner Milz steht auch eine **laparoskopische Splenektomie** zur Verfügung. Vorteile sind hierbei das bessere kosmetische Ergebnis und die Verkürzung der stationären Behandlung. Eine Drainage ist nur bei Verletzungen des Pankreas oder zur postoperativen Kontrolle von Nachblutungen indiziert.

Postoperatives Management: Am ersten postoperativen Tag erfolgt eine reine Infusionstherapie mit direkt beginnendem, langsamem Kostaufbau. Die Drainage wird am 2.–3. Tag entfernt. Bei fehlender Triplevakzinierung sollte diese 10–14 Tage nach der OP nachgeholt werden.

Prognose: Die Letalität beträgt bei elektiven Eingriffen 1–5 %, bei Notfalleingriffen 10–15 %.

Komplikationen und postoperative Veränderungen: Die größte akute Gefahr geht von einer Blutung aus dem Milzbett aus. Verletzungen der Nachbarorgane (Pankreas, Magen, Kolon) können u. U. zur Fistelbildung führen. Zu den häufigsten Komplikationen gehören **subphrenische Abszesse** sowie Beeinträchtigungen der Atmungsorgane (Atelektasen, Pneumonie, Pleuraerguss). Falls Nebenmilzen übersehen werden, kann es speziell bei hämatologischen Erkrankungen zu einem Rezidiv kommen.

Die wichtigste postoperative Komplikation stellt die **fulminante bakterielle Sepsis** dar (**OPSI**, overwhelming post splenectomy infection), die i. d. R. innerhalb der ersten Jahre nach einer Splenektomie auftritt. Meist sind Pneumokokken ursächlich, seltener Haemophilus influenzae und Neisseria meningitidis. Die Letalität liegt bei 70–80 %, die Inzidenz bei 1 % aller nichtgeimpften Patienten (Kinder > Erwachsene). Die Impfung gegen Pneumokokken ist daher obligat. Risikopersonen (Kinder und immunsupprimierte Patienten) sollten auch gegen andere potenzielle Erreger geimpft werden und evtl. eine Langzeit-Antibiotika-Prophylaxe erhalten. Splenektomien sollten außerdem nach Möglichkeit nicht vor dem 6. Lebensjahr durchgeführt werden, da infektiöse Komplikationen in dieser Altersgruppe mit einer hohen Letalität verbunden sind.

Weitere postoperative Veränderungen sind:
- **Infektanfälligkeit:** verminderte Bildung von Immunglobulinen
- **Thrombozytose**: vorübergehender Anstieg der Thrombozyten mit der Gefahr einer Thrombose. Bei 400 000–1 000 000 Thrombozyten/µl sollte eine prophylaktische Thrombozytenaggregationshemmung mit ASS (100 mg/d) erfolgen.
- **Howell-Jolly-Körperchen**: Kernreste in Erythrozyten. Finden sich nach einer Splenektomie keine Howell-Jolly-Körperchen muss an eine Nebenmilz gedacht werden.

2.12 Lymphknoten

Lymphknoten sind den Lymphgefäßen zwischengeschaltete **Filterstationen**, in denen Lymphozyten auf die von der Lymphe transportierten Antigene warten. Von klinischem Interesse sind die Lymphknotenstationen insbesondere dann, wenn maligne Tumoren zur lymphogenen Metastasierung neigen. Lymphadenopathien sind oft Ausdruck neoplastischer oder infektiöser (dann meist als Lymphadenitis) Erkrankungen.

Anatomie: Ein einzelner Lymphknoten ist ein bohnenförmiges Organ, das wenige mm bis ca. 1,5 cm lang sein kann. Am Lymphknoten-Hilus treten Blutgefäße in den Lymphknoten ein und aus bzw. das efferente Lymphgefäß aus. Die zuführende Lymphe tritt über Vasa afferentia an der konvexen Seite des Knotens ein. Aus den peripher gelegenen Lymphknotenstationen gelangt die Lymphe in den Ductus thoracicus bzw. rechts in den kleineren Ductus lymphaticus dexter.

Die **wichtigsten** Lymphknotenstationen von kranial nach kaudal sind:
- retroaurikulär, submandibulär und zervikal
- axillär
- Darmlymphknoten (parallel zu den Gefäßarkaden)
- Leistenlymphknoten.

2.12.1 Lymphadenektomie

> **DEFINITION** Entfernung von Lymphknoten im Rahmen neoplastischer Erkrankungen.

Der **Sentinel-** oder **Wächter-Lymphknoten** ist der erste Lymphknoten eines speziellen Abflussgebietes, der demnach auch zuerst von den Tumorzellen befallen wird. Dieser Lymphknoten (oder auch mehrere) wird mithilfe von Farbstoffen oder radioaktiven Tracern, die in das Abflussgebiet des Tumors injiziert werden, **angefärbt** und kann anschließend intraoperativ aufgesucht, entfernt und histologisch aufgearbeitet werden. Dieses Vorgehen verhindert radikale Lymphadenektomien mit der Ausräumung ganzer Lymphknotenstationen und beugt damit der Entwicklung von Lymphödemen vor.

Das Sentinel-Lymphknoten-Verfahren findet heute v. a. in der Behandlung des Mammakarzinoms (s. Gynäkologie und Geburtshilfe [S. B378]), des malignen Melanoms und des Prostatakarzinoms Anwendung.

2.13 Bauchwand und Hernien

2.13.1 Anatomie der Bauchwand

Man unterscheidet die vorderen von den seitlichen und hinteren **Bauchmuskeln**:
- vorderer Bauchmuskel: M. rectus abdominis
- seitliche Bauchmuskeln (3-schichtig): M. obliquus externus abdominis, M. obliquus internus abdominis (mit M. cremaster) und M. transversus abdominis.
- hintere Bauchmuskeln: M. quadratus lumborum und M. psoas major.

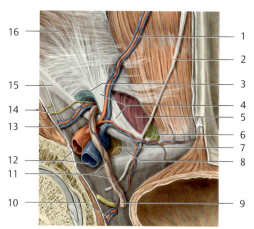

Abb. 2.51 Anatomie der Leistenregion. Ansicht von innen. 1 Vasa epigastrica. 2 Plica umbilicalis medialis. 3 Fossa inguinalis lateralis (Anulus inguinalis profundus). 4 Lig. interfoveolare. 5 Fossa inguinale mediale (Hasselbach-Dreieck). 6 Fossa supravesicalis. 7 Anulus femoralis. 8 Lig. pectineum (= Cooper-Band). 9 Ductus deferens. 10 Vasa obturatoria. 11 A. und V. ductus deferentis. 12 A. und V. femoralis. 13 A. und V. testiculares. 14 N. genitofemoralis. 15 Lig. inguinale. 16 M. transversus abdominis. (aus: Schünke et al., Prometheus Lernatlas der Anatomie, Thieme, 2009)

Die **Rektusscheide** wird aus den Aponeurosen der seitlichen Bauchmuskeln und den Faszien der Bauchwand (Fascia transversalis innen und Fascia abdominalis superficialis außen) gebildet. Sie verhindert ein Auseinanderweichen des M. rectus abdominis bei Anspannung. Die vorderen Bauchmuskeln (rechter und linker M. rectus abdominis) sind durch einen Sehnenstreifen zwischen Xiphoid und Symphyse getrennt (**Linea alba**).

Der **Leistenkanal** (Abb. 2.51) verbindet die innere mit der äußeren Bauchwand und wird durch folgende Strukturen gebildet:
- Dach (kranial): Unterrand der Mm. obliquus internus et transversus abdominis
- Boden (kaudal): Lig. inguinale
- Vorderwand (ventral): Aponeurose des M. obliquus externus abdominis
- Hinterwand (dorsal): Fascia transversalis.

Er zieht von seiner **inneren Öffnung** (Anulus inguinalis profundus, innerer Leistenring) von lateral, dorsal und kranial nach medial, ventral und kaudal zum **äußeren Leistenring** (Anulus inguinalis superficialis). Beim Mann verläuft der Samenstrang, bei der Frau das Lig. rotundum (Lig. teres uteri) durch den Leistenkanal.

Die Bauchwand wird in **9 Regionen** eingeteilt: 2 horizontale Linien (am unteren Ende des Rippenbogens und auf Höhe der Spinae iliacae anteriores) teilen die Bauchwand in Oberbauch (Epigastrium), Mittelbauch (Mesogastrium) und Unterbauch (Hypogastrium). Der seitliche Rand der Mm. recti abdomini bildet die vertikale Linie. Klinisch ist die Einteilung in **4 Quadranten** (mit dem Nabel als Schnittpunkt) verbreitet.

2.13.2 Hernien

Grundlagen

> **DEFINITION** Ausstülpungen des Peritoneum parietale durch erworbene oder angeborene Lücken in der Bauchwand (= **Bruchpforte**). Der **Bruchsack** (= peritoneale Ausstülpung) besteht aus Peritoneum, der **Inhalt** ist variabel und kann je nach Lokalisation Netz, Darm (Dünn- und Dickdarm), Adnexe und andere Organe enthalten.

Formen: Bei einer **kompletten** Hernie (Abb. 2.52 a) befinden sich die Eingeweide vollständig im Bruchsack, bei der **inkompletten** Hernie (Abb. 2.52 c) nur teilweise (Darmwandhernie, sog. Richter-Hernie). Ist im Bruchsack ein Meckel-Divertikel enthalten, spricht man von einer Littré-Hernie. Die **Gleithernie** (Abb. 2.52 b) stellt eine Sonderform dar: Sie enthält Organabschnitte, die einseitig mit dem Retroperitoneum verwachsen und damit also nicht vollständig mit Peritoneum überzogen sind (z. B. Colon aszendens, Zäkum, Colon descendens). Ein **Prolaps** ist hingegen ein Vorfall der intraabdominellen Organe durch eine Lücke im Peritoneum (**falsche Hernie**, Hernia spuria, kein peritonealer Bruchsack) und muss von den echten Hernien abgegrenzt werden.

Nach der Lokalisation unterscheidet man **äußere Hernien**, bei denen sich das Peritoneum nach außen stülpt, wie beispielsweise bei der Leistenhernie, Femoralhernie, Hernien an der Bauchwand oder am Beckenboden, von **inneren Hernien**.

Epidemiologie und Ätiologie: Sehr häufiges chirurgisches Krankheitsbild, das bei etwa 2–4 % der europäischen Bevölkerung vorkommt. Hernien können angeboren (präformierter Bruchsack) oder erworben (Bindegewebsschwäche) sein.

Die Entstehung von Hernien wird durch einen **erhöhten intraabdominellen Druck** begünstigt: chronische Obstipation, Husten, Blasenentleerungsstörung bei Prostatahyperplasie, Schwangerschaft, körperlicher Belastung, Trauma.

Klinik und Komplikationen: Hernien können sich entweder spontan zurückziehen bzw. manuell zurückdrängen lassen (sog. **reponible Hernien**) oder **irreponibel** sein. Typischerweise klagen die Patienten über ein Ziehen oder Stechen im Bereich der Bruchpforte. Die Schmerzen können auch ausstrahlen und verstärken sich, sobald Organteile durch die Bruchpforte hindurchtreten. Am häufigsten ist jedoch die schmerzlose „Beule".

Inkarzeration: Die größte Gefahr besteht in einer Einklemmung von Darmabschnitten (**Inkarzeration**). Vor allem Hernien, die nicht mehr reponiert werden können, neigen zur Einklemmung. Klinisch bestehen starke Schmerzen, Übelkeit, Erbrechen sowie ggf. ein Ileus, Peritonismus, Schock (Gefäßstrangulation) und Sepsis. Der Bruch ist als prallelastischer Tumor tastbar.

Pathomorphologisch kommt es bei der Inkarzeration zur venösen Stauung mit einem Ödem der Darmwand und schließlich zu einer arteriellen Durchblutungsstörung. In der Folge entwickelt sich eine **Darmwandgangrän**, die schließlich zu einem Ileus oder Darmwandperforationen mit Peritonitis und Sepsis führen kann.

Die Darmwandanteile können entweder **teilweise** (Richter-Hernie) oder vollständig eingeklemmt werden (**komplette Inkarzeration**). Eine komplette Inkarzeration tritt z. B. bei zunehmender Füllung der prolabierten Darmschlinge auf und geht mit einem **Passagestopp** und einer Darmwandischämie einher. Weitere Formen sind

- die **elastische Einklemmung**, bei der der prolabierte Darm unter Bauchpresse nicht spontan zurückgleitet
- die **retrograde Einklemmung** durch mehrfaches Abknicken von Dünndarm und Mesenterium
- die **Netzeinklemmung** (Einklemmung des Omentum majus).

Diagnostik: Hernien der Bauchwand werden im Rahmen der klinischen Untersuchung diagnostiziert. Durch Inspektion (evtl. unter Provokation durch Pressen) und **Palpation** der häufigsten Prädilektionsstellen werden die Brüche entdeckt. Wenn man eine Hernie ertastet hat, sollte man im Anschluss immer auch die Gegenseite und weitere Bruchstellen palpieren. Bei großen Brüchen lässt sich oft auskultatorisch Darminhalt im Bruchsack nachweisen. Die Verdachtsdiagnose wird i. d. R. **sonografisch** bestätigt.

Therapie: Bei einer Hernie ohne Inkarzeration werden die Patienten ambulant betreut und eine elektive OP geplant. Liegt eine Inkarzeration vor, kann innerhalb der ersten Stunden eine **manuelle Reposition** (Taxis) versucht wer-

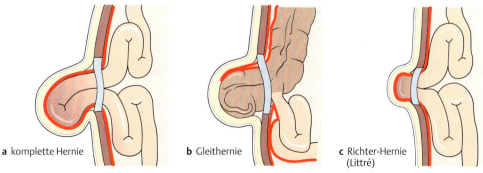

a komplette Hernie   **b** Gleithernie   **c** Richter-Hernie (Littré)

Abb. 2.52 **Formen von Leistenhernien.** (aus: Schumpelick et al., Kurzlehrbuch Chirurgie, Thieme, 2010)

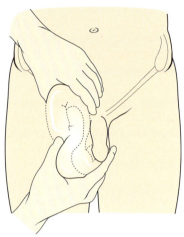

Abb. 2.53 **Manuelle Reposition eines Leistenbruchs.** Wichtig ist, dass der Patient ausreichend schmerzfrei und die Bauchdecke entspannt ist (z. B. Beine anziehen, warmes Wasser). Zur Reposition schient der Chirurg die Bruchlücke mit einer Hand und massiert den Bruchsack gefühlvoll mit melkenden Bewegungen. (aus: Schumpelick et al., Kurzlehrbuch Chirurgie, Thieme, 2010)

den (**Abb. 2.53**). Nach gelungener Reposition muss der Patient **stationär überwacht** und die Hernie möglichst **zügig operativ versorgt** werden.

Wird die manuelle Reposition nicht adäquat durchgeführt, besteht die Gefahr einer Darmperforation, Reposition-en-bloc oder **Pseudoreposition**. Die Hernie ist nur scheinbar reponiert, die Darmschlinge aber trotzdem noch eingeklemmt. Klinisch persistieren die Inkarzerationsbeschwerden.

Ist die **manuelle Reposition erfolglos**, muss der Bruch **direkt operativ reponiert** werden (Notfall-OP): Freilegen des Bruchs, Beurteilen der Vitalität, Erweitern der Bruchlücke und ggf. Resektion nekrotischer Darmschlingen. Evtl. auch Second-look-Operation bei großflächiger Inkarzertion.

Epigastrische Hernie

Synonym: Hernia epigastrica, Hernia linea albae, Hernia ventralis.

Epigastrische Hernien machen etwa 3 % aller Hernien aus. Die **Bruchpforte** liegt in der **Linea alba** zwischen Nabel und Xiphoid. Der Bruchsack enthält meist präperitoneales Fettgewebe. Wird dabei zusätzlich Peritoneum ausgestülpt, entsteht eine echte Hernie.

Klinisch bestehen unspezifische Oberbauchbeschwerden, die sich unter Bewegung oder Anspannung (Pressen, Husten) verstärken können. Epigastrische Hernien können zudem gleichzeitig an verschiedenen Stellen vorkommen.

Diagnostisch stehen Anamnese und klinische Untersuchung (**Cave**: bei adipösen Patienten erschwert) im Vordergrund. Zudem müssen andere Oberbauch-Erkrankungen wie Magenulzera, Erkrankungen der Gallenblase oder der Gallenwege oder eine Pankreatitis ausgeschlossen werden

Die **Operation** ist bei Beschwerden indiziert. Dabei wird der Bruchsack reponiert und anschließend die Faszienlücke mittels Raffung oder Fasziendopplung (nach Mayo) verschlossen. Rezidive sind allerdings möglich.

Nabelhernie

Synonym: Nabelbruch

Epidemiologie: Nabelhernien machen ca. 9 % aller Hernien aus. Im Erwachsenenalter treten sie bevorzugt bei Frauen zwischen dem 40.–50. Lebensjahr auf.

Ätiopathogenese: Die Nabelhernie kann entweder **angeboren** (Rückbildung bis zum 2. Lebensjahr in 98 % der Fälle) oder **erworben** sein. Beim Neugeborenen können pulmonale Infekte, vermehrtes Schreien bzw. Husten (starke Bauchpresse) oder Passagestörungen des Darms die Hernienentwicklung begünstigen. Bei Erwachsenen sind Gravidität, körperliche Belastung, Aszites und Adipositas prädisponierende Faktoren.

Die Bruchpforte bilden zirkuläre Faserzüge der Bauchwandaponeurose um den Nabel (Anulus umbilicalis). Im Bruchsack sind je nach Größe Netzteile oder Dünn- und Dickdarmschlingen enthalten.

Klinik: Im Bereich des Bauchnabels ist ein Bruchsack tastbar, bei größeren Hernien auch sichtbar. Infolge der Adhäsionen und Verwachsungen sind Nabelhernien oftmals schwer zu reponieren. Die Schmerzen sind unterschiedlich ausgeprägt.

Diagnostik und Differenzialdiagnose: Die Diagnose wird klinisch gestellt. Beim Neugeborenen müssen eine Omphalozele oder eine Gastroschisis (s. Pädiatrie [S. B511]), beim Erwachsenen eine Paraumbilikalhernie (Lücke außerhalb des Nabelrings) abgegrenzt werden.

Therapie: Im **Kindesalter** kann eine **spontane Rückbildung** abgewartet werden (Ausnahme: sehr große Hernien). Beim **Erwachsenen** besteht immer eine **Operationsindikation**, da eine spontane Rückbildung nicht zu erwarten ist und zudem Inkarzerationen drohen. Der Bruchsack wird dabei von der Nabelhaut gelöst, reponiert und die Bruchpforte durch eine quere Naht (nach Spitzy) verschlossen. Bei großen Hernien erfolgt ein Faszienverschluss mit Bauchdeckenverstärkung durch ein Kunststoffnetz.

Prognose: Es kommt in bis zu 30 % zu Rezidiven (v. a. bei reinen Nahtverfahren). Die Letalität einer Inkarzeration liegt bei bis zu 20 %.

Leistenhernie

Synonym: Leistenbruch, Inguinalhernie, Hernia inguinalis

> **DEFINITION** Angeborene oder erworbene Hernie **oberhalb des Leistenbandes** (Lig. inguinale). Unterschieden wird zwischen direktem und indirektem Leistenbruch:

- **direkter Leistenbruch**: Die Bruchpforte befindet sich medial der epigastrischen Gefäße in der Fossa inguinalis medialis (Hesselbach-Dreieck). Der Bruchsack liegt medial des Samenstrangs. Am Anulus inguinalis externus tritt der Bruch nach außen.
- **indirekter Leistenbruch**: Die Bruchpforte liegt lateral der epigastrischen Gefäße. Der Bruch verläuft entlang des Samenstrangs vom inneren Leistenring durch den Leistenkanal zum äußeren Leistenring.

Epidemiologie: Leistenhernien sind die **häufigsten Hernien** (75%). Männer sind 8-mal häufiger betroffen als Frauen. Der Häufigkeitsgipfel liegt bei Erwachsenen zwischen dem 55.–75. Lebensjahr, bei Kindern im 1. Lebensjahr. ⅔ der Brüche sind indirekte Hernien, in 10–15% der Fälle treten sie beidseits auf.

Ätiologie: Die **indirekte Leistenhernie** kann erworben oder angeboren sein. Der **angeborenen Form** liegt eine **nicht vollständige Obliteration des Processus vaginalis** zugrunde. Leistenhernien bei Kindern sind immer angeboren. Die **erworbenen Hernien** enstehen infolge Erweiterung des inneren Leistenrings. Die **direkte Leistenhernie** dagegen ist **immer erworben** und Ausdruck einer Bindegewebsschwäche der Fascia transversalis.

Klinik: Klassische Symptome sind Schmerzen und Schwellungen in der Leistengegend, wobei das Ausmaß der Beschwerden nicht von der Größe der Hernie abhängig ist. Kommt es zu einer Inkarzeration, kann eine Ileus-Symptomatik [S.B139] auftreten. Die Leistenhernie kann je nach Größe in verschiedene Stadien eingeteilt werden:
- **Hernia incipiens**: Vorwölbung des Bruchsacks in den Leistenkanal
- **Hernia completa**: Bruchsack liegt am äußeren Leistenring
- **Hernia scrotalis** beim Mann: Bruchsack reicht bis in den Hodensack
- **Hernia labialis** bei der Frau: Hernie reicht bis in die Labien.

Beim Mädchen kann das Ovar im Bruchsack enthalten sein.

Diagnostik: Die Diagnose wird **klinisch** gestellt. Der Untersucher fährt dabei mit dem Zeigefinger durch die Leisten- bzw. Skrotalhaut und weiter über den äußeren Leistenring in den Leistenkanal. Der innere Leistenring befindet sich jetzt an der Spitze des Fingers. Der Patient wird gebeten, zu pressen oder zu husten. Die Hernie ist jetzt für den Untersucher als Vorwölbung tastbar. Am besten gelingt die Diagnose beim stehenden Patienten. Da Hernien auch beidseitig auftreten können, muss **immer eine Untersuchung der Gegenseite** erfolgen.

Eine Unterscheidung zwischen indirektem und direktem Leistenbruch sowie dem Schenkelbruch ist durch die sog. **3-Finger-Regel** möglich. Dabei legt der Untersucher seinen Handteller von hinten auf die Spina iliaca anterior superior. Anhand der Lage der Finger unterscheiden sich die Bruchformen: Der Zeigefinger markiert einen direkten, der Mittelfinger einen indirekten Leistenbruch, der Ringfinger den Verlauf des Schenkelbruchs.

Differenzialdiagnose: Die Unterscheidung einer Hydrozele gelingt mittels Diaphanoskopie oder Sonografie. Des Weiteren müssen Lymphome und andere Tumoren, Varikozelen, ektope Hoden und Abszesse ausgeschlossen werden.

Therapie:

> **MERKE** Als aktueller Leitsatz gilt: Leistenhernien müssen immer operiert werden. Nur bei älteren Männern mit asymptomatischen Hernien kann auch unter engmaschiger Kontrolle abgewartet werden („watchful waiting").

Bei einer unkomplizierten Leistenhernie wird der Eingriff innerhalb der nächsten Tage geplant. Die **Operation** kann grundsätzlich in Lokalanästhesie, Spinalanästhesie bzw. bei Laparoskopie in Vollnarkose durchgeführt werden. Bei der **offenen Technik** erfolgen zunächst ein Hautschnitt etwa 2 cm oberhalb des Leistenbandes, Darstellung des Anulus inguinalis superficialis und die Durchtrennung der Externusaponeurose. Dann wird der Bruchsack aufgesucht, eröffnet und der Inhalt reponiert. Der Bruchsack wird anschließend abgetragen und mit einer Naht verschlossen. Für den Verschluss gibt es unterschiedliche Methoden (s. u.). Dabei verbleiben Samenstrang bzw. Lig. rotundum aber immer im Leistenkanal und werden in aller Regel durch die Externusaponeurose nach vorne gedeckt. Ins Subkutangewebe verlagert (vor die Externusaponeurose, Methode nach Kirschner) werden sie nur bei sehr engem Leistenkanal (Gefahr der Druckschädigung).

Die gebräuchlichen Verfahren sind (**Abb. 2.54**):
- **Rekonstruktion nach Bassini:** Der M. obliquus internus und M. transversus sowie die Fascia transversalis werden an der Innenfläche des Leistenbandes fixiert.
- **Rekonstruktion nach Shouldice:** Die Fascia transversalis wird durchtrennt und gedoppelt wieder vernäht. Der M. obliquus internus und der M. transversus werden wie bei Bassini an das Leistenband angenäht.
- **Rekonstruktion nach McVay/Lotheisen:** Der M. obliquus internus und der M. transversus sowie die Fascia transversalia werden an das Cooper-Ligament (Fortsetzung des Lig. lacunare) genäht.
- **Rekonstruktion nach Lichtenstein:** Die Hinterwand des Leistenkanals wird durch die spannungsfreie Implantation eines (nicht resorbierbaren) Polypropylennetzes unterhalb der Externusaponeurose verstärkt. Die Fixierung erfolgt am Leistenband und am M. obliquus internus, dem Samenstrang wird der Durchtritt im Bereich des inneren Leistenringes durch einen Schlitz im Netz ermöglicht.

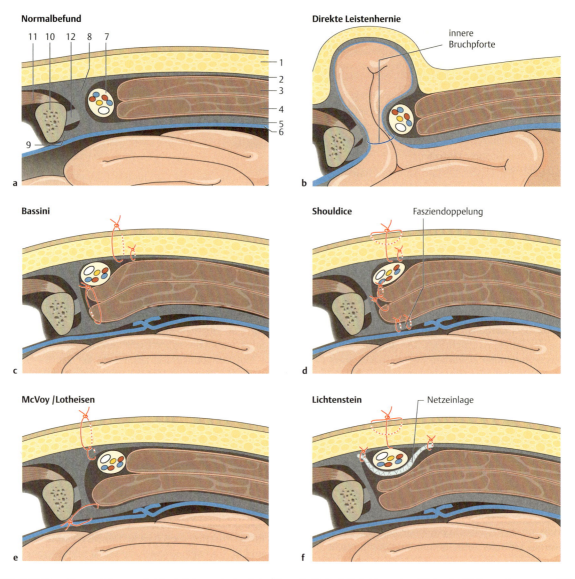

Abb. 2.54 **Operationsverfahren von Leistenbrüchen. a** Anatomischer Querschnitt durch die Leistenregion. 1 Subcutis. 2 Externus-Aponeurose. 3 M. obliquus internus. 4 M. transversus abdominis. 5 Fascia transversalis. 6 Peritoneum. 7 Ductus deferens. 8 Lig. inguinale. 9 Lig. pectineum. 10 Os pubis. 11 M. pectineus. 12 Lig. lacunare. **b** Direkte Leistenhernie. **c** Bassini. **d** Shouldice. **e** McVay/Lotheisen. **f** Lichtenstein (nach: Schumpelick et al., Kurzlehrbuch Chirurgie, Thieme, 2006)

Als Alternative zu den offenen Verfahren besteht die Möglichkeit eines **laparoskopischen Vorgehens** (**Abb. 2.55**), wobei grundsätzlich 2 Methoden zur Verfügung stehen:

- **transabdominale präperitoneale Technik (TAPP):** Anlage eines Pneumoperitoneums und Einbringen von Trokaren umbilikal in den linken und rechten Unterbauch. Das Peritoneum wird inzidiert und der Bruchsack aus dem Leistenkanal reponiert. Anschließend wird ein Kunststoffnetz präperitoneal eingelegt. Nachteilig ist hier die Verletzungsgefahr von intraperitonealen Organen, Vorteil die gute Übersicht und die Möglichkeit zur Behandlung beidseitiger Hernien.
- **total extraperitoneale Technik (TEP):** Das Peritoneum wird hierbei nicht eröffnet. Ein Trokar wird zwischen dem M. rectus abdominis und dem hinteren Blatt der Rektusscheide eingeführt. Dann wird vor dem Peritoneum stumpf ein Raum geschaffen, in den ein 2. Trokar mit einem aufblasbaren Ballon eingeführt wird. Weitere Trokare werden unter Sicht eingebracht. Anschließend wird der Bruchsack präpariert und wiederum ein Netz eingelegt. Im Gegensatz zur TAPP ist die Übersicht schlechter, die Gefahr einer Verletzung intraperitonealer Strukturen bei dieser Technik jedoch kleiner.

Postoperativ: Die vorsichtige Mobilisation ist noch am Tag der Operation möglich. Bei der offenen Operation sollten sich die Patienten für 2–3 Wochen, bei der laparoskopischen 10 Tage lang schonen (keine Belastungen). Schwere Lasten dürfen für einige Wochen nicht gehoben werden.

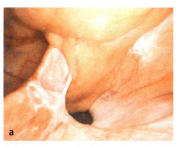 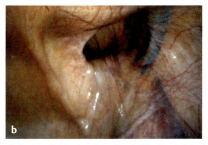 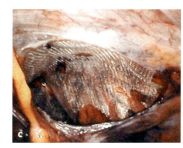

Abb. 2.55 **Laparoskopische Leistenbruch-OP. a** Indirekter Leistenbruch rechts. **b** Direkter Leistenbruch rechts. **c** Intraoperative Lage des Kunststoffnetzes. (aus: Henne-Bruns, Duale Reihe Chirurgie, Thieme, 2012)

Komplikationen: Selten kann es im Rahmen der Operation zu Verletzungen von Ductus deferens, der Vasa spermatica mit folgender Atrophie oder Nekrose des Hodens, der Femoralgefäße oder des N. femoralis kommen. Weitere Komplikationen sind Wundinfektionen und chronische Schmerzen.

Prognose: Rezidive sind in bis zu 10 % der Fälle möglich. Am geringsten sind die Rezidivraten bei Techniken mit Netzeinlage (0,5–8 %).

Femoralhernie

Synonym: Schenkelbruch, Schenkelhernie, Hernia femoralis, Hernia cruralis, Merozele

DEFINITION Erworbene Hernie mit Bruchpforte in der Lacuna vasorum (unterhalb des Leistenbandes). Der Bruchsack verläuft dabei medial der Gefäße und tritt am Hiatus saphenus nach außen.

Epidemiologie: Frauen sind 3-mal häufiger betroffen als Männer. Der Häufigkeitsgipfel liegt jenseits des 50. Lebensjahres. Meist tritt die Schenkelhernie bei adipösen Patienten auf.

Klinik: Femoralhernien sind oft nicht sichtbar. Bei bis zu 40 % der Patienten führen sie zur Inkarzeration und Ileussymptomatik.

MERKE Bei älteren, adipösen Frauen mit Ileussymptomatik immer an eine Femoralhernie denken.

Diagnostik und Differenzialdiagnose: In der klinischen Untersuchung ist unterhalb des Leistenbandes eine Schwellung tastbar (medial der Gefäße). In der Sonografie lässt sie häufig Darminhalt in der Hernie nachweisen. Oft wird die Diagnose erst im Rahmen einer Laparotomie bei einem mechanischen Ileus gestellt. Differenzialdiagnostisch muss auch an Lymphome, Metastasen, Lipome oder Abszesse gedacht werden.

Therapie: Die Femoralhernie wird **operativ** versorgt. Der Zugang erfolgt dabei entweder von krural (femoral) oder von inguinal. Der Inhalt wird reponiert, der Bruchsack abgetragen und die Ränder adaptiert. Die Bruchpforte wird durch eine Naht des Leistenbandes an das Lig. pubicum verschlossen. Auch Femoralhernien können laparoskopisch versorgt werden. **Komplikationen** der Operation sind Thrombosen (häufige Gefäßkompression).

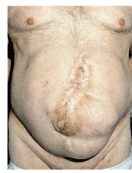

Abb. 2.56 **Narbenhernie.** (aus: Hirner, Weise, Chirurgie, Thieme, 2008)

Prognose: Rezidive treten in bis zu 10 % der Fälle auf.

Narbenhernie

Narbenhernien entstehen nach abdominellen Verletzungen oder Operationen (10 % der Fälle im Rahmen einer Laparotomie, Abb. 2.56). Als begünstigende Faktoren gelten u. a. Adipositas, Eiweiß- und Faktor-VIII-Mangel, eine Peritonitis, Steroidtherapie, Aszites, Wundinfektionen und Rezidiveingriffe.

Die Diagnose wird anhand der Anamnese, klinischen Untersuchung (Pressversuch) und Sonografie gestellt. Therapeutisch ist die operative Revision angezeigt, da kleine Hernien meist zur Einklemmung neigen und große Hernien für den Patienten störend sind. Die operative Versorgung sollte jedoch frühestens 6 Monate nach dem ersten Eingriff durchgeführt werden. Bei der Reparation der Narbenhernie hat sich die standardisierte Kunststoffnetzeinlage zur Verstärkung der Bauchdecke aufgrund der geringeren Rezidivraten gegenüber den Nahtverfahren durchgesetzt.

Prognose: Rezidive sind häufig: 25–50 % nach konventioneller Nahtversorgung, bei Netzimplantation bis zu 10 %.

Weitere Hernienformen

- **Rektusdiastase**: Auseinanderweichen der Rektusmuskulatur im Bereich der Linea alba. Beschwerden und Komplikationen sind selten. Die operative Therapie besteht in einer Adaption der Rekutsscheide, ist jedoch nur selten notwendig.

> **MERKE** Die Rektusdiastase ist keine Hernie im Sinne der Definition, da ein peritonealer Bruchsack und eine Bruchpforte fehlen.

- **Spieghel-Hernie**: Die Bruchpforte sind präformierte Lücken im Bereich der Linea semilunaris Spiegheli (lateraler Rand der Rektusscheide). Die Hernien treten meist in Höhe der Linea arcuata aus. Die Diagnose ist schwierig zu stellen. Meist klagen die Patienten über lokalisierte Schmerzen. Da Inkarzerationen häufig sind, erfolgt eine operative Versorgung mit Abtragung, Naht der Aponeurose und ggf. Netzverstärkung.
- **Hernia lumbalis**: Seltene Hernie im Lumbaldreieck (Trignonum lumbale petiti) zwischen der 12. Rippe und dem M. obliquus externus. Symptome sind bewegungsabhängige Schmerzen im Lumbalbereich.
- **Hernia obturatoria**: Der Bruchsack verläuft durch das Foramen obturatorium (Beckenbodenhernie). Die Reizung des N. obturatorius führt zu Schmerzen im Oberschenkel, die sich beim Pressen oder Husten verstärken. Meistens sind Frauen betroffen.
- **Hernia ischiadica**: Der Bruch verläuft durch das Foramen ischiadicum majus oder minus.
- **Hernia perinealis**: Der Bruchsack tritt vor oder hinter dem M. transversus perineus profundus oder dem M. levator ani durch den Beckenboden.
- **innere Hernien**: Verlagerung und Einklemmung von Darmteilen in intraperitoneale Strukturen. Typische Lokalisationen sind die Bursa omentalis, Flexura duodenojejunalis, Mesokolon, Zäkum oder Colon sigmoideum. Die Diagnose wird oft erst intraoperativ bei Versorgung eines symptomatischen Ileus gestellt.

2.14 Retroperitoneum, Niere und Nebenniere

2.14.1 Anatomie

Retroperitoneum

Das **Retroperitoneum** liegt hinter dem dorsalen Peritoneum. Es wird kranial durch das Zwerchfell, dorsal durch die Wirbelsäule, ventral durch das Peritoneum und kaudal durch die Linea terminalis des kleinen Beckens begrenzt.

Retroperitoneal gelegen sind:
- Nieren mit Ureteren
- Nebennieren
- Aorta abdominalis und V. cava inferior
- Lymphgefäße und Lymphknoten
- Truncus sympathicus
- Plexus des vegetativen Nervensystems.

Pankreas, Duodenum sowie Colon ascendens und descendens sind **sekundär** (und partiell) **retroperitoneale** [S. B159] Organe.

Niere

Die paarig angelegten Nieren liegen im Spatium retroperitoneale. Sie sind von verschiedenen Faszien bzw. Kapseln umhüllt. Die **Organkapsel** (Capsula fibrosa renis) umschließt nur die Niere. Die **Nierenfettkapsel** (Capsula adiposa) umfasst Niere und Nebenniere. Beide Kapseln werden von der **Nierenfaszie** (Fascia renalis = Gerota-Faszie) umhüllt. Die Nierenfaszie ist z.T. mit Muskelfaszien der dorsalen Rumpfwand verwachsen.

Die arterielle Versorgung erfolgt aus der A. renalis, der venöse Abfluss über die Vv. renales dextra et sinistra in die V. cava inferior. Der Lymphabfluss folgt den Nll. lumbales in die Cisterna chyli.

Sympathisch wird die Niere über den Plexus renalis von den Nn. splanchnici major et minor versorgt, parasympathisch über den N. vagus.

Nebennieren

Die paarig angelegten Nebennieren setzen sich aus Mark und Rinde zusammen. Die **Rinde** sezerniert Mineralokortikoide (Zona glomerulosa: v.a. Aldosteron), Glukokortikoide (Zona fasciculata: v.a. Kortisol) und Androgene (Zona reticularis: v.a. DHEAS). Das **Mark** ist Teil der sympathoadrenalen Achse und schüttet die beiden Katecholamine Adrenalin und Noradrenalin aus. Die Nebennieren liegen retroperitoneal und sind dem oberen Nierenpol aufgesetzt. Sie sind ca. 4–6 cm lang und 1–2 cm breit.

Die Nebenniere wird von 3 Arterien versorgt: A. suprarenalis superior, media und inferior. Der venöse Abfluss erfolgt über sinusoide Kapillaren, die sich zur V. suprarenalis vereinigen. Die V. suprarenalis dexter mündet in die V. cava inferior, die V. suprarenalis sinistra in die V. renalis sinistra.

Die Lymphe wird in die Nodi lymphoidei lumbales (links Nodi lymphoidei aortici laterales, rechts Nodi lymhpoidei cavales laterales) drainiert.

Die nervale Innervation erfolgt über das Ganglion coeliacum sowie Plexus renalis und suprarenalis. Das Nebennierenmark wird von präganglionären sympathischen Ästen erreicht. Die parasympathischen Fasern kommen aus dem Truncus vagalis posterior.

2.14.2 Diagnostik

Allgemeine Diagnostik bei Veränderungen im Retroperitoneum:
- Sonografie: Beurteilung parenchymatöser Organe
- Abdomenübersichtsaufnahme: Konkremente, Verkalkungen
- i.v.-Urografie (s. Urologie [S. B625])
- **CT**
- MRT.

Spezielle Diagnostik bei Veränderungen der Nebennieren: Die **CT** ist das Verfahren der Wahl (Abb. 2.57). Die Sonografie findet nur als Screening-Methode Anwendung, da sie Tumoren < 1,5 cm oftmals nicht mehr sicher darstellen kann. Die **Nebennierenrindenszintigrafie** wird eingesetzt,

2.14 Retroperitoneum, Niere und Nebenniere

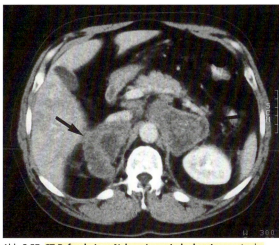

Abb. 2.57 **CT-Befund eines Nebennierenrindenkarzinoms.** In der linken Nebenniere erkennt man eine inhomogene Raumforderung, die zum Teil Kontrastmittel aufnimmt (Pfeil). (aus: Reiser, Kuhn, Debus, Duale Reihe Radiologie, Thieme, 2011)

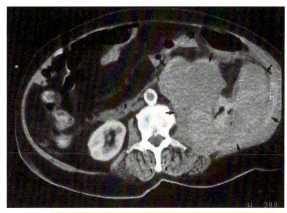

Abb. 2.58 **Retroperitoneale Blutung.** In der CT erkennt man im linken Retroperitonealraum ausgedehnte Blutansammlungen (Pfeile). Ursächlich für die Blutung war eine vorausgegangene Herzkatheteruntersuchung mit Punktion der linken Leistenarterie. (aus: Reiser, Kuhn, Debus, Duale Reihe Radiologie, Thieme, 2011)

wenn die Schnittbildgebung bei erhöhter Hormonproduktion keine eindeutige Differenzierung der Seiten zulässt.

Insbesondere beim primären Hyperaldosteronismus oder Phäochromozytom können auch die **Nebennierenvenen selektiv katheterisiert** werden, um die Hormonkonzentrationen im Seitenvergleich messen zu können.

2.14.3 Retroperitoneale Blutung

Die retroperitoneale Blutung kann Folge eines **rupturierten Gefäßaneurysmas**, einer **Tumoreinblutung**, eines **Traumas** oder einer **Gerinnungsstörung** sein. Kleine Blutungen verlaufen meist klinisch inapparent. Bei massiveren Blutungen können die Symptome eines Volumenmangelschocks auftreten. Schmerzen im Nierenlager, die in Schulter und Leiste ausstrahlen, oder ein reaktiver (paralytischer) Ileus können auftreten.

Diagnostisch steht die Sonografie im Vordergrund. Daneben geben Blutbild, Blutdruck und Pulsstatus Auskunft über den Schweregrad des Schockzustandes. Weitere Untersuchungsmethoden sind die CT (**Abb. 2.58**) oder MRT, evtl. auch mit Erweiterung zur Angio-CT/Angio-MRT.

Ein Therapieplan richtet sich nach der Blutungsursache. Beim kreislaufstabilen Patienten und retroperitonealem Hämatom kann ein **konservativer Therapieversuch** unternommen werden. Persistiert die Blutung, kann eine **angiografische Embolisation** notwendig sein. Die Indikation zur **Laparotomie** mit **Bauchtamponade** oder Ligatur einzelner Gefäße wird bei weiterhin fortbestehender Blutung gestellt. Ein rupturiertes Aneurysma [S. B211] muss sofort operiert werden. Bei Beckenfraktur mit Blutung erfolgen die Reposition und Stabilisierung (s. Orthopädie [S. B290]).

2.14.4 Nierentrauma

Siehe Urologie [S. B679].

2.14.5 Chirurgische Therapie bei Erkrankungen der Nebenniere

Cushing-Syndrom

Näheres zum Krankheitsbild s. Endokrines System und Stoffwechsel [S. A335].

Die chirurgische Therapie richtet sich nach der Ursache des Hyperkortisolismus:
- **Morbus Cushing:** selektive transsphenoidale Entfernung des Hypophysenadenoms. Bei inoperablem Hypophysenbefund u. U. Adrenalektomie.
- **ektopes, paraneoplastisches ACTH-Syndrom:** Entfernung des Primärtumors
- **Nebennierenadenom:** Entfernung des Primärtumors durch Adrenalektomie
- **mikronoduläre Hyperplasie** (selten): beidseitige Adrenalektomie mit Transplantation von Nebennierengewebe in den Muskel und lebenslanger Substitutionstherapie.

Ein nichtresektables Nebennierenrindenkarzinom wird palliativ mit Adrenostatika (z. B. Metyrapon, Aminoglutethimid und Mitotane) behandelt.

Primärer Hyperaldosteronismus (Conn-Syndrom)

Näheres zum Krankheitsbild s. Endokrines System und Stoffwechsel [S. A340].
- **aldosteronproduzierendes Adenom:** einseitige Adrenalektomie, der eine ca. 4-wöchige Vorbehandlung mit Spironolacton vorangehen muss, damit sich postoperativ kein Hypoaldosteronismus entwickelt.
- **einseitige makronoduläre Hyperplasie:** unilaterale Adrenalektomie.

Bei einer beidseitigen Hyperplasie ist die medikamentöse Behandlung mit Spironolacton indiziert.

Chirurgische Therapie des Phäochromozytoms

Zum Krankheitsbild s. Endokrines System und Stoffwechsel [S. A344].

Die Therapie der Wahl ist die chirurgische Intervention. Eine medikamentöse antihypertensive Vorbehandlung ist hierbei allerdings obligat. 7–14 Tage vor der Operation wird ein α-Rezeptor-Blocker (**Phenoxybenzamin**) verabreicht (zunächst 10 mg/d, danach Steigerung auf 60–120 mg/d). Auf eine ausreichende Volumensubstitution ist gleichzeitig zu achten. Kalziumantagonisten können bei hypertensiven Entgleisungen verabreicht werden.

> **MERKE** Nach Möglichkeit sollten Morphinpräparate präoperativ aufgrund der Gefahr der Katecholaminfreisetzung vermieden werden.

Intraoperativ kann die Gabe von β-Blockern bei hypertensiven Entgleisungen, Tachykardien oder katecholaminbedingten Arrhythmien indiziert sein. Ein intra- und postoperativer Blutdruckabfall nach Entfernung des Tumors sollte durch Volumensubstitution ausgeglichen werden.

Die Operation besteht aus einer **Resektion des gesamten Tumors**. Sporadische (unilaterale) Phäochromozytome werden laparoskopisch oder ggf. offen als totale Adrenalektomie reseziert. Bei bilateralen Tumoren wird versucht, die Nebenniere zu schonen und nur den Tumor zu entfernen, um eine lebenslange Substitutionstherapie mit Gluko- und Mineralkortikoiden zu vermeiden. Katecholamine können unmittelbar postoperativ substituiert werden, eine dauerhafte Gabe ist allerdings nicht notwendig (→ weiterhin Produktion im sympathischen System). Tritt der Tumor im Rahmen einer MEN-II-Erkrankung auf, ist eine subtotale Resektion indiziert (→ Funktionserhalt). Intraoperativ sind Manipulationen am Tumor zu vermeiden (sog. **No-Touch-Technik**), damit nicht vermehrt Katecholamine in den systemischen Kreislauf ausgeschüttet werden. Aus diesem Grund sollte auch die V. suprarenalis frühzeitig unterbunden werden.

Die Histologie alleine kann noch keine ausreichende Auskunft über die Gut- bzw. Bösartigkeit des Tumors geben, ausschlaggebend dafür ist der intraoperative Befund (Gefäßinvasion) bzw. das Staging. Strahlen- oder Chemotherapie stehen nicht zur Verfügung.

3 Thoraxchirurgie

3.1 Anatomie

Pleurahöhle: Die beiden Pleurahöhlen beinhalten jeweils einen Lungenflügel. Begrenzt wird die Pleurahöhle medial durch das Mediastinum, kaudal durch das Diaphragma, ventral und lateral durch die Rippen. Apikal kann die Pleurahöhle über die erste Rippe reichen. Die seröse Pleura parietalis kleidet die Pleurahöhle komplett aus und setzt sich als Pleura visceralis auf die Lunge fort.

Mediastinum: Das Mediastinum befindet sich zwischen den beiden Pleurahöhlen und enthält viele wichtige Organe und Strukturen. Die transthorakale Ebene (oberhalb des Herzens auf Höhe des 4. Brustwirbels) teilt es in ein oberes und unteres Mediastinum.

- **oberes Mediastinum:** In ihm liegen Thymus, Ösophagus und kaudale Trachea. Große Gefäße sind der Aortenbogen und dessen Abgänge (Truncus brachiocephalicus, A. carotis communis sinistra, A. subclavia sinistra und Aa. thoracicae internae), die V. cava superior sowie die Vv. brachiocephalicae und die Vv. thoracicae internae. Durch das obere Mediastinum verläuft der N. vagus, der N. laryngeus recurrens sinister, die Nn. cardiaci und phrenici. Der Ductus thoracicus und der Truncus lymphaticus dexter verlaufen als große Lymphbahnen ebenfalls durchs obere Mediastinum.
- **unteres Mediastinum:** Das Herz gliedert das untere Mediastinum in 3 Abschnitte:
  - **vorderes Mediastinum:** Nimmt den Raum zwischen der Rückseite des Sternums und der Vorderfläche des Herzens ein und beinhaltet neben Bindegewebe, die Vasa thoracica interna und Lymphbahnen zur Drainage der Mamma (Nll. parasternales).
  - **mittleres Mediastinum:** Hierzu zählen Herz und Herzbeutel, die Aorta ascendens, der Truncus pulmonalis, die Endabschnitte der V. cava superior und inferior, die Pulmonalvenen, Gefäße zur Versorgung des Herzbeutels (Vasa pericardiacophrenica) sowie die Nn. phrenici.
  - **hinteres Mediastinum:** Raum dorsal des Herzens: distaler Ösophagus, Aorta thoracica (und ihre Äste), Vv. azygos und hemiazygos sowie Ductus thoracicus. Die Nn. vagi, Nn. splanchnici und der Truncus sympathicus verlaufen ebenfalls im hinteren Mediastinum.

Lunge: Die Lunge besteht aus einem rechten und linken Flügel, jeweils mit 3 (rechte Lunge) bzw. 2 Lungenlappen (linke Lunge). Die Lappen lassen sich wiederum in die chirurgisch relevanten Segmente teilen. Die Trachea teilt sich in einen rechten und linken Hauptbronchus bzw. danach weiter in Lappen- und Segmentbronchien. Siehe auch Atmungssystem [S. A170].

Gefäßversorgung und Lymphabfluss: Die beiden Lungenarterien (Aa. pulmonales) entspringen dem Truncus pulmonalis des rechten Ventrikels, verlaufen mit den Bronchien und teilen sich in Lappen- und Segmentarterien auf

(**Vasa publica**). Die Venen verlaufen getrennt von den Arterien. Sie bilden die Segmentgrenzen und fließen als obere bzw. untere Lungenvene schließlich in den linken Vorhof. Der Bronchialbaum wird aus den Aa. bronchiales (**Vasa privata**) aus dem Aortenbogen versorgt. Die Lymphgefäße der Lunge folgen ebenfalls dem segmentalen Aufbau der Lunge.

Da zusätzlich zu den segmentalen Lymphgefäßen ein **Lymphgefäß** vom Unterlappen der linken Lunge über das Mediastinum zum Unterlappen der rechten Lunge zieht, können sich **Metastasen** von Tumoren des linken Lungenunterlappens **rasch zur Gegenseite ausbreiten**.

Nervensystem: Der **N. vagus** zieht durch das Mediastinum nach kaudal (rechts und links neben dem Ösophagus) und gibt im Verlauf auf jeder Seite einen **N. laryngeus recurrens** ab. Der rechte N. laryngeus recurrens schlingt sich um die A. subclavia, der linke um den Aortenbogen. Der N. phrenicus verläuft ebenfalls im Mediastinum und zieht zum Zwerchfell. Die Pleura parietalis wird (im Gegensatz zur Pleura visceralis) durch den N. phrenicus und die Interkostalnerven sensibel innerviert.

Die Lunge erhält vegetative Fasern vom N. vagus (Bronchokonstriktion) und Truncus sympathicus (Bronchodilatation). Afferente Fasern verlaufen mit dem N. vagus und vermitteln Dehnungs- und Schmerzreize.

3.2 Spezielle chirurgische Diagnostik am Thorax

3.2.1 Bildgebende Diagnostik der Thoraxorgane

Folgende Untersuchungsmethoden sind gebräuchlich:
- **Röntgen-Thorax-Aufnahme:** Sie erfolgt grundsätzlich in 2 Ebenen (p. a. und seitlich). Zu den typischen Befunden s. Atmungssystem [S. A176].
- **Durchleuchtungsuntersuchung:** u. a. auch zur Beurteilung der Zwerchfellbeweglichkeit.
- **Ösophagusbreischluck:** s. Verdauungssystem [S. A224].
- **Sonografie:** Nachweis von Flüssigkeitsansammlungen, z. B. bei Pleuraerguss. Das Lungenparenchym lässt sich aufgrund der luftgefüllten Lunge kaum beurteilen.
- **Computertomografie** (CT): Genaue Beurteilung und Lokalisation von Erkrankungen im gesamten Thorax. Durch die zusätzliche Applikation von Kontrastmittel können auch Lungenembolien diagnostiziert werden. Obligate Untersuchungsmethode zur Beurteilung der lokalen Operabilität.
- **Magnetresonanztomografie** (MRT): Indikationen sind insbesondere neurologische und neuroanatomische Fragestellungen bzw. die Beurteilung von Gefäßinfiltrationen der Aorta sowie der Pulmonalarterie.
- **Positronenemissionstomografie** (PET): hochsensitiver Nachweis von Lungenmetastasen und -malignomen sowie Beurteilung von unklaren Rundherden
- **Lungenperfusions-Szintigrafie:** Diagnose von Lungenembolien und Beurteilung der Operabilität vor Lungenteilresektionen
- **Phlebografie:** Darstellung intrathorakaler Venen
- **Arteriografie:** Darstellung der Aorta und ihrer Äste.

3.2.2 Endoskopische Diagnostik der Thoraxorgane

Bronchoskopie: Man unterscheidet die flexible Bronchoskopie (in Lokalanästhesie) und die starre Bronchoskopie (in Vollnarkose). Beide Methoden ermöglichen die Diagnose (z. B. Biopsie, Lavage) und Therapie (z. B. Entfernung von Fremdkörpern) von Lungenerkrankungen. Die starre Bronchoskopie bietet den Vorteil eines größeren Arbeitskanals, mit dem flexiblen Bronchoskop kann dagegen bis in die Segmentbronchien vorgespiegelt werden. Das starre Bronchoskop gelangt maximal bis in die Lappenbronchien.

Mediastinoskopie: Man unterscheidet zwischen kollarer und anteriorer Mediastinoskopie. Beide Formen bergen die Gefahr von Verletzungen der intrathorakalen Gefäße sowie des Ösophagus, die u. U. eine Notfallsternotomie notwendig machen.
- **kollare Mediastinoskopie:** Hautschnitt im Bereich des Jugulums, Darstellung der Muskulatur des Halses und Eröffnung der Fascia praetrachealis. Ziel dieser Untersuchung ist es, verdächtige mediastinale Lymphknoten aufzusuchen und zu biopsieren. Typische Indikation ist die Diagnostik von Lymphknotenmetastasen (v. a. bei Bronchialkarzinom).
- **anteriore Mediastinoskopie:** Hautschnitt parasternal und Zugang durch die Interkostalmuskulatur im 2.–3. ICR unter Darstellung und Schonung der A. und V. thoracica (mammaria) interna. Die anteriore Mediastinoskopie ermöglicht die Darstellung und Biopsie retrosternal gelegener Prozesse wie z. B. Thymome und Lymphome.

Thorakoskopie: Sie wird heute i. d. R. als **videoassistierte Thorakoskopie** durchgeführt. Der Patient wird dazu in Vollnarkose versetzt, seine Lunge jeweils nur einseitig beatmet und eine Optik in die Pleurahöhle eingebracht. Die Thorakoskopie ermöglicht die Diagnose von intrapleuralen Prozessen (mit Pleurabiopsie), aber auch die Durchführung von Pleurodesen, Lungenteilresektionen oder Eingriffen am Perikard.

3.2.3 Funktionsdiagnostik

Die Lungenfunktionsdiagnostik ist vorwiegend vor Lungenteilresektionen indiziert, um die **funktionelle Operabilität zu prüfen** (Abb. 3.3). Mittels **Spirometrie** können die statischen (z. B. Vitalkapazität, Atemzugvolumen, funktionelle Residualkapazität) und dynamischen (z. B. FEV_1) Lungenvolumina bestimmt werden. Die **Ganzkörperplethysmografie** erlaubt die Beurteilung von Compliance und Resistance. Sie dient damit dem Nachweis restriktiver und obstruktiver Ventilationsstörungen. Details zu den einzelnen Methoden s. Atmungssystem [S. A172].

3.3 Thoraxwand

Fehlbildungen: Zu den typischen Fehlbildungen an der Brustwand zählen die Trichterbrust, Kielbrust, Sternumspalten und Rippenaplasie. Näheres hierzu s. Orthopädie [S. B266]. Mit Ausnahme der Sternumspalten (hohe Infektionsgefahr) ist eine Operation meist nur aus kosmetischen Gründen erforderlich.

Benigne Tumoren: Die gutartigen Brustwandtumoren gehen entweder von den **Weichteilen** (am häufigsten Lipome, aber auch Fibrome, Hämangiome, Lymphangiome, Neurinome, Atherome) oder dem **Thoraxskelett** aus (Chondrome, Osteome, Osteochondrome). Die Therapie besteht in einer radikalen Entfernung der Tumoren. Bei Chondromen und Osteomen werden zur Rezidivprophylaxe auch die betroffenen Rippenanteile reseziert.

Maligne Tumoren: Von den Weichteilen gehen Lipo-, Myo- sowie Fibrosarkome und maligne Melanome aus, vom Thoraxskelett Chondrosarkome, osteogene Sarkome, Ewing-Sarkome sowie Plasmozytome. Die Diagnose wird anhand bildgebender Verfahren (Röntgen-Thorax, CT) und der Biopsie gestellt. Therapeutisch müssen die Tumoren radikal entfernt und die entstandenen Defekte plastisch gedeckt werden. Inoperable Tumoren werden primär mittels Chemotherapie oder Bestrahlung behandelt (s. Neoplastische Erkrankungen).

3.4 Mediastinum

3.4.1 Mediastinalverschiebung

DEFINITION Verlagerung des Mediastinums aus der Mittellinie.

Ursachen sind:
- **Zwerchfellhernien** (Upside-down-Magen [S. B130]): angeborene oder erworbene Zwerchfelldefekte mit Verlagerung von Bauchorganen in den Thorax
- (**Spannungs-**)**Pneumothorax** (s. Atmungssystem [S. A215]).

Ein (Spannungs-)Pneumothorax geht mit charakteristischen Befunden einher (hypersonorer Klopfschall, aufgehobenes Atemgeräusch, evtl. gestaute Halsvenen), ansonsten kann die Mediastinalverschiebung jedoch auch ohne Symptome bleiben. Die **Diagnose** wird anhand der klinischen Untersuchung sowie evtl. der Röntgen-Thorax- bzw. CT-Aufnahme gestellt. Die **Therapie** richtet sich nach der Ursache. Ein Spannungspneumothorax [S. B187] muss umgehend behandelt werden.

3.4.2 Mediastinalemphysem

Synonym: Pneumomediastinum

Werden die **luftleitenden Strukturen** im Mediastinum verletzt, sammelt sich dort Luft an. Ursache sind traumatische oder iatrogene Ösophagusperforationen sowie Tracheal- und Bronchialrupturen. Die spontane Ösophagusruptur ist ein Sonderfall (Boerhaave-Syndrom [S. B127]). Die Patienten leiden an akuten **retrosternalen Schmerzen**, **Dyspnoe** und entwickeln im Verlauf zusätzlich ein **Weichteilemphysem** im Halsbereich. Eine obere Einflussstauung kann infolge des Emphysems auftreten. Als Komplikation droht eine Mediastinitis. Die Diagnose wird durch eine Röntgen-Thorax-Aufnahme (**parakardiale Luftsichel**) bestätigt. Die Ursache wird mittels CT oder Bronchoskopie geklärt. Therapeutisch muss die undichte Stelle verschlossen werden (meist operativ).

3.4.3 Mediastinitis

DEFINITION Akute oder chronische **entzündliche** Erkrankung des Mediastinums.

Einteilung:
- **akute Mediastinitis:** entspricht einer akuten **bakteriellen** Entzündung.
- **chronische Mediastinitis:** chronische Infektion mit klinisch protrahiertem Verlauf. Meist ebenfalls bakteriell bedingt ist.

Ätiopathogenese: Ursächlich für die **akute Form** ist die **primäre** (Infektionsquelle im Mediastinum) oder **sekundäre** bakterielle Besiedlung des Mediastinums. Diese entsteht am häufigsten durch Rupturen von Ösophagus und Trachea (stumpfes Thoraxtrauma). Weitere Infektionsquellen sind entzündliche Prozesse im Halsbereich (z. B. Tonsillenabszess oder Phlegmone), der Pleura (z. B. Pleuraempyem, abszedierende Pneumonie) oder der Wirbelsäule (z. B. Spondylitits). Die **chronische Mediastinitis** wird in den meisten Fällen durch eine Tuberkulose hervorgerufen. Seltenere Ursachen sind Lues, Histoplasmose, Aktinomykose, Sarkoidose oder andere granulomatöse Erkrankungen und chronische Entzündungen anderer Ursache (z. B. Fremdkörper).

Klinik:
Akute Mediastinitis: Die Symptome entsprechen einem **akut entzündlichen** bis **septischen** Krankheitsbild (Fieber, Schüttelfrost, Tachykardie). Retrosternale Schmerzen können, aber müssen nicht vorhanden sein. Das Krankheitsbild entwickelt sich meist plötzlich und verschlechtert sich zunehmend. Im Falle einer Verletzung von Ösophagus, Trachea oder Bronchien kann sich ein Mediastinalemphysem ausbilden. Pleura- und Perikardergüsse können ebenso auftreten.

Chronische Mediastinitis: Die Patienten klagen über retrosternale Schmerzen sowie evtl. Schluckbeschwerden und Dyspnoe. Evtl. besteht eine obere Einflussstauung durch Kompression von Ösophagus, Trachea oder V. cava superior.

Diagnostik: Im Labor sind die Entzündungsparameter erhöht. Im Röntgen-Thorax und der CT-Aufnahme zeigen sich eine Mediastinalverbreiterung und ein Mediastinalemphysem. Befindet sich Luft im Mediastinum, sind Broncho- und Ösophagoskopie obligat. Eine Mediastinoskopie kann bei chronisch-granulomatösen Prozessen zur histologischen Diagnose notwendig sein.

Therapie: Die akute Mediastinitis ist ein akut lebensbedrohlicher chirurgischer Notfall. Die Therapie basiert einerseits auf der **Sanierung der Entzündung** (z.B. mit Spülung, Einlage von Drainagen) und andererseits der Behandlung der Ursache (z.B. Übernähung des Defektes bei Ösophagusperforation, Drainage bei Halsphlegmone). Zugangswege zum Mediastinum sind die kollare Mediastinotomie, mediane Sternotomie oder die laterale Thorakotomie. Zusätzlich zur operativen Therapie wird eine hoch dosierte Therapie mit Breitband-Antibiotika durchgeführt. Bei der chronischen Mediastinitis hängt das genaue Vorgehen von der Ursache ab: antimykotische oder antibakterielle Therapie, Drainage von Abszessen oder symptomatische Behandlung bei granulomatösen Prozessen.

Prognose: Die akute Mediastinitis geht mit einer je nach Ursache hohen Letalität von 20–70 % einher.

3.4.4 Chirurgische Therapie von Mediastinaltumoren

Unter dem Sammelbegriff „Mediastinaltumor" werden bis zu 90 verschiedene Tumorformen bzw. Raumforderungen im Mediastinum zusammengefasst. Die häufigsten Formen beim Erwachsenen sind Thymome und Lymphome, im Kindesalter neurogene Tumoren und ebenfalls Thymome. Die Tumoren sind meist im Bereich ihrer anatomischen Strukturen lokalisiert (z.B. Thymome im oberen Mediastinum, neurogene Tumoren im hinteren). Näheres zu den einzelnen Tumorformen s. Neoplastische Erkrankungen [S. A667]. Alle Raumforderungen des Mediastinums, außer Lymphome und metastasierte Tumoren, werden nach Möglichkeit radikal operiert (Tumorexstirpation im Ganzen). Zugangsweg zum hinteren Mediastinum ist die laterale Thorakotomie, zum vorderen und mittleren Mediastinum die anteriore Thorakotomie oder Sternotomie.

3.5 Pleura

3.5.1 Chirurgische Techniken

Pleurapunktion

Die Pleurapunktion ist ein wichtiger **diagnostischer** und **therapeutischer** Eingriff. Gerinnungshemmende Substanzen (ASS, Cumarine usw.) sind nach Möglichkeit rechtzeitig abzusetzen. Vor der Punktion muss der Patient ausführlich über den Eingriff und eventuelle Komplikationen (Pneumothorax, Blutung, Infektion oder die Verletzung von Milz und Leber) aufgeklärt werden.

Durchführung: Der Patient sitzt nach vorne gebeugt. Die Punktionsstelle wird mithilfe des Ultraschalls aufgesucht (meist 5.–7. ICR in der hinteren Axillarlinie) und lokal betäubt. Mit einer speziellen Nadel (Verres-Sicherheitsnadel) wird unter sterilen Bedingungen am Oberrand der Rippe (Nerven und Gefäße verlaufen am Unterrand) der Pleuraraum punktiert und der stumpfe Mandrin vorgeschoben. Die Nadel darf nicht nach unten gerichtet werden, um eine Verletzung von Abdominalorganen zu verhindern (**Abb. 3.1**). Anschließend kann der Erguss zur Diagnostik oder Therapie drainiert werden.

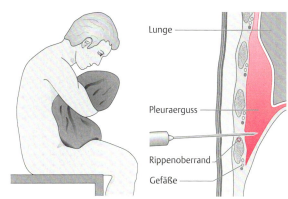

Abb. 3.1 **Pleurapunktion.** (aus: Largiadèr et al., Checkliste Chirurgie, Thieme, 2007)

MERKE Nach einer Pleurapunktion muss immer eine Röntgen-Thorax-Kontrolle zum Ausschluss eines Pneumothorax durchgeführt werden.

Pleuradrainage

Bülau-Drainage: Sie dient zur Entlastung eines Hämato- oder Pneumothorax und wird unter sterilen Bedingungen gelegt. Nach Lokalanästhesie und Desinfektion erfolgt die bei Pneumothorax die Inzision am Oberrand der Rippe (Gefäße und Nerven verlaufen unter der Rippe) des **3.–5. ICR** in der **vorderen Axillarlinie**, bei Hämatothorax dorsolateral (mittlere Axillarlinie) und tiefer. Anschließend wird stumpf bis in den Pleuraraum präpariert und die Drainage in den Pleuraraum vorgeschoben (**Abb. 3.2**). Die Drainage wird gut fixiert, die Wunde verschlossen und ein geschlossenes System mit einem Wasserschloss verbunden, das das Eindringen von Luft in den Pleuraraum ventilartig verhindern soll. Danach wird ein Sog mit einem Unterdruck von −20 cm Wassersäule angelegt. Wenn sich die Lunge ausgedehnt hat und nach Abklemmen der Drainage kein Rezidiv auftritt, wird die Drainage gezogen.

Komplikationen der Bülau-Drainage sind Verletzungen von Lunge (Gefahr von Fisteln), Herz, Nerven (evtl. mit persistierendem Taubheitsgefühl über der Einstichstelle), Gefäßen und Abdominalorganen (Leber und Milz). Gerinnungshemmende Medikamente sollten rechtzeitig vor dem Eingriff abgesetzt werden.

Monaldi-Drainage: Bei der Monaldi-Drainage erfolgt die Punktion im **2. ICR** in der **Medioklavikularlinie**. Sie dient der Entlastung eines reinen Pneumothorax. Aus kosmetischen Gründen sollte die Monaldi-Drainage nur noch in Notfallsituationen zur sofortigen Entlastung (z.B. mit

3 Thoraxchirurgie

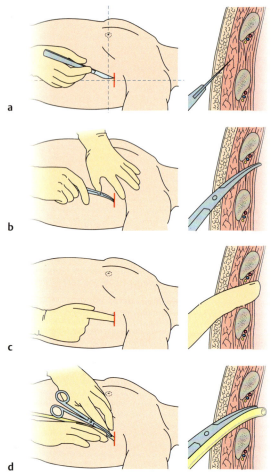

Abb. 3.2 **Legen einer Bülau-Drainage**. Erläuterung s. Text. (aus: Hinkelbein, Genzwürker, Notfallmedizin Kompakt, Thieme, 2011)

einem großlumigen Zugang oder einem speziellen Punktionsset) eines Spannungspneumothorax erfolgen.

Pleurodese

Die Pleurodese ist eine therapeutische Verklebung der Pleurablätter, die durch eine iatrogene Entzündungsreaktion provoziert wird. Dazu wird eine **fibrosierende Substanz** (z. B. Talkumpuder, Tetrazykline, Bleomycin oder Eigenblut) entweder blind über eine liegende Drainage oder über eine Thorakoskopie in die Pleura eingebracht. Darüber hinaus gibt es die Möglichkeit, die parietale Pleura mittels **Koagulations-** oder **Laserverfahren** zu veröden (biologische Pleurodese) oder aber die **Pleura** teilweise oder im Gesamten zu **entfernen** (Pleurektomie mit Verklebung durch körpereigenes Fibrin). Typische Indikationen zur Pleurodese sind **rezidivierende Pleuraergüsse** (häufig maligne) oder die **Rezidivprophylaxe beim Pneumothorax**.

Die besten Langzeitergebnisse liefert die Pleurektomie, gefolgt von der biologischen Pleurodese und der Instillation unter Sicht (thorakoskopisch). Bei der Instillation über eine Drainage (Drainagenpleurodese) können gekammer- te Prozesse nicht ausreichend erreicht werden, weshalb nur wenig befriedigende Ergebnisse erzielt werden können. Vorteil ist die geringe Invasivität. Indiziert ist dieses Verfahren deshalb insbesondere bei Patienten mit sehr schlechtem Allgemeinzustand.

3.5.2 Pleuraerguss

Siehe Atmungssystem [S. A218].

3.5.3 Chirurgische Therapie des Pneumothorax

Näheres zum Krankheitsbild s. Atmungssystem [S. A215].

Ein **Mantel-** oder **Spitzenpneumothorax**, der kleiner als 3 cm ist und keine klinische Symptomatik hervorruft, wird konservativ behandelt. Röntgen-Thorax-Kontrollen sind regelmäßig erforderlich. Beim **ausgedehnten Spontanpneumothorax** ist die Anlage einer Thoraxdrainage angezeigt, da eine spontane Resorption nicht zu erwarten ist. Auch ein **Spannungspneumothorax muss sofort mit einer Thoraxdrainage versorgt werden, um lebensbedrohliche Komplikationen abzuwenden** (s. o.).

Chirurgisches Vorgehen: Eine Operation ist indiziert bei:
- Rezidivpneumothorax
- persistierender Luftfistelung > 5 Tage
- großen Bullae
- inkompletter Lungenexpansion nach Einlage einer Thoraxdrainage.

Dabei werden die Bullae abgetragen oder die Lungenspitze im Rahmen einer videoassistierten Thorakoskopie reseziert. Zur Senkung der Rezidivrate kann darüber hinaus eine Pleurodese indiziert sein.

3.5.4 Chirurgische Therapie Pleuratumoren

Benigne Pleuratumoren

Der sog. **benigne fibröse Pleuratumor** wird meist als Zufallsbefund diagnostiziert. Therapeutisch erfolgt eine thorakoskopische Resektion mittels Stapler und Bergung des Präparates über eine laterale Mini-Thorakotomie.

Pleuramesotheliom

Näheres zum Pleuramesotheliom s. Neoplastische Erkrankungen [S. A634].

Die Therapie richtet sich nach dem Allgemeinzustand des Patienten, dem Erkrankungsstadium, den Begleiterkrankungen und der Operabilität. Bei gutem Allgemeinzustand ist im frühen Erkrankungsstadium und bei fehlendem Lymphknotenbefall die Entfernung der gesamten Pleura (inklusive Lungenflügel, Zwerchfell und Perikard) die einzige Form der radikalen Operation. Anschließend sollte eine Radiochemotherapie erfolgen. Als palliative Maßnahmen stehen die Pleurektomie (→ ermöglicht die Entfaltung der Lunge) oder die Pleurodese (→ bei rezidivierenden Pleuraergüssen) zur Verfügung. Eine palliative Chemotherapie ist wenig erfolgreich, die Bestrahlung kann aber z. B. bei Schmerzzuständen hilfreich sein. Die Prognose des Pleuramesothelioms ist sehr schlecht: Die

5-Jahres-Überlebensrate beträgt auch nach radikalster Operation nur 10–25 %.

3.6 Thoraxtrauma

3.6.1 Stumpfes Thoraxtrauma

DEFINITION Stumpfe Verletzung des Thorax ohne Eröffnung der Thoraxwand.

Einteilung:
- **Thoraxprellung** (Commotio thoracis): stumpfe Verletzung ohne knöcherne Beteiligung
- **Thoraxquetschung** (Contusio thoracis): stumpfe Verletzung mit Beteiligung intrathorakaler Organe
- **Perthes-Syndrom** (Compressio thoracis): Sonderform der Thoraxquetschung, bei der es infolge plötzlicher Thoraxkompression (bei Verschüttungen, Überrollverletzungen) zu einem reflektorischen Glottisverschluss kommt. Durch den Rückstau von Blut entstehen petechiale Haut-, Subkonjunktival-, Retinal- und Glaskörperblutungen. Siehe auch Rechtsmedizin [S. C271].

Ätiologie: Ursachen für ein stumpfes Thoraxtrauma sind Verkehrsunfälle (Anpralltrauma an Gurt oder Lenkrad), Tritte oder Schläge gegen den Brustkorb, Sturz aus großer Höhe (Dezelerationstrauma), Einklemmungen und Verschüttungen.

Klinik: Die Symptome sind abhängig von den Verletzungen. Der knöcherne Thorax, Lunge, Luftwege, Pleura und die anderen intrathorakalen Organe können verletzt werden:
- **knöcherner Thorax:** Am häufigsten sind Rippen- und **Rippenserienfrakturen**. Abhängig von der Lokalisation und Ausprägung leiden die Patienten an starken Schmerzen, die die Atmung z. T. massiv einschränken. Bei einer Rippenserienfraktur kann sich eine **paradoxe Atmung** (Einziehung des Brustkorbs über den gebrochenen Rippen bei Einatmung) mit anschließender Ateminsuffizienz entwickeln. Die Fraktur ist druckschmerzhaft, meist findet sich zudem ein lokalisiertes Hämatom. Sternumfrakturen und eine Beteiligung des Herzens (Herzrhythmusstörungen) sind ebenfalls möglich.
- **Lunge:** Mögliche Verletzungen sind Lungenkontusionen und Parenchymzerreißungen (Lungenruptur [S. B193]). Die Symptome (Dyspnoe, Hämoptoe, Ateminsuffizienz) entwickeln sich erst nach 1–2 Tagen und werden oft durch die Begleitverletzungen wie Rippenfrakturen oder einen Pneumothorax überdeckt.
- **Luftwege:** Bronchial- und Trachealrupturen [S. B193] führen zu Hämoptysen und Mediastinal- bzw. Hautemphysemen. Bei einem ausgeprägten Pneumomediastinum kann es zu einer oberen Einflussstauung kommen.
- **Pleura:** (Spannungs-)Pneumo- und Hämatothorax (s. Atmungssystem [S. A215]) führen zu hypersonorem bzw. gedämpftem Klopfschall, aufgehobenem bzw. abgeschwächtem Atemgeräusch, Dyspnoe, Schmerzen, oberer Einflussstauung (Spannungspneumothorax) oder hämorrhagischem Schock (ausgeprägter Hämatothorax). Ein geschlossener Pneumothorax durch Verletzungen der Lunge durch eine frakturierte Rippe ist die häufigste Verletzung beim Thoraxtrauma.
- **andere Organe:** Herz (z. B. Herzbeuteltamponade), Gefäße, Ösophagus oder Zwerchfell können ebenfalls betroffen sein.

Diagnostik:
- **Anamnese:** Möglichst genaue Darstellung des Unfallhergangs durch Eigen- oder Fremdanamnese (mit Informationen über Höhe bzw. Geschwindigkeit).
- **klinische Untersuchung:** Atembewegungen, Auskultation und Perkussion der Lunge, Prellmarken und Thoraxdeformationen, Thoraxinstabilität und (Druck-)Schmerzen, Krepitationen oder Hautemphyseme, gestaute Halsvenen bei Einflussstauung, Zyanose, O_2-Sättigung, Puls und Blutdruck.
- **Bildgebung:**
  - Röntgen-Thorax: Rippen(serien)-Frakturen; nach 1–2 Tagen grobfleckige bzw. flächige Verschattung bei Lungenkontusionen („weiße Lunge")
  - CT: Frakturen, Lungenverletzungen, Herz- oder Gefäßverletzungen, Begleitverletzungen im Abdomen (z. B. Milz- oder Leberruptur)
  - Sonografie und TEE: Pleuraergüsse, Herzwandverletzungen, Aortendissektion, Begleitverletzungen im Abdomen
  - Bronchoskopie: bei V. a. Bronchus- oder Trachealruptur
  - Ösophagoskopie: bei V. a. Ösophagusruptur
  - Angiografie: Gefäßverletzungen.

Therapie: Grundsätzlich muss der Patient vor den lebensbedrohlichen Komplikationen geschützt werden. **Atmung bzw. Oxygenierung** müssen bei Verlegung der Atmungswege oder fehlender Ventilation mittels Intubation, Beatmung bzw. Thoraxdrainage sichergestellt werden. **Schwere Blutungen** müssen dabei umgehend operativ versorgt und **Volumen** ersetzt werden. Die weitere Therapie hängt vom genauen Verletzungsmuster und deren Komplikationen ab. Zur notärztlichen Therapie s. auch Notfallmedizin [S. B57]. Operationsindikation sind anhaltende Blutungen (über die Drainage bzw. stetiger Hb-Abfall), ein Lungenkollaps (trotz Drainage) oder ausgedehnte Begleitverletzungen im Thorax (z. B. dislozierte Rippe, die ins Lungenparenchym spießt). Kleine Defekte werden übernäht, zerstörte Lungenanteile reseziert.

Prognose: 25 % aller Todesfälle bei Unfallopfern gehen auf das Thoraxtrauma zurück. Da in über 70 % der Fälle nicht nur ein Thoraxtrauma vorliegt (Polytrauma), hängt die Prognose auch stark von den Begleitverletzungen ab.

3.6.2 Penetrierendes Thoraxtrauma

DEFINITION Perforierende oder penetrierende Verletzung des Thorax mit Eröffnung der Thoraxwand.

Ätiopathogenese: Ursache sind kriminelle, suizidale oder akzidentielle Schuss- oder Stichverletzungen, aber auch

Pfählungsverletzungen bei Unfällen oder Stürzen. Seltener kommt es zu Verletzungen durch verschluckte Nadeln oder Gräten.

Besonders häufig entstehen ein (offener) Hämatopneumothorax (50 %) oder Spannungspneumothorax sowie Verletzung der A. thoracica interna und der Lunge (insbesondere bei Stichen in die Herzgegend). Ebenso können Zwerchfell und intrabadominelle Organe verletzt werden.

Klinik: Die Symptomatik hängt von den betroffenen Strukturen und Komplikationen ab. Große Blutungen können zu einem hämorrhagischen Schock führen.

Diagnostik: Anamnese und klinische Untersuchung erlauben meist schon eine Abschätzung der Verletzung. Bei unklarem Verletzungsmuster sowie Stichtiefe bzw. -richtung sollte die Indikation zur explorativen Thorakotomie und evtl. Laparotomie großzügig gestellt werden.

Röntgen-Thorax, CT und Sonografie stehen zur Diagnose von intrathorakalen und intrabdominellen Verletzungen zur Verfügung.

Therapie:

> **MERKE** Pfählungs- oder Stichverletzungen sollten präklinisch **fixiert** und erst im OP entfernt werden, um eine nichtbeherrschbare Blutung zu verhindern.

Bei stabilem Kreislauf, fehlender Blutung über die Thoraxdrainage und stabilem Hb ist eine **intensivmedizinische Überwachung** ausreichend. Bei instabilen Patienten, persistierender Blutung oder unklarem Verletzungsmuster sollte in jedem Fall eine **explorative Thorakotomie** bzw. bei tiefen Verletzungen eine Laparotomie erfolgen.

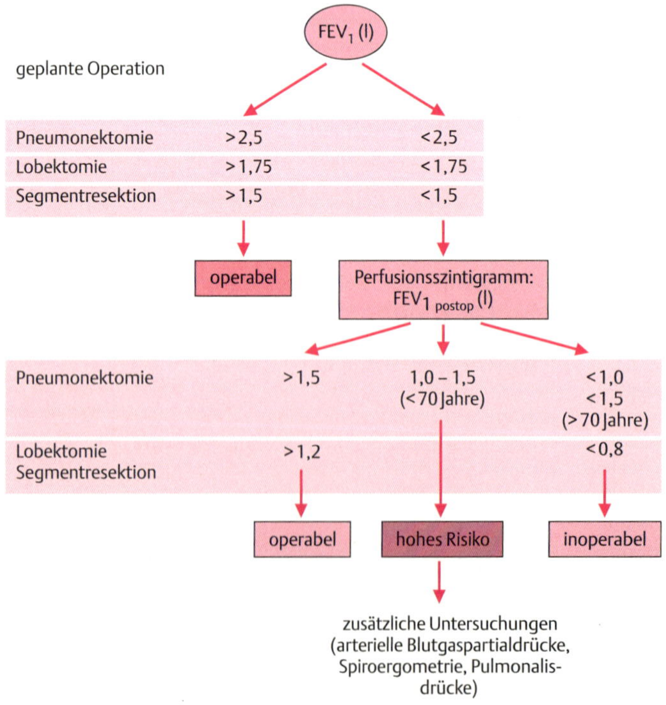

3.7 Lunge und Bronchien

3.7.1 Lungenresektionen

Operabilität

Vor Lungenresektionen muss die funktionelle Operabilität geprüft werden. Der wichtigste Parameter ist dabei die absolute **Einsekundenkapazität** (FEV_1). Ab einem $FEV_1 > 2,5\,l$ sind alle Eingriffe, also auch eine Pneumonektomie, ab Werten von $FEV_1 > 1,5\,l$ eine Segmentresektion zulässig. Beträgt das präoperative $FEV_1 < 1,5\,l$, wird zusätzlich eine Lungenperfusionsszintigrafie erforderlich, um das Ausmaß des Parenchymverlustes festzustellen und den postoperativ zu erwartenden FEV_1-Wert genau voraussagen zu können. Bei einem Ergebnis von $< 1,0\,l$ ist eine Pneumonektomie kontraindiziert, ab einem Wert von $< 0,8\,l$ eine Lobektomie bzw. Segmentresektion (**Abb. 3.3**).

> **MERKE** Voraussetzung für jede Lungenresektion ist die lokale und funktionelle Operabilität.

Resektionsverfahren

Zugangswege:
- **laterale Thorakotomie**: Standardzugang; entweder im 4. (Chirurgie der Trachea und ihrer Bifurkation), 5. (Pneumektomie, Chirurgie des Oberlappens) oder 6. (Pneumektomie, Chirurgie des Unterlappens) Interkostalraum.
- **mediane Sternotomie**: Hierdurch erhält man Zugang zu den ventralen Lungenabschnitten sowie beiden Oberlappen.

Abb. 3.3 Präoperative Lungenfunktionsdiagnostik zur Prüfung der funktionellen Operabilität. Der wichtigste Parameter ist die Einsekundenkapazität. Bei einem $FEV_1 < 1,5\,l$ wird zusätzlich ein Perfusionsszintigramm angefertigt. (aus: Largiadèr et al., Checkliste Chirurgie, Thieme, 2007)

- **quere Sternotomie und beidseitige anterolaterale Thorakotomie (Clamshell)**: Sie erfolgt meist im 5. ICR und ermöglicht einen guten Zugang zu beiden Lungenflügeln. Indiziert ist sie z. B. bei Lungentransplantationen oder Lungenemphysemen.

Nach lateraler Thorakotomie sind Interkostalneuralgien häufig, der Thoraxverschluss ist dafür sofort stabil. Nach Sternotomien benötigt der Knochen ungefähr 3 Monate, bis er wieder verheilt ist.

Pneumonektomie: Entfernung einer Lunge. Sie ist beispielsweise indiziert bei zentralem Bronchialkarzinom oder einer völlig zerstörten Lunge (z. B. bei Tuberkulose).

Nach Eröffnung des Thorax erfolgen Ligatur und Durchtrennung von A. und V. pulmonalis, die Ligatur der zentralen Gefäße und anschließend das Absetzen des Hauptbronchus mittels Klammernahtgerät. Die Lunge wird bei Tumoroperationen en bloc mit den Lymphknoten im Bereich des Lungenhilus und Mediastinums entfernt. Bei Infiltration von Nachbarstrukturen (z. B. Perikard, Brustwand, Zwerchfell, Gefäße) kann die Resektion ggf. auf die Nachbarstrukturen ausgeweitet werden (erweiterte Pneumonektomie).

Lobektomie: Entfernung eines oder zweier Lungenlappen entsprechend den anatomischen Grenzen. Häufigste Indikation zur Lobektomie ist das Bronchialkarzinom. Mögliche Varianten sind:
- **rechts:** Oberlappen-, Unterlappen-, Mittellappenresektion oder obere Bilobektomie mit Entfernung von Ober- und Mittellappen sowie untere Bilobektomie mit Entfernung des Mittel- und Unterlappens.
- **links:** Oberlappen- oder Unterlappenresektion.

Die segmentalen Äste der A. pulmonalis werden dabei aufgesucht, ligiert und die Verbindung zwischen den Lappen getrennt. En bloc mit dem Resektat entfernt man außerdem die hilären Lymphknoten. Anschließend stellt man die mediastinalen Lymphknoten dar und entfernt auch diese.

Manschettenresektion: Infiltriert der Tumor auch einen zentralen Bronchusanteil, wird der entsprechende Abschnitt zusätzlich reseziert und der verbleibende Bronchus anschließend mit einer End-zu-End-Anastomose verbunden. Falls möglich sollte eine Manschettenresektion immer einer Pneumonektomie vorgezogen werden.

Segmentresektion: Seltener Eingriff bei kleinen Tumoren (T1), Metastasen oder z. B. bei Fehlbildungen. Es erfolgt eine Resektion entlang anatomischer Segmentgrenzen mit Unterbindung von Segmentarterien, -venen und -bronchien.

Atypische Resektion: Keilresektion ohne Berücksichtigung der Segmentgrenzen. Das Parenchym wird anschließend mit einem Klammernahtgerät bei kollabierter Lunge übernäht. Indikation sind Lungenmetastasen, unklare Rundherde oder gutartige Parenchymveränderungen. Die atypische Resektion ist beim Bronchialkarzinom aufgrund seiner Lymphabflusswege kontraindiziert.

3.7.2 Lungenfehlbildungen

Lungensequester

Es handelt sich um Lungengewebe, das entweder gar nicht oder ansonsten abnorm an die luftleitenden Wege angeschlossen und damit primär funktionslos ist. Man unterscheidet in der Lunge gelegene (intralobuläre) von extralobulären Sequestern. Die Sequester werden zumeist direkt aus der Aorta versorgt, sodass sich durch den großen Blutfluss ein ausgeprägter **Links-Rechts-Shunt** entwickeln kann (Zeichen der Herzinsuffizienz).

Die meisten Patienten werden zwischen dem 20.–30. Lebensjahr wegen rezidivierender Pneumonien, Husten, Auswurf und selten Hämoptysen auffällig. Lungensequester können auch nur einen Zufallsbefund darstellen; sie sind jedoch nicht mit einer Fremdkörperaspiration assoziiert. In der Auskultation hört man ein Strömungsgeräusch mit Ausstrahlung in den Rücken, die Diagnosesicherung erfolgt mittels CT, Arteriografie oder MRT. Nach sicherer (!) Ligatur des arteriellen Zuflusses werden intralobuläre Sequester durch eine Segment- oder Lappenresektion, extralobuläre durch Resektion entfernt.

Lungenzysten

Entwicklungsstörung, die im Rahmen der Teilung von Trachea und Ösophagus beim Embryo entsteht. Es kommt dabei zur Ausbildung von Zysten des Bronchialbaumes. Man unterscheidet mediastinale (85 %) von intrapulmonalen (15 %) Zysten:
- **Intrapulmonale Zysten** haben oft Anschluss an das Bronchialsystem, enthalten Luft oder mukoides Material und sind mit respiratorischem Epithel ausgekleidet.
- **Mediastinale Zysten** sind ebenfalls mit respiratorischem Epithel ausgekleidet, haben aber oft keinen Anschluss an das Bronchialsystem und sind meist mit viskösem Material gefüllt.

Bei Erwachsenen und älteren Kindern sind Husten, Fieber, purulentes Sputum und Dyspnoe bei intrapulmonalen Zysten bzw. zusätzlich retrosternale Schmerzen, Dysphagie, Kachexie und Fieber bei mediastinalen Zysten mögliche Symptome. ⅓ aller Zysten sind jedoch Zufallsbefunde ohne Symptomatik. Die Diagnose erfolgt durch Röntgen-Thorax, CT und evtl. Bronchoskopie. Die Therapie besteht in der chirurgischen Resektion der Zyste, entweder offen oder thorakoskopisch.

Gefäßfehlbildungen

Die häufigste Lungengefäßfehlbildung ist die **arteriovenöse (AV-)Malformation**, bei der eine Kurzschlussverbindung zwischen A. und V. pulmonalis besteht. **Solitäre** Malformationen sind meist im Unterlappen lokalisiert. Bei **generalisierten** Malformationen (auch andere Organe können betroffen sein) kann ein Morbus Osler (**hereditäre Teleangiektasie**) Ursache sein, der durch zahlreiche Teleangiektasien an Haut und Schleimhäuten charakterisiert ist.

Große AV-Malformationen können durch einen Rechts-Links-Shunt zu Zyanose und Belastungsdyspnoe führen, meist werden sie aber durch Komplikationen auffällig (z. B. Blutungen mit Hämoptoe). **Kleine AV-Malformationen** können asymptomatisch bleiben. Klinisch besteht evtl. ein Strömungsgeräusch über der Lunge.

Die **Diagnose** erfolgt in der CT mit Kontrastmitteldarstellung der Gefäße oder Angiografie der Pulmonalarterien. Im Röntgen-Thorax kann eine AV-Malformation als Verschattung auffällig werden. **Therapeutisch** wird bei solitären Befunden eine angiografische Embolisation vorgenommen, größere (umschriebene) Befunde werden operativ reseziert.

Lobäremphysem

Infolge eines angeborenen Defekts bildet sich ein Ventilmechanismus, wodurch der betroffene Lungenabschnitt überbläht wird und gesunde Lungenanteile sowie das Mediastinum verlagert werden können. Meist ist nur ein, selten mehrere Lungenlappen betroffen. Die Folge sind Entwicklungsstörungen, Dyspnoe und Zyanose. Diagnose: Röntgen-Thorax-Aufnahme (Überblähung, Mediastinalverschiebung, Zwerchfelltiefstand, Kompression der gesunden Lunge); Therapie Resektion des betroffenen Lungenlappens.

3.7.3 Chirurgische Therapie von Bronchiektasen

Allgemeines zum Krankheitsbild s. Atmungssystem [S. A180]. Die **Indikation** für eine operative Therapie ist gegeben bei Versagen der konventionellen Maßnahmen (rezidivierende Infekte trotz spezifischer mukolytischer Therapie) oder starker Beeinträchtigung des Allgemeinzustandes. Außerdem muss eine lokalisierbare (= operable) Veränderung vorliegen. Vorgehen der Wahl sind die atypische oder Segmet- bzw. Lappenresektion (evtl. auch thorakoskopisch).

3.7.4 Chirurgische Therapie bei Lungeninfektionen

Aspergillom

Näheres s. Infektionserkrankungen [S. A564]. Das chirurgische Vorgehen ist indiziert, um weiteren Komplikationen (insbesondere Blutungen) vorzubeugen. Dabei wird der betroffene Lappen reseziert.

Lungenabszess

Näheres s. Atmungssystem [S. A199]. Die Resektion des betroffenen Lungenabschnitts ist notwendig, wenn die konservative Therapie zu keinem Erfolg führt. Sie sollte möglichst schonend durchgeführt werden.

Lungenparasitose

Initial werden Echinokokkuszysten mit Albendazol oder Mebendazol **medikamentös vorbehandelt**. Das weitere Vorgehen ist von der Größe und der Verbreitung (solitär oder multipel) der Zysten abhängig. Ziel ist es, das Parasitengewebe radikal zu entfernen und dabei gleichzeitig möglichst viel gesundes Parenchym zu schützen. Kleine Zysten werden mit der umgebenden Wirtskapsel entfernt (**Perizystektomie**), große Zysten mittels **Zystektomie**. Dabei werden die Keime mittels Instillation von hypertoner Kochsalzlösung oder Povidon-Iod-Lösung abgetötet und die Zyste anschließend, ohne sie zu eröffnen, entfernt. Bei multiplen, sehr großen oder rupturieren Zysten sowie bei perizystischer Pneumonitis ist je nach Befund eine extraanatomische Keilresektion, eine Segmentresektion oder gar eine Lobektomie indiziert.

> **MERKE** Nur durch eine vollständige operative Entfernung des Parasitengewebes ist eine Heilung möglich.

Lungentuberkulose

Die primäre Behandlung der Lungentuberkulose ist heutzutage nicht operativ. Die Operation ist nur noch angezeigt bei therapieresistenten Prozessen, die nicht mehr auf eine medikamentöse Therapie ansprechen (d. h. Kavernen mit rezidivierenden Superinfektionen, Bronchialstenosen, Arrosionsblutungen, zerstörten Lungenabschnitten). Nach Möglichkeit sollte so parenchymschonend wie möglich operiert werden, bei ausgedehnter Zerstörung der Lunge kann allerdings auch eine Pneumonektomie notwendig werden.

3.7.5 Chirurgische Therapie von benignen Lungentumoren

Näheres s. Neoplastische Erkrankungen [S. A634]. Ist die gutartige Dignität des Tumors gesichert, muss nur beim Vorliegen von Beschwerden (z. B. Kompressions-Syndrome, rezidivierende Pneumonien) operiert werden. Anzustreben ist eine möglichst schonende Operation (z. B. atypische Resektion). Semimaligne Tumoren müssen stets operiert werden und haben dann auch eine sehr gute Prognose.

3.7.6 Chirurgische Therapie des Bronchialkarzinoms

Näheres zum Krankheitsbild und der stadienabhängigen Therapie s. Neoplastische Erkrankungen [S. A629].

Indikation: Das **kleinzellige Bronchialkarzinom** (SCLC) wird nur ausnahmsweise bei lokalisierten Tumorstadium im Rahmen einer multimodalen Therapie operativ behandelt. Beim **nichtkleinzelligen Bronchialkarzinom** ist die Operation die einzige kurative Behandlungsmöglichkeit. Sie ist – bei funktioneller Operabilität – **bis zum Stadium IIIA** Methode der Wahl, evtl. in Verbindung mit einer postoperativen Strahlentherapie. Komplikationen (Blutungen, poststenotische Pneumonien) können u. U. eine Indikation für eine **palliative Operation** darstellen.

Vorbereitung und Vorgehen: Neben der Prüfung der Operabilität muss die Tumorlokalisation genau bestimmt werden, um das OP-Ausmaß planen zu können.

Abhängig vom Befund kommen eine Lobektomie, eine Bilobektomie (beide u. U. in Verbindung mit einer Manschettenresektion) oder bei zentral gelegenen Tumoren auch eine Pneumonektomie infrage. In jedem Fall müssen die hilären und mediastinalen Lymphknotenstationen konsequent ausgeräumt werden.

Komplikationen und Prognose: Die wichtigste postoperativen Komplikationen sind Blutungen und postoperative Pneumonien. Des Weiteren können Schmerzen im Bereich der Thoraxwand (Postthorakotomie-Syndrom), eine Bronchusstumpfinsuffizienz, Empyeme oder bronchopleurale Fisteln auftreten.

Die Operationsletalität beträgt 3–5 % (Lobektomie) bzw. 7–9 % (Pneumonektomie).

3.7.7 Verletzungen

Lungenruptur

Die Ursache ist meist ein **stumpfes Thoraxtrauma** [S. B189]. Die Lungenruptur ist häufig mit Rippenfrakturen und einem Hämatopneumothorax vergesellschaftet und geht mit einer respiratorischen Insuffizienz einher. Die **Diagnose** wird anhand des CT-Befundes gestellt. In der klinischen Untersuchung kann ein abgeschwächter, gedämpfter Klopfschall als Zeichen des Hämatothorax auffällig sein. Therapeutisch müssen ateminsuffiziente Patienten bzw. Patienten mit Hämotopneumothorax intubiert oder eine Thoraxdrainage gelegt werden. **Operationsindikation** sind anhaltende Blutungen (über die Drainage bzw. stetiger Hb-Abfall), ein Lungenkollaps (trotz Drainage) oder ausgedehnte Begleitverletzungen im Thorax. Kleine Defekte werden dabei übernäht, zerstörte Lungenanteile reseziert.

Trachea- und Bronchusruptur

Rupturen von Bronchus oder Trachea sind ebenfalls meist Folge eines Thoraxtraumas. Weitere Ursachen sind Intubationsverletzungen oder Verletzungen beim Wechsel der Kanüle eines Tracheostomas. Die Symptome unterscheiden sich je nach Lage der Verletzung. Auftreten können ein Mediastinal- und Hautemphysem, Atelektasen und ein Hämatopneumothorax. Die Diagnose erfolgt mittels Bronchoskopie, Röntgen-Thorax oder CT. Neben der Drainage der betroffenen Seite muss therapeutisch eine Reanastomosierung durchgeführt bzw. der Defekt übernäht werden.

4 Herzchirurgie

4.1 Anatomie des Herzens und der großen Gefäße

4.1.1 Herz

Das Herz liegt zwischen den Lungenflügeln und auf dem Zwerchfell im Mediastinum. Es grenzt dorsal an Ösophagus und Aorta, ventral an Sternum und Thoraxwand. Die Herzachse (von Herzbasis zur Herzspitze) verläuft von rechts dorsokranial nach links ventrokaudal. Das Herz besteht aus folgenden Wandschichten: Endokard, Myokard und Epikard bzw. Perikard (Herzbeutel). Die Herzklappen sind von Endokard überzogen. Man unterscheidet Segel- (Mitral-, Trikuspidalklappe) und Taschenklappen (Aorten-, Pulmonalklappe). Die Segelklappen befinden sich zwischen Vorhof (Atrium) und Kammer (Ventrikel) und werden daher auch AV-Klappen genannt. Die Taschenklappen regulieren den arteriellen Ausfluss aus den Kammern.

4.1.2 Herzkranzgefäße

Siehe auch Herz-Kreislauf-System [S. A49].

Aus den Sinus valsalvae dexter und sinister der Aorta ascendens entspringen die rechte und linke Koronararterie:
- **RCA** (rechte Koronararterie)
- **LCA** (linke Koronararterie): mit Ramus interventricularis anterior (RIVA) und Ramus circumflexus (RCX).

Je nach Versorgungstyp kann der Ramus interventricularis posterior aus der linken oder rechten Koronararterie hervorgehen.

4.1.3 Aorta

Herznahe Aorta: Die Aorta zieht dorsal des Truncus pulmonalis als Aorta ascendens aus der linken Herzkammer und gibt die Herzkranzgefäße ab. An den aufsteigenden Teil schließt sich der Aortenbogen (= Arcus aortae) an. Dieser gibt in seinem Verlauf regelhaft nach rechts einen Truncus brachiocephalicus, nach links eine A. carotis communis sinister und eine A. subclavia sinister ab.

Aorta thoracica: Auf den Arcus aortae folgt die Aorta descendens, die im weiteren Verlauf Aorta thoracica und Aorta abdominalis genannt wird.

Die Aorta thoracica gibt vor ihrem Durchtritt durch den Hiatus aorticus im Zwerchfell einige Äste ab (z. B. Aa. intercostales posteriores, Rr. bronchiales). Die A. radicularis magna (Adamkiewicz-Arterie) entspringt meistens zwischen Th 9–12 und versorgt das Rückenmark. Weitere Gefäße versorgen das Bronchialsystem, den Ösophagus, das Perikard, das Mediastinum, das Zwerchfell und die Rippen.

Aorta abdominalis: Die Aorta abdominalis gibt in ihrem Verlauf paarige und unpaarige Äste ab. Von kranial nach kaudal sind dies:
- 2 Aa. phrenicae inferiores
- Truncus coeliacus

- A. suprarenalis media
- A. mesenterica superior
- 2 Aa. renales
- Aa. lumbales I–IV
- 2 Aa. testiculares/ovaricae
- A. mesenterica inferior.

4.2 Herzchirurgische Grundlagen

4.2.1 Präoperative Diagnostik und Vorbereitung

Um das Risiko eines herzchirurgischen Eingriffs präoperativ einschätzen zu können, werden – abhängig von der Indikationsstellung – folgende Untersuchungen durchgeführt bzw. Parameter erhoben:
- NYHA-Stadium (s. Herz-Kreislauf-System [S. A26])
- körperliche Untersuchung
- EKG, Röntgen-Thorax, Labor, Herzkatheter, Echokardiografie, Dopplersonografie der Karotiden, CT-Thorax, Lungenfunktion.

Die Medikation muss ggf. umgestellt werden (Absetzen von Thrombozytenaggregationshemmern, Umstellung von oralen Antikoagulanzien auf i.v.- oder s.c.-Präparate). Die Lunge kann durch eine mindestens 14-tägige Nikotinkarenz und perioperative Atemgymnastik auf den Eingriff vorbereitet werden.

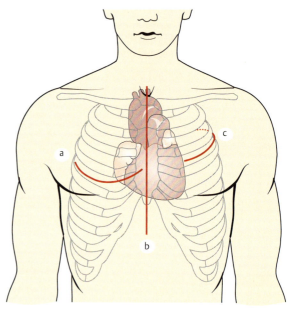

Abb. 4.1 **Zugangswege in der Herzchirurgie. a** Rechtsseitige anterolaterale Thorakotomie. **b** Mediane Sternotomie (Standardzugang). **c** Linksseitige posterolaterale Thorakotomie. (aus: Henne-Bruns et al., Duale Reihe Chirurgie, Thieme, 2008)

4.2.2 Kardiochirurgische Prinzipien

Zugangswege in der Herzchirurgie

Standardzugang ist die **mediane Sternotomie** (Abb. 4.1). Die **rechtsseitige anterolaterale Thorakotomie** wird u. a. bei Operationen an der Mitralklappe und bei Verschluss eines ASD gewählt; die **linksseitige anterolaterale Thorakotomie** ist der Zugang beim MIDCAB-Verfahren [S. B204]. Chirurgische Interventionen an der Aorta descendens werden über eine linksseitige posterolaterale Thorakotomie im 4.–5. ICR durchgeführt. Bei weniger invasiven Operationen sind kleinere Zugangswege möglich: z. B. partielle Sternotomie, Minithorakotomie.

Extrakorporale Zirkulation

Prinzip: Die extrakorporale Zirkulation (Abb. 4.2) wird immer dann eingesetzt, wenn einzelne Bereiche des Kreislaufsystems dem Operateur ohne wesentliche hämodynamische Beeinträchtigung des Patienten sonst nicht zugänglich gemacht werden können. Mit großlumigen Kanülen wird das Blut vor dem Operationsbereich abgeleitet und dahinter zugeführt, d. h., i. d. R. wird venöses Blut entzogen und erst hinter dem Herzen ins arterielle System geleitet. Dies erfolgt unter Ausschluss des Lungenkreislaufes, was die künstliche Oxygenation des Blutes notwendig macht. Ein typisches Beispiel der extrakorporalen Zirkulation ist die **Herz-Lungen-Maschine**.

Zugangswege: Meistens wird das Herz über eine **mediane longitudinale Sternotomie** erreicht. Alternativ kann – je nach Operationsgebiet – aber auch eine partielle Ster-

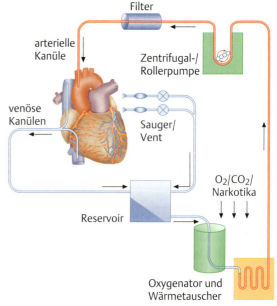

Abb. 4.2 **Extrakorporale Zirkulation.** (aus: Hirner, Weise, Chirurgie, Thieme, 2008)

notomie durchgeführt werden (z. B. anterolaterale Thorakotomie rechts bei Mitralklappeneingriff).

Abhängig von der Operation können beide Hohlvenen, der rechte Vorhof oder die V. femoralis kanüliert werden. Nachdem das Blut die Herz-Lungen-Maschine durchlaufen hat, wird es über die Aorta ascendens, die A. femoralis oder die A. axillaris dem Körper wieder zugeleitet.

Technik: Die Herz-Lungen-Maschine arbeitet hauptsächlich mit 4 Komponenten: **Pumpe, Oxygenator, Wärmeaustauscher** und **Saugersystem.** Hinzu kommen Filter, Reservoir, Entschäumer etc. Das Blut wird anfänglich aus dem venösen Zugang abgezogen (z.B. durch Schwerkraft, Sog) und mittels Roller- oder Zentrifugalpumpen einem Oxygenator zugeführt. Dieser arterialisiert das Blut (d.h. Anreicherung mit O_2 und Entzug von CO_2) durch Kontakt von Blut und Gas über feinstporöse Membranen (**Membranoxygenation**), Hohlfasern (Hohlfaseroxygenation) oder andere Systeme. Das Saugersystem dient der Rückführung des im Operationsgebiet befindlichen Blutes in die extrakorporale Zirkulation, von wo es wieder in die korporale Zirkulation gelangt. Der zusätzliche Wärmeaustauscher ermöglicht die rasche Abkühlung und Aufwärmung des Patienten (z.B. Operationen unter Hypothermie s.u.). Bevor die Patienten an die Herz-Lungen-Maschine angeschlossen werden können, muss eine ausreichende Antikoagulation sichergestellt sein (meist **Vollheparinisierung** mit 300–400 IE/kg KG Heparin). Diese wird im Anschluss an den Eingriff mit **Protamin** antagonisiert.

Kardioplegie und Hypothermie

Kardioplegie: Bei Eingriffen am Herz ist häufig ein vorübergehender Herzstillstand notwendig (Ausnahme ist z.B. das sog. Beating-Heart-Bypass-Verfahren). Dazu appliziert man **kristalloide** und **hyperkaliämische Lösungen**, die eine Membrandepolarisation mit einem **diastolischen Herzstillstand** hervorrufen. Diese werden entweder antegrad (nach Aortenklemmung über die Koronarostien) oder retrograd (per Katheter im Koronarvenensinus) appliziert.

Hypothermie: Durch den Wärmeaustauscher der Herz-Lungen-Maschine lässt sich der Patient schnell abkühlen und aufwärmen. Im hypothermen Zustand ist der Stoffwechsel maßgeblich reduziert, wodurch längere Eingriffe ermöglicht werden. Der Patient darf nur langsam abgekühlt werden (1 °C/min), da bei schnellerem Vorgehen Gasbläschen entstehen (**Cave:** zerebrale Embolie). Bei Ischämiezeiten > 1 h wird der Patient in eine milde Hypothermie (30–32 °C) versetzt; bei Ischämiezeiten von > 2 h oder Operationen im Herz-Kreislauf-Stillstand wird eine tiefe Hypothermie (< 28 °C) angestrebt.

Assistierte Zirkulation

Die assistierte Zirkulation bezeichnet eine vorübergehende Kreislaufunterstützung von Patienten mit Low-Output-Syndrom, z.B. bei akutem Linksherzversagen, kardiogenem Schock oder pulmonalem Versagen. Gängige Verfahren sind hier:

- **intraaortale Ballongegenpulsation** (IABP): Ein Ballon wird über die A. femoralis in die Aorta thoracica zwischen dem Abgang der A. subclavia sinistra und der Nierenarterien vorgeschoben. EKG- oder druckgetriggert wird der Ballon nach Schluss der Aortenklappe in der Diastole aufgepumpt. Dies hat den Effekt, dass das Blut zurück in die Koronararterien getrieben wird und sich dadurch die Sauerstoffversorgung des Herzmuskels verbessert. Außerdem wird der diastolische Druck erhöht und eine verbesserte Organperfusion erreicht. In der Systole wird der Ballon aktiv leer gesaugt, wodurch der Aortendruck und damit die Nachlast verringert werden. So sinken die Arbeitsbelastung für das Herz und der myokardiale Sauerstoffverbrauch.
- **extrakorporale Membranoxygenierung** (**ECMO**): ECMO-Systeme entsprechen grob einer verkleinerten Herz-Lungen-Maschine, an die intensivmedizinisch betreute Patienten (z.B. bei Lungenversagen) vorübergehend angeschlossen werden.
- **Kunstherz** (**Assisted Devices**): Gruppe implantierbarer Kreislaufmaschinen, die entweder unterstützend oder als Herzersatz fungieren. Pumpkammern oder Kreiselpumpen können als Unterstützungssysteme zu den Herzkammern parallel oder in Serie geschaltet werden. Biventrikuläre Systeme, die z.B. über die Pulmonalarterie und Aorta eingeleitet werden, finden Anwendung, wenn kein geeignetes Spenderherz zeitnah zur Verfügung steht.

4.2.3 Postoperatives Management nach Herzoperationen

Postoperativ werden die Patienten auf der **Intensivstation** überwacht. Angezeigt sind das Monitoring des Kreislaufs (inklusive Messung des arteriellen und zentralvenösen Drucks, ggf. Pulmonalis- bzw. Links-Vorhof-Katheter) und die fortgeführte Beatmung. Ist der Patient stabil, sollte er nach Möglichkeit rasch extubiert werden. Patienten mit instabilem Kreislauf müssen echokardiografisch kontrolliert werden. Zur Kreislaufunterstützung können Katecholamine oder u.U. invasive Methoden (z.B. IABP) Anwendung finden.

Eine orale Antikoagulation [S. B200] mit Vitamin-K-Antagonisten ist bei **mechanischem** Herzklappenersatz **lebenslang** angezeigt. Der Ziel-INR liegt abhängig von Klappentyp und -position bei 2,5–3,5. Näheres siehe im Kap. Klappenersatz [S. B200].

4.2.4 Spezielle OP-Komplikationen und Probleme

Spezielle OP-Komplikationen sind:
- **Low-Output-Syndrom** (LOS): Klinisch finden sich ein vermindertes Herzminutenvolumen (Herzindex < 2 l/min/m^2), Schockzeichen, Oligurie (< 0,5 ml/kg/h), psychische Veränderungen, eine herabgesetzte gemischtvenöse Sauerstoffsättigung und eine metabolische Azidose. Ursächlich sind z.B. Hypovolämie, myokardiale Dysfunktion, ein erhöhter intrathorakaler Druck (z.B. PEEP-Beatmung, Pneumothorax), eine Perikardtamponade oder ein gesteigerter peripherer Widerstand.
- **Ischämie und Infarkt**: Infarkte treten zu 3–15 % nach herzchirurgischen Eingriffen auf, zumeist innerhalb der ersten 6 h. Das EKG und die Erhöhung der Herzenzyme im Serum sind diagnostisch wegweisend. Herzenzyme können grundsätzlich auch ohne Infarkt postoperativ erhöht sein (Verlaufsbeurteilung notwendig).

- **Hyper- oder Hypotension**: s. Herz-Kreislauf-System [S. A81].
- **Perikardtamponade**: s. Herz-Kreislauf-System [S. A75]
- **Herzrhythmusstörungen**: Sehr häufig. In den meisten Fällen kommt es aufgrund der postoperativen Schwankungen im Elektrolythaushalt zu Vorhofflimmern, das rein medikamentös behandelt werden kann. Werden intraoperativ Schrittmacherelektroden platziert und nach außen abgeleitet, kann im Falle von bradykarden Herzrhythmusstörungen von außen ein Schrittmacheraggregat angelegt und das Herz elektrisch stimuliert werden. Persistierende Rhythmusstörungen werden medikamentös behandelt oder erfordern die Anlage eines permanenten Schrittmachers (s. Herz-Kreislauf-System [S. A31]).
- **respiratorische Insuffizienz**
- **Blutungen**
- **Infektionen**
- **Transfusionsreaktionen** (s. Immunsystem und rheumatologische Erkrankungen [S. A461])
- **Postaggressions-Syndrom** [S. B108].

4.3 Chirurgische Therapie angeborener Herzfehler

4.3.1 Azyanotische Herzfehler mit Links-Rechts-Shunt

Vorhofseptumdefekt (ASD)

Näheres zum Krankheitsbild s. Pädiatrie [S. B568].

Indikation: Ein operativer Eingriff ist angezeigt bei hämodynamisch wirksamen Defekten (Zeichen der Volumenbelastung, pulmonal-arterielle Hypertonie), assoziierten Rhythmusstörungen oder paradoxen Embolien. Die Operation sollte möglichst im Vorschulalter durchgeführt werden.

Vorgehen: Es stehen 2 Verfahren zur Auswahl:
- **Katheterintervention**: Kleinere ASDs mit ausreichendem restlichem Vorhofseptumgewebe können heutzutage interventionell mittels Okkludersystem verschlossen werden. Insbesondere bei kleinen ASD II geeignet.
- **Operation**: Mediane Sternotomie (minimalinvasiv: rechtslaterale Thorakotomie) mit Anschluss an eine Herz-Lungen-Maschine. Je nach Defektausmaß kann der Defekt direkt vernäht oder mittels Perikard- oder Kunststoffpatch gedeckt werden.

Besonderheiten: Ein ASD kann in Kombination mit anderen Klappenvitien auf Vorhofebene einhergehen oder mit einer Lungenvenenfehlmündung assoziiert sein. In der präoperativen Diagnostik sollte darauf geachtet werden. Fehlgeleitete Lungenvenen werden intraoperativ umgeleitet.

Prognose: Die Operationsletalität liegt bei < 1 %. Normale Lebenserwartung bei Korrektur im Vorschulalter.

Ventrikelseptumdefekt (VSD)

Näheres zum Krankheitsbild s. Pädiatrie [S. B567].

Indikation: Die Operationsindikation besteht, wenn der Links-Rechts-Shunt mehr als 40 % des Lungenstromvolumens ausmacht. **Große Defekte**, die mit Linksherzinsuffizienz und Gedeihstörungen einhergehen, machen eine operative Korrektur bereits **im Säuglingsalter** notwendig. Geht der Defekt nur mit **geringer klinischer Symptomatik** und geringem Anstieg des Pulmonalarteriendruckes einher, sollten die Kinder in den **ersten 2 Lebensjahren** operiert werden. Bei **asymptomatischen**, kleineren Defekten kann **zugewartet** werden (Spontanverschluss möglich, Operation dann erst nach dem 2. Lebensjahr).

Vorgehen:
- **Katheterintervention**: Das **Okkludersystem** kann bei Kindern ab 8 kg Körpergewicht angewendet werden und kommt bevorzugt bei perimembranösem und muskulärem VSD zum Einsatz.
- **Operation**: In der Regel wird der Defekt nach medianer Sternotomie und Anschluss an die Herz-Lungen-Maschine mit einem Patch verschlossen (entweder transatrial über die Trikuspidalklappe oder über den rechtsventrikulären Ausflusstrakt). Der direkte Verschluss per Naht ist eher selten.
Heute wird nur noch in Ausnahmefällen (multiple Vitien) zweizeitig mit einem inital palliativen Banding der Pulmonalarterie und einer Operation im Intervall vorgegangen.

Prognose: Ohne Operation beträgt die Letalität bei einem großen Defekt 10 % im ersten Lebensjahr. Das Operationsrisiko bei elektiven Eingriffen liegt bei 4 %, bei einer Notfall-OP aber deutlich höher. Ein erfolgreicher Eingriff geht mit einer normalen Lebenserwartung einher. Das Risiko einer iatrogen ausgelösten bradykarden Rhythmusstörung ist nach operativem VSD-Verschluss erhöht. In 10 % der Fälle wird jedoch ein erneuter Eingriff zur Sanierung eines Rezidiv- oder Restdefekts notwendig.

Persistierender Ductus arteriosus (PDA)

Näheres s. Pädiatrie [S. B569].

Indikation: Jeder persistierende Ductus arteriosus muss verschlossen werden. Bei **symptomatischen** Kindern mit Atemnot-Syndrom und Linksherzinsuffizienz erfolgt die Operation **sofort** nach der Diagnosestellung, sonst **nach dem 1. Lebensjahr**. Wird nicht rechtzeitig interveniert, besteht die Gefahr einer Eisenmengerreaktion (s. Pädiatrie [S. B567]) oder einer Endokarditis.

Vorgehen:
- **Katheterintervention**: Kleinere Defekte werden mittels Okkludersystem (sog. Coils) verschlossen. Dabei bleibt ein Restshuntrisiko von 5–10 %.
- **Operation**: Der PDA wird durch eine linksseitige Thorakotomie dargestellt, übernäht bzw. geklippt und durchtrennt.

Bei Frühgeborenen kann ebenfalls versucht werden, den Ductus arteriosus medikamentös mit Indometacin (Prostaglandininhibitor) zu verschließen.

Besonderheiten: Präoperativ müssen zusätzliche Herzfehler wie die Fallot-Tetralogie, eine Aortenisthmusstenose, ein VSD und eine Transposition der großen Gefäße ausgeschlossen werden. Gerade bei einer Transposition und Fallot-Tetralogie kann der **PDA lebensnotwendig** sein.

Prognose: Nach erfolgreichem Eingriff ist die Lebenserwartung normal. Die Operationsletalität beträgt 0,5 %.

4.3.2 Zyanotische Herzfehler mit Rechts-links-Shunt

Fallot-Tetralogie

> **DEFINITION** Die Fallot-Tetralogie besteht aus:
> - einer valvulären oder infundibulären Pulmonalstenose mit Hypoplasie der beiden Pulmonalis-Hauptäste
> - einer rechtsventrikulären Hypertrophie
> - einem subaortalen VSD
> - einer über dem VSD reitenden, ante- und dextroponierten Aorta.

Näheres zum Krankheitsbild s. Pädiatrie [S. B570].

Indikation: Bei jeder Fallot-Tetralogie besteht eine Operationsindikation innerhalb des ersten Lebensjahres.

Vorgehen: Zunächst wird die Pulmonalstenose korrigiert, dem Schweregrad entsprechend mit Kommissurotomie, transanulärer Patcherweiterung oder Ersatz des Klappensystems (Homograft). Danach wird der VSD mittels Patch so verschlossen, dass der linke Ventrikel mit der Aorta ascendens verbunden ist.

Besonderheiten: Bei sehr kleinen Kindern (z. B. bei Frühgeborenen) kann der eigentlichen Korrekturoperation (s. o.) die Anbringung einer **palliative Shuntverbindung** vorangehen, um so die Lungenperfusion zu verbessern. Dabei werden Kunststoffröhrchen zwischen dem systemischen Kreislauf und der A. pulmonalis eingebracht (**aortopulmonaler Shunt** oder sog. **modifizierter Blalock-Taussig-Shunt** zwischen A. subclavia sinistra und A. pulmonalis, Abb. 4.3). Im Wachstum können Reoperationen notwendig werden, um das Homograft zu wechseln.

Prognose: Das Operationsrisiko liegt bei 2–12 %. Die körperliche Leistungsfähigkeit kann auch nach der Korrektur eingeschränkt bleiben. Ohne Therapie erreichen 25 % der Kinder das 10. und nur 5 % das 30. Lebensjahr.

Pulmonalatresie mit VSD

Indikation: Die Operation ist bei Diagnosestellung angezeigt.

Vorgehen: Die anatomische Korrektur erfolgt durch eine **transanuläre Erweiterungsplastik** der ventrikulären Ausflussbahn und Implantation einer **klappentragenden Gefäßprothese** (Homograft). Im Anschluss wird der VSD

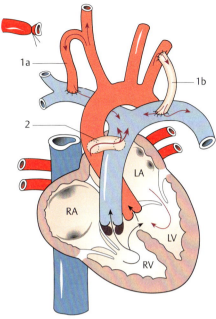

Abb. 4.3 **Fallot-Tetralogie.** Korrekturoperation. 1 Blalock-Taussig-Shunt (1a Klassische Variante. 1b Modifikation). 2 Zentraler aortopulmonaler Shunt. (aus: Henne-Bruns et al., Duale Reihe Chirurgie, Thieme, 2008)

verschlossen (s. o.). Voraussetzung hierfür ist jedoch ein genügend weites Lungengefäßbett.

Besonderheiten: Häufig sind die zentralen Pulmonalarterien hypoplastisch und der pulmonale Blutstrom erfolgt teilweise über MAPCAS (major aortopulmonary collateral arteries) direkt aus der Aorta. Daher versucht man initial mit operativen Maßnahmen die **Lungendurchblutung zu verbessern**. Hierfür werden die multiplen **Kollateralgefäße aus der Aorta unifokalisiert** und somit mit den zentralen Pulmonalgefäßen vereinigt. Zwischen Aorta und der unifokalisierten Pulmonalstrombahn wird zudem ein Shunt angelegt, der die Lungendurchblutung sicherstellen soll. Die eigentliche Korrekturoperation erfolgt dann im Alter von ca. 6–9 Monaten.

Im Wachstum können zudem erneute Operationen notwendig werden, da das Homograft ausgetauscht werden muss.

Prognose: Hohes Operationsrisiko mit einer Letalität von bis zu 30 %. Die Alternative ist die Herztransplantation.

Trikuspidalatresie

Siehe auch Pädiatrie [S. B573].

Indikation: Funktionell handelt es sich bei der Trikuspidalatresie um einen singulären Ventrikel. Eine vollständige Korrektur ist anatomisch nicht möglich. Daher ergibt sich bei Diagnosestellung die Indikation zur i. d. R. dreizeitigen palliativen Korrektur.

Vorgehen: Da die Verbindung zwischen rechtem Vorhof und rechtem Ventrikel fehlt, muss der Ductus arteriosus medikamentös mittels Prostaglandinen offengehalten werden, um die ausreichende Lungendurchblutung zu gewährleisten. Anschließend erfolgt eine dreizeitige **Palliativkorrektur**. Zunächst wird operativ die Lungendurchblutung optimiert. Dies erfolgt im Falle der Trikuspidalatresie durch eine Shuntoperation (z. B. modifizierter Blalock-Taussig-Shunt), im Falle singulärer Ventrikel mit erhöhtem pulmonalem Blutfluss durch ein pulmonalarterielles Banding. Im 2. Schritt (geplant zwischen dem 2.–5. Lebensmonat) wird im Sinne eines kavopulmonalen Shunts eine Anastomose zwischen V. cava superior und der rechten A. pulmonalis hergestellt (**Glenn-Anastomose, Hemifontan**). Im 3. Schritt (im Alter von 2–5 Jahren) wird die V. cava inferior an die Pulmonalarterien angeschlossen und damit die Zyanose beseitigt (sog. **totale kavopulmonale Anastomose** [TCPC], Fontanoperation. Dieser Anschluss erfolgt entweder in Form eines Tunnels im rechten Vorhof (Fontanoperation) oder extrakardial als Gefäßprothese (TCPC).

Besonderheiten: Vorangeschaltet kann bei Trikuspidalatresie ein **aortopulmonaler Shunt** oder ein **Pulmonalisbändchen** angelegt werden. Indiziert ist dieser Eingriff vorwiegend bei Kindern mit schwerer Zyanose (z. B. Pulmonalarterienstenose oder kleinem VSD [→ bei Trikuspidalatresie notwendig zur Lungendurchblutung]) sowie einer schweren Herzinsuffizienz, um eine ausreichende Körper- und Lungendurchblutung sicherzustellen.

Prognose: Unbehandelt versterben 90 % der Kinder im ersten Lebensjahr. Das Operationsrisiko beträgt 1–3 %. Die 10-Jahres-Überlebensrate liegt nur bei 65 %. Diese Kinder befinden sich oft in einem NYHA Stadium I–II.

Hypoplastisches Linksherz-Syndrom

Siehe auch Pädiatrie [S. B572].

Indikation: Die Indikation zur Operation liegt bei Diagnosestellung vor.

Vorgehen: Bei kleinem Foramen ovale ist eine **Ballon-Atrioseptostomie nach Rashkind** innerhalb der ersten Lebenstage indiziert. Das operative Vorgehen besteht aus **3 Schritten**:
- **Stufe I (Norwood-Operation)** in der ersten Lebenswoche: Der rechte Ventrikel soll den Systemkreislauf versorgen. Nach Ligatur des Ductus arteriosus schafft man eine Verbindung zwischen dem Pulmonalishauptstamm und der Aorta ascendens. Distal der Verbindung wird der Pulmonalishauptstamm abgesetzt. Dann wird ein Shunt über den Truncus brachiocephalicus oder die A. subclavia angelegt, sodass die Lungendurchblutung über den systemikopulmonalen Shunt sichergestellt ist.
- **Stufe II (bidirektionaler Glenn-Shunt)** im Alter von 6 Monaten: Verschluss des Blalock-Taussig-Shunts und Anschluss der V. cava superior an die rechte Pulmonalarterie (z. B. Hemi-Fontan-Operation mit Anlage einer bidirektionalen kavopulmonalen Anastomose).
- **Stufe III (TCPC/Fontan-Operation)** vor dem 12. Lebensmonat: Anastomose der V. cava inferior an die Pulmonalarterien, wodurch Lungen- und Systemkreislauf wieder vollständig voneinander getrennt werden (Fontan-Komplettierung).

Prognose: Die Prognose lässt sich nur zurückhaltend stellen. Eine Alternative stellt die Herztransplantation dar.

Ebstein-Anomalie

> **DEFINITION** Verlagerung der Trikuspidalklappe in den rechten Ventrikel mit in der Folge deutlich vergrößertem Vorhof (Atrialisierung des Ventrikels).

Näheres s. Pädiatrie [S. B573].

Indikation: Eine Operationsindikation liegt im klinischen Stadium NYHA III und IV vor.

Vorgehen: Primär wird versucht, den atrialisierten Ventrikelanteil zu verkleinern (Plikatur), die Trikuspidalklappe zu rekonstruieren und die Klappenebene zurück zur Vorhof-Kammer-Grenze zu verlagern. Seltener erfolgt ein Trikuspidalklappenersatz. Ein begleitender ASD wird saniert. Bei hypoplastischem rechtem Ventrikel ist eine TCPC (s. o.) indiziert.

Prognose: Die Operationsletalität beträgt 6 %. 90 % der Patienten sind ein Jahr nach Operation im NYHA Stadium I–II.

Transposition der großen Arterien (TGA)

> **DEFINITION** Die Pulmonalarterie entspringt dem linken Ventrikel, die Aorta dem rechten. Bei ⅔ der Patienten bestehen keine weiteren Anomalien, bei ⅓ liegt eine komplexe Transposition mit VSD oder Obstruktion der linksventrikulären Ausflussbahn vor.

Näheres s. Pädiatrie [S. B571].

Indikation: Operationsindikation besteht bei Diagnosestellung.

Vorgehen: Man unterscheidet 2 verschiedene Vorgehensarten:
- Palliativmaßnahmen, die – vor der endgültigen Operation – dazu dienen, eine Zyanose zu verhindern (→ Erweitern des Foramen ovale) bzw. die Muskelmasse zu stärken (→ pulmonal arterielles Banding) und
- die endgültige Korrekturoperation.

Katheterintervention: Beim Neugeborenen wird eine **Atrioseptostomie nach Rashkind** (Abb. 4.4a) durchgeführt, um das Foramen ovale zu erweitern und so die Zyanose zu mindern. Hierfür wird ein Ballonkatheter durch das Forman ovale geführt, geblockt und zurückgezogen, sodass die Fossa ovalis einreißt.

Operation: Als Methode der Wahl werden Aorta und A. pulmonalis supravalvulär abgesetzt und umgetauscht (**Switch-Operation, Abb. 4.4b**). Dabei müssen auch die Koronararterien reimplantiert werden, da diese ansonsten venös durchblutet würden. Die Operation sollte mög-

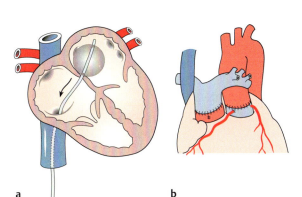

Abb. 4.4 **Operation bei TGA. a** Palliative Atrioseptostomie nach Rashkind. **b** Switch-Operation. (a: aus Henne-Bruns et al., Duale Reihe Chirurgie, Thieme, 2008; b: aus Schumpelick et al., Kurzlehrbuch Chirurgie, Thieme, 2010)

lichst **innerhalb der ersten beiden Lebenswochen** angestrebt werden. Danach ist eine arterielle Switch-Operation nicht mehr möglich, da der linke Ventrikel dann dem erhöhten Druck im Systemkreislauf nicht mehr gewachsen ist. Daher sollte, wenn ein späterer Zeitpunkt für die Korrektur-Operation absehbar ist oder die Muskelmasse des linken Ventrikels beim Neugeborenen noch zu gering ist, **palliativ** ein pulmonal arterielles Banding vorgenommen werden, sodass der linke Ventrikel gegen einen erhöhten Widerstand arbeiten muss.

Das Prinzip der Vorhofumkehr (nach Senning oder Mustard) wurde weitestgehend verlassen.

Prognose: Bei der Switch-Operation liegt die Letalität zwischen 3,5–7 %; bei 2-zeitigem Vorgehen um die 10 %. Ohne Operation versterben 90 % der Kinder innerhalb des ersten Lebensjahres. Die körperliche Belastbarkeit ist nach operativer Behandlung normal.

Double outlet right ventricle (DORV)

> **DEFINITION** Aorta und Truncus pulmonalis entspringen gemeinsam überwiegend dem rechten Ventrikel bei obligat vorhandenem VSD.

Indikation: Operationsindikation besteht bei Diagnosestellung.

Vorgehen: Ein DORV mit Pulmonalstenose und schwerer Zyanose wird beim Neugeborenen durch eine Shuntanlage palliativ versorgt. Die Korrekturoperation erfolgt später. Dabei wird der linke Ventrikel über einen VSD-Patch an die Aorta angeschlossen. Die Pulmonalstenose wird saniert und das rechtsventrikuläre Ausflussgebiet erweitert.

Prognose: Kommt es nicht zur pulmonalen Widerstandserhöhung, ist die Prognose günstig.

Truncus arteriosus communis

> **DEFINITION** Ein großes Gefäß entspringt der Herzbasis.

Näheres s. Pädiatrie [S. B573].

Indikation: OP-Indikation besteht bei Diagnosestellung.

Vorgehen: Operativ werden die Pulmonalarterien vom Truncus abgetrennt und der aortale Truncusanteil mittels Patch verschlossen. Zwischen dem rechten Ventrikel und dem Stamm der Pulmonalarterie wird eine Verbindung über ein Homograft hergestellt.

Im Wachstum werden häufig Reoperationen zum Wechsel des Homografts notwendig.

Prognose: Die Operationsletalität liegt zwischen 1–5 %. Bei fortschreitender Klappeninsuffizienz wird ein Klappenersatzverfahren durchgeführt.

Totale Lungenvenenfehlmündung (TAPVC)

Näheres s. Pädiatrie [S. B572].

Indikation: Die Indikation zur sofortigen Operation besteht bei TAPVC mit Obstruktion. Nichtobstruktive Formen werden im frühen Säuglingsalter operiert.

Vorgehen:
- **Katheterintervention:** Im dekompensierten Zustand Ballonatrioseptostomie nach Rashkind (s. o.).
- **Operation:** Seit-zu-Seit-Anastomose zwischen Lungenvenenkonfluens und linkem Vorhof, Verschluss des ASD sowie Ligatur von fehlmündenden pulmonalvenösen Sammelvenen.

Prognose: Bei Notfalloperation beträgt die Operationsletalität 10–25 %. 5–10 % der Patienten entwickeln eine Pulmonalvenenstenose, die mit einer schlechten Prognose verbunden ist.

4.3.3 Herzfehler ohne Shunt

Obstruktion des linksventrikulären Ausflusstraktes

Vorgehen: Die Operationsform ist abhängig vom Obstruktionstyp:
- **valvuläre Aortenstenose:** Notfallmäßige Ballonvalvuloplastie. Klappenrekonstruktion im Verlauf. Klappenersatz im Erwachsenenalter.
- **subvalvuläre Stenose:** Resektion des stenosierenden Gewebeteils. Muskuläres Gewebe wird nach Bigelow oder nach Morrow eingekerbt und reseziert.
- **supravalvuläre Stenose:** Inzision der Stenose, Erweiterungsplastik der Aorta.
- **Mehretagenstenosen:** Kombination verschiedener Operationsmethoden.

Obstruktion des rechtsventrikulären Ausflusstrakts

Vorgehen: Auch hier ist die Operationsform abhängig vom Obstruktionstyp:
- **valvuläre Pulmonalstenose:** Ballonvalvuloplastie. Alternativ kann auch eine transpulmonale Kommissurotomie durchgeführt werden.

- **infundibuläre Pulmonalstenosen:** transventrikuläre Resektion von stenosierendem Gewebe, ggf. mit Erweiterung der Ausflussbahn.
- **supravalvuläre Pulmonalstenose:** Patcherweiterungsplastik.

Prognose: Bleibt eine Pulmonalstenose unbehandelt, beträgt die mittlere Überlebensdauer 21 Jahre. Die Letalität einer elektiven Operation liegt bei < 1 %.

Aortenisthmusstenose (ISTA)

Näheres s. Herz-Kreislauf-System [S. A61].

Indikation: Eine Herzinsuffizienz sowie die Beeinträchtigung anderer Organfunktionen sind Indikation zur chirurgischen Revision. Tritt die kardiale Dekompensation bereits im Säuglingsalter ein, muss sofort operiert werden.

Vorgehen: Kurzstreckige Stenosen werden reseziert und mit einer spannungsfreien End-zu-End- bzw. End-zu-Seit-Anastomose der Aortenstümpfe versehen. Bei Erwachsenen wird meist eine Gefäßprothese aus Dacron eingesetzt.

Besonderheiten: In ca. 0,4 % der Fälle entwickeln sich postoperativ Paraplegien (ischämische Rückenmarksschädigung). Der Operationserfolg kann klinisch in der Blutdruckmessung nachgewiesen werden.

Prognose: Ohne Operation leben nur noch 30 % der Patienten in der 4. Lebensdekade. Bei einem notfallmäßigen Eingriff im Säuglingsalter versterben bis zu 20 % der Säuglinge. Bei Elektiveingriffen sinkt die Letalität auf < 1 %.

Bei Dacron handelt es sich um einen Polyethylenterephthalat-Kunststoff (PET). Dieser thermoplastische Kunststoff wird aufgrund seiner sehr guten Gewebeverträglichkeit in Gefäßprothesen verwendet. Diese Kunststoffsorte wird ebenfalls für PET-Flaschen, Textilfasern oder Filmmaterial im Kino verwendet.

4.4 Chirurgie der Herzklappen

4.4.1 Klappenerhaltende Verfahren

Je nach Diagnose und Krankheitsbild steht eine Reihe von klappenerhaltenden Verfahren zur Verfügung:
- **Rekonstruktion der Aortenklappe:** Bei Defekten an der Aortenwurzel und morphologisch noch intakter Klappe kann das vorhandene Klappenmaterial nach David oder Yacoub rekonstruiert werden. Die im Klappenbereich erweiterte Aorta wird entfernt und dadurch die damit verbundene passive Klappendilatation behoben. Auch die Rekonstruktion einzelner Klappentaschen ist mittels spezieller Nahttechniken möglich.
- **Rekonstruktion der Mitralklappe:** Bei Mitralklappeninsuffizienz, -prolaps oder verminderter Beweglichkeit (dann zusätzliche Kommissurotomie, s. u.) kann eine Mitralklappenanuloplastik mit einem Kunststoffring durchgeführt werden.
- **plastische Rekonstruktionen:** Bei Klappeninsuffizienzen kann auch vorhandenes Klappenmaterial zur Rekonstruktion verwendet werden (günstigere Prognose als bei Kunstklappenverfahren).
- **Kommissurotomie:** Durchtrennung verschmolzener Kommissuren (z. B. in der Kinderherzchirurgie).

4.4.2 Klappenersatz

Prothesetypen: Für den Klappenersatz stehen mechanische und biologische Prothesen zur Verfügung. Vorteil der **mechanischen** Kunststoffprothesen ist ihre sehr lange Haltbarkeit, Nachteil die aufgrund des hohen Thrombembolierisikos lebenslang notwendige Antikoagulation. **Biologische Klappen** entstammen entweder tierischem (Schweine- bzw. Rinderherz) oder menschlichem Gewebe (verstorbene Organspender, sog. Homografts) und erfordern in den meisten Fällen ab dem 3. postoperativen Monat keine weitere Antikoagulation mehr. Nachteilig ist jedoch ihre nur begrenzte Lebensdauer (10–20 Jahre). Eine Sonderform ist die sog. **Ross-Operation**, bei der die Aortenklappe durch die eigene Pulmonalklappe (Autograft) ersetzt wird. An die Stelle der ursprünglichen Pulmonalklappe wird ein Homograft implantiert. Da die mechanische Belastung an der Pulmonalklappe geringer ist als an der Aortenklappe, degenerieren Auto- und Homograft langsamer. Tab. 4.1 gibt eine Übersicht über die verschiedenen Möglichkeiten des Herzklappenersatzes und deren Vor- und Nachteile (s. auch **Abb. 4.5**).

> **MERKE** Die **Wahl der Prothese** ist abhängig vom **Patientenalter**, von der **Haltbarkeit** der Prothese und der notwendigen **Antikoagulanzientherapie**. Auto- und Homografts werden bevorzugt bei Kindern eingesetzt, Xenografts hingegen bei Patienten > 65 Jahre, bei Kontraindikationen für eine Antikoagulation sowie bei Frauen mit Kinderwunsch.

Komplikationen von Klappenprothesen:
- **Klappendysfunktion:** z. B. bedingt durch partiellen Ausriss
- **Prothesenendokarditis:** eher selten (1–5 % in den ersten 5 Jahren nach Klappenersatz). **Cave:** hohe Letalität (70 %)
- **AV-Block:** bei intraoperativer Läsion des His-Bündels
- **neurologische Komplikationen:** als Folge von Kalk- oder Luftembolien, heute sehr selten (< 1 %).
- **Klappenthrombosierung:** insbesondere bei mechanischen Prothesen, präventiv wird daher bei den meisten Klappenverfahren eine Therapie mit Antikoagulanzien eingeleitet (s. u.)
- **Blutungskomplikation** bei Antikoagulation
- **Klappendehiszenz:** Ablösung der Prothesenzirkumferenz von der Prothesenbasis. In der Echokardiografie bewegt sich die gesamte Prothese inklusive ihres Nahtbettes herzsynchron.

Antikoagulation bei Klappenersatzverfahren: Eine **lebenslange** Antikoagulanzienbehandlung (z. B. mit Cumarinderivaten) ist insbesondere bei **mechanischen Prothesen**

4.4 Chirurgie der Herzklappen

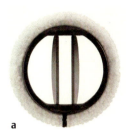
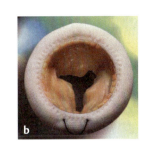
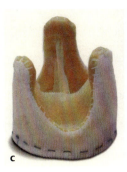

Abb. 4.5 Übersicht über die Herzklappenprothesen. a Doppelflügelprothese. b Xenograft mit Stentgerüst. c Xenograft ohne Stentgerüst. (aus: Hirner, Weise, Chirurgie, Thieme, 2008)

Tab. 4.1 Herzklappenersatz

Prothesentyp	Material	Vorteile	Nachteile
mechanische Prothesen (z. B. Kippscheibenprothesen, Doppelflügelprothesen)	Graphitkern mit Polycarbon-Beschichtung	hohe Haltbarkeit	Thrombogenität, lebenslange Antikoagulation
biologische Prothesen	**Xenograft**: Rinder-/Schweineperikard, Schweineklappen	physiologische Strömungseigenschaften	Haltbarkeit begrenzt (10–15 Jahre)
	Homograft (Allograft): Herzklappe eines Organspenders	höhere Haltbarkeit als Bioprothesen	aufwendigere Operation, Verfügbarkeit
	Autograft: autologe (körpereigene) Pulmonalklappe als Aortenersatz (Ross-Operation)	Mitwachsen des Autografts	aufwendigere Operation, Miteinbeziehung der gesunden Pulmonalklappe

notwendig. Die Dosierung erfolgt unter INR-Kontrolle bei Zielwerten zwischen 2,5 und 3,5.

Bei biologischen Prothesen und Homografts entfällt die lebenslange Therapie. Postoperativ wird je nach Bedarf eine Antikoagulation bis zu 3 Monate durchgeführt.

4.4.3 Chirurgische Therapie erworbener Herzklappenfehler

Näheres zu den erworbenen Herzklappenfehlern s. Herz-Kreislauf-System [S. A62].

Die Indikation zur operativen Klappenrekonstruktion oder einem Klappenersatzverfahren richtet sich nach:
- dem **Schweregrad** morphologischer Klappenveränderungen
- der linksventrikulären (LV-)Funktion
- der **klinischen Symptomatik**.

Nach Möglichkeit sollte immer ein rekonstruktives Verfahren angestrebt werden.

Aortenklappenstenose:
Indikationen:
- schwere symptomatische Stenose
- hochgradige Aortenklappenstenose (Druckgradient > 50 mmHg) vor anderer Herzoperation, mit Zeichen kardialer Dysfunktion, bei starker Klappenkalzifikation, bei Progredienz der Stenose oder bei starker LV-Hypertrophie
- mittelgradige Aortenklappenstenosen vor anderer Herzoperation.

Vorgehen: Sowohl mechanische als auch biologische Prothesen stehen zur Verfügung. Der Zugang erfolgt mittels querer Aortotomie oberhalb des Anulus. Anschließend wird die defekte Klappe reseziert und die Prothese eingesetzt. Eine Alternativvariante stellt der Ersatz der Aortenklappe durch die körpereigene Pulmonalklappe dar (sog. **Ross-Prozedur** [S. B200]). An die Stelle der entnommenen Pulmonalklappe wird ein Homograft implantiert.

Aortenklappeninsuffizienz:
Indikationen:
- schwere symptomatische Insuffizienz
- schwere Insuffizienz mit einer Ejektionsfrequenz (EF) ≤ 55 % vor einer anderen Herzoperation oder mit linksventrikulärer Dilatation
- Insuffizienz bei Erkrankung der Aortenwurzel (z. B. Marfan-Syndrom, bikuspide Klappe).

Vorgehen: Wie Aortenklappenstenose. Ist eine Dilatation der Aorta ascendens Ursache der Klappeninsuffizienz und die Klappe morphologisch noch intakt, wird die Aorta ascendens entfernt und eine klappentragende Prothese eingesetzt oder die Aortenwurzel klappenerhaltend ersetzt (nach David oder Yacoub).

Mitralklappenstenose:
Indikationen:
- NYHA-Stadium III und IV
- Mitralklappenöffnungsfläche < 1,5 cm^2
- Embolie trotz Antikoagulation.

Verfahren: Bei geringgradiger Verkalkung der Mitralklappe kann eine **offene Kommissurotomie** durchgeführt (unter Herz-Lungen-Maschine) oder eine **Ballonvalvuloplastie** versucht werden. Ist die Verkalkung so ausgeprägt, dass ein **Klappenersatz** notwendig wird, können alle Prothesentypen verwendet werden. Der Zugang zur Mitralklappe erfolgt über den linken Vorhof. Das posteriore

Mitralklappensegel wird dabei meistens erhalten. Die Prothese wird am Anulus vernäht. Bei begleitender Trikuspidalinsuffizienz wird die Trikuspidalklappe ggf. auch rekonstruiert.

Mitralklappeninsuffizienz:
Indikationen:
- akute Mitralinsuffizienz
- schwere Mitralinsuffizienz in Echo- oder Angiografie
- ab NYHA II mit progredienter linksventrikulärer Verschlechterung.

Vorgehen: Siehe Mitralklappenstenose. Prinzipiell wird bei Mitralklappeninsuffizienz und früher Indikationsstellung ein rekonstruktives Verfahren bevorzugt.

Die Mitralklappe lässt sich mittels mannigfaltiger Techniken rekonstruieren. Bei der **Anuloplastie** wird der korrekte Klappenschluss wiederhergestellt, indem man einen prothetischen Ring zur Raffung des Mitralanulus einsetzt. Dadurch wird der Mitralklappenring verkleinert und die Koaptationsfläche (= Fläche des Klappensegelzusammenschlusses) vergrößert. Des Weiteren sind Reinsertionen von Sehnenfäden, Resektionen, Verschiebeplastiken etc. möglich.

Vitien des rechten Herzens:
Trikuspidalklappe: Die chirurgische Intervention ist indiziert beim Vorhandensein anderer operationsbedürftiger Vitien (relative Indikation) sowie bei einer therapierefraktären Endokarditis mit flottierender Vegetation im Bereich der Trikuspidalklappe. Die Klappe wird entweder gerafft oder ein Ring implantiert (De-Vega-Plastik). Ein Klappenersatz wird nur mit Bioprothesen (niedrigere Thrombogenität) durchgeführt.

Pulmonalklappe: Die operative Behandlung von Pulmonalklappenvitien ist vergleichsweise selten indiziert. Möglich sind die Klappenrekonstruktion mittels Kommissurotomie sowie der Klappenersatz.

4.5 Chirurgische Therapie bei Herzrhythmusstörungen

4.5.1 Herzschrittmacher und Defibrillatoren

Indikation zur Schrittmachertherapie: Eine Schrittmachertherapie ist in erster Linie zur Behandlung von **bradykarden Herzrhythmusstörungen** (s. Herz-Kreislauf-System [S. A33]) und einer hochgradigen Herzinsuffizienz angezeigt.

Grundprinzipien: Ein Herzschrittmacher soll die elektrische Herzaktivität übernehmen, wenn der natürliche Rhythmus ausfällt. Die Herzschrittmacherelektroden zeichnen dabei ein EKG-Bild auf, werten dieses aus und können im Bedarfsfall parallel den Herzrhythmus mit kurzen Spannungsstößen beeinflussen.

Zur Typisierung von Schrittmachermodulen hat sich die 2002 revidierte NBG-**Schrittmachercode** durchgesetzt. Er setzt sich aus 5 Buchstaben zusammen: Der 1. Buchstabe gibt dabei den Ort der Stimulation an, der 2. Buchstabe den Ort der Impulswahrnehmung, der

Tab. 4.2 Indikation zu 1-Kammer-Systemen

System	Indikation
VVI	chronisches Vorhofflimmern mit Bradykardie postoperatives Pacing
AAI	isoliertes Sick-Sinus-Syndrom

A00/V00-Systeme sind heutzutage obsolet.

Tab. 4.3 Indikation zu 2-Kammer-Systemen

System	Indikation
VDD	AV-Block mit erhaltener Vorhofaktivität
DDD	bradykarde Rhythmusstörungen

VAT- sowie DVI-Sytseme sind heutzutage obsolet.

3. Buchstabe beschreibt die Funktionsweise. Der 4. Buchstabe zeigt eine mögliche Frequenzadaptation an und der 5. Buchstabe weist ggf. auf eine antitachykarde Funktion hin.
Die verwendeten Buchstaben sind: A = Atrium; V = Ventrikel; D = Dual (A und V); S = Single (A oder V); I = inhibiert; T = getriggert; R = adaptiv. Die 0 bedeutet immer eine Funktionslosigkeit in der entsprechenden Kategorie.

> **MERKE** Der Vorhof sollte bei jeder Schrittmachertherapie möglichst lange in Stimulation und Impulswahrnehmung einbezogen werden.

Ein reiner Ventrikelschrittmacher (VVI) findet beispielsweise in der Therapie des chronischen Vorhofflimmerns Einsatz. Das am häufigsten eingesetzte System ist der DDD-Schrittmacher. Die Frequenzadaptation (R) erlaubt eine Anpassung der Schrittmacherfrequenz an die körperliche Aktivität. Näheres zu den jeweiligen Indikationen zeigen **Tab. 4.2** und **Tab. 4.3**.

Ein implantierbarer **Kardioverter/Defibrillator** (ICD) funktioniert generell nach dem gleichen Prinzip, d. h. er misst ebenfalls die Herzaktivität und stimuliert das Herz bei pathologischem Befund. Kriterien sind z. B. QRS-Morphologie oder AV-Synchronizität. Ein Defibrillator wird insbesondere bei Rhythmusstörungen, die mit der Gefahr eines plötzlichen Kammerflimmerns einhergehen, eingesetzt (z. B. hochgradige Herzinsuffizienz mit Linksschenkelblock, ventrikuläre Tachykardie nach Herzinfarkt, hypertrophe Kardiomyopathie, Brugada-Syndrom, Long-QT-Syndrom oder idiopathisches Kammerflimmern, s. auch Herz-Kreislauf-System [S. A47]).

Implantation: Die Implantation eines Schrittmachersystems erfolgt in **Lokalanästhesie** über einen Schnitt im Bereich des **Sulcus deltoideopectoralis**. Hier wird entweder die V. cephalica oder die V. subclavia dargestellt. Diese Gefäße können kanüliert und die Elektroden so bis ins rechte Herz vorgeschoben werden. Das Schrittmacheraggregat wird anschließend verkabelt und subkutan, subfaszial oder submuskulär implantiert (**Abb. 4.6**).

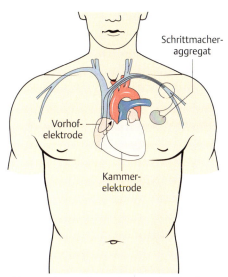

Abb. 4.6 **Schrittmacherimplantation (DDD).** Erläuterung s. Text.
(aus: Schumpelick et al., Kurzlehrbuch Chirurgie, Thieme, 2010)

Komplikationen: Zu den häufigen Komplikationen zählen:
- asymptomatische, sondenbedingte Venenthrombosen
- **Schrittmachersyndrom**: Palpitationen, Schwindel und Bewusstseinstrübung. Tritt nach einer Schrittmacherimplantation auf (vorwiegend nach VVI-Implantation); insbesondere bei Patienten, die an einem Sick-Sinus-Syndrom oder AV-Block mit zeitweise intakter Vorhofaktion leiden. Dabei werden die Vorhöfe retrograd stimuliert, sodass sich diese gegen die geschlossenen AV-Klappen kontrahieren.

Selten sind:
- Myokardperforation durch die Elektroden
- postoperative Elektrodendislokation/-bruch: Kann mit neuerlicher Bradykardie und Schwindel einhergehen. Die Dislokation lässt sich in der Röntgenaufnahme darstellen. Ein Elektrodenwechsel ist erforderlich.
- chronischer Reizschwellenanstieg (→ Elektrodenwechsel erforderlich)
- Infekt des Schrittmacheraggregats
- Gerätedekubitus bei kachektischen Patienten.

Implantierbare Defibrillatoren detektieren Kammerflimmern mit einer Sensitivität von fast 100 %, wohingegen die Spezifität bei 80–90 % liegt. **Cave:** Inadäquate Schockabgaben (d. h. falsch positive Detektion eines Kammerflimmerns mit Spannungsstoßabgabe) sind möglich.

4.5.2 Chirurgische Therapie des Vorhofflimmerns

Näheres zum Krankheitsbild s. Herz-Kreislauf-System [S. A40].

Indikation: Die Operation ist bei einem chronischen oder chronisch-intermittierenden Vorhofflimmern angezeigt, das hämodynamisch relevant ist und zur Embolisation führt. Eine weitere Indikation ist das fehlende Ansprechen auf eine Therapie mit Antikoagulanzien (z. B. zerebrale Thrombembolien).

Vorgehen: Der Operationszugang erfolgt über eine mediane Sternotomie oder eine rechte anterolaterale Thorakotomie. Nach Anschluss des Patienten an die Herz-Lungen-Maschine wird die sog. **Maze-Prozedur** durchgeführt. Hierbei werden entlang der Erregungsbahn zwischen Vorhof und Kammer multiple Inzisionen gesetzt. Diese „schienen" die Erregungsausbreitung entlang einer Bahn, da die Erregungsfront seitlich immer auf eine narbige Barriere stößt. Das moderne Maze-Verfahren kann auch mit kryoablativen Geräten durchgeführt werden, wodurch die Rekonvaleszenzphase verkürzt werden kann.

„Maze" kommt aus dem Englischen und bedeutet Irrgarten/Labyrinth. Grund für diese Bezeichnung sind die vielfältigen Inzisionen, die gesetzt werden.

Prognose: 98 % der Patienten sind nach Maze-Prozedur wieder atrioventrikulär synchronisiert. Allerdings wird bei einigen Patienten eine Schrittmacherimplantation notwendig, da es intraoperativ zu Sinusknotenläsionen kommen kann (häufig bestehen bereits präoperativ Sinusknotendysfunktionen). 75 % der Patienten weisen bei Entlassung einen Sinusrhythmus auf, 90 % sind nach 3 Monaten rhythmisiert.

4.6 Chirurgische Therapie der KHK und ihrer Folgen

4.6.1 Aorto-Koronarer-Bypass

Prinzipien der Revaskularisationsverfahren: In der operativen Behandlung der KHK stehen die interventionelle **PTCA** (= perkutane transluminale Koronarangioplastie, s. Herz-Kreislauf-System [S. A53]) und die **Bypass-Operation** zur Verfügung. Beide Verfahren haben das Ziel, die Lebensqualität (symptomatisch) und Lebenserwartung (prognostisch) zu verbessern bzw. zu verlängern. Das Prinzip der Bypass-Operation ist es, ein stenosiertes Gefäß mittels Gefäßinterponat zu umgehen. Hierzu wird ein Bypass (= Gefäßinterponat) in Aorta und den distal der Stenose gelegenen Anteil des Koronargefäßes implantiert. Die verwendeten Bypass-Grafts und ihre postoperativen Offenheitsraten finden sich in **Tab. 4.4**.

Die A. mammaria interna wird entweder als **In-situ-Bypass**, d. h., der Abgang aus der A. subclavia wird belassen, oder als **Freegraft** verwendet, d. h., das Gefäß wird vollständig mit beiden Enden aus seinem Bett gelöst. Ihre Haltbarkeit liegt deutlich über derjenigen von venösen Bypässen.

Indikationen: Die Indikation zur Revaskularisation der Koronararterien wird gestellt, wenn folgende Kriterien erfüllt sind:
- interventionell nicht behandelbare **Stenosen mit > 70 % Lumeneinschränkung**
- eine **linkskoronare Hauptstammstenose mit ≥ 50 %** Lumeneinschränkung.
- **3-Gefäß-Erkrankung** und 2-Gefäß-Erkrankung mit linksventrikulärer Dysfunktion
- **proximale RIVA-Stenose** (≥ 70 %)

Tab. 4.4 Bypass-Grafts

Gefäß	Offenheitsrate	Besonderheit
A. mammaria interna (= A. thoracica interna), meist links	nach 10 Jahren: 80–90 %	Revaskularisation von RIVA und Seitenwand; bessere Prognose bei In-situ-Bypass als bei Freegraft
A. radialis	nach 10 Jahren: 70–80 %	Nachweis einer ausreichenden Ersatzdurchblutung des Armes über die A. ulnaris erforderlich (Allen-Test und Dopplersonografie)
V. saphena magna (selten: V. saphena parva)	nach 1 Jahr: 90 % nach 5 Jahren: 75 % nach 10 Jahren: 50–60 %	höhere Offenheitsraten als andere Venen, jedoch schlechter anpassungsfähig an die höheren Drücke

Eine **symptomatische Indikation** wird bei Patienten gestellt, die trotz medikamentöser Therapie an Angina-pectoris-Beschwerden leiden. In diesem Fall wird der PTCA gegenüber der Bypass-Operation zunächst der Vorzug gegeben. Insbesondere bei Diabetikern hat sich die chirurgische Behandlung gegenüber der Katheterintervention als günstiger erwiesen.

Vorbereitung: Die Auswahl des entsprechenden Gefäßinterponats richtet sich nach dem Alter und Gefäßstatus des Patienten. In Abhängigkeit vom gewählten Bypass-Gefäß ist auch die präoperative Diagnostik unterschiedlich (z. B. Dopplersonografie bei Verwendung der A. radialis). Die arteriellen Gefäße werden aufgrund der besseren Prognose insbesondere bei jüngeren Patienten bevorzugt. Gegen eine Verwendung eines venösen Bypasses sprechen außerdem Komorbiditäten wie schwere pAVK, Ulcus cruris, Z. n. Varizenstripping sowie schwere Varikosis oder tiefe Beinvenenthrombosen.

Vorgehen:
Konventionelles Verfahren: Das konventionelle Bypass-Verfahren sieht eine **mediane Sternotomie**, den **Anschluss an die Herz-Lungen-Maschine** und eine **Kardioplegie** vor. Die Anastomose erfolgt abhängig von der Anzahl der Stenosen und dem Interponatmaterial. Distale Anastomosen bei einfachen Stenosen erfolgen in End-zu-Seit-Technik. Multiple Stenosen in einem Gefäß können sequenziell versorgt werden, d. h., zwischen den Stenosen erfolgt eine Seit-zu-Seit-Anastomose und End-zu-Seit-Anastomose. Bypässe können als sog. T- oder Y-Grafts sequenziell angelegt werden (Abb. 4.7).

T-Graft /Y-Graft: Die rechte und linke A. mammaria interna werden freipräpariert. Die A. mammaria sinistra wird als In-situ-Bypass zur (sequenziellen) Versorgung der vorderen Bypässe belassen, während die A. mammaria dextra als Freegraft im Winkel mit der A. mammaria sinistra anastomosiert wird (daher „T"- oder „Y"-Graft). Mit diesem Freegraft können die Hinterwandäste (ebenfalls sequenziell) versorgt werden.

Verfahren ohne Einsatz der Herz-Lungen-Maschine: Für besondere Risikogruppen (z. B. multimorbide Patienten, Sklerose der Aorta ascendens, hochgradige intrakranielle Stenosen oder schwere Niereninsuffizienz) gibt es die Möglichkeit des sog. **OPCAB** (off pump coronary artery bypass). Bei dieser Methode erfolgt ebenfalls eine mediane Sternotomie, sodass alle Koronaräste gut erreicht werden können. Die Herz-Lungen-Maschine wird nicht angeschlossen. Mit einer speziellen apikalen Saugvorrichtung wird das Herz luxiert. Die Koronargefäße werden mit Stabilisatoren fixiert, um die Anastomosierung zu erleich-

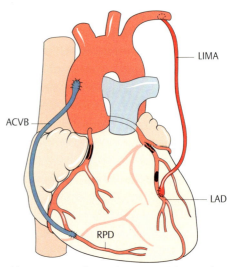

Abb. 4.7 Bypass-Rekonstruktion. LIMA: left internal mammary artery (linke Brustwandarterie), LAD (left anterior descending) = RIVA, ACVB: aortokoronarer Venenbypass, RPD: Ramus descendens posterior. (aus: Schumpelick et al., Kurzlehrbuch Chirurgie, Thieme, 2010)

tern. Anschließend wird der Blutfluss gedrosselt und die Gefäße werden wie beim konventionellen Verfahren anastomosiert. Besonders wichtig ist eine adäquate Anästhesie und Volumengabe, damit der Kreislauf stabil bleibt.

Ein weiteres Bypass-Verfahren ist der **MIDCAB** (minimally invasive direct coronary artery bypass). Die Indikationen für dieses Verfahren sind durch den eingeschränkten Operationszugang bedingt. Seiten- oder Hinterwandgefäße sind nicht zugänglich. **Indikationen**:
- 1-Gefäß-Erkrankung mit hochgradiger RIVA-Stenose
- Mehrgefäßerkrankungen mit Beteiligung des RIVA, wobei die restlichen Stenosen interventionell durch PTCA behandelt werden
- multimorbide Patienten mit RIVA-Läsion.

Beim MIDCAB wird eine anterolaterale Minithorakotomie durchgeführt. Zwischen 5. und 6. Rippe wird dann die linke A. mammaria interna dargestellt. Über die Inzision wird außerdem das Perikard eröffnet und der RIVA dargestellt. Mithilfe eines speziellen Stabilisatorsystem werden die beiden Gefäße am schlagenden Herzen anastomosiert.

Perioperative Komplikationen:
- Nachblutungen mit Indikation zur Rethorakotomie (1–2 %): z. B. Herzbeuteltamponade (instabiler Kreislauf, ZVD ↓, Anurie)
- Myokardinfarkt (2–5 %): **Cave:** Die Diagnose ist erschwert, da die erhöhten Herzenzyme und EKG-Veränderungen postoperativ keine sicheren Ischämiezeichen sind.
- Wundinfektionen
- thrombotischer Frühverschluss eines Venenbypasses (8–10 %).

Postoperatives Management: Bereits 6 h nach der Operation sollte eine unterstützende antikoagulative Therapie mit Heparin i. v. zur Verbesserung der Gefäßdurchgängigkeit gestartet werden. Die Einnahme von 100 mg ASS sollte lebenslang fortgesetzt werden. Die Beeinflussung allgemeiner KHK-Risikofaktoren wirkt sich auch nach der Operation prognostisch günstig aus.

Prognose: Die Offenheitsraten der Bypass-Typen finden sich in **Tab. 4.4**. Die Operationsletalität der Bypass-Operation liegt bei 1–3 %. Die pektanginöse Symptomatik bessert sich bei 90 % der Patienten nach der Operation (Vorteil gegenüber der PTCA!). 80 % der < 65-Jährigen können durch eine Bypass-Operation erfolgreich in den beruflichen Alltag reintegriert werden.

4.6.2 Chirurgische Therapie von Komplikationen bei KHK

Herzwandaneurysmen und Ventrikelperforation

Herzwandaneurysmen treten in 10–15 % der Fälle infolge eines transmuralen Infarktgeschehens auf. Sie entstehen meist linksventrikulär und liegen anterior oder apikal, wenige posterior und selten an der Lateralwand.

Klinik: Diese Aneurysmen sind (fast immer) asymptomatisch und werden erst im Rahmen von Herzkatheteruntersuchungen oder Echokardiografien entdeckt. Erst bei Größenzunahme des Aneurysmas kann sich die Symptomatik einer Linksherzinsuffizienz ausbilden.
Man unterscheidet:
- **wahres (funktionelles) Aneurysma:** Die Aneurysmawand bildet sich aus bindegewebigen Infarktnarben.
- **falsches (Pseudo-)Aneurysma:** Bei gedeckter Myokardruptur bildet sich ein Hämatom zwischen Epi- und Perikard. Die Aneurysmawand bildet sich aus parietalem Perikard. Die Rupturgefahr ist hoch.

Indikation: Die Indikation zur Operation stellt sich bei:
- Symptomatik (NYHA II–III)
- 35–40 % des LV-Umfangs asynergistisch
- EF < 35 %
- Pseudoaneurysma.

Vorgehen: Nach einer medianen Sternotomie wird der Patient an die Herz-Lungen-Maschine angeschlossen und das Aneurysma dargestellt. Das Narbengewebe bzw. der Aneurysmasack wird reseziert und wandständige Thrombosen mit dem scharfen Löffel entfernt. Der Ventrikel wird anschließend mittels Tabaksbeutel- und U-Naht verschlossen. Kommt es zu einer stärkeren Veränderung der Ventrikelarchitektur durch dieses Verfahren, kann der Verschluss auch mit einem Dacronpatch durchgeführt werden.

Prognose: 10 % Letalität nach Resektion. Die 5-Jahres-Überlebensrate liegt bei ca. 60–70 %.

Weitere Komplikationen

Eine **Papillarmuskelinsuffizienz** entsteht in 35 % der Fälle nach Myokardinfarkt. Sie geht klinisch mit dem Bild einer höhergradigen Mitralklappeninsuffizienz einher (Mitralklappenrekonstruktion [S. B202]).

In ca. 2 % der Fälle entsteht innerhalb der ersten Woche nach einem Myokardinfarkt ein ischämischer **Septumdefekt** (VSD). Therapie: medikamentöse Reduktion der Nachlast, evtl. Anlage einer intraaortalen Ballonpumpe (IABP). Stabilisiert sich die hämodynamische Situation, kann mit dem Verschluss des VSD [S. B196] noch zugewartet werden (bessere Prognose außerhalb des akuten Infarktgeschehens).

4.7 Chirurgische Therapie von Herztumoren

Näheres s. Neoplastische Erkrankungen [S. A600].

Die Diagnose eines Herztumors ist aller Regel nach Indikation zur Operation (hohe Komplikationsrate).

Es erfolgen die mediane Sternotomie und Anschluss an die Herz-Lungen-Maschine. Ein Herztumor sollte vollständig exzidiert werden. Dabei muss die Tumorbasis bis tief in das Endokard hinein reseziert werden, um eine intraoperative Tumorembolisation zu vermeiden. Nach der Operation wird der Tumor histologisch aufgearbeitet.

4.8 Chirurgische Therapie von Perikarderkrankungen

Perikarderguss und Perikardtamponade: Ein hämodynamisch relevanter Erguss oder eine Tamponade müssen sofort durch die Anlage einer Perikarddrainage oder operative Eröffnung des Herzbeutels entlastet werden. Bei rezidivierenden Perikardergüssen ist die partielle Perikardektomie überlegenswert.

Pericarditis constrictiva:
Indikation: Die Pericarditis constrictiva (s. Herz-Kreislauf-System [S. A75]) wird zunächst konservativ behandelt und die Ursache beseitigt (z. B. Tuberkulose). Die Operationsindikation ergibt sich aus dem Schweregrad der Erkrankung. Sie wird spätestens ab einem klinischen Stadium NYHA II/III gestellt. Zu langes Zuwarten verschlechtert die Prognose, daher ist ggf. auch bereits früher eine Operation anzuraten.

Vorgehen: Nach medianer Sternotomie und ggf. Anschluss an die Herz-Lungen-Maschine werden die Perikardschwielen im anterolateralen Bereich der Ventrikel und Vorhöfe entfernt (**Dekortikation**). **Cave**: Die Nn. phrenici müssen dabei unbedingt geschont werden. Der posteriore Herzanteil ist der Operation nur schwer zugänglich und wird meistens ausgespart.

Prognose: Die Prognose ist abhängig vom präoperativen Zustand des Patienten. Organdysfunktionen verschlechtern die Prognose.

4.9 Verletzungen des Herzens

Herzverletzungen können prinzipiell jede anatomische Struktur des Herzens betreffen. Verletzungen, die mit Rupturen der großen Gefäße, Myo- oder Epikardbeteiligung bzw. Eröffnung einer Herzhöhle einhergehen, sind lebensbedrohlich und müssen dringend operativ versorgt werden. Ihre Prognose ist allerdings sehr schlecht: mehr als 50 % der Patienten versterben am Unfallort oder während des Transportes.

Einteilung: Man unterscheidet stumpfe von spitzen Verletzungen:
- **Stumpfe Verletzungen** entstehen durch Thoraxkompression bei Dezelerations- und Akzelerationstraumen bzw. abdomineller Kompression. Diese Kräfteeinwirkungen können zu Rupturen zwischen der fixierten Aorta und dem beweglichen Herz führen.
- **Penetrierende Verletzungen** sind durch Stich-, Schuss- oder Splitterverletzungen bedingt.

Klinik: Verletzungen des Herzens können sich unterschiedlich auswirken:
- Hämoperikard /Perikarderguss (Herzbeuteltamponade als Maximalvariante)
- Myokardkontusion
- freie Myokardruptur (innerhalb weniger Minuten letal)
- Ventrikelseptumdefekt (nach stumpfem Bauchtrauma)
- akuter Koronarverschluss (nach stumpfem Bauchtrauma)
- Klappenausriss mit Insuffizienz (häufig Aortenklappe!)
- traumatische Aortenruptur (in 90 % der Fälle auf Höhe des Aortenisthmus, innerhalb weniger Minuten letal).

Diagnostik: Die Unfallanamnese ist wegweisend. Bei stumpfem Thoraxtrauma wird ein EKG abgeleitet: typische Infarktzeichen bei akutem Koronarverschluss (s. Herzkreislauf-System [S.A54]), Arrhythmien bei Myokardkontusion.

Röntgen-Thorax: Überprüft werden muss, ob Zeichen einer Aortenruptur vorliegen: unscharf konturierte Aorta, Mediastinalverbreiterung, Hämothorax, Verlagerung von Trachea/Ösophagus und knöcherne Begleitverletzungen. Bei Perikarderguss ist das Herz dreiecks- oder bocksbeutelförmig vergrößert.

Sonografie: Sie dient in erster Linie dem Nachweis eines Perikardergusses (bzw. auch einer Herzbeuteltamponade). Es zeigt sich ein echofreier Flüssigkeitssaum zwischen Perikard und Herz (normal: bis zu 1 cm). Ein traumatischer Ventrikelseptumdefekt kann – u. U. erst Tage nach dem Unfall – festgestellt werden. Der VSD imponiert durch eine Vergrößerung von Ventrikel und Vorhof sowie einen Shunt (darstellbar mittels Farbdopplerfunktion). Klappenausrisse mit konsekutiven Klappeninsuffizienzen lassen sich ebenfalls echokardiografisch darstellen.

CT: Insbesondere in der Notfallsituation zum Nachweis von Perikarderguss/-tamponade und Aortenruptur angezeigt.

Therapie: Verletzungen des Herzens sowie ihre Komplikationen werden operativ im Rahmen einer **explorativen Thorakotomie** versorgt. Je nach intraoperativem Befund wird der Patient an die Herz-Lungen-Maschine angeschlossen.

Penetrierende Verletzungen können ggf. durch direkte Naht (sog. Rehn-Naht) oder mittels Dacron- bzw. Perikardpatch verschlossen werden. Der Verschluss der Koronararterien wird durch einen Bypass versorgt. Ausgerissene Klappen müssen refixiert oder durch Prothesen ersetzt werden. Bei einer Aortenruptur wird die Rupturstelle meist mittels Protheseninterponat überbrückt.

4.10 Herznahe Gefäße: Thorakales Aortenaneurysma und Aortendissektion

Näheres zu den Krankheitsbildern s. Gefäße [S.A109]. Zur chirurgischen Therapie des abdominellen Aortenaneurysmas [S.B211]. Im Kap. Thorakale Aortendissektion [S.A110] sind die verschiedenen Typen der Aortendissektion dargestellt.

4.10.1 Chirurgische Therapie des thorakalen Aortenaneurysmas und der thorakalen Aortendissektion

Aneurysmen werden prinzipiell chirurgisch behandelt. Bei geringer Ausprägung sind eine konsequente Blutdruckeinstellung (i. d. R. mit β-Blockern) und Verlaufskontrollen erforderlich.

Indikation: Eine Operation ist bei **Aortenaneurysma** indiziert bei:
- Aneurysmagröße **> 5,5 cm**, bei Marfan-Patienten bereits früher (4,0–5,0 cm).
- Zunahme der Größe von **> 1 cm innerhalb eines Jahres**
- **exzentrische** Ausprägung (erhöhte Rupturgefahr)
- **Beschwerden**, die auf das Aneurysma zurückzuführen sind
- Aortenklappeninsuffizienz
- Perforation mit Perikarderguss
- Kompression angrenzender Strukturen.

Indikationen bei **Aortendissektion** sind:
- **Typ-A-Dissektion**
- **rupturierte** Dissektion
- **Typ-B-Dissektion** nur bei Komplikationen wie Organminderdurchblutungen, Ruptur, persistierenden Schmerzen oder Progredienz.

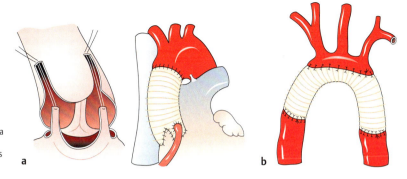

Abb. 4.8 **Chirurgische Therapie des thorakalen Aortenaneurysmas. a** Ersatz von Aorta ascendens; klappenerhaltende Operation. **b** Ersatz des Aortenbogens. (aus: Henne-Bruns et al., Duale Reihe Chirurgie, Thieme, 2008)

Vorgehen: Der Zugang erfolgt über eine mediane Sternotomie mit Anschluss an die Herz-Lungen-Maschine und Kardioplegie. Prinzipiell wird ein Aneurysma operativ durch ein Gefäßinterponat versorgt. Die verwendete Technik ist dabei von der Aneurysmalokalisation abhängig. Die **Aorta ascendens** wird durch eine **Dacronprothese** ersetzt. Ist die Aortenbasis durch das Aneurysma beeinträchtigt, wird die vorhandene Klappe in die Prothese eingenäht oder ein klappentragendes Conduit (Gefäßprothese mit implantierter Kunstklappe) eingesetzt. Die Koronargefäße müssen bei diesem Verfahren reimplantiert werden. Ein **Ersatzverfahren des Aortenbogens** macht eine Hirnprotektion nötig (tiefe Hypothermie oder selektiv zerebrale Perfusion). Die Gefäßabgänge werden meistens mit der gemeinsamen Aortenbasis abgesetzt und so wieder in der Prothese vernäht. Ein Alternativverfahren (zu dem Langzeitergebnisse noch abgewartet werden müssen) bietet sich in der endovaskulären Implantation von **Stentprothesen**. Die Operationsverfahren sind in Abb. 4.8 dargestellt.

Patienten mit Dissektion werden postoperativ auf der Intensivstation überwacht und die Aorta regelmäßig mittels bildgebender Verfahren kontrolliert. Der Blutdruck wird medikamentös eingestellt.

Prognose: Die 5-Jahres-Überlebensrate nach Operation der Aorta ascendens liegt bei 65–75 %. Bei einem Eingriff am Aortenbogen beträgt sie 75 % (intraoperative Letalität von 10 %). Die intraoperative Letalität bei Eingriffen an der Aorta descendens liegt bei ca. 10–15 %.

5 Gefäßchirurgie

5.1 Interventionelle und chirurgische Therapieverfahren

Zur Behandlung von Gefäßerkrankungen stehen folgende Verfahren zur Verfügung:
- **endovaskuläre Verfahren:**
  - kathetergesteuerte, lokale und lokoregionäre Lyseverfahren
  - perkutane transluminale Angioplastie (**PTA**) mit oder ohne Stent-Implantation: vgl. Herz-Kreislauf-System [S. A53] (PTCA, perkutane transluminale Koronarangioplastie)
  - Stentgrafts (mit Dacron, Teflon oder Polyester ummantelter Stent): Verwendung besonders zur endovaskulären Therapie des Aortenaneurysmas
  - perkutane Rekanalisationsverfahren mit Thrombektomie- und Atherektomie-Katheter
- **offen-chirurgische Rekanalisationsverfahren:**
  - Embolektomie [S. B209]
  - Thrombendarteriektomie (TEA [S. B209])
- **Bypass** (s. u.) und **Interponat**:
  - autologe Prothesen: z. B. V. saphena magna, selten: V. saphena parva, V. cephalica
  - Kunststoffimplantate:
    - Polyesterprothesen (Dacron-Prothese): Einsatz im aortoiliakalen bzw. femoralen Bereich
    - Polytetrafluorethylenprothesen (PTFE, Teflonprothesen): bevorzugter Einsatz bei Eingriffen unterhalb des Leistenbandes
    - allogene, kryokonservierte Arterie (Homograft): Einsatz besonders in infiziertem Gewebe (Therapie von Bypass-Infektionen)
    - biosynthetische Gefäßprothesen (z. B. Schafskollagen auf Polyesternetz).
- **Amputation:** Ultima Ratio, wenn die Gefäßstrombahn nicht wiederhergestellt werden kann und bereits Nekrosen und eine Gangrän vorliegen. Zur Amputation s. auch Orthopädie und Unfallchirurgie [S. B235].

Bypass: Wiederherstellung der Gefäßdurchgängigkeit mittels autologem oder allogenem Gefäßtransplantat oder Kunststoffbypass. Das Transplantat kann orthotop (parallel zum normalen Gefäß) oder extraanatomisch verlaufen. Der Anschluss erfolgt am distalen und proximalen Ende meist als End-zu-Seit-, seltener als End-zu-End-Anastomose.

Als **Bypassgefäße** können sowohl Arterien als auch Venen verwendet werden. Autologe Arterien werden beispielsweise beim splenorenalen Bypass oder beim koronaren Bypass mit der A. mammaria (= A. thoracica interna) eingesetzt, insgesamt werden sie aber eher selten verwendet. Das häufigste autologe Gefäß ist die **V. saphena magna**. Sie wird entwerd in orthograder Richtung (dabei müssen zuerst die Venenklappen zerstört werden) oder als Reversed-Bypass in umgekehrter Richtung eingesetzt (arterielles Blut fließt dann in die gleiche Richtung wie früher das venöse). Oberhalb des Leistenbandes (Aorta und Iliakalarterien) werden i. d. R. Kunststoffbypässe verwendet. Unterhalb des Leistenbandes werden autologe Venenbypässe bevorzugt. Nur wenn kein geeignetes Gefäß zur Verfügung steht, sollte auf eine **Kunststoffprothese** (z. B. PTFE) zurückgegriffen werden. Das gilt ganz besonders für infragenuale (krurale und pedale) Bypässe.

Grundsätzlich haben autologe Materialien eine bessere Langzeitprognose und werden insbesondere für langstreckige Transplantationen verwendet.

Beispiele sind:
- aortobifemoraler Bypass
- axillo(bi)femoraler und femorofemoraler Cross-over Bypass
- femoropoplitealer Bypass
- femorokruraler Bypass.

Zum aortokoronaren Bypass [S. B203].

5.2 Arterien

5.2.1 Gefäßverletzung

Grundlagen

Ätiologie: Gefäße können direkt oder indirekt verletzt werden.

Direkte Gefäßverletzungen können stumpf oder scharf sein. Ursache für **stumpfe Gefäßverletzungen** sind Kontusionen (Prellungen, Quetschungen), Konstriktionen (Gips, Verband) oder Kompressionen (Hämatom, Knochenfragmente).

Zu den **scharfen Gefäßverletzungen** zählen Schnitt-, Stich-, Schuss- oder Pfählungsverletzungen. In ⅓ der Fälle werden sie auch iatrogen verursacht. Es liegt immer eine offen Wunde vor.

Indirekte Gefäßverletzungen sind stumpfe Verletzungen. Sie entstehen beispielsweise infolge Überdehnung bei Luxationen oder Frakturen sowie nach einem Dezelerationstrauma.

Klinik: Leitsymptome sind die Blutung nach außen oder in eine Körperhöhle hinein und – insbesondere bei kompletter Gefäßwanddurchtrennung oder traumatischer Dissektion – die periphere Ischämie (Pulslosigkeit). Bei ausgeprägtem Blutverlust kommt es zum Schock. Bei Aortenruptur kann es zur Querschnittsymptomatik kommen.

> **MERKE** Stumpfe Gefäßverletzungen werden aufgrund der nicht sichtbaren Wunde häufig lange übersehen.

Therapie bei Verletzungen von Arterien: Wichtigste **therapeutische Maßnahme** sind die Blutstillung (Kompression der zuführenden Arterie mit den Fingern, Druckverband) und die Bekämpfung des Schocks (s. Notfallmedizin [S. B46]). Um Folgeschäden (s. u.) zu vermeiden, dürfen die Gefäße nicht abgeklemmt und die betroffene Extremität nicht erhöht gelagert werden. Die schnellstmögliche operative Versorgung ist angezeigt.

Chirurgisches Vorgehen: Falls möglich erfolgt eine **direkte Naht** (bei inkompletter Durchtrennung) bzw. eine **primäre End-zu-End-Anastomose** (bei kompletter Durchtrennung) der beiden Gefäßenden. Bei einer kompletten Durchtrennung werden die Gefäßränder dabei zunächst angeschrägt, um einen größeren Querschnitt zu erhalten. Anschließend werden die Enden zirkulär und nach außen gerichtet durch alle Schichten hindurch vernäht (jeweils 1–2 mm Abstand zwischen den einzelnen Nähten). Bei größeren Verletzungen wird das betroffene Stück reseziert und mittels **Patch** oder **Interponat** (z. B. V. saphena magna) ersetzt.

Komplikationen: Die Amputationsrate nach arteriellen Verletzungen liegt zwischen 2–10 %. Häufige Komplikationen sind der erneute Verschluss, Infektionen oder Nachblutungen (z. B. Anastomoseninsuffizienz). Als Spätkomplikationen können sich ein **Aneurysma spurium** (= falsches Aneurysma, s. Gefäße [S. A111]) oder AV-Fisteln (s. Gefäße [S. A111]) ausbilden.

Traumatische Aortenruptur

Ätiopathogenese: Aortenrupturen entstehen typischerweise nach Dezelerationstraumen (Lenkradaufprall, Sturz aus großer Höhe). In > 90 % d.F. reißt die Aorta horizontal im Isthmusbereich distal des Abgangs der A. subclavia sinistra und des Ansatzes des Lig. arteriosum botalli („loco classico"), da die Aorta dort fixiert wird.

Klinik: Abhängig vom Ausmaß des Traumas kommt es zu:
- Kreislaufinstabilität bis Schocksymptomatik
- Thorax- sowie Rückenschmerzen, die in die Schulter strahlen
- Atemnot
- akutem Koarktationssyndrom (Aortenisthmusstenose) mit hohem Blutdruck an der oberen und niedrigen Werten an der unteren Extremität
- Hämatothorax und verbreitertem Mediastinum.

Ein **vollständiger Aortenriss** durch alle Wandschichten wird nicht überlebt. Überlebenschance besteht bei **partiellen Rupturen**, wenn die kräftige Adventitia intakt bleibt, sodass das Gefäß in seiner Kontinuität erhalten bleibt. Durch Sickerblutungen kann sich ein Aneurysma spurium oder ein pulsierendes Hämatom bilden (Gefahr der zweizeitigen Ruptur). Die Aortenruptur kann auch **gedeckt** verlaufen und nur zufällig durch einen scheinbaren „Mediastinaltumor" in der Bildgebung auffällig werden.

Diagnostik:

> **MERKE** Wichtig ist eine möglichst rasche Diagnostik: nach Möglichkeit Spiral-CT mit Kontrastmittelgabe.

- Spiral-CT mit Kontrastmittelgabe: Methode der Wahl
- Röntgen-Thorax (a.-p.): verbreitertes Mediastinum, verstrichene Herzkontur
- transösophageale Echokardiografie: selten eingesetzt
- Aortografie: kontraindiziert bei kreislaufinstabilem Patienten.

Therapie: Jede Aortenruptur muss operiert werden, der Zeitpunkt wird allerdings von den Begleitverletzungen und der Symptomatik bestimmt. Verletzungen der Bauch- und Beckenorgane werden bei stabilen Kreislaufbedingungen zuerst versorgt. Idealerweise werden Aortenrupturen am 2. Tag operiert, da die Akutbehandlung mit einer höheren Letalität verbunden ist. Bei einem Koarktationssyndrom ist die sofortige Operation indiziert.

Methode der Wahl ist dabei das endovaskuläre Stenting. Offene Verfahren umfassen die direkte Naht oder die Interposition einer Prothese.

Prognose: Die endovaskuläre Versorgung birgt weniger systemische Komplikationen und benötigt weniger Transfusionen. Die häufigste Komplikation ist ein Leck im Bereich des Stents. Wird die Aortenruptur nicht erkannt, bildet sich ein Aneurysma spurium, das zur 2-zeitigen-Ruptur mit Verbluten führen kann.

5.2.2 Chirurgische Therapie der arteriellen Verschlusskrankheit (AVK)

Therapieverfahren

Zur **Desobliteration** (= invasive Wiedereröffnung eines Gefäßes) stehen verschiedene operative Verfahren zur Verfügung:

Typische Embolektomie (nach Fogarty): Der Embolus wird mithilfe eines Ballonkatheters (nach Fogarty) indirekt entfernt. Nach Lokalanästhesie wird die betroffene Arterie an einer gut zugänglichen Stelle (z. B. die A. femoralis in der Leiste oder die A. cubitalis in der Ellenbeuge) eröffnet und der Katheter bis hinter den Thrombus vorgeschoben. Anschließend wird der Ballon aufgepumpt (**Cave:** Vorsichtig aufpumpen, um Intimaverletzungen zu vermeiden!) und der Katheter mitsamt Thrombus zurückgezogen. Danach wird nochmals angiografisch nachkontrolliert.

Thrombendarteriektomie (TEA): Bei der **offenen** TEA wird der betroffene Gefäßabschnitt längs eröffnet und die obliterierende Plaque einschließlich eines eventuellen Thrombus mit einem speziellen Instrument (Dissektionsspatel oder Ringstripper) entfernt. Dabei wird der stenosierende Anteil innerhalb der Media ausgeschält. Dadurch entsteht eine Intimastufe, die zur Vermeidung von Komplikationen fixiert werden muss. Anschließend wird das Gefäß verschlossen. Bei der **geschlossenen** TEA wird das Gefäß nur am Beginn oder am Ende des Verschlusses eröffnet und ein Ringstripper (mit rotierenden Bewegungen) blind vorgeschoben. Bei der **halboffenen** TEA wird das Gefäß am Beginn und am Ende des Verschlusses eröffnet, der Thrombus gelöst und ebenfalls mittels Ringstripper entfernt.

Akuter Arterienverschluss

Zum Krankheitsbild des s. Gefäße [S. A96].

Nach initialer Notfallversorgung (Gabe von Heparin und Analgetika, Tieflagerung und Polsterung der Extremität) muss die Gefäßdurchgängigkeit unverzüglich wiederhergestellt werden: schnellstmögliche TEA oder indirekte Entfernung mittels Fogarty-Katheter. Bei infrainguinalen Verschlüssen und ausreichendem Zeitfenster kommen auch perkutane Verfahren zum Einsatz: Aspirationsthrombektomie, mechanische Thrombektomiekatheter, lokale Fibrinolyse. Die chirurgische Zeitgrenze beträgt 6 bis maximal 10 h.

Chronisch-arterielle Verschlusskrankheiten der Extremitäten (pAVK)

Zum Krankheitsbild s. Gefäße [S. A96].

Indikation: Die Indikation zur Operation wird unter Berücksichtigung von weiteren Risikofaktoren, dem Alter des Patienten und dem angiologischen Befund gestellt bei:
- Versagen der konventionellen Therapie (Gehtraining, rheologische Substanzen etc.)
- Stadium IIa und IIb (relative Indikation)
- III und IV (absolute, bei IV u. U. auch vitale Indikation).

Vorgehen: Relativ kurzstreckige Stenosen und Verschlüsse der aortoiliakalen Gefäße werden interventionell durch PTA und Stent-Einlage behandelt. Bei **längerstreckigen**, **multiplen** oder **beidseitigen Verschlüssen** und **fortgeschrittenem pAVK-Stadium** kommen eher chirurgische Verfahren zum Einsatz: lokale und retrograde TEA, aortouniiliakale und -biiliakale oder -bifemorale Bypässe, femoro- oder iliakofemorale Crossoverbypässe.

Bei Verschlüssen der A. femoralis superficialis (sehr häufig) und Stenose der A. profunda femoris ist die sog. **Profunda-Plastik** (Abb. 5.1) indiziert. Dabei wird eine TEA

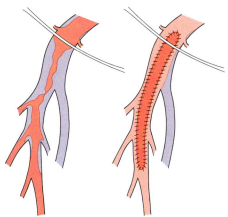

Abb. 5.1 Profunda-Plastik. (aus: Schumpelick et al., Kurzlehrbuch Chirurgie, Thieme, 2010)

der A. femoralis communis und der A. profunda femoris durchgeführt und anschließend der Abgang der A. profunda femoris mittels Patchplastik erweitert. Bei gutem Einstrom in die A. profunda femoris werden Verschlüsse der A. femoralis superficialis häufig sehr gut kollateralisiert und bedürfen daher keiner weiteren Rekanalisation.

Ist eine Rekanalisation der femoropolitealen und kruralen Strombahn indiziert, stehen heute perkutane Verfahren (PTA, Stent) an erster Stelle. Sind diese nicht möglich oder nicht erfolgreich, können femoropopliteale, femorokrurale oder -pedale Bypässe durchgeführt werden.

Die A. profunda femoris ist ein natürliches Kollateralgefäß zur Versorgung des Beines, das dessen Durchblutung auch bei Verschluss der A. femoralis superficialis (sehr hohe Inzidenz!) gewährleistet.

Gefäßverschlüsse der supraaortalen Gefäße

Näheres zur Karotisstenose s. Neurologie [S. B952]; zum Subclavian-Steal-Syndrom s. Neurologie [S. B956].

Karotisstenose

Indikation: Die Operationsindikation besteht bereits im **Stadium I** (asymptomatische Stenose) bei einer **Stenose von > 60 %**, einer Lebenserwartung > 5 Jahre und einer voraussichtlichen perioperativen Komplikationsrate (Schlaganfall, Myokardinfarkt, Tod) < 3 %. Im **Stadium II** (TIA) und im **Stadium III** (akuter Schlaganfall) besteht eine dringliche OP-Indikation bei ipsilateraler Karotisstenose von > 70 %. Bei akutem Schlaganfall (insbesondere bei „progressive stroke") und erhaltenem Bewusstsein kann eine **Notfallindikation** zur Karotis-TEA innerhalb der ersten 6 h bestehen. Auch außerhalb der Notfallindikation wird heute bei symptomatischer Karotisstenose die TEA möglichst innerhalb von 2 Wochen nach Auftreten der Symptome empfohlen. Im **Stadium IV** (abgelaufener, länger zurückliegender Schlaganfall mit permanenten Residuen) gelten die gleichen Indikationen wie für die asymptomatische Karotisstenose.

Vorgehen: Die Operation besteht meist aus einer **TEA mit Patchplastik**, alternativ einer **Eversionsendarteriektomie**. Dabei wird die A. carotis interna aus der Bifurkation gelöst, umgestülpt und ausgeschält sowie anschließend an der Bifurkation reimplantiert. Intraoperativ wird der Blutdruck hyperton gehalten und der Patient heparinisiert, um die Gefahr eines Apoplex zu reduzieren. Um das Gehirn vor kritischen Ischämien zu schützen, wird außerdem während der Gefäßrekonstruktion (nach dem Abklemmen zur Endarterektomie) ein intraluminaler Shunt eingelegt. Wird der vorübergehende Shunt nicht routinemäßig eingesetzt, müssen die Patienten mittels neurologischem Monitoring überwacht werden (z. B. transkranielle Dopplersonografie, intraoperatives EEG). Bei kritischen Signalverlusten ist die Shuntimplantation angezeigt.

Die Karotisstenose kann auch endovaskulär durch **stentgestützte PTA** behandelt werden. In großen Studien war allerdings die periinterventionelle Schlaganfallrate nach Karotisstenting höher als nach TEA. Der Stellenwert des Karotisstenting im Vergleich zur TEA ist daher noch nicht eindeutig geklärt und Gegenstand laufender Studien.

Komplikationen und Prognose: Typische Komplikationen sind der perioperative Apoplex (2–3 %) und eine Läsion des N. hypoglossus (5 %), die meist reversibel ist. Die OP-Letalität liegt bei ca. 1 %, Rezidive treten in 3 % der Fälle auf.

Subklaviastenose und Subclavian-Steal-Syndrom

Eine Therapieindikation besteht nur bei limitierender Armclaudicatio oder symptomatischem Subclavian-Steal-Syndrom (eher selten). Therapie durch PTA, ggf. mit Stent-Implantation. Bei starkem Versagen der endovaskulären Therapie kann ein Bypass zwischen A. carotis communis und A. subclavia gelegt werden oder eine End-zu-Seit-Transposition der A. subclavia in die A. carotis communis erforderlich sein.

Thoracic-Outlet-Syndrom (TOS)

Je nach kompromittierter Struktur wird ein arterielles, venöses (auch Thoracic-Inlet-Syndrom) oder neurogenes TOS unterschieden. Bei **symptomatischem arteriellem TOS** (Aneurysma und/oder Thrombose der A. subclavia, periphere Embolisation) ist eine Operation immer indiziert. Bei **venösem TOS** ist die Operation insbesondere bei **rezidivierenden Thrombosen der V. subclavia** erforderlich. Das **neurogene TOS** wird nur bei Versagen der konservativen Therapie (Physiotherapie) operativ behandelt. Dabei wird die Engstelle beseitigt, indem die erste Rippe (ggf. auch eine zusätzlich vorhandene Halsrippe) und die Ansätze der Skalenusmuskulatur reseziert werden. Bei arteriellem TOS muss ggf. die geschädigte Arterie durch ein Interponat oder Bypass ersetzt werden.

Chronisch-arterielle Verschlusskrankheit der Viszeralgefäße

Zum Krankheitsbild s. Verdauungssystem [S. A263].

Stenosen am Abgang von Truncus coeliacus und A. mesenterica superior werden am besten durch einen (aortomesenterialen) Bypass behandelt. Stenosen am Abgang der A. mesenterica inferior mittels TEA und Patchplastik, alternativ PTA mit Stent-Implantation.

Verschluss bzw. Stenose der A. renalis

Bei hämodynamisch relevanten Stenosen der Nierenarterien (Druckgradient > 40 mmHg) sollte eine Revaskularisation erfolgen. Methode der Wahl ist die **PTA** (beste Ergebnisse, geringstes Risiko), evtl. mit Stent-Implantation (keine Stent-Implantation bei Patienten mit fibromuskulärer Dysplasie). In Ausnahmefällen (Kontraindikationen für eine PTA, Unerreichbarkeit der Stenose) kommen die TEA mit Patchplastik oder eine aortorenale Bypass-Implantation (mittels V. saphena magna) zum Einsatz. **Cave:** Die Niere toleriert bei Körpertemperatur nur Ischämiezeiten von 30–40 min. Bei vitaler Nierenschädigung oder wiederholter erfolgloser Revaskularisation und nichtbeherrschbarer Hypertonie kann die einseitige Nephrektomie als Ultima Ratio indiziert sein.

5.2.3 Aneurysmen

Zum Krankheitsbild s. Gefäße [S. A106].

Chirurgie des abdominellen Aortenaneurysmas

Indikation: Eine Indikation zur Operation besteht bei:
- symptomatischem Aneurysma
- Ruptur
- ab einem Durchmesser > 5 cm.

Vorgehen: Nach medianer Laparotomie wird die infrarenale Aorta dargestellt und der betroffene Gefäßabschnitt proximal und distal des Aneurysmas abgeklemmt.

Bei der **konventionellen Operationstechnik** wird das Aneurysma eröffnet, eine Gefäßprothese (z. B. aortoaortale Rohrprothese oder aortoiliakale bzw. aortofemorale Y-Prothese) aus Teflon oder Polyester in das Gefäßlumen eingenäht (sog. **Inlay-Technik**) und der Aneurysmasack anschließend um die Prothese gelegt (**Abb. 5.2**). Dabei muss der Kontakt zwischen Darm und Kunststoff der Prothese unbedingt vermieden werden, da sich sonst eine Fistel entwickeln kann. Sind Gefäßabgänge betroffen, müssen diese anschließend ebenfalls rekonstruiert werden.

Alternativ kann ein **Stentgraft** (Stentprothese aus Polyester oder PTFE mit zusätzlichem Drahtgitter) über einen femoralen Zugang an die richtige Position vorgeschoben werden (**endovaskuläre Therapie**).

Postoperatives Management und Komplikationen: Postoperativ müssen die Patienten wegen der möglichen Komplikationen überwacht werden. Häufig sind Pneumonien, Lungenversagen, Niereninsuffizienz, seltener Wundinfekte, Nachblutungen, Thrombose und Ischämie des Kolons.

Bei **endovaskulärer Therapie** (EVAR = endovascular aneurysm repair) besteht die (seltene) Gefahr einer Stentmigration oder -desintegration. Häufiger bilden sich Endoleckagen mit persistierender Perfusion des Aneurysmasackes. Endoleaks können folgende Ursachen haben: Undichtigkeit an den Verankerungsstellen des Stentgrafts, retrograd perfundierte Lumbal- oder Mesenterialarterien sowie Materialfehler im Stentgraft. Mit EVAR behandelte Patienten müssen daher im Langzeitverlauf regelmäßig nachkontrolliert werden.

Prognose: Bei elektiver Operation beträgt die Letalität 1–5 %; bei Stentprothesenversorgung 1,4 %. Die Operationsletalität bei rupturiertem Aneurysma liegt auch heute noch bei ca. 40 %.

Chirurgie bei Aneurysma der Viszeralarterien

Aneurysmen der Viszeralarterien sind selten und bleiben häufig lange asymptomatisch. Am häufigsten findet sich ein Aneurysma der **A. lienalis**. Operiert werden sollte grundsätzlich **jedes Aneurysma, das Beschwerden verursacht**. Auch asymptomatische Aneurysmen sind ab einem **Durchmesser > 2 cm** eine Indikation zur Operation. Darüber hinaus sollte jedes diagnostizierte Milzarterienaneurysma chirurgisch versorgt werden (hohe Rupturgefahr und Letalität). Ein rupturiertes Aneurysma ist in jedem Fall eine Notfallindikation.

Meist wird die mediane Laparotomie als Zugang gewählt. Dabei kann das Aneurysma entweder mittels Prothese in Inlay-Technik [S. B211] oder durch Einlage eines Stentgrafts behandelt werden. Sakkuläre Aneurysmen können häufig endovaskulär durch Coiling verschlossen werden.

Die Letalität beträgt bei elektiven Eingriffen zwischen 1–5 %, bei symptomatischen Patienten 5–15 %, bei Notfalleingriffen (Ruptur) 30–50 %.

Chirurgie bei Aneurysma der peripheren Arterien

Die meisten peripheren Aneurysmen sind im Bereich der A. poplitea lokalisiert. Ein A.-poplitea-Aneurysma ist ab einer Größe von 2 cm prinzipiell immer eine Operationsindikation, da es zu thrombotischen Verschlüssen (Amputationsgefahr) und rezidivierenden Embolien neigt. **Cave**: Bei thrombotischem Verschluss des Unterschenkels und fehlender pAVK sollte an ein Poplitealaneurysma gedacht werden. Aneurysmen der A. carotis gehen ebenso mit einer hohen Emboliewahrscheinlichkeit einher, sodass die chirurgische Intervention auch hier angezeigt ist.

Die präoperative Diagnostik muss immer im Seitenvergleich erfolgen, da rund 60 % der peripheren Aneurysmen beidseits auftreten. Das **Aneurysma der A. poplitea** wird durch ein autologes Veneninterponat bzw. Einsatz einer Kunststoffprothese ersetzt. Andere periphere Aneurysmen können reseziert und durch ein Interponat ersetzt werden.

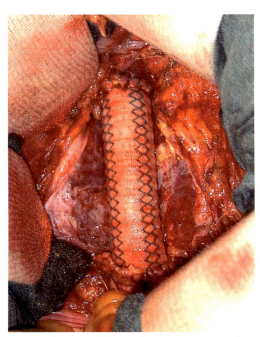

Abb. 5.2 **Prothesenimplantation bei Aortenaneurysma.** (aus: Schumpelick et al., Kurzlehrbuch Chirurgie, Thieme, 2010)

5.2.4 Arteriovenöse Fistel (AV-Shunt) und Dialyseshunt

Chirurgische Therapie von AV-Fisteln

Die betroffene Arterie und Venen werden freigelegt, getrennt und die Stümpfe vernäht (Separationsmethode). Alternativ kann – insbesondere bei aneurysmatischen Fisteln – der betroffene Bereich reseziert und die Gefäße End zu End reanastomisiert werden (Kontinuitätsresektion). Ist der Erhalt der Gefäßstrombahn nicht möglich, ist bei kleinen Gefäßen eine 4-Punkt-Ligatur (Ligatur von Vene und Arterie proximal und distal der Fistel) angezeigt. Amputationen sind nur äußerst selten notwendig. Näheres zu AV-Fisteln s. Gefäße [S. A111].

Dialyseshunt

Akut kann eine Hämodialyse über einen großlumigen Zugang (Shaldon-Katheter) in der V. jugularis oder V. subclavia durchgeführt werden (passagerer Shunt).

Zur **dauerhaften** Hämodialyse wird ein künstlicher AV-Shunt, der wiederholt punktiert werden kann, angelegt. Das notwendige Shuntvolumen beträgt 200 ml/min. Dazu wird am nichtdominanten Arm eine Verbindung zwischen einer Extremitätenarterie und -vene geschaffen (End-zu-Seit-Anastomose in Lokalanästhesie). Meist werden V. cephalica und A. radialis verwendet (**Brescia-Cimino-Fistel**), möglich ist aber auch ein Shunt zwischen V. cephalica und A. cubitalis oder zwischen V. saphena magna und A. poplitea. Der Shunt muss innerhalb der ersten 4 Wochen durch Abbinden der Venen „trainiert" werden, um entsprechend zu dilatieren. Danach kann er punktiert werden.

Ein Shunt aus Kunststoff (PTFE-Gefäßprothesen) am Oberarm oder Oberschenkel (als Schleife) wird nur eingesetzt, wenn keine körpereigene Shuntanlage zur Verfügung steht. Falls auch dieses nicht möglich ist, kann die Dialyse über ein- oder zweilumige getunnelte zentralvenöse Verweilkatheter (**Demers-Katheter**) erfolgen.

Typische **Komplikationen** sind Infektionen, Thrombosen, Stenosen und Aneurysmen. Die Komplikationsrate ist beim Kunststoff-Shunt größer. Ein Shunt kann bis zu 10 Jahre zur Hämodialyse verwendet werden. Nach einem Jahr sind im Mittel noch 75 % aller Shunts offen.

5.3 Venen

5.3.1 Chirurgische Therapie der Varikose

Zum Krankheitsbild s. Gefäße [S. A114].

Indikation und Kontraindikation: Die Entscheidung über die Behandlung (konservative Therapie, Sklerosierung, Operation) hängt vom Stadium und von den Beschwerden (z. B. Ulcus cruris) des Patienten ab. Die chirurgische Entfernung der erkrankten Venen ist indiziert bei **Seitenast-** und **Stammvarikose** und bei **Insuffizienz** der **Perforansvenen**. Eine weitere Indikation ist die Behandlung von Varizenkomplikationen (z. B. Blutung). Ein Verschluss des tiefen Venensystems ist eine Kontraindikation für den Eingriff.

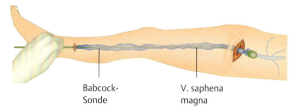

Abb. 5.3 Stripping. Nach der Präparation des Venensterns in der Leiste ligiert man alle Äste des Venensterns und setzt sie ab (Krossektomie). Zum anschließenden Stripping legt man dann die V. saphena magna auch am Innenknöchel frei und schiebt die Babcock-Sonde in dem venösen Gefäß nach proximal geschoben. Dort befestigt man dann die Vene an der Sonde und zieht sie nach distal heraus. (aus: Hirner, Weise, Chirurgie, Thieme, 2008)

Vorbereitung: Die Durchgängigkeit des tiefen Venensystems muss präoperativ mittels Phlebografie oder Duplexsonografie überprüft werden. Die erkrankten Venen werden immer am stehenden Patienten markiert, da sie im Liegen nicht mehr sichtbar sind.

Vorgehen: Standardmäßig wird die **Venexhairese nach Babcock** durchgeführt. Zuerst setzt man einen Leistenschnitt und sucht den Venenstern (Krosse) in der Fossa ovalis auf, an dem die V. saphena magna zusammen mit 3–10 weiteren Venen in die V. femoralis einmündet. Dann ligiert man alle Seitenäste des Venensterns und setzt sie ab (**Krossektomie**). Im Anschluss wird die V. saphena magna im Bereich des Innenknöchels freigelegt, distal ligiert und eine sog. Babcock-Sonde von distal nach proximal vorgeschoben. Proximal wird die Vene dann an der Sonde befestigt und nach distal herausgezogen (**Stripping**, Abb. 5.3). Bei größeren Widerständen werden Entlastungsschnitte gesetzt und die Seitenäste ligiert. Insuffiziente Perforans-Venen und präoperativ eingezeichnete (oberflächliche) Venenkonvolute müssen ebenfalls aufgesucht und sorgfältig ligiert werden (**Exhairese**). Abschließend erfolgt die obligate Anlage eines Kompressionsverbandes.

Alternative Verfahren sind die Kryoexhairese und die Laser- bzw. Radiofrequenzablation. Die Überlegenheit dieser Verfahren ist noch nicht abschließend belegt.

Postoperatives Management: Wichtig ist die konsequente Anwendung des Kompressionsverbandes mit elastischen Binden, um Nachblutungen zu verhindern. Nach Abschluss der Wundheilung müssen Kompressionsstrümpfe 4–6 Wochen lang getragen werden.

Prognose und Komplikationen: Rezidive treten meist durch nicht versorgte Vv. perforantes (ca. 5 %) des insuffizienten Krossenstumpfes auf. Die Operationsletalität liegt bei 0,02 %. Komplikationen des Eingriffs umfassen die Verletzung des N. saphenus mit Sensibilitätsstörungen (meist reversibel), die Verletzung der V. femoralis sowie Blutungen, Hämatome, Wundinfektionen oder die Entwicklung von Lymphfisteln.

5.3.2 Chirurgische Therapie der Phlebothrombose

Näheres s. Gefäße [S. A118].

Indikationen: Tiefe Bein- und Beckenvenenthrombosen werden (auch bei Beteiligung der V. cava inferior) heute i. d. R. konservativ behandelt. Bei ausgedehnten Beckenvenenthrombosen und jungen Patienten kann eine Fibrinolyse erfolgen. Diese wird heute immer seltener systemisch, sondern zunehmend kathetergesteuert durchgeführt. Die chirurgische Thrombektomie kommt in diesen Fällen bei **Kontraindikationen zur Lyse** (z. B. Schwangerschaft, nach Operationen) zum Einsatz. Weitere Indikationen sind die **Phlegmasia coerulea dolens**, eine isolierte Beckenvenenthrombose oder auch eine deszendierende Bein-Becken-Thrombose.

Vorbereitung: Präoperativ wird eine Sonografie und evtl. eine aszendierende Phlebografie durchgeführt. Während der Operation wird der Patient mit Überdruck beatmet (PEEP), mit erhöhtem Oberkörper gelagert und heparinisiert (Minimierung der Lungenemboliegefahr). Der Patient muss darüber hinaus über die Möglichkeit einer Embolie und einer notwendigen Notfallthorakotomie aufgeklärt werden.

Vorgehen:
- **Freilegung** der V. femoralis auf der erkrankten Seite und **Entfernung der Thromben** mittels Fogarty-Katheter [S. B209].
- **Auswickeln** der Beine mittels elastischer Binden von distal nach proximal, um eine vollständige Entleerung der Venen zu erreichen.
- Zur **Rezidivprophylaxe** bei proximalen Verschlüssen kann ggf. vorübergehend (6 Monate) eine AV-Fistel angelegt werden.
- Ggf. kann bei rezidivierenden Embolien trotz Therapie vorübergehend ein Kavaschirm in die V. cava inferior eingesetzt werden.

Prognose und Komplikationen: Die Operationsletalität liegt bei < 1 %. In 60 % der Fälle kann der Thrombus vollständig entfernt werden. Die Gefahr eines postthrombotischen Syndroms lässt sich allerdings nur bei einem raschen Eingriff relevant minimieren.

Die größte Gefahr ist die intraoperative Lungenembolie.

5.4 Lymphgefäße

Chirurgische Therapie der Lymphangitis: Näheres s. Gefäße [S. A129].

Bei abszedierenden Lymphknoten, Furunkeln und Phlegmone ist die operative Ausräumung indiziert. Dabei muss vorsichtig präpariert werden, um den Lymphabfluss nicht zu beeinträchtigen und damit die Bildung von Lymphfisteln oder Lymphozelen zu fördern.

Chirurgische Therapie des Lymphödems: Zum Krankheitsbild s. Gefäße [S. A130].

Die operative Therapie ist nur selten indiziert, z. B. bei Elephantiasis, fortgeschrittenem Stadium und beim Versagen der konservativen Therapie. Bei der **inneren Drainage-OP nach Thompson** wird die Lymphflüssigkeit in tiefere Lymphgefäße abgeleitet, indem Subkutangewebe bzw. Faszie keilförmig entfernt und ein Hautstreifen in eine tiefere Muskelloge verlagert wird. Es besteht auch die Möglichkeit der Verbindung eines Lymphknotens mit einer Vene (OP nach Niebulowicz) oder die komplette Resektion von ödematösem Gewebe (OP nach Charles).

6 Transplantationschirurgie

6.1 Grundlagen

DEFINITION Eine Transplantation (Tx) ist die Übertragung von Organen, Geweben oder einzelnen Zellen in einen lebenden Organismus.

Näheres zur Transplantationsimmunologie (Kompatibilität, Organspender und -empfänger, Immunsuppression und Abstoßungsreaktion) sowie zu den Voraussetzungen zur Organtransplantation s. Immunsystem und rheumatologische Erkrankungen [S. A453].

6.1.1 Hirntoddiagnostik

Siehe Rechtsmedizin [S. C260].

6.1.2 Prinzip der Organkonservierung

Um nach der Organentnahme eine **längere Hypoxie** zu ermöglichen, werden diese unmittelbar vor der Entnahme mit einer Konservierungslösung (erythrozytenfreies Substrat mit Elektrolyten und Nährstoffen) gespült und auf 4 °C gekühlt. Nach der Entnahme werden sie bis zur Implantation in einer Perfusionslösung gelagert. So lässt sich die Ischämietoleranz auf 4–6 h für Herz und Lunge, auf 12–18 h für Pankreas und Leber und auf bis zu 36 h für die Nieren erhöhen. Die Transplantation sollte immer möglichst rasch erfolgen. Kornea, Herzklappen und Gehörknöchelchen können bis zu 72 h nach Herz-Kreislauf-Stillstand entnommen werden.

6.1.3 Grundzüge der Durchführung

Im Falle einer Organspende wird der Spender auf die absoluten Kontraindikationen (s. Immunsystem und rheumatologische Erkrankungen [S. A453]) untersucht und die Blutgruppe und das HLA-Muster bestimmt. Nach ABO-Kompatibilität und Dringlichkeit werden die Empfänger für die Herz-, Lungen- und Lebertransplantation ermittelt und die betreuenden Transplantationszentren verständigt. Die Niere wird erst nach HLA-Typisierung vergeben, da hier bei Inkompatibilität häufiger eine Abstoßungsreaktion auftritt. Nach der Organentnahme (meist in einem peripheren Krankenhaus) und dem Transport wird das Organ in einem Transplantationszentrum implantiert.

Bei der **orthotopen Transplantation** wird das Spenderorgan nach Entfernung des kranken Organs an dieselbe Stelle verpflanzt (Leber, Herz, Lunge), bei der **heterotopen Transplantation** wird das erkrankte Organ belassen und das Spenderorgan an einer anderen Stelle implantiert (Niere, Pankreas). Die **auxilläre Transplantation** bezeichnet eine temporäre Implantation eines Spenderorgans, das entfernt wird, wenn sich das erkrankte Organ erholt hat (Herz, Leber).

> **MERKE** Nach erfolgreicher Transplantation ist immer eine **lebenslange immunsuppressive Therapie** notwendig, um die Gefahr einer Abstoßungsreaktion möglichst gering zu halten.

6.1.4 Nachsorge

Unmittelbar nach der Transplantation ist die Gefahr des **Organversagens** am größten. Ab dem 3. postoperativen Tag treten gehäuft **bakterielle** und **Pilzinfektionen** auf. Vor allem Aspergillusinfektionen sind bei lungentransplantierten Patienten mit einer hohen Letalität verbunden. **Virusinfektionen** (insbesondere Zytomegalievirus) finden sich i. d. R. erst nach 4–6 Wochen. Die notwendige Therapie mit Immunsuppressiva spielt dabei eine wesentliche Rolle (s. u.). Die Abstoßungsreaktionen nehmen nach den ersten 2 Wochen nach der Transplantation zu. Langfristig gesehen entstehen die größten Probleme durch die **Nebenwirkungen der medikamentösen Therapie** und das **Wiederauftreten der Grunderkrankung** im Transplantat.

Um mögliche Komplikationen frühzeitig zu erkennen, sollten **regelmäßig Laboruntersuchungen**, eine **Urin-Zytologie** sowie eine **Sonografie** durchgeführt werden. Stanz- und Aspirationsbiopsie haben eine große Bedeutung bei der Früherkennung und Therapie von Abstoßungsreaktionen.

6.1.5 Abstoßungsreaktion und immunsuppressive Therapie

Siehe Immunsystem und rheumatologische Erkrankungen [S. A455].

6.2 Spezielle Verfahren

6.2.1 Herztransplantation (HTX)

Indikation: Die häufigsten Indikationen zur Herztransplantation sind:
- **terminale Herzinsuffizienz**
- **ischämische Kardiomyopathie** als Endzustand der Koronarsklerose
- Herztumoren/kongenitale Anomalien (selten).

Die Ejektionsfraktion liegt bei transplantationsbedürftigen Patienten oft < 20 %. Der Herzindex ist stark verringert. Der Pulmonalwiderstand darf darüber hinaus eine bestimmte Obergrenze ($320 \, dyn \times s \times cm^{-5}$) nicht überschreiten.

Kontraindikation: Absolut gegen eine Herztransplantation sprechen:
- ein erhöhter pulmonaler Gefäßwiderstand (Rechtsherzbelastung des Spenderorgans!)
- maligne Tumorerkrankungen
- Systemerkrankungen
- chronische Lebererkrankungen
- akute Infektionen
- hämatopoetische Erkrankungen
- Immunsystemerkrankungen
- Erkrankungen des Gastrointestinaltrakts: aktuelles Ulcus ventriculi/duodeni, Divertikulitis.

Relative Kontraindikationen sind ein Diabetes mellitus Typ 1, Suchtkrankheiten, psychische Erkrankungen, eine generalisierte arterielle Verschlusskrankheit, chronische Nierenerkrankungen und eine Adipositas permagna.

Vorbereitung: Die Patienten müssen vor dem Eingriff oft intensivmedizinisch überwacht werden, da häufig vor der geplanten Transplantation herzchirurgische Maßnahmen zur Kreislaufunterstützung (z. B. IABP, Kunstherz, Assist devices) durchzuführen sind.

Für die Organkompatibilität sind folgende Faktoren wesentlich:
- ABO-Blutgruppensystem
- Organgröße
- normale Kontraktilität des Spenderorgans.

Aufgrund der kurzen Ischämiezeit (3–4 h) wird kein routinemäßiges präoperatives HLA- oder Rhesus-Matching durchgeführt.

Vorgehen:
- **Entnahme des Spenderherzens:** Abklemmen der Aorta ascendens, Einbringen einer kardioplegischen Lösung in die Koronararterien, Exzision des Organs unter Belassen ausreichender Gefäßenden und Transport des Organs bei 4 °C.
- **Ex- und Implantation:** Mediane Sternotomie, extrakorporale Zirkulation, Explantation des erkrankten Herzens. Danach Implantation des Spenderorgans mit Anastomosierung der Vorhöfe bzw. bicaval und anschließend der arteriellen Gefäße. Es folgt die Reperfusionsphase, das Organ entwickelt einen Eigenrhythmus.

Postoperatives Management: Zur Immunsuppression wird eine 3-fach-Kombination aus Ciclosporin A, Azathioprin und Prednisolon verabreicht. Zusätzliche antilymphozytäre Antikörper sollen vor akuten Abstoßungsreaktionen schützen. Eine akute Abstoßung verläuft klinisch unauffällig. Regelmäßige Myokardbiopsien (in 2–8 wöchentlichen Abständen) sind darum obligat, um eine zelluläre Abstoßungsreaktion frühzeitig zu erkennen.

Postoperativ werden zudem so lange Katecholamine, chronotrope Substanzen und Vasodilatatoren verabreicht, bis eine **stabile Kreislauffunktion** erreicht wird. Ein **Infektionsmonitoring** erfolgt anfangs auf der Intensivstation und später im Rahmen der Nachsorge durch regelmäßige Röntgenaufnahmen und Blutbildkontrollen.

Postoperative Komplikationen:
- (hyper-)akute Abstoßungsreaktion
- Rechtsherzversagen bei erhöhtem pulmonalem Widerstand
- Infektionen (zunächst oft bakteriell, dann viral; Pilzinfektionen gehen mit schlechter Prognose einher)
- Transplantatvaskulopathie (Sonderform der chronischen Abstoßungsreaktion in Form einer KHK).

Prognose: Die perioperative Letalität liegt bei 8–15 %. Die Sterberate im ersten Jahr nach der Operation beträgt 10–15 %. Die 5-Jahre-Überlebensrate liegt bei ca. 60–70 %.

Akute Abstoßung, Infektionen und chronische Abstoßung sind die prognostisch wichtigsten Faktoren.

6.2.2 Lebertransplantation (LTX)

Indikation und Kontraindikationen: Die häufigste **Indikation** (Tab. 6.1) zur Lebertransplantation ist die dekompensierte Leberzirrhose nach einer chronischen Hepatitis-B- oder -C-Infektion sowie chronischem Alkoholabusus (ethyltoxische Leberzirrhose). Zu den Kriterien einer notfallmäßigen Lebertransplantation s. Verdauungssystem [S. A288].

Kontraindikationen sind schwere Infektionen (z. B. Sepsis), schwere Begleiterkrankungen (z. B. kardiopulmonale Erkrankungen, extrahepatisches Malignom), eine aktive Alkohol- und Drogenabhängigkeit, mangelnde Compliance sowie ein weit fortgeschrittenes hepatozelluläres Karzinom (T 4, N+, M+).

Vorgehen: Der **Zugang** für den orthotopen Ersatz der gesamten Leber erfolgt über einen **Mercedes-Stern-Schnitt** (links- und rechtsseitiger Rippenbogenschnitt, medial bis zum Xiphoid erweitert). Die Empfängerleber wird entfernt, evtl. ein veno-venöser Bypass zur Entlastung der unteren Extremität und des Darms angelegt und anschließend die Spenderleber mit den versorgenden Gefäßen anastomosiert (Reihenfolge: V. cava inferior, A. hepatica propria, V. portae) und die Perfusion in umgekehrter Reihenfolge wiederhergestellt.

Zudem besteht die Möglichkeit einer **Lebendspende**. Dabei kann entweder der rechte oder linke Leberlappen des Spenders verwendet werden. Das Residualvolumen beim Spender sollte allerdings noch > 30 % betragen. Die Transplantation erfolgt dann orthotop unter Erhalt der empfängereigenen V. cava (sog. **Piggy-back-Technik**). Eine große Spenderleber kann auch im Sinne einer **Split-Transplantation** für 2 Empfänger verwendet werden.

Postoperatives Management: Folgende Parameter werden zur **Transplantatüberwachung** bestimmt:
- Leberwerte (Bilirubin, GOT, GPT, LDH)
- Syntheseleistung (Quick/INR, Faktor-V-Halbwertszeit)
- Farbe der Galle
- spezielle Funktionstests (z. B. arterieller Ketonkörperquotient)
- Durchblutung des Organs (Duplexsonografie).

Postoperativ ist die primäre Leberfunktion entscheidend. Man unterscheidet dabei die **Primärfunktion** (PF, GOT < 1000 U/l, Gallenfluss > 50 ml/d, bernsteinfarbene Galle) von einer **primären Dysfunktion** (GOT 1000–2000 U/l, Gallenfluss < 50 ml/d, farblose Galle) sowie der **primären Nichtfunktion** (GOT > 2000 U/l, Gallenfluss < 50 ml/d, farblose Galle, Bedarf an Gerinnungsfaktoren, sekundäres Organversagen). Bei primärer Nichtfunktion besteht die Indikation für eine Retransplantation.

Darüber hinaus muss **eine lebenslange Immunsuppression** mit 2 oder 3 Immunsuppressiva durchgeführt werden. **Cave:** Das Risiko für eine Abstoßungsreaktion ist in den ersten postoperativen Tagen am höchsten.

Komplikationen: Postoperative Komplikationen sind – abgesehen von einer primären Dys- und Nichtfunktion – Blutungen, Thrombose der Leberarterie, Transplantatabstoßung, Galleleckage und als Spätkomplikation die chronische Dysfunktion.

Prognose: Die 5-Jahres-Überlebensrate liegt für Patienten mit Zirrhose bei 72 %, für Patienten mit akutem Leberversagen bei 60 % und bei Patienten mit Lebertumoren bei 52 %, die 10-Jahres-Überlebensrate jeweils bei 62 %, 55 % bzw. 40 %.

Tab. 6.1 Indikationen zur Lebertransplantation

Indikationen	Ursachen
akutes Leberversagen	• akute Virushepatitis • toxisches Leberversagen (Medikamente z. B. Paracetamol, Pilzgifte oder Drogen) • metabolische Erkrankungen (HELLP-Syndrom, Morbus Wilson, Reye-Syndrom) • vaskuläre Ursachen (Budd-Chiari-Syndrom) • traumatische Leberruptur
chronische Lebererkrankungen	• hepatozelluläre Zirrhose (z. B. nach HBV, HCV, postalkoholisch oder Autoimmunhepatitis) • cholestatische Zirrhose (biliäre Zirrhose oder sklerosierende Cholangitis) • metabolische Erkrankungen (Morbus Wilson, Hämochromatose, α_1-Antitrypsin-Mangel) • andere seltene Ursachen (z. B. Glykogenspeicherkrankheiten, Morbus Gaucher, erythropoetische Protoporphyrie)
Tumoren	• Zystenleber • hepatozelluläres Karzinom (nichtresektables, solitäres Karzinom < 5 cm oder 3 Karzinome mit jeweils < 3 cm Größe)
Retransplantation	• primäre Nichtfunktion oder Dysfunktion • Verschluss der A. hepatica • chronische Abstoßung

6.2.3 Nierentransplantation (NTX)

Indikationen: Generell besteht heutzutage für jeden Patient in einem chronisch-intermittierenden Hämodialyseprogramm die Indikation zur Nierentransplantation. Verschiedene individuelle Faktoren können die **Dringlichkeit** einer Transplantation erhöhen (sog. „high-urgent"-Empfänger):
- Shuntprobleme
- schwere renale Osteopathie
- therapieresistente renale Anämie
- Suizidgefährdung.

Bei Kindern liegt aufgrund der psychischen, somatischen und hormonellen Belastung durch eine Dialyse immer eine Indikation zur Nierentransplantation vor.

Wiederholte Nierentransplantationen sind nicht ausgeschlossen, gehen jedoch mit erhöhten immunologischen und operativen Komplikationen einher (z. B. Entfernung des Vorgängertransplantats, Vernarbungen).

Kontraindikationen: Es gibt eine Reihe von absoluten und relativen Kontraindikationen. Unter die absoluten Kontraindikationen fallen **Narkoseunfähigkeit bei Multimorbidität**, therapieresistente lokale oder systemische **Infektionen**, ein positiver Crossmatch-Test und nichtkurativ therapierte **Malignomerkrankungen**. Relativ kontraindiziert ist eine Nierentransplantation bei einem Lebensalter > 70, Diabetes mellitus mit Angiopathie oder Komplikationen einer arteriellen Hypertonie.

Vorbereitung: Vor der Operation müssen folgende Untersuchungen durchgeführt bzw. Befunde erhoben werden:
- körperlicher und urologischer Status
- Gefäßstatus des Beckens
- Ausschluss von Infektionsherden
- Ausschluss einer Malignomerkrankung
- Zytomegalievirusstatus
- AB0-Blutgruppen-Kompatibilität zwischen Spender und Empfänger (bei einer Lebendspende sind auch AB0-inkompatible Transplantationen möglich → vor der Transplantation erzeugt man beim Empfänger eine Immuntoleranz mittels Rituximab, Immunglobulinen und Immunadsorption)
- gute Übereinstimmung der HLA-Antigene
- Crossmatch mit Empfängerserum und Spenderlymphozyten (s. Immunsystem und rheumatologische Erkrankungen [S. A454]).

Vorgehen: Nach einem rechten oder linken Unterbauchschnitt werden die Bauchmuskeln durchtrennt und die iliakalen Gefäße dargestellt. Die Spenderniere wird dann retroperitoneal in die Fossa iliaca eingepflanzt. Anschließend werden in End-zu-Seit-Technik die Nierenvene mit der V. iliaca externa und die Nierenarterie mit der A. iliaca externa verbunden. Nach der Reperfusion der Spenderniere implantiert man das Harnleiter-Transplantat mit einer Antirefluxprothese in die Blase. Danach wird die Bauchdecke verschlossen.

Komplikationen:
Ischämieschäden: Infolge der Erwärmung während der Ex- bzw. Implantation oder bei verlängerter Organlagerung bei 4°C können **Ischämieschäden** auftreten. Während der Reperfusion können sich Sauerstoffradikale bilden (Reperfusion mit sauerstoffreichem Blut), die u. a. die Zellen direkt schädigen und den Ischämieschaden weiter verstärken. Eine akute Tubulusnekrose kann ebenfalls infolge der fehlenden Durchblutung auftreten.

Weitere Komplikationen: Häufig kommt es zu Hämatomen und Blutungen aus Nahtinsuffizienzen. Arterielle Stenosen bilden sich vorwiegend im Bereich der Gefäßanastomosen. Entwickelt sich daraufhin eine arterielle Hypertonie oder ist die Nierenfunktion eingeschränkt, müssen die Stenosen aufdilatiert werden. Thrombosen der renalen/iliakalen Gefäße gehen fast immer mit einem Transplantatverlust einher. Des Weiteren treten Harnleiterstenosen, Abstoßungsreaktionen (Zeichen einer akuten Transplantatabstoßung: erhöhte Körpertemperatur, Rückgang der Diurese, Schmerzen im Transplantatlager, Schwellung des Transplantats) sowie rekurrierende Glomerulonephritiden auf. Die Infektabwehr ist infolge der Immunsuppression gemindert und Infektionen dadurch häufig.

Kontrolluntersuchungen: In der frühen postoperativen Phase ist die Ultraschalluntersuchung mit Duplexsonografie die Methode der Wahl.

Prognose: Die perioperative Letalität liegt bei ca. 1–3 %, die Komplikationsrate bei 3–10 %. Die 3-Jahres-Transplantatfunktionsrate beträgt bei einer HLA-identischen Lebendspende 96 %, einer HLA-verwandten Lebendspende 84 % bzw. bei einer postmortalen Spende 71 %.
Wichtige Prognosefaktoren:
- optimale Blutdruckeinstellung (< 135/85 mgHg bzw. niedriger bei Proteinurie)
- Behandlung einer Proteinurie bzw. Hyperlipidämie
- Gewichtsnormalisierung und
- Rauchverbot

6.2.4 Dünndarmtransplantation

Indikation:
- irreversibler Verlust der Dünndarmfunktion: z. B. Kurzdarm-Syndrom nach Resektion (s. u.)
- Komplikationen der totalen parenteralen Ernährung (TPN): z. B. Durchwanderungsperitonitis.

Kontraindikation:
- Sepsis
- schwere, therapierefraktäre kardiopulmonale Begleiterkrankungen
- Alkohol-/Drogenabhängigkeit
- fehlende Compliance.

Vorgehen: Das Dünndarmtransplantat sollte mindestens 150 cm lang sein und idealerweise sowohl **Jejunum**- als auch **Ileum**anteile enthalten. Nach medianer Laparotomie wird es orthotop eingesetzt. Die Spendergefäße werden mit A. mesenterica superior, der Aorta bzw. Pfortader oder V. mesenterica des Empfängers anastomosiert. Das Spenderileum wird als Ileostoma ausgeleitet. Dieses dient der Therapiekontrolle durch Beurteilung der stomalen Flüssigkeit, Stomafarbe, der Stuhlkonsistenz, aber auch als Zugang für Transplantatbiopsien. Das Ileostoma kann bei gutem Verlauf nach 3–6 Monaten zurückverlegt werden.

Postoperative Komplikationen:
- Blutung, Thrombose, Stenose im Bereich der Gefäßanastomosen
- akute und chronische Abstoßungsreaktionen
- opportunistische Infektionen und De-novo-Tumoren als Folge der Immunsuppression.

Prognose: Zunächst schien der Überlebensvorteil bei TPN größer als nach einer Dünndarmtransplantation; dies lag sowohl an den Komplikationen der Transplantation als auch an der späten Indikationsstellung (erst als Ultima Ratio bei Versagen der TPN). Die 1-Jahres-Transplantatfunktionsrate liegt bei 60–70 %.

6.2.5 Weitere Transplantationen

Lungen bzw. Herz-Lungen-Transplantation (HLTX): Die Lunge kann entweder alleine oder in Kombination mit dem Herzen transplantiert werden. Bei der reinen Lungentransplantation unterscheidet man wiederum die Transplantation eines (Einzellungentransplantation, z. B. bei Lungenfibrose) oder beider Lungenlappen (Doppellungentransplantation, z. B. bei Emphysem, Mukoviszidose). **Indikation** zur Transplantation sind **pulmonalvaskuläre** und **-parenchymatöse Erkrankungen im Endzustand**:
- Z. n. multiplen Lungenembolien
- primär pulmonale Hypertonie
- Eisenmenger-Reaktion bei kongenitalen Vitien
- terminale Lungenerkrankungen (Emphysem, Lungenfibrose, Bronchiektasien, Mukoviszidose, Histiocytosis X).

Für die Erfolgsaussichten maßgeblich ist eine gute Compliance der Patienten. Postoperativ muss frühzeitig mit der physikalischen Atemtherapie begonnen und diese auch konsequent fortgeführt werden. Die OP-Letalität liegt bei reinen Lungentransplantationen bei 10 %, bei HLTX bei 20 %.

Pankreastransplantation (PTX): Eine Pankreastransplantation ist indiziert bei einem Diabetes mellitus Typ 1 und diabetischen Sekundärkomplikationen. **Voraussetzung** für die Transplantation sind der Nachweis von Inselzell-Antikörpern und das Fehlen des C-Peptids (s. Klinische Chemie [S. A352]). Liegt gleichzeitig eine diabetische Nephropathie mit Niereninsuffizienz vor, kann die Niere simultan mittransplantiert werden.

7 Neurochirurgie

7.1 Diagnostik

In diesem Kapitel werden nur die chirurgischen Aspekte der Neurologie abgehandelt, die Grundlagen (Krankheitsbilder, konservative Therapie) finden sich im Kapitel Neurologie [S. B900].

Notfalldiagnostik: Zur Notfalldiagnostik gehört neben der Eigen- und Fremdanamnese die Inspektion des Patienten, die Prüfung der Bewusstseinslage (z. B. Glasgow-Coma-Scale beim traumatisierten Patienten), die Beobachtung der Spontanmotorik, die Prüfung von Pupillenweite und Lichtreaktion sowie die Prüfung der Schutz- bzw. Hirnstammreflexe. Bei Bedarf ist eine sofortige radiologische **Notfalldiagnostik** (z. B. kraniale CT) indiziert. Näheres zur Diagnostik beim spinalen oder zerebralen Notfall s. Notfallmedizin [S. B58].

Anamnese und klinische Untersuchung: Die Anamnese (Eigen- oder Fremdanamnese) und die klinische Untersuchung liefern wichtige Hinweise auf Lokalisation und Art des Prozesses. Wichtig sind dabei zum einen die Bestimmung des zeitlichen Verlaufs (z. B. schnell progredient bei akuten Prozessen) sowie die genaue Erfassung der Ausfallerscheinungen. Details zur neurologischen Anamnese und Untersuchung s. Neurologie [S. B902].

Nichtchirurgische präoperative Untersuchungen: Zu den apparativen Untersuchungsmethoden in der Neurologie s. Neurologie [S. B914].

Hirnbiopsie: Die Hirnbiopsie wird **stereotaktisch** (rahmengestütztes Verfahren bei kleineren Prozessen oder mittels Neuronavigationssystemen, rahmenloses Verfahren bei Prozessen > 1 cm) zur Differenzierung von operativ schwer zu erreichenden oder multizentrischen Prozessen angewendet. Eine weitere Indikation besteht bei eingeschränkter Operabilität des Patienten.

> **MERKE** Wegen des relativ großen Risikos ist der Eingriff allerdings nur dann indiziert, wenn sich aus dem Biopsieergebnis auch tatsächlich eine therapeutische Konsequenz ergibt.

7.2 Therapieverfahren

7.2.1 Konservative Therapieverfahren

Die **Strahlentherapie** (perkutan oder interstitiell) ist eine etablierte Methode zur adjuvanten (und seltener zur primären) Therapie neurologischer Tumoren. Ebenfalls adjuvant wird die **Chemotherapie** durchgeführt, meist jedoch mit palliativer Zielsetzung. Großen therapeutischen Stellenwert hat in der Neurologie auch die (Früh-)Rehabilitation. Für viele neurochirurgische Erkrankungen stehen darüber hinaus medikamentöse Therapiemöglichkeiten als Basis oder Ergänzung zum operativen Vorgehen zur Verfügung.

7.2.2 Neurochirurgische Operationstechniken

Fixation: Bei kranialen Eingriffen wird der Kopf des Patienten in einer sog. **Mayfield-Klemme** (Abb. 7.1) fest eingespannt, um Verschiebungen zu verhindern und eine exakte Navigation zu ermöglichen.

Trepanation: Öffnung des Schädels. Sie kann als Bohrlochtrepanation (z. B. Punktion des Ventrikels, Ausräumung von oberflächlichen Hämatomen) oder als Trepanation mit Knochendeckelentnahme erfolgen. Nach Hautschnitt wird mit einem Bohrer, der bei Durakontakt auskuppelt, ein Bohrloch angelegt, die Dura vom Knochen gelöst und die Schädeldecke mit einer Fräse eröffnet.

Computergestützte Neuronavigation: Mit CT und MRT (evtl. in Kombination mit PET) wird präoperativ ein genauer Datensatz der Region erstellt und mit dem Patienten intraoperativ abgeglichen. So können Instrumente und das Mikroskop mit einer Präzision von 2–5 mm geortet werden.

Mikrochirurgie: Um gesunde Strukturen zu schonen, wählt man den Zugang über präformierte Lücken oder unter kleinstmöglicher Parenchymöffnung. Bei der Operation verwendet man ein flexibles OP-Mikroskop und mikrochirurgische Spezialinstrumente. Ebenso zur Mikrochirurgie gehört der Einsatz von Ultraschallaspiratoren.

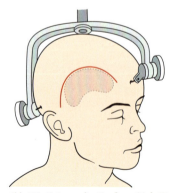

Abb. 7.1 **Fixieren des Kopfes mittels Mayfield-Klemme.**
(aus: Schumpelick et al., Kurzlehrbuch Chirurgie, Thieme, 2010)

Endoskopische Neurochirurgie: Sie wird eingesetzt z. B. im Rahmen von Operationen der Hypophyse (transnasaler Zugang) oder intrakraniellen Eingriffen (Biopsien, Zystektomien, aber auch intraventrikuläre Tumoren) oder Eingriffen an peripheren Nerven (z. B. Karpaltunnel-Syndrom).

7.3 Chirurgische Therapie des Schädel-Hirn-Traumas (SHT)

Siehe auch Neurologie [S. B949].

Indikation: Folgende Verletzungen im Rahmen eines Schädel-Hirn-Traumas bedürfen einer operativen Therapie:
- **Kopfschwartenverletzung:** Hämatome, Platz-, Riss- und Quetschwunden
- **Frakturen:** Kalotten-, Schädelbasis- und Impressionsfrakturen
- **Verletzung großer Gefäße:** z. B. der A. carotis interna an der Schädelbasis
- **intrakranielle Hämatome**
- **erhöhter Hirndruck**
- SHT mit Eröffnung der Dura (**offenes SHT**).

MERKE Offene Frakturen, intrakranielle Hämatome und die Verletzung großer Gefäße sind immer vital bedrohlich und deshalb Indikationen zur **Notfall-Operation**.

Vorgehen:
Kopfschwartenverletzung: Abhängig vom Gesamtzustand des Patienten steht entweder die primäre Blutstillung mit einem Kompressionsverband oder die Reinigung und Inspektion der Wunde auf weitere Verletzungen im Vordergrund (Hinweise auf Fremdkörper, Frakturen, offenes SHT?). Wichtig ist zudem eine suffiziente Tetanusprophylaxe (s. Infektionserkrankungen [S. A536]).

Frakturen:
- **Kalottenfraktur:** Geschlossene, einfache Frakturen sowie Fissuren bedürfen keiner speziellen Therapie. Ein Schädel-CT (CCT) sollte allerdings zur genauen Diagnostik immer erfolgen, insbesondere dann, wenn die Gefahr einer Verletzung der A. meningea media oder eines Hirnsinus besteht (Hämatomgefahr!). Zudem ist die engmaschige Überwachung des Patienten obligat.
- **Impressionsfraktur:** Verlagerung von Knochenteilen ins Schädelinnere. Nach Sicherung der Diagnose (Röntgen) und Bestimmung des weiteren Verletzungsausmaßes (CT) wird die Impression operativ angehoben. Meist besteht keine Notfallindikation.
- **Schädelbasisfraktur:** Siehe auch HNO [S. B797]. Bei vital bedrohlichen Verletzungen (z. B. Abriss der A. carotis an der Schädelbasis) ist eine sofortige Notfall-OP indiziert.

Intrakranielle Hämatome:
- **epidurales Hämatom:** Entlastung mittels Trepanation, Versorgung der Blutungsquelle und Ausräumung des

Hämatoms. Notfallmäßige Trepanation bei akutem Hämatom.
- **akutes Subduralhämatom**: Notfallkraniotomie, Eröffnung der Dura, Versorgung der Blutungsquelle und Ausräumung des Hämatoms.
- **intrazerebrales Hämatom**: Operative Therapie (Ausräumung) bei großen Raumforderungen, die zu zunehmendem Hirndruck oder Einklemmung führen. Kleine Hämatome werden beobachtet.

Offenes SHT: Die Verbindung zum unsterilen Raum sollte durch Duraverschluss und Hautverschluss umgehend unterbunden werden. Es muss zudem eine Antibiotikatherapie erfolgen, um die Gefahr einer Infektion (meist Staphylo- und Streptokokken) zu verringern.

Postoperatives Management und Prognose: Nach jeder operativen Therapie eines SHT ist eine engmaschige Kontrolle des Patienten (Monitoring mit Hirndruckmessung etc.) auf einer neurochirurgischen Intensivstation indiziert.

Die Letalität hängt vom genauen Ausmaß, von der Dauer der Bewusstlosigkeit, dem Alter des Patienten und vielen weiteren Faktoren ab. Grundsätzlich versterben 30–45 % der Patienten mit schwerem SHT. Nur ⅓ der Überlebenden bleibt anschließend noch voll berufsfähig.

7.4 Chirurgische Therapie von Hirntumoren

Tab. 7.1 gibt eine Übersicht über die verschiedenen Hirntumoren und das entsprechende Vorgehen. Für Allgemeines zu den Hirntumoren s. Neurologie [S. B926].

Vorbereitungen: Ein Hirnödem wird adjuvant mit Glukokortikoiden behandelt (zur Reduktion des vasogenen Hirnödems), bei Bedarf werden präoperativ Antiepileptika verabreicht. Um eine möglichst vollständige Resektion zu erreichen, die gesunden Hirnstrukturen dabei aber zu schonen, ist eine exakte Bilddiagnostik unverzichtbar. Genauso muss die Nähe des Tumors zu lebenswichtigen Strukturen verifiziert werden.

Vorgehen und Komplikationen: Kraniotomie und möglichst totale **Tumorexstirpation**. Einlage einer Liquordrainage bei Gefahr eines Hydrozephalus oder einer Einklemmung.

Postoperativ müssen die Patienten auf einer neurochirurgischen Intensivstation überwacht werden und abhängig vom Tumor adäquat radio- oder chemotherapeutisch nachbehandelt werden. Die Gefahr bleibender neurologischer Defizite bleibt prinzipiell immer bestehen, variiert jedoch nach dem Ausmaß der Resektion und den betroffenen Gehirnregionen.

Prognose: Die Prognose hängt im Wesentlichen von der Radikalität des Eingriffs und der genauen Histologie des Tumors ab. Glioblastome gehen beispielsweise mit einer infausten Prognose einher (mittleres Überleben 1 Jahr).

Tab. 7.1 Hirntumoren mit Behandlung

Tumorart	Therapie
pilozystisches Astrozytom (Gliom Grad I)	kurative Resektion
Grad-II-Astrozytom	kurative Resektion
Grad-III-Astrozytom	kurative Resektion mit anschließender Bestrahlung und Chemotherapie bei Rezidiv oder Progression
Grad-IV-Astrozytom (Glioblastom)	Möglichst radikale Reduktion des Tumors unter Schonung wichtiger Hirnstrukturen. Chirurgische Heilung niemals möglich. Anschließende simultane Radio-/Chemotherapie
Oligodendrogliome	vollständige Resektion anstreben, ggf. mit Bestrahlung
Ependymome	kurative Resektion anstreben, sonst anschließende Bestrahlung, bei Kindern Chemotherapie
Plexuspapillome und -karzinome	kurative Resektion, bei Karzinomen Radiatio
Germinome	primäre Bestrahlung
benigne Tumoren und Teratome	Tumorexstirpation
PNET (primitive neuroektodermale Tumoren)	kurative Resektion mit adjuvanter Bestrahlung und Chemotherapie
Neurinome	Resektion
Meningeome	Tumorresektion
maligne Lymphome	Biopsie, Bestrahlung, Chemotherapie
Hypophysenadenome	Operation nur bei Kompression von Nachbarstrukturen oder konservativ nicht mehr behandelbaren Hormonexzessen
Kraniopharyngeome	Operation
Hirnmetastasen	abhängig vom Zustand des Patienten, OP bei solitären oder wenigen Metastasen, sonst Radiatio, auch ggf. postoperativ

7.5 Chirurgische Therapie der intrakraniellen Drucksteigerung

Siehe auch Neurologie [S. B923].

Indikationen: Ist eine **Raumforderung** Ursache für die intrakranielle Drucksteigerung, wird diese nach Möglichkeit **operativ entfernt**. Die Indikation zur **Ventrikeldrainage** oder **dekompressiven Kraniotomie** ist bei nichtoperablen Raumforderungen im Bereich von Hirnstamm bzw. Kleinhirn sowie bei Blutungen und damit verbundener nichtbeherrschbarer Drucksteigerung gegeben. Als absolute Ultima Ratio ist bei Versagen jeglicher anderweitiger Therapie (z. B. bei hämorrhagischen Erweichungen) u. U. eine **Entfernung von zerstörtem Hirngewebe** indiziert.

Vorgehen:

Ventrikeldrainage: Bei der **externen Ventrikeldrainage** wird das Vorderhorn des Seitenventrikels (meist rechts) durch die Schädeldecke hindurch im hinteren Bereich des Stirnbeins punktiert und der Liquor so nach außen abgeleitet. Zusätzlich lässt sich der intrakranielle Druck kontinuierlich messen. Diese externe Drainage ist allerdings nur eine Übergangslösung (Gefahr der Keimverschleppung!) und muss daher bei längerfristig notwendiger Drainage durch einen **internen Shunt** (z. B. ventrikuloperitonealer Shunt mit Ableitung des Liquors in die Bauchhöhle) ersetzt werden. Dabei wird ein Ventil dazwischengeschaltet, das ab einem bestimmten intraventrikulären Druck den Liquorabfluss gewährleistet, gleichzeitig aber einen unkontrollierten Abfluss bzw. auch einen -reflux verhindert. Unter den **Ventilsystemen** gibt es einstellbare („programmierbare") oder selbstregulierende Ventile bzw. auch solche, die die Gravitation berücksichtigen (unterschiedlicher hydrostatischer Druck im Stehen und Sitzen). Bevorzugt werden heutzutage einstellbare Gravitationsventile eingesetzt. Trotzdem sind aber regelmäßige radiologische Untersuchungen erforderlich, um die Einstellungen zu überprüfen.

Weitere Verfahren: dekompressive Kraniektomie (großflächige Trepanation und Dura-Erweiterungsplastik).

Komplikationen: Es besteht die Gefahr einer Keimverschleppung mit nachfolgender bakterieller Infektion. Das Risiko steigt mit der zunehmenden Dauer der Therapie (→ frühzeitige Indikationsstellung zum Shunt).

Prognose: Die Prognose hängt stark von der Grunderkrankung ab.

7.6 Chirurgische Therapie von Spaltmissbildungen im Bereich der Wirbelsäule

> **DEFINITION** Fehlbildung durch einen unvollständigen Schluss des Neuralrohrs (Spina bifida).

Siehe auch Neurologie [S. B921].

Bei einer **Spina bifida occulta** ist eine Operation nur bei neurologischen Ausfällen erforderlich; **offene Neuralrohrdefekte** müssen dagegen sofort nach der Geburt (innerhalb der ersten 12 h) chirurgisch versorgt werden (operativer Verschluss der offenen Neuralrohrplatte mit Hautdeckung). Bei einem späteren Operationszeitpunkt besteht die Gefahr einer aszendierenden Meningitis und Rückenmarksschäden. Besteht gleichzeitig ein **Hydrozephalus**, kann durch eine interne oder (vorübergehende) externe **Ventrikeldrainage** behandelt werden. Die meisten Patienten bedürfen einer dauerhaften urologischen (neuropathische Blase) und orthopädischen Begleittherapie. Die 5-Jahres-Überlebensrate beträgt etwa 95 %, allerdings lernen nur 12 % der Kinder normal gehen. Unbehandelt versterben etwa 80 % der Kinder.

Heutzutage besteht die Möglichkeit einer pränatalen (offenen oder endoskopischen) Operation. Der Nutzen eines möglichst frühzeitigen Eingriffs wird derzeit in Studien erforscht.

7.7 Chirurgische Therapie von Rückenmarkstraumen

Für Allgemeines zu Verletzungen im Bereich des Rückenmarks s. Neurologie [S. B973], zur Erstversorgung am Unfallort s. Notfallmedizin [S. B57].

Die operative Versorgung ist in folgenden Fällen indiziert:
- **offene Verletzung**: Wundversorgung und umgehender Verschluss der Dura aufgrund der großen Gefahr von Liquorfisteln und aszendierenden Infektionen.
- **Raumforderung**: Sofortige Entlastung bzw. die operative Ausräumung. Je früher die Kompression beseitigt wird, desto besser ist die neurologische Prognose.
- **progrediente oder sekundäre neurologische Ausfälle**: operative Entlastung.
- **Instabilität der Wirbelsäule**: belastungsstabile Osteosynthese (s. Orthopädie und Unfallchirurgie [S. B233]), um Sekundärschäden zu verhindern, die neurologischen Ausfälle zu reduzieren und um die Rehabilitationszeit zu verkürzen.

Die Prognose ist stark von der Lokalisation und der Ausdehnung abhängig.

7.8 Chirurgische Therapie von Wurzelkompressions-Syndromen

Siehe auch Neurologie [S. B980].

Indikationen: Wurzelkompressions-Syndrome werden zunächst meist konservativ behandelt. Eine **Notfallindikation** zur chirurgischen Therapie besteht bei akuter Rückenmarkkompression im zervikalen oder lumbalen Bereich (**Massenprolaps mit Konus-Kauda-Symptomatik**). Eine absolute Operationsindikation (innerhalb der nächsten Tage!) ist bei **akuten motorischen Ausfällen** gegeben. Eine relative Operationsindikation besteht beim Bandscheibenvorfall mit Schmerzen, die trotz adäquater konservativer Therapie fortbestehen. Eine operative Therapie der **Spinalkanalstenose** ist bei Versagen konservativer Maßnahmen (Physiotherapie, Analgetika) indiziert, die **zervikale Myelopathie** wird immer operiert.

Vorgehen:
Bandscheibenvorfälle: An der **Halswirbelsäule** erfolgt der Zugang meist von ventral und erlaubt dabei die vollständige und relativ gefahrlose Entfernung des degenerativ veränderten Bandscheibengewebes. Ein Interponat soll eine Kyphosierung der Wirbelsäule verhindern. Komplikationen wie Verletzungen der Halsgefäße, der Trachea, des Ösophagus, des N. recurrens sowie des Rückenmarks sind äußerst selten. An der **lumbalen** Wirbelsäule erfolgt der Zugang üblicherweise von dorsal mittels mikrochirurgischen oder endoskopischen Instrumenten. Nach Entfernung des gelben Bandes (**Flavektomie**) oder **Flavotomie** wird das ausgetretene Bandscheibengewebe entfernt. Es besteht hier die Gefahr einer ventralen Perfora-

tion mit Verletzung von Gefäßen. Diese Komplikation ist zwar selten, aber typisch und deshalb unbedingt aufklärungspflichtig. Ein Interponat ist nicht sinnvoll, eine künstliche Bandscheibe muss von ventral eingesetzt werden und ist nur in Ausnahmefällen indiziert.

Spinalkanalstenose: Je nach Ausmaß der Stenose wird eine interarcuäre Erweiterung (Teilhemilaminektomie) einseitig oder beidseitig durchgeführt. Zusätzlich kann eine Foraminotomie notwendig sein. Ist ein Bandscheibenvorfall mitverantwortlich, wird auch dieser operiert.

Zervikale Myelopathie: Beseitigung der Enge durch Entfernung der Osteophyten im Bereich der Grund- und Deckenplatten (OP von ventral) oder Erweiterung der Enge durch Versetzen der Wirbelbögen nach hinten (Laminoplastie) von dorsal.

7.9 Chirurgische Therapie von spinalen Tumoren und Raumforderungen

Siehe auch Neurologie [S. B974].

Eine Operationsindikation besteht insbesondere bei nicht vollständig ausgeprägten Querschnitts-Syndromen. **Wirbelmetastasen** werden meist bei einem inkompletten Querschnitt in palliativer Zielsetzung in Kombination mit einer Strahlentherapie operiert, um eine Verbesserung der Lebensqualität zu erreichen. Ziel bei der Therapie **intradural-extramedullärer Tumoren** ist deren möglichst vollständige Entfernung. Bei **Meningeomen** wird der entsprechende Duraanteil ebenfalls mitentfernt. **Intramedulläre Tumoren** werden auch möglichst radikal operiert.

Eine detaillierte Bildgebung muss erfolgen, um eine möglichst exakte präoperative Planung zu ermöglichen.

Der Zugang erfolgt nach Möglichkeit von dorsal. Je nach Tumorausprägung müssen allerdings andere Zugangswege gewählt werden. Bei Ausdehnung bis in den Thoraxbereich ist evtl. eine Thorakotomie notwendig.

7.10 Chirurgische Therapie von Verletzungen peripherer Nerven

Ätiopathogenese: Nervenverletzungen können als Folge eines Traumas, nach Schnitt-, Schuss- oder Bisswunden, aber auch nach Tumorexzisionen oder durch Knochensplitterung bei Frakturen entstehen.

Wird ein peripherer Nerv verletzt, degenerieren der gesamte distale Teil und die proximalen Anteile bis zum nächsten Ranvier-Schnürring (**Waller-Degeneration**). Der Nerv kann sich **regenerieren** (Aussprossungen aus den Axonen entlang der Nervenleitstrukturen). Ist keine Regeneration möglich, z. B. wenn keine Leitstrukturen verblieben sind, kommt es zum dauerhaften Ausfall der sensiblen und motorischen Funktionen sowie zur Ausbildung eines schmerzhaften Neurinoms. Die Regenerationsfähigkeit motorischer Nerven erlischt etwa nach einem halben, die sensibler Nerven etwa nach einem Jahr. Eine spätere Rekonstruktion ist deshalb nicht sinnvoll.

Diagnostik: Diagnostisch hilfreich ist das **Hoffmann-Tinel-Zeichen**: Bei Beklopfen des Nerves von distal nach proximal kommt es ab der Stelle der Nervenverletzung zu Missempfindungen im Bereich des Versorgungsgebietes des Nervs. Den Regenerationsfortschritt kann man kontrollieren, indem man die Wanderungen der Stelle der ersten Missempfindung beobachtet.

Einteilung nach Sneddon: Einen guten Überblick über Umfang und Prognose einer Nervenschädigung bietet die Klassifikation nach Sneddon:

- **Grad 1**: **Neurapraxie**, d. h. Unterbrechung der elektrischen Leitfähigkeit des Nerven bei morphologischer Unversehrtheit. Die Regeneration dauert i. d. R. 2 Monate.
- **Grad 2**: **Axonotmesis**, d. h. unterbrochene Axonkontinuität mit Erhalt von Endo-, Peri- und Epineurium. Die Regeneration dauert Monate bis 3 Jahre.
- **Grad 3**: **Axonotmesis** und **Perineuriumverletzung**, schlechtere Regeneration
- **Grad 4**: **Neurotmesis**, d. h. komplette Unterbrechung der Kontinuität sämtlicher Nervenanteile.
- **Grad 5**: **Plexusschaden** mit Ausriss von Hinter- und Vorderwurzel.

> **MERKE** Bei einer Nervenschädigung vom Grad 4 und 5 nach Sneddon ist eine rasche operative Versorgung indiziert.

Therapie: Grundsätzlich gibt es 2 verschiedene Verfahren operativer Rekonstruktion:

Primäre Nervennaht (Abb. 7.2): Sie ist indiziert bei frischen Verletzungen mit glatten Enden ohne Verlust von Nervensubstanz (→ die Nervenenden müssen ohne Spannung adaptierbar sein). Auch bestehende Begleitverletzungen dürfen nicht zu schwerwiegend sein. Die Naht (10-0 Nahtmaterial mit atraumatischer Nadel) erfolgt bei großen Nerven getrennt nach den einzelnen Faszikelgruppen.

Sekundäre Nervenrekonstruktion /Nerventransplantation: Bei geschlossenen Verletzungen (keine Indikation zur primären Nervennaht) und bei Verletzungen, die nicht mittels einer primären Nervennaht versorgt werden können, wird der Nerv sekundär rekonstruiert. Die Versorgung erfolgt nach Abschluss der Waller-Degeneration (6–12 Wochen) durch Transplantation eines Nerven. Üblicherweise wird dazu der **N. suralis** (Länge bis 38 cm, Entnahme aus dem Unterschenkel nach Hautinzisionen und Anschlingen des Nervs) verwendet, da seine Entnahme nur zu einer geringen Beeinträchtigung führt (Verlust der sensiblen Innervation submalleolär am lateralen Fußrand). Die Adaptation erfolgt am distalen und proximalen Nervenende analog zur primären Nervennaht.

Postoperative Versorgung: Nach der Rekonstruktion (primär oder sekundär) ist eine **Ruhigstellung** mit Gips über

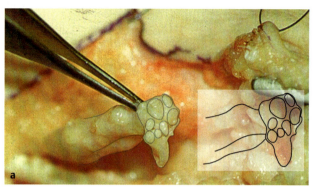
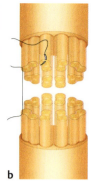

Abb. 7.2 **Primäre Nervennaht. a** Nervenstumpf mit Faszikelgruppen. **b** Zusammengehörige Faszikelgruppen. (aus: Hirner, Weise, Chirurgie, Thieme, 2008)

10 Tage erforderlich. Die Regeneration muss engmaschig kontrolliert werden. Die elektrophysiologische Untersuchung ist erst nach etwa einem Jahr sinnvoll. Operative Revisionen sind notwendig, z. B. wenn das Hoffmann-Tinel-Zeichen (s. o.) > 6 Monate sistiert.

7.11 Neurochirurgische Schmerzbehandlung

Siehe Anästhesie [S. B97].

8 Plastische und ästhetische Chirurgie

8.1 Plastisch-chirurgische Methoden

8.1.1 Haut- und Gewebetransplantation

> **DEFINITION** Haut und/oder verschiedene Gewebeteile werden vollständig aus ihrer natürlichen Umgebung herausgelöst und an einer anderen Stelle eingesetzt.

Bei Hauttransplantaten unterscheidet man **Vollhaut-** von **Spalthauttransplantaten**. Die bevorzugten Entnahmestellen für Voll- und Spalthaut sind in **Abb. 8.1 a** dargestellt. Voraussetzung für eine freie Vollhaut- oder Spalthauttransplantation ist ein gut durchbluteter Wundgrund.

Vollhauttransplantate bestehen aus Epidermis, Dermis und Hautanhangsgebilden. Sie werden dort eingesetzt, wo eine Narbenkontraktur ungewünscht ist (z. B. Defekte der Gesicht-, Hals-, Hand- oder Fußregion). Die Entnahme erfolgt mittels Schablone und Skalpell aus einem Areal mit Hautüberschuss, wie beispielsweise an der Leiste oder an der Oberarminnenseite. Nach der Entnahme wird die Wunde primär verschlossen und durch eine einfache Lappenplastik oder auch mittels Spalthauttransplantat gedeckt. Das kosmetische und funktionelle Ergebnis ist deutlich besser als bei Spalthauttransplantaten (s. u.). Die Transplantate sind sehr dick und damit besonders widerstandsfähig. Wegen der verzögerten Gefäßeinsprossung heilen sie allerdings schlechter ein.

Spalthauttransplantate: Sie enthalten nur die Epidermis und Teile der Dermis. Sie werden mittels Dermatom oder Humby-Messer entnommen. Spalthauttransplantate können grundsätzlich an jeder Körperstelle eingesetzt werden, vorwiegend werden sie verwendet, um großflächige Wunden zu decken, z. B. bei Verbrennungen oder einem Ulcus cruris. Vorteil sind die sichere Einheilung und die Reepithelisierung des Spenderareals, da die tiefe Dermis mit den Hautanhangsgebilden erhalten bleibt.

Schneidet man die entnommene Haut mithilfe eines speziellen Gerätes maschenartig ein (**Mesh-Graft** oder auch Netztransplantat), vergrößert sich die Oberfläche des Hautlappens bis auf das 1,5–8-Fache.

Transplantation anderer Gewebearten: Fett kann mittels Liposuktion entnommen und an einer anderen Stelle eingespritzt werden. Auch Faszien, Knorpel- (z. B. autologe Chondrozytentransplantation, s. Orthopädie [S. B308]) und Knochengewebe können transplantiert werden.

8.1.2 Nerventransplantation

Siehe Transplantation peripherer Nerven [S. B221].

8.1.3 Lappenplastik

> **DEFINITION** Lappenplastiken verfügen im Unterschied zum freien Hauttransplantat über eine definierte arterielle und venöse Blutversorgung (sog. **Stiel**). Sie enthalten Haut, das darunterliegende Unterhautgewebe sowie evtl. Muskeln und Knochen.

Random-pattern-Flap

Gemeinsames Merkmal dieser Lappen ist ihr zufälliges Durchblutungsmuster. Dadurch ist die Lappengröße beschränkt. Verwendet werden können Lappen mit einem Basis-Längen-Verhältnis von 1:2 bzw. im Gesicht 1:6. Abhängig von der Entfernung, die zwischen der Entnahme-

8.1 Plastisch-chirurgische Methoden

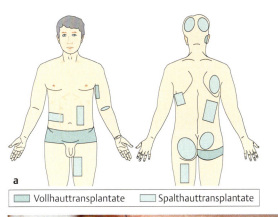

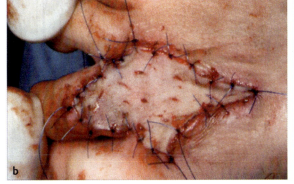

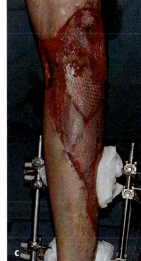

Abb. 8.1 Spalt- und Vollhauttransplantat. a Bevorzugte Entnahmestellen. **b** Defektdeckung mittels Vollhaut **c**. Defektdeckung mittels Spalthaut (1 Woche nach Transplantation). (a und c: aus Henne-Bruns et al., Duale Reihe Chirurgie, Thieme, 2008; b: aus Schumpelick et al., Kurzlehrbuch Chirurgie, Thieme, 2010)

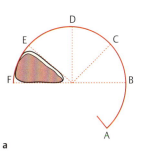
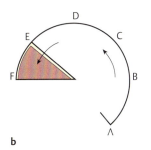
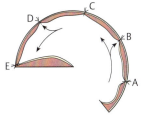
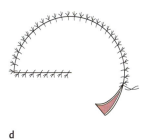

Abb. 8.2 Rotationslappen. (aus: Schumpelick et al., Kurzlehrbuch Chirurgie, Thieme, 2010)

und der Implantationsstelle liegt, unterscheidet man Nah- und Fernlappen.

Nahlappen werden unmittelbar der direkten Umgebung des Defektes entnommen.

Bei der **Z-Plastik** werden 2 dreieckige Läppchen mit gleichem Winkel und gleicher Schenkellänge durch einen Z-förmigen Schnitt gegeneinander ausgetauscht. Eingesetzt wird sie zur Korrektur von Narbenkontrakturen an Gelenken. Dadurch kann eine Zunahme der Narbenlänge auf Kosten der Breite erzielt werden (je nach Winkel bis zu 20–60 %).

Die **W-Plastik** ist ein Verfahren, um störende Narben, insbesondere im Gesicht, zu korrigieren. Es werden 2 W-förmige Schnittränder gebildet und vernäht. Dadurch wird die Spannung reduziert und die Narbe fein und wenig auffällig.

Beim **Rotationslappen** (Abb. 8.2) bilden Lappen und Defekt einen Halbkreis, wobei dann der Lappen in den

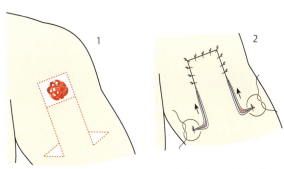

Abb. 8.3 U-Lappenplastik. (aus: Schumpelick et al., Kurzlehrbuch Chirurgie, Thieme, 2010)

Defekt hereingedreht wird. Beim **Schwenklappen** wird ein präparierter Lappen lateral über gesundes Gewebe hinweg in den Defekt geschwenkt.

Die **U-Lappenplastik** wird mittels rechteckigen Hautlappens durchgeführt (Abb. 8.3).

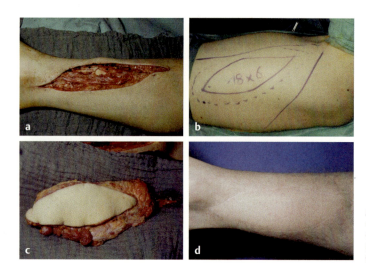

Abb. 8.4 **Freier M.-latissimus-dorsi-Lappen. a** Débridement am Unterschenkel. **b** Markierung des M.-latissimus-dorsi-Lappen. **c** Lappenentnahme. **d** Z. n. Lappentransplantation. (aus: Schumpelick et al., Kurzlehrbuch Chirurgie, Thieme, 2010)

Gestielte Fernlappen: Hierbei wird weit entferntes Gewebe zur Deckung verwendet. Diese Lappenplastik ist **zeitaufwendig** (2–3 Wochen und immer 2 operative Eingriffe) und erfordert die **Immobilisierung** der betroffenen Region. Häufigstes Beispiel ist der Leistenlappen bei Handverletzungen: Mittels Lappen der Leistenregion und der A. circumflexa ilium superficialis als axiales Gefäß wird ein Defekt im Bereich der Hand gedeckt. Die Hand bleibt an der Leiste fixiert, bis es zu einem ausreichenden Gefäßanschluss des Lappens gekommen ist und der Stiel in einer 2. Operation getrennt werden kann.

Axial-pattern-Flap

Axial-pattern-Flaps enthalten ein axial verlaufendes Gefäß, das die Länge des Lappens definiert. Sie verfügen über ein großes Rotationsvermögen. Aufgrund ihrer guten Durchblutung verläuft auch der Einheilungsprozess wesentlich schneller.

Typisches Beispiel ist der sog. **Insellappen**, der nur noch über einen Gewebestiel mit seinem Ursprungsort in Verbindung bleibt. Die Hautinsel, Faszie und evtl. der Muskel werden bis auf die Gefäßversorgung komplett umschnitten und der Lappen dann als Hautinsel im Defektort vernäht. Typische Anwendungsgebiete sind die Brustrekonstruktion z. B. durch einen Latissimus-dorsi-Lappen (s. u.) oder der distal gestielte A.-radialis-Lappen zur Defektdeckung am Handrücken.

Wird der Gefäßstiel ebenfalls durchtrennt, erhält man sog. **freie Lappen**.

Freie Lappen: Diese werden komplett aus ihrem Ursprungsbezirk gelöst und anschließend per mikrochirurgischem Gefäßanschluss ins Zielgebiet transplantiert. Freie Lappen können verwendet werden als:
- **Perforatorlappen:**
  - **DIEP-Lappen** (deep inferior epigastric perforator): Rekonstruktion der Brust nach Mastektomie oder zur ästhetischen Brustaugmentation mittels Haut-Fett-Lappen. Die Versorgung stammt aus den inferioren epigastrischen Perforatorgefäßen.
  - **S-GAP-Lappen** (superior gluteal artery perforator flap): Haut-Fett-Lappen aus der Glutealregion mit der A. glutealis superior als versorgendem Gefäß. Ebenfalls zur Brustrekonstruktion und zur ästhetischen Brustaugmentation
  - **ALT-Lappen** (anterior lateral thigh flap): zur Rekonstruktion an Unterschenkel und Hand
- **freie TRAM-Lappen** (transversaler Rectus-abdominis-Haut-Muskel-Lappen): ebenfalls zur Brustrekonstruktion.
- **freier M.-latissimus-dorsi-Lappen:** Haut-Muskel-Lappen z. B. zur Deckung von Weichteildefekten am Unterschenkel (**Abb. 8.4**).
- **Skapulalappen**: Haut-Fett-Lappen z. B. zur Rekonstruktion von Defekten, insbesondere auch im Kopf-Hals-Bereich. Das axiale Gefäß ist die A. scapularis, die aus der A. circumflexa scapulae abgeht.

8.1.4 Endoskopisch assistierte Chirurgie

Die (minimalinvasive) Endoskopie hat den Vorteil einer **reduzierten Narbenbildung**, insbesondere wenn die Präparation über einen wenig sichtbaren Zugangsweg erfolgen muss. Die **Indikationen** sind vielfältig, u. a.:
- Stirnlifting und Mittelgesichtsstraffung
- Rhinoplastik
- Mammaaugmentation
- Mastektomie (bei benignen Erkrankungen, z. B. Gynäkomastie)
- Wiederherstellung nervaler Läsionen (z. B. N. facialis)
- Dekompression von Nerven (Karpaldachspaltung).

8.1.5 Laserchirurgie

Lasertechnik im Bereich der plastischen Chirurgie kommt v. a. bei Hauterkrankungen (z. B. Pigmentstörungen, Akne, Spalthaut- oder hypertrophe Narben), Gefäßanomalien (z. B. Teleangiektasien, Hämangiome) oder bei ästhetischen Eingriffen (Entfernung von Tätowierungen, Epilation, Laser-Skin-Resurfacing) zum Einsatz. Je nach Indikation werden dabei CO_2, Er:YAG, Nd:YAG, Rubin, Argon oder andere Lasertechniken verwendet.

8.2 Narbenkorrektur

Die Behandlung von Narben basiert auf **medikamentösen**, **mechanischen** und **chirurgischen** Maßnahmen. Wirkungsvoll erweist sich dabei v. a. die mechanische Kompressionsbehandlung (beispielsweise mit elastischen Bandagen, Strümpfen etc.), da die Narben dadurch weicher und flacher werden. Sie sollte für mindestens 12 Monate durchgeführt werden. Spezielle Silikonauflagen können die Narbenrückbildung zusätzlich fördern.

Medikamentös helfen kortisonhaltige Salben (vermutlich auch durch den Massage-bedingten Druck) sowie direkt in die Narbe injiziertes Kortison.

Indikationen zur Operation: Hypertrophe Narben sollten i. A. erst 1–2 Jahre nach der Primärversorgung operativ behandelt werden, da sie sich teilweise zurückbilden können. Besteht die Gefahr von Funktions- (Narbenzug im Gelenksbereich) oder Wachstumsstörungen (im Kindesalter), ist eine frühere Korrektur der Narbe angezeigt. Die Korrektur von Keloidnarben (s. Dermatologie [S. B728]) ist häufig nicht zufriedenstellend.

Hypertrophe Narben unterscheiden sich von Keloiden dadurch, dass sie sich nicht über die ursprüngliche Wunde hinaus ausdehnen und **kein progressives Wachstum**, sondern eine spontane **Rückbildungstendenz** zeigen. Beide Formen können aufgrund ihrer Zugwirkung zu starken funktionellen und ästhetischen Beeinträchtigungen führen (Schrumpfung, „Verziehung" von Haut und ganzen Körperpartien, Bewegungseinschränkung an Gelenken).

Techniken: Im Vordergrund steht die Auflösung der von den Narben ausgehenden Spannung. Dazu werden die Narben **exzidiert** und eine **Z-** oder **W-Plastik** [S. B222] durchgeführt. Ggf. sind auch Lappenplastiken sowie Transplantate indiziert. Es kann auch ein Kunststoffexpander subkutan unter die benachbarte gesunde Haut implantiert und dann mit Ringerlösung auf die 2–3-fache Größe aufgepumpt werden. Innerhalb von 8–12 Wochen dehnt sich die darüberliegende Haut, sodass diese anschließend für die plastische Rekonstruktion benachbarter Bereiche verwendet werden kann (sog. Gewebeexpansion).

Weitere Behandlungsmöglichkeiten sind:
- hochtouriges Abschleifen (**Dermabrasio**): Abtragung der oberen Hautschichten mittels Schleifinstrumenten.
- **Kryo-/Lasertherapie** (CO_2- oder Neodym-YAG-Laser)
- **chemisches Peeling**: Abtragung der oberflächlichen Hautschicht mit Fruchtsäuren bei sehr oberflächlichen Narben (z. B. Aknenarben). Tiefere Narben können mit Trichloressigsäure behandelt werden. Die Kollagenbildung in den angegriffenen Hautarealen wird hierdurch angeregt.

Komplikationen und Nachsorge: Komplikationen sind lokale Entzündungen, Infektionen oder Narbenbildung. Bei dunklem Hauttyp oder starker Sonnenbräunung besteht bei Peeling und Laserbehandlung die Gefahr einer dauerhaften Hyperpigmentierung im behandelten Bereich. Nach dem Eingriff muss die Wunde mit schützenden Verbänden und Wundsalben versorgt werden.

8.3 Rekonstruktionschirurgie im Gesichtsbereich

8.3.1 Defektdeckung nach Entfernung von Tumoren im Gesicht

Hautdefekte im Gesichtsbereich (durch Traumen, Tumoren oder Infektionen) wirken entstellend und sind für den Patienten eine große psychische Belastung. Daher wird im Sinne einer sozialen Reintegration eine **ästhetische Indikation** gestellt.

Vorgehen: Die Wahl der Technik muss unter Berücksichtigung verschiedener Faktoren erfolgen (Erhalt der Mimik, der Nahrungsaufnahme, der Gesichtsfelderung, der Durchblutung und der sog. Hautspannungslinien).

Der Defekt kann durch eine dreieckige Exzision der Läsion (unter Beachtung der Hautspannung und -felderung) und Einsetzen einer Lappenplastik gedeckt werden. Die optimale Lappenplastikform (komplex oder einfach) wird dabei nach der betroffenen Region (z. B. Schläfe, Wange, Kinn) und dem individuellen Defekt gewählt.

8.3.2 Ohrrekonstruktion

Rekonstruktionsbedürftige Ohrmuscheldefekte entstehen z. B. nach Tumorexzision, Tierbissen oder Verbrennungen.

Vorgehen: Die Technik hängt von der Defekttiefe ab. Bei oberflächlichen Läsionen mit intakter Subkutis oder Perichondrium reicht eine Spalt- oder Vollhauttransplantation (z. B. mit Spenderhaut aus der retroaurikulären Region oder dem Hals).

Zur Rekonstruktion von größeren (Knorpel-)Defekten kann eine temporoparietale Lappenplastik in Kombination mit einem Knorpeltransplantat durchgeführt werden. Kleinere Knorpeldefekte werden mit Knorpel aus der ipsi- oder kontralateralen Ohrmuschel gedeckt und durch die Naht entsprechend geformt. Bei großen Knorpeldefekten verwendet man Rippenknorpel.

Besonderheit: Nachträgliche Korrekturen sind üblich und müssen in der Aufklärung erwähnt werden.

8.3.3 Lippenrekonstruktion

Lippendefekte sind häufig operationsbedürftig. Notwendig kann die Lippenrekonstruktion werden bei einer Tumorerkrankung (z. B. spinozelluläres Karzinom), Trauma (Schnittwunden, Säure- oder Laugenätzungen) oder Infektionen. Nach einer Rekonstruktion müssen die Fähigkeit zur Nahrungsaufnahme und die orale Kontinenz erhalten bleiben.

Vorgehen: Die Exzision im Lippenbereich erfolgt parallel zu den Hautspannungslinien. Der mukokutane Übergang (Lippenrot zu Haut) muss dabei erhalten bleiben oder exakt rekonstruiert werden. Je nach Ausmaß des Defekts stehen verschiedene Verfahren zur Auswahl. Prinzipiell sind kleinere Defekte unter Verwendung defektnaher Hautpartien besser zu rekonstruieren.

Besonderheit: Je nach Operationstechnik kann es zu Einschränkungen von Motorik und Sensibilität kommen.

8.3.4 Nasenrekonstruktion

Nasendefekte können als Folge von Unfällen, Verbrennungen, Säure- oder Laugenätzungen oder nach Tumorexzision entstehen. Bei Z. n. Tumorexizion müssen vor der Rekonstruktion eine R0-Resektion und eine prinzipielle Tumorfreiheit nachgewiesen sein.

Technik: Defekte der oberflächlichen Nasenhaut werden mit lokalen Lappen (**Nahlappen**), im Einzelfall auch mit einem **Hauttransplantat** versorgt. Größere Nasendefekte werden mit Insel- oder freien Lappen versorgt.

Die Naseninnenauskleidung wird idealerweise mithilfe von Mundschleimhauttransplantaten (als freies Transplantat oder gestielter Lappen) rekonstruiert. Das knorpelige oder knöcherne Stützgerüst der Nase wird mittels Knorpel aus Nasenseptum, Ohrmuschel oder Rippe, ggf. auch durch Kunststoffwinkel oder Knochen hergestellt.

Besonderheit: Nachkorrekturen sind häufig nötig.

8.3.5 Rekonstruktion bei Nervenläsionen

Siehe generelle Versorgung bei Nervenläsionen [S. B221].

Insbesondere orofaziale Lähmungserscheinungen (**Fazialisparese**, s. Neurologie [S. B968]) stellen eine medizinische Indikation dar, da sie die orale Kontinenz, die Nahrungsaufnahme, Sprachbildung oder die Nasenatmung beeinträchtigen. Der rekonstruktiven Gesichtschirurgie kommt außerdem die Aufgabe zu, die Sozialfunktion (z. B. symmetrisches Lächeln) nach Möglichkeit wiederherzustellen.

Bei idiopathischen Paresen ist aufgrund der Spontanremissionsrate allerdings eher ein abwartendes Vorgehen angezeigt.

Indikation:
- Fazialisparese
- irreversible Lähmungen ohne Chancen auf Spontanheilung (→ Gefahr einer irreversiblen Muskelatrophie)
- vollständige Gesichtslähmung.

Vorgehen:
- **N.-facialis-Läsion mit funktionsfähiger Muskulatur**: Nervennaht, Defektüberbrückung mittels Nerventransplantat, Anschluss an den kontralateralen N. facialis, aber auch N. hypoglossus zur Verhinderung der Muskelatrophie
- **irreversible N.-facialis-Läsion mit irreversibler Muskelatrophie**: Bereits nach 6 Monaten verschlechtern sich die Reinnervationsergebnisse der Nervennaht. Deshalb führt man in diesem Fall
  - eine **Muskeltransposition** (regionale Muskeln: M. masseter, M. temporalis) oder
  - eine **freie Muskellappentransplantation** (Anteile der Mm. gracilis, latissimus dorsi oder pectoralis minor) mit Innervation durch N.-facialis-Transplantate der kontralateralen Seite (Cross-Face-Nerventransplantation) durch.

Weitere Verfahren sind ästhetischen Indikationen zur Symmetriebildung vorbehalten: Brauenanhebung, Gesichtshautstraffung, selektive Neurotomie/-ektomie, Lippenrekonstruktionen.

Komplikationen und Nachsorge: Bei lokalisierbarer N.-facialis-Läsion können **Synkinesien** nach Nervennaht (von distal nach proximal zunehmend), d. h. Mitbewegung falscher Muskelgruppen, auftreten. Weitere Komplikationen sind Neurome, Hämatome, Narbenkontrakturen, Infektionen oder Ödeme.

Frühzeitig ist zur Atrophieprophylaxe eine physikalische Therapie mit Bewegungsübungen und Elektrostimulation von Muskelgruppen indiziert. Auch hinsichtlich Reinnervation sind die Prognosen gut.

8.3.6 Rekonstruktion bei Lippen-Kiefer-Gaumenspalte

Siehe HNO [S. B757].

8.4 Plastische Mammachirurgie

8.4.1 Mammarekonstruktion

Für die Rekonstruktion der weiblichen Brust nach einer Mastektomie stehen verschiedene Verfahren zur Verfügung. Prinzipiell ermöglichen sie alle eine gute Rekonstruktion der Brustform. Eine Rekonstruktion kann direkt (**primäre Rekonstruktion**) oder alternativ nach Abschluss der Heilung und Chemotherapie nach 3–6 Monaten (**sekundäre Rekonstruktion**) erfolgen. Nach Rekonstruktion der Brust erfolgen die evtl. nötigen Anpassungen der Gegenseite sowie die Rekonstruktion der Brustwarze und des Brustwarzenhofes (Areolae).

Vorgehen: Ist noch genügend Haut-Weichteil-Gewebe (z. B. nach einer subkutanen Mastektomie) vorhanden, ist die **Implantation einer Silikonprothese** die einfachste Methode. Mit einer **Expanderprothese** kann ein unzureichender Hautmantel gedehnt und in einer 2. Operation durch eine Silikonprothese ersetzt werden. Außerdem stehen **permanente Expanderprothesen**, bei denen kein Implantat eingelegt werden muss, zur Verfügung. Nachteil der Expanderprothesen sind der Dehnungsschmerz, die unnatürliche Brustform und die evtl. notwendige 2. Operation.

Neben diesen **heterologen Rekonstruktionen** stehen einige **autologe Verfahren**, also der Einsatz von körpereigenem Gewebe zum Brustaufbau, zur Verfügung:
- **M.-latissimus-dorsi-Lappen** (Abb. 8.5 a): Ein gestielter Haut-Muskel-Lappen (M. latissimus dorsi) wird entnommen und unter der Haut hindurch zum Brustkorb geführt. Vorteil ist die dicke Weichteildecke, die sich insbesondere nach radikaler Mastektomie und Bestrahlung eignet. Eine unzureichende Größe kann durch Einlage einer Silikonprothese korrigiert werden.
- **TRAM** (transverse rectus abdominis myocutaneus)-**Lappen:** Als kontralateraler gestielter oder freier Lappen mit M. rectus abdominis und den zuführenden Gefäßen. Meist ist am Bauch genug überschüssiges Gewebe

8.4 Plastische Mammachirurgie

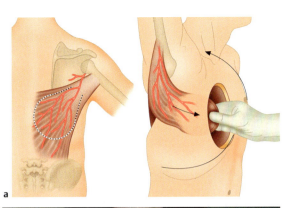

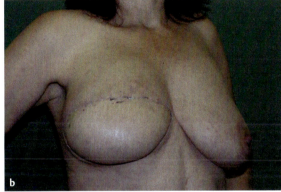

Abb. 8.5 Mammarekonstruktion. a Gestielter M.-latissimus-dorsi-Lappen. **b** DIEP-Lappen. (a: aus Hirner, Weise, Chirurgie, Thieme, 2008; b: aus Henne-Bruns et al., Duale Reihe Chirurgie, Thieme, 2008)

zur Entnahme des Lappens vorhanden. Bei dieser Form der Rekonstruktion können hinsichtlich Größe, Form, Kontur und Konsistenz sehr gute Ergebnisse erzielt werden, auf eine Anpassung der gesunden Seite kann deshalb oft verzichtet werden.
- **VRAM** (vertically oriented rectus abdominis myocutaneus)**-Lappen**: Im Gegensatz zum TRAM-Lappen wird hierbei vertikal geschnitten; die Blutversorgung erfolgt gestielt durch die Vasa epigastrica. In ausgewählten Fällen Alternative zum TRAM-Lappen.
- **DIEP**(Perforator)**-Lappen**: Ein Haut-Fett-Lappen aus dem Bauchbereich wird mit den versorgenden Gefäßen (epigastrische Perforatorgefäße) präpariert und mikrochirurgisch im Brustbereich implantiert (**Abb. 8.5 b**).
- **S-GAP**(superior gluteal artery perforator flap, freier oberer Gluteallappen)**-Lappen**: Bei dieser Gluteallappenplastik wird, wie beim DIEP-Lappen, ein Haut-Fett-Lappen entnommen und mikrochirurgisch im Brustbereich implantiert.

8.4.2 Mammaaugmentation

Die **Brustvergrößerung** ist meist ein rein kosmetischer Eingriff, die Indikation liegt im Leidensdruck der Patientin aufgrund einer (auch subjektiven) **Hypomastie**, **Asymmetrie** oder **Atrophie**. Implantate werden außerdem bei der Rekonstruktion der Brust nach einer Mastektomie eingesetzt. Kontraindikationen für die kosmetischen Indikationen sind u.a. Brustkrebserkrankungen, häufige Fälle von Brustkrebs in der Familie, Autoimmunerkrankungen sowie chronische Infektionen. Da es sich meist um keinen medizinisch notwendigen Eingriff handelt, muss in jedem Fall das Risiko strikt gegen den Nutzen abgewogen werden.

Die Hülle der Prothese besteht i.d.R. aus Silikon, die Füllung entweder aus **Silikongel** oder **Kochsalzlösung**.

Prothesen aus Kochsalzlösungen sind in Europa nur gering verbreitet, allerdings sind sie die einzigen zugelassenen Prothesen in den USA. Ein Verlust von Silikon ist in den neuen Prothesen kaum noch möglich. Diese werden insbesondere in Europa verbreitet implantiert. Bei Hydrogelfüllungen fehlen Langzeitstudien, Triglyzeridfüllungen wurden wegen Komplikationen vom Markt genommen.

Die verfügbaren Prothesen unterscheiden sich in Form, Größe, Profil und Struktur. Die Implantation erfolgt entweder präpektoral (subglandulär) oder unterhalb des Muskels (subpektoral). Komplikationen sind **Kapselfibrosen** (bei aufgerauten Hüllen seltener), **Hämatome**, **Infektionen** und **Defekte** (Auslaufen der Prothese, insbesondere Kochsalzprothesen und ältere Silikonprothesen).

8.4.3 Mamillen- und Areolenrekonstruktion

Nach der Mammarekonstruktion sollte eine Rekonstruktion des Mamillen-Areolen-Komplexes erfolgen, um ein ästhetisches und symmetrisches Ergebnis zu schaffen. Folgende Methoden zur Mamillenrekonstruktion sind etabliert:
- **Teiltransplantation der kontralateralen Mamille**: Vorteil sind die richtige Textur und Farbe, mögliche Komplikationen sind Narben und Sensibilitätsverlust auch auf der gesunden Seite.
- **lokale Lappenplastik** mit subkutanem Fett als zentrale Stütze.

Der Brustwarzenhof kann durch eine Transplantation der eigenen Mamille, die nach der Mastektomie aufbewahrt wird (sog. **Banking**), wiederhergestellt werden. Dieses Verfahren ist onkologisch fraglich, es kommt oft zu einem Pigmentverlust und wird deshalb auch kaum noch angewendet. Alternativ kann eine **freie Transplantation** eines Teils des kontralateralen Warzenhofs (auf die entsprechende Größe achten) oder von Haut aus dem Schritt erfolgen. Die **Tätowierung** ist eine weitere Möglichkeit (ästhetisch zufriedenstellendes Ergebnis ohne die Gefahr von weiteren Narben oder Pigmentverlusten).

8.4.4 Mammareduktionsplastiken

Indikation für die Reduktion der Brust bei Hypertrophie und Ptosis sind der psychische Leidensdruck, Fehlhaltungen und Schmerzen im Hals- und Wirbelsäulenbereich. Bei der Operation wird überschüssige Haut und Fett entfernt und die Brust neu geformt. Die gewünschte Mamillenposition wird präoperativ festgelegt. Komplikationen sind Blutverlust (präoperative Eigenblutspende wird empfohlen), Hämatome, Infektionen, Nekrosen (der Mamille und des Fettgewebes) sowie in jedem zweiten Fall der Verlust der Mamillensensibilität.

8.5 Ästhetische Chirurgie

8.5.1 Ästhetische Gesichtschirurgie

Blepharoplastik

Eine Blepharoplastik wird in der ästhetischen Chirurgie zur Beseitigung **periorbitaler Alterungserscheinungen** (z. B. Falten, Hautlappen, Fettpolsterhernien) durchgeführt. Sie beinhaltet eine Exizion der Haut von Ober- und Unterlid, horizontale Straffung des Unterlidhalteapparats und die Entfernung von überschüssigem Fett- und Muskelgewebe.

Vorgehen und Komplikationen: Die **obere Blepharoplastik** (Oberlidplastik) wird bei Dermatoachalasis (Hauterschlaffung) des Oberlids mit Entstehung eines sog. „Schlupflids" durchgeführt. Die **untere Blepharoplastik** (Unterlidplastik) dient der Beseitigung sog. „Tränensäcke" (Fettpolster). Die Resektion dieser Polster erfolgt entweder durch einen Hautschnitt oder transkonjunktival.

Weitere Verfahren

Weitere Verfahren der ästhetischen Gesichtschirurgie sind:
- Face- oder Stirn-Lifting
- Rhino- (bei Höcker- oder Sattelnase, Nasendeviation etc.) bzw. Otoplastik (bei Fehlbildungen oder abstehenden Ohren)
- Faltenausgleich mittels Injektion von Eigenfett oder Hyaluronsäure bzw. Kollagen.

8.5.2 Abdominoplastik

Die Abdominoplastik wird zur Formung der Bauch-/Körperkontur durchgeführt. Im Gefolge starker Gewichtszu- oder -abnahme oder auch nach Schwangerschaft entsteht häufig der Wunsch zur Körperumformung. Je nach Ausmaß von subkutanem Fett, Hautüberschuss, Schwächung des muskuloaponeurotischen Systems (MAS) oder zusätzlicher Rektushernien erfolgt die Zuordnung zu einer klinischen Klassifikation, z. B. nach Psillakis Typ I–VI. Diese Klassifikation hilft bei der Auswahl der richtigen Technik.

Vorgehen: Patienten mit **Psillakis Typ I** (subkutaner Fettüberschuss infraumbilikal) werden mittels **Fettabsaugung (Liposuktion)** behandelt. Über eine dünne Kanüle, die mit einer kleinen Stichinzision in das Unterhautgewebe eingeführt wird, saugt man das überschüssige Fettgewebe ab. Bei der heute gängigen sog. **feuchten Liposuktion** (Tumeszenztechnik) wird das Fettgewebe zur Blutungsreduktion vorher mit einer speziellen Lösung (Lokalanästhetikum plus Adrenalin) aufgefüllt. Bei der **Ultraschall-Liposuktion** ist die Kanüle mit einem kleinen Ultraschallkopf ausgestattet, der eine Verflüssigung des Fettgewebes möglich macht.

Die sog. Miniabdominoplastik wird bei Patienten mit **Psillakis Typ II** (wie I und zusätzlich Hautüberschuss) mit einer ellipsenförmigen Exzision suprasymphysär durchgeführt.

Ab **Psillakis Typ IV** (MAS-Schwäche, Haut- und Fettüberschuss) wird die klassische Abdominoplastik angesetzt. Hierzu werden Inzisionslinien unter Berücksichtigung der Physiognomie des Patienten, aber auch seines Kleidungsstils vorgenommen. Entlang dieser wird die Bauchdecke eröffnet, Fettgewebe und überschüssige Hautlappen entfernt. Eine Neuinsertion des Bauchnabels ist in aller Regel notwendig.

8.5.3 Dog-Ear-Korrektur

Nach Bauchdeckenstraffung kann an den lateralen Nahtenden des horizontalen Schnitts ein Hautüberschuss entstehen (sog. Dog Ears). Kommt es zu keiner spontanen Rückbildung (Narbenschrumpfung), kann in Lokal- oder Allgemeinanästhesie der Weichteilüberschuss ausgedünnt und die überschüssige Haut spindelförmig entfernt werden. Die Korrektur führt zu einer Verlängerung der Narbe.

8.5.4 Gynäkomastie

Die Einteilung der Gynäkomastie (s. Leitsymptome [S. C127]) erfolgt nach ihrer Ursache oder klinischer Ausprägung (z. B. nach Deutinger und Freilinger: Typ I–III). Danach richtet sich auch der Therapievorschlag:
- Typ I: diskrete Vergößerung der Brust
- Typ II: männliche Brust, die wie eine pubertäre weibliche Brust aussieht
- Typ III: Brust mit Hautüberschuss, submammärer Falte und Ptosis.

Vorgehen:
- Liposuktion
- subkutane Mastektomie
- (endoskopische) Reduktionsplastik [S. B227]
- Kombinationsverfahren.

Je nach Verfahren kann auch eine Mamillentransposition nötig sein. Parallel sollte eine psychotherapeutische Mitbehandlung in Betracht gezogen werden.

8.6 Verbrennungschirurgie

In diesem Kapitel wird ausschließlich die weitere Versorgung von Brandverletzten besprochen. Für Allgemeines zu Verbrennungen sowie zur Diagnostik und zu den notärztlichen Maßnahmen s. Notfallmedizin [S. B59].

Patienten mit **leichten Verbrennungen** können häufig **ambulant** versorgt werden, **schwere Verbrennungen** sollten jedoch stationär in einem **Brandverletztenzentrum** behandelt werden: Nach den Empfehlungen der deutschen Gesellschaft für Verbrennungsmedizin sollte – im Anschluss an die Primärversorgung im nächstgelegenen Akutkrankenhaus – jeder Patient mit Verbrennungen 2. Grades auf ≥ 15 % der Körperoberfläche bzw. 3. Grades auf ≥ 10 % der Körperoberfläche, jeder Patient mit Verbrennungen im Gesicht, an Hand, Fuß, Genitale und mit Inhalationstrauma sowie alle Kinder und über 60-Jährigen in einem Verbrennungszentrum versorgt werden. Dabei stehen neben der intensivmedizinischen Versorgung und lokalen Wundbehandlung auch frühzeitige Rehabilitationsverfahren (z. B. frühzeitig Physiotherapie und enterale Ernährung) im Vordergrund, um eine möglichst rasche Reintegration zu ermöglichen.

Allgemeine Therapie:
- ausreichende **Flüssigkeitssubstitution**: Elektrolytsubstitution nach der Parklandformel (s. Notfallmedizin [S. B61]). Richtwert für eine adäquate Zufuhr ist eine Diurese von 1 ml/kg KG/h. Bei Starkstromverbrennungen sollte der Urin aufgrund der Muskelnekrosen alkalisiert werden, damit die Proteine in Lösung bleiben.
- Plasmaeiweiß-Ausgleich mit **FFP** (evtl. auch Albumin oder kolloidale Lösungen): Durch den erhöhten onkotischen Druck erhöht sich die Rückresorption interstitieller Flüssigkeit. Außerdem Ausgleich von Gerinnungsfaktoren.
- **enterale Ernährung** (hochkalorisch): ab dem 1. Tag
- **Tetanusprophylaxe**
- **Überwachung** der Patienten (Kreislaufkontrolle, regelmäßige mikrobiologische Untersuchungen, tägliches Wiegen, beim beatmeten Patienten tägliche Röntgen-Thorax-Aufnahme), um Komplikationen frühzeitig zu erkennen
- **Behandlung von Komplikationen** wie ARDS (s. Atmungssystem [S. A179]), Sepsis (s. Infektionserkrankungen [S. A513]), Pneumonie (s. Atmungssystem [S. A196]), Nierenversagen (s. Niere [S. A384]), paralytischer Ileus [S. B140] oder Stressulkus (s. Verdauungssystem [S. A244]).

Versorgung der Brandwunde: Das therapeutische Vorgehen hängt vom Verbrennungsausmaß ab (**Tab. 8.1**) und umfasst folgende Möglichkeiten:
- **Débridement**: Abtragen und Entfernen von Blasen und Nekrosen unter Operationsbedingungen
- **Nekrektomie**: Man unterscheidet eine **tangentiale Nekrektomie**, bei der das abgestorbene Gewebe so weit entfernt wird, bis in der Dermis punktförmige Blutungen auftreten (ästhetisch zufriedenstellendes Ergebnis, jedoch hoher Blutverlust) von der **epifaszialen Nekrektomie**, bei der alle Hautschichten bis zur Muskelfaszie reseziert werden (geringe Blutung und Einheilung, kurze OP-Dauer, aber kosmetisch und funktionelle Beeinträchtigung). Wichtig ist es in jedem Fall, einen möglichst frühzeitigen Zeitpunkt anzustreben, da es zum Endotoxinschock kommen kann.
- **Escharotomie**: Notwendig, wenn tief gehende Verbrennungen zu zirkulärer, starrer Schorfbildung führen und dadurch die Durchblutung der Extremitäten oder die Atemexkursionen des Brustkorbs behindert sind. Entlastung mittels längs- oder Z-förmigen Schnitten. Bei Kompartment-Syndrom außerdem Fasziotomie (s. Orthopädie [S. B322]).
- **Wunddeckung**: Im Anschluss an die Entfernung des avitalen Gewebes muss die Wunde verschlossen werden, damit es nicht zu Infektionen oder Flüssigkeitsverlusten kommt. Angestrebt wird dabei eine Deckung mittels **autologen Spalthauttransplantaten** [S. B222]. Bevorzugte Entnahmestellen sind die Kopfhaut oder der Oberschenkel. Steht keine autologe Spalthaut zur Verfügung, kann alternativ auch Spenderhaut von Leichen oder vom Schwein verwendet werden. Um großflächige Wunden zu decken, können auch autologe bzw. allogene Keratinozyten angezüchtet und nach ca. 3 Wochen auf eine saubere Wundfläche aufgebracht werden. Vorübergehend kann bis zur Spalthauttransplantation auch eine Kunsthaut (z. B. aus Rinderkollagen und Glukosaminoglykanen) verwendet werden.
- **konservative Therapie**: Desinfektion, z. B. mit Polihexanidil, PVP-Iod, Silbersulfadiazin, Dexpanthenol (im Gesicht) und Anbringung eines Salbenverbandes, z. B. Silbersulfadiazin Creme (z. B. Flammazine), im Gesicht Dexpanthenol (z. B. Bepanthen-Salbe).

Nachbehandlung:
- konservative Therapie, Hautpflege, Kompressionsbekleidung bei schweren Verbrennungen
- plastische Rekonstruktion
- Physio- und Ergotherapie
- psychologische Betreuung.

8.7 Chirurgie bei Intersexualität und Transsexualismus

8.7.1 Rechtliche Aspekte

Das seit 1980 wirksame **Transsexuellengesetz** (TSG = Gesetz über die Änderung der Vornamen und die Feststellung der Geschlechtszugehörigkeit in besonderen Fällen) regelt den juristischen Umgang mit dem Wunsch transsexueller Menschen, das eigene Geschlecht selbst zu bestimmen. Die Änderung des Vornamens (der geschlechtsspezifisch ist) verlangt die Vorlage eines psychatrischen Gutachtens. Für die Änderung des Geschlechtseintrages muss der Antragsteller entweder dauerhaft fortpflanzungsunfähig sein oder sein äußeres Genitale muss in einem operativen Eingriff verändert worden sein (dies wird zunehmend gelockert, d. h., insbesondere bei transsexuellen Männern wird auf den Nachweis des Eingriffs aufgrund der z. T. schlechten Ergebnisse verzichtet). Ein Mindestalter für die Durchführung dieser Änderungen gibt es nicht mehr.

Tab. 8.1 Behandlung abhängig vom Verbrennungsgrad

Verbrennungsgrad	Behandlung
Grad I	Débridement und konservative Behandlung mit Salbenverbänden
Grad IIa	
Grad IIb	tangentiale Nekrektomie
Grad III	tangentiale oder epifasziale Nekrektomie mit anschließender autologer Spalthautdeckung
	Escharotomie bei Verbrennungen an Hals, Rumpf oder Extremitäten

8.7.2 Indikationen

Bei **Intersexualität** wird oft innerhalb der ersten 1,5 Lebensjahre die Indikation zum operativen Eingriff gestellt. Die Geschlechtswahl sollte hierbei von den Eltern in Kooperation mit dem Arzt (der anhand der gegebenen anatomischen Strukturen die Erfolgsaussichten einer Feminisierung oder Maskulinisierung einschätzen kann) getroffen werden. Zur Intersexualität s. Pädiatrie [S. B548].

Auch die Entscheidung im frühen Erwachsenenalter richtet sich nach der psychologischen Verfassung (Annahme des Geschlechts), der anatomischen Rekonstruktionsfähigkeit (weibliches Geschlecht meist rekonstruierbar, das männliche Geschlecht nur bei Bildung eines Klitorispenoids, s. u.) und der sozialen Umgebung des Patienten.

Die psychatrische Indikation zur Geschlechtsumwandlung wird nach ICD-10 bei **Transsexualismus** bzw. Geschlechtsdysphorie oder Geschlechtsidentitätsstörung gestellt, s. Psychiatrie [S. B1061].

Vorgehen:
Frau zu Mann: Penisrekonstruktion mittels **Klitorispenoids** (Metaidoioplastik nach Hinderer). Verbesserte Operationsergebnisse lassen sich u. U. durch hormonelle Erzeugung einer Megaloklitoris erzielen. In mehreren Operationen muss das innere weibliche Genitale entfernt, ein Penis mithilfe der Megaloklitoris oder Phallusneubildung durch Myokutanlappen rekonstruiert, die Neourethroplastik durchgeführt und ein Hodenersatz geschaffen werden. Zum Erhalt der Sexualfunktion werden Implantate, die die Steifheit des Penis verstärken, eingebracht. Miktion im Stehen ist in beiden Verfahren i. d. R. möglich. Die Phallusneubildung führt zu einem größeren und natürlicheren Penis, die zum Geschlechtsverkehr nötige Steifheit wird aber trotz Implantat oft nicht erreicht. Der Klitorispenoid profitiert von einer höheren erogenen Funktionalität, aber einem als unzureichend empfundenem Aussehen.

Mann zu Frau: Vaginalrekonstruktion mit Verwendung der Glans penis als Klitoris, umgestülpter Penishaut als Vagina (ggf. mit Vagina-Stent zur Erhaltung der Tiefe), Entfernung der Corpora cavernosa (Dyspareunie!) und Skrotalhaut als Vulva. Der freigelegte Meatus wird so implantiert, dass die Miktion im Sitzen gewährleistet ist. Die Gonaden müssen vor der Pubertät entfernt werden. Eine zufriedenstellende Sexualfunktion ist i. d. R. gewährleistet.

Nachsorge und Komplikationen: Die Funktionalität hinsichtlich Sexualität und Miktion wird überprüft. Darüber hinaus sollte eine psychotherapeutische Begleitbehandlung präoperativ angesetzt und auch postoperativ fortgesetzt werden.

Treten insbesondere beim mehrzeitigen Vorgehen eines Maskulinisierungsverfahrens auf: Meatusstrikturen, -stenosen, Fistelbildung an Anastomosen mit Implantatextrusion oder Narbenbildung. Weitere Komplikationen sind Infektionen, Narbenkontrakturen, Hämatome und Nachblutungen.

B 14 Orthopädie und Unfallchirurgie

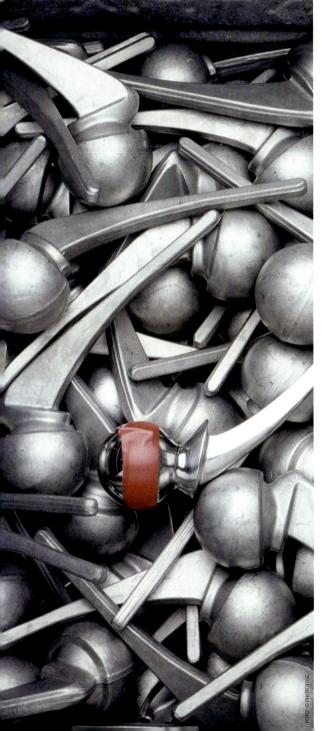

1	Grundlagen	232
2	Angeborene und erworbene Wachstumsstörungen	238
3	Knochenerkrankungen	239
4	Gelenkerkrankungen	244
5	Erkrankungen von Muskeln, Sehnen, Bändern und Bursen	247
6	Infektionen von Knochen und Gelenken	248
7	Neurogene Erkrankungen	250
8	Tumoren	250
9	Erkrankungen und Verletzungen der Wirbelsäule	257
10	Erkrankungen und Verletzungen des Thorax	266
11	Erkrankungen und Verletzungen der Schulter	267
12	Erkrankungen und Verletzungen des Oberarms und Ellenbogens	275
13	Erkrankungen und Verletzungen von Unterarm und Hand	280
14	Erkrankungen und Verletzungen des Beckens	288
15	Erkrankungen und Verletzungen des Hüftgelenks und Oberschenkels	291
16	Erkrankungen und Verletzungen des Kniegelenks	304
17	Erkrankungen und Verletzungen des Unterschenkels, Sprunggelenks und Fußes	316
18	Polytrauma und andere traumatologische Krankheitsbilder	326

1 Grundlagen

1.1 Orthopädische Diagnostik

1.1.1 Anamnese

Wichtige Fragen, die im Rahmen der orthopädischen Anamnese geklärt werden müssen, betreffen die Art, Lokalisation und Auslöser von **Schmerzen**; z.B weisen belastungsabhängige Schmerzen auf eine Arthrose, belastungsunabhängige auf eine rheumatoide Arthritis hin. Daneben müssen auch der Beschwerdebeginn eruiert (plötzlich, chronisch, Auftreten im Kindes- oder Erwachsenenalter) und das Ausmaß der Funktionseinschränkung erfragt werden (z.B. Medikamenteneinnahme notwendig? Tägliche Besorgungen, Sport möglich?). Zudem muss eine internistische Anamnese erhoben werden (Vor-, Grunderkrankungen, Sozialanamnese, Medikamenteneinnahme, Alkohol-, Nikotinkonsum).

1.1.2 Klinische Untersuchung

Im Rahmen der **Inspektion** gilt es zu achten auf:
- Achsenstellung der Füße und Beine: Fußgewölbe, Kniestellung
- Stand des Beckens in der Frontal- (Beinlängendifferenz?) und Seitansicht (vermehrte Flexion?)
- Wirbelsäule: Hals-, Lendenlordose, Brustkyphose normal ausgeprägt?
- Stand der Schultern: Asymmetrie?
- Kopf- bzw. Körperhaltung: Haltungsschwäche (kann durch Muskelkontraktion korrigiert werden, Beweglichkeit erhalten), Haltungsschäden (nicht mehr korrigierbar)
- Gangbild: harmonisch? Streckung von Knie oder Hüfte? Hinken? Abrollen der Füße?
- neurologische Auffälligkeiten: z.B. Paresen.

Im Anschluss erfolgt die **manuelle Untersuchung**, wobei insbesondere die Druckschmerzhaftigkeit (flächenhaft oder Triggerpunkte?) und Schwellungen beurteilt sowie auch Sensibilität, Hauttemperatur, Muskeltonus (in Ruhe und unter Anspannung) und die Gefäßpulse überprüft werden sollten. Bei der Palpation von Knochen muss darüber hinaus auf eine pathologische Beweglichkeit und Stufenbildung geachtet werden, bei der Untersuchung von Sehnen auf ein hörbares Schnappen. Überprüft man die Gelenke, sollte v.a. nach einer pathologischen Beweglichkeit, Reibegeräusch oder Ergüssen gefahndet werden.

> **MERKE** Bei Frakturen oder Luxation müssen stets **Durchblutung**, **Motorik** und **Sensibilität** geprüft und dokumentiert werden.

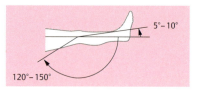

Abb. 1.1 **Neutral-null-Methode.** (aus: Imhoff, Linke, Baumgartner, Checkliste Orthopädie, Thieme, 2011)

Funktionsprüfung

Ziel der **Funktionsprüfung** ist der Nachweis des **aktiven** und **passiven Bewegungsumfangs**. Dieser kann für jedes einzelne Gelenk am besten anhand der sog. **Neutral-null-Methode** erfasst und dokumentiert werden.

> **DEFINITION** Die Null-Grad-Ausgangsstellung bezeichnet die neutrale Position der Gelenke beim aufrecht stehenden Menschen, der seine Arme herabhängen lässt.

Von dieser Ausgangsstellung misst man die in dem entsprechenden Gelenk maximal möglichen Bewegungsauslenkungen in den verschiedenen Richtungen und gibt das Ergebnis in Winkelgraden an. Beispiel: Im **Kniegelenk** kann gebeugt und gestreckt werden. Der physiologische Umfang für Flexion und Extension beträgt 120–150/0/0–10°. Dies heißt also, nach der Beugung von 120–150° wird das Knie in die Null-Grad-Ausgangsposition gebracht, danach ist eine maximale Streckung von 0–10° möglich (**Abb. 1.1**). Bewegungseinschränkungen würden sich als Abweichung von diesen Normalwerten darstellen: z.B. Flexion/Extension Knie von 150/20/0°: Das Knie bleibt in Ruhe leicht gebeugt und kann nicht voll gestreckt werden (Streckhemmung).

Die **Muskelkraft** wird in verschiedenen Graden angegeben. Näheres dazu s. Neurologie [S. B904]. Die gelenkspezifischen Untersuchungstechniken sind in den jeweiligen Kapiteln erklärt.

1.1.3 Apparative Diagnostik

Näheres zu den Indikationen und Varianten der bildgebenden Diagnostik s. im entsprechenden Kapitel. Die einzelnen Verfahren werden im Kapitel Radiologie erläutert.

1.1.4 Begutachtung

Den weitaus größten Anteil von Begutachtungen in der Chirurgie machen Unfallverletzungen aus. Kranken- oder Rentenversicherungen oder berufsgenossenschaftliche Unfallträger benötigen eine Begutachtung für die Einschätzung der Arbeits(un)fähigkeit ihrer Patienten. Für Ausführliches zur Begutachtung s. Arbeitsmedizin [S. C244].

1.2 Orthopädische Therapie

1.2.1 Prävention

Für Allgemeines zur Prävention von Erkrankungen des Bewegungsapparates s. Prävention [S. C771]. Einen großen Stellenwert hat die diagnostische Früherkennung im Rahmen der gesetzlich vorgeschriebenen Vorsorgeuntersuchungen im Kindes- und Jugendalter (U1–U9, J1, s. Pädiatrie [S. B475]). Das Screening auf die kongenitale Hüftgelenkdysplasie [S. B291] erfolgt bei der U3.

1.2.2 Konservative Therapie

Konservative Maßnahmen spielen in der Orthopädie zur Schmerzbeseitigung und Funktionsverbesserung eine wichtige Rolle.

- **Immobilisation** und **Fixation** mittels Schienen, Tape, Verbänden oder Gips (Tab. 1.1)
- **orthopädische Hilfsmittel:** Hierzu zählen Einlagen, speziell angepasste Schuhe oder Orthesen. Orthopädische Schuhe können je nach Indikation unterschiedlich zugerichtet sein (z. B. Zehen-, Ballen-, Mittelfußrolle, Pufferabsatz). Orthesen sind sozusagen externe Kraftträger zur Ruhigstellung oder Stabilisierung. An der unteren Extremität kommen beispielsweise Schienenkonstruktionen zum Einsatz, am Rumpf Korsette oder Mieder, an der Schulter z. B. die Gilchrist-Orthese. Orthopädische Hilfsmittel sind gedacht zur Ruhigstellung (vorübergehend oder dauerhaft), Entlastung, Korrektur und Stützung.
- **Physio- und Ergotherapie:** Zur aktiven Bewegungstherapie von Gelenken zählen geführte Bewegungen, freie Bewegungen und Bewegungen gegen einen Widerstand. Passive Behandlungstechniken umfassen die Durchbewegung (z. B. mittels Motorschiene), Traktion oder manuelle Therapie. Zur Physiotherapie zählen darüber hinaus die Bewegungstherapie der Muskulatur, neurophysiologische Behandlungen, Gangschule und der Umgang mit Fortbewegungshilfen (z. B. Unterarm-, Achselstütze).
- **physikalische Therapie** (s. Rehabilitation, physikalische Medizin und Naturheilverfahren [S. C784]): Wärme-, Kälte-, Elektro-, Ultraschall-, Strahlen- oder Hydrotherapie.
- **medikamentöse Therapie**: Die symptomatische Schmerzbehandlung hat einen großen Stellenwert in der Therapie. Eingesetzt werden v. a. Analgetika, Antiphlogistika und bei schwersten Schmerzen auch Kortikosteroide. Darüber hinaus müssen septische Erkrankungen gezielt mit Antibiotika behandelt werden. Bei Patienten mit Arthrose können außerdem Chondroprotektiva wie Mukopolysaccharide, Glukosaminoglykane (Wirkung wissenschaftlich nicht bewiesen) zum Aufbau von Knorpelsubstanz oder Hyaluronsäure zur Gelenksschmiere verabreicht werden. Bei länger dauernder Immobilisierung oder operativen Eingriffen (z. B. Endoprothese, Frakturen, Arthroskopie) an der unteren Extremität muss außerdem eine Thrombembolieprophylaxe erfolgen.

Zusätzlich zur oralen oder parenteralen Gabe der Medikamente besteht auch die Möglichkeit von gezielten Injektionen von Lokalanästhetika, welche praktisch überall am Bewegungsapparat angewendet werden können, und der intraartikulären Injektion, z. B. von Kortikosteroiden bei aktivierter Arthrose. Wichtig sind dabei streng sterile Punktions- bzw. Injektionsbedingungen (Infektionsgefahr).

1.2.3 Operative Therapie

Osteotomie und Osteoplastik: Bei der Osteotomie handelt es sich um die operative Durchtrennung des Knochens zur Behandlung pathologischer Knochenstellungen, z. B. Umstellungsosteotomie.

Bei der Osteoplastik wird Knochengewebe angelagert, entweder zur Auffüllung bei Defekten oder zur Gelenkversteifung. Üblich ist die Spongiosaplastik, die im Vergleich zur Kortikalis eine höhere osteoplastische Potenz aufweist.

Osteosynthese: Osteosyntheseverfahren dienen der Stabilisierung des Knochens (z. B. nach einer Fraktur), erlauben aber meist gleichzeitig – im Unterschied zur kompletten Immobilisierung bei einer Gipsbehandlung – Bewegungen in benachbarten Gelenken. Man unterscheidet verschiedene Verfahren. Frakturen müssen zuvor entweder geschlossen oder offen reponiert werden.

- **Kirschner-Draht-Osteosynthese** (Spickdraht): Unterschiedlich dicke Drahtstifte werden perkutan in den Knochen eingesetzt (→ geringes Gewebetrauma). Beispiel: distale Radiusfraktur.
- **Schraubenosteosynthese:** Durch das Einbringen einer oder mehrerer Zugschrauben wird der Frakturspalt komprimiert. Wenn nur eine Schraube eingebracht wird, wird die Fraktur zusätzlich durch Kirschner-Drähte stabilisiert. Beispiel: Sprunggelenkfrakturen.

Tab. 1.1 Überblick über die verschiedenen Verbände

Verband	Beschreibung und Indikation
Schienenverband	Ruhigstellung am Unfallort, Ruhigstellung bei verletzten Weichteilen (z. B. Luxation)
Tape-Verband	dachziegelartige Klebestreifen zur Bewegungseinschränkung, aber keine vollständige Ruhigstellung, z. B. bei Bänderverletzungen, Finger-/Zehenfrakturen
redressierender Verband	Ruhigstellung, da dem Muskelzug entgegengewirkt wird, angrenzende Bewegungsfreiheit jedoch weitgehend erhalten, z. B. Rucksackverband bei Klavikulafraktur
dynamischer Verband	Federmechanismen und Gummizügel zur aktiven Beübung, z. B. Kleinert-Schiene bei Sehnenruptur
Druckverband	bei Gelenkergüssen, postoperativem oder -traumatischem Ödem
Gips- bzw. Kunststoffverband	zur Ruhigstellung, Ausschaltung pathologischer Beweglichkeit, Fixation in bestimmter Position; indiziert bei Frakturen, Kapsel-/Band-, Sehnenverletzungen, Weichteilverletzung, Korrektur von Fehlstellungen, postoperativer Ruhigstellung; **cave**: Regelmäßige Kontrollen sind notwendig, da Komplikationen nicht selten sind: druckbedingte Nervenschäden, Durchblutungsstörung, Hautnekrose, Thrombose, Inaktivitätsatrophie.

- **Plattenosteosynthese:** Implantat mit ovalen Bohrlöchern, das den Frakturspalt komprimiert. Nachteil: Periost muss freigelegt werden → Beeinträchtigung der Durchblutung. Neuere Platten liegen deshalb dem Knochen nur partiell an (LCDC-Platten). Spezielle Varianten:
  - dynamische Hüftschraube (DHS): spezielles Plattensystem mit einer zusätzlichen, großvolumigen Schraube
  - winkelstabiles Plattensystem: zusätzliches Gewinde, um die Schrauben winkelstabil zu verankern
  - überbrückende Plattenosteosynthese: Schrauben werden frakturfern eingesetzt (→ bessere Durchblutung und Kallusbildung)
- **Zuggurtungsosteosynthese:** Kombination aus flexiblen und Kirschner-Drähten zur besseren Ausnutzung von Zug- und Druckkräften. Beispiel: Patellafraktur oder Olekranonfraktur.
- **Marknagelung** (intramedulläres Verfahren): Sie wird an langen Röhrenknochen eingesetzt. Die Enden des Nagels werden mit Schrauben verriegelt (→ bessere Rotationsstabilität). Besonders schonend sind solide Nägel (kein Aufbohren notwendig) wie beim unaufgebohrten Femurnagel (UFN).
- **Fixateur externe:** Bis zur definitiven operativen Versorgung werden vorübergehend perkutan Drähte eingebracht, die außerhalb des Körpers stabilisiert werden. Ein Fixateur externe wird notwendig bei ausgeprägten Weichteilschäden oder komplexen Frakturen.
- **Fixateur interne:** Einbringen von Schrauben in die Wirbelkörper und Verbindung mit stabilen Stangen. Beispiel: Wirbelsäulenfrakturen.

Eingriffe am Gelenk: Eine **Arthroskopie** (Gelenkspiegelung) kann sowohl diagnostisch als auch therapeutisch eingesetzt werden, um den Gelenkinnenraum zu inspizieren. Arthroskopien werden v.a. an Schulter und Knie durchgeführt, seltener an Hüfte, Sprung-, Ellenbogen- oder Handgelenk. Dabei bringt man Flüssigkeit in das Gelenk ein und betrachtet den Gelenkinnenraum über 2 oder mehr Zugänge.

Zu den operativen Maßnahmen zählen beispielsweise die Meniskus- bzw. Kreuzbandchirurgie, Arthroplastik (plastischer Gelenkaufbau), Synovialektomie, Chondroplastik (Knorpelneubildung z.B. durch Anbohrung) oder die Chondrozytentransplantation sowie die Arthrodese (Gelenkversteifung).

Operationen an der Wirbelsäule: Sie umfassen eine Versteifung einzelner Wirbelsäulenabschnitte (Spondylodese [S.B260]), die Entfernung eines Wirbelkörpers (Vertebrektomie) und die Eröffnung eines Wirbels (Vertebrotomie) mit Ausräumung von entzündlichem oder tumorösem Material.

1.2.4 Funktionelle Nachbehandlung und Rehabilitation

Die funktionelle Nachbehandlung beginnt postoperativ, wenn der entsprechende Körperteil stabil ist und belastet werden kann. Man unterscheidet prinzipiell folgende Stabilitätsgrade:
- **lagerungs(adaptions-)stabil:** Nur Lagerungen sind möglich; lagerungsstabil sind z.B. Frakturen, die mit Spickdrähten versorgt wurden; zusätzliche Ruhigstellung nötig.
- **bewegungsstabil:** Der entsprechende Körperteil kann aktiv, passiv oder assistiv bewegt werden; Belastungen sind nicht erlaubt; bewegungsstabil sind z.B. Frakturen, die mit Plattenosteosynthesen versorgt wurden.
- **belastungsstabil:** Möglich sind Bewegungen gegen einen Widerstand im Rahmen der physiologischen Belastbarkeit, z.B. bei der Marknagelung.
- **trainingsstabil:** Wiederholte Übungen gegen Widerstand sind möglich.

Auch beim Gehen gibt es verschiedene Belastungsstufen:
- **Entlastung:** Bein komplett entlastet, z.B. an Unterarmgehstützen
- **minimale Belastung:** Entlastung beim Gehen, Belastung durch das Eigengewicht im Stand und beim Sitzen
- **Teilbelastung:** vorgegebene Belastung (in kg) unter Verwendung von Hilfsmitteln
- **Vollbelastung:** Bein trägt das volle Körpergewicht während des Gehens.

Für Näheres zur physikalischen Therapie s. Rehabilitation, physikalische Therapie und Naturheilverfahren [S. C784].

1.2.5 Künstlicher Gelenkersatz

Praktisch alle Gelenke (auch lumbale Bandscheiben) können, wenn sie zerstört sind und alle anderen Therapiemaßnahmen versagen, künstlich ersetzt werden (Einsatz einer Endoprothese). Am häufigsten und bewährtesten ist jedoch der endoprothetische Ersatz des Hüft- und Kniegelenks.

Der Prothesenschaft besteht i.d.R. aus einem Metall, vorzugsweise Titan, und die Gelenkpartner entweder aus Polyäthylen oder Keramik. Prothesen können entweder zementiert oder nichtzementiert im Knochen verankert werden. Die **nichtzementierte** Variante wird vorwiegend beim jüngeren Patienten bevorzugt. Die Haltbarkeit der Prothese ist begrenzt (niedrigeres Alter, körperliche Aktivität des Patienten), sodass man von mehreren Operationen zum Prothesenwechsel ausgehen muss. Der Prothesenwechsel ist aber bei fehlender Zementierung einfacher, da einerseits zum Protheseneinsatz nur wenig Knochen und andererseits beim Wechsel kein Zement entfernt werden muss. **Zementiert** werden müssen Prothesen, bei denen keine stabile Verankerung im Knochen gegeben ist (z.B. Osteoporose).

Knochenzement ist ein 2-Komponenten-Klebstoff, der nach Anmischung relativ schnell aushärtet. Unter Umständen kann es zur Freisetzung kardiotoxischer Substanzen und damit zu Narkosezwischenfällen kommen. Radiologisch imponiert Knochenzement durch eine verminderte Strahlentransparenz.

Komplikationen: Nach endoprothetischer Versorgung treten insbesondere auf:

Infektionen von Knochen und Weichteilen: Man unterscheidet Frühinfekte, die unmittelbar postoperativ auftreten, von Spätinfekten (Auftreten nach Jahren). **Frühinfekte** sind durch postoperatives Fieber mit Rötung und Schwellung gekennzeichnet, während **Spätinfekte** zunächst mit belastungsabhängigen Gelenkschmerzen einhergehen und einer Implantatlockerung ähneln (auch röntgenologisch nicht abgrenzbar). Diagnostisch wegweisend sind das erhöhte CRP, die mikrobiologische Untersuchung des Gelenkpunktats sowie die szintigrafische Mehrspeicherung. Speziell beim Frühinfekt muss die Diagnose möglichst rasch gestellt werden, um ein Fortschreiten der Infektion (chronische Osteomyelitis) zu vermeiden und die Endoprothese erhalten zu können. Die Therapie richtet sich nach der Infektart:
- **Therapie des Frühinfekts:** Hämatomausräumung, Spülsaug-Drainage, frühzeitige und gezielte Antibiotikagabe
- **Therapie des Spätinfekts:** radikale operative Entfernung des künstlichen Gelenks, Knochenzements und der Nekrosen, anschließend erneuter Einsatz einer Endoprothese. Bei zweizeitigem Vorgehen wird an die Stelle des Gelenks ein antibiotikahaltiger Spacer gesetzt.

Beispiel für eine Antibiotikatherapie bei Endoprotheseninfekt ist die Kombination von Levofloxacin (gegen Staphylo- und Streptokokken) und Rifampicin (wirkt auch gegen Biofilme, die auf der Prothese gebildet werden).

Weitere Komplikationen:
- **Abrieb**
- **periartikuläre Weichteilverkalkung** (heterotope Ossifikation): Die Ursache ist unklar. Prophylaktisch hilft eine Bestrahlung mit hochenergetischen Photonen von 7 Gy (→ verhindert die Osteoblastenproliferation).
- **Materialermüdung:** Keramikbruch, Bruch von Metallschäften
- **Implantatlockerung** (z.B. durch Infektionen): Eine Prothesenlockerung lässt sich am besten szintigrafisch darstellen (vermehrte Anreicherung durch die Umbauvorgänge). Klinisch imponieren lokale und ausstrahlende Schmerzen im Bereich der Prothese.

1.2.6 Amputation und Prothetik

Indikationen: Die Amputation von Gliedmaßen ist angezeigt bei:
- **peripherer arterieller Verschlusskrankheit** (pAVK, s. Gefäße [S. A100]): häufigste Ursache an der unteren Extremität!
- **Trauma:** häufigste Ursache an der oberen Extremität
- **Infektionen** wie nekrotisierende Fasziitis (s. Dermatologie [S. B711]), Gasbrand (s. Infektionserkrankungen [S. A521]) oder chronische Osteomyelitis [S. B249]

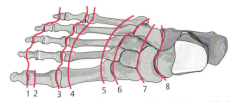

Abb. 1.2 Amputationshöhen am Fuß. 1 Zehenendglied, 2 Großzehe: Exartikulation Endgelenk, 3 Zehen: Exartikulation Grundgelenk, 4 transmetatarsal peripher, 5 transmetatarsal proximal, 6 Lisfranc, 7 Bona-Jäger, 8 Chopart. (aus: Imhoff, Linke, Baumgartner, Checkliste Orthopädie, Thieme, 2011)

- Tumorerkrankungen
- kongenitale Dysplasien
- selten: Morbus Sudeck, Poliomyelitis (Extremitätenlähmung und Durchblutungsstörung), chronische Ulzera bei Paraplegie oder Syringomyelie, Phantomschmerzen (Nachamputation), psychiatrische Störungen (Patientenwunsch).

Amputationshöhe: Man unterscheidet die Abtrennung einer Gliedmaße im Knochen (Amputation) von der Abtrennung auf Höhe der Gelenklinie (Exartikulation). Die Amputationshöhen des Fußes sind in **Abb. 1.2** dargestellt. Ziel ist es, peripher einen möglichst gut durchbluteten und schmerzfreien Stumpf zu erhalten, wobei man für die Prothesenversorgung an der oberen Extremität eine mindestens palmar und am Stumpfende vorhandene Sensibilität und an der unteren Extremität einen belastbaren Stumpf anstrebt.

Komplikationen: In der **Frühphase** nach der Operation kann es zu Hämatomen, Thrombosen oder Nekrosen kommen. Stumpf- oder Phantomschmerzen (s. Neurologie [S. B1007]) sind typische **Spätkomplikationen**. Der Stumpfschmerz bleibt auf den Stumpf begrenzt, der Phantomschmerz ist annähernd mit den Schmerzen vor der Operation vergleichbar. Nach einer Amputation kann es auch zum **Phantomgefühl** kommen, d.h., der Patient fühlt seine amputierte Gliedmaße und kann sie auch bewegen (→ wichtig für Prothesentraining).

Prothesen: Sie sind nur dann sinnvoll, wenn sie dem Betroffenen das tägliche Leben erleichtern. Am Oberarm unterscheidet man zwischen **aktiven Prothesen** mit Hand oder Haken (Hook), die entweder aus eigener Kraft über Kabelzüge oder über myoelektrische Steuerung bzw. digital funktionieren, von passiven, nichteigenbeweglichen **Schmuckprothesen**. Daneben gibt es sog. **Hybridprothesen**, die sowohl über Eigen- als auch Fremdkraft beweglich sind. Die Oberschenkelprothesen sind spezielle Schaftkonstruktionen, die das Tuber ischiadicum abstützen, da der Oberschenkelstumpf im Gegensatz zu Unterschenkel- bzw. Fußamputationen oder Kniegelenkexartikulationen meist nicht komplett endbelastet werden kann. Kniegelenkprothesen können mechanisch oder auch elektronisch gesteuert werden.

1.3 Grundlagen der Traumatologie

1.3.1 Frakturmechanismen und -formen

Frakturen können traumatisch oder nichttraumatisch entstehen. Man unterscheidet folgende **Mechanismen**:
- direkte Fraktur: Fraktur am Ort der Gewalteinwirkung durch ein direktes Trauma
- indirekte Fraktur: Fraktur entfernt vom Ort der Gewalteinwirkung, Trauma z. B. durch Biegung, Stauchung oder Drehung
- Ermüdungsfraktur: Fraktur nach chronischer, mechanischer Überlastung
- pathologische Fraktur: atraumatische Fraktur eines pathologisch veränderten Knochens (z. B. bei Knochentumoren).

Die **Frakturformen** können anhand des Entstehungsmechanismus, der Frakturlinie und des Dislokationsgrades unterschiedlich eingeteilt werden (**Tab. 1.2**). In Abhängigkeit vom begleitenden Weichteilschaden unterscheidet man offene und geschlossene Frakturen. Zu den Sonderformen im Wachstumsalter s. Frakturformen im Wachstumsalter [S. B238].

1.3.2 Klassifikation nach AO

Die AO (Arbeitsgemeinschaft für Osteosynthese) klassifiziert die Frakturen systematisch mittels Zahlen und Buchstaben. Jeder Knochen bzw. jedes Segment innerhalb des Knochens erhält eine eigene Nummer. Darüber hinaus fließen auch der Schweregrad der Fraktur sowie die Komplexität ihrer Behandlung und Prognose in die Einteilung mit ein. Beispiel: schwere Fraktur des distalen Unterarms = 23-C 3. Die entsprechende Nummerierung ist in **Abb. 1.3** dargestellt.

1.3.3 Klinik und Diagnostik

Bei der klinischen Diagnostik von Frakturen bedient man sich sog. unsicherer und sicherer Frakturzeichen. Zu den **unsicheren Zeichen** zählen die Entzündungszeichen Dolor, Tumor, Rubor, Calor und Functio laesa. **Sichere Zeichen** sind hingegen **Dislokationen** aller Art (z. B. Achsenfehlstellungen, offen sichtbare Frakturen, Stufenbildung), **Knochenreiben** (Krepitationen), abnorme Beweglichkeit sowie ein **Frakturspalt** (= Periostunterbrechung) im Röntgenbild.

Komplikatorisch können Nerven oder Gefäße verletzt werden, offene Brüche können infizieren. Daher müssen bei Frakturverdacht obligat Durchblutung, Motorik und Sensibilität (DMS) der betroffenen Region überprüft und auch dokumentiert werden. Offene Frakturen werden – um die Infektionsgefahr möglichst gering zu halten – erst inspiziert, wenn sie einer chirurgischen Therapie zugeführt werden (also im OP!).

Tab. 1.2 Einteilung der Frakturformen

Kriterium	Frakturform
Dislokation der Fragmente	• Verschiebung der Länge nach mit Verkürzung der Knochens • Verschiebung der Länge nach mit Distraktion • Verschiebung zur Seite • Achsenverschiebung • Verschiebung mit Rotation
Frakturlinie	• 2-Fragment-Fraktur: Quer-, Schräg-, Spiral- oder Längsfraktur • Mehrfragmentfraktur: Y-förmige, Stück- oder Splitterfraktur
Entstehungsmechanismus	**Biegungsfraktur:** Aussprengung eines Biegungskeils an Seite der Krafteinwirkung, Querriss an der gegenüberliegenden Seite, z. B. Tibiaschaftfraktur durch Stockschlagverletzung **Drehfraktur:** spiralförmige Fraktur durch entgegengesetzte Kraftwirkungen, z. B. Skiunfall mit Tibiaschaftfraktur **Abriss-(Avulsions-)Fraktur:** knöcherner Ausriss am Sehnenansatz mit quer verlaufender Bruchlinie, z. B. Fraktur des Malleolus medialis **Abscherfraktur:** Frakturverlauf parallel zur Scherkraft, z. B. Meißelfraktur des Radiusköpfchens **Stauchungsfraktur:** Knochenkompression, z. B. Wirbelkörperfraktur bei Osteoporose **Trümmerfraktur:** große Gewalteinwirkung mit Knochenzerstörung und Weichteilverletzung

1.3.4 Knochenheilung und Komplikationen von Frakturen

Man unterscheidet zwischen **primärer** und **sekundärer Knochenheilung**. Für Weiteres s. Pathologie [S. C330].

Nach einer Fraktur können entweder unmittelbar oder im Heilungsverlauf unterschiedliche **Komplikationen** auftreten. Unmittelbare Komplikationen sind z. B. Weichteilschädigungen, Durchblutungs- und Nervenstörungen, bei starkem Blutverlust evtl. auch hypovolämischer Schock. Insbesondere offene Frakturen mit ausgeprägtem Weichteilschaden gehen mit einem erhöhten Risiko für eine **Infektion** und Wundheilungsstörungen nach der primär unfallchirurgischen Versorgung einher (Rötung, Schwellung, Abszess, Infektzeichen). Therapeutisch sind dann ein radikales Débridement, die Schaffung vitaler Verhältnisse, evtl. die Entfernung des Implantats, Anbringung eines Fixateur externe sowie eine i. v.-Antibiose angezeigt.

Indirekte Komplikationen treten im späteren Verlauf auf:
- **Frakturheilungsstörungen** (s. Pathologie [S. C330]):
  - fehlende Knochenfestigung nach 4–6 Monaten: verzögerte Knochenheilung
  - fehlende Knochenfestigung nach > 6 Monaten: Pseudarthrose (Abb. 1.4)
- erneute Frakturen
- **Kompartmentsyndrom** [S. B322]
- **Morbus Sudeck** (s. Neurologie [S. B1006])
- **posttraumatische Osteomyelitis** [S. B249]
- **Arthrose** [S. B244]
- **Myositis ossificans** [S. B247].

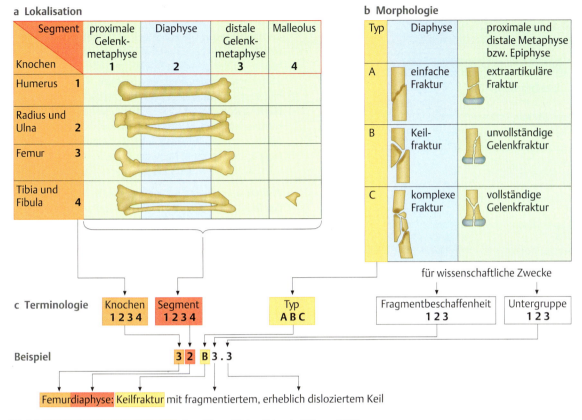

Abb. 1.3 **AO-Klassifikation von Frakturen.** (aus: Hirner, Weise, Chirurgie, Thieme, 2008)

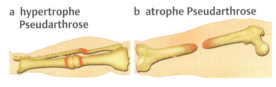

Abb. 1.4 **Pseudarthrose. a Hypertrophe Pseudarthrose:** Die Kallusbildung und Vaskularisation sind gut. Ursächlich ist meist ein instabiler Frakturbereich. Therapie: Anfrischen der Enden und Osteosynthese. **b Atrophe Pseudarthrose:** zugespitzte Frakturenden ohne Kallusbildung, schlechte Durchblutung. Ursachen: Weichteilschaden oder Nekrose. Therapie: stabile Fixation, Dekortikation, Spongiosaplastik. (aus: Hirner, Weise, Chirurgie, Thieme, 2008)

Abb. 1.5 **Klassifikation nach Aitken.** (aus: Reiser, Kuhn, Debus, Duale Reihe Radiologie, Thieme, 2011)

1.3.5 Verletzungen im Wachstumsalter

Verletzungen im Kindes- und Jugendalter sind prognostisch überwiegend günstig, da Knochen- und Weichteilgewebe noch eine große Wachstumsreserve besitzen.

Verletzungen der Wachstumszone: Am Knochen ist die germinative Zellschicht für das weitere Wachstum im Bereich der Epiphyse verantwortlich. Daher ist verständlich, dass Frakturen, die diese Proliferationszone kreuzen, mit Wachstumsstörungen einhergehen. Eingeteilt werden die **Verletzungen der Wachstumszone** nach **Salter-Harris** oder **Aitken** (Abb. 1.5):

- Salter-Harris I (= Aitken 0): Epiphysenlösung ohne Beteiligung des Knochens
- Salter-Harris II (= Aitken I): Epiphysenlösung mit metaphysärem Fragment
- Salter-Harris III (= Aitken II): Epiphysenfugenlösung und Fraktur durch den Epiphysenkern
- Salter-Harris IV (= Aitken III): Fraktur der Epi- und Metaphyse, die durch die Epiphysenfuge verläuft
- Salter-Harris V: Kompressionsverletzung der Epiphysenfuge.

Besonders ungünstig sind Verletzungen mit Kallusbrücken (Salter III, IV) und vorzeitigem Schluss der Epiphysenfugen (Salter V).

Abhängig von Art und Ausmaß der Verletzung der Epiphysenfuge kann es zu verschiedenen **Wachstumsstörungen** kommen:
- vermindertes Längenwachstum bei frakturbedingten Durchblutungsstörungen
- gesteigertes Längenwachstum bei heilungsbedingter Mehrdurchblutung
- Achsenabweichungen: Je jünger das Kind ist, umso besser können Achsenfehler spontan ausgeglichen werden.
- Rotation: Rotationsfehlstellungen sind nur bedingt rückbildungsfähig (→ korrekte Reposition notwendig!)
- selten: Kontrakturen.

Frakturformen im Wachstumsalter: Folgende Formen werden unterschieden:

Grünholzfraktur: Die Fraktur ist aufgrund der hohen Elastizität des Knochens unvollständig, das Periost bleibt erhalten. An der gespannten Knochenseite ist die Kortikalis gebrochen, auf der anderen verbogen. Sind im Röntgenbild keine Frakturzeichen sichtbar, spricht man von einer Biegefraktur. Bei starker Achsenabweichung muss die Fraktur reponiert werden, was speziell bei Biegefrakturen schwierig sein und sogar eine therapeutische Frakturierung erfordern kann. Nach der Reposition wird die Extremität für 2–4 Wochen mittels Gips ruhiggestellt.

Wulstfraktur: Einstauchung der elastischen Spongiosa in der Metaphyse. Therapie: Gipsbehandlung für ca. 3 Wochen.

2 Angeborene und erworbene Wachstumsstörungen

2.1 Fehlbildungen und Entwicklungsstörungen von Skelett und Bindegewebe

2.1.1 Fehlbildungen

Fehlbildungen sind überwiegend genetisch bedingt (ca. 90 %), ca. 10 % sind auf eine Virusinfektion oder Medikamenteneinnahme in der Schwangerschaft zurückzuführen. Man unterscheidet zwischen Fehlbildungen der Extremitäten (Dysmelie) und der Wirbelsäule.

Extremitätenfehlbildungen werden eingeteilt in Gliedmaßendefekte, fehlerhafte Differenzierung oder Teilung von Körperteilen, übermäßige oder mangelhafte Entwicklung, amniotische Abschnürungen oder Duplikationen. Bei den Gliedmaßendefekten unterscheidet man transversale und longitudinale Defekte:

Transversale Defekte: Gliedmaßen sind in der Transversalebene fehlgebildet. Man unterscheidet zwischen:
- Perodaktylie: teilweises Fehlen der Phalangen
- Peromelie: Gliedmaßenstumpf je nach Lokalisationshöhe
- Amelie: Fehlen einer gesamten Gliedmaße.

Longitudinale Defekte: Fehlen oder Minderentwicklung von Gliedern der proximalen oder distalen Extremitäten einzeln oder in Kombination. Hierzu zählen z. B. die Phokomelie (Hand oder Fuß setzen direkt am Stamm an), die Klumphand (Radius- oder Ulnahypoplasie), Femur- oder Tibiadefekte, Spalthand und -fuß (Defekt der Finger-, Mittelhand- oder Handwurzelknochen), die Poly- (überzählige Finger oder Zehen) oder Syndaktylie. Letztere kann unterschiedlich stark ausgeprägt sein und von reinen „Schwimmhäuten" (nur häutige Verbindung) bis zur Löffelhand reichen, wenn alle Finger knöchern verwachsen [S. B280] sind.

2.1.2 Angeborene Skelettentwicklungsstörungen

Skelettdysplasien: Es handelt sich um Gewebedefekte, die zu Wachstumsstörungen von Knochen und Knorpel führen. Hierzu zählen u. a. Störungen wie die Achondroplasie (s. Pädiatrie [S. B521]), die Enchondromatose [S. B251], die fibröse Dysplasie [S. B337], die Neurofibromatose (s. Pädiatrie [S. B604]) oder die Osteogenesis imperfecta (s. Pädiatrie [S. B527]).

Die **Osteopetrose** (Marmorknochenkrankheit) entspricht einer generalisierten Skelettsklerosierung, die v. a. bei Manifestation im frühen Kindesalter von einer schlechten Prognose begleitet wird. Ursächlich ist eine Fehlfunktion der Osteoklasten. Durch den Ersatz des Knochenmarks entwickeln sich hämatologische Komplikationen (Anämie, Infektanfälligkeit). Im Röntgenbild ist die sog. „Sandwichwirbelbildung" pathognomonisch: Durch homogene Verdichtungen und Sklerosierung v. a. der Grund- und Deckplatten der Wirbelkörper entsteht eine Dreischichtung. Bei der **Osteopoikilose** wird Knochengewebe inselartig in die Spongiosa eingelagert; meist Zufallsbefund ohne Therapienotwendigkeit.

Dysostosen: Hierunter versteht man Entwicklungsstörungen einzelner Knochen. Es werden 3 Hauptgruppen unterschieden:
- kraniofaziale Dysostosen (s. Pädiatrie [S. B601])
- axiale Dysostosen: Hierzu zählen Wirbelsäulenfehlbildungen wie z. B. das Klippel-Feil-Syndrom
- Dysostosen der Extremitäten.

Dystrophien sind primäre, kongenitale Stoffwechselstörungen. Die häufigste Form sind Mukopolysaccharidosen. Näheres dazu s. Pädiatrie [S. B534].

2.1.3 Angeborene Störungen der Bindegewebsentwicklung

Hierzu zählen das Ehlers-Danlos-Syndrom [S. B527] und das Marfan-Syndrom [S. B522]. Beide Krankheitsbilder werden im Kap. Pädiatrie besprochen.

2.2 Erworbene Wachstumsstörungen

Erworbene Wachstumsstörungen können durch Durchblutungsstörungen, Traumen, ionisierende Strahlung, Operationen, neurologische, endokrine oder Stoffwechselerkrankungen, Infektionen oder Tumoren verursacht werden und generalisiert oder lokalisiert auftreten. Für Näheres zu den Ursachen von Wachstumsstörungen s. Pädiatrie [S. B481]. Zu den aseptischen Knochennekrosen [S. B242], zur Skoliose [S. B258], zur Rachitis s. Pädiatrie [S. B601].

3 Knochenerkrankungen

3.1 Osteoporose

DEFINITION Generalisierter, pathologischer Schwund an Knochenmasse mit gestörter Mikroarchitektur und verminderter Dichte und Qualität des Knochens, wodurch es häufig zu Frakturen kommt.
Von der manifesten Osteoporose unterscheidet man die Osteopenie (altersentsprechende Rarefizierung der Knochen), die durch einen Verlust an Knochenmasse ohne Fraktur gekennzeichnet ist.

Epidemiologie: Sehr häufige und auch sozialmedizinisch relevante Erkrankung, die v. a. Frauen nach der Menopause betrifft (30 % aller Frauen > 60 Jahre).

Ätiopathogenese: 95 % aller Erkrankungen sind **primäre Osteoporosen**. Ihnen liegt eine Steigerung des normalen Involutions- und Alterungsprozesses zugrunde, wobei die genaue Ätiologie noch nicht geklärt ist. Zu den primären Osteoporosen gehört in erster Linie die **postmenopausale Osteoporose** (Typ I). Risikofaktoren sind Alkohol- und Nikotinkonsum, mangelnde körperliche Aktivität, niedriger BMI und eine vorzeitige Menopause. Weitere primäre Osteoporosen sind die kindliche oder juvenile Osteoporose, die prämenopausale und die senile Osteoporose (Typ II), die sowohl Männer als auch Frauen gleichermaßen betrifft. **Sekundäre Osteoporosen** treten im Rahmen unterschiedlicher Grunderkrankungen auf, z. B. bei

- Stoffwechselstörungen: Cushing-Syndrom, Steroidgabe, Diabetes mellitus, Hyperthyreose, Mangel an Sexualhormonen
- körperlicher Inaktivität: Ruhigstellung nach Frakturen, Bettlägrigkeit
- neoplastischen Erkrankungen: z. B. Plasmozytom, Mastozytose
- Malassimilations-Syndrom: z. B. Morbus Crohn.

Man unterscheidet zwischen Osteoporosen mit gesteigertem (**high turnover**) und Osteoporosen mit vermindertem Knochenumbau (**low turnover**). Ersterer kennzeichnet v. a. die postmenopausale, Letzterer die senile Osteoporose. Der **Verlust der Knochenmasse** macht sich insbesondere an den trabekulären Strukturen der Spongiosa bemerkbar, was zur **verminderten Belastbarkeit** und aufgrund der veränderten Knochenfestigkeit und **verminderten Knochendichte** zur **erhöhten Frakturneigung** führt. Bei der Entwicklung der Osteoporose spielen insbesondere hormonelle Faktoren eine Rolle:

- verminderter Östrogenspiegel → verminderte Stimulation der Osteoblasten
- verminderter Vitamin-D-Hormonspiegel → sekundärer Hyperparathyreoidismus (s. Endokrines System und Stoffwechsel [S. A332])
- erhöhter Glukokortikoidspiegel → Hemmung der Osteoblasten, Aktivierung der Osteoklasten, Reduktion der intestinalen Kalziumabsorption.

Klinik: Typischerweise kommt es zu **Knochenschmerzen**, die sich v. a. am **Rücken** bemerkbar machen. Impressions- oder Sinterungsfrakturen der Wirbelkörper sind häufig und imponieren mit akuten Schmerzen, die ohne adäquates Trauma auftreten. Ebenso kann das Einsinken der Wirbelkörper langsam voranschreiten und vom Patienten unbemerkt bleiben. Mit der Zeit nimmt die Körpergröße ab und es kommt zur **Rundrücken- und Buckelbildung**, was zum eingeengten Thorax und respiratorischer Insuffizienz führen kann. Durch die Abnahme der Körpergröße entstehen außerdem charakteristische Hautfalten am Rücken („Tannenbaumphänomen"). Im Verlauf sind auch **(Spontan-)Frakturen** peripherer Knochen charakteristisch, z. B. Schenkelhalsfraktur, distale Radiusfraktur.

Diagnostik: Neben der Anamnese und klinischen Untersuchung (Messen der Körperlänge) sind für die Diagnosestellung v. a. die Röntgenaufnahmen und Knochendichtemessungen relevant. Das Labor ist nur bei den sekundären Osteoporoseformen auffällig und dient dazu, diese sowie eine Osteomalazie [S. B241] auszuschließen.

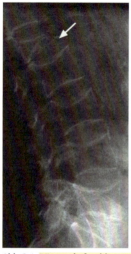

Abb. 3.1 **Röntgenbefund bei Osteoporose.** Die Knochentransparenz ist erhöht und die Trabekel rarefiziert. Man erkennt Fischwirbel durch den Einbruch der Deck- und Grundplatten. LWK 1 zeigt eine Keilwirbelform (Pfeil). Seine Höhe ist ventral stärker gemindert als dorsal. (aus: Reiser, Kuhn, Debus, Duale Reihe Radiologie, Thieme, 2011)

Tab. 3.1 Stadieneinteilung der Osteoporose (nach DXA-Messung)

Stadium	Abweichung der Knochendichte (T-Score)*	Klinik
Osteopenie	< –1 bis ≥ –2,5 SD	keine Fraktur
Osteoporose	< –2,5 SD	Wirbelfraktur ohne adäquates Trauma
schwere Osteoporose	< –2,5 SD	multiple Wirbelfrakturen, periphere Frakturen

*T-Score: Vergleich der gemessenen Knochendichte mit dem Mittelwert junger Erwachsener; SD = Standardabweichung

Tab. 3.2 Überblick über die Osteoporosetherapie

Osteoporoseform	Therapie
postmenopausale Osteoporose	Medikamente der 1. Wahl (Senkung von Wirbelkörperfrakturen belegt): Bisphosphonate (Alendronat, Ibandronat, Risedronat, Zoledronat), Raloxifen, Teriparatid, Strontium-Ranelat, Denosumab
	Medikamente der 2. Wahl: Kalzitonin, Fluoride, Östrogene/Gestagene
Osteoporose beim Mann > 60 Jahre	Medikamente der 1. Wahl: Alendronat, Risedronat, Teriparatid; Denosumab bei Männern mit Knochenschwund infolge Hormonablationstherapie bei Prostatakarzinom und erhöhtem Frakturrisiko
glukokortikoidinduzierte Osteoporose	bei postmenopausalen Frauen: Alendronat, Risedronat, Etidronat* bei Männern und prämenopausalen Frauen: Kalzium, Vitamin D_3*

* Therapie zeitgleich zur Glukokortikoidbehandlung

Der **Röntgenbefund** (Abb. 3.1) zeigt eine **transparente Spongiosa**, eine „Fensterrahmenstruktur", die entsteht, wenn die Grund- und Deckplatten hervortreten, und eine **vertikale Trabekulierung**. In der seitlichen Aufnahme lassen sich Wirbelfrakturen sowie unterschiedliche Wirbelformen erkennen:

- **Keilwirbel** entstehen v. a. am thorakolumbalen Übergang durch Kompressionsfrakturen
- **Fischwirbel** sind bikonkav und entstehen durch den Einbruch der Grund- und Deckplatten
- **Plattwirbel** entstehen durch Impressionsfrakturen.

Die diffuse Transparenzerhöhung ist im Röntgen erst dann feststellbar, wenn die Knochendichte um > 30 % vermindert ist. Typisch ist auch das Nebeneinander von alten und frischen **Frakturen**. Bei V. a. eine maligne Erkrankung bzw. um nach Umbauherden zu suchen, kann ein Szintigramm angefertigt werden.

Im Frühstadium kann die Osteoporose mittels **Knochendichtemessung** (**Osteodensitometrie**) diagnostiziert werden. Sie wird außerdem zur Therapiewahl und Verlaufskontrolle genutzt. Methode der Wahl ist die DXA (dual energy x-ray absorptiometry) der Hüfte und LWS. Bei Osteoporose ist die Knochendichte vermindert (Tab. 3.1).

Bei speziellen Fragestellungen (rascher Verlauf, junger Patient) kann eine **Knochenbiopsie** entnommen werden. Bei der **postmenopausalen Osteoporose** zeigt sich dabei ein **Verlust an Spongiosa** mit rarefizierten und lockeren Trabekeln. Die sekundären Formen weisen im Unterschied dazu sowohl einen trabekulären als auch einen kortikalen Abbau auf.

Differenzialdiagnosen: Maligne Erkrankungen (z. B. Knochenmetastasen, multiples Myelom), ein Hyperparathyreoidismus (s. Endokrines System und Stoffwechsel [S. A330]) und eine Osteomalazie müssen ausgeschlossen werden.

Therapie: Die medikamentöse Behandlung (Tab. 3.2) wird empfohlen ab einem T-Score von ≤ –2,5 SD mit Risikofaktoren sowie beim Vorliegen von Wirbelkörperfrakturen. Die Behandlung wird abhängig von den Risikofaktoren für 3–5 Jahre durchgeführt.

Als **Basistherapie** erhalten die Patienten täglich 500–1000 mg **Kalzium** sowie 500–1000 IE **Vitamin D** per os. Bei High-turnover-Osteoporose kommen darüber hinaus v. a. Antiresorptiva wie **Bisphosphonate** (Alendronat 70 mg/Woche p. o., Risedronat 35 mg/Woche p. o., Ibandronat 150 mg/Monat p. o. oder Zoledronat 5 mg/Jahr i. v.) zum Einsatz, die die Osteoklastenaktivität reduzieren und den Knochenumbau hemmen. Ebenso kann der selektive Östrogenrezeptormodulator **Raloxifen** (60 mg/d p. o.) verabreicht werden, der im Gegensatz zur Hormonersatztherapie mit Östrogenen nicht mit einem erhöhten Brustkrebsrisiko vergesellschaftet ist (**Cave:** Thromboseneigung). **Strontium-Ranelat** (2 g/d) wirkt sowohl antiresorptiv als auch stimulierend auf die Knochenformation. Den Knochenanbau stimuliert Parathormon (**Teriparatid**).

Ein relativ neues Medikament ist der monoklonale Antikörper **Denosumab**, der an das RANK-Ligandprotein bindet und somit mit der Differenzierung von Osteoklasten aus ihren Vorläuferzellen interferiert. Er ist zugelassen für die Behandlung osteoporotischer, postmenopausaler Frauen mit erhöhtem Frakturrisiko und Männern mit Knochenschwund unter Hormonablationstherapie bei Prostatakarzinom. Kontraindikation ist eine Hypokalzämie (→ vor Therapiebeginn korrigieren!). Das Medikament wird 1-mal in 6 Monaten als Fertigspritze (60 mg) verabreicht.

Müssen die Patienten gleichzeitig auch mit Diuretika behandelt werden, bieten sich Thiaziddiuretika (z. B. Hydrochlorthiazid) an, da diese die Kalziumausscheidung verringern.

Im Akutstadium werden NSAR und Analgetika gegen die Schmerzen verabreicht. Wesentlich sind die physiotherapeutischen Übungen, Rückenschule und aktive Gymnastik, evtl. können auch orthopädische Hilfsmittel zum Einsatz kommen (z. B. Mieder, Hüftprotektor).

Kyphoplastie: Bei osteoporotisch frakturierten Wirbelkörpern kann zur **Schmerztherapie** Zement minimalinvasiv perkutan mit einem Ballon in den Wirbelkörper injiziert werden. Bei Injektion ohne Ballon spricht man von **Vertebroplastie**. Weitere Indikationen sind osteolytische Metastasen der Wirbelkörper, Hämangiomwirbel oder selten die traumatische Wirbelkörperfraktur.

Der Eingriff erfolgt von dorsal, wobei unter Röntgenkontrolle zunächst 2 Kanülen und anschließend über diese ein Ballon eingebracht werden, welcher den Wirbelkörper aufrichtet. In den aufgerichteten Wirbelkörper wird dann rasch aushärtender Zement injiziert, sodass der Wirbel sofort wieder belastbar wird (Schmerzreduktion, rasche Mobilisierung). Die Kyphoplastie darf nicht bei instabilen Frakturen mit Beteiligung der Hinterkante durchgeführt werden, da der anfangs noch flüssige Zement in den Spinalkanal austreten kann.

Prophylaxe: Wichtig sind eine kalziumreiche Ernährung, ausreichende Vitamin-D$_3$-Zufuhr, körperliche Aktivität, Meiden von Risikofaktoren sowie die Sturzprotektion (Muskeltraining, Balanceübungen) bei älteren Patienten.

3.2 Osteomalazie

DEFINITION Knochenmineralisationsstörung beim Erwachsenen. Beim Kind wird die Erkrankung Rachitis genannt (s. Pädiatrie [S. B601]).

Ätiologie: Ursächlich ist in aller Regel ein Mangel an Vitamin-D-Hormon durch mangelnde Zufuhr, mangelnde Aufnahme (Malassimilation) oder mangelnde UV-Licht-Exposition, seltener sind Vitamin-D-Hydroxylierungsstörungen (chronische Niereninsuffizienz, Nebenwirkungen von Medikamenten wie Phenytoin) oder ein Phosphatmangel.

Klinik: Knochenschmerzen und Deformitäten (z. B. Coxa vara), die zu Gehstörungen (Watschelgang) führen. Auch eine hypokalzämische Tetanie kann auftreten.

Diagnostik: Der Vitamin-D-Mangel zeigt sich im Labor mit einer Erhöhung der alkalischen Phosphatase sowie einer Verminderung von Ca^{2+} und Vitamin D. Parathormon ist kompensatorisch erhöht. Bei Phosphatmangel ist auch Phosphat erniedrigt.

Im Röntgenbild zeigen sich bandförmige Aufhellungen, die sich quer zur Längsachse des Knochens befinden und unverkalktes Osteoid darstellen (Looser-Umbauzonen). Außerdem können Knochendeformitäten sowie eine erhöhte Strahlentransparenz nachgewiesen werden.

Therapie: Die Therapie besteht in der Behandlung der Grunderkrankung. Bei Vitamin-D-Mangel werden den Patienten zunächst 10 000 IE/d, später 1000 IE/d an Vitamin D verabreicht. Bei Malassimilation sollte die Gabe i. m. erfolgen. Während der Behandlung muss der Kalziumspiegel regelmäßig überwacht werden.

3.3 Renale und endokrine Osteopathien

Chronische Nierenerkrankungen führen zur eingeschränkten Tubulusfunktion und vermehrten Retention von Harnstoff und Phosphat, sodass der Knochenstoffwechsel beeinträchtigt wird. Durch die Tubulusstörungen und die Phosphatretention (Hyperphosphatämie) nimmt die Bildung von Vitamin D$_3$ (Vitamin-D-1,25-[OH]$_2$) ab, wodurch wiederum aus dem Intestinaltrakt weniger Kalzium absorbiert wird. Es entwickeln sich eine Hypokalzämie und ein kompensatorischer sekundärer Hyperparathyreoidismus. Steigt dann, wenn auch nur kurzfristig, der Kalziumspiegel im Serum an, kann es zu ektopen Verkalkungen kommen. Siehe hierzu auch Niere [S. A388].

Tubuläre Funktionsstörungen führen zu Mineralisationsstörungen des Knochens, die sich im Kindesalter mit rachitischen Wachstumsstörungen (Zwergwuchs) und Knochendeformitäten, im Erwachsenenalter als Osteomalazie manifestieren. Pathophysiologisch liegt dabei ein vermehrter tubulärer Verlust von Phosphat und Proteinen zugrunde, was in der Folge zum Hyperparathyreoidismus und zur Verstärkung der Hypophosphatämie führt. Beispiele sind der Phosphatdiabetes (s. Pädiatrie [S. B596]) und das Fanconi-Syndrom (s. Pädiatrie [S. B597]).

Endokrine Störungen können ebenfalls den Mineralstoffwechsel beeinträchtigen. Hierzu zählen:
- **Hyperparathyreoidismus** (s. Endokrines System und Stoffwechsel [S. A330]): Chondrokalzinose, Kortikaliszysten, Spontanfrakturen, braune Tumoren
- **Mangel an Wachstumshormon:** hypophysärer proportionierter Zwergwuchs
- **Überschuss an Wachstumshormon:** Gigantismus und Akromegalie (s. Endokrines System und Stoffwechsel [S. A313])
- **Hyperkortisolismus** (Cushing-Syndrom, s. Endokrines System und Stoffwechsel [S. A335]): Osteoporose vorwiegend an der Wirbelsäule

- **hypophysärer Hypogonadismus:** Hierzu zählt die sehr seltene Dystrophia adiposogenitalis (**Morbus Fröhlich**), die klinisch mit Adipositas, weiblicher Fettverteilung, hypoplastischem Genitale und Minderwuchs in Erscheinung tritt. Daneben haben die Kinder oft X-Beine, leiden an Epiphysiolysis capitis femoris und an einer verstärkten Kyphose.

3.4 Morbus Paget

Synonym: Osteodystrophia deformans, Ostitis deformans

DEFINITION Lokalisierte Knochenerkrankung des Erwachsenen unbekannter Ursache mit vermehrtem Knochenumbau und Bildung eines mechanisch minderwertigen Knochens.

Epidemiologie: Die Prävalenz steigt mit zunehmendem Alter. Behandlungsbedürftig sind ca. 4/100 000 Einwohnern. Betroffen sind vorwiegend Männer um das 50. Lebensjahr.

Ätiopathogenese: Die Ursache ist unbekannt. Diskutiert werden sowohl eine genetische Disposition als auch die Assoziation mit einem vorangegangenen Virusinfekt, da in den Osteoklasten virusähnliche Einschlusskörperchen nachweisbar sind. Pathogenetisch ist der Knochenumbau gesteigert, wodurch kompensatorisch vermehrt Osteoblasten gebildet werden. Dies führt zum Anbau eines mechanisch und strukturell minderwertigen sowie vergrößerten Knochens (**Geflechtknochen**).

Klinik: Bei vielen Patienten bleibt die Erkrankung asymptomatisch. Beschwerden treten v. a. in den betroffenen Knochenteilen auf und äußern sich mit **lokalisierten Schmerzen**. Häufig sind Femur und Becken betroffen. An den Röhrenknochen kann es zu Verbiegungen und Deformierungen kommen (z. B. Säbelscheidentibia, Coxa vara), der Schädel nimmt an Größe zu (Hut passt nicht mehr). Wenn das Felsenbein befallen ist, kann sich eine Schwerhörigkeit entwickeln. Komplikationen der Erkrankung sind Frakturen, Sekundärarthrosen, die Bildung von Nierensteinen oder bei Befall der LWS ein Wurzelkompressions-Syndrom.

Diagnostik: Im Labor können als Ausdruck der erhöhten Osteoblastenaktivität eine Erhöhung der **alkalischen Phosphatase** im Blut sowie eine vermehrte Ausscheidung von **Hydroxyprolin** mit dem Harn nachgewiesen werden (unspezifisch und v. a. als Marker zur Verlaufskontrolle geeignet).

Am besten werden die befallenen Knochen in der **Szintigrafie** sichtbar. Auch im **Röntgen** lassen sich charakteristische Veränderungen feststellen: verdickte Kortikalis, vergröberte und sklerotische Trabekel, aufgefaserte Kompakta.

Eine Beckenkammbiopsie ist nur in unklaren Fällen erforderlich.

MERKE Der Morbus Paget und der Morbus Paget der Mamille sind 2 unterschiedliche Krankheitsbilder.

Therapie: Mittel der Wahl sind **Bisphosphonate** wie z. B. Risedronat (30 mg/d p. o. für 3–6 Monate) oder Zoledronat (5 mg/Jahr als Kurzinfusion). Sie sind insbesondere bei Schmerzen, Frakturgefahr und neurologischen Ausfallerscheinungen indiziert. Als Verlaufs- bzw. Erfolgskontrolle dient die alkalische Phosphatase. Symptomatisch können außerdem Analgetika eingenommen werden.

Prognose: Gut, die meisten Patienten werden unter der Therapie beschwerdefrei.

3.5 Osteochondrale Läsion und Osteonekrosen

Synonym: avaskuläre Knochennekrose, Osteochondronekrose

DEFINITION Osteochondrosen sind lokalisierte Verknöcherungsstörungen des Knochens, die mit zunehmender Ausprägung zu aseptischen Knochen- (**Osteonekrosen**) und Knorpelnekrosen (**Osteochondronekrose**) führen können. Bei einer aseptischen Osteochondrose, die umschrieben an Gelenkflächen auftritt und zur Absonderung von Gelenkbestandteilen (Gelenkmaus) führt, spricht man von **Osteochondrosis dissecans**.

Ätiopathogenese: Die Erkrankung tritt sowohl bei Erwachsenen als auch bei Kindern auf und kann prinzipiell überall im Körper lokalisiert sein, wobei jedoch **charakteristische Lokalisationen** bevorzugt werden. Es sind dabei insbesondere Knochenabschnitte betroffen, deren Durchblutungsverhältnisse primär als kritisch gelten, z. B. Femurkopf [S. B300], und solche, die in verstärktem Maße mechanischen Traumen ausgesetzt sind, z. B. Os lunatum [S. B281] oder oberes Sprunggelenk [S. B320]. Die Osteochondrosis dissecans betrifft vorwiegend das Kniegelenk (medialer Femurkondylus) in der Wachstumsphase. Näheres dazu im Kap. Osteochondrosis dissecans [S. B308].

Die Ätiologie der Osteochondrosen ist im Detail unverstanden. Wesentliche Einflussfaktoren sind **Durchblutungsstörungen** (daher auch avaskuläre Knochennekrose) sowie **Traumen**. Daneben scheinen auch zusätzliche Faktoren eine Rolle zu spielen. So tritt beispielsweise der Morbus Osgood-Schlatter [S. B309] bevorzugt bei Kindern auf, die sportlich aktiv sind; auch die Osteochondrosis dissecans findet sich am Knie v. a. bei mechanischer Überlastung (z. B. Leistungssport). Der Morbus Scheuermann [S. B260] ist wiederum durch eine verminderte Knochenbelastbarkeit, z. B. durch Störungen im Kollagen- oder Knorpelstoffwechsel, gekennzeichnet.

Die ischämische Osteonekrose verläuft klassischerweise in verschiedenen **Stadien**:
1. **Knochennekrose**
2. Abbau des nekrotischen Gewebes (**Fragmentation**) und **Kondensation**
3. später **osteoblastärer Anbau neuer Trabekel**.

Die Gelenkfläche ist weniger belastbar und bricht ein.

3.5 Osteochondrale Läsion und Osteonekrosen

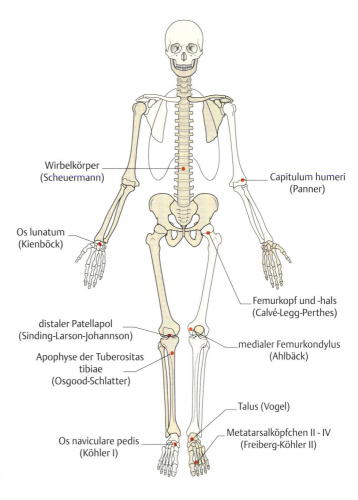

Abb. 3.2 **Häufige Lokalisationen von Osteochondrosen.**

Lokalisation: Die häufigsten Lokalisationen von Osteochondrosen/-nekrosen im Wachstums- und Erwachsenenalter sind in Abb. 3.2 zusammengefasst.

Klinik: Mit der Zeit kommt es zunehmend zu belastungsabhängigen Schmerzen, Gelenkergüssen und Schwellungen sowie bei fortgeschrittener Erkrankung auch zu Einklemmungen und Gelenkblockierungen.

Diagnostik: Diagnostische Methode der Wahl ist die **MRT**, mit der die Läsionen auch schon im **Frühstadium** nachgewiesen werden können. Auch die Szintigrafie kann frühzeitige Veränderungen erfassen. Die Knochennekrose stellt sich dabei mit fehlender Signalanreicherung (cold lesion) dar, die reparativen Vorgänge mit vermehrter Speicherung. Im **Röntgen** lassen sich die typischen Veränderungen erst im fortgeschrittenen Erkrankungsstadium feststellen: Sklerosierungszonen als Ausdruck des vermehrten Knochenumbaus, Einbrechen der Gelenkfläche, Deformierungen und sekundärarthrotische Veränderungen (verschmälerter Gelenkspalt, Osteophyten). Bei **Osteochondrosis dissecans** lässt im Spätstadium ein aus der Gelenkfläche herausgelöstes Dissekat (**Gelenkmaus**) einen Defekt der Gelenkfläche erkennen.

Differenzialdiagnosen: Im Kindesalter können die Ossifikationsvorgänge auch physiologisch unregelmäßig ablaufen und dürfen nicht mit pathologischen Veränderungen gleichgesetzt werden.

Therapie: Die Therapie ist abhängig vom Alter des Patienten, von der Lokalisation und von dem Stadium der Erkrankung. Bei Kindern steht v. a. bei Osteochondrosen der unteren Extremität die Entlastung im Vordergrund. Zur spezifischen Therapie der einzelnen Erkrankungen siehe dort.

4 Gelenkerkrankungen

4.1 Grundlagen

Ein **Gelenk** setzt sich aus Gelenkpartnern zusammen, deren Gelenkflächen mit Knorpel überzogen sind, und wird von einer bindegewebigen Kapsel umhüllt. Zwischen den Gelenkflächen findet sich der Gelenkspalt. Der Knorpel verfügt beim Erwachsenen über keine eigene Blutversorgung und wird über die Gelenkflüssigkeit (Synovia) ernährt. Beim Kind wird er zusätzlich auch über subchondrale Gefäße versorgt. Knorpelgewebe besteht aus Kollagen, Proteoglykanen und Wasser.

Die **Synovia** setzt sich zusammen aus Hyaluronsäure (visköse Eigenschaften), Proteinen, Glukose, Fett, Wasser, Elektrolyten sowie zellulären Bestandteilen (v. a. Lymphozyten). Ihre Hauptaufgaben sind die Schmierung der Gelenkflächen, Ernährung des Knorpels und die mechanische Stoßdämpfung.

Krankhafte Veränderung im Bereich der Gelenke können auf Menge und Zusammensetzung der Synovia Einfluss nehmen. Gelenkreizungen z.B. können zu einer Überproduktion von Synovia mit konsekutivem **Gelenkerguss** führen. Als **Pannus** bezeichnet man eine bindegewebige Wucherung bzw. Proliferation der Membrana synovialis.

Gelenkpunktion: Die Gelenkflüssigkeit kann zu **diagnostischen oder therapeutischen Zwecken** punktiert werden. Anhand ihrer Farbe und Zusammensetzung lässt sich oft die wahrscheinliche Ursache eines Ergusses vermuten (z.B. gelblich-trüb bei bakterieller Arthritis, bernsteinfarben bei Reizerguss, blutig nach Trauma). Außerdem kann die Synovialflüssigkeit bakteriologisch und zytologisch untersucht werden, um unklare Arthritiden abzuklären. Therapeutische Gelenkpunktionen werden z.B. zur Schmerzreduktion (Entspannung der Gelenkkapsel) oder Verbesserung der Durchblutung durchgeführt oder zur Entfernung von Hämatomen oder Injektion von Medikamenten (z.B. Glukokortikoide, Lokalanästhetika) genutzt.

Wichtig sind dabei **streng aseptische Punktions- bzw. Injektionsbedingungen** (Infektionsgefahr!). Am Knie wird seitlich der tastbaren Patella punktiert, an der Hüfte ventral ca. 1–2 cm distal des Mittelpunkts zwischen der Linie von Symphyse und Spina iliaca anterior superior, an der Schulter ventral unterhalb des Proc. coracoideus (Abb. 4.1).

4.2 Degenerative Gelenkerkrankung

Synonym: Arthrosis deformans, Osteoarthritis (angloamerikanisch)

> **DEFINITION** Chronisch-degenerative Verschleißerscheinungen des Knorpelgewebes, die sekundär zur Knochendestruktion und Kapselschrumpfung führen.

Epidemiologie: Arthrosen sind die häufigsten Gelenkerkrankungen. Die pathologischen Verschleißerscheinungen treten im Laufe der Zeit bei jedem Menschen auf, sodass die Erkrankung auch sozialmedizinisch gesehen einen hohen Stellenwert hat. Ab dem 65. Lebensjahr finden sich praktisch bei jedem arthrotische Veränderungen im Röntgenbild. Am häufigsten betroffen ist die Wirbelsäule, danach Knie-, Schulter- und Hüftgelenk.

Ätiopathogenese: Ursächlich ist ein **Missverhältnis aus Belastbarkeit und Belastung des Knorpels**. Man unterscheidet **primäre Arthrosen**, bei denen ein minderwertiges Knorpelgewebe unbekannter Ursache vorliegt, von **sekundären** Formen, denen verschiedene knorpelschädigende Einflussfaktoren und Grunderkrankungen zugrunde liegen, wie

- mechanische Überlastung: unphysiologische Belastung bei Achsenfehlstellungen, Gelenkinstabilitäten oder dysplastischen Veränderungen, dauerhafte Beanspruchung bei Leistungssportlern
- Unterbelastung: lang dauernde Immobilisation
- Traumen: Luxationen oder Frakturen
- Entzündungen: bakterielle oder rheumatische Arthritis
- metabolische und endokrine Erkrankungen: z.B. Gicht, Chondrokalzinose, Hyperparathyreoidismus

Arthrosen verlaufen schleichend progredient: Der Knorpel verliert an Elastizität und innerer Festigkeit, sodass sich das Knochengewebe, das sich unter dem Knorpel befindet, insbesondere an den am stärksten beanspruchten Stellen verdichtet (**subchondrale Sklerosierung**). Der hyaline Knorpel wird durch proteolytische Enzyme faserartig umgewandelt, sodass die Knorpeloberfläche aufgeraut wird. Durch die fortschreitende Belastung entstehen zunächst Risse im Knorpelgewebe, bis schließlich der sub-

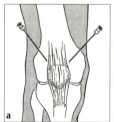 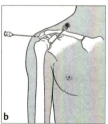 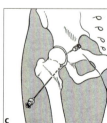

Abb. 4.1 Zugänge bei Gelenkpunktionen. a Kniegelenk. **b** Schultergelenk. **c** Hüftgelenk. (aus: Imhoff, Linke, Baumgartner, Checkliste Orthopädie, Thieme, 2011)

chondrale Knochen freigelegt wird (**Knochenglatze**). Im Röntgenbild findet sich dann ein **verschmälerter Gelenkspalt**. Die übrig gebliebenen Chondrozyten vermehren sich kompensatorisch und bilden sog. **Brutkapseln**, die jedoch zur Defektdeckung nicht ausreichen. Der Knorpel löst sich vom subchondralen Knochen und führt zu einer Entzündungsreaktion, wenn er in Kontakt mit der Synovialmembran gelangt.

In weiterer Folge plattet der Knochen ab und an der Knorpel-Knochen-Übergangszone bilden sich die typischen wulstartigen Knochenanbauten (**Osteophyten**) aus. An den Stellen der stärksten Belastung bildet sich der Knochen zurück, sodass eine mit Detritus und Synovia gefüllte Zyste entsteht (**Geröllzyste**). Die Arthrose verläuft solange meist klinisch inapparent und verursacht erst Beschwerden, wenn sich der Prozess plötzlich beschleunigt, z. B. bei Einbruch von Geröllzysten (subchondrale Nekrose) oder Entzündung durch den abgeschilferten Knorpeldetritus. Dann spricht man von einer „**aktivierten Arthrose**"; sie geht mit starken Schmerzen einher.

Klinik: Die Arthrose führt zu **Schmerzen** (anfangs bei Belastung, später in Ruhe), Schwellung und **Bewegungseinschränkungen**. Darüber hinaus versteift sich die Muskulatur. Die vom Patienten geäußerten Beschwerden korrelieren dabei aber nicht immer mit dem röntgenologischen Befund. Bei fortgeschrittener Erkrankung imponieren Kontrakturen und ein Funktionsverlust des Gelenks. Durch den Knorpelverlust kann das Gelenk instabil werden (Schlottergelenk) oder auch spontan einsteifen (Ankylose).

Diagnostik: Neben der Anamnese und klinischen Untersuchung steht v. a. die **Röntgendiagnostik** im Vordergrund, die nicht nur der Diagnosestellung, sondern auch der Verlaufsbeurteilung und Therapieentscheidung dient (**Tab. 4.1**).

Therapie: Arthrosen werden i. d. R. symptomatisch behandelt. **Allgemeine Maßnahmen** sind die Gewichtsreduktion oder körperliche Bewegung. Wesentlich sind darüber hinaus physiotherapeutische Übungen, da sich hiermit Schmerzen insbesondere im Anfangsstadium lindern lassen. Auch physikalische Maßnahmen wie Wärmeanwendungen bei Dauerschmerzen oder Kältetherapie bei aktivierter Arthrose sowie **physiotherapeutische Übungen** sind hilfreich. Bei stärkeren Schmerzen empfiehlt sich die Einnahme von **nichtsteroidalen Antiphlogistika** (s. Pharmakologie [S. C428]). Auch die **intraartikuläre Injektion** von Glukokortikoiden ist bei therapierefraktärer Arthrose zur Schmerzlinderung und Entzündungshemmung möglich. Wichtig ist dabei eine strenge Asepsis (→ **Infektionsgefahr**). Ebenfalls intraartikulär können Hyaluronsäure, Chondroitinsulfat oder Glukosamine appliziert werden, wobei ihr knorpelprotektiver Effekt bisher noch nicht gesichert ist. Auch der Einsatz von Phytotherapeutika (z. B. Teufelskralle), Vitaminen und Homöopathika ist zur Behandlung verbreitet, seine Evidenz jedoch nicht sicher beurteilbar.

Darüber hinaus kommen v. a. bei Arthrosen der unteren Extremität orthopädische Hilfsmittel (spezielle Schuhzurichtungen) oder Orthesen zum Einsatz.

Die **operative Behandlung** der Arthrose hat das Ziel, die Gelenkmechanik und -biologie zu verbessern. Letztere umfasst v. a. Maßnahmen zur:

- verbesserten Durchblutung (z. B. **Anbohrung** des Knochens)
- Schmerzminderung: **Synovialektomie** → mindert die Schmerzhaftigkeit und die Progression bei aktivierten Arthrosen; **Denervierung** → bei starken Schmerzen, v. a. an Hand und Ellenbogen eingesetzt
- besseren Gleitfähigkeit: autologe Chondrozytentransplantation (v. a. bei Gonarthrose [S. B307]), Anbohren der Gelenkfläche zur Induktion eines Ersatzgewebes aus Faserknorpel (**Mikrofakturierung**).

Die Gelenkmechanik lässt sich durch Herstellung kongruenter Gelenkflächen und Minderung der Hauptbelastungszonen verbessern (z. B. **Umstellungsosteotomie**).

Bei Arthrosen an der Wirbelsäule bzw. der kleinen Gelenke an Fuß oder Hand werden darüber hinaus gelenkversteifende Maßnahmen (**Arthrodesen**) vorgenommen. Dadurch wird das Gelenk schmerzfrei und stabil, die Gelenkfunktion fällt jedoch aus. An Hüft- und Kniegelenk ist auch der endoprothetische Gelenkersatz eine Option; indiziert ist er bei primären Arthrosen im fortgeschrittenen Stadium ab dem 60. Lebensjahr, bei sekundären Formen auch schon früher.

4.3 Entzündlich-rheumatische Gelenkerkrankungen

Hierzu zählen die rheumatoide Arthritis [S. A466] und die Spondylarthritiden wie z. B. die ankylosierende Spondylitis [S. A471] sowie die reaktive Arthritis [S. A474], die im Kapitel Immunsystem und rheumatologische Erkrankungen besprochen werden. Zur juvenilen idiopathischen Arthritis s. Pädiatrie [S. B562].

Tab. 4.1 Radiologische Stadieneinteilung der Arthrose (nach Kellgren und Lawrence)

Stadium	röntgenologischer Befund
I	subchondrale Sklerosierung, normaler Gelenkspalt
II	geringe Gelenkspaltverschmälerung, beginnende Osteophytenbildung
III	deutliche Gelenkspaltverschmälerung, deutliche Osteophyten, unregelmäßige Gelenkfläche
IV	deutliche Gelenkspaltverschmälerung bis aufgehobener Gelenkspalt, subchondrale Geröllzysten, Osteophyten, Deformierung der Gelenkpartner

4.4 Metabolische und hämophile Arthropathien

4.4.1 Gicht

Siehe Endokrines System und Stoffwechsel [S. A363].

4.4.2 Chondrokalzinose

Synonym: Pseudogicht

> **DEFINITION** Akute, idiopathische Gelenkentzündung infolge Ablagerung von Kalziumpyrophosphatkristallen.

Die Erkrankung betrifft meist ältere Patienten und ähnelt in ihrem klinischen Erscheinungsbild der Gicht. Bevorzugt werden – im Gegensatz zur Gicht (Großzehengrundgelenk) – das **Knie**-, Hüft-, Schulter- oder auch Handgelenk befallen. Der akute Anfall verläuft meist milder als der Gichtanfall, sodass die Erkrankung auch mit einer aktivierten Arthrose verwechselt werden kann. Im Röntgenbild lassen sich streifenförmige Verkalkungen im Knorpel und an den Menisci nachweisen. Die Kalziumpyrophosphatkristalle können im Gelenkpunktat nachgewiesen werden. Die Therapie erfolgt symptomatisch mit NSAR und intraartikulärer Injektion von Glukokortikoiden im akuten Anfall.

4.4.3 Hämophile Arthropathie

Siehe Blut und Blutbildung [S. A162].

4.5 Gelenkchondromatose

> **DEFINITION** Idiopathische Bildung von Knorpelgewebe und multipler, freier Gelenkkörper infolge Metaplasie der Synovialis.

Epidemiologie: Die Erkrankung tritt v. a. zwischen dem 30. und 50. Lebensjahr auf und betrifft Männer häufiger als Frauen.

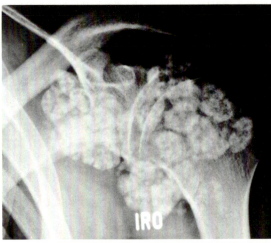

Abb. 4.2 **Röntgenbefund bei Chondromatose des Schultergelenks.** (aus: Niethard, Pfeil, Biberthaler, Duale Reihe Orthopädie und Unfallchirurgie, Thieme, 2009)

Klinik: Grundsätzlich kann die Chondromatose alle Gelenke und auch Sehnenscheiden betreffen, am häufigsten findet sie sich jedoch im Kniegelenk, seltener in der Hüfte oder im oberen Sprunggelenk. Klinisch imponiert ein geschwollenes Gelenk mit **Erguss** und Gelenkblockierungen (**Einklemmungserscheinungen**). Unter Umständen kann die Gelenkchondromatose maligne entarten (Chondrosarkom).

Diagnostik: Das neu gebildete Knorpelgewebe und die freien Gelenkkörper lassen sich ebenso wie die verdickte Kapsel gut in der **MRT** nachweisen. Wenn die neuen Gelenkkörper verkalken, werden sie auch im **Röntgen** sichtbar (Abb. 4.2).

Differenzialdiagnostisch gilt es an ein Chondrosarkom oder eine pigmentierte villonoduläre Synovialitis zu denken. Bei Letzterer handelt es sich um eine gutartige Proliferation von Synovialzellen mit braunen Zotten.

Therapie: Die freien Gelenkkörper und die Synovialis müssen arthroskopisch oder offen vollständig reseziert werden, da die Rezidivneigung sehr hoch ist.

5 Erkrankungen von Muskeln, Sehnen, Bändern und Bursen

5.1 Muskelerkrankungen

5.1.1 Myopathien und Erkrankungen der muskulären Endplatte

Hierzu zählen Muskeldystrophien, Myotonien, entzündliche, metabolische und sekundäre Myopathien sowie Myasthenien. Sie werden ausführlich im Kapitel Neurologie [S. B989] besprochen.

5.1.2 Muskelhartspann

> **DEFINITION**
> - **Myogelose** (Muskelhärte): umschriebene, kleine, schmerzhafte Verhärtung
> - **Muskelhartspann**: flächenhaft erhöhter Tonus eines oder mehrerer Muskeln

Ätiologie: Ursächlich ist zumeist eine Dauerbeanspruchung der Muskulatur, die zu lokalen Zirkulations- und Stoffwechselstörungen führt. Eine andere Ursache sind Gelenkerkrankungen.

Klinik und Diagnostik: In der klinischen Untersuchung ist der verhärtete Muskel gut tastbar und druckschmerzhaft. Bei ausgedehnterem Hartspann stehen oft dumpfe Dauerschmerzen im Vordergrund, die sich bei bestimmten Bewegungen verstärken. Passives Dehnen ist schmerzhaft.

Therapie: Massagen und Wärmeanwendung.

5.1.3 Traumatische und ischämische Muskelläsionen

Gerade unter Belastung sind Energie- und Sauerstoffbedarf des Muskels besonders hoch. Beispielsweise tritt nach hohen oder ungewohnten Belastungen eine schmerzhafte Muskelverhärtung auf, die im Volksmund **Muskelkater** genannt wird. Als Ursache nimmt man dabei feine Muskelfaserrisse an, die durch die einwirkenden Mikrotraumen entstehen. Dadurch entsteht eine lokale Entzündung, die ein Ödem und damit verbunden Dehnungsschmerzen nach sich zieht.

Ischämische Läsionen können zum sog. **Kompartmentsyndrom** führen. Die häufigste Lokalisation ist der Unterschenkel [S. B322]. Ein Kompartment-Syndrom am Unterarm führt zur sog. Volkmann-Kontraktur [S. B278].

5.1.4 Myositis ossificans

Synonym: Muskelverknöcherung

Man unterscheidet zwischen der **Myositis ossificans progressiva**, bei der die Verknöcherung der quergestreiften Muskulatur generalisiert voranschreitet (idiopathisch), von der **Myositis ossificans cirumscripta**, die traumatische (z. B. Verknöcherung nach Einblutung in den Muskel) und neuropathische Ursachen (Verknöcherung nach Schädel-Hirn-Trauma) haben kann. Klinisch kommt es zur Einschränkung der Beweglichkeit, die zur völligen Versteifung und bei der progressiven Form zur Atemlähmung führen kann. Diagnostisch wegweisend sind neben der Klinik die Erhöhung der alkalischen Phosphatase im Blut sowie die Bildgebung (knöcherne Überbauung im Röntgen, positive Szintigrafie). Die Erkrankung ist nur schwer behandelbar. Versucht werden kann eine Therapie mit Röntgenstrahlen. Die Knochenüberbauten können operativ entfernt werden, damit die Beweglichkeit gebessert wird.

5.2 Erkrankung von Sehnen, Bändern und Bursen

Sehnen können entweder entzündlich oder degenerativ erkranken. Degenerativ verändertes Sehnengewebe neigt vermehrt zur Ruptur. Ein typisches Beispiel ist die Achillessehnenruptur [S. B322]. Sehnenscheidenentzündungen (Tendovaginitiden [S. B282]) treten gehäuft dort auf, wo sie in eng begrenzten fibrösen Kanälen oder Knochenrinnen verlaufen, z. B. an der Hand. Bei anhaltender Fehl- und Mehrbelastung einzelner Sehnenscheiden können sich reaktive Hygrome bilden (flüssigkeitsgefüllte Zysten mit Fistelneigung). Eine Sonderform stellt dabei die Baker-Zyste [S. B306] dar.

Am **Bandapparat** kann es zu Verletzungen (meist traumatisch, führen zur Gelenkinstabilität), Verkürzungen (nach lang dauernder Ruhigstellung) oder degenerativen Veränderungen (an mechanisch beanspruchten Stellen, z. B. an der Wirbelsäule) kommen.

Bursen (Schleimbeutel) gewährleisten die Verschieblichkeit von Gewebeschichten. Sie können sich entzünden, was insbesondere an exponierten Stellen (z. B. Kniegelenk) klinisch manifest wird. Bursitiden können infolge chronischer Belastungen auftreten (z. B. Bursitis praepatellaris beim Fliesenlegen), bakteriell bedingt oder auf rheumatische Erkrankungen (z. B. rheumatoide Arthritis) zurückzuführen sein.

Ein weiteres Beispiel ist die **Bursitis trochanterica**, die sich mit Druckschmerzen unmittelbar im Bereich des Trochanter major äußert und z. B. nach einem Sturz seitlich auf das Becken auftreten kann. Man findet sich auch bei einer schnellenden Hüfte (**Coxa saltans**) durch das Schnappen der Fascia lata über den Trochanter major und der damit verbundenen Bindegewebsreizung. Prädisponierend sind eine Bindegewebsschwäche oder ein zu prominenter Trochanter major. Das Schnappen äußert sich typischerweise beim Gehen und wird von den Patienten als „Herausspringen der Hüfte" geschildert. Betroffen sind vorwiegend jüngere Frauen. Therapie: Injektion von Glukokortikoiden, Faszienplastik bei Therapieresistenz.

6 Infektionen von Knochen und Gelenken

6.1 Grundlagen der Osteomyelitis

Die Begriffe Osteomyelitis und Ostitis werden häufig synonym verwendet und bezeichnen eine Infektion des Knochens mitsamt seiner Bestandteile, also Periost, Kortikalis und Mark. Der Begriff **Osteomyelitis** meint jedoch zumeist systemische, hämatogene Infektionen des Knochenmarks, während man mit **Ostitis** bevorzugt exogen entstandene Prozesse bezeichnet, die v. a. das Knochengewebe selbst betreffen.

Ätiologie und Einteilung: Osteomyelitiden werden vorwiegend von Bakterien ausgelöst. Sie können anhand unterschiedlicher Kriterien eingeteilt werden wie z. B. nach:
- **Ätiologie/Erreger:** Man unterscheidet **unspezifische** (v. a. Staphylococcus aureus) und **spezifische** (Mycobacterium tuberculosis, Salmonella typhi, Treponema pallidum, Pilze) Infektionen.
- **Entstehungsmechanismus:** Die Infektionen können entweder **endogen** durch hämatogene Aussaat oder **exogen**, z. B. nach offenen Traumen oder iatrogenen Eingriffen, entstehen. Die hämatogene Aussaat findet sich v. a. bei Kindern. Zur Osteomyelitis im Säuglings- und Kindesalter s. auch Pädiatrie [S. B600]. Die exogene Osteomyelitis verläuft meist weniger akut als die hämatogene Osteomyelitis und chronifiziert häufig.
- **Verlaufsform: akut** oder **chronisch**.

6.2 Akute hämatogene Osteomyelitis

Ätiopathogenese: Die hämatogene Osteomyelitis entsteht durch endogene Keimverschleppung aus dem Infektionsherd (z. B. Tonsilitis). Sie betrifft vorwiegend Säuglinge und Kinder und ist beim Erwachsenen eher selten. Die hämatogene Osteomyelitis spielt sich bevorzugt an der Metaphyse ab, da diese gut durchblutet wird.

Entscheidenden Einfluss auf den Erkrankungsverlauf haben die **Virulenz** des Erregers und die individuelle **Abwehrlage**: Durch die primär hämatogene Streuung entstehen kleine intramedulläre Abszesse, die entweder lokal begrenzt bleiben (**Osteomyelitis sclerosans**) oder sich auf den Organismus ausbreiten (**osteomyelitische Sepsis**) können. Kommt es zur Thrombosierung kleiner Gefäße, entstehen **Knocheninfarkte** und **-nekrosen** (**Sequester**). Um die Nekrose wird reaktiv neuer Knochen gebildet, sodass sie von einer Sklerosezone umgeben wird (**Totenlade**). Der Eiter kann sich nach außen über eine Fistel entleeren.

Abhängig vom Erkrankungsalter unterscheidet sich die Ausbreitung der Infektion im Knochen. Da bis zum 2. Lebensjahr noch Blutgefäße von der Metaphyse zur Epiphyse ziehen, um diese zu versorgen, kann die Infektion bei der Säuglingsosteomyelitis auf die Epiphyse und das Gelenk übergreifen (Pyarthros). Bei Kindern stellt die **Epiphysenfuge** (avaskulär) eine **Barriere** dar, d. h. der Gelenkeinbruch erfolgt nur dort, wo die Gelenkkapsel zur Metaphyse reicht. Beim Erwachsenen kann sich die Infektion wieder bis ins Gelenk ausbreiten, da keine Epiphysenfuge mehr vorhanden ist.

> **MERKE** Bei der Säuglingsosteomyelitis und beim Erwachsenen ist eine Ausbreitung der Infektion von der Metaphyse auf die Epiphyse und das benachbarte Gelenk möglich.

Erreger der Säuglingsosteomyelitis sind v. a. Streptokokken, seltener Staphylo- oder Pneumokokken. Beim Erwachsenen wird die Erkrankung zum Großteil von Staphylokokken verursacht.

Klinik: Die Osteomyelitis im Säuglings- und Kindesalter entwickelt sich meist nach einem vorangegangenen **Allgemeininfekt** v. a. im Bereich der Femurmetaphyse und kann als septisches Krankheitsbild mit hohem Fieber verlaufen. Schwellung und Rötung der Haut, Bewegungsschmerzen und Schonhaltung (bei Gelenkbeteiligung) können hinzukommen. Beim Erwachsenen ist neben den langen Röhrenknochen auch die Wirbelsäule betroffen. Allgemeinsymptome bestehen eher selten.

Diagnostik: Die Diagnose wird anhand von Anamnese, klinischer Untersuchung, Laborbefunden (CRP↑, Leukozytose, Erregernachweis) und bildgebenden Verfahren gestellt (Abb. 6.1).

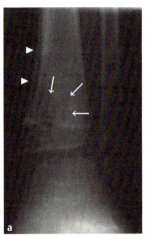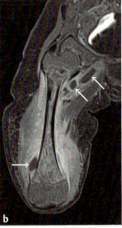

Abb. 6.1 **Befunde bei akuter Osteomyelitis. a** Röntgenaufnahme: Die distale mediale Metaphyse der Tibia zeigt unscharfe Osteolysen, die die Epiphyse nicht überschreiten (Pfeile). Zusätzlich besteht eine Periostreaktion (Pfeilspitzen). **b** MRT: Hier erkennt man eine Osteomyelitis im rechten Femur. Der gesamte Femurschaft imponiert inhomogen signalintensiv. Auch das umgebende Weichteilgewebe ist deutlich entzündet. Die Pfeile deuten auf Abszesse, diese nehmen kein Kontrastmittel auf. Aufnahme in T 2-Wichtung. (aus: Reiser, Kuhn, Debus, Duale Reihe Radiologie, Thieme, 2011)

Speziell in der Frühphase ist die **MRT** die Methode der Wahl, da sie die Zerstörung der Kortikalis und Abszessbildungen zuverlässig abbilden kann. In der T1-Wichtung sind die Veränderungen signalarm, in T2 signalreich. Im **Röntgen** zeigen sich erst im Verlauf metaphysäre Auftreibungen, Destruktionen sowie ein abgehobenes und verkalktes Periost (Periostitis ossificans).

Bei der spezifischen Osteomyelitis bei Tuberkulose bestehen meist weniger ausgeprägte Krankheitszeichen und eine längere Anamnese. Die Knochen sind weniger stark destruiert, dafür finden sich ausgeprägtere Sklerosen und Sequester. Betroffen sind in erster Linie die Wirbelkörper.

Der Erreger kann aus der **Blutkultur** oder aus dem Knochenpunktat nachgewiesen werden.

Differenzialdiagnostisch sollte im Kindesalter auch an ein Ewing-Sarkom gedacht werden (s. Pädiatrie [S. B609]).

Therapie: Wichtig ist eine frühzeitige Behandlung mit **Ruhigstellung** der Extremität und **parenteraler Antibiotikatherapie**. Bei eitrigem Gelenkerguss oder Abszessbildung wird die operative Sanierung mit Anlage einer Spülsaug-Drainage angestrebt. Bei Kindern ist die Prognose wesentlich vom Behandlungsbeginn abhängig: Ist die Epiphysenfuge bereits betroffen, kann es zu z. T. erheblichen Wachstumsstörungen kommen.

6.3 Chronische Osteomyelitis

Chronische Osteomyelitiden können entweder direkt bei hämatogener Streuung entstehen, wenn die Abwehrlage des Organismus gut ist (primär chronische Osteomyelitis, s. u.), oder sich auf der Basis einer akuten hämatogenen oder posttraumatischen Osteomyelitis entwickeln.

Ätiopathogenese:
Exogene Osteomyelitis: Ursächlich ist eine exogene Keimverschleppung, z. B. im Rahmen von offenen Frakturen oder nach iatrogenen Eingriffen. Die Erkrankung beginnt primär lokal und kann sich in Abhängigkeit von lokalen Faktoren (wie Durchblutungsverhältnissen, posttraumatischer Versorgung), der Virulenz und der individuellen Abwehrlage des Organismus weiter ausbreiten. Chronische Verlaufsformen sind häufig.

Endogene Osteomyelitis: Bei der hämatogenen Streuung kommt es mit der Zeit zu sklerotischen Umbauprozessen, die dazu führen, dass sich die Kortikalis verdickt und das Mark fibrosiert. Dadurch werden die Abszesse eingeschlossen.

Klinik: Die Osteomyelitis kann jederzeit reaktiviert werden und wieder aufflackern, da die abgeschotteten Entzündungsherde für Antibiotika nur schwer zugänglich sind (→ hohe Therapieresistenz und Rezidivneigung!). Außerdem können Knochenfisteln bestehen, aus denen Eiter sezerniert wird. Die Patienten klagen in unterschiedlichem Ausmaß über Schmerzen und Bewegungseinschränkungen.

Diagnostik: Im Labor finden sich wechselnd erhöhte Entzündungswerte. Die Skleroseerscheinungen, Osteolysen, periostale Reaktionen mit fleckigen Aufhellungen und evtl. Sequester können im Röntgenbild nachgewiesen werden.

Therapie: Die einzige erfolgversprechende Therapie ist die **chirurgische Sanierung** des Infektionsherds:
- Fistelexzision nach vorangegangener Darstellung mit Methylenblau
- radikale Entfernung des nekrotischen Gewebes: Débridement, Sequesterausräumung
- Aufbohren der Markhöhle und Spülung mittels Spülsaug-Drainage oder Einlage eines Antibiotikaträgers
- evtl. Knochendeckung mittels Knochentransplantat
- evtl. Knochenstabilisierung: im infizierten Bereich mittels Fixateur externe.

Begleitend erfolgt eine systemische antibiogrammorientierte Antibiotikatherapie.

6.3.1 Primär chronische Osteomyelitis

Die primär chronischen Verlaufsformen treten bei **guter Abwehrlage** auf und gehen mit Sklerosierungen einher. Der Knochen ist schmerzhaft und aufgetrieben. Die Therapie besteht in der operativen Ausräumung.

Brodie-Abszess: Abszess ohne Fistelung im Bereich von Femur oder Tibia. Kleine Abszesse sind asymptomatisch, ansonsten können Ruheschmerzen auftreten. Im Röntgen erkennt man die runde Abszesshöhle mit sklerotischem Randsaum.

Osteomyelitis sclerosans (Garré-Krankheit): Seltene, schleichende Erkrankung, die im Schaft der langen Röhrenknochen auftritt und mit Periostverdickung und rauer Knochenoberfläche einhergeht. Die Markhöhle ist sklerotisch und nahezu vollständig verlegt. Die Patienten klagen über Ruheschmerzen, die insbesondere nachts auftreten.

Plasmazelluläre Osteomyelitis: Es handelt sich ebenfalls um eine sklerosierende Entzündung mit Osteolysen und zentraler Kaverne, die meist nur einen Knochen befällt (v. a. Klavikula oder lange Röhrenknochen). Es finden sich fast ausschließlich Plasmazellen.

6.4 Eitrige Arthritis

Ätiopathogenese: Eitrige Arthridien können posttraumatisch bzw. iatrogen entstehen oder auf eine hämatogene Streuung zurückzuführen sein. Die häufigsten Erreger sind Staphylokokken (S. aureus, S. epidermidis) sowie Strepto- oder Enterokokken. Die hämatogene Arthritis entsteht vorwiegend bei Gonorrhö oder Tuberkulose (spezifische Arthritiden).

Anfangs finden sich nur geringe destruktive Veränderungen, die Entzündung bleibt auf die Synovia beschränkt (eitriger Gelenkerguss, **Pyarthros** bzw. **Empyem**). Ohne adäquate Behandlung schreitet die Infektion sehr rasch fort und zerstört das benachbarte Knorpelgewebe (**Panarthritis**). Folgen sind eine Gelenksteife (knöcherne Ankylose) und Gewebeschrumpfung.

Klinik: Am häufigsten betroffen ist das **Kniegelenk**, seltener Schulter, Ellenbogen, oberes Sprunggelenk oder die Hüfte.

Die **unspezifische bakterielle Arthritis** beginnt akut mit Fieber und Schüttelfrost und massiven Gelenkschmerzen in Ruhe. Das Gelenk ist außerdem geschwollen, gerötet und überwärmt. Typischerweise nimmt der Patient eine Schonhaltung ein.

Bei der **tuberkulösen Arthritis** ist der Verlauf schleichend bei subfebrilen Temperaturen. Das Gelenk schmerzt, ist aber nicht überwärmt. Es findet sich ein käsiger Erguss und bei Durchbruch durch die Kapsel ein Senkungsabszess (verdickte Synovia, fehlender Gelenkspalt, Gelenkversteifung).

Diagnostik: Neben der Anamnese und klinischen Untersuchung stehen Laboruntersuchung (Leukozytose, CRP↑, Blutkultur) und die Gelenkpunktion im Vordergrund. Die bakteriologische und zytologische Untersuchung des Punktats ist wesentlich für die weitere Therapie. Hochverdächtig auf eine Infektion ist eine **Erhöhung der Leukozyten** auf > 25 000/mm³, beweisend der **Erregernachweis**.

MERKE Jeder intraartikuläre Eingriff muss unter absolut aseptischen Bedingungen durchgeführt werden.

Röntgenaufnahmen sind zunächst unauffällig, mit der Zeit lassen sich gelenknahe Osteolysen erkennen. Ein Gelenkerguss kann sonografisch nachgewiesen werden.

Therapie: Bei Gelenkempyem wird das Gelenk in der Frühphase **arthroskopisch gespült** und die infizierte Synovialis entfernt. Begleitend wird eine **i. v.-Antibiotikatherapie** (anfangs Breitbandspektrum, dann nach Antibiogramm) eingeleitet und für etwa 2–4 Wochen fortgeführt. Die Spülung wird regelmäßig wiederholt, bis kein Keimnachweis mehr gelingt. Anschließend werden die Patienten frühfunktionell physiotherapeutisch beübt, um die Entwicklung von Kontrakturen zu verhindern. Bei ausgedehnter Infektion (Panarthritis) mit Gelenkdestruktion ist eine Arthrodese notwendig.

7 Neurogene Erkrankungen

7.1 Überblick

Folgende Krankheitsbilder werden an anderer Stelle besprochen:
- infantile Zerebralparese: s. Neurologie [S. B922]
- periphere Nervenläsionen: s. Neurologie [S. B980]
- Arthrogryposis multiplex congenita: s. Pädiatrie [S. B603]
- Fehlbildungserkrankungen
  - Fehlbildungen der hinteren Schädelgrube und Störungen des kraniozervikalen Übergangs: s. Neurologie [S. B921]
  - dysraphische Störungen (Spina bifida): s. Neurologie [S. B921]

8 Tumoren

8.1 Grundlagen

Man unterscheidet benigne von malignen Knochentumoren, wobei Erstere deutlich häufiger auftreten. Die Inzidenz von primären Knochentumoren beträgt etwa 1:100 000 Einwohner im Jahr. Sekundäre Knochentumoren wie Metastasen sind deutlich häufiger. Knochentumoren weisen i. d. R. eine typische Präferenz für ein bestimmtes Altersspektrum auf (Abb. 8.1).

Die WHO teilt die Knochen- und Weichteiltumoren in folgende Kategorien ein:
- **knochenbildende Tumoren:** benigne (Osteom, Osteoidosteom, Osteoblastom), semimaligne (malignes Osteoblastom), maligne (Osteosarkom)
- **knorpelbildende Tumoren:** benigne (Chondrom, Osteochondrom, Chondroblastom, chondromyxoides Fibrom), maligne (z. B. Chondrosarkom)
- **Riesenzelltumor:** Osteoklastom
- **Knochenmarktumoren:** Ewing-Sarkom, malignes Lymphom, Myelom
- **Gefäßtumoren:** s. Neoplastische Erkrankungen [S. A601]
- **Bindegewebstumoren:** benigne (Histiozytom, Lipom), semimaligne (desmoplastisches Fibrom), maligne (z. B. Fibrosarkom, malignes Histiozytom, Liposarkom, Leiomyosarkom) sowie andere Tumoren (z. B. Neurofibrom, Chordom)
- **tumorartige Läsionen:** solitäre Knochenzyste, eosinophiles Granulom, Myositis ossificans, brauner Tumor bei Hyperparathyreoidismus
- **Metastasen**.

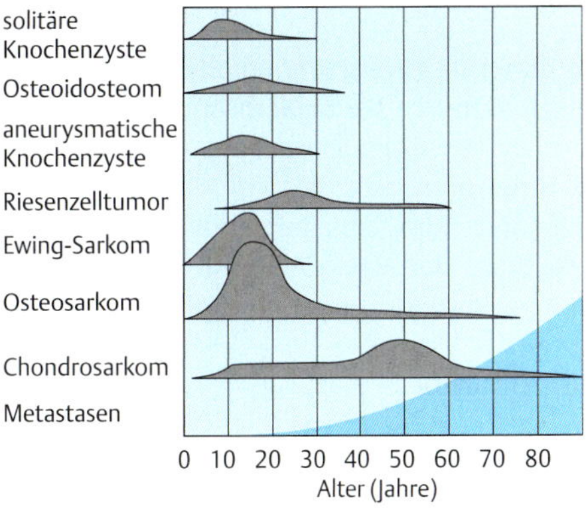

Abb. 8.1 Altersentsprechende Häufigkeitsverteilung von Knochentumoren und tumorähnlichen Veränderungen. (aus: Imhoff, Linke, Baumgartner, Checkliste Orthopädie, Thieme, 2011)

8.2 Benigne primäre Knochentumoren

8.2.1 Knochenbildende Tumoren

Osteom

Der Tumor tritt bevorzugt bei **Männern** um das 45. Lebensjahr auf und manifestiert sich v. a. an den Nasennebenhöhlen sowie den platten (Gesichts-)Schädelknochen. Klinisch bleiben die Patienten meist beschwerdefrei, da die Tumoren nur sehr langsam wachsen. Treten Osteome multipel und in Gesellschaft von intestinalen Polypen auf, spricht man vom **Gardner-Syndrom** (s. Neoplastische Erkrankungen [S. A642]). Im Röntgenbild imponieren Osteome als homogene rundliche Strukturen, die ca. 3 cm groß sind. Eine Therapie ist i. d. R. nicht erforderlich.

Osteoidosteom und Osteoblastom

Osteoidosteom: Gutartiger Knochentumor unbekannter Ätiologie, der eine Größe von ≤ 2 cm erreichen kann und bevorzugt beim **männlichen Geschlecht** zwischen dem 5. und 25. Lebensjahr auftritt. Der Tumor findet sich häufig an den proximalen Enden von Femur und Tibia, z. T. auch in der Wirbelsäule (Wirbelbogen). Er präsentiert sich typischerweise mit **nächtlichen Schmerzen, die kontinuierlich stärker werden, aber gut auf ASS ansprechen**. Histologisch ist die Bildung von neoplastischem Osteoid nachweisbar.

Im Röntgenbild erkennt man einen Herd mit einer ovalen Aufhellungszone (**Nidus**) und charakteristischer umgebender Sklerose. Der Nidus kann evtl. Verkalkungen zeigen. Da etwa ¼ der Tumoren röntgenologisch nicht nachweisbar ist, ist die **CT** die Methode der Wahl, um den Nidus darzustellen und differenzialdiagnostisch von einem reaktiven Knochenumbau oder Brodie-Abszess zu unterscheiden. Bei nur geringer Sklerosierung ist die MRT hilfreich. Kleine Herde können besser in der Skelettszintigrafie dargestellt werden.

Therapie der Wahl ist die **komplette Resektion** des Tumors, die heutzutage bevorzugt in CT-gesteuerter Technik als minimalinvasiver Eingriff durchgeführt wird. Bei erfolgreicher Operation ist die Prognose gut, die Schmerzen bessern sich sofort nach Tumorentfernung.

Osteoblastom: Der Tumor ähnelt dem Osteoidosteom, ist jedoch größer als dieses (2–10 cm) und befindet sich im spongiösen Knochen, v. a. an der Wirbelsäule (Wirbelbogen). Der Tumor tritt häufiger bei **Männern**, v. a. zwischen dem 10. und 35. Lebensjahr auf. Klinisch präsentieren sich langwierige Ruheschmerzen. Im Röntgenbild zeigt sich ein größerer zystischer Nidus, wobei die Randsklerose meist geringer ausgeprägt ist. Therapie der Wahl ist die **Kürettage mit Spongiosaplastik**. Bei operativ ungünstiger Lokalisation kann evtl. eine Bestrahlung notwendig werden.

8.2.2 Knorpelbildende Tumoren

Osteochondrom

Synonym: osteokartilaginäre Exostose

Es handelt sich um einen relativ häufigen Tumor, der nahe der Metaphyse wächst und eine aufliegende **Knorpelkappe** besitzt. Meist tritt er im 2. Lebensjahrzehnt auf. Osteochondrome können **solitär** oder im Rahmen der Exostosenkrankheit auch **multipel** vorkommen. Solitäre Osteochondrome finden sich überwiegend an der Metaphyse des distalen Femurs, der proximalen Tibia sowie am proximalen Humerus. Im Rahmen der klinischen Untersuchung lässt sich der Tumor als kugelige, derbe Struktur tasten. Die Patienten können über Funktionsbehinderungen (schnappende Sehnen) und Schmerzen klagen. Im Röntgenbild erkennt man typischerweise eine pilzartige Struktur, die dem Knochen breitbasig oder gestielt aufsitzt. Zur Abklärung der Dignität kann außerdem eine Szintigrafie angefertigt werden (verstärkte Speicherung bei Malignität). Der Tumor wird reseziert, wenn er zu Funktionseinschränkungen führt. Bei maligner Entartung (selten) erfolgt eine radikale Resektion.

Chondrom

Synonym: Enchondrom

Chondrome sind häufig, bestehen aus **hyalinem Knorpelgewebe** und gehen von der Epiphysenfuge aus. Bei intramedullärer Lokalisation spricht man vom Enchondrom. Die Tumoren können in jeder Altersstufe auftreten und befallen vorwiegend die kurzen Röhrenknochen der Hand, seltener die Meta- oder Diaphyse langer Röhrenknochen (auch Rippen). Der betroffene Knochen verformt sich im Verlauf und bleibt bei Kindern in seinem Wachstum zurück.

Enchondrome können auch multipel auftreten (**Enchondromatose**); ist dabei eine Körperhälfte betont, spricht man vom **Morbus Ollier**, bei Befall des gesamten Skeletts mit Hämangiombildung handelt es sich um das **Mafucci-Syndrom**.

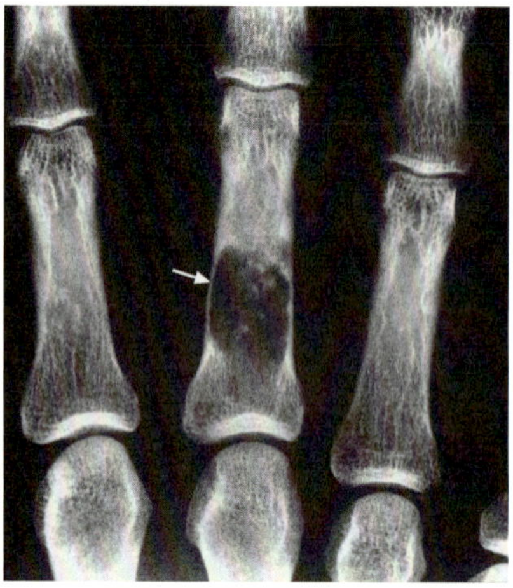

Abb. 8.2 **Röntgenbefund bei Enchondrom** an der proximalen Phalanx des Mittelfingers. Die Kortikalis ist verdünnt und innerhalb der Läsion erkennt man bogenförmige Verkalkungen (Pfeil). (aus: Reiser, Kuhn, Debus, Duale Reihe Radiologie, Thieme, 2011)

Die Tumoren zeigen eine gewisse Tendenz zur **malignen Entartung** (Chondrosakrome), die insbesondere bei Lokalisation in den langen Röhrenknochen oder bei multiplem Auftreten hoch ist. Meist handelt es sich um einen Zufallsbefund, da die Tumoren nur sehr langsam wachsen.

Insbesondere bei Tumoren der Kortikalis kann es zu Spontanfrakturen kommen. Im Röntgenbild imponieren bei Befall der Fingerphalangen Osteolysen und ein aufgetriebener Knochen mit verdünnter Kortikalis. Innerhalb der Tumoren finden sich zentrale, popcornartige **Verkalkungen** mit ring- oder bogenförmiger Struktur (Abb. 8.2). In der MRT mit Kontrastmittel zeigen sich Septierungen. Anzeichen für eine maligne Entartung sind eine unscharfe Begrenzung, rasches Wachstum und ein Tumordurchmesser > 5 cm.

Eine Therapie ist vorrangig nur bei V. a. maligne Entartung oder Frakturen angezeigt. Sie besteht aus einer Kürettage und Auffüllung des Defekts mit Spongiosa.

Chondroblastom

Synonym: Codman-Tumor

Seltener Tumor, der v. a. **Männer** um das 20. Lebensjahr betrifft und sich im Bereich der **Epiphysenfugen** findet (distales Femur bzw. proximale Tibia sowie proximaler Humerus). Die Patienten klagen über schmerzhafte Bewegungseinschränkungen. Im Röntgenbild erkennt man eine **zentrale Osteolyse** mit umgebender **Sklerosierung**. Das Zentrum kann unregelmäßig verkalken. Der Tumor wächst i. d. R. langsam, kann sich jedoch auf das Gelenk ausbreiten. Die Therapie besteht aus **Kürettage** und **Spongiosaplastik**, bei Rezidiven aus einer En-bloc-Resektion.

Chondromyxoidfibrom

Sehr seltener Tumor im Bereich der epiphysennahen Metaphyse, der insbesondere bei **Kindern** und **Jugendlichen** vorkommt. Der Tumor wächst langsam und verdrängt die umgebenden Strukturen, was sich mit Osteolysen und einer ausgedünnten Kortikalis bemerkbar macht. Die Therapie besteht in der **Resektion** und **Defektplastik**. Nicht vollständig resezierte Tumoren rezidivieren häufig.

8.2.3 Riesenzelltumor

Synonym: Osteoklastom

Der Tumor zeigt unterschiedliche Dignität (gutartig bis semimaligne) und wächst **lokal aggressiv**. Er tritt bevorzugt zwischen dem 2. und 4. Lebensjahrzehnt auf (w:m = 2:1) und befällt vorwiegend die **Epi- und Metaphysen der langen Röhrenknochen**. Klinisch stehen Schmerzen und Schwellungen im Vordergrund. Im Röntgenbild lassen sich **geografische Osteolysen**, die meist exzentrisch liegen und scharf begrenzt sind, feststellen. Außerdem können sich Pseudotrabekel ausbilden. Anhand des röntgenologischen Befundes kann man die Tumordignität **nicht** sicher beurteilen. Therapeutisch sollte der Tumor möglichst radikal entfernt werden (**En-bloc-Resektion**). Wenn die Patienten 1 Jahr nach dem Eingriff rezidivfrei sind (ca. 75 %), erfolgt eine Spongiosaplastik.

8.2.4 Pigmentierte villonoduläre Synovialitis

Synonym: benignes Synovialom

Meist **lokalisierte Proliferation der Synovia** unklarer Ursache mit Bildung von braun verfärbten Zotten und Knorpelarrosion. Dadurch kann es zu sekundären degenerativen Veränderungen kommen. Die Erkrankung tritt vorwiegend am **Hüft-** und **Kniegelenk** auf. Die Diagnose wird aufgrund der unklaren Klinik (Gelenkerguss) meist erst spät gestellt. Im Röntgenbild zeigen sich ein **verschmälerter Gelenkspalt** und zahlreiche gelenknahe Osteolysen. Gesichert wird die Diagnose mittels Histologie. Therapie der Wahl ist die **komplette Synovialektomie** und **Kürettage**.

8.3 Tumorähnliche Läsionen

Tumorartige Läsionen sind durch reaktive Veränderungen gekennzeichnet und somit keine Neoplasien. In klinischer und radiologischer Hinsicht sind sie den gutartigen Knochentumoren sehr ähnlich. **Tab. 8.1** gibt einen Überblick.

Ebenfalls zu den tumorartigen Läsionen zählt das **intraossäre Ganglion**, das bei Erwachsenen unter dem Knorpel größerer Gelenke auftritt und zu bewegungsabhängigen Schmerzen führt. Im Röntgenbild erkennt man eine **subchondrale Zyste mit Randsklerose**. Bei Schmerzen besteht die Indikation zur Resektion mit anschließender Spongiosaplastik.

Tab. 8.1 Überblick über tumorartige Läsionen

	juvenile Knochenzyste	aneurysmatische Knochenzyste	nichtossifizierendes Knochenfibrom	fibröse Dysplasie
Synonym	solitäre Knochenzyste	–	–	Jaffé-Lichtenstein-Uehlinger
Charakteristikum	einkammerig, serös gefüllt	mehrkammerig mit Kortikaliserosion	fibrös gefüllter Kortikalisdefekt	Ersatz der Spongiosa durch fibröses Gewebe
Auftreten	1.–2. Dekade	2. Dekade	1.–2. Dekade	1. Dekade (polyostotisch) 3./4. Dekade (monoostotisch)
Lokalisation	Meta- (aktive Zyste) und Diaphyse (inaktive Zyste) langer Röhrenknochen	Metaphyse langer Röhrenknochen	Metaphyse (v. a. Knienähe, distale Tibia, Fibula oder Radius)	Meta- und Diaphyse langer Röhrenknochen, evtl. platte Knochen
Klinik	oft asymptomatisch, evtl. pathologische Fraktur	akute Schmerzen und Schwellung, evtl. schnelles Wachstum (DD: maligner Tumor)	asymptomatisch	Spontanfraktur und Knochendeformierung, endokrinologische Störung (McCune-Albright-Syndrom mit Pubertas praecox und Café-au-Lait-Flecken)
Röntgenbefund	zentrische, einkammerige ovale Aufhellung mit Sklerosesaum (Abb. 8.3), „fallen fragment" (schwimmendes Knochenfragment nach Fraktur)	exzentrische, mehrkammerige Aufhellung, Sklerosesaum, verdünnte Kompakta	rundliche Aufhellung in der Kompakta, evtl. Ausdehnung in Spongiosa, girlandenförmige Sklerose (Abb. 8.4)	milchglasartige Trübung (unvollständige Verkalkung)
Therapie	konservativ, hohe Spontanheilungsrate; ggf. Kortisoninjektion oder Resektion	vollständige Resektion und Spongiosaplastik	nicht notwendig	konservativ, da hohe Rezidivrate und postoperative Frakturen, oft spontaner Stillstand ab Pubertät

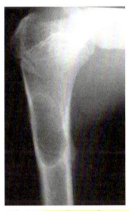

Abb. 8.3 **Juvenile Knochenzyste** am proximalen Humerus. (aus: Ruchholtz, Wirtz, Orthopädie und Unfallchirurgie essentials, Thieme, 2010)

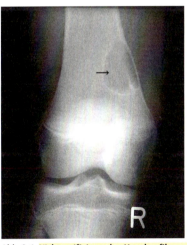

Abb. 8.4 **Nichtossifizierendes Knochenfibrom.** Rundliche Aufhellung mit einem deutlichen Sklerosesaum in der distalen Femurmetaphyse. (aus: Wülker, Taschenlehrbuch Orthopädie und Unfallchirurgie, Thieme, 2005)

8.4 Maligne primäre Knochentumoren

8.4.1 Grundlagen

DEFINITION Es handelt sich um nichtepitheliale Tumoren, die **rasch wachsen**, lokal infiltrieren und mit einem hohen **Metastasierungsrisiko** behaftet sind.

Epidemiologie: Die häufigsten malignen Knochentumoren sind das **Osteosarkom**, **Chondrosarkom** und **Ewing-Sarkom**. Das Ewing-Sarkom und das Osteochrondrom treten v. a. im Kindes- und Jugendalter auf, während das Chondrosarkom eine typische 2-gipfelige Häufigkeitsverteilung zeigt.

Ätiologie: Die Ursache ist meist unklar. Beobachtet werden familiäre Häufungen. Auch ionisierende Strahlen, endogene Faktoren oder Traumen dürften Einfluss auf die Entstehung haben.

Einteilung: Die primär malignen Knochentumoren können nach Enneking (**Tab. 8.2**) oder UICC (**Tab. 8.3**) eingeteilt werden.

Klinik: Typisch ist das frühzeitige Auftreten von **Schmerzen** (anfangs in der Nacht, später Dauerschmerz), die speziell bei primären Knochenerkrankungen das einzige Symptom darstellen. Die betroffene Region schwillt im Verlauf meist deutlich an.

8 Tumoren

Tab. 8.2 Einteilung der primären Knochentumoren nach Enneking (1983)

Stadium	Grad	Lokalisation	Metastasierung
I	niedrigmaligne (G1)	IA: intrakompartimentell (T1) IB: extrakompartimentell (T2)	nein (M0)
II	hochmaligne (G2)	IIA: intrakompartimentell (T1) IIB: extrakompartimentell (T2)	nein (M0)
III	niedrig- und hochmaligne	IIIA: intrakompartimentell (T1) IIIB: extrakompartimentell (T2)	ja (M1)

Tab. 8.3 Einteilung der primären Knochentumoren nach UICC

Stadium	Befund
TNM-Klassifikation:	
T0	kein Primärtumor
T1	Tumor ≤ 8 cm
T2	Tumor > 8 cm
T3	Knochen diskontinuierlich befallen
N0	keine regionalen Lymphknotenmetastasen
N1	regionale Lymphknotenmetastasen
M0	keine Fernmetastasen
M1	Lungenmetastasen (1a), andere Fernmetastasen (1b)
Grading:	
G1	hoch differenziert
G2	mäßig differenziert
G3	schlecht differenziert
G4	undifferenziert

Knochentumoren finden sich oft an **typischen Stellen**: Osteosarkome beispielsweise in der Nähe von Epiphysenfugen (Bereich des stärksten Knochenwachstums), Fibrosarkome im Bereich zwischen Meta- und Diaphyse (Bereich mit intraossärem Bindegewebe).

Diagnostik: Grundsätzlich sollten alle länger anhaltenden Schmerzzustände und Schwellungen, die nicht mehr als Traumafolge erklärt werden können, mit bildgebenden Verfahren näher abgeklärt werden.

Wesentlich ist dabei stets die Befundung des **Röntgenbildes** in 2 Ebenen. Konkret sollte man suchen nach Zeichen eines raschen Tumorwachstums wie

- **mottenfraßähnliche Osteolysen** (besonders aggressiv wachsende Tumoren zeigen feinfleckige Aufhellungen)
- **Lamellierung** (zwiebelschalenartige Abhebung des Periosts durch das schnelle Wachstum des Tumors)
- **Spikulae** (vertikal oder radiär zur Knochenachse stehende Verkalkungen)
- **abgehobenes und verknöchertes Periost** (Zeichen eines Durchbruchs durch die Kortikalis)
- **Periostsporn** (durch den Tumor unterbrochene solide Periostreaktion)
- **Codman-Dreieck** (dreieckförmige Periostreaktion, entspricht unterbrochener Periostlamelle).

Abb. 8.5 gibt einen Überblick über die Röntgenmorphologie maligner im Vergleich zu benignen Tumoren. Lässt sich die Diagnose nicht anhand des Röntgenbefundes stellen, wird eine **MRT** durchgeführt. Sie erlaubt die Beurteilung von Tumorausdehnung und Kompartimentbefall und kann evtl. auch eine Infiltration des Knochenmarks nachweisen (skip lesions). Die **CT-Aufnahme** nutzt man vorwiegend zum Nachweis der ossären Destruktion und zur Steuerung von Biopsien. Der Stellenwert der **Szintigrafie** liegt v. a. im Nachweis von Metastasen. Darüber hinaus lässt das Ausmaß der Speicherung auf die Dignität des Tumors schließen: Insbesondere maligne Tumoren zeigen eine intensive Radionuklidanreicherung.

Das wichtigste diagnostische Verfahren ist die **Biopsie**, die vorzugsweise offen erfolgt. Wichtig ist dabei die Entnahme eines ausreichend großen Gewebestücks. Anschließend erfolgt das histologische Grading, das die Grundlage für die nachfolgende Therapieentscheidung darstellt.

Im Labor kann aufgrund der vermehrten Osteoblastenaktivität eine **Erhöhung der alkalischen Phosphatase** auffallen – und auch als Verlaufsparameter genutzt werden.

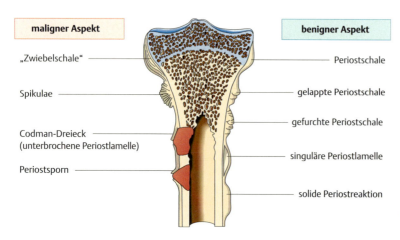

Abb. 8.5 Radiomorphologie von Knochentumoren. (aus: Niethard, Kinderorthopädie, Thieme, 2010)

Therapie: Bei bioptisch gesichertem malignem Knochentumor wird ein **standardisiertes Therapieverfahren** begonnen, das auf dem Konzept von **Radio-, Chemo- und operativer Therapie** basiert. Chondrosarkome werden vorwiegend operiert, Ewing- und Osteosarkome mittels neoadjuvanter Chemotherapie vorbehandelt, um ein intrakompartimentelles Stadium (T1) zu erreichen. Anschließend wird der Primärtumor reseziert und der Defekt rekonstruiert. Maligne Tumoren müssen stets im Gesunden reseziert werden, d.h., man wählt entweder eine **weite** (Sicherheitsabstand im Bereich der Spongiosa von 5 cm, Mitnahme des Biopsiekanals) oder bei bereits infiltriertem Knochenmark eine **radikale Resektion**, die der Mitnahme des gesamten Kompartiments entspricht. Kann dabei die Extremität nicht mehr erhalten werden (z.B. Nerven- und Gefäßinfiltration), ist die Amputation notwendig. Nach der Resektion wird je nach histologischem Ergebnis der Resektataufarbeitung ein weiterer Therapieplan erstellt:

Die Rekonstruktion nach einer Tumorresektion kann entweder **endoprothetisch** oder **biologisch** erfolgen. Bei Tumoren im Bereich des distalen Femurs kann beispielsweise als Alternative zur Amputation auch eine Umkehrplastik nach Borggreve durchgeführt werden. Dabei wird der tumortragende Extremitätenabschnitt (meist inkl. Kniegelenk) reseziert und anschließend der um 180° nach dorsal gedrehte Unterschenkelstumpf so replantiert, dass das Sprunggelenk als Kniegelenkersatz fungiert.

Prognose: Die Wahrscheinlichkeit, ein Rezidiv zu entwickeln, ist entscheidend von der Tumorgröße und dem Zeitpunkt bzw. der Radikalität des chirurgischen Eingriffs abhängig.

8.4.2 Osteosarkom

Siehe Pädiatrie [S. B607].

8.4.3 Ewing-Sarkom

Siehe Pädiatrie [S. B609].

8.4.4 Chondrosarkom

Epidemiologie: Zweithäufigster Knochentumor nach dem Osteosarkom. Auftreten v.a. bei Männern nach dem 50. Lebensjahr.

Ätiologie und Lokalisation: Der Tumor kann primär oder sekundär (aus primär benignen Veränderungen wie Enchondrom) entstehen. Der Tumor tritt gehäuft an Femur (proximal und distales Ende), Humerus sowie an Becken und Skapula auf.

Histologie: Histologisch erkennt man atypisches und knotiges Knorpelgewebe von unterschiedlicher Zelldichte, das von Bindegewebssepten durchsetzt ist und nekrotisches Gewebe einschließt.

Low-grade-Tumoren (Grad 1, „klassisches Chondrosarkom") haben einen großen Zellkern und mehrere Nukleoli; die Grundsubstanz ist kalzifiziert; Mitosen finden sich nicht. **High-grade-Tumoren** (Grad 2, 3) sind polymorph und zunehmend anaplastisch; es finden sich Mitosen und eine zugunsten des Kerns verschobene Kern-Plasma-Relation.

Das Metastasierungsrisiko ist bei niedrigmalignen Tumoren sehr gering. Metastasen von Chondrosarkomen finden sich am ehesten in der Lunge.

Darüber hinaus gibt es unterschiedliche Subtypen wie das niedrigmaligne Klarzellkarzinom, das periostale Chondrosarkom oder das dedifferenzierte Chondrosarkom (sehr schlechte Prognose).

> **MERKE** Schwierigkeiten bereitet die histologische Unterscheidung von niedrigmalignen Chondrosarkomen und Enchondromen.

Klinik und Diagnostik: Langsam zunehmende Schwellung mit geringer Druckschmerzhaftigkeit. Das Röntgenbild zeigt Osteolysen, eine aufgetriebene Kortikalis und popcornartige Verkalkungen. In der CT erkennt man die durchbrochene Kortikalis. Mittels MRT werden die Tumorausdehnung und die Weichteilbeteiligung genau erfasst.

Therapie der Wahl und einzige kurative Möglichkeit ist die chirurgische Resektion im Gesunden. Strahlen- und Chemotherapie sind nicht erfolgreich. Lokalrezidive sind häufig bei unvollständiger Resektion (Blutungen auch nach Jahren).

8.4.5 Multiples Myelom

Siehe Neoplastische Erkrankungen [S. A623].

8.5 Knochenmetastasen

Ätiologie und Epidemiologie: Knochenmetastasen sind sekundäre Malignome, die sich vorwiegend hämatogen entwickeln. Durch intrakanalikuläre Ausbreitung können sich Metastasen auch im Markraum ansiedeln (skip lesions). Zu den Primärtumoren, die am häufigsten in den Knochen metastasieren, gehören das **Mamma-, Bronchial-, Prostata-, Nierenkarzinom** sowie Tumoren aus Uterus, Magen und Haut. Am häufigsten entstehen die Metastasen an der **Wirbelsäule**, Becken und den langen Röhrenknochen. Knochenmetastasen betreffen vorwiegen ältere Patienten.

Klinik: Klinisch imponieren unspezifische und zunehmende Knochenschmerzen. Außerdem können pathologische Frakturen mit konsekutiven Fehlstellungen auftreten (DD: Osteoporose). Zudem können die Patienten über zunehmende Abgeschlagenheit, Müdigkeit, subfebrile Temperaturen und Gewichtsverlust klagen.

Diagnostik: Im Labor können neben der Erhöhung der alkalischen Phosphatase, von CRP und BSG auch bestimmte Tumormarker auffällig sein (für Näheres s. Neoplastische Erkrankungen [S. A592]).

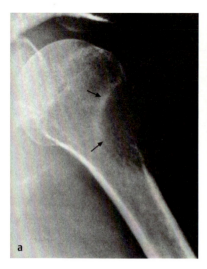 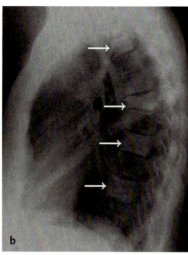

Abb. 8.6 Skelettmetastasen. a Osteoklastische Metastase. Unscharf begrenzte Osteolyse am proximalen Humerus.
b Osteoplastische Metastase der Wirbelsäule. Die Herde sind unscharf begrenzt und weisen eine erhöhte Dichte auf. (aus: Reiser, Kuhn, Debus, Duale Reihe Radiologie, Thieme, 2011)

Im **Röntgenbild** lassen sich **osteoplastische** (z. B. Prostatakarzinom) oder **-klastische** (z. B. Nieren-, Uteruskarzinom) Metastasen sowie auch Mischformen (z. B. Mamma-, Bronchialkarzinom) unterscheiden, wobei sich die Form je nach Primärtumor unterscheidet (**Abb. 8.6**). **Osteolysen** sind nur unscharf begrenzt, die Randsklerose fehlt typischerweise. Bei fortgeschrittenem Tumor ist die Kortikalis durchbrochen. Das Röntgenbild kann jedoch falsch negativ sein, sodass bei entsprechendem klinischem Verdacht eine weitere Abklärung mittels CT oder MRT angezeigt ist.

Als Screening-Methode werden v. a. die **Skelettszintigrafie** und Ganzkörper-MRT (am sensitivsten) durchgeführt. Erstere zeigt eine Mehrspeicherung im Bereich der Metastasen. Falsch positive Befunde sind jedoch z. B. bei entzündlichen Veränderungen möglich, falsch negative (Speicherdefekte) bei schnell wachsenden, kleinen Metastasen mit Osteolysen. In der **MRT** imponieren die Metastasen als hypointense Veränderungen in T 1 bzw. hyperintens in T 2 bei Verkalkungen. Kontrastmittel wird praktisch immer angereichert.

MERKE Wirbelmetastasen lassen sich in der Röntgenaufnahme oft nur als Unterbrechung der Bogenwurzeln erkennen.

Therapie: Die Behandlung ist abhängig vom Primärtumor, wobei oftmals nur palliative Maßnahmen ergriffen werden können (z. B. Schmerzreduktion). Lediglich bei **solitären Metastasen** ist eine **kurative Therapie** möglich, wenn der Primärtumor erfolgreich entfernt wurde. Die konservative Behandlung ist v. a. bei strahlensensiblen Tumoren und stabilem Knochen angezeigt und basiert auf Radio-, Chemo- und hormonellen Therapieverfahren. Insbesondere beim Mammakarzinom können sich die Knochenmetastasen durch eine Strahlentherapie rückbilden. Ein operatives Vorgehen ist bei Frakturgefahr, starken Schmerzen, intraspinalen Tumoren oder zur Verkleinerung der Tumormasse angezeigt.

8.6 Maligne Weichteiltumoren

DEFINITION Nichtepitheliale Tumoren, die von Binde-, Fett- oder Muskelgewebe sowie von Gefäßen oder Nerven ausgehen.

Epidemiologie: Weichteiltumoren treten bei Kindern mit 10 % aller Malignome vergleichsweise häufiger auf als bei Erwachsenen. Bei Kindern steht das **Rhabdomyosarkom** an erster Stelle, bei Erwachsenen sind **Liposarkome** sowie das maligne fibröse Histiozytom am häufigsten.

Ätiologie: Bei den Tumoren im Kindesalter sind meist genetische Faktoren ursächlich, im Erwachsenenalter spielen hingegen endo- oder exogene Ursachen (z. B. Knochenfrakturen, Narbengewebe, Verbrennungen) eine Rolle.

Klinik: Die meisten Tumoren befinden sich an der **unteren Extremität** (40 %), seltener sind sie viszeral, am Rumpf, retroperitoneal, am Hals oder der oberen Extremität lokalisiert. Die Tumoren präsentieren sich als **nichtschmerzhafte Schwellung** und werden vom Patienten oftmals lange ignoriert. Etwa ⅔ der Tumoren wachsen invasiv und extrakompartimentell.

Das **Synovialsarkom** ist hochmaligne und tritt bevorzugt im gelenknahen Weichteilgewebe auf. Oft ist das Kniegelenk betroffen. Symptome sind eine druckempfindliche Schwellung und evtl. ein Gelenkerguss.

Das **maligne fibröse Histiozytom** (MFH) kann sowohl an Knochen als auch an den Weichteilen auftreten. Am Knochen findet es sich v. a. im Femur und führt zu einer schmerzhaften Schwellung. Im Röntgenbild erkennt man Osteolysen und unscharfe Konturen.

Diagnostik: Methode der Wahl ist die **MRT**, da sich die Tumorausdehnung, die Lagebeziehung zu den umgebenden Weichteilen sowie das betroffene Kompartiment und auch Satellitenmetastasen (skip lesions) gut darstellen lassen. Die Diagnose wird histologisch gesichert (Feinnadel- oder Stanzbiopsie).

Therapie: Therapieziel ist die vollständige operative Tumorentfernung (**R0-Resektion** mit Sicherheitsabstand 2–3 cm), wobei der Erhalt der Extremität anzustreben ist. Ist der Funktionserhalt nicht möglich, muss das betreffende Körperteil amputiert werden. Umstritten ist der Nutzen der Strahlentherapie. Sie kann evtl. neoadjuvant eingesetzt werden, um ein präoperatives Tumordownstaging zu erreichen, oder postoperativ, um die Lokalrezidivrate zu verringern. Beim Kind hat die Chemotherapie einen hohen Stellenwert.

Prognose: Die Prognose ist ungünstig bei schlecht differenzierten Tumoren > 5 cm Größe sowie bei fehlender R0-Resektion. Oft metastasieren die Tumoren innerhalb der ersten 5 Jahre, vorzugsweise in die Lunge.

9 Erkrankungen und Verletzungen der Wirbelsäule

9.1 Diagnostik

9.1.1 Inspektion und Palpation

Im Rahmen der Inspektion sollte v. a. geachtet werden auf:
- die physiologische Wirbelsäulenkrümmung (HWS-Lordose, BWS-Kyphose, LWS-Lordose)
- Schulter- und Beckenstand: Abweichung des Proc. spinosus des 7. Halswirbels im Vergleich zur Rima ani?
- Symmetrie? Rippenbuckel? Lendenwulst?
- Haut: Café-au-Lait-Flecken?

Danach palpiert man die Dornfortsätze (Stufenbildung bei Spondylolisthese) und prüft den Muskeltonus auf eventuelle Verspannungen. Lokal schmerzhafte Dornfortsätze können durch Abklopfen oder im sog. Federtest aufgedeckt werden, wenn man ruckartig Druck auf sie ausübt. Schmerzen finden sich typischerweise bei degenerativ veränderten Bandscheiben.

„Landmarken" am Rücken:
- C7: prominent tastbarer Processus spinosus
- Th 7: Angulus inferior der Skapula
- Th 12: Mittelpunkt der Strecke zwischen Angulus inferior der Skapula und der gegenüberliegenden Spina iliaca posterior superior.
- L3/L4: gedachte horizontale Verbindungslinie beider Spinae iliaca superiores. Wichtig für die Lumbalpunktion und/oder Spinalanästhesie (s. Anästhesie [S.B85]).

9.1.2 Funktionsprüfung

Die Wirbelsäule kann physiologisch in folgende Richtungen bewegt werden: Streckung (30° im Stehen, 20° im Liegen), Lateralflexion (30–40° im Stehen) und Rotation (30° im Stehen). Im Rahmen der Funktionsprüfung testet man in erster Linie folgende Zeichen, die auch gutachterliche Bedeutung haben:
- **Ott-Zeichen:** Mittels Ott-Zeichen kann die Beweglichkeit der Brustwirbelsäule (BWS) bestimmt werden. Dabei markiert man im aufrechten Stand den Dornfortsatz von C7 (gut tastbar) und einen 30 cm kaudal gelegenen Punkt. Beugt sich der Patient im Anschluss nach vorne, vergrößert sich die Messstrecke um ca. 3 cm. In Rückneigung verringert sich der Abstand.
- **Schober-Zeichen:** Hiermit wird die Beweglichkeit der Lendenwirbelsäule (LWS) getestet. Im aufrechten Stand markiert man dabei den Dornfortsatz S1 und einen 10 cm kranial davon abgemessenen Punkt. Die Messstrecke verlängert sich um ca. 4–5 cm, wenn sich der Patient nach vorn beugt.
- **Finger-Boden-Abstand:** Gemessen wird der Abstand zwischen den Fingern und dem Boden, wenn sich der Patient mit gestreckten Knien nach vorn beugt. Er stellt die Flexionsfähigkeit der Wirbelsäule und der Hüfte dar.
- **Mennell-Test** und **Vorlaufphänomen** dienen der Beurteilung der Beweglichkeit in den Sakroiliakalgelenken. Beim Mennell-Test wird das Hüftgelenk maximal überstreckt (Schmerzen?). Beim Vorlaufphänomen hält der Untersucher beide Daumen an die Spinae iliacae posteriores superiores, während sich der Patient nach vorn beugt (asymmetrische Bewegung?).

9.1.3 Neurologische Untersuchung

Hierzu zählen die Prüfung von Sensibilität und Motorik (Symmetrisch? Dermatombezogen?) und Nervendehnungstests wie das Lasègue-Zeichen (s. Neurologie [S. B902]). Für Näheres s. Kap. Neurologie Untersuchung der Sensibilität [S.B904] und Untersuchung der Motorik [S. B904].

9.1.4 Bildgebende Diagnostik

Röntgenaufnahmen der Wirbelsäulen können im a.-p.-, seitlichen oder schrägen Strahlengang angefertigt werden. Daneben gibt es außerdem die Möglichkeit von Funktionsaufnahmen.
- In der **a.-p.-Aufnahme** beurteilt man die Wirbelkörper, -abschlussplatten sowie die Querfortsätze. Die Bogenwurzeln werden als ovale Struktur auf die Wirbelkörper projiziert.
- Im **seitlichen Strahlengang** lassen sich Wirbelkörper, Bogenwurzeln, Proc. spinosi und die Foramina intervertebralia gut darstellen.
- Letztere und die Intervertebralgelenke werden außerdem auch in der **Schrägaufnahme** beurteilt.

Die Wirbelsäule kann entweder im Gesamten (z. B. zur Bestimmung von Statik und Skoliosegrad [S.B258]) oder im Detail (z. B. HWS-, LWS-Aufnahme) geröntgt werden. Um im Bereich der HWS auch durch angrenzende Strukturen normalerweise verdeckte Wirbel auf dem Röntgenbild komplett beurteilen zu können, gibt es zwei besondere Verfahren:

- C 1: a.-p.-Aufnahme bei geöffnetem Mund (sog. Dens-Zielaufnahme)
- C 7: a.-p.- oder seitliche Aufnahme bei Zug an den Armen nach unten

Die **CT** wird vornehmlich zur Diagnostik knöcherner und degenerativer Veränderungen, Raumforderungen im Spinalkanal oder bei Fehlbildungen angefertigt. Die Myelo-CT wird bei V. a. Spinalkanalstenose eingesetzt. Der Spinalkanal kann in der **MRT** in seiner Länge dargestellt und auf eventuelle Raumforderungen beurteilt werden. Weitere Einsatzgebiete der MRT sind die Darstellung der umgebenden Weichteile, entzündliche Veränderungen oder die Spondylolyse beim Kind.

Besondere Wirbelformen:
- **Vertebra plana** (Plattwirbel): Zusammensinken eines oder mehrerer Wirbelkörper bei intakten Wirbelbögen. Die Ursache ist unklar. Vertebra plana werden bei Kindern im Zusammenhang mit dem eosinophilen Granulom (s. Dermatologie [S.B737]) beobachtet. Weitere Ursachen sind Leukämien, Metastasen oder ein Neuroblastom.
- **Blockwirbel:** Angeborene (Klippel-Feil-Syndrom) oder erworbene (z. B. Tuberkulose, Traumen, altersbedingte Degeneration, juvenile rheumatoide Arthritis, Morbus Scheuermann) Verschmelzung von benachbarten Wirbelkörpern, wobei auch der Zwischenwirbelraum komplett aufgehoben ist.
- **Kastenwirbel:** fehlende Konkavität der vorderen Wirbelkörperkante
- **Tonnenwirbel:** konvexe vordere Wirbelkörperkante
- **Fischwirbel:** Konkavität sowohl der Deck- als auch Grundplatte (z. B. bei Osteoporose, Osteomalazie, Sichelzellanämie)
- **vergrößerter und sklerosierter Wirbel:** Morbus Paget („Fensterrahmen")
- **sklerosierter Wirbel:** osteoplastische Metastasen, Wirbelhämangiom, Fluorose, Lymphom.

9.2 Skoliose

DEFINITION Fixierte Verbiegung der Wirbelsäule zur Seite (in der Frontalebene Cobb-Winkel > 10°) mit zusätzlicher Rotation der Wirbelkörper.

Ätiologie: Skoliosen können verschiedene Ursachen haben, wobei die idiopathische Form mit Abstand am häufigsten vorkommt:
- **idiopathische Skoliose:** Abhängig vom Manifestationszeitpunkt unterscheidet man folgende Unterformen:
  - infantile Skoliose: Auftreten bis zum 3. Lebensjahr; meist thorakal und linkskonvex
  - juvenile Skoliose: Auftreten zwischen dem 4. und 9. Lebensjahr; meist thorakal und rechtskonvex
  - adoleszente Skoliose: Auftreten nach dem 10. Lebensjahr; meist thorakal und rechtskonvex
- **kongenitale Skoliose:** durch Knochenfehlbildungen
- **neuropathische Skoliose:** Zerebralparese, Syringomyelie, Myelomeningozele, Poliomyelitis, virale Myelitiden, Tumoren
- **myopathische Skoliose:** Muskelatrophie, -dystrophie, Myasthenie
- **Säuglingsskoliose:** bedingt durch die intrauterine Lage
- **sonstige Ursachen:** Systemerkrankungen (z. B. Mukopolysaccheridosen), mesenchymale Erkrankungen (z. B. Ehlers-Danlos- oder Marfan-Syndrom), Neurofibromatose (von Recklinghausen), metabolische Erkrankungen (z. B. Rachitis, Osteogenesis imperfecta, Osteoporose), Tumoren, degenerative Skoliose, Entzündungen (z. B. akute oder chronische Osteitis).

Säuglingsskoliose: Die Säuglingsskoliose ist auf intrauterine Lageanomalien zurückzuführen. Die Wirbelsäule ist C-förmig zur Seite gebogen, ohne dass strukturelle Veränderungen vorhanden sind. Die Kinder liegen oft auffällig schräg und drehen sich zur Seite. Diese Art der Skoliose wird konservativ behandelt und regelmäßig kontrolliert, damit eine infantile idiopathische Form nicht übersehen wird. Meist heilt die Erkrankung innerhalb der ersten Lebensmonate von allein aus.

9.2.1 Idiopathische Skoliose

Epidemiologie: Ungefähr 1,2 % aller Jugendlichen leiden an einer Skoliose mit einem Cobb-Winkel von > 10°. Mädchen sind dabei wesentlich häufiger betroffen als Jungen.

Ätiopathogenese: Die Erkrankung schreitet insbesondere während der Pubertät (Wirbelsäulenwachstum) voran, da einzelne Wirbelkörper einseitig, d. h. an der konvexen Wirbelsäulenseite, verstärkt wachsen, wodurch es zur Torsion der Wirbel und Drehung der Proc. spinosi zur konkaven Seite kommt. Die Folge ist eine Rotation der Wirbelsäule (Rotationslordose), die insbesondere nach ventral ausgeprägt ist. Aus diesem Grund kann man bei hochgradigen Deformierungen den Eindruck eines kyphotischen Rückenreliefs bekommen, obwohl eigentlich eine ausgeprägte Lordose vorliegt. Durch die Fehlstellung entwickeln sich zudem ein **Lendenwulst** und **Rippenbuckel** (prominente Rippen).

Die meisten Skoliosen (juvenile und adoleszente Form) treten thorakal auf und zeigen eine rechtskonvexe Form.

Klinik: Die Fehlstellung wird meist zufällig im Alter von ca. 12 Jahren entdeckt (z. B. im Schwimmbad). Schmerzen bestehen erst bei ausgeprägten Fehlstellungen mit degenerativen Veränderungen. Bei hochgradigen Deformitäten kann mit der Zeit auch die Funktion innerer Organe (v. a. Herz, Lunge) beeinträchtigt sein, was u. U. bis zur kardiorespiratorischen Insuffizienz führen kann.

Diagnostik: Wesentlich ist die klinische Untersuchung. Wenn sich der Patient nach vorn beugt, tritt der Niveauunterschied besonders deutlich in Erscheinung (**Adams-Test**, Abb. 9.1). Die Höhe des Rippenbuckels und Lendenwulsts kann man mit einem Messgerät erfassen; klinisch bedeutend ist ein Winkel > 5°. Wichtig ist es, auch die Abweichung im Vergleich zum Körperlot (Hinterhaupt – Rima ani) zu bestimmen und fotografisch zu dokumentieren. Bei Veränderungen am Thorax stehen die Schultern bzw. Schulterblätter unterschiedlich hoch, bei lumbalen Veränderungen sind die **Taillendreiecke** auf der konvexen

9.2 Skoliose

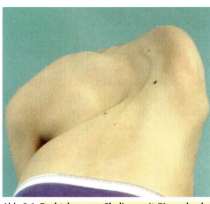

Abb. 9.1 **Rechtskonvexe Skoliose mit Rippenbuckel.**
(aus: Niethard, Kinderorthopädie, Thieme, 2010)

Seite verstrichen und auf der konkaven betont. Als weitere Maßnahmen sind pathologische Veränderungen des Rückenmarks (z. B. behaarter Naevus, lumbale Grübchen), Beckenschiefstand sowie Sitz- und Stehgröße zu prüfen.

Anhand von Röntgenaufnahmen lassen sich die Form und Ausprägung der Skoliose sowie der **Krümmungswinkel nach Cobb** messen. Dazu bestimmt man zuerst den sog. **Scheitelwirbel**, also denjenigen Wirbel, der im Zentrum der Krümmung liegt und daher die größte Wirbelrotation aufweist. Die Wirbel, an denen die Krümmung ihre Richtung ändert, nennt man **Neutralwirbel** (geringste Wirbelrotation). Der Cobb-Winkel ist derjenige Winkel, der sich zwischen dem Schnittpunkt der beiden Linien, die senkrecht auf die Deck- bzw. Grundplatte der beiden Neutralwirbel stehen, befindet (**Abb. 9.2**).

Die Rotation lässt sich nach Nash und Moe abschätzen, indem man die Projektion der Wirbelpedikel im Verhältnis zum Wirbelkörper beurteilt.

Zusätzlich zu den Standardaufnahmen können außerdem sog. **Bending-Aufnahmen** der Wirbelsäule angefertigt werden (a.-p.-Aufnahme bei Seitneigung nach rechts und links), um die Flexibilität der Krümmungen beurteilen zu können, und die **Risser-Aufnahme** (Becken) zur Bestimmung des Skelettalters, d. h. der Verknöcherung der Beckenkammapophyse (→ verbleibendes Restwachstum s. Pädiatrie [S. B477]).

Therapie: Die Art der Behandlung ist abhängig vom **Alter** des Patienten (weiteres Wirbelsäulenwachstum?) und vom **Ausmaß der Skoliose**. Grundsätzlich gelten folgende grobe Richtlinien:
- Cobb-Winkel < 20°: Physiotherapie
- Cobb-Winkel zwischen 20 und 45°: Physiotherapie und Korsett
- Cobb-Winkel > 45°: Operation.

In der Physiotherapie kommen aktiv redressierende, mobilisierende oder neurophysiologische Verfahren zum Einsatz. Das **Korsett** soll die Wuchsrichtung der Wirbelkörper beeinflussen und muss daher täglich für 23 h getragen werden. Moderne Korsette besitzen eine zusätzliche aktive Komponente, da spezielle Aussparungen Möglichkeiten zur Aufrichtung und aktiven Korrektur bieten (Cheneau-Korsett). Abgelegt werden darf es nur zum Sport oder hygienischen Maßnahmen (z. B. Duschen). Der Behandlungserfolg ist wesentlich von der Compliance des Patienten abhängig. Meist kann jedoch nur eine vorübergehende und nicht dauerhafte Korrektur erreicht werden.

Die **operative Versorgung** hat das Ziel, die Fehlstellungen zu korrigieren. Der Zeitpunkt sollte nach Möglichkeit **gegen Ende des Wachstums** gewählt werden, da dann Gegenkrümmungen noch ausgeglichen werden können. Vor der Operation erhalten die Patienten einen Metall-

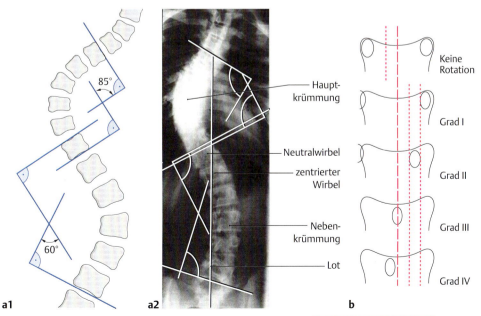

Abb. 9.2 **Skoliosemessung anhand des Röntgenbefunds. a** Bestimmung des Krümmungswinkels nach Cobb (**a1:** Schema. **a2:** Röntgenbefund). **b** Rotationsmessung nach Nash und Moe. Die Pedikel stellen sich in der p.-a.-Aufnahme oval dar. (a1: aus Wirth, Mutschler, Praxis der Orthopädie und Unfallchirurgie, Thieme, 2007; a2: aus Ruchholtz, Wirtz, Orthopädie und Unfallchirurgie essentials, Thieme, 2010; b: aus Imhoff, Linke, Baumgartner, Checkliste Orthopädie, Thieme, 2011)

ring, der die Wirbelsäule unter Zug setzen und die Weichteile lockern soll. Operativ wird dann eine **Spondylodese** durchgeführt, d.h. die Wirbelsäule mit Implantaten fixiert und versteift. Die Beweglichkeit in dem betroffenen Wirbelsäulenbereich ist anschließend aufgehoben, was aber speziell im thorakalen Bereich keine besondere Einschränkung für den Patienten darstellt. Es stehen verschiedene Verfahren mit entweder ventralem oder dorsalem Zugangsweg zur Verfügung. Eine mögliche Komplikation der Operation ist die Querschnittslähmung.

Ventrale Technik: Die Vordersäule der Wirbelsäule wird von Segment zu Segment verkürzt und die Deformität so korrigiert. Dabei werden die Wirbelkörper derotiert und von der Konvexität mit einem Stab verbundene Schrauben eingebracht und die Wirbel aneinandergeschraubt. Neurologische Komplikationen (z. B. Querschnittslähmung) sind selten.

Dorsale Technik: Bei der dorsalen Spondylodese nach Harrington wird ein Distraktionsstab mit Haken oder Drähten an der Wirbelsäule verankert. Darüber hinaus werden die kleinen Wirbelgelenke angefrischt und entlang des Distraktionsstabes Knochenspäne angelagert.

Prognose: Die Prognose ist abhängig vom Patientenalter und Skolioseausmaß. Sie ist umso schlechter, je jünger das Kind und je ausgeprägter der Krümmungswinkel ist. Prognostisch relevant ist das Ausmaß des weiteren Wirbelsäulenwachstums, da dies die Deformität weiter verschlimmert.

9.3 Kyphose

Die Kyphose ist eine dorsal konvex gebogene Wirbelsäule und speziell im thorakalen Bereich bis zu einem Cobb-Winkel von etwa 40° physiologisch. Man unterscheidet 2 verschiedene Arten:
- **arkuäre Kyphose** (Rundrücken): Kyphose über einen längeren Wirbelsäulenabschnitt, z. B. bei gestörtem Wachstum (Morbus Scheuermann) oder systemischen Erkrankungen (Morbus Bechterew, Osteoporose, Osteomalazie).
- **anguläre Kyphose** (Gibbus): Kyphose über einen kürzeren Wirbelsäulenabschnitt mit knickförmiger Krümmung, z. B. bei Tumoren oder Fehlbildungen.

Der Haltungstest (aufrechtes Stehen für eine halbe Minute) dient dazu, eine Haltungsschwäche (Fehlhaltung aktiv korrigierbar) von einem nichtkorrigierbaren Haltungsschaden zu unterscheiden. Siehe auch Leitsymptome [S. C105].

9.3.1 Morbus Scheuermann

Synonym: Osteochondrosis deformans juvenili dorsi, Adoleszentenkyphose

> **DEFINITION** Wachstumsstörung der Wirbelsäule, v. a. der Grund- und Deckplatten der Wirbelkörper, mit Rundrückenbildung und sekundärer Bandscheibendegeneration.

Epidemiologie: Häufige Wirbelsäulenerkrankung, die v. a. Jungen im Alter von 10–13 Jahren betrifft.

Ätiologie: Die genaue Ätiologie ist unklar. Vermutet werden eine verminderte Belastbarkeit bei verstärkter mechanischer Beanspruchung. Insbesondere konstitutionelle Faktoren wie eine körperliche **Fehlhaltung** scheinen die Entwicklung eines Morbus Scheuermann zu beeinflussen. Dadurch werden die knorpeligen Grund- und Deckplatten der Wirbelsäule v. a. ventral verstärkt belastet, sodass es zur Bildung von Keilwirbeln kommen kann (→ das Wirbelkörperwachstum bleibt dort zurück). Darüber hinaus kann Bandscheibenmaterial in die Wirbelkörper einbrechen (Schmorl-Knötchen), was wiederum zur Reduktion der Bandscheibenhöhe führt. Bei Befall der thorakalen Wirbel entsteht der typische Rundrücken.

Klinik: Die Erkrankung verläuft in **3 Stadien**: Zunächst besteht eine Fehlhaltung mit **Kyphose** (Rundrücken), wobei die Beweglichkeit erhalten bleibt. Danach **fixiert** sich die **Fehlhaltung** so weit, dass eine Achsenkorrektur unmöglich wird. Durch die tiefe Kyphose entwickelt sich mit der Zeit auch eine **sekundäre Lendenhyperlordose**, die auch zu Beschwerden führen kann (Lumbalgie); bei Befall der Lendenwirbelsäule entsteht ein Flachrücken. Die Veränderungen führen zur verminderten Belastbarkeit der Wirbelsäule und zu belastungsabhängigen Schmerzen im Lumbalbereich, v. a. nach langem Stehen.

Diagnostik: Neben dem klinischen Befund ist v. a. die Röntgenaufnahme wegweisend. Diese zeigt keilförmige Wirbelkörper, Schmorl-Knötchen sowie eine Randkantenablösung. Differenzialdiagnostisch muss eine muskulär bedingte Haltungsschwäche abgegrenzt werden.

Aufrichtetest: Mit dem Aufrichtetest kann eine fixierte Deformität aufgedeckt werden. Dabei liegt der Patient auf dem Bauch, während der Untersucher ihn an den Knöcheln fixiert. Er versucht sich aufzurichten und dadurch den Rundrücken auszugleichen (maximale Lordose). Bei einer fixierten Deformität ist dies nicht möglich.

Therapie: Im Vordergrund stehen spezielle **physiotherapeutische Übungen** (Scheuermann-Gymnastik), die der Kyphose bzw. Lordose entgegenwirken sollen. Wenn die Fehlhaltung aktiv nicht mehr korrigiert werden kann, erhalten die Patienten zur Korrektur eine Orthese (Korsett). Bei ausgeprägter Deformierung (Cobb-Winkel > 70°) wird die operative Aufrichtung notwendig.

9.3.2 Morbus Bechterew

Siehe Immunsystem und rheumatologische Erkrankungen [S. A471].

9.4 Spondylolyse und Spondylolisthesis

Synonym: Spondylolyse: Spondylolysis interarticularis, Isthmusdefekt

> **DEFINITION**
> - **Spondylolyse:** Unterbrechung zwischen dem oberen und unteren Proc. articularis des Wirbelbogens (in der Interartikularportion)

9.4 Spondylolyse und Spondylolisthesis

- **Spondylolisthesis:** Nach-vorn-Gleiten des Wirbels infolge der Spondylolyse oder degenerativer Veränderungen ohne Spondylolyse (= Pseudospondylolisthesis).

Epidemiologie und Ätiopathogenese: Circa 6 % der weißen Bevölkerung leiden an einer Spondylolyse. Die Erkrankung ist nie von Geburt an vorhanden. Betroffen sind v. a. Menschen, die seit ihrer Kindheit Sportarten mit verstärkter Hohlkreuzbildung ausüben wie beispielsweise Geräteturnen, Ballett oder Delfinschwimmen. Die Erkrankung tritt häufig beidseitig zwischen dem 4. und 5. Lendenwirbel auf.

Durch die Spondylolyse verändert sich das Wachstum und damit die Biomechanik der Wirbelkörper: Der dorsale Bereich wächst langsamer, sodass der Wirbelkörper allmählich nach ventral kippt. Dadurch wird die darunterliegende Gelenkfläche stärker belastet und flacht ab (S-förmig zu Beginn, später kuppelförmig). Gleitet der 5. LWK vollständig vom Os sacrum ab, spricht man von **Spondyloptose**. Insbesondere jüngere Kinder, die sich noch im Wachstum befinden, sind von den Veränderungen betroffen.

Klinik: Die meisten Patienten sind beschwerdefrei oder klagen über nur unspezifische Kreuzschmerzen bei Belastung. Bei ausgeprägtem Befund lässt sich eine **deutliche Hohlkreuzbildung** (Sprungschanzenphänomen) erkennen. Bei fortgeschrittener Spondylolisthesis kann es außerdem zur **Irritation der Nervenwurzel** und damit zu radikulären Störungen kommen. Die Schmerzen können aber auch pseudoradikulär in die dorsale Oberschenkelmuskulatur ausstrahlen. Kompensatorisch hyperlordosieren die Patienten die Wirbelsäule. Prüft man das Lasègue-Zeichen, bleiben Rumpf und Hüfte reflektorisch gestreckt.

Diagnostik: Wegweisend ist die Röntgenaufnahme, v. a. das 45°-Schrägbild, das die Spaltbildung in der Interartikularposition wiedergibt („**Hundehalsband**", Abb. 9.3). Der „**umgekehrte Napoleonhut**" entsteht durch überlappende Projektion des 5. LWK und 1. Sakralwirbels bei Spondyloptose. Das Ausmaß der Wirbelverschiebung nach ventral lässt sich in der seitlichen Röntgenaufnahme nach **Meyerding** klassifizieren: Die Deckplatte des sich unter dem Gleitwirbel befindlichen Wirbelkörpers wird dafür in 4 Abschnitte eingeteilt (MD I°–IV°, Tab. 9.1 und Abb. 9.4). Der Extremfall einer Spondyloptose wird teilweise auch als MD Grad V bezeichnet.

Therapie: Die meisten Patienten müssen nicht behandelt werden. Ansonsten sind konservative Maßnahmen (Rückenschule, Physiotherapie, Meiden hyperlordosierender Sportarten, evtl. Korsett) ausreichend. Nur sehr selten (z. B. bei neurologischen Symptomen) ist eine Operation notwendig (dorsale oder ventrale Spondylodese).

Tab. 9.1 Klassifikation nach Meyerding (MD)

Grad	Versatz der Wirbelkörper zueinander
I	< 25 %
II	25–50 %
III	51–75 %
IV	> 75 %

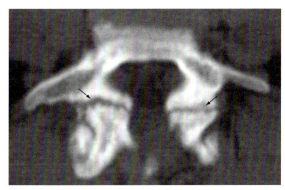

Abb. 9.3 **Spondylolyse.** Beidseitiger Defekt der Interartikularposition („Hundehalsband", Pfeile). (aus: Reiser, Kuhn, Debus, Duale Reihe Radiologie, Thieme, 2011)

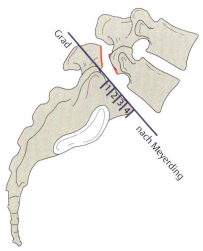
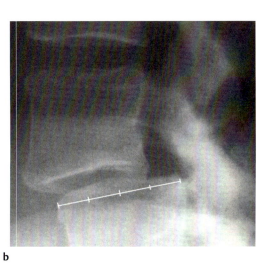

a   b

Abb. 9.4 **Spondylolisthese. a** Einteilung nach Meyerding. **b** Röntgenbefund. (a: aus Wülker, Taschenlehrbuch Orthopädie und Unfallchirurgie, Thieme, 2005; b: aus Bohndorf, Imhof, Fischer, Radiologische Diagnostik der Knochen und Gelenke, Thieme, 2006)

9.5 Degenerative Erkrankungen der Wirbelsäule und Schmerzsyndrome

9.5.1 Grundlagen

Degenerative Erkrankungen der Wirbelsäule (**Spondylosis deformans**) treten mit fortschreitendem Alter praktisch bei jedem Menschen auf, sodass die damit einhergehenden Beschwerden auch von großer sozialmedizinischer Bedeutung sind. Schmerzen an der Wirbelsäule sind sehr häufig. Die Schmerz-Syndrome werden im klinischen Sprachgebrauch unabhängig von ihrer Ursache unspezifisch und lokalisationsbezogen zusammengefasst als **HWS-, BWS- und LWS-Syndrom**.

Ätiopathogenese: Ursächlich sind i. d. R. degenerative oder funktionelle Veränderungen wie Bandscheibenvorfälle, Arthrose, Wirbelfehlstellungen oder Muskelverspannungen.

Die degenerativen Veränderungen können alle Strukturen des Bewegungsapparates betreffen (**Abb. 9.5**). Die Bandscheiben beginnen sich bereits mit Wachstumsende zu verändern: Durch die mechanische Belastung wird der **Anulus fibrosus** aufgefasert und **rissig**. Der Nucleus pulposus ist zunächst noch prallelastisch, verliert aber zunehmend die Fähigkeit, Wasser zu binden. Diese Konstellation erklärt, warum Bandscheibenvorfälle speziell im mittleren Alter gehäuft auftreten: Der rissige Anulus fibrosus kann dem Expansionsdruck des Nucleus pulposus nicht mehr standhalten. Durch die fehlende Flüssigkeit verringert sich die Bandscheibenhöhe (**Chondrose**). Dies führt wiederum dazu, dass die kleinen Wirbelgelenke vermehrt belastet und abgenutzt werden, sodass eine Arthrose der Intervertebral-(Facetten-)Gelenke mit verschmälertem Gelenkspalt, Sklerosierung und eingeengten Foramina intervertebralia bzw. eingeengtem Spinalkanal die Folge ist (**Spondylarthrose**). Darüber hinaus sklerosieren die Grund- und Deckplatten der Wirbelkörper (**Osteochondrose**) und es bilden sich **knöcherne Ausziehungen** an den ventralen und dorsalen Kanten der Wirbelkörper (**Spondylophyten**).

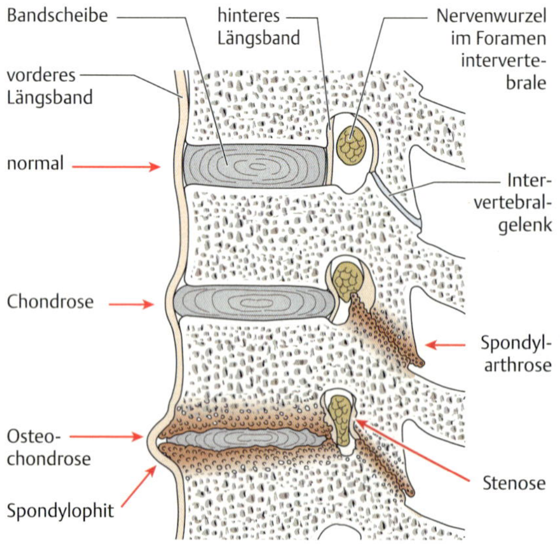

Klinik:
- **HWS-Syndrom** (Zervikalsyndrom): Druckschmerzhaftigkeit, eingeschränkte Beweglichkeit, evtl. akuter Schiefhals durch Blockierungen, Schmerzprovokation durch bestimmte Bewegungen, vegetative Beschwerden (Schwindel, Übelkeit, Sehstörungen), vertebragener Kopfschmerz, Symptome einer zervikalen Diskushernie (s. Neurologie [S. B980])
- **BWS-Syndrom:** gürtelförmige Schmerzen, Druckschmerzhaftigkeit, Muskelverspannung, Interkostalneuralgie
- **LWS-Syndrom:** akute (**Lumbago**) oder chronische (**Lumbalgie**) Schmerzen, lokale Schmerzen mit pseudoradikulärer Ausstrahlung in den dorsalen Oberschenkel oder bei Nervenwurzelaffektion radikulärer Ausstrahlung, schmerzreflektorische Muskelverspannungen und eingeschränkte Beweglickeit, evtl. auch psychovegetative Veränderungen.

Diagnostik: Beim **HWS-Syndrom** stehen neben dem klinischen Befund v. a. die Röntgenaufnahme der HWS (2 Ebenen und schräg) zum Nachweis knöcherner Veränderungen sowie die MRT zum Ausschluss oder Nachweis eines Diskusprolaps im Vordergrund. Die Diagnose des **BWS-Syndroms** wird vorwiegend klinisch gestellt. Beim **LWS-Syndrom** ist zusätzlich zur ausführlichen Anamnese und klinischen Untersuchung nur bei persistierender Symptomatik eine weiterführende Abklärung nötig, da sich die Schmerzen oft innerhalb weniger Tage bessern. Bei Nervenwurzelkompression sind jedoch Röntgenaufnahmen sowie EMG und MRT angezeigt. In **Abb. 9.6** ist ein Röntgenbefund bei Spondylarthrose zu sehen.

> **MERKE** Wichtig ist die klinische Symptomatik. Röntgenologische Veränderungen können vorhanden sein, ohne dass klinische Beschwerden bestehen.

Abb. 9.5 Pathogenese der Wirbelsäulendegeneration. (aus: Wülker, Taschenlehrbuch Orthopädie und Unfallchirurgie, Thieme, 2005)

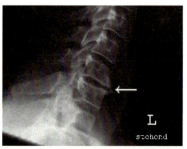

Abb. 9.6 **Röntgenbefund bei Spondylarthrose.** Der Pfeil deutet auf eine knöcherne Ausziehung der Wirbelkörperrandkante (Spondylophyt). (aus: Wülker, Taschenlehrbuch Orthopädie und Unfallchirurgie, Thieme, 2005)

Therapie: In aller Regel ist die **konservative Behandlung** ausreichend. Für die Akutphase des Lumbago steht eine Vielzahl von Behandlungsmethoden zur Verfügung: Wärmeanwendung, Lagerung (z. B. Stufenbettlagerung: erhöhte Lagerung der Unterschenkel, damit in der LWS eine Kyphose erreicht wird), Chirotherapie, Miederversorgung. Bettruhe ist nur in Ausnahmefällen indiziert. Medikamentös können Analgetika, Antiphlogistika sowie Muskelrelaxanzien eingesetzt oder eine lokale Infiltrationstherapie (Glukokortikoide) versucht werden.

Im chronischen Stadium kommen vorwiegend physiotherapeutische Übungen, manuelle Therapie oder physikalische Maßnahmen (z. B. Wärmeapplikation bei Verspannungen) zum Einsatz. Angedacht werden sollten auch spezielle Möbel oder die Adaption des Arbeitsplatzes.

Die Indikation zur **operativen Therapie** (z. B. versteifende Wirbelsäulenoperation) muss kritisch gestellt werden. Die Beschwerden müssen sich dafür eindeutig auf eine damit therapierbare Instabilität beziehen lassen. Zum Vorgehen bei Nervenwurzelaffektionen [S. B980].

Postdiskotomiesyndrom (Postnukleotomie-Syndrom): Dabei handelt es sich um Beschwerden, die nach einer Bandscheibenoperation auftreten:
- persistierende Beschwerden
- Narbenbildungen im Spinalkanal
- Instabilität im operierten Segment
- Reizung der Arachnoidea.

Auch psychische Auffälligkeiten (z. B. Depression, Wunsch nach Rente) können dazu führen, dass die Symptome weiter bestehen.

9.5.2 Bandscheibenvorfall

Siehe Neurologie [S. B980].

9.5.3 Degenerative Spinalkanalstenose

Siehe Neurologie [S. B981].

9.5.4 Morbus Baastrup

Synonym: Kissing-spine-Syndrom

> **DEFINITION** Schmerzen der LWS infolge Pseudogelenkbildung der Proc. spinosi.

Ätiologie: Ursächlich sein können degenerative Wirbelsäulenveränderungen (Höhenminderung), hypertrophe Proc. spinosi oder eine Hyperlordose. Durch das Aneinanderreiben der Proc. spinosi kommt es sekundär zur Entzündungsreaktion.

Klinik und Diagnostik: Chronisches LWS-Syndrom, druckschmerzhafte Proc. spinosi, Schmerzverstärkung bei Lordose. Die Diagnose wird anhand der Röntgenaufnahme gestellt: sich berührende Proc. spinosi (Pseudogelenke), Sklerosierungen, Osteophyten, Verkalkungen am Muskelansatz und Hyperlordose. Typisch ist außerdem die vorübergehende Beschwerdefreiheit nach der Injektion eines Lokalanästhetikums.

Differenzialdiagnosen: Andere pseudoradikuläre Symptome wie das Facetten-Syndrom (Blockierung oder Arthrose der Intervertebralgelenke).

Therapie: Konservative Behandlung mit Physiotherapie, Wärmeapplikation und Infiltrationen. Bei chronisch therapierefraktärem Verlauf werden die Proc. spinosi z. T. reseziert.

9.5.5 Morbus Forestier

Synonym: Hyperostosis ancylosans vertebralis senilis, hyperostotische Spondylose

Es handelt sich um eine Spangenbildung zwischen den Wirbelkörpern, die bei älteren Patienten mit Stoffwechselerkrankungen bevorzugt auftritt. Klinisch besteht meist nur eine dezente Symptomatik. Im Röntgen wird die Diagnose anhand der generalisiert runden und hypertrophen Hyperostosen gestellt. Eine Therapie ist meistens nicht erforderlich.

9.6 Entzündliche Erkrankungen

9.6.1 Spondylitis und Spondylodiszitis

> **DEFINITION**
> - **Spondylitis:** Infektion der Wirbelkörper
> - **Spondylodiszitis:** Infektion der Bandscheibe und des angrenzenden Wirbelkörpers.

Epidemiologie und Ätiopathogenese: Die Infektionen sind heutzutage mit Ausnahme von Entwicklungsländern selten. Am häufigsten erkranken Kleinkinder und Erwachsene im Alter von 40–60 Jahren. Die Infektion tritt bevorzugt im thorakolumbalen Bereich auf.

Ursächlich sein können sowohl unspezifische (v. a. Staphylokokken) als auch spezifische (z. B. Mycobacterium tuberculosis, Treponema pallidum, Pilze) Erreger. Die Erreger können iatrogen z. B. bei Punktionen oder Infiltrationen in die Wirbelsäule eindringen oder endogen gestreut werden (hämatogen, lymphogen, per continuitatem).

Beim **Erwachsenen** sind entsprechend der Blutversorgung zunächst meist 2 benachbarte Wirbelkörper betroffen, wobei sich die Infektion anschließend **per continuitatem** auf die avaskuläre Bandscheibe ausbreiten kann. Beim Kind werden auch die Bandscheiben durchblutet, sodass es auch zur isolierten Diszitis kommen kann. Durch die Infektion bildet sich ein **Abszess**, der zu Knocheneinbruch, Fehlwirbel- und Gibbusbildung führt. Wenn der Abszess in die umgebende Muskulatur oder den Wirbelkanal durchbricht, spricht man vom Senkungsabszess.

Klinik: Die **akute Spondylitis** beginnt hochakut und zeigt ein **septisches Krankheitsbild** mit dumpfen, bohrenden, auch nächtlichen Schmerzen und evtl. neurologischen

9 Erkrankungen und Verletzungen der Wirbelsäule

Ausfällen. Die **chronische Verlaufsform** ist eher **unspezifisch**. Bestehen können Rückenschmerzen bei Belastung, (pseudo-)radikuläre Schmerzen sowie eine B-Symptomatik. Die **Schmerzen** verstärken sich **bei axialer Stauchung** (z. B. Autofahren, Treppensteigen). Neurologische Defizite und Lähmungen können auftreten, wenn der Abszess das Rückenmark komprimiert. Bei fortgeschrittener Erkrankung kommt es zur **Gibbusbildung**. Ein zervikaler Befall kann sich abszessbedingt auch mit Schluckbeschwerden, Halsschmerzen oder Atemnot manifestieren.

Diagnostik: Im Labor finden sich insbesondere bei der unspezifischen Infektion erhöhte Entzündungszeichen (CRP, BSG). Der betroffene Wirbelsäulenabschnitt ist druckschmerzhaft und wird gestreckt gehalten.

Diagnostische Methode der Wahl – insbesondere in der Frühphase – ist die **MRT**, da hiermit die Ausdehnung und paravertebrale bzw. epidurale Abszesse genau erfasst werden können (**Abb. 9.7**). Auch szintigrafisch kann eine beginnende Erkrankung dargestellt werden.

Im **Röntgen** zeigen sich eine **Höhenminderung** des Zwischenwirbelraumes und schlecht abgrenzbare Grund- und Deckplatten. Typischerweise sind 2 benachbarte Wirbelkörper betroffen. Im weiteren Verlauf erkennt man mottenfraßähnliche **Osteolysen** und eine Gibbusbildung.

Die wichtigste Methode zum Erregernachweis bzw. zur differenzialdiagnostischen Beurteilung ist die radiologisch gesteuerte **Punktion** des Infektionsherdes. Ein positiver Nachweis gelingt vorwiegend dann, wenn die Punktion vor der antibiotischen Behandlung erfolgt.

Therapie: Entscheidend sind eine konsequente **Ruhigstellung** der Wirbelsäule (Bettruhe, Gips) über mehrere Wochen und die **intravenöse Antibiotikatherapie**, die nach Resistenzbestimmung entsprechend angepasst werden muss. Die Antibiose wird für etwa 2–4 Wochen i. v. verabreicht, bis sich die Entzündungswerte normalisiert haben, anschließend wird für weitere 4–6 Wochen auf eine Therapie p. o. umgestellt. Bei tuberkulotischer Ursache erfolgt eine Tuberkulostatikakombinationstherapie (s. Infektionserkrankungen [S. A537]).

Bei neurologischen Ausfällen oder ausgedehnter Knochendestruktion (ausgeprägte Kyphose) muss **operativ** vorgegangen werden. Dabei wird der Infektionsherd von ventral chirurgisch saniert und die Wirbelsäule mittels Schrauben-Stab-System oder autologem Knochen stabilisiert.

9.7 Muskulärer Schiefhals

Synonym: Torticollis muscularis

DEFINITION Einseitige Verkürzung des M. sternocleidomastoideus mit konsekutiver Kopfschiefhaltung.

Ätiologie: Am häufigsten ist der muskuläre Schiefhals **angeboren**, wobei intrauterine Fehllagen (Beckenendlage), Infektionen oder Traumen in der Anamnese zu finden sind. Folge der einseitigen Muskelverkürzung sind ein schiefes Wachstum der Halswirbelsäule und des Gesichts (Gesichtsskoliose).

Klinik: Der Kopf ist zur verkürzten Seite geneigt und zur Gegenseite rotiert. Die Beweglichkeit ist eingeschränkt. Der Muskelbauch des M. sternocleidomastoideus ist verhärtet tastbar.

Differenzialdiagnosen: Als weitere Ursachen für einen Schiefhals müssen ausgeschlossen werden:
- **funktioneller Schiefhals:** vorübergehende Blockierungen der HWS
- **angeborene Fehlbildungen:** z. B. Halsrippen, Klippel-Feil-Syndrom
- **okulärer Schiefhals:** bei Doppelbildern (z. B. Trochlearisparese)
- **otogener Schiefhals:** einseitige Schwerhörigkeit
- **Torticollis spasmodicus** (zervikale Dystonie): s. Neurologie [S. B935]
- **Torticollis hystericus:** Kopfrotation auch zur erkrankten Seite
- weitere: Zerebralparese, entzündliche oder rheumatische Erkrankungen.

Therapie und Prognose: Lagerung des Säuglings zur Gegenseite und Physiotherapie. Bei fehlender Besserung Tendotomie des M. sternocleidomastoideus spätestens bis zum Ende des 1. Lebensjahres. Bei rechtzeitiger Therapie ist die Prognose gut.

9.8 Traumatologie der Wirbelsäule

9.8.1 Verletzungen der oberen Halswirbelsäule

DEFINITION Verletzungen im Bereich von C 0–C 2.

Ätiologie: Die häufigsten Ursachen sind Stürze auf den Kopf (z. B. Kopfsprung ins zu seichte Wasser) oder Beschleunigungsverletzungen bei Auffahrunfällen (Akzelerations-Dezelerations-Trauma, Peitschenschlag).

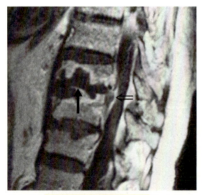

Abb. 9.7 **MRT bei Spondylodiszitis.** Nach Kontrastmittelgabe ist der Abszess deutlich darstellbar (Pfeil). Dorsal findet sich zudem ein kleiner epiduraler Abszessanteil (offener Pfeil). (aus: Reiser, Kuhn, Debus, Duale Reihe Radiologie, Thieme, 2011)

Einteilung: Man unterscheidet zwischen Atlas- (C 1) und Axisfrakturen (C 2). Eine Sonderform ist das Schleudertrauma, das eine Distorsion der HWS darstellt.

Atlasfrakturen entstehen durch axiale Stauchung und betreffen den vorderen und hinteren Bogen. Die schwerste Form ist der doppelseitige Bogenbruch (= Jefferson-Fraktur). Diese Fraktur ist instabil, da auch das Lig. transversum atlantis gerissen ist.

Axisfrakturen sind am häufigsten und betreffen entweder den Wirbelbogen oder den Dens axis. Densfrakturen werden nach Andersen und d'Alonzo in 3 Typen eingeteilt:
- **Typ 1:** stabile Fraktur der Densspitze
- **Typ 2** (am häufigsten): instabile Querfraktur durch den Dens mit hoher Wahrscheinlichkeit einer Pseudarthrose
- **Typ 3:** Densfraktur mit Beteiligung des Korpus. Man unterscheidet die kraniale, horizontale (stabil) und die kaudale, schräge (instabil) Frakturlinie.

Eine Sonderform ist die sog. **hanged man's fracture** (auch **traumatische Spondylolisthese** von C 2), bei der der vordere Teil des 2 HWK vom hinteren getrennt wird. Sie entsteht vorwiegend durch ein Hyperextensions- und Distraktionstrauma beim Erhängen (daher der Name) oder ein Hyperextensions- und Kompressionstrauma beim Verkehrsunfall nichtangeschnallter Autofahrer. Die Fraktur wird nach Effendi in 3 Typen unterteilt: Am häufigsten ist die stabile, nichtdislozierte Fraktur (Typ 1). Seltener sind die beiden instabilen Frakturen mit Luxation und Bandscheibenbeteiligung (Typ 2 und 3, Abb. 9.8).

Schleudertrauma (whiplash injury): Es handelt sich um eine Distorsion der HWS, die nach plötzlichen Akzelerations- bzw. Dezelerationstraumen (z. B. Auffahrunfall mit dem Auto) auftritt. Klinisch bestehen eine schmerzhafte Bewegungseinschränkung mit Ausstrahlung in Schultern und Arme sowie vegetative Beschwerden (z. B. Schwindel, Kopfschmerz).

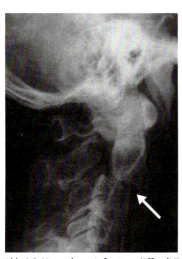

Abb. 9.8 Hanged man's fracture (Effendi Typ 3). Der Körper des Axis ist nach ventral (Pfeil), der Axisbogen nach dorsal disloziert. Das vordere Längsband ist gerissen. (aus: Ruchholtz, Wirtz, Orthopädie und Unfallchirurgie essentials, Thieme, 2010)

Klinik und Diagnostik: Schmerzen, eingeschränkte Beweglichkeit und evtl. neurologische Ausfallssymptome. Die Diagnose wird anhand der Röntgen- und CT-Aufnahmen gesichert.

Therapie: Stabile Frakturen können meist konservativ behandelt und mittels Schanz-Krawatte, Gipsverband oder Halo-Fixateur ruhiggestellt werden. Instabile Frakturen (z. B. Jefferson-Fraktur) müssen zudem operativ versorgt werden (Spondylodese, Zugschraubenosteosynthese). Treten neurologische Defizite auf, besteht immer die Indikation zur Operation.

9.8.2 Verletzung der unteren HWS, BWS und LWS

DEFINITION Verletzungen im Bereich von C 3–S 1.

MERKE Der thorakolumbale Übergang (Th 11–L 2) ist der am häufigsten von knöchernen Verletzungen (z. B. Wirbelfrakturen) betroffene Abschnitt der Wirbelsäule.

Ätiologie: Ursächlich sind i. d. R. große Krafteinwirkungen wie beim Aufprall aus großer Höhe, Sportverletzungen oder Verkehrsunfällen. Beim älteren Patienten mit Osteoporose kann es auch nach Bagatelltrauma zu Wirbelkörperfraktur kommen.

Einteilung: Nach Magerl unterscheidet man abhängig vom Unfallhergang folgende Typen:
- **Typ A:** Kompression der ventralen Wirbelsäule bei axialer Belastung, z. B. Kopfsprung ins zu seichte Wasser
- **Typ B:** Distraktionsverletzungen mit Schädigung sowohl der vorderen als auch hinteren Wirbelabschnitte: bei Hyperflexion Abriss der dorsalen und Kompression der ventralen Strukturen; bei Hyperextension Abriss der ventralen und Kompression der dorsalen Strukturen; z. B. bei Verkehrsunfällen
- **Typ C:** Torsions- bzw. Rotationsverletzungen der ventralen und dorsalen Wirbelsäulenanteile; Instabilität durch die Ruptur aller Bänder; neurologische Komplikationen sind häufig.

Klinik und Diagnostik: Neben Schmerzen bestehen neurologische Ausfälle abhängig von der Läsionshöhe (z. B. Querschnittssymptomatik). Für die Diagnostik entscheidend sind genaue Unfallanamnese und orientierende klinische Untersuchung.

Wegweisend ist der radiologische Befund der Wirbelsäule: Röntgenaufnahmen a.-p. und seitlich sowie CT, um eine etwaige Kontinuitätsunterbrechung der Wirbel sowie eine Einengung des Spinalkanals darzustellen. Weitere radiologische Instabilitätszeichen sind: Unterbrechung der hinteren Wirbelkörperlinie, Abstandsvergrößerung zwischen Dornfortsätzen, Verbreiterung des prävertebralen Weichteilschattens und klaffende Facettengelenke. Bei V. a. Rückenmarkschädigung ist eine MRT indiziert.

Therapie: Am Unfallort stehen die Sicherung der Vitalfunktionen und anschließend der korrekte Transport in stabiler Lagerung mit starrer Halskrause auf einer Vakuummatratze im Vordergrund. In der Klinik werden **stabile Frakturen** (v. a. Kompressionsverletzungen) vorrangig **konservativ** behandelt: d. h. schmerzabhängige Mobilisierung, Muskeltraining, ggf. Analgetika. Wichtig ist die regelmäßige radiologische Verlaufskontrolle.

Alle **instabilen Verletzungen** (z. B. wenn diskoligamentäre Strukturen mitbetroffen sind) und solche mit **neurologischen Defiziten** (z. B. komplette/inkomplette Querschnittslähmungen oder Wurzelkompressionssyndrome) werden **operativ** stabilisiert, indem entweder von dorsal Schrauben in den Wirbelkörper eingebracht und mit Stangen verbunden werden (Fixateur interne) oder in einem ventral-dorsalen Verfahren der frakturierte Wirbelkörper zusätzlich aufgerichtet wird. Sind auch die Bandscheiben verletzt, werden diese entfernt und eine Spondylodese mittels Knochenspan und/oder Metallimplantat durchgeführt.

Osteoporotische Frakturen stabilisiert man minimalinvasiv mittels Knochenzement. Hierdurch kann häufig auch eine Schmerzreduktion erreicht werden.

> **MERKE** Bei klinischem Verdacht auf eine HWS-Verletzung darf die angelegte HWS-Stütze erst entfernt werden, wenn eine solche Läsion durch eine angemessene Bildgebung ausgeschlossen ist. Falls hingegen eine Verletzung nachgewiesen wurde, darf die HWS-Stütze erst nach korrekter Lagerung im OP-Saal abgenommen werden.

9.8.3 Rückenmarkverletzungen

Siehe Neurologie [S. B973].

10 Erkrankungen und Verletzungen des Thorax

10.1 Pektoralisaplasie

Fehlen (Aplasie) oder mangelhafte Anlage (Hypoplasie) des M. pectoralis major. Die Patienten sind funktionell nicht beeinträchtigt, dafür ist die Pektoralisaplasie insbesondere bei Mädchen kosmetisch störend. Unter Umständen kann die Fehlbildung mit weiteren Veränderungen wie einer Mamillenaplasie und einseitigen Brachydaktylie vergesellschaftet sein (**Poland-Syndrom**). Therapeutisch wird bei Hypoplasie ein Muskeltraining empfohlen, bei Aplasie kann nach Wachstumsabschluss eine Augmentationsplastik mit Silikon oder Schwenklappenplastik (M. latissimus dorsi) durchgeführt werden.

10.2 Fehlbildungen des Thorax

Die verschiedenen Thoraxfehlbildungen sind in **Tab. 10.1** dargestellt.

Klinik: Abhängig vom Schweregrad der Thoraxfehlbildung kann eine Trichterbrust zu kardiorespiratorischen Problemen wie restriktiver Lungenerkrankung, Herzrhythmusstörungen und geringer Belastbarkeit führen.

Diagnostik: Blickdiagnose (**Abb. 10.1**). Eventuell Lungenfunktionsdiagnostik, EKG und Echokardiografie zur Beurteilung von Herz- und Lungenfunktion.

Die Verlaufsdokumentation sollte bei Trichterbrust radiologisch (Röntgen-Thorax in 2 Ebenen) erfolgen. Zur Operationsplanung bei Trichterbrust ist eine Thorax-CT indiziert.

Therapie: Eine Trichterbrust stellt dann eine Operationsindikation dar, wenn respiratorische Probleme oder schwere psychische Beeinträchtigungen vorliegen. Wegen des noch wachsenden Skeletts wird die Operation nicht vor dem 12. Lebensjahr durchgeführt. Das Sternum kann chirurgisch in minimalinvasiver oder offener Technik angehoben werden (meist kosmetische Indikation). Eine Kielbrust ist i. d. R. keine Operationsindikation.

10.3 Traumatologie des Thorax

Zum Thoraxtrauma s. Chirurgie [S. B189].

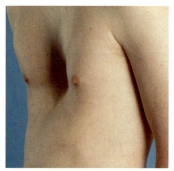

Abb. 10.1 Trichterbrust. (aus: Wülker, Taschenlehrbuch Orthopädie und Unfallchirurgie, Thieme, 2005)

Tab. 10.1 Angeborene Thoraxfehlbildungen

Thoraxform	Synonym	Ätiologie	Pathophysiologie
Pectus excavatum	Trichterbrust	• angeboren • Marfan-Syndrom • Rachitis	Rippenknorpel- und Sternumdysplasie; zusätzlich häufig Skoliose
Pectus carinatum	Kielbrust, Hühnerbrust	endogene Fehlbildung, Assoziation mit Marfan-Syndrom	überschießendes Rippenknorpelwachstum, prominenter kaudaler Sternumanteil

11 Erkrankungen und Verletzungen der Schulter

11.1 Diagnostik

Im Rahmen der **Anamnese** muss insbesondere gefragt werden nach:
- zeitlichem Auftreten der Beschwerden: akut (z. B. Tendinosis calcarea), nachts (z. B. subakromiales Impingement)
- Lokalisation der Beschwerden: glenohumeraler Gelenkspalt (Omarthrose), seitlich und vor dem Acromion (subakromiales Impingement), Ausstrahlung in den Arm (HWS-Affektion)
- Ausmaß der Bewegungseinschränkung (z. B. Kämmen, Mantelanziehen) und Kraftverlust.

Inspektorisch muss auf Schwellungen, Hämatome, Muskelatrophie (bei subakromialem Impingement meist M. supra- und infraspinatus betroffen), knöcherne Verschiebungen (z. B. nach vorn/hinten verschobener Humeruskopf bei Schulterluxation) sowie Zwangs- und Fehlstellungen (z. B. Hochstand eines Schulterblattes) geachtet werden.

Häufige **Druckschmerzpunkte** in der Palpation finden sich am Ansatz der Mm. supra- et infraspinatus, an der langen Bizepssehne (Rotatorenmanschettendefekt) und am Akromioklavikulargelenk (Arthrose, Fraktur).

11.1.1 Funktionsprüfungen

Prüfung der Beweglichkeit: Hierzu zählen die Prüfung der aktiven und der passiven Beweglichkeit. Erstere wird immer an beiden Schultern gleichzeitig anhand der Neutral-null-Methode [S. B232] getestet:
- Flexion und Extension (physiologisch: 170/0/60°)
- Abduktion und Adduktion (physiologisch: 180/0/40° und bei fixierter Skapula 90/0/40°)
- Außen- und Innenrotation (physiologisch: ohne Abduktion 50/0/95° bzw. in 90°-Abduktion 80/0/80°).

Die **aktive Rotation** prüft man als Kombinationsbewegung mittels Schürzen- oder Nackengriff. Beim **Schürzengriff** versucht der Patient von unten den höchstgelegenen Processus spinosus zu erreichen (ca. 5. BWK–2. LWK); dazu sind Innenrotation und Extension in der Schulter notwendig. Beim **Nackengriff** kommt es zu Außenrotation, Flexion und Abduktion; normalerweise erreicht man den 2.–5. BWK.

Impingement-Tests: Hierzu zählen:
- **Painful arc:** Schmerzen bei der Abduktion. Für ein subakromiales Impingement [S. B269] sprechen Schmerzen bei einer Abduktion zwischen 60–120°, für eine akromioklavikuläre Ursache Schmerzen bei 120–170°. Eine frozen shoulder [S. B270] schmerzt während der gesamten Bewegung.
- **Neer-Test:** Fixierung und passive Abduktion des gestreckten Arms. Schmerzen bei 60–120° weisen auf ein subakromiales Impingement.
- **Hawkins-Kennedy-Test:** Die Skapula wird fixiert und der Arm (90° Abduktion, 20° Flexion sowie Flexion im Ellenbogen) wird innenrotiert („Kraulbewegung"). Schmerzen bei Anschlagen des Humeruskopfs am Acromion.

Prüfung der Rotatorenmanschette:
- **Starter-Test (0°-Abduktionstest):** Abduktion des gestreckten Arms gegen Widerstand. Prüfung des M. supraspinatus.
- **Lift-off-Test:** Der Arm wird aktiv im Schürzengriff hinter den Rücken gelegt und soll angehoben bzw. die Hand gegen einen Widerstand nach hinten gedrückt werden (Kraftprüfung im Lift-up-Test). Prüfung des M. subscapularis.
- **Bellypress-, Napoleon-Test:** Kräftiges Drücken mit der flachen Hand auf den Bauch bei angewinkeltem Ellenbogen. Prüfung des M. subscapularis.
- **Lag sign:** Arm wird passiv außenrotiert und der Ellenbogen gebeugt. Positiv, wenn der Arm nicht in maximaler Außenrotation gehalten werden kann. Prüfung des M. infraspinatus.
- **Drop sign:** Der Arm wird passiv außenrotiert, 90° abduziert und der Ellenbogen gebeugt. Positiv, wenn der Arm nicht in dieser Position gehalten werden kann. Prüfung des M. infraspinatus.
- **Drop-arm-Zeichen:** Der Arm wird passiv 90° abduziert. Positiv, wenn er nicht in dieser Position gehalten werden kann (bei ausgedehnter Ruptur der Rotatorenmanschette und Subluxation des Schultergelenks).

Stabilitätsprüfung:
- **Apprehension-Tests:** Beim vorderen Apprehension-Test wird der Arm 90° abduziert und außenrotiert. Dann drückt der Untersucher mit seinem Daumen nach vorn auf den Humeruskopf. Positiv ist der Test, wenn sich die Muskeln abrupt anspannen, da eine Luxation erwartet wird. Beim hinteren Apprehension-Test wird der Arm adduziert und gebeugt. Der Untersucher übt dorsal Druck auf den gebeugten Ellenbogen aus.
- **Schubladentest:** Die Skapula wird fixiert und der Humeruskopf in seiner Pfanne nach vorn und hinten bewegt. Normalerweise ist keine Bewegung nach vorn möglich, nach hinten bis zum Glenoidrand.
- **Sulkus-Zeichen:** Während der Patient steht, wird der innenrotierte und hängende Arm nach kaudal gezogen. Positiv ist der Test, wenn die subakromiale Weichteileinziehung nach Außenrotation bestehen bleibt, z. B. bei Hyperlaxizität des Kapsel-Band-Apparats.

11.1.2 Bildgebende Verfahren

Man unterscheidet folgende **Röntgenaufnahmetechniken** der Schulter:
- **Schulter true a.-p.:** Aufnahme im Stehen bei gestreckten Ellenbogen und nach vorn gerichteten Handflächen; das Schulterblatt liegt der Kassette an, wodurch man Einsicht in den Gelenkspalt erhält.
- **Schulter axial:** Aufnahme im Sitzen, wobei der Arm im rechten Winkel abduziert, der Ellenbogen gebeugt und der Kopf zur Gegenseite geneigt wird.
- **Y-View/skapula true lateral:** Die Outlet-View ist eine Spezialaufnahme, durch die der Supraspinatustunnel sichtbar wird.
- **AC-Gelenk-Zielaufnahme** (nach Zanca) zur Darstellung des Akromioklavikulargelenks
- **SC-Gelenk-Zielaufnahme** (nach Rockwood) zur Darstellung des Sternoklavikulargelenks.

CT-Aufnahmen ohne Kontrastmittelgabe sind indiziert bei Mehrfragmentfrakturen des Humeruskopfs, Frakturen des Glenoids, Omarthrosen und knöchernen Heilungsstörungen sowie zur Darstellung des SC-Gelenks. Aufnahmen mit Kontrastmittel (Arthro-CT) werden v. a. bei Schulterluxationen angefertigt. Die **MRT** eignet sich zur Darstellung von Rotatorenmanschette und Bizepssehne sowie bei akuten Schultergelenkluxationen.

11.2 Fehlbildungen

Sprengel-Deformität: Angeborener unilateraler Schulterblatthochstand mit insbesondere in der Abduktion eingeschränkter Beweglichkeit des Arms. Häufig bestehen Begleitfehlbildungen der Halswirbelsäule oder eine Skoliose. Nierenanomalien können vorkommen. Im Röntgenbild sind gelegentlich zusätzliche Knochen (Os omovertebrale) sichtbar. Eine Therapie ist i. d. R. nicht erforderlich.

Angeborene Klavikulapseudarthrose: Tumorartige Veränderung in der Mitte der Klavikula, die auf die Bildung eines falschen Gelenks zurückzuführen ist. Die Therapie ist operativ und abhängig von den Beschwerden: Resektion der Pseudarthrose, Defektdeckung durch Spongiosaplastik und Stabilisierung mittels Plattenosteosynthese.

11.3 Degenerative Erkrankungen

11.3.1 Omarthrose

> **DEFINITION** Fortgeschrittener Gelenkverschleiß am Schultergelenk.

Ätiologie: Omarthrosen sind deutlich seltener als Arthrosen des Knie- oder Hüftgelenks. Sie können idiopathisch, posttraumatisch bei Humeruskopfnekrose, bei instabilem Schultergelenk (Rotatorenmanschettendefekt, Luxationen) oder im Rahmen einer rheumatoiden Arthritis auftreten.

Klinik und Diagnostik: Häufig stellen sich die Patienten mit einer schmerzhaften Bewegungseinschränkung des Schultergelenks, v. a. bei der Abduktion und Anteversion, in der Praxis vor. Die Schmerzen können auch nachts bestehen. Weitere Befunde sind eine Schonhaltung des Oberarms, Muskelatrophie und Krepitationen.

Im konventionellen Röntgenbild (a.-p.- sowie Aufnahme in Außen- und Innenrotation) finden sich die klassischen Arthrosezeichen: subchondrale Sklerosierung, Osteophyten, Gelenkspaltverschmälerung und Zystenbildung. Die CT-Aufnahme kommt eher zur weiterführenden Diagnostik (z. B. präoperativ) infrage, die MRT dient insbesondere der Beurteilung der Rotatorenmanschette.

Therapie und Prognose: Zunächst kann mit lokalen Maßnahmen (Antiphlogistika, Wärme, Elektrotherapie) und oralen NSAR versucht werden, die Beschwerden zu mindern. Weitere konservative Möglichkeiten sind intraartikuläre Injektionen (z. B. Hyaluronsäure, Kortison). Persistieren die Schmerzen trotz Therapie, kommt es zunehmend zur Bewegungseinschränkung; bei entsprechenden Röntgenbefunden (Gelenkspaltverschmälerung, Subluxation) ist eine Operation, also der Einsatz einer Endoprothese, erforderlich.

11.3.2 Arthrose des Akromioklavikulargelenks

> **DEFINITION** Gelenkverschleiß des Schultereckgelenkes.

Ätiologie: Meist idiopathisch oder posttraumatisch nach Zerreißen der Gelenkkapsel.

Klinik und Diagnostik: Schmerzhafte Bewegungseinschränkung v. a. bei Abduktion und Elevation. Die Patienten können oft nicht mehr auf der betroffenen Seite schlafen. Außerdem **Schwellung** über dem AC-Gelenk, **erhaltene** aktive und passive **Schulterbeweglichkeit** und hoher „**painful arc**" [S. B267]. Bei V. a. Arthrose gibt der sog. **Hyperadduktionstest** weitere Auskunft: Es kommt zu Schmerzen, wenn der Arm plötzlich vor dem Körper adduziert wird.

Abgegrenzt werden muss ein subakromiales Impingement (s. u.).

Im Röntgenbild zeigt sich die ausgeprägte AC-Gelenkarthrose durch osteophytäre Randanbauten, Verminderung des subakromialen Raums und einen kaum noch abzugrenzenden AC-Gelenksspalt.

Therapie:
- **zunächst konservativ:** NSAR, Physiotherapie, intraartikuläre Injektionen
- **bei fortgeschrittener Erkrankung:** Resektionsarthroplastik, d. h. Resektion eines kleinen Stücks der lateralen Klavikula unter Erhalt der stabilisierenden Bänder, sodass sich Acromion und Klavikula bei der Elevation nicht mehr berühren.

11.3.3 Subakromiales Impingement und Rotatorenmanschettendefekt

Synonym: Impingement-Syndrom, Subakromial-Syndrom, subakromiales Engpass-Syndrom (= subakromiales Impingement); Rotorenmanschettenruptur (= Rotatorenmanschettendefekt)

> **DEFINITION**
> - **subakromiales Impingement:** Schmerzen im subakromialen Bereich, v. a. bei der Abduktion des Arms, wenn der Humeruskopf am Acromion anstößt
> - **Rotatorenmanschettendefekt:** Endstadium des subakromialen Impingements mit teilweiser oder vollständiger Ruptur der Rotatorenmanschette, d. h. der Mm. supra-/infraspinatus, subscapularis und teres minor.

Ätiopathogenese: Ursächlich für ein Impingement-Syndrom ist eine **Funktionsstörung der Rotatorenmanschette**, wie sie beispielsweise **nach langjähriger Belastung** der Schulter (z. B. Schwimmen, Badminton, Wurfsportarten, berufliche Tätigkeiten) auftreten kann. Weitere Faktoren, die ein Impingement fördern, sind altersbedingte Verschleißerscheinungen im Bereich der Rotatorenmanschette (→ führen zur Ruptur nach Bagatellereignissen), eine Arthrose (Osteophyten) oder auch die Form des Acromions, v. a. eine Hakenform.

Rotatorenmanschettenrupturen können auch primär traumatisch beim Sturz auf den ausgestreckten Arm entstehen. Diese Verletzungen sind jedoch vergleichsweise selten und treten eher beim jüngeren Patienten auf. Wesentlich häufiger ist die degenerative Ruptur beim älteren Patienten.

Wenn die anatomischen Strukturen den Subakromialraum einengen (z. B. hakenförmiges Acromion, Acromionsporn), spricht man vom sog. **Outlet-Impingement**; wenn für die Einengung primäre Formveränderungen der Muskelsehne (Tendinitis) oder eine Schleimbeutelentzündung (Bursitis subacromialis) ursächlich ist, spricht man vom **Non-outlet-Impingement**. Wenn die Rotatorenmanschette den Humeruskopf nicht mehr zentriert in seiner Pfanne halten kann, z. B. bei einer Ruptur, entsteht bei der Elevation des Arms ein hoher Druck auf das Acromion. Dadurch werden der Subakromialraum und mit ihm die darin befindlichen Sehnen der Mm. supra- et infraspinatus, das Caput longum des Bizeps sowie auch die Bursa subacromialis eingeengt (**sekundäres Impingement**).

Man unterscheidet 3 **Stadien** des Impingement-Syndroms, wobei das Initialstadium noch reversibel ist:
- **Stadium I:** Einblutungen in die Sehne, Ödem
- **Stadium II:** fibröse und entzündliche Sehnenveränderung
- **Stadium III** (= Rotatorenmanschettenruptur): Abriss der Rotatorenmanschette, Osteophytenbildung. In mehr als der Hälfte d. F. rupturiert die Sehne des **M. supraspinatus**.

Bei den Rotatorenmanschettendefekten unterscheidet man anhand der Lokalisation 3 Zonen: Zone A (M. subscapularis), Zone B (M. supraspinatus), Zone C (M. infraspinatus und M. teres minor).

Klinik und Diagnostik: Typisch sind die **bewegungsabhängigen Schmerzen**, die v. a. bei der **aktiven Abduktion gegen einen Widerstand**, insbesondere im Bereich von 80–120°, in Erscheinung treten (painful arc, schmerzhafter Bogen). Der Kraftgrad ist eingeschränkt. Die Patienten können zudem auf der erkrankten Seite nicht schlafen. In der klinischen Untersuchung sind beim Impingement-Syndrom die Impingement-Tests [S. B267] positiv.

Ist der M. infraspinatus betroffen, findet sich das sog. **Lag sign**, d. h., der Arm kann nicht in Außenrotation gehalten werden, sondern rotiert nach innen. Zu den klinischen Tests bei Rotatorenmanschettendefekt [S. B267].

In der **Röntgenaufnahme** (true a.-p., axial, Y-View) können folgende Veränderungen festgestellt werden: subakromiale Sklerosierungszone, Formveränderungen des Akromions, Osteophyten, Sklerosierung am Tuberculum majus, zu geringer akromiohumeraler Abstand.

Weichteilveränderungen an den Sehnen der Rotatorenmanschette lassen sich gut in der **Sonografie** (Kontinuität der Muskeln, Ergussbildung, Stabilität der Bizepssehne) oder **MRT** nachweisen. In der MRT kann neben der Ruptur auch das Ausmaß der begleitenden Muskelatrophie beurteilt werden. Eine rupturierte Rotatorenmanschette zeigt sich in der Sonografie mit einer eingedellten Kontur (Konkavitätsphänomen oder Entenschnabelkonfiguration).

Therapie: Das **subakromiale Impingement** wird primär konservativ behandelt, wobei bei ca. 80 % der Patienten eine Besserung eintritt. Bei persistierender Symptomatik ist ein operatives Vorgehen angezeigt.

Bei der **Rotatorenmanschettenruptur** ist das Vorgehen abhängig vom Alter des Patienten, vom Ausmaß der Ruptur und von der sportlichen Aktivität des Patienten. Bei partiellen Rupturen und bei älteren Patienten (> 65 Jahre) versucht man zunächst eine konservative Therapie. Wenn diese nach ca. 6 Wochen keinen gewünschten Effekt zeigt, ist die Indikation zur Operation gegeben. Bei frischen (traumatischen) Rupturen, jüngeren und auch aktiven älteren Patienten wird die Operation primär angestrebt.

Konservative Therapie:
- Lagerung in Abduktion
- Physiotherapie mit Kräftigung der Muskulatur
- NSAR-Gabe und Kältetherapie bei akuten Schmerzen
- Wärme- oder Elektrotherapie
- evtl. im Stadium I und II: Kortisoninjektion in die Bursa subacromialis.

Operative Therapie: Beim subakromialen Impingement wird überwiegend eine **arthroskopische Akromioplastik** zur Druckentlastung durchgeführt. Dabei wird der Acromionunterrand mit einem Shaver abgetragen. Postoperativ wird dem Patienten für etwa 14 Tage eine Armschlinge angelegt, die Pendelbewegungen in der Horizontalebene erlaubt. Belastungen über die Horizontalebene sind in den ersten 6 Wochen nicht erlaubt.

Eine **Rotatorenmanschettenruptur** wird arthroskopisch oder offen operiert. Bei ansatznahen Rupturen heftet man die Sehne wieder an den Knochen an, ansonsten anastomosiert man die beiden Sehnenenden (Seit-zu-Seit). Oft wird gleichzeitig auch eine Akromioplastik vorgenommen. Nach dem Eingriff wird der Arm in leichter Abduktion ruhiggestellt („Briefträgerschiene").

11.3.4 Tendinosis calcarea

Synonym: Kalkschulter

> **DEFINITION** Innerhalb der Rotatorenmanschette eingelagerte Kalkablagerungen, die zu schmerzhaften Bewegungseinschränkungen führen.

Epidemiologie: Auftreten vorwiegend zwischen dem 30. und 50. Lebensjahr.

Ätiologie: Ursächlich ist die **Degeneration des Sehnengewebes**. Hierbei bilden sich langsam Kalziumkristalle, die im Laufe der Zeit zu einzelnen Depots von ca. 1–2 mm zusammenwachsen. Am häufigsten findet man die Einlagerungen in der Supraspinatussehne. Im weiteren Verlauf werden die Kristalldepots von Phagozyten abgebaut (Resorptionsstadium), wobei ein bindegewebiges Narbengewebe verbleibt.

Klinik: In der akuten Phase bestehen **starke Schmerzen bei Bewegung** und eine **reduzierte Beweglichkeit**. Daneben ist die Schulter druckschmerzhaft und **überwärmt**. Die schmerzhafte Bewegungseinschränkung tritt v. a. bei der **Elevation** auf. Bei Einbruch des Kalkdepots in die **Bursa subacromialis** können sich die Beschwerden deutlich verschlimmern. Neben der sehr schmerzhaften Akutphase (entspricht dem Resorptionsstadium, wenn sich die Kalkdepots auflösen) kann auch ein chronisches Schmerzbild mit moderaten Schmerzen entstehen.

Diagnostik: Klinisch äußert sich die Erkrankung mit einem deutlichen **Druckschmerz** über der Rotatorenmanschette. Bei der Funktionsprüfung kann der Arm schmerzbedingt nur eingeschränkt abduziert werden. Die Patienten heben den Arm häufig in Innen- oder Außenrotation an, damit der Herd nicht in Berührung zum Acromion kommt.

In der Röntgenaufnahme (3 Ebenen: a.-p., axial und Y-View) können die Kalkherde gut dargestellt werden.

Differenzialdiagnostisch müssen anhand der Röntgenaufnahme das subakromialen Impingement und die Omarthrose abgegrenzt werden.

Therapie: Therapeutisch sollten bei ausgeprägten Beschwerden zunächst **konservative Maßnahmen** wie NSAR-Gabe (lokal als Salbe oder oral) und Physiotherapie versucht werden, wodurch die Beschwerden bei den meisten Patienten gebessert werden können. Bei Therapieversagen kann die extrakorporale Stoßwellentherapie in Betracht gezogen werden. Die Therapie ist jedoch relativ teuer. Alternativ kann ein sog. „Needling" erfolgen: Aspiration der Herde mit einer großlumigen Nadel unter radiologischer Kontrolle.

Eine definitive Entfernung der Kalkherde gelingt operativ, entweder arthroskopisch (Bursektomie, Eröffnen des Kalkdepots und Absaugen mit Shaver) oder – heutzutage nur mehr selten – offen. Postoperativ wird die Schulter mittels Gilchrist-Verband für 2 Wochen ruhiggestellt (während der Nacht). Unterhalb der Horizontalebene kann die Schulter sofort mobilisiert werden, nach 2 Wochen dann wieder im normalen Bewegungsumfang.

11.3.5 Schultersteife

Synonym: frozen shoulder, adhäsive Kapsulitis

> **DEFINITION** Schmerzen und Bewegungseinschränkung infolge einer chronisch-entzündlich veränderten Gelenkkapsel und subakromialer Verklebungen.

Epidemiologie: Betroffen sind v. a. Frauen zwischen 40 und 60 Jahren.

Ätiologie und Klinik: Die genauen Ursachen sind unbekannt. Prädisponierende Faktoren sind Stoffwechselerkrankungen, eine KHK sowie Erkrankungen der Halswirbelsäule.

Nicht selten ist ein meist zeitversetzter Befall beider Schultern. Die Erkrankung verläuft in 3 Phasen, ist selbstlimitierend und dauert zwischen einem halben und 2 Jahren:
1. **Freezing-Phase:** Anfangs bestehen vorwiegend in der Nacht **Schmerzen**, wobei das Bewegungsausmaß kontinuierlich abnimmt; die Schulter „friert ein".
2. **Frozen-Phase:** Im Vordergrund steht die **Bewegungseinschränkung**, während die Schmerzen nachlassen.
3. **Thawing-Phase:** Anschließend „taut die Schulter wieder auf" und kann wieder bewegt werden. Dabei können Defizite in unterschiedlichem Ausmaß zurückbleiben.

Diagnostik: Die Diagnose wird anhand der **charakteristischen Klinik** gestellt. Bildgebende Verfahren bleiben – mit Ausnahme der kontrastmittelgestützten MRT (verklebte Recessus) – meist ohne Befund.

Therapie: Im Vordergrund steht die schonende **physiotherapeutische Mobilisierung**. Bei starken Schmerzen können NSAR verabreicht werden. Eventuell kann auch die Gabe von oralen Kortikosteroiden hilfreich sein. Operative Maßnahmen wie die arthroskopische Arthrolyse und Kapseldurchtrennung sind nur bei starken Schmerzen und Therapieresistenz erforderlich.

11.4 Entzündliche Erkrankungen

11.4.1 Omarthritis

DEFINITION Bakterielle (Schultergelenkempyem) oder rheumatische Entzündung des Glenohumeralgelenks.

Ätiologie: Bakterielle Entzündungen entstehen vorwiegend hämatogen oder nach iatrogenen Manipulationen am Gelenk (z. B. Punktionen). Die häufigsten Erreger sind Staphylo- (S. aureus), seltener Strepto- oder Gonokokken.

Klinik: Lokale Schmerzen, Rötung und Überwärmung am Schultergelenk sowie allgemeine Entzündungszeichen bei bakterieller Infektion. Außerdem kann es, insbesondere bei Beteiligung der Bursa subacromialis, zu einem Erguss kommen. Bei der rheumatischen Form (s. Immunsystem und rheumatologische Erkrankungen [S. A466]) sind häufig weitere Gelenke (v. a. Finger-, Zehengelenke) befallen.

Diagnostik: Bei bakterieller Infektion Laboruntersuchung (Erhöhung der Entzündungszeichen) und Gelenkpunktion mit Erregernachweis. In der Szintigrafie zeigt sich eine deutliche Mehranreicherung im entzündeten Schultergelenk.

Therapie: Bei frischen Infektionen erfolgt ein arthroskopisches Débridement, bei älteren eine offene Operation mit Synovektomie und ggf. Prothesenentfernung. An den Eingriff schließt sich eine konsequente Antibiotikagabe an. Hämatogene Infektionen (Haemophilus influenzae bei Kindern, Gonokokken bei Erwachsenen) werden konservativ mit Antibiotika i. v. für 2–4 Wochen behandelt.

11.5 Neurogene Erkrankungen

Scapula alata: Abstehendes Schulterblatt infolge einer Parese des M. serratus anterior (→ Läsion des N. thoracicus longus). Besonders ausgeprägt ist die Scapula alata, wenn der Patient seinen Arm nach vorn richtet und sich abstützt. Differenzialdiagnostisch muss eine Sprengel-Deformität [S. B268] oder eine Schwäche des M. trapezius (hängende Schulter → Läsion des N. accessorius) abgegrenzt werden.

Armplexusläsion: Siehe Neurologie [S. B984].

11.6 Traumatologie der Schulter

Verbände bei Schulterverletzungen: Das Schultergelenk kann mit verschiedenen Verbänden ruhiggestellt werden. Wichtige Verbände sind in **Abb. 11.1** dargestellt.

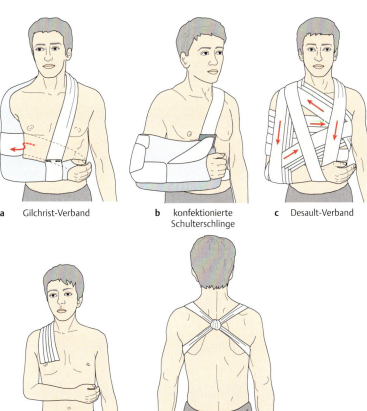
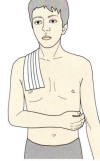
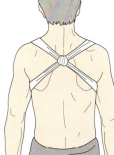

Abb. 11.1 **Verbände bei Verletzungen am Schultergelenk. a** Gilchrist-Verband: z. B. zur Ruhigstellung bei akuter Schulter- oder AC-Gelenkluxation. **b** Konfektionierte Schulterschlinge: Anwendungsgebiet wie Gilchrist-Verband, aber teurer. **c** Desault-Verband: zur kompletten Ruhigstellung der Schulter (z. B. bei instabiler proximaler Humerusfraktur). **d** Pflasterzügelverband: Klavikulafraktur bei Kindern. **e** Rucksackverband: Klavikulafraktur des Erwachsenen. (aus: Wülker, Taschenlehrbuch Orthopädie und Unfallchirurgie, Thieme, 2005)

a Gilchrist-Verband   b konfektionierte Schulterschlinge   c Desault-Verband

d Pflasterzügelverband   e Rucksackverband

11.6.1 Klavikulafraktur

Epidemiologie: Sehr häufig, insbesondere bei Kindern und Jugendlichen.

Einteilung: Klavikulafrakturen werden nach ihrer Lokalisation eingeteilt. Am häufigsten betroffen ist das mittlere, danach das laterale und das mediale Drittel. Frakturen des lateralen Drittels werden aufgrund ihrer Nähe zum Bandapparat nach Jäger weiter untergliedert (**Tab. 11.1** und **Abb. 11.2**).

Ätiologie: Typische Ursachen sind der Sturz auf den Arm (Bruch des mittleren Drittels) oder der direkte Schlag von oben auf die Schulter (Bruch des lateralen Drittels). Beim Neugeborenen treten sie als Geburtsverletzungen auf.

Klinik und Diagnostik: Sichtbare Fehlstellung, lokale Druckschmerzhaftigkeit (Neugeborenes schreit, wenn es auf die frakturierte Seite gedreht wird), Schwellung, Krepitationen. Die periphere Durchblutung, Motorik und Sensibilität müssen aufgrund der anatomischen Nähe zum Nerven-/Gefäßbündel (A. subclavia und Plexus brachialis) immer untersucht werden.

Am besten kann die Fraktur im Röntgen in 2 Ebenen dargestellt werden.

Therapie: In der Regel ist eine **konservative Therapie** ausreichend:
- **Neugeborene:** Fraktur heilt spontan, keine Therapie
- **Kleinkinder:** Pflasterzügelverband (→ dachziegelartige Pflasterstreifen drücken die Klavikula nach unten)
- **ältere Kinder und Erwachsene:** Rucksackverband (→ Schultern werden kräftig nach hinten gezogen, sodass sich die Frakturenden aufeinanderstellen können); regelmäßiges Nachspannen des Verbandes und radiologische Verlaufskontrolle; Behandlungsdauer: ca. 4–6 Wochen.

Die **operative Therapie** kommt infrage, wenn die Fraktur stark disloziert ist oder in Bajonettstellung steht, die Frakturenden sich also überlappen; häufig bei lateraler Fraktur. Vorgehen: offene Reposition und Fixierung mittels Plattensystemen oder Marknagelosteosynthese.

Prognose: Die Pseudarthroserate, inbesondere bei lateral gelegenen Frakturen, ist relativ hoch. Dann ist eine operative Revision erforderlich.

11.6.2 Skapulafraktur

Ätiologie: Ursächlich ist ein direktes Kontusionstrauma (z. B. Verkehrsunfall) oder eine indirekte Kraftübertragung über den Arm. Isolierte Frakturen des Glenoids (intraartikuläre Frakturen) können auch bei Schulterluxationen entstehen.

Einteilung: Nach Euler und Rüedi werden 6 verschiedene Typen unterschieden: Typ A (Korpusfraktur), Typ B (Fortsatzfraktur), Typ C (Kollumfraktur; C 1: Fraktur des Collum anatomicum, C 2: Fraktur des Collum chirurgicum), Typ D (Glenoidfraktur), Typ E (zusätzliche Humeruskopffraktur).

Klinik und Diagnostik: Starke Bewegungseinschränkung und Schmerzen, evtl. Schwellung. Nach Begleitverletzungen muss gesucht werden: Thoraxtrauma (häufig), Beteiligung des N. axillaris und N. suprascapularis?

Diagnosestellung anhand des Röntgenbilds (a.-p., axial, Y-View).

Therapie: Die **konservative Behandlung** ist in den meisten Fällen möglich, v. a. bei extraartikulären Frakturen von Typ A und B. Dabei wird das Schulterblatt für etwa 1 Woche mittels Gilchrist-Verband ruhiggestellt. In den nächsten 6 Wochen wird das Schultergelenk frühfunktionell mit assistierten Bewegungen (Abduktion bis 90°) beübt. Radiologische Verlaufskontrolle.

Operationsindikationen sind eine Gelenkbeteiligung, Instabilitäten sowie Dislokationen. Insbesondere Frakturen im Bereich des Collum scapulae sollten aufgrund der Nähe zum N. suprascapularis frühzeitig operiert werden. Kombinierte Frakturen von Schulterblatthals, Klavikula und Akromion können zur sog. „**floating shoulder**" (Absinken der äußeren Schulter aufgrund des Gewichts des Arms) führen. Therapeutisch wird in diesem Fall eine Plattenosteosynthese der Klavikula durchgeführt. Glenoidfrakturen werden reponiert und mittels Zugschraube fixiert.

11.6.3 Schultergelenkluxation und -instabilität

Das Schultergelenk weist von allen Gelenken den größten Bewegungsumfang auf, da es nur schlecht durch anatomische Strukturen fixiert ist. Die Gelenkpfanne ist klein und flach und auch die Kapsel spannt sich aufgrund der großen Reservefalten ebenso wie die Bandstrukturen erst bei

Tab. 11.1 Einteilung der Klavikulafrakturen nach Jäger

Typ	Lokalisation	Bandbeteiligung und Stabilität
I	lateral der Ligg. coracoclavicularia	Bänder intakt → Gelenk stabil
IIa	zwischen den Ligg. coracoclavicularia, Fraktur zieht nach medial	Lig. trapezoideum intakt, Lig. conoideum gerissen → Gelenk instabil
IIb	zwischen den Ligg. coracoclavicularia, Fraktur zieht nach lateral	Lig. trapezoideum gerissen, Lig. conoideum intakt → Gelenk leicht instabil
III	medial der Ligg. coracoclavicularia	Bänder intakt, aber Gelenk instabil
IV	Knochen aus dem Periostschlauch ausgerissen	Bänder intakt, Pseudoluxation

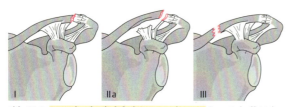

Abb. 11.2 **Laterale Klavikulafrakturen nach Jäger.** (aus: Imhoff, Linke, Baumgartner, Checkliste Orthopädie, Thieme, 2011)

sehr starken Bewegungen an. Einen großen Einfluss auf die Stabilität haben die aktiven Muskelkontraktionen der Rotatorenmanschette.

> **DEFINITION**
> - **Schultergelenkluxation:** Verrenkung des Glenohumeralgelenks, die beim einmaligen Ereignis i. d. R. durch ein Trauma verursacht wird.
> - **Instabilität:** Der Humeruskopf kann in seiner Pfanne nicht zentriert werden. Bei wiederholten Luxationen spricht man von einer chronischen Instabilität.
> - **Hyperlaxität:** Der Humeruskopf kann über das physiologische Ausmaß gegenüber seiner Pfanne verschoben werden (erhöhte Translation).

Traumatische Schultergelenkluxation

Epidemiologie: Der Häufigkeitsgipfel liegt zwischen dem 15. und 30. Lebensjahr, Männer sind häufiger betroffen als Frauen.

Ätiopathogenese: Ursächlich ist zumeist eine große Gewalteinwirkung auf das Gelenk, z. B. bei Sportarten wie Hand- oder Wasserball sowie Stürzen auf den ausgestreckten Arm. Am häufigsten luxiert das Schultergelenk nach ventral (**vordere Luxation**). Dies geschieht in Abduktions- und Außenrotationstellung des Arms, typischerweise beim Block durch den Gegner bei Wurfsportarten. Seltener sind dorsale (**hintere**), kaudale (untere = **Luxatio erecta**) und intrathorakale Luxation.

Traumatische Luxationen gehen sehr häufig mit Begleitverletzungen einher:
- Kapselüberdehnung
- Kapsel-Labrum-Läsion (**Bankart-Läsion**): Abriss von Labrum glenoidale und Kapsel, v. a. bei der ventralen Luxation, evtl. zusätzlich mit Fraktur des Glenoids (ossäre Bankart-Läsion)
- Impressionsfraktur am Humeruskopf (**Hill-Sachs-Läsion**): Sie liegt posterolateral bei der ventralen Luxation.
- weitere: Plexus-brachialis-Läsionen, Rotatorenmanschettenruptur (bei älteren Patienten), Tuberculum-majus-Abriss.

Klinik und Diagnostik: Die akute Schultergelenkluxation ist sehr schmerzhaft und die Bewegungsmöglichkeiten sind sofort eingeschränkt. Inspektorisch kann man eine Hautdelle im Bereich des Humeruskopfs bemerken („Epaulettenphänomen"), außerdem lässt sich eine leere Gelenkpfanne tasten. Der Arm befindet sich in einer **federnd fixierten Zwangshaltung**, die Fehlstellung ist abhängig von der Luxationsrichtung:
- bei vorderer Luxation: Außenrotation und Abduktion.
- bei hinterer Luxation: Innenrotation und Adduktion
- bei unterer Luxation (Luxatio erecta): Fixierung des Arms nach oben (Elevation), der Humeruskopf ist in der Axilla als harte Vorwölbung tastbar.

Um Nerven- und Gefäßverletzungen auszuschließen, müssen periphere Durchblutung, Motorik und Sensibilität untersucht werden. Hier sollte v. a. die Sensibilität über dem M. deltoideus (entspricht N. axillaris) und der Puls der A. radialis geprüft werden.

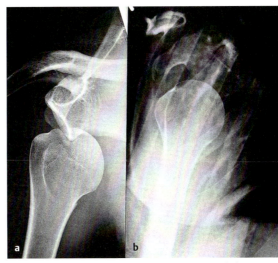

Abb. 11.3 **Vordere Schultergelenkluxation. a** A.-p.-Aufnahme. **b** Tangentiale Aufnahme. (aus: Henne-Bruns et al., Duale Reihe Chirurgie, Thieme, 2008)

Die konventionellen **Röntgenaufnahmen** in 2 Ebenen des Schultergelenkes zeigen die Luxation. Bei einer ventralen Luxation steht der Humeruskopf nach medial unten aus der Pfanne verschoben (**Abb. 11.3**). Bei der kaudalen Luxation findet sich der Humeruskopf komplett unterhalb der Pfanne. Sehr selten sind dorsale Luxationen, die zusätzlich eine seitliche oder tangentiale Skapulaaufnahme erfordern. Die Begleitverletzungen lassen sich gut durch eine **MRT** diagnostizieren.

Therapie: Ein akute Schulterluxation sollte umgehend in Kurznarkose, idealerweise nach radiologischer Bestätigung, reponiert werden. Es gibt verschiedene Repositionsmanöver:
- **Reposition nach Hippokrates:** Der Arzt stemmt seinen gepolsterten Fuß in die Achselhöhle des auf dem Rücken liegenden Patienten und reponiert die Schulter unter leichtem Zug des luxierten Arms. Der Arm springt langsam in die Pfanne zurück.
- **Reposition nach Arlt:** Der Patient sitzt auf einem Stuhl; der luxierte Arm hängt über der Rücklehne. Der Arzt reponiert durch leichten Zug nach kaudal.
- **Reposition mit 2 Personen:** Der Patient liegt in Rückenlage. Während der Arzt an seinem Handgelenk zieht, bewegt er leicht den Arm. Ein Assistent zieht gleichzeitig den Thorax über eine Schlinge in die entgegengesetzte Richtung.
- **Reposition nach Milch:** Der Ellbogen wird zu 90° gebeugt, langsam vor dem Körper angehoben und über Kopfhöhe auf einem Polster abgelegt. Falls nach wenigen Minuten keine Spontanreposition eingetreten ist, Reposition durch Außenrotation des Humeruskopfs und leichten Daumendruck von kaudal und medial.

Nach erfolgter Reposition müssen die periphere Durchblutung, Motorik und Sensibilität erneut geprüft werden.

Anschließend wird eine erneute Röntgenaufnahme angefertigt und der Arm mittels Gilchrist-Verband für etwa 1 Woche ruhiggestellt. Danach erfolgen eine physiotherapeutische Mobilisierung (anfangs noch Abduktion > 90° und Außenrotation vermeiden) und Kraftübungen.

Prognose: Ein Übergehen in eine chronische Schulterinstabilität droht v. a. bei Begleitverletzungen wie Bankart- oder Hill-Sachs-Läsion.

Chronische Schulterinstabilität

Einteilung: Anhand folgender Kriterien können unterschieden werden:
- **posttraumatische Instabilität:** Auftreten vorwiegend, wenn die Erstluxation mit Begleitverletzungen wie einer Bankart- oder Hill-Sachs-Läsion einhergegangen ist
- **habituelle Luxation:** angeborene oder erworbene (z. B. Hochleistungssport) Laxität der Kapsel und Bänder, selten angeborene Fehlbildungen, Auftreten oft im Kindesalter mit Instabilität in alle Richtungen
- **willkürliche Luxation** (selten).

Klinik: Instabilitätsgefühl, Vermeiden bestimmter Bewegungen (Außenrotation, Abduktion), Schmerzen und Schwellung fehlen. Auch willkürliche Luxationen sind für die Patienten nicht schmerzhaft.

Diagnostik: Bei **Hyperlaxizität** ist das **Sulkus-Zeichen** nachweisbar. Anhand von Röntgen- bzw. MRT-Aufnahmen oder CT-Arthrografie müssen knöcherne und Weichteilverletzungen abgeklärt werden (Impressionsfraktur? Kapsel-Labrum-Läsion?). **Kapsel-Labrum-Läsionen** werden am besten in der MR-Arthrografie mit Gadoliniuminjektion oder CT-Arthrografie (**Abb. 11.4**) dargestellt: Eintreten von Kontrastmittel in das Labrum glenoidale oder frei schwimmendes Labrum.

Therapie: Die Therapie erfolgt außer bei **willkürlichen Luxationen** i. d. R. **operativ**. Zusätzlich sollten die Patienten ihre Muskulatur durch entsprechende Übungen kräftigen.

Posttraumatische Instabilitäten werden nach der 3.–5. Luxation entweder arthroskopisch oder offen operiert. Bei **Bankart-Läsion** wird arthroskopiert und das knöchern abgerissene Labrum durch Ankersysteme im Knochen fixiert. Alternativ kann genauso eine offene Bankart-Operation erfolgen, bei der das Labrum am vorderen und unteren Glenoidanteil befestigt und die Kapsel gerafft wird. Bei gleichzeitiger Glenoidfraktur werden die Knochenteile entfernt oder, wenn sie größer sind, refixiert. Dislozierte Abrissfrakturen erfordern eine offene Osteosynthese.

Bei einer **habituellen Instabilität** kann die Kapsel offen oder arthroskopisch gerafft werden.

11.6.4 Akromioklavikulargelenkluxation

Synonym: AC-Gelenkluxation, Akromioklavikulargelenksprengung, Klavikulaluxation

> **DEFINITION** Ruptur der akromioklavikulären und korakoklavikulären (Lig. trapezoideum, Lig. conoideum) Bänder bzw. der AC-Gelenkkapsel.

Ätiologie: Die häufigste Ursache ist ein Sturz auf den angelegten Arm.

Einteilung: Die AC-Gelenkluxation wird nach Tossy (3 Typen) und Rockwood (6 Typen, **Abb. 11.5**) eingeteilt, wobei die Typen Tossy I–III auch den ersten 3 Graden nach Rockwood entsprechen (**Tab. 11.2**).

Klinik und Diagnostik: Klinisch imponieren Schmerzen, ein Klavikulahochstand, eine eingeschränkte Beweglichkeit sowie eine Schonhaltung des Arms. Bei ausgeprägter Instabilität (Typ III) ist das sog. **Klaviertastenphänomen** nachweisbar, d. h., man kann das laterale Klavikulaende nach unten drücken („federnde Klavikula"). Aufgrund der Schmerzhaftigkeit ist es jedoch besser, den Oberarm anzuheben.

Zunächst müssen anhand der Röntgenaufnahme knöcherne Begleitverletzungen wie z. B. eine laterale Klavikulafraktur ausgeschlossen werden, danach kann die Diag-

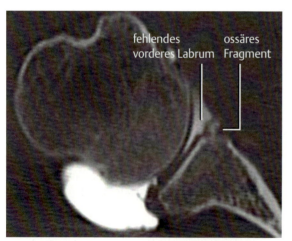

Abb. 11.4 Bankart-Läsion. (aus: Bohndorf, Imhof, Fischer, Radiologische Diagnostik der Knochen und Gelenke, Thieme, 2006)

Labels in figure: fehlendes vorderes Labrum; ossäres Fragment

Tab. 11.2 Einteilung der AC-Gelenkluxation nach Tossy und Rockwood

Tossy	Rockwood	Befund
I	I	Kapsel- und Bänderdehnung bei stabilem Gelenk
II	II	Kapselruptur, Ruptur der akromioklavikulären und Dehnung der korakoklavikulären Bänder, Subluxation der Klavikula (ca. um ½ Schaftbreite)
III	III	Ruptur von Kapsel und Bändern (Ligg. coracoclavicularia, Lig. acromioclaviculare), Luxation der Klavikula (ca. um Schaftbreite)
–	IV	zusätzliche Ruptur der Deltotrapezoidfaszie, Luxation der Klavikula nach dorsal
–	V	zusätzliche Ruptur der Deltotrapezoidfaszie, zunehmender Höhenstand der Klavikula, horizontale Instabilität
–	VI	zusätzliche Ruptur der Deltotrapezoidfaszie, Luxation der Klavikula nach kaudal unter das Korakoid

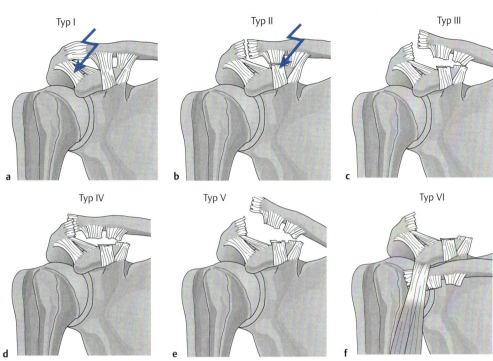

Abb. 11.5 **Klassifikation der AC-Gelenkluxation nach Rockwood.** (aus: Wirth, Mutschler, Praxis der Orthopädie und Unfallchirurgie, Thieme, 2007)

nose in einer a.-p.-Aufnahme unter Belastung gestellt werden. Damit lassen sich ein relativer Klavikulahochstand sowie ein vergrößerter korakoklavikulärer Abstand erkennen.

Therapie: Akute **Grad-I-** und **-II-Läsionen** werden vorrangig **konservativ** analog der lateralen Klavikulafraktur (Gilchrist-Verband für 1 Woche, Physiotherapie, keine Elevation für 6 Wochen) behandelt. Bei starken Schmerzen werden NSAR verabreicht. Komplexe akute Luxationen (**Grad III–VI**) werden, genauso wie schmerzhafte Läsionen, **operiert**. Dabei kann beispielsweise entweder eine arthroskopische Bandrekonstruktion oder eine temporäre Kirschnerdraht-Arthrodese und Zuggurtung erfolgen.

12 Erkrankungen und Verletzungen des Oberarms und Ellenbogens

12.1 Diagnostik

Das Ellenbogengelenk weist beim Erwachsenen bei der Beugung/Streckung ein **Bewegungsausmaß** von 150/0/0° (+/−10°) und 90/0/90° bei der Pro- und Supination auf. Die Bandinstabilität lässt sich mittels Varus- bzw. Valgusstress prüfen:
- **Varusinstabilität:** volle Innenrotation des Humerus und Varusstress auf das gering gebeugte Ellenbogengelenk
- **Valgusinstabilität:** volle Außenrotation des Humerus und Valgusstress auf das gering gebeugte Ellenbogengelenk.

12.2 Formabweichungen und Erkrankungen im Kindesalter

12.2.1 Cubitus varus und Cubitus valgus

Physiologisch besteht beim Erwachsenen eine Valgusstellung von ca. 10° bei Männern und 20° bei Frauen. Insbesondere während des Wachstums sind leichte Achsenabweichungen als normal anzusehen. Ausgeprägte Abweichungen sind meist auf Schädigungen der Epiphysenfuge oder Frakturen (z.B. suprakondyläre Ellenbogenfraktur) zurückzuführen. Die Indikation zur Operation (suprakondyläre Umstellungsosteotomie) wird anhand der Funktion und kosmetischen Gesichtspunkten gestellt. In der Regel wird jedoch bis zum Wachstumsabschluss gewartet.

12.2.2 Morbus Panner

Synonym: juvenile Osteochondrose

> **DEFINITION** Avaskuläre Nekrose des Capitulum humeri.

Die Erkrankung betrifft vorwiegend Jungen zwischen dem 6. und 10. Lebensjahr, kann aber auch erst im Erwachsenenalter als **Osteochondrosis dissecans** auftreten. Als Ursache nimmt man eine lokale Durchblutungsstörung [S. B242] und bei älteren Kindern Mikrotraumen an, die zu dem typischen stadienhaften Verlauf führt. Ein beidseitiges Auftreten ist nicht selten. Die Kinder klagen über Schmerzen und Schwellung am Ellenbogen und einer Bewegungseinbuße. Mit der Zeit kann es zu Einklemmungen und Gelenkblockaden v. a. bei der Streckung kommen. Die Diagnose wird radiologisch gestellt. Im Röntgenbild zeigt sich anfangs eine unregelmäßige Oberfläche im betroffenen Bereich, später finden sich Aufhellungen und freie Gelenkkörper. In der **MRT** lassen sich Knochenoberfläche und -vitalität beurteilen. Therapeutisch wird bei Morbus Panner zunächst konservativ behandelt und abgewartet, da die **Spontanheilungsrate sehr hoch** ist. Ein operatives Vorgehen ist lediglich bei Gelenkblockaden oder freien Gelenkkörpern erforderlich.

12.3 Degenerative Erkrankungen

12.3.1 Arthrose des Ellenbogengelenks

Epidemiologie und Ätiologie: Eher selten. Ursächlich sind häufig Frakturen in der Vorgeschichte, wodurch trotz sachgerechter Reposition kleine Unebenheiten und Defekte der Gelenkfläche verbleiben.

Klinik und Diagnostik: Schmerzhafte Bewegungseinschränkung, Druckschmerz über dem Gelenkspalt, Krepitationen sowie Schwellung bei aktivierter Arthrose. Die Diagnose wird anhand des typischen Röntgenbefundes [S. B245] gestellt.

Therapie: Bei geringen Beschwerden konservative Therapie (NSAR, Physiotherapie, Gelenkinjektionen), bei ausgeprägten Beschwerden Operation, z. B. Arthrolyse mit Kapseldurchtrennung, Resektion des Radiusköpfchens oder (sehr selten) Endoprothese.

12.4 Entzündliche Erkrankungen

12.4.1 Epikondylitis

Synonym: Tennisellenbogen (Epicondylitis humeri radialis), Golferellenbogen (Epicondylitis humeri medialis)

> **DEFINITION** Schmerzen am Ursprung der Streck- (Tennisellenbogen) bzw. Beugemuskulatur (Golferellenbogen) des Unterarms.

Epidemiologie und Ätiologie: Der Tennisellenbogen ist sehr häufig, da die Unterarmstreckmuskulatur einer großen Krafteinwirkung ausgesetzt, ihre Ursprungsfläche jedoch nur sehr klein ist. Vor allem Anfänger mit falscher Schlagtechnik sind betroffen. Durch die Überlastung entwickelt sich eine chronische Entzündung. Auch nichtsportliche Tätigkeiten wie Garten-, Computer- oder Handarbeit können zu dieser Überlastung führen. Nur selten sind die Beugemuskeln im Sinne eines Golferellenbogens betroffen.

Klinik und Diagnostik: Druckschmerzen über den Epikondylen, evtl. Schwellung und Rötung, Ausstrahlen der Schmerzen entlang des Unterarms sowie schmerzhafte Bewegungseinschränkungen.

In der klinischen Untersuchung können bei Epicondylitis humeri radialis Schmerzen am Muskelursprung nachgewiesen werden, wenn der Patient das Handgelenk gegen einen Widerstand supiniert und streckt (**Mill-Test**) oder bei gestrecktem Ellenbogen die Faust gegen einen Widerstand streckt (**Thomson-Test**). Bei Epicondylitis humeri ulnaris kommt es bei Beugung des supinierten Handgelenks zu Schmerzen (**Cozen-Test**).

Eine konventionelle Röntgenaufnahme des Ellenbogengelenks wird routinemäßig zum Ausschluss anderer Gelenkerkrankungen angefertigt. Sie zeigt einen **unauffälligen Befund**.

Therapie: In der Regel ist die **konservative Therapie** angezeigt: Meiden entsprechender Belastungen, Wärme-, Kälte-, Physiotherapie (Dehnen), Bandagen, lokale Infiltrationen oder Ruhigstellung mittels Oberarmgips für 3 Wochen. Bringt die konservative Therapie nach einem halben bis einem Jahr nicht den gewünschten Erfolg, ist die Indikation zur Operation gegeben. Dabei werden die betroffenen Sehnen vom Epikondylus gelöst (OP nach Hohmann) bzw. zusätzlich die Radialisäste denerviert (OP nach Wilhelm) oder das Lig. anulare radii eingekerbt (OP nach Bosworth).

Unmittelbar postoperativ beginnt die Nachbehandlung mit passivem Dehnen und dem Tragen von komprimierenden Armbandagen für 2 Wochen.

12.4.2 Bursitis olecrani

Ätiologie: Der Gelenkbeutel kann sich auf verschiedene Art entzünden:
- direktes Trauma des Olekranons mit offener Bursaverletzung (traumatische Bursitis)
- bakterielle Entzündung (septische Bursitis)
- chronische Drucküberlastung (student's elbow)
- begleitend bei systemischen Entzündungen (z. B. rheumatoide Arthritis).

Klinik: Die chronische Bursitis ist gekennzeichnet durch eine teigige, u. U. hühnereigroße Schwellung über dem Olekranon, die im Anfangsstadium schmerzt. Bei der körperlichen Untersuchung hat man den Eindruck, „Reiskörner" zu tasten. Bei akut eitriger Bursitis ist der Ellenbogen gerötet, überwärmt und schmerzhaft. Bei Begleitbursitis kann auch das Gelenk beteiligt sein.

Diagnostik: Wegweisend ist der klinische Befund. Eventuell kann der Schleimbeutel punktiert werden (klares Sekret bei chronischer Entzündung, eitriges Sekret bei bakterieller Infektion).

Anhand der Sonografie lassen sich die Größenausdehnung und Septierungen erkennen. Mittels Röntgenaufnahme (a.-p., seitlich) werden knöcherne Begleitverletzungen ausgeschlossen.

Therapie: Die Therapie richtet sich nach der Ursache:
- **traumatische Bursitis:** Exzision der Wundränder und Bursektomie, Spülung und Drainage, bei verunreinigter Wunde Antibiotikagabe
- **septische Bursitis:** Inzision und Drainage mit Antibiotikagabe, anschließende Ruhigstellung
- **chronische Bursitis:** zunächst konservatives Vorgehen mit NSAR, Salbenverbänden und Ruhigstellung; bei Rezidiv Bursektomie
- **Begleitbursitis:** Behandlung der Grunderkrankung.

12.5 Traumatologie von Oberarm und Ellenbogen

12.5.1 Bizepssehnenruptur

Einteilung und Ätiologie: Man unterscheidet die **proximale** von der **distalen Bizepssehnenruptur**. Erstere betrifft die lange Bizepssehne im Sulcus intertubercularis und ist auf degenerative Schädigungen der Sehne zurückzuführen. Distal reißt die Sehne häufig ansatznah am Tuberculum radii. Meist ist ein Trauma ursächlich, typischerweise kommt es zur indirekten Krafteinwirkung auf die gespannte Sehne (z. B. Fangen eines schweren Gegenstandes bei gebeugtem Gelenk). Distale Sehnenrupturen finden sich bevorzugt bei sportlich aktiven Männern im mittleren Lebensalter.

Klinik: Nicht selten werden **proximale Sehnenrupturen** von den Patienten überhaupt **nicht bemerkt**. Distale **Rupturen** präsentieren sich mit einem **plötzlichen Schmerz**, der von einem **peitschenartigen Knall** begleitet sein kann. Anschließend bildet sich ein Hämatom.

Diagnostik: Die klinische Untersuchung zeigt folgende Befunde:
- **proximale Ruptur:** nach unten verlagerter Muskelbauch (Abb. 12.1), geringer Kraftverlust bei Beugung und Supination, Hämatom, Druckschmerzen im Sulcus intertubercularis
- **distale Ruptur:** höher stehender Muskelbauch im Seitenvergleich, beeinträchtige Flexion und ausgeprägter Kraftverlust bei Supination, Hämatom, positiver Hook-Test, d. h., der Finger kann bei 90° gebeugtem Ellenbogen von lateral (!) nicht unter die Bizepssehne eingehakt werden.

Das **Röntgen** des Ellenbogens dient v. a. der Beurteilung evtl. Begleitveränderungen oder eines knöchernen Ausrisses. Bei proximaler Ruptur zeigt die Sonografie des Sulcus intertubercularis ein leeres Bild. Die **MRT** dient der Beurteilung des Rupturausmaßes (Teil- oder Totalruptur) sowie

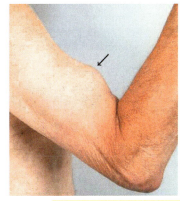

Abb. 12.1 **Proximale Bizepssehnenruptur.** Der Muskelbauch ist insbesondere bei Muskelanspannung nach distal verschoben. (aus: Wülker, Taschenlehrbuch Orthopädie und Unfallchirurgie, Thieme, 2005)

von Sehnenqualität und -retraktion. Bei der proximalen Ruptur wird auch die Rotatorenmanschette beurteilt.

Therapie und Prognose: Sehnenrupturen im **proximalen** Bereich werden meist nicht operiert, sondern die Schmerzen nur **konservativ** behandelt. Der Kraftverlust kann durch die benachbarte Muskulatur teilweise kompensiert werden.

Distale Sehnenrupturen müssen immer operiert werden, da die gesamte Kraft über den distalen Ansatz in den Unterarm geleitet wird. Es gibt verschiedene Techniken, die Sehne zu rekonstruieren. Bei der **One-incision-Technik** sucht man nach einem S-förmigen Hautschnitt in der Ellenbeuge und Längsinzision der Armfaszie den distalen Sehnenstumpf auf und fixiert die Sehne in maximaler Supinationsstellung an der Tuberositas radii mit Fadenankern oder alternativ transossären Sehnennähten.

Postoperativ wird frühfunktionell mit aktiv assistierter Physiotherapie nachbehandelt. Supinationsbewegungen müssen für 6 Wochen, sportliche Aktivitäten für 3 Monate vermieden werden. Die Heilungschancen sind bei erfolgreicher anatomischer Refixierung und Physiotherapie sehr gut.

12.5.2 Humeruskopffraktur

Epidemiologie: Humeruskopffrakturen sind sehr häufig – v. a. Patienten mit Osteoporose sind betroffen.

Ätiologie und Einteilung: Ursächlich ist entweder ein direkter Sturz auf die Schulter oder ein Sturz auf den ausgestreckten Arm. Die Einteilung der proximalen Humerusfrakturen erfolgt meist nach Neer. Sie orientiert sich an der Anzahl der betroffenen Segmente und ist klinisch praktikabler (Tab. 12.1) als die AO-Klassifizierung.

Klinik und Diagnostik: Schmerzhafte Bewegungseinschränkung und Schonhaltung bei innenrotierter Schulter und gebeugtem Ellenbogen, druckschmerzhafter Humeruskopf, Hämatombildung. Wichtig ist die Prüfung der peripheren Durchblutung, Motorik und Sensibilität (v. a. über dem Deltoideus-Areal → N.-axillaris-Verletzung?).

Tab. 12.1 Einteilung der Humeruskopffrakturen nach Neer

Gruppe	Befund
Neer I	keine bzw. minimale (< 1 cm) Dislokation, alle 4 Segmente (Gelenkfläche, Tuberculum majus und minus, Humerusschaft) können betroffen sein
Neer II	2-Fragment-Fraktur am Collum anatomicum, Dislokation > 1 cm (**Cave:** Gefahr der Kopfnekrose!)
Neer III	Fraktur am Collum chirurgicum, Dislokation > 1 cm
Neer IV	Abriss des Tuberculum majus, evtl. weitere Segmente betroffen
Neer V	Abriss des Tuberculum minus, evtl. weitere Segmente betroffen
Neer VI	Luxationsfraktur

Diagnostisch wegweisend ist die Röntgenaufnahme (true a.-p., axial, Y-View). Zur weiteren Abklärung kann eine CT angefertigt werden, bei V. a. eine pathologische Fraktur eine MRT.

Therapie: Die meisten Frakturen können **konservativ** behandelt werden, da die Frakturfragmente durch die Muskeln zusammengehalten werden. Vor allem eingestauchte Frakturen werden, wenn sie primär oder nach Reposition stabil sind, mittels Gilchrist- oder Desault-Verband (**Abb. 11.1**) für etwa 1 Woche ruhiggestellt. Anschließend werden die Patienten langsam mobilisiert und mit assistiven Bewegungen beübt. Regelmäßige Röntgenkontrollen sind notwendig, um Verschiebungen von Frakturfragmenten auszuschließen.

Offene Frakturen, Frakturen, die nicht reponiert werden können, sowie Frakturen mit Gefäß-/Nervenbeteiligung müssen notfallmäßig operiert werden. Eine elektive OP kann bei ausgeprägten Tuberculum-majus-Abrissfrakturen sowie dislozierten Mehrfragmentfrakturen geplant werden.

Das **operative Vorgehen** richtet sich nach dem Frakturtyp:
- **2-Fragment-Frakturen:** Nach Möglichkeit wird eine geschlossene Reposition unter Röntgenkontrolle mit anschließender perkutaner Fixierung mit Schrauben oder Drähten angestrebt. Ansonsten muss offen reponiert und die Fraktur mit Platten stabilisiert werden. Anschließend Ruhigstellung mittels Gilchrist-Verband.
- **3- und 4-Fragment-Fraktur:** Offene Reposition mit Drähten, Schrauben, Nägeln oder Platten. Eventuell primäre Endoprothese bei älteren Patienten und Gefahr einer Humeruskopfnekrose.

12.5.3 Humerusschaftfrakturen

Ätiologie: Humerusschaftfrakturen sind insgesamt eher selten. Sie entstehen vorwiegend durch direkte Krafteinwirkung (z. B. Fahrradunfall gegen eine sich öffnende Autotür).

Einteilung: Die AO unterscheidet zwischen 3 Frakturtypen: einfache Frakturen (Typ A), Keilfrakturen (Typ B) und komplexe Frakturen (Typ C).

Klinik und Diagnostik: Schmerzen, Bewegungsunfähigkeit, Fehlstellung. Die Diagnose wird im Röntgen gestellt. Unbedingt muss bei jeder Fraktur der neurologische Status erhoben werden; bei Humerusschaftfrakturen ist insbesondere der N. radialis gefährdet, da er den Humerusschaft an dessen Rückseite kreuzt.

Therapie: Der Oberarmknochen wird häufig konservativ mittels Oberarmgips oder -hülsen (Brace) versorgt. Damit wird der Humerus für etwa 3–6 Wochen ruhiggestellt. Indikation zur Operation sind offene Brüche, Gefäß- oder Nervenverletzungen sowie komplexe Frakturen. Die Fraktur kann entweder gedeckt mittels Marknagel oder offen mittels Platten stabilisiert werden.

12.5.4 Suprakondyläre Fraktur

Ätiologie: Meist indirekte Gewalteinwirkung durch Sturz auf den Arm.

Einteilung: Suprakondyläre Frakturen werden nach AO eingeteilt in:
- **Typ A:** extraartikuläre Frakturen
- **Typ B:** partielle Gelenkfraktur
- **Typ C:** vollständige Gelenkfraktur.

Klinik und Diagnostik: Schmerzen, Bewegungseinschränkung, Schwellung und Schonhaltung (gebeugter Ellenbogen). Für die Diagnostik relevant ist die Röntgenaufnahme des Ellenbogens in 2 Ebenen. Unbedingt müssen Puls, Motorik und Sensibilität geprüft werden.

Therapie:
- **bei Kindern:** Nichtdislozierte Frakturen werden konservativ, d. h. mit einem Oberarmgips, behandelt. Behandlungsdauer ca. 3–4 Wochen. Andere Frakturen werden operativ mittels Kirschner-Drähten fixiert, anschließend wird ebenfalls ein Oberarmgips angelegt.
- **bei Erwachsenen:** Meist Operation mittels Zugschrauben oder Plattenosteosynthese.

Volkmann-Kontraktur: Wenn suprakondyläre Humerusfrakturen nur verzögert oder nicht richtig versorgt werden (z. B. falsche Reposition, **zu enger Gips**), kann es zur ischämisch bedingten Volkmann-Kontraktur an der Armmuskulatur kommen. Noch häufiger tritt sie **nach Kompartment-Syndrom** am Unterarm auf. Klinisch bestehen eine atrophe Beugemuskulatur am Unterarm und derb tastbare Muskelstränge infolge der bindegewebigen Umwandlung. Unter Umständen findet sich eine Krallenhand aufgrund der Beugekontrakturen. Therapeutisch kann konservativ (z. B. Dehnen) und operativ (z. B. Arthrolyse, Sehnentransposition) versucht werden, die Funktion zu verbessern.

12.5.5 Ellenbogengelenkluxation

Epidemiologie: Nach der Schulterluxation ist die Ellenbogenluxation die zweithäufigste Luxation beim Erwachsenen.

Ätiologie: Ursächlich ist meist ein Sturz auf den gestreckten Arm. In ca. 80 % der Fälle luxiert der Ellenbogen nach dorsoradial, bei etwa 50 % bricht der Processus coronoideus ulnae. Ellenbogenluxationen können zudem zur Abscher- oder Abrissfraktur des Gelenks führen (Ellenbogenluxationsfraktur). Eine Luxation mit Ulnaschaftfraktur und Radiusköpfchenluxation nennt man **Monteggia-Verletzung**.

Klinik und Diagnostik: Ellenbogenluxationen sind **sehr schmerzhaft**. Das Gelenk ist geschwollen, deformiert und in seiner Beweglichkeit stark eingeschränkt. Bei Verletzung des Lig. collatarale ulnare kommt es zur medialen Instabilität. Die Diagnose wird anhand des Röntgenbefundes (in 2 Ebenen) gestellt. Wie bei allen Frakturen und Luxationen müssen Gefäß- und Nervenfunktion geprüft werden.

Therapie und Prognose: Die **Reposition** erfolgt unter Zug bei Streckung des Ellenbogengelenks. Ohne begleitende Verletzungen reicht die konservative Therapie mit Ruhigstellung in einem **Oberarmgips** für ca. 2 Wochen aus. Frakturen im Ellenbogenbereich, nichtreponierbare Verletzungen, offene Gelenkverletzungen sowie Verletzungen von Gefäßen und Nerven werden operativ versorgt.

Nach komplexen Frakturen kann es zu rezidivierenden Luxationen mit einer chronischen Ellenbogeninstabilität kommen.

Subluxation des Radiusköpfchens

Synonym: Pronatio dolorosa

Die Subluxation des Radiusköpfchens tritt häufig bei **Kindern** im Alter zwischen 2 und 4 Jahren auf. Das Herausrutschen des Radius wird in diesem Alter durch die Form des Lig. anulare radii begünstigt, das anders als beim Erwachsenen noch nicht trichterartig nach distal ausläuft. Klassisch ist auch der **Entstehungsmechanismus**: Die Subluxation tritt ein, nachdem das Kind ruckartig am gestreckten Arm gezogen wird (z. B. Kind an den gestreckten Armen „fliegen" lassen). Klinisch bestehen **Schmerzen** und eine **Bewegungssperre in Pronation**. Therapeutisch wird der Unterarm supiniert, wodurch das Radiusköpfchen wieder in das Lig. anulare radii hineinschlüpft.

12.5.6 Olekranonfraktur

Ätiologie und Einteilung: Am häufigsten sind Stürze auf den gebeugten Ellenbogen. Die AO unterscheidet zwischen Quer-, Trümmer- und komplexen Luxationsfrakturen beider Unterarmknochen.

Klinik und Diagnostik: Starke Schmerzen, Schwellung und deutliche Bewegungseinschränkung (Behinderung der Streckung). Die Diagnose wird in der Röntgenaufnahme (2 Ebenen) gestellt.

Therapie: Nichtdislozierte Frakturen können konservativ mit einem Oberarmgips für 3–4 Wochen behandelt werden. Alle dislozierten Brüche müssen operiert werden. Die Frakturfragmente werden mittels Zuggurtungsosteosynthese, Kirschner-Drähten und achterförmiger Drahtschlinge fixiert, instabile oder Trümmerfrakturen mittels Plattenosteosynthese.

12.5.7 Radiusköpfchenfraktur

Ätiologie: Sturz auf die gestreckte Hand bei leicht gebeugtem Ellenbogen. Bei Kindern bricht in erster Linie der Radiushals, da der Radiuskopf noch überwiegend knorpelig ist.

Einteilung: Klassifiziert werden die Frakturen nach der Frakturart und dem Dislokationsgrad (Einteilung nach Mason):
- **Typ I:** Meißelfraktur ohne Dislokation
- **Typ II:** Meißelfraktur mit Dislokation > 2 mm oder Abkippung < 30°
- **Typ III:** Trümmerfraktur oder Abkippung > 30°
- (**Typ IV:** zusätzliche Luxation des Radiusköpfchens).

Klinik: Starke Bewegungseinschränkung und ausgeprägte Schwellung, Schonhaltung des Arms in Beugestellung, evtl. Begleitverletzungen an Humerus, Olekranon oder Kapsel-Band-Apparat.

Diagnostik: Röntgenaufnahme des Ellenbogengelenks in 2 Ebenen, bei unklarem Befund CT.

Therapie: Nicht- bzw. wenig dislozierte Frakturen können **konservativ** mittels Ruhigstellung und anschließender frühfunktioneller Physiotherapie behandelt werden. Kinder erhalten einen Oberarmgips für 2–3 Wochen. Instabile Frakturen sowie Frakturen mit Begleitverletzungen werden **operiert**. Meißelfrakturen werden mit 1–2 Kleinfragmentschrauben refixiert, bei kombinierter Radiushalsfraktur werden interfragmentäre Zugschrauben oder (seltener) L- oder T-Platten eingesetzt. Trümmerfrakturen erfordern evtl. einen prothetischen Gelenkersatz. Die Radiushalsfraktur beim Kind wird geschlossen reponiert und anschließend retrograd mit einem Marknagel oder mit elastischen Federnägeln versorgt.

13 Erkrankungen und Verletzungen von Unterarm und Hand

13.1 Diagnostik

13.1.1 Funktionsprüfungen

Die Beweglichkeit des Handgelenks wird anhand der **Neutral-null-Methode** geprüft. Normal sind eine Dorsalextension bzw. Palmarflexion von 80/0/80° und eine Radial- bzw. Ulnarabduktion von 20/0/30°. Bei Sehnen- oder Nervenverletzungen ist beispielsweise die aktive, bei Handgelenkarthrose die passive Beweglichkeit vermindert.

Aufgrund der Komplexität der Hand prüft man insbesondere Kombinationen von Gelenkbewegungen und nur bei spezieller Fragestellung die Neutral-null-Methode für jedes einzelne Gelenk. Von besonderer Bedeutung sind dabei die **Opposition** von kleinem Finger und Daumen, der **Abstand** von den Fingerspitzen zur Hohlhand bei maximaler Beugung und der Abstand von den Fingerkuppen zum Handrücken bei maximaler Streckung. Spezielle Funktionsprüfungen sind bei den jeweiligen Krankheitsbildern beschrieben.

13.1.2 Bildgebende Verfahren

Röntgenaufnahmen der Hand werden dorsopalmar (d.-p.) und schräg angefertigt, die des Handgelenks dorsopalmar und seitlich. Die Röntgenaufnahme im Rahmen der Handwurzeldiagnostik nennt sich Kahnbein-Quartett [S. B285], sie ist jedoch in der Routinediagnostik durch die CT abgelöst worden.

13.2 Fehlentwicklungen

Radioulnare Synostose: Seltene, angeborene Knochenverbindung zwischen proximaler Ulna und Radius, oft assoziiert mit weiteren Fehlbildungen. Klinisch fällt eine fehlende Unterarmdrehung bei supiniertem Arm auf, wobei das Handgelenk kompensatorisch hypermobil sein kann. Die knöcherne Synostose wird röntgenologisch, die fibröse mittels CT/MRT nachgewiesen. Wenn die benachbarten Gelenke die Bewegungen übernehmen können, wird nicht behandelt, ansonsten kann frühestens ab dem Schulalter operiert werden (Korrekturosteotomie).

Madelung-Deformität: Es handelt sich um eine seltene, genetisch bedingte **Wachstumsstörung** der distalen Epiphysenfuge des Radius, die sich mit einer nach palmar und ulnar geneigten Gelenkfläche bemerkbar macht. Dadurch steht die distale Ulna hervor (**Bajonettstellung**). Außerdem besteht eine **schmerzhafte Bewegungseinschränkung** im Handgelenk. Bei Schmerzen und deutlicher Fehlstellung erfolgt eine Korrekturosteotomie oder Arthrodese des Handgelenks.

Syndaktylie: Verwachsung eines oder mehrerer Fingerstrahlen, entweder knöchern oder nur die Weichteile betreffend. Es handelt sich um die häufigste Fehlbildung der Hand, die oft Teil eines Syndroms ist. Eine autosomal-dominante Vererbung ist möglich. Die Finger werden meist zwischen dem 1. und 2. Lebensjahr operativ getrennt und die Haut plastisch gedeckt. Besonders frühzeitig müssen Zeigefinger und Daumen gedeckt werden.

13.3 Degenerative Erkrankungen

13.3.1 Arthrose der Fingergelenke

> **DEFINITION**
> - **Heberden-Arthrose:** Arthrose der distalen Interphalangealgelenke (DIP)
> - **Bouchard-Arthrose:** Arthrose der proximalen Interphalangealgelenke (PIP)
> - **Rhizarthrose:** Arthrose des Daumensattelgelenks.

Epidemiologie: Sehr häufig; betroffen sind meist Frauen nach der Menopause. Es besteht eine genetische Prädisposition.

Klinik: Die **Heberden-Arthrose** (Abb. 13.1 a und b) imponiert mit einer **Knötchenbildung** an der Dorsalseite der **Fingerendgelenke**, welche in **Beugestellung** stehen. Rezidivierende schmerzhafte Entzündungen können auftreten, Dauerschmerzen sind eher selten. Bei der **Bouchard-Arthrose** stehen Schwellungen und eine eingeschränkte Beweglichkeit im Vordergrund. Mit fortschreitender Erkrankung weichen die Fingergelenke zunehmend von ihrer Achse ab. Bei beiden Formen sind zumeist mehrere Fingergelenke betroffen. Die **Rhizarthrose** (Abb. 13.1c) manifestiert sich mit (auch nächtlichen) Schmerzen und Bewegungseinschränkung im Daumensattelgelenk, v. a. beim Greifen (z. B. Aufschrauben von Flaschen). Bewegt man das Os metacarpale I unter Druck gegen das Trapezium, treten Schmerzen auf (**positiver Grind-Test**).

Diagnostik und Differenzialdiagnosen: Die Diagnose wird anhand der Klinik und des radiologischen Befundes gestellt (Gelenkspaltverschmälerung). Differenzialdiagnostisch muss eine rheumatoide Arthritis abgegrenzt werden (s. Immunsystem und rheumatologische Erkrankungen [S. A466]).

Therapie: Konservative Therapiemaßnahmen umfassen Bewegungsübungen, NSAR (lokal als Salbe oder p.o.), evtl. lokale intraartikuläre Kortikosteroidinjektionen, Kältetherapie bei akuten und Wärmetherapie bei chronischen Schmerzen. Bei starken Schmerzen oder ausgeprägter Fehlstellung kann auch operiert werden (Arthrodese in leichter Beugestellung bzw. bei PIP alternativ Prothesenimplantation). Bei Rhizarthrose wird das Os trapezium entfernt und eine Suspensionsplastik mit einem Sehnenstreifen durchgeführt.

13.3 Degenerative Erkrankungen

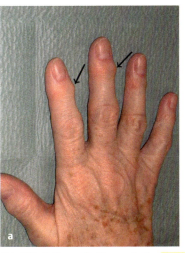 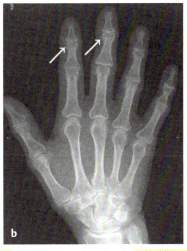 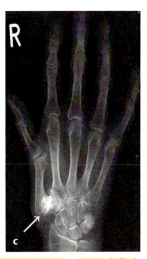

Abb. 13.1 **Arthrose der Fingergelenke.** Klinischer (**a**) und röntgenologischer (**b**) Befund bei Heberden-Arthrose. **c** Röntgenbefund bei Rhizarthrose. (aus: Wülker, Taschenlehrbuch Orthopädie und Unfallchirurgie, Thieme, 2005)

13.3.2 Arthrose des Handgelenks

Handgelenkarthrosen treten meist posttraumatisch auf, z. B. nach Frakturen des Kahnbeins oder des Radiokarpalgelenks. Die Patienten klagen über Schmerzen, Schwellung und eine deutliche Bewegungseinschränkung. Die betroffenen Gelenke (Radiokarpalgelenk, Handwurzelgelenke) sind druckschmerzhaft. Die Diagnose wird anhand des klinischen und radiologischen Befundes gestellt. Therapeutisch kann eine Handgelenkmanschette angewendet oder, bei fortgeschrittener Erkrankung, eine Denervation (nach Wilhelm) oder Panarthrodese vorgenommen werden.

13.3.3 Lunatumnekrose

Synonym: Morbus Kienböck, Lunatummalazie

> **DEFINITION** Aseptische Nekrose des Os lunatum.

Epidemiologie: Häufige Lokalisation von Knochennekrosen, Männer zwischen dem 20. und 40. Lebensjahr sind bevorzugt betroffen.

Ätiopathogenese: Ursächlich sind v. a. hohe **mechanische Belastungen** und Druck auf den Knochen, wie sie z. B. bei Arbeiten mit einem Presslufthammer auftreten. Diese führen zu Mikrotraumen und Störungen der Knochendurchblutung. Auch bei einer im Verhältnis zu kurzen Ulna (sog. Radius-plus-Variante) wirkt ein größerer Druck auf das Os lunatum ein. Die Lunatumnekrose ist eine anerkannte **Berufskrankheit** (Arbeiten mit Druckluftwerkzeugen, s. auch Umweltmedizin [S. C237]).

Klinik: Die Patienten klagen über unterschiedlich starke Schmerzen und mit der Zeit auch über eine eingeschränkte Bewegungsfähigkeit des Handgelenks. In der Palpation ist das Os lunatum druckschmerzhaft.

Diagnostik: Die Diagnose wird anhand der dorsopalmaren und seitlichen Handgelenkröntgenaufnahme gestellt.

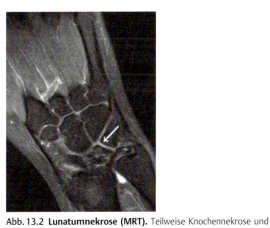

Abb. 13.2 **Lunatumnekrose (MRT).** Teilweise Knochennekrose und Weichteilödem. (aus: Wülker, Taschenlehrbuch Orthopädie und Unfallchirurgie, Thieme, 2005)

Folgende Stadien lassen sich dabei unterscheiden (Einteilung nach Lichtmann):
- **Stadium I:** geringe Verdichtung des Os lunatum oder noch keine Veränderung
- **Stadium II:** zystische Aufhellung, geringe Deformierung
- **Stadium III:** Os lunatum zerfällt (IIIa), zusätzlich fixierte Rotation des Skaphoids (IIIb)
- **Stadium IV:** Arthrose des Handgelenks.

Wenn die Röntgenaufnahmen unauffällig bleiben, der Patient aber nach > 6 Wochen immer noch über Beschwerden klagt, ist die Anfertigung eines MRT (mit Kontrastmittel i. v.) erforderlich (Abb. 13.2).

Therapie: Die konservative Behandlung, bei der der Patient einen Unterarmgips für 2–3 Monate bekommt, ist nur im Anfangsstadium angezeigt. Im fortgeschrittenen Stadium muss das Os lunatum **operativ druckentlastet** werden. In Stadium II und IIIa werden dazu eine **Radiusverkürzungsosteotomie** sowie eine Kapitatumverkürzung vorgenommen, ab Stadium IIIb muss zusätzlich versucht werden, die Handgelenkarchitektur zu erhalten (z. B. mittels selektiver Arthrodese, Resektion des Os lunatum und Ersatz durch ein Interponat).

13.4 Entzündliche Erkrankungen

Zu den entzündlichen Erkrankungen der Hand gehören insbesondere die **rheumatoide Arthritis** (s. Immunsystem und rheumatologische Erkrankungen [S.A466]) und Infektionen wie **Panaritium** (s. Chirurgie [S.B114]) oder **Handphlegmone** (s. Chirurgie [S.B115]). Bei chronischer Reizung des distalen Radius kann es zur **Styloiditis radii** mit lokaler Druckschmerzhaftigkeit kommen.

13.5 Erkrankungen von Bindegewebe und Sehnen

13.5.1 Morbus Dupuytren

Synonym: Palmarfibromatose, Dupuytren-Kontraktur

> **DEFINITION** Strangartige Veränderungen und Schrumpfung der Palmaraponeurose (Bindegewebe der Hohlhand), die klinisch mit einer Beugekontraktur der Finger einhergeht.

Epidemiologie: Vor allem Männer im Alter zwischen 40 und 60 Jahren erkranken.

Ätiologie: Die genaue Ursache ist unbekannt. Zu beobachten ist jedoch eine Assoziation mit einem Diabetes mellitus, chronischem Alkoholabusus, Epilepsie bzw. Einnahme von Antiepileptika sowie HIV-Infektion. Es besteht außerdem eine genetische Disposition.

Klinik: Die Patienten berichten über eine zunehmende **Beugekontraktur** mit Streckdefizit und Verhärtung, die sich v. a. am 4. und 5. Finger bemerkbar machen. Schmerzen sind i.d.R. nicht vorhanden. Im Verlauf bilden sich sichtbare Knoten aus (Abb. 13.3), mit der Zeit lässt sich auch die Beugekontraktur nicht mehr ausgleichen. Abhängig vom Ausmaß des Streckdefizits (jeweils als Summe über alle Gelenke, die Finger werden dabei getrennt betrachtet) werden nach Tubiana folgende Stadien unterschieden:
- **Stadium 0:** keine Krankheitszeichen
- **Stadium N:** Knoten und/oder Stränge in der Hohlhand, kein Streckdefizit
- **Stadium I:** Summe des Streckdefizits 1–45°
- **Stadium II:** Summe des Streckdefizits 46–90°
- **Stadium III:** Summe des Streckdefizits 91–135°
- **Stadium IV:** Summe des Streckdefizits > 135°.

Beim Auftreten an der Plantaraponeurose spricht man vom **Morbus Ledderhose**.

Assoziiert mit dem Morbus Dupuytren, aber auch unabhängig davon kann es zum Aufreten von sog. **Fingerknöchelpolstern** („knuckle pads") kommen. Hierbei handelt es sich um etwa kirschkerngroße, fibrotische Verdickungen an den Streckseiten der Fingermittelgelenke von Zei-

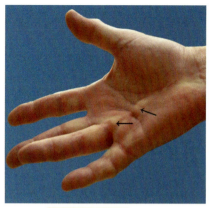

Abb. 13.3 **Morbus Dupuytren.** (aus: Wülker, Taschenlehrbuch Orthopädie und Unfallchirurgie, Thieme, 2005)

ge- bis Kleinfinger. Sie wirken polsterartig und können durch chronische Belastung der Finger hervorgerufen werden (typischerweise z. B. bei Gitarrenspielern). Der genaue Entstehungsmechanismus ist unklar. Schmerzen oder Bewegungseinschränkungen werden in ihrem Fall nicht beschrieben.

Diagnostik: Die Diagnose wird klinisch gestellt. Hilfreich dabei ist der sog. **Table-top-Test**: Ab einer Kontraktur von 30–40° kann die Hand nicht mehr flach auf einen Tisch gelegt werden. Um weitere Veränderungen (z. B. Arthrose) auszuschließen, wird meistens auch eine Röntgenaufnahme angefertigt.

Therapie: Eine konservative Behandlung mit regelmäßigen Streckübungen der Finger ist prognostisch nicht erfolgversprechend. Daher werden Dupuytren-Kontrakturen **operiert**, um ein weiteres Fortschreiten und einen Funktionsverlust zu verhindern. Dazu wird der betroffene Teil der Palmaraponeurose reseziert. Der Operationszeitpunkt orientiert sich an der Bewegungseinschränkung und dem Patienten.

13.5.2 Ganglion

Synonym: Überbein

Vorwölbung von Gelenkschleimhaut durch die Gelenkkapsel infolge chronisch-entzündlicher Erkrankungen mit vermehrter Synovialflüssigkeitsbildung. Im Verlauf dickt die Flüssigkeit ein und es entsteht eine gallertige Masse. Ganglien finden sich v. a. an der dorsalen, seltener palmaren Seite der Handwurzel. Die Schwellung ist unterschiedlich groß, aber meist nicht schmerzhaft. Eine Behandlung ist meist nicht nötig.

13.5.3 Tendovaginitis

Sehnenscheidenentzündungen können akut oder chronisch nach mechanischer Überbeanspruchung auftreten (z. B. Computerarbeit). Klinisch stehen die schmerzhafte Bewegungseinschränkung und Schwellungen im Vordergrund. Eventuell lässt sich auch ein Reiben bei Streckbewegungen tasten. Akute Entzündungen sollten therapeutisch mit einer Schiene ruhiggestellt werden; bei chronischen stehen Schonung und Massagen bzw. Wärmeapplikation im Vordergrund.

Eine Sonderform ist die **Tendovaginitis stenosans de Quervain**, die die Sehnen der M. abductor pollicis longus und M. extensor pollicis brevis (also das erste Strecksehnenfach) betrifft. Hält der Patient seinen Daumen in der Faust und bewegt er sein Handgelenk nach ulnar, treten Schmerzen auf (**positiver Finkelstein-Test**).

Bei **Tendovaginitis stenosans** (= schnellender Finger, Digitus saltans) ist die Sehnenscheide über dem Grundgelenk der Fingerbeuger (**Ringband**) **zu eng**, was sich mit einem palmar tastbaren Knoten und einer eingeschränkten Streckfähigkeit bemerkbar macht. Beim Strecken der Finger tritt anfangs ein Schnappen auf, im Verlauf verbleibt der Finger in Beugestellung; die **aktive Streckung** ist sehr **schmerzhaft** und oft **unmöglich**. Therapie der Wahl ist die **operative Tendotomie** (Ringbandspaltung in Längsrichtung).

13.6 Neurologische Erkrankungen

Eine Auswahl an neurologischen Erkrankungen an Unterarm und Handgelenk ist in **Tab. 13.1** zusammengefasst. Für Näheres zu den typischen Ausfallerscheinungen in Abhängigkeit vom Läsionsort der einzelnen Handnerven s. auch Neurologie [S. B986].

13.7 Verletzungen des Unterarms und der Hand

13.7.1 Unterarmschaftfraktur

Einteilung: Folgende Frakturvarianten werden unterschieden:
- **isolierte** Fraktur von Ulna (Parierfraktur) oder Radius
- **gemeinsame** Fraktur von Ulna und Radius
- Luxationsfraktur angrenzender Gelenke:
  - **Monteggia-Verletzung:** Ulnafraktur und Luxation des Radiusköpfchens
  - **Galeazzi-Verletzung:** Radiusschaftfraktur mit Ruptur der Membrana interossea und Luxation des distalen Radioulnargelenks.

Bei Kindern kommt es aufgrund des noch elastischen Periosts zu Sonderformen (Grünholzfraktur, Wulstfraktur [S. B238]).

Ätiologie: Meist ist eine direkte Gewalteinwirkung im Rahmen eines Sturzes ursächlich. Luxationsfrakturen entstehen auch durch indirekte Gewalteinwirkung, z. B. Sturz auf die ausgestreckte Hand bei supiniertem (Galeazzi) oder proniertem (Monteggia) Unterarm.

Einteilung: Die Unterarmschaftfrakturen werden nach AO klassifiziert:
- **Typ A:** einfache Frakturen von Ulna (A1), Radius (A2) oder beiden Knochen (A3)
- **Typ B:** Keilfrakturen von Ulna (B1), Radius (B2) oder beiden Knochen (B3)
- **Typ C:** komplexe Frakturen
  - C1: komplexe Fraktur der Ulna, einfache des Radius
  - C2: komplexe Fraktur des Radius, einfache der Ulna
  - C3: komplexe Fraktur beider Knochen.

Klinik und Diagnostik: Frakturzeichen, Schmerzen, Schwellung und schmerzhafte Bewegungseinschränkung. Obligat ist die Überprüfung von Durchblutung, Motorik und Sensibilität (z. B. Kribbelparästhesien des 4. und 5. Fingers bei N.-ulnaris-Schädigung). Die Diagnose wird anhand des Röntgenbefundes gestellt. **Cave:** Vor allem die Monteggia-Verletzung kann übersehen werden.

Therapie: Primär **konservativ** werden lediglich isolierte Ulnaschaftfrakturen im mittleren Drittel (Oberarmgips, Brace) sowie kindliche Grünholzfrakturen behandelt. Bei Letzteren wird die Fraktur in Narkose reponiert und evtl. auch die intakte Kortikalis der Gegenseite gebrochen. Dann bekommen die Kinder einen gespaltenen Oberarmgips. Regelmäßige radiologische Kontrollen sind notwendig, bei sekundären Fehlstellungen folgt eine operative Behandlung.

Tab. 13.1 Überblick über neurologische Erkrankungen an Unterarm und Handgelenk

	Karpaltunnelsyndrom (s. Neurologie [S. B986])	Nervus-ulnaris-Engpasssyndrom am Handgelenk	Sulcus-ulnaris-Syndrom
Ätiologie	Kompression des N. medianus im Karpaltunnel (z. B. Synovialitis, Tumoren, Fehlstellungen, Überlastung)	Kompression des N. ulnaris in der Guyon-Loge (z. B. Abstützen auf Fahrradlenker, Tastatur)	Kompression des N. ulnaris im Sulcus ulnaris (z. B. Fraktur)
Klinik	zunehmende nächtliche Schmerzen und Parästhesien (Dig. I–IV), Besserung bei Handschütteln, im Verlauf Sensibilitäts-, Feinmotorik- und Kraftverlust **Cave:** untypische Symptome möglich!	palmare und ulnare Handgelenkschmerzen, motorische, aber keine sensiblen Ausfälle	Druckschmerzhaftigkeit, Parese distaler Fingerflektoren, M. flexor carpi ulnaris, Krallenhand, Sensibilitätsstörungen
Diagnostik	neurologische Untersuchung, Hoffmann-Tinel-Zeichen und Phalen-Test positiv, Neurophysiologie (EMG, NLG) bei unklarer Klinik	bei Lähmung: Froment-Zeichen positiv, Krallenhand, Neurophysiologie (EMG, NLG) der Guyon-Loge	Neurophysiologie (EMG, NLG) über dem Sulcus
Therapie	operative Spaltung des Retinaculum flexorum bei Nervenschädigung im EMG	konservativ, selten Spaltung des Lig. carpi palmare	Verlagerung des Nervs in die Ellenbeuge

- **Hoffmann-Tinel-Zeichen:** Parästhesien und Schmerzen bei Beklopfen der Handgelenkbeugefalte bei gering dorsalflektierter Hand.
- **Phalen-Test:** Parästhesie im Medianusgebiet, wenn beide Handgelenke palmarflektiert aneinandergelegt werden.

Alle anderen Frakturen werden **operiert**. Die Standardmethode ist **Plattenosteosynthese**, wobei im Idealfall 4 Kortikalisschrauben pro Hauptfragmentseite angebracht werden. Beim polytraumatisierten Patienten und offenen Frakturen kommt vorübergehend ein Fixateur externe zum Einsatz. Dislozierte Frakturen bei Kindern werden mittels intramedullärer, flexibler Marknagelung oder Kirschner-Drähten versorgt.

Die **Monteggia-Verletzung** wird beim Kind nach erfolgreicher geschlossener Reposition (Zug am supinierten Unterarm) konservativ mittels Gips, in den anderen Fällen mittels Ulnaosteosynthese und evtl. offener Radiusreposition behandelt. Auch die Kinder mit **Galeazzi-Verletzung** werden eher konservativ therapiert. Bei Erwachsenen erfolgt i. d. R. eine Plattenosteosynthese des Radius und Kirschner-Draht-Versorgung des Radioulnargelenks.

13.7.2 Distale Radiusfraktur

Synonym: Radiusfraktur loco typico (Colles-Fraktur)

Epidemiologie und Ätiologie: Distale Radiusfrakturen sind die häufigsten Knochenbrüche des Menschen. Sie entstehen häufig durch Sturz auf das gestreckte (Extensions- oder **Colles-Fraktur**) oder seltener auf das gebeugte Handgelenk (Flexions- oder **Smith-Fraktur**).

Einteilung: Die AO unterscheidet zwischen extraartikulären (Typ A), partiell intraartikulären (Typ B) und vollständig intraartikulären (Typ C) Frakturen.

Klinik und Diagnostik: Schmerzen, Schwellung, Hämatombildung und Bewegungseinschränkung. Die Colles-Fraktur ist durch eine Abweichung der Fraktur nach radial (Bajonettstellung) und dorsal (Fourchette-Stellung) gekennzeichnet. Die Diagnose wird anhand der Röntgenaufnahme in 2 Ebenen bestätigt.

Therapie: Das therapeutische Vorgehen richtet sich nach
- dem Ausmaß und der Richtung von Dislokation und Einstauchung
- dem Frakturverlauf und
- den Begleitverletzungen.

Die **konservative Therapie** ist angezeigt bei stabilen extraartikulären und nur leicht dislozierten intraartikulären Frakturen. Vor der Reposition wird den Patienten ein Lokalanästhetikum dorsal in den Bruchspalt gespritzt. Danach werden der Daumen, Zeige- und Mittelfinger an einem sog. **Mädchenfänger** befestigt und die Fraktur in Extensionsstellung unter vertikalen Zug gesetzt (1–3 kg). Kommt es nicht von allein zur Reposition, wird unter radiologischer Kontrolle mit Daumendruck manuell reponiert. Dabei muss der anatomische **distale Radiusgelenkwinkel** (nach Böhler) berücksichtigt werden: Der Winkel steigt nach radial um 25°, nach dorsal um 10°. Anschließend wird der Unterarm in einer Gipsschiene ruhiggestellt.

Bei **instabilen Frakturen** oder **Trümmerfrakturen** ist die Indikation zur **Operation** gegeben. Zur Verfügung stehen hierbei die Versorgung mittels Drähten oder volarer, selten dorsaler Plattenosteosynthese (Abb. 13.4). Abrissfrakturen des Processus styloideus radii werden mittels Schraubenosteosynthese versorgt. Um die ursprüngliche Radiuslänge wiederherzustellen, können Trümmerfrakturen auch mit Fixateur externe behandelt werden.

13.7.3 Kahnbeinfraktur

Synonym: Skaphoidfraktur

Epidemiologie und Ätiologie: Kahnbeinfrakturen sind mit Abstand die häufigsten Frakturen der Handwurzelknochen. Vor allem Männer zwischen dem 20. und 30. Lebensjahr sind betroffen. Ursächlich ist ein Sturz auf das gestreckte Handgelenk, wobei das Kahnbein i. d. R. im **mittleren Drittel** bricht. Frakturen im proximalen Drittel sind prognostisch ungünstig, da das Skaphoid in diesem Bereich hauptsächlich aus Gelenkflächen besteht und die Durchblutung somit schlecht ist.

Einteilung: Gebräuchlich ist die Klassifikation nach Herbert (Tab. 13.2).

Klinik: Die dorsale Handwurzel schmerzt und ist geschwollen, die **Tabatière** ist **druckschmerzhaft**. Bei Radialabduktion und Stauchung des Daumens verstärken sich

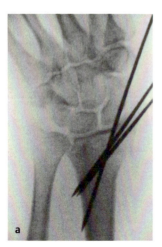
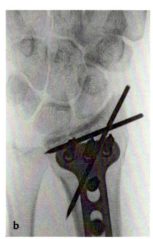

Abb. 13.4 Operative Versorgung bei distaler Radiusfraktur.
a Versorgung mittels Kirschner-Drähten. **b** Plattenosteosynthese von volar. (aus: Henne-Bruns et al., Duale Reihe Chirurgie, Thieme, 2008)

Tab. 13.2 Klassifikation der Kahnbeinfrakturen nach Herbert

Typ	Befund
A	A1: Tuberkulumfraktur, A2: Fraktur in der Mitte des Skaphoids, keine Dislokation
B	schräge (B1) oder quere (B2) Fraktur im mittleren Drittel, B3: Fraktur des proximalen Drittels, B4: perilunäre Luxationsfraktur, B5: Mehrfragmentfraktur
C	Fraktur mit verzögerter Heilungstendenz
D	straffe (D1) oder mobile (D2) Pseudoarthrose

die Schmerzen. Die Symptomatik kann auch nur gering ausgeprägt sein. Bei Pseudoarthrose ist der **Watson-shift-Test** positiv: Schmerzen bei Radialabduktion der Hand bei gleichzeitigem Druck auf das Skaphoid nach dorsal.

Diagnostik: Röntgenaufnahmen werden in 4 Ebenen angefertigt („Kahnbeinquartett", Abb. 13.5): dorsopalmar bei geballter Faust, seitlich sowie bei 45° pro- und supiniertem Unterarm. Anfangs können die Röntgenaufnahmen noch unauffällig sein, daher sollte bei klinischem Verdacht ein Gips über 14 Tage angelegt und danach erneut geröntgt werden. Lässt sich dann immer noch keine eindeutige Diagnose stellen, ist eine CT oder MRT angezeigt.

MERKE Kahnbeinfrakturen werden leicht übersehen.

Therapie: Konservativ behandelt werden Frakturen im mittleren oder distalen Drittel, die nicht oder nur wenig disloziert sind, und Patienten mit klinischem Verdacht, aber fehlendem radiologischem Frakturnachweis. Zumeist wird ein Unterarmgips mit Daumeneinschluss für 6–8 Wochen angelegt.

In allen anderen Fällen liegt eine Indikation zur **Operation** vor. Dabei sollte ein möglichst frühzeitiger Termin angestrebt werden (notfallmäßig bei offener, irreponibler Fraktur und Kompartment-Syndrom). Die Fraktur wird **reponiert** und im Anschluss mit einer sog. **Herbert-Schraube** fixiert. Sie ist durch ihr feines Gewinde an der Spitze gekennzeichnet, wodurch der Bruchspalt beim Einbringen der Schraube komprimiert wird. Postoperativ erhalten die Patienten einen Unterarmgips für 1 Monat.

13.7.4 Perilunäre Luxation und Lunatumluxation

DEFINITION
- **perilunäre Luxation:** Luxation der Handwurzelknochen, das Os lunatum bleibt in normaler Position; in Kombination mit Skaphoidfraktur spricht man von der De-Quervain-Luxationsfraktur.
- **Lunatumluxation:** Luxation des Os lunatum.

Ätiologie: Sturz auf das gestreckte Handgelenk. Häufig ist die Handwurzel auch bei Frakturen der Proc. styloideus ulnae und radii mitverletzt. Das Lunatum luxiert bevorzugt nach palmar, wodurch es zur **Hypästhesie** im Versorgungsbereich des **N. medianus** kommen kann. Luxationen der Handwurzelknochen gefährden prinzipiell deren Durchblutung (→ Nekrosegefahr).

Klinik und Diagnostik: Eingeschränkte Beweglichkeit im Handgelenk und **Schwellung**; evtl. **Sensibilitätsverlust** an der Palmarseite der ersten 3 Finger bei palmarer Lunatumluxation. Durch die Fehlstellung kann eine **Bajonettstellung** imponieren.

In der dorsopalmaren **Röntgenaufnahme** erscheint das Lunatum bei Luxation nicht mehr recht-, sondern **atypisch dreieckig** (Abb. 13.6). Die karpalen Bögen sind unterbrochen. Die Luxationsrichtung nach palmar oder dorsal erkennt man in der seitlichen Aufnahme. Bei Fraktur des Kahnbeins ist der distale Pol luxiert.

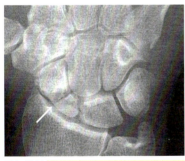

Abb. 13.5 **Röntgenbefund bei nichtdislozierter Kahnbeinfraktur** (aus Reiser, Kuhn, Debus, Duale Reihe Radiologie, Thieme, 2011)

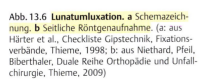 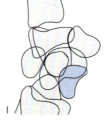 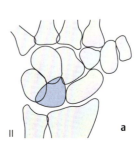 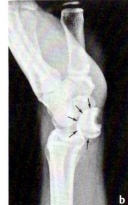

Abb. 13.6 **Lunatumluxation. a** Schemazeichnung. **b** Seitliche Röntgenaufnahme. (a: aus Härter et al., Checkliste Gipstechnik, Fixationsverbände, Thieme, 1998; b: aus Niethard, Pfeil, Biberthaler, Duale Reihe Orthopädie und Unfallchirurgie, Thieme, 2009)

Therapie: Bei Lunatumluxation wird primär versucht, die Luxation **konservativ** zu **reponieren**. Dazu wird die Hand nach Plexusanästhesie an einem Mädchenfänger ausgehängt (ca. 4–6 kg, > 20 min). Unter Röntgenkontrolle reponiert man dann das Lunatum manuell. Anschließend wird der Arm für ca. 6–12 Wochen mittels Oberarmgipsschiene unter Daumeneinschluss ruhiggestellt, evtl. kann nach 4 Wochen auf einen Unterarmgips gewechselt werden.

Ist der **Versuch des Reponierens erfolglos**, muss aufgrund der Nekrosegefahr **sofort operiert** werden: offene Reposition und Fixation mit Kirschner-Drähten. Anschließend wird der Arm analog der konservativen Therapie ruhiggestellt. Eine begleitende Skaphoidverletzung wird immer operativ versorgt.

Prognose: Meist bleibt die Beweglichkeit des Handgelenks eingeschränkt.

13.7.5 Mittelhand- und Fingerfrakturen

Ätiologie: Direktes Anpralltrauma oder Faustschlag. Bei eingeklemmten Fingern oder einem verfehltem Hammerschlag kann eine Nagelkranzfraktur auftreten.

Formen: Man unterscheidet zwischen **Köpfchen**- (intraartikulär), **Schaft**- (quer, schräg, Torsion) und **Basisfrakturen** (intraartikulär). Die **Basisfrakturen des Os metacarpale I** werden weiter differenziert in (Abb. 13.7):
- **Bennett-Fraktur** (**intraartikuläre Luxationsfraktur** des Daumensattelgelenks, wobei der ulnare Anteil in seiner anatomischen Lage verbleibt)
- **Rolando-Fraktur** (intraartikuläre, Y- oder T-förmige Trümmerfraktur des Daumensattelgelenks)
- **Winterstein-Fraktur** (extraartikulärer Schrägbruch).

Auch Mehrfragmentfrakturen können auftreten.

Klinik und Diagnostik: Schmerzen, Schwellung, Fehlstellung, Dreh- und Rotationsfehler (→ bei Flexion zeigen normalerweise alle Finger zum Skaphoid), Absinken des Metakarpalköpfchens. Die Diagnose wird im Röntgen (3 Ebenen) gestellt.

Therapie: Operiert werden Frakturen, die konservativ nicht reponiert werden können, disloziert sind, Frakturen mit Achsen- oder Rotationsfehlstellung, offene Frakturen, basale Luxationsfrakturen oder Frakturen mit Stufenbildung in der Gelenkfläche. Die Frakturen werden **offen reponiert** und mittels **Osteosynthese** versorgt. Bei Basisfrakturen des Os metacarpale I erfolgt meist gleich eine Platten- oder Schraubenosteosynthese, da die konservative Reposition aufgrund des starken Muskelzugs meist nicht langfristig erfolgversprechend ist. Abhängig von der postoperativen Stabilität werden die Patienten entweder physiotherapeutisch beübt (meist zusätzlich Anlegen einer Schiene) oder die Hand mit einem Gips ruhiggestellt.

Bei Fingerfrakturen wird i. A. eher operiert, wenn die Grundphalanx betroffen ist; Frakturen der distalen Phalanx behandelt man eher konservativ. Bei einer Nagelkranzfraktur trepaniert man das subunguale Hämatom und legt anschließend eine Fingergipsschiene an.

13.7.6 Sehnen- und Bandverletzungen

Verletzungen der Strecksehnen

Ätiologie und Anatomie: Schnitt-, Stichverletzung oder abrupte Flexionsbewegung (z. B. beim Einstopfen eines Leintuchs). Strecksehnenverletzungen werden in verschiedene Zonen eingeteilt (Abb. 13.8). Besonders rele-

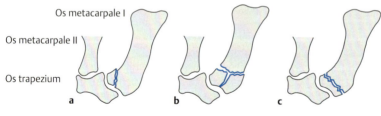

Abb. 13.7 **Basisfraktur des 1. Mittelhandknochens.** a Benett-Fraktur. b Rolando-Fraktur. c Winterstein-Fraktur. (aus: Härter et al., Checkliste Gipstechnik, Fixationsverbände, Thieme, 1998)

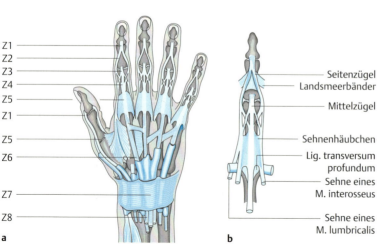

Abb. 13.8 **Anatomie der Strecksehnen.** a Zoneneinteilung b Extensorenapparat. (aus: Largiadèr, Saeger, Trentz, Checkliste Chirurgie, Thieme, 2008)

Tab. 13.3 Klinik bei Strecksehnenverletzungen

Lokalisation	Klinik
Daumengrund-/ sattelgelenk	• Verletzung des M. extensor pollicis longus: Daumenendglied hängt herab, Daumen kann vom Tisch nicht abgehoben werden • Verletzung des M. extensor pollicis brevis: leicht zu übersehen, da der M. extensor pollicis longus die Funktion übernimmt, fehlerhafte Begrenzung der Tabatière • Verletzung des M. abductor pollicis brevis: eingeschränkte radiale Abduktion
Handrücken und -gelenk	aufgrund des Connexus intertendineus • nur geringe Sehnenretraktion • fast kein Streckdefizit
Grundgelenk	• Verletzung in Zone 4: Streckdefizit nur bei kompletter Durchtrennung der Palmaraponeurose • Verletzung in Zone 5: ausgeprägtes Streckdefizit, meist Gelenkeröffnung
Mittelgelenk	• Verletzung in Zone 2: Streckdefizit nur, wenn beide Seitenzügel betroffen sind • Verletzung in Zone 3: Ruptur des Mittelzügels und/ oder eines Seitenzügels: Finger hängt im PIP-Gelenk herab, Teilruptur des Mittelzügels: Knopflochdeformität
Endgelenk	Endgelenk hängt herab und kann nicht gestreckt werden, wenn das Mittelgelenk fixiert wird

vant sind die Verletzungen im Gelenkbereich (Z1, Z3, Z5, Z7).

Klinik und Diagnostik: Die Klinik ist abhängig von der Lokalisation der Verletzung (Tab. 13.3). Sehnenverletzungen können übersehen werden, wenn die Funktion noch erhalten ist. Aufschlussreich sind **Funktionsprüfungen** wie die Streckung gegen einen Widerstand.

Therapie: Strecksehnenverletzungen am Endgelenk werden konservativ behandelt, indem der Patient für 6 Wochen permanent (!) eine **Extensionsschiene** (Stack-Schiene) tragen muss. **OP-Indikationen** zur Fixierung der Sehne am DIP sind ein dislozierter knöcherner Ausriss (Röntgenaufnahme), offene Verletzungen oder eine erfolglose konservative Therapie.

Auch bei einer **geschlossenen Durchtrennung** des **Mittelzügels** erfolgt eine Ruhigstellung mittels Schiene. **Alle übrigen Sehnenverletzungen** werden **End zu End vernäht**. Bei offenen Sehnenrupturen ist außerdem eine antibiotische Behandlung nötig. Postoperativ wird eine frühzeitige Therapie mit passiven Bewegungen angeschlossen.

Verletzungen der Beugesehnen

Ätiologie und Anatomie: Schnitt-, Sägeverletzung oder degenerative Veränderungen. Die Langfinger werden jeweils von einer oberflächlichen (Beugung der Mittelphalanx) und einer tiefen (Beugung der Endphalanx) Beugesehne versorgt. Die Ringbänder dienen der seitlichen Führung. Beugeverletzungen werden in 7 verschiedene **Zonen** eingeteilt. Vor allem im Bereich des Beugesehnenkanals bis zum Ansatz der oberflächlichen Beugesehne (Zone 2) sind die Sehnen durch die Ring- und Kreuzbänder eingeengt, wodurch es nach Sehnennähten zu Verwachsungen kommen kann.

Klinik: Die **Beugefunktion ist aufgehoben**. Abhängig von der Verletzung finden sich unterschiedliche Befunde:
- Durchtrennung der **oberflächlichen Beugesehne**: Wenn die übrigen Langfinger gestreckt gehalten werden, kann der betroffene Finger aktiv nicht gebeugt werden.
- Durchtrennung der **tiefen Beugesehne**: keine aktive Beugung im Endgelenk
- Durchtrennung **beider Beugesehnen:** keine aktive Beugung im Endgelenk, kein Beugetonus
- **Teilruptur:** Beugung gegen Widerstand ist aufgehoben bzw. schmerzhaft.

Therapie: Prinzipiell wird jede Verletzung an den Beugesehnen **operativ** versorgt. Nach Möglichkeit wird eine primäre Beugesehnennaht innerhalb der ersten 24 h angestrebt. Zuerst erweitert man die Wunde mit einer zickzackförmigen Inzision und präpariert die Sehne dann so schonend wie möglich frei. Bei Verletzungen der Ringbänder kann ein Bogensehneneffekt eintreten. Die Sehnen werden mit 2 Nähten, einer Kernnaht (z. B. Kirchmayr-Kessler) und einer fortlaufenden epitendinösen Naht wiedervereinigt. Bei Durchtrennung beider Sehnen vernäht man am Finger zuerst die oberflächliche, an Hand und Handgelenk zuerst die tiefe Sehne.

Ulnare Seitenbandruptur des Daumens

Synonym: Skidaumen

Epidemiologie: Häufigste Bänderverletzung der Hand.

Ätiologie: Gewalteinwirkung von ulnar: Typischer Unfallhergang ist der Sturz beim Skifahren, wobei der Daumen in der Skistockschlaufe bleibt. Häufig ist auch die dorsale Kapsel mitverletzt.

Klinik und Diagnostik: Bewegungsabhängige Schmerzen und Schwellung, Hämatom. In der klinischen Untersuchung prüft man die seitliche Aufklappbarkeit mittels Valgusstress sowohl bei gestrecktem als auch bei 30° gebeugtem Daumen im Seitenvergleich. Pathologisch ist eine Aufklappbarkeit von > 20°. Darüber hinaus vermag es der Patient nicht, einen Schraubverschluss zu öffnen oder eine Flasche zwischen Daumen und Zeigefinger festzuhalten.

Zum Ausschluss von knöchernen Begleitverletzungen oder bei unsicherem klinischem Befund wird eine Röntgenaufnahme angefertigt (Daumenstrahl d.-p., seitlich, gehaltene Aufnahme).

Therapie: Inkomplette Rupturen werden für ca. 4 Wochen ruhiggestellt (Gipsschiene, Daumenorthese). Eine komplette Ruptur kann von allein nicht mehr ausheilen, wenn das ausgerissene Ligament nach proximal über die Adduktoraponeurose zurückgeschlagen ist (Stener-Defekt), und erfordert daher eine operative Bandnaht.

13.7.7 Fingeramputation

Man unterscheidet eine komplette von einer inkompletten Amputation, bei der die Durchblutung fehlt und der Weichteilmantel < 25 % des Umfangs ausmacht. Bei kompletten Abtrennungen eines Fingers unterscheidet man Amputationen infolge glattrandiger Schnittverletzungen (gute Prognose bei Replantation), Amputationen mit Quetschungen sowie Avulsionsamputationen (Ausrissamputation, schlechte Prognose).

Erstversorgung: Amputationsverletzungen müssen **sofort versorgt** werden:
- Amputationsstumpf hochlagern, steriler Kompressionsverband; keine Blutsperre!
- Amputat in sterile Kompressen wickeln, in wasserundurchlässigen Plastiksack verpacken, diesen in einen 2. Sack mit Eiswasser verpacken (**Cave:** kein direkter Kontakt von Amputat und Eis!)
- Volumengabe und Analgesie
- Bei komplexen Verletzungen Patient so rasch wie möglich in ein mikro-/handchirurgisches Zentrum überstellen.

Replantation: Abgetrennte Finger sind eine Indikation zur Replantation. Dazu werden zuerst der Amputatstumpf und das Amputat präpariert, die umgebende Haut desinfiziert und ein Wunddébridement durchgeführt. Danach wird das Skelett mit dorsalen Minifragmentplatten stabilisiert und die verschiedenen Strukturen werden rekonstruiert (erst Beugesehnen, dann Arterien, Nerven, Strecksehnen, Venen, Hautmantel).

14 Erkrankungen und Verletzungen des Beckens

14.1 Degenerative Erkrankungen

14.1.1 Iliosakralgelenkdysfunktionen

DEFINITION Funktionelle Störung des Iliosakralgelenks mit schmerzhafter Bewegungseinschränkung.

Epidemiologie: Besonders unter Patienten mit chronischen Rückenschmerzen soll die Rate an unerkannter ISG-Dysfunktion hoch sein.

Ätiologie: Die Ätiologie ist unklar. Man vermutet degenerative Veränderungen, Beckenasymmetrien (z. B. durch Beinlängendifferenzen) oder Blockaden der Gelenkflächen durch plötzliche Rotationsbewegungen als auslösende Faktoren.

Klinik: Die Patienten schildern Schmerzen in der Lumbal- und Sakralregion, häufig mit Ausstrahlung in das Gesäß, die Rückseite des Oberschenkels und die Wade. Hierbei handelt es sich um **pseudoradikuläre Beschwerden**, die wahrscheinlich durch Reizung des M. piriformis und des N. ischiadicus entstehen. Der Ausschluss eines Diskusprolaps mit echter radikulärer Symptomatik ist somit besonders wichtig.

MERKE Durch eine Verspannung des M. iliopsoas können auch Schmerzen im Abdomen und in der Leiste auftreten.

Diagnostik: Standard zum Nachweis einer ISG-Dysfunktion ist die Reduktion der Beschwerden durch Infiltration mit einem Lokalanästhetikum. Weniger aussagekräftig sind manuelle Provokationstests:
- **Spine-Test:** Untersucher steht hinter dem Patienten und legt die Hände auf die Spina iliaca posterior superior und die Dornfortsätze der Kreuzwirbel. Der Patient zieht ein Knie nach vorn oben. Normalerweise sinkt das Ilium auf dieser Seite ab.
- **Mennell-Zeichen** [S. B291].

Therapie: Manipulationstechniken (Deblockierungen) sind umstritten. Die positiven Effekte von **Physiotherapie** mit Muskelaufbau zum Ausgleich von Fehlstellungen sind vielfach beschrieben. **Intraartikuläre Injektionen** von Kortikosteroiden können die Symptome lindern. Als Ultima Ratio ist die **chirurgische Fixierung** oder die **Denervation** des Gelenks zu sehen.

14.1.2 Hyperostosis triangularis ilei

Die Hyperostosis triangularis ilei (früher: Sacroileitis condensans) ist häufig eine Röntgendiagnose ohne klinische Bedeutung. Sie wird besonders bei Frauen im mittleren Lebensalter nach Geburt von mehreren Kindern gestellt. Sie hat v. a. Bedeutung als Differenzialdiagnose der entzündlichen Sakroileitiden und von Metastasen.

14.2 Kokzygodynie

DEFINITION Spontanschmerz ausgehend vom sakrokokzygealen oder den interkokzygealen Gelenken.

Ätiologie: Bei der „echten" Kokzygodynie stammen die Beschwerden der Patienten häufig von einer posttraumatischen Fehlstellung oder Hyperflexibilität des Os coccygis. Die „Pseudokokzygodynie" stellt einen Übertragungsschmerz aus anderen Regionen dar, der durch das Zusammenlaufen segmentaler Nerven auf die Steißregion projiziert wird. Psychische Faktoren werden ebenso diskutiert. Die Erkrankung tritt gehäuft bei Frauen auf.

Klinik und Diagnostik: Die Schmerzen im Bereich des Steißbeins treten besonders beim Sitzen auf. Bei der **rektalen Untersuchung** fällt ein Bewegungsschmerz im sakrokokzygealen oder den interkokzygealen Gelenken auf (wichtiges diagnostisches Kriterium).

In einer **seitlichen Röntgenaufnahme** des Os coccygis kann eine Fehlstellung auffallen, die allerdings häufig auch bei Gesunden beobachtet wird. Die Röntgenaufnahme sollte v. a. dem Ausschluss infiltrativer Prozesse dienen. Sind die Patienten nach **Instillation eines Lokalanästhetikums** in das sakrokokzygeale Gelenk beschwerdefrei, ist die Diagnose gesichert.

Therapie:
- Physiotherapie mit Entspannungsübungen für die Beckenbodenmuskulatur
- Infiltration mit Glukokortikoiden
- Steißbeinresektion als Ultima Ratio bei erfolgloser Therapie (umstritten, da häufig anhaltende Beschwerden).

14.3 Traumatologie des Beckens

14.3.1 Beckenfrakturen

Epidemiologie: Beckenfrakturen sind seltene, aber schwerwiegende Verletzungen (Letalität: 7,9 %).

Ätiopathogenese: Beim jungen Patienten:
- **Polytrauma:** häufigste Ursache (z. B. Sturz aus großer Höhe, Überrolltrauma)
- **Typ-A-Frakturen:** nach plötzlicher Muskelkontraktion (z. B. Fußballspielen) oder lokaler Krafteinwirkung (z. B. Sturz auf das Gesäß), betroffen sind das Os coccygis, Spina iliaca anterior superior oder Tuber ischiadicum.

Beim älteren Patienten ist die Fraktur des Os sacrum nach Bagatelltrauma bei Osteoporose am häufigsten.

Einteilung: Die AO unterteilt die Beckenfrakturen nach ihrer horizontalen und vertikalen Stabilität oder Instabilität (Abb. 14.1).
- **Typ-A-Fraktur** (am häufigsten): stabiler (unbeweglicher) Beckenring (z. B. bei Beckenrandriss, Abrissfraktur)
- **Typ-B-Fraktur:** (rotations-)instabiler Beckenring, wobei der vordere Beckenring völlig durchtrennt ist und der hintere Anteil des Rings weitgehend erhalten bleibt. Die vertikale Stabilität ist erhalten. Hierzu gehört die sog. **Open-book- Fraktur**, bei der der Bandapparat der Symphyse und der ventrale Anteil der sakroiliakalen Bänder gesprengt werden, sodass sich das Becken auf der betroffenen Seite wie ein Buch aufklappen lässt. Hier ist es wichtig, zwischen Innen- oder Außenrotationsverletzungen zu unterscheiden.
- **Typ-C-Fraktur:** völlige Instabilität; der vordere und der hintere Beckenring sind zerstört und beide Beckenhälften sind vollständig voneinander getrennt.

Bei Typ-C-Frakturen lässt sich weiterhin unterscheiden, ob die Durchtrennung des hinteren Beckenrings durch eine Fraktur des Os ilium, eine Sprengung der Iliosakralfuge oder durch eine Fraktur des Os sacrum stattgefunden hat. **Frakturen des Os sacrum** werden gesondert nach Denis eingeteilt: transalare, transforaminale und zentrale (sakraler Spinalkanal) Sakrumfraktur. Dabei hat die Lokalisation der Fraktur v. a. Bedeutung in Hinblick auf die entstehenden Nervenschäden: Transforaminale Frakturen führen häufig zur Schädigung einzelner sakraler Nervenwurzeln, während es bei der zentralen Fraktur in mehr als der Hälfte d.F. zu komplexen Ausfällen mit „Reithosenanästhesie" kommt.

Eine Sonderform der Beckenfraktur ist die **postpartale Symphysendehiszenz**. Hierbei kommt es während des Geburtsvorgangs zu einer Sprengung der Symphyse, deren Bänder durch hormonelle Ausschüttung gelockert sind. Im Gegensatz zu traumatischen Verletzungen kann in diesem Fall häufig auch bei größeren Dehiszenzen konservativ therapiert werden, z. B. durch Anlage eines straffen Trochantergurts.

Klinik: Lokaler Druckschmerz oder eine **Instabilität** bei Kompression oder Distraktion (Aufklappbarkeit) des Beckens.

Morell-Lavallé-Läsion: Ausgedehnte Ablösung der Haut und der Subkutis von der Faszie (Décollement) mit ausgeprägten Flüssigkeitsansammlungen, die insbesondere nach Überrolltrauma auftritt. Die Komplikationsrate ist bei dieser Verletzung hoch (Nekrosen, Blutungen, Sepsis), sie geht mit einer deutlich höheren Letalität einher.

Komplikationen: Begleitverletzungen der inneren Organe (z. B. Blasen-, Urethraruptur, Darmverletzungen) oder Gefäß-Nerven-Straßen (= komplexes Beckentrauma) sowie erhebliche Blutverluste.

> **MERKE** Tiefe Becken- und Beinvenenthrombosen treten postoperativ gehäuft auf (mechanische Kompression und Abflussbehinderung) → frühzeitige ausreichende Thromboseprophylaxe.

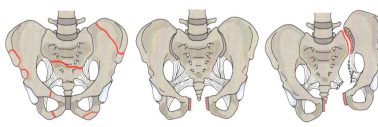

Abb. 14.1 AO-Klassifikation der Beckenfrakturen. (aus: Wülker, Taschenlehrbuch Orthopädie und Unfallchirurgie, Thieme, 2005)

Typ-A-Fraktur   Typ-B-Fraktur   Typ-C-Fraktur

Diagnostik: Das Ausmaß der Instabilität kann mittels **manueller Untersuchung** von einem erfahrenen Untersucher rasch eingeschätzt werden, indem dieser auf beide Beckenschaufeln Druck von anterior nach posterior („push and pull") und von den Seiten ausübt und so die Aufklappbarkeit oder Verschieblichkeit der Beckenhälften testet. **Cave:** Untersuchung nur einmal durchführen, da es zu erhöhtem Blutverlust kommen kann (Blutung aus dem präsakralen und paravesikalen Venenplexus, Beckenknochenspongiosa).

Zu den weiteren Maßnahmen zählen neben der Laboruntersuchung (kritisch: initialer Hämoglobingehalt < 8 mg/dl) die Erhebung des Pulsstatus, eine rektale bzw. vaginale Untersuchung sowie die Erhebung des neurologischen Status der unteren Extremität.

Mit **bildgebenden Verfahren** kann das Ausmaß der Verletzung genau beurteilt werden:
- Röntgen-Thorax- und Beckenübersicht a.-p., Becken: Inlet-/Outlet-Aufnahme (Schrägaufnahmen des Beckens zur Beurteilung des vorderen und hinteren Beckenrings in mehreren Ebenen)
- HWS-Röntgen zum Ausschluss von Begleitverletzungen
- Spiral-CT bei Unklarheiten oder V. a. Verletzung des hinteren Beckenrings
- Abdomensonografie zum Ausschluss freier Flüssigkeit, von Luft oder einer Blasenruptur
- retrograde Urethrozystografie (bei Makrohämaturie).

Therapie: Frakturen mit hohem Blutverlust müssen nach einer ersten Notfallversorgung (Volumensubstitution, evtl. Erythrozytenkonzentrat, Frischplasma und Gerinnungsfaktoren) möglicherweise bereits im Schockraum durch eine Beckenzwinge oder einen Fixateur externe stabilisiert werden, um den hämorrhagischen Schock zu vermeiden. Bei nichtstillbaren Blutungen sollte eine **Notfalllaparotomie** mit Tamponade erfolgen.

Patienten mit **Typ-A-Frakturen** erhalten eine ausreichende Analgesie und können rasch wieder mobilisiert werden. Bei **Typ-B-** oder **-C-Frakturen** muss der ventrale (Typ B) bzw. auch der dorsale (Typ C) Beckenring operativ mittels **Platten-** und **Schraubenosteosynthesen** versorgt werden. Diese Operationen können nach Stabilisierung des Patienten im Intervall nach 2–7 Tagen erfolgen.

14.3.2 Azetabulumfrakturen

Ätiologie: Frakturen des Azetabulums entstehen bei indirekter Gewalteinwirkung durch Druckfortleitung über das Femur. Die typische Verletzung ist die „**dashboard injury**", bei der der Autofahrer beim Unfall mit dem Knie gegen das Armaturenbrett prallt. Frakturen durch direkte Gewalteinwirkung sind selten. Mit erhöhtem Alter der Patienten werden allerdings zunehmend auch Azetabulumfrakturen nach Bagatelltrauma beobachtet.

Einteilung: In der Klinik wird die Einteilung nach **Letournel** in 5 einfache und 5 kombinierte Frakturformen verwendet. Einfache Frakturformen sind isolierte Frakturen entweder des vorderen oder des hinteren Pfeilers oder eine Querfraktur beider Pfeiler. Am häufigsten sind Frakturen der Hinterwand bei typischer „dashboard injury", bei Patienten über 65 Jahren sind Frakturen der Vorderwand häufiger.

Klinik: Die Symptome der Azetabulumfraktur sind schwer von denen einer Schenkelhalsfraktur abzugrenzen: Schmerzen im Beckenbereich, evtl. mit Fehlstellung des Beins in Innenrotation und Verkürzung, Trochanterstauchungsschmerz, Stauchungs- und Zugschmerzen sowie Bewegungseinschränkung des betroffenen Beins. Sie geht häufig mit einer Hüftluxation einher.

Diagnostik: Die Diagnostik basiert auf:
- Beckenübersichtsaufnahme a.-p.
- **Obturatoraufnahme:** Schrägaufnahme bei Anheben der verletzten Seite um ca. 45°
- **Ala-Aufnahme:** Schrägaufnahme bei Anheben der unverletzten Seite
- **CT** mit **2D-** und **3D-Rekonstruktion** ist aufgrund der Komplexität der Frakturen und der weitreichenden Folgen für die Wahl der Therapie unverzichtbar.

Therapie: In über 50 % der Fälle kann bei minimal dislozierter Fraktur, Zentrierung des Hüftkopfs im Gelenk und stabiler Hüfte ohne Luxationstendenz **konservativ** behandelt werden. Nach anfänglicher Ruhigstellung für mindestens 10–14 Tage erfolgt die zunehmende Mobilisation unter Teilbelastung über 12 Wochen. Vor Mobilisation sollte eine erneute Röntgenkontrolle erfolgen, um die Frakturstellung zu kontrollieren.

Bei instabiler Hüfte oder unmöglicher Rekonstruktion bei Trümmerfrakturen ist die Anlage einer **suprakondylären Femurextension** nötig. Dabei wird das betroffene Bein unter Zug für 2–3 Wochen extendiert. Die **operative Versorgung** gehört zu den schwierigsten rekonstruktiven Eingriffen der Unfallchirurgie und sollte nur erfolgen, wenn eine exakte Rekonstruktion der Gelenkfläche möglich ist. Zum Einsatz kommen Beckenrekonstruktionsplatten und Zugschrauben.

15 Erkrankungen und Verletzungen des Hüftgelenks und Oberschenkels

15.1 Diagnostik

15.1.1 Klinische Funktionsprüfungen

Beinlängenmessung: Gemessen wird i. d. R. im Stehen. Physiologisch ist ein Unterschied beim Erwachsenen von bis zu 1 cm. Vorgetäuscht werden kann eine unterschiedliche Beinlänge durch Ab- und Adduktionskontrakturen im Hüftgelenk oder Beckendeformitäten.

Beweglichkeit des Hüftgelenks: Geprüft wird anhand der Neutral-null-Methode [S. B280] passiv in Rückenlage:
- Flexion und Extension (physiologisch: 140/0/10°): Hüftbeugekontrakturen können evtl. durch eine kompensatorische Hyperlordose der Lendenwirbelsäule übersehen werden. Dies kann mit dem **Thomas-Handgriff** ausgeschlossen werden. Dabei lässt man den Patienten das gegenüberliegende Hüftgelenk beugen, sodass die Hyperlordose ausgeglichen und die Beugekontraktur sichtbar wird: Der Oberschenkel des betroffenen Beins hebt sich von der Unterlage ab. Gemessen wird der Winkel des betroffenen Beins im Hüftgelenk.
- Ab- und Adduktion (physiologisch: 40/0/30°): Man tastet die Spina iliaca anterior superior und prüft dann die Bewegungen.
- Innen- und Außenrotation (physiologisch: 40/0/50°): Prüfung bei im rechten Winkel gebeugtem Knie.

Spezielle Tests:
- **Trendelenburg-Zeichen:** Patient steht auf einem Bein. Positiv ist das Zeichen, wenn das Becken zur nicht belasteten Seite kippt. Der Oberkörper wird kompensatorisch auf die erkrankte Seite verlagert (Duchenne-Zeichen). Ursache ist eine Insuffizienz der Glutealmuskulatur. Wenn beide Hüften betroffen sind, kommt es zum Trendelenburg-Watschelgang. Ein positives Trendelenburg-Zeichen findet sich z. B. bei kongenitaler Hüftdysplasie oder Morbus Perthes.
- **Vierer-Zeichen:** Der Patient liegt auf dem Rücken und legt einen Fuß im rechten Winkel über das andere Kniegelenk. Das Zeichen ist nachweisbar, wenn das Knie nicht der Unterlage genähert werden kann, also bei eingeschränkter Abduktion wie z. B. beim Morbus Perthes.
- **Drehmann-Zeichen:** Beugt man das Hüftgelenk, kommt es zur Außenrotation in der Hüfte; die Innenrotation ist nicht möglich. Vorkommen bei Epiphysiolysis capitis femoris.
- **Mennell-Zeichen:** Patient liegt in Bauch- oder Seitenlage. Ein Bein wird gestreckt und das gegenseitige maximal gebeugt. Schmerzen treten auf bei Störungen des Iliosakralgelenks.
- **3-Phasen-Test:** Unspezifisches Zeichen, um Hüft-, Iliosakral- oder Rückenschmerzen zu unterscheiden. Dazu liegt der Patient in Bauchlage und die erkrankte Hüfte wird passiv gestreckt. Zuerst fixiert der Untersucher mit seiner Hand das Becken, dann das Iliosakralgelenk und zuletzt die LWS.
- **Untersuchung beim Säugling** [S. B292].

15.1.2 Bildgebende Verfahren

Standardröntgenaufnahmen der Hüfte sind die a.-p.-Beckenübersicht und die seitliche Aufnahme nach **Lauenstein** (Rückenlage, 45° Flexion, 45° Abduktion). **Bei speziellen Fragestellungen** gibt es u. a. außerdem die Möglichkeit einer
- **schrägen Hüftaufnahme** wie der Foramen-obturatum-Aufnahme (heute jedoch eher CT) oder Ala-Aufnahme (Darstellung des ventralen Pfannendachs und Os ilium)
- **Aufnahme nach Imhäuser** zur Darstellung einer dorsalen Dislokation und der Weite der Hüftkopfepiphyse (Rückenlage, 90° Flexion in Hüfte und Knie, Abduktion der Hüfte)
- **Aufnahme nach Dunn-Rippstein** zur Darstellung des projizierten Antetorsionswinkels (Rückenlage, 90° Flexion in Hüfte und Knie, 20° Abduktion, Rotation neutral)
- **Iliosakralgelenk schräg**.

Weitere Verfahren:
- **Sonografie:** Darstellung eines Hüftgelenkergusses
- **CT:** Einsatz v. a. bei Beckenfrakturen und zur präoperativen Diagnostik
- **MRT:** Die MRT eignet sich v. a. bei Fragestellungen, die das Labrum acetabulare betreffen. Außerdem ist sie indiziert bei beginnendem Morbus Perthes sowie Femurkopfnekrosen im Erwachsenenalter, Osteoporose- oder Tumorverdacht, Sehnenrupturen sowie degenerativen oder entzündlichen Erkrankungen. Bei V. a. eine Beteiligung des Knorpels oder Labrums kann eine MR-Arthrografie durchgeführt werden.

15.2 Kindliche Hüftgelenkerkrankungen

15.2.1 Kongenitale Hüftdysplasie und -luxation

DEFINITION
- **Hüftdysplasie:** Verknöcherungsstörung des Hüftgelenks, bei der das Pfannendach abgeflacht und der Pfannendachwinkel steil ist
- **Hüftgelenkluxation:** Dislokation des Hüftkopfes aus seiner Pfanne.

Epidemiologie und Ätiologie: Die Hüftgelenkdysplasie ist die häufigste angeborene Skelettfehlentwicklung (Inzidenz 2–4 %), wobei **Mädchen** deutlich häufiger betroffen sind (w:m = 8:1). Die Inzidenz von Hüftgelenkluxationen beträgt 0,7 %. Es besteht eine hohe geografische und ethnische Schwankungsbreite, was neben genetischen auch für **exogene Einflussfaktoren** nach der Geburt spricht (z. B. unterschiedliche Art, wie Babys getragen werden). Weitere Risikofaktoren sind intrauterine Lageanomalien (Steiß- oder Beckenendlage), ein Oligohydramnion oder Hormoneinflüsse vor der Geburt, wobei sich Letztere nur bei Mädchen auswirken. Intrauterine Hüftgelenkluxationen sind sehr selten.

Pathogenese: Die o. g. Faktoren führen zu einer Kapselüberdehnung, wodurch der Pfannenerker nur verzögert verknöchert. Die **Hüftpfanne** ist **flach** und der **Pfannendachwinkel steil**, das Pfannendach nur unzureichend überdacht. Dadurch werden Dezentrierungen des Femurkopfs und damit Luxationen begünstigt.

Bei geringem Ossifikationsdefekt kommt es noch zu keiner **Dezentrierung**. Möglich sind sowohl die Ausheilung als auch eine Verschlechterung (v. a. während der Pubertät). Bei dezentriertem Femurkopf ist die Belastung im Bereich des Pfannenerkers deutlich erhöht und das Pfannendach flacht zunehmend ab; eine spontane Besserung tritt nicht mehr ein. Der Hüftkopf rutscht nach hinten und oben aus seiner Pfanne. Im weiteren Verlauf wird die ursprüngliche Gelenkpfanne durch Fettgewebe ersetzt und die Hüftgelenkkapsel von der Sehne des M. iliopsoas eingeschnürt (→ erschwerte Reposition).

Klinik und Diagnostik: Die **Hüftdysplasie** fällt klinisch nicht auf. Bei einer **Hüftgelenkluxation** ist der betroffene Oberschenkel bei Hüft- und Kniebeugung (jeweils 90°) verkürzt. Im Seitenvergleich wird das betroffene Bein weniger bewegt als die Gegenseite. Außerdem kann das Bein an der betroffenen Seite nicht abgespreizt werden.

Eine Asymmetrie der Oberschenkelhautfalten oder der Gluteal-, Vaginal- oder Analfalte ist kein zuverlässiges klinisches Zeichen, da eine Hüftluxation auch ohne Hautfaltenasymmetrie vorliegen kann.

> **MERKE** Neugeborene mit Hüftgelenkluxation strampeln typischerweise asymmetrisch.

Diagnostik: Diagnostische Methode der Wahl ist die Sonografie.

Klinische Diagnostik: Die Instabilitätszeichen (Ortolani-, Barlow-Zeichen) sind nach dem ersten Lebensmonat nicht mehr nachweisbar und sollten nicht mehr provoziert werden.
- **Ortolani-Zeichen** → Klicken beim An- und Abspreizen der Hüfte (Schnapp-Phänomen)
- **Barlow-Zeichen** → Bei einer instabilen Hüfte lässt sich eine (Sub-)Luxation provozieren, wenn man die Hüfte adduziert und gleichzeitig mit dem Daumen leichten Druck nach dorsal ausübt.
- **Abspreizhemmung** → Die kranke Hüfte (90° Beugung in Knie und Hüfte) lässt sich nicht auf die Unterlage abspreizen, da sich die Adduktorenmuskulatur reflektorisch kontrahiert; relevant v. a. bei einseitigem Befund; evtl. berichten die Eltern von einer Seitendifferenz beim Wickeln.

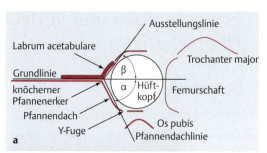

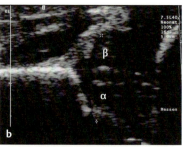

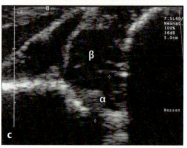

Abb. 15.1 Sonografie bei angeborener Hüftgelenkdysplasie.
a Schema. **b** Normalbefund beim Neugeborenen (α-Winkel 64°, β-Winkel 46°). **c** Unreife Hüfte Typ IIa (α-Winkel 55°, β-Winkel 71°). (aus: Reiser, Kuhn, Debus, Duale Reihe Radiologie, Thieme, 2011)

- **Faltenasymmetrie** der Glutealmuskulatur: klinisch unsicheres Zeichen, fehlt bei beidseitigem Befund
- **Beinlängendifferenz:** Vorliegen erst bei ausgeprägtem, einseitigem Befund
- **Trendelenburg-Watschelgang:** nachweisbar mit Laufbeginn aufgrund der insuffizienten Glutealmuskulatur

> **MERKE** Wegen der Gefahr der Hüftpfannenverletzung und Hüftkopfnekrose sollte das Ortolani-Zeichen nicht wiederholt provoziert werden.

Sonografie: Auf vielen neonatologischen Stationen und spätestens im Rahmen der Vorsorgeuntersuchung **U3** werden in Deutschland alle Neugeborenen in einem **sonografischen Screening** auf Hüftanomalien untersucht (Abb. 15.1). Die Sonomorphologie des Hüftgelenks wird **nach Graf** in verschiedene Stadien eingeteilt (Tab. 15.1). Dieser Einteilung liegen die Weite des Knochendach- (α-) und des Knorpelwinkels (β-Winkel) zugrunde. Der **α-Winkel** wird zwischen dem lateralen Rand des Os ilium und der knöchernen Hüftpfanne gemessen und beschreibt die Ausformung der knöchernen Hüftpfanne. Der **β-Winkel** zwischen Os ilium und Labrum acetabulare bildet das knorpelige Pfannendach ab. Bei positiver Fami-

15.2 Kindliche Hüftgelenkerkrankungen

Tab. 15.1 Einteilung der Hüftgelenktypen anhand der Sonografie (nach Graf)

Typ	α-Winkel	β-Winkel	knöcherner Erker qualitativ	knorpeliger Erker qualitativ	Therapie
Ia	≥ 60	≤ 55	eckig	(weit) übergreifend	keine
Ib	≥ 60	> 55	stumpf	(kurz) übergreifend	keine
IIa (≤ 3. Lebensmonat)	50–59	> 55	rund	übergreifend	Kontrolle
IIb (> 3. Lebensmonat)	50–59	> 55	rund	übergreifend	Abspreizbehandlung
IIc	43–49	≤ 77	rund bis flach	noch übergreifend	Abspreizbehandlung
IId	43–49	> 77	rund bis flach	verdrängt	sichere Fixation
IIIa–b	< 43	> 77	flach	verdrängt ohne oder mit Strukturstörung	Reposition/Fixation
IV	< 43	nicht messbar	flach	nach kaudal verdrängt	Reposition/Fixation

lienanamnese wird eine 2-malige sonografische Untersuchung empfohlen. Wichtig ist in jedem Fall, dass die Säuglinge während der Untersuchung entspannt sind, damit eine instabile Hüfte nicht durch eine muskuläre Abwehrspannung verschleiert wird.

Beim Auftreten von Risikofaktoren sollte möglichst frühzeitig eine Hüftsonografie erfolgen. Hierzu zählen:
- instabile Hüfte
- Hüftdysplasien in der Familie
- Beckenendlage
- Stellungsfehler und Fehlbildungen der Füße (z. B. Klumpfuß).

Nach dem 1. Lebensjahr ist die Hüftsonografie nicht mehr geeignet, da der Hüftkopf zunehmend verknöchert.

Röntgenaufnahmen sind erst nach dem 1. Lebensjahr sinnvoll und werden bei sonografisch unklaren Befunden sowie zur qualitativen Beurteilung von Ossifikationsstörungen eingesetzt. Röntgenologisch relevante Winkel sind der alters- und geschlechtsabhängige Pfannendach- oder **AC-Winkel** (→ immer mit den altersentsprechenden Normwerten vergleichen) zur Beurteilung der Inklination des Pfannendachs und der Zentrum-Ecken-Winkel (**CE-Winkel**), der die Überdachung des Hüftkopfs darstellt. Abb. 15.2 zeigt schematisch deren Bestimmung sowie die röntgenologischen Veränderungen bei angeborener Hüftgelenkdysplasie.

Weitere radiologische Methoden: Arthrografie bzw. heutzutage vorwiegend auch MRT bei dislozierten Hüftgelenken zur Darstellung von Repositionshindernissen.

Therapie: Die Notwendigkeit einer Therapie leitet sich aus dem Stadium nach Graf ab. Prinzipiell gilt: Je früher mit der Therapie begonnen wird, desto kürzer ist die Behandlungsdauer der Hüftdysplasie. Eine physiologische Reifungsverzögerung muss nicht behandelt werden, sondern die Babys sollten „breit gewickelt" (z. B. 2 Windeln übereinander anziehen) und sonografisch kontrolliert werden. Ausgeprägte Dysplasien werden mittels Spreizhose oder speziellen Schienen (z. B. Tübinger-Schiene oder Pavlik-Bandage) behandelt (**Abspreizbehandlung**).

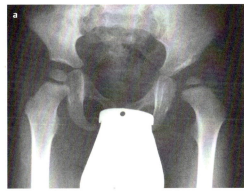
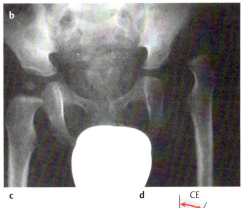
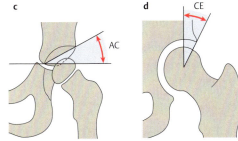

Abb. 15.2 Röntgenbefunde bei angeborener Hüftgelenkdysplasie.
a Dyplasie links (AC-Winkel 34°, rechts normal mit 15°). **b** Luxation links. **c** Bestimmung des Pfannendachwinkels. **d** Bestimmung des Zentrum-Ecken-Winkels. (aus: Wülker, Taschenlehrbuch Orthopädie und Unfallchirurgie, Thieme, 2005)

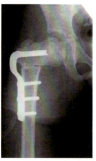

Abb. 15.3 **Intertrochantäre Varisierungsosteotomie.** (aus: Wülker, Taschenlehrbuch Orthopädie und Unfallchirurgie, Thieme, 2005)

MERKE Als Faustregel kann man sich merken: Die konservative Therapie dauert ungefähr doppelt so lange, wie das Kind bei der Diagnosestellung alt war.

Dislozierte Hüften müssen **reponiert** werden. Dies gelingt entweder manuell oder bei Repositionshindernissen mittels Schienen oder Extensionsbehandlung. Eine offene Reposition wird notwendig, wenn mittels konservativer Methoden keine Besserung innerhalb des ersten Lebensjahres eintritt. Nach der Reposition (geschlossen oder offen) ist eine entsprechende **Retentionsbehandlung** bei gebeugtem und abgespreiztem Bein erforderlich, z. B. mittels Becken-Bein-Gips nach Fettweis oder sog. Retentionsorthesen.

Eine Operation ist angezeigt, wenn im Alter von 2–5 Jahren mit den genannten bisherigen Maßnahmen keine Besserung erzielt werden konnte. Dann kann eine Acetabuloplastik und **Salter-Osteotomie** (Durchtrennen des Os ilium oberhalb des Acetabulums, Kippen der Symphyse um das Acetabulum und Fixation mit Knochenkeil bzw. Kirschner-Drähten) durchgeführt werden. Bei älteren Kindern wird eine Triple-Osteotomie notwendig (zusätzliches Durchtrennen des Os ischii und Os pubis), da die Symphyse nicht mehr so elastisch ist. Meist bestehen bei den Kindern außerdem eine Antetorsion und Valgität des proximalen Femurs, die mittels Femurosteotomie korrigiert werden (**Abb. 15.3**).

Prognose: Je früher der Therapiebeginn, desto besser die Heilungsaussichten. Kinder mit Hüftdysplasie haben im Erwachsenenalter ein erhöhtes Risiko für eine **Koxarthrose**. Infolge der Abspreizbehandlung kann es u. U. zur **Femurkopfnekrose** kommen.

15.2.2 Schenkelhalsfehlstellungen

Schenkelhalsfehlstellungen können röntgenologisch verifiziert werden. In der a.-p.-Aufnahme beider Hüftgelenke ist insbesondere der sog. **Centrum-Collum-Diaphysenwinkel** (**CCD-Winkel**) relevant, der den Schnittpunkt der Schenkelhals- und Oberschenkeldiaphysenachse darstellt. Der Winkel ändert sich physiologischerweise im Laufe des Wachstums von ca. 150° beim Neugeborenen, ca. 140° im Alter von 9 Jahren bis ca. 125° im Erwachsenenalter. In der a.-p.-Aufnahme lässt sich nur der projizierte CCD-Winkel darstellen, der reelle Winkel wird daraus und aus dem projizierten Antetorsionswinkel berechnet. Bei zu großem CCD-Winkel spricht man von **Coxa valga**, bei zu kleinem von **Coxa vara** (seltener). Ursächlich ist z. B. eine angeborene Hüftdysplasie. Bei deutlichen Fehlstellungen kann es aufgrund der inkongruenten Gelenkflächen zur frühzeitigen Koxarthrose kommen. Therapeutisch kann eine intertrochantäre Umstellungsosteotomie mit Valgisierung (bei Coxa vara) und Varisierung (bei Coxa valga) vorgenommen werden, um eine Arthroseentwicklung zu verhindern.

Um horizontale Schenkelhalsfehlstellungen feststellen zu können, sind Spezialaufnahmen (Dunn-Rippstein) erforderlich. Es handelt sich um **Coxa antetorta**, wenn der Schenkelhals zu weit nach vorn gekippt ist (häufiger), und **Coxa retrotorta** bei Verkippung nach hinten. Die Verkippung lässt sich anhand des Antetorsionswinkels beurteilen, der sich bis ins Erwachsenenalter noch verändert und dann ca. 12° beträgt. Beschwerden bestehen meist nicht. Pathologisch ist der Winkel erst, wenn er im Schulalter mehr als 50° aufweist. Patienten mit Coxa antetorta gehen oft kompensatorisch mit innenrotierten Beinen, können die Beine jedoch willentlich nach außen richten. In den meisten Fällen bildet sich der Winkel bis zum Wachstumsabschluss zurück. Die operative Korrektur ist nur bei massiver Fehlstellung oder begleitender Hüftdysplasie indiziert.

15.2.3 Morbus Perthes

Synonym: Morbus Legg-Calvé-Perthes, juvenile Hüftkopfnekrose

DEFINITION Aseptische Knochennekrose des kindlichen Hüftkopfs.

Epidemiologie: Mit einer Inzidenz von ca. 1:10 000 eine relativ häufige Erkrankung, **Jungen** sind bis zu 4-mal häufiger betroffen als Mädchen. Der Altersgipfel liegt zwischen dem 5. und 7. Lebensjahr. Auch Erkrankungen in späteren Lebensjahren sind möglich, aber selten.

Ätiopathogenese: Die Ursache für die **Durchblutungsstörung** ist unklar. Häufig ist ein retardiertes Skelettwachstum assoziiert. Auch mechanische Faktoren wie Mikrotraumen könnten ursächlich eine Rolle spielen. Die gegenüberliegende Hüfte kann zeitversetzt erkranken (ca. 10 % d. F.).

Ausgehend von einer Durchblutungsstörung, die vorwiegend den epimetaphysären Bereich der Femurkopfepiphyse betrifft, kommt es zu einer Nekrose des Knochenkerns. Infolge von Regenerationsmechanismen kommt es zu einem Abbau und einem Wiederaufbau der Epiphyse. Während dieser **Umbauphase** (Dauer: 3–4 Jahre) ist die Femurkopfepiphyse vermindert belastungsfähig. In dieser Zeit besteht die große Gefahr einer Deformierung.

15.2 Kindliche Hüftgelenkerkrankungen

Klinik: Schmerzen fehlen in der Frühphase häufig; ein einseitiges Hinken kann auffallen. Die Beschwerden sind jedoch recht unspezifisch, der klassische Hüftschmerz ist eher selten. Häufiger klagen die Kinder auch nur über Schmerzen im Knie.

> **MERKE** Hüftschmerzen bei Morbus Perthes können sich bei Kindern oftmals auf das Kniegelenk projizieren, daher sollte bei Kindern mit Knieschmerzen immer auch die Hüfte untersucht werden.

Diagnostik: Innenrotation und Abduktion sind schmerzhaft eingeschränkt, das Viererzeichen [S. B291] ist oftmals deutlich ausgeprägt. Auch das Trendelenburg-Zeichen [S. B291] ist positiv. Zudem besteht eine vorübergehende Skelettdysplasie.

Radiologisch (Beckenübersichtsaufnahme und v. a. Aufnahme nach Lauenstein) unterscheidet man 4 Stadien (Abb. 15.5):

- **Initialstadium:** Gelenkerguss, scheinbare Gelenkspaltverbreiterung, verkleinerter Kopfkern aufgrund der Vaskularisationsstörung
- **Kondensationsstadium:** verdichtete Femurepiphyse und zusammengesinterter Epiphysenkern
- **Fragmentationsstadium:** Fragmentation des Knochenkerns und subchondrale Aufhellung
- **Reparationsstadium:** struktureller Wiederaufbau mit pilzförmiger Abflachung und Vergrößerung des Femurkopfs.

Der Morbus Perthes wird anhand der radiologischen Veränderungen nach Catterall (Grad I–IV), Salter und Thompson (Typ A und B) sowie nach Herring (A–C) klassifiziert (**Abb. 15.4**):

Catterall-Klassifikation: Sie orientiert sich am Ausmaß des Hüftkopfbefalls, der sich von ventral nach dorsal ausbreitet. Besonders **ungünstige Zeichen** sind die Lateralisation des Hüftkopfes, die laterale Kalzifikation der Epiphyse, die metaphysäre Beteiligung, die horizontale Einstellung der Epiphysenfuge sowie die dreiecksförmige Rarefizierung der lateralen Metaphyse (**Gage-Zeichen**).

Klassifikation nach Salter und Thompson: Sie basiert auf der Ausdehnung der subchondralen Fraktur und ermöglicht eine Zuordnung bereits im Frühstadium der Erkrankung (gute Prognose bei Typ A).

Herring-Klassifikation: Sie beruht auf der Beurteilung des lateralen Drittels der Femurkopfepiphyse. Die Prognose ist gut, wenn die laterale Säule intakt ist oder mehr als die Hälfte der Höhe erhalten ist.

Frühzeitige Veränderungen lassen sich durch das konventionelle Röntgenbild nicht erfassen. Hierfür ist die MRT geeignet.

Differenzialdiagnosen: Abgegrenzt werden müssen **im Anfangsstadium** v. a. eine **Coxitis fugax** (meist jüngere Kinder, vorangehende Atemwegsinfektion in der Anamnese), eine **bakterielle Koxitis** (starke Schmerzen, Hüftgelenkpunktion) oder eine **Hypothyreose** bzw. Kretinismus (Schilddrüsenhormonwerte bestimmen). Im weiteren Verlauf sollten Skelettdysplasien, Hypophysendysfunktion (proportionierte Wachstumsretardierung mit Zurückbleiben der Wachstumszonen), Traumen oder eine Kortisontherapie ausgeschlossen werden.

Therapie: Durch die Behandlung sollen eine weitere Deformierung während der Reparationsphase und damit eine verminderte Belastbarkeit der Epiphyse sowie das Herausrutschen des Hüftkopfs aus seiner Pfanne (**Containmentverlust**) verhindert werden. Weiterhin soll die

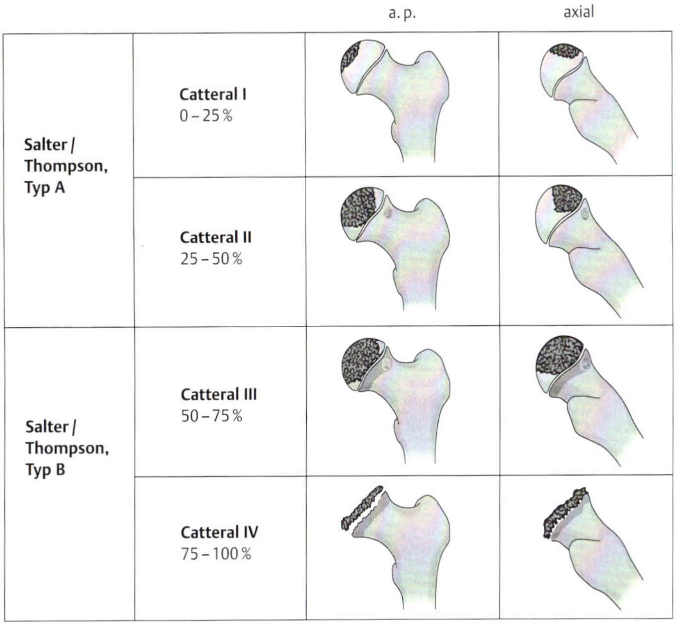

		a. p.	axial
Salter/Thompson, Typ A	Catterall I 0–25 %		
	Catterall II 25–50 %		
Salter/Thompson, Typ B	Catterall III 50–75 %		
	Catterall IV 75–100 %		

Abb. 15.4 Klassifikation des Morbus Perthes nach Catterall und Salter/Thompson. (aus: Imhoff, Linke, Baumgartner, Checkliste Orthopädie, Thieme, 2011)

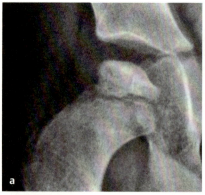
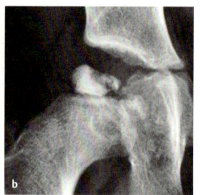
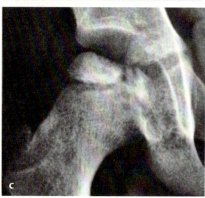

Abb. 15.5 Röntgenbefunde bei Morbus Perthes. a **Kondensationsstadium:** Der Femurkopf flacht zunehmend ab und verdichtet sich. b **Fragmentation** des Knochenkerns. c **Reparationsstadium** mit pilzförmig abgeflachtem Femurkopf. (aus: Niethard, Kinderorthopädie, Thieme, 2010)

ursprüngliche Gelenkkongruenz wiederhergestellt werden.
- **bei Kindern < 6 Jahren:** aufgrund des günstigen Spontanverlaufs eher abwartende Haltung mit regelmäßigen Kontrollen
- **bei älteren Kindern:** Kontrollen alle 3 Monate, evtl. Abspreizschienen. Ein operativer Eingriff wird notwendig, wenn der Hüftkopf aus der Pfanne zu gleiten droht (Catterall III, IV, Salter-Thompson B, Herring B–C) sowie radiologische Risikozeichen vorhanden sind. Möglich sind die intertrochantäre Varisationsosteotomie, die Beckenosteotomie nach Salter oder eine Triple-Osteotomie (bei Kindern > 8 Jahren). Nach der Operation bekommen die Kinder einen Becken-Bein-Gips (bzw. geschalter Gips bei älteren Kindern) angelegt und müssen regelmäßig radiologisch kontrolliert werden.

Prognose: Ein wesentlicher prognostischer Faktor ist der Erkrankungsbeginn. Je jünger das Kind bei Erkrankungsbeginn, desto bessere Prognose. Bleiben die Gelenkflächen inkongruent, besteht ein erhöhtes Risiko für eine frühzeitige Koxarthrose.

15.2.4 Epiphysiolysis capitis femoris

Synonym: juvenile Epiphysenlösung, Coxa vara adolescentium

DEFINITION Abgleiten der Hüftkopfepiphyse nach dorsokaudal während des pubertären Wachstumsschubes.

MERKE Die akute Epiphysenlösung gehört zu den seltenen orthopädischen Notfällen und muss sofort behandelt werden (Gefahr der Femurkopfnekrose).

Epidemiologie: Betroffen sind vorwiegend adipöse Jungen (9.–16. Lebensjahr); das Verhältnis m:w beträgt ca. 3:1. In mehr als der Hälfte d.F. tritt die Erkrankung beidseitig auf.

Ätiopathogenese: Multifaktoriell. Hormonelle Störungen dürften ebenso wie mechanische Faktoren (Übergewicht) an der Entstehung beteiligt sein. Die betroffenen Kinder leiden oft zusätzlich an Übergewicht, Gynäkomastie oder zu kleinem Genitale, wie z. B. beim adiposogenitalen Syndrom Fröhlich.

Die Erkrankung kann innerhalb von Tagen (**Epiphysiolysis capitis femoris acuta**) auftreten, wenn sich die Epiphysenfuge komplett löst und der Hüftkopf plötzlich abgleitet, oder (und häufiger) sich im Verlauf von Monaten entwickeln (**Epiphysiolysis capitis femoris lenta**). Bei der Lentaform löst sich die Epiphysenfuge nur unvollständig (Abb. 15.6): Mit der Zeit verbreitert sich der Gelenkspalt und die Epiphysenfuge gleitet zunehmend nach dorsomedial. Plötzliche Übergänge in die akute Form sind möglich, ebenso aber auch ein Stillstand des Prozesses. Besonders groß ist die Gefahr einer Hüftkopfnekrose bei der akuten Form (80–100%), da die Durchblutung dann plötzlich unterbrochen wird.

15.2 Kindliche Hüftgelenkerkrankungen

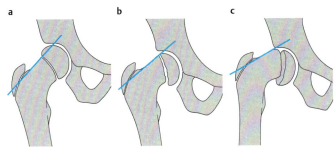

Abb. 15.6 **Position der Femurkopfepiphyse. a** Die Tangente, die an den proximalen Rand des Schenkelhalses gelegt wird (Kleinert-Tangente), schneidet einen Teil des Hüftkopfs ab (**Normalbefund**). **b** Die Tangente berührt den Hüftkopf (**leichtes Abgleiten**). **c** Der Hüftkopf wird schmaler projiziert („untergehender Mond") und dabei nicht von der Tangente berührt (**komplettes Abgleiten**). (aus: Imhoff, Linke, Baumgartner, Checkliste Orthopädie, Thieme, 2011)

Klinik:
- **akute Form:** plötzliche starke Schmerzen mit Bewegungsunfähigkeit ohne adäquates Trauma
- **Lentaform:** Schmerzen nehmen langsam zu und sind belastungsabhängig, Hinken.

Insbesondere jüngere Kinder lokalisieren die Schmerzen nicht streng in der Hüfte, sondern klagen in erster Linie über Knie- oder diffuse Beinschmerzen.

> **MERKE** Schmerzen in der Wachstumsperiode müssen immer weiter abgeklärt werden. Schmerzen, die auf das physiologische Wachstum zurückzuführen sind, gibt es nicht!

Diagnostik: In der **klinischen Untersuchung** fällt ein **verkürztes** und in **Außenrotationsstellung** fixiertes **Bein** auf. Zudem ist die Innenrotation beeinträchtigt. Das **Drehmann-Zeichen** ist positiv, d. h., bei Flexion in der Hüfte weicht der Oberschenkel in Außenrotationsstellung ab.

Die **Röntgenaufnahmen** müssen in 2 Ebenen angefertigt werden:
- a.-p.: Hiermit kann das Abrutschen der Epiphysenfuge nach medial festgestellt werden; außerdem ist die Epiphyse verkleinert und abgeflacht.
- axial: Abrutschen der Epiphysenfuge nach dorsal. Hierfür eignet sich die axiale Aufnahme.

Im Frühstadium der Lentaform kann die beginnende Epiphysenlösung oft jedoch sicherer mittels **MRT** nachgewiesen werden (verbreiterte Epiphysenfuge in T1, verschmälerte in T2, Gelenkerguss und Schenkelhalsödem). Die Sonografie kann genutzt werden, um einen Erguss im Gelenk nachzuweisen.

Therapie: Die **akute Form** ist eine Notfallindikation und muss nach schonender Reposition (in Anästhesie) umgehend operativ versorgt werden. Dabei fixiert man den Epiphysenkopf mit Kirschner-Drähten und entlastet gleichzeitig den Erguss. Postoperativ muss das Bein für rund 3–6 Monate entlastet werden. Bei der Lentaform richtet sich das Vorgehen nach dem Ausmaß der Dislokation:

Bei geringer Dislokation (< 30°) wird der Epiphysenkopf mittels **Kirschner-Drähten oder Zugschraubenosteosynthese** fixiert. Bei ausgeprägterer Dislokation (30–50°) wird neben der Fixierung eine flektierende, derotierende und valgisierende **Korrekturosteotomie** (nach Imhäuser) durchgeführt. Ab Dislokationen von > 50° kommt die Schenkelhalsosteotomie zum Einsatz. Da die Erkrankung oft beidseits auftritt, wird auch die gegenüberliegende Seite prophylaktisch fixiert (Kirchner-Draht-Osteosynthese), falls dort der Epiphysenschluss noch nicht eingesetzt hat. **Cave:** Bei den Osteotomien ist die Gefahr von iatrogenen Nekrosen hoch!

Prognose und Komplikationen: Neben der Gefahr einer avaskulären Nekrose des Femurkopfs kann es bei langer Immobilisation außerdem zu Sekundärarthrosen (v. a. bei großem Dislokationswinkel) sowie zur Chondrolyse kommen (Knorpelnekrose), die sich im Röntgen mit einem verschmälerten Gelenkspalt zeigt (Morbus Waldenström → **Cave:** Nicht verwechseln mit der monoklonalen Gammopathie; s. Neoplastische Erkrankungen [S. A626]).

15.2.5 Coxitis fugax

Synonym: Hüftschnupfen, flüchtige Coxitis

> **DEFINITION** Infektassoziierte abakterielle Coxitis mit Schmerzen, Bewegungseinschränkung und Gelenkerguss.

Epidemiologie: Die **flüchtige Coxitis** tritt v. a. bei Kindern zwischen 4 und 8 Jahren auf.

Klinik: Vor allem im Rahmen von **viralen Infekten der oberen Luftwege** oder Allgemeininfektionen kann es zu einer Beteiligung der Hüfte mit Synovialitis kommen. Die Coxitis kann auch zeitversetzt auftreten. Betroffene Kinder klagen über **belastungsabhängige Schmerzen**, hinken und zeigen eine **Schonhaltung**. Bei Kleinkindern kann das Kniegelenk mitbetroffen sein.

Diagnostik: Es besteht eine Bewegungseinschränkung des Hüftgelenks. Sonografisch ist ein **Hüftgelenkerguss** nachweisbar.

Differenzialdiagnosen: Fieber und erhöhte Entzündungsparameter sind ein Hinweis auf eine **bakterielle Coxitis**. Bei länger persistierenden Beschwerden sollte ein **Morbus Perthes** differenzialdiagnostisch in Betracht gezogen werden.

Therapie: Körperliche Schonung ist ausreichend. Bei Schmerzen können NSAR verabreicht werden.

15.3 Koxarthrose

> **DEFINITION** Belastungsbedingte Verschleißerkrankung der Knorpeloberflächen von Acetabulum und Femurkopf.

Ätiopathogenese: Man unterscheidet eine primäre Arthrose, die idiopathisch infolge des altersbedingten Verschleißprozesses auftritt, von sekundären Formen, deren Ursachen bekannt sind, wie z. B.
- Gelenkdeformitäten im Kindesalter (z. B. angeborene Hüftdysplasie, Morbus Perthes oder Epiphysiolysis capitis femoris)
- Traumen (v. a. Azetabulumfraktur)
- Versteifung des Kniegelenks mit vermehrter Belastung des ipsilateralen Hüftgelenks
- andere Ursachen, wie z. B. Infektionen, rheumatische, metabolische oder endokrine Erkrankungen (z. B. Gicht oder Hämochromatose), sind selten.

Für Allgemeines zum Pathomechanismus bei Arthrose [S. B244].

Klinik: Typisch sind der **Anlaufschmerz** und ein **Belastungsschmerz** nach längeren Strecken. Mit der Zeit bestehen die Schmerzen **auch nachts** und die Bewegungen sind v. a. in der Innenrotation eingeschränkt. Ebenfalls typisch ist der ausstrahlende Schmerz in die Leistenregion und das Kniegelenk. Oft hinken die Patienten zur Entlastung auf dem betroffenen Bein. Wenn sich die Beschwerden vorübergehend verstärken, spricht man von einer aktivierten Arthrose. Schwellung und Rötung fehlen in der Regel.

Diagnostik: Einhergehend mit den Bewegungseinschränkungen finden sich häufig **Hüftbeugekontrakturen**, die sich durch den Thomas-Handgriff [S. B291] aufdecken lassen. Anamnestisch geben die Patienten an, dass das Schuhezubinden schwerfällt. Im fortgeschrittenen Stadium bestehen außerdem eine **Kontraktur in Außenrotation** sowie eine **eingeschränkte Abduktion**, was zu einem funktionell verkürzten Bein führt.
Palpatorisch finden sich Druckschmerzen über dem Leistenband und an der lateralen Seite der Hüfte; außerdem kann ein axialer Stauchungsschmerz bestehen. In jedem Fall sollte auch die Wirbelsäule mituntersucht werden, da gleichzeitig Veränderungen an der Lendenwirbelsäule vorliegen können (Schmerzausstrahlung in die Hüfte).
Im **Röntgenbild** zeigen sich mit fortschreitender Erkrankung die typischen Arthrosezeichen [S. B245], die Klassifikation erfolgt wie bei arthrotischen Erkrankungen üblich nach Kellgren und Lawrence (Tab. 4.1). Gängigerweise wird neben der Beckenübersicht im a.-p.-Strahlengang auch die axiale Aufnahme nach Lauenstein [S. B291] angefertigt. Im Anfangsstadium finden sich – v. a. in den am stärksten beanspruchten kranialen und lateralen Bereichen – ein verschmälerter Gelenkspalt und eine vermehrte Sklerosierung v. a. der Hüftpfanne. Im Verlauf bilden sich osteophytische Anbauten und subchondrale Zysten an Kopf und Pfanne. Die Gelenkspaltverschmälerung und Sklerosierungen nehmen zu. Bei einer schweren Koxarthrose ist der Gelenkspalt nahezu vollständig aufgebraucht, der Hüftkopf deutlich entrundet. Außerdem finden sich große Geröllzysten und Osteophyten.

> **MERKE** Die Ausprägung des radiologischen Befundes stimmt bei der Koxarthrose nicht zwangsläufig mit dem Ausmaß der klinischen Symptomatik überein. Auch bereits fortgeschrittene morphologische Befunde können mit geringen oder sogar fehlenden Beschwerden einhergehen.

Die **MRT** ist keine Standardmethode, sondern wird vorwiegend zur differenzialdiagnostischen Abklärung eingesetzt.

Differenzialdiagnosen:
- Erkrankungen der Lendenwirbelsäule (z. B. Diskusprolaps): druckschmerzhafte LWS mit Bewegungseinschränkung, radikuläre Schmerzausstrahlung, positives Lasègue-Zeichen, motorische und sensible Ausfälle, keine Beschwerdebesserung nach intraartikulärer Lokalanästhetika-Injektion in das Hüftgelenk
- rheumatische Erkrankungen (z. B. Morbus Bechterew): Morgensteifigkeit, schubhafter Verlauf, Labor (Entzündungswerte↑, HLA-B27), Röntgenaufnahme (Syndesmophyten, Ankylosierung der Intervertebralgelenke)
- Hüftkopfnekrose: Röntgenaufnahme (Veränderungen im Femurkopf)
- andere Leistenschmerzen (z. B. Hernien): klinische Untersuchung.

Konservative Therapie: Sie wird zunächst eingesetzt und basiert auf folgenden Maßnahmen:
- Vermeiden zu starker Belastungen
- evtl. Gewichtsreduktion
- physikalische Therapie: Bewegungs-, Wasser-, Wärme-, Kälte- oder Reizstromtherapie
- technische Hilfsmittel: Pufferabsätze, Gehhilfen oder Orthesen
- NSAR (z. B. Diclofenac) zur Schmerztherapie
- intraartikuläre Injektionen von Lokalanästhetika, Hyaluronsäure und Glukokortikoiden.

Erst wenn diese Maßnahmen versagen, wird operiert.

Operative Therapie: Man unterscheidet gelenkerhaltende Verfahren von einer Versorgung mit Endoprothesen (künstlicher Gelenkersatz). Gelenkerhaltende Verfahren werden prinzipiell bei jüngeren Patienten (< 50 Jahre) mit einer korrigierbaren Gelenkfunktion angestrebt, Endoprothesen bei fortgeschrittener Arthrose, im höheren Alter, bei primärer sowie rheumatischer Arthrose, Chondrokalzinose oder beidseitigem Befall.
Arthrodesen (künstliche Versteifungen) kommen bei der Hüftgelenkarthrose aufgrund der weiten Verbreitung und guten Erfolge der endoprothetischen Operationen nur noch selten als primäre Behandlungsmaßnahme zur Anwendung.

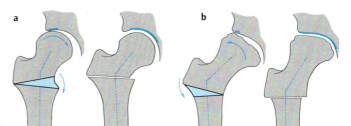

Abb. 15.7 **Umstellungsosteotomie bei Koxarthrose.** (aus: Imhoff, Linke, Baumgartner, Checkliste Orthopädie, Thieme, 2011)

Varisationsosteotomie   Valgisationsosteotomie

Künstlicher Gelenkersatz:

Gelenkerhaltende Verfahren: Ziel dieser Methoden sind eine verbesserte Gelenkkongruenz und Kraftübertragung sowie die Schmerzreduktion. Häufig durchgeführte Verfahren sind:
- **intertrochantäre Osteotomie** (Abb. 15.7): v. a. Varisations- (bei Coxa valga) und Valgisationsosteotomie (bei Coxa vara, Protusio acetabuli)
- **Beckenosteotomien:** v. a. bei beginnender Koxarthrose aufgrund einer kindlichen Hüftgelenkdysplasie.

Am häufigsten wird das Hüftgelenk komplett, also Gelenkpfanne und Femurkopf, durch ein Implantat ersetzt (**Totalendoprothese**). Der Prothesenschaft besteht dabei aus einem Metall (Titan), die Gelenkpartner aus Polyäthylen bzw. Keramik. Die Prothese kann entweder in den Knochen zementiert (Alter > 65 Jahre, starke Osteoporose) oder nichtzementiert (körperlich aktive Patienten < 65 Jahre, guter Knochen) verankert werden.

Komplikationen:
- **Thromboembolie:** ohne Prophylaxe perioperatives Risiko bei Hüftgelenkersatz extrem hoch (bis zu 80 %!), mit einer adäquaten Prophylaxe [S. B102] deutlich reduziert (u. a. medikamentös: niedermolekulare Heparine (NMH) oder Fondaparinux über einen Zeitraum von 4–5 Wochen)
- **allergische Reaktion** auf den eingesetzten Knochenzement mit Blutdruckabfall und Tachykardie
- **Fettembolie**
- Reizung des N. ischiadicus, Gefäßverletzungen im Bereich der A. femoralis
- **Prothesenlockerung** durch lokale Infektionen oder schlechte Implantatlage
  - Klinik: belastungsabhängige und permanente Schmerzen im Bereich von Leiste oder Oberschenkel
  - Röntgen: Osteolysen, Saumbildung, Implantatwanderung
  - Therapie: Prothesenwechsel
- **periartikuläre (heterotope) Ossifikationen:**
  - Klinik: Schmerzen, eingeschränkte Beweglichkeit
  - Röntgen: wolkige Verschattungen um das Gelenk
  - Prophylaxe: NSAR (z. B. Indometacin 3-mal 25 mg/d) für 2–6 Wochen
- **Luxationen:** aufgrund der noch ungenügenden Spannung des Muskel-Band-Apparates postoperativ erhöhtes Risiko

- Klinik: Auftreten v. a. bei **extremen Bewegungen** (starke **Flexion**, **Adduktion** im Hüftgelenk; bei anterolateralem OP-Zugang auch **Außen-**, bei posterolateralem Zugang auch **Innenrotation**)
- Prophylaxe: genannte Bewegungen in den ersten 6–8 Wochen (auch bei physiotherapeutischen Übungen) vermeiden bzw. nicht ausreizen.

Nachbehandlung: Nach einer Totalendoprothese werden die Patienten ab dem 1. Tag physiotherapeutisch mobilisiert und das Bein sofort schmerzadaptiert voll belastet. Regelmäßige radiologische Kontrollen sind notwendig. Nach ca. einem halben Jahr dürfen die Patienten bei gutem Prothesensitz wieder Sportarten wie Radfahren in der Ebene oder Schwimmen betreiben. Ballsportarten oder alpines Skifahren sollten vermieden werden.

Prognose: Generell liegt die „Lebenszeit" einer gut implantierten Hüftprothese bei ca. 10–20 Jahren.

15.4 Koxitis

Hüftgelenkentzündungen können infektiös bedingt sein oder im Rahmen rheumatischer Erkrankungen auftreten. Die rheumatische Koxitis imponiert klinisch wie eine aktivierte Koxarthrose; daneben sind meist weitere Gelenke betroffen. Diagnostische Gewissheit bringen die Untersuchung des Gelenkpunktats und eine Synovialanalyse. Für Ausführliches s. Immunsystem und rheumatologische Erkrankungen [S. A466].

15.4.1 Infektiöse Koxitis

Ätiologie: Die infektiöse Koxitis ist meist bakteriell durch Staphylo- (v. a. Staphylococcus aureus) oder Streptokokken (v. a. Pneumokokken), seltener durch Tuberkuloseerreger bedingt. Die Erreger können z. B. bei offenen Frakturen, Punktionen oder Operationen in das Gelenk gelangen; seltener ist eine lokale Ausbreitung eines benachbarten Entzündungsherdes. Bei Säuglingen entsteht die Koxitis hämatogen infolge einer Osteomyelitis (s. Pädiatrie [S. B600]).

Klinik: Starke Schmerzen mit Schonhaltung des Beins (Beugung und Außenrotation im Hüftgelenk) bei akuter Entzündung. Bei kleinen Kindern stehen zusätzlich Allgemeinsymptome wie Fieber, Abgeschlagenheit und Appetitmangel im Vordergrund. Bei tuberkulöser Ursache chronischer Verlauf.

Diagnostik: Gelenkpunktion (CRP ↑, BSG ↑, Leukozytose: bei bakterieller Genese v. a. Granulozyten ↑) mit Erregerbestimmung und Antibiogramm bzw. auch zur Entlastung, Sonografie (Erguss, umgebendes Weichteilödem), Röntgenaufnahme (evtl. verbreiterter Gelenkspalt), MRT (in T2-Gewichtung: hyperintense Flüssigkeitseinlagerungen im Gelenk und in den umgebenden Weichteilen).

Therapie: Möglichst frühzeitige Entlastung mittels Gelenkpunktion (vgl. Diagnostik), Einlage einer Spül-saug-Drainage und i. v.-Antibiotikagabe entsprechend dem Antibiogramm bei eitriger Entzündung. Ruhigstellung des betroffenen Gelenks nur in den ersten Tagen zur Schmerzreduktion, anschließend unter ausreichender Schmerztherapie (NSAR: wirken unterstützend antiphlogistisch und wirken damit dem drohenden Knorpelschaden entgegen) zunächst passive, dann aktive Bewegungstherapie (Kontrakturprophylaxe!).

Komplikationen: Bei bakterieller Genese Gefahr einer vorzeitigen Arthrose durch (irreversible) Schädigung des Knorpelgewebes durch leukozytäre Proteasen.

15.5 Aseptische Femurkopfnekrose des Erwachsenen

Synonym: Osteonekrose des Femurkopfs

> **DEFINITION** Avaskuläre, ischämische und abakterielle Femurkopfnekrose.

Epidemiologie: Das durchschnittliche Erkrankungsalter liegt zwischen 30 und 40 Jahren. Männer erkranken 3-mal häufiger als Frauen. In mehr als ⅔ d. F. tritt die Erkrankung beidseitig auf.

Ätiopathogenese: Die Ursache ist häufig unklar. Eine aseptische Femurkopfnekrose kann posttraumatisch, z. B. nach einer (medialen) Schenkelhalsfraktur, auftreten. Das Ausmaß der Gefäßverletzung, die Zeitspanne bis zur primären Versorgung und die Qualität der chirurgischen Versorgung sind dabei wesentliche Einflussfaktoren. Aseptische Femurkopfnekrosen werden auch nach langjähriger Kortisontherapie, bei einer Behandlung maligner Lymphome mit Zytostatika, bei Stoffwechselerkrankungen (z. B. Diabetes mellitus, Hyperurikämie, Morbus Gaucher), Alkoholabusus, Gerinnungsstörungen, Sichelzellanämie oder Caisson-Krankheit beobachtet. Wichtig für die Femurkopfdurchblutung sind in erster Linie die A. circumflexa femoris medialis und die A. circumflexa femoris lateralis (aus der A. femoris profunda), sodass es bei deren Unterbrechung zur ischämischen Femurkopfnekrose kommen kann. Der Ramus acetabularis der A. circumflexa femoris medialis verläuft im Lig. capitis femoris. Außerdem verläuft in diesem Band der gleichnamige Ast der ebenfalls für die Versorgung des Femurkopfes wichtigen A. obturatoria, der häufig auch als A. ligamenti capitis femoris bezeichnet wird.

Die Nekrose kann Teile oder den gesamten Femurkopf betreffen, insbesondere jedoch den subchondral gelegenen Knochen. Anfangs kommt es zur Knochenverdichtung und Osteolyse, später bricht die Gelenkfläche infolge der reparativen Vorgänge (Knochenerweichung) ein, der Knorpel hebt sich ab und der Hüftkopf verformt sich. Der Gelenkspalt bleibt dabei – im Gegensatz zur Koxarthrose – lange erhalten.

Klinik: Anfangs stehen v. a. bei Belastung zunehmende Schmerzen, später durch die Ergussbildung auch Ruheschmerzen im Vordergrund. Durch die Schmerzen ist der Bewegungsumfang der Hüfte deutlich eingeschränkt. Außerdem hinken die Patienten.

Diagnostik: Eine beginnende Nekrose kann in der MRT (Abb. 15.8 a) festgestellt werden (Goldstandard). Typisch sind reaktive Randzonen, die in der T2-Aufnahme als Doppellinie erscheinen (**double line sign**). Begleitend lässt sich ein Gelenkerguss nachweisen. Die **Röntgenaufnahmen** sind anfangs nicht aussagekräftig, sondern erst beim Einsetzen der Reparaturvorgänge angezeigt. Dann zeigen sich je nach Stadium (Tab. 15.2) fleckförmige Veränderungen durch die Kondensation und Osteolysen, eine subchondrale, sichelförmige Frakturlinie (crescent sign), Kopfeinbrüche (Abb. 15.8 b) und sekundär arthrotische Veränderungen (Abb. 15.8 c). Lässt sich aufgrund der MRT- und Röntgenbefunde eine subchondrale Fraktur vermuten, kann zur Bestätigung eine CT durchgeführt werden. Die Szintigrafie kann neben der MRT im Rahmen der Frühdiagnostik eingesetzt werden, ist jedoch keine Standardmethode. Charakteristisch ist das sog. Cold-in-hot-spot-Zeichen, das durch die fehlende Anreicherung im Nekrosebereich entsteht.

Tab. 15.2 Stadieneinteilung der Femurkopfnekrose (nach ARCO)

Stadium	Befunde	Diagnostik
0 (reversibles Stadium)	• Patient beschwerdefrei • Bildgebung o. B. • nur Histologie positiv	Histologie
I (reversibles Stadium)	• Patient beschwerdefrei • MRT und Szintigrafie positiv • Röntgen und CT o. B.	MRT, Szintigrafie
II (irreversibles Stadium)	• MRT: reaktiver Randsaum • Szintigrafie: Cold-in-hot-spot-Zeichen • Röntgen und CT: auch positiv (fleckförmige Veränderungen, Randsaum)	MRT, (CT)
III (Übergangsstadium)	• Röntgen: crescent sign, Einbruch des Gelenkknorpels (Stufenbildung)	Röntgen
IV (degeneratives Stadium)	• Röntgen: abgeflachter Femurkopf, verschmälerter Gelenkspalt, sekundäre Arthrose an Femurkopf und Acetabulum	Röntgen

Die Stadien I–III werden zusätzlich anhand folgender Kriterien in die Subtypen A–C eingeteilt:
• Ausdehnung der Nekrose und subchondralen Fraktur: Typ A (medial, <15%), Typ B (zentral, <30%), Typ C (lateral, >30%)
• Hüftkopfabflachung: Typ A (2 mm), Typ B (2–4 mm), Typ C (>4 mm).

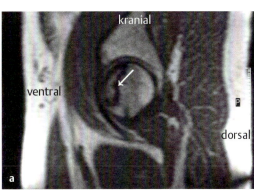
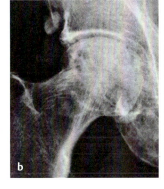
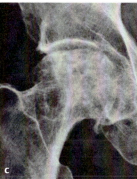

Abb. 15.8 **Radiologische Befunde bei Hüftkopfnekrose. a** In der MRT erkennt man ventral gelegene Signalveränderungen (Pfeil) im linken Hüftkopf. **b** Mit Fortschreiten der Erkrankung kommt es zum Einbruch der Gelenkfläche (Stadium III) und (**c**) zur Sekundärarthrose (Stadium IV). (a: aus Wülker, Taschenlehrbuch Orthopädie und Unfallchirurgie, Thieme, 2005; b und c: aus Niethard, Pfeil, Biberthaler, Duale Reihe Orthopädie und Unfallchirurgie, Thieme, 2009)

Therapie: Wenn konservative Maßnahmen (NSAR, evtl. vasoaktive Medikamente wie Prostaglandine, evtl. Entlastung) erfolglos bleiben, ist eine Operation in Erwägung zu ziehen. Das Vorgehen orientiert sich am Erkrankungsstadium:
- **Stadium I: Hüftkopfanbohrung** zur Dekompression des Markraums bei Beschwerden, um den intraossären Druck zu senken und so die Durchblutung zu steigern
- **Stadium II:** Hüftkopfanbohrung bzw. bei Typ C Einsetzen eines **Knochentransplantats** (z. B. gefäßgestielter Beckenkammspan), um eine Revaskularisation zu versuchen
- **Stadium III:** intertrochantäre **Umstellungsosteotomie** mit Varisierung, damit der Nekrosebereich entlastet wird; bei Typ C evtl. Einsetzen eines Knochentransplantats
- **Stadium IV: Endoprothese**.

15.6 Neurologische Erkrankungen

Hierzu zählen Schädigungen des N. obturatorius, N. femoralis, N. cutaneus femoris lateralis und N. ischiadicus. Zu den typischen Ausfallsymptomen s. Neurologie **Tab. 8.4**.

15.7 Traumatologie von Hüftgelenk und Oberschenkel

15.7.1 Proximale Femurfrakturen

Femurkopffrakturen und traumatische Hüftgelenkluxationen

Synonym: Hüftkopffrakturen

Ätiologie: Vorwiegend Hochenergietraumen: Knieanpralltrauma am Armaturenbrett (dashbord injury) im Rahmen von Verkehrsunfällen. Die Femurkopffraktur tritt meist begleitend bei dorsalen Hüftgelenkluxationen auf.

Einteilung: Bei der **Femurkopffraktur** unterscheidet man nach **Pipkin** 4 Typen (**Abb. 15.9**):
- Typ I: Fraktur unterhalb der Fovea und außerhalb der Belastungszone
- Typ II: Fraktur oberhalb der Fovea und innerhalb der Belastungszone (ein großer Teil des Femurkopfs schert mit der Fovea ab)
- Typ III: Typ I oder II mit Schenkelhalsfraktur
- Typ IV: Typ I oder II mit Acetabulumfraktur oder Luxation.

Hüftgelenkluxationen können in folgenden Varianten auftreten:
- Luxatio iliaca: hintere Luxation, das Bein wird innenrotiert und adduziert
- Luxatio iliopubica: vordere Luxation, das Bein wird außenrotiert und abduziert
- Luxatio obturatoria: untere Luxation, das Bein wird stark gebeugt und abduziert.

15 Erkrankungen und Verletzungen des Hüftgelenks und Oberschenkels

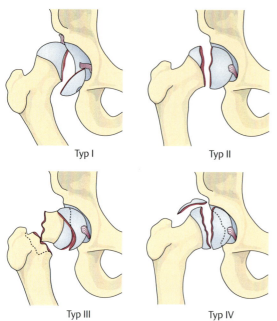

Abb. 15.9 **Einteilung der Femurkopffrakturen.** (aus: Niethard, Pfeil, Biberthaler, Duale Reihe Orthopädie und Unfallchirurgie, Thieme, 2009)

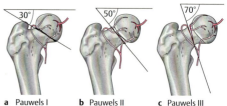

Abb. 15.10 **Einteilung nach Pauwels.** (aus: Imhoff, Linke, Baumgartner, Checkliste Orthopädie, Thieme, 2011)

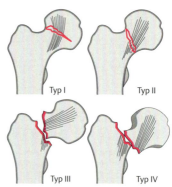

Abb. 15.11 **Einteilung nach Garden.** (aus: Imhoff, Linke, Baumgartner, Checkliste Orthopädie, Thieme, 2011)

Außerdem kann eine zentrale Luxation mit Acetabulumfraktur auftreten.

Klinik: Sehr starke **Schmerzen**. Bewegungen im Hüftgelenk sind fast nicht möglich. Bei einer **Hüftluxation** zusätzlich typische Fehlstellungen und Verkürzung des Beins (s. o.).

> **MERKE** Bei allen Frakturen und Luxationen müssen immer die periphere Durchblutung, Motorik und Sensibilität im Seitenvergleich geprüft und das Ergebnis dokumentiert werden.

Diagnostik: In der Akutsituation wird meistens nur eine **Beckenübersichtsaufnahme** angefertigt. Dabei muss v. a. auf die Symmetrie der beiden Femurköpfe (Rotation, Größe) und des Gelenkspalts, die Trochanteren (Rotation?) und weitere Frakturen an Acetabulum oder Schenkelhals geachtet werden. Nach der Reposition wird neben der Röntgenaufnahme (a.-p. und axial, evtl. Spezialaufnahmen) auch eine **CT** angefertigt.

Therapie:

> **MERKE** Hüftgelenkluxationen müssen umgehend reponiert werden (Gefahr der Femurkopfnekrose).

Die **Reposition** bei Hüftgelenkluxationen sollte nach Möglichkeit geschlossen und unter Narkose (Hüfte beugen, längs am Femur ziehen) erfolgen. Wenn dies erfolglos bleibt, wird offen reponiert. Eine **Pipkin-I-Fraktur** kann, wenn kein Repositionshindernis besteht, **konservativ** unter radiologischen Kontrollen behandelt werden. Ansonsten wird operiert und der Knochen nach Reposition verschraubt. Alle anderen Pipkin-Frakturen müssen operativ mittels offener Reposition und Osteosynthese behandelt werden. Bei Typ-III-Frakturen ist oft eine Totalendoprothese erforderlich.

Schenkelhalsfrakturen

> **DEFINITION** Frakturen zwischen distalem Rand des Hüftkopfs und Trochanter major.

Ätiologie: Direkter Sturz auf die Hüfte. Klassische Verletzung beim älteren Patienten. Prädisponierend ist eine Osteoporose.

Einteilung: Schenkelhalsfrakturen lassen sich anhand verschiedener Kriterien einteilen:
- Anatomie: Man unterscheidet **mediale** (intrakapsuläre) von **lateralen** (extrakapsulären) **Frakturen**. Bei medialen Frakturen besteht die Gefahr einer Hüftkopfnekrose.
- Dislokationsrichtung: entweder als **Abduktionsfraktur** mit Valgusfehlstellung des Beins oder als **Adduktionsfraktur** mit Varusfehlstellung
- **Frakturverlauf** im Vergleich zur Horizontalen (nach **Pauwels**, Abb. 15.10):
  - Pauwels I: < 30°
  - Pauwels II: 30–70°
  - Pauwels III: > 70°
- **Dislokationsgrad** (nach **Garden**, Abb. 15.11):
  - Garden I: eingestauchte Abduktionsfraktur
  - Garden II: geringe axiale Einstauchung ohne Dislokation

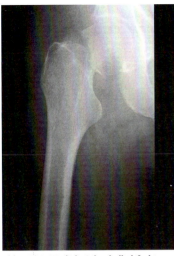

Abb. 15.12 **Mediale Schenkelhalsfraktur mit Dislokation (Pauwels II).** (aus: Reiser, Bauer-Melnyk, Glaser, Pareto-Reihe Radiologie Bewegungsapparat, Thieme, 2007)

- Garden III: Adduktionsfraktur mit Einstauchung und teilweiser Verschiebung
- Garden IV: komplette Dislokation, Unterbrechung der Gefäßversorgung (Nekrosegefahr!).

Klinik und Diagnostik: Bewegungsabhängige Schmerzen und aufgehobene Belastbarkeit. Stabile, nichtdislozierte Frakturen können klinisch unauffällig sein. Bei instabilen Frakturen (Garden II–IV) bestehen zudem eine **Beinfehlstellung** in **Außenrotation** sowie ein verkürztes Bein. Bei einer eingestauchten, nichtdislozierten Fraktur kann die Fehlstellung nahezu fehlen.
Die Diagnose wird anhand der **Röntgenaufnahme** (a.-p. und axial) gesichert (Abb. 15.12).

Therapie: Wesentlich ist der Erhalt der Femurkopfdurchblutung. Bei stabilen eingestauchten Frakturen (Garden I, Pauwels I) kann eine konservative Behandlung mit Teilbelastung für 6 Wochen unter regelmäßiger radiologischer Kontrolle (→ **Cave:** sekundäre Dislokation) versucht werden. Begleitend sollte man das Gelenk punktieren (→ Nekroseprophylaxe), außerdem Lokalanästhesie zur Schmerzbehandlung.
Operiert werden sollten alle anderen Frakturtypen. Man unterscheidet prinzipiell zwischen **kopferhaltenden Verfahren** (Zugschraubenosteosynthese, dynamische Hüftschraube) und einer Versorgung mittels Endoprothese. Vor allem beim jüngeren Patienten werden kopferhaltende Verfahren angestrebt und sollten notfallmäßig innerhalb der ersten 6 h durchgeführt werden, um das Risiko einer aseptischen Hüftkopfnekrose möglichst zu minimieren. Anschließend erfolgt eine Teilbelastung für rund 10 Wochen. Älteren Patienten (> 65 Jahre) wird im Rahmen einer programmierten Operation eine **Totalendoprothese** [S. B298] eingesetzt, wobei der Patient postoperativ zumeist sofort mobilisiert und das Bein wieder voll belastet werden kann.

Prognose: Nach einer kopferhaltenden Therapie kann es in 30 % d. F. zu Pseudarthrosen kommen. Ebenso ist die Gefahr, eine Femurkopfnekrose zu entwickeln, bis zu 2 Jahre nach der Verletzung gegeben. Eine Nekrose erfordert eine erneute Operation.

Pertrochantäre Frakturen

DEFINITION Fraktur durch Trochanter major und minor.

Ätiologie: Direkter Sturz auf die Hüfte, i. d. R. bei älteren Patienten mit osteoporotischem Knochen. Beim jüngeren Patienten im Rahmen eines Poly- bzw. Hochrasanztraumas. Auch pathologische Frakturen sind möglich.

Einteilung: Nach AO unterscheidet man zwischen folgenden Frakturtypen:
- **A1:** einfache Fraktur der medialen Kortikalis, die laterale Kortikalis ist intakt
- **A2:** mehrfache Fraktur der medialen Kortikalis, Abbruch des Trochanter major, die laterale Kortikalis ist intakt
- **A3:** auch die laterale Kortikalis ist frakturiert, quer verlaufende Frakturlinie (intertrochantäre Fraktur).

Die Frakturen liegen extrakapsulär (→ höherer Blutverlust).

Klinik: Schmerzen, fehlende Belastbarkeit, Beinfehlstellung (Außenrotation) und -verkürzung.

Diagnostik: Röntgenaufnahme (Beckenübersicht, Femur a.-p.).

Therapie: Die Frakturen werden i. d. R. **operiert** und können versorgt werden mittels dynamischer Hüftschraube (→ Platte an der Femuraußenseite, die mit Schrauben fixiert wird) oder Implantaten im Markkanal (z. B. γ-Nagel, proximaler Femurnagel). Die Patienten können postoperativ sofort an Unterarmstützen mobilisiert werden. Bei alten Patienten, Koxarthrose oder Osteoporose wird eine endoprothetische Versorgung angestrebt.

15.7.2 Femurschaftfrakturen

Ätiopathogenese: Oft im Rahmen eines schweren Traumas (Polytrauma), z. B. bei Motorradunfall. Begleitend kann ein ausgedehnter Weichteilschaden mit Gefäß- und Muskelverletzung bestehen.

Einteilung: Femurschaftfrakturen werden nach AO anhand der Anzahl und Art der Frakturlinien eingeteilt in einfache (A), Keil- (B) und komplexe (C) Frakturen.

Klinik: Schmerzen, Schwellung, Dislokation. Komplikatorisch kann es zur Fettembolie mit Dyspnoe (s. Atmungssystem [S. A212]) oder einem Kompartment-Syndrom kommen; bei offener Fraktur außerdem zu Weichteilinfektionen, Pseudarthrose oder Myositis ossificans (Knochenherde innerhalb des Weichteilgewebes).

Diagnostik:
- Ausschluss einer Gefäß- und Nervenverletzung: Prüfung von Durchblutung, Motorik und Sensibilität (→ grundsätzlich bei allen Frakturen erforderlich!)
- Ausschluss eines Kompartment-Syndroms [S. B322]
- Röntgenaufnahme in 2 Ebenen.

Therapie: Femurschaftfrakturen stellen eine Indikation zur möglichst umgehenden Operation dar. Ist diese nicht möglich (z. B. bei Polytrauma und schlechtem Allgemeinzustand), kann bis zur endgültigen Behandlung vorübergehend ein Fixateur externe angelegt werden, damit es nicht zu Komplikationen kommt. Operativ wird eine **Marknagelung** angestrebt, nur selten und eher bei Mehrfragmentfrakturen eine Plattenosteosynthese. Außerdem müssen bei ausgeprägten Weichteilverletzungen eine Wundversorgung mit Débridement sichergestellt sowie begleitende Gefäß- oder Nervenverletzungen mittels End-zu-Seit-Anastomose, evtl. auch mit Transplantat versorgt werden.

Bei Kindern wird eine Marknagelung (elastisch-stabil) nur bei diaphysären Schaftfrakturen und dann ab einem Alter von > 3 Jahren empfohlen. Metaphysäre Frakturen können ab demselben Alter mittels Schraubosteosynthese versorgt werden, wobei auf die Epiphysenfugen Rücksicht genommen werden muss. Bei kleineren Kindern steht ein konservatives Vorgehen mit Becken-Bein-Gips oder ab dem 6. Lebensmonat zusätzlich Heftpflasterextensionsverband im Vordergrund.

15.7.3 Distale Oberschenkelfrakturen

Ätiologie: Häufig ist ein direktes Anpralltrauma ursächlich.

Klinik und Diagnostik: Schmerzen und Schwellung im Bereich des Kniegelenks. Die Patienten halten das Kniegelenk meist in Beugeschonhaltung, um den Zug auf den distalen Femur zu vermindern.

Nicht selten besteht eine Affektion der **A. poplitea**, daher sind hier die Prüfung der Fußpulse sowie die Begutachtung von Motorik und Sensibilität der betroffenen Extremität obligat.

Zur Diagnosestellung reicht eine Aufnahme des Kniegelenks in 2 Ebenen (a.-p./seitlich). Ist eine Gelenkbeteiligung nicht sicher auszuschließen, sollte zusätzlich eine CT erfolgen.

Therapie: Im Vorgergrund steht die Operation. Methoden sind die Versorgung mittels distalem Femurnagel oder winkelstabilen Implantaten. Weichteilschäden müssen entsprechend behandelt werden (s. o.).

16 Erkrankungen und Verletzungen des Kniegelenks

16.1 Diagnostik

16.1.1 Funktionsprüfungen

Beweglichkeitsprüfung: Die Beweglichkeit des Kniegelenks wird anhand der Neutral-null-Methode geprüft. Normalerweise beträgt der Bewegungsumfang von Flexion/Extension 120–150/0/0–10°, derjenige von Außen-/Innenrotation 40/0/10–30° (90° gebeugtes Kniegelenk). Der Bewegungsumfang ist beispielsweise bei Gonarthrose vermindert, während bei Genu recurvatum oder hinterem Kreuzbandriss eine verstärkte Streckung möglich ist.

Bandtests: Die **Funktion der Kreuzbänder** kann anhand folgender Tests geprüft werden:
- **vordere und hintere Schublade:** Der Patient liegt in Rückenlage, Knie und Hüfte sind gebeugt. Die vordere Schublade wird getestet, indem der Untersucher die Tibia nach ventral zieht, die hintere Schublade durch Zug nach dorsal. Kann das Schubladenphänomen durch zusätzliche Außen- bzw. Innenrotation nicht ausgeglichen werden, liegt gleichzeitig eine Verletzung der Seitenbänder vor: Bei der vorderen Schublade in Außenrotation prüft man die anteromediale Instabilität, also die Funktion des vorderen Kreuz- und medialen Seitenbands.
- **Lachman-Test:** Der Patient liegt in Rückenlage, das Knie ist zu ca. 20° gebeugt. Der Untersucher zieht die Tibia nach vorne, während er das Femur distal fixiert. Bewegt sich die Tibia nach vorn, deutet dies auf eine Läsion des vorderen Kreuzbandes.
- **Pivot-shift-Test:** Der Patient liegt in Rückenlage, während sein gestrecktes Bein unter Valgusstress und Innenrotation gebeugt wird. Bei Ruptur des vorderen Kreuzbandes subluxiert die Tibia bei Streckung nach vorn und schnappt bei ca. 20°–40°-Beugung an ihre normale Position zurück.

Die **Seitenbandfunktion** lässt sich mittels **Varus-** bzw. **Valgusstress** beurteilen. Dazu liegt der Patient in Rückenlage und hält das Knie leicht gebeugt. Um das mediale Seitenband zu prüfen, drückt man das Knie in Valgusstellung, um das laterale Seitenband zu testen, in Varusstellung. Eine vermehrte Aufklappbarkeit spricht für eine Bandruptur.

Meniskustests: Die Menisci werden geprüft, indem man das Bein abwechselnd einer Valgus-/Varusbelastung aussetzt, innen- bzw. außenrotiert und beugt und streckt. Dadurch wird der Meniskus unter Spannung gesetzt und es kommt zu Schmerzen im Gelenkspalt. Weitere Meniskuszeichen sind:

- **Payr-Test:** Patient sitzt im Schneidersitz, während die Knie vom Untersucher nach unten gedrückt werden. Schmerzen am medialen Gelenkspalt weisen auf eine Innenmeniskusläsion.
- **Steinmann-I-Zeichen:** Knie wird gebeugt und innen-/außenrotiert. Schmerzen am medialen Gelenkspalt bei Außenrotation deuten auf eine Innenmeniskusläsion, Schmerzen am lateralen Gelenkspalt bei Innenrotation auf eine Außenmeniskusläsion.
- **Steinmann-II-Zeichen:** Bei passiver Kniebeugung wandert der Druckschmerz am Gelenkspalt von ventral nach dorsal.
- **Böhler-Zeichen:** Schmerzen am medialen Gelenkspalt bei Varusstress: Innenmeniskusläsion, Schmerzen am lateralen Gelenkspalt bei Valgusstress: Außenmeniskusläsion.
- **McMurray-Zeichen:** Schmerzen bei Streckung des gebeugten und innenrotierten Knies: Außenmeniskusläsion, Schmerzen bei Streckung des gebeugten und außenrotierten Knies: Innenmeniskusläsion.
- **Apley-Zeichen:** Patient liegt in Bauchlage. Der Untersucher flektiert das Knie des Patienten um 90° und übt axialen Druck auf das Kniegelenk aus. Schmerzen bei Innenrotation: Außenmeniskusläsion, Schmerzen bei Außenrotation: Innenmeniskusläsion.

Untersuchung der Patella: Bei einem Erguss des Kniegelenks lässt sich das Phänomen der „**tanzenden Patella**" tasten. Dieses imponiert als federnder Widerstand auf der Patella, wenn die Bursa suprapatellaris mit der anderen Hand ausgestrichen wird. Tests, um den Streckapparat des Kniegelenks zu testen, sind:
- **Apprehension-Test:** Der Patient liegt in Rückenlage, das Knie ist gestreckt. Zuerst drückt der Untersucher von medial auf die Patella und täuscht so eine Luxation nach lateral vor. Bei Schmerzen oder Angst spannt der Patient die Muskulatur stark an.
- **Zohlen-Zeichen:** Der Patient liegt in Rückenlage und spannt den M. quadrizeps femoris an. Bewegt man die Patella nach distal, führt dies bei Chondropathia patellae zu Schmerzen. Ebenso typisch ist ein Patellaanpress- oder Verschiebeschmerz.

16.1.2 Bildgebende Verfahren

Zu den **Standardröntgenaufnahmen** des Kniegelenks gehören die a.-p.- und die seitliche Knieaufnahme sowie die tangentiale Patellaaufnahme. Bei speziellen Fragestellungen können **Spezialaufnahmen** angefertigt werden, z.B. Patella-defilee-Aufnahme bei patellofemoralen Pathologien oder gehaltene Stressaufnahmen bei V. a. Bänderverletzung. Methode der Wahl, um den Knorpel, Meniskus oder Kapsel-Band-Apparat darzustellen, ist die **MRT**. Bei Frakturen oder Tumoren kann zusätzlich auch eine CT angefertigt werden. Tastbare Veränderungen wie beispielsweise eine Baker-Zyste oder ein Kniegelenkerguss können auch gut **sonografisch** dargestellt werden.

16.2 Fehlbildungen und Formabweichungen

16.2.1 Genu valgum und Genu varum

DEFINITION Abweichung der frontalen Kniegelenkachse von der Norm:
- **Genu valgum:** „X-Bein"
- **Genu varum:** „O-Bein".

Ätiopathogenese: Genua vara sind bis zum 2. Lebensjahr, Genua valga vom 2.–6./7. Lebensjahr als **physiologische Beinachsenstellungen** anzusehen. Angeborene Fehlstellungen sind selten und meistens beidseitig ausgeprägt. Zu den Ursachen zählen Stoffwechselerkrankungen (Phosphatdiabetes, Rachitis) oder auch Systemerkrankungen wie die Osteogenesis imperfecta oder Achondroplasie.

Häufiger kommt es zu Veränderungen infolge von unphysiologischen Belastungen im Wachstumsalter (z.B. Genu varum bei Fußballspielern). Weitere Ursachen können auch Tumoren, Entzündungen oder knöcherne Verletzungen im Bereich des Kniegelenks sein, die die Epiphysenfuge miteinbeziehen.

Beim Genu valgum liegt die Hauptbelastung im Kniegelenk lateral, beim Genu varum medial. Durch die chronische Fehlbelastung kann es früh zur Arthrose kommen.

Klinik und Diagnostik: Beschwerden sind selten. Im Rahmen der klinischen Untersuchung sollten die Beinachsen im Stehen und Gehen gemessen werden (Abstand zwischen den beiden medialen Kondylen und Knöcheln). Auch die Hüften, Sprunggelenke und Füße sind mit zu untersuchen. Außerdem kann eine Röntgenaufnahme des gesamten Beins im Stehen angefertigt werden.

Therapie: Beim Kind sind die altersabhängigen Achsenabweichungen nicht behandlungsbedürftig. Deutliche Fehlstellungen im Erwachsenenalter sollten jedoch operativ mittels **Umstellungsosteotomie** korrigiert werden (→ Früharthrose). Darüber hinaus müssen mögliche Ursachen therapiert werden (z. B. Rachitis).

16.2.2 Genu recurvatum

DEFINITION Hyperextension des Kniegelenks.

Ätiologie: Beim Säugling ist meist eine Beckenendlage ursächlich, beim Kleinkind eine Muskelhypotonie, seltener sind angeborene Bindegewebserkrankungen wie das Ehlers-Danlos-Syndrom. Weitere Ursachen sind Verletzungen der ventralen Epiphysenfuge an der Tibia (→ vermehrtes Wachstum dorsal), chronische Überstreckung des Kniegelenks (z.B. bei Spitzfuß) oder eine Parese des M. quadrizeps.

Diagnostik: Blickdiagnose. Bei einer angeborenen Kniegelenkluxation kann das Knie im Gegensatz zum Genu recurvatum nicht gebeugt werden.

Therapie: Knieorthese (Extensionssperre) bei muskulärer Parese und Bindegewebsschwäche. Bei Verletzungen im Bereich der Epiphysenfuge Korrekturosteotomie. Kongenitale Formen bei Beckenendlage oder Muskelhypotonie müssen nicht behandelt werden.

16.2.3 Fehlentwicklungen und Fehlstellungen der Patella

Patella partita: Kongenital gespaltene Patella, die entsteht, wenn die verschiedenen Knochenkerne der Kniescheibe nicht richtig miteinander verschmelzen. Häufig findet sich eine zweigeteilte Patella im oberen, lateralen Quadranten (Patella bipartita). Differenzialdiagnostisch kommt eine Patellafraktur infrage, die Frakturränder haben jedoch einen scharfen Rand.

Patella alta: Hochstand der Patella. Ursachen sind eine luxierte Patella, muskuläre Verkürzungen (z. B. bei infantiler Zerebralparese) oder eine rupturierte Patellasehne.

Patella baja: Tiefstand der Patella; selten. Ursächlich ist z. B. eine Ruptur des M. quadrizeps.

16.2.4 Baker-Zyste

> **DEFINITION** Flüssigkeitsgefüllte Kniegelenkzyste zwischen dem medialen Kopf des M. gastrocnemius und dem Ansatz des M. semimembranosus.

Ätiologie: Baker-Zysten können bei mechanischer Überlastung (z. B. Gonarthrose, Knorpelschaden) oder bei Erkrankungen der Synovialis (z. B. rheumatoide Arthritis, Kollagenosen) auftreten. Es besteht eine Verbindung zum Kniegelenk, die sich im Verlauf aber schließen kann.

Klinik: Spannungsgefühl, schmerzhafte und prall vorgewölbte Kniekehle. Drückt die Zyste auf ein Gefäß, kann sich ein Thrombus bilden, durch Zug auf den Nerv evtl. eine Peronaeusparese. Bei Zystenruptur treten akute Schmerzen auf.

Diagnostik: Mittels Röntgenaufnahmen lassen sich die knöchernen Strukturen beurteilen (Gonarthrose?). Die Größe und Lokalisation der Zyste lässt sich am besten in der Sonografie oder MRT feststellen. Letztere gibt darüber hinaus Auskunft über die Knorpel-, Meniskus- und Synovialverhältnisse.

Differenzialdiagnostisch auszuschließen gilt es Ganglien, Tumoren (z. B. der Synovia) oder ein Aneurysma der A. poplitea.

Therapie und Prognose: Im Vordergrund steht die Behandlung der Grunderkrankung. Die Zyste wird nur reseziert, wenn sie andere Strukturen komprimiert. Die Rezidivrate ist hoch, wenn die Grunderkrankung nicht richtig therapiert wird.

16.3 Degenerative Erkrankungen

16.3.1 Gonarthrose

> **DEFINITION** Degenerative Knorpelveränderung des Kniegelenks.

Epidemiologie: Bereits 50 % der Bevölkerung weisen zwischen dem 30. und 50. Lebensjahr frührthrotische Veränderungen auf. Die Inzidenz steigt mit höherem Lebensalter. Der Einsatz einer Knieendoprothese aufgrund einer Gonarthrose zählt zu den häufigsten chirurgischen Eingriffen in der Orthopädie.

Ätiologie: Ursächlich für eine Gonarthrose sind:
- hohes Alter
- Überlastungen (z. B. durch Adipositas, Sport)
- Kniegelenkverletzungen (z. B. Meniskusverletzung, Tibiakopffraktur, Bänderverletzungen)
- Achsenfehlstellungen (Genu valgum oder varum)
- weitere: Gelenkentzündungen, Stoffwechselerkrankungen, rheumatische Erkrankungen, Kollagenosen, iatrogen (z. B. Meniskektomie), Osteonekrose, Hämophilie, angeborene Entwicklungsstörungen.

Klinik und Diagnostik: Zur Diagnostik der Arthrose des Kniegelenks ist die **Anamnese** richtungsweisend – meist treten die Beschwerden nicht akut auf, sondern entwickeln sich schleichend:
- Schmerzen am Beginn einer Bewegung (**Anlaufschmerz**), die langsam nachlassen und bei längerer Belastung wieder auftreten (**Belastungsschmerz**)
- Steifigkeitsgefühl, v. a. morgens
- Schwellung, v. a. abends
- **Spätformen:** Nachtschmerz, Dauerschmerz in Ruhe und bei Belastung, verminderte Gehleistung (Aufwärtsgehen ist besser als Abwärtsgehen), Beugekontraktur mit Atrophie des M. vastus medialis.

Im Rahmen der klinischen Untersuchung sollte man auf Achsenfehlstellungen (Valgus-/Varusgonarthrose), akute entzündliche Zeichen (Schwellung, Rötung, Überwärmung) sowie einen druckschmerzhaften Gelenkspalt achten und den Bewegungsumfang feststellen. Dabei lässt sich v. a. eine eingeschränkte Beugefähigkeit nachweisen. Palpatorisch findet sich oft ein Gelenkerguss („**tanzende Patella**"). Nicht selten findet sich in der Kniekehle eine tastbare Baker-Zyste als Zeichen der Überlastung des Kniegelenks.

Zur radiologischen Diagnostik reichen die Anfertigung einer **konventionellen Aufnahme** im a.-p-Strahlengang sowie die seitliche Aufnahme des Kniegelenks. Weitergehende Fragestellungen, v. a. die Beteiligung des femoropatellären Kompartiments, können mit der Patella-defilee-Aufnahme beantwortet werden.

16.3 Degenerative Erkrankungen

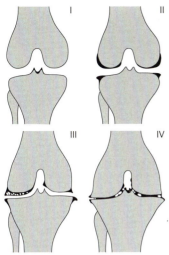

Abb. 16.1 Stadieneinteilung der Gonarthrose anhand des Röntgenbefundes. Stadium I: Ausziehung der Eminentia intercondylaris. **Stadium II:** Ausziehung der Tibiakondylen, beginnende Gelenkspaltverschmälerung und Entrundung der Femurkondylen, leichte subchondrale Sklerosierung. **Stadium III:** Befunde von Stadium II deutlicher ausgeprägt, Osteophytenbildung. **Stadium IV:** zusätzlich Zystenbildung, Knochendestruktion, Subluxationsstellung. (aus: Imhoff, Linke, Baumgartner, Checkliste Orthopädie, Thieme, 2011)

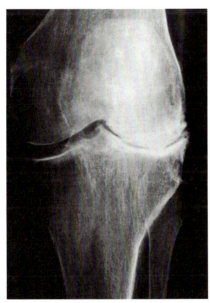

Abb. 16.2 Gonarthrose. Die Gonarthrose ist lateral betont. Gut erkennbar sind der lateral verschmälerte Gelenkspalt (Knorpelverlust), die subchondrale Sklerosierung und Osteophyten. Begleitend findet sich eine Valgusfehlstellung. (aus: Niethard, Pfeil, Biberthaler, Duale Reihe Orthopädie und Unfallchirurgie, Thieme, 2009)

Es finden sich meist je nach Ausprägungsgrad (Abb. 16.1) die 4 typischen Arthrosezeichen:
- **Gelenkspaltverschmälerung** der betroffenen Seite (Varus: medial, Valgus: lateral, **Abb. 16.2**)
- **subchondrale Sklerosierung**
- **Osteophyten** (Rauber-Zeichen: Ausziehung am Tibiaplateau)
- **Geröllzystenbildung**.

Arthrosen im Frühstadium sowie eventuelle Differenzialdiagnosen (z. B. Osteochondrosis dissecans, Morbus Ahlbäck, Meniskusläsion) können in der **MRT** gut dargestellt werden.

> **MERKE** Röntgenbefund und Beschwerdebild des Patienten korrelieren nicht miteinander.

Therapie: Im Gegensatz zur Koxarthrose sind u. a. durch die geringere Weichteildeckung **konservative Therapiemaßnahmen** einfacher zu realisieren:
- physikalische Therapie zum Erhalt der Beweglichkeit (Schwimmen, Radfahren, schonende Gymnastik) → auch nach Versorgung mit einer Knieprothese empfohlen
- entzündungshemmende Therapie (Kryotherapie, Elektrotherapie, Fango)
- orthopädische Maßnahmen wie z. B. mechanische Entlastung durch Pufferabsätze oder einen gegenseitig getragenen Stock, Verlagerung der Belastungszone durch einseitige Schuhsohlenerhöhung
- Antiphlogistika (Indometacin, Diclofenac, Ibuprofen) zur Schmerzbehandlung
- intraartikuläre Injektionen von Hyaluronsäure oder Kortison.

Versagen die konservativen Therapiemaßnahmen, ist eine **operative Behandlung** angezeigt. Folgende Verfahren stehen dabei zur Verfügung:
- **Arthroskopie:** Gelenktoilette, Glätten der Knorpelstrukturen, Entfernung von freien Gelenkkörpern. Nur im Anfangsstadium einer Arthrose angezeigt und nur kurzfristige Beschwerdebesserung möglich.
- **Umstellungsosteotomie:** Sie wird v. a. bei jüngeren Patienten durchgeführt und dient dazu, das betroffene Kniekompartiment zu entlasten, indem man entweder einen Knochenkeil entnimmt oder einen einsetzt. Dadurch lässt sich ein Knie in einer Varusstellung valgisieren und ein Knie in Valgusstellung varisieren. Am häufigsten wird die Osteotomie bei einer Varusarthrose durchgeführt, bei der man lateral am Tibiakopf einen Keil entsprechend der Varusdeformität entnimmt und die Stelle mit einer Plattenosteosynthese versorgt. Wichtig ist es, auf die genaue Achseinstellung zu achten, da es bei Überkorrektur zu einer kontrakondylären Arthrose kommen kann.
- **Endoprothese**: Oberflächenprothesen wird der Vorzug gegenüber Scharnierprothesen gegeben (**Abb. 16.3**). Dabei werden die femorale und tibiale Gelenkkomponente durch eine Titanprothese ersetzt und dazwischen ein Inlay aus Polyäthylen eingesetzt. Wichtig sind **intakte Seitenbänder**. Das Gelenk kann als Ganzes (bikondyläre Prothese) bei generalisierter Arthrose oder nur zur Hälfte (unikondyläre oder Schlittenprothese) bei Valgus- oder Varusarthrose ersetzt werden. Endoprothesen werden aufgrund ihrer begrenzten Haltbarkeit bevorzugt bei älteren Patienten ab dem 60.

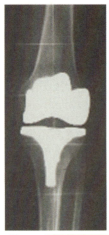

Abb. 16.3 **Oberflächenprothese des Kniegelenks.** (aus: Niethard, Pfeil, Biberthaler, Duale Reihe Orthopädie und Unfallchirurgie, Thieme, 2009)

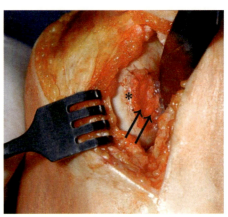

Abb. 16.4 **Autologe Chondrozytentransplantation (ACT).** Eine Suspension gezüchteter körpereigener Knorpelzellen wird in den Defekt gespritzt und ein Periostlappen (Doppelpfeil) darüber genäht. * = Naht des Periostlappens an den Knorpel. (aus: Wülker, Taschenlehrbuch Orthopädie und Unfallchirurgie, Thieme, 2005)

Lebensjahr verwendet. Sie können zementiert oder nichtzementiert eingesetzt werden. Die unikondyläre Prothese wird auch als Alternative zur Umstellungsosteotomie beim jungen Patienten angewendet. Scharniergelenke werden bei einem instabilen Knie eingesetzt.

- **Arthrodese:** Bei schwersten Arthrosen, die anders nicht behandelt werden können, und infizierter Endoprothese ist die Arthrodese die Ultima Ratio. Sie darf nur durchgeführt werden, wenn das andere Knie sowie die Hüften gut beweglich sind.

16.3.2 Osteochondrosis dissecans

DEFINITION Aseptische Osteonekrose des Wachstumsalters, die bevorzugt an den Gelenkflächen des Kniegelenks auftritt und zur Herauslösung eines Gelenkteils führt (Gelenkmaus, -dissekat).

Epidemiologie und Ätiologie: Die Erkrankung betrifft v. a. **Jugendliche** gegen Abschluss des Wachstumsalters. Die Ursache ist dabei unbekannt. Mechanische Traumen und chronische Belastungen werden neben konstitutionellen Gegebenheiten als wesentliche Auslöser gesehen.

Vorwiegend betroffen ist das **Kniegelenk** (medialer Femurkondyl), seltener das Capitulum humeri oder die Talusrolle. Die Nekrose beginnt subchondral, ohne dass der Knorpel beteiligt ist (**Stadium I**) und führt weiter zur Demarkierung des Knochens mit Sklerosesaum und Erweichung der Gelenkkapsel (**Stadium II**). Bei wiederholter mechanischer Belastung löst sich ein Knorpel-Knochen-Fragment aus dem Gelenkbett (**Stadium III**) so weit heraus, dass es frei im Gelenkspalt schwimmt (Gelenkmaus) und ein Gelenkdefekt entsteht (**Stadium IV**).

Klinik und Diagnostik: Oft Zufallsbefund im Frühstadium, dann zunehmende Schmerzen bei Belastung, Erguss, evtl. Gelenkeinklemmung und Blockade durch die Gelenkmaus. Die Erkrankung wird **im Frühstadium** mittels MRT (mit Kontrastmittel) diagnostiziert, wobei man die Vitalität des Dissekats beurteilt. Im **Röntgen** lassen sich eine verminderte Knochendichte, Osteolysen, das Dissekat sowie Sklerosierungen feststellen.

Therapie: Die Therapie richtet sich v. a. nach dem Erkrankungsstadium:
- **Stadium I:** Arthroskopie und retrogrades Anbohren des Femurkondyls zur Verbesserung der Durchblutung
- **Stadium II:** antegrades Anbohren durch den Knorpel (Knorpel ist bereits erkrankt)
- **Stadium III und IV:** Refixierung von Gelenkmäusen mit Fibrinkleber, resorbierbaren Stiften oder Schrauben
- **Stadium II–IV:** evtl. osteochondrale Transplantation (OCT) bei kleineren oder autologe Chondrozytentransplantation (ACT) bei größeren Defekten. Bei der OCT entnimmt man an der Lateralseite der Patella Knorpelgewebe, das anschließend über Bohrlöcher in die Nekroseherde eingesetzt wird. Die ACT (**Abb. 16.4**) erfolgt zweizeitig, d. h., zuerst werden Knorpelzellen entnommen und kultiviert und in einem zweiten Eingriff der Knorpeldefekt aufgefüllt.

16.3.3 Morbus Ahlbäck

DEFINITION Idiopathische Osteonekrose, die am medialen Femurkondyl auftritt und ältere Patienten betrifft.

Epidemiologie: Im Unterschied zur Osteochondrosis dissecans erkranken überwiegend ältere Frauen > 60 Jahren.

Ätiologie: Die Ursache ist unbekannt, vermutet wird eine multifaktorielle Genese der Durchblutungsstörung, z. B. durch lokale Überlastung, Mikrothromben oder intraossäre Druckerhöhung.

Klinik: Unspezifische, aber rasch progrediente **Schmerzen am medialen Gelenkspalt**, Schwellung des Knies nach Belastung, Gelenkerguss, Bewegungseinschränkung und Varusfehlstellung im Verlauf.

16.3 Degenerative Erkrankungen

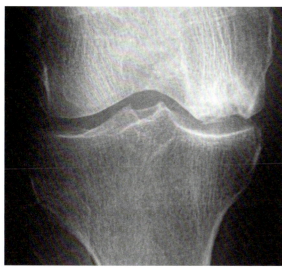

Abb. 16.5 **Morbus Ahlbäck** Am medialen Femurkondyl erkennt man die subchondrale Aufhellungszone mit deutlicher Umgebungssklerosierung. (aus: Reiser et al., Pareto-Reihe Radiologie, Bewegungsapparat, Thieme, 2007)

Diagnostik: Die Diagnose wird anhand des **Röntgenbefundes** gestellt. Etwa 2–4 Monate nach Beschwerdebeginn lassen sich **fleckige Entkalkungen, subchondrale Aufhellungen mit umgebender Sklerosierung, Usurierung und abgeflachte Femurkondylen** nachweisen (**Abb. 16.5**). Nach 3–6 Monaten nimmt die Sklerosierung zu und es kommt zu Gelenkeinbrüchen; etwa nach 1 Jahr sind freie Gelenkkörper und eine Arthrose nachweisbar.

Frühzeitiger Hinweis im MRT ist ein Knochenödem. Im Verlauf kann mit dieser Methode das genauere Ausmaß der Zerstörung des Knochens bestimmt werden.

Therapie: Im Anfangsstadium wird eine **konservative Therapie** mit Entlastung, NSAR-Gabe, hyperbarer Sauerstoff- oder Prostazyklintherapie versucht. Später wird bei Varusfehlstellung eine valgisierende tibiale **Umstellungsosteotomie** vorgenommen. Bei noch stärker fortgeschrittener Erkrankung kann bei jüngeren Patienten und kleinen Läsionen eine **Knorpel-Knochen-Transplantation** durchgeführt werden, beim älteren Patienten mit degenerativen Veränderungen wird eher ein endoprothetischer **Gelenkersatz** angedacht.

16.3.4 Morbus Osgood-Schlatter

Synonym: Osteochondrosis deformans juvenilis der Tuberositas tibiae

> **DEFINITION** Aseptische Osteochondrose der knorpeligen Tuberositas tibiae in der Wachstumsphase.

Epidemiologie: Vorwiegend sind sportliche Jungen zwischen dem 10. und 13. Lebensjahr betroffen.

Ätiologie: Unklar. Eine wesentliche pathogenetische Rolle spielen die verstärkte **köperliche Belastung** (→ v. a. Sportler und Übergewichtige betroffen) und die verminderte Belastbarkeit des Knorpelgewebes (→ Auftreten v. a. in der Wachstumsphase). Die Überlastung führt zu **Ossifikationsstörungen**, wobei insbesondere der **Ansatz der Patellasehne** betroffen ist. Mit Abschluss des Wachstums heilt die Erkrankung aus. Die Tuberositas tibiae kann als geringer Knochenvorsprung verbleiben. In der Mehrzahl d. F. tritt die Erkrankung einseitig auf.

Klinik und Diagnostik: Die Jugendlichen klagen häufig über belastungsabhängige und Ruheschmerzen. Die Tuberositas tibiae ist wie die distale Patella druckschmerzhaft und geschwollen. In der klinischen Untersuchung fallen außerdem ein passiver Dehnungsschmerz sowie ein Schmerz bei Streckung des Knies gegen einen Widerstand auf.

In der Röntgenaufnahme (Knie in 2 Ebenen, Patella tangential) erkennt man eine vergrößerte Tibiaapophyse und strahlendichte Fragmente.

Differenzialdiagnosen: Beim **Morbus Sinding-Larsen-Johansson** handelt es sich um eine Insertionstendinopathie mit Verkalkungen am unteren Patellapol. Die Erkrankung betrifft ebenso Jugendliche und heilt mit Wachstumsabschluss aus.

Therapie: Die Therapie besteht in der **mechanischen Entlastung** des Kniegelenks: Streckschiene für 3 Wochen, kein Sport für 6 Wochen. Daneben können NSAR gegen die Schmerzen verabreicht, bei chronischem Verlauf evtl. auch Injektion von Lokalanästhetika gegeben, der Sehnenansatz mit Ultraschall behandelt und eine Physiotherapie durchgeführt werden. Nach Wachstumsabschluss kann der prominente Knochen ggf. operativ abgetragen werden.

16.3.5 Chondromalacia patellae

> **DEFINITION** Ausgeprägte Knorpelveränderungen der Rückfläche der Patella.

Ätiologie: Unklar. Vermutet werden **Überlastungsreaktionen** der Knorpelstruktur des **femoropatellaren Gelenks**. Fehlstellungen der Patella, insbesondere eine Lateralisation, werden als prädisponierende Faktoren diskutiert, da die Patellarückseite dann bei jeder Beugebewegung am lateralen Femurkondyl reibt (Spätfolge: Knorpelglatze).

Knorpeldefekte an sich sind für den Patienten nicht schmerzhaft, da Knorpel nicht innerviert ist. Die klinische Symptomatik entsteht durch Entzündungsreaktionen der Gelenkschleimhaut, die zu ausgeprägten Schmerzen führen können.

Klinik und Diagnostik: Die Patienten klagen meist über **Schmerzen** auf der Rückfläche der Kniescheibe bei Bewegung und auch in Ruhe. Außerdem bestehen **Krepitationen**, ein ausgeprägter Gelenkerguss (Phänomen der „tanzenden Patella") und ein deutlicher Patellaverschiebe- und Anpressschmerz (positives **Zohlen-Zeichen**). Häufig weisen die Patienten eine eingeschränkte Beweglichkeit, v. a. im Bereich der Streckung auf. Beugebewegungen werden schmerzbedingt nur langsam ausgeführt.

Diagnostisches Mittel der Wahl ist die **MRT**. Hiermit lassen sich schon frühzeitig Veränderungen der Knorpelstrukturen nachweisen (verminderte Knorpeldichte, ödematöse Aufquellung). In der tangentialen Röntgenaufnahme können dysplastische Patellaveränderungen nachgewiesen werden.

Neben den radiologischen Nachweismethoden findet heute häufig die diagnostische **Arthroskopie** Anwendung. Hierbei lässt sich die Knorpelsubstanz besonders gut beurteilen und ggf. störende Strukturen entfernen. Zudem können andere Ursachen für Schmerzen im Kniegelenk ausgeschlossen werden.

Differenzialdiagnosen: Andere Ursachen für Schmerzen im Kniegelenk können sein:
- parapatellares Schmerz-Syndrom (Schmerzen eher an der Patellabasis bzw. am Patellapol)
- präarthrotische Veränderungen des Kniegelenks (umschriebene Schmerzen im gesamten Knie)
- Meniskusschädigung (positive Meniskuszeichen [S. B304])
- **Plicasyndrom:** Einklemmung der hypertrophierten Plica mediopatellaris (Synovialfalte medial der Patella). Die Schmerzen treten folglich medial auf.

Therapie: In frühen Stadien ist die **Entlastung** des Kniegelenks notwendig. Sportarten wie Schwimmen, Radfahren und Nordic Walking sind schonend für das Kniegelenk. Besteht zusätzlich ein ausgeprägter Gelenkerguss, kann das Kniegelenk punktiert werden. Eine antiphlogistische Therapie mit NSAR (Indometacin, Diclofenac) ist bei Synovialitis anzustreben.

Bei lateral verlagerter Patella kann der laterale Aufhängeapparat der Kniescheibe durchtrennt (**laterales Release**) und bei fortgeschrittenen Abnutzungserscheinungen auch die lateralen Patellaanteile entfernt werden. Ein isolierter femoropoplitealer Gelenkersatz ist selten.

16.3.6 Parapatellares Schmerz-Syndrom

Synonym: Chondropathia patellae

> **DEFINITION** Ausgeprägtes Schmerz-Syndrom, meist im Bereich der Rückfläche der Patella, ausgehend vom Kapsel-Band-Apparat bzw. vom synovialen Überzug der Gelenkkapsel. Hinzu kommen degenerative Veränderungen des Knorpels auf der Rückfläche der Kniescheibe – dies wird häufig auch mit dem Begriff Chondromalacia patella umschrieben.

Epidemiologie: Das parapatellare Schmerz-Syndrom ist in der Bevölkerung im Alter zwischen 30 und 45 Jahren relativ häufig. Vor allem bei Freizeitsportlern (z. B. Joggern) treten Schmerzen im Bereich des distalen Patellapols auf.

Ätiologie: Ursächlich sind häufig **mechanische Überlastungen** des Kapsel-Band-Apparates der Kniescheibe. Dazu gehören die lateralen Bandführungen (Retinacula patellae) und die Ansatzstelle der Quadrizepssehne sowie der Patellasehne.

Neben der mechanischen Belastung beim Sport sind Tätigkeiten, die v. a. in Kniebeugung erfolgen (Fliesenlegen etc.), ursächlich für die Ausprägung von Patellabeschwerden.

Klinik und Diagnostik: Die Patienten klagen meist über Schmerzen im Bereich der Patellaspitze (**Patellaspitzensyndrom**) oder proximal am Ansatz der Patellasehne. Typisch sind das Ausbleiben in Ruhe und eine Schmerzverstärkung bei Belastung. Besonders schmerzhaft sind tiefe Kniebeugen und langes Sitzen (Büroarbeit, Kinobesuch); aber auch Treppensteigen oder Bergabgehen führen zur Schmerzverstärkung.

In der klinischen Untersuchung imponiert das parapatellare Schmerz-Syndrom durch einen **Patellaanpress-** sowie **-verschiebeschmerz** im Gleitlager (positives **Zohlen-Zeichen**). Der Bewegungsumfang ist endgradig, v. a. bei Beugung, schmerzbedingt eingeschränkt.

Konventionelle Aufnahmen sind unauffällig, da es sich um eine **Affektion der Weichteile** handelt.

Therapie:
- Schonung und kurzfristige Immobilisation in Streckstellung
- Physiotherapie (Quadrizepstraining)
- Infiltration eines Lokalanästhetikums.

16.4 Entzündliche Erkrankungen des Kniegelenks

16.4.1 Gonitiden

> **DEFINITION** Entzündung des Kniegelenks.

Ätiologie: Entzündungen des Kniegelenks können auftreten bei bakteriellen Infektionen, Erkrankungen des rheumatischen Formenkreises oder systemischen Erkrankungen (z. B. Kollagenosen). Sie können auch parainfektiös (z. B. bei Borreliose) bedingt sein oder reaktiv bei Arthrose vorkommen.

Bakterielle Gonitis

Synonym: Kniegelenkempyem

Ätiologie: Häufig iatrogene Infektion mit Staphylococcus aureus oder Staphylococcus epidermidis nach Gelenkpunktionen oder operativen Eingriffen am Kniegelenk. Bei Kindern eher hämatogene Verschleppung bei Osteomyelitis.

Klinik und Diagnostik: Das Knie ist **schmerzhaft geschwollen und in seiner Beweglichkeit oft stark reduziert.** Es zeigt sich ein **ausgeprägter Kniegelenkerguss** mit verstrichener Gelenkkontur.

Das **Routinelabor** zeigt eine deutliche **Erhöhung von** BSG und **CRP** sowie eine Leukozytose. **Diagnoseweisend ist die Kniegelenkpunktion** mit anschließender Untersuchung des Punktats. Bei einer bakteriellen Infektion erscheint es durch die massiv erhöhte Zellzahl (>50 000/

mm³) trüb und eitrig-gelb. Der Glukoseanteil im Punktat ist vermindert. Ein Erregernachweis (Kultur, Gram-Färbung) mit anschließender Antibiotikaresistenztestung sollte angeschlossen werden.

Differenzialdiagnosen werden anhand der **Synovialanalyse** ausgeschlossen:
- rheumatoide Arthritis: Zellzahl 5 000–50 000/mm³, gelb-braune Färbung mit flockiger Trübung, Nachweis von Rhagozyten
- Gicht: Zellzahl 10 000–20 000/mm³, milchig-trüb, Harnsäurekristalle
- Tuberkulose: Zellzahl 20 000–50 000/mm³, grau-gelb und trüb, Lymphozyten und Nachweis von Mycobacterium tuberculosis
- Hämarthros: blutig-rotes Punktat mit Erythrozyten.

Therapie:
- kalkulierte **Antibiotikatherapie** nach der Kniegelenkpunktion
- Gelenkeröffnung mit **Spülung**, Synovektomie und Einlage von Saug-spül-Drainagen
- postoperative Physiotherapie.

16.4.2 Bursitiden des Kniegelenks

> **DEFINITION** Entzündung des Gelenkschleimbeutels, am häufigsten der Bursa praepatellaris.

Ätiologie: Ursache ist die dauerhafte mechanische Reizung der Bursa. Aufgrund der geringen Weichteildeckung sind Bursitiden im Bereich der Kniescheibe besonders häufig. Betroffen sind in erster Linie Personen, die kniend arbeiten müssen (z. B. Fliesen- oder Parkettleger).

Klinik: Die Patienten berichten über Schmerzen, v. a. bei Beugung. Die Vorderfläche der Kniescheibe ist geschwollen. Das Phänomen der „tanzenden Patella" ist negativ.

Therapie:
- Entlastung, kühlende Salbenverbände
- Verwendung von Knieschonern bei entsprechender beruflicher Tätigkeit
- operative Entfernung bei Rezidiven.

16.5 Traumatologie des Kniegelenks

16.5.1 Verletzungen des Bandapparats

Anatomie: Der **Bandapparat** des Kniegelenks ist in seinem Aufbau sehr kompliziert. Das mediale und laterale Seitenband (**Kollateralbänder**) besitzen in Streckstellung ihre größte Spannung und sichern das Kniegelenk dann gegen Scherbewegungen in der Fronatalebene (Varus-/Valgusstress) ab. In Beugestellung erlauben sie gewisse Rotationsbewegungen.

Die beiden **Kreuzbänder** (**Ligamentum cruciatum anterius et posterius**) liegen streng genommen nicht im Kniegelenk (extraartikulär), jedoch innerhalb der Gelenkkapsel (intrakapsulär) und geben dem Kniegelenk Stabilität in der Sagittalebene, sodass ein Abrutschen der Femurkondylen nach ventral bzw. dorsal v. a. bei Beugung verhindert wird. Die Kreuzbänder kreuzen sich in ihrem Verlauf. Das vordere Kreuzband (ACL) verläuft von kranial, dorsal und lateral am Femur nach kaudal, ventral und medial an der Tibia; das hintere Kreuzband (PCL) von kranial, ventral und medial nach kaudal, dorsal und lateral an der Tibia. Das vordere Kreuzband besteht aus 3 Bündeln, das hintere aus 2:
- **vorderes Kreuzband**:
  - anteromediales Bündel: Spannung bei Flexion
  - intermediäres Bündel: Spannung bei Flexion und Extension
  - posterolaterales Bündel: Spannung bei Extension
- **hinteres Kreuzband**:
  - anterolaterales Bündel: Spannung bei Flexion
  - posteromediales Bündel: Spannung bei Extension.

Die Kreuzbänder umwinden sich bei Innenrotation und weichen bei Außenrotation im Kniegelenk auseinander. Das hintere Kreuzband ist weitaus dicker und fester im Vergleich zum vorderen Kreuzband. Daher betreffen Verletzungen der Kreuzbänder meist das vordere Kreuzband.

Ätiologie: Die Bänder im Kniegelenk reißen i. d. R., wenn das Kniegelenk nach innen oder außen rotiert, die Tibia hingegen fixiert bleibt. Meist sind Kapsel, Menisci und Bänder gemeinsam betroffen. Die **häufigste Kombinationsverletzung** betrifft das mediale Seitenband, den Innenmeniskus und den vorderen Kreuzbandkomplex (sog. „**unhappy triad**"). Isolierte Verletzungen des vorderen Kreuzbandes oder des medialen Seitenbandes sind seltener. Man unterscheidet akute Rupturen von chronischen Instabilitäten.

Seitenbandverletzungen

Ätiologie: Zu Verletzungen des lateralen Seitenbandes kommt es durch eine übermäßige **Varusbelastung**, zu Verletzungen des medialen Seitenbandes durch ein **Valgustrauma**. Häufig passieren die Verletzungen beim Skifahren. Da das mediale Seitenband mit dem Innenmeniskus verwachsen ist, betrifft die Verletzung oft beide Strukturen – zusätzlich ist auch oft das vordere Kreuzband beteiligt (unhappy triad). Bei Verletzungen des lateralen Seitenbandes (Außenband) können zusätzlich auch die posterolateralen Strukturen (Poplitealsehne, Lig. popliteofibulare, Lig. popliteum arcuatum, laterale Kapsel) beteiligt sein, woraus eine **posterolaterale Instabilität** resultiert.

Klinik und Diagnostik: Eine akute Ruptur geht mit Schmerzen einher. Das Knie bleibt im Gegensatz zu Kreuzbandverletzungen stabiler und kann z. T. noch belastet werden. In der klinischen Untersuchung ist das Knie geschwollen und die Stelle des Bandansatzes lokal druckschmerzhaft. Die **seitliche Aufklappbarkeit** des Knies ist **gesteigert**:
- **Innenbandriss:** vermehrte Aufklappbarkeit unter Valgusstress (→ Beugung in 30°)
- **Außenbandriss:** vermehrte Aufklappbarkeit unter Varusstress (→ Beugung in 0°–30°)
- posterolaterale Strukturen: vermehrte Aufklappbarkeit unter Varusstress (→ Beugung 30–45°).

Man unterscheidet dabei 3 verschiedene Schweregrade: **Grad I:** < 5 mm, **Grad II:** 5–10 mm, **Grad III:** > 10 mm aufklappbar. Letzterer ist meist mit einer Kreuzbandverletzung verbunden. Die Diagnose wird anhand der Klinik sowie evtl. mittels Röntgen- (2 Ebenen) und MRT-Aufnahme gestellt.

Therapie: Vorrangig konservativ mit Gehstützen, lokaler Kältetherapie und lokalen Antiphlogistika. Gutes Ansprechen mit vollständiger Abheilung nach etwa 6 Wochen.

Kreuzbandverletzungen

Ätiologie: Ursächlich für eine Ruptur des vorderen Kreuzbandes ist ein Trauma mit Außenrotation, Valgisation und Flexion; betroffen sind v. a. Fußballer und Skifahrer. Häufig als Kombinationsverletzung (unhappy triad). Das hintere Kreuzband reißt meist bei direkten Anpralltraumen oder im Rahmen einer Kniegelenkluxation.

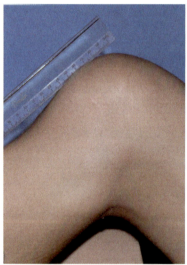

Abb. 16.6 Hintere Schublade bei Ruptur des hinteren Kreuzbandes. (aus: Niethard, Pfeil, Biberthaler, Duale Reihe Orthopädie und Unfallchirurgie, Thieme, 2009)

Klinik und Diagnostik: Plötzlicher stechender Schmerz, evtl. noch erhaltene Belastbarkeit, Schwellung und Gelenkerguss (**Hämarthros**) sowie Instabilitätsgefühl mit Wegknicken (**giving way**). Die klinische Untersuchung ist aufgrund der starken Schmerzen oft nur eingeschränkt möglich und damit das vordere (vorderer Kreuzbandriss) bzw. hintere (hinterer Kreuzbandriss) Schubladenphänomen (**Abb. 16.6**) oft nicht auslösbar. Der Lachman-Test ist häufig positiv.

Eine alte Kreuzbandruptur imponiert mit einer ausgeprägten **Instabilität** (Schublade, Lachman-Zeichen und Pivot-shift-Test positiv). Schmerzen bestehen meist keine mehr, evtl. ein leichter Erguss.

> **MERKE** Chronische Rupturen des Bandapparates sind klinisch besser zu diagnostizieren als akute Verletzungen (→ keine schmerzbedingte Muskelanspannung).

In der **MRT** können die Bandverletzungen lokalisiert werden (**Abb. 16.7**). Indiziert ist die Aufnahme insbesondere bei V. a. eine Meniskus- und Knorpelbeteiligung. Um knöcherne Verletzungen auszuschließen, kann eine Röntgenaufnahme in 2 Ebenen angefertigt werden.

Therapie: Nach der Sofortbehandlung (Bein hochlagern, NSAR, Kühlung) muss die weiterführende Therapie individuell gestaltet werden.

Vordere Kreuzbandruptur: Eine Operation strebt man v. a. beim sportlich aktiven Patienten, bei begleitender Meniskusläsion sowie bei einer deutlichen subjektiven Instabilität an. Alternativ kann auch konservativ mit einer Knieorthese für 3 Monate und Physiotherapie behandelt werden.

Der Operationszeitpunkt ist abhängig vom Verletzungsausmaß. Patienten mit isolierter vorderer Kreuzbandruptur werden entweder kurz nach dem Trauma oder nach etwa 4–6 Wochen operiert und erhalten so lange ebenfalls eine Knieorthese. Bei Beteiligung des Innenmeniskus wird erst nach ca. 2 Monaten operiert.

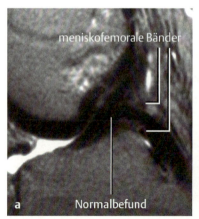 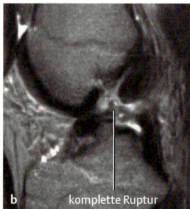 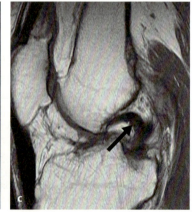

Abb. 16.7 MRT-Befund bei vorderer Kreuzbandruptur (Sagittalaufnahme in T1). **a** Normalbefund. **b** Komplette Ruptur. **c** Verstärkte Knickbildung des hinteren Kreuzbandes (Pfeil) als indirektes Zeichen einer vorderen Kreuzbandruptur. (aus: Bohndorf, Imhof, Fischer, Radiologische Diagnostik der Knochen und Gelenke, Thieme, 2006)

Methode der Wahl ist die **arthroskopische vordere Kreuzbandplastik**. Dabei wird bevorzugt eine Sehne (Lig. patellae, M. gracilis oder M. semitendinosus) entnommen und mit Schrauben in Knochenkanälen zwischen Femur und Tibia fixiert. Anschließend erhalten die Patienten eine Knieorthese für ca. 3 Monate und eine Physiotherapie. Hobbysportler sollten Risikosportarten für 1 Jahr vermeiden.

Hintere Kreuzbandruptur: Eher **konservative** Behandlung mit Physiotherapie (v. a. Stärkung des M. quadrizeps). Bei Therapieversagen oder kombinierten Verletzungen mit posterolateraler Rotationsinstabilität, Luxation oder knöchernem Ausriss operative Rekonstruktion als hintere Kreuzbandplastik (Vorgehen ähnlich der vorderen Kreuzbandplastik). Danach Nachbehandlung mit einer Schiene (6 Wochen).

16.5.2 Meniskusverletzungen

Anatomie: Man unterscheidet einen Innen- (**Meniscus medialis**) und einen Außenmeniskus (**Meniscus lateralis**). Beide sind sichel- bzw. halbmondförmig (griech. meniskos = mondförmiger Körper), wobei die Enden des Außenmeniskus etwas stärker nach innen abgerundet sind. Beide Menisci sind mit der Gelenkkapsel verwachsen, der Innenmeniskus zusätzlich noch mit dem medialen Bandapparat, sodass dadurch seine Beweglichkeit eingeschränkt ist (→ erhöhte Verletzungsgefahr). Die Hauptaufgabe der beiden Menisci besteht darin, Gelenkinkongruenzen auszugleichen und die Kontaktfläche zu den Femurkondylen zu vergrößern. Zudem erfolgt eine Pufferung des Gelenks und damit ein Schutz des Kondylenknorpels.

Der Meniskus weist in der Seitenansicht eine dreieckige Form auf, wobei die Spitze des Dreiecks nach innen zeigt. Die Basis (außen liegend) ist sehr gut durchblutet, die Spitze wird hingegen vorwiegend durch Diffusion versorgt.

Ätiopathogenese: Ursächlich für einen Meniskusriss sind Rotationsbewegungen im Kniegelenk bei fixierter Tibia. Hierbei kommt es häufiger zum **Einriss des Innenmeniskus**, da dieser fest mit dem medialen Seitenband verwachsen ist (unhappy triad). Bei jüngeren Patienten sind Meniskusverletzungen i. d. R. traumatisch bedingt, beim älteren Patienten Folge degenerativer Veränderungen (v. a. am Hinterhorn des Innenmeniskus). Anamnestisch treten die Beschwerden dann typischerweise nach dem Hochkommen aus der Hocke auf.

Einteilung: Meniskusrisse können nach ihrer Form (Abb. 16.8) oder nach ihrer Lokalisation eingeteilt werden. Letztere ist insbesondere aufgrund der unterschiedlichen Blutversorgung der Menisken relevant. Im kapselnahen Bereich ist der Meniskus gut (rot-rote Zone), nahe dem Gelenkzentrum schlecht durchblutet (weiß-weiße Zone).

Klinik: Klinisch klagen die Patienten über **Druckschmerzen** am betroffenen **Gelenkspalt**. Die Symptome finden sich jedoch eher bei Verletzungen des Innenmeniskus, während Verletzungen des Außenmeniskus meist asymptomatisch bleiben. Die Belastbarkeit des Kniegelenks ist eingeschränkt. Typisch sind auch Schmerzen sowie eine Streckhemmung bei der Durchbewegung des Kniegelenks. Selten tritt eine begleitende Gelenkschwellung auf.

Diagnostik: In der klinischen Untersuchung lässt sich ein druckschmerzhafter Gelenkspalt feststellen. Die Funktion der Menisci kann anhand verschiedener Tests geprüft werden. Näheres dazu im Kap. Funktionsprüfungen [S. B304].

Die Standarddiagnostik zur Erfassung von Meniskusläsionen ist die **MRT**. Hier imponieren Meniskuseinrisse durch Signalaufhellungen, v. a. in der T2-gewichteten Aufnahme. Längseinrisse sind häufiger zu beobachten als Querrisse.

Konventionell radiologische Aufnahmen des Kniegelenks in 2 Ebenen dienen zum Ausschluss knöcherner Läsionen. Alte Läsionen können indirekt durch osteophytäre Knochenausziehungen des Tibiaplateaus nachgewiesen werden (sog. **Rauber-Zeichen**; auch bei Arthrose nachweisbar). Akute Läsionen stellen sich nicht dar.

Neben der radiologischen Diagnostik ist die **Arthroskopie** eine zuverlässige Methode, um Meniskusläsionen und begleitende intraartikuläre Gelenkschädigungen direkt nachzuweisen. Sie ist indiziert, wenn eine OP geplant ist.

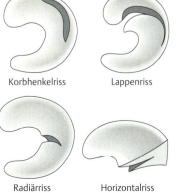
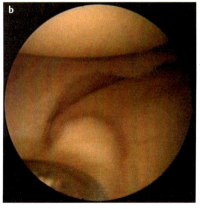

Abb. 16.8 **Meniskusrisse. a** Rissform. **b** Arthroskopischer Befund bei einem Innenmeniskusriss (Lappenriss). (aus: Wülker, Taschenlehrbuch Orthopädie und Unfallchirurgie, Thieme, 2005)

Therapie: Prinzipiell unterscheidet man zwischen der akuten Behandlung – Fixierung in Streckstellung, Kühlung, NSAR oder bei Gelenkblockade Repositionsversuch und anschließende Ruhigstellung – und einem elektiven Vorgehen. Angestrebt wird hierbei die meniskuserhaltende Operation (**arthroskopisch**). Man unterscheidet zwischen folgenden Verfahren:
- **Meniskusnaht:** indiziert bei allen basisnah gelegenen Rissen sowie breiten Korbhenkelrissen
- **Meniskusresektion:** Bei ausgedehnten Verletzungen und degenerativen Veränderungen, die nicht mehr rekonstruierbar sind, wird der Meniskus subtotal oder selten total entfernt. Bei Läsionen, die nicht genäht werden können bzw. in der schlecht durchbluteten Zone liegen, ist eine Teilresektion notwendig (Resektionsausmaß < 50 %).
- **Meniskustransplantation:** junger Patient mit gerader Beinachse und Z. n. totaler Meniskusresektion.

Prognose: Ist eine ausreichende Durchblutung des Meniskus gewährleistet, dann sind die Langzeitergebnisse der Meniskusnaht sehr gut. Resektionen des Meniskus führen auf der entsprechenden Gelenkseite fast immer zu einer Mehrbelastung und später zu arthrotischen Veränderungen.

16.5.3 Patellaluxationen

DEFINITION Abweichen der Kniescheibe aus ihrem Gleitlager nach lateral.

Ätiologie: Man unterscheidet zwischen **angeborenen**, **habituellen** und **traumatisch** bedingten Luxationen der Patella. Wiederholte Luxationen beruhen zumeist auf anatomischen Veränderungen, d. h. auf einem vergrößerten Winkel zwischen der Achse des Lig. patellae und der Zugrichtung des M. quadrizeps (Q-Winkel), sodass die Patella verstärkt nach lateral gezogen wird. Hierzu zählen z. B.:
- hypoplastische Patella
- flach ausgebildete Femurkondylen
- Atrophie des M. vastus medialis
- Patella alta und Genu recurvatum.

Oft besteht nach einer traumatischen Luxation eine sekundäre Instabilität, sodass die Patella in der Folge leichter luxiert. Traumatische Luxationen entstehen häufig, wenn das Femur innenrotiert, während die feststehende Tibia nach außen gedreht bleibt.

Klinik und Diagnostik: Die Kniescheibe luxiert i. d. R. **nach lateral**. Das erstmalige Ereignis ist sehr **schmerzhaft.** Das Kniegelenk schwillt rasch an und es entwickelt sich ein **Gelenkerguss** (Hämarthros). Bei habituellen Luxationen kann die Patella leicht aus ihrem Gleitlager herausgedrückt werden. Schmerzen sind bei rezidivierenden Luxationen nicht mehr vorhanden, die Patienten sind aber unsicher bei Belastung, da das Knie nachgibt. Das Knie kann nicht mehr gestreckt werden. Der **Apprehension-Test** ist positiv, d. h., der Patient gibt laterale Schmerzen an, wenn der Untersucher von medial Druck auf die Patella ausübt.

Die Kniescheibe wird radiologisch am besten in der tangentialen Aufnahme (**Patella-defilee-Aufnahme**) in verschiedenen Beugestellungen (30°, 60° und 90°) dargestellt. Zusätzlich lässt sich eine knöcherne Beteiligung von Femurkondylen bzw. Patella durch eine **a.-p.-Aufnahme** nachweisen.

Zerreißungen des medialen Bandapparates und Mitbeteiligung der knorpeligen Strukturen lassen sich in der **MRT** gut erkennen. Kongenitale Fehlbildungen der Kniescheibe sind vor dem 4. Lebensjahr – erst dann ossifiziert die Kniescheibe – radiologisch nur mittels Sonografie nachweisbar.

Therapie: Nach erstmaliger traumatischer Luxation wird das Kniegelenk langsam gestreckt und die Kniescheibe durch Druck von lateral nach medial **reponiert**. Anschließend muss das Bein in einer beugelimitierenden Kniegelenkschiene für einen Zeitraum von 3 Wochen gelagert werden. Anschließend Physiotherapie zur Stärkung des M. vastus medialis. Bei deutlichem Kapselausriss oder Knorpelabscherung erfolgt die arthroskopische Refixierung.

Patienten mit häufig rezidivierenden oder angeborenen Luxationen sollten **operativ** behandelt werden. Therapie der Wahl ist dabei die MPFL-Plastik. Dabei verstärkt man das mediale patellofemorale Band an der Innenseite der Patella durch die Sehne des M. semitendinosus, ohne das Kniegelenk zu eröffnen.

16.5.4 Patellafrakturen

Ätiologie und Einteilung: Patellafrakturen entstehen durch eine direkte Krafteinwirkung auf die Vorderseite der Kniescheibe (z. B. direktes Anpralltrauma). Es gibt Quer-, Längs-, Schräg- oder Mehrfragmentfrakturen. Nach der AO erfolgt die Klassifikation nach Gelenkbeteiligung:
- **Typ A:** extraartikuläre Fraktur
- **Typ B:** teilweise intraartikuläre Fraktur
- **Typ C:** komplett intraartikuläre Fraktur.

Klinik und Diagnostik: Die Patienten klagen über einen starken Druck- und Bewegungsschmerz im Kniegelenk. Häufig besteht eine Streck- und Beugehemmung.

MERKE Auch wenn das Knie gestreckt werden kann, ist eine Fraktur nicht auszuschließen!

Zudem entwickeln sich ein Gelenkerguss (bei intraartikulären Frakturen) und eine Schwellung im Bereich des Kniegelenks.

Patellafrakturen lassen sich gut durch konventionelle Röntgenaufnahmen des Kniegelenks in 2 Ebenen darstellen (Abb. 16.9). Ein Gelenkerguss und weit auseinanderstehende Querfrakturen können durch Sonografie nachgewiesen werden. Eine CT ist bei Mehrfragmentfrakturen indiziert.

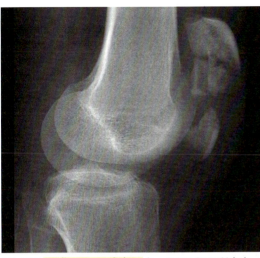

Abb. 16.9 **Patella-Trümmerfraktur.** (aus: Reiser, Bauer-Melnyk, Glaser, Pareto-Reihe Radiologie Bewegungsapparat, Thieme, 2007)

Differenzialdiagnosen: Patella bi-/tripartita: meist beidseits vorhanden, keine scharfrandigen Frakturränder.

Therapie: Unkomplizierte nichtdislozierte Frakturen werden für einen Zeitraum von 6 Wochen **konservativ** behandelt (beugehemmende Kniegelenkschiene, Unterarmgehstützen).

Komplizierte dislozierte Patellafrakturen werden operiert. Querfrakturen versorgt man mit einer **Zuggurtungsosteosynthese** (Abb. 16.10), indem die beiden Frakturpartner mit Kirschner-Drähten fixiert werden. Anschließend wird um die liegenden Kirschner-Drähte eine Drahtschlinge gewunden, sodass bei der Beugung mehr Druck auf den Frakturspalt ausgeübt wird. Mehrfragmentfrakturen können auch mit einer **Kleinfragment-Schraubenosteosynthese** behandelt werden.

An die Operation schließt sich eine frühfunktionelle physiotherapeutische Nachbehandlung mit assistierten Bewegungen und Teilbelastung an.

16.5.5 Rupturen der Quadrizeps- und Patellasehne

Ätiologie: Ursächlich sind direkte sowie indirekte Traumen. Die Sehne reißt vorwiegend bei älteren Patienten, die degenerative Veränderungen aufweisen. Meist reißt sie nahe am Ansatzpunkt, also am oberen Patellarand bei Quadrizepssehnenruptur und im Bereich der Tuberositas tibiae bei Patellasehnenruptur.

Auch eine akute Überlastung des Kniestreckapparates kann zur Ruptur führen (z. B. bei Gewichthebern).

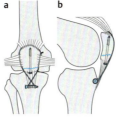

Abb. 16.10 **Operative Therapie der Patellafraktur.** Zuggurtungsosteosynthese mit Zugschraube. **a** Frontalansicht. **b** Seitliche Ansicht. (aus: Imhoff, Linke, Baumgartner, Checkliste Orthopädie, Thieme, 2011)

Klinik und Diagnostik: Klinisch kommt es zu akuten Schmerzen, ausgeprägter Schwellung und einer fehlenden Streckung des Kniegelenks. Die Ruptur geht häufig mit einem peitschenartigen Knallen einher. Im Rupturbereich lässt sich ein Delle palpieren. Bei Quadrizepssehnenruptur findet sich eine **abnorme Verschieblichkeit** der Kniescheibe nach distal, bei Ruptur der Patellasehne nach proximal.

Sonografisch können der Einriss des Sehnenspiegels sowie ggf. Erguss und Hämatombildung dargestellt werden. In der Röntgenaufnahme lassen sich knöcherne Sehnenausrisse ausschließen (häufiger bei Patellasehnenruptur). Bei Quadrizepssehnenruptur findet sich ein Patellatief-, bei Patellasehnenruptur ein Patellahochstand.

Therapie: Zu den Sofortmaßnahmen zählen die Immobilisation, Kühlung, Kompression und Hochlagerung des Beins, um die Ausbildung des Hämatoms einzudämmen. Bei einer partiellen Ruptur können die Patienten auch konservativ mit einer Knieorthese versorgt werden. **Komplette Rupturen** müssen mittels End-zu-End-Naht (Durchflechtungsnaht) der Sehne mit einem dicken resorbierbaren Faden **operativ** versorgt werden. Knöcherne Ausrisse am oberen Patellapol werden mit parallel angeordneten Drahtcerclagen fixiert. Knöcherne Beteiligungen an der Tuberositas tibiae werden mit resorbierbaren Schrauben refixiert. An die Operation schließt sich eine Orthesenversorgung mit Teilbelastung und passiver Physiotherapie an. Sportliche Aktivitäten können nach 4–8 Monaten wiederaufgenommen werden.

17 Erkrankungen und Verletzungen des Unterschenkels, Sprunggelenks und Fußes

17.1 Diagnostik

17.1.1 Untersuchung des oberen Sprunggelenks

Palpation: Ventrale Druckschmerzen finden sich beim vorderen Impingement (z. B. bei Arthrose), v. a. dann, wenn der Fuß maximal dorsalflektiert (= Dorsalextension) ist.

Beweglichkeit: Im oberen Sprunggelenk sind eine Dorsalextension (bei gebeugtem Knie) bzw. Plantarflexion normalerweise im Ausmaß von 45/0/60° möglich. Bei Arthrose ist die Beweglichkeit deutlich eingeschränkt.

Funktionsprüfungen: Bei V. a. Bänderriss prüft man die **Stabilität** der beiden **Kollateralbänder**: mediales Seitenband (Lig. deltoideum) und laterale Bänder (Lig. talofibulare anterius et posterius, Lig. calcaneofibulare). Dabei liegt der Patient in Rückenlage, während der Untersucher mit der einen Hand den Unterschenkel fixiert und mit der anderen den Mittelfuss umfasst. Danach bewegt er das Bein nach medial und lateral, wobei eine vermehrte Aufklappbarkeit nach medial auf eine mediale Bandverletzung bzw. eine vermehrte Aufklappbarkeit nach lateral auf eine laterale Bandverletzung hinweist. Beim **Schubladentest** versucht man (bei gebeugtem Knie), den Fuß gegen den distalen Unterschenkel zu verschieben. Eine vermehrte Beweglichkeit des Talus nach vorn (auch sog. **Talusvorschub**) deutet auf eine Ruptur des Lig. talofibulare anterius, die typischerweise durch ein Supinationstrauma verursacht wird.

Bildgebende Verfahren: Zur standardmäßigen Röntgenuntersuchung des OSG gehören die Anfertigung einer a.–p.- und seitlichen Aufnahme, bei chronischer Instabilität können gehaltene Aufnahmen gemacht werden. Die MRT eignet sich v. a. zur Darstellung von Knorpel-, Kapsel-, Bänder- oder Muskelläsionen.

17.1.2 Untersuchung des unteren Sprunggelenks

Palpation: Druckschmerzen knapp unterhalb des Außenknöchels deuten auf eine Veränderung des Gelenks hin, z. B. Arthrose oder Arthritis; Schmerzen an der Plantarseite der Ferse auf eine Irritation der Plantarfaszie (z. B. Fersensporn).

Beweglichkeit: Anatomisch gesehen besteht das untere Sprunggelenk aus 2 Gelenken, dem vorderen (Articulatio talocalcaneonavicularis) und hinteren (Articulatio subtalaris) Sprunggelenk, die funktionell – zusammen mit dem oberen Sprunggelenk – Kombinationsbewegungen zulassen.

- **Supination:** Kombination aus Inversion (Anheben des medialen Fußrandes), Adduktion des Vorfußes und Plantarflexion
- **Pronation:** Kombination aus Eversion (Anheben des lateralen Fußrandes), Abduktion des Vorfußes und Dorsalextension.

Das Bewegungsausmaß zwischen maximaler Supination und Pronation beträgt 60°. Eingeschränkt ist die Beweglichkeit bei Arthrose.

Bildgebende Verfahren: Die **Röntgenuntersuchung** des Fußes umfasst folgende Techniken: d.-p.-Aufnahme und schräge Aufnahme, Aufnahme seitlich im Stehen von Fuß und/oder Rückfuß sowie d.-p.-Aufnahme des Kalkaneus.

17.1.3 Untersuchung der Fußsohle und Zehengelenke

Inspektion: Der Fuß zeigt eine Längswölbung, die insbesondere am medialen Fußrand ausgeprägt ist. Anhand der Fußwölbung können unterschiedliche Fehlstellungen diagnostiziert werden. Die Hauptbelastungspunkte des Fußes sind das Metatarsalköpfchen I und V sowie der Kalkaneus.

Palpation: Am Großzeh treten Druckschmerzen v. a. am medialen Ballen über dem Köpfchen des Os metatarsale I (Hallux valgus) oder an der Rückseite des Grundgelenks (Hallux rigidus) auf, am Kleinzeh eher dorsal über den PIP- und DIP-Gelenken (Krallen- oder Hammerzehen). Schmerzen an der Dorsalseite können auch infolge von Druckstellen auftreten (z. B. Klavus). Druckschmerzen an der Fußsohle unter den Köpfchen der Ossa metatarsalia II–V weisen auf eine Metatarsalgie, Schmerzen zwischen den Metatarsalknochen auf eine Morton-Neuralgie.

Beweglichkeit: Im Großzehengrundgelenk ist eine Flexion/Extension von 45/0/70°, in den Grundgelenken der übrigen Zehen von 40/0/80° möglich.

Bildgebende Verfahren: Wie bei der Untersuchung des unteren Sprunggelenks.

17.2 Formabweichungen und Fußdeformitäten

17.2.1 Kongenitaler Klumpfuß

> **DEFINITION** Fußdeformität, die sich aus 4 verschiedenen Fehlstellungen zusammensetzt – nämlich aus einem Pes equinus (**Spitzfuß**), Pes varus (**Supination**), Pes excavatus (**Hohlfuß**) und Pes adductus (**Sichelfuß**) – und passiv nicht ausgeglichen werden kann.

Epidemiologie: Die Häufigkeit beträgt in Mitteleuropa ca. 1:1000. Es handelt sich um die häufigste Fußdeformität bei Säuglingen. Jungen sind dabei häufiger betroffen.

17.2 Formabweichungen und Fußdeformitäten

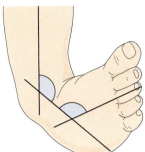 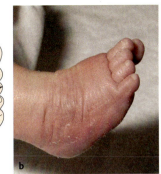

Abb. 17.1 **Klumpfuß. a** Schematische Darstellung. **b** Klinischer Befund beim Neugeborenen. (aus: Wülker, Taschenlehrbuch Orthopädie und Unfallchirurgie, Thieme, 2005)

Ätiologie: Die genaue Ursache ist unbekannt, man nimmt jedoch eine multifaktorielle Genese an. Diskutiert werden neben Lageanomalien im Uterus auch genetische, neuromuskuläre oder vaskuläre Ursachen. Eine Kombination mit neurologischen Erkrankungen wie z. B. einer Spina bifida oder infantilen Zerebralparese tritt auf. Pathogenetisch spielt der **M. tibialis posterior** („Klumpfußmuskel") eine entscheidende Rolle, da er den Fuß supiniert und plantarflektiert.

Klinik: Die Diagnose des Klumpfußes wird unmittelbar nach Geburt gestellt (**Abb. 17.1**). Die **Wadenmuskulatur** ist bereits beim Neugeborenen **vermindert ausgebildet** (Klumpfußwade). Die Zehen stehen infolge der Fehlstellungen nach innen und unten. **Passiv** kann der Klumpfuß **nicht korrigiert** werden. Unbehandelte junge Patienten bzw. Kinder mit Klumpfußrezidiv weisen ein groteskes Gangbild auf: Durch das relative Übergewicht der medialseitigen Fußmuskulatur wird beim Stehen und Gehen hauptsächlich der laterale Fußrand belastet. Im schlimmsten Fall wird der Fuß mit dem Fußrücken aufgesetzt. Spätfolgen sind früharthrotische Veränderungen.

Diagnostik: Die Diagnose wird anhand des typischen klinischen Erscheinungsbildes und der Röntgenaufnahme gestellt.

Der Klumpfuß kann am besten in der seitlichen Röntgenaufnahme dargestellt werden (**Abb. 17.2**). Für die Beurteilung relevant ist der Winkel zwischen Talus und Kalkaneus. Beim normalen Fuß liegt er bei etwa 30°. Beim Klumpfuß steht die Ferse höher, sodass **Talus und Kalkaneus parallel zueinander** stehen.

Differenzialdiagnosen: Vom echten Klumpfuß muss die sog. „Klumphaltung" abgegrenzt werden. Die Fehlhaltung ist durch eine intrauterine Zwangshaltung bedingt und bereits bei Geburt **passiv voll redressierbar** (provozierbar durch die maximale Dorsalextension des Fußes).

> **MERKE** Tipp: Bei der Palpation fühlt sich der echte Klumpfuß des Neugeborenen an wie der eigene Daumenballen und die Klumpfehlhaltung wie das Os pisiforme.

Therapie: Möglichst frühzeitiger Behandlungsbeginn, im Idealfall sofort nach der Geburt. Zunächst wird ein redressierender **Gipsverband** angelegt, der anfangs alle 2

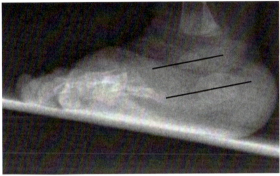

Abb. 17.2 **Radiologische Darstellung des seitlichen Fußskeletts bei Klumpfuß.** Talus und Kalkaneus liegen parallel zueinander, da die Ferse höher steht. (aus: Ruchholtz, Wirtz, Orthopädie und Unfallchirurgie, Thieme, 2010)

Tage, später wöchentlich gewechselt werden muss (**konservative Therapie** nach Ponseti). Damit können der Hohlfuß, die Adduktion und die Inversion korrigiert werden. Nach etwa 6 Wochen wird der Gips abgenommen und die Spitzfußstellung behandelt, indem die verkürzte Achillessehne perkutan durchtrennt wird (Z-förmige Achillessehnenverlängerung). Anschließend wird der Rückfuß redressiert und für 3 Wochen wiederum ein Gips angelegt. Danach erhalten die Kinder eine Abduktionsschiene, die sie anfangs durchgehend, später nur mehr nachts tragen müssen (Rezidivprophylaxe).

Später können bei fehlendem Behandlungserfolg oder Rezidiven u. U. weitere operative Korrekturmaßnahmen wie z. B. Tibialis-anterior-Transfer, Kalkaneus- oder Adduktions-Subtraktions-Osteotomie sowie T-Arthrodese durchgeführt werden.

17.2.2 Kongenitaler Plattfuß

Synonym: Talus verticalis, Tintenlöscherfuß

> **DEFINITION** Steilgestellter Talus bei hochstehendem Kalkaneus und Luxation im Talonavikulargelenk.

Ätiologie: Oft besteht eine familiäre Häufung, z. T. auch eine Assoziation mit Spina bifida und Arthrogrypose.

Klinik und Diagnostik: Die Ferse steht hoch, der Talus steil nach unten, Vorfuß (Abduktion) und Ferse (Valgusstellung) nach außen. Zusätzlich ist der Mittelfuß luxiert, sodass die Fußsohle konvex erscheint. Häufig wird das Krankheitsbild verkannt, da das subkutane Fettgewebe an der Fußsohle beim Säugling stark ausgebildet sein kann.

Die Fehlstellung wird röntgenologisch (dorsoplantar und seitlich) diagnostiziert. Der Winkel zwischen Talus und Kalkaneus liegt zwischen 50 und 90°. Das Talonavikulargelenk ist (sub)luxiert.

Therapie: Frühzeitige Intervention mit redressierenden Gipsen. Die Luxation im Talonavikulargelenk muss häufig operativ korrigiert werden. Lange Nachbehandlungsdauer.

17.2.3 Hohlfuß

Synonym: Pes excavatus, Pes cavus

> **DEFINITION** Fußdeformität mit verstärkter Längswölbung, sodass Talusachse und die Achse des ersten Mittelfußknochens einen Winkel von 25° ergeben.

Ätiologie: Ursächlich ist eine gestörte Muskelfunktion zwischen der kurzen Fußmuskulatur und der Extensorengruppe am Unterschenkel, z. B. bei neurologischen Erkrankungen wie Muskelatrophien, Spina bifida oder der Läsion peripherer Nerven.

Klinik: Die Beschwerden können beim Hohlfuß sehr vielfältig ausgeprägt sein. Meist klagen die Patienten über **Schmerzen** bei zu großer Belastung **im Vorfußbereich**, v. a. am Köpfchen des 1. und 5. Mittelfußknochens. Häufig bestehen Schwielen in diesem Bereich. Der Fuß kann leichter nach außen abkippen (z. B. Außenbandverletzungen). Mit der Zeit entwickeln sich durch die vermehrte Verkürzung der Zehenstrecker Krallenzehen.

Diagnostik: Die Diagnose des Hohlfußes ist einfach zu stellen, da sich der Fußinnenrand meist um 1–2 Querfinger vom Boden abhebt (**hoher Rist**). Die Beweglichkeit der Fußgelenke ist eingeschränkt.

Zur genauen Beurteilung sollte ein **Röntgen** des Fußes in 2 Ebenen angefertigt werden. Dabei erkennt man die steil stehende Ferse und ein Abknicken im Chopard-Gelenk. Am häufigsten stehen der Talus und das Os metatarsale I in einem Winkel von 25–40° zueinander (**Ballenhohlfuß**), seltener findet sich ein steil stehender Kalkaneus (**Kalkaneushohlfuß**). Durch die unphysiologische Belastung kann es vorzeitig zu Gelenkarthrosen kommen.

Therapie: Die **konservative** Therapie (z. B. orthopädische Schuhanpassung, Physiotherapie, Schwielenbehandlung) steht im Vordergrund und ist insbesondere bei geringgradigen Beschwerden ausreichend.

Die **operative** Therapie ist indiziert bei ausgeprägten Befunden oder im Falle eines Therapieversagens nach konservativer Therapie. Hierbei wird operativ die physiologische Fußlängswölbung durch Osteotomie und Arthrodese im Rückfußbereich wiederhergestellt.

17.2.4 Knick-Senkfuß, erworbener Plattfuß

Synonym: Knickfuß (Pes valgus), Senk- und Plattfuß (Pes planus).

> **DEFINITION** Beim **Senkfuß** ist das Fußlängsgewölbe im Stehen leicht abgeflacht, wobei jedoch – im Vergleich zum Plattfuß – der Fußinnenrand noch vom Boden abgehoben erscheint. Beim **Knickfuß** steht der Rückfuß in Valgusstellung. Auftreten häufig in Kombination.

Ätiologie: Bei **Kindern** tritt ein Knick-Senkfuß oft auf, wenn diese **laufen lernen** (meist harmlos). Ursächlich ist häufig eine **Bandinsuffizienz** (sog. Spring-Ligament), v. a. des medialen Pfannenbandes (zwischen Os naviculare und Proc. anterior calcanei). Bei **Erwachsenen** steht neben **degenerativen Veränderungen** häufig auch eine **Insuffizienz** im Bereich der **Tibialis-posterior-Sehne** im Vordergrund. In der Folge kann die Fußlängswölbung nicht mehr aufgerichtet werden, sodass im Anschluss durch die Mehrbelastung am Talushals das mediale Pfannenband versagt und der gesamte mediale Rückfuß nach medial und plantar abrutscht (**Vorfußabduktion**).

Klinik und Diagnostik: Schmerzen werden erst bei ausgeprägten Befunden beklagt. Die **klinische Untersuchung** reicht häufig aus, um die Diagnose zu stellen. Der mediale Fußrand kippt im Stand nach innen ab. Bei besonders ausgeprägtem Befund können sich auch Schwielen am Fußinnenrand ausbilden. Der Vorfuß steht in Abduktions-, die Ferse in Valgusstellung. Anschließend lässt man den Patienten auf den **Zehenspitzen** stehen. Pathologisch sind ein fehlender Ausgleich der Valgusstellung und eine fehlende Aufrichtung des medialen Fußgewölbes. Bei begleitender Arthrose sind auch die Gelenke in ihrer Funktion beeinträchtigt. Eine Röntgenuntersuchung ist i. d. R. nicht erforderlich und wird nur bei ausgeprägten Bewegungseinschränkungen und Schmerzen durchgeführt.

Therapie: Bei Kindern steht die **Fußgymnastik** (z. B. Stehen am Außenfuß und Zehen) im Vordergrund. Meist ist keine weitere Therapie notwendig. Dazu können stützende Einlagen mit Supinationskeil (mediale Erhöhung) oder orthopädische Schuhe verordnet werden. Wichtig ist deren optimale Passform.

Bei ausgeprägten Schmerzen und erfolgloser konservativer Behandlung kann bei Kindern auch eine subtalare Arthrodese (→ Knochenimplantation in den Sinus tarsi zur Aktivierung der Muskulatur) versucht werden. Zu den operativen Möglichkeiten bei Tibialis-posterior-Insuffizienz zählen Tenosynovektomie, Kalkaneusverlängerungs- oder -verschiebungsosteotomie sowie T-Arthrodese.

17.2.5 Hallux valgus

> **DEFINITION** Abweichung der Großzehe nach lateral.

Epidemiologie: Häufigste Deformität des Vorfußes. Betroffen sind insbesondere Frauen ab dem 50. Lebensjahr.

Ätiopathogenese: Neben der genetischen Prädisposition sind v. a. äußere Einflussfaktoren wie zu enges Schuhwerk mit hohen Absätzen maßgeblich. Dies führt dazu, dass der **große Zeh** bei jedem Schritt **nach lateral** abweicht (**Abb. 17.3**). Zudem werden das Os metatarsale und in der Folge auch das Großzehengrundgelenk nach medial gedrängt (Metatarsale primus varus). In weiterer Folge wird der Großzeh zusätzlich durch den Zug der Beuge- und Streckmuskeln stark belastet, wodurch er weiter nach außen bzw. dorsal oder plantar abgedrängt sowie innenrotiert wird.

Im Anfangsstadium ist der Hallux valgus noch reponierbar; später bilden sich Kontrakturen aus, wobei sich v. a. der laterale Anteil der Großzehengelenkkapsel sowie der M. adductor hallucis verkürzen. Folge der Fehlstellung ist im weiteren Verlauf eine ausgeprägte Arthrose des Großzehengrundgelenks.

Klinik: Anfänglich klagen die Patienten über **Druckschmerzen** im Bereich des Großzehengrundgelenks und an der Plantarseite des Metatarsale-I-Köpfchens. Dazu finden sich Rötungen und Schwellungen. Die Beschwerden nehmen beim Tragen von engen Schuhen oder nach dem Gehen von längeren Strecken zu. Weitere Symptome sind Metatarsalgien, die Bildung von Exostosen und Schwielen (v. a. im Bereich der Ossa metatarsalia II–IV), Klavus, Bursitis, Hammer- und Krallenzehen sowie im Spätstadium einer sekundären Arthrose.

Diagnostik: Neben dem typischen klinischen Befund sichert die dorsoplantare Röntgenaufnahme unter Belastung die Diagnose. Man beurteilt den Winkel zwischen dem Os metatarsale I und der Grundphalanx (=**Hallux-valgus-Winkel**, >15°), den Winkel zwischen den ersten beiden Metatarsalknochen (>10°) sowie den Winkel zwischen dem Großzehengrund- und -endglied (>5°). Bei Arthrose finden sich zusätzlich degenerative Veränderungen (**Hallux rigidus**).

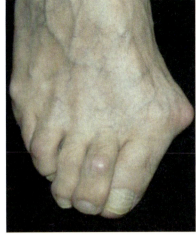

Abb. 17.3 **Hallux valgus.** (aus: Wülker, Taschenlehrbuch Orthopädie und Unfallchirurgie, Thieme, 2005)

Therapie: Bei gering ausgeprägten Formen können anfänglich **konservative Maßnahmen** versucht werden (z. B. Schuhe mit breitem Fußbett und weicher Sohle, redressierende Schienen in der Nacht). Dauerhaft kann die Fehlstellung allerdings nur operativ behoben werden. Dabei kommen abhängig vom Ausmaß und Patientenalter unterschiedliche Methoden zum Einsatz:

- **Chevron-Osteotomie**: V-förmige Osteotomie am Metatarsale-I-Köpfchen. Indiziert bei geringgradiger Ausprägung.
- Beim älteren Patienten mit ausgeprägter Arthrose erfolgt eine Arthrodese des Grundgelenks nach Korrekturosteotomie am Schaft (**Scarf-Osteotomie**).
- **Weichteileingriffe** (nach McBride) sind heute wegen der hohen Rezidivgefahr nicht mehr üblich.

17.2.6 Weitere Deformitäten

Weitere Deformitäten sind in **Tab. 17.1** zusammengefasst.

Tab. 17.1 Weitere Fußdeformitäten

Fußform	Ursachen	Klinik	Therapie
Sichelfuß (Pes adductus)	• kongenital • häufige Bauchlage des Säuglings	Adduktion des Vorderfußes, Valgusstellung der Ferse	Schaumstoffringe, manuelle Redression, evtl. redressierender Oberschenkelgips, Hartschaleneinlagen
Hackenfuß (Pes calcaneus)	• intrauterine Zwangshaltung (häufig) • Ausfall der Wadenmuskulatur (z. B. N.-tibialis-Läsion)	Steilstellung des Rückfußes, Dorsalflexion des Vorfußes, evtl. Drucknekrosen an der Ferse	Redressionsgips, orthopädischer Schuh, selten T-Arthrodese im Erwachsenenalter
Spitzfuß (Pes equinus)	• häufig Assoziation mit infantiler Zerebralparese • lange Immobilisierung in Spitzfußstellung	Plantarflexion des Vorfußes, Genu recurvatum, Überlänge des betroffenen Beins, Lumbalskoliose bei Kindern	Physiotherapie (Dehnen), redressierender Unterschenkelgips, evtl. Z-förmige Achillotomie oder Arthrodese
Spreizfuß (Pes transverso-planus)	• familiäre Disposition, begünstigt durch Übergewicht und falsches Schuhwerk • häufiger bei Erwachsenen	**Schmerzen**, abgesenktes Fußgewölbe mit verbreitertem Vorfuß, Hallux valgus, Digitus quintus varus, ==Druckschmerzhaftigkeit der Metatarsalköpfchen II–IV (Metatarsalgie)==	Einlagen, orthopädischer Schuh mit Ballenrolle, evtl. NSAR, Physiotherapie, bei Therapieversagen: Osteotomie mit Verminderung der Belastung am Metatarsalköpfchen
Hammerzehe	• häufig bei Hallux valgus oder Spreizfuß	Beugekontraktur im PIP, im Stehen zeigt die Zehenspitze zum Boden, dorsalseitig Klavusbildung	spezielles Schuhwerk, PIP-Arthrodese
Krallenzehe		Beugekontraktur im PIP, Streckkontraktur im Grundgelenk, Zehe hebt sich vom Boden ab	wie Hammerzehe, zusätzlich Kapselresektion

17.3 Degenerative Erkrankungen

Hierzu zählen u. a. die **Arthrose** [S. B244] des oberen Sprunggelenks, des Großzehengrundgelenks (**Hallux rigidus**) und der Fußwurzel (häufig im Lisfranc-Gelenk). Die Erkrankung ist meist idiopathisch oder Folge einer mechanischen Überbeanspruchung (v. a. bei frühzeitigem Auftreten). Die Arthrose des OSG entsteht meist posttraumatisch nach einer Fraktur. Klinisch bestehen belastungsabhängige Schmerzen, v. a. beim Abrollen und auf Zehenspitzen. Im Röntgen zeigen sich v. a. dorsal die typischen Anzeichen einer Arthrose mit Verschmälerung des Gelenkspalts und Osteophyten. Im oberen Sprunggelenk finden sich oftmals 2 korrespondierende Osteophyten, die zusammenschlagen, wenn der Patient den Fuß dorsalflektiert (Impingement). Therapiemaßnahmen: NSAR, orthopädischer Schuh mit Ballenrolle, Abtragen der Osteophyten, Arthrodese.

17.4 Entzündliche Erkrankungen

Auch am Fuß manifestieren sich Erkrankungen des rheumatischen Formenkreises wie rheumatoide Arthritis (s. Immunsystem und rheumatologische Erkrankungen [S. A466]), Morbus Bechterew (s. Immunsystem und rheumatologische Erkrankungen [S. A471]) oder Psoriasisarthritis (s. Immunsystem und rheumatologische Erkrankungen [S. A475]). Auch Stoffwechselstörungen wie Gicht (s. Endokrines System und Stoffwechsel [S. A363]) oder Diabetes mellitus (s. Endokrines System und Stoffwechsel [S. A346]) führen zu entzündlichen Veränderungen am Fuß. Näheres dazu im jeweiligen Kapitel.

17.4.1 Achillodynie

> **DEFINITION** Schmerzen im Bereich der Achillessehne infolge lokaler entzündlicher Veränderungen des (peri-)tendinösen Gewebes und der Bursen.

Neben endogenen Faktoren wie Fußdeformitäten, Muskelschwäche oder Muskelverkürzung spielen auch mechanische Überlastungen, Traumen sowie eine Therapie mit Glukokortikoiden eine ursächliche Rolle. Klinisch klagen die Patienten über belastungsabhängige Schmerzen (später auch Ruheschmerzen) und Schwellungen. Die Schmerzen treten v. a. bei Dorsalextension auf, die Plantarflexion ist nur abgeschwächt möglich.

Die Diagnose wird mittels **Sonografie** (dynamische Untersuchung) gestellt. Zum Ausschluss knöcherner Ursachen kann eine Röntgenaufnahme angefertigt werden, bei Therapieresistenz genauere Weichteilbeurteilung mittels MRT.

Die Therapie ist **konservativ**: Meiden entsprechender Belastungssituationen, physikalische Therapie, Muskeldehnen, orthopädische Einlagen sowie medikamentös mit NSAR oder paratendinöser Infiltration von Glukokortikoiden. Erst bei Versagen dieser Maßnahmen wird operativ vorgegangen (z. B. Spalten der Sehne, Exzision des entzündeten Bereichs, Bursektomie).

17.5 Veränderungen am Fußskelett

Hierzu zählen Osteochondrosen, akzessorische Fußwurzelknochen oder Veränderungen des Kalkaneus wie der Fersensporn (medialer Knochenvorsprung) oder die Haglund-Exostose (Sporn am Tuber calcanei).

Osteochondrale Läsion des Talus: Das Sprunggelenk ist nach dem Kniegelenk am zweithäufigsten von osteochondralen Läsionen betroffen. Die Erkrankung wird oftmals **posttraumatisch** ausgelöst (häufig nach Supinationstrauma mit disloziertem Talus) oder ist idiopathisch bedingt. Meist sind sportlich aktive Patienten im 2.–3. Lebensjahrzehnt betroffen. Typisch sind **Schmerzen** bei **Belastung**. Im Akutstadium ist der Fuß geschwollen und in seiner Bewegung eingeschränkt.

Die **Diagnose** wird röntgenologisch (verminderte Knochendichte, Sklerose, evtl. Arthrose, Gelenkmaus) und per MRT (Signalveränderungen) gestellt (Abb. 17.4). Die **Therapie** besteht aus konservativen Maßnahmen bei geringen Beschwerden und nur leichten Veränderungen in der MRT (Physiotherapie, NSAR, Chondroprotektiva, Hyaluronsäure, Entlastung und Gipsbehandlung) sowie operativen Maßnahmen mittels Arthroskopie oder Arthrotomie. Oftmals ist die retrograde Anbohrung des Talus mit Spongiosaplastik hilfreich. Dissekate können mit Schrauben oder Stiften refixiert werden, avitale Fragmente werden entfernt. Bei fortgeschrittener Erkrankung (avitales Fragment, Sklerosierung) können Knorpelersatzverfahren (z. B. Knorpel-Knochen-Transplantation, autologe Chondrozytentransplantation) vorgenommen werden.

Morbus Köhler I (Osteochondrosis juvenilis ossis navicularis pedis): Es handelt sich um eine **aseptische Nekrose des Os naviculare**, von der meist **Kinder** zwischen dem 3. und 8. Lebensjahr betroffen sind. Oft besteht eine Assoziation mit anderen avaskulären Knochennekrosen (z. B. Morbus Perthes). Die Kinder leiden an starken Schmerzen und evtl. Schwellungen am medialen Fußrand. Die Diagnose wird anhand des **Röntgenbefundes** gestellt: Osteochondrose mit verschmälertem Os naviculare, erhöhte

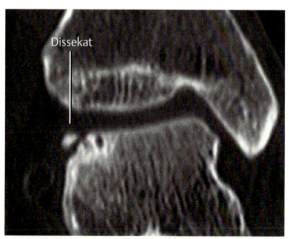

Abb. 17.4 Osteochondrosis dissecans an der Talusrolle. (aus: Bohndorf, Imhof, Fischer, Radiologische Diagnostik der Knochen und Gelenke, Thieme, 2006)

Knochendichte, verbreiterter Gelenkspalt zum Talus. Therapie: Abwarten, evtl. Einlage.

Morbus Köhler II: Aseptische Nekrose des 2., 3. oder 4. Metatarsalköpfchens, die meist **Mädchen** in der **Pubertät** betrifft. Milde Beschwerden mit lokaler Druckschmerzhaftigkeit und Schmerzen beim Abrollen. Therapie: Einlagen.

Akzessorische Fußwurzelknochen: Sie bleiben meist asymptomatisch, können aber nach leichten Traumen Beschwerden verursachen und sind daher eine Differenzialdiagnose zu Frakturen. Klinisch relevant ist v. a. das Os tibiale externum, das sich medial und plantar des Os naviculare befindet.

Haglund-Exostose: Spornbildung am oberen Pol des Tuber calcanei. Ursächlich ist eine chronische Druckbelastung durch zu enges Schuhwerk. Die Patienten klagen über Fersenschmerzen bei Belastung. Therapie: entsprechendes Schuhwerk mit Polsterung zur Entlastung; nur selten operative Abtragung.

Fersensporn: Knöcherner Vorsprung am medialen Kalkaneus am Ansatz der Plantarfaszie. Die Veränderung ist häufig und kann bei Belastung am medialen, plantaren Kalkaneusteil zunehmend Druckschmerzen bereiten. Therapie: entsprechendes Schuhwerk zur Entlastung (Locheinlage), Infiltration von Glukokortikoiden, evtl. Stoßwellentherapie zur Schmerzreduktion.

Coalitio calcaneonavicularis: Angeborene Verschmelzung des Kalkaneus mit dem Os naviculare, die zur Entwicklung eines **Knick-Plattfußes** führen kann. Klinisch können **belastungsabhängige Fußschmerzen** und ein steifes unteres Sprunggelenk imponieren. Speziell bei einseitigem Knick-Plattfuß sollte an eine Coalitio calcaneonavicularis gedacht werden und eine Bildgebung erfolgen.

17.6 Neurologische Erkrankungen

Zum Tarsaltunnel-Syndrom und zur Morton-Neuralgie s. Neurologie [S. B987].

17.7 Traumatologie von Unterschenkel, Sprunggelenk und Fuß

17.7.1 Tibiakopffraktur

Synonym: Proximale Tibiafraktur

DEFINITION Bruch des Tibiakopfes, oft mit Beteiligung der Gelenkflächen.

Einteilung: Nach AO werden unterschieden:
- **Typ-A-Verletzungen:** extraartikulär, die Gelenkflächen sind also nicht betroffen
- **Typ-B-Verletzungen:** unikondylär mit Gelenkbeteiligung
- **Typ-C-Verletzungen:** bikondylär.

Ätiopathogenese: Ursächlich sind plötzliche Rotationsbewegungen oder Kompressionen. Oft treten Begleitverletzungen der Bänder und Menisci, seltener auch der Nerven und Gefäße oder der proximalen Fibula auf. Ist nur eine Seite des Tibiakopfs betroffen, spricht man von einer unikondylären, bei beidseitiger Beteiligung von einer bikondylären Fraktur. Der Knochen frakturiert meist auf der Seite der Gewalteinwirkung, vorwiegend im lateralen Teil. Bikondyläre Frakturen sind sehr selten, da eine hohe Gewalteinwirkung notwendig ist. Bei den einseitigen Brüchen unterscheidet man zwischen
- Impressionsfrakturen: v. a. lateraler Anteil des Tibiakopfes mit erhaltener Randleiste
- Depressionsfrakturen
- Impressions-/Depressionsfrakturen.

Klinik: Akute starke Schmerzen, Schwellung, Hämarthros, Gehen und Belastungen sind unmöglich.

Diagnostik:
- klinisches Bild
- Röntgenaufnahme
- oft auch CT/MRT, da z. B. gestauchte Gelenkflächen im Röntgen nicht sichtbar sind.

Therapie: Konservativ können stabile Brüche, die nicht disloziert sind, z. B. einfach metaphysäre Verletzungen, behandelt werden.

Bei Gelenkbeteiligung wird i. d. R. operiert, wobei die Art der **Osteosynthese** vom Frakturspalt abhängt. Unikondyläre Verletzungen werden mit Schrauben und evtl. Abstützplatten fixiert. Bikondyläre Verletzungen müssen komplex mittels Plattenosteosynthese versorgt werden. Ist eine primäre Osteosynthese nicht möglich (z. B. bei Polytrauma) wird ein zweizeitiges Vorgehen notwendig, bei dem die Patienten vorübergehend einen Fixateur externe erhalten.

17.7.2 Unterschenkelschaftfraktur

DEFINITION Bruch von Tibia und Fibula gemeinsam (Unterschenkelschaftfraktur) oder isoliert.

Einteilung: Nach AO werden unterschieden:
- **Typ-A-Verletzungen:** einfache Frakturen (Quer-, Spiral- oder Schrägbruch)
- **Typ-B-Verletzungen:** Keilfrakturen (Dreh-, Biegungs- oder fragmentierter Keil)
- **Typ-C-Verletzungen:** Trümmerfrakturen.

Ätiopathogenese: Ursächlich sind direkte (z. B. Tritt beim Fußballspielen) oder indirekte (z. B. Verdrehung beim Snowboarden) Krafteinwirkung.

Klinik und Diagnostik: Es bestehen starke Schmerzen bei Bewegung, Schwellung und Gehunfähigkeit. Der Knochen ist instabil und die Achsen oft sichtbar fehlgestellt. Wegen der geringen Weichteildeckung der Tibia entstehen häufig offene Frakturen (→ Wundinspektion). Da auch bei geschlossenen Frakturen ausgeprägte Weichteilschäden auftreten können, muss immer geprüft werden, ob ein **Kompartment-Syndrom** vorliegt (Palpation, Großzehenfunktion, Messung des Kompartmentdrucks). Außerdem ist die Prüfung der peripheren Durchblutung, Motorik und Sensibilität obligat. Die Diagnose wird anhand des Röntgenbefundes gesichert.

Therapie: Bei einfachen, nichtdislozierten Frakturen kann insbesondere bei Kindern ein Gips angelegt werden. Angestrebt wird allerdings i.d.R. die primäre operative Versorgung mittels **Marknagelung**, entweder mit oder ohne Aufbohren der Markhöhle. Immer erfolgt eine zusätzliche Verriegelung mit quer gesetzten Metallschrauben. Seltener wird die Osteosynthese mit Platten (v.a. bei gelenksnahen und langen Spiralfrakturen) oder (nur mit) Schrauben angewendet. Bei offenen Frakturen kommt vorübergehend ein Fixateur externe zum Einsatz. Die Fibula muss nicht osteosynthetisch versorgt werden.

17.7.3 Kompartment-Syndrom des Unterschenkels

> **DEFINITION** Posttraumatische Druckerhöhung in den Muskellogen des Unterschenkels.

Ätiopathogenese: Die Muskellogen des Unterschenkels sind von **straffen Faszien** umgeben und können sich daher bei Schwellungen oder Einblutungen, die im Rahmen von **Frakturen**, Gefäßverletzungen, Ödemen, postoperativ oder bei Muskelüberlastung auftreten können, nicht ausdehnen. Dadurch **steigt der Druck** an und die **Durchblutung** der Muskulatur wird **behindert**, sodass ein Circulus vitiosus entsteht. Alle 4 Muskellogen am Unterschenkel können betroffen sein (Peroneusloge, oberflächliche und tiefe Flexorenloge, Extensorenloge).

> **MERKE** Da es innerhalb kurzer Zeit zur irreversiblen Schädigung von Muskeln und Nerven kommen kann, ist eine frühzeitige Diagnostik und Therapie entscheidend.

Klinik und Diagnostik: Die betroffenen Muskelgruppen sind **schmerzhaft** und **prall geschwollen**. Passives Dehnen bereitet Schmerzen. Im Verlauf kann es zu **Sensibilitätsstörungen und motorischen Ausfällen**, im Spätstadium zur Ischämie und **Taubheitsgefühl** kommen.

> **MERKE** Besonders schwierig zu diagnostizieren ist ein Kompartment-Syndrom in den tiefen Muskellogen, da die Schwellung nicht tastbar ist und daher übersehen werden kann.

Wichtig sind die Prüfung der Sensibilität an Fußrücken sowie die Funktion der Großzehe (N. peroneus profundus) zum Ausschluss eines **Tibialis-anterior-Syndroms**. Dabei kommt es zu einer Parese der Fuß- und Zehenheber und zum Sensibilitätsverlust im Spatium interosseum dorsale I.

Zur Überwachung der einzelnen Logendrücke stehen sog. **Kompartmentdrucknadeln** zur Verfügung. Bei Drücken von > 30 mmHg besteht ein drohendes Kompartment-Syndrom, bei > 40 mmHg geht man von einem manifesten Kompartment-Syndrom aus.

Therapie: Alle 4 **Muskelfaszien** müssen bereits bei Verdacht notfallmäßig **gespalten** werden.

17.7.4 Achillessehnenruptur

Epidemiologie: Am häufigsten sind Patienten zwischen dem 30. und 50. Lebensjahr betroffen.

Ätiologie: Die Achillessehnenruptur entsteht meist aufgrund einer indirekten Gewalteinwirkung bei **degenerativ vorgeschädigter Sehne**. Die Verletzungen ereignen sich häufig bei Sportarten mit abruptem Beschleunigen oder Abbremsen (z.B. Sprint, Badminton, Squash). Meist reißt die Achillessehne wenige Zentimeter oberhalb ihres Ansatzes, bei jüngeren Patienten findet sich häufiger auch ein knöcherner Ausriss (**Entenschnabelfraktur**).

Klinik und Diagnostik: Die Patienten berichten oft über ein **peitschenknallartiges Geräusch** mit sofortigem **Ausfall** der **Plantarflexion**. Außerdem bestehen starke Schmerzen. Die Gehfähigkeit auf der verletzten Seite ist komplett aufgehoben; der Zehenstand ist unmöglich. Reißt die Sehne nur ein, bestehen zunehmende belastungsabhängige Schmerzen, dabei können sich die Patienten oft an kein Trauma erinnern.

Bei der klinischen Untersuchung lässt sich meistens eine Delle 1 cm proximal des Ansatzes der Sehne palpieren. Die aktive Plantarflexion ist aufgehoben, eine Restbeugung des Fußes ist jedoch durch die tiefe Beugemuskulatur möglich. Im **Thompson-Test** (→ Untersucher komprimiert die Wadenmuskulatur) kann keine Plantarflexion des Fußes ausgelöst werden. Die Ruptur kann **sonografisch** oder in der **MRT** dargestellt werden.

Therapie: Bei jungen und sportlichen Patienten sowie bei frischer Ruptur werden die beiden Sehnenenden **operativ vernäht**. Bei degenerativen Veränderungen oder älteren Rupturen kommen alternativ **Muskelplastiken** (z.B. Peroneus-Plastik) zum Einsatz. Bei Teilrupturen oder Kontraindikationen für eine Operation kann das Bein auch mit einem **Gips** versorgt werden. Dabei wird der Fuß plantarflektiert; sonografisch kontrolliert man, ob die beiden Sehnenenden Anschluss finden – ist dies der Fall, kann die konservative Therapie erfolgen (Gipsbehandlung in Plantarflexion, anschließend Tragen eines Spezialschuhs mit Absatzerhöhung). Die Spitzfußstellung stellt eine Komplikation der Gipstherapie dar.

Verlauf: Auch der operierte Fuß muss für die ersten Wochen **in Spitzfußstellung ruhiggestellt** werden, damit die Achillessehne entlastet wird. Anschließend kann die schrittweise Steigerung der Dorsalflexion bis auf eine plantigrade Position erfolgen. Das Bein darf frühestens nach 4 Monaten wieder sportlich belastet werden, Leistungssport ist nach einem halben Jahr wieder erlaubt. Bei zu früher Belastung steigt das Risiko einer erneuten Ruptur.

17.7.5 Bandverletzungen am Sprunggelenk

Verletzungen des Bandapparates am oberen Sprunggelenk, insbesondere der Außenbänder, gehören zu den häufigsten Sportverletzungen. Man unterscheidet zwischen einer **Distorsion**, wobei es zu einer Dehnung der beteiligten Bänder kommt, und einer **Bandruptur**. Heilen die Bänder nicht vollständig stabil zusammen, spricht man im Verlauf von einer **chronischen OSG-Instabilität**.

Ätiologie: Bandverletzungen entstehen i. d. R. durch **plötzliche Supinationsbewegungen** über das übliche Maß hinaus, also wenn der Fuß über den Außenknöchel umkippt. Dabei reißen v. a. das Lig. fibulotalare anterius (schwächstes Band) und das Lig. fibulocalcaneare, evtl. auch das Lig. fibulotalare posterius. Beim deutlich selteneren Pronationstrauma ist v. a. das Lig. deltoideum betroffen.

Klinik und Diagnostik: Die Anamnese ist in der Diagnostik richtungweisend. Die Patienten berichten über unmittelbar nach dem Trauma auftretende Schmerzen und eine sichtbare Schwellung im Außenknöchelbereich. Die Haut kann durch das Hämatom verfärbt sein. Die betroffenen Bänder sind extrem druckempfindlich, sodass der Patient häufig die eingehende Untersuchung verweigert.

Zur klinischen Untersuchung gehört die vergleichende Prüfung der Bandstabilität auf beiden Seiten. Bei der Prüfung der vorderen Schublade (**Talusvorschub**) kann der Rückfuß vermehrt nach vorne gezogen werden. Die Prüfung der lateralen Aufklappbarkeit ergibt bei Außenbandruptur eine vermehrte Supination und Inversion des Rückfußes. Die laterale OSG-Instabilität lässt sich in 4 Grade einteilen (**Tab. 17.2**).

Außerdem werden **Röntgenaufnahmen des oberen Sprunggelenkes** in 2 Ebenen angefertigt, um Knochenverletzungen auszuschließen. Von der sog. gehaltenen Aufnahme wird heutzutage wieder Abstand genommen, da dadurch noch bestehende Bandverbindungen einzelner Fasern gelöst werden können und sie sehr schmerzhaft ist. Pathologische Befunde sind ein Talusvorschub > 5 mm sowie eine Aufklappbarkeit > 10°. Die Ruptur und der Talusvorschub können auch sonografisch bestimmt werden. Eventuell auch CT/MRT.

Therapie:
- **Distorsion:** Knöchel schonen, kühlen und hochlagern
- **Bandruptur:** Ebenso konservative Behandlung; Tapeverbände, Versorgung mit Schienen (Orthese), damit für ca. 6 Wochen keine Supinations- und verstärkten Flexionsbewegungen ausgeübt werden können. Der Fuß kann dabei voll belastet werden. Anschließend Physiotherapie.
- **chronische Bandinstabilität:** zunächst Physiotherapie, elastische Bandage; bei Nichtansprechen operative Bandrekonstruktion.

17.7.6 Sprunggelenkfrakturen

Die häufigsten Frakturen im Bereich des Sprunggelenks betreffen das obere Sprunggelenk. Meist handelt es sich um kombinierte Verletzungen mit Beteiligung von Bändern und Knochen. Wichtig ist dabei die Beteiligung der kräftigen Bandverbindung zwischen Tibia und Fibula, der Syndesmose.

Ätiologie: Direkte (Anpralltrauma) oder – wesentlich häufiger – indirekte Krafteinwirkung im Sinne von Luxationsfrakturen nach Supinations- bzw. Pronationstraumen.

Einteilung: OSG-Frakturen werden anhand ihrer Lokalisation nach Weber eingeteilt (**Abb. 17.5**):
- **Typ Weber A:** quere Abrissfraktur der Fibula unterhalb der Syndesmose (Syndesmose intakt)
- **Typ Weber B:** schräge oder Torsionsfraktur der Fibula auf Höhe der Syndesmose (Syndesmose intakt oder gerissen)
- **Typ Weber C:** distale Fibulaschaftfraktur oberhalb der Syndesmose (Syndesmose immer gerissen).

Ein Sonderfall ist die **Maisonneuve-Fraktur**. Dabei handelt es sich um eine proximale Fibulafraktur, die mit einer Absprengung am Innenknöchel und Ruptur der Membrana interossea einhergeht. Diese Frakturen werden häufig übersehen.

Zusätzlich zum Außenknöchel kann auch der innere Malleolus gebrochen sein (**Bimalleolarfraktur**) oder auch die Tibia abgesprengt werden (**Trimalleolarfraktur**). Der abgesprengte Teil der Tibiahinterkante wird als **Volkmann-Fragment** bezeichnet.

Frakturen der distalen Tibia mit Zertrümmerung der tibialen Gelenkfläche (z. B. nach Sturz aus großer Höhe) werden als **Pilon-tibiale-Frakturen** bezeichnet und müssen von den klassischen Sprunggelenkfrakturen unterschieden werden.

> **MERKE** Bei einer isolierten Innenknöchelfraktur muss immer eine hohe Fibulafraktur (Maisonneuve-Fraktur) ausgeschlossen werden.

Klinik: Schmerzen, Schwellung, Fehlstellung, eingeschränktes Bewegungsausmaß und instabiles Gelenk.

Diagnostik: Druckschmerzhaftigkeit bei der Palpation, evtl. Krepitationen. **Cave:** Auch die proximale Fibula muss palpiert werden, um eine Maisonneuve-Fraktur nicht zu übersehen.

Die **Röntgenaufnahme** des OSG gibt Aufschluss über die Höhe der Fraktur und eine Mitbeteiligung des Innenknöchels bzw. des hinteren Tibiadreiecks (Aufnahme a.-p.

Tab. 17.2 Einteilung der lateralen OSG-Instabilität

Schweregrad	Klinik
I	Zerrung, Gelenk stabil, unauffällige Sono- und Röntgenbefunde
II	partielle Ruptur, leichte Instabilität
III	komplette Ruptur von 3 Bändern, deutliche Instabilität
IV	komplette Ruptur mit chronischer Instabilität und komplexer Fehlstellung, ausgeprägter Vorfußabduktus und Rückfußvalgus

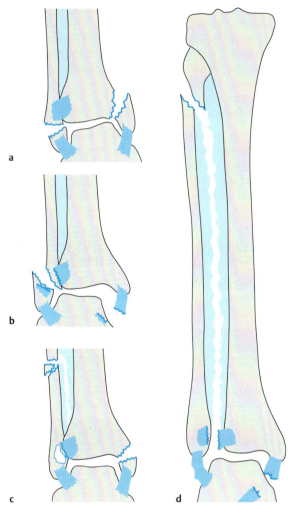

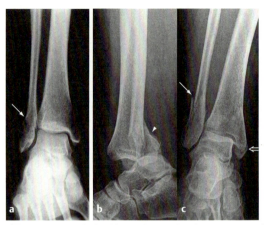

Abb. 17.6 **Röntgenbefund bei Frakturen des oberen Sprunggelenks.** a Fraktur der distalen Fibula (Weber B). b und c Absprengung des Volkmann-Dreiecks (Pfeilspitze) und Luxation der Talusrolle nach dorsal, trimalleolare Fraktur mit Weber-C-Fraktur (Pfeil) und Bruch des Malleolus medialis (Doppelpfeil). (aus: Reiser, Kuhn, Debus, Duale Reihe Radiologie, Thieme, 2011)

Abb. 17.5 **Frakturen des oberen Sprunggelenks.** a Typ Weber A. b Typ Weber B. c Typ Weber C. d Maisonneuve-Fraktur. (aus: Largiadèr, Saeger, Trentz, Checkliste Chirurgie, Thieme, 2008)

und seitlich, **Abb. 17.6**). Bei V. a. Maisonneuve-Fraktur muss der gesamte Unterschenkel geröntgt werden. Bei komplexen Frakturen sollte auch eine CT angefertigt werden.

Therapie: **Nichtdislozierte Frakturen** vom Typ **Weber A** werden häufig mit **Orthesen** unter schmerzadaptierter Belastung für 6 Wochen behandelt. Weber-B/C-Frakturen und dislozierte Frakturen vom Typ Weber A werden **operativ** mittels Zugschrauben- und Plattenosteosynthese versorgt. Die Fibula wird in ihrer Länge wiederhergestellt und verplattet. Bei Weber-C- und Maisonneuve-Frakturen wird eine Syndesmosestellschraube zur Fixation von Tibia und Fibula verwendet.

Prognose: Nach Frakturen des Außenknöchels erfolgt i. d. R. die Entlastung im Unterschenkelgehgips bei Teilbelastung. Eine einliegende Syndesmosestellschraube wird nach 6 Wochen entfernt; danach erfolgt der langsame Aufbau der Belastung. In der Regel verheilen Frakturen des Außenknöchels sehr gut. Eine schwere postoperative Komplikation ist der **Morbus Sudeck** (s. Neurologie [S. B1006]).

Bei Frakturen im Bereich der Epiphysenfugen kann es ohne Reposition und Osteosynthese zu deren vorzeitigem Verschluss kommen. Da sich die Epiphysenfugen der Gegenseite normal schließen, wächst der Knochen asymmetrisch, sodass Fehlstellungen die Folge sind (z. B. ==Varusfehlstellung mit Fersenstellung nach innen bei unbehandelter dislozierter Fraktur des Malleolus medialis==).

17.7.7 Frakturen der Fußwurzelknochen

Talusfrakturen

Ätiologie: Talusfrakturen sind selten. Am häufigsten betroffen (ca. 90 %) sind der Talushals, -kopf und -körper (zentrale Fraktur). Seltener sind periphere Frakturen des Proc. posterior oder eine osteochondrale Abscherfraktur (flake fracture). Ursächlich sind in aller Regel Verkehrsunfälle oder ein Sturz aus großer Höhe. Periphere Verletzungen sind häufig Sportverletzungen (Snowboarden) oder entstehen nach Umknicken (flake fracture).

Einteilung: Die **Talushalsfrakturen** werden nach Hawkins unterteilt:
- **Typ I:** keine Dislokation
- **Typ II:** Dislokation mit (Sub-)Luxation im unteren Sprunggelenk
- **Typ III:** Dislokation mit Luxation im oberen und unteren Sprunggelenk
- **Typ IV:** zusätzlich zu Typ III noch Luxation im Talonaviculargelenk (==Luxatio tali totalis==).

Klinik: Zentrale Talusfrakturen imponieren mit ausgeprägten Schmerzen und Schwellungen sowie einem Hämatom. Der Fuß kann nicht belastet werden (**Cave:** Kompartment-Syndrom). Bei peripheren Frakturen kann die Gehfähigkeit erhalten bleiben.

Diagnostik: Röntgenaufnahmen des oberen Sprunggelenks (a.-p., seitlich und in 20° Innenrotation) sowie des Fußes (d.-p. und schräg). Darüber hinaus ist die Durchführung einer Mehrschicht-Spiral-CT erforderlich. Die MRT bietet sich an, um eine komplikatorische avaskuläre Talusnekrose zu diagnostizieren.

Therapie: Dislozierte Frakturen müssen operativ versorgt werden (bewegungsstabile Osteosynthese). Insbesondere zentrale Frakturen sind frühzeitig zu operieren, da die Gefahr der avaskulären Talusnekrose besteht. Stabile, nichtdislozierte Frakturen können primär konservativ behandelt werden.

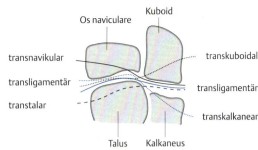

Abb. 17.7 **Einteilung der Verletzungen des Chopart-Gelenks.** (aus: Mutschler et al., Praxis der Unfallchirurgie, Thieme, 1999)

Kalkaneusfrakturen

Kalkaneusfrakturen treten auf bei Stürzen aus großen Höhen und sind oft beidseitig. Man unterscheidet zwischen **intraartikulären** (Fraktur des Subtalar- bzw. Kalkaneokuboidgelenks) und **extraartikulären Frakturen** (Sustentakulumfraktur, knöcherner Ausriss am Ansatz der Achillessehne). Nach Sanders unterscheidet man **4 Typen**:
- Typ I: keine Dislokation
- Typ II: 1 dislozierte Fraktur
- Typ III: 2 dislozierte Frakturen
- Typ IV: ≥ 3 dislozierte Frakturen

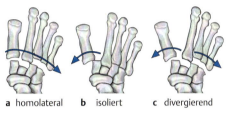

Abb. 17.8 **Einteilung der Verletzungen des Lisfranc-Gelenks.** (aus: Mutschler et al., Praxis der Unfallchirurgie, Thieme, 1999)

Der **Fuß schmerzt** und kann **nicht belastet** werden. Zumeist besteht eine ausgeprägte **Weichteilschwellung** mit Hämatom; der Rückfuß ist verbreitert. Die Diagnose wird mittels Röntgen und CT gestellt. Die **operative Versorgung** ist angezeigt bei **dislozierten Frakturen**. Sie werden offen **reponiert** und mittels **Schrauben- oder Plattenosteosynthese** versorgt. Wegen der begleitenden Weichteilschäden erfolgt die Operation meist 6–10 Tage nach dem Trauma. Sofort operiert werden müssen offene Frakturen, ein Kompartment-Syndrom und Fehlstellungen mit Weichteilbeschädigung.

Verletzungen des Chopart- und Lisfranc-Gelenks

> **DEFINITION**
> - **Chopart-Gelenk:** Talonavikular- und Kalkaneokuboidgelenk (Articulatio tarsi transversa)
> - **Lisfranc-Gelenk:** Gelenk zwischen den 3 Ossa cuneiforma bzw. dem Os cuboideum und den Basen der Mittelfußknochen.

Die Verletzungen sind selten und werden durch hochgradige Gewalteinwirkungen verursacht, z.B. wenn bei einem Verkehrsunfall der Fuß im Pedalraum eingeklemmt wird. Verletzungen des **Chopart-Gelenks** werden nach Zwipp eingeteilt (Abb. 17.7). Die Einteilung von Verletzungen des **Lisfranc-Gelenks** orientiert sich an der Luxationsrichtung (nach Quénu/Küss, Abb. 17.8).

Die **Diagnose** wird radiologisch gestellt. Da Luxationsverletzungen oftmals übersehen werden, sollte zusätzlich zur Röntgenaufnahme eine CT durchgeführt werden. **Therapeutisch** wichtig ist die exakte Reposition, die computertomografisch überprüft werden sollte. Ist diese gegeben, kann das Bein mittels Unterschenkelgips ruhiggestellt werden. Luxationsfrakturen, Instabilitäten nach der Reposition und inkongruente Gelenkflächen müssen operativ versorgt werden: offene Reposition, Fixation mit Kirschner-Drähten, evtl. Zugschraubenosteosynthese.

Frakturen der Mittelfußknochen und Zehen

Ätiologie: Sie sind häufig und entstehen durch axiale Stauchung oder Anprallverletzungen. Sonderformen betreffen das Os metatarsale V:
- **Jones-Fraktur:** transversale Fraktur am Übergang von Meta- zur Diaphyse des Os metatarsale V
- **Abrissfraktur der Tuberositas** (Tennisfraktur): Durch Zug der Sehne des M. peroneus brevis kann es zur sekundären Luxation und in der Folge Pseudarthrosenbildung kommen.

Neben der direkten Gewalteinwirkung können die Ossa metatarsalia auch bei mechanischer Überbeanspruchung (z.B. langes Marschieren, Marathonlauf) frakturieren (sog. **Marschfraktur**).

Prinzipiell unterscheidet man zwischen Frakturen in Basisnähe, des Schafts sowie (sub-)kapitale Frakturen. Bei basisnahen Frakturen der Ossa metatarsalia findet sich oftmals auch eine Beteiligung der Lisfranc-Gelenklinie.

Klinik und Diagnostik: Klinisch imponieren lokale Druckschmerzen und eine Schwellung. Die Diagnose wird röntgenologisch gestellt (**Abb. 17.9**), bei Unklarheiten mittels CT bzw. MRT. Bei einer Marschfraktur können die belastungsbedingten Umbauvorgänge im Knochen auch szintigrafisch erfasst werden.

Therapie: Nichtdislozierte Frakturen der Mittelfußknochen können konservativ mittels Gipsschuh oder Unterschenkelgehgips (Os metatarsale V) behandelt werden, Zehenfrakturen werden mittels Pflasterzügelverband an der Nachbarzehe fixiert. Operationsindikationen sind dislozierte Frakturen. Schaftfrakturen werden bevorzugt mittels Plattenosteosynthese behandelt, Abrissfrakturen des Os metatarsale V mittels Zugschrauben- oder Zuggurtungsosteosynthese.

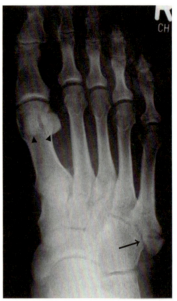

Abb. 17.9 **Fraktur der Basis des Os metatarsale V (Pfeil).** Am proximalen Os metatarsale I erkennt man die beiden anatomischen Sesambeine (Pfeilspitzen). (aus: Wülker, Taschenlehrbuch Orthopädie und Unfallchirurgie, Thieme, 2005)

18 Polytrauma und andere traumatologische Krankheitsbilder

18.1 Polytrauma

18.1.1 Grundlagen

> **DEFINITION**
> - **Polytrauma:** Verletzungen mehrerer Körperregionen/Organe, die allein oder in Kombination lebensbedrohlich sind
> - Prinzipiell bezeichnet man einen Patienten mit einem injury severity score > 15 (s. Notfallmedizin [S. B29]) als **schwer verletzt**.

Epidemiologie und Ätiologie: In Deutschland wird jährlich mit etwa 40 000 Versorgungen im Schockraum gerechnet. In etwa der Hälfte d. F. handelt es sich dabei um tatsächlich polytraumatisierte Patienten. Männer < 45 Jahre sind am häufigsten betroffen. Das Polytrauma stellt in dieser Altersgruppe die häufigste Todesursache.

Die überwiegende Mehrheit der Verletzungen ist auf eine **stumpfe Gewalteinwirkung** zurückzuführen, wobei mehr als 60 % der Unfälle im Straßenverkehr passieren. Verletzungen durch spitze (penetrierende) Gewalteinwirkung (z. B. Schussverletzungen) spielen in Deutschland eher eine untergeordnete Rolle.

Pathophysiologie: Die vitale Bedrohung entsteht häufig durch die systemische Auswirkung der verschiedenen **Verletzungskomponenten**, welche im Einzelnen chirurgisch meist behandelbar sind, **im Gesamten** jedoch den Organismus überfordern. Der Körper versucht initial mit den eigenen Abwehrmechanismen den Schaden in Grenzen zu halten (first hit), wodurch es innerhalb der ersten Woche nach dem Trauma zur systemischen Entzündungsreaktion kommt (**SIRS**, s. Infektionserkrankungen [S. A511]). Reichen diese Mechanismen nicht aus oder ist die Primärversorgung inadäquat (second hit), kommt es zum Zusammenbruch der Immunabwehr mit konsekutiver Sepsis und Multiorganversagen. Die **höchste Sterblichkeit** findet sich in 3 verschiedenen Phasen:
- **direkt am Unfallort** bei besonders schwerwiegenden Verletzungen wie z. B. einer Aortenruptur oder Hirnstammverletzungen
- **innerhalb der ersten Stunden** bei Sauerstoffmangel (z. B. Atemwegsverletzung, Pneumothorax), Hypovolämie (z. B. hämorrhagischer Schock) oder raumfordernden intrakraniellen Prozessen durch Blutungen oder Hirnödem
- **innerhalb von Tagen oder Wochen** nach dem Trauma aufgrund von Sepsis oder Multiorganversagen.

Scoring-Systeme: Die richtige Einschätzung des Schweregrads der Verletzung spielt beim polytraumatisierten Patienten eine lebenswichtige Rolle. Zur Einstufung existieren mehrere Scoring-Systeme, die in anatomische (injury severity score, ISS) und physiologische (revised trauma score, RTS) bzw. kombinierte (trauma and injury severity score, TRISS) Scores unterteilt werden können. Näheres zu den Kriterien und der Score-Ermittlung s. Notfallmedizin [S.B29].

Am häufigsten werden bei Polytrauma der ISS, RTS und TRISS angewendet:
- **ISS:** Bestimmung des Schweregrads (schwerverletzt = ISS >15 Punkte)
- **RTS:** Bestimmung der Vitalfunktionen basierend auf dem systolischen Blutdruckwert, der Atemfrequenz und der Bewusstseinslage (nach Glasgow-Coma-Scale, GCS)
- **TRISS:** Abschätzen der Überlebenswahrscheinlichkeit unter Einbeziehen von ISS, RTS und Lebensalter des Patienten.

18.1.2 Management schwerstverletzter Patienten

Polytraumatisierte Patienten werden nach einem genauen **Stufenplan** versorgt, wobei stets die Summe der Gesamtverletzungen und ihre Folgen im Vordergrund stehen. Die Prinzipien der präklinischen Versorgung (Triage [S.B26], notfallmedizinische Maßnahmen [S.B26]) werden im Kapitel Notfallmedizin besprochen. Da die Letalität in direkter Beziehung zur Zeit bis zur Erstversorgung steht, ist die Verkürzung von Transportzeiten und -wegen von besonderer Bedeutung.

Für das **Management im Schockraum** ist **Zeit** der entscheidende Faktor, d.h., die lebensbedrohlichen Verletzungen müssen so schnell wie möglich erkannt werden.

Primäre Beurteilung (primary survey)

Die Patienten werden zuerst anhand der ABCDE-Regel nach ATLS (advanced trauma life support) beurteilt, sodass unmittelbar lebensbedrohliche Verletzungen innerhalb der ersten Minuten erkannt und behandelt werden können (Tab. 18.1). Zur Basisdiagnostik im Schockraum zählt neben dem Labor (Tab. 18.2) vorrangig der gezielte Einsatz bildgebender Verfahren. Im Vordergrund steht die Frage nach der Notwendigkeit lebensrettender Sofortoperationen.

- **Abdomensonografie:** Abklärung von **freier Flüssigkeit**. Dazu werden die 4 Standardschnitte erfasst (FAST: **fo**cused **a**ssessment with **s**onografy for **t**rauma):
  - rechter Oberbauch (Recessus hepatorenalis = Morrison pouch)
  - linker Oberbauch (Milzloge, Recessus splenorenalis)
  - Unterbauch (Harnblase, Douglas-Raum)
  - Epigastrium (Perikard)
- **Mehrschicht-Spiral-CT (Trauma Scan):** dauert < 5 min und kann den ganzen Körper abbilden, wird zunehmend eingesetzt. Die Vitalfunktionen müssen stabil und ein Spiral-CT in Nähe des Schockraums vorhanden sein. Auf die primären Röntgenaufnahmen kann dann verzichtet werden.
- **Röntgenaufnahme:** Thorax a.-p., HWS seitlich, Beckenübersicht.

Tab. 18.2 Laborstatus beim schwerstverletzten Patienten*

Parameter	
Testblut	vollständige Kreuzprobe dauert etwa 1 h
Hämatologie	Hb, Hkt, Leukozyten, Thrombozyten
Gerinnung	INR/Quick, PTT, D-Dimere, Fibrinogen Tipp: Ein initial tiefer Quick-Wert bei Polytrauma ist ein Prädiktor für einen schlechtes Outcome.
Elektrolyte	Na^+, K^+, Ca^{2+}, Mg^{2+}, Cl^-
Nierenfunktion	Harnstoff, Kreatinin
Leber/Galle	Transaminasen (bei Erhöhung V. a. Leberkontusion → CT), Cholestaseparameter (Bilirubin, γ-GT, AP)
Herzenzyme	Myoglobin, CK (bei Erhöhung V. a. Crush-Niere), CKMB, Troponin I (bei Erhöhung V. a. Myokardkontusion → EKG, Monitoring, Verlaufskontrolle)
Urinstatus	Mikrohämaturie (Hinweis auf Nierenkontusion oder Verletzung der ableitenden Harnwege), Drogen-Screening, Ethanol, β-HCG (bei Frauen im gebärfähigen Alter)
toxikologisches Screening	v. a. Ethanol

* aus: Largiadèr, Saeger, Trentz, Checkliste Chirurgie, Thieme, 2008

Tab. 18.1 Primäre Beurteilung nach ATLS und therapeutische Erstmaßnahmen

Kriterien	klinische Beurteilung	Therapie
A (airway)	Verlegung der Atemwege (Stridor, Zyanose, Dyspnoe)	• HWS-Immobilisation • Fremdkörper entfernen • endotracheale Intubation • evtl. Notfallkoniotomie
B (breathing)	Zyanose, Tachypnoe, paradoxe Atmung bei Rippenserienfraktur, einseitig abgeschwächtes Atemgeräusch, hypersonorer Klopfschall und gestaute Halsvenen bei (Spannungs-)Pneumothorax, Klopfschalldämpfung bei Hämatothorax	• Sauerstoffgabe • Thoraxdrainage/Punktion • evtl. Beatmung
C (circulation)	Schockzeichen (Blässe, Kaltschweißigkeit, Tachykardie, Verwirrtheit, Blutungen), Perikardtamponade (Niedervoltage im EKG, gestaute Halsvenen)?	• 2 großlumige venöse Zugänge (ggf. zentralvenös) • Volumensubstitution (ggf. EKs/FFP) • Katecholamine • ggf. operative Blutungskontrolle
D (disability)	neurologische Auffälligkeiten: • neurologischer Status (Bewusstsein? Pupillen? Motorik und Sensibilität? Hirndruckzeichen?) • Glasgow-Coma-Scale (GCS)	• bei GCS ≤ 8 Intubation • bei Hirndruckzeichen: Hirndruck senken, evtl. Notfalltrepanation
E (exposure)	weitere Verletzungen (auch am Rücken), Temperatur, Begleitumstände	Hypothermie vermeiden (Wärmematte, aufgewärmte Infusionslösungen)

Sekundäre Beurteilung (secondary survey)

Die sekundäre Beurteilung schließt sich an beim stabilen Patienten mit gesicherten Vitalfunktionen. Hierzu gehören:
- vollständige Anamnese (durch Drittperson): **AMPLE-Schema** nach ATLS (**A**llergie, **M**edikation, **P**atientenvorgeschichte, **l**etzte Mahlzeit und **E**reignisse)
- **vollständige (!) körperliche Untersuchung**
- **Reevaluation** nach ATLS bei schlagartiger Zustandsverschlechterung, therapeutischem Nichtansprechen und neuen Informationen zum Unfallhergang
- **erweiterte Bildgebung** bei entsprechendem Verdacht: Röntgen der Wirbelsäule und Extremitäten, CT (Schädel, Thorax, Abdomen, Becken), transösophageale Echokardiografie, Angio- oder Urethrografie. Bei bereits durchgeführtem Spiral-CT werden nur Aufnahmen der distalen Extremitäten angefertigt.

Operatives Vorgehen

Das initiale Therapiekonzept entspricht beim instabilen Patienten der sog. „damage control" (Schadensbegrenzung), um das zusätzliche Operationstrauma (second hit) möglichst gering zu halten. Das heißt, die erste operative Behandlung dient nur der Stabilisierung des Patienten, sodass dieser so früh wie möglich auf die Intensivstation verlegt werden kann. Hierzu zählen lebensnotwendige Sofortmaßnahmen und dringliche Operationen am 1. Tag (z. B. Versorgung einer Schädelverletzung, Fixateur externe bei Frakturen). Da das Auftreten der „lethal triad" (tödliche Drei: **Hypothermie**, **Koagulopathie** und **Azidose**) das weitere Outcome zusätzlich verschlechtert, strebt man neben der operativen Stabilisierung möglichst rasch eine Korrektur dieser Parameter an (Normovolämie, -thermie, -tonie, Normalisierung des Säure-Basen-Haushalts und Gerinnungsstatus).

Beim stabilen Patienten (kein Schock, normale Gerinnung, Normothermie) kann eine definitive Primärversorgung (**early total care**) angestrebt werden.

Weniger dringliche Operationen werden erst **ab dem 8. Tag** durchgeführt, da sich der Organismus zwischen dem 2. und 7. Tag in einem Zustand der Hyperinflammation (SIRS) befindet und die Gefahr, bei einem „second hit" eine Sepsis oder ein Multiorganversagen zu entwickeln, besonders groß ist. Die Therapie erfolgt in 3 Phasen:

Lebensrettende Sofortmaßnahmen:
- Entlastung bei erhöhtem intrathorakalem Druck (Thoraxdrainage)
- Kontrolle massiver Blutungen (Gefäßklemme)
- Entlastung bei erhöhtem intrakraniellem Druck (Trepanation).

Day one surgery: Hierunter versteht man Operationen, die nach Sicherung der Vitalfunktionen innerhalb der ersten Stunden durchgeführt werden:
- Blutungen in Thorax, Becken, Abdomen
- Hohlorganläsionen
- offene Frakturen, Luxationen mit erheblichen Skelettinstabilitäten
- Kompartment-Syndrom
- Rückenmarkkompression.

Weitere Eingriffe: Zwischen dem 2. und 7. posttraumatischen Tag sollten lediglich dringliche notwendige Eingriffe erfolgen wie z. B. ein Tamponadenwechsel oder ein erneutes Débridement (Gefahr eines second hit). Zwischen dem 8. und 10. Tag („window of opportunity") erfolgen rekonstruktive Maßnahmen (z. B. Osteosynthese, plastische Deckungen, Versorgung von Gesichtsschädelfrakturen).

18.2 Überblick über weitere Traumatologien

Folgende traumatologische Krankheitsbilder werden an anderer Stelle besprochen:
- abdominelle Verletzungen:
  - Bauchtrauma: s. Chirurgie [S. B118]
  - Milzruptur: s. Chirurgie [S. B174]
  - Leberruptur: s. Chirurgie [S. B164]
- Thoraxtrauma: s. Chirurgie [S. B189]
- Gefäßverletzungen s. Chirurgie [S. B208]
- Schädel-Hirn-Trauma s. Neurologie [S. B949] und zur notfallmedizinischen Versorgung s. Notfallmedizin [S. B58]
- Verletzungen peripherer Nerven: s. Neurologie [S. B980] bzw. zur chirurgischen Therapie s. Chirurgie [S. B221]
- physikalische und chemische Verletzungen: s. Notfallmedizin [S. B59]
- Frakturen von Nase, Nebenhöhlen und Gesicht: s. HNO [S. B796]
- Unfallophthalmologie: s. Augenheilkunde [S. B895]
- Verletzungen des Urogenitaltrakts: s. Urologie [S. B674].

B 15 Gynäkologie und Geburtshilfe

1	Grundlagen	330
2	Gynäkologische Untersuchung	335
3	Gynäkologische Leitsymptome	340
4	Gynäkologische Notfälle	340
5	Menstrueller Zyklus	342
6	Menopause, Postmenopause und Senium	348
7	Soziokulturelle und psychosoziale Aspekte	350
8	Entzündungen	351
9	Benigne und maligne Veränderungen	356
10	Endometriose	383
11	Descensus und Prolaps uteri	385
12	Kontrazeption und Schwangerschaftsabbruch	386
13	Sterilität	390
14	Schwangerschaft	392
15	Wochenbett (Puerperium)	429
16	Gynäkologische Urologie	433

1 Grundlagen

1.1 Vulva und Vagina

1.1.1 Anatomie

Vulva: Als Vulva werden die äußeren Strukturen des weiblichen Genitales bis zum Hymen (Jungfernhäutchen) bezeichnet. Hierzu zählen der Mons pubis (Schamhügel), die Labia majora pudendi (große Schamlippen), die Klitoris und die Labia minora pudendi (kleine Schamlippen). Der Scheidenvorhof (Vestibulum vaginae) wird nach innen durch das Hymen, nach außen durch die kleinen Schamlippen und nach dammwärts durch die Fossa vestibuli vaginae begrenzt. Das Ostium urethrae externum (äußere Öffnung der Harnröhre) mündet unterhalb der Klitoris ebenfalls im Scheidenvorhof.

Für die Befeuchtung der Vulva sind verschiedene Drüsen zuständig: **Bartholin-Drüsen** (Glandulae vestibulares majores), **Glandulae vestibulares minores** und **Skene-Drüsen** (Glandulae paraurethrales). Alle Ausführungsgänge münden im Scheidenvorhof.

Das **Hymen** ist eine gefäßreiche Hautfalte, die den **Introitus vaginae** umsäumt und damit das Vestibulum vaginae von der eigentlichen Vagina trennt. Es bildet die Grenze zwischen äußerem und innerem Genitale der Frau. Normalerweise ist das Hymen auch bei virginellen Frauen keine vollständig geschlossene Bindegewebsplatte, sondern besitzt eine oder mehrere Öffnungen, die den Abfluss des Menstruationsblutes ermöglichen. Das Hymen reißt i. d. R. beim ersten Geschlechtsverkehr ein. Zurück bleibt ein narbiger Hymenalsaum (Carunculae hymenales/myrtiformes).

Vagina: Die Vagina (Scheide) ist ein ca. 10 cm langes Organ. Sie wird bindegewebig umgeben (**Parakolpium**) und grenzt ventral an Harnblase und Urethra und dorsal ans Rektum an. Kranial stülpt sich die **Portio vaginalis uteri** in die Scheide hinein. Durch die unterschiedliche Länge der Scheidenvorder- und -hinterwand entstehen das vordere und das tiefe hintere Scheidengewölbe (**Fornix vaginae**). Das hintere Scheidengwölbe grenzt unmittelbar an die Excavatio rectouterina (**Douglas-Raum**), den tiefsten Punkt der weiblichen Bauchhöhle.

Histologie:
- **Labia majora pudendi:** außen verhorntes Plattenepithel mit allen Hautanhangsgebilden (Schweiß- und Talgdrüsen, Haarfollikel), nach innen Übergang in angedeutet verhorntes Plattenepithel.
- **Labia minora pudendi:** außen verhorntes Plattenepithel mit Schweiß- und Talgdrüsen, innen unverhorntes Plattenepithel.
- **Vagina:** unverhorntes Plattenepithel, das aus 4 Schichten (Basalschicht, Parabasalschicht, Intermediärschicht, Superfizialschicht) besteht, die sich durch den Einfluss von Östrogenen/Gestagenen mit dem Zyklus der Frau verändern (Vaginalabstrich).

Gefäßversorgung:
- äußeres Genitale: A. pudenda interna; lymphatischer Abfluss v. a. zu den Nll. inguinales superficiales
- inneres Genitale (Vagina): A. pudenda interna, A. rectalis media; lymphatischer Abfluss: Das untere Drittel drainiert in die Nll. inguinales superficiales, die oberen ⅔ in die Nll. iliaci externi.

1.1.2 Physiologie

Das Milieu der Scheide wird durch den **vaginalen Fluor** aufrechterhalten. Er besteht aus Flüssigkeit, Bakterien und abgestoßenen Plattenepithelzellen und ist physiologisch dünn- bis dickflüssig (u. a. zyklusabhängig), weißlich, sauer und riecht nicht. Hormonelle Veränderungen während des Zyklus oder einer Schwangerschaft wirken sich insbesondere auf die Zytologie der Scheide aus (Scheidenabstrich). Östrogene und Gestagene erhöhen die vaginale Durchblutung, die Einlagerung von Glykogen in die Epithelzellen und die Abstoßung der obersten Zellschicht. Durch die Zytolyse wird das Glykogen freigesetzt. Es wird von Laktobakterien (**Döderlein-Bakterien**) in Maltose und Dextrose gespalten und zu Milchsäure abgebaut. Der so geschaffene saure pH-Wert (3,8–4,5) beugt der Vermehrung unerwünschter Keime vor und schützt vor vaginalen Infektionen. Die Vagina ist drüsenfrei. Ihre Befeuchtung erfolgt durch **Transsudation** und den Zervikalschleim. Das Transsudat enthält u. a. Elektrolyte, Harnstoff, freie Fettsäuren, Eiweiße, Immunglobuline und Zellen der Immunabwehr. Durch die Vaginalschleimhaut können auch verschiedene Stoffe resorbiert werden.

1.1.3 Entwicklung der Genitalorgane und Fehlbildungen

Physiologische Entwicklung: Sowohl beim weiblichen als auch beim männlichen Embryo finden sich paarige Anlagen von je einem Urnierengang (**Wolff-Gang**) und einem **Müller-Gang**. Da beim weiblichen Embryo das für die Rückbildung der Müller-Gänge verantwortliche Anti-Müller-Hormon fehlt, bleiben diese erhalten, während sich die Wolff-Gänge zurückbilden. Die paarigen Müller-Gänge fusionieren als **Canalis uterovaginalis** von kaudal (Bildung des oberen Teils der Vagina) nach kranial (Bildung des Uterus). Die unverschmolzenen oberen Abschnitte entwickeln sich zu den Tuben. Der untere Abschnitt der Vagina entstammt dem **Sinus urogenitalis** und ist zunächst durch das Hymen am Müller-Hügel vom Canalis uterovaginalis getrennt. Im Laufe der Entwicklung gewinnen die beiden Lumina durch eine oder mehrere Öffnungen im Hymen Anschluss aneinander.

Labiensynechie: Sekundäre Verklebung der kleinen Labien, die bei rund 1,5–2 % aller Mädchen im Säuglings- oder Kleinkindalter anzutreffen ist. Eine Labiensynechie entsteht meist durch chronische mechanische, entzündliche oder hygienebedingte Reizung, oft auch in Verbindung mit einem Östrogendefizit. Therapeutisch wird eine östrogenhaltige Salbe verabreicht, wodurch die Verklebung i. d. R. innerhalb 1 Monats gelöst werden kann. Bei der mechanischen (manuellen) Lösung besteht die Gefahr einer Vernarbung, sie ist primär nicht angezeigt.

Hymen imperforatus (Hymenalatresie): Die Perforation des Hymens am Müller-Hügel fehlt. Auffällig werden die Patientinnen meist erst während der Pubertät durch Ausbleiben der ersten Menstruation bei monatlichen abdominellen Schmerzen (**Molimina menstrualis**). Das Menstruationsblut staut sich hinter dem verschlossenen Hymen in die Vagina zurück (**Hämatokolpos**), den Uterus (**Hämatometra**) und ggf. in die Tuben (**Hämatosalpinx**), was sonografisch erfasst werden kann. Das Hymen wölbt sich vor. Oft sieht man das gestaute Blut durchscheinen oder man kann es als Tumor von rektal tasten. Die Inzision des Hymens und ggf. die Ausräumung der gestauten Blutkoagel sind Therapie der Wahl.

Störungen der Verschmelzung der Müller-Gänge:
- **Vagina duplex:** Anlage und eigenständige Entwicklung beider Müller-Gänge ohne Verschmelzung. Bleibt dabei ein Müller-Gang in der Entwicklung zurück, entsteht eine rudimentäre zweite Vagina.
- **Vaginal-Aplasie:** Ausbleiben der Verschmelzung der Müller-Gänge (keine kanalisierte Vagina vorhanden). Findet die Verschmelzung noch teilweise statt, sind Adnexe und Uterus meist unauffällig. Klinisch kommt es zur primären Amenorrhö mit Rückstau des Menstruationsblutes und Schwierigkeiten beim Geschlechtsakt. Gynäkologische Untersuchung und Sonografie sichern die Diagnose. Therapiemöglichkeiten bestehen durch Anlage einer Neovagina und/oder eine digitale Erweiterung.
- Die Kombination aus Vaginal- und Uterusaplasie wird als **Mayer-Rokitansky-Küster-Hauser-Syndrom** [S. B332] bezeichnet.

Vaginalatresie: Im Gegensatz zur Vaginalaplasie handelt es sich um eine durch Verletzung oder Infektion (z. B. Masern, Scharlach) erworbene fehlende Kanalisierung des oberen Vaginateils. Diagnostik und Therapie wie bei Vaginalaplasie.

Vagina septa/subsepta: Gestörte Rückbildung der Septen nach Verschmelzung der Müller-Gänge. Man unterscheidet Längssepten und Quersepten. Je nach Lage und Ausmaß der persistierenden Septierung ist die Kohabitation erschwert bzw. kommt es zum Hämatokolpos. Die Septen werden chirurgisch entfernt.

> **MERKE** Bei Fehlbildungen des inneren Genitales sollte auch eine urologische Abklärung erfolgen, da gleichzeitige Fehlentwicklungen der ableitenden Harnwege nicht selten sind.

1.2 Uterus

1.2.1 Anatomie

Der Gebärmutterhals (**Cervix uteri**) ist ca. 3 cm lang. Er gliedert sich in den vaginalen Anteil, **Portio vaginalis**, und den sich anschließenden supravaginalen Abschnitt. Vagina und Gebärmutterhöhle sind durch den Zervikalkanal (Endozervix) miteinander verbunden. Das **Ostium externum uteri** stellt sich bei Nulliparae als kleine runde Öffnung, nach der ersten vaginalen Geburt schlitzförmig dar (**Abb. 1.1**). Der Zervikalkanal ist mit einem Schleimpfropf verschlossen, dessen Viskosität sich zyklusabhängig ändert. Er schützt vor aszendierenden Infektionen und erlaubt in einer bestimmten Phase des Zyklus den Durchtritt männlicher Spermien.

Der ca. 0,5 cm lange **Isthmus uteri** verbindet den inneren Muttermund der Zervix (Ostium internum uteri) mit dem Gebärmutterkörper (**Corpus uteri**). Dieser umhüllt mit seiner muskelreichen Wand (Myometrium) das **Cavum uteri**. Unterhalb des **Fundus uteri** münden beidseits die Tuben ein (Ostium uterinum tubae). Der Uterus ist vom Perimetrium bedeckt, das ventral auf die Harnblase und dorsal auf das Rektum umschlägt. Die Umschlagfalten formieren vor und hinter dem Uterus zwei physiologische Höhlen (Excavatio vesicouterina bzw. Excavatio rectouterina = **Douglas-Raum**).

> **MERKE** Im Normalfall ist der Korpus um ca. 130° gegen die Zervix nach vorne geneigt (**Anteflexio**). Der physiologische Winkel der Zervix gegen die Vagina beträgt ca. 90° (**Anteversio**). Abweichungen kommen bei ca. 10 % aller Frauen als Normvariante vor und verursachen häufig keine Beschwerden. Sie können aber auch auf entzündliche oder maligne Prozesse in der Umgebung hinweisen und müssen vor intrauterinen Eingriffen bekannt sein (Gefahr der uterinen Perforation).

Gefäßversorgung: A. uterina; lymphatischer Abfluss der Zervix in die Nll. iliaci externi, Abfluss des Corpus uteri in die Nll. lumbales und Nll. paraaortales.

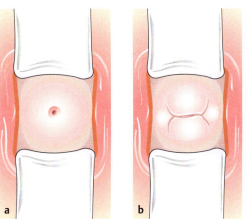

Abb. 1.1 **Ostium externum uteri. a** Nullipara. **b** Primi- oder Multipara. (aus Stauber, Weyerstahl, Duale Reihe Gynäkologie und Geburtshilfe, Thieme, 2007)

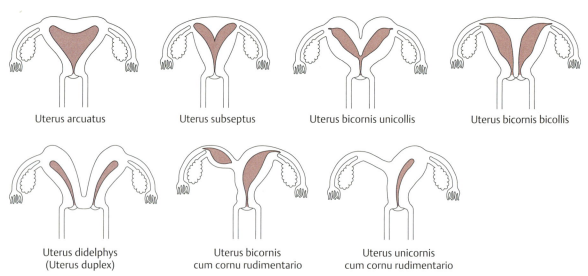

Abb. 1.2 **Häufige Uterusfehlbildungen.** (aus Stauber, Weyerstahl, Duale Reihe Gynäkologie und Geburtshilfe, Thieme, 2007)

1.2.2 Histologie und Physiologie

Cervix uteri: Die Portio vaginalis ist mit dem mehrschichtigen unverhornten Plattenepithel der Vagina bedeckt. Etwa am Ostium externum uteri trifft das Plattenepithel auf das einschichtige, schleimbildende Zylinderepithel der Endozervix. Bei der geschlechtsreifen Frau stülpt sich ein Teil des endozervikalen Zylinderepithels nach außen auf die Portio (physiologische **Ektopie**). Diese sog. **Transformationszone** unterliegt den Einflüssen der Sexualhormone. Sie kann asymptomatisch bleiben oder eine mögliche Ursache für genitale Blutungen oder Fluor darstellen. Bei Kindern und nach der Menopause befindet sie sich im Zervikalkanal; siehe auch Kap. Cervix uteri [S. B361].

Isthmus uteri: Der bindegewebige Wandaufbau ähnelt dem der Zervix, die Drüsen eher dem **Endometrium**. Sie unterliegen nicht den hormonellen Veränderungen während des Zyklus.

Corpus uteri: Es besteht aus 3 Schichten: dem **Perimetrium** (Tunica serosa), dem **Myometrium**, netzartig angeordneten Fasersträngen glatter Muskulatur (Tunica muscularis), und der drüsigen Schleimhaut, dem **Endometrium** (Tunica mucosa). Dieses besteht aus einer Basalschicht (**Lamina basalis**), in der Gefäße und die Drüsenkörper bindegewebig eingebettet liegen, und der **Lamina functionalis**, in der die oberen Drüsenteile sowie Gefäße liegen. Die Lamina functionalis ist von einem einschichtigen Zylinderepithel bedeckt und verändert sich je nach Zyklusphase [S. B342]. Bei der Menstruation (**Desquamationsphase**) bzw. bei der Geburt löst sie sich ab.

1.2.3 Fehlbildungen

Die Klinik bei Fehlbildungen des Uterus variiert erheblich. Es gibt asymptomatische Patientinnen. Oft kommt es aber auch zu Störungen des Zyklus bis hin zur Amenorrhö, Beschwerden während der Menstruation oder Problemen bei der Empfängnis, teilweise auch zur Sterilität. Auch Fehlgeburten, Lageanomalien des Fetus und andere Komplikationen während der Schwangerschaft/Geburt werden beobachtet.

Die meisten Fehlbildungen gehen auf eine nicht regelhafte Verschmelzung der Müller-Gänge zurück (**Abb. 1.2**). Der uterus duplex cum vagina duplice (in der Abbildung nicht dargestellt) entsteht, wenn die Müller-Gänge komplett getrennt bleiben.

> **MERKE** Beim **Mayer-Rokitansky-Küster-Hauser-Syndrom** ist anstelle eines Uterus nur ein Bindegewebsstrang entwickelt (**Uterusaplasie** → Ausbleiben der Menarche). Zusätzlich besteht eine **Vaginalaplasie.** Die Ovarien sind regulär vorhanden, weswegen die Patientinnen einen weiblichen Phänotyp haben. Eine Konzeption ist unmöglich.

1.3 Tuba uterina

Synonym: Salpinx

1.3.1 Anatomie und Physiologie

Die Eileiter (Tubae uterinae) sind zwischen 10 und 14 cm lang und verbinden die Ovarien mit dem Uterus. Die Oozyte wird vom beweglichen Fimbrientrichter des Infundibulums durch das **Ostium abdominale tubae** in die **Pars ampullaris** der Tube aufgenommen. Dort findet üblicherweise die Befruchtung der Eizelle statt. Die Eizelle gelangt dann durch den **Isthmus tubae** in die **Pars uterina**, die im Tubenwinkel unterhalb des Fundus uteri seitlich in den Uterus inseriert (**Ostium uterinum tubae**). Der Eitransport erfolgt einerseits durch den gerichteten Kinozilienschlag, andererseits durch Kontraktionen der Tubenmuskulatur.

Histologie: Die **Tunica mucosa** besteht aus einschichtigem iso- bis hochprismatischem Epithel, teils mit Kinozilien, teils sezernierend. Nach außen folgen die **Tunica submucosa**, die **Tunica muscularis**, die als Längs- und Ringmuskelschicht angeordnet ist, und die **Tunica serosa.**

Gefäßversorgung: A. uterina, A. ovarica; lymphatischer Abfluss in die Nll. lumbales.

1.3.2 Fehlbildungen

Tubenhypoplasie: Hypoplasie der muskulären Wandschichten, die Tuben sind mäanderförmig gewunden. Oft sind die Blutgefäße deutlich sichtbar. Klinisch macht sich diese beidseitige Fehlentwicklung durch Probleme bei der Konzeption bis hin zu ihrem völligen Ausbleiben bemerkbar.

> **MERKE** Fehlentwicklungen der Tuben kommen in Kombination mit Fehlbildungen der Gebärmutter vor.

1.4 Ovar

1.4.1 Anatomie

Die Keimdrüsen der Frau (Ovarien, Eierstöcke) liegen an der seitlichen Beckenwand in der Fossa ovarica. Sie unterliegen je nach Alter und Zyklusphase der Frau erheblichen Variationen in Bezug auf Form und Größe. Tuben und Ovarien werden auch als **Adnexe** zusammengefasst.

Das **Lig. ovarii proprium** verbindet das Ovar mit dem Tubenwinkel des Uterus, das **Lig. suspensorium ovarii** (Lig. infundibulum pelvicum), in dem die A. ovarica und das Venengeflecht liegen, befestigt es an der Beckenwand.

Histologie: Im Inneren befindet sich die bindegewebige **Marksubstanz** mit Gefäßen und glatten Muskelzellen. Ihr liegt die **Rindenschicht** auf, die die unterschiedlich gereiften Keimzellen (Eizellen) enthält. Beide Schichten werden von der ebenfalls bindegewebigen **Tunica albuginea** umschlossen. Die Oberfläche des Ovars ist mit einem Keimepithel (Mesothel) bedeckt (Ursprung aller epithelialen Ovarialtumoren und -karzinome).

Gefäßversorgung: A. uterina, ==A. ovarica (beidseits aus der Aorta!)==; lymphatischer Abfluss in die Nll. lumbales.

1.4.2 Fehlbildungen

Gonadendysgenesie: Das Stroma der Ovarien ist vorhanden, jedoch fehlen die Keimzellen (in der frühen Fetalperiode noch angelegt). ==Morphologisch imponieren die Ovarien als sog. **Streak-Gonaden**. Ursache der Gonadendysgenesien sind numerische Chromosomenaberrationen, z. B. das Turner-Syndrom (45, X0)==, und/oder Mutationen in Genen, die für die frühe Gonadenentwicklung verantwortlich sind. Da eine maligne Entartung im Laufe des Lebens wahrscheinlich ist, sollten die Gonaden prophylaktisch entfernt werden.

1.4.3 Physiologie

Follikelreifung: Zum Zeitpunkt der Geburt befinden sich in der Rindenschicht gut 700 000–1,5 Mio. **Primordialfollikel** (40–70 μm kleine Oozyten, umgeben von einreihiger flacher Granulosazellschicht). Die Zahl nimmt bis zum Eintritt der Geschlechtsreife auf ca. 40 000 ab. Zwischen Pubertät und Menopause durchlaufen gut 500 der angelegten Keimzellen die komplette Follikelreifung: **Primordialfollikel → Primärfollikel → Sekundärfollikel → Tertiärfollikel → Graaf-Follikel**.

Hormonproduktion: Die Ovarien beherbergen nicht nur die Eizellen. Sie produzieren in den Stromazellen auch Geschlechtshormone:

Steroidhormone:

- **Östrogene:** Entstehen durch Aromatisierung von Androgenen v. a. in den Granulosazellen und den Zellen der Theka interna. Je nach Anzahl der OH-Gruppen unterscheidet man Östron, Östradiol und Östriol. Östrogene sind im Wesentlichen für die Entwicklung der weiblichen Geschlechtsorgane und die Ausbildung der sekundären Geschlechtsmerkmale verantwortlich. Sie wirken auf die **Brustdrüse** (Wachstum/Proliferation), den **Uterus** (Aufbau Lamina functionalis, Dickenwachstum des Myometriums), die **Cervix uteri** (Öffnung präovulatorisch), den **Zervixschleim** (Viskosität ↓, Spinnbarkeit und Menge ↑), das **Vaginalepithel** (Proliferation), die **Knochen** (Osteoblastenstimulation) und das subkutane **Fettgewebe** (Förderung/Entwicklung). Zudem bedingen sie den weiblichen Klang der **Stimme**. Östrogene werden nach hepatischer Konjugation zum Großteil über die Niere ausgeschieden.
- **Gestagene:** Wichtigster Vertreter ist das Progesteron. Dieses wird in den Thekazellen aus aufgenommenem Cholesterin gebildet. Nach der Ovulation bereitet es das Endometrium auf die Nidation eines befruchteten Eis vor (**sekretorische Transformation**). Außerdem wirkt es auf die **Cervix uteri** (Verschluss postovulatorisch), den **Zervixschleim** (Viskosität ↑, Spinnbarkeit und Menge ↓), zusammen mit Östrogenen auf die **Brustdrüse** (Proliferation, Sekretionsbereitschaft) und auf die **Körpertemperatur** (↑ 0,4–0,6 °C). Nach erfolgter Einnistung ist Progesteron für den Erhalt der Schwangerschaft verantwortlich (Tonusabnahme des Myometriums bzw. der glatten Muskulatur). Der Abbau erfolgt über Pregnandiol, die Ausscheidung über die Niere.

> **MERKE** Östrogene sind für die Bildung wichtiger Progesteron-Rezeptorproteine verantwortlich. Für die Wirkung des Progesterons ist daher zunächst die stimulatorische Wirkung der Östrogene unerlässlich.

- **Androgene:** Als wichtigster Vertreter gilt Testosteron. Die Synthese im Ovar erfolgt in den Thekazellen. Die männlichen Geschlechtshormone sind bei der Frau vor allem als Vorstufen für die Östrogene zu sehen. Ihre Wirkung besteht in der Zunahme des **Knochen**- und

Muskelwachstums (eiweißanabol), einer vermehrten **Talgproduktion** in der Haut (Akne!) und beim Mann in der Ausbildung der sekundären Geschlechtsorgane. Auch der **männliche Behaarungstyp** wird durch Androgene hervorgerufen. Weitere Androgene (in abnehmender Wirksamkeit): Dihydrotestosteron, Dehydroepiandrosteron, Dehydroepiandrosteronsulfat, Androstendion.

Proteohormone:
- **Inhibin** wird in den Granulosazellen produziert und hemmt in der ersten Zyklushälfte zusammen mit Östradiol zunehmend die FSH-, aber nicht die LH-Sekretion. Nur so kann es kurz vor der Ovulation zum starken Anstieg des LH und damit zur Ovulation kommen.

1.5 Beckenboden und Uterushalteapparat

1.5.1 Anatomie

Der **Beckenboden** gliedert sich von innen nach außen in 3 Etagen (**Tab. 1.1**):
- Diaphragma pelvis
- Diaphragma urogenitale
- äußere Schließmuskulatur.

Die Gebärmutter ist durch zahlreiche Bänder und Bindegewebszüge im kleinen Becken befestigt. Man bezeichnet sie in ihrer Gesamtheit als **Uterushalteapparat**, die seitlichen bindegewebigen Strukturen um den Uterus herum fasst man als **Parametrien** zusammen.
- **Lig. latum uteri:** Hat nur eine geringe Haltefunktion. Wie ein Mantel legt sich das Peritoneum von oben über Uterus, Tuben und Ovarien und bildet die Mesosalpinx, das Mesovarium und das Mesometrium.
- **Lig. teres uteri:** Verläuft vom Tubenwinkel durch den Canalis inguinalis in die großen Schamlippen und zieht den Uterus dadurch in seine anteflektierte Position.
- **Lig. cardinale uteri** (Lig. Mackenrodt): Starkes Bindegewebe, das die Zervix mit der Beckenwand verbindet. Im basalen Abschnitt des Lig. latum uteri gelegen.
- **Ligg. sacrouterina:** Sie ziehen von der Zervix aus um das Rektum herum zur präsakralen Faszie.

Tab. 1.1 Strukturen des Beckenbodens

Etage	wichtige Strukturen
Diaphragma pelvis	• M. levator ani (bestehend aus den Mm. pubococcygeus, puborectalis und iliococcygeus) • Lig. anococcygeum • Fascia diaphragmatis pelvis superior/inferior • Innervation: Plexus sacralis (S 3, S 4)
Diaphragma urogenitale	• M. transversus perinei profundus • Fascia diaphragmatis urogenitalis superior/inferior • M. transversus perinei superficialis • Innervation: N. pudendus
äußere Schließmuskulatur	• M. sphincter ani • M. bulbospongiosus • M. ischiocavernosus • Innervation: N. pudendus

- **Lig. suspensorium ovarii** (Lig. infundibulopelvicum): Hängt die Ovarien und die Ampullen der Tuben an der seitlichen Beckenwand auf.
- **Lig. ovarii proprium:** Bindegewebszug vom uterinen Pol des Ovars zum Tubenwinkel.

1.5.2 Physiologie

Die Strukturen des weiblichen Beckenbodens müssen einerseits dem Gewicht und dem Druck der intraabdominellen Organe standhalten, andererseits den Durchtritt des Kindes bei der Geburt ermöglichen.

MERKE Eine Schwächung der Muskulatur (altersbedingt, neurologisch, nach einer Schwangerschaft) kann zum Deszensus der Gebärmutter bis hin zum Prolaps führen. Häufig ist damit die Harnkontinenz beeinträchtigt.

Der bindegewebige Uterushalteapparat fixiert den Uterus und die Adnexe von allen Seiten so im kleinen Becken, dass diese grundsätzlich in ihrer Position bleiben, aber bei Bedarf anderen Organen ausweichen können.

1.6 Mamma

1.6.1 Anatomie

Die weibliche Brust (Mamma) besteht aus Fett-, Binde- und Drüsengewebe. Die 15–24 einzelnen Drüsen (**Lobi**), die sich weiter in Drüsenläppchen (**Lobuli**) gliedern, liegen in Fettgewebe eingebettet auf der Faszie des M. pectoralis major. Die Lobi sind durch Cooper-Ligamente voneinander getrennt. Das in den Drüsen produzierte Sekret drainiert aus den Lobuli in den zugehörigen **Termi-

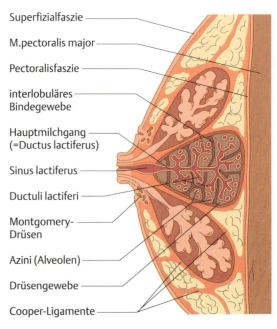

Abb. 1.3 Anatomie der voll entwickelten Mamma. (aus Breckwoldt, Kaufmann, Pfleiderer, Gynäkologie und Geburtshilfe, Thieme, 2008)

nalduktus (→ Terminalduktus-Lobulus-Einheit), von dort in den **Ductulus lactiferus** (Milchgang) und schließlich in einen der Hauptmilchgänge (**Ductus lactiferus**). Sie erweitern sich zunächst im **Sinus lactiferus** und enden dann in der Brustwarze (**Mamille**), die vom Warzenhof (**Areola mammae**) umgeben ist. Die Areola enthält zahlreiche Duftdrüsen (**Glandulae areolares** = Montgomery-Drüsen).

Histologie: Bei den Lobuli handelt es sich um **azinäre** Drüsen mit **alveolären** Endstücken (Milchbildung). Die **Myoepithelzellen** der Milchgänge kontrahieren sich oxytozinabhängig beim Stillen eines Kindes.

Gefäßversorgung:
- A. thoracica interna, A. axillaris
- lymphatischer Abfluss: Die Lymphe wird hauptsächlich in die **Axilla** drainiert. Die axillären Lymphknotenstationen werden durch anatomische Begrenzungen in 3 Level (kaudale, mittlere und apikale Axilla) eingeteilt, was insbesondere bei der operativen Therapie des Mammakarzinoms [S. B378] eine Rolle spielt. Weitere Stationen sind z. B. die Nll. supra- und infraclaviculares sowie die Nll. cervicales.

1.6.2 Fehlbildungen und -entwicklungen

Entlang der Milchleiste können akzessorische Brustwarzen (**Polythelie**) oder Brustdrüsengewebe vorhanden sein (**Polymastie**). Zusätzliche Brüste nennt man **aberrierende Mammae**. Sie sind meist in der Achselhöhle gelegen. **Makromastien** imponieren als ein- oder beidseitige Vergrößerungen der Mamma(e). Beim Säugling ist die sog. **neonatale Hypertrophie** hormonell bedingt und harmlos. **Mastoptosen** (Hängebrüste) treten insbesondere durch eine Atrophie der Drüsen und Schwäche des Bindegewebes im höheren Alter auf. Ungleichgroße Brüste (**Asymmetrien**) sind meist physiologisch, können aber auch ein Hinweis auf eine Neoplasie sein.

1.6.3 Physiologie

Die Physiologie der Mamma ist hormonabhängig. **Östrogene** stimulieren die Proliferation des Drüsenepithels, **Gestagene** fördern die Sekretion. In der Adenohypophyse gebildetes **Prolaktin** sorgt, neben dem Abfall der Plazentahormone nach Ende der Schwangerschaft, für die Vorbereitung und Aufrechterhaltung der Milchproduktion (**Laktation**). Die Milch wird in den Drüsenazini produziert. Als Vormilch (**Kolostrum**) wird die Milch in den ersten 2–3 Tagen nach der Geburt bezeichnet. **Oxytozin**, das vor allem nach mechanischer Stimulation der Mamille aus der Neurohypophyse sezerniert wird, wirkt auf die Myoepithelzellen und fördert so die Abgabe der Milch.

2 Gynäkologische Untersuchung

2.1 Anamnese

- aktuelle Anamnese (Grund der Vorstellung)
- Vorerkrankungen/Allergien/Operationen
- gynäkologische Anamnese
  - gynäkologische Vorerkrankungen bzw. Operationen (Hysterektomie, Kürettagen, Mamma-Operationen)
  - Menstruationsanamnese: letzte Periode, Zykluslänge, Blutungsdauer, Blutungsstärke, Zyklusunregelmäßigkeiten (z. B. Zwischenblutungen), Beschwerden während der Periode (Schmerzen, Mastodynie etc.), Alter bei Menarche/Menopause
  - Schmerzanamnese (bzw. Brennen, Juckreiz)
  - Fluoranamnese (Aussehen, Geruch, Menge)
  - Auffälligkeiten der Mamma (zyklusabhängige/-unabhängige Schmerzen, Sekretionen, Knoten)
  - Verhütungsmethode (Kondom, IUP, hormonelle Kontrazeptiva etc.)
  - Sexualanamnese (z. B. Dyspareunie, Blutungen nach dem Geschlechtsverkehr?)
  - letzte gynäkologische Vorsorgeuntersuchungen
  - Schwangerschaftsanamnese [S. B397]
  - Miktions-/Stuhlanamnese (Frequenz, Beschwerden, Auffälligkeiten)
- Medikamentenanamnese
- Nikotinabusus/Drogen/Alkohol
- Familien- und Sozialanamnese.

2.2 Untersuchung der Genitalien

2.2.1 Klinische Untersuchung

Inspektion und Palpation:
- Abdomen (Haut, Venenzeichnungen, Narben, Form, Nabel, Resistenzen, Druckdolenzen)
- Leiste (Hernien, Lymphknoten)
- Leber (palpabel?)
- Nierenlager (klopfschmerzhaft?)
- äußeres Genitale (Behaarung, Haut, Labien, Urethralöffnung, Introitus)
- inneres Genitale mittels **Spekulum** (Scheidenwand, Portio vaginalis uteri).

MERKE Durch die Betätigung der Bauchpresse können ein ungewollter Abgang von Urin sowie das Tiefertreten der Vagina/des Uterus beurteilt werden.

Spekulumeinstellung: Die Spekulumeinstellung dient der Beurteilung der Scheidenwand und der Portio. Sie erfolgt im Anschluss an die Inspektion des äußeren Genitales bzw. die Palpation von Abdomen und Leiste, aber unbedingt vor der gynäkologischen Tastuntersuchung, da ansonsten die Befunde der Abstrichentnahme verfälscht werden können.

Im Rahmen der Spekulumeinstellung können folgende Untersuchungen durchgeführt werden:
- Entnahme eines zytologischen Abstrichs
- Fluor- und Keimdiagnostik
- HPV-Diagnostik
- Kolposkopie mit Essig- und Jodprobe.

Zytologie: Standardmäßig entnimmt man 2 Abstriche von der Portio vaginalis (immer unter Sicht!):
- zirkuläre Wischbewegung mit **Holzspatel** über die gesamte Portiooberfläche sowie die Transformationszone
- Einführung eines **Bürstchens** in den Zervikalkanal.

Danach wird das Material auf einen Objektträger ausgestrichen und mittels Fixierbad oder -spray (96%iger Alkohol) fixiert und anschließend nach Papanicolaou gefärbt. Näheres im Kap. PAP-Abstrich [S. B338].

Die besten Ergebnisse lassen sich mittels Dünnschichtzytologie (Thin-Prep) erzielen, bei der die Zellen mit einem speziellen Bürstchen (Cytobrush) entnommen und anschließend mit einer hämo- bzw. mukolytischen Lösung gespült und filtriert werden. Dadurch werden Beimengungen von Blut, Schleim und Leukozyten entfernt, sodass das Präparat besser beurteilt werden kann.

Fluor- und Keimdiagnostik: Eine pathologische Scheidenflora kann sofort mittels **Nativpräparat** nachgewiesen werden. Dazu entnimmt man z. B. mit einer stumpfen Pipette Fluor aus dem seitlichen und hinteren Scheidengewölbe. Aufgetragen auf einem Objektträger, wird physiologische Kochsalzlösung hinzugefügt und ein Deckglas darübergelegt. Das Präparat wird im Anschluss im Phasenkontrastmikroskop beurteilt.
- **Normalbefund:** abgeschilferte Vaginalepithelzellen und Döderleinbakterien (längliche Stäbchen)
- **Mischflora:** überwiegend punktförmige Bakterien anstatt der Döderleinbakterien, aber keine Zeichen einer Kolpitis
- **pathologischer Befund** (Kolpitis):
  - **Leukozyten**
  - **Clue Cells** (Bakterienrasen, der auf Epithelzellen klebt und nach Methylenblaufärbung sichtbar wird) bei Aminkolpitis [S. B351]. Bei Aminkolpitis verstärkt die Zugabe von 10%iger Kalilauge den typischen fischartigen Geruch (Amintest).
  - **bewegliche Geißeltierchen** bei Trichomonaden-Infektion (keine Methylenblaufärbung → sonst Verlust der Beweglichkeit)
  - **Pseudohyphen** bei Soorkolpitis [S. B351].

Bei entsprechendem Verdacht werden **weitere Abstriche** zum Keimnachweis entnommen:
- Chlamydienabstrich aus dem Zervikalkanal
- Gonokokkenabstrich aus dem Zervikalkanal oder der Urethra
- Herpesabstrich aus der Läsion.

Bei Frauen > 30 Jahre bzw. zytologisch auffälligem Befund ist eine **HPV-Diagnostik** (v. a. HPV 16 und 18) anzuraten. Der Abstrich erfolgt mittels Bürste, die in den Muttermund (ca. 1–1,5 cm) eingeführt und dreimal vollständig gegen den Uhrzeigersinn gedreht wird.

Kolposkopie: Die Portio vaginalis uteri wird mittels Kolposkop in 10–40-facher Vergrößerung beurteilt. Verdächtige Bereiche lassen sich mit folgenden Methoden besser darstellen:
- **Essigprobe:** Betupfen der Portio mit 3%iger **Essigsäure** (Weißfärbung des Epithels spricht für Atypien)
- **Schiller-Jodprobe** (glykogenhaltiges Plattenepithel verfärbt sich braun, veränderte Bezirke bleiben hell).

Befunde: Ein kolposkopisch normaler Befund zeigt neben dem originären Plattenepithel Zylinderepithel und die Transformationszone. Auffällige Befunde sind:
- Mosaik (Felderungen)
- Leukoplakie (Keratose)
- atypische Transformationszone
- Punktierungen (Tüpfelung)
- weiße Stellen nach Essigprobe
- atypische, korkenzieherartige Gefäße
- Ulzera
- papillenartige Wucherungen der Scheidenwand.

Gynäkologische Palpation: Bei der **vaginalen** Austastung werden die Scheidenwände (Tumoren?), Portio (Tumoren?) und das Scheidengewölbe (Excavatio vesicouterina, Douglas-Raums, Schmerz?) beurteilt. **Bimanuell** werden Uterus (Tumoren?), Adnexe (Tumoren? Schmerz?), Parametrien und Portio (Verschieblichkeit? Schmerz?) untersucht.

> **MERKE** Die **digital-rektale** Untersuchung ist bei Verdacht auf Tumoren, bei Patientinnen mit Endometriose und bei Patientinnen über 50 Jahre obligat.

2.2.2 Bildgebende Verfahren

Die radiologischen Untersuchungsmöglichkeiten in der Gynäkologie sind in **Tab. 2.1** dargestellt.

> **MERKE** Die Tuben können sonografisch häufig nur bei entzündlichen Prozessen dargestellt werden.

2.2.3 Endoskopische Untersuchungen

Eine Übersicht über die in der Gynäkologie zur Anwendung kommenden endoskopischen Verfahren gibt **Tab. 2.2**.

2.3 Untersuchung der Brust

Tab. 2.1 Bildgebende Untersuchungsmethoden der Beckenorgane

Verfahren	Durchführung	darzustellende Strukturen	Befunde
Sonografie	transvaginal/abdominell	Endometrium (→ Endometriumreflex), Cervix und Corpus uteri (Länge, Form, Aufbau), Ovarien, gefäßnahe Lymphknoten	Zysten, freie Flüssigkeit, Tumoren, Schwangerschaft, Schleimhautbeschaffenheit, pathologische Lymphknoten
Röntgen	Abdomenübersichtsaufnahme	Prozesse mit Verkalkungen in den Genitalorganen, IUPs	verkalkte Myome, Dermoide und Teratome mit Zahn-/Knochenstrukturen, IUPs
Hysterosalpingografie	Einbringen von KM in den Uterus, dann Darstellung mittels Röntgen oder Sonografie	Uterus, Tuben	Fehlbildungen, Prozesse an den Tuben
CT	axiale Schichten des Beckens	Beckenorgane	Tumoren und deren Ausdehnung, Lagebeziehung zu umliegenden Strukturen, Stadieneinteilung, Lymphknoten
MRT	Becken-MRT	Beckenorgane	intrauterine und zervikale Veränderungen, Tumoren, Metastasen, Stadieneinteilung, Endometrioseherde

Tab. 2.2 Endoskopische Untersuchungsmethoden des weiblichen Beckensitus

Untersuchung	Vorgehen	häufige Indikationen
Hysteroskopie	Insufflation von NaCl in die Gebärmutterhöhle, Einbringung der Optik durch den Zervikalkanal ins Cavum uteri	Beurteilung von Cervix und Cavum uteri, Abklärung Myome, Polypen, Anomalien, Synechien, Sterilität, Infertilität, Tumordiagnostik, Abklärung uteriner Blutungen, IUPs
Pelviskopie/Laparaskopie	Insufflation des kleinen Beckens mit CO_2, transumbilikale Einbringung der Optik	Diagnostik unklarer Unterbauchbeschwerden, Sterilität, Fehlbildungen, Endometriose, Tumoren, sehr breiter therapeutischer Einsatz, z. B. bei EUG, Myomenukleation, Uterusperforation, Refertilisierungswunsch, onkologischen Operationen

Tab. 2.3 Bildgebende Diagnostik der Brust

Verfahren	Durchführung	Befunde
Mammografie	2-dimensionale Darstellung der Brust	Tumoren, Mikrokalk
Galaktografie	Einspritzen von KM in die Mamille, Röntgendarstellung	Nachweis von Milchgangabbrüchen, -aussparungen, -ektasien und Papillomen
Sonografie	systematische Durchmusterung der Brust in Rückenlage	Darstellung von Herdbefunden, ggf. Aussage über Dignität möglich, Abgrenzung zystischer/knotiger Befunde
MRT	Untersuchung in Bauchlage, Brüste hängen in spezieller Spule; Untersuchung mit KM	Beurteilung von Tumoren durch unterschiedliches Enhancement, v. a. für invasive Tumoren geeignet

2.3 Untersuchung der Brust

2.3.1 Klinische Untersuchung

Inspektion: Die Inspektion der Brust erfolgt immer im Seitenvergleich und umfasst die Beurteilung von
- Größe/Form/Symmetrie/Kontur
- Haut (Auffälligkeiten, Knoten, Gefäßzeichnungen, Narben, Ekzeme, Ödeme, Orangenhaut)
- Mamille (Anomalien, Lageabweichungen, Retraktionszeichen, Sekretion).

> **MERKE** Die Brüste sollten im Liegen und im Stehen beurteilt werden. Die Arme werden dabei locker hängen gelassen, hinter dem Kopf verschränkt bzw. in die Taille eingestützt.

Palpation:
- von außen Quadrant für Quadrant in Richtung Mamille streichen (Konsistenz, Verschieblichkeit, Tumoren, Knoten, Schmerz)
- über der Mamille (Konsistenz, Tumor, Knoten, Schmerz)
- ggf. Sekretprovokation (Aussehen? blutig?)
- Suche nach axillären sowie supra- und infraklavikulären Lymphknoten.

2.3.2 Bildgebende Verfahren

Die apparativen Methoden zur Untersuchung der Mamma zeigt Tab. 2.3. Sie dienen insbesondere der weiteren Abklärung getasteter Knoten.

2.3.3 Biopsie und Zytologie

Mammografisch auffällige Befunde müssen bioptisch abgeklärt werden. Aus größeren Herdbefunden können (ggf. unter Ultraschallkontrolle) mittels **Feinnadelpunktion** Zellen aspiriert und untersucht werden. Sekrete aus der Mamille können als **Sekretionszytologie** mikroskopisch beurteilt werden. Bei der **Exfoliativzytologie** kratzt man

2 Gynäkologische Untersuchung

Zellmaterial von ekzematischen Bereichen der Brustwarze ab und trägt diese ebenfalls auf einen Objektträger zur Untersuchung auf. Zur histologischen Untersuchung größerer Befunde kann ein Gewebszylinder mittels **Stanzbiopsie** unter Ultraschallkontrolle gewonnen werden. Stereotaktisch geführte **Vakuum-/Exzisionsbiopsien** sind aufwendig und bei Herdbefunden > 5 mm indiziert. Bei der **offenen Tumorektomie** wird der suspekte Befund in Allgemeinnarkose entfernt.

2.4 Vorsorgeuntersuchungen

Vorsorgeuntersuchungen können Frühformen von bestimmten Malignomen aufzeigen, bevor es zum invasiven Wachstum kommt. Die Heilungschancen werden dadurch erheblich gesteigert und die Patientinnen möglicherweise vor einer Karzinomtherapie bewahrt werden. In der Gynäkologie hat v. a. das Screening auf Zelldysplasien an der Cervix uteri bewährt. Viele Frauen können dadurch in Stadien der intraepithelialen Neoplasien durch kleine Exzisionseingriffe geheilt werden.

Die Krebsvorsorge sollte ab dem 20. Lebensjahr **jährlich** durch einen Arzt erfolgen: Anamnese, Inspektion des äußeren Genitales, bimanuelle Palpation, Entnahme von Abstrichen von der Portiooberfläche und der Endozervix (PAP-Abstrich). Bis zum 25. Lebensjahr erfolgt zusätzlich ein Chlamydien-Screening, ab dem 30. Lebensjahr die Brustuntersuchung mit palpatorischer Beurteilung der axillären Lymphknoten. Bei Patientinnen über 50 Jahre gehören die digital-rektale Untersuchung und die Untersuchung des Stuhls auf Blutbeimengungen (Haemoccult) und ab dem 55. Lebensjahr wahlweise die Koloskopie im Abstand von 10 Jahren oder ein Haemoccult-Test alle 2 Jahre zur Vorsorge.

2.4.1 Kolposkopie

Typische Veränderungen an der Portio vaginalis können oft mittels Kolposkopie inspektorisch erfasst werden. Die Treffsicherheit der Kolposkopie ist für sich allein gesehen zwar der Zytodiagnostik nach Papanicolaou unterlegen, jedoch – v. a. bei auffälligen PAP-Abstrichen – in Kombination sehr erfolgreich. Zu den Befunden s. Kolposkopie [S. B336].

2.4.2 PAP-Abstrich

Die von der Portio gewonnenen Abstriche werden fixiert und nach Papanicolaou gefärbt. Je nach Zyklusphase zeigt sich ein typisches Zellbild der Epithelschichten (Basalschicht, Parabasalschicht, Intermediärschicht, Superfizialschicht) von Vagina und Portio. Die starke Östrogeneinwirkung während der Proliferationsphase führt z. B. zum Aufbau des Vaginalepithels, was an zahlreichen eosinophilen Superfizialzellen im Abstrich erkennbar ist. Auch suspekte Zellveränderungen können mikroskopisch erkannt und der entsprechenden Epithelschicht zugeordnet werden. Unterschieden werden **Atypien der Kerne** (Polymorphie, Mitosen, Mehrkernigkeit, große Nukleoli, unge-

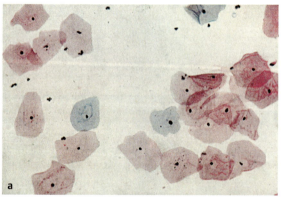
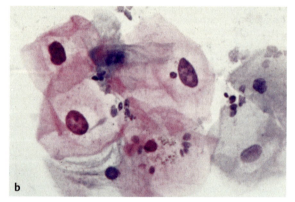
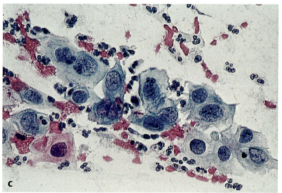
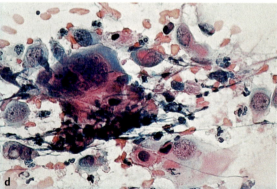

Abb. 2.1 Zervixabstrich. a PAP I. **b** PAP IIID. **c** PAP IV. **d** PAP V. (aus: Keck, Neulen, Breckwoldt, Endokrinologie, Reproduktionsmedizin, Andrologie, Thieme, 1997)

wöhnliche Chromatinstrukturen), des **Plasmas** (Phagozytosen, Anisozytosen, Vakuolisierung) bzw. der **Kern-Plasma-Relation** (relativ große Kerne im Verhältnis zum Plasmasaum).

Die Befunde werden nach Papanicolaou bzw. nach der Münchner Nomenklatur eingeteilt (**Tab. 2.4**).

Bei auffälligem Abstrich (PAP III–V) wird eine Kolposkopie und ggf. eine Knipsbiopsie durchgeführt. Bei erstmaligem Nachweis eines PAP IIID, negativem HPV-Test und unauffälliger Kolposkopie reicht eine Kontrolle nach 6 Monaten aus. Fällt der HPV-Test positiv aus oder zeigt sich bei der Kolposkopie ein suspekter Befund, sollte bereits **nach 3 Monaten kontrolliert** werden. Die Indikation zur Knipsbiopsie sollte dabei großzügig gestellt werden. Bei rezidivierendem PAP IIID wird nach 12 (–24) Monaten die Durchführung einer **Konisation** mittels Elektroschlinge empfohlen.

Der positive Vorhersagewert des Abstrichs ist umso größer, je maligner die Zellatypien sind. Trotzdem lässt die zytologische Untersuchung lediglich einen Verdacht auf eine zervikale intraepitheliale Neoplasie (CIN [S. B362]) zu.

2.4.3 Mammografie

Im Rahmen der Krebsvorsorge oder bei suspekten Befunden bei der klinischen Untersuchung kann mithilfe der Mammografie das Brustgewebe mit weichen Röntgenstrahlen 2-dimensional beurteilt werden. Insbesondere hinsichtlich der Detektion **präinvasiver Vorstufen** oder **kleiner Karzinome** kommt ihr eine große Bedeutung zu. Die Darstellung der Brust erfolgt in 2 Ebenen (kraniokaudaler und diagonaler Strahlengang). Beide Brüste werden hinsichtlich der Symmetrie des Gewebes verglichen, es folgt die Suche nach Verkalkungen und Verschattungen. Als verdächtig sind insbesondere polymorphe, gruppiert liegende **Mikroverkalkungen** (Abb. 9.19) einzustufen, da sie häufige Befunde des Carcinoma in situ bzw. des Frühkarzinoms sind. Ein weiterer Hinweis für Malignität sind **unscharfe Begrenzungen** und sternförmige Ausläufer („**Krebsfüßchen**", Spiculae). Benigne Tumoren (Fibroadenome, Zysten etc.) erscheinen hingegen eher glatt begrenzt und homogen. Die mammografisch erhobenen Befunde werden nach der BI-RADS-Klassifikation beschrieben (**Tab. 2.5**). Die Sensitivität der Mammografie liegt bei ca. 85–90 %, die Spezifität deutlich niedriger.

Tab. 2.4 Einteilung zytologischer Abstrichbefunde (Münchner Nomenklatur)

Klassifizierung	Zellbild
PAP I	normales Zellbild
PAP II	normales Zellbild mit entzündlichen, regenerativen, degenerativen oder metaplastischen Veränderungen
PAP III	schwere entzündliche, atrophische oder degenerative Veränderungen, Malignität nicht auszuschließen
PAP III D	leicht- bis mittelgradige Zelldysplasien der Superfizial- und Intermediärzellen
PAP IVa	pathologische Zellen, schwere Zelldysplasien von Basal- und Parabasalzellen, Carcinoma in situ möglich
PAP IVb	pathologische Zellen, schwere Zelldysplasien von Basal- und Parabasalzellen, Mikrokarzinom bzw. invasives Karzinom möglich
PAP V	eindeutig maligne Zellen, hochgradiger Verdacht auf invasives Karzinom

Tab. 2.5 Breast Imaging Reporting and Data System (BI-RADS™)

BI-RADS™	Befund	Karzinomrisiko %
0	Abklärung erforderlich	–
1	keine Auffälligkeiten	0
2	benigne	0
3	wahrscheinlich benigne, Kontrolle notwendig	< 2
4	suspekt, Abklärung erforderlich	2–90
5	verdächtig auf Karzinom	> 90
6	Malignom histologisch gesichert	100

3 Gynäkologische Leitsymptome

3.1 Leitsymptome

Siehe Kap. Leitsymptome [S. C117]

4 Gynäkologische Notfälle

4.1 Ovarialtorsion

Synonym: Stieldrehung

DEFINITION Tumor-/zystenbedingte Torsion des Ovars um seinen Gefäßstiel (Mesovar) mit konsekutiver Störung der venösen und/oder arteriellen Versorgung.

Epidemiologie: Etwa 10 % der Ovarialtumoren führen zur Achsen-/Stieldrehung des Ovars.

Ätiopathogenese: Kann der Tumor oder die Zyste aufgrund ihrer Größe schnellen Lageveränderungen nicht mehr folgen, kann es v. a. bei abrupten Bewegungen zu Verdrehungen kommen. Dadurch kommt es meist zur Torquierung der versorgenden Gefäße.

Klinische Pathologie: Zunächst ist der venöse Abfluss gestört. Bleibt die arterielle Versorgung noch erhalten, führt der weitere Blutzufluss zu einer Einblutung (**hämorrhagische Infarzierung**) und Größenzunahme der Geschwulst. Morphologisch stellt sich die hämorrhagische Infarzierung als dunkelrote, ödematös verdickte Struktur dar. Wird auch die arterielle Versorgung unterbunden, kommt es zur Nekrose.

Klinik: Die Ovarialtorsion macht sich meist durch plötzlich einsetzende **starke Schmerzen**, insbesondere nach **abrupten Bewegungen** bemerkbar (Anamnese!). Es kommt zum **akuten Abdomen** mit peritonealen Reizerscheinungen (Übelkeit, Erbrechen, Tachykardie, Schweißausbruch) bis hin zum peritonealen Schock.

Diagnostik: Führend ist die Klinik. Bildgebende Verfahren wie die Sonografie können den Verdacht meist nur erhärten. Die endgültige Klärung erfolgt durch eine operative Exploration (Laparoskopie).

Differenzialdiagnosen:
- Appendizitis (Labor, Sonografie)
- Extrauteringravidität/Abort (Schwangerschaftstest, gynäkologische Untersuchung, Sonografie)
- Follikelzyste (Sonografie)
- Adnexitis (Labor, gynäkologische Untersuchung)
- Harnwegsinfekt/Uretersteine (Urin, Labor, Sonografie).

Therapie: Schnellstmögliche Operation. Wenn möglich **Laparoskopie** mit organerhaltender **Detorquierung**.

4.2 Ovarielles Überstimulationssyndrom

DEFINITION Durch multiple Ovarialzysten bedingte Reizung des Peritoneums auf dem Boden einer hormonellen Ovulationsinduktion (Gonadotropine, hCG, GnRH-Analoga, Clomifen).

Ätiopathogenese: Die genaue Pathophysiologie ist unbekannt. Durch die Behandlung mit HMG/hCG reifen zahlreiche Follikel zu großen sprungreifen kodominanten Follikeln heran. Bedingt durch eine erhöhte Gefäßpermeabilität sowie durch die Freisetzung von auch in den Thekazellen produziertem Renin kann es zu massiven Flüssigkeits- und Elektrolytverschiebungen mit der Gefahr einer intravasalen Gerinnung (s. Blut und Blutbildung [S. A164]) kommen. Auch der vascular endothelial growth factor (VEGF) fördert aufgrund seiner permeabilitätssteigernden Wirkung die Flüssigkeitsverschiebungen.

Klinik: Bei milder Ausprägung bestehen Übelkeit, Erbrechen, Diarrhöen und ggf. eine Abwehrspannung der Bauchdecke. Bauchschmerzen, die nach Induktion der Ovulation auftreten, sind typisch. Schwere Verläufe gehen mit Dyspnoe, Hydrothorax, Aszites und erhöhter Blutviskosität einher.

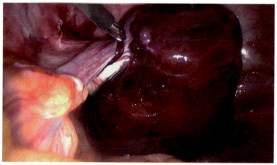

Abb. 4.1 **Stielgedrehtes Ovar (laparoskopischer Befund).** Das Ovar ist dunkelrot und ödematös.

MERKE Das ovarielle Überstimulationssyndrom kann zu lebensbedrohlichen Zuständen führen, die eine intensivmedizinische Betreuung erfordern.

Diagnostik: Die **Anamnese** (assistierte Reproduktion, Medikamentenanamnese) und die **klinische Untersuchung** sind wegweisend. Bei schlanken Patientinnen können beidseits Tumoren im Unterbauch getastet werden. Bei der **rektovaginalen Untersuchung** sind die Ovarialzysten beidseits palpabel und in der **Sonografie** ebenfalls darstellbar (beidseitige, multizentrische und vaskularisierte Zysten). Differenzialdiagnostisch muss eine Extrauteringravidität ausgeschlossen werden (Schwangerschaftstest, Sonografie).

Therapie:
- mäßige Schmerzen, Vergrößerung der Ovarien < 5 cm (**Grad 1**): engmaschige Überwachung
- Ovarialzysten ≤ 10 cm, gastrointestinale Symptome (**Grad 2**): stationäre Observation, Blutdruck-, Hb-, Gerinnungskontrolle, symptomatische Behandlung
- Ovarialzysten > 10 cm, Aszites, Hydrothorax, starke Schmerzen und gastrointestinale Symptome, Dyspnoe und erhöhte Blutviskosität (Labor!) (**Grad 3**): stationäre Therapie mit Ausgleich der Flüssigkeits- und Elektrolytstörung, Thromboseprophylaxe (niedermolekulares Heparin), bei akutem Abdomen oder Stieldrehung operativer Eingriff; wenn klinisch unumgänglich, auch Aszites- und Pleurapunktion (→ Flüssigkeit läuft schnell nach).

Prophylaxe: Zusätzlicher Einsatz von **GnRH-Antagonisten**. Regelmäßige Überwachung der Therapie mit Gonadotropinen durch klinische, endokrinologische und sonografische Kontrolle.

4.3 Vergewaltigung

Erstversorgung, diagnostische Maßnahmen und Dokumentation: Aufgabe des erstuntersuchenden Arztes sollte die Erstellung eines ausführlichen Gutachtens sein. Berechtigte bzw. dazu verpflichtete Ärzte sind **Fachärzte** auf dem Gebiet der Rechtsmedizin und Gynäkologie sowie gynäkologisch tätige Allgemeinmediziner. Auf die **besondere Situation der Patientin** sollte eingegangen und adäquate Untersuchungsbedingungen geschaffen werden (kurze Wartezeit, Berücksichtigung des psychischen Zustandes, Erklärung der Untersuchungen und des weiteren Prozedere). Alle Maßnahmen bedürfen der **Einwilligung der Patientin**. Nach Erhebung der persönlichen Daten sollten auch nach Begleitpersonen und dem betreuenden Gynäkologen gefragt werden. Es folgen
- Dokumentation von Datum und Uhrzeit der Konsultation
- Erhebung der Anamnese: Sozialanamnese, gynäkologische Anamnese (Kontrazeption!), Medikamente
- Befragung zur Tat: Datum, Uhrzeit, Ort, Täter (Beschreibung, Anzahl), Tat (Hat Geschlechtsverkehr stattgefunden, d. h., ist eine Penetration erfolgt oder wurde diese versucht? Art und Dauer des Verkehrs? wie oft?), Gewalt?, Drogen/Alkoholeinfluss während der Tat, Zyklustag, an dem die Tat erfolgt ist (mögliche Konzeption?)
- Befragung zum Verhalten nach der Tat (hinsichtlich der Spurensicherung an Körper und Kleidern; z. B. Duschen, vaginale Spülungen)
- Befragung zum letzten Geschlechtsverkehr vor der Tat (Datum? mit wem?)
- Information, dass der Arzt für Aussagen vor Gericht der ärztlichen **Schweigepflicht** zu entheben ist
- ganzkörperliche Untersuchung mit ausführlicher (Foto-) Dokumentation (Allgemeinzustand, Hämatome, Würgemale, Kratzspuren, Verletzungen etc.)
- ggf. Asservierung bestimmter Wäschestücke
- gynäkologische Untersuchung
  - Inspektion (Verletzungen der Vagina, des Hymens, des inneren Genitales, des Perineums und des Rektums → Hämatome, Risse, Verletzungen, Fremdkörper, Spermaspuren etc.)
  - Abstriche (Gonorrhö, Chlamydien, ggf. Keimuntersuchung)
  - Untersuchung auf DNA
- Blutentnahme (Schwangerschaftstest, Blutgruppe, Syphilis, Hepatitis B, ggf. HIV, ggf. Alkohol-/Drogen-Screening)
- ggf. Versorgung von Verletzungen, Kontrazeptionsmaßnahmen („Pille danach", IUP), ggf. Antibiotikaprophylaxe/Tetanusimpfung/konsiliarische Überweisung an Kollegen anderer Fachbereiche
- Empfehlung zur psychologischen und gynäkologischen Nachbetreuung.

> **MERKE** Insbesondere Risse der seitlichen Scheidewände und in den Fornices sind typische Kohabitationsverletzungen bei Vergewaltigung.

Psychologische Betreuung: Der Arzt sollte eine psychologische Nachbetreuung veranlassen und der Patientin die Kontaktaufnahme mit entsprechenden Notrufstellen für vergewaltigte Frauen anbieten (www.frauennotrufe.de).

Rechtliche Rahmenbedingungen: Bestimmt der Täter das Opfer durch Drohungen, Gewalt oder durch Ausnutzung einer schutzlosen Lage zur Ausführung oder Erduldung sexueller Handlungen, spricht man juristisch zunächst von **sexueller Nötigung**.

Wenn es **zusätzlich** zu einem **Eindringen** zumindest in den Scheidenvorhof bzw. in andere natürliche Körperöffnungen gekommen ist, ist der Tatbestand der **Vergewaltigung** erfüllt. Es zählt nicht nur die Penetration des Penis, sondern auch anderer Körperteile oder Gegenstände.

Das Strafmaß beim vollendeten Vergewaltigungsdelikt liegt bei einer Freiheitsstrafe von nicht unter 2 Jahren. Dazu zählen auch Vergewaltigungen, die innerhalb einer Ehe stattfinden. Auch der Versuch ist strafbar.

> **MERKE** Um den Ermittlungsbehörden oder dem Gericht die **Tat** oder die **Untersuchungsbefunde** der Patientin mitzuteilen, muss die Patientin den Arzt von der **Schweigepflicht** entbinden.

Zum Kindesmissbrauch s. Pädiatrie [S. B616].

5 Menstrueller Zyklus

5.1 Physiologie

5.1.1 Normwerte

- erste Regelblutung (**Menarche**) meist zwischen dem 12. und 14. Lebensjahr
- physiologische Dauer des Zyklus: 28 ± 3 Tage
- durchschnittliche Dauer der Menstruation: 3–4 Tage
- Blutverlust: 60–80 ml
- Maßnahmen: Während der Periode unterliegt die Frau keinen Einschränkungen, sofern sie keine Beschwerden hat. Die Gefahr aufsteigender Infektionen ist jedoch erhöht.

Die von der Zyklusphase abhängige ovarielle Hormonproduktion beeinflusst u. a. auch das Endometrium, den Zervikalschleim und das Vaginalepithel, wodurch es zu parallel verlaufenden, für die Zyklusphase typischen Veränderungen kommt.

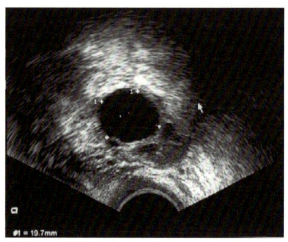

Abb. 5.1 **Graaf-Follikel in der Vaginalsonografie.** (aus: Gätje et al., Kurzlehrbuch Gynäkologie und Geburtshilfe, Thieme, 2011)

5.1.2 Ovarielle Phasen

Follikelphase: Das Neurohormon Gonadoliberin (**GnRH**) wird pulsatil aus dem Hypothalamus freigesetzt. Es stimuliert die Sekretion des hypophysären follikelstimulierenden Hormons (**FSH**). FSH fördert ab dem 1. Tag der Regelblutung (= 1. Zyklustag) die Reifung einer Gruppe von Follikeln, von denen sich meist nur einer zum dominanten, sprungreifen Graaf-Follikel weiterentwickelt:

- **Primärfollikel:** Oozyte wächst, Granulosazellen werden kubisch.
- **Sekundärfollikel:** Durch Proliferation entstehen 3–5 Schichten Granulosazellen, die Oozyte wächst weiter und die Zona pellucida wird gebildet. Beginn der Follikelhöhlenbildung. Die umgebenden Stromazellen differenzieren sich zu Theca interna und externa.
- **Tertiärfollikel:** weiterhin Wachstum und Höhlenbildung
- **Graaf-Follikel** (Abb. 5.1): Reifer, dominanter Follikel mit ca. 15–25 mm Durchmesser. Die Granulosazellen bilden den umgebenden Cumulus oophorus.

Die Granulosazellen der Follikel synthetisieren **Östradiol** und **Inhibin** [S.B333]. Zusammen hemmen sie die FSH-, nicht aber die LH-Sekretion. Durch den starken Anstieg von LH kommt es zur Ovulation (**LH-Peak**). Die Follikelphase unterliegt im Vergleich zur relativ konstanten Lutealphase (s. u.) häufiger zeitlichen Schwankungen.

Ovulation: Zum Zeitpunkt der **Ovulation** (= 14 Tage vor Einsetzen der Menstruation) rupturiert der Graaf-Follikel, die Oozyte wird mit ihren umgebenden Zellen des Cumulus oophorus hinausgespült und vom Fimbrientrichter der Tube aufgenommen.

MERKE Die erste Reifeteilung (Meiose I) wird kurz vor der Ovulation vom sprungreifen, dominanten Follikel vollständig abgeschlossen. Die komplette 2. Reifeteilung (Meiose II) durchläuft nur ein befruchtetes Ei.

Lutealphase: Der 1. Tag der 2. Zyklushälfte (Dauer meist ziemlich genau 14 Tage) beginnt mit der Ovulation. Aus den im Ovar verbliebenen Follikelepithelzellen (**Granulosazellen**) und den stromalen **Thekazellen** entwickelt sich das **Corpus luteum** (Gelbkörper), das neben Östrogenen v. a. Progesteron bildet. Im Falle der Befruchtung entwickelt sich der Gelbkörper zum bis zu mehreren Zentimeter großen **Corpus luteum graviditatis** und führt (stimuliert durch das vom Trophoblasten gebildete hCG) zu einer gesteigerten Progesteronproduktion, welche für die Aufrechterhaltung der Frühschwangerschaft essenziell ist. Tritt keine Befruchtung ein, atrophiert er als **Corpus luteum cyclicum** und imponiert später als Narbe (**Corpus albicans**). Durch den Progesteronabfall kommt es zur Menstruation.

5.1.3 Endometrielle Phasen

Menstruation (= Desquamations-/Regenerationsphase, Zyklustag 1–4): Durch den Progesteronabfall (Atrophie des Corpus luteum) kommt es zur Kontraktion der Spiralarterien und damit zur Ischämie der Lamina functionalis des Endometriums (**Hormonentzugsblutung**). Kontraktionen der Uterusmuskulatur führen zur Abstoßung des nekrotischen Gewebes. Es folgt die Regeneration der Wundfläche.

Proliferationsphase (Zyklustag 5–12): Durch die Östrogenwirkung baut sich die Lamina functionalis wieder auf und verdickt sich von 1,5 mm auf 3–4 mm. Die Proliferati-

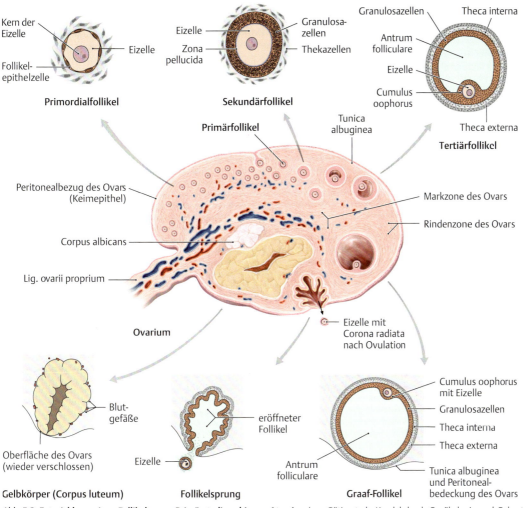

Abb. 5.2 **Entwicklung eines Follikels vom Primärstadium bis zur Atresie.** (aus Gätje et al., Kurzlehrbuch Gynäkologie und Geburtshilfe, Thieme, 2011)

on geht von der nicht abgestoßenen Basalschicht aus und führt zur Verdichtung der gesamten Schleimhaut. Östradiol induziert die Synthese von Östrogen- und Progesteronrezeptoren.

Sekretionsphase (Zyklustag 17–28): Das Endometrium wandelt sich unter dem Progesteroneinfluss der 2. Zyklushälfte in ein sekretorisches Epithel um (**sekretorische Transformation**) und lockert sich insgesamt auf. Zusätzlich zum weiteren Dickenwachstum der Lamina functionalis (auf 6–9 mm) werden verschiedene Proteine sezerniert und Glykogen in die Zellen eingelagert. Mikroskopisch imponieren die typischen Spiralarterien. In dieser Phase bietet das Endometrium optimale Voraussetzungen für die Nidation einer befruchteten Eizelle.

5.1.4 Verschieben der Menstruation durch hormonelle Maßnahmen

Durch die Einnahme von Sexualhormonen (z. B. orale Kontrazeption) kann der Zeitpunkt der Menstruation verschoben bzw. die Zyklusdauer moduliert werden. Die Einnahme beginnt normalerweise am 1. Tag des Zyklus. Sowohl zur Verlängerung als auch zur Verkürzung des Zyklus wird das Präparat 3 Tage vor dem gewünschten Blutungstermin abgesetzt („Pillenpause"). Näheres zur oralen Kontrazeption im Kap. Kontrazeption und Schwangerschaftsabbruch [S. B386].

- **Verlängerung des Zyklus:** Bei Kombinationspräparaten wird die Einnahme lückenlos aus dem nächsten Tablettenpäckchen fortgesetzt. Bei 2- und 3-Phasen-Präparaten wird die Einnahmedauer der Phase-2-Tabletten verlängert. Bei Patientinnen, die keine Hormonpräparate zur Kontrazeption einnehmen, kann der Zyklus durch Einnahme eines Gestagenpräparates ab dem ca. 22. Zyklustag entsprechend verlängert werden.
- **Verkürzung des Zyklus:** Um den Zyklus zu verkürzen, müssen Ovulationshemmer eingenommen werden. Es sollte nicht mehr als ⅓ der Tabletten einer Packung verworfen werden. Bei 2- und 3-Phasen-Präparaten müssen zumindest 5 Tabletten der 2. Phase eingenommen werden, bevor pausiert wird.

5.2 Störungen des menstruellen Zyklus

Der regelrechte Zyklus wird hinsichtlich Blutungsfrequenz, -stärke und -dauer als **Eumenorrhö** bezeichnet.

Störungen der Blutungsfrequenz:
- **Amenorrhö**: Ausbleiben der Regelblutung
- **Oligomenorrhö**: seltene Regelblutung, Zyklusdauer 6–12 Wochen
- **Polymenorrhö**: häufige Regelblutung, Zyklusdauer < 25 Tage
- **Metrorrhagie**: unregelmäßige, azyklische Regelblutung.

Störungen der Blutungsstärke und -dauer:
- **Hypomenorrhö**: schwache Regelblutung
- **Hypermenorrhö**: starke Regelblutung, ggf. mit Abgang von Koageln
- **Menorrhagie**: zu starke und zu lange Regelblutung (> 6 Tage)
- **Brachymenorrhö**: zu schwache und zu kurze Regelblutung (< 1,5 Tage).

Sonstige Blutungsauffälligkeiten:
- **Schmierblutung** (Spotting): schwache Blutung außerhalb der Menstruation
- **Nidationsblutung**: Leichte, kurze Blutung, die in 5 % der Fälle bei der Einnistung der Blastozyste ins Endometrium auftritt (ca. am 23. Tag p.m.).

5.2.1 Prämenstruelles Syndrom

> **DEFINITION** Neurovegetative Beschwerden in der 2. Zyklushälfte, insbesondere kurz vor der Menstruation, werden als **prämenstruelles Syndrom** (PMS) zusammengefasst.

Epidemiologie: Prämenstruelle Beschwerden treten bei einem Großteil der menstruierenden Frauen auf, gehäuft nach dem 35. Lebensjahr.

Ätiopathogenese: Die genaue Pathogenese ist nicht bekannt. Angenommen wird eine nachlassende Funktion des Corpus luteum mit konsekutivem **Gestagenmangel** bzw. Störung des hormonellen Gleichgewichts.

Klinik: Die Klinik variiert und ist von **körperlichen** (Mastodynie, Ödemneigung, Unterleibs-/Rückenschmerzen, Migräne, Obstipation, Hitzewallungen, Kreislaufbeschwerden etc.) und **psychischen** (Reizbarkeit, Depression, Lethargie, Aggressionen, Leistungsminderung etc.) **Beschwerden** geprägt. Mit Einsetzen der Regelblutung klingen die Symptome ab.

Diagnostik: Eine gezielte Anamnese sowie eine gynäkologische Untersuchung zum Ausschluss somatischer Ursachen erhärten den Verdacht.

Therapie: Maßnahmen zur Besserung des allgemeinen und besonders des seelischen Wohlbefindens (ausgewogene Ernährung, Bewegung, Entspannung) sowie eine gezielte Behandlung der Symptome (antiödematöse Therapie bei Wassereinlagerungen, analgetische Therapie bei Migräne etc.) können die Beschwerden lindern. Auch orale Hormonpräparate bzw. Kontrazeptiva (Östrogen-Gestagen- bzw. Gestagenpräparate) können zum Ausgleich des Hormonhaushaltes verabreicht werden.

5.2.2 Dysmenorrhö

> **DEFINITION** Schmerzhafte Menstruationen.

Epidemiologie: Viele Frauen sind von Schmerzen während der Regelblutung betroffen. Insbesondere junge Frauen leiden häufig an funktionellen Schmerzen.

Ätiopathogenese: Man unterscheidet die primäre von der sekundären Dysmenorrhö.
- **primäre Dysmenorrhö:** Hierunter versteht man Menstruationen, die schon seit der Menarche von starken Schmerzen begleitet sind. Ursache sind meist lang anhaltende, starke Kontraktionen des Myometriums durch eine verstärkte Prostaglandin- und verminderte Prostazyklinbildung. Auch psychische Faktoren und/oder anatomische Anomalien (z. B. Retroflexio uteri) können eine Rolle spielen.
- **sekundäre Dysmenorrhö:** Zu einem späteren Zeitpunkt aufgetretene Schmerzen während der Regelblutung, die überwiegend auf einem pathologischen Organbefund beruhen (z. B. Endometriose, Myome, Entzündungen, liegendes Intrauterinpessar). Auch bei der sekundären Dysmenorrhö können psychische Faktoren und Konflikte ursächlich beteiligt sein.

Klinik: Die Klinik ist von **krampfartigen Schmerzen** insbesondere im Unterbauch, teilweise auch von **Übelkeit** und **Kreislaufstörungen,** geprägt. Die Schmerzen können bereits vor der Blutung einsetzen und sind am 1. und 2. Zyklustag am stärksten.

Diagnostik:
- Anamnese
- gynäkologische Untersuchung
- ggf. weiterführende Untersuchungen wie Sonografie oder diagnostische Laparoskopie.

Therapie: Die Behandlung der Dysmenorrhö hängt von deren Ursache ab. In Betracht kommen allgemeine Maßnahmen wie **Wärmeanwendung** und **Bewegung**. Eine psychotherapeutische Behandlung ist sinnvoll, wenn den Beschwerden psychische Faktoren zugrunde liegen. Bei organischen Ursachen wird das Grundleiden behandelt. Eine medikamentöse Therapie ist zur Behandlung der Schmerzen indiziert (s. u.).
- **Analgetika** (z. B. Prostaglandinsynthesehemmer)
- **Spasmolytika** (z. B. Butylscopolamin)
- **Ovulationshemmer** (z. B. Östrogen-Gestagen-Kombination) hemmen die Proliferation der Lamina functionalis. Infolgedessen sind die Blutungen schwächer und die Prostaglandinproduktion im Endometrium geringer (→ diese steigt normalerweise in der Corpus-luteum-Phase an).

5.2.3 Amenorrhö

DEFINITION Ausbleiben der Menstruation.

Einteilung: Man unterscheidet eine **physiologische**, eine **primäre** (keine Menarche bis zum 15. Lebensjahr) und eine **sekundäre** Amenorrhö (nach anfangs normaler Menstruation, Ausbleiben der Blutung für > 6 Monate).

Ätiologie: Die Amenorrhö kann organische Ursachen haben oder hormonell (ovarielle, hypophysäre oder hypothalamische Störung) bedingt sein.

Diagnostisches Vorgehen: Ziel der Untersuchungen ist es zunächst, zwischen anatomisch-organischen bzw. hormonellen Ursachen für das Ausbleiben der Regelblutung zu unterscheiden. Im Falle einer hormonellen Störung lassen sich durch die Hormonbestimmungen und Funktionstests Aussagen über den Ort der Störung innerhalb der Hormonachse treffen. Das diagnostische Vorgehen ist in **Abb. 5.3** dargestellt.

- Ausschluss einer **physiologischen Amenorrhö**: vor Menarche (Anamnese), in der Schwangerschaft (ß-hCG), Stillzeit (Anamnese), nach der Menopause (Anamnese)
- Anamnese (v. a. gynäkologisch, Familienanamnese, psychische und physische Belastungssituationen)
- klinische Untersuchung
  - des Körpers (v. a. Entwicklungsstand, sekundäre Geschlechtsmerkmale, Schilddrüse, BMI, Haut)
  - gynäkologische Untersuchung (insbesondere auch auf spontane/provozierbare Sekretion aus der Mamille achten → Hyperprolaktinämie)
- Hormonstatus: Prolaktin, Östradiol, LH, FSH, Testosteron, DHEAS sowie TRH-Test
- Vaginalsonografie
- ggf. Funktionstests: Gestagentest, Östrogentest, Clomifen-Test
- ggf. Hysteroskopie/Laparoskopie.

Gestagen- bzw. Östrogen-Gestagen-Test: Bei der Abklärung einer Amenorrhö kann der **Gestagentest** eingesetzt werden. Durch die 10-tägige Gabe eines Gestagenpräparates induziert man die sekretorische Transformation des Endometriums. Es sollte zu einer Abbruchblutung kommen, vorausgesetzt, das Endometrium hat sich durch einen ausreichend hohen Östrogenspiegel regelrecht aufgebaut (→ Test positiv). Andernfalls ist von einem Östrogenmangel auszugehen und man versucht den **Östrogen-Gestagen-Test**, bei dem man beide Hormone verabreicht. ==Bleiben die Tests negativ und bleibt die Entzugsblutung damit aus, weist dies auf eine uterine Amenorrhö hin==; positive Ergebnisse finden sich bei ovariellem Defizit, d. h., anatomische Veränderungen des Uterus lassen sich weitgehend ausschließen.

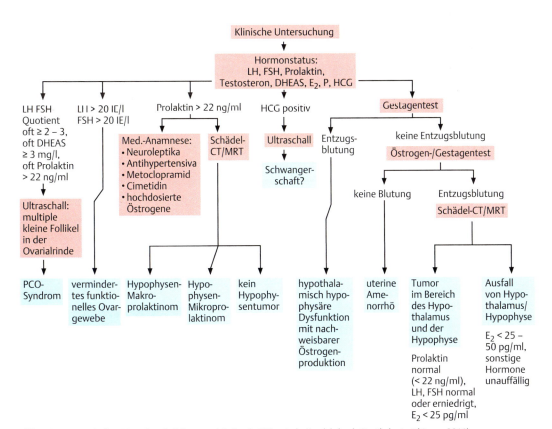

Abb. 5.3 Diagnostisches Vorgehen bei Amenorrhö. (nach Gätje et al., Kurzlehrbuch Gynäkologie, Thieme, 2011)

Primäre Amenorrhö

DEFINITION
- Völliges Ausbleiben der Menstruation bis zum 15. Lebensjahr (keine Menarche) – unabhängig von der Entwicklung der sekundären Geschlechtsmerkmale.
- Keine Menstruation bis zum 14. Lebensjahr und keine Entwicklung der sekundären Geschlechtsmerkmale.

Ätiologie: Tab. 5.1 gibt eine Übersicht über Krankheitsbilder, die mit einer primären Amenorrhö einhergehen können.

Sekundäre Amenorrhö

DEFINITION Ausbleiben der Menstruation für mehr als 6 Monate nach einer vorhergehenden normalen Menstruation.

MERKE Der häufigste Grund für eine sekundäre Amenorrhö ist eine Schwangerschaft (β-hCG testen!).

Asherman-Syndrom

DEFINITION Sekundäre Amenorrhö infolge einer starken Schädigung bzw. Fehlens des Endometriums einschließlich der Lamina basalis.

Ätiopathogenese: Durch Traumen, Entzündungen oder intrakavitäre Eingriffe (z. B. Abrasio) kann es zum Verlust des Endometriums oder zu Verwachsungen innerhalb der Gebärmutterhöhle kommen.

Klinik: Möglich sind verschiedene Formen der **Menstruationsstörungen** (Hypo-, A-, Dysmenorrhö), **habituelle Aborte**, **Infertilität**.

Diagnostik:
- Anamnese (Zyklusanomalien, uterine Entzündungen oder Eingriffe etc.)
- Hysteroskopie.

Therapie: Wenn möglich, hysteroskopische Lösung der Verwachsungen, medikamentöse Behandlung mit Östrogenen und Gestagenen.

Syndrom der polyzystischen Ovarien (PCO-Syndrom)

Synonym: Stein-Leventhal-Syndrom

DEFINITION Ovarielle Funktionsstörung, die morphologisch durch perlschnurartig aufgereihte kleine Ovarialzysten und klinisch durch die Folgen eines Hormonungleichgewichts imponiert.

Epidemiologie: Das PCO-Syndrom ist mit 4–7 % die führende endokrinologische Erkrankung geschlechtsreifer Frauen.

Ätiopathogenese: Die Krankheitsentstehung ist noch nicht völlig klar. Angenommen wird eine gesteigerte Östrogenproduktion, die mit einer ebenfalls erhöhten LH- und verminderten FSH-Sekretion einhergeht. Ein LH-Spitzenspiegel bleibt aus (→ keine Ovulation). Die Follikelreifung verläuft nicht regelrecht. So werden die Thekazellen durch das vermehrte LH zur Produktion von Androgenen angeregt, welche aber nicht in Östrogene umgewandelt werden. Das Hormongleichgewicht wird in Richtung Androgene verschoben.

Tab. 5.1 Differenzialdiagnose der primären Amenorrhö

Ursachen	mögliche Krankheitsbilder
Fehlbildungen	
Abflussbehinderung des Menstruationsblutes nach außen (Hämatokolpos)	Vaginalaplasie, Hymen imperforatus, Vaginalatresie (partiell = Gynatresie), Vagina septa/subsepta
Fehlanlage des Uterus	Uterusaplasie, Mayer-Rokitansky-Küster-Hauser-Syndrom
Fehlanlage der Keimdrüsen	Gonadendysgenesie, Hypoplasie der Ovarien, Ullrich-Turner-Syndrom (s. Pädiatrie [S. B520]), Ovarialaplasie, Swyer-Syndrom
hormonelle Störungen	
Ovar	Hypoplasie, PCO-Syndrom, vorzeitige Ovarialerschöpfung, Ovarialtumoren
Hypophyse (s. Endokrines System und Stoffwechsel [S. A312])	Hypophysentumoren, Hyperprolaktinämie, Medikamente
Hypothalamus	Kallmann-Syndrom (Hypogonadismus und Anosmie), Tumoren, Entzündungen, Medikamente
Nebenniere	adrenogenitales Syndrom (s. Pädiatrie [S. B545])
Resistenz peripherer Gewebe gegen Testosteron	testikuläre Feminisierung (s. Pädiatrie [S. B550])
funktionelle Störungen	
psychogen/psychoreaktiv	Anorexia nervosa, Leistungssport, emotionales Trauma

Klinik: Die typische **Trias** aus **Amenorrhö**, **Hirsutismus** und **Adipositas** wird als Stein-Leventhal-Syndrom zusammengefasst. Bedingt durch den Androgenüberschuss kann es zur **Virilisierung**, zu **Akne** und zur androgenetischen **Alopezie** kommen. Häufig tritt eine gesteigerte periphere Insulinresistenz und ein metabolisches Syndrom auf. Die Symptome bessern sich unter der Einnahme antiandrogener Ovulationshemmer.

> **MERKE** Circa 30 % der betroffenen Frauen leiden unter einer **gestörten Glukosetoleranz** bis hin zum **Typ-2-Diabetes**.

Diagnostik:
- Anamnese
- Sonografie: viele kleine randständige, perlschnurartig aufgereihte Zysten, hyperdenses Stroma (**Abb. 5.4**)
- Hormonanalysen: Bestimmung von Testosteron, LH/FSH-Quotient > 2, DHEAS, Prolaktin.

Therapie: Der Patientin ist ggf. eine **Gewichtsreduktion** zu empfehlen. Kosmetische Maßnahmen (Haarentfernung etc.) können den Leidensdruck mindern. Die medikamentöse Therapie sollte einen möglichen Kinderwunsch der Frau berücksichtigen.

Bei bestehendem Kinderwunsch wird die Normalisierung der Ovarialfunktion angestrebt (mittels Kortikoiden, Clomifen, Gonadotropinen [FSH, HMG] oder GnRH), sonst werden antiandrogene Ovulationshemmer verabreicht. Zur Therapie des metabolischen Syndroms bietet sich Metformin an.

Cave: Durch die reproduktionsmedizinischen Stimulationsbehandlungen ist das Risiko für Mehrlingsschwangerschaften und die Entwicklung eines ovariellen Überstimulations-Syndroms [S. B340] deutlich erhöht.

Late-Onset-AGS

Siehe Pädiatrie [S. B546].

Vorzeitige ovarielle Erschöpfung

Der Auslöser für eine verfrühte Ovarialinsuffizienz ist nicht bekannt. Vermutet werden sowohl chromosomale Veränderungen (Mosaike) als auch andere endogene und exogene Noxen (entzündliche Prozesse, Strahlen, Chemotherapie), die zu einer **Follikelatresie** führen. Der Zyklus kann jederzeit wieder einsetzen, da eine Zerstörung aller Follikel unwahrscheinlich ist.

Hypophysäre Ursachen

Mögliche Ursachen einer hypophysär bedingten Amenorrhö sind in **Tab. 5.2** dargestellt.

Funktionelle Amenorrhö

Psychogene Belastungen können zu Störungen des Hypothalamus (GnRH-Sekretion) und somit zur **hypothalamischen Amenorrhö** führen. Dabei kann es sich um schwere körperliche (Leistungssport) oder seelische Belastungen (Traumata, Krisen), aber auch um **Unterernährung** (z. B. **Anorexia** oder **Bulimia nervosa**) handeln.

> **MERKE** Bei jungen Mädchen ist in den ersten Zyklen die GnRH-Freisetzung oft noch unzureichend, sodass Blutungsunregelmäßigkeiten nicht selten sind. Ein häufiger Grund sind anovulatorische Zyklen durch Follikelreifungsstörungen. Infolge der mangelnden Gelbkörperbildung kommt es zur Abbruchblutung (Östrogenabfall).

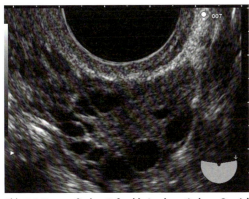

Abb. 5.4 **Sonografischer Befund bei polyzystischem Ovarialsyndrom.** (aus Spinas, Fischli, Endokrinologie und Stoffwechsel kompakt, Thieme, 2011)

Tab. 5.2 Amenorrhö im Rahmen hypophysärer Erkrankungen

Krankheitsbild	Pathophysiologie	mögliche Ursachen/ursächliche Erkrankungen	Hauptsymptomatik
Hyperprolaktinämie (s. Endokrines System und Stoffwechsel [S. A312])	erhöhte Prolaktinspiegel führen zur Suppression der GnRH-Sekretion → FSH/LH ↓ → Funktionsstörung der Ovarien	Prolaktinome, Hyperplasie prolaktinproduzierender Zellen, Erkrankungen im Bereich des Hypothalamus bzw. des Hypophysenstiels, Medikamente, endokrinologische Erkrankungen, internistische Erkrankungen, Endometriose, Schwangerschaft, Stresssituationen	Zyklusanomalien, spontane oder provozierbare Galaktorrhö, Östrogenspiegel ↓, evtl. Libido ↓, bei großen hypophysären Tumoren Gesichtsfeldausfälle
hypophysäre Ovarialinsuffizienz	Hypophysenvorderlappeninsuffizienz → FSH/LH ↓ (außerdem: Ausfall weiterer HVL-Hormone)	z. B. neoplastisch, traumatisch, Sheehan-Syndrom (Nekrose des HVL infolge postpartaler Blutungen)	Amenorrhö, Hypothermie, Adynamie, Agalaktie, Libido ↓, Verminderung der sekundären Behaarung

6 Menopause, Postmenopause und Senium

6.1 Grundlagen

DEFINITION
- **Klimakterium:** Phase der hormonellen Umstellung des weiblichen Körpers bedingt durch das langsame, stetige Erlöschen der ovariellen Funktion (ca. 45.–55. Lebensjahr, Dauer ca. 10 Jahre)
- **Climacterium praecox:** verfrühtes Klimakterium (Patientinnen < 40 Jahre)
- **Menopause:** letzte stattgefundene Menstruation im weiblichen Zyklus
- **Prämenopause:** Phase der unregelmäßigen Zyklen vor der Menopause (4–5 Jahre)
- **Perimenopause:** Phase um die letzte Regelblutung herum (ca. 2 Jahre)
- **Postmenopause:** Phase nach der letzten Regelblutung (ab ca. 1 Jahr nach der Menopause)
- **Senium:** ab dem 65.–70. Lebensjahr.

Hormonelle Veränderungen: Da die Keimzellen um das 50. Lebensjahr langsam aufgebraucht sind, stellt das Ovar kontinuierlich seine Funktion ein. Sowohl die Lutealphase (**Anovulationen**, z. T. auch Follikelpersistenz) als auch die progesteronbedingte sekretorische Umwandlung des Endometriums lassen allmählich nach. Da anfänglich die östrogenbedingte Proliferationsphase noch regelrecht verläuft, sind **Hyperplasien** des Endometriums nicht selten (→ Blutungsanomalien). Im weiteren Verlauf versiegen Östrogen- und Inhibinproduktion. Die fehlende negative Rückkopplung führt zum Gonadotropin- und Gonadoliberinanstieg (**FSH ↑ /LH ↑ /GnRH ↑**, Abb. 6.1). Diese Konstellation bezeichnet man als **hypergonadotropen Hypogonadismus**. Ab dem Senium kommt es zum weiteren Östrogenabfall.

MERKE Zuerst macht sich der Progesteronmangel bemerkbar, danach der Östrogenmangel (→ typisch: Endometriumhyperplasie).

Körperliche und psychische Veränderungen sind in erster Linie auf den Östrogenmangel zurückzuführen:
- Genitale und Brust: **Atrophie** der Mammae, des Uterus, der Vulva und der Vagina. Die Hormonumstellung bedingt außerdem eine Trockenheit der Vagina, was zu Brennen, Juckreiz, gesteigertem Infektionsrisiko (auch im Harntrakt) und Kohabitationsschwierigkeiten führen kann. Es treten Blutungsunregelmäßigkeiten bis zur Menopause auf. Außerdem kann es zur Harninkontinenz kommen.
- Knochensystem: **Osteoporose** durch schnellere Demineralisierung
- Haut: **trockene Schleimhäute**, fleckige Hautrötungen
- kardiovaskulär: gehäuftes Auftreten von Hypertonie, Arteriosklerose, Hypercholesterinämie, Myokardinfarkt

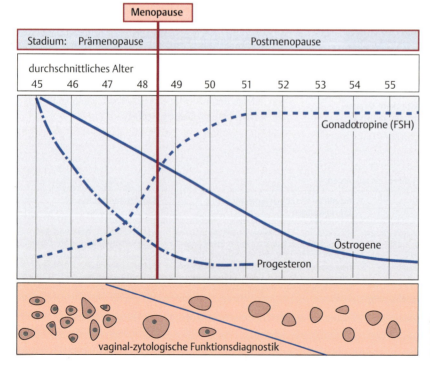

Abb. 6.1 **Hormonelle Veränderung im Klimakterium.** (aus Stauber, Weyerstahl, Duale Reihe Gynäkologie und Geburtshilfe, Thieme, 2007)

- Vegetativum: **Hitzewallungen**, vermehrtes **Schwitzen**, **Palpitationen**, Schlaflosigkeit, verminderte Leistungsfähigkeit
- Psyche: **Reizbarkeit**, **depressive Verstimmungen**, Stimmungsschwankungen, Aggressivität, Nervosität, verminderte Libido, Angst.

MERKE Die Symptome werden von ⅓ der Frauen gar nicht, von ⅓ als leicht bis mäßig und von ⅓ als schwer (mit Krankheitswert) empfunden.

Die vielseitigen Beschwerden (manchmal auch die Trias aus **Hitzewallungen**, **Schweißausbrüchen** und **Schwindel**) werden oft als „klimakterisches Syndrom" zusammengefasst.

6.2 Diagnostik und Therapie

Diagnostik: Grundsätzlich lässt sich die Diagnose schon aus den typischen **anamnestischen Angaben** (Alter, Blutungsanamnese, vegetative Anamnese) der Patientin stellen. Die **vaginal-zytologische Untersuchung** (Abb. 6.1) ist ein hilfreicher Parameter für den Verlauf des Östrogenabfalls. Hormonanalysen können in frühen Phasen (Prämenopause) auf den Beginn der Wechseljahre hinweisen und speziell die Diagnostik eines Climacterium praecox erleichtern, sind aber nicht zwingend erforderlich.

Therapie: Ziel der **medikamentösen Therapie** ist es, die durch das Hormondefizit verursachten Beschwerden (vegetative, somatische, psychische Symptome) zu therapieren. Im Rahmen der Hormonersatztherapie (**HRT** = hormone replacement therapy) kommen **Östrogene** und **Gestagene** zum Einsatz. Aufgrund der Risiken einer Hormonbehandlung ist die **Indikation** (schwere Symptomatik, vorzeitige Ovarialinsuffizienz, Climacterium praecox, frühzeitige Ovarektomie) sorgfältig zu überprüfen und streng zu stellen. Die Dosierung ist möglichst niedrig zu wählen.

Zur Verfügung stehen:
- **sequenzielle Östrogen-Gestagen-Therapie:** wechselnde Gabe eines reinen Östrogenpräparats bzw. einer Östrogen-Gestagen-Kombination (jeweils nach 14 Tagen)
- **kontinuierliche Östrogen-Gestagen-Gabe:** pausenlose Gabe eines Kombinationspräparates
- **reine Gestagengabe:** bei Kontraindikationen gegen Östrogene.

Es gibt Präparate in verschiedenen Applikationsformen. Die Auswahl der Therapieform muss die individuellen Risikofaktoren und Nebenerkrankungen berücksichtigen (kardiovaskulär, maligne Erkrankungen, Osteoporose, Thrombophilien etc.).

Risiken der HRT:
- allgemein: gastrointestinale Beschwerden, Ödemneigung, Brustspannen, Gewichtszunahme, Wadenkrämpfe, Kopfschmerzen, **Thrombophilien**, Apoplex, Myokardinfarkt
- Östrogenwirkung: Endometriumhyperplasie/-karzinom, Mammakarzinom (v. a. hereditär, seltener sporadisch und insbesondere bei Therapie > 5 Jahre), Ovarialkarzinom.

MERKE
- Eine **reine Östrogentherapie** ist außer bei hysterektomierten Frauen aufgrund des erhöhten Risikos für ein Endometriumkarziom [S. B368] **obsolet**! Die Östrogendosis sollte immer so niedrig wie möglich gehalten werden. **Gestagene** dagegen sind ein **Endometriumschutz**.
- Bei Patientinnen mit Mammakarzinom sollte generell keine Hormontherapie erfolgen.

Wenn die Nutzen-Risiko-Abwägung gegen eine HRT spricht, können der Patientin **alternative Maßnahmen** zur Symptomlinderung und Bewältigung der neuen Lebensphase angeboten werden:
- ausgewogene Ernährung/Sport → Besserung des Allgemeinbefindens
- pflanzliche Präparate (Phytoöstrogene, Actaea bzw. Cimicifuga racemosa, Sojapräparate) → zur Linderung klimakterischer Beschwerden
- Lokalbehandlung mit Östrogenen (Cremes, Ringe etc.) → bei Atrophien im Vaginal-/Vulvabereich; bessert die brennenden Vaginalschmerzen bei sexuellen Kontakten
- ggf. Johanniskraut bzw. Psychopharmaka → Behandlung der psychischen Beschwerden
- evtl. Psychotherapie, Selbsthilfegruppen.

MERKE Eine ausreichende Kalzium- und Eiweißzufuhr unterstützt die Osteoporoseprophylaxe.

7 Soziokulturelle und psychosoziale Aspekte

7.1 Mütterliche und perinatale Sterblichkeit

DEFINITION
- **Müttersterblichkeit:** mit der Schwangerschaft in Zusammenhang stehender Tod der Mutter bis zur Geburt oder max. 42 Tage post partum
- **perinatale Mortalität:** Tod eines Kindes > 500 g bis zum vollendeten 7. Lebenstag, bezogen auf 1000 Geburten (auch Totgeburten)
- **Säuglingssterblichkeit:** Tod eines lebend geborenen Kindes bis zur Vollendung des 1. Lebensjahres.

Dem medizinischen Fortschritt ist der stetige Rückgang der Säuglings- und Müttersterblichkeit in Deutschland zu verdanken. Gründe für das mütterliche Versterben sind meist Infektionen, Präklampsie/HELLP-Syndrom, Blutungen und Embolien. Perinatale Mortalität und Säuglingssterblichkeit werden meist im Zusammenhang mit Frühgeburtlichkeit beobachtet; weitere Ursachen sind Fehlbildungen, Plazentainsuffizienz, Infektionen und respiratorische Störungen nach der Geburt. Frühgeburtenrate und perinatale Mortalität sind Qualitätsindikatoren für ein Gesundheitssystem.

7.2 Sexualleben der Frau

Tab. 7.1 zeigt die Sexualität im Geschlechtervergleich. Die Dauer der einzelnen sexuellen Phasen unterscheidet sich bei Mann und Frau.

Sexualverhalten in verschiedenen Lebensphasen: Das sexuelle Verlangen nimmt bei der Frau im Laufe der Geschlechtsreife zu. Ursächlich beteiligt sind dabei u. a. psychosoziale Faktoren wie eine sichere Verhütung, ein soziale Absicherung und ein geregeltes Alltagsleben, die dazu beitragen, dass blockierende Ängste verringert werden. Der Geschlechtsakt sowie die Fähigkeit, einen Orgasmus zu erleben, sind auch in der Postmenopause möglich. Allerdings können die klimakterischen Veränderungen [S. B348] im Alter zu involutions- und hormonell bedingten Schwierigkeiten führen (verringerte Lubrikation, Infektionsanfälligkeit etc.).

Beim Mann erreicht der sexuelle Trieb seinen Höhepunkt in der dritten Lebensdekade. Der Geschlechtsakt ist ebenfalls bis ins hohe Alter möglich, wobei sich häufig die Abläufe der sexuellen Phasen bzw. die körperlichen Reaktionen verlangsamen.

Sowohl beim Mann als auch bei der Frau können **physische** und **psychische Belastungssituationen** zu einer Beeinträchtigung der Libido führen.

7.3 Psychosexuelle Störungen

Hierunter werden Störungen der sexuellen Funktionen und Reaktionen zusammengefasst, die es der betroffenen Person unmöglich machen, ihre Sexualität mit einer anderen Person auszuleben. Sie manifestieren sich z. B. in Störungen der Libido oder der Fähigkeit, den Geschlechtsakt zu vollziehen. Sexualstörungen sind häufig psychisch bedingt. Näheres s. Psychiatrie [S. B1060].

Tab. 7.1 Sexualität im Geschlechtervergleich

	Frau	Mann
Sexualverhalten	Vorgänge bei der sexuellen Erregung brauchen meist Zeit, sexuelle Erregung wird vor allem durch direkte Stimulation erogener Zonen und der Genitalien erreicht, sexuelles Erleben ist stärker von emotionalen und psychischen Faktoren abhängig	schnellere sexuelle Erregbarkeit, stärkere Erregung durch visuelle Eindrücke, schnelleres Erreichen des Orgasmus, genitalzentrierteres Erleben der sexuellen Phasen
erogene Zonen	z. B. Ohrläppchen, Innenseite Oberschenkel, Nacken, Mund, Mamille, Mons pubis, Perineum	z. B. Mund, Brustbereich, Innenseite Oberschenkel, Skrotum
sexuelle Phasen		
Erregungsphase	sexuelle Stimulation, Anschwellen des Genitales, Lubrikation	sexuelle Stimulation, Erektion des Penis
Plateauphase	wenn Stimulation bestehen bleibt, Überleitungsphase zur Orgasmusphase	wenn Stimulation bestehen bleibt, Überleitungsphase zur Orgasmusphase/Ejakulation
Orgasmusphase	Klimax: Steigerung von Herzfrequenz/Blutdruck/Atemfrequenz, unwillkürliche Muskelkontraktionen, ggf. Sekretion aus paraurethralen Drüsen	Klimax: Steigerung von Herzfrequenz/Blutdruck/Atemfrequenz, Ejakulation
Auflösungsphase	bei erneuter Stimulation kann die Frau erneut zum Orgasmus kommen	leitet beim Mann in die Refraktärphase über, die abgeschlossen sein muss, bevor eine neue Plateau- und Orgasmusphase möglich ist

8 Entzündungen

8.1 Bartholinitis

DEFINITION Infektion des Ausführungsgangs der Bartholin-Drüse (Gl. vestibularis major).

Erreger und Pathogenese: Zu den typischen Erregern zählen anaerobe Keime, E. coli, Staphylo- und Streptokokken. Chlamydien und Gonokokken sind eher selten.

Die Erreger wandern meist aus dem Scheidenvorhof in die Mündung des Ausführungsganges ein. Die Infektion manifestiert sich als eitriges **Empyem** im Drüsengang, bei Einschmelzung des umliegenden Gewebes auch als **Abszess**. Bedingt durch die entzündlichen Reaktionen schwillt das umliegende Gewebe an. Spontane Entleerungen des zystischen Entzündungsherdes nach außen sind möglich.

Klinik: Im Bereich der Vulva (v. a. im hinteren Drittel der Schamlippe) besteht eine starke, meist einseitige **Schwellung**, die hühnereigroß werden kann. Meist klagt die Patientin über starke **Schmerzen**. Bei Abszessbildung treten **Entzündungszeichen** hinzu.

Diagnostik:
- Anamnese
- gynäkologische Untersuchung: Die Diagnose lässt sich i. d. R. schon durch die Inspektion stellen.

Therapie: Therapie der Wahl ist die **Marsupialisation**. Hierbei wird die Schwellung inzidiert und die Ränder der Drüsengänge nach außen umgeschlagen und mit den Labien vernäht, sodass ein neuer Ausführungsgang entsteht. Ein vorhandener Abszess wird anschließend drainiert und ein Abstrich zur Erregerdiagnostik entnommen. Postoperativ empfehlen sich Sitzbäder mit Kamille oder Kaliumpermanganat.

Eine antibiotische Therapie ist i. d. R. nicht angezeigt.

8.2 Vulvitis und Kolpitis

DEFINITION Entzündlich bedingte Erkrankungen von Vulva (**Vulvitis**) und Scheide (**Kolpitis**).

Ätiopathogenese: Man unterscheidet eine **primäre Vulvitis**, bei der das äußere Genitale Ausgangsort der Entzündung ist, von einer **sekundären Vulvitis**, die einem Übergreifen der Entzündung von anderen Bereichen auf die äußeren Genitalabschnitte entspricht (z. B. durch den Fluor). Letztere ist durch die räumliche Nähe zu Anus, Vagina und Urethra häufig. Hinzu kommen hormonell bedingte Prädispositionen und Geschlechtsverkehr als Risikoquelle.

Klinik: Unspezifische Symptome sind Juckreiz, Rötung, Schwellung und ggf. pathologischer Fluor. Manchmal kommt es auch zur entzündlich bedingten Vergrößerung inguinaler Lymphknoten sowie zur Dyspareunie. Je nach Entzündungsursache können typische Symptome hinzukommen.

Tab. 8.1 zeigt die häufigsten Formen der primären und sekundären Vulvitis sowie der Kolpitis.

Diagnostik:
- Anamnese: insbesondere auch nach Fluorveränderungen (Menge, Farbe, Geruch) fragen
- gynäkologische Untersuchung (Abb. 8.2)
- Abstrichentnahme und mikroskopische Beurteilung des Nativpräparates (→ z. B. Trichomonaden). Näheres s. Kap. Gynäkologische Untersuchung [S. B336].
- Anlage von Erregerkulturen auf Wachstumsmedien
- bei Parasitosen: Sicherung der Wurmeier mit Klebestreifen.

Differenzialdiagnosen: Andere Ursachen für Juckreiz, Rötung, Schwellung und pathologischen Fluor (s. auch Leitsymptome [S. C118]):
- Entzündungen anderer Genese
- allergische Reaktionen
- mechanische/chemische Reize (Onanie, bestimmte sexuelle Praktiken, Seifen, Intimpflege)
- Stoffwechselerkrankungen (Diabetes mellitus, Leber-/Nierenerkrankungen)
- neoplastische Veränderungen
- mangelnde Hygiene.

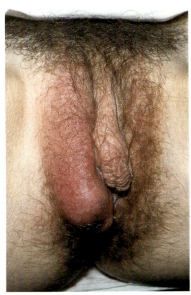

Abb. 8.1 **Akute Bartholinitis.** (aus Breckwoldt, Kaufmann, Pfleiderer, Gynäkologie und Geburtshilfe, Thieme, 2008)

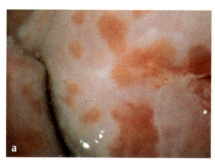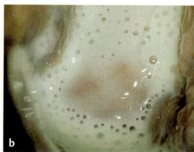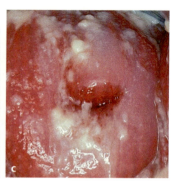

Abb. 8.2 **Klinischer Befund bei Kolpitis. a Trichomonadenkolpitis** mit fleckig geröteter Vaginalschleimhaut. **b Gardnerellakolpitis** mit dünnflüssigem, blasigem Fluor. **c Soorkolpitis** mit geröteter Portio und krümeligen Belägen. (aus Petersen, Infektionen in Gynäkologie und Geburtshilfe, Thieme, 2010)

Tab. 8.1 Häufige Formen der Vulvitis, Kolpitis bzw. Vulvovaginitis

	Ursache	Symptome und Befunde
allergisch/toxisch bedingt	Pflegemittel, (enge) Kleidung, synthetische Fasern, Waschmittel, Medikamente	Symptome der akuten Dermatitis
Condylomata acuminata	HPV Typ 6 und 11	spitze oder flache Feigwarzen im Vulvabereich, manchmal aber auch klinisch inapparent
Herpesinfektion	v. a. Herpes-simplex-Virus Typ 2, manchmal auch Typ 1	herpetiforme Bläschen mit Ulzerationen und Verkrustungen, häufig auch keine Symptome
bakterielle Infektionen	Bartholinitis	meist einseitige Schwellung an der Vulva, Schmerzen
	Follikulitis (→ S. aureus)	Entzündung eines Haarbalgs im Vulvabereich bis hin zur Abszessbildung (Furunkel/Karbunkel)
Parasitosen	Skabies, Oxyuren, Pediculosis pubis	v. a. Juckreiz
Syphilis	Treponema pallidum	je nach Stadium Ulcus durum, makulopapulöses Exanthem (Condylomata lata) bzw. Gummata
Hauterkrankungen	Lichen simplex chronicus, Lichen sclerosus, Psoriasis, Morbus Behçet, Erythrasma, Erythrodermien, Erythema exsudativum multiforme, seborrhoische Dermatitis	Hautbefund und Begleitsymptome (z. B. Juckreiz) je nach Erkrankung
Trichomonaden	Trichomonas vaginalis	wird (wenn überhaupt) v. a. in der 2. Zyklushälfte oder während einer Schwangerschaft symptomatisch: Erosionen (**Abb. 8.2a**), Ulzera, Pseudomembranen, **schaumiger, übel riechender, gelbgrüner Fluor**
Gardnerellakolpitis (Aminkolpitis)	Gardnerella vaginalis (sind auch zahlreiche Anaerobier nachweisbar, handelt es sich um eine **bakterielle Vaginose**)	unangenehm (fischartig) riechender Fluor (**Abb. 8.2b**), Clue Cells [S. B336]
Pilzinfektionen	v. a. Candida albicans	vaginaler Juckreiz/Brennen, weißliche Beläge, krümeliger Fluor, gerötetes Vaginalepithel (Soorkolpitis, Abb. 8.2c)
Kolpitis senilis	pathogene Keime aus Damm- und Analregion	bedingt durch postmenopausale Atrophie; blutiger/eitriger Fluor

Therapie: Die Therapie richtet sich nach der Erkrankungsursache:
- **allergisch/toxisch** bedingt: Meiden der Noxe, Applikation kortisonhaltiger Salben
- **Condylomata acuminata:** z. T. spontane Rückbildung, sonst symptomatische Behandlung. Bei großen und multiplen Kondylomen CO_2-Laser-Abtragung bzw. operative Entfernung, ggf. auch Podophylltoxinsalben
- **Herpesinfektion:** Aciclovir lokal, bei schweren Infektionen auch systemisch
- **Pilzinfektionen:** Clotrimazol lokal (Vaginalsalben/-tabletten/-zäpfchen), in schweren Fällen Fluconazol systemisch, ggf. Partnermitbehandlung
- **Bartholinitis:** [S. B351]
- **Follikulitis:** Sitzbäder, Zugsalben, ggf. Inzision
- **Trichomonaden:** Metronidazol oral, ggf. Partnermitbehandlung
- **bakterielle Vaginose**/Gardnerellen: Metronidazol lokal oder oral, ggf. Partnermitbehandlung
- **Kolpitis senilis:** lokale Östrogenbehandlung (Vaginalsalben/-ringe/-zäpfchen).

8.3 Zervizitis

DEFINITION Entzündung der endozervikalen Schleimhaut.

Erreger: Zusätzlich zu den Erregern der Kolpitis (s. o.) sind vorwiegend Chlamydien, Neisseria gonorrhoeae und Mykoplasmen für eine Zervizitis verantwortlich. Typische virale Erreger sind Herpes-simplex-Viren und HPV. Letztere, insbesondere Infektionen mit den High-risk-Typen 16 und 18, müssen gewissenhaft überwacht werden, da sie das Risiko für ein Zervixkarzinom um das **30–900-Fache** erhöhen.

MERKE Gonokokken befallen nicht das Plattenepithel von Vagina oder Vulva, sondern oft Endozervix, Tuben, Urethra, Analkanal und die Bartholin-Drüsen.

Pathogenese: Die **Transformationszone** der Zervix [S. B332] ist besonders anfällig für schädigende Einwirkungen. Das vaginale Milieu stellt einen dauernden Reiz für das ektop gelegene Drüsenepithel dar. Zusätzliche Noxen führen daher zu einer **akuten** oder **chronischen** Entzündung der Zervix. Prädisponierend wirken Änderungen des vaginalen pH-Werts, hormonelle Veränderungen, mangelnde Hygiene, Promiskuität und das (auch physiologische) Fehlen des zervikalen Schleimpfropfes (Menstruation, Geburt, Abort, Einlage eines IUPs etc.). Die klassischen morphologischen Befunde beinhalten:
- Rötung
- Gefäßinjektionen
- entzündliches Sekret
- Erosionen
- regenerative Veränderungen: Retentionszysten an der Portio = Ovula Nabothi (→ von präkanzerösen Atypien abgrenzen!).

MERKE Die Entzündung kann bis in die Adnexe aufsteigen.

Klinik: Allgemeinsymptome sind selten. Die Infektion verläuft häufig relativ **symptomarm** und wird von der Frau meist nicht als solche wahrgenommen. Beschwerden können sich mit **pathologischem Fluor, Miktionsschmerzen, Blutungsanomalien** und **Dyspareunie** bemerkbar machen.

Differenzialdiagnosen:
- Entzündungen anderer Abschnitte des weiblichen Genitales (pathologischer Fluor)
- Harnwegsinfekt (Dysurie)
- Tumoren.

Diagnostik:
- Anamnese: Fluorbeschaffenheit?
- gynäkologische Untersuchung: auf Schmerzempfindlichkeit der Portio und Befunde/Sekret an der Portio/Zervix achten
- zervikaler Abstrich und Beurteilung des Nativpräparates unter dem Mikroskop.

Therapie: Eine symptomatische Zervizitis ist behandlungsbedürftig. Maßnahmen sind Bettruhe (ggf. Schmerzmedikation bei Beteiligung des Harntrakts) sowie gezielte Pharmakotherapie. Ein vorhandenes IUP muss entfernt werden.

Bakterielle Infektionen werden **antibiotisch** (nach Antibiogramm) behandelt: Chlamydien- und Mykoplasmeninfektion mit Tetrazyklinen (z. B. Doxycyclin) über 10 Tage. Bei Chlamydieninfektion ist eine Mitbehandlung des Sexualpartners notwendig. Bei Herpesinfektion wird Aciclovir über 5 Tage systemisch gegeben.

8.4 Endometritis und Myometritis

DEFINITION Entzündung der Schleimhaut (Endometritis) bzw. der Muskelschicht (Myometritis) des Uterus.

Erreger: Zu den häufigen Erregern zählen Streptokokken, E. coli, Bacteroides fragilis, Pseudomonas spp., Chlamydien und Neisseria gonorrhoeae.

Pathogenese: Meist handelt es sich um aufsteigende Infektionen aus dem Vaginalbereich. Prädisponierend ist eine geöffnete Zervix (z. B. während der Menstruation). Vor allem postpartal und im Senium (Östrogenmangel) besteht ein erhöhtes Risiko für die sonst eher seltene Endometritis. Häufig befallen werden nichtintakte Schleimhautbezirke, z. B. nekrotisches Endometrium an Polypen oder über submukösen Myomen. Es kommt zur **Infiltration von Entzündungszellen**, zur **Zerstörung des Drüsenepithels** und evtl. zur Bildung kleiner **Abszesse**.

MERKE Die Entzündung kann sich vom Endometrium auf andere Strukturen (Myometrium, Parametrium, Adnexe) ausbreiten.

Klinik: **Abdominelle Schmerzen** (Endomyometritis), **Druckdolenz** des Uterus und ein **pathologischer Fluor vaginalis** bestimmen häufig das klinische Bild. Auch **Zyklusanomalien** und Fieber kommen vor.

Komplikationen sind der Befall der umliegenden Strukturen (Parametrien, Adnexe), eine Pyometra (Eiteransammlung im Cavum uteri) sowie entzündliche Synechien des Cavum uteri (Ashermann-Syndrom [S. B346]).

Differenzialdiagnostisch sollte u. a. an benigne und maligne Tumoren (Myome, Karzinome) gedacht werden.

Diagnostik:
- Anamnese: Fluor, Blutungsanomalien, vorausgegangene vaginale Eingriffe?
- gynäkologische Untersuchung: „Kantenschmerz" des Uterus bei Myometritis
- Abstrichentnahme und Beurteilung des Nativpräparates unter dem Mikroskop.

Therapie: Allgemeine Maßnahmen (Bettruhe, Eisblase, Schmerzmedikation) bei Bedarf. Ggf. Entfernung eines liegenden IUPs.

Aszendierende Entzündungen des Endo- und Myometriums werden mit Antibiotika behandelt (z. B. Cephazolin und ggf. Metronidazol). Bei isolierten Endometritiden werden Aufbau und Abstoßung der Funktionalis medikamentös mit Östrogen/Gestagen-Sequenzpräparaten unterstützt.

8.5 Adnexitis

DEFINITION
- **Salpingitis:** Entzündung der Tube
- **Oophoritis:** Entzündung des Ovars
- **Adnexitis:** Entzündung der Adnexe.

Epidemiologie: Die Adnexitis tritt bevorzugt bei geschlechtsreifen, sexuell aktiven Frauen auf. Das Risiko ist insbesondere während der Regelblutung erhöht (offene Zervix).

Erreger: Da es sich meist um **aufsteigende Infektionen** handelt, kommen grundsätzlich alle Erreger in Betracht, die für die primäre Entzündung verantwortlich sind (also Erreger der Vulvitis, Kolpitis, Zervizitis oder Endomyometritis). **Chlamydien**, **Neisseria gonorrhoeae** und **Mykoplasmen** sind besonders häufig.

Ätiologie: Begünstigend wirken mechanische Irritationen (IUP, transvaginale Eingriffe am Uterus, Geburt), die die **Aszension** von Keimen durch Zervix und Uterus erleichtern. Hämatogene, lymphogene oder per continuitatem verursachte Infektionen sind zwar möglich, aber verhältnismäßig selten.

Pathogenese: Tuben und Ovarien erscheinen **konglomeratartig** zusammengeballt. Die Tuben imponieren oft **ödematös** und **gerötet** (Abb. 8.3), manchmal führen auch entzündliche Verklebungen (v. a. bei chronischen Infektionen) zum Sekretstau (sog. **Saktosalpinx**). Handelt es sich um Eiter, spricht man von einer **Pyosalpinx**, bei Blut von einer **Hämatosalpinx** und bei wässrigem Sekret von einer **Hydrosalpinx**. Es kommt zur Einwanderung von **Entzündungszellen**. Häufige bzw. persistierende Entzündungen verursachen schließlich eine reaktive Hyperplasie des Tubenepithels. In schweren Fällen entstehen (**Tubo-**)**Ovarialabszesse**, die aufgrund der Peritonitisgefahr bei Ruptur einen Notfalleingriff notwendig machen.

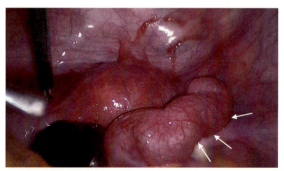

Abb. 8.3 Adnexitis (laparoskopischer Befund). Die rechte Tube ist deutlich geschwollen.

Klinik: Das Krankheitsbild wird durch **abdominelle Schmerzen** (starke Druckschmerzhaftigkeit), **Fieber** und Zeichen der **peritonealen Reizung** (Übelkeit/Erbrechen) bestimmt. Je nach Ausbreitung und Primärort der Infektion kann es auch zu vaginalem Fluor (z. B. Endomyometritis), Miktionsbeschwerden oder Stuhlveränderungen kommen. Chronische Infektionen können auch blande verlaufen.

Komplikationen: Es besteht generell die Gefahr, dass die Entzündung chronifiziert und/oder sich auf andere Strukturen ausbreitet (Tuben → Ovarien → Peritoneum → v. a. bei Gonokokken und Chlamydien auch Ausbreitung auf Appendix und Leber möglich) und zu **Verklebungen** und **Verwachsungen** führt. Diese können Beschwerden (Dysmenorrhö, Dyspareunie, Unterbauchschmerzen etc.) verursachen und **Extrauteringraviditäten** begünstigen, nicht selten kann es sogar zur **Sterilität** kommen (20–30 %). **Abszesse** können ebenso an verschiedenen Stellen entstehen (Douglas-Raum, Tuboovarialabszess).

Diagnostik:
- Anamnese: Risikofaktoren, z. B. IUP, vorangegangene genitale Infektionen
- gynäkologische Untersuchung: Fluor, Blutung, **Druckdolenz** der Adnexe, **Portioschiebeschmerz**, tastbare prallelastische Resistenz, die wenig beweglich ist
- Abstrichentnahme: nativ und für Keimnachweis
- Untersuchung des Abdomens: Abwehrspannung (→ Zeichen einer Peritonitis)
- Labor: Entzündungsparameter, β-hCG bestimmen (→ Ausschluss EUG)
- Sonografie: Tubenverdickung, freie Flüssigkeit, Abszesse, Zysten mit Spiegelbildung, Sekretstau der Tuben)
- Laparoskopie: in allen unklaren Fällen zur Sicherung der Diagnose und zur Therapie eines Abszesses.

MERKE Chlamydien-DNA kann mittels PCR aus zervikalem Abstrichmaterial nachgewiesen werden.

Differenzialdiagnosen: Es kommen grundsätzlich Erkrankungen in Betracht, die Unterbauchschmerzen bzw. ein akutes Abdomen verursachen können. Insbesondere an eine **Extrauteringravidität** (β-hCG testen, normale Entzündungswerte), **Endometriose** (zyklusabhängige Beschwerden), **Stieldrehung** (hochakut, Anamnese!), **Appendizitis** (Druckpunkte, Differenzialdiagnose schwierig), **Divertikulitis** (eher linksseitig, Alter) und **Nieren-/Harnleitersteine** (Urindiagnostik, Koliken) sollte gedacht werden. Auch Karzinome oder psychogene Ursachen können mit einer ähnlichen Klinik einhergehen.

Therapie: Meist müssen die Patientinnen **stationär** behandelt werden. Bei einer akuten Adnexitis sollte die Patientin **Bettruhe** einhalten und der Unterbauch mit einer **Eisblase** gekühlt werden. Ein IUP muss evtl. entfernt werden. Zudem ist eine adäquate medikamentöse Therapie der Infektion angezeigt:

- **Antiphlogistika/Analgetika** bei akuter Entzündung: z. B. Diclofenac 100 mg/d
- **i. v.-Breitbandantibiose**: z. B. Kombination aus Cefuroxim/Doxycyclin (→ Chlamydien!)/Metronidazol oder Amoxicillin + Clavulansäure/Doxycyclin für ca. 10 Tage.

MERKE Der Partner muss bei Infektionen mit Chlamydien und Neisseria gonorrhoeae mitbehandelt werden.

Je nach Schwere des Krankheitsbildes kann eine **intensivmedizinische** oder **operative** Behandlung erforderlich sein (Inzision und Spülung von Abszessen/Saktosalpinx, Lösung von Adhäsionen). Ein operativer Eingriff sollte jedoch nur nach strenger Indikationsstellung erfolgen.

8.6 Genitaltuberkulose

DEFINITION Durch Mycobacterium tuberculosis bedingte, meist aus einem Lungenherd hämatogen fortgetragene Infektion der Tuben (**Salpingitis tuberculosa**) oder der Ovarien (**Oophoritis tuberculosa**).

Die Genitaltuberkulose kann bei der Frau durch den bakteriologischen Erregernachweis aus dem Menstruationsblut diagnostiziert werden. Näheres s. Urologie [S. B647].

8.7 Mastitis nonpuerperalis

DEFINITION Von Wochenbett und Schwangerschaft unabhängige Entzündung der Mamma.

Erreger: Die häufigste Ursache sind **Staphylokokken**, daneben können aber auch noch andere Erreger wie beispielsweise E. coli, Proteus oder Streptokokken zu einer Mastitis führen.

Ätiopathogenese: Bei der **bakteriellen Mastitis** wandern die Keime meist über das Milchgangsystem ein. Eine Infektion auf dem Blutweg ist dagegen sehr selten. Begünstigend wirken alle Faktoren, die das Eindringen der Erreger ins Gewebe erleichtern (Läsionen, Piercings). Auch Nikotin und Medikamente (z. B. Pille mit hohem Östrogenanteil) sowie andere prädisponierende Faktoren (Makromastien, Hohlwarzen, Galaktorrhö) können ursächlich für die Entzündung sein. Erhöhte Prolaktinspiegel stimulieren die vermehrte Sekretion der Drüsen. Es kommt zum Stau (Duktektasien) und Übertritt des Sekrets in umliegende Strukturen, wodurch das Gewebe gereizt wird und in der Folge eine **abakterielle Mastitis** entsteht.

Klinik: Typische **Entzündungszeichen** wie Dolor, umschriebener Rubor und Calor sind auch bei der Mastitis zu finden (**Abb. 8.4**). Das entzündete Gewebe tastet sich oft **tumorartig**, z. T. sind auf der betroffenen Seite auch die **axillären Lymphknoten vergrößert**. Im Falle einer **Abszedierung** können bewegliche Flüssigkeitsansammlungen (**Fluktuationen**) palpiert werden. Fieber tritt selten auf.

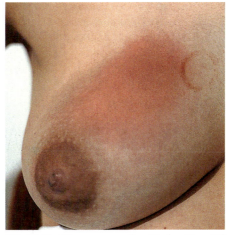

Abb. 8.4 **Mastitis nonpuerperalis.** (Stauber, Weyerstahl, Duale Reihe Gynäkologie und Geburtshilfe, Thieme, 2007)

Diagnostik:
- Anamnese: insbesondere nach Verletzungen, Nikotinabusus und Medikamenteneinnahme fragen
- Untersuchung der Brust: inspektorisch auf Verletzungen, Piercings etc. achten, Palpation (Resistenz? Schmerzen?)
- Labor: Bestimmung der Entzündungsparameter und ggf. von Serumprolaktin
- Sonografie: Abszesse?
- bei Abszedierung: Punktion des Abszesses mit Erregerbestimmung
- ggf. Biopsie zum Ausschluss eines Mammakarzinoms.

Differenzialdiagnosen sind:
- neoplastische Mammaerkrankungen [S. B378]
- Thrombophlebitis der Brust
- dermatologische Erkrankungen (z. B. Ekzeme)
- Mastopathie [S. B376].

MERKE Wichtig: Immer an eine Neoplasie der Mamma denken (inflammatorisches Mammakarzinom, Morbus Paget)!

Therapie: Allgemeine Maßnahmen wie **Ruhigstellung** (feste BHs) und **Kühlung** können die Beschwerden lindern.
Pharmakotherapeutisch zum Einsatz kommen:
- **Antibiose** (z. B. Ciprofloxacin + Metronidazol)
- **Antiphlogistika** (z. B. Diclofenac)
- **Prolaktinhemmer** (z. B. Bromocriptin) für 3–6 Wochen bei nichtabszedierender Mastitis.

MERKE Das Rezidivrisiko ist hoch und kann durch die adäquate, langwierige Behandlung mit Prolaktinhemmern gesenkt werden (→ daher immer nach Ursachen einer Hyperprolaktinämie suchen).

Ein Abszess sollte erst mit Wärme behandelt (fördert die Abszessbildung) und danach **chirurgisch inzidiert** werden. Ggf. Spülung der Abszesshöhle und Einlage einer Drainage.

8.8 Sexuell übertragbare Krankheiten

Zu den klassischen sexuell übertragbaren Krankheiten werden in Deutschland die **Syphilis** (Lues) und der **Tripper** (Gonorrhö) sowie das **Lymphogranuloma venerum** und der seltene **weiche Schanker** (Ulcus molle) gezählt. Tab. 8.2 gibt eine Übersicht über die wichtigsten Erkrankungen dieser Gruppe. Für nähere Informationen s. Infektionserkrankungen [S. A510].

Tab. 8.2 Sexually transmitted diseases (STDs)

Krankheit	Erreger	Meldepflicht
Trichomoniasis	Trichomonas vaginalis	nein
bakterielle Vaginose	Gardnerella vaginalis und Anaerobier	nein
Chlamydieninfektion	Chlamydia trachomatis D–K	nein
Mykosen	v. a. Candida albicans	nein
Mykoplasmeninfektionen	Mycoplasma genitalium/ hominis/urealyticum	nein
Gonorrhö (Tripper)	Neisseria gonorrhoeae	nein
Syphilis (Lues)	Treponema pallidum	ja (nicht namentlich)
Lymphogranuloma venerum	Chlamydia trachomatis L_1–L_3	nein
Ulcus molle (weicher Schanker)	Haemophilis ducreyi	nein
Hepatitis B/C	HBV/HCV	ja (namentlich)
Herpes simplex	HHV-1 und -2	nein
Condylomata acuminata [S. B356]	humane Papillomaviren (HPV)	nein
HIV-Infektion/AIDS	HI-Virus	ja (nicht namentlich)

9 Benigne und maligne Veränderungen

9.1 Vulva und Vagina

9.1.1 Gutartige Veränderungen

Lichen sclerosus et atrophicans

Synonym: Craurosis vulvae, atrophische Dystrophie

Das Krankheitsbild wird im Kapitel Dermatologie [S. B697] ausführlich behandelt.

Klinik: Infolge der atrophischen Vorgänge in Dermis und subkutanem Fettgewebe entstehen **Hautveränderungen** im Vulvabereich (Erythem, weißlich glänzende Haut, Leukoplakien, Rhagaden) mit **Juckreiz** und **Brennen** sowie **Beschwerden beim Geschlechtsverkehr** (Verengung des Scheideneingangs).

> **MERKE** Die Leukoplakie (15–20 % der Patientinnen) gilt als fakultative **Präkanzerose**. Bei 5 % der Frauen kommt es zur malignen Entartung.

Therapie: Eine kausale Therapie existiert nicht. Bei Juckreiz und entsprechendem Befund ist eine lokale Behandlung mit Kortikosteroidcremes, fetthaltigen Salben und Tacrolimus möglich.

Kondylome und Papillome

> **DEFINITION**
> - **Kondylome:** Durch humane Papillomaviren (HPV) verursachte hahnenkammartige, spitze und schmerzlose (**Condylomata acuminata**, Feigwarzen) oder flache (**Condylomata plana**) Warzen in der anogenitalen Region.
> - **Papillome:** i. d. R. gutartige, vom Epithel ausgehende Tumoren mit papillärem Aufbau und blumenkohlartigem Aussehen.

Ätiopathogenese: Die Infektion wird meist **sexuell** übertragen. Insbesondere HP-Viren der **Low-risk-Gruppe** (HPV 6 und 11), manchmal aber auch solche der High-risk-Gruppe (z. B. HPV 16 und 18) gelten als ursächlich.

> **MERKE** Eine Ansteckung mit dem Virus kann auch auf asexuellem Weg erfolgen (**Schmierinfektion**).

Die papillomatösen Warzen (**Abb. 9.1**) sind oft mit bloßem Auge oder mit dem Kolposkop erkennbar. Die Viren befallen die **Basalschicht** des Epithels bevorzugt von Vulva und perianaler Region. Histologisch imponieren Kondylome als verdicktes Plattenepithel (Fibroepitheliom). Zyto-

9.1 Vulva und Vagina

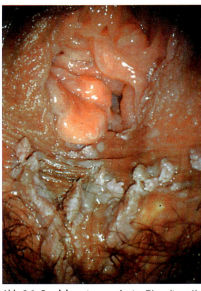

Abb. 9.1 Condylomata acuminata. Die spitzen Kondylome finden sich an Damm und hinterer Kommissur. (aus Stauber, Weyerstahl, Duale Reihe Gynäkologie und Geburtshilfe, Thieme, 2007)

logisch finden sich sog. **Koilozyten** (Zellen mit klaffenden Vakuolen, die direkt an den vergrößerten Zellkernen liegen). Diese sind typisch für HPV-befallene Plattenepithelien. Die Vagina ist seltener betroffen. Flache Kondylome (Condyloma plana = bowenoide Papulose) kommen bevorzugt an der Zervix vor.

Klinik: Häufig bleiben HPV-Infektionen **klinisch stumm**. Manche Patientinnen berichten über **Juckreiz**, **Brennen** und **Nässegefühl**, manchmal auch über Beschwerden nach dem Geschlechtsverkehr.

Diagnostik:
- Anamnese: Beschwerden wie Juckreiz, Brennen, Nässegefühl?
- gynäkologische Untersuchung mit histologischer und zytologischer Probenentnahme
- Kolposkopie: Die Kondylome sind oft schon inspektorisch sichtbar
- Essigprobe [S. B336]
- ggf. Ausschluss anderer STDs (Gonorrhö, Lues, Trichomonaden, HIV).

Differenzialdiagnosen:
- Condylomata lata (Syphilis Stadium II)
- benigne Vulvatumoren (Fibrome, Fibromyome, Schweißdrüsenadenome)
- Vulvakarzinom.

Therapie: Die Kondylome können **mechanisch** mittels CO_2-Laser, Kryotherapie oder monopolarer Schlinge abgetragen werden. Eine vorhergehende Therapie mit Imiquimod (TLR7-Agonist) sollte versucht werden. Oftmals lassen sich die Läsionen und das Ausmaß der dann notwendigen operativen Entfernung deutlich reduzieren.

> **MERKE** Eine kausale Therapie der HPV-Infektion gibt es derzeit nicht. Manchmal bilden sich die Kondylome jedoch spontan zurück.

Als Prophylaxe stehen seit 2006 die tetravalente **Impfung** gegen HPV 6, 11, 16 und 18 (Gardasil) bzw. seit 2007 der bivalente Impfstoff gegen HPV 16 und 18 (Cervarix) zur Verfügung. Die STIKO empfiehlt seit 2007 die Impfung für Mädchen zwischen 12 und 17 Jahren, vorzugsweise vor dem ersten Geschlechtsverkehr.

9.1.2 Bösartige Veränderungen

Vulväre intraepitheliale Neoplasie (VIN)

> **DEFINITION** Auf das Epithel beschränkte, **nichtinvasive** dysplastische Veränderungen des vulvären **Plattenepithels** (**Präkanzerose**).

Epidemiologie: Schon bei jungen Frauen zwischen dem 20. und 40. Lebensjahr finden sich VINs. Die VIN III ist v. a. bei Frauen zwischen 50 und 55 Jahren häufig.

Ätiopathogenese: Auch bei den VINs werden **humane Papillomaviren** der **High-risk-Gruppe** als Ursache für die Entstehung der Erkrankung angesehen.

> **MERKE** Nicht selten bestehen bei den Patientinnen mit VIN gleichzeitig auch zervikale (CIN), vaginale (VAIN) oder perianale (PaIN) intraepitheliale Neoplasien.

Die VIN ist eine präkanzeröse Vorstufe des Vulvaepithels. Dabei kann die Vulvahaut entweder völlig blande aussehen oder aber auch hyperplastisch, kondylomatös oder lichenifiziert erscheinen. Die VINs werden in Analogie zur CIN nach Ausprägung der Zelldysplasien sowie der befallenen Epithelschicht klassifiziert (VIN I–III). Sie treten häufig multizentrisch auf.

Klinik: Der typische **Juckreiz** manifestiert sich häufig, schon lange bevor morphologisch sichtbare Veränderungen auftreten. Auch **Brennen** und **Schmerzen** kommen vor. Das Spektrum der Hautveränderungen ist weit gestreut. Suspekt sind insbesondere ungewöhnliche Pigmentierungen, Verhornungsstörungen (Parakeratose), papulomakulöse Veränderungen, Mosaike (verdicktes Epithel, das von gefäßhaltigem Stromagewebe eingerahmt wird) und Leukoplakien (**Abb. 9.2**).

Die klassische Stadienteilung der vulvären intraepithelialen Neoplasie sowie ihre stadienabhängig geschätzte Prognose ist in **Tab. 9.1** dargestellt.

VIN II und III werden auch eingeteilt in:
- **undifferenzierter Typ** (90–98 %; kondylomatös, basaloid, gemischt; häufig HPV-assoziiert)
- **differenzierter Typ** (2–10 %; oft Lichen sclerosus in Anamnese, leukoplakieartig; selten HPV-assoziiert)
- **nichtklassifizierbarer Typ** (pagetoide Läsionen).

Der undifferenzierte Typ neigt dazu, im invasiven Stadium ein nichtverhornendes Plattenepithelkarzinom zu entwickeln, während der differenzierte Typ eher zum verhornenden Plattenepithelkarzinom fortschreitet.

9 Benigne und maligne Veränderungen

Tab. 9.1 Einteilung der vulvären intraepithelialen Neoplasie (VIN)

Klassifizierung	Zellbild	Prognose
VIN I	leichte Dysplasien im unteren Drittel des Epithels, leichte Kernatypien	meist spontane Rückbildung
VIN II	mäßige Dysplasien, Atypien reichen bis ins mittlere Drittel der Epithelschichten	meist spontane Rückbildung
VIN III	schwere Dysplasien im gesamten Epithel ohne Durchbrechung der Basalmembran, hochgradige Zell- und Kernatypien (= Carcinoma in situ)	spontane Rückbildungsrate nach 10 Jahren: 40 %, Rezidivrate nach 5 Jahren ebenfalls 40 %

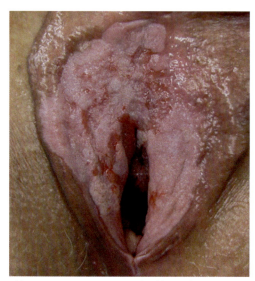

Abb. 9.2 **VIN III.** Ausgeprägte Leukoplakie nach Essigprobe. (aus Gätje et al., Kurzlehrbuch Gynäkologie und Geburtshilfe, Thieme, 2011)

Diagnostik:
- Anamnese (insbesondere nach Juckreiz und Hautveränderungen fragen)
- gynäkologische Untersuchung
- Stanzbiopsie und histologische Begutachtung (die Sicherung der Diagnose erfolgt ausschließlich histologisch).

Differenzialdiagnostisch gilt es zu denken an das Vulvakarzinom (Biopsie), aber auch an eine Vulvitis (Pruritus, Schmerzen), benigne Vulvatumoren (Pruritus, Hautveränderungen) oder Vulvadystrophien (Hautveränderungen).

Therapie:
- Laservaporisation
- chirurgische Abtragung mit mind. 0,5–1 cm Sicherheitsabstand
- Skinning Vulvektomie (bis zu 5 mm tiefe Vulvaabtragung bei ausgedehnten Befunden).

Postoperativ wird eine **halbjährliche** Kontrolle empfohlen.

Morbus Paget

Synonym: Paget-Karzinom

> **DEFINITION** Das vulväre Paget-Karzinom ist eine von den Schweißdrüsen ausgehende vulväre intraepitheliale Neoplasie und die häufigste Manifestation des extramammären Morbus Paget.

> **MERKE** Das Paget-Karzinom darf man nicht mit dem Morbus Paget des Skelettsystems verwechseln (Osteodystrophia deformans, s. Orthopädie und Unfallchirurgie [S. B242]).

Epidemiologie: Stellt ca. 2 % aller Vulvaneoplasien dar. Die Patientinnen erkranken häufig in der 7. Lebensdekade.

Ätiopathogenese: Die Pathogenese ist noch nicht vollständig geklärt.

Klinik: Meist sind die großen Schamlippen befallen. Die Läsionen imponieren meist als scharf begrenzte, gerötete, manchmal verkrustete Herde. Ein Auftreten an unterschiedlichen Stellen ist häufig. Im Allgemeinen gleichen die Symptome die der gewöhnlichen VIN (s. o.). Auch beim Morbus Paget steht der **Pruritus** im Vordergrund.

Diagnostik: Die Diagnostik erfolgt analog der VIN durch Anamnese (Juckreiz? Hautveränderung?), gynäkologischer Untersuchung und bioptischer Gewebeentnahme mitsamt histologischer Begutachtung.

Bei dieser **histologischen Untersuchung** finden sich Zellatypien einer intraepithelialen Neoplasie sowie die typischen **Paget-Zellen**. Hierbei handelt es sich um Zellen, die durch viele Vakuolen und bläschenförmige Kerne auffallen. Angenommen wird, dass sie apokrinen Zellen der Hautanhangsgebilde oder pluripotenten Basalzellen der Epidermis entstammen.

Das Paget-Karzinom wächst äußerst **selten invasiv**. Wahrscheinlicher sind intraepitheliale Ausbreitungen und konsekutive Malignome der Hautanhangsgebilde. Es besteht zudem eine Assoziation mit Karzinomen des Harntrakts, der Zervix und des Rektums.

Differenzialdiagnosen:
- Vulvitis (Pruritus, Schmerzen)
- benigne Vulvatumoren (Pruritus, Hautveränderungen)
- Vulvadystrophien (Hautveränderungen)
- Vulvakarzinom (Biopsie).

Therapie: Chirurgische Entfernung im Gesunden.

Melanome der Vulva

> **DEFINITION** Bösartiger Tumor der Melanozyten im Vulvabereich.

Melanome im Vulvabereich sind verhältnismäßig selten, werden im Intimbereich jedoch häufig übersehen. Sie machen < 10 % der bösartigen Vulvatumoren aus, der Altersgipfel liegt bei 55 Jahren. Vulvamelanome werden chirurgisch im Gesunden entfernt (radikale Vulvektomie und Resektion der inguinalen Lymphknoten) sowie mit adjuvanter Chemotherapie behandelt. Die Prognose ist sehr schlecht (60 % der Patientinnen versterben 2 Jahre nach Diagnosestellung). Näheres zu Melanomen s. Dermatologie [S. B732].

Vulvakarzinom

DEFINITION Invasives Karzinom der Vulva, das die Basalmembran durchbrochen hat.

Epidemiologie: Karzinome der Vulva sind mit ca. 4 % die vierthäufigsten genitalen Karzinome der Frau. Das mittlere **Erkrankungsalter** weist **2 Gipfel** auf (1. Gipfel um das 50., 2. Gipfel um das 70. Lebensjahr). Die Inzidenz HPV-assoziierter Karzinome zeigt v. a. bei jungen Frauen (ab dem 20. Lebensjahr) eine steigende Tendenz, während das nicht-HPV-assoziierte Vulvakarzinom eher eine Erkrankung der älteren Frau ist (60–80 Jahre).

Ätiopathogenese: Insbesondere bei jüngeren Patientinnen können häufig **humane Papillomaviren** (Typ 16, 18, 33) nachgewiesen werden. Flache Kondylome (**bowenoide Papulose**) werden als Vorstufe angesehen. Das Risiko ist auch bei **Immunsuppression** (insbesondere HIV), bei Infektionen mit Lues und Herpes genitalis, bei Patientinnen mit Lichen sclerosus sowie bei **Raucherinnen** erhöht.

Am häufigsten sind die großen Schamlippen betroffen. Zu 90 % handelt es sich um **Plattenepithelkarzinome**. Man unterscheidet ein ulzerierend-endophytisches von einem polypös-exophytischen Wachstum. Karzinome mit Invasionstiefen von **< 1 mm** werden als **mikroinvasive Karzinome** bezeichnet. Ihre Metastasierungstendenz ist niedrig. Größere Karzinome metastasieren hingegen frühzeitig lymphogen (v. a. in oberflächliche und tiefe Leistenlymphknoten bzw. dann über pelvine Lymphknoten nach paraaortal).

MERKE Es besteht ein klarer Zusammenhang zwischen der Invasionstiefe des Karzinoms und der inguinofemoralen Lymphknotenmetastasierung. Bei mikroinvasiven Karzinomen können Metastasen der Lymphknoten nahezu ausgeschlossen werden.

Klinik: Viele Patientinnen haben **keine Beschwerden**. Speziell in fortgeschrittenen Stadien treten chronischer **Juckreiz**, **Schmerzen**, Dysurie, vermehrter Ausfluss und teils übel riechende Sekretionen sowie Hautveränderungen auf.

Tab. 9.2 gibt eine Übersicht über die Stadieneinteilung des Plattenepithelkarzinoms nach FIGO- und TNM-Klassifikation.

Diagnostik:
- Anamnese: v. a. nach Pruritus, Schmerzen und ungewöhnlichen Hautveränderungen fragen
- gynäkologische Untersuchung: v. a. Inspektion der Vulva, Palpation (auch der **Leisten**!)

Tab. 9.2 Einteilung des Plattenepithelkarzinoms der Vulva

FIGO	TNM	Tumorausbreitung
0	Tis	Carcinoma in situ
I	T1 N0	Tumor beschränkt auf Vulva oder Vulva und Damm, größter Durchmesser < 2 cm; ohne Lymphknotenmetastasen
IA	T1a	Stromainvasion
IB	T1b	Invasionstiefe > 1,0 mm
II	T2 N0	Tumor beschränkt auf die Vulva oder Vulva und den Damm; > 2 cm ohne Lymphknotenmetastasen
III	T3 N0 T1–3 N1	Tumor jeglicher Größe mit Ausdehnung auf Urethra, Vagina, Anus oder mit unilateralen Leistenlymphknotenmetastasen
IV	T4	mit Infiltration der proximalen Urethra, der Blasen- oder Rektummukosa, des Beckenknochens
IVA	T4 N0–2 M0 T1–3 N2 M0	lokale Ausbreitung oder bilaterale Lymphknotenmetastasen
IVB	T1–4 N0–2 M1	Fernmetastasen, eingeschlossen pelvine Lymphknotenmetastasen

- N0: Lymphknoten nicht befallen (mind. 6 freie Lymphknoten pro Leiste); Hinweis: Wurden < 6 Lymphknoten entfernt und alle sind frei, dann ist ebenfalls pN0 anzugeben.
- N1: Leistenlymphknoten (einseitig) befallen
- N2: beidseitiger Befall der Leistenlymphknoten

- Kolposkopie: Beurteilung der Zervix und **Essigprobe der Vulva**
- Probebiopsie bei auffälligen Befunden.

Differenzialdiagnosen:
- Vulvitis (Pruritus, Schmerzen)
- benigne Vulvatumoren (Pruritus, Hautveränderungen)
- Vulvadystrophien (Hautveränderungen)
- VIN (Biopsie)
- Morbus Paget (Biopsie).

Therapie: Angestrebt wird eine **Vulvektomie** und ggf. auch eine inguinale **Lymphadenektomie**. Bei Patientinnen mit lokal fortgeschrittenen Befunden kann durch eine simultane **Radio-/Chemotherapie** oft eine Tumorreduktion bewirkt und so ein operabler Zustand erreicht werden (neoadjuvante Therapie). Bestehen Kontraindikationen gegen einen operativen Eingriff bzw. ist nur noch eine Palliativbehandlung möglich, wird lediglich eine Radio-/Chemotherapie durchgeführt (ggf. auch adjuvant).

Indikationen für eine adjuvante inguinale Radiotherapie sind: ≥ 3 Lymphknotenmetastasen, Kapselüberschreitung des Tumors oder große Metastasen (> 1 cm).

Nachsorge: In den ersten 3 Jahren werden Kontrollen vierteljährlich, in den darauffolgenden 2 Jahren halbjährlich und ab dem 5. Nachsorgejahr jährlich empfohlen.

Prognose: Die Prognose wird von verschiedenen Faktoren beeinflusst (Tumorstadium, Multizentrizität, Erfolg der Tumorresektion, Grading, Lymphknotenmetastasen), ist insgesamt aber eher schlecht. Die **5-Jahres**-Gesamtüberlebensrate von Vulvakarzinompatientinnen beträgt ohne

Lymphknotenmetastasen ca. 81 %, bei Befall der inguinalen Lymphknoten nur noch ca. 30–63 % bzw. bei Mitbeteiligung der pelvinen Lymphknoten gar < 25 %.

Vaginalkarzinom

> **DEFINITION** Invasives Karzinom mit Ursprung im Vaginalepithel (**primäres Vaginalkarzinom**) oder an anderen Teilen der weiblichen Geschlechtsorgane, das **sekundär** auf die Vagina übergreift.

Epidemiologie: Das Vaginalkarzinom ist ein seltenes Malignom des weiblichen Genitaltrakts (1–2 % der genitalen Malignome) und betrifft bevorzugt ältere Frauen.

Ätiopathogenese:
Primäres Vaginalkarzinom: Ähnlich wie bei der VIN wird eine Assoziation mit **HPV-Infektionen** der High-risk-Gruppe beobachtet. Es entstehen flache Kondylome (**Condylomata plana** = bowenoide Papulose), aus denen sich ein Karzinom entwickeln kann. Häufig besteht eine Koinzidenz mit Zervixkarzinomen. Dysplastische Veränderungen im Sinne einer vaginalen intraepithelialen Dysplasie (**VAIN I–III**) werden als Krebsvorstufen angesehen.

Sekundäres Vaginalkarzinom: Malignome, die ihren Ausgangsort an Uterus (Zervix, Korpus), Vulva oder extragenital (Mamma, Niere) haben, breiten sich per continuitatem bzw. im Rahmen der Metastasierung auf die Scheide aus.

Vaginalkarzinome gehen zu 95 % vom **Plattenepithel** aus. Sie ähneln dem Vulvakarzinom morphologisch (s. o.) und weisen ebenso wie dieses ein exo- oder endophytisches Wachstum auf. Der Tumor metastasiert hauptsächlich lymphogen.

> **MERKE** Die lymphogene Metastasierung erfolgt je nach Sitz des Tumors in die pelvinen (Karzinom in den oberen ⅔ der Scheide) bzw. inguinalen (Karzinom im unteren ⅓ der Scheide) Lymphknoten.

Adenokarzinome sind selten und entwickeln sich aus der **Adenosis vaginae**, gutartigen drüsigen Wucherungen, die als Reste des Müller-Gangs im Vaginalepithel verblieben sind.

Klinik: Betroffene Patientinnen klagen über **pathologischen Fluor** (fleischwasserfarben), ungewöhnliche **Blutungen** (z. B. Zwischenblutungen oder Blutungen nach dem Geschlechtsverkehr) und je nach Tumorausdehnung auch über **Schmerzen** bei der **Miktion** oder **Stuhlunregelmäßigkeiten**. Etwa 20 % der Patientinnen sind beschwerdefrei. Tab. 9.3 zeigt eine Übersicht über Stadien und Prognose des Vaginalkarzinoms.

Komplikationen können sich infolge der Infiltration umliegender Organe ergeben (→ **Fistelbildung** mit Beteiligung von Blase, Harnröhre oder Rektum).

Tab. 9.3 Einteilung und Prognose des Vaginalkarzinoms

FIGO	TNM	Tumorausbreitung	5-JÜR
0	Tis	Carcinoma in situ	
I	T1 N0 M0	Tumor nur auf Vagina begrenzt	63 %
II	T2 N0 M0	paravaginales Gewebe infiltriert, Beckenwand tumorfrei	41 %
III	T1–2 N1 M0 T3 N0-1 M0	zusätzlich Beckenwand tumorinfiltriert	31 %
IV A	T1–3 N2 M0 T4 N0-2 M0	Infiltration von Blasen- oder Rektummukosa bzw. Ausbreitung außerhalb des kleinen Beckens	5 %
IV B	M1	Fernmetastasen	

5-JÜR: 5-Jahres-Überlebensrate

Diagnostik:
- Anamnese: Fluor, Schmerzen und Blutungen?
- gynäkologische Untersuchung: insbesondere auch Vulva mitbeurteilen → Vulvakarzinom
- Kolposkopie: **Essigprobe**; auf Kontaktblutungen und blumenkohlartige Tumoren in der Scheide achten
- PAP-Abstrich
- Probebiopsie bei auffälligen Befunden
- Beurteilung Blase und Rektum (Rekto-/Zystoskopie) bzgl. Infiltration bzw. Primärtumor.

Differenzialdiagnosen:
- benigne Tumoren
- Kondylome (HPV-Infektionen mit Low-risk-Typen)
- Adenosis vaginae
- Retentionszysten
- Granulationen im Scheidengewölbe (Granulationsgewebe, z. B. nach Verletzungen oder operativen Eingriffen).

Therapie: Für die VAIN und das Carcinoma in situ empfiehlt sich die chirurgische Entfernung im Gesunden. **Niedrige Stadien** (I und ggf. II) werden **radikal operiert**, abhängig vom Sitz des Primärtumors unter Mitnahme der umliegenden Gewebe (Parakolpium, Uterus und pelvine/paraaortale Lymphknoten bei hohen Vaginalkarzinomen bzw. Vulva und Leistenlymphknoten bei tiefer gelegenen Vaginalkarzinomen), und **meist bestrahlt**. In **höhere Stadien** (III, IV, ggf. aber auch II) sollte eine Operation nur dann erfolgen, wenn eine **R0-Resektion** möglich ist. Ggf. ist auch eine vollständige Entfernung der Beckenorgane notwendig. Es folgt immer eine **Radiatio**. Nachsorge wie bei Vulvakarzinom [S. B359].

9.2 Cervix uteri

9.2.1 Gutartige Veränderungen

Gutartige Tumoren

Zu den gutartigen Tumoren der Cervix uteri zählen **Retentionszysten**, **Polypen**, **Papillome** und **Kondylome**.

Klinik: **Blutungsanomalien** (Schmierblutungen, postmenopausale Blutungen, Kontaktblutungen) und **Fremd-**

körpergefühl können auf **Zervixpolypen** hinweisen. Sehr häufig haben die Patientinnen jedoch keine Beschwerden.

Diagnostik:
- Anamnese: Blutungsauffälligkeiten?
- gynäkologische Untersuchung
- Kolposkopie: Endozervikale Polypen können in die Vagina prolabieren.
- Biopsie unklarer Befunde: typische Koilozyten bei Kondylomen, ggf. HPV-Nachweis.
  - **Polypen:** Unterschiedlich große Schleimhautknötchen (max. wenige cm) im Zervikalkanal oder auf der Portio. Es gibt gestielte und breitbasige Polypen. Sie entstehen durch eine Hyperplasie der Schleimhaut mit zystischem oder fibrösem Kern.
  - **Kondylome:** An der Zervix kommt es durch HPV-Infektionen zu den breitbasigen, weißlichen **Condylomata plana**. Wie bei den Condylomata acuminata der Vulva fallen histologisch typisch vergrößerte Zellen (**Koilozyten**) auf (Abb. 9.3).
  - **Papillome:** Gutartige Epithelwucherungen, die im Stroma fingerförmig verästelt sind und äußerlich blumenkohlartig erscheinen.

Differenzialdiagnostisch in Betracht kommen mikroglanduläre zystische Hyperplasie, Retentionszysten (s. u.), Leukoplakien, hyperplastische Ektopie oder invasive Karzinome.

Therapie:
- **Polypen:** Abrasio. Sind die Polypen gestielt und sichtbar, werden sie mit einer Kornzange abgedreht und anschließend abradiert; ggf. empfiehlt sich auch eine Entfernung mit einer Elektroschlinge. Bei persistierender Symptomatik nach Abrasio sollte das Cavum uteri hysteroskopisch beurteilt werden.
- **Kondylome/Papillome:** Mechanische Entfernung [S. B357].

Degenerative, reparative und protektive Veränderungen

Es handelt sich um kolposkopisch **auffällige Befunde** der Cervix uteri, die z. T. **physiologisch**, z. T. aber auch **abklärungsbedürftig** sind. Meist sind die Veränderungen auf entzündliche (HPV-Infekt), hormonelle (Schwangerschaft, hormonelle Kontrazeption) oder auch physiologische (saures Milieu der Scheide) Reize zurückzuführen. Zur Abklärung stehen je nach Befund verschiedene Methoden, insbesondere die Kolposkopie, die Zytologie und die Biopsie, zur Verfügung.

Transformationszone [S. B332]: Übergangszone zwischen endozervikalem Zylinderepithel und ektozervikalem Plattenepithel. Sie ist besonders empfindlich für HPV-Infektionen (Condylomata plana) und aufgrund ihrer hohen Zellteilungsraten prädisponiert für eine maligne Entartung. Unter dem Einfluss der Sexualhormone verschiebt sie sich vom Zervikalkanal (vor der Pubertät und nach der Menopause) auf die Portio (bei der geschlechtsreifen Frau).

Ektopie: Ausstülpung des endozervikalen drüsigen Zylinderepithels auf die Portio (Abb. 9.4). Sie ist meist als rötliches Areal um das Ostium externum uteri sichtbar, das hormonellen Einflüssen unterliegt und bei der geschlechtsreifen Frau physiologisch ist. Sie kann asymptomatisch bleiben oder eine mögliche Ursache für genitale Blutungen oder Fluor darstellen. Bei **hyperplastischem** Zylinderepithel (z. B. Schwangerschaft, Pille) erscheint die Ektopie als **glandulär-papillärer Fleck** auf der Portio.

Metaplasie: Umwandlung des ektopischen drüsigen Zervixepithels in Plattenepithel aufgrund der Einwirkung des sauren Scheiden-pHs oder entzündlicher Noxen. Manchmal überwächst das Plattenepithel der Portio das ektopische Drüsenepithel, was zu einem **Sekretstau** der Drüsenausführungsgänge führen kann (**Retentionszysten = Ovula Nabothi**). Retentionszysten bedürfen keiner Therapie.

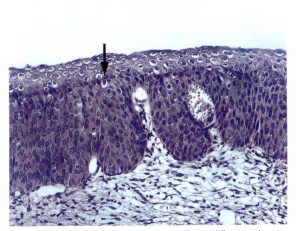

Abb. 9.3 **Typische Koilozyten mit pyknotischem Zellkern und perinukleären Vakuolen im Plattenepithel der Zervix.** (aus Riede, Werner, Schaefer, Allgemeine und spezielle Pathologie, Thieme, 2004)

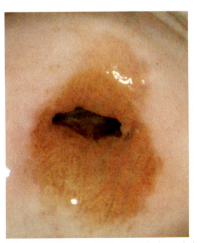

Abb. 9.4 **Ektopie der Portio.** Das Zylinderepithel im Bereich des Ostium externum uteri erscheint rötlich, das umliegende Plattenepithel der Ektozervix rosa. (aus Petersen, Infektionen in Gynäkologie und Geburtshilfe, Thieme, 2010)

Erosionen: Einrisse des Plattenepithels der Portio, häufig durch Entzündung, mechanische Einwirkung (Pessare) und Östrogenmangel bedingt. Sie sollten beobachtet und ggf. mit östrogenhaltigen Cremes behandelt werden.

Leukoplakie: Scharf umschriebene weiße Stellen auf dem Plattenepithel als Folge einer Hyperkeratose. Sie können Zeichen eines Entartungsvorganges sein und sollten histologisch abgeklärt werden.

9.2.2 Zervikale intraepitheliale Neoplasie (CIN)

> **DEFINITION** Auf das zervikale Epithel beschränkte, **nichtinvasive** dysplastische Zellveränderungen (**Präkanzerose**).

Epidemiologie: Bevorzugt betroffen sind junge Frauen zwischen dem 20. und 30. Lebensjahr. Das Carcinoma in situ (CIN III) tritt gehäuft bei Frauen Mitte 30 auf. Bei gut 20 % der Frauen mit einer genitalen HPV-Infektion (Highrisk-Typen) entwickelt sich eine CIN, bei 2 % ein invasives Karzinom.

Ätiopathogenese: CINs entstehen durch Infektionen mit **humanen Papillomaviren** der **High-risk-Gruppe**. Prädisponierend wirken somit alle Faktoren, die eine HPV-Infektion begünstigen (→ Promiskuität, schlechte Hygiene). Prinzipiell kann jede CIN in ein invasives Karzinom übergehen, das Risiko steigt jedoch mit dem Schweregrad der Dysplasie deutlich an.

In der Regel ist das (metaplastische) **Plattenepithel** im Bereich der Transformationszone betroffen. Meist führt die HPV-Infektion zu atypischen Veränderungen der Epithelzellen und einem gestörten Gewebeaufbau (Dysplasien), die histologisch je nach Ausprägung in unterschiedliche Grade eingeteilt werden (Tab. 9.4, Abb. 9.5).

> **MERKE** CIN I und CIN II können sich spontan zurückbilden, hochgradige Dysplasien und das Carcinoma in situ sind obligate Präkanzerosen.

Eine weitere Klassifikation, die v. a. im angloamerikanischen Raum verbreitet ist, ist die **BETHESDA**-Nomenklatur:
- low grade squamous intraepithelial lesions: HPV-assoziierte Veränderungen + CIN I
- high grade squamous intraepithelial lesions: CIN II und CIN III.

Tab. 9.4 Einteilung der zervikalen intraepithelialen Neoplasien (CIN)

CIN	Zellveränderungen	PAP-Stadium
I	geringgradige Dysplasie; Zellkerne leicht vergrößert und unterschiedlich groß	≈ IIID
II	mäßiggradige Dysplasie; Zwischenstadium zwischen Veränderung der leichten und schweren Dysplasie	≈ IIID/IVa
III	hochgradige Dysplasie: Zellatypien, Epithelschichtung aufgehoben	≈ IVa ≈ IVa/IVb
	Carcinoma in situ (CIS): Alle Veränderungen eines invasiven Karzinoms (Atypien, Mitosen, Angiogenese etc.), die Basalmembran ist jedoch intakt	

Klinik: Meist verursachen die CINs **keine Beschwerden**. Manchmal können morphologische Befunde (Erosionen, Leukoplakien, Essig-/Jodprobe) auf das Vorliegen dysplastischer Veränderungen hinweisen. Erste Verdachtsmomente ergeben sich jedoch häufig durch die Ergebnisse des **PAP-Abstrichs** [S. B338].

Diagnostik:
- Anamnese
- gynäkologische Untersuchung
- Kolposkopie (PAP-Abstrich, Essig-/Jodprobe, auf morphologische Veränderungen der Zervix achten)
- ggf. Knipsbiopsie, diagnostische Konisation und HPV-Testung.

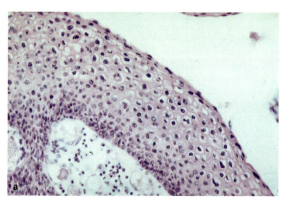
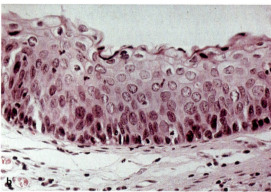
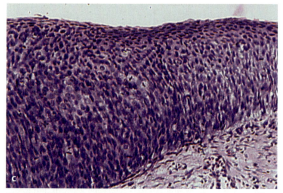

Abb. 9.5 **CIN. a** CIN I. **b** CIN II. **c** CIN III. (aus Stauber, Weyerstahl, Duale Reihe Gynäkologie und Geburtshilfe, Thieme, 2007)

Differenzialdiagnosen:
- Erosionen
- Zervixpolypen
- Leukoplakie
- HPV-Infektion (Kondylome, Papillome)
- Retentionszysten (Ovula Nabothi)
- Zervixkarzinom.

Therapie: Das Ausmaß der **operativen** Therapie ist von der Schwere der Veränderungen abhängig und sollte einen möglichen Kinderwunsch der Patientin berücksichtigen. Zervikale Präkanzerosen müssen im Gesunden entfernt werden.

Nach histologischer Sicherung bzw. zytologischem Abstrichergebnis wird folgendes therapeutisches Vorgehen empfohlen:
- **CIN I** (zytologisch PAP IIID): Regelmäßige Kontrolle (mögliche Rückbildung!), bei Persistenz (> 6 Monate) Konisation und histologische Beurteilung.
- **CIN II** (zytologisch PAP IIID oder IVa): Observation, bei PAP IVa Konisation und histologische Beurteilung. Ist der Bereich nur auf der Ektozervix lokalisiert, ist auch eine Laserkoagulation möglich.
- **CIN III** (zytologisch PAP IVa und IVb): Vollständige Entfernung im Gesunden (Konisation mit histologischer Beurteilung). Konnte die Läsion im Gesunden entfernt werden, werden Kontrolluntersuchungen in regelmäßigen Abständen durchgeführt (keine weitere Therapie), ansonsten Nachkonisation bzw. Hysterektomie bei abgeschlossener Familienplanung.

Prophylaxe: Seit März 2007 empfiehlt die STIKO die Impfung aller Mädchen im Alter von 12–17 Jahren gegen humane Papillomaviren. Aktuell existieren 2 Impfstoffe: Gardasil (HPV 6, 11, 16, 18) und Cervarix (HPV 16, 18).

9.2.3 Zervixkarzinom

DEFINITION Invasives Karzinom der Cervix uteri, das meist vom **Plattenepithel** ausgeht.

Epidemiologie: Am invasiven Zervixkarzinom erkranken vorwiegend Frauen zwischen dem 35. und 55. Lebensjahr bzw. Frauen > 65 Jahre. Inzidenz und Mortalität haben in Deutschland seit 1971 abgenommen. Dagegen weisen die zervikalen Präkanzerosen eine steigende Tendenz auf, was auf die bessere Vorsorgeuntersuchungen und Früherkennung zurückzuführen ist.

Ätiopathogenese: Für die Krebsentstehung wird eine Infektion mit **humanen Papillomaviren** der **High-risk-Gruppe** (insbesondere 16, 18, aber u. a. auch 31, 33, 35, 45, 52, 56 und 58) als ursächlich angesehen. Ein Zervixkarzinom tritt immer auf dem Boden von Präkanzerosen auf (**CIN**, s. o.). Als weitere Risikofaktoren gelten genitale Infektionen, eine hohe Kinderzahl, Immunsuppression, hormonelle Kontrazeptiva und Nikotinabusus. Ob und inwiefern sie die Entstehung eines Karzinoms aus HPV-infizierten Zellen fördern, wird diskutiert.

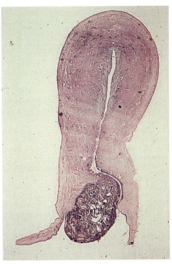

Abb. 9.6 Plattenepithelkarzinom an der Ektozervix. (aus Stauber, Weyerstahl, Duale Reihe Gynäkologie und Geburtshilfe, Thieme, 2007)

MERKE Bei über 99 % der Zervixkarzinome lässt sich eine Infektion mit HPV nachweisen, in ca. 70 % mit den High-risk-Typen 16 und 18. Die Karzinomentstehung kann aber nicht allein auf die Virusinfektion zurückgeführt werden.

Zervixkarzinome können ekto- und endozervikal gelegen sein und entstehen überwiegend im Bereich der **Transformationszone**. Sie entwickeln sich über verschiedene Vorstufen (dysplastisches Epithel, Carcinoma in situ und mikroinvasives Karzinom) hin zum invasiven Zervixkarzinom. **Plattenepithelkarzinome** (80 % der Fälle) sind am häufigsten, Adenokarzinome kommen seltener vor (5–15 %). Andere Tumorentitäten sind sehr selten.

Makroinvasive Plattenepithelkarzinome wachsen exophytisch nach außen (**Abb. 9.6**) oder endophytisch infiltrierend.

Histologisch unterscheidet man
- verhornende Karzinome (häufig)
- großzellige, nichtverhornende Karzinome (selten)
- kleinzellige, nichtverhornende Karzinome (sehr selten).

Die Tumoren metastasieren bereits früh **per continuitatem** in Nachbarstrukturen, dann **lymphogen** (parametrane → iliakale/sakrale → paraaortale Lymphknoten). Die hämatogene Ausbreitung ist selten.

Klinik: Häufig gibt es keine Frühsymptome. **Blutungsanomalien** (Schmier-/Kontakt-/Kohabitationsblutungen) und **blutiger** bis **bräunlicher Fluor** kommen vor. Schmerzen und Symptome, die durch den Einbruch des Tumors in angrenzende Gewebe verursacht werden (Fisteln, Lymphstau etc.), treten meist erst sehr spät auf.

Tab. 9.5 zeigt die Stadieneinteilung nach FIGO bzw. TNM und die jeweilige Prognose.

Tab. 9.5 Einteilung und Prognose des Zervixkarzinoms

FIGO	TNM	Tumorausbreitung	5-JÜR
0	Tis	Carcinoma in situ	
I	T1	Karzinom ist streng auf die Cervix uteri begrenzt (die Ausdehnung auf das Corpus uteri bleibt unberücksichtigt).	
IA	T1a N0 M0	Invasives Karzinom, das lediglich mikroskopisch identifiziert wird. Alle makroskopisch erkennbaren Läsionen, auch eine oberflächliche Invasion, werden dem Stadium IB zugerechnet.	fast 100%
IA1	T1a1 N0 M0	Stromainvasion von <3 mm in der Tiefe und einer Oberflächenausdehnung von <7 mm	
IA2	T1a2 N0 M0	Stromainvasionstiefe von <5 mm bei einer Oberflächenausdehnung von <7 mm	
IB	T1b N0 M0	klinisch erkennbare Läsionen, begrenzt auf die Cervix uteri oder subklinische Läsionen mit größeren Maßen als Stadium IA	43–95%
IB1	T1b1 N0 M0	klinisch erkennbare Läsionen ≤4 cm	
IB2	T1b2 N0 M0	klinisch erkennbare Läsionen >4 cm	
II	T2	Zervixkarzinom infiltriert jenseits des Uterus, aber nicht bis zur Beckenwand und nicht bis zum unteren ⅓ der Vagina.	
IIA	T2a N0 M0	keine Infiltration des Parametriums. Infiltration der oberen ⅔ der Vagina	71–95%
IIB	T2b N0 M0	Infiltration des Parametriums, aber keine Ausbreitung zur Beckenwand.	55–77%
III	T3	Ausbreitung zur Beckenwand, Befall des unteren ⅓ der Vagina; Hydronephrose oder stumme Niere	31–34%
IIIA	T3a N0 M0	Tumor befällt unteres ⅓ der Vagina, keine Ausbreitung zur Beckenwand.	
IIIB	T1 N1 M0 T2 N1 M0 T3a N1 M0 T3b N0/1 M0	Tumor breitet sich bis zur Beckenwand aus oder verursacht eine Hydronephrose oder stumme Niere.	
IV	T4	Tumor infiltriert Schleimhaut von Blase oder Rektum und/oder überschreitet die Grenzen des kleinen Beckens.	
IVA	T4 N0/1 M0	Ausbreitung auf angrenzende Organe des Beckens	7–8%
IVB	T1-4 N1/2 M1	Ausbreitung auf entfernte Organe (Fernmetastasen)	

N0: keine regionären Lymphknoten befallen, N1: regionäre Lymphknotenmetastasen, 5-JÜR: 5-Jahres-Überlebensrate

Diagnostik:
- Anamnese: Blutungen, Fluor
- gynäkologische Untersuchung mit bimanueller vaginaler und rektovaginaler Palpation
- Kolposkopie: Abstrichentnahme, Essig-/Jodprobe: essigweiße Bezirke, Felderungen, Gefäßabbrüche, negative Jodprobe
- zytologische Beurteilung des PAP-Abstrichs
- Knipsbiopsie bzw. diagnostische Konisation/Abrasio
- prätherapeutisches Staging zur Erfassung der Tumorausdehnung.

Therapie: Die Radikalität der **operativen Therapie** richtet sich nach dem Erkrankungsstadium und dem Alter der Patientin (Kinderwunsch?):
- **FIGO 0: Konisation** mit Zervixkürettage
- **FIGO IA1:**
  - ohne Risikofaktoren: **Konisation** (bei Kinderwunsch) oder **einfache Hysterektomie** (vaginal oder abdominal)
  - ohne Risikofaktoren (Lymph- oder Hämangiosis, G3 im histologischen Grading): **radikale Hysterektomie** mit Entfernung der **pelvinen Lymphknoten**, bei Kinderwunsch ggf. lediglich **Trachelektomie** (s. u.)
- **FIGO IA2 bis IIB: Radikale Hysterektomie** (→ Entfernung von Uterus, Scheidenmanschette, Parametrium und Parakolpium mit systematischer Exstirpation der pelvinen Lymphknoten). Die radikale Hysterektomie wird auch als **Wertheim-Meigs-Operation** bezeichnet. Das Ausmaß bzw. die Radikalität der Operation wird nach Piver unterteilt: Piver I (Resektion von lediglich einem kleinen Parametriumanteil) bis Piver 5 (zusätzliche Entfernung der Beckeneingeweide = **Exenteration**). Wenn der Tumor nicht im Ganzen entfernt werden konnte, ist eine **adjuvante Radio-/Chemotherapie** sinnvoll. Bei FIGO IA2 und IB1 kann im Falle eines bestehendem Kinderwunsches bei sehr kleinen Karzinomen auch eine **Trachelektomie** ausreichen (→ Entfernung eines Teils der Zervix mitsamt ihres Halteapparats). Nach Erfüllen des Kinderwunsches muss jedoch eine Komplettierung der Operation ernsthaft erwogen werden.
- **FIGO III:** Hier gilt die **primäre Radiatio** bzw. **Radio-/Chemotherapie** als Therapie der Wahl. Die Bestrahlung erfolgt kombiniert als vaginale Brachytherapie und perkutane Hochvoltbestrahlung (**Teletherapie**). Zur systemischen Chemotherapie (oftmals palliativ) kommen platinhaltige Substanzen, ggf. kombiniert mit Taxanen, zum Einsatz.
- **FIGO IV:** Operatives Staging. Wenn der Tumor auf das Becken beschränkt ist, kann eine **Exenteration** (s. o.) erfolgen. Bei lokaler Inoperabilität wird eine **primäre Radio-/Chemotherapie** durchgeführt.

Nachsorge: Nebenwirkungen der primären Therapie (z. B. Lymphödeme, Strahlenschäden, Hormonausfallsymptome) sollen erfasst und behandelt werden. Bei frühzeitig erkannten Lokalrezidiven besteht immer noch ein kurativer Ansatz. Deshalb sollten in den ersten 2–3 Jahren **vierteljährlich**, im 4. und 5. Jahr halbjährlich, danach jährlich eine Spekulumeinstellung, eine vaginale und rektale Untersuchung und ggf. eine Sonografie durchgeführt werden. Wie bei allen onkologischen Patientinnen profitieren die (meist jungen) Patientinnen von einer psychosomatischen Mitbetreuung.

Prophylaxe:
- Vermeidung genitaler HPV-Infektion (Kondome vermindern das Infektionsrisiko)
- (wahrscheinlich) HPV-Vakzination (→ bislang Effekt nur für die CIN belegt)
- Teilnahme an Krebsfrüherkennungsprogrammen
- Sekundarprävention: rechtzeitige Diagnose und Therapie von Krebsvorstufen.

Die **Krebsvorsorgeuntersuchungen** für das Zervixkarzinom und seine Präkanzerosen sind durch den Gesetzgeber geregelt:
- gezielte zytologische Abstrichentnahme unter Spekulumeinstellung, wenn möglich unter Einsatz eines Kolposkops
- Abstrich von der Portiooberfläche sowie aus dem Zervikalkanal (mit Spatel und einem Cytobrush)
- Bewertung der Qualität des Abstrichs vom zytologischen Labor
- Die zytologische Diagnose wird anhand der Münchener Nomenklatur II von 1997 gestellt.

9.3 Corpus uteri

9.3.1 Gutartige Veränderungen

Leiomyome

> **DEFINITION** **Benigne Geschwulst** des Myometriums, die häufig multipel auftritt (**Uterus myomatosus**) und sich meist im Corpus, seltener in der Cervix uteri entwickelt.

Epidemiologie: Myome sind sehr häufig (10–20%) und treten bevorzugt bei Frauen zwischen 35 und 55 Jahren auf. Kinderlose Frauen sind besonders betroffen.

Ätiopathogenese: Der genaue Pathomechanismus ist bislang unbekannt, eine Stimulation der Entwicklung und des Wachstums durch **Östrogene** wird jedoch beobachtet. Aus diesem Grund können sich bestehende Myome während der Schwangerschaft massiv vergrößern (→ v.a. durch Flüssigkeitseinlagerung ins Myomgewebe). Auch die genetische Disposition scheint eine Rolle zu spielen.

Klinische Pathologie: Myome sind **monoklonale** Tumoren, die von einer **Kapsel** umgeben und infolge ihres **faserig weißen Kerns** meist derb sind. Ihr Inneres kann durch eine inadäquate Gefäßversorgung nekrotisieren und erweichen oder sogar zerfallen. Dadurch kann es zu Kalzifikationen, Infektionen und hyalinen/zystischen Degenerationen innerhalb des Myoms kommen.

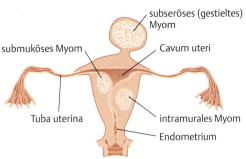

Abb. 9.7 **Lokalisationen von Myomen.** (aus Gätje et al., Kurzlehrbuch Gynäkologie und Geburtshilfe, Thieme, 2011)

Histologisch bestehen Myome aus **glatten Muskelzellen**, die unterschiedlich stark in Bindegewebe eingebettet sind. **Leiomyofibrome** sind durch einen besonders hohen Bindegewebsanteil gekennzeichnet.

Die Myome können an verschiedenen Stellen innerhalb des Myometriums (am häufigsten **intramural**, manchmal **subserös**, selten **submukös**) sitzen bzw. **intraligamentär** (Lig. latum) einwachsen.

> **MERKE** Eine maligne Entartung zum **Leiomyosarkom** ist mit < 1 % zwar selten, dennoch sollte bei schnellem Wachstum oder auffälliger Morphologie (gelbliche Areale in der Schnittfläche) daran gedacht werden.

Klinik: Die Klinik wird von der Größe und der Lokalisation (Abb. 9.7) des Myoms bestimmt:
- **submukös:** Wachstum ins Cavum uteri hinein mit Schädigung des Endometriums. Dadurch sind **Blutungsanomalien** und Aborte häufig. Submuköse Myome beeinträchtigen die Plazentahaftung und können durch die Zervix in die Vagina prolabieren. Sie können ein Geburtshindernis darstellen.
- **intramural:** Sie verändern bei entsprechender Größe die Uterusform.
- **subserös:** Bei einer **Stieldrehung** ist eine Infarzierung des Myoms bis hin zum **akuten Abdomen** möglich. Speziell intraligamentäre Myome können zudem die umliegenden Strukturen (z. B. Ureter) komprimieren.

Kleine Myome bleiben häufig **klinisch stumm**. Bei sehr großen Myomen kann es zu Symptomen kommen, die durch die **Raumforderung** bedingt sind (Bauch-/Rückenschmerzen, Miktionsbeschwerden, Obstipation). Sie können auch durch **Probleme bei der Konzeption** auffallen.

Diagnostik:
- Anamnese: Schmerzen, Blutungen, unerfüllter Kinderwunsch
- gynäkologische Untersuchung: Myome sind ggf. bimanuell tastbar, ein Prolaps in die Vagina wird in der Spekulumeinstellung sichtbar

9 Benigne und maligne Veränderungen

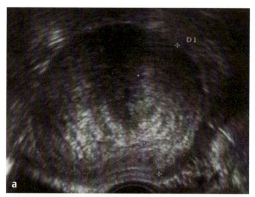

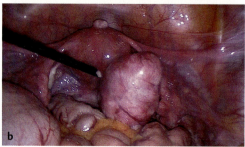

Abb. 9.8 Leiomyom des Uterus. a Sonografischer Befund. **b** Laparoskopische Darstellung eines ausgeprägten subserösen Myoms. Im Bereich des Fundus zeigt sich ein zweites, kleines Myom. (a: aus Gätje et al., Kurzlehrbuch Gynäkologie und Geburtshilfe, Thieme, 2011)

- Sonografie (**Abb. 9.8a**): umschriebene, echoarme Tumoren, ggf. auch zystisch oder verkalkt
- ggf. Dopplersonografie: Ein intramurales Myom zeigt ausgeprägte Vaskularisationen im Randbereich und wenige zentrale Gefäße.

> **MERKE** Bei starken Blutungen sollte zur Blutungsbeendigung und zum Ausschluss eines Endometriumkarzinoms eine **fraktionierte Kürettage** erfolgen.

- Laparoskopie: In **Abb. 9.8b** ist ein laparoskopischer Befund eines subserösen Myoms gezeigt.

Differenzialdiagnosen:
- Schwangerschaft (→ Vergrößerung des Uterus)
- Fehlbildung des Uterus
- Uteruspolyp
- Raumforderungen umliegender Organe (Blase, Rektum, Ovar)
- Hämato-/Pyometra
- maligner Tumor (Sarkom, Korpus-/Zervixkarzinom, Ovarialkarzinom).

Therapie: Bei **gravierenden Beschwerden** (starke Blutungen, Symptome der Raumforderung, Infertilität, Stieldrehung) kann das Myom **operativ** entfernt werden. Hierfür stehen folgende Methoden zur Verfügung:
- **Enukleation** (Ausschälung des Myoms aus seiner Kapsel): entweder transvaginal mittels Hysteroskopie (submuköse Myome) oder laparoskopisch (intramurale/subseröse Myome)
- **Hysterektomie** von vaginal oder abdominal.

> **MERKE** Rezidive sind nach einer Enukleation häufig.

Interventionell kann eine **Katheterembolisation** bzw. eine **endoskopische Unterbindung** der Aa. uterinae versucht werden (→ zur Myomschrumpfung).

Eine systemische **Hormontherapie** (GnRH-Analoga/-Antagonisten, Antiöstrogene) hat das Ziel, die stimulierende Östrogenwirkung zu durchbrechen, birgt aber die Gefahr der Osteoporose und der Entwicklung klimakterischer Beschwerden. In diesem Fall ist die Gabe geringer Dosen Östrogene und Gestagene indiziert. Gestagene regulieren die Blutungsstörungen.

Endometriumpolypen

> **DEFINITION** Lokale, hormonstimulierte Hyperplasie des Endometriums.

Ätiopathogenese: Endometriumpolypen können östrogenabhängig oder aber im Rahmen einer Behandlung mit dem Antiöstrogen Tamoxifen entstehen.

Klinische Pathologie: Die Polypen sitzen als **breitbasige** oder **gestielte** Endometriumwucherungen bevorzugt am Fundus oder an den Tubenwinkeln. Sie können multipel auftreten und bis hin zur Polyposis uteri führen. Histologisch unterscheidet man:
- **hyperplastische** Polypen (östrogensensitiv aus der Lamina basalis)
- **atrophische** Polypen (atrophische zystische Drüsen, v. a. im Klimakterium)
- **funktionelle** Polypen (unterliegen den Veränderungen des Zyklus, selten).

Klinik: Blutungsanomalien (z. B. postmenopausale Blutung, Zwischenblutungen, starke/lange Menstruationen), wehenartige **Schmerzen** und **Fluor genitalis** können vorkommen. Häufig verursachen die Polypen überhaupt keine Beschwerden.

Diagnostik:
- Anamnese: Blutungsauffälligkeiten?
- gynäkologische Untersuchung: ggf. mit Kolposkopie
- Sonografie: transvaginal (**Abb. 9.9a**), ggf. Hydrosonografie
- ggf. Hysteroskopie (**Abb. 9.9b**).

Differenzialdiagnostisch sollte an Zervixpolypen, Uterusmyome, eine glandulär-zystische Hyperplasie oder ein Endometriumkarzinom gedacht werden.

Therapie: Endometriumpolypen müssen **immer entfernt** werden, um ein Karzinom ausschließen zu können. Es bietet sich die Kürettage oder die Resektion im Rahmen einer Hysteroskopie an.

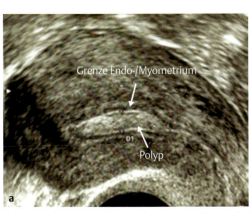
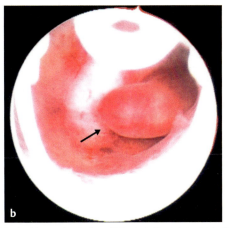

Abb. 9.9 **Endometriumpolyp. a** In der Transvaginalsonografie. **b** In der Hysteroskopie. (aus Gätje et al., Kurzlehrbuch Gynäkologie und Geburtshilfe, Thieme, 2011)

Endometriumhyperplasie

DEFINITION Hormonell bedingte Verdickung des Endometriums.

Ätiopathogenese: Ursächlich kommen alle Faktoren in Betracht, die zu einem **Hyperöstrogenismus** führen (Östrogenpräparate, Adipositas, anovulatorische Zyklen, PCO-Syndrom, hormonproduzierende Tumoren, Leberzirrhose).

Klinische Pathologie: Das Endometrium ist umschrieben oder lokal auf > 0,5 cm verdickt. Es gibt keine klare Schichtung zwischen Zona spongiosa und compacta mehr. Mikroskopisch werden 3 Formen der Hyperplasie unterschieden:

- **glandulär-zystische (einfache) Hyperplasie** (Abb. 9.10): Verdickungen des Drüsenepithels über das normale Maß ohne Zellatypien. Die Drüsen liegen in reichlich Stroma eingebettet. Das Epithel erscheint morphologisch wie in der späten 1. Zyklushälfte und ist zystisch durchsetzt (**Schweizer-Käse-Muster**). Nimmt das Endometrium so stark an Größe zu, dass seine Versorgung nicht mehr gewährleistet werden kann, treten Nekrosen auf. Klinisch manifestieren sich diese als starke **Durchbruchblutungen**. Einfache Hyperplasien sind keine Präkanzerosen.
- **adenomatöse (komplexe) Hyperplasie:** Die Drüsen sind von wenig Stroma umgeben, das Drüsenepithel mehrreihig bis mehrschichtig, die Lumina eng und unregelmäßig geformt. Im Stroma kommen Schaumzellen vor. Kernatypien gibt es nicht, jedoch zahlreiche Mitosen. Spontane Rückbildungen der hyperplastischen Veränderungen sind noch möglich.
- **atypisch adenomatöse Hyperplasie**: Gilt als Präkanzerose. Bei jeder vierten Patientin entwickelt sich ein Endometriumkarzinom. Histologisch finden sich Kernatypien der Epithelzellen, intrapapilläre Wucherungen in die Drüsenlumina sowie eng aneinandergelagerte Drüsen.

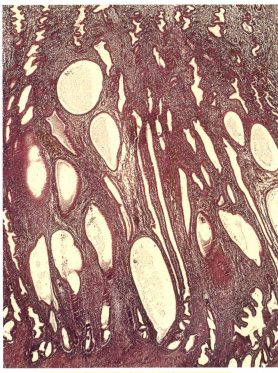

Abb. 9.10 **Glandulär zystische Endometriumhyperplasie.** Deutliche Drüsenvermehrung (Drüsen > Stroma), Ektasie der Drüsen mit typischem Schweizer-Käse-Aspekt. Die Drüsenarchitektur ist noch geordnet. (aus Riede, Werner, Schaefer, Allgemeine und spezielle Pathologie, Thieme, 2004)

Klinik: Blutungsstörungen bzw. **postmenopausale Blutungen** bestimmen das klinische Bild.

Diagnostik:
- Anamnese: Blutungsanomalien, Blutungen in der Postmenopause?
- gynäkologische Untersuchung
- Sonografie: hoch aufgebautes Endometrium
- ggf. Hysteroskopie
- ggf. fraktionierte Kürettage.

Therapie: Sofern möglich sollte der Hyperöstrogenismus kausal behandelt werden. Um neuerliche Rezidive zu verhindern, werden **Gestagene** für 3 Monate verabreicht. Bei unklaren Befunden ist eine Hysteroskopie mit fraktionierter Abrasio indiziert. Patientinnen mit abgeschlossener Familienplanung bzw. peri- und postmenopausalen Patientinnen sollte bei Persistenz der Hyperplasie bzw. bei Vorliegen von Atypien zu einer **Hysterektomie** geraten werden. Bei schweren Zellatypien oder Adipositas/metabolischem Syndrom kann sogar eine zusätzliche **Adnexektomie** sinnvoll sein. Lehnt die Patientin eine Hysterektomie ab, sollte die Gestagentherapie fortgesetzt und die Entwicklung der Hyperplasie erneut histologisch kontrolliert werden.

9.3.2 Bösartige Veränderungen

Endometriumkarzinom

> **DEFINITION**
> - **Typ-I-Karzinom:** **östrogenabhängiges** Karzinom (>80%, meist Adenokarzinom)
> - **Typ-II-Karzinom:** **östrogenunabhängiges** Karzinom (<20%).

Epidemiologie: Das Endometriumkarzinom ist das vierthäufigste Malignom der Frau in Deutschland. Es herrschen weltweit regionale Unterschiede, wobei Frauen in Nordamerika und Westeuropa am häufigsten betroffen sind. Der Altersgipfel liegt zwischen 75 und 80 Jahren. Mit zunehmendem Alter wird auch eine Zunahme der Erkrankung beobachtet. Die Mortalität ist insgesamt rückläufig. In Ländern mit hoher Inzidenz wird eine mittlere 5-Jahres-Überlebensrate zwischen 72% (Europa) und 84% (USA) angegeben.

Ätiopathogenese: Als Hauptrisikofaktor für das östrogenabhängige Endometriumkarzinom wird die langfristige Einnahme von **Östrogenpräparaten** ohne Gestagenschutz gesehen. Des Weiteren begünstigen **Kinderlosigkeit**, frühe Menarche und späte Menopause, eine **Brustkrebserkrankung** mit nachfolgender Tamoxifentherapie (→ Tamoxifen ist am Endometrium ein partieller Östrogenagonist) und **hohe Östrogenkonzentrationen** (Adipositas, PCO-Syndrom, hormonsezernierende Tumoren, Leberzirrhose) die Entstehung eines Endometriumkarzinoms.

Mit einem gehäuften Auftreten eines Endometriumkarzinoms assoziiert ist außerdem das hereditäre nichtpolypöse Kolonkarzinomsyndrom (HNPCC, s. Neoplastische Erkrankungen [S. A644]).

Als protektiv werden körperliche Aktivität, eine sojareiche Ernährung, die Einnahme gestagenhaltiger Kontrazeptiva, Multiparität und das Rauchen (Enzyminduktion → Östrogenspiegel ↓) angesehen.

> **MERKE** Betroffene Patientinnen weisen häufig Zeichen eines metabolischen Syndroms auf (z. B. Adipositas, Hypertonie, Diabetes mellitus).

Für nichthormonabhängige Karzinome wird häufig eine Mutation im Tumorsuppressorgen p53 beobachtet.

Klinische Pathologie: Meist handelt es sich um östrogenabhängige **endometrioide Adenokarzinome** (Typ I), die auf dem Boden einer **atypischen Endometriumhyperplasie** [S. B367] entstanden sind. Sie wachsen häufig **exophytisch papillär**, ähneln morphologisch den endometrialen Drüsen und sind i. d. R. gut differenziert (→ bessere Prognose). Typischerweise erkennt man stark proliferierte Drüsen mit engem Lumen, die Rücken an Rücken (dos à dos) stehen.

Muzinöse Adenokarzinome sind hingegen den Drüsen der Endozervix ähnlich (DD: muzinöses Zervixkarzinom). Manchmal sind neben dem Adenokarzinomanteil auch Anteile von Plattenepithelien im Tumor zu finden (Adenoakanthom).

Ausschlaggebend für die histologische Differenzierung des Adenokarzinoms (**Grading**) ist der Anteil an Drüsen im Vergleich zum gesamten Tumor:
- **Grad I** (hoch differenziert): Drüsenanteil 95%
- **Grad II** (mäßig differenziert): Drüsenanteil mind. 50%
- **Grad III** (schlecht differenziert): Drüsenanteil < 50%.

Hormonunabhängige Tumoren (Typ II) sind meist schlechter differenziert und haben damit auch eine schlechtere Prognose. Am häufigsten sind das **seröse** (Vorstufe: endometriales intraepitheliales Karzinom) und das **klarzellige Karzinom**. Das serös-papilläre Karzinom gleicht dem serös-papillären Ovarialkarzinom und wächst eher **endophytisch**, das klarzellige Karzinom weist Ähnlichkeiten mit hellzelligen Karzinomen der Vagina, der Zervix und des Ovars auf.

Die **Metastasierung** erfolgt per continuitatem, lymphogen v. a. in iliakal und paraaortal gelegene Lymphknoten und hämatogen in die V. cava inferior.

Klinik: Eine erneut auftretende Blutung in der Postmenopause ist als Warnsignal für ein Endometriumkarzinom zu sehen. Prä- und perimenopausal gelten entsprechend Blutungsanomalien (z. B. zu lange, zu starke oder unregelmäßige Blutungen) als suspekt. Weitere Symptome sind **Unterbauchschmerzen** und **pathologischer** (oft dunkler, riechender) **Fluor**.

Tab. 9.6 zeigt die Stadieneinteilung nach FIGO bzw. TNM und Prognose des Endometriumkarzinoms. Für die Prognose und das therapeutische Vorgehen wichtig sind der Tumortyp, das Grading, die Infiltrationstiefe des Myometriums und der Befall der Zervix, der Lymphknoten sowie der Blut- und Lymphgefäße.

Diagnostik:
- Anamnese: Blutungen, Risikofaktoren
- gynäkologische Untersuchung: Palpation des Uterus, Lokalisation der Blutungsquelle, ggf. Ausdehnung des Karzinoms
- transvaginale Sonografie: Beurteilung von Endometriumsdicke/-muster sowie von Ovarien und Tuben
- Hysteroskopie mit Biopsie und fraktionierter Abrasio
- Staginguntersuchungen.

9.3 Corpus uteri

Tab. 9.6 Einteilung und Prognose des Endometriumkarzinoms

FIGO		TNM	Tumorausbreitung	5-JÜR
0		Tis	Carcinoma in situ	
I		T1 N0 M0	Tumor begrenzt auf Corpus uteri	
	IA	T1a	Tumor begrenzt auf Endometrium	85–90%
	IB	T1b	Tumor infiltriert weniger als die Hälfte des Myometriums	80%
	IC	T1c	Tumor infiltriert die Hälfte oder mehr des Myometriums	
II		T2 N0 M0	Tumor infiltriert die Zervix, breitet sich jedoch nicht jenseits des Uterus aus	67–85%
	IIA	T2a	lediglich endozervikaler Drüsenbefall	
	IIB	T2b	Invasion des Zervixstromas	
III		T3	lokale und/oder regionäre Ausbreitung	50%
	IIIA	T3a	Tumor befällt Serosa und/oder Adnexe (direkte Ausbreitung oder Metastasen) und/oder Tumorzellen in Aszites oder Peritonealspülung nachweisbar	
	IIIB	T3b	Vaginalbefall (direkte Ausbreitung oder Metastasen)	
	IIIC	jedes T N1 M0	Metastasen in Becken- und/oder paraaortalen Lymphknoten	
IV		T4	Tumor dehnt sich über das kleine Becken aus und bricht in angrenzende Organe ein	
	IVA	T4	Tumor infiltriert Blasen- und/oder Rektumschleimhaut	20–25%
	IVB	M1	Fernmetastasen	

N0: keine regionären Lymphknoten befallen, N1: Befall regionärer Lymphknoten, 5-JÜR: 5-Jahres-Überlebensrate

Differenzialdiagnosen:
- gutartige Veränderungen: z. B. Polypen, Myome, Hyperplasie
- Portioektopie
- Hormonbehandlung
- Uterussarkom
- Zervixkarzinom.

Therapie: Die **Operation** steht nach Sicherung der Malignität im Vordergrund der Behandlung und ist bei Patientinnen mit gutem Allgemeinzustand und operablem Tumor der Strahlentherapie vorzuziehen.

Zum operativen Staging gehört die Entfernung von Uterus, Adnexen, pelvinen sowie paraaortalen Lymphknoten. Auf dem Ergebnis dieses Stagings basiert die weitere Planung der adjuvanten Therapie. Ab dem Stadium pT 2b sind die Parametrien ebenfalls zu entfernen. Beim serösen oder klarzelligen Karzinom sollte zusätzlich das Omentum majus entfernt sowie Peritonealbiopsien (inklusive Zwerchfellkuppeln) entnommen werden. Auch in der Palliativsituation profitieren die Patientinnen von einer Operation.

> **MERKE** In niedrigen Stadien (pT 1a, pT 1b) und einer guten Differenzierung des Tumors (G1/G2) ist die Lymphadenektomie fakultativ.

Bei Inoperabilität kann eine primäre Bestrahlung, ansonsten sollte zur lokoregionären Rezidivprophylaxe je nach Stadium eine **adjuvante Radiatio** in Tele-/Brachytherapie erfolgen. Eine systemische **Chemotherapie** (Adriamycin und Cisplatin) kommt bei operierten Patientinnen in Stadium III und IV in Betracht.

Nachsorge: Das metastasierende Endometriumkarzinom kann nur mehr palliativ behandelt werden, Lokalrezidive evtl. noch kurativ. Für die ersten 2–3 Jahre nach Primärtherapie ist deshalb ein **vierteljährliches Nachsorgeintervall** (Spekulumuntersuchung, vaginale/rektale Untersuchung, ggf. Sonografie) vorgesehen. Zudem sollten Nebenwirkungen der Therapie (genitale Atrophieerscheinungen, Lymphödeme, Strahlenschäden von Ureter, Harnblase und Darm, Hormonausfallserscheinungen) sowie die Notwendigkeit einer psychotherapeutischen Betreuung evaluiert werden.

Uterussarkom

> **DEFINITION** Vom Endo- oder Myometrium ausgehendes **mesenchymales** Malignom des Gebärmutterkörpers.

Epidemiologie: Uterussarkome sind mit 3% aller Uterusmalignome eher selten.

Klinische Pathologie:
Leiomyosarkom: Ursprungsgewebe ist die glatte Muskulatur des **Myometriums**. Meist entwickeln sie sich aus atypischen Leiomyomen, denen sie oft sehr ähnlich sehen. Suspekt und malignomverdächtig erscheinen Erweichungen, Infiltration des umliegenden Gewebes und Gefäßeinsprossungen. Histologisch weisen sie ein polymorphes Zellbild auf. Vor allem Nekrosen, eine hohe Anzahl von Mitosen und Vaskularisierung der Tumoren deuten auf ein Sarkom hin. Die Metastasierung erfolgt hämatogen.

Sarkome aus dem Endometrium: Zu **Sarkomen**, die sich aus dem **Endometrium** ableiten, zählt man
- Stromasarkome (Schleimhautsarkom, Metastasierung lymphogen und hämatogen)
- gemischtzellige Sarkome
- maligne Müller-Mischtumoren: Sie stammen von pluripotenten Zellen des Müller-Gangs ab und werden nach der jeweils vorherrschenden Komponente klassifiziert, z. B. Adenosarkom oder maligner mesodermaler Mischtumor. Die Metastasierung erfolgt lymphogen und hämatogen.

Klinik: **Blutungsanomalien** (v. a. persistierende Blutungen, Zwischenblutungen) und/oder eine zunehmende Vergrößerung des Uterus können auf Uterussarkome hinweisen.

Diagnostik:
- Anamnese: Blutungen?
- gynäkologische Untersuchung mit Spiegeleinstellung: Vergrößerung des Uterus? Blutungsquelle?
- transvaginale Sonografie zur Beurteilung des Uterus
- Hysteroskopie
- fraktionierte Abrasio und histologische Untersuchung des Abradats
- weitere Bildgebung des Abdomens (CT/MRT) zur Darstellung der Ausdehnung.

Differenzialdiagnosen: Myome, Endometriumhyperplasie, Endometriumkarzinom, Zervixkarzinom.

Therapie: Uterussarkome werden **operativ** unter Mitnahme des Uterus, der Tuben und der Ovarien, ggf. auch des großen Netzes und der pelvinen und paraaortalen Lymphknoten, entfernt. Je nach Histologie des Sarkoms kann auch eine **Bestrahlung** (Stromasarkom, Müller-Mischtumoren) oder eine **Systemtherapie** (Metastasierung) in Betracht gezogen werden.

Prognose: Die Prognose ist schlechter als die des Endometriumkarzinoms. Nur die Hälfte der Patientinnen überlebt das 5. Jahr nach Diagnosestellung.

9.4 Tuben

9.4.1 Gutartige Veränderungen

Zysten

> **DEFINITION** Zysten (Abb. 9.11), die vom **Tubenmesothel** ausgehen oder sich aus Resten des **Wolff**- oder des **Müller-Gangs (Hydatiden)** ableiten.

Klinische Pathologie:
- **Hydatiden:** Gestielte, mit seröser Flüssigkeit gefüllte Bläschen, die als Residuen des Müller-Gangs verbleiben (Morgagni-Hydatide).
- **intraligamentäre Zysten:** Teilweise sehr große, in Mesosalpinx oder Mesovar gelegene Paroophoronzysten. Typisch sind die Gefäßüberkreuzungen der Zysten und der Mesosalpinx.
- **Endosalpingose:** Kleinste papillär-seröse Zysten, die in der Serosa der Tube, des Uterus oder des Douglas-Raums liegen.

Klinik: Sehr häufig machen die Zysten **keine Beschwerden** und fallen nur sonografisch auf. Bei entsprechender Größe (z. B. große Paroophoronzysten) kann es zum klinischen Bild der **Stieldrehung** mit **Unterbauchschmerzen** bis hin zum **akuten Abdomen** [S. B340] kommen.

Diagnostik: Häufig fallen zystische Strukturen zufällig im Rahmen der **Sonografie** oder eines **operativen Eingriffs** auf, ohne vorher Beschwerden verursacht zu haben.

Differenzialdiagnosen:
- Pyo-/Hydro-/Hämatosalpinx (z. B. nach Entzündungen, Endometriose oder EUGs)
- Ovarialzysten (schwierige sonografische Differenzialdiagnose)
- Tuben- oder Ovarialkarzinom.

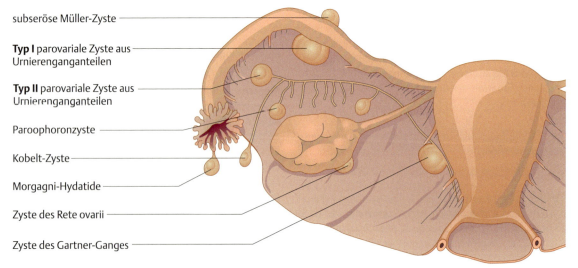

Abb. 9.11 Zysten der Tube und der Mesosalpinx. (aus Breckwoldt, Kaufmann, Pfleiderer, Gynäkologie und Geburtshilfe, Thieme, 2008)

Therapie: Asymptomatische Zysten erfordern **keine Behandlung**. Bei Beschwerden, Stieldrehung oder bei intrazystischen Papillomen ist die **operative Intervention** (z. B. laparoskopische Entfernung) angezeigt.

Benigne Tumoren

Solide gutartige Tumoren der Tube sind genau wie das Tubenkarzinom sehr selten. Es kann sich um Papillome, Fibrome, Myome, Hämangiome und Lipome handeln. Am häufigsten jedoch kommen **Adenomatoidtumoren** vor, die mehrere Zentimeter groß werden können. Diese makroskopisch grauweißen Tumoren entstehen aus mesothelialem Endothel und liegen subserös.

9.4.2 Tubenkarzinom

> **DEFINITION** Tubenkarzinome sind meistens vom Müller-Epithel abstammende **Adenokarzinome.**

Epidemiologie: Die Inzidenz ist sehr gering (0,3/100 000). Am häufigsten sind Frauen ab dem 50. Lebensjahr betroffen.

Ätiopathogenese: Für die Entstehung werden multifaktorielle Einflüsse angenommen (hormonell, genetisch, maligne Erkrankungen in der Eigenanamnese).

Klinische Pathologie: Am häufigsten ist die **Pars ampullaris** betroffen, bei 10–30 % der Patientinnen auch beidseitig. Histologisch handelt es sich vorwiegend um **Adenokarzinome**. Sarkome sind wesentlich seltener. Tubenkarzinome metastasieren sowohl per continuitatem peritoneal als auch frühzeitig in die Becken- und aortennahen Lymphknoten. Auch eine hämatogene Aussaat kommt vor. Sie ähneln in ihrem onkologischen Verhalten den Ovarialkarzinomen.

Klinik: Beschwerden können Blutungsanomalien, pathologischer Fluor, ein- bzw. beidseitige Unterbauchschmerzen oder im Spätstadium ein Aszites sein. Eine plötzliche Entleerung der gestauten Tube wird als Hydrops tubae profluens bezeichnet.

Die **Stadieneinteilung** entspricht im Prinzip derjenigen des Ovarialkarzinoms [S. B374]. Die 5-Jahres-Überlebensrate sinkt von Stadium I nach FIGO (70 %) zum Stadium III rapide (15 %).

Diagnostik:
- Anamnese
- gynäkologische Untersuchung: Palpation einseitiger Resistenzen
- Zervixabstriche: manchmal Tumorzellen nachweisbar
- Sonografie.

Differenzialdiagnosen sind eine Pyo-/Hydro-/Hämatosalpinx, Tubenzysten, gutartige Tubentumoren, ein Tuboovarialabszess, eine Ovarialzyste sowie das Ovarialkarzinom.

Therapie: Die Behandlung erfolgt grundsätzlich wie die des Ovarialkarzinoms [S. B375]. Im Vordergrund steht ebenfalls ein möglichst radikaler operativer Eingriff.

9.5 Ovarien

9.5.1 Funktionelle Ovarialzysten

> **DEFINITION** Hormonaktive Zysten, die bei der geschlechtsreifen Frau oder unter Hormontherapie auftreten.

Epidemiologie und Ätiopathogenese: Gut ⅔ aller sonografisch erfassten Zysten sind funktioneller Natur. Die Inzidenz ist unbekannt, weil sie häufig nur zufällig entdeckt werden. Die häufigsten funktionellen Zysten sind
- **Follikelzysten:** Nichtgesprungene Graaf-Follikel, die meist solitär auftreten und u. U. eine Größe bis zu 25 cm erreichen können. Ursächlich sind dabei zu hohe FSH-Spiegel oder ein übersteigertes Ansprechen auf normale FSH-Spiegel. Die gesteigerte Östrogenproduktion (aus Granulosazellen der Zysten) kann am Endometrium zur glandulär-zystischen Hyperplasie führen (→ Zyklusstörungen, insbesondere **Durchbruchblutungen**).
- **Corpus-luteum-Zysten** (Abb. 9.12): Bei übermäßigen Einblutungen innerhalb des Corpus luteum nach der Ovulation kann sich eine Zyste entwickeln, die i. d. R. solitär auftritt und wenige Zentimeter groß wird. Sie wird v. a. in der Frühschwangerschaft beobachtet. Kommt es durch die Zyste zur gesteigerten Progesteronbildung, reagiert der Uterus mit einem hypersekretorischen Endometrium (→ Zyklusanomalien bis hin zur Amenorrhö).
- **Thekaluteinzysten** entwickeln sich aus nichtrupturierten Follikeln infolge erhöhter β-hCG-Konzentrationen, z. B. bei Mehrlingsschwangerschaften, Chorionepitheliom, Blasenmole oder ovarieller Überstimulation. Sie können bis zu 30 cm groß werden. Hypovolämie, Aszites und Pleuraergüsse können das klinische Bild begleiten.
- **Zysten im Rahmen des PCO-Syndroms** [S. B346].

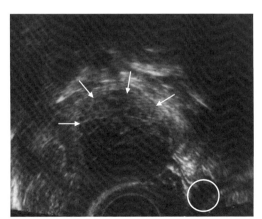

Abb. 9.12 **Corpus-luteum-Zysten.** Glatt begrenzte Zyste mit Binnenechos infolge von Einblutungen (Pfeile). Außerdem erkennt man freie Flüssigkeit (Kreis). (aus Gätje et al., Kurzlehrbuch Gynäkologie und Geburtshilfe, Thieme, 2011)

> **MERKE** Jede gesunde Frau hat einmal im Monat eine sonografisch darstellbare Zyste.

Klinik: Das klinische Bild hängt meistens von der Größe der Zysten ab. Kleine Zysten sind häufig **symptomlos**, große Zysten können **diffuse Beschwerden** (Zyklusunregelmäßigkeiten bis hin zu Amenorrhö, Unterbauchschmerzen) verursachen. Im schlimmsten Fall kann es zur **Stieldrehung** [S. B340] und zu dem damit einhergehenden Beschwerdebild kommen (Cave: häufig als Appendizitis verkannt).

Diagnostik:
- Anamnese
- gynäkologische Untersuchung: ggf. auf Resistenzen im Bereich der Adnexe achten
- transvaginale Sonografie: Größe der Zysten, Septierungen, Binnenechos
- operative Entfernung und histologische Untersuchung bei auffälliger Sonografie (Septen, Binnenechos, Wandverdickungen) oder bei Zysten > 5 cm.

Differenzialdiagnosen:
- sprungreifer Follikel kurz vor der Ovulation (bis 2,5 cm groß)
- (extrauterine) Schwangerschaft
- Endometriosezysten
- benigne Ovarialtumoren
- Ovarialkarzinom.

Therapie: Wenn die Zysten keine Beschwerden machen und sonografisch unauffällig sind, genügt zunächst die **Kontrolle** (hohe spontane Rückbildungsrate!). Andernfalls (Größe > 5 cm, auffällige Sonografie, bei postmenopausalen Patientinnen) sollte die Zyste **chirurgisch** komplett entfernt werden (Laparoskopie/-tomie). Bei anhaltender Follikelpersistenz kann ggf. eine Gestagengabe versucht werden.

9.5.2 Neoplastische Ovarialveränderungen

Überblick

> **DEFINITION** Geschwulste des Ovars, die von unterschiedlichem Ursprungsgewebe ausgehen.

Epidemiologie: Ovarialtumoren sind häufig. Sie treten je nach Histologie in unterschiedlichen Altersgruppen auf. Circa 75 % aller Ovarialtumoren sind gutartig.

Klinische Pathologie: Die WHO teilt die Ovarialtumoren nach ihrer **histologischen Herkunft** ein. Die wichtigsten sind epitheliale Tumoren, Keimstrang-Stroma-Tumoren und Keimzelltumoren.

Epitheliale Tumoren: Sie machen ca. 65 % aller Ovarialtumoren aus, liegen innerhalb des Ovars und sind oft zystisch durchsetzt. Neben den benignen Tumoren existieren auch maligne Formen (Ovarialkarzinom). Abhängig vom histologischen Bild unterscheidet man:

- **seröses Zystadenom:** Wächst papillär; meist einreihiges zilientragendes Epithel; besteht aus einer bzw. mehreren Kammern, die mit seröser Flüssigkeit gefüllt sind.
- **muzinöses Zystadenom:** Wächst glatt oder papillär; schleimbildendes Zylinderepithel; eine/mehrere Kammern, gefüllt mit fadenziehendem schleimigem Inhalt. Muzinöse Adenome können sehr große Ausmaße annehmen (bis zu 50 cm).
- **endometrioide Ovarialtumoren:** Weisen Ähnlichkeit mit Endometrium auf und sind häufig maligne. Man unterscheidet klarzellige Tumoren (→ häufig Entartung zum Klarzellkarzinom), Brenner-Tumoren (→ ähnelt Übergangsepithel) und gemischte epitheliale Tumoren.

Keimstrang-Stroma-Tumoren bzw. Stromatumoren: Sie sind meist gutartig und produzieren häufig Sexualhormone.

- **Granulosazelltumor:** Er macht ca. 30 % der Stromatumoren aus und ist selten größer als 15 cm. Produziert wie die Ursprungszelle häufig Östrogene. Gilt als potenziell maligne, weil gut ⅓ der Tumoren infiltrativ wächst. Eine Metastasierung kommt aber selten vor.
- **Thekazelltumor:** Benigner lipidspeichernder Tumor, der häufig Progesteron (wie die Ursprungszelle), aber auch Östrogene produzieren kann.
- **Sertoli-Leydigzell-Tumor** (sog. Androblastom): Seltener gutartiger Tumor, der häufig Androgene und manchmal Östrogene produziert. Schlecht differenzierte Formen neigen auch zur Metastasierung.
- **Ovarialfibrom:** Kollagenfaserreicher Tumor, großteils benigne. Häufig ist er mit einem Aszites vergesellschaftet, in 1 % mit einem Meigs-Syndrom (= Auftreten von Aszites und Pleuraerguss bei Ovarialfibrom).

Keimzelltumoren: Sie machen ca. 25 % der Ovarialtumoren aus und leiten sich von den Oozyten ab. Davon sind 95 % gutartige Teratome.

- **Teratome:** Können bis zu 50 cm groß werden, sind meist zystisch und i. d. R. aus allen 3 Keimblättern aufgebaut. Häufig enthalten sie ektodermale Strukturen wie Haare, Zähne, Haut, Talg oder Knochen. Es gibt auch Teratome, die nur auf einen einzigen Gewebetyp spezialisiert sind (z. B. Struma ovarii). Reife Teratome (sog. **Dermoidzysten**) sind benigne; undifferenzierte maligne Teratome sind mit 2 % aller Ovarialmalignome sehr selten.
- **maligne Tumoren:** z. B. Dysgerminome, Dottersacktumoren, embryonale Karzinome, Chorionzottenkarzinom, maligne Teratome.

Der häufig verwendete Begriff „**Kystom**" bezeichnet eine von einer Kapsel umgebene, sackartige, ein- oder mehrkammerige Geschwulst, die mit Flüssigkeit gefüllt ist. Echte Zysten sind mit Epithel ausgekleidet.

Klinik: Meist bestehen keine Frühsymptome. Später kann es zu **Zyklusstörungen** und **-beschwerden**, unspezifischen **Unterbauchschmerzen** und zur **Zunahme des Bauchumfangs** (große Tumoren/Aszites) kommen. Bei hormonbildenden Tumoren können Zeichen des **hormonellen Un-**

gleichgewichts (z. B. vaginale Blutungen, Hirsutismus, Amenorrhö, Infertilität) hinzukommen. Kommt es zur Ovarialtorsion, kann das Bild eines **akuten Abdomens** entstehen.

> **MERKE** Kommt es aufgrund eines östrogenproduzierenden Ovarialtumors vor dem 8. Lebensjahr zur Entwicklung der sekundären Geschlechtsmerkmale, spricht man von einer **Pseudopubertas praecox** (s. Pädiatrie [S. B549]).

Diagnostik:
- Anamnese
- gynäkologische Untersuchung: bei der Palpation auf Resistenzen im Bereich der Adnexe achten
- Sonografie: Größe, Septierungen, Binnenechos und Aszites
- ggf. farbcodierte Duplexsonografie bei soliden Strukturen: Vaskularisation spricht für Malignität
- ggf. CT
- operative Entfernung/Probeentnahme zur histologischen Beurteilung.

> **MERKE** Die diagnostische Punktion eines zystisch soliden oder rein soliden Ovarialtumors ist immer kontraindiziert, da im Fall der Malignität Tumorzellen verschleppt werden können.

Therapie: Die **operative Entfernung** ist schon allein zur **histologischen Sicherung** angezeigt. Insbesondere bei Unklarheit oder Malignitätsverdacht wird (meist im Rahmen einer explorativen Laparotomie) ovarektomiert. Ergibt die histologische Aufarbeitung (z. B. im Schnellschnitt) Hinweise auf einen malignen Tumor, wird entweder sofort oder in einer Zweitoperation möglichst radikal operiert. Eine andere Möglichkeit ist die komplette Tumorentfernung bzw. -ausschälung (auch laparoskopisch möglich), wenn kein Anhalt für Malignität besteht. Bei allen Operationsmethoden muss eine Kapselruptur unbedingt vermieden werden.

Verlauf: Die Möglichkeit zur malignen Entartung besteht insbesondere bei den Granulosazelltumoren sowie bei den serösen und den muzinösen Tumoren.

Ovarialkarzinom

> **DEFINITION** Maligne Tumoren des ovariellen oberflächlichen **Keimepithels**.

Epidemiologie: Das Ovarialkarzinom ist die häufigste Todesursache unter den gynäkologischen Krebserkrankungen. Das Risiko, jemals an einem Ovarialkarzinom zu erkranken, liegt bei 1–2 %, die Erkrankungshäufigkeit steigt ungefähr ab dem 45. Lebensjahr. Der Altersgipfel diagnostizierter Karzinome liegt zwischen dem 60. und 70. Lebensjahr, die größte Inzidenz liegt dabei um das 80. Lebensjahr. Insgesamt erkranken in Westeuropa jährlich 15/100 000 Frauen an einem Ovarialkarzinom.

Ätiopathogenese: 90 % der Ovarialkarzinome treten **spontan** auf. Bislang konnte noch keine Ursache nachgewiesen werden. Vermutet wird, dass es infolge vieler Ovulationen im Leben einer Frau zur reparativen Proliferation und schließlich zur malignen Transformation kommt (**Fathalla-Hypothese**). Die sog. **Stimulationshypothese** führt die maligne Entartung wiederum auf induzierte Hyperovulationen (z. B. durch Gonadotropine) zurück. Anerkannte **Risikofaktoren** (z. B. Kinderlosigkeit, keine hormonelle Kontrazeption, primäre Sterilität) gehen alle mit einer hohen Anzahl an Ovulationen im Leben einher. Auch **exogene Noxen** (z. B. Asbest, Talkum) sollen kanzerogen wirken. Das **familiär** gehäuft auftretende Ovarialkarzinom macht ungefähr **10 %** der Erkrankungen aus. Kriterien für die Annahme eines genetisch bedingten Karzinoms sind u. a.
- Frau mit Mamma- und Ovarialkarzinom in der Familie
- Frau mit Ovarialkarzinom vor dem 40. Lebensjahr in der Familie
- 2 Frauen mit Ovarialkarzinom in der Familie
- HNPCC (hereditäres Kolonkarzinom mit Endometrium- oder Ovarialkarzinom in der Familie)
- BRCA-1- oder BRCA-2-Mutation in der Familie.

Klinische Pathologie: 25 % der Ovarialtumoren sind maligne. Davon handelt es sich zu ca. 90 % um Karzinome (Abb. 9.13):
- **seröses Zystadenokarzinom** (35–70 %): Karzinom mit teils zystischen, teils soliden Strukturen, Nekrosen und Hämorrhagien. Sie sind meist mehrere Zentimeter groß und gekammert. Es besteht eine Ähnlichkeit mit dem Epithel der Tubenmukosa. Papilläre Wachstumsmuster sind häufig makroskopisch und histologisch erkennbar. Auch drüsige Anteile kommen vor. In 60 % der Fälle sind sog. Psammom-Körperchen nachweisbar.
- **muzinöses Zystadenokarzinom** (5–20 %): Ähnelt dem Epithel der Endozervix mit ebenfalls teils zystischen, teils soliden Strukturen, Nekrosen und Hämorrhagien. Die Schnittfläche ist schleimig. Die zystischen Anteile sind von atypischem Epithel ausgekleidet (→ Schleimbildung). Ein papilläres Wachstumsmuster ist selten.
- **endometrioides Karzinom** (10–25 %): Solider Tumor, der histologische Ähnlichkeit mit dem Endometriumkarzinom aufweist.
- **klarzelliges Karzinom** (5–10 %): Die hellen, glykogenreichen Epithelien bilden zystische, papilläre oder trabekuläre drüsige Formationen. Typisch sind auch die sog. „Kragenknopfzellen".
- **übergangszelliges Karzinom** (**Brenner-Tumor**): Stammt vom Zölomepithel ab und weist strukturelle Ähnlichkeiten mit dem Übergangsepithel der ableitenden Harnwege auf. Die maligne Form ist sehr selten.
- **undifferenziertes Ovarialkarzinom** (5–20 %): Lässt sich keinem der o. g. Karzinome zuordnen. Die Prognose ist sehr schlecht.
- **extraovarielles** (**peritoneales**) **Karzinom:** Sein histologischer Aufbau ähnelt dem des serösen Ovarialkarzinoms. Vermutlich stammt es vom Zölomepithel ab. Die Ovarien sind nicht bzw. selten betroffen, in erster Linie befällt es Peritoneum und Lymphknoten.

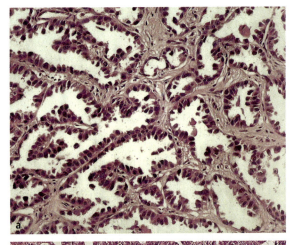
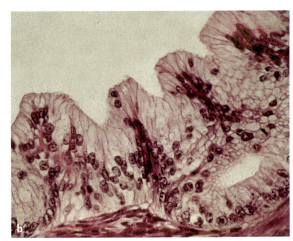
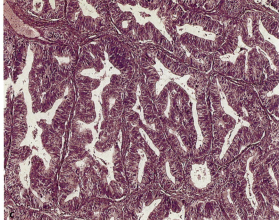

Abb. 9.13 **Ovarialkarzinome. a** Serös-papilläres Zystadenokarzinom. **b** Muzinöses Zystadenokarzinom. **c** Endometrioides Karzinom. (aus Riede, Werner, Schaefer, Allgemeine und spezielle Pathologie, Thieme, 2004)

Borderline-Tumor: Er ist eine Sonderform mit niedrigmalignem Potenzial und macht 5–30 % aller Ovarialkarzinome aus. Borderline-Tumoren sind Karzinome, die alle Kriterien der Malignität erfüllt (Zellatypien, viele Mitosen etc.), aber **nichtinvasiv** wachsen. Je nach Zelltyp wird ein seröser, muzinöser, endometroider, klarzelliger und übergangszelliger Tumor unterschieden. Eine maligne Transformation ist möglich, wird jedoch selten beobachtet. Makroskopisch gleicht es dem Zystadenom, enthält jedoch zusätzlich Nekroseherde. Die Langzeitprognose ist gut (ca. 90 % der Patientinnen überleben 20 Jahre).

Metastasierung: Ovarialkarzinome metastasieren per continuitatem bzw. intrakavitär durch die Peritonealflüssigkeit (Metastasen im Douglas-Raum, Omentum majus, an der rechten Zwerchfellkuppel, im Peritoneum) oder lymphogen in die inguinalen, pelvinen, paraaortalen und hypogastrischen Lymphknoten. Die hämatogene Ausbreitung (Leber, Lunge, Knochen) spielt eine eher untergeordnete Rolle.

Tumormarker: **CA 125** für epitheliale Ovarialkarzinome, CA 72-4 für muzinöse Zystadenokarzinome, β-hCG und AFP für Keimzelltumoren.

Klinik: In frühen Stadien bleibt das Ovarialkarzinom meist **klinisch stumm** (oft Zufallsbefund). Später kann es u. a. zu Zyklusstörungen, Unterbauchbeschwerden bis hin zum akuten Abdomen bei Stieldrehung, aszitesbedingter Zunahme des Bauchumfangs oder zu einem Pseudo-Meigs-Syndrom (Aszites und Pleuraerguss durch Peritoneal- und Pleurakarzinose bei Ovarialkarzinom) kommen. Die Kombination aus eingefallenem Gesicht (**Facies ovarica**) durch die Tumorkachexie und dem aufgetriebenen Abdomen ist Ausdruck eines weit fortgeschrittenen Tumorstadiums.

Stadieneinteilung nach FIGO und TNM sowie **Prognose** des Ovarialkarzinoms sind in **Tab. 9.7** dargestellt.

Für die tumorspezifische **Prognose** sind das **Tumorstadium** und der postoperativ verbliebene **Tumorrest** entscheidend (→ Letzterer ist in erster Linie abhängig von der Erfahrung des Operateurs). Auch der **histologische Subtyp** spielt eine Rolle: Serös-papilläre und endometrioide Tumoren sprechen besser auf bestimmte Chemotherapien an und haben insgesamt eine bessere Prognose als beispielsweise klarzellige oder muzinöse Tumoren.

Tab. 9.7 Einteilung und Prognose des Ovarialkarzinoms

FIGO		TNM	Tumorausbreitung	5-JÜR
I		T1 N0 M0	Tumor begrenzt auf Ovarien	
	IA	T1a	Tumor auf ein Ovar begrenzt; Kapsel intakt; kein Tumor auf der Oberfläche	90%
	IB	T1b	Tumor auf beide Ovarien begrenzt; Kapsel intakt, kein Tumor auf der Oberfläche	85%
	IC	T1c	Tumor begrenzt auf ein oder beide Ovarien mit Kapselruptur, Tumor an Ovarialoberfläche oder maligne Zellen in Aszites oder Peritonealspülung nachweisbar	80%
II		T2 N0 M0	Tumor befällt ein oder beide Ovarien und breitet sich im Becken aus	
	IIA	T2a	Ausbreitung auf und/oder Implantate an Uterus und/oder Tube(n)	70%
	IIB	T2b	Ausbreitung auf andere Beckengewebe	67%
	IIC	T2c	Ausbreitung im Becken (2a oder 2b) und maligne Zellen im Aszites oder Peritonealspülung	64%
III		T3 N0 M0	Tumor befällt ein oder beide Ovarien mit histologisch nachgewiesenen Peritonealmetastasen außerhalb des Beckens und/oder regionären Lymphknotenmetastasen	
	IIIa	T3a	mikroskopische Peritonealmetastasen jenseits des Beckens	59%
	IIIb	T3b	makroskopische Peritonealmetastasen jenseits des Beckens, größte Ausdehnung ≤ 2 cm	40%
	IIIc	T3c N0 M0 oder jedes T N1 M0	Peritonealmetastasen jenseits des Beckens, größte Ausdehnung > 2 cm, und/oder regionäre Lymphknotenmetastasen	30%
IV		jedes T und N M1	Fernmetastasen (ausgenommen Peritonealmetastasen)	17%

N0: keine regionären Lymphknotenmetastasen, N1: regionäre Lymphknotenmetastasen, 5-JÜR: 5-Jahres-Überlebensrate

Diagnostik:
- Anamnese: B-Symptomatik, Zunahme des Bauchumfangs, Krebserkrankungen in der Familie (→ insbesondere gynäkologische Tumoren und Kolonkarzinom)
- gynäkologische Untersuchung: Resistenzen tastbar?
- transvaginale Sonografie (Abb. 9.14).

> **MERKE** Sonografische **Hinweise auf Malignität** sind
> - Tumorgröße > 5 cm
> - Septierungen
> - irreguläre Binnenechos in zystischen Befunden
> - solide Tumoranteile
> - zentrale Vaskularisierung.

- ggf. weitere bildgebende Verfahren (CT/MRT) zur Abklärung unklarer Befunde bzw. retroperitonealer Lymphknoten
- diagnostischer operativer Eingriff (i. d. R. explorative Laparotomie, s. u.) und histologische Klärung (möglichst Schnellschnitt).

Differenzialdiagnosen zum Ovarialkarzinom sind eine Schwangerschaft bzw. EUG, funktionelle Zysten, entzündliche Prozesse, Endometrioseherde, ein benigner Ovarialtumor bzw. Borderline-Tumor sowie Tumoren anderer Organe (Uterus, Tuben) und Metastasen (z. B. Endometrium- oder Mammakarzinom). Der **Krukenberg-Tumor** ist eine Abtropfmetastase eines Siegelringkarzinoms des Magens (s. Neoplastische Erkrankungen [S. A639]).

Therapie: Die Indikation zur **Operation** ist grundsätzlich immer gegeben, da intraoperativ ein ausführliches Staging erfolgt, dessen Ergebnis Einfluss auf die weitere Therapie nimmt. In der Regel wird die Operation **so radikal**

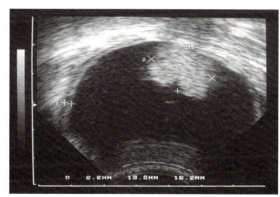

Abb. 9.14 **Zystisches Ovarialkarzinom mit solidem Anteil und verdickter Zystenwand.** (aus Stauber, Weyerstahl, Duale Reihe Gynäkologie und Geburtshilfe, Thieme, 2007)

wie möglich durchgeführt, da mit der vollständigen Entfernung aller makroskopisch erkennbaren Tumorherde (R0-Resektion) eine höhere Heilungsrate bzw. ein längeres Überleben erreicht werden kann. Nach Eröffnung der Bauchhöhle wird eine **Spülzytologie** der Peritonealhöhle oder eine Aszitesprobe gewonnen. Es folgt die **Inspektion** der gesamten Bauchhöhle und des kleinen Beckens einschließlich der Lymphknoten. Auffällige Bezirke werden **biopsiert**. Beide Adnexen werden unter **Vermeidung einer Kapselruptur** (Tumorzellaussaat!) exstirpiert. Des Weiteren werden der Uterus, das Ometum majus, die pelvinen, paraaortalen und parakavalen Lymphknoten entfernt. Bei muzinösen oder unklaren Tumoren wird außerdem die Appendix vermiformis mitgenommen. Sind umgebende Organe infiltriert, werden auch dort die befallenen Anteile so radikal wie möglich entfernt. Bei Peritonealkarzinose wird das Peritoneum operativ entfernt

(Deperitonealisierung). Bei jungen Frauen mit Kinderwunsch kann im Stadium Ia auch eine einseitige Adnexexstirpation in Betracht gezogen werden.

> **MERKE** Bei jungen Frauen mit Kinderwunsch kann im Stadium Ia vorerst auch eine einseitige Adnexexstirpation in Betracht gezogen werden.

Patientinnen in den Tumorstadien IA (Grad 1) bis IIA benötigen eine platinhaltige **adjuvante Chemotherapie**. Fortgeschrittene Ovarialkarzinome werden adjuvant mit platin- und taxanhaltigen Substanzen behandelt (z. B. Carboplatin/Paclitaxel). Bei Rezidiven können auch andere Substanzen (z. B. Topotecan, Etoposid, Doxorubicin, Gemcitabine, Treosulfan) eingesetzt werden. Eine **Bestrahlung** kann in besonderen Situationen (z. B. bei Knochenmetastasen) als Palliativtherapie erforderlich werden. Kann der Tumor nicht entfernt werden, wird evtl. auch ein palliativer chirurgischer Eingriff notwendig (z. B. bei Entwicklung eines mechanischen Ileus).

Beim **Borderline-Tumor** ist ebenfalls die Operation Therapie der Wahl (Hysterektomie, Adnexektomie, bei Kinderwunsch unilaterale Adnexektomie). Über das Ausmaß der Radikalität (z. B. Lymphknoten) besteht Uneinigkeit. Eine adjuvante Chemotherapie wird nicht durchgeführt.

Nachsorge: Die Nachsorge (Anamnese, körperliche, gynäkologische und rektale Untersuchung und Vaginalsonografie) sollte nach Abschluss der Primärtherapie und bei Symptomfreiheit **vierteljährlich** während der ersten 3 Jahre, ab dem 4. Jahr **halbjährlich** und ab dem 6. Jahr **jährlich** erfolgen. Nur bei klinischem Verdacht auf ein Rezidiv ist eine weitere Diagnostik indiziert. Bei Bedarf sollte eine psychoonkologische Betreuung veranlasst werden.

9.6 Mamma

9.6.1 Gutartige Veränderungen

Mastodynie und Mastalgie

> **DEFINITION**
> - **Mastodynie:** Zyklus- bzw. hormonabhängige (v. a. Östrogen) Brustschmerzen bzw. Spannungsgefühl in den Brüsten.
> - **Mastalgie:** nichtzyklusabhängige Brustschmerzen.

Brustschmerzen treten oft in der **zweiten Zyklushälfte** im Rahmen des prämenstruellen Syndroms an beiden Brüsten als Ziehen und Spannungsgefühl auf und sind auf ein **hormonelles Ungleichgewicht** mit überwiegendem Östrogeneinfluss zurückzuführen.

Differenzialdiagnostisch unterschieden werden müssen Brustschmerzen im Rahmen einer Mastitis, eines Mammakarzinoms (einseitig) sowie andere Schmerzen des Thorax wie bei Mondor-Phlebitis (Thrombophlebitis seitlicher Rumpfvenen), traumatische Schmerzen, Tietze-Syndrom (Verdickung der Rippenknorpel am Sternumansatz mit Schmerzen), Neuralgien der Interkostal- bzw. Zervikobrachialnerven oder Stenokardien.

Mastopathie

> **DEFINITION** Nichtneoplastische Veränderungen des Brustdrüsenparenchyms infolge hormoneller Störungen werden als **Mastopathien** bzw. **Mammadysplasien** zusammengefasst.

Epidemiologie: Die Mastopathie ist häufig (gut die Hälfte aller Frauen) und betrifft überwiegend Frauen zwischen dem 30. und 50. Lebensjahr.

Ätiopathogenese: Aufgrund eines **hormonellen Ungleichgewichts** überwiegen die **Östrogene**, wodurch Proliferation oder regressive Umbauvorgänge der Drüsen, der Milchgänge oder des Stromas gesteigert ablaufen. Die Disbalance kann u. a. durch **Gestagenmangel** (dadurch verhältnismäßig zu viel Östrogene), einen Mangel an Schilddrüsenhormonen, eine Hyperprolaktinämie bzw. eine Hyperandrogenämie oder einen langjährigen Diabetes mellitus (bei prämenopausalen Patientinnen) verursacht sein. Eine **genetische Disposition** wird ebenfalls diskutiert.

Klinische Pathologie: Die proliferativen und regressiven Veränderungen können sich histologisch ganz unterschiedlich präsentieren:
- sekretionsbedingte Duktektasien: **Makro-** und **Mikrozysten**
- Vermehrung des Stützgewebes: **Fibrose**
- Veränderungen des Drüsenparenchyms:
  - **Adenose** (Proliferation von Gangsegmenten, Drüsenazini sowie Myoepithelzellen)
  - **Epitheliose** (Proliferation des Gangepithels)
  - **Papillomatose** (lokale intraduktale Vermehrung)
  - **Hyalinose**
- Mischformen:
  - **Mastopathia cystica fibrosa** (Zysten und Fibrose, Abb. 9.15)
  - **sklerosierende Adenose** (Fibrose und Adenose).

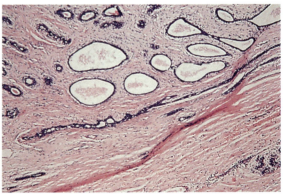

Abb. 9.15 **Mastopathia cystica fibrosa.** (aus Stauber, Weyerstahl, Duale Reihe Gynäkologie und Geburtshilfe, Thieme, 2007)

Tab. 9.8 Klassifikation der Mastopathie

Gruppe	Veränderungen	Häufigkeit
I	einfache Mastopathie, keine Epithelproliferationen, keine Atypien; keine Entartung → fibröse/fibrös-zystische Mastopathie	70 %
II	einfach proliferierende Mastopathie, Epithelproliferationen, Myoepithelzuwachs; Entartungsrisiko leicht erhöht → Epitheliose, Papillomatose, Adenose, sklerosierende Adenose	25 %
III	atypisch proliferierende Mastopathie, Parenchymdysplasien, Atypien; noch kein Carcinoma in situ, aber Entartung durchaus möglich	5 %

Die Einteilung der Mastopathien basiert auf dem Grad der Epithelveränderungen (**Tab. 9.8**).

Klinik: Die Mastopathie kann sich durch **Mastodynie** (Brustschmerzen und -spannen v. a. in der zweiten Zyklushälfte), schmerzhafte **Knotenbildung** (Größe zyklusabhängig), eine Zunahme der **Gewebedichte** und eine ungewöhnliche **Sekretion** aus der Mamille äußern.

Diagnostik:
- Anamnese: Zyklusabhängigkeit der Symptome?
- Untersuchung der Brust: Palpation der Knoten, Verschieblichkeit etc.
- Sonografie: Typisch sind **solide und zystische Strukturen**, Ausschluss intrazystischer Proliferationen (Papillom, intrazystisches Karzinom)
- Mammografie: nachgewiesener gruppierter Mikrokalk sollte histologisch abgeklärt werden (DD Mammakarzinom)
- ggf. Punktion bzw. Stanzbiopsie und histologische Untersuchung.

Differenzialdiagnosen:
- benigne Mammatumoren (Fibroadenome, Lipome)
- Carcinoma in situ
- Mammakarzinom
- andere Ursachen des Brustschmerzes [S. B376].

Therapie:
- **hormonfreie Therapie** (bei leichten Formen ohne Knoten): Aufklärendes Gespräch über Harmlosigkeit, Behandlung endokrinologischer Ursachen (z. B. Schilddrüse), Eis-/Alkoholumschläge, festsitzende BHs, hormonfreie Phytotherapeutika (Agnus castus), Fangopackungen, Abstinenz von methylxanthinhaltigen Nahrungsmitteln (Kaffee, Schokolade, Tee).
- **hormonelle Therapie** (lokal oder systemisch, wenn keine Besserung): Progesteron- oder androgenhaltige Gele, orale gestagen- oder östrogen-/gestagenhaltige Präparate, Prolaktinhemmer (Bromocriptin), Antiöstrogene, GnRH-Agonisten.
- **operative Therapie** (bei Knoten und Risikofaktoren): Exzision und histologische Untersuchung der Knoten. Zeigen sich Atypien, muss die Patientin regelmäßig zur Kontrolle kommen. Die subkutane Mastektomie (mammillenerhaltend) sollte erwogen werden, wenn rezidivierende Mastopathien Grad III beobachtet werden, regelmäßige Kontrollen schwierig sind und die Patientin eine genetische Disposition aufweist.

Fibroadenom

DEFINITION Gutartiger solider Tumor der Brust, der aus einem bindegewebigen („Fibro-") und einem drüsigen („-adenom") Anteil besteht.

Epidemiologie: Am häufigsten sind Frauen zwischen dem 20. und 40. Lebensjahr betroffen. Das Fibroadenom ist mit 20 % die häufigste Veränderung der Brust.

Ätiopathogenese: Das Wachstum wird durch **Östrogene** stimuliert. Eine Größenzunahme wird insbesondere während Schwangerschaft und Stillzeit beobachtet.

Klinische Pathologie: Fibroadenome sind prallelastische, grau-weiße Knoten, die wenige Zentimeter groß werden und sowohl isoliert als auch multipel (10 %) auftreten. Manchmal sind auch beide Brüste betroffen (5–10 %). Sie wachsen peri- oder intrakanalikulär. Der Anteil der bindegewebigen Mesenchym- bzw. der drüsigen Epithelkomponente ist variabel. Reine Adenome oder Fibrome sind selten.

Klinik: Indolenter, glatt und derber, aber verschieblicher und scharf begrenzter Knoten, der entweder der Patientin selbst aufgefallen ist oder vom Arzt im Rahmen einer Brustuntersuchung entdeckt wird.

Diagnostik:
- Anamnese
- Untersuchung der Brust: palpatorische Verschieblichkeit? Randbegrenzung? Dolenz?
- Sonografie: homogener, echoarmer, glatt begrenzter Tumor mit lateralem Schallschatten und dorsaler Schallverstärkung (**Abb. 9.16**a)
- Mammografie: dichte Knoten mit glatten Rändern
- ggf. Feinnadelpunktion oder Stanzbiopsie mit histologischer Sicherung (falls Diagnose nicht eindeutig). Histologisch lässt sich neben azinären und duktulären Proliferationen ein komprimiertes Gangsystem mit hirschgeweihartig verengtem Lumen erkennen (**Abb. 9.16**b), das durch das wuchernde Mantelgewebe entsteht.

Differenzialdiagnosen:
- andere benigne Tumoren (z. B. Lipom, Hamartom)
- Mastopathie mit Makrozysten (Sonografie, Mammografie)
- Phylloides-Tumor (s. u.)
- Mammakarzinom (Dignität sichern).

Therapie:
- ggf. Observation nach Sicherung der Diagnose
- Exstirpation bei Unklarheit, schnellem Wachstum, fortgeschrittenem Alter oder auf Wunsch der Patientin.

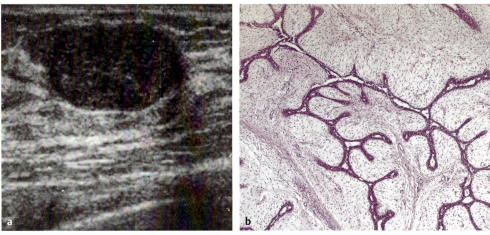

Abb. 9.16 **Fibroadenom. a** Sonografischer Befund. **b** Histologie. (a: aus Stauber, Weyerstahl, Duale Reihe Gynäkologie und Geburtshilfe, Thieme, 2007; b: aus Riede, Werner, Schaefer, Allgemeine und spezielle Pathologie, Thieme, 2004)

Andere benigne Tumoren

Papillom: Gutartige Proliferation der Duktuszellen (Mastopathie Grad II), die durch eine **pathologische Sekretion** (oft blutig) aus einer Mamille auffällt. Papillome sind meist klein und daher selten palpabel, können aber mithilfe von Sonografie und Galaktografie gut dargestellt werden. Papillome müssen exzidiert und histologisch untersucht werden, um ein intraduktales Karzinom auszuschließen. Intraoperativ wird der betroffene Milchgang mit Methylenblau markiert.

Hamartom: Seltene Neubildung aus Epithel- und Fettgewebe (sozusagen Brustgewebe im Brustgewebe). Durch die Proliferation kommt es zum Platzmangel, es entsteht ein **hochelastischer Knoten**. Im Ultraschall ist eine echoarme Struktur mit glatt begrenzten Rändern nachweisbar. Es muss exzidiert werden.

Lipom: Lipome sind benigne Fettgewebswucherungen. Sie sind sowohl palpatorisch und sonografisch als auch mithilfe einer Punktion eindeutig zu diagnostizieren. Sie müssen nicht unbedingt entfernt werden. In der Regel ist eine **Kontrolle ausreichend**.

Phylloides-Tumor: Der Phylloides-Tumor (Synonym: Cystosarcoma phylloides) ist ein **semimaligner Tumor**, der schnell eine beträchtliche **Größe** erreichen und durch die Haut durchbrechen kann. Zudem bildet er **fingerartige Ausläufer** in das umliegende Gewebe. Histologisch weist er Ähnlichkeiten mit einem intrakanalikulären Fibroadenom auf (bindegewebiger und drüsiger Anteil). Das **Stroma** ist zellreich und pleomorph, häufig auch metaplastisch. Die maligne Entartung ist möglich, in 20 % der Fälle finden sich Sarkomanteile. Therapie ist die Entfernung im Gesunden, wenn nötig bis hin zur Mastektomie.

9.6.2 Mammakarzinom

> **DEFINITION** Von den Brustdrüsen oder den Milchgängen ausgehende maligne Neoplasie der Mamma.

Epidemiologie: Das Mammakarzinom ist die häufigste Krebserkrankung der Frau. Ungefähr jede 9. Frau erkrankt in ihrem Leben an Brustkrebs oder an einer der Vorstufen. Der Altersdurchschnitt liegt bei 63 Jahren. Gut ¼ der krebsbedingten Todesfälle bei Frauen zwischen 35 und 60 Jahren sind dem Mammakarzinom zuzuschreiben. Nach Diagnosestellung überleben ca. 76 % der Betroffenen das 5. Jahr.

Ätiopathogenese: Die Entstehung des Mammakarzinoms ist ein multifaktorielles Geschehen. Begünstigende Faktoren sind
- **familiäre Disposition:** Etwa 5 % aller Mammakarzinome sind erblich bedingt. Mutationen im **BRCA**-1- oder BRCA-2-Gen erhöhen das Brustkrebsrisiko auf 50–80 %.

> **MERKE** Patientinnen mit BRCA-1- oder BRCA-2-Gen-Mutationen erkranken auch häufiger an Ovarialkarzinomen (10–40 % Life-time-risk).

- **Risikofaktoren:** Mamma-Ca in Eigenanamnese, frühe Menarche, späte Erstparität, Kinderlosigkeit, späte Menopause, Adipositas (v. a. nach Menopause), Diabetes mellitus, Bewegungsmangel, Nikotinabusus, hormonhaltige Medikamente (postmenopausale Hormonersatztherapie, ggf. Pille)
- **Mastopathie** Grad II und III
- **bösartige Erkrankungen der Brust** (kontralaterales Mammakarzinom, Carcinoma in situ, Morbus Paget).

Klinische Pathologie: Am häufigsten ist das Mammakarzinom im oberen äußeren Quadranten zu finden. Die anderen Quadranten sind seltener befallen. Primär beidseitige Mammakarzinome sind selten (1 %).

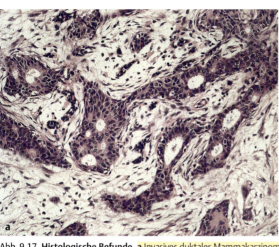
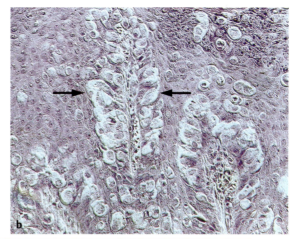

Abb. 9.17 **Histologische Befunde. a** Invasives duktales Mammakarzinom. Der Tumor ist mäßig differenziert und zeigt gangartige Strukturen. **b** Morbus Paget der Mamille. Ballonartige intraepidermale Tumorzellen. (aus Riede, Werner, Schaefer, Allgemeine und spezielle Pathologie, Thieme, 2004)

Makroskopisch stellt sich das Mammakarzinom meist als unscharf begrenzter Knoten, z.T. mit nekrotischen Arealen, sehr häufig auch mit mammografisch nachweisbaren **Mikroverkalkungen** dar. Je nach Entstehungsort unterscheidet man 2 Formen:

- **duktales Mammakarzinom** (85–90%): Geht von den Epithelien der Milchgänge aus und wächst entweder invasiv oder in Form eines duktalen Carcinoma in situ (DCIS). Das **DCIS** kleidet die Milchgänge aus und führt durch sein Wachstum zu einer segmentalen Erweiterung des Milchgangsystems. Es durchbricht die Basalmembran nicht. Häufig kommt es zu Nekrosen mit Verkalkungen (**Mikrokalk**). Man unterscheidet verschiedene Differenzierungen (solide, komedoartige, kribiforme oder papilläre Form). Das **invasive Karzinom** (Abb. 9.17a) wächst infiltrierend in die Umgebung. Es lassen sich spezielle Subtypen (tubuläres, papilläres, muzinöses, medulläres intraduktales Karzinom) klassifizieren, die sich makroskopisch und histologisch sowie bezüglich ihres Auftretens und ihrer Prognose unterscheiden.
Der **Morbus Paget** ist eine **Sonderform** des **duktalen Mammakarzinoms**. Es wächst intraepidermal und ist an der Mamille oder der Areola gelegen. Von dort breitet es sich **ekzemartig**, teils mit Verkrustungen oder Erosionen, in die Peripherie aus. Histologisch sieht man innerhalb der Epidermis typische ballonartige Tumorzellen (Abb. 9.17b).
- **lobuläres Mammakarzinom** (10–15%): Geht von den Epithelien der Azini aus. Analog zum DCIS überschreitet auch das lobuläre Carcinoma in situ (**LCIS**) die Basalmembran nicht in seinem Wachstum. Die malignen Zellen füllen häufig das ganze Drüsenläppchen aus. Die **invasiv** wachsende Form tritt häufig **multizentrisch** auf. Besonders charakteristisch sind kleine Zellen, die einreihig hintereinanderliegen (Gänsemarschmuster) oder kreisförmig normale Milchgänge umgeben (Schießscheibenmuster).

Immunhistochemischer Rezeptorstatus: Auf der Zelloberfläche vieler Mammakarzinomzellen werden wachstumsregulierende **Hormonrezeptoren** für **Östrogen** und/oder **Progesteron** exprimiert. Bei manchen Tumorzellen ist auch ein dem Epidermal Growth Factor Receptor (EGFR) ähnlicher Rezeptor nachweisbar, der sog. **Her2/neu-Rezeptor**. Die Expression der Rezeptoren spielt eine wichtige Rolle für die Einteilung, Prognose und Therapie der Brustkrebserkrankung (s. u.).

Metastasierung: Per continuitatem und systemische Aussaat auf dem Lymph- und/oder Blutweg. Die **hämatogene** Metastasierung wird bei bestimmten Subtypen früh beobachtet und manifestiert sich v. a. in Lunge, Knochen, Leber und Pleura (aber auch in Perikard, Gehirn, Haut, Nebennieren u. a.).

Die **lymphogene** Metastasierung erfolgt vorwiegend in die axillären Lymphknoten. Klinisch werden diese nach ihrer anatomischen Lage orientiert am M. pectoralis minor in sog. „Levels" eingeteilt (von außen nach innen/oben):

- **Level I** (kaudale Axilla): LK seitlich vom lateralen Rand des M. pectoralis minor
- **Level II** (mittlere Axilla): LK zwischen lateralem und medialem Rand des M. pectoralis minor plus interpektorale LK zwischen Mm. pectorales major und minor
- **Level III** (apikale Axilla): LK medial und kranial des M. pectoralis minor.

Intraoperativ werden i. d. R. Lymphknoten aus Level I und II zur histologischen Untersuchung entnommen.

Tumormarker (CA 15-3, CEA) haben insgesamt eine fragliche Signifikanz beim Mammakarzinom.

Klinik: Veränderungen im Rahmen der Metastasierung (Befall regionärer Lymphknoten, pathologische Frakturen) können durchaus vor dem eigentlichen Tumor bemerkt werden. Frühe wegweisende Hinweise auf das Karzinom selbst können palpable **Knoten**, pathologische **Sekretionen** aus der Mamille oder **ekzematöse Hautverän-**

9 Benigne und maligne Veränderungen

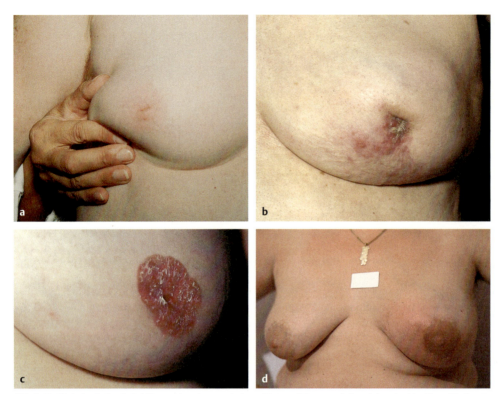

Abb. 9.18 **Klinische Befunde bei Mammakarzinom. a** Jackson-/Plateauphänomen. **b** Retraktion der Mamille. **c** Morbus Paget. **d** Inflammatorisches Mammakarzinom. (a und d: aus Stauber, Weyerstahl, Duale Reihe Gynäkologie und Geburtshilfe, Thieme, 2007; b und c: aus Breckwoldt, Kaufmann, Pfleiderer, Gynäkologie und Geburtshilfe, Thieme, 2008)

derungen sein. Fortgeschrittene Karzinome machen ggf. durch **inspektorische Befunde** (Asymmetrien und Einziehungen der Brust, Peau d'orange, entzündliche Veränderungen, positives Jackson-/Plateauphänomen, Exulzerationen bis hin zum Panzerkrebs → Cancer en cuirasse) auf sich aufmerksam (**Abb. 9.18**).

MERKE Beim **inflammatorischen Mammakarzinom** ist häufig kein solider Tumor abgrenzbar, vielmehr handelt es sich um eine Lymphangiosis carcinomatosa der Haut. Es sollte immer bei Brusterkrankungen mit erythematösen Hautbefunden differenzialdiagnostisch in Betracht gezogen werden.

Die Stadieneinteilung des Mammakarzinoms ist in **Tab. 9.9** dargestellt.

Diagnostik:
- Anamnese: Risikofaktoren, Karzinom in Eigen-/Familienanamnese
- Untersuchung der Brust: Inspektion und Palpation von Brust und Lymphabflussgebieten (v. a. axilläre sowie supra- und infraklavikuläre Lymphknoten)
- Mammografie (**Abb. 9.19**; zu den karzinomverdächtigen Befunden s. Kap. Mammografie [S. B339]), bei Frauen < 40 Jahren zunächst Sonografie
- Sonografie

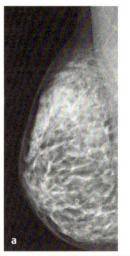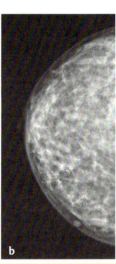

Abb. 9.19 **Mikroverkalkungen in der Mammografie bei DCIS.**
a Diagonaler Strahlengang. **b** Kraniokaudaler Strahlengang. (aus Gätje et al., Kurzlehrbuch Gynäkologie und Geburtshilfe, Thieme, 2011)

- Galaktografie und Sekretzytologie bei pathologischer Mamillensekretion
- ggf. MRT
- Biopsie: Stanzbiopsie, Vakuumbiopsie oder offene Biopsie mit histologischer Untersuchung.

Tab. 9.9 Einteilung des Mammakarzinoms

FIGO	TNM	Tumorausbreitung
0	Tis	Carcinoma in situ
I	T1 N0 M0 T1a: max. Durchmesser > 0,1 cm, aber nicht > 0,5 cm T1b: max. Durchmesser > 0,5 cm, aber nicht > 1 cm T1c: max. Durchmesser > 1 cm, aber nicht > 2 cm	Tumor ≤ 2 cm
IIA	T0 N1 M0, T1 N1 M0, T2 N0 M0	Tumor ≤ 5 cm
IIB	T2 N1 M0, T3 N0 M0	
IIIA	T0–2 N2 M0, T3 N1–2 M0	Tumor > 5 cm
IIIB	T4 N0–2 M0 T4a: Ausdehnung auf die Brustwand T4b: Ödem, Ulzeration der Brustwand oder Satellitenmetastasen der Haut derselben Brust T4c: T4a und T4b erfüllt T4d: inflammatorisches Karzinom	
IIIC	T0–4 N3 M0	
IV	jedes T und jedes N M1	Tumor jeder Größe mit Infiltration der Brustwand oder der Haut, inflammatorisches Mammakarzinom

N0: keine regionären Lymphknoten befallen, N1: Befall von 1–3 ipsilateralen Lymphknoten (Axilla und/oder, entlang der A. mammaria interna), N2: Befall von 4–9 ipsilateralen Lymphknoten (Axilla oder entlang der A. mammaria interna), N3: ipsilateraler Befall von
- ≥ 10 axillären Lymphknoten
- infraklavikulären Lymphknoten
- Lymphknoten in Axilla und entlang der A. mammaria interna
- supraklavikulären Lymphknoten

M1: Fernmetastasierung (inkl. ipsilateralen zervikalen Lymphknoten oder generell kontralaterale Lymphknoten)

Differenzialdiagnosen:
- Mastopathie (→ Zysten)
- entzündliche Mammaprozesse (Abszesse, Mastitis)
- benigne Tumoren (z. B. Fibroadenom, Hamartom, Lipom)
- andere Tumoren (z. B. Phylloides-Tumor, Sarkom).

Therapie:
Operation: Für die Operation in kurativer Absicht stehen mehrere Operationsmethoden zur Verfügung:
- **brusterhaltende Operation** (ca. 70 %, heutzutage Standardmethode, z. B. Lumpektomie, Segmentresektion, Quadrantenresektion, wide excision): Indiziert bei fehlender Infiltration von Muskulatur oder Haut und lokaler Begrenzung (In-situ-Karzinome), günstiger Relation von Tumorgröße zu Brustgröße und günstigem Tumorsitz. Der Tumor muss komplett exstirpiert werden (tumorfreie Resektionsränder, R0). Bei invasiven Karzinomen sollte ein Sicherheitsabstand von > 1 mm eingehalten werden. Bei einem DCIS wird ein größerer Resektionsabstand empfohlen. Ist das Karzinom nicht palpabel (z. B. In-situ-Karzinom), muss es präoperativ durch eine Drahtmarkierung lokalisiert werden.
- **Ablatio mammae:** Die Mastektomie erfolgt heute i. d. R. unter Erhalt der Pectoralismuskeln sowie der Gefäße und Nerven (im Gegensatz zur radikalen Mastektomie nach Halsted). Vorteil dieser modifizierten Methode sind eine bessere Beweglichkeit des Armes, weniger Lymphödeme und ein schöneres kosmetisches Ergebnis. Indikationen für die Ablatio sind u. a.
  - Multizentrizität
  - **inflammatorisches Mammakarzinom** (i. d. R. nach primär systemischer Chemotherapie)
  - sehr ungünstiges Tumor-Brust-Größenverhältnis
  - Wunsch der Patientin.

Ein Wiederaufbau der Brust nach Ablatio kann entweder simultan oder verzögert nach einigen Wochen erfolgen (s. Chirurgie [S. B226]).

In der Regel wird der **Sentinel-Lymphknoten** exstirpiert. Bei dessen Befall und bei großen Tumoren entfernt man auch die **axillären Lymphknoten** aus Level I und II. Lymphknoten aus Level III werden nur selten entfernt.

MERKE Nach axillärer Lymphadenektomie bzw. Radiatio der Axilla muss einem Lymphödem des betroffenen Arms vorgebeugt werden (keine Blutentnahmen, keine mechanischen Reize, keine extreme Kälte oder Wärme etc.).

Radiatio: Bei invasiven Karzinomen ist zur Senkung der Lokalrezidivrate nach brusterhaltender Operation eine **adjuvante Radiatio** der verbliebenen Brust und der Thoraxwand indiziert. Die Bestrahlung erfolgt perkutan mit einer Gesamtdosis von ca. 50 Gy. Häufig wird zusätzlich eine lokale Dosisaufsättigung (Boost) des Tumorbettes mit 10–16 Gy durchgeführt. Eine Bestrahlung wird auch nach einer Ablatio mammae durchgeführt, wenn ein hohes Risiko für ein Lokalrezidiv (z. B. T3, T4, R1- oder R2-Resektion) besteht.

> **MERKE** Auch beim DCIS kann das Auftreten von invasiven und nichtinvasiven Lokalrezidiven durch eine lokale adjuvante Bestrahlung (→ meist brusterhaltende Operation) gesenkt werden.

Systemische Therapie: Durch die systemische Therapie der Primärerkrankung werden Rezidivrate und Mortalität gesenkt. Vor Auswahl der geeigneten Behandlung erfolgt eine Risikoeinstufung in 3 Gruppen (Tab. 9.10), die die individuelle Tumorbiologie der Patientin berücksichtigt. In Betracht kommen Chemotherapie, endokrine Therapie, Immuntherapie oder eine Kombinationstherapie (s. u.).

Für die (Poly-)Chemotherapie existieren verschiedene Schemata (z. B. 5-Flouuracil + Anthrazyklin + Cyclophosphamid). Innerhalb der endokrinen Therapie werden insbesondere das Antiöstrogen **Tamoxifen** (v. a. prämenopausal) über 5 Jahre und/oder **Aromatasehemmer** (nur postmenopausal) eingesetzt. Auch eine Suppression der Ovarien mit **GnRH-Agonisten** kann zur endokrinen Therapie gehören. Bei Überexpression von Her2/neu wird 1 Jahr lang zusätzlich mit dem monoklonalen Antikörper **Trastuzumab** therapiert. Zur Monotherapie beim metastasierten Mammakarzinom werden derzeit Anthrazykline (z. B. Doxorubicin), Taxane, Vinorelbin und Fluorpyrimidine (5-FU, Capecitabin) empfohlen.

Therapieschema:
- **niedriges Risiko:** immer endokrine Therapie (ET), es sei denn, es ist kein endokrines Ansprechen gegeben, dann keine Therapie
- **mittleres Risiko:** je nach endokrinem Ansprechen ET allein, Kombination aus ET und Chemotherapie (CT) oder CT allein; bei positivem Her2/neu Behandlung mit Trastuzumab
- **hohes Risiko:** je nach endokrinem Ansprechen Kombination aus ET und CT oder CT allein; bei positivem Her2/neu Trastuzumab

Palliative Behandlung: Ein Mammakarzinom mit Fernmetastasen ist fast immer nur mehr palliativ behandelbar. Ein prognostisch günstiger Verlauf wird am ehesten bei positivem Hormonrezeptorstatus, einem niedrigen Grading (G1 oder G2), einem negativen Her-2-Status oder solitär auftretenden Metastasen beobachtet. Im Vordergrund der Behandlung stehen die **Symptomreduktion** sowie der Erhalt der **Lebensqualität**. Wenn möglich sollte eine systemische Therapie erfolgen. Dabei ist der endokrinen Therapie wegen der geringeren Toxizität der Vorzug zu geben. Die Kombination von ET und CT sollte nicht erfolgen. Durch die sog. „**targeted therapies**" gibt es zunehmende Möglichkeiten zielgerichteter Therapien, deren Wirkung sich gegen tumorassoziierte molekulare Mechanismen richtet (z. B. Trastuzumab, wenn Her2/neu positiv, VEGF-Inhibitor Bevacizumab zur Unterstützung der Chemotherapie mit Paclitaxel). Weitere Maßnahmen ergeben sich aus der individuellen Situation der Patientin. Bei ossären Metastasen ist u. a. eine **Bisphosphonattherapie** indiziert. Maligne Ergüsse müssen ggf. punktiert werden. Bei lokalem Tumorgeschehen (z. B. solitäre Metastasen, Cancer en cuirasse) kann u. U. auch ein palliativer operativer Eingriff oder eine Radiatio sinnvoll sein.

Tab. 9.10 Risikoeinstufung des Mammakarzinoms (nach Konsensus St. Gallen 2007; 2009 bestätigt)

niedriges Risiko	mittleres Risiko	hohes Risiko
N0 und Erfüllung folgender Parameter: • pT ≤ 2 cm • GI • V0 • ER pos oder PR pos • Her2/neu neg • ≥ 35 Jahre	N0 und Erfüllung eines Parameters: • pT > 2 cm • GII/GIII • V1 • ER neg und PR neg • Her2/neu pos • < 35 Jahre	N+ (1–3 LK) und • ER neg und PR neg • Her2/neu pos
	oder N+ (1–3 LK) und • ER pos oder PR pos • Her2/neu neg	oder • N+ (≥ 4 LK)

V: peritumorale vaskuläre Invasion; ER: Östrogenrezeptor; PR: Progesteronrezeptor; LK: Lymphknoten

Nachsorge: Rezidive werden auch nach langer Zeit (bis 20 Jahre) noch beobachtet. Je früher sie erkannt werden, desto größer ist der Behandlungserfolg mit **kurativer** Absicht. In den ersten 3 Jahren empfiehlt sich eine **vierteljährliche** Kontrolle. Halbjährlich sollte eine Mammografie der betroffenen (nach BET) und jährlich der anderen Brust durchgeführt werden. Nach 4 Jahren ist eine **halbjährliche** Nachsorgeuntersuchung, nach 6 Jahren eine **jährliche** Kontrolle ausreichend. Eine intensivierte Diagnostik zum Metastasenausschluss (Röntgen-Thorax, CT/MRT/PET, Szintigrafie, Tumormarker) zählt nicht zur Standardnachsorge, sondern ist nur bei klinischen Auffälligkeiten indiziert. Neben der körperlich orientierten Nachsorge ist auch die psychische Belastung der Patientin (z. B. Körperbildveränderung, Veränderungen durch hormonelle oder Chemotherapie etc.) im Rahmen der (Nach-)Betreuung zu berücksichtigen.

Prognose: Die Prognose für die betroffene Patientin hängt von vielen unterschiedlichen Faktoren ab. Während mehr als 94 % der Frauen mit Tumoren < 1 cm das 5. Jahr überleben, sind es bei Tumoren ≥ 5 cm gerade noch 63 %. Sind keine Lymphknoten befallen, beträgt die 10-JÜR 77 %, bei 7–10 befallenen Lymphknoten nur noch gut 33 %. Auch das Grading des Karzinoms ist ein wichtiger Prognosefaktor (G1: 10-JÜR 80 %, G2: 10-JÜR 60 %, G3: 10-JÜR 45 %). Ungünstig sind außerdem ein frühes Auftreten der Erkrankung (< 35 Jahre), ein negativer Hormonrezeptorstatus oder ein positiver Her-2/neu-Status.

> **MERKE** Wichtige Prognosefaktoren für das Therapieansprechen und die Gesamtprognose sind u. a. Tumorgröße, **Lymphknotenbefall** (prognostisch am aussagekräftigsten), **Grading**, immunhistochemischer **Rezeptorstatus** und das **Alter** der Patientin.

10 Endometriose

10.1 Grundlagen

DEFINITION An **atypischen Stellen** sitzendes **ektopes Endometriumgewebe**, das häufig den Veränderungen der Zyklusphasen unterliegt.

Epidemiologie: An einer Endometriose leiden vorwiegend jüngere Frauen zwischen dem 20. und 40. Lebensjahr. Postmenopausale Frauen sind selten betroffen. Bei bis zu 10 % der geschlechtsreifen Frauen ist eine ektope Gebärmutterschleimhaut zu finden.

Ätiopathogenese: Über die Ursachen der Endometriose herrscht noch Unklarheit. Es gibt lediglich hypothetische Ansätze (Tab. 10.1), die das Auftreten des Gewebes an unphysiologischen Stellen zu erklären versuchen. Anscheinend spielen auch genetische Faktoren eine Rolle (→ familiäre Häufung).

Befallsmuster: Liegt das ektope endometriale Drüsengewebe im Myometrium (**Adenomyosis**), bezeichnet man dies als **Endometriosis genitalis interna**. Dies kann zu deutlich verstärkten Regelblutungen führen, da das Myometrium in seiner Kontraktilität eingeschränkt ist. Herde, die extrauterin liegen, jedoch Teile des Genitaltrakts (Ovar, Tuben, Lig. rotundum, Vulva, Peritoneum des Douglas-Raums etc.) betreffen, werden **Endometriosis genitalis externa** genannt (Abb. 10.1). Die **Endometriosis extragenitalis** kann die unterschiedlichsten Organe und Gewebe befallen (z. B. Darm, Blase, Gehirn, Lunge, Narben, Lymphknoten), eine isolierte extragenitale Endometriose ist jedoch sehr selten.

Morphologie: Die ektopen Gewebeherde können **morphologisch** sehr **unterschiedlich** sein. Häufig imponieren sie als winzige rote oder braune Zysten, die in Gruppen auf dem Peritoneum liegen. Manche Herde wachsen polypös, andere infiltrativ. Große Herde an den Eierstöcken bluten gelegentlich ein und werden als „**Schokoladenzys-**

Tab. 10.1 Hypothesen zur Entstehung der Endometriose

Hypothese	Erklärung
Transplantationstheorie	Umkehr des Menstruationflusses und Versprengung der abgestoßenen Schleimhaut in die Tuben bzw. über die äußeren Ostien in die freie Bauchhöhle. Dort erfolgt ggf. die Einnistung ins Peritoneum. Möglicherweise können die Endometriumherde auch via Lymphe oder Blut im Organismus verstreut werden.
Migrationstheorie	Die Schleimhaut wächst in die Tiefe und löst sich ab.
Metaplasietheorie	Metaplasie von Urothel oder Serosa bzw. von embryonal verstreutem Zölomepithel.
immunologische Theorie	Ektopes Endometrium kann infolge eines Immundefekts von eigenen Makrophagen nicht abgeräumt werden und nistet sich ein.

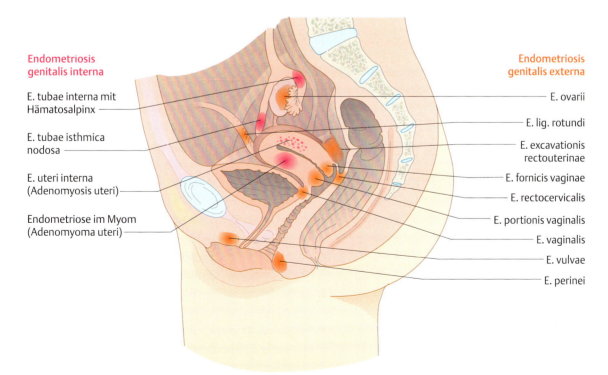

Abb. 10.1 **Endometriose des Genitaltrakts.** (aus Breckwoldt, Kaufmann, Pfleiderer, Gynäkologie und Geburtshilfe, Thieme, 2008)

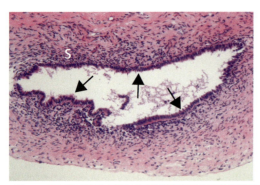

Abb. 10.2 **Endometrioseherde im Peritoneum.** Deutlich erkennbar sind die endometriumartigen Epithel- (Pfeile) und Stromazellen (S). (aus Gätje et al., Kurzlehrbuch Gynäkologie, Thieme, 2011)

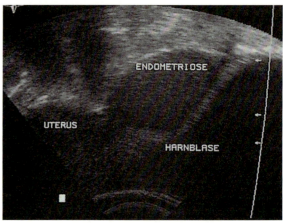

Abb. 10.3 **Sonografischer Befund bei Endometriose.** Der Endometrioseherd befindet sich zwischen Uterus und Harnblase. Er ähnelt dem Myometrium in seiner Echogenität, ist jedoch homogener. (aus Sohn, Tercanli, Holzgreve, Ultraschall in Gynäkologie und Geburtshilfe, Thieme, 2003)

ten" bezeichnet. Ist die Tube betroffen, kann es durch Einblutungen zur **Hämatosalpinx** kommen. Bei der **Salpingitis isthmica nodosa** sind die Tuben an ihrem Abgang verdickt (Endometriose der interstitiellen Tuben). Es finden sich Divertikel der Tubenschleimhaut und eine reaktive noduläre Hyperplasie der umliegenden Muskulatur, die makroskopisch als knotige Auftreibungen imponieren.

Endometriosen können **hochdifferenziertes Drüsen- und Stromagewebe** enthalten (**Abb. 10.2**), das histologisch entweder dem Endometrium (ca. 50%, zyklusabhängig) oder dem Epithel der Zervix bzw. der Tuben (35%, zyklusunabhängig) ähnelt. **Ungleich differenzierte** drüsige Herde kommen ebenfalls vor (15%, zyklusunabhängig). Der Großteil der Endometrioseherde ist östrogenrezeptorpositiv, die Dichte dieser Rezeptoren ist jedoch geringer als im normalen Endometrium.

Symptomentstehung: Die hormonabhängigen Herde machen sowohl Proliferations- und Sekretions- als auch Abstoßungsphase durch. Dadurch kommt es zu **Gewebeeinblutungen**, die z. T. durch **Granulationsgewebe** organisiert werden und vernarben (→ **Verwachsungen**). Die Einblutungen und die folgenden Gewebereaktionen können (häufig zyklusabhängig) die entsprechende Klinik nach sich ziehen (s. u.). Die Hormonabhängigkeit erklärt, warum die Beschwerden postmenopausal häufig sistieren.

10.2 Klinik, Diagnostik und Therapie

Klinik: Führend sind **zyklusabhängige Schmerzen** im **Unterbauch**. Abhängig von der Ausprägung und den befallenen Strukturen können weitere Symptome wie Dysmenorrhö, Blutungsstörungen, Dauerschmerzen, Dyspareunie, Kreuzschmerzen, Defäkationsbeschwerden, blutiger Urin/Stuhl oder Dysurie und Pollakisurie etc. auftreten. Manche Frauen sind komplett beschwerdefrei, manche werden durch einen unerfüllten Kinderwunsch (z. B. durch Verlegung der Tuben) beim Gynäkologen vorstellig.

> **MERKE** Die Symptome **können** zyklussynchron auftreten, v. a. wenn die Endometrioseherde auf die zyklusabhängigen hormonellen Änderungen reagieren.

Komplikationen: Gefürchtete Komplikation der Endometriose sind der chronische Schmerz und die **Sterilität**, die im Rahmen eines Tubenbefalls eintreten kann. Auch **Extrauteringraviditäten** werden durch die erschwerte Passage der Eileiter begünstigt. Beim Befall der Eierstöcke kann es zu Konglomerattumoren, Einblutungen (Schokoladenzysten) und Verwachsungen kommen.

Diagnostik:
- Anamnese: zyklusabhängige Symptome?
- gynäkologische Untersuchung: sollte am besten während der Menstruation erfolgen; rektovaginale Palpation (→ schmerzhafte Knoten), auch des Douglas-Raums
- **Sonografie:** zystische Befunde, die innen echoarm und homogen sind (**Abb. 10.3**), unregelmäßige Herde im Myometrium
- **Laparoskopie:** sollte immer bei Verdacht, Diagnosestellung und Stadieneinteilung durchgeführt werden
- endoskopische oder radiologische Untersuchungen je nach Befall (Zysto-/Rektoskopie, MRT).

Differenzialdiagnosen:
- Entzündungen (z. B. Adnexitis, Appendizitis)
- Adhäsionen
- Tuboovarialabszess (DD der Schokoladenzysten)
- Uterus myomatosus
- Malignome (z. B. Rektumkarzinom, Ovarialkarzinom)
- Metastasen eines anderen Primärtumors.

Therapie: Die Endometriosetherapie steht auf 2 Säulen: chirurgische Sanierung und medikamentöse Therapie. Bei klinischer Symptomatik steht die möglichst **vollständige operative Entfernung** der Endometrioseherde im Vordergrund. Abhängig von Alter und Familienplanung der Patientin sowie der Ausdehnung des Befundes kann die radikale Sanierung auch die Entfernung von Uterus und Ovarien miteinschließen. Andernfalls wird das ektope Gewebe lokal entfernt. Wesentliche Bedeutung kommt auch der Infertilitätsbehandlung zu. Die Eingriffe werden häufig laparoskopisch durchgeführt. Postoperativ sollten mögliche Restherde mit einer Hormonbehandlung therapiert werden.

Auch sollte immer eine **medikamentöse** Behandlung erwogen werden: Es kann eine gestagenbetonte Antibabypille für mindestens ein halbes Jahr im Langzyklus (= ohne Pause) verordnet werden. Die Wirkung einer gestagenhaltigen Hormonspirale erreicht erst nach einigen Monaten ihr Maximum, was in die Therapieüberlegung miteinbezogen werden sollte. Auf dem Markt ist auch ein Gestagenpräparat, das analog einer Minipille gestaltet ist, jedoch ausschließlich zur Therapie der Endometriose und nicht zur Antikonzeption zugelassen ist. In Betracht kommt auch eine Behandlung mit **GnRH-Agonisten** (z. B. Goserelin; Herabregulierung der Gonadotropinsekretion) oder **Gestagenen** für **3–6 Monate**. Eine Therapie mit Aromatasehemmern wird derzeit noch erprobt. Zusätzlich können NSAR gegen Schmerzen verordnet werden.

Hormonmangelsituationen unter der antiöstrogenen Therapie (z. B. GnRH-Agonisten) müssen durch eine **Add-Back-Therapie** mit niedrig dosierten Hormonpräparaten ausgeglichen werden (→ im Gegensatz zum Endometrium und zu den Knochen sind derart niedrige Dosen für die Proliferation der Endometriosezellen nicht ausreichend). Eine Therapie mit GnRH-Agonisten wird i. d. R. nur 3–6 Monate durchgeführt.

Prognose: Trotz guter Behandlungserfolge ist die **Rezidivgefahr** hoch (ca. 30%) und eine endgültige Ausheilung selten. Spontane Rückbildungen nach der Schwangerschaft sind möglich. Postmenopausal werden sie sogar häufig beobachtet.

11 Descensus und Prolaps uteri

11.1 Grundlagen

> **DEFINITION** Kommt es zum Vorfall der Gebärmutter aus der Vulva, spricht man vom **Prolaps uteri**. Der **Descensus uteri** bezeichnet eine Senkung des Uterus ohne Prolaps. Blase und Rektum sind häufig mitbetroffen.

Ätiopathogenese: Ursache für die Senkung bzw. den Vorfall der Genitalorgane ist im Allgemeinen eine **Schwäche** des **Uterushalteapparates** bzw. des **Beckenbodens**. Diese kann auf Verletzungen, Überdehnungen oder generell schwachem Bindegewebe beruhen. Häufig sind Geburten (insbesondere Multiparität, Dammrisse) der Grund für die Überbelastung der Haltestrukturen. Intraabdominelle Druckerhöhungen (z. B. Enteroptose, Adipositas, Aszites, Tumor) beanspruchen den Beckenboden ebenfalls stark und können zu seiner Insuffizienz führen.

Formen: Meist kommt es im Rahmen einer Beckenbodeninsuffizienz (s. o.) zum Absinken sowohl der Vagina als auch des Uterus (**Tab. 11.1**). Benachbarte Strukturen wie Rektum oder Blase werden dabei oft mitgenommen.

Nicht selten tritt ein Descensus mehrerer Strukturen gleichzeitig auf (z. B. Zystorektozele oder Enterorektozele).

Senkungen und Vorfälle der Genitalien nehmen mit dem Lebensalter zu. Rund 10% der Frauen um das 80. Lebensjahr leiden so stark unter den Beschwerden, dass eine Operation indiziert ist.

11.2 Klinik, Diagnostik und Therapie

Klinik: Die Symptome sind vielfältig und kennzeichnend für den Verlust der Haltestrukturen. Häufig kommt es durch Zystozelen zu **Belastungsinkontinenz** (s. Leitsymptome [S. C111]) und **Miktionsbeschwerden** (Pollakisurie, Harnwegsinfekte). Die Patientinnen klagen zudem über sakrale Schmerzen und ein Druckgefühl im Becken. Obstipationen können durch Rektozelen verursacht sein, Druckulzera, v. a. beim Prolaps uteri, können Blutungen auslösen.

Diagnostik:
- Anamnese: Beschwerden, Risikofaktoren und individueller Leidensdruck
- gynäkologische Untersuchung: unter Spiegelkontrolle Patientin pressen lassen und auf Portio achten
- ggf. digital-rektale Untersuchung: Rekto- und Enterozelen können manchmal palpabel sein
- ggf. (Funktions-)Untersuchungen: Zystoskopie bei Zystozele, Urodynamik bei Harninkontinenz.

Therapie: Eine Behandlung ist nur bei Beschwerden und Leidensdruck der Patientin angezeigt. Mit Beckenbodengymnastik, Elektrostimulation der Muskulatur, Pessaren und ggf. lokaler Östrogenapplikation kann ein konservativer Behandlungsversuch unternommen werden. Als kausaler Therapieansatz kann **operativ** vorgegangen werden: Eine Hysterektomie entweder abdominal oder

Tab. 11.1 Senkung/Vorfall der Gebärmutter bzw. Vagina

Descensus	deszendierende/prolabierende Strukturen
Descensus uteri	Unter Pressen der Patientin beobachtetes Tiefertreten der Portio ins untere Scheidendrittel (**Grad 1**), bis zur Vulva (**Grad 2**) oder (sub)totaler Vorfall aus der Vulva heraus (**Grad 3** → Prolaps uteri et vaginae)
Zystozele	Senkung der vorderen Vaginalwand, dadurch Senkung des Blasenbodens
Rektozele	Senkung der hinteren Vaginalwand, dadurch Senkung der vorderen Rektumwand
Enterozele	Senkung des hinteren Scheidengewölbes, dadurch Senkung des darmhaltigen Douglas-Raums

transvaginal – ggf. mit Raffung der Scheidenwände bei Zelen und Dammplastik – kann der Patientin dauerhaft Linderung verschaffen. Auch die transvaginale Einlage von Netzen zwischen Scheide und Nachbarstrukturen kommt in Betracht. Kommt es nach einer Hysterektomie zum Vaginalprolaps, kann der Scheidenstumpf am Kreuzbein (Sacrokolpopexie) fixiert werden.

MERKE Manchmal wird durch eine Zystozele eine bestehende **Stressinkontinenz** kompensiert, die sich nach der operativen Therapie demaskiert, da sich der urethrovesikale Winkel vergrößert. Zur Vorbeugung wird teilweise noch während derselben Operation ein TVT (tension free vaginal tape) eingelegt.

Prophylaxe: Körperliche Schonung und Rückbildungsgymnastik, insbesondere postpartal, können das Risiko für descensusbedingte Beschwerden senken.

12 Kontrazeption und Schwangerschaftsabbruch

12.1 Grundlagen

12.1.1 Pearl-Index

DEFINITION Zahl der ungewollten Schwangerschaften trotz Anwendung einer Verhütungsmethode innerhalb 1 Jahres bei 100 Frauen.

MERKE Ohne Kontrazeption werden 60–90 % der Frauen innerhalb 1 Jahres schwanger.

12.1.2 Ärztliche Beratung

Eine gründliche Anamnese (auch Familienanamnese) und eine körperliche/gynäkologische Untersuchung sollten der Auswahl eines Verhütungsmittels vorausgehen. Inhalte des Beratungsgesprächs hinsichtlich einer geeigneten Kontrazeptionsmethode sollten sein:
- Vorstellung und Erklärung verschiedener Methoden
- Sicherheit und Risiken/Nebenwirkungen der verschiedenen Methoden
- Aufklärung über Infektionsschutz (STDs)
- Abwägung der individuellen Vor- und Nachteile mit der Patientin (und ggf. ihrem Partner) bei hormoneller Verhütung (Pille, Spirale, Depot-Implantat, Vaginalring etc.)
- Auswahl eines geeigneten Präparats, dabei Risikofaktoren und Kontraindikationen beachten
- weitere Betreuung der Patientin.

Kontrazeption bei Minderjährigen: Bei Jugendlichen unter 14 Jahren ist das Einverständnis der Eltern notwendig, um ihnen hormonhaltige Verhütungsmittel verordnen zu können. Bei 14–16-jährigen Mädchen kann, sofern ihnen eine entsprechende psychische Reife bescheinigt wurde, auf die elterliche Einwilligung verzichtet werden (sie ist aber dennoch anzuraten). Bei Mädchen ab 16 Jahren wird i. A. eine ausreichende Einsichtsfähigkeit angenommen.

12.2 Natürliche Methoden

Tab. 12.1 zeigt einen Überblick über die natürlichen Methoden der Empfängnisverhütung.

12.3 Mechanische und chemische Methoden

Die mechanischen und chemischen kontrazeptiven Methoden sind in Tab. 12.2 dargestellt.

12.4 Hormonelle Kontrazeption

Präparate und Methoden: Bei den zur hormonellen Verhütung eingesetzten Präparaten handelt es sich um **synthetisch hergestellte Abkömmlinge** natürlicher Sexualhormone (Tab. 12.3). Zum Einsatz kommen **Östrogen-** (Ethinylestradiol, Mestranol) und **Gestagenderivate** (17α-Hydroxyprogesterone und Nortestosteronderivate wie Norethisteron und Norgestrel). Es gibt verschiedene Methoden der hormonellen Verhütung (Tab. 12.4). Vor der Verschreibung hormonhaltiger Verhütungsmittel muss eine gründliche **Anamnese** (insbesondere Gerinnungsstörungen bzw. Herz-Kreislauf-Erkrankungen, Stoffwechselpathologien oder Malignome in Eigen- oder Familienanamnese) und der körperliche Status (RR-Messung, Gewicht, gynäkologische Untersuchung inkl. Portiozytologie etc.) zur Detektion etwaiger Kontraindikationen erhoben werden. Mindestens halbjährliche Kontrolluntersuchungen sind zu empfehlen.

Zusätzlich gibt es Gestagene, die **antiandrogene** oder **antimineralokortikoide** Partialwirkung haben, was häufig therapeutisch ausgenutzt wird, z. B. bietet sich eine Pille mit dem Wirkstoff Dienogest (antiandrogene Partialwirkung) zur Verhütung bei Patientinnen mit Aknebeschwerden an. Auch die Kombination mit dem Wirkstoff Cyproteronacetat wird neben dem kontrazeptiven Effekt gleichzeitig auch zur Behandlung androgener Symptome (z. B. Hirsutismus, Akne) angewendet.

12.4 Hormonelle Kontrazeption

Tab. 12.1 Natürliche Methoden zur Empfängnisverhütung

Methode	Vorgehen	Voraussetzung	Pearl-Index
Kalender-Methode Knaus-Ogino	kein Geschlechtsverkehr von Zyklustag 8–19	regelmäßiger Zyklus	10–47
Billings-Ovulationsmethode	Bestimmung des Ovulationszeitpunktes durch Beurteilung des Zervixschleims (Spinnbarkeit und Menge, Verflüssigung), während der fruchtbaren Tage Enthaltsamkeit		5–25
Coitus interruptus	Entfernung des Penis aus der Vagina kurz vor der Ejakulation		10–20
Lactational Amenorrhoea Method (LAM)	Unterdrückung des Eisprungs durch Vollstillen (→ Prolaktinerhöhung)	regelmäßiges Stillen	6–7
Basaltemperaturmethode	Temperaturmessung (→ progesteronbedingt steigt die Körpertemperatur um 0,2–0,4 °C wenige Tage nach der Ovulation), danach keine Konzeption bis zur Menstruation möglich	regelmäßiger Zyklus und tägliche Messung zur gleichen Zeit, störanfällige Methode (Schlafmangel, Alkohol, Infekte etc.)	1–6
Hormonkontrolle im Urin	Messung von Estriol-Glukuronid und LH im Urin mittels bestimmter Teststäbchen zur Bestimmung der fruchtbaren Tage	Zyklus sollte zwischen 23 und 35 Tagen liegen, keine großen Zyklusschwankungen	ca. 6
symptothermale Methode	Kombination aus Basaltemperaturmethode und Beurteilung des Zervixschleims (Billings-Methode, s. o.) oder der Portio (Konsistenz, Weite, Position)		0,4

Tab. 12.2 Mechanische und chemische Methoden zur Empfängnisverhütung

Methode	Anwendung	Probleme	Pearl-Index
Femidom	Einlegen eines Latex- oder Polyurethanpräservativs in die Scheide	Herausrutschen	>20
Portiokappe	Aufsetzen einer Gummikappe auf die Portio vaginalis nach der Menstruation, Entfernung kurz vor der nächsten Menstruation	Abrutschen der Kappe von der Portio	7
Spermizide	Applikation von spermiziden (Octoxinol, Menfegol, Nonoxinol) Salben, Gels, Schwämmen, Zäpfchen etc. in die Scheide 10 min vor dem Geschlechtsverkehr	lokale Reizungen, bei hoher Scheidenlubrikation ggf. kein sicherer Schutz	4–7
Diaphragma	Einlage eines mit Spermiziden bestrichenen flachen Gummipessars in die Vagina max. 2 h vor dem Geschlechtsverkehr; das Diaphragma klemmt zwischen hinterem Scheidengewölbe und Symphyse und bedeckt dadurch die Portio vaginalis	Anpassung (richtige Größe) durch den Arzt, Erlernen und Üben der Anwendung notwendig, lokale Reizungen	6*/2,1**
Kondom	Überstülpen des Kondoms über den errigierten Penis	beschädigte Kondome (auch während des Koitus)	3–3,6

Anwendungsdauer * < 2 Jahre bzw. ** > 2 Jahre

Tab. 12.3 Übersicht über die zur Kontrazeption eingesetzten Sexualhormone

Hormon	kontrazeptive Wirkweise	wichtige/typische Nebenwirkungen
Gestagene	• Suppression der hypophysären LH-Freisetzung: keine Ovulation (ab entsprechend hoher Dosis) • sekretorische Transformation des Endometriums • Tubenmotilität ↓ • Viskosität des Zervixschleims ↑, dadurch Penetration der Spermien erschwert	Appetit/Gewicht ↑, Libido ↓, Müdigkeit, depressive Verstimmungen, Blutungsanomalien (z. B. Zwischenblutungen, Amenorrhö), Neigung zu Pilzinfektionen Nortestosteron: zusätzlich fettige Haut, Akne, Hypertrichose, Haarverlust
Östrogene	• Suppression der hypophysären FSH-Sekretion: Hemmung der Ovulation und Follikelreifung • Verminderung der Zwischenblutungen, Zykluskontrolle	gastrointestinale Beschwerden, Wasserretention, Kopfschmerzen, Brustspannen, Varizen, Chloasma, **Thromboembolieneigung** bei sehr hohen Dosen

Tab. 12.4 Verschiedene Methoden hormoneller Verhütung

Methode	Anwendung	Besonderheiten	Pearl-Index
Pille	tgl. Einnahme einer östrogen-/gestagenhaltigen Pille Tag 1–21, dann 7 Tage Pause (→ Menstruation)	eingesetzt als Kombinations-, Phasen- und Stufenpräparate (s. u.)	0,1–0,9
östrogenfreie Pille	tgl. Einnahme ausschließlich gestagenhaltiger Pille (hoch dosiert)	bei Kontraindikation gg. Östrogene Einnahme immer zur gleichen Tageszeit häufig Zwischenblutungen oder Amenorrhö keine Ovulation (→ infolge hoher Gestagendosis)	0,14
Minipille	tgl. Einnahme ausschließlich gestagenhaltiger Pille (niedrig dosiert)	s. östrogenfreie Pille Ovulation findet jedoch häufig noch statt	0,5–3
Pille danach	Einnahme hoch dosierter Gestagenpille nach ungeschütztem Geschlechtsverkehr	Verhinderung der Einnistung eines befruchteten Eis Einnahme möglichst innerhalb von 24–48 h (max. 72 h) keine dauerhafte Option zur Kontrazeption	Zuverlässigkeit: 70–90 %
Vaginalring	Einlage eines östrogen-/gestagenhaltigen Rings in die Scheide von Tag 1–21 des Zyklus, dann 7 Tage Pause (→ Menstruation)	Aufnahme der Hormone über die Vaginalschleimhaut, damit systemische Wirkung analog der Kombinationspille	0,65
Depotpräparate	Injektion eines Gestagendepots, Wirkdauer ca. 3 Monate	starke Nebenwirkungen, die erst nach Abklingen der Gestagenwirkung nachlassen	0,3–1,4
Hormonimplantat	subdermales Einbringen eines gestagenhaltigen Depotstäbchens am Oberarm für maximal 3 Jahre	kontinuierliche Gestagenfreisetzung, die mit der Zeit abnimmt keine Ovulationen, sehr hohe Sicherheit	0–0,08
Kontrazeptionspflaster	Aufkleben eines Pflasters auf die Haut für 21 Tage (jeweils Wechsel nach 7 Tagen), dann 7 Tage Pause (→ Menstruation)	Aufnahme der Hormone über die Haut, damit systemische Wirkung analog der Kombinationspille	0,9

MERKE Die kontrazeptive Wirkung beruht hauptsächlich auf den Gestagenen. Die Östrogene wirken v. a. zyklusregulierend.

Kombinationspräparate: In der Regel werden **Kombinationspillen** mit fixem Östrogen- und Gestagenanteil verordnet. Heutzutage wird die Dosis beider Hormone möglichst niedrig gehalten. Bei einer Östrogendosis < 50 µg spricht man definitionsgemäß von einer **Mikropille**. Die Einnahme beginnt am 1. Tag der Menstruation und wird täglich für 21 Tage fortgesetzt. An Tag 22–28 wird die Einnahme pausiert. Während dieser Zeit kommt es zur Abbruchblutung. Die Einnahme beginnt an Tag 29 (= Tag 1 des neuen Zyklus) erneut, unabhängig davon, ob die Menstruation beendet ist oder nicht.

Die **Zweiphasenpräparate** ahmen den physiologischen Zyklus nach. Es gibt Pillen der ersten (z. B. Zyklustag 1–8, nur Östrogen) und der zweiten Einnahmephase (z. B. Zyklustag 9–21, Östrogen und Gestagen). Phase 2 beginnt also schon vor dem eigentlichen Ovulationstermin.

Bei den **Zweistufenpräparaten** werden analog zur Zweiphasen-Methode 2 unterschiedliche Pillen sequenziell eingenommen. Im Gegensatz zu den Zweiphasenpräparaten beinhalten die Pillen, die an Tag 1–10 eingenommen werden, schon kleine Gestagenmengen. Dadurch wird die Gestagenwirkung bereits in der ersten Zyklushälfte ausgenutzt. An Tag 11–21 ist der Gestagenzusatz erhöht. Es gibt auch **Dreistufenpräparate**, bei denen die Gestagenbeigabe noch genauer an den physiologischen Zyklus angenähert ist und auch die Östrogengabe in der Zyklusmitte verändert wird.

Kontraindikationen: Schwangerschaft, Thrombosen/Thromboembolien in der Eigenanamnese, starker **Nikotinabusus**, starke Migräne, pulmonale oder schwere arterielle Hypertonie, Gerinnungsstörungen, schwere Adipositas, östrogenabhängige Tumoren, schwere Stoffwechselstörungen, Porphyrien u.v.m.

Interaktionen: Johanniskraut, bestimmte Antibiotika (Rifampicin, Cotrimoxazol/Trimethoprim), bestimmte Antikonvulsiva und Barbiturate können die Östrogenwirkung abschwächen.

12.5 Intrauterinmethoden

Intrauterinpessare (IUP, sog. „Spirale"), sind kleine, häufig T-förmige Gebilde, die durch einen Arzt in die Gebärmutterhöhle eingelegt werden müssen. Sie wirken je nach Präparat 3–5 Jahre lang und gelten als sehr zuverlässige Verhütungsmittel (Pearl-Index 0,3–3). Man unterscheidet grundsätzlich 2 Arten:
- **Gestagenspirale** (z. B. Mirena): Kunststoffspirale, die im Cavum uteri kontinuierlich Gestagene abgibt. Die Wirkung ist mit der der Minipille (s. o.) vergleichbar, wobei Beschwerden und Stärke der Blutung häufig nachlassen. Bei ¼ der Patientinnen kommt es durch die Gestagenabgabe zur sekundären Amenorrhö.

- **Kupferspirale**: Die kontrazeptive Wirkung beruht vorwiegend auf den kontinuierlich abgegebenen Kupferionen, die die Einnistung des befruchteten Eis verhindern sowie Tubenkontraktilität und Spermienaszension stören sollen. Der genaue Wirkmechanismus ist aber noch unklar.

Potenzielle Nebenwirkungen aller IUPs sind Unterleibs- und Regelschmerzen, verstärkte Blutungen, Zwischenblutungen und eine erhöhte Gefahr aszendierender Infektionen. Sehr selten kann es bei der Einlage zur Uterusperforation kommen.

12.6 Sterilisation

Beim Mann wird eine Vasektomie (Unterbrechung des Ductus deferens) durchgeführt. Der Pearl-Index beträgt 0,1–0,15. Näheres s. Urologie [S. B671].

Bei der Frau werden die Eileiter mittels Tubenkoagulation, Ligaturen, Clips oder Silastikringen unterbrochen. Bei allen Eingriffen ist jedoch die Eröffnung der Bauchhöhle unumgänglich. Versagt die Methode (1–2 %), ist das Risiko für Extrauteringraviditäten immens erhöht (50 %). Mit einem Pearl-Index von 0,2–0,5 zählt die Sterilisation aber zu den sehr sicheren Verhütungsmethoden. Tubenunterbindungen lassen sich jedoch nur in den allerwenigsten Fällen erfolgreich rückgängig machen.

12.7 Schwangerschaftsabbruch

12.7.1 Rechtliche Voraussetzungen

Gemäß § 218 StGB ist ein Schwangerschaftsabbruch auch ohne medizinische Indikation bis zur **14. Schwangerschaftswoche** (12. Woche post conceptionem) straffrei. Ist eine Gefahr für körperliche und seelische Gesundheit der Mutter nicht anders abwendbar bzw. unzumutbar, so ist die Beendigung der Schwangerschaft jederzeit möglich (medizinische Indikation, § 218a Abs. 3 StGB).

12.7.2 Beratung

Dem Schwangerschaftsabbruch muss nach § 219 StGB eine **Schwangerschaftskonfliktberatung** vorausgehen, die von einer staatlich anerkannten Beratungsstelle durchgeführt wird und in der die gesetzlich vorgegebenen Inhalte thematisiert werden (Hilfe bei Fortsetzung der Schwangerschaft, Auswirkung Geburt/Abbruch auf das weitere Leben, Motivation für den Abbruch etc.). Beratender und der den Abbruch durchführende Arzt dürfen nicht identisch sein. Der Schwangerschaftsabbruch darf frühestens **am 4. Tag nach der Beratung** erfolgen.

12.7.3 Methoden

Kürettage: Die Cervix uteri wird mit Hegar-Stiften dilatiert und eine Kanüle in den Uterus eingeführt. Durch Induktion eines Unterdruckes wird das Cavum uteri ausgesaugt (**Saugkürettage**). Anschließend wird häufig durch eine instrumentelle Abrasio das Restgewebe im Uterus entfernt. Die Ausräumung des Schwangerschaftsprodukts ist auch mit der **Abortzange** möglich. Beide Methoden können i. d. R. bis zur 14. Schwangerschaftswoche eingesetzt werden.

Medikamentös induzierter Schwangerschaftsabbruch: Voraussetzung für eine medikamentöse Abruptio ist der sonografische Nachweis einer intakten **intrauterinen** Schwangerschaft. Bis zum 63. Tag p. m. (9. SSW) ist eine Behandlung mit dem Antigestagen Mifepriston (einmalig 600 mg oral) möglich. Mifepriston blockiert die Progesteronrezeptoren, erweitert die Cervix uteri und steigert die Sensitivität des Myometriums für Prostaglandine (→ Kontraktionen). 36–48 h später wird ein Prostaglandinpräparat (z. B. 1 mg Gemeprost vaginal) zur Ausstoßung des Schwangerschaftsprodukts verabreicht. Meist kommt es innerhalb von 4 h zur Fehlgeburt.

> **MERKE** Bei Schwangerschaftsabbrüchen und Aborten ab der 14. SSW bzw. einem biparietalen Kopfdurchmesser von 2,5 cm muss das Kind nach Prostaglandingabe vaginal geboren werden. Im Anschluss wird das intrauterin verbliebene Restgewebe mittels Kürettage entfernt.

12.7.4 Komplikationen

Sofortkomplikationen: Mechanische Verletzungen bis hin zur Uterusperforation (Hegar-Stift, Kürette) sowie unerwünschte Arzneimittelwirkungen (Prostaglandinpräparate) können vorkommen.

Frühkomplikationen: Bei instrumentellen Schwangerschaftsabbrüchen besteht eine postinterventionelle Blutungs- und Infektionsgefahr, die u. U. auch schwere Verläufe nehmen kann (Schock/Organversagen).

Spätkomplikationen:
- **körperlich:** Durch instrumentelle Eingriffe kann es zu Verwachsungen und Synechien (Asherman-Syndrom [S. B346]) mit Hämatometra, Unterbauchschmerzen, Problemen bei folgenden Schwangerschaften und im schlimmsten Fall zur Sterilität kommen. Unter Misoprostol können z. B. Blutungen, gastrointestinale Beschwerden, starke Uteruskontraktionen bis hin zur Ruptur sowie allergische Reaktionen vorkommen.
- **psychisch:** Schuldgefühle, Trauer, Depressionen.

13 Sterilität

13.1 Grundlagen

DEFINITION
- **Sterilität (Impotentia generandi):** Unfähigkeit zur Empfängnis (keine Schwangerschaft nach 12 Monaten regelmäßigem ungeschütztem Geschlechtsverkehr). Sie kann entweder angeboren (primär) oder erworben (sekundär, es hat in der Vergangenheit bereits eine Schwangerschaft bestanden) sein.
- **Infertilität:** Konzeption ist möglich, das Austragen einer Schwangerschaft jedoch nicht (Aborte). Bei Männern basiert die Diagnose auf dem zugrunde liegenden Spermiogramm.

Die Unfähigkeit zur Ausübung des Geschlechtsverkehrs nennt man Impotentia coeundi. Zugrunde liegen anatomische oder funktionelle Störungen.

Epidemiologie und Ätiologie: Bei 10–15 % aller Paare besteht ein unerfüllter Kinderwunsch wegen Sterilität. In jeweils ca. 40 % liegt die Ursache bei der Frau (Tab. 13.1) bzw. beim Mann (siehe Urologie [S. B669]), in den restlichen Fällen liegt die Ursache bei beiden Partnern oder es lässt sich kein Grund dafür eruieren.

Beratung: Vor der Inanspruchnahme einer künstlichen Befruchtung **muss** eine psychosomatische Beratung erfolgen. Es geht dabei um die Evaluation der gegenwärtigen Situation des Paares (z. B. Motivation für Kinderwunsch) sowie um die Vermittlung von Informationen hinsichtlich **medizinischer** (Erfolgsrate, Risiken, Komplikationen), **psychischer** (z. B. Belastungssituation vor/während/nach der Behandlung, überwertiger Kinderwunsch) und **sozialer** (z. B. Adoption als Alternative) Aspekte einer Fertilitätsbehandlung.

Diagnostik: Die ausführliche **Anamnese** sollte nicht nur gynäkologische Parameter erfassen (v. a. Zyklusanamnese), sondern es sollte auch eine gründliche Sexualanamnese (Häufigkeit und Zeitpunkt des Koitus im Zyklus, was das Paar bisher schon unternommen hat etc.) erhoben und nach Allgemeinerkrankungen gefragt werden (endokrinologische Ursachen, Medikamente).
  Weitere Auskunft gibt die **Basaltemperaturkurve**:
- Temperatur steigt nicht an → anovulatorischer Zyklus
- Temperatur steigt verzögert an → Follikelreifungsstörung
- Temperatur steigt treppenförmig an oder fällt zu früh ab → Corpus-luteum-Insuffizienz.

Bei der **gynäkologischen Untersuchung** sollte auf anatomische Auffälligkeiten (Fehlbildungen, Synechien) geachtet und Abstriche (Infektionen) entnommen werden. Ein erniedrigter **Zervixscore** kann auf einen Östrogenmangel hinweisen. Dieser kann auch mit einem zu niedrig aufgebauten Endometrium (< 8 mm) einhergehen, was sich in der **Vaginalsonografie** vermessen lässt. Auffällig sind auch zu kleine Follikel (alle < 18 mm, kann auf eine Follikelreifungsstörung hinweisen).

Hormonstatus: Bestimmung von Prolaktin, Östradiol, LH, FSH, Testosteron, DHEAS sowie TRH-Test. Veränderungen im Hormonhaushalt können ebenfalls diagnostisch wegweisend sein:
- FSH ↑, Östradiol ↓: ovarielle Funktionsstörung/-erschöpfung
- TSH außerhalb des Normbereichs → gestörte Schilddrüsenfunktion
- Prolaktin ↑: Prolaktinom, Hyperprolaktinämie, primäre Hypothyreose (TRH erhöht den Prolaktinspiegel)
- Testosteron ↑: 21α-Hydroxylasemangel, Hyperandrogenämie, Late-onset-AGS.

Funktionstests: Gestagen-, Östrogen-Gestagen-Test, Clomifentest, GnRH-Test, Gonadotropintest, Dexamethasontest sowie Spermieninvasionstest.

Zur Prüfung der anatomischen Gegebenheiten und zur Detektion anderer organischer Ursachen stehen weitere invasive Untersuchungsmethoden wie die Hysterosalpingografie, die Hysteroskopie (mit Endometriumbiopsie) und die diagnostische Laparoskopie mit Chromopertubation (Tubendurchgängigkeit) zur Verfügung.

Zu den Untersuchungen, die im Rahmen der Kinderwunschdiagnostik durchgeführt werden, gehört auch der **Postkoitaltest** nach Sims-Huhner. Dabei wird das Zervikalsekret 2–12 h nach dem Geschlechtsverkehr auf die Anzahl vitaler Spermien untersucht. Positiv ist der Test, wenn mind. 5 bewegliche Spermien pro Gesichtsfeld vorhanden sind. Der Test sollte möglichst zum Zeitpunkt der Ovulation durchgeführt werden, da der Zervixschleim dann besonders spinnbar ist. Ein veränderter Zervixschleim kann das Testergebnis negativ beeinflussen. Sind die Spermien in ihrer Beweglichkeit eingeschränkt oder fehlen sie überhaupt, deutet dies auf eine männliche Infertilität hin.

MERKE Immer auch die Zeugungsfähigkeit des Mannes untersuchen lassen (**Spermiogramm**), insbesondere vor der Veranlassung invasiver Untersuchungsmethoden (s. Urologie [S. B624]).

13.2 Reproduktionsmedizin

13.2.1 Rechtliche und ethische Aspekte

Der Umgang mit menschlichen Embryonen unterliegt den rechtlichen Rahmenbedingungen des **Embryonenschutzgesetzes**, das am 01.01.1991 in Kraft trat. Neben den vielen rechtlichen Fragen gilt es im Zuge der schnell fortschreitenden Reproduktionsmedizin und insbesondere beim

13.2 Reproduktionsmedizin

Tab. 13.1 Ursachen für Kinderlosigkeit bei der Frau

betroffenes Organ/System	mögliche Ursachen und Störungen	Häufigkeit
Ovarien	ovarielle Dysfunktion (hypothalamisch, hypophysär, Gonadendysgenesie, Endometriose, PCO-Syndrom, Tumoren, anovulatorische Zyklen, Corpus-luteum-Insuffizienz, vorzeitige ovarielle Erschöpfung)	30%
Tuben	Verschluss/Verwachsungen/Verlegungen, die zur Störung des Eitransports führen (z. B. entzündlich, Endometriose, Septen)	30%
Uterus		10%
• Corpus uteri	Fehlbildungen, Synechien, Uterus myomatosus [S. B365], entzündliche/traumatische Veränderungen, Endometrium spricht nicht auf hormonelle Veränderungen an	(5%)
• Cervix uteri	Zervixrisse, Z. n. Konisation, Spermienpenetration gestört (z. B. IgA-Antikörper gegen Spermien), Entzündungen	(5%)
Vagina	Fehlbildungen, Entzündungen, unmöglicher Koitus (Stenosen, psychogen)	5%
endokrinologisch	z. B. Diabetes mellitus, Hypo-/Hyperthyreose, Erkrankungen der Nebennieren, Erkrankungen der Hypophyse	ca. 25%
genetisch	z. B. Turner-Syndrom, Swyer-Syndrom, testikuläre Feminisierung, adrenogenitales Syndrom	
sonstiges	psychogen, Medikamente, Alkohol, Drogen, ungeklärt	

Umgang mit menschlichen Embryonen auch ethische und moralische Aspekte (z. B. Grenzen, Missbrauch, Manipulation der natürlichen Fortpflanzung) zu bedenken.

Die **homologe Insemination** (Sperma des Partners) ist in den meisten Fällen gestattet. Brisanz erlangen dagegen die Inseminationen mit heterologen Samenspenden, die zwar nicht verboten sind, aber mit erheblichen rechtlichen Problemen (Wahrung der Spenderanonymität, Recht des Kindes, seinen biologischen Vater zu kennen, Unterhaltsansprüche) einhergehen können. Bei der In-vitro-Fertilisation dürfen maximal 3 Embryonen gleichzeitig transferiert werden. Embryonen dürfen grundsätzlich nicht kryokonserviert werden. Eine **Konservierung** befruchteter Eizellen ist nur im Pronukleusstadium erlaubt. Es darf kein Missbrauch an menschlichen Embryonen (auch an überzähligen) vorgenommen werden. Die Leihmutterschaft ist in Deutschland derzeit generell verboten; die **Präimplantationsdiagnostik** darf seit 2011 in Deutschland in engsten Grenzen praktiziert werden. Siehe auch GTE [S. C924].

13.2.2 Artifizielle Insemination

Indikation: Ist die Frau fertil, kann bei Sub- oder Infertilität des Mannes das Einbringen des männlichen Spermas in die Gebärmutter angezeigt sein. Die Methode kann auch bei zervikalen Sterilitätsursachen der Frau (Tab. 13.1) angewendet werden.

Vorgehen: Zum Zeitpunkt der Ovulation wird das frische bzw. kryokonservierte Sperma des Partners (**homologe Insemination**) bzw. das Fremdsperma (**heterologe Insemination**) mittels Katheter in Cervix oder Cavum uteri inseminiert. Häufig wird das Sperma zuvor mit speziellen Kulturmedien behandelt und aufbereitet (→ Selektion vitaler und motiler Spermien).

Erfolgsrate: Nach Einbringen des Spermas ins Cavum uteri liegt der Erfolg bei 15–20%.

13.2.3 In-vitro-Fertilisation (IVF)

Indikation: Eine Befruchtung außerhalb des weiblichen Körpers kommt insbesondere dann in Betracht, wenn der Eitransport durch die Tuben gestört oder unmöglich ist.

Vorgehen: Mit Clomifen und HMG (evtl. zusammen mit GnRH-Agonisten → Unterdrückung der hypophysären LH-Freisetzung, um unerwünschte Ovulationen zu vermeiden) wird das Ovar zur Follikelreifung (über)stimuliert. Es reifen viele Follikel synchron heran (Ultraschallkontrolle). Die Oozyten werden schließlich abgesaugt bzw. punktiert, mikroskopisch hinsichtlich ihrer Qualität und Reife beurteilt und für 3–6 h in einem speziellen Kulturmedium vorinkubiert. Schließlich werden die kapazitierten (und jetzt befruchtungsfähigen) Spermien zugegeben. Es folgt eine erneute Inkubation für bis zu 20 h. Bis zu 3 befruchtete Eizellen (Vorkerne vorhanden) werden bis zum 4- oder 8-Zell-Stadium weiterentwickelt und nach ca. 48 h als Embryonen in den Uterus der Frau transferiert.

Komplikationen:
- Infektionen/Blutungen nach Follikelpunktion
- ovarielles Überstimulations-Syndrom [S. B340]
- erhöhte Rate an Mehrlingsschwangerschaften
- Aborte

MERKE Keine Stimulationsbehandlung ohne sonografische Kontrolle der Follikelanzahl.

Erfolgsrate: Bei 25–30% der Paare erfüllt sich mit dieser Methode der Kinderwunsch.

13.2.4 Intrazytoplasmatische Spermieninjektion (ICSI)

Die Follikel werden analog der In-vitro-Fertilisation gewonnen. Bei der ICSI-Methode wird jedoch das Spermium mittels Glaspipette gezielt ins Zytoplasma der Oozyte injiziert. Der Vorteil besteht darin, dass auch bei männlicher Sub-/Infertilität (Ejakulationsstörungen, **Azoospermie**) eine Befruchtung erfolgen kann, da im Prinzip nur eine einzige Spermatozoe benötigt wird.

Auch durch die TESE- (Spermaentnahme direkt aus dem Hoden) oder MESA-Methode (Spermaentnahme aus dem Nebenhoden, s. Urologie [S. B670]) gewonnene einzelne Spermien können verwendet werden. Die Erfolgsraten scheinen z. T. noch besser als bei der IVF zu sein.

14 Schwangerschaft

14.1 Physiologie der Schwangerschaft

14.1.1 Anlage der Schwangerschaft

Zu Oogenese [S. B333] und Ovulation [S. B342].

Fertilisation: Nach der Ovulation wird die sekundäre Oozyte (1. Reifeteilung abgeschlossen) in den Fimbrientrichter der Tube aufgenommen. Sie bleibt 6–24 h lang befruchtungsfähig. Nach dem Koitus aszendieren die männlichen Spermien durchs Cavum uteri. Einige durchlaufen dabei die **Kapazitation** und erreichen die Oozyte. Die **Konzeption** erfolgt meist in der Pars ampullaris der Tube. Die **Akrosomenreaktion** ermöglicht das Eindringen (**Imprägnation**) eines einzigen Spermiums. Anschließend wird die Oberfläche der Eizelle für alle anderen Spermien unpassierbar und die Oozyte vollendet ihre 2. Reifeteilung. Es entsteht das sog. **Pronukleusstadium**, d. h. männlicher und weiblicher Vorkern (jeweils haploider Chromosomensatz) liegen nebeneinander. Durch die Verschmelzung der beiden Kerne (**Konjugation**) entsteht die **Zygote** (diploider Chromosomensatz), die sich ca. 30 h p. c. mitotisch in die **Blastomeren** teilt (**Furchungsteilung**). Als Morula (32-Zell-Stadium) erreicht die Zygote ca. 3 Tage später das Cavum uteri. Durch eine Wasseransammlung im Zellhaufen entsteht die **Blastozyste**. Es lassen sich anschließend der zentral gelegene **Embryoblast** und der die Blastozystenhöhle umgebende **Trophoblast** unterscheiden.

Implantation: Am 5. und 6. Tag lagert sich die Blastozyste an das Endometrium an. Die Implantation (**Nidation**) erfolgt ab dem 7. Tag (Nidationsblutung möglich). Man unterscheidet den ins Endometrium wachsenden **Synzytiotrophoblasten** und den zum Cavum uteri gerichteten **Zytotrophoblasten**. Die Lamina functionalis wird in der Schwangerschaft als **Dezidua** (Decidua basalis/capsularis/parietalis) bezeichnet. Mit zunehmendem Wachstum der Frucht wird schließlich die ganze Gebärmutterhöhle ausgefüllt.

14.1.2 Plazenta

Entwicklung: Der Synzytiotrophoblast wächst weiter ins Endometrium ein und es bilden sich **Lakunen**. Um den Ort der embryonalen Einnistung herum erweitern sich gleichzeitig mütterliche Blutgefäße zu **Sinusoiden**, welche in der 2. Woche arrodieren. Es folgt die Entstehung der **Primärzotten**, dann der **Sekundärzotten** (Mesenchymkern) und letztlich der kapillarreichen **Tertiärzotten**. Ungefähr ab dem 21. Tag entsteht der embryonale Kreislauf. Die Zotten im Bereich der Decidua basalis (zwischen Keimanlage und Myometrium) entwickeln sich ab der 8. Woche verstärkt weiter (**Chorion frondosum** → kindlicher Anteil der Plazenta), der Rest bildet sich zurück. Die **Decidua basalis** wird zum mütterlichen Anteil der Plazenta.

Die Plazenta ist ungefähr im 4. Schwangerschaftsmonat strukturell voll entwickelt. Sie wiegt am Ende der Schwangerschaft (je nach Gewicht des Kindes) ca. 500 g und hat einen Durchmesser von ca. 20 cm. Makroskopisch imponieren die **Kotyledonen**, läppchenförmige Strömungseinheiten der einzelnen Zottenstämme, die durch Septen (nicht vollständig) abgetrennt sind (**Abb. 14.1**). Aus den **Spiralarterien** fließt das maternale Blut in den **intervillösen Raum** (ca. 150–200 ml Volumen), umspült die Zotten und fließt zurück ins venöse System der Dezidua. Die **paarigen Umbilikalarterien** des Kindes bringen das sauerstoffarme Blut in die Zottenbäume, das oxygenierte

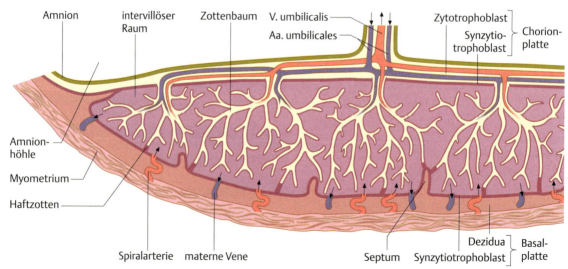

Abb. 14.1 Aufbau einer voll entwickelten Plazenta. (aus Breckwoldt, Kaufmann, Pfleiderer, Gynäkologie und Geburtshilfe, Thieme, 2008)

Blut gelangt über die **unpaarige Umbilikalvene** zurück zum Kind. Der Stoffaustausch sowohl von Nahrungssubstraten und Sauerstoff als auch von Abbauprodukten erfolgt aktiv (z. B. Immunglobuline und Glykoproteine) und passiv (z. B. Gase). Ein direkter Kontakt zwischen kindlichem und mütterlichem Blut besteht nicht.

> **MERKE** Die Plazenta ist auch für die Bildung einer Reihe von **Hormonen** verantwortlich: Progesteron, Östrogene, humanes Choriongonadotropin (hCG), humanes Plazentalaktogen (HPL) und humanes Chorionthyreotropin (HCT).

Die **Nabelschnur** (Funiculus umbilicalis) entstammt dem Haftstiel und führt die 2 Arterien und die Vene vom Kind zur Plazenta. Sie ist wie das gesamte Innere der Fruchthöhle von der inneren Eihaut (**Amnion**) überzogen. Meist führt die Nabelschnur zentral in die Plazenta (**Insertio centralis**, 70 %), sie kann aber auch randständig (**Insertio marginalis**) oder an den Eihäuten (**Insertio velamentosa**) inserieren. Die **äußere Eihaut** entspricht dem Chorion, das aus dem Trophoblasten entsteht und mit der umgebenden Dezidua verschmilzt.

> **MERKE** Bei der **Insertio velamentosa** verlaufen die Nabelschnurgefäße ein Stück auf den Eihäuten entlang. Beim Blasensprung können sie einreißen und massive fetale Blutungen verursachen.

14.1.3 Entwicklung des Kindes

Einen Überblick über die kindlichen Entwicklungsphasen bzw. die entsprechende Organentwicklung während der Schwangerschaft bietet **Tab. 14.1** bzw. **Tab. 14.2**.

14.1.4 Fruchtwasser

Produktion und Resorption: Die Amnionflüssigkeit (**Liquor amnii**) wird zunächst aus dem mütterlichen Plasma abfiltriert. Ab der 12. SSW ist der Fetus selbst an der Produktion beteiligt (ca. 0,5 l Urinausscheidung/Tag). Außerdem hat das fetale Lungenepithel die Fähigkeit zu Resorption und Sekretion. Auch die fetale Haut ist bis zur ca. 24. SSW an der Filtration des Fruchtwassers beteiligt. Durch Schlucken des Fruchtwassers trägt das Kind zur Regulierung und zum Austausch der Flüssigkeit bei. Innerhalb von 3 h ist das gesamte Fruchtwasser erneuert. Eine unausgewogene Bilanz führt zu pathologischen Fruchtwassermengen:

- physiologisch: 1000–1200 ml in der 36. SSW (danach Abnahme um ca. 100 ml/Woche)
- **Polyhydramnion:** > 2000 ml (z. B. bei fetaler Schluckstörung → Ösophagusatresie)
- **Oligohydramnion** < 400 ml (z. B. bei fehlender fetaler Urinproduktion → Nierenagenesie).

Funktion und Zusammensetzung: Das Fruchtwasser bietet Schutz vor mechanischen/thermischen Einwirkungen bzw. Austrocknung und ermöglicht dem Kind eine adäquate Beweglichkeit sowie ein gleichmäßiges Wachstum. Es besteht zu 99 % aus Wasser. Außerdem sind anorganische und organische Bestandteile (u. a. Elektrolyte, Harnstoff, Kohlenhydrate, Eiweiße, Fette) sowie abgeschilferte Epithelzellen des Kindes enthalten.

14.1.5 Körperliche Veränderungen in der Schwangerschaft

Zur Anpassung an die besondere Situation einer Schwangerschaft kommt es zu anatomisch-physiologischen, endokrinologischen, metabolischen und immunologischen Veränderungen innerhalb des weiblichen Organismus. Bleiben die für die regelrechte Entwicklung des Kindes wichtigen Anpassungsvorgänge aus oder verlaufen sie fehlerhaft, kann es zu Störungen der Schwangerschaft kommen.

Körpergewicht: In der Frühschwangerschaft (1. Drittel) verändert sich das Körpergewicht i. d. R. nicht. Im 2. Trimenon kommt es zu einer Zunahme um ca. 200 g pro Woche, ab dem 3. Trimenon um ca. 500 g wöchentlich. Ein beträchtlicher Teil der Gewichtszunahme (**insgesamt ca. 12 kg**) entfällt auf **erhöhte Flüssigkeitsmengen** (intra- und extravasal, Fruchtwasser, Ödeme). Darüber hinaus müssen die Zunahme des Uterus-, Plazenta- und Brust-

Tab. 14.1 Kindliche Entwicklungsphasen während der Schwangerschaft

SSW p.m.	Größe (cm)	Gewicht (g)	Entwicklungsphase
3.–4.	0,02	0,00 001	**Blastenphase** Noxen verursachen Fruchttod, falls Reparatur unmöglich
5.–6.	0,3	0,05	**Embryonalzeit** → Organogenese Noxen verursachen schwere Organmissbildungen (Teratogenität)
7.–8.	1,7	10	
9.–10.	3,4	20	
11.–13.	6	45 (12. SSW)	**Fetalzeit** → Reifung der Organe, Wachstum des Kindes Noxen führen zu funktionelle Defekten (Ausreifungsstörungen)
14.–18.	13	150 (18. SSW)	
18.–38.	28	530 (24. SSW)	
	41	1900 (32. SSW)	
38.–40.	50	3 450	Geburtstermin

Tab. 14.2 Organentwicklung

Organ	Anlage (SSW p.m.)	Reifung
Herz	5.–8.	bis 10. SSW p.m.
ZNS	5.–8.	bis Geburt
Augen	6.–10.	bis Geburt
Ohren	6.–10.	bis 18. SSW p.m.
Extremitäten	7.–9.	bis 10. SSW p.m.
Gaumen/Zähne	9./10.	bis 14. bzw. 18. SSW p.m.
Gonaden	9.–11.	bis Geburt (äußeres Genitale)

gewebes und das Eigengewicht des Kindes miteingerechnet werden.

> **MERKE** Direkt postpartal ist der Uterus bis zu 1000 g schwer.

Herz-Kreislauf-System: Bedingt durch den steigenden Fundus der Gebärmutter wird die Herzspitze angehoben und das Herz in eine quere Lage gedrückt (EKG: Linkstyp). Das Intravasalvolumen und konsekutiv auch das Herzminutenvolumen steigen an. Dabei kann es zu **funktionellen Herzgeräuschen** oder Veränderungen vorbestehender Herzgeräusche kommen (z. B. Systolikum). Die **verstärkte Durchblutung**, insbesondere der abhängigen Körperpartien, bemerken die Schwangeren häufig als **Wärmegefühl**, **Gefäßektasien** oder **Varizen** (→ verminderter venöser Rückstrom, auch Genitalien sind betroffen). Dabei kommt es ggf. zum leichten **Blutdruckabfall** um ca. 10 mmHg und zu einer Erhöhung des **Pulses** (ca. 10 Schläge/min). **Orthostatische Regulationsstörungen** bis hin zur Synkope treten v. a. in der Frühschwangerschaft, durch den erhöhten Druck auf die untere Hohlvene z. T. jedoch auch gegen Ende der Schwangerschaft auf.

Blut: Die hormonbedingte (v. a. Progesteron) Weitstellung der Venen führt zu einer Verlangsamung des Blutflusses und damit zu einem **gesteigerten Thromboserisiko**. Auch die Synthese von Gerinnungsfaktoren (v. a. VII, VIII und X) und **Fibrinogen** ist gesteigert. Die Erhöhung des Intravasalvolumens betrifft in erster Linie das Plasma und weniger die Erythrozyten, sodass es zu einer Verdünnung des Blutes (**Schwangerschaftshydrämie**) kommt, was in der Folge meist mit einer Verminderung der Hämoglobinkonzentration einhergeht (**Schwangerschaftsanämie**). Eisenmangelanämien treten ebenfalls auf und sind auf den stark erhöhten Eisenbedarf zurückzuführen. Häufig ist dann die Hämoglobinkonzentration aber noch niedriger (< 11 g/dl) als bei der Schwangerschaftsanämie. **Leukozytosen** bis 15 000/mm³ sind in der Schwangerschaft nicht selten, peri- und postpartal sind sogar Werte bis 20 000/mm³ nicht ungewöhnlich.

> **MERKE** Während der Schwangerschaft sind neben den hämatologischen Veränderungen auch einige andere Laborwerte physiologisch erhöht: Die Konzentrationen der Triglyzeride und der alkalischen Phosphatase steigen an, während GPT und GOT im Normbereich bleiben.

Brust: Die **Volumenzunahme** durch luteale und plazentare Hormonproduktion (Östrogen, Progesteron) führt schon in der Frühschwangerschaft zum Spannungsgefühl in der Brust. Im Laufe der Schwangerschaft vermehrt sich das Drüsengewebe (gesteigerte Proliferation und Hypertrophie, ca. 400 g pro Brust). Ab dem 2. Trimenon beginnt unter dem Einfluss von Prolaktin und Laktogen die **Galaktogenese**. Im 3. Trimenon wird z. T. schon Erstmilch (**Kolostrum**) gebildet. Außerdem fällt eine stärkere **Pigmentierung** der Areola und der Mamille auf.

Genitalorgane:
Vulva: Möglich sind Veränderung des Hautbildes (insbesondere der Schleimhäute) mit rötlichen, stark pigmentierten, z. T. auch livide verfärbten Bereichen sowie Varizenbildung.

Vagina: Verlängerung und Auflockerung der Scheide, Verdickung des Vaginalepithels und Bildung von Navikularzellen (kahnartige Intermediärzellen), vermehrter Ausfluss, ggf. vaginale Varizen.

Uterus: Hypertrophie und -plasie des Myometriums (ca. 60 g vor bzw. ca. 1000 g am Ende der Schwangerschaft) sowie zur Auflockerung und verstärkten Durchblutung (500–800 ml/min) des Gewebes. Der Isthmus uteri verlängert sich, ab dem 4. Monat bildet er das sog. **untere Uterinsegment**.

> **MERKE** Der Isthmus hat wie die Zervix einen geringen Muskelanteil. Er ist während der Geburt nicht an den Wehen beteiligt (passive Dehnung).

Nieren und Harnwege: Schon gegen Ende der Frühschwangerschaft erweitern sich progesteronbedingt Nierenkelche und -becken sowie der Harnleiter, sodass **Harnwegsentzündungen** vermehrt auftreten können. Diese werden auch durch die häufig auftretende intermittierende **Schwangerschaftsglukosurie** (> 150 mg Glukose im 24-h-Urin) begünstigt. Die Glukosurie sollte abgeklärt werden, sobald sie rezidivierend auftritt (Gestationsdiabetes [S. B409]). Bei einer **Proteinurie**, die 150 mg im 24-h-Urin überschreitet, muss an eine Präklampsie [S. B408] gedacht werden. Häufiges Wasserlassen (Pollakisurie) und eine leichte Belastungsinkontinenz sind meist kein Grund zur Sorge. Insgesamt sind die renale Durchblutung und die glomeruläre Filtrationsrate während der Schwangerschaft erhöht.

Lunge: Belastungs- und Ruhedyspnoe sowie eine damit einhergehende **Hyperventilation** kommen häufig vor. Vorbestehende Einschränkungen der Lungenfunktion können sich verstärken.

Gastrointestinaltrakt: Für die meisten gastrointestinalen Beschwerden werden hormonelle Ursachen verantwortlich gemacht. **Übelkeit** und **Erbrechen** treten v. a. im 1. Trimenon auf. **Obstipationsbeschwerden** sind ebenfalls häufig. **Zahnfleischentzündungen** und -blutungen beruhen wahrscheinlich auf einer vermehrten Östrogenwirkung, **Sodbrennen** auf einer progesteronbedingten Erschlaffung des unteren Ösphagussphinkters. Eine vermehrte Speichelbildung (**Ptyalismus gravidarum**) ist selten.

Leber und Galle: Bedingt durch die Zunahme des Plasmavolumens (Verdünnungseffekt) nehmen die Serumkonzentrationen von Albumin, der γ-Globuline sowie des Gesamteiweißes ab. Die Leberfunktion ist dabei i. d. R. nicht beeinträchtigt. Bestimmte Transportproteine sowie Gerinnungsfaktoren werden vermehrt produziert, ebenso steigen die alkalische Phosphatase und das α-Fetoprotein an. Eine Erhöhung der Lebertransaminasen muss weiter abgeklärt werden (→ HELLP-Syndrom [S. B409]). Infolge der Hormonumstellung (vermehrte Progesteronwirkung) sowie durch den wachsenden Uterus (mechanische Verdrängung der Gallenblase mit Abflussstörungen) neigen Schwangere gehäuft zu Gallensteinbildung und Ikterus (idiopathischer Schwangerschaftsikterus, intrahepatische Cholestase).

Stoffwechsel:
- **Proteine:** Albumin ↓, Gesamtplasmaeiweiß ↓
- **Fettstoffwechel:** sekundäre Hyperlipidämie (Anstieg Triglyzeride > Cholesterin > Phospholipide)
- **Kohlenhydrate:** In der Frühschwangerschaft besteht eine erhöhte Insulinempfindlichkeit (Nüchternblutzucker ↓ → Hypoglykämien bei Diabetikerinnen durch die gesteigerte Insulinwirkung, anabole Stoffwechsellage). Später wird der Hauptteil der mütterlichen Glukose für den Fetus benötigt, die Erhöhung der plasmatischen Fettsäure- und Ketonkörperkonzentrationen deckt dann den Energiebedarf der Mutter (Glukosesparmechanismus). Dadurch kann es zu noch gravierenderen Blutzuckerabfällen kommen. In der Spätschwangerschaft ist die Insulinresistenz gesteigert (Blutzucker postprandial ↑, Demaskierung latenter Diabeteszustände, ggf. Gestationsdiabetes).

Skelett und Bindegewebe: Durch die hormonellen Veränderungen kommt zu einer generellen **Auflockerung des Bindegewebes**, wovon insbesondere der Beckenring, aber auch der **Bandapparat** betroffen ist. Der dadurch bedingte **stärkere Einsatz der Muskulatur** zum Ausgleich der fehlenden Haltefunktionen der Bänder kann zu **Verspannungen** (z. B. Kreuz- und Rückenschmerzen) führen.

Haut: Neben den Veränderungen im Genitalbereich und an der Mamma können auch an anderen Hautbezirken auffällige Befunde auftreten:
- **Chloasma uterinum:** fleckige Pigmentierungen im Gesicht, meist reversibel
- **Linea fusca:** pigmentierter Streifen zwischen Nabel und Symphyse, meist reversibel
- **Striae gravidarum:** bläuliche, später weiße (vernarbte) Streifen, v. a. an Bauch, Po, Hüfte und Brust.
- Viele Frauen leiden zudem während Schwangerschaft und Stillzeit an Haarausfall. Auch können Spider-Nävi durch den verstärkten Östrogeneinfluss oder ein Palmarerythem durch die erweiterten Gefäße und das gesteigerte Herzminutenvolumen auftreten.

14.2 Schwangerenbetreuung

14.2.1 Empfehlungen vor einer geplanten Schwangerschaft

Ernährungsempfehlungen: Eine vollwertige, ausgewogene Ernährung ist schon vor einer geplanten Schwangerschaft anzuraten. Die prophylaktische Einnahme von 0,4 mg **Folsäure** pro Tag senkt das Risiko von Neuralrohrdefekten, aber auch von kardialen Septumdefekten und Missbildungen des Gaumens sowie der ableitenden Harnwege.

Serologische Tests und Impfempfehlungen: Bei Frauen mit bestehendem Kinderwunsch in der nahen Zukunft sollte eine Titer- bzw. Serumkontrolle für Röteln (wenn < 2 Impfungen mit Rötelnimpfstoff in der Vergangenheit), Varizellen, Mumps, Toxoplasmose, Hepatitis B und ggf. HIV und Lues erfolgen. Routineimpfungen sollten nicht nur bei der Frau, sondern auch bei ihrem Partner aufgefrischt werden. Des Weiteren empfiehlt es sich, eine Blutdruck- und Blutzuckerbestimmung durchzuführen.

14.2.2 Feststellung einer Schwangerschaft

Urintests: Zur Feststellung der Schwangerschaft werden häufig qualitative Urintests verwendet. Der Trophoblast bildet ein Glykoprotein (**humanes Chorion-Gonadotropin**), das aus einer α- und einer β-Untereinheit besteht. Die β-Untereinheit (**β-hCG**) kann immunologisch mittels eines Antikörpers nachgewiesen werden. Je nachdem wie hoch die Empfindlichkeit des Tests ist, kann eine Schwangerschaft so bereits am 8. Tag p.c. detektiert werden. Während qualitative β-hCG-Tests sowohl für den mütterlichen Urin als auch für Serum existieren, kann eine quantitative Bestimmung des Glykoproteins nur aus dem Serum erfolgen (mittels ELISA). Dies dient v. a. dem Nachweis von Trophoblasttumoren (β-hCG als Tumormarker) oder wird in der Sterilitätsbehandlung bzw. z. T. auch bei ektopen Schwangerschaften eingesetzt. β-hCG ist im Urin deutlich konzentrierter als im Serum (**Abb. 14.2**).

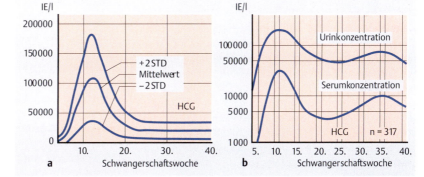

Abb. 14.2 Verlauf der β-hCG-Konzentration in Urin (a) und Serum (b) im Vergleich während der Schwangerschaft. (aus Stauber, Weyerstahl, Duale Reihe Gynäkologie und Geburtshilfe, Thieme, 2007)

Sonografie: Eine Schwangerschaft kann bereits früh (**Fruchtblase** ab ca. 30. Tag p.m. sichtbar) mittels **Transvaginalsonografie** festgestellt werden. Beurteilt werden der **Ort der Fruchtanlage** (intra-/extrauterin), die **Vitalität** des Kindes (Herzaktionen) und das **Gestationsalter**. Mehrlingsanlagen und ihre Chorionizität müssen in der Frühschwangerschaft sonografisch beurteilt werden. In der Abdominalsonografie ist die Beurteilung meist erst später möglich.

Berechnung des Geburtstermins: Eine Schwangerschaft dauert durchschnittlich **267 Tage** (38 Wochen) gerechnet vom Konzeptionstermin bzw. 281 Tage (40 Wochen) gerechnet vom ersten Tag der letzten Menstruation bei 28-täglichem Zyklus.

> **MERKE** Die Berechnung erfolgt nach der (erweiterten) **Naegele**-Regel:
> - Geburtstermin = Konzeptionstermin – 7 Tage – 3 Monate + 1 Jahr bzw.
> - Geburtstermin = 1. Tag der letzten Menstruation + 7 Tage – 3 Monate + 1 Jahr ± x Tage (x = Differenz zum 28-täglichen Zyklus)

In der täglichen Praxis werden häufig sog. **Gravidometer** verwendet, gegeneinander verschiebliche runde Scheiben, mit der man den Tag der letzten Menstruation einstellen und den voraussichtlichen Geburtstermin ablesen kann. Eine weitere Möglichkeit ist die Bestimmung des Gesationsalters mittels **Ultraschall**. Bis zur 12. SSW orientiert man sich dabei an der Scheitel-Steiß-Länge (SSL), danach am biparietalen Durchmesser (BPD).

Während in der Embryologie häufig von Tagen oder Wochen p. c. gesprochen wird, bezieht man sich in der Klinik meist auf die Tage bzw. **Wochen nach dem ersten Tag der letzten Regelblutung** (p.m.). Das Gestationsalter wird dann als vollendete Schwangerschaftswoche plus x Tage angegeben.
Beispiel: 14 + 5 SSW = 14. vollendete SSW plus 5 Tage → die Schwangerschaft befindet sich dann in der **15. SSW**.

14.2.3 Verhalten in der Schwangerschaft

Ernährung und Genussmittel: Wenn die Schwangere sich **ausgewogen** und **vollwertig** ernährt, sind normalerweise keine weiteren diätetischen Maßnahmen erforderlich. Es empfiehlt sich eine fettarme Kost mit einer adäquaten Zufuhr an Kohlenhydraten (ca. ⅔ des Energiebedarfs). Generell besteht ein erhöhter Bedarf an Proteinen, Eisen, Vitaminen (A, B_1, B_2, B_6, B_{12}, C, E, Biotin, Folsäure, Niacin, Panthotensäure) sowie Jod, Kalzium und Phosphat. Der Genuss von Tee und Kaffee sollte reduziert werden. Grundsätzlich ist der **Energiebedarf** um ca. 225 kcal täglich **gesteigert**. Eine übermäßige Gewichtszunahme sollte vermieden werden (gesteigertes Risiko für Diabetes mellitus, Präklampsie, Schulterdystokie). Die Einnahme von 0,4 mg **Folsäure** pro Tag wird auch während der Schwangerschaft empfohlen. Ansonsten ist die Supplementierung von Mineralstoffen, Spurenelementen und Vitaminen nur bei bestehender Symptomatik oder bei pathologischen Laborwerten angezeigt (z. B. Eisenpräparate bei Hb < 11 g/dl).

> **MERKE** Auf **rohe tierische Produkte** wie rohes Fleisch, Rohmilch(produkte), rohe Eier oder Räucherlachs sollte wegen der Gefahr **Toxoplasmose** und **Listeriose** verzichtet werden.

Genussmittel sind für Schwangere ungeeignet:
- Alkohol: Es gibt keine bekannten „harmlosen Trinkmengen". Der Konsum birgt für das Ungeborene u. a. die Gefahr von geistigen, motorischen und Wachstumsretardierungen, von Veränderungen des Gesichts, des Schädels und des Gehirns (**Alkoholembryopathie**, s. Pädiatrie [S. B485]).
- Nikotin: Sowohl bei aktiven als auch passiven Raucherinnen wird u. a. eine Häufung von Aborten, vorzeitigen Plazentalösungen, Wachstumsretardierungen und Entwicklungsrückständen der Kinder beobachtet.

Sport: Auch für Schwangere ist es von Vorteil, körperlich aktiv zu sein oder zu bleiben (Verbesserung der Durchblutung, Thromboseprophylaxe, Stressbewältigung). Dabei müssen die körperlichen Veränderungen durch die Schwangerschaft (erhöhter O_2-Bedarf, Auflockerung des Bandapparates, Hypoglykämiegefahr, veränderte Thermoregulation, Gewicht) beachtet werden. Die Schwangere sollte sich daher nicht zu stark belasten (kein Leistungssport) und die erhöhte Unfallgefahr beim Sport bedenken. Als geeignet gelten Sportarten mit Belastungen im aeroben Bereich, z. B. leichtes Joggen, Wandern, Radfahren, Schwimmen und Gymnastik.

Reisen: Kurze Reisen in Länder mit gemäßigtem Klima sind meist bedenkenlos möglich. Generell sollte beim Verreisen an potenzielle Risiken gedacht werden (klimatische Belastung, Sicherheit des Transportmittels, medizinische Versorgung am Reiseziel, Hygiene, Ernährung, Impfungen oder Medikamente, Rücktransport). Von Reisen in Malariaendemiegebiete ist abzuraten (Plasmodium falciparum ist plazentatrop, deutlich erhöhte Mortalität in der Schwangerschaft). Als bester Zeitpunkt für eine Reise wird das 2. Trimenon angesehen, in dem auch Flugreisen relativ problemlos möglich sind. Die Reise sollte mit genügend Pausen erfolgen, außerdem sollte die Schwangere regelmäßig und ausreichend viel trinken.

Sexualleben: Geschlechtsverkehr ist in der Schwangerschaft problemlos möglich. Es sollte der Schwangeren nur dann abgeraten werden, wenn während der Schwangerschaft Komplikationen auftreten (z. B. Zervixinsuffizienz, Placenta praevia, drohender/habitueller Abort).

Impfungen und Medikamente: Impfungen mit Lebendimpfstoffen dürfen nicht durchgeführt werden. Die aktive Immunisierung darf nur in Ausnahmefällen erfolgen (z. B. unvermeidbare Reisen in Endemiegebiete). Grundsätzlich erlaubt sind Impfungen gegen Polio, Diphtherie, Tetanus, HBV und Influenza (2. und 3. Trimenon). Generell sollten die **aktuellen Empfehlungen** der **STIKO** beachtet werden (s. www.rki.de). Medikamente sollten so selten wie möglich verabreicht werden bzw. nur nach einer sorgfältigen Nutzen-Risiko-Abwägung.

Geburtsvorbereitung: Die Vorbereitung der Schwangeren auf die Geburt beeinflusst den Geburtsverlauf. Es können Ängste abgebaut und Risiken für Mutter und Kind reduziert werden. Auch das subjektive Schmerzerleben der Geburt soll dadurch positiv beeinflusst werden. Die Geburtsvorbereitung (ab der 24. SSW) umfasst Vorträge von Hebammen und Ärzten zum weiblichen Körper, zu Schwangerschaft und Geburt und über den Umgang mit dem Neugeborenen. Physiotherapeuten vermitteln Techniken zum Verhalten in der Schwangerschaft und zur Entspannung und Atmung während der Entbindung. In der Regel wird die Schwangere auch mit den Örtlichkeiten des Kreißsaals vertraut gemacht.

14.2.4 Rechtlicher Schutz

Anzahl und Zeitpunkte der empfohlenen Schwangerschaftsvorsorgeuntersuchungen sind in den **Mutterschaftsrichtlinien** geregelt. Je nach Verlauf der Schwangerschaft müssen die Frequenz und der Inhalt der Untersuchungen aber an die Schwangere angepasst werden. Die durchgeführten Untersuchungen und Maßnahmen werden in den **Mutterpass** eingetragen. Bei einer unauffälligen Schwangerschaft sollte die Schwangere bis zur 32. SSW alle 4 Wochen, danach alle 2 Wochen und ab dem errechneten Geburtstermin alle 2 Tage bei ihrem betreuenden Arzt vorstellig werden (= 10–12 Untersuchungen).

Alle Frauen, die in einem Arbeitsverhältnis stehen, unterliegen dem Schutz des **Mutterschutzgesetzes** (s. Arbeitsmedizin [S. C226]). Es gilt nicht für Hausfrauen und Selbstständige. Frauen dürfen 6 Wochen vor sowie 8 Wochen (Frühgeborene und Mehrlinge 12 Wochen) nach der Geburt nicht beschäftigt werden.

14.3 Geburtshilfliche Untersuchungen

14.3.1 Geburtshilfliche Anamnese

Neben der allgemein-gynäkologischen Anamnese wird im Rahmen der geburtshilflichen Anamneseerhebung schwerpunktmäßig nach vorangegangenen Schwangerschaften und deren Verläufen gefragt:
- Anzahl der Schwangerschaften (inkl. Aborte, Abruptiones, Totgeburten, EUGs)
- Anzahl und Geburtsjahr der lebenden Kinder
- Verlauf und Komplikationen der Schwangerschaften
- Schwangerschaftserkrankungen (z. B. Gestationsdiabetes, Präeklampsie, HELLP)
- Entbindungen (spontan, Sectio, Vakuumextraktion, Zangengeburt, Geburtsgewicht der Kinder)
- Komplikationen der Nachgeburtsperiode (z. B. Uterusatonie, Plazentaretention)
- Frühgeburten (Gründe, Verlauf)
- Aborte/Abruptiones (medikamentöse oder chirurgische Intervention)
- Verlauf im Wochenbett (Stillen, Komplikationen).

Von herausragender Bedeutung ist die Befragung zu möglichen **Infektionen** und eingenommenen **Medikamenten post conceptionem**. Durch die Sozialanamnese können mögliche aus der Schwangerschaft erwachsende Probleme (wirtschaftlich, psychisch etc.) erkannt werden. Wichtige Informationen werden im Mutterpass dokumentiert.

Begriffsbezeichnungen: Die Anzahl der durchgemachten Schwangerschaften und Geburten wird als **G** (Gravida) **x** **P** (Para) **y** angegeben, z. B.:
- **GII PII** → 2 Schwangerschaften, 2 Geburten
- **GVII PV** → 7 Schwangerschaften, 5 Geburten.

Das Gestationsalter wird folgendermaßen dokumentiert:
- **GIII PII in der 34 + 5 SSW** → Frau, die bereits 2-mal schwanger war und geboren hat und aktuell in der 34. Woche + 5 Tage schwanger ist.

Handelt es sich um die erste Schwangerschaft bzw. Geburt, wird die Schwangere häufig als **Erst**- oder **Primigravida** bzw. **Primipara** bezeichnet. **Plurigravidae/-parae** bzw. **Multigravidae/-parae** sind Frauen, die schon mehrfach schwanger waren bzw. geboren haben.

14.3.2 Klinische Untersuchung

Allgemeine körperliche Untersuchung: Die Erhebung des körperlichen Status (inklusive Gewicht, Blutdruck, Inspektion der Beine) dient der Erfassung allgemeinmedizinischer bzw. schwangerschaftsassoziierter Erkrankungen sowie der Beurteilung des Körperbaus und der Konstitution (→ Relevanz für Geburtsmodus bzw. mögliche Komplikationen).

Michaelis-Raute: Durch die Inspektion der Michaelis-Raute (zwischen Processus spinosus LWK 4, Rima ani und den Spinae iliacae post. sup.) können Rückschlüsse auf die Beckenweite gezogen werden. Sie zeichnet sich normalerweise als symmetrische gleichseitige Raute ab. Ist sie länglich in die Senkrechte verzogen, kann dies auf ein schmales Becken hinweisen.

Äußere Palpation: Die Palpation des Bauches gibt Aufschlüsse über die Höhe und Größe des Fundus uteri (s. u.), den Muskeltonus der Gebärmutter und die Lage des Kindes im mütterlichen Bauch bzw. Becken. Ab der 20. SSW kann der Bauch mittels der Leopold-Handgriffe untersucht werden (**Tab. 14.3** sowie **Abb. 14.3**). Die Mutter liegt dabei in Rückenlage.

> **MERKE** Die Leopold-Handgriffe dienen der Untersuchung **präpartaler** Frauen. Unter der Geburt kommt zusätzlich der sog. **Zangemeister-Handgriff** [S. B425] zum Einsatz.

Vaginale Untersuchung:
- Inspektion (Introitus, Vagina und Portio häufig livide verfärbt)
- Palpation
  - Bimanuell werden Uterus und Adnexe beurteilt; die Konsistenz des Uterus ist schon frühzeitig aufgelockert

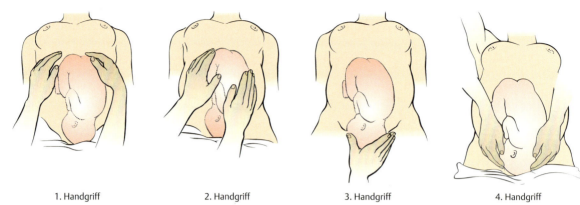

1. Handgriff   2. Handgriff   3. Handgriff   4. Handgriff

Abb. 14.3 Leopold-Handgriffe. (aus Stauber, Weyerstahl, Duale Reihe Gynäkologie und Geburtshilfe, Thieme, 2007)

Tab. 14.3 Beurteilung der kindlichen Lage mithilfe der Leopold

Leopold-Handgriff	Untersuchung von	Befunde
1	**Fundusstand**	• (12. SSW: Fundus hinter Symphyse)* • 24. SSW: Fundus auf Nabelhöhe • 36. SSW: Fundus am Rippenbogen (Höchststand) • Termin: Fundus 1–2 QF abgesunken
	Poleinstellung (Schädel- oder Steißlage?)	• Schädellage: Steiß im Fundus tastbar • Steißlage: Kopf im Fundus tastbar • (Querlage: Fundus leer)
2	**Stellung** (liegt der Rücken links oder rechts?**)	• 1. Stellung: Rücken links • 2. Stellung: Rücken rechts
	Lage (Längs- oder Querlage?)	• Längslage: keine „großen Teile" tastbar • Querlage: Kopf- und Steiß seitlich tastbar
3	**Poleinstellung** (Schädel- oder Steißlage?)	• Schädellage: Kopf geht voran und kann (wenn er noch über dem Becken steht, s. u.) hin- und herbewegt werden (Ballottement) • Steißlage: Steiß geht voran
4	**Poleinstellung** (Schädel- oder Steißlage?) und **Höhenstand des Kindes**	• Schädellage: Kopf geht voran • Steißlage: Steiß geht voran • Einschätzung des Höhenstandes über/im Beckeneingang

* In der 12. SSW wird lediglich der Uterusstand palpiert, für die Leopold-Handgriffe ist es noch zu früh.
** Von der Mutter aus gesehen.

Tab. 14.4 Errechnung des Bishop-Scores

beurteilte Struktur	1 Punkt	2 Punkte	3 Punkte
Stand der Portio	sakral	nahe Führungslinie	in Führungslinie
Länge der Portio	≥ 2 cm	1 cm	< 1 cm
Konsistenz der Portio	derb	mittel	weich
Weite des äußeren Muttermundes	verschlossen	1–2 cm	2–3 cm
Höhenstand des vorangehenden Kindsteils	oberhalb Beckeneingang	in Höhe Interspinallinie	unterhalb Interspinallinie

Bewertung: Die Punkte der beurteilten Strukturen werden addiert. Je mehr Punkte erreicht werden, desto reifer ist die Zervix für die Geburt. Bei einer Punktzahl > 10 kann die Geburt oder die Geburtseinleitung beginnen.

- Die **Zervix** muss immer hinsichtlich **Stand** (normal: sakral), **Länge** (normal: 2–3 cm), **Konsistenz** (normal: derb) und **Verschluss** (normal: Grübchen oder Schlitz)/Eröffnung des Muttermundes beurteilt werden. Die Einteilung erfolgt nach dem **Bishop-Score** (Tab. 14.4)

• Spekulumeinstellung mit Abstrichentnahme (bei Erstuntersuchung oder immer bei Blutungen bzw. pathologischem Fluor vaginalis).

14.3.3 Laboranalytik

Antikörpersuchtest:
- indirekter Coombs-Test auf irreguläre Antikörper (Serum der Schwangeren mit antigenbeladenen Testerythrozyten)
- wird zu Beginn der Schwangerschaft durchgeführt
- erneuter Test zwischen der 24. und 28. SSW (bei rhesusnegativen Frauen nochmals in der 27.–30. SSW).

Infektions-Screening:
- Rötelntiter (wird immer bestimmt, auch nach erfolgter Impfung)
- Luessuchtest (TPHA-Test, bei dem nur die Durchführung, nicht jedoch das Ergebnis vermerkt wird)
- Hepatitis B (es genügt die Titerbestimmung; falls keine Immunität vorhanden ist, zusätzliche Bestimmung von HBsAg nach der 32. SSW)
- HIV-Test (nur bei Einverständnis der Mutter, es wird ebenfalls nur die Durchführung, nicht das Ergebnis vermerkt)
- Toxoplasmose (nur bei dringendem Verdacht, z. B. Kontakt mit Katzenkot).

Blutgruppen- und Rhesusfaktorbestimmung: Die Bestimmung der Blutgruppe und des Rhesusfaktors erfolgt bereits im Rahmen der Erstuntersuchung. Bei der Hälfte aller Schwangeren gelangen spätestens bis zum 3. Trimenon fetale Erythrozyten in den mütterlichen Kreislauf. Bestimmte Konstellationen von maternaler und fetaler Blutgruppe können zur Bildung von mütterlichen Antikörpern gegen kindliche Erythrozytenantigene führen. Folge ist eine fetale Hämolyse (**Morbus haemolyticus**, s. Pädiatrie [S. B491]), die u. U. bis hin zum **Hydrops fetalis** führen kann.

Ursache ist meistens eine **Rhesusfaktor-Inkompatibilität** zwischen Kind und Mutter. In 10% der Schwangerschaften ist die Mutter rhesusnegativ, das Kind aber rhesuspositiv. Es kommt zur Sensibilisierung der Mutter und Bildung von Antikörpern (zunächst IgM, dann plazentagängiges IgG), die bei einer erneuten Schwangerschaft mit einem rhesuspositiven Kind dessen Erythrozyten zerstören und zu schweren Anämien führen können. Liegt eine o. g. Konstellation vor, erhält die Schwangere eine **Rhesusprophylaxe** mit Anti-D-Immunglobulin 300–330 µg erstmals in der 28.–29. SSW, ein weiteres Mal bis zu 72 h nach der Geburt. AB0-Unverträglichkeiten (Mutter 0, Kind A oder B) sind wesentlich harmloser und bedürfen i. d. R. keiner Therapie. Unter Umständen kommt es durch die Hämolyse zu einem verstärkten postpartalen Ikterus.

> **MERKE** Bei rhesusnegativen Schwangeren muss **immer** eine Rhesusprophylaxe mit Anti-D-Ig durchgeführt werden. Dies gilt auch für Aborte, Abruptiones und EUGs. Einzige Ausnahme: (postpartal) nachgewiesene Rh-Negativität des Kindes.

Hämoglobin- und TSH-Bestimmung: Bei normalem Hb in der Erstuntersuchung wird dieses erst ab dem 6. Monat regelmäßig kontrolliert. Bei einer Hb-Konzentration < 11,2 g/dl werden die Erythrozyten gezählt. Die Kontrolle des basalen TSH-Spiegels sowie ein Screening auf Auto-Antikörper sind ebenfalls zu empfehlen.

Urinuntersuchung:
- Teststreifen zur Detektion von Erythrozyten, Leukozyten, Eiweiß, Glukose und Nitrit
- Chlamydien-Screening.

14.3.4 Ultraschalluntersuchungen

> **MERKE** Bis zur 12. SSW wird das Gestationsalter anhand der Scheitel-Steiß-Länge (SSL) berechnet, danach anhand des biparietalen Kopfdurchmessers (BPD).

1. Screening: Transvaginale Ultraschalluntersuchung im 1. Trimenon (9.–12. SSW), bei der der **intrauterine Sitz** der Schwangerschaft, **fetale Herzaktionen** (die beiden vorangenannten sind die sichersten Zeichen der regelrechten Frühschwangerschaft), die **Scheitel-Steiß-Länge** (Bestimmung des Gestationsalters) und der **Dottersack** dargestellt werden sollen. Des Weiteren muss die **Anzahl der Embryonen** (einer, mehrere, gar keiner) und bei einer Mehrlingsschwangerschaft die Chorionizität bestimmt werden. Zwischen der 12. und 14. SSW ist die Beurteilung der **Nackentransparenz** (Screening für Trisomie 13, 18, 21 und andere Anomalien) vorgesehen (**Abb. 14.4**). Pathologische Befunde können z. B. eine extrauterine Lage der Frucht, fehlende Herzaktionen, Missverhältnis zwischen Uterusgröße und Scheitel-Steiß-Länge (SSL) oder eine zu dicke Nackenfalte sein. In Zusammenschau mit zusätzlichen Parametern wie **PAPP-A** (pregnancy associated plasmaprotein A) und dem **freien β-hCG** lässt die Nackentransparenzmessung eine individuelle Risikoabschätzung für das Vorliegen einer fetalen Aneuploidie (z. B. Trisomie 21) zu (ebenfalls der Risikoabschätzung eines Down-Syndroms dient der Triple-Test [S. B400]. Befunde, die für eine Trisomie 21 sprechen:
- Nackentransparenz↑ (Dicke abhängig von der SSL des Kindes)
- PAPP-A↓
- β-hCG↑.

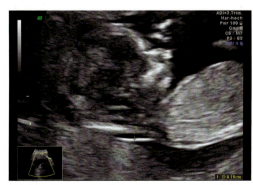

Abb. 14.4 Messung der Nackentransparenz. Normaler Befund von ca. 2 mm Nackentransparenz. (aus Gätje et al., Kurzlehrbuch Gynäkologie und Geburtshilfe, Thieme, 2011)

Eine veränderte Nackentransparenz kann außerdem auf ein Turner-Syndrom oder Herzfehler wie eine Aortenisthmusstenose hinweisen.

2. Screening: Die transabdominale Untersuchung erfolgt zwischen der 19. und 22. SSW. Beurteilt werden die **Entwicklung des Fetus** (positive Herzaktionen, Morphologie und Bewegungen des Kindes, altersgerechte Entwicklung) sowie die **Plazenta** (Sitz und Morphologie) und die **Fruchtwassermenge** (Messung des AFI → Amnion Fluid Index). Pathologien wie Omphalozelen, Anenzephalus oder beidseitige Nierenagenesien können erkannt werden. Zudem kann die Zervixlänge bei V. a. Zervixinsuffizienz beurteilt werden (→ transvaginale Ultraschallsonde).

Zur Beurteilung der fetalen Entwicklung werden unter anderem Parameter wie der biparietale Durchmesser, Kopfumfang, Bauchumfang und die Femurlänge des Kindes bestimmt. Sie werden jeweils in Wachstumskurven eingetragen und mit statistisch erhobenen Normwerten verglichen. Anhand der Biometrie können Größe und Gewicht des Fetus abgeschätzt werden.

3. Screening: Die letzte gemäß den Mutterschaftsrichtlinien durchgeführte Sonografie findet zwischen der 29. und 32. SSW statt. Zusätzlich zu den Parametern des 2. Screenings (s. o.) wird im Hinblick auf die Geburt die **Lage des Kindes** beurteilt (kann sich jedoch bis zur Entbindung noch verändern). Im Zweifelsfall müssen weitere sonografische Kontrolluntersuchungen zu einem späteren Zeitpunkt erfolgen.

14.3.5 Dopplersonografie

Die dopplersonografische Beurteilung z. B. der Aa. uterinae et umbilicales und der fetalen Aa. cerebri mediae ist eine geeignete Untersuchungsmethode, um die hämodynamischen Verhältnisse (**uteroplazentare Perfusion**) bei Mutter und Kind frühzeitig abzuschätzen. Die erfassten Veränderungen führen in über ⅔ der Fälle innerhalb von ca. 7–10 Tage auch zu typischen Veränderungen des CTGs [S. B401]. Die Dopplersonografie ist **kein Routinescreening**. Sie ist u. a. angezeigt bei
- Risikoschwangerschaften
- Mehrlingsgravidität mit diskordantem Wachstum der Feten
- Verdacht auf IUGR (intrauterine growth retardation)
- (Schwangerschafts-)Erkrankungen mit Einfluss auf die Durchblutung (arterielle Hypertonie, Präeklampsie, Eklampsie, Diabetes mellitus, Nephropathie) in der aktuellen oder in vorangegangenen Schwangerschaften
- auffällige fetale Herzfrequenz bzw. V. a. Herzfehlbildungen
- V. a. andere fetale Fehlbildungen/Erkrankungen.

Ein **erhöhter Flusswiderstand** in den **Aa. umbilicales** kann auf eine plazentare Insuffizienz hinweisen (→ verminderte Perfusion im Plazentagefäßbett → insuffizienter Blutfluss vom Kind zur Plazenta → perinatale Gefährdung). Durch Störungen während der Entwicklung der Plazenta (z. B. mangelnde Invasion des Trophoblasten → Vasodilatation bleibt aus) kann ein **erhöhter Gefäßwiderstandsindex** in den **Aa. uterinae** entstehen. Auch Schwangerschaftserkrankungen wie Präeklampsie und die SIH können zur uterinen Minderdurchblutung führen. Der sog. **Brain-Sparing-Effekt** geht mit einer peripheren Vasokonstriktion bei Vasodilatation der zentralen Gefäße einher (Gefäßwiderstand der Aa. cerebri mediae ↓) und ist Zeichen einer fetalen Gegenregulation bei schwerer uteroplazentarer Insuffizienz.

14.3.6 Screening Gestationsdiabetes

In der fortgeschrittenen Schwangerschaft besteht ein relativer Insulinmangel, was zu einer Mehrbelastung der pankreatischen β-Zellen führt. Daher kann es v. a. während der Schwangerschaft zu Störungen im Kohlenhydratstoffwechsel kommen. Ein Urintest zum Nachweis einer **Glukosurie** (vor der 20. SSW auffällig, danach relativ unspezifisch) wird bei jeder Kontrolluntersuchung durchgeführt. Zwischen der 24. und 28. SSW sollte ein **oraler Glukosetoleranztest** (oGTT) durchgeführt werden:

Der Nüchternblutzucker wird bestimmt, anschließend trinkt die Schwangere 300 ml einer 75-g-Glucoselösung. Die erneute Blutzuckerkontrolle erfolgt nach 1 und 2 h. Als pathologisch gelten Werte von > 90 mg/dl nüchtern, ≥ 180 mg/dl nach 1 und ≥ 155 mg/dl nach 2 h. Sind mindestens 2 Werte zu hoch, liegt ein Gestationsdiabetes vor. Ist ein Wert überschritten, besteht eine pathologische Glukosetoleranz. Näheres s. Kap. Gestationsdiabetes [S. B409]. Bei einem Wert von > 200 mg/dl nach 2 h handelt es sich um einen manifesten Diabetes mellitus.

14.3.7 Tripletest

Der Test dient einzig der **Risikoabschätzung** fetaler Fehlbildungen sowie genetischer Störungen und stellt keine definitive Diagnose. Insbesondere die **Trisomie 21** kann unter Berücksichtigung des mütterlichen Alters und Körpergewichts in vielen Fällen detektiert werden. Der Test beinhaltet die Bestimmung von **β-hCG, AFP und Östriol im mütterlichen Blut** ab der 15. SSW. Typische Befunde bei einer fetalen Trisomie 21 sind erhöhte β-hCG-Konzentrationen bei gleichzeitig erniedrigten AFP- und Östriolwerten. Als Screeningmethode bietet sich der Test aufgrund häufiger falsch positiver Befunde nicht an. Er kann Entscheidungshilfe für weitere invasive Untersuchungen bei Müttern mit erhöhtem Risiko für genetische Störungen sein.

14.3.8 AFP-Test

AFP wird im Dottersack und in der fetalen Leber gebildet und über die Nieren ins Fruchtwasser ausgeschieden. Durch den plazentaren Stoffaustausch gelangt es auch ins mütterliche Blut. Die Konzentration hängt stark vom Gestationsalter ab. Erhöhte Werte im mütterlichen Blut entstehen durch eine vermehrte Produktion von AFP durch den Fetus. Sie weisen auf fetale Defekte hin (u. a. Spina bifida, Omphalozele, Anenzephalie), weil dann die natürliche Barriere zwischen Fetus und Fruchtwasser nur eingeschränkt vorhanden ist. Zu niedrige Werte werden bei Trisomie 21 beobachtet (Fetus produziert weniger).

14.3.9 Amniozentese

Sie kann entweder als **Frühamniozentese** schon ab der 10. SSW oder als **Spätamniozentese** ab der 16. SSW durchgeführt werden. Die Punktion erfolgt unter sonografischer Kontrolle. Durch die transabdominale Entnahme von Fruchtwasser werden auch gleichzeitig die darin enthaltenen fetalen Zellen gewonnen. Aus ihnen kann eine Karyotypisierung erfolgen und so häufige chromosomale Anomalien (Trisomie 13, 18, 21) entdeckt werden. Des Weiteren ist die Bestimmung des AFP (→ Neuralrohrdefekte), des fetalen Bilirubingehaltes (→ Rhesusinkompatibilität) und der Nachweis bestimmter Infektionen (z. B. Toxoplasmose, CMV) möglich. Die Amniozentese wird v. a. bei suspekten Screeningbefunden, Müttern über 35 Jahren oder auffälliger Familienanamnese durchgeführt. Als invasiver Eingriff ist sie – wenn auch selten – mit verschiedenen Komplikationen verbunden (erhöhtes Abortrisiko, vorzeitiger Blasensprung, Infektionen/Verletzungen des Kindes).

14.3.10 Chorionzottenbiopsie

Ab der 11. SSW können die Zotten des Chorion frondosum bzw. der Plazenta biopsiert werden. Die Entnahme erfolgt unter Ultraschallkontrolle entweder transzervikal oder transabdominal. Sie wird häufig bei V. a. chromosomale Störungen, Stoffwechselerkrankungen (→ DNA-Analytik) oder Infektionen durchgeführt. Die Bestimmung des AFP ist nicht möglich. Die Chorionzottenbiopsie hat eine leicht niedrigere Komplikationsrate als die Frühamniozentese, weshalb sie gerne in frühen Schwangerschaftswochen eingesetzt wird.

14.3.11 Chordozentese

Kindliches Blut kann aus der V. umbilicalis der Nabelschnur ab der 18. SSW abgenommen werden. Neben der Erstellung eines Karyotypogramms ist der Nachweis von kindlichen Antikörpern (Infektion der Mutter bei positivem IgM-Titer, z. B. Röteln, Parvovirus B19, CMV, Toxoplasmose) und fetalen Anämien möglich. Auch eine fetale Blutgasanalyse kann mittels Nabelschnurpunktion durchgeführt werden. Therapeutisch kann die Chordozentese genutzt werden, um dem Fetus Medikamente sowie Infusionen und Transfusionen zu verabreichen.

14.3.12 Kardiotokografie (CTG)

Grundlagen: Durch die Überwachung der **Herzfrequenz** (ab der 26.–28. SSW) kann der Zustand des Kindes beurteilt werden. Mit Dopplerultraschallköpfen werden die kindlichen Herztöne und gleichzeitig die Wehentätigkeit (**Tokometrie**) des Uterus durch die Bauchdecke der Mutter abgeleitet. Durch Erfassung der Zeitdifferenzen zwischen aufeinanderfolgenden Herzschlägen wird die aktuelle fetale Herzfrequenz berechnet. So können im Verlauf, beispielsweise während der Uteruskontraktionen, pathologische Veränderungen der Herzfrequenz erkannt werden, die mit einer erhöhten Gefahr (v. a. Hypoxie) für den Fetus einhergehen. Die Ableitung der Herztöne kann unter der Geburt auch mit einer Skalpelektrode erfolgen. Bei Mehrlingsschwangerschaften werden die Herztöne beider Kinder getrennt registriert. Ein vorgeburtliches CTG sollte aufgezeichnet werden, wenn eine Gefahrsituation für den Fetus besteht, z. B. bei maternaler schwangerschaftsinduzierter Hypertonie, Mangelentwicklung des Kindes, vorzeitigen Wehen, bei Tokolyse. **Intrapartal** wird immer ein CTG durchgeführt.

Interpretation: Zur Beurteilung des CTGs können die Kriterien des **Fischer-Scores** herangezogen werden (Tab. 14.5). Ein normales CTG (Abb. 14.5) wird als reaktiv und normokard bezeichnet.

Veränderungen: Man unterscheidet kurz-, mittel- und langfristige Veränderungen.

Kurzfristige Veränderungen sind eine eingeschränkte oder zu starke **Bandbreite**:
- **silente Kurven** (Oszillationstyp 0): fetale Hypoxie, zerebrale oder kardiale Missbildungen, Wirkung zentralsedierender Medikamente, ggf. schlafendes Kind
- **eingeengt undulatorisch** (Oszillationstyp 1): meist schlafendes Kind
- **undulatorisch** (Oszillationstyp 2): aktives, waches Kind
- **saltatorisch** (Oszillationstyp 3): Kann Folge einer Nabelschnurkompression sein.
- **zu wenige Nulldurchgänge** (< 2): Kann auf Zentralisation des fetalen Kreislaufs infolge Sauerstoffmangels hinweisen.

Tab. 14.5 Fischer-Score

Kriterium	2 Punkte	1 Punkt	0 Punkte
Basalfrequenz	120–160	100–120 bzw. 160–180	< 100 bzw. > 180
Bandbreite (Schwankungsbreite der Herzfrequenz um die Basalfrequenz, Oszillationen)	10–30 (undulatorisch, ab 25 saltatorisch)	5–10 (eingeengt undulatorisch)	< 5 (silent)
Nulldurchgänge/min	> 6	2–6	< 2
Akzelerationen (Beschleunigungen der Herzfrequenz über die Basalfrequenz)	sporadisch	periodisch	keine
Dezelerationen (Frequenzabfälle unter die Basalfrequenz)	keine, sporadische Dip 0	variable	späte oder variable Dezelerationen mit ungünstigen Zeichen

Bewertung: Durch Addition der Punkte ergibt sich ein normales (8–10 Punkte), auffälliges (5–7 Punkte) oder pathologisches (0–4 Punkte) CTG.

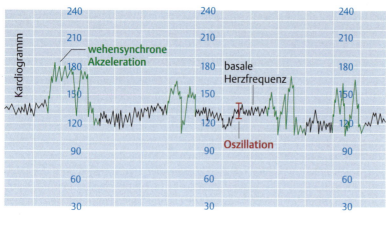

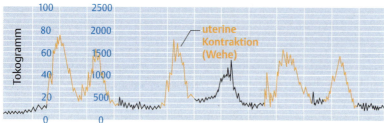

Abb. 14.5 **Normales CTG.** Der Normalbefund zeigt eine Basalfrequenz von 125–135 Schlägen/min und eine Bandbreite (Oszillationen) von 5–15 Schlägen/min. Es finden sich wehensynchrone Akzelerationen, Dezelerationen fehlen. (aus Breckwoldt, Kaufmann, Pfleiderer, Gynäkologie und Geburtshilfe, Thieme, 2008)

Mittelfristige Veränderungen (Abb. 14.6): Sporadische Akzelerationen gehören zu einem normalen CTG. **Fehlen spontane Akzelerationen** für mehr als 30 min, können entweder ein schlafendes Kind oder eine Sedierung der Mutter ursächlich sein. Um dies zu prüfen, führt man einen **Weckversuch** durch, indem man einen äußeren Reiz setzt, auf den das Kind dann mit Akzelerationen reagieren sollte. Fehlt eine Reaktion, ist das ein Hinweis auf eine fetale Hypoxie.

Herzfrequenzabfälle unter die Basalfrequenz werden als sporadische (Dip 0) oder periodische (Dip I und II) Dezelerationen bezeichnet:

- **Dip 0:** Es handelt sich um sporadische, wehenunabhängige, kurze Herzfrequenzabfälle, die physiologisch sind, solange sie nicht prolongiert auftreten (z. B. bei V.-cava-Kompressions-Syndrom). Dann können sie Zeichen einer fetalen Hypoxie sein.
- **Dip I** (= frühe Dezeleration): Wehensynchrone Frequenzabfälle, die v. a. in der Austreibungsphase beobachtet werden kann (→ Kompression des kindlichen Kopfes, sonst ggf. Zeichen für Hypoxie).
- **Dip II** (= späte Dezelerationen): Beginn bzw. Tiefpunkt der Frequenzabfälle auf oder nach der „Wehenakme" (= Wehenmaximum) mit Erholung erst nach Wehenende. Dip II sind das wichtigste Zeichen für eine **kindliche Hypoxie**. Die Bedeutung bzw. Prognose solcher DIP-II-Dezelerationen ist von der Länge und Tiefe der Dezeleration und weiteren Zusatzkriterien abhängig.
- **variable Dip**: Morphologie und Auftreten variiert, kann nicht eindeutig der Wehentätigkeit zugeordnet werden. Wird vorwiegend beim Pressen beobachtet und entsteht vermutlich durch die Kompression der Nabelschnur.

Langfristige Veränderungen sind Tachykardien (> 160 bpm) und Bradykardien (< 120 bpm). Die fetale Hypoxie kann zu sowohl zur Beschleunigung als auch zur Verlangsamung der fetalen Herzfrequenz führen.

14.3.13 Mikroblutanalyse (MBU)

Bestimmte suspekte oder uneindeutige CTG-Befunde müssen weiter überprüft werden. Die MBU ist eine Möglichkeit, durch die Entnahme von fetalem, kapillärem Mischblut eine Blutgasanalyse durchzuführen und damit die aktuelle Situation des Kindes (z. B. Asphyxie [S. B426] → fetale Hypoxie → Azidose) zu überprüfen. Häufige **Indikationen** sind u. a. unklare Veränderungen der Herzfrequenz, DIP II oder variable Dezelerationen. Die **Entscheidung** über die Notwendigkeit einer **sekundären Sectio** kann damit erleichtert werden. Nach erfolgtem Blasensprung und Eröffnung des Muttermundes wird der Skalp des Kindes unter Sicht (Spekulum oder Amnioskop) leicht inzidiert und der Blutstropfen in einer Glaskapillare aufgesogen. Der wichtigste Parameter ist der **fetale pH-Wert** (grenzwertig ≤ 7,25; Präazidose: 7,24–7,21; Azidose: < 7,2; Tab. 14.6).

Tab. 14.6 Perinatale Azidose

pH	Azidosegrad	Maßnahmen
7,19–7,15	leicht	bei respiratorischer Azidose → zügige Beendigung der Geburt
7,14–7,10	mittel	
7,09–7,00	fortgeschritten	Indikation zur Notsectio prüfen
< 7,0	schwer	

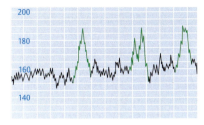
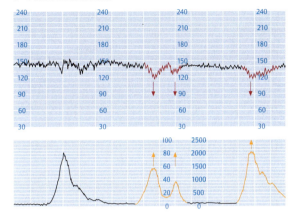
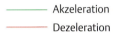
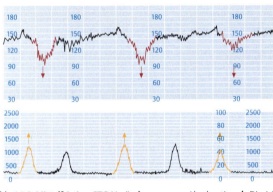
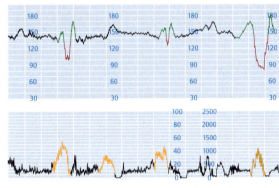

Abb. 14.6 **Mittelfristige CTG-Veränderungen. a** Akzeleration. **b** Dip I (= frühe Dezeleration). **c** Dip II (= späte Dezeleration). **d** Variable Dip. (aus Breckwoldt, Kaufmann, Pfleiderer, Gynäkologie und Geburtshilfe, Thieme, 2008)

14.3.14 Fetoskopie

Hierbei handelt es sich um eine Methode zur endoskopischen Untersuchung oder Therapie des Fetus innerhalb der Amnionhöhle. Die Einbringung des Trokars in die Fruchtblase geht mit einem erhöhten Risiko für einen vorzeitigen Blasensprung einher. Die Fetoskopie wird beim fetofetalen Transfusionssyndrom therapeutisch eingesetzt, um mittels Laserkoagulation von Gefäßanastomosen eine ausgeglichene plazentare Kreislaufsituation wiederherzustellen.

14.4 Erkrankungen der Plazenta

14.4.1 Blasenmole

Synonym: Mola hydatidosa, Traubenmole

DEFINITION Ödematöse Veränderung der Chorionzotten, die sich in traubengroße, flüssigkeitsgefüllte Bläschen umwandeln. Gleichzeitig erhöhte Proliferationsrate des Trophoblasten. Man unterscheidet eine **komplette Blasenmole** (keine embryonale Anlage vorhanden) von einer **partiellen Blasenmole** (embryonale Anlage und z. T. noch normale Chorionzotten vorhanden).

Epidemiologie: Eine Blasenmole wird bei ca. 30/100 000 Schwangerschaften beobachtet. Es besteht eine erhöhte Inzidenz bei Frauen < 20 bzw. > 40 Jahre.

Ätiopathogenese:

- **komplette Basenmole:** Befruchtung einer **zellkernlosen Oozyte** (ohne DNA) mit einem diploiden Spermium bzw. zwei haploiden Spermien (diploider Chromosomensatz, **Dispermie**)
- **partielle Blasenmole:** Penetration eines diploiden Spermiums bzw. zwei haploider Spermien in eine **haploide Oozyte** (triploider Karyotyp).

Das Epithel des Synzytio- und des Zytotrophoblasten teilt sich zunehmend (→ meist **Überproduktion von β-hCG**). Die Chorionzotten sind ödematös verändert und kaum vaskularisiert. Sie füllen sich mit Flüssigkeit und bilden traubenartige Bläschen (bis zu 1,5 cm groß), die für den Gasaustausch nicht mehr zur Verfügung stehen. Durch die fehlende Versorgung stirbt der Embryo i. d. R. ab. Kommt es dennoch zur Austragung, haben die Kinder schwerste Fehlbildungen. Eine maligne Entartung ist möglich.

Klinik: Blasenmolen können durch **vaginale Blutungen** bzw. Abgang von **hellen Bläschen** sowie durch verstärkte

Übelkeit, Erbrechen und ggf. Hyperemesis gravidarum auf sich aufmerksam machen.

Diagnostik:
- Anamnese: Übelkeit, Erbrechen, Blutungen
- klinische Untersuchung: Palpation → Uterus meist schon zu groß für das Gestationsalter
- Sonografie: zystische und solide Strukturen im Uterus („Schneegestöber"), fehlende oder fehlgebildete Embryonalanlage, ggf. Luteinzysten an beiden Ovarien
- Labor: meist stark erhöhte β-hCG-Konzentrationen in Serum und Urin.

Therapie: Vollständige Entfernung des Schwangerschaftsprodukts durch Verabreichung von Prostaglandinen und Oxytozin, Saugkürettage oder vorsichtige Abrasio (Gefahr der Uterusperforation), ggf. auch primäre Kürettage.

Verlauf: Da es zur malignen Entartung bis hin zum Chorionkarzinom kommen kann, muss eine regelmäßige β-hCG-Nachkontrolle für 1 Jahr erfolgen. β-hCG dient in diesem Fall als Tumormarker.

14.4.2 Destruierende Blasenmole

> **DEFINITION** Invasiv wachsende, aber trotzdem benigne Blasenmole, die auch als **Chorionepitheliom** bezeichnet wird.

Epidemiologie: Die destruierende Blasenmole ist selten (1/20 000 Geburten) und wird eher bei Erstgebärenden oder bei Schwangeren fortgeschrittenen Alters beobachtet.

Ätiopathogenese: Die Hälfte der Chorionepitheliome entwickelt sich aus einer nichtinvasiven Blasenmole. Sie kann auch während einer bestehenden Schwangerschaft, nach Abort oder EUG entstehen.

Histopathologisch ähnelt die destruierende Blasenmole der nichtinvasiven kompletten Blasenmole (s. o.). Anzeichen für Malignität bestehen nicht, jedoch kommt es zum **Einbruch in das Myometrium** und u. U. sogar zur hämatogenen Aussaat in Lunge, Vagina, Knochen, Leber oder Gehirn.

Klinik: Die Klinik entspricht dem Bild der nichtdestruierenden Blasenmole (s. o.). Symptome, die durch die Metastasierung bedingt sind (z. B. Dyspnoe bei Lungenfiliae), können zusätzlich auftreten.

Diagnostik: Vgl. Diagnostik der nichtinvasiven Blasenmole (s. o.). Als besonders suspekt gelten persistierende oder **ansteigende β-hCG-Werte** sowie **vaginale Blutungen**, die nach Beendigung der Schwangerschaft (Entbindung, Abortkürettage, Blasenmolenentfernung) auftreten. Der Befall des Myometriums ist i. d. R. sonografisch erfassbar. Eine **histologische Sicherung** durch Kürettage gelingt nicht immer.

Differenzialdiagnosen: Chorionkarzinom (→ makroskopisch keine Chorionzotten mehr vorhanden, s. u.).

Therapie: Bei bestehendem Kinderwunsch oder bei nachgewiesener Metastasierung wird eine Chemotherapiebehandlung in Analogie zum Chorionkarzinom (s. u.) durchgeführt. Bei abgeschlossener Familienplanung sollte eine Hysterektomie unter Belassung der Adnexe erfolgen.

Verlauf: Die Prognose ist gut, da sich i. d. R. auch die Metastasen bei entsprechender Behandlung vollständig zurückbilden können. Die β-hCG-Werte sind engmaschig zu kontrollieren. Sind nach einem Jahr keine erhöhten Werte mehr nachweisbar, ist eine neuerliche Schwangerschaft möglich.

14.4.3 Chorionkarzinom

> **DEFINITION** Invasiv wachsender, hochmaligner Tumor des Trophoblasten.

Epidemiologie: Das Chorionkarzinom ist mit < 1 % aller gynäkologischen Malignome äußerst selten.

Ätiopathogenese: Das Chorionkarzinom wird bevorzugt nach Blasenmolen, aber auch nach normalen Schwangerschaften und Aborten beobachtet. Häufig tritt ein Chorionkarzinom erst mehrere Jahre nach einer Schwangerschaft auf.

Makroskopisch imponiert ein schwammiges, hämorrhagisches Aussehen. **Chorionzotten** sind **nicht** mehr vorhanden (DD destruierende Blasenmole). Die Trophoblastzellen sind entartet, anaplastisch und infiltrieren die Muskelschicht des Uterus. Die Metastasierung erfolgt frühzeitig hämatogen (Kavatyp).

Klinik: Die Klinik ähnelt der der Blasenmole (s. o.).

Stadieneinteilung: s. Tab. 14.7.

Eine weitere Einteilung kann durch den **FIGO-Risiko-Score** erfolgen, der das Alter, die letzte Schwangerschaft, den Zeitabstand zur letzten Schwangerschaft, die β-hCG-Konzentration, die Tumorgröße, Ort und Anzahl der Metastasen sowie vorausgegangene Chemotherapien berücksichtigt. Der Score ermöglicht die Zuordnung der Patientinnen zur **Low-Risk-** oder zur **High-Risk-Gruppe**. Mehr als die Hälfte der behandelten Low-Risk-Patientinnen überlebt das 5. Jahr. Für High-Risk-Patientinnen ist die Prognose schlechter. Ohne Behandlung liegt die Letalität nach einem Jahr bei > 90 %.

Tab. 14.7 Klassifikation des Chorionkarzinoms

FIGO	TM	Tumorausbreitung
I	T1 M0	Tumor auf Uterus beschränkt
II	T2 M0	Ausbreitung des Tumors auf andere Strukturen des Genitales (Adnexe, Vagina, Lig. latum)
III	M1a	Lungenmetastasen
IV	M1b	alle anderen Fernmetastasen unabhängig vom Lungenbefall

Diagnostik:
- Anamnese: Übelkeit, Erbrechen, Blutungen, B-Symptomatik, Zeichen der Metastasierung
- klinische Untersuchung: Uterus bildet sich nicht richtig zurück, ggf. blau-rote Metastasenknötchen in der Scheide, Zeichen der Metastasierung
- Sonografie: **Schneegestöber**, Infiltration des Myometriums, Ovarialtumoren, Thekaluteinzysten, Metastasen
- Labor: stark erhöhte **β-hCG**-Konzentrationen bis > 500 000 IE/l
- Abrasio und histologische Beurteilung.

Therapie und Nachsorge:
- vorsichtige Abrasio (Perforationsgefahr)
- Chemotherapie
  - Low-risk-Patientin: Methotrexatmonotherapie, ggf. Actinomycin D
  - High-Risk-Patientin: EMA-CO-Schema (Etoposid, Methotrexat, Actinomycin D, Cyclosphosphamid, Folinsäure, Vincristin).

> **MERKE** Eine **primäre Hysterektomie** sollte nicht erfolgen, da die Gefahr der Tumorzellverschleppung besteht.

Zunächst sollte **β-hCG** alle 2–3 Wochen kontrolliert werden. Später reichen monatliche Kontrollen aus, ab dem 2. Jahr alle 4 Monate.

14.4.4 Chronische Plazentainsuffizienz

Synonym: intrauterine Wachstumsretardierung (IUGR)

> **DEFINITION** Beeinträchtigter Stoffaustausch zwischen Mutter und Kind mit fetaler Mangelentwicklung (Größe und Gewicht < 10. Perzentile).

Epidemiologie: Die Inzidenz der IUGR beträgt 3–10 % aller Geburten.

Ätiopathogenese: Die Wachstumsretardierung im Rahmen der chronischen Plazentainsuffizienz macht 70 % aller intrauterinen Wachstumsretadierungen aus. Dabei besteht ein **Missverhältnis zwischen kindlichem Kopf- und Bauchumfang** (Bauchumfang zu gering). Ursache ist meist ein gestörter Stoffaustausch infolge mütterlicher Erkrankungen (z. B. Diabetes mellitus, chronische Herz-/Nierenerkrankungen, arterielle Hypertonie), pathologischer Plazentaveränderungen oder Präklampsie. Auch andere Ursachen können das Risiko erhöhen (z. B. Multiparität, Rhesusunverträglichkeit, Interruptiones, Alter).
Bei einem **SGA**-(small gestational age-)Kind ist der Fetus generell zu klein. Ursachen sind vor allem chromosomale Störungen, Fehlbildungen, virale Infektionen und Drogen-/Alkoholabusus.

> **MERKE** Kinder mit IUGR müssen nicht SGA sein.

Klinik: Beim Kind macht sich die chronische Plazentainsuffizienz durch eine **retardierte Entwicklung** bemerkbar. Sie kann auch mit einem **Oligohydramnion** einhergehen. Bei der Mutter können Symptome im Rahmen der **Grunderkrankung** (z. B. Anämie, Diabetes mellitus, arterielle Hypertonie, Infektionen) auftreten.

Diagnostik:
- Anamnese: Erfragen von Risikofaktoren bzw. Grunderkrankungen
- Sonografie: Biometrie, Ausbleiben des kindlichen Wachstums im Verlauf, Oligohydramnion, Plazentaveränderungen
- Dopplersonografie: Detektion von pathologischen Blutflussmustern.

Therapie: Im Vordergrund der Behandlung steht die Therapie der Grunderkrankung. Der Zustand des Kindes muss regelmäßig mittels CTG, Sonografie und Dopplersonografie überwacht werden. Die Entbindung sollte in Abhängigkeit vom Gestationsalter und von der Schwere der Mangelversorgung geplant werden (ggf. auch primäre Sectio erwägen). Verschlechtert sich der Zustand akut, muss das Kind sofort entbunden werden.

14.4.5 Placenta praevia

> **DEFINITION** Atypische Lokalisation der Plazenta an Isthmus oder Cervix uteri, u. U. mit teilweiser oder vollständiger Bedeckung des inneren Muttermundes. Man unterscheidet zwischen (Abb. 14.7):
> - **tiefem Sitz** der Plazenta: Distanz zwischen unterem Plazentarand und Muttermund < 5 cm
> - **Placenta praevia marginalis:** Unterer Plazentarand liegt am inneren Muttermund (50 %).
> - **Placenta praevia partialis:** Unterer Plazentarand bedeckt den (geöffneten) inneren Muttermund teilweise (30 %).
> - **Placenta praevia totalis:** Unterer Plazentarand bedeckt den inneren Muttermund **vollständig** (20 %).

Epidemiologie: Eine tief sitzende Plazenta ist bei 6 % aller Schwangerschaften bis zur 20. SSW zu finden. Durch die wachstums- und dehnungsbedingten Lageveränderungen bleibt diese aber nur bei 0,1–0,4 % der Schwangeren als echte Placenta praevia bis Ende des 3. Trimenons bestehen.

Ätiopathogenese: Ursächlich ist entweder die Implantation der Blastozyste im unteren Uterusabschnitt oder die sekundäre Verlagerung der primär an typischer Stelle entstandenen Plazenta. Begünstigend hierfür wirken **Schädigungen des Endometriums** (z. B. nach Kürettage, Sectio, Endometritis, Myomenukleation), **häufige** bzw. **Mehrlingsschwangerschaften** und der kindliche **Morbus haemolyticus**. Raucherinnen sind häufiger betroffen.

Klinik: Zunehmende schmerzlose **vaginale Blutungen** im Laufe der Schwangerschaft (v. a. im 3. Trimenon), die durch die Scherkräfte zwischen Plazenta und Isthmus uteri entstehen (→ intervillöses maternales Blut).

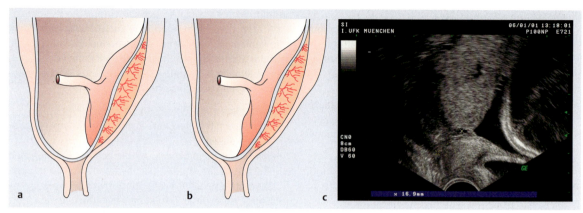

Abb. 14.7 **Placenta praevia. a** Placenta praevia marginalis. **b** Placenta praevia partialis. **c** Placenta praevia totalis. (aus Stauber, Weyerstahl, Duale Reihe Gynäkologie und Geburtshilfe, Thieme, 2007)

Diagnostik:
- Anamnese: Eine Placenta praevia in Eigenanamnese geht mit einem Wiederholungsrisiko von 4–8 % einher.
- transabdominale Sonografie zur Lokalisation der Plazenta (Abb. 14.7)
- ggf. Nachweis von fetalem HbF aus dem abgehenden Blut zum Ausschluss einer fetalen Blutung (Zotteneinriss).

Eine tief sitzende Plazenta sollte im **Mutterpass** dokumentiert werden.

> **MERKE** Bei Placenta praevia können alle **vaginalen Manipulationen** (auch Geschlechtsverkehr) zu starken **Blutungen** führen und sind zu vermeiden. Die vaginale oder rektale Untersuchung sowie die Vaginalsonografie dürfen daher nur in der Klinik durchgeführt werden.

Therapie: Meist ist eine stationäre **Beobachtung** mit **Bettruhe**, **Tokolyse** und **Hb-Kontrollen** ab der 28. SSW angezeigt (ggf. prophylaktische Lungenreifung notwendig). Im Falle schwerer Blutungen muss umgehend ein Kaiserschnitt erfolgen. Die totale Placenta praevia stellt stets eine Indikation für eine primäre Sectio dar (wenn möglich nach der 37. SSW). Bei Placenta praevia partialis oder marginalis bzw. bei tief sitzender Plazenta kann zunächst eine Spontangeburt versucht werden.

14.5 Extrauteringravidität

Synonym: ektope Schwangerschaft, EU, EUG

> **DEFINITION** Einnistung einer befruchteten Eizelle **außerhalb** der Gebärmutterhöhle.

Epidemiologie: In 1–2 % aller Schwangerschaften nistet sich die Zygote nicht im Cavum uteri ein. In den letzten Jahren wurde eine deutliche Zunahme von Extrauteringraviditäten (EUG) verzeichnet. Als wahrscheinliche Ursachen werden die verbesserten β-hCG-Bestimmungen, häufigere Anwendungen von Intrauterinpessaren, vermehrte aszendierende Genitalinfektionen und Sterilitätsbehandlungen angenommen.

Ätiopathogenese: Ursache sind entweder Beeinträchtigungen des Eiauffangmechanismus oder des Transports der Zygote durch die Tuben. Diese können z. B. durch Passagehindernisse (Endometrioseherde, Verklebungen durch Infektionen, Entzündungen, Aborte, frühere EUGs, Operationen) oder durch angeborene Fehlbildungen bedingt sein. Auch funktionelle Störungen (z. B. hormonelle Einschränkung der Tubenmotilität) kommen in Betracht. Zudem werden ektope Schwangerschaften häufiger bei Frauen über 30 Jahre, IUP-Trägerinnen und Raucherinnen beobachtet.

Nach dem Ort der atypischen Implantation unterscheidet man eine **Tubargravidität** (ampullär, isthmisch, interstitiell, tuboovarial), **Ovarialgravidität**, **Abdominalgravidität** (im Douglas-Raum oder an anderen Stellen des Peritoneums) oder die Einnistung in Cervix uteri oder Vagina.

Da sich die Tubenschleimhaut in gewissem Maße in Dezidua umwandeln kann, erfolgt die Implantation bei beeinträchtigter Tubenpassage häufig dort (96 %).

Klinik: Die Patientinnen stellen sich meist mit **einseitigen Unterbauchschmerzen** und ggf. atypischen **vaginalen Blutungen** vor. Diese beruhen auf einem Hormonmangel, da bei einer Extrauteringravidität zu wenig β-hCG gebildet wird (unzureichende Progesteronbildung des Corpus luteum). Dadurch kann die Schleimhaut nicht vollständig erhalten werden und blutet teilweise ab.
In schweren Fällen bzw. bei Tubenruptur kann es zum Bild des **akuten Abdomens** (evtl. mit Schmerzausstrahlung in die Schulter) bis hin zum **Schock** kommen.

> **MERKE** Bei Ruptur der Tuben kann es durch Arrosionen der A. uterina oder der A. ovarica zur **lebensbedrohlichen Blutung** kommen. Sie tritt vor allem bei Einnistung im Isthmus der Tube auf.

Diagnostik:
- Anamnese: sekundäre Amenorrhö, unsichere Schwangerschaftszeichen

14.6 Schwangerschaftsbedingte Erkrankungen (Gestosen)

DEFINITION
- **Frühgestosen:** Schwangerschaftserkrankungen der Frühschwangerschaft (z. B. Hyperemesis)
- **Spätgestosen:** Schwangerschaftserkrankungen insbesondere im letzten Trimenon (z. B. Präeklampsie).

14.6.1 Varizen

Varizen treten aufgrund der veränderten hämodynamischen Verhältnisse (Zunahme des Blut- und des Herzminutenvolumens, erhöhter intraabdomineller Druck, erschwerter Rückfluss in den unteren Extremitäten etc.) in der Schwangerschaft gehäuft auf. Sie bilden sich nach der Geburt oft zurück, sodass eine Behandlung erst mehrere Monate nach der Entbindung erwogen werden sollte. Kompressionsstrümpfe oder -strumpfhosen können den venösen Rückstrom verbessern.

14.6.2 Anämie

Sinkt während der Schwangerschaft die Hämoglobinkonzentration < **11 g/dl** bzw. die Erythrozytenzahl < **3,9 Mio./μl**, wird von einer **Anämie** gesprochen. In 80 % der Fälle entsteht die Anämie durch **Eisenmangel** (→ erhöhter Eisenbedarf in der zweiten Schwangerschaftshälfte durch schwangerschaftsbedingte Hämodilution → konsekutiv gesteigerte Hämoglobinsynthese, Blutbildung des Fetus etc.). Die orale Eisensubstitution (100–200 mg/d) ist indiziert ab Hb-Konzentrationen < 10 g/dl. **Folsäuremangelanämien** sind viel seltener (10 %). Therapeutisch ist die Gabe von 2–5 mg/d Folsäure per os indiziert. Bei starken Blutungen (z. B. bei Placenta praevia) kann es zur Blutungsanämie kommen.

14.6.3 Emesis und Hyperemesis gravidarum

Bis zu 80 % der Frauen klagen über **Übelkeit** mit oder ohne **Erbrechen** in der Schwangerschaft. Meist verschwinden die Beschwerden bis zur 20. SSW. Bei ca. 20 % der Schwangeren bleiben die Symptome bis zur Geburt bestehen. Als **Hyperemesis gravidarum** (Auftreten bei bis zu 1,5 % aller Schwangeren) wird ein mehrmaliges tägliches Erbrechen (3 ×/d) mit deutlicher **Gewichtsabnahme**, **Dehydratation**, **Störungen des Elektrolythaushaltes** und Zeichen der **katabolen Stoffwechsellage** (Ketonurie) bezeichnet. Die Beschwerden können **somatisch** (z. B. durch Helicobacter-pylori-Infektionen, durch hohe β-hCG-Konzentrationen oder infolge einer transienten Hyperthyreose) oder **psychisch** (gehäuftes Auftreten bei ungewollten Schwangerschaften) bedingt sein. Die Therapie richtet sich nach der Schwere der Symptome und reicht von ambulanter Betreuung über die Verordnung antiemetischer Medikamente (z. B. Dimenhydrinat, Metoclopramid) bis hin zur Hospitalisierung mit i.-v.-Behandlung des Elektrolyt- und Flüssigkeitshaushaltes. Auch eine psychosomatische Betreuung kann der Schwangeren helfen.

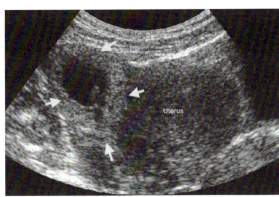

Abb. 14.8 **Interstitielle Extrauteringravidität.** Der Embryo befindet sich im Interstitium (Pfeile), eine Herzaktion fehlt. (aus Sohn, Tercanli, Holzgreve, Ultraschall in Gynäkologie und Geburtshilfe, Thieme, 2003)

- Schwangerschaftstest: β-hCG ist auch bei EUG positiv
- gynäkologische Untersuchung: Uterus zu klein für Gestationsalter, ggf. Druckdolenzen und/oder Portioschiebeschmerz, Uteruslüftungsschmerz bei Spekulumeinstellung
- transvaginale Sonografie (**Abb. 14.8**): im Cavum uteri ist keine Fruchtanlage nachweisbar, häufig dafür kann ein Pseudogestationssack (fruchtblasenähnliche Struktur durch Flüssigkeitseinlagerung) darstellbar sein, ggf. können im Bereich der Tuben eine Fruchtblase mit Embryo sowie positive Herzaktionen festgestellt werden.
- Laparoskopie: zur Diagnosesicherung.

Differenzialdiagnosen:
- intrauterine Frühgravidität
- Abort
- Entzündungen (Appendizitis/Adnexitis)
- Ovarialtorsion
- Tumoren/Zysten der Tube
- andere Ursachen eines akuten Abdomens (s. Chirurgie [S. B116]).

Therapie: In der Regel ist eine **Laparoskopie** notwendig. Sie dient nicht nur der Diagnosesicherung, sondern auch der Entfernung des ektopen Embryos (je nach Größe und Kinderwunsch der Patientin ggf. organerhaltende Behandlung). In seltenen Fällen ist eine **Laparotomie** erforderlich. Bei abfallendem β-hCG-Spiegel und bei gutem Gesundheitszustand der Patientin kann in der Frühschwangerschaft **zugewartet** und der Verlauf stationär **beobachtet** werden (ggf. spontanes Absterben, sog. Tubarabort). Medikamentös kann zu einem frühen Schwangerschaftszeitpunkt systemisch Methotrexat (i. v.) verabreicht werden, was zum Absterben der Frucht mit anschließender Resorption führt.

Verlauf:
- posttherapeutische Kontrolle der β-hCG-Konzentration zur Bestätigung des Therapieerfolges (β-hCG muss bis unter die Nachweisgrenze absinken)
- In 5–20 % der Fälle kommt es erneut zur ektopen Implantation.

14.6.4 Pruritus gravidarum

Juckreiz in der Schwangerschaft kann **verschiedene Ursachen** haben (Schwangerschaftsdermatose, Infektion bakterieller, viraler, mykotischer oder parasitärer Genese, Medikamente, Systemerkrankungen). Der mit Juckreiz einhergehende **idiopathische Schwangerschaftsikterus** (intrahepatische Schwangerschaftscholestase) tritt bei bis 0,2 % der Schwangeren und vorwiegend im letzten Trimenon auf. Im Serum sind die γ-GT, alkalische Phosphatase und das direkte Bilirubin deutlich, die Transaminasen leicht erhöht. Es wird eine Häufung von Früh- und Totgeburten beobachtet. Die Therapie besteht in der Behandlung der Grunderkrankung. Bei der intrahepatischen Schwangerschaftscholestase kann eine Behandlung mit Ursodesoxycholsäure oder Cholestyramin versucht werden.

14.6.5 Akute Schwangerschaftsfettleber

Die akute Schwangerschaftsfettleber ist eine seltene (1:13 000 Geburten), aber gefährliche Erkrankung, die im 3. Trimenon auftritt und zum **akuten Leberversagen** führt. Die Ursache ist nicht eindeutig geklärt. Man nimmt an, dass Mutationen in den fettsäuremetabolisierenden Enzymen verantwortlich sind.

Die Patientinnen klagen gegen Schwangerschaftsende vermehrt über unspezifische Übelkeit mit Erbrechen und Schmerzen im rechten Oberbauch. Die Erkrankung schreitet rasch fort, sodass sich nach einigen Tagen ein Leberversagen mit Ikterus und Aszites einstellt. Häufig bestehen auch Zeichen einer Präeklampsie (Hypertonie, Proteinurie). Letztlich droht ein Multiorganversagen mit DIC und hepatischer Enzephalopathie.

Im Labor finden sich folgende Veränderungen:
- Leukozytose
- Thrombozytopenie (eher im fortgeschrittenem Stadium)
- deutlich erhöhte Transaminasen
- Bilirubinerhöhung
- pathologische Gerinnungswerte
- Hypoglykämie.

Differenzialdiagnostisch kommt das HELLP-Syndrom in Betracht (s. u.), wobei die fehlende Hypoglykämie ein wichtiges Unterscheidungsmerkmal darstellt.

Die **Therapie** besteht in der umgehenden Beendigung der Schwangerschaft und der symptomatischen Behandlung unter intensivmedizinischen Bedingungen. Unter Umständen kann eine Lebertransplantation erfolgversprechend sein. Die Mortalität ist sowohl für die Mutter als auch für das Kind nach wie vor immer noch hoch.

14.6.6 Sodbrennen

Durch den steigenden intraabdominellen Druck und die gestagenbedingte Abnahme des Kardiatonus ist Sodbrennen eine häufige Erscheinung in der Schwangerschaft (>70 % im letzten Trimenon). Therapeutisch kommen symptomatische Maßnahmen (z. B. Verzicht auf Kaffee, aufrechte Haltung postprandial) und (selten) eine medikamentöse Behandlung (z. B. Antazida, Metoclopramid) in Betracht. Post partum verschwinden die Beschwerden meist von selbst.

14.6.7 Schwangerschaftsinduzierte Hypertonie und Präeklampsie

Gestationshypertonie

Die Erstmanifestation einer **transienten Hypertonie nach der 20. SSW** wird als Gestationshypertonie bezeichnet. Dabei kommt es zu einem Blutdruckanstieg auf Werte > **140 mmHg** systolisch und > **90 mmHg** diastolisch bzw. zu einem Anstieg um 30 mmHg systolisch und 15 mmHg diastolisch. Die medikamentöse Therapie ist nur bei schweren Verlaufsformen angezeigt und sollte mit **α-Methyldopa** erfolgen (mögliche Alternativen: Dihydralazin oder 3. Wahl β$_1$-Blocker).

Präeklampsie

> **DEFINITION**
> - **Präeklampsie:** Gestationshypertonie mit Proteinurie, meist nach der 20. SSW
> - **Pfropfpräeklampsie:** vorbestehende chronische Hypertonie mit in der Schwangerschaft neu hinzutretender Proteinurie.

> **MERKE** Für die Diagnose „Präeklampsie" sind **keine Ödeme** gefordert, weshalb der früher verwendete Begriff der **EPH-Gestose** (Edema, Proteinurie, Hypertonie) heute eher nicht mehr gebraucht wird.

Epidemiologie: 6–8 % der Schwangeren sind von schwangerschaftsinduzierten hypertensiven Erkrankungen betroffen. Eine Präeklampsie erhöht die perinatale Mortalität um das 5-Fache, die isolierte Hypertonie hat keinen Einfluss darauf.

Ätiopathogenese: Die genauen Mechanismen sind noch nicht verstanden, wobei man als Ursache eine **gestörte Invasion des Trophoblasten** und eine daraufffolgende **uteroplazentare Durchblutungsstörung** annimmt. Auch eine Neigung zu Vasospasmus, maternale immunologische Reaktionen gegen fetale Antigene sowie ein Ungleichgewicht zwischen Thromboxan A (Vasokonstriktor) und Prostaglandin E$_1$/Prostazyklin (Vasodilatator) zugunsten des Thromboxans sollen an der Pathogenese beteiligt sein.

Die **chronische Mangelversorgung** kann zu ausgedehnten Plazentainfarkten, vorzeitigen Plazentalösungen und Wachstumsretardierungen führen. Darüber hinaus können auf maternaler Seite **Endothelschäden** entstehen, die wiederum die Bildung von Mikrothromben fördern (→ Mikroangiopathien mit Organinfarkten, Thrombozytopenien) oder sich als Vasospasmus (→ arterielle Hypertonie), generelle Kapillarschäden (→ Ödeme) oder Schäden an der Niere (→ Proteinurie) manifestieren.

Als **Risikofaktoren** gelten v. a. Erkrankungen, die mit Angiopathien einhergehen (z. B. Diabetes mellitus, arterielle Hyertonie, Nierenerkrankungen), und Gerinnungsstörungen. Zudem wird die Erkrankung häufiger bei Erstgebärenden und bei Frauen, deren Mütter ebenfalls an (Prä-)Eklampsie erkrankt waren, beobachtet.

Klinik: Die Präeklampsie kann **asymptomatisch** verlaufen und nur durch den erhöhten Blutdruck bzw. die Laborbefunde auffallen (zusätzlich zur arteriellen Hypertonie pathologische Proteinkonzentrationen im Urin). Typische Beschwerden sind (frontal betonte) **Kopfschmerzen**, **Sehstörungen**, pathologische Urinmengen, **übersteigerte Reflexe**, **epigastrische Schmerzen** und starke **Ödeme** (auch Lungenödeme).

> **MERKE** Beim Auftreten von tonisch-klonischen **Krampfanfällen** spricht man von einer **Eklampsie** [S. B417].

Komplikationen: Schwere Verläufe können Schäden an allen möglichen Organen verursachen:
- **Niere:** defekte Glomerulusschlingen mit Schwellung des Kapillarendothels bzw. im schlimmsten Fall Nekrose der Nierenrinde mit akutem Nierenversagen
- **Leber:** akute Fettleber, periportale Zirrhose
- **Gehirn:** zerebrales Ödem bzw. Hämorrhagien mit neurologischen Symptomen (z. B. Kopfschmerzen, Krampfanfälle bis hin zum Koma)
- **Augen:** Vasospasmen mit Ödem und Blutung (Retinopathia eclamptica gravidarum)
- **Lunge:** u. U. Lungenödem
- **hämatologisches System:** Erhöhung des Hämatokrits, ggf. Thrombozytopenie (Sonderform HELLP-Syndrom, s. u.)
- **Plazenta:** gestörte Plazentation, unzureichende Durchblutung des intervillösen Raumes mit deutlich erhöhtem Risiko für Frühgeburten, intrauterine Mangelentwicklung bzw. gesteigerte Abortrate.

Diagnostik:
- Anamnese (v. a. Vorerkrankungen, Familienanamnese)
- klinische Untersuchung (v. a. Blutdruck und Gewicht, Reflexe testen, auf Ödeme achten, ggf. Funduskopie → in schweren Fällen Retinablutungen, Exsudat, Papillenöden)
- Labor:
  - Urin: Proteinurie: 0,3–3 g/l pro 24 h (leichte bis mittelschwere Präeklampsie), > 3 g/l pro 24 h (schwere Präeklampsie)
  - Blut: Hb und Hkt ↑, Nieren-/Leberwerte/LDH: normal bis ↑, evtl. Gerinnungsstörungen, Thrombozyten in schweren Fällen ↓, Eiweiß, Albumin ↓, **Harnsäure** ↑
- Sonografie (z. B. Wachstumretardierungen, vorzeitige Plazentalösungen → v. a. Wachstum und Fruchtwasser beurteilen)
- Dopplersonografie der A. umbilicalis und der kindlichen A. cerebri media (ggf. verminderte diastolische Blutflüsse in uteroplazentaren und fetalen Gefäßen)
- CTG (erst pathologisch bei fortgeschrittener Unterversorgung des Kindes).

Therapie:
- **leichte Präeklampsie:** wenn möglich stationäre Observation (u. a. Schonung, regelmäßige Kontrollen, Blutdruck senken), frühzeitig Entbindung planen
- **schwere Präeklampsie/Eklampsie:** Stabilisierung des mütterlichen Zustands (u. a. Intensivtherapie, Senkung des Blutdruckes, antikonvulsive Therapie mit **Magnesium i. v.** als Prophylaxe oder bei Krampfanfällen), Überwachung des Kindes, Entbindung so schnell wie möglich (spontan oder Sectio).

HELLP-Syndrom

> **DEFINITION** Besondere, oft **akut** verlaufende Form der Präeklampsie, die sich vorwiegend an der **Leber** manifestiert und durch typische **Laborbefunde** (**H**emolysis, **E**levated **L**iver Enzymes and **L**ow **P**latelets) auszeichnet.

Epidemiologie: Das HELLP-Syndrom tritt bei bis zu 3 von 1000 Schwangeren auf. Die Mortalitätsrate wird auf bis zu 5 % geschätzt, perinatal sogar auf bis zu 37 %.

Ätiopathogenese: Vergleiche die Ätiopathogenese der Präeklampsie [S. B408]. Insbesondere die hypoxische Leberzellschädigung steht im Vordergrund.

Klinik: Häufig akute Verlaufsform. **Rechtsseitige Oberbauchschmerzen** (Leber → Kapseldehnungsschmerz), **Anämie**, **Erbrechen** und **Sehstörungen** (z. B. Augenflimmern, Doppelbilder) prägen das klinische Bild. In 15 % der Fälle treten auch Symptome der Präeklampsie auf. Das Vollbild ist eine potenziell lebensbedrohliche Erkrankung, u. U. mit zerebralen Blutungen und Leberruptur.

Diagnostik: Wegweisend sind die **Laborbefunde**: Erniedrigung von Hb und Haptoglobin, Erhöhung von GOT, GPT, LDH, Bilirubin und D-Dimeren, die Thrombozyten sinken < 100 000/μl, das CRP ist unabhängig von einem Infekt erhöht. Auch die Gerinnungsparameter sollten bestimmt werden (Störungen bei drastischen Verschlechterungen). Ggf. sonografischer Nachweis eines Leberkapselhämatoms (bis hin zur Ruptur!).

> **MERKE** Beim **HELLP**-Syndrom ist das **Haptoglobin** ein wichtiger Parameter.

Therapie: Die einzige kausale Therapiemaßnahme ist die schnellstmögliche **Entbindung**.

14.6.8 Gestationsdiabetes

> **DEFINITION** Erstmanifestation eines Diabetes mellitus bzw. einer gestörten Glukosetoleranz aufgrund der durch die Schwangerschaft gesteigerten Insulinresistenz.

Epidemiologie: Circa 2 % aller Schwangeren sind betroffen.

Ätiopathogenese: Durch die schwangerschaftsbedingten Veränderungen im Kohlenhydratstoffwechsel kommt es

insbesondere ab dem 2. Trimenon zur peripheren Insulinresistenz. Die Glukose tritt transplazentar in den Blutkreislauf des Fetus über. Risikofaktoren sind
- Alter der Patientin > 30 Jahre
- Diabetes mellitus Typ 2 in der Familienanamnese
- Übergewicht der Patientin (BMI > 27 kg/m²)
- erhöhtes Geburtsgewicht eines früher geborenen Kindes.

Klinik: Die erhöhten Blutzuckerwerte verursachen zunächst **keine Beschwerden**, sondern manifestieren sich in Form fetaler Entwicklungsstörungen und eines gesteigerten mütterlichen Risikos, bestimmte Folgeerkrankungen zu erleiden (s. u.).

> **MERKE** Der Gestationsdiabetes verursacht meist **keine typischen Symptome** eines Typ-1-Diabetes.

Komplikationen: Die perinatale Mortalität ist generell erhöht. Probleme ergeben sich bei **nicht** oder nur **schlecht eingestelltem** Gestationsdiabetes:

Mutter: In der Schwangerschaft ist insbesondere das Risiko erhöht für Harnwegsinfekte, die Entwicklung einer hypertensiven Erkrankung inklusive (Prä-)Eklampsie und die Verschlechterung einer vorbestehenden Retinopathie. Stoffwechselentgleisungen (Hyperglykämien) kommen vor und können auch eine Gefahr für den Fetus darstellen. Glukose wird durch erleichterte Diffusion transplazentar übertragen. Insulin passiert die Plazentaschranke nicht.

Kind (s. auch Pädiatrie [S. B487]): Kindliche Fehlbildungen aller Art (**Fetopathia diabetica**) sind häufiger, das Herz ist besonders oft betroffen. Zudem können Wachstumsretardierungen durch Störungen der plazentaren Durchblutung auftreten. Die Hyperglykämie des Fetus geht mit Polyurie (→ Polyhydramnion) und einer übersteigerten Insulinproduktion (→ **Makrosomie** des Kindes) einher. Daraus können sich Probleme bei der Geburt (z. B. Schulterdystokien) ergeben. Die Neugeborenen leiden häufig an einer **Hypoglykämie** sowie an einer **funktionellen Unreife** z. B. der Lunge (→ Atemnot-Syndrom) oder der Leber (→ Hyperbilirubinämie). Zur Hypoglykämie kommt es, da sich die fetalen β-Zellen im Pankreas an die hohen Glukosespiegel der Mutter mit einer Hyperplasie der β-Zellen und einer reaktiven Mehrsekretion von Insulin anpassen. Dieser Zustand bleibt auch nach Durchtrennung der Nabelschnur (→ Wegfall der Hyperglykämie) noch für gewisse Zeit bestehen und löst die Hypoglykämie aus. Das **kaudale Regressionssyndrom** ist ein sehr seltenes, aber diabetestypisches Krankheitsbild (Fehlbildung der unteren Körperhälfte). Kinder diabetischer Mütter haben im späteren Leben ein erhöhtes Risiko, an Adipositas, Diabetes Typ 2 und den damit verbundenen Folgen zu erkranken (fetale Programmierung).

Screening und Diagnostik: Siehe Kap. Screening Gestationsdiabetes [S. B400].

Therapie: Angestrebt werden Blutzuckerwerte von ≤ 90 mg/dl nüchtern, ≤ 140 mg/dl 1 h und ≤ 120 mg/dl 2 h nach dem Essen. Die Indikation zur Insulintherapie (**Humaninsulin**, keine Insulinanaloga) besteht, wenn diese Werte diätetisch nach 1–2 Wochen nicht zu erreichen sind. Orale Antidiabetika sind kontraindiziert. Regelmäßige Kontrollen (Stoffwechsellage, Sonografie) sind empfehlenswert, um die Entwicklung des Kindes zu überwachen. Bei gut eingestelltem Gestationsdiabetes und normal großem Kind besteht keine Indikation für eine vorzeitige Geburtseinleitung oder eine primäre Sectio.

Für allgemeine Therapieprinzipien des Diabets mellitus s. Endokrines System und Stoffwechsel [S. A352].

14.6.9 Vena-cava-Kompressionssyndrom

> **DEFINITION** Hypotension und kurz dauernde Schocksymptomatik der Mutter infolge Kompression der V. cava inferior durch das Kind.

Gehäuft tritt das Vena-cava-Kompressionssyndrom im Schwangerschaftsverlauf auf, wenn der Uterus an Größe zunimmt und zunehmend auf die mütterlichen Organe drückt (v. a. 3. Trimenon). Vor allem in Rückenlage ist die Kompressionsgefahr hoch, deshalb müssen Schwangere im 3. Trimenon bevorzugt in **Linksseitenlage** gelagert werden. Durch die Kompression nehmen der venöse Blutstrom zum Herzen und damit das Herzminutenvolumen ab. Dadurch kann es auch zur Minderdurchblutung des Uterus kommen, die zur fetalen Hypoxie und Bradykardie führen kann. Bei der Mutter zeigen sich Kreislaufstörungen (Hypotension, Blässe, Schwindel), u. U. bis hin zur Schocksymptomatik. Therapie der Wahl: Lagerung der Patientin in Linksseitenlage.

14.6.10 Pemphigoid gestationis

Siehe Dermatologie [S. B746].

14.6.11 Infektionen

Folgende Erreger und pränatale Infektionskrankheiten der Mutter können schwere Folgen für das Kind haben: **TORCHL-**(auch STORCH-)Komplex (**T**oxoplasmose, **O**thers [z. B. Parvovirus B19], **R**öteln, **C**MV, **H**epatitis- und Herpesviren, **L**ues, **L**isteriose), HIV, Chlamydien, Gonokokken, B-Streptokokken, Mykoplasmen und Candida.

> **MERKE** Die gefürchtete Infektion mit dem **Parvovirus B19** kann zum **Hydrops fetalis** und zum **intrauterinen Fruchttod** führen (s. auch Pädiatrie [S. B555]).

Die **bakterielle Vaginose** [S. B351] wird bei bis zu 20 % der Schwangeren beobachtet und meist durch Gardnerellen verursacht. Ihre Behandlung ist indiziert, weil sie mit einem **erhöhten Risiko** für Frühgeburtlichkeit, vorzeitigen Blasensprung, Fieber und Wundinfektionen bzw. Endometritis einhergeht. Eine Lokaltherapie bzw. nach dem 1.

Trimenon eine systemische Antibiotikagabe mit Metronidazol oder Clindamycin ist die Behandlung der Wahl.

Noch häufiger ist bei Schwangeren die Besiedelung der Vagina mit **Candida albicans** (bei bis zu 40 % der Frauen). Bei der Geburt werden die Pilze sehr oft auf das Kind übertragen und verursachen in den ersten Lebensmonaten **orale** und **anogenitale Kandidosen**. Bei Frühgeborenen kann es sogar zur **Kandidämie** bis hin zur **Kandidasepsis** kommen. Aus diesem Grund sollte bei der Mutter in jedem Fall eine Lokalbehandlung mit Clotrimazol- oder Miconazolpräparaten erfolgen. Eine systemische Therapie kommt während der Schwangerschaft nicht in Betracht.

Harnwegsinfektionen (HWI) sind die häufigste Komplikation in der Schwangerschaft. Sie können sich als **asymptomatische Bakteriurie** (ca. 10 % aller Schwangeren) oder **symptomatischer HWI** manifestieren. Aufgrund der schwangerschaftsbedingten Veränderungen im Urogenitaltrakt besteht die Gefahr, dass sich auch aus einer **asymptomatischen Bakteriurie** eine **akute Pyelonephritis** entwickelt (→ erhöhte Frühgeburtlichkeit). Daher sollte bei positivem Urinbefund unverzüglich mit einer systemischen Antibiose (Amoxi- oder Ampicillin) begonnen werden, die später je nach Antibiogramm angepasst werden kann. Für Allgemeines zur Pyelonephritis s. Urologie [S. B644].

14.6.12 Psychische Störungen in der Schwangerschaft

Psychische Störungen in der Schwangerschaft sind selten, sie werden eher im Wochenbett [S. B432] beobachtet.

14.7 Störungen des Schwangerschaftsablaufs

14.7.1 Abort

DEFINITION Vorzeitige Beendigung der Schwangerschaft mit einem kindlichen Geburtsgewicht **< 500 g** (> 500 g = Totgeburt) und **ohne Lebenszeichen** (sonst Lebendgeburt, unabhängig vom Gewicht):
- **Frühabort:** Abort bis zur 16. SSW
- **Spätabort:** Abort zwischen der 16. und 28. SSW
- **Abortus imminens:** Schwangerschaft noch intakt, jedoch drohender Abort
- **Abortus incipiens:** Schwangerschaft nicht mehr intakt und irreversibel gestört.
- **Abortus (in)completus:** Schwangerschaftsprodukt bereits (bzw. z. T.) ausgestoßen
- **Abortus febrilis:** mit Fieber einhergehender Abort
- **Abortus habitualis:** > 3 Aborte vor der 20. SSW in Folge
- **Missed Abortion:** Intrauteriner Fruchttod, eine Ausstoßung ist (noch) nicht erfolgt.

Epidemiologie: Aborte sind häufig. Bis zu 20 % aller klinisch erfassten Schwangerschaften enden als Abort, bis zu 70 % aller befruchteten Eizellen gehen spontan zugrunde.

Ätiopathogenese: Sehr häufig sind **Chromosomenaberrationen** der Grund für die vorzeitige Beendigung der Schwangerschaft. Weitere Ursachen sind uteroplazentare Störungen (z. B. Trophoblastanomalien), genitale Anomalien (z. B. anatomisch, hormonell, infektionsbedingt), extragenitale Störungen und Noxen (z. B. chronische Erkrankungen, hormonelle und Stoffwechselstörungen, gestörte Immuntoleranz, Traumen, Medikamente, Strahlung). Andrologische Anomalien können ebenfalls zu einem Abort führen.

Eine mögliche Ursache eines **habituellen Abortes** ist das **Antiphospholipid-Syndrom**. Durch Antikörper gegen Phospholipide (z. B. auf Thrombozyten, Gerinnungsfaktoren, Synzytiotrophoblasten) kommt es zur Hyperkoagulabilität des Blutes und Ausbildung von venösen oder arteriellen Thromboembolien. Treten diese in der Plazenta auf, kann es zum Absterben des Fetus mit Abort kommen. Die Behandlung kann mit ASS 100 mg/d im 1. Trimenon erfolgen.

Klinik: Frühaborte äußern sich zumeist mit **vaginalen Blutungen**. Teilweise leiden die Patientinnen auch unter **Unterleibs-** und **Rückenschmerzen**. In späteren Stadien der Schwangerschaft kann es zum Abgang von **Fruchtwasser** oder zu **Wehen** kommen. Patientinnen mit verhaltenem Abort (Missed Abortion) sind oft beschwerdefrei, die Diagnose wird sonografisch durch negative Herzaktionen und Sistieren des kindlichen Wachstums gestellt.

Komplikationen: Aufsteigende Infektionen, die sich vom Cavum uteri ins Endometrium oder weiter ausbreiten, können zur Sepsis, zur DIC oder zum Multiorganversagen führen.

Diagnostik:
- Anamnese: Fragen nach Blutungen, Schmerzen
- gynäkologische Untersuchung: Druckdolenz des Uterus?, Beurteilung des Zervikalkanals: geöffnet/verschlossen/sichtbare Blutung, ggf. Abstriche entnehmen
- Sonografie (Abb. 14.10): Feststellung von kindlichen Vitalitätszeichen, Vergleich des sonografischen mit dem errechneten Geburtsalter bzw. Wachstum, Nachweis eines retroplazentären Hämatoms (v. a. bei Abortus imminens) bzw. einer entrundeten Fruchthöhle (z. B. bei Abortus incipiens)
- Labor: ggf. β-hCG-Verlaufskontrollen, Rhesusprophylaxe.

MERKE Beim sog. **Windei** (Abortivei) handelt es sich um ein implantiertes Ei **ohne Embryonalanlage** (Abb. 14.9). Im Ultraschall ist eine Fruchthöhle (meist nur bis zu 3 cm) ohne Inhalt sichtbar, die von Chorionzotten umgeben ist. Die Behandlung erfolgt analog einer Missed Abortion.

Therapie:
- **Abortus imminens:** Die Fortsetzung der Schwangerschaft ist grundsätzlich noch möglich. Therapeutisch erfolgen eine stationäre Überwachung, Schonung, Magnesiumsubstitution sowie ggf. eine Rhesusprophylaxe.

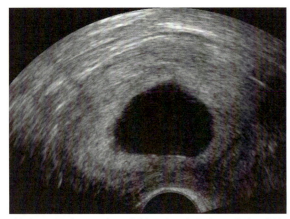

Abb. 14.9 **Windei.** Die Chorionhöhle ist leer, die Embryonalanlage fehlt. (aus Sohn, Tercanli, Holzgreve, Ultraschall in Gynäkologie und Geburtshilfe, Thieme, 2003)

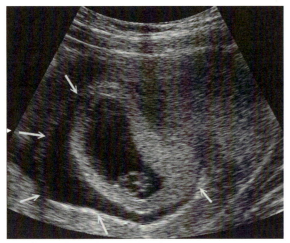

Abb. 14.10 **Intrauteriner Fruchttod.** Die Pfeile deuten auf ein ausgedehntes Hämatom. (aus Sohn, Tercanli, Holzgreve, Ultraschall in Gynäkologie und Geburtshilfe, Thieme, 2003)

- **Abortus incipiens/(in)completus:** Eine Aufrechterhaltung der Schwangerschaft ist nicht möglich, daher Entfernung der Frucht (meist instrumentell mittels Saugkürettage bzw. stumpfer Kürette).
- **Abortus febrilis:** i. v.-Antibiose, im Anschluss Kürettage oder Abortinduktion (evtl. auch mit Kürettage)
- **Missed Abortion:** bis zur 14. SSW Therapie wie Abortus incipiens, ab der 14. SSW Abortinduktion mit Misopristol und Nachkürettage, ab der 25. SSW Zervixreifung mit z. B. Misopristol und Weheninduktion mit Oxytozin
- **Abortus habitualis:** Diagnostik und wenn möglich Behandlung des Grundleidens (z. B. **Heparin und Acetylsalicylsäure** bei Antiphospholipid-Syndrom).

14.7.2 Zervixinsuffizienz und vorzeitige Wehen

DEFINITION
- **Zervixinsuffizienz:** schmerzlose Verkürzung der Zervix (häufig keine Wehen)
- **vorzeitige Wehen:** Wehentätigkeit vor der 37 + 0 SSW.

Ätiopathogenese: Mögliche Gründe für eine Zervixinsuffizienz sind:
- **Infektionen** (häufigste Ursache): mit vorzeitiger Wehentätigkeit
- **Mehrlingsschwangerschaften:** Erhöhung des intraabdominellen Drucks
- **intrauterine Manipulationen** in Anamnese (z. B. Abrasio): mit Beschädigung des inneren Muttermundes.

Eine zervikale Insuffizienz erhöht das Risiko für eine Frühgeburt (vgl. Leitsymptome [S. C121]).

Diagnostik: Am aussagekräftigsten ist die **Vaginalsonografie.** Die Zervixlänge wird im Längsschnitt durch den inneren Muttermund, den Zervikalkanal und den äußeren Muttermund gemessen. Eine Verkürzung bzw. die Bildung eines „**Trichters**" wird als Risiko für eine drohende Frühgeburt angesehen. Die Wehentätigkeit und der Zustand des Kindes werden mittels **CTG** beurteilt. Außerdem sollte ein **Infektionsscreening** (Abstriche, pH-Messung im Vaginalsekret) und ggf. ein Fibronektintest (Nachweis von Fibronektin im Scheidensekret → erhöhtes Frühgeburtsrisiko) erfolgen.

MERKE Die vaginale Tastuntersuchung ist der Vaginalsonografie bis zum 3. Trimenon unterlegen.

Therapie:
Allgemeine therapeutische Maßnahmen: Schonung und engmaschige Überwachung der Schwangeren. Bei drohender Frühgeburt ist eine stationäre Observation anzuraten. Prophylaktisch kann eine Cerclage (s. u.) erfolgen. Der Nutzen ist jedoch umstritten. Liegt ein Infekt vor, muss dieser behandelt werden. Zur Unterdrückung der Wehen wird eine Tokolyse (s. u.) durchgeführt.

Tokolyse: Treten in der 24.–34. SSW zervixwirksame Wehen auf, kann die Wehentätigkeit durch die i. v.-Gabe des β_2-**Sympathomimetikums** Fenoterol für kurze Zeit vermindert werden. Eine Alternative bietet der **Oxytozinrezptorantagonist** Atosiban. Hierdurch wird zwar die Frühgeburtenrate nicht gesenkt, dennoch kann wertvolle Zeit (einige Tage) gewonnen werden, z. B. zur Lungenreifung.

Cerclage: Der innere Muttermund wird durch eine zirkuläre Tabaksbeutelnaht verschlossen. Dabei ist das Risiko eines vorzeitigen Blasensprungs und von Infektionen (Chorioamnitis) deutlich erhöht. Eine **prophylaktische Cerclage** (13.–16. SSW) ist nur in ausgewählten Fällen angezeigt. Eine **therapeutische Cerclage** (bei Trichterbildung, Zervixlänge < 1,5 cm bei einem Kind bzw. < 2,5 cm bei Zwillingen) wird kontrovers diskutiert. Die **Notfallcerclage** kann bei Fruchtblasenvorfall bei eröffneter Zervix nach der 20. SSW als Ultima Ratio erwogen werden.

Lungenreifung (RDS-Prophylaxe): Durch Gabe von **Glukokortikoiden** wird die Surfactantsynthese in den fetalen Alveolen angeregt. Die Lungenreifung wird medikamentös beschleunigt, wenn eine Frühgeburt zwischen der 24.

und 34. SSW zu befürchten ist. Die Mutter erhält im Abstand von 24 h je 12 mg **Betamethason** i. m. Der volle Effekt wird 24 h nach der Applikation beobachtet. Alternativ kann man 4 x 6 mg **Dexamethason** i. m. im Abstand von 12 h verabreichen. Cave: **Diabetesentgleisung** durch die insulinantagonistische Kortisolwirkung!

14.7.3 Vorzeitiger Blasensprung

DEFINITION Ein Blasensprung **vor** der Eröffnungsperiode wird als **vorzeitig** bezeichnet, ein Blasensprung **während** der Eröffnungsperiode als **frühzeitig**.

Epidemiologie: Bei ca. 10 % aller Schwangeren kommt es nach der 34. SSW zu einem vorzeitigen Blasensprung. Meist tritt dann die Geburt innerhalb eines Tages von selbst ein (90 %).

Ätiopathogenese: Die vorzeitige Ruptur des Amnions kann durch aszendierende Infektionen (am häufigsten), vorzeitige Wehen oder eine Zervixinsuffizienz bedingt sein. Auch eine erhöhte Spannung am unteren Eipol (Lageanomalien, Polyhydramnion, Mehrlinge) sowie iatrogene Manipulationen (z. B. Amniozentese, Cerclage) können ursächlich sein.

Klinik: Es kommt zur plötzlichen **Entleerung von Fruchtwasser** aus der Scheide. Abhängig von der **Wehentätigkeit** können die Uteruskontraktionen zu starken **Unterbauchschmerzen** führen. Bei Infektionen bestehen zusätzlich **Infektzeichen** (Fieber, fetale Tachykardie).

Komplikationen:
- **Amnioninfektions-Syndrom** [S. B417]: durch aufsteigende Infektion (v. a. E. coli, β-hämolysierende Streptokokken, Staphylokokken) ausgelöste Chorioamnitis
- Frühgeburt
- Lungenhypoplasie und Gelenkkontrakturen infolge des fehlenden Fruchtwassers.

Diagnostik:
- Anamnese
- Spekulumeinstellung (möglichst steril): abgehende Flüssigkeit aus der Portio?
- Zervikal- und Vaginalabstrich bei Blasensprung vor der 37. SSW
- Fruchtwassernachweis durch
  - IGF$_1$-Tests (z. B. Amnicheck: mäßige Sensitivität, aber sehr hohe Spezifität, alternativ Actim-PROM-Test) oder
  - Lackmus-/Bromthymoltest (das schwach alkalische Fruchtwasser färbt das Lackmuspapier blau)
- Sonografie mit Beurteilung der Fruchtwassermenge
- Labor- und Temperaturkontrolle zum Ausschluss eines Amnioninfektions-Syndroms (CRP, Leukozyten)
- Überwachung des Kindes mittels CTG.

Therapie: Die Behandlungsmöglichkeiten hängen vom Gestationsalter ab:
- **≥ 34. SSW:** 12 h abwarten, dann bei ausbleibender Wehentätigkeit Geburtseinleitung mit Applikation eines PGE$_2$-haltigen Gels bei unreifer Zervix bzw. Oxytozininfusionen bei reifer Zervix. Vor der 37. SSW Antibiotikaprophylaxe.
- **24.–34. SSW:** Liegt keine Infektion vor, Schwangerschaft so lange wie vertretbar hinauszögern. Falls nötig Lungenreifung mit Glukokortikoiden, Tokolyse bis max. 48 h (Dauer der Lungenreifung), Antibiose und Amnionauffüllung. Eine operative Entbindung sollte möglichst nach Erreichen der 30.–32. SSW angestrebt werden.
- **20.–23. SSW:** Tokolyse bei Uteruskontraktionen, Antibiose, Amnionauffüllung.
- **< 20. SSW:** Sehr schlechte Prognose. Ein Wiederverschluss des Amnions ist eigentlich nur bei Z. n. Amniozentese zu erwarten. Mit der Mutter muss die äußerst schlechte kindliche Prognose offen besprochen und ein Schwangerschaftsabbruch diskutiert werden.

MERKE Bei Amnioninfektionssyndrom muss die Schwangerschaft entweder umgehend beendet oder die Geburt unter Antibiose eingeleitet werden.

14.7.4 Übertragung

DEFINITION Als Übertragung bezeichnet man eine Schwangerschaft, die den errechneten Geburtstermin um **mehr als 14 Tage** überschreitet (ab 42 + 0 SSW).

Zur Übertragung kommt es in 10 % aller Schwangerschaften. Ab dem errechneten Geburtstermin muss die Schwangere regelmäßige Kontrolluntersuchungen wahrnehmen:
- Beurteilung des Zustands der Mutter
- Beurteilung von Aktivität und Zustand des Kindes mittels CTG
- Beurteilung der Fruchtwassermenge.

Da es nach Vollendung der **42. SSW häufiger zu Komplikationen** (Makrosomie, Anstieg der perinatalen Mortalität, Schulterdystokie, Mekoniumaspiration, Plazentainsuffizienz) kommt, sollte die Geburt **spätestens am 14. Tag** nach dem errechneten Termin unter stationärer Überwachung **eingeleitet** werden.

14.8 Risikoschwangerschaft

14.8.1 Mehrlingsschwangerschaft

DEFINITION Heranwachsen von 2 oder mehreren Embryonen zur gleichen Zeit, die sich aus **einer oder mehr Zygoten** entwickelt haben und je nach Entstehung Amnion, Chorion und Plazenta teilen oder komplett getrennt heranreifen. Bei Geminischwangerschaften unterscheidet man **monozygote** (30 %) und **dizygote** (70 %) Zwillinge.

Epidemiologie: Nach der **Hellin-Regel** beträgt die Wahrscheinlichkeit für Zwillinge 1:85, für Drillinge 1:85^2 und für Vierlinge 1:85^3. Oft entstehen auch Mehrlingsschwan-

414   14 Schwangerschaft

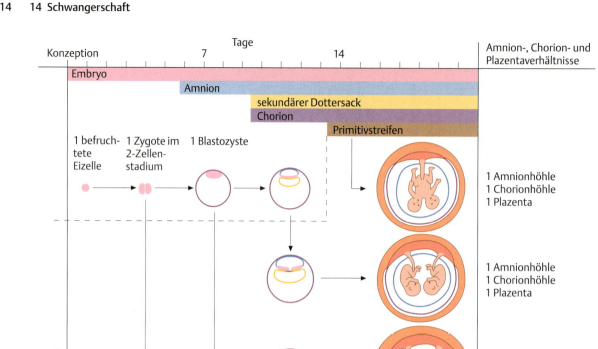

Abb. 14.11 Geminischwangerschaften. Relevant für die Eihautverhältnisse sind die Art der Zwillingsbildung (mono- oder dizygot) sowie der Zeitpunkt der Zygotentrennung bei den monozygoten Zwillingsschwangerschaften. (aus Breckwoldt, Kaufmann, Pfleiderer, Gynäkologie und Geburtshilfe, Thieme, 2008)

gerschaften, bei denen während der Frühschwangerschaft ein Kind verstirbt und sich die Schwangerschaft als Einlingsschwangerschaft fortsetzt (**vanishing twin**). Sterilitätsbehandlungen erhöhen die Wahrscheinlichkeit für eine Mehrlingsschwangerschaft um den Faktor 20. Die Neigung zu zweieiigen Zwillingsschwangerschaften ist genetisch bedingt (Vererbung mütterlicherseits).

Diagnostik: Abb. 14.11 zeigt die unterschiedlichen Verhältnisse von Amnion, Chorion und Plazenta bei einer Geminischwangerschaft.

In der **Sonografie** sind ungefähr 8 Wochen p.m. getrennte Herzaktionen zu erkennen. Wichtig ist die frühzeitige Evaluierung der Eihautverhältnisse ab der 6. SSW

(mono-/diamnial, mono-/dichorial, 1/2 Plazenten), da sie mit unterschiedlichen Komplikationen einhergehen können und in höheren Schwangerschaftswochen sonografisch nicht mehr darstellbar sind (**Abb. 14.12**). Typischerweise zeigt sich ab der 11.–14. SSW entweder das sog. **T-Zeichen** bei Monochorionizität (schmaler rechtwinkeliger Amnionansatz) oder das **Lambda-Zeichen** bei Dichorionizität (lambdaförmiges Choriongewebe zwischen den beiden Amnionhäuten).

Die Überwachung des Wachstums ist wichtig, um eine fetale Minderversorgung (→ diskordante Entwicklung) auszuschließen. **CTGs** müssen immer für beide Kinder abgeleitet werden. Die Unterscheidung zwischen ein- bzw. zweieiig kann entweder schon durch das Geschlecht der

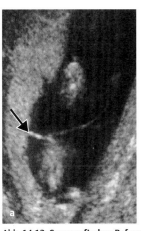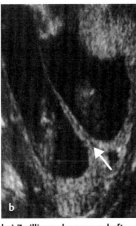

Abb. 14.12 **Sonografischer Befund bei Zwillingsschwangerschaft.**
a T-Zeichen bei 2 Amnion- und 1 Chorionhöhle (biamnial, monochorial).
b Lambda-Zeichen bei 2 Chorionhöhlen (dichorial). (aus Sohn, Tercanli, Holzgreve, Ultraschall in Gynäkologie und Geburtshilfe, Thieme, 2003)

Feten, eine Blutgruppenbestimmung oder eine genetische Untersuchung erfolgen. Die Eihautverhältnisse sind jedoch geburtshilflich bei Weitem interessanter als die Zygotie.

Komplikationen:
Fetofetales Transfusionssyndrom: Über arteriovenöse bzw. arterioarterielle Gefäßanastomosen kann bei eineiigen monochorialen Mehrlingen ein **fetofetaler Blutaustausch** stattfinden, der dann oft mit einer Minderversorgung der Kinder einhergeht. Im Extremfall (bei ausgeprägten Blutdruckdifferenzen) wird das Blut des einen Kindes (**Donor**) retrograd in den Kreislauf des anderen Kindes gepumpt (**Akzeptor**). Das Spenderkind ist anämisch, dehydriert und im Wachstum zurückgeblieben, sein Fruchtwasser vermindert. Der Empfänger ist deutlich größer als sein Zwilling, es kommt zu Plethora, Ödemen und Hydramnion. Beide Kinder sind stark gefährdet, Organschäden infolge der gestörten Blutzirkulation zu entwickeln. Es besteht zudem die Gefahr einer Frühgeburt oder des intrauterinen Fruchttodes. Der Nachweis erfolgt mittels Sonografie (**diskordantes Wachstum** → ≥ 25 % Unterschied, Wachstumsretadierung beim Donor), Dopplersonografie und Kordozentese (Hb-Differenz > 5 g/dl). Wenn möglich sollten die Shunts laparoskopisch mittels Laser koaguliert werden. Weitere Therapiemöglichkeiten sind Transfusionen des Donors über die Nabelschnur, transplazentare Applikation von Digitalisglykosiden, Amniozentesen zur Entlastung des Polyhydramnions und die vorzeitige Entbindung.

Weitere Komplikationen: Generell ist das Risiko für Frühgeburten, Nabelschnurkomplikationen (Knoten, Umschlingungen, Vorfall), intrauterinen Fruchttod, Präeklampsie, Zervix- und Plazentainsuffizienz bei Mehrlingsschwangerschaften erhöht. Bei der Schwangeren werden Dyspnoe (stärkerer Zwerchfellhochstand), Beinödeme, Varizen und Thrombosen (venöser Rückfluss deutlich vermindert) häufiger beobachtet.

Spezielle Betreuung: Schwangere mit Mehrlingen müssen engmaschiger überwacht werden. Bis zur 28. SSW genügt eine 14-tägliche Kontrolle, danach sollte diese wöchentlich erfolgen. Die Überwachung der Zervixlänge und des regelrechten Wachstums der Feten ist besonders wichtig (Ausschluss Plazentainsuffizienz oder fetofetales Transfusionssyndrom s. o.). Ab der 28. SSW sollte der Schwangeren eine Arbeitsunfähigkeitsbescheinigung ausgestellt werden. Wöchentliche Dopplersonografie- und Laborkontrollen sowie ein Wehenbelastungstest sind ab der 37. SSW sinnvoll. Die Indikation zur stationären Observation ist großzügiger zu stellen als bei Einlingsschwangerschaften.

14.8.2 Chronische Erkrankungen der Mutter

Herzfehler

Durch die gesteigerte kardiovaskuläre Belastung können sich vorbestehende Herzerkrankungen verschlechtern oder erst klinisch manifest werden. Ist im Rahmen der Grunderkrankung eine Antikoagulation notwendig, so muss diese während der Schwangerschaft unbedingt mit **Heparin** (UFH oder NMH) erfolgen. Insbesondere für Patientinnen, die an Klappenfehlern leiden, besteht die **Gefahr** einer Infektion bis hin zur **Endokarditis** (bei Verdacht Antibiose und stationäre Observation). Bei der Behandlung von kardiovaskulären Erkrankungen ist insbesondere auf die toxische Wirkung von ACE-Hemmern, Thiaziddiuretika und Cumarinen auf das Kind zu achten. Eine enge Zusammenarbeit zwischen Gynäkologen und Kardiologen ist unerlässlich, auch im Hinblick auf die Geburt.

Schilddrüsenstörungen

Eine mütterliche **Hyperthyreose** ist für das Kind ungefährlicher als eine Hypothyreose (s. u.), Erstere wird meist durch einen Morbus Basedow verursacht. Es besteht ein erhöhtes Risiko für Aborte, Gestosen und Frühgeburtlichkeit. Die Behandlung erfolgt mit Thyreostatika (v. a. Propylthiouracil), eine Kombination mit Schilddrüsenhormonen darf jedoch nicht erfolgen. In seltenen Fällen kann es durch die Schwangerschaft zur thyreotoxischen Krise kommen.

Eine **Hypothyreose** bzw. ein Jodmangel der Mutter können neben dem ebenfalls erhöhten Risiko für Aborte und Frühgeburtlichkeit hingegen zu gravierenden Entwicklungsstörungen des Kindes führen (Vollbild sog. **Kretinismus**, s. Endokrines System und Stoffwechsel [S. A326]). Schilddrüsenhormone (Mittel des Wahl: Thyroxin) und Jod müssen im Schwangerschaftsverlauf ausreichend substituiert und regelmäßig kontrolliert werden.

Epilepsie

Die Ursache jedes in der Schwangerschaft erstmals aufgetretenen Krampfanfalls muss abgeklärt weren (DD Eklampsie). Am häufigsten sind generalisierte tonisch-klonische Krampfanfälle oder Absencen. Bei der Hälfte der Epileptikerinnen bleibt die Anfallshäufigkeit während

Tab. 14.8 Auswahl vertretbarer Medikamente während Schwangerschaft und Stillzeit

Medikament	Wirkstoff	1. Trimenon	2. Trimenon	3. Trimenon	Stillzeit
Analgetika	Paracetamol	+	+	+	(+)
Antiphlogistika	Ibuprofen	(+)	(+)	–	+
Antibiotika	Penicillin, Aminopenicillin Cephalosporin Erythromycin	+ (+) +	+ (+) +	+ (+) +	(+) (+) +
Antihypertensiva	Dihydralazin α-Methyldopa Metoprolol	+ + (+)	+ + (+)	+ + (+)	(+) + (+)
Antiemetika	Dimenhydrinat	+	+	–	+
Antikoagulation	Heparin NMH	+ +	+ +	+ +	+ +
Kontrazeptiva	Gestagene	–	–	–	+

(+) nur nach strenger Indikationsstellung bzw. unter strenger Kontrolle
Ausführliche Hinweise zur Arzneimitteltherapie in der Schwangerschaft finden sich unter www.embryotox.de.

der Schwangerschaft gleich, bei je ¼ nimmt sie zu bzw. ab. Der Bedarf an Antikonvulsiva steigt meistens an, daher sind regelmäßge neurologische Kontrollen (inkl. Medikamentenspiegel im Serum) notwendig. Durch alle antikonvulsiven Medikamente steigt die Gefahr fetaler Fehlbildungen, weshalb bei geplanter Schwangerschaft eine neurologische Konsultation (ggf. Absetzen der Medikamente) anzuraten ist.

14.8.3 Krebserkrankung in der Schwangerschaft

Zervixkarzinom

Nicht selten (1%) ergeben sich auch während der Schwangerschaft auffällige Befunde eines Zervixabstriches. Je nach Situation kann das Ende der Schwangerschaft unter regelmäßigen Kontrollen abgewartet werden oder es muss eine Konisation erfolgen. Handelt es sich bereits um ein invasives Karzinom, muss (ab Stadium IB) radikal operiert werden (mit SS-Abbruch in den ersten beiden Trimena). Im letzten Trimenon kann evtl. eine Sectio mit anschließender sofortiger Operation [S. B364] erfolgen.

Mammakarzinom

Diagnostik und Therapie erfolgen analog dem Prozedere des Mammakarzinoms bei Nichtschwangeren [S. B378], jedoch werden Knochenszintigrafie und adjuvante Radiatio erst nach der Entbindung durchgeführt. Eine Chemotherapie ist nach dem 1. Drittel der Schwangerschaft möglich. Generell werden Chemotherapeutika vom Fetus erstaunlich gut toleriert.

Morbus Hodgkin/Leukämie

Ein Morbus Hodgkin und Leukämien sind per se kein Grund, die Schwangerschaft vorzeitig zu beenden, die Therapie geht jedoch mit einem erhöhten Risiko für fetale Missbildungen einher. Der optimale Therapiebeginn (während oder nach der Schwangerschaft) muss in Zusammenarbeit mit dem Onkologen geklärt werden. Strahlentherapien sind im Gegensatz zur Chemotherapie nur schwer mit einer Schwangerschaft vereinbar (→ beträchtliche fetale Schädigung).

14.9 Pharmakotherapie in der Schwangerschaft

Tab. 14.8 zeigt eine Auswahl vertretbarer Medikamente während Schwangerschaft und Stillzeit. Prinzipiell sollten jedoch so wenig Medikamente wie möglich verabreicht werden (fast alle Medikamente sind plazentagängig), besonders während der Phase der Organentwicklung ist die Indikation äußert streng zu prüfen.

14.10 Notfälle in der Schwangerschaft

14.10.1 Blutungen

Tab. 14.9 gibt eine Übersicht über die häufigsten Blutungskomplikationen während der Schwangerschaft und den jeweiligen Zeitpunkt ihres Auftretens. Siehe auch Leitsymptome [S. C121].

14.10.2 Intrauteriner Fruchttod

> **DEFINITION** Stirbt der Fetus vor der Geburt in utero, spricht man vom **intrauterinen Fruchttod**. Eine **Totgeburt** bezeichnet die Entbindung eines **toten** Kindes mit einem Geburtsgewicht **> 500 g**.

Ätiologie: Eine **Minderversorgung des Kindes mit Sauerstoff** (z. B. durch Plazentainsuffizienz, vorzeitige Plazentalösung, Nabelschnurkomplikationen, Morbus haemolyticus) ist am häufigsten. Weitere Ursachen sind Infektionen, Fehlbildungen und exogene Noxen.

Tab. 14.9 Blutungen während der Schwangerschaft

Ursache	Zeitpunkt der Blutung
Abortus (imminens, incipiens, (in)completus, missed abortion)	1. Trimenon
Extrauteringravidität	1. Trimenon
Blasenmole	1. Trimenon
Placenta praevia	fortgeschrittene Schwangerschaft, meist 3. Trimenon
vorzeitige Plazentalösung	meist im 3. Trimenon
Zeichnungsblutung (bei Eröffnung des Muttermundes)	Eröffnungsphase der Geburt
Portioektopie	jederzeit
Zervixpolyp	jederzeit
genitale Neoplasie, z. B. Zervixkarzinom	jederzeit

Klinik: Fehlende **Kindsbewegungen**, ein **Absinken des Uterus** und eine **Verringerung des Bauchumfangs** deuten auf den Tod des Fetus hin. Kindliche **Herzaktionen** sind nicht mehr nachweisbar. Eine seltene Komplikation ist das sog. **Dead-fetus-Syndrom**, das einer mütterlichen Verbrauchskoagulopathie wenige Wochen nach Absterben der Frucht entspricht.

Diagnostik:
- Anamnese: Kindsbewegungen?
- Sonografie: fehlende Kindsbewegungen und fehlende fetale Herzaktionen.

Therapie:
- Einleitung der Geburt bzw. Sectio
- psychologische Betreuung
- Angebot weiterführender Untersuchung zur Ermittlung der Ursache (Obduktion, Chromosomenanalyse, Infektabklärung).

MERKE Eine Totgeburt muss dem Standesamt gemeldet werden. Es besteht Bestattungspflicht.

14.10.3 Amnioninfektionssyndrom

DEFINITION **Bakterielle Infektion**, die sich insbesondere nach einem **vorzeitigen Blasensprung** manifestiert und von der Mutter später auch auf das Kind übergreifen kann.

Ätiopathogenese: Meist handelt es sich um eine **aufsteigende Infektion** (v. a. von **β-hämolysierenden Streptokokken** der Gruppe B, aber auch Staphylokokken, Enterokokken, E. coli oder Anaerobier), die zunächst die Cervix uteri befällt und sich später auf die Eihäute ausbreitet. Bei geschlossener Fruchtblase entsteht die Infektion durch hämatogene Ausbreitung der Keime. Ein verlängerter Geburtsverlauf stellt ebenfalls ein Risiko dar.

Klinik: Infektzeichen wie Fieber und Tachykardie bestimmen das klinische Bild der Mutter. Im weiteren Verlauf kann es zu einer Druckschmerzhaftigkeit des Uterus, Abgang von fötidem Fruchtwasser bzw. vorzeitig einsetzenden Wehen mit konsekutiver Frühgeburt kommen. Im CTG kann eine fetale Tachykardie auffallen.

Risiken für Mutter und Kind: Die Infektion kann bei der Mutter zu einem schweren Krankheitsbild mit Endotoxinschock, Sepsis und Gerinnungsstörungen führen. Für den Fetus besteht die Gefahr der Frühgeburtlichkeit mitsamt ihren Risiken sowie einer Infektion verschiedener Organsysteme (bis hin zur **Sepsis**).

Diagnostik: Von größter Bedeutung ist die Bestimmung der **Infektparameter** (CRP und Leukozyten↑, Fieber). Der Zustand des Kindes muss regelmäßig mittels **CTG** überwacht werden.

Therapie: Therapie der Wahl sind eine unverzügliche **antibiotische Behandlung** und eine schnellstmögliche **Beendigung der Schwangerschaft**.

14.10.4 Eklampsie

DEFINITION Generalisierter **tonisch-klonischer Krampfanfall** als Komplikation einer Präeklampsie.

Epidemiologie und Ätiologie: Die Eklampsie ist bei 10 % aller Gestosepatientinnen eine Komplikation der Präeklampsie. Sie ist **kein** Parameter für die Schwere der Gestose und kann auch postpartal auftreten (25 %). Die mütterliche Mortalität liegt je nach Anfallshäufigkeit bei bis zu 40 %, die perinatale Letalität bei ca. 30 %.

Klinik: Zusätzlich zur Klinik der Präeklampsie kommt es **zu generalisierten Krampfanfällen** mit oder ohne Verlust des Bewusstseins bis hin zum Status eclampticus. Häufige **Prodromi** sind starke Kopfschmerzen, Augenflimmern, Ohrensausen, Hyperreflexie und Unruhe.

Risiken für Mutter und Kind: Bei der Mutter besteht die Gefahr, dass die Krämpfe in einen Status eclampticus übergehen. Darüber hinaus kann es auch zur disseminierten intravasalen Gerinnung mit schwersten Organschäden kommen. Beim Kind kann durch plazentare Störungen (vorzeitige Lösung, Insuffizienz, Infarzierung) eine Hypoxie auftreten, im schlimmsten Fall auch ein intrauteriner Fruchttod.

Diagnostik: Diese erfolgt analog dem Prozedere bei der Präeklampsie. Zusätzlich sollte ein neurologisches Konsil (DD Epilepsie) erfolgen.

Therapie: Intensivüberwachung der Mutter, Überwachung des Kindes mittels CTG, Behandlung des Anfalls mit **Magnesium** i. v. (1. Wahl, **cave**: evtl. Atemdepression und kardiale Erregungsleitungsstörung als Nebenwirkung) oder **Phenytoin** i. v. (2. Wahl) sowie Diazepam i. v., wenn kein anderes Medikament verfügbar ist. Die **Beendigung der Schwangerschaft** ist die einzige kausale Therapie. Bei entsprechendem Zustand von Mutter und Kind kann eine **vaginale Entbindung** versucht werden. Die Indikation zur

Sectio ist großzügig zu stellen, entweder bei drohender Eklampsie oder nach dem eklamptischen Anfall.

14.11 Geburt

14.11.1 Normale Geburt

Geburtsmechanik

Anatomische Parameter: Der mütterliche **Geburtskanal** besteht aus einem knöchernen Anteil und einem inneren (unteres Uterinsegment, Zervix, Vagina, Vulva) und äußeren (Beckenbodenmuskulatur) Weichteilkanal. Das Gewebe zwischen Vulva und After wird als **Damm** bezeichnet. Geburtshilflich relevant sind die Durchmesser von Beckeneingang und Beckenmitte (**Abb. 14.13**) sowie die Einteilung des Beckens in verschiedene Ebenen (**Abb. 14.14**). Man unterscheidet zwischen
- **Beckeneingangsebene:** Übergang vom großen zum kleinen Becken mit querovalem Durchmesser zwischen Symphyse und Promontorium, engste Stelle ist die Conjugata vera obstetrica mit 11 cm (= Verbindung zwischen Promontorium und dem am weitesten vorspringenden Teil der Symphyse).
- **Beckenhöhle:** nahezu runder Durchmesser
  - zwischen Mitte der Symphysenhinterwand und Mitte des 3. Sakralwirbels (Ebene der Beckenweite)
  - zwischen Symphysenunterkante und Sakrokokzygealgelenk (Ebene der Beckenenge)
- **Beckenausgangsebene:** längsovaler Durchmesser zwischen Symphysenunterkante und Steißbeinspitze.

Bei der regelrechten Geburt muss zunächst der kindliche Kopf den mütterlichen Geburtskanal passieren. Die Haltung des Kopfes zu seinem Körper (s. u.) bestimmt den Durchmesser (**Abb. 14.15**). Bei der Hinterhauptslage (kleinstmöglicher Kopfdurchmesser → Normalfall, Leitstelle ist die kleine Fontanelle) ist der **kleine schräge Durchmesser** die ausschlaggebende Größe. Die Verschieblichkeit der Schädelplatten ermöglicht eine gewisse Anpassung des Kopfumfangs an den engen Geburtskanal. Um sich den anatomischen Gegebenheiten (querovaler Beckeneingang, kreisrunde Beckenmitte, längsovaler Beckenausgang) anzupassen, muss sich der kindliche Kopf unter der Geburt entsprechend drehen: Tiefertreten des Kopfes in indifferenter Haltung und mit querer Pfeilnaht (→ Anpassung an den querovalen Beckeneingang), zunehmende Beugung in der Beckenhöhle (→ Verkleinerung der Durchtrittsfläche), Rotation in den geraden Durchmesser (→ Anpassung an den längsovalen Beckenausgang), Streckung beim Beckenaustritt und anschließende äußere Drehung des Kopfes (→ Drehung der Schultern in den geraden Durchmesser).

Durch die transvaginale Ertastung der **Fontanellen** und der **Schädelnähte** können die aktuelle **Position und der Höhenstand** des **Kindskopfes** innerhalb des Geburtskanals beschrieben werden. Lage, Stellung und Poleinstellung können mithilfe der Leopold-Handgriffe beurteilt werden (**Abb. 14.3**).

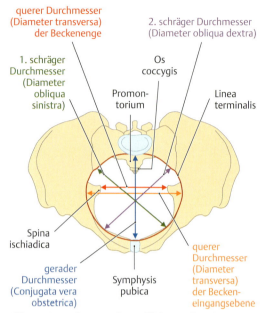

Abb. 14.13 Durchmesser des weiblichen Beckens. Die Conjugata vera beträgt normalerweise um die 11 cm, die schrägen Durchmesser 12,5 cm und der quere Durchmesser 13,5 cm. (aus Gätje et al., Kurzlehrbuch Gynäkologie und Geburtshilfe, Thieme, 2011)

Position des Kindes: Die räumliche Beziehung zwischen Mutter und Kind wird wie folgt definiert:
- **Lage:** Ausrichtung der Längsachse des Kindes zur Längsachse der Mutter → Längslage (99% aller Geburten). Abhängig vom vorangehenden Kindsteil (Poleinstellung) unterscheidet man zwischen Schädel- und Beckenendlage.
- **Stellung:** Position des kindlichen Rückens von der Mutter aus gesehen. I. Stellung: Rücken zeigt nach links, II. Stellung: Rücken zeigt nach rechts. Ist das Kind mit dem Rücken eher nach vorne/hinten gedreht, kann dies mit a/b beschrieben werden → am häufigsten ist die Ia-Stellung.
- **Haltung:** Position der kindlichen Teile zueinander, v. a. des Schädels zum Rumpf. Der geburtsmechanisch wirksam werdende Durchmesser ist abhängig von der Haltung. Die normale Geburt erfolgt aus der vorderen Hinterhauptshaltung (**Abb. 14.17**).
- **Einstellung:** Position des führenden kindlichen Teils zum Geburtskanal. Der Geburtshelfer orientiert sich an den Schädelnähten bzw. Fontanellen im Vergleich zu den Beckenebenen. Wichtig ist die Erkennung von regelwidrigen Einstellungen wie z. B. bei hohem Geradstand oder tiefem Querstand.

Regelhafter Geburtsverlauf

Eröffnungsperiode: Phase ab Einsetzen zervixwirksamer Wehen bis zur vollständigen Eröffnung des Muttermundes (auf ca. 10 cm). Während der Eröffnungsperiode **reift die Zervix**, d. h., sie wird allmählich weicher und verlagert sich von sakral in Richtung Führungslinie (Beurteilung mittels Bishop-Score, **Tab. 14.4**). Der kindliche Kopf wird

14.11 Geburt

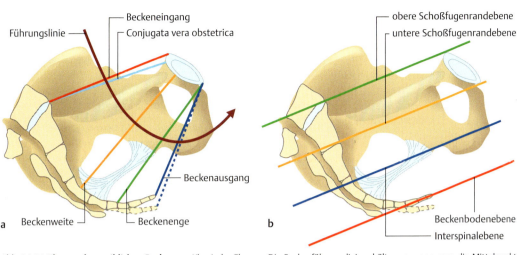

Abb. 14.14 **Ebenen des weiblichen Beckens. a** Klassische Ebenen. Die Beckenführungslinie erhält man, wenn man die Mittelpunkte der verschiedenen Ebenen verbindet. Sie beschreibt den Verlaufsweg des kindlichen Kopfs unter der Geburt. **b** Parallelebenen nach Hodge. (aus Gätje et al., Kurzlehrbuch Gynäkologie und Geburtshilfe, Thieme, 2011)

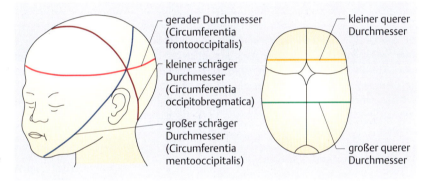

Abb. 14.15 **Durchmesser des kindlichen Kopfes.** (aus Stauber, Weyerstahl, Duale Reihe Gynäkologie und Geburtshilfe, Thieme, 2007)

durch die Wehen immer weiter nach unten gedrückt. Springt die Fruchtblase bei vollständig eröffnetem Muttermund, spricht man vom **rechtzeitigen Blasensprung**. Anschließend werden die Wehen stärker und es folgt die Austreibungsperiode. Die Eröffnungsperiode kann bei Primiparae bis zu 12 h dauern. Bei Mehrgebärenden verläuft sie meistens schneller.

Faustregel für die Muttermundseröffnung ca. 1 cm/h.

> **MERKE**
> - **vorzeitiger Blasensprung:** Blasensprung vor Beginn der Wehen (Infektionsgefahr)
> - **frühzeitiger Blasensprung:** Blasensprung vor vollständiger Muttermundseröffnung innerhalb der Eröffnungsperiode
> - **verspäteter Blasensprung:** Blasensprung innerhalb der Austreibungsperiode.

Austreibungsperiode: Phase ab vollständig eröffnetem Muttermund bis zur Geburt des Kindes. Die Wehen werden häufiger und stärker. Bei der Mutter wird ein Drang zum Mitpressen während der Wehen ausgelöst (**Pressphase**). Vom **Einschneiden** des Kopfes wird gesprochen, sobald der kindliche Kopf von außen sichtbar wird. Die eigentliche Passage durch die Vulva wird als **Durchschneiden** bezeichnet. Insbesondere während des Durchschneidens kann das Kind durch Kompression und verminderte Durchblutung von Uterus bzw. Plazenta sowie durch die auf den kindlichen Kopf einwirkenden Kräfte gefährdet sein. Außerdem besteht die Gefahr eines **Dammrisses** für die Mutter (sorgfältiger Dammschutz!). Wenn das Kind geboren ist, wird die Nabelschnur durchtrennt. Die Austreibungsperiode sollte zügig verlaufen (bei Erstgebärenden ca. 1 h, bei Mehrgebärenden ca. 20–30 min).

Nachgeburtsperiode: Die Ablösung und Ausstoßung der Eihäute und der Plazenta kündigt sich mit einem vaginalen Blutabgang (200–300 ml) an. Sie kann durch leichten Zug an der Nabelschnur oder die Gabe von Oxytozin unterstützt werden. Die Nachgeburtsperiode dauert bis zu 1 Stunde.

14.11.2 Leitung und Überwachung der Geburt

Kreißsaalaufnahme

Die Aufnahme in den Kreißsaal sollte erfolgen, wenn die Geburt in absehbarer Zeit zu erwarten ist. Sie kann sich durch regelmäßige, zervixwirksame **Wehen** (DD: Vorwehen, falsche Wehen), Abgang von **Fruchtwasser** bzw.

die sog. **Zeichnungsblutung** (vaginale Blutung durch Einriss zervikaler Gefäße und Abgang des zervikalen Schleimpfropfes) ankündigen. Der mütterliche und der fetale Zustand werden beurteilt durch:
- Anamnese (insbesondere Risikofaktoren beachten)
- körperliche Untersuchung
  - allgemeine Untersuchung (Auskultation Herz und Lunge, Blutdruck, Puls, Temperatur, Gewicht)
  - Leopold-Handgriffe und Sonografie (Lageverhältnisse des Kindes, Schätzung Geburtsgewicht)
- sterile vaginale Untersuchung (Muttermundsweite, Beurteilung der Zervix mittels Bishop-Score, **Tab. 14.4**, ggf. Palpation Vorblase/Geburtskanal, Position und Höhenstand des Kindes, ggf. Abstriche)
- CTG
- Labor (BB, Blutgruppe, Gerinnung, Elektrolyte, HBs-Ag, ggf. CRP).

Vorgehen bei Mehrlingsgeburten

Zwillinge können ebenso wie Einlinge vaginal zur Welt kommen. Das vorangehende Kind sollte möglichst in Schädellage liegen (ansonsten in BEL/BEL). Indikationen zur primären Sectio sind u. a. geringes Schwangerschaftsalter (< 33. SSW), regelwidrige oder komplizierte Lage eines Kindes/der Kinder (z. B. Querlage, BEL/SL), Sectio in der Vergangenheit oder um mehr als 500 g diskordantes Schätzgewicht. Bei Mehrlingen ≥ 3 Kinder sollte immer einer primären Schnittentbindung der Vorzug gegeben werden.

14.11.3 Geburtserleichterung

Spasmolyse

Bei sehr schmerzhaften Wehen oder straffem Muttermund kann Butylscopolamin (ggf. in Kombination mit zentral wirksamen Medikamenten) zur **Krampflösung** eingesetzt werden. **Starke Schmerzen** können auch mit Opiaten behandelt werden, z. B. Meptazinol oder Pethidin (**Cave**: Sedierung, Übelkeit und Erbrechen bei der Mutter, maternale und fetale Atemdepression, silentes CTG).

Damminfiltration

Vor Episiotomie oder Naht der Geburtsverletzungen kann der Damm **lokal** von der hinteren Kommisur der Vulva aus mit einem Lokalanästhetikum (z. B. Mepivacain 0,5 %) analgesiert werden. Die Damminfiltration hat keinen Einfluss auf den Wehenschmerz.

Pudendusblockade

Durch die Blockade des N. pudendus wird eine **Analgesie im unteren Drittel der Scheide und der Vulva** erreicht (z. B. Analgesie für Austreibungsphase oder vaginal-operative Entbindung). Der Reflex zum Pressen bleibt dabei erhalten. Auf beiden Seiten wird transvaginal mit dem Zeigefinger die Spina ischiadica aufgesucht. Mittels einer sog. Iowa-Trompete (Spezialnadel) wird kurz unter der Spina durch die Scheidenwand ein Lokalanästhetikum (z. B. Mepivacain 1 %) injiziert. Neben allergischen Reaktionen auf das Medikament kann es zu Abszessen und Hämatomen kommen. Die Methode wurde weitgehend verlassen. Heutzutage gibt man überwiegend der PDA den Vorzug.

Peridural- und Spinalanästhesie

Die Periduralanästhesie (PDA) ermöglicht eine ausgedehnte **Analgesie** (ca. im Bereich von Th 10–L 1) unter Beibehaltung der Motorik (bei Spinalanästhesie ist die Motorik ausgeschaltet). Die Schwangere sollte sich mindestens in der Eröffnungsphase der Geburt befinden. Nach Punktion des Periduralraums zwischen LWK 3 und 4 kann Ropivacain (ggf. in Kombination mit Sufentanil) einmalig bzw. nach Anlage eines Katheters mehrmals oder auch kontinuierlich in den Periduralraum appliziert werden. Als **Indikationen** kommen u. a. der Wunsch nach Schmerzfreiheit bei erhaltenem Bewusstsein, protrahierter Geburtsverlauf, Beckenendlage, Zwillings-/Früh-/Totgeburt oder eine mütterliche Gestose (verbesserte uteroplazentare Perfusion) in Betracht. Unter einer Periduralanästhesie kann es insbesondere zur temporären Wehenschwäche (→ Oxytozin) und zu Kreislaufabfällen (Infusionen) kommen. Weitere Nebenwirkungen und Komplikationen s. Anästhesie [S. B85].

Andere Maßnahmen

Neben dem Einsatz von Analgetika können allgemein **entspannende Maßnahmen** (Atemübungen, Massage, Entspannungsübungen, Aroma- und Musiktherapie, Entspannungsbad) die Anspannung und Schmerzen unter der Geburt lindern. Auch die **Akupunktur** kommt häufig zum Einsatz.

14.11.4 Geburtseinleitung

Eine Geburtseinleitung kann **elektiv** (Wunsch) stattfinden oder durch eine **fetale Gefährdung** (z. B. Übertragung, IUGR, vorzeitiger Blasensprung, pathologisches CTG) bzw. durch **mütterliche Komplikationen** (hypertensive Schwangerschaftserkrankung, Rhesusinkompatibilität, chronische Erkrankung der Mutter) indiziert sein. Je nach Zervixreife gibt es verschiedene Methoden (**Tab. 14.10**).

14.12 Regelwidriger Geburtsverlauf

14.12.1 Lageanomalien

Beckenendlage

> **DEFINITION** Längslage, bei der nicht der Kopf, sondern der Steiß oder Teile der unteren Extremität vorangehen.

Einteilung: Es gibt verschiedene Varianten der Beckenendlage (BEL):
- reine Steißlage (60 %)
- Steiß-Fuß-Lage (14 %)
- Knielage (1 %)
- Fußlage (25 %).

Tab. 14.10 Methoden zur Geburtseinleitung

Methode	Durchführung	Bishop-Score
PGE$_2$-Gel	intrazervikale Applikation von Dinoproston bei noch unreifer Zervix, anschließend kontinuierliche CTG-Überwachung für 2 h; ggf. Wiederholung der Gelapplikation nach ca. 6 h	≤ 5
PGE$_2$-Tabletten	Einlage von Minprostin-Tabletten in die hintere Fornix vaginae; ggf. Wiederholung der Tablettenapplikation nach ca. 6 h	> 5
Oxytozininfusion	i. v.-Applikation von Oxytozin (initial Gabe von 5–10 ml/h 3 IE Oxytozin auf 250 ml Glukose 5 %-Lösung, dann Steigerung alle 15 min um 5 ml/h, Maximaldosis 60 ml/h) bis zum Auftreten regelmäßiger Wehen unter dauernder CTG-Kontrolle. Voraussetzung ist eine reife Zervix.	> 8
Amniotomie	Bei sehr langer Eröffnungsphase bzw. Wehenschwäche kann eine transvaginale Eröffnung der Fruchtblase oft schnell starke Wehen induzieren. Voraussetzung ist eine reife Zervix, der kindliche Kopf sollte bereits fest im Becken stehen.	> 8

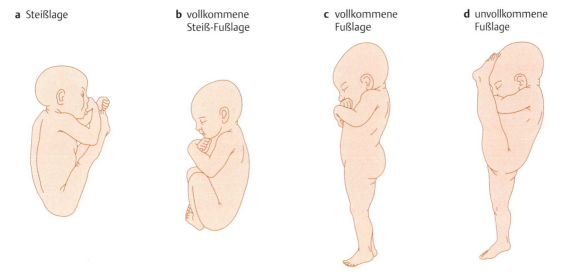

Abb. 14.16 **Häufige Varianten der Beckenendlage.** (aus Breckwoldt, Kaufmann, Pfleiderer, Gynäkologie und Geburtshilfe, Thieme, 2008)

Zusätzlich wird zwischen einer vollkommenen (beide Beine gehen voraus) und einer unvollkommenen (ein Bein geht voraus, eines ist hochgeschlagen) Lage unterschieden (Abb. 14.16).

Epidemiologie und Ätiologie: Bei ca. 5 % aller Geburten (v. a. bei der Primipara) liegt das Kind in Beckenendlage, bei Früh- und Mehrlingsgeburten ist sie sogar noch häufiger (10 % bzw. 25 %). Bei einem zu engen mütterlichen Becken, Polyhydramnion, kindlichen Fehlbildungen sowie schlaffem Uterus (Mehrgebärende), Uterusmyomen oder -fehlbildungen kann die regelrechte Einstellung des Kindes ebenso ausbleiben.

Risiken für Mutter und Kind:
- protrahierter Geburtsverlauf: u. U. bis zum Geburtsstillstand (→ Umstieg auf sekundäre Sectio)
- Gefahr des Sauerstoffmangels (Kompression der Nabelschnur) und der intrakraniellen Blutung (mangelnde Druckanpassung)
- obere (C 5/6) und untere (C 7/8, Th 1) **Plexusschäden:** v. a. bei nicht kunstgerecht entwickelten, hochgeschlagenen Armen.

Diagnostik: Charakteristisch für eine Beckenendlage sind der tastbare kindliche Kopf im Fundusbereich (1. Leopold-Handgriff) sowie das fehlende Ballottement-Phänomen (3. Leopold-Handgriff). Bei der **vaginalen Untersuchung** sind der Steiß oder Teile der unteren Extremität zu tasten. Die **kindlichen Herztöne** sind meist in Nabelhöhe oder darüber zu finden (Auskultation oder CTG). Den endgültigen Beweis erbringt die **Sonografie**.

Geburtshilfliche Maßnahmen: Ab der 37. SSW kann eine **Wendung des Kindes** von außen versucht werden. Auch bestimmte Lagerungstechniken sowie die Moxibustion und die Akupunktur werden manchmal zur Induktion der Drehung des Kindes eingesetzt. Bleibt die Beckenendlage bestehen, so muss nach einem **ausführlichen Beratungsgespräch** und einer sorgfältigen Risikoabwägung durch einen Facharzt der Geburtsmodus besprochen werden. Eine vaginale Entbindung ist grundsätzlich möglich (s. u.). Den Eltern wird jedoch häufig zur **primären Sectio** geraten.

> **MERKE** Ist bereits ein Fuß geboren, sollte die Geburt durch **Tokolyse** hinausgezögert und die Indikation zur **sekundären Sectio** gestellt werden.

Vaginale Entwicklung bei Beckenendlage:
- **Manualhilfe nach Bracht:** Nach Geburt des vorderen Schulterblattes fasst der Geburtshelfer das Kind an dessen Oberschenkel (Daumen liegen auf der Rückseite). Gleichzeitig kann ein zweiter Helfer während einer Wehe Druck vom Fundus in Richtung Steiß ausüben (**Kristeller-Handgriff**). Ebenfalls wehensynchron führt der erste Geburtshelfer nun den kindlichen Rumpf um die Symphyse der Mutter, sodass zuerst die Arme und anschließend der Kopf geboren werden.
- **Armlösung:** Sie wird notwendig, wenn ein Ärmchen stecken bleibt. Mögliche Methoden sind:
  - **klassische Armlösung:** Mit stopfenden Bewegungen versucht man die vordere Schulter in die Kreuzbeinhöhle zu verlagern und von dort herauszulösen.
  - **Armlösung nach Bickenbach:** Das hintere Ärmchen wird gelöst und anschließend der vordere Arm über die Brust des Kindes entwickelt.
- **Kopflösung nach Veit-Smellie:** Das Kind „reitet" auf dem Unterarm des Geburtshelfers, während dieser seinen Arm so weit nach vorne schiebt, dass er mit dem Zeigefinger in den Mund des Kindes fassen kann. Mit der anderen Hand greift er mit Zeige- und Mittelfinger die Schultern und zieht das Kind nach unten bis die Nacken-Haar-Grenze sichtbar wird. Dann hebt er das Kind an und beugt zur Unterstützung den Zeigefinger im Mund des Kindes. Anschließend wird das Kind so auf den Bauch der Mutter entwickelt.

Querlage

> **DEFINITION** Das Kind liegt quer im Uterus mit dem Kopf auf der einen und dem Steiß auf der anderen Darmbeinschaufel. Kommt es zum Vorfall eines kindlichen Armes, wird dies als **verschleppte Querlage** bezeichnet.

Epidemiologie und Ätiologie: Die Querlage ist mit < 1 % aller Geburten eher selten. Eine vermehrte Beweglichkeit des Kindes (bei Polyhydramnion, Frühgeburten oder schlaffem Uterus) sowie eine mangelhafte Anpassung an das mütterliche Becken bei Mehrlingsschwangerschaften, Uterusfehlbildungen und Plazentaanomalien können eine Querlage verursachen.

Risiken für Mutter und Kind: Mit Beginn der Wehen wird das Kind zunehmend in das mütterliche Becken gepresst. Durch seine Lage übt es eine extreme Spannung auf den Uterus aus, sodass dieser u. U. sogar **rupturieren** kann (→ Verblutungsgefahr für die Mutter!).

Diagnostik: Erste Hinweise ergeben sich durch die **Leopold-Handgriffe**: Kopf und Steiß sind seitlich am Uterus zu tasten (2. Leopold-Handgriff), kein vorangehender Teil über der Symphyse (3. Leopold-Handgriff). Bei der **vaginalen Untersuchung** fällt das leere Becken auf, evtl. kann man die kindliche Schulter oder einen Arm tasten. Die **kindlichen Herztöne** sind im Bereich des Nabels zu finden (Auskultation/CTG). Die **Sonografie** ist beweisend.

Geburtshilfliche Maßnahmen: Kinder in Querlage können nur durch einen **Kaiserschnitt** geboren werden. Kommt es zur verschleppten Querlage, so sind eine hoch dosierte **Tokolyse** und eine umgehende Sectio indiziert.

> **MERKE** Eine vaginale Entbindung eines Kindes aus der Querlage ist nicht möglich.

Bei einer Zwillingsschwangerschaft mit Querlage des zweiten Zwillings ist eine vaginale Geburt grundsätzlich möglich. Man versucht dabei das Kind nach Geburt des vorangehenden Zwillings am Fuß zu fassen und in Längslage zu drehen (kombinierte Wendung). Der Geburtsablauf muss allerdings sorgfältig geplant und mit der Mutter besprochen werden.

14.12.2 Haltungsanomalien

Regelwidrige Schädellagen

> **DEFINITION** Die ausbleibende Beugung des kindlichen Kopfes auf die kindliche Brust nennt man **Deflexionslage**. Abhängig vom Grad der Streckung unterscheidet man die **Vorderhaupts-**, die **Stirn-** und die **Gesichtslage**.

Epidemiologie und Ätiologie: Streckhaltungen des Kopfes kommen bei ca. 1 % aller Geburten, vor allem bei Früh- und Mehrlingsgeburten, vor.

Risiken für Mutter und Kind: Es kann zum **protrahierten Geburtsverlauf** bis hin zum Geburtsstillstand kommen (→ Gefahr von Sauerstoffmangel und Azidose des Kindes). Durch die unphysiologische Kopfhaltung ergibt sich ein größerer Durchmesser, der den Geburtskanal passieren muss (→ häufigere und stärkere **Geburtsverletzungen**, z. B. Dammrisse).

Diagnostik: Die Diagnose wird anhand des Palpationsbefundes unter der Geburt gestellt. Je nach Haltung des Kopfes ist eine unterschiedliche führende Struktur (**Leitstelle**) zu tasten (Abb. 14.17):
- **Vorderhauptslage:** große Fontanelle
- **Stirnlage:** Stirn
- **Gesichtslage:** Kinn.
- **Roederer-Kopfhaltung:** kleine Fontanelle. Der Kopf ist bereits am Beckeneingang maximal gebeugt; günstige Kopfhaltung, v. a. bei engem mütterlichem Becken.

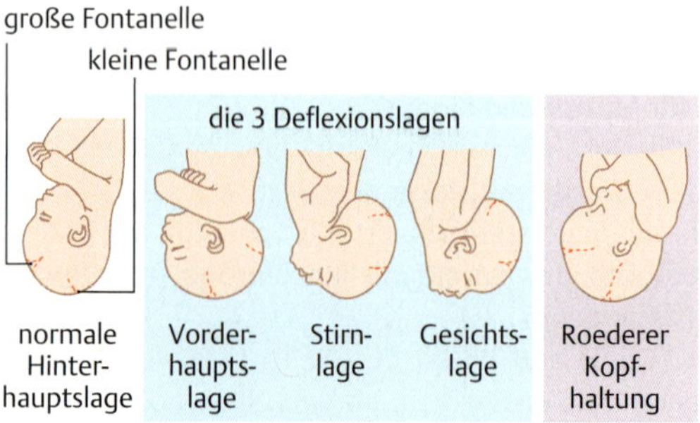

Abb. 14.17 Haltungsanomalien. (aus Gätje et al., Kurzlehrbuch Gynäkologie und Geburtshilfe, Thieme, 2011)

Geburtshilfliche Maßnahmen:

- **Vorderhauptslage:** Seitenlagerung der Schwangeren, falls die kleine Fontanelle nicht die Führung übernimmt, Episiotomie und ggf. vaginal-operative Entbindung.
- **Stirnlage:** Wenn die Stirnlage im Laufe der Geburt anhält, ist eine Sectio unumgänglich.
- **Gesichtslage:** Lagerung der Schwangeren auf die Seite des kindlichen Kinns. Wenn das Kinn sich zur mütterlichen Symphyse dreht (mentoanteriore Gesichtslage), kann grundsätzlich vaginal entbunden werden. Ein sakralwärts gerichtetes Kinn (mentoposteriore Gesichtslage) stellt aufgrund des zu groß werdenden Durchmessers eine geburtsunmögliche Lage dar (→ sekundäre Sectio).

14.12.3 Einstellungsanomalien

Einstellungsanomalie des Kopfes

DEFINITION Der kindliche Kopf steht nicht richtig im Geburtskanal, sodass nicht das Hinterhaupt, sondern ein anderer Teil des Kopfes die Führung übernimmt.

Formen:
- **hoher Geradstand:** Der Kopf steht um 90° verdreht über dem querovalen Beckeneingang (Gesicht nach vorne oder hinten, Pfeilnaht von Symphyse zum Sakrum).
- **tiefer Querstand:** Der Kopf steht um 90° verdreht auf dem Beckenboden, die Pfeilnaht ist quer.
- **Scheitelbeineinstellung:** Der Kopf liegt quer über dem Beckeneingang und ist nach vorne oder hinten geneigt (**Asynklitismus**). Dementsprechend zeigt die Pfeilnaht entweder zur Symphyse (und das hintere Scheitelbein führt, **hintere Scheitelbeineinstellung** bzw. hinterer Asynklitismus → geburtsunmögliche Lage) oder zum Os sacrum (und das vordere Scheitelbein führt, **vordere Scheitelbeineinstellung**, vorderer Asynklitismus).
- **hintere Hinterhauptslage:** Der Kopf ist regelrecht gebeugt, der Rücken des Kindes zeigt allerdings nach hinten zum Os sacrum anstatt zur Symphyse.

Abb. 14.18 zeigt die klassischen Einstellungsanomalien.

Risiken für Mutter und Kind: Die Risiken entsprechen denen der regelwidrigen Schädellagen (s. o.).

Diagnostik: Der Palpationsbefund unter der Geburt sichert die Diagnose.

Geburtshilfliche Maßnahmen:
- **hoher Geradstand:** Seitenlagerung im Wechsel (Schaukeln). Falls sich das Kind nicht dreht, muss es durch einen Kaiserschnitt entbunden werden.
- **tiefer Querstand:** Seitenlagerung der Mutter, bei Geburtsstillstand > 30 min Vakuumextraktion.
- **Asynklitismus:** Beim vorderen Asynklitismus kann zunächst eine Spontangeburt versucht werden. Der hintere Asynklitismus stellt eine geburtsunmögliche Lage (der kindliche Kopf ist im Becken eingekeilt) und damit eine Indikation zur Sectio dar.
- **hintere Hinterhauptslage:** Seitenlagerung der Schwangeren, meist ist eine spontane Geburt möglich. Ggf. großzügige Episiotomie bzw. vaginal-operative Entbindung.

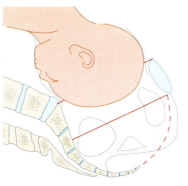
a (vorderer) hoher Geradstand

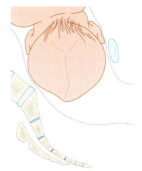
b vordere Scheitelbeineinstellung

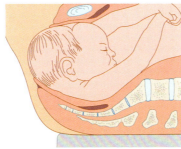
c hintere Hinterhauptslage

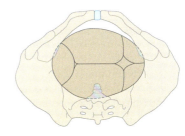
d tiefer Querstand

Abb. 14.18 **Einstellungsanomalien.** (aus Breckwoldt, Kaufmann, Pfleiderer, Gynäkologie und Geburtshilfe, Thieme, 2008)

Schulterdystokie

DEFINITION Einstellungsanomalie der Schulter mit Geburtsstillstand nach Geburt des Kopfes.

Epidemiologie: Die Schulterdystokie tritt bei bis zu 0,5 % (bei Makrosomie bis zu 10 %) aller Geburten auf.

Ätiopathogenese: Begünstigt wird die Schulterdystokie v. a. durch Adipositas der Mutter sowie eine Makrosomie des Kindes (typisch bei mütterlichem Diabetes mellitus/Gestationsdiabetes). Die kindlichen Schultern passen sich nur **mangelhaft** an den Geburtsweg an und können nicht geboren werden. Man unterscheidet zwischen:
- **hohem Schultergeradstand:** Die kindlichen Schultern stehen längs auf dem querovalen Beckeneingang, eine Schulter bleibt dadurch an der Symphyse hängen.
- **tiefem Schulterquerstand:** Die kindlichen Schultern stehen quer im längsovalen Beckenausgang und bleiben dadurch stecken.

Klinik: Nach Durchtritt des Kopfes kommt es zum **Geburtsstillstand**, die äußere Kopfdrehung findet nicht statt. Beim hohen Schultergeradstand umgibt die Vulva den kindlichen Kopf wie eine Halskrause. Beim tiefen Schulterquerstand ist oft der kindliche Hals schon sichtbar. Die Schultern können nicht entwickelt werden.

Komplikationen: Besonders gefährlich ist der hohe Schultergeradstand. Beim Kind kann es zum Sauerstoffmangel und zu Verletzungen von Knochen (Klavikula-/Humerusfraktur) und Nerven (Plexuslähmung) kommen. Die Mortalität des Kindes ist erhöht.

Geburtshilfliche Maßnahmen: Durch (Erweiterung der) Episiotomie können Kinder im tiefen Schulterquerstand oft relativ problemlos entwickelt werden. Beim hohen Schultergeradstand muss umgehend eine Tokolyse erfolgen und die Episiotomie erweitert werden. Durch Lagerungsmanöver (1. Wahl: maximale Beugung und Streckung der mütterlichen Oberschenkel = **McRoberts-Manöver**) und gleichzeitigem Druck oberhalb der Symphyse wird versucht, die kindlichen Schultern zu drehen bzw. zu lösen. Niemals darf am Kopf des Kindes gezogen werden! Bei Erfolglosigkeit muss die Gebärende in Narkose versetzt werden, sodass sich der Beckenboden entspannt und der hintere Arm aus der Sakralhöhle gelöst werden kann.

14.12.4 Armvorfall

DEFINITION
- **Vorliegen des Armes:** Der Arm kommt vor den vorangehenden Kindesteil zu liegen, die Fruchtblase ist dabei noch intakt.
- **Vorfall des Armes:** Vorfall einer Hand (unvollkommener Armvorfall) bzw. eines gesamten Arms (vollkommener Armvorfall) bei gesprungener Fruchtblase.

Epidemiologie und Ätiopathogenese: Ein Armvorfall kann u. a. eine Komplikation bei Lageanomalien sein, z. B. bei Quer- oder Gesichtslage des Kindes. Er wird selten bei Schädellagen beobachtet.

MERKE Bei einer Querlage ist eine Blasensprengung wegen der Gefahr des Armvorfalls absolut kontraindiziert.

Klinik: Beim Armvorfall kann es zum **Stillstand** des Geburtsverlaufs, zu Verletzungen der Geburtswege und – bei Querlage des Kindes – zur gefürchteten verschleppten Querlage kommen (hohe Mortalität von Mutter und Kind). Dadurch können bedrohliche **Blutungen** bei der Mutter bis hin zur **Uterusruptur** und eine **Hypoxie** beim Kind auftreten.

Diagnostik: Der vorgefallene Arm kann von vaginal getastet werden.

Geburtshilfliche Maßnahmen: Beim Vorliegen des Armes wird **das Becken der Patientin hochgelagert**, meist treten keine Komplikationen bei der Geburt auf. Beim Armvorfall erfolgt ein **Repositionsversuch** in Narkose, wenn der Kopf noch nicht fest im Beckeneingang steht. Andernfalls (Kopf steht fest im Beckeneingang, erfolglose Reposition, Geburtsstillstand) muss auf eine **sekundäre Sectio** umgestiegen werden.

14.12.5 Geburtsstillstand

DEFINITION Ausbleiben des Geburtsfortschritts für
- **> 2 h** in der **Eröffnungsphase**
- **> 1 h** in der **Austreibungsphase.**

Ätiopathogenese: Ursächlich kann ein Geburtsstillstand auf eine abnorme Wehentätigkeit (Wehendystokie), eine ausbleibende Öffnung des Muttermundes (Zervixdystokie), auf eine Lage-, Einstellungs- bzw. Haltungsanomalie des Kindes, eine Makrosomie (> 4500 g) oder ein Kopf-Becken-Missverhältnis zurückzuführen sein.

Wehendystokie: Eine abnorme Wehentätigkeit kann sich manifestieren als **Wehenschwäche** (bei zu wenig Oxytozin, Überdehnung des Uterus oder Übermüdung der Mutter), in Form von dystopen bzw. **unkoordinierten Wehen** oder als **hyperkinetische Wehen** mit gesteigerter Frequenz, Stärke und Tonus der Uterusmuskulatur (sog. Wehensturm).

Zervixdystokie: Kann sowohl **funktionellen** (durch Spasmen, mangelndes Ansprechen auf Prostaglandine oder psychisch bedingt) als auch **anatomischen** (Verklebungen, Vernarbungen nach Konisation, Zerklage, Entzündungen) Ursprungs sein.

Makrosomie: Kindliches Gewicht oberhalb der 90. Perzentile (→ häufig bei Gestationsdiabetes).

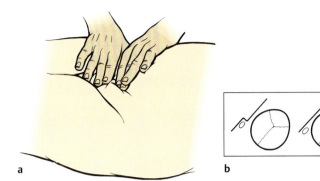

Abb. 14.19 Zangemeister Handgriff. Erläuterung siehe Text. (aus Stauber, Weyerstahl, Duale Reihe Gynäkologie und Geburtshilfe, Thieme, 2007)

Kopf-Becken-Missverhältnis: Die Ursachen können entweder an der **Beckenform** liegen (allgemein verengtes Becken, Trichterbecken, langes oder plattes Becken), sodass ein normalgroßer kindlicher Kopf zu groß ist für den Durchtritt durch das mütterliche Becken, oder aber beim **Kind** selbst (z. B. Hydrozephalus).

Diagnostik:
- Palpation des Uterus (Beurteilung der Wehen)
- **Zangemeister-Handgriff** (Ausschluss Kopf-Becken-Missverhältnis, Abb. 14.19): Legt man unter der Geburt eine Hand auf die mütterliche Symphyse, die andere etwas weiter oberhalb auf den kindlichen Kopf, sollte eine Stufe tastbar sein, bei der die „Kopfhand" tiefer als die „Symphysenhand" liegt. Liegen beide Hände auf dem gleichen Niveau (keine Stufe), besteht der Verdacht auf ein geringgradiges Kopf-Becken-Missverhältnis. Liegt die Kopfhand sogar höher als die Symphysenhand, kann das auf ein ausgeprägtes Missverhältnis hinweisen.
- vaginale Untersuchung (Beurteilung der Zervix, des Höhenstandes und des führenden Kindsteils)
- Sonografie
- CTG (Wehentätigkeit, Zustand des Kindes)
- ggf. Mikroblutuntersuchung.

Geburtshilfliche Maßnahmen: Geht die Geburt trotz bestehender Wehentätigkeit nicht voran, kann es durch den hohen intrauterinen Druck zu einer **fetalen Minderdurchblutung** mit einer konsekutiven **fetalen Hypoxie** bis hin zur **Asphyxie** kommen. Führen die primären Maßnahmen (z. B. Oxytozin bei hypotoner Wehenschwäche, Tokolyse, Entspannung sowie Analgesie, ggf. Zervixdehnung bei anatomischen und Förderung der Zervixreifung mit Prostaglandinen bei funktionellen Ursachen der Zervixdystokie) nicht zum Erfolg, muss je nach Zustand des Kindes (CTG und ggf. Mikroblutuntersuchung) die **Beendigung der Geburt** angestrebt werden. Während der Eröffnungsperiode wird die Geburt i. d. R. durch eine Sectio beendet. Ist die Geburt schon in der Austreibungsphase, bestimmen der Zustand und der Höhenstand des Kindes über das weitere Prozedere (z. B. Unterstützung der Wehentätigkeit durch Oxytozin, Vakuumextraktion, Forcepsentbindung, Sectio).

14.12.6 Dammriss

DEFINITION Geburtsverletzung durch Einreißen des **Dammes** in unterschiedlichem Ausmaß:
- Dammriss **I. Grades**: Hautriss
- Dammriss **II. Grades**: Dammmuskulatur ist mitbetroffen, max. bis an den externen Sphinkter
- Dammriss **III. Grades**: zusätzlich Riss des externen Sphinkters < 50 % (IIIa), > 50 % (IIIb), komplett (IIIc)
- Dammriss **IV. Grades**: Rektum ist mitbetroffen.

Epidemiologie: Dammrisse werden bei ca. 20–25 % aller vaginalen Geburten ohne Epsiotomie beobachtet.

Ätiopathogenese: Zum Einreißen des Dammes kann es bei unzureichender Dehnung des Gewebes (z. B. großes Kind, schnelle Kindsentwicklung) und mangelndem Dammschutz kommen.

Klinik: Es treten Blutungen und Schmerzen auf.

Diagnostik: Meist genügt die Inspektion der Dammbereichs, manchmal auch Nachweis durch Sonografie.

Therapie: Analgesie der Dammregion, dann Naht unter Beachtung der einzelnen Schichten. Höhergradige Dammrisse (Grad III/IV) sollten von Fachärzten versorgt werden. Ggf. Stuhlregulierung durch Laxanzien.

Prognose: Die Prognose ist bei sorgfältiger Behandlung gut. Darmfisteln oder Stuhlinkontinenz werden auch bei höhergradigen Dammrissen nur noch selten beobachtet.

14.12.7 Nabelschnurvorfall

DEFINITION Nach dem Blasensprung kommt die Nabelschnur vor dem vorangehenden Kindsteil zu liegen. Ein Vorantreten bei stehender Fruchtblase wird als Vorliegen der Nabelschnur bezeichnet (**Abb. 14.20**).

Epidemiologie und Ätiopathogenese: Ein Vorfall der Nabelschnur wird bei bis zu 0,5 % der Geburten beobachtet und tritt meist dann auf, wenn das Becken nicht richtig durch das führende Kindsteil abgedichtet ist (z. B. Querlage, Fußlage, sehr kleines Kind, Frühgeburt, Mehrlinge).

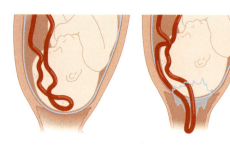

| a | Vorliegen | b | Vorfall |

Abb. 14.20 Komplikationen der Nabelschnur. (aus Gätje et al., Kurzlehrbuch Gynäkologie und Geburtshilfe, Thieme, 2011)

Klinik: Das Kind ist hochgradig gefährdet, weil die **Nabelschnur** zwischen Kind und Geburtskanal **komprimiert** werden kann (→ **Hypoxie**).

Diagnostik: Die Diagnose wird durch die **vaginale Untersuchung** und die pathologischen Befunde im **CTG** (saltatorische Oszillationen, Bradykardie, variable oder spontane Dezelerationen) gestellt.

Geburtshilfliche Maßnahmen: Es muss umgehend eine Tokolyse erfolgen. Das Becken der Mutter wird hochgelagert. Gleichzeitig muss der Geburtshelfer seine Hand in die Vagina einführen und den kindlichen Kopf nach oben schieben bzw. dann so lange halten, bis das Kind per **Notfallsectio** entbunden worden ist.

14.12.8 Uterusruptur

> **DEFINITION** Zerreißung der Uteruswand, alle Wandschichten einschließlich der Serosa können betroffen sein.

Epidemiologie und Ätiopathogenese: Eine Ruptur des Uterus tritt am häufigsten unter der Geburt auf (1:1500). Ursächlich kommen u. a. Lageanomalien des Kindes, zu starke Wehen oder iatrogene Manipulationen (Wendungen, Kristeller-Handgriff) in Betracht. Eine Uterusruptur während der Schwangerschaft ist selten und tritt v. a. nach vorausgegangenen operativen Eingriffen auf (Narbenrupturen → z. B. nach Myomenukleation oder Sectio).

Klinik und Diagnostik: In der Regel kommt es zu **stärksten Schmerzen** (**akutes Abdomen**), **vaginalen Blutungen** und zum **Schock**. Die **Wehentätigkeit** hört plötzlich auf, kindliche Herztöne und Bewegungen sind nicht mehr feststellbar. Auch klinisch stumme Verläufe sind möglich, insbesondere bei inkompletten Rupturen an der Uterushinterwand.

Geburtshilfliche Maßnahmen: Steht der Verdacht einer Uterusruptur im Raum, muss umgehend eine **Tokolyse** durchgeführt, **Volumen** substituiert und eine **Sectio** eingeleitet werden. Lässt sich die Blutung nicht stillen, ist eine Hysterektomie erforderlich.

14.12.9 Fetale Asphyxie

> **DEFINITION** Störung des Gasaustausches zwischen Mutter und Kind vor oder während der Geburt.

Pathogenese und Klinik: Es kommt zum fetalen **Sauerstoffmangel** mit konsekutiver **metabolischer Azidose** und einem CO_2-**Anstieg** (→ zusätzlich **respiratorische Azidose**). Dauert die Minderversorgung zu lange an, sind schwere **Hirnschäden** des Kindes die Folge, die schlimmstenfalls tödlich enden. Bei chronischem O_2-Mangel ist eine **intrauterine Wachstumsretardierung** typisch.

Diagnostik: Pathologische Veränderung im CTG, im Rahmen der Mikroblutuntersuchung, bei der Amnioskopie oder bei der Dopplersonografie können auf eine akute Asphyxie während der Schwangerschaft hinweisen.

Geburtshilfliche Maßnahmen: Tritt eine **Asphyxie** akut sub partu auf, muss umgehend eine **Tokolyse** eingeleitet und die **Geburt** schnellstmöglich beendet werden (**vaginal-operativ** oder durch **Sectio**).

14.12.10 Vorzeitige Plazentalösung

Synonym: Abruptio placentae

> **DEFINITION** **Partielle** oder **vollständige Ablösung** der Plazenta **vor der Geburt** des Kindes.

Epidemiologie und Ätiopathogenese: Bei ca. 0,2–2,5 % aller Geburten. Ursächlich infrage kommen Traumen oder plötzliche intrauterine Druckschwankungen bzw. Volumenminderungen (Blasensprung, V.-cava-Kompressions-Syndrom). Auch eine idiopathische Plazentalösung ist möglich. Begünstigend wirken auch Erkrankungen mit Auswirkung auf die Gefäßwände (z. B. Präeklampsie). Es bildet sich ein **retroplazentares** oder **randständiges Hämatom** (→ ggf. mit Schock, Gerinnungsstörung sowie Plazentainsuffizienz), das meist vaginal abblutet. Seltener drückt sich das Hämatom durch das Myometrium bis zur Serosa hindurch (Couvelaire-Syndrom).

Klinik: Zunächst macht sich der Prozess durch plötzliche **Bauchschmerzen**, **vaginale Blutungen**, einen **schmerzenden, harten Uterus** und **pathologische CTG-Veränderungen** bemerkbar. Der Schweregrad der Ausprägung reicht von **Grad 0** (keine klinischen Symptome, Diagnose nach der Geburt) bis hin zu **Grad III** (starke Blutung, Schock bzw. starke abdominale Beschwerden, intrauteriner Fruchttod).

Diagnostik: Die Diagnose wird mittels Anamnese, Klinik, CTG und Sonografie gestellt (DD Placenta praevia).

Therapie: Sie ergibt sich aus der Schwere des Krankheitsbildes, dem Gestationsalter sowie dem Zustand von Mutter und Kind. Bei leichten Fällen kann unter engmaschiger Kontrolle die Lungenreifung induziert und zugewartet werden, eine baldige Entbindung ist jedoch anzustreben. Bei lebendem Kind und Grad II bzw. III muss die Mutter hämodynamisch stabilisiert werden und eine sofortige vaginale Fruchtblaseneröffnung mit nachfolgender Sectio erfolgen. Bei besonders ungünstiger kindlicher Prognose bzw. bereits eingetretenem intrauterinem Fruchttod kann ggf. auch vaginal entbunden werden.

14.12.11 Fruchtwasserembolie

> **DEFINITION** Der **Übertritt von Fruchtwasser** in den mütterlichen Blutkreislauf.

Ätiopathogenese: Typische Ursachen sind Rupturen des Uterus oder der Zervix, eine Sectio, starke Wehen oder eine vorzeitige Plazentalösung. Das eingeschwemmte Fruchtwasser und andere korpuskuläre Teile (Zellen, Haare etc.) verlegen dabei die arterielle Strombahn in der Lunge (→ **pulmonale Hypertonie, Cor pulmonale**), wodurch in der Folge das Blutvolumens im linken Ventrikel akut abnimmt (→ **kadiogener Schock**).

Klinik: Klinisch manifestiert sich das embolische Geschehen als **akute Rechtsherzinsuffizienz** (hoher Puls, niedriger Blutdruck bis hin zur Bewusstlosigkeit) sowie mit **Thoraxschmerzen, Dyspnoe, Husten** und **Zyanose**. Infolge der erhöhten thromboplastischen und fibrinolytischen Aktivität der Fruchtwasserbestandteile kommt es zur schlagartigen **disseminierten intravasalen Gerinnung**. Auch **zentrale Symptome** wie Übelkeit, Erbrechen, Krämpfe bis hin zum Koma können auftreten.

Diagnose: Die Diagnose wird durch die Klinik sowie anhand der laborchemischen (Gerinnung, BGA) und – so Zeit bleibt – apparativen Untersuchungen (EKG, Röntgen-Thorax, ggf. CT zum differenzialdiagnostischen Ausschluss einer Thromboembolie) gesichert.

Therapie: Therapeutisch muss eine (intensivmedizinische) **Überwachung** und **Stabilisierung der Mutter** erfolgen. Falls die Fruchtwasserembolie sub partu aufgetreten ist, ist die Geburt möglichst rasch zu beenden. Die **Letalität** der Mutter liegt bei **60–80 %**.

14.12.12 Plazentalösungsstörung

> **DEFINITION** Löst sich die Plazenta nach der Geburt nur unvollständig bzw. verzögert (Lösung dauert länger als 30 min) oder beträgt der Blutverlust > 300 ml, liegt eine Retention oder Plazentalösungsstörung vor.

Ätiopathogenese: Eine mögliche Ursache ist das Einwachsen der Chorionzotten bis zum bzw. ins Myometrium (**Placenta accreta** bzw. **increta**) oder bis zur Serosa (**Placenta percreta**). Meist sind frühere operative Eingriffe am Uterus oder entzündliche Prozesse vorausgegangen. Auch eine **Wehenschwäche** kann die regelrechte Ablösung der Plazenta behindern (**Placenta adhaerens**).

Klinik und Diagnostik: Ein Ausbleiben der Nachgeburtsperiode > 30 min, starke Blutverluste > 300 ml (→ Kontraktion durch Plazentareste gestört) und ein palpatorisch großer, weicher Uterus weisen auf eine Plazentalösungsstörung hin.

Therapie: Therapeutisch sollte zunächst versucht werden, die Kontraktion der Gebärmutter mit Oxytozin und durch die Entleerung der Harnblase zu unterstützen (**Cave**: Eine volle Harnblase hemmt die Wehentätigkeit). Mit dem **Credé-Handgriff** (Fundus uteri wehensynchron kräftig nach unten drücken) und einem leichten **Zug an der Nabelschnur** kann versucht werden, die Plazenta zu lösen. Führt dies nicht zum Erfolg bzw. sind Teile der Plazenta noch im Uterus verblieben, muss die Plazenta **manuell** in Narkose gelöst (Ausschaben mit der Hand) und mit einer stumpfen Kürette **nachkürettiert** werden. Im schlimmsten Fall (starke Blutungen) muss eine **Hysterektomie** erfolgen.

14.12.13 Atonische Nachblutungen

> **DEFINITION** Blutverlust von mehr als **500 ml nach vaginaler Geburt** bzw. mehr als **1000 ml nach Sectio** infolge inadäquater Uteruskontraktionen.

Sie kann nach regelrechter Plazentalösung oder nach Plazentalösungsstörungen (s. o.) auftreten. Der Uterus ist weich, groß und druckschmerzhaft. Eine Uterusatonie ist eine lebensbedrohliche Komplikation und erfordert ein schnelles Handeln. Zunächst versucht man den Uterus mit konservativen Maßnahmen zu komprimieren (Blasenentleerung, Eisblase, manuelle Kompression):

- **Credé-Handgriff:** Der Fundus uteri wird wehensynchron kräftig nach unten gedrückt.
- **Hamilton-Handgriff:** Eine Hand wird in die Scheide eingeführt und dort zur Faust geballt und gegen den Uterus gepresst. Mit der anderen Hand drückt man fest von außen gegen die innere Hand.
- **Fritsch-Handgriff:** In einer Hand hält man Watte und fasst damit die großen Labien und drückt diese kräftig gegen die Vulva. Die andere Hand drückt wie beim Credé-Handgriff den Fundus uteri nach unten.

Zeigen diese Maßnahmen keinen Erfolg, muss der Uterus **medikamentös zur Kontraktion** angeregt werden (Oxytozin, Misoprostol, Sulproston, Methylergometrin). Gleichzeitig gilt es den massiven Volumenverlust auszugleichen (Intensivmediziner/Anästhesist hinzuziehen). Bei anhaltender Blutung muss **chirurgisch interveniert** werden. Kann die Blutung durch Gefäßligaturen (Aa. uterinae/iliacae internae) oder Uteruskompressionsnähte nicht gestoppt werden, bleibt nur eine **Hysterektomie** als Ultima Ratio.

14.13 Geburtshilfliche Operationen

14.13.1 Episiotomie

Synonym: Dammschnitt

> **DEFINITION** Einschneiden des Dammes während der Geburt zur Erweiterung des Weichteilkanals.

Indikationen für eine Episiotomie sind
- Beschleunigung der Geburt bei fetaler Asphyxie
- sehr große Kinder
- Schulterdystokie
- Lageanomalien.

Durchführung: Geschnitten wird vor oder beim Durchschneiden des Kopfes am **Höhepunkt einer Wehe**. Eine lokale **Analgesierung** ist i.d.R. nicht notwendig. Für die Schnittführung gibt es 3 Möglichkeiten (Abb. 14.21). Die Naht erfolgt schichtweise.

Die **mediane Episiotomie** verursacht zwar geringere Beschwerden, kann aber beim weiteren Einreißen zu einer Mitbeteiligung des Schließmuskels führen (Gefahr der Stuhlinkontinenz). Die **mediolaterale Schnittführung** kann problemlos erweitert werden und reißt i.d.R. nicht in Richtung Schließmuskel weiter. Nachteilig ist die Durchtrennung der Muskelschicht, die schlechter heilt und stärkere Beschwerden nach der Geburt verursacht.

> **MERKE** Die laterale Episiotomie wird aufgrund der hohen Komplikationsrate heute nicht mehr empfohlen.

14.13.2 Vakuumextraktion

Synonym: Saugglockenentbindung

Indikationen: Unterstützung und Beschleunigung der Geburt bei Geburtsstillstand in der Austreibungsperiode, Wehenschwäche oder kindlicher Asphyxie.

Voraussetzungen und Durchführung: Muttermund und Fruchtblase müssen bereits (vollständig) eröffnet sein, das Kind in Schädellage liegen und der Kopf sollte mindestens in der Beckenmitte stehen (= tiefster Punkt 2–3 cm unter der Interspinallinie). Eine Silikon- oder Metallsaugglocke wird auf den kindlichen Kopf aufgesetzt (Cave: **nicht** über der großen Fontanelle, da Gefahr der Gefäßverletzung), und langsam ein Sog erzeugt. Nach sorgfältigem Nachtasten, ob mütterlich Weichteile erfasst wurden, und einem Probezug wird das Kind zeitgleich mit den Wehen **in Richtung der Führungslinie** nach unten gezogen. Die Zugrichtung wird nach **oben** verändert, sobald die Vulva erreicht ist. Auf einen ausreichenden Dammschutz ist zu achten, wenn nötig wird ein Dammschnitt (s.o.) angelegt. Die Saugglocke wird erst nach der Geburt entfernt. Risiken für das Kind sind v.a. das **Kephalhämatom** und **intrakranielle Blutungen**. Es kann auch zu **Schädelfrakturen** kommen.

> **MERKE** Bei Frühgeburten < 34. SSW darf keine Vakuumextraktion erfolgen, da das Risiko intrakranieller Blutungen zusätzlich erhöht ist. Die Forzepsentbindung ist jedoch möglich.

14.13.3 Forzepsentbindung

Synonym: Zangengeburt

Indikationen und Voraussetzungen: Bei der Zangengeburt gelten die gleichen Indikationen und ähnliche Voraussetzungen wie bei der Vakuumextraktion (s.o.), jedoch muss der Kopf ausrotiert und „zangengerecht" (weder zu groß noch zu klein) geformt sein (keine Dreh- oder Drückbewegungen mit der Zange!).

Durchführung: Meist wird eine **Naegele**- oder **Kjelland-Zange** verwendet. Die beiden Löffel werden getrennt in die Vagina eingelegt. Dabei schützt die Hand des Geburtshelfers die Vaginalwand der Frau und lässt den Löffel zwischen Hand und kindlichem Kopf nach innen gleiten. Die korrekte Lage der Zange sollte mehrfach überprüft werden, bevor die Zange geschlossen wird. Anschließend wird der Kopf wehensynchron in **Richtung Führungslinie** nach außen gezogen. Die Zugrichtung wird wie bei der Saugglocke nach **oben** verändert, sobald der Kopf die Vulva erreicht hat. Meist wird eine Episiotomie durchgeführt. Nach der Geburt des Kopfes wird die Zange entfernt. Risiken sind **Verletzungen** von **Damm** und **Vagina** bzw. die **Kompression des kindlichen Kopfes** (→ Fazialisparesen, intrakranielle Blutungen, Schädelfrakturen).

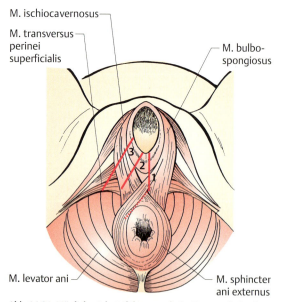

Abb. 14.21 **Mögliche Schnittführungen beim Dammschnitt.** (aus Stauber, Weyerstahl, Duale Reihe Gynäkologie und Geburtshilfe, Thieme, 2007)

14.13.4 Sectio caesarea

Synonym: Schnittentbindung, Kaiserschnitt

Epidemiologie: In Deutschland wird ca. ⅓ der Kinder durch eine Schnittentbindung (Kaiserschnitt) geboren. 10 % davon auf Wunsch der Patientin.

Formen und Indikationen: Als **primäre Sectio** bezeichnet man einen Kaiserschnitt, für den sich schon vor der Geburt entschieden wurde, z. B. wegen Geburtsunmöglichkeit (z. B. Querlage des Kindes) oder bei erhöhtem Risiko für Mutter oder Kind (z. B. Mehrlinge, Placenta praevia, Makrosomie, Frühgeburt < 32. SSW, Beckenendlage). Er wird vor dem Auftreten muttermundwirksamer Wehen durchgeführt. Erweist sich nach Geburtsbeginn ein Umstieg auf einen Kaiserschnitt als erforderlich (z. B. bei prothrahiertem Geburtsverlauf, Geburtsstillstand, Asphyxie, Uterusruptur, Nabelschnurvorfall, Ermüdung der Mutter), spricht man von **sekundärer Sectio**. Die **Notfallsectio** wird bei schweren Gefahrensituationen eingeleitet (z. B. Nabelschnurkomplikationen, nachlassende Herztöne), wobei die Zeit zwischen Entscheidung für Sectio und Entwicklung des Kindes unter 20 min liegen sollte.

Durchführung: Der Bauch wird meist durch einen suprasymphysären Querschnitt (**Pfannenstielschnitt**) eröffnet. Die Uterotomie erfolgt quer im unteren Uterinsegment (hier bessere Narbenbildung möglich). Das Kind wird nach Eröffnung der Fruchtblase entwickelt und die Plazenta von der Gebärmutter gelöst. Sorgfältige Blutstillung und Kontrolle der Uterushöhle auf Plazentareste, im Zweifelsfall muss nachkürettiert werden. Anschließend erfolgt der Verschluss von Uterus und Bauchdecke (schichtweise). Postoperativ wird Oxytozin zur Unterstützung der Uteruskontraktion verabreicht. Kaiserschnitte können in Peridural-, Spinal- und Intubationsnarkose durchgeführt werden. Die Notfallsectio erfolgt immer in Intubationsnarkose.

14.14 Physiologie, Versorgung und Reanimation des Neugeborenen

Siehe Pädiatrie [S. B469] und Notfallmedizin [S. B32].

15 Wochenbett (Puerperium)

15.1 Physiologie des Wochenbetts

DEFINITION Rückbildungsphase der schwangerschafts- und geburtsbedingten Veränderungen vom Zeitpunkt der Geburt bis ca. 6 Wochen post partum.

15.1.1 Körperliche Veränderungen

Direkt nach der Geburt kommt es zum Abfall von Östrogen und Progesteron (während der Schwangerschaft ausschließlich von der Plazenta gebildet), das Prolaktin steigt an. Während der Stillzeit werden Ovulation und Menstruation weitgehend durch die negative Rückkopplung des Prolaktins unterdrückt. Trotzdem sind gelegentliche Ovulationen möglich (Verhütung!). Bei nichtstillenden Müttern stellt sich die Menstruation ab etwa 6 Wochen postpartal wieder ein. Die Rückbildung des Uterus (**Involutio uteri**) erfolgt sehr rasch: Kurz nach der Geburt ist er ungefähr auf Nabelhöhe zu tasten und bildet sich zunächst ca. 1 Querfinger pro Tag zurück. Am 10. Tag post partum steht der Uterus etwa auf Höhe der Symphyse. Die Involution wird durch die **Nachwehen** (v. a. beim Stillen → Oxytozinausschüttung) und Rückbildungsgymnastik unterstützt. Der Muttermund verschließt sich einige Tage nach der Geburt. Als Wochenfluss (**Lochien**) wird das bakteriell besiedelte Wundsekret des Uterus bezeichnet, das durch die Scheide abfließt. Es verändert sich mit Heilung der Wundfläche von blutig (**Lochia rubra**, 1. Woche), über braun-rötlich (**Lochia fusca**, 2. Woche), gelblich (**Lochia flava**, 3. Woche) nach weißlich (**Lochia alba**, 4. Woche). Die Veränderungen an Scheide und Vulva bilden sich ebenfalls zurück.

15.1.2 Psychische Veränderungen

Nach den anfänglichen Glücksgefühlen tritt bei sehr vielen jungen Müttern der sog. **Baby-Blues** auf, eine phasenweise depressive Verstimmung in der 1. Woche post partum. Er ist wahrscheinlich durch die psychischen Anpassungsvorgänge an die neue Aufgabe und die Verantwortung der Frau als Mutter sowie die hormonelle Umstellung bedingt und verschwindet i. d. R. von selbst.

15.1.3 Rückbildungsgymnastik

Die Wochenbettgymnastik sollte für ein halbes Jahr zur Stärkung des Beckenbodens (Descensusprophylaxe) fortgesetzt werden. Schwimmen ist nach Ende der Lochien ebenfalls gut geeignet.

15.1.4 Ärztliches Beratungsgespräch

Inhalte der ärztlichen Beratung sollten sein
- Aufklärung über die physiologischen Abläufe des Wochenbetts
- Arztbesuch bei Anzeichen für Wochenbettpathologien (z. B. Infektionen, s. u.)

- Verhalten bzgl.
  - Lochien (nicht baden, nicht schwimmen, keine Sauna, kein Geschlechtsverkehr → Infektionsgefahr!)
  - Dammpflege (Abspülen der Wunden nach Toilettengang, keine Scheidenspülungen)
  - Stillen (Stillhygiene [S. B432])
  - Geschlechtsverkehr/Verhütung (kein Verkehr, bis Lochien sistieren, danach sofort adäquate Verhütung → falls die Frau stillt, muss ein reines Gestagenpräparat gewählt werden; ein IUP kann 5–6 Wochen postpartal eingelegt werden; Stillen ist keine sichere Verhütungsmethode!)
  - Thromboseprophylaxe (frühzeitige Mobilisation, ggf. Kompressionsstrümpfe)
- Menstruation (ab ca. 6 Wochen nach der Geburt, bei stillenden Frauen meist nach dem Abstillen)
- erneute Schwangerschaft (bei Spontangeburt frühestens 6 Monate, nach Sectio frühestens 12 Monate nach der Geburt)
- Untersuchungen/Betreuungen (ambulante Hebammenbetreuung empfehlen, gynäkologische Kontrolluntersuchung ca. 6 Wochen nach der Geburt, Kontrolle beim Kinderarzt ca. 4–6 Wochen nach der Geburt).

15.2 Pathologie des Wochenbetts

15.2.1 Subinvolutio uteri und Lochialstau

DEFINITION Ausbleiben der Gebärmutterrückbildung post partum.

Ätiopathogenese: Uterine Rückbildungsstörungen werden v. a. nach **Kaiserschnitt**, **Uterusüberdehnung** (Mehrlinge, Polyhydramnion), **Multiparität**, **Plazentaretention**, **Lochialstau** und **Endo(myo)metritis** (s. u.) beobachtet. Stillt die Mutter nicht, bleibt die oxytozininduzierte Kontraktion des Uterus aus, wodurch die Rückbildung ebenfalls langsamer verläuft.

MERKE Der **Lochialstau** (Lochiometra) wird durch eine Behinderung des Abflusses aus der Gebärmutterhöhle (z. B. durch Eihautreste, Blutkoagel, nichtdilatierte Zervix nach Sectio) verursacht. Da die Lochien keimhaltig sind, besteht verstärkte **Infektionsgefahr** (entsprechende Hygienemaßnahmen!).

Klinik: Das Abdomen ist aufgetrieben, der **Uterus steht höher**, als physiologischerweise zu erwarten wäre. Der **Wochenfluss** kann verstärkt und blutig sein. Bei Lochialstau ist er dagegen vermindert bis völlig verhalten, der Uterus ist **druckschmerzhaft** und es können **Infektzeichen** (Kopfschmerzen, Fieber, fötider Geruch der Lochien) hinzutreten.

Diagnostik:
- Anamnese: Stärke, Aussehen und Geruch der Lochien?
- Palpation des Uterus: Höhenstand, Konsistenz, Druckdolenz?
- vaginale Spekulumuntersuchung: Beurteilung der Zervixweite
- Sonografie: Plazentareste?

Therapie: In erster Linie muss die **Ursache** (z. B. Plazentaretention, verengte Zervix) behandelt werden. Die Uteruskontraktion kann durch **Oxytozin** (ggf. in Kombination mit Spasmolytika) unterstützt werden. Außerdem sollte die Wöchnerin zu **Bewegung** und **Rückbildungsgymnastik** angehalten werden.

15.2.2 Endo(myo)metritis

DEFINITION Entzündung der inneren Uterusschicht(en) im Wochenbett.

Ätiopathogenese: Ursache ist eine aufsteigende Mischinfektion (z. B. Streptokokken, Staphylokokken, Enterokokken, E. coli) aus der Scheide, die das Endometrium (meist an der Plazentahaftfläche) befällt und auf das Myometrium und andere Strukturen übergreifen kann. Ein erhöhtes Risiko besteht nach vorzeitigem Blasensprung, häufigen vaginalen Untersuchungen, vaginaloperativen sowie Schnittentbindungen, Lochiometra und Plazentaretention.

Klinik: Bei einer reinen **Endometritis** ist der Uterus druckschmerzhaft (**Uteruskantenschmerz**) und bildet sich nur langsam zurück. Der Lochialfluss ist gesteigert und riecht äußerst unangenehm, ggf. besteht ein Lochialstau. Ist zusätzlich auch das **Myometrium** betroffen (oder auch andere Strukturen des kleinen Beckens), tritt **Fieber** > 38° C auf. Hohes Fieber, Schüttelfrost, Tachykardie, Tachypnoe und schweres Krankheitsgefühl sind Anzeichen einer beginnenden Sepsis (s. u.)

MERKE Bei postpartalen erhöhten Temperaturen oder Fieber auch an **Harnwegsinfekte**, **Mastitis** oder einen **Milcheinschuss** (ca. 3–4 Tage postpartal) denken. Unter dem Begriff **Wochen-** oder **Kindbettfieber** (Puerperalfieber) werden verschiedene, mit Fieber einhergehende Infektionen der Genitalien innerhalb des Wochenbetts zusammengefasst.

Diagnostik:
- Anamnese: Schmerzen, Lochien, Allgemeinbefinden
- körperliche bzw. gynäkologische Untersuchung: v. a. Palpation des Uterus mit Beurteilung von Involution und Schmerzhaftigkeit, Temperatur- und Kreislaufkontrolle
- Labor: Entzündungsparameter, Gerinnungsstatus (DIC bei septischem Verlauf), ggf. Blutkultur
- Sonografie: vorhandene Plazentaretention oder Lochiometra?

Therapie: Therapeutisch werden Oxytozin infundiert sowie Spasmolytika verabreicht. Bei ausgedehnten Infektionen ist eine antibiotische Behandlung, ggf. auch eine Abrasio bei retiniertem Material notwendig.

15.2.3 Puerperalsepsis

DEFINITION Sepsis innerhalb des Wochenbetts, meist auf dem Boden einer Endo(myo)metritis oder einer Thrombophlebitis.

Ätiopathogenese: Es kommt zur hämatogenen Ausbreitung einer lokalen Infektion in den gesamten Organismus. Dabei können sich auch septische Streuherde in anderen Organen entwickeln.

Klinik: Infolge der Erregeraussaat treten zusätzlich zu den bestehenden Symptomen (Uteruskantenschmerz, Subinvolutio uteri, fötider Geruch der Lochien) auch hohes Fieber, schweres Krankheitsgefühl, Schüttelfrost, Tachykardie und Tachypnoe auf, die schlimmstenfalls in Herz-Kreislauf-Versagen bzw. septischem Schock enden.

Diagnostik: Zur Diagnostik der Endo(myo)metritis [S. B353].

Therapie: Neben den allgemeinen Maßnahmen (intensivmedizinische Betreuung, Heparinisierung, Fiebersenkung) muss eine **sofortige hoch dosierte antibiotische Behandlung** erfolgen.

Möglich ist u. a. eine 3er-Kombination aus einem Cephalosporin (z. B. Cefazolin), Metronidazol und einem Aminoglykosid bzw. – bei Erfolglosigkeit – Imipenem.

Als Ultima Ratio bleibt nur die Entfernung des Uterus (Sepsisherd!).

15.2.4 Pathologische Blutungen

DEFINITION
- **frühe Blutungen:** persistierende Blutungen direkt im Anschluss an die Geburt
- **späte Blutungen:** wiederauftretende Blutungen nach blutungsfreiem Intervall.

Häufige Ursachen postpartaler Blutungen sind:
- Geburtsverletzungen (z.B: Risse von Zervix, Damm, Vagina)
- Retention von Plazenta oder Eihäuten, Plazentapolypen
- Uterusatonie
- Endomyometritis puerperalis.

Diagnostik:
- allgemeine körperliche Untersuchung: Fieber?
- Palpation des Uterus: weich, vergrößert, druckdolent?
- Spekulumeinstellung: sichtbare Risse?
- vaginale Untersuchung: tastbare Plazentapolypen im Zervikalkanal?
- Sonografie: Restgewebe im Cavum uteri?
- Labor: Entzündungswerte.

15.2.5 Mastitis puerperalis

DEFINITION Akute Brustdrüsenentzündung, die meist in der 2. Woche nach der Geburt auftritt.

Ätiopathogenese: Der häufigste Erreger ist **S. aureus** (ca. 94%), wesentlich seltener sind andere Erreger wie z. B. Streptokokken. Sie gelangen meist beim Stillen aus dem kindlichen Nasen-Rachen-Raum durch kleine Hautrhagaden in die Lymphspalten der mütterlichen Brust (**interstitielle Mastitis**). Begünstigend wirkt dabei eine unzureichende Stillhygiene. Die **parenchymatöse Mastitis** ist seltener und wird oft durch einen Milchstau verursacht.

Klinik: Zusätzlich zu den allgemeinen Symptomen einer Mastitis nonpuerperalis (Schmerzen, Schwellung, Rötung) treten häufig **Fieber** und ein **ausgeprägtes Krankheitsgefühl** auf. Der Stillvorgang ist schmerzhaft und eingeschränkt.

Diagnostik: s. Diagnostik der Mastitis nonpuerperalis [S. B355].

Therapie:
- Ruhigstellung und **Kühlung** der Brust, Flüssigkeitsrestriktion
- Abpumpen, um einen Milchstau zu verhindern. Cave: Die Milch ist keimhaltig und darf dem Kind nicht angeboten werden!
- **Antibiose**, wenn das Fieber nach einem Tag nicht abfällt: (z. B. mit Breitbandpenicillinen), ggf. auch Hemmung der Laktation mit Bromocriptin
- bei Einschmelzung/Abszessbildung: Rotlichtbestrahlung, Flüssigkeitsrestriktion, Antibiose, Abszessentlastung und bakteriologischer Abstrich.

15.2.6 Wundheilungsstörungen

Siehe Chirurgie [S. B112].

15.2.7 Thrombembolien

Thromboembolische Komplikationen (**Thrombophlebitis, tiefe Venenthrombose, Lungenembolie**) treten im Wochenbett gehäuft auf. Ursächlich wird das Zusammenwirken verschiedener Faktoren (z. B. Varikosis, venöse Dilatation, venöse Stase, Hyperkoagulabilität, Immobilisation, Endothelläsionen) angesehen, die für sich allein und v. a. in Kombination das Risiko für eine Thrombusbildung deutlich erhöhen. Für Ausführliches s. Gefäße [S. A118].

MERKE Neben den Thrombosen der unteren Extremität sind auch **Thrombosen der Ovarialvenen** (Unterbauchschmerzen) oder der kraniellen **Sinusvenen** (akute starke Kopfschmerzen, Krampfanfälle) möglich.

15.2.8 Symphysiolysis und Symphysenruptur

Eine Lockerung des Beckenrings kann schon in der Spätschwangerschaft oder während der Geburt auftreten und u. U. bis hin zur Symphysenruptur führen. Die Wöchnerin verspürt starke **Schmerzen beim Gehen** und **Treppensteigen**. Im schlimmsten Fall ist das Gehen oder das Stehen auf einem Bein gar nicht möglich. Die Diagnose kann mittels Sonografie (Symphysenspalt > 12–14 mm), ggf. auch mittels einer Röntgenübersichtsaufnahme (Symphysenspalt > 10 mm) des Beckens gesichert werden. Die Therapie erfolgt konservativ mit Schonung und Analgetika. In schweren Fällen kann ein Stützmieder oder ein Beckenverband angelegt werden. Eine chirurgische Stabilisierung ist wegen der hohen Komplikationsgefahr nicht indiziert.

15.2.9 Sheehan-Syndrom

Siehe Endokrines System und Stoffwechsel [S. A309].

15.2.10 Postpartale Depression

> **DEFINITION** Depression, die innerhalb des 1. Jahres post partum auftritt.

Bei bis zu 15 % der Frauen treten im 1. Jahr nach der Geburt depressive Symptome auf (z. B. Müdigkeit, Erschöpfung, Schlaflosigkeit, Angst, Appetitlosigkeit, körperliche Symptome), die über Wochen anhalten (DD „Baby-Blues" dauert nur wenige Tage). Obgleich leichtere Fälle häufig laviert ablaufen, bedarf die postpartale Depression einer adäquaten **psychotherapeutischen Betreuung** (→ Gefahr der Kindstötung erhöht). In jedem Fall sollte die **Mutter-Kind-Beziehung** gefördert werden. Ggf. müssen **Antidepressiva** (z. B. trizyklische Antidepressiva) verabreicht werden. Sind die Beschwerden ambulant nicht in den Griff zu bekommen, besteht Suizidgefahr oder kommt es zu Beziehungsstörungen zum Kind, sollte eine **stationäre psychiatrische Behandlung** erfolgen.

15.2.11 Wochenbettpsychose

> **DEFINITION** Psychose in den ersten Monaten postpartal mit unterschiedlichen Symptomen und Dauer.

Eine Psychose im Wochenbett ist viel häufiger als während der Schwangerschaft, insgesamt jedoch ein seltenes Krankheitsbild (0,2 % aller Wöchnerinnen). Die psychotische Symptomatik kann variieren (Verwirrtheit, Störungen der Realitätswahrnehmung, Wahnvorstellungen, Halluzinationen, Wesensveränderungen, Gewalttätigkeit etc.) und wenige Tage bis zu mehrere Monate anhalten. Es besteht die **Gefahr der Kindstötung** bzw. des **Suizids**, sodass dringend eine psychiatrische Behandlung, meist auch stationär, erfolgen muss. Zu den psychotischen Erkrankungen siehe auch Psychiatrie [S. B1031].

15.3 Stillen

Laktation und Muttermilch: Zur Physiologie der Laktation [S. B335]. Der eigentliche Milcheinschuss erfolgt ab dem 3. Tag post partum durch den Abfall des Östrogen- und Progesteronspiegels bei gleichzeitigem Anstieg des Prolaktins. Dabei kann es zu Brustspannen und Schmerzen, teilweise auch zum Temperaturanstieg kommen. Durch den Saugakt des Kindes werden Oxytozin und Prolaktin freigesetzt. Prolaktin unterhält die Milchproduktion (**Galaktopoese**). Oxytozin fördert die Kontraktion der Myoepithelzellen an den Alveolen und regt damit den Milchfluss (**Galaktokinese**) an.

Unmittelbar nach der Geburt kommt es zur Sekretion des **Kolostrums** (Vormilch), das einen höheren Eiweißgehalt als die reife Muttermilch aufweist. Die Milch der ersten 2 Wochen (Übergangsphase) zeichnet sich durch einen erhöhten Fettgehalt aus. Im Gegensatz zur Kuhmilch enthält die reife Frauenmilch weniger Eiweiß (der Hauptanteil ist Albumin) und mehr Zucker.

Die **Vorteile des Stillens** sind neben der Stärkung der Mutter-Kind-Beziehung auch die optimale Nährstoffzusammensetzung in der Muttermilch (Absorption, Verdauung), die Keimarmut sowie die Übertragung von Bestandteilen der Immunabwehr (IgA, Lysozym, Komplement, Zellen der unspezifischen Abwehr). Auch das Allergierisiko soll durch Vollstillen im ersten halben Jahr gesenkt werden. Als **nachteilig** kann der Übertritt von Fremd- und Schadstoffen (v. a. im Körper gespeicherte, lipophile Umweltchemikalien) oder Medikamenten auf das Kind gesehen werden. Zudem steigt das Bilirubin bei gestillten Kindern in den ersten Lebenstagen etwas stärker an (s. Pädiatrie [S. B490]).

> **MERKE** Die WHO empfiehlt, das Kind 6 Monate lang voll zu stillen.

Allgemeine Stillempfehlungen:
- Feeding on demand, d. h. stillen, wenn das Kind Hunger hat.
- Jedes Mal beide Brüste anbieten, für max. 10 min pro Seite.
- Stillhygiene: Brust vor dem Stillen abwischen und säubern, Brustwarze nach dem Stillen trocknen lassen, Stilleinlagen regelmäßig wechseln.
- Wenn nötig, Stillhütchen verwenden oder Milch abpumpen.
- Für die Mutter besteht ein gesteigerter Energiebedarf während der Stillzeit (ca. 500 kcal/Tag).

Abstillen: Man unterscheidet das **primäre** (Kind wurde zu keinem Zeitpunkt angelegt, z. B. bei Tot- oder Frühgeburt, Infektion bzw. auf Wunsch der Mutter) vom **sekundären** Abstillen (z. B. Wunsch der Mutter, Mastitis, Mammaabszess, Kindstod). Wird das Kind gegen Ende der Stillzeit einfach **seltener angelegt**, lässt die Milchproduktion automatisch nach (fehlende Stimulation). Auch **physikalische Maßnahmen** (Brust hochbinden und kühlen, Salbei-/Pfefferminztee, insgesamt weniger trinken) können den Abstillprozess unterstützen.

Medikamentös kann durch die einmalige Gabe des **Dopaminagonisten Cabergolin** (1 mg innerhalb der ersten 24 h postpartal) primär abgestillt werden. **Bromocriptin** wird mittlerweile nur noch zum sekundären Abstillen empfohlen (2 × 2,5 Tabletten täglich über 14 Tage).

16 Gynäkologische Urologie

16.1 Allgemeines

Siehe Urologie [S. B672].

16.2 Harnwegsinfektionen

Siehe Urologie [S. B642].

16.3 Inkontinenz

Siehe Leitsymptome [S. C111].

B 16 Humangenetik

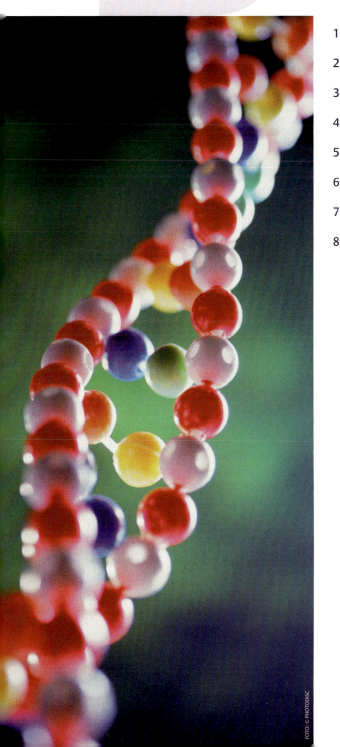

1	Aufbau und Funktion des Genoms	436
2	DNA-Analyse und Genkartierung	438
3	Mutationen	440
4	Chromosomen des Menschen	442
5	Chromosomenaberrationen	446
6	Formale Genetik	451
7	Populationsgenetik	458
8	Klinische Genetik	459

1 Aufbau und Funktion des Genoms

1.1 Grundlagen

DEFINITION Das Genom ist die Gesamtheit der Erbinformation eines Individuums.

Bei Eukaryonten liegt das Genom im Zellkern und besteht aus Desoxyribonukleinsäure (DNA). Das menschliche Genom umfasst etwa **3 Mrd. Basenpaare** (Bp). Es besteht aus **25 000–30 000 proteincodierenden Genen**, die sich auf **46 Chromosomen** verteilen.

Unter normalen Bedingungen kann jedem Gen ein genau bestimmbarer Ort im Genom zugewiesen werden. Über verschiedene Mechanismen (Crossing-over, Translokation) können Gene jedoch ihre Lage auf den Chromosomen ändern. Ein einzelnes Gen kann z. B. mittels Fluoreszenz-in-situ-Hybridisierung [S. B443] lokalisiert werden. Zur Genkartierung [S. B439].

1.2 Aufbau

Gene: Ein Gen ist eine **funktionelle Einheit** der DNA. Es beinhaltet die Erbinformation für ein oder mehrere Genprodukte, meist Proteine. Die Hypothese, dass ein Gen nur ein Protein codiert, kann nach dem heutigen Stand der Wissenschaft nicht mehr aufrechterhalten werden, da durch alternatives Splicing verschiedene Genprodukte entstehen können.

Exons (codierende Nukleotidsequenzen) machen etwa **1,1 %** der menschlichen DNA aus, **Introns** (nichtcodierende Sequenzen innerhalb eines Gens) **24 %**. Exons und die längeren Introns wechseln sich innerhalb eines Gens ab. Auf intergenische DNA, d. h. regulatorische Elemente, die zwischen den Genen liegen, entfallen 75 %.

MERKE Exons werden **ex**primiert!

Repetitive Sequenzen: Neben Genen, die nur einmal in der DNA vorkommen, existieren repetitive DNA-Sequenzen. Dies sind sich wiederholende DNA-Abschnitte, die entweder funktionslos sind oder deren Funktion noch nicht aufgeklärt werden konnte. Repetitive DNA-Sequenzen werden nicht zwingend transkribiert. Sie lassen sich wie folgt einteilen:
- **Satelliten-DNA:**
  - Makrosatelliten (100–1000 Bp), die im Telomer- und Zentromerbereich von Chromosomen liegen und im Zentromerbereich der Anheftung des Spindelapparates bei der Mitose dienen
  - Minisatelliten (variable number of tandem repeats, VNTR, 5–50 Bp)
  - Mikrosatelliten (short tandem repeats, STR, 2–4 Bp)
- **mobile genetische Elemente**, die nach dem „copy-and-paste"- oder „cut-and-paste"-Prinzip ihre Lokalisation im Genom ändern können:
  - Long-terminal-repeat-Transposons (LTR-Transposons)
  - Non-LTR-Retrotransposons:
    – long interspersed nuclear elements (LINE)
    – short interspersed nuclear elements (SINE).

Die Anzahl der Wiederholungen von Mini- und Mikrosatelliten-DNA kann innerhalb einer Population stark schwanken, ist jedoch innerhalb eines Stammbaums nahezu gleichbleibend. Daher können diese repetitiven DNA-Elemente zu genetischen Analysen wie **Vaterschaftstest** oder **genetischem Fingerabdruck** verwendet werden.

MERKE Mobile genetische Elemente können bei der Entstehung von **Mikrodeletionssyndromen** wie z. B. dem DiGeorge-Syndrom (s. Immunsystem und rheumatologische Erkrankungen [S. A441]) eine Rolle spielen.

1.3 Differenzielle Genaktivität

Eine unterschiedliche Genaktivität ist die Grundlage der Zelldifferenzierung und -entwicklung im Organismus. Sie wird durch **differenzielle Transkription** vermittelt.

Zeitlich differenzielle Genaktivität: Sie kommt dadurch zustande, dass bestimmte Gene nacheinander aktiv bzw. blockiert sind, um eine Anpassung an verschiedene Umgebungsbedingungen im Laufe der Entwicklung zu gewährleisten. Die verschiedenen **Hämoglobingene** z. B. weisen eine zeitlich differenzielle Genaktivität auf. Das **fetale Hämoglobin** (HbF, bestehend aus 2 α- und 2 γ-Globinketten) hat eine höhere Affinität zu Sauerstoff, was in der Schwangerschaft essenziell für die Sauerstoffversorgung des Fetus ist. Bei der Geburt beträgt der HbF-Anteil am Gesamthämoglobin ca. 80 %. Postnatal wird HbF jedoch durch **HbA$_1$** ersetzt, das aus 2 α- und 2 β-Globinketten besteht, sodass die Konzentration von HbF nach 4 Monaten weniger als 5 % beträgt. Außerdem liegt bei Erwachsenen noch ein geringer Anteil von 2 % von HbA$_2$ vor, welches aus 2 α- und 2 δ-Globinketten besteht.

Postnatal findet somit auf genetischer Ebene eine Blockierung der γ-Globinkettengene statt, während gleichzeitig die β-Globinkettengene aktiviert werden.

Örtlich differenzielle Genaktivität: Eine solche Aktivität weisen Gene auf, die **organspezifisch** exprimiert werden. Dies sind v. a. Gene für **Enzyme**, die in verschiedenen gewebsspezifischen Isoformen vorkommen. Bei der **Phenylketonurie** (PKU) ist beispielsweise die leberspezifische Isoform der Phenylalaninhydroxylase defekt, während

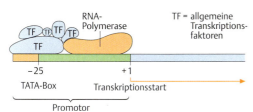

Abb. 1.1 Transkriptions-Initiations-Komplex. Die RNA-Polymerase hat sich mithilfe von Transkriptionsfaktoren an den Promotor angelagert. Die RNA-Synthese wird exakt 25 Nukleotide distal des Promotors, der TATA-Box, begonnen. (aus: Murken et al., Taschenlehrbuch Humangenetik, Thieme, 2011)

eine andere Isoform der Phenylalaninhydroxylase in vielen anderen Körpergeweben intakt ist.

1.4 Transkription

Die DNA wird in 3'-5'-Richtung abgelesen, die **prä-mRNA** aber in 5'-3'-Richtung synthetisiert. Bei der Transkription werden sowohl Exons als auch Introns in prä-mRNA umgesetzt, bevor durch Spleißen die Intronabschnitte entfernt werden und die **reife mRNA** entsteht. Der DNA-Strang, von dem ein Gen abgelesen wird, wird als **codogener Strang** oder Matrizenstrang bezeichnet. Abhängig vom abgelesenen Gen kann mal der eine, mal der andere DNA-Strang den codogenen Strang darstellen.

Als **Sinnstrang** wird der DNA-Strang bezeichnet, welcher mit der neu synthetisierten RNA übereinstimmt (mit Ausnahme von Thymin und Uracil), während der codogene Strang den Gegensinnstrang darstellt.

Promotoren sind spezifische Nukleotidfolgen wie TATA- oder CAAT-Sequenzen (TATA-Box bzw. CAAT-Box), die in einem definierten Abstand upstream vor dem Transkriptionsstart liegen und diesen markieren. Die **RNA-Polymerase** kann mithilfe von **Transkriptionsfaktoren** (TF) an diese Sequenzen binden und bildet gemeinsam mit Promotor und TF den **Transkriptions-Initiations-Komplex** (**Abb. 1.1**). Der Transkriptionsvorgang beginnt erst am Transkriptionsstart.

Bei Eukaryonten existieren 3 verschiedene RNA-Polymerasen:
- RNA-Polymerase I, welche ribosomale RNA (rRNA) synthetisiert
- **RNA-Polymerase II**, welche **messenger-RNA** (mRNA bzw. prä-mRNA) synthetisiert
- RNA-Polymerase III, die für die Synthese von transfer-RNA (tRNA), 5S-rRNA und nichtcodierende RNA verantwortlich ist.

1.5 Variabilität des Genoms

> **DEFINITION** Eine genetische Variante (**Mutation**) ist als Abweichung von der „normalen Sequenz", vom sog. genetischen Wildtyp, definiert.
> **Allele** sind durch Mutation entstandene Genvarianten innerhalb einer Population. Wegen seines diploiden Chromosomensatzes kann der Mensch für jedes Gen 2 verschiedene Allele besitzen. Sind beide Allele gleich, spricht man von **homozygot**, besitzt er 2 verschiedene Allele eines Gens, spricht man von **heterozygot**.
> Beruht eine Merkmalsausprägung darauf, dass beide Allele eine unterschiedliche Mutation aufweisen, wird dies als **compound-heterozygot** bezeichnet.
> Eine genetische Variante wird als **Polymorphismus** bezeichnet, wenn das seltenere Allel mit einer **Häufigkeit von > 1 %** bei den Individuen der untersuchten Population vorkommt. Allele mit einer Häufigkeit von < 1 % werden als **seltene Varianten** bezeichnet.

Die Variabilität des Genoms ist größtenteils auf Einzel-Nukleotid-Polymorphismen (**single nucleotide polymorphisms**, SNPs) zurückzuführen. Dabei handelt es sich um Loci, bei denen sich die verschiedenen Allele nur durch den **Austausch eines Basenpaars** unterscheiden. SNPs können in codierenden und nichtcodierenden Bereichen des Erbgutes liegen.

Mutationen können in codierenden oder nichtcodierenden Regionen im Genom vorkommen. Der Einfluss von Mutationen in codierenden Regionen ist variabel. Mutationen können sich dort **still**, **neutral** oder **pathogen** [S. B441] verhalten. Zur Ursache von Mutationen [S. B441].

2 DNA-Analyse und Genkartierung

2.1 Direkte Methoden

Restriktionsendonukleasen: Sie bauen doppelsträngige DNA ab, indem sie **spezifische Restriktionsschnittstellen** (i. d. R. palindromatische Sequenzen mit einer Länge von 4–8 Bp) erkennen und dort die DNA schneiden. Das Restriktionsenzym EcoRI (aus Escherichia coli) schneidet z. B. spezifisch die Sequenz 5'-GAATTC-3'.

Eine Mutation, beispielsweise ein SNP, kann zu zusätzlichen Restriktionsschnittstellen oder zum Verlust von vorhandenen Restriktionsschnittstellen führen, sodass die durch die Restriktionsenzymspaltung entstehenden DNA-Fragmente eine veränderte Länge aufweisen. Dies wird **Restriktionsfragment-Längenpolymorphismus** (RFLP) genannt.

Der RFLP kann mittels **Gelelektrophorese** (Southern-Blot, s. u.) nachgewiesen werden, wenn sich Wildtypallel und mutiertes Allel in ihrem Molekulargewicht unterscheiden. So lässt sich eine Aussage darüber treffen, ob beim untersuchten Individuum die Mutation homo- oder heterozygot vorliegt. Bei **homozygoten** Individuen ist nur **eine Bande** sichtbar, bei **heterozygoten** Individuen sind dagegen aufgrund der unterschiedlichen Länge der DNA-Fragmente **zwei Banden** erkennbar.

Wenn die Mutation immer innerhalb eines bestimmten Gens und dort an der gleichen Position liegt und es durch die Mutation zum Verlust oder zum Einbau von Restriktionsschnittstellen kommt (sich also das Fragment des mutierten Gens in der Länge vom Wildtypfragment unterscheidet), kann der RFLP zur **direkten Genotypbestimmung** genutzt werden.

Southern-Blot: Bei der **Southern-Blot-Hybridisierung** wird nach einer Verdauung der DNA durch Restriktionsenzyme eine **Agarose-Gel-Elektrophorese** durchgeführt. Mit dieser direkten Methode lässt sich untersuchen, ob eine bestimmte DNA-Sequenz bei einem Individuum vorkommt und wie groß das DNA-Fragment ist, auf dem sie liegt. Neben dem reinen Mutationsnachweis lässt sich auch die Homo- oder Heterozygotie für eine bestimmte DNA-Sequenz bestimmen.

Die Southern-Blot-Technik wird heutzutage zur Untersuchung von längeren DNA-Abschnitten (>3 000 Bp), wie z. B. zum Nachweis von Deletionen oder Insertionen, wie die Repeat-Expansionen bei Trinukleotid-Repeat-Krankheiten (Chorea Huntington, fragiles X-Syndrom, myotone Dystrophie [S. B440]) verwendet.

Analog zum Southern-Blot zur DNA-Analyse werden der **Northern-Blot** zur Analyse von RNA und der **Western-Blot** zur Analyse von Proteinen eingesetzt.

Oligonukleotidtechnik: Sie wird i. d. R. zur **Detektion von SNPs** verwendet, also zur Genotypbestimmung bei bekannten Punktmutationen.

DEFINITION Oligonukleotide sind DNA-Fragmente mit einer Länge von ungefähr 15–20 Nukleotiden.

Die Oligonukleotide für diese Untersuchung sind fluoreszenzmarkiert und komplementär zur gesuchten DNA-Sequenz. Sie werden zusammen mit der zu untersuchenden, einzelsträngig vorliegenden DNA inkubiert. Wenn die Oligonukleotide vollständig mit der DNA hybridisieren, entsteht ein fluoreszierendes Signal, das detektiert werden kann. Liegt dagegen eine Mutation (d. h. ein SNP) vor, ist keine vollständige Hybridisierung möglich und das Fluoreszenzsignal bleibt aus.

ELISA: Siehe Klinische Chemie [S. C532].

Polymerase-Kettenreaktion: Die Polymerase-Kettenreaktion (PCR, s. Klinische Chemie [S. C542]) ist die **Standardmethode** für die molekulargenetische Mutationsdiagnostik. Eine Standard-PCR kommt bei einer Fragmentlänge von 3 000 Bp an ihre Grenzen. Ab einer Größe von 20 000–40 000 Bp ist eine PCR trotz verschiedener Optimierungen nicht mehr möglich.

MERKE Die PCR ist die Standardmethode zum Mutationsnachweis, bei größeren DNA-Abschnitten stellt die Southern-Blot-Technik jedoch die bessere Alternative dar.

2.2 Indirekte Methoden

Flankierende DNA-Polymorphismen: Eine indirekte Methode zur Feststellung des Genotyps ist die Allelbestimmung durch flankierende DNA-Polymorphismen. Sie kommt zum Einsatz, wenn zwar das Chromosom, auf dem die Mutation liegen soll, aber nicht der genaue Genlocus bekannt ist. Hierbei wird das Vorhandensein von bekannten, sog. **Markerallelen** untersucht, die in der Nähe des gesuchten Allels liegen und daher höchstwahrscheinlich mit diesem Allel gekoppelt vererbt werden. Allerdings kann es bei dieser Methode zu falschen Ergebnissen kommen, wenn ein Crossing-over aufgetreten ist. Je näher der gesuchte Genlocus und der Marker aneinanderliegen, desto geringer ist das Risiko für eine Aufhebung der Kopplung durch ein Crossing-over (s. auch Kopplungsanalyse [S. B439]).

Die Allelbestimmung durch flankierende DNA-Polymorphismen kann eingesetzt werden, um festzustellen, ob ein Familienmitglied Anlageträger einer Erbkrankheit ist, deren Genlocus nicht bekannt ist. Dabei wird bei den erkrankten und bei den nichterkrankten Familienmitgliedern untersucht, welches Markerallel gleichzeitig mit der Krankheit weitervererbt wird. Anschließend kann bei dem Familienmitglied untersucht werden, ob dieser Marker und damit wahrscheinlich auch die Krankheit vorliegt. In der Regel können Ergebnisse dieser Analysen nicht von einer Familie auf eine andere übertragen werden.

2.3 Kopplungsanalyse

Zur Definition der Genkopplung [S. B457].

Genlokalisation: Bei Erbkrankheiten, die zunächst phänotypisch auffallen, dient eine Kopplungsanalyse der **regionalen Zuordnung** des unbekannten krankheitsauslösenden Gens. Hierzu wird der Abstand des unbekannten Gens zu bekannten Genloci (sog. „Marker", meist Mikrosatelliten oder RFLP) bestimmt, um festzustellen, mit welchem bekannten Locus das Gen gekoppelt an erkrankte Familienmitglieder vererbt wurde. Gesunde Verwandte dürfen allerdings nicht das gleiche Allel im Markerlocus besitzen. Mithilfe von mehreren polymorphen Markern kann so durch eine Wahrscheinlichkeitsrechnung die Mutation recht genau lokalisiert werden.

Der Abstand von 2 Genen wird in der Einheit **Morgan** angegeben, wobei **1 Centi-Morgan** (cM) im niedrigen Bereich einer **Rekombinationshäufigkeit θ** (theta) von **etwa 1%** entspricht. Die Rekombinationshäufigkeit kann je nach Region im Genom stark variieren. Sie liegt jedoch immer zwischen 0 und 0,5.

Die Wahrscheinlichkeit für die Kopplung von 2 Genen wird auch als **logarithm of the odds** (LOD) angegeben. Der LOD-Score $Z(\theta)$ wird nach folgender Formel berechnet:

$$LOD = \frac{\text{Wahrscheinlichkeit, dass beide Loci gekoppelt sind mit einer Rekombinationhäufigkeit von } Z(\theta)}{\text{Wahrscheinlichkeit, dass beide Loci nicht gekoppelt sind (Rekombinationshäufigkeit } Z(\theta) = 0,5)}$$

Dieses Verhältnis wird als Logarithmus zur Basis 10 angegeben. Eine **gekoppelte Vererbung** von 2 Genen gilt als statistisch gesichert, wenn der **LOD-Score > 3** ist. Bei einem **LOD-Score < −2** ist eine **Kopplung** von 2 Genloci nahezu **ausgeschlossen**.

Heterogenienachweis: Mithilfe von Kopplungsanalysen kann auch untersucht werden, ob eine erbliche Erkrankung durch ein distinktes Gen oder verschiedene Gene ausgelöst wird. Zur genetischen Heterogenität [S. B457].

2.4 Genkartierung

DEFINITION Als Genkartierung wird die **Lokalisierung** von Genen mit bestimmter Funktion im menschlichen Genom bezeichnet.

Es werden 2 verschiedene Methoden unterschieden:

Die **genetische Genkartierung** erfolgt mittels Kopplungsanalysen auf Basis der Erkenntnis, dass einem Genprodukt ein Locus im Genom zugeordnet werden kann. Hierbei kann die **relative Position** eines Gens angegeben werden, ausgedrückt als **Rekombinationshäufigkeit**.

Physikalische Genkarten zeigen die genaue, **absolute Position** auf Basis von physikalischen Angaben (ausgedrückt in Basenpaaren). Sie können z. B. mittels Fluoreszenz-in-situ-Hybridisierung (FISH [S. B443]) erstellt werden.

2.5 Genetische Abstammungsdiagnostik

Das wichtigste Ziel der genetischen Abstammungsdiagnostik ist die Klärung von **Vaterschaftsfragen**.

MERKE Der Goldstandard des Abstammungsnachweises ist heute die Analyse von **genetischen Polymorphismen** (DNA-Fingerprinting).

Mithilfe von statistischen Berechnungen kann aufgrund der Analyseergebnisse die Wahrscheinlichkeit ermittelt werden, mit der ein bestimmter Mann der Vater eines Kindes ist oder nicht. In den seltenen Fällen einer Vertauschung des Kindes nach der Geburt kann ebenfalls auf Basis des DNA-Fingerprintings ermittelt werden, von welchen Eltern ein Kind abstammt.

Ein weniger genauer Nachweis kann auch über Blutgruppe, Merkmale von Serumproteinen oder Enzymen geführt werden. Diese folgen meist einem dominanten oder kodominanten Mendel-Erbgang. Daher müssen diese Merkmale bei beiden Elternteilen nachweisbar sein und eignen sich zum Abstammungsnachweis. Diese Art des Nachweises trat nach Einführung der DNA-Analyse in den Hintergrund.

3 Mutationen

3.1 Klassifizierung von Mutationen

DEFINITION **Keimbahnmutationen** sind konstitutionelle Mutationen, die ausnahmslos in **allen Körperzellen** zu finden sind und innerhalb eines Stammbaums **weitervererbt** werden.
Somatische Mutationen dagegen treten nur in einer Zelle oder in einem Verbund von Körperzellen auf und werden an die Nachkommen **nicht weitergegeben**.

3.1.1 Genommutationen

Hierbei handelt es sich um **numerische** Chromosomenaberrationen. Dabei können der **gesamte Chromosomensatz** (z. B. Triploidie) oder nur **einzelne Chromosomen** (z. B. Trisomie) betroffen sein. Zu den einzelnen Krankheitsbildern und ihren Entstehungsmechanismen s. Kap. Chromosomenaberrationen [S. B446].

3.1.2 Chromosomenmutationen

Darunter versteht man **strukturelle** Veränderungen von Chromosomen. Sie entstehen durch DNA-Brüche und deren fehlerhafte Reparatur. Prinzipiell kommen folgende Mutationsmechanismen vor:
- **Insertion:** Einschub von genetischer Information (Chromosomenabschnitt)
- **Deletion:** Verlust von genetischer Information (Chromosomenabschnitt)
- **Duplikation:** Verdoppelung von Chromosomenabschnitten
- **Translokation:** Verlagerung eines Chromosomenabschnitts auf ein anderes Chromosom bzw. Austausch von Abschnitten zwischen 2 nichthomologen Chromosomen
- **Inversion:** Umkehrung der Abfolge der genetischen Information durch Drehung und Wiedereinbau eines Chromosomenabschnitts zwischen 2 Chromosomenbrüchen

Balancierte Chromosomenmutationen, bei denen die Menge des genetischen Materials unverändert bleibt, verursachen i. d. R. keinen auffälligen Phänotyp, während **unbalancierte** strukturelle Chromosomenaberrationen, bei denen genetisches Material verloren geht oder hinzukommt, meist Erkrankungen auslösen.

MERKE Eine balancierte Chromosomenmutation führt in der nächsten Generation i. d. R. zu einer unbalancierten Mutation und erhöht damit das Erkrankungsrisiko der Nachkommen!

Eine Duplikation auf einem Chromosom bei gleichzeitiger Deletion auf dem anderen kann durch **ungleiches Crossing-over** entstehen, wenn sich Chromosomen in der Meiose an nichthomologen Abschnitten paaren und nichthomologe Sequenzen austauschen.

3.1.3 Genmutationen

Hierbei handelt es sich um Strukturveränderungen innerhalb der **DNA-Sequenz** eines Gens, deren Umfang variabel sein kann (ein bis mehrere benachbarte Nukleotide). Es kommen folgende Mutationsmechanismen vor:
- **Insertion:** Einschub einzelner Nukleotide
- **Deletion:** Verlust einzelner Nukleotide
- **Inversion:** Umkehrung der Abfolge benachbarter Basen
- **Substitution:** Basenaustausch
  - **Transition:** Austausch einer Purinbase durch eine andere Purinbase bzw. einer Pyrimidinbase durch eine andere Pyrimidinbase
  - **Transversion:** Austausch einer Purinbase durch eine Pyrimidinbase bzw. einer Pyrimidinbase durch eine Purinbase.

Punktmutationen: Sie betreffen nur ein einziges Basenpaar und werden durch Substitution, Deletion oder Insertion bedingt.

MERKE Substitutionen sind die häufigste Ursache für Mutationen im menschlichen Genom! Punktmutationen sind damit der häufigste Auslöser für monogen vererbte Krankheiten.

Frameshift-Mutationen: Bei der Frameshift-Mutation wird durch Insertionen und Deletionen das **Leseraster** eines Gens verschoben.

Dynamische Mutationen: Hierunter versteht man repetitive Trinukleotidsequenzen, die mit einer hohen Anzahl an Wiederholungen vorkommen. Wenn die Wiederholungen einen spezifischen Schwellenwert überschreiten, führt dies bei der Vererbung an die Nachkommen zu einer weiteren Expansion dieser repetitiven Sequenzen (**Repeatexpansion**). In der Regel aggravieren die klinischen Symptome bei zunehmender Repeat-Zahl von Generation zu Generation deutlicher bzw. die Erkrankung beginnt immer früher (**Antizipation**).

Dynamische Mutationen können in Introns, im Promotorbereich und in Exons vorkommen und dadurch einen unterschiedlichen Krankheitswert haben. Größere Ausdehnungen dieser Sequenzen erhöhen die **Instabilität**, sodass Stellen erhöhter Brüchigkeit (sog. **fragile Stellen**) entstehen können.

Erkrankungen, denen dynamische Mutationen zugrunde liegen, sind die autosomal-dominant vererbte **Chorea Huntington** (s. Neurologie [S. B934]) sowie das X-chromosomal vererbte **Fragile-X-Syndrom** und die **myotone Dystrophie**. Bei der Chorea Huntington wurden Wiederholungen des Basen-Tripletts CAG (Code für Glutamin) im Huntingtin-Gen auf Chromosom 4 (Locus 4p16.3) als ursächlich identifiziert. Normalerweise kommt das Triplett in maximal 26 Wiederholungen vor. Eine Vollmutation, d. h. die Erkrankung, liegt bei >40 CAG-Wiederholungen vor. Von einer Prämutation wird bei 27–35 Wiederholungen gesprochen. Eine Prämutation führt meist noch nicht zu einer klinischen Manifestation der Krankheit, kann aber eine Repeatexpansion in den Zellen der Keimbahn zur Folge haben. Bei 36–39 Wiederholungen zeigt die Chorea Huntington eine variable Penetranz.

Die Chorea Huntington zeichnet sich durch **paternale Antizipation** aus, d. h., die Repeatexpansion findet i. d. R. dann statt, wenn das mutierte Allel vom Vater weitergegeben wird.

3.2 Ursachen von Mutationen

3.2.1 Spontanmutationen

DEFINITION Als Spontanmutationen (Neumutationen) werden alle Mutationen bezeichnet, die ohne unmittelbare Ursache auftreten.

Die Mechanismen sind:
- **Desaminierung** der DNA (chemische Modifikation)
- **DNA-Replikationsfehler**
- **Rekombinationsfehler** (Mutationen durch ungleiches Crossing-over)
- **Verteilungsfehler** (Disjunctionfehler).

Die **Spontanmutationsrate** des menschlichen Genoms ist je nach Genort unterschiedlich und variiert zwischen 10^{-4} und 10^{-6}. Sie ist bei Männern höher als bei Frauen und nimmt direkt proportional mit dem Lebensalter zu.

MERKE Sporadische Fälle einer dominant vererbten Anomalie, die bei gesunden Eltern erstmalig innerhalb einer Familie auftreten, sind auf Neumutationen zurückzuführen.

3.2.2 Induzierte Mutationen

Induzierte Mutationen können verschiedene Ursachen haben:

Chemische Noxen: Eine **Nitrosierung** der DNA kann u. a. durch Nitrosamine hervorgerufen werden. Chemikalien wie Methylmethansulfonat (MMS), Ethylmethansulfat oder Inhaltsstoffe von Tabakrauch führen zur **Alkylierung**. In der Krebstherapie werden gezielt Zytostatika mit alkylierender Wirkung (Alkylantien, z. B. Cyclophosphamid) eingesetzt. Die **Desaminierung** der DNA kann durch Chemikalien wie z. B. Salpetersäure gefördert werden. Folgen der chemischen Einflüsse sind neben Gen- und Chromosomenmutationen auch Hypo- und Hyperploidien.

Physikalische Noxen: Insbesondere **ionisierende Strahlung** wie radioaktive und Röntgenstrahlen können zu einer Schädigung der DNA führen. Die Einwirkung von ionisierenden Strahlen erhöht prinzipiell die Spontanmutationsrate und führt zu Chromosomenmutationen.

Biologische Noxen: Durch Infektionen mit **Schimmelpilzen**, **Mykoplasmen** oder **Viren** können ebenfalls Gen- und Chromosomenmutationen hervorgerufen werden. Die mutagene Wirkung von Viren wurde als Mitursache für verschiedene Krebsarten wie Zervixkarzinom (humane Papillomaviren, s. Infektionserkrankungen [S. A556]) oder Burkitt-Lymphom (Epstein-Barr-Virus, s. Infektionserkrankungen [S. A553]) belegt. Die Zellen des Burkitt-Lymphoms sind durch eine Translokation zwischen Chromosom 8 und 14 charakterisiert.

3.2.3 Erhöhtes väterliches Alter

Die Rate von Spontanmutationen [S. B441] nimmt mit dem Alter zu. Die Spermiogenese ist ein kontinuierlicher Prozess, der bei Männern von der Pubertät bis zum Tod stattfindet. Die Anzahl der Zellteilungen, die eine Spermatogonie durchläuft, bevor sie in die Spermiogenese eintritt, ist bei älteren Männern höher als bei jüngeren Männern. Daher steigt auch die Mutationsrate in der Keimbahn bei Männern mit zunehmendem Lebensalter an.

Autosomal-dominant vererbte Krankheiten des **Knochen-** und **Bindegewebssystems** wie Osteogenesis imperfecta (s. Pädiatrie [S. B527]), Marfan-Syndrom (s. Pädiatrie [S. B522]) und Kraniosynostosen wie Apert-, Crouzon- und Pfeiffer-Syndrom (s. Pädiatrie [S. B601]) treten bei Kindern älterer Väter deutlich häufiger auf. Die X-chromosomal-rezessiv vererbte Hämophilie A und das Lesch-Nyhan-Syndrom kommen häufiger bei Kindern vor, deren Großvater mütterlicherseits ein erhöhtes Alter hatte, d. h. die Mutter fungiert als Konduktorin.

3.3 Auswirkungen von Mutationen

3.3.1 Funktionelle Folgen von Genmutationen

Mutationen in codierenden Regionen können zu einer mehr oder minder schweren funktionellen Veränderung des Genprodukts führen.

Sense-Mutation: Eine **stille Mutation** (Sense-Mutation) ist durch eine Substitution gekennzeichnet, die aufgrund des degenerierten genetischen Codes das Genprodukt **nicht** verändert.

Missense-Mutation: Bei einer Missense-Mutation kommt es zu einem **Aminosäureaustausch** im Genprodukt. Die **Sichelzellanämie** z. B. entsteht durch eine Transversion im Codon 6 des β-Globingens (s. Blut und Blutbildung [S. A149]). Dabei wird Glutamin durch Valin ausgetauscht, was die Löslichkeit und Verformbarkeit des Hämoglobinmoleküls beeinträchtigt. Erbliche **Methämoglobinämien** gehen auf die Substitution eines Histidins durch Tyrosin am Hämoglobinmolekül zurück, was zu einer Oxidation des Eisenmoleküls der Hämgruppe führt. Sauerstoff kann nicht mehr reversibel gebunden werden, die Patienten sind zyanotisch.

Missense-Mutationen müssen jedoch nicht zwingend zu einer Funktionseinschränkung des Genprodukts führen. Wenn sie keine negativen Auswirkungen auf Gesundheit, Lebenserwartung und Fruchtbarkeit des Individuums haben, werden sie auch als **neutrale Mutationen** bezeichnet.

Nonsense-Mutation: Bei einer Nonsense-Mutation entsteht ein **Stopp-Codon**, welches für einen vorzeitigen Abbruch der Translation verantwortlich ist.

Ursachen für Missense- und Nonsense-Mutationen können Leserasterverschiebungen sein.

Promotormutation: Mutationen in der Promotorregion eines Gens führen zu einer vermehrten oder häufiger zu einer **verminderten Expression** des entsprechenden Gens. Beim **Morbus Meulengracht,** der mit einer Inzidenz von 3–10 % in der Bevölkerung vorkommt (s. Pädiatrie [S. B590]), liegt eine Mutation in der TATA-Box vor.

3.3.2 Multiple Allelie

Eine multiple Allelie basiert auf verschiedenen Mutationen am gleichen Genort. Sie liegt vor, wenn in einer **Population** von einem bestimmten Gen **mehr als zwei verschiedene Allele** auftreten. Beispielsweise existieren die verschiedenen Blutgruppenallele A_1, A_2, B und 0. Deren Kombinationen ergeben die Blutgruppen A, B, AB und 0. Ein Individuum kann jedoch nie mehr als 2 Allele eines Gens besitzen.

Eine multiple Allelie liegt bei allen rezessiven Erkrankungen vor, die compound-heterozygot auftreten können.

3.3.3 Mutationen nichtgekoppelter Loci mit verwandter Funktion

Gene mit verwandter Funktion, die z. B. für eine Enzymfamilie oder strukturverwandte Proteine codieren, werden häufig eng gekoppelt vererbt. Sie können aber auch auf verschiedenen Chromosomen liegen, d. h., sie sind nicht gekoppelt. Daher können Mutationen nichtgekoppelter Gene mit verwandter Funktion **unabhängig voneinander vererbt** werden. Beispielsweise liegen die Gene für die β-, γ-, und δ-Kette des Hämoglobins auf einem Chromosom, die Gene für die α-Kette jedoch auf einem anderen. Gene mit verwandter Funktion sind durch Duplikationen und Punktmutation auseinander hervorgegangen. Ursache für die unterschiedliche Lokalisation ist ein Crossing-over im Laufe der Evolution.

Als **Genokopien** werden Erkrankungen bezeichnet, die auf Mutationen in unterschiedlichen Genloci beruhen, jedoch den gleichen Phänotyp hervorrufen. Davon zu unterscheiden sind **Phänokopien**, bei denen durch nichterbliche Faktoren ein Phänotyp auftritt, der auch durch bestimmte Erbkrankheiten hervorgerufen wird.

3.3.4 Bedeutung somatischer Mutationen

Somatische Mutationen betreffen nicht die Keimzellen, sondern die Körperzellen des jeweiligen Individuums. Sie können durch äußere Einflüsse [S. B441] entstehen und zur Entartung von Zellen und damit zur Tumorentstehung [S. B450] führen.

4 Chromosomen des Menschen

4.1 Aufbau der Chromosomen

> **DEFINITION** Als **Karyotyp** werden die Anzahl und die Eigenschaften der Chromosomen (Größe, Form, Bänderungsmuster) eines Individuums bezeichnet, die man mithilfe zytogenetischer Methoden sichtbar machen kann.

Alle kernhaltigen Körperzellen des Menschen – mit Ausnahme der Keimzellen – haben einen **diploiden Chromosomensatz** von 46 Chromosomen, bestehend aus **44 Autosomen** und **2 Gonosomen** (Geschlechtschromosomen XX bzw. XY), von denen jeweils die eine Hälfte von der Mutter und die andere vom Vater vererbt wurde. Der diploide ist der normale – **euploide** – Chromosomensatz des Menschen. Die Keimzellen, also Ei- und Samenzellen, besitzen jeweils einen haploiden Chromosomensatz von 23 Chromosomen.

> **MERKE** Der normale Karyotyp ist wie folgt definiert (ISCN-Nomenklatur [S. B446]):
> - **46,XX:** gesund weiblich
> - **46,XY:** gesund männlich.

Die doppelsträngige DNA ist nach einem regelmäßigen Muster um Proteine, sog. **Histone**, gewickelt. DNA und Histone zusammen bilden das Chromatin, welches je nach Kondensationszustand als **Euchromatin** (unkondensierte DNA, die gerade translatiert wird) oder **Heterochromatin** (kondensierte DNA, daher meist intensiver gefärbt) bezeichnet wird. Während der Pro- und der Metaphase der Mitose liegen die Chromosomen als 2-Chromatid-Chromosomen, während des weiteren Zellzyklus als Ein-Chromatid-Chromosomen vor. Das **Zentromer** ist die Anheftungsstelle der beiden Schwesterchromatiden. Als **Telomere** werden die Enden des Chromosoms bezeichnet, die aus repetitiver DNA bestehen.

Die **Autosomen** werden nach der Denver-Klassifikation anhand ihrer Größe und anderer Merkmale in 7 Gruppen eingeteilt: Ferner können die Chromosomen anhand der **Lage ihrer Zentromere** charakterisiert werden.
- **Gruppe A:** Chromosomen 1–3; 1 + 3 metazentrisch; 2 submetazentrisch, größte Chromosomen
- **Gruppe B:** Chromosomen 4 + 5, submetazentrisch
- **Gruppe C:** Chromosomen 6–12, submetazentrisch
- **Gruppe D:** Chromosomen 13–15, akrozentrisch

4.2 Charakterisierung und Darstellung der Chromosomen

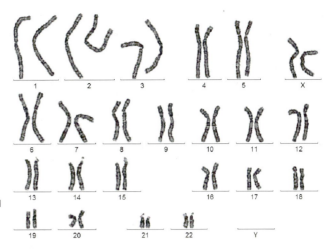

Abb. 4.1 **Karyotyp eines gesunden Menschen.** Weiblicher Karyotyp (46,XX). Die verschiedenen Chromosomengruppen sind gekennzeichnet. (aus: Murken et al., Taschenlehrbuch Humangenetik, Thieme, 2011 [mit freundlicher Genehmigung von Dr. Udo Koehler, MGZ München])

- **Gruppe E:** Chromosomen 16–18, submetazentrisch
- **Gruppe F:** Chromosomen 19 + 20, metazentrisch
- **Gruppe G:** Chromosomen 21 + 22, akrozentrisch; kleinste Chromosomen (21 < 22).

Ein Karyogramm, d. h. die bildliche Darstellung des Karyotyps, ist in Abb. 4.1 gezeigt.

Die akrozentrischen Chromosomen können aufgrund ihrer Konfiguration einer Robertson-Translokation [S. B449] unterliegen.

4.2 Charakterisierung und Darstellung der Chromosomen

Untersuchungsmaterial: Prinzipiell ist eine Chromosomendiagnostik mit jeder kernhaltigen Zelle des Körpers möglich, **Lymphozyten-** oder **Fibroblastenkulturen** eignen sich besonders gut. Zur Pränataldiagnostik werden Zellen verwendet, die durch Amniozentese oder Chorionzottenbiopsie gewonnen wurden. Nach einer Kultivierungszeit von mehreren Tagen und dem Durchlaufen mehrerer Zellzyklen wird die Mitose durch Zugabe des Spindelgifts Kolchizin in der Metaphase unterbrochen. Die Zellen werden chemisch vorbehandelt, auf einen Objektträger aufgebracht und gefärbt.

Färbemethoden: Neben einer konventionellen **Giemsa-Färbung** existieren verschiedene **Bänderungstechniken**, bei denen spezielle Färbemethoden eine für jedes Chromosom spezifische Bänderung hervorrufen. Auf diese Weise gefärbte Chromosomen können daher bereits unter dem **Lichtmikroskop** identifiziert werden, sodass eine grobe Aussage zum Karyotyp möglich ist, z. B. ob eine Aneuploidie vorliegt.

> **MERKE** Die Chromosomen sind nur während der Metaphase der Mitose darstellbar, daher lässt sich der Karyotyp ausschließlich in der **Metaphase** beurteilen.

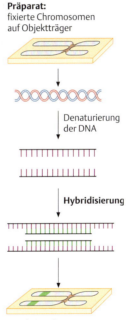

Präparat: fixierte Chromosomen auf Objektträger

Denaturierung der DNA

Hybridisierung

Detektion der Fluoreszenz

Abb. 4.2 **Fluoreszenz-in-situ-Hybridisierung.** Nach Denaturierung liegt die DNA einzelsträngig vor (lila). Fluoreszenzmarkierte DNA-Sonden, die an die gesuchte Sequenz binden können (grün), werden zugegeben. Bindet die Sonde an die Einzelstrang-DNA, entsteht ein Fluoreszenzsignal, das detektiert wird. (nach: Murken et al., Taschenlehrbuch Humangenetik, Thieme, 2011)

Hybridisierung: Bei der Fluoreszenz-in-situ-Hybridisierung (**FISH**) muss die Doppelstrang-DNA zunächst denaturiert werden, damit sie einzelsträngig vorliegt. Dann werden **fluoreszenzmarkierte DNA-Sonden** zugegeben, die mit der gesuchten Sequenz hybridisieren können. Wenn eine Sonde an die DNA gebunden hat, entsteht ein Fluoreszenzsignal, das lokalisiert und ausgewertet werden kann (Abb. 4.2). Eine FISH ist auch in **Interphasekernen** möglich.

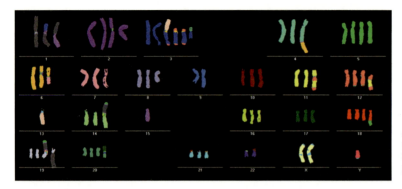

Abb. 4.3 **Beispiel für 24-Farben-Karyotypisierung.** Zu sehen sind zahlreiche strukturelle und numerische Aberrationen bei einem kleinzelligen Bronchialkarzinom. (aus: Murken et al., Taschenlehrbuch Humangenetik, Thieme, 2011)

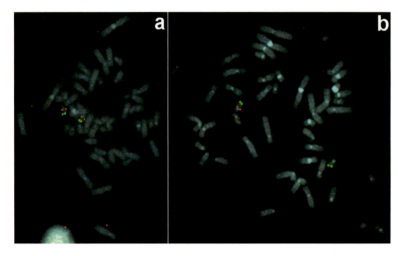

Abb. 4.4 **Mikrodeletion in der Chromosomenbande 22q11. a Normalbefund.** Die grüne Kontrollsonde (Nachweis der Bande 22q13) und die rote 22q11-Sonde haben beide mit jeweils beiden Chromosomen 22 hybridisiert. **b Mikrodeletion 22q11.** Die grüne Kontrollsonde hat an beiden Chromosomen gebunden, die rote 22q11-Sonde nur an einem. Daraus kann gefolgert werden, dass die Zielsequenz 22q11 dem anderen Chromosom aufgrund einer Mikrodeletion fehlt. (aus: Murken et al., Taschenlehrbuch Humangenetik, Thieme, 2011)

Durch Verwendung verschiedener Fluoreszenzfarbstoffe lassen sich gleichzeitig mehrere Genloci oder verschiedene Chromosomen unterschiedlich anfärben, sodass auch Karyotypisierungen mittels **24-Farben-FISH** (Multiplex-FISH) möglich sind (**Abb. 4.3**).

Mittels FISH können je nach Indikation ganze Chromosomen, Chromosomenabschnitte oder einzelne Gene markiert werden. Somit sind Aussagen über Aneuploidien, Duplikationen, Deletionen und Translokationen möglich. FISH wird bevorzugt in der Diagnostik somatischer Mutationen, z. B. von **Tumorzellen**, und auch in der **Pränataldiagnostik** eingesetzt. Der Nachweis einer Mikrodeletion 22q11 ist in **Abb. 4.4** gezeigt.

4.3 Sexuelle Differenzierung

4.3.1 X- und Y-Chromosom

Das **X-Chromosom** entspricht strukturell einem normal konfigurierten submetazentrischen Chromosom und liegt von seiner Größe her (155 Mb) ungefähr zwischen den Chromosomen 7 und 8. Es enthält etwa **1000 Gene.** Auf dem X-Chromosom liegt das Gen für den Androgenrezeptor (AR), der bei weiblichen und bei männlichen Individuen exprimiert wird.

Das **Y-Chromosom** ist deutlich kleiner, es hat in etwa die gleiche Größe wie Chromosom 22 und umfasst ca. 60 Mb. Der kurze Arm des Y-Chromosoms enthält das **Sex-determining region of Y-Gen** (SRY-Gen), welches für den **testisdeterminierenden Faktor** (TDF) codiert, der für die Entwicklung von Hoden verantwortlich ist. Auf dem längeren Arm hat das Y-Chromosom einen genfreien Bereich. Außerdem liegt die Genfamilie des Azoospermiefaktors (AZF a, b und c) auf Yq.

Etwa **5 %** der genetischen Information von X- und Y-Chromosom sind **homolog** und können daher bei einem Crossing-over ausgetauscht werden. Dabei handelt es sich um sog. **pseudoautosomale Regionen**, die für die Geschlechtsdeterminierung irrelevant sind und an den distalen Chromosomenenden liegen.

4.3.2 Chromosomale Geschlechtsdeterminierung

Das Geschlecht eines Kindes ist bereits bei der Befruchtung chromosomal festgelegt.

Die Entwicklung der **Gonaden** findet zwischen der **6. und 8. Embryonalwoche** statt. Aus undifferenzierten Gonaden entwickeln sich unter dem Einfluss des testisdeterminierenden Faktors Hoden, ohne den Einfluss dieses Faktors Ovarien.

Die Entwicklung funktionsfähiger Ovarien erfordert das Vorhandensein von 2 X-Chromosomen. Beim **Turner-Syndrom** [S. B447] oder beim **Swyer-Syndrom** (Karyotyp XY, Gonadendysgenesie durch ausbleibende Aktivierung des SRY-Gens) liegen die Gonaden daher nur als funktionslose fibröse Stränge (Streak-Gonaden) vor.

4.3 Sexuelle Differenzierung

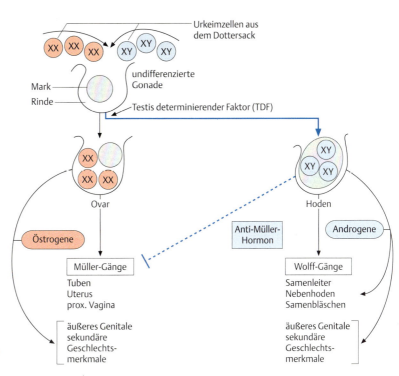

Abb. 4.5 **Schema der Geschlechtsdifferenzierung.** (aus: Murken et al., Taschenlehrbuch Humangenetik, Thieme, 2011)

Im Anschluss entwickeln sich die inneren männlichen bzw. weiblichen Geschlechtsorgane (**Abb. 4.5**).

Männliche Embryonen: Durch den Einfluss des bereits im embryonalen Hoden gebildeten Geschlechtshormons **Testosteron** entwickeln sich die **Wolff-Gänge** zu Samenleiter, Samenbläschen und Nebenhoden. Die Sertoli-Zellen des Hodens produzieren **Anti-Müller-Hormon** (AMH), welches zu einer Rückbildung der Müller-Gänge bis zur 8. Embryonalwoche führt. Residuen der Müller-Gänge bleiben als Appendix testis zurück.

Ein **Defekt des Androgen-Rezeptors** führt zu einer Androgen-Resistenz, wodurch trotz funktionsfähiger Hoden die Weiterdifferenzierung der Wolff-Gänge ausbleibt, die Müller-Gänge persistieren und sich ein weiblicher Phänotyp ausbildet (**testikuläre Feminisierung**, s. Pädiatrie [S. B550]).

Weibliche Embryonen: Ohne den Einfluss von Testosteron und Anti-Müller-Hormon entwickeln sich die **Müller-Gänge** weiter zu Tube, Uterus und dem kranialen Teil der Vagina. Der Wolff-Gang bildet sich komplett zurück.

Das **Mayer-Rokitansky-Küster-Hauser-Syndrom** (MRKH-Syndrom) ist auf eine Hemmungsfehlbildung der Müller-Gänge zurückzuführen (s. Pädiatrie [S. B595]). Uterus und Vagina sind nicht angelegt.

> **MERKE** Die inneren Geschlechtsorgane des Mannes entstehen aus den Wolff-Gängen, die der Frau aus den Müller-Gängen.

Durch den Einfluss von **Sexualhormonen** entwickeln sich bei beiden Geschlechtern die **äußeren Geschlechtsteile**, nämlich Penis, Urethra und Skrotum bei männlichen Embryonen und Labia minora bzw. majora bei weiblichen Embryonen.

Die Sexualhormone bedingen ab der Pubertät die Ausbildung der sekundären Geschlechtsmerkmale.

Störungen der Geschlechtsentwicklungen werden in der Pädiatrie [S. B548] besprochen.

4.3.3 X-Inaktivierung

Die **Lyon-Hypothese** geht davon aus, dass bei weiblichen Individuen in allen Körperzellen eines der beiden X-Chromosomen inaktiv ist. Bereits in der frühen Embryonalentwicklung wird für jede Körperzelle und ihre Tochterzellen nach dem **Zufallsprinzip** festgelegt, welches X-Chromosom inaktiviert wird. Die X-Inaktivierung dient der Kompensation der Gendosis, sodass sowohl bei weiblichen als auch bei männlichen Individuen nur eine einfache X-chromosomale Gendosis exprimiert wird. Die pseudoautosomale Region des X-Chromosoms ist jedoch von dieser Inaktivierung ausgenommen.

Das inaktivierte X-Chromosom lässt sich zytologisch als kondensiertes **Barr-Körperchen** (sog. Sex-Chromatin; in Leukozyten: drum sticks) erkennen, was zum Geschlechtsnachweis herangezogen werden kann.

In der Regel sollten, wenn man den gesamten Organismus betrachtet, maternales und paternales X-Chromosom im **Verhältnis 1:1 inaktiviert** sein. Hiervon wird nur abgewichen, wenn bei einem X-Chromosom strukturelle Anomalien (Ringchromosom, Isochromosom) vorliegen. In diesem Fall wird dieses X-Chromosom überproportional häufig inaktiviert. Bei einer Translokation eines X-Chromosoms auf ein Autosom wird das nichttranslozierte

X-Chromosom inaktiviert. Beim Vorliegen von mehr als 2 X-Chromosomen werden alle bis auf eines inaktiviert.

Bei Frauen, die für X-chromosomale Mutationen **heterozygot** sind, kommen normale und abnorme Zellpopulationen **nebeneinander** vor. Beispiele sind die Muskeldystrophie Duchenne (s. Neurologie [S. B991]), die chronische Granulomatose (s. Immunsystem und rheumatologische Erkrankungen [S. A443]) oder Glukose-6-phosphat-Dehydrogenasevarianten (s. Blut und Blutbildung [S. A147]). Durch ein nichtbalanciertes Inaktivierungsmuster (**skewed inactivation**) kann es auch bei weiblichen Individuen zur Manifestation einer X-chromosomal-rezessiv vererbten Erkrankung kommen.

5 Chromosomenaberrationen

5.1 Grundlagen

Für die genauere Beschreibung der auf Chromosomenstörungen beruhenden Krankheitsbilder wird auf die Kapitel Pädiatrie und Gynäkologie verwiesen.

> **MERKE** Etwa **0,5 % aller Neugeborenen** weisen Chromosomenanomalien auf.

Die **Nomenklatur** der Chromosomenaberrationen nach der ISCN (International Standard of Cytogenetic Nomenclature) ist in **Tab. 5.1** dargestellt. Dabei sind die Angaben in der folgenden Reihenfolge, jeweils durch Kommata getrennt, zu machen:
1. Anzahl der Chromosomen (z. B. **47**)
2. Angabe beider Geschlechtschromosomen (z. B. **XY**)
3. exakte Angabe einer evtl. vorhandenen Chromosomenstörung (z. B. **+21**)

Tab. 5.1 ISCN-Nomenklatur der Chromosomenaberrationen (aus: Murken et al., Taschenlehrbuch Humangenetik, Thieme 2011)

Abkürzung	Aberration
p	kurzer Arm des Chromosoms
q	langer Arm des Chromosoms
cen	Zentromer
ter	Telomer
t	balancierte Translokation
rob	Robertson-Translokation
der	nichtbalancierte Translokation
inv	Inversion
del	Deletion
dup	Duplikation
r	Ringchromosom
i	Isochromosom
ins	Insertion
fra	fragile Stelle
+ oder –	zusätzliches oder fehlendes Chromosom
/	Mosaik; Zahl in eckigen Klammern: Verhältnis der verschiedenen Chromosomensätze zueinander

Die Angabe von 47,XY, +21 kennzeichnet das **Downsyndrom**.

5.2 Nondisjunction

> **DEFINITION** Bei der Nondisjunction handelt es sich um eine fehlende Trennung homologer Chromosomen während der Meiose oder der Mitose.

5.2.1 Meiotische Nondisjunction

> **MERKE** Eine meiotische Nondisjunction ist die häufigste Ursache von **numerischen Chromosomenaberrationen.**

Die Nondisjunction kann während der ersten oder der 2. Reifeteilung der Meiose auftreten, was im Genom der Nachkommen unterschieden werden kann. Wenn die Nondisjunction in der **1. Reifeteilung** der Meiose auftritt, führt dies zu einer **Heterodisomie**. Eine **Isodisomie** tritt bei einer Nondisjunction in der **2. meiotischen Reifeteilung** auf (**Abb. 5.1**).

Meiotische Nondisjunctions treten bei einem höheren Alter der Mutter häufiger auf. Ferner wurden sie vermehrt unter dem Einfluss von radioaktiven Strahlen beobachtet.

Bei euploiden Individuen kann eine Nondisjunction für eine uniparentale Disomie verantwortlich sein, wenn das homologe Chromosom des anderen Elternteils im Zygotenstadium verloren ging.

5.2.2 Mitotische Nondisjunction

Eine mitotische Nondisjunction tritt **nach der Befruchtung** auf und hat eine **Aneuploidie** zur Folge. Sie kann sowohl früh im Zygotenstadium als auch später im Verlauf weiterer Zellteilungen (z. B. im Morulastadium) vorkommen. Wenn aneuploide Zellen wieder in die Mitose eintreten, entstehen weitere aberrante Zellklone. Diese können allerdings einer **sekundären Zellselektion** unterliegen und absterben, da monosome oder trisome Zellen in den frühen Entwicklungsstadien nur in Ausnahmefällen (Monosomie X0, Trisomie 13, 18, 21) überleben können. Beispielsweise kann eine Trisomie 21 aus einem Mosaik von 45,XX, – 21/47,XX, +21 entstanden sein.

5.3 Fehlverteilung von Gonosomen

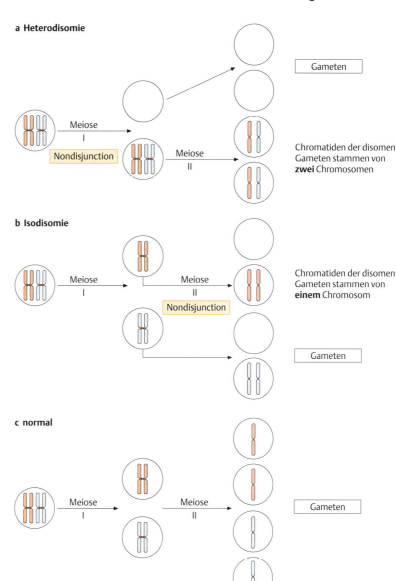

Abb. 5.1 Heterodisomie und Isodisomie. a Heterodisomie. Ursache ist eine Nondisjunction bei der Meiose I. b Isodisomie. Sie entsteht durch Nondisjunction während der Meiose II. c Keine Nondisjunction. Es entstehen 4 haploide Gameten. (aus: Murken et al., Taschenlehrbuch Humangenetik, Thieme, 2011)

Wenn die Nondisjunction bei der mitotischen Teilung der Zygote auftritt, sind **alle Körperzellen** von der Aneuploidie betroffen. Je später in der Entwicklung die Nondisjunction auftritt, desto weniger Zellen sind von der Aneuploidie betroffen, d. h., es liegt bei den betroffenen Personen ein **Mosaik** aus euploiden und aneuploiden Zellen vor.

5.3 Fehlverteilung von Gonosomen

Numerische und strukturelle Aberrationen der Gonosomen führen i. d. R. zu weniger schweren Defekten als autosomale Anomalien, die den Phänotyp und die mentale und physische Entwicklung schwer beeinträchtigen können.

Numerische Aberrationen der Gonosomen können sowohl während der Meiose als auch nach der Befruchtung entstehen. Wegen des Einflusses der Gonosomen auf die Geschlechtsentwicklung [S. B444] wirken sich gonosomale Aberrationen wie Turner-, Klinefelter-Syndrom usw. vor allem auf die **Geschlechtsdifferenzierung** aus.

Bei **Mosaiken** ist der Ausprägungsgrad der klinischen Symptome abhängig vom Verhältnis von euploiden zu aneuploiden Zellen, beispielsweise können Frauen mit Turner-Syndrom-Mosaik fertil sein.

5.3.1 Numerische Aberrationen der Gonosomen

Gonosomale Aneuploidien sind Ursachen von Gonadendysgenesien, wie sie beim Turner- und beim Klinefelter-Syndrom i. d. R. auftreten.

Turner-Syndrom: Das Turner-Syndrom (Ullrich-Turner-Syndrom, UTS) ist durch das Fehlen eines Geschlechtschromosoms (**Monosomie** mit 45,X0) gekennzeichnet. Das UTS ist meist auf einen **postmeiotischen Chromosomenverlust** und nicht auf eine meiotische Nondisjunction zurückzuführen. Daher ergibt sich kein Zusammenhang zwischen dem mütterlichen Alter und der Häufigkeit des UTS. Etwa **99 %** der Feten mit einer Monosomie des X-Chromosoms werden **abortiert**, sodass das UTS einen häufigen Befund bei der Untersuchung von Abortmaterial darstellt.

Bei **50 %** der Patientinnen liegt eine **durchgehende Monosomie** des X-Chromosoms vor. Bei **10–20 %** der Patientinnen ist das UTS auf **strukturelle Anomalien** des X-Chromosoms zurückzuführen. Dies sind:

- ein **Ringchromosom X**
- eine Deletion des kurzen Arms eines X-Chromosoms (**Xp$^-$**) oder
- ein **Isochromosom**, das nur aus dem langen Arm des X-Chromosoms besteht.

MERKE Das Turner-Syndrom ist die einzige mit dem Leben vereinbare Monosomie!

Die phänotypischen Auffälligkeiten beim Turner-Syndrom werden der Monosomie des X-Chromosoms zugeschrieben, wodurch die pseudoautosomalen Gene nur einmal vorkommen.

Klinefelter-Syndrom: Hier liegt mindestens ein überzähliges X-Chromosom, d. h. mindestens der **Karyotyp 47, XXY** vor. Das Krankheitsbild kommt bei höherem Alter der Mutter häufiger vor, in $^2/_3$ der Fälle stammt das überzählige X-Chromosom von der Mutter (meiotische Nondisjunction). Wenn das überzählige X-Chromosom vom Vater stammt, liegt eine Nondisjunction in der **1. Reifeteilung** der Meiose zugrunde. In 20 % der Fälle besteht ein chromosomales Mosaik.

XYY-Phänotyp: Männer mit einem überzähligen Y-Chromosom (**Karyotyp 47,XYY**) sind meist klinisch unauffällig. Gelegentlich weisen sie eine überdurchschnittliche Körpergröße und Verhaltensauffälligkeiten wie psychische Labilität, Kontaktschwäche, Depressionen, Anpassungsschwierigkeiten, Impulsivität, Aggression oder Teilleistungsschwächen auf. Die Fertilität ist nicht beeinträchtigt. Das XYY-Syndrom entsteht durch eine Nondisjunction in der 2. meiotischen Reifeteilung der Spermiogenese.

XXX-Phänotyp: Frauen mit einem überzähligen X-Chromosom (**Karyotyp 47,XXX**) haben meist eine überdurchschnittliche Körpergröße und einen vergleichsweise geringen Kopfumfang (Mikrozephalie). Neben einer IQ-Verminderung kann eine Verzögerung der psychomotorischen Entwicklung vorkommen. Körperliche Entwicklung und Fruchtbarkeit sind dagegen meist nicht beeinträchtigt. Leichte Zyklusstörungen können auftreten. Das überzählige X-Chromosom stammt in ca. 90 % der Fälle von der Mutter. Das Syndrom kann in 3 % auf ein Mosaik (45, X0/47,XXX) durch eine mitotische Nondisjunction im Zygotenstadium zurückgeführt werden.

5.3.2 Intersexualität

Formen der Intersexualität: Störungen der Geschlechtsentwicklung können auf exogene Ursachen (z. B. mütterliche Androgeneinnahme während der Schwangerschaft, plazentarer Aromatasemangel), hormonell-endogene Ursachen (Androgen-produzierende Tumore der Nebennierenrinde) und monogen vererbte Erkrankungen (adrenogenitales Syndrom, testikuläre Feminisierung) zurückgeführt werden. Eine weitere Ursache sind gonosomale Chromosomenaberrationen:

Beim **echten Hermaphroditismus** liegt ein chromosomales Mosaik 46,XX/46,XY, also ein **Chimärismus** vor. Bei diesen Individuen kommt gleichzeitig Hoden- und Ovarialgewebe entweder als „Ovotestes" oder seitengetrennt vor.

Als **Pseudohermaphroditen** werden dagegen Menschen bezeichnet, die einen eindeutig männlichen oder weiblichen Karyotyp haben und bei denen Hoden- oder Ovarialgewebe angelegt ist, deren Phänotyp jedoch vom Karyotyp abweicht:

- **Pseudohermaphroditismus masculinus:** 46,XY und Hoden, aber weibliches bis intersexuelles äußeres Genitale
- **Pseudohermaphroditismus femininus:** 46,XX und Ovarien, aber virilisiertes äußeres Genitale.

Die Formen der Intersexualität und ihre Differenzierung werden im Kapitel Pädiatrie [S. B548] besprochen.

Psychische Folgen: Störungen der Geschlechtsentwicklung bringen nicht nur körperliche, sondern auch psychische Beeinträchtigungen mit sich. Dabei kann nicht nur die Erkrankung an sich z. B. durch körperliche Auffälligkeiten belastend sein, sondern auch die Therapie, da die Entscheidung über das bürgerliche Geschlecht i. d. R. zu einem Zeitpunkt getroffen werden muss, an dem das betroffene Kind noch nicht in den Entscheidungsprozess miteinbezogen werden kann. Daher erfordert die Therapie von Störungen der Geschlechtsentwicklung auch eine gute kinderpsychologische Begleitung. Aus den medizinischen Erfahrungen der letzten Jahrzehnte wurde außerdem abgeleitet, dass die Zufriedenheit der Betroffenen mit dem zugewiesenen Geschlecht größer ist, wenn das **chromosomale Geschlecht** bei der Entscheidung berücksichtigt wurde. Daher wurde z. B. auch bei stark virilisierten Mädchen (Prader IV–V, s. Pädiatrie [S. B546]) dazu übergegangen, operativ ein weibliches Genitale zu formen, da sich viele „männlich erzogene" Frauen im Erwachsenenalter mit dem zugewiesenen Geschlecht unzufrieden zeigten. In diesem Zusammenhang wurde der Einfluss der Sexualhormone auf die Psyche diskutiert. Männlichen Individuen mit Androgenrezeptordefekt (testikuläre Feminisierung, s. Pädiatrie [S. B550]) wird jedoch immer das weibliche Geschlecht zugewiesen.

Kriterien für die Geschlechtszuordnung: Siehe Pädiatrie [S. B549].

5.4 Fehlverteilung von Autosomen

Es gibt nur wenige Erkrankungen mit Fehlverteilungen von Autosomen, bei denen die Betroffenen lebensfähig sind. Dies sind die Trisomien 21, 13 und 18 sowie partielle Trisomien und Mosaiktrisomien aus Zellen mit einem normalen und einem trisomen Chromosomensatz. Alle Trisomien gehen mit Dysmorphiezeichen und einer mehr oder minder schweren Beeinträchtigung der Entwicklung einher.

5.4.1 Trisomie 21

In **95 %** der Fälle liegt beim Down-Syndrom (s. Pädiatrie [S. B519]) eine **freie Trisomie** vor, die durch eine **meiotische Nondisjunction** entstanden ist. Bei über 90 % dieser Patienten kann dies auf eine meiotische Nondisjunction in der Oogenese und bei 5 % in der Spermatogenese zurückgeführt werden. Bei 2 % der Patienten war eine mitotische Nondisjunction im Zygotenstadium aufgetreten.

Seltener liegt dem Down-Syndrom eine Translokationstrisomie (ca. 3 %), z. B. durch eine Robertson-Translokation [S. B449], zugrunde. Eine Mosaiktrisomie (ca. 2 %) oder eine partielle Trisomie (< 1 %) können durch eine mitotische Nondisjunction entstehen.

> **MERKE** Klinisch besteht kein Unterschied zwischen Patienten mit einer freien und Patienten mit einer Translokationstrisomie.

5.4.2 Trisomie 13 und 18

Das Pätau- und das Edwards-Syndrom (s. Pädiatrie [S. B518]) sind durch schwere Missbildungen gekennzeichnet. Die betroffenen Neugeborenen sterben meist innerhalb des ersten Lebensjahres.

In etwa **80 %** der Fälle liegt diesen Erkrankungen eine **freie Trisomie** zugrunde, die auf einer **meiotischen Nondisjunction** (zu 85 % bzw. 95 % mütterlicherseits) beruht. 20 % der Erkrankungen sind Translokationstrisomien. Kinder mit Mosaiktrisomien 13 bzw. 18 machen einen Anteil von < 5 % der Erkrankten aus und sind i. d. R. weniger schwer betroffen.

> **MERKE** Freie Trisomien 13, 18 oder 21 treten bei höherem Lebensalter der Mutter häufiger auf, während das mütterliche Alter keinen Einfluss auf die Häufigkeit von Mosaik- und Translokationstrisomien hat!

5.5 Strukturelle autosomale Chromosomenaberrationen

Zu den strukturellen autosomalen Chromosomenaberrationen gehören Translokationen, Inversionen, Deletionen oder sonstige Strukturanomalien [S. B440]. Bei **balancierten Translokationen** ist die Gendosis unverändert, d. h., es treten i. d. R. keine klinischen Symptome auf.

Eine balancierte Translokation in der Generation der Eltern hat häufig eine unbalancierte Translokation bei den Nachkommen zur Folge, die mit einer veränderten Gendosis einhergeht und daher zu klinischen Symptomen führt. Ein Beispiel hierfür ist bei der Robertson-Translokation aufgeführt.

5.5.1 Robertson-Translokation

Als Robertson-Translokation wird die **zentrische Fusion von zwei akrozentrischen Chromosomen** bezeichnet. Die akrozentrischen Chromosomen 13, 14, 15, 21 und 22 können die kurzen Arme, die ohnehin nur repetitive DNA-Sequenzen enthalten, verlieren und an der Zentromerregion miteinander fusionieren. Am häufigsten sind die Chromosomen 14 und 21 von dieser Fusion betroffen. Auch die Robertson-Translokation kann balanciert auftreten, z. B. 45, XY, rob(14;21), weswegen in diesen Fällen keine klinischen Symptome zu erwarten sind. Bei der Gametogenese kann es jedoch zu numerischen Chromosomenaberrationen kommen (**Abb. 5.2**), es sind aber auch normale Befunde möglich.

5.5.2 Häufige Symptome bei unbalancierten Chromosomenaberrationen

Unbalancierte Chromosomenaberrationen gehen aufgrund der Veränderung der Gendosis mit charakteristischen Symptomen einher. Diese fallen meist unmittelbar postnatal auf und sind klinisch durch eine klassische Trias gekennzeichnet:
- **morphologische Stigmata**, z. B. Minderwuchs, faziale Dysmorphien, typische Papillarmuster oder Handfurchen
- **Fehlbildungen innerer Organe**, z. B. angeborene Herzfehler oder Fehlbildungen des Gastrointestinaltrakts
- **psychomotorische Entwicklungsverzögerung** und mentale Retardierung.

Bereits in den pränatalen Ultraschalluntersuchungen können morphologische Stigmata oder Organfehlbildungen auffallen, die Hinweise auf eine Chromosomenstörung bieten.

5.5.3 Chromosomenaberrationen bei Spontanaborten

Chromosomenstörungen treten bei etwa 20 % aller Schwangerschaften auf und führen in mehr als 90 % der Fälle zu einem spontanen Abort. Die meisten durch Chromosomenanomalien hervorgerufenen Spontanaborte treten in der **Frühschwangerschaft** auf, z. T. auch bevor eine Schwangerschaft überhaupt bemerkt wird. In den meisten Fällen werden Spontanaborte durch **autosomale Trisomien** (Chromosom 16 und 21) oder die **X0-Monosomie** (Turner-Syndrom [S. B447]) verursacht. Die meisten der Chromosomenanomalien gehen auf **Neumutationen** zurück.

Unerkannte Chromosomenanomalien bei den Eltern sind ein häufiger Grund für **habituelle Aborte** und ungewollte **Kinderlosigkeit**.

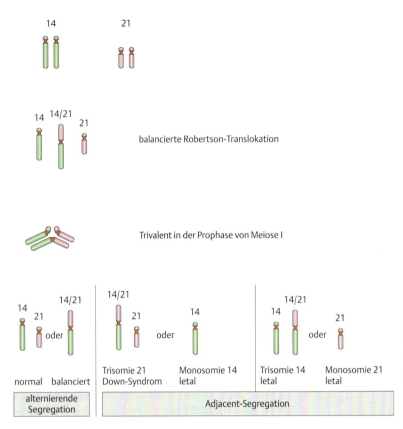

Abb. 5.2 **Robertson-Translokation von Chromosom 14 und 21 und die Folgen bei der Gametogenese.** Es entstehen Gameten mit einer Monosomie 21, mit einem normalen Chromosomensatz, mit der balancierten Translokation und, bedingt durch das Fusionschromosom, mit einer Trisomie 21. (aus: Murken et al., Taschenlehrbuch Humangenetik, Thieme, 2011)

5.5.4 Somatische Chromosomenaberrationen

Somatische Chromosomenaberrationen können durch Einwirkung von **ionisierender Strahlung**, **Chemikalien** oder **Virusinfektionen** [S. B441] entstehen.

5.5.5 Chromosomenanomalien und Tumorgenese

Genetische Aspekte spielen in der Tumorgenese eine wichtige Rolle, da somatische Mutationen häufig zur Entartung von Zellen führen und damit zur Entstehung maligner Erkrankungen beitragen können.

Normalerweise dämmen **Reparatur- und Kontrollmechanismen**, wie z. B. der programmierte Zelltod (Apoptose), die Vermehrung eines aberranten Zellklons ein. Die Entstehung maligner Erkrankungen ist ein komplexer Prozess, der auf der „Entgleisung" mehrerer Kontrollmechanismen beruht. Zum einen wird die Proliferationsrate entarteter Zellen erhöht, zum anderen ist die Mutationsrate dieser Zellen gesteigert.

Onkogene und Tumorsuppressorgene: Beide spielen eine grundlegende Rolle bei der Krebsentstehung. **Onkogene** beschleunigen die Proliferationsrate von Zellen. Sie entstehen i. d. R. aus **Protoonkogenen**, die an der Regulation von Zellwachstum und -differenzierung beteiligt sind und erst durch eine Mutation ihre normale Funktion verlieren (und damit zu Onkogenen werden).

Tumorsuppressorgene verhindern dagegen die maligne Transformation von Zellen, indem sie bei entarteten Zellen den programmierten Zelltod auslösen können (z. B. p53). Mutationen von Tumorsuppressorgenen führen zu deren Funktionsverlust, was die Proliferation entarteter Zellen begünstigt.

Bereits **Punktmutationen** können Onkogene aktivieren bzw. Fehlfunktionen von Tumorsuppressorgenen auslösen (z. B. Retinoblastom, s. Augenheilkunde [S. B882]).

Chromosomenbrüche: Prädispositionen für maligne Erkrankungen können vererbt werden. Somatische Chromosomenaberrationen treten bei familiären Chromosomenbruch-Syndromen auf wie der autosomal-rezessiv vererbten **Fanconi-Anämie** (s. Pädiatrie [S. B523]) oder dem **Louis-Bar-Syndrom**. Wegen eines Defekts von DNA-Reparaturenzymen bei der Fanconi-Anämie weisen die Chromosomen eine **erhöhte Brüchigkeit** auf. Daher besteht bei dieser Erkrankung eine erhöhte Anfälligkeit für maligne Erkrankungen wie myeloische Neoplasien oder Plattenepithelkarzinome der Schleimhäute.

Philadelphia-Chromosom: Bei der **chronischen myeloischen Leukämie** (CML) kann in den entarteten Knochenmarkzellen eine charakteristische **reziproke Translokation** zwischen den **Chromosomen 9 und 22** nachgewiesen werden: t(9;22)(q34;q11). Dieses Markerchromosom wurde nach dem Entdeckungsort Philadephia-Chromosom getauft und ist bei > 95 % der CML-Erkrankungen nachweisbar (vgl. Neoplastische Erkrankungen [S. A608]). Durch diese Translokation entsteht aus der Breakpoint-Cluster-Region (BCR) von Chromosom 22 und der Tyrosinkinase ABL 1 (c-ABL, **Ab**elson murine **l**eukemia viral oncogene homolog 1) von Chromosom 9 das Fusionsgen BCR-ABL, das für eine Tyrosinkinase mit erhöhter Aktivität codiert. Zellen mit dieser Mutation können sich daher ungehindert vermehren, was zur CML führt.

RET-Protoonkogen: Das Protoonkogen RET codiert für eine Rezeptortyrosinkinase, die während der Embryonalentwicklung an der Differenzierung des autonomen Nervensystems und der Nierenanlage beteiligt ist. Bei Erwachsenen ist das RET-Gen nicht mehr aktiv. Durch Mutationen kann es jedoch aktiviert bleiben (RET-Onkogen). Eine dauerhaft gesteigerte Aktivität der Rezeptortyrosinkinase fördert die Entstehung von **medullären Schilddrüsenkarzinomen** und **Phäochromozytomen**. Ferner ist sie an der klinischen Manifestation der autosomal-dominant vererbten multiplen endokrinen Neoplasie 2 (MEN-2) beteiligt (s. Neoplastische Erkrankungen [S. A663]).

6 Formale Genetik

6.1 Grundlagen

Die formale Genetik befasst sich mit den Vererbungsmodi von erblichen Krankheiten. Im Rahmen der klinisch-genetischen Diagnostik und Beratung werden **Stammbaumanalysen** durchgeführt, um festzustellen, ob eine Erkrankung vererbt wird und welchem Erbgang sie folgt. Daher ist die Verwendung einer einheitlichen Nomenklatur und eindeutiger Stammbaumsymbole relevant (**Abb. 6.1**).

Grundlage für die formale Genetik sind die Mendel-Gesetze, die besagen, dass Merkmale nach festen Regeln vererbt werden.

> **MERKE** Es gibt 3 Mendel-Gesetze:
> 1. **Uniformitätsgesetz:** Nachkommen von entgegengesetzt homozygoten Eltern (AA bzw. aa) sind alle uniform heterozygot (Aa).
> 2. **Spaltungsgesetz:** Die Phänotypen der Heterozygotennachkommen spalten sich in einem bestimmten Verhältnis auf (25 % AA + 25 % aa + 50 % Aa).
> 3. **Unabhängigkeitsgesetz:** Verschiedene Merkmale verteilen sich unabhängig voneinander in der nächsten Generation.

6.2 Kodominante Vererbung

DEFINITION Ein kodominanter Erbgang liegt vor, wenn bei einem **heterozygoten Individuum** die phänotypischen Merkmale **beider Allele** nebeneinander ausgeprägt sind.

Dies wird beispielsweise beim **MN-Blutgruppensystem** beobachtet, da ein heterozygotes Individuum mit dem Genotyp MN phänotypisch beide Allele (M und N) nebeneinander aufweist. Im AB0-Blutgruppensystem liegt die Kodominanz nur bei den Allelen A und B vor (Blutgruppe AB), während das Allel 0 bei Heterozygoten unterdrückt wird.

Eine kodominante Vererbung kommt auch bei Enzym- und Proteinpolymorphismen vor, z. B. bei der Vererbung der **sauren Erythrozytenphosphatase**, von der 3 Allele bekannt sind, oder z. B. des **Plasmaproteins Haptoglobin**, von dem 2 verschiedene kodominante Allele existieren.

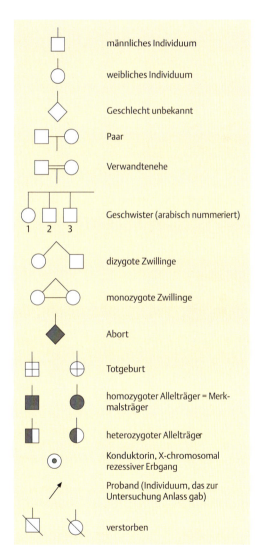

Abb. 6.1 **Stammbaumsymbole in der klinischen Genetik.** (aus: Murken et al., Taschenlehrbuch Humangenetik, Thieme, 2011)

6.3 Autosomal-dominanter Erbgang

DEFINITION Ein Allel wird als dominant bezeichnet, wenn es bei **heterozygoten** Individuen den Phänotyp prägt und somit über das zweite Allel „dominiert". Wenn dabei in heterozygotem Zustand eine leichtere Ausprägung des Merkmals vorliegt als in homozygotem Zustand, wird dies als **Semidominanz** bezeichnet.

Semidominante Erkrankungen sind:
- Osteogenesis imperfecta
- Marfan-Syndrom
- Waardenburg-Syndrom
- familiäre Hypercholesterinämie (s. Endokrines System und Stoffwechsel [S. A359]).

Eine **komplette Dominanz** liegt vor, wenn der Phänotyp bei Heterozygotie identisch mit dem Phänotyp von Homozygoten ist, also das Vollbild der Erkrankung vorliegt. Dies ist z. B. der Fall bei:
- Chorea Huntington
- Epidermolysis bullosa simplex (s. Dermatologie [S. B742]).

MERKE Bei einer autosomal-dominant vererbten Erkrankung sind direkt aufeinanderfolgende Generationen von der Erkrankung betroffen. Die Erkrankung wird von **beiden Geschlechtern** an die folgenden Generationen weitergegeben. Beide Geschlechter sind gleich schwer und gleich häufig von der Erkrankung betroffen.

6.3.1 Häufigkeit von autosomal-dominanten Anomalien

DEFINITION Als **leichte Anomalien** werden Erkrankungen bezeichnet, die die Fortpflanzungsfähigkeit nicht einschränken und die ohne gravierende gesundheitliche Beeinträchtigungen einhergehen. **Schwere Anomalien** führen dagegen immer zu einer eingeschränkten Lebenserwartung und Fruchtbarkeit.

Die Gesamthäufigkeit von autosomal-dominanten Anomalien liegt bei 7:1000, wobei leichte Anomalien häufiger weitervererbt werden als schwere Erkrankungen. Daher bricht der Stammbaum häufig bei einem an einer schweren Anomalie Erkrankten ab, wodurch schwere Anomalien auch an kurzen Stammbäumen auszumachen sind. Schwere Anomalien kommen deutlich seltener vor.

6.3.2 Unregelmäßig dominante Vererbung

Aufgrund folgender Mechanismen kann die Ausprägung des Phänotyps von dominanten Erkrankungen variieren:

Penetranz: Die Penetranz gibt den Anteil der Merkmalsträger an, die auch tatsächlich an der vererbten Krankheit erkranken.

MERKE Die Penetranz ist damit ein Maß für die **Häufigkeit**, mit der ein mutiertes Gen sich phänotypisch äußert.

Eine **vollständige Penetranz** (100%) besteht, wenn ein Gen sich **immer** im Phänotyp manifestiert. Leidet also ein Elternteil an einer autosomal-dominant vererbten Erkrankung mit vollständiger Penetranz (z. B. polyzystische Nierenkrankheit), ist damit zu rechnen, dass 50% der Kinder ebenfalls von der Erkrankung betroffen sein werden. Eine unvollständige oder **reduzierte Penetranz** liegt vor, wenn im Stammbaum einer von einer dominant vererbten Erkrankung betroffenen Familie einzelne Personen nicht betroffen sind und von der Krankheit „übersprungen" werden, obwohl sie das mutierte Allel tragen. Die Ursachen dafür sind weitgehend unklar, neben dem Zufall werden Umweltfaktoren oder der Einfluss anderer Gene als ursächlich angenommen.

Die Chorea Huntington z. B. weist eine vollständige Penetranz auf, während die Penetranz der Neurofibromatose Typ 1 bei nahezu 100% und die von BRCA-1-abhängigen Mammakarzinomen bei etwa 85% liegt.

Expressivität: Die Expressivität einer dominant vererbten Erkrankung kann **variabel** sein. Die Träger einer Mutation können demnach unterschiedlich schwer von der Krankheit betroffen sein. Eine variable Expressivität kann innerhalb einer Familie vorkommen, die Ursachen sind unbekannt. Beispiele für Erkrankungen mit variabler Expressivität sind:
- myotone Dystrophie (s. Neurologie [S. B993])
- Neurofibromatose Typ 1 (s. Pädiatrie [S. B604])
- Ellis-van-Creveld-Syndrom (s. Pädiatrie [S. B523]).

MERKE Die Expressivität einer dominant vererbten Erkrankung entspricht dem **Ausprägungsgrad** ihrer Symptome!

Im Gegensatz zu einer Erkrankung mit reduzierter Penetranz sind bei einer Krankheit mit variabler Expressivität zwar alle Merkmalsträger betroffen, der Schweregrad ihrer klinischen Symptome ist jedoch individuell unterschiedlich.

Spätmanifestation: Erkrankungen, die sich erst im Erwachsenenalter manifestieren, sind u. a.:
- Chorea Huntington
- myotone Dystrophie
- adulter Typ der polyzystischen Nierenerkrankung (ADPKD; s. Niere [S. A408]).

MERKE Erkrankungen mit einer Spätmanifestation dürfen nicht mit Krankheiten verwechselt werden, die mit reduzierter Penetranz einhergehen.

Eine reduzierte Penetranz kann durch eine Spätmanifestation vorgetäuscht werden, wenn der Merkmalsträger vor dem typischen Manifestationsalter verstirbt.

Imprinting: Dem genomischen Imprinting liegen **epigenetische Modifikationen** der DNA zugrunde, die dafür verantwortlich sind, dass bestimmte Gene in Abhängigkeit ihrer elterlichen Abstammung exprimiert werden. Dies bedeutet, dass nur ein Allel (von Vater oder Mutter) eines Gens aktiv ist und abgelesen werden kann, das andere Allel aufgrund seiner Herkunft bereits in der frühen Embryonalphase inaktiviert wurde. Auf molekularer Ebene geschieht der Prozess der Inaktivierung durch **DNA-Methylierung.** Durch Imprinting kann der Phänotyp einer autosomal-dominant vererbten Erkrankung variieren, je nachdem, ob das mutierte Allel oder das intakte Allel inaktiviert ist.

Vom Einfluss des Imprinting auf den Phänotyp autosomal-dominant vererbter Krankheiten sind Erkrankungen wie das **Prader-Willi-Syndrom** (s. Pädiatrie [S.B529]) und das **Angelman-Syndrom** zu unterscheiden, die in 70 % der Fälle durch eine Deletion im Chromosom 15 und in 25–30 % der Fälle durch eine uniparentale Disomie entstehen. Beim Prader-Willi-Syndrom ist das **paternale Allel** auf Chromosom 15 defekt, während beim Angelman-Syndrom das **maternale Allel** betroffen ist. Trotz der gleichen Deletionsstelle zeigen beide Krankheitsbilder unterschiedliche Symptome. Beide Krankheitsbilder entstehen zu einem geringen Prozentsatz der Fälle durch einen Imprinting-Defekt, wenn durch ein fehlerhaftes Methylierungsmuster der DNA das „falsche" Allel inaktiviert wird.

6.3.3 Pleiotropie

Eine Pleiotropie (Synonym: Polyphänie) liegt vor, wenn eine Mutation **unterschiedliche phänotypische Merkmale** verursacht. Eine pleiotrope Erkrankung ist das Marfan-Syndrom (s. Pädiatrie [S.B522]), das durch eine Mutation im Fibrillin-Gen auf Chromosom 15 hervorgerufen wird. Der Defekt der Kollagensynthese hat Auswirkungen auf verschiedene Organsysteme wie kardiovaskuläres System, Skelettsystem und Augen. Ein weiteres Beispiel für eine pleiotrope Erkrankung ist die Mukoviszidose (s. Pädiatrie [S.B581]).

6.4 Autosomal-rezessiver Erbgang

DEFINITION Ein rezessiver Erbgang liegt vor, wenn nur **homozygote** Genträger das Merkmal ausbilden, während heterozygote Genträger gesund sind. Die Erkrankung wird erst dann klinisch manifest, wenn beide Allele, die für das Enzym codieren, mutiert sind.

Folgende Krankheitsbilder sind Beispiele für Erkrankungen mit autosomal-rezessivem Erbgang:
- Phenylketonurie (s. Pädiatrie [S.B536])
- Mukoviszidose (s. Pädiatrie [S.B581])
- Muskeldystrophien und Muskelatrophien (s. Neurologie [S.B990])
- adrenogenitales Syndrom (s. Pädiatrie [S.B545]).

Viele Enzymdefekte (z. B. Phenylketonurie) werden autosomal-rezessiv vererbt.

Auf Basis einer Stammbaumanalyse können autosomal-rezessive Erkrankungen daran erkannt werden, dass sie bei **beiden Geschlechtern** in **gleicher Häufigkeit** auftreten (**Abb. 6.2**). Eine erkrankte Person hat im Stammbaum normalerweise phänotypisch gesunde Eltern. Die Erkrankung eines Kindes blutsverwandter (consanguiner) Eltern kann ein Hinweis auf eine autosomal-rezessive Erkrankung sein.

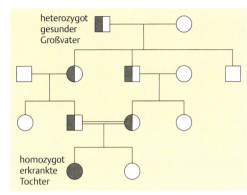

Abb. 6.2 **Autosomal-rezessiver Erbgang.** Beispiel einer Verwandtenehe zwischen Cousin und Cousine. Beide haben vom heterozygoten Großvater das krankheitsauslösende Gen geerbt, sind aber aufgrund des autosomal-rezessiven Erbgangs gesund. Die gemeinsame Tochter erbt das Gen von beiden Elternteilen (homozygot) und erkrankt. (aus: Murken et al., Taschenlehrbuch Humangenetik, Thieme, 2011)

Da heute Familien meist nur wenige Personen umfassen, kann der Eindruck entstehen, eine (eigentlich autosomal-rezessive) Erkrankung sei sporadisch aufgetreten. Diese Fehleinschätzung kann durch eine humangenetische Untersuchung vermieden werden.

Pseudodominanz: Wenn ein für eine rezessive Erkrankung homozygoter Merkmalsträger mit einem heterozygoten Merkmalsträger Nachkommen zeugt, liegt die Wahrscheinlichkeit für die Erkrankung der Nachkommen bei 50 %. Somit entspricht sie rein formal der Erkrankungswahrscheinlichkeit dominant vererbter Erkrankungen, die Dominanz wird dadurch vorgetäuscht.

Häufigkeit und Isolate: Die Gesamthäufigkeit von autosomal-rezessiven Anomalien liegt bei 2,5:1000. Sie ist abhängig von der Heterozygotenhäufigkeit in einer Population. Seltene autosomal-rezessive Leiden können in bestimmten, meist kleinen Bevölkerungsgruppen (Isolaten) überdurchschnittlich häufig auftreten. Dies ist oft auf ethnische oder geografische Besonderheiten zurückzuführen, die dazu führten, dass kein Genaustausch mit anderen Populationen stattfand, was zu einer hohen allgemeinen Genverwandtschaft innerhalb der Bevölkerungsgruppe führte. Beispiele für solche Isolate sind die **Amish** in Nordamerika, bei denen das Ellis-van-Creveld-Syndrom häufiger vorkommt, und die **Ashkenazi-Juden** in Osteuropa, bei denen der Morbus Gaucher, die Tay-Sachs-Gangliosidose sowie eine bestimmte Mutation des CFTR-Gens, die zur zystischen Fibrose führt, deutlich häufiger auftreten als in anderen Populationen.

Verwandtenehe: Bei einer Blutsverwandschaft haben 2 Elternteile gemeinsame Vorfahren. Dadurch erhöht sich das Risiko für eine autosomal-rezessive Erkrankung, da bei Blutsverwandtschaft der Eltern Übereinstimmungen in der Erbinformation vorliegen und beide Elternteile das mutierte Allel vom selben Vorfahren geerbt haben könnten. Die Häufigkeit von Verwandtenehen ist je nach Kulturkreis unterschiedlich. In Deutschland liegt sie bei 1–3 ‰. In anderen Kulturkreisen kann der Anteil der Verwandtenehen erheblich höher sein.

> **MERKE** Das Risiko für eine homozygot vorliegende Erbkrankheit ist für seltene rezessive Erkrankungen bei Kindern aus einer Verbindung blutsverwandter Eltern erhöht.

Zur Beurteilung der Blutsverwandtschaft wird der **Verwandtschaftskoeffizient** ermittelt. Er gibt die Wahrscheinlichkeit dafür an, dass verwandte Personen dasselbe Allel tragen, das sie von einem gemeinsamen Vorfahren geerbt haben. Er beträgt für:
- Verwandte 1. Grades (Geschwister, Eltern, Kinder): ½
- ==Verwandte 2. Grades (Onkel/Tante, Neffe/Nichte, Halbgeschwister): ¼==
- Verwandte 3. Grades (Cousin/Cousine 1. Grades, Halbonkel/-tante, Halbneffe/-nichte): ⅛.

Heterozygotennachweis: Menschen, die heterozygot für ein autosomal-rezessiv vererbtes Leiden sind, sind i. d. R. symptomfrei. Sie können mit verschiedenen Verfahren identifiziert werden:
- **direkter Mutationsnachweis:** bei bekannter Mutation
- **Allelbestimmung:** durch flankierende DNA-Polymorphismen [S. B438] oder Kopplungsanalyse
- **Bestimmung der Enzymaktivität:** Bei manchen Enzymopathien liegt die Enzymaktivität Heterozygoter etwa in der Mitte der Enzymaktivitäten von homozygot Gesunden und homozygoten Merkmalsträgern. Dieses Verfahren liefert bei Galaktosämie, Glykogenose Typ I und Morbus Gaucher verlässliche Ergebnisse.
- **Nachweis einer abgeschwächten Manifestation:** Auch bei phänotypisch gesunden heterozygoten Merkmalsträgern sind manchmal subklinische oder laborchemische Manifestationen von rezessiv vererbten Erkrankungen feststellbar. Beispielsweise scheiden für die Mukopolysaccharidose Typ III heterozygote Individuen vermehrt Heparansulfat im Urin aus.
- **Belastungstests:** Bei Enzymopathien kann eine Belastung mit dem Substrat des fehlerhaften Enzyms vorgenommen werden. Für die Phenylketonurie heterozygote Anlageträger zeigen im Test einen stärkeren Anstieg des Phenylalanins und einen schwächeren Anstieg des Tyrosins als homozygot Gesunde. Heterozygote Anlageträger des 21-Hydroxylasemangels reagieren beim ACTH-Test mit einem höheren Anstieg des 17-OH-Progesterons als normal üblich.

> **MERKE** Der Heterozygotentest spielt in der humangenetischen Beratung [S. B460] eine wichtige Rolle!

Stoffwechseldefekte: Stoffwechseldefekte beruhen auf Defekten von Enzymen, Cofaktoren, Rezeptoren oder Transportern und werden mit wenigen Ausnahmen **autosomal-rezessiv** vererbt.

Störungen der Enzymaktivität: Enzymdefekte können zu einer **Substrat-** oder **Metabolitenanhäufung** vor einem defekten Enzym in einer Enzymkaskade, z. B. bei Phenylketonurie, Galaktosämie, Speicherkrankheiten oder zu einem **Mangel des Reaktionsproduktes**, z. B. beim adrenogenitalen Syndrom, führen. Die Akkumulation von Metaboliten kann weitere Stoffwechselwege beeinträchtigen oder zu toxischen Metabolitkonzentrationen führen, z. B. bei der Ahornsirupkrankheit (s. Pädiatrie [S. B536]). Ferner können atypische Metaboliten entstehen, die durch Nutzung anderer Stoffwechselwege gebildet und ausgeschieden, z. B. bei der Homozystinurie (s. Pädiatrie [S. B537]), oder ggf. abgebaut werden.

Plasmamembrandefekte: Sie führen zu einer abnormalen Beschaffenheit der Zellmembran, wie bei den folgenden Erythrozytenmembrandefekten (s. Blut und Blutbildung [S. A146]):
- hereditäre Sphärozytose (Defekte im Spektrin-Gen)
- Elliptozytose.

Rezeptordefekte: Durch Mutationen in Genen, die für Rezeptoren codieren, werden entweder keine oder keine funktionsfähigen Genprodukte erzeugt. Dies hat v. a. zur Folge, dass körpereigene Signalwege blockiert werden:
- LDL-Rezeptordefekt (familiäre Hypercholesterinämie)
- Androgenrezeptordefekt (testikuläre Feminisierung).

Transportproteindefekte: Auch sie können Stoffwechselstörungen auslösen, beispielsweise wenn bestimmte Substanzen (Salze, Aminosäuren) aufgrund des Defekts unkontrolliert ausgeschieden oder übermäßig eingelagert werden. Beispiele hierfür sind:
- Mukoviszidose (zystische Fibrose)
- Hartnup-Syndrom
- Zystinurie
- Zystinose.

Defekte von Plasmaproteinen und Proteinen der extrazellulären Matrix: Der Defekt des Proteinaseinhibitors **α1-Antitrypsin** führt im Wesentlichen zu einer schweren chronisch-obstruktiven Lungenerkrankung (s. Atmungssystem [S. A368]). Störungen der **Gerinnungsfaktoren** äußern sich mit dem klinischen Bild der Hämophilie (s. Blut und Blutbildung [S. A161]). Die Folgen von Strukturanomalien des **Kollagens Typ I** sind von den klinischen Symptomen der Osteogenesis imperfecta ableitbar.

Störungen in der Biogenese von Zellorganellen: Das autosomal-rezessiv vererbte Zellweger-Syndrom beruht auf einer Störung der Biogenese der **Peroxisomen**.

6.5 X-chromosomale Vererbung

6.5.1 X-chromosomal-rezessiver Erbgang

Eine X-chromosomal-rezessiv vererbte Krankheit fällt im Stammbaum durch folgende Merkmale auf (Abb. 6.3):
1. Es sind nahezu ausschließlich Männer erkrankt, Frauen sind sehr selten von der Erkrankung betroffen.

6.5 X-chromosomale Vererbung

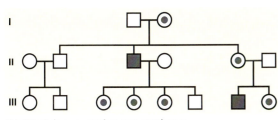

Abb. 6.3 X-chromosomal-rezessiver Erbgang.

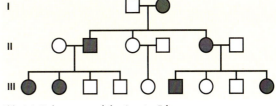

Abb. 6.4 X-chromosomal-dominanter Erbgang.

2. Wenn der Vater erkrankt und die Mutter gesund ist, werden alle Söhne gesund und alle Töchter Konduktorinnen sein.
3. Mütter eines erkrankten Kindes sind phänotypisch gesund, da sie für die Erkrankung heterozygot sind, geben als Konduktorinnen das mutierte Allel jedoch an ihre Nachkommen weiter.
4. Wenn der Vater gesund und die Mutter Konduktorin ist, werden die Schwestern eines kranken Jungen phänotypisch gesund und mit 50%-iger Wahrscheinlichkeit Konduktorinnen sein. ==Für die Brüder besteht allerdings ein Wiederholungsrisiko von 50% für die Erkrankung.==
5. Bei Konduktorinnen tritt das Merkmal klinisch nicht in Erscheinung, jedoch kann die unterschiedliche Genaktivität durch die variable X-Inaktivierung in Einzelzellen nachgewiesen werden (Lyon-Hypothese [S. B445]).
6. Falls die Mutter homozygot erkrankt ist, werden alle Kinder Träger des mutierten Gens sein, jedoch werden (sofern der Vater gesund ist) nur die Jungen erkranken.
7. Bei 2 kranken Eltern werden alle Kinder erkranken.
8. ==Kinder gesunder Brüder von Kranken werden immer gesund sein== (sofern ihre Mutter gesund ist), Kinder gesunder Schwestern können dagegen das mutierte Allel tragen.

Aus diesen Überlegungen lassen sich Stammbäume über mehrere Generationen hinweg analysieren.

Erkrankungen mit X-chromosomal-rezessivem Erbgang sind:
- ==Hämophilie A== und B
- Muskeldystrophien Typ Duchenne und Typ Becker
- Rotgrünblindheit (s. Augenheilkunde [S. B880]).

Wenn eine eindeutig X-chromosomal-rezessiv vererbte Erkrankung bei einer **Frau** diagnostiziert wird, kann dies auf folgende pathologische Zustände zurückzuführen sein:
- Turner-Syndrom (45,X0)
- testikuläre Feminisierung (46,XY)
- nichtbalanciertes X-Inaktivierungsmuster (s. Lyon-Hypothese [S. B445])
- Deletion auf einem X-Chromosom.

6.5.2 X-chromosomal-dominanter Erbgang

Bei einem X-chromosomal-dominanten Erbgang erkranken Nachkommen **beider Geschlechter** (Abb. 6.4). Daher ist dieser Erbgang meist schwierig von einer autosomal-dominanten Vererbung zu unterscheiden. Folgende Regeln treffen auf eine X-chromosomal-dominante Vererbung zu:

1. Erkrankte Väter haben immer kranke Töchter.
2. Erkrankte Väter haben immer gesunde Söhne, da deren X-Chromosom von der gesunden Mutter stammt.
3. Mütter geben das mutierte Allel zu 50% an Töchter und Söhne weiter.
4. Aus den Punkten 1–3 ergibt sich, dass erkrankte Söhne das mutierte Allel immer von der Mutter geerbt haben, während erkrankte Töchter das mutierte Allel von beiden Elternteilen geerbt haben können.
5. Frauen sind doppelt so häufig betroffen wie Männer.
6. ==Nachkommen gesunder Angehöriger sind immer gesund.==
7. Der Phänotyp der betroffenen Frauen ist stets milder ausgeprägt als bei betroffenen Männern, da bei Frauen im Regelfall die Hälfte der X-Chromosomen, die das mutierte Allel tragen, nach der Lyon-Hypothese inaktiviert ist.

Beim Menschen sind nur wenige erbliche Erkrankungen bekannt, die einem X-chromosomal-dominanten Erbgang folgen. Diese sind:
- Vitamin-D-resistente Rachitis (Phosphatdiabetes, s. Pädiatrie [S. B596])
- Incontinentia pigmenti (s. Pädiatrie [S. B524]): Diese Erkrankung tritt nur bei Frauen auf, da sie bei den hemizygoten männlichen Merkmalsträgern bereits intrauterin ein Letalfaktor ist.
- ==Rett-Syndrom (s. Psychiatrie [S. B1065]): erbliche schwere geistige Retardierung, von der fast nur Mädchen betroffen sind, da männliche Merkmalsträger i. d. R. intrauterin versterben.== Meist ist die Ursache allerdings eine Neumutation oder Folge eines Keimzellmosaiks eines der Elternteile.
- Alport-Syndrom: genetisch heterogenes Krankheitsbild, in > 75% der Fälle X-chromosomal-dominant (s. Pädiatrie [S. B526]).

Abgesehen von den oben genannten, eindeutig dominant vererbten Krankheitsbildern, bei denen alle weiblichen Merkmalsträger auch phänotypische Auffälligkeiten zeigen, gibt es Erkrankungen, bei denen heterozygote Frauen **unterschiedlich schwer betroffen** sind, d. h., der Ausprägungsgrad reicht von Symptomfreiheit bis hin zu schwerer Symptomatik. Hierzu gehören das **Fragile-X-Syndrom** (Martin-Bell-Syndrom, s. Pädiatrie [S. B525]) und der **Ornithintranscarbamylase-Mangel** (OTC-Mangel, s. Pädiatrie [S. B539]). Der Ausprägungsgrad dieser Krankheitsbilder ist abhängig vom **X-Inaktivierungsmuster** (Lyon-Hypothese [S. B445]).

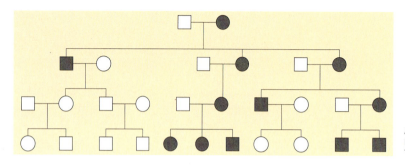

Abb. 6.5 **Mitochondriale Vererbung.** (aus: Murken et al., Taschenlehrbuch Humangenetik, Thieme, 2011)

Tab. 6.1 Mitochondrial vererbte Erkrankungen

Syndrom	Klinik	Manifestationsalter	Mutation
Kearns-**S**ayre-**S**yndrom (KSS)	CPEO, Retinopathie, Ptosis, Taubheit, Herzrhythmusstörungen, Ataxie, Muskelschwäche, Liquorprotein ↑	5.–30. Lebensjahr	meist Deletionen in der mtDNA
Myoklonus**e**pilepsie mit „**r**ed **r**agged **f**ibers" (MERRF)	Myoklonusepilepsie, Myopathie, zerebelläre Ataxie, Neuropathie, progrediente Demenz	5.–15. Lebensjahr	Punktmutation (Substitution)
Mitochondriale **E**nzephalopathie mit **L**aktat**a**zidose und **s**chlaganfallähnlichen Ereignissen (MELAS)	s. Syndromname sowie Myopathie, Kleinwuchs, Migräne, Demenz, Taubheit, Diabetes mellitus	5.–15. Lebensjahr	Punktmutation (Substitution)
hereditäre Leber'sche Optikusatrophie (LHON)	Blindheit ab der 2. Lebensdekade	12.–30. Lebensjahr	Punktmutation (Substitution)

6.6 Geschlechtsbegrenzte Vererbung

Von der geschlechtsgebundenen Vererbung (X-chromosomaler Erbgang) ist die sog. geschlechtsbegrenzte Vererbung zu unterscheiden. Geschlechtsbegrenzte Anomalien werden **autosomal vererbt**, treten jedoch **nahezu ausschließlich** bei nur einem Geschlecht auf.

Eine Form der **Pubertas praecox vera** wird autosomal-dominant vererbt, wird jedoch nur bei Jungen phänotypisch ausgeprägt. Weibliche Merkmalsträger weisen keine phänotypischen Auffälligkeiten auf. Ein autosomaler Erbgang wurde nachgewiesen, da betroffene Väter diese Erkrankung an ihre Söhne weitergaben.

Eine **relative Geschlechtsbegrenzung** liegt bei autosomal vererbten Erkrankungen vor, wenn diese **bevorzugt** bei einem Geschlecht auftreten.

6.7 Mitochondriale Vererbung

Neben dem nukleären Genom besitzen Menschen auch ein mitochondriales Genom (**mtDNA**). Exakt **37 Gene** werden mitochondrial codiert, dabei handelt es sich hauptsächlich um tRNA und rRNA (22 bzw. 2 Gene) sowie um Untereinheiten mitochondrialer **Enzyme der Atmungskette** (13 Gene). Mitochondriale DNA ist zirkulär, sie enthält keine Introns und nur einen Promotor. mtDNA weist eine 10- bis 20-fach erhöhte Mutationsrate auf, da sie über keinerlei DNA-Reparaturmechanismen verfügt.

Bei der mitochondrialen Vererbung gibt es einige Besonderheiten. In einer Zelle können sowohl Mitochondrien mit mutierter als auch mit normaler DNA nebeneinander vorliegen (**Heteroplasmie**). Wenn ausschließlich mutierte Mitochondrien in einer Zelle vorliegen, wird dies als **Homoplasmie** bezeichnet.

Der Schweregrad einer mitochondrial vererbten Erkrankung hängt vom Verhältnis zwischen mutierter und normaler mtDNA ab, da das Verteilungsverhältnis zwischen verschiedenen Merkmalsträgern variieren kann. Dieses Verteilungsverhältnis variiert auch im Verlauf des Lebens, da sich auch die Mitochondrien bei jeder Mitose teilen und dabei unregelmäßig auf beide Tochterzellen verteilt werden können. Dies kann sich klinisch äußern, indem Patienten mal mehr, mal weniger von der Erkrankung betroffen sind.

Mitochondriale Erkrankungen sind i. d. R. durch Defekte der Energiegewinnung gekennzeichnet, sodass sie sich vor allem in **Geweben mit einem hohen Energiebedarf** (Skelett- und Herzmuskulatur, Nervensystem) manifestieren (Tab. 6.1).

Mitochondriale Erkrankungen werden ausschließlich **maternal** vererbt, da bei der Befruchtung keine paternalen Mitochondrien aus dem Schwanzteil des Spermiums in die Eizelle wandern. Männliche und weibliche Nachkommen sind gleichermaßen von der Erkrankung betroffen (Abb. 6.5).

> **MERKE** Bei mitochondrialem Erbgang sind Kinder eines erkrankten Vaters nie betroffen!

6.8 Genkopplung

DEFINITION 2 Gene, die auf demselben Chromosom liegen, werden als **gekoppelt** bezeichnet. Sie werden i. d. R. **zusammen vererbt**. Die Kopplung besteht dabei zwischen den Genloci.

Eine Genkopplung kann durch ein **Crossing-over** während der Meiose aufgehoben werden. Die Rekombinationshäufigkeit ist umso größer, je weiter die beiden Gene auf dem Chromosom voneinander entfernt liegen. Das bedeutet, dass gekoppelt vererbte Merkmale nach einem Crossing-over getrennt vererbt werden können. Zur Kopplungsanalyse [S. B439].

Die Genkopplung ist von folgenden Begriffen abzugrenzen:
- **Korrelation:** Korrelierte Merkmale treten überdurchschnittlich häufig gemeinsam auf. Der Begriff der Korrelation bezieht sich allein auf den Phänotyp. Bei **pleiotropen Krankheitsbildern** (z. B. Marfan-Syndrom [S. B453]) sind die Anomalien korreliert, die eine Genmutation in verschiedenen Organsystemen auslösen können. Korrelierte Merkmale können **nicht** durch ein Crossing-over getrennt vererbt werden.
- **Assoziation:** Als Assoziation wird das **statistisch gehäufte, gleichzeitige Vorkommen** von verschiedenen phänotypischen Anomalien bezeichnet. Ursache und Pathogenese sind unklar, sodass eine genetische Ursache nicht eindeutig angenommen werden kann. Auch im klinischen Sprachgebrauch wird daher von Assoziationen (z. B. VACTERL-, MURCS- oder CHARGE-Assoziation, s. Pädiatrie [S. B518]) gesprochen.

6.9 Genetische Heterogenität

DEFINITION Eine genetische Heterogenität (**Heterogenie**) liegt vor, wenn das gleiche erbliche Krankheitsbild durch **unterschiedliche** Mutationen hervorgerufen werden kann.
- **allelische Heterogenität:** Eine Erkrankung wird durch verschiedene Mutationen in ein und demselben Genlocus ausgelöst.
- **nichtallelische Heterogenität:** Verschiedene mutierte Gene unterschiedlicher Loci verursachen dieselbe Erkrankung (Locusheterogenität). Nichtallelisch heterogene Krankheitsbilder können unterschiedlichen Erbgängen folgen.

Erbkrankheiten, die den gleichen Phänotyp bei Mutationen in unterschiedlichen Genen hervorrufen, werden als **Genokopien** bezeichnet.

Allelisch heterogene Krankheitsbilder sind z. B.:
- Mukoviszidose (zystische Fibrose) (Defekt im CFTR-Gen)
- Phenylketonurie (Mutation im PAH-Gen)
- 21-Hydroxylasedefekt.

Beispiele für **nichtallelisch heterogen** vererbte Krankheiten sind:
- erbliche Taubstummheit (autosomal-rezessiv)
- Albinismus (autosomal-rezessiv)
- Elliptozytose (autosomal-dominant)
- Alport-Syndrom (verschiedene Erbgänge)
- Retinitis pigmentosa (verschiedene Erbgänge)
- Ehlers-Danlos-Syndrom (verschiedene Erbgänge)
- Osteogenesis imperfecta (verschiedene Erbgänge).

Genetische Heterogenität kann auf verschiedene Arten nachgewiesen werden:

Kopplungsanalyse: Sie dient dem Nachweis der **nichtallelischen Heterogenität** [S. B439]. Beispielsweise sind bei der Elliptozytose Mutationen in verschiedenen Genloci bekannt. Ein Gen, welches die Anomalie auslöst, ist an den Locus der Rhesusblutgruppe gekoppelt, andere mutierte Gene werden unabhängig von der Rhesusgruppe vererbt.

Erbgangsnachweis: Wenn ein Krankheitsbild durch verschiedene Mutationen ausgelöst wird, die jedoch unterschiedlich vererbt werden, liegt i. d. R. eine nichtallelische Heterogenität zugrunde (z. B. die verschiedenen Enzymdefekte beim Ehlers-Danlos-Syndrom).

Stammbaumanalyse: Eine Heterogenie liegt vor, wenn an einem autosomal-rezessiven Leiden homozygot erkrankte Eltern gesunde Kinder haben, z. B. bei der erblichen Taubstummheit. Wenn die Erkrankung bei 2 taubstummen Elternteilen durch eine Mutation in 2 verschiedenen Genen ausgelöst wird, sind alle Kinder gesund.

Biochemisch/molekularbiologisch: Bei der phänotypisch gleichen Erkrankung sind unterschiedliche Genprodukte nachweisbar, die durch Mutationen in verschiedenen Genloci entstanden sind.

6.10 Komplexe (multifaktorielle) Vererbung

DEFINITION **Monogen** vererbte Krankheiten werden durch Mutationen in einem Genlocus hervorgerufen. **Polygen** vererbte Merkmale werden durch Varianten verschiedener Gene verursacht, folgen keinem Mendel-Erbgang und unterliegen häufigen Mutationen, die ihre Ausprägung variieren. Diese beiden Arten der Vererbung – insbesondere der polygene Erbgang – sind allerdings selten, vielmehr wird die Mehrheit physiologischer wie pathologischer Merkmale komplex (**multifaktoriell**) vererbt. Dabei findet eine Wechselwirkung mit exogenen Faktoren (**Umweltfaktoren**) statt, die modulierend wirken.

Erbgrundlage normaler Merkmale: Multifaktorielle Vererbung ist die Erbgrundlage normaler Merkmale, beispielsweise werden **Körpergröße** und **Intelligenz** multifaktoriell vererbt. Verwandte Personen können bezüglich der Übereinstimmung quantitativ fassbarer Merkmale (z. B. Körpergröße, Pubertätsbeginn, Intelligenz, messbare

Laborparameter) miteinander verglichen und ein Korrelationskoeffizient kann ermittelt werden. Dieser beträgt
- +1, wenn 2 Personen vollständig in diesem Merkmal übereinstimmen
- 0, wenn es keine Übereinstimmung gibt und
- −1, wenn sich die Merkmale zweier Personen gegensätzlich verhalten.

> **MERKE** Die maximal mögliche Korrelation zwischen einem Elternteil und dem Kind beträgt +0,5, zwischen eineiigen Zwillingen nahezu +1.

Durch **Umwelteinflüsse** können komplex vererbte Merkmale **modifiziert** werden. Der Anstieg der durchschnittlichen Körpergröße innerhalb der vergangenen 100 Jahre wird beispielsweise auf einen Anstieg des Lebensstandards in den Industrieländern zurückgeführt. Auch die Pubertät beginnt heutzutage im Durchschnitt früher als vor 100 Jahren.

Pathologische Merkmale: Multifaktoriell vererbte pathologische Merkmale verursachen keinen charakteristischen Phänotyp, wie dies bei monogen vererbten Krankheiten der Fall ist. Eine klare Trennung von gesunden und kranken Personen ist kaum möglich, da der Übergang vom normalen zum pathologischen Merkmal fließend ist (z. B. bei der Intelligenzminderung).

Multifaktoriell bedingte Krankheiten (**Tab. 6.2**) kommen durch das Zusammenspiel von genetischen und Umweltfaktoren zustande: Es besteht eine genetische Prädisposition zu einer Krankheit wie atopischem Syndrom, Diabetes mellitus Typ 2 oder arterieller Hypertonie. Die Erkrankung wird jedoch durch Umwelteinflüsse wie z. B. den Lebensstil moduliert, so kann z. B. eine arterielle Hypertonie durch Bewegungsmangel und Gewichtszunahme aggravieren. Genauso kann die Manifestation einer genetisch prädisponierten Erkrankung vermieden werden, wenn bestimmte Umweltfaktoren nicht zutreffen.

Tab. 6.2 Beispiele für multifaktorielle Erbkrankheiten

Erkrankung	Häufigkeit	Geschlechtsverhältnis (m:w)
hypertrophe Pylorusstenose (s. Pädiatrie [S. B505])	3:1000	4:1
Lippen-Kiefer-Gaumen-Spalte (s. HNO [S. B757])	1:600	1,5:1
kongenitale Hüftluxation (s. Orthopädie [S. B291])	7:1000	1:8
angeborener Klumpfuß (s. Orthopädie [S. B316])	1:1000	2:1
Morbus Hirschsprung (s. Pädiatrie [S. B509])	1:3000–1:5000	4:1

> **MERKE** Multifaktoriell vererbte Anomalien kommen deutlich häufiger vor als monogen vererbte Krankheiten, da sie i. d. R. keine Einschränkung der Fruchtbarkeit bedingen und die Lebenserwartung des Merkmalsträgers nicht schwerwiegend beeinflussen.

Zusätzlich wird bei vielen multifaktoriellen Erbgängen die **Bevorzugung eines Geschlechts** beobachtet, was geschlechtsabhängigen Regulationsprozessen zugeschrieben wird (z. B. durch Imprinting). So werden z. B. bei Jungen die Gene für die Ausbildung einer angeborenen Hüftluxation herunterreguliert, während bei Mädchen die Gene für eine hypertrophe Pylorusstenose unterdrückt werden. Daraus wurde der Carter-Effekt [S. B462] abgeleitet.

7 Populationsgenetik

7.1 Genfrequenz

> **DEFINITION** Eine **Population** im genetischen Sinn ist eine Gesamtheit von Individuen, die sich miteinander fortpflanzen bzw. fortpflanzen können. Der Populationsbegriff kann sich dabei auch auf eine lokal begrenzte oder ethnisch zusammengehörige Gruppe von Individuen beziehen.
> Die **Genfrequenz** ist die Häufigkeit eines Allels an einem Genort in einer bestimmten Population.

Wenn an einem Genlocus immer dasselbe Allel auftritt, hat dessen Genfrequenz p den Wert 1. Wenn 2 verschiedene Allele vorkommen können, so ist die Summe der beiden Allelhäufigkeiten gleich 1 ($p+q=1$). Dabei ist **p** die Häufigkeit bzw. Frequenz der einen Allelausprägung **A** und **q** die der anderen **a**. Es ergeben sich folgende Häufigkeiten:
- $p \times p$ (also p^2) für AA
- $p \times q$ und $q \times p$ (also $2pq$) für Aa
- $q \times q$ (also q^2) für aa.

Angenommen, beide Allele kommen gleich häufig vor, haben beide jeweils eine Häufigkeit von 0,5.

Unter bestimmten Bedingungen kann für die Genhäufigkeit ein Populationsgleichgewicht (**Hardy-Weinberg-Gleichgewicht**) angenommen werden. Das Hardy-Weinberg-Gleichgewicht liegt dann vor, wenn die Zufälligkeit der Gendurchmischung, d. h. der zufälligen Partnerwahl (**Panmixie**), erhalten ist. Die Panmixie kann durch Selektion (Auslese), Mutationen, Genwanderung (genetischer Drift), Migration von Angehörigen einer Population, Verwandtenehen und den Founder-Effekt (Gründereffekt) gestört werden. Darüber hinaus muss eine ausreichende Populationsgröße vorhanden sein und es dürfen keine die Genhäufigkeiten beeinflussenden Mutationen vorliegen.

Liegt ein Hardy-Weinberg-Gleichgewicht vor, wird die Genfrequenz mithilfe folgender Gleichung berechnet:

$$p^2 + 2pq + q^2 = 1$$

Heterozygotenwahrscheinlichkeit: Mithilfe des Hardy-Weinberg-Gleichgewichts kann die Heterozygotenwahrscheinlichkeit abgeschätzt werden, die für die Berechnung des Wiederholungsrisikos bei **autosomal-rezessiven Erkrankungen** [S. B460] notwendig ist. Wenn **a** als das krankheitsauslösende Allel angenommen wird, entspricht q^2 der Häufigkeit der für das Allel Homozygoten, also der **Erkrankungshäufigkeit**. Diese ist für viele Erkrankungen bekannt und wird z. B. für die Phenylketonurie in einer bestimmten Population mit 1:10 000 angegeben. Die Genfrequenz q für a ist also:

$$q = \sqrt{q^2}$$

Die Genfrequenz q für a beträgt bei der Phenylketonurie demnach 1/100. Daraus lässt sich die Genfrequenz p für A errechnen:

p = 1 − q = 1 − 1/100 = 99/100

Wie oben angegeben beträgt die Wahrscheinlichkeit für Heterozygotie (Aa) 2pq. Setzt man die 99/100 der Einfachheit halber gleich 1, ergibt sich folgende Rechnung für die Heterozygotenwahrscheinlichkeit:

$$2pq = 2 \times 1 \times \sqrt{q^2} = 2 \times 1/100 = 1/50$$

Die Heterozygotenfrequenz für die Phenylketonurie in dieser Population liegt demnach bei 1/50.

Homozygotenwahrscheinlichkeit: Mit derselben Formel kann die Homozygotenwahrscheinlichkeit q^2 berechnet werden, wenn die Heterozygotenfrequenz gegeben ist, wenn also z. B. bekannt ist, dass für ein bestimmtes Allel jeder 50. Mensch heterozygoter Genträger ist. Also ist die Heterozygotenwahrscheinlichkeit:

$$2pq = 1/50$$

Ziel der Berechnung ist die Genfrequenz q des veränderten Allels, wobei p wieder gleich 1 gesetzt wird:

$$2 \times 1 \times q = 1/50 \rightarrow q = 1/100$$

Die Homozygotenwahrscheinlichkeit entspricht q^2 und beträgt in diesem Beispiel demnach 1/10 000.

MERKE Die Genfrequenz ist populationsabhängig! Die Genhäufigkeiten einer Erkrankung können sich zwischen 2 Populationen unterscheiden.

Balancierter Polymorphismus: Ein Heterozygotenvorteil liegt vor, wenn ein mutiertes Allel, das eigentlich zu einem Selektionsnachteil für seinen Träger führen sollte, überdurchschnittlich häufig vorkommt. Zwischen diesem Heterozygotenvorteil stellt sich zum Selektionsnachteil ein Gleichgewichtszustand her, der als **balancierter Polymorphismus** bezeichnet wird. Ein solcher balancierter genetischer Polymorphismus wurde für das **Sichelzellgen** nachgewiesen, da ein heterozygoter Trägerstatus einen Selektionsvorteil gegenüber beiden Arten von Homozygoten in Regionen bietet, in denen die tropische Malaria auftritt. Der Selektionsvorteil der Heterozygoten wird auch **Heterosis** genannt.

8 Klinische Genetik

8.1 Zwillinge

Die meisten Zwillingspaare sind zweieiig. Sie unterscheiden sich in Genom und Aussehen voneinander wie Geschwister. Der Verwandtschaftskoeffizient beträgt bei ihnen ½. Eineiige Zwillinge dagegen stimmen in ihrem Genom zu 100 % überein. Dennoch kann die Genexpression durch epigenetische Regulationsmechanismen Unterschiede zwischen beiden Zwillingspartnern aufweisen. Durch die Analyse **genetischer Polymorphismen** (DNA-Fingerprinting bzw. genetischer Fingerabdruck) kann eine Eineiigkeit von Zwillingen eindeutig bewiesen werden.

MERKE Die „echten" Fingerabdrücke eineiiger Zwillinge sind nicht identisch.

Hauttransplantate zwischen eineiigen Zwillingen heilen aufgrund des identischen HLA-Status komplikationslos ab, bei zweieiigen Zwillingen würde es zu einer Abstoßungsreaktion kommen.

Anhand der Zwillingsforschung kann untersucht werden, ob ein bestimmtes Merkmal ausschließlich genetisch bedingt ist oder durch exogene Faktoren moduliert werden kann. Ein Merkmal liegt **konkordant** vor, wenn es bei beiden Zwillingen vorkommt. Dagegen besteht eine **Diskordanz**, wenn das Merkmal nur bei einem Zwilling auftritt. Konkordanz und Diskordanz können bei ein- und bei zweieiigen Zwillingen ermittelt und miteinander verglichen werden und lassen somit eine Aussage über die Erblichkeit eines bestimmten Merkmals zu. Wenn die Konkordanzdaten einer Erkrankung stark zwischen eineiigen und zweieiigen Zwillingspaaren variieren, wird eine genetische Ursache der Erkrankung angenommen (z. B. bei der Schizophrenie).

Das Ausmaß der Umwelteinflüsse auf ein Merkmal kann vor allem durch den Vergleich von gemeinsam aufgewachsenen mit getrennt aufgewachsenen eineiigen

Zwillingen analysiert werden. Für die Schizophrenie (s. Psychiatrie [S. B1031]) wurde beispielsweise nachgewiesen, dass die genetische Prädisposition eine größere Rolle als mögliche Umweltfaktoren spielt.

Durch **Fehler bei der Datenerfassung** oder zu **kleine Patientengruppen** können die Ergebnisse einer Zwillingsuntersuchung verfälscht werden. Genetische Heterogenität, polygene Vererbung oder eine reduzierte Penetranz einer Erkrankung können weitere Fehlerquellen in der Analyse sein.

> **MERKE** Auf Basis von Zwillingsanalysen können keine definitiven Aussagen zu Erbgängen getroffen werden!

Auch auf eineiige Zwillinge können unterschiedliche Umweltfaktoren einwirken, z. B. eine unterschiedliche intrauterine Lage oder Versorgung über die Plazenta sowie geburtsbedingte Schädigungen wie z. B. zerebrale Hypoxie.

Chromosomenanomalien können bei einem Zwillingspartner bei **mitotischen Teilungen** auftreten, in diesen Fällen bestehen genetische Unterschiede auch zwischen eineiigen Zwillingen.

Nicht zuletzt sollten **Wechselwirkungen der Paargemeinschaft** berücksichtigt werden. So können auch durch eineiige Zwillinge selbst Abgrenzungen erwünscht sein, die sich durch unterschiedliche Neigungen, Interessen oder schulische Leistungen äußern können. Andererseits können eineiige Zwillinge auch besonders eng emotional miteinander verbunden sein, sodass sie ein identisches Verhalten zeigen.

8.2 Genetische Diagnostik und Beratung

8.2.1 Grundlagen

Ziel der genetischen Beratung ist es, die betroffenen Familien ausführlich über die Erkrankung, die medizinischen und biologischen Fakten sowie über die Erkrankungsrisiken zu informieren und ihnen eine individuelle Entscheidungshilfe anzubieten.

Indikation: Häufigster Anlass für eine genetische Beratung von Eltern ist die **Geburt eines Kindes** mit angeborenen Fehlbildungen, Entwicklungsstörungen oder einer vermuteten genetischen Erkrankung. Wenn in der **Familie eines Elternteils** eine Erbkrankheit aufgetreten ist oder wenn ein Elternteil selbst von einer genetischen Erkrankung betroffen ist, wird eine genetische Beratung von einem Paar mit Kinderwunsch in Anspruch genommen. Ein **erhöhtes Alter der Eltern** sowie eine **Verwandtenehe** stellen weitere Indikationen zur genetischen Beratung dar. Eine **habituelle Abortneigung** sollte – nach Ausschluss einer gynäkologischen Ursache – ebenfalls humangenetisch abgeklärt werden. Eine genetische Konsultation kann auch erfolgen, wenn ein ungeborenes Kind einer **teratogenen Noxe** (Infektionen, Medikamente, Drogen, Alkohol, Strahlen) ausgesetzt war.

Anamnese und Stammbaum: Im Rahmen der genetischen Beratung sollte immer eine möglichst **ausführliche Familienanamnese** erhoben werden. Es sollte nach Erkrankungen der Verwandten, nach Fehlgeburten sowie nach der ethnischen Herkunft und ggf. vorhandener Blutverwandtschaft gefragt werden. Die Konfrontation des ungeborenen Kindes mit möglichen teratogenen Noxen in der Schwangerschaft sollte ebenfalls abgefragt werden. Wenn ein Patient eine genetische Diagnostik und Beratung sucht, sollten **immer** Stammbäume erstellt werden (Abb. 6.1).

Wiederholungsrisiko: Die Frage nach dem Wiederholungsrisiko ist eine zentrale Frage von besorgten Eltern, die bereits ein Kind mit einer erblichen Erkrankung haben oder selbst von einem genetischen Defekt betroffen sind. Das Wiederholungsrisiko kann auf Basis der genetischen Untersuchungsergebnisse der Familie unter Zuhilfenahme von statistischen Daten individuell berechnet werden. Dabei muss jedoch bei der Beratung berücksichtigt werden, dass das Wiederholungsrisiko lediglich eine **Wahrscheinlichkeit**, jedoch keinen mit Sicherheit eintretenden Effekt bzw. keine Tatsache ausdrückt. Bei Erkrankungen, bei denen der HLA-Typ eine Rolle spielt (keine Erbkrankheiten im engeren Sinne wie z. B. ein Diabetes mellitus), kann das Wiederholungsrisiko durch die HLA-Typisierung präzisiert werden.

> **MERKE** Das Wiederholungsrisiko einer Erbkrankheit lässt sich nicht immer vom Krankheitsbild allein ableiten, sondern muss häufig auf Basis von verschiedenen krankheits- und familienbezogenen Faktoren berechnet werden.

Wichtige Gesichtspunkte für die Beratung: Der ratsuchenden Familie sollte vorurteilsfrei begegnet werden. Eugenische Gesichtspunkte dürfen und sollten nicht bei der Beratung berücksichtigt werden. Ferner sollte den ratsuchenden Personen die Möglichkeit einer psychologischen Konsultation angeboten werden.

> **MERKE** Eine genetische Beratung hat nichtdirektiv zu erfolgen.

Der Familie sollten wertfrei Informationen über die Erkrankung mit auf den Weg gegeben werden, insbesondere über den Schweregrad und die Therapiemöglichkeiten der Erkrankung. Auch über die Pränataldiagnostik und die Möglichkeit eines Schwangerschaftsabbruchs sollte gesprochen werden. Ferner sollten Frauen mit habituellen Aborten auf embryo- und fetalpathologische Untersuchungen hingewiesen werden.

8.2.2 Wiederholungsrisiko bei autosomal-rezessiven Erbkrankheiten

Das Risiko von **zwei heterozygoten gesunden** Elternteilen, ein homozygot erkranktes Kind zu zeugen, liegt bei 25 %. Daher liegt auch das Wiederholungsrisiko für ein weiteres erkranktes Kind bei **25 %**. Weitere Informationen s. Kap. Autosomal-rezessiver Erbgang [S. B453].

Häufig suchen gesunde Geschwister oder andere Verwandte einer erkrankten Person mit der Frage nach dem Wiederholungsrisiko dieser Erkrankung eine genetische Beratung auf. Dieses kann berechnet werden aus:
- der **Heterozygotenfrequenz des Partners** (Heterozygotenfrequenz in der Bevölkerung nach dem Hardy-Weinberg-Gesetz [S. B459])
- der **eigenen Heterozygotenwahrscheinlichkeit** sowie
- dem **Erkrankungsrisiko für ein Kind zweier heterozygoter Elternteile** (= 25 % bzw. ¼).

Beispiel 1: Ein Mann, dessen Mutter an zystischer Fibrose erkrankt ist, möchte eine Familie gründen. In der Familiengeschichte der Frau gibt es keine Hinweise auf die Erkrankung, sie entstammt einer Population mit einer Häufigkeit für zystische Fibrose von 1:2500. Im Rahmen einer genetischen Beratung möchte der Mann wissen, wie hoch das Risiko für sein Kind wäre, ebenfalls zu erkranken.

Die **Heterozygotenfrequenz** [S. B459] **des Partners** errechnet sich aus der Erkrankungshäufigkeit in der Population, die der Homozygotenfrequenz q^2 entspricht, in diesem Fall 1/2500. Daraus folgt eine Heterozygotenfrequenz (2pq) von
- 2 × 1 × 1/50, also von 1/25.

Die **Heterozygotenwahrscheinlichkeit des Ratsuchenden** liegt bei 1, da seine Mutter erkrankt und somit homozygot ist. Daraus ergibt sich ein Risiko für das Kind von 1/100:

$$\frac{1}{25} \times 1 \times \frac{1}{4} = \frac{1}{100}$$

Beispiel 2: Ein Mann mit einem an einer autosomal-rezessiv vererbten Erkrankung leidenden Neffen (Sohn des Bruders) möchte zusammen mit seiner aus einer unauffälligen Familie stammenden Frau ein Kind. Die Häufigkeit der Erkrankung beträgt in der Population 1:40 000. Wie hoch ist die Wahrscheinlichkeit, dass das Kind ebenfalls erkrankt?

Die **Heterozygotenfrequenz** [S. B459] **des Partners** (2pq) entspricht 2 × 1 × 1/200, also 1/100. Da der Neffe homozygot für die Erkrankung ist, muss der Bruder des Ratsuchenden heterozygot sein. Die **eigene Heterozygotenwahrscheinlichkeit** beträgt also ½. Die Wahrscheinlichkeit einer Erkrankung des Kindes liegt daher bei 1/800:

$$\frac{1}{100} \times \frac{1}{2} \times \frac{1}{4} = \frac{1}{800}$$

Beispiel 3: Eine gesunde Frau möchte mit einem an einer autosomal-rezessiven Erkrankung leidenden Mann ein gemeinsames Kind. Die Häufigkeit der Erkrankung in der Population der Frau beträgt 1:2500. Wie hoch ist das Risiko, dass das Kind erkrankt?

Die Heterozygotenfrequenz der Frau liegt bei 1/25. Da es sich hier nicht um 2 heterozygote Elternteile handelt, kann in diesem Fall nicht einfach ¼ als Erkrankungsrisiko für das Kind eingesetzt werden, sondern beide Elternteile werden getrennt berücksichtigt: Die Wahrscheinlichkeit, dass der Mann ein mutiertes Allel weitergibt, ist aufgrund seiner Homozygotie 1. Die Wahrscheinlichkeit, dass die Frau im Fall einer Heterozygotie ein krankheitsverursachendes Allel weitergibt, liegt bei ½. Das Risiko für das Kind liegt demnach bei 1/50:

$$\frac{1}{25} \times 1 \times \frac{1}{2} = \frac{1}{50}$$

MERKE Je seltener ein rezessiv vererbtes mutiertes Allel in der Normalbevölkerung ist, desto unwahrscheinlicher ist es, dass 2 Heterozygote zufällig aufeinandertreffen und Nachkommen zeugen.

Zur Ermittlung des Wiederholungsrisikos kann ein Heterozygotentest [S. B454] durchgeführt werden.

8.2.3 Wiederholungsrisiko bei autosomal-dominanten Erbkrankheiten

Bei einem Elternteil mit einer autosomal-dominant vererbten Krankheit mit vollständiger Penetranz liegt das Wiederholungsrisiko für das Kind bei **50 %** (Berechnung: 100 % Penetranz × 50 % Wahrscheinlichkeit der Weitervererbung des mutierten dominanten Allels). Bei Erkrankungen mit reduzierter Penetranz ist auch das Wiederholungsrisiko geringer, obwohl die Wahrscheinlichkeit für das Tragen des mutierten Allels gleich bleibt. Daher können Erkrankungen mit reduzierter Penetranz auch Generationen „überspringen".

Zum Mutationsnachweis stehen alle molekulargenetischen Methoden zur Verfügung.

Neumutanten: Das sporadische Auftreten autosomal-dominanter Erkrankungen bei einem Kind in bisher gesunden Familien ist i. d. R. auf eine Neumutation während der **Meiose** zurückzuführen. Bei diesen Spontanmutationen besteht kein erhöhtes Wiederholungsrisiko bei einem zweiten Kind. Durch beispielsweise ein erhöhtes Alter des Vaters oder andere Einflüsse kann die Spontanmutationsrate allgemein (und nicht spezifisch für eine Erkrankung) erhöht sein. Erkrankungen mit erhöhter Neumutationsrate sind Apert-Syndrom und Achondroplasie.

MERKE Für die Nachkommen der erkrankten Person ist das Wiederholungsrisiko allerdings erhöht!

Keimzellmosaik: Ein Keimzellmosaik entsteht durch eine Mutation während der Keimbahnentwicklung (**Mitose**) der Eltern. Wenn mehrere Kinder gesunder Eltern an einer autosomal-dominanten Erkrankung leiden, ist dies auf ein Keimzellmosaik zurückzuführen. Das Wiederholungsrisiko beim nächsten Kind liegt je nach Erkrankung zwischen 5 und 10 %.

Bei einem Kind mit einer autosomal-dominanten Erkrankung, das gesunde Eltern hat, wird für die folgenden Schwangerschaften häufig eine Pränataldiagnostik empfohlen, um ein Keimzellmosaik von einer Neumutation unterscheiden zu können.

8.2.4 Wiederholungsrisiko bei Krankheiten mit geschlechtsgebundener Vererbung

Bei der Beurteilung des Wiederholungsrisikos von Krankheiten [S. B454] mit geschlechtsgebundenem Erbgang ist relevant, welcher Elternteil das mutierte Allel trägt und welches Geschlecht die Nachkommen haben. Zum Mutationsnachweis stehen alle molekulargenetischen Methoden zur Verfügung.

Das Risiko einer Frau, Konduktorin zu sein, kann häufig auch aus dem Stammbaum abgeleitet werden. Gegebenenfalls sind Heterozygotentests [S. B454] möglich. Diese stehen jedoch nicht für alle rezessiven Leiden zur Verfügung und führen nicht immer zu einem eindeutigen Ergebnis.

8.2.5 Wiederholungsrisiko bei multifaktoriell bedingten Erbkrankheiten

Das Wiederholungsrisiko multifaktoriell bedingter Erbkrankheiten kann nicht aufgrund von statistischen Berechnungen ermittelt werden. Daher müssen empirisch erhobene Wiederholungsstatistiken zur Risikoermittlung herangezogen werden (**Tab. 8.1**). Im Gegensatz zu monogenen Erbleiden ist bei multifaktoriell bedingten Erkrankungen die **Anzahl bereits erkrankter Geschwister** sehr wichtig.

Carter-Effekt: Ferner ist das Erkrankungsrisiko der Nachkommen vom Geschlecht des erkrankten Elternteils abhängig. So haben die Nachkommen ein höheres Wiederholungsrisiko, wenn der erkrankte Elternteil dem seltener betroffenen Geschlecht angehöre (sog. Carter-Effekt). Die hypertrophische Pylorusstenose tritt beispielsweise bei Söhnen erkrankter Mütter mit einer Häufigkeit von knapp 20 % auf, während die angeborene Hüftgelenkluxation bei Töchtern erkrankter Väter mit einer Häufigkeit von 7 % vorkommt.

Erbprognosen häufiger Erkrankungen: Nachkommen von Patienten mit häufigen multifaktoriell bedingten Erkrankungen wie Diabetes mellitus, Epilepsie oder Schizophrenie haben ein erhöhtes Risiko, die gleiche Erkrankung zu entwickeln. Erbprognosen sind jedoch schwierig zu treffen, da auch Umgebungsfaktoren eine Rolle in der Pathogenese [S. B457] spielen.

8.2.6 Wiederholungsrisiko bei Chromosomenaberrationen

Zur Abschätzung des Wiederholungsrisikos von Chromosomenaberrationen ist eine **Chromosomenanalyse** notwendig. So kann die zugrunde liegende Anomalie zytogenetisch diagnostiziert werden. Am Beispiel des Down-Syndroms ist das Wiederholungsrisiko für verschiedene genetische Konstellationen in **Abb. 8.1** erläutert.

Alter der Mutter: Mit dem Alter der Mutter steigt das Risiko für eine meiotische Nondisjunction und damit für freie Trisomien an. Bei Frauen unter 30 Jahren liegt das Wiederholungsrisiko für ein zweites Kind mit einer Trisomie 21 bei 1 %, bei über 38-jährigen Frauen dagegen bei 2–5 %.

> **MERKE** Chromosomenstörungen durch eine meiotische Nondisjunction treten bei älteren Frauen (> 38 Jahre) deutlich häufiger auf als bei jüngeren Frauen (< 30 Jahre).

Allgemein ist das Wiederholungsrisiko für ein Kind mit einer durch eine Nondisjunction verursachten Chromosomenaberration erhöht, wenn bereits ein Kind mit einer solchen Chromosomenaberration geboren wurde. Allerdings muss nicht wieder das gleiche Chromosom von der Aberration betroffen sein. Das Wiederholungsrisiko von Translokationstrisomien (mit Ausnahme einer De-novo-Mutation) und partiellen Trisomien nimmt dagegen nicht mit dem mütterlichen Alter zu, sondern ist per se durch die Chromosomenstörung der Eltern erhöht.

Habituelle Aborte und Infertilität: Beide Ereignisse werden manchmal durch balancierte Chromosomenanomalien bei einem der Elternteile hervorgerufen. Daher sollte nach dem dritten Abort neben einer gynäkologischen Diagnostik auch eine genetische Diagnostik eingeleitet werden. Dabei sollte eine **Chromosomenanalyse** bei **beiden Elternteilen** durchgeführt werden, da auch Chromosomenanomalien des Mannes habituelle Aborte der Frau [S. B449] auslösen können.

Eine weitere Ursache von Infertilität können gonosomale Chromosomenaberrationen sein, daher ist auch in diesen Fällen eine Chromosomenanalyse indiziert.

8.3 Pränatale Diagnostik

Siehe Gynäkologie und Geburtshilfe [S. B397].

8.4 Pharmakogenetik

DNA-Polymorphismen von Genen, die für arzneimittelabbauende Enzyme codieren, können ein Grund dafür sein, dass die Blutkonzentrationen von Arzneimitteln, die von diesen Enzymen abgebaut werden, große interindividuelle Unterschiede zeigen können. Indem so der therapeutische Bereich der Blutkonzentrationen des Medikaments unter- oder überschritten werden kann, können DNA-Polymorphismen von arzneimittelabbauenden Enzymen zum einen die **Wirksamkeit** und zum anderen die

Tab. 8.1 Empirisches Wiederholungsrisiko für multifaktoriell bedingte Erkrankungen

Erkrankung	Risiko für 1. Kind *	Risiko für 2. Kind **	Risiko für 3. Kind **
Lippen-Kiefer-Gaumen-Spalte (beidseitig)	0,2 %	4 %	9 %
Neuralrohrdefekte	0,1 %	2–5 %	10–12 %
angeborene Herzfehler	0,5–0,8 %	2–4 %	10–12 %

* bei gesunden Eltern
** bei erkranktem Geschwisterkind und gesunden Eltern

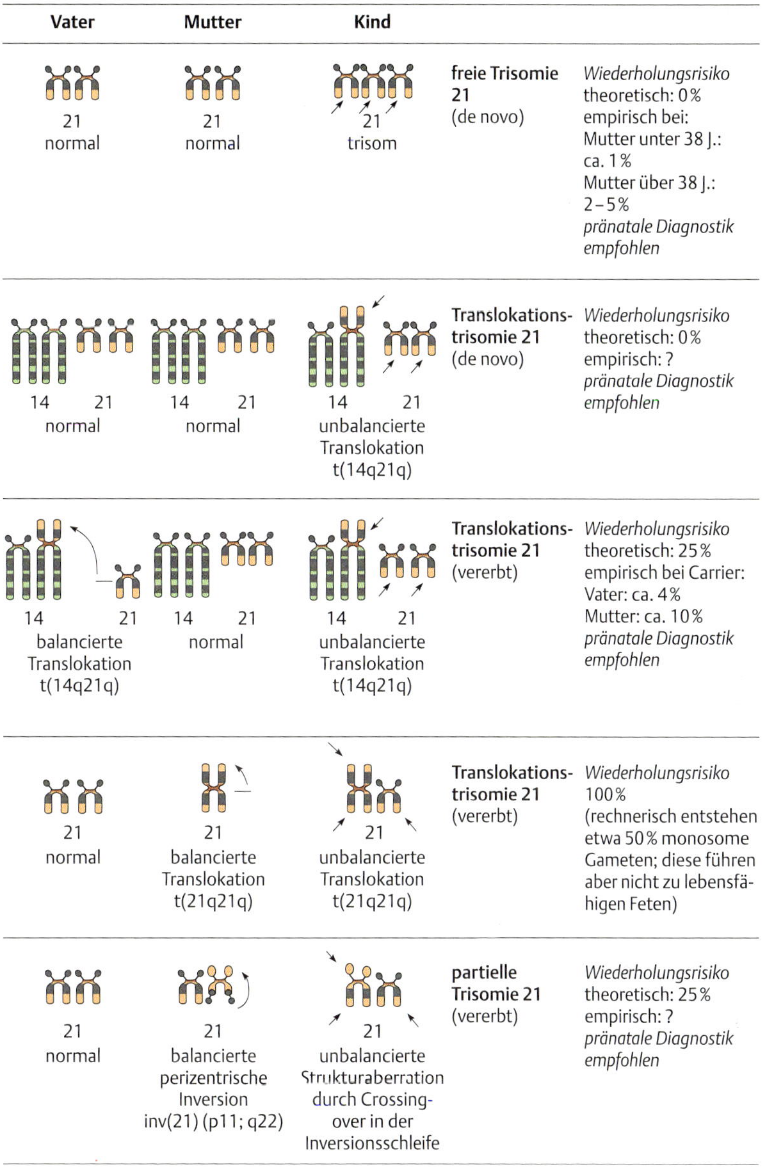

8.4 Pharmakogenetik

Abb. 8.1 Zytogenetische Aberrationstypen und deren Wiederholungsrisiko für Trisomie 21. (aus: Murken et al., Taschenlehrbuch Humangenetik, Thieme, 2011)

Vater	Mutter	Kind		
21 normal	21 normal	21 trisom	freie Trisomie 21 (de novo)	Wiederholungsrisiko theoretisch: 0% empirisch bei: Mutter unter 38 J.: ca. 1% Mutter über 38 J.: 2–5% pränatale Diagnostik empfohlen
14 21 normal	14 21 normal	14 21 unbalancierte Translokation t(14q21q)	Translokationstrisomie 21 (de novo)	Wiederholungsrisiko theoretisch: 0% empirisch: ? pränatale Diagnostik empfohlen
14 21 balancierte Translokation t(14q21q)	14 21 normal	14 21 unbalancierte Translokation t(14q21q)	Translokationstrisomie 21 (vererbt)	Wiederholungsrisiko theoretisch: 25% empirisch bei Carrier: Vater: ca. 4% Mutter: ca. 10% pränatale Diagnostik empfohlen
21 normal	21 balancierte Translokation t(21q21q)	21 unbalancierte Translokation t(21q21q)	Translokationstrisomie 21 (vererbt)	Wiederholungsrisiko 100% (rechnerisch entstehen etwa 50% monosome Gameten; diese führen aber nicht zu lebensfähigen Feten)
21 normal	21 balancierte perizentrische Inversion inv(21)(p11;q22)	21 unbalancierte Strukturaberration durch Crossing-over in der Inversionsschleife	partielle Trisomie 21 (vererbt)	Wiederholungsrisiko theoretisch: 25% empirisch: ? pränatale Diagnostik empfohlen

Sicherheit einer medikamentösen Behandlung beeinträchtigen. Erhöhte Blutkonzentrationen von Arzneimitteln sind i. d. R. mit einem höheren Risiko für das Auftreten von unerwünschten Arzneimittelwirkungen vergesellschaftet.

> **MERKE** Mutanten von arzneimittelmetabolisierenden Enzymen oder von Arzneimitteltransportern können zu atypischen Arzneimittelwirkungen führen, wie z. B. Wirkungsverstärkung oder Wirkungsverlust.

N-Acetyltransferase-Polymorphismus: Der Polymorphismus der **N-Acetyltransferase 2** (NAT 2), auf die eine multiple Allelie zutrifft, begründete die pharmakogenetische Forschung. Die NAT 2 ist für die Acetylierung des Medikaments Isoniazid verantwortlich, welches in der Tuberkulosetherapie eingesetzt wird. Bei einigen Patienten wurden erhöhte Isoniazid-Serumspiegel festgestellt, die mit vermehrten Nebenwirkungen (periphere Neuropathie, lupusähnliche Symptome) einhergingen, obwohl sie die gleiche Dosis wie Patienten erhalten hatten, die normale Serumspiegel aufwiesen. Genetische Analysen ergaben, dass sich durch Kombination verschiedener NAT 2-Allele 2 verschiedene Phänotypen ausbilden können: **langsame** und **schnelle Acetylierer.** Der Erbgang für die „langsamen" Allele ist autosomal-rezessiv. Die Häufigkeit der schnellen Acetylierer schwankt je nach Population zwischen 5 und 95 %. Bei langsamen Acetylierern sollte eine Dosisreduktion von Isoniazid und anderen Medikamenten, die über die NAT 2 abgebaut werden, vorgenommen werden. Der Acetyliererstatus kann über die Bestimmung des Genotyps ermittelt werden.

Serumcholinesterasemangel: Bei einem genetisch bedingten Mangel der Serumcholinesterase kann die Gabe von **Succinylcholin** einen lang andauernden **Atemstillstand** auslösen.

Glukose-6-phosphat-dehydrogenasemangel: Der Glucose-6-phosphat-dehydrogenasemangel (**Favismus**) führt nach der Einnahme folgender Triggerstoffe zu einer **Hämolyse** mit Ikterus:
- Fava-Bohnen
- Ascorbinsäure (Vitamin C) in hohen Dosen
- Medikamente
  - Sulfonamide
  - weitere antibakteriell wirksame Medikamente (Chloramphenicol, Ciprofloxacin, Trimethoprim, Nitrofurantoin, Tuberkulostatika)
  - Acetylsalicylsäure.

Maligne Hyperthermie: Ferner wurde eine autosomal-dominant vererbte Mutation für die Prädisposition zur malignen Hyperthermie (s. Anästhesie [S.B81]), einer Störung des Kalziumtransports in der Muskelzelle, verantwortlich gemacht.

Cytochrom-P450-Familie: Viele arzneistoffmetabolisierende Enzyme, u. a. auch aus der Cytochrom-P450-Familie (CYP2C9, CYP2C19, CYP2D6), liegen polymorph vor. Der genetische Wildtyp ist phänotypisch als **extensive metabolizer** gekennzeichnet. Es wurden Allele identifiziert, die in homozygotem Zustand zu einer verminderten Aktivität dieser Enzyme führen (**poor metabolizer**) oder die mit einer erhöhten Aktivität einhergehen (**ultra-rapid metabolizer**).

Bei der Therapie von Brustkrebspatientinnen mit dem selektiven Östrogen-Rezeptor-Modulator **Tamoxifen** ist der Polymorphismus von **CYP2D6** von klinischer Relevanz. Tamoxifen ist ein Pro-Drug, das erst durch CYP2D6 zum aktiven Inhaltsstoff umgewandelt wird. Bei **CYP2D6-poor-Metabolizern** ist es jedoch nahezu wirkungslos, da es nicht enzymatisch verarbeitet werden kann und unverändert ausgeschieden wird.

Die Pharmakogenetik ermöglicht außerdem die **maßgeschneiderte Pharmakotherapie** genetischer Erkrankungen. Bei Vorliegen bestimmter somatischer Mutationen der entarteten Zellklone werden gezielt Antikörper eingesetzt, die in den aberranten Zelllinien wirken und pathologische Genprodukte blockieren können. Beispielsweise wurde **Imatinib**, ein spezifischer Inhibitor der Tyrosinkinase BCR-ABL zur Therapie der chronischen myeloischen **Leukämie** entwickelt. Das Medikament sollte nur eingesetzt werden, wenn tatsächlich ein **Philadelphia-Chromosom** [S.B450] vorliegt, da es ansonsten wirkungslos ist. Aufgrund der guten Remissionsraten ist Imatinib als Therapie der BCR-ABL-positiven CML anerkannt.

B 17 Pädiatrie

1 Besonderheiten in der Pädiatrie 466
2 Das gesunde Neugeborene 469
3 Wachstum und Entwicklung 474
4 Impfungen 482
5 Ernährung 482
6 Erkrankungen von Früh- und Neugeborenen 484
7 Genetisch bedingte Fehlbildungen und Syndrome 518
8 Stoffwechselerkrankungen 530
9 Endokrinopathien 545
10 Pädiatrische Infektionskrankheiten 551
11 Immunologische und rheumatologische Erkrankungen 561
12 Blut und blutbildende Organe 563
13 Herz und Kreislauf 566
14 HNO- und Atmungsorgane 577
15 Gastroenterologie 584
16 Niere, ableitende Harnwege und äußere Geschlechtsorgane 592
17 Störungen des Wasser-, Elektrolyt- und Säure-Basen-Haushalts 598
18 Skelett und Muskulatur 600
19 Nervensystem 603
20 Haut 605
21 Kinder- und Jugendpsychiatrie 605
22 Tumorerkrankungen 606
23 Notfälle im Kindesalter 612
24 Plötzlicher Kindstod 614
25 Sozialpädiatrie 615

d1 28.05.15 18 S.
d2 28.05.15 43 S.
d3 30.05.15 35 S.
d4 31.05.15 15 S.

1 Besonderheiten in der Pädiatrie

1.1 Erhebung der Anamnese im Kindesalter

Die pädiatrische Anamnese bedarf – je nach Alter und Entwicklungsstand des Kindes – einer unterschiedlichen Vorgehensweise. Eine sorgfältige Anamnese ist Voraussetzung für die gezielte körperliche Untersuchung.

Im **Neugeborenen-** und **Säuglingsalter** wird die Anamnese des Kindes immer bei Mutter, Vater oder einer anderen zuverlässigen Bezugsperson erhoben (**Fremdanamnese**). Auch das Verhalten des Kindes kann Aufschluss über seinen Gesundheitszustand geben: z. B. ist ein hoch fieberndes Kind eher apathisch. Den Entwicklungsstand kann man u. a. beurteilen, indem man beobachtet, wie das Kind mit seiner Bezugsperson, Fremden oder mit Spielzeug umgeht.

Ab dem **Kindergartenalter** kann das Kleinkind spielerisch und unter Verwendung einer altersgerechten Sprache in die Anamneseerhebung miteinbezogen werden. Die Schilderungen des Kindes müssen mit der Fremdanamnese abgeglichen werden. Kleinkinder projizieren Schmerzen oft in den Bauch, da sie sie noch nicht gut lokalisieren können. **Schulkinder** und **Jugendliche** beschreiben ihre Symptome zielgerichtet. Wenn psychosomatische Ursachen vorliegen könnten, ist eine gründliche Anamnese besonders wichtig. **Tab. 1.1** zeigt die verschiedenen pädiatrischen Bezeichnungen.

Krankheitsbezogene Anamnese:
- Anamnese zum **aktuellen Krankheitsbild** (Krankheitsbeginn, Verlauf, Begleitsymptome, bisherige Therapie)
- Anamnese zu **Grunderkrankungen** (z. B. angeborene Herzfehler, Fehlbildungen, Stoff… bisherigen Erkrankungen (z. … gemachte Kinderkrankheiten w… Mumps, Masern oder Röteln, … kungen im Neugeborenenalter, … stationären Aufenthalten

Jüngere Kinder haben oft Angst vor Unt… oder vor einem Krankenhausaufenthalt. … Symptome in ihren Erzählungen abmil… sche Zeitangaben machen.

Medikamentenanamnese und I… mentenanamnese beinhaltet Fr… (z. B. Antipyretika) und der **dauernarten …** Prophylaxemaßnahmen: Vitamin D, Fluorid, andere Vitaminpräparate). Auch gezielt nach homöopathischen Arzneimitteln und Salben fragen!

Es sollte außerdem erfragt werden, welche Impfungen das Kind erhalten hat. Der **Impfstatus** (Vollständigkeit, Zeitpunkt, letzte Applikation eines Impfstoffs) sollte im Impfpass, wenn vorliegend, kontrolliert werden. Zu den Empfehlungen der ständigen Impfkommission (STIKO)

Tab. 1.1 Pädiatrische Bezeichnungen

Bezeichnung	Alter
Frühgeborenes	Gestationsalter < 37 Wochen
Neugeborenes	0–28 Tage
Säugling	4 Wochen bis 12 Monate
Kleinkind	jüngeres Kleinkind: 12 Monate bis 3 Jahre älteres Kleinkind: 3–6 Jahre
Schulkind	7–12 Jahre
Jugendliche	13–17 Jahre

s. Infektionserkrankungen [S. A507]. Auch bestimmte „Suchreaktionen" (z. B. Tuberkulintest oder Schweißtest) können im Impfpass vermerkt sein.

Familienanamnese: Bestehen Erb- und Stoffwechselkrankheiten bzw. bestimmte Risikofaktoren (z. B. Konsanguinität der Eltern)? Gab es Fehl- oder Totgeburten? Sind Geschwister verstorben? Erkrankungsanamnese der Eltern und Geschwister erheben.

Schwangerschafts- und Geburtsanamnese: Schwangerschaftsanamnese der Mutter: bisherige Geburten, Alter bei Geburt, Erkrankungen während der Schwangerschaft (Diabetes mellitus, HELLP-Syndrom), Alkohol-, Nikotin- oder Drogenabusus, Medikamenteneinnahme, Kontakt mit Röntgenstrahlen, Verlauf und Komplikationen (Blutungen) und Dauer der Schwangerschaft, prophylaktische Maßnahmen zur Geburt (Antibiose, Lungenreifung).

Geburtsanamnese:
- Geburtsgewicht, Länge, Kopfumfang
- Geburtsmodus (spontan, Vakuum-, Forzepsextraktion, Sectio) und Kindslage
- Geburtsverlauf (Komplikationen, Zyanose, Apnoe, Hypoglykämie, Krämpfe etc.)
- Geburtsverletzungen (z. B. Kephalhämatom, Klavikulafraktur, Torticollis, Fibromatosis colli)
- Apgar und arterieller Nabelschnurblut-pH
- Neugeborenenikterus
- Infektionen in der Neugeborenenperiode
- Durchführung des Neugeborenen-Screenings (Untersuchung auf: konnatale Hypothyreose, adrenogenitales Syndrom, Biotinidasemangel und Galaktosämie, ggf. Phenylketonurie).

Entwicklungs- und Ernährungsanamnese: Die Entwicklungsanamnese beinhaltet Fragen zur motorischen, neurologischen und intellektuellen Entwicklung des Kindes sowie Fragen nach eventuellen Regressionen (z. B. Bettnässen). Der Verlauf der Entwicklung sollte anhand der sog. „Meilensteine der Entwicklung" [S. B479] erfragt werden. Der Entwicklungsverlauf wird im Rahmen der **Vorsorgeuntersuchungen** [S. B474] dokumentiert.

Wichtige Informationen liefern außerdem Angaben zur Ernährung während der Säuglingszeit, als Kleinkind und Schulkind: z. B. Dauer des Stillens, Flaschennahrung, Beginn der Beikost, Zahl der Mahlzeiten, Nahrungsmenge pro Tag, Ernährungsschwierigkeiten, Allergien sowie Nahrungsunverträglichkeiten, Erbrechen und Stuhlkonsistenz und -häufigkeit.

Sozialanamnese: Die Sozialanamnese ist insbesondere bei Kindern und Jugendlichen mit psychosomatischen Erkrankungen von Relevanz: z. B. Familien- und Wohnverhältnisse, Betreuungssituation des Kindes, soziale Umgebung, Kindergarten- oder Schulbesuch.

1.2 Pädiatrische körperliche Untersuchung

Grundsätze: Bei der körperlichen Untersuchung sollten altersspezifische Besonderheiten und die psychische Verfassung des Kindes berücksichtigt werden (z. B. Angst, Schamgefühl). Der **Untersuchungsraum** sollte **warm** sein, genauso wie die Hände und das Stethoskop des Untersuchers.

Bei Säuglingen, Klein- und Schulkindern sollten routinemäßig die **Körpermaße** (Körperlänge, -gewicht und Kopfumfang) erfasst und die Werte bei den Vorsorgeuntersuchungen im gelben Untersuchungsheft bzw. in Perzentilkurven [S. B474] festgehalten werden.

Durchführung:
Körperliche Untersuchung: Die **Inspektion** kann schon während der Anamneseerhebung und des Ausziehens des Kindes erfolgen und so bereits erste Hinweise liefern auf den Allgemein- und Ernährungszustand, die Bewusstseinslage, Bewegung, Tonus, Schonhaltung, Hautveränderungen (Kolorit, Turgor, Durchblutung, Exanthem, Petechien, Verletzungen, Kratzspuren, Zeichen der Misshandlung) sowie auf Verhaltensauffälligkeiten.

Grundsätzlich sollte immer eine systematische **Reihenfolge** eingehalten werden (bei schreienden Säuglingen/Kindern jedoch oft nicht möglich). Untersuchungen, bei denen das Kind für die Befunderhebung möglichst ruhig sein soll (z. B. Auskultation), sollten möglichst zu Beginn erfolgen:
- Auskultation des Herzens
- Auskultation der Lunge
- Auskultation, Palpation und Perkussion des Abdomens
- Untersuchung des Kopfes (Fontanelle, Gesicht)
- Palpation des Halses (Schilddrüse, Lymphknoten, Claviculae, M. sternocleidomastoideus)
- Untersuchung der Extremitäten und der Leistenpulse beim Neugeborenen
- Untersuchung der Genital- und Analregion.

Unangenehme und instrumentelle Untersuchungen wie die Inspektion von Gehörgängen und Mund-Rachen-Raum sowie die Untersuchung der Augen sollten, gerade bei Kleinkindern, immer zuletzt erfolgen. **Tab. 1.2** zeigt Normwerte für Herz- und Atemfrequenz sowie den Blutdruck bei Kindern.

Tab. 1.2 Normwerte für Herzfrequenz, Blutdruck und Atemfrequenz bei Kindern

Alter	Herzfrequenz (/min)	RR syst (mmHg)	RR diast (mmHg)	Atemfrequenz (/min)
Frühgeborenes	140 (90–180)[1]	[2]		60
Neugeborenes	120 (80–170)	74	51	36–55
Säugling	120 (90–160)	85	64	23–34
Kleinkind 1–3 J.	110 (80–130)	91	63	19–26
Kleinkind 4–6 J.	100 (80–120)	95	59	
Schulkind 7–10 J.	90 (70–100)	97	58	18–22
Schulkind 11–12 J.	85 (65–105)	104	66	
Jugendliche ab 13 J.	80 (60–100)	109	70	16–20

[1] Abhängig vom Gestationsalter (GA): Frühgeborene mit einem niedrigen GA haben eine höhere Herzfrequenz.
[2] Der MAD entspricht ungefähr dem Gestationsalter. Normwerte für RR syst und RR diast liegen nicht vor.

Neurologische Untersuchung: Der Reflexstatus und die Meningismuszeichen sollten bei jeder Untersuchung geprüft werden. Die weitere neurologische Untersuchung verläuft je nach Alter unterschiedlich. Wichtig: Die **Befunde immer altersabhängig** beurteilen!

1.3 Pharmakotherapie im Kindesalter

1.3.1 Pharmakologische und toxikologische Besonderheiten

Zwischen der Pharmakokinetik von Erwachsenen und Neugeborenen bzw. Kindern gibt es wesentliche Unterschiede („Kinder sind keine kleinen Erwachsenen!"). Körperfett- und Körperwassergehalt sind in den einzelnen Entwicklungsphasen unterschiedlich und beeinflussen das Verteilungsvolumen von Arzneimitteln (**Tab. 1.3.**), was für die Dosierung von Relevanz ist. Pharmaka werden in der Pädiatrie i. d. R. nach dem **Körpergewicht** oder nach der **Körperoberfläche** (z. B. Hydrokortison) dosiert. Unerwünschte Arzneimittelnebenwirkungen sind häufiger als bei Erwachsenen.

Im Folgenden werden die Entwicklungsphasen der Pharmakokinetik und -dynamik differenziert dargestellt.

Tab. 1.3 Körperfett- und Körperwassergehalt in verschiedenen Altersgruppen

	Frühgeborene	Neugeborene	Kinder >1 Jahr	Erwachsene
Körperwassergehalt (extrazellulär)	50 %	45 %	25 %	20–25 %
Körperfettgehalt	3 %	12 %	30 %	>18 %

Die Übergänge zwischen den verschiedenen Phasen sind jedoch fließend.

Altersgemäße Besonderheiten:
Frühgeborene und Neugeborene: Da die Organsysteme noch unreif sind, kommt es
- zu einem unterschiedlichen **Absorptionsverhalten** von Medikamenten: noch neutrale Magensäure → gesteigerte Absorption bestimmter Antibiotika wie Penicillin oder Erythromycin bzw. geringere Aufnahme von Phenobarbital; variable Darmmotilität → variable Absorption; Pankreasenzyme ↓ → Aufnahme fettlöslicher Pharmaka wie z. B. Diazepam ↓
- zur **unterschiedlichen Verteilung** infolge des veränderten Verhältnisses von Körperwasser zu Körperfett: bei Neugeborenen schneller Wirkungseintritt (**Cave:** hohe Sättigungs- und niedrige Erhaltungsdosis!) von hydrophilen Pharmaka (z. B. Phenobarbital, Indometacin) und geringeres Verteilungsvolumen für fettlösliche Medikamente. Durch die noch nicht vollständig ausgebildete Blut-Liquor-Schranke können Arzneimittel (z. B. Morphin) zentrale Atem-, Kreislauf- und Temperaturregulationsstörungen verursachen.
- zur **verminderten Plasmaeiweißbindung** der Arzneimittel: Bilirubin konkurriert mit proteingebundenen Arzneimitteln (z. B. Sulfonamide) um freie Albuminmoleküle. Gefahr der Entstehung eines Kernikterus [S. B489] bei Gabe von Arzneimitteln mit hoher Eiweißbindung.
- zur **verlängerten Elimination** der Arzneimittel: unzureichende hepatische (Unreife von Cytochrom-P450-Enzymen und Biotransformationssystemen) und renale Eliminierungsmechanismen (herabgesetzte glomeruläre Filtration und tubuläre Sekretion). **Cave: unerwünschte Arzneimittelwirkungen!** Beispiel der unzureichenden Glukuronidierungskapazität ist das sog. Grey-Syndrom nach Chloramphenicolgabe (s. Pharmakologie [S. C460]).

Die Pharmakotherapie der Mutter in der Schwangerschaft kann postnatal einen Einfluss auf das Kind haben (Phenobarbitaleinnahme in der Schwangerschaft induziert fetale Enzymsysteme (CYP 2C 9, 2C 19 und 3A4).

Säuglinge und jüngere Kleinkinder: Die Säuglings- und Kleinkindphase ist durch Wachstum und Reifung aller Organsysteme gekennzeichnet, insbesondere von Leber, Niere sowie Nerven- und Immunsystem. Die hepatischen und renalen Ausscheidungssysteme reifen in den ersten Lebensmonaten.
Besonderheiten:
- Im Kleinkindalter ist die **metabolische Clearancekapazität** für viele Medikamente (v. a. Theophyllin) am stärksten ausgeprägt. Daher benötigen Kleinkinder von diesen Medikamenten eine höhere Dosis pro Kilogramm Körpergewicht als Erwachsene.
- Die **Hepatotoxizität** einiger Medikamente im Kleinkindalter weicht deutlich von der bei Erwachsenen beschriebenen ab: geringer hepatotoxisch sind z. B. Paracetamol oder Erythromycin; gesteigert hingegen Valproat.

- Die **zentralnervösen Nebenwirkungen** von Medikamenten sind abhängig von der Reife des Gehirns. Beobachtet werden insbesondere **paradoxe Reaktionen** (z. B. Hyperaktivität statt Sedierung nach Gabe von Sedativa) sowie **Langzeitfolgen** ZNS-wirksamer Medikamente (z. B. auf Neurotransmission und Myelinisierung).

Eine Unterscheidung in Sättigungs- und Erhaltungsdosis ist ab dem Kleinkindalter nicht mehr notwendig, Ausnahmen sind Digoxin und Phenobarbital.

Ältere Kleinkinder und Schulkinder: In dieser Altersgruppe muss vor allem geachtet werden auf Müdigkeit (z. B. bei Antihistaminika, Antihypertensiva und Psychopharmaka), Konzentrationseinschränkungen, vermindertes Längenwachstum und erhöhte Gewichtszunahme (z. B. bei Glukokortikoiden oder Immunsuppressiva) oder Inappetenz und Gewichtsabnahme als Nebenwirkungen von Stimulanzien.

Jugendliche: Denken an die Einnahme psychotroper Arzneimittel (Abhängigkeit), Einnahme von Anabolika, Amphetaminen, Vitaminpräparaten, Laxantien oder Diuretika infolge Unzufriedenheit mit dem eigenen Körper, Drogenabusus, Interaktionen mit hormonellen Kontrazeptiva. Chronisch kranke Kinder übernehmen langsam die Verantwortung für ihre Therapie (Compliance sicherstellen!).

> **MERKE** Weibliche Jugendliche sollten bis zum Ausschluss einer Schwangerschaft keine teratotoxischen Arzneimittel einnehmen.

1.3.2 Unerwünschte Arzneimittelwirkungen

Aufgrund der oben dargestellten Besonderheiten der kindlichen Pharmakokinetik müssen viele Medikamente in ihrer **Dosierung** an die pädiatrischen Bedürfnisse **angepasst** werden. Mit Vorsicht angewendet werden sollen u. a.:
- Chloramphenicol (in der Neonatalzeit: Grey-Syndrom mit Herz-Kreislauf-Versagen)
- Sulfonamide, Sulfonylharnstoffe, Ceftriaxon (in der Neonatalzeit Kernikterus)
- Tetrazykline (Schmelzverfärbung und Kariesanfälligkeit der Zähne, Wachstumsverzögerung bei Einnahme bis zum 8. Lebensjahr)
- Gyrasehemmer (in der Wachstumsperiode reversible Arthralgien)
- Salizylate (Reye-Syndrom [S. B590])
- Indometacin (in der Neonatalzeit akutes Nierenversagen)
- Neuroleptika (extrapyramidalmotorische Bewegungsstörungen)
- Metoclopramid (extrapyramidalmotorische Bewegungsstörungen)
- Digoxin (in der Neonatalzeit Herzrhythmusstörungen mit Hirnblutungen).

2 Das gesunde Neugeborene

2.1 Perinatologische Definitionen

Tab. 2.1 gibt einen Überblick über die wichtigsten perinatologischen Definitionen, die für das Verständnis des folgenden Kapitels von Bedeutung sind.

2.2 Postnatale Adaptation

Nach der Geburt muss sich das Neugeborene an die neue Lebensumgebung anpassen.

Kardiorespiratorisches System: Mit dem ersten Atemzug des Neugeborenen füllt sich die Lunge größtenteils mit Luft und eine regelmäßige Atmung setzt ein. Surfactant verhindert den Kollaps der Alveolen. Durch die **Lungenbelüftung** wird der Widerstand im Lungenkreislauf vermindert. Dies führt zu einer Umverteilung des Blutvolumens und zu einer gesteigerten Lungendurchblutung. In der Folge **verschließt** sich das **Foramen ovale funktionell** durch den Druckunterschied zwischen linkem (Hochdruck) und rechtem (Niederdruck) Vorhof, und der Blutfluss im Ductus arteriosus Botalli kehrt sich um. Lokale sauerstoffsensible Chemorezeptoren hemmen die Prostaglandinsynthese im Gefäßendothel, wodurch die Vasokonstriktion des Ductus arteriosus eingeleitet wird. Vollständig verschließt sich der **Ductus arteriosus** innerhalb von mehreren Stunden bzw. Tagen nach der Geburt. Die Unterschiede zwischen fetalem und neonatalem Kreislauf sind in Abb. 2.1 dargestellt.

Wärmeregulation: Nach der Geburt produziert das Neugeborene Wärme im **braunen Fettgewebe** und reduziert den Wärmeverlust über die Haut durch **Vasokonstriktion**, um seine Körpertemperatur konstant zu halten (Homöothermie). Subkutanes Fettgewebe dient der Isolation des Körpers. Trotz dieser Regulationsmechanismen kühlen

Tab. 2.1 Perinatologische Definitionen

Begriff	Definition
Gestationsalter (GA)	Dauer der Gestation, ausgedrückt in Wochen und Tagen, gerechnet ab dem 1. Tag der letzten Menstruation bis zur Geburt. Beispiel: 38 $^4/_7$ oder 38 + 4: 38 Wochen und 4 Tage
vorzeitige Wehen	Wehen vor 37 + 0 Schwangerschaftswochen
vorzeitiger Blasensprung	Blasensprung vor Beginn regelmäßiger Wehentätigkeit
frühzeitiger Blasensprung	Blasensprung mit Wehen vor Erreichen von 6 cm Muttermundsweite
Geburt	Komplette Ausstoßung oder Extraktion eines Feten mit mindestens 500 g Gewicht, ohne Berücksichtigung des Gestationsalters und unabhängig davon, ob die Nabelschnur abgetrennt oder die Plazenta dabei ist
Lebendgeburt	Lebenszeichen des Kindes nach Trennung vom Mutterleib, d. h. Herzaktion, Nabelschnurpulsation oder Einsetzen der Spontanatmung
Totgeburt	keine Lebenszeichen des Kindes nach Trennung vom Mutterleib
Fehlgeburt	Geburt eines Feten oder Embryos mit weniger als 500 g Gewicht ohne vorliegende Lebenszeichen, ohne Berücksichtigung des Gestationsalters, unabhängig davon, ob die Fehlgeburt induziert oder spontan war
Neugeborenes (NG)	lebend geborenes Kind ab der Geburt bis zum Alter von 28 Tagen
Termingeborenes	Geburt ab der vollendeten 37., jedoch vor der vollendeten 42. Schwangerschaftswoche (GA zwischen 259 und 293 Tagen)
Frühgeborenes (FG)	Geburt vor der vollendeten 37. Schwangerschaftswoche (SSW) (GA < 259 Tage)
übertragenes Neugeborenes	Geburt ab der vollendeten 42. Schwangerschaftswoche (GA > 293 Tage)
eutrophes Neugeborenes	Geburtsgewicht 10.–90. Perzentile Synonym: appropriate for gestational age (AGA)
hypertrophes Neugeborenes	Geburtsgewicht > 90. Perzentile Synonym: large for gestational age (LGA)
hypotrophes Neugeborenes	Geburtsgewicht < 10. Perzentile Synonym: small for gestational age (SGA), Mangelgeburt
intrauterine Wachstumsretardierung (IUGR)	Kinder mit Abknicken der intrauterinen Wachtumskurve. IUGR-Kinder müssen nicht SGA sein! (Perzentilkurven [S. B474])
low birth weight infant (LBW)	Geburtsgewicht < 2500 g
very low birth weight infant (VLBW)	Geburtsgewicht < 1500 g
extremely low birth weight infant (ELBW)	Geburtsgewicht < 1000 g

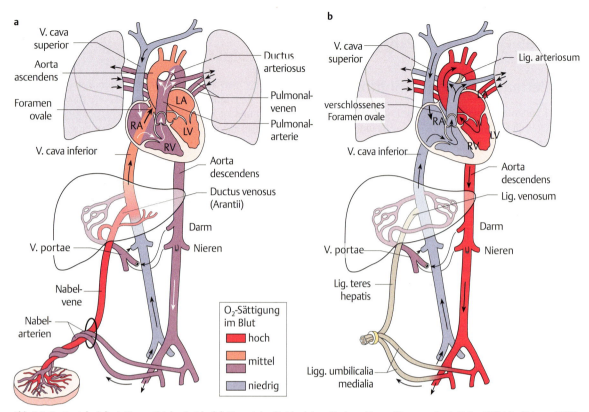

Abb. 2.1 **Postnatale Adaptation. a** Fetaler Kreislauf. **b** Neonataler Kreislauf. (aus Gortner, Meyer, Sitzmann, Duale Reihe Pädiatrie, Thieme, 2012)

unbekleidete Neugeborene (v. a. Mangelgeborene, die eine geringere subkutane Fettschicht haben) bei 22 °C Raumtemperatur aus.

Niere: Die Ausscheidung von Stoffwechselprodukten des Fetus erfolgt intrauterin vor allem über die Plazenta. Die Nieren des Fetus scheiden Urin in das Fruchtwasser aus. Zum Zeitpunkt der Geburt ist die **Nierenfunktion** (GFR, tubuläre Sekretion) noch deutlich **eingeschränkt**; sie reift innerhalb der ersten Monate. Die Harnkonzentrierungsfähigkeit der Niere wird postnatal gesteigert.

Der **erste Urin** wird oft während der Geburt oder unmittelbar danach abgegeben (Soll innerhalb von **72 h**).

Blutbildendes System: Die **Hämatopoese** findet beim Embryo im Dottersack (megaloblastische Phase), beim Fetus überwiegend in Leber und Milz (hepatoliene Phase) und ab dem 3. Trimenon insbesondere im Knochenmark (myeloische Phase) statt.

Das **Blutvolumen** beträgt bei der Geburt ca. 85 ml/kg KG. Streicht man die Nabelschnur zum Neugeborenen hin aus, erhöht sich der kindliche Hämatokrit. Fetale **Erythrozyten** sind größer und überleben kürzer als adulte. Das fetale **Hämoglobin** (HbF, bestehend aus 2 α- und 2 γ-Globinketten) hat eine höhere Affinität zu Sauerstoff (essenziell in der Schwangerschaft). Bei der Geburt beträgt der HbF-Anteil am Gesamthämoglobin ca. 80 %. Postnatal wird HbF durch HbA1 ersetzt, das aus 2 α- und 2 β-Globinketten besteht (nach dem 4. Lebensmonat HbF < 5 %).

Die Hämoglobinkonzentration nimmt postnatal kontinuierlich ab: **physiologische Trimenonanämie** [S. B563].

Unmittelbar postnatal haben Neugeborene eine **physiologische Leukozytose** (bis 20 000/μl) mit Linksverschiebung. Die **Thrombozytenzahl** liegt bei der Geburt im **unteren Normbereich** (140 000–190 000/μl) und steigt danach kontinuierlich an.

Wegen eines postpartalen Vitamin-K-Mangels kann ein Morbus hämorrhagicus neonatorum [S. B489] auftreten (Prophylaxe [S. B473]).

Verdauungstrakt und Leber: Der erste Stuhlgang, das **Mekonium**, ist grünlich-schwarz und enthält abgeschilfertes Schleimhautepithel, Galle und mit dem Fruchtwasser verschluckte Haare und Hautepithelien. **Innerhalb von 48 h sollte der erste Mekoniumabgang erfolgt sein.**

Wegen der Unreife der Leber und ihrer Biotransformationssysteme (Glukuronyltransferasen) ist die Ausscheidung des beim Hämoglobinabbau anfallenden Bilirubins verzögert. Es entsteht ein **physiologischer Neugeborenenikterus** [S. B489].

Energiestoffwechsel: Der **Blutzucker** des Neugeborenen sollte zwischen 45–62 mg/dl (2,5–3,4 mmol/l) liegen. Mit einer frühen Fütterung oder oralen Maltodextringabe lässt sich eine postnatale Hypoglykämie verhindern. Eine **postnatale Gewichtsabnahme** von bis zu 10 % des Geburtsgewichts ist physiologisch; sie ist v. a. durch die reduzierte Nahrungsaufnahme in den ersten Lebenstagen bei erhöhtem Verbrauch (**Katabolismus**) bedingt.

Tab. 2.2 **Apgar-Score**

Punkte	Aussehen	Puls	Grimassieren	Aktivität	Respiration
0	blass, blau	keine	keine	schlaff	keine
1	Stamm rosig, Extremitäten blau	< 100/min	grimassieren	gebeugte Extremitäten	langsam, unregelmäßig
2	Stamm und Extremitäten rosig	> 100/min	husten, niesen, schreien	aktive, spontane Bewegung	kräftiges Schreien

Ursachen der neonatalen Hypoglykämie:
- **transiente Hypoglykämie:** Frühgeborene, Neugeborene mit IUGR/SGA-Geburt, Asphyxie, Hypothermie, Sepsis, Kinder diabetischer Mütter, Tokolytikagabe an die Mutter (β-Agonisten)
- **persistierende Hypoglykämie:** kongenitaler Hyperinsulinismus (Insellzellhyperplasie, Nesidioblastose), Stoffwechselerkrankungen (z. B. Aminosäurestoffwechseldefekte, Glykogenspeicherkrankheiten, Galaktosämie, Fruktoseintoleranz).

Hormone: Siehe Kap. Schwangerschaftsreaktionen [S. B472].

Immunsystem: Während der Schwangerschaft werden dem Fetus Antikörper vom **Typ IgG transplazentar** von der Mutter übertragen (**humorale Leihimmunität**). Der Transfer beginnt in der 17. Schwangerschaftswoche und hält bis zur Geburt an. **Frühgeborene** haben somit einen **geringeren Infektionsschutz** (→ kürzere Transferzeit).

Die mütterlichen Antikörper werden innerhalb der ersten 3 Lebensmonate abgebaut, sodass der Infektionsschutz (sog. „Nestschutz") nur bis zum 3./4. Lebensmonat (LM) bestehen bleibt. Zu den Antikörpern in der Muttermilch s. Kap. Muttermilch [S. B483].

2.3 Beurteilung des Neugeborenen nach der Geburt

2.3.1 Apgar-Score

Der Apgar-Score dient der standardisierten Beurteilung von Neugeborenen nach der Geburt. Der Score wird **1, 5 und 10 min nach der Abnabelung** ermittelt. Der 1-min-Wert trifft eine Aussage darüber, ob Reanimationsmaßnahmen notwendig sind. Die Beurteilung des Neugeborenen erfolgt nach den Kriterien **A**ussehen (Hautfarbe), **P**ulsfrequenz, **G**rimassieren (beim Absaugen oder Sondieren des Nasen-Rachen-Raumes), **A**ktivität des Neugeborenen sowie **R**espiration (Apgar, Tab. 2.2).

Bewertung:
- 9–10 Punkte: ideal, unauffälliges, rosiges Neugeborenes
- 7–8 Punkte: noch normal, unauffälliges, rosiges Neugeborenes
- 4–6 Punkte: mäßige kardiorespiratorische Depression, sog. „**blaue Asphyxie**"
- 0–3 Punkte: schwere kardiorespiratorische Depression, sog. „**weiße Asphyxie**" durch Vasokonstriktion peripherer Gefäße bei Hypoxämie.

Tab. 2.3 Bewertung der arteriellen Blutgasanalyse der Nabelschnur

Bewertung	pH-Wert	Base Excess
normal	≥ 7,20	> −10 mmol/l
pathologisch	7–7,19	−18 bis −10 mmol/l
sicher pathologisch	< 7,00	< −18 mmol/l

Unmittelbar postpartal sind auch bei einem gesunden, reifen Neugeborenen die Extremitäten noch blau. Der höchste Apgar-Score lautet daher nach 1, 5 und 10 min: 9/10/10.

MERKE Bei einem Apgar-Wert < 5 sind sofort Reanimationsmaßnahmen erforderlich (s. Notfallmedizin [S. B32]).

2.3.2 Nabelschnurblutgasanalyse

Unmittelbar postpartal sollte eine Blutgasanalyse (BGA) des arteriellen und venösen Nabelschnurbluts durchgeführt werden (Tab. 2.3). Pathologische arterielle Werte zeigen eine deutliche Hypoxämie des Kindes unter der Geburt an und können auf eine Asphyxie hindeuten (→ hohes Risiko einer bleibenden neurologischen Schädigung!).

2.3.3 U1

Unmittelbar nach der Geburt wird die erste Vorsorgeuntersuchung U1 durchgeführt. Sie umfasst:
- Bestimmung der **Körpermaße**
- Bestimmung der **somatischen Reifezeichen**:
  - Ohr: vollständig geformte Ohrmuschel, Knorpel bis zur Peripherie
  - Brust: Brustdrüsenkörper > 7 mm, erkennbare Brustwarzen und erhabener Warzenhof
  - Fußsohle: Falten auch an der Ferse
  - Fingernägel: erreichen die Fingerkuppe oder überragen sie
  - Testes und Skrotum: deszendierte Testes, gefälteltes Skrotum
  - Labien und Klitoris: große Labien bedecken kleine Labien und Klitoris
  - Haare: Lanugohaare fehlen
  - Haltung: Extremitäten gebeugt, physiologischer Muskeltonus.
- Suche nach **Geburtsverletzungen**

- Suche nach **Fehlbildungen** (3% aller Kinder): Spaltbildungen, Kolobome, Choanalatresie, präaurikuläre Anhängsel, überzählige Brustwarzen, Bauchwanddefekte, Zelenbildung, 4-Finger-Furche, Fehlstellung/-haltung der Füße, Hypo-/Epispadie, Klitorishypertrophie, anale Fehlbildungen
- Beurteilung der **postpartalen Adaptation**:
  - Atmung und Lunge: Zyanose, Atemgeräusche, Einziehungen, Nasenflügeln, Atemfrequenz
  - Herz-Kreislauf: Hautperfusion, Herztöne, Herzfrequenz, Herzrhythmus, Herzgeräusche, periphere Pulse (Leiste!)
  - Abdomen: vergrößerte Organe, Anzahl der Nabelschnurgefäße (2 Arterien, 1 Vene)
  - Nervensystem: Tonus, Neugeborenenreflexe
  - Extremitäten: Abspreizhemmung
  - Genitale und Anus: Leistenhernie, Testes deszendiert, Hydrozele.

MERKE Eine abweichende Anzahl der Nabelschnurgefäße (z. B. singuläre Nabelschnurarterie) kann ein Hinweis auf Fehlbildungen innerer Organe sein.

2.3.4 Klinische Reifezeichen

Die Bestimmung des Gestationsalters mithilfe von Score-Systemen ist notwendig, wenn dieses nicht anhand der mütterlichen Anamnese oder Ultraschalluntersuchungen bestimmt werden kann. Angewendet werden:
- **Petrussa-Index**: anwendbar bei Kindern > 30. Schwangerschaftswoche, Kriterien: somatische Reifezeichen
- **Dubowitz-Farr-Schema**: anwendbar auch bei Kindern < 30. Schwangerschaftswoche, Kriterien: somatische Reifezeichen
- **Ballard-Score**: Kriterien: neuromuskuläre Reifezeichen.

2.3.5 Neugeborenenreflexe

Neugeborenenreflexe (Tab. 2.4) sind **Primitivreflexe**, die sich im Laufe der Entwicklung zurückbilden. Ihr Ausbleiben, verlängertes Bestehenbleiben und Seitenasymmetrien sind Hinweise auf zerebrale Störungen oder Paresen.

2.3.6 Entwicklung der Fontanellen

Siehe Kap. Knochenentwicklung [S. B476].

2.4 Schwangerschaftsreaktionen

Das Neugeborene kann verschiedene Schwangerschaftsreaktionen zeigen, die durch die Hormone von Mutter und Plazenta bedingt sind. Ihnen wird kein Krankheitswert beigemessen.
- **Mastopathia neonatorum**: Meist beidseitige Brustdrüsenschwellung bei ca. 15% der Kinder (Abb. 2.2). Nach einem Maximum um den 10. Lebenstag dauert die Rückbildung oft Wochen. Manipulationen sind wegen der Gefahr einer Mastitis kontraindiziert.

Tab. 2.4 Physiologische Neugeborenenreflexe

Reflex	Durchführung und Reaktion des Kindes
Schreitreflex	Kind wird mit beiden Händen aufrecht am Rumpf gehalten, Kopf in Neutralposition. Druck des Fußes auf die Unterlage verursacht Anziehen des ipsilateralen und Strecken des kontralateralen Beins.
Glabellareflex	Schließen der Augen bei Druck auf die Glabella
Suchreflex	Berührung am Mundwinkel löst Verziehen des Mundwinkels und Drehen des Kopfes nach der Seite des Reizes aus.
Greifreflex	Handschluss beim Berühren der Handinnenflächen (**palmarer Greifreflex**); Beugung der Zehen beim Berühren der Fußsohle (**plantarer Greifreflex**)
Galant-Reflex	Streicht man mit dem Finger paravertebral am Rücken entlang, formt das Kind mit dem Körper einen Bogen (konkav zur Berührung).
Bauer-Reaktion	Kind in Bauchlage. Bei Druck gegen die Fußsohlen beginnt das Kind, alternierend zu kriechen.
asymmetrischer tonischer Nackenreflex	Kind in Rückenlage. Bei passiver Kopfdrehung streckt das Kind die gleichseitigen Extremitäten und streckt die kontralateralen (**Fechterstellung**).
symmetrisch tonischer Nackenreflex	Kind in Rückenlage. Bei passiver Kopfbeugung beugt das Kind die Arme und streckt die Beine durch, bei passiver Kopfstreckung umgekehrt.
Saugreflex	Berührung der Lippen oder der periporalen Haut löst Saugreaktion aus.
Moro-Reaktion	plötzliches Loslassen des angehobenen Kopfes in Rückenlage oder Erschrecken des Kindes; Phase I: Mundöffnung, Armbewegung nach außen, Öffnung der Hände und Spreizen der Finger; Phase II: Schließen des Mundes, Beugung der Arme und Faustschluss vor der Brust
Babinski-Reflex	Bestreichen des lateralen Fußrands führt zur Dorsalextension der Großzehe.

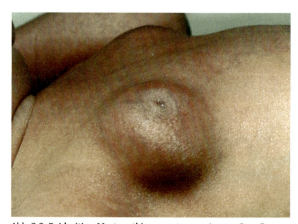

Abb. 2.2 Beidseitige Mastopathia neonatorum. Ausgeprägte Brustdrüsenschwellung mit geringer Milchsekretion. (aus: Gortner, Meyer, Sitzmann, Duale Reihe Pädiatrie, Thieme, 2012)

- **Hexenmilch**: prolaktinbedingte Sekretion von weißlich-gelber Flüssigkeit aus den kindlichen Brustdrüsen
- **Milien**: epidermale Retentionszysten von Talgdrüsen, die auf der Haut als feine weiße Punkte erscheinen, meist an der Nase. Häufiger bei Knaben.

- **Acne neonatorum:** durch von der Mutter übertragene Androgene oder eine vorübergehend erhöhte Produktion von Androgenen in der Nebennierenrinde des Kindes Entstehung einer Neugeborenenakne mit Komedonen. Spontane Abheilung innerhalb von wenigen Wochen (s. Dermatologie [S. B750]).
- **vaginale Blutung:** Blutung aus dem Endometrium durch Östrogenentzug, meist gegen Ende der ersten Lebenswoche. Dauer: wenige Tage.

2.5 Neugeborenen-Screening

Das Neugeborenen-Screening ist eine in Deutschland und vielen anderen Ländern empfohlene **Präventionsmaßnahme**. Es dient der frühzeitigen Erkennung potenziell schwer verlaufender **Stoffwechselkrankheiten** und **Endokrinopathien**, die rechtzeitig erkannt meist (noch) gut therapierbar sind.

Zeitpunkt und Vorgehen: Die Blutentnahme für das Neugeborenen-Screening sollte zwischen der **36. und 72. Lebensstunde** auf spezielles Filterpapier (sog. „Guthrie"-Testkarten) erfolgen. Bei Neugeborenen, die vor der 36. Lebensstunde die Klinik verlassen, Bluttransfusionen, Kortikosteroide oder Dopamin erhalten, muss auf jeden Fall ein Erst-Screening und nach 36 Lebensstunden ein 2. Screening durchgeführt werden. Auch Frühgeborene, die vor der 32. Schwangerschaftswoche entbunden wurden, müssen zu einem späteren Zeitpunkt (ab der 32. Schwangerschaftswoche) ein Zweit-Screening erhalten, da die Erstergebnisse wegen der Unreife der kindlichen Organe verfälscht sein könnten.

Krankheiten: Das Screening auf folgende Krankheiten wird deutschlandweit einheitlich empfohlen:
- **konnatale Hypothyreose**
- **adrenogenitales Syndrom** (AGS)
- **Biotinidasemangel**
- **klassische Galaktosämie**
- **Aminoazidopathien:** Phenylketonurie (PKU), Hyperphenylalaninämie (HPA), Ahornsirupkrankheit (MSUD)
- **Organoazidopathien:** Glutarazidurie Typ I (GA I), Isovalerianazidurie (IVA)
- **Defekte des Carnitinzyklus:** Carnitin-Palmitoyl-Transferase-I-Mangel (CPT-I), Carnitin-Palmitoyl-Transferase-II-Mangel (CPT-II), Carnitin-Acylcarnitin-Translokase-Mangel
- **Defekte der Fettsäureoxidation:** Medium-Chain-Acyl-CoA-Dehydrogenase-Mangel (MCAD), Long-Chain-3-OH-Acyl-CoA-Dehydrogenase-Mangel (LHCAD), Very-Long-Chain-Acyl-CoA-Dehydrogenase-Mangel (VLCAD).

Insbesondere der Test auf **Phenylketonurie** (PKU) sollte wegen der schwerwiegenden Folgen der Krankheit durchgeführt werden.

Die aktuellen Screening-Empfehlungen der Deutschen Gesellschaft für Neugeborenen-Screening sind auch unter folgender Adresse zu finden: www.screening-dgns.de/

Methode:
- Bestimmung der Enzymaktivität durch Fluorometrie (Galaktosämie)
- Bestimmung der Enzymaktivität durch Colorimetrie (Biotinidasemangel)
- Fluoreszenzimmunoassay (Hypothyreose, AGS)
- Tandemmassenspektrometrie (z. B. Aminoazidopathien wie Phenylketonurie oder Ahornsirupkrankheit, Organoazidopathien, Defekte des Carnitinzyklus, Defekte der Fettsäureoxidation).

Ein Screening auf zystische Fibrose mittels Bestimmung des immunreaktiven Trypsins im Blut wird in Deutschland derzeit evaluiert. In einigen europäischen Ländern (Österreich, Frankreich, Irland, England, Schottland und Polen) wird bereits flächendeckend auf CF gescreent.

2.6 Neugeborenen-Hör-Screening

Seit 2009 existiert ein Neugeborenen-Hör-Screening, das der Erkennung eines Hörverlusts ab 35 dB dient. Die Prävalenz angeborener beidseitiger Hörstörungen beträgt **1:1000 bei gesunden Neugeborenen**, bei Risikokindern (FG, Chromosomenanomalien, intrauterine Infektionen) 1:100. Bei frühzeitig erkannten Hörstörungen besteht die Therapie aus einer frühen Versorgung mit Hörgeräten (zwischen 3. und 6. Lebensmonat) und Cochleaimplantaten (zwischen 9. und 12. Lebensmonat), um eine normale Entwicklung (v. a. Sprachentwicklung!) zu erreichen.

Zeitpunkt: In den ersten 3 Lebenstagen wird mittels TEOAE (transitorisch evozierte otoakustische Emissionen, kurz OAE) oder Hirnstammaudiometrie (AABR) gescreent (s. HNO [S. B803]). Bei auffälligem Ergebnis der Erstuntersuchung ist eine Kontrolle bis zur U2 mittels AABR vorgesehen. Ist das Ergebnis erneut auffällig, sollte eine weiterführende pädaudiologische Diagnostik bis zur 12. Lebenswoche eingeleitet werden (s. HNO [S. B805]).

2.7 Neugeborenenprophylaxe

Vitamin K: dient der Prophylaxe des **Morbus haemorrhagicus neonatorum** [S. B489] und sollte unmittelbar postpartal im Rahmen der U1 gegeben werden (Dosierung: 2 mg oral bzw. bei Frühgeborenen und kranken Neugeborenen: 200 µg parenteral). Weitere Gaben erfolgen bei der U2 und U3.

Vitamin D: ist nicht ausreichend in Mutter- und Kuhmilch enthalten und sollte daher täglich oral zugeführt werden (Dosierung: 400–500 IE/d) während des 1. Lebensjahres (ggf. auch in den Wintermonaten des 2. Lebensjahres), um einer **Rachitis** vorzubeugen. Säuglingsfertigmilchprodukte sind mit Vitamin D angereichert. Bei mangelnder Sonnenexposition (z. B. im Winter geborene Kinder) können Vitaminvorstufen nur unzureichend in wirksames Vitamin D umgewandelt werden. Daher sollte zusätzlich eine ausreichende Sonnenexposition empfohlen werden.

Jod: In Jodmangelgebieten (Gebirgsgegenden, v. a. in Süddeutschland) ist nicht ausreichend Jod im Trinkwasser enthalten, daher können Kinder schon früh euthyreote

Strumen entwickeln (bei extremem Mangel bereits ab der Fetalperiode). In Jodmangelgebieten und bei familiärer Prädisposition sollte daher zur **Strumaprophylaxe** die Nahrung mit Jodid angereichert werden (z. B. durch jodiertes Speisesalz, jodhaltiges Mineralwasser oder Jodidtabletten). Jod kann auch über die Muttermilch an den gestillten Säugling weitergegeben werden. Inzwischen sind fast alle handelsüblichen Säuglingsnahrungen mit Jodid angereichert.

Kariesprophylaxe: Zur **Kariesprophylaxe** wird die regelmäßige Verwendung von fluoridiertem Speisesalz und ab dem Durchbruch des ersten Zahns der Gebrauch einer fluoridhaltigen Kinderzahnpasta (enthält 0,05 % ≙ 500 ppm Fluorid) empfohlen, vorausgesetzt, das Kind kann die Zahnpasta ausspucken. Bis zum 2. Geburtstag sollten die Zähne damit 1-mal täglich, danach 2-mal täglich geputzt werden. Ab etwa dem 6. Lebensjahr sollten die Kinder mindestens 2-mal täglich eine Erwachsenenzahnpasta (enthält 1000–1500 ppm Fluorid) verwenden.

Wenn fluoridiertes Speisesalz nicht regelmäßig oder keine fluoridhaltige Zahnpasta verwendet wird, sollte einmal täglich 1 Fluoridtablette (in altersabhängiger Dosierung) gelutscht werden (hohe lokale Wirksamkeit). Häufig erhalten Kinder in den ersten beiden Lebensjahren Fluorid-Vitamin-D-Kombinationspräparate. Ab dem 2. Lebensjahr werden regelmäßige zahnärztliche Kontrollen empfohlen.

> **MERKE** Die größte Bedeutung bei der **Kariesprävention** kommt der **Mundhygiene**, d. h. dem regelmäßigen und gründlichen Zähneputzen mit einer fluoridhaltigen Zahnpasta, zu.

Alle kohlenhydrathaltigen Lebensmittel (nicht nur Zucker) können bei schlechter Mundhygiene zur Entstehung von Karies beitragen. Dabei ist nicht die Gesamtmenge, sondern die **Aufnahmehäufigkeit** und **Einwirkungsdauer** von fermentierbaren Kohlenhydraten (enthalten in Brot, Kartoffeln, Nudeln, Obst, Milch, Chips, Keksen und Süßigkeiten) auf die Zähne relevant. Langes und andauerndes Saugen an Getränkeflaschen (gefüllt mit Milch, Obstsäften, Tee) fördert die Kariesentstehung („baby bottle caries"). Kinder sollten lernen, nach dem abendlichen Zähneputzen nichts mehr zu sich zu nehmen.

3 Wachstum und Entwicklung

3.1 Grundlagen

Somatogramme und Perzentilkurven: Somatogramme dienen der Darstellung der körperlichen Entwicklung eines Kindes. **Perzentilkurven** vergleichen die individuelle Entwicklung eines Kindes mit der des Normkollektivs und existieren u. a. für Körpergröße, -gewicht, Kopfumfang, Body Mass Index (BMI) und Wachstumsgeschwindigkeit. Sie beruhen auf epidemiologisch erhobenen Daten und sind daher geschlechts- und populationsspezifisch (z. B. gelten andere Richtwerte für türkischstämmige Kinder).

In Perzentilkurven sind jeweils die Mittelwerte des Normkollektivs (gesunde, gleichaltrige Kinder) eingetragen (≙ 50. Perzentile), außerdem die 25. und 75. Perzentile und die Normgrenzen (3. und 97. Perzentile). Liegt ein Mädchen mit seinem Körpergewicht auf der 25. Perzentile, bedeutet dies, dass 25 % der gleichaltrigen Mädchen leichter oder gleich schwer und 75 % der gleichaltrigen Mädchen schwerer als dieses Kind sind.

Vorsorgeuntersuchungen: Die Vorsorgeuntersuchungen (auch „U-Untersuchungen" Tab. 3.1) dienen zur Früherkennung von Krankheiten, die die körperliche und geistige Entwicklung von Kindern gefährden können. Die Ergebnisse der Untersuchungen werden in einem **Vorsorgeheft** („gelbes U-Heft") dokumentiert. Die Teilnahme an den Untersuchungen ist freiwillig. Es wird den Eltern jedoch empfohlen, dieses Angebot regelmäßig wahrzunehmen.

3.2 Entwicklung von Größe und Gewicht

Die Körpermaße eines Kindes sollten bei jeder Untersuchung ermittelt werden, um die körperliche Entwicklung beurteilen zu können. Die erhobenen Werte sollten bei jeder U-Untersuchung im gelben Untersuchungsheft dokumentiert und in die Perzentilenkurven (Abb. 3.1) eingetragen werden. So können Abweichungen von der Norm („perzentilenkreuzendes Wachstum") auf mögliche Pathologien hindeuten, sodass rechtzeitig weitere diagnostische Maßnahmen eingeleitet werden können (s. auch IUGR [S. B469] bzw. Gedeihstörungen, s. Leitsymptome [S. C104]).

Im Verlauf des Körperwachstums nehmen einzelne Körperteile und Organe unterschiedlich an Größe und Gewicht zu (**allometrisches Wachstum**), sodass sich die Körperproportionen verschieben. Das Verhältnis von Körperlänge zu Kopfhöhe beträgt bei Neugeborenen 4:1, während es bei Erwachsenen bei 8:1 liegt.

Zur Einschätzung der Größen- und Gewichtsentwicklung sind in Tab. 3.2 jeweils die 50. Perzentilen von Kindern verschiedener Altersstufen angegeben. Die Wachstumsgeschwindigkeit ist am Ende der Neugeborenenzeit am größten (200 g/Woche bzw. ca. 2 cm/Monat). Sie nimmt im 1. Lebensjahr ab und bleibt bis zur Pubertät nahezu konstant bei einer Gewichtszunahme von 2–3 kg/Jahr und einem Längenwachstum von 5–7 cm/Jahr. Während des pubertären Wachstumsschubs steigt die Wachstumsgeschwindigkeit noch einmal an.

3.2 Entwicklung von Größe und Gewicht

Tab. 3.1 Pädiatrische Vorsorgeuntersuchungen

	Zeitpunkt	Untersuchung	besondere Maßnahmen
U1 (Neugeborenenerstuntersuchung)	unmittelbar postpartal	s. Kap. U1 [S. B471]	Daten zu Schwangerschaft und Geburt, Apgar-Score, Bestimmung des arteriellen Nabelschnur-pH-Wertes, Vitamin-K-Gabe, Hör-Screening
U2 (Neugeborenenuntersuchung)	3.–10. Lebenstag	körperliche Untersuchung, v. a. Herz, Atmung, Spontanmotorik, Reflexe und Fehlbildungen	<72. Lebensstunde: Blutabnahme für Neugeborenen-Screening, Vitamin-K-Gabe, Initiierung von Vitamin D, Fluorid und evtl. Jodidprophylaxe, ggf. Kontrolle des Hör-Screenings
U3	4.–5. Lebenswoche	körperliche Untersuchung	Vitamin K Gabe, Sonografie der Hüfte, ggf. Kontrolle des Hör-Screenings
U4	3.–4. Lebensmonat	körperliche Untersuchung	Impfungen
U5	6.–7. Lebensmonat	v. a. motorische und geistige Entwicklung	Impfungen
U6	10.–12. Lebensmonat	v. a. Sinnes- und Sprachentwicklung, Sozialentwicklung („Fremdeln")	evtl. Impfungen
U7	21.–24. Lebensmonat	v. a. Sinnes- und Sprachentwicklung, Verhaltensauffälligkeiten	evtl. Impfungen
U7a	34.–36. Lebensmonat	v. a. Sinnes- (v. a. Sehvermögen, Schielen) und Sprachentwicklung, Verhaltensauffälligkeiten	
U8	46.–48. Lebensmonat	v. a. Verhaltensauffälligkeiten, Sinnesorgane (Hör- und Sehtest), Sprachentwicklung	
U9	60.–64. Lebensmonat	v. a. Verhaltensauffälligkeiten, Sprache, Koordination (Hand-Augen-Koordination)	Feststellung der **Schulreife**, evtl. Impfung
U10	7.–8. Lebensjahr	v. a. Entwicklungsstörungen (Lese-Rechtschreib-Rechen-Störung), Störungen der motorischen Entwicklung, Verhaltensstörungen (ADHS)	(wird nicht von allen Kassen erstattet)
U11	9.–10. Lebensjahr	v. a. Schulleistungsstörungen, Sozialisations- und Verhaltensstörungen, Zahn-, Mund- und Kieferanomalien, gesundheitsschädigendes Medienverhalten	Bewegungs- und Sportförderung (wird nicht von allen Kassen erstattet)
J1	10.–14. Lebensjahr	Anamnese (seelische Entwicklung/Verhaltensstörungen, schulische Leistungen, Rauchen, Alkohol- und Drogenkonsum, chronische Erkrankungen); körperliche Untersuchung (v. a. Körpermaße, Pubertätsentwicklung, Blutdruck, Schilddrüse, Skelettsystem)	Jugendgesundheitsberatung (Sexualberatung, Suchtprävention, Gesprächangebot bei Problemen und Konflikten) ggf. Blutuntersuchung (Schilddrüsenwerte, Cholesterinspiegel) Kontrolle des Impfstatus, ggf. Impfung
J2	16.–17. Lebensjahr	v. a. Pubertäts- und Sexualitätsstörungen, Haltungsstörungen, Kropfbildung, Diabetes	(wird nicht von allen Kassen erstattet)

Die Entwicklung von Frühgeborenen ist nach ihrem korrigierten Alter zu beurteilen. Dies bedeutet, dass nicht ihr tatsächliches Alter als Berechnungsgrundlage dient, sondern der ursprünglich berechnete Geburtstermin (GA 40 Wochen).

Die ungefähre Zielgröße (**prognostische Endgröße**) eines Kindes kann aus der Körpergröße der Eltern mittels folgender Formel abgeschätzt werden (mit einer Ungenauigkeit von ± 8,5 cm):

$$\text{Zielgröße} = \frac{(\text{Größe des Vaters} + \text{Größe der Mutter})}{2}$$

Bei Jungen werden dann zum Ergebnis 6,5 cm addiert, bei Mädchen werden 6,5 cm abgezogen.

Tab. 3.2 Größen- und Gewichtsentwicklung des Kindes

Alter	Körpergewicht (kg)	Körpergröße (cm)
Neugeborenes	3–3,5	50
4.–5. Lebensmonat	6–7 (Geburtsgewicht verdoppelt)	60
1 Jahr	9–10,5 (Geburtsgewicht verdreifacht)	75
4 Jahre	15–17,5 (Geburtsgewicht verfünffacht)	100 (Geburtsgröße verdoppelt)
6 Jahre	18–21 (Geburtsgewicht versechsfacht)	120
12 Jahre	40 kg	150

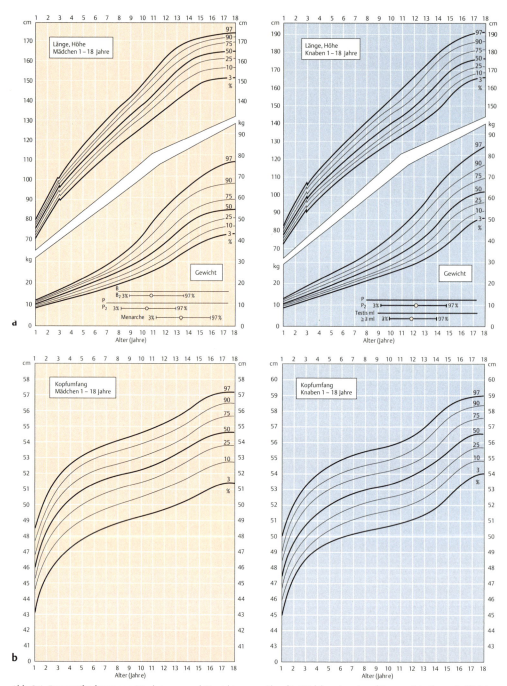

Abb. 3.1 **Perzentilenkurven. a** Wachstums- und Gewichtsperzentilen für Mädchen (rosa) und Jungen (blau) von 1–18 Jahren. **b** Kopfumfangsperzentile für Mädchen (rosa) und Jungen (blau) von 1–18 Jahren. (aus: Kerbl, Kurz, Roos, Wessel, Checkliste Pädiatrie, Thieme, 2011)

3.3 Knochenentwicklung

Fontanellen: Unmittelbar postpartal sind beim Neugeborenen 2 Fontanellen zu tasten. Diese verschließen sich im Verlauf der Entwicklung:
- anteriore, **große Fontanelle**: rautenförmig; 2–3 cm im Durchmesser, Verschluss bis zum 24. Lebensmonat
- posteriore, **kleine Fontanelle**: dreieckig; 0,5–1 cm im Durchmesser, Verschluss bis zum 3. Lebensmonat

Ein vorzeitiger oder ein verzögerter Verschluss der Fontanellen ist pathologisch und kann vielfältige Ursachen haben:
- **vorzeitiger Verschluss:** Kraniosynostosen [S. B601], Mikrozephalie
- **verzögerter Verschluss:** Hydrozephalus (s. Neurologie [S. B925]), Hypothyreose, Rachitis, chronisch erhöhter Hirndruck (z. B. bei Tumoren, subduralem Hämatom).

Anhand der Fontanellen lässt sich der Hydratationszustand bei Säuglingen beurteilen.

Nasennebenhöhlen: Zum Zeitpunkt der Geburt sind nur die Kieferhöhle und das Siebbein geringfügig vorhanden. Die Nasennebenhöhlen entwickeln sich erst im Verlauf des Schädelwachstums. Erst nach ihrer Belüftung können sie klinische Bedeutung durch Entzündungen (Sinusitis, s. HNO [S. B794]) erlangen. Im Röntgenbild nachweisbar sind die Kiefer- und Siebbeinhöhlen nach 6 Monaten, die Keilbeinhöhle nach 3 Jahren sowie die Stirnhöhlen nach 7–9 Jahren.

Knochenalter: Das Knochenalter wird durch den Vergleich einer **Röntgenaufnahme** der **linken Hand** mit standardisierten Röntgenaufnahmen ermittelt (Atlas von Greulich und Pyle bzw. von Tanner und Whitehouse). Zur Bestimmung des Knochenalters sind die **Anzahl der Knochenkerne** der Handwurzelknochen und die **Reihenfolge ihres Auftretens** relevant. Im 2. Lebensjahr sind meist 2 Knochenkerne (Os capitatum und Os hamatum), im 12. Lebensjahr meist alle Knochen vorhanden. Mittels dieser Kriterien können das Knochenalter und evtl. vorhandene Wachstumsstörungen bestimmt und ab dem 7./8. Lebensjahr eine Wachstumsprognose getroffen werden. Bei normalem Wachstum weichen Knochenalter und tatsächliches Alter maximal 1 Jahr voneinander ab. Siehe auch **Abb. 3.3**.

Skelettreife: Die Skelettreife lässt sich anhand der Entwicklung der Beckenkammapophyse radiologisch beurteilen. Sie ist insbesondere bei der Skoliose (s. Orthopädie [S. B258]) wichtig, da sich bestehende Deformitäten durch das weitere Längenwachstum weiter verschlechtern können. Nach **Risser** unterscheidet man folgende Stadien:
- Risser 0: Apophyse nicht sichtbar
- Risser 1: Beginn der lateralen Ossifikation
- Risser 2: Ossifikation von mehr als die Hälfte der Beckenkammzirkumferenz
- Risser 3: Beginn der Apophysenverschmelzung
- Risser 4: Verschmelzung mit dem Os ilium
- Risser 5: vollständige Verschmelzung mit dem Os ilium (Befund wie bei Risser 0).

3.4 Zahnentwicklung

Milchgebiss und Zahndurchbruch: Das Milchgebiss besteht aus 20 Zähnen mit 2 Schneidezähnen, 1 Eckzahn, 1 Prämolaren sowie 1 Molaren. In der Regel brechen um den 6. Lebensmonat die **unteren Schneidezähne**, dann die oberen Schneidezähne und im weiteren Verlauf die Mahl- und Eckzähne durch. Beschwerden, die mit der Zahnung einhergehen, sind Hypersalivation, Schlafstörungen, Fieber und Durchfälle. Verzögerungen des Zahndurchbruchs können bei Kindern mit Down-Syndrom, Hypothyreose, Rachitis (und weiteren Skeletterkrankungen) und Speicherkrankheiten auftreten.

Manchmal kommen Neugeborene mit einem durchgebrochenen Zahn (Dens neonatalis, sog. **Geburtszahn** oder Hexenzahn) auf die Welt (Prävalenz 1:2000). In den meisten Fällen ist ein Geburtszahn nicht pathologisch, kann jedoch ein Hinweis auf eine genetische Erkrankung sein (z. B. Ellis-van-Creveld-Syndrom [S. B523]).

Zahnwechsel: Der erste bleibende Zahn ist i. d. R. der 1. Molar, der **ab dem 6. Lebensjahr** durchbricht, danach erst fallen die Milchzähne aus. Bis zum 12. Lebensjahr ist der Zahnwechsel weitgehend abgeschlossen. Die Weisheitszähne brechen häufig erst nach dem 18. Lebensjahr durch.

Das bleibende Gebiss besteht aus 32 Zähnen mit 2 Schneidezähnen, 1 Eckzahn, 2 Prämolaren und 3 Molaren.

Störungen der Zahnentwicklung: Die Zahnentwicklung beginnt bereits intrauterin, sodass sie während der Schwangerschaft durch **exogene Noxen** gestört werden kann. Daher können die Zähne schon vor ihrem Durchbruch geschädigt sein. Exogene Noxen wie beispielsweise eine Röteln- (Embryopathie) oder Maserninfektion, Lues connata, Vitamin-D-Mangelrachitis schädigen den Zahnschmelz. Gelbbraune Schmelzverfärbungen treten bei Tetrazyklineinnahme (vor dem 8. Lebensjahr) oder Icterus gravis auf. **Genetische Störungen** sind z. B. die Amelogenesis imperfecta (erbliche Zahnschmelzdysplasie) oder Dentinogenesis imperfecta (Dentinbildungsstörung).

Eine **Anodontie** (Fehlen aller Zähne) ist sehr selten und kann bei der Incontinentia pigmenti vorkommen. Eine **Hypodontie** (verminderte Anzahl von Zähnen) kann häufig bei Kindern mit Down-Syndrom oder Lippen-Kiefer-Gaumen-Spalten (s. HNO [S. B757]) auftreten, eine **Hyperdontie** (überzählige Zähne) bei Lippen-Kiefer-Gaumen-Spalten, bei der Dysostosis cleidocranialis oder familiär. Eine **Mikrodontie** (kleine Zähne) kommt bei Osteogenesis imperfecta, Down-Syndrom, Hemiatrophia faciei oder Lues connata vor.

3.5 Sexualentwicklung

Verlauf der Sexualentwicklung: Im Alter von 6–8 Jahren tritt die **Adrenarche** mit vermehrter Produktion von Dehydroepiandrosteron (DHEA) in der Nebennierenrinde ein. Durch eine vermehrte Ausschüttung von Gonadotropin-Releasing-Hormon (GnRH) wird die Hypophyse zur Produktion von LH und FSH angeregt (**Gonadarche**). Diese Hormone stimulieren die Gonaden zur Bildung der Geschlechtshormone und zur Reifung der Keimzellen. Die Geschlechtshormone induzieren das Wachstum der Keimdrüsen und die Ausbildung der sekundären Geschlechtsmerkmale. Durch die hormonellen Einflüsse werden in der Pubertät Gefühls- und Stimmungsschwankungen sowie Konflikte verstärkt durchlebt.

Die Meilensteine der Sexualentwicklung beider Geschlechter sind in **Tab. 3.3** dargestellt.

Beurteilung der Pubertätsentwicklung: Die Pubertätsentwicklung wird anhand der Veränderungen der Genitalorgane und der Ausbildung der sekundären Geschlechtsmerkmale beurteilt. Die **Pubertätsstadien** werden **nach Tanner** eingeteilt (**Abb. 3.2**). Das Hodenvolumen wird mit einem **Orchidometer** ermittelt. Störungen der Pubertätsentwicklung [S. B549].

3 Wachstum und Entwicklung

Tab. 3.3 Meilensteine der Sexualentwicklung

Jungen	Meilenstein	Mädchen	Meilenstein
10–14 Jahre	Vergrößerung der Hodenvolumina > 3 ml	9–13 Jahre	Thelarche
10–14 Jahre	Pubarche	10–13 Jahre	Pubarche
14 Jahre	pubertärer Wachstumsschub (9 cm/Jahr)	12 Jahre	pubertärer Wachstumsschub (7 cm/Jahr)
12–16 Jahre	Stimmbruch	12–14 Jahre	Menarche

Pubarche: Beginn der Entwicklung der Scham- und Achselbehaarung; Thelarche: Beginn der Brustentwicklung; Menarche: erste Monatsblutung.

Entwicklung der Schambehaarung bei Jungen und Mädchen

- Ph 1 kindliche Verhältnisse, keine Schambehaarung
- Ph 2 wenige, gering pigmentierte Haare an der Peniswurzel bzw. an den großen Labien
- Ph 3 kräftigere, dunklere gekräuselte Haare, bis über die Symphyse ausgedehnt
- Ph 4 ähnlich wie bei Erwachsenen, aber nicht auf die Oberschenkel übergehend
- Ph 5 Ausdehnung und Dichte wie bei Erwachsenen, auf die Oberschenkel übergehend
- Ph 6 auf der Linea alba in Richtung Nabel weiterreichende Behaarung, in 80% bei Männern, in 10% bei Frauen

Brustentwicklung bei Mädchen

- B 1 kindliche Verhältnisse, lediglich Erhebung der Brustwarze
- B 2 Brustdrüse vergrößert. Vorwölbung des Warzenhofs. Areola im Durchmesser größer
- B 3 weitere Vergrößerung, Volumen des Drüsenkörpers größer als das der Areola
- B 4 Brustwarze und Areola bilden jetzt über dem Drüsenkörper eine zweite Vorwölbung
- B 5 vollentwickelte Brust mit kontinuierlichem Übergang vom Drüsenkörper zu Areola und prominenter Mamille

Genitalstadien bei Jungen

- G 1 Hoden, Skrotum und Penis wie in der Kindheit
- G 2 Hodenvolumen ca. 4 ml, Skrotum größer, Penis noch wie in der Kindheit
- G 3 Hodenvolumen und Skrotum größer, Penis länger
- G 4 Hodenvolumen ca. 12 ml, Skrotum dunkler pigmentiert, Penis länger und dicker
- G 5 Hoden, Skrotum und Penis in Größe und Aussehen wie beim Erwachsenen

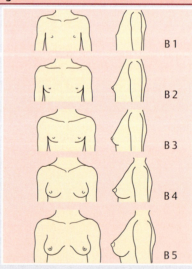

Abb. 3.2 **Pubertätsstadien nach Tanner.** (aus Gortner, Meyer, Sitzmann, Duale Reihe Pädiatrie, Thieme, 2012)

> **MERKE** Der Zeitpunkt des pubertären Wachstumsschubs korreliert mit dem Knochenalter. Bei den meisten Kindern treten die Sesambeine der Hand vor dem Beginn des Wachstumsschubs auf.

3.6 Motorische und geistige Entwicklung

Die individuelle motorische und geistige Entwicklung wird immer im Vergleich mit dem Normkollektiv beurteilt. Reflexe, Reaktionen und die sog. **„Meilensteine der Entwicklung"** können bei den Vorsorgeuntersuchungen erfragt bzw. festgestellt werden. Diese „Meilensteine" stellen **wichtige Entwicklungsstufen** dar und dienen der Früherkennung von Entwicklungsstörungen. Eine entwicklungsneurologische Abklärung sollte dann erfolgen, wenn sukzessiv mehrere Meilensteine nicht oder nur zeitlich verzögert erreicht werden. Zusätzlich zur neurologischen Diagnostik können augen- oder HNO-ärztliche Untersuchungen notwendig sein, wenn feinmotorische oder sprachliche Meilensteine nicht erzielt werden.

3.6.1 Reflexe und Reaktionen

Im weiteren Säuglings- und Kleinkindesalter sind die in Tab. 3.4 aufgeführten Reflexe und Reaktionen von Bedeutung. Neugeborenenreflexe [S. B472].

3.6.2 Meilensteine der Entwicklung

Die Meilensteine zur Beurteilung der grobmotorischen Entwicklung, Entwicklung des Spielverhaltens und der Feinmotorik sowie der Sprache und des Sozialverhaltens sind in Tab. 3.5 dargestellt.

3.7 Wachstumsstörungen

Ätiologie und Differenzialdiagnose: Die Ursachen für Wachstumsstörungen sind vielfältig. Die wichtigsten Differenzialdiagnosen bei der Abklärung von Wachstumsstörungen sind in Tab. 3.6 aufgeführt. Für Details zu den Krankheitsbildern wird jeweils in das betreffende Kapitel verwiesen.

Diagnostik: Die Diagnostik von Wachstumsstörungen umfasst:
- Messung der **anthropometrischen Daten** und Ermittlung des **BMI** sowie der Wachstumsgeschwindigkeit anhand früherer Messungen (zur Feststellung, ob Perzentilen-paralleles oder -kreuzendes Wachstum vorliegt), ggf. Messung der Hautfaltendicke
- Anamneseerhebung mit Schwerpunkt auf Körpergröße und Pubertätsentwicklung von Eltern, Großeltern und Geschwistern
- körperliche Untersuchung (**Dysmorphiezeichen**? Chronische Erkrankungen?)
- Bestimmung der **Pubertätsstadien nach Tanner** (s. o.)
- radiologische Bestimmung des **Knochenalters** [S. B477], Abb. 3.3
- Labordiagnostik (Blutbild, Elektrolyte, Leber-, Nieren- und Schilddrüsenfunktionsparameter) sowie
  - Gliadin- und Transglutaminase-Antikörper (bei V. a. Zöliakie)
  - insulinlike growth factor I (IGF-I) und IGF-binding protein 3 (bei V. a. Wachstumshormonmangel)
  - LH, FSH sowie Sexualhormone (bei V. a. Pubertas bzw. Pseudopubertas praecox)
  - Homozystein in Plasma und Urin (bei V. a. Homozysteinurie)

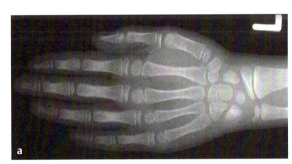

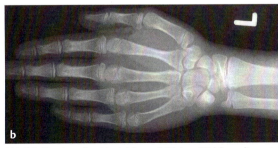

Abb. 3.3 Knochenalter. Vergleich von 8-jährigen Mädchen: altersentsprechendes Skelettalter (**a**) und akzeleriertes Knochenalter bei Pubertas praecox (**b**). (aus: Reiser, Kuhn, Debus, Duale Reihe Radiologie, Thieme, 2011)

Tab. 3.4 Physiologische Reflexe und Reaktionen im Säuglings- und Kleinkindalter

Reflex	Durchführung und → Reaktion des Kindes
Labyrinthstellreflex	Halten des Kindes in variabler Lage → Anheben und Einstellen des Kopfes in Normalposition zur räumlichen Orientierung
Landau-Reflex	Festhalten des auf dem Bauch liegenden Säuglings und Anheben in eine Schweblage → Strecken der Beine und Anheben des Kopfes
Stellreaktionen	→ Anpassung der Lage des Kopfes, der Extremitäten und des Rumpfes nach den Erfordernissen der Schwerkraft. Voraussetzung für aufrechten Gang.
Sprungbereitschaft	Festhalten des auf dem Bauch liegenden Säuglings und Anheben in eine Schweblage, dann rasches Nähern des Kopfes der Unterlage → Ausstrecken der Arme zum Abstützen
Stützreaktionen	sitzender Säugling wird leicht angestoßen → Abstützen nach vorn, seitlich oder nach hinten
Gleichgewichtsreaktionen	sitzender Säugling wird gehalten und aus dem Gleichgewicht gebracht → kompensatorische Körperbewegungen (Strecken der Arme oder Beine, Beugen der Wirbelsäule), um Gleichgewicht wiederzuerlangen. Voraussetzung für aufrechten Gang.

Tab. 3.5 Meilensteine der Entwicklung

Alter	Bewegung	Verhalten	Sprache	Sozialverhalten	Kontrolle
1 Monat	Drehen des Kopfes aus der Neutralposition zur Seite in Bauchlage (< 1 Monat)	Fixieren und verfolgen von Gegenständen	Schreien, Seufz- oder Stöhnlaute für Wohl- oder Unbehagen	Beruhigung durch Körperkontakt und Ansprechen, Antwortlächeln 2. Monat	U2 (Bewegung) U3 (Rest)
3 Monate	Kopfkontrolle in Bauchlage	Betrachten und Spielen mit den eigenen Fingern	spontanes Vokalisieren, gezieltes Schreien, z. B. bei Hunger	spontanes Lächeln	U4
6 Monate	Kopfkontrolle in jeder Körperhaltung, in Bauchlage Abstützen auf die Hände, Sitzen mit Unterstützung	Greifen nach Gegenständen, Transferieren dieser zwischen beiden Händen	Vokalisieren auf Ansprache	Freude an Zuwendung, Beginn von Fremdeln	U5
9 Monate	freies Sitzen, Fortbewegung in Bauchlage	Hand-Mund-Augen-Exploration von Gegenständen, Scherengriff	Silbenketten mit „a"	Fremdeln	U6
12 Monate	Hochziehen zum Stehen, Stehen mit Festhalten bzw. eher schon freies Stehen	Schütteln, Klopfen und gezieltes Fallenlassen von Gegenständen, Pinzettengriff	Doppelsilben/Silbenwörter („Mamam"), Imitation von Sprachlauten, Ausführen einfacher Aufträge	Zuneigung gegenüber vertrauten Personen	U6
18 Monate	freies und sicheres Gehen (15–18. Monat)	Verstecken und Wiederhervorholen von Gegenständen, Ein- und Ausräumen von Gegenständen	gezielter Gebrauch von „Mama" und „Papa" sowie einfacher Wörter	Verstehen von Geboten und Verboten, Spielen mit sich allein	U7
2 Jahre	freihändiges Aufstehen, freies und sicheres Rennen	z. B. Turmbauen (< 10 Klötze), Druckknopf schließen, Schuhe ausziehen, Imitationen und Beginn mit Rollenspielen	Wortschatz mind. 20 Worte	Beobachten der Umgebung	U7
3 Jahre	symmetrisches Gangbild, Einbeinstand für ca. 1 s, Springen, alternierendes Treppensteigen	Aufknöpfen, Deckelschrauben, Auffädeln von Perlen, konzentriertes Rollenspiel	Gebrauch von Personalpronomen, Singular und Plural	z. B. Spielen mit anderen, Teilen von „Besitz", Durchsetzen eigener Interessen	U7a
4 Jahre	Einbeinstand für ca. 5 s, freihändiges, alternierendes Treppensteigen und -hinabgehen	z. B. Stiftgriff, korrekter Umgang mit einer Schere	Erzählen von Erlebnissen, richtiger Satzbau, Gebrauch von Nebensätzen, korrektes Benennen von Gegenständen	Suchen von Freundschaft und Kooperation mit Gleichaltrigen	U8
5 Jahre	Mitschwingen der Arme beim Gehen, Einbeinstand für mind. 10 s, Einbeinhüpfen (mind. 9×), sicherer Zehen- und Hackengang, Balancieren auf einer Linie	z. B. sicheres Abzeichnen von einfachen Formen (Kreis, Dreieck, Quadrat), Beginn mit Regelspielen	sichere und (fast) fehlerfreie Aussprache, logisches und zeitlich korrektes Erzählen, flüssige Sprache	Kooperation mit Spielkameraden, Verstehen von Spielregeln, Verstehen von emotionalen Äußerungen	U9

- humangenetische Diagnostik bei V. a. genetische Erkrankungen
- endokrinologische Funktionstests
- zerebrale Bildgebung bei zentral bedingtem Hormonmangel mit V. a. eine Gehirnfehlbildung oder Raumforderung im Bereich von Hypothalamus oder Hypophyse (z. B. Hypopituitarismus durch Kraniopharyngeom).

Therapie: Bei sekundären Wachstumsstörungen sollte zunächst die Grunderkrankung therapiert werden. Therapie der Pubertas praecox bzw. Pseudopubertas praecox [S. B550].

Kleinwuchs: Eine Therapie mit **rekombinant hergestelltem Somatotropin** (tägliche s.c.-Injektion) ist indiziert bei Wachstumshormonmangel, Turner- sowie Prader-Willi-Syndrom, chronischer Niereninsuffizienz und intrauterinem Kleinwuchs ohne Aufholwachstum.

Die Therapie wird bis zum Abschluss der Körperlängenentwicklung, d. h. bei Mädchen bis zu einem Knochenalter von 14 Jahren und bei Jungen bis zu einem Knochenalter von 16 Jahren, durchgeführt. Mit dieser Therapie wird je nach Erkrankung eine Endgröße, basierend auf den Körpergrößen der Eltern, oder ein perzentilenparalleles Wachstum angestrebt.

Neben den Wirkungen auf das Körperwachstum hat Somatotropin auch eine anabole und lipolytische Wirkung. Wegen dieser positiven Effekte auf Stoffwechsel und Körperzusammensetzung kann eine Therapie mit Somatotropin u. U. auch noch im Erwachsenenalter erforderlich sein.

Tab. 3.6 Wachstumsstörungen

Klassifikation	Differenzialdiagnosen	
Kleinwuchs		
primärer Kleinwuchs	familiärer Kleinwuchs	Normvariante (kleine Eltern, Geburtsgewicht < 3. Perzentile, normale Wachstumsgeschwindigkeit, altersentsprechendes Knochenalter)
	Störungen des Skelettwachstums	Achondroplasie, Osteogenesis imperfecta
sekundärer, symptomatischer Kleinwuchs	konstitutionelle Entwicklungsverzögerung	Normvariante mit temporärem Kleinwuchs (Verzögerung des Pubertätswachstumsschubs und der Pubertät, retardiertes Knochenalter)
	genetische Syndrome, angeborene Erkrankungen	Down-Syndrom, Turner-Syndrom, Fanconi-Anämie, Smith-Lemli-Opitz-Syndrom, Prader-Willi-Syndrom, Alkoholembryopathie, Silver-Russel-Syndrom, Noonan-Syndrom
	chronische Erkrankungen	angeborene Herzfehler, Lungenerkrankungen, zystische Fibrose, Zöliakie, chronisch-entzündliche Darmerkrankungen, Niereninsuffizienz, Stoffwechselerkrankungen, Rachitis, Pankreatitis
	Endokrinopathien	Hypothyreose, Wachstumshormonmangel, Pubertas tarda oder praecox
	psychosozialer Kleinwuchs	Vernachlässigung
	iatrogener Kleinwuchs	Cushing-Syndrom, Zytostatikatherapie
Hochwuchs		
permanenter Hochwuchs	familiärer Hochwuchs	Normvariante (große Eltern, Geburtsgewicht > 97. Perz., normale Wachstumsgeschwindigkeit, Knochenalter altersentsprechend)
	genetische Syndrome	Klinefelter-Syndrom, Fragiles-X-Syndrom, Marfan-Syndrom, Homozystinurie, Beckwith-Wiedemann-Syndrom
	Endokrinopathien	hypophysärer Gigantismus (STH-produzierender Tumor)
temporärer Hochwuchs	konstitutionelle Entwicklungsbeschleunigung	Normvariante (verfrühter Pubertätswachstumsschub und -beginn, akzeleriertes Knochenalter)
	Endokrinopathien	Hyperthyreose, Pubertas praecox, AGS
	Adiposogigantismus	übermäßige Kalorienzufuhr und Bewegungsmangel
Untergewicht		
Gedeihstörung	Dystrophie	Gewichtsabnahme oder -verlauf < 3. Perzentile mit vermindertem Körperfettgehalt und Unterhautfettgewebe (geringere Hautfaltendicke)
	Kwashiorkor	Erkrankung in Entwicklungsländern, verminderte Protein- und Energiezufuhr (Ödeme, Hyperkeratose, trockene Haut, brüchige Haare, Abgeschlagenheit)
Untergewicht	Störungen der Nahrungsaufnahme	Mangel- und Fehlernährung
	chronische Erkrankungen	angeborene Herzfehler, Lungenerkrankungen, zystische Fibrose, Malassimilation, Niereninsuffizienz, Stoffwechselerkrankungen
	psychische oder psychiatrische Erkrankungen	Anorexia nervosa, Depressionen
	psychosozial bedingtes Untergewicht	Vernachlässigung und Misshandlung
Übergewicht		
Übergewicht/Adipositas	primäre Adipositas	übermäßige Kalorienzufuhr und Bewegungsmangel
	genetische Erkrankungen	Down-Syndrom, Klinefelter-Syndrom, Turner-Syndrom, Prader-Willi-Syndrom
	Endokrinopathien	Hypothyreose
	iatrogen	Cushing-Syndrom

Hochwuchs: Bei Kindern mit einer Zielgröße > 97. Perzentile (Jungen > 200 cm, Mädchen > 185 cm) kann eine **Bremsung des Wachstums mit hochdosierten Sexualhormonen** (Östrogen, Ethinylestradiol bzw. Testosteronenanthat) durchgeführt werden. Sie wird i. d. R. nach dem spontanen Pubertätseintritt begonnen und über mindestens 6 Monate bzw. bis zum Abschluss des Längenwachstums vorgenommen. Dadurch treten eine akzelerierte Pubertätsentwicklung und eine beschleunigte Knochenreifung mit einer Verlangsamung des Längenwachstums ein. Ziel der Therapie ist eine Verminderung der prognostischen Endgröße.

4 Impfungen

4.1 Überblick

Impfungen sind wichtige **präventivmedizinische Maßnahmen**, um vermeidbare Infektionen und deren lebensgefährliche Komplikationen zu verhindern. Mit einer ausreichend hohen Durchimpfungsrate kann die Ausbreitung von Krankheitserregern eingedämmt, wenn nicht sogar Infektionskrankheiten ganz eliminiert werden. Ausführliches s. Infektionserkrankungen [S. A505].

5 Ernährung

5.1 Grundlagen

In diesem Abschnitt werden die wichtigsten Grundprinzipien für eine ausgewogene Ernährung, die Kindern ein gutes Gedeihen ermöglicht, dargestellt.

Muttermilch ist für einen kurzen Zeitraum für Neugeborene und Säuglinge ein ausgewogenes Lebensmittel. Ab dem 4.–6. Lebensmonat gewährleistet die ausschließliche Ernährung mit Muttermilch aber keine adäquate Nährstoffversorgung mehr. Daher muss ab diesem Lebensalter das Nährstoffangebot erweitert werden.

> **MERKE** Kinder sollten mit einer ausgewogenen Mischkost ernährt werden. Einseitige und „alternative" Ernährungsgewohnheiten können Unterernährung hervorrufen und zu schweren Mangelzuständen führen. Die häusliche Herstellung von Säuglingsnahrung wird nicht empfohlen.

5.1.1 Energiebedarf und Nährstoffzufuhr

Der Energiebedarf setzt sich bei Kindern aus dem Grundumsatz, dem Arbeitsumsatz (der Muskulatur), der Wärmeproduktion von Stoffwechselprozessen (Thermogenese) und dem Bedarf für Wachstum zusammen. Der Energiebedarf für Wachstumsprozesse ist bei reifen Neugeborenen am Ende des 1. Lebensmonats am größten, da zu diesem Zeitpunkt die Wachstumsgeschwindigkeit am höchsten ist.

Kohlenhydrate sollten in allen Altersgruppen den überwiegenden Teil an der Gesamtenergiezufuhr mit einem Anteil von > 50 % ausmachen.

Zahlreiche ernährungsepidemiologische Studien haben auch bei Kindern und Jugendlichen festgestellt, dass eine kohlenhydratreiche, d. h. fettärmere Ernährungsweise mit einem geringeren BMI einhergeht.

Die Empfehlungen für die **Proteinzufuhr** werden abhängig von Körpergewicht und Lebensalter gegeben. Bei Neugeborenen sollte die Proteinzufuhr 3-mal so hoch sein wie bei Kindern ab dem Kleinkindalter. Mit Ausnahme der Ernährung in der Säuglingszeit machen Proteine somit ca. 15–20 % des Energiebedarfs aus. Ei, Milch, Fleisch und Fisch liefern Proteine von hoher biologischer Qualität.

Aus **Fetten** sollten maximal **30–35 % der Gesamtenergie** bezogen werden. Die Nahrungsfette sollten zu 10 % der Gesamtenergiezufuhr aus gesättigten Fettsäuren, zu 10 % aus einfach ungesättigten und zu 10 % aus essenziellen, mehrfach ungesättigten Fettsäuren (Linolsäure und α-Linolensäure) bestehen. In der Phase schnellen Wachstums (Säuglings- und frühe Kleinkindzeit) darf der Fettanteil der Nahrung wegen des erhöhten Bedarfs größer sein.

Bestimmte Erkrankungen erfordern ggf. **Spezialdiäten** mit einer anderen Nährstoffzusammensetzung. Diese sind im jeweiligen Kapitel aufgeführt (z. B. Stoffwechselerkrankungen).

5.1.2 Vitamine

Siehe Endokrines System und Stoffwechsel [S. A370].

5.1.3 Flüssigkeitsbedarf

Der Flüssigkeitsbedarf wird auf dem Körpergewicht basierend berechnet (Tab. 5.1).

Ein erhöhter Flüssigkeitsbedarf besteht bei Fieber (+ 5 ml/kg KG/d), Gewichtsverlust, Erbrechen, Diarrhö, Polyurie, hoher Urinosmolarität, niedrigem ZVD.

Eine Restriktion der Flüssigkeitszufuhr ist notwendig bei schwerwiegenden angeborenen Herzfehlern mit Herzinsuffizienz, Ödemen sowie Oligo-/Anurie. Sie sollte sich an der Ausfuhrbilanz orientieren. Die Flüssigkeits-

Tab. 5.1 Flüssigkeitsbedarf unter Normalbedingungen in Abhängigkeit vom Körpergewicht

Alter/Körpergewicht	Flüssigkeitsbedarf (ml/kg KG/d)
Neugeborenes	150–170
Säugling	100–150
Kleinkind bis 10 kg	100
Kleinkind bis 20 kg	80
Kind bis 40 kg	60
Jugendlicher	40–60

Normalbedingungen: gesundes, reif geborenes Kind ohne akute und chronische Erkrankungen, Raumtemperatur

menge, die durch Perspiratio insensibilis verloren geht (ca. 20–40 ml/kg KG/d), sollte ersetzt werden.

5.2 Ernährung des Säuglings

5.2.1 Nahrungsaufbau und Trinkmenge

Unmittelbar nach der Geburt kann bei gesunden Neugeborenen mit dem Nahrungsaufbau, d. h. der schrittweisen Steigerung der Trinkmenge, begonnen werden. Die Trinkfrequenz ist in den ersten Lebenstagen und -wochen höher als im Verlauf des ersten Lebensjahres. Früh- und Mangelgeborene benötigen anfangs eher häufige, d. h. 8–12 Mahlzeiten pro Tag, während reife Neugeborene initial mit 6–8 Mahlzeiten pro Tag auskommen. Ältere Säuglinge schaffen es, größere Portionen pro Mahlzeit zu trinken.

5.2.2 Muttermilch

Zusammensetzung: Muttermilch verändert ihre Zusammensetzung (Vormilch bis zum 3.–5. Tag post partum → Übergangsmilch bis ca. 3 Wochen post partum → reife Frauenmilch) und bietet daher gesunden Neugeborenen und jungen Säuglingen eine **optimale Nährstoffversorgung**. **Laktose** macht in Muttermilch den größten Kohlenhydratanteil aus. Im Vergleich zu Kuhmilch enthält reife Muttermilch eine andere Nährstoffzusammensetzung (**Tab. 5.2**).

In der Muttermilch (v. a. in der Vormilch, Kolostrum) sind neben Antikörpern (**sekretorisches IgA**), die bei Neugeborenen immununterstützend wirken und sie vor Atemwegs- und Magen-Darm-Infektionen schützen, auch **Lysozym, Laktoferrin** und **Leukozyten** enthalten, die die Abwehr von Magen-Darm-Bakterien bei Neugeborenen und Säuglingen unspezifisch unterstützen.

Früh- und Mangelgeborene und kranke Säuglinge: Ist Stillen wegen Frühgeburt, Gesichtsmissbildungen, kardialen Fehlbildungen, infektionsbedingtem Erschöpfungszustand oder respiratorischer Insuffizienz temporär nicht möglich, sollte die Muttermilch abgepumpt und dem Kind über eine Magensonde appliziert bzw. mit der Flasche gefüttert werden.

Bei Früh- oder Mangelgeborenen kann eine **Anreicherung** der Muttermilch mit Nährstoffen notwendig werden, damit sie zufriedenstellend gedeihen. Kranke Säuglinge können eine Nahrung mit einer speziellen Nährstoffzusammensetzung benötigen, beispielsweise erhalten Neugeborene mit rezidivierenden Hypoglykämien zusätzlich Maltodextrin. Chronisch kranke Säuglinge profitieren von der **Zufütterung** einer **hochkalorischen Säuglingsnahrung**.

Besonderheiten des Stillens: Gestillte Neugeborene zeigen in den ersten Lebenstagen eine **stärkere Gewichtsabnahme** als nichtgestillte Neugeborene (**Cave:** bei Mangel- und Frühgeborenen!). Außerdem können gestillte Kinder einen verstärkten und **verlängerten Neugeborenenikterus** aufweisen. Über die Muttermilch können fettlösliche **Noxen** (z. B. Nikotin, Alkohol, Medikamente, Umweltschadstoffe wie DDT, Dioxine, Drogen) sowie **Infektionserreger** vom Säugling aufgenommen werden. Eine mütterliche **Unterversorgung mit Vitaminen** wirkt sich über die Muttermilch auch auf das Kind aus (Vorsicht bei Kindern von Vegetarierinnen!).

==Muss eine stillende Frau mit Vitamin-K-Antagonisten antikoaguliert werden, sollte das Kind prophylaktisch Vitamin K erhalten.==

Kontraindikationen: Streng kontraindiziert ist die Gabe von Muttermilch bei Kindern mit angeborenen **Stoffwechselkrankheiten** wie Phenylketonurie [S. B536], Galaktosämie [S. B531] und Harnstoffzyklusdefekten [S. B538]!

Bei **mütterlichen Erkrankungen** wie HIV, CMV (bei Frühgeborenen) und HSV (bei Läsionen der Brust) und Tuberkulose, Drogenkonsum oder Einnahme von bestimmten Medikamenten [S. B468] sollte ganz auf das Stillen bzw. die Muttermilchgabe verzichtet werden.

Bei Hepatitis C wird Stillen – nach Aufklärung der Mutter über das (eher theoretische) Restrisiko bei hoher Viruslast und blutenden Wunden – durch die Nationale Stillkommission empfohlen. Die Empfehlungen für Mütter mit Hepatitis B sind nicht einheitlich, das vermutlich ebenfalls geringe Risiko einer Virusübertragung auf den Säugling kann durch dessen Impfung weiter gesenkt werden.

5.2.3 Muttermilchersatznahrungen

Muttermilchersatznahrungen werden eingesetzt, wenn die Muttermilchmenge nicht ausreicht, bei unüberwindbaren Stillhindernissen (s. o.) oder nach frühem Abstillen. Industriell hergestellte Säuglingsnahrungen (sog. **Formula-Nahrungen**) sind qualitativ hochwertige Erzeugnisse, die der Nährstoffzusammensetzung der Muttermilch nachempfunden sind und eine konstante Versorgung des Säuglings mit Vitaminen und Mineralstoffen gewährleisten.

Säuglingsanfangsnahrungen: Säuglingsanfangsnahrungen **auf Kuhmilchbasis** können anstelle von Muttermilch ab der Geburt gefüttert werden. Sog. **„Prä"-Nahrungen** enthalten **Laktose** als einziges Kohlenhydrat. Für Frühgeborene existieren Prä-Nahrungen mit einem erhöhten Energie- und Proteingehalt. Sog. **1er-Nahrungen** enthalten neben **Laktose** auch **Stärke**.

Die Zusammensetzung von Säuglingsnahrung und reifer Muttermilch ist in **Tab. 5.2** gegenübergestellt.

Tab. 5.2 Energie- und Nährstoffgehalt von reifer Muttermilch, Säuglingsanfangsnahrung und Kuhmilch (alle Angaben pro 100 ml)

	Muttermilch	Säuglingsanfangsnahrung	Kuhmilch
Energie (kcal)	69	60–75	66
Kohlenhydrate (Laktose) (g)	7	5–10	4,8
Protein (g)	1,1	1,3–2,1	3,3
Fett (g)	4,5	3,1–4,6	3,5

Folgenahrungen: 2er-Nahrungen (enthalten Laktose, Stärke, präbiotische Ballaststoffe) können ab dem 7. Lebensmonat gefüttert werden, weil sie eine etwas modifizierte Nährstoffzusammensetzung, abgestimmt auf die Bedürfnisse der älteren Säuglinge, haben. Sie sorgen für eine **länger andauernde Sättigung**.

Hypoallergene Säuglingsnahrungen: Hypoallergene Säuglingsmilchnahrungen (sog. „HA"-Nahrungen) werden für **Kinder mit familiärer Atopiebelastung, die nicht gestillt werden können, empfohlen.** Im Gegensatz zu herkömmlichen Säuglingsnahrungen sind HA-Nahrungen antigenreduziert. Sie enthalten mittelgradig hydrolysiertes Protein, um das Immunsystem des Kindes nicht gegenüber Nahrungsmittelproteinen zu sensibilisieren. HA-Nahrungen existieren als Prä- und Folgenahrungen. Sie können dazu beitragen, das Risiko für die Entwicklung einer Allergie zu vermindern, aber nicht zu eliminieren.

Weitere Spezialnahrungen: Säuglingsnahrung auf Sojamilchbasis sollte nur gefüttert werden, wenn Kontraindikationen gegen herkömmliche Säuglingsnahrung bestehen, wie Galaktosämie oder Laktoseintoleranz.

Selbst hergestellte Säuglingsnahrungen aus Kuhmilch und im Haushalt vorhandenen Ölen und Proteinpulvern sind sowohl aus ernährungsphysiologischen als auch hygienischen Gründen weniger geeignet. Milch anderer Tiere (andere als Kuhmilch) sollte wegen ihrer vom Bedarf der Säuglinge abweichenden Nährstoffzusammensetzung und wegen potenziell allergen wirkender Milchproteine vermieden werden.

5.2.4 Beikost

DEFINITION Ernährung zusätzlich zur Gabe von Muttermilch bzw. Säuglingsanfangsnahrung.

Säuglinge können und sollen **bis zum 5. Lebensmonat voll gestillt** werden (bzw. bei Stillhindernissen Säuglingsanfangsnahrung erhalten). **Danach** (bei voll gestillten Frühgeborenen bzw. Mangelgeborenen bereits ab dem 4. Lebensmonat) sollte mit **Beikost** begonnen werden, da durch eine alleinige Milchernährung ein optimales Gedeihen nicht mehr gewährleistet werden kann. Wird Beikost erst deutlich später eingeführt, kann dies eine Mangelernährung mit einem verzögerten Längenwachstum und eine geringere Gewichtszunahme zur Folge haben.

Gängige Beikost sind Gemüse-, Kartoffel-, Obst-, Getreide- oder Fleischbreie. Die Reihenfolge der Einführung dieser Breie spielt eine untergeordnete Rolle. Fleisch sollte nicht zu spät eingeführt werden, da es eine wichtige Eisenquelle ist.

Das Risiko für die Entwicklung einer Zöliakie oder eines Diabetes mellitus Typ 1 ist abhängig vom **Zeitpunkt der Einführung glutenhaltiger Nahrung**. Es wird empfohlen, glutenhaltige Beikost ab dem 4.–6. Lebensmonat zuzufüttern, da nachgewiesen wurde, dass ein früherer oder späterer Beginn mit glutenhaltiger Nahrung mit einem erhöhten Erkrankungsrisiko einhergeht.

6 Erkrankungen von Früh- und Neugeborenen

6.1 Geburtsverletzungen

Geburtsverletzungen können sowohl bei protrahiertem als auch bei normalem Geburtsverlauf auftreten. Eine komplizierte vaginale (z. B. bei abnormer Kindslage) oder vaginal operative Entbindung erhöht das Risiko für eine Geburtsverletzung des Kindes.

Caput succedaneum (Geburtsgeschwulst): Ödem und Einblutung (Ekchymosis) am vorangehenden Teil des kindlichen Kopfes (Abb. 6.1). Weiche, teigige Schwellung, nichtfluktuierend. **Spontane Rückbildung** innerhalb weniger Tage. Eine größere Ekchymosis kann deutlich zur Hyperbilirubinämie beitragen.

Kephalhämatom (Kopfblutgeschwulst): Subperiostale Blutung, die **durch die Schädelnähte begrenzt** ist, meist am Hinterhaupt, glg. doppelseitig (Abb. 6.1). Prall-elastische, **fluktuierende Schwellung**. Verkalkung oder sekundäre Infektion (sehr selten) möglich. **Spontane Rückbildung innerhalb weniger Tage bis Monate (bei Verkalkung), die bei entsprechender Symptomatik ohne weitere Maßnahmen abgewartet werden kann.** Das Hämatom kann zur Hyperbilirubinämie beitragen.

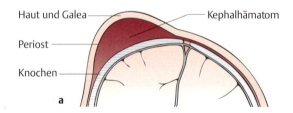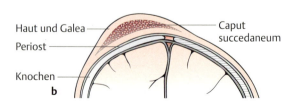

Abb. 6.1 **Geburtsverletzungen. a** Kephalhämatom. **b** Caput succedaneum. (aus: Stauber, Weyerstahl, Duale Reihe Gynäkologie und Geburtshilfe, Thieme, 2007)

Subgaleatische Blutung: Großes subgaleatisches Hämatom, das die Schädelnähte überschreitet und oft bis zur Stirn und hinter die Ohren reicht. Anämie und Hypovolämie durch hohen Blutverlust möglich. Kann ein Hinweis auf Hämophilie sein. Das Hämatom kann deutlich zur Hyperbilirubinämie beitragen.

Subduralblutung: Meist bei reifen Neugeborenen infolge von Einrissen der Brückenvenen bzw. der Falx cerebri oder des Tentoriums cerebelli. Mögliche Langzeitfolge: Ausbildung eines subduralen Hygroms mit Verdrängungssymptomatik, Krampfanfälle.

Plexusparesen: Sie entstehen durch Zug an Arm oder Kopf:

- **obere Plexuslähmung** (Erb-Duchenne): Schädigung der Nervenfasern der Segmente C 5 und C 6 mit Lähmungen im Schultergürtel. Der Arm kann im Ellenbogengelenk nicht gebeugt werden und hängt schlaff, adduziert, innenrotiert und proniert am Körper. Störung der Sensibilität und der Schweißsekretion in den betroffenen Hautzonen. Der **Handgreifreflex**, Kraft und Sensibilität der Hand sind **erhalten**. Bizepssehnenreflex, Radiusperiostreflex und Moro-Reflex sind auf der betroffenen Seite nicht vorhanden. Ist das Segment C 4 betroffen, kann der Nervus phrenicus geschädigt sein (Phrenikusparese → Zwerchfelllähmung mit Dyspnoe).
- **untere Plexuslähmung** (Klumpke): Schädigung der Nervenfasern der Segmente C 7–Th 1 mit Lähmung des Unterarms und fehlendem Handgreifreflex. Bewegungen der Schulter sind möglich. Sehr selten, meist in Kombination mit oberer Plexuslähmung. Bei sympathischer Beteiligung des Segments Th 1 ipsilaterales Horner-Syndrom (s. Neurologie [S. B967]).

Die **Therapie** besteht aus einer früh einsetzenden krankengymnastischen Behandlung, um Kontrakturen zu vermeiden. Meist gute Prognose mit spontaner Rückbildung der Plexusparesen innerhalb von 4 Wochen, der Phrenicusparese innerhalb von 3–4 Monaten. Bei Plexusdurchriss bleiben Residuen bestehen, daher ist eine neurochirurgische Rekonstruktion notwendig.

Fazialisparese: Als Folge einer Forcepsentbindung (selten). Auf der betroffenen Seite fehlender Lidschluss und verstrichene Nasolabialfalte, Verziehen des Mundes (z. B. beim Schreien) zur gesunden Seite hin. Spontane Rückbildung innerhalb weniger Tage. Die wichtigste Differenzialdiagnose ist das sog. „schiefe Schreigesicht", das durch eine einseitige Agenesie des M. orbicularis oris bedingt ist. Für Allgemeines zur Fazialisparese s. Neurologie [S. B968].

Weitere:
- Rückenmarksverletzungen
- Muskelverletzung: häufig Blutung in M. sternocleidomastoideus
- Hautablederung durch Vakuumextraktion: harmlos
- Klavikulafraktur: i. d. R. heilt die Fraktur innerhalb von Tagen
- subkutane Fettgewebsnekrose (Adiponecrosis subcutanea): extrem selten; meist infolge eines Schockzustands; keine Therapie nötig bzw. möglich
- Verletzung innerer Organe (Nebenniere, Leber): meist durch geburtshilfliche Handgriffe (z. B. Bracht).

6.2 Vorgeburtliche Schädigungen

6.2.1 Alkoholembryofetopathie

Epidemiologie und Einteilung: Der Schweregrad der Embryopathie ist abhängig von der Dauer des Alkoholkonsums und der Höhe des Alkoholspiegels, jedoch interindividuell unterschiedlich. Ein einmaliger übermäßiger Alkoholkonsum im ersten Trimenon, d. h. während der Organogenese, kann bereits eine teratogene Wirkung haben. Inzidenz der Alkoholembryofetopathie in Deutschland 1:100–1:300.

Abhängig von der Ausprägung unterscheidet man:
- **fetales Alkoholsyndrom** (**FAS**): bestätigter mütterlicher Alkoholkonsum, charakteristische faziale Dysmorphien, Minderwuchs, Mikrozephalie (mit weiteren Hirnfehlbildungen), retardierte neurologische Entwicklung und Verhaltensauffälligkeiten
- **partielles FAS**: bestätigter mütterlicher Alkoholkonsum, retardierte neurologische Entwicklung und Verhaltensauffälligkeiten.

Klinik:
- **faziale Dysmorphien**: tief sitzende Ohren, niedrige Stirn, Hypertelorismus (großer Augenabstand), enge und kurze Lidspalten, Ptosis, verkürzter Nasenrücken, nach vorn zeigende Nasenlöcher („Steckdosennase"), verstärkte Nasolabialfalte, langes, **flaches Philtrum**, **schmales Oberlippenrot**, Retrogenie („fliehendes Kinn")
- intrauterine und persistierende **Wachstumsverzögerung**: SGA, Minderwuchs
- **Mikrozephalie** und strukturelle Hirnfehlbildungen: Balkenagenesie, Hypoplasie des Cerebellums
- **kognitive Defizite**: Sprachentwicklungsstörungen, gestörte Wahrnehmungs- und Merkfähigkeit, **verminderter IQ** (im Mittel 66–75 Punkte)
- **Verhaltensauffälligkeiten**: Lernschwierigkeiten, verminderte geistige Leistungsfähigkeit **Konzentrationsstörungen**, Hyperaktivität, Impulsivität, Aggressivität Distanzlosigkeit
- mögliche **Fehlbildungen**: Herzfehler (ASD, **VSD** u. a.), Skelett- und Extremitätenfehlbildungen, Anomalien des Urogenitaltrakts, Augenanomalien, Schallempfindungsschwerhörigkeit, Gaumen- oder Lippenspalte.

> **MERKE** Die Symptom-Trias faziale Dysmorphien, Minderwuchs, Mikrozephalie kann ein Hinweis auf ein fetales Alkoholsyndrom sein.

Diagnostik: Die Diagnose wird anhand von Anamnese, Klinik, Entwicklungstests und ggf. bildgebender Diagnostik je nach Fehlbildung gestellt. Mithilfe des Majewski-

Scores kann der Schweregrad der Erkrankung bestimmt werden (heutzutage nur noch selten angewendet).

Differenzialdiagnosen: Differenzialdiagnostisch sollten beim FAS eine mütterliche Phenylketonurie, beim partiellen FAS ein Fragiles-X-Syndrom, DiGeorge-Syndrom, Turner- oder Smith-Lemli-Opitz-Syndrom ausgeschlossen werden. Häufige psychiatrische Fehldiagnosen sind ADHS, Bindungsstörungen, Persönlichkeitsstörungen, kindliche Schizophrenie oder Autismus.

Therapie: Eine **frühe Diagnosestellung** ist wichtig, um rechtzeitig eine adäquate Therapie (Fördermaßnahmen, Ergotherapie, Logopädie) einleiten zu können. Die Verhaltensauffälligkeiten können medikamentös (s. Psychiatrie [S. B1068]) behandelt werden. Im Alltag brauchen Patienten mit FAS eine klare Struktur und Handlungsanweisungen.

Die Prognose ist abhängig vom Ausmaß der Schädigung.

6.2.2 Medikamente und Drogenabusus in der Schwangerschaft

Die Auswirkungen von Medikamenten und Drogenabusus in der Schwangerschaft auf den Embryo bzw. Fetus sind in **Tab. 6.1** zusammengefasst. Das Risiko für kindliche Fehlbildungen ist bei mütterlicher Einnahme von Antiepileptika um das 2- bis 3-Fache erhöht (auf 6–9 %).

6.2.3 Entzugssyndrom nach Drogenabusus in der Schwangerschaft

Synonym: neonatales Abstinenz-Syndrom (NAS)

Epidemiologie: Mütterlicher Nikotin- oder Alkoholkonsum oder der Abusus von Drogen wie Methadon, Heroin, Kokain, Barbituraten und Opiaten während der Schwangerschaft führt zur passiven Abhängigkeit des Fetus und damit postpartal zu Entzugssymptomen. Die Symptomatik ist unabhängig von der Dosis der Droge.

Klinik: Die ersten Symptome (**Tab. 6.2.**) treten meist **innerhalb von 24 h postpartal** auf (abhängig vom Zeitpunkt der letzten Drogeneinnahme) und halten ca. 2–3 Wochen an, wobei die Symptome initial am stärksten ausgeprägt sind. Je nach Substanz kann die Symptomatik auch erst später einsetzen (z. B. Heroin ca. 3, Methadon ca. 4–7 Tage und Benzodiazepine ca. 10 Tage postnatal).

Mütterlicher Drogenkonsum in der Schwangerschaft birgt noch weitere Risiken für das Kind wie intrauterine Wachstumsretardierung, Frühgeburt, vertikal oder sub partu erworbene Infektionen (HIV, Hepatitis B/C), kardiorespiratorische Anpassungsstörungen und Embryopathien aufgrund der konsumierten Droge.

Diagnostik: Bei begründetem klinischem Verdacht sollte neben einer ausführlichen Anamnese immer ein Screening des mütterlichen und des kindlichen Urins auf Drogen durchgeführt werden. Eine Untersuchung des Mekoniums kann auch länger zurückliegenden Drogenkonsum in der Schwangerschaft aufdecken.

Tab. 6.1 Risiken für Embryo und Fetus bei Anwendung bestimmter Medikamente bzw. bei Drogenabusus in der Schwangerschaft

Wirkstoff bzw. Droge	Risiken
Tetrazykline	Störung des Knochenwachstums und der Zahnbildung, Katarakt
Aminoglykoside	Schädigung des Innenohrs des Fetus
Sulfonamide	postnatal: Kernikterus
Acetylsalicylsäure	vorzeitiger Verschluss des Ductus arteriosus beim Fetus; postnatal: Blutungsneigung
Opioide (als Medikamente)	postnatal: Atemdepression, ggf. Entzugssyndrom
ACE-Hemmer	Oligohydramnion, Wachstumsretardierung, Entwicklungsstörungen der Schädelkalotte; postnatal: Anurie/Oligurie, Lungenhypoplasie, Hypotension
Vitamin-K-Antagonisten	Fruchttod, Skelett- und ZNS-Fehlbildungen, Mikrozephalie, Krampfanfälle, Hämorrhagien (Hirnblutungen!), mentale Retardierung
Isotretinoin	kraniofaziale Dysmorphien, Gaumenspalte, Thymusfehlbildungen, Herzfehler, Extremitäten- und ZNS-Fehlbildungen, mentale Retardierung
Antiepileptika	• Phenytoin: kraniofaziale Dysmorphie, Gaumen- und Lippenspalten, Phalangenhypoplasie, Wachstums- und mentale Retardierung • Valproat: Mikrozephalie, Neuralrohrdefekte, kraniofaziale Dysmorphie, Lippenspalte, Herzfehler • Carbamazepin: Neuralrohrdefekte, kraniofaziale Dysmorphie • Phenobarbital: Gaumen- und Lippenspalten, Herzfehler
Lithium	Ebstein-Anomalie
virilisierende Hormone	Virilisierung weiblicher Feten (Labienfusion, Klitorishypertrophie)
jodhaltige Medikamente	Struma, Thyreotoxikose
Thyreostatika	Struma, Kretinismus
Zytostatika	Fruchttod, Fehlbildungen
Nikotin	Wachstumsretardierung; postnatal: erhöhtes Risiko für plötzlichen Kindstod
Opiate, Opioide (Abusus)	Wachstumsretardierung, Frühgeburt, postnatal: Entzugssyndrom
Kokain	intrazerebrale Infarkte und Blutungen, Wachstumsretardierung

Tab. 6.2 Symptome des Drogenentzugssyndroms des Neugeborenen

Häufigkeit	Symptom
häufig (75–100 %)	Irritabilität, Zittrigkeit, Hautabschürfungen (durch Reiben), Hyperaktivität, Tremor, muskuläre Hypertonie, Hyperreflexie, Schlaflosigkeit oder kurze Schlafphasen, schrilles Schreien (durch Alkalose), übermäßiges nonnutritives Saugen
gelegentlich	Trinkschwäche, Erbrechen, Durchfälle, Niesen, Tachypnoe, Schwitzen
selten (<25 %)	Fieber, Krämpfe

Als **Differenzialdiagnosen** kommen aufgrund der Symptomatik in Betracht: Neugeborenensepsis, Hypoglykämie, Hypokalzämie, Hyperthyreose, Hirnblutung, peripartale Asphyxie. Diese sollten wegen möglicher lebensbedrohlicher Komplikationen **ausgeschlossen** werden.

Therapie: Die Therapie orientiert sich an der Ausprägung der Symptomatik (s. o.). Ein Neugeborenes mit Entzugssyndrom sollte in einer ruhigen Umgebung nach dem „Minimal-handling-Prinzip" versorgt werden. Die Ernährung erfolgt oral mit häufigen, aber kleinen Mahlzeiten. Auf ausreichende Flüssigkeits- und Kalorienzufuhr ist zu achten. Bei schwerer Symptomatik sollte mit einer medikamentösen Therapie begonnen werden.

Es stehen verschiedene Alternativen zur Verfügung:
- Tinctura opii (UAW: Schläfrigkeit, Obstipation)
- Chloralhydrat (**Cave:** bei Einschränkungen der Leber- und Nierenfunktion)
- Phenobarbital (UAW: Atemdepression. Anwendung nur in Kombination mit Morphin oder Tinctura opii bei Heroin- oder Methadonentzug oder bei ausgeprägten gastrointestinalen Symptomen. Unter der Monotherapie mit Phenobarbital verlängerter Entzug.)

Bei problematischer Therapie finden Chlorpromazin, Methadon, Clonidin oder Diazepam Anwendung.

> **MERKE** Neugeborene mit Drogenentzugssyndrom sollten wegen der Gefahr respiratorischer Komplikationen ihrer Erkrankung und der Therapie immer am Monitor überwacht werden.

Prognose: Die weitere Entwicklung von Kindern drogenabhängiger Mütter wird weniger vom neonatalen Entzugssyndrom als vom sozialen Umfeld bestimmt. Neugeborene drogenabhängiger Mütter haben ein deutlich erhöhtes Risiko für den **plötzlichen Kindstod** (SIDS [S. B614]).

6.2.4 Erkrankungen der Mutter

Diabetes mellitus

Zum Gestationsdiabetes siehe Gynäkologie und Geburtshilfe [S. B409].

Klinik: Bei schlecht eingestelltem Diabetes mellitus der Mutter reagiert der Fetus mit einem kompensatorischen **Hyperinsulinismus**, der die charakteristische **diabetische Fetopathie** („infant of a diabetic mother", IDM) verursacht. Die betroffen Neugeborenen können postpartal auffallen durch:
- **Makrosomie** und Organomegalie bei Organunreife (Wirkung von Insulin als Wachstumsfaktor)
- **Asphyxie**
- **Atemnotsyndrom** [S. B496] (Hyperinsulinämie → Surfactant ↓)
- **Hypoglykämie** (Glukose < 35 mg/dl am 1. Lebenstag, < 45 mg/dl nach dem 1. Lebenstag)
  - Symptome: Hyperexzitabilität, Zittrigkeit, Schwitzen, Trinkschwäche, schrilles Schreien, Apnoen, Krampfanfälle; **initial oft asymptomatisch**

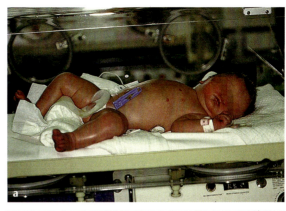
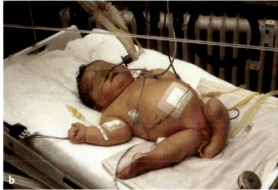

Abb. 6.2 **Makrosome Neugeborene diabetischer Mütter. a** Rosiges Aussehen durch Polyglobulie, Ödeme, GG 4500 g. **b** Neugeborenes mit kaudalem Regressionssyndrom. (aus: Gortner, Meyer, Sitzmann, Duale Reihe Pädiatrie, Thieme, 2012)

  - Eine **transiente postnatale Hypoglykämie** tritt meist innerhalb von 30 min (in Einzelfällen auch noch nach 24 h) nach der Abnabelung auf. Die Hypoglykämieneigung kann bis zu 72 h anhalten.
- **Hypokalzämie** (Kalzium < 7 mg/dl), Hypomagnesiämie (Magnesium < 1,5 mg/dl)
  - Symptome: Hyperexzitabilität, Irritabilität, Tremor, Krämpfe, Apnoen, rezidivierendes Erbrechen, Tachykardie, Tachypnoe, Tetanie
  - Eine **Hypokalzämie** kann innerhalb der ersten 3 Lebenstage klinisch manifest werden.
- **Polyglobulie** (Hyperinsulinämie → Erythropoetin ↑)
- **Hyperbilirubinämie** (durch Polyglobulie)
- **Geburtsverletzungen**
- **Fehlbildungen**
  - **Herz**: hypertrophe Kardiomyopathie, hypertrophische subaortale Stenose, Truncus arteriosus communis
  - Extremitätenanomalien bis hin zum **kaudalen Regressionssyndrom** (Agenesie oder Dysplasie der unteren Wirbelsäule, dysplastisches Becken, hypoplastische Beine)
  - **ZNS-Anomalien:** Neuralrohrdefekte, Anenzephalie, Hydrozephalus
  - **Gastrointestinaltrakt:** hypoplastisches linkes Kolon (small left colon syndrome).

> **MERKE** Kinder diabetischer Mütter haben aufgrund ihrer Makrosomie ein erhöhtes Risiko für **Geburtskomplikationen** (z. B. Schulterdystokie) und **Geburtsverletzungen** (z. B. Fazialisparese, Plexusparese, Klavikulafraktur, Organblutungen) und ein 3- bis 4-fach erhöhtes Risiko für **angeborene Fehlbildungen**.

Komplikationen: Postnatal haben Kinder diabetischer Mütter ein deutlich erhöhtes Risiko für folgende Komplikationen:
- **Ikterus** gravis et prolongatus [S. B489]; durch Polyglobulie und Leberunreife
- **Nierenvenenthrombose** (durch Polyglobulie).

Die Langzeitprognose von Kindern diabetischer Mütter ist davon abhängig, ob Organfehlbildungen vorliegen.

Diagnostik: Bei Verdacht auf diabetische Fetopathie ist das Neugeborene zu überwachen:
- engmaschige Blutzuckerkontrollen am Geburtstag und präprandiale Kontrollen in den ersten 3 Lebenstagen, Ziel: Blutzucker (BZ) > 45 mg/dl (> 2,5 mmol/l)
- regelmäßige Kalzium- und Magnesiumkontrollen in den ersten 3 Lebenstagen
- Hämatokritkontrollen nach 1 und 24 h
- Bilirubinkontrollen
- Monitorüberwachung wegen möglicher respiratorischer Komplikationen
- bildgebende Diagnostik (Röntgen-Thorax, Echokardiografie, Abdomensonografie) zum Ausschluss von Fehlbildungen.

Treten Hypoglykämien noch nach dem 7. Lebenstag auf, sollte eine weitere Abklärung erfolgen.

Differenzialdiagnosen der **neonatalen Hypoglykämie** sind:
- **Stoffwechselerkrankungen:**
  - Kohlenhydratstoffwechsel: Galaktosämie, Glykogenosen Typ I und III
  - Aminosäurestoffwechsel: Ahornsirupkrankheit, Tyrosinose, multipler Carboxylasemangel
- **hormonelle Störungen:** STH-Mangel, ACTH-Resistenz, AGS, Hypothyreose, hohe Adrenalin-Spiegel, kongenitaler Hyperinsulinismus (Nesidioblastose s. u.)
- **perinatale Erkrankungen:**
  - Sepsis, Infektionen
  - Hypothermie
  - Atemnot-Syndrom, Hypoxie, Azidose
- **iatrogen:**
  - Medikamente
  - Rebound nach Glukosebolusgabe.

Nesidioblastose: Hierunter versteht man eine benigne Hyperplasie der insulinproduzierenden β-Zellen des Pankreas, die zu einer ungeregelten und vermehrten Insulinsekretion führt (sog. **kongenitaler Hyperinsulinismus**). Histopathologisch unterscheidet man eine diffuse von einer fokalen β-Zell-Hyperplasie. Die gesteigerte Insulinausschüttung tritt bereits in der Neonatalperiode oder im frühen Säuglingsalter auf und manifestiert sich klinisch mit einer chronischen Hypoglykämie. Die Diagnose wird mittels Glukagontest gestellt (fehlender Glukoseanstieg).

Bei Neugeborenen ist therapeutisch eine **Glukosedauerinfusion** erforderlich. Zusätzlich muss eine **kontinuierliche Kohlenhydratzufuhr** mittels Magensonde oder eine Ernährung mit häufigen kohlenhydratreichen Mahlzeiten sichergestellt sein. Pharmakotherapeutisch kommen **Diazoxid** oder alternativ Octreotid oder Nifedipin zum Einsatz. Eine kontinuierliche Glukagongabe (per s. c.-Pumpe) stellt die letzte Therapiealternative dar. Bei Therapieresistenz und fokaler Nesidioblastose kann eine Pankreasteilresektion Heilung bringen. Bei der diffusen Form ist bei Therapieresistenz eine 95 %ige Pankreasresektion indiziert.

Therapie: Die therapeutischen Maßnahmen umfassen:
- **bei bekanntem mütterlichem Diabetes:** häufiges Anlegen des Kindes bei Stillwunsch, Frühfütterung des Neugeborenen alle 3 h während der ersten 3 Lebenstage.
- **bei Hypoglykämie:**
  - BZ 35–45 mg/dl: Fütterung mit 15 %iger Maltodextrinlösung (5–10 ml/kg KG)
  - BZ 25–34 mg/dl: i. v.-Infusion von 10 %iger Glukoselösung (100 ml/ kg KG/24 h)
  - BZ < 25 mg/dl: i. v.-Bolusgabe von 10 %iger Glukoselösung (1–2 ml/kg KG), dann Infusion
  - Kontrolle des BZ jeweils 15 min nach der jeweiligen Maßnahme
- **bei Hypokalzämie:** langsame i. v.-Gabe von 10 %igem Kalziumglukonat (1–2 ml/kg KG)
- **bei Hypomagnesiämie:** i. v.-Gabe von 10 %iger Magnesiumlösung (1–2 ml/kg KG/d).

Den i. v.-Bolusgaben von Glukose muss eine kontinuierliche Infusion folgen, damit ein Rebound-Effekt mit vermehrter Insulinausschüttung verhindert wird. Dies gilt nicht für die orale Gabe von Zuckerlösungen.

> **MERKE** Unbehandelte neonatale Hypoglykämien können bleibende zerebrale Schäden verursachen.

Präeklampsie

Eine Präeklampsie der Mutter (s. Gynäkologie und Geburtshilfe [S. B408]) führt wegen uteroplazentaren Durchblutungsstörungen zu einer Minderversorgung und **intrauterinen Wachstumsretardierung** des Fetus (SGA-Kind). Die Frühgeburtenrate und die perinatale Mortalität sind deutlich erhöht.

Präeklampsie ist ein Risikofaktor für eine **perinatale Asphyxie** und die Entwicklung eines **Morbus haemolyticus neonatorum**.

Phenylketonurie

Eine maternale Phenylketonurie führt zu einer Schädigung des Embryos bzw. Fetus. Die Ausprägung der Schädigung ist von der Phenylalaninkonzentration im Blut der Mutter abhängig. Die Symptome der Embryofetopathie sind:
- intrauterine Wachstumsretardierung
- Mikrozephalie
- Herzfehler
- mentale Retardierung.

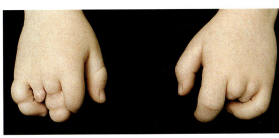

Abb. 6.3 **Amniotische Abschnürungen.** Es bestehen tiefe Schnürfurchen und Amputationen an allen Langfingern. (aus: Niethard, Pfeil, Biberthaler, Duale Reihe Orthopädie und Unfallchirurgie, Thieme, 2009)

> **MERKE** Bei maternaler Phenylketonurie muss schon vor der Konzeption und während der gesamten Schwangerschaft eine streng phenylalaninarme Ernährung eingehalten werden, um eine Schädigung des Kindes zu vermeiden! Der Zielspiegel für die Mutter während der Schwangerschaft liegt bei < 10 mg/dl (600 µmol/l).

6.2.5 Weitere vorgeburtliche Schädigungen

- **Infektionen** [S. B513]
- Schädigung durch **Strahlen** (s. Radiologie [S. C501])
- **amniotische Abschnürungen:** Sie entstehen durch Fehlentwicklungen des Amnions und können intrauterin zu Schnürfurchen an den Extremitäten oder am Rumpf, im schlimmsten Fall zur Abschnürung mit Aplasie einer Extremität führen (**Abb. 6.3**). Bestehen hierdurch periphere Durchblutungsstörungen, muss das Kind unmittelbar postnatal operiert werden. Abschnürungen, die die Funktion der Extremität beeinträchtigen, werden zu einem späteren Zeitpunkt plastisch-chirurgisch versorgt.

6.3 Blut

6.3.1 Morbus haemorrhagicus neonatorum

> **DEFINITION** Abnorme postnatale Blutungsneigung durch **Vitamin-K-Mangel**. Die Frühform tritt um den 3.–7. Lebenstag auf, die Spätform manifestiert sich um die 4.–12. Lebenswoche.

Ätiologie: Vitamin K wird für die Synthese der Vitamin-K-abhängigen Gerinnungsfaktoren benötigt.

Frühform: Vitamin K kann nur in geringen Mengen die Plazenta passieren. Daher haben Neugeborene einen **physiologisch bedingten Vitamin-K-Mangel** mit um 50 % erniedrigten Vitamin-K-abhängigen Gerinnungsfaktoren. Zudem ist Vitamin K **kaum in der Muttermilch** enthalten, sodass voll gestillte Säuglinge, die keine Vitamin-K-Prophylaxe erhalten haben, um dem **3.–7. Tag diffuse Blutungen** entwickeln können. Wenn die Mutter in der Schwangerschaft Medikamente eingenommen hat, die den Vitamin-K-Stoffwechsel negativ beeinflussen (z. B. Cumarine, Phenobarbital, Phenytoin, Rifampicin, Isoniazid), ist das Blutungsrisiko für das Neugeborene besonders hoch (u. U. lebensbedrohliche Blutungen).

Spätform: Bei ausschließlich gestillten Kindern können Vitamin-K-Mangelblutungen um die **4.–12. Lebenswoche** auftreten. Spätblutungen sind noch bis zum 6. Lebensmonat möglich.

Klinik: Die betroffenen Neugeborenen zeigen folgende Symptome:
- **Frühform:** Meläna, Bluterbrechen, diffuse Blutungen aus Punktionsstellen und Operationsnarben (Zirkumzision!), diffuse Hautblutungen, intrakranielle Blutungen
- **Spätform:** hauptsächlich intrakranielle Blutungen.

Diagnostik: Die Gerinnungsdiagnostik ergibt einen erniedrigten Quick-Wert und eine verlängerte PTT. Fibrinogen ist im Normbereich. Der Stuhl sollte auf Blut untersucht werden (Hämokkult-Test).
Eine Schädelsonografie ist zum Ausschluss von intrakraniellen Blutungen indiziert.

Therapie und Prophylaxe: Ein Morbus haemorrhagicus neonatorum wird durch **intravenöse Gabe von Vitamin K** therapiert. In schweren Fällen kann eine **Bluttransfusion** oder die Gabe von **fresh frozen plasma** notwendig sein.
Zur Prophylaxe des Morbus haemorrhagicus neonatorum [S. B473].

6.3.2 Icterus neonatorum

> **DEFINITION** Hyperbilirubinämie des Neugeborenen.

Einteilung: Man unterscheidet 2 Formen der Hyperbilirubinämie:
- **indirekt (unkonjugiertes Bilirubin ↑)**
- **direkt (konjugiertes Bilirubin ↑).**

Ein Anstieg des **unkonjugierten Bilirubins** in der ersten Lebenswoche ist wegen der Unreife der hepatischen Biotransformationsenzyme (Glukuronyltransferasen) physiologisch. Unmittelbar postpartal beträgt das unkonjugierte Bilirubin im Durchschnitt 2 mg/dl und steigt bis zu einem Maximum von 5–12 mg/dl um den 3. Lebenstag an; danach sind die Werte bis < 0,5 mg/dl rückläufig. Das konjugierte Bilirubin sollte 1 mg/dl nie überschreiten.

Je nach Dauer und Zeitpunkt des Auftretens unterscheidet man verschiedene Formen des Neugeborenenikterus:

Indirekte Hyperbilirubinämie: Das unkonjugierte Bilirubin entspricht ungefähr dem Gesamtbilirubin, da das konjugierte Bilirubin zu vernachlässigen ist.
- **physiologischer Ikterus:** Beginn zwischen 3. und 6. Lebenstag, maximale Dauer 8 Tage; das unkonjugierte Bilirubin bleibt ≤ 15 mg/dl
- **Icterus gravis:** Bilirubinkonzentration des reifen Neugeborenen steigt auf > 15 mg/dl (FG abhängig von GA)
- **Icterus praecox:** Beginn am 1. Lebenstag mit Anstieg des unkonjugierten Bilirubins auf > 12 mg/dl
- **Icterus prolongatus:** Dauer > 2. Lebenswoche.

6 Erkrankungen von Früh- und Neugeborenen

Tab. 6.3 Ursachen der indirekten Hyperbilirubinämie (unkonjugiertes Bilirubin ↑)

Pathophysiologie	Ursache	Erkrankung
vermehrte Bildung	gesteigerte Hämolyse	immunhämolytisch (Morbus haemolyticus neonatorum): • ABO-Blutgruppeninkompatibilität • Rhesusfaktorinkompatibilität
		erbliche hämolytische Anämien: • Erythrozytenmembrandefekte (Kugelzellanämie, Elliptozytose) • Erythrozytenenzymdefekte (Glukose-6-Phosphat-Dehydrogenase-Mangel, Pyruvatkinasemangel) • Hämoglobinopathien (Thalassämie)
	vermehrt anfallende Erythrozyten	• Polyglobulie, Diabetes mellitus der Mutter • Hämatome (Geburtsverletzungen) • innere Blutungen (Hirnblutung, Lungenblutung etc.)
	vermehrte enterale Bilirubinrückresorption	• intestinale Obstruktionen (Duodenalatresie, Mekoniumileus etc.) • niedrige Kalorienzufuhr • Stillikterus
	Infektionen	Sepsis
verminderte Konjugation	physiologisch	Neugeborenenikterus Frühgeborenes (Organe sind noch unreif)
	Lebererkrankungen	• Morbus Gilbert-Meulengracht • Crigler-Najjar-Syndrom
	endokrine Erkrankung	Hypothyreose

Tab. 6.4 Ursachen der direkten Hyperbilirubinämie (konjugiertes Bilirubin ↑)

Ursache	Erkrankung
Infektionen	STORCH: **S**yphilis, **T**oxoplasmose, **o**ther (Varizella-Zoster-Virus, Parvovirus B19, Listeriose, Coxsackie-Virus), **R**öteln, **C**MV, **H**erpes simplex Typ 1 und 2, Hepatitis* B und C
Stoffwechselerkrankungen	• α_1-Antitrypsinmangel • Galaktosämie • hereditäre Fruktoseintoleranz • Glykogenose Typ IV • Morbus Niemann-Pick • Morbus Gaucher • neonatale Hämochromatose • Morbus Wilson*
erbliche Lebererkrankungen	• Dubin-Johnson-Syndrom • Rotor-Syndrom (direkte und indirekte Hyperbilirubinämie)
Gallengangobstruktionen	intrahepatisch • Gallengangshypoplasie (Allagille-, Zellweger-Syndrom) • Gallengangsatresie extrahepatische Obstruktionen • Gallengangsatresie • Choledochuszyste* • Cholelithiasis* • abdomineller Tumor*

* Auftreten auch oder v. a. bei Kindern jenseits des Neugeborenenalters

Direkte Hyperbilirubinämie: Ikterus durch erhöhtes konjugiertes Bilirubin (bis zur 2. LW: > 2 mg/dl, nach der 2. LW: > 0,5 mg/dl).

20–30 % aller voll gestillten Kinder entwickeln einen Icterus prolongatus, der bis zum 3. Lebensmonat anhalten kann (sog. „Muttermilchikterus").
Folgende Definitionen müssen unterschieden werden:
- **Stillikterus:** Beginn am 2.–4. Lebenstag; sichtbarer Ikterus < 2 Wochen
- **Muttermilchikterus:** Beginn am 4.–7. Lebenstag; sichtbarer Ikterus < 9 Wochen, **Icterus prolongatus** (→ die Diagnose darf allerdings erst gestellt werden, wenn schwerwiegende Lebererkrankungen ausgeschlossen werden konnten).

Ätiologie: Tab. 6.3 und Tab. 6.4 geben eine Übersicht über mögliche Ursachen. Die häufigsten Ursachen für die neonatale indirekte Hyperbilirubinämie sind:
- **physiologischer Ikterus** durch verminderte Bilirubinkonjugation
- sog. „**Still-Ikterus**" bei voll gestillten Neugeborenen durch vermehrte enterale Bilirubinrückresorption und Hemmung der Glukuronyltransferasen durch Inhaltsstoffe von Muttermilch
- **Blutgruppeninkompatibilität** (ABO- oder Rhesussystem) mit gesteigerter Hämolyse.

Klinik: Die betroffenen Neugeborenen fallen ab einem **Gesamtbilirubinwert > 2 mg/dl** durch einen **Sklerenikterus** und ab einem Wert **> ca. 5 mg/dl** durch ein gelbes, „**ikterisches**" Hautkolorit auf. Bei einer indirekten Hyperbilirubinämie > 15 mg/dl kann das Neugeborene auch ein rötliches Hautkolorit (sog. „Rubinikterus"), bei einer direkten Hyperbilirubinämie ein grünliches Hautkolorit (sog. „Verdin-Ikterus") annehmen.

Ein Verschlussikterus und **acholische Stühle** können bei Neugeborenen bei verschiedenen Erkrankungen auftreten, z. B. bei α_1-Antitrypsinmangel, konnataler CMV-Infektion, neonataler idiopathischer Hepatitis oder progressiver familiärer intrahepatischer Cholestase. Bei der konnatalen Hypothyreose finden sich keine acholischen Stühle, da ausreichend direktes Bilirubin zur Verfügung steht, das über die Galle ausgeschieden und im Darm bakteriell zu Stercobilin abgebaut wird (unreife hepatische Konjugierung).

Komplikationen: Eine gefürchtete Komplikation ist der **Kernikterus** (akute **Bilirubinenzephalopathie**). Ein Kernikterus entsteht, wenn das lipophile indirekte Bilirubin die Blut-Hirn-Schranke passiert und sich in den Basalganglien, im Globus pallidus oder im Nucleus caudatus ablagert. Der Grenzwert der indirekten Bilirubinkonzentration ist abhängig vom **Lebensalter** und bei FG vom **Gestationsalter**, dem Geburtsgewicht und weiteren Risikofaktoren. Bei **reifen, gesunden Neugeborenen** ist das Risiko für einen Kernikterus erst bei **Gesamtbilirubinwerten > 20 mg/dl erhöht**.

Risikofaktoren für eine Bilirubinenzephalopathie sind:
- Schädigungen der Blut-Hirn-Schranke durch Asphyxie, Hypoxie, Azidose oder Infektionen
- verminderte Albuminbindung des indirekten Bilirubins durch Hypalbuminämie oder Medikamente (z. B. Sulfonamide, Ceftriaxon, Furosemid, Diazepam)

Tab. 6.5 Stadieneinteilung der akuten Bilirubinenzephalopathie anhand klinischer Symptome

	Initialstadium	Intermediärstadium	fortgeschrittenes Stadium
Bewusstsein	Lethargie, Schläfrigkeit	Stupor, Irritabilität	Stupor bis Koma
Muskeltonus	Bewegungsarmut	muskuläre Hypertonie	muskuläre Hypertonie bis Opisthotonus
Trinken	Trinkschwäche	Trinkschwäche	Trinkunfähigkeit
Schreien		hochfrequentes Schreien	schrilles Schreien

- sichtbarer Ikterus < 24 Lebensstunden
- Frühgeborene < 35 Wochen
- Hämolyse
- G-6-PDH-Mangel (s. Blut und Blutbildung [S. A147]).

Die klinischen Symptome des Kernikterus sind in **Tab. 6.5** aufgeführt.

Spätfolgen der Bilirubinenzephalopathie sind extrapyramidal-motorische Bewegungsstörungen (s. Neurologie [S. B910]), Athetose, Innenohrschwerhörigkeit und selten mentale Retardierung.

Diagnostik: Das Neugeborene sollte gründlich auf mögliche **Geburtsverletzungen**, die mit Einblutungen einhergehen, untersucht werden.

In der Schwangerschaftsanamnese ist ein mütterlicher Diabetes relevant. Bei Erhebung der Familienanamnese sollten Erkrankungen wie Hämophilie, hämolytische Anämien, G-6-PDH-Mangel, Morbus Gilbert-Meulengracht [S. B591] und Crigler-Najjar-Syndrom erfragt werden.

Die grundlegende Labordiagnostik umfasst eine Bestimmung von indirektem und Gesamtbilirubin sowie von Blutzucker, Hämatokrit, Hämoglobin, Gesamteiweiß, Albumin, Schilddrüsenhormonen, LDH, GOT, GPT und γ-GT. Zur erweiterten Labordiagnostik zählt beispielsweise die Bestimmung von α_1-Antitrypsin. Bei V. a. eine immunhämolytische Anämie sollte ein direkter Coombs-Test durchgeführt werden.

Zur Verlaufsdiagnostik einer Hyperbilirubinämie kann auch die unblutige, transkutane Messung des Bilirubins (sog. Bilimeter) verwendet werden, wobei zur Sicherheit ab einem Wert ≥ 20 mg/dl eine blutige Bestimmung (Fersenblut) empfohlen wird.

Therapie: Die indirekte Hyperbilirubinämie wird mittels Phototherapie behandelt, wenn das Gesamtbilirubin einen bestimmten Grenzwert (**Phototherapiegrenze**) überschreitet:

- Bei einem Gestationsalter von ≥ **38 Wochen**, fehlendem Hämolysehinweis und einem Lebensalter > 72 h liegt die Grenze bei 20 mg/dl (340 µM).
- Bei einem Gestationsalter < **38 Wochen** wird die Phototherapiegrenze mit folgender Formel berechnet: Phototherapiegrenze (mg/dl) = aktuelles Gestationsalter (Wochen) – 20.

Bei der Phototherapie wird eine möglichst große Hautfläche des Neugeborenen mit Licht der Wellenlänge 460 nm (blaues Licht) bestrahlt (**Abb. 6.4**). Mithilfe des Lichtes dieser Wellenlänge kann das wasserunlösliche indirekte Bilirubin in der Haut und im subkutanen Gewebe in wasserlösliches Lumirubin umgewandelt werden, das vom Kind in Galle und Urin ausgeschieden werden kann. Bei Neugeborenen, deren Gesamtbilirubinwerte nahe der Grenze zur Austauschtransfusion (**Austauschgrenze**) liegen, sollte eine intensivierte Phototherapie durchgeführt werden. Hierbei erfolgt eine Bestrahlung des Kindes mittels Lampe von oben, mittels Lichtmatratze von unten und mittels Aluminiumfolie an den Wänden des Inkubators/Bettes von allen Seiten.

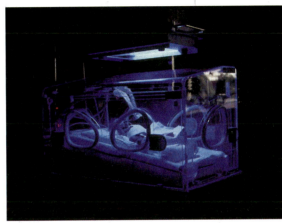

Abb. 6.4 Phototherapie beim Frühgeborenen. (aus: Gortner, Meyer, Sitzmann, Duale Reihe Pädiatrie, Thieme, 2012)

Während der Phototherapie müssen regelmäßige Gesamtbilirubinkontrollen durchgeführt werden. Die Phototherapie wird i. d. R. beendet, wenn das Gesamtbilirubin ⅓ unter der Serumgrenze liegt.

Unter der Phototherapie hat das Neugeborene einen erhöhten Flüssigkeitsbedarf. Die Augen sowie ggf. die Hoden des Kindes müssen vor dem blauen Licht geschützt werden.

Sinkt das Gesamtbilirubin unter Phototherapie nach 4–6 h nicht adäquat ab oder steigt es über die Austauschgrenze an, muss eine **Austauschtransfusion** durchgeführt werden. Hierbei wird das Blutvolumen des Kindes portionsweise durch Spenderblut ersetzt. Es wird AB0-blutgruppengleiches, rh-negatives Erythrozytenkonzentrat verwendet, das mit Frischplasma vermischt wird.

6.3.3 Morbus haemolyticus neonatorum

DEFINITION Hämolytisch bedingte Hyperbilirubinämie.

Ätiopathogenese: Die häufigste Ursache eines Morbus haemolyticus neonatorum sind die Rhesus-Inkompatibilität und die AB0-Unverträglichkeit zwischen Mutter und Kind.

- **Rhesus-Inkompatibilität:** Sie tritt auf, wenn eine **rhesus-negative Mutter** (d), die bereits in einer ersten Schwangerschaft mit einem **Rhesus-positiven Kind** (D) sensibilisiert wurde, erneut mit einem Rh-positiven Kind schwanger ist. Zur **Sensibilisierung** kommt es, wenn kindliche Erythrozyten in den mütterlichen Kreislauf gelangen (z. B. unter der Geburt). Die Mutter bildet dann spezifische **IgG-Antikörper**, die bei einer zweiten Schwangerschaft mit einem Rh-positiven Kind über die Plazenta in den fetalen Kreislauf gelangen und dort eine ausgeprägte Hämolyse verursachen. Wegen der Rhesusprophylaxe der Mutter ist sie heutzutage selten.
  Selten werden gegen das Kell-System oder andere Rhesus-Gene (z. B. c, C) AK gebildet.
- **AB0-Inkompatibilität** (AB0-Erythroblastose): Meist hat die Mutter die Blutgruppe 0, das Kind A oder B. Die Hämolyse tritt bereits in der ersten Schwangerschaft auf, ist jedoch deutlich schwächer als bei der Rhesus-Inkompatibilität. Die Mutter besitzt physiologische IgM-AK gegen die Blutgruppe A und B (Isoagglutinine), die aber nicht plazentagängig sind. Plazentagängige IgG-AK können zwar auch gebildet werden und eine Hämolyse auslösen, da die kindlichen Antigeneigenschaften jedoch erst spät voll entwickelt sind, bleibt die **Symptomatik** i. d. R. mild (keine intrauterine Schädigung!).

Klinik: Bei der Rhesus-Inkompatibilität bestehen je nach Schweregrad eine ausgeprägte Blässe, **Anämie**, Hepatosplenomegalie, ein **Icterus praecox et gravis** (s. o.) sowie bei den schwersten Verläufen auch ein **Hydrops congenitus universalis**. Dabei treten generalisierte Ödeme und Ergüsse infolge der durch die Hypoxie und Azidose entstehenden Gewebeschädigung und Hypoproteinämie auf.
Bei der AB0-Inkompatibilität tritt kein Hydrops auf.

Diagnostik:
- vor der Geburt: Blutgruppen- und AK-Bestimmung im mütterlichen Blut, Sonografie, Amniozentese (Bilirubinbestimmung im Fruchtwasser)
- nach der Geburt: Labor (Blutbild mit Retikulozyten, Erhöhung von indirektem Bilirubin und LDH, direkter Coombs-Test bei Rh-Inkompatibilität, Blutausstrich), klinische Untersuchung.

Therapie:
- **Austauschtransfusion** (bei schweren Verläufen bereits intrauterin), um die Antikörper, das Bilirubin und die Erythrozyten zu entfernen: bei Gefahr eines Kernikterus, Icterus gravis und Anämie
- vorzeitige Sectio caesarea bei Gefahr eines Hydrops
- Phototherapie (s. o.).

Prävention: Rhesusprophylaxe: Die rh-negative Mutter bekommt innerhalb von maximal 72 h nach der Geburt eines Rh-positiven Kindes 250 µg **Anti-D-Immunglobulin** (i. m., i. v.). Die Prophylaxe ist auch nach Aborten oder Amniozentesen erforderlich.

6.3.4 Polyglobulie

Synonym: Polyzythämie, Hyperviskositätssyndrom

> **DEFINITION** Erhöhung von Erythrozytenzahl, Hämoglobin und Hämatokrit über die Norm. Bei Neugeborenen besteht eine Polyglobulie bei einem Hämoglobinwert > 22 g/dl und einem Hämatokrit > 65 %.

Ätiopathogenese: Eine Polyglobulie kann folgende Ursachen haben:
- chronische fetale Hypoxie durch **Plazentainsuffizienz** (übertragene Neugeborene, Kinder diabetischer Mütter, SGA-Neugeborene)
- **plazentare Hypertransfusion** (Akzeptor beim fetofetalen Transfusions-Syndrom, maternofetale Transfusion, späte Abnabelung)
- **syndromale Erkrankungen** (z. B. Down-, Edwards-, Pätau-, Beckwith-Wiedemann-Syndrom, konnatale Hyperthyreose, adrenogenitales Syndrom).

Aufgrund der erhöhten Blutviskosität können sich **Mikrothromben** bilden, die die Blutgefäße okkludieren und zu den genannten zerebralen, gastrointestinalen und renalen Symptomen führen können. Im Lungenkreislauf führt die Polyzythämie zu einer verminderten Fließgeschwindigkeit und zu einem **erhöhten pulmonalen Widerstand**. Auch im Lungenkreislauf sind Gefäßokklusionen möglich.

Klinik: Ungefähr 3–5 % aller Neugeborenen haben nach der Geburt eine Polyglobulie, die durch plethorisches, d. h. rötlich livides Hautkolorit der Kinder auffällt. Sie können folgende Symptome zeigen:
- **Hypoglykämien**
- Atemnot-Syndrom und Herzinsuffizienz durch erhöhten pulmonalen Widerstand
- Bei ZNS-Beteiligung: muskuläre Hypotonie, Lethargie, Zittrigkeit, Irritabilität und **Krampfanfälle**
- Bei gastrointestinaler Beteiligung: Erbrechen, nekrotisierende Enterokolitis (NEC [S. B502])
- Bei Nierenbeteiligung: Nierenvenenthrombose, akutes Nierenversagen

Häufig verläuft die Polyglobulie jedoch asymptomatisch.

Diagnostik: Wenn der klinische Verdacht auf eine Polyglobulie besteht, sollte folgende Diagnostik initiiert werden:
- Blutbild und Bestimmung des Hämatokrits
- Differenzialblutbild mit Retikulozyten zur Klärung der Ätiologie: wenn eine chronische Hypoxie Ursache der Polyglobulie ist, ist die Retikulozytenzahl erhöht. Wenn die Polyglobulie durch eine plazentare Hypertransfusion entstanden ist, liegt die Retikulozytenzahl im altersentsprechenden Normbereich.
- Blutgasanalyse (BGA) und Blutzuckermessung
- Bilirubinbestimmung (Kinder mit Polyglobulie haben ein erhöhtes Risiko für eine Hyperbilirubinämie)
- neurologische Untersuchung: bei auffälligen Befunden inkl. Schädelsonografie zum Ausschluss einer Sinusvenenthrombose oder Hirnblutung.

Therapie: Das Hyperviskositäts-Syndrom wird durch eine **hohe Flüssigkeitszufuhr** (5 ml/kg KG/h) oder eine **partielle Austauschtransfusion** therapiert. Ziel ist eine Verdünnung des Blutes (Hämodilution) bis zu einem Hämatokrit von 55–60 %.

Eine partielle Austauschtransfusion wird sofort durchgeführt, wenn das Neugeborene einen Hämatokrit > 70 % hat oder bei einem Hämatokrit von 65–70 % respiratorische oder neurologische Symptome zeigt.

Bei der partiellen Austauschtransfusion werden über einen großlumigen peripheren oder zentralen Zugang Portionen des hyperviskösen kindlichen Blutes abgezogen und durch die gleiche Menge von Eiweißlösung (i. d. R. 5 %ige Albuminlösung) oder 0,9 %ige NaCl-Lösung ersetzt. Das Austauschvolumen wird nach folgender Formel berechnet:

$$\text{Austauschvolumen} = \frac{(\text{Ist-Hkt} - \text{Soll-Hkt}) \times \text{Blutvolumen} \times \text{Körpergewicht}}{\text{Ist-Hkt}}$$

Nach den therapeutischen Maßnahmen sollte das Kind weiter klinisch überwacht und der Hämatokrit in regelmäßigen Abständen bestimmt werden.

6.4 Nervensystem

6.4.1 Radiologische Diagnostik

Bei Neugeborenen lassen sich mittels **Schädelsonografie** durch die offene große Fontanelle Fehlbildungen, Hirnblutungen, hypoxiebedingte Schädigungen und Verletzungen von Gehirn und Schädel untersuchen. Die Schädelsonografie wird darüber hinaus zum Screening und zur Verlaufskontrolle von perinatalen ZNS-Erkrankungen eingesetzt. Die **Magnetresonanztomografie** (MRT) kann strukturelle Auffälligkeiten des Gehirns darstellen und dient zur Abklärung von zuvor in der Schädelsonografie aufgefallenen Befunden. Die kranielle Computertomografie (CCT) kommt wegen der hohen Strahlenbelastung bei Neugeborenen selten zum Einsatz. Bei Neugeborenen ist allerdings i. d. R. bei beiden Verfahren eine Narkose erforderlich. Daher werden diese Untersuchungen nur gezielt (z. B. Ventrikelshunts) zur Verlaufskontrolle eingesetzt.

6.4.2 Hirnblutungen

DEFINITION Blutung in das Hirnparenchym oder in die Ventrikel.

Epidemiologie: Hirnblutungen treten bei reifen Neugeborenen sehr selten auf.

Frühgeborene sind v. a. dann von Hirnblutungen betroffen, wenn sie ein **GA < 32 Wochen** oder ein **GG < 1000 g** aufweisen. In 90 % d. F. treten Hirnblutungen bei Frühgeborenen innerhalb der **ersten 3 Lebenstage** auf.

Pathogenese: Es bestehen wesentliche pathogenetische Unterschiede zwischen Hirnblutungen bei reifen Neugeborenen und bei Frühgeborenen. Bei **reifen Neugeborenen** stehen subarachnoidale, subdurale und parenchymale Blutungen sowie fokale Infarkte im Vordergrund, die häufig aus einer traumatischen Entbindung resultieren oder Folge einer Gerinnungsstörung sein können.

Bei **Frühgeborenen** dominieren intraventrikuläre Blutungen (IVH: intraventrikuläre Hämorrhagie), die von rupturierten Blutgefäßen der subependymalen Germinalmatrix ausgehen. Risikofaktoren für Hirnblutungen bei Frühgeborenen sind Unreife, Hypoxie, Azidose, Blutdruckschwankungen, arterielle Hypotonie, Hypovolämie, Gerinnungsstörungen, Blutverluste, ein persistierender Ductus arteriosus sowie Sepsis/Infektionen.

Klinik: Die klinische Symptomatik von Hirnblutungen ist variabel und uncharakteristisch. Betroffene Neugeborene können mit **Trinkschwäche, Berührungsempfindlichkeit** oder **Krampfanfällen** auffallen. Frühgeborene können zusätzlich eine **Hyperreflexie, muskuläre Hypotonie** oder **Paresen** zeigen. Bei ausgedehnten Blutungen können Apnoen, Bradykardien, Blutdruckabfall oder Temperaturregulationsstörungen auftreten.

Die Ausprägung der Symptomatik hängt vom Schweregrad der Blutung ab. Geringgradige Blutungen sind häufig initial asymptomatisch.

Diagnostik: Bei V. a. eine Hirnblutung sollte folgende Labordiagnostik eingeleitet werden: Blutbild zum Ausschluss von Anämie, Thrombopenie und Leukozytose, Gerinnungsstatus (Quick-Wert, PTT, Fibrinogen), Blutzucker und Elektrolyte. Eine Blutgasanalyse sollte erfolgen.

Möglichst früh nach Blutungs- bzw. Symptombeginn sollte eine **Schädelsonografie** durchgeführt werden, um Zeitpunkt und Ausmaß der Blutung festzustellen. Bei ausgedehnten Befunden wird zusätzlich eine CT oder MRT (**Abb. 6.5**) durchgeführt.

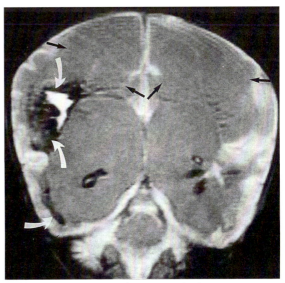

Abb. 6.5 Postpartale Blutung bei einem Frühgeborenen. Der MRT-Befund zeigt eine Blutung im rechten Parietallappen, die sich in das Parenchym ausdehnt und ins Ventrikelsystem einbricht (weiße Pfeile). Um die Ventrikel ist die Signalintensität gemindert, was auf eine Leukomalazie hinweist (schwarze Pfeile). (aus: Reiser, Kuhn, Debus, Duale Reihe Radiologie, Thieme, 2011)

Die Schwere einer intraventrikulären Blutung bei **Frühgeborenen** wird sonografisch nach den DEGUM-Kriterien beurteilt. Es gibt 3 Schweregrade: subependymale Blutung (Grad I), intraventrikuläre Blutung < 50 % des Ventrikellumens (Grad II) und intraventrikuläre Blutung > 50 % des Ventrikellumens (Grad III).

> **MERKE** Tritt eine Hirnblutung primär im periventrikulären Hirnparenchym auf, wird diese als parenchymaler hämorrhagischer Infarkt (PVHI) bezeichnet.

Zur Verlaufskontrolle sollten Schädelsonografien in kurzen zeitlichen Abständen und tägliche Messungen des Kopfumfangs durchgeführt werden.

Differenzialdiagnosen:
Periventrikuläre Leukomalazie (PVL): Hierunter versteht man eine Nekrose der periventrikulären weißen Substanz aufgrund von Hypoxie und Ischämie, von der v. a. Kinder mit einem GA < 28 Wochen betroffen sind. Etwa 3 Wochen nach dem schädigenden Ereignis lassen sich sonografisch viele kleine periventrikuläre Zysten nachweisen. In der betroffenen weißen Substanz verlaufen motorische Fasern. Typische Folge der periventrikulären Leukomalazie sind deshalb Bewegungsstörungen (spastische Diplegie): Meist sind die Beine betroffen, seltener auch die Arme.

Prognose: Frühgeborene mit Hirnblutungen Grad I–II haben eine gute Prognose. Bei einer IVH Grad III besteht die Gefahr der Entwicklung eines **posthämorrhagischen Hydrozephalus**. Die Mortalität ist erhöht. Mögliche Langzeitfolgen schwerer Hirnblutungen sind ein persistierender Hydrozephalus, Entwicklungsverzögerung, Zerebralparese und Krampfanfälle.

> **MERKE** Die periventrikuläre Leukomalazie ist ein bedeutender Risikofaktor für die Entwicklung einer Zerebralparese.

6.4.3 Peripartale Asphyxie

> **DEFINITION** Hypoxie, Hyperkapnie und Azidose beim Neugeborenen mit pH < 7,2.

Pathogenese: Die Asphyxie kann präpartal, sub partu oder postpartal auftreten und wird durch **Sauerstoffmangel** ausgelöst, wodurch es zur metabolischen Azidose, Hyperkapnie und respiratorischer Azidose kommt. Der Sauerstoffmangel hat eine Störung des Atem- und Kreislaufzentrums zur Folge. Die wichtigsten Risikofaktoren für eine Asphyxie sind:
- **präpartal:** Plazentainsuffizienz, vorzeitige Wehentätigkeit, Frühgeburt, fetale Fehlbildungen, mütterliche arterielle Hypotension
- **sub partu:** vorzeitige Plazentalösung, Nabelschnurvorfall, Amnioninfektions-Syndrom, traumatische Geburt, Schulterdystokie, manuelle Wendungsmanöver (s. Gynäkologie und Geburtshilfe [S. B422]), Spontangeburt aus Steißlage, mütterliche arterielle Hypotension
- **postpartal:** schwere Lungenerkrankung, schwere rezidivierende Apnoen und Bradykardien, großer PDA mit Symptomen der Herzinsuffizienz, angeborene Herzfehler, septischer Schock

Klinik: Das Neugeborene zeigt nach der Geburt eine insuffiziente Atmung, Bradykardie und Zyanose („**blaue Asphyxie**"), im schlimmsten Fall eine fehlende Atmung, muskuläre Hypotonie, Bradykardie, Schock und Blässe („**weiße Asphyxie**"). Nach der Akutphase unmittelbar postpartal können innerhalb der ersten 72 Lebensstunden weitere Symptome als Zeichen der abgelaufenen Hypoxie verschiedener Organsysteme auftreten:
- **ZNS:** hypoxisch-ischämische Enzephalopathie (s. u.)
- **Lunge:** persistierende fetale Zirkulation (PDA, PPHN), Schocklunge
- **Niere:** prä- oder intrarenales Nierenversagen, tubuläre Nekrose
- **Gastrointestinaltrakt:** nekrotisierende Enterokolitis, Schockleber
- **Blut:** Hypo- oder Hyperglykämie, Hyponatriämie, Hypokalzämie, Laktatazidose
- **Gerinnung:** Thrombozytopenie, Verbrauchskoagulopathie, Nierenvenenthrombose
- **Endokrinologie:** SIADH (s. Endokrines System und Stoffwechsel [S. A316]).

Diagnostik: Die arterielle Blutgasanalyse zeigt eine **Azidose** (pH < 7,20, schwere Azidose: pH < 7,00).

Therapie: Die Erstversorgung des asphyktischen Neugeborenen orientiert sich an seinem Zustand. Neugeborene mit einem **Apgar-Score ≤ 6** müssen abgesaugt und mit Sauerstoff über eine Maske versorgt werden. Eine Beutelbeatmung oder sogar eine Intubation sind ggf. erforderlich.

Bei einem **Apgar-Score < 5** Punkte sind weitere Reanimationsmaßnahmen (s. Notfallmedizin [S. B32]) einzuleiten.

Neugeborene mit schwerer Azidose bzw. einem **10-min-Apgar < 5** können nach Kreislaufstabilisation mit einer **therapeutischen Hypothermie** behandelt werden. Hierbei werden die betroffenen Kinder bis auf eine (rektal gemessene) Körpertemperatur von 33–34 °C abgekühlt. Die Hypothermiebehandlung wird möglichst innerhalb von 6 h postpartal begonnen und über 72 h durchgeführt.

Prognose: Die Prognose ist sehr schlecht bei Neugeborenen mit einem 10-min-Apgar < 4 (Mortalitätsrate fast 70 %), während Kinder mit einem 10-min-Apgar ≥ 4, optimaler Behandlung, Normalisierung des Muskeltonus innerhalb von 72 h und Ausbleiben von Krampfanfällen in nahezu 99 % d.F. keine bleibenden Schäden davontragen. Der Übergang von der peripartalen Asphyxie zum **hypoxisch-ischämischen Hirnschaden** (hypoxisch-ischämische Enzephalopathie) ist fließend.

Kinder, die eine Hypothermiebehandlung bekamen, zeigen ein geringeres Ausmaß an neurologischen Schädigungen.

Tab. 6.6 Symptomatik und Einteilung von Neugeborenenkrämpfen

Anfallstyp	Symptomatik	EEG
subtile Krampfanfälle	Stereotype, sich wiederholende Bewegungsabläufe: • Bewegungen von Mund und Zunge mit Kauen, Speicheln, Saugen, Schmatzen, Grimassieren • Blinzelbewegungen der Augenlider, Nystagmus, Blickdeviation, starrer Blick • „Radfahrbewegungen" der Beine • „Paddelbewegungen" der Arme Apnoen, Tachykardie, Blutdruckanstieg Veränderung des Hautkolorits	variabel
klonische Krampfanfälle	langsame, rhythmische Zuckungen	häufig pathologisch
tonische Krampfanfälle	Kontraktion von Muskelgruppen, fokal oder generalisiert	fokal: häufig pathologisch generalisiert: selten pathologisch
myoklonische Krampfanfälle	schnelle, kurze Zuckungen von Muskeln an den Extremitäten oder am Stamm, fokal oder generalisiert	variabel

6.4.4 Hypoxämisch-ischämische Enzephalopathie

DEFINITION Hirnschädigung auf Basis einer **peripartalen Asphyxie**.

Epidemiologie und Klinik: Eine hypoxisch-ischämische Enzephalopathie (HIE) tritt bei 1,5–6% aller Neugeborenen auf und manifestiert sich innerhalb von 48 h nach der Geburt. Man unterscheidet 3 Schweregrade, wobei diese von der Dauer und Schwere der peripartalen Asphyxie abhängig sind:
- **Stadium 1:** Lethargie bis muskuläre Übererregbarkeit, Dauer der Symptome ≤ 24 h, gute Prognose
- **Stadium 2:** Lethargie, muskuläre Hypotonie, gesteigerte Muskelreflexe, evtl. Krampfanfälle und Hirnödem, Dauer der Symptome < 5–7 Tage, variable Prognose
- **Stadium 3:** Stupor bis Koma, muskuläre Hypotonie, überstreckte Körperhaltung, fehlende Reflexe, Krampfanfälle und Hirnödem, Dauer der Symptome > 1 Woche, sehr schlechte Prognose.

Diagnostik: Sonografisch lassen sich in der Akutphase **inhomogene Echogenitätsvermehrungen** bzw. ein **Hirnödem** nachweisen.

Bei schwerer HIE entstehen im zeitlichen Verlauf multiple Defekte der Hirnsubstanz und ein Hydrozephalus e vacuo, die sonografisch oder im MRT nachweisbar sind. Das Gehirnvolumen ist deutlich vermindert (Hirnatrophie).

6.4.5 Krampfanfälle des Neugeborenen

Epidemiologie: Frühgeborene entwickeln häufiger Krampfanfälle als reife Neugeborene.

Ätiologie: Idiopathische Neugeborenenkrämpfe sind sehr selten. Ein neonataler Krampfanfall ist **fast immer** ein Hinweis auf eine zugrunde liegende (**ZNS-)Erkrankung** wie hypoxisch-ischämische Enzephalopathie (am häufigsten bei Neugeborenen), intraventrikuläre Blutung (häufig bei Frühgeborenen), Subarachnoidalblutung, zerebrale Fehlbildungen, benigne familiäre neonatale Epilepsie, Stoffwechselerkrankungen (z. B. angeborene Störungen, Hypoglykämie), Hypokalzämie, Infektionen (Meningitis, Enzephalitis) oder ein neonatales Entzugssyndrom.

Klinik: Das neonatale Krampfmuster ist in Abhängigkeit vom Gestationsalter unreif. Es ist schwer beurteilbar, weil die klinischen Symptome sehr vielfältig sind. Bei **> 50 %** aller Neugeborenenkrämpfe liegen **subtile Krampfanfälle** vor (**Tab. 6.6**). Neonatale Anfallstypen unterscheiden sich in ihrem klinischen Bild von den Krampfanfällen älterer Kinder und Erwachsener. Daher ist die klinische Einteilung adulter Anfallstypen bei Neugeborenen nicht anwendbar.

MERKE Ein Neugeborenes, das nicht atmet, kann gerade krampfen!

Diagnostik: Abhängig von der Symptomatik sollten die Neugeborenen gezielt untersucht werden:
- Schwangerschafts- und Geburtsanamnese
- Laboruntersuchung (Glukose, Elektrolyte mit Kalzium, Magnesium, Ammonium, Laktat, Blutgase, Thrombophiliediagnostik (bei V. a. zerebrale Thrombose) und STORCH-Diagnostik (Serologie, Abstriche)
- Urinuntersuchung (Urinkultur für CMV, toxikologische Untersuchungen bei V. a. Drogenkonsum der Mutter)
- Schädelsono, CCT, MRT (bei V. a. intrakranielle Blutungen oder Fehlbildungen)
- EEG
- Liquordiagnostik.

Differenzialdiagnosen: Die wichtigsten Differenzialdiagnosen von Neugeborenenkrämpfen sind:
- **neonatale Zittrigkeit** (bedingt durch Medikamente oder neonatales Entzugssyndrom): Typisch sind hier im Unterschied zum Krampfanfall die fehlenden Augenbewegungen, die exogene Auslösbarkeit, der konstante Tremor, keine vegetativen Veränderungen und die Tatsache, dass das Zittern unterbrochen werden kann, wenn man die betroffene Extremität festhält oder bewegt.
- **überschießender Moro-Reflex**

- benigne **Schlafmyoklonien** (unterbrechbar)
- **Hyperekplexie** (Stiff-baby- bzw. Stiff-man-Syndrom, s. Neurologie [S. B995])
- **Neugeborenentetanus** [S. B516].

Therapie: Zunächst sollte die kardiorespiratorische Stabilität gesichert sein.

Die medikamentöse Akuttherapie von Neugeborenenkrämpfen folgt einem Stufenschema:
- **spezifische Therapie** [S. B488]
  - bei **Hypoglykämie**: Glukoseinfusion
  - bei **Hypokalzämie**: Kalziuminfusion
  - bei **Hypomagnesiämie**: Magnesiumgabe i. m.
  - bei Verdacht auf **pyridoxinabhängige Epilepsie**: Pyridoxininfusion unter EEG-Kontrolle
- **symptomatische Therapie** mit Antiepileptika (1. Wahl: Phenobarbital, dann Phenytoin, Valproat und Benzodiazepine wie Lorazepam und Clonazepam).

Die antikonvulsive Therapie sollte unter strenger Indikationsstellung und Wirkspiegelkontrolle erfolgen. Ein Ausschleichversuch ist bei einem normalen EEG über 3 Wochen nach dem letzten Anfall möglich.

Die Langzeittherapie richtet sich nach der Grunderkrankung.

6.4.6 Fehlbildungen des ZNS und des Rückenmarks

Siehe Kap. Fehlbildungen von ZNS, Schädel und Rückenmark [S. B603] und Neurologie [S. B921].

6.5 Atmung

6.5.1 Radiologische Diagnostik

Zur Thoraxdiagnostik in der Neonatologie wird zunächst eine **Röntgenaufnahme im sagittalen Strahlengang** (i. d. R. im Liegen als Bettaufnahme) angefertigt. Eine Aufnahme im lateralen Strahlengang ist nur dann indiziert, wenn auf Basis der sagittalen Aufnahme kein eindeutiger Lungenbefund zu erheben ist. Die Befundung der neonatalen Röntgen-Thorax-Aufnahme erfolgt nach den Kriterien der Erwachsenenradiologie. Besonderheiten bei Neugeborenen sind die Mediastinalverbreiterung durch den **Thymus**, die **Thoraxform** (Verhältnis von sagittalem zu transversalem Durchmesser = 1:1) und der **Herzthoraxquotient** (beim Neugeborenen 0,5). Die Sonografie kommt bei Neugeborenen zunehmend zur Thoraxdiagnostik (bei V. a. Pleuraerguss, Lungenfehlbildungen) zur Anwendung. CT und MRT werden in der Neonatologie bei besonderen Fragestellungen verwendet (z. B. CT zur Beurteilung des Ausmaßes einer bronchopulmonalen Dysplasie).

6.5.2 Atemnot bei Neugeborenen

Atemnot bei Neu- und Frühgeborenen kann ein Hinweis auf Lungenerkrankungen unterschiedlicher Genese sein (Tab. 6.7). Die typischen Symptome sind Tachypnoe, sternale und interkostale inspiratorische Einziehungen sowie exspiratorisches Stöhnen.

Tab. 6.7 Ursachen von neonataler Dyspnoe

Erkrankung	Ursache	Häufigkeit
Surfactant-mangel-Syndrom	Mangel an Surfactant	60 %
konnatale Pneumonie	intrauterine oder perinatale Infektion, v. a. bei Amnioninfektionssyndrom und/oder B-Streptokokken- oder Ureaplasmenbesiedelung der Mutter	20 %
Aspirationspneumonie	Aspiration von Mekonium [S. B499] oder anderen Fruchtwasserbestandteilen	10–12 %
Flüssigkeitslunge	verzögerte Resorption der pränatal in den Alveolen vorhandenen Flüssigkeit [S. B498]	8–10 %
Fehlbildungen	Lungenhypoplasie [S. B500], lobäres Lungenemphysem [S. B500], Zwerchfellhernie [S. B501], Choanalatresie [S. B512], Herzfehler	
Pneumothorax	spontan, durch Beatmung (v. a. CPAP oder Beatmung mit hohem PEEP) oder Blähhübe	1 %

6.5.3 Surfactantmangel-Syndrom

Synonym: Respiratory-Distress-Syndrom (RDS), Atemnotsyndrom des Frühgeborenen

DEFINITION Durch Surfactantmangel und Lungenunreife hervorgerufenes Atemnotsyndrom, das v. a. Frühgeborene betrifft.

Epidemiologie und Ätiologie: Das Surfactantmangel-Syndrom (SMS) tritt bei 50–80 % der **Frühgeborenen < 28. Schwangerschaftswoche** bzw. **< 1000 g** auf. Kinder diabetischer Mütter können wegen ihrer Unreife ebenfalls einen primären Surfactantmangel mit konsekutivem SMS aufweisen. Sekundär kann die Surfactantsynthese durch Hypoxie, Azidose, Hypothermie und Infektionen gestört werden.

Klinik: Das SMS manifestiert sich nach einem symptomfreien Intervall von Minuten bis Stunden nach der Geburt mit einer **Tachydyspnoe, Nasenflügeln, sternalen** und **interkostalen inspiratorischen Einziehungen** sowie **exspiratorischem Stöhnen** („Knorksen").

Das Atemnot-Syndrom wurde früher auch als „**hyaline Membrankrankheit**" bezeichnet, da bei der Sektion von verstorbenen Kindern hyaline Membranen als Zeichen des Surfactantmangels in der Lunge gefunden wurden. Das histologische Bild zeigt Atelektasen und Dystelektasen neben erweiterten Bronchioli und überblähten Alveolen. Es besteht ein interstitielles Ödem durch stark erweiterte Kapillaren und Venen.

Diagnostik: Das **Atemgeräusch** ist **abgeschwächt**. Die arterielle Blutgasanalyse zeigt eine Hypoxämie und Normokapnie (in schweren Fällen auch eine Hyperkapnie).

Die Röntgen-Thorax-Aufnahme dient der Diagnosestellung und Einteilung des Surfactantmangel-Syndroms in 4 Stadien nach Giedion (Abb. 6.6).

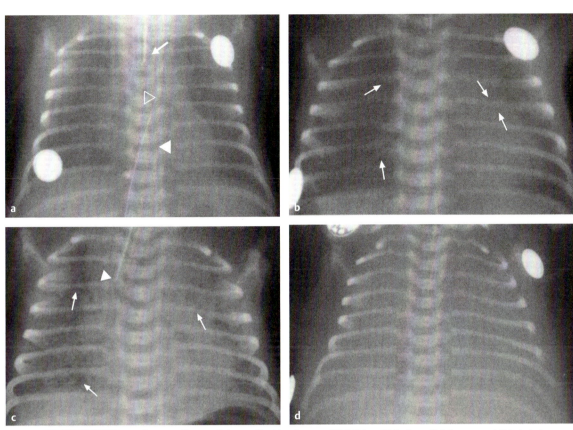

Abb. 6.6 **Atemnotsyndrom. a Stadium I:** Diffuse, retikulogranuläre Verschattung (Pfeil: Tubus, Pfeilspitzen: Nabelvenen- und Nabelarterienkatheter). **b Stadium II:** Stadium I plus Aerobronchogramm (Pfeile) über den Mediastinalschatten hinaus. **c Stadium III:** Stadium II plus nur unscharf abgrenzbare Mediastinal- und Zwerchfellkontur (Pfeilspitze: Tubus). **d Stadium IV:** Kleine, luftfreie Lunge („weiße Lunge"). (aus: Reiser, Kuhn, Debus, Duale Reihe Radiologie, Thieme, 2011)

Therapie: Zur Vermeidung von Belastungen und zur Minimierung des Sauerstoffbedarfs sollte „**Minimal-Handling**"-Pflege unter intensiver Überwachung der Vitalparameter praktiziert werden. Bei leichtem Atemnot-Syndrom ist eine kontrollierte Gabe von **Sauerstoff** ausreichend. Neugeborene mit stärkerer klinischer Symptomatik sollten eine **CPAP-Atemhilfe** erhalten. Eine endotracheale Intubation und eine IMV-Beatmung mit **PEEP** sind bei persistierender Hypoxämie notwendig, um einen Kollaps der Alveolen bei Exspiration zu vermeiden.

Ist auch nach Intubation der Sauerstoffbedarf aufgrund einer Hypoxämie erhöht ($FiO_2 > 40\%$) und liegen entsprechende o. g. radiologische Zeichen vor, sollte **Surfactant** substituiert werden. Dabei wird natürlicher Surfactant (aus Schweine- oder Rinderlungen) oder synthetischer Surfactant intratracheal durch den Beatmungstubus appliziert. Surfactant reduziert die Oberflächenspannung des dem Alveolarepithel aufliegenden Flüssigkeitsfilms. Innerhalb von weniger als einer Stunde nach der Surfactantgabe ist der Sauerstoffbedarf rückläufig.

Im Bezug auf die Mortalität und die Entwicklung einer bronchopulmonalen Dysplasie bestehen keine Unterschiede zwischen natürlichem und synthetischem Surfactant. Neugeborene, die natürlichen Surfactant erhalten, haben kurzfristig einen geringeren Sauerstoffbedarf und erleiden seltener einen beatmungsassoziierten Pneumothorax. Aus diesem Grund wird ein natürliches Surfactantpräparat in der Anwendung bevorzugt.

Prävention: Das Atemnotsyndrom ist hauptsächlich eine Erkrankung von Frühgeborenen. Eine Hinauszögerung von Frühgeburten stellt die beste Präventionsmaßnahme des Atemnotsyndroms dar. Diabetische Schwangere sollten mit Insulin optimal eingestellt werden.

Droht eine Frühgeburt **vor** Ende der **34. Schwangerschaftswoche**, sollte eine intrauterine Lungenreifung durch 2-malige Gabe von **Betamethason** an die Mutter (i. m.) induziert werden (s. Gynäkologie und Geburtshilfe [S. B412]). Wenn zwischen Betamethasongabe und Geburt mindestens 24–72 h liegen, sind positive Effekte auf die Lungenreife des Kindes nachweisbar.

Bei Frühgeborenen **<30. Schwangerschaftswoche** sollte eine **Surfactantgabe** unmittelbar nach der Intubation erfolgen, auch wenn die Intubation primär postpartal vorgenommen wird und (noch) keine klinischen und radiologischen Zeichen eines Atemnotsyndroms vorliegen.

Prognose: Die Prognose ist abhängig von der Schwere des Krankheitsbildes und weiteren Faktoren wie Gestationsalter und Komorbiditäten. Durch Intubation und maschinelle Beatmung besteht das Risiko von Pneumonie und Pneumothorax. Bei länger andauernder Beatmung können sich eine bronchopulmonale Dysplasie [S. B498] und eine Frühgeborenenretinopathie (s. Augenheilkunde [S. B875]) entwickeln. Schwankungen des Sauerstoffpartialdrucks (v. a. Hypoxämie) können Hirnblutungen auslösen. Weitere Komplikationen aufgrund der Hypoxämie sind ein persistierender Ductus arteriosus und eine persistierende fetale Zirkulation.

6.5.4 Flüssigkeitslunge

Ursache der Flüssigkeitslunge (wet lung) ist eine verzögerte Resorption der in den Alveolen enthaltenen Flüssigkeit. Da bei Schnittentbindungen das „Auspressen" des Thorax beim Durchtritt des Neugeborenen durch den Geburtskanal ausbleibt, tritt die Flüssigkeitslunge in diesen Fällen häufiger auf („**Sectiolunge**"). Postpartal tritt eine transiente Tachypnoe als Zeichen einer respiratorischen Adaptationsstörung auf. Weitere Symptome sind Nasenflügeln, Einziehungen, eine stöhnende Atmung und im schlimmsten Fall eine Zyanose.

Im **Röntgen-Thorax** sind eine symmetrische perihiläre Zeichnungsvermehrung und eine Überblähung der Lunge zu erkennen. Pleuraergüsse können auftreten.

Die initiale Therapie besteht in der Gabe von Sauerstoff. Bei Zeichen respiratorischer Erschöpfung sollte das Neugeborene eine CPAP-Atemhilfe erhalten. Die klinischen Symptome und radiologischen Befunde bilden sich innerhalb von 3 Tagen zurück.

6.5.5 Apnoen

DEFINITION
- **Apnoe:** Atempause > 20 s mit oder ohne Zyanose oder Bradykardie
- **periodische Atmung:** Atempausen > 3 s, aber < 20 s, die nicht mit Bradykardien einhergehen.

Klinik: Apnoen kommen häufiger bei Frühgeborenen als bei reifen Neugeborenen vor. Sie können Symptome für eine Vielzahl von pathologischen Zuständen sein. Die häufigsten Auslöser sind:
- **Apnoe-Bradykardie-Syndrom** durch Unreife des Gehirns und des autonomen Nervensystems von Frühgeborenen
- Infektionen (Neugeborenensepsis, Meningitis)
- Hypoxämie, Hypovolämie
- Hypoglykämie, Elektrolytstörungen
- Medikamente (auch Medikamente der Mutter)
- intrakranielle Blutungen, Krampfanfälle
- reflektorisch: durch Absaugen, gastroösophagealen Reflux, Obstruktionen der Atemwege.

Therapie: Früh- und Neugeborene mit Apnoe-Bradykardie-Syndrom benötigen eine Monitor-Überwachung von Atemfrequenz, Herzfrequenz und Sauerstoffsättigung.

Im Apnoeanfall hilft eine behutsame Stimulation durch Berühren des Kindes. Bei leichten Apnoeanfällen kann eine Lagerungstherapie (Bauchlage mit erhöhtem Oberkörper) oder eine Hängematte bzw. ein Wasserbett Besserung bringen.

Rezidivierende Apnoen oder Apnoeanfälle mit Bradykardie werden mit oralem Koffein behandelt. Bei koffeinrefraktären Apnoen kann Doxapram i. v. eingesetzt werden. Neugeborene unter Koffeintherapie haben einen erhöhten Energieverbrauch.

Bei obstruktiven Apnoen sollte eine CPAP-Therapie initiiert werden. Wenn alle Therapiemaßnahmen nicht greifen, sind Intubation und Beatmung indiziert.

6.5.6 Bronchopulmonale Dysplasie

DEFINITION Chronische Lungenerkrankung von Frühgeborenen mit proliferativ veränderten Alveolen und Bronchiolen und charakteristischen radiologisch erkennbaren Veränderungen, bei der eine Sauerstofftherapie oder maschinelle Beatmung mit $FiO_2 > 30\%$ über den 28. Lebenstag bzw. die 36. Schwangerschaftswoche hinaus notwendig ist.

Epidemiologie: Etwa 1–2 % der stationär behandelten Neugeborenen und ungefähr 10 % der Frühgeborenen mit einem GG < 1500 g und 30–60 % der Frühgeborenen mit einem GG < 1000 g entwickeln eine bronchopulmonale Dysplasie (BPD).

Risikofaktoren:
- Surfactantmangel-Syndrom mit maschineller Beatmung
- Baro- und Volutrauma sowie Hyperoxie durch invasive Beatmung
- Infektionen (Neugeborenensepsis oder Ureaplasmenpneumonie)
- Vitamin-A-Mangel.

Klinik: Frühgeborene mit bronchopulmonaler Dysplasie zeigen Symptome wie **Tachypnoe, Dyspnoe, Einziehungen** und einen **chronischen, nichtproduktiven Husten**. Der Sauerstoffbedarf bleibt für Wochen bis Monate mit einem $FiO_2 > 30\%$ erhöht. BPD-Kinder leiden später häufiger an obstruktiven Bronchitiden sowie pulmonalen Infekten und entwickeln häufiger ein Asthma bronchiale. Bei reduzierter Compliance und vermehrter Resistance der Lunge können Schädigungen der Lungengefäße und eine pulmonale Hypertonie bis zur Entwicklung eines Cor pulmonale entstehen.

Diagnostik: Im **Röntgenbild** fällt der durch die Atemanstrengungen glockenförmig erweiterte Thorax auf. Die Lunge zeigt Atelektasen neben überblähten Bezirken und Emphysemblasen und ein interstitielles Ödem. Im klinischen Alltag ist die Röntgen-Thorax-Aufnahme nur zur Verlaufskontrolle geeignet. Sie kann jedoch nicht das volle Ausmaß der Lungenveränderungen darstellen. Um die Ausprägung der BPD zu erfassen, wird die **Computertomografie in Spiraltechnik** eingesetzt.

Therapie: Die kontrollierte Gabe von **Sauerstoff** mit einem Zielbereich der Sauerstoffsättigung von ≥ 93 % ist bei BPD-Kindern essenziell. Die Beendigung der Sauerstofftherapie sollte durch schrittweise Entwöhnung erfolgen. Ist nach Entlassung eine Heimsauerstofftherapie notwendig, sollte diese unter Monitorüberwachung vorgenommen werden.

> **MERKE** Essenziell ist die Prävention von Atemwegsinfekten. Daher sollten Kinder mit bronchopulmonaler Dysplasie frühzeitig geimpft werden. Sie zählen zu den Risikopatienten, für die eine Influenzaimpfung ab dem 6. Lebensmonat empfohlen wird. Kinder mit BPD können besonders schwer an der RSV-Bronchiolitis [S. B578] erkranken.

Zur Prophylaxe sollte eine parenterale Vitamin-A-Substitution (i. m. über mindestens 4 Wochen) vorgenommen werden.

Steroide wie Dexamethason und niedrigdosiertes Hydrokortison zeigen bei **systemischer Gabe** eine gute Wirksamkeit und können Entstehung und Verlauf einer BPD günstig beeinflussen. Es wurde nachgewiesen, dass bei einem Therapiebeginn in der 2. Lebenswoche die Überlebenswahrscheinlichkeit deutlich höher liegt als bei einem Therapiebeginn zu einem späteren Zeitpunkt. **Cave:** Wegen der schwerwiegenden Nebenwirkungen (Zerebralparesen, intestinale Perforationen) allerdings **nur bei lebensbedrohlichen Situationen** einsetzen!

Inhalative Steroide (Budesonid und Fluticason) sind bei BPD nur bei effektiver Inhalation wirksam. Sie kommen zeitlich begrenzt (bis $FiO_2 = 21\%$ für 5 Tage) und zur Vermeidung systemischer Steroide zum Einsatz.

Bronchodilatatoren wie Salbutamol, Ipatropiumbromid und ggf. Cromoglycinsäure werden bei klinischen Zeichen der Obstruktion (Giemen, verlängertes Exspirium) und zusätzlich zu inhalativen Steroiden über mindestens 2 Wochen gegeben.

Diuretika (Furosemid oder Spironolakton und Hydrochlorothiazid) sollten bei der BPD unter stationären Bedingungen und unter Elektrolytkontrollen zur Reduktion des interstitiellen Lungenödems eingesetzt werden.

Risikoreduktion: Das Risiko einer bronchopulmonalen Dysplasie kann gesenkt werden durch eine frühzeitige Substitution von Surfactant (v. a. bei Frühgeborenen mit Geburt < 30. Schwangerschaftswoche), durch einen restriktiven Umgang mit Intubation und Beatmung (strenge Indikationsstellung, frühe Extubation) und durch schonende Beatmungsverfahren und CPAP. Eine Restriktion der Flüssigkeitszufuhr und eine frühe Behandlung hämodynamisch relevanter Herzfehler (persistierender Ductus arteriosus, persistierende fetale Zirkulation) senken ebenfalls das Risiko.

6.5.7 Persistierende pulmonale Hypertonie des Neugeborenen

Synonym: persistierende fetale Zirkulation (PFC)

> **DEFINITION** Postnatal weiterbestehende pulmonale Hypertonie mit Rechts-links-Shunt über Foramen ovale, Ductus arteriosus und intrapulmonale Gefäße.

Pathogenese: Risikofaktoren für eine persistierende pulmonale Hypertonie des Neugeborenen (PPHN) sind:
- Diabetes der Mutter während der Schwangerschaft
- Asphyxie
- Infektionen (Neugeborenensepsis)
- Polyzythämie
- Hypothermie
- Hypoglykämie
- Atemwege:
  - Lungenhypoplasie (angeborene Zwerchfellhernie, Anhydramnion, Hydrops fetalis)
  - Mekoniumaspirationssyndrom (s. u.)
  - transiente Neugeborenentachypnoe [S. B498]
  - Surfactantmangel-Syndrom
  - Pneumothorax.

Klinik: Bei der Auskultation kann ein lauter 2. Herzton sowie bei Trikuspidalinsuffizienz ein Systolikum auffallen. Der systemische Blutdruck ist niedrig.

Diagnostik: Mittels Pulsoxymetrie (simultane Messung an beiden Armen) lässt sich ein Unterschied der prä- bzw. postduktalen Sauerstoffsättigung bestimmen.

In der Echokardiografie lassen sich die Rechts-links-Shuntverbindungen darstellen.

Therapie: Zunächst sollte das zugrunde liegende Krankheitsbild behandelt und Stress durch diagnostische und therapeutische Maßnahmen vermieden werden („minimal handling"). Die weitere Therapie umfasst die Normalisierung des systemischen Blutdrucks zur Verminderung des Shuntvolumens. Eine maschinelle Beatmung (mit niedrigem PEEP) oder ggf. NO-Beatmung können notwendig werden.

6.5.8 Mekoniumaspirationssyndrom

> **DEFINITION** Nachweis von grünem Fruchtwasser in der Lunge. Die aspirierten Mekoniumpartikel führen zu Atelektasen, Obstruktion der Bronchiolen und einer chemischen Pneumonie. Deswegen nach Möglichkeit das Kind nicht manuell stimulieren, bevor nicht gründlich abgesaugt wurde.

Risikofaktoren: Ein vorzeitiger Mekoniumabgang mit grünem Fruchtwasser findet bei ca. 10 % der Geburten statt, von diesen Neugeborenen sind nur 5–10 % von einem Mekoniumaspirationssyndrom (MAS) betroffen.

Risikofaktoren für einen vorzeitigen Mekoniumabgang sind übertragene Neugeborene sowie intrauteriner Stress (Hypoxie, Asphyxie).

Klinik: Beim MAS zeigen die betroffenen Neugeborenen eine **schwere Ateminsuffizienz** mit fehlender Spontanatmung oder Dyspnoe mit exspiratorischem Stridor, Zyanose, Bradykardie und muskulärer Hypotonie.

Komplikationen: Wegen der geschädigten Lunge besteht das Risiko von persistierender fetaler Zirkulation [S. B499], Pneumothorax und bakterieller Superinfektion.

Diagnostik: Das Fruchtwasser ist grün verfärbt. Der Zeitpunkt des Mekoniumabgangs vor der Geburt kann anhand des Ausmaßes von **grünlichen Verfärbungen des Körpers** abgeschätzt werden. Abhängig von der Mekoniummenge tritt eine Grünfärbung der Nabelschnur nach

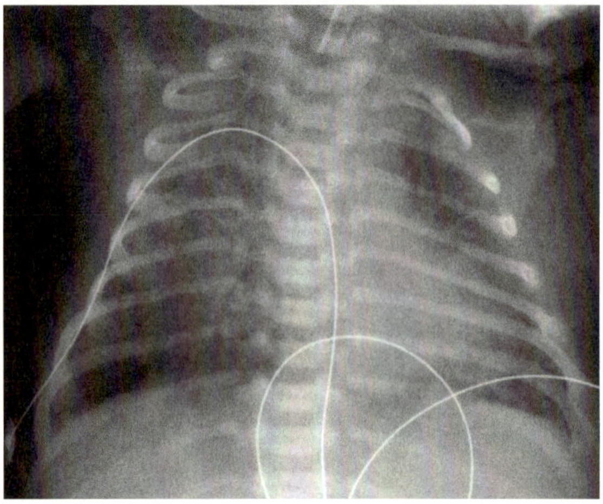

Abb. 6.7 Mekoniumaspirationssyndrom. Grobfleckige, teils konfluierende Verdichtungen bei MAS. (aus: Staatz, Honnef, Piroth, Radkow, Pareto-Reihe Radiologie, Kinderradiologie, Thieme, 2007)

15–60 min, der Finger- und Zehennägel nach 4–6 h und der Käseschmiere nach 12–14 h auf.

Bei der Auskultation fallen Rasselgeräusche auf. Die Sauerstoffsättigung ist erniedrigt. Die arterielle Nabelschnur-BGA zeigt eine **schwere Azidose**.

Der Röntgen-Thorax zeigt multiple und über die gesamte Lunge verteilte, konfluierende Verdichtungen (**Abb. 6.7**).

Therapie:
Erstversorgung: Bei grünem, erbsbreiartigem Fruchtwasser sollte schnellstmöglich **oral abgesaugt** werden, **sobald der Kopf geboren** ist (**Cave:** Nasales Absaugen wirkt atemstimulierend und ist daher nicht primär indiziert!). Unmittelbar postpartal sollte die Stimmritze laryngoskopisch eingestellt und die Trachea abgesaugt werden. Auch der Magen sollte abgesaugt werden. Da die Mekoniumaspiration bereits intrauterin stattgefunden hat, können diese Maßnahmen ein MAS abmildern, aber nicht verhindern.

> **MERKE** So viel Mekonium wie möglich absaugen, um die Symptomatik nicht zu verschlimmern.

Weitere Therapie: Neugeborene mit Mekoniumaspiration ohne klinische Symptome bedürfen lediglich einer intensivierten Überwachung. Neugeborene mit einer schweren respiratorischen Beeinträchtigung sollten intubiert und maschinell beatmet werden. Eine Bronchiallavage mit Surfactantapplikation kann indiziert sein.

6.5.9 Fehlbildungen von Lunge und Pleura

Lungenhypoplasie: Funktionstüchtige, jedoch zu kleine Lunge, sodass es zu Tachy- und Dyspnoe sowie zur Zyanose kommt. Eine Lungenhypoplasie kann genetisch bedingt sein oder durch andere Erkrankungen wie eine kongenitale Zwerchfellhernie oder ein An-/Oligohydramnion ausgelöst werden.

Die Therapie erfolgt symptomatisch mittels Sauerstoffgabe. **Cave:** Bei Intubation und maschineller Beatmung Pneumothoraxgefahr der hypoplastischen Lunge!

Als **Potter-Sequenz** wird das Auftreten von Harntraktanomalien mit verminderter oder fehlender Harnproduktion (beidseitige Nierenagenesie, -dysplasie oder obstruktive Uropathie) und konsekutivem An- oder Oligohydramnion bezeichnet. Der Fetus entwickelt infolge des Anhydramnions eine charakteristische Facies (tief sitzende Ohren, Hypertelorismus, Mikrognathie), Klumpfüße und eine **Lungenhypoplasie**, deren Schweregrad für die Prognose entscheidend ist.

Kongenitales lobäres Lungenemphysem: Überblähung von einem oder mehr Lungenlappen. Meist sind die Oberlappen betroffen. Durch Knorpelhypoplasien oder intraluminale Hindernisse eines Bronchus entwickeln sich ein Ventilmechanismus und eine konsekutive Überblähung des distal davor gelegenen Lungenabschnitts. Klinisch kommt es zur rasch progredienten Dyspnoe mit exspiratorischem Stöhnen und Zyanose. Im Röntgen-Thorax ein aufgehellter Lungenlappen, evtl. eine Mediastinallagerung zur Gegenseite. Bei Ateminsuffizienz ist die chirurgische Resektion erforderlich.

Kongenitale Lungenzyste: Fehlbildung der Lunge, bei der einzelne oder multiple Zysten v. a. in den Unterlappen lokalisiert sind. Neigung zu rezidivierenden, lokalisierten Bronchopneumonien. Röntgenologisch ähnlich wie das Emphysem, allerdings sind die Zysten vorwiegend im Unterlappen lokalisiert und füllen diesen nicht ganz aus. Falls der Befund im Röntgenbild nicht klar zu erkennen ist, sollte ein Spiral-CT durchgeführt werden. Bei Infektion, Abszedierung oder Größenzunahme wird eine Resektion notwendig.

Zystisch-adenomatoide Malformation: Meist einseitige Fehlbildung von Lungenanteilen mit zystischer Umwandlung der terminalen Bronchiolen, Proliferation der glatten Muskulatur der Zystenwand und Auskleidung der Zysten mit polypös verändertem, respiratorischem Epithel. Die Zysten können mit Flüssigkeit oder Schleim gefüllt sein. In den betroffenen Lungenabschnitten sind im Röntgen-Thorax unterschiedlich große Aufhellungen sichtbar (**Abb. 6.8**). Verschattungen können auf eine Flüssigkeit in den Zysten hinweisen. Es kommt zur Mediastinalverlagerung auf die kontralaterale Seite. Die ipsilaterale Lunge ist meist hypoplastisch und zeigt in den an die Zysten angrenzenden Bereichen Kompressionsatelektasen. Um das gesamte Ausmaß darstellen zu können, sollte ein CT angefertigt werden. Da ein erhöhtes Entartungsrisiko besteht, ist eine frühzeitige Resektion anzustreben.

> **MERKE** Die zystisch-adenomatoide Malformation ist sonografisch bereits pränatal diagnostizierbar: Neben Zysten sind die Mediastinalverschiebung sowie ein Polyhydramnion bei Ösophaguskompression erkennbar.

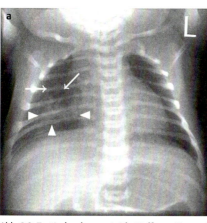 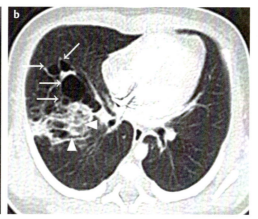

Abb. 6.8 **Zystisch-adenomatoide Malformation. a** Röntgen-Thorax: Rechts basale, segmentale Verdichtung (Pfeilspitze) und kleine Aufhellungen (Pfeile). **b** CT mit KM: Solides Gewebe, das KM aufnimmt (Pfeilspitzen), sowie mehrere Zysten (Pfeile). (aus: Reiser, Kuhn, Debus, Duale Reihe Radiologie, Thieme, 2011)

Lungensequester: Lungenanteil (sog. Nebenlunge) ohne Anschluss an das Bronchialsystem mit arterieller Versorgung aus der Aorta (supra- oder infradiaphragmal). Die venöse Drainage erfolgt in die Lungenvenen, in die systemischen Venen oder in die Pfortader. Ein Lungensequester kann entweder unter der Pleura visceralis gelegen sein (**intrapulmonaler Sequester**, in 75 % d.F.) oder einen eigenen pleuralen Überzug (**extrapulmonaler Sequester**, 25 %) besitzen. In den meisten Fällen ist er links basal zu finden. Lungensequester können zu rezidivierenden, lokalisierten Pneumonien führen. Im Röntgen-Thorax stellt sich ein Lungensequester als posterobasal gelegene, homogene, dreieckige oder ovale Verdichtung dar. Zur Darstellung der zu- und abführenden Gefäße des Lungensequesters sind vor der Resektion weiterführende Untersuchungen wie Sonografie oder MRT bzw. CT indiziert. Extrapulmonale Sequester werden reseziert, bei intrapulmonalem Sequester wird eine Lobektomie angestrebt.

6.5.10 Kongenitale Zwerchfellhernie

DEFINITION Angeborener Zwerchfelldefekt mit Verlagerung von Bauchorganen in den Thorax, begleitende Lungenhypoplasie auf der betroffenen Seite.

Epidemiologie: Die Prävalenz der angeborenen Zwerchfellhernie liegt bei 1:2500, wobei Jungen doppelt so häufig wie Mädchen betroffen sind. In 95 % d.F. ist die Hernie einseitig (vorwiegend links), in 4 % bilateral. In 1 % d.F. ist die Hernie so groß, dass man von einer **Zwerchfellaplasie** sprechen kann. In 85 % d.F. findet man eine **posterolaterale Hernie** (Bochdalek-Hernie) vor.

Ätiopathogenese: Noch nicht vollständig geklärt. In den meisten Fällen tritt eine kongenitale Zwerchfellhernie sporadisch auf. Es besteht jedoch eine Häufung bei chromosomalen Anomalien wie Turner-, Down-, Edwards- und Pätau-Syndrom. In 60 % d.F. findet man auch Fehlbildungen von Niere, Herz und Gastrointestinaltrakt.

Bei linksseitigen Zwerchfellhernien liegen meist Kolon, Milz, Magen und Dünndarm im linken Thorax, bei rechtsseitigen Hernien sind Kolon und der rechte Leberlappen in den Thorax verlagert.

Klinik: Betroffene Neugeborene sind initial stabil. Sie fallen meist erst nach einem **symptomfreien Intervall** von 24–48 h mit Zeichen der **respiratorischen Insuffizienz** wie Tachypnoe, Dyspnoe, Einziehungen, Blässe und Zyanose auf. Diese Symptomatik setzt meist ein, wenn sich die im Thorax gelegenen Darmteile mit Luft füllen und die Lunge zunehmend komprimieren.

Lediglich 5 % der Patienten bleiben während der Neugeborenenperiode asymptomatisch. Sie können später mit Thoraxdeformitäten oder gastrointestinaler Symptomatik auffallen.

Diagnostik: Bei der klinischen Untersuchung wirkt das Abdomen des Neugeborenen eingefallen, die betroffene Thoraxseite aufgebläht. Bei respiratorischer Insuffizienz zeigt eine Blutgasanalyse eine respiratorische Azidose mit Hypoxie und Hyperkapnie.

Etwa jede zweite Zwerchfellhernie wird bereits pränatal **sonografisch** nachgewiesen, d. h., die Magenblase erscheint in den Thorax verlagert. Es kann auch ein Polyhydramnion (s. Gynäkologie und Geburtshilfe [S. B393]) bestehen.

In der **Röntgenaufnahme** von Thorax und Abdomen sieht man in den Thorax verlagerte Magen- und Darmanteile sowie bei großen Hernien eine Mediastinalverlagerung zur kontralateralen Seite (Abb. 6.9). Bei linksseitigen Hernien kann auch das Herz auf die rechte Seite verlagert sein (Dextrokardie).

Therapie: Wenn die Zwerchfellhernie schon intrauterin diagnostiziert wurde, sollte das Neugeborene unmittelbar nach der Geburt **intubiert** werden. Eine Maskenbeatmung muss vermieden werden, um die im Thorax liegenden Magen- bzw. Darmanteile nicht zusätzlich aufzublähen. Außerdem sollte eine Magensonde zur Entlüftung gelegt werden. Neugeborene mit kongenitaler Zwerchfellhernie

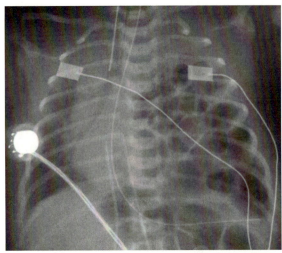

Abb. 6.9 **Kongenitale Zwerchfellhernie links, Röntgen-Thorax a.-p.** Die linke Thoraxhälfte ist mit hernierten Darmschlingen ausgefüllt. Der Verlauf der Magensonde zeigt an, dass der Magen höher steht. Die Mediastinalverschiebung nach rechts ist anhand des Beatmungstubus sowie anhand von Nabelvenen- und Nabelarterienkatheter erkennbar. (aus: Staatz, Honnef, Piroth, Radkow, Pareto-Reihe Radiologie, Kinderradiologie, Thieme, 2007)

haben ein erhöhtes **Risiko** für die Entwicklung einer **pulmonalen Hypertonie** [S. B499]. In diesen Fällen sollte mittels Surfactant bzw. einer NO-Beatmung der pulmonale Widerstand gesenkt werden. Ist das Kind unter konventioneller Beatmung nicht zu stabilisieren, kann eine ECMO-Therapie notwendig werden.

Nach respiratorischer Stabilisierung sollte der Zwerchfelldefekt innerhalb der ersten Lebenstage (i. d. R. 3.–7. Tag) **operativ** verschlossen werden. Je nach Defektgröße ist dies thorakoskopisch, laparoskopisch oder offen chirurgisch möglich. Kleine Defekte können meist primär adaptiert und vernäht werden. Größere Defekte sollten möglichst spannungsfrei durch einen Patch verschlossen werden.

Prognose: Postoperativ können Hämato- oder Chylothorax auftreten. Die Mortalität in der Neugeborenenzeit liegt bei ca. 35 %, steigt jedoch bei Kindern mit früher Symptomatik, niedrigem 5-min-Apgar und peripartaler Azidose. Die weitere Prognose ist abhängig von der begleitenden Lungenhypoplasie sowie von der Ausbildung einer pulmonalen Hypertonie. Kinder mit Begleitfehlbildungen (v. a. Herzfehler) haben eine schlechte Prognose.

6.6 Gastrointestinaltrakt und Abdomen

6.6.1 Nekrotisierende Enterokolitis (NEC)

DEFINITION Nekrotisierende, transmural fortschreitende Darmentzündung, die v. a. bei Frühgeborenen auftritt und zu Darmperforationen, Peritonitis und Sepsis führen kann.

Epidemiologie: Die nekrotisierende Enterokolitis ist die häufigste Ursache eines akuten Abdomens bei Frühgeborenen. Etwa 7–12 % der Frühgeborenen mit einem Geburtsgewicht < 1500 g sind von einer NEC betroffen. Etwa 10 % der NEC-Fälle entfallen auf reife Neugeborene.

Pathogenese: Der **Gastrointestinaltrakt** ist bei Frühgeborenen noch **unreif** und daher empfindlich gegenüber schädigenden Einflussfaktoren. Die intestinale Peristaltik ist noch bis zur 34./35. Schwangerschaftswoche verlangsamt, die intestinale Barrierefunktion ist noch nicht voll ausgebildet. Auch das Immunsystem von Frühgeborenen ist noch nicht ausgereift, u. a. ist die Produktion von IgA im Darm unzureichend.

Der Muttermilch wird u. a. wegen ihrer immunmodulatorischen Effekte (durch sekretorisches IgA) ein präventiver Effekt zugeschrieben.

Die NEC beginnt meist am **distalen Ileum** und am Colon ascendens (im Versorgungsgebiet der A. ileocolica) und kann sich auf den gesamten Darm ausbreiten. Bei < 20 % der Patienten sind mehr als ¾ des Darms betroffen (**totale NEC**).

Die NEC hat eine multifaktorielle Genese, die noch nicht vollständig geklärt ist. Die wichtigsten Auslöser sind:

- ischämische, hypoxische oder toxische **Schädigung der Darmwand**
- abnorme Darmflora (**bakterielle Fehlbesiedelung**)
- **übermäßiges Bakterienwachstum.**

Nahrungsbestandteile werden von den Darmbakterien als Substrat zur Fermentation genutzt. Dabei kommt es zur Gasentwicklung im Darm, die zu einer Dilatation der Darmschlingen führt. Hierbei vermindert sich die Darmperfusion weiter, da der arterielle Zustrom durch den erhöhten Widerstand der geblähten Darmschlingen erschwert wird. Die bakterielle Besiedelung greift die Darmwand an. Fermentationsgase (meist Wasserstoff) sammeln sich in submukösen und subserösen Blasen (**Pneumatosis intestinalis**, Abb. 6.10). Schließlich kann die NEC bis zur transmuralen Nekrose der Darmwand und zu Perforationen und einer Durchwanderungsperitonitis voranschreiten. Bei einer schweren Schädigung des Darms können Darmbakterien in den Blutkreislauf gelangen und eine systemische Entzündung hervorrufen.

Klinik: Die Symptome beginnen meist zwischen dem **3. und 10. Lebenstag**, können jedoch auch später auftreten. Erste Anzeichen sind vermehrte oder vermehrt gallige Magenreste bei Aspiration aus einer liegenden Magensonde.

Die NEC wird klinisch in 3 Stadien eingeteilt (Tab. 6.8).

Diagnostik: Bei der körperlichen Untersuchung ist das **Abdomen druckschmerzhaft**. Es sind meist keine, manchmal auch klingende Darmgeräusche auskultierbar, die **Darmperistaltik fehlt**. Bei fortgeschrittener NEC kann eine Resistenz im rechten Unterbauch zu tasten sein.

Eine Blutkultur erbringt in 25 % d. F. einen Erregernachweis. Folgende Keime sind meist in Stuhlkulturen oder intraoperativen Abstrichen nachweisbar:

- **Bakterien:** Clostridien, E. coli, Pseudomonas aeruginosa, Klebsiellen, Enterobacter und Staphylokokken

6.6 Gastrointestinaltrakt und Abdomen

Tab. 6.8 Klinische Einteilung der nekrotisierenden Enterokolitis (nach Bell)

	Stadium I	Stadium II	Stadium III
Diagnose	vermutete NEC	manifeste NEC	fortgeschrittene NEC
abdomineller Befund	gebähtes Abdomen, **vermehrte Magenreste**, Subileus, wenig Blut im Stuhl	aufgetriebenes Abdomen, **galliges Erbrechen**, Ileus, **sichtbar blutige Stühle**, gerötete Bauchhaut	aufgetriebenes Abdomen, **gespannte, glänzende und livide verfärbte Bauchhaut mit sichtbaren Darmschlingen**, Darmperforation, (Durchwanderungs-)Peritonitis
systemische Symptome	Bradykardie, Apnoe, Lethargie	Bradykardie, Apnoen	Sepsis
Labor	unauffällig	metabolische Azidose, Thrombopenie	gemischte Azidose, Thrombopenie, Neutropenie
Radiologie	dilatierte Darmschlingen	dilatierte und stehende Darmschlingen, verdickte Darmwände, **Pneumatosis intestinalis**, evtl. Gas in der Pfortader, evtl. Aszites	freie Luft, Aszites

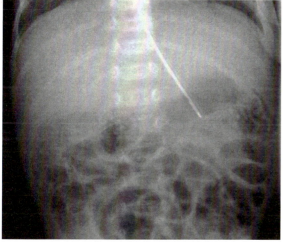

Abb. 6.10 **Nekrotisierende Enterokolitis.** Perlschnurartige Pneumatosis intestinalis im rechten und linken Oberbauch. (aus: Jorch, Hübler, Neonatologie, Thieme, 2010)

- **Viren:** Rotaviren, CMV, Coronavirus
- **Pilze:** Candida spp.

Weitere Diagnostik s. diagnostische Maßnahmen bei Sepsisverdacht [S. B552] (Neugeborenensepsis).

Sonografisch lassen sich verdickte Darmwände und geblähte Darmschlingen darstellen. Gas ist intramural und bei fortgeschrittener NEC auch in der Pfortader nachweisbar.

Die Röntgenabdomenübersichtsaufnahme zeigt in 85 % d.F. eine **Pneumatosis intestinalis** (Abb. 6.10).

Therapie: Die konservative Therapie besteht aus **Nahrungskarenz**, Entlastung des GI-Trakts mittels **Magenablaufsonde**, **parenteraler Ernährung** und **intravenöser Antibiose** [S. B552]; zusätzlich sollten anaerobierwirksame Antibiotika gegeben werden. Maßnahmen zur Verbesserung der systemischen Durchblutung, z. B. Ligatur eines offenen Ductus arteriosus, können notwendig werden.

Bei fortgeschrittener NEC oder bei Darmperforation (Nachweis freier Luft im Röntgenbild!) ist eine **Operation mit Anlage eines Anus praeter** indiziert. Hierbei sollten nur offensichtlich nekrotische und avitale Darmabschnitte reseziert werden. Dieses Vorgehen kann zwar die Wahrscheinlichkeit für einen Zweiteingriff mit weiterer Darmresektion erhöhen, verringert jedoch insgesamt das Risiko eines Kurzdarm-Syndroms. Die Rückverlagerung des Enterostomas erfolgt elektiv im Abstand von mindestens 3 Monaten.

Bei konservativer Therapie kann nach 3–7 Tagen, bei operativer Therapie nach 14–21 Tagen der enterale Nahrungsaufbau begonnen werden.

Prognose: Die Mortalität der nekrotisierenden Enterokolitis liegt insgesamt bei 5–10 %, bei fortgeschrittener NEC oder sehr kleinen Frühgeborenen noch höher. Komplikationen der nekrotisierenden Enterokolitis sind Sepsis, Darmstrikturen und -stenosen sowie postoperativ ein Kurzdarm-Syndrom. Die Letalität der totalen NEC liegt bei nahezu 100 %.

6.6.2 Ösophagusatresie

DEFINITION Diskontinuität des Ösophagus bedingt durch eine Entwicklungsstörung des Septum oesophagotracheale in der 4.–6. Schwangerschaftswoche. Es kann eine Fistel zur Trachea bestehen.

Epidemiologie und Einteilung: Die Ösophagusatresie tritt mit einer Häufigkeit von 1:3 000–1:4 000 auf. In 50 % d.F. kommen weitere Fehlbildungen vor, wie die **VACTERL-Assoziation** [S. B518]. Herzfehler sind die häufigste Begleitfehlbildung.

Ösophagusatresien werden nach der Klassifikation von Vogt eingeteilt (Tab. 6.9).

Klinik: Bereits während der Schwangerschaft fällt ein **Polyhydramnion** auf, da die betroffenen Feten das geschluckte Fruchtwasser nicht weitertransportieren können.

Die Neugeborenen zeigen unmittelbar nach der Geburt vermehrtes Speicheln, Spucken, wiederkehrende Husten- und Zyanoseanfälle und Dyspnoe. Das Abdomen kann eingefallen oder, wie in den meisten Fällen bei einer tracheoösophagealen Fistel, gebläht sein.

Tab. 6.9 Klassifikation der Ösophagusatresien (nach Vogt)

Typ	Pathologie	Häufigkeit
I	Ösophagusagenesie	< 1 %
II	langstreckige Atresie ohne Fistel	9 %
IIIa	Atresie mit proximaler tracheoösophagealer Fistel	< 1 %
IIIb	**Atresie mit distaler tracheoösophagealer Fistel**	**87 %**
IIIc	Atresie mit proximaler und distaler tracheoösophagealer Fistel	3 %
H-Fistel	Ösophagus ohne Atresie, jedoch mit tracheoösophagealer Fistel	< 1 %

Bei der sog. **H-Fistel** kann die Symptomatik auch erst später einsetzen, da keine Diskontinuität des Ösophagus besteht. Unmittelbar postpartal fällt eine H-Fistel nicht auf, wenn eine Magensonde problemlos gelegt werden kann. Diese Kinder werden erst durch häufige Aspirationen von Nahrung und Aspirationspneumonien auffällig.

Zusätzlich zur Ösophagusfehlbildung kann eine Tracheomalazie vorhanden sein.

> **MERKE** Wenn die Nahrung vom oberen Ösophagusende entweder durch eine Fistel oder durch Überlaufen in die Trachea fließt, besteht ein hohes Risiko für eine Aspiration mit konsekutiver Pneumonie.

Diagnostik: Trinkversuche scheitern, da die Nahrung aus dem Rachen nicht weitertransportiert werden kann. Die Neugeborenen husten nach dem Trinkversuch und können zyanotisch werden. Eine **Magensonde lässt sich nicht vorschieben**; Mageninhalt kann nicht aspiriert werden (Ausnahme: H-Fistel). Eine endoskopische Untersuchung ist wegen einer möglichen Fistelbildung zur Trachea indiziert.

In den **sonografischen Untersuchungen** während der Schwangerschaft ist beim Fetus keine (bei Typ I, II, IIIa) oder bei tracheoösophagealer Fistel lediglich eine kleine Magenblase (bei Typ IIIb, IIIc und H-Fistel) nachweisbar.

In der **Röntgenaufnahme** zeigt sich ein **Ösophagusblindsack** (Abb. 6.11). Bei Atresien mit unterer ösophagotrachealer Fistel stellt sich der Magen luftgefüllt dar. Die Lunge kann eine Aspirationspneumonie aufweisen. Ferner können vertebrale Fehlbildungen (bei VACTERL-Assoziation) diagnostiziert oder ausgeschlossen werden.

Ein Ösophagusbreischluck ist nur bei unklarem Befund oder bei H-Fistel indiziert. Im seitlichen Strahlengang kann eine vorhandene Fistel vom Ösophagus nach ventral in die Trachea dargestellt werden.

Eine **Echokardiografie** dient im Rahmen der Operationsplanung der Darstellung des Verlaufs der Aorta und der Diagnostik von eventuell vorhandenen Herzfehlern (bei VACTERL-Assoziation).

Therapie: Zur **Aspirationsprophylaxe** sollte das Neugeborene nüchtern belassen und möglichst nicht intubiert werden. Mittels offener Magensonde im oberen Ösopha-

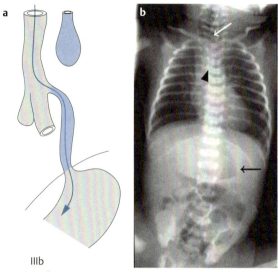

Abb. 6.11 Ösophagusatresie Typ IIIb. a Schema. b Im Röntgen-Thorax erkennt man einen luftgefüllten, blind endenden oberen Ösophagus mit nicht weiter vorzuschiebender Magensonde (weißer Pfeil). Luftgefüllter Magen (Pfeil). Die Pfeilspitze zeigt auf den rechtsseitigen Aortenbogen. (aus: Reiser, Kuhn, Debus, Duale Reihe Radiologie, Thieme, 2011)

gusblindsack können Speichel und Sekret abgeleitet werden.

Die **operative Korrektur** sollte, auch bei Frühgeborenen, innerhalb der ersten beiden Lebenstage erfolgen. Der Zugang erfolgt dabei über eine laterale Thorakotomie auf der der Aorta abgewandten Seite (i. d. R. von rechts). Das weitere Vorgehen ist meist abhängig vom Vorhandensein einer Fistel:

- Wenn eine **Fistel** besteht, kann davon ausgegangen werden, dass der Abstand zwischen beiden Ösophagusenden gering ist und nach Fistelverschluss eine primäre Anastomosierung angestrebt werden kann.
- Wenn **keine Fistel** besteht, ist die Lücke zwischen beiden Ösophagusanteilen meist zu groß, sodass zweizeitig operiert werden muss. Hierbei wird zunächst ein Ösophago- und ein Gastrostoma angelegt, um Sekretableitung und Ernährung zu gewährleisten. Im Intervall erfolgt entweder ein Magenhochzug oder eine sekundäre Anastomose nach Elongation der Ösophagusenden.

Unmittelbar nach der Anastomosierung der Ösophagusblindsäcke wird das Kind per Magensonde ernährt. Der orale Kostaufbau beginnt i. d. R. ab dem 10. postoperativen Tag, nach erneuter Breischluckuntersuchung, in der eine gute Durchgängigkeit des Ösophagus beobachtet wurde.

Prognose: Postoperativ können **Komplikationen** wie Anastomoseninsuffizienz, Ösophagusperforation, Strikturen, Kontraktilitätsstörungen, Aspirationspneumonie und gastroösophagealer Reflux auftreten. Langfristige Komplikationen sind Ösophagusstenosen und Refluxösophagitis. Unmittelbare Komplikationen der Operation sind Skoliose und Thoraxasymmetrie (→ keine spannungsfreie Adaptation der Rippen).

Die Prognose der betroffenen Kinder richtet sich nach dem Geburtsgewicht und dem Vorhandensein von kardialen Fehlbildungen.

6.6.3 Pylorusatresie

DEFINITION Angeborener, kompletter Pylorusverschluss.

Klinik: Bereits unmittelbar nach der Geburt treten Symptome einer Magenausgangsobstruktion auf wie vermehrtes Speicheln und **nichtgalliges Erbrechen im Schwall**. Respiratorische Probleme können aufgrund des erhöhten intragastralen Drucks auftreten.

Diagnostik:
Die Pylorusatresie lässt sich mittels Sonografie oder einer Röntgenabdomenübersichtsaufnahme („**single bubble sign**") nachweisen.
Differenzialdiagnostisch sollten Ösophagusatresie, hypertrophe Pylorusstenose und Duodenalatresie ausgeschlossen werden.

Therapie: Die Therapie erfolgt operativ. Bei der Pylorusatresie erfolgt eine Anastomosierung von Magenausgang und Duodenum.

6.6.4 Hypertrophe Pylorusstenose

Epidemiologie: Ungefähr 3‰ aller Neugeborenen erkranken an einer hypertrophen Pylorusstenose. Zu 80% sind Jungen betroffen. Die hypertrophe Pylorusstenose zeigt eine familiäre Häufung.

Ätiopathogenese: Die Veranlagung zur hypertrophen Pylorusstenose besteht schon bei Geburt. Daher gilt die Erkrankung als angeboren, auch wenn sie erst im frühen Säuglingsalter symptomatisch wird. Die zirkuläre Muskulatur des Pylorus ist hypertroph und bedingt somit ein Passagehindernis am Magenausgang. Die Ursache ist unklar, es wird eine multifaktorielle Genese vermutet. Als mögliche Auslöser werden neben der genetischen Veranlagung eine Fehlinnervation des Pylorus oder ein Pylorospasmus angesehen. Medikamente (z. B. Erythromycin) werden ebenfalls als Auslöser diskutiert. Infolge einer Pylorusstenose kann eine Hiatushernie mit gastroösophagealem Reflux (Roviralta-Syndrom) auftreten.

Klinik: Die hypertrophe Pylorusstenose manifestiert sich i. d. R. **bis zur 12. Lebenswoche** mit einem Häufigkeitsgipfel zwischen der 3. und 6. Lebenswoche.
Die betroffenen Kinder **erbrechen** nach initial problemlosem Nahrungsaufbau **nichtgallig im Schwall nach Nahrungsaufnahme**. Das Erbrochene kann Hämatin enthalten. Bei der Nahrungsaufnahme kann eine Hyperperistaltik des Magens in Richtung Pylorus sichtbar sein. Durch das rezidivierende Erbrechen kann es zu Dehydrierung, Gedeihstörung und Gewichtsverlust kommen. Die betroffenen Säuglinge sind weinerlich und unzufrieden, weil sie hungrig sind. Die schmerzhaften Kontraktionen des Magens spiegeln sich in einer angespannten Mimik wider.

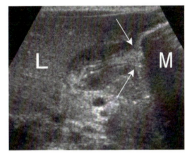

Abb. 6.12 **Hypertrophe Pylorusstenose im Längsschnitt.** Verlängerter Pylorus mit Wandverdickung und Schulterzeichen (Pfeile). (aus: Staatz, Honnef, Piroth, Radkow, Pareto-Reihe Radiologie, Kinderradiologie, Thieme, 2007)

Eine wichtige **Differenzialdiagnose** bei Erbrechen, schlappem Neugeborenen und Gedeihstörung ist das adrenogenitale Syndrom (AGS) [S. B545].

Diagnostik: Bei der körperlichen Untersuchung fällt eine tastbarer, **harter und olivenförmiger Tumor („Olive") im rechten Oberbauch** auf.
In der Blutgasanalyse fällt eine **hypochlorämische** (metabolische) **Alkalose** auf, im Labor eine Hypokaliämie.
In der **Abdomensonografie** kann die hypertrophe Pylorusstenose dargestellt werden. Im Längsschnitt ist der Pyloruskanal > 16 mm verlängert (Abb. 6.12). Im Querschnitt ist der Gesamtdurchmesser des Pylorus > 8 mm und der Durchmesser einer Wand > 3–4 mm, der Muskel ist insgesamt verdickt. Der Magen ist flüssigkeits- oder luftgefüllt und zeigt eine Hyperperistaltik, während sich das Duodenum schmal und ungefüllt darstellt. Die Magenperistaltik ist trotz Hyperaktivität frustran, da sich der Pyloruskanal nur inkomplett öffnet (sog. „**Schnabelzeichen**"). Das sog. „Schulterzeichen" am Übergang von Magen zum Pylorus entspricht einer Vorwölbung von hypertrophierter Pylorusmuskulatur in den Magen (auch als „Angulusfalte" bezeichnet).

Therapie: Die sonografisch nachgewiesene hypertrophe Pylorusstenose stellt eine Operationsindikation dar. Präoperativ besteht Nahrungskarenz. Rehydratation und Ausgleich des Elektrolythaushalts sollten intravenös erfolgen.
Bei der **Pyloromyotomie nach Weber-Ramstedt** wird die Pylorusmuskulatur auf der ventralen Seite über die gesamte Länge längs gespalten. Hierbei sollte darauf geachtet werden, dass alle Muskelfasern durchtrennt werden, bis die Mukosa frei liegt. Eine Verletzung der Mukosa sollte man am Ende der Operation mittels Luftinsufflation über eine Magensonde ausschließen. Die Operation kann offen chirurgisch oder laparoskopisch durchgeführt werden.
Die postoperative Prognose ist sehr gut. Komplikationen der Operation sind anhaltendes Erbrechen bei unzureichender Myotomie (0–2%) oder Perforationen der Magen- oder Duodenalmukosa (ca. 1–4%) mit Peritonitis. Der Nahrungsaufbau beginnt wenige Stunden postoperativ unter Vermeidung von Sondenernährung.

6.6.5 Duodenalstenose und -atresie

DEFINITION
- **Duodenalstenose:** Verengung des Duodenums durch ein Pancreas anulare oder eine intraluminäre Membran (Hemmungsfehlbildung)
- **Duodenalatresie:** Diskontinuität des Duodenums durch Hemmungsfehlbildung während der Embryonalzeit
- **Pancreas anulare:** Fehlbildung des Pankreas mit Ringbildung um das Duodenum.

Epidemiologie: Inzidenz 1:2500. ⅔ der Patienten haben Begleitfehlbildungen (z. B. VACTERL-Assoziation). 30–40 % der Neugeborenen mit Duodenalatresie haben eine Trisomie 21.

Pathogenese und Einteilung: Eine Duodenalstenose durch eine intraluminäre Membran und eine Duodenalatresie entstehen, wenn das in der Embryonalzeit angelegte **Duodenum nicht ausreichend kanalisiert** wird. Diese Hemmungsfehlbildung ist von Atresien distaler Darmabschnitte zu unterscheiden, denen eine andere Ursache zugrunde liegt. Je nach Morphologie werden 3 Typen der Duodenalatresie unterschieden:
- **Typ I** (am häufigsten): membranöser Verschluss mit kontinuierlicher Lamina muscularis
- **Typ II**: kompletter Verschluss mit fibrösem Strang zwischen den beiden Enden des Duodenums und mit intaktem Mesenterium
- **Typ III**: kompletter Verschluss ohne Verbindung der beiden Enden des Duodenums.

Das **Pancreas anulare** beruht auf einer gestörten Fusion von ventraler und dorsaler Pankreasknospe.

Klinik: Die Neugeborenen erbrechen gallig bei einer Duodenalatresie distal der Papilla Vateri (häufigere Form) bzw. nichtgallig bei einer Atresie proximal der Papille. Der Mekoniumabgang kann verzögert sein. Ein Ikterus kann auftreten.

Eine Duodenalstenose kann sich erst später manifestieren und eine mildere Symptomatik aufweisen.

Diagnostik: Bei der Untersuchung fällt ein geblähter Oberbauch bei eingefallenem Unterbauch auf. Bei verzögerter Diagnosestellung können bereits Dehydratation, Hyponatriämie und eine hypochlorämische Alkalose bestehen.

Bereits in der pränatalen Sonografie fällt die Duodenalatresie durch ein **Polyhydramnion** auf. Die Magenblase ist dilatiert.

In der Röntgenabdomenübersichtsaufnahme zeigt sich das sog. „**double bubble sign**", bei dem sich Magen und proximales Duodenum luftgefüllt und stark dilatiert darstellen (Abb. 6.13). Die distalen Darmschlingen sind nicht luftgefüllt. Eine Kontrastmitteldarstellung ist i. d. R. nicht notwendig.

Bei der Duodenalstenose können Magen und proximales Duodenum ebenfalls stark dilatiert sein, jedoch befindet sich Luft in den distalen Darmabschnitten, was die

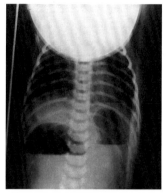

Abb. 6.13 **Röntgenabdomen. Double bubble sign** bei Duodenalatresie: Magen und Bulbus duodeni sind luftgefüllt. (aus: Gortner, Meyer, Sitzmann, Duale Reihe Pädiatrie, Thieme, 2012)

Abgrenzung zum Volvulus erschwert (s. dort). Bei Verdacht auf weitere Fehlbildungen können weitere Untersuchungen wie Echokardiografie und Nierensonografie notwendig sein.

Therapie: Eine Duodenalatresie sollte in den ersten Lebenstagen **operativ** behoben werden. Zur Aspirationsprophylaxe sollte präoperativ eine Magensonde gelegt werden. In der Regel wird eine Seit-zu-Seit-Duodenostomie mit Resektion des atretischen Darmsegments durchgeführt. Bei membranösen Duodenalstenosen kann auch eine Duodenostomie mit Resektion der Membran erfolgen. Die postoperative Prognose ist sehr gut.

6.6.6 Malrotation des Darms und Dünndarmvolvulus

DEFINITION
- **Malrotation:** gestörte Darmdrehung während der Embryonalentwicklung mit daraus resultierender Fehllage von Dünn- und Dickdarm und mangelnder Fixierung des Mesenteriums
- **Volvulus:** Torquierung des Mesenteriums mit Unterbrechung der Blutzufuhr von Dünndarmabschnitten, bedingt durch eine mangelnde Fixierung des Mesenteriums.

Epidemiologie: Inzidenz der Malrotation: 2‰. Ein Dünndarmvolvulus tritt v. a. bei Neugeborenen und Säuglingen auf.

Pathogenese und Einteilung: Normalerweise dreht sich der Darm 3-mal um 90° entgegen dem Uhrzeigersinn um die A. mesenterica superior. Eine Malrotation entsteht durch eine gestörte Darmdrehung, sodass das Zökum nicht im rechten Unterbauch zu liegen kommt. Bei der Malrotation werden 3 Formen unterschieden:
- **Nonrotation** (am häufigsten): normale Drehung, 1-mal um 90°. Das gesamte Kolon liegt links der Wirbelsäule. Dünndarm und Kolon haben ein Mesenterium ileocolicum commune.
- **Malrotation I:** normale Drehung, 2-mal um 90°. Die Pars inferior duodeni liegt hinter den Mesenterialgefä-

ßen. Die Mesenterialwurzel ist nicht fixiert. Es können sog. Ladd'sche Bänder zwischen Zökum, das im rechten Oberbauch liegt, und hinterer Bauchwand bestehen, die das Duodenum einengen.
- **Malrotation II:** zunächst normale Drehung 1-mal um 90°, dann inverse Drehung 1- bis 2-mal um 90°. Das Duodenum liegt vor den Mesenterialgefäßen, Zökum und Colon transversum liegen hinter der Mesenterialwurzel, die die Dickdarmanteile komprimiert.

Klinik: Die Symptome einer Malrotation sind **unspezifisch**; auch asymptomatische Verläufe sind möglich. Bei Säuglingen treten umbilikale Bauchschmerzen („**Nabelkoliken**"), intermittierendes galliges **Erbrechen** oder eine Malabsorption mit **Gedeihstörung** auf. Ältere Kinder können über chronisch-intermittierende Bauchschmerzen klagen. Die Stühle können blutig tingiert sein.

> **MERKE** Bei galligem Erbrechen immer an eine Malrotation denken.

Eine Malrotation des Darms kann sich im Extremfall als **Volvulus** manifestieren. Dieser tritt meist in den ersten Lebenswochen auf und hat eine Ischämie mit Nekrose des Dünndarms zur Folge. Die betroffenen Kinder haben stärkste Bauchschmerzen, erbrechen gallig und zeigen eine schnelle Verschlechterung des Allgemeinzustands bis hin zum Schock.

Diagnostik: Mittels Magen-Darm-Passage oder Kolonkontrasteinlauf lassen sich die verschiedenen Formen der Malrotation voneinander differenzieren. Sonografisch kann die Fehllage der Mesenterialgefäße nachgewiesen werden.

Ein Volvulus zeigt sich im Röntgenabdomen als Ileus mit Spiegelbildung. In der Abdomensonografie kann das sog. „**whirlpool sign**" nachgewiesen werden: Hierbei hat sich der Dünndarm im Uhrzeigersinn um die Mesenterialwurzel gedreht, sodass die Mesenterialgefäße im Mesenterium torquiert erscheinen. Die Darmwände können ödematös sein.

Therapie: Aufgrund der hohen Gefahr einer Volvulusentwicklung sollte eine Malrotation bei Neugeborenen und Säuglingen in einem **elektiven Eingriff** korrigiert werden.

Bei einem **Dünndarmvolvulus** muss **notfallmäßig** operiert werden, um die Darmischämie zu unterbrechen. Ist die Detorquierung erfolgreich, sollte das Zökum in den rechten Unterbauch verlagert und das Mesocolon fixiert werden. Wenn eine Resektion nekrotischer Darmanteile erforderlich ist, wird ein zweizeitiges Vorgehen mit Anlage eines künstlichen Darmausgangs empfohlen.

6.6.7 Dünndarm- und Kolonatresie

Epidemiologie: Dünndarmatresien kommen mit einer Inzidenz von 1:1000 vor. Kolonatresien sind sehr seltene angeborene Fehlbildungen (Inzidenz 1:20 000).

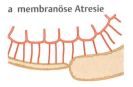
a membranöse Atresie

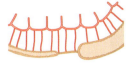
b Atresie mit Strangverbindung

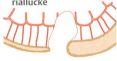
c Atresie mit Unterbrechung der Darmkontinuität und Mesenteriallücke

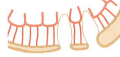
d multiple Atresien

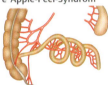
e Apple-Peel-Syndrom

Abb. 6.14 Dünndarm- und Kolonatresien. (aus: Hirner, Weise, Chirurgie, Thieme, 2008)

Pathogenese und Einteilung: Atresien von Jejunum, Ileum und Kolon beruhen auf Ereignissen, die nach der Embryonalperiode stattgefunden haben. Durchblutungsstörungen oder eine Malrotation mit Volvulus können für die Darmatresien verantwortlich sein.

Die Einteilung ist in **Abb. 6.14** dargestellt.

Klinik: Die Symptomatik entspricht jener der Duodenalatresie [S. B506]. Je nach Höhe der Atresie setzen die Symptome früher oder später ein.

Diagnostik: Im **Röntgenabdomen** sieht man bei einer Jejunalatresie das sog. „**triple bubble sign**" (**Abb. 6.15**). Bei distaler gelegenen Atresien sind multiple „bubbles" sichtbar, da sich mehr Flüssigkeits-Luft-Spiegel bilden, je tiefer die Atresie besteht.

Sonografisch sollte eine Malrotation ausgeschlossen werden. Bei Perforation mit Mekoniumperitonitis finden sich intraperitoneale Verkalkungen.

Ein Kolonkontrasteinlauf wird nicht routinemäßig durchgeführt. Bei distal gelegenen Atresien ist er jedoch indiziert, da ein Mikrokolon vorliegen kann, je tiefer die Atresie besteht.

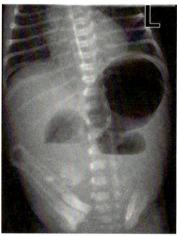

Abb. 6.15 **Röntgenabdomen.** Magen, Bulbus und Pars horizontalis des Duodenums sind luftgefüllt. **Triple bubble sign** bei Jejunalatresie distal des Treitz-Bandes. (aus: Staatz, Honnef, Piroth, Radkow, Pareto-Reihe Radiologie, Kinderradiologie, Thieme, 2007)

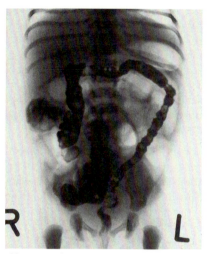

Abb. 6.16 **Mekoniumileus.** Kolonkontrasteinlauf: Colon transversum und Colon descendens sind schlank bei einem Verschluss des Ileums. (aus: Gortner, Meyer, Sitzmann, Duale Reihe Pädiatrie, Thieme, 2012)

Therapie: Nach Ausgleich des Elektrolythaushalts werden beide Darmenden über eine End-zu-End-Anastomose miteinander vernäht. Intraoperativ sollte der gesamte Dünn- und Dickdarm auf weitere Atresien geprüft werden. Bei Perforationen mit Peritonitis ist ein zweizeitiges Vorgehen mit Anlage eines künstlichen Darmausgangs indiziert.

6.6.8 Mekoniumileus

> **DEFINITION** Verschlussileus durch zähes Mekonium, in den meisten Fällen im terminalen Ileum.

Epidemiologie und Ätiologie:

> **MERKE** Ein Mekoniumileus ist ein spezifisches **Frühsymptom der zystischen Fibrose**.

Bei 10–20 % der CF-Patienten tritt ein Mekoniumileus auf, während 95 % der Patienten mit Mekoniumileus eine zystische Fibrose [S. B581] haben.

Klinik: Die betroffenen Neugeborenen fallen mit **galligem Erbrechen** auf. Der Mekoniumabgang erfolgt verzögert oder überhaupt nicht. Das Abdomen ist stark aufgetrieben. Zusätzlich können Entzündungszeichen vorliegen (bei Darmnekrose oder -perforation).

Diagnostik: Gelegentlich sind im Abdomen ein Mekoniumballen oder mehrere perlschnurartig aufgereihte Verhärtungen tastbar. Die Darmperistaltik kann durch die Bauchdecke sichtbar sein.

Bei Verdacht auf einen Mekoniumileus sollte zunächst eine **Abdomensonografie** durchgeführt werden. Die Dünndarmschlingen sind dilatiert, es kann eine Pendelperistaltik oder keine Peristaltik sichtbar sein.

Häufigste Lokalisation des Ileus ist das **terminale Ileum**. Im Röntgenbild zeigen sich **dilatierte, luftgefüllte Dünndarmschlingen** (Abb. 6.16). Wegen der zähen Konsistenz des Mekoniums kann die für einen Ileus typische Spiegelbildung ausbleiben. Bei einer **Perforation** mit Mekoniumperitonitis sind versprengte intraabdominelle Verkalkungen sichtbar.

Im **Kolonkontrasteinlauf** (**Cave:** Darmperforation ausschließen!) sind die proximal des Ileus gelegenen Darmschlingen erweitert, die Darmschlingen distal der Obstruktion hypoplastisch. Insbesondere das Kolon wirkt im Vergleich zum dilatierten Dünndarm schlank (sog. **Mikrokolon**), da es kaum mit Stuhl gefüllt ist.

Therapie:
Bei unkompliziertem Mekoniumileus sollte zunächst ein konservatives Vorgehen versucht werden: Einläufe mit wasserlöslichem Kontrastmittel, um die Mekoniumausscheidung auszulösen. Oral oder rektal verabreichtes Acetylcystein kann die Viskosität des Mekoniums durch Spaltung von Disulfidbrücken herabsetzen und die Obstruktion auflösen.

Meist ist jedoch eine Operation notwendig. Wenn Hinweise auf eine Perforation mit Mekoniumperitonitis oder eine weitere angeborene Fehlbildung (Atresie, Volvulus) bestehen, ist zunächst eine Anlage eines doppelläufigen Ileostomas indiziert.

6.6.9 Mekoniumpfropf-Syndrom

> **DEFINITION** Obstruktion des Kolons durch zähes Mekonium.

Ätiologie: Häufig ist das erste Mekonium sehr fest, sodass das Neugeborene diesen „Pfropf" nicht ausscheiden kann. Die Ursachen für das Mekoniumpfropf-Syndrom sind vielfältig:
- **Morbus Hirschsprung** (Aganglionose des Darms)
- Dysganglionose des Darms (intestinale neuronale Dysplasie), selten

- **hypoplastisches linkes Kolon** (small left colon syndrome, SLCS): Ursächlich ist eine vorübergehende funktionelle Motilitätsstörung, die durch eine Unreife der Ganglienzellen im Übergang von Colon transversum zu Colon descendens bedingt ist. Das SLCS kommt gehäuft bei Kindern diabetischer Mütter vor.
- zystische Fibrose, selten
- konnatale Hypothyreose (s. Endokrines System und Stoffwechsel [S. A326])
- Gabe von Narkotika an die Mutter (bei Schnittentbindungen).

Klinik: Mekoniumileus [S. B508].

Diagnostik: Zum Ausschluss einer anorektalen Fehlbildung ist zunächst eine digitalrektale Untersuchung indiziert. Ferner sollte die Ursache des Mekoniumpfropf-Syndroms abgeklärt und eine zystische Fibrose und Morbus Hirschsprung ausgeschlossen werden.

In der **Sonografie** des Abdomens zeigen sich dilatierte Dünndarmschlingen und eine Pendelperistaltik. Die Darmperistaltik kann allerdings auch völlig zum Erliegen gekommen sein. Das Colon ascendens ist mit Stuhl gefüllt und ebenfalls dilatiert, es besteht ein Kalibersprung beim Übergang von Colon transversum in Colon descendens. In der **Abdomenübersichtsaufnahme** sind dilatierte Darmschlingen sichtbar. Der **Kolonkontrasteinlauf** (nach Ausschluss einer Darmperforation) zeigt ein zartes Colon descendens (Mikrokolon) und einen **Kalibersprung an der linken Kolonflexur**. Der **Mekoniumpfropf** kann **von Kontrastmittel umspült** sein. Proximal der Obstruktion ist der Darm dilatiert.

Therapie: Das Mekoniumpfropf-Syndrom kann i. d. R. durch **manuelle Stuhlausräumung** oder abführende Maßnahmen und einen vorsichtigen Nahrungsaufbau therapiert werden. Innerhalb von wenigen Wochen verschwindet der Kalibersprung an der linken Kolonflexur von selbst. Der weitere Verlauf ist i. d. R. unauffällig. Bei Perforation ist jedoch eine Operation analog zum Mekoniumileus indiziert (Anlage eines doppelläufigen Kolostomas).

6.6.10 Morbus Hirschsprung

Synonym: Megacolon congenitum

> **DEFINITION** Aganglionose mit Fehlinnervation und spastischer Verengung von Kolonsegmenten.

Epidemiologie: Die Prävalenz liegt bei 1:3 000–1:5 000, zu 80 % sind Jungen betroffen. Etwa 4 % der Patienten mit Morbus Hirschsprung haben ein Down-Syndrom, 4 % angeborene Herzfehler.

Die Agangliose besteht **vom Anus nach proximal** in unterschiedlicher Ausdehnung, da in der Embryonalentwicklung die Innervation des Gastrointestinaltrakts von kranial nach kaudal fortschreitet. In 80 % ist das aganglionäre Segment distal der linken Kolonflexur gelegen, sodass Sigma und Rektum betroffen sind; in 5 % d. F. ist der gesamte Dickdarm betroffen (**Jirásek-Zuelzer-Wilson-Syndrom**).

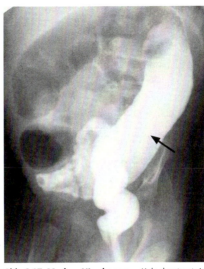

Abb. 6.17 Morbus Hirschsprung. Kolonkontrasteinlauf. Es besteht ein Kalibersprung zwischen Rektum und Sigma (Megasigma). (aus: Gortner, Meyer, Sitzmann, Duale Reihe Pädiatrie, Thieme, 2012)

Klinik: Bei den Neugeborenen ist der **Mekoniumabgang verzögert**. In 95 % d. F. wird das erste Mekonium erst > 24 h post partum abgesetzt. In den meisten Fällen wird der Morbus Hirschsprung vor dem 2. Lebensjahr diagnostiziert. Betroffene Kinder erbrechen häufig, sind chronisch obstipiert und zeigen eine Gedeihstörung. Wegen der verlängerten Darmpassagezeit und der Koprostase haben sie ein höheres Risiko für eine nekrotisierende Enterokolitis [S. B502] und ein toxisches Megakolon (vgl. Chirurgie [S. B149]).

Diagnostik: Das **Abdomen** ist **aufgetrieben**. Bei der digital-rektalen Untersuchung fällt ein enger Analkanal auf, in der Ampulla recti befindet sich kein Stuhl. Eine **anorektale Manometrie** ergibt den Befund eines dauernd kontrahierten inneren Analsphinkters, der nach Dehnung keinen physiologischen Relaxationsreflex zeigt. Die Diagnose wird mittels **Rektumbiopsie** gesichert. Dabei werden mehrere Biopsien ab ano aufwärts entnommen. Im Biopsat sind keine Ganglienzellen nachweisbar. In der immunhistochemischen Färbung ist die Acetylcholinesteraseaktivität erhöht.

Im **Kolonkontrasteinlauf** stellt sich das betroffene Darmsegment eng dar. Am Übergang von regelrecht innerviertem Darm zum aganglionären Segment besteht ein **Kalibersprung**, da der prästenotische Darmabschnitt stark dilatiert ist (Abb. 6.17). Der Kontrasteinlauf sollte ohne vorheriges Abführen durchgeführt werden, da der Kalibersprung im stuhlgefüllten Darm besser sichbar ist.

Therapie: Nach der Diagnosestellung sollten abführende Maßnahmen wie regelmäßiges rektales Anspülen durchgeführt werden. Der Morbus Hirschsprung wird **operativ** therapiert, indem das aganglionäre Dickdarmsegment reseziert und prästenotisch im Bereich des dilatierten Darms ein temporärer Anus praeter angelegt wird. Über den Anus praeter kann der Stuhl problemlos abgesetzt werden, sodass sich das dilatierte Darmsegment wieder tonisieren kann.

Es existieren verschiedene Operationsverfahren, um im Intervall den proximalen Dickdarm mit dem Anus zu anastomosieren:
- abdominoperineale Rektosigmoidektomie nach **Swenson**
- retrorektaler transanaler Durchzug nach **Duhamel**
- endorektaler transanaler Durchzug nach Soave bzw. **de la Torre** (transanal endorectal pull-through, **TERPT**).

Die End-zu-End-Anastomosierung der beiden Darmabschnitte erfolgt i. d. R. mittels transanalem Durchzug, da dieses Vorgehen ein geringeres Verletzungsrisiko von Nerven im kleinen Becken birgt als ein abdominaler Zugangsweg. Bei einem stark kontrahierten Analsphinkter kann eine Sphinktermyotomie notwendig werden.

Heutzutage wird häufig ein transanaler, endorektaler pull-through (**TERPT**) durchgeführt, da **innerhalb einer Operation** (d. h. ohne Anuspraeter-Anlage) die Resektion des aganglionären Segments und die Kontinuitätswiederherstellung des Dickdarms erfolgen können. Durch den transanalen Zugang, ggf. unter laparoskopischer Unterstützung, geht dieses Operationsverfahren mit einem geringeren Risiko der Verletzung von Nerven und benachbarter Strukturen einher.

6.6.11 Analatresie

DEFINITION Anorektale Malformation (ARM) durch Entwicklungsstörung des Septum urorectale, das die Kloake septiert. Der Anus ist nicht durchgängig. Es können vom Rektum ausgehende Fisteln bestehen.

Epidemiologie: 50 % der Neugeborenen mit Analatresie haben weitere Fehlbildungen, meist im Rahmen der VACTERL-Assoziation [S. B518]. Kinder mit Down-Syndrom sind häufiger von einer Analatresie betroffen.

Klinik: Bei der klinischen Untersuchung fällt auf, dass **kein Anus angelegt** ist. Wenn eine Analatresie mit Fistel vorliegt, kann Mekoniumabgang aus Urethra, Vagina oder perineal beobachtet werden.

Einteilung: Analatresien werden nach ihrer Höhe eingeteilt. Es existieren verschiedene Klassifikationen. Klinisch relevant ist die Krickenbeck-Klassifikation, die zwischen häufigen (Hauptgruppen) und seltenen anorektalen Malformationen (Nebengruppe) unterscheidet. Zu den Hauptgruppen zählen die
- **hohe Analatresie:** rektovesikale und rektoprostatische Fistel (bei Jungen) bzw. Kloakenfehlbildung (bei Mädchen)
- **intermediäre Analatresie:** rektobulbäre Fistel (bei Jungen) bzw. rektovestibuläre Fistel (bei Mädchen)
- **tiefe Analatresie:** perineale und kutane Fisteln
- sonstige anorektale Malformationen wie Analstenose oder Malformationen ohne Fisteln.

Diagnostik: Die bildgebende Diagnostik sollte innerhalb von 24 h nach der Geburt durchgeführt werden. Mittels **perinealer Sonografie** in sagittaler Schnittführung kann der Abstand von Rektumstumpf zum Analgrübchen abgeschätzt und ein vorhandener Fistelverlauf dargestellt werden. Falls äußerlich keine Fistelöffnung sichtbar ist, sollte eine **Röntgenaufnahme** im seitlichen Strahlengang nach **Wangensteen (Kopftieflage)** angefertigt werden, um die Höhe der Analatresie zu bestimmen. Diese wird anhand der Lagebeziehung zwischen Rektumblindsack und Steißbein/Beckenknochen abgeschätzt. Das Analgrübchen sollte gekennzeichnet werden. Diese spezielle Röntgenaufnahme erbringt erst > 12 h postpartal ein aussagekräftiges Ergebnis.

Falls Mekonium im Urin vorhanden ist, sollte mithilfe der **Miktionszysturografie** versucht werden, die vom Rektum zum Harntrakt abgehende Fistel darzustellen. Bei sichtbarer Fistelöffnung dient ein **Kolonkontrasteinlauf** der Fisteldarstellung und der Festlegung der Höhe der Analatresie.

Eine **MRT** in axialer und koronarer Schnittführung bildet in hoher Ortsauflösung die Beckenboden- und Sphinktermuskulatur ab und erlaubt eine exakte Messung des Abstands zwischen Analgrübchen und Rektumblindsack. Die MRT wird i. d. R. erst zur definitiven Operationsplanung durchgeführt.

Therapie: Therapeutisch entscheidend ist die **Höhe der Analatresie**. **Tiefe Analatresien** ohne Fistel und tiefe Analatresien mit perinealen Fisteln können innerhalb von 48 h post partum primär mittels Durchzugsoperation (posteriore sagittale Anorektoplastik, PSARP) definitiv therapiert werden. Tiefe Analatresien mit ausreichend großer perinealer Fistel können elektiv im Alter von 1–2 Monaten korrigiert werden, wenn der Stuhlabgang über die Fistel (ggf. mit Bougierung) gewährleistet ist.

Bei **hohen Analatresien** wird dreizeitig vorgegangen: Postpartal wird zunächst ein doppelläufiges Kolostoma angelegt. Die PSARP des abführenden Darmabschnitts erfolgt nach 4–8 Wochen. Schließlich wird der Anus praeter nach weiteren 2–8 Wochen wieder zurückverlagert.

Postoperative Komplikationen sind Stuhlschmieren, Stuhlinkontinenz und Obstipation. Insgesamt werden 75 % der operierten Patienten stuhlkontinent.

6.6.12 Gallengangsatresie

DEFINITION
- **extrahepatische Gallengangsatresie:** kongenitaler Verschluss der extrahepatischen Gallengänge mit konsekutiver Schädigung der intrahepatischen Gallengänge und der Leber. Der Verschluss kann angeboren oder perinatal durch Obliteration erworben sein.
- **intrahepatische Gallengangsatresie:** unzureichende Ausbildung der intrahepatischen Gallengänge.

Epidemiologie: Häufigkeit 1 : 15 000 Neugeborene.

Ätiologie: Die Ätiologie der **extrahepatischen Gallengangsatresie** ist noch nicht vollständig geklärt. Störungen der Embryonalentwicklung (6.–12. Schwangerschaftswoche) sowie syndromale Erkrankungen (Polysplenie-Syndrom, Trisomie 18) werden als mögliche Ursache der angeborenen Gallengangsatresie diskutiert. Ursächlich für die perinatal erworbene Obliteration der Gallengänge sind Infektionen (v. a. Hepatitis) sowie eine entzündliche sklerosierende Cholangiopathie (häufigste Ursache).

Der **intrahepatischen Gallengangsatresie** liegen erbliche Erkrankungen (z. B. Alagille-Syndrom, Mukoviszidose, α$_1$-Antitrypsinmangel, Zellweger-Syndrom) oder Infektionen der Mutter in der Schwangerschaft (Röteln, CMV) zugrunde.

Das autosomal-dominant vererbte **Alagille-Syndrom** (intrahepatische Gallengangshypoplasie) ist gekennzeichnet durch
- Cholestase
- Augenfehlbildung (Embryotoxon posterior)
- Gesichtsdysmorphie (Facies)
- Herzvitium (periphere Pulmonalstenosen)
- Skelettanomalien (Schmetterlingswirbelkörper).

Klinik: Die betroffenen Säuglinge zeigen einen **Icterus prolongatus** [S. B489]. Nach unauffälligem Mekoniumabgang nehmen die **Stühle eine helle** und **acholische Farbe** an, während der **Urin bierbraun** gefärbt sein kann. Ab der 3. Lebenswoche kann eine **Hepatosplenomegalie** auffallen. Die betroffenen Kinder zeigen eine Gedeihstörung aufgrund der Malabsorption von Fett und fettlöslichen Vitaminen. Zeichen einer beginnenden Leberinsuffizienz, wie Gerinnungsstörungen und Pruritus, können ab dem 3. Lebensmonat auftreten.

Diagnostik: Bei einem Kind mit Icterus prolongatus und acholischen Stühlen über 2 Wochen sollte eine Labordiagnostik initiiert werden. Bei Gallengangsatresie ist das **konjugierte Bilirubin im Blut deutlich erhöht** (> 30 % des Gesamtbilirubins), genauso wie die Cholestaseparameter alkalische Phosphatase und γ-Glutamyl-Transferase. Die Transaminasen (GOT, GPT) können normal bis leicht erhöht sein.

> **MERKE** Die Atresie der extrahepatischen Gallengänge ist die häufigste Ursache einer Cholestase beim Neugeborenen.

Bei der Sonografie des Abdomens fällt eine **kleine Gallenblase** (< 2 cm im Längsdurchmesser) auf, die sich postprandial nicht verkleinert. In den meisten Fällen ist die Gallenblase jedoch überhaupt nicht darstellbar. Einen weiteren Hinweis auf eine extrahepatische Gallengangsatresie ist das „**triangular cord sign**" ventral der Pfortader auf Höhe der Leberpforte, das dem fibrosierten Rest des Ductus hepatocholedochus entspricht. Eine sonografische Differenzialdiagnose ist z. B. die Choledochuszyste (echoleer, s. Verdauungssystem [S. A291]).

Bei einer **hepatobiliären Szintigrafie** wird ein gallengängiger Tracer intravenös injiziert, der sich in der Leber anreichert. Findet sich innerhalb der nächsten 24 h eine Anreicherung im Darm, ist eine Gallengangsatresie ausgeschlossen. Eine Gallengangsatresie wird bewiesen, wenn sich der Tracer nicht im Darm, sondern in der Harnblase anreichert (kompensatorische Ausscheidung über die Nieren).

Mit einer **Leberbiopsie** kann die Diagnose gesichert und die zugrunde liegende Lebererkrankung diagnostiziert werden. **Histologisch** lassen sich bei der extrahepatischen Gallengangsatresie **Bindegewebsstränge** oder Gallengangsüberreste anstelle der Gallengänge nachweisen. Im Gegensatz zur intrahepatischen Gallengangsatresie erkennt man eine ausgeprägte **periportale Duktulusproliferation**.

Therapie und Prognose: Nach Diagnosestellung sollte eine extrahepatische Gallengangsatresie unbedingt vor Ende des 2. Lebensmonats operativ mittels **Portoenterostomie nach Kasai** behoben werden (danach niedrigere Erfolgsrate durch die fortgeschrittene Lebererkrankung). Bei der Kasai-Operation wird evtl. zunächst eine intraoperative Cholangiografie durchgeführt. Beweist diese eine Gallengangsatresie, wird der fibrotische Gallengang im Bereich der Leberpforte aufgesucht und mit einer Dünndarmschlinge Y-förmig (Y-Roux-Schlinge) anastomosiert, um einen Abfluss der Galle zu gewährleisten und die Leberfunktion zu erhalten. Die kurzfristige Erfolgsquote dieser Operation liegt bei ca. 80 %, die 5-JÜR beträgt 50 %. Aufgrund der Anastomose zwischen Leber und Darm besteht ein erhöhtes Infektionsrisiko.

Säuglinge sollten nach der Kasai-Operation mit Ursodesoxycholsäure behandelt werden, um die Galleproduktion anzuregen.

Eine Gallengangsatresie kann trotz rechtzeitig durchgeführter Portoenterostomie langfristig zu einer Cholangitis und dadurch zu einer **biliären Zirrhose** mit portaler Hypertonie und zum chronischen Leberversagen führen. Sie ist somit der **häufigste Grund für eine Lebertransplantation im Kindesalter**.

Bei einer intrahepatischen Gallengangsatresie bzw. der Ausdehnung der Atresie auf die intrahepatischen Gallengänge ist die Lebertransplantation die einzig mögliche Therapie.

6.6.13 Omphalozele und Gastroschisis

> **DEFINITION**
> - **Omphalozele** (Abb. 6.18a): Nabelschnurbruch; Hemmungsfehlbildung in der 3. Embryonalwoche, die für eine unzureichende Rückbildung des physiologischen Nabelbruchs verantwortlich ist; der Bruchsack besteht aus Amnion und Peritoneum und kann Anteile von Darm und Leber enthalten. Häufig sind die Organe durch den Bruchsack sichtbar.
> - **Gastroschisis** (Abb. 6.18b): mediane Bauchwandspalte, meist rechts vom Nabel, mit Prolaps von Bauchorganen wie Darm, Magen, Leber, Milz oder inneres Genitale.

Epidemiologie: Die Prävalenz der Omphalozele beträgt ca. 1:3 000. Sie ist in 50 % d.F. mit weiteren Fehlbildungen (Herzfehler, urogenitale Anomalien), chromosomalen Aberrationen (Trisomie 13, 18, 21) und dem **Beckwith-Wiedemann-Syndrom** [S. B529] assoziiert. Die Gastroschisis tritt mit einer Prävalenz von 1:5 000–1:10 000 auf.

Diagnostik: In der Regel werden beide Bauchwanddefekte bereits **pränatal** per **Ultraschall** diagnostiziert. Bei Vorlie-

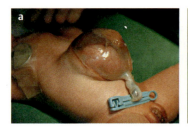
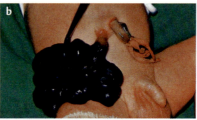

Abb. 6.18 Omphalozele und Gastroschisis. Bei der Omphalozele (**a**) sind die prolabierten Organe in einem Bruchsack enthalten, bei der Gastroschisis liegen sie immer frei (**b**). (aus: Hirner, Weise, Chirurgie, Thieme, 2008)

gen einer Omphalozele sollten durch eine ausführliche Neugeborenenuntersuchung mögliche Begleitfehlbildungen ausgeschlossen werden. Tipp: Durch den Kontakt mit der Amnionflüssigkeit sehen die Darmschlingen bei Gastroschisis oder perforierter Omphalozele gangränös aus (→ Membranauflagerungen), sind sie aber nicht (Ausnahme: Apple-Peel-Darm [S. B507]).

Therapie: Betroffene Neugeborene sollten möglichst **schonend entbunden** werden (per Sectio) und unmittelbar nach dem Abnabeln in einen **sterilen Plastiksack**, der das Abdomen und die unteren Extremitäten umfassen sollte, verpackt werden. Dies verhindert das Austrocknen und Auskühlen des Omphalozelensacks, bzw. der prolabierten Bauchorgane bei Gastroschisis. Eine seitliche Lagerung verhindert einen Zug am Mesenterium. Insbesondere bei der Gastroschisis sollte darauf geachtet werden, dass die vorgefallenen Darmanteile nicht torquieren können. Eine **Magensonde** verhindert eine Überblähung der prolabierten Darmabschnitte, auf eine Maskenbeatmung und Intubation sollte wenn möglich verzichtet werden.

Beide Defekte sollten **schnellstmöglich operativ verschlossen** werden. Hierbei wird bei kleineren Defekten nach Resektion des Bruchsacks der spannungsfreie Primärverschluss von Peritoneum, Bauchwandfaszie und Haut angestrebt. Ist dies nicht möglich, muss ein vorübergehender Bauchdeckenersatz eingenäht werden (z. B. mit Silastikfolien, **Schuster-Plastik**).

Prognose: Bei beiden Bauchwanddefekten besteht das Risiko einer **Peritonitis**, insbesondere wenn die Darmschlingen von der Amnionflüssigkeit umspült werden. Postoperativ sind die Kinder wegen des erhöhten intraabdominellen Drucks einem erhöhten Risiko für Organnekrosen und NEC ausgesetzt. Mussten torquierte Darmschlingen reseziert werden, besteht das Risiko eines Kurzdarm-Syndroms (s. Chirurgie [S. B142]). Auch die Atmung kann postoperativ erschwert sein. Bei der Omphalozele ist die Langzeitprognose von den Begleitfehlbildungen abhängig.

6.6.14 Nabelhernie

DEFINITION Nabelbruch mit Bruchpforte im Nabelring und Vorwölbung eines Bruchsacks, bestehend aus Peritoneum und ggf. Darm.

Nabelhernien sind bei Kindern i. d. R. angeboren. Sie treten bei 20 % aller Neugeborenen und 80 % aller Frühgeborenen auf. Durch Schreien oder erhöhten intraabdominellen Druck wölbt sich der Bruchsack nach außen. Mit zunehmender Kräftigung der Bauchmuskulatur wird die Nabelhernie kleiner und kann sich spontan verschließen. Die meisten Nabelhernien (> 90 %) verschließen sich bis zum 4. Lebensjahr.

Eine Operationsindikation besteht nur bei Inkarzeration (selten, aber macht sofortige OP erforderlich) oder wenn die Hernie bis zum 2. Lebensjahr keine Größenregredienz gezeigt hat.

6.6.15 Zwerchfellaplasie

Siehe Kap. Kongenitale Zwerchfellhernie [S. B501].

6.7 Urogenitaltrakt

- Hydrozele: s. Urologie [S. B640]
- Anomalien des Genitale [S. B545]
- intersexuelles Genitale [S. B548]
- Anomalien der ableitenden Harnwege [S. B593].

6.8 Kopf

Prämature Nahtsynostosen: Siehe Kap. Kraniosynostosen [S. B601].

Lippen-Kiefer-Gaumenspalte: Lippen-Kiefer-Gaumenspalten können bei genetischen Syndromen (z. B. DiGeorge-Syndrom, Shprintzen-Syndrom, Franceschetti-Syndrom) oder einer Antiepileptikaembryofetopathie sowie beim fetalen Alkohol-Syndrom vorhanden sein. Zu Einteilung, Diagnostik und Therapie s. HNO [S. B757].

Choanalatresie und Choanalstenose: Die angeborene Choanalatresie bzw. -stenose tritt v. a. isoliert oder bei CHARGE-Assoziation [S. B518] auf, kann jedoch gelegentlich bei Patienten mit Franceschetti-Syndrom vorkommen.

Neugeborene mit beidseitiger Choanalatresie zeigen postpartal eine Dyspnoe und eine **paradoxe Zyanose:** Bei normaler Ruheatmung werden Neugeborene zyanotisch, da sie durch die Nase atmen. Fangen sie an zu schreien, bessern sich Dyspnoe und Zyanose, da die Kinder dann durch den Mund atmen.

MERKE Eine beidseitige Choanalatresie ist ein neonatologischer Notfall, der die sofortige Einlage eines Guedel-Tubus oder eine Intubation erfordert.

Bei Neugeborenen mit beidseitiger Choanalatresie sollten die Atemwege mittels Guedel-Tubus (s. Notfallmedizin [S. B37]) oder Intubation gesichert werden. Trinkversuche sollten unterbleiben, die Ernährung erfolgt per oraler Magensonde. Eine beidseitige Choanalatresie sollte noch im Neugeborenenalter operativ behoben werden. Zur weiteren Diagnostik und langfristigen Therapie s. HNO [S. B791].

6.9 Infektionen

Im folgenden Abschnitt liegt der Fokus auf den peri- und neonatalen Manifestationen von Infektionen. Infektionen von Kindern jenseits der Neonatalperiode werden im Kap. Pädiatrische Infektionskrankheiten [S. B551] besprochen.

6.9.1 Neugeborenensepsis

Siehe Kap. Sepsis [S. B551].

6.9.2 Konnatal und perinatal erworbene spezifische Infektionen

Chlamydia trachomatis

Epidemiologie: 2–3 % der Schwangeren sind von C. trachomatis besiedelt. Das Neugeborene infiziert sich beim Durchtritt durch den besiedelten Geburtskanal. Das Risiko für die Übertragung liegt bei 50 %.

Klinik: C. trachomatis (Serotyp D–K) verursacht folgende spezifische Infektionen:
- **Einschlusskörperchenkonjunktivitis** (60 %): eitrige, später mukopurulente oder hämorrhagische Entzündung der Konjunktiva mit begleitendem Lidödem und follikulärer Infiltration der Lidinnenseite. Die Inkubationszeit beträgt 5–11 Tage. Die Konjunktivitis tritt zunächst einseitig auf, im Verlauf ist auch das zweite Auge betroffen. In der Regel folgenlose Ausheilung. Siehe auch Augenheilkunde [S. B840].
- **Chlamydienpneumonie** (40 %): atypische Pneumonie mit stakkatoartigem Husten, Tachypnoe und Apnoen. Inkubationszeit: 3–19 Wochen. In der Hälfte d.F. begleitende Otitis media. Protrahierter Verlauf über mehrere Wochen, bei Frühgeborenen auch letaler Verlauf möglich. Konjunktivitis und Pneumonie können auch kombiniert auftreten.
- **weitere Infektionen** (selten): Myokarditis, Hepatitis, Gastroenteritis.

Das Trachom wird durch C. trachomatis Serotyp A–C ausgelöst (s. Augenheilkunde [S. B840]).

Diagnostik: Der Auskultationsbefund bei der Chlamydienpneumonie kann initial diskret sein (**Tab. 14.3**), im weiteren Verlauf können feine Rasselgeräusche und ein exspiratorisches Giemen auskultiert werden. Im Blutbild findet man bei der Pneumonie eine deutliche Eosinophilie.

Ein Erregernachweis gelingt nach Konjunktivalabstrich bzw. Rachenabstrich oder aus Atemwegssekret. Bei Neugeborenen hat die serologische Diagnostik eine untergeordnete Bedeutung, da IgM-Antikörper erst 3 Wochen nach der Infektion nachweisbar werden und der IgG-Titer nicht aussagekräftig ist (Antikörper vom Typ IgG stammen bei Neugeborenen i. d. R. von der Mutter).

Therapie: Die erkrankten Neugeborenen müssen nicht isoliert werden.

Die antibiotische Therapie erfolgt systemisch durch ein **oral** verabreichtes **Makrolid**-Antibiotikum. Auch bei der lokalen Chlamydienkonjunktivitis sollte systemisch behandelt werden, um ein Übergreifen der Infektion auf die Lunge zu verhindern.

> **MERKE** Eine Konjunktivitis, die auf die übliche lokale Medikation nicht anspricht und > 7 Tage besteht, kann auch chlamydienassoziiert sein und eine Umstellung der Antibiose erforderlich machen.

Prävention: Während der Schwangerschaft sollte bei allen Schwangeren ein Screening auf Chlamydien durchgeführt werden. Infizierte Schwangere sollten präpartal mit Makroliden behandelt werden.

Enteroviren

Zu den viralen Gastroenteritiden s. auch Infektionserkrankungen [S. A559].

Übertragung: Infektion in der Neugeborenenperiode, entweder peripartal von der Mutter oder als nosokomiale Infektion. Die Inkubationszeit beträgt meist 3–6 Tage.

Klinik: Coxsackie-B- und **Echoviren** sind für die meisten Enterovirusinfektionen in der Neugeborenenzeit verantwortlich. Sie können folgende Infektionen verursachen:
- **Pneumonie**
- **Myokarditis** (v. a. Coxsackie-B-Viren)
- **Hepatitis**
- **Meningoenzephalitis** (v. a. Echoviren).

Es können schwere, sepsisähnliche Verläufe mit tödlichem Ausgang vorkommen.

Diagnostik: Im Blutbild findet man meist nur eine unspezifische Granulozytose mit Linksverschiebung. BSG und CRP sind erhöht. Der Virusnachweis gelingt nur mittels Virusisolierung aus Liquor, Blut oder Biopsaten. Anschließend kann die Virustypisierung erfolgen. Eine PCR kann als Schnelltest dienen, jedoch nicht den Serotyp identifizieren.

Therapie: Erkrankte Neugeborene müssen isoliert werden. Es steht keine kausale Therapie zur Verfügung. Bei Meningoenzephalitis sollten Immunglobuline gegeben werden.

Prävention: Nosokomiale Infektionen können durch eine gründliche Händedesinfektion vermieden werden. Es gibt keine prophylaktischen Maßnahmen für die vertikale Virusübertragung von der Mutter auf das Kind.

Herpes neonatorum

Epidemiologie und Übertragung: Die neonatale Herpesinfektion (Herpes neonatorum) erfolgt i. d. R. beim Durchtritt durch einen infizierten Geburtskanal. Der Erreger der neonatalen Infektionen ist meist HSV Typ 2. Eine konnatale, transplazentare Herpesinfektion kommt sehr selten vor. Die Häufigkeit eines Herpes neonatorum liegt bei 1:2000–1:30 000 aller Lebendgeborenen.

Klinik: Eine **konnatale Herpesinfektion** führt zu einem niedrigen Geburtsgewicht, Mikrozephalie, Augenschäden (Chorioretinitis, Katarakt, Mikrophthalmie) und einem bullösen Exanthem. Die **neonatale Herpesinfektion** manifestiert sich i. d. R. innerhalb der ersten beiden Lebenswochen, selten in der 2.–6. Lebenswoche. Neonatale Herpesinfektionen zeigen 3 Manifestationsformen:
- **Lokalinfektion:** Herpesbläschen auf Haut, Schleimhäuten und Augen
- **ZNS-Infektion:** Trinkschwäche, Lethargie, fokale oder generalisierte Krampfanfälle, lymphozytäre Meningitis, **Enzephalitis**
- **disseminierte systemische Infektion:** Pneumonie, Myokarditis, Hepatitis, Schleimhaut- und evtl. Hautbeteiligung. Die disseminierte Herpesinfektion zeigt ein septisches Krankheitsbild und kann mit oder ohne ZNS-Befall einhergehen. Sie hat eine **schlechte Prognose**.

Diagnostik: Der Virusnachweis erfolgt mittels **PCR** aus Bläscheninhalt bzw. Mund-, Nasenrachen-, Konjunktivalabstrich, Blut, Urin, Stuhl und Liquor.

Therapie: Bereits bei Verdacht auf einen Herpes neonatorum wird mit **hochdosiertem Aciclovir i. v.** über 21 Tage behandelt. Die Therapie kann abgebrochen werden, wenn sich der Verdacht nicht bestätigt. Prognostisch entscheidend ist ein Therapiebeginn < 24 h nach Auftreten der ersten Symptome.

Prävention: Alle Herpesprimärinfektionen der Schwangeren oder nach der 36. Schwangerschaftswoche rezivierende Herpes-genitalis-Infektionen sollten mit **Aciclovir p. o.** behandelt werden. Eine **primäre Sectio** sollte bei einer floriden Herpes-genitalis-Infektion der Schwangeren nach der 36. Schwangerschaftswoche bei Herpesläsionen im Genitalbereich durchgeführt werden. Bei vorzeitigem Blasensprung > 4–6 h ist eine Aciclovirprophylaxe beim Neugeborenen über 10 Tage indiziert.

Personen mit einer floriden Herpes-labialis-Infektion sollten keine Neugeborenen küssen und strikte Hygienemaßnahmen wie z. B. Händedesinfektion einhalten.

Hepatitis B

Näheres zur Hepatitis s. Verdauungssystem [S. A269].

Übertragung: Das Hepatitis-B-Virus kann sub partu von einer infizierten Mutter an ihr Kind weitergegeben werden. Die intrauterine Infektion des Fetus ist selten (5 % der infizierten NG) und kommt eher bei Schwangeren mit chronischer Hepatitis B vor.

Bei HBeAg-positiven Schwangeren beträgt die Übertragungsrate unter der Geburt 70–95 %. Bei HBeAg-negativen und Anti-HBe-positiven Schwangeren ist die Übertragungsrate wesentlich niedriger (25 % bzw. 10 %). Die Inkubationszeit liegt bei 90 Tagen.

Klinik: Bei perinataler Infektion entwickelt sich in 90 % d. F. eine chronische Hepatitis B.

Diagnostik: Postnatal können die infizierten Kinder mit erhöhten Transaminasen und erhöhtem Bilirubin auffallen. Bei einem Kind mit Hepatitis-B-infizierter Mutter wird folgende Diagnostik durchgeführt:
- **bei der Mutter:** Bestimmung von HBs-Ag, HBeAg, Anti-HBs-Ak, Anti-HBc-Ak
- **beim Kind:** Screening auf HBs-Ag, HBe-Ag, Anti-HBs-, Anti-HBc-, Anti-HBe-IgM-Ak

> **MERKE** Eine neonatale Hepatitis-B-Infektion wird durch Vorhandensein von HBs-Ag, HBe-Ag und Anti-HBc-IgM-Ak bewiesen.

Therapie: Die Behandlung erfolgt symptomatisch.
Ab dem 3. Lebensjahr kann eine Therapie mit Interferon versucht werden. Die Erfolgsrate ist bei Kindern mit neonataler Hepatitis B-Infektion jedoch gering.

Prävention: Die beste Prophylaxe vor einer neonatalen Hepatitis-B-Infektion ist die **Impfung der Mutter vor der Konzeption**. Im Rahmen der Schwangerschaftsvorsorge wird ein **Screening auf HBs-Ag** durchgeführt.

Bei Neugeborenen von **HBs-Ag-positiven** Müttern wird eine postpartale (postexpositionelle, PEP) Hepatitis-B-Prophylaxe mit **HB-Impfstoff und HB-Immunglobulin** (aktive **und** passive Impfung) innerhalb der ersten 6–12 Lebensstunden empfohlen. Die begonnene HB-Grundimmunisierung wird durch zwei weitere Impfungen vervollständigt (1 Monat nach der 1. Impfung und wiederum mind. 5 Monate nach dieser 2. Impfung).

Bei Neugeborenen inkl. Frühgeborenen von Müttern, deren **HBs-Ag-Status unbekannt** ist und bei denen vor bzw. sofort nach der Geburt **keine serologische Kontrolle möglich** ist, wird unabhängig vom Geburtsgewicht sofort nach der Geburt die **(aktive) Grundimmunisierung** mit HB-Impfstoff begonnen. Die passive Immunisierung des Neugeborenen kann bei nachträglicher Feststellung einer HBsAg-Positivität der Mutter innerhalb von 7 Tagen nach der Geburt nachgeholt werden.

Neugeborene, die eine aktive und passive Impfung erhalten haben, dürfen gestillt werden.

Hepatitis C

Übertragung: Kinder von Hepatitis-C-infizierten Müttern können sich unter der Geburt beim Kontakt mit mütterlichem Blut mit dem Virus infizieren. HCV-RNA ist auch in der Muttermilch enthalten.

Eine vertikale Hepatitis-C-Infektion kommt bei 3–8 % der Neugeborenen von HCV-RNA-positiven Müttern vor. Die Viruslast zum Zeitpunkt der Entbindung ist ein entscheidender Risikofaktor. Die Inkubationszeit beträgt 8 Wochen.

Klinik: Die Hepatitis-C-Infektion verläuft häufig asymptomatisch.

Diagnostik: Transaminasen und Bilirubin können erhöht sein.

Bei einem Kind mit Hepatitis-C-infizierter Mutter wird folgende Diagnostik durchgeführt:
- **bei der Mutter:** Bestimmung von HCV-RNA
- **beim Kind:** Screening auf Anti-HCV-Ak und Bestimmung von HCV-RNA.

> **MERKE** Mütterliche Anti-HCV-Ak können bis zu 12 Monate beim Kind persistieren. Der alleinige HCV-RNA-Nachweis beim Neugeborenen ist noch nicht beweisend, da ein Teil der Kinder im 1. Lebensjahr HCV-RNA-negativ werden kann. Nur der Nachweis von HCV-RNA nach dem 1.–2. Lebensmonat und das gleichzeitige Bestehen klinischer Symptome ist beweisend für eine Infektion.

Therapie: Die Therapie erfolgt symptomatisch.

Ab einem Alter von 3 Jahren kann eine Therapie mit Interferon eingeleitet werden, die allerdings mit variablem Erfolg einhergeht.

Prävention: Das Risiko einer Übertragung von HCV über die Muttermilch ist bisher unklar. Die Empfehlungen sind unterschiedlich. Bei einer hohen Viruslast der Mutter oder bei wunden Brustwarzen wird vom Stillen abgeraten.

Humanes Papillomavirus

Siehe Infektionserkrankungen [S. A556].

Übertragung und Klinik: Das Neugeborene infiziert sich beim Durchtritt durch den Geburtskanal, wenn dieser mit HPV-Viren besiedelt ist (Condylomata acuminata, s. Dermatologie [S. B716]). Die Übertragung von HPV-Viren unter der Geburt führt zu Larynxpapillomen. Diese manifestieren sich mit Heiserkeit und persistierendem inspiratorischem Stridor bis hin zur Dyspnoe. Die Larynxpapillomatose kann sich bis in Trachea und Bronchialbaum ausbreiten.

Diagnostik und Therapie: Die Diagnose wird mittels Laryngoskopie gestellt. Larynxpapillome sollten mit dem CO_2-Laser abgetragen werden. Wegen einer hohen Rezidivrate sind häufige Behandlungen (im Abstand von 2–3 Wochen) nötig. Um das Wachstum der Papillome zu hemmen, können Interferon und Cidofovir eingesetzt werden.

Prävention: Wegen des Risikos einer subpartalen Übertragung von HPV-Viren sollten Schwangere mit Condylomata acuminata diese ungefähr 4 Wochen vor dem Geburtstermin mittels Laser abtragen lassen. Eine Schnittentbindung ist bei Condylomata acuminata nur dann indiziert, wenn diese ein mechanisches Geburtshindernis sind.

Listerien

Siehe Infektionserkrankungen [S. A527].

Übertragung und Klinik: Die Auswirkungen auf den Fetus und das Neugeborene hängen vom Zeitpunkt der Übertragung ab. Während die Infektion mit Listerien während der Schwangerschaft zu einer Chorioamnionitis und dadurch zu Abort, Tot- oder Frühgeburt führt, manifestiert sich eine Übertragung im **letzten Trimenon** als sog. Frühinfektion des Neugeboren („**early onset**") innerhalb der ersten 5 Lebenstage mit Sepsis, Pneumonie, Hepatomegalie, Meningitis, petechialen Hautveränderungen und Granulomen in Lunge und ZNS (Granulomatosis infantiseptica). Die **peripartale Übertragung** führt zu einer Spätinfektion („**late onset**") nach dem 5. Lebenstag mit Exanthem und Zeichen der Meningitis oder Meningoenzephalitis im Laufe der 2. Lebenswoche.

Eine Listerieninfektion kann innerhalb von Stunden bis Tagen tödlich verlaufen. Die Letalität liegt insgesamt bei 30 %, bei Frühinfektionen noch höher.

Diagnostik: Der Erregernachweis erfolgt mittels Blut-, Liquor- oder Mekoniumkultur.

Therapie: Wie bei der Therapie der Neugeborenensepsis wird eine empirische Therapie mit **Ampicillin** und einem **Aminoglykosid** über mindestens 2 Wochen verfolgt. Alternativ kann Cotrimoxazol (+ Ampicillin) gegeben werden. Cephalosporine sind gegen Listerien unwirksam.

Prävention: Schwangere sollten den Umgang und Verzehr von Lebensmitteln meiden, die Listerien enthalten können (rohes Fleisch, Rohmilch, Weichkäse). Infizierte Schwangere sollten adäquat therapiert werden, um das Infektionsrisiko für den Fetus zu minimieren. Nosokomiale Infektionen sollten durch Desinfektion vermieden werden.

Lues connata

Näheres zur Lues (Syphilis) s. Infektionserkrankungen [S. A528].

Epidemiologie und Übertragung: Die angeborene Syphilis (Lues connata) ist heutzutage in Mitteleuropa selten. Der Erreger ist Treponema pallidum. Der Fetus kann transplazentar, wenn die mütterliche Syphilis nicht oder nicht ausreichend therapiert wird, oder beim Durchtritt durch den Geburtskanal infiziert werden. Infiziert sich die Mutter kurz vor der Konzeption, ist das Übertragungsrisiko höher als bei einer länger bestehenden Infektion; infiziert sie sich während der Schwangerschaft, sind fast 100 % der Feten betroffen.

Klinik: Eine Syphilisinfektion der Mutter kann zu einem Abort oder einer Totgeburt führen. Generell ist das Risiko für eine Frühgeburt erhöht. Bei Geburt zeigen etwa 30–50 % der Neugeborenen mit konnataler Syphilis klinische Symptome. Je früher die Infektion während der Schwangerschaft eintrat, desto schwerer ist die Symptomatik.

Die **Lues connata** hat 2 Verlaufsformen:
- **Frühform** mit Manifestation in der Neugeborenenperiode: SGA, Hepatomegalie, Hyperbilirubinämie, Anämie bis hin zum Hydrops fetalis, schmerzhafter Knochenbefall (Osteomyelitis, Periostitis, **metaphysäre Osteochondritis** syphilitica) mit Pseudoparalyse, Pemphigus syphiliticus an Handflächen und Fußsohlen, Coryza syphilitica (syphilitischer Schnupfen)
- **Spätform** mit Manifestation ab dem 3. Lebensjahr: Gesichtsdysmorphien, **Sattelnase**, kurze Maxilla, prominente Mandibula, Rhagaden (perioral, perinasal, perianal) mit narbiger Abheilung (sog. Parrot-Furchen), **Tonnenzähne** (Schneidezähne) und Fournier-Zähne (Molaren), **interstitielle Keratitis, Innenohrschwerhörigkeit**, Säbelscheidentibia, Verdickung des medialen Schlüsselbeins (Highoumenakis-Zeichen)
- **ZNS-Symptome** bei beiden Formen: Meningitis, Hirnnervenausfälle, Hydrozephalus, Krampfanfälle.

> **MERKE** Als **Hutchinson-Trias** werden die charakteristischen Symptome der Spätform der Syphilis connata, nämlich Tonnenzähne, interstitielle Keratitis und Innenohrschwerhörigkeit, bezeichnet.

Diagnostik: Als Screening-Test wird der Cardiolipin-Mikroflockungstest (bzw. VDRL-Test) eingesetzt: Bei einer akuten Syphilisinfektion treten antilipoidale Antikörper als Entzündungsreaktion auf und der Test fällt positiv aus. Der Nachweis von spezifischen IgM-Antikörpern im **IMAC-ELISA** (IgM-Antibody-Capture-ELISA) ist beweisend für eine Syphilisinfektion des Kindes.

Eine Liquoruntersuchung und ein Liquor-TPHA bzw. eine Dunkelfeldmikroskopie sollten bei jeder nachgewiesenen Lues connata durchgeführt werden, um eine Beteiligung des ZNS auszuschließen.

Zur Diagnostik der Knochenveränderungen wie Osteochondritis, Osteomyelitis und Periostitis sind Röntgenaufnahmen der langen Röhrenknochen erforderlich.

Therapie: Neugeborene mit Lues connata werden über 2 Wochen mit intravenösem **Penicillin G** behandelt. Zur Therapiekontrolle sollten nach 3, 6 und 12 Monaten serologische Kontrollen auf Lipoid-Antikörper durchgeführt werden. Bei erfolgreicher Therapie ist nach 6–12 Monaten der Nachweis von Lipoid-Antikörpern negativ.

> **MERKE** Kinder mit der Frühform der Lues connata sind bis 24 h nach Therapiebeginn ansteckend.

Prävention: Im Rahmen der Mutterschaftsvorsorge findet ein serologisches Screening der Schwangeren statt (s. Gynäkologie [S.B399]). Eine rechtzeitige und adäquate Therapie einer mütterlichen Syphilisinfektion während der Schwangerschaft verringert das Infektionsrisiko für den Fetus.

Neugeborenentetanus

Siehe Infektionserkrankungen [S.A535].

Epidemiologie und Übertragung: Der neonatale Tetanus kommt v. a. in Entwicklungsländern vor. Die Infektion mit Clostridium tetani erfolgt meist bei einer unhygienischen Abnabelung oder über eine verunreinigte Nabelwunde.

Klinik: Der Neugeborenentetanus manifestiert sich ca. 3–10 Tage postpartal mit folgenden Symptomen:
- Trinkschwäche
- Schluckstörungen
- **opisthotone Körperhaltung**
- Trismus („**Risus sardonicus**").

Diagnostik und Therapie: Die Diagnose wird klinisch gestellt. Zur Therapie s. Infektionserkrankungen [S.A536]. Die Letalität der betroffenen Neugeborenen ist hoch.

Prävention: Die Tetanusimpfung vor der Schwangerschaft ist die wirksamste prophylaktische Maßnahme. Hierdurch haben die Kinder geimpfter Mütter eine bis zum 3. oder 4. Lebensmonat bestehende Leihimmunität. Ungeimpfte Mütter sollten während der Schwangerschaft Tetanusimmunglobulin erhalten. Siehe auch Infektionserkrankungen [S.A536].

Ringelröteln

Siehe Kap. Ringelröteln [S.B555].

Röteln

Siehe Kap. Röteln [S.B555].

Toxoplasmose

Siehe Infektionserkrankungen [S.A574].

Epidemiologie und Übertragung: Bei Erstinfektion der Mutter mit dem Erreger Toxoplasma gondii (s. Mikrobiologie [S.C647]) in der Schwangerschaft kann die Übertragung transplazentar erfolgen. Die Übertragungsrate ist im 3. Trimenon der Schwangerschaft am höchsten. Die Infektion des Fetus verläuft umso schwerer, je früher er infiziert wird.

Die Inzidenz der konnatalen Toxoplasmose beträgt ca. 1–15:10 000.

Klinik: Bei früher und schwerer Schädigung kann es zu einem **Abort** kommen.

Die **konnatale Toxoplasmose** manifestiert sich entweder in der Neugeborenenperiode oder im Verlauf der ersten Lebensjahre. 80 % der infizierten Neugeborenen sind bei Geburt asymptomatisch. Das klinische Bild ist variabel. Typische Symptome beim Neugeborenen sind:
- Enzephalitis, Hydrozephalus occlusivus, Krampfanfälle und intrazerebrale Verkalkungen (in den Basalganglien oder diffus)
- Chorioretinitis
- Hepatosplenomegalie mit Ikterus prolongatus
- SGA
- Trinkschwäche.

> **MERKE** Die klassische Trias Makrozephalus, Chorioretinitis und intrazerebrale Verkalkungen ist nur in 5 % d.F. vorhanden.

Wenn die Toxoplasmose erst im Kleinkind- oder Schulkindalter auffällt, sind geistige Retardierung, Lernschwierigkeiten, Visusminderung, Krampfanfälle und intrazerebrale Verkalkungen häufige Befunde.

Diagnostik: Im Blutbild können Thrombopenie und Eosinophilie auffallen, im Labor eine Erhöhung der Transaminasen. Der Nachweis von spezifischen IgM-Antikörpern bzw. der Parasitennachweis mittels PCR sichert die Diagnose. Bei nachgewiesener Infektion sollte eine augenärztliche Untersuchung erfolgen. Die intrazerebralen Verkalkungen sind mittels Schädelsonografie oder CCT darstellbar.

Therapie: Die Pharmakotherapie des Neugeborenen umfasst die Gabe von Pyrimethamin, Sulfadiazin und Folinsäure für 6–12 Monate. Bei ZNS- oder Augenbeteiligung sollte Prednison gegeben werden.

Prävention: Zur Primärprophylaxe und (bei Infektion) Therapie von seronegativen Schwangeren s. Infektionserkrankungen [S. A575].

Varizellen

Siehe Kap. Varizellen [S. B556]

Zytomegalie

Siehe Infektionserkrankungen [S. A562].

Klinik: 90 % der Neugeborenen mit konnataler CMV-Infektion sind bei Geburt asymptomatisch. Die symptomatischen Kinder zeigen ein breites Spektrum an Befunden:
- Haut: Petechien, Purpura
- Lunge: Pneumonie
- Leber und Milz: direkte Hyperbilirubinämie mit Ikterus, GPT↑, Hepatosplenomegalie
- Blut: Thrombozytopenie, Anämie
- ZNS: Mikrozephalie, intrazerebrale Verkalkungen (periventrikulär), selten: Krampfanfälle
- Sinnesorgane: **Innenohrschwerhörigkeit**, **Chorioretinitis**
- **Verhalten**: Lethargie, Trinkschwäche.

Feten mit **konnataler Zytomegalieinfektion** haben ein höheres Risiko für SGA- oder Frühgeburt. Etwa 10–15 % der Neugeborenen mit konnataler CMV-Infektion sterben, 50–90 % der Kinder überleben mit bleibenden Schäden durch Innenohrschwerhörigkeit, Chorioretinitis, mentale Retardierung und Zerebralparese. Von den initial asymptomatischen Kindern erleiden bis zu 15 % dauerhafte Schäden, v.a. eine progrediente Innenohrschwerhörigkeit.

Die **perinatalen CMV-Infektionen** verlaufen i. d. R. asymptomatisch. Bei Frühgeborenen können Hepatosplenomegalie, Pneumonie und Entzündungssymptome bis hin zur Sepsis auftreten. Bei perinatalen CMV-Infektionen ist nicht mit Spätschäden zu rechnen.

Diagnostik: Der Virusnachweis (CMV-DNA) aus Speichel, Blut oder Urin wird mit PCR durchgeführt. CMV kann auch über die Trockenblutkarte des Neugeborenen-Screenings nachgewiesen werden. Vorhandene IgG-Antikörper sind diagnostisch nicht verwertbar, da sie von der Mutter stammen.

Beweisend für eine konnatale Infektion ist der Nachweis von Zytomegalieviren innerhalb der ersten 3 Lebenswochen.

Bei Kindern mit kongenitaler CMV-Infektion sollte besonderer Wert auf das Hör-Screening gelegt werden. Außerdem sind augenärztliche und entwicklungsneurologische Kontrollen erforderlich.

Therapie: Die konnatale CMV-Infektion wird durch eine 6-wöchige intravenöse Gabe von Ganciclovir therapiert.

Prävention: Siehe Infektionserkrankungen [S. A563].

6.10 Haut

6.10.1 Impetigo bullosa

Synonym: Neugeborenenpemphigoid

Es handelt sich i. d. R. um eine Hautinfektion mit Staphylokokken in der Neugeborenenperiode (staphylogene Impetigo contagiosa). In der Nähe der Eintrittsstelle des Erregers treten schlaffe seröse, dann trüb eitrig werdende Blasen auf, die rupturieren und unter Bildung einer eitrigen, **honiggelben Kruste** abheilen. Prädilektionsstellen bei Kindern sind Mundwinkel (periorale Blasen, Angulus infectiosus) und Extremitäten. Das Krankheitsbild wird ausführlich im Kap. Dermatologie [S. B709] besprochen.

6.10.2 Dermatitis exfoliativa neonatorum

Ausführliches zum Staphylococcal-Scalded-Skin-Syndrom in der Neugeborenenperiode s. Dermatologie [S. B712].

7 Genetisch bedingte Fehlbildungen und Syndrome

7.1 Grundlagen

In diesem Kapitel werden die Symptome verschiedener erblicher Erkrankungen unter pädiatrischen Aspekten dargestellt. Die Merkmale der Krankheiten können unterschiedlich stark ausgeprägt sein. Die Pränataldiagnostik gehört zum Fachgebiet der Gynäkologie, die genetische Beratung zur Humangenetik. Diese Themen werden in den relevanten Kapiteln (s. Gynäkologie [S. B397], Humangenetik [S. B460]) dargestellt.

Bei der Klassifikation von angeborenen Erkrankungen werden folgende Bezeichnungen unterschieden:

- **Syndrom:** Ein Syndrom liegt vor, wenn verschiedene, gleichzeitig vorkommende Anomalien eine gemeinsame Ursache und einen definierten Phänotyp haben (z. B. Turner-Syndrom, fetales Alkohol-Syndrom).
- **Sequenz:** Eine Sequenz ist das Vorliegen von verschiedenen Anomalien, deren Pathogenese aufeinander aufbaut. Die Ursache der zugrunde liegenden Anomalie ist nicht immer geklärt (z. B. Potter-Sequenz).
- **Assoziation:** Als Assoziation wird das statistisch gehäufte, gleichzeitige Vorkommen von verschiedenen Anomalien bezeichnet. Ursache und Pathogenese sind unklar. Bekannte Assoziationen sind
  - **VACTERL-Assoziation: v**ertebrale Fehlbildungen, **A**nalatresie, **c**ardiale Anomalien, **t**racheo-**e**sophageale Fistel, **r**enale Anomalien oder **R**adiusfehlbildungen und Extremitätenanomalien (**l**imb anomalies). Bei < 20 % der von VACTERL betroffenen Kinder liegen 3 Fehlbildungen, bei < 2 % der Kinder alle genannten Fehlbildungen vor. Wenn keine Herz- und Extremitätenfehlbildungen vorliegen, wird nur von der VATER-Assoziation gesprochen.
  - **MURCS-Assoziation: M**üllergang-Aplasie, **r**enale Agenesie und **c**ervikothorakale **S**omitendysplasie. Zum Mayer-Rokitansky-Küster-Hauser-Syndrom [S. B595].
  - **CHARGE-Assoziation** [S. B512]: **C**olobom, **H**erzfehler, **A**tresie der Choanen, psychomotorische **R**etardierung, **G**enitalhypoplasie, Ohranomalien (**e**ar anomalies).

7.2 Numerische Aberrationen der Autosomen

7.2.1 Trisomie 13

Synonym: Pätau-Syndrom

> **DEFINITION** Numerische Chromosomenaberration mit einem zusätzlichen Chromosom 13.

Vererbungsmodus: Am häufigsten ist die freie Trisomie durch meiotische Nondisjunction (vgl. Humangenetik [S. B446]), seltener eine Translokations- (bei 20 %) oder Mosaiktrisomie (bei 5 %).

Epidemiologie: Die Prävalenz beträgt 1:5000. Das Risiko steigt deutlich mit dem Alter der Mutter.

Klinik:
- Kopf: **An-** oder **Mikrophthalmie**, lateral ansteigende Lidachse, Lippen-Kiefer-Gaumenspalte, tief sitzende dysplastische Ohren, Schädelhautdefekte, ZNS-Anomalien mit Krampfanfällen (Holoprosenzephalie, Hypoplasie des Kleinhirnwurms, Mikrozephalie)
- Körperbau: muskuläre Hypotonie, generelle Wachstumsretardierung
- Extremitäten: laterale oder postaxiale **Polydaktylie**, hypoplastische Nägel
- Fehlbildungen der inneren Organe: **Herzfehler** (bei 80 %, meist VSD), Malrotation, **Nierenanomalien** (polyzystisch)
- Entwicklung: schwere psychomotorische Retardierung, Blindheit, Taubheit.

Das Geburtsgewicht ist i. d. R. vermindert.

Diagnostik: Falls sich klinisch der Verdacht auf ein Pätau-Syndrom ergibt, sollte die Diagnose durch eine **Chromosomenanalyse** gesichert werden.

Therapie und Prognose: Eine kausale Therapie des Pätau-Syndroms ist nicht möglich. Mehr als 90 % der Patienten versterben im ersten Lebensjahr.

7.2.2 Trisomie 18

Synonym: Edwards-Syndrom

> **DEFINITION** Numerische Chromosomenaberration mit einem zusätzlichen Chromosom 18.

Vererbungsmodus: Bei ca. 80 % liegt eine freie Trisomie durch meiotische Nondisjunction vor, bei 20 % eine Translokationstrisomie (vgl. Humangenetik [S. B446]).

Epidemiologie: Die Prävalenz beträgt 1:3000–1:5000. Häufiger ist die Erkrankung bei hohem Alter der Mutter. Männliche Feten versterben häufiger bereits intrauterin.

Klinik:
- Kopf: Dolichozephalus, Mikrognathie, Mikrogenie, Mikrostomie, hoher Gaumen, Lippen-Kiefer-Gaumenspalte, breite Nasenwurzel, Hypertelorismus, tief sitzende dysplastische Ohrmuscheln, ZNS-Anomalien
- Körperbau: kurzer Körperstamm, muskuläre Hypotonie
- Extremitäten: Fausthaltung mit Überlagerung der Finger (II über III und V über IV), dorsalflektierter Hallux, Pes calcaneovarus („Wiegenkufenfüße"), Nagelhypoplasie
- Fehlbildungen der inneren Organe: Herzfehler (bei 90 %, VSD, Fallot-Tetralogie), Atresien des Gastrointesti-

naltrakts (v. a. Ösophagusatresie), Omphalozele, Nierenanomalien
- Entwicklung: schwere psychomotorische Retardierung.

Das Geburtsgewicht ist i. d. R. vermindert.

Diagnostik: Falls sich klinisch der Verdacht auf ein Edwards-Syndrom ergibt, sollte die Diagnose durch eine **Chromosomenanalyse** gesichert werden.

Therapie: Eine kausale Therapie des Edwards-Syndroms ist nicht möglich. 90 % der Patienten sterben innerhalb des 1. Lebensjahres.

7.2.3 Trisomie 21

Synonym: Down-Syndrom

> **DEFINITION** Numerische Chromosomenaberration mit einem zusätzlichen Chromosom 21.

Vererbungsmodus: In den allermeisten Fällen liegt eine freie Trisomie durch meiotische Nondisjunction vor, wesentlich seltener sind Translokationstrisomien, Mosaikformen oder partielle Trisomien (vgl. Humangenetik [S. B446]).

Epidemiologie: Prävalenz 1:700; häufiger bei hohem Alter der Mutter (mit 45 Jahren: 1:30).

Klinik:
- Kopf (**Abb. 7.1**): Brachyzephalus, kleine dysplastische Ohren (gefaltete Helix), nach lateral ansteigende Lidachse, Epikanthus, Brushfield-Spots, Strabismus, breite und flache Nasenwurzel, kurzer Hals, überschüssige Nackenhaut
- Körperbau: Minderwuchs, muskuläre Hypotonie
- Extremitäten: kurze breite Hände und Füße (verkürzte Mittelphalangen), Klinodaktylie des 5. Fingers, Vierfingerfurche, Sandalenlücke, Überstreckbarkeit der Gelenke
- Fehlbildungen der inneren Organe: Herzfehler (bei 50 % der Patienten VSD, ASD, offener AV-Kanal, PDA), Duodenalstenose/-atresie, Morbus Hirschsprung, Analatresie, Hypothyreose (bei 3 %), Kryptorchismus (bei Jungen)
- Fertilität bei Frauen, Infertilität und Hypogonadismus bei Männern
- Immunschwäche und Infektanfälligkeit
- epileptische Anfälle (bei 10 %)
- Entwicklung: psychomotorische Retardierung, IQ i. d. R. vermindert (ca. 25–75 Punkte).

Das Geburtsgewicht ist i. d. R. vermindert.

Diagnostik: Die Diagnose wird mittels **Chromosomenanalyse** gesichert. Während der Schwangerschaft ist der sog. Triple-Test auffällig (s. Gynäkologie und Geburtshilfe [S. B400]). Bei einem Neugeborenen ist eine Echokardiografie indiziert, um Herzfehler auszuschließen.

Therapie: Die Therapie von Kindern mit Down-Syndrom sollte interdisziplinär erfolgen. Fehlbildungen der inneren Organe müssen operativ korrigiert werden. Bei Infekten sollten die Patienten wegen der Immunschwäche frühzeitig antibiotisch behandelt werden. Patienten mit Down-Syndrom sollten wegen des Entwicklungsrückstands eine intensive Frühförderung (Physiotherapie, Logopädie) und integrative Betreuung mit sonderpädagogischem Schwerpunkt bis ins Erwachsenenalter erhalten.

Prognose: Die Patienten haben ein erhöhtes Risiko für Leukämie (in seltenen Fällen auch schon im Neugeborenenalter). Im Erwachsenenalter besteht das Risiko für eine frühe Manifestation von Morbus Alzheimer. Ein Diabetes mellitus tritt gehäuft bei den Betroffenen auf. Die Lebenserwartung ist deutlich vermindert, abhängig von vorhandenen Organfehlbildungen, Leukämien und Infekten.

7.2.4 Cri-du-chat-Syndrom

> **DEFINITION** Partielle Monosomie 5p.

Vererbungsmodus und Epidemiologie: Meist handelt es sich um eine Neumutation, seltener um eine balancierte elterliche Translokation. Die Prävalenz beträgt 1:50 000.

Klinik:
- charakteristisches **katzenartiges** hohes **Schreien**
- typische Facies: Mikrozephalie, rundes Gesicht, tief sitzende, dysplastische Ohren, breite und flache Nasenwurzel, Mikrognathie, Hypertelorismus, Epikanthus
- 4-Finger-Furche.

Außerdem können Fehlbildungen von Gehirn, Herz, Gastrointestinaltrakt und Niere vorliegen. Die geistige Entwicklung erfolgt mit deutlicher Verzögerung, die Patienten sind mental retardiert (IQ im Erwachsenenalter teilweise < 20).

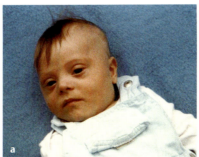 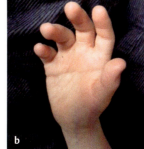

Abb. 7.1 **Down-Syndrom. a** Charakteristisches Gesicht. **b** Vierfingerfurche. (aus: Gortner, Meyer, Sitzmann, Duale Reihe Pädiatrie, Thieme, 2012)

Diagnostik: Die Diagnose wird i. d. R. durch eine **ausführliche klinische Beurteilung** gestellt. Zur Diagnosesicherung kann eine molekulargenetische Analyse erfolgen.

Therapie und Prognose: Kinder mit Cri-du-chat-Syndrom sollten wegen des Entwicklungsrückstands eine Frühförderung erhalten. Die Lebenserwartung der Patienten ist durch die eventuell vorhandenen Fehlbildungen z. T. deutlich eingeschränkt.

7.3 Numerische Aberrationen der Gonosomen

7.3.1 Turner-Syndrom

Synonym: Ullrich-Turner-Syndrom

> **DEFINITION** Numerische Chromosomenaberration durch fehlendes zweites Gonosom (gonosomale Monosomie mit 45,X0).

Vererbungsmodus: Neben der klassischen **Monosomie 45,X0**, die bei bei 50 % der Patienten vorliegt, können auch Mosaikformen oder eine strukturelle Chromosomenanomalie bestehen (vgl. Humangenetik [S. B447]).

Epidemiologie: Die Prävalenz beim weiblichen Neugeborenen liegt bei 1:2500.

Klinik:
- Kopf und Hals: Epikanthus, Hypertelorismus, abfallende Mundwinkel, hoher Gaumen, tiefer Haaransatz, kurzer Hals, Pterygium colli
- Extremitäten: Cubitus valgus, verkürzte Metacarpalia IV und V
- Körperbau: proportionierter Minderwuchs, Schildthorax, breiter Mamillenabstand
- Fehlbildungen der inneren Organe: Herzfehler (v. a. Aortenisthmusstenose), Nierenanomalien (Hufeisenniere)
- Endokrinologie: hypergonadotroper Hypogonadismus [S. B547], Gonadendysgenesie (Strang-/Streakgonaden), primäre Amenorrhö, Infertilität
- Haut: Pigmentnävi, Lymphödeme an Hand- und Fußrücken bei Geburt.

Die Intelligenz der Kinder liegt im Normbereich.

Diagnostik: Das Turner-Syndrom wird manchmal erst in der Pubertät diagnostiziert, wenn die betroffenen Mädchen oligosymptomatisch sind. Bei klinischem Verdacht auf ein Turner-Syndrom sollte eine **Chromosomenanalyse** durchgeführt werden.

Klinische Ähnlichkeit zum Turner-Syndrom weisen z. T. Patienten mit **Noonan-Syndrom** auf, weshalb dieses bei männlichen Patienten auch "male turner" genannt wird. Dem Noonan-Syndrom liegt meist eine Mutation des PTPN11-Gens zugrunde (autosomal-dominanter Erbgang oder sporadisch), eine numerische Chromosomenveränderung besteht nicht.

Therapie: Bei einem männlichen Mosaiktyp des Turner-Syndroms sollten die Gonaden operativ entfernt werden, da ein höheres Entartungsrisiko besteht.

Neben einer Therapie mit Wachstumshormonen sollte ab Beginn der Pubertät (10./12. Lebensjahr) Östrogen substituiert werden.

Prognose: Kinder mit Turner-Syndrom haben eine normale Lebenserwartung. Sie haben ein erhöhtes Risiko für die Ausbildung eines Diabetes mellitus.

7.3.2 Klinefelter-Syndrom

> **DEFINITION** Numerische Chromosomenaberration mit mindestens einem zusätzlichen X-Chromosom bei Jungen (mindestens 47,XXY).

Vererbungsmodus: Meiotische Nondisjunction der Gonosomen in der elterlichen Gametogenese. Bei 80 % der Patienten besteht Aneuploidie in allen Körperzellen, bei 20 % der Patienten liegt ein Mosaik vor (vgl. Kap. Humangenetik [S. B446]).

Epidemiologie: Vom Karyotyp 47,XXY ist einer von 900 männlichen Neugeborenen betroffen. Häufig ist das Alter der Mutter erhöht. Weitere Varianten wie 48,XXYY, 48,XXXY oder 49,XXXXY sind wesentlich seltener.

Klinik: Folgende Symptome weisen bei jugendlichen Patienten auf ein Klinefelter-Syndrom hin:
- Körperbau (Abb. 7.2): eunuchoider Hochwuchs, lange Extremitäten, Adipositas, Gynäkomastie
- Genitale: infantiles Genitale mit geringem Hodenvolumen, Azoospermie, Infertilität (Patienten mit Mosaik können fertil sein), verminderte Körperbehaarung, weiblicher Behaarungstyp
- Endokrinologie: hypergonadotroper Hypogonadismus [S. B547]
- geistige und psychische Entwicklung: leichte Entwicklungsverzögerung, leicht verminderter IQ.

Patienten mit Klinefelter-Syndrom entwickeln häufig eine Insulinresistenz und einen Diabetes mellitus Typ 2.

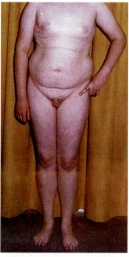

Abb. 7.2 Klinefelter-Syndrom. Typisch sind der eunuchoide Hochwuchs, lange Extremitäten, Adipositas und die Gynäkomastie. (aus: Gortner, Meyer, Sitzmann, Duale Reihe Pädiatrie, Thieme, 2008)

Diagnostik: Das Klinefelter-Syndrom wird meist erst in der Pubertät diagnostiziert, da die betroffenen Jungen im frühen Kindesalter bis auf die Entwicklungsverzögerung asymptomatisch sind. Eine **Chromosomenanalyse** sichert die Diagnose.

Therapie: Falls die Erkrankung im frühen Kindesalter diagnostiziert werden konnte, sollten die betroffenen Jungen frühzeitig eine entwicklungsunterstützende Behandlung und Physiotherapie erhalten.

Ab Beginn der Pubertät (10./12. Lebensjahr) sollte Testosteron substituiert werden.

Prognose: Die Lebenserwartung ist normal. Klinefelter-Patienten haben ohne Testosteronsubstitution ein Risiko für eine frühe Osteoporose. Patienten mit Gynäkomastie haben ein erhöhtes Risiko für ein Mammakarzinom.

7.4 Mikrodeletionssyndrome

7.4.1 DiGeorge-Syndrom

Zum Krankheitsbild s. Immunsystem und rheumatologische Erkrankungen [S. A441].

7.4.2 Williams-Beuren-Syndrom

Synonym: idiopathische infantile Hyperkalzämie, Elfin-Face-Syndrom

Dem Williams-Beuren-Syndrom liegt eine Deletion an 7q11 zugrunde. Die Häufigkeit beträgt 1:10 000. Klinisch präsentieren sich die Kinder mit einer Wachstumsretardierung, kraniofazialer Dysmorphie (Koboldgesicht, Mittelgesichtshypoplasie, Stupsnase, volle Lippen, kleine Zähne), geistiger Retardierung, supravalvulären Aortenstenose und **Hyperkalzämie**.

7.5 Syndrome mit autosomal-dominanter Vererbung

7.5.1 Achondroplasie

DEFINITION Skelettdysplasie durch Störung der enchondralen Ossifikation mit konsekutiver Wachstumsstörung der langen Röhrenknochen.

Vererbungsmodus: Autosomal-dominant, monogen (Mutation des FGFR3-Gens auf Chromosom 4p16).

Epidemiologie: Prävalenz 1:20 000; häufiger bei hohem Alter des Vaters.

Klinik:
- dysproportionierter Minderwuchs (Abb. 7.3)
- Extremitäten: verkürzt, insbesondere die proximalen Extremitätenanteile; Genua vara, breite Füße, Streckdefizit des Ellenbogens, Dreizackhand (vergrößerter Abstand zwischen 1. und 2. sowie zwischen 3. und 4. Finger)
- Kopf: großer Hirnschädel, Hypoplasie des Mittelgesichts, Sattelnase
- Rumpf: im Vergleich zu den Extremitäten überdimensioniert, verstärkte thorakale Kyphose, verstärkte lumbosakrale Lordose, Ausbildung einer Spinalkanalstenose möglich
- Entwicklung: meist verzögerte Entwicklung bei normaler Intelligenz; prognostische Endgröße ca. 120–145 cm.

Diagnostik: In der Regel ist eine gründliche klinische Untersuchung ausreichend. Bildgebende Verfahren sind nur für die genaue Beurteilung des Ausmaßes der Symptome bzw. für die Planung einer operative Therapie indiziert.

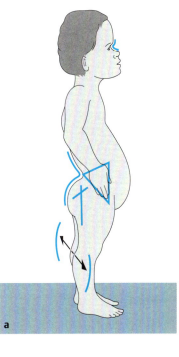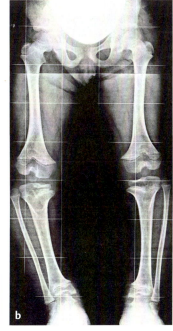

Abb. 7.3 **Achondroplasie. a** Dysproportionierter Minderwuchs mit verkürzten Extremitäten. **b** Das Röntgenbild zeigt verbreiterte Epiphysen, unregelmäßige Gelenkkonturen und Wachstumsfugen. (a: aus Imhoff, Linke, Baumgartner, Checkliste Orthopädie, Thieme, 2011; b: aus Gortner, Meyer, Sitzmann, Duale Reihe Pädiatrie, Thieme, 2012)

Therapie: Die Therapie orientiert sich an den Symptomen der Achondroplasie. Bei einer Spinalkanalstenose ist eine operative Entlastung erforderlich. Deformitäten der Beinachsen werden operativ mittels Fixateur externe korrigiert.

Experimentelle Therapiemethoden sind die **operative Beinverlängerung** mittels Fixateur externe (Iliasarov-Methode) oder die Behandlung mit **Wachstumshormonen**.

Prognose: Die Lebenserwartung der Patienten ist normal.

7.5.2 Franceschetti-Syndrom

Synonym: Dysostosis mandibulofacialis, Treacher-Collins-Syndrom

> **DEFINITION** Fehlentwicklung des 1. und 2. Schlundbogens.

Vererbungsmodus: Autosomal-dominant mit reduzierter Penetranz und variabler Expressivität, monogen. In 60 % d.F. liegt eine spontane Neumutation (auf Chromosom 5q) vor.

Epidemiologie: Prävalenz: 1:50 000.

Klinik:
- Gesicht: vogelähnlich, Hypoplasie des Os zygomaticum
- Augen: nach außen abfallende Lidachsen, Unterlidkolobome
- Ohren: dysplastische Ohren, Stenose oder Atresie des äußeren Gehörgangs, Anomalien der Gehörknöchelchen
- Mund-/Rachenraum: Mikrognathie, Hypoplasie der Mandibula, Gebissanomalien; gelegentlich: Choanalatresie, Gaumenspalte und Glossoptose.

Die Kinder haben wegen der Mikrognathie deutliche Saug- und Schluckschwierigkeiten sowie Anfälle von Atemnot mit Zyanose. ⅓ der Kinder hat eine Schallleitungsschwerhörigkeit oder ist taub. Entwicklung und Intelligenz sind meist normal.

Diagnostik: Die Diagnose kann anhand der charakteristischen Symptome gestellt werden. Das Neugeborenen-Hör-Screening fällt häufig pathologisch aus.

Therapie: Das Franceschetti-Syndrom erfordert eine multidisziplinäre Versorgung durch Kieferorthopäden, Mund-Kiefer-Gesichtschirurgen, Ophthalmologen, HNO-Ärzte und Logopäden. Um postnatal die Atmung und Nahrungsaufnahme sicherzustellen, sollten die Patienten mit einer **Gaumenplatte** versorgt werden. Eine Hörstörung sollte so früh wie möglich behandelt werden, ggf. mit operativer Korrektur des äußeren Gehörgangs und **Versorgung mit einer Hörhilfe**.

> **MERKE** Die Lagerung des Neugeborenen sollte in Bauchlage und unter kardiorespiratorischem Monitoring erfolgen. Bei häufigen Anfällen von Atemnot kann eine Tracheotomie notwendig sein.

Prognose: Die Entwicklung der Kinder ist von der Diagnose und Behandlung der Hörstörung abhängig.

7.5.3 Marfan-Syndrom

> **DEFINITION** Bindegewebserkrankung durch gestörten Fibrillin-Stoffwechsel.

Vererbungsmodus: Autosomal-dominant, monogen (Mutation auf Chromosom 15q21).

Epidemiologie: Prävalenz 1:5 000; häufiger bei hohem Alter des Vaters.

Klinik: Folgende Leitsymptome deuten auf ein Marfan-Syndrom hin:
- **Skelettsystem**: Hochwuchs, Trichterbrust oder Hühnerbrust, Kyphoskoliose, Überstreckbarkeit der Gelenke, Arachnodaktylie, Haltungsschwäche, abstehendes Schulterblatt
- **Augen**: Linsenektopie (Luxation der Augenlinse), Netzhautablösung
- **Herz** und **Blutgefäße**: Aorten- und Mitralinsuffizienz, Mitralklappenprolaps, Gefäßaneurysmen (Aorta)
- Lunge: Spontanpneumothorax, Lungenemphysem
- Haut: Striae, Hernien
- ZNS: Ektasie der Dura.

Die geistige Entwicklung verläuft i.d.R. normal.

In der Neugeborenenperiode weisen große Füße, Spinnenfingrigkeit und eine Trichterbrust auf ein eventuell vorliegendes neonatales Marfan-Syndrom hin.

Diagnostik: Die Diagnose wird i.d.R. anhand der **klinischen Symptome** gestellt. Eine molekulargenetische Untersuchung kann die Diagnose sichern.

Therapie: Die Therapie erfolgt i.d.R. symptomatisch durch Kardiologen, Orthopäden und Ophthalmologen.

Prognose: Die Patienten haben ein erhöhtes Risiko für **Aortendissektionen** (s. Gefäße [S. A109]). Bei rechtzeitiger Diagnosestellung und adäquater Therapie ist die Lebenserwartung normal.

7.6 Syndrome mit autosomal-rezessiver Vererbung

7.6.1 Acrodermatitis enteropathica

> **DEFINITION** Hereditäre Zinkresorptionsstörung.

Vererbungsmodus: Autosomal-rezessiver, monogener Erbgang. Die Mutation liegt im Gen für einen intestinalen zinkspezifischen Transporter auf Chromosom 8q24.3.

Epidemiologie: Selten.

Klinik: Die Acrodermatitis enteropathica manifestiert sich typischerweise innerhalb weniger Wochen **nach dem Abstillen** mit
- chronischen Durchfällen, Gedeihstörung

- Dermatitis: scharf begrenzte, nässende, schuppende, erythematöse Plaques in Mund-, Nasen- und Analregion sowie Nageldystrophien an Fingern und Zehen
- Haarausfall.

Komplikationen sind psychomotorische Retardierung und zelluläre Immundefizienz (v. a. bei Pilzinfektionen).

Diagnostik: Der **Zinkspiegel im Serum** ist erniedrigt (< 30 µg/dl). Bestehen keine Hinweise auf einen erworbenen Zinkmangel (z. B. lange parenterale Ernährung bei Frühgeborenen, Kwashiorkor, Malabsorption), ist von der hereditären Acrodermatitis enteropathica auszugehen.

Therapie: Die Therapie besteht aus der lebenslangen oralen Substitution von Zink.

7.6.2 Ellis-van-Creveld-Syndrom

DEFINITION Chondroektodermale Dysplasie aus der Gruppe der Kurzrippen-Polydaktylie-Syndrome.

Vererbungsmodus: Autosomal-rezessiv mit variabler Expressivität (Mutation in EVC-Genen auf Chromosom 4p).

Epidemiologie: Sehr selten.

Klinik: kurze Rippen (→ enger Thorax mit daraus resultierenden Atemproblemen), postaxiale Polydaktylie, hypoplastische Fingernägel, Kleinwuchs durch kurze Extremitäten (verkürzte Röhrenknochen), Herzfehler (v. a. ASD) und neonatale Zähne. Die motorische und psychische Entwicklung verläuft meist normal.

Diagnostik: molekulargenetische Untersuchung.

Therapie: multidisziplinär (Behandlung der Atemprobleme, des evtl. Herzfehlers, Kinderorthopädie).

Prognose: Die Prognose der Erkrankung ist von der Beeinträchtigung der Atmung sowie von der kardialen Problematik abhängig. Die Körperlänge im Erwachsenenalter ist nur schwer vorherzusagen.

7.6.3 Fanconi-Anämie

DEFINITION Hereditäre aplastische Panmyelopathie infolge eines Defekts von DNA-Reparaturenzymen.

Vererbungsmodus und Epidemiologie: Autosomal-rezessiv mit einer Prävalenz von 1:350 000.

Klinik:
- intrauteriner und postnataler Kleinwuchs
- Blut: persistierend erhöhtes HbF, Entwicklung einer Panzytopenie im Kleinkind- bzw. Schulalter
- Kopf: Mikrozephalie, Mikrophthalmie, Strabismus, Ohrenfehlbildungen
- Skelett: Daumen- oder Radiusaplasie
- innere Organe: Herzfehler, Nierenfehlbildungen, Hypogonadismus
- Haut: Hyperpigmentierung, Café-au-Lait-Flecken, Nävi.

Diagnostik: Die Diagnose wird durch einen Test der Chromosomenbrüchigkeit mittels Diepoxybutan gesichert.

Therapie: symptomatische Gabe von Blutprodukten, Stammzelltransplantation derzeit einzige kurative Therapiemöglichkeit (möglichst von einem HLA-identischen Geschwisterkind als Donor).

Im Rahmen der symptomatischen Therapie dient die Gabe von Androgenen der Induktion der Blutbildung.

Prognose: Abhängig von der Ausprägung der Panmyelopathie. Die Patienten haben ein erhöhtes Risiko für myeloische Neoplasien und Malignome (z. B. Plattenepithelkarzinome der Schleimhäute).

7.6.4 Familiäres Mittelmeerfieber

Synonym: familiäre rekurrente Polyserositis

Vererbungsmodus und Ätiologie: Autosomal-rezessiver Erbgang mit Defekt im Marenostrin/Pyrin-Gen. Betroffen sind in erster Linie Bewohner aus dem östlichen Mittelmeerraum.

Klinik: Die Erkrankung beginnt bei den meisten Patienten noch vor dem 10. Lebensjahr und äußert sich mit periodischem Fieber, das für 1–3 Tage anhält, mit Brust- und Bauchschmerzen, einer Polyserositis sowie einer Arthritis der großen Gelenke. Zudem kann v. a. beinbetont ein flüchtiges, erysipelartiges Exanthem auftreten. In weiterer Folge kann sich eine Amyloidose entwickeln.

Diagnostik: Wegweisend ist die (Familien-)Anamnese und das klinische Bild: Patient kommt aus der Mittelmeerregion und weist die typischen (unregelmäßig) rezidivierenden Beschwerden auf. Eventuell geben die Patienten an, aufgrund der Bauchschmerzen in der Vergangenheit laparotomiert worden zu sein.

Therapie: Lebenslange Gabe von Colchizin zur Prophylaxe einer Amyloidose.

7.6.5 Kartagener-Syndrom

Synonym: Immotile-Zilien-Syndrom, primäre ziliäre Dyskinesie

DEFINITION Kongenitaler Defekt der Zilien der Schleimhäute mit Störung der mukoziliären Clearance.

Vererbungsmodus: Autosomal-rezessiver Erbgang mit Defekt der Dyneingene.

Klinik:
- chronisch-rezidivierende bronchopulmunale Infektionen mit produktivem Husten und Bronchiektasen
- **chronische Rhinitis** und **Sinusitis**
- **rezidivierende Otitiden**
- Nasenpolypen
- **Situs inversus** (50 %), **Dextrokardie**
- **Infertilität** (bei Männern).

Diagnostik: Bei klinischem Verdacht sollte eine bronchiale oder nasale Schleimhautbiopsie zur Messung der Zilienschlagfrequenz durchgeführt werden. Eine elektronenmikroskopische Untersuchung des Präparats sichert die Diagnose.

Therapie: Die Therapie zielt auf die Verbesserung der pulmonalen Problematik ab. Atemgymnastik zur Sekretolyse, regelmäßige Inhalationen sowie die Anwendung von Mukolytika, Bronchodilatatoren und ggf. Antibiotika kommen zum Einsatz.

7.6.6 Smith-Lemli-Opitz-Syndrom

Synonym: 7-Dehydrocholesterinreduktase-Mangel

> **DEFINITION** Erbliche Störung der Cholesterinbiosynthese mit charakteristischen Gesichts- und Extremitätenfehlbildungen.

Vererbungsmodus und Epidemiologie: Autosomal-rezessiv, monogen (11q12). Prävalenz: 1:10 000–1:30 000.

Klinik: Die charakteristischen Symptome sind:
- kraniofaziale Dysmorphien: **Mikrozephalie**, **Lidptose**, Katarakt, **„Steckdosennase"** (kurze Nase mit antevertierten Nasenlöchern), Mikrognathie, zeltförmiger Mund, tief sitzende und posterior rotierte Ohren
- innere Organe: Fehlbildungen von Herz, Gastrointestinaltrakt, Niere, Nebennierenrindeninsuffizienz
- Extremitäten: **4-Finger-Furche**, **obligate Zehensyndaktylie** (Zehen 2 und 3)
- Mittelliniendefekte (bis hin zur Holoprosenzephalie)
- bei Jungen: **Hypospadie**
- Entwicklung: **Minderwuchs**, psychomotorische Retardierung, Verhaltensstörungen, Gedeihstörung.

Die Ausprägung der Symptome kann variieren.

Diagnostik: Erhöhte Plasmaspiegel von **7- und 8-Dehydrocholesterol** (>2 µmol/l) bei z. T. niedrigen Gesamtcholesterinspiegeln sind beweisend für das Smith-Lemli-Opitz-Syndrom.

Therapie: Cholesterinreiche Ernährung.

Die medikamentöse Therapie erfolgt mit Statinen, um die gestörte endogene Cholesterinsynthese zu hemmen.

Prognose: Die Prognose ist abhängig vom Schweregrad der Erkrankung. Bei schwerstem Verlauf kommt es zum Abort, im günstigsten Fall haben die Patienten eine normale Lebenserwartung.

7.6.7 Zellweger-Syndrom

Synonym: zerebrohepatorenales Syndrom

> **DEFINITION** Erbliche Störung der Peroxisomenbiogenese.

Vererbungsmodus und Epidemiologie: Autosomal-rezessiv, monogener Erbgang mit einer Prävalenz von 1:50 000.

Klinik:
- Trinkschwäche und Gedeihstörung
- progrediente Muskelhypotonie („floppy infant")
- psychomotorische Retardierung
- Gesicht: kraniofaziale Dysmorphie (flaches Gesicht, Epikanthus, Hypertelorismus, eingesunkene Nasenwurzel, hohe und prominente Stirn), Augenanomalien
- ZNS: Krampfanfälle
- Extremitäten: vorzeitige Patellaverkalkung, 4-Finger-Furche
- innere Organe: Fehlbildungen, Hepatomegalie, Cholestase, Zystennieren.

Von der gestörten Peroxisomenfunktion ist v. a. der Lipidstoffwechsel betroffen.

Diagnostik: Bei klinischem Verdacht sollte eine Blutuntersuchung durchgeführt werden. Erhöhte sehr langkettige Fettsäuren (VLCFA; mit mehr als 22 C-Atomen) im Serum sind hinweisend für das Zellweger-Syndrom. Pipecolinsäure und Phytansäure im Serum sind erhöht. Ferner lassen sich im Leberbiopsat oder in der Fibroblastenkultur elektronenmikroskopisch keine oder nur wenige Peroxisomen nachweisen. Bei bekannter Mutation innerhalb der Familie kann eine molekulargenetische Untersuchung die Diagnose sichern.

Therapie: Es gibt derzeit keine wirksame Therapie. Die Patienten versterben i. d. R. im Säuglingsalter.

7.7 Syndrome mit X-chromosomal-dominanter Vererbung

7.7.1 Incontinentia pigmenti

Synonym: Bloch-Sulzberger-Syndrom

> **DEFINITION** Kongenitale Genodermatose mit Veränderung der Hautpigmentierung und Beteiligung von ZNS, Augen und Zähnen.

Vererbungsmodus: X-chromosomal-dominanter, monogener Erbgang (Mutation an Xq28).

Epidemiologie: Nur Mädchen betroffen, da die Mutation einen Letalfaktor für männliche Embryonen darstellt.

Klinik:
- Hautveränderungen, die 3 Stadien durchlaufen:
  - vesikuläres Stadium: **Erytheme** und blasige, später papulöse Effloreszenzen
  - verruköses Stadium: braune, warzenähnliche Hyperkeratosen
  - pigmentiertes Stadium: Hyperpigmentierungen im Verlauf der Blaschko-Linien
- Missbildungen von **ZNS**, **Zähnen**, Augen.

Die Hautveränderungen sind meist schon bei der Geburt vorhanden, die Stadien werden allesamt während der Kindheit durchlaufen. In 25 % d.F. treten **neurologische Symptome** auf (Krampfanfälle, mentale Retardierung, spastische Paresen). Auch Extremitätenfehlbildungen können vorkommen.

Diagnostik: Neben der typischen Klinik kann eine histologische Untersuchung der Haut hinweisend sein. Eine molekulargenetische Untersuchung ist daher nicht zwingend erforderlich.

Therapie: Die Therapie kann nur symptomatisch erfolgen. Sie umfasst die Wundbehandlung bei Entzündungen, die antikonvulsive Therapie bei Krampfanfällen sowie die regelmäßige ophthalmologische und zahnärztliche Kontrolle.

Prognose: Die Prognose wird maßgeblich von der neurologischen Symptomatik beeinflusst. Beim Ausbleiben neurologischer Beeinträchtigungen ist die Prognose gut. Es bleiben narbige Hautläsionen zurück. Die Hyperpigmentierungen bilden sich allmählich zurück.

7.8 Syndrome mit X-chromosomal-rezessiver Vererbung

7.8.1 Fragiles-X-Syndrom

Synonym: Fra-X-Syndrom, Martin-Bell-Syndrom, Marker-X-Syndrom

> **DEFINITION** Mentale Retardierung durch Funktionsverlust einer fragilen Stelle des X-Chromosoms.

Vererbungsmodus: X-chromosomal-rezessiv (fragile Stelle an Xq27.3). Der lange Arm des X-Chromosoms wird durch die extreme Verlängerung einer instabilen Trinukleotidsequenz (CGG) brüchig.

Aufgrund der besonderen Art bzw. Stelle der Mutation weicht die Vererbung des Fragilen-X-Syndroms vom klassischen X-chromosomalen Erbgang ab. Die Schwere der Erkrankung hängt von der Anzahl der Kopien dieser Nukleotidsequenz ab: Nicht-Mutations-Träger haben 10–50 Kopien davon (Normalzustand), gesunde weibliche oder männliche Überträger 50–200 Kopien (sog. **Prämutation**) und erkrankte Patienten 200–2000 Kopien (**Vollmutation**). Die Anzahl der Kopien nimmt von Generation zu Generation tendenziell zu und mit ihr die Schwere der Erkrankung (Prinzip der **Antizipation**).

Epidemiologie: Prävalenz 1:1200 bei Jungen, 1:2500 bei Mädchen.

Klinik:
- Wachstum: Hochwuchs im Kleinkindalter, große Hoden ab der Pubertät (bei Jungen)
- Psyche: mentale Retardierung (IQ meist < 60), Hyperkinesie, Hypersensibilität, Verhaltensauffälligkeiten, z. T. Autismus
- Gesicht: Makrozephalie, faziale Dysmorphien, langes, schmales Gesicht, Progenie, große dysplastische Ohren
- Extremitäten: überstreckbare Gelenke, muskuläre Hypotonie, grobe Hände und Füße mit Furchungen der Fußsohlen, Sandalenlücke
- Haut: fein, samtartig

Mädchen zeigen i. d. R. milder ausgeprägte Symptome.

> **MERKE** Das Fragiles-X-Syndrom ist neben dem Down-Syndrom eine der häufigsten Ursachen für angeborene geistige Behinderung.

Diagnostik: Bei klinischem Verdacht kann eine zyto- oder molekulargenetische Untersuchung erfolgen, um die Diagnose zu sichern.

Therapie: Die **mentale Retardierung** und die **Verhaltensauffälligkeiten** stehen im Mittelpunkt der Therapie. Ein individuelles Förderprogramm kann das Outcome der Kinder verbessern.

Prognose: normale Lebenserwartung.

7.8.2 Lesch-Nyhan-Syndrom

Synonym: Hypoxanthin-Guanin-Phosphoribosyltransferase-Mangel

> **DEFINITION** Fehlen der Hypoxanthin-Guanin-Phosphoribosyltransferase (HPRT) mit Hyperurikämie, geistiger Retardierung und zwanghafter Autoaggression.

Vererbungsmodus und Epidemiologie: X-chromosomal-rezessiv, monogen. Die Prävalenz beträgt 1:300 000; fast ausschließlich Jungen sind symptomatisch.

Heterozygote Mädchen gleichen i. d. R. mit dem gesunden X-Chromosom die Funktion des kranken X-Chromosoms aus, können die Erkrankung aber an ihre Söhne vererben. Im Falle einer Homozygotie würden den Mädchen ebenfalls erkranken, aufgrund der Seltenheit der Mutation ist die Wahrscheinlichkeit für diese Konstellation aber extrem gering.

Klinik: Das Lesch-Nyhan-Syndrom manifestiert sich meist im 1. Lebensjahr mit folgenden Symptomen:
- Hyperurikämie, erhöhte Harnsäureausscheidung, Gichttophi, Harnsäuresteinbildung
- ZNS: Ataxie, Choreoathetose, Spastik, Hyperreflexie, Dysarthrie, Dysphagie
- Blut: megaloblastäre Anämie
- Entwicklung: psychomotorische Retardierung
- Verhalten: Autoaggressivität und Selbstverletzung (Lippen-, Wangen-, Fingerbeißen) bis hin zur Selbstverstümmelung.

Diagnostik: Bei den Patienten sind der **erhöhte Harnsäurespiegel** im Serum (> 10 mg/dl) und die vermehrte Ausscheidung von Harnsäure im Urin (> 40 mg/kg KG) sowie von Hypoxanthin nachweisbar. Zur Bestätigung der Diagnose kann zusätzlich eine molekulargenetische Untersuchung durchgeführt werden. Weibliche Mutationsträger sind symptomlos, können jedoch durch einen Provokationstest (Urinuntersuchung nach normaler bzw. purinarmer Diät) oder eine molekulargenetische Untersuchung erkannt werden.

Therapie: Die Therapie kann nur symptomatisch mit einer purinarmen Diät und hoher Flüssigkeitszufuhr erfolgen.

Die Gabe von Allopurinol hilft, die Nieren- und Gelenkfunktion länger zu erhalten. Die megaloblastäre Anämie kann mit Adenin behandelt werden. Benzodiazepine oder Carbamazepin werden zur Therapie der neurologischen Symptome eingesetzt.

Wegen der zwanghaften Selbstverletzung müssen die Patienten häufig an den Extremitäten fixiert und mit einem Gebissschutz versorgt werden.

Prognose: Die Lebenserwartung der Patienten ist deutlich reduziert (Tod in der 2. Lebensdekade). Bei inadäquater Allopurinoltherapie oder bei besonders schwerem Verlauf versterben die Patienten innerhalb der ersten Lebensjahre.

7.8.3 Wiskott-Aldrich-Syndrom

> **DEFINITION** Hereditärer Immundefekt mit Thrombozytopenie und Ekzemen.

Vererbungsmodus und Epidemiologie: X-chromosomal-rezessiv, monogen (Mutation im WASP-Gen auf Chromosom Xp11.23). Von der Erkrankung sind – mit derselben Begründung wie beim Lesch-Nyhan-Syndrom (s. o.) – fast ausschließlich Jungen betroffen, die Prävalenz beträgt 1:200 000.

Klinik: Die ersten Symptome treten normalerweise bis zum 3. Lebensjahr auf. Klassische Symptomtrias:
- **rezidivierende Infektionen** (von Lunge, Bronchien, Ohr, Hals-Nasen-Rachenraum) mit bekapselten Bakterien (Pneumokokken, Meningokokken, Hämophilus influenzae) oder opportunistischen Krankheitserregern (z. B. Pneumocystis jiroveci)
- **thrombozytopenische Blutungen** (Purpura, Petechien, Epistaxis, blutige Diarrhöen)
- **Ekzeme.**

Die Patienten haben ein erhöhtes Risiko für Autoimmunerkrankungen.

> **MERKE** Bei einem männlichen Neugeborenen mit unklarem Hautausschlag, Thrombozytopenie und neu aufgetretenem blutigem Stuhl an ein Wiskott-Aldrich-Syndrom denken.

Diagnostik: Fällt ein Junge mit rezidivierenden Infekten und häufigen Blutungen (z. B. Epistaxis) auf, sollte ein Blutbild angefertigt werden. Eine **Thrombozytopenie mit kleinen Thrombozyten** (< 6 fl) ist hochgradig verdächtig auf ein Wiskott-Aldrich-Syndrom. Gesichert wird die Diagnose durch eine molekulargenetische Untersuchung.

Therapie: Patienten mit Wiskott-Aldrich-Syndrom sollten interdisziplinär von Hämatologen und Immunologen betreut werden. Die Thrombopenie wird bei schweren Blutungen symptomatisch mittels **Thrombozytentransfusionen** behandelt. Patienten mit einer schweren Thrombozytopenie können von einer Splenektomie profitieren. Die Heilung des Wiskott-Aldrich-Syndroms ist nur durch eine (möglichst HLA-identische) **Stammzelltransplantation** möglich.

Präventive Antibiotikagaben (Cotrimoxazol) und die Substitution von Immunglobulinen verringern die Infekthäufigkeit. Die Ekzeme werden mit Steroid- oder Tacrolimussalben symptomatisch behandelt.

Prognose: Die Patienten haben ab dem Adoleszentenalter ein erhöhtes Risiko für maligne Lymphome und die akute lymphatische Leukämie. Die Lebenserwartung ist ohne Therapie stark eingeschränkt.

7.9 Syndrome mit heterogenem Erbgang

7.9.1 Alport-Syndrom

Synonym: progressive hereditäre Nephritis

> **DEFINITION** Erbliche Erkrankung der glomerulären Basalmembran (Mutation im Typ-IV-Kollagen) mit progredienter Nephropathie, Innenohrschwerhörigkeit und Augenschädigung.

Vererbungsmodus: Bei 75–85 % der Patienten liegt ein **X-chromosomal-dominanter** (α5-Untereinheit des Typ-IV-Kollagens), bei 10–15 % ein autosomal-rezessiver Erbgang vor (α3- und α4-Untereinheit). Sehr selten ist ein autosomal-dominanter Erbgang. Neumutationen treten in 10–15 % d.F. auf.

Epidemiologie: Prävalenz 1:5 000–1:10 000; 80 % der Patienten sind männlich.

Klinik:
- Mikro- oder Makrohämaturie (erstes Symptom im frühen Kindesalter)
- konsekutive Proteinurie
- **progrediente Niereninsuffizienz**
- **progrediente Innenohrschwerhörigkeit**
- Sphärophakie: Kugellinse (s. Augenheilkunde [S. B856])
- Lenticonus anterior: konische Vorwölbung der Linse (ausschließlich bei männlichen Patienten).

Die Krankheit verläuft bei männlichen Patienten i. d. R. schwerer als bei weiblichen, da die Erkrankung in den meisten Fällen X-chromosomal-dominant vererbt wird.

> **MERKE** Die Kombination von Nierenerkrankung und Schwerhörigkeit ist verdächtig für das Alport-Syndrom.

Diagnostik: Die Diagnose kann anhand des klinischen Bildes durch die Assoziation von Schwerhörigkeit mit einer Nierenerkrankung gestellt werden, insbesondere bei Vorliegen einer positiven Familienanamnese. Zur Diagnosesicherung kann eine Nierenbiopsie und Elektronenmikroskopie bzw. eine molekulargenetische Untersuchung erfolgen.

Therapie: Eine kausale Therapie steht nicht zur Verfügung. Im Terminalstadium der Niereninsuffizienz ist eine Dialyse bzw. bei geeigneten Patienten eine Nierentransplantation indiziert.

Eine antihypertensive Therapie mit ACE-Hemmern wirkt nephroprotektiv und kann den Fortschritt der Niereninsuffizienz verlangsamen.

Prognose: Die Prognose ist abhängig von der Progredienz der Nierenerkrankung. Niereninsuffizienz und Innenohrschwerhörigkeit schreiten bei Männern deutlich schneller voran (obligate terminale Niereninsuffizienz mit durchschnittlich 25 Jahren, manifester Hörverlust ab der 2. Lebensdekade). Frauen mit einer X-chromosomalen Mutation entwickeln nur in 15 % d.F. eine Niereninsuffizienz und werden erst in späteren Lebensdekaden dialysepflichtig. Nierentransplantierte Patienten entwickeln in 3–5 % d.F. Antikörper gegen die Basalmembran des Transplantats.

7.9.2 Ehlers-Danlos-Syndrom

DEFINITION Heterogene Gruppe erblicher Störungen des Kollagenstoffwechsels mit charakteristischer Überdehnbarkeit der Haut.

Vererbungsmodus und Epidemiologie: Es sind 10 Typen des Ehlers-Danlos-Syndroms bekannt, die sich in ihrem Vererbungsmodus und in ihrem Gendefekt unterscheiden. Die autosomal-dominant vererbten Typen I (schwere Form) und II (leichte Form) machen 80 % der Erkrankungen aus.

Klinik: Das klinische Bild ist variabel und bei den **verschiedenen Typen unterschiedlich**. Die klinischen Leitsymptome aller Typen sind:
- **Cutis hyperelastica:** überdehnbare Haut
- **vulnerable Haut** mit schlechter Heilungstendenz, Narbenbildung
- **Überstreckbarkeit der Gelenke** (**Cave:** Subluxationen)
- Blutungsneigung und Hämatombildung bei **fragilen Blutgefäßen** (**Cave:** Risiko von Gefäßrupturen mit lebensgefährlichen Blutungen)
- Muskelhypotonie
- Hernien
- deutliche Venenzeichnung im Gesicht und/oder am Hals und/oder an der oberen Thoraxapertur (Typ IV)
- Lichtempfindlichkeit (Typ VI; **Cave:** Bulbusruptur).

Abhängig vom Typ ist eine Beteiligung weiterer Organsysteme wie Wirbelsäule (Kyphoskoliose), Augen (blaue Skleren), Herz (Mitralklappenprolaps) und Gastrointestinaltrakt (Risiko von Darmrupturen) möglich.

Diagnostik: Bei klinischem Verdacht sollte eine Hautbiopsie mit histologischer und elektronenmikroskopischer Begutachtung durchgeführt werden. Eine kardiovaskuläre Abklärung sollte wegen möglicher Komplikationen erfolgen.

Therapie und Prognose: Die symptomorientierte Betreuung sollte interdisziplinär mit Kardiologen, Ophthalmologen, Orthopäden und Chirurgen erfolgen. Die Lebenserwartung ist je nach Typ der Erkrankung und auftretenden Komplikationen normal bis reduziert.

7.9.3 Osteogenesis imperfecta

Synonym: Glasknochenkrankheit

DEFINITION Heterogene Gruppe erblicher Skelettdysplasien mit gestörter Kollagenbildung (Kollagen Typ I) sowie erhöhter Knochenbrüchigkeit.

Vererbungsmodus: Die Typen I (Lobstein) und IV werden autosomal-dominant und Typ III autosomal-rezessiv vererbt. Typ II (Vrolik) kann autosomal-dominant oder autosomal-rezessiv vererbt werden. Die Typen I–IV sind durch eine Mutation in Genen, die für Kollagen 1 codieren (COL1A1 und 1A2), gekennzeichnet und werden monogen vererbt. Den Typen V–VII liegen andere, bisher unbekannte Mutationen zugrunde.

Epidemiologie: Prävalenz 1:10 000–1:20 000; häufigste Form: Typ 1 (Lobstein).

Klinik: Patienten mit Osteogenesis imperfecta zeigen je nach Typ unterschiedliche Symptome und Manifestationsalter der Frakturen (**Tab. 7.1**).

Die Betroffenen leiden aufgrund der rezidivierenden Frakturen und Deformitäten häufig unter starken Schmerzen. Jede Fraktur zieht eine weitere Deformierung des Skeletts (**Abb. 7.4**) mit Verkürzung der Extremitäten (**dysproportionierter Minderwuchs**) nach sich. Nach der Pubertät nimmt die Frakturhäufigkeit bei Typ I und III ab. Herzfehler können vorkommen.

Diagnostik: Bei klinischem Verdacht (Knochenbrüchigkeit, blaue Skleren) sollte eine radiologische Untersuchung erfolgen. Die klinischen und radiologischen Untersuchungen reichen zur Bestätigung der Diagnose aus. Eine biochemische Analyse von Kollagen I kann die Diag-

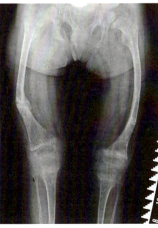

Abb. 7.4 Osteogenesis imperfecta. Varusfehlstellung beider Oberschenkel infolge Ermüdungsfrakturen. (aus: Gortner, Meyer, Sitzmann, Duale Reihe Pädiatrie, Thieme, 2012)

Tab. 7.1 Symptome der Typen der Osteogenesis imperfecta

	Typ I	Typ II	Typ III	Typ IV	Typen V–VII
Zeitpunkt der Manifestation	Laufbeginn	intrauterin	intrauterin	variabel	variabel
Verlauf	mild	oft letal in der Perinatalzeit bei respiratorischen Problemen	schwer	moderat	variabel
Knochenbrüchigkeit	gering	extrem (Rippen)	schwer	moderat	variabel
Skleren	blau	dunkelblau	blau	normal	normal
Zahnbildung	gestört	–	gestört	gestört	normal
Körpergröße	normal	–	schwerer Minderwuchs	moderater Minderwuchs	Minderwuchs
Sonstige Symptome	im Erwachsenenalter häufig Otosklerose	frühzeitige Letalität	schwere Skoliose, im Erwachsenenalter häufig Otosklerose	moderate Skoliose, im Erwachsenenalter häufig Otosklerose	Typ V: hypertrophierender Kallus und Verknöcherung interossärer Membranen Typ VI: Skoliose Typ VII: Coxa vara

nose der Typen I–IV zusätzlich sichern. Mittels Fibroblastenkulturen ist eine Differenzierung zwischen den Typen möglich.

Differenzialdiagnosen:
Kindesmisshandlung: Folgende Befunde schließen eine Kindesmisshandlung [S. B616] eher aus:
- keine anderen Anzeichen für Misshandlung wie Hämatome, Hautabschürfungen, Kopfverletzungen
- Die Lokalisation der Fraktur passt zum anamnestisch beschriebenen Unfallmechanismus, das Trauma erscheint jedoch zu gering.
- Die bisher erlittenen Frakturen sind in verschiedenen Umgebungen aufgetreten.

Im Zweifelsfall sollte eine biochemische Analyse von Kollagen I durchgeführt werden.

> **MERKE** Die wichtigste Differenzialdiagnose ist die **Kindesmisshandlung**.

Therapie: Die Verhinderung von Frakturen, Knochendeformitäten und Skoliose ist für Patienten mit Osteogenesis imperfecta essenziell. Die Therapie hat interdisziplinär mit Schmerztherapeuten, Orthopäden und Physiotherapeuten zu erfolgen. Orthesen dienen der Frakturprophylaxe, können jedoch keine Fehlstellungen korrigieren. Bei stärkeren Deformierungen der Knochen und bei fortschreitender Skoliose sind aufrichtende Operationen (intramedulläre Schienung mit Teleskopnägeln) indiziert.

Die medikamentöse Therapie der Osteogenesis imperfecta umfasst die Gabe von Vitamin D, Kalzium und Bisphosphonaten (vor allem Pamidronat i. v.).

Prognose: Die Lebenserwartung der Patienten mit den Typen I und IV ist i. d. R. nicht eingeschränkt. Allerdings steigt die Frakturrate bei Frauen ab der Menopause, bei Männern ab dem 60. Lebensjahr an.

7.9.4 Pierre-Robin-Sequenz

> **DEFINITION** Orofaziale Fehlbildungssequenz mit Retrogenie, Glossoptose und medianer Gaumenspalte.

Vererbungsmodus: Autosomal-rezessiv oder sporadisch (z. B. bei der Alkoholembryopathie).

Epidemiologie: Prävalenz: 1:10 000; in 50 % d. F. tritt die Pierre-Robin-Sequenz in Kombination mit anderen Syndromen auf (z. B. DiGeorge- oder Shprintzen-Syndrom).

Klinik:
- Retrogenie bzw. Mikrogenie
- Glossoptose mit akuter Atemnot und konnatalem Stridor
- mediane Gaumenspalte mit Saug- und Schluckstörungen.

Diagnostik: Die Diagnose wird klinisch gestellt.

Therapie:

> **MERKE** Das Neugeborene in Bauchlage lagern und mittels kardiorespiratorischem Monitoring überwachen.

Die Anfälle von lebensgefährlicher Atemnot durch Glossoptose können ggf. nur durch eine Intubation verhindert werden. Die therapeutische Glossopexie (Fixierung der Zunge am Mundboden) wurde von der kieferorthopädischen Gaumenplatte abgelöst. Jenseits der Säuglings- und Kleinkindperiode kann eine Distraktionsosteogenese der Mandibula durchgeführt werden.

Prognose: Die Patienten haben ein erhöhtes Risiko für Otitiden sowie Schallleitungsschwerhörigkeit. Bei adäquater Therapie ist die Prognose der isolierten Pierre-Robin-Sequenz gut. Falls weitere Anomalien vorliegen, hängt die Prognose von diesen ab.

7.9.5 Prader-(Labhard-)Willi-Syndrom

DEFINITION Strukturelle Chromosomenaberration (Chromosom 15) mit typischen Symptomen Hypotonie, Hypopigmentierung, Hyperphagie und Adipositas.

Vererbungsmodus: In 70% d.F. **Mikrodeletion am paternalen Chromosom 15**, in 25% d.F. maternale uniparentale Disomie, in 5% Imprintingdefekt.

Epidemiologie: Prävalenz 1:10 000–1:15 000.

Klinik:
- im Säuglingsalter: **Muskelhypotonie**, Trinkschwäche, Gedeihstörung
- ab dem Kleinkindalter: Hyperphagie, **progrediente Adipositas**
- Endokrinologie: **hypothalamischer Minderwuchs** und **Hypogonadismus**, Kryptorchismus (bei Jungen)
- Entwicklung: geistige und motorische Retardierung, IQ deutlich vermindert; gelegentlich: ADHS, Autismus, Psychosen
- Augen: meist mandelförmig, Strabismus
- Hypopigmentierung
- kleine Hände und Füße.

MERKE Merkhilfe H₃O: Hypotonie, Hypopigmentierung, Hyperphagie und Obesitas.

Diagnostik: Die Diagnose wird klinisch gestellt und kann durch zyto- oder molekulargenetische Verfahren zusätzlich gesichert werden.

Therapie: Zur Behandlung der Trinkschwäche sollte im Säuglingsalter die Ernährung mittels Magensonde erfolgen. Die ab dem Kleinkindalter auftretende Hyperphagie kann nur durch konsequentes Verhalten und regulatorische Maßnahmen der Eltern eingeschränkt werden. Patienten mit Prader-Willi-Syndrom sollten wegen des Entwicklungsrückstands eine Frühförderung erhalten. Zur Behandlung des Kryptorchismus s. Urologie [S. B639].

Wachstumshormone sollten ab dem Kleinkindalter gegeben werden, um das Größenwachstum zu fördern und den Phänotyp sowie die Körperzusammensetzung zu normalisieren.

Prognose: Eine rechtzeitige Erkennung und hormonelle Therapie verbessern die Lebensqualität der Patienten deutlich. Die Lebenserwartung ist i.d.R. normal, Hyperphagie und Adipositas wirken sich allerdings negativ auf die Lebenserwartung aus. Stark übergewichtige Patienten haben ein deutlich erhöhtes Risiko für einen Diabetes mellitus Typ 2 und für ein obstruktives Schlafapnoe-Syndrom (s. HNO [S. B774]).

7.9.6 Silver-Russell-Syndrom

Vererbungsmodus: i.d.R. sporadisch, autosomal-dominanter und -rezessiver Erbgang möglich. Die Ätiologie ist genetisch uneinheitlich.

Klinik: Das Silver-Russel-Syndrom ist gekennzeichnet durch einen prä- und postnatalen Minderwuchs sowie einen relativ großen Hirnschädel mit einem kleinen dreieckförmigen Gesicht, einem großen Mund und kleinen Kinn. Daneben besteht meist eine hohe Stimme, ein Kryptorchismus bei Jungen sowie ein kleiner, gebogener 5. Finger. Die Patienten zeigen darüber hinaus eine Neigung zur Hypoglykämie. Manchmal besteht eine leichte mentale Retardierung.

Therapie und Prognose: symptomatische Wachstumshormongabe. Die Lebenserwartung ist normal, allerdings bleiben die Patienten meist kleinwüchsig.

7.9.7 Beckwith-Wiedemann-Syndrom

Synonym: Wiedemann-Beckwith-Syndrom, Exomphalos-Makroglossie-Gigantismus-Syndrom = EMG-Syndrom

DEFINITION Genetisch bedingtes Hochwuchs-Syndrom, das mit Fehlbildungen und Tumoren einhergeht.

Vererbungsmodus: Imprinting-Mutation (entweder Verlust des mütterlichen Allels oder Duplikation des väterlichen Allels in 11p5)

Epidemiologie: Häufigkeit 1:15 000.

Klinik:
- bei Geburt: **Makrosomie**, **Makroglossie**, Organomegalie der Bauchorgane (z.T. in einer Körperhälfte stärker ausgeprägt, sog. Hemihypertrophie), Bauchwanddefekte (**Omphalozele**), auffällige Ohrform („Kerbenohren"), relative Mikrozephalie
- im Verlauf: **postnatal ausgeprägte Hypoglykämien** (Folge einer pankreatischen β-Zell-Hyperplasie, unerkannt lebensbedrohlich); 20% entwickeln eine embryonale Tumorerkrankung wie **Wilms-Tumoren**, **Hepatoblastome**, Rhabdomyosarkome oder Nebennierenkarzinome; Hochwuchs.

Therapie: Auftretende Hypoglykämien werden durch Glukosezufuhr behandelt, Bauchwanddefekte operativ versorgt. Die Zunge kann bei ausgeprägten Befunden operativ verkleinert werden. Weiterhin werden im Verlauf kieferorthopädische Betreuung, myofunktionelle Therapie sowie später Logopädie empfohlen.

Prognose: Die Symptome im Kopf-Gesichts-Bereich bilden sich i.d.R. mit zunehmendem Alter zurück. Auch der Hochwuchs relativiert sich mit der Zeit, im Erwachsenenalter liegt die Körpergröße meist im Normbereich. Das Risiko zur Tumorentwicklung ist nach aktuellem Wissensstand nur bis zum 10. Lebensjahr erhöht, bis dahin werden regelmäßige Ultraschall- bzw. MRT-Kontrollen empfohlen. Die geistige Entwicklung ist nur bei lang anhaltenden Hypoglykämien gefährdet.

8 Stoffwechselerkrankungen

8.1 Grundlagen

Angeborene Stoffwechselerkrankungen können sich akut oder schleichend manifestieren. Betroffene Kinder erscheinen bei der Geburt meist noch normal, da die schädlichen Metabolite über die Nabelschnur vom Fetus ausgeschieden und vom mütterlichen Organismus beseitigt werden können. Die meisten Stoffwechselerkrankungen manifestieren sich daher in der Neugeborenenperiode bzw. im ersten Lebensjahr. Die moderne Präventivmedizin ermöglicht eine frühzeitige Diagnosestellung durch Neugeborenen-Screening und Pränataldiagnostik.

8.1.1 Diagnostik bei Stoffwechselerkrankungen

Spezielle Anamnese: Wenn der Verdacht auf eine Stoffwechselerkrankung besteht, sind u. a. folgende anamnestische Fragen relevant:
- zeitlicher Zusammenhang zu bestimmten Ereignissen wie Infekt, längere Nüchternheit oder Medikamenteneinnahme (z. B. G-6-PDH-Mangel, Porphyrie)
- Symptomatik (z. B. Krampfanfälle, Bewegungsstörungen)
- auffälliger Urin- oder Körpergeruch, auffällige Urinfarbe
- Schwangerschafts-, Familien-, Ernährungs- und Entwicklungsanamnese.

Klinische Untersuchung: Bei der klinischen Untersuchung ist auf folgende pathologische Befunde zu achten:
- retardierte mentale Entwicklung
- Organomegalien
- Myopathie
- Hörstörungen
- Augenerkrankungen
- auffälliger Körper- (s. Leitsymptome [S. C27]) oder Uringeruch (s. Leitsymptome [S. C107]).

> **MERKE** Eine Multiorganbeteiligung ist ein starker Hinweis darauf, dass eine metabolische Systemerkrankung besteht.

Laboruntersuchungen: Der Zeitpunkt der Diagnose von Stoffwechselerkrankungen hat einen entscheidenden Einfluss auf die Prognose. Eine frühe Diagnosestellung kann u. U. lebensrettend sein! Bereits im Neugeborenen-Screening [S. B473] können mehrere schwerwiegende Stoffwechseldefekte erfasst werden.

Bei einem klinisch auffälligen Kind wird zunächst eine Primärdiagnostik durchgeführt und schnellstmöglich mit einer Notfalltherapie begonnen, während eine weiterführende Diagnostik eingeleitet wird (**Tab. 8.1**).

Bestimmte Befundkonstellationen im Blut können Hinweise auf die vorliegenden Stoffwechselerkrankungen liefern (**Tab. 8.2**).

> **MERKE** Sepsis ist die wichtigste Differenzialdiagnose von Stoffwechselerkrankungen, die sich in der Neugeborenenperiode manifestieren. Eine Sepsis kann ebenfalls Symptome wie Hypoglykämie, Azidose, Erbrechen, Trinkschwäche, Apnoen und Krampfanfälle auslösen!

Metabolische Funktionstests:
- **metabolisches Tagesprofil** zur Diagnostik von ungeklärten Hypoglykämien, Störungen im Kohlenhydrat- (Glykogenosen), Fett- (Fettsäureoxidationsdefekte), Protein- (Harnstoffzyklusdefekte) und Energiestoffwechsel sowie zur Therapieevaluation bereits diagnostizierter Erkrankungen. Die jeweiligen Parameter sind abhängig vom Krankheitsverdacht.
- **Fastentest:** zur Bestimmung der Nüchterntoleranz und zur Abklärung rezidivierender Hypoglykämien bei Kindern über 6 Monate mit Verdacht auf Störungen der Glukoneogenese, Glykogenolyse und Fettsäureoxidation.
- **Glukosebelastungstest:** bei V. a. Glykogenosen; heutzutage allerdings wegen präziseren und ungefährlicheren Methoden (z. B. Enzymdiagnostik, Molekulargenetik) keine primäre diagnostische Maßnahme mehr.
- **Glukagontest:** zur Diagnostik von Glykogenosen oder eines kongenitalen Hyperinsulinismus [S. B488]
- **Tetrahydrobiopterin-(BH4)-Test:** zur Diagnostik eines BH4-Kofaktormangels bei Hyperphenylalaninämie.

Enzymdiagnostik: Aktivitätsmessungen von Enzymen sind bei allen Stoffwechselerkrankungen möglich oder sogar zur Diagnosestellung notwendig. Sie können aus folgenden Geweben erfolgen:
- Leukozyten
- Fibroblasten (Hautbiopsat)
- Hepatozyten (Leberbiopsat)
- Muskelfasern (Muskelbiopsat).

Molekulargenetik: Molekulargenetische Untersuchungen haben bei Stoffwechselerkrankungen zur Sicherung der Diagnose einen hohen Stellenwert.

Bildgebende Diagnostik: Die **Sonografie** ist das primäre bildgebende Verfahren, wenn Begleitsymptome von Stoffwechselerkrankungen wie Hepatomegalie oder strukturelle ZNS-Schädigungen auftreten. Bei Verdacht auf metabolische Erkrankungen, die Skelettentwicklung und -aufbau beeinflussen, kommt die **Röntgendiagnostik** zum Einsatz. Stoffwechselerkrankungen, die mit Kleinwuchs einhergehen, können eine radiologische Bestimmung des Skelettalters erforderlich machen. Das Schädel-**MRT** dient der Diagnostik von strukturellen ZNS-Veränderungen im Rahmen von Stoffwechseldefekten.

8.2 Kohlenhydratstoffwechsel

Tab. 8.1 Primär- und weiterführende Diagnostik bei Verdacht auf Stoffwechselerkrankungen

Körperflüssigkeit	Primärdiagnostik	weiterführende Diagnostik
Blut	Säure-Basen-Status, BB, CRP, Elektrolyte, Kreatinin, Harnstoff, Harnsäure, GOT, GPT, CK, INR, Glukose, Laktat, Ammoniak	Carnitin und Acylcarnitinanalyse (Testkarte), Ketonkörper, Aminosäuren, freie Fettsäuren, evtl. mittellange u. kurzkettige Fettsäuren, Galaktose und Metabolite
Urin	Farbe, Geruch, Urinstatus mit pH und Ketonkörpern, Reduktionsprobe (Nachweis von reduzierenden Substanzen, wie z. B. Zuckern wie Glukose, Fruktose, Galaktose, Pentose und Laktose)	Aminosäuren (gleichzeitig zur Blutentnahme), organische Säuren, Dinitrophenylhydrazin test, Natriumnitroprussidtest (auch Zystinurie), Glykosaminoglykane, Oligosaccharide, Gallensäuren, Porphyrine, Purine (Lesch-Nyhan-Syndrom).
Liquor	bei zerebralen Symptomen: Glukose (gleichzeitig zu Blutentnahme), Protein, Zytologie	Laktat, Aminosäuren (jeweils gleichzeitig zu Blutentnahme), biogene Amine und weitere Metabolite, organische Säuren (gleichzeitig zu Urinabgabe)

Tab. 8.2 Befundkonstellationen bei angeborenen Stoffwechseldefekten

Hauptsymptom	weitere Symptome	Stoffwechselerkrankungen
Azidose	Hypoglykämie, Laktaterhöhung, Ketose, Ammoniakerhöhung, vergrößerte Anionenlücke	Aminoazidopathien, Organoazidopathien
	deutliche Laktaterhöhung, Hypoglykämie	Glykogenose Typ I
Hyperammonämie	Alkalose oder normaler pH	Harnstoffzyklusdefekte
	Hypoglykämie, erhöhte GOT/GPT, keine Ketose	Fettsäureoxidationsdefekte
	Azidose, Laktaterhöhung, Ketose, Hypoglykämie, vergrößerte Anionenlücke	Aminoazidopathien, Organoazidopathien
Hypoglykämie	Azidose, Laktaterhöhung, Ketose, Ammoniakerhöhung, vergrößerte Anionenlücke	Aminoazidopathien, Organoazidopathien
	Hepatomegalie, Laktaterhöhung	Glykogenosen, Fruktose-1,6-Bisphosphatase-Mangel
	Hepatomegalie	hereditäre Fruktoseintoleranz
	keine Ketose, keine Laktatazidose	Fettsäureoxidationsdefekte
	Leberversagen	Glykogenose Typ IV, Galaktosämie, Morbus Niemann-Pick Typ C, Carnitinzyklusdefekte

Notfalltherapie

Wenn bei einem Kind der klinische Verdacht auf einen metabolischen Notfall besteht, ist folgende Therapie einzuleiten:

- intravenöse Gabe von **10 %iger Glukoselösung** (150 ml/kg KG/Tag) und Elektrolyten
- Beendigung der Zufuhr von potenziellen Noxen (Galaktose, Fruktose, Proteine, Fette)
- Behandlung von Grunderkrankungen: Infektionen, Fieber.

8.2 Kohlenhydratstoffwechsel

8.2.1 Klassische Galaktosämie

DEFINITION Autosomal-rezessiv vererbter Defekt der Galaktose-1-Phosphat-Uridyltransferase (GALT).

Epidemiologie: Prävalenz 1:40 000.

Pathophysiologie: Durch den Defekt der GALT wird Galaktose-1-Phosphat nicht in Glukose-1-Phosphat umgewandelt und damit der gesamte Glukosestoffwechsel beeinträchtigt. **Galaktose** und **Galaktose-1-Phosphat akkumulieren** und schädigen Leber, Niere, Darm, Gehirn und Augenlinse. Galaktose wird alternativ durch die Aldosereduktase zu Galaktitol umgewandelt, welches insbesondere in der Augenlinse akkumuliert und eine beidseitige Katarakt auslöst. Außerdem wird der Energiestoffwechsel beeinträchtigt, da die Akkumulation des phosphathaltigen Substrats zu einer Verminderung des intrazellulären ATP-Gehalts führt.

Klinik: Schwere Verlaufsformen setzen nach Beginn der Ernährung mit **Milchfütterung** am 3.–4. Lebenstag ein, da Muttermilch und Säuglingsmilch Galaktose enthalten. Die typischen Symptome sind:
- Trinkschwäche und Erbrechen
- Durchfall
- schwere Hypoglykämien
- Hepatomegalie mit akutem Leberversagen (Transaminasen ↑, Hautblutungen infolge Gerinnungsstörungen)
- Ikterus (direkte Hyperbilirubinämie)
- Nierenfunktionsstörung (renales Fanconi-Syndrom)
- Lethargie, ggf. Krampfanfälle bei fulminantem Verlauf
- Sepsis (meist späte Neugeborenensepsis mit Meningitis durch E. coli).

Bei protrahiertem Verlauf kommt es im späteren Säuglingsalter zur Leberzirrhose, beidseitiger Katarakt und

Gedeihstörung, bei älteren Kindern zur mentalen Retardierung.

Diagnostik: Im Rahmen des **Neugeborenen-Screenings** werden die Blutspiegel von Galaktose und Galaktose-1-Phosphat bestimmt, die bei der klassischen Galaktosämie erhöht sind (postprandial: Galaktose-1-Phosphat > 10 mg/dl). Im Urin sind bei tubulärer Schädigung Glukose, Albumin und Aminosäuren erhöht. Die Reduktionsprobe ist positiv.

Im Rahmen der Verlaufskontrolle sollte alle 6 Monate der Galaktose-1-Phosphat-Spiegel in den Erythrozyten gemessen werden sowie Galaktitol im Urin. Eine augenärztliche Kontrolle mit Spaltlampenuntersuchung ist alle 3–6 Monate notwendig.

Therapie: Betroffene Patienten müssen **lebenslang** galaktosefrei bzw. galaktosearm ernährt werden. Die Werte von Galaktose-1-Phosphat dürfen 5 mg/dl Blut nicht überschreiten. Erkrankte Säuglinge sollten mit Sojamilch oder Kaseinhydrolysatnahrung ernährt werden.

Prognose: Ohne Therapie verläuft die Galaktosämie durch ein Leberversagen innerhalb von wenigen Tagen tödlich. Bei **rechtzeitigem Therapiebeginn** ist die Symptomatik **rasch rückläufig**. Auch die Katarakte können sich zurückbilden. Trotz strenger Diät kommt es jedoch bei den meisten Kindern zu einer **Entwicklungsverzögerung**, Störungen der Feinmotorik sowie der geistigen und Sprachentwicklung. Ein Tremor kann auftreten. Bei Mädchen kann sich eine Ovarialfibrose mit daraus resultierendem hypergonadotropem Hypogonadismus entwickeln.

Weitere Störungen des Galaktosestoffwechsels: Eine leichte, oligosymptomatische Form der Galaktosämie wird durch eine **defekte Galaktokinase** ausgelöst (Häufigkeit 1:200 000; autosomal-rezessiver Erbgang). Hierbei ist die Umwandlung von Galaktose in Galaktose-1-Phosphat gestört, sodass Galaktose akkumuliert. Daher wird auch bei dieser Form Galaktose von der Aldosereduktase in Galaktitol umgebaut, welches sich insbesondere in der Augenlinse ansammelt und zur beidseitigen Katarakt führt.
Eine weitere Form ist der **UDP-Galaktose-4-Epimerase-Mangel** (autosomal-rezessiver Erbgang), der sich in einer generalisierten Form (gleiche Symptomatik wie Galaktosämie) und in einer milden Form (oligosymptomatisch, v. a. psychomotorische Retardierung) äußern kann. Bei dieser Erkrankung ist Galaktose-1-Phosphat im Blut erhöht.

8.2.2 Hereditäre Fruktoseintoleranz

> **DEFINITION** Autosomal-rezessiv vererbter Mangel an Fruktose-1-Phosphat-Aldolase B.

Epidemiologie: Prävalenz 1:20 000.

Pathophysiologie: Durch den Defekt der Fruktose-1-Phosphat-Aldolase B kann Fruktose-1-Phosphat nach der Aufnahme von **Fruktose** mit der Nahrung nur sehr langsam verstoffwechselt werden und **akkumuliert** in Leber, Niere und Darm. Zudem werden die Glykolyse, die Glukoneogenese und die Glykogenolyse blockiert. Fruktoseaufnahme führt daher zu **Hypoglykämien**. Auch der Energiestoffwechsel wird beeinträchtigt, da die Akkumulation des phosphathaltigen Substrats zu einer Verminderung des intrazellulären ATP-Gehalts führt.

Klinik: Die Symptome setzen bei Gabe von frucht- oder haushaltszuckerhaltiger Nahrung (Obst, Säfte, Fruchtbreie, Kekse, Schokolade) ein, d. h. i. d. R. beim **Zufüttern von fruktosehaltiger Beikost** oder nach dem Abstillen und der Einführung von Folgemilch. Folgende Symptome treten auf: **Erbrechen**, **Durchfall**, **Gedeihstörung**, **neurologische Symptome** (Apathie, Krampfanfälle, Koma), Aversion gegen Obst und süße Speisen (da sie Fruktose oder Saccharose enthalten), **Ikterus** (direkte Hyperbilirubinämie), **Hepatosplenomegalie** mit Leberfunktionsstörung (Gerinnungsstörungen), **protrahierte Hypoglykämie** (v. a. nach fruktosehaltigen Mahlzeiten, z. B. Obst), **Nierenfunktionsstörung** (renales Fanconi-Syndrom [S. B597]).

> **MERKE** Die Symptome treten i. d. R. erst beim Zufüttern von Beikost bzw. nach dem Abstillen auf und bessern sich bei Fruktosekarenz.

Diagnostik: Die Verdachtsdiagnose kann angenommen werden, wenn in der Anamnese berichtet wird, dass sich die Symptome zurückbilden, wenn das Kind längere Zeit keine frucht- und haushaltszuckerhaltigen Speisen zu sich genommen hat. Im Urin sind bei tubulärer Schädigung Glukose, Albumin und Aminosäuren erhöht. Gesichert wird die Diagnose mittels Biopsie (Leber oder Dünndarm) und anschließender Enzymbestimmung.

Differenzialdiagnosen:
Fruktose-1,6-Bisphosphatase-Mangel: Schwere Nüchternhypoglykämien und Hypoglykämien nach Fruktosezufuhr, da die Glukoneogenese blockiert wird. Klinisch kommt es zu schweren Hypoglykämien mit Laktatazidose und neurologischer Symptomatik. Therapie: Fruktose- und Saccharosekarenz.

Therapie: Die betroffenen Kinder sollten bis zum 6. Lebensmonat voll gestillt und danach streng fruktosearm (max. 1 g Fruktose/d) ernährt werden. Auch Sorbit sollte vermieden werden. Fruktosehaltige Infusionslösungen sind kontraindiziert!

Prognose: Ohne Therapie können die betroffenen Kinder noch im Säuglingsalter ein fulminantes Leberversagen erleiden. Bei Einhalten der Diät ist die Prognose gut, es besteht jedoch immer ein Risiko für eine Leberzirrhose.

8.2.3 Hereditäre Laktoseintoleranz

> **DEFINITION** Autosomal-rezessiv vererbter Laktasemangel.

Epidemiologie: sehr selten.

Pathogenese: Das Enzym Laktase, das im Bürstensaum der Enterozyten des Dünndarms das Disaccharid Laktose in die Bestandteile Glukose und Galaktose spaltet, fehlt. Wenn das Disaccharid nicht gespalten werden kann, führt dies zu einer osmotisch bedingten Diarrhö.

Klinik: Die Neugeborenen haben **wässrige Diarrhöen** unmittelbar **nach den ersten Trinkversuchen** mit Muttermilch.

Diagnostik: Der H_2-Atemtest fällt positiv aus. Ferner kann der Laktosegehalt im Stuhl chromatografisch bestimmt werden. Der Stuhl hat einen niedrigen pH-Wert. Falls die genetische Analyse ein negatives Ergebnis liefert, wird eine Dünndarmbiopsie zur Bestimmung der Laktaseaktivität in der Mukosa durchgeführt. Diagnostisch beweisend ist eine komplett fehlende Laktaseaktivität.

Differenzialdiagnosen:
- Hypolaktasie (adulte Form der Laktoseintoleranz)
- erworbener Laktasemangel: vorübergehender Laktasemangel durch Mukosaschädigung bei Postenteritissyndrom [S. B589], Lambliasis, Zöliakie u. a.
- Kuhmilchproteinintoleranz/-allergie [S. B587]

Therapie: Laktosehaltige Nahrung sollte vermieden werden. Neugeborene und Säuglinge sollten mit Milchersatzprodukten auf Sojabasis ernährt werden.

8.2.4 Glykogenosen

DEFINITION Krankheiten mit abnormer Glykogenspeicherung.

Epidemiologie: Die Gesamtprävalenz aller Glykogenosen liegt bei 1:20 000. Die Typen I, II, III und VI machen über 90 % der Erkrankungen aus. Alle Glykogenosen mit Ausnahme von Typ VI (X-chromosomal-rezessiv) werden autosomal-rezessiv vererbt.

Pathogenese: Den Glykogenosen liegen verschiedene Enzymdefekte im Glykogenstoffwechsel zugrunde, die zu einer Störung des Glykogenaufbaus bzw. -abbaus führen. Dies führt zu einer Ablagerung von abnormal (bei gestörtem Glykogenaufbau) oder normal (bei gestörtem Glykogenabbau) synthetisiertem Glykogen in verschiedenen Organen, insbesondere in Zellen der Leber, Skelett- und Herzmuskulatur.

Klinik, Diagnostik und Therapie: Eine Übersicht über alle Glykogenosen geben **Tab. 8.3** und **Tab. 8.4**.

Tab. 8.3 Charakteristika der verschiedenen Glykogenosen

Typ	Enzymdefekt	Hypoglykämie	weitere klinische Charakteristika	betroffene Organe
I: Morbus von Gierke	Glukose-6-Phosphatase	stark ausgeprägt	Puppengesicht, Krampfanfälle, Minderwuchs, stammbetonte Adipositas, Osteopenie, polyzystische Ovarien, Thrombozytopathie mit Blutungsneigung, Granulozytopenie, Nephrokalzinose sowie renal-tubuläre Azidose mit chronischem Nierenversagen (ab der Adoleszenz), in höherem Alter Xanthelasmen und Gichttophi	Leber, Niere
II: Morbus Pompe	lysosomale α-1,4-Glukosidase	–	langsam progrediente proximale Myopathie und Atemstörungen • infantile Form („floppy infant"): rasch progrediente Kardiomyopathie • infantil-juvenile Form • adulte Form ohne kardiale Beteiligung.	Leber, Muskel, Herz
III: Morbus Cori	Amylo-1,6-Glukosidase	möglich, v. a. bei längerer Nüchternheit	• **Typ IIIa:** Hepatomegalie, progrediente Myopathien von Skelett- und Herzmuskulatur und Hyperlipidämie, starke Ketose bei längerer Nüchternheit, Kleinwüchsigkeit • **Typ IIIb:** keine Muskelbeteiligung	Leber, Muskel, Herz
IV: Morbus Andersen	Amylo-(1,4→1,6)-Transglukosylase	–	Hepatomegalie, Cholestase und progrediente Leberzirrhose in den ersten Lebensmonaten, Gedeihstörung, muskuläre Hypotonie	Leber
V: Morbus McArdle	Muskelphosphorylase	–	ab dem Jugendalter: belastungsabhängige Muskelschwäche mit Myalgien und rascher Ermüdbarkeit, Muskelsteifigkeit, Myoglobinurie bei Belastung, Second-wind-Phänomen (Besserung der Beschwerden unter Fortsetzung leichter Muskelarbeit)	Muskel
VI: Morbus Hers	Leberphosphorylase	möglich	leichte Hepatomegalie, Hyperlipidämie und Hypoglykämien	Leber
VII: Morbus Tarui	Muskelphosphofructokinase	–	ab dem Kindesalter Symptome wie Typ V	Muskel
IX	Phosphorylasekinase	möglich	leichte Hepatomegalie und Hypoglykämie	Leber, Herz
XI: Morbus Fanconi-Bickel	GLUT 2	–	initial Hepatomegalie, Nierenschädigung mit Gedeihstörung, Kleinwuchs und Rachitis im Verlauf, renales Fanconi-Syndrom	Leber, Niere
0: Morbus Lewis	Glykogensynthase	vorhanden, v. a. morgens	rezidivierende, ketotische Hypoglykämien nach längerem Fasten	–

Tab. 8.4 Charakteristika der verschiedenen Glykogenosen

Typ	Diagnostik	Therapie	Prognose
I: Morbus von Gierke	Laktatazidose, Pyruvat ↑, Hyperurikämie, Hyperlipidämie, Diagnosesicherung mittels Nachweis der Glykogeneinlagerung in Hepatozyten	Maltodextrinlösung bei Hypoglykämie, zur Prophylaxe: häufige Mahlzeiten (alle 3–4 h) mit hohem Anteil an langsam resorbierbaren Kohlenhydraten, nachts kontinuierliche Magentropfinfusion; Allopurinol (Hyperurikämie), G-CSF (Granulozytopenie), fruktose- und laktosefreie Diät	gut bei konsequenter Therapie, erhöhtes Risiko für Lebertumoren und chronisch-entzündliche Darmerkrankungen
II: Morbus Pompe	Lymphozyten mit Vakuolen, CK ↑, EMG (typische myopathische Veränderungen), Muskelbiopsie (intralysosomale Glykogenspeicherung mit Vakuolen und Muskelfasernekrosen), EKG infantile Form: PR-Intervall ↓ und überhöhte QRS-Komplexe	kohlenhydratreiche, proteinarme Ernährung, evtl. i. v.-Enzymersatz-Therapie	meist fatal, Herzversagen (infantile Form: Tod im 1. Lebensjahr, infantil-juvenile Form: häufig Tod < 20. Lebensjahr, adulte Form: bessere Prognose)
III: Morbus Cori	CK ↑ (bei Typ IIIa), BZ ↓, Laktatanstieg nach Glukosebelastung, Transaminasen und Cholesterin ↑	wie I (weniger streng)	
IV: Morbus Andersen	Leberbiopsie (Enzymmangelnachweis)	keine kausale Therapie	fatal, Tod in den ersten Lebensjahren
V: Morbus McArdle	CK ↑, EMG (pathologische Spontanaktivität, myotone Entladungen mit verkürzten Potenzialen und niedrigen Amplituden), Muskelbiopsie (Glykogenspeicherung und Fasernekrosen), Ischämietest (Laktatanstieg ↓ oder fehlend)	Glukose- und Fruktosezufuhr vor körperlicher Anstrengung, kurzfristige Gabe mittelkettiger Fettsäuren	Nierenversagen
VI: Morbus Hers	BZ ↓, Laktat und Transaminasen ↑, Laktatanstieg unter Glukosebelastung	meist nicht notwendig	
VII: Morbus Tarui	wie V		
IX	wie VI		
XI: Morbus Fanconi-Bickel	Leberbiopsie	galaktosearme Diät, häufige kleine Mahlzeiten, Therapie der Fanconi-Anämie [S. B523]	abhängig von Folgeerkrankungen
0: Morbus Lewis	BZ ↓, Laktatanstieg unter Glukosebelastung	häufige kleine Mahlzeiten, auch nachts	

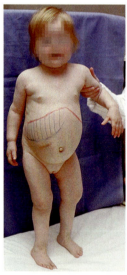

Abb. 8.1 **Glykogenose Typ I.** 6-jähriges Mädchen mit Glykogenose Typ I und renalem Fanconi-Syndrom. (aus: Gortner, Meyer, Sitzmann, Duale Reihe Pädiatrie, Thieme, 2012)

8.2.5 Mukopolysaccharidosen

Die Mukopolysaccharidosen gehören neben den Sphingolipidosen und der Zystinose zu den lysosomalen Stoffwechseldefekten.

DEFINITION Lysosomale Enzymdefekte, die zu einer Speicherung von unvollständig abgebauten Glykosaminoglykanen (= Mukopolysacchariden) in verschiedenen Geweben führen.

Epidemiologie: Die Prävalenz der Mukopolysaccharidosen (MPS) beträgt je nach Typ zwischen 1:40 000–1:250 000. Alle Mukopolysaccharidosen mit Ausnahme von Typ II (X-chromosomal-rezessiv) werden autosomal-rezessiv vererbt.

Pathogenese: Defekte von lysosomalen sauren Hydrolasen führen zu Störungen im Abbau von Mukopolysacchariden. Unvollständig abgebaute **Mucopolysaccharide akkumulieren** in den **Lysosomen** verschiedener Gewebe wie Leber, Milz, Bindegewebe, Knorpel, Knochen, Nervensystem. In der Folge kommt es zu Organomegalien von Leber und Milz, zu einer Akkumulation von Glykosaminoglyka-

Tab. 8.5 Mukopolysaccharidosen

Typ	Enzymdefekt	Charakteristika	Glykosaminoglykane im Urin (↑)	psychomot. Retardierung	Hornhauttrübung	Kardiomyopathie
I-H: Pfaundler-Hurler	α-L-Iduronidase	Makroglossie, Hernien, Hirsutismus, Hydrozephalus, prämature Nahtsynostose, raue Stimme	Dermatan-, Heparansulfat	X	X	X
I-S: Scheie	α-L-Iduronidase	Makroglossie, Herzklappenvitien, Karpaltunnel-Syndrom, versteifte Gelenke		–	X	X
II: Hunter	Iduronat-2-Sulfatase	Makroglossie, Hernien, Hörverlust	Dermatan-, Heparansulfat	X	–	X
III: Sanfilippo	Heparansulfatabbauenzyme (4 Typen)	schwere Enzephalopathie, Krampfanfälle, Aggressivität, Hyperkinesie, Spastik	Heparansulfat	X	X	–
IV: Morquio	Keratansulfatabbauenzyme (2 Typen)	Hydrops fetalis, Hörverlust, Hüft- und Knieluxationen, atlantoaxiale Instabilität	Keratansulfat	–	X	(X)
VI: Maroteaux-Lamy	Arylsulfatase B	Makroglossie, Hörverlust	Dermatansulfat	–	X	X
VII: Sly	β-Glucuronidase	Hydrops fetalis, Makroglossie, Hernien, Klumpfüße, muskuläre Hypotonie	Chondroitin- (Heparan-, Dermatan-)sulfat	X	X	(X)

nen u. a. in Hornhaut, Linse, Herzklappen sowie zu typischen Skelettveränderungen mit Kleinwuchs. Die Einlagerung von Glykosaminoglykanen in Dura und Leptomeningen kann wegen der Abflussbehinderung des Liquors zu einem Hydrozephalus mit Makrozephalie führen.

Klinik: Das klinische Bild der Mukopolysaccharidosen ist variabel und reicht von nahezu symptomfreien bis hin zu schweren Verläufen. Folgende Symptome sind allen MPS gemeinsam:
- **Kleinwuchs** mit kurzem Rumpf
- vergröberte Gesichtszüge (**Gargoylismus**)
- **Skelettdeformitäten** (Dysostosis multiplex)
- **Gelenkkontrakturen**
- **Organomegalie**: Leber, Milz.

Eine Übersicht über die weiteren Symptome von Mukopolysaccharidosen gibt Tab. 8.5. Die Symptome manifestieren sich – bis auf wenige Ausnahmen – in den ersten Lebensmonaten.

Diagnostik: Bei allen MPS-Typen ist die **Glykosaminoglykanausscheidung im Urin erhöht**, was diagnostisch hinweisend sein kann. Im Blutausstrich sind vakuolisierte Lymphozyten vorhanden. Der Enzymdefekt kann im Serum, Fibroblasten, Leukozyten oder im Nervengewebe nachgewiesen werden.

Im **Röntgenbild** sind die für Mukopolysaccharidosen typischen Skelettdeformitäten erkennbar. Unter dem Begriff Dysostosis multiplex werden folgende Veränderungen zusammengefasst:
- verdickte Schädelkalotte und Makrozephalie
- abgeflachte und ausgezogene Beckenschaufeln mit hypoplastischem Acetabulum
- bikonvexe Wirbelkörper und Hakenwirbel

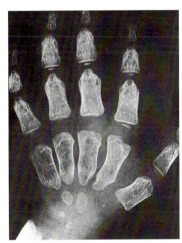

Abb. 8.2 **Radiologische Befunde bei Mucopolysaccharidose Typ I.** Die Röntgenaufnahme der Hand eines 6-jährigen Mädchens zeigt verkürzte und plumpe Metacarpalia und Phalangen. (aus: Gortner, Meyer, Sitzmann, Duale Reihe Pädiatrie, Thieme, 2012)

- verkürzte und plumpe Phalangen und Metacarpalia (Abb. 8.2)
- deformierte Epi- und Metaphysen von Radius und Ulna
- retardiertes Knochenalter.

Therapie und Prognose: Die Behandlung erfolgt **symptomatisch**. Für einige MPS-Typen stehen Enzymersatztherapien zur Verfügung, die unter besonderen Vorsichtsmaßnahmen (**Cave:** potenzielle Allergene!) intravenös verabreicht werden müssen.

Die Prognose ist typenabhängig, aber grundsätzlich nicht gut. Die meisten Patienten erreichen die 3. Lebensdekade nicht.

8.3 Eiweißstoffwechsel

Entgleisungen des Eiweißstoffwechsels bei Vorliegen von erblichen Defekten manifestieren sich bei Kindern in Form einer akuten Enzephalopathie, wenn die toxischen Metabolite (v. a. Ammoniak) im Körper akkumulieren. Auslöser einer Stoffwechselentgleisung sind katabole Stoffwechsellagen, wie sie z. B. beim Fasten oder im Rahmen von Infektionen auftreten können.

8.3.1 Aminoazidopathien

Phenylketonurie

Synonym: Fölling-Krankheit

> **DEFINITION** Störung im Stoffwechsel der aromatischen Aminosäure Phenylalanin.

Formen: Folgende Varianten werden unterschieden:
- **klassische Phenylketonurie** (PKU): Phenylalanin im Plasma > 1200 µmol/l (20 mg/dl)
- **milde PKU:** Phenylalanin 600–1200 µmol/l (10–20 mg/dl)
- **Hyperphenylalaninämie** (HPA): Phenylalanin 120–600 µmol/l (2–10 mg/dl).

Epidemiologie und Ätiologie: In 98 % d. F. liegt der Erkrankung ein autosomal-rezessiv vererbter **Mangel der Phenylalaninhydroxylase** (PAH) zugrunde (Inzidenz 1 : 8 000). Es sind fast 500 Mutationen im PAH-Gen bekannt. Bei der milden Form der Phenylketonurie und der Hyperphenylalaninämie weist die Phenylalaninhydroxylase noch eine Restaktivität bis zu 30 % auf, bei der klassischen PKU i. d. R. nicht mehr. Die klassische PKU ist die häufigste erbliche Störung im Aminosäurestoffwechsel. Etwa 1–2 % der Erkrankungen (meist milde PKU) werden durch einen **Mangel des Kofaktors Tetrahydrobiopterin** (BH_4) ausgelöst (BH_4-responsive PKU, s. u.)

Pathogenese: Die PAH katalysiert die Umwandlung von Phenylalanin zu Tyrosin. Wenn die Aktivität dieses Enzyms vermindert ist, reichert sich Phenylalanin intrazellulär und im Blut an. Phenylalanin wird über alternative Wege verstoffwechselt, sodass dessen Metabolite (**Phenylketone**) vermehrt über den Urin ausgeschieden werden. Toxische Metabolite verursachen eine **Demyelinisierung im Nervensystem**. Tyrosin kann nicht mehr aus Phenylalanin gewonnen werden, wodurch die **Biosynthese von Neurotransmittern** (Dopamin, Noradrenalin, Adrenalin) **und Melanin gestört** ist.

Klinik: Bei der Geburt sind betroffene Kinder noch unauffällig. Im ersten Lebenshalbjahr entwickeln sich folgende klinische Symptome:
- Erbrechen, Trinkschwäche und Gedeihstörung
- **progrediente geistige** und **körperliche Retardierung** und Mikrozephalie
- muskuläre Hypertonie, Hyperreflexie, Hyperkinesien, extrapyramidal-motorische Bewegungsstörungen, Krampfanfälle (BNS-Anfälle, s. Neurologie [S. B960]).
- psychiatrische Auffälligkeiten wie Psychosen, Demenz, Unruhe, Reizbarkeit und Autoaggression
- ekzematöse Hauterscheinungen
- auffälliger **Körpergeruch nach Mäusen.**

Wegen einer Störung der Melaninsynthese haben die betroffenen Kinder meist **helle Haut** und **hellblonde Haare**.

Diagnostik: Die Phenylketonurie wird im **Neugeborenen-Screening** erfasst. Als pathologisch gilt eine Phenylalaninkonzentration im Plasma > 120 µmol/l (2 mg/dl). Tyrosin und Tetrahydrobiopterin liegen dabei im Normbereich. Im Urin sind die Metabolite von Phenylalanin (Phenylpyruvat, Phenyllaktat, Phenylacetylglutamin, Phenylacetat) deutlich erhöht.

Zur Abklärung der **BH_4-Responsivität** wird die Phenylalaninkonzentration im Plasma nach der Gabe von BH_4 erneut bestimmt. Bei BH_4-Responsivität sind die Phenylalaninkonzentrationen rückläufig.

Differenzialdiagnosen: Eine **vorübergehende Erhöhung** des Phenylalaninspiegels kann bei Frühgeburt, Tyrosinämie sowie bei Leber- oder Nierenfunktionsstörungen auftreten. Von der Phenylketonurie sind benigne Varianten der **Hyperphenylalaninämie** (z. B. Phenylalanintransaminasemangel) zu unterscheiden. Die davon betroffenen Kinder weisen eine höhere Phenylalanintoleranz und seltener neurologische Komplikationen auf. Von der BH_4-responsiven PKU müssen autosomal-rezessiv vererbte Biosynthese- und **Recyclingstörungen von BH_4** abgegrenzt werden. Diese Erkrankungen sprechen z. T. nicht auf die Gabe von BH_4 an.

Therapie: Eine milde Hyperphenylalaninämie ist nicht therapiebedürftig. Patienten mit nicht-BH_4-responsiver PKU müssen so früh wie möglich mit einer **phenylalaninarmen Diät** unter Meidung eiweißreicher Lebensmittel beginnen. Zwischen dem 1. und 10. Lebensjahr sollten die Phenylalaninspiegel < 240 µmol/l, danach < 900 µmol/l und ab dem 16. Lebensjahr < 1200 µmol/l bleiben. **Cave:** Eine Unterversorgung mit Phenylalanin vermeiden (→ essenzielle Aminosäure).

Zusätzlich müssen andere Aminosäuren in einer phenylalaninfreien Proteinmischung substituiert werden. Patienten mit BH_4-responsiver PKU müssen keine Diät halten, wenn durch die Gabe von BH_4 die Phenylalaninkonzentrationen dauerhaft gesenkt werden können.

Prognose: Bei frühzeitigem Therapiebeginn und strenger Einhaltung der Diät im Kindesalter bleibt eine Entwicklungsretardierung aus. Patientinnen mit Kinderwunsch müssen die strikte Diät auch im Erwachsenenalter weiter einhalten, um eine Embryopathie zu vermeiden.

Ahornsirupkrankheit

Synonym: Leuzinose, Maple Syrup Urine Disease (MSUD)

> **DEFINITION** Autosomal-rezessiv vererbter Mangel eines Enzymkomplexes, der zu einer Abbaustörung von verzweigtkettigen Aminosäuren führt.

Epidemiologie: Die Inzidenz beträgt 1:100 000–1:200 000.

Pathogenese: Verzweigtkettige Aminosäuren (Leucin, Isoleucin, Valin) werden von einem Dehydrogenasekomplex (verzweigtkettige-α-Oxosäuren-Dehydrogenase, BCKDH) abgebaut. Bei der Ahornsirupkrankeit ist dieser Abbauweg gestört, sodass sich Stoffwechselzwischenprodukte (v. a. α-Ketosäuren) akkumulieren. Durch Hemmung weiterer Stoffwechselwege kommt es zu einer Stoffwechselentgleisung mit Hypoglykämie, metabolischer Azidose, gestörter Harnsäureausscheidung sowie zu neurologischen Symptomen, die v. a. durch Leucin und seine Metabolite verursacht werden.

Klinik:
- Bei der **schweren Form** tritt ab dem 3.–5. Tag eine schnell fortschreitende Enzephalopathie auf, die zu Trinkschwäche, Lethargie, Somnolenz, Hyporeflexie, Krampfanfällen, Opisthotonus, schrillem Schreien, Hirnödem und Koma führt.
- **Milde Formen**, bei denen noch eine Restaktivität des Enzymkomplexes besteht, äußern sich bei kataboler Stoffwechsellage durch rezidivierende Stoffwechselkrisen mit Ketoazidose und progredienten neurologischen Symptomen bis hin zum Koma. Eine Entwicklungsverzögerung kann auftreten.

Der **Urin** riecht nach Ahornsirup bzw. Maggi-Würze, was durch Sotolon, ein Zwischenprodukt des Leucinstoffwechsels, verursacht wird.

Diagnostik: Die Ahornsirupkrankeit wird im Neugeborenen-Screening erfasst. Die Plasmakonzentrationen von Valin, Leucin (schwere Form > 1000 µmol/l, milde Formen < 1000 µmol/l) und Isoleucin sind erhöht. Diagnostisch beweisend ist erhöhtes **Alloisoleucin im Plasma**. Der Dinitrophenylhydrazintest fällt positiv aus. Im Urin sind die Konzentrationen der verzweigtkettigen Keto- und Hydroxysäuren erhöht.

Therapie: Bei einer **Stoffwechselentgleisung** muss sofort die Proteinzufuhr beendet und mit der Infusion von Glukose und ggf. der Gabe von Insulin begonnen werden. Evtl. ist eine Hämofiltration erforderlich. Die **Dauerbehandlung** besteht aus einer Ernährung ohne verzweigtkettige Aminosäuren bei regelmäßiger Kontrolle der Plasmaspiegel.
Zusätzlich kann ein Therapieversuch mit **Thiamin** (Kofaktor des BCKDH-Komplexes) unternommen werden, um eine vorhandene Restaktivität des Enzyms zu steigern.

Prognose: Wenn bei der schweren Form die Therapie vor dem 5. Lebenstag eingeleitet wird, lassen sich schwere Komplikationen vermeiden. Die neurologische Entwicklung ist jedoch meist eingeschränkt.

Klassische Homozystinurie

Synonym: Hyperhomozysteinämie

> **DEFINITION** Autosomal-rezessiv vererbter Mangel der Zystathionin-β-Synthase (Mutation auf Chromosom 21), der zu einer Störung im Abbau der schwefelhaltigen Aminosäuren führt.

Epidemiologie: Die Homozystinurie kommt mit einer Inzidenz von 1:50 000–1:300 000 vor.

Pathogenese: Homozystein entsteht beim Abbau von Methionin zu Zystein. Bei einem Mangel an Zystathionin-β-Synthase (CBS) fällt vermehrt der Metabolit Homozystein an, der nicht weiter zu Zystathionin abgebaut werden kann (**Hyperhomozysteinämie**). Daher akkumuliert Homozystein, was zu einer Störung des Kollagenstoffwechsels und zu Schädigungen des Gefäßendothels führt. Bei hohen Homozysteinkonzentrationen kann der Metabolit wieder zu Methionin methyliert oder durch Oxidation mit einem weiteren Homozysteinmolekül zu Homozystin verbunden werden. Homozystin wird dann vermehrt über den Urin ausgeschieden.

Klinik: Die betroffenen Kinder fallen meist im Schulalter durch folgende Symptome auf:
- Augen: **Linsenektopie**, Myopie
- Skelettsystem: **marfanoide Merkmale** (Hochwuchs, Trichter- oder Hühnerbrust, Kyphoskoliose, Arachnodaktylie), **Osteoporose**
- Blutgefäße: früh beginnende **Arteriosklerose**, **Thrombembolien** (Schlaganfälle, Herzinfarkte, Nierenarterienverschlüsse, Beinvenenthrombosen, Lungenembolien)
- Haare: feines, meist helles Haar
- **ZNS-Symptome** (mentale Retardierung, Krampfanfälle, psychiatrische Auffälligkeiten).

Diagnostik: Homozystein (> 150 µmol/l) und Methionin im Plasma sind erhöht, Zystein ist erniedrigt. Im Urin werden Disulfide (d. h. Homozystin) mittels Natriumnitroprussidtest (Brandprobe) nachgewiesen (intensive Rotfärbung).

Therapie: Die medikamentöse Therapie der Homozystinurie gliedert sich in 3 Stufen. Ziel der Therapie ist, den **Homozystinspiegel** im Plasma auf **< 30 µmol/l** zu senken.
- Hochdosierte Gabe von **Pyridoxin** (Vitamin B_6), das als Koenzym von der CBS benötigt wird. Patienten mit einer Restaktivität der CBS sprechen auf diese Therapie an (pyridoxinresponsive Homozystinurie). Außerdem sollten Vitamin B_{12} und Folsäure gegeben werden, da die Remethylierung von Homozystein zu Methionin abhängig von diesen Vitaminen ist.
- zusätzlich methioninreduzierte, zystinangereicherte Diät
- zusätzliche Gabe von Bethainanhydrat.

Prognose: Bei adäquater Therapie sind die Symptome rückläufig, außerdem können Komplikationen der Erkrankung vermieden werden. Die Lebenserwartung der Patienten hängt erheblich von den thrombembolischen Komplikationen ab.

Zystinose

> **DEFINITION** Autosomal-rezessiv vererbte Transportstörung von Zystin. Zystin fällt im Abbau der schwefelhaltigen Aminosäuren an und akkumuliert v. a. in den Lysosomen der retikuloendothelialen Gewebe.

Pathogenese: Aufgrund eines bislang ungeklärten Transporterdefekts kommt es zur Akkumulation von Zystin in Leber, Milz, Knochenmark, Niere, Lymphknoten, Kornea und Konjunktiva.

Klinik: Es werden 3 verschiedene Verlaufsformen unterschieden:
- Bei der häufigsten, der **infantilen Form**, kommt es bereits ab dem 3. Lebensmonat zur Nierenschädigung (DeToni-Debré-Fanconi-Syndrom [S. B597]) und Urämie. Weitere Symptome sind Hepatosplenomegalie, Hypothyreose und insulinabhängiger Diabetes. Die Beteiligung von Kornea und Konjunktiva verursacht Photophobie und vermehrten Tränenfluss. Die terminale Niereninsuffizienz tritt meist bis zum Schulalter ein.
- Die **juvenile Form** zeichnet sich durch eine spätere Manifestation (ab ca. dem 8. Lebensjahr) und durch einen milderen Verlauf aus. Die terminale Niereninsuffizienz tritt im Laufe der Adoleszenz ein.
- Von der **okulären Form** (nur okuläre Symptome) sind v. a. Erwachsene betroffen.

Diagnostik: Die Zystinspeicherung lässt sich mikroskopisch in verschiedenen Geweben nachweisen. Bei einer Spaltlampenuntersuchung fallen kristalline Einschlüsse in der Kornea auf.

Therapie: symptomatisch.

8.3.2 Harnstoffzyklusdefekte

> **DEFINITION** Hereditäre Enzymdefekte, die zu Störungen des Harnstoffzyklus führen.

Epidemiologie: Harnstoffzyklusdefekte (Tab. 8.6) kommen mit einer Häufigkeit von 1:8000 vor. Der häufigste Harnstoffzyklusdefekt ist der OTC-Mangel.

Pathogenese: Beim Abbau von Aminosäuren entsteht Ammoniak, das in 6 enzymatisch vermittelten Reaktionen im Harnstoffzyklus zu Harnstoff abgebaut wird. Enzymdefekte können bei allen Schritten im Harnstoffzyklus auftreten. Charakteristisch ist das **Leitsymptom Hyperammonämie**. Das Ausmaß der Hyperammonämie ist abhängig vom zugrunde liegenden Enzymdefekt und der Menge des aufgenommenen Eiweißes. Die Normwerte für Ammoniak sind:
- Neugeborene: < 110 µmol/l, kranke Neugeborene ≤ 180 µmol/l
- alle anderen Altersgruppen: 50–80 µmol/l.

> **MERKE** Ein Ammoniakwert > 200 µmol/l bedarf dringend der diagnostischen Abklärung und einer sofortigen Behandlung!

Tab. 8.6 Harnstoffzyklusdefekte

Erkrankung	defektes Enzym	Laborbefunde	Urinbefund	spezifische Symptomatik	Manifestationszeitpunkt
Carbamoylphosphatsynthetase-(CPS-)Mangel (Hyperammonämie Typ I)	Carbamoylphosphatsynthetase I	Glutamin ↑, Zitrullin n–↓, Arginin ↓	Orotsäure n–↓	geistige Retardierung, Wachstumsverzögerung	meist Kleinkindalter
N-Acetylglutamatsynthetase-(NAGS-)Mangel	N-Acetylglutamatsynthetase	Glutamin ↑, Zitrullin n–↓	Orotsäure n–↓	Diarrhö, Dyspnoe	meist Neugeborenenalter
Ornithin-Transcarbamylase-(OTC-)Mangel (Hyperammonämie Typ II)	Ornithincarbamyltransferase	Glutamin ↑, Zitrullin n–↓, Arginin ↓, Lysin ↑	Orotsäure ↑↑,	Gerinnungsstörung mit Blutungen Jungen mit OTC-Mangel sind meist schwerer als Mädchen betroffen.	meist Neugeborenenalter (Hirnblutungen)
Argininosuccinatsynthase-(ASS-)Mangel (Citrullinämie Typ I)	Argininosuccinatsynthase	Zitrullin ↑↑ (> 1000 µmol/l), Arginin ↓	Orotsäure ↑	im Jugendalter: Anorexie	meist Neugeborenenalter
Argininosuccinat-Lyase-(ASL-)Mangel (Argininbernsteinsäurekrankheit)	Argininosuccinatlyase	Zitrullin ↑ (100–300 µmol/l), Arginin ↓	Argininosuccinat ↑↑, Orotsäure ↑	Tremor, Ataxie, Trichorrexis nodosa; im Jugendalter: Anorexie, Verhaltensstörungen	im Neugeborenen-/Kleinkindesalter
Arginasemangel (Hyperargininämie)	Arginase 1	Arginin ↑↑	Orotsäure ↑↑	progrediente Spastik, Epilepsie, psychomotorische Retardierung	1./2. Lebensjahr

Alle Harnstoffzyklusdefekte werden autosomal-rezessiv vererbt, mit Ausnahme des OTC-Mangels (X-chromosomal).

Klinik: Der Manifestationszeitpunkt der klinischen Symptome variiert je nach Schweregrad des Harnstoffzyklusdefekts. Die meisten Kinder werden im Neugeborenen- und Säuglingsalter bzw. in der Pubertät symptomatisch. **Allgemeine Symptome** aller Harnstoffzyklusdefekte sind:
- **Neugeborene**: Trinkschwäche, Erbrechen, Hyperpnoe, Temperaturregulationsstörungen, muskuläre Hypotonie, Lethargie, Hirnödem, Krampfanfälle, Koma
- **Säuglinge** und **Kinder**: Gedeihstörung, Erbrechen, Nahrungsverweigerung, Mikrozephalie, psychomotorische Retardierung, Spastizität oder Lethargie, Störung des Schlaf-Wach-Rhythmus
- **Jugendliche** und **Erwachsene**: psychiatrische oder neurologische Auffälligkeiten, Verwirrtheit, Psychosen, Lethargie.

Die spezifischen klinischen Symptome und ihr Manifestationszeitpunkt sind in **Tab. 8.6** aufgeführt.

Diagnostik: Im Neugeborenen-Screening kann eine Hyperammonämie erfasst werden. **Tab. 8.6** zeigt die spezifische Labordiagnostik.

Differenzialdiagnosen: Eine **Hyperammonämie** kann u. a. ebenso auftreten bei Frühgeborenen (transitorisch), Organoazidopathie, Carnitinmangel, Lebererkrankungen (z. B. Zirrhose, Coma hepaticum), übermäßiger Zufuhr von Eiweiß, gestörtem Transport der Metabolite des Harnsäurezyklus, Einnahme von Valproat, Gefäßmissbildungen, neurogener Blasenentleerungsstörung und kapillärer Blutabnahme.

Therapie: In der **Akutsituation** ist bei Ammoniakwerten > 500 µmol/l eine extrakorporale Entgiftung mittels **Hämodialyse** indiziert.

Es sollte eine streng protein- und stickstoffarme, kohlenhydrat- und fettreiche **Diät** eingehalten werden. Essenzielle Aminosäuren sowie Vitamine und Mineralstoffe müssen substituiert werden.

Natriumphenylbutyrat und **Natriumbenzoat** werden zur Elimination von Stickstoff aus dem Blut eingesetzt. Die langfristige Gabe von Laktulose verändert die Darmflora, sodass durch Darmbakterien weniger Ammoniak gebildet werden kann und Ammoniak vermehrt als Ammonium ausgeschieden wird.

L-Arginin und L-Citrullin werden bei OTC-, CPS-, ASS- und ASL-Mangel substituiert. Bei Arginasemangel sollte kein L-Arginin gegeben werden. Der NAGS-Mangel kann mittels N-Carbamyl-L-Glutamat therapiert werden.

Bei Patienten mit schweren Formen von Harnstoffzyklusdefekten kann eine Lebertransplantation notwendig sein.

8.3.3 Organoazidopathien

Es handelt sich um Störungen im Abbau der Aminosäuren, die zu einer intramitochondrialen Ansammlung von Produkten des Intermediärstoffwechsels führen. Diagnostisch wegweisend ist der Nachweis bestimmter organischer Säuren im Urin.

> **MERKE** Katabole Stoffwechsellagen sind für Patienten mit Organoazidopathie eine Notfallsituation und müssen schnellstmöglich mit Glukose- und Carnitininfusionen behandelt werden.

Glutarazidurie Typ I

> **DEFINITION** Autosomal-rezessiv vererbter Mangel der Glutaryl-CoA-Dehydrogenase durch eine Mutation auf Chromosom 19, der zu einer Störung des Abbaus von Lysin und Tryptophan führt.

Epidemiologie: Die Inzidenz liegt bei 1:30 000–1:50 000.

Pathogenese: Die Glutaryl-CoA-Dehydrogenase (GCDH) ist das Schlüsselenzym beim Abbau von Lysin, Hydroxylysin und Tryptophan. Bei einem GCDH-Mangel kann Glutaryl-CoA nicht mehr in Crotonyl-CoA umgewandelt werden, was zu einer Akkumulation der Metabolite Glutarsäure bzw. 3-Hydroxy-Glutarsäure insbesondere im Gehirn und zu einer Erhöhung von Glutarylcarnitin im Blut führt.

Klinik: In der Anamnese besteht eine **Makrozephalie**. Die betroffenen Kinder fallen meist erst zwischen dem 6.–12. Lebensmonat mit einer akuten enzephalopathischen Krise auf, die durch die Akkumulation der toxischen Metabolite ausgelöst wird und durch katabole Stoffwechsellagen oder fieberhafte Infektionen gefördert werden kann. In der Akutsituation können Krampfanfälle auftreten. In der Folge kommt es zu schweren dystonen Bewegungsstörungen und zu Dyskinesien aufgrund von Schädigungen der Basalganglien (v. a. Nekrose des **Corpus striatum**).

> **MERKE** Betroffene Kinder zeigen ausschließlich zerebrale Symptome.

Diagnostik: Im Neugeborenen-Screening fällt ein erhöhtes Glutarylcarnitin auf. Carnitin im Blut ist vermindert. Diagnostisch beweisend ist der Nachweis von 3-Hydroxy-Glutarsäure im Urin.

In der bildgebenden Diagnostik des Gehirns fallen eine frontotemporale Atrophie und eine Atrophie der Basalganglien auf. Hygrome können vorkommen.

Therapie: Betroffene Patienten müssen eine lysin- und tryptophanarme Diät einhalten. Carnitin sollte substituiert werden.

Prognose: Die Hirnschädigung ist irreversibel. Wenn die Krankheit im Neugeborenen-Screening erkannt wird, kann eine neurologische Schädigung vermieden werden.

Isovalerianazidurie

> **DEFINITION** Autosomal-rezessiv vererbter Defekt der Isovaleryl-CoA-Dehydrogenase (ICDH), der zu einer Störung im Abbau der verzweigtkettigen Aminosäure Leucin führt.

Epidemiologie: Die Häufigkeit liegt bei 1:60 000–1:100 000.

Pathogenese: Die Isovaleryl-CoA-Dehydrogenase (ICDH) ist am Abbau von Leucin beteiligt. Bei einem ICDH-Mangel kann Isovaleryl-CoA nicht mehr in 3-Methyl-Crotonyl-CoA umgewandelt werden, was zu einer Akkumulation der Metabolite Isovaleriansäure, Isovalerylglycin und 3-Hydroxy-Isovaleriansäure und zu einer Erhöhung von Isovalerylcarnitin im Blut führt.

Klinik: Die **neonatale Form** manifestiert sich innerhalb der Neugeborenenperiode als toxische Enzephalopathie mit Trinkschwäche, Erbrechen, muskulärer Hypotonie, Myoklonien der Extremitätenmuskulatur, Krampfanfällen und Lethargie bis hin zum Koma. Die Enzephalopathie ist irreversibel und führt zu Nekrosen des Gehirns (v. a. in den Basalganglien).

Die **chronisch-intermittierende Form** kann sich auch erst im Erwachsenenalter manifestieren. Bei katabolen Stoffwechsellagen treten intermittierend Lethargie, Bewusstseinsstörungen, fokalneurologische Defizite, Ataxie und eine Ketoazidose bis hin zum Koma auf.

Kinder, die von der **chronisch-progredienten Form** betroffen sind, zeigen hingegen einen langsam progredienten Krankheitsverlauf mit Trinkschwäche, chronischem Erbrechen, Gedeihstörung, muskulärer Hypotonie und psychomotorischer Retardierung. Rezidivierende Infektionen (v. a. Pilzinfektionen) können auftreten.

Allen Formen gemeinsam ist der charakteristische **Körper**- und **Uringeruch** nach Schweißfüßen (Isovaleriansäure).

Diagnostik: Im Neugeborenen-Screening fällt ein erhöhtes Isovalerylcarnitin auf. Carnitin im Blut ist vermindert. Diagnostisch beweisend ist der Nachweis von **Isovalerylglyzin** und **3-Hydroxy-Isovaleriansäure im Urin**. Bei einer Stoffwechselentgleisung treten eine metabolische Azidose, Ketose und eine Hyperammonämie auf. Weitere auffällige Befunde sind Neutropenie, Thrombopenie und Hypokalzämie.

Therapie: Eine **eiweißreduzierte Diät** muss eingehalten werden. Zusätzlich sollten L-Carnitin und Glyzin substituiert werden. Beide Substanzen führen zu einer vermehrten Ausscheidung von Isovalerylglyzin im Urin und tragen damit zur Entgiftung bei.

Prognose: Bei frühzeitiger Diagnosestellung (Neugeborenen-Screening!) und konsequenter Therapie ist die Prognose gut. Wenn die Therapie nicht eingehalten wird, treten Komplikationen wie Enzephalopathie, Demyelinisierung sowie Schädigungen der Haut und der inneren Organe (Herz, Niere, Pankreas) auf.

8.3.4 Biotinidasemangel

> **DEFINITION** Autosomal-rezessiv vererbter Defekt bei der Regeneration von Biotin (Vitamin H).

Klinik: Schleichende Manifestation im frühen Säuglingsalter mit Fütterungsschwierigkeiten, mentaler Retardierung, muskulärer Hypotonie, Krampfanfällen, Alopezie, seborrhoischer Dermatitis und Immundefizienz (z. B. mit Candidiasis).

Diagnostik: Der Biotinidasemangel wird im Neugeborenen-Screening erfasst. In der BGA finden sich eine Laktatazidose und Hyperammonämie. Im Plasma sind Alanin und Propionat erhöht. Im Urin sind Laktat, 3-OH-Isovaleriansäure und Methylcrotonsäure erhöht.

Therapie: Lebenslange Biotinsupplementierung (in Form von freiem Biotin).

Prognose: Gut bei frühem Therapiebeginn und strenger Biotinsupplementierung. Mit Ausnahme der neurologischen Auffälligkeiten bilden sich alle anderen Symptome unter adäquater Therapie zurück.

8.4 Lipidstoffwechsel

8.4.1 Lipoproteinstoffwechsel

Familiäre Hyperlipoproteinämien

Siehe Endokrines System und Stoffwechsel [S. A359].

Abetalipoproteinämie

Synonym: Kornzweig-Bassen-Syndrom

> **DEFINITION** Mangel an Apolipoprotein B, der sich in einer verminderten Synthese von Apolipoprotein-B-tragenden Lipoproteinen (Chylomikronen, VLDL, LDL) äußert.

Klinik: Die typischen klinischen Symptome sind:
- Fettmalabsorption mit Steatorrhö
- Gedeihstörung und Wachstumsretardierung
- Steatosis hepatis
- Retinitis pigmentosa
- Sensibilitätsstörungen
- progrediente spinozerebelläre Ataxie ab dem 10.–12. Lebensjahr.

Die neurologischen Symptome sind auf den Mangel an Vitamin durch die Fettmalabsorption zurückzuführen.

Diagnostik: Das Blutbild zeigt eine Akanthozytose. Das Serum ist klar, Chylomikronen fehlen, während VLDL und LDL sowie Gesamtcholesterin (< 70 mg/ dl) stark erniedrigt sind. Apolipoproteine vom Typ B (ApoB) fehlen. Histologisch ist eine Triglyzeridspeicherung in den Mukosazellen des Darms und in der Leber nachweisbar.

Therapie: Die Ernährung sollte besonders fettarm, jedoch mit den essenziellen Fettsäuren angereichert sein. Es sollten hohe Dosen der fettlöslichen Vitamine (Vit. A, D, E, K) intramuskulär substituiert werden.

8.4.2 Fettsäuretransport und -stoffwechsel

Carnitinzyklusdefekte

> **DEFINITION** Autosomal-rezessive vererbte Störungen des Transports der langkettigen Fettsäuren in die Mitochondrien.

Epidemiologie: Carnitinzyklusdefekte kommen mit einer Häufigkeit von 1:100 000 vor. Alle Formen werden autosomal-rezessiv vererbt.

Pathogenese: Langkettige Fettsäuren müssen über den Carnitinzyklus aus dem Zytoplasma in die Mitochondrien transportiert werden, damit sie dort (durch β-Oxidation) abgebaut werden können. Bei Carnitinzyklusdefekten können langkettige Fettsäuren nicht zur Energiegewinnung genutzt werden, da der Transport durch die Mitochondrienmembranen gestört ist. Betroffene Patienten haben daher eine verminderte Nüchterntoleranz. Insbesondere katabole Stoffwechsellagen (Fasten, Infektionen, Fieber, Operationen) triggern die Symptomatik. Es werden insgesamt 4, auf enzymatischer Ebene 3 Störungen des Carnitinzyklus unterschieden.

Klinik: Gemeinsame klinische Symptome sind:
- verminderte Fastentoleranz
- hypoketotische Hypoglykämien
- Hepatopathie mit Leberfunktionsstörung
- Hyperammonämie.

Die spezifischen Symptome der einzelnen Defekte sind in Tab. 8.7 aufgeführt. Die Schwere der Symptomatik ist bei allen Formen variabel.

Diagnostik: Im Neugeborenen-Screening wird eine Acylcarnitinanalyse durchgeführt, mithilfe derer die 3 Enzymdefekte ermittelt werden können. Darüber hinaus kann die CK erhöht sein und eine Myoglobinurie auftreten.

Mittels Tandemmassenspektromie können die Konzentrationen von Carnitin (stark vermindert) und Acylcarnitinen (bei CACT- und CPT-II-Mangel erhöht) im Plasma bestimmt werden.

Therapie: Lange Fastenperioden sollten unbedingt vermieden werden. Insbesondere in Stresssituationen (Infektionen, Fieber, Operationen) kann die Gabe von kohlenhydratreicher Nahrung über eine Magensonde erforderlich sein. Die Nahrung sollte vermehrt mittelkettige Triglyzeride enthalten.

Der Carnitin-Transporter-Defekt kann durch eine hochdosierte Gabe von L-Carnitin (100–200 mg/kg KG/d) kurativ behandelt werden, sodass die Symptome zurückgehen. Bei den 3 Enzymdefekten ist L-Carnitin nicht indiziert.

Die Lebenserwartung der Patienten ist bei kardialer Manifestation eingeschränkt. Aufgrund rezidivierender Hypoglykämien können neurologische Schäden entstehen.

> **MERKE** Defekte des Carnitinzyklus sind eine wichtige Differenzialdiagnose des plötzlichen Kindstods.

Fettsäureoxidationsdefekte

> **DEFINITION** Erbliche Defekte der mitochondrialen β-Oxidation der Fettsäuren.

Epidemiologie: Die Prävalenz der Fettsäureoxidationsdefekte liegt bei 1:10 000–1:100 000. Alle Fettsäureoxidationsstörungen werden autosomal-rezessiv vererbt. Der häufigste Fettsäureoxidationsdefekt ist der Medium-Chain-Acyl-CoA-Dehydrogenase-(MCAD-)Mangel.

Pathogenese: Fettsäuren werden in den Mitochondrien durch β-Oxidation abgebaut. Insbesondere katabole Stoffwechsellagen (Fasten, Infektionen, Fieber, Operationen) verursachen Stoffwechselkrisen. Bei den verschiedenen Fettsäureoxidationsdefekten sind spezifische Enzyme gestört, was zum fehlerhaften Abbau des jeweiligen Substrates führt.

Klinik: Fettsäureoxidationsdefekte manifestieren sich meist im Säuglings- oder frühen Kleinkindalter. Die klinischen Symptome können variabel ausgeprägt sein. Symptome aller Fettsäureoxidationsdefekte sind:
- verminderte Fastentoleranz
- hypoketotische Hypoglykämien
- Hyperammonämie
- evtl. Hyperurikämie
- Laktatazidose
- Hepatopathie mit Leberfunktionsstörung
- Kardiomyopathie.

Bei Kindern mit **MCAD-Mangel** kommt es zudem zu akutem Leberversagen (Reye-ähnliches Syndrom), Lethargie, Krampfanfällen, Koma und u. U. plötzlichem Herztod. Kinder mit LCHAD- und VLCAD-Mangel weisen dagegen eher einen myopathischen Verlauf mit Rhabdomyolyse auf.

Tab. 8.7 Symptome von Carnitinzyklusdefekten

Erkrankung	Symptom
primärer systemischer Carnitinmangel (erblicher Carnitinmangel, Carnitintransporterdefekt)	progrediente dilatative Kardiomyopathie mit der Gefahr des plötzlichen Herztods, Myopathie, akutes Leberversagen (Reye-ähnliches Syndrom), Koma
Carnitin-Palmitoyl-Transferase-I-Mangel (CPT-I-Mangel)	renaltubuläre Azidose, Koma; keine Muskelbeteiligung
Carnitin-Acylcarnitin-Translokase-Mangel (CACT-Mangel)	Trinkschwäche, Lethargie, hypertrophe Kardiomyopathie, Herzrhythmusstörungen, Hyperammonämie
Carnitin-Palmitoyl-Transferase-II-Mangel (CPT-II-Mangel)	Kardiomyopathie, Herzrhythmusstörungen, Myopathie, Rhabdomyolyse, Koma

Tab. 8.8 Charakteristika der verschiedenen Sphingolipidosen

Erkrankung	Enzymdefekt	akkumulierte Substrate	betroffene Organe	Prognose
metachromatische Leukodystrophie	Arylsulfatase A	Sulfatide	ZNS, PNS, Nieren	variabel, meist fatal
GM1-Gangliosidose	β-Galaktosidase	GM1-Ganglioside	ZNS, Leber, Milz Haut, Skelett	fatal
GM2-Gangliosidose	Hexosaminidase A/ Hexosaminidase B	GM2-Ganglioside	ZNS, Retina	fatal
Morbus Fabry	α-Galaktosidase A	Ceramid	Blutgefäße, Augen, Herz, Darm, Nieren	abhängig von Folgeerkrankungen
Morbus Gaucher	β-Glukozerebrosidase	Glukozerebrosid	retikuloendotheliales System (Leber, Milz, KM)	Typ 1 und 3: schlecht; Typ 2: fatal
Morbus Niemann-Pick	Typ A und B: Sphingomyelinase	Sphingomyelin	retikuloendotheliales System (Leber, Milz, KM), Gehirn, Lunge	Typ A: fatal; Typ B: verminderte Lebenserwartung
Morbus Krabbe	Galaktozerebrosidase	Galaktosylsphingosin	ZNS, PNS	fatal
Morbus Farber	saure Ceramidase	Ceramid	Bindegewebe, Nervengewebe, Leber, Milz	variabel

Diagnostik: Im **Neugeborenen-Screening** wird eine **Acylcarnitinanalyse** durchgeführt, mithilfe derer die Enzymdefekte ermittelt werden können. Bei myopathischen Formen ist die CK erhöht, es kann zur Myoglobinurie kommen. Die Diagnosestellung erfolgt durch Bestimmung von Carnitin, Acylcarnitinen und den spezifischen Substraten (mittel-, lang- bzw. sehr langkettige Fettsäuren) im Plasma. Diagnostische Hinweise liefert das Profil der organischen Säuren im Urin.

Therapie: Lange Fastenperioden sollten unbedingt vermieden werden. Insbesondere in Stresssituationen (Infektionen, Fieber, Operationen) kann die Gabe von **kohlenhydratreicher Nahrung** über eine Magensonde erforderlich sein. Langkettige Fettsäuren sollten restriktiv aufgenommen werden, stattdessen sollte die Nahrung vermehrt mittelkettige Triglyceride enthalten.

Im Notfall muss eine **hochdosierte Glukoseinfusion** erfolgen. **L-Carnitin** sollte auch nur in Notfallsituationen und bei einem bewiesenen Mangel supplementiert werden.

Prognose: Bei frühzeitiger Diagnose und Therapie ist die Prognose gut, bei kardialer Beteiligung ist die Lebenserwartung jedoch reduziert. Aufgrund rezidivierender Hypoglykämien können neurologische Schäden bestehen bleiben.

8.4.3 Sphingolipidosen

DEFINITION Gruppe von lysosomalen Enzymdefekten, die zu einer intrazellulären Akkumulation von unvollständig abgebauten Sphingolipiden führen.

Epidemiologie: Sphingolipidosen kommen mit einer variablen Prävalenz vor. Die Inzidenz aller Sphingolipidosen liegt zwischen 1:40 000–1:150 000. Alle Sphingolipidosen mit Ausnahme des Morbus Fabry (X-chromosomal) werden autosomal-rezessiv vererbt.

Pathogenese: Bei den Sphingolipidosen handelt es sich um **neurometabolische Speicherkrankheiten**, die durch verschiedene Defekte lysosomaler Enzyme, die am Abbau von Sphingolipiden beteiligt sind, entstehen. Sphingolipide bestehen aus Sphingosin, einer langkettigen Fettsäure und verschiedenen weiteren Bausteinen. Sie kommen hauptsächlich im Nervengewebe vor. Daher manifestieren sich Sphingolipidosen v. a. durch neurologische Symptome.

Typische Symptome aller Sphingolipidosen sind:
- Entwicklungsstillstand oder -regression
- motorische Störungen
- Krampfanfälle.

Einen Überblick über die verschiedenen Sphingolipidosen gibt **Tab. 8.8**.

Diagnostik: Kinder mit Sphingolipidosen entwickeln sich initial normal, zeigen dann jedoch eine Regression ihrer Entwicklung. Liquor- oder Knochenmarkpunktion können diagnostisch wegweisend sein.

Metachromatische Leukodystrophie

DEFINITION Defekt der Arylsulfatase A, der zu einer Akkumulation von Sulfatiden in Gliazellen und Makrophagen und zu einer progredienten zentralen Demyelinisierung und Neurodegeneration führt.

Klinik: Nach dem Manifestationsalter werden 3 Formen unterschieden:
- Die **spätinfantile Form** (am häufigsten) manifestiert sich, wenn die Kinder laufen lernen. Die betroffenen Kinder zeigen eine Regression der motorischen Fähigkeiten, Muskelhypotonie, Ataxie, Areflexie, Schluckstörungen und eine Dysarthrie. Es kommt zu einer Demenz, zur Optikusatrophie und zu einer spastischen Tetraparese bis hin zur Dezerebration. Die Patienten versterben innerhalb von 5 Jahren nach Beginn der Symptomatik.

- Die **juvenile Form** manifestiert sich im Alter von 4–5 Jahren mit einem Stehenbleiben der geistigen Entwicklung. In der Folge kommt es zur Regression der motorischen Entwicklung, zu Ataxie und Krampfanfällen. Die Patienten versterben vor dem 20. Lebensjahr
- Bei der **adulten Form** kommt es im späten Jugend- oder Erwachsenenalter zu psychomotorischen Auffälligkeiten oder Krampfanfällen. Sie schreitet nur langsam voran.

Diagnostik: Die Nervenleitgeschwindigkeit ist vermindert. Im Urin ist eine Erhöhung der Sulfatidkonzentrationen nachweisbar (Sulfatidurie). Das Liquoreiweiß ist erhöht.
Hirnatrophie und Demyelinisierung im Marklager sind mittels Schädel-MRT darstellbar.

Therapie: Es steht keine kausale Therapie zur Verfügung.

GM1-Gangliosidose

DEFINITION Defekt der β-Galaktosidase mit Ablagerung von Gangliosiden im Nervengewebe und in anderen Organen.

Klinik: Es gibt 3 Formen:
- **Typ I** (**infantile, generalisierte Form**): In den ersten Lebenswochen kommt es zu einer generalisierten Muskelhypotonie mit Trinkschwäche, Schreckhaftigkeit, Hyperakusis, Krampfanfällen und Hepatosplenomegalie. Rasch entwickelt sich eine progrediente Enzephalopathie mit Blindheit und Taubheit. Es entwickeln sich vergröberte Gesichtszüge, Skelettdeformitäten (ähnlich MPS Typ I–Hurler) und eine Hepatosplenomegalie. Innerhalb der ersten 6 Lebensmonate bleibt die Entwicklung stehen. Die Patienten versterben meist im 1. Lebensjahr.
- **Typ II** (**juvenile Form**): Die betroffenen Kinder erkranken im Kleinkindalter und entwickeln eine Ataxie, Krampfanfälle und eine Hepatomegalie. Der Tod tritt etwa um das 20. Lebensjahr ein.
- **Typ III** (**adulte Form**): Diese Form manifestiert sich erst im Jugend- oder Erwachsenenalter und verursacht neurologische Symptome sowie eine progrediente Intelligenzminderung. Die Lebenserwartung ist eingeschränkt.

Diagnostik: Bei der Spiegelung des Augenhintergrunds fällt ein kirschroter Makulafleck auf. Im Urin sind vermehrt Oligosaccharide nachweisbar.

Therapie: Eine kausale Therapie steht nicht zur Verfügung.

GM2-Gangliosidose

DEFINITION Defekt der Hexosaminidase A bzw. B, der zur Speicherung von GM2-Gangliosid v. a. im Nervengewebe führt.

Klinik: Es kommen 2 verschiedene Formen vor:
- Morbus Tay-Sachs (Typ 1)
- Morbus Sandhoff (Typ 2).

Beide gehen mit einem klinisch ähnlichen Bild wie die GM1-Gangliosidosen einher, allerdings ohne Lebervergrößerung. Endstadium ist die sog. amaurotische Idiotie. Viszerale Symptome treten beim Morbus Sandhoff auf.

Diagnostik: Die Augenhintergrundspiegelung zeigt ebenfalls einen kirschroten Makulafleck.

Therapie: Keine kausale Behandlungsmöglichkeit.

Morbus Fabry

Synonym: Anderson-Fabry-Syndrom, diffuses Angiokeratom

DEFINITION Defekt der α-Galaktosidase A, was zur Ablagerung von Ceramidtrihexosid in Endothelzellen, in der glatten Muskulatur und in Epithelien führt.

Klinik: Morbus Fabry manifestiert sich im **späten Kleinkind-** oder **Schulalter**. Erste Symptome sind Parästhesien und Anfälle von starken Schmerzen in den Akren. Es treten Angiektasien und Angiokeratome sowie eine Temperaturregulationsstörung und Hypohidrose auf. Auch unspezifische gastrointestinale Symptome wie Bauchschmerzen und Durchfall können vorkommen.

Komplikationen der fortgeschrittenen Krankheit sind Hornhauttrübung durch Einlagerungen (**Cornea verticillata**), Herzklappeninsuffizienzen, Herzrhythmusstörungen sowie ein chronisches Nierenversagen. Durch Schädigungen der Gefäßwände kann es zu vaskulären Komplikationen wie Schlaganfall, Hirnblutungen, Herz- und Niereninfarkten kommen.

Die betroffenen Kinder sind normal intelligent, haben jedoch eine eingeschränkte Lebenserwartung.

Therapie: Ab dem Auftreten der ersten Symptome wird eine intravenöse Enzymersatztherapie mit rekombinanter α-Galaktosidase durchgeführt, die zu einer deutlichen Symptomlinderung führt. Die Schmerzanfälle können mit Carbamazepin oder Phenytoin behandelt werden.

Morbus Gaucher

DEFINITION Defekt der β-Glukozerebrosidase mit Einlagerung von Glukozerebrosid in die Organe des retikulo-endothelialen Systems (RES).

Epidemiologie: Morbus Gaucher kommt besonders häufig in der Population der Ashkenazi-Juden vor.

Klinik: Bei der **chronischen, viszeralen Form** (Typ 1) entwickeln sich meist in Kindheit oder Adoleszenz eine Hepatosplenomegalie und ein Hypersplenismus. Blutungsstörungen und Knochenschmerzen können auftreten. Die Knochenmarkinfiltration von speichernden Zellen führt zu Osteonekrosen und Osteopenie mit Bewegungseinschränkungen, pathologischen Frakturen, Skelettdeformitäten und konsekutivem Minderwuchs. Das ZNS ist nicht beteiligt. Die Patienten sterben innerhalb der ersten beiden Lebensjahre.

Die **akute infantile neuropathische Form** (Typ 2) manifestiert sich im 1. Lebensjahr mit Hepatosplenomegalie, Hypersplenismus, Gedeihstörung, Entwicklungsstillstand und progredienten ZNS-Symptomen wie Augenmuskellähmungen, Dysphagie und Spastik. Der Tod tritt im frühen Kleinkindalter ein.

Die **subakute neuropathische Form** (Typ 3) fällt meist in der Kindheit auf, kann sich jedoch auch zu einem späteren Zeitpunkt manifestieren. Dieser Typ zeigt die gleiche Symptomatik wie Typ 2, hat jedoch einen leichteren und langsameren Verlauf. Es kommt zu einem Verlust erworbener Fähigkeiten und einer progredienten Enzephalopathie mit Krampfanfällen und Choreoathetosen. Ein hypogonadotroper Hypogonadismus kann auftreten.

Ferner ist eine perinatal-letale Form bekannt, die jedoch meist zu einem intrauterinen Fruchttod führt.

Diagnostik: Im Blutbild fällt eine Panzytopenie auf. Im Knochenmarkausstrich sind Makrophagen mit Speichergranula (Schaumzellen, sog. **Gaucher-Zellen**) nachweisbar (**Abb. 8.3**). Derartige Schaumzellen sind allerdings nicht spezifisch für diese Erkrankungen, sondern finden sich beispielsweise auch beim Morbus Niemann-Pick (s. u.).

Im **Röntgenbild** des Oberschenkels kann eine Erlenmeyerkolben-Deformität des distalen Femurs (Verplumpung der Röhrenknochen) darstellbar sein. Patienten mit Morbus Gaucher sind besonders anfällig für Gelenkveränderungen, Hüftkopfnekrosen und Gelenkkontrakturen.

Therapie: Für Patienten der Morbus-Gaucher-Typen 1 und 3 ist der Therapiestandard eine intravenöse **Enzymersatztherapie** mit **Imiglucerase**. Wenn rechtzeitig mit der Gabe begonnen wird, können Wachstumskomplikationen vermieden werden. Organomegalien und Veränderungen des Blutbilds bilden sich zurück. Patienten, die aus praktischen Gründen keine Enzymersatztherapie erhalten können, werden mit Miglustat behandelt, das die Glukosylceramidsynthese hemmt und somit die Substrate des defekten Enzyms mengenmäßig reduziert.

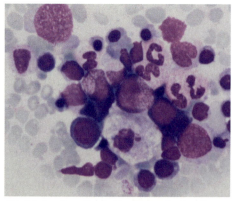

Abb. 8.3 Gaucherzellen im Knochenmark. (aus Gortner, Meyer, Sitzmann, Duale Reihe Pädiatrie, Thieme, 2012)

Morbus Niemann-Pick

> **DEFINITION** Bei den Typen **A** und **B** besteht ein Defekt der Sphingomyelinase, der zu einer Speicherung von Sphingomyelin im Gehirn und im retikuloendothelialen System führt.
> Da bei den Typen **C** und **D** eine Störung des Cholesterolstoffwechsels besteht, gehören sie zu den **Lipidspeicherkrankheiten.**

Klinik:
- Typ A (**akute infantile neuropathische Form**) manifestiert sich innerhalb der ersten 4 Lebensmonate mit Erbrechen, Trinkschwäche und Gedeihstörung. Auffällig ist eine progrediente Hepatosplenomegalie. Es kommt zu einem raschen neurologischen Verfall mit muskulärer Hypotonie, myoklonischen Anfällen, Blind- und Taubheit und schließlich zu einer Tetraspastik. Die betroffenen Patienten sterben meist im Alter von 2–3 Jahren.
- Typ B (**chronisch-viszerale Form**) weist einen langsameren Verlauf mit Lungen- und Leberbeteiligung (Cholestase), jedoch ohne ZNS-Beteiligung auf. Es kommt zu einer Entwicklungsregression. Die Lebenserwartung beläuft sich auf 20–30 Jahre.

Diagnostik: Bei der Spiegelung des Augenhintergrunds fällt ein **kirschroter Makulafleck** auf. Im Knochenmarkausstrich sind charakteristische Schaumzellen („Niemann-Pick-Zellen"), die Sphingomyelin speichern, zu finden.

Auch bei Morbus Niemann-Pick kann es zu einer Verplumpung der Röhrenknochen (Erlenmeyerkolben-Deformität) kommen. Die Lungenbeteiligung fällt im Röntgenbild als feingranuläre, interstitielle Verdichtung auf.

Therapie: Es gibt keine kausale Therapie.

Morbus Krabbe

Synonym: Globoidzellleukodystrophie

> **DEFINITION** Mangel an Galaktozerebrosidase, der zur Anhäufung des toxischen Metaboliten Galaktosylsphingosin in den Myelinscheiden peripherer Nerven und in den Gliazellen des Gehirns führt.

Klinik: In den meisten Fällen manifestiert sich die Erkrankung bereits im ersten Lebensjahr mit einer fortschreitenden **Demyelinisierung des zentralen und peripheren Nervensystems**. Es kommt zu einer muskulären Hypertonie (Opisthotonus) und peripheren Neuropathie mit Hyperästhesie. Weitere Symptome sind eine übermäßige Irritabilität, Krampfanfälle und Ataxie. Im weiteren Verlauf kommt es zum Verlust bereits erlernter Fähigkeiten, Blindheit, Taubheit, einer Tetraspastik und schließlich zur Dezerebration. Die Patienten versterben meist innerhalb der ersten beiden Lebensjahre.

Ferner sind juvenile und adulte Formen bekannt, die selten vorkommen und eine spätere Manifestation sowie langsamere Progredienz zeigen.

Diagnostik: Die Nervenleitgeschwindigkeit ist vermindert. Das Liquoreiweiß ist erhöht. Die Speicherung von Galaktosylsphingosin im Nervengewebe kann mikroskopisch dargestellt werden.

Therapie: Es steht keine kausale Therapie zur Verfügung.

Morbus Farber

Synonym: Lipogranulomatose Farber

> **DEFINITION** Defekt der sauren Ceramidase, der zur Ablagerung von Ceramiden in Nerven- und Bindegewebe führt.

Klinik: Die Einlagerung von Ceramiden in verschiedene Organe führt zur Bildung von **Lipogranulomen**, die auch subkutan und periartikulär zu finden sind. Es bilden sich schmerzhafte Gelenkkontrakturen aus. Lipogranulome im Larynxbereich können zu Heiserkeit und Atemschwierigkeiten führen. Weitere Organe wie Herz, Lunge und Leber (Hepatomegalie) können betroffen sein. Die Patienten zeigen einen geistigen Verfall.

In der Regel sterben die betroffenen Kinder innerhalb des Kleinkindalters. Patienten mit mildem Verlauf können das Jugendalter erreichen.

Therapie: Es gibt keine kausale Therapie.

9 Endokrinopathien

9.1 Überblick

In der pädiatrischen Endokrinologie sind insbesondere die Störungen des Wachstums, der geschlechtlichen Differenzierung und angeborene Störungen der Steroidhormonsynthese von Bedeutung. Alle anderen Endokrinopathien – so beispielsweise auch die konnatale Hypothyreose – werden im Kap. Endokrines System und Stoffwechsel [S. A326] beschrieben.

9.2 Adrenogenitales Syndrom (AGS)

Synonym: kongenitale adrenale Hyperplasie

> **DEFINITION** Verschiedene autosomal-rezessiv vererbte Enzymdefekte, die durch eine Störung der adrenalen Steroidhormonbiosynthese zu adrenaler Hyperplasie, Hypokortisolismus, Hyperandrogenämie und evtl. Hypoaldosteronismus führen.

Pathophysiologie: Es sind 5 Enzymdefekte und 1 Transporterdefekt bekannt, die zum adrenogenitalen Syndrom (AGS) führen können. **Am häufigsten** ist der Defekt der **21-Hydroxylase** (90–95 % aller Fälle). Selten sind:
- StAR-Protein-Defekt: Defekt des steroidogenic acute regulatory protein, das für den Cholesterintransport in das Innere der Mitochondrien von steroidhormonproduzierenden Zellen verantwortlich ist.
- Defekt der 20,22-Desmolase
- Defekt der 3β-Hydroxysteroiddehydrogenase
- Defekt der 17α-Hydroxylase
- Defekt der 11β-Hydroxylase.

Allen Enzymdefekten gemeinsam ist, dass das Endprodukt **Kortisol** wie bei einer Nebennierenrindeninsuffizienz **in zu geringer Menge synthetisiert** wird. Deshalb bleibt die negative Rückkopplung zum Hypothalamus aus und ACTH wird von der Hypophyse weiter ausgeschüttet, um den Hypokortisolismus zu kompensieren. Durch die vermehrte ACTH-Ausschüttung wird die Nebennierenrinde überstimuliert. Da die Bildung von Kortisol und z. T. auch von Aldosteron blockiert ist, führt die adrenale Stimulation zur **überschießenden Bildung von Sexualhormonen** und zu einer **adrenalen Hyperplasie**.

9.2.1 Defekt der 21-Hydroxylase

Epidemiologie: Inzidenz 1:5000–1:12000. Die Heterozygotenfrequenz beträgt 1:55.

Klinik: Abhängig von der Ausprägung des Enzymdefekts werden klinisch 3 Schweregrade unterschieden:
- **klassisches kompliziertes AGS** (mit Salzverlust; häufigste Form):
  - **Hypokortisolismus**: Trinkschwäche, Müdigkeit, Apathie, Hypoglykämie, Addison-Krisen, erhöhte Temperatur
  - **Salzverlust-Syndrom** durch Aldosteronmangel: Erbrechen, Durchfall, Nahrungsverweigerung, Exsikkose, reduzierter Hautturgor (eingesunkene Fontanelle), Hypotonie, Schock
  - bei beiden Geschlechtern: Androgenexzess, Pseudopubertas praecox mit Kleinwuchs
  - bei Mädchen: Pseudohermaphroditismus femininus (**intersexuelles/virilisiertes Genitale**, Abb. 9.1)
  - bei Jungen: vergrößertes Genitale (**Makrogenitosomie**), hyperpigmentierter Penis und Skrotum
- **klassisches unkompliziertes** (einfach virilisierendes) **AGS** (ohne Salzverlust):
  - Symptome wie beim komplizierten AGS jedoch ohne Salzverlust-Syndrom (Hypokortisolismus und Androgenexzess)

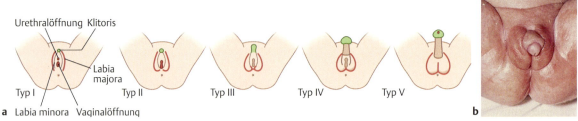

Abb. 9.1 **Virilisierung des äußeren weiblichen Genitale. a** Einteilung nach Prader. **b** Klinik Prader Typ III. (a: aus Gätje et al., Kurzlehrbuch Gynäkologie und Geburtshilfe, Thieme, 2011; b: aus Gortner, Meyer, Sitzmann, Duale Reihe Pädiatrie, Thieme, 2012)

- **nichtklassisches (Late-onset) AGS:**
  - Hochwuchs im Kindesalter, Kleinwuchs im Erwachsenenalter
  - Pseudopubertas praecox: prämature Adrenarche/Pubarche
  - ab der Pubertät: Akne, Seborrhö
    - bei Mädchen: ausbleibende Thelarche und Menarche, Menstruationsstörungen, Hirsutismus, tiefe Stimme, androgenetische Alopezie
    - bei Jungen: infantile Gonaden.

MERKE Kinder mit klassischem adrenogenitalem Syndrom werden mit dem Salzverlust-Syndrom i. d. R. **während der Neugeborenenperiode** klinisch auffällig. Bei Jungen werden die klinischen Symptome häufiger verkannt als bei Mädchen.

Diagnostik: Die Konzentrationen von **ACTH** und der **Androgene** (Dehydroepiandrosteron, Androstendion, Testosteron) sind **erhöht** – ebenso wie die Konzentrationen charakteristischer Zwischenprodukte wie **17-Hydroxyprogesteron** und **21-Desoxykortisol**. Die Plasmakonzentration von Kortisol im Serum ist erniedrigt. Auch im Urin sind die charakteristischen Metabolite erhöht (z. B. Pregnantriol). Bei Salzverlust-Syndrom fällt aufgrund des zusätzlichen Aldosteronmangels die Befundkonstellation einer **hypotonen Dehydratation** mit Hyponatriämie, Hyperkaliämie und metabolischer Azidose sowie ggf. Hypoglykämie auf.

Im **Neugeborenen-Screening** wird die Blutkonzentration von **17-Hydroxyprogesteron** bestimmt, die bei betroffenen Neugeborenen erhöht ist. Bei Frühgeborenen kann der Screening-Test auch falsch positiv ausfallen, da Frühgeborene in Stresssituationen erhöhte Kortisolspiegel aufweisen.

Bei Kindern mit Verdacht auf Late-Onset-Formen oder bei heterozygoten Anlageträgern kann ein ACTH-Kurztest durchgeführt werden. Es kommt zu einem Anstieg von 17-OH-Progesteron über den Referenzbereich hinaus, die hohen Werte von homozygoten Patienten mit klassischem AGS werden jedoch nicht erreicht.

Das Knochenalter ist im Vergleich zum Lebensalter **akzeleriert**. In der Abdomensonografie erscheinen die Nebennieren prominent bzw. vergrößert.

Eine pränatale Diagnostik mittels Chorionzottenbiopsie/Amniozentese ist bei einem Indexfall in der Familie möglich. Eltern und Geschwister von erkrankten Patienten sollten molekulargenetisch untersucht werden.

Therapie: Das **klassische adrenogenitale Syndrom** erfordert eine **lebenslange Substitution** von Glukokortikoiden (**Hydrokortison** vor Abschluss des Längenwachstums) und – bei Salzverlust – von Mineralokortikoiden (**Fludrokortison**). Unter der Therapie sollten regelmäßige Kontrollen von Wachstum, Knochenalter und den Progesteronmetaboliten im Harn erfolgen. Durch die Glukokortikoidgabe wird die negative Rückkopplung zum Hypothalamus wieder aktiviert und die ACTH-Produktion reduziert.

Das **unkomplizierte AGS** erfordert ebenfalls eine Glukokortikoidsubstitution, allerdings ist bei diesen Patienten eine geringere Dosierung ausreichend. Bei Mädchen nach der Pubertät und Frauen kann zusätzlich die Gabe des Antiandrogens Cyproteron Symptomen wie Hirsutismus und Alopezie entgegenwirken.

Schwangere Patientinnen mit AGS werden frühzeitig prophylaktisch mit Steroiden behandelt. Entscheidend für die Weiterbehandlung ist der Karyotyp des Feten und der molekulargenetische Befund nach **Pränataldiagnostik**. Wenn die Analyse der Chorionzottenbiopsie einen männlichen Feten ergibt, kann die Gabe gestoppt werden, da die intrauterine Hyperandrogenämie in diesem Fall keine negative Auswirkungen hat.

Zur Therapie der Addison-Krise s. Endokrines System und Stoffwechsel [S. A340].

MERKE In Stresssituationen, wie z. B. bei Fieber, Infekten, Operationen oder emotionalem Stress, muss die Glukokortikoiddosis angepasst werden.

Bei Mädchen mit AGS und intersexuellem Genitale kann eine **korrigierende Operation** [S. B549] indiziert sein.

Prognose: Bei konsequenter medikamentöser Behandlung lassen sich Addison-Krisen einerseits und ein medikamentös ausgelöstes Cushing-Syndrom andererseits weitgehend vermeiden. Patienten mit AGS haben eine normale Lebenserwartung. Die Fertilität ist insbesondere bei den weiblichen Betroffenen reduziert, was auf eine persistierende Hyperandrogenämie, Menstruationsstörungen oder auf anatomische Probleme zurückzuführen ist.

Beim unbehandelten klassischen AGS kommt es zu Addison- und ggf. zu Salzverlustkrisen. Unbehandelte Patienten mit klassischem oder unkompliziertem AGS entwickeln eine **Pseudopubertas praecox**.

Prophylaxe: Bei Verdacht (z. B. erkranktes oder durch Salzverlust verstorbenes Geschwisterkind) ist im Rahmen von klinischen Studien eine experimentelle intrauterine Therapie durch Dexamethasongabe an die Schwangere möglich.

9.2.2 Seltenere Enzymdefekte bei adrenogenitalem Syndrom

Epidemiologie: In bis zu 10% d.F. liegt ein Defekt der 11β-Hydroxylase vor.

Klinik: Abhängig vom zugrunde liegenden Defekt kommt es bei den selteneren Subtypen des AGS zu einer typischen Befundkonstellation (**Tab. 9.1**). Kinder mit 20,22-Desmolasemangel sind i.d.R. nicht lebensfähig, weil in der Nebennierenrinde kein Steroidhormon gebildet werden kann.

9.3 Hypogonadismus

DEFINITION Permanente Unterfunktion der Gonaden. Hierbei kann die Störung in den Gonaden selbst (primärer Hypogonadismus), in der Hypophyse (sekundärer Hypogonadismus) oder im Hypothalamus (tertiärer Hypogonadismus) bestehen.

Einteilung: Der Hypogonadismus lässt sich in 3 Formen einteilen (**Tab. 9.2**).

Klinik: Ausbleiben bzw. Stillstand der **Pubertätsentwicklung**.

Tab. 9.1 Charakteristische Befunde der einzelnen Defekte beim adrenogenitalen Syndrom

	StAR-Protein/20,22-Desmolasedefekt*	3β-OH-Steroid-dehydrogenasedefekt*	17α-Hydroxylasedefekt*	11β-Hydroxylasedefekt
Genitale von männl. NG	männlich/intersexuell	männlich/intersexuell	männlich/intersexuell	normal; später Pseudopubertas praecox
Genitale von weibl. NG	normal	leicht virilisiert	normal; später primäre Amenorrhö, Pubertas tarda	virilisiert; später Pseudopubertas praecox
Salzverlust	vorhanden	vorhanden	nicht vorhanden	nicht vorhanden
Blutdruck	↓	↓	↑	↑
Mineralkortikoide im Plasma	↓	↓	11-Desoxykortikosteron ↑ Kortikosteron ↑	11-Desoxykortikosteron ↑ Aldosteron ↓
Androgene im Plasma	↓	↓	↓	↑
charakteristische Metabolite im Plasma	alle ↓↓	Dehydroepiandrosteron ↑	11-Desoxykortikosteron ↑ 17-OH-Progesteron ↓	11-Desoxykortikosteron ↑ Aldosteron ↓
charakteristische Metabolite im Urin	alle ↓↓	Pregnentriol ↑	Tetrahydro-11-Desoxykortikosteron ↑ Pregnandiol ↑	Tetrahydro-11-Desoxykortikosteron ↑

* sog. **feminisierendes adrenogenitales Syndrom** (unzureichende Virilisierung des Genitale von männlichen Neugeborenen)

Tab. 9.2 Formen des Hypogonadismus und ihre Ursachen

primärer (hypergonadotroper) Hypogonadismus	sekundärer (hypogonadotroper) Hypogonadismus	tertiärer (hypogonadotroper) Hypogonadismus

• Agonadismus
  – Gonadenagenesie/-dysgenesie
  – Gonadektomie
• gonadale Insuffizienz
  – Steroid- und Gonadotropinsynthesedefekte (z. B. Leydig-Zell-Hypoplasie, Testosteronbiosynthese-Defekte)
  – Orchitis (z. B. durch Mumps) oder Oophoritis
  – Kryptorchismus
  – klassische Galaktosämie
• Radio-/Chemotherapie
• Chromosomenanomalien
  – Turner-Syndrom
  – Klinefelter-Syndrom
	• (Pan-)Hypopituitarismus
	• isolierter LH- oder FSH-Mangel
	• Infektionen
	• Trauma
	• Tumoren (z. B. Kraniopharyngeom)
	• Operationen
	• Langerhanszell-Histiozytose (Hand-Schüller-Christian-Syndrom)
	• Sarkoidose
	• Hämochromatose
	• Unterernährung (z. B. durch Anorexia nervosa)
	• Morbus Gaucher
		• GnRH-Mangel
		• Trauma
		• Kallmann-Syndrom (mit Anosmie)
		• Prader-Willi-Syndrom

Häufig ist die Unterscheidung von sekundärem und tertiärem Hypogonadismus aufgehoben, da – je nach Ursache – beide Formen sich kaum voneinander differenzieren lassen.

Diagnostik: Die Geschlechtshormone Testosteron und Östradiol sind immer erniedrigt. Bei **primären Störungen** sind die Gonadotropine erhöht und die Sexualhormone erniedrigt; die Sexualhormone steigen im HCG-Test nicht an. Bei **sekundären und tertiären Formen** sind die Gonadotropine und die Sexualhormone erniedrigt. Bei einer hypothalamischen Ursache (tertiäre Störung) steigen LH und FSH nach LRH-Injektion an, bei einer hypophysären Schädigung (sekundäre Störung) hingegen nicht.

Das **Skelettalter** sollte radiologisch bestimmt werden. Bei Verdacht auf eine zentrale Störung wird eine Schädel-MRT empfohlen, da ein Hirntumor Ursache eines sekundären oder tertiären Hypogonadismus sein könnte.

Differenzialdiagnosen: Die **konstitutionelle Entwicklungsverzögerung** ist die wichtigste Differenzialdiagnose. Im Gegensatz zum wesentlich seltener vorkommenden Hypogonadismus besteht dabei nur vorübergehend eine Störung der hormonellen Regelkreise. Beim Hypogonadismus ist das Skelettalter altersentsprechend normal, bei der konstitutionellen Entwicklungsverzögerung retardiert.

Therapie: Mittels einer **Substitution** der fehlenden Sexualhormone soll ein **normaler Pubertätsablauf induziert** werden. Bei Jungen wird mit einem Knochenalter von 13 Jahren mit der Substitution (Testosteron als Depotpräparat i. m.) begonnen, bei Mädchen mit etwa 11–12 Jahren (Estradiol täglich p. o.). Bei Mädchen kann nach ½–1 Jahr auf eine zyklische Therapie mit Östrogenen und Gestagenen umgestellt werden. Die Hormontherapie bewirkt auch eine psychische Stabilisierung der Jugendlichen.

Unter der Therapie sind regelmäßige Kontrollen von Wachstumsgeschwindigkeit, Knochenalter und Pubertätsfortschritt erforderlich.

9.4 Störungen der Geschlechtsentwicklung

Synonym: Intersexualität, Disorders of Sex Development (DSD)

> **DEFINITION** Atypische Geschlechtsentwicklung, bei der chromosomales, gonadales und phänotypisches Geschlecht voneinander abweichen.

Zur physiologischen Geschlechtsentwicklung s. Humangenetik [S. B444].

Ätiologie und Formen: Ursachen für eine abweichende Geschlechtsentwicklung bei Neugeborenen können kindliche Störungen wie z. B. Chromosomenanomalien (s. Humangenetik [S. B446]) oder erbliche Defekte von an der Sexualhormonsynthese beteiligten Enzymen, mütterliches Verhalten (Androgeneinnahme oder Alkoholkonsum in der Schwangerschaft) oder mütterliche Erkrankungen (androgenproduzierende Tumoren der Nebennierenrinde, plazentarer Aromatasemangel) sein.

Hermaphroditismus verus: Sowohl Ovarien als auch Hoden sind vorhanden (entweder getrennt oder als sog. Ovotestes). Die meisten Betroffenen haben einen XX-, seltener einen XY- bzw. XX/XY-Genotyp.

Pseudohermaphroditismus masculinus: Überwiegend weiblicher Phänotyp bei XY-Karyotyp und normal angelegten Hoden infolge verminderter Androgenwirkung auf den Fetus. Verantwortlich sein können u. a. eine Androgenresistenz (testikuläre Feminisierung [S. B550]), Störungen der Androgenbiosynthese, Störungen der Androgenumwandlung (Defekt der 5-α-Reduktase) oder eine Leydig-Zell-Hypoplasie.

Pseudohermaphroditismus femininus: Überwiegend männlicher Phänotyp bei XX-Karyotyp und normal angelegten Ovarien. Ursächlich ist eine verstärkte Androgenwirkung auf den Fetus, beispielsweise infolge erhöhter Androgenspiegel der Mutter (z. B. Androgeneinnahme, androgenproduzierender Tumor) oder AGS.

Klinik: Betroffene Kinder fallen meist kurz nach der Geburt – oder bereits im pränatalen Ultraschall – mit einem **intersexuellen Genitale** auf. Bei folgenden Befunden besteht der Verdacht auf eine Störung der Geschlechtsentwicklung:

- sichtbar uneindeutiges Genitale
- bei Mädchen: Vergrößerung der Klitoris und hintere Fusion der großen Labien, beidseitige Leistenhernie bzw. palpable Resistenz an den großen Labien (Ovotestes)
- bei Jungen: Hypospadie, Mikropenis (normal geformter Penis mit einer gestreckten Penislänge < 2,5 cm bei NG), Kryptorchismus
- kloakale Fehlbildung
- Salzverlust-Syndrom
- positive Familienanamnese für eine abweichende Geschlechtsentwicklung
- Abweichung des Genitales vom pränatal bekannten Karyotyp.

Diagnostik: Bei der Erhebung der Anamnese ist nach einer möglichen Konsanguinität der Eltern, früheren Aborten, Geschwisterkindern mit gleicher Symptomatik sowie nach der Einnahme von Medikamenten oder Alkohol der Mutter während der Schwangerschaft zu fragen.

Bei der **klinischen Untersuchung** sollte das Genitale sorgfältig inspiziert werden. Bei **beiden Geschlechtern** ist das Entwicklungsstadium (Reifezustand) des Genitals und bei **Mädchen** das Stadium des intersexuellen Genitales nach Prader (Abb. 9.1) zu erheben. Die vaginale Austastung (Introitus vorhanden? Introitusweite? Hymen durchgängig?) und rektale Austastung (Anus angelegt? Uterus tastbar?) und ggf. eine Kolposkopie komplettieren die Untersuchung. Ferner sollten bei Verdacht auf Intersexualität die Leisten palpiert werden, da Resistenzen im Bereich der Leisten nichtdeszendierte Hoden oder Ovotestes sein können. Bei **Jungen** umfasst die Definition des intersexuellen Genitale Stadien zwischen einem äußeren weiblichen Genitale bis hin zu einer perinealen Hypospadie, einem Mikropenis oder einem Kryptorchismus.

> **MERKE** Wenn bei einem phänotypisch männlichen bzw. intersexuellen Neugeborenen keine Hoden palpiert werden können, ist eine Aussage über das Geschlecht nicht möglich.

Eine **humangenetische Untersuchung** liefert mittels Karyogramm oder FISH eine zuverlässige Aussage über das chromosomale Geschlecht.

Die **endokrinologische Diagnostik** umfasst die Messung der Gonadotropine sowie der Östradiol- und Testosteronwerte basal und nach GnRH-Test. Bei transplazentarer Virilisierung liegen die Sexualhormone im Normbereich. Die Gonadotropine sind bei Gonadendysgenesien erhöht. Funktionstests können eine Aussage über die Leistungsfähigkeit der Gonaden liefern und ggf. die Entscheidung über die spätere Geschlechtszuordnung erleichtern. Der hCG-Test mit Bestimmung von Testosteron und seinen Vorstufen (Dihydrotestosteron, Androstendion) dient der Diagnostik einer Androgenbiosynthesestörung. Zur Diagnostik des AGS [S. B546].

Eine **Abdomensonografie** ist indiziert, um das innere Genitale darzustellen. Eine Nieren-, Harnwege- und Nebennierensonografie mit der Fragestellung von Nieren- und Harnwegsfehlbildungen bzw. Nebennierenhypertrophie vervollständigen die Diagnostik.

Eine **Genitografie** (Darstellung des Genitaltrakts mittels Kontrastmittelfüllung) oder eine **MRT** können Aufschluss über das Ausmaß einer Kloakenfehlbildung (Sinus urogenitalis) bzw. einer gemeinsamen Vaginal- bzw. Urethralöffnung geben und sind bei der Planung einer Operation indiziert.

Zystoskopie und ggf. Vaginoskopie dienen der Operationsplanung. Bei Verdacht auf eine Gonadendysgenesie oder ovotestikuläre DSD kann eine Gonadenbiopsie notwendig werden.

Festlegung des Geschlechts: Eine Hilfestellung bei der Geschlechtszuweisung bieten das chromosomale Geschlecht und epidemiologisch erhobene Erfahrungswerte von Betroffenen. Diese sind je nach Krankheitsbild unterschiedlich, z. B. wird Kindern mit einem kompletten Androgen-Rezeptor-Defekt (testikuläre Feminisierung) i. d. R. das weibliche Geschlecht zugewiesen, während die Geschlechtszuweisung bei Kindern mit Gonadendysgenesien, Enzymdefekten oder ovotestikulärem DSD variabel ist. Selbst bei stark virilisierten Mädchen (Prader IV und V) wird heutzutage eine weibliche Erziehung empfohlen. Bei älteren Kindern sollte bei der Festlegung des bürgerlichen Geschlechts neben der Anatomie des äußeren und inneren Genitale und der möglichen Fertilität auch die persönliche Geschlechtsidentität eine Rolle spielen.

Therapie: Die Therapie hat interdisziplinär zu erfolgen, neben pädiatrischen Endokrinologen sollten Kinderchirurgen, -urologen, -gynäkologen und -psychologen bzw. -psychiater an der Behandlung beteiligt sein.

Ziel einer **korrigierenden Operation** ist, Funktion und Fertilität zu gewährleisten. Bei Mädchen wird eine Feminisierungsoperation (Vaginal-, Labien- und Vulvaplastik, ggf. Klitorisreduktionsplastik) ab einem Genitalsitus von Prader III angestrebt und erfolgt im 1. Lebensjahr. Bei Jungen sollte eine Maskulinisierungsoperation ebenfalls im 1. Lebensjahr durchgeführt werden. Bei milderen Formen der Intersexualität kann die Entscheidungsfähigkeit des Kindes abgewartet werden und eine Operation in der Pubertät erfolgen.

Eine Entfernung von funktionslosen Gonaden ist nicht bei jedem Krankheitsbild notwendig, sondern hängt vom Entartungsrisiko ab (hoch z. B. bei partieller Androgenresistenz und Testosteronsynthesedefekten).

Die lokale Therapie mit **androgenhaltigen Salben** kann bei männlichen Säuglingen erfolgen, bei denen eine Korrekturoperation zum männlichen Geschlecht geplant ist. Eine **Substitution von Sexualhormonen** ist ansonsten erst ab dem Pubertätsalter erforderlich.

Prognose: Die Zufriedenheit der Betroffenen ist individuell und je nach Krankheitsbild z. T. sehr unterschiedlich.

9.5 Vorzeitige Pubertätsentwicklung

Synonym: Pubertas praecox

> **DEFINITION**
> - **Pubertas praecox vera:** Beginn der Pubertätsentwicklung mit Auftreten von sekundären Geschlechtsmerkmalen bei Mädchen vor dem 8. Geburtstag bzw. bei Jungen vor dem 10. Geburtstag. Die Reihenfolge der pubertären Reifungsprozesse wird eingehalten.
> - **Pseudopubertas praecox:** vorzeitige Pubertätsentwicklung mit gestörter Reihenfolge der pubertären Reifungsprozesse.

Epidemiologie: Prävalenz der Pubertas praecox vera 1:5 000–1:10 000. Sie tritt bei Mädchen deutlich häufiger auf (w:m = 5–7:1) und ist bei Mädchen in den meisten Fällen idiopathisch. Bei Jungen liegt dagegen meist eine hirnorganische Ursache vor.

Ätiopathogenese: Beiden Formen der vorzeitigen Pubertätsentwicklung liegen verschiedene Ursachen zugrunde. Die **echte Pubertas praecox** wird durch zentrale, d. h. hypophysäre oder hypothalamische Prozesse ausgelöst und durch eine **vorzeitige pulsatile GnRH-Ausschüttung** vermittelt. Daher wird bei der echten Pubertas praecox der physiologische Ablauf der Pubertätsentwicklung mit den charakteristischen endokrinologischen Befunden eingehalten.

Die **Pseudopubertas praecox** wird dagegen durch **periphere**, d. h. gonadale, adrenale oder ektope Aktivitäten, wie z. B. geschlechtshormonproduzierende Tumoren, verursacht. Der Pubertätsablauf ist gestört und kann je nach Ursache entweder isosexuell oder heterosexuell sein (z. B. bei AGS).

Diagnostik: Labordiagnostisch ist die Bestimmung von Östradiol und Testosteron/Dihydrotestosteron relevant, die über dem Normbereich liegen. Bei der Pubertas praecox vera werden LH und FSH pulsatil ausgeschüttet und im GnRH-Test stimuliert (Verhältnis von LH:FSH > 1). Bei

Verdacht auf eine Pseudopubertas praecox sollte ein ACTH-Test durchgeführt werden, um adrenale Enzymdefekte auszuschließen. Bei gonadalen sowie adrenalen Ursachen der Pseudopubertas praecox sind die Gonadotropine supprimiert.

Differenzialdiagnosen:
- **isolierte prämature Pubarche:** isoliertes vorzeitiges Auftreten von Schambehaarung durch vermehrte adrenale Androgenproduktion bei normalen Wachstums- und Laborparametern. Adrenale Funktionsstörungen (**Late-onset AGS**) und androgenbildende Tumoren sollten ausgeschlossen werden.
- **isolierte prämature Thelarche:** vorzeitige Brustentwicklung ohne Krankheitswert, die bei Mädchen zwischen dem Neugeborenenalter und dem 8. Lebensjahr (Häufigkeitsgipfel 1.–3. Lebensjahr) auftritt. Spontane Rückbildung unter regelmäßigen Verlaufskontrollen, daher ist keine Therapie erforderlich. Bei Eintritt von Tanner-Stadium III ist jedoch eine Pubertas praecox auszuschließen.
- **Pubertätsgynäkomastie:** Brustentwicklung bei Jungen im Rahmen einer normalen Pubertätsentwicklung. In der Regel spontane Rückbildung.
- **konstitutionelle Entwicklungsbeschleunigung:** Normvariante mit familiärer Häufung. Früher Pubertätseintritt bei beschleunigter Entwicklung, perzentilenparalleler Hochwuchs, akzeleriertes Knochenalter und prognostische Endgröße im Normbereich. Keine Abklärung erforderlich.

Therapie: Die **idiopathische Pubertas praecox** wird durch Gabe von GnRH-Agonisten (GnRH-Analoga, z. B. Leuprorelinacetat als s. c.-Depotpräparat) behandelt. Der Wirkmechanismus beruht auf der kontinuierlichen GnRH-Wirkung, die im Gegensatz zur pulsatilen GnRH-Ausschüttung des Hypothalamus zu einer supprimierten Gonadotropinausschüttung führt. Die Behandlungsdauer ist individuell unterschiedlich.

Bei der **Pseudopubertas praecox** steht die Therapie der Grunderkrankung (Tumor-, AGS-Behandlung) im Vordergrund.

Prognose: Unbehandelt kommt es bei der Pubertas praecox vera zu Minderwuchs durch vorzeitigen Verschluss der Wachstumsfugen.

9.6 Verzögerte Pubertätsentwicklung

Synonym: Pubertas tarda

> **DEFINITION** Ausbleiben des physiologischen Pubertätsbeginns bis zum 14. (Mädchen) bzw. 15. (Jungen) Lebensjahr.

Ätiologie: Die häufigsten Ursachen für eine verzögerte Pubertätsentwicklung sind:
- **konstitutionelle Entwicklungsverzögerung** (KEV): Prävalenz ca. 1:50. Familiär gehäuft auftretende Normvariante mit temporärem Minderwuchs bei normaler geistiger und motorischer Entwicklung. Die hypothalamische GnRH-Sekretion tritt verspätet ein, hierdurch bleibt die Pubertätsentwicklung zunächst aus.
- Wachstumshormonmangel
- hypergonadotroper sowie hypogonadotroper Hypogonadismus
- Unter- und Mangelernährung (z. B. durch Anorexia nervosa)
- Resorptionsstörungen (z. B. Zöliakie)
  - chronische Erkrankungen (z. B. Nieren-, Leberinsuffizienz, zystische Fibrose, Morbus Crohn, Colitis ulcerosa, maligne Erkrankungen etc.)
- Leistungssport.

> **MERKE** In den meisten Fällen einer verzögerten Pubertätsentwicklung handelt es sich um eine konstitutionelle Entwicklungsverzögerung.

Diagnostik Bei einer konstitutionellen Entwicklungsverzögerung liegen Körpergröße und meist auch das Körpergewicht im unteren Perzentilenbereich bei normalen Körperproportionen; das Skelettalter ist retardiert. Anamnestisch insbesondere auch nach der Pubertätsentwicklung der Eltern und Geschwister fragen.

Östradiol und Testosteron/Dihydrotestosteron sind erniedrigt. Bei primärer Störung der Gonaden sind die Gonadotropine erhöht, bei sekundären bzw. tertiären Funktionsstörungen erniedrigt. Bei Jungen sollte ein HCG-Test zum Ausschluss einer Androgenbiosynthesestörung durchgeführt werden.

Differenzialdiagnosen: Permanenter Hypogonadismus [S. B547].

Therapie: Bei einer konstitutionellen Entwicklungsverzögerung ist keine Therapie notwendig, da die Pubertätsentwicklung spontan einsetzt. In den anderen Fällen Therapie der Grunderkrankung.

9.7 Testikuläre Feminisierung

Synonym: komplette Androgenresistenz, Androgeninsensitivitäts-Syndrom, Goldberg-Maxwell-(Morris-)Syndrom, Hairless-women-Syndrom

> **DEFINITION** X-chromosomal-rezessiv vererbter Defekt der peripheren Androgen-Rezeptoren, der zu einer kompletten Androgenresistenz führt.

Epidemiologie: Prävalenz 1:20 000.

Pathogenese: Trotz funktionsfähiger Hoden kommt es aufgrund eines Androgenrezeptordefekts zu einer Resistenz peripherer Gewebe gegenüber Testosteron. In der Folge bleiben der testosteronvermittelte Deszensus der Hoden und die Entwicklung eines männlichen Genitale aus. Stattdessen entsteht ein weiblicher Phänotyp. Uterus und Adnexe können sich jedoch nicht entwickeln, da die Sertoli-Zellen des Hodens Anti-Müller-Hormon bilden.

Bei fehlender Testosteronwirkung kann sich keine sekundäre Körperbehaarung entwickeln, auch Akne tritt nicht auf.

Klinik: Die Betroffenen haben einen **weiblichen Phänotyp**. Die Entwicklung der Brüste und des äußeren Genitale verläuft unter dem Einfluss des hypergonadotropen Hypergonadismus normal. Auffällig ist das Ausbleiben der Menarche und das Fehlen der Sekundärbehaarung (keine Scham- und Achselbehaarung - „**hairless women**"). Die Körperlänge ist meist überdurchschnittlich.

Diagnostik: Häufig wird die Erkrankung erst im Jugendalter diagnostiziert, wenn die Betroffenen wegen einer primären Amenorrhö oder Schwierigkeiten beim Geschlechtsverkehr den Arzt aufsuchen. Bei der gynäkologischen Untersuchung fällt eine blind endende Vagina auf, ein Uterus ist nicht zu palpieren. Beim Abtasten der Leistenregion oder der äußeren Schamlippen können ovalrunde Resistenzen (Hoden) auffallen.

Labordiagnostisch liegen die Gonadotropine im Normbereich oder sind erhöht. Östradiol ist erniedrigt, während **Testosteron deutlich erhöht** ist. Diese Konstellation des **hypergonadotropen Hypergonadismus** kommt zustande, weil der negative Feedbackmechanismus wegen des Androgenrezeptordefekts außer Kraft gesetzt ist.

Ein Karyogramm ergibt einen männlichen Genotyp (46, XY).

Sonografisch ist kein Uterus darstellbar, jedoch können intraabdominell oder im Leistenkanal gelegene Raumforderungen (Hoden) dargestellt werden.

Therapie: Eine kausale Therapie steht nicht zur Verfügung. Gemäß den Erfahrungswerten Betroffener wird eine Erziehung und Geschlechtszuweisung zum weiblichen Geschlecht empfohlen.

10 Pädiatrische Infektionskrankheiten

10.1 Sepsis

Siehe Infektionserkrankungen [S. A511].

Epidemiologie: Etwa 25 % der Kinder, die intensivmedizinisch behandelt werden müssen, haben eine Sepsis. 80 % dieser Kinder sind an einer ambulant oder peripartal erworbenen Infektion erkrankt, bei 20 % liegt eine nosokomial verursachte Sepsis vor.

Im Kindesalter weist die Sepsis **2 Häufigkeitsgipfel** auf:
- **Neugeborenensepsis:**
  - **Frühsepsis** (early onset sepsis): Infektion innerhalb der ersten 3 Lebenstage
  - **Spätsepsis** (late onset sepsis): Infektion nach dem 3. Lebenstag (bei hospitalisierten Kindern häufig nosokomiale Infektion)
- im frühen **Kleinkindalter** (2.–3. Lebensjahr).

Erreger: Die auslösenden Erreger sind abhängig vom Lebensalter (Neugeborene vs. Kleinkinder) und von der Grunderkrankung (Tab. 10.1). Folgende Erreger sind typische Auslöser einer Sepsis im Kindesalter:
- **Bakterien:** Streptococcus pneumoniae, Staphylococcus aureus, Neisseria meningitidis, Haemophilus influenzae Typ B, Listeria monocytogenes, β-hämolysierende Streptokokken der Gruppe A, E. coli, Enterobacter, Klebsiellen, Serratia, Pasteurella multocida
- **Viren:** Enteroviren (Coxsackieviren), EBV, CMV, Varizellen
- **Pilze:** Candida, Aspergillus.

Die häufigsten Erreger einer Sepsis sind Pneumokokken, Staphylokokken und Meningokokken. Die Neugeborenenfrühsepsis wird i. d. R. durch Erreger aus der mütterlichen Rektovaginalflora ausgelöst (z. B. E. coli oder β-hämolysierende Streptokokken der Gruppe B wie Streptococcus agalactiae). Verantwortlich für eine nosokomiale Sepsis sind vorwiegend S. epidermidis, Enterobakterien, Enterokokken, Pseudomonas aeruginosa und Candida albicans (bei beatmeten oder sehr unreifen Kindern).

Risikofaktoren: Zu den mütterlichen Risikofaktoren für eine Neugeborenensepsis zählen z. B. Amnioninfektionssyndrom, übel riechendes Fruchtwasser, Harnwegsinfektionen bzw. andere fieberhafte Infektionen sub partu,

Tab. 10.1 Grunderkrankungen und Situationen mit Risiken für eine Sepsis

Grunderkrankung/Situation	häufige Erreger
Immundefekt (angeboren oder erworben), Neutropenie	alle Keime, besonders Pseudomonas aeruginosa, Mykobakterien, E. coli, Pneumocystis jirovecii, Viren, Candida
Postsplenektomie	bekapselte Bakterien wie Pneumokokken, Meningokokken, H. influenzae
Gastroenteritis	Salmonellen
Urosepsis/Blasenkatheter	gramnegative Keime wie E. coli, Enterobacter
Verbrennungen	Pseudomonas aeruginosa, Staphylokokken
ZVK	S. epidermidis und S. aureus
Intubation	Staphylokokken, Pseudomonas aeruginosa
Liquorableitungen	VA-Shunt: koagulasenegative Staphylokokken, VP-Shunt: aerobe und anaerobe Darmkeime
postoperativ	S. aureus, klinikabhängiges Keimspektrum
Intensivtherapie (nosokomiale Infektion)	klinikabhängiges Keimspektrum (E. coli, Klebsiellen, Pseudomonas aeruginosa, Enterobacter, Serratia, Staphylokokken, MRSA, ESBL-Keime)

vorzeitiger Blasensprung und Wehen sowie eine protrahierte Geburt. Risikofaktoren beim Kind sind u. a. Frühgeburt, Unreife, Surfactantmangel-Syndrom, Haut- und Schleimhautdefekte, Katheter, Omphalitis (Nabelinfektion) und nekrotisierende Enterokolitis.

Klinik: Die klinischen Symptome sind v. a. bei Früh- und Neugeborenen vielfältig und unspezifisch. Hier muss jedes auffällige Symptom zunächst als Zeichen einer Sepsis gewertet werden, um einen rechtzeitigen Therapiebeginn nicht zu versäumen. Die Prognose der erkrankten Neugeborenen hängt entscheidend vom Therapiebeginn ab. Die **häufigsten systemischen Symptome** sind:
- **Allgemeinzustand:** Temperaturregulationsstörung (Hypothermie oder Fieber), muskuläre Hypotonie oder Hypertonie, blassgraues oder zyanotisches Hautkolorit (**Abb. 10.1**), Ikterus, Trinkschwäche, Hypoglykämie oder Hyperglykämie
- **Nervensystem:** Lethargie oder Zittrigkeit/Hyperexzitabilität, Berührungsempfindlichkeit, Krampfanfälle, gespannte Fontanelle
- **Kreislauf:** Tachykardie oder Bradykardie (**Tab. 1.2**), arterielle Hypotension mit Zentralisation, verlängerte Rekapillarisationszeit (> 3 s)
- **Atmung:** Tachypnoe, Dyspnoe (bei Neugeborenen und Säuglingen: Nasenflügeln, thorakale Einziehungen, stöhnende Atmung), Apnoen, vermehrter Sauerstoffbedarf
- **GIT:** Erbrechen, Durchfall, gespanntes Abdomen.

Zeichen einer fortgeschrittenen Neugeborenensepsis sind Thrombozytopenie mit DIC, Petechien und septischer Schock. Lokale Manifestationen im Rahmen einer Neugeborenensepsis sind Pneumonie, Meningitis, Harnwegsinfektionen, Osteomyelitis oder Hautinfektionen (z. B. Abszesse, Impetigo). Vor allem die Spätsepsis manifestiert sich lokal.

Diagnostik: Diagnostische Maßnahmen bei Sepsisverdacht sind (s. auch Infektionserkrankungen [S. A512]):
- Blutbild: Es kann eine **Leukozytose** mit Linksverschiebung (> 34 000/µl, ab der 1. Lebenswoche > 19 500/µl) oder eine **Leukopenie** (< 5 000/µl) auffallen. Das CRP ist erhöht (> 10 mg/l). Frühe Marker einer Neugeboreneninfektion sind **Interleukin-6** und **Interleukin-8**, die schon vor dem **CRP** ansteigen. Weitere Parameter: Elektrolyte, Blutzucker, Leber- und Nierenwerte, Bilirubin, Eiweiß, Gerinnungsparameter
- **Blutgasanalyse**: respiratorische und metabolische Azidose sowie ein Anstieg des Laktats
- Entnahme von Abstrichen (z. B. Rachen, Ohr, Trachealsekret) und Blutkulturen
- Urin- und Liquordiagnostik bei V. a. Urosepsis oder Meningitis.

MERKE Blutbildveränderungen und pathologische Laborparameter (z. B. CRP-Erhöhung bei Vakuumextraktion) können bei Neugeborenen auch mit einer traumatischen Geburt zusammenhängen. Sie müssen immer in Zusammenhang mit der klinischen Symptomatik bewertet werden.

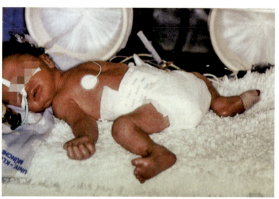

Abb. 10.1 Septischer Schock beim Frühgeborenen. Die Extremitäten sind aufgrund der schlechten Durchblutung graublau. (aus: Gortner, Meyer, Sitzmann, Duale Reihe Pädiatrie, Thieme, 2012)

Therapie:
Basistherapie: Neugeborene mit Sepsis müssen umgehend **intensivmedizinisch** behandelt werden:
- Beatmung (CPAP, ggf. Intubation), wenn notwendig
- Blutdruckstabilisierung mittels Volumengabe und ggf. Katecholaminen
- Ausgleich von Elektrolyten, Azidose (bei BE < –10 mmol/l)
- Ausgleich der Hypoglykämie (bei BZ < 40 mg/dl)
- Transfusion von Thrombozytenkonzentraten bei Thrombopenie
- Substitution von Vitamin K und ggf. FFP bei DIC
- Flüssigkeitsbilanzierung.

Antibiotikatherapie bei Neugeborenensepsis: Die initiale antibiotische Therapie sollte ein möglichst breites Erregerspektrum abdecken. Daher wird vor Erhalt des Erregernachweises und Antibiogramms empirisch mit einer Kombination von intravenös verabreichten Antibiotika behandelt:
- Neugeborenenfrühsepsis: Ampicillin + Aminoglykosid (Gentamicin oder Tobramycin) oder alternativ Ampicillin + Cefotaxim
- Neugeborenenspätsepsis: Ceftazidim + Aminoglykosid (oder Vancomycin).

Bei V. a. eine Candidainfektion ist die Gabe von Amphotericin B plus Flucytosin angezeigt.

Zur Beurteilung der Wirksamkeit der Therapie erfolgt eine Blutbild- und CRP-Kontrolle nach 24 h, bei Aminoglykosiden Spiegel- und CRP-Kontrolle auch vor der 3. Gabe, also nach 48 h. Bei vorliegendem Erregernachweis wird spezifisch nach dem Antibiogramm behandelt. Die Dauer der Antibiose richtet sich nach dem klinischen Verlauf und dem Erregernachweis:
- 5–7 Tage bei klinisch unkompliziertem Verlauf mit negativer Blutkultur (**SIRS**, s. Infektionserkrankungen [S. A511])
- 7–10 Tage bei Sepsis mit positivem Erregernachweis
- 14–21 Tage bei Meningitis
- > 14 Tage bei Osteomyelitis
- 21 Tage bei invasiver Pilzinfektion.

Antibiotikatherapie bei Säuglingen und älteren Kindern: Die antibiotische Therapie erfolgt – sofern kein Hinweis auf einen spezifischen Erreger vorliegt – bis zum Erregernachweis inkl. Antibiogramm mit Breitband-Antibiotika. Gebräuchliche Kombinationen sind bei der Therapie der Sepsis im Kindesalter u. a.:
- Cephalosporin (Cefotaxim/Ceftriaxon) + Aminoglykosid (Tobramycin) oder
- Ureidopenicillin (Piperacillin) + Cephalosporin (Cefotaxim/Cefuroxim) oder
- Ureidopenicillin (Piperacillin) + Aminoglykosid.

Besteht Verdacht auf opportunistische Infektionen, muss die Therapie entsprechend abgeändert werden, wobei das Behandlungsregime von Klinik zu Klinik variieren kann. Zur Antibiotikatherapie s. auch Infektionserkrankungen [S. A513].

Prognose: Der Zeitpunkt der Diagnosestellung und ein früher Therapiebeginn sind prognostisch entscheidend. Heutzutage liegt die Mortalität von septischen Kindern bei 10–50 %. Bei DIC und hohen Laktatwerten ist die Mortalität höher. Eine schlechte Prognose haben Meningokokkensepsis (Waterhouse-Friderichsen-Syndrom, s. Neurologie [S. B942]), Sepsis bei splenektomierten Patienten und septischer Schock. Die Mortalität der Neugeborenensepsis liegt bei 15–30 %.

Prävention: Eine prophylaktische intrapartale Gabe von Ampicillin an eine mit B-Streptokokken besiedelte Mutter, bei der zusätzliche Risikofaktoren wie vorzeitige Wehen, vorzeitiger Blasensprung, Fieber oder CRP-Erhöhung bestehen, kann die Infektionsgefahr für das Neu- bzw. Frühgeborene verringern.

10.2 Infektionskrankheiten mit typischen Exanthemen

Die 5 klassischen Kinderkrankheiten, die mit einem charakteristischen Exanthem einhergehen, sind Scharlach, Masern, Röteln, Ringelröteln und Varizellen. Das Drei-Tage-Fieber wird ebenfalls in diesem Kapitel besprochen, da es die häufigste fieberhafte Erkrankung mit Exanthem im Kleinkindalter darstellt.

10.2.1 Scharlach

Erreger sind **β-hämolysierende Streptokokken** der Gruppe A (GAS).

Übertragung: Tröpfchen- und Schmierinfektion. Eine Übertragung über Lebensmittel oder Haushaltsgegenstände (Zahnbürste!) ist möglich. 10–20 % der Tonsillopharyngitiden im Kindesalter werden Gruppe-A-Streptokokken (GAS) zugeschrieben. Bis zu 25 % der gesund erscheinenden Kinder können asymptomatische Träger von GAS sein. Die Inkubationszeit beträgt 2–5 Tage.

Klinik: Der Altersgipfel von Infektionen durch GAS liegt zwischen 4 und 10 Jahren. Die Erkrankung beginnt plötzlich aus völligem Wohlbefinden heraus mit Halsschmerzen und einer **Tonsillopharyngitis**. Nach 12–24 h entwickelt sich ein **papulös feinfleckiges, sandpapierartiges Exanthem**, das im Schenkeldreieck beginnt und danach generalisiert. Die Mundpartie bleibt ausgespart (**periorale Blässe**). Das Exanthem hält für ca. 4–5 Tage an. Zeichen der Tonsillopharyngitis ist ein dunkelrotes Enanthem. Weitere Charakteristika sind:
- **Erdbeerzunge**
- zervikale **Lymphknotenschwellung**
- Angina lacunaris
- **hohes Fieber**.

Die Kinder bleiben bis zu 24 h nach Antibiosebeginn ansteckend (ohne Therapie 3 Wochen lang!). Nach Abblassen des Exanthems kommt es nach 1–3 Wochen zu einer groblamellären Schuppung von Handflächen und Fußsohlen.

MERKE Scharlach zeigt akuten Beginn aus völligem Wohlbefinden heraus!

Komplikationen: Bei einer Tonsillopharyngitis oder Scharlachinfektion können **lokale Komplikationen** auftreten wie Paratonsillarabszess, Retropharyngealabszess, Sinusitis, Otitis media und eitrige Lymphadenitis colli. Systemische Komplikationen wie Sepsis und streptococcal toxic shock-like syndrome (STSS, s. Infektionserkrankungen [S. A537]) kommen bei Kindern mit Scharlachinfektion selten vor.

Folgeerkrankungen einer Gruppe-A-Streptokokkeninfektion sind:
- Post-Streptokokken-**Glomerulonephritis** (s. Niere [S. A400])
- **rheumatisches Fieber** (s. Herz-Kreislauf-System [S. A79]) mit Polyarthritis, Perikarditis, Myokarditis, Endokarditis, Erythema marginatum, Erythema nodosum und Chorea minor.

Diagnostik: Die Diagnose wird i. d. R. klinisch gestellt. Ein **Schnelltest** auf Streptokokkenantigen, der nach einem Rachenabstrich durchgeführt wird, ist möglich. Ein positives Ergebnis ist nur dann aussagekräftig, wenn typische klinische Symptome bestehen. Der **Erregernachweis** gelingt mittels Kultivierung nach Rachenabstrich. Das Blutbild zeigt eine Leukopenie mit Eosinophilie.

Bei der akuten A-Streptokokkeninfektion ist eine serologische Untersuchung und Bestimmung des Anti-Streptolysin-O-Titers nicht hilfreich, da dieser erst mit zeitlicher Verzögerung ansteigt.

MERKE Die Diagnose „Scharlach" kann nur gestellt werden, wenn neben der **Tonsillopharyngitis** auch das charakteristische **Exanthem** besteht.

Therapie und Verlauf: Fiebersenkende Maßnahmen und Antipyretika sind bei Bedarf indiziert.

Bei Nachweis von A-Streptokokken im Rachenabstrich wird **Penicillin** V über 10 Tage oral gegeben. Alternativ: Cefuroximaxetil über 5 Tage sowie bei Penicillinallergie

Makrolide (Azithromycin über 3 Tage, **Cave:** erhöhte Resistenzrate) bzw. Clindamycin (in 5 % d.F. Resistenzen).

Prognose: Infektionen mit Gruppe-A-Streptokokken heilen bei adäquater Therapie i.d.R. folgenlos aus. Reinfektionen sind möglich.

10.2.2 Masern

Erreger: Masernvirus (s. Mikrobiologie [S.C675]).

Übertragung: Tröpfcheninfektion. Die Kontagiosität des Virus ist hoch. Die Inkubationszeit beträgt 8–12 Tage.

Klinik: Der Altersgipfel von Maserninfektionen liegt bei 1–4 Jahren. Die Maserninfektion verläuft charakteristisch mit einer **2-gipfeligen Fieberkurve**, wobei das typische Exanthem erst beim zweiten Fieberanstieg ausbricht. Das Prodromalstadium dauert 3–5 Tage an und ist durch **katarrhalische Symptome** wie eine Rhinopharyngitis, Tracheobronchitis oder Konjunktivitis gekennzeichnet. An der Mund- und Rachenschleimhaut entwickelt sich ein Enanthem. Klassisch sind die sog. **Koplik-Flecken (weiße, kalkspritzerartige Stippchen auf gerötetem Grund) an der Wangenschleimhaut. Sie bestehen für ca. 12–18 h.** Im Rahmen eines erneuten Fieberanstiegs entwickelt sich ein makulopapulöses, großfleckiges und konfluierendes **Exanthem**, das hinter den Ohren beginnt und sich auf den Stamm und die Extremitäten ausbreitet. Das Exanthem blasst nach einigen Tagen analog seiner Ausbreitung wieder ab.

Mitigierte Masern: Sie stellen eine abgeschwächte Verlaufsform der Maserninfektion dar. Sie kommen bei unzureichender Impfimmunität, nach Immunglobulingabe oder bei Säuglingen vor, die eine Teilimmunität durch von der Mutter übertragene Antikörper besitzen. Daher kann das Exanthem ausbleiben.

Impfmasern: Sie können mit einem leichten Exanthem, Konjunktivitis und mäßigem Fieber in bis zu 5 % d.F. nach der Masernimpfung auftreten. Impfmasern sind nicht übertragbar.

Bei immunsupprimierten Patienten kann das typische Exanthem ausbleiben (**„weiße Masern"**). Die Infektion kann einen **fulminanten Verlauf** nehmen und mit Pneumonie (Riesenzellpneumonie), Enzephalitis, Blutungen und Schock bis hin zum Tod führen.

Komplikationen: Bei einer Maserninfektion können unmittelbare Komplikationen wie Pseudokrupp (s. HNO [S. B782] und s. Tab. 14.1), Bronchitis, Riesenzellpneumonie, Meningitis serosa, Durchfall und Thrombozytopenie auftreten. Bakterielle Sekundärinfektionen wie Otitis media und Bronchopneumonie sind möglich. Nach der Infektion kann eine vorübergehende Immunschwäche für die Dauer von 1–3 Monaten bestehen bleiben.

Schwerwiegende Komplikationen im ZNS bei **immunkompetenten Patienten** sind:
- **postinfektiöse Masernenzephalitis** (demyelinisierende Enzephalomyelitis): postinfektiöse Autoimmunenzephalitis mit Bewusstseinsstörung, Krampfanfällen und Paresen am 3.–9. Tag nach Exanthemausbruch. Häufigkeit ca. 1:1000 Maserninfektionen. Im Liquor sind weder Viren noch spezifische Antikörper nachweisbar. Die Letalität beträgt 10–40 %. Etwa 20–30 % der Patienten überleben mit neurologischen Residuen.
- **subakut sklerosierende Panenzephalitis** (SSPE): progrediente Zerstörung des Gehirns, die 6–10 Jahre nach der Maserninfektion auftritt und innerhalb weniger Jahre unausweichlich zum Tod führt. Häufigkeit: 1:1 000 000. Eine frühe Maserninfektion (d.h. vor dem 2. Lebensjahr) geht mit einem erhöhten Risiko für eine SSPE einher.
- Die **Masern-Einschlusskörperchen-Enzephalitis** (MIBE) tritt nur bei immungeschwächten Patienten auf. Etwa 5 Wochen bis 6 Monate nach der Maserninfektion kommt es zum Befall des Gehirns. Sehr schlechte Prognose.

Diagnostik: In der Regel kann die Diagnose klinisch gestellt werden. Ab dem 3. Tag nach Auftreten des Exanthems können spezifische IgM-Antikörper nachgewiesen werden. Das Virus kann mittels PCR im Serum, in Abstrichen und im Urin nachgewiesen werden.

Therapie und Verlauf: Die Therapie erfolgt symptomatisch. Immunsupprimierte Patienten sollten Masernimmunglobulin erhalten.

Prognose: Bei unkompliziertem Verlauf ist die Prognose gut. Nach der Infektion besteht eine lebenslange Immunität. Die Prognose der Masernenzephalitis ist variabel. Die SSPE verläuft immer tödlich. Immundefiziente Patienten haben wegen eventueller Lungen- und ZNS-Komplikationen eine ernste Prognose.

Maserninfektionen fordern in Deutschland jährlich 1–2 Todesfälle pro 20 000 Erkrankungen, in Entwicklungsländern sterben jedoch bis zu 25 % der an Masern erkrankten Kinder.

Prophylaxe:

Masernimpfung: Grundimmunisierung als Kombinationsimpfstoff Masern/Mumps/Röteln im Alter von 11–14 und 15–23 Lebensmonaten. Nichtgeimpfte Personen (bzw. nur einmal geimpfte) sowie Personen mit unklarem Immunstatus sollten ebenfalls gegen Masern immunisiert werden. Hat ein Kind, das nicht geimpft wurde, ab dem 9. Lebensmonat bzw. haben Personen, die keine ausreichende Grundimmunisierung erhalten haben oder deren Immunstatus unbekannt ist, Kontakt zum Masernvirus, ist eine aktive Postexpositionsprophylaxe mit dem Masern-Mumps-Röteln-Lebendimpfstoff innerhalb der ersten 3 Tage nach Exposition angezeigt. Es besteht eine Meldepflicht bei Krankheitsverdacht, manifester Erkrankung und Tod.

Zulassung zu Gemeinschaftseinrichtungen: Für Patienten, die an Masern erkrankt sind, gelten Quarantänemaßnahmen, um andere Personen vor der Infektion zu schützen: Gemeinschaftseinrichtungen (z.B. Kindergarten, Schule) dürfen erst wieder besucht werden, wenn die klinischen

Symptome abgeklungen sind (frühestens aber 5 Tage nach Ausbruch des Exanthems). Nicht erlaubt ist hingegen der Besuch für Kinder, die in Kindergarten oder Schule Kontakt zu Masern hatten (und evtl. daraufhin innerhalb von 3 Tagen nach Exposition geimpft wurden). Da sie sich noch in der Inkubationszeit befinden könnten, muss mit dem Kindergarten- bzw. Schulbesuch so lange gewartet werden, bis eine Weiterverbreitung des Virus ausgeschlossen werden kann (ca. 2 Wochen).

10.2.3 Röteln

Erreger und Übertragung: Rötelnvirus (s. Mikrobiologie [S. C673]). Es handelt sich um eine Tröpfcheninfektion. Die Inkubationszeit beträgt 14–21 Tage.

Klinik: Der Altersgipfel liegt bei 5–15 Jahren, wobei etwa die Hälfte der Infektionen asymptomatisch verläuft. Die Erkrankung manifestiert sich mit einem makulopapulösen, mittelfleckigen und nichtkonfluierenden **Exanthem**, das zuerst im Gesicht lokalisiert ist und sich danach über Stamm und Extremitäten ausbreitet (**Abb. 10.2**). Das Exanthem dauert ca. 3 Tage. Zudem sind die zervikalen, okzipitalen und **retroaurikalen Lymphknoten** geschwollen und es besteht ein leichtes **Enanthem**. Die Kinder haben meist kein Fieber. Bei Jugendlichen und Erwachsenen treten häufig nur Arthralgien auf. Ansteckend sind die Kinder 1 Woche vor bis 1 Woche nach Ausbruch des Exanthems.

Komplikationen:
Rötelnembryopathie: Eine Infektion der ungeimpften Schwangeren mit Röteln kann insbesondere im ersten Trimenon zu einem Abort oder zu einer Rötelnembryopathie (**Gregg-Syndrom**) führen. Außerdem stellt eine Rötelninfektion der Mutter während der Schwangerschaft einen Risikofaktor für eine Frühgeburt oder ein SGA-Neugeborenes dar.

Die klassische Symptomtrias der Rötelnembryopathie umfasst Herzfehler, Katarakt und eine Innenohrschwerhörigkeit, wobei die einzelnen Symptome auch isoliert vorkommen können. Mögliche Symptome sind:
- **Herzfehler:** Pulmonalstenose, persistierender Ductus arteriosus, Ventrikelseptumdefekt
- **Schädigungen der Augen:** Katarakt, Retinopathie, Mikrophthalmie
- **Schädigungen des ZNS:** Innenohrschwerhörigkeit, Taubheit, Meningoenzephalitis, Mikrozephalie

Transient sind Gedeihstörung, Dystrophie, Hepatomegalie, Hepatitis, Ikterus, Thrombozytopenie, blaurote Hauteffloreszenzen („blueberry muffin"), Myokarditis, interstitielle Pneumonie, Knochenläsionen (Entkalkungsherde in den Metaphysen der langen Röhrenknochen) und eine Zahnschmelzhypoplasie. Ein geringer Anteil der Neugeborenen ist bei Geburt asymptomatisch.

Spätsymptome wie motorische und geistige Entwicklungsverzögerung und Verhaltensauffälligkeiten fallen erst nach der Neugeborenenperiode auf. Das Risiko für einen Diabetes mellitus ist erhöht.

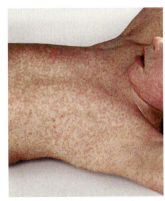

Abb. 10.2 **Röteln-Exanthem.** (aus: Gortner, Meyer, Sitzmann, Duale Reihe Pädiatrie, Thieme, 2012)

Weitere Komplikationen: Rötelnenzephalitis oder thrombozytopenische Purpura (sehr selten).

Diagnostik: Das klinische Bild ermöglicht häufig keine eindeutige Diagnose. Im Blutbild ist eine Lymphozytose nachweisbar. Spezifische Antikörper vom Typ IgM sind ab dem Exanthemausbruch vorhanden. Ein 4-facher IgG-Titer-Anstieg im **Hämagglutinationshemmtest** in 2 Blutproben, die im Abstand von 14 Tagen abgenommen wurden, ist beweisend für eine Rötelninfektion. Beweisend für eine konnatale Infektion ist der Virusnachweis mittels PCR, der aus Nasen- oder Rachensekret, Urin bzw. bereits pränatal aus Amnionflüssigkeit möglich ist.

Therapie: In der Regel ist **keine Therapie** erforderlich.

Prognose und Prophylaxe: Die Prognose ist mit Ausnahme der Rötelnenzephalitis gut. Wegen des hohen Risikos für Fehlbildungen und Abort sollte allerdings bei einer Rötelninfektion im 1. Trimenon der Schwangerschaft eine Interruptio erwogen werden.

Rötelnimpfung: Grundimmunisierung als Kombinationsimpfstoff Masern/Mumps/Röteln im Alter von 11–14 und 15–23 Lebensmonaten. Bei Mädchen bzw. Frauen im gebärfähigen Alter ist eine (erneute) Impfung mit dem Kombinationsimpfstoff indiziert, wenn diese nicht oder nur einmal geimpft wurden bzw. der Impfstatus unklar ist.

10.2.4 Ringelröteln

Synonym: Erythema infectiosum

Erreger und Übertragung: Ringelröteln werden durch Parvovirus B19 (s. Mikrobiologie [S. C685]) ausgelöst und als Tröpfcheninfektion übertragen. Die Inkubationszeit beträgt 7–14 Tage.

Klinik: Der Altersgipfel von Parvovirus-B19-Infektionen liegt im Schulalter. Das typische Exanthem tritt bei Kindern nur in 15–20% d.F. auf, wobei zunächst unspezifische und grippeartige Symptome bestehen. Danach sind die Kinder meist für ca. 1 Woche beschwerdefrei, bis das

Exanthem ausbricht. Ab diesem Zeitpunkt besteht keine Ansteckungsgefahr mehr. Anfangs sind die Wangen gerötet („slapped cheeks"), danach breiten sich die Effloreszenzen erysipelartig unter Aussparung von Nasenspitze, Lippen und Kinn aus. Nach einigen Tagen tritt auch am Stamm und den Streckseiten der Extremitäten ein makulopapulöses konfluierendes Exanthem auf, das girlandenartig erscheint, wenn die zentralen Bereiche wieder abblassen. Das girlandenförmige Exanthem kann über mehrere Wochen bestehen bleiben und periodisch in seiner Ausbreitung zu- (Verstärkung durch äußere Reize) und abnehmen, ohne dass der Allgemeinzustand der Kinder beeinträchtigt ist.

Wenn die Infektion mit Parvovirus B19 nach der Pubertät erfolgt, kann das sog. „Handschuh-Socken-Syndrom" auftreten, das durch ein vaskulitisches Exanthem an Händen und Füßen gekennzeichnet ist.

Komplikationen:
Komplikationen bei Infektion in der Schwangerschaft: Eine Infektion mit Parvovirus B19 während der Schwangerschaft – insbesondere bei Infektionen zwischen der 8. und 20. Schwangerschaftswoche – kann beim Fetus zu aplastischer Anämie und Myokarditis mit Herzinsuffizienz führen, die sich mit einem Hydrops fetalis manifestiert. Dadurch kann es v.a. im 2. und 3. Trimenon zu schweren Komplikationen bis hin zum Abort oder intrauterinen Fruchttod kommen. Die Infektion mit Parvovirus B19 führt nicht zu einer erhöhten Fehlbildungsrate.

Weitere Komplikationen: Aplastische Anämien bis hin zu aplastischen Krisen können insbesondere auch bei Patienten mit hämatologischen Grunderkrankungen (z.B. hämolytische Anämien) auftreten. Vor allem bei Mädchen und jungen Frauen können Arthralgien als Begleiterscheinung der Ringelröteln auftreten. Enzephalitis und Hepatitis sind sehr selten.

Bei Patienten mit Immundefekten können chronisch-rezidivierende Anämien durch die Infektion und unzureichende Eliminierung von Parvovirus B19 ausgelöst werden.

Diagnostik: Die Diagnose wird **klinisch** gestellt. Im Labor lässt sich eine Leukopenie mit Eosinophilie beobachten. Während der Exanthemphase können spezifische Antikörper vom Typ IgM mittels ELISA nachgewiesen werden. Der Virusnachweis aus Blut oder Knochenmark gelingt mittels PCR.

Bei nachgewiesener Infektion der Mutter während der Schwangerschaft sollten engmaschige sonografische Untersuchungen des Fetus erfolgen, da ein Hydrops fetalis auftreten kann.

Therapie und Prognose: Die Therapie erfolgt **symptomatisch** mit fiebersenkenden Maßnahmen und Antihistaminika bei verstärktem Pruritus. In einer aplastischen Krise sollten Erythrozytenkonzentrate gegeben werde. Bei immunkompetenten Personen heilt die Infektion folgenlos aus.

Ein Hydrops fetalis wird bei fetaler Anämie (Hb < 8 g/dl) mittels **intrauteriner Bluttransfusionen** therapiert. Die Erfolgsrate liegt bei 80%.

10.2.5 Varizellen

Hier wird nur das pädiatrische Krankheitsbild der **Windpocken** besprochen. Zum Herpes zoster s. Infektionserkrankungen [S. A547].

Erreger: Varizella-zoster-Virus.

Übertragung: Direkter Kontakt oder Tröpfcheninfektion, auch über große Distanzen. Die Kontagiosität des Virus ist sehr hoch. Die Durchseuchungsrate der Kinder, die nicht gegen Varizellen geimpft wurden, beträgt bis zum 10. Lebensjahr 90%. Die Inkubationszeit beträgt 8–21 Tage.

Klinik: Der Altersgipfel von Windpocken liegt bei 4–8 Jahren. Ein Prodromalstadium ist selten. Typisch für die Erkrankung ist ein zunächst makulöses Exanthem, das unterschiedlich stark ausgeprägt sein kann, aber typischerweise mit einem **Nebeneinander von Vesikeln** und Pusteln imponiert, die aufplatzen und nach ca. 4–5 Tagen verkrusten (**Abb. 10.3**). Das Nebeneinander verschiedener Effloreszenzen wird als **Sternenhimmelphänomen** (Synonym: Heubner-Sternenkarte, Sternenhimmelmuster) bezeichnet. Besonders stark betroffen sind das **Gesicht**, die **behaarte Kopfhaut** und der **Stamm**. An den Schleimhäuten entstehen Aphten. Für die betroffenen Kinder ist v.a. der **starke Juckreiz** quälend. Die **Ansteckungsgefahr** besteht im Zeitraum von 2 Tagen vor Ausbruch des Exanthems bis 5 Tage nach Auftreten der letzten Effloreszenzen.

Varizellenembryopathie: Bei Schwangeren, die **vor der 20. Schwangerschaftswoche** eine Varizellenerstinfektion durchmachen, kommt es in 3% d.F. zur Varizellenembryo-

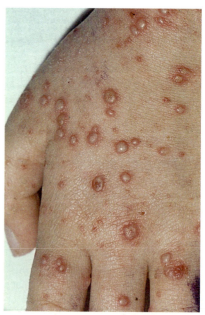

Abb. 10.3 Varizellen-Exanthem. (aus: Moll, Duale Reihe Dermatologie, Thieme, 2010)

pathie (danach ist das Risiko geringer). Diese ist gekennzeichnet durch Atrophien von Extremitäten (mit Skelett- und Muskelhypoplasie), narbige Hautdefekte, ZNS-Anomalien (Hydrozephalus, kortikale Atrophie, Mikrozephalie) mit psychomotorischer Retardierung und Augenanomalien (Anisokorie, Chorioretinitis, Katarakt, Mikrophthalmie). Auch asymptomatische Verläufe sind möglich.

Neonatale Varizellen: Sie treten bei 30% der Neugeborenen auf, wenn die Mutter perinatal an Varizellen erkrankt. Bricht die Erkrankung bei der Mutter **5 Tage vor bis 2 Tage nach der Geburt** aus, erkrankt das Neugeborene in den ersten 10–12 Lebenstagen an Windpocken, da es über eine unzureichende Antikörper-Menge verfügt. Das klinische Bild ist variabel und reicht von einzelnen typischen Hauteffloreszenzen bis hin zu Hepatitis, Pneumonie, Enzephalitis und einem sepsisähnlichen, hämorrhagischen Verlauf mit einer Letalität von 20–30%. Erkrankt die Mutter zwischen 21 und 5 Tagen vor Geburt an Varizellen, kann das Kind mit den typischen Hauteffloreszenzen geboren werden oder erkrankt bis zu 4 Tage postpartal an Windpocken. Der Verlauf ist meist leicht aufgrund des Immunschutzes durch transplazentar übertragenes, spezifisches Varizellen-IgG.

Exogen erworbene Varizellen treten frühestens ab dem 10.–12. Lebenstag auf und sind daher von den neonatalen Varizellen zu unterscheiden.

Komplikationen: Bei **immunkompetenten** Patienten können auftreten:
- bakterielle Superinfektion der Effloreszenzen (Impetigo, Abszesse, Phlegmone bis hin zu einer nekrotisierenden Fasziitis)
- seröse Meningitis und Enzephalitis
- Zerebellitis
- Myokarditis
- Arthritis
- Nephritis.

Immundefiziente Patienten haben ein hohes Risiko für einen schweren, länger andauernden, disseminierten Verlauf bis hin zur Varizellensepsis, die lebensbedrohlich ist. In diesen Fällen kann es zu hämorrhagischen Effloreszenzen, Enzephalitis, Hepatitis, Pankreatitis und interstitieller Pneumonie kommen.

Bei Frühgeborenen < 28. Schwangerschaftswoche innerhalb der ersten 6 Lebenswochen, Säuglingen und Personen > 16 Jahren nimmt die Windpockenprimärinfektion einen schwereren Verlauf als bei Kindern. Auch das Risiko für Komplikationen wie Meningoenzephalitis, Pneumonie und Hepatitis ist erhöht.

Diagnostik: Der klinische Befund ist eindeutig. Der Nachweis von spezifischen Antikörpern vom Typ IgM oder der Virusnachweis mittels PCR aus dem Bläscheninhalt ist beweisend für eine akute Varizelleninfektion.

Therapie und Verlauf: Die Therapie erfolgt **symptomatisch**.
Auf die Haut können Lösungen wie Tannosynt oder Zinkmixturen aufgetragen werden, die den Juckreiz lindern. Bei starkem Juckreiz können lokale Antihistaminika indiziert sein.

Eine bakterielle Superinfektion wird mittels lokaler Antiseptika, in schweren Fällen mit intravenösem Flucloxacillin behandelt. Antipyretika wie Paracetamol oder Ibuprofen können hilfreich sein (ASS ist wegen der Gefahr des Reye-Syndroms kontraindiziert).

Bei schweren Verläufen, immundefizienten Patienten, Patienten mit chronischen Hauterkrankungen (z. B. atopische Dermatitis) und Patienten unter Kortikosteroidtherapie sollte eine intravenöse antivirale Therapie mit Aciclovir oder Foscarnet innerhalb von 48–72 h nach Krankheitsbeginn eingeleitet werden.

Therapie der neonatalen Varizellen: Neugeborene von erkrankten Müttern sind bis zum 21. Lebenstag von anderen Kindern (jedoch nicht von der Mutter) zu isolieren, sofern die mütterliche Erkrankung weniger als 21 Tage vor Geburt ausgebrochen ist. Stillen ist möglich. Über 7–10 Tage wird mit Aciclovir i. v. behandelt.

Neugeborene, deren Mütter 5 Tage vor bis 2 Tage nach Geburt an Varizellen erkrankten, sollten eine Immunprophylaxe erhalten (s. u.). Danach sind sind sie bis zum 28. Lebenstag von anderen Kindern zu isolieren.

Neugeborene mit **Varizellenembryopathie** werden symptomatisch therapiert und müssen nicht isoliert werden.

Prognose: Windpocken heilen i. d. R. folgenlos aus, nur bei Kratzeffekten kann eine Narbenbildung eintreten. Todesfälle durch Windpocken kommen bei 20% d.F. von Varizellenenzephalitiden vor. Dagegen hat eine Zerebellitis eine gute Prognose. Eine Windpockenerkrankung kann im Normalfall nur einmal auftreten (Ausnahme: immunsupprimierte Patienten). Bei Reaktivierung des Virus bei immunkompetenten Personen kommt es zur Gürtelrose (**Herpes zoster**, s. Infektionserkrankungen [S. A547]).

> **MERKE** Menschen mit einem Herpes zoster sind ansteckend! Kinder ohne Impfschutz können nach dem Kontakt mit Herpes-zoster-Effloreszenzen an Windpocken erkranken.

Prophylaxe: Eine **aktive Impfung** wird laut STIKO allen Kindern und Jugendlichen sowie seronegativen Risikopatienten (z. B. Patienten mit schwerer Neurodermitis) bzw. Frauen mit Kinderwunsch empfohlen. Sie schützt vor einer Varizella-zoster-Infektion sowie vor Herpes zoster. Zudem senkt die Impfung auch das Zosterrisiko bei immunsupprimierten und älteren Patienten, die in der Vergangenheit bereits an Varizellen erkrankt waren. Die Grundimmunisierung erfolgt mit abgeschwächten Viren und kann bereits ab dem 9. Lebensmonat begonnen werden. Davor ist der Impferfolg ungewiss, da noch vorhandene mütterliche Antikörper die Impfviren neutralisieren können.

Risikopatienten (z. B. immundefiziente Patienten mit fehlender Immunität oder unklarem Immunstatus oder Schwangere ohne Varizellenanamnese), die Kontakt zu infektiösen Patienten hatten, sollten innerhalb von 96 h nach Exposition (**Cave:** Infektiösität besteht schon vor Ausbruch des Exanthems) Varizella-zoster-Virus-Immunglobulin erhalten (**Postexpositionsprophylaxe**). Ebenfalls indiziert ist diese bei Neugeborenen, wenn die Mutter 5 Tage vor bis 2 Tage nach der Geburt an einer floriden Infektion erkrankt ist.

Infektiöse Kinder sollten während des stationären Aufenthalts isoliert werden (Expositionsprophylaxe).

Bei stark gefährdeten Patienten kann eine postexpositionelle Chemoprophylaxe mit Aciclovir durchgeführt werden.

10.2.6 Exanthema subitum

Synonym: Drei-Tage-Fieber

Erreger: Humanes Herpesvirus (HHV) 6 oder HHV 7.

Übertragung: Wahrscheinlich Tröpfcheninfektion. Die Kontagiosität des Virus variiert stark. Die Rate seropositiver Kinder beträgt im Alter von 3 Jahren nahezu 100%. Inkubationszeit: 5–15 Tage.

Klinik: Der Altersgipfel des Drei-Tage-Fiebers liegt bei **< 3 Jahren**. Charakteristisch ist das **3 (–5) Tage** anhaltende **hohe Fieber**, auf das ein generalisiertes **stammbetontes, makulopapulöses Exanthem** folgt. In seltenen Fällen kann das Exanthem begleitet werden von zervikalen Lymphknotenschwellungen, Lidödemen, Husten und einer Enteritis. Selten können eine aseptische Meningitis und Enzephalitis auftreten. Bei älteren Kindern ähnelt die Erstmanifestation der Erkrankung dem klinischen Bild der Mononukleose (s. Infektionserkrankungen [S.A553]). Bei Immunsupprimierten zeigt die Erkrankung einen schwereren Verlauf mit persistierendem Exanthem, interstitieller Pneumonie, Hepatitis, Enzephalitis oder Retinitis.

Komplikationen: Es kann eine Otitis media mit bakterieller Superinfektion auftreten. Eine HHV-6-Enzephalitis ist eine sehr seltene Komplikation, die mit einer schlechten Prognose einhergeht.

> **MERKE** Das Drei-Tage-Fieber ist in 10% d.F. mit Fieberkrämpfen assoziiert. Häufig tritt der Fieberkrampf während des schnellen Fieberanstiegs auf. Erst danach erscheinen die typischen Effloreszenzen.

Diagnostik: Die Diagnose wird **klinisch** gestellt. Das Blutbild zeigt zunächst eine Leukozytose, danach eine Leukopenie mit Lymphozytose. Der Nachweis spezifischer Antikörper vom Typ IgM mittels ELISA oder IFT und der Virusnachweis in Blut, Urin, Speichel oder Liquor mittels PCR sind beweisend für eine Infektion. Da es sich um eine latente Infektion handelt, ist ein positiver Nachweis von HHV-6-DNA nur in Verbindung mit klinischen Symptomen aussagekräftig.

Therapie und Prognose: Die Therapie erfolgt **symptomatisch** durch Fiebersenkung mit kalten Wadenwickeln oder Antipyretika. Das Drei-Tage-Fieber heilt folgenlos ab. Nach der Primärinfektion besteht eine lebenslange Immunität. Virusreaktivierungen sind bei Immunsuppression oder bei Primärinfektionen mit anderen Viren möglich.

10.3 Weitere bakteriell bedingte Infektionskrankheiten

Zu weiteren bakteriell bedingten Infektionskrankheiten s. auch Infektionserkrankungen [S.A514].

10.3.1 Diphtherie

Siehe Infektionserkrankungen [S.A520].

10.3.2 Pertussis

Synonym: Keuchhusten

Erreger: Bordetella pertussis (s. Mikrobiologie [S.C622]).

Übertragung: Tröpfcheninfektion. Die Inkubationszeit beträgt 7–21 Tage. Bordetella pertussis ist hochkontagiös. Die erkrankten Kinder sind ohne antibiotische Therapie 3–4 Wochen infektiös, unter Antibiotika jedoch nur 1 Woche nach Therapiebeginn.

Klinik: Es können Kinder und Erwachsene betroffen sein. Die Pertussisinfektion läuft bei nichtgeimpften Personen in 3 Stadien ab:
- **Stadium catarrhale** bzw. incrementi (1–2 Wochen): unspezifische Symptome eines leichten oberen Atemwegsinfekts (Husten, Schnupfen, subfebrile Temperaturen)
- **Stadium convulsivum** (4–6 Wochen): paroxysmale, stakkatoartige Hustenattacken, v. a. nachts mit nachfolgendem Herauswürgen von glasigem Schleim und inspiratorischem Keuchen
- **Stadium decrementi** (1–2 Wochen): Abklingen der Symptome.

Neugeborene und junge Säuglinge sind vor Beginn der Pertussis-Grundimmunisierung nicht durch mütterliche Antikörper geschützt. Bei Kindern < 3 Monaten verlaufen die Keuchhustenanfälle atypisch: Es treten v.a. Apnoen ohne den stakkatoartigen Husten auf, die zum Ersticken führen können. Die Kinder können blass, zyanotisch und u. U. reanimationspflichtig werden.

Komplikationen: Die häufigsten Komplikationen der Pertussis sind bakterielle Sekundärinfektionen wie Pneumonie oder Otitis media durch H. influenzae oder Pneumokokken (25–40 % der stationär überwachten Patienten). Seltener sind Krampfanfälle und eine Pertussisenzephalopathie. Durch rezidivierende Hustenattacken können Konjunktivalblutungen ausgelöst werden.

Diagnostik: Die Diagnose wird basierend auf Anamnese (fehlender Impfschutz) und Klinik (typischer Husten) gestellt. Ein **tiefer Nasopharyngealabstrich** mit anschließender Erregeranzucht oder **PCR** (bevorzugte Methode) bestätigt die Diagnose. Im Stadium convulsivum kann man bei 20–80 % der Patienten für Pertussis typische Blutbildveränderungen (Leukozytose und relative Lymphozytose) nachweisen.

Bei der serologischen Diagnostik können 3–4 Wochen nach Beginn der Erkrankung Antikörper gegen Pertussistoxin vom Typ IgG, IgM und IgA nachgewiesen werden. Cave: Nur IgA-Antikörper beweisen eine Pertussiserkrankung, da sie nach einer Pertussis-Impfung nicht gebildet werden. Die Serologie findet eher bei älteren Kindern und Jugendlichen Anwendung.

Therapie und Verlauf: Patienten < 6 Monate und Kinder mit pulmonalen oder kardialen Erkrankungen sollten wegen der Apnoegefahr stationär mittels Monitor überwacht werden.

Es sollte frühzeitig eine **antibiotische Therapie** mit Erythromycin, Clarithromycin oder Cotrimoxazol (bei Makrolidunverträglichkeit) über 14 Tage durchgeführt werden. Dadurch kann der Krankheitsverlauf positiv beeinflusst werden.

Zur Abmilderung der Hustenattacken können v. a. bei Säuglingen Inhalationen mit β-Sympathomimetika oder Kortikosteroiden durchgeführt werden.

Prognose: Die Prognose ist bei frühzeitiger Behandlung gut (Mortalität < 0,1 %). Die Erkrankung kann bei Neugeborenen und jungen Säuglingen wegen nichterkannter Apnoen und Ausbleiben des typischen Hustens tödlich verlaufen (DD: plötzlicher Kindstod [S. B614]).

Prophylaxe: Nach der Grundimmunisierung und den ersten beiden Auffrischimpfungen (s. Infektionserkrankungen [S. B558]) empfiehlt die STIKO, die nächste fällige Td-Impfung einmalig als Tdap-Kombinationsimpfung durchzuführen. Darüber sollten Frauen mit Kinderwunsch sowie Personen mit engem Kontakt zu Neugeborenen bzw. Säuglingen eine Pertussis-Impfung erhalten, sofern dies nicht innerhalb der letzten 10 Jahre geschehen ist. Besteht die Indikation zur Pertussis-Impfung, kann ein Tdap-Impfstoff verwendet werden, auch wenn in einem Zeitraum von < 5 Jahren zuvor ein Td-haltiger Impfstoff appliziert wurde.

Bei nachgewiesenem Kontakt zu Pertussis-Erkrankten ist bei ungeimpften Personen eine Chemoprophylaxe mit Makroliden möglich.

10.3.3 Mykobakterielle Erkrankungen

Tuberkulose: Das Krankheitsbild wird ausführlich im Kap. Infektionserkrankungen [S. A537] erläutert. Meist erkranken Kinder von Migranten, die sich bei Erwachsenen mit offener Lungentuberkulose anstecken. Der Häufigkeitsgipfel im Kindesalter liegt bei 1–2 Jahren. Die Primärinfektion der Tuberkulose (Primärtuberkulose) zeigt bei Kindern verschiedene Verlaufsformen, die von der latenten Tuberkulose bis zu generalisierten Verlaufsformen oder extrapulmonalen Manifestationen reichen. Auch bei Kindern ist die Lungentuberkulose (> 90 % d.F.) die häufigste Form. Extrapulmonale Manifestationen können zusätzlich bei Säuglingen und Kleinkindern vorkommen. Der Husten ist bei jüngeren Kindern im Gegensatz zu Jugendlichen und Erwachsenen selten produktiv. Weitere uncharakteristische Symptome wie Fieber, Gewichtsabnahme, Appetitlosigkeit, Müdigkeit, Leistungsabfall oder ein Erythema nodosum können vorkommen.

Insbesondere Kinder < 5 Jahren sind durch ein rasches Fortschreiten der Infektion besonders gefährdet. Zu Verlauf, Diagnostik und Therapie s. Kap. Infektionserkrankungen.

Umweltmykobakteriosen: Siehe Infektionserkrankungen [S. A533]

10.3.4 Epiglottitis

Siehe **Tab. 14.1** und Kapitel HNO [S. B782].

10.4 Weitere viral bedingte Infektionskrankheiten

10.4.1 Poliomyelitis

Siehe Neurologie [S. B975]. Es besteht eine Meldepflicht bei Krankheitsverdacht, manifester Erkrankung und Tod.

10.4.2 Mumps

Synonym: Parotitis epidemica, Ziegenpeter

Erreger: Mumpsvirus (s. Mikrobiologie [S. C674]).

Übertragung und Inkubationszeit: Tröpfcheninfektion. Die Inkubationszeit liegt zwischen 12–25 Tagen (im Durchschnitt bei 16–18 Tagen). Das Virus ist hochkontagiös. Die erkrankten Kinder sind 3–5 Tage vor und bis 9 Tage nach Beginn der Symptome infektiös. Nach der Infektion besteht eine lebenslange Immunität.

Klinik und Komplikationen: Der Altersgipfel von Mumpsinfektionen liegt im Schulalter. Mumps ist eine systemische Virusinfektion, die v. a. die Speicheldrüsen befällt. Zunächst zeigt sich eine **einseitige, schmerzhafte Schwellung der Parotis**. Meist ist nach 2–7 Tagen auch die kontralaterale Parotis betroffen. Die betroffenen Kinder klagen über Schmerzen beim Kauen und Sprechen. Fieber oder subfebrile Temperaturen können auftreten. Der Befall von weiteren Speicheldrüsen und anderen Organen ist möglich, auch kann es zu Pankreatitis, aseptischer Meningitis (in 70 % d.F. unbemerkt), **Epididymitis** und **Orchitis** (v. a. während oder nach der Pubertät) kommen. Seltene Manifestationen sind Oophoritis, Enzephalitis, Akustikusneuritis, Labyrinthitis, Myokarditis und Arthritis. Die Mumpsinfektion verursacht kein Exanthem.

⅓ der Mumpsinfektionen verläuft asymptomatisch.

Diagnostik: Die Diagnose kann anhand des charakteristischen Befundes klinisch gestellt werden. Das sog. Hatchcock-Zeichen (Druck im Kieferwinkel nach oben ist schmerzhaft) ist positiv (DD: Parotitis anderer Genese, z. B. Sialoadenitis).

Im Serum ist die Amylase stark erhöht. Mittels ELISA lassen sich spezifische Antikörper vom Typ IgM nachweisen. Eine Virusanzucht oder der Virusnachweis mittels PCR aus Körperflüssigkeiten (Rachenabstrich, Speichel, Liquor, Urin) ist möglich. Die Liquoranalyse zeigt das Bild einer Meningitis (Glukose im Normbereich, Eiweiß normal bis leicht erhöht) mit einer lymphozytären Pleozytose.

Therapie und Prognose: Mumps ist eine selbst limitierende Erkrankung. Die Therapie erfolgt symptomatisch mit Bettruhe, kühlenden Umschlägen und Hochlagerung des Hodens bei Orchitis.

Analgetika sollten bei Bedarf gegeben werden. Ein schwerer Verlauf mit Mumpsenzephalitis oder Orchitis kann eine Kortikosteroidgabe erforderlich machen. Die unkomplizierte Mumpsinfektion hat eine gute Prognose.

Prophylaxe: Es besteht die Möglichkeit zur aktiven Immunisierung (zu den STIKO-Empfehlungen der Immunisierung im Kindesalter, s. Infektionserkrankungen [S. A507]). Indiziert ist die aktive Impfung auch bei unklarem Immunstatus bzw. ungeimpften und empfänglichen Personen. Erfolgt die Immunisierung 3–5 Tage nach Exposition, ist ein Schutzmechanismus ebenfalls noch gegeben.

10.4.3 Zytomegalie

Siehe Infektionserkrankungen [S. A562], Neugeboreneninfektion [S. B517].

10.4.4 Herpes-simplex-Infektionen bei Kindern

Die Infektionen mit Herpes-simplex-Virus (HSV) Typ 1 und Typ 2 werden im Kap. Infektionserkrankungen [S. A545] ausführlich besprochen. Wenn eine HSV2-Infektion im Kindesalter auftritt, muss ein sexueller Missbrauch [S. B616] in Betracht gezogen werden.

10.4.5 Herpangina

Siehe HNO [S. B773].

10.4.6 Infektiöse Mononukleose

Näheres zum Krankheitsbild s. Infektionserkrankungen [S. A553].

Säuglinge und Kleinkinder sind bei der Primärinfektion asymptomatisch oder zeigen unspezifische Allgemeinsymptome wie obere Atemwegsinfekte, Tonsillopharyngitis, Bauchschmerzen, Übelkeit, Kopf- oder Gliederschmerzen, Fieber mit oder ohne Lymphadenopathie.

Ältere Kinder und Jugendliche weisen eine ähnliche Symptomatik wie Erwachsene auf. Ein unspezifischer Hinweis für eine EBV-Infektion sind IgM-Kälteagglutinine.

> **MERKE** Die Gabe von Ampicillin bei EBV-Infektion kann ein pseudoallergisches Exanthem hervorrufen.

10.4.7 HIV und AIDS

Ausführlich wird die Erkrankung im Kapitel Infektionserkrankungen [S. A548] besprochen.

Klinik und Komplikationen: Das Virus wird **vertikal** von der Mutter auf das Kind übertragen (intrauterin, perinatal, über die Muttermilch).

Perinatal infizierte Kinder sind zunächst asymptomatisch. Gelegentlich entwickeln sie ein unspezifisches Exanthem, eine Hepatosplenomegalie und eine generalisierte Lymphknotenschwellung. 25 % der infizierten Kinder zeigen bereits im Säuglingsalter einen schweren Verlauf und das Vollbild von AIDS im Alter von 2–3 Jahren. Bei den meisten unbehandelten Kindern kommt es erst im Alter von 6–7 Jahren zum Vollbild der Erkrankung. Durch eine adäquate Therapie lässt sich das Fortschreiten der Erkrankung verlangsamen. Im Kindesalter gefürchtete Komplikationen sind Pneumocystis-jirovecii-Pneumonie und HIV-Enzephalopathie.

Diagnostik: Bei Neugeborenen und Säuglingen wird das Virus direkt mittels PCR nachgewiesen. Spezifische HIV-Antikörper im Blut sind nicht aussagekräftig (vorhandene mütterliche Antikörper).

Prophylaxe: Bei Neugeborenen von HIV-positiven Müttern ist unmittelbar postpartal eine antiretrovirale Chemoprophylaxe mit Zidovudin und je nach Risikokonstellation ggf. zusätzlich mit Lamivudin oder Nevirapin über 4–6 Wochen indiziert. Für HIV-positive Mütter besteht ein Stillverbot, um das Infektionsrisiko zu verringern.

10.5 Parasitosen

10.5.1 Enterobiasis

Synonym: Oxyuriasis, Madenwurmbefall

Die Enterobiasis ist die häufigste Wurmerkrankung bei Kindern. Weitere Wurmerkrankungen s. Infektionserkrankungen [S. A578].

Erreger: Enterobius vermicularis (Madenwurm, Oxyuris vermicularis).

Übertragung: Die Infektion erfolgt fäkal-oral, bei Kindern vorwiegend über **kontaminierte Hände** oder durch Lebensmittel, die zuvor von kontaminierten Händen berührt wurden. **Autoinfektionen** sind möglich, wenn ein befallenes Kind seine Finger in den Mund nimmt, nachdem es sich im Analbereich gekratzt hat. Enterobiusinfektionen treten häufig in Gemeinschaftseinrichtungen auf. Enterobiusausscheider können auch asymptomatisch sein und daher immer wieder als Infektionsquelle dienen.

Klinik: Die betroffenen Kinder haben einen v.a. **nächtlichen Juckreiz in der Analgegend** und im Genitalbereich, der Schlafstörungen auslösen kann. Ferner können unspezifische abdominelle Beschwerden wie Bauchschmerzen, chronische Diarrhö und rektale Blutungen auftreten. Mädchen können von einer Vulvovaginitis betroffen sein. Ältere Kinder und Erwachsene können auch asymptomatisch sein.

Komplikationen: Eine Enterobiasis kann zu einer **Appendikopathie** führen. Wenn das klinische Bild einer Appendizitis dominiert, wird die Diagnose des Madenwurmbefalls häufig erst histopathologisch gestellt, da der entfernte Wurmfortsatz Madenwürmer enthalten kann.

Diagnostik: Bei der Inspektion finden sich **Kratzspuren** im Analbereich. Im **Stuhl** sind bei starkem Befall bis zu 12 mm lange, weißliche Würmer sichtbar. Morgens können mithilfe von **Klebestreifen** vom ungewaschenen Analbereich in der Nacht abgelegte Eier gewonnen werden, die unter dem Mikroskop bereits bei geringer Vergrößerung erkannt werden können.

Therapie: Die **medikamentöse Therapie** der Enterobiasis ist **altersabhängig** unterschiedlich: Pyrviniumembonat (ab 4. Lebensmonat) oder Pyrantel (ab 7. Lebensmonat) oder Mebendazol (ab 2. Lebensjahr) oder bei Enterobiusvulvovaginitis Albendazol (ab 2. Lebensjahr).

Die Medikamente werden i. d. R. 3-mal im Abstand von jeweils 14 Tagen verabreicht. Bei hartnäckigem Befall wird eine Therapie mit Mebendazol (1x wöchentlich) über 8 Wochen empfohlen.

Prognose und Prophylaxe: Die Enterobiasis heilt folgenlos aus. Gründliches Händewaschen kann die Übertragungsrate v. a. in Gemeinschaftseinrichtungen verringern.

Bei einer nachgewiesenen Enterobiusinfektion innerhalb der Familie sollten alle Familienmitglieder prophylaktisch behandelt werden. Auf weitere prophylaktische Maßnahmen (gründliches Händewaschen, kurze Fingernägel, Wäschewechsel und Kochwäsche am Tag nach der Tabletteneinnahme) ist ebenfalls zu achten.

11 Immunologische und rheumatologische Erkrankungen

11.1 Überblick

Die immunologischen und rheumatischen Erkrankungen werden ausführlich im Kapitel Immunsystem und rheumatologische Erkrankungen [S. A436] behandelt. Hier wird nur auf das Kawasaki-Syndrom, eine systemische Vaskulitis, die vorwiegend im Kleinkindesalter auftritt, und die juvenile idiopathische Arthritis eingegangen.

11.2 Kawasaki-Syndrom

Synonym: mukokutanes Lymphknoten-Syndrom

> **DEFINITION** Systemische Vaskulitis der kleinen, mittleren und großen Gefäße unklarer Ursache, die insbesondere im Kindesalter vorkommt.

Epidemiologie: Das Kawasaki-Syndrom ist eine seltene Erkrankung, die v. a. im Kleinkindalter auftritt.

Ätiologie: Die Ätiologie ist bisher unklar, postinfektiöse Ursachen werden diskutiert.

Klinik: Zunächst kommt es zu **hohem Fieber** über mindestens 5 Tage mit polymorphem **Exanthem** und **zervikalen Lymphknotenschwellungen** (akute Phase). Danach tritt ab dem 4./5. Krankheitstag ein Erythem der Schleimhäute und der Handflächen und Fußsohlen auf. Im Gesicht fallen die beidseitige Konjunktivitis, die Erdbeerzunge und rote, gesprungene Lippen auf. Nach 10–14 Tagen sinkt das Fieber und eine Schuppung der Haut an den Finger- und Zehenspitzen setzt ein, die sich bis auf die Handflächen und Fußsohlen fortsetzen kann (**Rekonvaleszenzphase**).

Komplikationen: Eine gefürchtete Komplikation des Kawasaki-Syndroms sind Aneurysmen der Koronararterien, die sich v. a. in der Rekonvaleszenzphase ausbilden und bei bis zu 25 % der unbehandelten Patienten auftreten können. Risikofaktoren sind:
- Fieber > 2 Wochen
- Wiederauftreten des Fiebers nach einem afebrilen Intervall von 2 Tagen
- Alter < 1 Jahr.

Ferner kann es zu einer Pankarditis (Peri-, Myo-, Endokarditis), Herzrhythmusstörungen, Herzinsuffizienz, Herzinfarkt und wegen einer Thrombozytose zu thrombotischen Komplikationen kommen.

Diagnostik: Das Kawasaki-Syndrom kann diagnostiziert werden, wenn 5 der folgenden 6 Kriterien zutreffen (alternativ: 4 Kriterien und Koronararterienaneurysmen):
- **hohes (38–41 °C), antibiotikaresistentes Fieber über mindestens 5 Tage**
- **beidseitige Konjunktivitis**
- Schleimhautbeteiligung im Oropharynx:
  - Erythem
  - trockene, gesprungene, rote Lippen („**Lacklippen**")
  - Erdbeerzunge
- Extremitäten:
  - **Palmar-** und **Plantarerythem**
  - Hand- und Fußrückenödeme
  - **Schuppung** der Haut der Finger- und Zehenspitzen
- **polymorphes**, stammbetontes **Exanthem**
- **zervikale Lymphadenopathie** (LK mit > 1,5 cm Durchmesser).

Im Säuglingsalter ist ein oligosymptomatischer Verlauf möglich, der v. a. durch hohes Fieber gekennzeichnet ist.

Laborchemisch finden sich eine stark erhöhte BSG (> 50 mm/h) und CRP, Leukozytose, Anämie, Thrombozytose (> 500 000/mm³ ab der 2.–3. Erkrankungswoche), mäßig erhöhte Transaminasen, γ-GT und Bilirubin sowie ein erniedrigtes Albumin. Im Urin sind Leukozyten ohne Hinweis auf einen Erreger nachweisbar. Im EKG kann eine Sinustachykardie auffallen.

Bei erkrankten Kindern ist wegen möglicher kardialer Komplikationen eine **Dopplerechokardiografie** indiziert. Da die Aneurysmen auch erst bis zu 2–3 Wochen nach Erkrankungsbeginn auftreten können, ist eine Verlaufskontrolle wichtig.

Therapie: Bei Herzbeteiligung muss eine **strenge Bettruhe** eingehalten werden.

Die intravenöse Einmalgabe von **hochdosierten Immunglobulinen** innerhalb von 7–10 Tagen nach Krankheitsbeginn kann die Ausbildung von Koronararterienaneurysmen verhindern und den Krankheitsverlauf abmildern. Bei protrahiertem Verlauf müssen Immunglobuline wiederholt eingesetzt werden.

Acetylsalicylsäure (ASS) wird hochdosiert über 2 Wochen verabreicht, danach in niedriger Dosierung über mindestens 6 Wochen weiter gegeben (bei Koronaraneurysmen über mindestens 1 Jahr).

Prognose: Die Prognose hängt erheblich von einem frühen Therapiebeginn ab. Koronararterienaneurysmen können sich (auch spontan) zurückbilden.

11.3 Juvenile idiopathische Arthritis

DEFINITION Arthritis unbekannter Ursache mit Manifestation vor dem 16. Geburtstag und Dauer von mehr als 6 Wochen.

Epidemiologie und Ätiologie: Prävalenz 1–2 : 10 000 Kinder. Die Ätiologie ist unklar.

Formen: Unter dem Begriff der juvenilen idiopathischen Arthritis (JIA) werden folgende Erkrankungen zusammengefasst:
- systemische Arthritis (Morbus Still)
- Oligoarthritis Typ I
- Oligoarthritis Typ II
- rheumafaktornegative Polyarthritis
- rheumafaktorpositive Polyarthritis.

Klinik und Diagnostik: Zeichen einer Arthritis sind Gelenkschwellung und -schmerzen (bei Bewegung, bei Berührung oder in Ruhe), Bewegungseinschränkung sowie Überwärmung und Rötung des Gelenks. Je früher sich die Erkrankung manifestiert, umso deutlicher ist das Kind in seiner Entwicklung (motorisch und sozial) eingeschränkt.

Oligoarthritis Typ I: Erkrankungsbeginn im 2. Lebensjahr. Mädchen erkranken häufiger. Von der Arthritis betroffen sind 1–4 Gelenke, v. a. das Knie-, Sprung- und Handgelenk. Häufig zudem beidseitige Uveitis (Iridozyklitis).

Oligoarthritis Typ II: Manifestation um das 10. Lebensjahr, Buben erkranken häufiger. Die Erkrankung beginnt mit einer Arthritis des Knie- und Sprunggelenks, später im Verlauf kommt es auch zur Beteiligung von Hüft- und Zehengrundgelenken sowie einer Sakroileitis. Weitere Symptome sind Enthesitis mit schmerzhaften Sehnenansätzen, Rückenschmerzen, Enteritis regionalis Crohn und evtl. eine Iridozyklitis.

Still-Syndrom: Meist Polyarthritis mit intermittierend hohem Fieber und polymorph-kleinfleckigem Exanthem, an der vorwiegend Kinder im Alter von 3–8 Jahren erkranken. Es bestehen Hepatosplenomegalie und Lymphadenopathie. Im Blutbild fallen eine Anämie und Leukozytose mit Linksverschiebung auf. Beteiligung der serösen Häute im Sinne einer Polyserositis mit Pleuritis, Peritonitis und Peri(myo)karditis. Eine Tenosynovitis ist auch häufig, eine Iridozyklitis kommt nicht vor (DD: Sarkoidose).

Rheumafaktornegative und -positive Polyarthritis: Symmetrische Polyarthritis, die sowohl die großen als auch die kleinen Gelenke betrifft (auch Halswirbel- und Kiefergelenk). Anfangs Allgemeinsymptome mit leichtem Fieber und Müdigkeit. Die häufigere Form ist die rheumafaktornegative Polyarthritis. Sie kann sich in jedem Lebensalter manifestieren (RF-positive Form beginnt um das 10. Lebensjahr). Mädchen erkranken häufiger. Im Blutbild ist eine normochrome Anämie nachweisbar.

Einen Überblick über die richtungweisenden Befunde der unterschiedlichen Subtypen gibt Tab. 11.1.

MERKE Diagnostisch hinweisend ist die Morgensteifigkeit in den betroffenen Gelenken!

MERKE Eine augenärztliche Untersuchung muss wegen der Gefahr einer Uveitis bei jedem Subtyp der JIA erfolgen.

Differenzialdiagnosen: Folgende Differenzialdiagnosen eines Morbus Still müssen unbedingt ausgeschlossen werden: septische Arthritis (mit Osteomyelitis), Osteosarkom, Ewing-Sarkom, Leukämie, systemische Vaskulitis-Syndrome, Kollagenosen, Sarkoidose, rheumatisches Fieber sowie Virusinfektionen (HBV, EBV, CMV).

Tab. 11.1 Charakteristische Befunde der Subtypen der JIA

	Oligoarthritis Typ I	Oligoarthritis Typ II	Still-Syndrom	rheumafaktornegative Polyarthritis	rheumafaktorpositive Polyarthritis
BSG und CRP	↑	↑	↑	↑	↑
ANA	++	(+)	–	+	++
Rheumafaktor	–	–	–	–	+
HLA-Antigene	Assoziation mit DR5, 6, 8	Assoziation mit B27	–	–	Assoziation mit DR4

Therapie: Eine physio- und ergotherapeutische Behandlung ist indiziert, um der Versteifung der Gelenke und Fehlhaltungen vorzubeugen.

Die Therapie der JIA erfolgt auf mehreren **Stufen**:
- nichtsteroidale Antirheumatika (Naproxen, Ibuprofen, Indometacin, Diclofenac)
- krankheitsmodifizierende Medikamente (niedrigdosiertes Methotrexat oder Biologicals wie Etanercept oder Adalimumab)
- Glukokortikoide (Prednisolon)
  - systemisch: bei Still-Syndrom, wenn die Medikamente der Stufe 1 und 2 nur eine unzureichende Wirkung erzielen oder eine Perimyokarditis besteht
  - lokal: am Auge bei Iridozyklitis oder als intraartikuläre Injektion bei Mono- oder Oligoarthritis (Triamcinolon-Hexacetonid).

Prognose: Unbehandelt kann es zu folgenden Komplikationen kommen:
- Übergang nach > 6 Monaten in eine „extended form", bei der > 4 Gelenke betroffen sind bei Oligoarthritis Typ I; bei Oligoarthritis Typ II evtl. Übergang in eine Spondylitis ankylosans
- Beinachsenfehlstellung durch lokal beschleunigtes Wachstum und vorzeitigen Epiphysenschluss
- Baker-Zyste
- bleibende Augenschädigung (z. B. Sehbehinderung, Sekundärglaukom bei Oligoarthritis Typ I):
- Amyloidose (10 %) bei Still-Syndrom.

12 Blut und blutbildende Organe

12.1 Anämien

DEFINITION Erniedrigung des Hämoglobinwerts und/oder der Erythrozytenzahl unter den altersabhängigen Normwert.

Die verschiedenen Anämieformen werden eingehend im Kapitel Blut und blutbildende Organe [S.A139] erläutert. Im Rahmen der Diagnosefindung und Beurteilung des Blutbildes bei Kindern gilt es immer daran zu denken, dass sich die Laborwerte altersabhängig ändern und daher auch dementsprechend beurteilt werden müssen:
- Der **Hb-Wert** beträgt am 1. Lebenstag rund 18,7 g/dl und sinkt bis zum 3. Lebensmonat auf rund 11,6 g/d (physiologische Trimenonanämie). Zum 1. Geburtstag beträgt er rund 12 g/d.
- Am **1. Lebenstag** hat ein Neugeborenes rund 5,5 Mio. Erythrozyten, im 3. Lebensmonat ca. 3,8 Mio. (**physiologische Trimenonanämie**). Danach findet sich wieder ein sukzessiver Anstieg bis ca. 5,4 Mio. bei männlichen und ca. 5,0 Mio. bei weiblichen Jugendlichen.
- Der **Anteil an HbF** beträgt in den ersten beiden Lebenswochen rund 75 % des Gesamthämoglobins. Zum 3. Lebensmonat fällt es deutlich ab.
- Das **MCV** liegt in den ersten beiden Lebenswochen i. d. R. noch bei > 100 fl, mit 3. Monaten bei ca. 88 fl und mit 1 Jahr bei 73 fl, ab dem 2. Lebensjahr gilt ein Wert von 75 fl als grobe untere Normgrenze.
- Das **MCH** beträgt am 1. Lebenstag rund 35 pg, im 3. Lebensmonat dann nur noch 23 pg. Danach steigt es wieder kontinuierlich an (grobe untere Normgrenze ab dem 2. Lebensjahr: 25 pg).

12.2 Bösartige Erkrankungen des blutbildenden Systems

Leukämien sind die häufigsten malignen Erkrankungen im Kindesalter, sie haben bei Kindern jedoch eine andere Häufigkeitsverteilung als bei Erwachsenen. Die chronisch-lymphatische Leukämie gibt es beispielsweise bei Kindern nicht. In diesem Kapitel wird vorrangig auf die die akute lymphatische Leukämie (ALL) eingegangen, da sie die häufigste Leukämie und auch die häufigste maligne Erkrankung im Kindesalter darstellt. Für die übrigen Leukämieformen (akute myeloische Leukämie, myelodysplastische Syndrome und chronisch myeloische Leukämie) s. Neoplastische Erkrankungen [S.A603]. Zur Langerhans-Histiozytose s. Dermatologie [S.B736].

Tab. 12.1 gibt eine Übersicht über die altersabhängigen Normwerte des weißen Blutbilds und der Thrombozyten.

Tab. 12.1 Altersabhängige Normwerte des weißen Blutbilds und der Thrombozyten

Zellen	Neugeborene	Säuglinge	Kinder
Leukozyten	8 000–30 000/µl	9 000–15 000/µl	8 000–12 000/µl
neutrophile Granulozyten	61 %	25–65 %	35–70 %
stabkernige Granulozyten	–	0–10 %	0–10 %
eosinophile Granuloyzten	2 %	1–7 %	1–5 %
basophile Granulozyten	< 1 %	0–2 %	0–1 %
Monozyten	6 %	7–20 %	1–6 %
Lymphozyten	30 %	20–70 %	25–50 %
Thrombozyten	140 000–190 000	200 000–470 000	150 000–400 000

Im 1. Lebensjahr zeigen Thrombozyten eine starke Variabilität.

12.2.1 Akute lymphatische Leukämie

Synonym: akute lymphoblastische Leukämie, ALL

> **DEFINITION** Neoplastische Erkrankung mit klonaler Proliferation unreifer lymphatischer Zellen mit sekundärer Ausbreitung in die lymphatischen Organe.

Epidemiologie: Die akute lymphatische Leukämie tritt mit einer Inzidenz von 1:2000 bei Kindern < 15 Jahren auf und ist die häufigste Leukämieform in dieser Altersgruppe (80 % aller Leukämien). Sie ist die häufigste maligne Erkrankung im Kindesalter. Der Altersgipfel liegt zwischen 1–5 Jahren. Jungen erkranken ca. 1,4-mal häufiger an ALL als Mädchen.

> **MERKE** Die akute lymphatische Leukämie ist die häufigste Leukämie im Kindesalter. Patienten mit Down-Syndrom haben ein 15- bis 20-fach erhöhtes Risiko für eine ALL.

Ätiologie: Kinder mit kongenitalen Immundefizienzen (Ataxia teleangiectasia, Wiskott-Aldrich-Syndrom, Agammaglobulinämie), mit chromosomalen Anomalien (Down-Syndrom oder Fanconi-Anämie) oder positiver Familienanamnese (z. B. Geschwister von ALL-Patienten) haben ein höheres Risiko für eine ALL. Die Exposition gegenüber Strahlen (z. B. durch Hochdosisradiotherapie) oder bestimmten Karzinogenen (Benzol, alkylierende Stoffe) erhöht ebenfalls das Risiko für eine ALL.

Einteilung: Entscheidende Bedeutung bei der Klassifikation der ALL kommt der **Immunphänotypisierung** (mittels Durchflusszytometrie nach Markierung spezifischer Zellantigene mit monoklonalen Antikörpern) zu. Aus zyto- und molekulargenetischen Untersuchungen kann ggf. die Risikokonstellation abgeleitet werden.

Der **FAB-Klassifikation** (s. Neoplastische Erkrankungen [S. A606]) liegen ausschließlich morphologische Kriterien zugrunde (Tab. 12.2).

Die **WHO-Klassifikation** der ALL basiert auf allen o. g. Verfahren. Sie ist derzeit für Therapie und Prognose relevant. Folgende Subtypen werden unterschieden:
- B-Vorläufer-ALL (83 %): Pro-B-ALL, Common ALL, Prä-B-ALL
- T-ALL (14 %): frühe T-ALL (Pro-T-ALL und Prä-T-ALL), kortikale (intermediäre) T-ALL und reife T-ALL
- reife B-ALL (3 %)
- AUL (akute unklassifizierbare Leukämie, kein Nachweis von B-, T- oder myeloischen Antigenen; < 1 %)
- ALL mit Koexpression myeloischer Marker (< 1 %).

Die **zytochemische Untersuchung** des Knochenmarkausstrichs bei ALL ergibt: PAS-positiv, saure-Phosphatase-positiv (T-ALL), Peroxidase-negativ (in Gegensatz zur AML), Esterase-negativ.

Klinik: Die häufigsten Symptome einer ALL sind:
- **Hepatosplenomegalie**
- **Fieber**
- **Lymphadenopathie**
- Blutungsneigung bei Thrombozytopenie (Hämatome, Petechien oder Purpura)
- **Knochen-** oder **Gelenkschmerzen**
- **Abgeschlagenheit, Müdigkeit, Blässe**
- Appetitlosigkeit
- Gewichtsverlust
- bei Beteiligung des ZNS (Meningeosis leucaemica): Kopfschmerzen, Hirnnervenausfälle
- bei T-Zell-ALL: großer Thymustumor mit Atemwegsobstruktion und/oder oberer Einflussstauung
- bei B-Zell-Leukämie: Ileus durch große intraperitoneale Lymphome.

Knochen- und Gelenkschmerzen sind bei Säuglingen und jungen Kleinkindern schwer zu ermitteln. Diese Kinder nehmen häufig eine Schonhaltung ein und vermeiden Belastungen der schmerzenden Extremitäten.

Diagnostik: Bei Verdacht auf eine Leukämie sollten initial ein **Blutbild** und ein **Differenzialblutbild** angefordert werden. Dabei werden bei 50 % der Patienten Leukozytenzahlen im Normbereich (mit hohem Anteil an Lymphoblasten) oder eine Leukozytose oder bei 20 % der Patienten eine Hyperleukozytose (mit Werten > 30 000/μl) gefunden. Meist finden sich Anämie, Thrombozytopenie sowie eine verminderte Retikulozytenzahl infolge der verdrängten normalen Hämatopoese.

Weitere pathologisch auffallende Laborparameter sind:
- Leberwerte ↑
- Elektrolyte: Kalium ↑, Kalzium ↓ (Tumorlyse-Syndrom, s. Neoplastische Erkrankungen [S. A594])
- Harnsäure ↑
- Kreatinin ↑
- LDH ↑
- Gerinnung ↓
- BSG ↑.

Tab. 12.2 FAB-Klassifikation der ALL

FAB-Typ	Häufigkeit	Besonderheit	Blastenmorphologie
FAB L1	84 %	kindlicher Typ	einheitlich kleine Blasten mit kleinem Zellkern und gleichförmigem Chromatin, wenig Zytoplasma, leichte Basophilie
FAB L2	15 %	erwachsener Typ	uneinheitlich große Blasten mit unregelmäßigem Zellkern und ungleichförmigem Chromatin, variablem Zytoplasma, starke Basophilie
FAB L3	1 %	Burkitt-Typ (entspricht reifer B-ALL)	einheitlich große Blasten mit rund-ovalem Zellkern und feinem, gleichförmigem Chromatin, viel Zytoplasma, sehr starker Basophilie und deutlichen Vakuolen

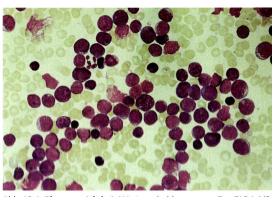

Abb. 12.1 **Blutausstrich bei ALL.** Lymphoblasten vom Typ FAB L 1/2. (aus: Gortner, Meyer, Sitzmann, Duale Reihe Pädiatrie, Thieme, 2012)

Blut- und Knochenmarkausstrich sowie eine zytologische Untersuchung des Liquors zeigen folgende pathologische Befunde:
- **Blutausstrich:** Lymphoblasten im peripheren Blut (Abb. 12.1)
- **Knochenmarkausstrich:** hohe Zelldichte, 50–95 % lymphatische Vorläuferzellen (Lymphoblasten) mit typischem, leicht basophilem Zytoplasma
- **Liquorzytologie:** zum Ausschluss oder Nachweis einer **Meningeosis leucaemica**.

> **MERKE** Die Abwesenheit von Blasten im peripheren Blut schließt bei Panzytopenie eine Leukämie nicht aus. Bei akuten Leukämien machen Blasten **> 25 %** der kernhaltigen Zellen im Knochenmark aus.

Eine infektiologische Diagnostik zum Ausschluss von infektiösen Fieberursachen ist notwendig (z. B. Blutkultur). Weitere Untersuchungen wie EKG und Fundoskopie können indiziert sein.

Folgende bildgebende Verfahren finden Anwendung bei der ALL:
- Abdomensonografie: zur Diagnostik von Hepatosplenomegalie, intraabdominalen Lymphomen oder Niereninfiltration.
- Röntgen-Thorax in 2 Ebenen: zum Nachweis einer Mediastinalverbreiterung bzw. eines Thymus-Tumors bei T-Zell-ALL
- Röntgen des Skeletts: bei Verdacht auf pathologischen Lokalprozess, z. B. Osteolysen, submetaphysäre Aufhellungsbänder (leukämische Banden)
- Schädel-MRT (oder CCT): zum Nachweis von leukämischen Infiltraten im Gehirn oder von zerebralen Komplikationen (z. B. Hirnblutung).
- CT-Thorax und MRT-Abdomen kommen nur zum Einsatz, wenn Sonografie des Abdomens oder Röntgen-Thorax keinen eindeutigen Befund zeigen.
- Ein MRT der Extremitäten (oder Ganzkörper-MRT) dient zur Ermittlung der Markraumausbreitung (nicht routinemäßig).

Differenzialdiagnosen: Wegen der **uncharakteristischen Allgemeinsymptome** sollten Erkrankungen des Bewegungsapparats (keine Thrombo- und Leukopenie) sowie andere Ursachen einer Lymphadenopathie sowie Hepatosplenomegalie oder andere Tumorerkrankungen (Knochenmetastasen, Neuroblastom) ausgeschlossen werden. Als Ursachen einer **Panzytopenie** sollten folgende Krankheitsbilder ausgeschlossen werden: AML, aplastische Anämie, Myelosuppression (Medikamente, CMV), EBV-Infektion oder Lymphome.

Therapie: Die Therapieplanung orientiert sich am ALL-Subtyp (nach WHO-Klassifikation) und den individuellen Prognosefaktoren. Kinder mit einem hohen Risiko erhalten eine „intensivierte" Chemotherapie. Bei diesen Patienten oder bei Patienten mit > 5 % Blasten im KM nach Induktionstherapie wird nach einer intensivierten Chemotherapie 3–4 Monate nach Beginn der Remission eine allogene hämatologische Stammzelltransplantation (HSZT) angestrebt.

Nur bei Patienten mit T-Zell-ALL oder schlechtem Ansprechen auf die Chemotherapie ist eine prophylaktische Bestrahlung indiziert. Bei nachgewiesener Meningeosis leucaemica ist eine ZNS-Bestrahlung immer notwendig (nie bei Säuglingen aufgrund der möglichen Spätschäden).

Zu den einzelnen Chemotherapiephasen s. auch Neoplastische Erkrankungen [S. A594]. Die Dauer der einzelnen Phasen und die Kombination der Medikamente sind vom Subtyp der ALL und dem damit verbundenen Risikoprofil abhängig. Bei einer ALL (WHO: alle Subtypen bis auf die reife B-Zell-ALL, FAB: L 1 und L 2) werden folgende Chemotherapeutika angewandt:
- Induktion: Prednison, Vincristin, Daunorubicin (Anthrazyklin), Asparaginase, Methotrexat, Cyclophosphamid, Cytarabin, Mercaptopurin
- intrathekale Therapie: Methotrexat, ggf. Cytarabin, ggf. Prednison
- Konsolidierung: Mercaptopurin, Methotrexat
- Reinduktion: Dexamethason, Asparaginase, Doxorubicin (Anthrazyklin), Vincristin, Cytarabin, Cyclophosphamid, Thioguanin
- Erhaltung: Methotrexat, Mercaptopurin.

Die intrathekale Therapie erfolgt zeitlich zur Induktionsphase. Die Erhaltungstherapie erfolgt bis 2 Jahre nach Diagnose.

Besonderheiten:
- Eine intrathekale Chemotherapie wird sowohl bei nachgewiesenem ZNS-Befall als auch präventiv durchgeführt.
- Unter der Chemotherapie ist eine Infektionsprophylaxe mittels Antibiotika und Antimykotika indiziert.

Komplikationen:
- Infolge der zytotoxischen Therapie kann ein Tumorlyse-Syndrom mit Hyperkaliämie, Hyperurikämie und akutem Nierenversagen auftreten, das seinerseits die Therapie mit Rasburicase erfordert.

- Die Prednisongabe kann ein iatrogenes transientes Cushing-Syndrom auslösen.
- Eine ZNS-Bestrahlung kann zu einem Hypopituitarismus mit konsekutiver Wachstumsstörung führen.

Rezidivtherapie: Rezidive können im Knochenmark, im ZNS und bei Jungen im Hoden sowie als isolierte Infiltrate auch an anderen Lokalisationen auftreten (Ovarialrezidive bei Mädchen sind sehr selten).

Die Therapie eines Rezidivs ist von seinem Zeitpunkt und seiner Lokalisation sowie von der Intensität der Ersttherapie abhängig. Bei frühen medullären Rezidiven (< 12–18 Monaten) ist wegen der schlechten Prognose eine allogene HSZT indiziert. Bei Patienten mit späten, extramedullären Rezidiven kann eine Chemotherapie ausreichen. Eine Bestrahlung kann, abhängig von einer evtl. vorausgegangenen Strahlendosis, erwogen werden.

Prognose: Bei Kindern ist nach einer Chemotherapie eine Vollremission mit normalem Knochenmarksbefund („Heilung") möglich, die 5-Jahres-Überlebensrate (JÜR) liegt bei über 80 %, die 10-Jahres-Überlebensrate bei 75 %.

Hochrisikopatienten mit einer schlechten Prognose (5-JÜR zwischen 10–60 %) zeigen folgende Merkmale:

- Alter bei Manifestation < 1 Jahr und > 10 Jahre
- initiale Leukozytenzahl > 50 000/ µl im Blut
- chromosomale Translokationen, v. a. t(9;22) (Philadelphia-Chromosom), t(4;11) (Vorkommen v. a. bei Säuglingen und Kleinkindern) und t(8;14)
- Hypoploidie der Blasten (< 46 Chromosomen)
- ZNS-Manifestation
- männliches Geschlecht.

Patienten mit einer Translokation t(12;21) haben eine günstige Prognose.

Als Sekundärmalignome nach einer ALL können v. a. Hirntumoren (nach Schädelbestrahlung und/oder intrathekaler Chemotherapie) oder eine AML auftreten.

MERKE Das Alter des Kindes bei der Manifestation der ALL und die Höhe der initialen Leukozytenwerte haben prognostisch die größte Bedeutung.

12.3 Blutungserkrankungen

Siehe Blut und Blutbildung [S. A155].

13 Herz und Kreislauf

13.1 Angeborene Herzfehler

Epidemiologie: Angeborene Herzfehler kommen bei 0,5–0,8 % der Neugeborenen vor.

Ätiologie: 85 % aller angeborenen Herzfehler haben eine **multifaktorielle** Genese (z. B. bei VACTERL- oder CHARGE-Assoziation). Nur ca. 10 % aller Herzfehler liegt eine primär genetische Ursache zugrunde (z. B. Mitralklappenprolaps bei Ehlers-Danlos-Syndrom, VSD und PDA bei Trisomie 13 und 18, VSD, AV-Kanal und Fallot-Tetralogie bei Down-Syndrom). Bei einer positiven Familienanamnese ist das Risiko für eine kardiale Fehlbildung erhöht. Ca. 5 % aller Herzfehler entstehen durch pränatale Einflüsse wie mütterliche Grunderkrankungen oder Medikamenteneinnahme (**Tab. 13.1**). Die vulnerable Phase der Herzentwicklung ist die 3.–8. Schwangerschaftswoche.

Einteilung: Angeborene Herzfehler können nach verschiedenen Kriterien klassifiziert werden:
- zyanotische Herzfehler mit Rechts-links-Shunt: Fallot-Tetralogie, D-TGA, hypoplastisches Linksherzsyndrom, TAC, Trikuspidalatresie, Ebstein-Anomalie
- azyanotische Herzfehler mit Links-rechts-Shunt: VSD, ASD, PDA, AVSD, totale Lungenvenenfehlmündung,
- Herzfehler mit ductusabhängigem pulmonalem Blutfluss: kritische Pulmonalstenose, Pulmonalatresie, Trikuspidalatresie, Ebstein-Anomalie
- Herzfehler mit ductusabhängigem systemischem Blutfluss: kritische Aortenstenose, ISTA, hypoplastisches Linksherzsyndrom
- Obstruktionen des linken Ventrikels: Aortenstenose, ISTA

Tab. 13.1 Pränatale Einflussfaktoren auf die Herzentwicklung

Risikofaktoren	Herzfehler
Grunderkrankungen der Mutter	
Kollagenosen (z. B. SLE)	kongenitaler AV-Block, endomyokardiale Fibrose
Diabetes mellitus	VSD, D-TGA, Aortenstenose, ISTA
Phenylketonurie	Fallot-Tetralogie, hypoplastisches Linksherzsyndrom, ISTA
Infektionen während der Schwangerschaft	
Röteln	VSD, PDA, Pulmonalstenose
Coxsackie-B-Virus	Myokarditis
Medikamente und Drogen während der Schwangerschaft (s. auch Tab. 6.1)	
Phenytoin	Aorten-, Pulmonalstenose
Lithium	ASD, Trikuspidalatresie, Ebstein-Anomalie
Isotretinoin	Truncus arteriosus communis
Acetylsalicylsäure	persistierende pulmonale Hypertonie des Neugeborenen (PPHN)
Alkoholabusus	VSD, Pulmonalstenose

- Obstruktionen des rechten Ventrikels: Pulmonalstenose, Pulmonalatresie
- Herzfehler mit aberrierenden Gefäßen: rechtsseitiger Aortenbogen, Bland-White-Garland-Syndrom, Lungenvenenfehlmündungen, Koronarfisteln, TGA
- Lageanomalien des Herzens: Dextrokardie oder Dextropositio cordis
- Isomerie-Syndrome: linksatriales (Polysplenie-Syndrom) oder rechtsatriales (Asplenie Syndrom) Isomerie-Syndrom.

13.1.1 Herzfehler mit Links-rechts-Shunt (ohne Zyanose)

Ventrikelseptumdefekt (VSD)

Epidemiologie: 30–35 % aller angeborenen Herzfehler sind Ventrikelseptumdefekte.

Pathogenese: Durch die pathologische Shuntverbindung zwischen den beiden Herzkammern entwickelt sich nach dem postpartalen Abfall des Lungenwiderstands ein Links-rechts-Shunt zwischen den Herzkammern (Abb. 13.1). Dadurch kommt es zu einer Rezirkulation des Blutes durch die pulmonalen Gefäße.

Das Shuntvolumen ist von der Größe des VSD und dem Verhältnis der Strömungswiderstände zwischen großem und kleinem Kreislauf abhängig. Bei größeren Defekten ist auch das Rezirkulationsvolumen größer, was eine Druck- und Volumenbelastung des rechten Herzens und eine Volumenbelastung des linken Herzens verursachen kann. Übersteigt der Druck im rechten Ventrikel denjenigen des linken Ventrikels, kommt es zur **Shuntumkehr** (nun Rechts-links-Shunt) und damit zur zentralen Zyanose (sog. **Eisenmenger-Reaktion**). Bei unbehandelten, großen Defekten entwickelt sich infolge der pulmonalen Widerstandserhöhung (Vasokonstriktion der Arteriolen im Lungenkreislauf) bereits im 2. Lebensjahr eine sekundäre pulmonale Hypertonie. Eine Eisenmenger-Reaktion mit fixierter pulmonaler Hypertonie ist **irreversibel**.

Ein Ventrikelseptumdefekt kann unterschiedlich lokalisiert sein. Es werden unterschieden:
- Typ I: infundibulärer/bulbärer VSD (5 %)
- **Typ II: perimembranöser VSD** (80 %)
- Typ III: AV-Kanal-Typ/atrioventrikuloseptaler Defekt (AVSD) (11 %)
- Typ IV: muskulärer VSD (2–7 %); beim muskulären VSD sind auch mehrere Defekte (sog. „**Swiss-Cheese-VSD**") möglich.

Klinik: Kleine, hämodynamisch unbedeutende Ventrikelseptumdefekte verursachen i. d. R. keine Symptome. Größere, hämodynamisch relevante Defekte werden i. d. R. in den ersten Lebenswochen und -monaten mit den Symptomen einer Herzinsuffizienz mit Tachykardie, Tachypnoe, Schwitzen, Trinkschwäche, Gedeihstörung und Belastungsdyspnoe klinisch manifest. Eine Zyanose besteht nicht.

Diagnostik: Bei der **Auskultation** des Neugeborenen fällt ein mittellautes, hochfrequentes, raues Holosystolikum mit PM über dem 3.–4. ICR links auf. Kleinere Defekte verursachen ein lauteres Geräusch als große Defekte (Merkhilfe: viel Lärm um nichts). Bei ansteigendem pulmonalen Widerstand nimmt das Systolikum einen spindelförmigen Charakter an und der 2. Herzton wird lauter. Das Systolikum kann auch erst später, d. h. in den ersten Lebenswochen auffallen, wenn sich der Links-rechts-Shunt nach abgeschlossener kardiopulmonaler Adaptation ausgebildet hat.

Das **EKG** ist bei kleinem VSD unauffällig. Bei hämodynamisch relevanten Defekten werden Zeichen einer linksventrikulären und ggf. rechtsventrikulären Volumenbelastung gefunden.

Mittels **Echokardiografie** können Lage, Größe und hämodynamische Relevanz des VSD bestimmt werden. Insbesondere bei infundibulärem VSD sollte eine Beteiligung von Aorten- oder Pulmonalklappe (Prolaps durch den VSD) ausgeschlossen werden. Shuntrichtung und -volumen sind mittels Dopplerfunktion darstellbar; auch der Druckgradient zwischen den Ventrikeln kann dopplersonografisch annähernd bestimmt werden.

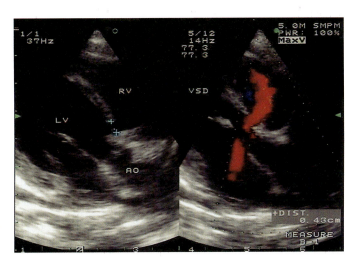

Abb. 13.1 Perimembranöser Ventrikelseptumdefekt. Links-rechts-Shunt auf Kammerebene. RV = rechter Ventrikel, LV = linker Ventrikel, Ao = Aorta. (aus: Gortner, Meyer, Sitzmann, Duale Reihe Pädiatrie, Thieme, 2012)

Im **Röntgen-Thorax** fallen ab einem mittelgroßen Defekt Kardiomegalie, vermehrte Lungengefäßzeichnung und eine prominente A. pulmonalis auf.

Eine Herzkatheteruntersuchung ist bei einem VSD nicht zwingend notwendig. Sie ermöglicht eine exakte Messung des Shuntvolumens sowie die Erfassung der Hämodynamik im Lungenkreislauf (pulmonalarterieller Druck und pulmonaler Widerstand).

Therapie: Die Therapie von Ventrikelseptumdefekten ist von der Größe und der hämodynamischen Relevanz abhängig.

- Kleine, perimembranöse Defekte verschließen sich häufig spontan in den ersten Lebensjahren.
- Mittelgroße Defekte (< 5 mm), die bei noch normalem Druck im Lungenkreislauf hämodymisch bedeutsam sind, können sich auch spontan verkleinern bzw. verschließen. Ein operativer Verschluss sollte nach Möglichkeit erst nach dem 2. Lebensjahr erfolgen. Die **Operationsindikation** besteht, wenn der Links-rechts-Shunt **mehr als 40 % des Lungenstromvolumens** ausmacht. Mittelgroße Defekte (v. a. ein perimembranöser und muskulärer VSD) können interventionell durch über den Herzkatheter eingebrachte Okkludersysteme verschlossen werden.
- Große Defekte mit hämodynamischer Relevanz und Symptomen der Herzinsuffizienz sollten bis zum 6. Lebensmonat operativ verschlossen werden. Dabei wird der Defekt unter Einsatz der Herz-Lungen-Maschine zumeist mit einem Patch verschlossen (s. Chirurgie [S. B196]).

Zusätzlich ist eine medikamentöse Therapie der Herzinsuffizienz notwendig. Eine Endokarditisprophylaxe (s. Herz-Kreislauf-System [S. A79]) ist bei Kindern mit VSD nicht zwingend erforderlich, kann aber im Einzelfall erwogen werden. Nach einem Verschluss wird sie in den folgenden 6 Monaten empfohlen, danach nur noch bei persistierendem Restshunt.

> **MERKE** Wenn eine fixierte Eisenmenger-Reaktion eingetreten ist, ist eine Korrekturoperation des VSD kontraindiziert.

Vorhofseptumdefekt (ASD)

Epidemiologie: 10 % aller angeborenen Herzfehler.

Pathogenese: Es besteht eine pathologische Shuntverbindung auf Vorhofebene mit Links-rechts-Shunt, da der Druck im linken Vorhof höher als der Druck im rechten Vorhof ist. Dadurch kommt es zur Rezirkulation des Blutes durch die Lungenstrombahn mit einer daraus resultierenden rechtsatrialen und rechtsventrikulären Volumenbelastung. Infolge eines ASD kann eine pulmonale Hypertonie entstehen.

Atriumseptumdefekte (ASD) werden nach ihrer Lokalisation eingeteilt:

- **Ostium-primum-Defekt** (**ASD I**, 30 %): im unteren Bereich des Vorhofs nahe der AV-Klappenebene gelegen. Häufig in Kombination mit einer Mitralklappenspalte, selten mit einer Trikuspidalklappenspalte. Beide AV-Klappen inserieren auf gleicher Höhe.
- **Ostium-secundum-Defekt** (**ASD II, 60–70 %**): zentral in der Fossa ovalis gelegen
- **Sinus-venosus-Defekt** (5 %): nahe der Einmündung der V. cava superior oder inferior.

ASD II und Sinus-venosus-Defekt können mit Lungenvenenfehlmündungen [S. B572] assoziiert sein, ein ASD I mit einem AVSD [S. B569].

Klinik: Bei hämodynamisch relevanten, großen ASD stehen Gedeihstörung, verstärktes Schwitzen, Belastungsdyspnoe und Leistungsminderung im Vordergrund. Kleine ASD fallen im Kindesalter durch eine erhöhte Anfälligkeit für bronchopulmonale Infekte auf. Ab der Adoleszenz können, neben einer eingeschränkten körperlichen Belastbarkeit, Palpitationen als Zeichen supraventrikulärer Rhythmusstörungen auftreten. Eine Zyanose besteht nicht.

Diagnostik: Der ASD selbst verursacht kein Geräusch, lediglich der gesteigerte Blutstrom führt zu einem uncharakteristischen Systolikum im 2.–3. ICR links parasternal, das bis in den Rücken fortgeleitet sein kann. Diagnostisch wegweisend ist ein **fixiert gespaltener 2. Herzton**.

Das EKG zeigt bei einem ASD II ein P dextroatriale (bei großem ASD ein P biatriale) und einen Rechtstyp mit Volumenbelastung des rechten Ventrikels sowie evtl. einen inkompletten Rechtsschenkelblock. Bei einem ASD I kann postnatal ein Linksüberwiegen bestehen.

Echokardiografisch lassen sich Lage und Ausdehnung des Defekts, das Shuntvolumen und die rechtsventrikuläre Volumenbelastung erfassen. Bei spät diagnostiziertem ASD kann der rechte Ventrikel vergrößert sein.

Im Röntgen-Thorax erscheint der Truncus pulmonalis prominent, die Lungengefäßzeichnung ist verstärkt.

Eine Herzkatheteruntersuchung wird nur dann durchgeführt, wenn der gleichzeitige interventionelle Verschluss des ASD möglich ist.

> **MERKE** Die Diagnose ASD wird in den meisten Fällen erst nach dem 3. Lebensjahr gestellt.

Therapie: **Kleine Defekte** können sich innerhalb der ersten 18 Lebensmonate **spontan** verschließen.

Defekte vom Typ **ASD II** werden i. d. R. **interventionell mittels Okkluder-Systemen** verschlossen. Große ASD II sollten dagegen frühzeitig chirurgisch versorgt werden, insbesondere wenn eine Herzinsuffizienz auftritt. Wegen ihrer Lage können ASD-I- und Sinus-venosus-Defekte nur operativ verschlossen werden. Vgl. Chirurgie [S. B196]. Eine Endokarditisprophylaxe wird nach interventionellem oder Patch-Verschluss des ASD für 6 Monate empfohlen.

Prognose: Nach dem Verschluss von atrialen Septumdefekten gelten die Patienten als geheilt. Sie haben jedoch ein leicht erhöhtes Risiko für Herzrhythmusstörungen. Bei unbehandelten Patienten muss man ab dem Erwach-

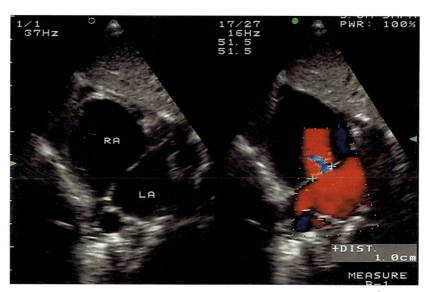

Abb. 13.2 **Atriumseptumdefekt in Secundum-Position.** Links-rechts-Shunt auf Vorhofebene. RA = rechter Vorhof, LA = linker Vorhof. (aus: Gortner, Meyer, Sitzmann, Duale Reihe Pädiatrie, Thieme, 2012)

senenalter mit Herzrhythmusstörungen wie Vorhofflattern, -flimmern und Arrhythmia absoluta rechnen.

Atrioventrikulärer Septumdefekt (AVSD)

Synonym: AV-Kanal, Endokardkissendefekt

Epidemiologie: Atrioventrikuläre Septumdefekte machen 3–4 % aller angeborenen Herzfehler aus. Der AVSD kommt gehäuft bei Neugeborenen mit Trisomie 21 vor.

Pathogenese: Defekte des atrioventrikulären Septums können in 2 verschiedenen Formen vorkommen:
- **partieller AVSD:** Kombination aus ASD I und Inlet-VSD mit geringgradig ausgeprägter Dysplasie beider AV-Klappen. Die AV-Klappen besitzen zwar einen gemeinsamen Ring, sind jedoch morphologisch und funktionell voneinander getrennt.
- **kompletter AVSD:** Kombination aus ASD I und hämodynamisch relevantem VSD mit gemeinsamer, dysplastischer und insuffizienter AV-Klappe, die aus 4–7 Klappensegeln („Brückensegeln") bestehen kann. Die Sehnenfäden der linken Klappenanteile können bei schweren Formen im rechten Vorhof inserieren.

Die Aorta ist wegen des gemeinsamen AV-Klappenrings nach vorn verlagert.

Die Hämodynamik eines partiellen AVSD entspricht weitgehend der eines ASD. Ein kompletter AVSD führt zu einem hämodynamisch bedeutsamen Links-rechts-Shunt, insbesondere vom linken Ventrikel in das rechte Atrium. Die Lungendurchblutung ist dadurch stark erhöht.

Klinik: Betroffene Kinder zeigen eine Gedeihstörung und häufige bronchopulmonale Infekte. Eine Herzinsuffizienz kann sich ab dem 1.–2. Lebensmonat manifestieren.

Diagnostik: Auskultatorisch fallen beim AVSD ein Systolikum im 3.–4. ICR links und ein betonter 2. Herzton auf. Bei einer begleitenden Mitralinsuffizienz ist das Systolikum weich mit PM über der Herzspitze und Fortleitung in die Axilla.

Das EKG zeigt einen **überdrehten Linkstyp**. Im weiteren Verlauf treten biventrikuläre Belastungszeichen und ein P dextroatriale auf. Die meisten Patienten mit kompletten AVSD haben eine atrioventrikuläre Leitungsverzögerung (AV-Block I°).

Der Röntgen-Thorax zeigt eine Kardiomegalie und eine verstärkte Lungengefäßzeichnung. Der nach vorn verlagerte **Abgang der Aorta** imponiert „**Schwanenhals**"-ähnlich.

In der Echokardiografie ist das Ausmaß des Septumdefektes darstellbar. Bei einem partiellen AVSD inserieren die beiden AV-Klappen auf der gleichen Höhe bzw. gehen ineinander über. Bei einem kompletten AVSD lässt sich die insuffiziente gemeinsame AV-Klappe mit ihren Brückensegeln darstellen.

Eine Herzkatheteruntersuchung ist nur zur Bestimmung des pulmonalarteriellen Gefäßwiderstands indiziert.

Therapie: Die Herzinsuffizienz erfordert eine medikamentöse Therapie [S. B577].

Abhängig vom Schweregrad der klinischen Symptomatik sollte eine operative Korrektur möglichst früh (4.–6. Lebensmonat) durchgeführt werden. Sowohl Vorhof- als auch Ventrikelseptumdefekt werden mittels Patch verschlossen und dabei auch die Klappenanomalie korrigiert.

Prognose: Nach der operativen Korrektur können Klappenvitien auftreten. Sehr selten kommt es postoperativ zu Störungen der atrioventrikulären Überleitung, die eine Schrittmachertherapie erfordern. Unbehandelt sterben die meisten Patienten im Alter von 2–3 Jahren.

Persistierender Ductus arteriosus Botalli (PDA)

Epidemiologie: Etwa 10 % aller angeborenen Herzfehler.

Pathogenese: Der Ductus arteriosus Botalli ist eine im fetalen Kreislauf bestehende Gefäßverbindung zwischen Pulmonalarterie bzw. Truncus pulmonalis und Aorta, die sich normalerweise innerhalb der ersten Lebenstage verschließen sollte. Bleibt sie bestehen, führt das zu einem **Links-rechts-Shunt** mit vermehrter linksatrialer und linksventrikulärer Volumenbelastung. Im Verlauf kann es zur Entwicklung einer Eisenmenger-Reaktion [S. B567] kommen. Durch die Überlastung des Lungenkreislaufs entsteht eine pulmonale Hypertonie. Im Extremfall wird die Erhöhung des Lungengefäßwiderstandes irreversibel.

Beim Frühgeborenen wird der PDA meist durch die Unreife des Kindes verursacht (erniedrigter Sauerstoffpartialdruck, hohe Prostaglandinspiegel), während bei Neugeborenen und Säuglingen meist strukturelle Anomalien zugrunde liegen.

Klinik: Dyspnoe und Gedeihstörung. Der Links-rechts-Shunt führt außerdem zu einer Minderversorgung im Systemkreislauf, die sich bei Frühgeborenen durch nekrotisierende Enterokolitis, akutes Nierenversagen und Hirnblutungen äußern kann.

Diagnostik: In der klinischen Untersuchung fallen ein hebender Puls („Pulsus celer et altus"), Schwankungen in der peripheren Sauerstoffsättigung und eine große Blutdruckamplitude auf.

Bei einem kleinen Ductus lässt sich lediglich ein Systolikum im 2. ICR links parasternal auskultieren, während ein mittelgroßer bis großer Ductus durch ein kontinuierliches „Maschinengeräusch" (systolisches Crescendo und diastolisches Decrescendo) gekennzeichnet ist.

Das EKG zeigt bei einem hohen Shuntvolumen eine linksventrikuläre Volumenbelastung an.

Der PDA kann **echokardiografisch** nachgewiesen werden. Dopplersonografisch wird das Ausmaß des Links-rechts-Shunts bestimmt. Im Röntgen-Thorax kann eine Kardiomegalie sichtbar sein. Die Lungengefäßzeichnung ist verstärkt.

Therapie: Bei Frühgeborenen kommt es im Verlauf häufig zu einem spontanen Verschluss des Ductus arteriosus, bei reifen Neugeborenen dagegen selten.

Bei Früh- und Neugeborenen kann der Verschluss eines hämodynamisch relevanten Ductus arteriosus durch Prostaglandinsynthesehemmer wie Indometacin oder Ibuprofen ausgelöst werden.

Falls bei Frühgeborenen der medikamentöse Therapieversuch scheitert, sollte der Ductus arteriosus ligiert werden. Bei Säuglingen und Kleinkindern wird primär ein interventioneller Ductusverschluss angestrebt.

13.1.2 Herzfehler mit Rechts-links-Shunt (mit Zyanose)

Fallot-Tetralogie

DEFINITION Kombination aus folgenden Herzfehlern (Abb. 13.3):
- valvuläre oder infundibuläre **Pulmonalstenose** mit Hypoplasie der beiden Pulmonalishauptäste
- **rechtsventrikuläre Hypertrophie**
- **subaortaler VSD**
- über dem VSD reitende, ante- und dextroponierte **Aorta**.

In 20 % d.F. besteht zusätzlich noch ein Atriumseptumdefekt (sog. **Fallot-Pentalogie**)

Epidemiologie: 10–11 % aller angeborenen Herzfehler entfallen auf die Fallot-Tetralogie (TOF). Die TOF kommt gehäuft bei Kindern mit DiGeorge-Syndrom vor.

Pathogenese: Ursache ist eine in der Embryonalphase erfolgte Verlagerung des rechtsventrikulären infundibulären Septums nach vorn, wodurch die rechte Ausflussbahn eingeengt wird.

Das Ausmaß der Pulmonalstenose und der Hypoplasie der beiden Pulmonalarterien bestimmen die Schwere des Krankheitsbildes. Bei **leicht ausgeprägter** Pulmonalstenose besteht überwiegend ein Links-rechts-Shunt mit geringer Zyanose (sog. „pink fallot"). Bei **stärker ausgeprägter Obstruktion** überwiegt jedoch ein Rechts-links-Shunt über den VSD, da der Widerstand im rechten Ausflusstrakt wegen der Pulmonalstenose höher ist als im linken. Die Folge ist eine schwere Zyanose (sog. „blue fallot").

Klinik: Bei Geburt ist die **Zyanose** häufig nur mäßig ausgeprägt. Neugeborene und Säuglinge sind tachypnoeisch und zeigen eine Gedeihstörung. Eine gefürchtete Komplikation der Fallot-Tetralogie sind Zyanoseanfälle (auch „blue spells" oder „Tet spells"), die ab den ersten Lebenswochen auftreten können und durch sympathikusvermittelte Spasmen der rechtsventrikulären infundibulären Muskulatur ausgelöst werden. Sie sind durch eine schwere Hypoxämie bis hin zu Azidose und Bewusstlosigkeit

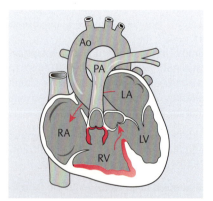

Abb. 13.3 Fallot-Tetralogie. Rechts-links-Shunt durch VSD bei Pulmonalstenose. RA = rechter Vorhof, LA = linker Vorhof, RV = rechter Ventrikel, LV = linker Ventrikel, Ao = Aorta, PA = Pulmonalarterie. (aus: Gortner, Meyer, Sitzmann, Duale Reihe Pädiatrie, Thieme, 2012)

gekennzeichnet und treten v. a. bei körperlicher Anstrengung wie Trinken oder Schreien auf. Eine schnellstmögliche operative Korrektur ist notwendig.

Bei länger persistierender Zyanose kommt es zu **Polyglobulie**, **Trommelschlegelfingern** und -zehen und Uhrglasnägeln. Kleinkinder mit nichtkorrigierter Fallot-Tetralogie (heute selten) nehmen häufig eine Hockstellung ein, um durch Erhöhung des peripheren Gefäßwiderstandes die pulmonale Durchblutung zu verbessern.

Die **Auskultation** ergibt ein raues 2/6–3/6 Systolikum im 2.–3. ICR links parasternal mit Fortleitung in den Rücken und einen singulären 2. HT.

Das **EKG** zeigt charakterischerweise einen Rechtstyp (**Cave:** beim Neugeborenen schwierig vom physiologischen Rechtstyp abzugrenzen!), ein P dextroatriale und eine deutliche Rechtsherzhypertrophie.

Die Fallot-Tetralogie wird mittels **Echokardiografie** diagnostiziert. Im **Röntgen-Thorax** zeigt das Herz eine Holzschuhform und aufgrund der hypoplastischen Lungenarterien eine verminderte Lungengefäßzeichnung. Das Pulmonalissegment erscheint leer.

Die Herzkatheteruntersuchung dient der Messung der intrakardialen Druckverhältnisse sowie des Rechts-links-Shunts und der Operationsplanung. Präoperativ können mittels Katheterintervention irreguläre aortopulmonale Kollateralgefäße verschlossen werden.

Therapie: Neugeborene, die eine periphere Sauerstoffsättigung < 70 % aufweisen, sollten **Prostaglandin E** erhalten, um einen Verschluss des Ductus arteriosus zu verhindern. **β-Blocker** (z. B. Propranolol i. v.) werden – neben **Morphin** zur Sedierung – im akuten hypoxämischen Anfall eingesetzt.

Zur Nachlaststeigerung können bei einem Neugeborenen im Zyanoseanfall die Knie an die Brust gepresst werden, was aus praktischen Gründen jedoch nicht immer möglich ist.

In den ersten 6 Lebensmonaten wird eine **operative Korrektur** angestrebt (s. Chirurgie [S. B197]).

Komplette Transposition der großen Arterien (D-TGA)

> **DEFINITION** Die Pulmonalarterie entspringt aus dem linken Ventrikel, die Aorta aus dem rechten, wodurch der Lungen- und Körperkreislauf parallel geschaltet sind. Bei ⅓ der Patienten liegt eine komplexe Transposition mit weiteren kardialen Anomalien vor.

Epidemiologie und Pathogenese:
Komplette Transpositon: 5 % aller angeborenen Herzfehler. Die Aorta entspringt aus der morphologisch rechten Herzkammer und **liegt vor und rechts** des Truncus pulmonalis (**Dextropositio aortae**, daher D-TGA). Der Truncus pulmonalis entspringt aus dem morphologisch linken Ventrikel. Bei der D-TGA sind System- und Pulmonalkreislauf daher parallel geschaltet. Die betroffenen Neugeborenen können nur überleben, wenn zusätzliche Shuntverbindungen auf Vorhof- oder Ductusebene bestehen. Man unterscheidet 2 Formen:

- **einfache D-TGA** (bei ⅔ der Patienten): Außer PDA und Vorhofseptumdefekt bestehen keine weiteren kardialen Anomalien.
- **komplexe D-TGA** (bei ⅓ der Patienten): z. B. hämodynamisch relevante Ventrikelseptumdefekte, subvalvuläre oder valvuläre Pulmonalstenose, Mitral- oder Aortenisthmusstenose.

Korrigierte Transposition: Zusätzlich besteht eine atrioventrikuläre Diskordanz (1 % aller angeborenen Herzfehler). Der rechte Vorhof führt zum morphologisch linken Ventrikel, dem der Truncus pulmonalis entspringt, während der linke Vorhof in den morphologisch rechten Ventrikel mündet, der die Aorta versorgt. Die Aorta liegt zwar vor, jedoch links des Truncus pulmonalis (daher L-TGA). Bei L-TGA mit großem VSD besteht das Risiko tachykarder Herzrhythmusstörungen, während eine L-TGA ohne VSD häufig mit einem kompletten AV-Block oder einem WPW-Syndrom assoziiert ist.

Klinik: Bereits postpartal fallen die von einer **D-TGA** betroffenen Neugeborenen durch eine **Zyanose** auf, die lebensbedrohlich sein kann, wenn keine ausreichenden Shuntverbindungen zwischen beiden Kreisläufen bestehen und sich der Ductus arteriosus verschließt. Eine Rechtsherzinsuffizienz kann innerhalb der ersten Lebenstage eintreten.

Die **L-TGA** ist ein azyanotischer Herzfehler, der im Kindesalter häufig asymptomatisch ist und sich in der Adoleszenz durch Herzrhythmusstörungen manifestiert. Begleitfehlbildungen, wie z. B. ein VSD, können Symptome verursachen.

Diagnostik: Bei D-TGA kann ein leises Systolikum im 2. ICR links und ein lauter oder singulärer 2. Herzton auskultiert werden. Das EKG ergibt außer dem bei Neugeborenen ohnehin bestehenden Rechtstyp keinen richtungweisenden Befund.

Die Diagnose wird **echokardiografisch** gestellt. Der **Röntgen-Thorax** zeigt bei D-TGA eine Kardiomegalie und ein schmales oberes Mediastinum, da Aorta und Truncus pulmonalis hintereinander entspringen. Das Herz ist quergelagert und zeigt die Form eines liegenden Eis. Eine **Angiografie** ist indiziert, um den Abgang der Koronararterien darzustellen.

Therapie:
Der Ductus arteriosus muss postnatal mittels **Prostaglandin E** offengehalten werden. Zum einen bleibt dadurch eine Shuntverbindung zwischen beiden Kreisläufen bestehen, zum anderen wird durch die vermehrte Volumenbelastung der linke Ventrikel „trainiert", damit er im Falle einer arteriellen Switchoperation den systemischen Blutdruck aufbauen kann.

Falls auf Vorhofebene keine Shuntverbindung zwischen beiden Kreisläufen besteht, ist eine **palliative Ballonatrioseptostomie** nach Rashkind zur Erweiterung des Foramen ovale indiziert.

Innerhalb der ersten beiden Lebenswochen sollte eine **arterielle Switchoperation** (Korrekturoperation) durchgeführt werden, bei der Aorta und Truncus pulmonalis in ihre normale Position gebracht werden. Siehe auch Chirurgie [S. B198].

Hypoplastisches Linksherzsyndrom (HLHS)

> **DEFINITION**
> - Hypoplasie des linken Ventrikels
> - Stenose oder Atresie von Mitral- und Aortenklappe
> - Hypoplasie der Aorta ascendens und des Arcus aortae vor der Mündung des Ductus arteriosus
> - Shunt auf Vorhofebene.

Epidemiologie: 7–9 % aller angeborenen Herzfehler. In bis zu ⅓ d.F. bestehen weitere Fehlbildungen wie Omphalozele, Zwerchfellhernie, Hypospadie und ZNS-Anomalien. Das hypoplastische Linksherzsyndrom ist die häufigste kardiogene Todesursache bei Neugeborenen in der ersten Lebenswoche.

Pathogenese: Aufgrund der Hypoplasie des linken Herzens besteht eine **funktionell univentrikuläre Zirkulation**, da der rechte Ventrikel sowohl Lungen- als auch Körperkreislauf mit Blut versorgen muss. Über einen Shunt auf Vorhofebene (Foramen ovale) gelangt das oxygenierte Blut der Lungenvenen in den rechten Vorhof und den rechten Ventrikel und vermischt sich dort mit dem desoxygenierten Blut aus den systemischen Venen. Der Blutfluss in den Körperkreislauf und retrograd über die Aorta ascendens in die Koronararterien ist **abhängig vom Ductus arteriosus**. Die betroffenen Neugeborenen sind nur lebensfähig, wenn der Blutfluss über den Shunt zwischen beiden Vorhöfen ausreichend ist und der Ductus arteriosus offenbleibt (**Rechts-links-Shunt**).

Wegen der vermehrten Lungendurchblutung kann sich eine sekundäre pulmonale Hypertonie entwickeln.

Vom Fehlbildungskomplex HLHS ist der „hypoplastische linke Ventrikel" abzugrenzen, der auch bei Fehlbildungen wie AVSD oder double outlet right ventricle (DORV) vorkommen kann. Er ist dadurch definiert, dass die Herzspitze nicht vom linken Ventrikel gebildet wird.

Klinik: Innerhalb der ersten Lebenstage zeigen die Neugeborenen wegen des Verschlusses des Ductus arteriosus ein blassgraues bis zyanotisches Hautkolorit. Insbesondere bei einem geringen Blutfluss durch das Foramen ovale entwickelt sich eine ausgeprägte Zyanose. Zudem bestehen Herzinsuffizienzzeichen mit Tachykardie, Tachy-/Dyspnoe und Hepatomegalie.

Diagnostik: Die peripheren Pulse sind flach und nur schwach palpabel. Die BGA ergibt eine metabolische Azidose. Bei der **Auskultation** fallen ein Systolikum im 2. ICR rechts und 3. ICR links und ein singulärer 2. Herzton auf. Das EKG ergibt einen Rechtstyp und eine rechtsventrikuläre Hypertrophie.

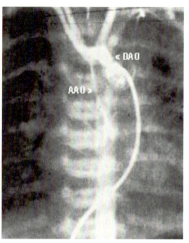

Abb. 13.4 Angiografie bei hypoplastischem Linksherzsyndrom. Die Aorta ascendens (AAO) ist hypoplastisch, nach Einmündung des Ductus arteriosus hat die Aorta descendens (DAO) ein normales Kaliber. (aus: Gortner, Meyer, Sitzmann, Duale Reihe Pädiatrie, Thieme, 2012)

Der Röntgen-Thorax zeigt eine Kardiomegalie und eine vermehrte Lungengefäßzeichnung. Die Diagnose wird **echokardiografisch** gestellt. Eine Herzkatheteruntersuchung dient der Erfassung der Morphologie (Abb. 13.4) und der Druckverhältnisse im Herzen. Sie wird auch durchgeführt, wenn klinisch und echokardiografisch der Verdacht auf ein restriktives Foramen ovale besteht, da bei Bedarf interveniert werden kann.

Therapie:

> **MERKE** Das hypoplastische Linksherzsyndrom ist die häufigste Todesursache bei Neugeborenen in der ersten Lebenswoche. Unbehandelt versterben > 90 % der Neugeborenen vor dem 10. Lebenstag.

Der Ductus arteriosus sollte in den ersten Lebenstagen bis zur Operation medikamentös mittels Prostaglandin E offengehalten werden.

Bei kleinem Foramen ovale ist eine Ballonatrioseptostomie nach Rashkind innerhalb der ersten Lebenstage indiziert. Das operative Vorgehen besteht aus 3 Schritten (**Norwood**-Operation s. Chirurgie [S. B198]). Die Herztransplantation stellt eine Alternative dar, jedoch ist ein passendes Spenderorgan selten.

Lungenvenenfehlmündung

Epidemiologie: Die Lungenvenenfehlmündungen machen etwa 1 % aller angeborenen Herzfehler aus. In über 75 % d. F. besteht eine totale Lungenvenenfehlmündung (total anomalous pulmonary venous connection, **TAPVC**).

Formen: Bei der TAPVC werden verschiedene Typen unterschieden:
- **suprakardialer Typ** (50 %): Drainage in V. anonyma (V. brachiocephalica)
- **kardialer Typ** (28 %): Drainage in rechtes Atrium oder in den Sinus coronarius

- infrakardialer Typ (17%): Drainage in V. cava inferior oder V. portae
- Kombinationen (5%).

Pathophysiologie: Totale Lungenvenenfehlmündungen führen zu einem Links-rechts-Shunt, da die Lungenvenen in Venen des Körperkreislaufs einmünden. Dadurch ist die Lungendurchblutung gesteigert (Volumenbelastung des rechten Herzens). Zusätzlich muss auch ein **Rechts-links-Shunt**, der den Körperkreislauf ermöglicht (auf Vorhof- oder Ventrikelebene), bestehen.

Klinik: Neugeborene mit TAPVC zeigen schwere Zyanose, Dys- und Tachypnoe und eine kardial bedingte Dystrophie. Insbesondere bei Lungenvenenobstruktionen (→ reduzierter Lungenblutfluss) oder pulmonaler Hypertonie kann es zur Herzinsuffizienz und verstärkter Zyanose kommen.

Diagnostik: Im 2.–3. ICR links parasternal ist ein leises Systolikum zu hören. Bei Kindern mit einer partiellen Lungenvenenfehlmündung ist der 2. Herzton fixiert gespalten.

Im **Röntgen-Thorax** fällt bei der TAPVC eine Kardiomegalie auf. Die Lungengefäßzeichnung ist vermehrt, da die Lungendurchblutung sowohl aktiv durch Rezirkulation als auch passiv durch Rückstau erhöht ist. Beim suprakardialen Typ der TAPVC zeigt das Herz eine Schneemannform.

Die Lungenvenenfehlmündung kann mittels **CT-** oder **MR-Angiografie** direkt dargestellt werden.

Therapie: Eine operative Korrektur sollte frühzeitig angestrebt werden.

Truncus arteriosus communis

> **DEFINITION** Ein großes Gefäß entspringt aus der Herzbasis.

Epidemiologie: 2% aller angeborenen Herzfehler.

Pathogenese und Pathophysiologie: Während der Embryonalentwicklung bleibt die Bildung des Septum aorticopulmonale im Bulbus arteriosus aus. Der Truncus arteriosus entspringt über einem hohen VSD und hat eine Trunkusklappe, die i. d. R. aus 4 Taschen besteht. Die Koronararterien gehen aus dem TAC ab. Aorta und die Aa. pulmonales können variable Anomalien aufweisen.

Durch die Shuntverbindungen von VSD und TAC vermischen sich oxygeniertes und nichtoxygeniertes Blut (**Rechts-links-Shunt**). Der Blutfluss in Lungen- und Körperkreislauf wird vom Verhältnis des Widerstands zwischen Lungen- und Körperkreislauf bestimmt. Nach dem Absinken des Widerstands in den Lungengefäßen bei der Geburt kommt es zu einem verstärkten pulmonalen Blutfluss. In der Folge kann eine pulmonale Hypertonie mit Herzinsuffizienz entstehen. Bei verminderter pulmonaler Durchblutung kommt es zur Zyanose.

Klinik: Ein Truncus arteriosus communis kann sich unmittelbar postnatal durch Zyanose, Dyspnoe und Tachykardie manifestieren und noch in der Neonatalzeit zu Herzinsuffizienz führen.

Diagnostik: Bei der Auskultation fallen ein Systolikum im 3. ICR links und ein singulärer 2. Herzton auf. Bei Insuffizienz der Trunkusklappe kann zusätzlich ein Diastolikum auftreten. Im EKG findet sich ein P dextroatriale.

Im Röntgen-Thorax zeigt sich eine Eiform des Herzens. Die Lungengefäßzeichnung ist verstärkt.

Therapie: Die Therapie erfolgt operativ (s. Chirurgie [S. B199]).

Trikuspidalatresie

Epidemiologie: Etwa 1–2% aller angeborenen Herzfehler.

Pathogenese: Die Trikuspidalklappe ist fibromuskulär verschlossen, der rechte Ventrikel ist nur rudimentär angelegt. Dadurch sind rechter Ventrikel und Pulmonalishauptstamm hypoplastisch. Der linke Ventrikel versorgt Körper- und Lungenkreislauf. Der Blutzustrom zu den Lungenarterien erfolgt über den Ductus arteriosus. Die betroffenen Kinder sind nur dann lebensfähig, wenn eine Shuntverbindung auf Vorhof- oder Ventrikelebene besteht.

Klinik: Die Trikuspidalatresie manifestiert sich unmittelbar nach der Geburt durch eine anhaltende Zyanose. Bei vermehrter Lungendurchblutung kann wegen des hohen Rezirkulationsvolumens früh eine Insuffizienz des linken Ventrikels eintreten. Es können bradykarde Rhythmusstörungen auftreten.

Diagnostik: Bei der Auskultation finden sich ein Systolikum im 3. ICR links parasternal und ein betonter 2. Herzton. Das EKG zeigt Zeichen der Linkshypertrophie sowie ein P dextroatriale. Bereits postnatal kann ein **Linkstyp** bestehen.

Im Röntgen-Thorax zeigt das Herz eine Holzschuhform. Die Lungengefäßzeichnung ist vermindert.

Therapie: Bei verminderter Lungendurchblutung Offenhalten des Ductus arteriosus mittels Prostaglandin E. Falls keine Shuntverbindung auf Vorhofebene besteht, muss postpartal eine palliative Ballonatrioseptostomie (Rashkind-Prozedur) durchgeführt werden. Die definitive Therapie erfolgt operativ. Siehe auch Chirurgie [S. B197].

Ebstein-Anomalie

> **DEFINITION** Verlagerung der Trikuspidalklappe in den rechten Ventrikel mit in der Folge deutlich vergrößertem Vorhof (Atrialisierung des Ventrikels).

Epidemiologie: <1% aller angeborenen Herzfehler.

Pathogenese: Ein oder mehrere Segel der Trikuspidalklappe sind in den rechten Ventrikel verlagert, häufig besteht zusätzlich eine Klappeninsuffizienz. Das Fassungsvermögen des rechten Ventrikels ist verkleinert, wodurch der pulmonale Blutfluss reduziert ist. Es kommt zu einem

Rückstau in den rechten Vorhof. Durch Shuntverbindungen auf Vorhofebene (ASD II, offenes Foramen ovale) entwickelt sich ein Rechts-links-Shunt mit Zyanose. Schließlich kommt es durch die Volumenbelastung zu einer Vergrößerung von rechtem Vorhof und Ventrikel. Die Lungendurchblutung erfolgt zum größten Teil über den Ductus arteriosus.

Klinik: Die klinische Symptomatik ist variabel. Neugeborene mit Ebstein-Anomalie sind i. d. R. zyanotisch und nur gering belastbar. Assoziation mit Herzrhythmusstörungen (supraventrikuläre Tachykardien) oder dem WPW-Syndrom.

Diagnostik: Das EKG zeigt ein P-dextroatriale mit Rechtsschenkelblock. Vorhofflimmern kann auftreten. Bei der Auskultation fällt eine Trikuspidalinsuffizienz auf.

Echokardiografisch lassen sich die Verlagerung der Trikuspidalklappensegel in den rechten Ventrikel darstellen und die rechtsventrikuläre Funktion beurteilen. Mittels Farbdoppler kann eine Klappeninsuffizienz erkannt werden. Im **Röntgen-Thorax** zeigt sich die typische „Bocksbeutelform" des Herzens, die durch eine Vergrößerung des rechten Herzens zustande kommt. Die Lungengefäßzeichnung ist vermindert.

Therapie: Operative Korrektur (s. Chirurgie [S. B198]).

13.1.3 Herzfehler ohne Shunt

Pulmonalstenose

Epidemiologie: Eine Pulmonalstenose kann isoliert (9–10 % aller angeborenen Herzfehler) oder mit anderen Herzfehlern vorkommen.

Formen: Abhängig von der Lokalisation werden folgende Formen unterschieden:
- **valvuläre** Pulmonalstenose: Stenose durch trikuspid oder bikuspid angelegte Pulmonalklappe mit verwachsenen Kommissuren (häufigste Form) oder myxomatös verdickten Taschen (dysplastische Pulmonalklappe, selten). Der Klappenring kann hypoplastisch sein.
- **subvalvuläre** (infundibuläre) Pulmonalstenose: Verengung des rechtsventrikulären Ausflusstrakts infolge einer Hypertrophie der rechtsventrikulären Muskulatur, v. a. bei Fallot-Tetralogie
- „two-chambered right ventricle": progrediente muskuläre Stenose, sehr selten
- **supravalvuläre** Pulmonalstenose: Stenose des Pulmonalishauptstamms, meist zugleich mit valvulärer Pulmonalstenose und Stenosen der rechten und linken Pulmonalarterie (periphere Pulmonalstenose).

Pathogenese: Die Pulmonalstenose hat eine Erhöhung des rechtsventrikulären Drucks zur Folge und führt zu einer Myokardhypertrophie des rechten Ventrikels. Die Pulmonalarterie ist poststenotisch dilatiert. Zusätzlich können Shuntverbindungen auf Vorhof- oder Ductusebene bestehen.

Klinik: Die klinischen Symptome sind meist diskret ausgeprägt. Niedriggradige Pulmonalstenosen sind asymptomatisch, bei höhergradigen Stenosen können Beschwerden wie Belastungsdyspnoe oder Synkope auftreten. Hochgradige Pulmonalstenosen führen zu einer Rechtsherzinsuffizienz oder Hypoxämie.

Die sog. **kritische Pulmonalstenose** des Neugeborenen ist eine hochgradige valvuläre Stenose, bei der die Lungendurchblutung über den Ductus arteriosus erfolgt. Über das Foramen ovale kommt es auf Vorhofebene zu einem Rechts-links-Shunt und damit zur Zyanose. Diese Form der Pulmonalstenose ist lebensbedrohlich.

Diagnostik: Eine Pulmonalstenose kann zu einem Herzbuckel führen. Bei der **Auskultation** fällt ein typisches, raues Systolikum im 2. ICR parasternal links auf, das von einem Schwirren begleitet sein kann. Das Systolikum kann in den Rücken und evtl. in das Jugulum fortgeleitet werden. Ein frühsystolischer Ejection Click ist zu hören. Der 2. Herzton ist fixiert gespalten.

Das **EKG** zeigt einen Rechtstyp, Zeichen einer rechtsventrikulären Druckbelastung und ein P-dextroatriale. Es kann ein inkompletter Rechtsschenkelblock vorliegen. Die T-Welle in V1 kann bei einer hohen Druckbelastung positiv sein.

In der **Echokardiografie** fällt eine konzentrische Hypertrophie des rechten Ventrikels auf. Eine valvuläre Pulmonalstenose kann anhand einer verdickten, bewegungseingeschränkten und in der Systole domförmigen Klappe diagnostiziert werden.

Mittels Farbdoppler kann der Schweregrad der valvulären Pulmonalstenose anhand des systolischen Druckgradienten über der Pulmonalstenose bestimmt werden:
- < 50 mm Hg: leichtgradig
- 50–80 mm Hg: mittelgradig
- > 80 mm Hg: hochgradig.

Im **Röntgen-Thorax** zeigt sich der Pulmonalishauptstamm erweitert, die Lungendurchblutung ist vermindert. Das Herz ist meist normal groß.

Therapie: Die Herzinsuffizienz wird symptomatisch behandelt.

Die valvuläre Pulmonalstenose kann per Herzkatheter durch eine **Ballondilatation** erweitert werden, wenn ein systolischer Druckgradient > 40 mm Hg besteht. Wenn die Ballonvalvuloplastie nicht erfolgreich verläuft bzw. bei anderen Formen der Pulmonalstenose, muss eine operative **Kommissurotomie** durchgeführt werden (s. Chirurgie [S. B199]).

Bei der kritischen Pulmonalstenose des Neugeborenen wird zunächst der Ductus arteriosus medikamentös mit Prostaglandin E offengehalten. Die stenotische Pulmonalklappe kann dann in den ersten Lebenstagen mittels Ballonvalvuloplastie therapiert werden.

Aortenstenose

Epidemiologie: Aortenstenosen machen 6–10 % aller angeborenen Herzfehler aus.

Formen: Abhängig von der Lokalisation werden folgende Formen unterschieden:
- **valvuläre** Aortenstenose: Stenose durch trikuspid, bikuspid oder monokuspid angelegte Aortenklappe mit **verwachsenen Kommissuren** (häufigste Form) oder myxomatös verdickten Taschen (dysplastische Aortenklappe, selten). Der Klappenring kann hypoplastisch sein. Eine valvuläre Aortenstenose führt zu einer verminderten Koronardurchblutung, da die Koronararterien poststenotisch abgehen.
- **subvalvuläre** Aortenstenose: fibröse, membranöse oder muskuläre Verengung der linksventrikulären Ausflussbahn
- **supravalvuläre** Aortenstenose: Stenose der Aorta ascendens, manchmal zugleich mit Mitralstenose, Aortenisthmusstenose oder hypoplastischem Aortenbogen. Die Koronararterien, die prästenotisch abgehen, sind erweitert und zeigen einen geschlängelten Verlauf.

Eine häufige Begleitfehlbildung ist ein Ventrikelseptumdefekt.

Der Shone-Komplex ist eine Assoziation von subvalvulärer Aortenstenose, Mitralstenose und Aortenisthmusstenose. Der Übergang zum hypoplastischen Linksherzsyndrom [S. B572] ist fließend.

Klinik: Leichtgradige Aortenstenosen sind i. d. R. asymptomatisch. Handlungsbedarf besteht bei Belastungsdyspnoe, Herzrhythmusstörungen, pektanginösen Beschwerden und Synkopen.

Kritische Aortenstenose des Neugeborenen: Hochgradige valvuläre Aortenstenose, die innerhalb der ersten Lebenstage bzw. -wochen zu einer Herzinsuffizienz führt. Graues Hautkolorit, flache Pulse.

Diagnostik: Bei der körperlichen Untersuchung kann ein verstärkter und verbreiterter Herzspitzenstoß getastet werden, der nach kaudal und lateral verschoben sein kann. In der **Auskultation** fallen ein raues Systolikum mit PM im 2. ICR parasternal rechts und Schwirren im Jugulum auf. Das Systolikum wird in die Karotiden fortgeleitet und ist bei einer schweren Aortenstenose holosystolisch zu hören. Frühsystolisch ist ein Ejection Click auszukultieren. Der 2. Herzton ist paradox gespalten.

Das **EKG** zeigt bei einer Aortenstenose ein P-sinistroatriale, eine linksventrikuläre Hypertrophie und einen erhöhten Sokolow-Lyon-Index. Erregungsrückbildungsstörungen können vorliegen.

Die Lokalisation der Aortenstenose und die Aortenklappenmorphologie lassen sich echokardiografisch darstellen. Der Schweregrad einer valvulären Aortenstenose wird mittels Farbdopplermessung des systolischen Druckgradienten über der Aortenklappe bestimmt. Im Röntgen-Thorax kann die Aorta ascendens wegen der poststenotischen Dilatation prominent erscheinen. Das Herz kann normal groß oder vergrößert sein.

Therapie:

> **MERKE** Kinder mit Aortenstenose sollten körperliche Anstrengungen vermeiden. Insbesondere dann, wenn sie schon einmal eine Synkope erlitten haben, besteht das Risiko für einen plötzlichen Herztod.

Neben der symptomatischen Behandlung der Herzinsuffizienz steht bei der **valvulären Aortenstenose** die Ballondilatation im Vordergrund (Indikation: systolischer Druckgradient > 50–60 mm Hg oder schwerwiegende Symptome wie Herzrythmusstörungen, Synkopen etc.). Wenn die Ballonvalvuloplastie nicht erfolgreich verläuft, muss eine Valvulotomie mit aortopulmonalem Bypass durchgeführt werden. Beide Eingriffe sind bereits bei Neugeborenen möglich.

Andere Formen der Aortenstenose müssen i. d. R. operativ therapiert werden, bei stark veränderten Herzklappen u. U. mit künstlichem Herzklappenersatz oder mittels **Ross-Operation** (s. Chirurgie [S. B200]).

Aortenisthmusstenose

Synonym: Coarctatio aortae

Epidemiologie: Die Aortenisthmusstenose macht 4–5 % aller angeborenen Herzfehler aus. Sie kommt bei Jungen deutlich häufiger vor als bei Mädchen. In etwa ⅓ d. F. liegt ein Turner-Syndrom vor.

Pathogenese: Eine Aortenisthmusstenose entsteht, wenn Gewebe des Ductus arteriosus Botalli ektop in der Aortenwand liegt, welches zu einer Vasokonstriktion der Aorta führt, wenn sich der Ductus arteriosus postnatal durch den erhöhten Sauerstoffpartialdruck verschließt. Es werden 3 Formen der Aortenisthmusstenose unterschieden:
- **präduktale Aortenisthmusstenose:** Die Stenose besteht vor der Mündung des Ductus arteriosus Botalli, sog. **infantile Form**. Die untere Körperhälfte wird bis zum Verschluss des Ductus arteriosus über diesen perfundiert. Der Aortenbogen ist hypoplastisch.
- **juxtaduktale Aortenisthmusstenose:** Stenose auf Höhe der Mündung des Ductus arteriosus Botalli. Sie wird zur **adulten Form** gerechnet.
- **postduktale Aortenisthmusstenose:** Stenose nach der Mündung des Ductus arteriosus Botalli, sog. **adulte Form** (80 %). Es wird davon ausgegangen, dass sich die postduktale Aortenstenose erst postnatal langsam entwickelt. Daher können sich Kollateralkreisläufe über z. B. die A. thoracica interna → A. epigastrica superior → A. epigastrica inferior oder die Interkostalarterien ausbilden.

Bei allen Formen liegt die Stenose i. d. R. hinter dem Abgang der A. subclavia sinistra. Zur adulten Form s. Herz-Kreislauf-System [S. A61].

Klinik: Die **infantile Form** der Aortenisthmusstenose manifestiert sich **innerhalb der ersten 4 Lebenswochen** mit Zeichen der Herzinsuffizienz wie Tachy-/Dyspnoe, vermehrtem Schwitzen, Hepatomegalie, Ödemen, Trinkschwäche und Gedeihstörung. Infolge des erhöhten Blutdrucks der oberen Körperhälfte leiden die Kinder an Kopfschmerzen, Schwindel und Nasenbluten. Durch Minderversorgung von Niere, Leber und Darm kann es zu Oligo- oder Anurie, Leberschäden und nekrotisierender Enterokolitis kommen. Wenn sich der Ductus arteriosus komplett verschließt, können die Symptome aggravieren.

Diagnostik: Bei allen Formen der Aortenisthmusstenose bestehen **Unterschiede in der Pulsqualität zwischen Armen und Beinen**: Ein Pulsus durus et altus an den oberen Extremitäten, abgeschwächte oder fehlende Pulse an den unteren Extremitäten. Die Beine können eine blassgraue Farbe annehmen und kühl sein. Die Blutdruckamplitude zwischen Armen und Beinen ist unterschiedlich groß, an den Armen kann ein arterieller Hypertonus festgestellt werden (warme Hände), während die systolischen Blutdruckwerte der unteren Extremitäten niedrig sind. Warnhinweis ist eine MAD-Differenz von > 10 mmHg zwischen oberer und unterer Extremität. Sind zahlreiche Kollateralgefäße ausgebildet, ist der Blutdruckunterschied zwischen oberer und unterer Extremität schwächer ausgeprägt. Der 2. Herzton ist betont und es besteht ein Systolikum mit P.m. über dem 3./4. ICR parasternal. Ein **Herzgeräusch** kann **bei offenem Ductus noch fehlen**.

Die Diagnose wird mittels Echokardiografie gestellt. Die Aortenisthmusstenose kann mittels Schnittbilddiagnostik (Angio-CT bzw. -MR) lokalisiert und morphologisch dargestellt werden. Bei postduktaler Stenose ist eine sanduhrförmige Einengung der Aorta erkennbar.

Im Röntgen-Thorax ist manchmal eine Kardiomegalie sichtbar. Bei älteren Kindern können Rippenusuren als Zeichen der vergrößerten Interkostalarterien sichtbar sein.

Therapie: Die **infantile Form** der Aortenisthmusstenose wird in den ersten Lebenstagen mit Prostaglandin-E-Infusionen behandelt. Innerhalb kurzer Zeit sollte die Aortenisthmusstenose operativ durch Resektion des stenosierten Aortenabschnitts und End-zu-End-Anastomosierung (ggf. mit Erweiterung des Aortenbogens) therapiert werden. Gleichzeitig sollte der Ductus arteriosus ligiert werden.

Bland-White-Garland-Syndrom

Synonym: ALCAPA-Syndrom (anomalous left coronary artery from the pulmonary artery)

> **DEFINITION** Die linke Koronararterie entspringt dem Pulmonalishauptstamm oder dem linken Pulmonalisast.

Pathogenese: Dieser Fehlabgang führt nach dem Abfall des Lungenwiderstandes zu einer Minderperfusion des linksventrikulären Myokards mit Ischämie. Es können sich Shuntverbindungen zwischen rechter und linker Koronararterie bilden, die dann zu einem Links-rechts-Shunt führen können.

Klinik: Wegen der linksventrikulären Minderdurchblutung kommt es zu Symptomen einer **Myokardischämie** (Angina pectoris), auf deren Schmerzen die Kinder im Alter von 2–8 Wochen mit plötzlichem, untröstbarem Schreien reagieren. Im Verlauf einer Myokardischämie kann sich eine Herzinsuffizienz entwickeln.

Diagnostik: Das **EKG** zeigt eine Myokardischämie bis hin zu ST-Strecken-Hebungen als Zeichen des Herzinfarktes an (v. a. in den lateralen Brustwandableitungen).

In der Echokardiografie ist eine Dilatation und Verminderung der globalen linksventrikulären Pumpfunktion darstellbar. Ein Links-rechts-Shunt kann häufig unmittelbar über der Pulmonalklappe gesehen werden. Angiografisch lässt sich der Links-rechts-Shunt als Blutfluss von der rechten in die linke Koronararterie nachweisen, da sich diese nach Injektion von Kontrastmittel in die rechte Koronararterie retrograd füllt.

Therapie: Operativ durch Um-Implantation der linken Koronararterie in die Aorta.

13.2 Herzrhythmusstörungen

Bei Kindern können **bradykarde** Herzrhythmusstörungen beispielsweise auftreten durch einen kongenitalen AV-Block (Kinder von Müttern mit SLE), angeborene Herzfehler (L-TGA, Trikuspidalatresie), nach operativem VSD-Verschluss, bei Myokarditis oder hormonellen Störungen wie Morbus Addison bzw. einer Hypothyreose.

Die häufigste Form **tachykarder** Herzrhythmusstörungen im Kindesalter ist eine **AV-Reentry**-Tachykardie bei Präexzitations-Syndromen (s. Herz-Kreislauf-System [S. A43]). Die betroffenen Kinder fallen bereits intrauterin mit Herzfrequenzen > 220/min auf. Tachykardien finden sich z. B. auch bei Ebstein-Anomalie, Kardiomyopathien, Myokarditis oder Hyperthyreose.

Das Bradykardie-Tachykardie-Syndrom tritt v. a. nach Herzoperationen auf. Für Näheres s. Herz-Kreislauf-System [S. A34].

13.3 Entzündliche Herzerkrankungen und Kardiomyopathien

Endokarditis (s. Herz-Kreislauf-System [S. A76]): Sie wird häufig begünstigt durch angeborene Herzfehler. In der Regel besteht eine Linksherzendokarditis, bei Früh- und Neugeborenen vorwiegend eine Rechtsherzendokarditis (ausgelöst durch einen Zentralvenenkatheter). Die betroffenen Kinder sind meist müde und haben subfebrile Temperaturen. Die antibiotische Therapie muss intravenös und über einen längeren Zeitraum (mindestens 2 Wochen) erfolgen. Die Kombinationstherapie beinhaltet meist ein Penicillin oder Cephalosporin und ein Aminoglykosid-Antibiotikum. Zur Endokarditisprophylaxe s. Herz-Kreislauf-System [S. A79].

Myokarditis (s. Herz-Kreislauf-System [S. A73]): Im Kindesalter wird eine Entzündung des Herzmuskels vorwiegend durch Viren (v. a. Coxsackie-Viren, Adenoviren) hervorgerufen. Auch ein Kawasaki-Syndrom oder eine Mykoplasmeninfektion kann häufig zur Myokarditis führen.

Perikarditis (s. Herz-Kreislauf-System [S. A74]): Die häufigste Ursache einer Perikarditis im Kindesalter ist das Postkardiotomie-Syndrom.

Kardiomyopathien: (s. Herz-Kreislauf-System [S. A69]): Neben primären Kardiomyopathien können bei Kindern auch sekundäre Formen auf Basis verschiedener Erkrankungen entstehen, z. B.:
- hypertrophe Kardiomyopathie bei diabetischer Fetopathie, Glykogenosen, Mukopolysaccharidosen, Gangliosidosen, Morbus Gaucher, Morbus Fabry
- dilatative Kardiomyopathie bei Z. n. Myokarditis, Therapie mit Anthrazyklinen (z. B. bei akuten Leukämien), Muskeldystrophie Duchenne und Becker.

13.4 Herzinsuffizienz

Die mit Abstand häufigste Ursache einer **Herzinsuffizienz** im Kindesalter sind **angeborene Herzfehler.** Die Mehrzahl der Kinder wird innerhalb des 1. Lebensjahres symptomatisch. Eine Belastungsdyspnoe im Säuglingsalter zeigt sich beim Schreien oder Trinken. Die betroffenen Kinder gedeihen schlecht. Auch Systemerkrankungen wie eine Anämie, Glykogenosen, diabetische Ketoazidose oder beispielsweise auch eine Asphyxie, Hypokalzämie oder Sepsis können die Herzleistung einschränken. Eine Herzinsuffizienz infolge entzündlicher Herzerkrankungen oder Herzrhythmusstörungen manifestiert sich meist nach dem 1. Lebensjahr. Im Vordergrund der Behandlung stehen kausale Therapieansätze. Zur Klinik, Diagnostik und Therapie s. Herz-Kreislauf-System [S. A26].

13.5 Arterielle Hypertonie und Orthostasesyndrom

Arterielle Hypertonie: Ausführliches s. Herz-Kreislauf-System [S. A81].

Die primäre arterielle Hypertonie kommt am häufigsten bei Jugendlichen vor. Die sekundäre Form überwiegt bei Neugeborenen, Klein- und Schulkindern. Sie kann auf verschiedene Grunderkrankungen zurückgeführt werden (z. B. erhöhter Hirndruck, endokrine Erkrankungen wie Hyperthyreose, Cushing-Syndrom, renale Ursache, Medikamente).

Orthostase-Syndrom: Das Orthostase-Syndrom tritt v. a. bei Kindern in der Pubertät (Häufigkeitsgipfel 10.–14. Lebensjahr) auf. Große, schlanke („asthenische") Jugendliche haben ein höheres Risiko für eine orthostatische Dysregulation. Die Symptomatik bessert sich in den meisten Fällen nach Abschluss der Pubertät. Näheres zum Krankheitsbild s. Herz-Kreislauf-System [S. A85], zu den Differenzialdiagnosen der Synkope s. Leitsymptome [S. C60].

14 HNO- und Atmungsorgane

14.1 Grundlagen

Typisch für respiratorische Probleme im Kindesalter sind
- **Husten** (s. Leitsymptome [S. C72]), der durch eine Schleimhautreizung verursacht wird,
- **Stridor** (s. Leitsymptome [S. C76]), der durch Obstruktion hervorgerufen wird,
- **Dyspnoe** (s. Leitsymptome [S. C66]), die auf eine angestrengte Atmung bis hin zur respiratorischen Insuffizienz hinweist
- **Zyanose** (s. Leitsymptome [S. C62]).

Stridor:
- Die häufigste Ursache des konnatalen Stridors ist eine Reifungsstörung des Kehlkopfs (Laryngomalazie).
- Die häufigste kardiale Ursache für eine Trachealstenose mit Stridor ist ein doppelt angelegter Aortenbogen.
- Die wichtigsten Differenzialdiagnosen bei einem Kleinkind mit Stridor und akuter Dyspnoe sind Krupp-Syndrom, Fremdkörperaspiration und Epiglottitis.

Vom Stridor muss ein Geräusch abgegrenzt werden, das als „Karcheln" bezeichnet werden kann. Es tritt vor allem auf bei Tonsillenhyperplasie, Tonsillitis, Peritonsillar- oder Retropharyngealabszess sowie hyperplastischen Adenoiden.

Dyspnoe: Eine Dyspnoe zeigt sich im Kindesalter mit einem veränderten Atemverhalten (Tachypnoe, Hyperpnoe, Orthopnoe), vermehrter Atemanstrengung (Nasenflügeln, Einziehungen und atemsynchronen Kopfbewegungen, aufrecht sitzende Körperhaltung), exspiratorischem Stöhnen sowie mit Tachykardie (später Bradykardie), Unruhe (später Apathie) und Zyanose.

Bei der Ursachenforschung der Atemnot ist immer das Alter des Kindes miteinzubeziehen:
- Früh- oder Neugeborene: z. B. angeborene Fehlbildungen, Surfactantmangel-Syndrom, konnatale Pneumonie, Sepsis
- Säuglinge und Kleinkinder: z. B. Krupp-Syndrom, Bronchopneumonie, Bronchiolitis, Fremdkörperaspiration, Epiglottitis

- Schulkinder und Jugendliche: z. B. Asthma bronchiale, Pneumonie.

14.2 HNO-Erkrankungen

Die Erkrankungen des HNO-Traktes werden im Kapitel HNO detailliert behandelt. Hier sind die Laryngitis acuta (s. HNO [S. B781]) und die Epiglottitis (s. HNO [S. B782]) aufgrund ihrer besonderen Relevanz noch einmal gegenübergestellt (**Tab. 14.1**).

Vom Begriff Laryngitis acuta bzw. Krupp-Syndrom sind folgende Krankheitsbilder abzugrenzen:
- **Laryngotracheobronchitis**: durch Bakterien (v. a. Staphylococcus aureus, Streptococcus pyogenes und S. pneumoniae, HiB) verursachte Infektion. Stridor, Einziehungen, Husten, Heiserkeit und hohes Fieber können auftreten.
- **spasmodischer Krupp** (spastische Laryngitis): wahrscheinlich allergische Reaktion (hyperreagibles Bronchialsystem). Der spasmodische Krupp kann rezidivieren, der Häufigkeitsgipfel liegt im 2. und 3. Lebensjahr. In der Regel besteht kein Atemwegsinfekt, die Körpertemperatur ist nicht erhöht. Die Anfälle treten plötzlich, typischerweise nachts auf und äußern sich durch Atemnot, bellenden Husten, inspiratorischen Stridor und eine heisere Stimme.
- **echter Krupp**: Diphtherie (s. Infektionserkrankungen [S. A520]).

MERKE Bei Verdacht auf Epiglottitis darf keine Racheninspektion durchgeführt werden, um ein weiteres Anschwellen der Epiglottis zu vermeiden!

14.3 Erkrankungen der Lunge und der Bronchien

14.3.1 Bronchitis und Bronchiolitis

DEFINITION
- **Bronchitis**: virale oder bakterielle Infektion der Bronchialschleimhaut mit Ödem und Hypersekretion, v. a. der mittleren und größeren Bronchien
- **Bronchiolitis**: virale Infektion der Bronchialschleimhaut mit Ödem v. a. der kleinen Bronchien und Bronchiolen.

Epidemiologie und Erreger: Die Bronchiolitis ist die häufigste Atemwegsinfektion bei Säuglingen. Die akute obstruktive Bronchitis kommt dagegen besonders bei Kindern zwischen 2 und 6 Jahren vor. Das Erregerspektrum beider Erkrankungen ist ähnlich:
- **Bronchitis**: RSV, HMPV, Adeno-, Rhino-, Influenza-, Parainfluenzaviren, Bakterien
- **Bronchiolitis**: RSV (in 80 % d.F.), HMPV, Adenoviren, Influenza- und Parainfluenzaviren.

Infektionen mit RSV-Viren kommen gehäuft während der Wintermonate vor.

Pathogenese: Es handelt sich um obstruktive Atemwegserkrankungen: Die entzündliche Schleimhautschwellung, die Überproduktion von Schleim und der Zelldetritus (→ Epithelnekrose) führen zu einer Verkleinerung des Bronchiallumens (Bronchitis) bzw. der kleinen Atemwege (Bronchiolitis). Die kleinen Atemwege können sogar teilweise verschlossen werden, wodurch es zur respiratorischen Einschränkung und Überblähung der Lunge kommt (Bronchiolitis). Die Kontraktion der glatten Bronchial-

Tab. 14.1 Unterschiede zwischen Laryngitis acuta und Epiglottitis

	Laryngitis acuta	Epiglottitis
Synonym	Pseudokrupp (viral), Krupp-Syndrom, Laryngitis subglottica, stenosierende Laryngotracheitis	supraglottische Laryngitis
Alter	6. Lebensmonat bis 5. Lebensjahr	3.–7. Lebensjahr
Epidemiologie	häufig	sehr selten (v. a. nach Einführung der HiB-Impfung)
Erreger	Parainfluenzaviren, Influenza-A- und -B-Viren, HMPV (humanes Metapneumovirus)	Haemophilus influenzae
Jahreszeit	v. a. von Oktober bis Mai	keine Häufung
Beginn	allmählicher Beginn (12–48 h), Anfälle gehäuft abends oder nachts; vorausgegangener oberer Atemwegsinfekt	plötzliches Auftreten der Symptome (4–12 h)
Pathophysiologie	subglottisches Ödem mit variabler Ausdehnung auf Trachea und Bronchien	akute Entzündung und Ödem der Epiglottis und Supraglottis
Stridor	inspiratorisch und exspiratorisch	inspiratorisch
Stimme	heiser	dumpf, aphon, „kloßig"
Husten	bellend	nicht vorhanden
Dysphagie	nicht vorhanden	vorhanden
Schluckprobleme	nicht vorhanden	vorhanden, Nahrungsverweigerung
vermehrter Speichelfluss	nicht vorhanden	vorhanden
Allgemeinzustand	variabel	deutlich beeinträchtigt

14.3 Erkrankungen der Lunge und der Bronchien

Tab. 14.2 Klinik von Bronchitis und Bronchiolitis

	Bronchitis	Bronchiolitis
Symptome	Husten (rau, zunächst unproduktiv, dann produktiv), Tachypnoe, ggf. Einziehungen, Fieber	Fieber, hochgradige Tachypnoe, Dyspnoe, vermehrte Atemanstrengung (Einziehungen, Nasenflügeln), Erkältungssymptome (Rhinitis, stakkatoartiger Husten), Zyanose
Befunde	globales exspiratorisches Giemen (ggf. bereits ohne Stethoskop zu hören), Brummen, mittel- bis grobblasige feuchte Rasselgeräusche	abgeschwächtes Atemgeräusch, feinblasige Rasselgeräusche (auch Knistern), hypersonorer Klopfschall

muskulatur kann – wie beim Asthma bronchiale – zusätzlich zur Obstruktion beitragen.

Klinik: Die klinischen Symptome und pulmonalen Untersuchungsbefunde beider Erkrankungen sind in **Tab. 14.2** aufgeführt. Die Bronchitis manifestiert sich im Kindesalter i. d. R. als obstruktive Bronchitis.

> **MERKE** Vor allem junge Säuglinge mit Bronchiolitis zeigen eine außerordentliche Tachypnoe und „schnaufen wie eine Lokomotive".

Komplikationen: Akute Komplikationen der Bronchitis und Bronchiolitis sind respiratorische Insuffizienz und zentrale Apnoen. Eine Ausbreitung der Infektion kann zu einer Bronchopneumonie führen. Bakterielle Superinfektionen können auftreten.

Langzeitkomplikationen von rezidivierenden obstruktiven Bronchitiden können chronische Bronchitis und Asthma bronchiale (s. Atmungssystem [S.A182]) sein.

Diagnostik: Tab. 14.2 zeigt die Befunde der klinischen Untersuchung. Das Blutbild ist meist unauffällig, die BSG beschleunigt. In der Blutgasanalyse sind bei einer Bronchiolitis oder einer schweren obstruktiven Bronchitis eine Hypoxie und Hyperkapnie nachweisbar. Der RSV-Schnelltest mit Nasopharyngealsekret hat bei Kindern eine hohe Sensitivität und Spezifität (> 90 %).

Bei Verdacht auf Bronchitis ist eine Röntgenuntersuchung i. d. R. nicht indiziert.

Bei einer Bronchiolitis zeigt der Röntgen-Thorax eine beidseitige vermehrte Transparenz der Lunge als Zeichen einer Überblähung und eine perihilär verstärkte Bronchialzeichnung als Zeichen der Bronchialwandverdickung sowie kleine minderbelüftete Areale (**Abb. 14.1**). Fleckige Infiltrate im Sinne einer Bronchopneumonie sind möglich. Das Zwerchfell steht tief.

Therapie: Die Behandlung kann nur symptomatisch erfolgen. Bei reduziertem Allgemeinzustand, Tachypnoe oder Zyanose ist eine stationäre Aufnahme indiziert. Wegen der Gefahr zentraler Apnoen sollten Säuglinge mit Bronchiolitis stationär behandelt werden. Es gilt das „minimal handling"-Prinzip.

> **MERKE** Bei Säuglingen mit Bronchiolitis ist eine Überwachung von Sauerstoffsättigung, Herz- und Atemfrequenz mittels Monitor notwendig!

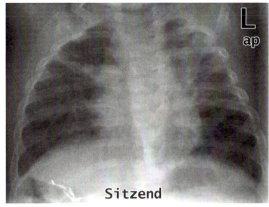

Abb. 14.1 **RSV-Bronchiolitis.** Röntgen-Thorax a.-p.: überblähte linke Lunge, fleckige Infiltrate beidseits und Atelektasen in beiden Oberlappen. (aus: Staatz, Honnef, Piroth, Radkow, Pareto-Reihe Radiologie, Kinderradiologie, Thieme, 2007)

Bei beiden Krankheitsbildern ist auf eine ausreichende Hydrierung zu achten. Die Nahrung muss ggf. über eine Magensonde verabreicht werden, um Anstrengungen zu vermeiden. Die Atemluft sollte angefeuchtet werden.

Die symptomatische Therapie umfasst:
- **Sauerstoffgabe** bei einer peripheren Sauerstoffsättigung < 90 % oder Zeichen einer deutlichen Tachypnoe
- **Inhalation mit NaCl 0,9 %.**

Zur Behandlung der obstruktiven Bronchitis wird zusätzlich die Inhalation mit **Bronchodilatatoren** (β_2-Sympathomimetika oder Adrenalinderivate) empfohlen. Bei schwersten, lebensbedrohlichen Bronchiolitiden oder bei Risikopatienten (Frühgeborene, Kinder mit angeborenen oder mit operierten Herzvitien) kann das Virustatikum **Ribavirin** eingesetzt werden. Eine antibiotische Behandlung ist nur bei einer bakteriellen Superinfektion indiziert.

Bei respiratorischer Insuffizienz müssen Säuglinge, die an einer Bronchiolitis erkrankt sind, mit CPAP versorgt oder intubiert und beatmet werden.

Prognose: In der Regel gehen die Symptome innerhalb von 2 Wochen zurück. Nach der Abheilung können für eine gewisse Zeit eine Anfälligkeit gegenüber Atemwegsinfekten und eine bronchiale Hyperreagibilität bestehen bleiben.

14.3.2 Asthma bronchiale

Siehe Atmungssystem [S.A182].

14.3.3 Pneumonie

> **DEFINITION** Entzündung des Lungenparenchyms. Folgende Pneumonieformen kommen häufig im Kindesalter vor:
> - Bronchopneumonie
> - Lobärpneumonie
> - interstitielle (atypische) Pneumonie.

Epidemiologie und Erreger: Pneumonien sind **sehr häufige Erkrankungen** bei Kindern, die Inzidenz liegt zwischen 1,5 % (ältere Kinder) und 4 % (Kleinkinder). Die Bronchopneumonie kommt bei Kindern am häufigsten vor.

Eine **Bronchopneumonie** kann durch virale (häufigster Erreger RSV, auch [Para-]Influenza-, Adeno-, Picornaviren) und bakterielle Erreger ausgelöst werden und tritt bevorzugt bei Säuglingen und jungen Kleinkindern auf. **Lobärpneumonien** werden v. a. durch Bakterien (v. a. durch S. pneumoniae) verursacht und kommen i. d. R. nicht bei Kindern < 2 Jahren vor. **Atypische Pneumonien** werden bei Kindern v. a. durch M. pneumoniae und C. pneumoniae oder Viren verursacht und kommen bei Schulkindern und Jugendlichen (6–17 Jahre) gehäuft vor. Bei Frühgeborenen sind Pneumonien auch durch Ureaplasmen möglich.

Details zu den Erregern der ambulant und nosokomial erworbenen Pneumonie s. Atmungssystem [S. A193].

Klinik: Die Leitsymptome bei Kindern sind Husten, Tachypnoe, Dyspnoe, atemabhängige Schmerzen, Nasenflügeln, thorakale Einziehungen, Tachykardie und Fieber. Bei Säuglingen und Kleinkindern kann die Symptomatik uncharakteristisch sein, Früh- und Neugeborene können mit den Symptomen einer Sepsis auffallen. Bakterielle Pneumonien zeigen meist einen schwereren Verlauf als virale Pneumonien, sie fallen durch hohes Fieber auf. Eine nur mäßiggradig erhöhte Körpertemperatur, quälender Reizhusten sowie eine insgesamt länger anhaltende Symptomatik sind typische Hinweise auf eine atypische Pneumonie.

Die klinischen Symptome und Untersuchungsbefunde der verschiedenen Pneumonieformen sind in **Tab. 14.3** aufgeführt.

Diagnostik: Bei der Diagnosestellung muss das altersabhängige Erregerspektrum im Zusammenhang mit der klinischen Symptomatik berücksichtigt werden. Die Pulsoxymetrie (in Ausnahmefällen eine BGA) dient der Abklärung des O_2-Bedarfs. Näheres zu den Befunden der Röntgen-Thorax-Aufnahme s. Atmungssystem [S. A176].

Therapie: Bei Neugeborenen, Säuglingen und bei Kindern mit einem schweren Krankheitsverlauf (mit respiratorischer Insuffizienz, hohem Fieber, schlechtem Allgemeinzustand) ist eine stationäre Behandlung erforderlich. Grundsätzlich sollten Kinder mit Pneumonie ausreichend Flüssigkeit erhalten, um eine Dehydratation zu verhindern und die Mukolyse zu unterstützen. Außerdem kann eine Atemtherapie indiziert sein.

Eine Sauerstoffgabe ist bei Sättigungswerten < 90 % oder bei deutlich beschleunigter Atemfrequenz notwendig. Ibuprofen kann bei Schmerzen und Fieber verabreicht werden.

Das Alter und der Allgemeinzustand des Kindes sind bei einer empirischen antibiotischen Therapie zu berücksichtigen, bevor der Erregernachweis vorliegt.
- Neugeborene:
  - i. v.: Ampicillin, Oxacillin und Aminoglykosid oder
  - i. v.: Cephalosporin der 3. Generation
- jüngere Säuglinge (bis 3. Lebensmonat):
  - i. v.: Ampicillin und Oxacillin und Aminoglykosid oder
  - oral: Cephalosporin der 3. Generation
- ältere Säuglinge und Kleinkinder:
  - oral: Cephalosporin der 2. Generation oder Makrolid
- Schulkinder und Jugendliche:
  - oral: Makrolid

Falls trotz antibiotischer Therapie keine Besserung eintritt, kann eine virale Pneumonie vorliegen. Bei Verdacht auf eine **atypische Pneumonie** müssen **Makrolide** verabreicht werden, da Penicilline und Cephalosporine gegenüber Mykoplasmen unwirksam sind.

Bei adäquater Therapie bildet sich die Symptomatik innerhalb von 2 Wochen zurück.

Tab. 14.3 Symptome und Befunde der Pneumonieformen im Kindesalter

	Bronchopneumonie	Lobärpneumonie	interstitielle Pneumonie
Häufigkeitsgipfel	Säuglings- und Kleinkindalter	Kleinkind- und Schulalter	Schulalter und Adoleszenz
Beginn	variabel; bakteriell: akut; viral: schleichend	akut	schleichend (über Tage)
Husten	zunächst trocken, dann produktiv	zunächst trocken, dann produktiv	trocken, unproduktiv; Hustenanfälle
Sekret	eitrig	eitrig, ggf. blutig tingiert	weißlich-schaumig
Atemfrequenz	normal bis mäßig erhöht	erhöht	stark erhöht
Temperatur	bakteriell: hoch; viral: mäßig erhöht	meist stark erhöht (> 39 °C)	meist mäßig erhöht; afebrile Verläufe möglich
Auskultationsbefund	Rasselgeräusche (RG), verstärktes Bronchialatmen	feinblasige, ohrnahe RG	vermindertes Atemgeräusch, feinblasige RG („feines Knistern"), Giemen
Perkussionsbefund	unauffällig	umschriebene Dämpfung	unauffällig

14.3.4 Mukoviszidose

Synonym: zystische Fibrose

> **DEFINITION** Autosomal-rezessiv vererbter Defekt im CFTR-(cystic fibrosis transmembrane conductance regulator)Gen auf Chromosom 7q31 mit daraus resultierender Funktionsstörung eines Chloridkanals in exokrin sezernierenden Epithelien. Es sind vor allem die Epithelien von Atem- und Gallenwegen, Pankreasgängen, Dünndarm, Samenleiter und Schweißdrüsen betroffen.

Epidemiologie: Die **Inzidenz** der zystischen Fibrose liegt in Mitteleuropa bei 1:2500. Wesentlich seltener ist die Erkrankung in in Afrika und Asien. Bei den meisten Patienten wird die Diagnose erst innerhalb des 1. Lebensjahres – also noch immer zu spät – gestellt.

Ätiopathogenese: Es sind mehr als 1500 verschiedene Mutationen im CFTR-Gen bekannt (Stand 2009). Die in Mitteleuropa und Nordamerika häufigste Mutation ist die **ΔF508-Mutation**, bei der eine Deletion in der DNA den Verlust der Aminosäure Phenylalanin (Abkürzung: F) an Position 508 im CFTR-Protein verursacht. Ungefähr 4–5 % der Mitteleuropäer und Nordamerikaner sind heterozygote Träger einer Mutation im CFTR-Gen und phänotypisch gesund. Sie haben jedoch ein geringfügig erhöhtes Risiko für Pankreatitis, Sinusitis und Bronchitis.

Das defekte CFTR-Protein führt zu einem gestörten Transport von Chloridionen über die apikale Zellmembran von Drüsenzellen, wodurch es u. a. zu einer erhöhten Natriumresorption und zur Absonderung eines eingedickten Sekrets (**Dyskrinie**) mit Sekretrückstau (**Mukostase**) kommt.

In der Lunge führt das zähe Sekret der Bronchialdrüsen zu einer **Blockade der mukoziliären Clearance** und zur **Obstruktion** von Alveolen und Bronchiolen, sodass sich vermehrt pathogene Keime ansiedeln und Infektionen begünstigt werden (**Abb. 14.2**). Chronisch-rezidivierende Entzündungen haben eine Destruktion von Lungengewebe und eine Wabenlunge zur Folge. Der zähflüssige Schleim verlegt auch die Ausführungsgänge exokriner Drüsen. Besonders betroffen ist das Pankreas, das fibrosiert und zystisch umgewandelt wird (→ zystische Fibrose) und damit rasch seine exokrine Funktion verliert. Durch den behinderten Galleabfluss kommt es im weiteren Verlauf zur biliären Zirrhose. Auch die Drüsen des Darms sind betroffen, was zur **Obstipation** führt.

In den Schweißdrüsen ist der CFTR-Kanal nicht für die Sekretion, sondern für die Rückresorption von Chlorid-Ionen aus dem Primärschweiß verantwortlich. Daher weist der Sekundär**schweiß** einen **sehr hohen Gehalt an NaCl** auf ("salziger Geschmack" des Kindes beim Kuss auf die Stirn).

Klinik: Die klinischen Symptome der zystischen Fibrose betreffen viele verschiedene Organsysteme:
- **Lunge und untere Atemwege:** chronisch-produktiver Husten, rezidivierende Bronchitiden und bakterielle Pneumonien, Bronchiektasen, Belastungsdyspnoe
- **obere Atemwege:** Polyposis nasi: bei 10–50 % der Patienten (s. HNO [S. B795]), chronische Pansinusitis (s. HNO [S. B794])
- **Gastrointestinaltrakt**, Pankreas, Leber
  - Mekoniumileus [S. B508]: bei 10–20 % der Patienten die Erstmanifestation, selten ein Mekoniumpropfsyndrom
  - Ikterus prolongatus
  - Obstipation (distales intestinales Obstruktions-Syndrom, DIOS): bei 3 % der Patienten
  - Bauchkrämpfe
  - Blähungen
  - ausladendes Abdomen
  - rezidivierende Pankreatitis
  - exokrine Pankreasinsuffizienz mit Maldigestion von Proteinen, Fetten und fettlöslichen Vitaminen
  - Steatorrhö: fettige und übel riechende Stühle
  - Gedeihstörung/Dystrophie durch Maldigestion und erhöhten Energiebedarf bei chronischer Lungenerkrankung: bei 85 % der Patienten
  - Rektumprolaps: zäher Stuhl bei < 1 % der Patienten
- **weitere** Symptome: Trommelschlegelfinger und Uhrglasnägel, Fassthorax infolge der vermehrten Atemanstrengung, hypotone Dehydratation, hypochlorämische Alkalose, Mangel an fettlöslichen Vitaminen, Zinkmangel mit Dermatitis, bei männlichen Jugendlichen: obstruktive Azoospermie/**Infertilität** durch bilaterale Aplasie oder Atresie der Samenleiter (**CBAVD**: kongenitale bilaterale Aplasie der Vasa deferentia).

Bei Säuglingen, die mit Muttermilch ernährt werden, kann die Symptomatik (Gedeihstörung, Bauchkrämpfe, Blähungen, Steatorrhö und Obstipation) auch erst nach der Einführung von Beikost oder nach dem Abstillen einsetzen, da Muttermilch Lipase enthält, welche dem Kind die Fettverdauung erleichtert.

Die klinischen Symptome der Mukoviszidose können mithilfe des Merkspruchs „CF PANKREAS" rekapituliert werden:
- C – **c**hronischer Husten und pathologischer Röntgen-Thorax (**c**hest X-ray)
- F – Gedeihstörung, Dystrophie (**f**ailure to thrive)
- P – exokrine **P**ankreasinsuffizienz und rezidivierende **P**neumonien
- A – **A**lkalose und hypotone Dehydratation
- N – **N**asenpolypen und **n**eonataler Mekoniumileus
- K – **K**olbenfinger (= Trommelschlegelfinger) und Uhrglasnägel
- R – **R**ektumprolaps
- E – **E**lektrolyterhöhung im Schweiß (salziger Schweiß)
- A – **A**tresie oder Abwesenheit der Samenleiter
- S – erregerbesiedeltes **S**putum (Staphylokokken, Haemophilus influenzae, Pseudomonas)

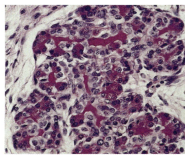

Abb. 14.2 **Mukostase bei Mukoviszidose** in bronchialen Becherzellen (HE-Färbung). (aus: Riede, Werner, Schaefer, Allgemeine und spezielle Pathologie, Thieme, 2004)

Komplikationen:
- **Exazerbation der Lungenerkrankung** mit vermehrtem Husten, Sputum und Dyspnoe, Verschlechterung der Lungenfunktion, mit gesteigertem Einsatz der Atemhilfsmuskulatur, Hämoptysen, geringem Appetit, Gewichtsverlust, glg. Fieber, Erschöpfung und einer Verschlechterung des klinischen Befundes (vermehrt Rasselgeräusche und Brummen)
- **chronische Besiedelung mit Problemkeimen:** bei Kleinkindern v. a. mit Staphylokokken und Haemophilus influenzae, bei Schulkindern und Jugendlichen mit mukoidem Pseudomonas aeruginosa, der Biofilme ausbilden kann, sowie mit Burkholderia cepacia und Stenotrophomonas maltophilia. Eine chronische Besiedelung liegt vor, wenn über mindestens 6 Monate in mindestens 3 Sputumkulturen, die mit mindestens 1 Monat Abstand voneinander abgenommen wurden, ein bestimmter Keim nachgewiesen wird.
- **spontaner Pneumothorax:** bei fortgeschrittener Lungendestruktion. **Cave:** Bei CF-Patienten keine therapeutische Pleurodese nach Pneumothorax (→ Kontraindikation für eine Lungentransplantation)
- **Hämoptysen** mit > 500 ml Blut/24 h können lebensbedrohlich sein (Blutung aus den Pulmonalarterien)
- **pulmonale Hypertonie** mit Ausbildung eines **Cor pulmonale** als Spätfolge
- **allergische bronchopulmonale Aspergillose (ABPA):** ca. 10 % der erwachsenen CF-Patienten; klinisch bestehen ein verschlechterter Allgemeinzustand, vermehrter Hustenreiz, Thoraxschmerzen, Fieber oder subfebrile Temperaturen, bräunlich tingiertes, krümeliges Sputum und asthmatische Beschwerden. Die Diagnose wird durch den Nachweis von aspergillusspezifischem IgG gesichert.
- **biliäre Leberzirrhose:** entsteht infolge von Gallenwegsobstruktionen meist erst im Erwachsenenalter. Klinische Symptome der portalen Hypertension und Hypoproteinämie.
- **endokrine Pankreasinsuffizienz** mit Diabetes mellitus infolge Fibrosierung des Pankreas, die auch die Langerhans-Inseln erfasst (meist erst im Erwachsenenalter).

Differenzialdiagnosen: Differenzialdiagnosen der zystischen Fibrose sind z. B. das Asthma bronchiale, die chronische Sinusitis, das Kartagener-Syndrom, Immunschwächeerkrankungen oder Malabsorptionssyndrome. Der **Schweißtest** fällt allerdings bei diesen Erkrankungen **nicht pathologisch** aus.

Diagnostik:
Initiale Diagnostik: Der Chloridgehalt des Schweißes wird mittels **quantitativer Pilocarpiniontophorese** bestimmt (**Schweißtest**). Eine Mukoviszidose kann damit verlässlich diagnostiziert werden, wenn bei 2 Messungen die Chloridionenkonzentration im Schweiß **> 60 mmol/l** (Normalbefund: Cl⁻ < 40 mmol/l) ist und charakteristische klinische Befunde einer Mukoviszidose bestehen oder ein direkter Verwandter (Geschwisterkind, Cousin 1. Grades) von Mukoviszidose betroffen ist. Ein grenzwertiger Befund (Cl⁻ 40–60 mmol/l) gilt als verdächtig, daher werden eine Wiederholung des Schweißtests und eine **Genotypisierung** empfohlen. Der Schweißtest erbringt erst nach der 6. Lebenswoche ein aussagekräftiges Ergebnis, da zuvor die Schweißproduktion unzureichend ist.

Mittels **genetischer Mutationsanalyse** kann bei fast 90 % der Erkrankungen die zugrunde liegende Mutation des CFTR-Gens ermittelt werden. Die Genotypisierung ist bei positiver Familienanamnese bereits im Rahmen der Pränataldiagnostik möglich.

Wenn weder häufige, noch seltene CFTR-Mutationen nachgewiesen werden können, aber der klinische Verdacht auf eine zystische Fibrose bestehen bleibt, kann die Funktion des betroffenen Chloridkanals direkt an einem Biopsat von **Nasen-** oder **Rektumschleimhaut** durch Messung der transepithelialen Potenzialdifferenz in der Ussing-Kammer überprüft werden. Eindeutig pathologisch sind Messwerte zwischen –100 und –60 mV.

Die **Pankreasinsuffizienz** wird durch eine Untersuchung des Stuhls auf Pankreaselastase diagnostiziert, welche bei Mukoviszidose vermindert ist.

Ein Bluttest auf immunreaktives Trypsin ist im Rahmen des **Neugeborenen-Screenings** möglich, gehört aber nicht zum Routine-Screening.

Verlaufsdiagnostik: Die Verlaufsdiagnostik von Patienten mit Mukoviszidose umfasst folgende Untersuchungen in regelmäßigen Abständen:
- Dokumentation von Gewichtszunahme, Längenwachstum und Ernährungszustand
- Lungenfunktionsprüfung
- Sputumdiagnostik (Erregernachweis und Antibiogramm)
- Blutgasanalyse
- Labor: Elektrolyte (Na^+, K^+, Ca^{2+}), Leber- (GOT, GPT) und Cholestaseparameter (leber-spezifische alkalische Phosphatase), Pankreaswerte (Lipase, P-Amylase), Spiegel der fettlöslichen Vitamine, CRP
- Blutzucker
  - ab dem 10. Lebensjahr: HbA_{1c}, oraler Glukosetoleranztest (1 × jährlich)
- Röntgen-Thorax (1 × jährlich): initialer Befund Lungenüberblähung, im Verlauf Bronchiektasen, Lungenemphysem, Vergrößerung der Hilus-Lymphknoten, Spätstadium Cor pulmonale
- Oberbauchsonografie (1 × jährlich)
- Thorax-CT: bei Komplikationen; v. a. bei Abszessen und Aspergillusbefall.

Therapie: Patienten mit zystischer Fibrose bedürfen ab Diagnosestellung eines intensiven, multimodalen Therapiekonzepts.

Die therapeutische Basis bildet die Atemphysiotherapie, die der Förderung der Sekretolyse dient. Sie ist bereits bei Neugeborenen möglich. Später können die Kinder Atemtechniken zur Unterstützung der bronchialen Clearance lernen, wie z. B. die **autogene Drainage**. Ausdauersport wie Schwimmen, Joggen, Radfahren und Tanzen wird ausdrücklich empfohlen.

Mukoviszidosepatienten haben wegen der Gedeihstörung, ihrer vermehrten Atemtätigkeit, der chronischen Entzündung der Lunge und den Nebenwirkungen der medikamentösen Therapie einen erhöhten Kalorienbedarf (→ häufiges Stillen, Zwischenmahlzeiten, fettreiche Kost).

Sekretolyse:
- Inhalationen mit hypertoner NaCl-Lösung (6–7 %) steigern die bronchiale Clearance und verbessern das FEV_1. Zusätzlich können Bronchodilatatoren (β-Sympathomiketika) gegeben werden.
- Die Inhalation mit rekombinanter humaner DNAse (Dornase α) kann ebenfalls die Sekretolyse verbessern, weil dadurch die granulozyteninitiierte Entzündungsreaktion abgemildert werden kann.

Antibiotische Therapie: Entscheidende Bedeutung, da sie die Progression der Krankheit verlangsamen kann. Hierbei wird unterschieden zwischen:
- **prophylaktischer Dauertherapie:** Es liegen weder Symptome noch Erregernachweis vor. Die verabreichten Antibiotika richten sich i. d. R. gegen Pseudomonas aeruginosa.
- **Exazerbationstherapie:** Es bestehen klinische Symptome. Die antibiotische Behandlung der akuten Exazerbation sollte grundsätzlich nach individuellem Erregernachweis und Antibiogramm erfolgen.

Die Antibiotika, die nach diesem Schema zum Einsatz kommen, sind in **Tab. 14.4** aufgeführt.

Weitere Maßnahmen:
- **Sauerstoffgabe**: bei respiratorischer Insuffizienz und bei einer peripheren Sauerstoffsättigung < 88 %
- Die allergische bronchopulmonale **Aspergillose** wird durch **Antimykotika** (Itraconazol) und Immunsuppressiva (systemische Steroide) therapiert.
- **Pankreasenzyme** (Lipase, Protease, Amylase) sollten ab der Diagnosestellung zu jeder Mahlzeit in Form von magensaftresistenten Mikropellets substituiert werden.
- Die prophylaktische Gabe **fettlöslicher Vitamine** (Vit. A, D, E, K) sollte frühzeitig begonnen werden, um Mangelerscheinungen vorzubeugen.
- Bei Zeichen einer Cholestase oder biliärer Leberzirrhose sollte **Ursodesoxycholsäure** gegeben werden.
- Bei hohen Außentemperaturen, Schwitzen, Infektionen mit Fieber, Erbrechen und Durchfall sollte die Nahrung mehr Kochsalz (**NaCl**) enthalten, um einer hypotonen Dehydratation und hypochlorämischen Alkalose entgegenzuwirken.

MERKE Mukoviszidosepatienten sollten gegen alle Keime geimpft werden, die zur Erkrankung von Lunge und Atemwegen führen können (Pertussis, Pneumokokken, Influenza, Haemophilus influenza).

- **Pneumektomie**: indiziert, wenn ein Lungenlappen durch rezidivierende Entzündungen zu einer Verschlechterung des Allgemeinzustands führt und die Lungenfunktion auch mit intensivierter intravenöser Antibiotikatherapie nicht mehr verbessert werden kann.
- **Lungentransplantation**: Sind alle therapeutischen Maßnahmen ausgeschöpft, kann bei respiratorischer Insuffizienz und einer Lebenserwartung von weniger als 2 Jahren (trotz maximaler medikamentöser Therapie) eine Einzel- oder Doppellungentransplantation vorgenommen werden.

Prognose: Die Prognose der Mukoviszidose wird entscheidend vom **Zeitpunkt der Diagnosestellung** (Neugeborenen-Screening!), der **Kolonisierung mit resistenten Erregern**, der Lungenfunktion sowie weiteren Komplikationen (v. a. persistierende Dystrophie, Diabetes mellitus, Pneumothorax, Cor pulmonale) beeinflusst.

Mukoviszidosepatienten können bei optimaler Therapie ein Alter von 30–40 Jahren erreichen. In Deutschland wird etwa die Hälfte der CF-Patienten nur 18 Jahre alt. Häufigste Todesursache ist respiratorisches Versagen.

Schwangerschaft und Mukoviszidose: Durch eine frühe Diagnostik und intensive Therapie können Mukoviszidosepatientinnen das Erwachsenenalter erreichen. Sie sind im Gegensatz zu männlichen Patienten fruchtbar. Werden Mukoviszidosepatientinnen schwanger, gelten sie als Hochrisikopatientinnen, da eine Verschlechterung ihrer Lungen- und Pankreasfunktion sowie eine intravenöse antibiotische Behandlung unmittelbare Folgen für den Fetus haben können.

Tab. 14.4 Antibiotikabehandlung bei zystischer Fibrose

Erreger	Antibiotika
prophylaktische Dauertherapie	
Pseudomonas aeruginosa	• Inhalation mit Tobramycin **und** • Azithromycin (p. o.); sie verhindern die Biofilmbildung von Pseudomonas aeruginosa
Exazerbationstherapie	
Staphylococcus aureus	• Cephalosporine der 1.–3. Generation (i. v.) • Flucloxacillin, Piperacillin mit Tazobactam, Clindamycin, Fosfomycin (i. v.), Imipenem, Cotrimoxazol • bei MRSA: Vancomycin, Teicoplanin (i. v.)
Haemophilus influenzae	• Cephalosporine der 2. oder 3. Generation (i. v.)
Pseudomonas aeruginosa	• Ciprofloxacin (p. o.); bei leichter Symptomatik • Ceftazidim, Cefepim, Piperacillin mit Tazobactam, Meropenem, Imipenem, Aztreonam, Tobram (i. v.) **und** • Aminoglykoside (i. v., Tobramycin, Amikacin)
Burkholderia cepacia	• Meropenem (i. v.) **und** • Piperacillin, Ceftazidim, Trimethoprim/Sulfmethoxazol, Cotrimoxazol, Doxycyclin, Minozyklin, Chloramphenicol, Ciprofloxacin (oral/i. v.) **und** • Aminoglykoside (i. v., inhalativ), Makrolide (p. o.)
Stenotrophomonas maltophilia	• Trimethoprim/Sulfmethoxazol, Cotrimoxazol, Doxycyclin

15 Gastroenterologie

15.1 Grundlagen

Im Kindesalter sind Erkrankungen des Magen-Darm-Trakts häufig auf Infektionen oder auf angeborene Anomalien zurückzuführen. Typisch pädiatrische Krankheitsbilder werden hier besprochen; zu den Erkrankungen, die v. a. bei Erwachsenen vorkommen, s. Verdauungssystem [S. A222]. Zu den häufigsten gastrointestinalen Leitsymptomen zählen

- Erbrechen (s. Leitsymptome [S. C82])
- Diarrhö (s. Leitsymptome [S. C79])
- Obstipation (s. Leitsymptome [S. C86])
- Bauchschmerzen (s. Leitsymptome [S. C166]).

Bauchschmerzen sind ein häufiges Symptom in der Pädiatrie. Neben den funktionell bedingten Beschwerden muss man beachten, dass insbesondere Kleinkinder Schmerzen extraabdomineller Ursachen (z. B. bei Tonsillopharyngitis) in den Bauch projizieren.

15.2 Funktionelle Beschwerden des Gastrointestinaltrakts bei Kindern

15.2.1 Nabelkoliken

DEFINITION Funktionelle, idiopathische chronisch-rezidivierende Bauchschmerzen.

Ätiologie: Nabelkoliken treten häufig bei empfindsamen und ehrgeizigen Kindern auf und haben eine psychogene Ursache. Unter psychischem Stress wie z. B. Überforderung oder Konfliktsituationen kommt es zu einer vegetativen Reaktion mit Darmspasmen, die funktionelle Bauchschmerzen in der Nabelregion verursachen.

Klinik: Neben plötzlichen akuten Schmerzattacken treten Episoden von Durchfall und Obstipation auf. Andere psychovegetativ vermittelte Symptome wie Kopfschmerzen sind möglich. Zwischen den Bauchschmerzattacken ist das Kind symptomfrei. Die Symptome rezidivieren meist über mehrere Monate.

Diagnostik: Die klinische Untersuchung ist unauffällig. Die Diagnose einer Nabelkolik kann erst nach Ausschluss anderer, organischer Ursachen gestellt werden.

Therapie: Die Bauchschmerzen sollten nichtmedikamentös behandelt werden (z. B. mit Wärmekissen), um die Somatisation nicht zu fördern. Bei länger dauernder Symptomatik oder in besonders schweren Fällen (z. B. schmerzbedingte Fehlzeiten in der Schule) sollte eine Psychotherapie erwogen werden.

15.2.2 Dreimonatskolik

DEFINITION Unerklärliches und exzessives Schreien des Säuglings an mindestens 3 Tagen der Woche für mindestens 3 Stunden pro Tag.

Epidemiologie: Inzidenz: ca. 10-15 %. Männliche Säuglinge sind häufiger betroffen.

Ätiologie: Es handelt sich um eine Regulationsstörung des Säuglings. Die intensiven und anhaltenden Schreiattacken lösen bei den Eltern Hilflosigkeit und Überforderung aus, was früh zu einer **gestörten Eltern-Kind-Interaktion** führen kann.

Klinik: Das Schreien tritt meist ab der 2. Lebenswoche bis in den 2. Lebensmonat, verstärkt in den Nachmittags- und Abendstunden und aus scheinbarem Wohlbefinden, auf. Das Gesicht läuft während der Schreiattacken hochrot an, die Kinder ballen die Hände zusammen und ziehen die Beine an. Der Bauch ist durch das Schreien bretthart. Häufig besteht ein Meteorismus bei gutem Gedeihzustand. Zuspruch, Füttern und Wickeln beruhigen die Kinder i. d. R. nicht.

Differenzialdiagnosen: organische Ursachen (z. B. Darminvagination, inkarzerierte Hernien, Fehlbildungen), Nahrungsmittelallergie.

Therapie: Entlastung der überforderten Eltern, Aufklärung über die Harmlosigkeit von Dreimonatskoliken, Beratung bezüglich Ernährung und Pflege des Kindes.

15.2.3 Irritables Kolon

Synonym: toddlers' diarrhea

DEFINITION Chronische idiopathische Diarrhö über > 3 Wochen, die bevorzugt im Säuglings- und Kleinkindalter auftritt.

Ein Zusammenhang mit im Darm osmotisch wirkenden Nahrungsmitteln, wie z. B. Fruchtsäften oder Hülsenfrüchten, wird diskutiert.

Es kommt zu einem voluminösen Durchfall, der weich ist und noch unverdaute Nahrung enthält. Die Stuhlfrequenz liegt bei > 3 Stuhlabgängen pro Tag. Zeichen einer Infektion oder andere Symptome sind nicht vorhanden. Die Darmperistaltik ist gesteigert. Der Allgemeinzustand ist nicht beeinträchtigt. Es handelt sich um eine Ausschlussdiagnose! Es ist keine spezifische Therapie notwendig, da die Durchfälle i. d. R. von selbst sistieren.

15.2.4 Obstipation

DEFINITION Stuhlverstopfung. Eine akute Obstipation ist ein einmaliges Ereignis, während eine chronische Verstopfung über mindestens 3 Monate besteht.

Ätiologie: Eine Obstipation kann vielfältige Ursachen haben:
- akute Obstipation: geringe Flüssigkeitszufuhr, einseitige Ernährung oder Ernährungsumstellung, Stuhlverhalt
- chronische Obstipation: metabolische Ursachen (z. B. Hypothyreose, Hypoparathyreoidismus), mechanische Ursachen (z. B. Darmstenosen, Malrotation, Tumoren, Mukoviszidose), neurogene Ursachen (z. B. ZNS-Erkrankungen, Morbus Hirschsprung, viszerale Neuro-/Myopathien), Medikamente (z. B. Opiate), psychogene Ursachen.

Klinik: Die Stuhlfrequenz ist bei Kindern individuell unterschiedlich. Bei voll gestillten Säuglingen kann eine Stuhlfrequenz von 1 × wöchentlich bis 6 × täglich als normal angesehen werden, bei älteren Kindern gilt eine Stuhlfrequenz von 3 × wöchentlich bis mehrfach täglich als normal.

Therapie: Bei organischen Ursachen sollte die Grunderkrankung therapiert werden. Nach Ausschluss einer organischen Ursache sollte bei chronischer Obstipation eine Nahrungsumstellung ausprobiert werden.

Außerdem können bei chronischer Verstopfung propulsiv wirkende Lebensmittel oder Medikamente wie Haferschleim, Laktulose, Paraffinöl oder Prokinetika verabreicht werden.

Eine akute Obstipation wird i. d. R. durch einen Einlauf mit NaCl behoben.

15.2.5 Rumination

DEFINITION Stereotype absichtliche Regurgitation und anschließendes Wiederkäuen, Schlucken oder Ausspucken von Nahrung.

Rumination ist eine Verhaltensauffälligkeit, die meist im Säuglings- und Kleinkindalter auftritt und Zeichen einer schwer gestörten Mutter-Kind-Beziehung sein kann (psychogene Rumination). Organische gastrointestinale Störungen liegen hierbei nicht vor. Bei geistig behinderten Kindern und Jugendlichen kann Rumination einen selbststimulierenden und damit angenehmen Charakter annehmen, sodass bei diesen Kindern die Beziehung zu den Eltern nicht unbedingt gestört sein muss.

15.3 Ösophagus

Zu den Erkrankungen des Ösophygus zählt v. a. die Ösophagusatresie [S. B503].

15.4 Magen

15.4.1 Gastroösophagealer Reflux

Siehe Verdauungssystem [S. A232].

Ein Großteil der Neugeborenen weist eine harmlose Regurgitation auf. Etwa 20 % der Neugeborenen zeigen jedoch einen bedeutsamen gastroösophagealen Reflux, der im Refluxvolumen deutlich vom harmlosen „Speien des NG" abweicht. Ursache ist eine **Kardiaachalasie**, die jedoch in 95 % d.F. bis zum 2. Lebensjahr ausheilt. Der Reflux tritt v. a. im Liegen oder im Schlaf auf und führt zu respiratorischen Symptomen und zu einer Gedeihstörung. Die betroffenen Kinder können missmutig und quengelig sein.

Eine **hypertrophe Pylorusstenose** [S. B505] kann das Entstehen des sog. Roviralta-Syndroms mit Hiatushernie und gastroösophagealem Reflux begünstigen. Der Reflux kann trotz Pyloromyotomie bestehen bleiben.

Postoperativ kann es bei Kindern mit **Ösophagusatresie** zu einem gastroösophagealen Reflux infolge einer gestörten Ösophagusperistaltik kommen. **Cave:** Refluxösophagitis!

Ein unerkannter gastroösophagealer Reflux im Säuglingsalter kann eine Ursache für einen sudden unexpected infant death (SUID [S. B614]) sein.

Bei älteren Kindern ist eine **Hiatushernie** eine häufige Ursache für gastroösophagealen Reflux.

Sehr häufig kommt es bei **Kindern mit zerebralen Entwicklungsstörungen** wie z. B. Zerebralparese (s. Neurologie [S. B922]) zu einem gastroösophagealen Reflux durch eine Kardiaachalasie bzw. eine Hiatushernie. Bei diesen Kindern ist wegen der schlechten Spontanremissionsrate eine chirurgische Fundoplikatio (s. Chirurgie [S. B125]) indiziert.

15.4.2 Hypertrophe Pylorusstenose

Siehe Kap. Hypertrophe Pylorusstenose [S. B505].

15.4.3 Gastritis und Ulkuskrankheit

Gastritis (s. Verdauungssystem [S. A237]) und Ulkuskrankheit (s. Verdauungssystem [S. A240]) treten v. a. bei Kindern ab dem 10. Lebensjahr und Jugendlichen auf. Eindeutiger Risikofaktor ist auch bei Kindern eine Infektion mit Helicobacter pylori, die bei unhygienischen oder schwierigen sozialen Lebensumständen häufiger vorkommt.

15.5 Darm

15.5.1 Darmobstruktion und Ileus

Typische Ursachen für eine Darmobstruktion im **Neugeborenen- und Säuglingsalter** sind hypertrophe Pylorusstenose, Duodenalstenose, Duodenal-, Dünndarm- und Kolonatresie, Pankreas anulare, Mekoniumileus (Mukoviszidose!), Mekoniumpfropf-Syndrom, Malrotation mit Volvulus, Invagination, Morbus Hirschsprung und Analatresie.

Bei **älteren Kindern** werden Darmobstruktionen bzw. ein Ileus häufiger ausgelöst durch perforierte Appendizitis, inkarzerierte Leistenhernie, Bridenbildung nach vorausgegangener Operation oder chronisch-entzündliche Darmerkrankungen.

Zu Diagnostik und Therapie s. Chirurgie [S. B140].

15.5.2 Invagination

DEFINITION Einstülpung eines proximalen Darmabschnitts in den folgenden distalen Darmabschnitt.

Epidemiologie: Die Invagination kommt mit einer Inzidenz von 2–4:1000 vor. In 75–90 % d.F. sind Kinder vor dem 2. Lebensjahr betroffen (Altersgipfel: 5–9 Monate).

Ätiopathogenese: Ein Darmabschnitt stülpt sich in den folgenden Abschnitt und wird über die Peristaltik weiter nach distal vorgeschoben. Dadurch kommt es zur Einklemmung des proximalen Darmabschnitts (sog. „Invaginatkopf", die zu einer venösen Stauung und ödematöser Verdickung der Darmwände führt. Die Stauungsblutungen in das Darminnere äußern sich klinisch als himbeergeleeartiger Stuhl. Zuletzt wird auch die arterielle Perfusion beeinträchtigt, sodass Darmwandnekrosen und -perforationen auftreten können.

Man unterscheidet eine ileoileale von der **ileozökalen** (90 %) und kolosigmoidalen Invagination.

Risikofaktoren für eine Invagination sind eine **virale Gastroenteritis** oder **Anomalien**, die als Leitstrukturen für die Invagination dienen können:
- **Darmduplikaturen**
- Meckel-Divertikel (s. Chirurgie [S. B141])
- **intestinales Lymphom**
- Lymphadenitis mesenterialis
- **Polypen**
- Kotsteine
- Darmwandödem bei Purpura Schönlein-Henoch
- Mukoviszidose.

Klinik: Eine Invagination manifestiert sich plötzlich mit kolikartigen Bauchkrämpfen. Betroffene Kinder ziehen vor Schmerzen die Beine an und werden lethargisch und blass. Zwischendurch gibt es symptomarme Intervalle. Es kommt zu einer rapiden Verschlechterung des Allgemeinzustands mit **galligem Erbrechen** und hellrotem, himbeergeleeartigem Stuhl. Ileoileale Invaginationen können auch klinisch stumm ablaufen und sich von selbst auflösen.

Komplikationen sind ein Ileus, ischämische Darmnekrosen oder eine Darmperforation mit Peritonitis.

MERKE Invagination ist die häufigste Ursache für einen Ileus und die zweithäufigste Ursache für ein akutes Abdomen im Kindesalter.

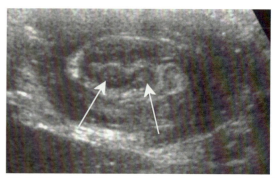

Abb. 15.1 **Im rechten Oberbauch gelegene Invaginationskokarde bei ileozökaler Invagination.** Mitinvaginierte Lymphknoten sind, eingebettet im echoreichen mesenterialen Fettgewebe, deutlich zu erkennen. (aus: Staatz, Honnef, Piroth, Radkow, Pareto-Reihe Radiologie, Kinderradiologie, Thieme, 2007)

Diagnostik: Das Abdomen ist druckschmerzhaft, meist tastet sich im rechten Oberbauch eine walzenförmige Resistenz. Bei der digital-rektalen Untersuchung sind Schleim und Blut („Himbeergelee") am Fingerling. Bei kolosigmoidalen Invaginationen kann der Invaginatkopf tastbar sein.

Die Sonografie ist die Methode der Wahl. Eine Invagination stellt sich mit einem Zielscheibenphänomen (**Kokarde**) im Querschnitt und **Pseudo-Kidney-Sign** (nierenähnliches Aussehen) im Längsschnitt dar. Im Bereich des Invaginats ist die Darmperistaltik zum Stillstand gekommen. Die Darmwände sind ödematös verdickt.

Im Kolonkontrasteinlauf zeigt sich ein kokardenförmiger Abbruch des Kontrastmittels im Bereich der Invaginatspitze.

Therapie: Die **Desinvagination** bei ileozökaler und kolosigmoidaler Invagination sollte **innerhalb von 12 h** nach Symptombeginn in Analgosedierung hydrostatisch (Druck ~ 100 cm H_2O) erfolgen mittels:
- **NaCl** unter sonografischer Kontrolle oder
- Kontrastmittel unter Durchleuchtungskontrolle (selten wegen Strahlenbelastung!).

Die erfolgreiche Desinvagination ist daran erkennbar, dass die Bauhin-Klappe als blütenförmige Struktur sichtbar wird und Flüssigkeit in das terminale Ileum übertritt bzw. Röntgenkontrastmittel in das Ileum übertritt. Von einer pneumatischen Desinvagination ist wegen erhöhter Perforationsgefahr abzuraten.

Bei Darmperforation, Peritonitis oder hypovolämischem Schock ist eine konservative Desinvagination kontraindiziert (→ OP). Weitere Indikationen für einen chirurgischen Eingriff sind ein erfolgloser Repositionsversuch, ein manifester Ileus, eine ileoileale Invagination oder mehrfache Rezidive.

15.5.3 Malabsorptions-Syndrome

Siehe Verdauungssystem [S. A245].

Nahrungsmittelproteininduzierte Enteropathie

Synonym: „Kuhmilchproteinintoleranz" (KMPI)

> **DEFINITION** Die nahrungsmittelinduzierte Enteropathie ist eine nach Mukosaschädigung erworbene, vorübergehende, **immunvermittelte (nicht IgE)** Nahrungsproteinunverträglichkeit gegenüber Kuhmilch- und ggf. anderen Proteinen. Da sie immunvermittelt wird, handelt es sich um keine echte Intoleranz, sondern um eine **Allergie**.
> DD: Abgegrenzt werden muss davon aber die **IgE-vermittelte Kuhmilchunverträglichkeit**, die korrekt als „Kuhmilchallergie" (KMA) bezeichnet wird.

Begriffsdefinitionen: Nahrungsmittelunverträglichkeiten werden wie folgt definiert:
- **nichttoxische Hypersensitivitätsreaktionen**
  - **Nahrungsmittelintoleranz:** nichtimmunologisch vermittelte Hypersensibilität gegenüber bestimmten Nahrungsmitteln (basierend auf Enzymopathien, pharmakologisch aktiven Lebensmittelinhaltsstoffen oder Mastzellaktivierung durch Lebensmittelinhaltsstoffe).
  - **Nahrungsmittelallergie:** immunologisch vermittelte allergische Reaktion nach Genuss eines bestimmten Nahrungsmittels (meist IgE-vermittelte Allergien)
- **toxische Nahrungsmittelunverträglichkeit:** giftige Inhaltsstoffe (z. B. bakterielle Toxine) führen zu einer Lebensmittelvergiftung.

Pathogenese: Im Rahmen einer viralen Enteritis kommt es zu einer **geschädigten Darmmukosa** und damit zu einer **Durchlässigkeit der Mukosabarriere** für immunologisch sensibilisierende Nahrungsmittelproteine. Daher **verlieren** betroffene Säuglinge, die mit Milchnahrungen auf Kuhmilchbasis ernährt werden, im Anschluss an eine Enteritis mit Schädigung der Darmmukosa **vorübergehend die bereits erworbene Immuntoleranz** gegenüber Kuhmilchproteinen.

Histopathologie: In der Dünndarmbiopsie finden sich eine entzündlich veränderte Mukosa mit intraepithelialer Lymphozytenvermehrung und eine Zottenatrophie.

Klinik: Betroffene Säuglinge entwickeln wässrig-schleimig-blutige Durchfälle, Erbrechen und kolikartige Bauchschmerzen. Bei länger bestehender Symptomatik kommt es zu einer Malabsorption mit der Folge einer Gedeihstörung.

Diagnostik: Im Blut finden sich bei der kuhmilchinduzierten Enteropathie **keine nahrungsproteinspezifischen IgE-Antikörper** (im Gegensatz zur Kuhmilchallergie). Die Diagnose wird durch eine probatorische **Kuhmilchkarenz** gesichert. Eine endoskopische Dünndarmschleimhautbiopsie ist nur bei schweren Fällen von Malabsorption indiziert.

Differenzialdiagnosen:
- **Kuhmilchallergie:** IgE-vermittelte Kuhmilchproteinallergie, die v. a. bei Atopikern auftritt und sich meist klinisch mit Juckreiz, Hautbeteiligung (Urtikaria), Angioödem bis hin zu einem anaphylaktischen Schock äußert. Verläufe mit eosinophilen Entzündungen des GI-Trakts sind ebenfalls möglich. Neben Kuhmilch zählen Hühnereiweiß und Erdnüsse zu den häufigsten Allergenen in Nahrungsmitteln.
- **Zöliakie:** histologisch oft schwierig zu unterscheiden. Diagnostisch wegweisend ist hier die Antikörper-Diagnostik.
- **Lebensmittelvergiftung:** durch toxische Inhaltsstoffe (z. B. bakterielle Toxine) ausgelöste Durchfälle.

Therapie: Die Symptome sistieren bei **Kuhmilchkarenz** innerhalb weniger Tage. Wegen möglicher Kreuzreaktionen sind auch Soja- und Ziegenmilchprodukte kontraindiziert. Nach einer Karenzdauer von etwa 1–2 Jahren kann wieder vorsichtig mit kuhmilchproteinhaltiger Ernährung begonnen werden.

Zöliakie

Synonym: glutensensitive Enteropathie, einheimische Sprue

> **DEFINITION** IgA-vermittelte Unverträglichkeit (Nahrungsmittelallergie) von Kleberproteinen aus Getreide, die zu einer Autoimmunerkrankung mit Darmmukosaschädigung und Malassimilation führt.

Epidemiologie: Prävalenz 1:400–1:500. Bei Patienten mit Down- oder Turner-Syndrom tritt die Zöliakie häufiger auf.

Ätiopathogenese: Es gibt eine **genetische Disposition** zur Entwicklung einer Zöliakie (Assoziation mit HLA-DQ8 und HLA-DQ2). Nur bei etwa 4 % der Menschen mit dieser genetischen Disposition entsteht tatsächlich eine Zöliakie. Ein Risikofaktor dafür ist u. a. die zu frühe oder zu späte Einführung von prolaminhaltiger Beikost. Wegen der HLA-Assoziation können gleichzeitig weitere Autoimmunopathien wie Diabetes mellitus Typ 1 (in etwa 5 % d.F.), Autoimmunthyreoiditis (in 4–8 % d.F.) oder Dermatitis herpetiformis Duhring auftreten. Eine Assoziation mit dem selektiven IgA-Mangel ist ebenfalls beschrieben.
  Prolamine sind **alkohollösliche Proteinanteile** von sog. Kleberproteinen, die in westlichen Getreidesorten vorkommen, wie die Prolamine **Gliadin** (aus Weizen), Secalin (Roggen), Hordein (Gerste) und Avenin (Hafer). Die schädigend wirkenden Bestandteile von Gliadin sind prolin- und glutaminreich. Das Enzym Gewebstransglutaminase 2, das als Autoantigen fungiert, vermittelt die Umwandlung von Glutamin in Glutaminsäure, was zu einer stärkeren Bindung des Gliadin an HLA-DQ2-Antigene von antigenpräsentierenden Zellen in der Lamina propria des Verdauungstraktes führt. Es kommt zu einer Aktivierung der TH1-Zellen und zu einer Ausschüttung von Zytokinen (Interferon-γ, Interleukin-2, Interleukin-6 und TNF-α). Im

weiteren Verlauf werden IgG- und IgA-Antikörper gegen Gliadin und die Gewebstransglutaminase 2 gebildet.

Die lokale chronische Entzündungsreaktion im Darm führt zur **Apoptose von Enterozyten**, die eine **charakteristische Zottenatrophie** mit kompensatorischer Kryptenhyperplasie nach sich zieht. In der Folge dieser Mukosaschädigung entsteht eine **schwere Malassimilation aller Nährstoffe**.

Klinik: Die **klassische Zöliakie** manifestiert sich i. d. R. einige Monate nach Einführung von prolaminhaltiger Beikost mit

- chronisch-voluminösen, fetthaltigen und übel riechenden Durchfällen
- Bauchschmerzen
- Blähungen
- Inappetenz
- ausladendem Abdomen
- muskulärer Hypotonie und
- Gewichtsverlust.

Die betroffenen Kinder sind häufig **missgelaunt**.

Der Manifestationszeitpunkt variiert je nach Schwere der Erkrankung, selten kommt es erst im Erwachsenenalter zu klinischen Symptomen. Es existieren auch klinisch stumme und oligosymptomatische Formen, bei denen dennoch die typischen serologischen und histologischen Befunde vorliegen.

Eine häufige Begleiterkrankung bei Zöliakie ist die Dermatitis herpetiformis Duhring (s. Dermatologie [S. B746]).

Komplikationen: Eine unerkannte oder inadäquat behandelte Zölialie kann zu folgenden Komplikationen führen:
- Gedeihstörung mit perzentilenschneidendem Wachstum
- Dystrophie (Tabaksbeutelgesäß, magere Extremitäten, Abb. 15.2)
- Vitamin- und Mineralstoffmangel (v. a. Eisen-, Vitamin K-, Vitamin D-, Zink- Folsäure-, Vitamin-B_{12}-Mangel) mit den entsprechenden Folgeerkrankungen
- Anämie
- Gerinnungsstörungen
- Zahnschmelzdefekte
- exokrine Pankreasinsuffizienz
- hypoproteinämische Ödeme
- Infektanfälligkeit
- Kleinwuchs
- verzögerte Pubertät.

Außerdem besteht ein erhöhtes Risiko für maligne intestinale Lymphome.

Diagnostik: Diagnostisch wegweisend sind Anamnese und Zöliakie-Serologie. **Anti-Gliadin-Antikörper** (AGA) vom **Typ IgA** (spezifischer) und IgG können mittels ELISA nachgewiesen werden. **Anti-Endomysium-Antikörper (EMA)** und **Transglutaminase-Antikörper** (tTG-AK) (beide vom Typ IgA) können fluoreszenzmikroskopisch bzw. mittels ELISA nachgewiesen werden und haben eine hohe Spezifität.

Ein selektiver IgA-Mangel muss im Rahmen der Zöliakiediagnostik ausgeschlossen werden, da bei IgA-Mangel die diagnostisch relevanten Antikörper vermindert sind.

Gesichert wird die Diagnose durch eine **Dünndarmbiopsie**. Hierzu sind 3–5 Biopsate aus dem distalen Duodenum erforderlich. Histologische Kriterien für eine Zöliakie sind:
- intraepitheliale Lymphozyten > 30 (pro 100 Enterozyten)
- Kryptenhyperplasie
- Zottenatrophie (Abb. 15.3).

Charakteristisch ist außerdem eine **Plasmazellvermehrung** in der Lamina propria.

Nach aktuellsten Leitlinien ist die Biopsie nicht mehr diagnostischer Goldstandard. In bestimmten Fällen (typische Anamnese und Klinik; Nachweis einer genetischen Disposition [HLA DQ2 und/oder DQ8 positiv] deutlich erhöhte Transglutaminase-Antikörper [> 10× Norm] und positive Endomysium-Antikörper) kann die Diagnose bei Kindern und Jugendlichen ohne Biopsie gestellt werden.

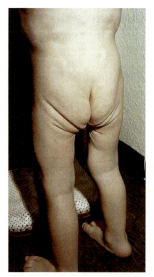

Abb. 15.2 **18 Monate alter Junge mit Zöliakie und Tabaksbeutelgesäß.** (aus: Gortner, Meyer, Sitzmann, Duale Reihe Pädiatrie, Thieme, 2012)

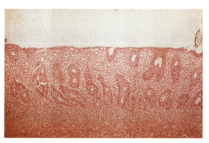

Abb. 15.3 **Zöliakie.** Ausgeprägte Zottenatrophie und Kryptenhyperplasie mit intraepithelialer Lymphozyteninfiltration. (aus: Greten, Rinninger, Greten, Innere Medizin, Thieme, 2010)

> **MERKE** Die Diagnose einer Zöliakie kann bei Vorliegen folgender 4 Kriterien gestellt werden:
> - typische Anamnese und Symptomatik
> - positive Serologie
> - positive Histologie (nicht erforderlich bei deutlicher Symptomatik und hohem tTG-AK-Spiegel)
> - Rückgang der Symptomatik und Serologie unter glutenfreier Ernährung.

Therapie: Es muss lebenslang eine glutenfreie Diät eingehalten werden. Glutenfreie Nahrungsmittel sind Reis, Mais, Hirse, Buchweizen, Soja, Kastanienmehl, Kartoffeln, Milch, viele Käsesorten, Butter, Eier, Fisch, Fleisch, Gemüse und Obst. Bei oligosymptomatischen Formen können geringe Mengen von Gluten in der Nahrung toleriert werden.

Zur Überwachung der Therapie dient die Serologie, da die spezifischen Antikörper unter einer konsequenten Therapie zurückgehen.

Prognose: Bei konsequenter Einhaltung der Diät sind alle Symptome rückläufig. Ein Aufholwachstum setzt ein.

15.5.4 Akute Gastroenteritis

Näheres s. Verdauungssystem [S. A255].

Erreger: Die häufigsten Erreger einer Gastroenteritis im Kindesalter sind Viren (**Rota**-, Adeno-, Noro-, Astroviren).

Klinik: Die akute Gastroenteritis ist ein häufiges Krankheitsbild im Kindesalter. **Virale Gastroenteritiden** äußern sich durch eine **osmotische Diarrhö**. Der Verlauf von bakteriellen und viralen Infektionen ist meist unkompliziert und selbstlimitierend. Eine protrahierte (> 14 d) Gastroenteritis tritt i. d. R. nur bei immunsupprimierten Patienten auf.

> **MERKE** Die akute Gastroenteritis ist eine sehr häufige Ursache für Dehydratation bei Säuglingen und Kleinkindern!

Enteropathogene Bakterien: E. coli-Subspezies (EPEC, EHEC, EIEC, ETEC), Salmonellen, Shigellen, Campylobacter jejuni u. a. verursachen eine nachhaltige Mukosaschädigung und damit schleimig-blutige Durchfälle. Insbesondere EPEC können bei Säuglingen und Kleinkindern zu schweren Durchfällen mit rascher Dehydratation führen. EHEC verursachen eine hämorrhagische Kolitis und können ein hämolytisch-urämisches Syndrom (**HUS**, s. Niere [S. A414]) auslösen.

15.5.5 Postenteritissyndrom

> **DEFINITION** Malabsorptions-Syndrom mit Protein- und Laktoseintoleranz, das sich nach einer akuten Enteritis manifestiert.

Bei jeder Gastroenteritis kommt es zu oberflächlichen Schädigungen der Darmmukosa und Störungen der Darmflora. Während des Nahrungsaufbaus nach einer Darminfektion kann es zum Postenteritissyndrom kommen, das sich mit rezidivierenden Durchfällen manifestiert, die 3–12 Wochen andauern können. Ferner kann ein postinfektiöses Reizdarm-Syndrom entstehen.

15.5.6 Laktasemangel

> **DEFINITION**
> - **hereditäre Laktoseintoleranz:** [S. B532] autosomal-rezessiv vererbter absoluter Laktasemangel, der sich bereits bei Neugeborenen manifestiert
> - **Hypolaktasie:** autosomal-rezessiv vererbter adulter Laktasemangel, der sich ab der Kindheit manifestiert
> - **erworbener Laktasemangel:** vorübergehender Laktasemangel durch Mukosaschädigung bei Postenteritissyndrom, Lambliasis, Zöliakie, Morbus Crohn oder Darmresektionen.

Bei der **adulten Form** des Laktasemangels kommt es bei bis zu 15 % der Europäer und 100 % der Asiaten nach dem 3. Lebensjahr zu einem **Rückgang der Aktivität** des Enzyms Laktase (Hypolaktasie). Die Betroffenen zeigen nach laktosereichen Mahlzeiten gastrointestinale Symptome wie Bauchschmerzen, Blähungen und Durchfall. Die Diagnose wird mittels Wasserstoff-Atem-Test oder Dünndarmbiopsie gestellt. Unter laktosearmer Ernährung treten weniger bzw. keine Beschwerden mehr auf.

Beim **erworbenen Laktasemangel** treten Durchfälle nach Nahrungsaufnahme bzw. beim Nahrungsaufbau nach einer Enteritis auf. Für einige Tage bis Wochen sollte eine laktosearme Diät eingehalten werden. Die Behandlung der Grunderkrankung steht im Vordergrund.

15.5.7 Motilitätsstörungen des Darms

> **DEFINITION** Störungen der Darmmotilität durch viszerale Myo- oder Neuropathien.

Epidemiologie: Inzidenz 1:5000 mit einem Geschlechterverhältnis m:w von 3–4:1.

Ätiologie: Motilitätsstörungen des Darms beruhen meist auf angeborenen primären Störungen des enterischen Nervensystems wie:
- familiäre oder sporadische viszerale Neuropathien
- Dysganglionosen
- Aganglionosen, wie z. B. Morbus Hirschsprung (Megacolon congenitum). Die Ausdehnung des aganglionären Segments ist variabel.

Erworbene sekundäre Neuropathien entstehen durch Infektionen (z. B. Chagas-Krankheit), Medikamente (z. B. Opiate), Bestrahlung oder endokrinologische Störungen (z. B. Hypothyreose).

Seltene Ursachen sind primäre Erkrankungen der intestinalen glatten Muskulatur wie angeborene familiäre oder sporadische viszerale Myopathien oder sekundäre erworbene rheumatoide oder autoimmune Myopathien.

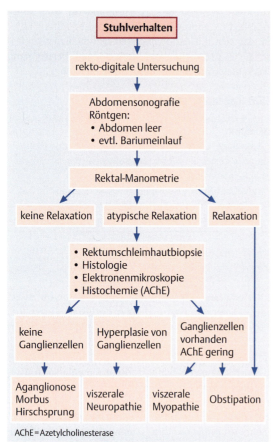

Abb. 15.4 Stufendiagnostik bei V. a. Motilitätsstörungen des Darms. (aus: Gortner, Meyer, Sitzmann, Duale Reihe Pädiatrie, Thieme, 2012)

Klinik:
- aufgetriebenes Abdomen
- kein oder verzögerter Mekoniumabgang, bei älteren Kindern: chronische Obstipation
- (Sub-)Ileus mit Erbrechen und Nahrungsverweigerung.

Zusätzlich können Fehlbildungen der ableitenden Harnwege vorliegen.

Diagnostik: Die Ampulla recti tastet sich eng und leer bei der digital-rektalen Untersuchung. Die weitere Diagnostik erfolgt in Stufen (**Abb. 15.4**).

Komplikationen: Eine gefürchtete Komplikation ist das toxische Megakolon (s. Verdauungssystem [S. A253]).

Therapie: Bei anatomischen Anomalien erfolgt die Therapie operativ. Eine medikamentöse oder diätetische Behandlung ist bei funktionellen Störungen sinnvoll.

15.6 Leber und Gallenwege

Eine **Leberzirrhose** ist im Kindesalter eine sehr seltene Erkrankung. Ursachen sind konnatale oder perinatal erworbene Infektionen (Toxoplasmose, Hepatitis B und C), Autoimmun-Hepatitis oder Stoffwechsel-Defekte (Galaktosämie, hereditäre Fruktoseintoleranz, Glykogenosen (v. a. Typ IV), Morbus Hurler, Sphingolipidosen (v. a. Morbus Niemann-Pick), Mitochondriopathien, α_1-Antitrypsin-Mangel, Zystinose und Morbus Wilson).

Eine **biliäre Leberzirrhose** entsteht im Kindesalter durch intra- oder extrahepatische Gallengangsatresie [S. B510], neonatale Hämochromatose, zystische Fibrose oder Choledochuszyste.

Darüber hinaus können bei Kindern auch eine **portale Hypertension** (z. B. durch Gefäßanomalien oder -verschlüsse oder Leberzirrhose), Cholestase (z. B. bei Fruktoseintoleranz, Mukoviszidose oder Fehlbildungen der Gallenwege), Cholelithiasis, Cholezystitis und Cholangitis (z. B. bei Colitis ulcerosa oder postoperativer Enterokokkenaszension aus dem Duodenum) auftreten. Zu Therapie und Prognose dieser Krankheitsbilder s. Kap. Verdauungssystem. Näheres zu den Hepatitiden s. Verdauungssystem [S. A267] sowie die Kapitel für die perinatal erworbene Hepatitis B und C [S. B514].

15.6.1 Hereditäre nichthämolytische Hyperbilirubinämien

DEFINITION Erbliche Glukuronidierungsstörungen bzw. Störungen des hepatischen Bilirubintransports. Allen Erkrankungen ist das **Leitsymptom Ikterus** gemeinsam.

Diagnostik: Direktes und indirektes Bilirubin sowie γGT, GPT und Gallensäuren sollten zum Ausschluss einer Cholestase bestimmt werden.

Die typischen Merkmale der Syndrome mit erhöhtem indirektem Bilirubin sind in **Tab. 15.1**, die der Syndrome mit erhöhtem direktem Bilirubin in **Tab. 15.2** dargestellt.

MERKE Beim Gilbert-Meulengracht-Syndrom kann ein Ikterus durch Fasten, Infektionen oder andere Stresssituationen ausgelöst werden!

15.6.2 Reye-Syndrom

Das Reye-Syndrom ist selten und tritt bevorzugt in Kombination mit **viralen Infektionen** (Influenza, Varizellen, Herpes) und der **Einnahme von Salizylaten** auf. Vor allem Kleinkinder erkranken.

Klinik: Klinisch präsentiert sich die Erkrankung mit einer **akuten Leberinsuffizienz** (Hepatomegalie, Erhöhung der Transaminasen und von Ammoniak sowie Gerinnungsstörung) und **Enzephalopathie** (Somolenz, Stupor, Koma, Hirndruckzeichen), die wenige Tage nach einem grippeartigen Infekt der oberen Luftwege auftreten.

Diagnostik: Die Diagnosestellung ist oftmals nicht einfach: Wichtig ist es, bei Vorerkrankungen und Einnahme von Acetylsalizylsäure daran zu denken. In der Leberbiopsie erkennt man eine fettige Degeneration und abnorme Mitochondrien. Das kraniale MRT zeigt ein Hirnödem, die Abdomensonografie eine unregelmäßige Leberstruktur.

Differenzialdiagnostisch müssen eine toxische Leberzellschädigung, angeborene Stoffwechselstörungen und

Tab. 15.1 Charakteristika der Syndrome mit Erhöhung des indirekten Bilirubins

	Crigler-Najjar Typ I	Crigler-Najjar Typ II	Gilbert-Meulengracht
Synonym	hereditäre unkonjugierte Hyperbilirubinämie		Morbus Meulengracht, familiäre Hyperbilirubinämie
Inzidenz	1:1 000 000		3–10 %
Erbgang	autosomal-rezessiv	autosomal-rezessiv/-dominant	autosomal-rezessiv
Enzymdefekt	absoluter Bilirubin-Uridindiphosphat-Glucuronyl-Transferase-(UDPGT 1A1-)-Mangel	partieller Bilirubin-UDPGT 1A1-Mangel	reduzierte Aktivität der Bilirubin-UDPGT 1A1 (auf 20–30 % der Norm)
Pathophysiologie	keine Bilirubinglukuronidierung	verminderte Bilirubinglukuronidierung;	verlangsamte Bilirubinglukuronidierung
Klinik	bei NG: Icterus gravis mit Kernikterus und Enzephalopathie; Cholelithiasis	bei NG selten Enzephalopathie	bei NG: Icterus prolongatus; intermittierender Ikterus meist erst ab Jugendalter
indirektes Blirubin im Serum	15–45 mg/dl	8–25 mg/dl	1,5–7 mg/dl
Diagnostik	Leberbiopsie	Leberbiopsie	Fastentest über 24 h
Therapie	Phototherapie, Plasmapherese, Lebertransplantation	Enzyminduktion mittels Phenobarbital	nicht erforderlich

Tab. 15.2 Charakteristika der Syndrome mit Erhöhung des direkten Bilirubins

	Dubin-Johnson	Rotor
Erbgang	autosomal-rezessiv	autosomal-rezessiv
Enzymdefekt	kanalikulärer multispezifischer Transporter organischer Anionen (CMOAT)	unbekannt
Pathophysiologie	Störung der Bilirubinexkretion in die Galle; Akkumulation von Bilirubin in den Lysosomen der Hepatozyten	Defekt des intrazellulären Transports und der Speicherung von Bilirubin
Klinik	z. T. Hepatosplenomegalie	unspezifische Bauchbeschwerden
Gesamtbilirubin im Serum	3–10 mg/dl (60 % direkt)	2–7 mg/dl (50 % direkt)
Diagnostik	Leberbiopsie	Koproporphyrinausscheidung im Urin ↑
Therapie	nicht erforderlich	nicht erforderlich

ein Koma anderer Ursache (z. B. Hypoglykämie) ausgeschlossen werden.

Therapie: Therapeutisch stehen symptomatische Maßnahmen zur Behandlung der Leberinsuffizienz (s. Verdauungssystem [S.A287]), der Enzephalopathie und Maßnahmen, um den Hirndruck zu senken, im Vordergrund. Die Letalität ist hoch.

15.7 Pankreas

Ursachen für eine **akute Pankreatitis** im Kindesalter sind Infektionen (z. B. Begleitpankreatitis bei Gastroenteritis, systemische Virusinfektionen wie Mumps oder EBV, Mykoplasmeninfektion), Systemerkrankungen (z. B. Mukoviszidose, HUS, Kawasaki-Syndrom, Purpura Schönlein-Henoch), kongenitale Anomalien (z. B. Pancreas anulare oder divisum), Obstruktionen des Ausführungsganges, ein stumpfes Bauchtrauma, Medikamente bzw. Noxen (z. B. Valproat, Thiazide, Furosemid, Glukokortikoide), hereditäre Störungen (z. B. Trypsinogenmutation) oder idiopathische Pankreatitis.

Im Gegensatz zur Pankreasinsuffizienz bei Erwachsenen, die meist durch eine chronisch-rezidivierende Pankreatitis ausgelöst wird, liegen der Pankreasinsuffizienz bei Kindern systemische Erkrankungen zugrunde:
- Mukoviszidose [S.B581]
- Hämochromatose
- Shwachman-Diamond-Syndrom (s. Immunsystem und rheumatologische Erkrankungen [S.A444])
- hereditäre Pankreatitis.

15.8 Hernien

- Hernia umbilicalis [S.B512]
- **Hernia inguinalis** (s. Chirurgie [S.B178]): Bei Leistenhernien im Kindesalter handelt es sich i. d. R. um indirekte Leistenhernien. Die Inzidenz beträgt 1–4 % (bei Frühgeborenen 25–40 %); Jungen sind 4-mal häufiger betroffen als Mädchen. Die Herniotomie sollte zeitnah (elektiv) erfolgen, um die Gefahr der Inkarzeration von Bauchorganen zu minimieren. Diese ist indirekt proportional zum Lebensalter. Eine Inkarzeration stellt einen Notfall dar, der eine sofortige Reposition bzw. Ope-

ration erfordert. Die Herniotomie wird bei Kindern immer **ohne Netzeinlage** durchgeführt.
- kongenitale Zwerchfellhernie [S. B501]
- Hiatushernie s. Chirurgie [S. B129].

15.9 Fremdkörper im Gastrointestinaltrakt

> **DEFINITION** Ingestion eines Fremdkörpers.

Epidemiologie: Kleinkinder zwischen dem 1. und 4. Lebensjahr oder geistig retardierte Kinder nehmen häufig Fremdkörper in den Mund und verschlucken sie absichtlich oder akzidentell. Bei den Fremdkörpern handelt es sich meist um Münzen, Murmeln, Perlen, Spielzeugteile oder Batterien.

Klinik: Der verschluckte Fremdkörper kann entweder noch im Ösophagus stecken (physiologische Ösophagusengen), im Magen liegen bleiben (Pylorusenge) oder bereits durch die Peristaltik in den Darm gewandert sein (**Cave:** Bauhin-Klappe). Bei Lage im **Ösophagus** sind die Kinder unruhig und neigen zu vermehrtem **Speicheln** (evtl. auch blutig tingiert) und **Würgen**. Es bestehen retrosternale oder unklare Bauchschmerzen. Bei einer Obstruktion von **Magen oder Darm** kommt es zu **Nahrungsverweigerung, Ileus** und Erbrechen. Bei Perforation entwickeln sich Symptome einer Mediastinitis bzw. Peritonitis.

Diagnostik: Die Anamnese gibt Hinweise auf den verschluckten Fremdkörper.

Bei einer Fremdkörperingestion sollte insbesondere bei röntgendichten Fremdkörpern eine **Abdomenübersichtsaufnahme** angefertigt werden. Ein **Röntgen-Thorax mit Hals** ist häufig gleichzeitig indiziert, da weitere Fremdkörper noch im Pharynx oder im Ösophagus stecken können. Ferner lässt sich mittels Abdomenübersichtsaufnahme eine Hohlorganperforation erkennen oder ausschließen.

Therapie: Eingeklemmte Fremdkörper im Ösophagus müssen schnellstmöglich endoskopisch entfernt werden. Fremdkörper, die den Magen erreichen, gehen meist auf natürlichem Wege ab, was durch eine faserreiche Kost noch beschleunigt werden kann. Wenn ein Fremdkörper den Magen auf physiologischem Weg auch nach einer Woche nicht verlassen hat, muss er ebenfalls endoskopisch geborgen werden. Falls eine endoskopische Entfernung des Fremdkörpers nicht möglich ist oder der Fremdkörper eine Hohlorganperforation verursacht hat, ist eine Operation notwendig.

16 Niere, ableitende Harnwege und äußere Geschlechtsorgane

16.1 Fehlbildungen

Angeborene Fehlbildungen der Niere treten bei 3% aller Neugeborenen auf und kommen familiär gehäuft vor. 30% aller polygen vererbten Fehlbildungen betreffen Niere und Urogenitaltrakt. Fehlbildungen der Nierenanlage (z.B. Agenesie, Dystopie, Hufeisenniere, doppelte oder einseitige Nierenanlage) werden im Kapitel Urologie [S. B630]) besprochen.

16.1.1 Nierenerkrankungen

Zystische Nierenerkrankungen

Siehe Kapitel Niere [S. A408].

Hydronephrose

> **DEFINITION** Dilatation des Nierenbeckenkelchsystems. Der Begriff Hydronephrose beschreibt keine Diagnose, sondern einen pathologischen, meist sonografisch erhobenen Befund.

Die Hydronephrose ist die häufigste konnatale Nierenanomalie. Sie lässt sich mittels Sonografie bereits pränatal diagnostizieren.

Als Ursache für eine Hydronephrose kommen in Betracht:
- **obstruktive Erkrankungen** mit konsekutiver Druckerhöhung in den Harnwegen:
  - Ureterabgangsstenose (Abb. 16.1)
  - obstruktiver Megaureter
  - Ureterozele
  - ektope Uretermündung
  - Urethralklappen
- **vesiko-ureteraler Reflux**.

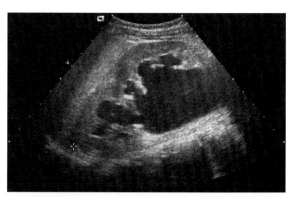

Abb. 16.1 **Hydronephrose bei Ureterabgangsstenose.** Die größte Aufweitung liegt zentral, mit radiär angeordneten ektatischen Kelchen. Das Parenchym kann aufgebraucht sein. (aus: Hofmann, Deeg, Hoyer, Ultraschalldiagnostik in Pädiatrie und Kinderchirurgie, Thieme, 2005)

Differenzialdiagnostisch sollten Erkrankungen ausgeschlossen werden, denen ein anderer Pathomechanismus, d. h. keine Druckerhöhung in den Harnwegen, zugrunde liegt. Als nichtobstruktive Erkrankungen kommen z. B. infrage: Prune-belly-Syndrom [S. B594], multizystische Nierendysplasie oder ein nichtobstruktiver Megaureter.

16.1.2 Fehlbildungen der ableitenden Harnwege

Äußerlich sichtbare Fehlbildungen der Harnwege müssen bei der U1 erfasst werden.

Obstruktive Erkrankungen

Ureterabgangsstenose: Stenose des Ureters am Übergang vom Nierenbecken in den Harnleiter (subpelvine Abgangsstenose) mit konsekutiver Dilatation des Nierenbeckens. Die Ureterabgangsstenose ist die häufigste Ursache der kongenitalen Hydronephrose. Näheres s. Urologie [S. B632].

Ureterozele: Dilatation des letzten, submukös verlaufenden Ureterabschnitts vor der Mündung in die Blase infolge Mündungsstenose. Die Stenose besteht meist durch Persistenz der embryonalen Verschlussmembran. Die Zele wölbt sich in das Blasenlumen vor. Siehe Urologie [S. B631].

Ektope Uretermündungen: Der Ureter mündet an atypischen Stellen (z. B. in den unteren Bereich des Trigonums vesicae, in den Blasenhals oder extravesikal). Häufig bei Ureter duplex. Siehe Urologie [S. B631].

Ureter duplex: Die Ureterknospe ist doppelt angelegt, sodass es zu einer Doppelbildung des Harnleiters mit 2 Nierenbeckenkelchsystemen und 2 Mündungen in die Blase kommt. Die Ureteren kreuzen sich vor der Mündung in die Blase. Dabei mündet der Harnleiter der oberen Nierenanlage kaudal medial und der Harnleiter der unteren Nierenanlage kranial. In der Regel asymptomatisch. Siehe Urologie [S. B631].

Ureter fissus: Unvollständige Doppelbildung des Ureters mit doppeltem Nierenbeckenkelchsystem bei nur einer gemeinsamen Mündung in die Harnblase.

Ureterobstruktion: Stenose des Harnleiters bei der Mündung in die Blase. Auf der betroffenen Seite bilden sich aufgrund des Urinrückstaus bis in die Niere ein sekundärer Megaureter und eine Hydronephrose.

Posteriore Urethralklappen: Harnabflussstörung durch persistierende embryonale Urogenitalmembran zwischen der prostatischen und membranösen Harnröhre. Von hinteren Harnröhrenklappen können **nur Jungen** betroffen sein. Die folgenden Symptome treten häufig schon in der Fetalzeit auf:
- vesiko-ureteraler Reflux
- sekundärer Megaureter
- Hydronephrose mit gestörter Nierenentwicklung
- Balkenblase mit Restharnbildung.

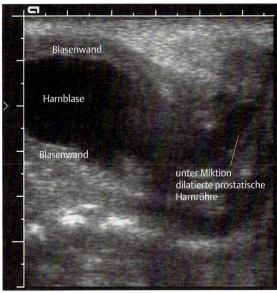

Abb. 16.2 **Urethralklappen bei einem Neugeborenen.** Blasenlängsschnitt während der Miktion: unterhalb der Symphyse dilatierte prostatische Harnröhre. (aus: Hofmann, Deeg, Hoyer, Ultraschalldiagnostik in Pädiatrie und Kinderchirurgie, Thieme, 2005)

Trotz adäquater Therapie kann es zu einer Niereninsuffizienz aufgrund der gestörten Nierenentwicklung kommen. Eine Balkenblase kann entstehen, wenn die Erkrankung unbehandelt bleibt (**Abb. 16.2**).

Anteriore Urethralklappen: Harnabflussstörung durch Harnröhrendivertikel in der penilen oder bulbären Urethra. Vordere Urethralklappen kommen fast nur bei Jungen vor. Neben der obstruktiven Symptomatik (s. o.) kann es nach dem Urinieren zu Nachträufeln aus dem Divertikel kommen. Siehe Urologie [S. B637].

> **MERKE** Harnröhrenklappen sind die häufigste obstruktive Erkrankung des Urogenitaltrakts. Sie sind ein Risikofaktor für Entzündungen der Harn- und Genitalorgane (→ häufig bereits Infektionen in den ersten Lebensmonaten).

Meatusstenose: Verengung des Meatus urethrae externus.
- bei Jungen (s. Urologie [S. B636]):
  - kongenital (selten), v. a. bei Hypospadie
  - erworben durch Balanitiden oder infolge Zirkumzision
- bei Mädchen: distale Urethrastenose. Siehe Urologie [S. B673].

Nichtobstruktive Erkrankungen

Vesiko-ureteraler Reflux: Rückfluss von Urin aus der Blase in Harnleiter bzw. Nieren. Idiopathischer vesiko-ureteraler Reflux (VUR) kommt mit einer Prävalenz von 1–3 % bei gesunden Kindern vor. Es besteht eine familiäre Häufung. Bei idiopathischem VUR bleibt nach der Miktion i. d. R. kein Restharn zurück.

VUR kann auch ein sekundäres Leitsymptom von Harntraktanomalien (s.o.) sein. VUR ist ein Risikofaktor für (rezidivierende) Harnwegsinfekte. Die Diagnose wird nach **Miktionsurosonografie** oder **Miktionszysturethrogramm** gestellt. Siehe Urologie [S. B633].

Kongenitale Uretermündungsinsuffizienz: Störung des Verschlussmechanismus des Harnleiters bei der Mündung in die Blase (Ostiuminsuffizienz). Auf der betroffenen Seite kommt es häufig – insbesondere bei erhöhtem intravesikalem Druck (z. B. bei Bauchpresse oder Miktion) – zum vesiko-ureteralen Reflux.

Harnblasendivertikel: Sie fallen klinisch durch rezidivierende Harnwegsinfekte oder Restharnbildung auf (s. Urologie [S. B635]). Man unterscheidet:
- echtes Blasendivertikel: Ausstülpung aller Schichten der Blasenwand
- Pseudodivertikel: Ausstülpung der Blasenschleimhaut durch die Muskelschichten des M. detrusor vesicae nach außen
- Urachusdivertikel: divertikelartige Ausstülpung des Blasendachs am Abgang des Urachus (s. u.).

Urachusanomalien: Persistenz des Urachus unterschiedlicher Ausprägung (Urachusfistel, -sinus, -zyste, -divertikel). Die Symptome von Urachusanomalien sind:
- nässender Bauchnabel
- rezidivierende Omphalitiden bei Säuglingen
- periumbilikale Hautmazeration
- rezidivierende Harnwegsinfekte.

Siehe Urologie [S. B636].

Epispadie-Ekstrophie-Komplex: Hemmungsfehlbildung der Bauchwand und vorderen Blasenwand mit Spaltbildung. Jungen sind 2- bis 4-mal häufiger betroffen als Mädchen.
- **Epispadie:** Spaltbildung der Harnröhre mit dorsal ektoper Mündung der Urethra. Die Höhe der Epispadie ist variabel. Wenn der Blasenhals betroffen ist, sind die Patienten inkontinent. Siehe Urologie [S. B637].
- **Ekstrophie:** klaffender Bauchwanddefekt mit offener Blase und sichtbarer Blasenhinterwand sowie sichtbaren Uretermündungen. Eine Blasenekstrophie kann beim Prune-belly-Syndrom [S. B594] vorkommen.
- **kloakale Ekstrophie:** klaffender Bauchwanddefekt mit fehlender Blasenhinterwand und ventral offenem Enddarm.

Die Entwicklung des knöchernen Beckens ist ebenfalls gestört, die Symphysen klaffen auseinander. Bei Jungen besteht eine Peniskürzung und kongenitale Penisverkrümmung nach dorsal sowie häufig ein Kryptorchismus.

Hypospadie: Unvollständiger Schluss der Harnröhre mit ventral ektoper Mündung der Urethra. Die Vorhaut ist meist gespalten (dorsale Präputialschürze). Bei der Hypospadie können eine kongenitale Penisverkrümmung nach ventral und eine Meatusstenose vorliegen. Eine Hypospadie kann ein Hinweis auf ein intersexuelles Genitale sein. Näheres s. Urologie [S. B636].

Prune-belly-Syndrom

Synonym: Eagle-Barrett-Syndrom, Triad-Syndrom, Bauchdeckenaplasie-Syndrom

> **DEFINITION** Symptomkomplex bestehend aus Hypo- oder Aplasie der Bauchmuskulatur, bilateralem Kryptorchismus und Anomalien des Harntrakts.

Epidemiologie und Ätiologie: Prävalenz 1:30000–1:40000, weibliche Neugeborene selten betroffen. Die Ätiologie ist unklar.

Klinik:
- **Hypo-** bzw. **Aplasie der Bauchmuskulatur**, die zu einem verschrumpelten, pflaumenähnlichen Aussehen der Bauchhaut führt
- **bilateraler Kryptorchismus**
- **Fehlbildungen** des Harntrakts (variabel).

Wegen der konsekutiven Blasenentleerungsprobleme durch Megacystis und Megaureter haben Kinder mit Prune-belly-Syndrom ein erhöhtes Risiko für Harnwegsinfekte. Weitere Fehlbildungen von Skelettsystem und inneren Organen können vorliegen.

Diagnostik und Therapie: Die Diagnose wird anhand der typischen klinischen Symptomatik gestellt. Harntraktanomalien werden abhängig von ihrem Ausmaß operiert; Harnwegsinfekte antibiotisch behandelt.

Prognose: Die Prognose der Erkrankung wird von der Einschränkung der Nierenfunktion bestimmt. Die Patienten können eine terminale Niereninsuffizienz entwickeln (zu 30 % noch im Kindesalter).

16.1.3 Männliches Genitale

Phimose: Angeborene oder erworbene **Vorhautverengung**. Die Vorhaut ist distal verengt und lässt sich nicht über die Eichel zurückziehen. Eine erworbene Phimose entsteht durch Entzündungen oder Vernarbungen (durch gewaltsames Zurückziehen oder nach inkompletter Beschneidung). Zu Einteilung, Komplikationen und Therapie der Phimose s. Urologie [S. B639].

> **MERKE** Bis zum 2.–3. Lebensjahr ist eine Phimose physiologisch, da die **Vorhaut mit der Eichel** verklebt ist. Lässt sich bei der klinischen Untersuchung die Harnröhre normal inspizieren, sollte nicht zu früh versucht werden, die Vorhaut zurückzustreifen.

Kongenitale Penisverkrümmung: Angeborene Verkrümmung des Penis durch gestörte Entwicklung der Corpora cavernosa. Sie kann in jede Richtung bestehen. Bei schlaffem Penis ist die Verkrümmung i. d. R. kaum sichtbar. Kommt es zu einer Erektion, wird die Verkrümmung verstärkt. Daher fällt die kongenitale Penisverkrümmung häufig erst in der Pubertät auf. Eine Penisverkrümmung kann im Zusammenhang mit einer Hypo- oder Epispadie vorliegen.

Maldescensus testis (Hodenhochstand): Unvollständiger oder fehlender Descensus testis in das Skrotum, der ein- oder beidseitig auftritt, sodass im Skrotum kein Hoden tastbar ist. Es werden 4 Formen des Maldescensus testis unterschieden:
- **Retentio testis abdominalis:** Der Hoden liegt im Abdomen und ist nicht tastbar (**echter Kryptorchismus**).
- **Retentio testis inguinalis:** Der Hoden ist im Leistenkanal tastbar.
- **Gleithoden**: Der Hoden liegt vor dem äußeren Leistenring und lässt sich unter Spannung in das Scrotum verlagern, gleitet jedoch sofort wieder zurück.
- **Ectopia testis:** Der Hoden liegt fern seines physiologischen Deszensusweges.

Im Unterschied dazu ist ein **Pendel- oder Wanderhoden** physiologisch deszendiert und wird lediglich durch eine starke Kontraktion des M. cremaster zurückgezogen (z. B. Kältereiz).

Bei ungefähr 4 % aller reif- und 20 % aller frühgeborenen Jungen liegt ein Hodenhochstand vor. Bis zum 6. Lebensmonat kann noch ein spontaner Descensus stattfinden. Falls dieser ausbleibt, sollte eine Therapie erfolgen, die bis zum 18. Lebensmonat abgeschlossen sein sollte. Sie ist erforderlich, um Komplikationen wie maligne Entartung oder Unfruchtbarkeit zu vermeiden (s. Urologie [S. B638]).

16.1.4 Weibliches Genitale

Labiensynechie: Sekundäre Verklebung der kleinen Labien. Eine Labiensynechie entsteht meist durch chronische mechanische, entzündliche oder hygienebedingte Reizung. Häufigkeitsgipfel im Kleinkindalter. Mit einer östrogenhaltigen Salbe lösen sich die Verklebungen i. d. R. innerhalb von 4 Wochen. Siehe Gynäkologie [S. B331].

Hymenalatresie: Angeborene Fehlbildung des Hymens, das die Vagina kaudal komplett verschließt. Siehe auch Gynäkologie [S. B331]. Eine Hymenalatresie entsteht, wenn das Hymen im Verlauf der Embryonalentwicklung nicht perforiert. Die Hymenalatresie fällt häufig erst in der Pubertät auf: Die Patientinnen beklagen das **Ausbleiben der Menstruation** bei ansonsten regelhafter Pubertätsentwicklung und regelmäßig rezidivierende Unterbauchschmerzen. Bei der Inspektion des Genitales erscheint das **Hymen vorgewölbt**. Sonografisch lassen sich **Hämatokolpos** bzw. **Hämatometra** darstellen. Zunehmende drückende Unterbauchschmerzen treten in seltenen Fällen auch bei jüngeren Mädchen auf, wenn das physiologische Vaginalsekret nicht abfließen kann.

Bereits bei der U2 sollte eine Hymenalatresie nicht übersehen werden, um Sekundärkomplikationen zu vermeiden. Bei der Inspektion sollte auf eine vaginale Sekretion und damit auf eine Durchlässigkeit des Hymens geachtet werden.

Vaginalaplasie und -atresie: Angeborener (Vaginalaplasie) oder erworbener Verschluss (Vaginalatresie) der Vagina (s. auch Gynäkologie [S. B331]). Eine angeborene Vaginalaplasie entsteht, wenn die Vaginalplatte im Verlauf der Embryonalentwicklung nicht perforiert. Die Vagina ist bis auf ein Vaginalgrübchen hinter dem Hymen nicht sondierbar. Im Extremfall kann ebenfalls eine Aplasie von Cervix und Corpus uteri bestehen. Bei angelegtem Uterus entwickelt sich nach der Menarche eine Hämatometra, die klinisch durch regelmäßig rezidivierende Unterbauchschmerzen und primäre Amenorrhö auffällt. Die Pubertätsentwicklung verläuft ansonsten normal. Eine erworbene Vaginalatresie entsteht durch Infektionen oder Verletzungen der Vagina.

Mayer-Rokitansky-Küster-Hauser-Syndrom: Kongenitale Aplasie des Uterus und der Vagina durch Hemmungsfehlbildung der Müller-Gänge (s. Gynäkologie [S. B332]). Das Mayer-Rokitansky-Küster-Hauser-Syndrom (MRKH-Syndrom) wird oft erst in der Pubertät diagnostiziert, da bei unauffälliger Pubertätsentwicklung die Menarche ausbleibt. Bei der gynäkologischen Untersuchung fällt auf, dass die Vagina hinter dem Hymen verschlossen und kein Uterus tastbar ist. Sonografisch lassen sich intakte Eierstöcke darstellen, glg. ist eine Uterusknospe vorhanden.

Das MRKH-Syndrom ist Bestandteil der MURCS-Assoziation [S. B518]. 1/3 der Patientinnen haben gleichzeitig Nierenfehlbildungen (einseitige Agenesie). Skelettanomalien können vorkommen.

Uterus duplex und Uterus septus: Doppelbildungen des Uterus durch unvollständige Verschmelzung der paarigen Müller-Gänge in der Organogenese (s. Gynäkologie [S. B332], **Abb. 1.2**). Doppelbildungen des Uterus sind i. d. R. **asymptomatisch**. Lediglich bei asymmetrischen Doppelbildungen kann es nach der Menarche zu Abflussbehinderungen des Menstrualbluts und in der Folge zu einer Hämatometra kommen. Je nach Höhe der unvollständigen Verschmelzung der Müller-Gänge kann auch die Vagina betroffen sein: **Vagina duplex** bzw. **Vagina septa**. Eine einseitige Aplasie des Müller-Gangs führt zu einem **Uterus unicornis**.

Mammae: Zu den Fehlbildungen zählen z. B. eine Polymastie (Mamma aberrata und Mamma accessoria) oder Polythelie (zusätzliche Brustwarzen). Siehe Gynäkologie [S. B335]. **Cave:** Bei der U1 sollte darauf explizit geachtet werden! Polymastie und Polythelie können Hinweise auf Fehlbildungen der Nieren und ableitenden Harnwege sein.

16.2 Harnwegsinfektionen

Siehe Urologie [S. B642].

Ätiologie: Harnwegsinfekte (HWI) treten häufig bei Kindern auf. Man unterscheidet unteren HWI (Urethritis, Zystitis) und oberen HWI (Pyelonephritis). Harnwegsinfekte sind in den meisten Fällen aufsteigende Infektionen und werden bei Kindern zu 80–90 % von E. coli verursacht. Weitere Erreger sind Proteus (häufiger bei Jungen), Klebsiellen (v. a. bei Neugeborenen), Pseudomonaden, Enterokokken (v. a. bei Säuglingen) und einige Staphylokokken (häufiger bei Mädchen > 10 Jahren).

Risikofaktoren: Bei Kindern sind u. a. ein VUR (in 30–50 % d.F. vorhanden), obstruktive Harntraktanomalien (in 10 % d.F. vorhanden), Urolithiasis, funktionelle Blasenentleerungsstörungen, chronische Obstipation, mangelnde Hygiene beim Toilettengang, eine niedrige Trinkmenge oder bereits durchgemachte Infekte Risikofaktoren für Harnwegsinfektionen.

Klinik: Je jünger der Patient ist, desto unspezifischer sind die Symptome. Ein **komplizierter HWI** liegt vor, wenn eine **Harnwegsanomalie** (Obstruktion, VUR), eine **funktionelle Störung** (z. B. neurogene Blasenfunktionsstörung) oder eine **Immunschwäche** besteht. Komplizierte Harnwegsinfekte manifestieren sich v. a. als obere Harnwegsinfekte und werden von Erregern höherer Virulenz wie Proteus oder Pseudomonaden verursacht. Eine **Urosepsis** mit Thrombozytenabfall und Schocksymptomatik kann bei verschlepptem HWI auftreten.

Diagnostik und Therapie: Siehe Urologie [S. B642]

Prophylaxe: Eine niedrigdosierte Antibiotikaprophylaxe mit Nitrofurantoin, Trimethoprim oder Cephalosporinen der 1. Generation (Cefaclor, Cefalexin) ist indiziert bei:
- Kindern < 3 Jahren, bis Fehlbildungen oder VUR ausgeschlossen sind (s. u.)
- Kindern mit Harntraktanomalien, die ein erhöhtes Risiko für rezidivierende Harnwegsinfekte haben
- Kindern ohne Harntraktanomalien, die an rezidivierenden HWI leiden.

16.3 Glomerulonephritiden und nephrotisches Syndrom

Die Glomerulonephritiden (GN) und das nephrotische Syndrom werden eingehend im Kap. Niere [S. A391] besprochen. Die häufigsten Glomerulonephritiden im Kindesalter sind Poststreptokokken-GN und postinfektiöse GN. Einige Formen der Glomerulonephritis können ein **nephrotisches Syndrom** nach sich ziehen. Im Kindesalter tritt das nephrotische Syndrom zu 90 % primär auf (häufigste Ursache Minimal-change-GN). Man unterscheidet u. a. einen kongenitalen (nephrotisches Syndrom in den ersten 3 Lebensmonaten) vom infantilen Typ (4.–12. Lebensmonat). In 10 % d.F. wird das nephrotische Syndrom durch andere Erkrankungen (z. B. systemische Lupus erythematodes, Purpura Schönlein-Henoch, IgA-Nephritis, Alport-Syndrom) ausgelöst.

16.4 Tubulopathien

Das Bartter-Syndrom sowie die renal-tubulären Azidosen werden ausführlich im Kap. Niere [S. A406] behandelt.

16.4.1 Phosphatdiabetes

Synonym: phosphopenische Rachitis

> **DEFINITION** X-chromosomal-dominant vererbte hypophosphatämische, Vitamin-D-resistente Rachitis.

Klinik: Der Phosphatdiabetes manifestiert sich meist innerhalb der ersten 2 Lebensjahre mit **Rachitis** und **Osteomalazie**. Diese zeigen sich wie folgt:
- Skelett: Genua vara, breitbeiniger, watschelnder Gang
- Minderwuchs
- gestörte Zahnentwicklung
- im Erwachsenenalter: Knochenschmerzen, Verkalkung von Ligamenten, Gelenkkapseln und Sehnen, Innenohrschwerhörigkeit

Diagnostik: Wegweisende **Laborbefunde** sind eine Hypophosphatämie und normale Werte von Kalzium, PTH und 25-Hydroxy-Vitamin-D im Serum. Die Aktivität der alkalischen Phosphatase ist leicht erhöht, die tubuläre Rückresorption von Phosphat vermindert. Eventuell besteht eine Hyperkalziurie.

Im **Röntgenbild** fallen neben den typischen Rachitiszeichen [S. B602] verbreiterte distale Femur- und proximale Tibiaepiphysen auf.

Differenzialdiagnosen:
- Vitamin-D-Mangel-Rachitis (Ansprechen auf Vitamin-D-Gabe)
- Tumorrachitis: Vor allem gutartige mesenchymale Tumoren produzieren Phosphatonin, das die tubuläre Phosphatrückresorption hemmt. Sporadische Erkrankung mit Knochenschmerzen, Muskelschwäche, Spontanfrakturen. Identische Laborwerte und Röntgenbefunde wie beim Phosphatdiabetes. Manifestation erst ab dem späten Kindesalter.

Therapie: Die Betreuung der Patienten hat interdisziplinär mit Kinderorthopäden zu erfolgen. Eine operative Therapie von Beinfehlstellungen kann notwendig werden. Durch eine frühe adäquate medikamentöse Therapie sind starke Skelettdeformitäten vermeidbar.

Die medikamentöse Therapie besteht in der oralen Substitution von Phosphat und Kalzitriol (1,25-Hydroxy-Vitamin-D) in 4–6 Einzeldosen. Initial sollte Kalzium in Serum und Urin häufig kontrolliert werden, um eine Hyperkalzämie, Hyperkalziurie und Nephrokalzinose zu vermeiden. Die medikamentöse Therapie ist bis zum Ende der Wachstumsphase fortzuführen.

16.4.2 Renale Glukosurie

Glukosurie bei normalem Blutzuckerspiegel und normaler Glukosetoleranz (s. Niere [S. A377]).

16.4.3 Zystinurie

> **DEFINITION** Autosomal-rezessiv vererbte Transportstörung von Zystin, Lysin, Ornithin und Arginin im proximalen Tubulus der Niere und im Gastrointestinaltrakt mit vermehrter Ausscheidung dieser Aminosäuren im Harn.

Epidemiologie: Prävalenz 1:7 000.

Klinik: Bei der Zystinurie kommt es durch die vermehrte Aminosäureausscheidung zu meist beidseitigen Nierensteinen (Zystinsteinen) mit den typischen Symptomen

(s. u.). Die ersten Nierensteine fallen dabei im Jugendalter auf. Zystinurie ist die Ursache von ca. 1–2 % aller Nierensteinleiden bei Erwachsenen und von 4–5 % bei Kindern.

Diagnostik: Die Ausscheidung der o. g. Aminosäuren (v. a. Zystin) im 24-h-Urin ist deutlich erhöht bei normaler Konzentration im Blutplasma. Daher fällt der Natriumnitroprussidtest (Brandprobe) positiv aus. Die Aminosäuren im Urin können mittels Massenspektrometrie aufgetrennt werden. Im Urinsediment können Zystinkristalle gefunden werden.

Therapie: Neben der Behandlung vorhandener Nierensteine (z. B. Lithotrypsie) zielt die Therapie v. a. auf die Prophylaxe ab (hohe Flüssigkeitszufuhr, Urin-pH-Wert > 6,5).

16.4.4 Hartnup-Syndrom

> **DEFINITION** Autosomal-rezessiv oder monogen vererbte neutrale Aminoazidurie durch Transportstörung der neutralen Aminosäuren.

Epidemiologie: Prävalenz 1:24 000.

Klinik: Für das Hartnup-Syndrom sind folgende Symptome typisch:
- erhöhte **Photosensitivität** der Haut (pellagraähnliche Hautausschläge durch Tryptophanmalabsorption)
- ZNS: **Kleinhirnataxie**
- **motorische Entwicklungsverzögerung**, z. T. mentale Retardierung.

Das Auftreten der ersten Symptome ist variabel und reicht von der Neugeborenenperiode bis zur Adoleszenz. Die Symptome halten meist mehrere Wochen an und sistieren spontan. Sonnenlicht, Medikamente, Fieber und Stress können die Symptome auslösen. Die Patienten sind die meiste Zeit über jedoch beschwerdefrei.

Diagnostik: Die Ausscheidung neutraler Aminosäuren im Urin ist deutlich gesteigert bei niedrignormalen Blutplasmaspiegeln. Wegen der auffälligen Hautbeteiligung sollten Erkrankungen wie Pellagra, Ataxia teleangiectatica und Lichtdermatosen ausgeschlossen werden.

Therapie: Die Patienten sollten konsequent Sonnenexposition und photosensibilisierende Medikamente (z. B. Sulfonamide) vermeiden. Die Ernährung sollte protein- und v. a. tryptophanreich erfolgen.

Zusätzlich sollte Nikotinamid in hoher Dosis oral supplementiert werden.

16.4.5 DeToni-Debré-Fanconi-Syndrom

Synonym: renales Fanconi-Syndrom

Es handelt sich um eine generalisierte tubuläre Funktionsstörung, die häufig begleitend bei Stoffwechselerkrankungen auftritt: z. B. bei Galaktosämie, hereditärer Fruktoseintoleranz, Glykogenose (I, XI), Zystinose oder Morbus Wilson.

Klinik und Diagnostik: Es besteht eine **Polyurie** mit Gedeih- und Wachstumsstörungen und Dehydratation. Weitere Befunde sind ein Phosphatdiabetes [S. B596], Aminoazidurie, Phosphaturie, Glukosurie und Proteinurie sowie eine Azidose und Hypokaliämie.

Therapie: Die Therapie erfolgt symptomatisch.

16.5 Urolithiasis

> **DEFINITION** Steinbildung in der Niere oder in den ableitenden Harnwegen.

Die **Symptome** sind bei Kindern **unspezifisch**. Jüngere Kinder beklagen nicht die typischen kolikartigen Schmerzen, sondern diffuse Schmerzen im Unterbauch oder Nabelbereich sowie Erbrechen und ggf. Fieber. Im Kindesalter tritt eine Steinbildung im Harntrakt **sehr selten** auf.

Harnsteine können bei bestimmten Erkrankungen vermehrt auftreten (z. B. bei Harnwegsinfekten, Harnwegsobstruktionen, Markschwammniere, Bartter-Syndrom, Zystinurie, Lesch-Nyhan-Syndrom, Kurzdarm-Syndrom, endokrinen Erkrankungen). Näheres s. Urologie [S. B663].

16.6 Niereninsuffizienz

Akutes Nierenversagen: Die Hälfte d.F. von akuter Niereninsuffizienz im Kindesalter kommt bei Säuglingen (prärenales Nierenversagen, z. B. durch arterielle Hypotension) vor. Die häufigste Ursache bei Kindern jenseits des Säuglingsalters ist das hämolytisch-urämische Syndrom (**HUS**, s. Niere [S. A414]). Näheres zum akuten Nierenversagen s. Niere [S. A382].

Chronische Niereninsuffizienz: ⅔ d.F. von chronischer Niereninsuffizienz im Kindesalter werden durch angeborene Nieren- und Harntraktanomalien verursacht, ⅓ durch erworbene Erkrankungen wie chronische Glomerulonephritiden oder HUS.

Die chronische Niereninsuffizienz manifestiert sich im Kindesalter – neben den typischen Symptomen (s. Niere [S. A385]) – mit
- **Polydipsie** und **Polyurie**
- **urämischer Anorexie** (Erbrechen und Unterernährung) mit
  - Gedeihstörung
  - Wachstumsretardierung mit Minderwuchs
- **renaler Osteopathie**/Rachitis (Vitamin-D-Stoffwechselstörung mit Hyperphosphatämie, Hypokalzämie, Hyperparathyreoidismus)
- **verzögerter Pubertätsentwicklung**
- **renaler Anämie**, arterieller Hypertonie, Hypervolämie.

16.7 Enuresis

> **DEFINITION**
> - **Enuresis nocturna:** Einnässen im Schlaf („Bettnässen")
> - **Enuresis diurna:** Einnässen im Wachzustand
> - **primäre Enuresis:** Einnässen nichtorganischer Ursache über das 5. Lebensjahr hinaus. Mindestens 2-mal pro Monat über 3 Monate hindurch.
> - **sekundäre Enuresis:** Wiederauftreten der Enuresis nach einer trockenen Phase von 6 Monaten.
>
> **Cave:** Häufig wird Enuresis synonym zur primären Enuresis nocturna verwendet!

Epidemiologie: 10–20 % der 5-Jährigen sind nachts noch nicht „trocken", 5–7 % der 10-Jährigen und 1 % der 15-Jährigen. Die primäre Enuresis nocturna kommt familiär gehäuft vor.

Ätiologie: Die Ursachen der primären, monosymptomatischen Enuresis nocturna sind Entwicklungsverzögerung, Störungen der zirkadianen ADH-Sekretion oder Schwierigkeiten beim Aufwachen (Arousal). Eine Enuresis diurna hat meist eine organische Ursache.

Enuresis nocturna und diurna können auch kombiniert auftreten. Psychosoziale Faktoren spielen v. a. bei der sekundären Enuresis eine Rolle (z. B. Einnässen in Konfliktsituationen). Kinder mit ADHS (s. Psychiatrie [S. B1068]) nässen häufiger ein.

Diagnostik: Im Vordergrund stehen die ausführliche Entwicklungs- und vegetative Anamnese sowie eine urologische und neurologische Untersuchung. Weitere Maßnahmen sind:
- Auswertung eines Trink- und Miktionstagebuchs
- Urinstatus (zum Ausschluss eines Harnwegsinfekts)
- Bestimmung der Urinosmolalität (Tag- und Nachturin)
- Sonografie (Fehlbildungsausschluss, Restharnbestimmung)
- urodynamische Messungen: Uroflowmetrie, Zystomanometrie
- MCU
- ggf. psychiatrische Intervention bei V. a. Entwicklungsverzögerung oder psychogene Ursache.

Die Diagnose primäre Enuresis nocturna kann erst **nach Ausschluss** einer organischen Ursache für die **kindliche Harninkontinenz** gestellt werden (z. B. Harnwegsinfekt, chronische Obstipation, neurogene Blasenfunktionsstörung).

Therapie: Die Therapie richtet sich nach der Ursache der Enuresis. Die primäre Enuresis nocturna hat eine Spontanheilungsrate von jährlich 15 %. Daher kann zunächst abgewartet werden. Außerdem ist es sinnvoll, die abendliche Trinkmenge zu reduzieren, wobei dennoch auf ein regelmäßiges und ausreichendes Trinken tagsüber geachtet werden sollte.

Die apparative Verhaltenstherapie mittels Alarmgerät (z. B. „Klingelhose") zeigt die geringste Rückfallquote. Wenn die Hose nass wird, wird Alarm ausgelöst, das Kind dadurch aufgeweckt und so auf den Harndrang aufmerksam gemacht.

Bei fehlendem Anstieg der Urinosmolalität während der Nacht kann Desmopressin als Nasenspray verabreicht werden.

Die Therapie bei organischer Harninkontinenz richtet sich nach der Grunderkrankung.

16.8 Hydrozele und Hodentorsion

- Hydrozele: s. Urologie [S. B640]
- Hodentorsion: Akutes Skrotum, s. Urologie [S. B676].

17 Störungen des Wasser-, Elektrolyt- und Säure-Basen-Haushalts

17.1 Grundlagen

Diagnostik und Therapie von Schwankungen des Elektrolyt- und Säure-Basen-Haushalts bei Kindern entsprechen weitgehend der Vorgehensweise bei Erwachsenen. Lediglich unmittelbar postpartal gelten zur Diagnose der Azidose andere Normwerte als im weiteren Kindes- und Erwachsenenalter (Nabelschnurblutgasanalyse [S. B471]).

Neugeborene, Säuglinge und junge Kleinkinder haben, bezogen auf ihr Körpergewicht, einen großen Wasserumsatz. Daher reagieren sie empfindlich auf Wasserverluste und auf eine verminderte Wasserzufuhr. Bei Dehydratation kann es zu einem schweren hypovolämischen Schock kommen.

17.2 Störungen des Wasser- und Elektrolythaushalts

17.2.1 Dehydratation

Je nach Natriumkonzentration im Serum unterscheidet man 3 Formen der Dehydratation mit den in **Tab. 17.1** dargestellten charakteristischen Symptomen.

> **MERKE** Die diabetische Ketoazidose stellt bei dieser Einteilung eine Ausnahme dar, da bei Hyponatriämie eine durch den erhöhten Blutzucker verursachte hypertone Dehydratation vorliegt.

17.2 Störungen des Wasser- und Elektrolythaushalts

Tab. 17.1 Formen der Dehydratation

	isoton	hypoton	hyperton
Natriumkonzentration im Serum	130–150 mmol/l	< 130 mmol/l	> 150 mmol/l
Ursachen	Erbrechen; Durchfall, Gastroenteritis, Blutungen	Durchfall; Salzverlust, z. B. bei AGS oder Hypoaldosteronismus (renal), präterminaler Niereninsuffizienz (renal), zystischer Fibrose (kutan), vermehrtem Schwitzen (kutan), Diuretika- oder Laxantienabusus	Fieber, Durchfall, Fütterung hyperosmolarer Nahrung, zu geringe Trinkmenge, starke Flüssigkeitsrestriktion, Diabetes insipidus, Diabetes mellitus, Verbrennungen
Symptome	Hypotonie	neurologische Störungen, Lethargie, Kopfschmerzen, Erbrechen, Verwirrung, motorische Störungen, Krampfanfälle, Koma	Müdigkeit, Sopor, Konzentrationsstörungen, Krampfanfälle, Koma
Komplikationen		**Hirnödem** (durch erhöhten Hirndruck)	**intrakranielle Blutungen** (durch verminderten Hirndruck)

Schweregrade: Man unterscheidet 3 Schweregrade:
- **leichte Dehydratation:** Gewichtsverlust ≤ 5 % (Säugling) bzw. 3–4 % (Kleinkind), verminderter Turgor, blasse Hautfarbe, aber noch feuchte Schleimhäute und Fontanelle im Niveau.
- **mittlere Dehydratation:** Gewichtsverlust 5–10 % beim Säugling, 6–8 % beim Kleinkind, beschleunigte Pulsfrequenz bei schwachem Puls, stärker verminderter Hautturgor, trockene Schleimhäute, Oligurie, evtl. leicht eingesunkene Fontanelle. Die Kinder können sehr unruhig oder matt und lethargisch sein.
- **schwere Dehydratation:** Gewichtsverlust > 10 %, stark verminderter Turgor mit stehenden Hautfalten, Hyperirritabilität oder Somnolenz, marmorierte Haut und spröde Schleimhaut, fehlende Tränenproduktion, Oligo- oder Anurie, deutlich eingesunkene Fontanelle.

Therapie:
Orale Rehydratation: Eine orale Rehydratation mit standardisierten Trinklösungen (Glukose-Elektrolyt-Gemische) ist bei einem Gewichtsverlust bis zu **5 %** des Körpergewichts möglich. Die Zusammensetzung der Trinklösung orientiert sich an der Ursache der Dehydratation.
Der Flüssigkeitsbedarf berechnet sich aus
- dem **Grundbedarf** [S. B482]
- dem **aktuellen Defizit** (am klinischen Zustand und Gewichtsverlust erkennbar) sowie
- den **anhaltenden Verlusten**, z. B. durch Fieber, Durchfall (→ Windeln wiegen).

Die 24-h-Trinkmenge sollte so aufgeteilt werden, dass **⅔ der Menge in den ersten 8 h** und ⅓ der Menge in den verbleibenden 16 h getrunken wird.

Intravenöse Rehydratation: Ab einem Gewichtsverlust von etwa **10 %** bzw. bei einer mittelschweren Dehydratation ist eine intravenöse Rehydratation indiziert.
Bei allen Dehydratationsformen sollte in den ersten Stunden zunächst ein 1:1-Gemisch aus 5 %iger Glukose- und 0,9 %iger (isotoner) Kochsalzlösung verabreicht werden. Danach kann je nach Dehydratationsform und Schweregrad auf ein Gemisch aus 5 %iger Glukose und halbisotoner (0,45 %iger) bzw. drittelisotoner (0,3 %iger) Kochsalzlösung gewechselt werden, bis die Dehydratation und die Elektrolytverschiebungen ausgeglichen sind.

Bei der **hypotonen Dehydratation** sollte mittels Infusion einer **isotonen NaCl-Lösung** ein Natriumdefizit schnell bis zu einem Wert von 125 mmol/l ausgeglichen werden. In einem 2. Schritt sollte der Natriumwert bis 135 mmol/l durch eine Infusion innerhalb von 48–72 h korrigiert werden.

> **MERKE** Ein zu schneller Anstieg des Serumnatriumwerts von mehr als 12 mmol/l pro Tag birgt das Risiko einer zentralen pontinen Myelinolyse.

Die **hypertone Dehydratation** erfordert einen **langsamen** Elektrolytausgleich. Wichtig ist, dass ein Serumnatriumwert von 145 mmol/l erst nach 48 h, bei einem Ausgangswert von > 160 mmol/l erst nach 72 h erreicht wird.

> **MERKE** Wegen der Gefahr eines Hirnödems darf der Serumnatriumwert um nicht mehr als 0,6 mmol/l pro Stunde bzw. 15 mmol/l pro Tag abgesenkt werden.

Bei der hypotonen oder hypertonen Dehydratation sollte der Elektrolytausgleich erst nach 48–72 h erfolgen!

> **MERKE** Ein- und Ausfuhr sind zu protokollieren (Windeln wiegen!).

17.2.2 Hypotone Hyperhydratation

Ätiologie:
- iatrogen (zu hohe Flüssigkeitsmenge bei zu geringer Elektrolytzufuhr)
- Schwartz-Bartter-Syndrom
- Medikationsfehler (zu hohe Dosis von ADH bei Enuresis)
- Ertrinkungsunfall in Süßwasser.

Klinik:
- Flüssigkeitseinlagerungen
- Ödeme
- Gewichtszunahme.

Therapie: Flüssigkeitsrestriktion.

17.3 Störungen des Säure-Basen-Haushalts

Siehe Niere, Wasser- und Elektrolythaushalt [S. A430].

18 Skelett und Muskulatur

18.1 Grundlagen

Skelett- und Muskelerkrankungen bei Kindern sind meist angeboren (Hüftgelenkdysplasie), genetisch bedingt (Klumpfuß, Osteogenesis imperfecta) oder treten sekundär im Rahmen anderer erblicher Erkrankungen (Stoffwechseldefekte) auf. Zerebrale Erkrankungen sind eine weitere Ursache für Fehlhaltungen und Bewegungsstörungen. Degenerative Erkrankungen im Kindesalter sind selten.

Die **Skelettentwicklung** ist ein komplexer Vorgang. Störungen des Wachstums und der Skelettentwicklung können gerade bei Kindern nachhaltige Folgen hinterlassen, da die Wachstumsphase des kindlichen Skeletts von der Fetalzeit bis zur Adoleszenz andauert. Daher sind Kontrolle und eine exakte Dokumentation von Wachstum und Entwicklung wichtige Bestandteile jeder U-Untersuchung. Mithilfe gründlich geführter Perzentilkurven können Wachstumsstörungen rechtzeitig erkannt werden.

Näheres zur Diagnostik von Erkrankungen des Bewegungsapparats s. Orthopädie [S. B232].

18.2 Knochen und Gelenke

Erkrankungen und Fehlstellungen der unteren Extremität bzw. der Wirbelsäule werden im Kapitel Orthopädie und Unfallchirurgie besprochen: kongenitale Hüftdysplasie [S. B291], Morbus Perthes [S. B294], Epiphysiolysis capitis femoris [S. B296], Fußdeformitäten [S. B316] und Beinachsenfehlstellungen [S. B294]. Zu den aseptischen Knochennekrosen s. Orthopädie und Unfallchirurgie [S. B242].

18.2.1 Infektiöse Knochenerkrankungen

Coxitis fugax

Es handelt sich um eine infektassoziierte abakterielle Coxitis mit Schmerzen, Bewegungseinschränkung und Gelenkerguss, die vor allem bei Kindern zwischen 4 und 8 Jahren nach einer Infektion der oberen Luftwege auftritt. Sie wird im Kap. Orthopädie und Unfallchirurgie [S. B297] besprochen.

Osteomyelitis

DEFINITION Eitrige Knochenmarkentzündung.

In der Regel handelt es sich bei Kindern um hämatogene Infektionen nach bakteriellen Allgemeininfekten. Infektionen nach lokalen Verletzungen kommen seltener als bei Erwachsenen vor. In **70 %** d.F. sind die **Röhrenknochen der unteren Extremitäten** betroffen, in etwa 15 % d.F. die der oberen Extremitäten (**Tab. 18.1**).

Leitsymptom sind Schmerzen an der betroffenen Stelle und eine Schonhaltung. Die akute Osteomyelitis kann sich als septisches Krankheitsbild mit hohem Fieber, Allgemeinsymptomen und Schüttelfrost äußern. Wird die Erkrankung rechtzeitig behandelt, ist die Prognose meist gut. Bei Zerstörung der Epiphysenfuge treten jedoch z. T. erhebliche Wachstumsstörungen und Deformitäten auf.

MERKE Bei der Säuglingsosteomyelitis ist eine Ausbreitung der Infektion von der Metaphyse auf die Epiphyse und das benachbarte Gelenk möglich, da bis zum 2. Lebensjahr noch Blutgefäße von der Metaphyse ausgehend die Epiphysenfuge überschreiten, um die Epiphyse zu versorgen.

18.2.2 Skelettdysplasien

DEFINITION Entwicklungs- und Wachstumsstörungen des Knochens, die meist genetisch determiniert sind.

Skelettdysplasien können generalisiert auftreten oder sich auf eine Körperpartie beschränken.

Tab. 18.1 Sonderformen der Osteomyelitis bei Kindern

Charakteristika	Säuglingsosteomyelitis	juvenile Osteomyelitis
Manifestationsalter	≤ 2. Lebensjahr	> 2. Lebensjahr
Erreger	A-Streptokokken, Pneumokokken, Staphylokokken, Kingella kingae; bei NG: B-Streptokokken, Enterobakterien oder S. aureus, Pseudomonas aeruginosa	A-Streptokokken, Pneumokokken, Staphylokokken, Haemophilus influenzae
Manifestationsort	Metaphyse v. a. des Femurs; Ausbreitung in Epiphyse und Gelenk mit eitrigem Gelenkerguss (Pyarthros) möglich	Metaphyse
Therapie	Ruhigstellung, gezielte Antibiose (z. B. Penicillin i. v.), bei Gelenkeinbruch Gelenkpunktion und Spül-Saug-Drainage	Ruhigstellung, gezielte Antibiose, bei Abszessen chirurgischer Eingriff

Kraniosynostosen

DEFINITION Vorzeitiger Verschluss von Schädelnähten, die zu Fehlbildungen des Schädels mit auffälligen Kopfformen führen.

Epidemiologie: 1:2000. Jungen sind häufiger betroffen.

Ätiologie: Kraniosynostosen (Tab. 18.2) kommen isoliert oder bei folgenden autosomal-dominant vererbten Syndromen vor:
- **Apert-Syndrom** (Akrozephalosyndaktylie Typ I): flaches Gesicht, Exophtalmus, kleine Nase, tief sitzende Ohren, hypoplastische Maxilla, Syndaktylien der Finger und Zehen
- **Crouzon-Syndrom** (Dysostosis craniofacialis): Hypertelorismus, Exophthalmus, hypoplastische Maxilla, Progenie
- **Pfeiffer-Syndrom** (Akrozephalosyndaktylie Typ V): Syndaktylien der Finger und Zehen, Hypertelorismus, Turmschädel, vorspringende Stirn, flaches Hinterhaupt, zurückgebliebenes Mittelgesicht, Auswärtsschielen, tief liegender Nasenrücken, tief sitzende Ohren, zweigeteiltes Rachenzäpfchen bei geschlossener Gaumenspalte.

Die mentale Entwicklung kann bei allen 3 Syndromen retardiert sein.

Differenzialdiagnosen: Durch eine **einseitige Lagerung** kann es ebenfalls zu Schädeldeformitäten (z. B. lagerungsbedingter Plagiozephalus) kommen. Diese haben jedoch keinen Krankheitswert und können durch richtige Lagerung wieder ausgeglichen werden.

Komplikationen: Der frühzeitige Verschluss von Schädelnähten kann neben kosmetischen Problemen zu einem Anstieg des intrakraniellen Drucks mit neurologischen Ausfällen und zu einer Protrusio bulbi mit Sehstörungen führen. Weitere Komplikationen sind abhängig von den zugrunde liegenden Syndromen.

Therapie: Die Therapie erfolgt operativ in mehreren Schritten. Ziel des ersten Eingriffs („Nahtsprengung") ist, dem wachsenden Gehirn mehr Platz im Schädel zu schaffen. Folgeeingriffe dienen kosmetischen Korrekturen.

Tab. 18.2 Kraniosynostosen

Kopfform	Synonym	vorzeitig verknöcherte Schädelnaht
Skaphozephalus, Dolichozephalus	Längsschädel	Sagittalnaht
Brachyzephalus, Turrizephalus	Turmschädel	beidseitige Koronarnaht
Plagiozephalus	Schiefschädel	einseitige Koronarnaht
Trigonozephalus	Kielschädel	Frontalnaht
Oxyzephalus	Spitzschädel	alle Schädelnähte

Der Skaphozephalus ist mit 60 % die häufigste Form der Kraniosynostosen.

Jeune-Syndrom

Synonym: asphyxierende Thoraxdysplasie

Klinik: Charakteristisch sind ein **langer, enger Thorax**, kurze Extremitäten und eine charakteristische Beckenform mit kleinen Beckenschaufeln und einem dreizackförmigen Acetabulum. Bei einigen Betroffenen besteht eine postaxiale Polydaktylie. Progrediente Leber- und Nierenerkrankungen können auftreten. Die mentale Entwicklung ist normal.

Durch den engen Thorax ist die **Lunge hypoplastisch**. Daher kann es bereits postpartal zu einer schweren respiratorischen Insuffizienz kommen („asphyxierende Thoraxdysplasie").

Therapie: Im Verlauf des Wachstums sind mehrfach **Thoraxerweiterungsplastiken** notwendig.

Weitere Skelettdysplasien

- Sprengel-Deformität: s. Orthopädie [S. B268].
- mandibulofaziale Dysostose: Franceschetti-Syndrom [S. B522]
- Achondroplasie [S. B521]
- Osteogenesis imperfecta [S. B527]
- Osteopetrose: s. Orthopädie [S. B238]
- chondroektodermale Dysplasie: Ellis-van-Creveld-Syndrom [S. B523].

18.2.3 Rachitis

Synonym: kalzipenische Rachitis

DEFINITION Vitamin-D-Mangelerkrankung mit Verkalkungsstörungen des Skeletts. Bei Erwachsenen wird die Vitamin-D-Mangelerkrankung **Osteomalazie** genannt (s. Orthopädie und Unfallchirurgie [S. B241]).

Ätiopathogenese: In den meisten Fällen liegt eine **ungenügende alimentäre Zufuhr von Vitamin D** zugrunde. Die endogene Vitamin-D-Produktion ist bei geringer Sonnenlichtexposition unzureichend. Bei **Malassimilationssyndromen** und Einnahme von Antiepileptika wie Phenytoin und Phenobarbital ist die intestinale Kalziumaufnahme reduziert. Bei Stoffwechselerkrankungen und **Niereninsuffizienz** (reduzierte renale Umwandlung in 1,25-$(OH)_2$-Cholecalciferol) kann es ebenfalls zu einem Vitamin-D-Mangel kommen.

Es sind ferner 2 autosomal-rezessiv vererbte Rachitisformen bekannt, die bei Kindern jedoch sehr selten auftreten. Bei der **Vitamin-D-abhängigen Rachitis Typ 1** ist durch einen Mangel der renalen 25-OH-Cholecalciferol-1α-Hydroxylase die Umwandlung in 1,25-$(OH)_2$-Cholecalciferol gestört. Die **Vitamin-D-abhängige Rachitis Typ 2** beruht auf einem Defekt des Vitamin-D-Rezeptors mit der Folge einer Vitamin-D-Resistenz von Skelett und Darm gegenüber 1,25-$(OH)_2$-Cholecalciferol. Beide Erkrankungen manifestieren sich im Verlauf der ersten beiden Lebensjahre.

Durch unzureichende Kalziumzufuhr kommt es zu einer **Hypokalzämie**. Diese wird durch eine vermehrte Kalziumfreisetzung aus dem Knochen kompensiert. Anfallendes Phosphat wird renal ausgeschieden. Wenn dieser

Kompensationsmechanismus erschöpft ist, manifestieren sich **Hypokalzämie** und **Hypophosphatämie**.

Durch den Vitamin-D-Mangel ist die Verkalkung des Osteoids unzureichend.

> **MERKE** Wegen ihres erhöhten Vitamin-D-Bedarfs sind Kinder in den ersten beiden Lebensjahren besonders anfällig für einen Vitamin-D-Mangel.

Klinik: Die Ausprägung des klinischen Bildes ist abhängig vom Alter des Patienten und der Erkrankungsdauer. **Akut** führt eine **Hypokalzämie** zu **Tetanien** und Krampfanfällen. Symptome einer **chronischen Rachitis** sind:
- **Kraniotabes:** Erweichung des Schädelknochens; später Quadratschädel durch okzipitale Abflachung
- **Marfan-Zeichen:** äußerlich sichtbare Auftreibung der Metaphysen, zuerst an Hand- und Fußgelenken
- **rachitischer Rosenkranz:** Auftreibung der Knorpel-Knochen-Übergänge an den Rippen
- **Harrison-Furche:** Einziehungen des Thorax auf Höhe der Zwerchfellinsertion
- **weitere:** Blässe, verzögerter Fontanellen-Schluss, verzögerte Dentition und Schmelzdefekte, Kyphose, Beinachsendeformitäten, dysproportionierter Kleinwuchs, Obstipation, Myopathie mit muskulärer Hypotonie, psychomotorische Entwicklungsverzögerung, Infektanfälligkeit.

Diagnostik: Im Labor finden sich **Hypokalzämie** und **Hypophosphatämie**. Parathormon ist sekundär erhöht. Die alkalische Phosphatase ist wegen des vermehrten Knochenumbaus erhöht. Vitamin D ist erniedrigt.

Aufgrund der gestörten Knochenmineralisation kommt es zu folgenden radiologisch sichtbaren **Skelettveränderungen**:
- aufgetriebene, becherförmige und unscharf begrenzte Metaphysen (**Abb. 18.1**)
- verbreiterte Epiphysen
- subperiostale Aufhellung
- Osteopenie: verminderte Knochendichte
- Knochendeformitäten.

> **MERKE** **Röntgenaufnahmen des Knies** (a.-p. Strahlengang) oder des Unterarms eignen sich für die Diagnostik einer Rachitis am besten, da dort das Knochenwachstum besonders schnell voranschreitet. Daher treten rachitische Veränderungen zuerst an diesen Gelenken auf.

Differenzialdiagnosen:
- phosphopenische Rachitis (Phosphatdiabetes [S. B596])
- Tumorrachitis [S. B596].

Therapie: Die Rachitis wird mit **hochdosiertem Vitamin D$_3$** und **Kalzium** über mehrere Wochen behandelt. Zur Prophylaxe beim Neugeborenen s. Kap. Neugeborenenprophylaxe [S. B473].

18.3 Muskulatur

18.3.1 Myopathien

Tab. 18.3 gibt eine Übersicht über die verschiedenen Myopathien. Die angeborenen Myopathien manifestieren sich bereits unmittelbar postnatal oder in den ersten 6 Lebensmonaten. Die wichtigsten Symptome sind musku-

Tab. 18.3 Übersicht über die verschiedenen Myopathien

Myopathie	Erkrankung

hereditär	Muskeldystrophien
	• X-chromosomal vererbte Muskeldystrophien
	  – Typ Duchenne
	  – Typ Becker
	• autosomal vererbte Muskeldystrophien

	Myotonien
	• myotone Muskeldystrophien
	  – Typ I (Curschmann-Steinert)
	  – Typ II (PROMM)
	• Ionenkanalerkrankungen
	  – Myotonia congenita Typ Thomsen
	  – Myotonia congenita Typ Becker
	  – Paramyotonia congenita Eulenberg
	  – dyskaliämische periodische Lähmungen

	kongenitale Strukturmyopathie
	metabolische Myopathien • Glykogenosen (Typ II und V) • mitochondriale Myopathien • Lipidspeichermyopathien
	kongenitale Myasthenie
erworben	• entzündliche Myopathie • Polymyositis • Dermatomyositis • Einschlusskörperchenmyositis • Polymyalgia rheumatica
	• nichtentzündliche Myopathie • medikamenteninduzierte Myopathien • endokrine Myopathien • paraneoplastische Myopathie
	Entwicklungsstörungen der Muskulatur
	• Myasthenia gravis

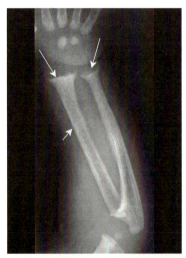

Abb. 18.1 Röntgenaufnahme des Unterarms. Becherförmige metaphysäre Auftreibungen an beiden Unterarmknochen (Pfeile). (aus: Staatz, Honnef, Piroth, Radkow, Pareto-Reihe Radiologie, Kinderradiologie, Thieme, 2007)

läre Hypotonie, Muskelschwäche, Hyporeflexie und eine verzögerte motorische Entwicklung. Alle Erkrankungen werden ausführlich in der Neurologie [S. B993] besprochen.

18.3.2 Myasthenia gravis und kongenitale Myasthenie

Näheres zum Krankheitsbild s. Neurologie [S. B998].

Juvenile Myasthenia gravis: Sie manifestiert sich i. d. R. nach dem 2. Lebensjahr und weist die gleiche Pathogenese wie die adulte Form auf.

Neugeborenenmyasthenie: Etwa 10 % der Kinder von Müttern mit Myasthenia gravis zeigen wegen diaplazentar übertragener Antikörper eine myasthene Symptomatik. Leitsymptom ist eine Trinkschwäche, die sich innerhalb der ersten 2 Lebensmonate vollständig zurückbildet.

Kongenitale Myasthenie: Von den autoimmun vermittelten Myasthenien ist die kongenitale Myasthenia gravis abzugrenzen, der hereditäre Defekte (wie eine reduzierte Acetylcholin-Synthese, Acetylcholinrezeptormangel oder Acetylcholinesterasemangel) zugrunde liegen. Neonatale Symptome sind Schluckstörungen, vermindertes Schreien und Ptosis. Es kann durch Apnoen zu akuter respiratorischer Insuffizienz kommen. Die Therapie richtet sich nach dem Enzym- oder Rezeptordefekt (z. B. Pyridostigmin bei Störungen der Acetylcholinsynthese).

18.3.3 Akute Myositis

Siehe Neurologie [S. B997].

18.3.4 Maligne Hyperthermie

Siehe Anästhesiologie [S. B81].

19 Nervensystem

19.1 Überblick

In diesem Kapitel wird hauptsächlich auf die Fehlbildungen von ZNS, Schädel und Rückenmark, die Gruppe der Phakomatosen sowie die Arthrogryposis multiplex congenita eingegangen. Alle weiteren neurologischen Erkrankungen werden im Kapitel Neurologie besprochen.

19.2 Fehlbildungen von ZNS, Schädel und Rückenmark

Das ZNS und der umgebende Knochen beeinflussen sich gegenseitig in ihrer Entwicklung. Daher sind Fehlbildungen des Schädels/der Wirbelsäule häufig mit Anomalien des Gehirns/des Rückenmarks verknüpft. Angeborene Fehlbildungen von ZNS, Schädel und Rückenmark können schon bei pränatalen Ultraschalluntersuchungen auffallen.
Näheres findet sich in anderen Kapiteln:
- Kraniosynostosen [S. B601]
- Fehlbildungserkrankungen des ZNS, Schädels und Rückenmarks sowie frühkindliche Hirnschäden: s. Neurologie [S. B921]

19.3 Arthrogryposis multiplex congenita

DEFINITION Angeborene Erkrankung, die durch multiple Gelenkkontrakturen gekennzeichnet ist.

Epidemiologie: Die Inzidenz liegt bei 1:10 000. Die Erkrankung tritt meist sporadisch, sehr selten familiär auf.

Ätiologie und Klinik: Die Arthrogryposis multiplex congenita ist in der Regel auf fibrotische Muskeln, die Nichtanlage (Amyoplasie) oder Fehlanlage (Myodysplasie) von Muskeln und Sehnen zurückzuführen. Die Ursachen für dieses Krankheitsbild sind multifaktoriell: **Bewegungseinschränkungen** (z. B. bei Anhydramnion, amniotische Bänder, Strukturanomalien des Uterus), **Bewegungsarmut** des Fetus sowie **mütterliche Infektionen** in der Schwangerschaft (Röteln).

Die derzeit favorisierte Entstehungstheorie der Arthrogryposis multiplex congenita führt die Amyoplasie auf eine **punktuelle Degeneration von Vorderhornzellen** im Rückenmark zurück, die in den frühen Gestationswochen aufgetreten ist.

Klinisch fallen beim Neugeborenen **multiple Gelenkkontrakturen** auf. Die Muskelmasse an den betroffenen Extremitäten ist vermindert, die Muskelkraft kann reduziert sein. In den meisten Fällen sind Hände, Handgelenke, Ellenbogen, Schulter, Füße, Sprunggelenke, Knie und Hüften betroffen, sehr selten auch Wirbelsäulengelenke (Skoliose) und Kiefergelenk. Die **Kontrakturen** sind meist **symmetrisch**.
Die Sensibilität der betroffenen Extremitäten ist nicht beeinträchtigt. Die geistige Entwicklung verläuft in der Regel normal. Selten liegen weitere Fehlbildungen (innere Organe, Wirbelsäule) vor. Bei Fehlbildungen des ZNS kann eine Arthrogryposis auch ein Begleitsymptom sein.

Diagnostik: Die Diagnose wird klinisch gestellt. Zum Ausschluss weiterer Fehlbildungen kann eine Bildgebung notwendig sein. Eine Ausschlussdiagnostik anderer schwerer Erkrankungen (z. B. spinale Muskelatrophie) sollte je nach klinischem Bild erfolgen.

Tab. 19.1 Überblick über die Phakomatosen

Erkrankung	Häufigkeit	Gendefekt	Klinik und Pathologie
Neurofibromatose Typ 1 (Morbus Recklinghausen)	1:2500	Mutation im Genlokus 17q11.2	multiple **Neurofibrome** (kutan, epikutan, subkutan, auch plexiform möglich), **Café-au-Lait-Flecken** (meist ab Geburt), hyperpigmentierte Maculae v. a. in der Axilla (**axillary freckling**), ossäre Dysplasien, Neurinome, Irisknötchen (**Lisch-Knötchen**), **Optikusgliome**, Kyphoskoliose, mentale Retardierung.
Neurofibromatose Typ 2	1:40 000	Mutation im Genlokus 22q1.11	bilaterale Akustikusneurinome (Hörverlust), multiple Meningeome, Hautneurinome, Neurofibrome an der Haut und im Spinalkanal.
Morbus Bourneville-Pringle (tuberöse Sklerose)	1:6 000	Mutation im Genlokus 9q34 und 16p13	blattförmige, amelanotische Nävi (Leukoderme, bereits im 1. Lebensjahr), **verkalkende Gliawucherungen** (Tuberome, meist an der Ventrikelwand oder im Hirnparenchym), Riesenzellastrozytome, **Epilepsie** (BNS-Anfälle), motorische und **mentale Retardierung**, **Adenomata sebacea** auf Nasenrücken und Wangen, polyzystische Nieren, Rhabdomyome, Neurofibrome oder Hämangiome an Herz und Nieren, peri- und subunguale Fibrome (Koenen-Tumoren) Lymphangioleiomyomatose der Lunge (nur bei Frauen).
Morbus Sturge-Weber	1:50 000	unbekannt, a.d.-vererbt oder sporadisch	**unilateraler kongenitaler Naevus flammeus** im Trigeminusgebiet, (fokale) Epilepsie, Entwicklungsverzögerung, Glaukom, Angiomatose der zerebralen Venen (einseitig), ggf. Zerebralparese (spastische Hemiplegie).
Morbus von Hippel-Lindau	1:40 000	Mutation im Genlokus 3p25	Angiomatosis retinae, Hämangioblastome im Kleinhirn, Hirnstamm und Rückenmark, Nierenzysten, Nierenkarzinome, Pankreaszysten, Phäochromozytome, Nebenhodenzystadenome.
Louis-Bar Syndrom	1:40 000	Mutation im Genlokus 11q23	Ataxie durch Kleinhirnatrophie, Athetose, konjunktivale und kutane Teleangiektasien, psychomotorische Retardierung, Immundefekt, Infektanfälligkeit, Hypogonadismus.

Therapie und Prognose: Ziel der Therapie ist es, die Gelenkfunktionen zu verbessern. Hierzu sind Ergo- und Physiotherapie und ggf. korrigierende Operationen notwendig. Die Arthrogryposis multiplex congenita ist keine progrediente Erkrankung. Die Gelenkkontrakturen können jedoch fortschreiten.

19.4 Phakomatosen

Synonym: neurokutane Syndrome

DEFINITION Gruppe von hereditären Krankheitsbildern, die durch ektodermale Dysplasien gekennzeichnet sind. Charakteristisch sind tumorartige Wucherungen, sog. Hamartome, an der Haut, im ZNS und an anderen Organen.

Einteilung:
- **Neurofibromatosen**:
  - Neurofibromatose Typ 1 (NF1 = Morbus Recklinghausen): periphere Neurofibromatose
  - Neurofibromatose Typ 2 (NF2): zentrale Neurofibromatose
- **tuberöse Sklerose** (Morbus Bourneville-Pringle)
- Angiophakomatosen:
  - **Morbus Sturge-Weber**, enzephalotrigeminale Angiomatose
  - **Morbus von Hippel-Lindau**
- **Ataxia teleangiectatica** (Louis-Bar-Syndrom).

Auch die Incontinentia pigmenti (Bloch-Sulzberger-Syndrom [S. B524]) wird wegen der Beteiligung von Haut, Nägeln, Haaren, Zähnen und ZNS manchmal zu den Phakomatosen gezählt.

Epidemiologie und Ätiologie: Die Neurofibromatose Typ 1 ist die häufigste Phakomatose. Alle Phakomatosen werden autosomal-dominant mit hoher Penetranz und variabler Expressivität vererbt (Ausnahme: Ataxia teleangiectatica → autosomal-rezessiv). In über 50 % der Fälle liegen Spontanmutationen vor. **Tab. 19.1** gibt einen Überblick.

Diagnostik: Neben einer ausführlichen Anamnese ist eine gründliche klinische Untersuchung notwendig. Folgende Befunde sind typisch für einen Morbus Recklinghausen (**Abb. 19.1**). Um die Diagnose zu stellen, müssen 2 davon zutreffen:
- > 6 Café-au-Lait-Flecken: präpubertärer Fleckendurchmesser > 0,5 cm, postpubertärer Durchmesser > 1,5 cm.
- ≥ 2 Neurofibrome
- N.-opticus-Gliome
- Lisch-Knötchen
- sommersprossähnliche Veränderungen in den Axillen
- Knochenbeteiligung
- Diagnose Morbus Recklinghausen bei den Eltern (bzw. eigenen Kindern).

Zusätzlich sind bildgebende Verfahren sinnvoll, um die Knochenbeteiligung festzustellen bzw. nach Tumoren zu fahnden. Zur ZNS-Diagnostik sind neben einem EEG auch bildgebende Verfahren, wie Sonografie, CT oder MRT, ggf. eine Angiografie, notwendig.

> **MERKE**
> - **Neurofibromatose Typ 1:** Café-au-Lait-Flecken (präpubertär > 0,5 cm, postpubertär > 1,5 cm), multiple Neurinome, axillary freckling, Optikusgliome und Lisch-Knötchen.
> - **Morbus Bourneville-Pringle:** Trias aus mentaler Retardierung, Epilepsie und Adenoma sebaceum.

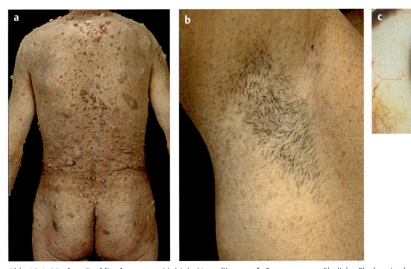

Abb. 19.1 **Morbus Recklinghausen. a** Multiple Neurofibrome. **b** Sommersprossähnliche Flecken in den Achseln. **c** Lisch-Knötchen: Kleine weiße bis pigmentierte Irisknötchen. (a und b: aus Sterry et al., Kurzlehrbuch Dermatologie, Thieme, 2011; c: aus Burk, Burk, Checkliste Augenheilkunde, Thieme, 2011)

Therapie: Die Therapie erfolgt symptomatisch. Raumfordernde ZNS-Tumoren werden neurochirurgisch entfernt (**Cave:** kann auch weiteres Wachstum induzieren!).

Prognose: Die Prognose ist von der Schwere der Symptomatik abhängig. Durch das erhöhte Tumorrisiko ist die Lebenserwartung eingeschränkt. Die tuberöse Sklerose hat insgesamt eine schlechte Prognose.

20 Haut

20.1 Erkrankungen der Haut

Die Hautkrankheiten werden gesammelt im Kapitel Dermatologie [S. B684] besprochen.

21 Kinder- und Jugendpsychiatrie

21.1 Kinder- und Jugendpsychiatrie

Siehe Psychiatrie [S. B1064].

22 Tumorerkrankungen

22.1 Überblick

Hier werden einige Tumorerkrankungen besprochen, die typisch für das Kindesalter sind. Neben den Leukämien [S. B563] sind dies insbesondere einige Hirntumoren, das Nephroblastom, Knochentumoren und das Neuroblastom. Alle weiteren Tumorerkrankungen finden sich im Kapitel Neoplastische Erkrankungen [S. A588] bzw. in den jeweiligen Fachgebieten.

22.2 Hirntumoren

Tumoren des zentralen Nervensystems machen im Kindesalter etwa 20 % der malignen Erkrankungen aus und sind damit nach den Leukämien die zweithäufigsten Malignome und die häufigsten soliden Tumoren im Kindesalter. Sie treten mit einer Inzidenz von 2–4:100 000 auf. 52 % der ZNS-Tumoren sind intrakraniell infratentoriell, 47 % supratentoriell, der Rest intraspinal gelegen. Tab. 22.1 zeigt die Häufigkeitsverteilung von Hirntumoren im Kindesalter. Zu Klinik, Diagnostik und Therapie s. Neurologie [S. B926].

22.3 Nephroblastom

Synonym: Wilms-Tumor

> **DEFINITION** Maligner embryonaler, aus Nierengewebe entstehender Tumor.

Epidemiologie: Das Nephroblastom ist mit einer Inzidenz von 1:100 000 der häufigste Nierentumor im Kindesalter. Er hat seinen Häufigkeitsgipfel zwischen dem 1. und 4. Lebensjahr.

Ätiologie: Das Nephroblastom geht aus undifferenziertem metanephrogenem Keimgewebe hervor. Die Nephroblastomatose, eine Nierenvergrößerung durch Persistenz von embryonalen Nierenanteilen, wird als Tumorvorstufe diskutiert. Bei 30 % der Patienten findet sich eine **Mutation im Wilms-Tumor-Suppressor-Gen** (**WT 1-Gen**). Wilms-Tumoren sind zudem mit verschiedenen Fehlbildungen (z. B. Aniridie, urogenitale Fehlbildungen, Hemihypertrophie) und Syndromen (z. B. Beckwith-Wiedemann-Syndrom) assoziiert.

Einteilung: Das Nephroblastom wird in 5 Stadien eingeteilt (Tab. 22.2).
Histologisch werden niedrigmaligne, intermediäre und hochmaligne Tumoren unterschieden (Tab. 22.3). In 80 % liegt ein Standardrisiko, d. h. eine intermediäre Malignität vor. Niedrig- und hochmaligne Formen machen jeweils etwa 10 % der Erkrankungen aus. Metastasen entstehen v. a. in Lunge, Lymphknoten, Leber, Retroperitonealraum und Knochen. Wilms-Tumoren können in die Nierenvene einwachsen und weiter bis in die V. cava inferior vordringen.

Klinik: Klinisch fallen betroffene Kinder durch eine Zunahme des Bauchumfangs bzw. durch ein einseitig vorgewölbtes Abdomen auf. Anamnestisch wird berichtet, „dass es schwierig ist, den Hosenbund zu schließen".

Tab. 22.1 Epidemiologie von Hirntumoren im Kindesalter

Hirntumoren	Häufigkeit	bevorzugte Lage
Gliome (meist Astrozytome)	30–35 %	niedergradige Gliome: Zerebellum und N. opticus; höhergradige Gliome: Zerebrum und Hirnstamm
Ependymome	10–15 %	4. Ventrikel
Medulloblastome	15–20 %	Zerebellum (Kleinhirnwurm)
Kraniopharyngeome	8–10 %	Sellaregion (intra- oder suprasellär)

Tab. 22.2 Stadieneinteilung des Nephroblastoms (International Society of Pediatric Oncology)

Stadium	Merkmale
I	Der Tumor ist auf eine Niere beschränkt und kann vollständig entfernt werden. Die Nierenkapsel wird nicht überschritten.
II	Der Tumor überschreitet die Nierenkapsel. Er kann vollständig entfernt werden.
III	Der Tumor überschreitet die Nierenkapsel und kann nur unvollständig entfernt werden. Lokale Lymphknoten sind befallen.
IV	Es existieren Fernmetastasen in Lunge, Leber, Knochen und Gehirn.
V	bilaterales Nephroblastom

Tab. 22.3 Klassifikation der Nierentumoren bei Kindern (Stockholm-Klassifikation 2002, primär resezierte Tumoren)

niedrige Malignität	intermediäre Malignität	hohe Malignität
• mesoblastisches Nephrom • zystisches, partiell differenziertes Nephroblastom	• Mischtyp des Nephroblastoms • blastemreiche Form des Nephroblastoms • epitheliale Form des Nephroblastoms • stromareiche Form des Nephroblastoms • regressive Form des Nephroblastoms • Nephroblastom mit fokaler Anaplasie	• Nephroblastom mit diffuser Anaplasie • Klarzellsarkom der Niere • rhabdoider Nierentumor

Bei primär mit Chemotherapie behandelten Tumoren weicht die Klassifikation geringfügig ab, das blastemreiche Nephroblastom wird als hochmaligne eingestuft.

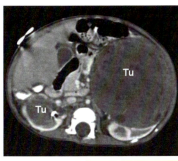

Abb. 22.1 **Abdomen-CT** bei einem Kind mit bilateralem Wilms-Tumor. Hypodens erscheinende Tumornekrosen sind v. a. im linksseitigen, größeren Nephroblastom gelegen. (aus: Staatz, Honnef, Piroth, Radkow, Pareto-Reihe Radiologie, Kinderradiologie, Thieme, 2007)

Durch die lokale Raumforderung können funktionelle Symptome wie Bauchschmerzen oder Obstipation kommen. Selten treten arterielle Hypertonie und Hämaturie auf. Die Kinder können zudem unter Allgemeinsymptomen wie Müdigkeit und verminderter körperlicher Belastbarkeit leiden.

Diagnostik: Bei der klinischen Untersuchung kann auf der betroffenen Seite eine intraabdominelle Raumforderung getastet werden. **Cave:** Man sollte bei V. a. einen Wilms-Tumor das Abdomen nur sehr vorsichtig palpieren, um den Tumor nicht zu verletzen (Rupturgefahr!). Zum Zeitpunkt der Diagnosestellung sind Nephroblastome im Durchmesser meist > 10 cm groß.

Die **Abdomensonografie** ist die Methode der Wahl. Ein Nephroblastom stellt sich als eine heterogene, der Leber isoechogene, intrarenale Raumforderung dar. Große Tumoren können die Niere verlagern, ihre Struktur stören oder die ableitenden Harnwege komprimieren. Meist lässt sich der Tumor durch eine echoreichere Tumorpseudokapsel gut vom übrigen Nierengewebe abgrenzen. In der Hälfte d. F. erscheint der Tumor durch Einblutungen und Nekrosen zystisch verändert. Zudem können Leber- und Lymphknotenmetastasen sowie Tumorthromben dargestellt werden.

Mittels **MRT** lassen sich die Verhältnisse des Tumors zu den benachbarten Organen und Gefäßen und das Tumorvolumen feststellen. Sie dient v. a. der Operationsplanung und der Verlaufskontrolle unter der Therapie. Ein **Thorax-CT** ist v. a. zur Suche von Lungenmetastasen indiziert.

> **MERKE** Vor einer Operation muss unbedingt die Niere der Gegenseite radiologisch dargestellt werden, um ein beidseitiges Nephroblastom bzw. eine Einzelniere auszuschließen!

Eine Nierenbiopsie ist bei Kindern > 6 Morbus Bourneville-Pringle:Monaten und < 16 Jahren wegen der Gefahr der Tumoraussaat primär nicht indiziert.

Differenzialdiagnosen: Neuroblastom [S. B610].

Therapie: Die Therapie basiert auf der neoadjuvanten Chemotherapie, chirurgischer Resektion und ggf. Radiotherapie.

Das Nephroblastom spricht gut auf eine präoperative Chemotherapie mit folgenden Substanzen an:
- Actinomycin D
- Vincristin
- Anthrazykline (Adriamycin) in höheren Krankheitsstadien.

Ab Stadium II bzw. bei intermediärer oder hoher Malignität ist auch eine postoperative Chemotherapie indiziert. Die Dauer der Behandlung hängt von Stadium und Malignität ab.

Das Nephroblastom muss mitsamt der gesamten Niere entfernt werden. Dabei ist eine Ruptur des Tumors zu vermeiden. Bei bilateralem Nephroblastom muss das operative Vorgehen individuell geplant werden. Eine Radiotherapie wird nur bei höheren Stadien (Stadium III und IV bzw. bei hoher Malignität in Stadium II) oder bei Tumorruptur durchgeführt. Eine Lungenbestrahlung erfolgt nur in Ausnahmefällen.

Prognose: Die Überlebensrate liegt insgesamt bei etwa 90 %. Rezidive treten i. d. R. innerhalb von 2 Jahren nach Abschluss der Therapie auf, daher sind Nachsorgeuntersuchungen über mehrere Jahre indiziert.

22.4 Knochentumoren

22.4.1 Osteosarkom

> **DEFINITION** Seltener Knochentumor mesenchymalen Ursprungs, der Knochen und Osteoid bilden kann und meist hochmaligne ist.

Epidemiologie: Das Osteosarkom ist der häufigste primäre maligne Knochentumor im Kindesalter. Er tritt meist zwischen dem 10. und 25. Lebensjahr mit einer Inzidenz von 2–3 : 1 000 000 auf. Der Altersgipfel liegt bei 14,5 Jahren. Jungen sind häufiger betroffen. Außerdem besteht eine familiäre Häufung.

> **MERKE** Prädilektionsalter der malignen Knochentumoren ist der Zeitraum des pubertären Wachstumsschubs.

Ätiologie und Einteilung: Die Ätiologie ist unbekannt. Prädisponierende Erkrankungen für sekundäre Osteosarkome sind multiple Osteochondromatosen oder ein Morbus Paget. Einen weiteren Risikofaktor stellt eine vorausgegangene Radiotherapie dar. Patienten mit erblichem Retinoblastom haben ein erhöhtes Risiko für Osteosarkome.

Radiomorphologisch bzw. makroskopisch unterscheidet man das **osteoblastische Osteosarkom** (radiologisch dicht und unscharf begrenzt) vom **osteolytischen Osteosarkom** (mottenfraßähnliche Osteolysen, radiologisch weniger dicht, makroskopisch hämorrhagisch). In der Regel liegen Mischformen vor. Histologisches Charakteristikum von Osteosarkomen ist das **Tumorosteoid**, das von den neoplastischen Zellen gebildet wird (Abb. 22.2).

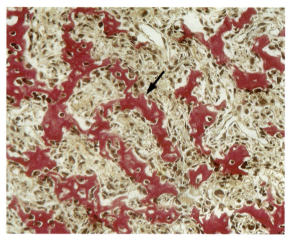

Abb. 22.2 **Histologischer Befund bei Osteosarkom.** Typisch ist das Tumorosteoid (Pfeil), das sich innerhalb polymorphzelliger Stromazellen befindet. (aus: Riede, Werner, Schaefer, Allgemeine und spezielle Pathologie, Thieme, 2004)

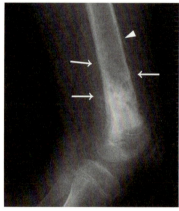

Abb. 22.3 **Osteosarkom des distalen Femurs.** Unscharf begrenzte Osteolysen und Osteosklerose mit Destruktion der Kortikalis. Die Pfeile weisen auf eine große Raumforderung im Weichgewebe. Proximal des Tumors erkennt man ein Codman-Dreieck (Pfeilspitze). (aus: Reiser, Kuhn, Debus, Duale Reihe Radiologie, Thieme, 2011)

Osteosarkome werden histopathologisch in verschiedene Malignitätsgrade eingeteilt:
- **hochmaligne:** konventionelles Osteosarkom (80–90 %, chondro-, fibro-, osteoblastisch), teleangiektatisches Osteosarkom, kleinzelliges Osteosarkom, hochmalignes Oberflächenosteosarkom, sekundäres Osteosarkom
- **intermediärmaligne:** periostales Osteosarkom
- **niedrigmaligne:** niedrigmalignes zentrales Osteosarkom, parossales Osteosarkom.

Sie können uni- oder multilokulär auftreten. Bei multilokulärem Befall liegen Tumormetastasen intramedullär im gleichen Knochen („**skip lesions**"). Osteosarkome **metastasieren v. a. in Lunge** und andere Knochen.

Das parossale Osteosarkom zeigt hingegen als niedrigmaligner Tumor ein zentrifugales Wachstum mit starken Ossifikationen, aber primär kein infiltrierendes Wachstum. Rezidive sind häufig, Metastasen selten.

Klinik: Osteosarkome äußern sich klinisch mit Schmerzen, Schwellung und einer Bewegungseinschränkung der betroffenen Extremität. Pathologische Frakturen können vorkommen. Allgemeinsymptome wie Gewichtsverlust u. a. treten meist erst bei fortgeschrittener Erkrankung auf.

> **MERKE** Osteosarkome treten in 60–80 % d. F. im distalen Femur oder der proximalen Tibia (also im **Kniebereich**) auf.

Diagnostik: Im Labor können LDH und AP erhöht sein.
Beim **klassischen** Osteosarkom zeigt das Röntgenbild (Abb. 22.3) eine Knochendestruktion mit Osteolysen und zerstörter Kortikalis sowie osteosklerotische Veränderungen. Typisch für primäre Knochentumoren sind sog. **Spiculae** („Sunburst-Phänomen") und **Codman-Dreiecke**. Dabei handelt es sich um eine i. d. R. dreiecksförmige reaktive Knochenneubildung am Periost der Diaphyse. Selten ist das Periost zwiebelschalenförmig abgehoben. Parossal können wolkenartige Verkalkungen sichtbar sein.

Beim teleangiektatischen Osteosarkom sind große Osteolysen darstellbar. Das parossale Osteosarkom zeigt sich als eine dem Knochen aufliegende schalenartige verkalkte Struktur. Zwischen Knochen und Tumor erscheint eine schmale, aufgehellte Grenze, bei der es sich um das Periost handelt. Das periostale Osteosarkom liegt breit auf dem Knochen auf.

Mittels **Kontrastmittel-MRT** kann die gesamte Ausdehnung des Tumors sowie seine Beziehung zu benachbarten Strukturen dargestellt werden. Die CT-Untersuchung dient der Abbildung von Knochendestruktion und -neubildung. Ein Thorax-CT ist bei der Primärdiagnostik immer indiziert, um eine Metastasierung in die Lunge auszuschließen. Zur Verlaufskontrolle sind **Röntgenaufnahmen** des Thorax meist ausreichend.

Die **Skelettszintigrafie** wird zur Suche von ossären Metastasen eingesetzt.

Eine Inzisionsbiopsie ist zur histopathologischen Differenzierung indiziert.

Therapie:
Eine (neo-)adjuvante **Chemotherapie** mit Adriamycin, Hochdosismethotrexat, Cisplatin und Ifosfamid ist die Therapie der Wahl. Das Ansprechen auf die Chemotherapie wird histologisch kontrolliert.

Zusätzlich wird die **operative Entfernung des gesamten Tumors** (inklusive des Inzisionsbiopsiekanals) sowie eventuell vorhandener pulmonaler Metastasen angestrebt. Nach Möglichkeit wird extremitätenerhaltend operiert. Der Einsatz einer Gelenkendoprothese kann notwendig werden. Eine Radiotherapie ist i. d. R. nicht wirksam und kommt nur in Ausnahmefällen (inoperable Osteosarkome) zum Einsatz.

Regelmäßige radiologische Nachuntersuchungen sind notwendig.

Prognose: Die Prognose ist abhängig vom Ansprechen auf Chemotherapie, vom Resektionsgrad, von der Tumorgröße und vorhandenen Metastasen. Sehr schlecht ist die

Prognose bei Kindern < 14 Jahren, bei schlechtem Ansprechen des Tumors auf die präoperative Chemotherapie, bei inoperablem oder nur teilresezierbarem Tumor und bei einer Erhöhung von LDH und AP.

22.4.2 Ewing-Sarkom

DEFINITION Zur Gruppe der Ewing-Sarkome zählen die Ewing-Sarkome des Knochens, extraossäre Ewing-Sarkome und die malignen peripheren neuroektodermalen Tumoren.

Epidemiologie: Das Ewing-Sarkom ist der zweithäufigste maligne Knochentumor bei Kindern. Es kommt mit einer Inzidenz von 3 : 1 000 000 vor. Jungen sind häufiger als Mädchen betroffen. Das bevorzugte Alter liegt zwischen dem 5. und 30. Lebensjahr mit einem Häufigkeitsgipfel im 14. Lebensjahr.

Ätiologie und Einteilung: Ewing-Sarkome entstehen aus Zellen der Neuralleiste. Sie treten v. a. an platten Knochen, an den Diaphysen langer Röhrenknochen oder in den Rippen auf. Die Metastasierung erfolgt meist in die Lunge und in andere Knochen.

Histologisch gehören die Ewing-Sarkome zu den klein-, blau- und rundzelligen Tumoren. Sie werden in verschiedene Untergruppen eingeteilt:
- **klassisches Ewing-Sarkom** (66 %): keine Expression neuronaler Marker
- **atypisches Ewing-Sarkom:** großzellige Tumoren oder Expression von einem neuronalen Marker
- **peripherer neuroektodermaler Tumor (PNET):** Expression von mindestens 2 neuronalen Markern, Homer-Wright-Rosetten (rosettenförmige Tumorzellanordnung, bei der die Zellkerne in der Peripherie der Rosette liegen und die Zellfortsätze zum Zentrum hin orientiert sind).

Alle Ewing-Sarkome sind **hochmaligne**.

Klinik: Betroffene Patienten klagen über diffuse Schmerzen und eine Schwellung an der betroffenen Stelle. Die Schmerzen werden häufig zunächst als belastungsabhängig oder intermittierend (verstärkt auch nachts) beschrieben. Allgemeinsymptome wie Fieber (DD: Osteomyelitis), Nachtschweiß und Gewichtsverlust (B-Symptomatik) deuten auf eine metastasierte Erkrankung hin. Abhängig von der Lokalisation des Tumors (z. B. Becken) kann er auch lange unentdeckt bleiben. Pathologische Frakturen oder neurologische Symptome (bei Befall der Wirbelkörper) können auftreten.

MERKE Die wichtigste Differenzialdiagnose des Ewing-Sarkoms ist die **Osteomyelitis**.

Diagnostik:
Das klassische Ewing-Sarkom ist im Röntgenbild meist schlecht abgrenzbar vom umgebenden Weichteilgewebe, das vom Tumor infiltriert wird. Mottenfraßartige, fleckige Osteolysen der Kortikalis kommen häufiger vor als os-

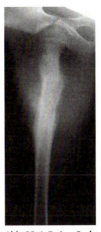

Abb. 22.4 Ewing-Sarkom des rechten Femurs, Röntgenaufnahme. Man erkennt proximal mottenfraßartige Osteolysen und eine ausgeprägte Periostreaktion mit Codman-Dreiecken und Spiculae. Großer Weichteiltumor. (aus: Staatz, Honnef, Piroth, Radkow, Pareto-Reihe Radiologie, Kinderradiologie, Thieme, 2007)

teosklerotische Veränderungen. Auch osteosklerotisch-osteolytische Formen existieren. Die Periostreaktion ist mit Spiculae, **Codman-Dreiecken** und lamellären, zwiebelschalenförmigen Periostabhebungen meist stark ausgeprägt.

Extraossäre Ewing-Sarkome stellen sich parossal dar, Periostreaktion und Arrosion des anliegenden Knochens können vorkommen.

Mittels (**Kontrastmittel**)-**MRT** kann die gesamte Ausdehnung des Tumors, auch auf die Weichteile, dargestellt werden. Die MRT ermöglicht die Abgrenzung des Tumors vom meist ausgedehnten peritumoralen Weichteilödem. In der T1-Wichtung stellt sich der Tumor als hypodense Raumforderung dar, nach Kontrastmittelgabe findet sich eine erhöhte Signalintensität (KM-Aufnahme des Tumors). Der Metastasensuche dienen Thorax-CT, Skelettszintigrafie und PET.

Die Diagnose eines Ewing-Sarkoms wird bioptisch gesichert.

Differenzialdiagnosen: Differenzialdiagnostisch ausgeschlossen werden müssen eine Osteomyelitis, ein eosinophiles Granulom, Lymphom, Neuroblastom oder Rhabdomyosarkom.

Therapie:
Eine (neo-)adjuvante **Chemotherapie** wird mit Ifosfamid oder Cyclophosphamid, Anthrazyklinen (Adriamycin), Doxorubicin, Etoposid, Actinomycin D und Vincristin durchgeführt.

Zusätzlich wird die **operative Entfernung des gesamten Tumors** (inklusive des Inzisionsbiopsiekanals) sowie eventuell vorhandener pulmonaler Metastasen angestrebt. Nach Möglichkeit wird extremitätenerhaltend operiert. Der Einsatz einer Gelenkendoprothese kann notwendig werden. Ewing-Sarkome sind strahlensensibel, eine Radiotherapie wird dennoch nur bei inoperablem oder inkomplett reseziertem Tumor durchgeführt.

Regelmäßige radiologische Nachuntersuchungen sind notwendig.

Prognose: Die Prognose ist abhängig vom Ansprechen auf Chemotherapie, vom Resektionsgrad, von der Tumorgröße und von vorhandenen Metastasen. Sehr schlecht ist die Prognose bei älteren Patienten, bei schlechtem Ansprechen des Tumors auf die präoperative Chemotherapie, bei Beckentumoren, bei inoperablem oder nur teilreseziertem Tumor und bei einer Erhöhung der LDH.

22.5 Weitere Tumoren im Kindesalter

22.5.1 Neuroblastom

DEFINITION Maligner solider embryonaler Tumor, der aus Vorläuferzellen des autonomen Nervensystems entsteht.

Epidemiologie: Neuroblastome sind mit 7–8 % die dritthäufigsten Malignome (nach Leukämien und Hirntumoren) im Kindesalter. 90 % der Patienten sind bei der Diagnose < 5 Jahre alt. Der Häufigkeitsgipfel liegt im 2. Lebensjahr. Zum Zeitpunkt der Diagnosestellung sind 50 % der Tumoren bereits metastasiert.

Ätiopathogenese: Die Ätiologie ist unbekannt. Neuroblastome sind embryonale Tumoren der Neuralleiste. Sie entstehen aus Vorläuferzellen des sympathischen Nervengewebes und können daher entlang des sympathischen Grenzstrangs, in den Paraganglien oder im Nebennierenmark entstehen. Selten sind Neuroblastome mit dem Beckwith-Wiedemann-Syndrom oder mit Morbus Recklinghausen assoziiert. Genetische Prädispositionen sind Deletionen auf dem kurzen Arm von Chromosom 1 oder eine **Amplifikation des n-myc-Onkogens**, die bei etwa 20 % der Patienten vorkommt.

Neuroblastome metastasieren lymphogen in die umliegenden Lymphknoten oder hämatogen v. a. in Leber, Knochen, Knochenmark, Haut und Meningen. Hirn- und Lungenmetastasen sind dagegen selten.

MERKE Neuroblastome können überall dort auftreten, wo sich sympathisches Nervengewebe befindet.

Einteilung: Die Tumorstadien werden nach dem International Neuroblastoma Staging System (INSS) definiert (Tab. 22.4).

Histologisch gehören Neuroblastome zu den klein-, blau- und rundzelligen Tumoren. Die Malignität wird nach den Hughes-Kriterien beurteilt (Tab. 22.5).

Klinik: Die klinischen Symptome sind von der Tumorlokalisation abhängig. Intrathorakale Neuroblastome können Dyspnoe, Stridor oder Dysphagie, intraabdominelle Tumoren Harnstau bis hin zur Hydronephrose verursachen. Zervikale Neuroblastome können in 15–20 % d.F. ein Horner-Syndrom (s. Neurologie [S. B967]) auslösen.

Tab. 22.4 Stadieneinteilung des Neuroblastoms (INSS)

Stadium	klinischer Befund
I	Tumor auf Ursprungsorgan begrenzt, kein regionaler Lymphknotenbefall
II	Infiltration der Umgebung durch den Tumor, dabei keine Mittellinienüberschreitung. Regionaler Lymphknotenbefall möglich.
III	Stadium II und Mittellinienüberschreitung **oder** kontralateraler Lymphknotenbefall **oder** Mittellinientumor
IV	Stadium II oder III und Metastasierung in Knochen, Knochenmark, Leber und/oder andere Organe oder entfernte Lymphknoten
IV-S*	Stadium I oder II und Metastasierung in Leber, Haut oder Knochenmark. Selten Knochenmetastasen. Spontanremission möglich.

*Auftreten nur bei Säuglingen

Tab. 22.5 Malignitätsgrade des Neuroblastoms (Hughes)

Malignitätsgrad	histopathologischer Befund
1	Tumor aus undifferenzierten Zellen und reifen, differenzierten Ganglienzellen
2	Tumor aus undifferenzierten Zellen und einigen ausreifenden Zellen
3	Tumor aus undifferenzierten, kleinen und blauen Zellen. Rosettenbildung möglich.

Am Grenzstrang gelegene Tumoren können über die Foramina intervertebralia in den Spinalkanal vorwachsen („Sanduhrtumor") und eine **Querschnittssymptomatik** mit sensiblen oder motorischen Ausfällen und Störungen der Blasen- und Mastdarmfunktion verursachen. Allgemeinsymptome wie Schmerzen, Blässe, Fieber und reduzierter Allgemeinzustand treten meist erst bei metastasierten Stadien auf. Retrobulbäre Tumorinfiltrationen verursachen typische **periorbitale Ekchymosen** (Brillenhämatome).

Neuroblastome können **paraneoplastische Syndrome** mit folgenden Symptomen auslösen:
- Hypersekretion vasoaktiver Peptide mit chronischen wässrigen Durchfällen
- Opsoklonus-Myoklonus-Syndrom mit Ataxie, horizontalem Nystagmus und unkontrollierten Muskelzuckungen
- erhöhte Katecholaminproduktion mit arterieller Hypertonie, Kopfschmerzen, Tachykardie, Palpitationen, Schwitzen, Flush, Irritabilität und Diarrhö

Diagnostik: Häufig wird die Diagnose zufällig gestellt, wenn bei der Abdomenuntersuchung eine tastbare Raumforderung auffällt. Diagnostisch wegweisend ist eine Erhöhung der Katecholamine und ihrer Metabolite (Vanillinmandelsäure, Homovanillinmandelsäure, Dopamin) im Urin und im Serum. Die neuronenspezifische Enolase (NSE) ist als Tumormarker verwertbar.

22.5 Weitere Tumoren im Kindesalter

Heilungsraten liegen in Stadium I oder II bei > 90 %, in Stadium III bei 50 %, in Stadium IV bei 20 % und in Stadium IV-S bei > 80 %. Die n-myc-Amplifikation ist mit einer schlechten Prognose verbunden.

22.5.2 Rhabdomyosarkom

DEFINITION Maligner Weichteiltumor mit Ursprung in den Vorläuferzellen der quergestreiften Muskulatur.

Bevorzugte Lokalisationen sind Kopf-Hals-Region (Orbita, parameningeal) und Urogenitalbereich, die Extremitäten sind dagegen seltener betroffen. Rhabdomyosarkome (RMS) metastasieren vorwiegend in Lunge und Knochenmark. Sie machen etwa 60 % der kindlichen Weichteilsarkome aus, welche wiederum die vierthäufigsten Tumoren im Kindesalter sind. Histopathologisch unterscheidet man einen embryonalen (Auftreten eher im Kleinkindesalter, bessere Prognose) und einen alveolären Typ (Auftreten eher im Jugendalter, schlechtere Prognose).

22.5.3 Teratom

DEFINITION Keimzelltumoren dysontogenetischen Ursprungs mit Bestandteilen aller 3 Keimblätter.
- **reifes Teratom:** differenziertes gutartiges Teratom
- **unreifes Teratom:** entdifferenziertes bösartiges Teratom.

Man unterscheidet ein reifes (gutartig) von einem unreifen (bösartig) Teratom (s. Pathologie [S.C345]). **Reife Teratome** sind abgekapselte Strukturen und enthalten meist differenzierte Gewebe wie Haut, Haare, Talg- und Schweißdrüsen oder sogar Knorpel, Zähne und Organanteile, die normalerweise an dieser Lokalisation nicht vorkommen. **Unreife Teratome** beinhalten dagegen meist undifferenziertes mesenchymales oder epitheliales Gewebe.

In den meisten Fällen handelt es sich um benigne sakrokokzygeale Teratome, die bereits bei Geburt vorhanden sind und eine Größe von nuss- bis apfelgroß annehmen können.

MERKE Wegen der Gefahr einer malignen Entartung sollten alle Teratome rasch entfernt werden.

22.5.4 Gonadentumoren

DEFINITION Benigne und maligne Keimzelltumoren, die intragonadal liegen und hormonell aktiv sein können.

Gonadentumoren werden anhand ihrer Histologie eingeteilt:
- embryonale Karzinome
- Chorionkarzinome
- Dottersacktumoren
- Seminome (im Hoden), Dysgerminome (im Ovar)
- unreife/reife Teratome.

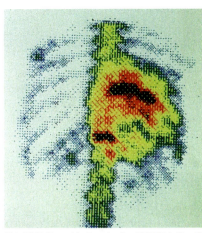

Abb. 22.5 Neuroblastom in der MIBG-Szintigrafie. (aus: Gortner, Meyer, Sitzmann, Duale Reihe Pädiatrie, Thieme, 2012)

Die **Sonografie** ist die primäre diagnostische Methode bei Neuroblastomen. Sonografisch stellen sich Neuroblastome echoreich und inhomogen mit kleinen Verkalkungen dar. Typisch ist die **Einmauerung von Blutgefäßen**, die auch duplexsonografisch untersucht werden sollte.

In der **MRT** stellen sich Neuroblastome hypointens in T1 und hyperintens in T2 dar. Sie nehmen reichlich Kontrastmittel auf. Die MRT dient ferner der Verlaufskontrolle unter Chemotherapie und der Darstellung von Metastasen im Knochenmark.

Die **Szintigrafie** mit Jod-123-markiertem Meta-Jod-Benzylguanidin (^{123}I-MIBG) wird routinemäßig zur Suche des Primärtumors und von Metastasen eingesetzt (Abb. 22.5).

Eine Knochenmarkbiopsie ist zur Abklärung einer Absiedlung des Tumors notwendig. Die Tumorzellen müssen molekulargenetisch untersucht werden.

Therapie: Das therapeutische Vorgehen ist abhängig vom Tumorstadium, vom Alter des Kindes und vom Vorliegen genetischer Veränderungen.

In **Stadium I oder II** ist eine alleinige Tumorresektion ausreichend. Die Stadien **III und IV** erfordern eine Kombination aus Chemotherapie, Operation und Radiatio. Bei der Operation wird eine Resektion des gesamten Tumors angestrebt.

Tumoren im **Stadium IV-S** können sich spontan komplett zurückbilden, daher ist eine Therapie nur bei Symptomen erforderlich.

Im Rahmen der Chemotherapie werden Alkylanzien (Ifosfamid, Dacarbazin), Anthrazykline (Adriamycin), Etoposid, Melphalan, Cisplatin und Vincaalkaloide kombiniert.

Die Regression eines Tumors im Stadium IV-S kann durch eine niedriger dosierte Chemotherapie mit Vincristin, Adriamycin oder Cyclophosphamid angestoßen werden.

Prognose: Die Prognose ist vom Erkrankungsalter, dem Stadium und der Hormonaktivität des Tumors abhängig. Insgesamt liegt die 5-Jahres-Überlebensrate bei 65 %. Die

Bis auf das reife Teratom sind alle Gonadentumoren maligne.

Die Inzidenz beträgt 4:100 000. Teratome, Dottersacktumoren und Chorionkarzinome treten v. a. im Kindes- und Jugendalter auf, während Seminome und embryonale Karzinome meist erst im Erwachsenenalter vorkommen. Dysgerminome treten bei Frauen um das 20. Lebensjahr am häufigsten auf. Für Näheres s. auch Urologie [S. B658] bzw. Gynäkologie [S. B372].

MERKE Hormonaktive Keimzelltumoren (Chorionkarzinome) können eine Pseudopubertas praecox auslösen.

22.5.5 Hepatoblastom

DEFINITION Maligner embryonaler Lebertumor.

Das Hepatoblastom ist der häufigste primäre Lebertumor im Kindesalter mit einem Häufigkeitsgipfel im 2. Lebensjahr. Bei Kindern mit Beckwith-Wiedemann-Syndrom kommen Hepatoblastome häufiger vor. Es handelt sich um **solitär wachsende Lebertumoren**, die bevorzugt im rechten Leberlappen lokalisiert sind. Hämatogene Metastasen entstehen v. a. in der Lunge, seltener im Knochen. Im Gegensatz zum hepatozellulären Karzinom stellt eine Hepatitis-B-Infektion keinen Risikofaktor für die Tumorentstehung dar. Hepatoblastome werden in einen **epithelialen** und einen **epithelial-mesenchymalen** Subtyp unterteilt. Aufgrund ihres embryonalen Ursprungs können sie zu einer Erhöhung des α-Fetoproteins führen.

23 Notfälle im Kindesalter

23.1 Überblick

Die häufigsten Leitsymptome pädiatrischer Notfälle sind akute Atemnot, Krampfanfall, Bewusstseinsstörung und Schock. Die Reanimation im Kindesalter wird im Kap. Notfallmedizin [S. B32] besprochen. Auch Unfälle (z. B. Verbrennung, Ertrinken), Intoxikationen und weitere Notfälle werden ausführlich im Kap. Notfallmedizin behandelt.

23.2 Akute Atemnot

Bei einem zuvor gesunden Kind sind **Fremdkörperaspirationen** häufig Auslöser von akuter Atemnot (Dyspnoe, in- oder exspiratorischer Stridor, Husten, Zyanose) bis hin zum Atemstillstand. Fremdkörperaspirationen kommen v. a. im Kleinkindalter vor. Häufig aspirierte Fremdkörper sind z. B. Erdnüsse, Nahrungsbrocken, Plastikteile. Näheres s. HNO [S. B783].

23.3 Fieberkrampf

DEFINITION Fieberkrampf ist keine Diagnose, sondern eine definierte Konstellation von verschiedenen Symptomen: epileptischer Gelegenheitsanfall, der unter Fieber > 38 °C bei Kindern zwischen dem 6. Lebensmonat und dem 5. Lebensjahr auftreten kann und keine zerebrale Ursache hat. Neugeborenenkrämpfe oder afebrile Krampfanfälle dürfen zuvor nicht aufgetreten sein.

Epidemiologie: Fieberkrämpfe sind die **häufigsten Krampfanfälle** im Kindesalter (Prävalenz: 2–5%). Der Häufigkeitsgipfel liegt im 18. Lebensmonat.

Ätiologie: Die Ätiologie von Fieberkrämpfen ist noch nicht vollständig geklärt. Fieber senkt die Krampfschwelle, die interindividuell unterschiedlich und im frühen Kleinkindesalter niedriger als bei Schulkindern und Jugendlichen ist. Kleinkinder mit einer positiven Familienanamnese haben ein erhöhtes Risiko für Fieberkrämpfe genauso wie Kinder mit einer vorausgegangenen perinatalen Hirnschädigung.

Klinik und Einteilung: Fieberkrämpfe sind i. d. R. primär generalisierte Krampfanfälle. Sie treten v. a. während der ersten Phase des Fieberanstiegs (bei **Exanthema subitum** [S. B558]), Otitis media, Atemwegsinfektionen, Gastroenteritiden oder Harnwegsinfekten) auf. Man unterscheidet einfache und komplizierte Fieberkrämpfe (Tab. 23.1). In seltenen Fällen kann ein febriler Status epilepticus auftreten, der länger als 20 min dauert.

Tab. 23.1 Einteilung von Fieberkrämpfen

	einfacher Fieberkrampf	komplizierter Fieberkrampf*
Art des Anfalls	primär generalisiert, tonisch-klonisch oder tonisch-atonisch	fokal oder sekundär generalisiert nach fokalem Beginn
Alter	≥ 6 Monate und ≤ 5 Jahre	< 6 Monate und > 5 Jahre
Dauer	< 15 min	> 15 min
Häufigkeit innerhalb von 24 Stunden	1 Anfall	mehr als 1 Anfall
Epilepsierisiko	2,5–3 %	6–49 %
weitere Kriterien		zerebrale Vorschädigung postiktale Paresen > 4 Rezidive

* Mindestens 1 Kriterium muss zutreffen, damit diese Diagnose gestellt werden kann.

Diagnostik: Eine stationäre Überwachung für mindestens 48 h ist bei Fieberkämpfen immer indiziert. Die postiktale Körpertemperatur sollte unbedingt gemessen werden.

Bei einer **Blutuntersuchung** sollten folgende Parameter bestimmt werden: Differenzialblutbild, CRP, alkalische Phosphatase, Elektrolyte und Glukose.

Bei Verdacht auf eine ZNS-Infektion oder bei fokalen oder prolongierten Krampfanfällen ist die **Liquoruntersuchung** angezeigt. Bei Kindern < 18 Monate mit Fieber ohne Fokus ist auch bei fehlendem Meningismus eine Lumbalpunktion obligat! Zum Ausschluss einer Pneumonie, die ebenfalls mit Fieber ohne Fokus und auskultatorischen Befund einhergehen kann, ist ggf. vor der Lumbalpunktion eine Röntgen-Thorax-Aufnahme anzufertigen!

Erst nach einer fieberfreien Periode von > als 24 h (am besten 7–10 Tage postiktal, bei komplizierten fokalen Anfällen bereits früher) ist es sinnvoll, ein EEG abzuleiten, da zuvor immer durch Fieber bedingte Veränderungen zu sehen sind.

Bildgebende Verfahren sind erst dann indiziert, wenn der konkrete Verdacht auf eine dem Anfall zugrunde liegende ZNS-Erkrankung besteht. Bei einem Fieberkrampf ist radiologisch kein pathologischer Befund festzustellen.

MERKE Insbesondere müssen ZNS-Erkrankungen und systemische Infektionen (Sepsis) ausgeschlossen werden, bevor von einem „Fieberkrampf" gesprochen werden kann!

Differenzialdiagnosen: Alle Erkrankungen, die zerebrale Krampfanfälle auslösen können, z. B. Meningitis/Enzephalitis, metabolische Entgleisungen, toxische Hirnschädigung, ZNS-Fehlbildung, bestehende Anfallsleiden, traumatische Hirnschädigung.

Therapie: Bei 90 % der Fieberkrämpfe ist keine therapeutische Intervention notwendig, da sie spontan sistieren.

Da sich initial das Ende des Fieberkrampfs nicht abschätzen lässt, wird empfohlen, den Fieberkrampf medikamentös zu durchbrechen (**Tab. 23.2**).

MERKE Neben der Durchbrechung des Anfalls ist Fiebersenken die wichtigste therapeutische Maßnahme.

Prognose: Fieberkrämpfe sind i. d. R. ohne Folgen für die neurologische und kognitive Entwicklung. Bei einem erstmaligen Fieberkrampf liegen Mortalitätsrisiko und Risiko für bleibende neurologische Schäden bei fast 0 %. Nach komplizierten Fieberkrämpfen ist das Risiko für die Entwicklung einer Epilepsie deutlich erhöht.

Prävention: Risikofaktoren für Rezidive sind:
- Alter < 18 Monate beim ersten Fieberkrampf
- kurzer zeitlicher Abstand zwischen Fieberbeginn und Krampfanfall
- Fieber < 40 °C beim ersten Anfall
- positive Familienanamnese für Fieberkrämpfe.

Tab. 23.2 Medikamentöse Therapie von Fieberkrämpfen

Dauer des Anfalls	medikamentöse Therapie
Beginn	Diazepam rektal (< 15 kg Körpergewicht 5 mg; > 15 kg KG 10 mg)
5 min	Wiederholung: Diazepam rektal
10 min	Clonazepam i. v. oder i. m. (0,5–1 mg)
15 min	Phenobarbital i. v.
20 min	Behandlung wie bei Status epilepticus (s. Neurologie [S. B961])

Eine sichere Rezidivprophylaxe ist nicht möglich. Grundsätzlich sind konventionelle fiebersenkende Maßnahmen wie leichte Bekleidung und kalte Wadenwickel zu empfehlen.

Ab einer Körpertemperatur von ≥ 38,5 °C sollten fiebersenkende Medikamente wie Ibuprofen (wird heute empfohlen) oder Paracetamol gegeben werden.

23.4 Anscheinend lebensbedrohliches Ereignis

Synonym: Sterbeanfall, apparent life-threatening event (ALTE)

DEFINITION Lebensbedrohliche Episode mit Apnoe, Zyanose, schlaffem Muskeltonus, ggf. Erstickungsanfall, Würgen und Krampfanfall. Der Begriff „anscheinend lebensbedrohliches Ereignis" (ALE) beschreibt keine Diagnose, sondern einen Zustand.

Epidemiologie: Die Inzidenz von ALE liegt zwischen 0,05–6 % und ist abhängig von den zugrunde liegenden Risikofaktoren. ALE ist mit einem erhöhten Risiko für einen plötzlichen Kindstod verbunden.

Früher wurde ALE als „near-SIDS" bezeichnet, da man davon ausging, dass durch rechtzeitiges Entdecken ein plötzlicher Kindstod verhindert werden konnte. In aktuellen Studien konnte jedoch nicht bewiesen werden, dass ALE einen Risikofaktor für SIDS darstellt.

Ätiologie: Ein ALE kann idiopathisch, d. h. ohne erkennbare medizinische Ursache, oder sekundär infolge einer Erkrankung auftreten.

Diagnostik: Kinder, die ein ALE durchgemacht haben, sollten stationär aufgenommen und ausführlich in Bezug auf Risikofaktoren und Grunderkrankungen untersucht werden (z. B. Blutentnahme, Liquor- und Harnuntersuchung, Stoffwechseldiagnostik, Schädelsonografie, EEG, EKG, Echokardiografie, Ösophagus-pH-Metrie und Polysomnografie).

Therapie und Prävention: Die Therapie orientiert sich an der Grunderkrankung. Bei idiopathischem ALE sollte eine Heimmonitorüberwachung indiziert werden. Im Gegensatz zu SIDS wurde bei ALE ein präventiver Effekt des Heimmonitorings nachgewiesen.

24 Plötzlicher Kindstod

24.1 Grundlagen

Synonym: sudden infant death syndrome (SIDS), sudden unexpected infant death syndrome (SUID), crib death

> **DEFINITION** Plötzlicher Tod eines gesunden Säuglings ohne erklärbare Ursache in der Anamnese. Bei der Sektion kann keine Todesursache festgestellt werden.

Epidemiologie: Die Prävalenz von SIDS beträgt heutzutage durch Präventionsmaßnahmen (s. u.) < 0,1 ‰. Männliche Säuglinge sind 1,5-mal häufiger betroffen als weibliche. SIDS ist die häufigste Todesursache während der Säuglingszeit, mit einem Häufigkeitsgipfel im 3. Lebensmonat. Der plötzliche Kindstod tritt häufiger während der Wintermonate und in Familien mit niedrigem sozioökonomischen Status auf.

Ätiologie: Die Ätiologie von SIDS ist nicht vollständig geklärt. 90 % d.F. von SIDS geschehen im Schlaf. Man geht davon aus, dass aufgrund einer Unreife des Nervensystems bei Überwärmung und Rückatmung des Säuglings eine kardiorespiratorische Regulationsstörung besteht und daher keine ausreichende Arousalreaktion ausgelöst wird. Eine Rückatmung kann v. a. in Bauchlage oder unter Bettzeug auftreten und zu Hyperkapnie und Hypoxie führen. In diesen Situationen besteht die Gefahr des plötzlichen Kindstods.

Risikofaktoren für den plötzlichen Kindstod sind u. a.
- Raucherhaushalt oder **Rauchen der Mutter in der Schwangerschaft**
- **Schlafen in Bauch- oder Seitenlage**
- Schlafen im Bett der Eltern oder auf weicher Unterlage (Schaffell, Wasserbett, Sofa, Kissen, dicke Decken)
- Überwärmung
- **RSV-Infektion**
- **Frühgeburt, niedriges GG** (< 2500 g) oder SGA-/IUGR-Kind
- Mehrlingsgeburt
- Geschwisterkind, das durch SIDS gestorben ist
- männliches Geschlecht
- niedriger sozioökonomischer Status
- junge Mutter (< 18 Jahre).

24.2 Maßnahmen

Vorgehen: Bei den anwesenden Bezugspersonen muss die **Anamnese** erhoben und beim Säugling eine **ausführliche Leichenschau** vorgenommen werden. Insbesondere die Situation und der Ort des Auffindens („death scene") sollten dokumentiert werden. Beim Ausstellen der **Todesbescheinigung** sollte „ungeklärte Todesart" (s. Rechtsmedizin [S. C261]) angekreuzt werden. Eine **rechtsmedizinische Sektion** sollte immer veranlasst werden.

Die Todesursache sollte durch eine rechtsmedizinische Sektion der Säuglingsleiche festgestellt werden. Außerdem wird überprüft, ob die Schilderung der „death scene" durch die Eltern bzw. Bezugspersonen mit den erhobenen Befunden in Einklang zu bringen ist. Die meisten Kinder, die den plötzlichen Kindstod erlitten haben, werden in **Bauchlage** gefunden.

Bei der Obduktion von Kindern mit SIDS wird **keine spezielle Pathologie** gefunden, die als Todesursache angesehen werden kann. Es liegen lediglich unspezifische Befunde wie Petechien auf Thymus, Epikard und Pleura, ein Hirnödem oder eine zerebrale Gliazellvermehrung vor (s. auch Rechtsmedizin [S. C263]).

> **MERKE** Eine Obduktion sollte bei Verdacht auf SIDS **immer** durchgeführt werden.

Differenzialdiagnosen:

Sudden unexpected infant death (SUID): Bei der Sektion wird eine Pathologie gefunden, die den Tod verursacht haben kann. Hierunter fallen Infektionen (Sepsis, Meningitis, Pneumonie, Pertussis), Krampfanfälle, Laryngo-Tracheo-Bronchomalazie, Aspiration, Asthma, angeborene Herzfehler, Herzrhythmusstörungen, gastroösophagealer Reflux und Dehydratation. Auch Stoffwechselerkrankungen (Fettsäureoxidationsstörungen, Carnitinzyklusdefekte) und endokrine Erkrankungen (AGS, Nebennierenrindeninsuffizienz) können, wenn sie nicht diagnostiziert und therapiert werden, zum Tod im Säuglingsalter führen.

Akzidentelles Ersticken: Der Unterschied zum SIDS besteht darin, dass beim akzidentellen Ersticken die Arousalreaktion nicht gestört ist, sondern beim Auffinden des Säuglings Hinweise darauf bestehen, dass er versucht hat, sich zu befreien.

Kindesmisshandlung: Hierunter fallen Infantizid, Shakenbaby-Syndrom (SBS) oder andere Formen der Misshandlung [S. B616]. Der Anteil unerkannter Kindesmisshandlungen an den SIDS-Fällen liegt bei ca. 1–5 %.

Psychiatrische Erkrankungen in der Familie: Münchhausen-by-proxy-Syndrom (s. Psychiatrie [S. B1058]).

Prävention: Es gibt keine Maßnahmen, die einen plötzlichen Kindstod garantiert verhindern können. Durch eine konsequente Vermeidung der o. g. beeinflussbaren Risikofaktoren lässt sich das SIDS-Risiko reduzieren. Insbesondere sollte der Säugling konsequent **in Rückenlage schlafen**. Andere Positionen sollten nur im Wachzustand eingenommen werden.

Damit der Säugling nicht unter dem Bettzeug ersticken kann, sollte er auf einer flachen Unterlage (ohne Kissen!) in einem **Schlafsack** im mittleren Drittel eines kuscheltierarmen Bettes schlafen. Kinder im 1. Lebensjahr sollten ein eigenes Bett im Schlafzimmer der Eltern haben. Die Raumtemperatur sollte für das Kind angemessen sein (18–20 °C). Wenn das Kind gewohnt ist, mit einem Schnuller einzuschlafen, kann dies beibehalten werden. Der Schnuller sollte jedoch nicht zurückgesteckt werden, wenn das Kind ihn im Schlaf verloren hat.

Ein Heimmonitor bringt keinen ausreichenden Schutz vor dem plötzlichen Kindstod.

> **MERKE** Eltern sollte der Leitsatz von weltweiten Kampagnen zur Vermeidung von SIDS mitgegeben werden: **back to sleep** (Rückenlage zum Schlafen).

25 Sozialpädiatrie

25.1 Mortalität und Morbidität des Kindesalters

DEFINITION
- **neonatale Sterblichkeit**: Anzahl der kindlichen Todesfälle bis zum 28. Lebenstag
- **Säuglingssterblichkeit**: Sterblichkeit innerhalb des 1. Lebensjahres.

Die Sterblichkeitsraten von Kindern sind in **Tab. 25.1** aufgeführt. Säuglings- und Kindersterblichkeit haben sich somit in den letzten 20 Jahren um etwa die Hälfte verringert.

Unfälle sind auch bei Schulkindern und Adoleszenten bis zum 15. Lebensjahr die häufigste Todesursache.

Unterschiede in Morbidität und Mortalität ergeben sich nicht nur zwischen verschiedenen Altersgruppen, sondern auch zwischen sozialen Milieus. Statistische Auswertungen haben ergeben, dass Morbidität- und Mortalitätsraten bei Kindern mit niedrigem sozioökonomischen Status erhöht sind.

25.2 Prävention

Primärprävention: Zu den primärpräventiven Maßnahmen im Kindesalter zählen:
- Blutungsprophylaxe
- Rachitisprophylaxe
- Jodmangelprophylaxe
- Kariesprophylaxe
- Impfungen
- Beratung der Eltern bezüglich Unfall- und SIDS-Prophylaxe.

Sekundärprävention: Die Untersuchungen zur Krankheitsfrüherkennung im Kindesalter (U-Untersuchungen) wurden eingeführt, um kindliche Erkrankungen [S. B474] zu einem frühen Zeitpunkt diagnostizieren und therapieren zu können. **Neugeborenen-** und **Neugeborenen-Hör-Screening** zählen ebenfalls zur **Sekundärprävention**.

Beratung und Gesundheitserziehung für bestimmte Altersstufen: Ein Beratungsbedarf der Eltern besteht prinzipiell in jeder Altersstufe des Kindes. Zum Zeitpunkt der Geburt stehen Pflege und Ernährung des Neugeborenen im Mittelpunkt der Beratung, ab dem Kleinkindalter die Unfallprophylaxe bei wachsendem Aktionsradius des Kindes sowie Empfehlungen zum Kindergartenbesuch. Mit der Einschulung beginnt ein neuer Lebensabschnitt, der für die Eltern hinsichtlich der optimalen Unterstützung ihres Kindes eine Herausforderung ist. Auch hier kann Beratungsbedarf entstehen.

Ab dem Schulalter nimmt die Beratung des Kindes selbst einen besonderen Stellenwert ein, insbesondere bezüglich Sucht- und Sexualberatung (Jugendvorsorgeuntersuchung).

Schulärztliche und zahnärztliche Aufgaben: Die Anzahl der vorgeschriebenen schulärztlichen Untersuchungen variiert je nach Bundesland. Allen Bundesländern gemeinsam ist die **Schuleingangsuntersuchung**, der sich alle Kinder vor der Einschulung unterziehen müssen. Das Ziel dieser Untersuchung ist die **Feststellung der Schulfähigkeit** des Kindes und die Früherkennung von eventuell vorhandenen Seh- und Hörstörungen, damit diese noch vor der Schulzeit korrigiert werden können. Eine weitere schulärztliche Aufgabe ist die Kontrolle des Impfstatus und die Durchführung von Impfungen.

Tab. 25.1 Sterblichkeitsraten und häufigste Todesursachen von Kindern in Deutschland (WHO 2010)

	Neugeborenenzeit (bis 28. Lebenstag)	Säuglingszeit (1. Lebensjahr)	Kleinkindalter (bis 5. Lebensjahr)
Sterblichkeitsrate*	3	4	4
häufigste Todesursachen	• perinatologische Komplikationen • angeborene Erkrankungen	• perinatologische Komplikationen • SIDS • angeborene Herzfehler	• Unfälle • maligne Neoplasien • angeborene Herzfehler

*Angaben pro 1000 Lebendgeburten

Im Schulalter finden ferner regelmäßige schulzahnärztliche Reihenuntersuchungen statt, die zum einen der Förderung der Zahngesundheit (Kariesprophylaxe) und zum anderen der Früherkennung von Zahnerkrankungen und -fehlstellungen dienen.

Sport- und Berufsfähigkeit: Eine weitere pädiatrische Aufgabe ist die Feststellung der Sportfähigkeit bei akuten und chronischen Erkrankungen des Kindes. Im Rahmen der Jugendarbeitsschutzuntersuchung (s. Arbeitsmedizin [S. C225]) ist die Berufsfähigkeit zu überprüfen.

> **MERKE** Prävention ist eine wichtige Aufgabe in der kinderärztlichen Praxis.
> Siehe dazu auch das Kapitel Prävention [S. C765].

25.3 Das behinderte Kind

> **DEFINITION** Der Begriff der „Behinderung" ist weit gefasst. Er kann körperliche, mentale, psychische und auch soziale Einschränkungen umfassen.

Rehabilitation: Rehabilitationsmaßnahmen im engeren Sinne sind dazu da, um z. B. nach Unfällen die verlorenen Funktionen wiederzuerlangen. Bei Kindern dienen Rehabilitationsmaßnahmen meist nicht der Wiedererlangung, sondern dem Ersterwerb von Fähigkeiten. Die Heilungschancen, die mit der Behandlung verbunden sind, sind dabei entscheidend vom Zeitpunkt der Diagnosestellung abhängig.

Von wem die Kosten für die Behindertenbetreuung übernommen werden, ist im Bundessozialhilfegesetz festgehalten. Zu den Kostenträgern gehören die Krankenkassen, Renten- und Sozialversicherungen, öffentliche Fürsorge sowie die Versorgungsämter. Siehe hierzu auch die Kapitel Arbeitsmedizin [S. C224] und Rehabilitation [S. C776].

25.4 Betreuung des sozial benachteiligten Kindes

25.4.1 Störungen der frühen Sozialentwicklung

Ätiologie: Störungen der frühen Sozialentwicklung beruhen häufig auf problematischen Beziehungen zwischen Eltern und Kindern oder einem problematischen sozialen Umfeld. Schwierige familiäre Situationen (z. B. minderjährige Mutter, Suchterkrankungen in der Familie, psychische Erkrankungen oder Überforderung der Eltern) können die Sozialentwicklung des Kindes stören. Einsamkeit, emotionale Kälte und Gewalt in der Familie können weitere Faktoren sein.

Klinik:
- motorische und geistige Entwicklungsverzögerung
- Unruhe, „Zappeligkeit"
- Ängste
- Enuresis
- Bewegungsstereotypien (Jaktationen).

Vorgehen: Neben Fördermaßnahmen sollte die gezielte Herausnahme des Kindes aus seiner Familie erwogen werden (z. B. Unterbringung in einer Pflegefamilie oder in einem Kinderheim), wenn es dem Kindeswohl dient.

25.4.2 Kindesmisshandlung und Vernachlässigung

Zum Thema Kindesmisshandlung s. auch Rechtsmedizin [S. C282].

Formen:

Vernachlässigung:
- körperlich: unzureichende Versorgung und Gesundheitsvorsorge, Mangelernährung, unzureichende Körperpflege
- emotional: Deprivation, Entzug von Fürsorge, Liebe, Geborgenheit

Misshandlung:
- körperlich: gewaltsame, nichtunfallbedingte körperliche Schädigung
- emotional: psychische Schädigung durch Überforderung, Drohungen, Auslösen von Ängsten oder Minderwertigkeitsgefühlen
- sexuell: aktive und/oder passive Beteiligung des Kindes an sexuellen Handlungen.

Epidemiologie: Etwa ⅔ der betroffenen Kinder sind < 3 Jahre alt.

> **MERKE** Kindesmisshandlung findet in den meisten Fällen innerhalb der Familie statt.

Klinik: Symptome einer Kindesmisshandlung sind:
- multiple unterschiedlich alte Hämatome, Wunden und Narben
- Kopfverletzungen und Hämatome an atypischen Stellen wie Ohren (retroaurikulär), Kieferwinkel, Mastoid, Wangen, Oberlippe, Hals, Thorax, Rücken, Po, Genitale, Schulter, Oberarmen (v. a. symmetrische Hämatome), ventralen Unterarmen, innerer Oberschenkel, Hand- und Fußrücken und Beinrückseite
- Verletzung von Mundhöhle, Zunge, Frenulum, Zähnen
- Genitalverletzung
- Analfissur
- Entwicklungsverzögerung
- Lethargie
- neurologische Defizite
- Krampfanfälle.

Ein **seelischer Missbrauch** (psychische Deprivation, Kindesvernachlässigung) ist gekennzeichnet durch fehlende emotionale Zuwendung durch die Bezugsperson(en) (= Missbrauch durch Unterlassung), Entbehrung von Nahrung, Kleidung und adäquater Unterkunft. Typische Folgen bei den betroffenen Kindern sind
- physische und psychische Retardierung
- tiefgreifende Kontaktstörungen
- Lethargie.

Vom allgemeinen Begriff der Kindesmisshandlung grenzt man folgende Syndrome ab:

- **Shaken-baby-Syndrom:** Schütteltrauma bei Säuglingen mit **retinalen** und subduralen Blutungen und Krampfanfällen infolge von axonalen Abscherverletzungen, meist Oberarmhämatome durch Festhalten. Der Begriff Shaken-Impact-Syndrom bezeichnet die Verstärkung der traumatischen Schädigung durch den Anprall des kindlichen Kopfes gegen eine harte Oberfläche beim Schütteln.

MERKE Retinale Einblutungen können forensisch der einzige Hinweis auf ein Schütteltrauma sein, deswegen sollte bei Verdacht auf Schütteltrauma immer eine augenärztliche Untersuchung erfolgen!

- **Battered-child-Syndrom:** subdurale Hämatome, Knochenverletzungen (v. a. an Schädel, Rippen, langen Röhrenknochen)
- Eine Sonderform der körperlichen Misshandlung ist das **Münchhausen-by-proxy-Syndrom**, bei dem ein Verwandter („proxy") beim Kind künstlich Krankheitssymptome herbeiführt, um eine medizinische Behandlung zu erreichen (z. B. Vortäuschung von Asthmaanfällen durch „Beinahe-Ersticken"). Dies kann bis zum Tod des betroffenen Kindes führen. Näheres s. Psychiatrie [S. B1058].

Sexueller Missbrauch: Als sexueller Kindesmissbrauch werden willentliche sexuelle Handlungen mit, an oder vor Kindern bezeichnet. Kinder sind nach deutschem Strafrecht alle Personen unter 14 Jahren. In Deutschland ist sexueller Missbrauch von Kindern gemäß § 176 StGB strafbar. Der sexuelle Missbrauch ist in der klinischen Untersuchung nicht so auffällig wie körperliche Misshandlungen. Hinweise sind Verletzungen der Genital- und Analregion, Sperma oder Fremdkörper in Vagina oder After, der Nachweis sexuell übertragbarer Krankheiten und sexuell auffälliges Verhalten des Kindes (z. B. enthemmtes triebhaftes Verhalten bei Kleinkindern mit ungewöhnlich aktivem Interesse an den eigenen oder fremden Genitalien, soziale und intime Distanzlosigkeit gegenüber Fremden, nicht altersgemäße sexuelle Aktivitäten mit Gleichaltrigen, exzessive Masturbation, spielerische Imitation und Nachvollziehen der Tat, Exhibieren und sexuell provozierendes Auftreten).

Die Kinder haben ein erhöhtes Risiko, eine posttraumatische Belastungsstörung, dissoziative Identitätsstörung, Essstörungen und Borderlinepersönlichkeitsstörungen mit autoaggressivem Verhalten zu entwickeln. Die Krankheitsbilder werden im Kapitel Psychiatrie besprochen.

Diagnostik: Häufig erfolgt der Arztbesuch verzögert. Eine **gründliche Anamnese** und körperliche Untersuchung des vollständig unbekleideten Kindes ist zielführend. Die Anamnese umfasst die Erhebung der Verletzungsumstände, der anwesenden Personen, der vorausgegangenen Erkrankungen, Verletzungen oder Unfälle. Entwicklungs-, Familien- und Umgebungsanamnese sind außerdem von Bedeutung. Aufmerksamkeit ist geboten, wenn

- die vorliegenden Befunde sich nicht schlüssig erklären lassen
- anamnestische Angaben beider Elternteile sich unterscheiden oder widersprechen
- wenn das durch die Eltern geschilderte akzidentelle Trauma nicht zum Schweregrad der Verletzungen passt bzw.
- wenn Unfälle gehäuft in Anwesenheit einer bestimmten Person geschehen.

In Tab. 25.2 sind die typischen Hinweise zusammengefasst.

Bei Frakturen bzw. einem begründeten Verdacht auf Kindesmisshandlung ist eine Röntgenuntersuchung indiziert (ggf. Röntgen-Screening der Extremitäten und des Rumpfes).

Radiologische Befunde bei Kindesmisshandlung sind:
- **metaphysäre Frakturen**
- transverse, schräge, spiralige Diaphysenfrakturen durch Torsionskräfte
- posteriore Rippenfrakturen
- Frakturen von Skapula, Sternum, Processus spinosi
- okzipitale Frakturen, Impressionsfrakturen
- multiple Frakturen unterschiedlichen Alters

Eine bildgebende Untersuchung des Gehirns (Sonografie, MRT, CT) ist bei neurologischen Ausfällen oder verminderter Vigilanz indiziert.

Tab. 25.2 Untersuchungstechnische und anamnestische Hinweise auf körperlichen Missbrauch

Parameter	typische Hinweise
körperliche Symptome	• multiple, z. T. unbehandelte Haut- und Weichteilverletzungen unterschiedlichen Alters an sturzuntypischen Lokalisationen: z. B. streifenförmige Hämatome (typisch für Rohrstockverletzungen), Schwellungen im Bereich des Gesäßes, Rückens, Oberschenkels oder Genitals, Brand- und Bisswunden, sichtbare, symmetrische Daumenabdrücke • Verbrühungen durch Eintauchen (Immersionsverbrühungen), meist bilateral symmetrisches Muster (insbesondere strumpfförmig an Füßen und Unterschenkeln), die verbrühten Bezirke grenzen sich scharf zur unverletzten Haut ab • multiple Frakturen unterschiedlichen Alters • radiologischer Nachweis von Epiphysenlösungen und subperiostalen Blutungen (Schleudertraumen) • Bauchtraumen • Zeichen der Vernachlässigung: z. B. reduzierter Allgemein- und Ernährungszustand, Untergewicht und Entwicklungsstörungen
Verhalten der Bezugspersonen	• verzögertes Aufsuchen eines Arztes und häufige Arztwechsel durch die Eltern • Schutzbehauptungen der Eltern hinsichtlich der Verletzungsursache, die das vorliegende Verletzungsmuster nicht erklären können • Beschuldigung Dritter (z. B. Geschwister)
Verhalten der Kinder	• häufig ängstliches, überangepasstes und verschüchtertes Verhalten • Suchen bei Eltern keinen Schutz

Zusätzliche Untersuchungen wie Drogen-Screening, Schwangerschaftstest oder eine mikrobiologische Diagnostik von sexuell übertragbaren Erregern können je nach Situation und Alter des Kindes notwendig werden.

Vorgehen: Erstes und wichtigstes Ziel ist die **Unterbrechung der Missbrauchsituation**. Bei Gefährdung des Kindes durch seine Familie muss rational zwischen Kindeswohl und Fürsorgepflicht einerseits und Schweigepflicht und Behandlung gegen den Willen der Eltern andererseits abgewogen werden. Eine akute Gefährdung der Gesundheit des Kindes kann durch die Herausnahme des Kindes aus der Familie (Inobhutnahme des Kindes nach SGB VIII, Kinder- und Jugendhilfe), z. B. durch eine stationäre Aufnahme gegen den Willen der Eltern, abgewendet werden (Krisenintervention). Eventuell muss die Polizei alamiert werden. Zu den weiteren Maßnahmen zählen:
- psychotherapeutische Betreuung des Kindes in Hinblick auf die Entwicklung von Bewältigungstechniken, Förderung der weiteren Entwicklung und adäquate Behandlung psychischer Folgestörungen
- Beratung und sozialtherapeutische Unterstützung der Familie.

Die Akuttherapie umfasst die Behandlung der aktuellen Verletzungen.

B 18 Urologie

Jürgen Keil

1	Grundlagen	620
2	Fehlbildungen	630
3	Entzündungen	642
4	Tumoren	650
5	Nephro- und Urolithiasis	663
6	Blasenentleerungsstörungen des Erwachsenen	666
7	Andrologie	668
8	Gynäkologische Urologie	672
9	Kinderurologie	674
10	Urologische Notfälle und Traumatologie	674

1 Grundlagen

1.1 Anatomie und Physiologie

Die Anatomie des männlichen Urogenitalsystems ist in **Abb. 1.1** dargestellt. Zur besseren Orientierung wird hier ein kurzer Überblick zu Anatomie und Physiologie gegeben, für Ausführliches s. entsprechende Lehrbücher.

Harnleiter (Ureter): Die beiden Harnleiter bestehen aus 3 Abschnitten: Pars abdominalis (verläuft auf der Psoasfaszie), Pars pelvica (ab der Linea terminalis) und Pars intramuralis (in der Harnblasenwand). Die Ureteren münden am Ostium ureteris in die Harnblase. In ihrem Verlauf kreuzen sie verschiedene Gefäße:
- unterkreuzen A. und V. testicularis bzw. ovarica
- überkreuzen A. und V. iliaca communis
- unterkreuzen Ductus deferens (Samenleiter) bzw. A. uterina.

Darüber hinaus gibt es relative, physiologische Engstellen: am pyeloureteralen Übergang, an der Überkreuzung der Iliakalgefäße sowie beim Durchtritt durch die Muskelschicht der Harnblase.

Harnblase (Vesica urinaria): Die Harnblase besteht, außer im **Trigonum vesicae** (Raum zwischen den beiden Uretereinmündungen und der Harnröhre), aus glatten Muskelzellen und kann abhängig vom Füllungszustand in ihrer Größe deutlich variieren. Sie entleert sich, wenn die Harnblasenmuskulatur (**M. detrusor vesicae**) kontrahiert. Der M. detrusor vesicae besteht aus einer inneren und äußeren Längsmuskel- und einer mittleren Ringmuskelschicht. Ein innerer (Sphincter urethrae internus) und äußerer Schließmuskel (Sphincter urethrae externus) verschließen das Organ. Der **innere Sphinkter** entspricht in seinem Aufbau der Harnblasenmuskulatur (unwillkürlich, vegetative Innervation) und verhindert die retrograde Ejakulation. Der **äußere Sphinkter** ist willkürlich beeinflussbar (quergestreifter Muskel, Innervation über den N. pudendus) und dient der Harnkontinenz.

Harnröhre (Urethra): Beim **Mann** unterscheidet man 3 Abschnitte: Pars prostatica (im Bereich der Prostata), Pars membranacea (im Bereich des M. sphincter urethrae externus, am Durchtritt durch den Beckenboden) und Pars spongiosa (im Bereich der Schwellkörper). Die männliche Harnröhre verläuft S-förmig und mündet am Meatus urethrae externus. Klinisch spricht man von einer vorderen (Bereich zwischen Urethramündung und äußerem Sphinkter) und hinteren Harnröhre (Bereich zwischen äußerem Sphinkter und Blase).

Bei der **Frau** ist die Harnröhre im Vergleich zum Mann (ca. 25 cm) sehr kurz (ca. 3–4 cm), weshalb die Gefahr aufsteigender Infektionen [S. B642] deutlich größer ist.

Vorsteherdrüse (Prostata): Die normale Prostata ist etwa **kastaniengroß** (Volumen ca. 20–30 ml), von einer Bindegewebskapsel umgeben und schließt sich der Harnblase an; kaudal grenzt sie an das Diaphragma urogenitale. Median zeigt sie einen **Sulkus**, der sie in 2 Lappen trennt. Von rektal aus kann sie gut getastet werden [S. B622]. Sie besteht aus ca. 50 einzelnen Drüsen, die neben dem Colliculus seminalis in die Harnröhre münden und ein alkalisches Sekret [S. B624] produzieren. Anatomisch gliedert sich die Prostata in 4 Zonen (**Abb. 1.2**). Besonders relevant sind dabei die **Übergangs-**(oder Transital-)**zone**, die periurethral liegt und den Entstehungsort der benignen

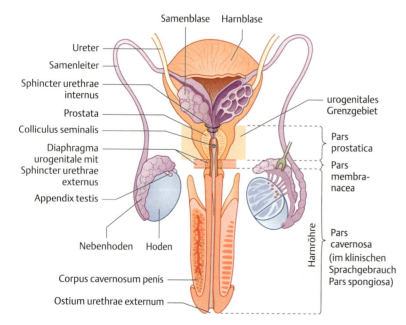

Abb. 1.1 Männliches Urogenitalsystem (Dorsalansicht). (aus: Sökeland, Rübben, Taschenlehrbuch Urologie, Thieme, 2008)

1.1 Anatomie und Physiologie

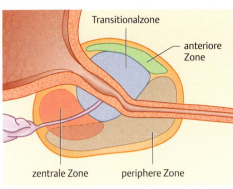

Abb. 1.2 Zonen der Prostata. (aus: Sökeland, Rübben, Taschenlehrbuch Urologie, Thieme, 2008)

Prostatahyperplasie [S. B653] darstellt, sowie die **periphere Zone** (größter Anteil, meist Ausgangspunkt des Prostatakarzinoms [S. B656]).

Bläschendrüse (Vesiculae seminales): Es gibt 2 Samenbläschen, die ein alkalisches Begleitsekret bilden und der Prostata dorsal und seitlich anliegen. Über ihre Ausführungsgänge münden sie gemeinsam mit dem Ductus deferens (Ductus ejaculatorius) in die Urethra.

Hoden (Testes) und Nebenhoden (Epididymis): Beide bilden eine funktionelle Einheit. Der Hoden ist eiförmig und fasst ein Volumen von etwa 18 ml. Er ist prall-elastisch und glatt. Der Nebenhoden besteht aus Caput, Corpus und Cauda und sitzt dem Hoden dorsolateral auf. Der Appendix testis (Hydatide) entspricht einem Überrest des Müller-Gangs am oberen Hodenpol.

Mehrere Schichten umgeben den Hoden:
- außen: straffe Tunica albuginea (Kapsel), die mit dem Proc. vaginalis peritonei verschmolzen ist (Tunica vaginalis testis) und das Skrotum (Hodensack) auskleidet
- Epiorchium: viszerales Blatt der Tunica vaginalis testis
- Periorchium: parietales Blatt
- Fascia spermatica interna, M. cremaster, Fascia spermatica externa.

Versorgt werden die Strukturen über die **A. testicularis** (aus Aorta), die **A. cremasterica** (aus A. epigastrica inferior) und die **A. ductus deferentis** (A. iliaca interna). Das venöse Blut fließt über die **Vv. testiculares** (bilden im Verlauf den Plexus pampiniformis → Temperaturregler) und weiter in die **V. cava inferior** (rechts) bzw. **V. renalis sinistra** (links). Zu den Abflussstörungen s. Kap. Varikozele [S. B640].

Die Aufgaben des Hodens sind die Bildung der männlichen Samenzellen (**Spermatogenese**) und der männlichen **Geschlechtshormone**.

Im Hoden unterscheidet man histologisch die testosteronproduzierenden **Leydig-Zellen** von den **Sertoli-Zellen**, die Stützzellen sind und Vermehrung und Reifung der Keimzellen kontrollieren und Inhibin und das androgenbindende Protein bilden.

Penis: Der Penis besteht aus einer paarigen Wurzel, dem Korpus (Schaft) und der Glans (Eichel). Die Glans wird beim nichterigierten Penis von der Vorhaut geschützt. Bei mangelnder Hygiene können abgestoßene Epithelzellen (Smegma) zu Entzündungen und u. U. über Jahre auch zur Karzinomentwicklung führen.

Der Penis besteht aus einem kavernösen Venengeflecht (**Schwellkörper**) – Corpus spongiosum penis (unpaarig, führt die Harnröhre) und Corpora cavernosa penis (paarig) – die über eine Blutstauung zur Erektion führen.

Miktion und Harnkontinenz: Die physiologische Blasenentleerung erfordert das ungestörte Zusammenspiel aller beteiligten Instanzen. Hierzu gehören:
- **zerebral/sakral:**
  - Detrusorreflexzentrum im Frontallappen
  - pontines Miktionszentrum in der Formatio reticularis des Hirnstamms
  - sakrales Miktionszentrum im Rückenmark S 2–S 4
- **M. detrusor vesicae:**
  - (überwiegend) parasympathisch: aus sakralem Miktionszentrum (S 2–S 4), Verlauf im N. pelvicus → Kontraktion des Detrusors, Erschlaffung des inneren Sphinkters
  - sympathisch: aus Th 10–12 bis L 2, Verlauf im N. hypogastricus → Kontraktion von urethraler Muskulatur und Blasenhals (α-adrenerger Anteil) und Hemmung des Detrusor (α- und β-adrenerger Anteil)
- **M. sphincter urethrae externus:** Innervation durch den somatomotorischen N. pudendus (S 2–S 4) → willkürliche Kontraktion und Kontinenz.

Steuerung der Blasenentleerung: Die Blasenentleerung wird im Wesentlichen über 4 Funktionsschleifen gesteuert (Abb. 1.3):
1. **Zentrale Kontrolle** des **willkürlichen Miktionreflexes** über das pontine Miktionszentrum.
2. **Unwillkürliche Detrusorkontraktion** mit vollständiger Blasenentleerung (eigentlicher Miktionsreflex): afferente Stimulation des pontinen Miktionszentrums → efferente Hemmung des N. hypogastricus (sympathisch) bzw. efferente Stimulation des N. pelvicus (parasympathisch).
3. Die **spinale Koordination** der (unwillkürlichen) Kontraktionen von M. detrusor und M. sphincter urethrae externus verläuft über afferente Stimulation des N. pelvicus und Hemmung des N. pudendus.
4. Die zentrale Kontrolle der **willkürlichen Kontraktion des M. sphincter urethrae externus** zur Aufrechterhaltung der Kontinenz läuft über das Großhirn und das sakrale Miktionszentrum.

> **MERKE**
> - Füllung der Harnblase und Kontinenz → Sympathikus
> - Blasenentleerung (Kontraktion des M. detrusor vesicae) → Parasympathikus.

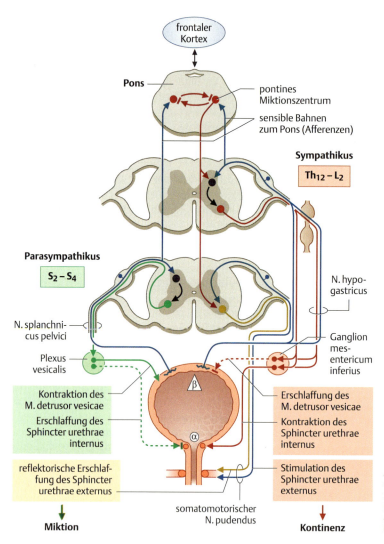

Abb. 1.3 **Steuerung der Blasenentleerung.** Dargestellt ist die Innervation von Harnblase und den Sphinkteren (rot: sympathisch, grün: parasympathisch, gelb: somatomotorisch, blau: sensibel afferent). (aus: Sökeland, Rübben, Taschenlehrbuch Urologie, Thieme, 2008)

1.2 Allgemeine urologische Diagnostik

1.2.1 Anamnese und klinische Untersuchung

Anamnese: Wie bei allen anderen Erkrankungen müssen auch in der Urologie immer eine allgemeine und eine aktuelle, symptombezogene Anamnese erhoben werden. Bei urologischen Krankheitsbildern beinhaltet die Eigenanamnese v. a.:

- Fragen nach internistischen, neurologischen (z. B. multiple Sklerose, Bandscheibenvorfall) und gynäkologischen (z. B. Descensus uteri) Begleiterkrankungen
- Voroperationen (z. B. Hysterektomie, Operationen am Darm und im Becken- und Retroperitonealbereich)
- Medikamenten- und Genussmittelanamnese (auch Drogen!)
- Sexualanamnese (v. a. Fragen nach Libido, Erektions- und Ejakulationsstörungen, Häufigkeit des Geschlechtsverkehrs, partnerschaftlichen Konflikten, Kinderwunsch).

Außerdem wird gezielt gefragt nach **Beschwerden** und **Veränderungen** im **Urogenitaltrakt** (z. B. Miktionsstörungen, Schmerzen, Hämaturie, erektile Dysfunktion, Inkontinenz, tastbare Schwellungen und Ejakulatveränderungen).

Körperliche Untersuchung: Zur Untersuchung der Niere s. Anamnese [S. C199].

Neben der Inspektion des **Penis** sollte versucht werden, die Vorhaut (wenn vorhanden) zurückzuschieben. **Hoden** und **Nebenhoden** werden am stehenden Patienten untersucht. Der Skrotalinhalt wird mit beiden Händen zwischen Daumen und den ersten beiden Fingern palpiert. Dabei werden seitenvergleichend Größe, Form, Konsistenz und Druckschmerzhaftigkeit beurteilt. Normalerweise ist der Hoden glatt, eiförmig und elastisch und lässt sich gut vom Nebenhoden abgrenzen Bei einer tastbaren Vergrößerung gibt die **Diaphanoskopie** erste differenzialdiagnostische Hinweise (Durchleuchtung mit einer Taschenlampe im abgedunkelten Raum): Vergrößerungen, die klare Flüssigkeit enthalten (z. B. Hydrozele,

1.2 Allgemeine urologische Diagnostik

Tab. 1.1 Befunde der Prostatauntersuchung

Diagnose	Befund
Normalbefund	kastaniengroß, weich und gummiartig (→ Konstistenz entspricht in etwa einem gespannten Daumenballen!); Prostata allseits gut abgrenzbar und gegenüber der Rektumschleimhaut verschieblich **Beachte:** Die Palpation kann als unangenehm empfunden werden und mit einem Miktionsdrang verbunden sein, sollte jedoch nicht schmerzhaft sein!
Prostatahyperplasie	vergrößerte, weiche, allseits gut abgrenzbare und gegenüber der Rektumschleimhaut verschiebliche Prostata; der Sulkus kann weitestgehend verstrichen sein
Prostatakarzinom	höckrige und harte Prostata, evtl. nicht mehr auf dem Rektum verschieblich; bei lokal fortgeschrittenem Prozess keine eindeutige Abgrenzung zur Umgebung
Prostatitis	die digital-rektale Untersuchung ist extrem schmerzhaft; der Tastbefund kann (v. a. bei granulomatöser Entzündung) dem eines Prostatakarzinoms täuschend ähnlich sein
Prostataabszess	schmerzhafte Palpation mit tastbaren Fluktuationen

Tab. 1.2 Hormonbestimmung

Hormon	Aufgabe	diagnostische Bedeutung	Normwerte
Testosteron	fördert Ausbildung, Wachstum und Differenzierung der männlichen Fortpflanzungsorgane und der sekundären männlichen Geschlechtsmerkmale, Steuerung der Libido, anabole Wirkung	Störungen des Hodens, Infertilitätsdiagnostik	tageszeitliche Schwankung und Altersabhängigkeit: morgendliche Werte < 10 nmol/l sollten weiter abgeklärt werden
luteinisierendes Hormon (LH)	Stimulation der Testosteronsynthese beim Mann durch direkte Wirkung auf die Leydig-Zwischenzellen; bei der Frau wird die Gestagenbildung und -ausschüttung stimuliert	erektile Dysfunktion und Störungen des Hodens	basale Serumkonzentration fertiler Männer 1–9 IU/l mit relativ ausgeprägten pulsatilen Schwankungen über 24 h
follikelstimulierendes Hormon (FSH)	Stimulation von Spermatogenese beim Mann und Östrogenproduktion bei der Frau	erektile Dysfunktion (ED) und Störungen des Hodens	basale Serumkonzentration fertiler Männer 1–11 IU/l

Funikulozele, Spermatozele) erscheinen im Gegensatz zu soliden Veränderungen (z. B. Tumor, Skrotalhernie) transparent (= Diaphanoskopie positiv).

Die wichtigste urologische Untersuchung ist die **digital-rektale Palpation der Prostata** (zum Untersuchungshergang s. Anamnese [S. C200]). Beurteilt werden dabei nach Inspektion des Anus der Analsphinktertonus, die Konsistenz, Größe und Abgrenzbarkeit der Prostata und Verschieblichkeit der ventralen Rektumschleimhaut. Nach der Untersuchung prüft man den Handschuh auf Blut oder Eiterauflagerungen. Mögliche Befunde sind in Tab. 1.1 zusammengefasst.

> **MERKE** Schmerzen während der Prostatapalpation sind Hinweis auf eine Entzündung.

Spezielle Untersuchungsverfahren sind die **urogynäkologische** und **neurologische** Untersuchung. Bei Letzterer werden der Analsphinktertonus, Analreflex (S 3–S 5, der M. sphinkter ani externus kontrahiert beim Bestreichen der Dammhaut), der Bulbokavernosusreflex (S 3–S 4, der Beckenboden kontrahiert durch Kneifen der Glans penis), der Kremasterreflex (L 1–L 2, der ipsilaterale M. cremaster kontrahiert beim Bestreichen der Oberschenkelinnenseite) sowie die Sensibilität im Bereich des Sakralnervengebiets geprüft.

1.2.2 Laboruntersuchungen

Hämatologisches Labor

Untersucht werden neben den allgemeinen hämatologischen Laborwerten, wie z. B. Blutbild, Blutsenkung, Elektrolyte und Gerinnungswerte, insbesondere **CRP** sowie die Retentionsparameter **Kreatinin** und **Harnstoff** im Serum sowie die **Kreatinin-Clearance** (s. Niere [S. A381]).

Einen wichtigen Stellenwert zur Abklärung einer gestörten Hodenfunktion bzw. einer erektilen Dysfunktion haben **Hormonbestimmungen** (Tab. 1.2).

Als **Tumormarker** werden eingesetzt:
- prostataspezifisches Antigen (**PSA**): Früherkennung und Verlaufskontrolle des Prostatakarzinoms
- β-humanes Choriongonadotropin (**β-HCG**): Tumormarker bei Nichtseminomen und Seminom
- α-Fetoprotein (**AFP**): unspezifischer Hodentumormarker beim Nichtseminom
- Laktatdehydrogenase (**LDH**): unspezifischer Tumormarker beim Seminom und Nichtseminom.

Näheres s. Klinische Chemie [S. C588].

Uringewinnung und -diagnostik

Zur Uringewinnung s. Klinische Chemie [S. C523], zur Urindiagnostik s. Klinische Chemie [S. C580] sowie Niere [S. A379].

Sekrete der ableitenden Harnwege und des Genitals

Urethralsekret: Es wird entweder direkt (Ausfluss) oder über einen Harnröhrenabstrich gewonnen und mikroskopisch sowie mikrobiologisch untersucht.

Prostatasekret: Prostataexprimat wird im Rahmen der sog. **4-Gläser-Probe** (Tab. 1.3) durch eine digital-rektale **Prostatamassage** (durchgeführt zwischen 2. und 3. Glas) gewonnen. Anschließend wird das Exprimat mikroskopisch untersucht und eine Objektträgerkultur (Erregernachweis) angelegt. Mithilfe der 4-Gläser-Probe kann zwischen einer Urethritis, Zystitis und Prostatitis differenziert werden.

Ejakulatdiagnostik (Spermiogramm): Die Anfertigung eines Spermiogramms ist in der Infertilitätsdiagnostik indiziert. Nach einer 5-tägigen sexuellen Karenz wird das Spermiogramm aus frischem Ejakulat angelegt. Neben Spermien finden sich im Ejakulat alkalische Sekrete aus den Samenblasen, der Prostata und den periurethralen Drüsen. Ein wichtiger Bestandteil ist Fruktose, die Energie für die Spermienbeweglichkeit liefert. Das prostataspezifische Antigen (PSA) aus dem Prostatasekret trägt zur Ejakulatverflüssigung bei. **Tab. 1.4** zeigt die Befunde bei normalem Spermiogramm. Pathologische Befunde sind:

- **Aspermie:** kein Ejakulat
- **Hypospermie:** ≤ 1,5 ml Ejakulat
- **Oligozoospermie:** ≤ 15 Mio. Spermien/ml Ejakulat, normale Morphologie und Motilität
- **Azoospermie:** fehlender Nachweis von Spermatozoen
- **Asthenozoospermie:** herabgesetzte Motilität, normale Spermienzahl und Morphologie
- **Teratozoospermie:** verminderter Anteil normal geformter Spermien, normale Motilität und Spermienzahl.

1.2.3 Urodynamik

Die Urodynamik umfasst verschiedene Untersuchungen zur **qualitativen** und **quantitativen Funktionsabklärung** des **gesamten unteren Harntrakts**.

Uroflowmetrie

Das Miktionsvolumen wird in Abhängigkeit von der Zeit (Miktionsdauer) erfasst und grafisch dargestellt. Als wenig invasives und aufwendiges Verfahren wird es zum Screening von **Blasenfunktionsstörungen** eingesetzt. Die Uroflowmetrie kann mit einem EMG des Beckenbodens kombiniert werden (sog. „Flow-EMG"), das eine gleichzeitige Ableitung der Beckenbodenpotenziale ermöglicht (z. B. im Rahmen der Enuresisabklärung).

Durchführung: Voraussetzung ist eine gefüllte Blase (eigener Urin bzw. Einmalkatheterismus und Auffüllen der Harnblase mit Kochsalzlösung unter sonografischer Kontrolle). Das Volumen des in einen Trichter gelenkten Harnstrahls wird gemessen und gleichzeitig die Harnflussrate erfasst. Nach der Uroflowmetrie erfolgt routinemäßig die Restharnbestimmung.

Tab. 1.3 4-Gläser-Probe

Glas	Material	pathologischer Befund
1	erste Urinportion (wenige ml) aus der Harnröhre	Urethritis
2	Mittelstrahlurin	Zystitis
3	Prostataexprimat	Prostatitis
4	Resturin aus der Harnblase nach Prostatamassage („Exprimaturin")	

Tab. 1.4 Normales Spermiogramm (WHO-Richtlinie, 2010)

Parameter	Normwerte
Ejakulatvolumen	> 1,5 ml Ejakulat
pH-Wert	7,2–8,0
Spermienkonzentration	> 15 Mio. Spermien/ml Ejakulat
Spermiengesamtzahl	> 39 Mio. Spermien/Ejakulat
Gesamtmotilität (progressiv und nichtprogressiv)	40 %
progressive Motilität	32 %
Morphologie	> 4 % normal geformte Spermien (= Normospermie)
Vitalität	> 58 % lebende, bewegliche Spermien
MAR-Test (Spermien-Antikörper-Bestimmung)	< 50 % Spermien mit anhaftenden Partikeln
Leukozyten	< 1 Mio./ml Ejakulat
α-Glukosidase	> 20 mU/Ejakulat
Fruktose	> 13 µmol/Ejakulat
Zink	> 2,4 µmol/Ejakulat

Wichtigste Parameter:

- maximaler Harnfluss Q_{max} (normal > 15 ml/s)
- Miktionsvolumen (> 150 ml, sonst kein aussagekräftiges Ergebnis)
- Miktionszeit
- Kurvenverlauf.

Bei **hohen Restharnwerten** (> 250–350 ml) kann trotz „guter" Uroflowmetrie mit kräftigem Strahl eine **Überlaufsymptomatik** vorliegen. In diesem Fall kommt die Miktion lediglich dadurch zustande, dass der Füllungsdruck der Blase den Verschlussdruck des Sphinkters übersteigt. Eine kontrollierte physiologische Miktion im eigentlichen Sinne liegt nicht vor.

Zystometrie (Blasendruckmessung) und Miktionszystometrie (Druck-Fluss-Messung)

Die Speicher- (Zystometrie) und Entleerungsfunktion (Miktionszystometrie) der Blase werden qualitativ und quantitativ erfasst. Indikation ist die Abklärung von **Blasenentleerungsstörungen**.

Durchführung: Für beide Verfahren wird ein doppellumiger Katheter mit Druckaufnahmesonde in die Blase eingebracht und diese langsam mit körperwarmer physiologischer Kochsalzlösung gefüllt. Bei der Zystometrie wird außerdem der intraperitoneale Druck (=Druck im Rektum) mithilfe einer im Rektum platzierten Drucksonde gemessen. Bei der Miktionszystometrie werden während der anschließenden Miktion simultan Detrusordruck, Harnfluss und Beckenboden-EMG erfasst (hierzu werden zuvor EMG-Sonden in der Perinealregion angebracht).

Wichtigste Parameter:
- Detrusordruck (= Blasendruck – intraabdominaler Druck) während Füllung und Entleerung
- Blasenkapazität
- Blasenstabilität bzw. -instabilität
- Compliance (Dehnbarkeit der Blase)
- Harnfluss
- Detrusor-Sphinkter-Dyssynergie.

Bei Kindern wird die Urodynamik häufig als **Videourodynamik** durchgeführt: Mit einem röntgendichten Kontrastmittel als Füllmedium kann gleichzeitig mit der Miktionszystometrie eine Miktionszysturethrografie [S. B626] durchgeführt werden.

Urethradruckprofil

Beim Urethradruckprofil werden die Druckverhältnisse im Bereich definierter Punkte im Harnröhrenverlauf gemessen. Sie wird in der Inkontinenzabklärung bei Mann und Frau eingesetzt. Dazu misst man mit einem speziellen Katheter, der maschinell aus dem Blasenhals zurückgezogen wird, die Verschlussdrücke an definierten Punkten entlang der Urethra in Ruhe und unter Stressbedingungen (z. B. Husten).

1.2.4 Bildgebende Diagnostik

Sonografie

Indikation: Die Sonografie hat einen zentralen Stellenwert in der urologischen Diagnostik und wird eingesetzt zur Untersuchung von:
- **Niere** (s. Niere [S. A381]): Abklärung von Flankenschmerzen, Diagnostik von Entzündungen, Traumen oder Raumforderungen der Niere sowie Screening und Verlauf bei Nephrolithiasis
- **Harnleiter:** Abklärung prävesikaler Harnleiterkonkremente
- **Harnblase:** Screening und Abklärung von Raumforderungen der Harnblase, Blasensteinen und Blasenentleerungsstörungen (v. a. Restharnmessung, Blasendivertikel)
- **Prostata und Samenblasen:** Abklärung von Miktionsbeschwerden beim Mann, Diagnostik und Staging des Prostatakarzinoms, interventionelle Sonografie (z. B. ultraschallgesteuerte Prostatabiopsie)
- **Hoden:** Abklärung von Hodenschmerzen und unklaren Raumforderungen.

Die Sonografie ist ein wichtiges Instrument zur Diagnostik, aber v. a. auch Nachsorge und Verlaufskontrolle von (urologischen) Tumoren, insbesondere durch die Diagnostik von Lymphknotenvergrößerungen im Retroperitoneum.

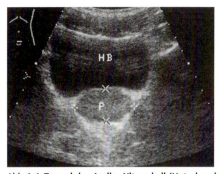

Abb. 1.4 Transabdomineller Ultraschall (Unterbauchquerschnitt). Normalbefund einer Prostata (P), HB = Harnblase. (aus: Schmidt, Sonografische Differenzialdiagnose, Thieme, 2012)

Durchführung:
Prostata und Samenblasen: Orientierend wird die Prostata im suprapubisch-transvesikalen Ultraschall im Längs- und Querschnitt untersucht (**Abb. 1.4**). Eine genaue Beurteilung gelingt mithilfe des **transrektalen Ultraschalls** (TRUS), bei der eine spezielle Ultraschallsonde mit einem 7 MHz-Schallkopf in das Rektum eingeführt wird. Im Rahmen der minimalinvasiven Therapie des Prostatakarzinoms wird zusätzlich der **HIFU** (high-intensitiy focused ultrasound) angewendet. Dabei wird Prostata mit fokussiertem Ultraschall dreidimensional vermessen und gleichzeitig therapiert. **Normalbefund:** Glatt begrenztes Organ mit homogenem Binnenecho, dessen zonale Anatomie [S. B620] bei guter Bildqualität dargestellt werden kann.

Hoden: In Rückenlage mit nach kranial weggehaltenem Penis werden beide Hoden im Seitenvergleich im Längs- und Querschnitt geschallt. **Normalbefund:** Homogenes Binnenecho, glatt begrenzte Hoden, kein oder zarter Flüssigkeitssaum, zarter Nebenhoden.

i. v.-Urografie (Ausscheidungsurografie)

Indikation: Mithilfe der i. v.-Urografie können seitengetrennt Veränderungen der Ausscheidungsfunktion und pathologische Befunde (z. B. Entzündungen, Tumoren, Zysten) dargestellt werden. Sie wird in der Diagnostik und Verlaufskontrolle bei **Nephrolithiasis** bzw. **Urothelkarzinom** und zur Abklärung **rezidivierender Infekte** oder **Flankenschmerzen** eingesetzt.

Kontraindikationen: Kontrastmittelallergie, Niereninsuffizienz (Kreatinin i. S. > 2,0 mg/dl), Hyperthyreose, Plasmozytom, Gravidität und akute Nierenkolik (→ Gefahr der Fornixruptur).

Patientenvorbereitung: nüchterner Patient, abführende und entblähende Maßnahmen am Vorabend zur Verringerung der Überlagerungsartefakte durch Darmgas. Direkt vor der Untersuchung muss die Blase entleert werden. Um die Streustrahlung zu verringern und die Bildqualität zu verbessern, kann ein Bauchgurt zur Kompression (Kompressionsurogramm) angelegt werden.

Durchführung: Jede i.v.-Urografie setzt sich aus einer Abdomenübersichts- (Leeraufnahme im Liegen) und mehreren Kontrastmittelaufnahmen zusammen:
- **Leeraufnahme:** Beurteilt werden Weichteile, Knochengerüst und Verkalkungen.
- **Kontrastmittelaufnahmen:** Nach i.v.-Gabe eines nichtionischen, niederosmolaren KM werden folgende Aufnahmen angefertigt:
  - **7'-Aufnahme:** Beurteilung der KM-Anflutung im Nierenparenchym und im oberen Hohlsystem
  - **15'-Aufnahme:** Beurteilung der KM-Anflutung im Harnleiter und in der Harnblase
  - **Spätaufnahme(n):** bei Verzögerung der KM-Ausscheidung (bis zu einigen Stunden nach KM-Gabe).

Normalbefund: Das komplette Hohlsystem sollte nach 12–15 min als zartes oberes Hohlsystem und zarte Harnleiter beidseits dargestellt sein. Die beiden Harnleiter kommen aufgrund ihrer Eigenperistaltik i.d.R. nur abschnittsweise zur Darstellung!

Aufnahmen im Liegen und Stehen sind indiziert bei V.a. Nephroptose [S.BG30].

Zystografie und Miktionszystourethrografie (MCU)

Indikationen: Diagnostik und Abklärung von **Blasenentleerungsstörungen**, vesikoureteralem bzw. vesikorenalem **Reflux** und **obstruktiven** Harnröhrenpathologien (Harnröhrenstenosen, -klappen). Die Zystografie und die Miktionszystourethrografie finden v.a. in der Kinderurologie Anwendung.

Durchführung: Die Harnblase wird mithilfe eines dünnen transurethralen Katheters mit einem nichtionischen, niederosmolaren Kontrastmittel aufgefüllt. Anschließend werden Röntgenaufnahmen angefertigt (= Zystografie). Für die MCU wird der Katheter entfernt und der Patient zum Wasserlassen aufgefordert. Dabei werden im seitlichem Strahlengang die sog. Miktionsaufnahmen angefertigt. **Normalbefund:**
- **Zystografie:** glatte nahezu kugelige Darstellung der Harnblase mit homogener KM-Füllung und glatt berandeten Grenzen ohne Trabekularisierung des Blasenmuskels
- **MCU:** restharnfreie Entleerung der Harnblase ohne nachweisbaren Reflux in die Ureteren, normkalibrige Harnröhre ohne Kalibersprünge (**Abb. 1.5**).

Retrograde Urethrografie

Indikationen: Diagnostik und Abklärung von **Blasenentleerungsstörungen**, **Blasenhalsengen**, **Prostatavergrößerungen**, **Harnröhrendivertikeln** und **-stenosen**.

Durchführung beim Mann: Der Patient liegt in Halbseitenlage auf dem Röntgentisch. Die kontrastmittelgefüllte Spritze mit Metallolive wird direkt auf den Meatus urethrae aufgesetzt, sodass die Urethra nach außen hin abgedichtet wird und die gesamte Harnröhre dargestellt werden kann. Anschließend wird das KM in entspanntem Zustand (Beckenbodenrelaxation) bei gestreckter Harnröhre instilliert und die Röntgenaufnahmen werden angefertigt. **Normalbefund:** Die Harnröhre ist glatt und im Bereich der Pars membranacea am Durchtritt durch den Beckenboden (Sphincter urethrae externus) sanduhrförmig eingeschnürt. Die prostatische Harnröhre verläuft relativ steil, KM umfließt den Colliculus seminalis.

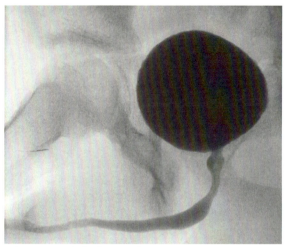

Abb. 1.5 **Normalbefund einer Miktionszystourethrografie (Junge).** (aus: Keil, Prüfungsvorbereitung Urologie, Thieme, 2008)

Durchführung bei der Frau: Die Darstellung der Harnröhre wird durch Einführen eines Doppelballonkatheters ermöglicht. Dabei dichtet der proximale Ballon die Urethra gegen die Harnblase und der distale, mobile Ballon die äußere Urethraöffnung ab. Über den Katheterkanal wird in die Urethra Kontrastmittel appliziert. Diese Untersuchung dient bei der Frau insbesondere der Diagnostik von **Harnröhrendivertikeln**.

CT und MRT

Die CT ist neben der Sonografie das wichtigste Verfahren zur Diagnostik und Nachsorge von **urologischen Tumoren** und tritt teilweise in Konkurrenz zur klassischen i.v.-Urografie. Weitere Indikationen sind die Beurteilung komplizierter Zysten und entzündlicher Prozesse v.a. im Bereich der Niere. Das Indikationsspektrum der MRT entspricht prinzipiell dem der CT, ist aber wegen hoher Kosten und der geringeren Verfügbarkeit eher Spezialfragestellungen vorbehalten.

1.2.5 Invasive urologische Diagnostik

Die endoskopische Diagnostik (und Therapie) spielt in der Urologie eine sehr wichtige Rolle. Dabei werden prinzipiell starre und flexible Instrumente unterschieden, wobei Erstere eher im Rahmen der interventionellen Endoskopie und Letztere v.a. zur Diagnostik und Lasertherapie eingesetzt werden.

Die **einzige Kontraindikation** für die Endoskopie ist eine **akute Infektion** der **ableitenden Harnwege** (z.B. Harnwegsinfekt, Prostatitis, Urethritis, Epididymitis)!

Urethrozystoskopie

Indikationen: Diagnostisch zur Abklärung von u. a. Hämaturie, Fisteln, Inkontinenz, obstruktiven Blasenentleerungsstörungen oder rezidivierenden Harnwegsinfekten, zur Tumordiagnostik und -nachsorge sowie zur Biopsieentnahme.

Therapeutisch zur Blasensteinlithotripsie sowie zur transurethralen Resektion von Blase (TUR-B) und Prostata (TUR-P) und zur Urethrotomia interna („Harnröhrenschlitzung" bei Stenosen).

Vorgehen: Die Urethrozystoskopie wird in Steinschnitt- oder Rückenlagerung durchgeführt, die Haut wird desinfiziert und das Arbeitsfeld steril abgedeckt. Beim **Mann** wird das Endoskop nach Instillation von Gleitmittel (ggf. mit Lokalanästhetikum) in die distal penile Harnröhre eingeführt, bei der **Frau** in die Harnblase. Unter kontinuierlichem Spülwasserzufluss (→ führt zur Erweiterung der Harnröhre vor dem Endoskop) werden systematisch die gesamte Harnröhre (nur beim Mann), der Blasenhals und die Harnblase gespiegelt. Dabei werden Trigonum und Harnleiterostien beurteilt und Schleimhaut und Blasenwand inspiziert.

Komplikationen:
- Via falsa der Harnröhre (v. a. bei blindem Einführen des Gerätes bis in die Harnblase)
- Harnwegsinfektion
- Schleimhautläsionen mit Ausbildung einer Harnröhrenstriktur.

Urethrozystoskopie mit Ureteropyelografie

Retrograde Kontrastmitteldarstellung des Harnleiters und Nierenbeckens im Rahmen einer Urethrozystoskopie (s. o.).

Indikationen:
- Hämaturieabklärung (insbesondere aus einem der Harnleiterostien)
- Tumordiagnostik des oberen Harntrakts
- Nephrolithiasis mit V. a. Harnleiterstein (besonders nichtschattengebende Harnsäurekonkremente)
- Abklärung unklarer Befunde in der i. v.-Urografie.

Vorgehen: Über den Arbeitskanal des Urethrozystoskops wird ein dünner Kunststoffkatheter vorgeführt. Zur Darstellung des kompletten Harnleiters und Nierenbeckens wird ein Katheter mit einer olivenförmig konfigurierten Spitze verwendet, der auf das Harnleiterostium aufgesetzt wird. Sollen v. a. weiter proximal gelegene Regionen untersucht werden, wird der Katheter unter radiologischer Sicht über den distalen Harnleiter hinaus vorgeführt und bis in die jeweiligen Regionen (z. B. subpelviner Harnleiter oder Nierenbecken) vorgeschoben.

Anschließend erfolgt die KM-Gabe über den Katheter und die radiologische Dokumentation des Befundes.

MERKE Soll eine diagnostische Spülzytologie aus dem Nierenbecken gewonnen werden, sollte dies vor Applikation des Kontrastmittels erfolgen.

Komplikationen: s. Urethrozystoskopie.

Ureterorenoskopie

Retrograde Spiegelung des Harnleiters und des Nierenbeckens.

Indikationen: Diagnostisch zur Hämaturieabklärung und Tumordiagnostik des oberen Harntrakts bzw. Abklärung unklarer Befunde in der i. v.-Urografie. **Therapeutisch** für Interventionen bei Harnleiterstenosen, Harnleiter-, Nierenbecken- bzw. Nierenkelchkonkrementen.

Vorgehen: Nach Vorspiegeln in die Harnblase wird das jeweilige Harnleiterostium mit dem Ureterorenoskop intubiert. Anschließend wird unter moderater Spülwasserzufuhr in den Harnleiter vorgespiegelt und alle Anteile des Harnleiters werden ausgeleuchtet. Je nach geplantem Vorgehen können so der komplette Harnleiter und große Teile des Nierenbeckens ausgeleuchtet werden.

Komplikationen:
- Harnleitertraumatisierung bis hin zum Harnleiterabriss (sofortige operative Revision notwendig, anschließend wird aufgrund der postoperativen Schleimhautschwellung ein temporärer Harnleiterkatheter eingelegt)
- Schleimhautläsionen mit Ausbildung einer Harnleiterstriktur
- Harnwegsinfektion.

Perkutane Nephroskopie

Perkutane Punktion des Hohlsystems mit anschließender Aufbougierung und Spiegelung des Nierenbeckens.

Indikationen: Diagnostisch zur Entnahme von Nierenbiopsien, **therapeutisch** zur:
- Zertrümmerung oder Entfernung großer Nierensteine (perkutane Nephrolithopraxie)
- antegraden Erweiterung einer subpelvinen Harnleiterenge
- antegraden Harnleiterschienung [S. B629].

Vorgehen: Das Nierenbeckenkelchsystem wird unter sonografischer Kontrolle punktiert und die Lage der Punktionsnadel anschließend radiologisch durch KM-Gabe kontrolliert (Patient in Bauchlage). Anschließend werden ein Sicherheitsdraht vorgelegt und der Punktionskanal und spätere Arbeitskanal aufbougiert. Danach wird das Nephroskop eingeführt.

Komplikationen: Blutungen und die Perforation des oberen Hohlsystems.

1.3 Urologische Leitsymptome

Siehe Leitsymptome [S. C124].

1.4 Harndrainage und Harnableitung

1.4.1 Drainage des unteren Harntrakts

Indikationen: Vorübergehende oder dauerhafte **Sicherstellung der Urindrainage** bei:
- Blasenentleerungsstörungen oder infravesikaler Obstruktion (z. B. Prostataadenom)
- Trauma im Bereich der ableitenden Harnwege oder nach urologischen Operationen
- akuten Entzündungen (z. B. hochfieberhafter Pyelonephritis, Epididymitis, Prostatitis)
- intensivpflichtigen Patienten (→ zur Flüssigkeitsbilanzierung).

Methoden: Eine länger dauernde Drainage des unteren Harntrakts kann über einen **transurethralen Harnblasendauerkatheter** oder einen **suprapubischen Harnblasenkatheter** erfolgen.

Transurethraler Harnblasendauerkatheter: Beim **Mann** wird die Vorhaut mit der linken Hand (unsteril) zurückgestreift und die Glans penis mit einem Schleimhautantiseptikum mit der rechten Hand (steril) gereinigt. Anschließend wird der Penis am Schaft unterhalb des Sulcus coronarius gefasst und mit der linken Hand gestreckt. Mit der rechten Hand wird ein lokal anästhesierendes Gleitgel injiziert und der Katheter vorsichtig in die Harnröhre und in die Blase eingeführt.

> **MERKE** Niemals die Einlage eines transurethralen Katheters beim Mann erzwingen (→ Gefahr der Via falsa der Harnröhre).

Bei der **Frau** werden die Beine angewinkelt und gespreizt. Die Labien werden mit der linken Hand (unsteril) gespreizt und die Harnröhrenöffnung mit der rechten Hand (steril) mit einem Schleimhautantiseptikum gereinigt. Aufgrund der kurzen weiblichen Harnröhre ist es ausreichend, wenn das distale Katheterende reichlich mit Gleitgel versehen wird. Anschließend wird der Katheter mit der rechten Hand vorsichtig in die Harnröhre und Blase eingeführt.

> **MERKE** Nach einem Harnröhrentrauma ist die „blinde" Katheterisierung absolut kontraindiziert, da die verletzte Harnröhre zusätzlich traumatisiert werden kann.

Komplikationen sind:
- Via falsa („falscher Weg") mit iatrogener Harnröhrenverletzung
- Harnröhrenstriktur
- katheterinduzierter Harnwegsinfekt (häufiger als beim suprapubischen Blasenkatheter).

Suprapubischer Harnblasenkatheter: Vor der Punktion sollte die Harnblase gefüllt sein (ggf. Blase über einen transurethralen Katheter retrograd mit NaCl-Lösung füllen). Die Anlage erfolgt in Rückenlage nach Rasur und Hautdesinfektion. Zur Lokalanästhesie sticht man unter sterilen Bedingungen etwa 2 Querfinger über der tastbaren Symphyse mit einer langen Kanüle leicht nach kranial, bis Urin aspiriert werden kann (→ sicherer Hinweis für korrekte Punktionsrichtung). Danach: Stichinzision an der Punktionsstelle, Punktion mit der Katheterkanüle und Vorschieben des Katheters in die Blase. Rückführen des Katheters, nachdem sich Urin über den Katheter entleert hat (→ korrekte Katheterlage).

> **MERKE** Kontraindikationen für einen suprapubischen Harnkatheter sind:
> - bekanntes Harnblasenkarzinom (Tumorzellverschleppung)
> - Schrumpfblasen (Blase muss für den Eingriff deutlich gefüllt sein)
> - hämorrhagische Diathese und ausgeprägte Unterbauchnarben (relative Kontraindikationen).

Komplikationen sind die iatrogene Darmperforation bei ungenügender Blasenfüllung vor Punktion, Blutungen durch Gefäßpunktion und ein katheterinduzierter Harnwegsinfekt.

Pflegehinweise für Katheterdauerträger:
- suprapubischer Katheter: tägliche Reinigung und Hautpflege
- Katheterwechselintervalle individuell festlegen. Als Faustregel gilt:
    - transurethraler Dauerkatheter: alle 3–4 Wochen
    - suprapubischer Katheter: alle 5–6 Wochen.
- Inkrustationsprophylaxe: ausreichende Flüssigkeitszufuhr, ggf. zusätzlich Harnansäuerung, Verwendung von Silikon als Kathetermaterial; dauerhafte Low-dose-Antibiose vermeiden.

1.4.2 Drainage des oberen Harntrakts

Indikationen: Sicherung einer suffizienten **Urindrainage bei Harnstauungsniere** (z. B. infolge Nephrolithiasis, Harnleitertumor, Abflussstörung von außen, Harnleiterstrikturen) oder bei **Verletzungen** des oberen Hohlsystems.

Methoden:

Perkutane Nephrostomie: Nach Hautdesinfektion wird das Hohlsystem in Lokalanästhesie unter sonografischer Kontrolle punktiert (Patient in Bauchlage). Nach radiologischer Lagekontrolle durch Kontrastmittelgabe über die Punktionskanüle wird ein Führungsdraht vorgelegt, die Punktionskanüle entfernt und der Nephrostomiekatheter über den Führungsdraht in Seldinger-Technik eingebracht. **Komplikationen** sind Blutungen sowie Perforationen.

Harnleiterkatheter: Ein Harnleiterkatheter kann entweder retrograd im Rahmen einer Urethrozystoskopie [S. B627] oder Ureteropyeloskopie oder antegrad im Rahmen einer perkutanen Nephroskopie [S. B627] eingelegt werden.

Bei der **retrograden Kathetereinlage** wird der Harnleiterkatheter mittels Zystoskop über einen vorgelegten Führungsdraht retrograd in das Harnleiterostium eingeführt und mithilfe eines zweiten Katheters (sog. „Pusher") in den Harnleiter und das Nierenbecken vorgeschoben. Der Katheter behält aufgrund der beidseits eingerollten Enden seine Lage im Hohlsystem bei (sog. **Double-J-Katheter** oder **DJ-Katheter**). Möglich ist auch die Einlage eines nach außen abgeleiteten **Mono-J-Katheters** (Vorteil: genauere Harnbilanzierung, Möglichkeit zur Spülung des Nierenbeckens von außen). In schwierigen Situationen (z. B. bei Harnleiterstenose) kann ein Harnleiterkatheter mit offener Spitze und Führungsdraht verwendet werden. Über den Führungsdraht kann der Katheter zudem problemlos gewechselt werden, ohne dass eine Neueinlage erforderlich ist.

Bei der **antegraden Kathetereinlage** wird nach Punktion des Nierenbeckens der Führungsdraht, über den anschließend der Harnleiterkatheter eingesetzt wird, über das Nierenbecken und den Harnleiter bis in die Blase vorgeschoben. Auch bei dieser Technik kann der o. g. **DJ-Katheter** zum Einsatz kommen.

Komplikationen sind Harnleiterperforation, Schleimhautläsionen, Harnwegsinfektion und Katheterinkrustation mit Steinbildung und Katheterokklusion.

Kontraindikationen: Zu den **relativen Kontraindikationen** zählen:
- antegrade Kathetereinlage: Antikoagulanzientherapie oder bekannte hämorrhagische Diathese
- retrograde Kathetereinlage: Urothelkarzinom der Harnblase.

1.4.3 Harnableitung

Die dauerhafte, künstliche Harnableitung wird notwendig nach einer **Zystektomie** oder bei bestimmten Formen der **Blasenentleerungsstörung** zur Nephroprotektion (dauerhafte Niederdruckableitung). Prinzipiell unterscheidet man 2 Formen:
- **inkontinente Harnableitung** nach außen zur Haut, wobei der Harn in einem Beutel aufgefangen wird
- **kontinente Harnableitung** nach innen über eine Darmersatzblase mittels kontinentem supravesikalem Stoma oder in den Dickdarm (Ureterosigmoidostomie).

Welche Form gewählt wird, hängt ab von der Grunderkrankung (z. B. keine kontinente Harnableitung bei Niereninsuffizienz) sowie Alter, Allgemeinzustand und Compliance des Patienten. Tab. 1.5 gibt eine Übersicht.

Bei Patienten mit Darmreservoiren ist auf eine ausreichende Hydratation und eine lebenslange Stoffwechselkontrolle zu achten. Bei Darmresektion zur Bildung eines Darmreservoirs muss in den ersten 2–3 postoperativen Jahren der Vitamin-B_{12}-Spiegel zur Verhinderung eines Mangel-Syndroms kontrolliert werden.

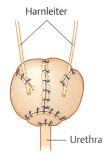

Abb. 1.6 Darmersatzblase. Die Ersatzblase bildet man aus einem ausgeschalteten Ileumteil (ca. 60–70 cm). Die Ureteren pflanzt man am oberen Teil antirefluxiv ein. Meistens kann so ein normales Wasserlassen gewährleistet werden. (aus: Sökeland, Rübben, Taschenlehrbuch Urologie, Thieme, 2008)

Tab. 1.5 Übersicht über die verschiedenen Methoden der Harnableitung

	Einsatz	Prinzip	Vorteil	Nachteil
inkontinente Harnableitung				
Ureterokutaneostomie (Harnleiterhautfistel)	palliativ, schlechter Allgemeinzustand	ein oder beide Harnleiter gemeinsam werden direkt in die Haut eingepflanzt	einfache Operation, keine Darmbeteiligung	inkontinentes Stoma, dauerhafte Schienung des Harnleiters, regelmäßige Katheterwechsel
Ileum-/Kolon-Conduit	Kontraindikation für eine Ersatzblase	ein oder beide Harnleiter werden in ein in die Haut implantiertes, ausgeschaltetes Darmreservoir eingepflanzt	Niederdruckableitung, keine Harnleiterschienung notwendig	inkontinentes Stoma
kontinente Harnableitung				
Darmersatzblase (Abb. 1.6)	Standardverfahren	antirefluxive Implantation der Harnleiter in Darmersatzblase	Wasserlassen auf „natürlichem Weg"	aufwendige OP, hohes Maß an Compliance erforderlich
kontinentes supravesikales Stoma (z. B. Mainz-Pouch I)	Kontraindikation für eine Ersatzblase	Implantation von Ureteren und ausgeschaltetem, rekonstruiertem Darmabschnitt (Reservoir) in die Haut (Nabel), Entleerung mittels Einmalkatherismus	kontinentes Stoma	Strikturen (Reoperationen)
Ureterosigmoidostomie	kaum noch durchgeführt	antirefluxive Implantation der Harnleiter in das Sigma, Voraussetzung: anale Kontinenz	–	hyperchlorämische Azidose (Elektrolytverschiebungen), Infektionen, Restenosierungen, erhöhtes Kolonkarzinomrisiko
Sonderformen				
Blasenaugmentation	Verlust der Blasenkapazität, neurogene Blasenentleerungsstörung, radiogener Blasenschaden	teilweiser Ersatz durch Darmblase	Erhalt des natürlichen Blasenausganges mit Kontinenzapparat	Gefahr der Blasenentleerungsstörung, u. U. Notwendigkeit des Selbstkatheterismus
Harnleiterersatz	Ultima ratio (z. B. nach Trauma, Tumor)	Ersatz mittels ausgeschaltetem Ileumsegment	Erhalt der zugehörigen Niere	–

2 Fehlbildungen

2.1 Nierenfehlbildungen

2.1.1 Nierenagenesie

> **DEFINITION** Bei der **Nierenagenesie** handelt es sich um ein ein- oder beidseitiges komplettes Fehlen der Nierenanlage. Die entsprechende Nebenniere ist i. d. R. normal angelegt. Bei der **Nierenaplasie** ist Nierengewebe rudimentär nachweisbar.

Epidemiologie: Die Inzidenz der unilateralen Nierenagenesie beträgt 1 : 1000, die der bilateralen Nierenagenesie 1 : 4500. Das männliche Geschlecht ist häufiger betroffen.

Ätiologie: Fehlendes oder fehlerhaftes Zusammentreffen von Ureterknospe und metanephrogenem Blastem.

Klinik: Eine unilaterale Nierenagenesie führt zu einer kompensatorischen Hypertrophie der Gegenniere. Die Patienten sind asymptomatisch. Typisch für die bilaterale Nierenagenesie sind Oligohydramnion, Anurie und „Potter-Fazies" (s. Pädiatrie [S. B500]). Gelegentlich finden sich weitere **Fehlbildungen** (z. B. Fehlbildungen des Ei- oder Samenleiters, Ovars oder Hodens).

Diagnostik: Eine **unilaterale Nierenagenesie** wird i. d. R. zufällig im Rahmen einer **Sonografie** oder **i. v.-Urografie** („stumme Niere") entdeckt. Die bilaterale Nierenagenesie wird meistens bereits **pränatal** im Schwangerschaftsultraschall (→ Oligohydramnion) diagnostiziert.

Therapie und Prognose: Patienten mit **unilateraler Nierenagenesie** benötigen **keine Therapie**, Lebensqualität und -erwartung sind – soweit die kontralaterale Niere normal funktioniert – nicht eingeschränkt. Säuglinge mit **bilateraler Nierenagenesie** werden entweder tot geboren oder versterben kurz nach der Geburt.

2.1.2 Nierenhypoplasie

> **DEFINITION** Bei der **Nierenhypoplasie** liegen zu kleine Nieren bei strukturell und funktionell erhaltener Binnenarchitektur mit meist nahezu normaler Funktion vor. Bei der **Nierendysplasie** ist die Organbinnenarchitektur gestört. Bei der **Schrumpfniere** handelt es sich um eine erworbene zu kleine Niere, z. B. infolge Nierenarterienstenose oder chronischer Pyelonephritis.

Ätiologie: Fehlerhaftes Zusammentreffen von Ureterknospe und metanephrogenem Blastem.

Klinik: Die Patienten sind bei **einseitiger Nierenhypoplasie** asymptomatisch. Eine **bilaterale Nierenhypoplasie** (selten) führt bereits im Kindesalter zu einer Niereninsuffizienz mit renaler Hypertonie. Hypoplastische Nieren prädisponieren zur Nephrolithiasis.

Diagnostik: Meist Zufallsbefund. Bei Komplikationen sollte neben Sonografie, CT und MRT immer auch eine Abklärung der Nierenfunktion der betroffenen Seite durch eine Nierenszintigrafie und i. v.-Urografie erfolgen.

Therapie: Bei Komplikationen und Funktionseinschränkung ggf. Nephrektomie.

2.1.3 Lage- und Verschmelzungsanomalien

Rotationsanomalien: Unvollständig abgelaufener Drehungsvorgang im Rahmen der Nierenentwicklung ohne Krankheitswert.

Nierendystopie: Meistens liegen die Nieren tiefer als normal. Es gibt reine **Höhendystopien** (z. B. thorakale, abdominale, lumbale oder pelvine Niere) und kombinierte Höhen- und **Seitendystopien** wie z. B. die gekreuzte Dystopie (beide Nieren liegen auf einer Seite bei beidseitiger regelrechter Uretermündung). Dystope Nieren sind i. d. R. asymptomatisch, können aber glg. mit weiteren Fehlbildungen vergesellschaftet sein. Das Risiko für eine Nephrolithiasis sowie für eine Harnabflussstörung ist erhöht. In den meisten Fällen handelt es sich um einen Zufallsbefund. Komplikationslose dystope Nieren bedürfen keiner Therapie.

Nephroptose („Senkniere"): Die betroffene Niere tritt beim Lagewechsel vom Liegen zum Stehen um mehr als 2 Wirbelkörperhöhen tiefer. Ursächlich ist vermutlich eine Bindegewebsschwäche. Meistens ist eine Nephroptose asymptomatisch. Selten sind rezidivierende Schmerzen, eine intermittierende Minderperfusion oder Harnabflussstörung. Typisch ist, dass die **Schmerzen nur im Stehen** auftreten, im Liegen sind die Patienten beschwerdefrei. Die Diagnose wird durch eine i. v.-Urografie mit Aufnahmen im Liegen und Stehen und eine lageabhängige Nierensequenzszintigrafie gesichert. Bei nachgewiesener Symptomatik ist evtl. eine Nephropexie (operative Fixierung der Niere) erforderlich.

Hufeisenniere: Partielle Fusion beider Nieren (meist am Unterpol), häufig verbunden mit einer Malrotation (Nierenbecken weist nach ventral). Hufeisennieren sind die **häufigste Fusionsanomalie** (1:500), Frauen sind häufiger betroffen. Die Hufeisenniere wird i. d. R. erst durch ihre **Komplikationen** symptomatisch. Bis zu ⅔ der Patienten entwickeln eine **Nephrolithiasis**, etwa ⅓ leidet an einer **subpelvinen Harnleiterstenose mit Harnabflussbehinderung** und **Hydronephrose**. Die Hufeisenniere ist in bis zu 50 % d. F. mit weiteren **Fehlbildungen** des Urogenitalsystems kombiniert (z. B. vesikoureteraler Reflux, Doppelnierenanlagen oder Kryptorchismus). Es handelt sich meist um einen Zufallsbefund. Die komplikationslose Hufeisenniere bedarf keiner Therapie.

2.1.4 Zystische Nierenanomalien

Siehe Niere [S. A408].

2.2 Fehlbildungen von Nierenbeckenkelchsystem und Harnleiter

2.2.1 Doppelanlagen

DEFINITION
- **Doppelniere:** Komplette Trennung des oberen Hohlsystems (doppelte Anlage des Nierenbeckens). Der Harnleiter der oberen Nierenanlage mündet dabei kaudal und medial des Harnleiters der unteren Nierenanlage (Meyer-Weigert-Regel).
- **Ureter duplex:** Komplett doppelt angelegter Ureter (geht i. d. R. mit einer Doppelniere einher).
- **Ureter fissus:** Doppelte Anlage des Nierenbeckens mit Abgang von 2 Ureteren, die sich an beliebiger Stelle im Verlauf zwischen Pyelon und Harnblase Y-förmig zu einem Ureter vereinigen und in einem Ostium in die Blase münden.

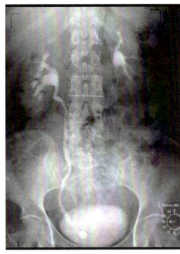

Abb. 2.1 Ureterozele. Am rechten Ureterostium erkennt man eine runde Struktur, die kontrastmittelgefüllt ist. Am Rand zeigt sich eine sichelförmige KM-Aussparung („Schlangenkopf"). Infolge der Abflussbehinderung ist der Ureter erweitert. (aus: Hamm et al., Pareto-Reihe Radiologie, Urogenitales System, Thieme, 2007)

Doppelanlagen haben eine Inzidenz von 1:100 und sind zunächst asymptomatisch. Meist werden sie zufällig bei der Abklärung ihrer Komplikationen diagnostiziert (z. B. Nephrolithiasis, rezidivierende Harnwegsinfekte, Harnstauung, Reflux). Die Komplikationen sind i. d. R. die Folge der ektop mündenden Ureteren in die Blase. Therapiebedürftig sind die Komplikationen.

2.2.2 Ureterozele

DEFINITION Zystische Erweiterung des intravesikalen submukösen Harnleiteranteils.

Epidemiologie und Ätiologie: Die Inzidenz der Ureterozele liegt bei 1:4000, Frauen sind deutlich häufiger betroffen als Männer. In 10% tritt sie bilateral auf. Ureterozelen entstehen infolge einer **Mündungsstenose** des normal oder ektop mündenden Harnleiters. Dementsprechend werden eine **intravesikale Ureterozele** (auf oder in der Nähe der orthotopen Harnleitermündung auf der Ureterenleiste gelegen) und **ektope Ureterozele** (meist nahe am Blasenhals) unterschieden.

Ektope Ureterozelen sind meist mit einer Doppelfehlbildung der betroffenen Niere verbunden. Sie können in Kombination mit einem vesikoureteralen Reflux vorliegen oder obstruktiv wirken, wenn sie den Harnleiter komprimieren und den Blasenausgang verlegen.

Durch die Peristaltik wird der zystisch erweiterte intravesikale Ureterabschnitt ballonartig in die Harnblase „gepresst". Außen besteht die Ureterozele aus Blasen-, innen aus Harnleiterschleimhaut.

Klinik und Komplikationen: Abhängig von Lage und Größe kann die Ureterozele entweder asymptomatisch (v. a. intravesikale Ureterozele) oder durch Kompression des Harnleiters und Verlegung des Blasenausgangs zur Harnstauung, zu vesikoureteralem oder vesikorenalem Reflux, Nephrolithiasis oder rezidivierenden Harnwegsinfekten führen.

MERKE Ektope Ureterozelen führen häufiger zu klinischen Symptomen und Komplikationen als intravesikale Ureterozelen.

Diagnostik: Sonografisch imponiert die Ureterozele als **zystische intravesikale Raumforderung**. In der i. v.-Urografie erkennt man eine ovale intravesikale Kontrastmittelkontur („**Schlangenkopfphänomen**") und dilatierte obere Harnwege (Abb. 2.1).

Die Urethrozystoskopie zeigt eine ballonförmige Auftreibung des distalen Ureters. Mithilfe der Miktionszystourethrografie kann neben eines Füllungsdefekts häufig ein Reflux nachgewiesen werden.

Therapie: Kleine Ureterozelen können endoskopisch geschlitzt werden (**Cave:** postoperativer VUR). Große Ureterozelen oder Ureterozelen mit Reflux werden reseziert und der Ureter antirefluxiv neu in die Blase implantiert. Bei gleichzeitigen schweren Nierenveränderungen mit einer renalen Restfunktion < 20% ist eine Nephroureterektomie indiziert.

2.2.3 Ektoper Harnleiter

DEFINITION Unphysiologische Harnleitermündung in die Blase, meist unterhalb der eigentlichen Mündung im Trigonum vesicae.
- **Mann:** Mündung häufig in Samenblasen, Prostata/prostatische Harnröhre, Ductus deferens
- **Frau:** Mündung häufig in die Vagina.

Epidemiologie: Circa 80 % der ektop mündenden Harnleiter stammen aus einer Doppelniere.

Klinik: Männliche Patienten mit ektoper Harnleitermündung können rezidivierende Harnwegsinfekte entwickeln. Das Leitsymptom beim **weiblichen Geschlecht** ist die **Inkontinenz** (50 %), wohingegen diese beim Mann meist fehlt, da der Ureter i. d. R. nicht distal des M. sphincter urethrae externus mündet. Da das ektope Harnleiterostium häufig stenotisch ist, können sich bei beiden Geschlechtern eine Harnstauungsniere bzw. Hydronephrose des betroffenen Nierenanteils, rezidivierende Harnwegsinfekte und Pyelonephritiden entwickeln.

Diagnostik: Sonografisch kann man bei Doppelanlage häufig eine Harnabflussstörung nachweisen, die i. d. R. auf den oberen Nierenanteil beschränkt ist. Gelegentlich lässt sich der erweiterte Harnleiter hinter der Harnblase darstellen. In der **i. v.-Urografie** kontrastiert sich der obere (häufig funktionsgestörte) Nierenanteil häufig erst in den Spätaufnahmen. Bei unklaren Befunden kann der ektope Harnleiter in der **CT** oder **MRT** dargestellt werden.

Mithilfe der **Urethrozystoskopie** mit Ureteropyelografie können die Ostien aufgesucht und die genaue Anatomie dargestellt werden, die Miktionszystourethrografie ist bei Reflux sinnvoll. Die **Nierenfunktionsszintigrafie** wird zu Abklärung der Funktion des Nierenanteils mit dem ektopen Ureter und damit dem weiteren therapeutischen Vorgehen eingesetzt.

Therapie: Der unkomplizierte, asymptomatische ektope Harnleiter erfordert keine Therapie. Bei Patienten mit symptomatischem ektopem Harnleiter und guter Funktion des betroffenen Nierenanteils ist eine **Ureterozystoneostomie** (Harnleiterneueinpflanzung in die Blase) indiziert. Bei stark funktionseingeschränktem oder funktionslosem Nierenanteil wird bei Einzelnierenanlage eine **Nephrektomie** mit **Ureterektomie** durchgeführt, bei Doppelanlage ist die Heminephrektomie des betroffenen Anteils der Doppelniere mit Ureterektomie die Therapie der Wahl.

2.2.4 Subpelvine Harnleiterstenose

> **DEFINITION** Angeborene Engstelle zwischen Nierenbecken und proximalem Harnleiter mit Harnstauung und konsekutiver Dilatation des Nierenbeckens bzw. Nierenbeckenkelchsystems.

Epidemiologie: Inzidenz:1:500. Sie sind die häufigste Ursache einer Erweiterung des oberen Hohlsystems beim Neugeborenen. **Jungen** sind doppelt so häufig betroffen wie Mädchen. In 10–40 % d. F. tritt sie bilateral auf.

Ätiologie: Bei der **intrinsischen** Form kommt es im Rahmen der Embryonalentwicklung zu einer Fehlmigration des Ureterabgangs mit hohem Abgang aus dem Nierenbecken und Wandfehlbildung mit kollagener Bindegewebsvermehrung. Bei der **extrinsischen** Form führen aberrierende Gefäße (überkreuzende Unterpolarterie der Niere) oder Bindegewebsstränge zu einer Stenosierung im Bereich des Ureterabgangs.

Klinik: In den meisten Fällen bleibt die subpelvine Harnleiterstenose **zeitlebens asymptomatisch**, kann prinzipiell aber in jedem Lebensalter dekompensieren und symptomatisch werden. Selten leiden die Patienten an rezidivierenden Flankenschmerzen oder einer relevanten Harnabflussstörung. Im **Kleinkindalter** kann es zu Gedeihstörungen, Inappetenz oder rezidivierenden Pyelonephritiden kommen.

> **MERKE** Eine chronische Abflussstörung kann völlig asymptomatisch verlaufen und damit unbemerkt zum irreversiblen Funktionsverlust der betroffenen Niere führen.

Diagnostik: Sonografie und **i. v.-Urografie** zeigen eine Harnstauungsniere (Tab. 2.1 und Abb. 2.2).

Tab. 2.1 Schweregradeinteilung der Harnstauungsniere in der Sonografie

Grad	morphologisches Korrelat
I	erweitertes Nierenbecken
II	erweitertes Nierenbecken und erweiterte Nierenkelche
III	ausgeprägte Erweiterung des Nierenbeckens mit massiver Kelchdilatation
IV	hochgradige Nierenbecken- und Kelchdilatation mit deutlicher Verbreiterung des Pyelons gegenüber dem Parenchym (= Aufspreizung des zentralen Reflexbandes) und Parenchymreduktion als Zeichen der Organschädigung
V	funktionslose „Wassersackniere" ohne erhaltenes Restparenchym = Hydronephrose

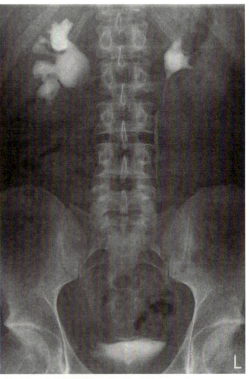

Abb. 2.2 **i. v.-Urografie** einer subpelvinen Harnleiterstenose rechts. (aus: Keil, Prüfungsvorbereitung Urologie, Thieme, 2008)

Direkt lässt sich die **Stenose** in der **Urethrozystoskopie** mit **Ureteropyelografie** darstellen. Mithilfe der **dynamischen Nierenszintigrafie** (MAG-3-Clearance) kann im „Lasix-Belastungstest" (20 mg Furosemid) die Obstruktion im Bereich der oberen Harnwege nachgewiesen werden. Eine HWZ des radioaktiven Tracers ≥ 20 min nach Furosemid-Gabe spricht für eine urodynamisch relevante Abflussstörung.

Therapie: Eine Therapie ist bei rezidivierenden Beschwerden und/oder relevanter Harnabflussstörung indiziert. Goldstandard ist die kontinuitätsdurchtrennende **Nierenbeckenplastik nach Anderson-Hynes** mit Beseitigung der Engstelle im Bereich des subpelvinen Harnleiters. Dabei werden der stenotische Harnleiterabschnitt gemeinsam mit dem aufgeweiteten Anteil des Nierenbeckens reseziert und Harnleiter und Nierenbecken am tiefsten Punkt des Nierenbeckens reanastomosiert.

2.2.5 Megaureter

> **DEFINITION** Kongenitale Erweiterung des gesamten Harnleiters.

Epidemiologie: Inzidenz ca. 0,3 auf 1000 Neugeborene; Jungen sind 4-mal so häufig betroffen wie Mädchen.

Einteilung und Ätiologie:
- **obstruktiver Megaureter:**
  - primär: Harnleitermündungsstenose, aganglionäres (aperistaltisches) distales Harnleitersegment
  - sekundär: subvesikale Obstruktion (z. B. Tumor, Harnblasenentleerungsstörungen, Entzündungen, Harnröhrenklappen), neurogene Blasenentleerungsstörung
- **refluxiver Megaureter:**
  - primär: kongenitaler vesikorenaler Reflux
  - sekundär: s. obstruktive Form
- **nichtobstruktiver, nichtrefluxiver Megaureter** (selten):
  - primär: idiopathisch
  - sekundär: postoperativ, Diabetes insipidus.

> **MERKE** Ein primär obstruktiver Megaureter kann in ca. 10 % d. F. gleichzeitig refluxiv sein.

Klinik und Komplikationen: Der Megaureter kann zu Nephrolithiasis, Hämaturie, rezidivierenden Harnwegsinfektionen und progredientem Verlust der Nierenfunktion führen.

Diagnostik: Sonografie und i. v.-Urografie zur Darstellung der Dilatation, Miktionszystourethrografie zum Refluxnachweis, dynamische Nierenszintigrafie zur Beurteilung des Obstruktionsausmaßes und der Nierenfunktion.

Therapie: Die Therapie ist abhängig von der Symptomatik und der Nierenfunktion. Bei den sekundären Formen steht die Therapie der Grunderkrankung im Vordergrund. Bei den primären Formen wird grundsätzlich nach einem abgestuften Therapiekonzept vorgegangen, da sich ein großer Anteil der kongenitalen Megaureteren im Rahmen des Längenwachstums zurückbildet (= **Maturation**) bzw. zeitlebens asymptomatisch bleibt und die Nierenfunktion nicht beeinträchtigt.

- **obstruktiver Megaureter:**
  - asymptomatisch, normale Nierenfunktion: konservatives Vorgehen (halbjährliche Kontrollen)
  - rezidivierende Infekte, beginnende Verschlechterung der Nierenfunktion: zunächst hohe Harnableitung (z. B. Ureterokutaneostomie); nach etwa 12 Monaten Reevaluation; bei persistierender Harnabflussbehinderung Harnleiterneueinpflanzung in die Blase (Ureterozystoneostomie).
- **refluxiver Megaureter:** zunächst (Re-)Infektionsprophylaxe für ca. 12 Monate; anschließend Urethrozystoskopie:
  - unauffällige Harnleiterostienlage und -morphologie sowie Infektfreiheit: Zuwarten (Chance der Maturation)
  - lateralisierte und weit klaffende Harnleiterostien („Golflochostium"): Harnleiterneueinpflanzung (keine Chance der Maturation)
- **nichtobstruktiver, nichtrefluxive Megaureter:** meist asymptomatisch, i. d. R. keine Therapie erforderlich.

2.2.6 Vesikoureteraler und vesikorenaler Reflux (VUR)

> **DEFINITION** Unphysiologischer Rückfluss von Urin aus der Harnblase in den Ureter bzw. in die Niere bei fehlerhaftem Antireflux-Mechanismus der Harnblase.

Epidemiologie: Die sehr hohe Inzidenz von ca. 60 % im Neugeborenenalter sinkt bis zum 5.–6. Lebensjahr auf ca. 5 %. Besonders hoch ist die Inzidenz des VUR bei Kindern mit rezidivierenden Harnwegsinfektionen. Bei den > 1-Jährigen sind Mädchen etwa 4 mal so häufig betroffen wie Jungen.

> **MERKE** Bis zu 70 % der Kinder mit fieberhaftem Harnwegsinfekt haben einen vesikoureteralen oder vesikorenalen Reflux.

Ätiologie: Es werden unterschieden:

Primärer Reflux (kongenital): Ungenügende Länge des intramuralen (= in der Harnblasenwand gelegenen) Harnleiterverlaufs, kombiniert mit einer „unreifen" Ostienmorphologie, sodass die Harnleitermündung durch die Blasenmuskulatur nur ungenügend verschlossen werden kann, wenn der Druck in der Blase ansteigt. Das Ostium liegt zudem weiter lateral (**Abb. 2.3**). Je weiter lateral und je klaffender das Ostium ist, desto ausgeprägter ist der Reflux.

Sekundärer Reflux (erworben): Folge einer Harnblasenerkrankung (Entzündung, neurogene Schädigung) oder infravesikalen Harnwegsobstruktion.

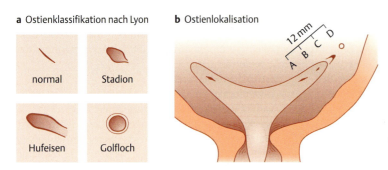

Abb. 2.3 **Ostienkonfiguration. a** Ostienklassifikation nach Lyon. **b** Ostienlokalisation. (aus: Sökeland, Rübben, Taschenlehrbuch Urologie, Thieme, 2008)

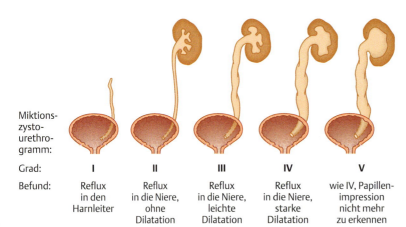

Abb. 2.4 **Klassifikation des vesikoureteralen Reflux** (nach Parkkulainen). (aus: Sökeland, Rübben, Taschenlehrbuch Urologie, Thieme, 2008)

Bei Doppelanlagen [S. B631] ist der untere Anteil der Nierenanlage meist refluxiv, da der Harnleiter hier weiter kranial und lateral in die Blase mündet und damit der intramurale Harnleiterverlauf kürzer und die Ostienmorphologie klaffender ist.

Klinik und Komplikationen: Der VUR ist häufig **asymptomatisch**. Zu den typischen **Komplikationen** zählen rezidivierende (fieberhafte) Harnwegsinfekte und Parenchymnarben, die durch die Druckerhöhung im Hohlsystem entstehen und zu einer dauerhaften Funktionseinschränkung bis hin zum kompletten Funktionsverlust der Niere (= Hydronephrose) mit renaler Hypertonie führen. Bei Kindern werden Wachstumsretardierung und Gedeihstörungen beobachtet.

Diagnostik: In der **Sonografie** erkennt man ein (inkonstant) erweitertes Nierenbecken und – in schweren Fällen – eine Erweiterung des (prävesikalen) Ureters. Entscheidend ist die **Miktionszystourethrografie**, die den Reflux direkt nachweisen kann. Abhängig von der Ausprägung des Refluxes im MCU werden **5 Schweregrade** unterschieden (Abb. 2.4 und Abb. 2.5). Darüber hinaus unterscheidet man den „Low-pressure-Reflux", der unter Füllungsbedingungen auftritt, vom „High-pressure-Reflux" während der Miktion. Die seitengetrennte Nierenfunktion wird mithilfe der **Tc-DMSA-Szintigrafie** bestimmt.

Therapie: Speziell bei Kleinkindern ist ein konservatives Vorgehen sinnvoll, da häufig eine spontane Heilung (Maturation) eintritt. Bei sekundärem Reflux steht die Therapie der Grunderkrankung an erster Stelle.

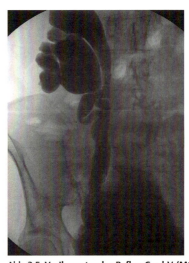

Abb. 2.5 **Vesikoureteraler Reflux Grad V (MCU).** Ursächlich ist ein Ureter duplex rechts. (aus: Hamm et al., Pareto-Reihe Radiologie, Urogenitales System, Thieme, 2007)

Konservative Therapie: Bei < 1-jährigen Patienten mit Reflux (unabhängig vom Schweregrad) und Patienten mit niedergradigem Reflux (Grad I–II) abwartende Haltung, ggf. unter antibiotischer Infektionsprophylaxe (z. B. Nitrofurantoin in niedriger Dosierung).

Operative Therapie: Sie ist indiziert bei
- Durchbruchsinfekten trotz Antibiotikaprophylaxe
- hochgradigem Reflux (indiziert Grad IV–V) mit Nierenparenchymnarben

- mangelnder Compliance
- neu aufgetretenen Nierenparenchymnarben mit Funktionsverschlechterung der Nieren.

Grundsätzlich stehen **offene**, **laparoskopische** und **endoskopische** (Unterspritzung der Uretermündung → Alternative zur Antibiotikaprophylaxe bei Grad I–II) Verfahren zur Verfügung. Das Grundprinzip aller **offenen** operativen Verfahren ist die Verlängerung des intramuralen Harnleiterverlaufs zur Rekonstruktion eines suffizienten Antirefluxmechanismus („**Antirefluxplastiken**"). Häufig angewandte Verfahren sind z. B. das extravesikale Vorgehen nach Lich-Grégoir und die kombiniert extra- und intravesikalen Verfahren nach Psoas-Hitch oder nach Politano-Leadbetter.

2.2.7 Weitere Fehlbildungen des Nierenbeckens

Kelchdivertikel: Sackartiges mit Urothel ausgekleidetes Divertikel, das sich vom Nierenkelch in das Nierenparenchym vorwölbt. Ein Kelchdivertikel ist häufig mit einem engen Kelchhals kombiniert. Kelchdivertikel sind **asymptomatisch** und besitzen **keinen Krankheitswert**. Die wichtigste Komplikation ist die **Nephrolithiasis**, die dann behandelt werden muss.

Megakalikose: Bei der Megakalikose handelt es sich um eine kongenitale, generalisierte Erweiterung aller Kelche der betroffenen Niere ohne Abflusshindernis. Die Megakalikose ist i. d. R. **asymptomatisch** und besitzt **keinen Krankheitswert**. Sie wird sonografisch oder in der i. v.-Urografie diagnostiziert. Eine Therapie ist nicht erforderlich.

Im Gegensatz zur Megakalikose bezeichnet die **Hydrokalikose** eine sackartige Erweiterung eines Nierenkelches oder einer kompletten Kelchgruppe, die meist infolge einer Obstruktion des entsprechenden Kelchhalses entsteht.

Retrokavaler Ureter: Ihm liegt eine **Fehlbildung** der **V. cava inferior** (!) zugrunde, die im Rahmen der Embryonalentwicklung nicht wie normal aus einer hinteren, sondern aus einer vorderen Kardinalvene entsteht. Hieraus resultiert der retrokavale Harnleiterverlauf von kranial lateral hinter der V. cava nach kaudal medial. Die klinische Symptomatik kann von **asymptomatisch** bis hin zu **rezidivierenden Flankenschmerzen** und **symptomatischer Harnstauungsniere** reichen. Die **Diagnose** wird mithilfe der i. v.-Urografie, Sonografie, dynamischen Nierenfunktionsszintigrafie und ggf. Urethrozystoskopie mit Ureteropyelografie gestellt. Bei Beschwerden und/oder relevanter Abflussstörung wird der Harnleiter durchtrennt, nach ventral verlagert und wieder End-zu-End anastomosiert.

Vena-ovarica-dextra-Syndrom: Die V. ovarica dextra ist pathologisch erweitert (z. B. infolge Gravidität, Varikose oder Thrombose) und komprimiert den Harnleiter. In den meisten Fällen sind die Patientinnen **asymptomatisch**. Die Diagnose wird mit der i. v.-Urografie, Sonografie und ggf. Urethrozystoskopie mit Ureteropyelografie gestellt. Eine Therapie ist meist nicht erforderlich. Bei rezidivierenden Beschwerden und/oder relevanter Abflussstörung wird die erweiterte V. ovarica dextra reseziert.

2.3 Fehlbildungen der Harnblase

2.3.1 Blasenekstrophie

> **DEFINITION** Schwere embryonale Missbildung, bei der die Harnblasenhinterwand mit den beiden Harnleiterostien in der offenen vorderen Bauchwand frei zu liegen kommt („offene Blase"). Die Blasenvorderwand, das Trigonum vesicae und der Blasenhals sind nicht angelegt.

Epidemiologie: sehr selten.

Formen und Klinik: Unterschieden wird die klassische von der kloakalen Ekstrophie.

„Klassische" Ekstrophie:
- Die vordere Bauchwand fehlt teilweise, Blasenhinterwand und Harnleiterostien liegen frei. Leitsymptom ist die **totale Inkontinenz**. Beim Mann ist die klassische Ekstrophie i. d. R. mit einer Epispadie („Epispadie-Ekstrophie-Komplex"), bei der Frau mit einer offenen Urethra und gespaltenen Klitoris verknüpft.
- Fehlbildung des knöchernen Beckens mit klaffender Symphyse: Durch den fehlenden Symphysenschluss rotieren Hüftpfanne und Femur nach lateral (**Watschelgang**).

Kloakale Ekstrophie: schwerste Form mit hoher Mortalität, bei der Darmanteile (meist Zäkum) in die Ekstrophie miteinbezogen sind (Rektum- und Analatresie).

Komplikationen: häufige Harnwegsinfektionen, Hautirritationen, Entwicklung eines Harnblasenkarzinoms.

Diagnostik: Blickdiagnose.

Therapie: Abhängig vom Ausgangsbefund kommen folgende Verfahren zur **plastischen Rekonstruktion** zur Anwendung:
- primärer Blasenverschluss in den ersten Lebenstagen mit späterer Blasenhalsrekonstruktion; je nach Befund z. B. Epispadiekorrektur oder Harnleiterneueinpflanzung nach etwa 3–5 Jahren (favorisiertes Vorgehen)
- einzeitige Blasenaufbauplastik im frühen Säuglingsalter
- primäre Harnableitung (z. B. Ureterosigmoidostomie oder Ileum- bzw. Kolonconduit), wenn Rekonstruktion unmöglich erscheint bzw. Nierenfunktion eingeschränkt ist.

2.3.2 Blasendivertikel

> **DEFINITION** Angeborene Ausstülpung der kompletten Harnblasenwand durch eine isolierte Blasenwandschwäche. Am häufigsten ist das Divertikel dorsal und lateral des Ureterostiums lokalisiert (sog. „Hutch-Divertikel").

2 Fehlbildungen

Tab. 2.2 Fehlbildungen des Urachus

Form	Definition	Klinik und Komplikationen
persistierender Urachus	Urachus ist vollständig durchgängig	tröpfelnder Urinabgang aus dem Bauchnabel, aufsteigende Infektionen, Pyelonephritis
Urachuszyste	Obliteration des Urachus am Nabel und an der Blase, der mittlere Abschnitt persistiert	Druckgefühl infolge Raumforderung, Infektionen und Abszedierungen
Urachusdivertikel	Persistenz der Verbindung zur Blase	Restharnbildung, Steinbildung und Infektionen im Divertikel

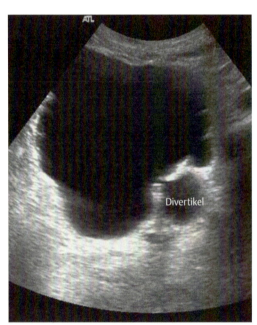

Abb. 2.6 **Blasendivertikel in der Sonografie.** (aus: Keil, Prüfungsvorbereitung Urologie, Thieme, 2008)

MERKE Das **echte Harnblasendivertikel** entsteht im Gegensatz zu Pseudodivertikel ohne pathologisch erhöhten Blasenbinnendruck.

Klinik und Komplikationen: Blasendivertikel sind häufig **asymptomatisch**. Abhängig von Größe und Lage kann es zu Restharnbildung mit **rezidivierenden Harnwegsinfekten** oder Entstehung von **Blasensteinen** und **Reflux** (bei parauretralem Divertikel, „Hutch-Divertikel") kommen.

Als Spätkomplikation kann sich ein **Divertikelkarzinom** entwickeln. Da die Wandschichten des Divertikels im Vergleich zur gesunden Blase deutlich dünner sind, hat dieses Karzinom generell eine schlechte Prognose (→ frühe Metastasierung).

Diagnostik:
- Sonografie (**Abb. 2.6**)
- Miktionsurethrozystografie: Kontrastmittel wird in dem engem Divertikelhals zurückgehalten, evtl. Reflux- bzw. Obstruktionsnachweis
- Urethrozystoskopie: Beurteilung der Schleimhaut.

Therapie: Bei kleinen, asymptomatischen Divertikeln ist die Therapienotwendigkeit umstritten. Bei kleinen para-uretralen Divertikeln mit vesikoureteralem- oder vesikorenalem Reflux ist die Anlage einer Antirefluxplastik indiziert. Große Divertikel werden häufig offen-operativ oder laparoskopisch abgetragen – je nach Lage und Größe extravesikal oder transvesikal über einen hohen Blasenschnitt (Sectio alta).

2.4 Fehlbildungen des Urachus

Der Urachus verbindet während der Embryonalentwicklung die Allantois (aus ihr entsteht die Nabelschnur) mit der primären Harnblasenanlage. Später obliteriert er i. d. R. zum Ligamentum umbilicale medianum, das zwischen Nabel und Blasendom verläuft. Bleibt diese Obliteration postnatal komplett bzw. partiell aus, entstehen Fehlbildungen des Urachus. Formen und Klinik zeigt **Tab. 2.2**.

MERKE Aus persistierenden Urachusresten kann sich ein **Urachuskarzinom** entwickeln!

Die **Diagnose** wird mithilfe von Sonografie, CT und MRT, ggf. zusätzlich mittels Zystografie und Urethrozystoskopie gestellt. **Therapie** der Wahl ist die operative Exzision des Urachus. Bei einem Urachuskarzinom wird die Exzision ggf. mit einer radikalen Zystektomie unter Mitnahme des Bauchnabels kombiniert.

2.5 Fehlbildungen der Harnröhre

2.5.1 Hypospadie

DEFINITION Ventrale Spaltbildung der (distalen) Harnröhre mit proximaler Fehlmündung des Meatus urethrae externus.

Epidemiologie: Häufigste Fehlbildung des unteren Harntrakts (1:300).

Ätiopathogenese: Der Hypospadie liegt eine unvollständige Verschmelzung der Urethralfalten zugrunde. Aus dem Mesenchym der Urethralrinne entsteht ein fibröser Bindegewebsstrang, der zu einer ventralen Penisverkrümmung führt.

Klinik: Abhängig von der Harnröhrenmündung unterscheidet man verschiedene Formen der Hypospadie (**Abb. 2.7**). Typisch für die Hypospadie sind:

2.5 Fehlbildungen der Harnröhre

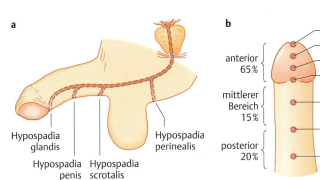

Abb. 2.7 Formen der Hypospadie. a Mögliche Austrittpunkte der Harnröhre. b Einteilung nach Campbell. (aus: Sökeland, Rübben, Taschenlehrbuch Urologie, Thieme, 2008)

- der auf der **Ventralseite des Penis liegende Harnröhrenmeatus**
- die **Spaltbildung der Glans penis und der Vorhaut** mit typischer dorsaler Vorhautschürze
- der verkürzte und nach ventral **gekrümmte Penis** (zielgerichtete Miktion unmöglich, bei ausgeprägter Verkrümmung Impotenzia coeundi).

In ca. 10 % d. F. findet sich auch ein Hodenhochstand.

Bei Mädchen sind Hypospadien sehr selten (Harnröhrenmündung im Bereich des Hymenalrings oder intravaginal). Urologische Symptome (z. B. Inkontinenz) bestehen äußerst selten.

Diagnostik: Die Diagnose wird **klinisch** gestellt. Bei Jungen kann man das Ausmaß der ventralen Penisverkrümmung mithilfe der **Erektionsprobe** (Injektion von Kochsalzlösung in einen der beiden Schwellkörper unmittelbar präoperativ in Narkose) nachweisen. Im Ausnahmefall ist eine Chromosomenanalyse indiziert.

Therapie: Die Hypospadie wird mit einer **operativen Harnröhrenrekonstruktion** und **Gliedaufrichtung** behoben. Je weiter proximal der Meatus auf der Ventralseite des Penis gelegen ist, desto aufwendiger ist die erforderliche operative Rekonstruktion.

Eine funktionelle OP-Indikation besteht bei Patienten mit massiver Penisverkrümmung und proximaler Hypospadie. Die distale Hypospadie stellt eine kosmetische (relative) OP-Indikation dar.

2.5.2 Epispadie

DEFINITION Dorsale Spaltbildung der Harnröhre mit proximaler Fehlmündung des Meatus urethrae externus.

Epidemiologie: Die Inzidenz der Epispadie beträgt 1:50 000. Jungen sind 4-mal so häufig betroffen wie Mädchen.

Formen: Abhängig von der Harnröhrenmündung werden verschiedene Formen unterschieden:
- Epispadia glandis: kontinente Form
- Epispadia penis: meist kontinente Form
- Epispadia pubis: inkontinente Form.

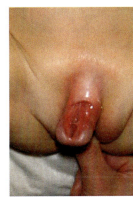

Abb. 2.8 Epispadie. (aus: Sökeland, Rübben, Taschenlehrbuch Urologie, Thieme, 2008)

Schwere Formen der Epispadie sind i. d. R. mit einer **Blasenekstrophie** verknüpft („Epispadie-Ekstrophie-Komplex" [S. B635]).

Klinik:
- Jungen: **komplette Spaltbildung** bzw. teilweise offene Harnröhre auf der dorsalen Penisseite (Abb. 2.8), verkürzter Penis und dorsale Penisverkrümmung, klaffende Symphyse, ventrale Vorhautschürze, Geschlechtsverkehr i. d. R. nicht möglich
- Mädchen: Spaltbildung der Harnröhre in Kombination mit einer Klitoris- und Symphysenspalte.

Diagnostik: Die Diagnose wird **klinisch** gestellt.

Therapie: Das wesentliche Ziel der **operativen, ggf. mehrzeitigen Rekonstruktion** ist die Wiederherstellung der Harnröhre und ggf. der Kontinenz. Bei schweren Formen ggf. primäre Harnableitung (analog dem Vorgehen bei der Blasenekstrophie).

2.5.3 Harnröhrenklappen

DEFINITION Segelartige, obstruktiv wirksame Membran in der hinteren Harnröhre (Pars prostatica).

Epidemiologie: Harnröhrenklappen treten nur bei **männlichen Neugeborenen** (Inzidenz 1:10 000) auf. Sie sind die häufigste Ursache einer schweren fetalen bzw. frühkindlichen obstruktiven Uropathie.

Klinik: Abhängig vom Ausmaß der Obstruktion kann die klinische Symptomatik von einer milden obstruktiven Miktionsstörung bis hin zur schwersten obstruktiven Uropathie mit infauster Prognose reichen. Harnröhrenklappen können bereits in der Fetalperiode urodynamisch wirksam werden. Zu den möglichen sekundären Veränderungen des Harntrakts zählen:
- Blasenwandhypertrophie (sog. Trabekel- bzw. Balkenblase), Blasendivertikel
- vesikoureteraler bzw. vesikorenaler Reflux mit sekundärem Megaureter
- Hydronephrose mit Niereninsuffizienz
- rezidivierende Harnwegsinfektionen mit Zystitiden oder Pyelonephritiden bis hin zur Urosepsis.

Diagnostik: Der erste Verdacht ergibt sich häufig bereits durch die **intrauterine Routinesonografie** in der Schwangerschaft, die eine konstant prall gefüllte Blase und eine Dilatation des oberen Hohlsystems (Megaureteren, Harnstauungsnieren) zeigt. Postnatal werden obligat **Laborwertkontrollen** mit Bestimmung von Blutbild, Serumelektrolyten, pH-Wert und Retentionswerten, **Urinstatus** und **Urinkultur** zur Infektdiagnostik durchgeführt.

In der **Sonografie** des Harntrakts kann das Ausmaß der Obstruktion dargestellt werden. In der **Miktionszystourethrografie** erkennt man die Harnröhrenklappen an einer dilatierten posterioren Urethra mit Kalibersprung auf Klappenhöhe, häufig liegt ein beidseitiger VUR vor. Eventuell weiterführende i.v.-Urografie (nur bei guter Nierenfunktion) und Nierenszintigrafie.

Therapie:
- **pränatale Therapie:** intrauterine Harnableitung über einen Blasenkatheter (experimentell)
- **postnatale Therapie:** Harnröhrenklappen werden **operativ** therapiert. Bis zur Erholung der Nierenfunktion erfolgt präoperativ eine Harnableitung mittels suprapubischer **Blasenkatheterableitung**, danach werden die **Harnröhrenklappen transurethral reseziert**. Bei sekundär obstruktivem Megaureter und persistierender oberer Harnabflussstörung nach Kathetereinlage wird eine temporäre Ureterokutaneostomie angelegt. Zusätzlich müssen Sekundärveränderungen behandelt werden (z. B. Refluxtherapie, Behandlung von Blasenfunktionsstörungen).

Prognose: 30–50 % der Patienten entwickeln eine **Niereninsuffizienz**. Die frühe Ausbildung eines Oligohydramnion vor der 24. SSW ist ein prognostisch ungünstiges Zeichen. Eine **lebenslange urologische Betreuung** zur Verlaufsbeobachtung ist sinnvoll.

2.6 Fehlbildungen des äußeren Genitales

2.6.1 Lageanomalien des Hodens

Maldescensus testis (Hodenhochstand) und Hodenektopie

DEFINITION Hodenfehllage außerhalb des Skrotums.

Physiologie: Normalerweise deszendiert der Hoden während der Embryonalentwicklung aus der retroperitonealen Nierengegend, wo sich die Hodenanlage bildet, bis zum Ende der Schwangerschaft in das Skrotum.

Epidemiologie: Circa 5 % der reifen Neugeborenen weisen einen mehr oder weniger stark ausgeprägten Maldescensus testis auf. Innerhalb des ersten Lebensjahres tritt oft ein spontaner Deszensus ein.

Ätiologie und Formen: Vermutet wird eine ungenügende Gonadotropinkonzentration. Man unterscheidet folgende Formen des Maldeszensus testis (**Abb. 2.9**):
- **Bauchhoden** (echter Kryptorchismus): intraabdominale Hodenlage; der Hoden ist weder skrotal noch im Leistenkanal palpabel und lässt sich sonografisch nicht darstellen
- **Leistenhoden:** Hoden bleibt während des Deszensus im Leistenkanal liegen und ist dort tastbar bzw. sonografisch darstellbar
- **Gleithoden:** Hoden liegt im Leistenkanal, ist aus der Leiste heraus in das Skrotum mobilisierbar, gleitet aber nach Loslassen sofort wieder in seine inguinale Position zurück
- **Pendelhoden:** prinzipiell skrotal gelegener (= deszendierter) Hoden, der aber durch äußere Reize (z. B. verstärkter Kremasterreflex) zeitweilig eine hochskrotale oder inguinale Lage einnimmt und spontan wieder deszendiert.

Bei der **Hodenektopie** liegt der Hoden außerhalb des physiologischen Deszensuswegs, der durch das Gubernaculum testis vorgegeben wird (z. B. subkutan, inguinal, Oberschenkelinnenseite, Damm, Penisschaft). Als ursächlich nimmt man eine Fehlanlage des Gubernaculums an.

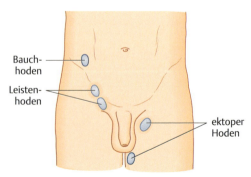

Abb. 2.9 Hodenfehllagen. (aus: Sökeland, Rübben, Taschenlehrbuch Urologie, Thieme, 2008)

Klinik: Das Skrotum ist leer, evtl. kann der Hoden inguinal getastet werden.

Komplikationen: Die Komplikationen des Maldescensus testis entstehen durch die unphysiologisch hohe Temperatur, denen der dystope Hoden ausgesetzt ist:
- gestörte Spermiogenese mit erhöhtem **Infertilitätsrisiko**
- erhöhtes **Hodentumorrisiko** v. a. bei abdomineller Lage (bis zu 40-fach erhöht).

Diagnostik: Entscheidend ist die **Hodeninspektion** und **-palpation** mit warmen Händen im Liegen und Stehen (bzw. Hängen beim Säugling). In den meisten Fällen (Ausnahme: Bauchhoden) kann der Hoden im Leistenkanal palpiert werden. Es ist nicht einfach, einen Pendelhoden von dem immer therapiebedürftigen Gleithoden zu unterscheiden: Untersuchung in warmer Umgebung bei entspanntem M. cremaster, Hodenlageprotokoll durch die Eltern.

Ist der Hoden im Leistenkanal nicht sicher palpabel (z. B. hypotropher Hoden), sollte eine **Sonografie** (in seltenen Fällen auch MRT) durchgeführt werden.

Ist der Hoden sonografisch nicht im Leistenkanal nachweisbar, erfolgt die **laparoskopische Bauchhodensuche**. Der diagnostische Eingriff kann auch im Sinne einer therapeutischen Intervention zur Verlagerung des Hodens vor bzw. in den inneren Leistenring erweitert werden.

Bei beidseits nichttastbaren und sonografisch darstellbaren Hoden kann zum Nachweis funktionstüchtigen Hodengewebes ein **HCG-Stimulationstest** durchgeführt werden (DD: **beidseitiger Bauchhoden** vs. **Anorchie**). Hierbei wird die Serum-Testosteronkonzentration vor und nach Gabe von 5 000 IE hCG i. m. bestimmt. Während die Serum-Testosteronkonzentration bei Patienten mit beidseitigem Bauchhoden 48 h nach der hCG-Applikation deutlich ansteigt, bleibt dieser Anstieg bei der Anorchie aus.

Therapie: Die Therapie sollte erst nach dem 6. Lebensmonat begonnen werden, da bis zu diesem Zeitpunkt ein spontaner Deszensus beobachtet werden kann. Die Behandlung sollte bis zum Ende des 12. Lebensmonats abgeschlossen sein.

Konservative Therapie (Hormontherapie): Der Maldescensus testis wird prinzipiell zunächst **hormonell** mit **Gonadotropin-Releasing-Hormon** und **Choriongonadotropin** behandelt:
- GnRH-Nasenspray 3 × täglich 0,2 mg (1 Hub) für 4 Wochen
- bei fehlendem Ansprechen: HCG 2 × 250 IE/Woche i. m. (Säuglinge), 2 × 500 IE/Woche i. m. (Kleinkinder). Der Erfolg wird nach 6 Wochen beurteilt.
- bei fehlendem Ansprechen: Operation.

Operative Therapie: Eine operative Therapie ist indiziert bei:
- erfolgloser Hormontherapie
- offenem Processus vaginalis (= kindlicher Leistenbruch; häufige assoziierte Fehlbildung)
- Hodenektopie.

Standardverfahren sind die **Funikulolyse** und **Orchidopexie**. Hierbei werden der Samenstrang und Gefäße über einen inguinalen Zugang von Bindegewebs- und Kremasterfasern gelöst, spannungsfrei aus der Leiste in das **Skrotalfach verlagert** und am tiefsten Punkt des Skrotums **fixiert**. Bei hohem Bauchhoden wird ggf. eine kombiniertes laparoskopisches und offenes Vorgehen gewählt.

Bei sehr kurzen Gefäßen ist die Skrotalverlagerung des Hodens unmöglich, sodass hier zweizeitig vorgegangen werden muss (**OP nach Fowler-Stephens**): primäre Gefäßligatur und zweizeitige Orchidopexie nach erfolgter Kollateralisierung der Hodenperfusion über die A. ductus deferentis.

Die Indikation zur **Orchiektomie** besteht v. a. bei älteren Kindern nach dem 6. Lebensjahr (Funktionsverlust des Hodens, Entartungsrisiko).

MERKE Die Verlagerung in das Skrotalfach senkt nicht das erhöhte Entartungsrisiko des Hodens.

2.6.2 Phimose

DEFINITION Unmöglichkeit, die Vorhaut (Präputium) hinter den Sulcus coronarius zurückzuziehen, ursächlich ist ein Missverhältnis zwischen Größe der Glans penis und Vorhautweite.

Ätiologie: Eine Phimose kann **angeboren** oder **erworben** sein. Sie ist bis zum **Ende** des **2.–3. Lebensjahres** durch die Verklebung des Epithels der Glans penis mit dem Epithel des inneren Vorhautblattes **physiologisch**. Durch die Lösung dieser Verbindung kann die Vorhaut bei etwa 90 % der Jungen nach Ende des 3. Lebensjahres hinter die Eichel retrahiert werden.

Die erworbene Phimose entsteht z. B. postentzündlich oder als sog. „Altersphimose" durch zunehmende Schrumpfung und Sklerosierung der Vorhaut.

Klinik und Diagnostik: Die Phimose ist eine **Blickdiagnose**. Es zeigt sich eine rüsselförmige Vorhaut mit punktförmiger Öffnung, wobei das Präputium nicht über die Glans penis retrahiert werden kann.

Folgen der Phimose können sein: rezidivierende Balanitiden, eine Paraphimose (bei Retraktion der zu engen Vorhaut über die Glans penis mit nicht erfolgter Reponierung [S. B678], rezidivierende Harnwegsinfektionen, Vorhautaufblähungen bei der Miktion, Schmerzen beim Geschlechtsverkehr sowie die Entstehung eines Peniskarzinoms bei jahre- bis jahrzehntelang bestehender Altersphimose.

Therapie: Eine absolute Therapieindikationen besteht bei rezidivierenden Harnwegsinfektionen, Balanitiden oder nach Paraphimose, eine fortbestehende Phimose nach dem 2.–3. Lebensjahr stellt eine relative Indikation dar.
- konservative Therapie: **Betamethasonsalbe** für ca. 4 Wochen, bei ausbleibendem Erfolg OP-Indikation
- operative Therapie: **Zirkumzision** (Entfernung der Vorhaut). Die Zirkumzision kann vorhauterhaltend oder radikal (z. B. aus religiösen Gründen) durchgeführt werden.

Kontraindikationen sind lokale Entzündungen, Gerinnungsstörungen oder zusätzliche Penismissbildungen (Vorhautschürze wird häufig zur Rekonstruktion benötigt).

Aufgrund der physiologischen Phimose des frühen Kleinkindalters ist ein allzu frühes Bearbeiten der Vorhaut, z. B. durch regelmäßiges Zurückziehen, nicht sinnvoll. Nach Beendigung des 2. Lebensjahres kann in entspannter Atmosphäre und bei weichen und weiten Vorhautverhältnissen (z. B. in der Badewanne) das Zurückziehen der Vorhaut „trainiert" werden.

2.6.3 Hydrozele

DEFINITION Flüssigkeitsansammlung zwischen den beiden Blättern der Tunica vaginalis testis.

Physiologie: Die Tunica vaginalis testis ist eine Peritonealausstülpung, die analog zum Bauchfell aus einem parietalen und einem viszeralen Blatt besteht. Sie bildet den obliterierten Processus vaginalis, der durch den Leistenkanal zieht und den Hoden auf seinem Deszensus aus dem Bauchraum „mitnimmt".

Ätiologie:
- **angeborene** (primäre) Formen: offener Processus vaginalis (fehlende oder unvollständige Obliteration = kindlicher Leistenbruch)
- **erworbene** (sekundäre) Formen als „Begleithydrozele" infolge von Entzündungen (Epididymitiden, Orchitiden), Hodentumoren oder Hodentorsionen.

Flüssigkeitsverhalt zwischen beiden Blättern der Tunica vaginalis im Bereich des Hodens (**Hydrozele testis**) oder Samenstrangs (**Hydrozele funiculi spermatici**).

Klinik: Die Hydrozele kann ein- oder beidseitig auftreten. Typisch ist die prallelastische, langsam progrediente, meist schmerzlose Skrotalschwellung. Im fortgeschrittenen Stadium bemerken die Patienten ein Druck- oder Schweregefühl.

Diagnostik: Bei der klinischen Untersuchung tastet sich der vergrößerte Hoden weich oder prallelastisch.
Gesichert wird die Diagnose mithilfe der **Sonografie**, die eine echofreie Flüssigkeitsansammlung zwischen den Blättern der Tunica vaginalis testis zeigt (Abb. 2.10).

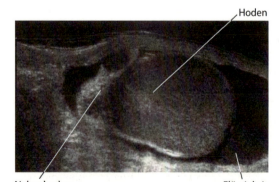

Abb. 2.10 Hydrozele. Sonografischer Befund der echofreien Flüssigkeit. (aus: Reiser, Kuhn, Debus, Duale Reihe Radiologie, Thieme, 2011)

Differenzialdiagnosen: Weitere Differenzialdiagnosen der langsam progredienten **schmerzlosen Hodenschwellung** sind:
- **Spermatozele** (zystische Erweiterung der Samenwege im Nebenhodenbereich mit serösem oder milchig-trübem, spermienhaltigem Inhalt)
- **Varikozele**
- **Hodentumoren**
- **Skrotalhernien**.

Therapie: Primäre Hydrozelen werden erst bei Persistenz über das 1. Lebensjahr hinaus therapiert, da sich Hydrozelen des Neugeborenen oft innerhalb des 1. Lebensjahres rückbilden, wenn sich der Proc. vaginalis spontan verschließt. Eine Therapie der sekundären Hydrozele ist bei Beschwerden, deutlicher Größenprogredienz und aus kosmetischen Gründen indiziert.

Hydrozelenpunktion und -sklerosierung: Meist ineffektiv, v. a. bei alleiniger Punktion kein dauerhafter Erfolg zu erwarten. Bei Kindern und jungen Erwachsenen mit noch nicht abgeschlossener Familienplanung kontraindiziert.

Operative Abtragung: Über einen skrotalen Zugang kommen unterschiedliche OP-Verfahren zur Anwendung, z. B.:
- Raffung der Hydrozelenwand (OP nach Lord)
- Resektion der Hydrozelenwand (OP nach von Bergmann)
- Umschlagen der Hydrozelenwandränder (OP nach Winkelmann).

2.6.4 Varikozele

DEFINITION Pathologisch erweiterte Venen des Plexus pampiniformis bei fehlenden oder insuffizienten Venenklappen.

Epidemiologie: Die Varikozele ist häufig (ca. **20 %** aller erwachsenen Männer sind betroffen).

Ätiologie: Ursächlich ist eine venöse Abflussbehinderung:
- **primäre (idiopathische) Varikozele:**
  - Kompression der linken V. renalis zwischen Aorta und A. mesenterica superior („proximales Nussknackerphänomen")
  - Kompression der linken V. iliaca (kann ebenfalls Äste der V. testicularis aufnehmen) durch die A. iliaca („distales Nussknackerphänomen")
- **sekundäre (symptomatische) Varikozele:**
  - retroperitoneale Raumforderung mit thrombotischem Verschluss des Plexus pampiniformis
  - Tumorthrombus der linken V. renalis.

MERKE Eine Varikozele entwickelt sich meistens **links**, da die linke V. spermatica im rechten Winkel in die Nierenvene einmündet (rechts: spitzwinklige Mündung in die V. cava inferior).

Klinik und Komplikationen: Varikozelen sind meist asymptomatisch, die Diagnose wird häufig erst im Rahmen der Infertilitätsabklärung gestellt. Bei ausgeprägtem Befund können die Patienten über leichte ziehende Schmerzen und eine Schwellung klagen. Die wichtigste Komplikation ist die **Infertiliät**: Durch den Blutrückstau ist der Hoden unphysiologisch hohen Temperaturen ausgesetzt, die die Keimzellen schädigen.

> **MERKE** Tritt eine Varikozele beim Erwachsenen plötzlich auf und nimmt rasch progredient zu, ist an eine retroperitoneale Raumforderung zu denken.

Diagnostik: Bei der klinischen Untersuchung wird das äußere Genitale im Liegen, Stehen und während des Valsalva-Pressversuchs inspiziert und palpiert. Dabei **entleeren** sich **idiopathische Varikozelen** im **Liegen** typischerweise, während **symptomatische gefüllt** bleiben. Die Schweregrade der Varikozele sind in **Tab. 2.3** dargestellt.

In der **Dopplersonografie** kann der pathologische Reflux nachgewiesen werden. Bei symptomatischer Varikozele sollte unbedingt eine **Sonografie** oder **CT** des **Retroperitoneums** durchgeführt werden.

Gegebenenfalls sollte bei Diagnosestellung ein Spermiogramm angefertigt werden.

Therapie: Eine Therapie ist bei Beschwerden, pathologischem Spermiogramm, ausgeprägter Varikozele und kleinem Hoden angezeigt. Man unterscheidet radiologische von operativen Verfahren:
- zunächst: radiologische antegrade **Varikozelensklerosierung** (Abb. 2.11)
- operative Verfahren sind angezeigt, wenn sich die Varikozele nicht innerhalb von 3–4 Monaten nach Sklerosierung zurückbildet:
  - offene suprainguinale, retroperitoneale **Resektion der V. spermatica** mit Resektion der A. spermatica (OP nach Palomo) bzw. ohne Resektion der A. spermatica (OP nach Bernardi)
  - laparoskopische Varikozelenresektion.

Die Therapie der asymptomatischen Varikozele wird durchaus kontrovers diskutiert. Obwohl sich nachweislich die Parameter im Spermiogramm nach einer Therapie bessern können, gibt es bisher keine Untersuchung, die einen Behandlungseffekt hinsichtlich der Verbesserung der erzielten Schwangerschaften belegt.

Tab. 2.3 Schweregradeinteilung der Varikozele

Grad	Beschreibung
0	subklinische Varikozele (nur dopplersonografisch nachweisbar)
I	nur unter Valsalva-Manöver sichtbare oder palpierbare Erweiterung
II	tastbare, aber nicht sichtbare Varikozele
III	primär durch die Skrotalhaut sichtbare Varikozele

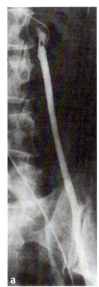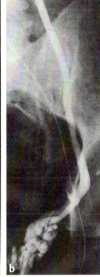

Abb. 2.11 Linksseitige Varikozele. Vor der Sklerosierung zeigen sich in der Phlebografie (KM i. v.) eine erweiterte Vena spermatica interna sinistra (**a**) und ein erweiterter Plexus pampiniformis (**b**). (aus: Thurn, Bücheler, Lackner, Thelen, Einführung in die radiologische Diagnostik, Thieme, 1998)

2.7 Prune-belly-Syndrom

Diese komplexe Fehlbildung wird in der Pädiatrie [S. B594] besprochen.

2.8 Störungen der sexuellen Differenzierung

Siehe Pädiatrie [S. B548].

3 Entzündungen

3.1 Unspezifische Harnwegsinfektionen (HWI)

3.1.1 Grundlagen

DEFINITION
- **Harnwegsinfektion** (HWI): Erregerinvasion, -adhäsion und -vermehrung im Urogenitalsystem mit konsekutiver, meist symptomatischer Infektion.
- **unspezifische HWI:** HWI mit histologisch nicht wegweisenden Befunden.

Epidemiologie: Häufigste Entzündungsursache nach den Infektionen der oberen Atemwege. Frauen sind deutlich häufiger betroffen als Männer.

Einteilung: Nach der Genese unterscheidet man einen **unkomplizierten** (Urogenitalsystem anatomisch und funktionell unauffällig) von einem **komplizierten** (Urogenitalsystem anatomisch und/oder funktionell pathologisch) HWI. Ein komplizierter HWI heilt häufig nur nach erfolgreicher Therapie des urologischen Grundleidens aus.

Darüber hinaus lassen sich HWI nach topografischen Gesichtspunkten einteilen:
- Infektion der unteren Harnwege (Urethritis, Zystitis)
- Infektion der oberen Harnwege (Pyelonephritis): „systemische Erkrankung".

Ätiologie: Das **klassische Erregerspektrum** der unspezifischen HWI umfasst E. coli (ca. 75 %), Proteus spp., Pseudomonas aeroginosa sowie Staphylo- und Enterokokken, seltener sind Klebsiella spp. bzw. Serratia spp. Pilzinfektionen (z. B. Candida) finden sich bevorzugt bei immunsupprimierten Patienten. Bei Urethritis können auch Neisseria gonorrhoeae oder Chlamydien ursächlich sein.

In ca. **80 %** d. F. erfolgt die Infektion aszendierend, seltener hämatogen, iatrogen (z. B. nach Katheterisierungen, Endoskopien, Biopsien) oder direkt (z. B. vesikovaginale Fistel).

Risikofaktoren: Zu den typischen Risikofaktoren zählen Fehlbildungen des Urogenitalsystems, obstruktive Uropathie (z. B. Steine, Tumoren), funktionelle Störungen (z. B. Blasenentleerungsstörung, vesikoureteraler Reflux), Abwehrschwäche (z. B. Diabetes mellitus, HIV, immunsuppressive Therapie), Stoffwechselstörungen (z. B. Gicht, Hyperkalziämie, Hypokaliämie), chronischer Analgetikaabusus, Katheterisierung und Gravidität.

Klinik:
- unterer HWI: Dysurie, Algurie, Pollakisurie, Hämaturie, bei Kindern Enuresis
- oberer HWI: eingeschränkter Allgemeinzustand, Fieber, Schüttelfrost, schmerzhaftes Nierenlager.

Die Symptome können auch gleichzeitig vorkommen (aszendierende Infektion).

Diagnostik: Die **Basisdiagnostik** des HWI umfasst neben der Anamnese (z. B. frühere Infektionen, Operationen, Sexualverhalten) und klinischen Untersuchung v. a. Laboruntersuchungen:
- **Urinstatus:** Urintrübung, Leukozyturie, Bakteriurie und Erythrozyturie, Nitritnachweis
- **Urinsediment:** Leukozytenzylinder als Hinweis auf eine chronische Pyelonephritis
- **bakteriologischer Erregernachweis** im Urin (Mittelstrahlurin) **und Resistenzbestimmung**: Von einer signifikanten Bakteriurie spricht man beim 2-maligen Nachweis von ≥ 10^5 Keimen/ml Mittelstrahlurin (= „Kass-Zahl").
- **Blutuntersuchung:** Entzündungsparameter (BSG, CRP), Retentionswerte und Blutbild.

MERKE Deutlich erhöhte Entzündungsparameter weisen auf eine Parenchymbeteiligung (Pyelonephritis) hin.

Die **bildgebende Diagnostik** (v. a. Sonografie, i. v.-Urografie, CT, ggf. Miktionszystourethrografie) wird v. a. bei HWI mit Parenchymbeteiligung (akute und chronische Pyelonephritis, abszedierende Infektionen) und zur Ursachenabklärung eingesetzt.

Therapie:
- **Allgemeinmaßnahmen:** viel trinken, damit die Harnwege gut durchspült und die Bakterien ausgeschieden werden
- **Antibiotikatherapie:** bei unkomplizierten HWI als Kurzzeittherapie (Einmalgabe bis Behandlung über 3 Tage), vgl. Tab. 3.1.
- **Sanierung des Harntrakts:** bei komplizierten Infektionen.

Sonderformen

Asymptomatische Bakteriurie: Bakteriennachweis im Urin ohne klinische Symptomatik eines HWI. Eine asymptomatische Bakteriurie ist **primär kontroll-**, aber **nicht therapiebedürftig**. Eine Ausnahme ist das Auftreten einer asymptomatischen Bakteriurie in der **Schwangerschaft**, die immer **antibiotisch** behandelt werden muss.

Rezidivierende HWI: Von einem rezidivierenden HWI spricht man bei **≥ 4 Neuinfektionen/Jahr** nach zwischenzeitlich ausgeheiltem HWI. Entscheidend ist der Ausschluss auslösender Risikofaktoren. Therapeutisch ist ggf. eine **Langzeitprophylaxe** mit Cotrimoxazol oder Nitrofurantoin in einer viertel bis halben therapeutischen Dosierung indiziert. Treten die HWI in zeitlicher Korrelation zum Geschlechtsverkehr auf, erfolgt die Prophylaxe vor oder nach dem GV.

Persistierende HWI: Ausbleibender Therapieerfolg der antibiotischen Behandlung aufgrund eines dauerhaften und sanierungsbedürftigen Keimherds im Bereich der Harnwege (z. B. Nephrolithiasis, chronisch-bakterielle Prostatitis, infiziertes Divertikel, Blasenscheidenfistel). Voraussetzung für einen dauerhaften Therapieerfolg ist die Herdsanierung. Differenzialdiagnostisch muss eine interstitielle Zystitis [S. B672] ausgeschlossen werden.

> **MERKE** **Rezidivierende HWI** sind Neuinfektionen und damit auch immer mit einem neuen Erreger verbunden. **Persistierende HWI** sind Folge eines nichtsanierten Erregerherdes im Bereich des Harntrakts und werden damit immer wieder durch denselben Erreger ausgelöst.

3.1.2 Urethritis

> **DEFINITION** Isolierte Entzündung der Harnröhre.

Ätiologie: Die Urethritis wird meistens durch **sexuell übertragbare Erreger** verursacht. Am häufigsten ist die **nichtgonorrhoische Urethritis** (NGU) durch Chlamydien (C. trachomatis, ca. 40–80 % aller Urethritiden), Mykoplasmen, Ureaplasmen, **Trichomonaden**, Candida albicans und Herpes simplex Typ II. Seltener finden sich Gonokokken (Gonorrhö, s. Infektionserkrankungen [S. A522]) oder die klassischen Erreger der HWI [S. B642]. Prädisponierend wirken Blasenkatheter, Harnröhrenstrikturen und Diabetes mellitus.

Auch im Rahmen von **Allgemeinerkrankungen** (z. B. Morbus Reiter, s. Immunsystem und rheumatologische Erkrankungen [S. A474]) kann es zu Urethritiden kommen.

Klinik und Komplikationen: Leitsymptome der Urethritis sind **Urethralfluor** (Ausfluss aus der Harnröhre), **Brennen** und **Jucken** in der **Harnröhre** und **Dysurie**. Postinfektiös können **Harnröhrenstrikturen** zurückbleiben. Bei Männern kann es zu einer aszendierenden Entzündung von Prostata und Samenblase kommen. Frauen können durch Keimaszension eine Infektion von Uterus, Eileitern und Ovarien (sog. pelvic inflammatory disease = **PID**) und eine Perihepatitis (**Fitz-Hugh-Curtis-Syndrom**) entwickeln. Nach durchgemachter Chlamydieninfektion ist das Risiko für eine Eileiterschwangerschaft erhöht, bei beiden Geschlechtern kann es im Anschluss an eine Chlamydieninfektion zur **Sterilität** kommen.

Diagnostik: Entscheidend sind die (Sexual-)Anamnese, körperliche Untersuchung (z. B. Ausfluss, geröteter Meatus) und die mikrobiologische Untersuchung des Urethralausflusses/-abstriches zum Erregernachweis.

> **MERKE** **Eitriges Sekret** deutet auf eine Infektion mit **Gonokokken** oder **Chlamydien** hin, **weißes, dünnflüssiges Sekret** weist eher auf **Mykoplasmen** hin.

Therapie: Patienten mit Urethritis sollten viel trinken und häufig Wasser lassen, um die Harnröhre regelmäßig zu spülen.

Therapie der Wahl ist die **Doxycyclin-Monotherapie für 7 Tage**. Alternativ kann eine kombinierte Antibiotikatherapie mit Doxycyclin für 7 Tage und Ceftriaxon als Einmaldosis durchgeführt werden. Bei der Trichomonadenurethritis wird Metronidazol eingesetzt. Zur Therapie der Gonorrhö s. Infektionserkrankungen [S. A524].

> **MERKE** Vor allem bei Chlamydien und Mykoplasmen kommt es ohne Mitbehandlung des Sexualpartners häufig zu Reinfektionen im Sinne eines „Pingpong-Effekts"!

3.1.3 Zystitis

> **DEFINITION** Lokal auf die Harnblase begrenzter HWI.

Ätiologie: Eine Zystitis entsteht meistens als **aszendierende Infektion** (Erregerspektrum [S. B642]), betroffen sind v. a. Frauen. Weitere Ursachen sind: intensiver, häufiger Geschlechtsverkehr bei Frauen („Honeymoon-Zystitis"), Miktionshindernisse wie Prostatahyperplasie (zunehmende Prävalenz bei älteren Männern), mechanische Reize (z. B. Dauerkatheter), Bestrahlungen (radiogene Zystitis), Zytostatikatherapie (Cyclophosphamid), urogenitale Fehlbildungen, parasitäre Infektionen (Schistosomiasis, s. Infektionserkrankungen [S. A584]) sowie Gravidität.

Klinik und Komplikationen: Die klassischen Symptome der Zystitis sind **Dysurie**, **Pollakisurie**, **Algurie** und **imperativer Harndrang**. Häufig leiden die Patienten unter schmerzhaften Blasentenesmen (Strangurie) und retropubischen Schmerzen. Fieber besteht i. d. R. nicht, der Allgemeinzustand kann manchmal leicht eingeschränkt sein. Nicht selten besteht eine Makrohämaturie („hämorrhagische Zystitis"). Die wichtigste Komplikation der Zystitis ist eine Keimaszension in die Niere mit Entwicklung einer **Pyelonephritis**.

Diagnostik: Bei der **klinischen Untersuchung** lässt sich häufig ein retropubischer Druckschmerz auslösen, die Nierenlager sind i. d. R. nicht druckschmerzhaft (DD: Pyelonephritis). Entscheidend für die Diagnosestellung ist der **typische Urinbefund** mit Hämaturie, Leukozyturie, Bakteriurie und positivem Nitritnachweis. Zum Erregernachweis wird eine **Urinkultur** angelegt (meist E. coli). Das **Labor** zeigt nur leicht bis moderat erhöhte Entzündungsparameter, deutlich erhöhte Entzündungsparameter weisen auf eine Keimaszension mit Pyelonephritis hin!

Die **Sonografie** zeigt bei der Zystitis evtl. eine gestörte Blasenentleerung mit Restharnbildung. Im hochauflösenden Ultraschall lässt sich eine Schwellung der Harnblasenschleimhaut darstellen. Die oberen Harnwege sind sonomorphologisch unauffällig.

Bei rezidivierenden Zystitiden oder komplizierter Zystitis sollte nach Abklingen der akuten Symptomatik eine

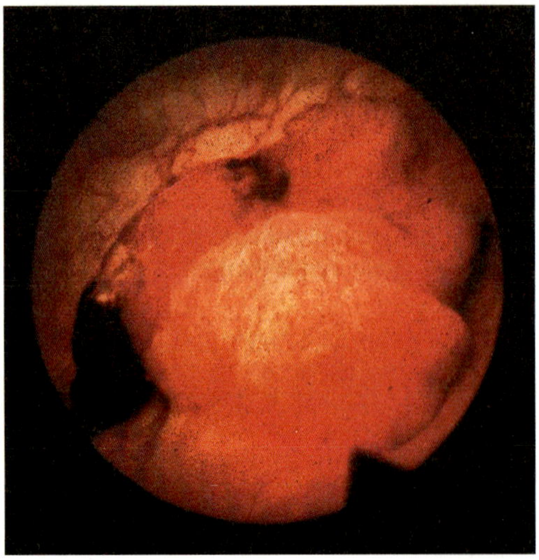

3 Entzündungen

Abb. 3.1 Zystitis infolge eines Blasentumors (Zystoskopie). (aus: Sökeland, Rübben, Taschenlehrbuch Urologie, Thieme, 2008)

Urethrozystoskopie zur Ursachenabklärung durchgeführt werden (**Abb. 3.1**).

Differenzialdiagnosen:
- Reizblase [S. B672]
- interstitielle Zystitis [S. B672]
- Entzündungen der weiblichen (Adnexitis, s. Gynäkologie [S. B354] oder männlichen Adnexe (Prostatitis [S. B647]).

Therapie: Zu den wichtigsten **Allgemeinmaßnahmen** zählen reichliche Flüssigkeitszufuhr, häufige Blasenentleerung sowie feuchte, warme Umschläge zur Schmerzlinderung.

Therapie der Wahl ist eine empirische **Antibiotikagabe** (**Tab. 3.1**). Nach aktuellem Kenntnisstand wird bei ansonsten gesunden, nicht schwangeren Frauen in der Prämenopause die orale Einmalgabe von **Fosfomycintrometamol** empfohlen. Bei Schwangeren kommen Penicilline, Cephalosporine oder Fosfomycintrometamol zum Einsatz (auch asymptomatische Bakteriurie behandeln!). Gesunde, jüngere Männer mit unkomplizierter Zystitis behandelt man mit Fluorchinolonen (z. B. Ciprofloxacin). Gegebenenfalls ist eine zusätzliche **symptomatische** Therapie mit NSAR und Spasmolytika indiziert.

> **MERKE** Nach Abschluss der Behandlung muss der Urin erneut kontrolliert werden. Eine unzureichend behandelte akute Zystitis kann in eine chronische Zystitis übergehen.

3.1.4 Pyelonephritis

Synonym: bakterielle interstitielle Nephritis

> **DEFINITION** Interstitielle Entzündung von Nierenbecken und -parenchym. Nach ihrem Verlauf unterscheidet man die **akute** (unkompliziert/kompliziert) von der **chronischen** Pyelonephritis.

Tab. 3.1 Empfohlene Kurzzeittherapie der unkomplizierten Zystitis bei ansonsten gesunden Frauen in der Prämenopause (nach AWMF-Leitlinie, 2010)

Medikament	Dosierung	Therapiedauer
1. Wahl		
Fosfomycintrometamol	3000 mg	Einmalgabe
Nitrofurantoin	50 mg 4×/d retard: 100 mg 2×/d	7 Tage 5 Tage
Pivmecillinam	200 mg 2×/d retard: 400 mg 2×/d	7 Tage 3 Tage
2. Wahl		
Ciprofloxacin	250 mg 2×/d retard: 500 mg 1×/d	3 Tage
Levofloxacin	250 mg 1×/d	3 Tage
Norfloxacin	400 mg 2×/d	3 Tage
Ofloxacin	200 mg 2×/d	3 Tage
Cefpodoximproxetil	100 mg 2/d	3 Tage
Weitere*		
Cotrimoxazol	160/800 mg 2×/d	3 Tage
Trimethoprim	200 mg 2×/d	5 Tage

* bei Kenntnis der lokalen Resistenzen und Kontraindikation gegen Mittel 1. Wahl

Akute Pyelonephritis

Ätiologie: Die akute Pyelonephritis entsteht meistens als aufsteigende Infektion durch gramnegative Bakterien (insbesondere E. coli).

Klinik: Klassische Symptome der akuten Pyelonephritis sind **Fieber** und Schüttelfrost, **Flankenschmerzen**, **Dysurie**, **starkes Krankheitsgefühl** und Abgeschlagenheit. Häufig treten gastrointestinale Beschwerden mit Übelkeit, Erbrechen, Bauchschmerzen und Subileus auf.

Komplikationen: Gefürchtete Komplikationen sind die Abszedierung [S. B646], der Übergang in eine chronische Pyelonephritis und die Entwicklung einer Urosepsis [S. B678]. Sie treten v. a. im Rahmen einer komplizierten Pyelonephritis auf.

> **MERKE** Vor allem **Kinder** und **ältere Menschen** zeigen häufig ein **atypisches Krankheitsbild**. Daher sollte man bei **unklarem Fieber** – insbesondere bei gleichzeitig liegendem Harnblasenkatheter oder bekanntem urologischen Grundleiden – immer auch an eine **Pyelonephritis** denken.

Diagnostik: Anamnestisch sind Symptome einer vorausgegangenen Zystitis (z. B. Pollakisurie, Dysurie) oft richtungsweisend. Der typische Befund bei der klinischen Untersuchung ist das **druck-** und **klopfschmerzhafte Nierenlager** (ein- oder beidseits). Im **Urinstatus** lassen sich eine Mikrohämaturie, Leukozyturie und Bakteriurie nachweisen, der Nitritnachweis ist meistens positiv. Zum **Erregernachweis** wird eine Urinkultur angelegt (meist E. coli). Das **Labor** zeigt moderat bis stark erhöhte Entzündungsparameter (CRP, BSG), die Retentionswerte können v. a. bei beidseitiger akuter Pyelonephritis erhöht sein.

> **MERKE** Wegweisend für die Diagnose der akuten Pyelonephritis ist die **Trias** aus Fieber, Flankenschmerzen und Leukozyturie.

Sonografisch erkennt man voluminöse Nieren mit einem aufgelockerten Nierenparenchym („Nierenschwellung"). Im **hochauflösenden Ultraschall** lässt sich evtl. eine Schleimhautschwellung des Nierenbeckens erkennen. Entscheidend ist der Ausschluss einer zugrunde liegenden Harnabflussstörung.

Wichtig sind zudem regelmäßige sonografische Verlaufskontrollen zum Ausschluss einer Abszedierung.

Pathologie: Makroskopisch ist die betroffene Niere stark **geschwollen** und herdförmig oder diffus von kleinen, gelben **Mikroabszessen** mit einem hämorrhagischen Randsaum durchsetzt. Auf der Schnittfläche erkennt man **streifenförmige Abszessstraßen**, die vom Mark bis in die Niere ziehen. **Histologisch** ist das Interstitium streifenförmig von Granulozyteninfiltration durchsetzt (entspricht den makroskopisch sichtbaren Abszessstraßen), Tubuli und Sammelrohre sind deutlich dilatiert, das Epithel ist abgeflacht und atrophisch. In der Lichtung der zerstörten Tubuli sammeln sich **hyaline Granulozytenzylinder**. Die Abheilung erfolgt unter narbiger Umwandlung der Mikroabszesse.

Differenzialdiagnosen: Zu den wichtigsten Differenzialdiagnosen (v. a. bei Patienten mit atypischem Krankheitsbild) zählen Lumbago (s. Orthopädie [S. B262]) und verschiedene abdominelle Erkrankungen.

Therapie: Zu den wichtigsten **Allgemeinmaßnahmen** zählen Bettruhe, körperliche Schonung und reichlich Flüssigkeitszufuhr. Bei der **komplizierten Pyelonephritis** muss unbedingt das **urologische Grundleiden** beseitigt werden.

Bei einer akuten Pyelonephritis muss **sofort** (nach Abnahme der Urinkultur!) eine **antibiotische Therapie** über mindestens 14 Tage eingeleitet werden, die **initial** i. d. R. **parenteral**, später oral appliziert wird. In der initialen parenteralen Therapie werden Gyrasehemmer (z. B. Ciprofloxacin) als Mittel der 1. Wahl eingesetzt; 2. Wahl sind Cephalosporine der III. Generation (z. B. Ceftriaxon), evtl. in Kombination mit einem Aminoglykosid (z. B. Gentamicin). Für die orale Therapie eignen sich Gyrasehemmer (z. B. Ciprofloxacin) oder ein Breitspektrumpenicillin (z. B. Amoxicillin). Manchmal benötigen die Patienten eine **antiemetische**, **antipyretische** oder **analgetische** Therapie.

> **MERKE** Mit der **antibiotischen Therapie** muss sofort, also **noch vor Erhalt** des Antibiogramms (= „blinde", kalkulierte Antibiotikatherapie) begonnen werden. Nach Erhalt des Antibiogramms kann dann ggf. umgestellt und gezielt weitertherapiert werden.

Prognose: Die Prognose der adäquat antibiotisch behandelten einmaligen akuten Pyelonephritis ist gut. Rezidivierende Pyelonephritiden können zu einer funktionslosen Schrumpfniere führen.

Chronische Pyelonephritis

> **DEFINITION** Chronisch-interstitielle Nephritis mit und ohne persistierende bakterielle Infektion.

Ätiologie: Eine chronische Pyelonephritis entwickelt sich praktisch immer durch eine sekundäre bakterielle Besiedlung auf dem Boden einer Harnabflussstörung oder eines vesikorenalen Refluxes.

Klinik und Komplikationen: Die Klinik der chronischen Pyelonephritis ist **unspezifisch** und oft asymptomatisch. Die Patienten klagen u. a. über Abgeschlagenheit, Schwäche und dumpfe Rückenschmerzen. Die wichtigste Komplikation ist die Entwicklung einer **chronischen Niereninsuffizienz** (s. Niere [S. A385]).

Diagnostik: Die Diagnosestellung ist schwierig. Mögliche Befunde sind ein pathologischer Urinstatus (Leukozyturie, glg. Bakteriurie), erhöhte Entzündungswerte und bei beginnender Niereninsuffizienz erhöhte Retentionswerte im Blut sowie ein pathologisches Blutbild (renale Anämie).

In der **Sonografie** und **i. v.-Urografie** zeigen sich typischerweise entzündlich-narbige Nierenveränderungen mit typischen **Kelchdeformationen** und **-verplumpungen**, im Endstadium **zahlreiche Parenchymverkalkungen** und eine **Nierenschrumpfung** mit **eingezogener Oberfläche** („pyelonephritische Schrumpfniere"). Zur Überprüfung der Nierenfunktion wird eine Nierenszintigrafie angefertigt. Zum Refluxausschluss sollte eine Miktionszystourethrografie durchgeführt werden.

Pathologie: Bei der chronischen Pyelonephritis ist die Niere **verkleinert**, ihre Oberfläche weist in Folge der abgeheilten und rezidivierenden Mikroabszesse zahlreiche **narbige Einziehungen** auf. **Histologisch** erkennt man herdförmig angeordnete narbige Umbauprozesse im Interstitium, lymphoplasmazelluläre Infiltrate, Tubulusatrophien und Tubulus- und Glomerulusfibrosen. In den Lumina der erhaltenen Tubuli befindet sich ein **kolloidartiges Material**, das dem Nierengewebe ein schilddrüsenartiges Aussehen verleiht. Im Verlauf kommt es zu **Kelchdeformitäten** und Ausbildung der **narbigen Schrumpfniere**.

Therapie: Im Vordergrund steht – wenn möglich – die Therapie des **zugrunde liegenden Abflusshindernisses**. Eine funktionslose pyelonephritische Schrumpfniere sollte bei funktionstüchtiger kontralateraler Niere als potenzieller Infektionsherd **operativ** entfernt werden.

Im akuten Schub mit Erregernachweis ist wie bei der akuten Pyelonephritis eine gezielte **antibiotische Therapie** erforderlich. Der Nutzen einer prophylaktischen Langzeitantibiose des Erwachsenen ist fraglich.

Prognose: Eine chronische Pyelonephritis führt häufig zu einer pyelonephritischen Schrumpfniere mit terminaler chronischer Niereninsuffizienz.

Xanthogranulomatöse Pyelonephritis

DEFINITION Sonderform der interstitiellen Entzündung von Nierenbecken und -parenchym unklarer Ätiologie.

Die xanthogranulomatöse Pyelonephritis tritt gehäuft bei **Frauen** auf. Die **Klinik** ist eher uncharakteristisch, die Patienten leiden u. a. an Fieberschüben, Dysurie und Rückenschmerzen. Eventuell tritt eine Nephrolithiasis und Harnabflussstörung auf. Die xanthogranulomatöse Pyelonephritis lässt sich in der Bildgebung häufig nicht sicher von einem Nierentumor unterscheiden. Daher wird die Diagnose i. d. R. **histologisch** gesichert.

Pathognomonisch für die xanthogranulomatöse Pyelonephritis ist eine Infiltration des Nierenbeckens und -parenchyms mit **Pseudoxanthomzellen** (fetthaltige Phagozyten), Lymphozyten und Plasmazellen.

Therapie der Wahl ist die **Nephrektomie**.

3.1.5 Abszedierende Infektionen

DEFINITION Unterschiedliche Formen der Abszessbildung im Bereich der Niere, die mit einem schweren septischen Krankheitsbild einhergehen:
- **abszedierende Pyelonephritis:** Komplikation der akuten Pyelonephritis mit Abszedierung und Einschmelzung
- **paranephritischer Abszess:** Abszedierung und Einschmelzung im Bereich der Nierenfettkapsel
- **Nierenabszess:** konfluierende Abszedierung und Einschmelzung im Bereich der Nierenrinde
- **Pyonephrose** („Eitersackniere"): abszediertes Nierenbecken bei aufgebrauchtem oder entzündlich destruiertem Parenchymmantel der Niere.

Ätiologie: Abszedierende Infektionen entstehen entweder infolge **hämatogener Erregerstreuung** (Furunkel, Endokarditis, Mastoiditis) oder als **Komplikation** der **akuten Pyelonephritis** mit Abszedierung des Nierenparenchyms (abszedierende Pyelonephritis/Nierenabszess), die sich auf das Nierenbecken (Pyonephrose) und das umgebende Gewebe (paranephritischer Abszess) ausdehnen kann.

Klinik: Patienten mit abszedierenden Infektionen leiden an **hohem Fieber, Schüttelfrost und Flankenschmerzen**. Durch die Abszedierung kann es zu einer **dolenten Vorwölbung** im **Flankenbereich** und **Schonhaltung der Wirbelsäule** (konkav zur erkrankten Seite hin) kommen. Patienten mit **Senkungsabszess** entlang des **M. iliopsoas** (Oberschenkelflexor!) halten das Bein in Schonstellung gebeugt. Bei einem paranephritischen Abszess kann sich eine peritoneale Reizung mit Abwehrspannung und gastrointestinalen Symptomen (Übelkeit, Erbrechen) entwickeln.

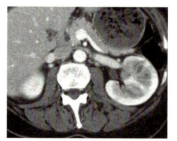

Abb. 3.2 **Pyelonephritis mit beginnender Abszedierung.** Man erkennt hypodense Areale mit randständiger KM-Aufnahme. (aus: Reiser, Kuhn, Debus, Duale Reihe Radiologie, Thieme, 2011)

Diagnostik: Im **Urinstatus** lassen sich eine Leukozyturie und Bakteriurie nachweisen, das **Labor** zeigt eine Leukozytose und deutlich erhöhte Entzündungsparameter. Thrombo- und Leukopenie weisen auf eine beginnende Sepsis hin.

In der **Sonografie** imponiert der Nierenabszess als flüssigkeitshaltige, echoleere oder inhomogene Raumforderung. **CT** und **MRT** zeigen eine unscharf begrenzte Raumforderung mit typischer randständiger Kontrastmittelaufnahme (**Abb. 3.2**). Indirekte Zeichen einer Abszedierung in der **Abdomenleeraufnahme** sind ein verwaschener Psoasrand, Zwerchfellhochstand und Wirbelsäulenverkrümmung.

Bei V. a. hämatogene Streuung muss nach dem Ursprungsherd gefahndet werden.

Therapie: Im Vordergrund steht die **Drainage des Eiterherdes**; abhängig vom Ausmaß der Abszedierung durch
- Sonografie- oder CT-gesteuerte Einlage eines Pigtail-Katheters (perkutane Nierenfistel)
- operative Freilegung und Wunddrainage
- Nephrektomie (bei ausgedehntem Befund mit Organdestruktion).

Antibiotische und **supportive Therapie** wie bei akuter Pyelonephritis [S. B645] bzw. Urosepsis [S. B678].

3.1.6 Nekrotisierende Papillitis („Papillennekrose")

DEFINITION Interstitielle Nephritis mit Papillennekrose.

Ätiologie: Zu den wichtigsten Auslösern einer nekrotisierenden Papillitis zählen chronischer Analgetikaabusus, Diabetes mellitus, Leberzirrhose, renal-vaskuläre Erkrankungen (Glomerulonephritiden, Vaskulitiden) und ischämische Nekrosen im Rahmen einer akuten Nephritis.

Klinik und Diagnostik: Die klinische Symptomatik ähnelt der einer leichten Pyelonephritis. Bei Abgang von nekrotischem Papillenmaterial können **schubartige** heftige **kolikartige Schmerzen** auftreten.

Die **Sonografie** zeigt tpischerweise eine Harnstauung und okkludierendes Papillenmaterial in den Harnleitern. In der **i. v.-Urografie** erkennt man plumpe Nierenkelche und ggf. Umfließungsfiguren im oberen Hohlsystem durch frei flottierendes Nekrosematerial.

Therapie: Antibiotika bei nachgewiesener bakterieller Infektion, Spasmolyse und Analgesie bei Nierenkolik [S. B675]. Bei (infizierter) Harnstauungsniere ist eine Harnableitung (z. B. DJ-Harnleiterkatheter) obligat. Bei fulminant septischem Verlauf evtl. Nephrektomie.

3.2 Urogenitaltuberkulose

DEFINITION Manifestation der Tbc-Infektion im Bereich des Urogenitaltrakts (= spezifischer HWI). Spezifische HWI sind Infektionen mit charakteristischen histologischen Veränderungen der Gewebsarchitektur, die auch ohne Erregernachweis oftmals eine Diagnose zulassen.

Epidemiologie: Dritthäufigste extrapulmonale Manifestation der Organtuberkulose mit einer Inzidenz in Deutschland von 1/100 000, v. a. Migranten sind betroffen. Es besteht Meldepflicht.

Ätiopathogenese: Am häufigsten manifestiert sich die Urogenital-Tbc als „isolierte Organtuberkulose" im Rahmen der Postprimärtuberkulose (s. Infektionserkrankungen [S. A537]). In der Regel kommt es zunächst durch hämatogene Erregeraussaat zum Befall des **Nierenparenchyms**. Von dort finden die Erreger dann Anschluss an das Hohlsystem und breiten sich über das Nierenbecken (→ Entwicklung einer offenen Tuberkulose mit Ausscheidung von Leukozyten und Bakterien über den Urin) in Richtung ableitende Harnwege, **Prostata** und **Nebenhoden** aus.

Man unterscheidet folgende Formen:
- **Nierentuberkulose:** typischerweise stadienhafter Verlauf (Tab. 3.2)
- **Harnleitertuberkulose:** Fibrosierung und narbige Stenosierung der Harnleiter; Pyonephrose bei Harnleiterverschluss
- **Blasentuberkulose:** chronische Zystitis mit ulzerösen Schleimhautläsionen, Granulom- und Tuberkelbildung in der Blasenwand, Fibrosierung und Entwicklung einer Schrumpfblase
- **Prostata- und Samenblasentuberkulose:** knotige Organveränderungen, verkäsende Nekrose und Kavernenbildung, im Verlauf Verkalkungen
- **Hoden- und Nebenhodentuberkulose:** entzündliche Obliteration des Ductus deferens, Vergrößerung des Nebenhodens mit käsig-kavernöser Einschmelzung.

Klinik: Die Symptomatik ist uncharakteristisch und umfasst Miktionsbeschwerden (z. B. Pollakisurie), rezidivierende Hämaturien sowie Flanken- und Beckenschmerzen, die häufig von Nachtschweiß und subfebrilen Temperaturen begleitet werden. Im fortgeschrittenen Stadium reduzierter Allgemeinzustand mit deutlichem Gewichtsverlust (DD: maligne Grunderkrankung).

> **MERKE** Die Diagnosestellung einer Urogenitaltuberkulose verzögert sich nicht selten um mehrere Monate, da viele Patienten nur über uncharakteristische Beschwerden klagen oder zunächst asymptomatisch bleiben. Also: Daran denken!

Diagnostik: Der **Urinstatus** zeigt typischerweise eine **sterile Leukozyturie** und **Mikrohämaturie**. Der Erregernachweis in der **Urinkultur** gelingt durch Anzucht auf Spezialnährböden aus Punktat, Eiter oder konzentriertem Morgenurin an 3 aufeinanderfolgenden Tagen. Die PCR bringt den Erregernachweis in 1–2 Tagen, allerdings ohne Aussage zur biologischen Aktivität der nachgewiesenen Erreger. Das **Labor** zeigt hohe bis stark erhöhte Entzündungszeichen (CRP, Leukozytose).

Sonografie, CT und MRT zeigen bei Nierenbefall typischerweise **stippchenförmige Verkalkungen**, die im Spätstadium konfluieren. In der i.v.-Urografie erkennt man „**mottenfraßähnliche**" **Kelchdestruktionen** im Bereich der **Pyramidenspitzen** und – bei Ureterbefall – perlschnurartige Stenosen (sog. „Gänsegurgelureter"). Bei Befall der **Prostata** findet man in der retrograden Urethrografie eine typische Kavernenbildung (subvesikale Kontrastmitteldepots).

Therapie: Zur tuberkulostatischen Therapie s. Infektionserkrankungen [S. A541]. Nach tuberkulostatischer Vorbehandlung können z. B. eine Nephrektomie bei funktionsloser „Kittniere" oder rekonstruktive Eingriffe bei Strikturen vorgenommen werden.

3.3 Prostatitis-Syndrom

DEFINITION Symptomenkomplex unterschiedlicher Ätiologie mit Beschwerden und Schmerzen im Beckenbereich.

3.3.1 Akute bakterielle Prostatitis

Ätiologie: Die **akute bakterielle Prostatitis** entsteht meist als **aszendierende Infektion** mit gramnegativen Stäbchen (insbesondere E. coli, Pseudomonas aeroginosa), seltener als hämatogene Infektion. Zu den **begünstigenden Faktoren** zählen obstruktive Uropathie (Reflux von infizier-

Tab. 3.2 Nierentuberkulose

Stadium	Bezeichnung	Beschreibung
I	parenchymatöses Stadium	disseminierte kleine Herde in beiden Nierenrinden (→ diese Herde können ausheilen oder nach einer Latenzphase in das ulzerokavernöse Stadium übergehen)
II	ulzerokavernöses Stadium	Rindenherde verkäsen, die Bakterien gelangen über die Tubuli in die Nierenpapillen und führen dort zu Ulzerationen und Kavernen mit Durchbruch in das Nierenbeckenkelchsystem (→ offene Nierentuberkulose)
III	destruierendes Stadium	ausgedehnte verkäsende Nierentuberkulose mit fast vollständiger Destruktion des Nierenparenchyms (= funktionslose „Kittniere"); „Mörtelniere" bei Verkalkung des nekrotischen Materials

tem Urin in die Prostata), Diabetes mellitus und Immunsuppression.

Klinik und Komplikationen: Patienten mit akuter bakterieller Prostatitis leiden an Dysurie, Pollakisurie, Algurie, imperativem Harndrang, perinealen Schmerzen und Schmerzen beim Stuhlgang. Als Zeichen der systemischen Infektion treten hohes Fieber und Schüttelfrost auf.

Komplikationen: akuter Harnverhalt, Epididymitis, Urosepsis, Übergang in eine chronisch-bakterielle Prostatitis sowie Prostataabszess.

Diagnostik: Bei der **digital-rektalen Untersuchung** tastet man eine vergrößerte, gespannte, extrem druckschmerzhafte Prostata. Palpable Fluktuationen deuten auf eine Abszedierung hin. Der **Urinstatus** zeigt eine Mikrohämaturie, Leukozyturie und Bakteriurie, häufig mit positivem Nitritnachweis. Ein Erregernachweis ist mittels **Urinkultur** meist möglich. Das **Labor** zeigt moderat bis stark erhöhte Entzündungswerte (CRP) und eine **reversible Erhöhung** des **PSA-Wertes**.

> **MERKE** Schmerzen bei der digital-rektalen Untersuchung sind hochgradig **verdächtig** auf eine **akute Prostatitis**. Eine **Prostatamassage** zur 4-Gläser-Probe [S. B624] ist wegen der Gefahr einer bakteriellen Streuung **kontraindiziert**.

Obligat ist ein **transrektaler Ultraschall** (TRUS) zum Ausschluss eines Prostataabszesses.

Histologisch findet sich ein **granulozytär infiltriertes** Organ. Durch den Sekretstau bilden sich kleine, lamellär geschichtete braunschwarze Körperchen (**Corpora amylacea**), die bei Wachstum die Entwicklung einer chronischen Entzündung fördern („Schnupftabaksprostata").

Therapie: Bei akuter bakterieller Prostatitis ist eine **antibiotische Therapie** für 2–4 Wochen (zunächst kalkuliert, später nach Antibiogramm) mit Gyrasehemmern (z. B. Ciprofloxacin), Cephalosporinen der III. Generation (z. B. Ceftriaxon), ggf. in Kombination mit einem Aminoglykosid (z. B. Gentamicin) oder einem Breitspektrumpenicillin (z. B. Amoxicillin) indiziert. Bei schmerzhaftem Stuhlgang sollten **stuhlregulierende Maßnahmen** zur Vermeidung einer sekundären Obstipation eingeleitet werden.

Eine **Blasenentleerungsstörung** wird abhängig von der Restharnmenge medikamentös mittels α-Blocker (Restharnmenge < 100 ml) oder durch Anlage eines suprapubischen Blasenkatheters (Restharnmenge > 100 ml) behandelt. Ein **Prostataabszess** muss (zusätzlich zur Antibiose) über einen **Pigtail-Katheter** oder **TUR-P** [S. B655] drainiert werden.

3.3.2 Chronische bakterielle Prostatitis

Ätiologie: Ursächlich sind rezidivierende bakterielle HWI.

Klinik: uncharakteristische Miktionsbeschwerden, Schmerzen und Druckgefühl in der Becken- und Dammgegend sowie Beschwerden beim Geschlechtsverkehr bzw. Stuhlgang.

Diagnostik:
- **digital-rektale Untersuchung:** meist schmerzhaft, Prostata derb oder weich tastbar
- **4-Gläser-Probe:** Bakterien und Leukozyten im Prostataexprimat und Exprimaturin. Dabei liegt die Keimzahl um mindestens eine 10er-Potenz über der Keimzahl im Mittelstrahlurin.
- **Labor:** moderat erhöhte Entzündungswerte (CRP), reversible Erhöhung des PSA-Wertes.

Therapie: Antibiose mit Gyrasehemmern (Fluorchinolone) über 4–6 Wochen. Bei nichtsanierbarem Befund ist eine **operative Therapie** mittels TUR-P [S. B655] indiziert.

3.3.3 Weitere Erkrankungen des Prostatitis-Syndroms

Chronisches Beckenschmerz-Syndrom (CPPS)

Die Ätiologie ist unbekannt. Unterschieden werden das **chronisch-entzündliche CPPS** (abakteriell) und das **chronisch-nichtentzündliche CPPS** („Prostatodynie"), welches ein psychosomatisches Krankheitsbild darstellt.

Die **Klinik** entspricht der chronischen bakteriellen Prostatitis. Zur **Diagnosestellung** dienen standardisierte Fragebögen zur Erfassung der Symptome und deren Ausprägung (Schmerzen, Miktions- und Lebensqualität). Der Nachweis von Leukozyten im Urin, Prostataexprimat oder Ejakulat dient der Differenzierung zwischen entzündlichem und nichtentzündlichem CPPS. Die **Therapie** erfolgt multimodal symptomatisch mit α-Blockern (z. B. Tamsulosin), Anticholinergika bei starker Drangsymptomatik (z. B. Trospiumchlorid), Analgetika und Muskelrelaxanzien. Beim entzündlichen CPPS werden NSAR (z. B. Diclofenac) eingesetzt.

Asymptomatische entzündliche Prostatitis

Die Ätiologie ist unbekannt. Die Diagnose stützt sich auf den histologischen Nachweis einer entzündlichen Infiltration des Prostataparenchyms (meist Zufallsdiagnose bei beschwerdefreien Patienten im Rahmen einer Prostatastanzbiopsie) und den Leukozytennachweis im Prostataexprimat. Eine Therapie ist nicht erforderlich.

Granulomatöse Prostatitis

Bei der granulomatösen Prostatitis handelt es sich vermutlich um eine **Autoimmunopathie**, die sich gegen Bestandteile des Prostatasekrets richtet. Sie tritt v. a. bei **älteren Männern** nach **mechanischen Eingriffen** an der Prostata auf, bei denen es zu einem Übertritt von Sekret in das Interstitium kommt. **Histologisch** erkennt man ein Infiltrat aus Histiozyten, Leukozyten und Plasmazellen in den zerstörten Drüsenlichtungen. Die wichtigste Differenzialdiagnose ist das **Prostatakarzinom**, von dem sich die granulomatöse Prostatitis i. d. R. nur histologisch abgrenzen lässt.

3.4 Epididymitis

DEFINITION Entzündung des Nebenhodens.

Ätiologie: **Aszendierende Erregerinvasion** über den Ductus deferens. Ursachen und Erregerspektrum sind altersabhängig. Bei **jungen Männern** finden sich v. a. **sexuell übertragbare Erreger** (meist C. trachomatis, N. gonorrhoeae), bei älteren Männern sind bevorzugt gramnegative Erreger wie E. coli, Enterobacter, Proteus mirabilis ursächlich, wobei eine Prostatahyperplasie oder iatrogene Eingriffe (Katheterisierung, Endoskopie) prädisponierend sind.

Klinik: Die akute Epididymitis ist gekennzeichnet durch eine plötzlich einsetzende, **schmerzhafte Schwellung**, **Rötung** und **Überwärmung** des **Nebenhodens** (Abb. 3.3). Begleitend finden sich häufig Allgemeinsymptome wie **Fieber** und **Abgeschlagenheit**. Schmerzen strahlen oft entlang des Samenstrangs in die Leiste aus.

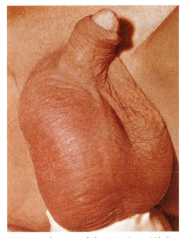

Abb. 3.3 **Akute Epididymitis.** (aus: Sökeland, Rübben, Taschenlehrbuch Urologie, Thieme, 2008)

> **MERKE** Klinisch äußert sich die akute Epididymitis meist als „akutes Skrotum" [S. B676].

Komplikationen: Abszedierung, Übergang in eine **chronische Epididymitis** und die **Infertilität** durch Entwicklung narbiger Samenstrangstenosen.

Diagnostik: Bei der **klinischen Untersuchung** lässt sich ein massiv druckschmerzhafter Nebenhoden tasten, der sich häufig nicht mehr vom Hoden abgrenzen lässt. Eine tastbare Fluktuation deutet auf eine Abszedierung hin. Das Hochheben des Hodens wirkt schmerzlindernd (→ **positives Prehn-Zeichen**).

Im **Urinstatus** finden sich eine Mikrohämaturie, Leukozyturie und evtl. Nitrit- und Erregernachweis. Bei einer Infektion mit Chlamydien oder Gonokokken (sexuell aktive Männer) gelingt ein direkter Erregernachweis meist nicht (negative Urinkultur). Das **Labor** zeigt eine Leukozytose und moderat bis stark erhöhte Entzündungsparameter (CRP, BSG).

Die (farbcodierte Duplex-)**Sonografie** zeigt typischerweise einen aufgetriebenen, echodichten Nebenhoden, häufig mit Begleithydrozele und Hypervaskularisation. Der sonografische Ausschluss einer Abszedierung (echoarme Raumforderung) und die Restharnbestimmung sind obligat.

Differenzialdiagnosen: Zu den wichtigsten Differenzialdiagnosen gehören **Hodentorsion**, Hodentumor sowie Hydro-, Spermato- und Varikozele.

> **MERKE** Die wichtigste Differenzialdiagnose ist die Hodentorsion.

Therapie: Als **Allgemeinmaßnahmen** sollten eine Hochlagerung (hängt der Hoden nach unten, verstärkt der Zug am Samenstrang den Schmerz) und Kühlung des Hodens durchgeführt werden.

Sofortige kalkulierte Antibiotikatherapie (später ggf. Umstellung gemäß Antibiogramm):

- **Kinder:** i. v.-Gabe von Breitspektrumpenicillinen (z. B. Piperacillin), bei schweren Infektionen ggf. in Kombination mit einem Aminoglykosid (z. B. Gentamicin) oder Cephalosporinen der III. Generation (z. B. Ceftriaxon). Aminoglykoside sollten nicht länger als 5–7 Tage gegeben werden (Oto- und Nephrotoxizität).
- **junge Männer:** Doxycyclin-Monotherapie (p. o. über 7 Tage) oder Kombinationstherapie aus Doxycyclin und Ceftriaxon (i. m.-Einmaldosis)
- **ältere Männer:** Gyrasehemmer (z. B. Ciprofloxacin p. o.) oder Cephalosporine der III. Generation (z. B. Ceftriaxon i. v.), ggf. in Kombination mit einem Aminoglykosid (z. B. Gentamicin i. v.) oder Breitspektrumpenicillin (z. B. Amoxicillin p. o.).

Begleitend können NSAR gegen die Schmerzen verabreicht werden.

Bei gestörter Blasenentleerung mit Restharnbildung wird ein suprapubischer Blasenkatheter angelegt. Bei Abszedierung ist eine skrotale Epididymektomie indiziert.

> **MERKE** Ist im Rahmen einer Hodenfreilegung ein **malignes Geschehen nicht sicher** auszuschließen, sollte im Zweifelsfall immer die **inguinale Freilegung** erfolgen.

3.5 Orchitis

DEFINITION Entzündung des Hodens.

Ätiologie: Am häufigsten wird die akute Orchitis durch eine **hämatogene Streuung** von Viren (z. B. Mumps, Varizellen, Coxsackie) oder Bakterien (z. B. Pneumo-, Gonokokken, Mykobakterien) ausgelöst. Seltener tritt sie als **Begleitorchitis** im Rahmen einer Epididymitis (sog. **Epididymorchitis**) auf.

Klinik: Die akute Orchitis kann als **akutes Skrotum** imponieren. Sie ist häufig schwer von einer Epididymitis zu differenzieren. Typisch sind die plötzlich einsetzende, schmerzhafte Schwellung und Rötung des Hodens mit Fieber und Abgeschlagenheit. Bei Mumpsorchitis sind außerdem die Ohrspeicheldrüsen schmerzhaft geschwollen (z. B. Schmerzen beim Kauen).

Komplikationen:
- Abszedierung
- Fertilitätsverlust (besonders häufig bei Mumpsorchitis im Erwachsenenalter!)

Diagnostik: Bei der **klinischen Untersuchung** tastet man einen vergrößerten, druckschmerzhaften Hoden. Im **Labor** zeigen sich moderat erhöhte Entzündungswerte (CRP), nach durchgemachter Mumpsparotitis lassen sich evtl. erhöhte spezifische Antikörper-Titer nachweisen.
Die **Sonografie** zeigt typischerweise einen aufgetriebenen, hypervaskularisierten Hoden.

Differenzialdiagnosen: Ausgeschlossen werden müssen insbesondere eine Hodentorsion sowie ein Hodentumor (bei subakutem Verlauf).

Therapie:
- Hochlagerung und Kühlung des Hodens, evtl. Gabe von α-Interferon oder Kortikosteroiden
- Antibiose bei bakterieller Genese
- operative Freilegung bei Abszedierung.

3.6 Sexuell übertragbare Infektionen

Siehe Gynäkologie und Geburtshilfe [S. B356].

3.7 Retroperitonealfibrose (Morbus Ormond)

DEFINITION Zunehmende Fibrosierung und fibrotischer Umbau des Retroperitonealraumes mit Ummauerung und Stenosierung von Ureteren, Nerven und Gefäßen.

Ätiologie:
- idiopathisch (Ormond-Syndrom)
- sekundär nach Bestrahlung, benachbarte Entzündungen oder Tumoren, medikamentös induziert (z. B. Methylergid, Ergotamin, Phenacetin).

Klinik: Zu Beginn ist die Retroperitonealfibrose i. d. R. asymptomatisch, evtl. klagen die Patienten über leichte, dumpfe Flanken- oder Rückenschmerzen. Im fortgeschrittenen Stadium kommt es zu einer **Medialverlagerung** und **Stenosierung** der **Ureteren** mit **Harnstauungsniere**.

Diagnostik: In der **Sonografie** und **i. v.-Urografie** erkennt man die nach medial verlagerten Harnleiter und eine Harnstauung. Die **CT** dient dem Ausschluss tumorbedingter Stenosen.
Histologisch sind initial unspezifische entzündliche Infiltrate nachweisbar, später überwiegen Granulations- und faserreiches Bindegewebe. Im Endstadium imponiert die Erkrankung durch fibrotische, derbe, weißgraue Bindegewebsplatten.

Therapie: Zunächst kann ein konservativer Therapieversuch mit Glukokortikoiden oder Tamoxifen unternommen werden. Verfahren der Wahl ist die „**operative Ureterolyse**", bei der die Harnleiter nach lateral und intraperitoneal verlagert werden. Bei ausgeprägter Fibrose oder Rezidiv erfolgt eine Autotransplantation der Niere ins kleine Becken oder Anlage eines Harnleiterileuminterponats.

4 Tumoren

4.1 Überblick

Die Tumoren der Niere [S. A664], der Nebenniere [S. A663] und des Retroperitoneums [S. A668] werden im Kapitel Neoplastische Erkrankungen besprochen.

4.2 Tumoren des Nierenbeckens und der ableitenden Harnwege

4.2.1 Grundlagen

90 % der malignen Tumoren des Nierenbeckens, Ureters und der Harnblase nehmen ihren Ursprung vom **Urothel** bzw. Übergangsepithel (= **Urothelkarzinome**). Selten sind Plattenepithel- bzw. Adenokarzinome und Sarkome. Die meisten Urothelkarzinome wachsen **papillär-exophytisch**.

Typisch für die Urothelkarzinome ist ihr **multizentrisches Auftreten**, > ⅓ der Patienten weist multiple Tumoren in Harnblase (häufigste Lokalisation), Nierenbecken und Uretern auf.

Epidemiologie: Der Altersgipfel der Urothelkarzinome liegt in der 6.–7. Lebensdekade, Männer sind etwa doppelt bis 3-fach so häufig betroffen wie Frauen.

Risikofaktoren:
- Nikotinabusus (!)
- (berufliche) Exposition gegenüber **aromatischen Aminen** (Farb- und Kunststoffindustrie)
- chronische Irritationen der Blasenschleimhaut: **chronische Entzündungen** (z. B. **Bilharziose**) oder Fremdkörper (z. B. Blasendauerkatheter, Blasensteine) prädisponieren v. a. für Plattenepithelkarzinome

4.2 Tumoren des Nierenbeckens und der ableitenden Harnwege

- Medikamente: Phenacetinabusus (v. a. Nierenbeckentumoren), Cyclophosphamid (v. a. Harnblasentumoren).

Klinik: Typisch ist die **schmerzlose Makrohämaturie**. Durch abgehende Tumorpartikel oder Blutkoageln kann sich eine Nierenbeckentamponade mit Flankenschmerzen oder Koliken entwickeln. Bei Blasentamponade, blasenhalsnah gelegenem Urothelkarzinom oder Carcinoma in situ der Harnblase können die Patienten an Unterbauch- oder dysurischen Beschwerden leiden.

> **MERKE** Jede **schmerzlose Makrohämaturie** ist bis zum Beweis des Gegenteils **verdächtig** auf das Vorliegen eines Urothelkarzinoms der ableitenden Harnwege.

Metastasierung: Das Urothelkarzinom metastasiert frühzeitig lymphogen in die regionären und retroperitonealen Lymphknoten, hämatogen in Lunge, Leber und Knochen erst später.

Diagnostik: Für alle Urothelkarzinome im Bereich der Niere und ableitenden Harnwege gelten dieselben Kriterien zur Diagnostik. Um einen möglichen Zweittumor auszuschließen, muss bei entsprechendem Verdacht immer der gesamte Harntrakt untersucht werden.

Urindiagnostik: Urinzytologie, auch als sog. „Spülzytologie" aus dem Nierenbecken oder der Harnblase. Entscheidend v. a. zur Beurteilung flächig wachsender Tumorvorstufen (z. B. Carcinoma in situ).

Sonografie: Typische Befunde sind:
- Blasentumoren: unregelmäßige, exophytisch wachsende, von der Blasenwand ausgehende Raumforderungen, die in das Blasenlumen hineinragen
- Nierenbecken-/Harnleitertumoren: evtl. Zeichen einer Harnstauung des oberen Harntrakts bei infiltrativem Wachstum

i. v.-Urografie und retrograde Ureteropyelografie: Unregelmäßige, teils mottenfraßähnliche Füllungsdefekte (Abb. 4.1).

CT: Zusätzliche Abklärung infiltrierter Nachbarstrukturen.

Endoskopie:
- **Urethrozystoskopie zur Beurteilung von Harnblase** und Urethra, evtl. Kombination mit photodynamischen Methoden (Instillation von fluoreszierenden Farbstoffen in die Blase)
- **Ureterorenoskopie** zur Beurteilung von Ureteren und Nierenbecken.

Biopsie: Bei endoskopisch auffälligem Schleimhautbefund sowie auffälliger Zytologie wird eine Biopsie mit anschließender histologischer Beurteilung durchgeführt.

Staging: Zum Staging werden eingesetzt:
- **Sonografie und Abdomen-CT:** Diagnostik von abdominellen und retroperitonealen Lymphomen und Filiae
- **CT-Thorax:** Beurteilung der thorakalen Lymphknoten und eventueller Lungenmetastasen.

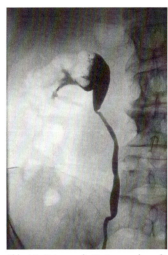

Abb. 4.1 **Retrograde Ureteropyelografie eines Urothelkarzinoms** des rechten Nierenbeckens. (aus: Keil, Prüfungsvorbereitung Urologie, Thieme, 2008)

- **Skelettszintigrafie:** fakultativ, je nach Situation und Symptomatik zur Abklärung eventueller Knochenmetastasen.

Nachsorge: engmaschige Nachsorge alle 3–6 Monate, abhängig von der Tumorlokalisation: Urethrozystoskopie, Urinzytologie und Sonografie und eine jährliche i. v.-Urografie.

4.2.2 Nierenbecken- und Harnleiterkarzinome

Stadieneinteilung: Siehe Tab. 4.1. Das dort genannte **Ta-Stadium** wird nur bei Tumoren bestimmter Organe vergeben: Nierenbecken, Harnleiter, -blase und -röhre sowie Penis. Diese Tumoren wachsen wie das Carcinoma in situ

Tab. 4.1 TNM-Klassifikation des Nierenbecken- und Harnleiterkarzinoms (UICC 2010)

Stadium	Beschreibung
T-Kategorie	
Ta	papilläres, nichtinvasives Karzinom
Tis/Cis	Carcinoma in situ
T1	Infiltration des subepithelialen Bindegewebes
T2	Infiltration der Tunica muscularis
T3	Infiltration des peripelvinen/periureteralen Fettgewebes oder des Nierenparenchyms jenseits der Tunica muscularis
T4	Infiltration von Nachbarorganen/perirenalem Fettgewebe
N-Kategorie	
N0	keine Lymphknotenmetastasen
N1	solitäre, regionäre Lymphknotenmetastase ≤ 2 cm
N2	eine oder mehrere Lymphknotenmetastasen > 2 cm und ≤ 5 cm
N3	eine oder mehrere Lymphknotenmetastasen > 5 cm
M-Kategorie	
M0	keine Fernmetastasen
M1	Fernmetastasen

nicht invasiv, können aber noch mit einer besseren Prognose verbunden sein als solche Tis/Cis-Tumoren.

Therapie: Prinzipiell sollte bei jedem Nierenbecken- und Harnleiterkarzinom unabhängig vom Tumorstadium eine **Operation** angestrebt werden:
- **radikale Nephroureterektomie** (Standardverfahren): Totalentfernung der Niere und des Harnleiters unter Mitnahme einer Blasenmanschette (= intramuraler Harnleiteranteil mit Harnleiterostium)
- **Harnleiterteilresektion mit Ureterozystoneostomie** (Neueinpflanzung des Harnleiters in die Blase): ausschließlich bei kleinen, distalen Harnleitertumoren
- **Laserung:** nur in Ausnahmesituationen (hohes Operationsrisiko, Vorhandensein nur einer Niere und hohes Alter) bei kleinen Tumoren.

Bei metastasierten und inoperablen Tumoren ist eine **palliative Chemotherapie** indiziert, z. B. First-line-Therapie mit Cisplatin/Gemcitabine (bzw. bei Kontraindikation für die Cisplatin-Gabe: Carboplatin/Gemcitabine) sowie Vinflunin in der Second-line-Situation.

Prognose: Im frühen Tumorstadium ist die Prognose relativ gut (Ta–T 1: 5-JÜR 80–100 %, T 2: 5-JÜR: 70 %). Patienten mit fortgeschrittenem Tumorstadium haben eine schlechte Prognose.

4.2.3 Harnblasenkarzinome

Epidemiologie: Die Inzidenz liegt bei etwa 20–30/100 000/Jahr. Das Harnblasenkarzinom macht etwa 3 % aller malignen Tumoren aus und ist nach dem Prostatakarzinom der zweithäufigste Tumor des Urogenitaltrakts. Beim Mann ist das Harnblasenkarzinom nach Prostata-, Darm- und Lungenkrebs der vierthäufigste bösartige Tumor.

Ätiopathogenese: 90–95 % der Harnblasentumoren sind Urothelkarzinome. Zu den Risikofaktoren s. Kap. Tumoren des Nierenbeckens und der ableitenden Harnwege [S. B650]. In ca. 70 % d. F. tritt das Harnblasenkarzinom an der Blasenhinter- oder -seitenwand auf.

Stadieneinteilung: Harnblasentumoren werden sowohl nach TNM (UICC 2010, **Tab. 4.2**) als auch ihrem histologischen Tumortyp (WHO 2004) eingeteilt in oberflächliche und fortgeschrittene invasive Karzinome. Bei Erstdiagnose sind 80 % oberflächlich und 20 % invasiv.

Histologisches Tumortyping: Im Folgenden ist das WHO-Tumortyping nichtinvasiver urothelialer Tumoren von 2004 dargestellt, die ältere Bezeichnung ist zur besseren Orientierung in eckiger Klammer ebenso aufgeführt (s. auch **Abb. 4.2**):
- Papillom: nichtinvasive, papilläre Neoplasie
- PUNLMP: nichtinvasive papilläre urotheliale Neoplasie mit niedriger maligner Potenz (früher: bis TaG1)
- Low Grade: nichtinvasives papilläres Urothelkarzinom (früher: TaG1, TaG2)
- High Grade: nichtinvasives papilläres Urothelkarzinom (früher: TaG2, TaG3)
- Carcinoma in situ.

Tab. 4.2 TNM-Klassifikation des Harnblasenkarzinoms (UICC 2010)

Stadium	Beschreibung
T-Kategorie	
Ta	papilläres, nicht invasives Karzinom
Tis/Cis	Carcinoma in situ
T 1	Infiltration des subepithelialen Bindegewebes (bis Lamina propria)
T 2	Infiltration der Tunica muscularis: • T 2a: Infiltration der inneren, oberflächlichen Hälfte der Muskulatur • T 2b: Infiltration der äußeren Hälfte der Muskulatur
T 3	Infiltration des perivesikalen Fettgewebes jenseits der Tunica muscularis: • T 3a: mikroskopische Infiltration • T 3b: makroskopische Infiltration
T 4	Infiltration von Nachbarorganen: • T 4a: Infiltration von Prostata, Uterus oder Vagina • T 4b: Infiltration von Becken- oder Bauchwand
N-Kategorie	
N0	keine Lymphknotenmetastasen
N1	solitäre, regionäre Lymphknotenmetastasen ≤ 2 cm in größter Ausdehnung
N2	solitäre, regionäre Lymphknotenmetastasen > 2 cm, aber ≤ 5 cm in größter Ausdehnung oder mehrere Lymphknotenmetastasen (nicht > 5 cm in größter Ausdehnung)
N3	solitäre oder mehrere Lymphknotenmetastasen > 5 cm
M-Kategorie	
M0	keine Fernmetastasen
M1	Fernmetastasen

Therapie: Die **Initialtherapie** (**TUR-B**) ist gleichzeitig auch der letzte Schritt der Diagnostik, da erst durch die histopathologische Aufarbeitung des Resektates das genaue Tumorstadium ermittelt und ein definitiver Behandlungsplan erstellt werden kann!

Nichtmuskelinvasives Blasenkarzinom (Ta und T 1):
- **TUR-B:** Transurethrale Elektroresektion bis tief in die T. muscularis der Harnblase zur vollständigen Tumorentfernung. Bei inkompletter Erstresektion, sehr ausgedehntem Lokalbefund und unsicherer Tumorfreiheit sollte nach 4–6 Wochen eine planmäßige **Nachresektion** (erneute Elektroresektion der vorresezierten Areale in der Tiefe) erfolgen.
- **adjuvante Maßnahmen:** postoperative **Instillation** von **Mitomycin** oder **BCG** (attenuiertes Mykobakterium) in die **Harnblase** zur Senkung der Rezidivneigung (oberflächliche Tumoren haben eine hohe Rezidivrate von bis zu 70 %!)
- **radikale Zystektomie:** nur sehr selten bei transurethral nicht beherrschbarem Befund indiziert. Das T 1-Karzinom stellt einen Grenzfall zwischen blasenerhaltendem Vorgehen (→ TUR-B) mit anschließender BCG-Therapie und ablativem Vorgehen i. S. einer radikalen Zystektomie dar. Hier muss im Einzelfall entschieden werden.

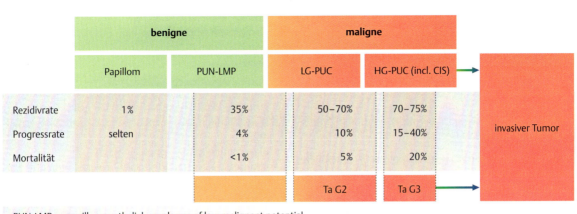

Abb. 4.2 Harnblasentumoren nach WHO-Klassifikation 2004.

Carcinoma-in-situ: Topische Immuntherapie der Harnblase mit **BCG-Instillationen** über 3–6 Monate, anschließend erneute Biopsie der Blasenschleimhaut. Bei persistierendem CIS sollte die Therapie wiederholt werden. Persistiert das CIS auch nach dem 2. Behandlungszyklus, ist die radikale Zystektomie indiziert.

Therapie des muskelinvasiven Blasenkarzinoms (ab T 2): Therapie der Wahl ist die **radikale Zystektomie.** Beim Mann werden die Harnblase inklusive Prostata und Samenbläschen entfernt; bei der Frau Harnblase, Uterus und vordere Scheidenwand. Zusätzlich werden i. d. R. die regionären pelvinen Lymphknoten ausgeräumt. Anschließend erfolgt eine entsprechende Harnableitung.

Bei multimorbiden Patienten oder inoperablem Lokalbefund kann alternativ eine **kombinierte, palliative Chemo-** (Cisplatin/Gemcitabine oder Gemcitabine-Monotherapie) und **Strahlentherapie** durchgeführt werden. Vor Behandlungsbeginn kann außerdem zur Verhinderung einer Kloakenbildung eine ein- oder beidseitige Ureterokutaneostomie angelegt werden.

Therapie des metastasierten Blasenkarzinoms (M1):
- palliative Chemotherapie (s. o.)
- palliative Zystektomie bei rezidivierenden Blutungen und Blasentamponaden, ggf. mit Urethrektomie zur Symptomenkontrolle.

Prognose: Beim oberflächlichen Urothelkarzinom beträgt die 5-Jahres-Überlebensrate ca. 90 %, beim muskelinvasiven ca. 55 % und beim metastasierten < 20 %.

4.2.4 Urethramalignome

Epidemiologie: Selten; Auftreten v. a. in der 2. Lebenshälfte. Männer sind doppelt so häufig betroffen wie Frauen.

Histologisch handelt es sich meistens um Karzinome (Plattenepithel-, Urothel- und Adenokarzinome). Seltener sind Sarkome, Melanome oder Plasmozytome.

Klinik: Klinisch stehen obstruktive Blasenentleerungsstörungen, Mikro- und Makrohämaturie und Dysurie im Vordergrund. Abszedierungen und Fistelungen sind möglich.

Metastasierung: Vorwiegend **lymphogen**. Tumoren der proximalen Harnröhre metastasieren in die pelvinen, Tumoren der distalen Harnröhre in die oberflächlichen und tiefen inguinalen Lymphknoten.

Diagnostik: Das wichtigste diagnostische Mittel ist die **Endoskopie** mit **Biopsieentnahme**. Zusätzlich: Palpation der Urethra bei der Frau, Urin- und Urethralsekretzytologie, retrograde Urethrografie (beim Mann) sowie CT/MRT des Beckens.

Therapie: Tumoren der Urethra werden i. d. R. operativ behandelt.
- **Tumoren der vorderen Harnröhre:** Penisteilresektion beim Mann, evtl. Teilresektion der Urethra bei der Frau
- **Tumoren der hinteren Harnröhre:** Urethrektomie, pelvine Lymphadenektomie und radikale Zystektomie mit supravesikaler Harnableitung.

In einem sehr frühen Tumorstadium und bei kleinem Lokalbefund kann alternativ eine Lasertherapie, bei Inoperabilität eine Radiotherapie durchgeführt werden.

4.3 Prostatatumoren

4.3.1 Benigne Prostatahyperplasie (BPH)

Synonym: Prostataadenom

> **DEFINITION** Gutartige, knotige Vergrößerung der Prostata über das normale Volumen von 20–30 ml, die mit einer obstruktiven Blasenentleerungsstörung einhergeht.

Epidemiologie: Unter den 60-jährigen Männern weisen etwa 60 % eine klinisch manifeste BPH auf. Bei den über 80-Jährigen sind es > 80–90 %.

Einteilung: Nomenklatur der Prostatahyperplasie:
- **LUTS** („lower urinary tract symptoms"): obstruktive oder irritative Miktionsbeschwerden
- **BOO** („bladder outlet obstruction"): urodynamisch nachgewiesene Blasenentleerungsstörung
- **BPE** („benign prostatic enlargement"): Prostatavergrößerung > 30 ml
- **BPHS** („benign prostatic hyperplasie syndrome"): Prostata-Syndrom (LUTS + BOO + BPE).

Die Nomenklatur der Prostatahyperplasie ist uneinheitlich und die Übergänge zwischen den einzelnen Definitionen sind fließend.

Ätiopathogenese: Für die Entstehung der BPH gibt es unterschiedliche Hypothesen. Als gesichert gilt eine **Verschiebung** des **Testosteron/Östrogen-Verhältnisses zugunsten** des **Östrogens** beim Mann in der 2. Lebenshälfte.

Zudem ist eine vermehrte Aktivität der 5α-Reduktase feststellbar, welche Testosteron in das biologisch weitaus wirksamere Dihydrotestosteron (DHT) umwandelt. Dadurch proliferiert das Prostatagewebe insbesondere in der periurethralen Übergangszone. Die Volumenzunahme im Bereich der prostatischen Harnröhre behindert schließlich die **Blasenentleerung**.

Klinische Pathologie: Makroskopisch erscheint die Prostata vergrößert und knotig. Durch den knotigen Gewebeumbau wird im Verlauf die Harnröhre eingeengt (Harnabflussstörung), daneben entwickelt sich ein Sekretrückstau. Außerdem können u.U. auch Gefäße komprimiert werden, was zu ischämischen Nekrosen führt. Aus der durchlöcherten Schnittfläche fließt ein milchiges Sekret ab. **Histologisch** erkennt man in der Übergangszone erweiterte Drüsen und eine Proliferation der glatten Muskelzellen.

Klinik: Die BPH führt zu:
- **obstruktiven Miktionsstörungen** mit abgeschwächtem Harnstrahl, Nachträufeln und Restharnbildung
- **irritativen Miktionsstörungen** wie Pollakisurie, Nykturie, Dysurie, imperativem Harndrang und dem Gefühl der unvollständigen Blasenentleerung.

MERKE Die BPH ist die häufigste Ursache der Blasenentleerungsstörung beim Mann.

Man kann 3 verschiedene Stadien (nach Alken) abgrenzen:
- **Stadium I:** Reizstadium; Obstruktion und Irritation, keine Restharnbildung
- **Stadium II:** Restharnbildung; beginnende Dekompensation des Blasenmuskels
- **Stadium III:** Dekompensation; Harnverhalt, Überlaufinkontinenz oder Harnstauungsnieren mit resultierender Niereninsuffizienz.

Komplikationen:
- Mikro- und Makrohämaturie (z.B. aus sog. Blasenhalsvarizen = kräftige oberflächliche Prostatavenen im Blasenhalsbereich)
- akuter Harnverhalt [S. B674]
- Harnblasentrabekulierung mit Ausbildung einer Balkenblase (durch kompensatorische Detrusorhypertrophie)
- Ausbildung von Pseudodivertikeln der Harnblase (Ausstülpungen der Schleimhaut durch den pathologisch erhöhten Blaseninnendruck bei der Miktion)
- rezidivierende Harnwegsinfekte (v.a. bei Restharnbildung)
- Blasensteinbildung
- sekundäre Harnstauungsnieren mit progredienter Niereninsuffizienz
- Ischuria paradoxa (Überlaufinkontinenz).

Diagnostik: Die Symptomatik wird mithilfe des standardisierten **IPSS-Fragebogens** (Fragen zu Blasenentleerung, Miktionsfrequenz und -qualität) erfasst und die Patienten in 3 Gruppen (gering, mäßig oder ausgeprägt symptomatisch) eingeteilt.

In der **digital-rektalen Untersuchung** tastet man eine vergrößerte (ggf. auch asymmetrische), weiche, allseits gut abgrenzbare und gegenüber der Rektumschleimhaut verschiebliche Prostata. Der Sulkus kann weitestgehend verstrichen sein. Im **Labor** werden das Blutbild, Gerinnungsparameter, Serumelektrolyte, Retentionswerte und der PSA-Wert (bei BPH erhöht) bestimmt. **Urinstatus** und **Urinkultur** dienen in erster Linie dem Infektausschluss.

MERKE Digital-rektaler Tastbefund:
- benigne Prostatahyperplasie: Konsistenz ähnlich Daumenballen (prallelastisch)
- Prostatakarzinom: Konsistenz ähnlich Knochen oder Holz (derb, hart).

Eine genaue Beurteilung und Größenbestimmung der Prostata gelingt mithilfe des **transabdominellen** oder **transrektalen Ultraschalls** (Abb. 4.3). Bei unklaren Befunden können CT oder MRT indiziert sein (selten).

Weiterführende Maßnahmen:
- **Uroflowmetrie:** verlängerte Miktionszeit und eingeschränkte maximale Flussrate
- **Urethrozystoskopie:** Ausmaß der Obstruktion und sekundäre Veränderungen an den Harnblase.

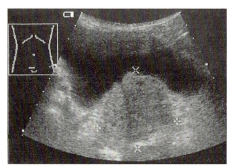

Abb. 4.3 **Sonografischer Befund bei benigner Prostatahyperplasie (Querschnitt).** (aus: Schmidt, Sonografische Differenzialdiagnose, Thieme, 2002)

Differenzialdiagnosen: Die wichtigste Differenzialdiagnose ist das **Prostatakarzinom** [S. B656]. Darüber hinaus kommen infrage: chronische Prostatitis [S. B648], neurogene Blasenentleerungsstörungen [S. B667], Blasensteine oder Fremdkörper und eine Harnröhrenstriktur.

Therapie: Die Stufentherapie richtet sich nach der Symptomatik des Patienten, die sich aus dem individuellen Leidensdruck und den quantitativ erfassbaren Parametern (z. B. IPSS-Wert, maximale Harnflussrate, Restharnbildung) zusammensetzt.

Konservative Therapie: Eine medikamentöse Therapie ist ausschließlich bei Patienten **ohne** Restharnbildung, Harnverhalt oder Harnstauungsniere indiziert. Eingesetzt werden:
- **Phytotherapeutika** (z. B. Brennnesselwurzel, Kürbissamen): Wirksamkeit nicht nachgewiesen
- **selektive α_1-Rezeptorblocker** (z. B. Alfuzosin, Tamsulosin): Sie senken den Tonus der glatten Muskulatur am Blasenausgang und sind eher bei Patienten mit relativ kleinvolumiger Prostata (< 40–50 ml) indiziert.
- **5α-Reduktasehemmer** (z. B. Finasterid) hemmen über eine Blockade der 5α-Reduktase die intrazelluläre Umwandlung von Testosteron in seine Wirkform Dihydrotestosteron (DHT) und führen so zu einer Verkleinerung der Prostata. Sie werden vornehmlich bei Patienten mit großvolumiger Prostata (> 40–50 ml) eingesetzt.

Operative Therapie: Absolute OP-Indikationen sind rezidivierende Harnverhalte, chronisch erhöhte Restharnwerte, sekundäre Harnstauungsnieren und ein individuell starker Leidensdruck.

Bei einem **akuten Harnverhalt** und bekannter BPH ist als Erstmaßnahme ein steriler Einmalkatheterismus zur Entleerung der Harnblase indiziert.

MERKE Bei Harnstauungsniere sollte vor einem operativen Eingriff eine Harnableitung erfolgen (z. B. mittels suprapubischem Blasenkatheter) und die Rückbildung der Ektasie der oberen Harnwege abgewartet werden.

Die **transurethrale Elektroresektion der Prostata** (TUR-P, Abb. 4.4) ist der Goldstandard und wird bis zu einer Prostatagröße von etwa 80–100 ml eingesetzt. Dabei wird mithilfe eines Resektoskops die Prostata unter Belassen der „chirurgischen Kapsel" in kleinen Portionen abgetragen. Ein dauerhafter Behandlungserfolg ist gegeben.

Komplikationen können sein ein TUR-Syndrom (v. a. bei großen Prostataadenomen, s. u.), Blutungen, Kapselperforation, Verletzungen von Harnröhre und Schließmuskel, Inkontinenz, Blasenhalssklerose, Harnröhrenstriktur und retrograde Ejakulation. Unter Antikoagulanzientherapie darf eine TUR-P nicht durchgeführt werden. Das **TUR-Syndrom** („Wasservergiftung") entsteht durch Einschwemmung der elektrolytfreien Spülflüssigkeit in das venöse System im Rahmen der TUR-P. Typische Symptome sind Müdigkeit, Hyperhydratation und Hyponatriämie mit der Gefahr des Lungenödems. Therapie der Wahl ist die Ausschwemmung der Spülflüssigkeit durch Diuretika (z. B. Furosemid) unter gleichzeitiger Substitution von NaCl.

Die **offene Prostataadenomenukleation** ist bei Patienten mit großem Prostataadenom (> 100 ml) indiziert. Die Prostataadenomenukleation kann über einen trans- oder extravesikalen Zugang erfolgen:
- **retropubisch-extravesikal** (nach Millin): retropubische Eröffnung der Prostatakapsel mit anschließender digitaler Enukleation des Adenoms und erneutem Kapselverschluss
- **retropubisch-transvesikal** (nach Freyer): Vorgehen mit Eröffnung der Harnblase (sectio alta), Umschneidung des Blasenhalses und digitaler Enukleation des Adenomgewebes; erneuter Harnblasenverschluss. Dieses Vorgehen bietet sich an bei zusätzlicher Pathologie im Bereich der Harnblase (z. B. größere Blasendivertikel oder Blasensteine).

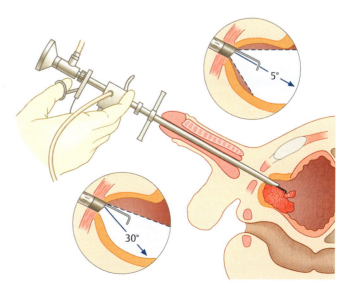

Abb. 4.4 **Transurethrale Elektroresektion der Prostata.**
(aus: Sökeland, Rübben, Taschenlehrbuch Urologie, Thieme, 2008)

> **MERKE** Durch die unterschiedlichen Entstehungsorte der benignen Prostatahyperplasie (Übergangszone) und des Prostatakarzinoms (periphere Zone) kann auch nach operativer Therapie einer BPH mit Elektroresektion noch ein Prostatakarzinom auftreten.

Alternative Therapieverfahren:
- **Laserablation:** Alternative zur TUR-P. Eingesetzt werden Farbstofflaser (Vorteil: keine Blutungsgefahr; Nachteil: durch Gewebeverdampfung erhält man keine Histologie; geringere Gewebeabtragung als bei TUR-P) und Holmium-Laser (Vorteil: keine Einschwemmung von Spülflüssigkeit; Nachteil: zeitaufwendig).
- **HIFU** (hochintensiver fokussierter Ultraschall): ablatives Verfahren mit nur geringer Gewebeabtragung
- **Stentung** der prostatischen Harnröhre zur Überwindung der Obstruktion
- **Thermoverfahren**
- **TUVP:** transurethrale Vaporisation („Verdampfung") der Prostata.

4.3.2 Prostatakarzinom (PC)

Epidemiologie: Die Inzidenz des PC steigt mit zunehmendem Lebensalter. Unterhalb des 40. Lebensjahres kommt es praktisch nicht vor. Beim 55-jährigen Mann beträgt die Inzidenz 20/100 000/Jahr, beim 80-jährigen Mann liegt die Wahrscheinlichkeit für das Vorliegen eines Prostatakarzinoms bei 70–80 %.

> **MERKE** Das Prostatakarzinom ist der **häufigste maligne Tumor** des **Mannes**.

Ätiologie: Die genaue Ätiologie des PC ist unklar. Diskutiert werden hormonelle (→ Erfolg der kontrasexuellen Hormonbehandlung), genetische und Umwelteinflüsse.

Manifestationsformen:
- **manifestes Prostatakarzinom:** jedes rektal tastbare PC, mit oder ohne Metastasen (symptomatisch oder asymptomatisch)
- **inzidentelles Prostatakarzinom:** zufällig im Rahmen einer TUR-P entdeckt
- **latentes Prostatakarzinom:** im Rahmen einer Obduktion nachgewiesenes
- **okkultes Prostatakarzinom:** symptomatische Tumormetastasen (z. B. Kreuzschmerzen) bei unauffälligem Tastbefund der Prostata.

Klinische Pathologie: 95 % sind multizentrische **Adenokarzinome**, die sich aus dem **Drüsenepithel** der **peripheren Zone** entwickeln. **Makroskopisch** imponiert das Prostatakarzinom mit derben, graugelben, relativ scharf abgrenzbaren Herden. **Histologisch** erkennt man dicht aneinanderliegende Tubuli mit hellen Tumorzellen mit unterschiedlichem Wachstumsmuster (kribiform, glandulär oder anaplastisch). Vor allem in größeren Karzinomen finden sich häufig **verschiedene histologische** Muster, die eine einheitliche, prognoseorientierte Klassifikation erschweren. Daher hat sich beim Prostatakarzinom neben dem klassischen Grading nach den WHO-Kriterien die Einteilung nach dem **Gleason-Score** bewährt (**Tab. 4.3**), die das Karzinom nach rein strukturellen Kriterien des Karzinomaufbaus und der glandulären Differenzierung auf einer Skala von 1–5 einteilt (zytologische Malignitätskriterien im engeren Sinne wie bei der WHO-Einteilung werden nicht bewertet). Vorteil: **differenziertere Bewertung** und **bessere Prognoseabschätzung**. Aufgrund der Heterogenität der PC wird nicht nur die am häufigsten vorkommende Zellpopulation beurteilt, sondern auch die zweithäufigste bei der Bewertung berücksichtigt. Der Gleason-Score ergibt sich aus der Summe dieser beiden Einzelwerte und variiert demnach zwischen $1+1=2$ und $5+5=10$.

Tab. 4.3 Gleason-Score in Relation zum WHO-Grading

Gleason-Score	WHO-Grading
2–4	G1
5–7	G2
8–10	G3

Der prognostische Unterschied insbesondere zwischen einem Gleason-6- und einem Gleason-7-Karzinom ist erheblich, beide werden nach WHO-Grading jedoch als G2 eingestuft. Daher ist beim PC der Gleason-Score wichtiger.

> **MERKE** Beim Prostatakarzinom wird aufgrund der besseren Prognoseabschätzung der Gleason-Score bevorzugt verwendet.

Klinik: Im Frühstadium ist das PC i. d. R. asymptomatisch. Zu **Symptomen** des **fortgeschrittenen PC** zählen:
- obstruktive oder irritative Blasenentleerungsstörungen
- Mikro- oder Makrohämaturie
- Lymphödem der unteren Extremitäten und des äußeren Genitale
- Harnstauungsniere bei Blasenbodeninfiltration
- Lumbago bei symptomatischer ossärer Metastasierung
- B-Symptomatik (Gewichtsverlust, Abgeschlagenheit), Tumoranämie.

> **MERKE** Bei **uncharakteristischen „Kreuzschmerzen"** des **> 50-jährigen Mannes** muss immer ein **ossär metastasiertes PC ausgeschlossen** werden (häufig Erstsymptom)!

Metastasierung: Zunächst **lymphogen** in die obturatorischen (meist erste Lymphknotenstation), iliakalen sowie retroperitonealen Lymphknoten; später hämatogen in das Skelett (vorwiegend osteoblastische Metastasen). Am häufigsten sind Becken, Wirbelsäule und Rippen betroffen.

Stadieneinteilung: Siehe Tab. 4.4.

Diagnostik: Es ist zwischen Früherkennung, Primär- und Stagingdiagnostik zu unterscheiden.

4.3 Prostatatumoren

Tab. 4.4 TNM-Klassifikation des Prostatakarzinoms (UICC 2010)

Stadium	Beschreibung
T-Kategorie	
T 1	klinisch nicht erkennbarer Tumor: • T 1a: inzidentelles PC in weniger als 5 % des Resektates (TUR-P) • T 1b: inzidentelles PC in mehr als 5 % des Resektates (TUR-P) • T 1c: Tumordiagnose durch Nadelbiopsie
T 2	Tumor auf die Prostata begrenzt: • T 2a: Infiltration von weniger als der Hälfte eines Prostataseitenlappens • T 2b: Infiltration von mehr als der Hälfte eines Prostataseitenlappens • T 2c: Infiltration beider Prostataseitenlappen
T 3	Tumor überschreitet die Organgrenze: • T 3a: extrakapsuläre Ausbreitung (ohne Samenblaseninfiltration) • T 3b: Infiltration der Samenblasen
T 4	Infiltration von Nachbarorganen
N-Kategorie	
N0	keine Lymphknotenmetastasen
N1	regionäre Lymphknotenmetastasen
M-Kategorie	
M0	keine Fernmetastasen
M1	Fernmetastasen • M1a: Metastasen in nichtregionären Lymphknoten • M1b: ossäre Metastasen • M1c: Metastasen in anderen Organen und/oder Strukturen

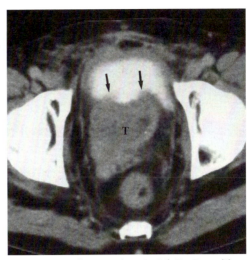

Abb. 4.5 **Prostatakarzinom (CT mit KM).** Der Tumor (T) infiltriert bereits die Harnblase (Pfeile). (aus: Reiser, Kuhn, Debus, Duale Reihe Radiologie, Thieme, 2011)

Früherkennung: Der kassenärztliche Anspruch auf Untersuchungen zur Früherkennungen besteht ab dem 45. Lebensjahr (digital-rektale Austastung 1-mal/Jahr).

Primärdiagnostik: Sie basiert auf verschiedenen Verfahren:
- **digital-rektale Untersuchung:** tastbarer Knoten, derbe Prostata, verstrichener Sulkus
- **PSA-Wert-Bestimmung: Tumormarker** des PC. Der PSA-Wert ist **abhängig** von der **Prostatagröße**. Er ist auch bei **Entzündungen** (DD: Prostatitis), der **BPH** und nach **Manipulation** an der **Prostata** (z. B. digital-rektaler Untersuchung, transurethraler Katheterisierung oder Stanzbiopsie) **erhöht** und in diesen Fällen nur eingeschränkt verwertbar. Seine Bedeutung liegt im **Screening** (einziger Tumormarker, der in der Primärdiagnostik eine Rolle spielt) und der **Verlaufskontrolle**. Altersspezifische Grenzwerte (nach Oesterling):
  - ≤ 50. Lebensjahr < 2,5 ng/ml
  - ≤ 60. Lebensjahr < 3,5 ng/ml
  - ≤ 70. Lebensjahr: < 4,5 ng/ml
  - ≤ 80. Lebensjahr: < 6,5 ng/ml.

Erhöhte Werte sind abklärungsbedürftig (→ transrektale Sonografie, Prostatabiopsie). Aufgrund des linearen Zusammenhanges zwischen PSA-Wert und Karzinomwahrscheinlichkeit spielt neben dem absoluten Wert auch die sog. „**PSA-velocity**", also die **Anstiegsgeschwindigkeit**, eine wichtige Rolle: 0,75 ng/ml PSA-Anstieg/Jahr wird als Grenzwert diskutiert.

- **transrektale Sonografie:** echoarme, inhomogene Raumforderung, wichtig zum präoperativen Staging
- **transrektale ultraschallgesteuerte Prostatastanzbiopsie zur Diagnosesicherung:** Indikation besteht bei tumorsuspektem digital-rektalem Tastbefund der Prostata oder nichterklärbarer Erhöhung des PSA-Wertes (kontrollierter PSA-Wert ≥ 4 ng/ml bei der erstmaligen Messung; PSA-Wert-Anstieg > 0,75 ng/ml/Jahr).

Stagingdiagnostik: Obligat ist eine **präoperative Skelettszintigrafie** zum Ausschluss von Knochenmetastasen bei einem PSA-Wert > 10 ng/ml. Als fakutative Untersuchungen können sich anschließen:
- **Sonografie oder CT/MRT:** Beurteilung der Tumorausdehnung, der Infiltration von Nachbarorganen und der pelvinen und retroperitonealen Lymphknoten (Abb. 4.5)
- **Urethrozystoskopie:** Beurteilung einer eventuellen Beckenboden- bzw. Schließmuskel- oder Blasenbodeninfiltration
- **i. v.-Urografie:** Beurteilung der Harnleiterverläufe und einer eventuellen Harnstauung.

Therapie: Die Therapieempfehlungen sind abhängig vom Tumorstadium.

Lokal begrenztes, nichtmetastasiertes PC (T 1b-T 3, N0, M0): Die Therapieoptionen werden in Abhängigkeit von der Lebenserwartung gewählt. Bei einer **Lebenserwartung > 10 Jahren** kommen infrage:
- **radikale Prostatovesikulektomie:** Totalentfernung von Prostata, Kapsel und Samenbläschen und anschließender Anastomosierung von Harnblase und Harnröhrenstumpf (Abb. 4.6), offen oder laparoskopisch möglich. Häufig nach wie vor Therapie der Wahl.
- **Strahlentherapie:** perkutane Bestrahlung, HDR-Brachytherapie oder LDR-Brachytherapie („Seed-Implantati-

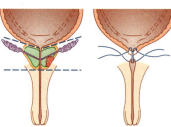

Abb. 4.6 **Radikale Prostatektomie.** Zustand vor und nach der Operation. (aus: Sökeland, Rübben, Taschenlehrbuch Urologie, Thieme, 2008)

on"), ggf. kombiniert mit einer temporären Hormontherapie

- **Active Surveillance:** Aktive Überwachung mit regelmäßiger, intensiver Befundkontrolle, um jederzeit mit weiterhin kurativem Ansatz intervenieren zu können (z. B. durch Operation oder Bestrahlung). Diese Strategie kommt nur infrage bei Patienten mit nicht palpablem Tumor, Gleason-Score ≤ 6 und stanzbioptischem Nachweis eines Karzinoms in nur einem Prostataseitenlappen. Hierbei dürfen max. 2 Stanzbiopsien positiv sein und diese auch nur jeweils maximal 50 % Karzinom enthalten.

Bei einer **Lebenserwartung von < 10 Jahren** wird das **Watchful Waiting** empfohlen: zurückhaltendes Vorgehen, auftretende Tumorsymptome (z. B. Schmerzen, Blasenentleerungsstörungen etc.) werden behandelt.

Bei Niedrigrisikopatienten (PSA < 10 ng/ml und Gleason-Score ≤ 6) kann auf die **Lymphadenektomie** verzichtet werden. Bei den übrigen Patienten erfolgt zumindest die obturatorische Lymphadenektomie, bei hohem Gleason-Score oder hohem Ausgangs-PSA auch die extendierte Lymphadenektomie mit zusätzlicher Entfernung der iliakalen Lymphknotenstationen.

Es gibt Hinweise darauf, dass auch im Stadium der Lymphknotenmetastasierung die Patienten noch von dem Eingriff profitieren. Der kurative Nutzen der Lymphadenektomie ist jedoch nicht belegt. Sie dient vorrangig dem korrekten Staging und damit auch der Verbesserung der diagnostischen Tumoreinteilung und der weiteren Therapieplanung.

Bei einem mikroskopisch nicht komplett entfernten Tumor (**R1**) sollte im Anschluss an die radikale Prostatovesikulektomie eine **adjuvante Radiotherapie** des **Operationsgebietes** erfolgen.

Typische Komplikationen nach radikaler Prostatektomie: erektile Dysfunktion (ca. 35–95 %), Harninkontinenz (ca. 5–20 %) und Harnröhrenstrikturen.

Metastasiertes PC: Das metastasierte Karzinom ist nicht mehr kurabel, Therapie der Wahl ist die **antiandrogene Hormontherapie** (Tab. 4.5). Androgene stimulieren, Androgenentzug und Östrogene hemmen das Tumorwachstum.

Tab. 4.5 Hormontherapie beim metastasierten Prostatakarzinom

Verfahren	Bemerkungen
Gabe von LHRH-Analoga (z. B. Goserelin, Buserelin) als subkutane Depotinjektion	medikamentöse Kastration durch Dauerblockade der Rezeptoren in der Hypophyse; die Wirkung entspricht der Orchiektomie; um den Testosteronanstieg zu Therapiebeginn abzufangen (Flare-up), sollte anfänglich mit Antiandrogenen kombiniert werden
LHRH-Antagonisten (z. B. Abarelix, Degarelix)	schnelles Absinken des Testosteronspiegels auf das Kastrationsniveau ohne initiales Flare-up; Hauptnebenwirkung: allergische Reaktion (v. a. Abarelix)
Antiandrogene (z. B. Bicalutamid, Flutamid)	Hemmung der Testosteronaufnahme durch Androgenrezeptorblockade; durch den bestehenden extrazellulären Testosteronspiegel weniger erektile Dysfunktion
subkapsuläre bilaterale Orchiektomie	operative Kastration (→ wird immer mehr verlassen zugunsten medikamentöser Verfahren)

Nach durchschnittlich etwa 18–24 Monaten entwickelt sich ein hormonrefraktäres Karzinom, das nicht mehr auf die Hormontherapie anspricht. Hier kann eine **Chemotherapie** (z. B. Docetaxel, Cabazitaxel, Abiraterone oder Enzalutamid) durchgeführt werden.

Therapie des Rezidivs: Ein Lokalrezidiv nach Strahlentherapie kann einer radikalen Prostatektomie zugeführt werden, umgekehrt kann das Lokalrezidiv nach radikaler Prostatektomie in bestimmten Situationen bestrahlt werden. Voraussetzung ist jeweils ein lokal begrenzter Befund ohne Lymphknoten- oder Knochenmetastasen.

Nachsorge: Basis der Nachsorge bilden die **digital-rektale Untersuchung** und die **PSA-Wert-Bestimmung**. Der PSA-Wert fällt i. d. R. etwa 3 Monate nach radikaler Prostatektomie unter die Nachweisgrenze. 3 Monate nach Strahlentherapie pendelt er sich auf noch nachweisbare, individuell unterschiedliche niedrige Werte ein.

> **MERKE** Ein **Tumorrezidiv** gilt als gesichert, wenn nach erreichtem PSA-Tiefstand **3 PSA-Werte** in Folge **ansteigend** sind.

Prognose: Die 5-JÜR liegt nach stadiengerechter Behandlung im Stadium T1/T2 bei 80–90 %, im Stadium T3 bei 50 % und in fortgeschrittenen Stadien bei < 30 %.

4.4 Hodentumoren

Epidemiologie: Die Inzidenz der Hodentumoren nimmt zu, derzeit liegt sie in Deutschland bei ca. 8/100 000/Jahr. Der Altersgipfel bei Nichtseminomen liegt bei ca. 25 Jahren, bei Seminomen (häufigste Hodentumoren) 10 Jahre später (um das 35. Lebensjahr).

> **MERKE** Hodentumoren sind die **häufigsten Tumoren** des **jungen Mannes**.

4.4 Hodentumoren

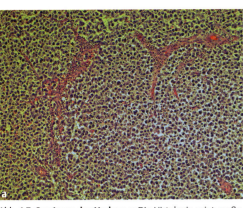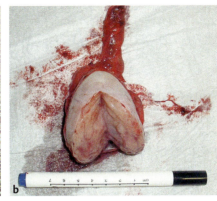

Abb. 4.7 **Seminom des Hodens. a** Die Histologie zeigt große, atypische Zellen mit charakteristischer lymphozytärer Infiltration und dazwischen liegenden dünnen Septen. **b** Operationsbefund: Das Hodengewebe ist durch den Tumor komplett verdrängt. (a: aus Krams et al., Kurzlehrbuch Pathologie, Thieme, 2010; b: aus Keil, Prüfungsvorbereitung Urologie, Thieme, 2008)

Tab. 4.6 Einteilung der Keimzelltumoren

Tumortyp	Ausgangsgewebe	Makroskopie	Histologie	Prognose und Besonderheiten
Seminom	Spermatogonien	solider, gut abgrenzbarer, homogener Tumor mit markiger Konsistenz und blasser, farbloser, „fischfleischartiger" Schnittfläche	uniforme große Tumorzellen mit hellem Zytoplasma und großem Zellkern, häufig lymphozytäre Begleitinfiltration (Abb. 4.7)	strahlensensibler Tumor mit günstiger Prognose
Nichtseminome				
• Teratome	omnipotente Keimzelle (Tumor enthält Zellen aller 3 Keimblätter)	reifes Teratom (5%): derber, homogener Tumor mit fibröser Kapsel unreifes Teratom (Teratokarzinom, 25%): inhomogener Tumor, Schnittfläche mit Zysten, gelatinös-muzinösen und soliden Anteilen, Nekrosen	reifes Teratom: ausdifferenziertes Gewebe (z. B. Zähne, Muskel-, Knochen-, Knorpelgewebe) unreifes Teratom: keine Gewebedifferenzierung	im Kindesalter meist reife Teratome mit guter Prognose
• embryonales Karzinom (20%)	pluripotente, epithelartige Keimzellvorläufer	weicher rundlicher Tumor mit regressiven Veränderungen auf der Schnittfläche (Nekrosen, Zysten, Einblutungen)	Tumorzellen mit schmalem, hellem Zytoplasmasaum und großen, grob strukturierten Kernen, die entweder in Haufen liegen oder drüsige und papilläre Strukturen bilden	Tumorzellen sezernieren AFP
• Dottersacktumor (ca. 2%)	Keimzellen	gut umschriebener Tumor von schleimiger Konsistenz und gelber Schnittfläche, die teilw. regressive Veränderungen aufweist	undifferenzierte Tumorzellen, die von endothelialen bis zu zylindrischen Epithelformationen reichen; typisch sind kranzförmige, perivaskuläre Epithelproliferationen (Schiller-Duval-Körperchen); netzartiges Zwischengewebe gleicht dem Dottersackmesenchym	Tumorzellen sezernieren AFP
• Chorionkarzinom (5%)	Keimzellen	Tumor mit grauweiß-markiger Schnittfläche, die hämorrhagisch durchsetzt ist	solid-papilläre Wucherungen zytotrophoblastärer Zellen (HCG-negativ), die von synzytiotrophoblastären (HCG-positiven) Riesenzellen bedeckt werden, kein eigenes Stroma (→ Ernährung durch Andauung präexistenter Gefäße)	metastasiert als einziger Keimzelltumor hämatogen Tumorzellen sezernieren zum Teil β-HCG

Risikofaktoren:
- kontralateraler Hodentumor
- Maldeszensus und Kryptorchismus [S. B638]
- angeborene Leistenhernie
- Hodentumor bei erstgradig Verwandten (Vater, Brüder).

Pathologie: Über 90% der Hodentumoren nehmen ihren Ausgang von den Keimzellen des Hodens (sog. **Keimzelltumoren**). Man unterscheidet das Seminom von Nichtseminomen (Tab. 4.6). **Seminome** machen etwa 55–60% aus, sie sind sehr strahlensensibel. **Nichtseminome** stellen ca. 40–45% aller Keimzelltumoren, sie treten i. d. R. früher auf als die Seminome. Anders als die Seminome sind sie weniger strahlensensibel und metastasieren früher lymphogen. In ca. 15% d. F. handelt es sich um Mischtumoren mit seminösen und nichtseminösen Anteilen.

Nichtgerminale Tumoren sind selten. Hierzu zählen
- Leydig-Zell-Tumoren (meist benigne) mit Produktion von Testosteron (→ Pubertas praecox) und Östrogen (→ Gynäkomastie)
- Sertoli-Zell-Tumoren
- Lymphome
- Metastasen anderer Tumoren (z. B. Bronchialkarzinom).

Klinik: Das Leitsymptom im **Frühstadium** ist die **einseitige schmerzlose Induration** und **Schwellung** des Hodens. In einigen Fällen treten entzündliche Veränderungen auf, die dann häufig als Epididymitis verkannt werden. Im **fortgeschrittenen Stadium** klagen die Patienten durch den Zug am Hoden über ziehende Schmerzen im Samenstrang, Gynäkomastie (v. a. bei β-HCG-produzierenden Hodentumoren) und Symptome der Metastasierung (z. B. Harnstauungsniere, Dyspnoe bei pulmonaler Filiarisierung, Rückenschmerzen bei Skelettmetastasen, neurologische Ausfälle bei zerebraler Metastasierung).

Metastasierung: Hodentumoren metastasieren primär **lymphogen** (Ausnahme: Chorionkarzinom) in paraaortale und parakavale (1. Lymphknotenstation) sowie mediastinale und supraklavikuläre Lymphknoten (2. Lymphknotenstation). Eine hämatogene Metastasierung erfolgt später, v. a. in Lunge (am häufigsten), Leber, Knochen und ZNS.

Diagnostik: Bei der **klinischen Untersuchung** kann man einen vergrößerten, indurierten und derben Hoden tasten.

In der **Sonografie** erkennt man eine intraskrotale, häufig echoarme, inhomogene und unscharf begrenzte Raumforderung (Abb. 4.8).

Staging: Zu den obligaten Staginguntersuchungen gehören die **CT** von **Thorax** und **Abdomen** zur Aufdeckung von Lymphknoten- und Fernmetastasen sowie die Bestimmung der Tumormarker. Bei speziellen Fragestellungen werden fakultativ eine Sonografie des Retroperitoneums, MRT, Skelettszintigrafie (Knochenmetastasen?) und Schädel-CT (Hirnmetastasen?) eingesetzt.

Tumormarker werden präoperativ und im Rahmen der Verlaufskontrolle bestimmt (Tab. 4.7). Postoperativ abfallende Werte zeigen einen Therapieerfolg an, persistierend hohe Werte geben Hinweis auf ein Fortbestehen des Tumorleidens bzw. auf eine Metastasierung. Ein erneuter Anstieg der Tumormarker weist auf ein Rezidiv hin. Siehe auch Klinische Chemie [S. C588]. Tumormarker bei Keimzelltumoren sind:
- **Nichtseminome:** AFP, β-HCG und LDH (allgemeiner Tumormarker)
- **Seminome:** β-HCG (bei ca. 15 %) und LDH (allgemeiner Tumormarker).

MERKE Ein erhöhter AFP-Wert im Serum ist nicht mit der Diagnose eines Seminoms vereinbar, unabhängig von der ermittelten Histologie. Daher sollten bei jedem Hodentumor alle 3 Tumormarker bestimmt werden.

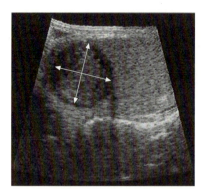

Abb. 4.8 **Sonografischer Befund eines Hodentumors.** Der Tumor ist gut abgrenzbar vom normalen Hodengewebe. (aus: Sökeland, Rübben, Taschenlehrbuch Urologie, Thieme, 2008)

Tab. 4.7 Tumormarker, Werte und Prognose

	normal	günstig	ungünstig
AFP	< 10 ng/ml	< 1000 ng/ml	> 10 000 ng/ml
β-HCG	< 1 ng/ml oder < 5 IU/l	< 1000 ng/ml oder < 5 000 IU/l	> 10 000 ng/ml oder > 50 000 IU/l
LDH	120–240 U/l	< 1,5 × Norm	> 10 × Norm

Stadieneinteilung: Für die Stadieneinteilung der Hodentumoren gilt:

Die reine TNM-Klassifikation (Tab. 4.8) allein spielt im Bezug auf die Therapie eine untergeordnete Rolle. Daneben existieren weitere Stadieneinteilungen. Für **fortgeschrittene Hodentumore** hat sich z. B. die **IGCCCG**-(International-Germ-Cell-Cancer-Collaboration-Group-)**Klassifikation** etabliert, in der die Lokalisation des Primärtumors, die Art der Fernmetastasierung und die Tumormarkerhöhe eingehen. Bei fehlender oder geringgradiger Metastasierung erfolgt die Stadieneinteilung nach der **Lugano-Klassifikation** (Tab. 4.9).

Für alle Stadien gleichermaßen gültig und daher aussagekräftiger ist die **AJCC**-(American-Joint-Committee-on-Cancer-) bzw. **UICC**-(Union-internationale-contre-le-cancer-)**Klassifikation**, die auf der Einteilung nach TNM und der Tumormarkerhöhe (S-Stadium: S 0–S 3; berücksichtigt werden die Werte von LDH, β-HCG und AFP) basiert (Tab. 4.10).

Differenzialdiagnosen:
- entzündliche Hoden-/Nebenhodenerkrankungen (Epididymitis, Orchitis, Hodentuberkulose)
- Hydrozele, Spermatozele
- Hodentorsion.

Therapie:
TIN-Therapie: Strahlentherapie (bei Patienten mit Kinderwunsch auch abwartende Haltung gerechtfertigt, bei ohnehin geplanter Chemotherapie zunächst keine Radiatio und Kontrollbiopsie 6 Monate nach Chemotherapie).

Primärtherapie des Hodentumors: Standard bei allen Hodentumoren ist die primäre hohe **inguinale Ablatio testis** mit Absetzen des Samenstrangs am inneren Leistenring

4.4 Hodentumoren

Tab. 4.8 TNM-Klassifikation der Hodentumoren (UICC 2010)

Stadium	Beschreibung
T-Kategorie	
Tis	intratubulärer Tumor = TIN (testikuläre intraepitheliale Neoplasie) = Cis (Carcinoma in situ)
T1	Tumor auf Hoden und Nebenhoden begrenzt, ggf. Infiltration in die Tunica albuginea ohne Gefäß- oder Lymphgefäßinfiltration
T2	wie T1, aber mit Gefäß- oder Lymphgefäßinfiltration oder Penetration durch die Tunica albuginea mit Beteiligung der Tunica vaginalis
T3	Tumor infiltriert Samenstrang
T4	Tumor infiltriert Skrotum
N-Kategorie	
N0	keine Lymphknotenmetastasen
N1	Lymphknotenkonglomerat ≤ 2 cm oder bis zu 5 befallene Lymphknoten ≤ 2 cm
N2	Lymphknotenkonglomerat > 2 cm aber ≤ 5 cm oder > 5 befallene Lymphknoten ≤ 5 cm oder extranodale Tumorausbreitung
N3	Lymphknotenkonglomerat > 5 cm
M-Kategorie	
M0	keine Fernmetastasen
M1	Fernmetastasen • M1a: pulmonale Metastasen oder nichtregionäre Lymphknotenmetastasen • M1b: andere Fernmetastasen

Tab. 4.9 Lugano-Klassifikation der Hodentumoren

Stadium	Beschreibung
I	Tumor auf Hoden beschränkt, keine Fernmetastasen
II	lymphogene Metastasierung im Retroperitonealraum • IIa: Metastasendurchmesser ≤ 2 cm • IIb: Metastasendurchmesser > 2 cm, aber ≤ 5 cm • IIc: Metastasendurchmesser > 5 cm („bulky disease")
III	supradiaphragmatische Lymphknotenmetastasen oder Fernmetastasen

Tab. 4.10 UICC- bzw. AJCC-Klassifikation der Hodentumoren (2010)

Stadium	T-Stadium	N-Stadium	M-Stadium	S-Stadium
I A	T1	N0	M0	S0
I B	T2–4	N0	M0	S0
I C	alle T	N0	M0	S1–3
II A	alle T	N1	M0	S0–1
II B	alle T	N2	M0	S0–1
II C	alle T	N3	M0	S0–1
III A	alle T	alle N	M1a	S0–1
III B	alle T	N1–3 alle N	M0 M1a	S2 S2
III C	alle T	N1–3 alle N alle N	M0 M1a M1b	S3 S3 alle S

Tab. 4.11 Seminombehandlung entsprechend dem UICC/AJCC-Stadium nach Abschluss der Primärtherapie

	I A–C	II A	II B	II C/III A–C
Therapieverfahren	bei low-risk (Primärtumor ≤ 4 cm und fehlende Rete-testis-Invasion): **Wait-and-see-Strategie** alternativ: **Carboplatin-Monochemotherapie** (1 Zyklus, AUC 7), v. a. bei Rete-testis-Invasion oder großen Tumoren (→ höheres Rezidivrisiko) in Ausnahmefällen: adjuvante Radiatio[1]	adjuvante Radiatio[2]	adjuvante Radiatio[2] oder 3 Zyklen PEB[3]	PEB[3] 3–4 Zyklen (stadienabhängig)
Rezidivrate	3–4 %, 20 % bei Wait-and-see-Strategie	5 %	11 %	10–40 %
Heilungsrate	ca. 100 %			40–80 % (befundabhängig)

[1] Bestrahlung der retroperitonealen Lymphknoten. [2] Bestrahlung der retroperitonealen und iliakalen Lymphknoten. [3] Polychemotherapie mit Cisplatin, Etoposid, Bleomycin.

und **kontralaterale Hodenbiopsie** zum Ausschluss einer testikulären intraepithelialen Neoplasie (Präkanzerose).

Selten ist eine **organerhaltende Operation** gerechtfertigt, z. B. bei synchronen bilateralen Tumoren, metachronem kontralateralem Tumor oder Solitärhoden mit präoperativ normalem Testosteronspiegel.

Bei weit fortgeschrittenem Tumorstadium kann auch eine **primäre Chemotherapie** eingeleitet werden.

> **MERKE** Vor einer Hodentumortherapie sollte dem Patienten immer die Möglichkeit einer **Kryokonservierung** von Spermatozoen angeboten werden.

Fortführende Therapie: Die an die Primärtherapie (Semikastration und Probeexzision) anschließende Therapie richtet sich nach Histologie und Tumorstadium.

- **Seminome** (Tab. 4.11): Methode der Wahl im Frühstadium ist die **Wait-and-see-Strategie** oder die **Carboplatin-Monotherapie**. Im fortgeschrittenen Stadium ist eine **Radiatio** oder eine **Polychemotherapie** mit Cisplatin, Etoposid und Bleomycin erforderlich (PEB-Schema).
- **Nichtseminome** (Tab. 4.12): **Polychemotherapie** nach dem **PEB-Schema**. Bis zum Stadium IIB ist die **retroperitoneale Lymphadenektomie (RLA)** eine Alternative, bei der alle Lymphknoten von der Iliakalbifurkation bis zu

Tab. 4.12 Nichtseminombehandlung nach Abschluss der Primärtherapie

UICC/AJCC-Stadium	I A–C	II A–B	II C/III A–C
Therapieverfahren	2 Zyklen PEB[1] oder Wait-and-see-Strategie bei low-risk (keine Gefäßinvasion) selten retroperitoneale Lymphadenektomie (RLA)	3 Zyklen PEB[1] oder selten retroperitoneale Lymphadenektomie (RLA): v. a. im Stadium IIA, Tumormarker neg., ggf. mit adjuvanter Chemotherapie (2 × PEB) oder selten: Surveillance mit Re-Evaluation nach 6 Wochen	PEB[1] mit 3–4 Zyklen (stadienabhängig)
Rezidivrate	8–10 % (RLA), 3 % (PEB), 14–22 % (Wait-and-see-Strategie)	40 % (RLA), 10 % (PEB), 5 % (Kombination)	10–40 %
Heilungsrate	ca. 99 %	ca. 98 %	40–80 % (befundabhängig)

[1] Polychemotherapie mit Cisplatin, Etoposid, Bleomycin

den Nierengefäßen entfernt werden. **Cave:** Unbedingt die **Sympathikusfasern L 1–L 3** schonen, da es ansonsten zum **Verlust** der **antegraden Ejakulation** kommen kann.

Prognose: Die Prognose der malignen Keimzelltumoren ist grundsätzlich hervorragend. Sie sind auch im metastasierten Stadium teilweise noch kurabel. Dies beruht nicht nur auf der Strahlensensibilität (wie beim Seminom), sondern v. a. auf dem hervorragenden Ansprechen auf eine Cisplatin-haltige Chemotherapie. Siehe auch **Tab. 4.11** und **Tab. 4.12**.

Infertilität: Bei ausschließlicher Semikastratio mit ggf. (nervenschonender) RLA sind 75–95 % der Patienten nach Abschluss der Behandlung potenziell fertil (trotzdem sollten alle Patienten auf die Möglichkeit der präoperativen Kryokonservierung hingewiesen werden). Nach Chemotherapie kann sich die Fertilität noch nach bis zu 2–5 Jahren erholen, ein gewisser Prozentsatz der Patienten bleibt allerdings irreversibel infertil.

4.5 Penistumoren

4.5.1 Condylomata acuminata (Feigwarzen)

Siehe Dermatologie [S. B716].

4.5.2 Peniskarzinom

Epidemiologie: Das Peniskarzinom ist selten (Inzidenz: 1:100 000/Jahr). Der Altersgipfel liegt in der 6.–7. Lebensdekade (→ Karzinom des älteren Mannes). In Ländern mit ritueller Beschneidung ist das Peniskarzinom extrem selten.

Risikofaktoren: Die wichtigsten Risikofaktoren sind die chronische Smegmaretention bei Phimose oder mangelnder Hygiene und rezidivierende Infektionen (z. B. Condylomata acuminata, Herpes genitalis).

Klinische Pathologie: In **>95 %** d. F. handelt es sich um **Plattenepithelkarzinome**. Seltener sind Basalzellkarzinome, Adenokarzinome, maligne Melanome oder Sarkome. Das Peniskarzinom wächst endo- oder exophytisch ulzerierend.

Klinik: Die Klinik des Peniskarzinoms reicht von leichten Hautveränderungen im Frühstadium (flächige, erhabene Rötung) über knotige oder ulzeröse Läsionen an der Glans bzw. Vorhaut bis hin zu nekrotisch-destruierenden Tumoren im fortgeschrittenen Stadium. In der Leiste lässt sich häufig eine derbe, indolente Lymphknotenschwellung tasten.

Metastasierung: Frühe Infiltration des Schwellkörpers und **lymphogene** Ausbreitung in die inguinalen und iliakalen Lymphknoten; hämatogene Metastasierung (v. a. Leber und Lunge) erst spät.

> **MERKE** Die **erste Lymphknotenstation** liegt an der **Einmündungsstelle** der **V. epigastrica superficialis** in die **V. saphena magna**.

Stadieneinteilung: Siehe Tab. 4.13.

Diagnostik: Entscheidend sind der **klinische Befund** und die **Probeexzision** zur Diagnosesicherung.

Tab. 4.13 TNM-Klassifikation des Peniskarzinoms (UICC 2010)

Stadium	Beschreibung
T-Stadium	
Ta	nichtinvasives verruköses Karzinom
T1	Tumor infiltriert subepitheliales Bindegewebe • T 1a: ohne lymphovaskuläre Invasion und nicht schlecht differenziert • T 1b: mit lymphovaskulärer Invasion oder schlecht differenziert
T2	Tumor infiltriert Corpus spongiosum oder cavernosum
T3	Tumor infiltriert Urethra oder Prostata
T4	Tumor infiltriert andere Nachbarstrukturen
N-Stadium	
N0	keine regionären Lymphknotenmetastasen
N1	palpable, mobile Metastase(n) in einem Leistenlymphknoten (unilateral)
N2	palpable und mobile Metastasen in mehreren Leistenlymphknoten
N3	fixierte Leistenlymphknotenmetastasen oder uni- oder bilaterale Beckenlymphknotenmetastasen
M-Stadium	
M0	keine Fernmetastasen
M1	Fernmetastasen

Die lokale Tumorausbreitung und vergrößerte Leistenlymphknoten können mithilfe der **Sonografie** und ggf. **CT** erfasst werden.

Differenzialdiagnosen:
- Präkanzerosen des Penis (s. Dermatologie [S. B728])
- venerische Erkrankungen: z. B. syphilitisches Ulcus durum, Ulcus molle, Lymphogranuloma inguinale, Condylomata acuminata
- Entzündungen: z. B. chronische Balanitis.

Therapie: Vollständige Tumorresektion (stadienabhängiger Sicherheitsabstand: T1: > 3 mm; T2 > 5 mm; T3-4 > 10 mm), entweder als Teilresektion des Penis (T2-Stadium) oder totale Penektomie mit perinealer Harnableitung (T3).

Die Chemotherapie wird meist in der palliativen Situation im metastasierten Stadium eingesetzt. Auch die Radiatio hat allenfalls palliativen Charakter.

Die Rolle der Lymphknotenchirurgie wird ebenfalls sehr kontrovers beurteilt: Das Vorgehen ist unterschiedlich und reicht von einer reinen Nachsorge (keine Lymphknoten-PE oder -OP im frühen Stadium bei unauffälligen Leistenlymphknoten) über eine Feinnadelpunktion mit Aspirations-PE der Lymphknoten sowie Sentinel-Node-Biopsie bis hin zur radikalen beidseitigen inguinalen Lymphadenektomie bei inguinalen Lymphknotenmetastasen.

Bei Lymphknotenbefall oder Befall anderer Organe ist eine adjuvante, **palliative Chemotherapie** (z. B. Methotrexat, Bleomycin, Cisplatin, 5-Fluorouracil) indiziert.

Prognose: Die Prognose hängt entscheidend vom Lymphknotenbefall ab, die 5-JÜR des oberflächlichen, nichtmetastasierten Peniskarzinoms beträgt etwa 90 %, im metastasierten Stadium liegt die 5-JÜR < 30 %.

5 Nephro- und Urolithiasis

5.1 Grundlagen

DEFINITION Steinbildung im Bereich der Niere (= Nephrolithiasis) und/oder den ableitenden Harnwegen (= Urolithiasis).

Epidemiologie: Die Inzidenz der Urolithiasis beträgt 500/100 000 im Jahr, die Prävalenz liegt in Deutschland bei ca. 4 %. Männer sind 3-mal so häufig betroffen wie Frauen, der Altersgipfel liegt zwischen dem 30. und 50. Lebensjahr.

Ätiopathogenese: Voraussetzung für die Harnsteinentstehung ist die Kristallisation des steinbildenden Salzes. Salze kristallisieren, wenn ihr Löslichkeitsprodukt überschritten ist. Dabei entscheiden eine Vielzahl von **kristallisationshemmenden** und **-fördernden** Einflüssen und Substanzen im Einzelfall über die Entstehung eines Harnsteins. Kristallisationsfördernd sind (**Risikofaktoren**):
- **vermehrte renale Eliminierung lithogener Substanzen:** Hyperkalziurie (z. B. primärer Hyperparathyreoidismus, distale renal tubuläre Azidose, Vitamin-D-Überdosierung, Immobilisation), Hyperoxalurie (z. B. eiweißreiche Ernährung, Morbus Crohn), Hyperphosphaturie (z. B. primärer Hyperparathyreoidismus, Immobilisation), Hyperurikosurie (z. B. Hyperurikämie), Zystinurie (s. Pädiatrie [S. B537])
- **verminderte renale Elimination antilithogener Substanzen** (z. B. Hypomagnesiurie, Hypozitraturie)
- **Urin-pH ≤ 5,8 oder ≥ 7,0**
- **verminderte Harndilution** (spezifisches Gewicht ≥ 1015)
- **Harnstau.**

Auch **epidemiologische Faktoren** wie Genetik, Geschlecht (m > w), Alter, Ernährung und Klima spielen eine Rolle.

Steinarten und Lokalisationen: Einige Steinarten (z. B. Infekt-, Zystin- und Harnsäuresteine) sind fast ausschließlich an das Vorhandensein einer übersättigten Lösung gebunden, kristallisationsfördernde oder -hemmende Faktoren haben keinen wesentlichen Einfluss. Bei anderen Steinarten (z. B. kalziumhaltige Steine) ist die Steinbildung ein multifaktorieller Prozess. Näheres s. **Tab. 5.1**.

5.2 Klinik und Diagnostik

Klinik: Das **Leitsymptom** der Nephro- und Urolithiasis ist die **Kolik** mit ihren Begleitsymptomen [S. B675]. Prädilektionsstellen für die „Steineinklemmung" sind die physiologischen relativen Engen der ableitenden Harnwege (Abb. 5.1).

Zu den weiteren Symptomen der Nephro- und Urolithiasis zählen:
- **chronisch-rezidivierende Harnwegsinfektionen**, v. a. bei Infektsteinen (**Cave:** Urosepsis)
- Mikro- oder Makrohämaturie (→ permanente Irritation und Läsion des Urothels)
- diskrete, dumpfe Flankenschmerzen
- rezidivierender Harnverhalt bei okkludierendem Blasen- oder Urethrastein
- irritative Miktionsbeschwerden (Dysurie, Pollakisurie) bei tief sitzenden Uretersteinen und Blasensteinen
- Blasentenesmen bei Blasensteinen.

Ein Steinleiden kann selbst bei signifikanter Obstruktion des Hohlsystems auch asymptomatisch verlaufen und damit zu einer unbemerkten Schädigung der Nierenfunktion führen.

Tab. 5.1 Steinarten

Steinart	spezifische Risikofaktoren	Morphologie und Besonderheiten
Kalziumoxalatsteine (ca. 75%)	• Hyperkalziurie, Hyperoxalurie, Hyperphosphaturie • niedriger Zitratgehalt im Urin	• rau, hart, unregelmäßig, dunkelbraun bis schwarz • röntgendicht
Harnsäuresteine (ca. 10%)	• Hyperurikämie • Voraussetzung: Säurestarre des Urins (pH ≤ 5,5)	• rundlich, glatt, sehr hart, gelbbraun bis dunkelbraun • nicht röntgendicht
Magnesium-Ammonium-Phosphat-Steine (Struvit- bzw. Infektsteine, ca. 5%)	• Harnwegsinfektionen durch ureasebildende (harnstoffspaltende) Bakterien (z. B. Proteus, Klebsiella, Pseudomonas) • niedriger Zitratgehalt im Urin • Voraussetzung: alkalischer Urin (pH > 7)	• bröcklig, weiß bis braun • schwach röntgendicht
Kalziumphosphatsteine (ca. 5%)	• Hyperkalziurie, Hyperphosphaturie • Hypozitraturie • begünstigend: alkalischer Urin (pH > 7)	• weich, unterschiedliche Gestalt, grauweißlich • oft als Mischsteine mit Kalziumoxalat- und Struvitsteinen • röntgendicht • wachsen schnell, hohe Rezidivgefahr
Zystinstein (ca. 2%)	• Zystinurie • begünstigend: Säurestarre des Urins (pH ≤ 5,5)	• rund bis oval, sehr hart, gelblich bis ocker • schwach röntgendicht • sechseckige Kristalle im Urin

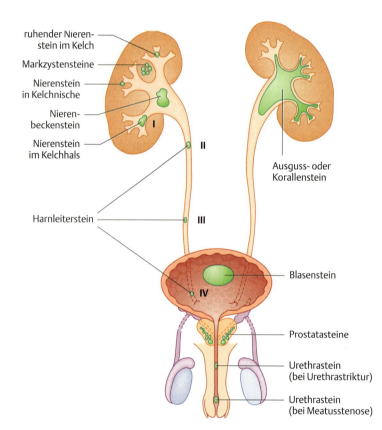

Abb. 5.1 **Lokalisationen von Harnsteinen.** Physiologische Engstellen sind der Kelchhals (I), der pyeloureterale Übergang (II), die Kreuzung des Harnleiters mit den Iliakalgefäßen (III) und der intramurale Harnleiteranteil (IV). (aus: Sökeland, Rübben, Taschenlehrbuch Urologie, Thieme, 2008)

Diagnostik: Die Diagnostik der akuten Kolik wird im Kap. Nierenkolik [S. B675] besprochen. **Anamnestisch** muss v. a. nach bekannten, prädisponierenden Vorerkrankungen gefragt werden. Im **Urinstatus** lässt sich i. d. R. eine Mikrohämaturie nachweisen, bei Infektsteinen findet sich meistens eine Leukozyturie. Zur **Ursachenabklärung** sollten die Kalzium-, Harnsäure-, Oxalat- und Phosphatkonzentration im Urin, der Urin-pH-Wert, das Urinvolumen, das spezifische Uringewicht und die Kalzium- und Harnsäurewerte bzw. Retentionsparameter im Serum bestimmt werden.

MERKE Eine fehlende Mikrohämaturie im Urinstatus macht eine Nephrolithiasis unwahrscheinlich.

5.3 Therapie

Symptomatische Therapie der **Steinkolik** [S. B675].

Kausale Steintherapie: Bei Konkrementen bis etwa ≤ 5 mm Durchmesser kann unter Kontrolle der **spontane Steinabgang** abgewartet werden. Unterstützend sollte auf eine **ausreichende Flüssigkeitsaufnahme** und **ausreichend Bewegung** geachtet werden. Zusätzlich kann Goldrutenkraut zur Steigerung der Harnleiterperistaltik oder Bromelain zur Schleimhautabschwellung eingesetzt werden.

> **MERKE** Vor jeder kausalen Steintherapie steht die symptomatische Therapie bis zur Beschwerdefreiheit. Einzige zwingende Ausnahme ist die fieberhafte Harnstauungsniere, die einer unmittelbaren Entlastung bedarf.

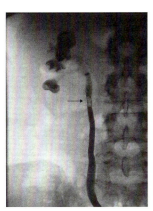

Abb. 5.2 **Retrograde Ureteropyelografie bei Urolithiasis.** Umfließungsfigur im hohen Harnleiter rechts (Pfeil). (aus: Keil, Prüfungsvorbereitung Urologie, Thieme, 2008)

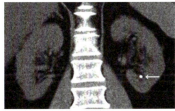

Abb. 5.3 **CT bei Urolithiasis.** In der linken Niere erkennt man im unteren Bereich einen kleinen Stein (Pfeil). (aus: Reiser, Kuhn, Debus, Duale Reihe Radiologie, Thieme, 2011)

Orale Chemolitholyse: Sie ist ausschließlich bei **Harnsäuresteinen** indiziert. Dabei wird der Harn mit **Alkalizitraten** (Kalziumzitrat) auf pH-Werte zwischen 6,2 und 6,8 alkalisiert, die Diurese gesteigert (reichlich Flüssigkeit) und Allopurinol zur Senkung der Harnsäurekonzentration im Urin verabreicht.

ESWL und EPL: Die extrakorporale Stoßwellenlithotripsie (ESWL) und die extrakorporale piezoelektrische Lithotripsie (EPL) sind Verfahren der Wahl bei **Nierenbeckensteinen** bis **2–3 cm Größe** oder **hohen Harnleitersteinen**; beim Erwachsenen entweder ohne analgetische Medikation (EPL) oder in leichter Analgosedierung (ESWL), bei Kindern i. d. R. in Narkose. Bei **hoher Steinlast** (z. B. Konkrementgröße > 2 cm) sollte präinterventionell eine **DJ-Harnleiterschiene** eingelegt werden.

Für die eigentliche ESWL und EPL werden die Konkremente sonografisch oder röntgenologisch geortet und die Stoßwellen mithilfe eines Ellipsoid oder einer akustischen Linse auf den Stein fokussiert, sodass sich im Bereich des Konkrements die höchste Stoßwellenenergie konzentriert. **Kontraindikationen:** Gerinnungsstörung (auch Antikoagulanzientherapie), Schwangerschaft und unbehandelter HWI; **Komplikationen:** postinterventionelle Hämaturie, selten Hämatome.

Perkutane Nephrolitholapaxie (PNL/PCNL): Sie ist indiziert bei **Nierenbecken-** und **Kelchsteinen > 2,5–3 cm**. Durchführung: perkutane Nephrostomie (i. d. R. in Vollnarkose), Aufbougierung und Dilatation des Arbeitskanals, perkutanes Einführen eines Nephroskops, Lithotripsie (z. B. elektrohydraulische oder Ultraschalllithotripsie bzw. mechanische Lithoklastlithotripsie) und Bergung der Fragmente (Abb. 5.4).

Ureterorenoskopische Steintherapie (URS): Sie ist indiziert v. a. bei mittleren und distalen Harnleitersteinen und Ureterverlegung nach ESWL („Steinstraße"). Durchführung: Ureterendoskopie, Lithotripsie, Bergung der Fragmente.

Nieren- und **Blasensteine** können meisten bereits **sonografisch** dargestellt werden (harter Steinreflex mit dorsalem Schallschatten). Obstruktiv wirksame Uretersteine erkennt man indirekt an einer Dilatation des oberen Harnwegsystems (z. B. dilatiertes Nierenbeckenkelchsystem, s. Abb. 5.3).

Circa 80 % der Harnsteine sind **röntgendicht** (kalziumhaltige Oxalat- und Phosphatsteine) und lassen sich bereits in der **Leeraufnahme** der **i. v.-Urografie** oder **retrograden Ureteropyelografie** darstellen. In der **Kontrastmitteldarstellung** stellen sich die Konkremente als Umfließungsfiguren (= Kontrastmittelaussparung) dar und führen bei Obstruktion zu einer verzögerten Kontrastmittelausscheidung (Abb. 5.2). **Cave:** Während einer **akuten Kolik** ist die **i. v.-Urografie** wegen der Gefahr der **Fornixruptur** (= Ruptur des Nierenbeckens bei starkem Druckanstieg und gleichzeitiger Abflussbehinderung) **kontraindiziert**.

Heute wird häufig auf eine i. v.-Urografie verzichtet und primär eine **Low-dose-Spiral-CT** des **Abdomens** bzw. bei Kontrastmittel-Kontraindikationen auch eine „Uro-MRT" angefertigt (Abb. 5.3).

Abgehende (oder therapeutisch entfernte) Steine sollten immer durch Sieben des Urins aufgefangen und mittels Infrarotspektroskopie und Röntgendiffraktionsanalyse auf ihre Zusammensetzung hin untersucht werden.

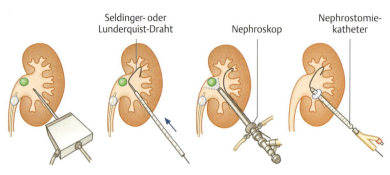

a Ultraschall gesteuerte Punktion **b** Bougieren des Punktionskanals **c** Steinentfernung über das Nephroskop **d** Einlage eines Nephrostomiekatheters

Abb. 5.4 **Perkutane Nephrolitholapaxie.** (aus: Sökeland, Rübben, Taschenlehrbuch Urologie, Thieme, 2008)

Blasensteinlithotripsie: Sie ist indiziert bei kleinen bis mittelgroßen Blasensteinen. Urethroendoskopie, Lithotripsie, Bergung der Fragmente.

Offene Steinentfernung: Sehr große Blasensteine bzw. Blasenausgusssteine werden offen mittels Sectio alta operiert (hoher Blasenschnitt unter Schonung des Peritoneums).

Metaphylaxe – Harnsteinverhütung: Zu den wichtigsten Allgemeinmaßnahmen gehören die ausreichende Flüssigkeitszufuhr (Diurese > 2 l/d), eine gesunde, ausgewogene, ballaststoff- und vitaminreiche Ernährung mit Vermeidung einer übermäßigen Eiweißzufuhr sowie körperliche Bewegung. Die **steinspezifische Metaphylaxe** umfasst:
- **Kalziumoxalatsteine:** Therapie der Grunderkrankung, Thiazide (renale Kalziumausscheidung ↓), oxalatarme (z. B. Kartoffeln, frisches Obst) Diät, Gabe von Magnesium und Zitrat
- **Magnesium-Ammonium-Phosphat-Steine:** Therapie der Harnwegsinfektion, Ansäuern des Harns (Urin-pH 5,6–6,2) mit Methionin; Voraussetzungen bei Infektsteinen sind: Steinfreiheit, Infektfreiheit, freier Harnabfluss
- **Harnsäuresteine:** Harnneutralisierung (K^+/Na^+-Hydrogencitrat), purin- und proteinarme Diät, Allopurinol
- **Kalziumphosphatsteine:** Therapie der Grunderkrankung, Thiazide
- **Zystinsteine:** proteinarme Mischkost bzw. Reduktion der methioninreichen Kost (Reduktion von tierischem Eiweiß), Harnalkalisierung auf pH-Werte zwischen 7,5–8 mit Kalziumnitrat (→ überführt das schlecht lösliche Zystin in das leichter lösbare Zystein), Gabe von α-Mercaptopropionglycin (Captimer → erhöht Löslichkeit von Zystin), Vitamin-C-Brausetabletten (überführt das schlecht lösliche Zystin in das besser lösliche Zystein).

6 Blasenentleerungsstörungen des Erwachsenen

6.1 Obstruktive Blasenentleerungsstörungen

Zu obstruktiven Blasenentleerungsstörungen führen Tumoren der ableitenden Harnwege und narbige Stenosen nach Prostatektomie mit Blasenhalsobstruktion. Zur benignen Prostatahyperplasie [S. B653].

6.1.1 Harnröhrenstriktur

Ätiologie: Harnröhrenstrikturen sind am häufigsten **erworben** und entstehen meistens **posttraumatisch** oder **iatrogen** (als Folge von Endoskopien, Katheterisierungen), seltener **postinfektiös** (z. B. nach Gonokokkenurethritis).

Klinik: Typische Symptome sind:
- abgeschwächter Harnstrahl bis hin zum Harnverhalt
- Restharnbildung mit rezidivierenden Harnwegsinfektionen
- irritative Miktionsbeschwerden (z. B. Dysurie, Pollakisurie)
- Mikrohämaturie
- sekundäre Harnstauungsnieren mit resultierender Niereninsuffizienz.

Diagnostik: Entscheidend ist die **Miktionsanamnese**. Der **Urinstatus** zeigt häufig eine Mikrohämaturie und einen chronischen Harnwegsinfekt.

Mithilfe der **Sonografie** von **Niere**, **Blase** und **Harnröhre** können eine Harnstauung, Restharnbildung und Strikturen nachgewiesen werden. Am besten kann die Stenose in der **retrograden Urethrografie** oder **Miktionszystourethrografie** lokalisiert und beurteilt werden.

Das **funktionelle Ausmaß** der **Obstruktion** kann in der **Uroflowmetrie** (Abb. 6.1) bestimmt werden. Eventuell kann eine **Urethrozystoskopie** durchgeführt werden.

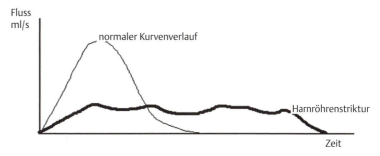

Abb. 6.1 **Uroflowmetrie bei Harnröhrenstriktur.** Plateauförmiger Kurvenverlauf. (aus Keil, Prüfungsvorbereitung Urologie, Thieme, 2008)

Therapie: Harnröhrenstrikturen werden i. d. R. **operativ** behandelt.
- **Urethrotomia interna:** Endoskopische transurethrale Inzision der verengten Harnröhre, entweder unter Sicht (Sachse-Urethrotomie) oder blind (Otis-Urethrotomie). Sie ist v. a. bei kurzstreckigen Strikturen und Erstbefunden indiziert.
- **Offen operative Verfahren:** Sie sind bei längerstreckigen Strikturen oder Rezidiven angezeigt. Zum Beispiel Resektion der Striktur mit End-zu-End-Anastomose oder plastischer Rekonstruktion der Harnröhre.

6.2 Neurogene Blasenentleerungsstörungen

Ätiologie:
- angeborene Fehlbildungen (z. B. Spina bifida)
- hirnorganische Erkrankungen (z. B. Morbus Parkinson, multiple Sklerose, Demenz)
- Tumoren, Entzündungen, Traumen oder vaskuläre Erkrankungen des ZNS
- Stoffwechselerkrankungen (z. B. diabetische oder alkoholbedingte Neuropathie)
- Medikamente (z. B. Akinetika, Narkotika, Antihypertonika, Psychopharmaka).

Formen und Klinik: Die klinische Symptomatik der neurogenen Blasenentleerungsstörung hängt vom Ort der Läsion ab:

Neurogene Reflexblase: Läsion im Bereich des oberen motorischen Neurons (oberhalb S 2) mit Unterbrechung der afferenten und efferenten Leitungsbahnen im Rückenmark oberhalb des spinalen Miktionszentrums („upper motor neuron lesion"):
- **Detrusorhyperreflexie** mit hohen intravesikalen Drücken und frühzeitiger Schädigung des oberen Harntraktes durch einen hochdruckinduzierten Reflux
- Reduktion der Blasenkapazität, Blasenwandtrabekulierung und Pseudodivertikelbildung
- Detrusor-Sphinkter-Dyssynergie
- **Reflexinkontinenz** bei fehlender Sensibilität für die Blasenfüllung (DD: Dranginkontinenz, s. Leitsymptome [S. C111])

Areflexive, schlaffe (autonome) Blase: Läsion im Bereich des unteren motorischen Neurons (unterhalb S 2) mit Unterbrechung der Leitungsbahnen im oder unterhalb des spinalen Miktionszentrums („lower motor neuron lesion"):
- **Detrusorhyporeflexie** mit Entstehung einer Überlaufsituation
- passive Überdehnung des Detrusormuskels, langsam fortschreitender Reflux und späte Schädigung des oberen Harntraktes
- fehlender Harndrang und Restharnbildung bis hin zur **Überlaufinkontinenz**

Hirnorganische Ursachen, gemischte Läsionen und systemische Einflüsse: Sie manifestieren sich mit unterschiedlichen Symptomen, z. B. Inkontinenz, Pollakisurie, Drangsymptomatik, verzögerter Miktionsstart, verlängerte Miktion, Stakkatomiktion (unterbrochene Miktion), Restharnbildung, abgeschwächte oder fehlende Blasensensibilität, fehlendes Vermögen, die Blase willkürlich zu entleeren.

Diagnostik:
- Miktionsanamnese (Miktionsfrequenz, Gefühl der Blasenfüllung und -entleerung, Inkontinenz), neurologische Vorerkrankungen, Medikamenteneinnahme, evtl. Miktionsprotokoll
- neurologischer Status: Sensibilitätsstörungen? Reflexstatus?
- urodynamische Verfahren zum Nachweis der Blasenentleerungsstörung.

Therapie: Oberstes Therapieziel ist der Schutz des oberen Harntraktes und das Erreichen einer möglichst vollständigen Kontinenz.

Konservative Therapie:
- **Blasentraining mittels Triggern:** Indiziert bei der **Reflexblase**. Das Beklopfen eines sensiblen Areals (z. B. suprapubisch) führt zur reflexhaften Blasenentleerung. Da eine vollkommene Kontinenz i. d. R. nicht gegeben ist, wird das Triggern beim Mann meist mit einem Kondomurinal kombiniert. **Regelmäßige Kontrollen** von **Restharn** und **Blasendruck** zur Prävention einer Schädigung des oberen Harntrakts durch einen zu hohen intravesikalen Druck sind notwendig.

- **intermittierender Einmalkatheterismus** (meist als Selbstkatheterismus): prinzipiell geeignet bei **areflexiver** und **hyperreflexiver Blase**. Häufigkeit und Zeitpunkt richten sich nach dem Ausmaß der Blasenentleerungsstörung.
- **suprapubische** oder **transurethrale Katheterableitung:** indiziert, wenn ein steriler Einmalkatheterismus unmöglich ist. Der suprapubische Katheter ist dem transurethralen Katheter vorzuziehen.

Medikamentöse Therapie:
- **Anticholinergika:** Durch Blockade der acetylcholinvermittelten Wirkung des Parasympathikus am Detrusor wird die Detrusorhyperreflexie gehemmt. Anticholinergika sind bei Reflexinkontinenz indiziert und werden v. a. dann eingesetzt, wenn aufgrund der Restharnbildung gleichzeitig ein intermittierender Einmalkatheterismus durchgeführt wird.
- **Botulinum-A-Toxin:** Nach zystoskopischer Injektion in den Detrusor (30 Injektionen à 10 IU Botox) wird die Detrusorhyperreflexie reversibel gehemmt (ca. 3–10 Monate). Botulinumtoxin wird bei Nichtansprechen auf oder Nebenwirkungen nach Therapie mit Anticholinergika eingesetzt. Bei Restharnbildung darf es nur in Kombination mit intermittierendem Einmalkatheterismus angewendet werden.

MERKE Unter **medikamentöser Therapie** muss die **Blasenentleerung** streng **kontrolliert** werden, um eine Restharnbildung frühzeitig zu erkennen.

Operative Therapie:
- **Sphinkterotomie:** Inzision („Kerbung") des quer gestreiften M. sphincter urethrae externus (Senkung des Blasenauslasswiderstands) bei nichtbeherrschbarer **Sphinkterhyperreflexie**.
- **Blasenaugmentation bei Schrumpfblase** (Blasenkapazität < 100 ml): operative Vergrößerung des Blasenvolumens durch „Aufsetzen" eines ausgeschalteten Dünndarmsegments
- **Implantation eines sakralen Blasenschrittmachers:** elektrische Stimulation bzw. Modulation („Neuromodulation") der sakralen Efferenzen der Harnblase zur Therapie der Detrusorhyper- und Hypoaktivität.
- **Implantation eines artefiziellen Sphinktersystems:** indiziert bei nichtbeherrschbarer Inkontinenz. Kontraindiziert bei hohen intravesikalen Drücken bei Detrusorhyperreflexie.

6.3 Harninkontinenz

Siehe Leitsymptome [S. C111].

7 Andrologie

7.1 Erektile Dysfunktion (ED)

Synonym: Impotentia coeundi

DEFINITION Chronische Erektionsstörung mit unzureichender Tumeszenz (Volumenzunahme) und/oder Rigidität (Steifigkeit) des Penis, die zu subjektiv nicht zufriedenstellenden sexuellen Interaktionen führt. Die Libido ist ungestört.

Epidemiologie: Bis zum 40. Lebensjahr liegt die Prävalenz bei < 2 %. Ab dem 50. Lebensjahr klagen etwa 18 %, ab dem 70. Lebensjahr 40–70 % der männlichen Bevölkerung über eine mehr oder weniger stark ausgeprägte ED.

Physiologie und Ätiologie: Für das Auftreten einer Erektion sind in erster Linie periphere parasympathische Fasern verantwortlich. Ursächlich für eine ED sind häufig organische Erkrankungen:
- **vaskuläre Erkrankungen:** Atherosklerose, koronare Herzerkrankung, AV-Fisteln, Insuffizienz der Penisvenen, Beckenvenenthrombose
- **metabolische und endokrine Erkrankungen:** Diabetes mellitus, Hypercholesterinämie, Testosteronmangel, Hyperprolaktinämie, Hypophyseninsuffizienz
- **neurogene Erkrankungen:** multiple Sklerose, Morbus Parkinson, periphere Neuropathie, Rückenmarkverletzungen (reflexogenes Erektionszentrum: S 2–S 4)
- **posttraumatisch:** Eingriffe im Becken- oder Retroperitonealbereich (v. a. nach radikaler Prostatektomie) und intrakranielle Eingriffe
- **Erkrankungen des Penis und der Prostata:** Induratio penis plastica, Penisdeviation, Priapismus, Phimose, Peniskarzinom, angeborene Anomalien, Prostatahyperplasie
- **toxisch-medikamentös:** Nikotin-, Alkohol und Drogenabusus, Medikamente (z. B. β-Blocker, Kalziumantagonisten, ACE-Hemmer, Diuretika, Lipidsenker, Psychopharmaka, Antiepileptika).

Eine weitere Form ist die **psychische** oder **funktionelle ED**.

MERKE Erektionsstörungen können einer koronaren Herzerkrankung vorausgehen.

Klinik: Typische klinische Zeichen einer ED sind:
- ausbleibende oder nicht ausreichende Erektion während des Geschlechtsverkehrs und
- ausbleibende morgendliche und nächtliche Spontanerektionen.

Eine häufige Folge der ED sind partnerschaftliche Konflikte.

Diagnostik: Zur **Basisdiagnostik** gehören obligat eine **Allgemein-** (Vorerkrankungen, Risikofaktoren), **Sexual-** (Erektionsdauer und -stärke, morgendliche und nächtliche Spontanerektion), **psychosoziale** (v. a. partnerschaftliche Konflikte) und **Medikamentenanamnese**. Bei der klinischen Untersuchung muss ein ausführlicher **neurourologischer Status** erhoben werden. Im Hinblick auf hormonelle Störungen sollte auf die Ausprägung der sekundären Geschlechtsmerkmale geachtet und die Geschlechtsorgane untersucht werden. **Labordiagnostisch** werden u. a. ein Hormonstatus (Testosteron, Östrogene, LH, FSH, Prolaktin, Kortikosteroide), Blutbild, Schilddrüsenhormone, Blutzucker und Cholesterin bestimmt. Mittels nokturnaler Tumeszenzmessung werden spontane nächtliche Erektionen gemessen. Diese Untersuchung dient dem Ausschluss einer psychischen/funktionellen ED, bei der im Gegensatz zu einer organischen Genese wie beim Gesunden nächtliche Spontanerektionen nachweisbar sind.

Die invasive Spezialdiagnostik ist aufgrund der besseren Therapiemöglichkeiten (v. a. PDE-5-Hemmer) zunehmend in den Hintergrund getreten und einzelnen Sonderfällen vorbehalten. Hierzu zählen:
- **Schwellkörperinjektionstest** (SKAT-Test) mit Injektion von Prostaglandin E1 zur orientierenden Beurteilung der Globalfunktion der Schwellkörper und **farbcodierte Duplexsonografie** zur quantitativen Bestimmung der penilen arteriellen Perfusion. Die diagnostische Wertigkeit beider Untersuchungen ist aber umstritten (starke Beeinflussung durch Stress).
- **Kavernosometrie und -grafie:** Bestimmung von Tumeszenz, Rigidität, Perfusion und Perfusionsdruck
- **Penisangiografie:** indiziert bei V. a. Gefäßanomalie und Z. n. Beckentrauma mit Gefäßverletzung
- **neurophysiologische Untersuchungen:** sehr geringer Stellenwert in der Praxis.

Therapie: Die Therapie der ED sollte möglichst kausal erfolgen, evtl. kann eine Sexualtherapie hilfreich sein.

Orale Pharmakotherapie:
- **PDE-5-Hemmer** (z. B. Sildenafil): **„medikamentöser Goldstandard"**; cGMP-vermittelt wird die intrazelluläre Phosphodiesterase-5 gehemmt und so die glatte Schwellkörpermuskulatur relaxiert. Die Medikamente werden „on demand" vor dem Geschlechtsverkehr eingenommen. Siehe auch Pharmakologie [S. C383]. Für die Behandlungskosten muss allerdings der Patient selbst aufkommen.
- **Yohimbin:** zentral wirksamer α$_2$-Rezeptorantagonist; indiziert bei Patienten mit **psychogener** oder **mäßig ausgeprägter organischer ED**; Einnahme entweder 3 × tgl. oral über mindestens 6 Wochen oder „on demand" vor dem Geschlechtsverkehr
- **Testosteron:** Hormonsubstitution bei Hypogonadismus oder Testosteronmangel.

Lokale Pharmakotherapie:
- **Schwellkörperautoinjektionstherapie:** Injektion von Prostaglandin E$_1$ (PGE$_1$) in den Schwellkörper. Indiziert bei Gegenanzeigen für bzw. Nonrespondern auf die PDE-5-Hemmer-Therapie (Ansprechrate bis zu 90%). Die Gefahr besteht in der Auslösung einer prolongierten Erektion oder eines Priapismus [S. B677]. Außerdem ist die Compliance der Patienten auf Dauer gering (→ invasives Verfahren).
- **Medicated Urethral System for Erection (MUSE):** Ein PGE$_1$-haltiges Pellet (Medikamententräger) wird mithilfe eines Applikators in die penile Harnröhre gebracht. Indiziert v. a. bei Kontraindikationen für bzw. Nonrespondern auf die PDE-5-Hemmer-Therapie, bei nichttolerablen Nebenwirkungen der oralen Therapie oder Ablehnen der invasiveren SKAT-Therapie (Ansprechrate bis zu 40%). Zu den wichtigsten Nebenwirkungen zählen penile Schmerzen, Makrohämaturie und Blutdruckabfall.

Vakuumtherapie: Indiziert bei **allen Formen** der **ED**. Der Penis wird in einen Zylinder eingeführt, in dem ein Vakuum erzeugt wird. Nach passiver Blutfüllung und Erektion des Penis durch den Unterdruck wird ein Gummiring vom proximalen Zylinderende auf die Penisbasis abgestreift, um die Erektion zu erhalten. Die Akzeptanz unter den Patienten ist gering.

Penisimplantate: Ultima Ratio. Den Patienten wird ein hydraulisches System zur artifiziellen Erektion implantiert, das meist aus 3 Teilen besteht (intraabdominelles Flüssigkeitsreservoir, skrotale Pumpe und Schwellkörperimplantate). Durch Betätigung der im Hoden implantierten Pumpe fließt die Flüssigkeit aus dem Reservoir in die Implantate, sodass der Penis versteift. Die Detumeszenz erfolgt anschließend durch Betätigung eines Ablassventils auf umgekehrtem Wege. Nachteile: irreversible Schwellkörperdestruktion, Infektionsgefahr.

7.2 Sterilität und Infertilität des Mannes

Synonym: Impotentia generandi

DEFINITION Ausbleiben der Schwangerschaft nach einem Jahr ungeschützten Geschlechtsverkehrs bei uneingeschränkter Fertilität der Frau.

Ätiologie: In etwa 50% der Fälle handelt es sich um eine **idiopathische** Infertilität. Daneben gibt es eine Vielzahl anderer Ursachen:

Primärer hypergonadotroper Hypogonadismus: Zu den primär testikulären Erkrankungen zählen:
- chromosomale Anomalien: Klinefelter-Syndrom
- anatomische Ursachen: Kryptorchismus, Anorchie, Varikozele, Sertoli-cell-only-Syndrom (Germinalzellaplasie)
- entzündliche Erkrankungen: Orchitis (v. a. virale Mumpsorchitis), Urogenitaltuberkulose, Syphilis
- endokrine Ursachen: Pseudohermaphroditismus masculinus (u. a. Androgenrezeptordefekte)
- iatrogene Ursachen: Z. n. Chemotherapie oder Radiatio
- medikamentös-toxisch: Drogen-, Alkohol- oder Anabolikaabusus

- Hodentumoren
- Z. n. Hodentorsion

> **DEFINITION** Der Begriff **Hypogonadismus** bezeichnet jede unzureichende Hodenfunktion, also inkretorische Insuffizienz der Leydig-Zellen mit vermindertem Testosteronspiegel und tubuläre Insuffizienz mit gestörter Spermiogenese.

Oligo-Astheno-Teratozoospermie-Syndrom (OAT-Syndrom): Dabei sind die Spermien in ihrer Anzahl vermindert und zudem der Anteil an unbeweglichen und fehlgeformten Spermien erhöht. Die Spermiogenese oder der Transport der Spermien ist aufgrund unterschiedlichster Ursachen gestört (z. B. hormonelle Störungen, Varikozele, Hodenfehllage, Entzündungen, Chromosomenanomalien).

Störungen des Spermientransports: Die Verschlussazoospermie kann verschiedene Ursachen haben:
- kongenital: Aplasie oder Atresie von Nebenhoden oder Samenleiter (selten), bilaterale Aplasie der Vas deferens, Mutationen des Zystische-Fibrose-Gens mit bilateraler Obstruktion oder Aplasie der Samenleiter, OAT-Syndrom
- erworben: iatrogen (Sterilitätsvasektomie, Verletzung der Samenleiter nach Herniotomie), Z. n. Epididymitis, retrograde Ejakulation, OAT-Syndrom

Hypophysäre Störungen: Sie gehen mit verminderter oder fehlender LH- und FSH-Sekretion (sekundärer, hypogonadotroper Hypogonadismus) einher. Mögliche Ursachen sind:
- Hypophyseninsuffizienz
- Hypophysentumoren (z. B. Prolaktinom)

Hypothalamische Störungen: Es kommt zu einer verminderten oder fehlenden GnRH-Sekretion (tertiärer, hypogonadotroper Hypogonadismus). Mögliche Ursachen sind:
- idiopathisch (idiopathischer hypogonadotroper Hypogonadismus, IHH)
- Kallmann-Syndrom: IHH + Anosmie
- Prader-Willi-Syndrom
- Pubertas tarda
- hypothalamische Tumoren (z. B. Kraniopharyngeom, Gliome)

Immunologische Ursachen: Auto-Antikörper gegen Spermatozoen (normalerweise wird die Bildung von Antikörpern gegen Spermien durch die Blut-Hoden-Schranke verhindert; nach Hodentrauma, Hodentorsion oder Vasektomie ist diese Schranke zerstört).

Extragenitale Ursachen: z. B. relative Hyperöstrogenämie bei Leberzellschaden

Psychische Faktoren: Auch sie können bei der Infertilität eine Rolle spielen.

Diagnostik: Zu Beginn der Infertilitätsdiagnostik steht obligat eine **Allgemein**- (Pubertätsverlauf, Kinder aus der aktuellen oder vorangegangenen Partnerschaften, Vorerkrankungen wie Mumps, Maldescensus testis, Varikozele, Voroperationen), **Sexual**- (Libido, ED, Koitusfrequenz, Ejaculatio praecox), **Genussmittel**- (Nikotin, Drogen), **Medikamenten**- und **Familienanamnese**. Bei der **klinischen Untersuchung** muss auf Körperbau und -proportionen (z. B. eunucher Hochwuchs), Körperbehaarung (Hinweis auf Feminisierung), Brustdrüse (Gynäkomastie) und Veränderungen des äußeren Genitals (Hodenkonsistenz und -volumen, Varikozele, Hodentumor) und der Prostata (digital-rektale Untersuchung) geachtet werden.

Bei unerfülltem Kinderwunsch sollte auch die Partnerin untersucht werden (s. Gynäkologie [S. B390]).

> **MERKE** Kleine und konsistenzverminderte Hoden sind immer ein Hinweis auf eine vorliegende Störung der Spermatogenese.

Zu den bildgebenden Verfahren zählen:
- **Hodensonografie** (Hodenvolumen, -tumoren, Varikozele)
- **transrektaler Ultraschall** zur Beurteilung von Samenblase und Ductus ejaculatorii bei Azoospermie und niedrigem Samenvolumen (→ Erweiterung spricht für obstruktive Samenwegserkrankung)
- **kraniale MRT** bei V. a. Hypophysen- oder Hypothalamusprozesse.

Weitere Maßnahmen sind die **Ejakulatuntersuchung** [S. B624] und **endokrinologische Diagnostik**, welche bei Azoospermie oder Spermatozoenzahlen < 10 Mio./ml durchgeführt werden sollte. Bei der Hormonanalyse werden routinemäßig LH-, FSH- und Gesamttestosteronkonzentration (ggf. zusätzlich Prolaktin und Estradiol) bestimmt (Tab. 7.1). Danach folgen differenzierte endokrinologische Funktionstests (Tab. 7.2).

> **MERKE** Ein **erhöhtes FSH** bedeutet häufig eine **irreversible Störung** der **Spermiogenese**.

Eine **Chromosomenanalyse** ist indiziert bei kleinem atrophem Hoden, erhöhtem FSH und Azoospermie.

Die **invasive Diagnostik** sollte immer mit einer testikulären Spermatozoenextraktion (TESE) oder einer mikrochirurgischen epididymalen Spermatozoenaspiration (MESA) kombiniert werden, um ggf. eine Kryokonservierung zum späteren Einsatz im Rahmen moderner assistierter reproduktionsmedizinischer Techniken (ART) vornehmen zu können.
- **Hodenbiopsie:** Sie ist indiziert zum Nachweis der Spermienbildung und des funktionierenden Keimepithels bei unklarer Fertilitätsstörung und Azoospermie bei klinisch unauffälligem Hoden und normalem FSH.
- **Vasografie:** Durchgängigkeitsprüfung des Ductus deferens bei V. a. Verschlussazoospermie nur im Rahmen einer anschließenden mikrochirurgischen Rekonstruktion.

Tab. 7.1 Hormonanalyse bei männlicher Infertilität

Ergebnis	Interpretation	Therapie
Testosteron ↓, FSH ↑	hypergonadotroper Hypogonadismus	Androgensubstitution (bei irreversibler Hodenparenchymschädigung ist keine kausale Therapie möglich) **Cave:** Vor jeder Testosteronsubstitution muss unbedingt ein Prostatakarzinom ausgeschlossen werden (→ PC ist eine eine absolute Kontraindikation für eine Testosterontherapie)!
Testosteron ↓, LH/FSH grenzwertig oder ↓	hypogonadotroper Hypogonadismus	• sekundärer Hypogonadismus: HCG-Therapie • tertiärer Hypogonadismus: pulsatile GnRH-Therapie
Testosteron ↓, LH/FSH normal, OAT-Syndrom	eugonadotroper Hypogonadismus	meist frustran (evtl. Tamoxifen → Stimulation der Gonadotropinproduktion im Hypothalamus)

Tab. 7.2 Endokrinologische Funktionstests bei Infertilität

Test	Durchführung	Interpretation
Tamoxifentest	Gabe von 40 mg Tamoxifen (Antiöstrogen)/Tag über 7 Tage	normal: Tamoxifen blockiert die hypothalamischen Östrogenrezeptoren und steigert dadurch die GnRH- und konsekutiv die FSH/LH-Sekretion. fehlender FSH-/LH-Anstieg: hypothalamischer (tertiärer) Hypogonadismus
LHRH-Test (= GnRH-Test)	Bestimmung von FSH und LH vor und 30 min. nach Gabe von 100 µg GnRH i. v.	normale Hypophysenfunktion: adäquater Anstieg von FSH und LH fehlender oder inadäquater Anstieg: sekundärer Hypogonadismus
HCG-Test	Bestimmung des Serumtestosterons vor und nach Gabe von HCG	normal: HCG stimuliert die Testosteronausschüttung der Leydig-Zellen fehlender Anstieg des Serumtestosterons: primärer Hypogonadismus

Therapie:

Fertilitätsprävention: Zu den wichtigsten Maßnahmen zählen die **Therapie** eines **Kryptorchismus** [S. B639] und die **Spermienkryokonservierung** bei Patienten mit maligner Erkrankung vor der Tumortherapie oder im Rahmen einer bioptischen Abklärung einer testikulären oder einer Verschlussazoospermie.

Endokrinologische Therapie: Tab. 7.1.

Operative Therapie:

- **mikrochirurgische Rekonstruktion** der ableitenden Samenwege bei Verschlussazoospermie durch Vasovasostomie (beide Samenleiterenden werden reanastomosiert) oder Tubulovasostomie (Anastomose zwischen proximalem Samenleiter und Nebenhoden).
- **Varikozelensklerosierung** [S. B641].

Reproduktionsmedizinische Verfahren: Siehe Gynäkologie und Geburtshilfe [S. B390].

7.3 Sterilisierung des Mannes (Vasektomie)

Verfahren der Wahl zur sicheren Empfängnisverhütung beim Mann ist die Vasektomie, bei der beide Samenleiter im Hodensack unterbunden werden. Die Vasektomie gehört zu den **sichersten Verhütungsmethoden** überhaupt (Pearl Index = 0,1), die gesetzliche (und meist auch die privaten) Krankenkassen übernehmen die Kosten allerdings nicht. Die testikuläre Hormonproduktion, Libido und Erektionsfähigkeit bleiben unbeeinflusst. Auch das Ejakulat unterscheidet sich mit Ausnahme der fehlenden Spermien nicht von demjenigen des nichtsterilisierten Mannes.

Rechtliche Voraussetzung für den Eingriff ist die schriftliche Einwilligung des einwilligungsfähigen Patienten, aus Dokumentationsgründen sollte im Vorfeld ein **Spermiogramm** angefertigt werden. Da sich distal der Schnittstelle zahlreiche befruchtungsfähige Samenzellen befinden, können die Patienten noch **mehrere Monate nach** dem **Eingriff zeugungsfähig** sein. Aus diesem Grund muss nach dem Eingriff bis zum Nachweis von 2 Spermiogrammen mit Azoospermie (im Abstand von 4–6 Wochen) auf andere kontrazeptive Maßnahmen ausgewichen werden.

Zu den möglichen (aber seltenen) **Komplikationen** der Vasektomie gehören ein Skrotalhämatom, Verletzungen der testikulären Blutgefäße, Epididymitis, spontane Rekanalisation mit erneuter Zeugungsfähigkeit und ungewollter Schwangerschaft, „post vasectomy pain syndrome" (chronische Schmerzen im Hoden) und zystische Spermienansammlungen distal der Schnittstelle.

Nach Vasektomie kann die Zeugungsfähigkeit auf Wunsch des Patienten durch eine **Vasovasostomie** (mikrochirurgische Readaptation des durchtrennten Samenleiters) oder **Tubulovasostomie** (Anastomose zwischen proximalem Samenleiter und Nebenhoden) wiederhergestellt werden. Die postoperative Durchgängigkeitsrate beträgt bis zu 80 %. Auch hier muss der Patient die Kosten selber tragen.

7.4 Lokal-penile Erkrankungen

7.4.1 Induratio penis plastica (IPP)

Synonym: Peyronie's Disease

> **DEFINITION** Hypertrophie des Bindegewebes mit fibrotischem Umbau („Plaques") der Tunica albuginea im Bereich des Penisschaftes.

Ätiopathogenese: Die Ätiologie ist unbekannt, es besteht eine Assoziation zum Morbus Dupuytren der Hohlhandfaszie (s. Orthopädie [S. B282]).

Eine Entzündungsreaktion im Bereich der Tunica albuginea führt zur Bindegewebshypertophie und fibrösen Verhärtungen (Plaquebildung) zwischen Tunica albuginea und Corpora cavernosa, die sich in 80 % d. F. auf der dorsalen Seite des Penisschafts bilden. Die Folge ist eine Rigiditätszunahme und Verkrümmung des Penis nach dorsal und lateral.

Klinik: Penisdeviation (Abb. 7.1), Kohabitationsschwierigkeiten, Schmerzen und erektile Dysfunktion.

Diagnostik: Bei der klinischen Untersuchung können Indurationen und Plaques getastet werden. Die Plaques können mithilfe der hochauflösenden Sonografie dargestellt werden.

Therapie: Ein Therapieerfolg ist in den meisten Fällen nur operativ zu erzielen.

Konservative Therapie: Eingesetzt werden Kaliumparaaminobenzoat (Potaba) oder Vitamin E. Die Ergebnisse sind häufig unbefriedigend.

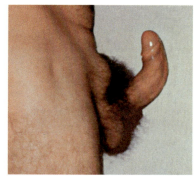

Abb. 7.1 **Penisverkrümmung bei Induratio penis plastica.** (aus: Sökeland, Rübben, Taschenlehrbuch Urologie, Thieme, 2008)

Die extrakorporale Stoßwellentherapie (ESWT) dient der symptomatischen Schmerztherapie.

Operative Therapie: Eine operative Therapie (Penisbegradigung, Plaqueexzision) sollte erst nach 6-monatiger Schmerz- und Progressionsfreiheit erfolgen, da sonst ein hohes Risiko für ein erneutes postoperatives Fortschreiten der Erkrankung besteht.

8 Gynäkologische Urologie

8.1 Reizblase („overactive bladder")

Synonym: Urethral-Syndrom, Frequency-urgency-Syndrom

> **DEFINITION** Funktionelles Syndrom mit Pollakisurie und Drangsymptomatik, das bevorzugt bei Frauen auftritt.

Ätiologie: Als Ursache nimmt man Störungen im vegetativen Nervensystem an. Man unterscheidet folgende Formen:
- sensorische Urge (**Blasenhypersensitivität**): verfrühter und verstärkter Harndrang mit funktionell verringerter Blasenkapazität ohne Detrusorhyperaktivität (z. B. bei interstitieller und radiogener Zystitis im Frühstadium)
- motorische Urge (**Detrusorhyperaktivität**): imperativer Harndrang mit Dranginkontinenz bei hyperaktivem, instabilem Detrusor (z. B. bei Reflexblase)
- Low-compliance-Blase (**hyperbare Blase**): anatomisch kleine Blasenkapazität mit verminderter Blasencompliance ohne Detrusorhyperaktivität (z. B. interstitielle oder radiogene Zystitis im Spätstadium)

Klinik: Die beiden typischen Symptome sind **Pollakisurie** („frequency") und **Harndrang** („urgency"). In schweren Fällen kann eine Dranginkontinenz dazukommen.

Diagnostik: Neben Anamnese (auch auf psychische Faktoren achten!) und klinischer Untersuchung sollten ein Urinstatus und eine Urinkultur zum Infektausschluss angefertigt werden. Zum Ausschluss eines Carcinoma in situ, einer insterstitiellen Zystitis oder einer Raumforderung sollte immer auch eine endoskopische Diagnostik, ggf. mit Blasen-PE, erfolgen.

> **MERKE** Die idiopathische Reizblase ist immer eine Ausschlussdiagnose.

Therapie:
- Behandlung organischer Erkrankungen, wenn vorhanden
- psychosomatische Therapie, Verhaltenstherapie, Biofeedback
- medikamentöse Therapie: Anticholinergika, Botulinum-A-Toxin, Spasmolytika (z. B. Muskelrelaxanzien, Kalziumantagonisten)
- sakrale Neuromodulation/Blasenschrittmacher
- operative Verfahren: supravesikale Harnableitungen (z. B. Ileum Conduit), Blasenaugmentation.

8.2 Interstitielle Zystitis

> **DEFINITION** Chronisch-abakterielle Blasenentzündung unklarer Ätiologie mit Schmerzen, Drangsymptomatik und kleiner Blase sowie verstärkter Mastzellinfiltration der Blasenwand.

Epidemiologie: Die Prävalenz beträgt 15:100 000. In 90 % d. F. sind Frauen im 5. Lebensjahrzehnt betroffen.

Ätiopathogenese: Zunehmende, teils ulzerative **Fibrosierung** der Blasenwand, die zu einer kleinkapazitären Blase führt.

Klinik: Zu den typischen Symptomen zählen Schmerzen (suprapubisch, urethral und genital), imperativer Harndrang, Pollakisurie (bis zu > 50 ×/d), Nykturie und eine massiv verringerte Blasenkapazität (Blasenkapazität < 300–400 ml, nicht selten < 100 ml).

Diagnostik: Neben **Anamnese** und **klinischer Untersuchung** (ggf. retropubischer Druckschmerz) sollte ein **Miktionsprotokoll** angefertigt werden. **Urinstatus** und **Urinkultur** dienen dem Ausschluss einer bakteriellen Infektion. In der **Zystoskopie** erkennt man die fibrosierte Blasenwand, petechiale Schleimhautblutungen, Schleimhautulzerationen („Hunner-Ulzera") und ein kontaktvulnerables Urothel. **Urodynamisch** lässt sich die kleinkapazitäre Blase mit sensorischer Urge (Blasenhypersensitivität) ohne Detrusorhyperaktivität nachweisen.

Die Diagnose wird i. d. R. **bioptisch** durch Nachweis der verstärkten Mastzellinfiltration in der Blasenwand gesichert.

> **MERKE** Pathognomonisch für die interstitielle Zystitis ist der hohe Mastzellgehalt im Detrusor (> 28/mm²).

Therapie: Eine kausale Therapie der interstitiellen Zystitis existiert nicht, die Behandlung erfolgt **rein symptomatisch**.
- orale Pharmakotherapie mit Anticholinergika, Spasmolytika, Analgetika, Antidepressiva, Glukokortikoiden und Immunsuppressiva
- Blaseninstillationsbehandlung bzw. Iontophorese: Hyaluronsäure, Pentosanpolysulvat, Antihistaminika, Lokalanästhetika
- operative Therapie: Blasenteilresektion mit Blasenaugmentation (Verfahren der Wahl), Blasenersatz mit Harnableitung (Ultima ratio).

8.3 Meatusstenose und distale Urethrastenose

Die **Symptomatik** ist uncharakteristisch. Zu den möglichen Symptomen zählen:
- obstruktive Blasenentleerungsstörung (schwacher Miktionsstrahl, gedrehter oder gefächerter Strahl, Nachträufeln)
- Reizblasensymptome mit Dysurie, Pollakisurie und Nykturie (Cave: Fehldiagnose „Reizblase")
- rezidivierende (fieberhafte) Zystitiden
- Mikro- oder Makrohämaturie.

Die **Diagnose** wird anhand von Anamnese, Miktionsprotokoll, Uroflowmetrie, Miktionszystourethrografie und Urethro(zysto)skopie mit Harnröhrenkalibrierung gestellt. Bei distaler und mittlerer Urethralstenose wird eine **Otis-Urethrotomie** durchgeführt (blindes Einschneiden der Urethra), die Meatusstenose wird durch eine **Meatusplastik** (Durchtrennung des submukösen fibrotisch-stenotischen Rings) behoben.

Normale Harnröhrenweite:
- erwachsene Frau: 22 und 28 Charrière
- Mädchen < 10 Jahren: Harnröhrenweite = Alter in Jahren + 10.

1 Charrière = 1 mm Außenumfang = ca. ⅓ mm Durchmesser.

8.4 Urethralkarunkel, Urethralpolyp und Urethralprolaps

> **DEFINITION**
> - **Urethralkarunkel:** lokale Epithelhyperplasie der distalen Harnröhre
> - **Urethralpolyp:** gutartiger Tumor der Harnröhre
> - **Urethralprolaps:** zirkulärer Vorfall des Urethralepithels; oft verbunden mit einer Perfusionsstörung des prolabierten Gewebes.

Zu den klassischen **Symptomen** aller 3 Krankheitsbilder zählen Reizblasensymptome wie Dysurie, Pollakisurie und Nykturie sowie Mikro- oder Makrohämaturie. **Diagnostisch** stehen die Anamnese (typische Symptome!), die Inspektion und klinische Untersuchung mit vaginaler Einstellung im Vordergrund. **Therapie** der Wahl ist die operative Exzision bzw. Resektion.

8.5 Urethradivertikel

Das Divertikel befindet sich im Septum urethrovaginale und entwickelt sich meist nach dorsal. Es kann angeboren (aus Gartner-/Müller-Gängen) oder erworben (posttraumatisch, postentzündlich) sein. Die **Symptomatik** ist vielseitig und uncharakteristisch, z. B. Reizblasensymptome, rezidivierende (fieberhafte) Zystitiden, Steinbildung, Hämaturie oder obstruktive Symptomatik (schwacher Miktionsstrahl, gedrehter oder gefächerter Strahl, Nachträufeln).

Zur **Diagnostik** gehören Anamnese, Inspektion, Palpation, vaginale Einstellung, Miktionszystourethrografie und die Doppelballonuntersuchung. Urethraldivertikel werden **operativ** behandelt, z. B. durch „Unroofing" (Inzision oder Resektion des Divertikelhalses und breite Verbindung des Divertikellumens mit der Harnröhre) oder Divertikelabtragung (meist transvaginal).

8.6 Endometriose

Zur Endometriose s. Gynäkologie und Geburtshilfe [S. B383].

8.7 Fistelbildungen

Ursächlich für innere Fistelbildungen zwischen Vagina und ableitenden Harnwegen können sein:

Tab. 8.1 Therapie der verschiedenen Fistelformen

Fistelform	Definition	Therapie
vesikovaginal	innere Fistel zwischen Harnblase und Vagina	operativer Fistelverschluss (transvaginal oder transperitoneal = transvesikal)
ureterovaginal	innere Fistel zwischen Ureter und Vagina	Harnleiterteilresektion mit End-zu-End-Anastomose oder Ureterozystoneostomie (Harnleiterneueinpflanzung in die Blase)
urethrovaginal	innere Fistel zwischen Urethra und Vagina	vaginaler Fistelverschluss; falls dies nicht möglich ist, plastische Rekonstruktion im Sinne einer Neourethra (aus gestieltem Detrusor) oder supravesikale Harnableitung

- **iatrogene Eingriffe**: postoperativ nach Hysterektomie, Spätkomplikation einer Strahlentherapie, pessarbedingte Drucknekrose
- destruierendes Tumorwachstum
- Entzündungen.

Leitsymptom ist der **unkontrollierte Urinverlust aus der Scheide** (= extraurethrale Inkontinenz), evtl. mit konsekutiven rezidivierenden Infektionen. Anamnestisch muss unbedingt nach einer zeitlichen Korrelation zwischen dem erstmaligen Auftreten der Symptome und einer vorangegangenen therapeutischen Intervention gefragt werden. Zu den **bildgebenden Verfahren** gehören die i. v.-Urografie, Zystografie (ggf. mit intravesikaler Farbstoffgabe, z. B. Indigokarmin), Miktionszystourethrografie und Urethrozystoskopie mit vaginaler Einstellung. **Tab. 8.1** zeigt die verschiedenen **Fistelformen** und ihre **Therapie**. Eine intraoperativ bemerkte Fistel muss dabei immer sofort versorgt werden, eine später aufgetretene Fistel wird nach 3 Monaten behandelt. Damit ein gutes operatives Ergebnis erzielt werden kann, muss die Fistel absolut reizlos und entzündungsfrei sein.

9 Kinderurologie

9.1 Überlick

Die Fehlbildungen des Urogenitaltrakts werden im Kap. Nierenfehlbildungen [S. B630] besprochen, zu den Notfällen s. u. Alle weiteren Krankheiten mit Beteiligung des Urogenitaltrakts finden sich im Kapitel Pädiatrie [S. B592]).

10 Urologische Notfälle und Traumatologie

10.1 Urologische Notfälle

10.1.1 Akuter Harnverhalt

DEFINITION Unfähigkeit, die prall gefüllte Harnblase spontan zu entleeren.

Ätiologie: Man unterscheidet mechanische, funktionelle und iatrogene Ursachen (**Tab. 10.1**).

Klinik und Komplikationen: Patienten mit akutem Harnverhalt können die gefüllte Harnblase trotz Harndrangs nicht entleeren. Gelegentlich beobachtet man einen tröpfelnden Urinabgang. Der akute Harnverhalt geht i. d. R. mit **starken suprapubischen Schmerzen, einem tastbaren Unterbauchtumor** und vegetativen Symptomen (z. B. Unruhe, Blässe, Kaltschweißigkeit) einher. Bei länger bestehender obstruktiver Blasenentleerungsstörung kann sich eine **kompensierte Niereninsuffizienz** mit Anstieg der Retentionswerte (Kreatinin, Harnstoff) entwickeln.

MERKE Liegen neurologische Ursachen vor (z. B. bei multipler Sklerose), kann es sein, dass der Patient trotz Harnverhalts schmerzfrei ist.

Tab. 10.1 Ursachen des Harnverhalts

Form	Ursachen
mechanisch	infravesikale Obstruktion: • im Bereich der Prostata (z. B. Prostatavergrößerung, Prostatitis) • im Bereich der Harnblase (z. B. Blasenhalsenge, Blasentumor, -stein, Blutkoagel) • im Bereich der Harnröhre (Urethrastriktur, -tumor, -stein, Fremdkörper, Trauma, Meatusstenose) • im Bereich der Vorhaut/des Penis (z. B. Phimose, Peniskarzinom, Penisfraktur)
funktionell	Beckenbodenspastik, neurologische Ursachen (z. B. multiple Sklerose), medikamentöse Ursachen (z. B. Anticholinergika, Psychopharmaka), psychogen
iatrogen	z. B. nach Spinalanästhesie

10.1 Urologische Notfälle

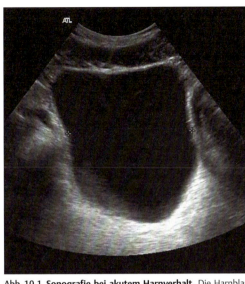

Abb. 10.1 Sonografie bei akutem Harnverhalt. Die Harnblase stellt sich mit echofreiem, flüssigkeitsgefülltem Lumen und nur wenige Millimeter dicker Blasenwand dar. (aus: Keil, Prüfungsvorbereitung Urologie, Thieme, 2008)

Tab. 10.2 Lokalisation und Ausstrahlung der Schmerzen in Abhängigkeit vom Ort der Obstruktion

Ort der Obstruktion	Lokalisation und Ausstrahlung der Schmerzen
Nierenbecken/subpelviner Harnleiter	Flankenschmerzen, ggf. mit Ausstrahlung in Richtung medialer Unterbauch und Rücken
proximaler und mittlerer Harnleiter	Flankenschmerzen, Ausstrahlung über den medialen Unterbauch in Richtung Leiste und Oberschenkelinnenseite
distaler und prävesikaler Harnleiter	medialer Unterbauch, Leiste, ggf. Ausstrahlung in Hoden, Glans penis bzw. Schamlippen, Blasenreizsymptome

Diagnostik: Anamnestisch muss nach bekannten obstruktiven Blasenentleerungsstörungen, neurologischen Grunderkrankungen (z. B. multiple Sklerose) und eingenommenen Medikamenten (z. B. Anticholinergika) gefragt werden. Bei der **Palpation** des **Abdomens** kann man die gefüllte Harnblase i. d. R. als suprasymphysären Unterbauchtumor, in der digital-rektalen Untersuchung ggf. eine vergrößerte Prostata tasten. **Labordiagnostisch** müssen die Retentionswerte (Kreatinin, Harnstoff) zum Ausschluss bzw. Nachweis einer Niereninsuffizienz bestimmt werden.
Die Diagnosesicherung erfolgt mithilfe der **Sonografie**, die eine prall gefüllte Blase zeigt (Abb. 10.1).

Differenzialdiagnosen:
- **Anurie:** Urinproduktion < 100 ml/24 h, sonografisch leere Harnblase
- **chronischer Harnverhalt:** Entwickelt sich langsamer, ist i. d. R. schmerzlos und führt zu einer Überlaufblase; beidseitige Harnstauungsnieren in der Sonografie.

Therapie: Sofortige **Harnableitung** über einen transurethralen Katheter oder suprapubischen Blasenkatheter (kontraindiziert bei bekanntem Harnblasenkarzinom). Behandelbare Ursachen müssen behoben werden (z. B. Prostataresektion bei obstruktivem Prostataadenom, Urethrotomie bei Urethrastriktur).

10.1.2 Nierenkolik

Ätiopathogenese: Der Kolikschmerz wird durch eine **akute** Obstruktion der Niere oder des Harnleiters ausgelöst, die zu einer erhöhten Wandspannung proximal der Obstruktion mit Zunahme von Amplitude und Frequenz der Hohlorgankontraktionen führt. Zu den möglichen Auslösern zählen:
- **Nephro-** bzw. **Urolithiasis** (häufigste Ursache [S. B663])
- iatrogen durch Unterbindung oder Verletzung eines Harnleiters
- Abgang von Blutkoageln, Tumorpartikeln oder nekrotischen Materials (z. B. bei nekrotisierender Papillitis).

Klinik und Komplikationen: Die Nierenkolik manifestiert sich durch **stärkste, wellenförmige Schmerzen**, die häufig von **vegetativen Symptomen** (z. B. Übelkeit, Erbrechen) begleitet werden (akutes Abdomen). Gelegentlich entwickeln die Patienten einen Subileus. Lokalisation und Ausstrahlung der Schmerzen sind abhängig vom Ort der Obstruktion (Tab. 10.2). Im weiteren Verlauf entsteht infolge der Obstruktion der ableitenden Harnwege eine Harnstauungsniere mit Gefahr der **Urosepsis**.

> **MERKE** **Kolikpatienten** sind sehr **unruhig** und finden kaum eine Position, in der die Schmerzen nachlassen.

Diagnostik: Anamnestisch sollte nach einer bekannten Nephro- bzw. Urolithiasis bzw. prädisponierenden Erkrankung (z. B. Hyperparathyreoidismus) gefragt werden. Bei der **Palpation** lassen sich über dem Nierenlager und im Verlauf des Harnleiters Druckschmerzen auslösen. Der **Urinstatus** zeigt häufig eine Mikrohämaturie, **labordiagnostisch** müssen immer Blutbild, Blutgerinnung, Entzündungs- und Sepsiszeichen (z. B. CRP ↑, Leukozyten ↑) sowie Retentionswerte (Harnstoff, Kreatinin) bestimmt werden. Zur radiologischen Diagnostik der Urolithiasis [S. B664].

Differenzialdiagnosen: Andere Ursachen eines akuten Abdomens (s. Leitsymptome [S. C94]). Parenchymverkalkungen, die mit einem Stein verwechselt werden können, verursachen keine Schmerzen!

Therapie: Eine Nierenkolik erfordert eine sofortige adäquate Schmerztherapie. Mittel der ersten Wahl zur **Schmerzbekämpfung** von Kolikschmerzen ist die Kombination von Metamizol 2 g i. v. sowie Butylscopolamin 40 mg i. v. (zur Spasmolyse). Alternativ kann ein Opioidderivat (z. B. Pethidin 50 mg i. v. oder Piritramid 7,5 mg i. v.) eingesetzt werden. Eventuell ist eine **antiemetische Begleittherapie** (z. B. Dimenhydrinat 200 mg i. v. oder Metoclopramid 5–10 mg i. v.) erforderlich. Positive Wirkung auf die die Steinausscheidung hat der α-Rezeptor-Blocker Tamsulosin.

Der Harnabfluss aus dem Bereich der oberen Harnwege wird im Falle eines Aufstaus über eine **innere Harnleiterschiene** oder einen **Nierenfistelkatheter** sichergestellt. Im **schmerzfreien Intervall** sollte der spontane Konkrementabgang durch reichlich Flüssigkeitszufuhr, körperliche Bewegung (Laufen) und lokale Wärmeapplikation gefördert werden. Zur therapeutischen Steinentfernung [S. B665].

10.1.3 Akutes Skrotum

> **DEFINITION** Symptomenkomplex unterschiedlicher Ätiologie mit
> - akut einsetzenden, starken Schmerzen im Bereich eines Hodens und/oder Nebenhodens
> - Schwellung und Rötung des Skrotums
> - Hodenhochstand
> - evtl. vegetativen Begleitsymptomen wie Übelkeit, Erbrechen und Kreislaufkollaps.

> **MERKE** Das akute Skrotum ist der häufigste urologische Notfall im Kindes- und Jugendalter!

Ätiologie: Zu den **häufigsten Auslösern** zählen (s. auch Tab. 10.3):
- **Epididymitis** [S. B649]
- **Hodentorsion**: Samenstrangtorsion mit Infarzierung von Hoden bzw. Nebenhoden und Gefahr der Hodennekrose und des Hodenverlusts. Prädisponierend wirken eine erhöhte Hodenmobilität bei unvollständigem Descensus testis und ein offener Processus vaginalis.
- **Hydatidentorsion**: Torsion des Gefäßstiels der Hydatide (= Residuum des verkümmerten Müller-Gangs) mit Infarzierung der Hydatide.

Seltenere Auslöser sind **inkarzerierte Skrotalhernie** (typisch: spritzendes Darmgeräusch über dem Skrotum), **Orchitis** und **Hodentumor** oder -ruptur.

Diagnostik:
- **Anamnese:** Dauer und Verlauf der Beschwerden (plötzlicher oder allmählicher Beginn? Konstant heftige oder zunehmende Schmerzen?), Traumen und Miktionsbeschwerden
- **klinische Untersuchung** des Hodens bzw. Nebenhodens: evtl. **Prehn-Zeichen** (→ bei Hodentorsion nehmen die Schmerzen zu, wenn der Hoden angehoben bzw. hochgelagert wird, bei Epididymitis nehmen sie ab; unsicheres und inkonstantes klinisches Zeichen)
- **farbcodierte Duplexsonografie** (sofort durchführen):
  - Hodentorsion: verminderte oder fehlende Hodenperfusion
  - Epididymitis: Hyperperfusion des Nebenhodens.

Therapie:
Hodentorsion: Bereits der geringste Zweifel am Ausschluss einer **Hodentorsion** rechtfertigt die **operative Hodenfreilegung**. Bestätigt sich der Verdacht, muss der Hoden entgegen der Torsionsachse gedreht (**Retorquierung**) und anschließend sicher im Skrotalfach fixiert (**Orchidopexie**) werden. Ein bereits nekrotischer Hoden wird entfernt (Ablatio testis). Die besten Chancen auf Organerhalt bestehen in den ersten 6 h nach Symptombeginn, nach 12 h liegt die Organerhaltrate nur noch bei 20 %. Prophylaktisch sollte immer auch eine **Orchidopexie** der **Gegenseite** durchgeführt werden.

Hodenfreilegung: Eine Hodenfreilegung ist u. a. indiziert bei Verdacht auf Hoden- oder Hydatidentorsion oder zur Biopsieentnahme. Zuerst schneidet man das Skrotum oberhalb des Hodens ca. 1 cm ein. Danach werden die Hodenhüllen freipräpariert und die Tunica vaginalis inzidiert. Nach Eröffnung der darunterliegenden Tunica albuginea kann evtl. Gewebe entnommen werden. Anschließend werden Tunica albuginea, Tunica vaginalis und Skrotalhaut wieder verschlossen.

Hydatidentorsion: Die Hydatide wird operativ freigelegt und abgetragen. Alternativ erhalten die Patienten nach Diagnosesicherung und Ausschluss einer Hodentorsion eine symptomatische Therapie mit NSAR (z. B. Diclophenac) für einige Tage. Die Beschwerden klingen i. d. R. ab und es ist keine weitere Therapie mehr erforderlich.

Tab. 10.3 Wichtigste Ursachen des akuten Skrotums

	Hodentorsion	Hydatidentorsion	Epididymitis
bevorzugtes Alter	häufig im Kindes- und Jugendalter	häufig im Kindes- und Jugendalter	am häufigsten im höheren Erwachsenenalter (→ Blasenentleerungsstörung) oder jüngere, sexuell aktive Männer
Klinik	druckdolentes, gerötetes, geschwollenes Skrotum ohne Fältelung; Hoden und Nebenhoden palpatorisch nicht voneinander abgrenzbar	evtl. livide, erbsengroße hämorrhagische Hydatide durch die Skrotalhaut durchscheinend („blue dot sign")	Nebenhoden druckdolent und verdickt, gut gegen Hoden abgrenzbar; geschwollenes, gerötetes Skrotum; evtl. Fieber, Dysurie, Pollakisurie
Prehn-Zeichen	negativ (→ Schmerzen nehmen bei Anheben des Hodens zu)	–	positiv (→ Schmerzen nehmen bei Anheben des Hodens ab)
Sonografie[1]	keine oder verminderte Perfusion des Hodens	nur schwierig sonografisch darzustellen	Hyperperfusion des Nebenhodens
Therapie	operative Freilegung, immer prophylaktische Hodenpexie der Gegenseite	Abtragung der Hydatide, alternativ NSAR	Antibiotikatherapie, NSAR, Hodenhochlagerung und -kühlung

[1] farbcodierte Duplexsonografie

Inkarzerierte Skrotalhernie: Bei lediglich eingeklemmter Skrotalhernie ohne Zeichen der Durchblutungsstörung kann zunächst der Versuch der manuellen Reposition erfolgen. Bei erfolgreicher manueller Reposition ist eine frühelektive Herniotomie im Intervall erforderlich. Bleibt die manuelle Reposition erfolglos oder handelt es sich um eine „echte" Inkarzeration mit Zeichen der Durchblutungsstörung bis hin zur Gangrän, ist eine sofortige Notfallherniotomie indiziert.

Weitere:
- **Hodentumor** [S. B660]
- **Epididymitis** [S. B649] und **Orchitis** [S. B650].

10.1.4 Makrohämaturie und Blasentamponade

DEFINITION
- **Makrohämaturie:** sichtbare Rotfärbung des Urins durch Blut
- **Blasentamponade:** Austamponierung der Harnblase mit Blutkoageln bei über einen langen Zeitraum bestehender, starker Makrohämaturie (akuter Harnverhalt).

Zur Hämaturie s. auch Leitsymptome [S. C109].

Ätiologie und Klinik: Eine **schmerzlose Makrohämaturie** ist bis zum Beweis des Gegenteils Kardinalsymptom eines Harnblasen-, Harnleiter- oder Nierenbeckenkarzinoms. Weitere Ursachen sind die Urogenitaltuberkulose oder Glomerulonephritis.

Ursachen der **schmerzhaften Makrohämaturie** sind Nephro- und Urolithiasis, hämorrhagische Zystitis, Pyelonephritis, Harnröhrenruptur, Endometriose, ein Aortenaneurysma oder Tumoren.

MERKE Makrohämaturie ist das Leitsymptom eines Harnblasen-, Harnleiter- oder Nierenbeckenkarzinoms.

Diagnostik:
- Anamnese: Dauer der Hämaturie, Blutungsneigung, zeitliches Auftreten der Hämaturie während der Miktion:
  - **initiale Makrohämaturie** (Urin zu Beginn der Miktion blutig): Prozesse im Bereich der Harnröhre oder Prostata
  - **totale Makrohämaturie** (Urin während der gesamten Miktion blutig): Prozesse im Bereich von Niere, Ureter und Blase, Gerinnungsstörungen, Marschhämaturie
  - **terminale Makrohämaturie** (Urin zum Ende der Miktion blutig): Prozesse im Bereich des Blasenhalses
- klinische Untersuchung: Gerinnungstörungen, Raumforderungen und vergrößerte Lymphknoten
- Labor: **Blutbild** (Hb-wirksame Blutung?) und **Urinstatus** (Ausschluss nephrologischer Ursachen)
  - dysmorphe Erythrozyten und Erythrozytenzylinder im Urinsediment: glomeruläre Ursache
- Sonografie, i. v.-Urografie, CT-Abdomen
- Urethrozystoskopie, Ureteropyelografie zur Blutungslokalisation.

Therapie: Bevor mit der Therapie begonnen wird, muss die Blase bis zum Aufklaren des Urins über einen transurethralen **Spülkatheter** gespült werden. Bei **Blasentamponade** werden die Blutkoagel zuvor über einen dicklumigen transurethralen Blasenkatheter **ausgeräumt**.

Die anschließende Therapie richtet sich nach der jeweiligen Ursache der Hämaturie.

10.1.5 Priapismus

DEFINITION Schmerzhafte Dauererektion über mehrere Stunden ohne Lustgefühl.

Ätiologie: Ein Priapismus entsteht durch **venöse Stase der Corpora cavernosa** oder eine **erhöhte Blutzufuhr** in die Corpora cavernosa. Ursachen sind:
- idiopathisch (am häufigsten)
- medikamentös-toxische Ursachen: z. B. Autoinjektionstherapie (**SKAT-Therapie** bei erektiler Dysfunktion), Drogen, Psychopharmaka
- neurologische Erkrankungen: Tumoren des ZNS, Entzündungen (z. B. Meningoenzephalitis, Hirnabszess), multiple Sklerose, Lues (Tabes dorsalis)
- Gefäßerkrankungen (z. B. penile arteriovenöse Fisteln, tiefe Beckenvenenthrombose)
- hämatologische Erkrankungen (z. B. **Leukämie**, **Sichelzellanämie**)
- Trauma (z. B. Querschnitt-Syndrom).

Man unterscheidet zwischen **High-flow-** (erhöhte Blutzufuhr mit pulsatiler Erektion, keine Stase) und **Low-flow-Priapismus** (komplette venöse Stase).

Klinik und Komplikationen: Typisch für den Priapismus ist eine akut auftretende Dauererektion mit harten Schwellkörpern und relativ dazu weicher Glans penis, die sich im Verlauf livide verfärbt. Prognostisch ungünstig ist v. a. der Low-flow-Priapismus. Wird dieser zu spät (> 12 h) behandelt, entwickelt sich eine irreversible Schwellkörperfibrose mit konsekutiver erektiler Dysfunktion.

Diagnostik: **Anamnestisch** muss nach bekannten Grunderkrankungen, eingenommenen Medikamenten bzw. Genussmitteln und einer laufenden ED-Therapie gefragt werden.

Mithilfe der **Blutgasanalyse** des **aspirierten Schwellkörperbluts** (s. u.) kann zwischen dem prognostisch günstigeren High-flow-Priapismus (weniger starke Blutgasverschiebungen) und dem prognostisch ungünstigeren Low-flow-Priapismus (Hypoxie, Hyperkapnie, Azidose) differenziert werden. Meistens handelt es sich um Mischformen, das therapeutische Vorgehen ist in beiden Fällen gleich.

Therapie:
Konservative Therapie: Um die Tumeszenz (Schwellung) zu verringern, wird der Schwellkörper **punktiert** und bis zu 100–200 ml **Schwellkörperblut aspiriert** (evtl. Untersuchung des Schwellkörperblutes). Anschließend wird ein **α-Sympathomimetikum** in die Corpora cavernosa inji-

ziert (z. B. Etilefrin 5 mg, ggf. mehrfache Wiederholung). Dabei muss die Herz-Kreislauf-Funktion überwacht werden, da mit systemischen Nebenwirkungen (z. B. Tachykardie, Hypertension, Herzrhythmusstörungen) gerechnet werden muss.

Operative Therapie: Bei Versagen der konservativen Therapie wird ein operativer Shunt zwischen Corpus cavernosum und Glans penis angelegt.

10.1.6 Paraphimose

Synonym: spanischer Kragen

> **DEFINITION** Ödematöse Schwellung des distalen inneren Vorhautblattes bei relativ zu enger Vorhaut. Die retrahierte Vorhaut bildet hierbei im Bereich des Sulcus coronarius einen Schnürring.

Ätiologie: Eine Paraphimose kann entstehen, wenn eine zu enge Vorhaut (Phimose) hinter die Eichel zurückgezogen wird, z. B.
- beim Versuch einer manuellen Beseitigung von Vorhautverklebungen bei Kindern
- wenn nach Anlage eines Dauerkatheters vergessen wird, die Vorhaut wieder über die Eichel zurückzustreifen
- beim Geschlechtsverkehr bzw. während der Masturbation.

Klinik und Komplikationen: Zu Beginn leiden die Patienten unter Missempfindungen im Bereich der Glans penis. Im Verlauf entwickelt sich eine ödematöse Schwellung von Vorhaut und Eichel, die über eine Minderperfusion und venöse Stauung zu Schmerzen und Zyanose im Bereich der Eichel führt (Abb. 10.2). Bei anhaltender Durchblutungsstörung werden Vorhaut und Glans penis nekrotisch.

Diagnostik: Blickdiagnose. Wichtig ist die Frage nach der Dauer.

Therapie:
Konservative Therapie: Zunächst sollte immer versucht werden, die **Vorhaut manuell** zu **reponieren**. Hierzu muss zunächst der Penisschaft einschließlich der Paraphimose mit sanft ansteigendem Druck komprimiert werden, um das Gewebeödem zu lindern. Anschließend fasst der Untersucher den Penis zwischen Zeige- und Mittelfinger beider Hände und versucht die Vorhaut unter vorsichtigem Druck auf die Glans zu reponieren (evtl. in Peniswurzelblockade).

Operative Therapie: Bleibt die manuelle Reposition erfolglos, muss der **Schnürring dorsal längs inzidiert** und **quer vernäht** werden. Im Intervall nach Abklingen des Gewebeödems erfolgt eine **Zirkumzision** zur Beseitigung der Phimose.

10.1.7 Urosepsis

> **DEFINITION** Sepsis, die von den Harnwegen ausgeht.

Eine Urosepsis wird meistens durch eine Infektion mit **gramnegativen Enterobakterien** (am häufigsten E. coli, seltener z. B. Klebsiellen, Proteus mirabilis) ausgelöst. Häufig sind **prädisponierende Faktoren** vorhanden wie eine obstruktive urologische Erkrankung (z. B. Steine, Strikturen, Prostatahyperplasie), eine vorbestehende Entzündung oder eine Immunsuppression.

Klinisch bestehen hohes Fieber, dumpfe Flankenschmerzen und ein stark reduzierter Allgemeinzustand. Bei V. a. Urosepsis sind folgende Untersuchungen indiziert: Bestimmung von CRP, Untersuchung von Blutkulturen und Mittelstrahlurin sowie eine Sonografie der Nieren. Für Allgemeines zur Klinik, Diagnostik und Therapie s. Infektionserkrankungen [S. A511]. Bei der Urosepsis steht therapeutisch die Fokussanierung im Vordergrund (Tab. 10.4). Eine **obstruktive Uropathie** muss obligat **abgeleitet**, ein Abszess in jedem Fall **drainiert** oder operativ **ausgeräumt** werden.

10.1.8 Fournier-Gangrän

> **DEFINITION** Nekrotisierende Fasziitis des Perineums oder äußeren Genitals.

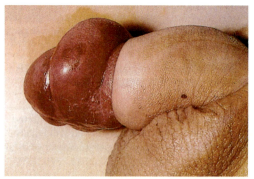

Abb. 10.2 Paraphimose. (aus: Keil, Prüfungsvorbereitung Urologie, Thieme, 2008)

Tab. 10.4 Fokusherde und deren Therapie

Fokusherd	Therapie (Fokussanierung)
infizierte Nierenbeckenabgangsstenose	Punktion und Ableitung mittels Nierenfistelkatheter, alternativ: innere Harnleiterschiene + Dauerkatheter
Prostatavergrößerung mit Blasenentleerungsstörung	Ableitung über transurethralen oder suprapubischen Blasenkatheter
Nierenabszess, paranephritischer Abszess	Punktion und Drainage mittels Pigtail-Katheter, alternativ: offen operative Sanierung, ggf. Nephrektomie
Pannephritis mit multiplen Abszedierungen	notfallmäßige Nephrektomie
abszedierende Epididymitis	notfallmäßige Ablatio testis mit Entfernung von Hoden und Nebenhoden der betroffenen Seite
Prostatitis mit Prostataabszess	transurethrale Resektion zur Eröffnung und Drainage des Abszesses, alternativ zunächst perkutane Punktion und Pigtail-Einlage zur Abszessdrainage mit anschließender TUR-P im Intervall

Ätiologie: Eine Fournier-Gangrän geht i. d. R. von einem urogenitalen, analen oder kutanen Infektherd aus. Meist handelt es sich um eine **Mischinfektion** mit aeroben bzw. fakultativ anaeroben Keimen.

Klinik und Komplikationen: Im Frühstadium imponiert die Fournier-Gangrän durch eine Rötung, ödematöse Schwellung und Schmerzen. Typisch ist eine **fulminant** verlaufende **nekrotisierende Entzündung**, die sich **rasch entlang** der **Muskelfaszien** ausbreitet und mit hohem Fieber und Schüttelfrost einhergeht. Im Verlauf entwickeln sich eine **bräunlich-graue Hautverfärbung**, **Blasenbildung** und **Nekrosen**. In 20 % d. F. entwickeln die Patienten eine Sepsis und ein Multiorganversagen mit letalem Verlauf.

Diagnostik: Die Fournier-Gangrän ist eine **Blickdiagnose** (typische schwarze Nekroseareale)! Bei der Palpation des betroffenen Gewebes lässt sich häufig eine **Krepitation** („Knistern") durch die Gasbildung im Faszienniveau auslösen.

Bei Unklarheit können evtl. eine **Sonografie** des Hodens und eine weiterführende Bildgebung (Röntgen, CT) zum Nachweis der Gasbildung und Beurteilung des Infektionsausmaßes durchgeführt werden. In der **CT** sind Lufteinschlüsse entlang der Muskelfaszien typisch.

Therapie: Patienten mit Fournier-Gangrän werden intensivmedizinisch betreut. Die **betroffenen Areale** müssen unverzüglich **breit eröffnet**, **débridiert** und alle nekrotischen Anteile **exzidiert** werden. Anschließend folgt eine offene **Wundbehandlung**. Häufig muss das Débridement mehrfach wiederholt und die entstehenden Defekte plastisch gedeckt werden.

Zusätzlich wird eine kalkulierte **intravenöse Antibiose** (z. B. Cephalosporin der 3. Generation + Aminoglykosid) eingeleitet.

10.2 Urologische Traumatologie

10.2.1 Nierentrauma

Ätiologie:
- stumpfes Nierentrauma (ca. 80 %):
  - Flankentrauma (z. B. Autounfall, Sportunfall, Treppensturz, Fahrradsturz)
  - Dezelerationstrauma (Gefahr des Gefäßstielabrisses)
  - Nierenverletzungen bei Polytrauma (s. Orthopädie und Unfallchirurgie [S. B326])
- perforierendes Nierentrauma.

> **MERKE** Nach der Milz ist die Niere das zweithäufigste Organ, das im Rahmen eines stumpfen Bauchtraumas (s. Chirurgie [S. B118]) mitverletzt wird.

Einteilung: Nierenverletzungen werden abhängig vom Schweregrad in 5 Klassen eingeteilt (**Tab. 10.5** und **Abb. 10.3**).

Klinik: Abhängig vom Schweregrad der Verletzungen kommt es zu
- Flankenschmerzen (dumpf bis hin zu stärksten Schmerzen im Bereich des Nierenlagers)

Tab. 10.5 Einteilung der Nierenverletzungen

Grad	Verletzungsmuster
I	Nierenkontusion mit subkapsulärem Hämatom, Nierenkapsel intakt
II	Parenchymeinriss ≤ 1 cm
III	Parenchymeinriss > 1 cm
IV	ausgedehnte Parenchymverletzung mit Hohlsystembeteiligung
V	kompletter Nierenstielabriss oder totale Nierenparenchymzerreißung

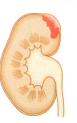
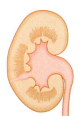
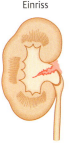
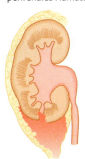
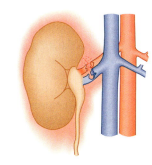

Abb. 10.3 Nierenverletzungen. (aus: Sökeland, Rübben, Taschenlehrbuch Urologie, Thieme, 2008)

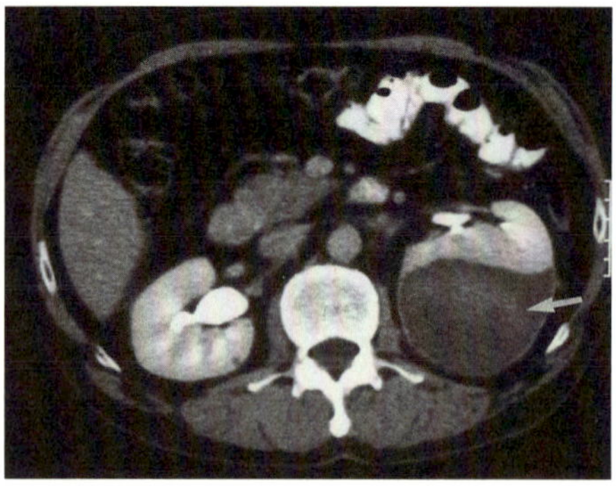

Abb. 10.4 Subkapsuläres Nierenhämatom. In der KM-CT erkennt man ein großes Hämatom der linken Niere (Pfeil). (aus: Reiser, Kuhn, Debus, Duale Reihe Radiologie, Thieme, 2011)

- Makrohämaturie (**Cave:** fehlt bei Nierenstielabriss!)
- akutem Harnverhalt (z. B. durch Blasentamponade)
- Schocksymptomatik.

Die Symptomatik korreliert aber nicht unbedingt mit der Schwere der Verletzung, da sich z. B. auch starke Blutungen durch die Tamponade im Retroperitonealraum lange klinisch stabil und symptomarm präsentieren können.

Diagnostik: Bei der **klinischen Untersuchung** muss v. a. auf Zeichen einer Schocksymptomatik (Blässe, Hypotonie, Tachykardie), palpable abdominelle Resistenzen (Hämatom), Prellmarken, Flankenhämatom und offene Wunden geachtet werden. Der **Urinstatus** zeigt häufig eine Mikro- oder Makrohämaturie.

Am einfachsten gelingt der Nachweis einer retro- oder intraperitonealen Blutung bzw. eines subkapsulären Hämatoms mithilfe der **(Duplex-)Sonografie**. Auch das Ausmaß der Parenchymverletzung, die Nierenperfusion und der Gefäßstatus können hier beurteilt werden. Beim **kreislaufstabilen Patienten** können zusätzlich eine **i. v.-Urografie** (Kontrastmittelaustritt, Deformierung des Nierenhohlsystems, Organveränderungen, gesunde kontralaterale Niere?) und **Abdomen-CT** zur genaueren Abklärung angefertigt werden (Abb. 10.4).

Therapie: Die Therapie richtet sich in erster Linie nach der **Kreislaufsituation** des Patienten. Ziel ist immer der Erhalt des Organs und der Nierenfunktion.
- **stabile Hämodynamik** (Grad I–III): konservative Therapie mit Volumensubstitution, Antibiotikaprophylaxe und strenger Bettruhe unter engmaschiger Kontrolle von Blutdruck, Herzfrequenz, Labor (Blutbild, Gerinnung, Retentionswerte), Körpertemperatur und Flüssigkeitsbilanz
- **instabile Hämodynamik:** unverzügliche Blutstillung und Kreislaufstabilisierung:
  - isolierte Gefäßverletzungen: evtl. Embolisierung (interventionell-radiologisch)
  - ausgedehnte Parenchymverletzungen: Resektion zerstörter Parenchymanteile, Gefäßrekonstruktion, Verschluss von rupturiertem Parenchym durch Naht oder resorbierbares Netz (Renorrhaphie); Nieren(teil)resektion bei ausgedehnter Zertrümmerung oder unstillbarer Blutung

Bei **Verletzung des Nierenbeckenkelchsystems** muss immer eine **Harnableitung** der betroffenen Niere nach außen über einen Mono-J-Ureterkatheter erfolgen.

> **MERKE** Prinzipiell sollte möglichst eine konservative Therapie angestrebt werden, da eine operative Intervention häufig in der Nephrektomie endet. Die Ursache hierfür liegt darin, dass die Blutungen ohne Nephrektomie nicht in den Griff zu bekommen sind, sobald die Tamponadefunktion des geschlossenen Retroperitonealraums aufgehoben ist.

10.2.2 Harnleiterverletzung

Ätiologie: Am häufigsten **iatrogen** (z. B. bei Ureterorenoskopie). Ansonsten sind Harnleiterverletzungen aufgrund der geschützten Lage durch Wirbelsäule und Muskulatur sehr selten.

Klinik und Komplikationen: Die Verletzung eines Harnleiters macht sich i. d. R. erst **spät** bemerkbar (Hämaturie in 20–50 %). Symptome können sein lokale Druck- bzw. Flankenschmerzen, tastbare Raumforderung durch eine Urinphlegmone, Peritonismus, Fieber und Sepsis. **Posttraumatisch** kann eine **Harnleiterstenose** zurückbleiben.

Diagnostik: Exakt werden Lokalisation und Ausmaß der Verletzung in der **retrograden Ureteropyelografie** dargestellt. In der Sonografie und/oder CT können Extravasate und Hämatome nachgewiesen werden.

Therapie: Das entscheidende Ziel ist die Gewährleistung einer **suffizienten Harnableitung**. Zu den **konservativen Maßnahmen** zählen die Anlage eines Ureter- oder Nierenfistelkatheters. Gelingt dies nicht, muss der **Harnleiter operativ freigelegt** werden. Abhängig von Lokalisation und Ausmaß der Verletzung kommen folgende Verfahren zur Anwendung:
- Läsion im proximalen Bereich: Ureteropyelostomie
- Läsion im mittleren Bereich: einfache Harnleiterrekonstruktion (z. B. End-zu-End Anastomose)
- Läsion im distalen Drittel: Ureterozystoneostomie („Neueinpflanzung" des Harnleiters in die Blase)
- bei Misslingen bzw. langstreckigen Läsionen: Autotransplantation bzw. komplexe Harnleiterersatzverfahren (z. B. Dünndarminterposition).

10.2.3 Harnblasenruptur

Ätiologie: Am häufigsten treten Harnblasenrupturen als Begleitverletzung im Rahmen einer komplexen Beckenfraktur auf. Hierbei handelt es sich in ca. 85 % d. F. um eine **extraperitoneale Blasenruptur**. Seltener sind das stumpfe Anpralltrauma bei gefüllter Blase (z. B. Verkehrsunfall mit angelegtem Gurt), das i. d. R. zu einer **intraperitonealen Blasenruptur** führt, oder penetrierende Verletzungen.

Klinik: Klinisch bestehen Schmerzen und ein **imperativer Harndrang ohne Miktion**. Blut kann aus der Harnröhre austreten. Bei intraperitonealer Blasenruptur kann sich durch den Urinaustritt eine **Peritonitis** entwickeln.

Diagnostik: Die Diagnose wird in der **Zystografie** gesichert. **Cave:** Bei geringstem V. a. eine begleitende Harnröhrenverletzung muss diese vor geplanter Katheterisierung der Harnblase zum Zwecke der Zystografie unbedingt durch eine retrograde Urethrografie ausgeschlossen werden.

Therapie: Bei intraperitonealen oder größeren extraperitonealen Blasenverletzungen ist i. d. R. eine **operative** Therapie erforderlich. Dazu kann eine Blasenwandrekonstruktion mit zweischichtigem Verschluss (Mukosa + Blasenmuskel) der Harnblase und temporärer postoperativer Harnableitung über einen suprapubischen Harnblasenkatheter für 10–14 Tage erfolgen. Zusätzlich wird für einige Tage eine kalkulierte Antibiotikatherapie eingeleitet (z. B. Gyrasehemmer oder Cephalosporine der III. Generation).

Bei kleinen extraperitonealen Blasenverletzungen kann eine 14-tägige Katheterdauerableitung der Blase ausreichend sein.

10.2.4 Harnröhrenverletzung

Ätiologie: Man unterscheidet 2 Formen (Abb. 10.5):
- **infradiaphragmale Harnröhrenverletzungen**
  - häufig iatrogen (Katheterismus, Zystoskopie)
  - sog. „straddle injury" (perineales Aufpralltrauma), z. B. Sturz auf Fahrradrahmen
  - Masturbationsverletzungen
- **supradiaphragmale Harnröhrenverletzungen**
  - Begleitverletzungen bei komplexen Beckenfrakturen
  - perineales Pfählungstrauma
  - bei Frauen: vaginale Operation.

Klinik: Blutung aus der **Harnröhre, Harndrang ohne Miktion** („blutige Anurie") und **volle Blase**. Weitere Befunde:
- infradiaphragmale Harnröhrenverletzung: große **Hämatome** im Bereich des **Penis, Skrotums** und **Perineums** mit typischer Schmetterlingsfigur (→ Begrenzung durch die Colle- und Buck-Faszie), selten komplette Ruptur
- supradiaphragmale Harnröhrenverletzungen: **Hämatome** im **kleinen Becken, Dislokation** der **Prostata** nach kranial (→ ist bei der digital-rektalen Untersuchung nicht mehr tastbar).

Komplikationen: Harnröhrenstrikturen, Inkontinenz (Verletzung des Schließmuskels) und Impotenz (v. a. bei der supradiaphragmalen Harnröhrenruptur).

Diagnostik: Die Diagnose einer Harnröhrenruptur wird mit der **retrograden Urethrografie** gesichert.

> **MERKE** Bei V. a. eine Harnröhrenverletzung muss vor einer transurethralen Katheteranlage erst eine **retrograde Urethrografie** angefertigt werden. Andernfalls besteht die Gefahr einer kompletten Ruptur bzw. Keimverschleppung durch die Katheterisierung.

Therapie:
Konservative Therapie: Inkomplette, leichte Harnröhrenruptur (v. a. infradiaphragmale Rupturen) können allein durch **Sicherung** der **Harnableitung** über einen suprapubischen oder transurethralen Katheter zur Ausheilung gebracht werden.

Operative Therapie: bei kompletter Harnröhrenruptur (v. a. supradiaphragmale Rupturen → Gefahr der posttraumatischen Urethrastriktur) und Harnröhrenrupturen mit schweren Begleitverletzungen. Wenn möglich, wird eine primäre Rekonstruktion und Reanastomosierung angestrebt, ansonsten zweizeitiges Vorgehen mit initialer Anlage einer suprapubischen Harnableitung und Operation nach 3–6 Monaten.

10.2.5 Penisfraktur

> **DEFINITION** Zerreißung eines oder beider Corpora cavernosa bzw. der sie umgebenden Tunica albuginea.

Ätiologie: Anpralltrauma des erigierten Penis, oft während des Geschlechtsverkehrs.

Klinik: Massive Penishämatome, Schmerzen, evtl. Penisdeviation, selten Harnverhalt.

Diagnostik: Palpation, Sonografie sowie retrograde Urethrografie zum Ausschluss einer Harnröhrenverletzung.

Therapie: Therapie der Wahl ist die **operative** Freilegung und Rekonstruktion der Corpora cavernosa.

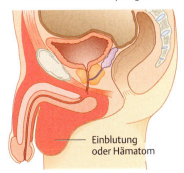
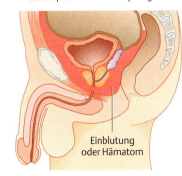

Abb. 10.5 **Harnröhrenverletzungen.** (aus: Sökeland, Rübben, Taschenlehrbuch Urologie, Thieme, 2008)

10.2.6 Hodentrauma

Ätiologie: stumpfes Trauma (z. B. Verkehrsunfall, Sport).

Klinik: Starke Schmerzen (!) bis hin zur Schocksymptomatik. Häufig besteht ein Skrotalhämatom.

Diagnostik: Mithilfe der **Sonografie** kann zwischen einer **Hodenkontusion** (→ Tunica albuginea intakt) und **-ruptur** (→ Tunica albuginea rupturiert) differenziert werden. In der Regel lässt sich ein intratestikuläres Hämatom nachweisen. Die Hodenperfusion wird in der **Farbduplexsonografie** beurteilt.

Therapie: Eine **konservative Therapie** durch Hochlagerung („Hodenbank"), Kühlung mit Eisbeutel und NSAR-Gabe ist bei **Hodenkontusion** mit intakter Tunica albuginea und erhaltener Hodenperfusion indiziert.

Eine **Hodenruptur** mit Zerreißung der Tunica albuginea und große intertestikuläre Hämatome erfordern eine **operative Freilegung** mit Rekonstruktion und Naht der Tunica albuginea.

B 19 Dermatologie

1	Grundlagen	684
2	Erythematöse und erythrosquamöse Erkrankungen	690
3	Papulöse und lichenoide Erkrankungen	695
4	Granulomatöse und atrophisierende Erkrankungen	698
5	Allergie und Intoleranzreaktionen	700
6	Ekzematöse Erkrankungen und Atopie	703
7	Physikalisch und chemisch bedingte Hauterkrankungen	707
8	Infektionskrankheiten	709
9	Tumoren	723
10	Pigmentstörungen	738
11	Erbliche Krankheiten der Haut	740
12	Autoimmunkrankheiten der Haut	744
13	Erkrankungen der Hautanhangsgebilde	747
14	Hautveränderungen bei systemischen Krankheiten und Gefäßerkrankungen	753
15	Psychodermatosen	754

1 Grundlagen

1.1 Anatomie und Physiologie

Die Haut grenzt den Körper von der Umwelt ab. Sie erfüllt Aufgaben der Schutz- und Abwehrfunktion, der Sinneswahrnehmung und der Regulation des Wärme- und Flüssigkeitshaushalts.

1.1.1 Aufbau der Haut

Die Haut gliedert sich in Epidermis, Dermis und Subkutis (Abb. 1.1). Die **Epidermis** ist histologisch aus verschiedenen Schichten aufgebaut (Tab. 1.1). Sie bildet sich aus den basalen Zellen immer wieder neu. Diese haben eine kubische Form und flachen bei weiterer Differenzierung ab. Hauptaufgabe der Epidermis sind Barriere und Abwehr äußerer Einflüsse (mikrobielle Erreger, UV-Strahlung, Chemikalien) sowie der Schutz vor Verdunstung. Die Epidermis enthält Nerven, jedoch keine Gefäße, weshalb sie über den subepidermalen Gefäßplexus versorgt wird. Im Grenzbereich zur Dermis liegt die sog. **dermoepidermale Junktionszone**. Sie besteht aus der Basalmembran, die sich aus der Lamina lucida (epidermal) und der Lamina densa (dermal) zusammensetzt und über Fibrillen sowohl an der Epidermis sowie Dermis fest verankert ist.

Die **Dermis** besteht aus 2 Schichten: Das **Stratum papillare** ist gefäßreich und enthält lockeres Bindegewebe. Mit den Reteleisten der Epidermis ist es fest verzahnt. Das tiefere **Stratum reticulare** ist zellarm und faserreich (Kollagen, elastische Fasern, Retikulinfasern). Die Dermis ist für die Festigkeit und Elastizität der Haut verantwortlich und enthält folgende Strukturen:
- Fibroblasten, Histiozyten (gewebsständige Makrophagen), Mastzellen und Lymphozyten
- Gefäße (subpapillärer Gefäßplexus, tiefer dermaler Gefäßplexus)
- Nervenfasern (→ zur Wahrnehmung von Schmerz, Temperatur und Juckreiz)
- Sinnesrezeptoren: Meißner-Tastkörperchen in der palmoplantaren Dermis (für Druck- und Tastempfindung)
- Haare und Schweißdrüsen.

Die **Subkutis** besteht aus Fettzellen und Bindegewebe. Hier liegen die Vater-Pacini-Körperchen (Sinnesrezeptoren für Vibrationen). Die Subkutis dient der Energie- und Wasserspeicherung, der Isolation sowie als Stütz- und Polstergewebe.

1.1.2 Struktur der Haut

Man unterscheidet die **Leistenhaut** an Handtellern und Fußsohlen, die ihr charakteristisches Aussehen durch in Reihen angeordnete dermale Papillarkörper erhält, von der **Felderhaut** an den übrigen Hautbereichen. Diese ist durch kleine Furchen in Polygone unterteilt, an deren Schnittpunkten sich die Haarfollikel befinden.

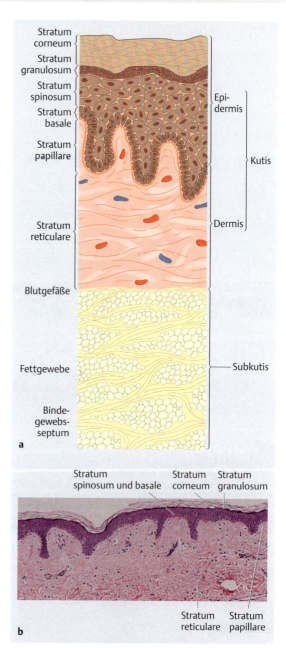

Abb. 1.1 **Aufbau der Haut. a** Schema. **b** Histologie. (aus Moll, Duale Reihe Dermatologie, Thieme, 2010)

Die Haut kann in verschiedene Segmente unterteilt werden:
- Die **Dermatome** entsprechen den Innervationsgebieten der Hirn- und Spinalnerven und spielen z. B. bei der Ausbreitung des Herpes zoster eine Rolle. Siehe Neurologie [S. B900].

1.1 Anatomie und Physiologie

Tab. 1.1 Schichten der Epidermis (von apikal nach basal)

Schicht	Zelltypen, Funktion	Veränderungen
Stratum corneum	Korneozyten (tote Keratinozyten ohne Zellorganellen und ohne Zellkern) bilden zusammen mit Fetteinlagerung eine wasserdichte Barriere	**Orthokeratose:** regelrechtes Stratum corneum **Parakeratose:** kernhaltige Zellen im Stratum corneum (= Differenzierungsstörung) **Hyperortho-/-parakeratose:** verdicktes Stratum corneum
Stratum lucidum	einschichtig; Keratinozyten bilden Barriere für Erreger (an den Handflächen und Fußsohlen)	
Stratum granulosum	enthält abgeflachte Keratinozyten mit Keratohyalingranula, Langerhans-Zellen (dendritische Zellen als Antigenpräsentatoren)	**Hypergranulose:** verbreitertes Stratum granulosum
Stratum spinosum	stachelförmige Keratinozyten	**Akanthose:** verbreitertes Stratum spinosum
Stratum basale	einschichtig; enthält Stammzellen zur Regeneration der Keratinozyten (Mitosen), Merkelzellen (Mechanorezeptoren → vermitteln Tastempfinden) und pigmentbildende Melanozyten (dendritische epidermale Melanozyten = Klarzellen)	

Tab. 1.2 Hauttypen (nach Fitzpatrick)

Hauttypen	Pigmentierung
Typ I (keltischer Typ)	sehr helle Haut, rote Haare, helle Augenfarbe, geringe bis keine Bräunung bei gleichzeitig starker Neigung zu Sonnenbrand
Typ II (kaukasischer Typ)	helle Haut, blonde Haare, helle Augenfarbe, geringe Bräunung und Neigung zu Sonnenbrand
Typ III	hellbraune Haut, hellbraune Haarfarbe, helle oder braune Augenfarbe, gute Bräunung und wenig Sonnenbrände
Typ IV (mediterraner Typ)	mittelbraune Haut, dunkle Haar- und Augenfarbe, gute Bräunung und seltene Sonnenbrände
Typ V (orientalischer, lateinamerikanischer Typ)	braune Haut, dunkle Haar- und Augenfarbe, sehr gute Bräunung und extrem seltene Sonnenbrände
Typ VI (afrikanischer, afroamerikanischer Typ)	dunkelbraune Haut, schwarze Haare, dunkelbraune Augenfarbe, praktisch keine Sonnenbrände

- Die **Hautspaltlinien** sind wichtig für die operative Schnittführung und die Ausbreitung einiger Dermatosen (z. B. Pityriasis rosea). Siehe Chirurgie [S. B105].
- Entlang der **Blaschko-Linien** breiten sich einige Genodermatosen und Nävi aus (→ in der Embryogenese wandern Zellen entlang dieser Linien in die Haut).

Hauttypen: Anhand des Pigmentierungsgrads von Haut, Haaren und Augen werden nach Fitzpatrick 6 Hauttypen unterschieden (**Tab. 1.2**).

1.1.3 Hautanhangsgebilde

Haare: Die Haarfollikel entspringen in der tiefen Dermis. Haar, Haarwurzel, Talgdrüse und der M. arrector pili bilden den in die Dermis hineinragenden Haarfollikel. Aus ihm wachsen in der Fetalzeit die **Lanugohaare**, danach die **Vellushaare** (kurze, dünne, marklose Härchen auf der Körperhaut). Das **Terminalhaar** der Kopfhaut, der Augenbrauen und der Wimpern ist dick und markhaltig. In der Pubertät werden geschlechtsabhängig Lanugohaare von Axilla, Genitalbereich, Gesicht und teilweise des übrigen Körpers in Terminalhaar umgewandelt.

Die Haarfollikel durchlaufen zyklisch 3 Phasen, bevor das Haar ausfällt:
- **Anagenphase:** Wachstumsphase mit Teilung der Haarwurzelzellen und Keratinisierung, Dauer mehrere Jahre
- **Katagenphase:** Umwandlungsprozesse, Dauer ca. 2 Wochen
- **Telogenphase:** Ruhephase, je nach Lokalisation des Follikels zwischen 3 und 8 Monaten.

Drüsen: Talgdrüsen sind besonders dicht im Gesicht und am oberen Thorax lokalisiert (seborrhoische Areale). Sie sezernieren Talg (Lipide, Wachse, Squalen, Triglyceride) holokrin in den Haarfollikel und dienen der Rückfettung von Haut und Haaren. Die Talgproduktion nimmt in der Pubertät durch Androgenstimulation zu. Nichtfollikelgebundene Talgdrüsen befinden sich im Gesicht, an den Mamillen, genital und anal.

Die in der Dermis gelegenen **ekkrinen Schweißdrüsen** sind über den gesamten Körper verteilt und besonders dicht an Handtellern und Fußsohlen vorhanden (Mündung auf den Leisten). Sie sezernieren stark natriumchloridhaltigen Schweiß zur Thermoregulation und chemischen Hautbarriere.

Die Funktion der **apokrinen Drüsen** beim Menschen ist weitgehend unbekannt (Pheromone). Sie sind im Gehörgang, perimamillär, axillär, am Bauchnabel und in der Anogenitalregion lokalisiert und beginnen erst während der Pubertät, ein visköses Sekret durch Abschnürungen des Zytoplasmas zu sezernieren.

Nägel: Der Nagel besteht aus einer keratinhaltigen Nagelplatte, die fest mit dem Nagelbett verbunden ist, und der teilweise unter der Haut liegenden Nagelmatrix. Diese ist im Bereich des proximalen Endes der Nagelplatte als helles, halbmondförmiges Areal (Lunula) sichtbar. Der Nagel wächst ca. 0,1 mm am Tag. Den den Nagel umgebende Nagelfalz wird Perionychium genannt.

1.1.4 Standortflora und UV-Einfluss

Standortflora: Die gesamte Körperoberfläche ist von einer **residenten Flora** in variierender Dichte besiedelt. Koagulasenegative Staphylokokken (z. B. S. epidermidis) sind v. a. in feuchten Hautgebieten angesiedelt. Koryneforme Bakterien kommen je nach Spezies an unterschiedlichen Körperstellen vor (z. B. Propionibacterium acnes an den Haarfollikeln). Auch Pilze besiedeln die Haut: z. B. findet sich Malassezia furfur v. a. in seborrhoischen Hautarealen. Gramnegative Bakterien siedeln sich wiederum bevorzugt intertriginös an. Zu Erkrankungen mit Bakterien der Standortflora s. Kap. Bakterielle Infektionen der Standortflora [S. B713].

UV-Einfluss und DNA-Reparatur: Licht im Wellenlängenbereich von **280–400 nm** (UVB: 280–320 nm, UVA: 320–400 nm) kann sowohl akute als auch chronische Hautschäden verursachen. Hauteigene Schutzmechanismen vor dem UV-Einfluss sind das Stratum corneum, die Melaninproduktion, die Bildung von Antioxidanzien und DNA-Reparaturmechanismen wie die Exzisions- (v. a. von Thymindimeren) und Postreplikationsreparatur.

- **akute Hautschäden** und Reaktionen: Hierzu gehört der Sonnenbrand [S. B708]. Er wird vorrangig durch UVB-Strahlung ausgelöst (etwa 1000-fach höhere Energie als UVA-Strahlung). UV-Strahlung löst eine Hautpigmentierung aus. Diese kann entweder sofort während der Lichtexposition (v. a. UVA-Licht) oder verzögert nach ca. 3 Tagen (v. a. UVB-Licht) auftreten. Die Sofortbräunung verschwindet nach kurzer Zeit und bietet im Gegensatz zur lang anhaltenden verzögerten Bräunung kaum Schutz vor weiterer Sonneneinstrahlung.
- **chronische Hautschäden:** Verantwortlich ist eine Akkumulation von molekularen Hautschäden im Laufe des Lebens. Chronische Hautschäden sind die Lichtalterung und die UV-induzierte Karzinogenese.
- **Photosensibilisatoren:** Abnorme Reaktionen auf UV-Licht können auch erst im Kombination mit photosensibilisierenden Stoffen [S. B708] auftreten.

Zum therapeutischen Einsatz von UV-Licht s. Kap. Phototherapie [S. B690]. Zum adäquaten Sonnenschutz s. Umweltmedizin und Toxikologie [S. C830].

1.2 Dermatologische Diagnostik

1.2.1 Anamnese

Im Rahmen der dermatologischen Anamnese sollten insbesondere folgende Punkte abgeklärt werden:
- Erstmaliges Auftreten der Hautveränderungen?
- Vorliegen bestimmter Begleitumstände wie Grunderkrankungen, Kontakt zu Tieren, psychische Belastungen, berufliche Exposition mit Stoffen oder Medikamenteneinnahme?
- Umstände, die zu einer Verbesserung/Verschlechterung der Befunde führen?
- Therapieversuche in der Vergangenheit?

Außerdem sollten eine familiäre Häufung von Hauterkrankungen (z. B. Neigung zu Atopien, Vererbung des Gorlin-Goltz-Syndroms, Ansteckung mit Kopfläusen) sowie im Laufe des Lebens aufgetretene Haut- und Geschlechtskrankheiten erfragt werden.

1.2.2 Klinische Untersuchung

Die dermatologische Untersuchung sollte bei Tageslicht erfolgen und immer der gesamte Körper inspiziert werden. Die erhobenen Befunde müssen möglichst genau beschrieben (Aussehen, Lokalisation etc.) und, um den Verlauf nachvollziehen zu können, immer dokumentiert werden (evtl. auch mit Fotodokumentation). Zur dermatologischen Untersuchung gehört auch die Inspektion der Schleimhäute, der Kopfhaut, der Nägel und des Genitales.

Effloreszenzen: Primäreffloreszenzen entstehen auf zuvor gesunder Haut, **Sekundäreffloreszenzen** auf bereits vorgeschädigter Haut (**Tab. 1.3**). Die Hautveränderungen sollten nach folgenden Kriterien beurteilt werden:
- Aussehen
- Begrenzung: regelmäßig/unregelmäßig, scharf/unscharf
- Farbe: hyper-/hypopigmentiert, Kolorit
- Größe, Elevation
- Lokalisation und Verteilung: lokal begrenzt/disseminiert, (a-)symmetrisch
- Palpation: Schmerzhaftigkeit, Oberfläche, Tiefenausdehnung, Verschieblichkeit.

Poikilodermie bezeichnet ein Nebeneinander von Hyper- bzw. Hypopigmentierungen und Teleangiektasien. **Pachydermie** eine Verdickung und Vergröberung der Haut (z. B. bei der erythropoetischen Protoporphyrie durch die Einlagerung von Lipoproteinen im Bindegewebe).

Hautphänomene:
- **Nikolski-Phänomene** beschreiben die Auslösbarkeit bzw. Verschieblichkeit von Blasen. Das Nikolski-Zeichen I ist positiv, wenn sich durch Verschiebedruck auf gesunder Haut Blasen bilden, bei Nikolski II sind vorhandene Blasen auf ihrer Unterlage verschieblich. Diese Phänomene finden sich z. B. beim Pemphigus vulgaris.
- Das **Köbner-Phänomen (isomorpher Reizeffekt)** tritt z. B. bei Psoriasis und Lichen ruber auf und bezeichnet die mechanische (Kratzen), chemische und physikalische Auslösbarkeit neuer Läsionen in zuvor unbefallenen Hautregionen.
- Das **Darier-Zeichen** ist typisch für eine Mastozytose. Dabei schwellen die solitären oder multiplen dunkelroten bis -braunen Knoten infolge der Mastzelldegranulation und Histaminfreisetzung auf mechanischen Reiz hin urtikariell an und können jucken.
- Zu den übrigen Phänomenen bei Psoriasis (Auspitz-Phänomen, Kerzenwachsphänomen, Phänomen des letzten Häutchens): s. Psoriasis-Diagnostik [S. B692].

1.3 Dermatologische Therapie

Tab. 1.3 Effloreszenzen

Effloreszenz	Beschreibung
Primäreffloreszenzen	
Makula (Fleck)	nichterhabene, umschriebene Änderung der Hautfarbe
Papel (Knötchen)	Volumen- oder Substanzvermehrung der Epidermis oder Dermis
Plaque	flächenhafte Vermehrung des Gewebes durch konfluierte Papeln
Nodus (Knoten)	Papel > 5 mm Größe
Vesikel (Bläschen)	intra- (schlaffe und verletzliche Blase) oder subepidermale (feste und gespannte Blase) Flüssigkeitsansammlung (Serum, Blut)
Bulla (Blase)	Vesikel > 5 mm Größe
Pustel	oberflächliches Bläschen mit Eiteransammlung
Urtica (Quaddel)	scharf begrenzte, kurz bestehende (bis zu 24 h), flach-erhabene, juckende und hellrote Effloreszenz durch ein perivaskuläres Ödem
Sekundäreffloreszenzen	
Squama (Schuppe)	makroskopisch sichtbare Hornzellaggregate, fein-, mittel- oder groblammelär
Rhagade	schlitzförmiger Einriss, der die Basalmembran durchtrennt
Zyste	substanzgefüllter, epithelausgekleideter Hohlraum
Atrophie	Ausdünnung einzelner oder aller Hautschichten
Exkoriation	traumatischer Defekt mit Eröffnung oberflächlicher dermaler Gefäße
Erosion	oberflächlicher Hautdefekt, auf die Epidermis beschränkt
Ulkus (Geschwür)	tief reichender (bis in die retikuläre Dermis) Defekt, der typischerweise auf einen chronischen Krankheitsprozess zurückzuführen ist
Lichenifikation	Verdickung der Haut mit verstärkter Zeichnung der Reteleisten und Hyper- oder Hypopigmentierung (Vergröberung des Hautreliefs)
Crusta	aufgelagertes, getrocknetes Serum, Exsudat oder Blut (hämorrhagische Kruste)
Cicatrix (Narbe)	bindegewebiges (Fibroblasten, Kollagen) Areal im Bereich einer vorausgegangenen Verletzung

1.2.3 Dermatologische Leitsymptome

Siehe Leitsymptome [S. C42].

1.2.4 Techniken

Allgemeine Untersuchung

Dermatoskopische Untersuchung: Die auch als Auflichtmikroskopie bezeichnete Technik wird vor allem zur Beurteilung von Pigmentveränderungen, aber auch zur Diagnostik parasitärer Hauterkrankungen eingesetzt. Bei 10–40-facher Vergrößerung können Farben und Strukturen von Hautveränderungen besser beurteilt werden.

Holz- und Glasspatel: Festes Bestreichen der Haut mit dem Holzspatel kann erythematöse Streifen (**roter Dermografismus**), weiße Streifen (**weißer Dermografismus**) oder Quaddelbildung (**Urticaria factitia**) auslösen.

Mit dem Glasspatel kann die **Wegdrückbarkeit** von Hautveränderungen (z. B. Kompression von Blutgefäßen bei Spider Nävi) festgestellt werden.

Spezielle Untersuchungstechniken

Biopsien können mithilfe eines Stanzzylinders und der direkten Exzision gewonnen werden. Für die normale Histologie wird die Probe in Formalin, für immunhistochemische Verfahren in flüssigem Stickstoff fixiert.

Wood-Licht (Schwarzlicht) hat eine Wellenlänge von 364 nm und kann zur differenzialdiagnostischen Abgrenzung verschiedener Hauterkrankungen (z. B. Porphyrien, Erythrasma, Tinea capitis) genutzt werden.

Sonstige:
- Kapillarmikroskopie: Darstellung der Struktur und Flusseigenschaften der Hautkapillaren, insbesondere am Fingernagel. Sie finden z. B. bei Kollagenosen und Vaskulitiden Anwendung.
- mykologische Diagnostik [S. B717]
- phlebologische Diagnostik: s. Gefäße [S. A113]
- allergologische Diagnostik: s. Immunsystem und rheumatologische Erkrankungen [S. A448].

1.3 Dermatologische Therapie

1.3.1 Lokaltherapie

Grundlagen

Lokaltherapeutika (sog. **Externa**) enthalten verschiedene Wirkstoffe, die in eine Trägersubstanz (Grundlage) eingearbeitet sind. Die Grundlagen können flüssig, fest, fettig oder wässrig sein. Welche Grundlage gewählt wird, hängt dabei von der **Art** (z. B. fettig bei trockener Haut, wässrig bei nässenden Hauterscheinungen), der **Lokalisation** der Dermatose und der **Akuität** (eher wässrig bei akuter Der-

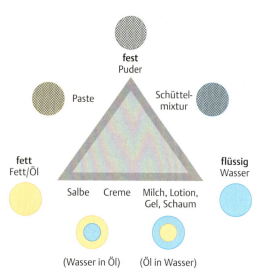

Abb. 1.2 **Phasendreieck.** Die Grundlagen unterscheiden sich je nach dem Anteil der verschiedenen Phasenbestandteile. (aus Sterry et al., Kurzlehrbuch Dermatologie, Thieme, 2011)

Tab. 1.4 Grundlagen für Externa

Grundlage	Eigenschaften
Salben	wasserfrei und streichfähig; wirken fettend und okklusiv
Paste	Salben (fettige Phase) mit Pulveranteil (feste Phase), noch streichfähig; wirken wasserabstoßend und leicht austrocknend
Cremes	sind fetthaltig und enthalten Wasser und Emulgatoren, entweder als lipophile Creme (Wasser-in-Öl) oder hydrophile Creme (Öl-in-Wasser)
Gele	ähnlich wie hydrophile Creme; wirken kühlend
Lotionen	flüssig-wässrig, evtl. alkoholisch, wirken kühlend und austrocknend
Schüttelmixtur (Lotio alba aquosa) = Trockenpinselung	Gemisch aus einer festen (Puder) und einer wässrigen Phase, wobei die feste Phase durch Schütteln in Suspension gebracht wird; wirkt kühl und austrocknend
Schaum	Luft wird in Flüssigkeiten oder hydrophile Cremes eingebracht; kaum fettend
Tinktur	flüssig, meist alkoholisch
Puder	feste Phase, wirkt austrocknend und kühlend (durch Vergrößerung der Oberfläche)

matitis und fettig bei chronischem Ekzem) ab. **Abb. 1.2** und **Tab. 1.4** geben eine Übersicht über die verschiedenen Grundlagen.

Wirkstoffe

Für Allgemeines zu den einzelnen Wirkstoffen s. Pharmakologie [S. C350].

Immunmodulatoren

Glukokortikoide haben eine gute antientzündliche und antiproliferative Wirkung und sind daher in der dermatologischen Therapie weit verbreitet. Sie werden anhand ihrer Wirkstärke in 4 Klassen eingeteilt:
- **Klasse I** (schwach): z. B. Hydrocortison, Prednisolon, Dexamethason
- **Klasse II** (mittel): z. B. Clobetasonbutyrat, Hydrocortisonbutyrat
- **Klasse III** (stark): z. B. β-Methasondipropionat, Amcinonid, Mometasonfuroat
- **Klasse IV** (sehr stark): z. B. Diflucortonvalerat, Clobetasolpropionat.

Für die dauerhafte Anwendung sind die topischen Glukokortikoide i. d. R. nicht geeignet, da sie auch an der Haut eine Reihe von Nebenwirkungen hervorrufen – u. a. Hautatrophie, leichte Verletzbarkeit und Striae cutis distensae. Vor allem im Gesicht und insbesondere bei Kindern sollten sie zurückhaltend angewendet werden (→ rascheres Auftreten von NW wegen der dünneren Haut im Gesicht). Setzt man die Glukokortikoide ab, kann sich der Befund zunächst verschlechtern (**Rebound-Phänomen**), worüber die Patienten aufgeklärt werden sollten.

Calcineurininhibitoren (z. B. Tacrolimus, Pimecrolimus) wirken immunsuppressiv, da sie die Transkription entzündungsfördernder Zytokine verhindern und stellen damit eine Alternative zu Glukokortikoiden dar. Vorteil: keine Hautatrophie, kein Rebound-Effekt. Sie werden vorwiegend beim atopischen Ekzem (2. Wahl) und anderen inflammatorischen Dermatosen angewandt. Sie können eine lokal erhöhte Infektionsanfälligkeit und Photosensibilität mit Tumorentstehung verursachen. Cave: konsequenter UV-Schutz.

Retinoide (Tretinoin, Isotretinoin, Adapalen) haben eine immunmodulierende Wirkung und helfen, Proliferation und Differenzierung zu normalisieren (v. a. bei Akne, Verhornungsstörungen).

Imiquimod (z. B. Aldara-Creme) wirkt immunstimulierend, da es z. B. die Sekretion von Interferon-α fördert. Die Wirkung wird über Toll-like-Rezeptoren vermittelt. Geeignet ist es für die Behandlung von Condyloma acuminata oder oberflächlichen Basaliomen.

Weitere Wirkstoffe

- **Virostatika:** Aciclovir (zur Therapie von Herpes-simplex-Infektionen)
- **Antimykotika** [S. B718]
- **Antibiotika:** zur Therapie oberflächlicher bakterieller Infektionen; allerdings wird ihr Einsatz zunehmend kritisch beurteilt, da es zu Sensibilisierungen und Resistenzen kommen kann; Auswahl abhängig vom Erregerspektrum; häufig sind z. B. Erythromycin, Bacitracin, Tetrazykline, Gentamicin, Fusidinsäure.
- **Vitamin-D$_3$-Analoga** wirken antiproliferativ, differenzierungsfördernd und antientzündlich und werden bei Psoriasis vulgaris angewendet (z. B. Calcipotriol).
- **Desinfektionsmittel:** u. a. Halogene (z. B. Jodlösungen, Chlorhexidin), quaternäre Ammoniumsäuren und Gerbsäuren

- **Dithranol:** vermutlich antiproliferative und immunmodulierende Wirkung; gegen Psoriasis vulgaris
- **Keratolytika:** zur Lösung von Schuppen/Hornmaterial; eingesetzt werden Salizylate (→ bei Psoriasis, Akne, Verrucae vulgares) und Harnstoff ab 10 % (→ in niedrigeren Konzentrationen auch gegen trockene Haut und Ekzeme)
- **Polidocanol** wirkt juckreizstillend; in Schüttelmixturen, Öl-Wasser-Cremes oder Lotionen gemischt
- **Teer** und Teerderivate: antiphlogistisch, antiproliferativ und juckreizlindernd; v. a. bei Psoriasis vulgaris
- **Zytostatika:** Fluorouracil.

Die Effektivität der topischen Therapie kann durch geeignete **Verbände** gesteigert werden: z. B. halten Salben- oder Okklusionsverbände den Wirkstoff länger am Ort und fördern das Eindringen in die Haut.

Systemische Therapie Die systemische dermatologische Therapie wird i. d. R. bei schwerer ausgeprägten Hauterkrankungen und systemischen Erkrankungen durchgeführt.
- **Antibiotika:** Eingesetzt werden z. B. Penicilline, Cephalosporine, Tetrazykline, Makrolide, Sulfonamide, Aminoglykoside, Fluorchinolone, Vancomycin.
- **antiallergische Therapie:** Mittel der 1. Wahl sind Antihistaminika der 2./3. Generation, welche durch die fehlende zentrale Wirkung keine (Loratadin, Ceterizin) bzw. eine geringe sedierende Wirkung haben. Bei sehr starkem Juckreiz ist eine sedierende Wirkung allerdings erwünscht, insbesondere um einen besseren Schlaf zu ermöglichen. Vor allem Mittel der 1. Generation wie Clemastin, Ketotifen sind sedierend und sollten daher abends eingenommen werden.
- **Antimykotika:** Eingesetzt werden v. a. Triazole wie Itraconazol oder Fluconazol (fungistatisch) oder Allylamine wie Terbinafin (fungizid).
- **Retinoide** (Isotretinoin, Acitretin): antiproliferative Wirkung auf Keratinozyten, hemmen die Talgproduktion, immunmodulierend; eingesetzt v. a. bei dys- und hyperkeratotischen, kutanen Lymphomen, Hauterkrankungen und schwerer Akne
- **Immunmodulatoren:** s. Pharmakologie [S. C487]
- **Fumarsäureester:** antiinflammatorisch und antiproliferativ; eingesetzt bei Psoriasis vulgaris.

MERKE Aufgrund der teratogenen Wirkung sind Retinoide während der Schwangerschaft streng kontraindiziert: obligate Schwangerschaftstests vor und während der Therapie, sichere Kontrazeption – bei Acitretin bis 2 Jahre nach Therapieende.

1.3.2 Operative Therapie

Zur operativen Therapie stehen folgende Möglichkeiten zur Verfügung:
- **Exzision:** Bei kleinen und mittelgroßen Hautbefunden; i. d. R. spindelförmige, parallel zu den Hautspaltlinien ausgerichtete Schnittführung (→ spannungsfreie Wundverhältnisse)
- **Kürettage:** oberflächliche Abtragung von Hautveränderungen mit einer Kürette oder dem scharfen Löffel in Lokalanästhesie, z. B. bei Mollusca contagiosa oder seborrhoischen Keratosen
- **elektrokaustische Verödung:** für die Behandlung von Gefäßmalformationen (Teleangiektasien, Spider-Nävi) oder um intraoperative Blutungen zu stillen
- **Kryotherapie:** u. a. zur Behandlung aktinischer Keratosen und zur Entfernung von Warzen und Keloiden; dabei wird mit flüssigem Stickstoff (–196 °C) eine Kältenekrose induziert.
- **Abszesse** werden **gespalten** und drainiert, um eine Schmerzreduktion und die Entleerung des Eiters zu erzielen. Nach anschließender Spülung werden die entstandenen Hohlräume mit antiseptischen Wundeinlagen versorgt (sekundäre Wundheilung).
- **Dermabrasio:** mechanische Abtragung oberflächlicher Hautschichten (mit einer Diamantfräse), um z. B. Schmutztätowierungen und Aknenarben zu entfernen bzw. zu bessern
- **Defektdeckung und Transplantation** (s. Chirurgie [S. B222]): Zur Verfügung stehen eine Dehnungsplastik (einfacher Wundverschluss durch Zusammenführen der Wundränder), Lappenplastiken (zum Verschluss großer Defekte), Transplantation (Vollhaut, Spalthaut, autologe Keratinozyten, Haare)
- **weitere:** Entfernung von fehlverteiltem oder überschüssigem Fett (Liposuktion), phlebochirurgische Eingriffe und Entfernung regionärer Lymphknoten (z. B. Sentinel-Lymphknotenentfernung).

1.3.3 Weitere Therapieverfahren

Lasertherapie

Für eine Vielzahl von Indikationen stehen verschiedene Lasersysteme bereit. Sie unterscheiden sich in ihrer Pulslänge, Wirkweise und der Eindringtiefe. Der therapeutische Effekt entsteht durch die thermische Wirkung des Lasers und die Zerstörung von Molekülen durch Licht im Zielgewebe.
- Mit Lasern mit **koagulierender Wirkung** können vaskuläre Dys- und Neoplasien intraläsional oder über die Haut behandelt werden.
- **Semiselektive Laser** werden u. a. zur Therapie von Teleangiektasien und Angiomen eingesetzt.
- **Photothermolytisch** wirkende Laser werden zur Behandlung von Besenreisern, Teleangiektasien, aber auch zur Entfernung von Haaren und Schmucktätowierungen verwendet.
- Mit stark **in Wasser absorbierten Lasern** (CO_2-Laser, Erbium-Laser) können umschriebene Herde geschnitten (**Ablation**) oder durch Dampf- und Rauchentwicklung (**Vaporisation**) therapiert werden. Außerdem werden sie zur Therapie von Psoriasis vulgaris, Vitiligo und Lichen ruber eingesetzt.

Klimatherapie

Die Klimatherapie ist eine der ältesten dermatologischen Therapieformen. Von einer Anwendung von Sonnenlicht (**Heliotherapie**) in Verbindung mit Meeresklima (**Helio-Thalasso-Therapie**, z. B. am Toten Meer, Nordsee) und Bädern (**Helio-Balneo-Therapie**) profitieren beispielsweise Patienten mit atopischem Ekzem, Psoriasis vulgaris, Mycosis fungoides, Prurigoerkrankungen oder Vitiligo. Wirksam sind dabei der Salzgehalt und die Aerosole des Meerwassers, die allergenarme Luft und die langwellige UV-B-Strahlung (am Toten Meer). Atopische Erkrankungen bessern sich außerdem im Hochgebirgsklima (schadstoff- und allergenarme, trockene Luft, Sonneneinstrahlung).

Phototherapie

Chronisch-entzündliche Hauterkrankungen können unterstützend mit UV-A- und UV-B-Bestrahlung behandelt werden. Bei der **PUVA**-Therapie wird der Lichtsensibilisator Psoralen eingesetzt, der entweder lokal (z. B. als Badezusatz oder Creme) oder systemisch (oral) verabreicht und der Patient anschließend mit UV-A-Licht bestrahlt. Die **topische** Therapie ist u. a. angezeigt bei Psoriasis, chronischen Ekzemen der Hand oder Lichen ruber; die **systemische** bei Mycosis fungoides, Parapsoriasis en plaque oder Vitiligo.

Photodynamische Therapie

Das Wirkprinzip der photodynamischen Therapie besteht in der Verabreichung einer **photosensibilisierenden Substanz** und deren Anreicherung im Zielgewebe. Anschließend erfolgt die Bestrahlung mit Licht, welches spezifisch von dem Photosensibilisator absorbiert wird. Dadurch werden Sauerstoffradikale gebildet, die das Zielgewebe zerstören.

- **lokale Therapie:** Indikationen sind die Behandlung von aktinischen Keratosen, Morbus Bowen, sowie Basalzell- und Plattenepithelkarzinomen in frühen Stadien. Am häufigsten wird der Photosensibilisator δ-Aminolävulinsäure eingesetzt, der dann von den Zellen in Protoporphyrin IX umgewandelt wird. Die Bestrahlung erfolgt mit Rotlicht (630 nm).
- **systemische Therapie:** Auch interne Malignome (z. B. Bronchialkarzinom) können photodynamisch behandelt werden. Eingesetzt wird hier das Porphyrinderivat Photofrin.

Ästhetische Dermatologie

Hierzu zählen u. a. die Faltenaugmentation, die Faltenbehandlung mittels Botulinumtoxin (mimische Falten), das chemische Peeling oder die Behandlung von Hyperpigmentierungen.

2 Erythematöse und erythrosquamöse Erkrankungen

2.1 Psoriasis

Synonym: Schuppenflechte

> **DEFINITION** Häufige, chronisch-rezidivierende entzündliche Dermatose mit typischen erythrosquamösen Effloreszenzen, die vorwiegend an den Streckseiten auftreten.

Epidemiologie: Die Psoriasis ist mit einer Prävalenz von 2 % in der europäischen Bevölkerung eine verbreitete Hauterkrankung. Männer sind etwas häufiger betroffen als Frauen. 90 % der Betroffenen erkranken vor dem 50. Lebensjahr.

Ätiologie: Es besteht eine genetische Prädisposition. Bisher wurden 8 Psoriasis-Suszeptibilitätsgene (PSORS 1–8) identifiziert, die familär gehäuft nachweisbar sind. Verschiedene **HLA-Typen** sind mit einem erhöhten Erkrankungsrisiko verbunden: HLA-B13, -B57, -Cw6, -DR7 und HLA-B27 (für Psoriasis arthropathica).

Sowohl die Erstmanifestation der Erkrankung als auch erneute Krankheitsschübe können durch unterschiedliche Faktoren getriggert werden:
- **Infektionen:** insbesondere nach fieberhaften Infekten der oberen Luftwege mit β-hämolysierenden Streptokokken der Gruppe A (Scharlach)
- **Medikamente:** β-Blocker, Lithium, Goldverbindungen, Interferon, Chloroquin, ACE-Hemmer und NSAR
- **psychische Faktoren:** Stress, emotionale Belastungen
- **Klima:** Sonnenbrand
- **mechanische Reizungen** (Köbner-Phänomen): OP-Narben, Verletzungen
- Alkohol-, Niktotinabusus.

> **MERKE** Im Sommer bessern sich die Psoriasis-Effloreszenzen meist, da UV-Licht antientzündlich wirkt.

Pathogenese: Die Pathogenese ist noch nicht vollständig geklärt. Autoimmune Mechanismen werden vermutet. Es handelt sich um eine von T-Helferzellen dominierte Entzündungsreaktion, bei der verschiedene Mediatorsysteme eine Rolle spielen (TNF-α, IFN-γ, IL-2, IL-8). Die Keratinozyten werden stimuliert und proliferieren, die Mitoserate ist um das 50-Fache gesteigert. Folgen sind eine Verbreiterung der Epidermis (**Akanthose**) und eine verkürzte Durchwanderungszeit der Keratinozyten (von normalerweise ca. 4 Wochen auf 5 Tage). Die Keratinozyten können nicht mehr ausreifen und enthalten im Stratum corneum noch ihre Kerne (**Parakeratose**).

Einteilung:

Psoriasis vulgaris (80–90 %): Man differenziert 2 Typen der Psoriasis vulgaris, die sich in Manifestationszeitpunkt, Schweregrad und HLA-Assoziation unterscheiden:
- Der **Typ I** ist mit 60–70 % der häufigere und tritt klinisch v. a. im Jugendlichen- und jungen Erwachsenenalter in Erscheinung. Es besteht eine familiäre Häufung und Assoziation mit verschiedenen HLA-Typen. Der klinische Verlauf ist oft schwer.
- Charakteristika des **Typ II** sind hingegen eine Erstmanifestation im mittleren Erwachsenenalter (35–60 Jahre), die seltene familiäre Häufung und HLA-Assoziation sowie ein leichterer Verlauf.

Klinische Erscheinungsbilder der Psoriasis vulgaris sind:
- **chronisch-stationärer Typ:** am häufigsten. Wenige, relativ große und stark schuppende Herde, typischerweise an den Streckseiten der Extremitäten, an der behaarten Kopfhaut und in der Sakralregion. Selten besteht Juckreiz, die Effloreszenzen verändern sich kaum.
- **Psoriasis eruptiva** (Psoriasis guttata): vorwiegend am Stamm lokalisierte, exanthemische Form infolge bestimmter Auslöser wie z. B. Infektion mit β-hämolysierenden Streptokokken der Gruppe A oder Einnahme bestimmter Medikamente (u. a. Lithium, Tetrazykline). Sie tritt vor allem im Kindes- und Jugendalter auf und kann sich spontan zurückbilden.
- **Psoriasis inversa:** intertriginöse, wenig bis gar nicht schuppende Effloreszenzen mit Prädilektionsstellen an Rima ani, Hautfalten, Achselhöhlen, Beugeseiten der Extremitäten, Handteller und Fußsohlen sowie in der Genitalregion.

Die Prädilektionsstellen sind in **Abb. 2.1** dargestellt.

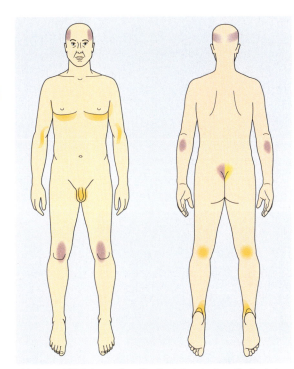

Abb. 2.1 Prädilektionsstellen. lila: Psoriasis vulgaris. **gelb:** Psoriasis inversa. (aus Moll, Duale Reihe Dermatologie, Thieme, 2010)

> **MERKE** Die Wangeschleimhaut ist bei den nichtpustulösen Psoriasisformen typischerweise frei von psoriatischen Hautveränderungen.

Psoriasis arthropathica (5–7 %): Neben den psoriatischen Hautveränderungen – Cave: Diese können bei der P. arthropathica auch gänzlich fehlen! – besteht hierbei eine schmerzhafte Gelenkentzündung (**Arthritis psoriatica**). Meist erkranken Patienten mit Psoriasis vulgaris Typ I. Es gibt 2 unterschiedliche Ausprägungen: den peripheren und zentralen (axialen) Typ. Bei der Arthritis psoriatica vom **peripheren Typ** sind Finger- und Zehengelenke häufig strahlenförmig betroffen oder mehrere DIP-Gelenke transversal befallen. Sind die distalen Fingergelenke befallen, bestehen häufig auch Veränderungen an den Nägeln. Der **axiale Typ** ist selten und betrifft große Gelenke, v. a. Wirbelsäule und Iliosakralgelenke. Vor allem bei dieser Form besteht eine Assoziation mit HLA-B27. Siehe auch Immunsystem und rheumatologische Erkrankungen [S. A475].

Psoriasis pustulosa (0,5–2,5 %): Durch Ansammlung neutrophiler Granulozyten entstehen mit sterilem Eiter gefüllte, konfluierende und druckschmerzhafte epidermale

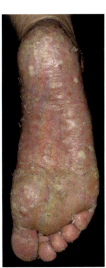

Abb. 2.2 Psoriasis pustulosa. An der Fußsohle bestehen Pusteln und Hyperkeratosen. Die Haut ist gerötet. (aus Sterry, Kurzlehrbuch Dermatologie, Thieme, 2011)

Pusteln. Die Haut ist gerötet. Abhängig von der Lokalisation unterscheidet man zwischen Psoriasis pustulosa palmoplantaris **Typ Barber** (Hände und Füße) und Psoriasis pustulosa generalisata **Typ Zumbusch** (große Teile oder gesamte Haut betroffen).

Weitere Typen:
- Acrodermatitis continua suppurativa (Hallopeau)
- anuläre Psoriasis pustulosa (Erythema anulare centrifugum cum pustulatione)

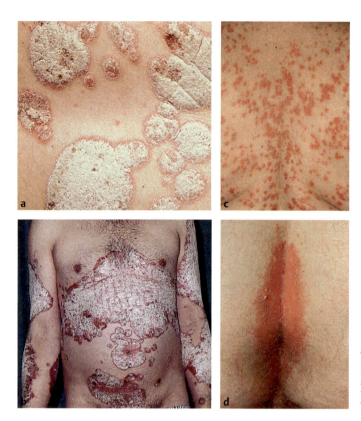

Abb. 2.3 **Psoriasis. a** Typischer erythematosquamöser Plaque mit parakeratotischer, nichthaftender Schuppung. **b** Psoriasis geographica. **c** Psoriasis guttata. **d** Psoriasis inversa (Rima ani). (a,b und d: aus Moll, Duale Reihe Dermatologie, Thieme, 2010; c: aus Sterry, Kurzlehrbuch Dermatologie, Thieme, 2011)

- anuläre Psoriasis pustulosa in der Schwangerschaft (früher: Impetigo herpetiformis).

Klinik: Die Befunde sind abhängig von der Jahreszeit. Im Sommer bessern sie sich oft deutlich (Sonnenlicht!).

Hautveränderungen: Leitefloreszenz der Psoriasis vulgaris sind scharf begrenzte erythematöse, erhabene Herde mit locker aufsitzenden groblamellären, silbrig-weißen Schuppen (**erythematosquamöse Plaques**, Abb. 2.3). Je nach Größe des Befundes spricht man von einer Psoriasis punctata (punktgroße Herde), Psoriasis guttata (Tropfengröße) und Psoriasis nummularis (münzgroße Herde). Ein landkartenartiger Befall des ganzen Körpers mit großflächigen Plaques wird als Psoriasis geographica bezeichnet.

Nagelveränderungen: Zahlreiche kleine runde Einziehungen in der Nagelplatte charakterisieren **Tüpfelnägel** (Abb. 2.4). Sie entstehen durch den psoriatischen Befall der Nagelmatrix. **Ölflecknägel** fallen durch gelblich bis bräunlich verfärbte, rundliche Veränderungen in der Mitte oder am Rand der Nagelplatte auf (subunguale Psoriasis-Herde = Befall des Nagelbetts). An diesen Stellen löst sich der Nagel vom Nagelbett (Onycholysen) und kann in der Folge ausfallen. Eine Onychodystrophie (**Krümelnägel**) kann vorliegen und bis hin zum Zerfall des betroffenen Nagels führen.

Kopfhaut und Haare: Bei Befall der Kopfhaut (**Psoriasis capillitii**, in ca. 40 % der Fälle) kommt es zu einer groblamellären, silbrig-weißen Schuppung und häufig zu einem diffusen, vorübergehenden Haarausfall. Typischerweise geht

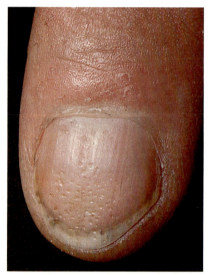

Abb. 2.4 **Tüpfelnägel bei Psoriasis vulgaris.** (aus Moll, Duale Reihe Dermatologie, Thieme, 2010)

der Befall des Kapillitiums einige cm über die Stirn-Haar-Grenze hinaus.

Diagnostik: Bei der klinischen Untersuchung können an den Hautveränderungen typische (Kratz-)Phänomene festgestellt werden:
- positives **Köbner-Phänomen** [S.B687]: Nach unspezifischer Reizung (z. B. mechanisch wie bei einer Schürfwunde) bilden sich neue erythematosquamöse Plaques.

2.1 Psoriasis

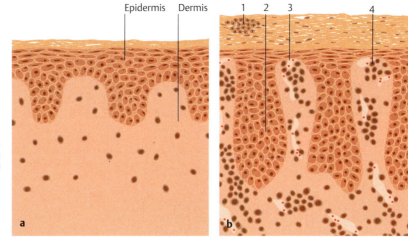

Abb. 2.5 **Histologische Hautveränderungen bei Psoriasis. a** Normalbefund. **b** Befund bei Psoriasis. Die Epidermis ist verbreitert (Akanthose). In die Epidermis eingewanderte neutrophile Granulozyten bilden sog. Munro-Mikroabszesse (1). Die Reteleisten (2) sind verlängert und birnenförmig verbreitert. Die hoch reichenden Papillen enthalten dilatierte Kapillaren (3) und entzündliches Infiltrat (4). (aus Moll, Duale Reihe Dermatologie, Thieme, 2010)

- **Kerzenwachsphänomen:** Schuppen sind im Ganzen ablösbar und erinnern morphologisch an Kerzenwachs.
- **Phänomen des letzten Häutchens:** Nach Ablösen der Schuppen verbleibt ein letztes dünnes, glänzendes Häutchen über dem dermalen Papillarkörper.
- **Auspitz-Phänomen** („blutiger Tau"): Nach dem Abziehen des letzten Häutchens tritt punktförmig Blut aus den Kapillaren der dermalen Papillarkörperspitzen aus.

Zudem sollte jeder Psoriasis-Patient nach Gelenksschmerzen gefragt und der Gelenkstatus erhoben werden. Darüber hinaus sollte man nach einer Medikamenteneinnahme fragen, um eine arzneimittelinduzierte Psoriasis auszuschließen (z. B. β-Blocker, ACE-Hemmer, Lithium, Antimalariamittel, Interferon).

Laborchemisch wichtige Parameter sind die Bestimmung von BSG und CRP (Fokussuche) sowie die Harnsäure, Rheumafaktor und ANA (zur Differenzialdiagnose bei Gelenkschmerzen). Bei der Psoriasis-Arthritis ist der Rheumafaktor negativ, in $2/3$ der Fälle besteht eine Assoziation mit HLA-B27. Die Diagnose kann bioptisch gesichert werden, was allerdings nur selten erforderlich ist.

Histopathologisch zeigt sich ein verbreitertes Stratum corneum; das Stratum granulosum fehlt (→ Keratinozyten reifen zu schnell). Im Stratum spinosum lassen sich eingewanderte neutrophile Granulozyten (Munro-Abszesse) nachweisen. Die Reteleisten sind nach apikal verlängert und birnenförmig verbreitert, die Kapillaren reichen bis in die Papillarspitzen hinein (**Abb. 2.5**).

Komplikationen: In seltenen Fällen kann es zu einer generalisierten Rötung der Haut kommen (**psoriatische Erythrodermie** [S. B695]). Durch die gestörte Thermoregulation sowie den Wasser- und Proteinverlust handelt es sich um ein schweres Krankheitsbild. Der erhöhte Zelldurchsatz der Haut bei einer Psoriasis kann zu einer Hyperurikämie führen.

Differenzialdiagnosen:
- **Psoriasis vulgaris:** Ekzeme (z. B. Kontaktekzem, seborrhoisches Ekzem, atopisches Ekzem), Kandidamykose, Lichen ruber, Lues (psoriasiformes Syphilid), Ichtyosis
- **Psoriasis-Arthritis:** rheumatoide Arthritis (positiver Rheumafaktor, symmetrischer Befall kleiner Gelenke), Arthritis urica (Harnsäure i. S. ↑, i. d. R. Monarthritis), reaktive Arthritis (Reiter-Syndrom), Morbus Bechterew (keine Hautmanifestation, Röntgen der Wirbelsäule)
- **Psoriasis pustulosa:** bakterielle Infektion (z. B. Impetigo contagiosa), dyshidrosiformes Ekzem.

Therapie: Die Psoriasis wird stufenweise mit keratolytischen, antiproliferativen und antientzündlichen Wirkstoffen behandelt.

Lokaltherapie: Mit harnstoff- und salicylsäurehaltigen Externa (z. B. Salben) oder Solebädern können die Schuppen entfernt (**Keratinolyse**) und so die eigentliche Läsion für die nachfolgenden Therapeutika zugänglich gemacht werden. Danach bieten sich lokale **Retinoide** (antiproliferativ), **Teerpräparate** (antientzündlich), **Vitamin-D$_3$-Derivate** wie **Calcipotriol** (Regulation von Proliferation und Verhornung, antientzündlich), **Dithranol (Cignolin)** oder **steroidhaltige Externa** zur Weiterbehandlung an. Letztgenannte reduzieren sowohl die Proliferation als auch das Entzündungsgeschehen. Wenn Glukokortikoide längerfristig (Wochen bis Monate) Anwendung finden sollen, ist eine Kombinationsbehandlung z. B. mit Vitamin-D$_3$-Derivaten notwendig.

UV-Therapie: Bringt die lokale Behandlung keinen zufriedenstellenden Erfolg, ist eine Phototherapie mit UV-Licht indiziert. Hierfür werden UV-A- (langwellig) und UV-B-Strahlen (mittelwellig bzw. mit schmalem Spektrum) eingesetzt. Bei ausgeprägten Läsionen werden die Patienten i. d. R. mit Psoralen, das entweder topisch (z. B. als Badezusatz, **Balneophototherapie**) oder systemisch verabreicht wird, vorbehandelt. Psoralen bewirkt eine Photosensibilisierung und verstärkt die antiproliferative Wirkung der anschließenden Bestrahlung mit UV-A-Licht (**PUVA**). Die UV-Therapie ist bei den meisten Patienten wirksam, allerdings besteht bei Langzeitanwendung ein erhöhtes Karzinomrisiko (z. B. Plattenepithelkarzinome). Das muss insbesondere bei jüngeren Patienten und bei

Patienten mit zahlreichen UV-Therapien in der Anamnese berücksichtigt werden.

Systemisch wird bei ausgedehntem Befall und nicht ausreichenden therapeutischen Effekten von Lokal- und Phototherapie behandelt. Insbesondere bei schweren Formen und Gelenkbefall kann bereits initial eine systemische Behandlung erwogen werden:
- Reduktion der überschießenden Keratinozytenproliferation durch **Retinoide** (Acitretin), meist kombiniert mit PUVA
- antientzündliche Therapie mit **Fumarsäure**
- Psoriasis arthropathica: systemische Immunsuppressiva, NSAR
- bei schwerer Erkrankung Einsatz von **Methotrexat, Ciclosporin A**, Biologicals wie TNF-α-Blocker (z. B. Eternacept, Infliximab) oder IL 12-/IL 23-Blocker (Ustekinumab).

Bei Psoriasis arthropathica wird zum Funktionserhalt ergänzend **Physiotherapie** mit häuslichem Übungsprogramm, ggf. zusätzlich auch Ergotherapie empfohlen.

Prognose: Die Erkrankung ist nicht heilbar, die Beschwerden können aber durch die Therapie deutlich gebessert werden und die Hauterscheinungen, die für den Patienten sehr belastend sind, können abheilen. Die Disposition bleibt jedoch bestehen. UV- und immunsuppressive Therapie sind potenziell karzinogen.

2.2 Pityriasis rosea

Synonym: Röschenflechte

> **DEFINITION** Akut verlaufende, meist selbstlimitierende, exanthemische Dermatose ungeklärter Ursache.

Ätiologie: Die Ursache der Erkrankung ist bisher ungeklärt. Eine virale Genese durch HHV-7 im Sinne einer Zweitmanifestation wird diskutiert. Es besteht eine Assoziation mit einer Neigung zu Atopien.

Klinik: Betroffen sind meist junge Erwachsene. Die Erkrankung verläuft i. d. R. biphasisch und beginnt meist mit einer einzelnen, mittelgroßen (3–5 cm) erythematösen Plaque (**Primärmedaillon**), die in ihrer Peripherie Schuppungen aufweist („**Schuppenkrause**"). Nach 1–2 Wochen folgt stammbetont entlang der Hautspaltlinien und an den proximalen Extremitäten ein kleinfleckiges Exanthem mit feinlamellärer Schuppung (Abb. 2.6). Das Gesicht ist ausgespart. Nach 2 Wochen bis 3 Monaten heilen die Effloreszenzen spontan ab. Die Erkrankung ist nicht kontagiös, oft tritt sie aber epidemisch auf. Es bestehen keine begleitenden Allgemeinsymptome.

Diagnostik und Differenzialdiagnosen: Die Diagnose kann häufig klinisch aufgrund des typischen Verlaufs gestellt werden. Differenzialdiagnostisch ausgeschlossen werden müssen das Sekundärstadium der Lues, eine Tinea corporis, Psoriasis eruptiva sowie ein Arzneimittel- und Virusexanthem.

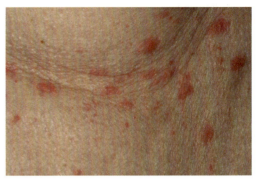

Abb. 2.6 Pityriasis rosea. (aus Sterry et al., Kurzlehrbuch Dermatologie, Thieme, 2011)

Therapie: Kurzzeitig niedrigdosierte lokale Glukokortikoidgabe, Rückfettung der Haut, Meiden von Irritation der Haut (zu häufiges Waschen, Schwitzen), da diese den Befund im Sinne eines polymorph juckenden bzw. nässenden Exanthems verschlechtern (**Pityriasis rosea irritata**). In der Regel heilt die Erkrankung nach 1–2 Monaten ab.

2.3 Parapsoriasis en plaque

> **DEFINITION** Chronisch-rezidivierende exanthemische Dermatose unbekannter Ätiologie mit Betonung des Körperstamms und der Beugeseiten der Extremitäten.

Epidemiologie: Die Erkrankung tritt am häufigsten nach dem 50. Lebensjahr auf, Männer sind etwa 5-mal häufiger betroffen als Frauen.

Klinik: Anhand der charakteristischen klein- bis großflächigen Maculae, die meist entlang der Hautspaltlinien auftreten, lässt sich die Erkrankung in 2 Gruppen unterteilen:
- **kleinfleckige Form:** Entlang der Hautspaltlinien verlaufende, fingerförmige, gelb-bräunliche, hellrote, scharf begrenzte Maculae mit atrophischer Oberfläche (**zigarettenpapierartige Fältelung**) und teilweise feinlamellärer Schuppung. Der Verlauf ist chronisch.
- **großfleckige Form:** Die Herde sind eher plaqueförmig und gehen oft mit Juckreiz einher. Sie kann in eine Mycosis fungoides [S. B735] übergehen.

Wenn andere Hautbefunde (z. B. Teleangiektasien, Pigmentveränderungen) hinzutreten, spricht man von einer **poikilodermatischen Form.**

Diagnostik: Die Diagnose wird anhand des klinischen Bildes und des histologischen Befundes gestellt.

Histopathologisch zeigt sich ein unspezifisches Bild mit Akanthose, diskreter Parakeratose und lymphozytärer perivaskulärer Entzündung.

Differenzialdiagnosen:
- Hautmykosen (Abstrich, Histologie)
- Mycosis fungoides (histologisch atypische Zellen)
- Psoriasis vulgaris (keine Atrophie der Effloreszenzen).

Therapie: Die kleinherdige Form wird lokal mit Hautpflege, Glukokortikoiden und Lichttherapie behandelt. Es muss eine regelmäßige Kontrolle erfolgen, um den Übergang in ein kutanes T-Zell-Lymphom (Mycosis fungoides) zu erfassen.

2.4 Erythrodermien

DEFINITION Generalisierte Rötung der Körperoberfläche (> als 90 %) verschiedener Ursachen.

Epidemiologie: Männer sind nahezu doppelt so häufig wie Frauen betroffen, die Erkrankung tritt v. a. im mittleren und hohen Erwachsenenalter auf.

Einteilung und Ätiologie: Unterschieden werden **primäre und sekundäre Erythrodermien**, wobei Erstere auf gesunder Haut entstehen und Zweitere die maximale Ausbreitung vorhandener Dermatosen darstellen. Die Ursachen sind in **Tab. 2.1** aufgeführt.

Klinik: Erythrodermien können von schweren Allgemeinsymptomen begleitet sein. Die Haut ist entzündlich gerötet und überwärmt, durch die verstärkte Hautdurchblutung kommt es zu einem hohen Energie-, Wärme- und Flüssigkeitsverlust. Die Patienten sind geschwächt und frieren meist. Begleitend können Lymphknotenschwellungen auftreten.

> **MERKE** Patienten mit Erythrodermie immer stationär aufnehmen!

Therapie: Im Vordergrund stehen die engmaschige stationäre Überwachung (Vitalfunktionen, Wasser- und Elektrolytausgleich) und die konsequente systematische Behandlung. Möglichst rasch sollte zudem mit der Behandlung der Grunderkrankung begonnen werden. Bei der Alterserythrodermie kann eine Therapie mit Ciclosporin erfolgen.

Tab. 2.1 Übersicht über die Ursachen von Erythrodermien

Art	Ursachen
akute primäre Erythrodermie	• Gefäßregulation: thermischer Reiz, psychogene Reaktion, Flush, Urtikaria • toxisch: Reaktion auf Medikamente, bakterielle Toxine • physikalisch: Verbrühung, Sonnenbrand
chronische primäre Erythrodermie	• angeboren: kongenitale ichthyosiforme Erythrodermie • erworben: Lymphome, Sézary-Syndrom [S. B736], Alterserythrodermie (Red-man-Syndrom)
sekundäre Erythrodermie	• ekzematöse atopische Dermatitis, Kontaktallergie • andere Dermatosen: Psoriasis, Pityriasis rubra pilaris, Lichen ruber, Pemphigus foliaceus • Kollagenosen: SLE, Dermatomyositis • Hypereosinophilie-Syndrom

3 Papulöse und lichenoide Erkrankungen

3.1 Lichen ruber planus

Synonym: Knötchenflechte

DEFINITION Chronisch-rezidivierende Erkrankung der Haut und hautnahen Schleimhaut unbekannter Ätiologie, die mit bräunlich-violetten Papeln und Juckreiz einhergeht.

Epidemiologie: Die Erkrankung tritt am häufigsten zwischen dem 30. und 60. Lebensjahr auf.

Ätiopathogenese: Die Ursache ist noch nicht endgültig geklärt. Eine auto-antikörperbedingte **Destruktion basaler Keratinozyten** wird angenommen. Beobachten lässt sich zudem ein gehäuftes Auftreten in Verbindung mit Autoimmunkrankheiten und Virushepatitiden (insbesondere Hepatitis C).

Klinik: Die Erkrankung kann lokal begrenzt oder exanthemisch auftreten und manifestiert sich sowohl an der Haut als auch an hautnahen Schleimhautanteilen (**Abb. 3.1**). Prädilektionsstellen sind die **Beugeseiten** der **Unterarme** und **Handgelenke**, **Unterschenkel** und **Knöchelregion** (hier v. a. der Lichen ruber verrucosus, s. u.), die Sakralregion sowie die Mundschleimhaut (vorwiegend bukkal).

Die klassische Effloreszenz ist eine flache, meist linsengroße (bis zu 1 cm) Papel von violett-rötlicher Farbe, deren Oberfläche häufig glatt glänzend ist und zentral eingesunken sein kann. Zudem erkennt man eine feine netzförmige Streifung (**Wickham-Streifung**), die nicht weggewischt werden kann. Die Streifung ist auch auf der betroffenen Schleimhaut sichtbar. Die Papeln stehen meist in Gruppen und können auch plaqueartig konfluieren. Fast immer geht die Erkrankung mit Juckreiz einher. Mechanische Belastung der Haut kann neue lichenoide Papeln hervorrufen (isomorpher Reizeffekt, **Köbner-Phänomen**).

Sind die Haarfollikel befallen (Lichen planopilaris), kann sich durch Narbenbildung auf der Kopfhaut eine Alopezie entwickeln. Eine spät folgende Hyperpigmentierung der Papeln ist vor allem im höheren Alter häufig.

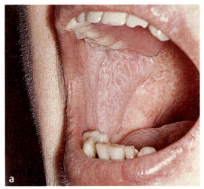

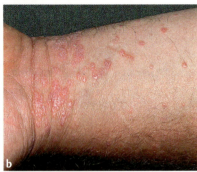

Abb. 3.1 **Lichen ruber. a** Lichen ruber an der bukkalen Mundschleimhaut. **b** Typische Manifestation an der Beugeseite des Handgelenks. (aus Moll, Duale Reihe Dermatologie, Thieme, 2010)

Varianten des Lichen ruber sind:
- **Lichen ruber verrucosus:** verruköse Hypertrophie der Plaques, livide Verfärbung, v. a. an den Unterschenkeln und Knöcheln lokalisiert
- **Lichen ruber planus linearis:** streifige Anordnung der Hautveränderungen, v. a. an den Beinen
- **Lichen ruber bullosus:** Bildung von Blasen
- **Lichen ruber erosivus:** schmerzhafte Erosionen der Mundschleimhäute, palmoplantar oder interdigital
- **Lichen ruber atrophicans:** Atrophien und graue Hypopigmentierungen.

MERKE Der Lichen ruber der Schleimhaut ist, insbesondere bei erosivem Verlauf, eine Präkanzerose.

Diagnostik: Die Diagnose wird anhand der typischen Klinik und des histopathologischen Befunds gestellt. Aufgrund der Korrelation mit einer Hepatitiserkrankung sollte stets eine entsprechende Serologie erfolgen.

Histopathologisch zeigt sich ein subepidermales, bandförmiges Entzündungsinfiltrat mit T-Lymphozyten (**Interface-Dermatitis**), welches die Basallamina zerstört und zu einer vakuoligen Degeneration der Basalzellen führt. Dabei bilden sich eosinophile, kernlose Zellfragmente aus (sog. **Civatte-Körperchen**). Die Epidermis ist verbreitert, die Hornschicht hyperkeratotisch und die Reteleisten sind sägezahnartig verlängert. Das Stratum granulosum ist fokal verdickt, was sich makroskopisch als Wickham-Streifung darstellt.

Differenzialdiagnosen sind: Pityriasis lichenoides, Pityriasis rosea, Arzneimittelexantheme, Tinea corporis, Lues II, Kandidose und **Leukoplakia nicotinica** (bei oraler Manifestation). Letztere manifestiert sich als raue und verletzliche Läsion vorwiegend an der Unterlippe und an der vorderen Wangenschleimhaut. Wenn die Patienten mit dem Rauchen aufhören, bilden sich die Veränderungen oft zurück.

Therapie: Die **lokale Glukokortikoidgabe** kann bei begrenztem Befall zufriedenstellende Heilungsergebnisse liefern. Ein exanthemischer Befall kann für kurze Zeit mit oralen Steroiden, Retinoiden oder Chloroquin therapiert werden. Bade- und Creme-PUVA können den ausgedehnten Befund bessern. Therapieresistente, schwere Verläufe werden mit Ciclosporin A behandelt.

3.2 Pityriasis lichenoides

DEFINITION Seltene exanthemische Dermatose unbekannter Ätiologie, die vorwiegend im Kindes- und Jugendalter auftritt.

Epidemiologie: Jungen sind häufiger betroffen als Mädchen.

Klinik: Die Erkrankung kann idiopathisch sein, aber auch im Zusammenhang mit Medikamenteneinnahme und Infektionskrankheiten auftreten. Juckreiz und Allgemeinsymptomatik sind meist nur gering oder gar nicht ausgeprägt. Unterschieden werden eine akute und eine chronische Form, die sich oft in ihrem Auftreten überlappen.
- **Pityriasis lichenoides et varioliformes acuta:** Schmerzhafte hell- bis dunkelbraun-rote Papeln treten disseminiert am ganzen Körper auf. Sie können schuppen, nekrotisieren und mit hämorrhagischen Krusten bedeckt sein. Narbige Abheilung.
- **Pityriasis lichenoides chronica** (Parapsoriasis guttata): seltenere Form. Polymorphe flache, bräunlich-rote, scharf begrenzte, oval bis runde Papeln, die zunächst wachsen und eine glatte Oberfläche haben. Im weiteren Verlauf flachen die Papeln ab und werden von einer Schuppe bedeckt, die von der Seite abgehoben werden kann (**Hobelspanphänomen**). Die Effloreszenzen treten häufig symmetrisch am ganzen Körper und in verschiedenen Entwicklungsstadien nebeneinander auf (**Abb. 3.2**). Im Rahmen eines kutanen T-Zell-Lymphoms wurde ein paraneoplastisches Auftreten beobachtet.

Diagnostik: Die Diagnose wird anhand der Histologie in Verbindung mit Klinik und Verlauf gestellt.

Histopathologisch zeigt sich eine perivaskuläre, v. a. T-lymphozytäre Entzündung mit einem intrazellulären Ödem der Endothelzellen. Die Epidermis ist bei der akuten Form nekrotisch und es besteht eine oberflächliche Vaskulitis. Bei der chronischen Erkrankung lässt sich häufig eine parakeratotische Schuppung nachweisen, eine Vaskulitis besteht nicht.

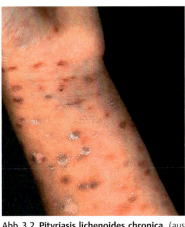

Abb. 3.2 **Pityriasis lichenoides chronica.** (aus Moll, Duale Reihe Dermatologie, Thieme, 2010)

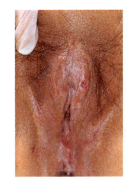

Abb. 3.3 **Lichen sclerosus et atrophicans bei der Frau.** (aus Sterry, Checkliste Dermatologie, Thieme, 2010)

Differenzialdiagnosen:
- Varizellen (schwerere Allgemeinsymptomatik, Sternhimmelphänomen)
- Psoriasis guttata (Nachweis der Psoriasis-Phänomene)
- Sekundärstadium der Lues (Serologie).

Therapie: Die Behandlung basiert auf:
- lokal glukokortikoidhaltigen Externa
- systemischen Antibiotika (Penicillin, Doxycyclin, Erythromycin) und/oder
- systemischen Kortikoiden sowie
- PUVA-Therapie.

3.3 Lichen sclerosus et atrophicans

DEFINITION Chronische, in Schüben fortschreitende Dermatose unbekannter Ursache, die Genitalschleimhäute und Haut befällt und zur Atrophie führen kann.

Epidemiologie: Frauen sind deutlich häufiger als Männer betroffen, Manifestation meist im mittleren Erwachsenenalter.

Klinik und Verlauf: Derbe, scharf begrenzte, weißlich atrophe bis porzellanfarbene Papeln mit follikulären Hyperkeratosen („**lichenoide**" Morphe) treten bevorzugt an den **Genitalen** (Abb. 3.3) und am Rücken zwischen den Schulterblättern auf. An der Haut können Hämorrhagien und Blasenbildung sichtbar sein. Ein schubweise auftretender Juckreiz kann die Effloreszenzen begleiten (v. a. bei Frauen).

Im fortgeschrittenen Stadium wird die Haut der betroffenen Region atrophisch und zeichnet sich durch ihre erhöhte Verletzlichkeit aus. Bei Genitalbeteiligung bedeutet dies eine **degenerative Schrumpfung** der Schamlippen (**Craurosis vulvae**) und des Penis an Frenulum und Präputium (**Craurosis penis**). Beim Mann kann die Progredienz der Erkrankung zur Einengung der Urethralöffnung und zur Phimose führen. Ausgeprägte Befunde stellen eine (selten entartende) **fakultative Präkanzerose** dar und werden häufig exzidiert.

Diagnostik: Die Diagnose wird klinisch gestellt und durch die Histologie gesichert.

Zu Beginn stehen die Degeneration der elastischen Fasern, Hyalinisierung der apikalen Dermis sowie ein lymphozytäres Infiltrat im Vordergrund. Die Epidermis atrophiert, Melanozyten werden zerstört und eine Hyperkeratose bildet sich aus.

Therapie: Lokal immunsuppressive Therapie mit glukokortikoid- oder tacrolimushaltigen Externa, rückfettende Salben. Bei der Frau wirkt sich auch eine lokale Östrogenapplikation positiv aus. Beim Mann evtl. bei fortgeschrittener Erkrankung Zirkumzision.

3.4 Prurigo-Erkrankungen

DEFINITION Gruppe von exanthemischen Erkrankungen, die mit starkem Juckreiz unterschiedlicher Genese einhergehen.

3.4.1 Prurigo simplex acuta

Synonym: Strophulus infantum

Die Erkrankung tritt bevorzugt im **frühen Kindesalter** auf, mit einem Häufigkeitsgipfel während der **Sommermonate**. Insektenstiche, Bisse von Flöhen oder Infektionen werden als ursächlich angesehen. Insbesondere an den Extremitäten und Außenseiten des Rumpfes finden sich **exanthemische Papeln** und Papulovesikel. Charakteristisch ist der **starke Juckreiz**. Die Erkrankung verläuft meist in **Schüben**, aber selbstlimitierend. Differenzialdiagnostisch gilt es an Parasitosen (Juckreiz v. a. nachts), Varizellen (keine Allgemeinsymptome bei Prurigo-Erkrankung) oder eine atopische Dermatitis (Ekzem in den Beugen, Atopieneigung) zu denken. Die **Therapie** ist symptomatischer Natur: Lotio alba (Linderung des Juckreizes), Antihistaminika und bei ausgeprägtem Befund evtl. Glukokortikoide.

3.4.2 Prurigo simplex subacuta

Synonym: Strophulus adultorum, Urticaria papulosa chronica

Es handelt sich um eine **schubweise** verlaufende Erkrankung, die gehäuft bei **Frauen** im mittleren Erwachsenenalter (20.–50. Lebensjahr) beobachtet wird und als Begleiterscheinung im Rahmen verschiedener Erkrankungen auftreten kann:
- metabolisch: Diabetes mellitus, Leber- und Niereninsuffizienz, Gicht
- Tumorleiden: CLL, Morbus Hodgkin
- (Infekt-)allergisch, Atopie
- hormonell: Gravidität, Dysmenorrhö
- äußere Einflüsse: Kälteprurigo, aktinische Prurigo.

Dennoch bleibt die Ursache meist unklar. Oft besteht eine **psychosomatische** Komponente. Klinisch imponieren exanthemische Papeln mit zentralem Bläschen, die mit ausgeprägtem Juckreiz einhergehen (Linderung durch Aufkratzen) und klassischerweise an **Körperstellen** vorhanden sind, die mit den Händen erreicht werden können (Vorderseite des Körperstamms, Extremitäten, Aussparung der Rückenmitte). Durch Kratzen entstehen hypo- und hyperpigmentierte Areale sowie narbig abheilende tiefe Hautdefekte, die i. d. R. nebeneinander vorkommen. Superinfektionen können auftreten. Die **differenzialdiagnostischen** Überlegungen sollten eine Dermatitis herpetiformis Duhring, atopische Neurodermitis und Parasitosen (Skabies) miteinschließen. Die **Therapie** besteht aus lokalen und systemischen Maßnahmen:
- lokal antipruriginös: Teer, Capsaicin (→ Blockade der juckreizleitenden C-Fasern), Lotio alba
- lokal entzündungshemmend: glukokortikoidhaltige Externa, PUVA, bei ausgeprägtem Befall intraläsionale Glukokortikoidinjektion
- systemisch antipruriginös: Antihistaminika, Serotoninantagonisten (Cyproheptadin, Ondansetron)
- systemisch entzündungshemmend/antiinfektiös: orale Tetrazykline, Antimykotika.

Zudem kann evtl. eine Psychotherapie Erfolg versprechend sein.

3.4.3 Prurigo nodularis

Chronische Erkrankung mit **massiv juckenden Papeln** und **Knoten**, die persistieren und durch andauerndes Kratzen entstehen. Frauen sind häufiger betroffen. Für den quälenden Juckreiz kann meist kein eindeutiger Auslöser verantwortlich gemacht werden. Die Effloreszenzen können z. B. im Rahmen von internistischen (z. B. Urämie) oder dermatologischen Erkrankungen (z. B. atopisches Ekzem, Skabies) auftreten. Die Knoten sind braunrot und meist an leicht erreichbaren Körperstellen lokalisiert, allerdings lässt der Juckreiz auch durch Kratzen nicht nach. Aufgekratzte Läsionen heilen narbig ab und hinterlassen stärker oder schwächer pigmentierte Stellen zurück. **Histologisch** zeigt sich eine pseudoepitheliale Hyperplasie mit Akanthose und Hyperkeratose. Differenzialdiagnostisch muss ein Lichen ruber ausgeschlossen werden. **Therapiemöglichkeiten** sind die lokale Injektion von Glukokortikoiden (oder als Feinokklusion), systemische Antihistaminika, Phototherapie sowie Ciclosporin oder Retinoide bei schwerem Verlauf. Gegebenenfalls psychosomatische Therapie.

4 Granulomatöse und atrophisierende Erkrankungen

4.1 Hautmanifestation bei Sarkoidose

DEFINITION Systemische, granulombildende Erkrankung des Bindegewebes ungeklärter Ätiologie.

Die Sarkoidose kann jedes Organ(-system) befallen. Am häufigsten (>90 % der Erkrankungen) sind Lunge und Lymphknoten betroffen. In etwa ¼ der Fälle manifestiert sich die Erkrankung an der Haut. Das Krankheitsbild wird ausführlich im Kapitel Atmungssystem [S. A203] besprochen. Hier wird nur auf die Hautbeteiligung näher eingegangen.

Klinik: Anfangs stehen – insbesondere bei der akuten und subakuten Form – Fieber, Abgeschlagenheit und Gewichtsverlust im Vordergrund. In Frühstadien tritt bei ⅓ der Patienten ein ==Erythema nodosum== [S. B752] auf. Vom **Löfgren-Syndrom** spricht man, wenn zusätzlich noch eine Arthritis (häufig am Sprunggelenk) und bihiläre Lymphadenopathie vorliegen. Hiervon sind insbesondere junge Frauen betroffen. Andere Formen der kutanen Manifestation der Sarkoidose sind in **Tab. 4.1** dargestellt. Von den Schleimhäuten sind v. a. Augen, Mund und Nase betroffen. Dort zeigen sich glasige Knötchen und Plaques.

Diagnostik: Die Diagnose wird oft im Rahmen der Abklärung unspezifischer Beschwerden (B-Symptomatik, Dyspnoe) gestellt. Legen die vorliegenden Hautbefunde den Verdacht auf eine Sarkoidose nahe, muss dieser histologisch bestätigt und anschließend nach weiteren Organmanifestationen gesucht werden (Röntgen-Thorax, Ultraschall des Abdomens etc.) Die weiterführende Diagnostik richtet sich nach den befallenen Organen.

Histopathologisch findet man ein dermal oder subkutan gelegenes Granulom, das nichtverkäsend, aber knotig und oft konfluierend ist. Es besteht aus Epitheloidzellen, Riesenzellen vom Langhans-Typ bzw. Riesenzellen mit zytoplasmatischen Einschlüssen (z. B. Schaumann-

Tab. 4.1 Formen der kutanen Manifestation der Sarkoidose

Bezeichnung	Beschreibung
plaqueförmige (knotige) Hautsarkoidose	• geringgradig erhabene, rotbraune Plaques, Verteilung am ganzen Körper möglich, oft symmetrisch • meist chronische Sarkoidose, häufig assoziiert mit Splenomegalie und Lymphadenopathien
subkutan knotige Form	• derbe subkutane Knoten, nicht schmerzhaft und meist ohne Veränderung der darüberliegenden Haut
kleinknotig disseminierte Form	• „benignes Miliarlupoid" • gruppierte, nichtkonfluierende lividrote knotige Effloreszenzen, häufig an Gesicht und Extremitätenstreckseiten
anuläre/zirziniäre Hautsarkoidose	• zunächst Papeln, die zentrifugal zu rotbraunen Läsionen mit zentraler Abheilung heranwachsen • v. a. im Gesicht, auf der Kopfhaut und im Schulterbereich, meist chronische Erkrankung
Lupus pernio	• meist im Rahmen chronisch-progredienter Erkrankungen, insbesondere bei älteren Frauen • indolente, rötlich braune, knotige Effloreszenzen, v. a. an Wangen, Stirn, Nase, Ohren (Abb. 4.1, „großknotige Form") • häufig assoziierte Knochenzysten • schlechtere Prognose, da chronischer Befall innerer Organe häufig
Narbensarkoidose	• entzündliche Infiltration und Verdickung einer bestehenden Narbe mit rot-bläulicher Verfärbung; histologische Diagnosesicherung

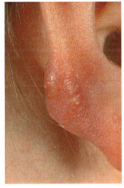

Abb. 4.1 **Lupus pernio.** (aus Sterry et al., Checkliste Dermatologie, Thieme, 2010)

Körperchen) und nur wenigen Lymphozyten (nackte Granulome). Die zentrale Nekrose fehlt (Sondenphänomen negativ).

Differenzialdiagnosen: Differenzialdiagnostisch muss u. a. gedacht werden an:
- Tuberkulose (Lupus vulgaris: Histologie [zentral verkäsendes Granulom], positives Sondenphänomen, Tuberkulintest)
- Lymphom (B-Symptomatik, Histologie)
- Sekundärstadium der Lues (Serologie)
- Fremdkörperreaktion in Narben.

Therapie: Es existiert keine kausale Behandlung (aber hohe Spontanheilung!). Die therapeutischen Maßnahmen beschränken sich daher darauf, den Krankheitsverlauf zu verlangsamen oder aufzuhalten. An der Haut verwendet man:
- lokale Glukokortikoide (Injektion oder als Externa), evtl. Exzision
- PUVA bei exanthemischer Sarkoidose
- Allopurinol, Fumarsäureester oder TNF-α-Inhibitoren bei schwerer Hautmanifestation.

4.2 Granuloma anulare

DEFINITION Nichtinfektiöse, selbstlimitierende Dermatose ungeklärter Ursache, die mit der Ausbildung knotiger Granulome einhergeht.

Epidemiologie: Die Erkrankung tritt vorwiegend **im Kindesalter** auf. Mädchen erkranken häufiger als Jungen.

Ätiologie: Die Ätiologie ist nicht geklärt, eine autoimmune Genese wird vermutet.

Klinik und Diagnostik: Leiteffloreszenzen sind ringförmig angeordnete, 1–3 mm große, meist blassrote dermale Papeln mit zentraler Einsenkung (Abb. 4.2 a), die typischerweise an den Streckseiten von Händen und Füßen sowie über den Gelenken auftreten. Ein Juckreiz besteht meist nicht.

Die **Histologie** (Abb. 4.2 b) zeigt epitheloidzellige Granulome in der Dermis mit zentralen fibrinoiden Nekrosen, die palisadenartig von lymphohistiozytären Zellen umgeben werden („Palisadengranulome"). Außerdem finden sich Areale mit Bindegewebsdegenerationen sowie Glykogeneinlagerungen.

Verlauf und Therapie: Es besteht eine hohe Spontanheilungsrate (75 % in 2 Jahren), jedoch sind auch Rezidive häufig. Mit Bade-PUVA oder der lokalen Applikation von Glukokortikoiden unter einem Folienverband lassen sich nur mäßige Behandlungsergebnisse erzielen. Ausgeprägte Befunde können kryoablativ behandelt werden. Bei schwerem Befall kann eine lokale Injektion oder systemische Gabe von Glukokortikoiden erwogen werden.

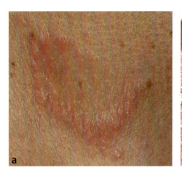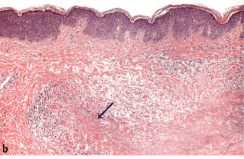

Abb. 4.2 **Granuloma anulare.**
a Hautbefund. **b** Histologischer Befund mit herdförmigen Bindegewebsdegenerationen (Pfeil), die von lymphohistiozytären Zellen umgeben werden. (aus Sterry et al., Kurzlehrbuch Dermatologie, Thieme, 2011)

4.3 Striae cutis distensae

DEFINITION Durch starke Dehnung der Haut entstandene streifige Veränderungen, die auf Risse im kollagenen Bindegewebe zurückzuführen sind.

Ätiologie: Im Rahmen einer Schwangerschaft treten die Dehnungsstreifen häufig auf (**Striae gravidarum**). Auch bei starker Größen- oder Gewichtszunahme können sie an Bauch, Brust, Gesäß, Innenseiten von Oberschenkeln und Oberarmen sichtbar werden. Als Ausdruck der Atrophie der Haut treten sie im Rahmen des **Cushing-Syndroms** oder einer länger dauernden **Glukokortikoidtherapie** auf.

Klinik: Zunächst erscheinen die Streifen rötlich violett (hindurchscheinende Blutgefäße), später bleiben sie als weiße Narben bestehen.

Therapie: Eine vollständige medikamentöse oder konservative Beseitigung der Striae ist nicht möglich. Das kosmetische Ergebnis kann durch Tretinoin lokal oder systemisch positiv beeinflusst werden, Kryo- und Lasertherapien können überschießende Narben mildern.

5 Allergie und Intoleranzreaktionen

5.1 Überblick

Überschießende Immunreaktion auf ein normalerweise unschädliches Antigen. Die Grundlagen werden ausführlich im Kapitel Immunsystem und rheumatologische Erkrankungen [S. A445] besprochen.

5.2 Urtikaria und Angioödem

Synonyme:
- **Urtikaria:** Nesselsucht, Nesselfieber
- **Angioödem:** Quincke-Ödem, angioneurotisches Ödem.

DEFINITION Die **Urtikaria** ist eine akute oder rezidivierende Erkrankung mit Störung der Mastzellfunktion und Quaddelbildung. **Angioödeme** sind akute lokale Schwellungen der unteren Dermis und Subkutis (oder Submukosa).

Epidemiologie: Die Prävalenz, im Laufe des Lebens eine Urtikariaerkrankung zu erleiden, liegt bei etwa 20 %. Von akuten Formen sind meist junge Erwachsene und Kinder betroffen, chronische Erkrankungen treten meist bei älteren Erwachsenen auf. Frauen sind etwas häufiger betroffen als Männer. Das Angioödem ist seltener.

Einteilung und Ätiologie: Grundsätzlich lässt sich die Urtikaria anhand des Verlaufs in eine **akute** (bis zu 6 Wochen, häufig) und eine chronische Form (länger als 6 Wochen, selten) unterteilen. Ursache ist meist eine Störung der Mastzellfunktion, die sowohl auf immunologischen als auch auf nichtimmunologischen Mechanismen beruhen kann. Man unterscheidet folgende Formen der **Urtikaria**:
- **spontane Urtikaria:** entweder akut (häufige Auslöser sind virale Infekte oder Medikamente) oder chronisch (allergische oder nichtallergische Ursachen, Nahrungsmittelintoleranz, chronische Infektionen)
- **physikalische Urtikaria:** ausgelöst durch Kälte, Wärme, Licht, Vibration, Druck oder mechanische Scherkräfte (Urticaria factitia, **Abb. 5.1a**)
- **weitere Formen:** Urtikaria nach Hautkontakt mit Flüssigkeiten (aquagene Urtikaria), Urtikaria bei Erhöhung der Körpertemperatur (cholinergische Urtikaria), Urtikaria bei körperlicher Anstrengung, Urtikaria bei Kontakt mit einem Allergen oder einer toxischen Substanz.

Das **Angioödem** tritt häufig im Rahmen einer Urtikaria auf: z. B. histaminvermittelt oder infolge physikalischer Einwirkung (Vibrationsangioödem beim Joggen). Ein Angioödem kann ebenfalls bradykininvermittelt entstehen – wie beispielsweise beim hereditären oder erworbenen C1-Esteraseinhibitormangel oder bei Einnahme von ACE-Hemmern.

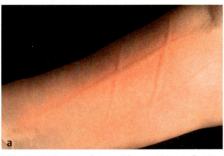 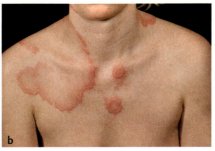 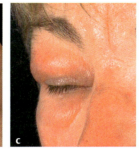

Abb. 5.1 **Urtikaria und Angioödem**. **a** Urticaria factitia. **b** Quaddeln mit betontem Randbereich und zentraler Abblassung. **c** Angioödem der Lider. (a und c: aus Moll, Duale Reihe Dermatologie, Thieme, 2010; b: aus Sterry et al., Checkliste Dermatologie, Thieme, 2010)

Pathogenese: Im Rahmen der Mastzelldegranulation kommt es zur Histaminausschüttung. Diese wirken vorwiegend über H_1-Rezeptoren (auch H_2, H_3) vasodilatierend und permeabilitätssteigernd, wodurch es klinisch zu Ödembildung und Juckreiz kommt. Die Kontraktion glatter Muskulatur bewirkt Bronchospasmen.

Histopathologisch zeigt sich ein eher unspezifisches Bild mit perivaskulärem Ödem und dilatierten Gefäßen. Die Effloreszenzen sind reich an Mastzellen.

Klinik: Die Urtikaria (**Abb. 5.1b**) geht meist mit Quaddeln, Erythemen und starkem **Pruritus** einher. Betroffen sind vor allem histaminreiche Organe wie Haut, Bronchien und Magen-Darm-Trakt, wobei Ausbildung und Schweregrad der Urtikaria von der Histaminmenge abhängig sind. Insbesondere die exogen hervorgerufenen Urtikaria können sich binnen kürzester Zeit entwickeln.

In etwa der Hälfte der Fälle tritt das **Angioödem** begleitend zu einer Urtikaria auf. Leitsymptom ist eine lokalisierte, pralle, polsterartig ödematöse Schwellung von Haut und Schleimhäuten, meist ohne besondere Rötung. Prädilektionsstellen sind Gesicht (Lippen, periorbital, Abb. 5.1c), Hände und Füße, Genitale. Das Angioödem entsteht häufig anfallsartig und kann bis zu 72 h persistieren.

> **MERKE** Ein Angioödem kann bei Beteiligung der Schleimhäute im Bereich von Larynx (Glottisödem) und Pharynx lebensgefährlich sein.

Therapie: Prophylaktisch ist die Meidung auslösender Faktoren (Medikamente, Nahrungsmittel) anzustreben. Im akuten Geschehen ist eine Stabilisation der Mastzellen **kurzfristig** durch Gabe von **Glukokortikoiden** in höherer Dosierung möglich. **Langfristig** werden **Antihistaminika** gegeben (Einnahme abends, wenn sedierende Wirkung).

Die Behandlung von Angioödemen richtet sich nach deren Ursache:
- beim histaminvermittelten Angioödem: Glukokortikoide, Antihistaminika
- beim bradykininvermittelten C1-Esteraseinhibitormangel: Gabe von C1-Esteraseinhibitor.

5.3 Erythema exsudativum multiforme (EEM)

DEFINITION Akute, zellvermittelte Überempfindlichkeitsreaktion mit typischem makulopapulösem Exanthem aus kokardenförmigen Hautläsionen.

Einteilung:
- **Major-Typ:** Haut- und Schleimhautbefall (Lippen, genitale, Konjunktiven), Auftreten von bullösen und atypischen Kokarden möglich
- **Minor-Typ:** kein Schleimhautbefall, Kokarden zeigen typisches Aussehen und treten meist symmetrisch auf (Häufigkeitsgipfel im Frühling und Herbst).

Ätiologie: In den meisten Fällen besteht eine Assoziation mit einer vorausgegangenen Herpes-simplex-Infektion (Minor-Typ). Beim Major-Typ sind v. a. Medikamente (z. B. Sulfonamide) ursächlich. Auch andere Erreger (Mykoplasmen, Streptokokken) kommen als Auslöser infrage.

Klinik: Die typischen Hautläsionen bestehen aus 2–3 erythematösen Ringen mit einer zentralen lividen Papel oder Blase und erinnern an eine Zielscheibe („target lesions", Kokardenform oder zonaler Aufbau). Prädilektionsstellen sind die distalen Extremitäten. Bei Schleimhautbefall bestehen erhebliche Schmerzen mit gestörter Nahrungsaufnahme und u. U. deutlich reduziertem Allgemeinzustand. Rezidive sind häufig. Eine Schleimhautbeteiligung mit Erosionen findet sich beim Major-Typ.

Komplikationen: Die Läsionen bergen die Gefahr einer komplizierenden Superinfektion (Candida, Streptokokken). Eventuell Übergang in ein Stevens-Johnson-Syndrom.

Diagnostik: Die Diagnose wird meist anhand des klinischen Bildes gestellt.

Histopathologisch lassen sich ein ödematöser Papillarkörper, eine perivaskuläre Entzündung (Eosinophile, Neutrophile), eine Degeneration der Basalzellen und Nekrose der Keratinozyten sowie eine zentrale, subepidermale Blase nachweisen.

Therapie: Lokale Versorgung mit antiseptischen Wundauflagen bzw. Mundspülungen sowie kortikoidhaltigen

Externa. In schweren Fällen systemische Kortikoidgabe. Aciclovir bei florider Herpesinfektion und ggf. zur Rezidivprophylaxe.

5.4 Stevens-Johnson-Syndrom und toxische epidermale Nekrolyse

DEFINITION Durch Arzneimittelallergie oder Infekt bedingte schwerste Verlaufsform des Erythema exsudativum multiforme ohne exakte Abgrenzung zwischen beiden Formen.
- **Stevens-Johnson-Syndrom** (SJS): Exanthem mit ausgeprägten Schleimhautläsionen und allgemeinen Beschwerden, Hautbeteiligung < 10 % der Oberfläche
- **toxische epidermale Nekrolyse** (TEN, = Lyell-Syndrom): großflächige Ablösung der Haut mit vitaler Gefährdung („Syndrom der verbrühten Haut"), Hautbeteiligung ≥ 30 % der Oberfläche.

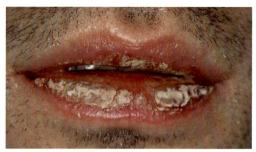

Abb. 5.2 **Stevens-Johnson-Syndrom.** Erosionen und Krusten an den Lippen. (aus Sterry et al., Kurzlehrbuch Dermatologie, Thieme, 2011)

Epidemiologie: Äußerst seltenes Krankheitsbild. Frauen sind etwas häufiger betroffen.

Ätiopathogenese:
Der Erkrankung liegt eine heftige **Arzneimittelallergie vom Typ II** (zytotoxische Reaktion gegen antigenpräsentierende Keratinozyten) zugrunde. Es kommt zur massiven TNF-α-Freisetzung aus zytotoxischen CD8+-T-Zellen und zur Apoptose und Nekrose der Keratinozyten. Auslösende Medikamente sind u. a. NSAID, Antibiotika, Virustatika. Infektiöse Auslöser sind u. a. HSV-1/2 und Mykoplasmen.

Klinik: Zu Beginn der Erkrankung treten für 24–48 h **starke Allgemeinsymptome** auf (u. a. Hautschmerzen, Fieber, grippeähnliche Beschwerden, Abgeschlagenheit). Danach entwickeln sich livid **erythematöse Herde** (atypische, flache Kokarden) mit beginnender **zentraler Nekrose**, die vom Stamm ausgehen und später konfluieren. Ein Befall der Schleimhäute (oral, anal, genital) findet sich fast immer, häufig ist auch eine erosive Konjunktivitis mit Chemosis, Blasenbildungen, Pseudomembranen, Nekrosen und Ulzerationen (Abb. 5.2). Es bilden sich hämorrhagische Krusten und die **Epidermis löst sich** großflächig **ab**, insbesondere an den Aufliegestellen und im Gesicht. Insgesamt verläuft die TEN noch schneller als das SJS. Das klinische Bild ähnelt dem einer ausgedehnten Verbrühung. Auch innere Organe (z. B. Bronchialsystem, Niere) können betroffen sein.

Komplikationen: Die narbige Abheilung der Läsionen kann **Strikturen** (z. B. Phimose) und Alopezien nach sich ziehen. Am Auge gehen durch die Entzündung die konjunktivalen Becherzellen verloren, die Folge ist ein **Sicca-Syndrom** (s. Augenheilkunde [S. B836]). Nach Abheilung der Nekrosen bilden sich Bindegewebsstränge und damit häufig ein **Symblepharon** (Verwachsung der Konjunktiven) mit Lidfehlstellungen und Trichiasis.

Diagnostik: Die Diagnose wird anhand des klinischen Bildes und der Biopsie gestellt.

Histopathologisch erkennt man eine subepidermale Spaltbildung und disseminierte Nekrosen der Keratinozyten (teilweise komplette Nekrose der Epidermis).

Differenzialdiagnosen: Wichtig ist v. a. die Unterscheidung eines Staphylococcal scalded skin syndrome (SSSS [S. B712]), das v. a. bei Kleinkindern auftritt (Histologie: subkorneale Spaltbildung).

Therapie: Bei vitaler Gefährdung steht die **intensivmedizinische Behandlung** wie bei Verbrennungspatienten im Vordergrund (Flüssigkeits-, Elektrolyt- und Kalorienbilanzierung wegen der meist erschwerten Nahrungsaufnahme, Überwachung der Herz-Kreislauf-Funktion etc.). Der Nutzen einer systemischen Therapie mit Glukokortikoiden gilt als umstritten. Weitere Maßnahmen sind das Absetzen potenziell ursächlicher Medikamente, Antibiotika- und Schmerztherapie sowie lokale Behandlung (Desinfektion, feuchte Umschläge etc.). Die Konjunktiven müssen häufig gereinigt werden, um eine Symblepharon-Entwicklung zu verhindern. Zusätzlich werden steroidhaltige Augentropfen und blande Augensalben ohne antibiotischen Zusatz eingesetzt. Derzeit kann der Nutzen neuerer Therapieansätze, insbesondere der Plasmapherese, noch nicht abschließend beurteilt werden.

Prognose: Insbesondere die TEN geht mit einer hohen Letalität einher (bis zu ⅓ der Fälle).

5.5 Arzneimittelreaktionen

Man unterscheidet immunologische (Typ-I- bis Typ-IV-Allergie) von nicht immunologischen (Intoleranzreaktionen, vorbestehende Erkrankungen [z.B. Verschlechterung der Psoriasis durch β-Blocker], Überdosierungen) Reaktionen.

5.5.1 Arzneimittelexantheme

Exantheme sind häufige Folgen einer Arzneimitteleinnahme. Ihre Pathogenese ist heterogen. Bei immunologisch vermittelten Reaktionen werden in der Sensibilisierungsphase spezifische IgE-Antikörper bzw. T-Zellen gebildet, sodass die klinischen Symptome oft erst einige Tage nach dem Einnahmebeginn (ca. 5–14 Tage) auftreten.

Besonders häufig finden sich unerwünschte Wirkungen nach der Einnahme von (Amino-)**Penicillinen**, Sulfonamiden (z. B. Cotrimoxazol) und Cephalosporinen, seltener bei ACE-Hemmern, Analgetika (z. B. Naproxen) oder Thyreostatika. Die Exantheme manifestieren sich bevorzugt im **Gesicht** und am **Rumpf**. Auch die Handflächen oder Fußsohlen können betroffen sein. Die Hauterscheinungen sind morphologisch **vielfältig** (oftmals makulopapulöses Exanthem) und können aufgrund ihres Erscheinungsbilds mit viral verursachten Exanthemen verwechselt werden. Das Exanthem klingt meist innerhalb einer Woche ab, evtl. kann die Arzneimittelreaktion auch von stärkerem Krankheitsgefühl und Fieber begleitet sein. Therapie: Nach Möglichkeit sofortiges Absetzen des Medikaments, bei leichten Symptomen symptomatische Behandlung mit Kortikosteroiden (lokal oder systemisch), Antipruriginosa und Antihistaminika p. o., bei schweren Symptomen Kortikosteroide i. v.

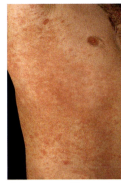

Abb. 5.3 **Ampicillinexanthem.** Makulopapulöses Exanthem am seitlichen Thorax. (aus Sterry et al., Checkliste Dermatologie, Thieme, 2010)

Folgende Formen werden unterschieden:

- **fixes Arzneimittelexanthem:** Auftreten scharf begrenzter erythematöser Herde (teilweise mit zentraler Erosion), beispielsweise an Extremitäten, Mundschleimhaut und Genitale. Auslösende Medikamente sind u. a. Sulfonamide, NSAR oder Barbiturate. Die diagnostische Abklärung erfolgt durch Epikutantestung an den betroffenen Arealen.
- **pustulöses Arzneimittelexanthem:** Leitsymptom sind Pusteln (nicht an Follikel gebunden) auf geröteter Haut. Assoziation mit verschiedenen Antibiotika und Antimykotika.
- **Ampicillinexanthem:** Es handelt sich um eine Sonderform der Arzneimittelexantheme. Etwa 10 Tage nach Beginn einer Ampicillintherapie bei einer infektiösen Mononukleose entwickelt sich ein makulopapulöses, kleinfleckiges Exanthem, wobei der Stamm betont ist und das Gesicht i. d. R. ausgespart wird (**Abb. 5.3**).
- **Hypersensitivitätssyndrom:** Schweres Krankheitsbild mit möglicher extradermaler Manifestation (u. a. Hepatitis, Nephritis). An der Haut entwickelt sich ein makulopapulöses Exanthem, eine Erythrodermie [S. B695] kann auftreten. Mögliche Auslöser sind u. a. Antikonvulsiva und Minocyclin.
- **Purpura pigmentosa progressiva (Morbus Schamberg):** Die Erkrankung betrifft bevorzugt Männer und ist gekennzeichnet durch umschriebene, scharf begrenzte Einblutungen in die Haut, die zuerst hellrot, später bräunlich erscheinen und ein fleckförmiges Aussehen haben. Ausschließlich die Haut, vorwiegend des Unterschenkels, ist betroffen. Als Auslöser werden neben Arzneimitteln (z. B. Benzodiazepine, Antiepileptika) auch Nahrungsmittel oder Kryoglobuline vermutet.
- **Erythema exsudativum multiforme** [S. B701].
- **Stevens-Johnson-Syndrom und toxische epidermale Nekrolyse** [S. B702].

6 Ekzematöse Erkrankungen und Atopie

6.1 Atopisches Ekzem

Synonym: atopische Dermatitis, Neurodermitis, endogenes Ekzem

> **DEFINITION** Atopie bezeichnet eine meist familiär gehäufte Neigung zu Erkrankungen des atopischen Formenkreises (atopisches Ekzem, allergisches Asthma, allergische Rhinokonjunktivitis). Es besteht eine Überempfindlichkeit der Haut und Schleimhäute gegenüber Umweltstoffen.

Epidemiologie: Im Kindesalter besteht eine Prävalenz von 10–20 %, wobei Jungen etwas häufiger betroffen sind als Mädchen. Im Erwachsenenalter beträgt die Prävalenz etwa 1–3 %. In den letzten Jahrzehnten wurde eine deutliche Zunahme an atopischen Erkrankungen beobachtet.

Einteilung: Man unterscheidet 2 Formen: Das atopische Ekzem vom **intrinsischen Typ** geht mit normalen IgE-Spiegeln einher, verläuft meist milder und ist seltener mit respiratorischen Symptomen assoziiert. Beim selteneren **extrinsischen Typ** liegen erhöhte IgE-Spiegel vor. Die intrinsische Form kann in die extrinsische übergehen.

Ätiopathogenese: Die Anlage zu Atopien tritt **familiär gehäuft** auf. Die Krankheit ist multifaktoriell bedingt, d. h., es besteht eine genetische Disposition, die neben immunologischen, neurovegetativen und Hautbarrierestörungen für die Atopieentstehung verantwortlich gemacht wird. Die Ausprägung der Erkrankung wird zudem von (Umwelt-)Faktoren beeinflusst, die die Erkrankung unterschiedlich triggern. Hierzu zählen z. B. Infekte, Allergene, Irritationen der Haut, klimatische Bedingungen, Stress und starke Emotionen.

6 Ekzematöse Erkrankungen und Atopie

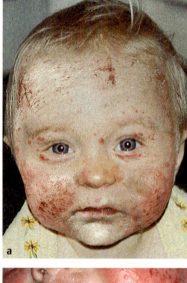
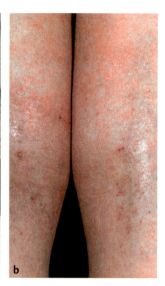
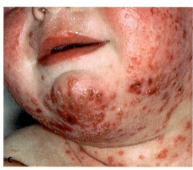

Abb. 6.1 **Atopisches Ekzem. a** Milchschorf. **b** Beugenekzem in der Kniekehle. **c** Eczema herpeticatum beim Säugling. (a und c: aus Gortner, Meyer, Sitzmann, Duale Reihe Pädiatrie, Thieme, 2012; b: aus Moll, Duale Reihe Dermatologie, Thieme, 2010)

Pathogenetisch relevante Faktoren sind:
- gesteigerte humorale Immunität (erhöhte IgE-Spiegel) bei gleichzeitig herabgesetzter zellulärer Immunantwort
- Polymorphismen für den IgE-Rezeptor, IL-3, IL-14 und deren Rezeptoren
- Ungleichgewicht zwischen Th1- und Th2-Lymphozyten mit Dominieren der Th2-Reaktion (→ gesteigerte Produktion von Plasmazellen und IgE sowie erhöhte Anfälligkeit gegenüber bakteriellen und viralen Infekten)
- gestörte Barrierefunktion der Haut (leichteres Eindringen von Allergenen)
- verstärkte α-adrenerge und cholinerge Reaktivität, sodass auf kleinste Reize Mediatoren freigesetzt werden, die die Entzündung fördern und Th2-Zellen stimulieren, wodurch wiederum verstärkt IgE produziert wird. Das typische Beispiel ist der **weiße Dermografismus**.

Klinik: Das Ekzem verläuft in **2 Stadien**: akut mit Erythemen und Papulovesikeln (Th2-Zellen-dominiert) und chronisch mit Hyperplasie der Epidermis, **Lichenifikation** und dermaler **Fibrosierung** (Th1-Zellen-dominiert). Charakteristisch sind außerdem die **trockene Haut** und der starke **Juckreiz**. Die Erkrankung tritt am häufigsten im Kleinkindesalter auf und heilt oft bis zur Pubertät aus. Das klinische Bild ist abhängig vom Alter des Patienten.

Säuglings- und Kleinkindesalter: Die Erkrankung manifestiert sich i. d. R. erst nach dem 3. Lebensmonat, sehr häufig mit dem sog. **Milchschorf** (Abb. 6.1a). Hierbei findet sich anfangs an Wangen und Scheitel, später am gesamten Gesicht, an der behaarten Kopfhaut und den Streckseiten der Extremitäten ein juckendes, exsudatives Ekzem mit Papulovesikeln, die anschließend verkrusten. Die Krusten sind bräunlich-gelb und haften fest. Sie erinnern an übergekochte Milch, die eingetrocknet ist. Die Windelregion ist meist nicht betroffen.

Kindesalter: Vor allem an den Extremitätenbeugen (**Beugeekzem**, Abb. 6.1b) sowie an Gesicht, Hals, Nacken, Rumpf und den Oberseiten von Händen und Füßen manifestiert sich ein eher trockenes Ekzem mit Papeln und Lichenifikation. Insbesondere in der Nacht leiden die Kinder an starkem Juckreiz. Die Erkrankung wird durch mechanische Hautirritation verstärkt.

Jugend- und Erwachsenenalter: Durch den chronischen Juckreiz und Exkoriationen kommt es zur Lichenifikation und Veränderungen des Hautkolorits (Hyperpigmentierungen). Tritt die Erkrankung im Erwachsenenalter neu auf, kann sich dies vielgestaltig äußern, z. B. als dyshidrotisches Ekzem [S. B706].

Komplikationen: Durch die herabgesetzte zelluläre Immunität kommt es häufiger zu **Superinfektionen** der betroffenen Haut. Bakterielle Infektionen sind häufig verursacht von **Streptokokken** und **Staphylococcus aureus**. Eine Superinfektion mit Herpesviren kann schwere Verläufe bis hin zum Eczema herpeticatum (**Abb. 6.1c**) am gesamten Körper führen, auch andere Vireninfektionen können ausgeprägter verlaufen.

Diagnostik: Die Diagnose wird klinisch gestellt. Folgende inspektorische Zeichen erhärten den Verdacht einer Atopie:
- **Körper:** stärkere Zeichnung der Hand- und Fußlinien, Ekzem an Finger- und Zehenspitzen, atopisches Pseudoleukoderm (hypopigmentierte Areale mit pityriasiformer Schuppung)
- **Gesicht:** Dennie-Morgan-Falten (infraorbital) und periorbitale Hyperpigmentierung, Verdünnung der temporalen Augenbrauenenden (**Hertoghe-Zeichen**), tiefer Haaransatz.

Differenzialdiagnosen: Differenzialdiagnostisch kommen in Betracht das seborrhoische Ekzem (bei Säuglingen und Kleinkindern) sowie ein allergisches bzw. toxisches Ekzem oder ein Lichen vidal (Lichen simplex chronicus). Es gibt außerdem Syndrome, die mit einer Atopieneigung vergesellschaftet sind.

Lichen vidal: Gutartige, stark juckende Dermatose unbekannter Ursache, die von einer meist solitären, umschriebenen Lichenifikation gekennzeichnet ist (**Neurodermitis circumscripta**). Meist sind Frauen im mittleren Lebensalter betroffen. In den betroffenen Hautarealen (meist Nacken, Rücken, genital, perineal, Unterschenkel und Unterarme) tritt eine zentral beginnende Lichenifikation auf, lichenoide Papeln können (oft randständig) vorhanden sein. Die Haut ist trocken und (parakeratotisch) geschuppt und im Verlauf hyperpigmentiert. Histologisch fällt eine Vermehrung der Nervenenden im betroffenen Areal auf, die Lichenifikation ist von einem lymphohistiozytären Infiltrat in der Dermis begleitet. Therapeutisch kommen antiinflammatorische Substanzen und Keratolytika zum Einsatz.

Syndrome mit Atopie:
- **Wiskott-Aldrich-Syndrom:** X-chromosomal rezessiv vererbte Erkrankung mit humoralem Immundefekt (hohe Infektanfälligkeit), Thrombozytopenie (Hämorrhagien) und atopischer Dermatitis (durch IgA und IgE-Erhöhung, oft hämorrhagisch)
- **Netherton-Syndrom:** atopische Dermatitis, Haarfehlbildungen (Bambushaare) und Verhornungsstörungen.

Therapie: Die Therapie der atopischen Dermatitis erfolgt multimodal:
- **Minimieren von Triggerfaktoren** (z. B. durch Meidung von irritierenden Stoffen, Erlernen von Entspannungstechniken)
- **Rückfettung der Haut** (z. B. mit urea- oder glycerinhaltigen Präparaten) als Basistherapie
- **Lokaltherapie von Superinfektionen** (möglichst keine Antibiotika → Sensibilisierungsrisiko), desinfizierende Cremes (z. B. Triclosan)
- **topische Anwendung von Immunmodulatoren** (1. Wahl: Glukokortikoide, 2. Wahl: z. B. Calcineurininhibitoren wie Pimecrolimus und Tacrolimus) als Salbe oder Creme, evtl. in Kombination mit feuchten Verbänden. Cave: Im Gesicht nur schwache Glukokortikoide anwenden!
- **sytemische Therapie** mit **Glukokortikoiden** als kurzfristige Stoßtherapie (bei schweren Schüben) oder Ciclosporin (bei therapierefraktärem Verlauf)
- **Antihistaminika** gegen den Juckreiz (sedierende Wirkung ist oft erwünscht, da der Juckreiz meist nachts auftritt), polidocanolhaltiger Badezusatz bei Juckreiz
- **UV-Therapie** (PUVA, UV-A- und UV-B-Therapie).

MERKE Topische Glukokortikoide sollten über einen Zeitraum von 7–14 Tagen ausgeschlichen werden, um ein rasches Rezidiv zu verhindern.

6.2 Allergisches Kontaktekzem

DEFINITION Das allergische Kontaktekzem ist eine Typ-IV-Reaktion auf einen lokalen Kontakt mit Allergenen.

Allergische Kontaktekzeme entstehen oft im Rahmen beruflicher Exposition (Berufsdermatose). Auch Kosmetika oder andere Kontaktstoffe (z. B. Pflanzen bei Gartenarbeit) können ursächlich sein. Die häufigsten Auslöser sind Nickel (z. B. Ohrringe, Knöpfe) und Duftstoffe.

Die Erkrankung verläuft in 2 Phasen:
- **afferente Phase** (**Sensibilisierung**): Prozessierung der Haptene, Bildung von spezifischen Th 1- und zytotoxischen Zellen gegen das Allergen, klinisch stummer Verlauf
- **efferente Phase** (**Reaktion**): Bei erneuter Exposition mit dem Allergen stimulieren hautständige Th 1-Zellen die Klonierung der zytotoxischen Zellen, welche die allergentragenden Keratinozyten zerstören. Nach 24–72 h manifestiert sich die **Entzündungsreaktion** mit einer Hautrötung, Bläschen- sowie Krustenbildung und Schuppung, die mit starkem Juckreiz verbunden ist. Bei anhaltendem Allergenkontakt kann es zur Chronifizierung mit Lichenifikation der Haut kommen. Am Auge kann eine begleitende Konjunktivitis auftreten. Dieser Prozess kann unabhängig vom Ort der ursprünglichen Exposition stattfinden.

Die Lokalisation des Ekzems kann Aufschluss über das verursachende Allergen liefern. Verantwortlich für ein allergisches Kontaktekzem an den Augenlidern sind z. B. Konservierungsmittel in Opthalmologika und Kosmetika. Die auslösenden Stoffe lassen sich im erscheinungsfreien Intervall mittels **Epikutantestung** ermitteln. Ein generalisiertes allergisches Kontaktekzem kann nach oraler oder lokaler Aufnahme durch hämatogene Disseminierung auftreten.

Wichtig ist das konsequente **Meiden** der Allergene. Kurzfristig können lokale Glukokortikoidapplikation und physikalische Maßnahmen (Kühlen, feuchte Umschläge) den akuten Befund bessern. Die systemische Gabe von

Antihistaminika und Glukokortikoiden ist nur selten notwendig.

6.3 Irritativ-toxisches Kontaktekzem

DEFINITION Das akut oder chronisch-toxische Kontaktekzem wird hervorgerufen durch Hautkontakt mit obligat oder fakultativ irritierenden Substanzen.

Das toxische Kontaktekzem tritt 5–10-mal häufiger als das allergische auf und bedarf im Unterschied zu diesem keiner vorherigen Sensibilisierung. Frauen sind etwas häufiger betroffen als Männer. Oft ist eine berufliche Exposition zu den toxischen Substanzen (z. B. Säuren, Laugen, Öle, Chrom in gegerbtem Leder) gegeben. Typische Erscheinungsformen des toxischen Kontaktekzems sind Windeldermatitis und „Hausfrauenhände". Man unterscheidet folgende Formen:
- **akut toxisches Kontaktekzem:** tritt oft wenige Stunden nach der Exposition auf. Die Effloreszenzen sind scharf auf das Kontaktareal begrenzt und haben erythematös-vesikulösen Charakter. Ursächlich sind die Schädigung von epidermalen Zellen durch die einwirkende Substanz und die konsekutive Freisetzung von Entzündungsmediatoren.
- **chronisch toxisches Kontaktekzem:** tritt meist stufenweise mit trockener Haut, anschließender Rötung und Schuppung auf. Aufgrund der dünneren Hornschicht sind initial häufig die Hände (v. a. interdigital und auf der Rückseite) betroffen. Durch das chronische Einwirken der Noxen wird die Barrierefunktion der Haut gestört. Zeichen sehr langer Expositionsdauer sind Hyperkeratosen, tiefe Rhagaden und starke Hauttrockenheit.

Akut kann der Befund durch lokale Applikation kortikosteroidhaltiger Salben gebessert werden, langfristig müssen v. a. die Exposition gemieden bzw. geeignete Schutzmaßnahmen getroffen werden.

6.4 Weitere Ekzemformen

6.4.1 Exsikkationsekzem

DEFINITION Durch Lipid- und Wassermangel der Haut verursachtes Ekzem.

Die betroffenen Stellen jucken, die Haut ist trocken, rissig und teilweise pityriasiform geschuppt. Ursachen für die Trockenheit sind:
- vermindertes Wasserbindungsvermögen der Haut im höheren Alter
- übermäßiges Reinigen der Haut, v. a. mit entfettenden Seifen, Bürsten, heißem Wasser
- Kälte (Verschlechterung des Befundes v. a. im Winter).

Therapeutische Maßnahmen umfassen die Rückfettung der Haut, Reduktion des Wasserkontaktes und Schutz vor Kälteeinwirkung.

6.4.2 Nummuläres Ekzem

DEFINITION Münzförmige Streuherde verschiedener ekzematöser und mikrobieller Erkrankungen.

Mögliche Ursachen der münzförmigen Ekzemläsionen sind das atopische Ekzem, ein allergisches Kontaktekzem sowie aus bakteriellen Entzündungsherden gestreute mikrobielle Antigene (v. a. S. aureus). Das Ekzem tritt bevorzugt an Unterschenkel sowie Rücken und den proximalen oberen Extremitäten auf. Der Verlauf der Erkrankung ist chronisch-rezidivierend. Die Therapie basiert auf lokalen antiseptischen Maßnahmen und lokalen Glukokortikoiden.

6.4.3 Dyshidrotisches Ekzem

DEFINITION Ekzem an Händen und Füßen, welches durch Bildung von Bläschen und Blasen sowie starken Juckreiz gekennzeichnet ist.

Die Erkrankung betrifft Hautstellen mit einer dicken Hornschicht (**Hände, Füße**), sodass die Bläschen nicht sofort platzen, wie sie es an der übrigen Haut tun würden. Eine Fehlfunktion der Schweißdrüsen besteht nicht. Es finden sich Bläschen, die teilweise konfluieren und meist stark jucken. Die aufgekratzten Läsionen können Eintrittspforten für Superinfektionen darstellen. Zu den Ursachen zählen das allergische oder toxische Kontaktekzem, die atopische Dermatitis (Spätmanifestation), ein Arzneimittelekzem sowie eine mykotische Streuung.

Die Maximalvariante bezeichnet man als Cheiro-(palmar) oder Podo- (plantar)Pompholyx (= komplette Ablösung der Hornhaut durch massive Blasenbildung.

Differenzialdiagnostisch kommen verschiedene Erkrankungen infrage – wie beispielsweise die Psoriasis palmoplantaris, das bullöse Pemphigoid oder Skabies. Die **Therapie** richtet sich nach der ursächlichen Erkrankung. Bei ausgeprägtem Befund kann eine orale Kortisonstoßtherapie den Befund bessern; ansonsten gleicht die Therapie den anderen Exzemerkrankungen.

6.4.4 Seborrhoisches Ekzem

Synonym: seborrhoische Dermatitis

DEFINITION Chronisch-rezidivierendes Ekzem, das insbesondere an Kopf, Brust und Rücken auftritt.

Man unterscheidet das seborrhoische Ekzem des Erwachsenen vom seborrhoischen Ekzem des Säuglings. Die Ursache ist unklar. Diskutiert werden eine vermehrte Talgabsonderung sowie eine übermäßige Hefepilzbesiedelung (z. B. Pityrosporum ovale) und entsprechende Immunreaktion. Die Diagnose wird klinisch gestellt.

Seborrhoisches Ekzem des Säuglings: Innerhalb der ersten 3 Lebensmonate entwickelt sich v. a. auf der behaarten Kopfhaut eine **fettige gelbliche Schuppung** („Gneis",

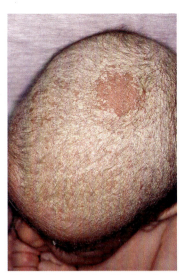

Abb. 6.2 **Seborrhoisches Säuglingsekzem.** (aus Gortner, Meyer, Sitzmann, Duale Reihe Pädiatrie, Thieme, 2012)

Abb. 6.2). Weitere Lokalisationen sind Gesicht, die retroaurikulären Hautpartien, Halsfalten, Achselfalten und der Windelbereich. Die schuppenden Areale sind scharf begrenzt und leicht gerötet. Juckreiz ist nur gering ausgeprägt. Die Erkrankung sistiert meist spontan bis zum 1. Geburtstag. Differenzialdiagnostisch müssen ein Milchschorf (Beginn meist später) und die Windeldermatitis (Auftreten im Windelbereich) abgegrenzt werden. Die Krusten können mit Olivenöl oder 2%iger Salicylvaseline aufgeweicht und behutsam abgelöst werden. Die Hautfalten sollten mit weicher Zinkpaste behandelt werden. Bei starker Entzündung können kurzfristig schwach wirksame Glukokortikoide lokal appliziert werden. Prinzipiell sollten zu stark fettende Substanzen vermieden werden.

Seborrhoisches Ekzem des Erwachsenen: Meist sind Männer im mittleren Lebensalter (40.–60. Lebensjahr) betroffen. Das Ekzem manifestiert sich v. a. im Gesicht, am Kapillitium, in den Hautfalten sowie am Stamm mit fettigen Schuppungen und erythematösen Veränderungen. Eine massive Ausprägung kann Zeichen einer Immunschwäche sein (v. a. HIV-Infektion). Assoziierte Faktoren sind: Seborrhö, Stress, Besiedelung mit Pityrosporum ovale sowie auch ein Morbus Parkinson. Außerdem kann bei Psoriasis ein seborrhoisches Ekzem auftreten. Therapeutisch sollten die Betroffenen Cremes oder Shampoos mit Ketoconazol oder Ciclopirox (gegen Pityrosporum ovale) verwenden. Des Weiteren können auch Metronidazol oder Calcineurininhibitoren lokal angewendet werden, bei starker Entzündung evtl. lokale Glukokortikoide.

6.4.5 Windeldermatitis

DEFINITION Sonderform der Kontaktdermatitis, die bei zu seltenem Windelwechsel und anderen Pflegefehlern entstehen kann.

Meist sind Säuglinge zwischen 7 und 12 Monaten von der Windeldermatitis betroffen. Diese entsteht, wenn die Windel zu selten gewechselt wird und/oder Seifen im Genitalbereich nicht ausreichend abgewaschen werden. Reizstoffe aus Urin (Ammoniak) oder Stuhl, verbliebene Seifen- oder Pflegemittelreste wirken kumulativ und führen zu einer Hautreaktion mit Rötung, Schuppung und manchmal auch Bildung von nässenden Bläschen. Prädilektionsstellen sind Beugefalten und Perianalregion. Eine Superinfektion mit Candida albicans (Windelsoor) ist eine häufige Folgeerscheinung.

Eine Windeldermatitis kann auch bei Durchfallerkrankungen bzw. nach Gabe von Fruchtsäften oder Antibiotika auftreten.

Therapie: häufiges Windelwechseln, keine zu enge Höschen, im Sommer Windel öfters weglassen, Eincremen mit Pflegesalben, steroidfreie Zinkschüttelmixtur, evtl. Nystatin.

7 Physikalisch und chemisch bedingte Hauterkrankungen

7.1 Lichtdermatosen

DEFINITION Auf gesunder Haut durch UV-Einwirkung entstehende Hauterkrankungen.

Lichtdermatosen entstehen
- **ohne** vorherige **Photosensibilisierung** (Sonnenbrand) oder
- im Rahmen einer **Photosensibilisierung**
  - bekannte Ursachen: photoallergische Reaktion, phototoxische Reaktion (Sonderform: Wiesengrasdermatitis)
  - idiopathische: polymorphe Lichtdermatose, Lichturtikaria, Hidroa vacciniformia, chronische aktinische Dermatitis.

Licht induziert die Hautalterung mit Faltenbildung, Verlust von kollagenen Fasern, es entstehen Teleangiektasien und eine Poikilodermie. Chronische Lichtschäden verursachen DNA-Schäden (z. B. Bildung von Thymindimeren) und können zur Induktion maligner Hauterkrankungen führen.

7.1.1 Sonnenbrand

Synonym: Dermatitis solaris

> **DEFINITION** UV-Licht-induzierte Hautentzündung nach ungenügend geschütztem Aufenthalt in intensivem Sonnenlicht.

Ätiologie: Prinzipiell handelt es sich um einen akuten Strahlenschaden durch UV-Licht, der nicht nur durch Sonnenlicht, sondern auch durch künstliche Lichtquellen ausgelöst werden kann. Die Toleranzzeit der Haut variiert je nach Hauttyp [S. B686], gefährdet sind insbesondere hellhäutige Menschen (Hauttyp I und II).

Klinik und Diagnostik: In den lichtexponierten Arealen entsteht durch Vasodilatation ein ausgeprägtes, überwärmtes und **schmerzhaftes Erythem** wenige Stunden nach der Exposition. Während der Sonneneinstrahlung bedeckte Hautareale erscheinen scharf abgegrenzt. Bei starker Schädigung können sich Blasen bilden, was einer Verbrennung 2. Grades entspricht und ähnlich schwere Komplikationen nach sich ziehen kann (Schock!).

Die Diagnose wird anhand der Anamnese und des typischen Hautbefunds (Abzeichnung der Kleidungsstücke!) gestellt.

Histologisch lassen sich erweiterte und von einem Ödem umgebene Gefäße in der oberen Dermis nachweisen. Außerdem finden sich vakuolisierte und apoptotische Keratinozyten („Sonnenbrandzellen"), die die Bildung von Blasen hervorrufen können.

Therapie: Wichtig ist ein konsequenter UV-Schutz bzw. das Vermeiden direkter Sonnenlichteinstrahlung.

Auf einen leichten Sonnenbrand können kortikosteroidhaltige Lotionen oder Cremes (Klasse II) aufgebracht werden. Patienten mit ausgedehnten Verbrennungserscheinungen sollten möglichst frühzeitig zusätzlich eine systemische Therapie mit NSAR (z. B. Diclofenac) erhalten.

7.1.2 Phototoxische und photoallergische Reaktion

> **DEFINITION** Es handelt sich um Varianten des toxischen bzw. allergischen Kontaktekzems, die nach Aufnahme von photosensibilisierenden Substanzen durch eine UV-Lichtexposition ausgelöst werden.

Ätiologie: Die **photoallergische Dermatitis** ist eine echte Allergie (Typ-IV-Reaktion). Nach Aufnahme eines UV-absorbierenden Stoffes wird dieser durch UVA-Licht zum Allergen (Sensibilisierung) und ruft dann (auch in geringer Dosis) eine immunologische Hautreaktion hervor. Mögliche Verursacher sind:
- Medikamente (z. B. Antihistaminika, Benzodiazepine, Sulfonamide, Östrogene)
- Bleichmittel aus Waschmitteln
- Desinfektionsmittel (z. B. Hexachlorophen, Tetrachlorsalicylanilid).

Die **phototoxische Reaktion** ist erheblich häufiger als die photoallergische. Die Reaktion nimmt mit der Höhe der Dosis zu; eine Sensibilisierung ist nicht notwendig. Nach Ende der UV-Exposition klingt die Hautreaktion schnell ab. Folgende Stoffe können eine phototoxische Reaktion auslösen:
- Medikamente: NSAR, Diuretika, Neuroleptika
- Farbstoffe (z. B. Eosin, Methylenblau), Duftstoffe, Kosmetika, Teer und Teerderivate (Acridin, Anthracen)
- Furocumarine: Psoralene aus Pflanzen wie z. B. Johanniskraut, Zitrusfrüchten, Sellerie, Pastinake. Furocumarine lösen bei direktem Kontakt die sog. „**Wiesengräserdermatitis**" (Dermatitis pratensis) aus.

Auch Porphyrine rufen phototoxische Reaktionen hervor (s. Endokrinologie und Stoffwechsel [S. A364]).

Klinik: Es findet sich ein allergisches oder toxisches Ekzem [S. B705] an den lichtexponierten Stellen, v. a. an Kopf, Oberkörper und den distalen Extremitäten. Die photoallergische Reaktion kann auch in nicht lichtexponierte Regionen streuen.

Diagnostik: Im Vordergrund steht die Anamnese (Kontakt zu potenziellen Auslösern). Bei der photoallergischen Dermatitis kann ein Epikutantest mit Belichtung (Photopatch-Test) durchgeführt werden.

Therapie: Beide Formen werden analog zum allergischen bzw. toxischen Ekzem [S. B705] behandelt.

7.1.3 Polymorphe Lichtdermatose

> **DEFINITION** Polymorphe Hauterkrankung, die nach UVA-Lichtexposition auftritt und mit starkem Juckreiz einhergeht.

Ätiologie: Die Ursache ist ungeklärt. Eine familiäre Häufung wird beobachtet. Die polymorphe Lichtdermatose manifestiert sich in der Kindheit oder Adoleszenz.

Klinik: Die polymoprhe Lichtdermatose tritt typischerweise nach der ersten stärkeren UV-Licht-Exposition im Jahr auf (z. B. Urlaub) und manifestiert sich interindividuell verschieden – intraindividuell jedoch meist gleich (polymporph → viele verschiedene Effloreszenzen): am häufigsten tritt Stunden bis Tage nach einer intensiven Lichtexposition ein papulovesikuläres Ekzem auf (Abb. 7.1). Andere Manifestationsformen sind z. B. ein Erythema exsudativum multiforme oder erythematöse Plaques. Der Befund bildet sich nach einigen Tagen folgenlos zurück.

Diagnostik: Provokationstest durch Belichtung eines Testareals (üblicherweise an Prädilektionsstelle) mit UVA-Strahlung.

Histopathologisch erkennt man ein perivaskuläres Lymphozyteninfiltrat in der Dermis, ein subepidermales Ödem sowie teilweise Zellnekrosen.

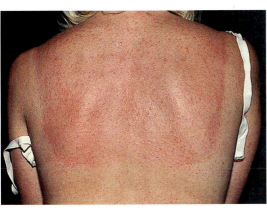

Abb. 7.1 **Polymorphe Lichtdermatose.** (aus Moll, Duale Reihe Dermatologie, Thieme, 2010)

Therapie: UV-Licht sollte in den ersten Tagen gemieden und danach langsam gesteigert werden. Prophylaktisch kann ca. 1 Woche vor einer Lichtexposition (z. B. vor einem Urlaub) das **Antioxidans α-Glycosylrutin** zum UV-Filter gegeben werden. Gegen den Juckreiz helfen Antihistaminika, ausgeprägte Hautbefunde sollten mit glukokortikoidhaltigen Externa behandelt werden.

Möglich ist zudem eine **Lichtkonditionierung**. Dabei werden die Patienten mit graduell gesteigerten UVB- und PUVA-Behandlungen an die Sonnenlichtexposition gewöhnt.

7.2 Hautschäden durch ionisierende Strahlen und Temperatureinwirkungen

Strahlenschäden: Siehe Radiologie [S. C501].

Akute Hautschädigungen treten üblicherweise mit einer Latenzzeit von 3–4 Wochen auf und zeigen die für Verbrennungen typischen Grade (s. Notfallmedizin [S. B59], **Tab. 4.2**). Mehrere Jahre nach der Exposition tritt eine Hautatrophie mit Teleangiektasien auf (Radioderm, Röntgendermatitis).

Die jahrzehntelange Einwirkung von Röntgenstrahlung (z. B. radiologisches Personal) kann aufgrund ihrer DNA-schädigenden Wirkung das Auftreten von Plattenepithelkarzinomen [S. B730] begünstigen. Häufig sind Hände und Unterarme betroffen.

Weitere Hautschäden: Auch Kälte, Hitze und chemische Substanzen schädigen die Haut. Näheres dazu s. Notfallmedizin (Verbrennung [S. B59], Erfrierungen [S. B62], Verätzungen [S. B65]).

Erythema ab igne: Durch regelmäßige Wärmeapplikation (z. B. Wärmflaschen) entwickelt sich im betroffenen Bereich ein anfangs rötliches, noch reversibles, später bräunliches, flächiges und netzartiges Erythem. Typische Lokalisation ist der Bauch (Patienten mit chronischen Bauchschmerzen). Anamnestisch lassen sich chronische Schmerzen und eine regelmäßige Wärmeanwendung erfragen.

8 Infektionskrankheiten

8.1 Bakterielle Hauterkrankungen

Die Haut ist physiologischerweise ab der Geburt mikrobiell besiedelt. Man unterscheidet die **Standortflora** (auch residente Flora oder Kommensale), d. h. die dauerhafte Hautbesiedelung mit apathogenen oder fakultativ pathogenen Keimen wie z. B. koagulasenegativen Staphylokokken, von der **transienten Flora**. Zu Letzterer zählen Keime, die vorübergehend auf der Haut haften bleiben, allerdings bei intakter Immunabwehr keine Infektion auslösen (z. B. Streptokokken, Staphylokokken oder auch Viren). Ungefähr 10^{12} Keime zählen zur Standortflora.

Eine **bakterielle Hautinfektion** wird durch verschiedene Faktoren **beeinflusst**:
- Störung der Barrierefunktion der Haut: Hautläsionen (Eintrittspforten), gestörte Standortflora
- Immunkompetenz des Patienten (Aktivität des hautständigen zellulären und humoralen Immunsystems)
- Pathogenität des Erregers: Virulenzfaktoren wie beispielsweise Hämolysine, Katalasen, Kollagenase, Elastase
- antibakterielle Peptide aus Keratinozyten.

8.1.1 Pyodermien

DEFINITION Hautinfektionen durch grampositive Bakterien.

Impetigo contagiosa

DEFINITION Häufige, v. a. bei Kindern auftretende hochinfektiöse Hauterkrankung durch Streptococcus pyogenes und/oder Staphylococcus aureus.

Ätiopathogenese: Die Erkrankung ist **hochkontagiös** und wird durch Staphylococcus aureus (v. a. großblasige Form) und Streptococcus pyogenes (v. a. kleinblasige Form) verursacht. Klassische **Infektionsquellen** sind der eigene Nasen-/Rachenraum sowie Impetigoläsionen bei anderen Erkrankten. Pathogenetisch spielt bei der Blasenbildung das von den Bakterien gebildete Exfoliatin eine Rolle.

Klinik: Zunächst treten **Bläschen** und Blasen auf erythematösem Grund auf, die teilweise rupturieren. Im Anschluss bilden sich **honiggelb-bräunliche Krusten**

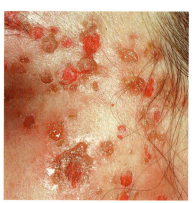

Abb. 8.1 Impetigo contagiosa. (aus Sitzmann, Duale Reihe Pädiatrie, Thieme, 2007)

(Abb. 8.1). Die Läsionen treten klassischerweise an Hautarealen, die nicht von Kleidung bedeckt sind (**Gesicht**, Hände). Im Verlauf heilt die Erkrankung meist vollständig ab. Begleitende Allgemeinsymptome (Fieber, Abgeschlagenheit) treten nur selten auf.

> **MERKE** Da die Erkrankung hochkontaginös ist, muss der Kontakt zu anderen erkrankten Kindern sowie zu evtl. kontaminierten Gegenständen (z. B. Spielzeug, Handtücher) unbedingt vermieden werden!

Komplikationen: Poststreptokokken-Glomerulonephritis (s. Niere [S. A400]).

Diagnostik: Die Diagnose lässt sich meist anhand der typischen Morphologie (honiggelbe Krusten auf erythematösem Grund) und dem Auftreten im Kindesalter stellen. Von den befallenen Hautarealen sollte ein Abstrich für die mikrobiologische Untersuchung (Keimnachweis und Antibiogramm) angefertigt werden. Urintests dienen dem Ausschluss einer Poststreptokokken-Glomerulonephritis.

Therapie: Bei wenig ausgedehntem Befall ohne Allgemeinsymptome genügt eine topische **Antibiotikabehandlung** (z. B. Fusidinsäure oder Erythromycin). Eine systemische Behandlung kann initial beispielsweise mit Penicillin, Amoxicillin und Clavulansäure oder Cephalosporinen der ersten Generation (Cefalexintyp) erfolgen. Zudem können lokale Steroide in Kombination gegeben werden.

Ekthyma

> **DEFINITION** Durch Streptokokken der Gruppe A oder Staphylococcus aureus hervorgerufene Hauterkrankung bei Mangelernährung und/oder schlechter Hygiene.

Ätiologie: Begünstigend wirken vorausgegangene Infektionen (Skabies, Varizellen) und tropische Klimabedingungen (hohe Temperaturen und hohe Luftfeuchtigkeit). Die Erreger treten meist über Hautläsionen (z. B. aufgekratzte Insektenstiche oder Schürfwunden) in die Epidermis ein.

Klinik: Die Erkrankung tritt häufig am **Unterschenkel** auf (verstärkt bei venöser Insuffizienz). Zunächst entstehen auf gerötetem Untergrund mittelgroße Blasen oder Pusteln, in denen sich zentrale Nekrosen ausbilden, die bis in die Subkutis hineinreichen. Später wird das entstandene kreisrunde Ulkus von einer graugelben Kruste bedeckt. Selten heilt die Erkrankung von allein aus. Nach Abheilung bleiben Narben mit einem hyperpigmentierten Saum.

Therapie: Ernährungs- und Hygienezustand müssen gebessert werden, da die Erkrankung sonst chronisch-rezidivierend verlaufen kann. Lokal eignen sich antiseptische Verbände und topische Antibiotika; eine systemische Antibiotikagabe (Penicillin, Makrolide) ist bei ausgeprägtem Befund erforderlich.

Erysipel

Synonym: Wundrose

> **DEFINITION** Meist durch β-hämolysierende Streptokokken verursachte Infektion der Dermis, die mit einer schweren Allgemeinsymptomatik einhergeht.

Ätiologie: Die Erreger (in erster Linie **β-hämolysierende Streptokokken der Gruppe A** [80 %], seltener Staphylokokken) treten über kleine Hautläsionen, beispielsweise Verletzungen, Ulzera und Rhagaden, in den Körper ein und breiten sich entlang der Lymphspalten und -gefäße aus. Prädisponierend sind Erkrankungen, die die Immunabwehr des Patienten schwächen, und ein Lymphstau (Z. n. Lymphknotendissektion).

Klinik: Prädilektionsstellen sind Gesicht (jüngere Erwachsene) und Unterschenkel (ältere Patienten mit ischämischen Ulzera), wobei auch andere Körperregionen wie die oberen Extremitäten oder Mammae betroffen sein können. Ein Erysipel tritt meist asymmetrisch auf und breitet sich in die Peripherie aus, wobei oft ein Abstand zur Eintrittspforte vorhanden ist. Klinisch imponiert eine leuchtend rote Haut, die scharf begrenzt und überwärmt ist und zungenförmige Ausläufer hat (Abb. 8.2). Durch die ödematöse Schwellung entstehen Spannungsgefühl und Druckschmerzen in der betroffenen Region. Begleitet wird das Erysipel von hohem Fieber, Schüttelfrost und starkem Krankheitsgefühl (oft schon vor Auftreten der Hautveränderung). Auf der betroffenen Haut können sich Blasen entwickeln, die teilweise hämorrhagisch sind. Die Lymphknoten können geschwollen sein.

Komplikationen: Schwere Verlaufsformen sind das **gangränöse** (nekrotische) und das **phlegmonöse Erysipel**. Breitet sich ein Gesichtserysipel über die Wangen und die Orbita weiter aus, besteht die Gefahr einer Sinusvenenthrombose. Obliterationen von Lymphgefäßen können ein chronisches Lymphödem verursachen und damit rezidivierende Erysipele begünstigen. Außerdem können weitere Komplikationen einer Streptokokkeninfektion wie eine Poststreptokokken-Glomerulonephritis auftreten.

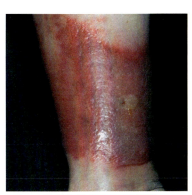

Abb. 8.2 **Erysipel am Unterschenkel.** (aus Moll, Duale Reihe Dermatologie, Thieme, 2010)

Diagnostik: Der Erregernachweis ist kaum möglich. Für die Rezidivprophylaxe ist es wichtig, die Eintrittspforte der Erreger (z. B. Rhagaden in den Zehenzwischenräumen, Mykosen, Ulzera) zu suchen und zu behandeln.

Differenzialdiagnosen:
Erysipeloid (Schweinerotlauf): Infektion mit Erysipelothrix rhusiopathiae infolge direktem Kontakt mit befallenem Fleisch (u. a. Schwein, Geflügel, Schalentiere). Prädilektionsstellen sind die Hände. An der Eintrittsstelle entwickelt sich innerhalb einer Woche ein ödematöses, rotviolettes, schmerzhaftes Erythem. Allgemeinsymptome (Fieber, Lymphadenitis) sind selten und allenfalls mild ausgeprägt. Diagnostisch hinweisend ist die Berufsanamnese (Metzger, Fischer besonders betroffen). Anzuraten ist eine orale Antibiose mit Penicillin oder Tetrazyklin, da der Verlauf oft langwierig ist.

Therapie:
Penicilline sind das Mittel der Wahl (i. v. hoch dosiert) – dabei sollten (bei kalkulierter Antibiose) penicillinasefeste Penicilline verwendet werden, da eine Infektion mit S. aureus nicht sicher ausgeschlossen werden kann. Eine Alternative zu Penicillin (bei Allergie) ist Erythromycin.

Kühlende Verbände können die Beschwerden mildern. Das betroffene Bein sollte hochgelagert werden. Weitere Maßnahmen sind die Thromboseprophylaxe und Sanierung der Eintrittspforte.

Nekrotisierende Fasziitis

DEFINITION Schwere, nekrotisierende Entzündung von Haut und Weichteilen mit hoher Letalität.

Ätiologie: Insbesondere bei prädisponierenden Faktoren (Immunsuppression, Alkoholismus, Tumorerkrankungen, Diabetes mellitus u. a.) führt der Eintritt von Erregern (Läsionen, OP) zu einer rasch progredienten Gewebszerstörung (Kolliquationsnekrose) in Faszien, Subkutis und Kutis. Auslöser sind oft β-hämolysierende Streptokokken, Mischinfektionen mit Aerobiern und Anaerobiern.

Klinik: Die nekrotisierende Fasziitis **ähnelt** morphologisch dem **Erysipel**: hochrotes, stark geschwollenes und überwärmtes Areal begleitet von schwerem Krankheitsgefühl und starken Schmerzen. Diese können auch schon vor Auftreten der Effloreszenz bestehen. Am häufigsten betroffen ist die Perinealregion, weniger häufig die Extremitäten. Petechien, Hämorrhagien und Nekrosen können auftreten. Der Befund breitet sich rasch aus. Bei Zerstörung sensibler Nerven lässt der Schmerz – u. U. bis zur vollständigen Anästhesie – nach.

Fournier-Gangrän: Es handelt sich um eine nekrotisierende Fasziitis der Genitalregion und des Skrotums (s. Urologie [S. B678]). Ursächlich sind perianale Abszesse oder operative Eingriffe am Anus. Die Infektion kann sich in dem lockeren Gewebe leicht ausbreiten.

Komplikationen: Die Erkrankung kann rasch progredient verlaufen und dann zur Entwicklung von SIRS und **Sepsis** führen und mit einem Multiorganversagen einhergehen (Letalität: bis zu 50 %). Breitet sich die Erkrankung in die tiefen Faszien aus, kann sich ein **Kompartmentsyndrom** (s. Orthopädie [S. B322]) entwickeln.

Diagnostik: In der CT, MRT und Sonografie lässt sich ein Raum zwischen Subkutis und Muskulatur erkennen; ein Emphysem kann man aufgrund der Gasbildung nachweisen. Zudem ist eine mikrobiologische Untersuchung aus dem Resektat angezeigt, um ein wirksames Antibiotikum zu ermitteln. Die Entzündungsparameter sind stark erhöht. Die frühe Diagnosestellung und rasche chirurgische Intervention (Faszienspaltung und Wunddebridement) beeinflussen das Outcome maßgeblich.

Therapie: Binnen der ersten 24 h ist eine **großzügige Resektion** der betroffenen Weichteile nötig (Fasziektomie, Nekrosektomie), anschließend müssen die Patienten intensivmedizinisch überwacht werden. Meist sind Second-look-Operationen erforderlich. Weitere Maßnahmen: Einleiten einer kalkulierten Antibiotikatherapie, ggf. Modifikation nach Erhalt des Antibiogramms. Hochlagerung der betroffenen Extremität, feuchte antiseptische Verbände.

Follikulitis

DEFINITION In der Regel bakteriell verursachte oberflächliche Infektion des Infundibulums des Haarfollikels.

Ätiologie: Die Follikulitis wird meist durch **Staphylococcus aureus** verursacht. Häufig sind warme, feuchte Areale (Intertrigines, Axilla, Kapillitum, Gesicht) betroffen, eine Okklusion (Rücken, Gesäß) trägt außerdem zum Entzündungsgeschehen bei. Ursächlich ist die Verlegung des Follikelausgangs mit Hornmaterial. Die Entzündung kann in verschiedenen Schweregraden verlaufen und wird durch ein geschwächtes Immunsystem (auch Diabetes mellitus) begünstigt.

Klinik und Diagnostik: Follikulitiden können am ganzen Körper auftreten. Ausgespart bleiben die haarfreien Handflächen und Fußsohlen. Die Pusteln treten häufig multipel auf erythematösem Grund auf und heilen nach Entleerung des Eiters krustig ab. Die Diagnose wird klinisch gestellt (Abb. 8.3).

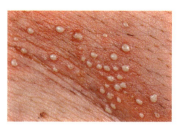

Abb. 8.3 **Follikulitis.** (aus Sterry et al., Checkliste Dermatologie, Thieme, 2010)

Komplikationen:
- **Furunkel:** Tiefe dermale bis subkutane Entzündung mit Einbeziehung des Haarfollikels, die klinisch als stark druckschmerzhafter, geröteter Abszess imponiert. Cave: Bei Furunkeln im Bereich der Nase und Oberlippe kann es zur Sinus-cavernosus-Thrombose kommen!
- **Karbunkel:** Sie entsteht durch Konfluenz von Furunkeln und sind von epifaszialen Nekrosen begleitet.

Therapie: Die Tendenz zur **spontanen Abheilung** ist hoch. Lokale Behandlung mit desinfizierenden Lösungen. In ausgeprägten Fällen ist eine systemische Antibiose notwendig. Um die Einschmelzung einer Furunkel zu fördern, können lokal Ichthyolpräparate („Zugsalbe") angewendet werden. Bei flukturierendem Abszess: Inzision mit Drainage und anschließender Antibiose.

Phlegmone

> **DEFINITION** Bakterielle Mischinfektion der Dermis und Subkutis durch tiefe Entzündungen oder nach Traumen, die im Verlauf von einer schweren Allgemeinsymptomatik begleitet wird.

Ätiologie: Die Phlegmone entsteht durch den Einschluss verschiedener Erreger – wie z.B. Staphylo- und/oder Streptokokken, Anaerobier – nach einem Trauma (OP, Stichwunde) oder per continuitatem (tiefe Entzündungen, z.B. Osteomyelitis).

Klinik: Die Erkrankung geht vom Ort der Bakterieninokulation aus, häufig betroffen sind Bauch, Beine oder die Gesäßregion. Es entsteht ein rötlich livides, teigiges **Ödem**, welches unscharf begrenzt und äußerst **schmerzhaft** ist. Der Beginn der Allgemeinsymptomatik (Fieber, Lymphadenitis) und der Verlauf der Erkrankung sind eher schleichend. Die Entzündung des Unterhautfettgewebes (Pannikulitis) heilt narbig sklerotisch ab und führt häufig zu äußerlich sichtbaren Einziehungen. Zur Handphlegmone s. Chirurgie [S.B115].

Komplikationen: Durchbruch der Entzündung und Fistelbildung. Die Entzündung kann zur Einschmelzung darunterliegender Weichteilschichten führen und in eine **Sepsis** münden.

Diagnostik und Differenzialdiagnosen: Die Entzündungswerte sind deutlich erhöht. Zudem sollte eine mikrobiologische Untersuchung erfolgen (nach Inzision, evtl. Biopsie) und ein Antibiogramm angefertigt werden. Differenzialdiagnostisch ist die Phlegmone vom Erysipel oder einer nekrotisierenden Fasziitis abzugrenzen.

Therapie: Anfangs kalkulierte **Antibiotikatherapie**, dann gezielte Antibiose nach mikrobiologischem Befund. Zudem chirurgische Eröffnung und Drainage.

Panaritium

Einschmelzende Entzündung im Bereich des Nagelwalls von Fingern oder Zehen und/oder deren Palmarseiten, die oft nach (Bagatell-)Verletzungen, z.B. eingewachsenen Nägeln, entsteht. Neben Bakterien kommen auch Kandida-Hefen als Erreger in Betracht. Typisch sind eine Schwellung und Überwärmung des betroffenen Gebietes und ein pochender Schmerz (v.a. nachts). Die Entzündung kann sich schnell in die Tiefe ausbreiten und Weichteile bzw. Knochen schädigen. Für Weiteres s. Chirurgie [S.B114].

Staphylococcal scalded skin syndrome (SSSS)

Synonym: staphylogenes Lyell-Syndrom, bei Neugeborenen auch: Dermatitis exfoliativa Ritter, Morbus Ritter von Rittershain, Syndrom der verbrühten Haut oder Pemphigus acutus neonatorum.

> **DEFINITION** Durch exfoliative Toxine von Staphylococcus aureus hervorgerufene lebensbedrohliche, blasenbildende Hauterkrankung vornehmlich des Neugeborenen- und Säuglingsalters.

Ätiologie: Bei einer Infektion mit bestimmten Stämmen von Staphylococcus aureus werden epidermolytische Toxine (Exfoliatine) von den Bakterien ausgeschüttet. Es handelt sich um Serinproteasen, die zu einer Spalt- und Blasenbildung der Haut im Bereich des Stratum granulosum (also subkorneal) führen, indem sie das epidermale Adhäsionsmolekül Desmoglein 1 inaktivieren.

Klinik: Meist sind Neugeborene und Säuglinge betroffen. Nach einem vorausgehenden Infekt mit Staphylokokken bildet sich zunächst am gesamten Körper ein **Exanthem** aus, welches in seiner Morphe dem des Scharlach ähnelt. Anschließend bilden sich – ähnlich wie bei Verbrennungen 2. Grades – großflächige, schlaffe Blasen, die leicht rupturieren und so zu großflächigen Hautablösungen (**Exfoliationen**) führen.

Komplikationen: Durch die großflächigen Hauterosionen kann es zu **lokalen Superinfektionen** und **Sepsis** kommen.

Diagnostik: Das Nikolski-Phänomen ist positiv. Der Blaseninhalt ist steril. Der Erregernachweis gelingt meist nur am Infektfokus.

Histopathologisch ist – im Unterschied zum medikamenteninduzierten Lyell-Syndrom (toxisch epidermale Nekrose [S.B702]) – eine akantholytische Spaltbildung im Stratum granulosum (also subkorneal) sichtbar. Bei Ersterem ist die Spaltbildung subepidermal.

Therapie: Im Vordergrund steht die systemische, gegen Staphylokokken gerichtete Antibiose (penicillinasefeste Penicilline, Erythromycin u. a.), um die Toxinbildung zu unterbinden. Ansonsten wird die Haut analog zu Verbrennungsverletzungen behandelt (s. Chirurgie [S. B60])

Prognose: Bei früher Diagnosestellung und Therapie gut, unbehandelt hohe Letalität.

8.1.2 Superinfektionen

Superinfiziertes Ekzem

Ekzeme können durch den Substanzdefekt Eintrittspforten für Erreger darstellen. Durch die Schwächung der Hautabwehr und Autoinokulation können Infektionen klinisch schwerer und therapieintensiv verlaufen, wie z. B. beim Eczema herpeticatum bei Infektion mit HSV-1 oder dem Eczema molluscatum bei Molluscum contagiosum.

Gramnegativer bakterieller Fußinfekt

Über Läsionen der Zwischenzehenräume (Mazerationen bei Pilzinfekten oder Hyperhidrosen) können gramnegative Erreger in die Haut eindringen. Oft liegen Mischinfektionen vor, häufige Erreger sind Pseudomonas, Enterobacter, Klebsiella oder Proteus. Okklusion, warmes Klima und Hyperhidrosis des Fußes begünstigen die Infektion.

An den Zehen und dem Vorderfuß entwickelt sich eine oft schmerzhafte, erythematöse Schwellung, Eiter kann sich aus den Läsionen zwischen den Zehen entleeren.

Die Therapie besteht aus antiseptischen und trocknenden Einlagen zwischen den Zehen sowie einer Antibiotikatherapie entsprechend den Erregern.

Gramnegative bakterielle Follikulitis

Während der antibiotischen Akne-Behandlung können gramnegative Keime die Haut besiedeln (insbesondere im Gesicht, Nacken, Rücken). Das klinische Bild ähnelt oft dem der Akne, jedoch fehlen die aknetypischen Komedonen [S. B749]. Die Therapie besteht in der Gabe von Isotretinoin zur Austrocknung der befallenen Haut und einer Antibiotikagabe.

8.1.3 Bakterielle Infektionen der Standortflora

Erythrasma

Oberflächliche Entzündung mit Corynebacterium minutissimum, die in den Hautfalten (v. a. axillär und inguinal) auftritt. Enge Kleidung, Übergewicht und Schwitzen begünstigen die Vermehrung der Bakterien. Klinisch imponiert das Erythrasma mit einem scharf begrenzten **rotbräunlichen Erythem** (Abb. 8.4), das fein schuppt und nur selten juckt. Diagnostisch wegweisend ist die Untersuchung im **Wood-Licht**, die eine ==rote Fluoreszenz durch die von C. minutissimum gebildeten Porphyrine== zeigt. Differenzialdiagnostisch sollte an eine intertriginöse Mykose gedacht werden. Die Therapie basiert auf einer ver-

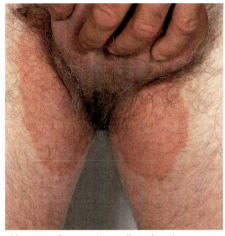

Abb. 8.4 Erythrasma. (aus Moll, Duale Reihe Dermatologie, Thieme, 2010)

besserten Körperhygiene und lokalen antibakteriellen Substanzen (z. B. Erythromycin).

Kutane Aktinomykose

Actinomyzeten sind anaerobe, residente Keime der Mundflora. Sie können nach Verletzungen tiefe, granulomatöse Entzündungen verursachen; oft als Mischinfektion mit anderen gramnegativen Erregern. Der häufigste Erreger ist Actinomyces israelii. Cave: Actinomyzeten sind grampositive Stäbchenbakterien und keine Pilze!

Häufig finden sich ==granulomatöse Knoten in der Mundhöhle== und am Kiefer (zervikofaziale Aktinomykose), die Abszesse und Fisteln bilden können. Die Haut ist livide verfärbt und die Knoten von harter Konstistenz. Die Entzündung kann sich auf umgebendes Gewebe ausbreiten (Osteomyelitis). Die Erkrankung neigt zur Rezidivbildung. Therapie der Wahl ist die Inzision und Drainage bei Abszessbildung, anschließend wird eine systemische Antibiose (z. B. mit Penicillin, Tetrazyklin oder Amoxicillin) durchgeführt.

Siehe auch Infektionserkrankungen [S. A514].

Sonstige Infektionen

Trichobacteriosis palmellina: Besiedelung der Achselhaare mit Corynebacterium tenue infolge mangelnder Hygiene und verstärkten Schwitzens. Klinisch imponieren gelbliche Beläge, die nur schwer entfernt werden können und stechend riechen.

Keratolysis sulcata plantaris: Mazerierte und defekte Hornhaut der Fußsohle mit grübchenförmiger Keratinolyse, die mit starkem Brennen einhergeht. Begünstigend wirken Schwitzen, Wärme und enges Schuhwerk. Eine Entzündungsreaktion besteht nicht.

8.1.4 Hautbeteiligung bei systemischen bakteriellen Infektionen

- Borreliose: s. Infektionserkrankungen [S. A514]
- Milzbrand (Anthrax): s. Infektionserkrankungen [S. A532]
- toxisches Schock-Syndrom: s. Infektionserkrankungen [S. A537]
- Scharlach: s. Pädiatrie [S. B553].

8.2 Mykobakterielle Infektionen

8.2.1 Hauttuberkulose

DEFINITION Seltene Manifestationsform der meist durch Mycobacterium tuberculosis verursachten Infektionskrankheit.

Die Tuberkulose wird ausführlich im Kapitel Infektionserkrankungen [S. A537] besprochen. Die Diagnose wird nach mikrobiologischen Erregernachweis (Kultur, Ziehl-Neelsen-Färbung, PCR) gestellt. Die Infektion ist in Deutschland namentlich meldepflichtig. Kombinierte Antibiotikatherapie mit Pyrazinamid, Rifampicin, Ethambutol, Isoniacid und Streptomycin.

Tuberculosis cutis luposa (Lupus vulgaris): Häufigste dermale Manifestation. Sie tritt v. a. am Gesicht und an den Extremitäten auf, wobei aber auch Schleimhäute (v. a. Nase) betroffen sein können. Auf zuvor gesunder Haut entwickeln sich weiche, bräunliche, manchmal schuppende Papeln, die ulzerieren und anschließend narbig abheilen (Präkanzerose!). Bei Spateldruck zeigt sich ein lupoides Infiltrat, das Sondeneinbruchphänomen ist positiv. Der Verlauf ist chronisch.

Weitere Hautmanifestationen:

- **tuberkulöser Primäraffekt** (Befall der Haut) und **Primärkomplex** (Befall von Haut und Lymphknoten): selten, meist bei Kindern. Erregereintritt durch kleine Verletzungen, an der Eintrittstelle entsteht eine entzündliche Papel, die im weiteren Verlauf ulzeriert. Meist besteht eine begleitende regionale Lymphadenitis.
- **Miliartuberkulose:** sehr selten, insbesondere bei Säuglingen und immundefizienten Patienten. Sie entsteht durch hämatogene Streuung der Erreger und imponiert mit disseminierten bräunlichen Papeln, die teilweise ulzerieren.
- **Tuberculosis fungosa serpingiosa:** Vor allem bei älteren Patienten, Prädilektionsstellen sind Hände und Unterarme. Es entstehen papillomatöse Wucherungen auf erythematösem Grund, die ulzerieren und ein eitriges Sekret (Erregernachweis!) absondern können.
- **Tuberculosis cutis colliquativa** (Scrofuloderm): selten. Geschwollene Lymphknoten verursachen zunächst eine Rötung der darüberliegenden Haut. Brechen diese in die Haut ein, kann es zu Ulzerationen und Fistelbildungen kommen.

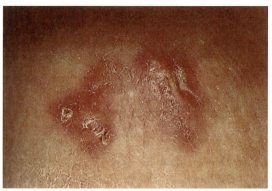

Abb. 8.5 Schwimmbadgranulom. (aus Moll, Duale Reihe Dermatologie, Thieme, 2010)

- **Tuberculosis cutis verrucosa:** Bevorzugt an Händen und Füßen entwickeln sich bräunliche Papeln, teilweise Pusteln.

8.2.2 Schwimmbadgranulom

DEFINITION Atypische Mykobakterieninfektion durch Mycobacterium marinum mit dermaler Manifestation.

Ätiologie: M. marinum kommt im Wasser (z. B. Aquarien, Schwimmbäder, Baggerseen) vor und tritt über kleine Hautläsionen in den menschlichen Körper ein. Betroffen sind v. a. exponierte Berufe (Fischer, Zierfischhalter), aber auch Badegäste in kontaminierten Gewässern (M. marinum ist chlorresistent!).

Klinik: Nach mehreren Wochen bildet sich an der Eintrittstelle, häufig an den Akren, ein bläulicher, erythematöser, schuppender **Knoten** (histopathologisch: **tuberkuloides Granulom**, der teilweise ulzeriert (Abb. 8.5). Die Erreger können sich entlang der Lymphbahnen ausbreiten und neue Herde bilden (sporotrichoide Ausbreitung wie bei Sporotrichose), die Lymphknoten bleiben dabei häufig ausgespart. Der Verlauf ist chronisch, eine spontane Abheilung kann nach langem Verlauf erfolgen.

Therapie: Bei lokal begrenztem Befall ist eine chirurgische Exzision der Herde anzustreben. Die anschließende systemische Antibiotikatherapie erfolgt mit Tetrazyklinen bzw. Clarithro- oder Erythromycin.

8.2.3 Lepra

Siehe Infektionserkrankungen [S. A525].

8.3 Virale Hauterkrankungen

Viren können die Haut auf folgende Weise befallen:
- Eindringen von der Hautoberfläche aus
- hämatogene Streuung
- aus einem außerhalb der Haut gelegenen Infektionsherd.

Dabei vermehren sich die Viren in den Zellen der Epidermis.

8.3.1 Exanthemische Viruskrankheiten

Masern, Röteln, das Exanthema infectiosum (Ringelröteln) und die infektiöse Mononukleose sind ebenfalls exanthemische Viruserkrankungen, werden aber in anderen Kapiteln besprochen:
- Masern: s. Pädiatrie [S. B554]
- Röteln: s. Pädiatrie [S. B555]
- Exanthema infectiosum (Ringelröteln): s. Pädiatrie [S. B555]
- infektiöse Mononukleose: s. Infektionserkrankungen [S. A553].

Hand-Fuß-Mund-Exanthem

Synonym: falsche Maul- und Klauenseuche

> **DEFINITION** Bei Kindern gehäuft auftretende Hautinfektion mit Coxsackie-Virus Typ A und B mit Befall von Händen, Füßen und der Mundschleimhaut.

Epidemiologie: Von der Erkrankung sind fast ausschließlich Kinder bis zum 10. Lebensjahr betroffen. Sie tritt gehäuft im Sommer und aufgrund ihrer hohen Kontagiosität oft epidemisch auf.

Ätiologie: Auslöser der Erkrankung sind Coxsackie-Viren Typ A (16, 5, 7, 9). Die Infektion wird fäkal-oral oder über erregerhaltige Sekrete des Nasopharynx übertragen.

Klinik: Prodromi der Erkrankung (Durchfall, leichtes Fieber, Bauchschmerzen) treten selten auf und dauern kürzer als 1 Tag. Nach einer Inkubationszeit von 3–6 Tagen entstehen eine schmerzhafte **vesikuläre Stomatitis** (Aussparung der Lippen, Tonsillen und des Rachens) sowie exanthemische Papeln und **Papulovesikel** an **Handflächen** und **Fußsohlen**. Selten treten leichte Allgemeinsymptome (Fieber, Arthralgien) hinzu. Die Erkrankung heilt nach etwa 1 Woche spontan ab.

Therapie: Die Therapie erfolgt symptomatisch (Mundspülungen). Eine bakterielle Superinfektion der Läsionen wird mit systemischer Antibiotikagabe behandelt.

8.3.2 Papillomaviren

Die humanen Papillomaviren (HPV) sind eine Gruppe von über 80 DNA-Viren (s. Mikrobiologie [S. A556]), die verschiedene Warzenerkrankungen verursachen (s. u.). Sie dringen über kleine Verletzungen in die Haut ein und befallen die Basalzellen der Epidermis. Sie werden i. d. R. als **Schmierinfektion** (z. B. Geschlechtsverkehr → Condylomata acuminata) oder **über Oberflächen** übertragen (z. B. Barfußgehen im Schwimmbad → Plantarwarzen). Papillomviren zeigen einen Tropismus für Haut und Schleimhaut. Einige Subtypen haben onkogenes Potenzial, das niedrig (low risk) oder hoch (high risk) sein kann. Die Viren der Hochrisikogruppe (z. B. 16, 18) können z. B. zu einer CIN s. Gynäkologie [S. B362] oder einem Zervixkarzinom führen. Die genitalen HPV-Infektionen zählen zu den sexuell übertragbaren Erkrankungen (s. Infektionserkrankungen [S. A510]).

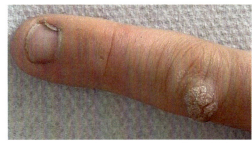

Abb. 8.6 **Verrucae vulgares.** (aus Sterry et al., Kurzlehrbuch Dermatologie, Thieme, 2011)

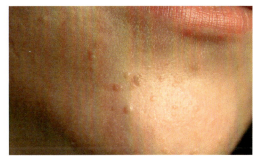

Abb. 8.7 **Verrucae planae juveniles.** (aus Sterry et al., Kurzlehrbuch Dermatologie, Thieme, 2011)

Formen

Verrucae vulgares

Es handelt sich um bis zu 5 mm große, manchmal filiforme Papeln, die solitär oder multipel auftreten, wobei v. a. Gesicht, Hände oder Füße Prädilektionsstellen darstellen. Die Warzen haben eine graue, hyperkeratotische und raue Oberfläche (**Abb. 8.6**), die teilweise kleine Einblutungen aufweist, und sind infektiös, sodass in der Umgebung häufig Tochterwarzen entstehen (beetartige Anordnung). Übertragen wird die Erkrankung durch die Typen 1, 2, 3, 4, 7 und 54. Auf vorgeschädigter Haut (atopisches Ekzem) kann sich durch Autoinokulation ein **Eczema verrucatum** ausbilden.

Histopathologisch erkennt man eine hyperplastische und hyperkeratotische Epidermis mit vergröberten Zellen des Stratum granulosum. Einige Zellen zeigen einen abgegrenzten, leer scheinenden Bereich um den vergrößerten Zellkern herum (**Koilozyten**).

Plane Warzen

Synonym: Verrucae planae juveniles, Flachwarzen

Kennzeichnend für die Erkrankung sind multiple, 1–2 mm kleine, flach erhabene hautfarbene Papeln, die rundlich oder polygonal begrenzt sind (**Abb. 8.7**). Plane Warzen treten bevorzugt bei Kindern und Jugendlichen auf und manifestieren sich v. a. im Gesicht (perioral, Stirn,

Wangen), an den Schienbeinen und den distalen Armen. Erreger sind die HPV-Typen 3 und 10.

Plane Warzen sind weniger erhaben und zeigen ein Stratum granulosum, das basophil und vergröbert ist.

Verrucae plantares

Synonym: Dornwarzen, Fußsohlenwarzen

Dornwarzen werden durch die Virustypen 1, 2 und 4, vornehmlich beim Barfußgehen übertragen. Sie können solitär in Dornenform oder mosaikartig auftreten. Erstere sind bevorzugt an Druckstellen der Fußsohle lokalisiert und wachsen in die Tiefe. Sie bereiten dem Patienten häufig Schmerzen. An der Haut sind meist kleine braune bis schwarze Flecken sichtbar, die punktförmige Einblutungen darstellen. Mosaikförmig angeordnete Warzen verursachen i. d. R. keine Beschwerden. Sie sind nur wenige Millimeter groß und breiten sich oberflächlich aus.

Condylomata acuminata

Synonym: Feigwarzen, Feuchtwarzen

Siehe auch Infektionserkrankungen [S. A557].

Condylomata acuminata werden zumeist durch die HPV-Typen 6 und 11, evtl. auch 16 und 18 übertragen und treten am häufigsten im **Anogenitalbereich** (auch im Analkanal!) auf. Es handelt sich um eine Geschlechtskrankheit. Die Kondylome sind meist spitz, an der Zervix und am Praeputium hingegen flach (**Condyloma plana**). Die Inkubationszeit beträgt Wochen bis Monate; wenige Infektionen können stumm verlaufen. Die Kondylome sind zunächst klein und wachsen später konfluierend und blumenkohlartig. Sie imponieren hautfarben oder weißlich und sind oft beetartig angeordnet. Bei Immundefizienz können die Warzen sehr groß werden (**Condylomata gigantea Buschke-Löwenstein**).

Verrucosis generalisata

Synonym: Epidermodysplasia verruciformis

Die Verrucosis generalisata imponiert mit zahlreichen kleinen, flachen Papeln, die v. a. an lichtexponierten Arealen auftreten. Sie können – abhängig vom Virustyp (Übertragung durch 3, 5, 8, 14, 17, 20, 38) – maligne entarten (Morbus Bowen oder Spinaliom) und müssen daher regelmäßig kontrolliert werden.

Therapie

Die Therapie kann sowohl lokaltherapeutisch als auch chirurgisch erfolgen. Die Läsionen können mittels scharfem Löffel, Kryoablation oder Laser abgetragen werden.

Die Pharmakotherapie basiert auf:
- **Immunstimulation:** Lokal appliziertes Imiquimod kann bei Condylomata acuminata, Verrucae planae, plantares und vulgares als Therapeutikum oder zur postoperativen Rezidivprophylaxe verabreicht werden.
- **Keratolyse:** Salicylsäurehaltige Pflaster (okklusiv) entfernen die Hyperkeratosen bei Verrucae vulgares und plantares und können adjuvant vor der Entfernung der Warzen oder vor der Anwendung anderer Medikamente verwendet werden.
- **Podophylotoxin:** lokal bei Condylomata acuminata
- **Zytostatika:** Verrucae vulgares, plantares und planae können mit lokal angewandtem 5-Fluorouracil therapiert werden (als Lack in Verbindung mit Salicylsäure, z. B. Verrumal). Dabei wird die Teilung infizierter Zellen und damit die Vermehrung der Viren verhindert.
- **Zytokine:** Condylomata acuminata können begleitend lokal mit Interferon-α behandelt werden, Interferon-β senkt die Häufigkeit von Rezidiven.
- **weitere Möglichkeiten:** lokal Veregen (Grünteeextrakt) bei Condylomata acuminata sowie Immunstimulation durch wechselwarme Bäder (bei Verrucae vulgares).

8.3.3 Poxviren

Synonym: Pockenviren

Einteilung: Die humanpathogenen Pockenviren werden in 3 Hauptgruppen unterteilt: die Orthopoxviren (Erreger der Pocken beim Menschen und bei Tieren), Parapoxviren (Ecthyma contagiosum, Melkerknoten) und das Molluscipoxvirus (Erreger des Molluscum contagiosum). Daneben existieren Gruppen tierpathogener Erreger.

Epidemiologie: Die **Pocken** (Variola vera) gelten seit den 80er-Jahren als ausgerottet, was zum einen auf die flächendeckende Impfung, zum anderen auf das fehlende Tierreservoir für die Viren zurückzuführen ist. Lediglich in Laboren wird der Erreger weiterhin gezüchtet. Durch die sinkende Impfrate in der Bevölkerung sind die Erreger der Pocken als Biowaffe gefürchtet. Da die Impfung nur noch selten und mit neueren Methoden durchgeführt wird, werden auch die vakzinalen Erkrankungen nur noch selten beobachtet.

Molluscum contagiosum tritt vor allem im Kindesalter auf, Jungen häufiger betroffen als Mädchen.

Ätiologie: Das Molluscum-contagiosum-Virus wird von Mensch zu Mensch übertragen (Schmierinfektion) über kleine Hautdefekte ein. Es besteht außerdem die Gefahr einer Verschleppung auf andere Hautareale (Autoinokulation). Begünstigt wird das Auftreten der Erkrankung durch eine Immunsuppression oder ein atopisches Ekzem.

Klinik:

Pocken (Variola vera):
- Prodromalstadium mit schwerer Allgemeinsymptomatik (Fieber, Abgeschlagenheit, Schüttelfrost)
- Nach 1–2 Wochen Inkubationszeit tritt ein erythematöses Exanthem mit Bläschen auf, welche sich zu konfluierenden, gekammerten Pusteln entwickeln. Die Pusteln befinden sich alle im selben Stadium, sind genabelt und heilen unter Narbenbildung ab.
- Prädilektionsstellen sind Gesicht und Extremitäten. Die Krankheit ist hochkontagiös und lebensbedrohlich.

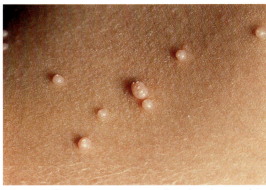

Abb. 8.8 Mollusca contagiosa. (aus Moll, Duale Reihe Dermatologie, Thieme, 2010)

Melkerknoten: Der Melkerknoten wird durch ein Paravakziniavirus hervorgerufen. Der Mensch kann sich über Kontakt zu erkrankten Rindern anstecken (Landwirte, Tierärzte). Prädilektionsstellen sind v. a. Hände und Unterarme. Typisch sind ein oder mehrere, i. d. R. schmerzlose Knoten, die zentral eingesenkt sind. Die Haut in der Umgebung ist meist nicht gereizt. Die Knoten heilen nach 6–8 Wochen von selbst ab.

Ekthyma contagiosum (Orf): Die Infektion erfolgt durch den Kontakt mit infizierten Tieren (v. a. Schafe, Ziegen) und zeigt sich beim Menschen mit einem umschriebenen erythematösen und festen Knoten (schmerzlos), bevorzugt an den Händen. Es handelt sich um eine Berufserkrankung bei Schafshirten. Die Erkrankung heilt nach etwa 4–6 Wochen spontan ab.

Molluscum contagiosum (Dellwarzen): Nach einer Inkubationszeit von 2–7 Wochen entwickeln sich multiple bis zu 5 mm große, hautfarbene, derbe Papeln mit zentraler Einziehung oder Öffnung (Abb. 8.8). Aus den Papeln lässt sich durch seitlichen Druck Molluskumbrei (virusbeladene Epithelzellen, breiartige Konsistenz) exprimieren. Oft sind Gesicht (Augenlider), Hals, Achselhöhlen, Stamm oder Anogenitalregion betroffen. Dellwarzen der Lidhaut können durch die anatomischen Gegebenheiten eine therapieresistente follikuläre Begleitkonjunktivitis auslösen. Ein ausgeprägter Befall des gesamten Körpers sollte Anlass zur Abklärung einer Immundefizienz geben.

Histologisch lassen sich in der kraterförmigen Einsenkung der epidermalen Papel zahlreiche stark aufgeblähte Keratinozyten erkennen, die mit Virenpartikeln beladen sind.

Therapie:
- Die Therapie der Pockenerkrankungen erfolgt i. A. **symptomatisch**.
- Für die echten Pocken sind **Immunglobulinpräparate** verfügbar.
- Die Läsionen beim Melkerknoten und beim Ecthyma contagiosum sollten **lokal antiseptisch** und ggf. antibiotisch behandelt werden, um Sekundärinfektionen zu vermeiden. Sie können ggf. operativ abgetragen werden.

Tab. 8.1 Herpesviruserkrankungen

Typ	Erkrankung
Herpes-simplex-Virus-1 (HSV-1)	Herpes labialis
HSV-2	Herpes genitalis
Humanes Herpesvirus (HHV)-6, selten HHV-7	Exanthema subitum
HHV-8	Kaposi-Sarkom
VZV	Varizellen, Herpes zoster

- Einzelne Molluscum-contagiosum-Herde können mit salicylsäurehaltigen Pflastern behandelt werden, bei multiplen Läsionen werden die einzelnen Papeln in Lokalanästhesie abgetragen.

MERKE Pockenviren sind hochkontagiös.

8.3.4 Herpesviren

Herpesviren stellen eine große Gruppe dar und können verschiedene Erkrankungen auslösen (**Tab. 8.1**). Sie werden im Kapitel Infektionserkrankungen [S. A545] besprochen. Für Näheres zu den Varizellen s. Pädiatrie [S. B556].

8.4 Mykosen der Haut

8.4.1 Grundlagen

Einteilung: Grob unterteilt man die humanpathogenen Pilzarten in das **DHS-System** (Dermatophyten, Hefen, Schimmelpilze) und in **dimorphe** (biphasische) Pilze. In der Regel besteht eine fakultative Pathogenität, d. h., die Erreger rufen nur bei gestörter Barriere- oder Abwehrfunktion eine lokale oder generalisierte Infektion hervor.

- **Dermatophyten**: Ernähren sich von Keratin und befallen daher obere Hautschichten, Haare und Nägel. Eine invasive Erkrankung ist nicht möglich.
- **Hefen**: bevorzugen feuchtwarmes Milieu (Hautfalten, Schleimhäute)
- **Schimmelpilze**: können bei schweren Immundefizienzen oder Hautschäden schwere systemische Infektionen hervorrufen
- **dimorphe (biphasische) Pilze**: werden meist außerhalb Europas erworben und manifestieren sich i. d. R. systemisch.

Je nach Manifestation werden unterschieden: Hautmykosen, subkutane Mykosen, Systemmykosen und opportunistische Mykosen.

Die systemischen Mykosen (Kandidose, Kryptokokkose, Histoplasmose) werden ausführlich im Kapitel Infektionserkrankungen [S. A563] besprochen.

Diagnostik: Die Anamnese des Patienten kann Hinweise auf die Infektionsquelle und mögliche Erregerspezies geben (z. B. Haustiere, landwirtschaftliche Tätigkeit). Zum Erregernachweis können befallene Hautschuppen, Nagel-

Tab. 8.2 Lokal anwendbare Antimykotika

Substanzklasse	Beispiele	Wirkspektrum
Azole	Clotrimazol, Ketoconazol	Dermatophyten, Hefen, Schimmelpilze, grampositive Bakterien
Pyridone	Ciclopirox	Dermatophyten, Hefen, Schimmelpilze, Bakterien
Allylamine	Terbinafin	Breitspektrumantimykotika
Morpholoine	Amorolfin	Breitspektrumantimykotika
Polyene	Amphotericin B, Nystatin	Hefen
Thiocarbamat	Tolnaftat	Dermatophyten

proben, Haare und Abstriche von Schleimhäuten genutzt werden.

- **Dermatophyten:** Probe aus dem Randbereich des Herdes entnehmen, da dort die Erregerdichte am höchsten ist (→ Dermatophyten breiten sich zentrifugal aus)
- **Hefemykosen:** Bei der Pityriasis versicolor [S. B720] kann erregerhaltiges Material mittels Transparentklebeband-Abrisspräparat aus der Läsion gewonnen werden, ansonsten mittels Feuchtabstrich.

Das gewonnene Material kann als Nativpräparat mit 15%iger Kalilauge mikroskopisch auf das Vorhandensein von Pilzen untersucht werden. Ein Rückschluss auf die Spezies gelingt jedoch nicht. Die Anzucht wird auf speziellen Nährböden bei 37 °C durchgeführt. Im Mikroskop lässt sich die Pilzart oft anhand der Beurteilung von Farbe und Wuchsform bestimmen. Für weitere Differenzierung können Selektivnährböden eingesetzt werden.

Auch die Inspektion der Hautbefunde im **Wood-Licht** kann hinweisgebend sein: Die Herde bei Pityriasis versicolor fluoreszieren hellgelb. Hellgrüne Fluoreszenz tritt bei Trichophyton schoenleinii und einigen Microsporuminfektionen auf.

Pharmakotherapie: Die Therapie **lokaler** Befunde sollte nach Möglichkeit zunächst mit Topika z. B. als Creme oder Nagellack erfolgen. Tab. 8.2 zeigt zur Verfügung stehende Substanzklassen. Zur systemischen Therapie werden Triazole wie **Itraconazol oder Fluconazol** (fungistatisch) oder **Allylamine** wie Terbinafin (fungizid) eingesetzt. Erstere wirken als Breispektrumantimykotikum gegen Dermatophyten, Hefen und Schimmelpilze, Zweitere vorwiegend gegen Dermatophyten. Es ist sinnvoll, die systemische Behandlung mit lokalen Maßnahmen zu kombinieren.

8.4.2 Dermatophyten (Tinea)

Synonym: Fadenpilze

> **DEFINITION** Keratinasehaltige Gruppe von Pilzen, die die oberen Hautschichten sowie Haare und Nägel befallen können. Die hervorgerufene Infektion wird Tinea genannt.

Einteilung: Etwa 30 Spezies aus 3 Erregerklassen können beim Menschen Infektionen hervorrufen:
- Trichophytum spp.
- Microsporum spp.
- Epidermophyton spp.

Die Krankheitsbilder werden nach ihrer Lokalisation unterteilt (s. u.).

Epidemiologie: Dermatophyteninfektionen treten weltweit auf. Die häufigsten Manifestationsformen sind der Fußpilz (ca. ⅓ der erwachsenen Bevölkerung) und der Nagelpilz (ca. 10%).

Ätiologie: Die Erreger liegen intrazellulär in keratinhaltigen Zellen. Die Übertragung der Erreger kann von Mensch zu Mensch (**anthropophile** Erreger), über Tiere (**zoophile** Erreger) oder über die Erde (**geophile** Erreger) erfolgen. Die Ansteckung kann direkt oder über kontaminierte Oberflächen erfolgen. Anthropophile Erreger verursachen i. d. R. leichte, zoophile und geophile ausgeprägte und schwer zu therapierende Krankheitsbilder.

Die häufigsten Erreger sind **Trichophyton rubrum** (60–80%) und **Trichophyton mentagrophytes** (10–20%). Letzterer wird v. a. von Haustieren übertragen (z. B. Meerschweinchen). Andere typische von Tieren übertragene Erreger sind Microsporum canis (v. a. von Katzen) und Trichophyton verrucosum (Rinder). Trichophyton tonsurans wird vorwiegend über Sportmatten übertragen (z. B. „Ringerpilz").

Feuchte Haut (Schwitzen, feuchtwarmes Klima, Okklusion) begünstigen das Auftreten einer Infektion.

> **MERKE** Ausgeprägte Befunde sollten stets Anlass zur Suche nach einer angeborenen oder erworbenen Immundefizienz geben.

Klinik: Die Pilze können Haut (Epidermomykosen) und Haare (Trichomykosen) oberflächlich (Tinea superficialis) oder – durch Eindringen in die Haarfollikel – in der Tiefe (Tinea profunda) befallen. Eine systemische Manifestation tritt nicht auf.

- **Tinea superficialis:** Typisch sind scharf begrenzte, gerötete und schuppende, runde oder polyzyklische Herde, die sich zentrifugal ausbreiten (Abb. 8.9 a). Die größte Erregerdichte und stärkste Entzündungsreaktion finden sich im Rand des Herdes. Ein schubweise auftretender starker Juckreiz kann vorhanden sein.
- **Tinea profunda:** An den Haarfollikeln entwickeln sich pustulöse und stark entzündliche Herde; meist sind zoophile Pilze ursächlich.

Häufige Manifestationsorte sind:
- **Kopfhaut** (**Tinea capitis**): am häufigsten durch Microsporum canis (meist von Haustieren!) und Trichophyton mentagrophytes verursacht. Die befallenen Haare sind oft leicht herausziehbar oder brüchig (Abbrechen meist kurz oberhalb der Kopfhaut, Abb. 8.9 b). Je nach Tiefe des Befalls können oberflächlich runde, schuppige

8.4 Mykosen der Haut

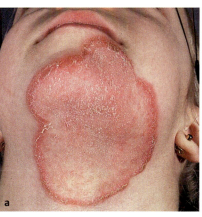
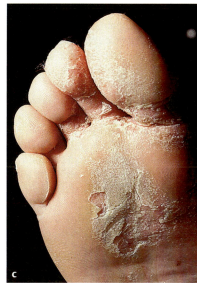
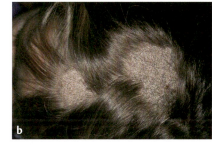

Abb. 8.9 Tinea. a Tinea corporis superficialis. b Tinea capitis superficialis. c Tinea pedis. (a: aus Sitzmann, Duale Reihe Pädiatrie, Thieme, 2007; b und c: aus Moll, Duale Reihe Dermatologie, Thieme, 2010)

Plaques, aber auch tiefe eitrige, follikelgebundene Entzündungen (**Kerion Celsi**) vorliegen.
- **Bart** (**Tinea profunda barbae**): meist durch Trichophyton verrucosum und Trichophyton mentagrophytes verursachte pustulöse Entzündung des Haarschaftes.
- **Hände und Füße** (**Tinea pedis, Tinea manuum**): T. rubrum ruft meist die **Tinea manuum** (**Tinea palmoplantaris**), eine Verdickung und chronische Schuppung von Handflächen und Fußsohlen, hervor. Oft sind beide Füße, jedoch nur eine Hand betroffen. Bei der **Tinea pedis** (Abb. 8.9 c) sind die Interdigitalräume der Zehen mazeriert, während sich schubweise Bläschen bilden. Oft sind diese Läsionen zusätzlich bakteriell infiziert (Eintrittstelle für Erysipel).
- **Nägel** (**Tinea unguium**): vorwiegend durch Trichophyton rubrum, Trichophyton interdigitale oder Epidermophyton floccosum hervorgerufen. In 90 % der Fälle liegt ein distal-lateral-subunguales Befallsmuster vor, außerdem kann der Nagel proximal-subungual oder superfiziell befallen sein. Sind sowohl der gesamte Nagel als auch die Nagelmatrix betroffen, spricht man von totaler Onychodystrophie. Die Nägel sind brüchig.
- **Körperoberfläche** (**Tinea corporis, Tinea faciei**): meist durch T. mentagrophytes, T. rubrum, T. interdigitale und M. canis verursacht. An den Extremitäten oder am Stamm entwickeln sich scharf begrenzte, runde und schuppende Herde, die teilweise girlandenförmig angeordnet sind. Das Zentrum kann abgeblasst sein, während der Rand verdickt erscheint. Meist lässt sich eine feine Schuppung nachweisen; Pusteln treten seltener auf.
- **Leisten-** und **Genitalregion** (**Tinea inguinalis**): Meist durch T. rubrum oder Epidermophyton floccosum hervorgerufene Infektion, die häufig Männer betrifft. Die geröteten Herde sind bogenförmig, teilweise schuppig und mit einem erhabenen Rand versehen. Oft besteht ein Juckreiz.

Mikrosporie: Eine Mikrosporie („Katzenpilz") tritt bei Kindern auf und ist durch eine sich rasch ausbreitende Tinea capitis et corporis gekennzeichnet. Da es sich i. d. R. um hochkontagiöse Erreger (Microsporum canis, Microsporum audouini) handelt, können in der Umgebung der Patienten (Schule, Kindergarten) Epidemien auftreten. Die Erkrankung ist meldepflichtig.

Favus ist eine chronische, meist durch T. schönleinii hervorgerufene Trichomykose, die weltweit v. a. in Regionen mit niedrigem sozioökonomischem Status vorkommt. Typisch sind die an den Follikeln sichtbaren erregerhaltigen, übel riechenden Schuppenkrusten. Der langjährige Verlauf kann eine vernarbende Alopezie [S. B748] verursachen.

Komplikationen:
- **Tinea superficialis:** Erysipel [S. B710].
- **Tinea profunda:** vernarbende Alopezie [S. B748], bei gestörter zellulärer Abwehr: Granuloma trichophyticum Majocchi.

Therapie:
Dermatophyten müssen praktisch immer mit **Antimykotika** behandelt werden, da sie nicht spontan abheilen. Dabei ist **lokalen Präparaten** der Vorzug zu geben (z. B. Miconazol, Terbinafin, Ciclopiroxolamin); die entweder als Creme, Lösung oder Nagellack appliziert werden können. Bei ausgeprägter Entzündung kann zusätzlich auch ein Glukokortikoid verabreicht werden. Die **systemische Be-**

handlung ist vornehmlich bei Kindern mit Tinea capitis, bei Onchodystrophie, Tinea barbae sowie bei ausgedehnter Tinea corporis oder anderen schweren Verläufen erforderlich. Die Nagelmykose behandelt man für eine Dauer von ca. 2–3 Monaten, die restlichen Formen für etwa 4 Wochen.

Bei Haaren und Nägeln ist initial die Entfernung des mykotisch infizierten Materials sinnvoll (Rasur, atraumatische Nagelentfernung).

Werden zoophile Erreger gefunden, ist stets nach der Infektionsquelle (Haus- und Nutztiere) zu suchen, da diese das Erregerreservoir bilden und zu häufigen Rezidiven führen können. Auch Personen im näheren Umfeld sollten untersucht und ggf. behandelt werden.

Allgemeine vorbeugende Maßnahmen umfassen z. B. das Tragen von Badeschuhen im Schwimmbad oder eine sorgfältige Fußhygiene.

8.4.3 Hefemykosen

Synonym: Levurosen

> **DEFINITION** Infektionen mit Sprosspilzen.

Einteilung: Klinische Relevanz haben insbesondere die Kandidosen, die Pityriasis versicolor und die Kryptokokkose. Meist sind Kleinkinder, alte Patienten und schwerkranke Patienten betroffen.

Epidemiologie: Die häufigsten oberflächlichen Mykosen sind die Infektionen mit Candida albicans (Soor). Pityriasis versicolor tritt in tropischen Regionen etwa 10-mal häufiger auf als in Deutschland.

Ätiopathogenese: Hefepilze kommen beim Gesunden in geringen Mengen in Mundschleimhaut, Gastrointestinaltrakt und Vagina ohne pathologische Bedeutung vor. Eine gestörte Standortflora [S. B686] oder eine Abwehrschwäche ermöglicht ihnen die rasche Vermehrung. Häufig handelt es sich um opportunistische Infektionen. Ursachen sind beispielsweise:
- Medikamenteneinnahme (Antibiotika, Glukokortikoide)
- endokrinologische Erkrankungen (Diabetes mellitus)
- Infektionen (v. a. HIV)
- Malignome
- angeborene Immundefekte
- Fettige Haut, vermehrtes Schwitzen und Immunschwäche begünstigen die Pityriasis versicolor.

Klinik:
Kandidose: Von einer **Kandida-Infektion** sind meist Mund- und Vaginalschleimhaut, die Windelregion und die feuchtwarmen Intertrigines (Leiste, submammär, Analfalte, Windelbereich) betroffen (**Abb. 8.10**). Die entstehenden erythematösen Herde sind scharf begrenzt, nässen und schuppen. Typisch sind Satellitenherde im Randbereich. Sie können mit Juckreiz und Brennen einhergehen. Der Mundsoor ist durch abstreifbare weiße Beläge gekennzeichnet (s. HNO [S. B759]), beim Vaginalsoor

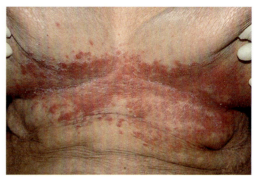

Abb. 8.10 Submammäre Kandidose. (aus Sterry, Kurzlehrbuch Dermatologie, Thieme, 2011)

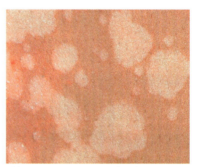

Abb. 8.11 Pityriasis versicolor alba. (aus Moll, Duale Reihe Dermatologie, Thieme, 2010)

tritt ein krümelig-weißer Ausfluss auf (s. Gynäkologie [S. B352]). Ein Teil der Kandida-Spezies verursacht Onychomykosen.

Pityriasis versicolor (Kleiepilzflechte) wird durch die Myzelform von Malassezia furfur verursacht. An Schultern, Rücken, Oberarmen und im Nacken treten ovale, rötliche bis bräunliche, feinlammelär schuppende Maculae auf, die teilweise konfluieren (**Pityriasis versicolor rubra**). Bestreicht man die Herde mit dem Spatel, entsteht eine weiße Schuppe (Hobelspanphänomen). Nur manchmal jucken die Herde. Die **Pityriasis versicolor alba** ist von Depigmentierungen gekennzeichnet (**Abb. 8.11**). Histologie: Zwischen den Korneozyten liegen Hyphen und runde Hefezellen, wodurch ein Bild entsteht, das an „Spaghetti und Fleischklößchen" erinnert.

Kryptokokkose: Opportunistische Infektion mit Cryptococcus neoformans, die durch einen schweren systemischen Verlauf gekennzeichnet ist (s. Infektionserkrankungen [S. A567]).

Komplikationen: Die Kandida-Infektion kann bei verminderter T-Zell-vermittelter Abwehr zur Sepsis mit Beteiligung von ZNS und inneren Organen führen.

Therapie:
- Therapie der ersten Wahl bei Candida-Infektionen sind die Triazole Itraconazol und Fluconazol, bei resistenten Erregern werden Azole (Voriconazol) eingesetzt.
- Bei der **Pityriasis versicolor** werden lokal z. B. Propylenglykol, Ketoconazol und Ciclopirox eingesetzt, bei

schweren Infektionen erfolgt die Behandlung mit Itraconazol oder Fluconazol. Das Erregerreservoir sind i. d. R. Kopfhaut und Haare.
- Die Kryptokokkose wird mit Amphotericin B oder Fluconazol therapiert.

MERKE Zur Rezidivprophylaxe den Kopf mit antimykotikahaltigen Shampoos mitbehandeln!

8.4.4 Schimmelmykosen

Hauptsächlich befallen Aspergillusarten (A. fumigatus, A. niger, A. terreus, A. nidulans, A. versicolor) den Menschen. Sehr selten können auch Infektionen mit Schwärzepilzen (Dermatiaceen) auftreten. Schimmelpilze können außerdem Allergien, Lebensmittelvergiftungen und Karzinome durch Mykotoxine auslösen. Schimmelmykosen stellen i. d. R. **oppurtunistische Infektionen** bei Immunschwäche dar. Die Erkrankungen treten selten auf.

Die Sporen können über Hautläsionen oder den Respirationstrakt eindringen. Zu Hautinfektionen kommt es beispielsweise nach Polytrauma oder großflächigen Verbrennungen. Der Erreger kann hämatogen gestreut werden und zu systemischen Manifestationen (ZNS, Niere, Lunge) sowie zu Sepsis und Multiorganversagen führen. Therapie der Wahl ist Amphotericin B.

8.5 Parasitäre Hauterkrankungen (Epizoonosen)

8.5.1 Erkrankungen durch Milben

Synonyme:
- Skabies: Krätze
- Trombidiose: Erntekrätze.

Ätiopathogenese: Erreger der Skabies ist die Milbe **Sarcoptes scabiei** (s. Mikrobiologie [S. C663]). Sie wird durch engen Körperkontakt übertragen (**sehr ansteckend**). Die Hautbefunde entstehen, wenn das Milbenweibchen Gänge in die Epidermis gräbt und dort seine Eier ablegt. Die Hauterscheinungen entwickeln sich erst nach einigen Wochen, wenn der Betroffene gegen die Milbenantigene sensibilisiert ist.

Die Trombidiose wird von **Trombicula autumnalis** (Herbstgrasmilbe) hervorgerufen, die auf Getreide, Gräsern und Weinstöcken lebt. Die Erkrankung tritt gehäuft im Sommer und Herbst auf (Erntezeit).

Klinik:
Skabies: Typische Prädilektionsstellen sind die **Intertrigines** und **Interdigitalräume** (Abb. 8.12) sowie der anogenitale, periumbilikale, inguinale, mamilläre und axilläre Bereich. Dort treten gerötete Milbengänge mit papulösem Hautausschlag auf. Eine Typ-IV-Reaktion gegen die Milbenantigene äußert sich als generalisiertes Exanthem mit Schwerpunkt an Oberschenkeln und Gesäß. Der Kopf bleibt dabei ausgespart (Ausnahme: Kopfbefall nur im Säuglingsalter). Fast immer tritt ein quälender Juckreiz

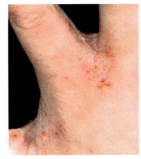

Abb. 8.12 **Skabiesbefall der Interdigitalräume.** (aus Sterry et al., Kurzlehrbuch Dermatologie, Thieme, 2011)

auf, der sich insbesondere bei Bettwärme (nachts) verstärkt.

Trombidiose: An der Eintrittstelle bildet sich ein variabel ausgedehnter rötlich papulöser Ausschlag, der von einem starken Juckreiz begleitet ist.

Komplikationen: In die Kratzdefekte können Erreger eintreten und dort Superinfektionen hervorrufen. Durch engen Körperkontakt können sich weitere Personen anstecken.

Scabies norvegica (Borkenkrätze) ist der hochinfektiöse massive Milbenbefall bei Abwehrschwäche (HIV-Infektion, Alter) und Unterernährung. Er ist durch eine borkige, teilweise psoriasisartige Hautverdickung und Onychodystrophien gekennzeichnet.

Diagnostik: Die Diagnose stützt sich auf Anamnese, Klinik (typische Prädilektionsstellen, Juckreiz v. a. nachts) und – bei der Skabies – den dermatoskopischen oder histologischen Nachweis von Milbengängen, Parasiten und Eiern. Die Milbe sitzt dabei am Ende des Ganges.

Bei der „gepflegten Krätze" (**Scabies incognita**) besteht nur Juckreiz, ohne dass Hautveränderungen sichtbar sind. Sie tritt bei guter Hautpflege auf und ist meist schwieriger zu diagnostizieren.

Therapie: Für die Behandlung der Ektoparasitosen werden Permethrin (5 %ige Creme, nachts auftragen, morgens abduschen, nach 1–2 Wochen erneut), Benzoylbenzoat oder Crotamiton (v. a. bei Kindern < 3 Jahren sowie Schwangeren) eingesetzt. Wichtig: Auch unter den Fingernägeln behandeln!

Bei Scabies norvegica ist die systemische Therapie mit Ivermectin angezeigt.

Zur Rezidivprophylaxe sollte bei Scabies die benutzte Wäsche gründlich gewaschen (> 60 °C) bzw. ansonsten für > 4 Tage ins Freie gehängt werden. Enge Kontaktpersonen müssen mitbehandelt werden.

Die Trombidiose ist meist selbstlimitierend, ggf. Antihistaminika oder lokale Kortikosteroide. Dem Milbenbefall von Pflanzen wird mit Insektiziden vorgebeugt.

8.5.2 Lausbefall

Synonym: Pediculosis

Epidemiologie: Enger Kontakt und schlechte hygienische Verhältnisse begünstigen das Auftreten und die Ausbreitung von Lausbefall.

Von der Kopflaus sind v. a. Kinder betroffen. Kleine endemische Ausbreitungen (Kindergarten, Schule) treten gehäuft in der kälteren Jahreszeit auf (z. B. Austauschen von Kopfbedeckungen).

Ätiologie: Die wirtsspezifischen Läuse (Kopf-, Filz- und Kleiderläuse) werden von Mensch zu Mensch übertragen. Die flügellosen Insekten sind je nach Art zwischen 1,5–4 mm groß und legen ihre Eier (Nissen) an Haare oder in Kleider.

Erreger (s. Mikrobiologie [S. C664]):
- Kopflaus: Pediculus humanus capitis
- Filzlaus: Phitrus pubis
- Kleiderlaus: Pediculus humanus corporis.

Klinik und Diagnostik: Die Läuse saugen Blut und verursachen heftigen Juckreiz.

Kopflaus-Befall (Pediculosis capitis): Am Kopf lassen sich die ansatznah fest am Haar haftenden Nissen sowie manchmal auch die Läuse selbst feststellen. Es besteht ein starker Juckreiz. Oft tritt im Nacken ein „Läuseekzem" auf (Abb. 8.13).

Filzlaus-Befall (Pediculosis pubis): Die Läuse werden in den meisten Fällen durch Geschlechtsverkehr übertragen; prädisponierend ist eine schlechte Hygiene. Sie befallen nicht nur das Schamhaar, sondern auch andere haartragende Areale, die ekkrine Schweißdrüsen enthalten (u. a. Augenbrauen, Wimpern, Achselhaare). Die Bissstellen imponieren bläulich (Hämatome, Tâches bleues) und jucken stark.

Kleiderlaus-Befall (Pediculosis vestimentorum): Sie kann nur in der Kleidung nachgewiesen werden. Die Haut zeigt i. d. R. streifige Kratzdefekte und teilweise ekzematöse Veränderungen.

Komplikationen: Die immunologische Reaktion auf den Befall kann eine Dermatitis auslösen. Aufgrund des starken Juckreizes und der daraus resultierenden Kratzdefekte treten häufig Superinfektionen (häufig durch Staphylokokken) und Schwellung der regionären Lymphknoten auf. Bei der Kopflaus ist diese Dermatitis im Nacken lokalisiert (Läuseekzem).

Übertragung von Krankheiten: Die Läuse sind Überträger des 5-Tage-Fiebers (Rickettsia quintana), des Flecktyphus (Rickettsia prowazeckii) und des europäischen Rückfallfiebers (Borrelia recurrentis, s. Infektionserkrankungen [S. A515]).

Therapie:
Die Behandlung bei Kopfläusen erfolgt mit **permethrin- und allethrinhaltigen** Sprays, Shampoos oder Gelen. Die Nissen sollten mit **Essigwasser** gelöst und dann mit einem feinen Läusekamm ausgekämmt werden. Nach ca. 7–10 Tagen ist Kontrolle notwendig, evtl. muss die Behandlung wiederholt werden. Alternativ kann Malathion (sehr effektiv) angewandt werden.

Kleidung, Bettwäsche und Handtücher sollten bei 60° C ausgewaschen oder alternativ für > 3 Tage in einer Plastiktüte fest verschlossen werden (→ Austrocknen der Läuse). Kinder dürfen nach der Erstbehandlung wieder den Kindergarten oder die Schule besuchen.

Bei Filz- und Kleiderlausbefall ist meist keine lokale Therapie notwendig, ein Ekzem kann kurzfristig mit topischen Steroiden behandelt werden. Bei Filzlausbefall können die Läuse mühsam mit einer Pinzette entfernt oder evtl. auch die Haare (bzw. Wimpern) abgeschnitten oder abrasiert werden; bei Kleiderläusen muss die Kleidung desinfiziert werden.

8.5.3 Flohbefall

Synonym: Pulikose

Epidemiologie: Flohbisse sind relativ häufig (Haustierhaltung). Die meisten Flohbisse werden durch Tierflöhe hervorgerufen (häufig Katzenfloh, auch Hunde-, Ratten- und Hühnerfloh; s. Mikrobiologie [S. C664]). Der Menschenfloh (Pulex irritans) ist in Europa selten.

Ätiologie: Verschiedene Floharten können beim Menschen Stiche verursachen. Sie sind 1–3 mm groß, tragen keine Flügel und sind in der Lage zu springen. Die Eier der Flöhe sind in Staub zu finden.

Klinik: Flohbisse treten meist multipel in bedeckten Hautarealen auf. Es bildet sich eine stark juckende Quaddel, bei der durch Glasspateldruck eine zentrale Hämorrhagie sichtbar wird.

Therapie: Gegen den Juckreiz können Antihistaminika gegeben werden. Die Flöhe sollten durch insektizidhaltige Kleidungssprays, Waschen aller Textilien, die in Benutzung sind (Kleidung, Bettwäsche, Handtücher) bekämpft

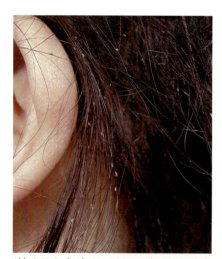

Abb. 8.13 Pediculosis capitis. An den Haaren haften Nissen. (aus Sitzmann, Duale Reihe Pädiatrie, Thieme, 2007)

werden. Haustiere sollten prophylaktische Maßnahmen erhalten (z. B. Flohhalsband).

8.5.4 Wanzenbefall

Synonym: Cimikosen

Epidemiologie: Wanzen kommen in Europa nur selten vor. Stiche und Parasiten werden meist im Urlaub oder in Schlafräumen mit eher schlechten hygienischen Bedingungen erworben. In tropischen Regionen ist ein Wanzenbefall häufiger.

Ätiologie: Die Bettwanze (Cimex lectularius) lebt in Betten, Möbelritzen und Polstermöbeln und saugt nachts Blut.

Klinik: Gruppierte Wanzenstiche finden sich in unbedeckten Hautarealen. Es bilden sich Quaddeln (durch das Speicheldrüsensekret der Bettwanze) mit einem sichtbaren roten Punkt in der Mitte, die lange persistieren können.

In tropischen Ländern können Raubwanzen Überträger der Chagas-Krankheit sein.

Therapie: Eine Therapie ist i. d. R. nicht nötig, bei starken Symptomen können lokal Steroide oder Antihistaminika aufgetragen werden. Eine Beseitigung des Wanzenbefalls in Wohnräumen sollte durch einen Kammerjäger mit Insektiziden durchgeführt werden.

8.5.5 Larva migrans

Es handelt sich um eine tropische Parasitose, die i. d. R. von Ancylostoma (Hakenwurm), aber auch von Strongyloidesarten und Fliegenlarven hervorgerufen wird. Die Larva migrans tritt v. a. in Ostafrika, Südostasien und in Brasilien auf.

An der **Eintrittstelle** kommt es zunächst zu einer **juckenden Dermatitis**, von der sich ein **sichtbarer Gang** in variabler Geschwindigkeit ausbreitet. Er kann von Erythem, Papeln und Vesikeln begleitet sein. Die Eintrittsstelle neigt zur Superinfektion. **Therapeutisch** kann Thiabendazol lokal als Salbe unter Okklusion angewandt werden. Eine systemische Therapie mit Albendazol, Mebendazol oder Febendazol ist nur selten indiziert. Topische Glukokortikoide können bei starker Entzündungreaktion und Juckreiz erforderlich werden.

8.6 Sexuell übertragbare Krankheiten

Synonym: Sexually transmitted diseases (STD)

Wichtige bakteriell verursachte STDs sind Lues, Gonorrhö, Ulcus molle, das Lymphgranuloma venereum, das Granuloma inguinale sowie Infektionen mit Chlamydien. Häufige virale STDs sind HIV und Herpes genitalis. Näheres s. Infektionserkrankungen [S. A510].

9 Tumoren

9.1 Nävi

Synonym: Muttermale

> **DEFINITION** Gutartige Vermehrung oder Verminderung von Hautzellen oder -bestandteilen als Ausdruck eines genetischen Mosaiks.

Die Entwicklung von Nävi kann Ausdruck einer Störung in der embryonalen Entwicklung sein (Mosaikbildung infolge einer postzygotischen somatischen Mutation). Es gibt angeborene Formen, andere treten erst im Laufe des Lebens in Erscheinung. Zum Teil sind sie entlang der Blaschko-Linien [S. B685] angeordnet.

Man unterscheidet zwischen Nävi, die von **pigmentbildenden Zellen** ausgehen (melanozytäre Nävi), und solchen, die ihren Ursprung in **anderen Zellen bzw. Strukturen der Haut** haben (z. B. epidermale Nävi, Talgdrüsennävi, Gefäßnävi und Hämangiome).

Der Dermatologe meint, wenn er von „Nävi" spricht, i. d. R. „Nävuszellnävi" (d. h. eine Unterform der Pigmentnävi).

9.1.1 Melanozytäre Nävi

Synonym: Pigmentnävi

> **DEFINITION** Umschriebene, gutartige Vermehrung von Melanozyten, die als scharf begrenzte braune Flecken sichtbar werden.

Epidemiologie: Die Anzahl der bei jedem Menschen vorhandenen melanozytären Nävi variiert mit dem Hauttyp, der genetischen Disposition, der Sonnenlichtexposition und dem Alter. Die maximale Anzahl besteht meist im 2. und 3. Lebensjahrzehnt.

Ätiologie: Melanozytäre Nävi können kongenital vorhanden sein oder erworben werden. Man unterscheidet zwischen **epidermalen** und **dermalen** melanozytären Nävi sowie **Nävuszellnävi**.

Diagnostik: Nävi werden makroskopisch, dermatoskopisch und in Zweifelsfällen histopathologisch beurteilt. Ein Teil der malignen Melanome entsteht aus vorher vorhandenen Nävi, daher ist die regelmäßige Kontrolle vorhandener Läsionen und von Neubildungen erforderlich.

> **MERKE** Man beurteilt Nävi anhand von Asymmetrie, Begrenzung, Farbe, Durchmesser und Erhabenheit (**ABCDE-Regel**). Bei auffälligem Aussehen sollte eine Exzision zur Abklärung erfolgen.

Therapie: Verlaufskontrolle und Dokumentation der einzelnen Befunde. Kleine kosmetisch störende Nävi können exzidiert werden, bei nichtoperablem Befund (z. B. Naevus Ota, s. u.) kann eine kosmetische Abdeckung mit Camouflage-Make-up erfolgen. Auffällige Nävi sollten exzidiert und histologisch beurteilt werden.

> **MERKE** Die Exzision sollte immer vollständig und ohne vorherige Blopsle erfolgen (Gefahr der Metastasierung bei Malignität).

Epidermale melanozytäre Nävi

Ursächlich kann sowohl eine Vermehrung der basal gelegenen Melanozyten als auch eine vermehrte Melaninproduktion sein. Zu den epidermalen melanozytären Nävi zählen:

- **Sommersprossen** (Epheliden): Sie treten vor allem bei den Hauttypen I und II [S. B684] auf. Es handelt sich um zahlreiche, bereits in der Kindheit bestehende, hellbraune Maculae. Sie entstehen durch vermehrte Aktivität der Melanozyten (keine Vermehrung) und sind an lichtexponierten Arealen besonders ausgeprägt. Strenggenommen handelt es sich um keinen Nävus, sondern um eine Pigmentstörung.
- **Café-au-lait-Fleck** (Naevus pigmentosus): typisch gefärbte (Name!), regellos am Körper auftretende Maculae, die bis zu mehreren Zentimetern groß sind (Abb. 9.1 a). Sie sind meist angeboren, bei mehr als 5 Herden sollte die Abklärung einer Neurofibromatose (s. Pädiatrie [S. B604]) erfolgen.
- **Lentigo simplex** (Lentigo benigna): 1–3 mm große, hell- bis dunkelbraune Makula (Frühstadium eines Junktionsnävus, s. u.), die überall am Körper, meist ab dem Kindesalter, auftreten kann. Ursache ist eine Hyperplasie der Melanozyten, wobei kein Zusammenhang mit Sonnenlichtexposition besteht. Lentiginosen sind verschiedene Syndrome (z. B. Peutz-Jeghers-Syndrom, s. Neoplastische Erkrankungen [S. A642]), bei denen sie gehäuft auftreten.
- **Lentigo senilis** (Altersfleck, Lentigo solaris): Ab dem mittleren Lebensalter auf lichtexponierter Haut zunehmend auftretende Maculae, die braun und scharf begrenzt sind.
- **Sonderformen:**
  - **Naevus spilus:** gutartiger Café-au-lait-Fleck mit (meist später entstehenden) kleinen, nestförmigen Einsprengungen von Pigmentzellen (Abb. 9.1b).
  - **Becker-Nävus** (Melanosis naeviformis): Mehrere Zentimeter große, gutartige flächige Hyperpigmentierung mit einer Hypertrichose, die typischerweise in der Pubertät auftritt (hormonabhängig). Sie kann spontan oder nach Verletzungen auftreten und ist häufig an der Schulter lokalisiert.

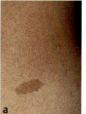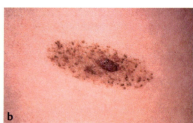

Abb. 9.1 Epidermale melanozytäre Nävi. a Café-au-lait-Fleck. **b** Naevus spilus. (a: aus Sterry et al., Kurzlehrbuch Dermatologie, Thieme, 2011; b: aus Sterry et al., Checkliste Dermatologie, Thieme, 2010)

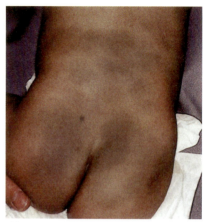

Abb. 9.2 Mongolenfleck. (aus Moll, Duale Reihe Dermatologie, Thieme, 2010)

Dermale melanozytäre Nävi

Bei diesen Hautveränderungen sind vermutlich Melanozyten während der Embryonalentwicklung im Korium verblieben und nicht bis in die Epidermis gewandert. Die Nävi erscheinen **blau** (Tyndall-Effekt: Das Licht wird an kolloidalen Strukturen gebrochen, Melanin ist in der Dermis eingelagert). Folgende **Formen** kommen vor:

- **Mongolenfleck** (Abb. 9.2): Sakral gelegene graublaue, unscharf begrenzte Hyperpigmentierung, die Rücken und Gesäß miteinbeziehen kann und bei 90–100 % der Neugeborenen mongolischer Ethnien sichtbar ist. Der Mongolenfleck bildet sich im Laufe der Kindheit zurück.
- **Naevus fusco-coeruleus**: Blauschwarze, unregelmäßig begrenzte Maculae, die klassischerweise bei Asiaten vorkommen. Bei Auftreten im Versorgungsgebiet des 1. und 2. Astes des N. trigeminus (meist unilateral, teilweise auch Hyperpigmentierung der Skleren und Konjunktiven) wird er als **Naevus Ota** bezeichnet, im Bereich der Schulter als **Naevus Ito**.
- **Naevus coeruleus** (blauer Nävus): bis zu 2 cm große, knotige, blaue bis blauschwarze Nävi, die überall auftreten können. Dermatoskopisch zeigt sich eine flächige Blaufärbung.

9.1 Nävi

Tab. 9.1 Differenzialdiagnose typischer Nävi, atypischer Nävus und Melanom

	typischer Nävus	atypischer Nävus	malignes Melanom
Asymmetrie	rund	oval, teilweise bizarr	asymmetrisch
Begrenzung	regelmäßig, scharf	unregelmäßig, unscharf	polyzyklisch, unscharf
Colorit/Farbe	variabel, eher helle und mittlere Brauntöne	meist helle und mittlere Brauntöne, Rosa	inhomogene Pigmentierung, schwarze Färbung möglich
Durchmesser	≤ 5 mm	mittelgroß, 5–12 mm	> 5 mm
Erhabenheit	keine	zentrale Erhebung, Abflachung in die Peripherie	Wachstum, knotige Areale
Verlauf	im Erwachsenenalter keine Veränderung, keine Blutungen	auch im Erwachsenenalter Vergrößerung, keine Blutung	rasches Wachstum und Veränderung von Form und Oberfläche, Blutungen

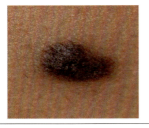 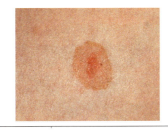 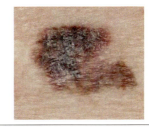

(links und rechts: aus Sterry et al., Kurzlehrbuch Dermatologie, Thieme, 2011; Mitte: aus Sterry et al., Checkliste Dermatologie, Thieme, 2010)

Nävuszellnävi (NZN)

Hierbei handelt es sich um umschriebene, gutartige Vermehrungen von Nävuszellen, einer Sonderform der Melanozyten. Diese treten charakteristischerweise nur in Nestern auf und haben die typischen Zellausläufer sowie die Fähigkeit, produziertes Melaninpigment abzugeben, verloren. Man unterscheidet **3 Typen** von Nävuszellnävi:

- **Junktionstyp:** Nävuszellen zwischen Epidermis und Dermis. Klinisch imponiert eine kleine, fleckförmige bis papulöse, hell- bis dunkelbraune Hyperpigmentierung, die homogen und scharf begrenzt ist.
- **Compound-Typ:** Nävuszellen vermehrt dermal. Der Nävus zeigt eine zerklüftete Oberfläche und ist teilweise behaart.
- **dermaler Typ:** Nävuszellen ausschließlich in der Dermis. Häufig behaart und pigmentärmer.

Zu den **Sonderformen** zählen:

- **dysplastischer Nävus** (atypischer Nävus): Sie bilden morphologisch eine Zwischenstufe zwischen typischen Nävi und dem malignen Melanom. Insbesondere die Abgrenzung zu dessen Frühstadien ist oft schwierig, weshalb eine Exzision und histopathologische Beurteilung zur Abgrenzung erfolgen sollte. Typisch für dysplastische Nävi sind ihre bizarre Form mit unregelmäßiger Begrenzung, ihre veränderte Farbe (Brauntöne, Rosa), ihre Größenzunahme und ihre zentrale Erhebung bzw. periphere Abflachung (ABCDE-Regel, Tab. 9.1). Histopathologisch erkennt man disseminierte Melanozyten, Mitosen, Kernatopien und dermale Entzündungsreaktion.
- **Spitz-Naevus** (Spindelzell-, Epitheloidzellnävus): solitäre Nävi, die meist bei Kindern auftreten und gutartig

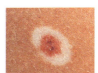

Abb. 9.3 **Halo-Nävus.** (aus Sterry et al., Checkliste Dermatologie, Thieme, 2010)

sind. Histologisch lassen sich melanomähnliche polymorphe Spindelzellen erkennen.
- **kongenitaler Riesenpigmentnävus** (Naevus pigmentosus et pilosus): flächige Hyperpigmentierung von > 20 cm Durchmesser, die häufig behaart ist und zur malignen Entartung neigt. In 10–40 % der Fälle entstehen daraus maligne Melanome.
- **Halo-Nävus** (Sutton-Nävus, Abb. 9.3): hyperpigmentiertes Areal mit darumliegendem depigmentiertem Saum. Auftreten häufig im Jugendalter.

9.1.2 Weitere (nicht von Pigmentzellen ausgehende) Nävi

Epidermale Nävi (EN)

Synonym: Naevi verrucosi

Epidemiologie: Epidermale Nävi haben eine Prävalenz von etwa 1:1000, Männer sind häufiger betroffen als Frauen.

Ätiologie: Angeborene embryonale Fehlbildungen der Epidermis, die bereits bei Geburt klinisch sichtbar sind oder sich im Laufe der Kindheit ausprägen.

Klinik: Streifenförmige, hyperkeratotische und teilweise verrukös (höckerig bis zerklüftet) wachsende Herde. Sie sind hautfarben oder braun und können solitär oder (z. T. entlang der Blaschko-Linien angeordnet) multipel – meist an Gesicht und Hals oder den Armen – auftreten.
  Sonderformen sind:
- ILVEN: inflammatorischer linearer verruköser epidermaler Nävus mit Juckreiz
- epidermiolytischer EN
- EN der Mundschleimhaut („white sponge").

Diagnostik: Die Diagnose erfolgt klinisch, wird evtl. gesichert durch den histologischen Befund .
  Typische Kennzeichen dabei sind: Akanthose, teilweise Orthohyperkeratose, die Papillarkörper sind verlängert. Beim ILVEN ist ein lymphozytäres Entzündungsinfiltrat sichtbar, der epidermiolytische EN zeigt eine Epidermiolyse.

Therapie: Wenn die Veränderungen stark stören, können sie chirurgisch, mit Laser oder Kryotherapie abgetragen werden.

Prognose: Epidermale Nävi sind gutartig, sie entarten nicht maligne.

Talgdrüsennävi

Synonym: Naevi sebacei

Epidemiologie: Talgdrüsennävi sind etwas seltener als epidermale Nävi.

Ätiologie: Ebenfalls angeborene embryonale Fehlbildungen, die im Frühkindesalter in Erscheinung treten. Die Talgdrüsen sind besonders prominent.

Klinik: Die Herde sind scharf begrenzt und bestehen meist aus pflastersteinartig angeordneten perlenförmigen Knötchen. Diese können im Verlauf verrukös oder filiform wachsen und sind vulnerabel. Sie treten bevorzugt im Gesicht und an der Kopfhaut auf. Ihre Farbe kann (auch innerhalb eines Herdes) von hautfarben, rötlich bis zu grau-gelben Arealen variieren. Im Bereich der behaarten Kopfhaut gehen Talgdrüsennävi i.d.R. mit einer (vernarbenden) Alopezie einher.

Diagnostik: Die Diagnose erfolgt auch bei ihnen klinisch und kann durch den histologischen Befund gesichert werden:
  Unter teilweise hyperplastischer Epidermis liegen ballenförmig vergrößerte Talgdrüsen. Die Haarfollikel sind atroph.

Therapie: Talgdrüsennävi können sich spontan zurückbilden, eine operative Entfernung ist bei exophytischem Wachstum angezeigt.

Prognose: Das Entartungsrisiko liegt bei etwa 25 % (Basaliom, Plattenepithelkarzinomen).

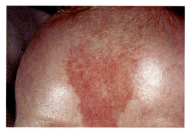

Abb. 9.4 **Naevus flammeus im Kindesalter (Storchenbiss).** (aus Sitzmann, Duale Reihe Pädiatrie, Thieme, 2007)

Gefäßnävi

Synonyme: Naevi flammei, Feuermale

Die Gefäßnävi sind meist angeboren und können symmetrisch (median) oder asymmetrisch (lateral) angelegt sein. Ursache sind dauerhaft dilatierte (z. B. durch fehlende sympathische Innervation) oder fehlangelegte Kapillargefäße bzw. postkapilläre Venolen. Laterale Nävi können auch im Rahmen angiodysplastischer Syndrome auftreten.

  Naevi flammei zeigen sich scharf begrenzt mit variabler Größe (Ausdehnung über große Hautareale möglich) und können von **hell-** bis **dunkelroter** Farbe sein. Sie sind mit dem Glasspatel wegdrückbar.
- **Mediane Nävi** sind häufig und finden sich bevorzugt im Nacken und an der Stirn („Storchenbiss", **Abb. 9.4**). Sie haben eine hohe Spontanheilungsrate und zeigen keine Assoziation zu weiteren Fehlbildungen.
- **Laterale Nävi** sind häufig in einem Trigeminussegment lokalisiert und imponieren mit zunehmendem Lebensalter kugelig. Außerdem sind sie mit weiteren Fehlbildungen assoziiert.

Die Therapie erfolgt bei kosmetischer Beeinträchtigung mit dem Farbstofflaser.

Hämangiome

Synonym: Blutschwämme

Hämangiome sind angeboren oder entstehen während der frühen Kindheit als relativ häufig auftretende, **benigne Kapillarneubildungen**. Näheres s. Neoplastische Erkrankungen [S. A601].

9.2 Benigne Tumoren

9.2.1 Zysten

Ätiologie: Zysten können angeboren oder erworben sein. Bei den erworbenen Zysten unterscheidet man funktionelle von traumatisch bedingten Formen. Zysten sind im Gegensatz zu Pseudozysten von Epithel ausgekleidet. Ihre Größe ist sehr variabel.
  Die wichtigsten dermalen Zysten sind:
- Epidermalzyste: Folge traumatischer Verlagerung epidermalen Materials in die Dermis (z. B. Stichverletzungen, Operationen)
- Milie

- Tricholemmalzyste/Atherom/Grützbeutel
- Dermoidzyste
- Steatokystom.

Klinik: Die Einschlussräume können je nach enthaltenem Material eine weiche (Atherom) bis sehr feste Konsistenz (Epidermalzyste) haben. Ihre Größe ist sehr variabel. Milien treten vor allem im Gesicht auf, Atherome in fettigen Hautgebieten.

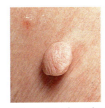

Abb. 9.5 Weiches Fibrom. (aus Moll, Duale Reihe Dermatologie, Thieme, 2010)

Komplikationen: Besteht eine Verbindung zwischen Zysteninnerem und Hautoberfläche (Manipulation!), kann eine Infektion auftreten (v. a. Staphylo- oder Streptokokken).

Diagnostik: Die Diagnose wird klinisch gestellt. Histologisch bestehen folgende Befunde:
- **Epidermoidzyste:** epidermaler Aufbau der Zystenauskleidung. Die abgestoßenen Hornschichten liegen zwiebelschalenartig angeordnet.
- **Milie:** je nach Lage Auskleidung mit Epidermis oder Schweißdrüsenepithel, zentrale zwiebelschalenartige Hornlamellen.
- **Tricholemmalzyste (Atherom):** Aufbau der Zystenauskleidung ähnlich dem Epithel der Haarwurzelscheide (ohne Stratum granulosum). Inhalt fettig, teilweise verkalkt.
- **Dermoidzyste:** Auskleidung mit Epidermis oder Haarwurzelepithel, teilweise Drüsenanteile. Inhalt verschieden (Fett, Horn, Haare, selten Zähne oder Knochen).
- **Steatokystom:** Auskleidung mit talgdrüsenzellhaltigem Epithel.
- **Keratoakanthom** [S. B732].

Therapie: Bei den meisten Zysten erfolgen die Exzision oder Eröffnung und Entleerung des Zysteninhalts. Aufgrund der Rezidivgefahr müssen Tricholemmalzysten vollständig (mit der Hülle) entfernt werden.

9.2.2 Fibrome

Synonyme:
- weiches Fibrom (Fibroma molle): Fibroma pendulans
- hartes Fibrom (Fibroma durum): Histiozytom, Dermatofibrom

> **DEFINITION** Gruppe gutartiger Bindegewebstumoren der Haut, die mit benignen, lokal invasiven Bindegewebsproliferationen einhergehen.

Epidemiologie und Ätiologie: Fibrome treten häufig auf. Man unterscheidet weiche Fibrome, diese sind oft mit Übergewicht, Diabetes und Schwangerschaft assoziiert, und harte Fibrome, welche häufig posttraumatisch aufgrund einer Fibroblastenproliferation und gesteigerter Kollagensynthese entstehen.

Klinik: Prädilektionsstellen für das **weiche Fibrom** (Abb. 9.5) sind Augenlider, Leistenregion, Axillen, Hals, Nacken und das Gesäß. Gestielte Fibrome werden als **Fibromata pendulantes** bezeichnet. Sie können ein gelapptes Aussehen haben. Komplikation: Stieldrehung mit schmerzhafter Infarzierung.

Harte Fibrome können hautfarben bis bräunlich sein. Sie sind oft an den Extremitäten nach Hautläsionen (z. B. Insektenstiche) zu finden. Durch seitliche Kompression kommt es zu einer zentralen Einziehung (Dimple-Phänomen). Histiozytäre Hämosiderinablagerungen können als Braunfärbung des gesamten oder des äußeren Fibroms sichtbar sein.

Sonderformen:
- Elastofibromata dorsi: derbe elastische Bindegewebstumoren am Rücken
- Angiofibrome: gefäßreich
- perifollikuläre Fibrome: v. a. an Rücken und Armen.

Diagnostik: Die Diagnose erfolgt klinisch und histopathologisch.
- **Fibroma molle:** lockere, polypoide Bindegewebsproliferation, teilweise mit zahlreichen Gefäßen. Hautanhangsgebilde sind nicht im Gewebe enthalten. Manchmal können Fettzellen eingelagert sein (Fibrolipom).
- **Fibroma durum:** epidermale Hyperplasie mit Fibroblasten und Fibrozyten, teilweise mit (in Histiozysten) eingelagertem Fett und Hämosiderin.

Therapie: Eine Therapie ist aufgrund der Symptomlosigkeit und Gutartigkeit oft nicht nötig. Die Abtragung eines Fibroma pendulans kann mittels Scherenschlag erfolgen.

9.2.3 Seborrhoische Keratose

Synonym: Alterswarze, Verruca seborrhoica senilis

Epidemiologie und Ätiologie: Die seborrhoische Keratose ist die **häufigste Neoplasie** der Haut. Sie ist **harmlos**. Auftreten und Anzahl nehmen im Alter zu. Männer und Frauen sind gleich häufig betroffen. Es besteht kein maßgeblicher Zusammenhang mit einer Sonnenlichtexposition.

Klinik: Prädilektionsstellen sind das Gesicht, der Oberkörper, die Unterarme und der Handrücken. Die seborrhoische Keratose kann unterschiedlich aussehen (flach, verrukös, gestielt) und auch in ihrer Größe stark variieren. Häufig zeigt sich eine breitbasig aufsitzende, scharf begrenzte Verdickung der Epidermis (Akanthose) von hellbrauner bis schwarzer Farbe (Abb. 9.6). Die einzelnen Befunde sind oft oval und Millimeter bis Zentimeter groß und haben eine glatte, fettig wirkende Oberfläche. Dermatoskopisch sind Hornperlen (Pseudohornzysten) und

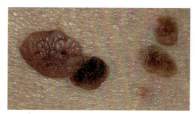

Abb. 9.6 Seborrhoische Keratose. (aus Sterry et al., Kurzlehrbuch Dermatologie, Thieme, 2011)

pseudofollikuläre Öffnungen erkennbar. Es gibt eine exo- (himbeerartige Felderung, zerklüftete Oberfläche) und endophytische (kaum Dickenwachstum) Variante. Eine Sonderform ist die nichtpigmentierte und raue Stukkokeratose.

Komplikationen treten praktisch nicht auf, eine maligne Entartung erfolgt nie. Nach Verletzungen können die Keratosen bluten oder einen Eintritt von Erregern ermöglichen. Eine mechanische Irritation kann die klinische Abgrenzung zu malignen Tumoren erschweren.

Um einen Sonderfall handelt es sich, wenn plötzlich sehr viele eruptive Verrucae seborrhoicae in Verbindung mit Juckreiz auftreten. Dabei kann es sich um eine seltene fakultative Paraneoplasie (**Leser-Trélat-Syndrom**) handeln, die am häufigsten mit Adenokarzinomen des Magens assoziiert ist, selten aber auch in Verbindung mit anderen Karzinomen, Lymphomen oder Leukämie auftritt.

Diagnostik: Die Diagnose erfolgt i. d. R. anhand des klinischen Bildes (scharfe Abgrenzung zur Umgebung); bei schwer abgrenzbarem Befund ist evtl. eine Histologie erforderlich.

Exophytische oder endophytische Epithelproliferation (oftmals besteht eine Verwirbelung der Zellschichten), hyperkeratotische Akanthose, melanozytäre Hyperpigmentierung. Teilweise sind Hornperlen und adenoide Proliferationen sichtbar.

Therapie: Bei mechanischer oder kosmetischer Beeinträchtigung Abtragung des Befundes in Lokalanästhesie.

9.2.4 Keloide

> **DEFINITION** Überschießendes Narbengewebe nach Verletzungen oder Operationen über das Verletzungsareal hinaus.

Ätiologie und Klinik: Keloide treten v. a. bei Narben nach Verbrennungen und Infektionen auf. **Prädilektionsstellen** sind der obere Rumpf, Hals und das Kinn. Klinisch imponieren hautfarbene bis rötliche Plaques, die die eigentliche Narbenregion überragen. Teilweise sind sie spritzerartig und haben Ausläufer. Teleangiektasien können sichtbar sein. Einige Wochen nach der Verletzung beginnt zunächst ein Juckreiz, die Narbe ist durch Hyperämie erythematös. Anschließend beginnt ein bindegewebiges Dickenwachstum, was über Monate bis Jahre fortschreiten kann und zu einem mittelgradig derben Narbenareal führt. Schmerzen und Juckreiz können begleitend auftreten.

Komplikationen: Ausgedehnte und gelenknahe Herde können zu Narbenkontrakturen führen, Körperöffnungen einengen oder kosmetisch beeinträchtigen.

Diagnostik: Die Diagnose kann klinisch gestellt werden.
Der histologische Befund zeigt unregelmäßig angeordnete Fibroblasten und Kollagen (→ Bei normalem Narbengewebe sind diese und die ihnen synthetisierten Kollagene parallel zur Epidermis in ein myxoides Stroma eingebettet). Das Kollagen ist ballenartig eingelagert.

Therapie: Druckverbände, lokal applizierte Glukokortikoide (extern oder lokal injiziert), Röntgenweichbestrahlung, Laserbehandlung, Kryotherapie sowie silikonhaltige Gele und Pflaster können eine Progression aufhalten. Bei Kontrakturen oder kosmetischer Beeinträchtigung ist eine operative Entfernung möglich. In ⅓ der Fälle bildet sich anschließend neues Keloid, das Therapieergebnis ist insgesamt meist nicht zufriedenstellend.

9.2.5 Lipom

Häufiger Tumor, der vom subkutanen Fettgewebe ausgeht. Lipome treten bevorzugt an den Schultern und Oberschenkeln auf und fühlen sich prallelastisch an. Beschwerden bestehen meist keine. Bei Schmerzhaftigkeit sollte der Tumor entfernt werden.

9.3 Präkanzerosen

9.3.1 Aktinische Keratose

Synonym: senile Keratose, Solarkeratose

> **DEFINITION** Meist multifokal auftretendes Carcinoma in situ der Epidermis auf chronisch lichtgeschädigter Haut.

Epidemiologie: Die Erkrankung tritt bei Patienten mit heller Haut (Typ I und II) nach dem 50. Lebensjahr auf. Männer sind häufiger betroffen, da sie berufsbedingt häufig stärker und über Jahrzehnte dem Sonnenlicht ausgesetzt sind (z. B. Landwirtschaft, Straßenbau, Gärtnerei).

Ätiologie: Die **UVB-Strahlung** ruft irreparable DNA-Schäden (meist im Telomerase- oder p53-Gen) hervor, welche nach etwa 10–20 Jahren zur Entwicklung atypischer Zellen führen. Albinismus, Immunsuppression, eine hohe kumulative UVB-Bestrahlung sowie das Leben in Regionen mit hoher UV-Belastung stellen besondere Risikofaktoren dar.

Klinik: Betroffen sind vorwiegend Hautregionen, die dem Sonnenlicht besonders ausgesetzt sind (z. B. Wangen, Nase, Ohren, Stirn, Glatze, Handrücken).
Die Haut wirkt zunächst flach geraut, gerötet und teilweise atroph. Die runden, mehrere Millimeter großen, hautfarbenen Herde sind scharf und unregelmäßig begrenzt (**erythematöser Typ**). Die **Hyperkeratose** entsteht im weiteren Verlauf. Sie haftet fest und verleiht der Läsion nach langjährigem Bestehen ein bräunliches, kalkspritzerartiges und höckeriges Aussehen (**keratotischer Typ**).

Die Herde sind nicht schmerzhaft und im fortgeschrittenen Stadium leicht verletzlich. Im Spätstadium kann sich darüber hinaus ein hornartiger Auswuchs entwickeln (**Cornu-cutaneum-Typ**).

Die lichenoide aktinische Keratose geht mit solitären, leicht erhabenen Papeln einher und entspricht einer Entzündung.

Komplikationen: In 10–20 % der Fälle entstehen Plattenepithelkarzinome, nie jedoch Basalzellkarzinome.

Diagnostik: Die Diagnose erfolgt anhand der Histopathologie.

Anstelle der epidermalen Keratinozyten befinden sich Proliferate **atypischer Zellen** (basale Kernatypien) bei teilweise aufgehobener Zellschichtung, aber intakter Basalmembran. Abhängig vom Verhältnis zwischen Proliferation und Nekrose können hypertrophe und atrophe Regionen vorhanden sein. Außerdem besteht meist eine ortho- und parakeratotische Hyperkeratose.

Therapie: Essenziell ist die präventive Anwendung geeigneter UV-Schutzmittel.

Einzelne Läsionen sollten durch **Kürettage**, Laser oder kryochirurgisch abgetragen werden. Außerdem können bei multiplen Veränderungen die photodynamische Therapie [S. B687] oder die topische Anwendung von Zytostatika (5-Fluorouracil), Imiquimod (5 %ige Aldara-Creme) oder Diclofenac (Solaraze-Gel) Einsatz finden. Bei **großflächigem Befall** (Feldkanzerisierung) muss häufig ein **multimodaler Therapieansatz** erfolgen, zudem kann eine Dermabrasion durchgeführt werden.

9.3.2 Morbus Bowen und Erythroplasie Queyrat

> **DEFINITION** Meist solitär auftretende, obligate Präkanzerose der Epidermis, die in ein invasives Bowen-Karzinom übergehen kann. Auf der Schleimhaut wird diese Erkrankung als Erythroplasie Queyrat bezeichnet.

Epidemiologie und Ätiologie: Die Erkrankung tritt am häufigsten jenseits des 60. Lebensjahres. Männer sind etwas häufiger betroffen. Der Morbus Bowen (MB) ist wesentlich seltener als die aktinische Keratose und tritt bei allen Hauttypen auf.

Verschiedene Ursachen können zur Entwicklung eines MB führen:
- UV-Schädigung
- chemische Karzinogene
- chronische HPV-Infektion (HPV 16 und 18).

Klinik:
Morbus Bowen: Das Auftreten ist nicht auf lichtexponierte Hautareale beschränkt, v. a. der Rumpf und die distalen Extremitäten sind betroffen. Morphologisch lassen sich ein bis mehrere Zentimeter große, polyzyklische Läsionen erkennen, die scharf und unregelmäßig begrenzt und von hellroter bis bräunlicher Farbe sind. Die Oberfläche ist eher samtig, eine variable Schuppung kann auftreten. Die Läsion wächst zuerst oberflächlich, später invasiv.

Erythroplasie Queyrat: Läsionen treten meist solitär auf. Sie sind erythematös, erosiv, scharf und leicht verletzlich. Typischerweise ist das äußere Genitale betroffen, seltener die Binde- oder Mundschleimhaut.

Komplikationen: Nach jahrelangem Verlauf ohne Therapie entwickelt sich häufig ein invasiv wachsendes Bowen-Karzinom. Es metastasiert lymphogen und hat eine eher schlechte Prognose. Die Erythroplasie Queyrat entartet häufiger als der Morbus Bowen (ca. 10–40 %).

Diagnostik: Die Diagnose wird anhand des histologischen Befundes gestellt.

Es bestehen ausgeprägte Kernpolymorphien, reichlich Mitosen und Riesenzellen (Clumping-Zellen). Das Stratum corneum ist hyperkeratotisch und die Epidermis insgesamt verbreitert (Akanthose).

Therapie: Therapie der Wahl ist die chirurgische **Exzision** der Läsion mit Kontrolle der Schnittränder. Auch die photodynamische Therapie [S. B687] sowie die lokale Anwendung von 5-FU oder Imiquimod sind möglich.

9.3.3 Bowenoide Papulose

Synonym: pigmentierte Penis-, Vulvapapeln

Durch die HPV-Hochrisikotypen 16, 18, 31 oder 33 verursachte Infektion der Genitale, die durch flache, rotbraune, wenige Millimeter große Papeln mit samtiger Oberfläche gekennzeichnet ist. Sie tritt am häufigsten im Alter zwischen 20 und 40 Jahren auf und kann maligne entarten (Penis- bzw. Vulvakarzinom). Prädilektionsstellen sind der Penis, die Vulva und die perianale Haut. Der histopathologische Befund entspricht dem des Morbus Bowen.

9.3.4 Lentigo maligna

Synonym: Morbus Dubreuilh, melanotische Präkanzerose

> **DEFINITION** Auf lichtgeschädigter Haut entstehende melanozytäre neoplastische Proliferation in der Epidermis (In-situ-Melanom).

Epidemiologie und Ätiologie: Die Erkrankung tritt meist nach dem 50. Lebensjahr auf; Männer erkranken doppelt so häufig wie Frauen. Zu den Risikofaktoren zählen langjährige Sonnenlichtexposition und ein heller Hauttyp.

Klinik: An lichtexponierten Hautgebieten finden sich hell- bis dunkelbraune oder schwarze, unregelmäßig und unscharf begrenzte Maculae mit verschiedenfarbigen Anteilen. Sie sind bis zu mehreren Zentimetern groß, wachsen langsam und können Ausläufer bilden. Je größer der Herd, desto inhomogener ist i. d. R. auch seine Farbe. Dermatoskopisch ist ein unregelmäßiges Pigmentnetz erkennbar. Die Lentigo maligna breitet sich horizontal aus. Knotige Anteile sind Anzeichen für ein Tiefenwachstum und dem damit verbundenen Übergang in ein malignes Melanom.

Diagnostik: Die Diagnose erfolgt klinisch, gesichert durch die Histologie.

In der Basalschicht der Epidermis ist eine meist einschichtige, bandartige Vermehrung von teilweise atypischen Melanozyten sichtbar. Die Dermis ist nicht befallen.

Therapie: Die Therapie besteht in der **Exzision** mit Kontrolle der Wundränder. Bei Inoperabilität (z. B. sehr alte Patienten, ungünstige Lokalisation) kann – solange sich noch kein Melanom entwickelt hat – mit Laser, Kryotherapie und Röntgenbestrahlung therapiert werden.

Ein Therapieversuch mit dem extern applizierten Immunmodulator **Imiquimod** (Induktor von Zytokinen) ist bei inoperablem Befund ebenfalls möglich.

9.4 Maligne Hauttumoren

9.4.1 Plattenepithelkarzinom

Synonym: Spinaliom, spinozelluläres Karzinom, Stachelzellkarzinom

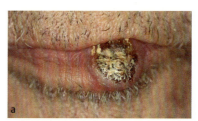
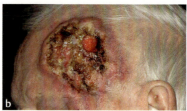

Abb. 9.7 **Plattenepithelkarzinom. a** Lippenkarzinom. **b** Karzinom an der Stirn. (aus Sterry et al., Kurzlehrbuch Dermatologie, Thieme, 2011)

Epidemiologie: Das Spinaliom ist der zweithäufigste maligne Hauttumor mit 50–100 Neuerkrankungen pro 100 000 Einwohner im Jahr; Inzidenz steigend. Männer sind häufiger als Frauen betroffen (höhere Exposition gegenüber Risikofaktoren), allerdings steigt auch die Inzidenz bei den Frauen. Spinaliome treten ab dem 40. Lebensjahr mit einem Häufigkeitsgipfel im 7. und 8. Lebensjahrzehnt auf.

Ätiologie: Das Plattenepithelkarzinom entwickelt sich regelmäßig aus unbehandelten aktinischen Keratosen [S. B728] und anderen In-situ-Karzinomen (z. B. Morbus Bowen, Erythroplasie Queyrat). Weitere prädisponierende Läsionen sind:
- Narben: nach Verbrennungen und Erfrierungen, Lichen sclerosus et atrophicans, Lupus vulgaris, Radioderm
- chronische Hauterkrankungen: chronisch-entzündliche, chronisch-degenerative, Ulcus cruris
- Hautareale mit dauerhafter mechanischer Irritation.

Zu den **Risikofaktoren** zählen Sonnenlichtexposition (z. B. Landarbeit, Straßenbau), Röntgenbestrahlung, chemische Noxen (Arsen, Teer, Mineralöle, Kohlenwasserstoffe), heller Hauttyp, chronische HPV-Infektion und Immunsuppression (HIV, Lymphom, immunsuppressive Therapie).

Klinik: Spinaliome treten insbesondere an **sonnenlichtexponierten Hautarealen** auf (Abb. 9.7). In 90 % der Fälle ist das Gesicht betroffen, davon wiederum am häufigsten die Unterlippe (Tabakrauch, Sonnenlicht). Weitere Prädilektionsstellen sind Hände und Unterarme (chemische Noxen, Röntgenexposition), Schleimhäute, Penis (Phimose, chronische HPV-Infektion, Ablagerung von Smegma), Vulva und die Analregion.

Zunächst tritt eine unscharf begrenzte, hautfarbene bis rötlich graue, hyperkeratotische **Plaque** auf, die der Haut flach aufsitzt und schmerzlos ist. Sie kann exo- oder endophytisch wachsen und ist in ihrer Konsistenz oft derb und knotig. Aufgrund der hohen **Verletzlichkeit** kommt häufig ein erosiver Charakter hinzu. Schuppung, zentrale Exulzerationen und hämorrhagische Krusten können ebenfalls vorhanden sein. Spezielle Lokalisationen:
- **Lippenkarzinom:** meist an der Unterlippe lokalisiert
- **Peniskarzinom:** häufig dorsal an der Glans penis, exophytisch-verruköse oder endophytisch-infiltrierende Wuchsform
- **Vulvakarzinom:** Lokalisation meist an der Klitoris oder zwischen kleinen und großen Schamlippen. Es geht oft aus einem Morbus Bowen [S. B729] oder einem Lichen sclerosus et atrophicans [S. B697]) hervor.
- **Karzinom der Analregion:** im Anal-, Perianalbereich oder Rektum lokalisiert, meist bei chronischer HPV-Infektion und Lichen sclerosus et atrophicans
- **Zungenkarzinom:** meist an Zungenrand oder -spitze.

Sonderform – verruköses Karzinom: Hochdifferenziertes Karzinom von niedriger Malignität (wenig Zellatypien, selten Metastasierung). Eine HPV-Infektion gilt als entscheidende Entstehungsursache. Typisch ist die verruköse Oberfläche der Karzinome. Hierzu zählen:
- das verruköse Karzinom der Mundhöhle (floride orale Papillomatose)
- Condylomata gigantea (Buschke-Löwenstein): anogenital
- Papillomatosis cutis carcinoides: an den Unterschenkeln
- Epithelioma cunicatum an den Fußsohlen.

Verlauf: Das Spinaliom wächst langsam infiltrierend und destruierend. Metastasen sind selten (v. a. lymphogen). Bei Immunsuppression ist der Verlauf oft deutlich akzeleriert und es kommt häufiger zu einer Metastasierung.

Diagnostik: Die Diagnose wird klinisch und histopathologisch gestellt.

Histopathologisch lassen sich nesterartig angeordnete große Zellen mit Kernatypien und reichlich Zytoplasma erkennen, die in ihrer Morphologie den Stachelzellen des Stratum spinosum ähneln. Typisch für die hohe Differenzierung der Zellen ist der Verhornungsaspekt, insbesondere die Bildung von **Hornperlen**. Oft ist auch eine starke begleitende Entzündungsreaktion sichtbar.

Die Tumoren können je nach Differenzierungsbild u. a. eine spindelzellige, akantholytische, pseudoglanduläre desmoplastische oder lymphoepitheliomartige Morphologie aufweisen.

Therapie: Die Exzision mit Schnittrandkontrolle ist Therapie der Wahl. Bei ungünstiger Prognose (z. B. große Tumoren, Immunsuppression) kann die Entnahme des Wächter-Lymphknotens erwogen werden. Bei inoperablem Befund lassen sich mit der lokalen Bestrahlung relativ gute Ergebnisse erzielen.

Chemotherapeutika werden bei inoperablen und metastasierten Plattenepithelkarzinomen palliativ eingesetzt: Eine Therapie mit MTX kann ambulant erfolgen und ist wenig toxisch. Kombinationstherapien werden z. B. mit Cisplatin, Doxorubicin und 5-Fluorouracil durchgeführt. Multimodale Therapien und die Anwendung von Interferon-α werden erprobt.

Inoperable oder metastasierte Tumoren können außerdem mit einer kombinierten Bestrahlung und Therapie epidermalen Wachstumsrezeptor-Antagonisten behandelt werden. Diese Kombination hat ein höheres Ansprechen als die Bestrahlung allein bei relativ günstigem NW-Profil.

Prognose: Sie ist abhängig von der Lokalisation (schlechter bei Schleimhäuten wie Penis, Vulva, Zunge), der Eindringtiefe des Tumors, dem Grad der Differenzierung und der Metastasierung bei Diagnosestellung.

9.4.2 Basalzellkarzinom

Synonym: Basaliom

> **DEFINITION** Häufigster maligner Hauttumor, der lokal destruierend wächst, aber praktisch nie metastasiert („semimaligner Tumor").

Epidemiologie: Basaliome treten im höheren Alter auf (durchschnittlich im 60. Lebensjahr). Die Inzidenz liegt bei ca. 100–200/100 000 Einwohner im Jahr, wobei die Tendenz weiter steigt. Die Hauttypen I und II erkranken etwa 10-mal häufiger als der Typ VI.

Ätiopathogenese: Risikofaktoren für die Basaliomentwicklung sind UV-Einstrahlung (Aufenthalt im Freien, Wohnort), Chemikalien wie Arsen (meist Rumpfhautbasaliom, s. u.), ionisierende Strahlen, Immunsuppression, genetische Disposition und Albinismus.

Die Tumorzellen stammen von basalen Keratinozyten oder Zellen der äußeren Haarwurzelscheide ab.

Einteilung: Basaliome werden anhand ihrer klinischen und mikroskopischen Morphologie klassifiziert (s. Klinik). Das Gorlin-Goltz-Syndrom ist eine Phakomatose, die sich in der Entwicklung multipler Basalzellkarzinome (BZK) ab der Jugend manifestiert.

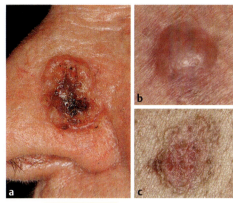

Abb. 9.8 **Basalzellkarzinom. a** Basalzellkarzinom mit Randwall. **b** Knotiges Basalzellkarzinom. **c** Superfizielles Basalzellkarzinom. (a: aus Sterry et al., Checkliste Dermatologie, Thieme, 2010; b: aus Sterry et al., Kurzlehrbuch Dermatologie, Thieme, 2011)

Klinik: Das Basalzellkarzinom tritt nur an Hautarealen auf, die Haarfollikel enthalten. In erster Linie ist die lichtexponierte Haut betroffen. 90 % der Tumoren sind am Kopf lokalisiert, die meisten davon zentrofazial.

Typischerweise findet sich eine **derbe Hautveränderung** in Form eines Knötchens oder einer Hautinduration. Im Randbereich sind häufig Teleangiektasien vorhanden. Folgende Typen lassen sich unterscheiden:

- **noduläres Basalzellkarzinom** (solides Basalzellkarzinom): Halbkugelig erhabener, perlmuttartig schimmernder Knoten, der der Haut breitbasig aufsitzt und durch Teleangiektasien oft rötlich erscheint (Abb. 9.8b). Der Knoten wächst in erster Linie oberflächlich. Das Basaliom kann eine zentrale Einsenkung mit einem perlschnurartigen Randwall aufweisen (Abb. 9.8a). Liegt eine melanozytäre Pigmentierung vor, wird es als **pigmentiertes** Basalzellkarzinom bezeichnet.
- **superfizielles** (oberflächliches) **Basalzellkarzinom** (Rumpfhautbasaliom, Abb. 9.8c): flache hellbraune Plaque, i. d. R. im Hautniveau, die meist multipel am Rumpf auftritt (oft nach chronischer Arsenexposition) und zu psoriasisartiger Schuppung neigt
- **sklerodermiformes Basalzellkarzinom:** atrophische, flache Herde mit Schuppung und Schrumpfung. Sehr selten und oft schwierig zu diagnostizieren.
- **ulzeriertes Basalzellkarzinom:**
  - **Ulcus rodens:** oberflächliche, z. T. ausgedehnte Ulzerationen („nagendes Ulkus")
  - **Ulcus terebrans:** rasches Tiefenwachstum mit Gefahr der Arrosion von Gewebe (z. B. Nasenknorpel) und lebenswichtiger Gefäße („bohrender Typ").

Verlauf: Das Basaliom wächst langsam in alle Richtungen, zentral kann eine Atrophie auftreten. Unbehandelt wächst der Tumor nach Jahren bis Jahrzehnten in die Tiefe. Ein letaler Ausgang ist selten (z. B. durch Arrosion großer Arterien).

Diagnostik: Die Diagnose wird klinisch und histologisch gestellt. Eine Ausbreitungsdiagnostik ist nur bei sehr tiefem und invasivem Wachstum indiziert. Dermatoskopisch können die **Teleangiektasien** und der **perlschnurartige Randwall** besser sichtbar werden.

Histopathologisch erkennt man strangförmige Tumorzellnester, die scharf begrenzt sind. Im Randbereich der Proliferationsknoten sind die Tumorzellen **palisadenförmig** angeordnet. Zum umgebenden tumorösen Bindegewebe besteht eine Lücke (wichtig für die Diagnose!). Die Tumorzellen ähneln den Basalzellen (große basophile Kerne, schmales Zytoplasma). Die Imitation von Hautanhangsgebilden ist möglich.

Therapie: Aufgrund des lokal destruierenden Wachstums ist die **vollständige Exzision** mit **Schnittrandkontrolle** (Sicherheitsabstand 3–5 mm) die Therapie der Wahl. Dabei kann bei invasiv wachsendem Basaliom u. U. die Entfernung von Organen (Nase, Ohr, Auge) erforderlich werden. Alternativ kann eine **Radiotherapie mit Röntgenweichstrahlung** palliativ bei Patienten angewandt werden, die aufgrund von Multimorbidität nicht operiert werden können oder eine OP ablehnen. Dazu muss das BZK unbedingt histologisch gesichert sein. Weitere Therapieoptionen sind die photodynamische und Kryotherapie (bei kleinen und oberflächlichen Tumoren) sowie die Gabe von Imiquimod und 5-Fluorouracil (bei superfiziellem Basaliom).

Beim Gorlin-Goltz-Syndrom ist eine Strahlentherapie kontraindiziert, da dadurch rasch neue Basalzellkarzinome induziert werden.

9.4.3 Mamillärer Morbus Paget

Intraepidermale Frühform des duktalen Mammakarzinoms. Klinisch imponiert er als ekzematöse Veränderung im Bereich der Mamille, die juckt. Cave: Jede einseitige ekzemartige Veränderung sollte weiter abgeklärt werden (Biopsie). Siehe Gynäkologie [S. B378].

9.4.4 Extramammärer Morbus Paget

Es handelt sich um ein Adenokarzinom der Haut, dessen Tumorzellen i. d. R. aus apokrinen Drüsen stammen. Selten ist ein Adenokarzinom anderer Lokalisation (z. B. Prostata, Zervix, Kolon), das sich auf die Haut ausdehnt, ursächlich. Prädilektionsstellen sind der Anogenitalbereich, aber auch die Achselhöhlen, die Nabelregion und der äußere Gehörgang.

Das histologische Bild zeigt große, PAS-positive Zellen mit großen Zellkernen und hellem Zytoplasma (**Paget-Zellen**), die diffus in der Epidermis verstreut liegen. In der darunter liegenden Dermis ist ein Infiltrat aus Entzündungszellen nachweisbar. Dieser histologische Befund entspricht dem des mamillären Morbus Paget.

9.4.5 Keratoakanthom

Das Keratoakanthom entwickelt sich **sehr rasch** (oft innerhalb von 1–2 Monaten) vorwiegend in lichtexponierten Arealen (z. B. Nasenrücken, Wangen, Handrücken). Es hat eine halbkugelig-erhabene Form und enthält im Zentrum einen **Hornpfropf**. Metastasen treten nicht auf, ein lokal infiltratives und destruierendes Wachstum ist aber möglich. An das schnelle Wachstum kann sich eine langsamere Progression, ein Wachstumsstillstand oder eine spontane Rückbildung anschließen. Histopathologisch ähnelt es dem Plattenepithelkarzinom. Die Therapie besteht in der vollständigen Exzision, da nur so ein hochdifferenziertes invasives Plattenepithelkarzinom ausgeschlossen werden kann.

> **MERKE** Das Keratoakanthom hat eine dem Plattenepithelkarzinom ähnliche Histologie, wächst allerdings wesentlich schneller.

9.4.6 Merkelzellkarzinom

Synonym: neuroendokrines Karzinom

Das Merkelzellkarzinom ist ein seltener, aber **hochmaligner** Tumor der Haut, der bevorzugt bei älteren Frauen an jahrelang lichtexponierten Körperstellen (Gesicht, Extremitäten) auftritt. Als ursächlich nimmt man eine chronische UV-Belastung an – die genaue Ätiologie ist jedoch unklar. Klinisch findet sich ein derber, livider Knoten, der schnell wächst und ulzeriert. **Metastasen** (v. a. lymphogen) und lokale Rezidive sind sehr häufig (> 50 %).

Die Diagnose wird histopathologisch durch den Nachweis von trabekulären Tumorzellnestern aus monomorphen, basophilen Zellen in der Dermis, zahlreichen Mitosen sowie dem immunhistochemischen Nachweis von NSE (neuronenspezifische Enolase) und den Zytokeratinen CK 8, 18 und 20 gesichert.

Der Tumor muss unter Einhaltung eines ausreichenden Sicherheitsabstandes (3 cm unter Mitnahme der Muskelfaszie) exzidiert werden (Cave: **Lokalrezidiv**). Zudem sollten der Sentinel-Lymphknoten untersucht und ggf. die regionären Lymphknotenstationen ausgeräumt werden. Sinnvoll ist auch die adjuvante Bestrahlung.

9.4.7 Malignes Melanom

Epidemiologie: Das maligne Melanom hat die höchste Mortalität aller malignen Hauttumoren. Der Erkrankungsgipfel liegt zwischen dem 50. und 60. Lebensjahr. Insbesondere hellhäutige Menschen erkranken mit zunehmender Inzidenz (w > m). Zudem lassen sich regionale Unterschiede feststellen (Europa: 10–20 Fälle/100 000 Einwohner im Jahr, Australien: 50–60/100 000/Jahr).

Ätiopathogenese: Zu den Risikofaktoren zählen **UV-Licht-Exposition** (Sonnenbrände im Kindesalter, kumulative UV-Belastung), ein heller Hauttyp sowie eine familiäre Häufung, **dysplastische Nävi**, Lentigo maligna, Immundefizienz und Xeroderma pigmentosum.

Atypische Melanozyten proliferieren in epidermalen Zellnestern und breiten sich zunächst horizontal aus, bevor sie dann vertikal die Basalmembran durchbrechen.

Klinik: Das Melanom kann nicht nur auf der Haut, sondern auch auf sämtlichen Schleimhäuten, den Hirnhäuten sowie der Bindehaut und der Aderhaut lokalisiert sein.

9.4 Maligne Hauttumoren

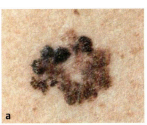
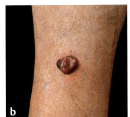
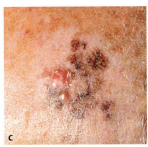
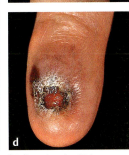

Abb. 9.9 **Malignes Melanom. a** Superfiziell spreitendes Melanom. Erkennbar sind z. T. knotige Anteile, die auf ein bereits eingesetztes Tiefenwachstum hinweisen. **b** Noduläres Melanom. **c** Lentigo-maligna-Melanom. **d** Akrolentiginöses Melanom. (a und c: aus Moll, Duale Reihe Dermatologie, Thieme, 2010, b und d: aus Sterry et al., Checkliste Dermatologie, Thieme, 2010)

Tab. 9.2 ABCDE-Regel

	Merkmal	verdächtiger Befund
A	Asymmetrie	wenn vorhanden
B	Begrenzung	unregelmäßige und/oder unscharfe Begrenzung, Ausläufer
C	Colorit	inhomogene Pigmentierung, Veränderung der Farbe
D	Durchmesser	> 6 mm Größe
E	Erhabenheit	Wachstum, knotige Areale

Bei sehr dunklen Hauttypen (z. B. Afrikanern) tritt es fast ausschließlich an den Schleimhäuten und den Handflächen bzw. Fußsohlen auf. Man unterscheidet 4 klinische Typen (Abb. 9.9):

- **superfiziell spreitendes Melanom** (SSM): Es ist bei Frauen häufig am Unterschenkel, bei Männern oft am Stamm lokalisiert und beginnt als Makula. Meist finden sich verschiedene Farben (Braun, Schwarz, Rosa) sowie helle Anteile als Ausdruck der Regression. Das SSM breitet sich zunächst horizontal aus und wird später – wenn das vertikale Wachstum einsetzt – knotig. Wird das Melanom in der Phase des horizontalen Wachstums erkannt, ist die Prognose gut.
- **noduläres Melanom** (NM): Der Tumor ist schwarzbraun, knotig (→ rasches Tiefenwachstum) und hat eine glatte Oberfläche. Zudem ist er leicht verletzlich, sodass z. T. auch Erosionen mit hämorrhagischen Krusten entstehen. Bevorzugt tritt er an der Brust, am Rücken und an den Extremitäten auf. Die Prognose ist aufgrund der frühen lymphogenen Metastasierung sehr schlecht (insbesondere bei Ulzeration).
- **Lentigo-maligna-Melanom** (LMM): Das LMM entwickelt sich aus einer vorbestehenden Lentigo maligna [S.B729] und findet sich meist bei älteren Patienten im Gesicht. Zunächst langjähriges horizontales Wachstum (mit guter Prognose), später Tiefeninvasion.
- **akrolentiginöses Melanom** (ALM): Das ALM ähnelt dem LMM, zeigt aber ein rascheres und aggressiveres Wachstum. Es tritt bevorzugt an den Handflächen und Fußsohlen, aber auch unter oder um die Nägel auf, was man an deren brauner oder schwarzer Längsstreifung erkennen kann. In der Frühphase ist das ALM inhomogen pigmentiert, danach wächst es knotig und ulzeriert. Wegen der späten Diagnosestellung ist die Prognose i. d. R. schlecht.

Seltenere Varianten sind das amelanotische maligne Melanom (AMM), das pigmentlos ist (Cave: späte Diagnose!) und häufig als rosaroter erosiver Knoten imponiert, das Aderhautmelanom (s. Augenheilkunde [S.B863]), das Schleimhautmelanom und das meningeale Melanom.

Metastasierung: Maligne Melanome metastasieren entweder lympho- oder hämatogen. Die Wahrscheinlichkeit steigt dabei mit zunehmender Tumordicke. Mehr als die Hälfte der Metastasen liegt initial regionär vor:

- **Satellitenmetastasen** befinden sich in einem Radius von etwa 2 cm um den Tumor
- **In-transit-Metastasen** sind alle Hautmetastasen zwischen Tumor und erstem regionärem Lymphknoten
- regionäre **Lymphknotenmetastasen**.

Organmetastasen betreffen Lunge, Leber, Herz, Gehirn und Knochen. Aderhautmelanome metastasieren fast ausschließlich in die Leber.

Diagnostik: Verdächtige Muttermale können sowohl klinisch als auch unter dem **Dermatoskop** anhand der **ABCDE-Regel** beurteilt werden (Tab. 9.2). Als verdächtig gelten asymmetrische, unregelmäßig und unscharf begrenzte, ungleichmäßig pigmentierte Nävi, die größer als 5 mm und knotig sind. Weitere Kriterien sind ein irreguläres Pigmentnetz, Gefäßabbrüche sowie eine radiäre Pigmentzeichnung mit Pseudopodien. Ein verdächtiger Befund muss immer **vollständig (!) exzidiert** (Cave: Metastasierungsgefahr durch Manipulation!) und anschließend histologisch aufgearbeitet werden.

> **MERKE** Bei Verdacht auf ein Melanom muss dieses immer vollständig exzidiert werden. Einzige Ausnahme: V. a. Lentigo-maligna-Melanom im Gesicht bei sehr alten Menschen – hier ist ggf. eine Probebiopsie gerechtfertigt.

Bei der **histopathologischen Befundung** werden Melanomtyp, Tumordicke nach Breslow, Eindringtiefe nach Clark sowie das Vorhandensein einer Ulzeration bewertet (Abb. 9.10). Zudem wird die Mitoserate bestimmt und nach einer histologisch nachweisbaren Regression gesucht. Dies hat Konsequenzen für die weiterführende Diagnostik und die Therapie.

Histologie der einzelnen Melanomtypen:
- **SSM:** Akanthose der Epidermis mit pagetoiden Melanomzellen, die entweder rein auf die Epidermis be-

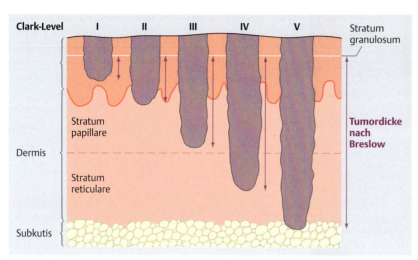

Abb. 9.10 **Eindringtiefe und Dicke des Tumors nach Clark und Breslow.** Clark-Level: **Level I:** Melanoma in situ, **Level II:** Tumor infiltriert das Stratum papillare, **Level III:** Tumor reicht bis ans Stratum reticulare, **Level IV:** Tumor infiltriert das Stratum reticulare, **Level V:** Tumor infiltriert die Subkutis. (aus Moll, Duale Reihe Dermatologie, Thieme, 2010)

schränkt sind (In-situ-Melanom) oder die Basalmembran durchbrochen haben.
- **NM:** Spindelförmige und pleomorphe Zellen sind knotig in der Dermis angeordnet (Basalmembran immer durchbrochen).
- **LMM:** atrophe Epidermis, atypische, z. T. deutlich pigmentierte Melanomzellen mit Vakuolen und Mitosen in der Dermis, Beteiligung der Haarfollikel
- **ALM:** ähnelt dem SSM, sehr große Melanomzellen mit dendritischen Ausläufern.

Staging: Bei allen Patienten werden (insbesondere ab einer Tumordicke von 1 mm) ein Röntgen-Thorax in 2 Ebenen sowie die Sonografie des Abdomens, Beckens und Retroperitoneums durchgeführt. Ab einer Tumordicke von mehr als 1 mm (elektiv auch bei Regression) werden eine Lymphknotensonografie und eine Sentinel-Lymphknotenbiopsie (s. Chirurgie [S. B176]) durchgeführt. Zusätzlich können CT, MRT und PET zur Ausbreitungsdiagnostik verwendet werden.

MERKE Fehlen Metastasen, ist die Tumordicke nach Breslow prognostisch am bedeutsamsten.

Laborchemisch werden folgende Parameter bestimmt: Blutbild, BSG, LDH, alkalische Phosphatase (Knochenmetastasen) sowie das Protein S-100 (Tumormarker).

Therapie: Bei histopathologisch gesichertem Melanom ist eine **Nachexzision** unter Einhaltung eines adäquaten **Sicherheitsabstandes** erforderlich (In-situ-Melanom: 0,5 cm, Tumordicke < 2 mm: 1 cm, Tumordicke ≥ 2 mm: 2 cm). Lymphknoten- und Fernmetastasen werden nach Möglichkeit ebenso entfernt (Satellitenmetastasen unter Sicherheitsabstand, bei regionärem Lymphknotenbefall radikale Lymphadenektomie). Bei einer Tumordicke von ≥ 2 mm ist anschließend eine adjuvante Therapie mit Interferon-α sinnvoll. **Chemotherapie** (z. B. Dacarbazin) und die **Bestrahlung** werden bei inoperablem Befund angewendet.

Für das metastasierte Stadium zugelassen sind darüber hinaus der CTLA4-Antikörper (aktiviert die T-Zell-Antwort) **Ipilimumab** sowie der Braf-Inhibitor **Vemurafenib** (Braf ist bei etwa 60 % der Melanome mutiert).

Nachsorge: Die Nachsorge bzw. **Rezidivprophylaxe** erstreckt sich über einen Zeitraum von 5–10 Jahren (alle 3–6 Monate in den ersten 5 Jahren → hohes Rezidivrisiko) und setzt sich aus klinischer Untersuchung mit Kontrolle des Hautbefunds, Lymphknotenpalpation, Laborkontrollen, ggf. Sonografie und/oder Bildgebung zusammen.

Prognose: Die 10-Jahres-Überlebensrate aller malignen Melanome beträgt etwa 80 %. Mit dem Eintreten von Metastasen verschlechtert sich die Prognose zusehends. Zu den Prognosefaktoren beim nichtmetastasierten Melanom zählen:
- **Tumordicke nach Breslow** (am wichtigsten)
- Ulzerationen
- ungünstige Lokalisation wie z. B. Akren, Kapillitium
- Mitoserate bei einer Tumordicke < 1 mm
- männliches Geschlecht.

9.4.8 Mesenchymale maligne Hauttumoren

DEFINITION Seltene, maligne Hauttumoren des dermalen Bindegewebes.

Dermatofibrosarcoma protuberans

Es ist zwar das häufigste Sarkom an der Haut, aber dennoch sehr selten. Der Tumor ist hautfarben bis rötlich, knotig, und reicht in die Tiefe, wobei – ähnlich einem Eisberg – nur ein Teil das Hautniveau überragt. Er tritt häufig am Stamm, den Schultern oder den Oberarmen auf und kann bis zu mehreren Zentimetern groß sein.

Histologisch zeigt sich ein radspeichen- oder strohmattenförmiges Geflecht aus atypischen (z. T. abgerundeten) Fibroblasten und Fibrozyten. Das Infiltrat kann bis in die Subkutis hineinreichen. Zellatypien und Mitosen sind selten.

Dermatofibrosarkome werden mit Sicherheitsabstand entfernt, in der Tiefe unter Mitnahme der Faszie. Bei Inoperabilität ist die Strahlentherapie eine Alternative.

Imatinib wird zur medikamentösen Therapie von inoperablen oder metastasierten Tumoren (selten) angewendet. Es kann auch neoadjuvant zur Verkleinerung der Tumoren eingesetzt werden, um Operabilität zu erreichen.

Fibrosarkom

Fibrosarkome haben ihren Ursprung i. d. R. in Sehnen und Faszien. Sie wachsen schnell zu einem symptomlosen subkutanen Knoten heran, der fest mit der Unterlage verbunden ist. Die darüberliegende Haut ist oft rotbraun, manchmal bläulich gefärbt und kann ulzerieren. Fibrosarkome metastasieren zeitig und häufig in die Lunge.

Die Schnittfläche des Tumors ist weiß und erinnert an Fischfleisch. Histologisch lassen sich Fibroblasten (runde oder spindelige Zellform) in fischgrätenartiger Anordnung, Mitosen und Atypien erkennen.

Fibrosarkome müssen unter Einhaltung eines Sicherheitsabstands exzidiert werden. Näheres zu den malignen Weichteiltumoren s. auch Orthopädie [S. B256].

Kaposi-Sarkom

Siehe Neoplastische Erkrankungen [S. A602].

9.4.9 Maligne Lymphome und Leukämie

Für Allgemeines zu Lymphomen s. Neoplastische Erkrankungen [S. A616].

Primär kutane B-Zell-Lymphome

Formen:

Kutanes Keimzentrumslymphom: An Kopf, Nacken oder Stamm – ein generalisierter Hautbefall ist sehr selten – treten knotige, erythematöse Plaques oder Papeln auf. Das Lymphom ist niedrigmaligne (5-Jahres-Überlebensrate: ca 95 %).

In der Histologie erkennt man ein follikulär oder diffus angeordnetes, zentrozytäres und zentroblastäres dermales Infiltrat. Die Zellen sind i. d. R. klein, können aber auch von großen Zentrozyten durchsetzt sein.

Marginalzonenlymphom: Das Immunozytom manifestiert sich im Schnitt um das 50. Lebensjahr herum. Es ist bei Männern 10-mal häufiger als bei Frauen. An den Extremitäten treten solitäre oder multiple erythematöse, bräunliche oder rötlich livide Papeln und Knoten auf. Das Immunozytom hat eine sehr gute Prognose (5-JÜR: 90–100 %), allerdings treten in ⅓ der Fälle Rezidive und in ¼ extrakutane Manifestationen auf.

In der Dermis finden sich knotige oder diffuse Infiltrate von lymphoplasmoiden Zellen, Plasmazellen und Lymphozyten.

Großzelliges B-Zell-Lymphom der unteren Extremität: In der Regel finden sich an einem Bein blaurote Knoten und Plaques. Die Herde wachsen schnell und befallen binnen kurzer Zeit Lymphknoten und Organe (5-JÜR: ca. 60 %). Ältere Frauen erkranken bevorzugt.

Histologisch erkennt man ein diffuses, blastenhaltiges (Zentroblasten, Immunoblasten, Zentrozyten) nichtepidermotropes Infiltrat.

Diagnostik: Die Diagnose wird anhand des histologischen und molekulargenetischen Befunds gesichert. Danach muss ein **Staging inklusive Knochenmarkspunktion** zum Ausschluss eines primär systemischen Lymphoms durchgeführt werden.

Der Nachweis einer klonalen Expansion von B-Zellen in der Haut gelingt bei den meisten Patienten mittels PCR. Alle 3 Tumoren exprimieren die B-Zell-Marker CD20 und CD79a.

Therapie: Exzision oder Bestrahlung der einzelnen Herde sind Therapie der Wahl. Außerdem ist eine Chemotherapie möglich:
- Anti-CD-20-Antikörper (Rituximab) und Interferon-α2 können intraläsional oder intravenös beim kutanen Keimzentrumslymphom oder Marginalzonenlymphom verabreicht werden.
- anthrazyklinbasierte Polychemotherapie beim großzelligen B-Zell-Lymphom.

Primär kutane T-Zell-Lymphome

Mycosis fungoides

Epidemiologie: Die Mycosis fungoides ist das häufigste primäre T-Zell-Lymphom. Die Erkrankung ist niedrigmaligne (5-JÜR ca. 90 %).

Klinik und Verlauf:
Die Erkrankung verläuft in Stadien:
- **Ekzemstadium:** juckende, scharf begrenzte, erythematöse und atrophe Herde mit feinlamellärer Schuppung, die bevorzugt am Rumpf und stammnah an den Innenseiten von Armen und Beinen lokalisiert sind.
- **Infiltratstadium** (**Plaquestadium**): rot-bräunliche, stark juckende und stärker geschuppte Plaques auf vorbestehenden Herden oder gesunder Haut (Abb. 9.11)
- **Tumorstadium:** halbkugelige Tumoren, die ein schnelles Wachstum zeigen und exulzerieren können
- **generalisiertes Lymphomstadium:** zunächst Schwellung der regionären Lymphknoten (lymphadenopathisch, kein Nachweis von Lymphomzellen), später sind Lymphomzellen nachweisbar, Organbeteilung und Befall viszeraler Lymphknoten.

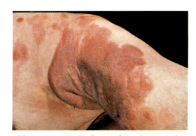

Abb. 9.11 Mycosis fungoides. Plaquestadium. (aus Sterry et al., Checkliste Dermatologie, Thieme, 2010)

Tab. 9.3 CD30-positive Lymphome

Erkrankung	Klinik	Therapie und Verlauf
großzelliges CD30-positives kutanes T-Zell-Lymphom	meist solitäre, knotige, teilweise ulzerierende Tumoren	spontane Remissionen sind möglich, Exzision und Bestrahlung, 5-JÜR 90 %
lymphomatoide Papulose	entzündliche Papeln und Noduli v. a. in der Glutealregion und am Stamm, teilweise mit Hämorrhagien und Nekrosen; z. T. Assoziation mit anderen lymphatischen Erkrankungen (z. B. Morbus Hodgkin, Mycosis fungoides)	PUVA, Methotrexat, jahrelanger Verlauf (meist gutartig)

Die verschiedenen Stadien der Erkrankung können nebeneinander bestehen (→ Einordnung des Befundes richtet sich nach der Läsion im fortgeschrittensten Stadium). Meist schreitet die Krankheit langsam über Jahre bis Jahrzehnte fort; auch Verläufe mit plötzlicher Progression sind möglich.

Diagnostik: Die Zellen exprimieren T-Helferzellmarker (CD3+, CD4+). Der stadienhafte Verlauf ist auch histomorphologisch (→ Probebiopsien) sichtbar:
- Ekzemstadium: lymphohistiozytäres Entzündungsinfiltrat
- Plaquestadium: Pautrier-Abszesse (epidermale atypische Lymphozyten mit zerebriformem Kern), neoplastisches Infiltrat mit buntem Zellbild, Defekte der Basalmembran
- Tumorstadium: solide Tumoren
- generalisiertes Lymphomstadium: Lymphadenitis, Lymphknotenbeteiligung.

Therapie: Die Therapie der Mycosis fungoides richtet sich nach dem klinischen Stadium.

Frühe Stadien: In frühen Stadien sind die topische Glukokortikoidgabe und PUVA-Behandlungen Therapie der Wahl. Unterstützend werden Interferon-α und Retinoide (Acitretin, Bexaroten) gegeben. Auch MTX allein erzielt gute therapeutische Effekte.

Späte Stadien: Therapie mit Kortikoiden und Chlorambucil, bei Organbeteiligung Polychemotherapie. Neue Therapieansätze:
- Ontak (Denileukin Diftitox): Fusionsprotein aus IL-2 und Diphtherietoxin, das in T-Zellen aufgenommen wird und dort seine Toxinwirkung entfaltet
- extrakorporale Photopherese (ECP).

Sézary-Syndrom

Synonym: T-Zell-Erythrodermie

Klinik: Oft ist die gesamte Körperoberfläche befallen. Zunächst bestehen ekzematöse Hautveränderungen, danach kommt es zur Generalisation und juckenden **Erythrodermie**. An den Handflächen und Fußsohlen zeigen sich Hyperkeratosen, die Nägel sind dystroph. Teilweise ist die Haut hyperpigmentiert. Im peripheren Blut sind atypische T-Zellen (Sézary-Zellen) nachweisbar.

Diagnostik: Neben dem klinischen Bild (Erythrodermie) ist der histologische Befund diagnostisch wegweisend. Die Histologie entspricht der der Mycosis fungoides.

Therapie: Wie bei Mycosis fungoides.

Weitere primär kutane T-Zell-Lymphome

Nach der Mycosis fungoides und dem Sézary-Syndrom sind die CD30-positiven Lymphome die zweithäufigsten primär kutanen T-Zell-Lymphome (Tab. 9.3).

Leukämische Infiltrate der Haut

Leukämische Infiltrate der Haut können vielgestaltig sein (papulös, nodulär oder plaqueartig) und sind i. d. R. rötlich gefärbt. Facies leontina bezeichnet ein durch Infiltration vergröbertes Gesicht. Schleimhäute können hyperplastisch und nekrotisierend infiltriert sein. Details zu den Leukämien s. Neoplastische Erkrankungen [S. A604].

9.4.10 Histiozytosen

> **DEFINITION** Histiozytosen sind benigne und maligne Neoplasien der Langerhans-Zellen und der dendritischen Zellen (Makrophagensystem).

Die Ätiologie ist nicht bekannt. Unterschieden werden Langerhans-Zell-Histiozytosen (LZH), Nicht-Langerhans-Histiozytosen (NLZH) wie das juvenile Xanthogranulom und Zwischenformen.

Langerhans-Zell-Histiozytose

Synonym: Histiozytosis X

Epidemiologie: Die Langerhans-Zell-Histiozytose (LZH) tritt mit einer Inzidenz von 1:250 000 vorwiegend im Kindesalter auf, wobei Jungen geringfügig häufiger betroffen sind als Mädchen.

Klinik: Man unterscheidet folgende Formen:
- **Abt-Letter-Siwe-Krankheit** (**akut-disseminiert**): Innerhalb der ersten 2 Lebensjahre (v. a. aber bei Säuglingen) entwickeln sich v. a. an fettigen Hautarealen und in den Hautfalten multiple braune Papeln, die teilweise schuppen oder nässen. Häufig sind auch die Knochen und inneren Organe betroffen (Hepatosplenomegalie, Dyspnoe, Diarrhö etc.), zudem bestehen eine Thrombopenie und schwere Allgemeinsymptomatik (Fieber, Lymphknotenschwellungen, Schwäche). Sehr schlechte Prognose.
- **Hand-Schüller-Christian-Krankheit** (**chronisch-disseminiert**): Meist sind Kinder im Schulalter betroffen. Die Hauteffloreszenzen ähneln der Abt-Letter-Siwe-Krank-

heit. Prädilektionsstellen sind u. a. die Intertrigines. Extrakutan manifestiert sich die Erkrankung mit einer Knochenbeteiligung. Folgeerkrankungen sind dann u. a. ein Diabetes insipidus (durch Druck auf die Hypophyse), Exophtalmus (Orbitainfiltration) und eine chronische Otitis media (Mastoidbeteiligung). Schleimhäute, innere Organe (Leber, Milz) und Lymphknoten können ebenfalls betroffen sein.
- **eosinophiles Granulom** (**Langerhans-Granulom**): Diese benigne Form betrifft in erster Linie die Knochen (Osteolysen), wobei insbesondere ==Schädel, Becken, Rippen, Wirbelkörper== und lange Röhrenknochen betroffen sind. Klinisch imponieren Knochenschmerzen sowie Schwellungen und evtl. Spontanfrakturen. Der Häufigkeitsgipfel liegt zwischen dem 5. und 15. Lebensjahr. An der Haut können Papeln oder Plaques vorhanden sein. Auch andere Organe (z. B. Thymus, Gastrointestinaltrakt, Lunge) können betroffen sein.

Komplikationen: Der Organbefall bei LZH geht mit schlechteren Prognosen und funktionellen Beeinträchtigungen einher. Bei Knochenbeteiligung können pathologische Frakturen auftreten.

Diagnostik: Die Erkrankungen werden klinisch und histologisch diagnostiziert:

Die Zellen der LZH sind CD1a-positiv und zeigen teilweise elektronenmikroskopisch die tennisschlägerförmigen **Birbeck-Granula**. Es besteht ein dermales Infiltrat aus Langerhans- und z. T. auch Entzündungszellen.

Therapie: Einzelne Knochen- und Hautherde können operativ entfernt werden; Erstere können teilweise auch mittels Strahlentherapie, Hautherde mittels PUVA behandelt werden.

Die Pharmakotherapie kann lokal (Glukokortikoide, Antiseptika) und systemisch bei ausgeprägten Befunden (Kortikoidstoßtherapie und Chemotherapie) durchgeführt werden.

Juveniles Xanthogranulom

Die Erkrankung tritt meist im 1. Lebensjahr auf und äußert sich mit solitären oder multiplen gelblichen Papeln, v. a. im Gesicht und an den Streckseiten der oberen Extremitäten und am oberen Rumpf. Teilweise sind Augen und Schleimhäute betroffen. Es besteht eine hohe Selbstheilungsrate, sodass die Patienten i. d. R. keiner Therapie bedürfen.

9.4.11 Mastozytosen

Mastozytosen gehen mit einer Vermehrung von Mastzellen in Organen einher. Die Haut ist als mastzellreiches Organ häufig betroffen. Es handelt sich um Erkrankungen unbekannter Ätiologie, die v. a. in Kindheit und Jugend auftreten. Familiäre Häufungen kommen vor. Mastozytosen können sich klinisch unterschiedlich äußern:
- Das **Mastozytom** ist meist kongenital vorhanden oder tritt innerhalb der ersten 2 Lebensjahre auf. Es ist gekennzeichnet durch solitäre oder multiple dunkelrote bis -braune Knoten, die auf mechanischen Reiz hin urtikariell anschwellen und jucken können (positives Darier-Zeichen).
- Bei der **Urticaria pigmentosa** zeigen sich zahlreiche hyperpigmentierte Maculae, Papeln oder Knötchen am ganzen Körper, die ebenso mit positivem Darier-Zeichen einhergehen. Es kann auch zu Blasenbildung oder Hämorrhagien kommen.
- Die **systemische Mastozytose** wird vorwiegend bei Erwachsenen beobachtet, die neben der Hautsymptomatik auch häufig über Diarrhö, Kreislaufprobleme und gastrointestinale Ulzera klagen. Im Serum sind die Tryptasespiegel erhöht.

Die **Diagnose** wird klinisch (Darier-Zeichen) und histologisch durch den Nachweis von Mastzellinfiltraten gestellt. **Therapeutisch** werden Mastzellstabilisatoren und Antihistaminika, bei gastrointestinaler Symptomatik auch Cromoglycinsäure eingesetzt.

9.4.12 Hautmetastasen

In die Haut metastasieren v. a. maligne Melanome, Mamma-, Bronchial-, Magen- und Kolonkarzinome.

Der Ausbreitungsweg kann dabei lymphogen, hämatogen oder per continuitatem sein. Hautmetastasen sind zumeist hautfarben oder rot und derb. Das Erysipelas carcinomatosum entspricht einer diffusen lymphogenen Metastasierung, die langsam progredient ist (Cave: Nicht mit einem Erysipel verwechseln!).

9.4.13 Pseudolymphome

> **DEFINITION** Benigne Lymphozytenproliferationen, die makroskopisch und histologisch echte Lymphome imitieren können.

Die Pseudolymphome werden in B- und T-Zell-Pseudolymphome unterteilt.
- **B-Zell-Pseudolymphome** umfassen die Lymphadenomatosis cutis benigna und den kutanen inflammatorischen Pseudotumor.
- Zur Gruppe der **T-Zell-Pseudolymphome** gehören das aktinische Retikuloid (photoallergische UV-Reaktion mit teilweise lichenifizierten schuppenden Papeln und Plaques), die lymphomatoide Kontaktdermatitis (Mycosis-fungoides-ähnliches Bild) sowie die lymphozytäre Infiltration der Haut.

Die lymphozytäre Arzneimittelreaktion mit erythematösen Papeln, Knoten und Plaques stellt eine Mischform dar.

Die Differenzierung zwischen den Entitäten der lymphozytären Proliferationen kann sich schwierig gestalten. Die Histologie kann zur Unterscheidung beitragen. Malignitätsverdächtige klinische Kriterien sind starke Tiefenausdehnung, disseminiertes Auftreten und Lymphknotenbefall.

9.4.14 Paraneoplastische Syndrome

Paraneoplasien treten im Rahmen maligner Tumorerkrankungen auf. Es gibt obligate Paraneoplasien, die fast ausschließlich mit einer malignen Erkrankung assoziiert sind, und fakultative Paraneoplasien.

Obligate Paraneoplasien: Die **Acanthosis nigricans maligna** tritt im Rahmen von Adenokarzinomen (z. B. des Magens) auf. Meist ist die intertriginöse Haut (u. a. der Nacken) verdickt, hyperpigmentiert und mit verrukösen Papeln besetzt. Im Verlauf tritt eine Lichenifikation der Haut ein. Die Abgrenzung zur Acanthosis nigricans benigna kann schwierig sein. Diese tritt bei endokrinen Erkrankungen, Diabetes mellitus oder nach Medikamenteneinnahme (z. B. Nikotinsäureester) auf.

Weitere obligate kutane Paraneoplasien sind
- **Acrokeratosis Bazex:** erythematosquamöse Plaques an den Händen, Füßen, Ohren mit dystrophen Nägeln und Paronychie
- **Erythema gyratum repens Gammel:** in Streifen angeordnete, schuppende Eryhteme mit täglicher Wanderung (wie eine Holzmaserung)
- **Erythema necroticans migrans:** bizarre Erytheme mit anfangs zentraler Blasenbildung und späterer Verkrustung, Erosionen um den Mund und intertriginös, Stomatitis, Durchfälle und Geweichtsverlust
- **Hypertrichosis lanuginosa acquisita:** Im Gesicht beginnen plötzlich Lanugohaare zu wachsen, die sich danach auf den restlichen Körper ausbreiten. Vor allem Frauen sind betroffen.

Fakultative Paraneoplasien: Zahlreiche Hauterkrankungen können als fakultative Paraneoplasien auftreten. Dazu gehören u. a. das bullöse Pemphigoid, die palmoplantare Hyperkeratosen, lineare IgA-Dermatose, das Pyoderma gangraenosum, Erythema anulare centrifugum und die Dermatomyositis. Auch Erythrodermien und ein Pruritus können auftreten. Bei derartigen Erkrankungen bzw. Beschwerden sollte daher stets nach einer malignen Ursache gesucht werden.

Diagnostik und Therapie: Die ursächliche Erkrankung muss diagnostiziert und therapiert werden, um einen Progressionsstopp oder die Regression der Hautbefunde zu erzielen. Die Hautveränderungen können nur symptomatisch behandelt werden.

10 Pigmentstörungen

10.1 Hypopigmentierungsstörungen

DEFINITION Erkrankungen, die mit einem verminderten Melaningehalt der Haut einhergehen. Eine Verringerung wird als Hypopigmentierung bezeichnet, das vollständige Fehlen als Depigmentierung.

10.1.1 Albinismus

DEFINITION Durch autosomal-rezessiv vererbte Funktionsstörungen der Melanozyten hervorgerufene Hypopigmentierung von Haut, Haaren und Augen.

Einteilung: Anhand des Defekts innerhalb der Melanogenese werden 4 Formen des okulokutanen Albinismus unterschieden (**OCA Typ I-IV**).

Epidemiologie: Der okulokutane Albinismus tritt mit einer weltweiten Inzidenz von 1:20 000 auf. Die häufigsten Formen sind die Typen I (1:18 000) und II (1:40 000). Typ III findet sich insbesondere in der afrikanischen Bevölkerung, Typ IV häufiger bei Japanern.

Ätiologie: Allen Formen liegen genetische Veränderungen der Melanogenese zugrunde. Die Typen II–IV sind tyrosinasepositiv, was zur diagnostischen Differenzierung genutzt werden kann (s. u.).
- **Typ I:** vollständiger Ausfall der Tyrosinase bei Typ IA, reduzierte Aktivität bei Typ IB
- **Typ II:** Defekt im P-Gen (→ codiert für ein Membranprotein der Melanosomen)
- **Typ III:** Defekt des TYRP1 (Tyrosinase-related protein 1, essenzielle Oxidase der Melaninsynthese)
- **Typ IV:** Defekt des MATP (membrane-associated transporter protein).

Klinik: Die Stärke der Hypopigmentierung variiert mit den verschiedenen Typen: Typ IA stellt die maximale Ausprägung mit vollständigem Fehlen von Melanin dar. **Haut** und **Haar** bleiben von der Geburt an weiß. Bei den anderen Formen können eine Nachpigmentierung und teilweise auch eine geringe Sonnenbräunung erfolgen. An den **Augen** sind die Symptome unterschiedlich ausgeprägt: Nystagmus, Photophobie, Strabismus und Sehschwäche können auftreten.

Die Systemerkrankungen **Hermansky-Pudlak-Syndrom** und das **Chediak-Higashi-Syndrom** werden aufgrund der konnatalen Hypopigmentierung ebenfalls zu den Formen des Albinismus hinzugezählt. Beim Hermansky-Pudlak-Syndrom liegt ein Defekt von intrazellulären Transportproteinen vor (Mutation in HPS-Genen). Die Hypopigmentierung ist besonders an den Augen ausgeprägt, an der Haut dagegen nur mittelgradig. Außerdem ist die Thrombozytenaggregation gestört und durch eine Speicherung von Ceramid kommt es zu progredienter Organschädigung (u. a. Lunge, Niere, Herz, Darm). Neben hellgrauen Haaren und der bläulich verfärbten Iris stehen beim Chediak-Higashi-Syndrom v. a. rezidivierende Infektionen aufgrund der Granulozytenfunktionsstörung im Vordergrund (s. Immunsystem und rhaumatologische Erkrankungen [S. A444]).

10.1 Hypopigmentierungsstörungen

Komplikationen: Die Haut ist sehr viel UV-empfindlicher als bei normal pigmentierten Menschen. Lichtschäden wie vorzeitige Hautalterung, Sonnenbrände sowie Tumoren treten ohne adäquaten Schutz wesentlich häufiger auf.

Diagnostik: Da sich die verschiedenen Typen der Erkrankung phänotypisch sehr ähneln können, kommen genetische Analysen zur Differenzierung zum Einsatz. Außerdem kann zur Unterscheidung eine Messung der Tyrosinaseaktivität in der Haut erfolgen.

Therapie: Es steht keine Therapie zur Verfügung. Essenziell sind der **Sonnenschutz** von Augen und Haut sowie regelmäßige dermatologische Kontrolluntersuchungen.

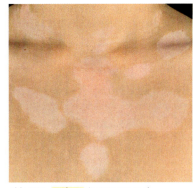

Abb. 10.1 **Vitiligo.** (aus Sterry et al., Kurzlehrbuch Dermatologie, Thieme, 2011)

10.1.2 Vitiligo

> **DEFINITION** Erworbene fleckförmige Depigmentierungen von Haut und Haaren.

Epidemiologie: Die Inzidenz liegt bei 1 %. Das Auftreten ist in jedem Alter möglich, die Hälfte der Patienten ist jünger als 20 Jahre. Eine familiäre Häufung kommt vor.

Ätiologie: Die Ätiologie ist bislang ungeklärt. Vermutet werden eine autoimmune (zytotoxische Antikörper gegen Melanozyten), neurogene oder metabolische Genese zusätzlich zur genetischen Prädisposition. Mechanische Reize können die Flecken verstärken (sog. Köbner-Phänomen. Vitiligo tritt im Rahmen verschiedener Erkrankungen gehäuft auf (z. B. Diabetes mellitus, Hypo- und Hyperthyreose, Morbus Addison, malignes Melanom).

Klinik: Unterschieden wird zwischen einer generalisierten und einer lokalisierten Form. Die **lokalisierte** Form kann fokal oder segmental (entlang eines Dermatoms) auftreten. Zu den **generalisierten** Formen zählt man die **Vitiligo vulgaris** (am häufigsten, disseminierter Befall, auch von Schleimhäuten und Haaren), die **Vitiligo acrofacialis** (v. a. im Gesicht und an den Extremitäten) und die **Vitilgo universalis** (vollständige Depigmentierung des gesamten Körpers). Typischerweise zeigt sich ein schubhafter Verlauf mit **Depigmentierungen, die als unregelmäßig und scharf begrenzte, bis zu mehrere Zentimeter große Flecken imponieren (Abb. 10.1)**. Prädilektionsstellen sind häufig die Hände und Füße. Selten sind die Haare und die Schleimhäute betroffen. Klinisch besonders auffällig werden die Areale im Sommer nach UV-Exposition, wenn die gesunde Haut bräunt.

Diagnostik: Die Diagnostik beruht auf Anamnese, klinischer Untersuchung und der Untersuchung im **Wood-Licht** (weißlich-gelbe Autofluoreszenz). Andere Erkrankungen, die mit Depigmentierungen einhergehen können, sollten ausgeschlossen werden (s. u.). Nach begleitenden Autoimmunerkrankungen wie einem atopischen Ekzem, einer Hashimoto-Thyreoiditis oder einem Diabetes mellitus muss gefahndet werden.

Histopathologie: In Proben aus den betroffenen Arealen **fehlen** die **Melanozyten**.

Therapie: Eine Repigmentierung kann mithilfe von Schmal- oder Breitspektrum **UVB-Therapie** angeregt werden. Auch die systemische oder lokale **PUVA-Therapie** kann den Befund durch eine Entzündungsminderung und Anregung der Melanogenese verbessern. Bei fokalen Läsionen kann die Transplantation autologer Melanozyten erwogen werden.

Die Anwendung von immunsuppressiven Lokaltherapeutika (Kortikosteroide, Tacrolimus, Calcipotriol) ist ebenfalls möglich. Dabei können Glukokortikoide und Calcipotriol mit der Phototherapie kombiniert werden, um den Effekt zu verstärken (kontraindiziert bei Tacrolimus → erhöhtes Karzinomrisiko).

Insgesamt sind die therapeutischen Möglichkeiten jedoch eher wenig zufriedenstellend.

10.1.3 Weitere Hypopigmentierungen

Siehe auch Leitsymptome [S. C52].

Angeborene Hypopigmentierungen

Piebaldismus: Fokale Depigmentierung von Haut und Haaren. Der Gendefekt (KIT-Gen) wird autosomal-dominant vererbt. Prädilektionsstellen sind Stirnmitte (mit weißer Haarlocke), Abdomen und Extremitäten.

Waardenburg-Syndrom: Das Syndrom ähnelt dem Piebaldismus. Klinisch treten zusätzlich Anomalien der Pigmentierung der Augen, eine Dystopia canthorum (kongenitale Gesichtsdysmorphie), angeborene Innenohrschwerhörigkeit und teilweise Extremitätenfehlbildungen hinzu.

Naevus depigmentosus (Naevus hypopigmentosus): Die Ausdehnung des hypopigmentierten Areals kann von einem kleinen Fleck bis hin zu mehreren Dermatomen reichen.

Hypomelanosis Ito: Die Hypopigmentierungen sind entlang der Blaschko-Linien angeordnet; gleichzeitig bestehen oft extrakutane Anomalien (u. a. Auge, ZNS, Zähne, muskuloskeletal).

Tuberöse Sklerose: Charakteristisch finden sich depigmentierte Maculae, die eine eschenblattartige Form aufweisen und im Wood-Licht heller erscheinen. Weitere

Symptome sind Angiofibrome und Störungen des ZNS (mentale Retardierung, Epilepsie). Siehe auch Pädiatrie [S. B604].

Erworbene Hypopigmentierungen

Andere Formen der Hypopigmentierungen können durch **UV-Einwirkung** (Hypomelanosis guttata idiopathica), **postinflammatorisch** (z. B. Ekzeme), **postinfektiös** (Pityriasis versicolor alba) und **toxisch** (z. B. durch lokale Steroide, Retinoide) entstehen.

10.2 Hyperpigmentierungen

10.2.1 Chloasma

Synonym: Melasma

Häufige Ursachen sind hormonelle Veränderungen wie Schwangerschaft (Chloasma gravidarum), Einnahme oraler Kontrazeptiva oder (seltener!) auch hormonproduzierende Malignome. Prädilektionsstellen sind die Stirn, Schläfen, Wangen und Oberlippen. UV-Einwirkung kann den Befund verschlechtern, daher ist eine konsequente Anwendung von Sonnenschutzmitteln mit hohem LSF (50+) nötig. Der hormonelle Einfluss sollte unterbunden werden (z. B. Absetzen oraler Kontrazeptiva). Eine Depigmentierung kann u. U. mit Hydrochinon, Vitamin-A-Säure, Azelainsäure und Hydrocortison versucht werden.

10.2.2 Weitere Hyperpigmentierungen

Andere umschriebene Hyperpigmentierungen sind die Nävi [S. B723]. Siehe auch Leitsymptome [S. C53].

11 Erbliche Krankheiten der Haut

11.1 Überblick

Genetisch bedingte Hauterkrankungen können prinzipiell jeden Zelltyp und jedes Hautanhangsgebilde betreffen. Sie liegen entweder als Keimbahnmutationen (Genodermatosen) vor und betreffen dann die gesamte Haut oder entstehen durch eine postzygotische Mutation und sind somit auf einzelne Hautareale begrenzt bzw. breiten sich entlang der Blaschko-Linien aus (Mosaik). Je früher die postzygotische Mutation auftritt, desto größer ist das betroffene Hautareal.

11.2 Hereditäre Verhornungsstörungen

11.2.1 Hereditäre Ichthyosen

DEFINITION Ichthyosen (griech. ichtýs = Fisch) sind eine heterogene Gruppe von Verhornungsstörungen, die eine Hyperkeratose und Schuppung der Haut zur Folge haben.

Einteilung und Ätiologie: Bei den hereditären Ichthyosen unterscheidet man zwischen kongenitalen und nichtkongenitalen Formen (**Tab. 11.1**). Sehr selten können diese Verhornungsstörungen auch im Rahmen von Syndromen auftreten (z. B. bei Netherton-Syndrom mit Ichthyosis, Bambushaaren und atopischem Ekzem).

Sekundäre Ichthyosen: Es gibt auch nichthereditäre Ichythosen, die sekundär im Rahmen einer malignen Erkrankung als paraneoplastisches Syndrom, bei Infektionen (z. B. Lues, Tuberkulose), bei Medikamenteneinnahme (z. B. Nikotinsäure), bei Vitaminmangel (z. B. Vitamin-A-, -B₆-Mangel) oder z. B. auch im Alter oder bei langjähriger Dialyse auftreten können.

MERKE Insbesondere bei spät auftretenden Ichthyosen sollte an einen malignen Tumor als Ursache gedacht werden!

Klinik:

Ichthyosis vulgaris (Abb. 11.1): Die Krankheit manifestiert sich etwa ab dem 3. Lebensmonat und ist bis zur Pubertät progredient. Prädilektionsstellen sind Rumpf, Streckseiten der Extremitäten (große Beugen sind meist nicht betroffen) und die Ohrmuscheln. An diesen Stellen besteht eine fein- bis mittellamelläre, festhaftende Schuppung, die an Fischschuppen erinnert. Die Haut ist trocken (Xerose), oft sind follikuläre Hyperkeratosen vorhanden. An den Handtellern und Fußsohlen besteht aufgrund der Hyperkeratose oft eine verstärkte Linienzeichnung.

X-chromosomal-rezessive Ichthyose: Aufgrund des Erbgangs sind fast ausschließlich Männer betroffen. Die Erkrankung wird bereits im Säuglingsalter manifest. Im

Tab. 11.1 Einteilung der hereditären Ichthyosen

Formen	Erbgang	Gendefekt
nichtkongenitale Ichthyosen		
Ichthyosis vulgaris (am häufigsten)	autosomal-dominant	defektes Filaggrin-Gen
X-chromosomal-rezessive Ichthyosis	X-chromosomal-rezessiv	Deletion des Steroidsulfatase-Gens (→ Umwandlung von Cholesterinsulfat zu Cholesterin nicht möglich)
kongenitale Ichthyosen		
lamelläre Ichthyosen	meist autosomal-rezessiv	defektes Transglutaminase-1-Gen
bullöse (epidermolytische) Ichthyosen	autosomal-dominant	defektes Keratin-1-Gen (→ vakuolige Degeneration der suprabasalen Keratinozyten)

11.2 Hereditäre Verhornungsstörungen

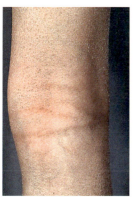

Abb. 11.1 **Ichthyosis vulgaris.** Die Kniekehlen werden von der feinlamellären Schuppung ausgespart. (aus Sitzmann, Duale Reihe Pädiatrie, Thieme, 2007)

Vergleich zur Ichthyosis vulgaris sind die Schuppen gröber und dunkler, die Beugen sind häufig mitbetroffen und die Handteller und Fußsohlen zeigen keine Hyperlinearität. Follikuläre Hyperkeratosen bestehen nicht. Sowohl bei männlichen als auch weiblichen Merkmalsträgern kann sich eine Hornhauttrübung entwickeln (augenärztliche Kontrolle!). Bei Merkmalsträgerinnen kann eine Wehenschwäche bestehen. ¼ der Patienten weist einen Kryptorchismus auf (s. Urologie [S. B638]).

Lamelläre Ichtyose: Schweres Krankheitsbild, meist ab dem Säuglingsalter und mit autosomal-rezessivem Erbgang. Häufig ist das Neugeborene von einer pergamentartigen Hülle umgeben, die sich nach einiger Zeit wieder ablöst (sog. **Kollodiumbaby**). Die Erkrankung kann danach einen erythrodermatischen Verlauf mit feinlamellärer weiß-bräunlicher Schuppung (selten, aber schwerer Verlauf) nehmen oder als grobe, braune Schuppung imponieren. Handteller und Fußsohlen sind oft schmerzhaft verdickt, Schleimhäute sind nicht betroffen. Ektropien treten häufig begleitend auf.

Epidermolytische Ichthyose: Typisch ist die Blasenbildung, die Hyperkeratose und Akanthose. Bei den Neugeborenen schält sich die Haut richtiggehend wie bei einer Verbrühung ab. Danach entstehen Hyperkeratosen am gesamten Körper. Die Patienten sind häufig mit Bakterien superinfiziert (→ übelriechend).

Diagnostik: Die Diagnose wird anhand der Klinik und einer Genanalyse gestellt.

Therapie: Die Therapie der Ichthyosen kann allein **symptomatisch** erfolgen: Rückfettung und Aufweichung der Schuppen durch Wasser-in-Öl-Emulsionen, außerdem keratolytische Maßnahmen. Bei schweren Erkrankungsformen evtl. systemische Therapie mit oralen Retinoiden (v. a. Acitretin). Cave: Bullöse Ichthyosisformen können durch systemische Retinoide verschlechtert werden (→ vermehrte Blasenbildung). Daher dürfen Retinoide hier, wenn überhaupt, nur vorsichtig angewendet werden.

11.2.2 Palmoplantar- und Follikularkeratosen

Palmoplantarkeratosen zeigen eine Vermehrung der Keratine an Handflächen und Fußsohlen. Follikularkeratosen manifestieren sich an den Follikeln.

Palmoplantarkeratosen

Man unterscheidet verschiedene Typen, die entweder punktförmig, streifig oder flächig-diffus auftreten, aber alle zu einer verdickten Hornschicht an den Handflächen und Fußsohlen führen. Die Erkrankungen sind sehr selten und werden autosomal-dominant oder -rezessiv vererbt. Sie sind häufig auch Symptom einer anderen Erkrankung. Sie können ebenso an mechanisch beanspruchten Stellen auftreten. Manche Formen dehnen sich auch auf den Hand- bzw. Fußrücken aus.

Die Patienten klagen über einen verminderten Tastsinn und eine lokale Hyperhidrose. Bakterielle oder mykotische Superinfektionen sind häufiger.

Die häufigste hereditäre Form ist die **Keratosis palmoplantaris diffusa** (Vörner-Unna-Thost), die autosomal-dominant vererbt wird und ab dem 1. Lebensjahr diffuse Keratosen aufweist. Ursächlich ist eine Mutation im Keratin-9-Gen.

Differenzialdiagnostisch müssen die hereditären Palmoplantarkeratosen von **erworbenen Formen** (z. B. im Rahmen von Lues, Hyperthyreose, viszeralen Karzinomen) abgegrenzt werden.

Follikularkeratosen

Bei **Keratosis follicularis** (Lichen pilaris) sind an den Außenseiten der Extremitäten hyperkeratotische, raue Papeln vorhanden, die sich mit zunehmenden Alter zurückbilden können. Die Therapie erfolgt mit lokalen Keratinolytika (z. B. harnstoffhaltige Salben).

Ursächlich für die **Dyskeratosis follicularis** (**Darier**) ist eine fehlgesteuerte Keratinozytendifferenzierung aufgrund einer defekten Kalzium-ATPase (autosomal-dominanter Erbgang). Die Erkrankung tritt vor allem im Gesicht, am Kapillitum, am medianen Rumpf und anogenital in Form von rötlichen und krustigen Papeln auf. Schwitzen, Irritation, Superinfektion und UV-Exposition verschlechtern die Hautbefunde. An den Papillarleisten der Finger- und Zehenballen lassen sich kleine Aussparungen (**palmoplantare Pits**) erkennen. An den Rückseiten von Händen und Füßen treten bräunliche keratotische Papeln auf. An den Schleimhäuten sind die Papeln weiß. Im akuten Geschehen kann extern mit **Glukokortikoiden** behandelt werden, bei Superinfektion sind Antibiose und desinfizierende Maßnahmen erforderlich. Die Dermabrasion kann zur kosmetischen Verbesserung beitragen. Bei schweren Formen können niedrigdosierte Retinoide versucht werden.

Beim **Morbus Hailey-Hailey** (Pemphigus familiaris chronicus) handelt es sich um eine bullöse Dermatose mit einer (wie beim Morbus Darier) defekten Kalziumkanalpumpe (autosomal-dominanter Erbgang) und histologisch ähnlichem Erscheinungsbild (Akantholyse, Dyskeratose). Meist kommt es im frühen Erwachsenenalter zu schmerzhaften, erosiven Vesikeln, die v. a. an den Intertrigines auftreten und häufig superinfiziert werden (fötider Geruch). Therapiert wird auch lokal desinfizierend und antiinflammatorisch. Die Exzision, Dermabrasion oder Laserablation kann u. U. kurativ sein.

11.3 Hereditäre blasenbildende Erkrankungen

Synonym: Epidermiolysis bullosa hereditaria

> **DEFINITION** Gruppe seltener Erbkrankheiten, bei denen durch defekte Adhäsions- und Strukturproteine eine Neigung zur Blasenbildung besteht.

Einteilung: Hierzu zählen über 20 Erkrankungen, die anhand der Lage der Spaltbildung in 3 Gruppen unterteilt werden (Tab. 11.2):
- hereditäre Epidermolysis bullosa simplex (EBS)
- hereditäre Epidermolysis bullosa junctionalis (EBJ)
- hereditäre Epidermolysis bullosa dystrophica (EBD).

Epidemiologie: Die Erkrankungen sind selten, die Inzidenz liegt bei etwa 1–5:100 000.

Klinik: Die verschiedenen Erkrankungen sind in ihrer Manifestation sehr variabel. Die Blasenbildung kann lokalisiert (z. B. Typ Weber-Cockayne) oder generalisiert (z. B. Typ Köbner) erfolgen. Manchmal sind Schleimhäute betroffen (z. B. Typ Herlitz). Auslöser können exogene Reize wie Druck und Wärme sein.

Epidermolysis bullosa simplex (EBS):
- Typ Weber Cockayne: Die Blasen entstehen im Jugendalter aufgrund mechanischer Belastung. Betroffen sind Hände und Füße.
- Typ Köbner: generalisierte Blasenbildung ab der Geburt, v. a. an Akren. Warme Umgebungstemperatur fördert die Blasenentwicklung.
- Typ Dowling-Meara (sehr selten): massive generalisierte Blasenbildung mit Beteiligung der Schleimhäute, Hyperkeratose und Nageldystrophie.

Epidermolysis bullosa junctionalis (EBJ):
- Typ Herlitz: schwerer Verlauf mit ausgedehnter Blasenbildung nach Bagatelltraumen. Die Erkrankung endet oft bereits im Kleinstkindesalter tödlich.
- Typ Non-Herlitz: generalisierte Blasenbildung ab der Geburt, Beteiligung der Zähne und Nägel.

Epidermolysis bullosa dystrophica (EBD):
- Typ Hallopeau-Siemens: generalisierter und schwerer Verlauf mit ausgeprägter Beteiligung der Schleimhäute. Zudem Ösophagusstenose, Zahnschmelzdefekte, Syndaktylie, stark erhöhtes Risiko für Plattenepithelkarzinome.
- Typ Non-Hallopeau-Siemens: generalisierte Blasenbildung, auch in Mund und Speiseröhre (Ösophagusstenose). Erhöhtes Risiko für Plattenepithelkarzinome.

Diagnostik: Die klinischen Bilder ähneln sich stark, die Unterscheidung erfolgt molekulargenetisch, histologisch (Lage des Spalts) und immunhistochemisch.

Therapie: Die Therapie erfolgt symptomatisch: Prophylaxe und Therapie von Superinfektionen, Vermeidung von Auslösefaktoren.

11.4 Hereditäre Erkrankungen des Bindegewebes

11.4.1 Pseudoxanthoma elasticum

Epidemiologie: Das Pseudoxanthoma elasticum tritt sehr selten auf (1:160 000) und wird zumeist autosomal-rezessiv (selten dominant) vererbt.

Ätiopathogenese: Die Pathogenese ist noch nicht vollständig geklärt. Es liegt eine Mutation eines (v. a. in der Niere exprimierten) transmembranösen Transportproteins vor.

Klinik: Die Erkrankung verläuft in Schüben oder chronisch-progredient. Sie wird im jungen Erwachsenenalter manifest und betrifft Gewebe mit hohem Anteil elastischer Fasern.
Die **Haut** an Hals, Achseln, der Armbeuge oder Leistenregion ist typischerweise weniger elastisch und übersät von xanthomartigen flachen Papeln, die beetartig oder streifig angeordnet sind. In der **Fundoskopie** (s. Augenheilkunde [S. B828]) sind sog. angioid streaks, d. h. linienförmige, teilweise verzweigte oder konfluierende Defekte der Bruch-Membran sichtbar. Der Befall der **Arterien** vom elastischen Typ äußert sich in frühzeitiger Sklerosierung (z. B. der Koronarien) und der Neigung zu Rupturen und Blutungen.

Komplikationen: innere Blutungen und Sehminderung.

Tab. 11.2 Pathogenese der hereditären Epidermolysen

Gruppe	Lage des Spalts	betroffene Gene/Proteine	Besonderheiten	Erkrankungen
EBS	epidermal, basale Keratinozyten	Keratinfilamente der Basalzellen	oberflächliche Blasen, v. a. an den Akren, aber auch an der Schleimhaut, keine Narbenbildung, gute Prognose	• EBS Typ Weber-Cockayne • EBS Typ Köbner • EBS Typ Dowling-Meara
EBJ	Lamina lucida der Basalmembran	Laminin 5, Kollagen 17, Integrine	Abheilung ohne Narbenbildung	• EBJ Typ Herlitz • EBJ Typ Non-Herlitz
EBD	dermal, unterhalb der Lamina densa der Basalmembran	Kollagen VII	starke Narbenbildung, Nageldystrophie	• EBD Typ Hallopeau-Siemens • EBD Typ Non-Hallopeau-Siemens

MERKE Aufgrund der Blutungsgefahr besteht eine **Kontraindikation** für **Antikoagulation**.

Diagnostik und Therapie: Die klinische Diagnose der Erkrankungen wird histopathologisch abgesichert.

Die elastischen Fasern zeigen verstärkte Kalziumeinlagerungen und eine ödematöse Schwellung.

Die Therapie erfolgt rein symptomatisch (infolge der Blutungsgefahr übermäßige Belastungen vermeiden etc.).

11.4.2 Kongenitale Cutis laxa

Ätiologie: Ursächlich ist eine Mutation im Elastin- oder Fibulin-5-Gen, die autosomal-dominant oder autosomal-rezessiv vererbt werden kann. Eine X-chromosomal-rezessive Variante betrifft ein Kupfertransportprotein.

Klinik: Die Cutis laxa ist von einer variabel ausgeprägten Hypoelastizität und einem resultierenden „Herunterhängen" der Haut gekennzeichnet. Die Patienten sehen deutlich gealtert aus. Die Hautfalten bleiben bei der Palpation stehen. Neben der Haut können auch die Elastinfasern anderer Gewebe betroffen sein, was sich u. a. mit Gefäßdilatationen, Hernien und Divertikelbildungen äußert. Wundheilungsstörungen sind nicht vorhanden.

Differenzialdiagnosen: Beim **Ehlers-Danlos-Syndrom** ist die Haut v. a. über den Gelenken, am Hals und im Gesicht stark dehnbar (Cutis hyperelastica, „Gummihaut"). Die kutanen Blutgefäße sind vulnerabel und es besteht eine schlechte Heilungstendenz unter Bildung atropher Narben. Außerdem sind die Patienten vermehrt infektanfällig. Näheres s. Pädiatrie [S. B527].

Bei der **Elastosis perforans serpinginosa** bestehen an Schulter und Hals geschlängelt angeordnete Papeln mit einer zentralen Eindellung.

11.5 Xeroderma pigmentosum

DEFINITION Durch autosomal-rezessiv vererbte Defekte des DNA-Reparatursystems hervorgerufene, frühzeitige und schwere Lichtschädigung der Haut.

Epidemiologie: Sehr seltene Erkrankung, von der ca. 2–3 Menschen/Mio. Einwohner betroffen sind.

Ätiopathogenese: 8 verschiedene Defekte des DNA-Reparatursystems [S. B686] sind bisher als Auslöser der Erkrankung bekannt. Die **Komplementationsgruppen A–G** beruhen auf einem Defekt der Exzisionsreparatur, sodass Punktmutationen nicht beseitigt werden; der **Varianten-Typ (V)** wird durch einen Defekt der Postreplikationsreparatur verursacht. Aus diesem Grund manifestiert sich diese Form i. d. R. erst im Erwachsenenalter, nach vielen Zellzyklen, in denen sich Replikationsfehler akkumuliert haben.

Klinik: Die Erkrankten zeigen schnelle und lang andauernde **Erytheme** nach Sonnenlichtexposition, meist besteht eine **Photophobie**. Zahlreiche Lentigines und hyper- und hypopigmentierte Areale, Atrophien, Teleangiektasien und aktinische Elastose bestehen nebeneinander (**Poikilodermie**). **Maligne Hauttumoren** und ihre Vorstufen treten zahlreich auf (Basaliome, Spinaliome, Melanome, Sarkome, Keratoakanthome). **Neurologische Symptome** (Spasmen, Hyperreflexie, cerebelläre Ataxie u. a.) bestehen bei 15 % der Patienten.

Die Schwere der Erkrankung variiert in den Gruppen und mit der Menge schädigender exogener Einflüsse. Die verschiedenen Typen gehen außerdem mit unterschiedlichen Tumoren einher (z. B. Gruppe A: Plattenepithelkarzinome, Gruppe D: Lentigo-maligna-Melanom).

Diagnostik: Die Sicherung der klinischen Diagnose erfolgt über den Nachweis des Defektes in Fibroblasten und Lymphozyten.

Differenzialdiagnosen: Differenzialdiagnostisch sollte auch an andere Erkrankungen mit erhöhter Lichtempfindlichkeit (z. B. Porphyrie) gedacht werden.

Progerie (Hutchinson-Gilford-Syndrom): Es handelt sich um einen bereits im Säuglingsalter beginnenden, vorzeitigen Alterungsprozess unklarer Ätiologie. Die Erkrankung ist sehr selten und basiert ebenso auf defekten DNA-Reparaturenzymen. Die Patienten zeigen einen vorzeitigen und **beschleunigten körperlichen Alterungsprozess** mit **greisenhaftem Aussehen** durch Alopezie, dünner werdender faltiger Haut, Abnahme des subkutanen Fettgewebes und Osteoporose. Die geistige Entwicklung ist nicht beeinträchtigt. Es gibt keine kausale Therapie. Die Patienten versterben i. d. R. an thromboembolischen Komplikationen infolge der Atherosklerose.

Therapie: Eine kausale Therapie ist nicht verfügbar. UV-Einstrahlung muss konsequent vermieden werden („Mondscheinkinder"). Vorhandene Tumoren werden exzidiert. Die Haut muss in einem Abstand von 3–6 Monaten lebenslang kontrolliert werden.

Acitretin wirkt durch Hemmung der Tumorpromotion onkoprotektiv; die Anwendung erfolgt täglich und bei Frauen im gebährfähigen Alter nur unter sicherer Empfängnisverhütung.

12 Autoimmunkrankheiten der Haut

12.1 Überblick

Es handelt sich um chronische Entzündungserkrankungen, die durch Antikörperbildung gegen hauteigene Strukturen hervorgerufen werden. In diesem Kapitel werden nur die blasenbildenden Autoimmunerkrankungen (Pemphigusgruppe, Pemphigoidgruppe und Dermatitis herpetiformis Duhring) besprochen. **Kollagenosen** sind ebenfalls Autoimmunkrankheiten, die sich mit typischen Hautveränderungen manifestieren. Sie werden im Kapitel Immunsystem und rheumatologische Erkrankungen [S. A451] behandelt.

12.2 Blasenbildende Autoimmunerkrankungen

Die Erkrankungen entstehen durch Auto-Antikörper, die gegen verschiedene **Adhäsions- und Strukturantigene** der Haut gerichtet sind und dadurch eine **Spaltbildung** auslösen. Abhängig von den betroffenen Strukturen entsteht die Spaltbildung entweder **intraepidermal** (Desmosomen) oder **subepidermal** in der dermoepithelialen Junktionszone (Hemidesmosomen). Zu den blasenbildenden Autoimmunerkrankungen zählen:
- Pemphigusgruppe
- Pemphigoidgruppe
- Dermatitis herpetiformis Duhring.

12.2.1 Pemphigusgruppe

> **DEFINITION** Erworbene, blasenbildende Dermatose, bei der die Keratinozyten der Epidermis ihren Zusammenhang untereinander verlieren (Akantholyse), sodass dadurch intraepidermal ein Spalt entsteht.

Ursächlich ist eine Auto-Antikörperbildung gegen **Desmosomen**. Die Blasen sind schlaff. In der Zytologie erkennt man die für die Akantholyse typischen, abgelösten und abgerundeten Keratinozyten am Blasengrund (Pemphiguszellen). Der Tzanck-Test ist positiv, d. h., es lassen sich zytologisch Riesenzellen (Tzanck-Zellen) nachweisen.

Pemphigus vulgaris

> **DEFINITION** Intraepidermale Spaltbildung mit Akantholyse aufgrund von Auto-Antikörpern gegen Desmoglein 3 und evtl. auch 1.

Epidemiologie: Die Erkrankung ist selten und tritt überwiegend im Erwachsenenalter (meist zwischen 30 und 60 Jahren) ohne Geschlechtspräferenz auf; Kinder sind nur in Ausnahmefällen betroffen.

Ätiopathogenese: Ursächlich für die Blasenbildung ist eine **Akantholyse** oberhalb der basalen Epidermis. Es bestehen **Auto-Antikörper** gegen **Desmoglein 3**, im Verlauf können auch Antikörper gegen Desmoglein 1 auftreten. Neben einer genetischen Prädisposition (**HLA-Assoziation**) findet sich zudem eine Assoziation mit anderen Autoimmunkrankheiten (z. B. Myasthenie, perniziöse Anämie). Auch **exogene Faktoren** (z. B. Medikamente, UV-Licht, maligne Tumoren) kommen als Auslöser infrage.

Klinik: Die Blasen treten überall an Haut (Abb. 12.1 a) und Schleimhäuten (Abb. 12.1 b) auf – oft an Kopf, Gesicht, Brust, Bauchnabel, Intertrigines oder in der Glutealregion. Insbesondere anfangs sind häufig die Mundschleimhäute befallen, später der Kopf, dann der Körper.

Die Blasen sind **vulnerabel**, schlaff und mit klarer Flüssigkeit gefüllt. Sie vergrößern sich und hinterlassen nach dem Aufplatzen oft verkrustete Erosionen. Häufig finden sich jedoch gar keine Blasen mehr, sodass ausschließlich Erosionen erkennbar sind. Sie können großflächig konfluieren und heilen meist nach langwierigem Verlauf, aber ohne Narbenbildung ab. Häufig bleibt eine lokale Hypopigmentierung zurück. Im akuten Krankheitsschub können außerdem begleitend Allgemeinsymptome wie Abgeschlagenheit und Fieber auftreten.

Eine Sonderform ist der **Pemphigus vegetans**, bei dem bevorzugt in den großen Hautfalten Blasen bzw. Erosionen und sekundär Pusteln entstehen. Anschließend bilden sich verruköse Vegetationen aus, die fötide riechen.

Diagnostik: In der klinischen Untersuchung lassen sich auf gesunder Haut neue Blasen durch mechanische Reize auslösen (Nikolski-I-Phänomen positiv) und bestehende Blasen auf seitlichen Druck verschieben (Nikolski-II-Phänomen positiv). Die Diagnosesicherung (Abb. 12.1 c) gelingt mittels
- serologischen **Autoantikörpernachweises** (Desmoglein 3) = indirekte Immunfluoreszenz
- **Histologie** (intraepidermale Spaltbildung, Akantholyse, Pemphiguszellen, zytologisch positiver Tzanck-Test)
- **Immunhistologie** (interzelluläre Ablagerungen von IgG und Komplement) = direkte Immunfluoreszenz.

Therapie: Die systemische Therapie mit **Glukokortikoiden** und **Immunsuppressiva** ist die Therapie der Wahl. Die Blasen sollten zudem lokal mit Antiseptika, topischen Glukokortikoiden oder bei starker Schmerzhaftigkeit von Blasen an der Schleimhaut mit einem Lidocainspray behandelt werden. In schweren Fällen kann auch eine Plasmapherese in Kombination mit intravenösen Immunglobulinen versucht werden.

Prognose: Unbehandelt führt die Erkrankung zum Tode (Elektrolytveränderungen, Proteinverlust, Sepsis).

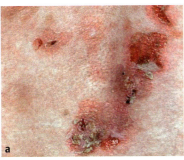 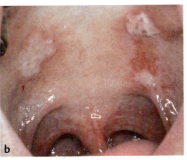 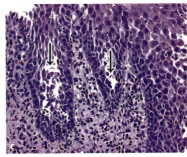

Abb. 12.1 **Pemphigus vulgaris. a** Schlaffe Blasen mit Erosionen. **b** Erosionen der Mundschleimhaut. **c** Histologie: Intraepidermale Spaltbildung und Akantholyse. (a: aus Moll, Duale Reihe Dermatologie, Thieme, 2010; b und c: aus Sterry et al., Kurzlehrbuch Dermatologie, Thieme, 2011)

Pemphigus foliaceus

Beim Pemphigus foliaceus bestehen **Auto-Antikörper** gegen **Desmoglein 1** und damit praktisch ein **reiner Hautbefall** – v. a. an seborrhoischen Arealen (Schleimhäute exprimieren vorrangig Desmoglein 3). Auch diese Form kann medikamentös, seltener paraneoplastisch oder infolge Lichtexposition auftreten.

Man unterscheidet verschiedene Varianten: den sporadischen (schwer verlaufend), den endemischen (in Brasilien) und den erythematösen Pemphigus foliaceus. Klinisch imponieren schlaffe Blasen, die schnell platzen und zu bräunlichen und „blätterteigartig" krustigen Erosionen führen. Sie treten vorwiegend im Gesicht, am behaarten Kopf und am Oberkörper auf. Die Läsionen neigen zur bakteriellen Superinfektion. Die Blasenbildung ist etwas oberflächlicher (subkorneal) als beim Pemphigus vulgaris.

Diagnostik und Therapie wie bei Pemphigus vulgaris (s. o.).

12.2.2 Pemphigoidgruppe

> **DEFINITION** Bei dieser Gruppe von Erkrankungen besteht eine subepidermale Spaltbildung. Die Akantholyse fehlt, der Tzanck-Test ist negativ.

Die Blasen sind prall. Da die Blasendecke dicker ist, sind die Blasen auch stabiler als bei den Pemphiguserkrankungen.

Bullöses Pemphigoid

Synonym: Parapemphigus

> **DEFINITION** Subepidermale Spaltbildung infolge Auto-Antikörperbildung gegen Hemidesmosenantigene.

Epidemiologie: Häufigste blasenbildende Autoimmunerkrankung in Europa. Meist erkranken ältere, männliche Patienten > 60. Lebensjahr.

Ätiopathogenese: Bei den betroffenen Patienten sind Auto-Antikörper gegen die bullösen Pemphigoidantigene 1 und 2 (BPAg1 und 2 = Typ XVII-Kollagen) nachweisbar. Diese verursachen eine Spaltbildung in der dermoepithelialen Junktionszone. Das bullöse Pemphigoid kann auch als **paraneoplastisches Geschehen** im Rahmen eines Mali-

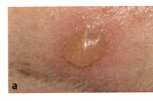
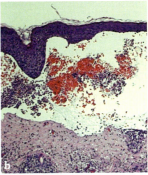

Abb. 12.2 **Bullöses Pemphigoid. a** Pralle Blasen. **b** Subepidermale Spaltbildung. (aus Sterry et al., Kurzlehrbuch Dermatologie, Thieme, 2011)

gnoms (ca. 15 %) oder nach Medikamenteneinnahme auftreten.

Klinik: Oft sind Unterschenkel, Handteller und Fußsohlen betroffen (mechanisch beanspruchte Areale). Eine Schleimhautbeteiligung findet sich selten. Dabei entwickelt sich zunächst langsam ein flächiges Erythem (Monate, prämonitorisches Erythem), auf dem sich anschließend rasch (Tage bis Wochen) pralle, z. T. hämorrhagisch gefüllte (subepidermale) Blasen mit einem festen Blasendach bilden (Abb. 12.2 a). Die Blasen stehen zumeist auf erythematös veränderter Haut, erodieren seltener als bei der Pemphigusgruppe und verkrusten. Die Erosionen und Krusten jucken häufig. Die Erkrankung verheilt narbenlos.

Cave: Die Blasen können auch fehlen und nur erythematöse Veränderungen nachweisbar sein.

Diagnostik: Die Diagnostik basiert auf:
- Klinik: pralle Blasen, meist auf erhabenen Erythemen
- Serologie: Antikörpernachweis gegen BPAg1 und 2
- Histologie (Abb. 12.2 b): subepidermale Blasenbildung, z. T. zellreiches granulozytäres und lymphozytäres Ent-

zündungsinfiltrat am Blasenboden, Eosinophilie (Juckreiz)
- Immunhistologie: regelmäßige Ablagerung von IgG und Komplement entlang der Lamina lucida der Basalmembran.

MERKE Immer eine paraneoplastische Ursache ausschließen (→ Tumorsuche).

Therapie: Systemische Therapie mit Glukokortikoiden, evtl. auch Immunsuppressiva (v. a. Methotrexat). Die Blasen und Erosionen werden lokal entsprechend wundbehandelt (z. B. Wundauflagen, antiseptisch).

Schleimhautpemphigoid

Synonym: benignes Schleimhautpemphigoid

DEFINITION Seltene Erkrankung mit subepidermaler Blasenbildung und narbiger Abheilung v. a. an den Schleimhäuten und Konjunktiven.

Ätiopathogenese: Ursächlich für die Spaltbildung sind Auto-Antikörper gegen BPAg2, Laminin 5 und Kollagen VII. Ein paraneoplastisches Auftreten ist möglich, v. a. bei Antikörpern gegen Laminin 5.

Klinik: Vordergründig ist der **Schleimhautbefall**, v. a. betroffen sind die Mundschleimhaut und Konjunktiven, seltener andere. Bei ⅓ der Patienten ist auch die Haut beteiligt (v. a. behaarter Kopf, Gesicht, Mons pubis). An den **Augen** treten konjunktivale, leicht platzende Bläschen und eine reaktive Konjunktivitis auf. Diese können zu **Vernarbungen**, Trockenheit und Entropium bis hin zur Erblindung führen. Die anderen Schleimhäute zeigen ebenfalls Erosionen und Vernarbung nach dem Platzen von Blasen (z. B. Ösophagusstriktur).

Diagnostik: Das histologische Bild zeigt eine subepidermale Spaltbildung mit einem Infiltrat aus Entzündungszellen in der Dermis. Später im Verlauf tritt eine Schrumpfung durch Narbenbildung auf.
Immunhistologisch lassen sich Ablagerungen von IgG, IgA und Komplement linear an der Basalmembran nachweisen.

Therapie: Die Therapie gestaltet sich schwierig. Versucht werden kann die Gabe von Immunglobulinen und Immunsuppressiva, evtl. auch von Glukokortikoiden (lokal, systemisch). Allerdings sprechen die Patienten oft nicht zufriedenstellend auf diese Maßnahmen an.

Pemphigoid gestationis

Synonym: Herpes gestationis

Epidemiologie und Ätiologie: Sehr selten. Während der Schwangerschaft entstehen Auto-Antikörper gegen Lamina-lucida-Antigene oder Kollagen Typ VII. Die Ursache ist nicht bekannt. Man vermutet jedoch eine Sensibilisierung gegen Plazentaantigene, die eine Ähnlichkeit zu BPAg2 aufweisen.

Klinik: Die Erkrankung tritt während oder kurz nach der Schwangerschaft, gelegentlich auch beim Neugeborenen auf. Zunächst bestehen ödematös geschwollene Plaques, aus denen sich Blasen entwickeln. Prädilektionsstellen sind der Nabelbereich, Arme und Beine. Im Verlauf entwickelt sich ein buntes Bild aus Papulovesikeln, Plaques, Krusten und Blasen. Ein begleitender Juckreiz ist häufig.

Diagnostik:
- Anamnese: Auftreten während der Schwangerschaft
- Histologie: Basalzellnekrosen, subepidermale Blasenbildung und dermales Entzündungsinfiltrat.
- Immunhistologie: Ablagerungen von IgG, IgA und Komplement entlang der Basalmembran.

Therapie: Lokale bzw. systemische Glukokortikoide bei ausgeprägtem Befund. Das Neugeborene muss nicht behandelt werden.

Lineare IgA-Dermatose

Synonym: IgA-Pemphigoid

Es handelt sich um eine insgesamt sehr seltene Dermatose, die v. a. Kinder und ältere Menschen (> 60 Jahre) betrifft. Ursächlich sind Auto-Antikörper gegen BPAg2. Medikamente und Malignome können die Erkrankung verstärken. Die Erkrankung ähnelt der Dermatitis herpetiformis Duhring und dem bullösen Pemphigoid. Die Blasen entwickeln sich bevorzugt am Rumpf sowie an den proximalen Armen und Beinen. Vor allem Kinder klagen über begleitenden Juckreiz. Immunhistologisch lassen sich IgA- und Komplementablagerungen linear an der Basalmembran nachweisen. Therapeutisch werden v. a. Sulfone eingesetzt.

12.2.3 Dermatitis herpetiformis Duhring

DEFINITION Bullöse Dermatose mit subepidermaler Spaltbildung und zumeist assoziierter glutensensitiver Enteropathie.

Epidemiologie: Seltene Erkrankung, von der meist Männer um das 3. Lebensjahrzehnt betroffen sind.

Ätiopathogenese: Die genaue Ursache ist nicht bekannt. Man vermutet, dass neben einer genetischen Prädisposition auch exogene Einflüsse wie z. B. die Nahrung (Gluten) für deren Entstehung relevant sind. Auch Jod kann die Erkrankung provozieren. Auto-Antikörper gegen das Endomysium der glatten Muskulatur lassen sich nachweisen. Die Erkrankung wird auch als kutane Manifestationsform der glutensensitiven Enteropathie angesehen.

Klinik: Klassischerweise sind die Streckseiten der Extremitäten (Ellbogen), Schultergürtel, Abdomen und die Gesäßregion symmetrisch betroffen. Es bildet sich zunächst ein Erythem, auf dem später oft randständige, gruppierte, kleine und große, herpetiform angeordnete Bläschen auf-

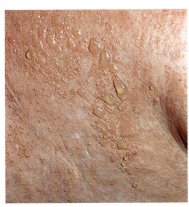

Abb. 12.3 **Dermatitis herpetiformis Duhring.** (aus Moll, Duale Reihe Dermatologie, Thieme, 2010)

Diagnostik: Die Diagnose wird mittels Histologie und Immunhistologie gesichert.

In der **Histologie** erkennt man eine subepidermale Spaltbildung, die auf Abszesse der Papillen(spitzen) zurückzuführen ist, und ein dermales gemischtzelliges Entzündungsinfiltrat. In den Abszessen sind eosinophile und neutrophile Granulozyten nachweisbar. Die Immunhistologie zeigt Ablagerungen von granulär verdichtetem IgA unterhalb der Basalmembran sowie von Komplement in den dermalen Papillenspitzen.

Therapie: Gluten- und jodarme (kein Fisch) Diät.

Pharmakotherapeutisches Mittel der Wahl sind **Sulfone** (Cave: Vor der Therapie Glukose-6-Phosphat-Dehydrogenase bestimmen!); alternativ können auch systemische Glukokortikoide eingesetzt werden. Die Hauterscheinungen lassen sich mit lokalen Glukokortikoiden oder systemisch verabreichtem Dapson (mindert den Juckreiz prompt) behandeln.

treten (**Abb. 12.3**). Meist bestehen brennende Schmerzen und Juckreiz. Die Darmerkrankung verläuft oft nur subklinisch.

13 Erkrankungen der Hautanhangsgebilde

13.1 Erkrankungen der Haare

Erkrankungen der Haare können mit einem gesteigerten Haarausfall, mit einer vermehrten Behaarung oder mit einer abnormen Haarstruktur einhergehen und sind für den Patienten pychosozial oft sehr belastend.

Die Gruppe der **Alopezien** umfasst das (umschriebene oder diffuse) Fehlen von Haaren unterschiedlicher Genese. „**Effluvium**" bezeichnet einen Verlust von mehr als 100 Haaren am Tag. Der Haarverlust kann diffus oder umschrieben auftreten sowie mit Vernarbungen einhergehen. Zu den verschiedenen Differenzialdiagnosen s. auch Leitsymptome [S. C44].

Durch verschiedene Ursachen (exogene Noxen, genetische Ursachen) können **Dystrophien** des Haarschafts auftreten (Ringelhaare, Drehhaare, Spindelhaare, Bambushaare, Knotenhaare). Eine **gesteigerte Behaarung** ist häufig ethnisch oder hormonell bedingt.

13.1.1 Alopecia areata

DEFINITION Umschriebener, reversibler und nichtvernarbender Verlust der Haare an der Kopfhaut oder der übrigen Körperoberfläche.

Epidemiologie: Die Alopecia areata tritt bevorzugt im 2.–3. Lebensjahrzehnt auf.

Ätiologie: Eine **autoimmune Genese** gilt als wahrscheinlich. Zudem besteht eine Assoziation mit verschiedenen anderen – auch autoimmunen – Krankheiten (familiär gehäufte Hypertonie, Down-Syndrom, Turner-Syndrom, Hashimoto-Thyreoiditis, Diabetes mellitus, Atopie). Auch im Rahmen von Stress und Infektionen kann die Erkrankung auftreten.

Klinik: Oft beginnt der Haarausfall plötzlich mit einem einzelnen ovalen Herd (auch im Bartbereich) und breitet sich auf der Kopfhaut und Körperoberfläche aus (**Abb. 13.1**). Die betroffene Haut und die Follikel erscheinen unverändert. Im Randbereich bestehen häufig Kolbenhaare, die depigmentiert und brüchig sind und sich oft zur Wurzel hin verdünnen (**Ausrufezeichen-Form → Zeichen der Progression**). Nagelveränderungen können auch bestehen. Die von Ohr zu Ohr reichende Alopecia areata im Nacken wird Ophiasis genannt. Beides sind prognostisch ungünstige Faktoren. Die Erkrankungsdauer ist unterschiedlich, oft wachsen die Haare nach einigen Monaten wieder nach.

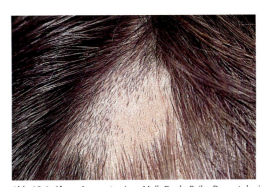

Abb. 13.1 **Alopecia areata.** (aus Moll, Duale Reihe Dermatologie, Thieme, 2010)

Diagnostik: Der klinische Aspekt ist typisch. Häufig assoziierte Erkrankungen (s. o.) sollten ausgeschlossen werden.

Differenzialdiagnosen: Abgegrenzt werden müssen z. B. eine **Tinea capitis** (Pilzinfektion der Kopfhaut → kreisförmiges Areal, kurz abgebrochene Haare und feinlamelläre Schuppung) oder eine **Trichotillomanie** (zwanghaftes Ausreißen der Haare → an gut erreichbaren Stellen).

Therapie: Eine kausale Therapie ist nicht verfügbar. Wichtig ist das **Ausschalten von Triggerfaktoren** (Stress, Infektionen, assoziierte Erkrankungen). Die topische Anwendung von Glukokortikoiden kann zur Verringerung von Rezidiven und zu einer Verbesserung des Befundes führen. Zudem kann eine interne Glukokortikoid-Stoßtherapie versucht werden. Außerdem kommt eine lokale Reiztherapie mit dem obligaten Kontaktallergen Diphenylcyclopropenon (DCP) zum Einsatz.

13.1.2 Androgenetische Alopezie

DEFINITION Androgenbedingter Haarausfall.

Epidemiologie: Häufigste Form der Alopezie (95 %).

Ätiopathogenese: Es handelt sich um einen physiologischen Vorgang. Dehydrotestosteron erhöht die Rate von Haarfollikeln in der Telogenphase, d. h., die Haare treten durch den hormonellen Einfluss schneller in die Ruhephase (→ Dauer der Ruhephase am behaarten Kopf ca. 3 Monate). Damit nimmt die absolute Haaranzahl ab. Beginn und die Ausprägung der Alopezie werden stark von **genetischen Faktoren** wie der Aktivität der 5-α-Reduktase im Haarfollikel oder der Rezeptordichte am Haarfollikel beeinflusst. Die Hormonspiegel im peripheren Blut sind normal.

Klinik: Es entsteht eine diffuse, nichtvernarbende Verringerung der Haardichte. Die Haarfollikel bleiben erhalten. Beim Muster des Haarverlusts wird eine männliche (Abb. 13.2) von einer weiblichen Variante unterschieden. Der Verlauf erfolgt über Jahrzehnte, häufig in Schüben. Oft tritt eine begleitende Seborrhö auf. Frauen können gleichzeitig an Hirsutismus leiden – meist im Rahmen einer Hyperandrogenämie (z. B. bei polyzystischem Ovarial-Syndrom).

Diagnostik: Wird anhand der Klinik und Anamnese gestellt. Bei Männern ist v. a. die Familienanamnese männlicher Verwandter mütterlicherseits entscheidend. Bei Frauen sollte eine organische Ursache für die vermehrte Androgenwirkung ausgeschlossen werden. Eventuell kann ein Trichogramm (vermehrt Haare in der Telogenphase) angefertigt werden.

Therapie: Bei Männern kommt topisch **Minoxidil** (Vasodilatator, verlängert die Anagenphase) zur Anwendung. Ketokonazolhaltige Shampoos helfen, die Seborrhö zu mindern. Als systemisches Medikament kann Finasterid (Inhibitor der 5-α-Reduktase Typ II) gegeben werden.

Bei Frauen werden lokal **östrogenhaltige Präparate** oder Minoxidil angewandt.

Zudem sollten alle möglichen zusätzlichen Einflussfaktoren wie z. B. ein gering ausgeprägtes Kopfhautekzem behandelt werden.

Chirurgisch können sowohl bei Männern als auch Frauen autologe Haare transplaniert werden. Dabei verpflanzt man mehrere oder einzelne Haare als Mikrografts von okzipital nach frontal oder parietal. Die Behandlung ist allerdings sehr teuer und wird von den Krankenkassen nicht übernommen.

13.1.3 Vernarbende Alopezie

DEFINITION Irreversible Schädigung der Haarfollikel durch Vernarbung der Kopfhaut im Rahmen verschiedener Erkrankungen.

Die Ursachen für ein Vernarben der Kopfhaut sind vielfältig:
- Autoimmunkrankheiten: chronischer diskoider Lupus erythematodes (CDLE), Lichen ruber follicularis (Lichen ruber der Kopfhaut)
- Infektionen: Follikulitis, Tinea capitis, Zoster ophthalmicus, Furunkel, Karbunkel, Lues
- Noxen: Röntgenstrahlen, Dauerwelle, Wasserstoffperoxid
- idiopathisch.

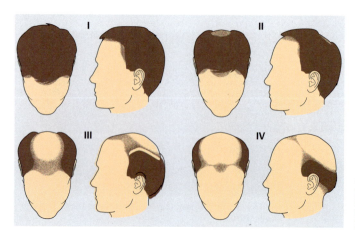

Abb. 13.2 Gradeinteilung der androgenetischen Alopezie beim Mann. I = Geheimratsecken, II = Tonsur am Hinterkopf, III = lichter Scheitelbereich mit Konfluation, IV = hufeisenförmiges Haarband. (aus Moll, Duale Reihe Dermatologie, Thieme, 2010)

13.1.4 Hypertrichose und Hirsutismus

Hypertrichose ist die umschriebene oder generalisierte verstärkte Behaarung, z. B. auf Pigmentnävi, paraneoplastisch, medikamentös (z. B. Psoralen, Minoxidil, Glukokortikoide) oder syptomatisch (z. B. Anorexia nervosa, Porphyrien). Sie beruht auf der Bildung von besonders kräftigen (z. B. Terminalhaare statt Vellushaare) oder besonders langer Haare, nicht auf neu entstehenden Haarfollikeln.

Hirsutismus ist die Haarvermehrung vom männlichen Verteilungsmuster bei Frauen (z. B. bei Akromegalie, polyzystischem Ovarial-Syndrom). Siehe auch Leitsymptome [S. C128].

13.2 Erkrankungen der Nägel

Symptomatische Nagelerkrankungen: Neben Infektionen der Nägel und ihrer Umgebung treten Nagelschädigungen im Rahmen verschiedener dermatologischer (z. B. Tüpfelnägel bei Psoriasis) oder systemischen Erkrankungen (z. B. Uhrglasnägel bei kardiopulmonalen Erkrankungen) sowie u. a. auch posttraumatisch (z. B. Querrillenbildung) auf. Näheres s. Leitsymptome [S. C49].

Nagelmykose: Die Onychomykose ist relativ häufig und i. d. R. durch Dermatophyten, Kandida, selten durch Schimmelpilze hervorgerufen. Oft liegen Mischinfektionen vor. Die Erreger können distal oder proximal eintreten. Ist die Nagelmatrix befallen, kommt es zur Onychodystrophie.

Die Therapie besteht aus Onycholyse (z. B. mit Harnstoff), lokaler und systemischer Antimykose, abgestimmt auf den jeweiligen Erreger. Wichtig ist die ausreichend lange Therapiedauer.

Nagelpsoriasis: Siehe Nagelveränderungen bei Psoriasis [S. B692].

Paronychie: Die Paronychie ist eine Entzündung des Nagelfalzes (Paronychium) und kann akut oder chronisch auftreten. In der Regel ist die akute Form bakteriell verursacht (gelegentlich auch Herpes simplex), die chronische durch Candida albicans. Es besteht eine schmerzhafte Schwellung und Eiter wird entleert.

Die Therapie richtet sich nach dem Erreger. Wichtig ist die Rezidivprophylaxe (Vermeidung von Verletzungen und Feuchtigkeit).

Unguis incarnatus (eingewachsener Nagel, Onychocryptosis): Durch immer tieferes Einwachsen des Nagels in den Nagelfalz entzündet sich Letzterer, infolge der Fremdkörperreaktion entwickelt sich Granulationsgewebe („wildes Fleisch"). Häufig kommt es zu einer bakteriellen Superinfektion. Der betroffene Bereich ist stark gerötet, geschwollen und (druck)schmerzhaft, ggf. auch blutig und/oder eitrig. Ursachen können von Natur aus stark gekrümmte Zehennägel, zu kleine, drückende Schuhe, mangelnde Hygiene und ein zu rundes Schneiden der Fußnägel sein. Jugendliche sind bevorzugt betroffen.

Leichte Formen können bereits durch tägliche Reinigung und Desinfektion therapiert werden. Bei länger bestehenden Befunden: Entfernung der seitlichen Nagelränder in örtlicher Betäubung (laterale Matrixresektion).

13.3 Erkrankungen der Talgdrüsen

13.3.1 Veränderungen der Talgproduktion

Seborrhö bezeichnet die **vermehrte Talgproduktion**, die als fettige Haut und Haare sichtbar sein kann. Physiologischerweise erhöht sich die Talgproduktion im Rahmen der **Androgenstimulation** während der Pubertät. Die Talgproduktion ist individuell verschieden. Die Seborrhö kann auch infolge einer **Medikamenteneinnahme** (z. B. Steroide) oder im Rahmen von **Krankheiten** (z. B. Morbus Parkinson, Akromegalie) auftreten. Mögliche Folgen der gesteigerten Talgproduktion sind das seborrhoische Ekzem [S. B706] und die Acne vulgaris (s. u.).

Sebostase: Die verminderte Talgproduktion spielt v. a. bei der atopischen Dermatitis eine Rolle. Sie führt zu einer Hauttrockenheit (Xerosis cutis).

13.3.2 Acne vulgaris

> **DEFINITION** Durch folliculäre Hyperkeratose, Talgretention und bakterielle Besiedelung verursachte Hauterkrankung insbesondere des Jugendalters.

Epidemiologie: Die Akne ist die häufigste Hauterkrankung. In der Pubertät sind rund 90 % der Bevölkerung betroffen, danach bildet sich die Akne i. d. R. zurück. Männer erkranken häufiger und meist schwerer als Frauen.

Ätiopathogenese: Eine genetische Prädisposition für Seborrhö und Talgretention begünstigt das Auftreten der Akne. Sehr häufig ist nicht ein erhöhter Androgenspiegel im Serum für die Akneentstehung verantwortlich, sondern die **Sebozyten** sind gegenüber den **Androgenen vermehrt empfindlich**. Darüber hinaus sind folgende Mechanismen pathogenetisch relevant:
- die **follikuläre Orthohyperkeratose**, da sie die Bildung eines Horn-Lipid-Pfropfs (Komedo) begünstigen kann
- die bakterielle Besiedelung mit **Propionibacterium acnes** (oder selten P. granulosum oder P. parvum). Die Bakterien produzieren Chemokine und zersetzen Lipide, wodurch es zur Entzündungsreaktion kommt.

Keinen Einfluss auf die Akneentstehung haben hingegen Nahrungsmittel wie Schokolade.

Die Akne kann sich mit verschiedenen Effloreszenzen äußern: Primär entstehen follikulär lokalisierte **Mikrokomedonen**, **geschlossene** (milienförmig) und **offene Komedonen** (zentraler schwarzer Punkt). Innerhalb der Komedonen vermehren sich die Hornmassen und im Verlauf entsteht ein entzündliches Bild, das zur Ausbildung von **Papeln** und **Pusteln** führt. Bei schweren Verläufen bilden sich Knoten und Fisteln.

Klinik: Man unterscheidet 3 klassische Akneformen (Abb. 13.3):
- **Acne comedonica:** Auftreten von Komedonen („Mitessern") v. a. im Gesicht
- **Acne papulopustulosa:** mittelschwere Verlaufsform, bei der die Papeln und Pusteln auch an Rücken, Brust, Dekolleté und Oberarmen auftreten können
- **Acne conglobata:** schwerste Form. Oft treten Knoten, Fistelungen und einschmelzende Entzündungen – auch an weniger typischen Hautarealen – auf. Sowohl das akute Entzündungsbild als auch die durch die starke Entzündungsreaktion entstehenden Narben stellen für die Patienten eine erhebliche kosmetische Beeinträchtigung dar.

Die Erkrankung heilt oft um das 25. Lebensjahr herum aus, da sich die Talgdrüsen an die Androgenstimulation anpassen. Persistiert die Akne bzw. tritt sie ab dem 30. Lebensjahr erneut auf, bezeichnet man sie als **Acne tarda**.

Sonderformen:
- Die **Acne medicamentosa** kann z. B. durch Steroide oder Lithium ausgelöst werden, die **Kontaktakne** (Acne venerata) z. B. durch Öle, Teer, chlorierte Kohlenwasserstoffe.
- Die **Acne neonatorum** tritt beim Neugeborenen vermutlich infolge diaplazentarer Androgenstimulation auf. Hiervon sind in erster Linie die Wangen betroffen.
- Andere Auslöser können mechanische Einwirkung (**Acne mechanica**) und komedogene Kosmetika sein.
- Kennzeichen der **Acne inversa** sind schwere Abszesse, Einschmelzung und Keloidbildung in den Achseln und der Inguinalregion. Oft sind Raucher und adipöse Patienten betroffen.
- Die sog. Mallorcaakne (**Acne aestivalis**) ist eine polymorphe Lichtdermatose mit Papeln (ohne Komedonen), die zudem durch vermehrtes Schwitzen und fetthaltige Sonnencremes verstärkt wird.
- Die **Acne necroticans** ist eine Pyodermie.
- **Hidradenitis:** Es handelt sich um eine furunkelartige Entzündung ungeklärter Ursache, die v. a. in der Axilla auftritt (seltener inguinal). Die Erkrankung betrifft neben Haarfollikeln (Follikulitis, Acne inversa) auch die apokrinen und ekkrinen Schweißdrüsen. Die Hidradenitis ist sehr schmerzhaft und kann zur Bildung von Abszessen und Fisteln führen. Die einzige erfolgreiche Therapie besteht in der ausgedehnten Exzision der Herde.

Komplikationen: Ausgeprägte klinische Varianten mit **Abszess**- und Fistelbildung hinterlassen eingezogene oder hypertrophe **Narben** und Keloide. Letztere imponieren als multiple, hautfarbene und derbe Erhabenheiten. Manipulationen der Läsionen können persistierende und narbig abheilende Entzündungen hervorrufen (**Acne excoirée**). Die **Acne fulminans** ist ein schwerer Verlauf mit ausgedehnten Nekrosen, Fieber, Gelenkschmerzen und Leukozytose.

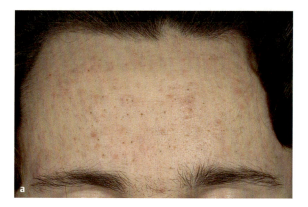
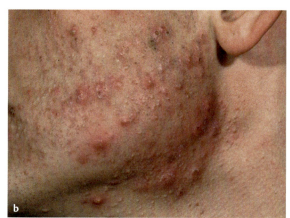
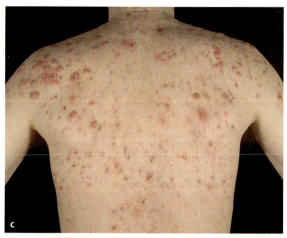

Abb. 13.3 **Acne vulgaris. a** Acne comedonica. **b** Acne papulopustulosa. **c** Acne conglobata. (a und c: aus Sterry et al., Kurzlehrbuch Dermatologie, Thieme, 2011; b: aus Moll, Duale Reihe Dermatologie, Thieme, 2010)

Differenzialdiagnosen: Differenzialdiagnostisch kommt eine Rosazea (ältere Patienten, keine Komedonen) und die periorale Dermatitis (periorale Manifestation) in Betracht.

Therapie:
Bei Patienten mit Acne comedonica und papulopustulosa sollte eine **Lokaltherapie** erfolgen und initial die Haut mit Reinigungsmitteln, die synthetische Tenside, **Benzoyl-**

peroxid oder Alkohol enthalten, behandelt werden (→ Seborrhö ↓). Wirksam gegen die Hyperkeratose sind **Vitamin-A-Säure-Derivate** wie Adapalen, antibakteriell und antiinflammatorisch wirken Azelainsäure und Benzoylperoxid. Bei deutlicher Entzündung können in Kombination dazu lokale Antibiotika (z. B. **Tetrazykline** und Clindamycin) angewendet werden. Bessert sich der Hautbefund nicht, kann zusätzlich eine zeitlich begrenzte, systemische Antibiotikagabe z. B. mit Minocyclin versucht werden (→ wirksam gegen Propionibacterium acnes). Bei therapierefraktären Verläufen oder Vernarbungstendenz wird **systemisch** mit Retinoiden (antiinflammatorisch, Verringerung der Seborrhö) behandelt. Bei Frauen muss dabei eine sichere **Kontrazeption** gewährleistet sein (→ Retinoide sind teratogen). Dazu eignen sich insbesondere orale Kontrazeptiva mit **antiandrogener Komponente** (Cyptroteronacetat), die auch zur Befundbesserung genutzt werden. Cave: Tetrazykline dürfen nicht mit oralen Retinoiden kombiniert werden, da dies zur Entwicklung eines Pseudotumor cerebri führen kann.

Weitere Maßnahmen sind z. B.:
- Fruchtsäurepeeling (wirkt keratinolytisch)
- Narbenbehandlung (mittels Laser, Hautabschleifungen).

Bei Acne inversa werden die betroffenen Areale exzidiert.

13.3.3 Rosazea

Synonym: Acne rosacea, Kupferfinne

Epidemiologie: Meist erkranken Frauen zwischen dem 40. und 50. Lebensjahr.

Ätiologie: Die Ätiologie der Erkrankung ist nicht geklärt. Man vermutet eine genetische Prädisposition sowie eine vermehrte Expression von VEGF (vascular endothelial growth factor), der eine gesteigerte Gefäßneubildung verursachen soll, oder eine Immunreaktion auf Milbenantigene. Pathogenetisch liegt eine Überempfindlichkeit der Blutgefäße im Gesicht vor (Erythem, Teleangiektasie). Die Erkrankung kann durch verschiedene exogene Faktoren wie Sonnenlicht, Kälte/Hitze, Stress, scharfe Gewürze, Nikotin und Alkohol provoziert werden.

Klinik: Zentrofazial treten zu Beginn Erytheme und Teleangiektasien auf. Die Hautveränderungen können brennen und stechen. An den Augen kann sich die Krankheit als Photophobie, Konjunktivitis oder Blepharitis squamosa manifestieren. Man unterscheidet 3 Stadien:
- **Rosacea teleangiectatica**
- Die **Rosacea papulopustulosa** (Abb. 13.4 a) ist gekennzeichnet durch ein kupferrotes Erythem mit Teleangiektasien, Papeln und Pusteln. Bei der **Rosacea hyperplastica** entstehen knotenförmige Verdickungen der erythematösen Herde.
- Von einem **Rhinophym** sind fast nur Männer betroffen. Ursächlich ist eine Hypertrophie der Talgdrüsen zusammen mit einer Stromahyperplasie und Vasodilatation auf der Nase (Abb. 13.4 b). Manchmal treten ähnliche Erscheinungen an anderen Körperstellen wie z. B. dem Kinn oder Ohr auf.

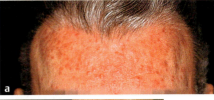
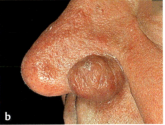

Abb. 13.4 Rosazea. a Rosacea papulopustulosa. **b** Rhinophym. (aus Sterry et al., Checkliste Dermatologie, Thieme, 2010)

Diagnostik: Die augenärztliche Mitbetreuung wird empfohlen. In der Anamnese können häufig typische Provokationsfaktoren eruiert werden.

Differenzialdiagnosen: Die Abgrenzung zur Akne erfolgt über das Alter der Patienten sowie das Fehlen von Komedonen und Vernarbungen. Weitere Differenzialdiagnosen sind die periorale Dermatitis (Aussparung der Mundpartie), eine photoallergische Reaktion oder ein Lupus erythematodes (s. Immunsystem und rheumatologische Erkrankungen [S. A477]).

Therapie:
Lokal wird mit milden, nichtirritativen Reinigungsmitteln, Metronidazol, Azelainsäure und topischen Tetrazyklinen (antiinflammatorische Wirkung) behandelt. Letztere können auch systemisch gegeben werden. 13-cis-Retininsäure (Isotretinoin) kann bei schweren Manifestationen systemisch eingesetzt werden.

Die Teleangiektasien können durch Laserverfahren, das Rhinophym operativ entfernt werden. Provokationsfaktoren sollten gemieden werden.

13.3.4 Periorale Dermatitis

Die periorale Dermatitis betrifft meist **Frauen** um das 30. Lebensjahr. Anamnestisch ist oft eine längerfristige Anwendung von Feuchtigkeitscremes oder topischen Glukokortikoiden zu erheben. Diese hat zu einer Barrierestörung der Haut mit konsekutiver Irritation und oft zur Proliferation von Keimen geführt.

Kennzeichnend ist ein rosazeaartiger **perioraler** (teilweise in andere Gesichtsregionen ausgedehnter) **erythematöser Hautausschlag** mit kleinen spitzen Papeln. In der Regel bleibt davon ein 1–2 cm breiter Saum rund um den **Mund ausgespart**.

Die Therapie besteht in der Meidung der Auslöser und anderer irritierender Substanzen und der Verordnung einer leicht **rückfettenden Lokaltherapie**. Orale Antibiotika (Minocyclin, Erythromycin) können zu einer Befundverbesserung beitragen.

> **MERKE** Bei der durch Glukokortikoide verursachten perioralen Dermatitis, verschlechtert sich der Befund vorübergehend, wenn das Medikament abgesetzt wird. Darüber muss der Patient unbedingt informiert werden, damit er nicht erneut Glukokortikoide anwendet.

13.4 Erkrankungen der Schweißdrüsen

13.4.1 Veränderungen der Schweißproduktion

Hyperhidrosis: Generalisierte Hyperhidrosen treten meist symptomatisch im Rahmen anderer Erkrankungen (z. B. Hyperthyreose, Malignome, Diabetes mellitus) oder durch körperliche Anstrengung auf. Eine Hyperhidrose der **Hände** und **Füße** beruht oft auf psychoemotionaler Anspannung; vermehrtes Schwitzen in der **Axilla** ist i. d. R. veranlagt. Bei Läsionen peripherer Nerven kann ein hyperhidrotisches Areal am Rand einer desensibilisierten Region liegen.

Gustatorisches Schwitzen kommt durch fehlerhafte Neuverbindungen von Nervenfasern des N. facialis und des N. trigeminus nach einer Läsion (z. B. Parotis-OP) zustande und äußert sich in einer einseitigen Schweißsekretion im Gesicht bei Stimulation der Speicheldrüsen.

Aluminiumsalze verursachen eine Permeabilität des Schweißdrüsenausführungsgangs, sodass ein Teil des Schweißes in das umgebende Gewebe abgegeben wird.

Bei ausgeprägtem und therapierefraktärem Befund können die sekretorischen Nervenfasern mit **Botulinumtoxin** unterbunden werden (muss ca. jährlich wiederholt werden).

Chirurgisch können die Schweißdrüsen im Axillabereich abgesaugt werden; als Ultima Ratio kann der **Sympathikus durchtrennt** werden.

Hypo- und Anhidrosen: treten oft sekundär im Rahmen anderer Erkrankungen (z. B. Horner-Syndrom, Sklerodermie) oder nach operativer Sympathikusdurchtrennung auf.

13.5 Erkrankungen des subkutanen Fettgewebes

13.5.1 Erythema nodosum

> **DEFINITION** Relativ häufige Entzündung des subkutanen Fettgewebes (Pannikulitis) unterschiedlicher Genese.

Epidemiologie: Ein Häufigkeitsgipfel findet sich in der 2.–3. Lebensdekade. Frauen sind häufiger betroffen als Männer.

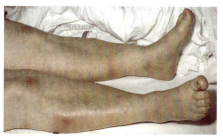

Abb. 13.5 **Erythema nodosum.** (aus Greten, Rinninger, Greten, Innere Medizin, Thieme, 2010)

Ätiologie: Das Erythema nodosum kann im Rahmen verschiedener Erkrankungen auftreten:
- **Infektion:** Bakterien (u. a. Streptokokken, Yersinien, M. tuberculosis), Viren (EBV, HSV1/2, HBV), Pilze (Histoplasmose, Blastomykose), durch Protozoen (Askariasis, Amöbiasis, Lambliasis)
- **Medikamenteneinnahme:** u. a. Sulfonamide, Penicilline, orale Kontrazeptiva, Bromide und Iodide
- **Neoplasien:** Hodgkin- und Non Hodgkin Lymphome, Leukämien, Nierenzellkarzinom
- **systemische Erkrankungen:** chronisch-entzündliche Darmerkrankungen, Sarkoidose (Löfgren-Syndrom), Morbus Behçet.

Bei Kindern sind häufig von β-hämolysierenden Streptokokken produzierte Antigene ursächlich, bei Erwachsenen Medikamente und Systemerkrankungen.

Klinik: Die anfangs warmen, hochroten und knotigen Schwellungen treten bevorzugt an den Streckseiten der Unterschenkel auf und sind druckschmerzhaft (Abb. 13.5). Ihre Konsistenz ist teigig. Eventuell klagen die Patienten über begleitende Beschwerden wie Fieber oder Kopfschmerzen. Die Läsionen ulzerieren nicht (wichtiges differenzialdiagnostisches Kriterium!) und heilen nach einigen Tagen bis wenigen Wochen aus.

Diagnostik: Wichtig ist die Abklärung der Ursache, insbesondere um Systemerkrankungen und chronische Infektionen auszuschließen.

Im subkutanen Fettgewebe findet sich histopathologisch ein gemischtes Entzündungsbild der bindegewebigen Fettgewebssepten (**septale Pannikulitis**), manchmal mit intraseptaler Spaltbildung. Nachweisbar sind Granulome mit Histiozyten und mehrkernigen Riesenzellen, die radiär mit einer zentralen Lücke angeordnet sind. Das umliegende Fettgewebe ist kaum betroffen.

Therapie: Nur bei schwerem Verlauf ist eine kurzfristige systemische Glukokortikoidtherapie notwendig. Häufig genügen die Lokaltherapie mit Glukokortikoiden, Bettruhe, feuchte Umschläge, Kompressionsverbände und die Gabe von NSAR. Unbehandelt kann es mehrere Wochen dauern, bis das Erythema nodosum abheilt, u. U. können sich Rezidive bilden.

13.5.2 Lipödem

Meist sind Frauen im mittleren Lebensalter betroffen. Es finden sich symmetrische Fetteinlagerungen in den Beinen von den Hüften bis zu den Knöcheln unter Aussparung der Füße („Türkenbundhose"). Teilweise sind die Arme betroffen, Mischformen zwischen Lip- und Lymphödem können auftreten. Im Unterschied zu Lymphödemen bleiben bei Lipödemen allerdings die Füße ausgespart und die Ödeme sind nicht oder zumindest nur schlecht eindrückbar.

14 Hautveränderungen bei systemischen Krankheiten und Gefäßerkrankungen

14.1 Erkrankungen der inneren Organe

Auch systemische Erkrankungen bzw. Erkrankungen der inneren Organe können zu Hautveränderungen führen. Sie werden in anderen Kapiteln besprochen:
- s. Endokrines System und Stoffwechsel:
  - Diabetes mellitus [S. A346]
  - Hyperthyreose [S. A321]
  - Hypothyreose [S. A326]
  - Lipidstoffwechselstörungen [S. A358]
  - Morbus Addison [S. A338]
  - Cushing-Syndrom [S. A335]
  - Porphyrie [S. A364]
- Leberzirrhose: s. Verdauungssystem [S. A279]
- Niereninsuffizienz: s. Niere [S. A382]
- Tumoren: s. Neoplastische Erkrankungen [S. A588]
- Zöliakie: s. Pädiatrie [S. B587]

14.2 Erkrankungen der Venen und Lymphgefäße

Die Gefäßerkrankungen werden ausführlich im Kap. Gefäße [S. A112] beschrieben. **Tab. 14.1** gibt eine kurze Übersicht über die wichtigsten Hautbefunde bei Erkrankungen der Venen und Lymphgefäße.

14.3 Erkrankungen der Arterien

14.3.1 Funktionelle Gefäßerkrankungen

Die funktionellen Gefäßerkrankungen haben eine abnorme Reaktion auf Temperatureinflüsse gemeinsam:
- abnorme Reaktion auf Wärmeeinwirkung: Erythromelalgie (s. Gefäße [S. A105])
- abnorme Reaktion auf Kälteeinwirkung: Raynaud-Syndrom (s. Gefäße [S. A104]), Livedo reticularis (Cutis marmorata, landkartenartig verstärkte venöse Gefäßzeichnung), Akrozyanose (s. Gefäße [S. A105]).

14.3.2 Vaskulitiden

Vor allem die Entzündungen der Arteriolen manifestieren sich häufig an der Haut. Dazu gehören die **allergische Vaskulitis**, die **Dermatitis ulcerosa** (nichtbakterielle Gangrän) und die **Livedo racemosa** (lividrote Maculae, die ein blitzartiges Aussehen haben und vor allem an den distalen Extremitäten auftreten). Zu den Vaskulitiden s. Immunsystem und rheumatologische Erkrankungen [S. A487].

Tab. 14.1 Hautbefunde bei Erkrankungen der Venen und Lymphgefäße

Erkrankung	Hautbefund
Varikosis	Besenreiser: rot-bläuliche feine Äderchen Stamm- und Seitenastvarikosis: geschlängelte, buckelig ausgesackte Venen
chronisch-venöse Insuffizienz	**venöses Ödem**: v. a. am Unterschenkel und in der Knöchelregion, abends bzw. nach langem Stehen oder bei Wärme am stärksten ausgeprägt, anfangs noch reversibel, subjektives Druck- und Schweregefühl Veränderungen der **Hautpigmentierung** (Hämosiderineinlagerungen → Braunfärbung des Unterschenkels) und **-beschaffenheit** (Unterschenkelekzeme, Lipodermatosklerose, Atrophie blanche mit hypopigmentierten, narbenähnlichen Arealen **Ulcus cruris venosum**: meist am medialen Knöchel, in schweren Fällen um den ganzen Knöchel herum reichend (Gamaschenulkus); oft mit distalem Lymphödem; Gefahr von Superinfektionen; schmerzbedingte Spitzfußstellung des Fußes.
Thrombophlebitis	meist überwärmter, verhärteter und druckschmerzhafter Venenstrang
tiefe Beinvenenthrombose	oft stumm; Symptome sind leichte bis starke muskelkaterähnliche Schmerzen, Umfangszunahme der betroffenen Extremität (Seitendifferenz!), livide Verfärbung, Überwärmung und Glanz der Haut (durch ödematöse Schwellung). Cave: Lungenembolie
Lymphödem	ödematöse Schwellung der Extremität; zunächst oft noch reversibel durch Liegen, Dellen sind eindrückbar; im weiteren Verlauf derbe Konsistenz, nicht mehr eindrückbar (irreversibles Stadium); im ausgeprägten Stadium Lymphostase, Verhärtung und massive Schwellung der Extremitäten (Elefantiasis)

14.4 Sonstige Gefäßerkrankungen

- **periphere arterielle Verschlusskrankheit**: s. Gefäße [S. A487]
- **Pernionen** (**Frostbeulen**): teigig-ödematöse Schwellungen an den Dorsalseiten der Finger und Zehen (insbesondere über Gelenken) sowie an den Unterschenkeln und Knien. Auftreten vor allem bei kalt-feuchtem Wetter (Frühling, Herbst) und schnellem Temperaturwechsel. Oft Juckreiz bei Wiedererwärmung, häufig

sind Jugendliche und Kinder betroffen. Meist spontane Abheilung nach etwa 2 Wochen.
- **Necrobiosis lipoidica**: multiple, polyzyklische lipidspeichernde (dadurch gelb gefärbte) Palisadengranulome. Zunächst kleine, rotbraune Papeln können sich zu mehreren Zentimeter großen, flächenhaften, sklerotischen Herden mit Teleangiektasien entwickeln, die ulzerieren und konfluieren können. Vor allem an den Streckseiten der Beine lokalisiert, in 50 % d. F. mit Diabetes mellitus assoziiert (s. Endokrines System und Stoffwechsel [S. A346]).

PATHO
Histologisch erkennt man einen großflächigen Untergang von kollagenem Bindegewebe im gesamten Korium sowie lymphohistiozytäre Infiltrate bestehend aus Plasma-, Schaum- und Riesenzellen (**nekrobiotische Palisadengranulome**). Die Wand der kleinen Blutgefäße ist verdickt, ihr Lumen verschlossen.

- **Ulcus hypertonicum Martorell**: nach jahrelanger Hypertonie an der Seite und Rückseite der Knöchelregion spontan auftretendes Ulkus (ischämiebedingt durch Hautinfarkt bei obliterierender Arteriosklerose) mit entzündlichem Wundrand
- **Teleangiektasien** sind sichtbare Kapillarweitstellungen. Primäre Teleangiektasien sind angeborene Gefäßfehlbildungen. Sekundäre Teleangiektasien treten im Rahmen verschiedener Erkrankungen (z. B. Basaliom, Leberzirrhose) auf. Die flächenhafte Ausbreitung wird als teleangiektatisches Erythem bezeichnet. Siehe auch Leitsymptome [S. C53].

15 Psychodermatosen

15.1 Artefakte und Parasitophobien

DEFINITION
- **Artefaktkrankheit**: selbstverletzendes Verhalten zur Vortäuschung von Verletzungen oder Verursachung von Schmerzen
- **Parasitophobie** (**Dermatozoenwahn**): monosymptomatische Wahnstörung, die von der Überzeugung gekennzeichnet ist, von Parasiten befallen zu sein.

Klinik:
Artefaktkrankheit: Die Patienten leiden meist unter einer Borderline-Persönlichkeitsstörung (s. Psychiatrie [S. B1057]) und fügen sich Verletzungen entweder als Mittel zur Aufmerksamkeit oder zur Wahrnehmung des Körpers durch Schmerzempfindungen zu. Die verschiedenartigen Läsionen, die z. B. durch Kratzen, Schneiden, Verbrennen und Verätzen verursacht werden, sind üblicherweise an gut erreichbaren Stellen lokalisiert und können von „echten" Hauterkrankungen schwer zu unterscheiden sein oder aber keiner bekannten Dermatose zugeordnet werden. Häufig gehen der Diagnosestellung viele und langwierige diagnostische Maßnahmen und Therapieversuche voraus.

MERKE Hinweisgebend kann die ausgeprägte **Therapieresistenz** der Läsionen und die Händigkeit der Patienten sein: Bei Rechtshändern sind die Befunde oft auf die linke Körperhälfte beschränkt.

Parasitophobie (Dermatozoenwahn): Die Patienten haben mäßig bis stark ausgeprägte Hautbefunde, i. d. R. Kratzdefekte, und geben eine vermeintliche parasitäre Infektion als Ursache dafür an. Diese kann jedoch dermatologisch nicht nachgewiesen werden. Verschiedene Qualitäten von Halluzinationen können auftreten: haptische (Juckreiz, Krabbeln, häufig!), visuelle (oft verbunden mit Einfangen und Präsentieren der Tiere), selten auch olfaktorische, gustatorische oder akustische. Ursache für die Erkrankung können einerseits psychosoziale Faktoren sein (Vereinsamung), aber auch zentrale Störungen (Drogenabusus, Alkoholentzugsdelir).

Beide Erkrankungen bedürfen der **psychologischen** bzw. **psychiatrischen Behandlung**, ggf. auch einer medikamentösen mit **Neuroleptika**. Die Patienten fühlen sich oft nicht ernst genommen und sind mitunter nicht leicht für eine Therapie zu gewinnen.

B20 Hals-, Nasen-, Ohren-Heilkunde

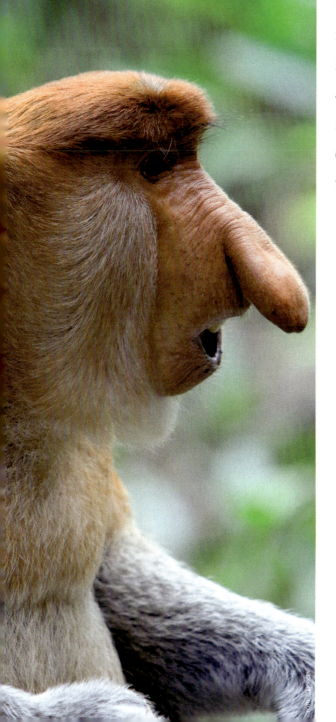

1	Mundhöhle	756
2	Kopfspeicheldrüsen	764
3	Rachen	768
4	Äußerer Hals	776
5	Larynx und Trachea	778
6	Nase, Nasennebenhöhlen und Gesicht	790
7	Ohr	798

1 Mundhöhle

1.1 Anatomie

1.1.1 Mundhöhle

Außen wird die Mundhöhle von Ober- und Unterlippe (Labium superior et inferior) sowie den Wangen (Buccae) begrenzt. Nach **innen** schließt sich der Mundvorhof (Vestibulum oris) an. Die Zahnreihen trennen ihn von der eigentlichen Mundhöhle (Cavitas oris propria). Am Lippenrot geht das mehrschichtig verhornte Plattenepithel der Haut ins mehrschichtig unverhornte Plattenepithel der Mundhöhle über.

Dorsal stellt der sog. **Isthmus faucium** (Schlundenge) den Übergang in den Rachen dar. Er wird aus dem Gaumensegel (Velum palatinum) mit dem medial gelegenen Zäpfchen (Uvula palatina) sowie dem Zungenrücken (Übergang Zungengrund) gebildet. Zwischen den beiden Gaumenbögen (Arcus palatoglossus et Arcus palatopharyngeus) liegen die Gaumenmandeln (**Tonsillae palatinae**). Im Bereich des Isthmus kreuzt der Luft- den Speiseweg.

Die **kraniale** Begrenzung der Mundhöhle bildet in den vorderen ⅔ der harte (**Palatum durum**) und im hinteren Drittel der weiche Gaumen (**Palatum molle**).

Kaudal liegen die Muskulatur des Mundbodens (Diaphragma oris) und die Zunge (Lingua). Die Mundbodenmuskulatur setzt sich aus 4 Muskeln (M. mylohyoideus, M. geniohyoideus, M. digastricus und M. stylohyoideus) zusammen. Sie sind alle an der Mundöffnung sowie an der kranioventralen Bewegung des Zungenbeins (Os hyoideum) beteiligt.

Versorgung:
- arteriell: A. carotis externa mit A. facialis (Wange), A. lingualis (Mundboden) und A. pharyngea ascendens sowie A. palatina descendens (Gaumen) aus der A. maxillaris
- venös: über die V. facialis zur V. jugularis interna bzw. vom Gaumen zum Plexus venosus pterygoideus
- Lymphe: submentale, submandibuläre und parotideale Lymphknoten sowie entlang der V. jugularis interna.

1.1.2 Zunge

Die Zunge lässt sich in Zungenspitze und -körper (vordere ⅔) und den Zungengrund (hinteres Drittel) gliedern, deren V-förmige „Trennlinie" der **Sulcus terminalis** darstellt. An dessen Spitze wiederum liegt das Foramen caecum, welches den Beginn des Ductus thyreoglossus darstellt. Von hier aus deszendiert die Schilddrüsenanlage während der Embryonalzeit (→ Zungengrundstruma, s. Endokrines System und Stoffwechsel [S. A320]). Die Zunge besteht aus äußeren (M. genioglossus, M. hyoglossus, M. palatoglossus, M. styloglossus) und einer dreidimensionalen (longitudinal, transversal und vertikal) inneren

Zungenmuskulatur. Die äußeren Muskeln sind für die Bewegung und die inneren für die Formgebung der Zunge verantwortlich.

Die Oberfläche der Zunge (Dorsum linguae) ist von einer speziellen Schleimhaut (Tunica mucosa linguae) bekleidet, die 4 **Papillentypen** aufweist:
- Papilla vallata et foliata (Geschmacksknospen)
- Papilla fungiformis (Mechano-, Thermorezeptoren und Geschmacksknospen)
- Papilla filiformis (Tastempfindung)

Im Bereich der Geschmacksknospen finden sich die serösen von-Ebner-Spüldrüsen.

Der **Zungengrund** beinhaltet eine Ansammlung lymphatischen Gewebes, die sog. Zungengrundtonsille (Tonsilla lingualis). Zwischen dem Zungengrund und der Epiglottis liegen die Valleculae epiglotticae.

Versorgung:
- Gefäßversorgung: A. und V. lingualis
- motorische Innervation: N. hypoglossus (XII), N. glossopharyngeus (M. palatoglossus)
- sensible Innervation: vordere ⅔: N. lingualis (V₃), Zungengrund: N. glossopharyngeus (IX) und N. vagus (X)
- sensorische Innervation (Geschmacksfasern): vordere ⅔: Chorda tympani (aus N. facialis), Zungengrund: N. glossopharyngeus
- Lymphe: ipsi- und kontralaterale, submandibuläre Lymphknoten.

1.1.3 Zähne

Der Zahn gliedert sich in die 3 Abschnitte Zahnwurzel (Radix dentis), Zahnhals (Cervix dentis) und Zahnkrone (Corona dentis). Von innen nach außen finden sich folgende Schichten: Zahnhöhle (Cavitas dentis), Zahnpulpa (Pulpa dentis), die Gefäße und Nerven enthält, Dentin und Zahnschmelz (Enamelum). Über den Zahnhalteapparat (**Parodontium**) ist der Zahn syndesmotisch in der Alveole (Zahnfach) des Kiefers verankert. Das Parodontium setzt sich zusammen aus: Wurzelhaut, Zement, Alveolarwand und Zahnfleisch (Gingiva) mit Kollagenfasern. Das Milchgebiss umfasst 20, das bleibende Gebiss 32 Zähne.

Versorgung:
- Oberkiefer: N. maxillaris
- Unterkiefer: N. mandibularis (N. alveolaris inferior).

1.1.4 Kiefergelenk

Im Kiefergelenk (**Articulatio temporomandibularis**) artikuliert der relativ kleine Caput mandibulae mit der Fossa mandibularis. Dazwischen befindet sich eine Bandscheibe (Discus articularis), die mit der das Kiefergelenk umgebenden schlaffen Capsula articularis verwachsen ist. Diese wird sensibel durch Rr. articulares aus dem N. mandibularis innerviert. Die Ligamenti laterale und stylomandibulare tragen zusätzlich zur Stabilität bei. Die 3 Grundbewegungen des Unterkiefers sind: Rotation (Öffnen und Schließen des Mundes), Translation (= Protrusion und Retrusion; Schiebebewegung) und Mahlbewegung.

Der schwächste Punkt ist der ventrale Kapselanteil: Insbesondere bei Mundöffnungen > 15° (Gähnen, Gewalteinwirkung) kann es zu **Kiefergelenkluxationen** kommen. Bei der fixierten Luxation verhindert ein Muskelhartspann das Zurückgleiten und führt so zur Kiefersperre (blockierter Kieferschluss). Reponiert wird mit Handgriff nach Hippokrates unter Analgosedierung, indem man die Daumen auf die unteren Molaren legt und nach unten und hinten drückt.

1.2 Physiologie

Nahrungsaufnahme: Der zunächst willkürlich gesteuerte **Schluckakt** wird reflektorisch, sobald der Speisebrei den Zungengrund reizt. Er verläuft in 4 Phasen: Zunächst wird die Nahrung durch Kauen, Speichel und Enzyme aufbereitet (**Vorbereitungsphase**) und anschließend in Richtung Gaumenbogen transportiert, wo zugleich das Gaumensegel den Nasopharynx verschließt (**orale Phase**). Der nun einsetzende Schluckreflex bedingt den Weitertransport. Durch reflektorisches Hochziehen des Kehlkopfes wird der Zungengrund auf die Epiglottis gedrückt. Diese verschließt die Trachea und verhindert dadurch eine Aspiration (**pharyngeale Phase**). Durch Peristaltik wird der Nahrungsbrei zum Magen befördert (**ösophageale Phase**). Am Schluckvorgang sind hauptsächlich die Hirnnerven V, VII, IX, X und XII beteiligt.

Geschmackssinn: Auf den Geschmackspapillen befinden sich die Sinneszellen, die abhängig von der Geschmacksintensität zwischen **5 Qualitäten** unterscheiden können: süß, sauer, salzig, bitter und umami (Glutamin- und Asparaginsäure). Bei komplexen Geschmackseindrücken interagiert der Geschmackssinn mit dem Geruchssinn.

1.3 Untersuchung

Inspektion und Spiegeluntersuchung: Die Inspektion wird mittels **Lampe** (Stirnlampe, alternativ Stirnreflektor) und **Mundspatel** durchgeführt. Ein Oberflächenanästhetikum kann evtl. zur Abschwächung des Würgereflexes in den Mund gesprüht werden. Beurteilt werden Zahnstatus, Zahnfleisch, Wangenschleimhaut und Ausführungsgänge der großen Speicheldrüsen sowie die Zunge und Tonsillen. Wichtige Kriterien sind dabei Farbe, Feuchtigkeit, Reizzustand, Beläge und Seitengleichheit sowie Schmerzhaftigkeit. Um die Beweglichkeit des Gaumensegels zu prüfen, lässt man den Patienten „A" sagen. Außerdem sollte die Luxierbarkeit der Tonsillen getestet werden.

Palpation: Insbesondere inspektorisch auffällige Bereiche sollten palpiert werden, v. a. auch die Glandula submandibularis und sublingualis sowie die Lymphknoten im Mundboden und anschließend des Halses.

Klinische Radiologie: Bewährte Verfahren sind die Sonografie (Mittel der Wahl zur Beurteilung der Speicheldrüsen, auch der Weichteile), Röntgen, CT und MRT.

Funktionsprüfung: Eine Geschmacksprüfung (**Gustometrie**) wird insbesondere bei veränderter Geschmackswahrnehmung in Kombination mit einer Geruchsprüfung (**Olfaktometrie**) durchgeführt. Sie kann mittels Testsubstanzen (Glukose, NaCl, Zitronensäure, Chinin) oder über elektrische Reizung erfolgen. Für Näheres zur veränderten Geruchs- oder Geschmackswahrnehmung s. Leitsymptome [S. C138].

1.4 Erkrankungen von Lippen und Mundhöhle

1.4.1 Fehlbildungen

Lippen-Kiefer-Gaumen-Spalte

Synonym: Cheilognathopalatoschisis

> **DEFINITION** Ein- oder beidseitige Spaltbildung (isoliert oder kombiniert) von Oberlippe, Oberkiefer oder Gaumen.

Im Volksmund ist die Lippenspalte als sog. „Hasenscharte" und die Gaumenspalte als „Wolfsrachen" bekannt.

Einteilung: Die Gruppe der Lippen-Kiefer-Gaumen-Spalten (LKGS) lässt sich unterteilen in
- Lippenspalten
- Lippen- und Kieferspalten
- Lippen-Kiefer-Gaumen-Spalten
- Velumspalten
- isolierte Gaumenspalten
- Spaltbildung der Uvula (Uvula bifida) als Minimalvariante (**Abb. 1.1**).

LKGS können auch im Rahmen von Syndromen auftreten.

Epidemiologie: Mit einer Inzidenz von 1:500 machen die LKGS ca. 15 % aller Fehlbildungen aus. Jungen sind häufiger betroffen als Mädchen (invers bei isolierter Gaumenspalte). Meist ist die linke Seite betroffen (unilaterale Spaltbildung); zu 15 % besteht die LKGS beidseits.

Ätiopathogenese: Die LKGS ist eine Entwicklungsstörung der Kopfanlage (Hemmungsmissbildung), der ersten beiden Viszeralbögen und der angrenzenden Furchen, die während der 5.–12. Embryonalwoche stattfindet.

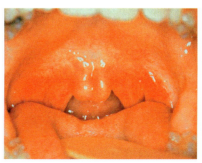

Abb. 1.1 Uvula bifida. (aus Henne-Bruns et al., Duale Reihe Chirurgie, Thieme, 2008)

Ursächlich sind **genetische Faktoren** (unregelmäßig dominant) sowie (die Kombination mit) Vitaminmangel, Nikotin-, Alkoholabusus, Virusinfektionen, Umweltgifte, ionisierende Strahlen und intrauterine Hypoxie.

Klinische Pathologie: Der knöcherne Nasenboden sowie die Weichteilstrukturen, die Mund- und Nasenraum voneinander trennen, fehlen. Sekundär finden sich Asymmetrien der knorpeligen Nasenanteile.

Klinik: Durch den inkompletten Verschluss des Nasen-Rachen-Raums entsteht ein **offenes Näseln** (Rhinophonia aperta). Bei Säuglingen ist das **Trinken** (Ansaugen an der Brust) oft **unmöglich**; ggf. tritt Nahrung auch in die Nase über oder es bestehen Atemschwierigkeiten. Aufgrund einer **Tubendysfunktion** [S. B809] entwickeln sich rezidivierende Paukenergüsse und Mittelohrentzündungen. In der Folge kann es zu **Schallleitungsstörungen** und **Sprachentwicklungsverzögerungen** kommen. Nase und Nasenseptum können in ihrer Form verändert sein. Bei einer Beteiligung des Kiefers treten Deformitäten der Alveolarfortsätze, Zahnfehlstellungen, fehlende Zähne oder Dentitionsstörungen (Dysodontie) auf.

Diagnostik: Im Vordergrund steht die **Palpation** des harten Gaumens. Hierdurch können auch submukös gelegene Spaltbildungen entdeckt werden. Eine umfangreiche Diagnostik schließt eine zahnärztliche, kieferorthopädische, phoniatrische, pädaudiologische und logopädische Untersuchung ein.

Therapie: **Interdisziplinäre** Behandlungsansätze. Primäre Ziele sind die Herstellung anatomischer Strukturen und der physiologischen Funktionen (Atmung, Schlucken, Sprechen), aber auch die Sicherung des weiteren Wachstums. Um Säuglingen das Trinken zu ermöglichen, wird als erste Behandlungsmaßnahme eine kieferorthopädische **Trinkplatte** eingesetzt.

Die Behandlung und der Zeitpunkt der chirurgischen Intervention richten sich nach Art und Ausmaß der Spaltbildung und sind in einem einheitlichen Behandlungskorridor festgehalten:

- im Alter von rund 3 Monaten: Verschluss von Lippe und Nasenboden
- 12 Monate: Verschluss des weichen Gaumens (→ wichtig für Tubenfunktion)
- < 2,5 Jahre: Verschluss des harten Gaumens (harter und weicher Gaumen können auch gleichzeitig verschlossen werden)
- ca. ab 9. Lebensjahr: weitere Korrekturoperationen.

Weitere Maßnahmen sind z. B. Sprachförderung, Kariesprophylaxe, Prothetik, Behandlung von Hörstörungen oder Paukenergüssen, myofunktionelle Therapie. Von einer Adenotomie sollte aufgrund des dadurch verschlechterten velopharyngealen Abschlusses abgesehen werden.

Tab. 1.1 Einteilung und Merkmale von Dysgnathien

Einteilung	Merkmale
transversale Dysgnathie (Breite)	Engstand von Ober- und Unterkiefer (Schmalkiefer)
sagittale Dysgnathie (Tiefe)	sowohl mandibuläre als auch maxilläre Retrognathie/Prognathie
vertikale Dysgnathie (Höhe)	offener Biss frontal/lateral, Tiefbiss, verlängertes Mittelgesicht, Gesichtsskoliosen

Dysgnathien

DEFINITION Unter Dysgnathien (griech.: gnathos = Kiefer) werden Fehlentwicklungen bzw. Fehlstellungen der Zähne, der Kiefer und des Kausystems zusammengefasst, die mit funktioneller Beeinträchtigung einhergehen.

Ätiopathogenese: Kieferanomalien können **angeboren** und **erworben** sein. Häufig handelt es sich um Kombinationen. Zahnstellung, Verzahnung, Kieferform, Kieferlage zueinander und zum Schädel können beeinträchtigt sein. Nach der betroffenen Achse unterscheidet man des Weiteren **transversale, sagittale** und **vertikale Dysgnathien** (**Tab. 1.1**).

Den **hereditären Anomalien** liegen zumeist **Zahnaplasien** (fehlende Zahnanlagen) zugrunde, während die **erworbenen** Fehlstellungen oft auf Gewohnheiten wie Daumenlutschen, langes Saugen am Schnuller oder Zungenpressen zurückzuführen sind. Weitere äußere Einflüsse sind lokal-pathologische Veränderungen (Entzündung, Zysten, Tumor, Makroglossie), Vitaminmangel (Rachitis) oder Hormonstörungen (Akromegalie, Osteodystrophia fibrosa generalisata). Dadurch kommt es zur Überbeanspruchung des dentoalveolären Apparates.

Klinik und Komplikationen: Neben Zahnfehlstellungen ist der Kontakt der Zähne zum Gegenkiefer (**Okklusion**) **gestört**. Folgen sind erschwertes oder gar verhindertes Kauen, Karies, Parodontitis, frühzeitiger Zahnverlust, Sprachstörungen, Nasenatmungsbehinderung und erhöhte Anfälligkeit für nasopharyngeale Infektionen (→ verstärkte Mundatmung und dadurch unzureichende Entwicklung des Nasen-Rachen-Raums). Auch kann es zu Schmerzen von Kiefergelenk, Kaumuskulatur, Kopf oder Hals- und Schultermuskulatur sowie Rückenproblemen kommen.

Therapie: Behandlungen erfolgen je nach Ausprägung und Beeinträchtigung primär konservativ kieferorthopädisch oder, wenn diese unzureichend sind, kieferchirurgisch (i. d. R. nach Wachstumsabschluss).

Gesichtsasymmetrien

DEFINITION Dentofaziale Asymmetrien mit Abweichung des Kinn-Nasen- oder Kinn-Augen-Abstandes in Bezug zur Gegenseite.

Ätiopathogenese: Gesichtsasymmetrien entstehen durch Fehlentwicklung des Kiefers, z. B. infolge von Wachstumsstörungen, Kiefergelenkdysplasien, Traumen oder Osteomyelitiden. Eine Gesichtsskoliose entsteht z. B. bei angeborenem Schiefhals oder Kieferfehlstellungen. Durch die Asymmetrie kommt es zu Fehlbelastungen der Kiefergelenke, der Wirbelsäule sowie angrenzender Muskulatur.

Klinik: Asymmetrie, Kiefergelenksymptomatik.

Diagnostik: Inspektion, Palpation und Röntgen.

Therapie: Operativ werden Ober- und Unterkiefer in der Sagittalebene neu positioniert (bimaxilläre Umstellungsosteotomie).

1.4.2 Entzündungen

Stomatitis

> **DEFINITION** Entzündungen der Mundschleimhaut.

Stomatitis simplex

Synonym: Stomatitis catarrhalis

Die Stomatitis simplex kann lokal bedingt sein (mangelnde Hygiene, Zahnfehlstellungen, Prothesen, Nikotin, Alkohol) oder als Begleitreaktion von systemischen Erkrankungen auftreten. Klinisch zeigen sich Mundbrennen und Hypersalivation. Inspektorisch lässt sich eine gerötete und geschwollene Schleimhaut erkennen. Die Therapie besteht in der Behandlung der Grunderkrankung sowie aus Mundpflege und Mundspülungen.

Stomatitis ulcerosa

Ursachen sind Prothesen, Nikotin, Alkohol, Zahnschäden sowie Infektionen mit Bakterien (z. B. β-hämolysierende Streptokokken, fusiforme Bakterien), Viren oder Pilzen. **Klinisch** zeigen sich ein süßlicher Foetor ex ore, schlechter Geschmack sowie Schmerzen und Brennen im Mund, Hypersalivation, Fieber und ein allgemeines Krankheitsgefühl. Inspektorisch finden sich eine **Gingivarötung** und blutig tingierte **Wangenschleimhautulzerationen mit Belägen** (aus Fibrin, Epithelzellen, Leukozyten). Außerdem sollte ein Abstrich entnommen werden.

Bei Ulzera muss differenzialdiagnostisch immer an ein Karzinom gedacht werden (→ Gewebeprobe zur Abklärung). Auch bei einer Agranulozytose (s. Blut und Blutbildung [S. A153]) finden sich tiefe, dunkle Ulzerationen und Nekrosen.

Behandlung mit lokaler Mundpflege (z. B. Kamillentee, Bepinselung der Ulzera mit Pyoktaninlösung, Hexoral-Spray), Verbesserung der Mundhygiene, ggf. Sanierung oder parodontale Therapie. Ohne Therapie kommt es zu Zahnfleischverlust (Parodontitis profunda).

Stomatitis aphthosa

Durch Herpes-simplex-Virus ausgelöste Entzündung der Mundschleimhaut mit Bläschen- und Aphthenbildung (Gingivostomatitis herpetica). Näheres s. Infektionserkrankungen [S. A546].

Soorstomatitis

Ursache ist eine Infektion mit **Candida albicans**. Klinik: Es kommt zu Schmerzen und Brennen im Mund, wobei oft auch die Zunge betroffen ist. Die Diagnose wird anhand der **abstreifbaren weißlichen** und rasenförmigen **Beläge** und mittels Abstrich gestellt. Differenzialdiagnostisch ist an eine Diphtherie zu denken (s. Infektionserkrankungen [S. A496]). Komplikationen stellen die ösophageale oder tracheale Ausbreitung sowie die hämatogene Streuung (Soorpneumonie, Meningoenzephalitis) dar. Die **Therapie** umfasst eine adäquate Mundhygiene sowie die Gabe von Nystatin lokal/oral.

Habituelle Aphthen

Habituelle Aphthen rezidivieren häufig. Ihre **Ursache** ist unbekannt, wobei überzufällig häufig ein gleichzeitiges Vorkommen von Eisen- oder Vitaminmangel-Erkrankungen, hormonellen Störungen oder chronisch-entzündlichen Darmerkrankungen beobachtet wird. Oft berichten die Patienten von begleitenden psychogenen Faktoren (z. B. Stress). Finden sich mehr als 5 Aphthen, sollte an einen **Morbus Behçet** gedacht werden (s. Immunsystem und rheumatologische Erkrankungen [S. A496]). Klinisch imponieren Aphthen als **schmerzhafte Ulzerationen** der Schleimhaut, die von einem gelblich-weißen **Fibrinbelag** bedeckt sind und einen **rötlichen Randsaum** zeigen. Therapeutische Maßnahmen umfassen Mundspülungen (z. B. Kamille, Salbei) oder das Betupfen der Läsionen mit Silbernitrat.

Zungen- und Mundbodenabszess

Synonym: Angina ludovici (Mundbodenabszess)

Ätiologie: Ursachen sind Verletzungen mit nachfolgender Infektion, bakterielle Entzündungen des Mundbodens oder der Speicheldrüsen, Karies oder Z. n. Tonsillitis.

Klinik: Derbe, schmerzhafte Schwellung mit Rötung (meist sublingual oder submandibulär), Schleimhautreizung sowie Dysphagie, Dysarthrie (kloßige Sprache) und hohes Fieber.

Komplikationen: Ödematöse Auftreibungen können zu Dyspnoe und akuter Atemnot führen. Bei deszendierender Ausbreitung der Entzündung über die Faszienlogen des Halses hinaus kann es zur Mediastinitis (s. Chirurgie [S. B186]) kommen.

Diagnostik: Klinik, CT.

Therapie: Therapie umkapselter Eiteransammlungen ist die chirurgische **Abszessdrainage** (Spül-Saug-Drainage) unter hoch dosierter **Antibiotikagabe** gegen Aerobier und Anaerobier (z. B. Aminopenicillin + β-Lactamaseinhibitor + Metronidazol).

Cheilitis

> **DEFINITION** Lippenentzündung.

Lippenentzündungen können unterschiedliche **Ursachen** haben:
- mechanische Irritation (z. B. Lippenkauen, Leckekzem)
- physikalische Reize (z. B. Wind, Nässe, UV-Licht)
- Infektionen (z. B. Herpes)
- allergische Reaktion
- Tumorerkrankungen.

Man unterscheidet folgende Formen:
- **Cheilitis simplex:** ausgetrocknete Lippen, Rhagaden durch mechanische und physikalische Irritationen. Therapie mit fettenden Salben.
- **Cheilitis actinica:** Akut Schwellung mit Blasen und Krustenbildung, bei Chronifizierung auch Erosionen und Ulzerationen. Therapie: Lichtschutzsalbe. Cave: Wichtige Differenzialdiagnose ist das Plattenepithelkarzinom.
- **Cheilitis glandularis:** häufig bei Kindern, Schwellung mit roten Knötchen, bei eitriger Entzündung (Cheilitis glandularis purulenta) ausgeprägtere Schwellung mit Ulzera und evtl. Fistelbildung. Therapie: Antibiotika und Exzision.
- **Cheilitis granulomatosa** (Melkersson-Rosenthal-Syndrom): Zusätzlich zur Cheilitis bestehen eine rezidivierende Fazialisparese, ein Gesichtsödem und eine Lingua plicata (Faltenzunge).
- **Lippenherpes:** s. Infektionserkrankungen [S. A545].

1.4.3 Leukoplakie und Tumoren der Mundhöhle und der Lippen

Orale Leukoplakie

> **DEFINITION** Nichtabwischbare umschriebene Weißfärbung der Mundschleimhaut, die eine potenzielle maligne Veränderung darstellen kann.

Epidemiologie: Männer sind häufiger betroffen als Frauen.

Ätiologie: Das Auftreten wird begünstigt durch chronische Irritationen der Mundschleimhaut wie Rauchen (Teer), schlechte Mundhygiene, einen schlechten Prothesensitz oder ein chronisches Trauma (z. B. Kauen).

Klinik: Prädilektionsstellen sind die Lippe, Wange oder Zunge. Leukoplakien zeigen sich mit meist solitär auftretenden, homogen weißen Läsionen, die flach, scharf und unregelmäßig begrenzt und nicht wegwischbar sind (Abb. 1.2). Die Oberfläche ist oft aufgeraut. Die Leukoplakie verursacht keine Symptome (kein Juckreiz, kein Schmerz).

Leukoplakien können auch im **Genitalbereich** an der Vaginalschleimhaut, Portio, Glans penis oder am Praeputium auftreten. Prädisponierend ist ein Herpes genitalis. Die Herde sind häufig erosiv und nässen (**Leukoplakia erosiva**).

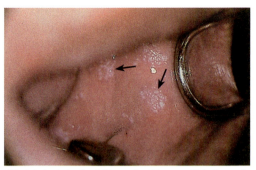

Abb. 1.2 **Orale Leukoplakie an der Wangenschleimhaut.** (aus Behrbohm/Kaschke, Nawka, Kurzlehrbuch HNO, Thieme, 2009)

Sonderformen:
- **Leukoplakia verrucosa:** Zunächst planer, dann verrukös wachsender Herd; häufiger Übergang in ein Spinaliom.
- **speckled Leukoplakia:** Anstelle des einzelnen Herdes kann auch eine spritzerartig gefleckte Leukoplakie in einem umschriebenen Areal auftreten; erhöhtes Malignitätsrisiko.
- **orale Haarleukoplakie:** Typische Erkrankung bei bestehender HIV-Infektion. Durch eine Lokalinfektion mit EBV entsteht durch die Papillenhypertrophie an der Zungenseite eine weißgefärbte Stelle mit haariger Oberfläche.

Komplikationen: Der Übergang in ein Plattenepithelkarzinom ist möglich und bei den **verrukösen** und **erosiven** Varianten häufig, da diese bereits eine **Präkanzerose** darstellen.

Diagnostik: Die Diagnose kann klinisch gestellt und histopathologisch gesichert werden.

Histopathologisch finden sich in dem hyperplastischen, hyperkeratotischen Epithel zahlreiche Kernatypien und -hyperchromasien. Die Zellschichtung ist intakt. Auch Einzelzellverhornungen können auftreten.

Therapie: Die Leukoplakia simplex kann **zunächst beobachtet** werden. Nach der Ausschaltung aller ursächlichen Noxen sollte sie sich innerhalb eines Monats zurückbilden. Ist dies nicht der Fall, so ist eine Probe zur histologischen Untersuchung zu entnehmen. Bei Sicherung der Diagnose ist, genauso wie bei der Leukoplakia verrucosa und erosiva, die **operative Entfernung** anzustreben, ggf. auch mit Laser- oder Kryotherapie.

Lippenkarzinom

Die malignen Tumoren der Lippe betreffen fast immer die Unterlippe. Risikofaktoren sind Nikotinabusus und eine langjährige UV-Lichtexposition. Nicht selten imponieren bösartige Lippentumoren als **therapieresistente Ulzera** am Lippenrot. Die Diagnose wird mittels Biopsie und histologischer Aufarbeitung gesichert. Lippenkarzinome werden chirurgisch entfernt und der Defekt je nach Ausmaß mittels Lappenplastik rekonstruiert. Ab einem Tumor im Stadium T2 sollte eine Neck Dissection angeschlossen werden.

Mundhöhlenkarzinom

Ätiologie und Lokalisation: Überwiegend handelt es sich um **Plattenepithelkarzinome**. Prädisponierend sind ein **chronischer Alkohol- und Nikotinabusus**, eine schlechte Mundhygiene sowie andauernde mechanische Schleimhautirritationen. Häufig sind die Tumoren im vorderen Bereich des Mundbodens oder an der Zunge lokalisiert (Abb. 1.3). Weitere typische Stellen sind die Wangenschleimhaut und der weiche Gaumen. Bei Oropharynx- oder Mundhöhlenkarzinomen besteht eine Assoziation mit HPV.

Klinik und Diagnostik: Unterschiedlich. Entweder asymptomatisch oder auch Odynophagie, blutiger Speichel sowie Foetor ex ore möglich. Die Tumoren metastasieren hauptsächlich in die submandibulären oder jugulären Lymphknoten; nur selten hämatogen in Lunge, Leber oder Knochen. Bei der Inspektion kann eine exophytisch wachsende, knotige Raumforderung mit oberflächlichen Ulzerationen erkennbar sein. Wichtig ist immer die bimanuelle Palpation, da die Tumoren ein ausgeprägtes Tiefenwachstum zeigen und der oberflächliche Befund täuschen kann. Auch die Halslymphknoten müssen palpiert werden. Die Diagnosesicherung gelingt anhand der Histologie.

Therapie: Je nach TNM-Stadium (Tab. 1.2):
- **T1:** Resektion mit Sicherheitsabstand von 1 cm, bei klinischem Verdacht zusätzlich Neck Dissection
- **T2–T4:** transorale Laserchirurgie oder konventionelle chirurgische Resektion, evtl. mit plastischer Deckung; zusätzlich adjuvante Radio- oder Radiochemotherapie.

Tab. 1.2 TNM-Klassifikation von Mundhöhlen- und Lippenkarzinomen

Stadium	Ausdehnung
Tis	Carcinoma in situ
T1	< 2 cm
T2	> 2 cm, aber ≤ 4 cm
T3	> 4 cm
T4	Infiltration von Nachbarorganen

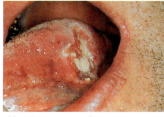

Abb. 1.3 **Zungenrandkarzinom.** Karzinom am linken Zungenrand mit Leukoplakie in der Umgebung. (aus Arnold, Ganzer, Checkliste HNO, Thieme, 2011)

1.4.4 Verletzungen

Spitze und stumpfe Verletzungen: Pfählungsverletzungen treten insbesondere bei Kindern auf, die mit Gegenständen im Mund stürzen. Große Wunden müssen genäht, infizierte ggf. gesäubert (mit H_2O_2) und evtl. auch eine Antibiotikaprophylaxe eingeleitet werden. Wichtig ist ein ausreichender Tetanusschutz.

Auch mit der Nahrung aufgenommene Fremdkörper (v. a. Fischgräten) können zu Verletzungen mit Schluckschmerzen, Fremdkörpergefühl und u. U. auch Perforation führen. Häufig bleiben die Fremdkörper in einer Schleimhautnische (z. B. Tonsillenbucht, Valleculae epiglotticae) hängen.

Bissverletzungen geschehen meist versehentlich oder bei Kau- bzw. Sensibilitätsstörungen. Auch im Rahmen eines epileptischen Anfalls kann es zum Zungenbiss kommen. Tiefe Wunden müssen 2-schichtig vernäht werden.

Thermische und chemische Verletzungen: Neben Verbrühungen finden sich Verätzungen (mit Säuren oder Laugen) meist versehentlich bei Kindern oder bei Erwachsenen in suizidaler Absicht. **Leitsymptome** sind Schleimhautrötung, starke Schmerzen, Hypersalivation, Dysphagie und ggf. Erbrechen. Später haften **weiße Fibrinbeläge** (Ätzschorf) der Schleimhaut an. Zudem werden – insbesondere bei Laugenverletzungen (Kolliquationsnekrose) – tiefere Gewebeschichten zerstört. Zur weiteren Abklärung kann evtl. innerhalb der ersten 12 h endoskopiert (Cave: wegen der erhöhten Perforationsgefahr nur durch einen erfahrenen Untersucher) sowie Hals und Mediastinum im Röntgen oder in der CT dargestellt werden. Behandlung je nach Ausprägung: Spülung der Mundhöhle, Analgetika und Antibiotika.

Insektenstiche: Rötung, Schwellung, evtl. Atemwegsverlegung und anaphylaktischer Schock. Therapie der Lokalreaktion: Kortikosteroide, Antihistaminika, Patient beobachten, Atemwegssicherung. Zur Therapie des anaphylaktischen Schocks s. Notfallmedizin [S. B48].

1.4.5 Erkrankungen der Zunge

Glossitis

> **DEFINITION** Entzündung der Zungenmuskulatur und der Zungenschleimhaut.

Ätiologie: Ursachen sind zum einen physikalische und chemische Irritationen wie starke Reibung (Prothesen), Alkohol, Nikotin, zum anderen aber auch Systemerkrankungen wie Mangel an Vitamin B_6 oder Vitamin B_{12} (Hunter-Glossitis), Eisenmangel (Plummer-Vinson-Syndrom, s. Blut und Blutbildung [S. A140]), Diabetes mellitus oder Allergien.

Klinik: Schmerzen und Brennen der Zunge insbesondere im Rand- und Spitzenbereich. Brennen ist dabei typisch für Vitamin-B_{12}- oder Eisenmangel und einen Lichen ruber (s. Dermatologie [S. B695]).

Hunter-Glossitis (auch Glossitis atrophicans): Sie ist Begleitsymptom der perniziösen Anämie (Vitamin-B_{12}-Mangel) mit atrophischer Entzündung und typischer lackartiger Zungenschleimhaut, zudem teilweise Atrophie der Papillae filiformes. Symptome sind Zungenbrennen, Geschmacksstörungen sowie Xerostomie.

Diagnostik: Bei der Untersuchung findet sich eine atrophierte Zunge mit verdickten und geröteten Papillen.

Therapie: Neben der Therapie der Grunderkrankung wird die Glossitis symptomatisch mit Kamille-, Salbei-, Dexpanthenol-Spülungen behandelt. Außerdem entsprechende Zahn- und Mundhygiene beachten sowie Noxen vermeiden.

Zungenschwellungen

Zungenschwellungen treten im Rahmen einer allergischen oder anaphylaktoiden Reaktion auf (Angioödeme, s. Dermatologie [S. B700]).

Veränderungen der Zungenoberfläche

Eine veränderte Zungenoberfläche kann verschiedene Ursachen haben, die harmlos sein können oder aber wie bei der **Haarleukoplakie** auch Ausdruck schwerer Infektionen (z. B. HIV) sind. Harmlose Veränderungen sind die
- „Landkartenzunge" (= **Lingua geografica**): Furchen mit weißlichen bis roten Flecken)
- **Glossitis rhombica mediana:** rötlicher Bezirk in Mittellinie im mittleren Zungendrittel, der leicht aufgeworfen oder eingesunken sein kann.

Die unterschiedlichen Veränderungen mitsamt ihren Differenzialdiagnosen sind im Kapitel Leitsymptome [S. C92] gegenübergestellt.

1.4.6 Erkrankungen der Zähne und des Zahnhalteapparates

Entzündliche Veränderungen

Karies

Karies wird durch saure Stoffwechselprodukte von Streptococcus mutans hervorgerufen und führt über längere Zeit zur **Demineralisation** und **Kavitation** von Zahnschmelz und Dentin, v. a. an Zahnkrone (in jüngerem Alter) und Wurzel (in zunehmendem Alter). Bevorzugt betroffen sind Fissuren, Zahnzwischenräume und Berührungsflächen mit dem Nachbarzahn, die Schmelz-Zement-Grenze und der Zahnhals. Initial besteht nur ein verfärbter, rauer Fleck im Zahnschmelz (**Caries initialis**), danach ein geringer Schmelzdefekt (**Caries superficialis**). Schreitet die Karies weiter bis zum Dentin fort, spricht man von **Caries media**, wenn das Dentin fast bis zur Pulpa betroffen ist, von **Caries profunda**. Symptome können sein Zahnverfärbungen, Zahnlöcher, Foetor ex ore, Zahnschmerz, Schädigung und Verlust des Zahnnervs und u. U. des Zahnes selbst. Behandlung und zugleich auch oft Prophylaxe sind Zahnpflege, remineralisierende fluoridierende Zahncreme und Fissurenversiegelung. Weitere Maßnahmen sind die Einbringung von Füllungen, Inlays oder Überkronung des betroffenen Zahns.

Parodontopathien

Irreversible Entzündung des Zahnhalteapparates (Parodontium = Gingiva, Cementum, Alveole, Desmodont), die größtenteils durch anaerobe Bakterien hervorgerufen wird.

Sie kann akut oder chronisch verlaufen. Man unterscheidet 2 Formen:
- **Parodontitis marginalis:** Ausgangspunkt sind bakterielle Plaques und Zahnstein. Klinisch imponieren eine Gingivitis mit parodontalen, eitrigen Gingivataschen und Knochenabbau. Die Therapie ist abhängig vom Ausmaß: Zahnsteinentfernung, Entfernung von Granulationsgewebe, evtl. Gingivektomie, systemische Antibiotikabehandlung.
- **Parodontitis apicalis:** Sie entsteht häufig aus einer Pulpitis oder ausgedehnten marginalen Parodontitis. Bei der akuten Form ist der Zahn klopfempfindlich, die Wurzelspitze druckschmerzhaft und die Mundschleimhaut geschwollen. Im chronischen Stadium sind die Patienten meist beschwerdefrei, röntgenologisch lässt sich ein erweiterter Desmodontalspalt nachweisen. Therapie: Trepanation und Wurzelkanalentlastung, anschließend bei Beschwerdefreiheit Wurzelfüllung, u. U. Wurzelspitzenresektion oder Zahnextraktion.

MERKE Hauptursache für Zahnverlust im Erwachsenenalter ist die Parodontitis.

Gingivitis und Gingivahyperplasie

Die **Gingivitis** ist eine oberflächliche Entzündung des Zahnfleisches, meist infolge mikrobieller Beläge oder einer mangelnden Mundhygiene. Andere Ursachen sind mechanische (z. B. Prothesen, Zähneknirschen), hormonelle (z. B. Pubertät, Schwangerschaft), infektiöse (z. B. HIV), toxische (z. B. Schwermetalle) Einflussfaktoren oder systemische Erkrankungen (z. B. Diabetes mellitus Typ I, Vitamin-C-Mangel). Symptome sind Rötung, Schwellung und Blutung.

Bei einer **Gingivahyperplasie** (auch Makrulie) kommt es zu Schwellung und Verdickung des Zahnfleisches durch Zellvermehrung. Ursachen sind z. B. Medikamente (Nebenwirkungen von Cyclosporin A, Phenytoin, Hydantoin oder Nifedipin), hormonelle Umstellungen, Vaskulitiden oder akute Leukämien (meist AML, s. Neoplastische Erkrankungen [S. A605]).

Pulpitis

Entzündung des Markraums bzw. des Zahnnervs, fast immer infektiös infolge tiefer Karies, kann aber auch traumatisch (Zahnfrakturen) und durch thermische oder chemische Reize (toxische Füllungsmaterialien) bedingt sein. Bei geringer Pulpaschädigung (Hyperämie) ist sie reversibel und eine Restitutio ad integrum ist möglich. **Akut** imponiert die Pulpitis mit ziehenden oder klopfenden Schmerzen; **chronisch** bleibt sie meist asymptomatisch. Es kann auch zur Eiterbildung, ggf. mit Foetor ex ore kommen. Bei Kindern kommen gelegentlich Pulpapolypen vor. Das Vollbild stellt die Pulpanekrose dar. **Therapie** ist die komplette Entfernung der Zahnpulpa mit anschließender Sanierung, Erweiterung und Auffüllung des Wurzelkanals. Komplikationen sind Zahnlockerung, Zahnverlust und Ausbreitung der Infektion (lokale Infiltration in Nachbargewebe, Sepsis).

Trauma

Zähne können nach Traumen im Kiefer- und Gesichtsbereich luxieren oder auch abbrechen.

Bei einer totalen **Zahnluxation** sollte der Zahn möglichst innerhalb 1 h replantiert werden, danach verschlechtert sich die Prognose deutlich. Entscheidend sind neben der Dauer bis zur Replantation auch der **Transport** (Aufbewahrung in Speichel, physiologischer Kochsalzlösung oder auch Milch) und das Alter des Patienten. Vor der Replantation ist dann auch eine Wurzelbehandlung notwendig. Bei Subluxation kann eine Schiene (nach Reposition) für 3 Wochen angebracht werden.

Zahnfrakturen umfassen Schmelz- und Kronenfrakturen, evtl. mit zusätzlicher Läsion der Pulpa, Wurzelfraktur und kombinierte Kronen-Wurzel-Fraktur. Die Behandlung erfolgt je nach Ausmaß mit Wiederherstellung der Kronenform, Erhalt der Pulpa, Wurzelkanalbehandlung, Stiftzahnanlage oder Resektion frakturierter Wurzelanteile.

Nichtentzündliche Veränderungen

Zahnverfärbung:
- **äußerliche** Verfärbung: Plaques, Zahnstein, Nahrungs- und Genussmittel (Süßigkeiten, Tee, Kaffee, Nikotin, Rotwein), Metalle (Blei) sowie Bakterien
- **innere** Verfärbung: Einflüsse während der Zahnentwicklung (Dysplasie, Tetrazykline, Hyperfluorose), Absterben des Zahnnervs, Alterungsprozesse.

Zahnbelag (Plaque) und Zahnstein: Zahnbelag besteht aus Speichel, Nahrungsbestandteilen sowie Bakterien und deren Stoffwechselprodukten. Diese haften als stumpfe, raue Plaques zunächst an der Zahnoberfläche. Insbesondere die bakteriellen Stoffwechselprodukte greifen den Zahnschmelz an. Es kann zu Karies, schmerzhafter Zahnfleischentzündung oder Parodontitis kommen. Prophylaxe sind das regelmäßige Zähneputzen sowie das Reinigen der Interdentalräume. Lagern sich an länger anhaftenden Plaques Mineralsalze an, bildet sich Zahnstein, der mit der Zahnbürste nicht mehr entfernt werden kann und Bakterien optimale Bedingungen bietet.

Zahnabnutzung: Abnutzungserscheinungen (Abrasion) finden sich zumeist nach vielen Jahren. Zähneknirschen und -pressen oder eine zu weiche Zahnsubstanz können bereits frühzeitig zur Abnutzung führen. Das Zähneknirschen bei Kindern hingegen ist meist harmlos und dient der Funktionsabstimmung.

Frühzeitiger Zahndurchbruch (Dentitio praecox): Bei der Dentitio praecox führen oberflächlich gelegene Zahnkeime zum Zahndurchbruch bereits vor oder kurz nach der Geburt. Aufgrund kurzer oder fehlender Wurzeln sind die betroffenen Zähne hypermobil. Beim Säugling wird der betroffene Zahn aus Schutzgründen extrahiert.

Verspäteter Zahndurchbruch (Dentitio tarda) und Zahnretention: Ursächlich sind Zahnkeimverlagerung, Durchbruchbehinderungen, ein Platzmangel in der Zahnreihe oder Mangelerkrankungen wie eine Rachitis bzw. Osteomalazie.

Bei der Zahnretention verbleibt der Zahn nach abgeschlossenem Wurzelwachstum im Kieferknochen (häufig bei Weisheitszähnen und Oberkiefereckzähnen). Hauptkomplikation ist die Ausbildung einer follikulären Zyste aus dem Zahnsäckchen. Bei symptomatisch retinierten Zähnen können diese operativ entfernt und das verbleibende Gebiss kieferorthopädisch behandelt werden. Eine Sonderform sind persistierende Milchzähne, die aufgrund von Agenesie oder Retention der 2. Zähne im Kiefer verbleiben.

Hyp- und Hyperodontie: Abweichungen in der Anzahl der Zähne. Meist ist das bleibende Gebiss betroffen. Häufig sind weitere Fehlbildungen assoziiert.

Dentale Erosion: Säurebedingter Verlust der Zahnhartsubstanz (ohne bakterielle Beteiligung), z. T. mit Schmerzen und Temperaturempfindlichkeit. Exogen (z. B. Nahrungsmittel) oder endogen durch häufiges Erbrechen bzw. Verminderung oder Fehlfunktion von Speichel) bedingt.

Kieferzysten sind mit Epithel ausgekleidete Hohlräume mit Flüssigkeitsansammlung. Sie kommen häufig vor und sind meist im Oberkiefer lokalisiert. Nicht selten werden sie per Zufallsbefund in Röntgenaufnahmen entdeckt, können sich aber auch entzünden. Männer sind häufiger betroffen. Man unterscheidet folgende Formen:
- **dysgenetische Zysten** (Entwicklungsstörungen):
  - **odontogen:** gingivale Zysten bei Kindern (Epstein pearls) und bei Erwachsenen, Keratozyste (8–10%), follikuläre Zyste (10–20%), Eruptionszyste, laterale parodontale Zyste, glanduläre odontogene Zyste.
  - **nichtodontogen:** Incivuszyste (Nasopalatinusgangzyste), nasolabiale Zyste.
- **entzündlich bedingte Zysten:** radikuläre Zyste (Wurzelzyste, 60–80%), Residualzyste.

Die Therapie richtet sich nach Typ und Ausprägung und beinhaltet: Zystostomie, Zystektomie, Wurzelbehandlung, Zahnextraktion.

Odontogene Tumoren: Auch Gewebe der Zahnbildung können entarten. Dazu zählt das Ameloblastom (20%), das benigne ist, aber ein lokal invasives Wachstum, vorwiegend im Unterkiefer, zeigt. Es besteht eine Assoziation mit Zysten. Weitere Tumoren sind das Odontom und Zementoblastom.

Kraniomandibuläre Dysfunktion: Sammelbegriff für Beschwerden des Kiefergelenks, des Kausystems und angrenzender Strukturen. Sie werden größtenteils durch Zähneknirschen/Zähnepressen (Bruxismus) verursacht (primär dento-/okklusiogen), aber auch durch Fehlstellungen des Kiefergelenks (primär arthrogen), erhabene Zahnkronen, Prothesenintoleranz, Zahnfehlstellungen und funktionelle Störungen. Störung der Kieferbewegung und -funktion, Schmerzen, Tinnitus, Schwindel, Sehstörungen, Übelkeit und Migräne können auftreten. Komplikation ist hauptsächlich eine Kiefergelenkarthrose. Therapeutische Maßnahmen umfassen je nach Ursache Aufbissschiene, Biofeedback, Psychotherapie, Hypnotherapie.

2 Kopfspeicheldrüsen

2.1 Anatomie

Der Mensch besitzt neben einigen Hundert kleineren serösen Speicheldrüsen, die im Mundraum verteilt sind, 3 jeweils paarig angelegte Kopfspeicheldrüsen:

Glandula parotidea: Die Ohrspeicheldrüse ist die größte Speicheldrüse und liegt in der Fossa retromandibularis. Sie ist rein serös und wird von einer Pseudokapsel bedeckt, welche bei Parotisschwellungen stark schmerzhaft sein kann. Im Verlauf ihres Drüsenausführungsgangs (Stenon-Gang) entlang des M. masseter kann sich auch noch akzessorisches Drüsengewebe finden. Der Ausführungsgang mündet gegenüber dem 2. oberen Molaren in die Wangenschleimhaut. Durch die Parotis verläuft der **N. facialis**, der sie in 2 verschiedene Anteile teilt: **Pars lateralis** (oberflächlicher Lappen) und einen **Pars medialis** (tiefer Lappen). Dies muss insbesondere bei chirurgischen Eingriffen beachtet werden. Die Parotis wird über den N. petrosus minor aus dem Ganglion oticum versorgt.

Glandula submandibularis: Gemischte seromuköse Drüse, die sich im Trigonum submandibulare befindet. Über die Drüsenloge kommuniziert der sublinguale Bereich mit dem hinteren Mundboden, sodass hierüber die Ausbreitung von entzündlichen Prozessen möglich ist. Der Ausführungsgang der Drüse (Wharton-Gang) mündet in die Caruncula sublingualis. Bei chirurgischen Eingriffen an der Unterkieferspeicheldrüse ist insbesondere der Ramus mandibularis n. facialis gefährdet, da er nahe dem Manibularand verläuft.

Glandula sublingualis: Gemischte mukoseröse Drüse, die am vorderen Mundboden dem M. mylohyoideus aufliegt. Wird die Zunge angehoben, erkennt man ihre Vorwölbung durch die Schleimhaut (Plica sublingualis). Sie hat verschiedene Ausführungsgänge, der größte mündet gemeinsam mit dem Wharton-Gang in die Caruncula sublingualis, die kleinen Gänge in die Plica sublingualis. Die Glandulae submandibularis et sublingualis werden über die Chorda tympani versorgt.

2.2 Physiologie

Die großen Kopfspeicheldrüsen produzieren zwischen 0,5–2 l Speichel pro Tag. Sekretionsreize sind Geschmackseindrücke (über Zunge und Geruch) und mechanische Manipulation (Massage). Zu den Funktionen des Speichels gehören:
- Verdauung: stärkespaltende α-Amylase (vorwiegend aus der Parotis)
- Geschmack: Lösung von Nahrungsbestandteilen
- Schutz der Mundschleimhaut und Zähne: im Speichel sind u. a. Abwehrenzyme (z. B. Peroxidasen, Lysozym) und IgA (Immunabwehr) enthalten
- Ausscheidung von körpereigenen (z. B. Antikörper, Jod) und körperfremden (z. B. Viren) Substanzen

Zur Veränderung der Speichelproduktion (Sialorrhö, Xerostomie) s. Leitsymptome [S. C90].

2.3 Untersuchung

- **Anamnese:** Beschwerden (Schwellung, Schmerzen, Mundtrockenheit, Fazialisparese), bekannte Grunderkrankungen (z. B. Sjögren-Syndrom, Diabetes mellitus), Medikamenteneinnahme
- **Inspektion:** meist keine sichtbare Schwellung, Beurteilung der Ausführungsgänge und des Speichels (trüb, eitrig, milchig?)
- **Palpation:** Dabei werden die Speicheldrüsen mit beiden Händen (eine außen, eine enoral) abgetastet.
- **Sonografie:** Methode der Wahl
- **CT und MRT:** v. a. zum Nachweis und Staging von Tumoren
- **Sialografie:** kontrastmittelgestützte Darstellung des Gangsystems, kontraindiziert im akut entzündlichen Stadium; auch als MR-Sialografie ohne Kontrastmittel
- **Funktionsdiagnostik** zur Beurteilung der Speichelsekretion:
  - **Sialometrie:** Sondierung der Ausführungsgänge, dann Speichelmenge vor und nach Stimulation messen
  - **Szintigrafie:** Sekretion im Seitenvergleich (verzögerte Sekretion?).

2.4 Entzündliche Erkrankungen

2.4.1 Akute Sialadenitiden

Epidemiologie und Ätiologie: Die häufigste Form ist die **bakterielle Sialadenitis** (z. B. Staphylo- und Streptokokken, Pseudomonas aeruginosa). Prädisponierend für eine Infektion sind eine mangelhafte Speichelproduktion (reduzierte Nahrungs- und Flüssigkeitsaufnahme, Elektrolytstörungen), Immunschwäche, eine schlechte Mundhygiene, größere Operationen oder Speichelsteine. Sie tritt v. a. bei Frühgeborenen, älteren Menschen oder chronisch Kranken auf.

Die **viral** bedingte akute Speicheldrüsenentzündung wird am häufigsten durch das Mumpsvirus ausgelöst (Parotitis epidemica). Seltenere Erreger sind Zytomegalie-, Influenza-, Coxsackie- oder HI-Viren.

Die **Glandula parotidea** ist am häufigsten betroffen, wobei ca. 80% der Infektionen einseitig auftreten. Eine Beteiligung der Glandula submandibularis findet sich bevorzugt bei Speichelsteinen oder Zahnaffektionen. Bei der Parotitis epidemica sind meist alle Speicheldrüsen, insbesondere aber die Glandula parotidea, schmerzhaft geschwollen.

Klinik: Die akute eitrige Parotitis beginnt oft plötzlich mit **hohem Fieber** sowie ausgeprägtem Krankheitsgefühl. Drüse und Ausführungsgang sind sehr **schmerzhaft geschwollen** und gerötet. Übt man manuellen Druck auf die Drüse aus, entleert sich ein eitriges **Sekret**. Außerdem klagen die Patienten aufgrund der Schwellung häufig über eine Kieferklemme. Komplikationen sind eine Abszedierung, Durchbruch nach innen oder außen und insbesondere bei Säuglingen eine Sepsis.

Zum Krankheitsbild **Mumps** und zu seinen Komplikationen s. Pädiatrie [S.B559]. Anfangs ist meist eine Ohrspeicheldrüse, im weiteren Verlauf oft beide Seiten hamsterbackenartig geschwollen, was zu Schwierigkeiten beim Kauen und Sprechen führt. Die Ohrläppchen stehen ab. Außerdem kann es zu einer druckschmerzhaften Hodenschwellung kommen (Mumpsorchitis).

Diagnostik: Im Vordergrund stehen die klinische Untersuchung mit Inspektion, bimanueller Palpation, vorsichtigem Ausstreichen des Sekrets (eitrig bei bakterieller Infektion) und Entnahme eines Abstrichs (Erregernachweis, Antibiogramm). Bei Mumps kann der Antikörper-Titer serologisch nachgewiesen werden.

Therapie: Die **akute bakterielle Sialadenitis** wird **antibiotisch** behandelt: anfangs kalkuliert, danach an das Antibiogramm angepasst (Cephalosporine, Makrolide). Symptomatische Maßnahmen sind eine gute Zahn- und Mundhygiene, breiige Ernährung, Flüssigkeitszufuhr, NSAR, Anregen des Speichelflusses (Sialagoga, z.B. Pilocarpin-Tropfen, Kaugummi kauen, Zitrone, saure Drops) oder Drüsenmassage. Abszesse werden inzidiert und drainiert (parallel zu den Ästen des N. facialis).

Die **Parotitis epidemica** wird symptomatisch behandelt.

2.4.2 Chronische Sialadenitiden

Chronische Sialadenitis der Glandula submandibularis

Synonym: Küttner-Tumor

> **DEFINITION** Chronisch-rezidivierende Entzündung mit Sklerosierung und Atrophie der Drüsenazini.

Im Endstadium imponiert eine tumorartig verhärtete Unterkieferspeicheldrüse, die sich oft nur schwer von einem Malignom unterscheiden lässt. **Ursächlich** für die Entzündung sind eine veränderte Zusammensetzung des Speichels und Speichelsteine. Klinisch findet sich eine palpatorisch **derbe** und verschiebliche Schwellung, die dem Patienten im Verlauf jedoch nur **wenig Schmerzen** bereitet. Differenzialdiagnostisch muss immer eine Neoplasie ausgeschlossen werden, daher ist bei jeder unklaren und schmerzlosen Schwellung eine operative Exstirpation der Glandula submandibularis mit anschließender histologischer Aufarbeitung indiziert.

Chronisch-rezidivierende Sialadenitis der Glandula parotidea

Die Erkrankung betrifft zumeist Kinder und junge Erwachsene. Als Ursache nimmt man angeborene oder postinflammatorische Gangektasien bzw. Stenosen an, wodurch rezidivierende bakterielle Infekte begünstigt werden. Die Beschwerden treten chronisch-rezidivierend und meist **einseitig** auf. Die Patienten klagen über **starke Schmerzen**; oft besteht eine Kieferklemme. Bei der bimanuellen Palpation und Drüsenmassage lässt sich ein milchiger bis **körnig-eitriger Speichel** exprimieren. Diagnostisch wegweisend sind das klinische Bild sowie die Sonografie, die ein typisches Bild mit multiplen echoarmen Arealen zeigt (Abszessbildung, Gangektasien). In der Sialografie findet sich das sog. „Laubbaum-Phänomen" als Zeichen von Gangektasien der Azini und Endstücke (DD zum Sjögren-Syndrom). Unter Umständen ist eine Feinnadelbiopsie erforderlich, um eine Autoimmunsialadenitis auszuschließen. Die therapeutischen Maßnahmen umfassen: Antibiotikagabe, Mundhygiene, NSAR, Drüsenmassage und Anregung der Speichelproduktion durch Sialagoga. Die Parotidektomie ist allenfalls schweren Fällen als Ultima Ratio vorbehalten.

Sialadenitis bei immunologischen Erkrankungen

Sialadenitis beim Sjögren-Syndrom (myoepitheliale Sialadenitis): autoimmune Entzündung der Glandula parotidea mit verminderter Speichelproduktion und in der Folge Xerostomie. Bevorzugt erkranken Frauen nach der Menopause. Das Risiko für die Entwicklung von malignen Lymphomen in der Parotis ist deutlich erhöht. Näheres s. Immunsystem und rheumatologische Erkrankungen [S.A486].

Sialadenitis beim Heerfordt-Syndrom (epitheloidzellige Sialadenitis): Sonderform der Sarkoidose (s. Atmungssystem [S. A203]) mit Uveitis, Fieber, Parotitis und evtl. Fazialisparese. Meist erkranken Frauen zwischen dem 20. und 40. Lebensjahr.

Strahlensialadenitis

Irreversible Destruktion von Speicheldrüsenparenchym mit Drüsenatrophie infolge hoher Strahlenbelastung oder nach Radiojod-Behandlungen. Klinisch kommt es zu Xerostomie, Zungenbrennen, veränderter Speichelzusammensetzung, Hypo- oder Ageusie und sekundären Pilzinfektionen.

Symptomatisch werden neben ausreichender Flüssigkeitszufuhr v. a. künstliche Speichelprodukte eingesetzt.

2.5 Zysten und Tumoren der Speicheldrüsen

Für einen Tumor der Speicheldrüsen spricht eine einseitige, schmerzlose und knotige Schwellung. **Benigne Tumoren** (ca. 70 %) sind palpatorisch meist weich oder prall elastisch, gut verschieblich und wachsen langsam; **maligne Tumoren** wachsen schnell, sind eher derb und schlecht verschieblich und gehen mit Infiltrationen in die Nachbarschaft einher (z. B. Fazialisparese). Maligne Tumoren befallen außerdem eher die kleineren Speicheldrüsen (seltener die Parotis) und treten meist erst im höheren Lebensalter auf.

2.5.1 Speicheldrüsenzysten

Dysgenetische Zysten/Ranula: Es handelt sich um mit Schleim gefüllte **Retentionszysten** (Mukozele), meist der Glandula sublingualis, die durch Verlegung oder Fehlbildungen des Ausführungsganges bedingt sind und meist im Kindesalter auftreten. Klinisch imponieren mehrere submukös gelegene, rundliche, rötlich-blaue Schwellungen sublingual am Mundboden, die an Kehlblasen des Frosches erinnern lassen („**Fröschlein-Geschwulst**"). Symptome sind Schluck- und Sprechstörungen. Die Geschwülste werden operativ entfernt (Exstirpation bzw. Marsupialisation).

Weitere Zysten:
- Speichelgangszysten: v. a. in der Parotis
- Mukozelen der kleinen Speicheldrüsen: v. a. an der Unterlippe
- Retentionszysten: bei Verschluss der Ausführungsgänge; sie sind mit Epithel ausgekleidet
- lymphoepitheliale Zysten: entstehen aus Lymphgewebe, v. a. in der Parotis; können Frühsymptom einer HIV-Infektion sein.

2.5.2 Benigne Tumoren

Pleomorphes Adenom

Synonym: Mischtumor

Epidemiologie: Das pleomorphe Adenom ist der **häufigste** gutartige Tumor der Speicheldrüsen (ca. 40–50 %). Meist ist die Ohrspeicheldrüse befallen. Frauen sind häufiger betroffen.

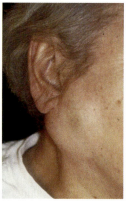

Abb. 2.1 **Pleomorphes Adenom.** (aus Behrbohm/Kaschke, Nawka, Kurzlehrbuch HNO, Thieme, 2009)

Klinische Pathologie: Das polymorphe Tumorgewebe besteht aus verschiedenen Gewebearten mit epithelialen und mesenchymalen Anteilen und ist i. d. R. von einer Pseudokapsel umgeben.

Klinik und Diagnostik: Palpatorisch lässt sich ein einseitiger, **schmerzloser, gut verschieblicher** und höckriger Tumor der Glandula parotidea nachweisen, der häufig bereits lange Zeit besteht (**Abb. 2.1**). Pleomorphe Adenome können auch „eisbergartig" bis ins Spatium parapharyngeum einwachsen. Bei der Inspektion erkennt man dann eine vorgewölbte Tonsille (eisbergartiges Wachstum bis ins Spatium parapharyngeum). Eine maligne Entartung ist möglich.

Häufig reichen Anamnese, klinische Untersuchung und Sonografie aus, um die Diagnose zu stellen, sodass auf eine Biopsie verzichtet werden kann (→ Gefahr der Tumorzellverschleppung). Mittels MRT und CT werden (v. a. bei retromandibulären Tumoren) Ausdehnung und Lokalisation festgestellt.

Therapie: Laterale oder totale Parotidektomie. Die Prognose ist gut.

Zystadenolymphom

Synonym: Warthin-Tumor

Zweithäufigster benigner Speicheldrüsentumor mit bevorzugtem Auftreten bei **Männern** (> 90 %) in höherem Alter. Der Tumor ist oft einseitig (90 %) am unteren Pol der Glandula parotidea lokalisiert. Er ist abgekapselt und besteht aus mit onkozytärem Epithel ausgekleideten Zysten und Lymphgewebe. Klinisch imponiert eine **weiche, schmerzlose**, verschiebliche und indolente Schwellung.

Die Sonografie zeigt eine **zystische Raumforderung**. Eine Feinnadelbiopsie bleibt meist ohne Erfolg. Differenzialdiagnostisch müssen Parotislymphome sowie Speicheldrüsenzysten ausgeschlossen werden.

Therapie der Wahl ist die **operative Entfernung** der betroffenen Speicheldrüse. Die Prognose ist gut.

Tab. 2.1 Eingriffe an der Glandula parotidea

OP	Beschreibung	Indikation
laterale (superfizielle) Parotidektomie	Entfernung des lateralen Parotisanteils	benigne Tumoren, chronische Entzündungen
totale Parotidektomie	Entfernung der gesamten Parotis unter Schonung des N. facialis	chronisch eitrige Entzündung, benigne Tumoren im tiefen Parotisanteil, manche maligne Tumoren
radikale Parotidektomie	Entfernung der gesamten Parotis inkl. Resektion des N. facialis	Malignome

Weitere benigne Tumoren

Andere gutartige Tumoren kommen insgesamt sehr selten vor (z. B. epitheliale monomorphe Adenome, nichtepitheliale Lipome, Hämangiome/Lymphangiome).

2.5.3 Maligne Tumoren

Nach Diagnosesicherung sollte ein ausführliches Staging mittels CT, MRT oder Skelettszintigrafie durchgeführt werden. Die primäre Therapie erfolgt chirurgisch und sollte die vollständige Entfernung des Tumors, der Parotis und der regionären Lymphknotenstationen umfassen. Ist der N. facialis nicht befallen, wird eine **totale Parotidektomie** unter Erhalt des Nervens durchgeführt. Muss der N. facialis reseziert werden (**radikale Parotidektomie**), sollte er nach Möglichkeit gleichzeitig mit einem Nerventransplantat rekonstruiert werden. Tab. 2.1 gibt eine Übersicht über das Resektionsausmaß und die Indikationen bei Eingriffen an der Parotis.

Operationskomplikationen: Zu den Operationskomplikationen bei Eingriffen an der Parotis zählen:
- passagere oder permanente **Fazialisparese** oder Paresen des N. hypoglossus
- **Speichelfistel**
- **aurikulotemporales Syndrom** (**Frey-Syndrom**): sog. gustatorisches Schwitzen infolge einer fehlerhaften Regeneration von intraoperativ durchtrennten Nerven, wodurch parasympathische Fasern Kontakt zu sympathischen Fasern erhalten. Bei Nahrungsaufnahme kommt es dann über parasympathisch-sekretorische Fasern nicht zur Speichelproduktion, sondern zum über den Sympathikus ausgelösten Schwitzen in der Parotisregion.

Mukoepidermoidkarzinom

Das Mukoepidermoidkarzinom ist das häufigste Malignom der Speicheldrüsen; es tritt auch bei jungen Patienten auf. Es kann entweder **hoch differenziert** (hoher muköser Anteil = niedrigmaligne) oder **niedrig differenziert** (hoher epidermoider Anteil = hochmaligne) sein. Am häufigsten sind die kleinen Speicheldrüsen betroffen. Der Tumor ist mit Schleim gefüllt und zeigt die klassischen Malignitätszeichen: rasches Wachstum, im Verlauf auch Schmerzhaftigkeit, Metastasierung (v. a. in die Lymphknoten) und Infiltration des N. facialis mit Parese. Das Operationsausmaß ist vom Differenzierungsgrad des Tumors abhängig: Bei hoch differenzierten Tumoren wird die Speicheldrüse lateral oder total entfernt, bei niedrig differenzierten total. Bei Lymphknotenmetastasen und überwiegend epidermoiden Anteilen ist die zusätzliche Neck Dissection obligat.

Adenoidzystisches Karzinom

Synonym: Zylindrom (alter Begriff)

Der Tumor befällt meist die kleinen Speicheldrüsen, die Glandula submandibularis und Parotis. Er wächst meist langsam und zeigt histologisch ein benignes Bild, ist klinisch aber durch die frühzeitige lokale Infiltration von Nerven (Fazialisparese) und Gefäßen und seine Metastasierungstendenz hochmaligne. Hämatogene Metastasen finden sich v. a. in der Lunge. Therapeutisch steht die Operation im Vordergrund (vollständige Tumorentfernung mit Sicherheitsabstand, ggf. Neck Dissection), evtl. postoperative Strahlentherapie. 75 % der Patienten überleben die ersten 5 Jahre nach dem Eingriff, nur mehr 30 % die ersten 10 Jahre.

Weitere Speicheldrüsenkarzinome

Die übrigen Karzinome sind insgesamt selten. Sie befallen zumeist die Parotis. Mit Ausnahme der Azinuskarzinome ist die Prognose häufig sehr ungünstig. Hierzu zählen:
- **Azinuszellkarzinome:** Sie bilden azinäre und duktale Anteile und infiltrieren lokal. Rezidive sind häufig, das Metastasierungsrisiko aber gering.
- Karzinom im pleomorphen Adenom
- Adenokarzinome
- Plattenepithelkarzinome
- Metastasen
- nichtepitheliale Tumoren: Sarkome und Lymphome.

2.6 Nichtentzündliche Erkrankungen

2.6.1 Sialolithiasis

Ätiopathogenese: Speichelsteine (Sialolithen) treten am häufigsten in der Glandula submandibularis auf. Ursächlich sind eine gestörte Speichelbildung (**Dyschylie**) und eine zunehmende Viskosität. Speichelsteine sind vorwiegend aus Kalziumkarbonat und -phosphat zusammengesetzt.

Klinik: Speichelsteine präsentieren sich mit meist einseitiger Schwellung und **Schmerzen**, die anfangs insbesondere **beim Essen** (→ Speichelproduktion) bestehen. Im Verlauf entzündet sich die Speicheldrüse sekundär und die Schmerzen persistieren, außerdem können sich Abszesse bilden.

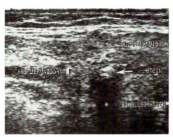

Abb. 2.2 Sonografischer Befund bei Speichelstein in der Glandula submandibularis. Durch den Speichelstein wird der Schall reflektiert, darunter befindet sich eine echoleere Zone (Schallschatten*). (aus Arnold, Ganzer, Checkliste HNO, Thieme, 2011)

Diagnostik: Bei der Inspektion erkennt man eine entzündlich gerötete und geschwollene Papille. Im Ausführungsgang der Glandula submandibularis lassen sich die Steine oft tasten.

Die **Sonografie** ist die Methode der Wahl, um die Speichelsteine nachzuweisen: direkter Konkrementnachweis, dorsale Schallauslöschung oder indirekter Nachweis eines erweiterten Ausführungsgangs proximal der Stenose (**Abb. 2.2**).

Therapie: Zunächst wird konservativ mit Sialagoga zur Anregung der Speichelproduktion, NSAR und bei akuter Entzündung mit Antibiotika behandelt. Mit folgenden Maßnahmen versucht man die Steine zu entfernen:
- Erweiterung der Papille und **Ausmassieren** der Drüse
- **Lithotripsie** (Therapie der Wahl bei Parotissteinen)
- Endoskopie des Ausführungsgangs (**Sialendoskopie**) und Extraktion des Steins
- **Exstirpation** der Drüse von außen bei chronischer Entzündung
- **Gangschlitzung** des Wharton-Ganges über eine Sonde bei extraglandulärem Submandibularisstein
- bei Parotissteinen wird nach erfolgloser Lithotripsie die Parotis entfernt.

2.6.2 Sialadenosen

Synonym: Sialose

> **DEFINITION** Nichtentzündliche, parenchymatöse Erkrankung der Speicheldrüsen (meist Glandula parotidea) mit symmetrischer Schwellung.

Ätiopathogenese: Der Sialadenose liegt eine gestörte Speichelsekretion zugrunde, welche wahrscheinlich auf eine abnorme sympathische Innervation zurückzuführen ist. Eine Sialadenose kann endokrine (z. B. Klimakterium, Diabetes mellitus, Schilddrüsen- oder Nebennierenrindenerkrankungen), dystroph-metabolische (z. B. Leberzirrhose, Alkoholabusus, Bulimie, Vitaminmangel), medikamentöse (z. B. Antihypertensiva, Psychopharmaka) oder vegetative Ursachen haben.

Klinik: Symmetrische und schmerzlose Schwellung der Kopfspeicheldrüsen, unabhängig von der Speichelproduktion (und Nahrungsaufnahme) sowie im Verlauf Xerostomie.

Diagnostik: Die Diagnose wird anhand der Klinik und des sonografischen Befundes (homogene Vergrößerung) gestellt. Bei unklarem Befund kann eine Feinnadelbiopsie indiziert sein. Diese zeigt bei Sialadenose geschwollene Azinuszellen.

Therapie: Therapeutisch steht die Behandlung der Grunderkrankung im Vordergrund. Versuchsweise können Sialagoga und Pilocarpin eingesetzt werden. Eine spezifische Behandlung der Sialadenosen besteht jedoch nicht.

3 Rachen

3.1 Anatomie und Physiologie

Pharynxetagen: Der Rachen wird in 3 Abschnitte unterteilt:

Nasopharynx (Pars nasalis pharyngis, Epipharynx): Er beginnt am Rachendach bzw. an der Keilbeinhöhle und reicht dorsal bis zum Übergang der Wirbelkörper C 1/C 2 bzw. endet ventral auf Höhe des Gaumensegels. Über die Choanen besteht eine Verbindung zum Nasenraum und über die Tuba auditiva (Eustachische Röhre) zum Mittelohr. Der Tubenknorpel bildet medial des Ostium tubae auditivae den Torus tubarius, hinter dem sich eine Ausbuchtung, der Recessus pharyngeus (Rosenmüller-Grube), befindet.

Oropharynx (Pars oralis pharyngis, Mesopharynx): Den Übergang zum Mund stellt der Isthmus faucium dar. Ventral ist der Oropharynx vom Zungengrund, lateral durch die Gaumenbögen begrenzt. Kaudal endet er auf Höhe der Epiglottis.

Hypopharynx (Pars laryngea pharyngis, Laryngopharynx): Der Schlundrachen reicht von der Epiglottisoberkante bis zur Ringknorpelunterkante des Kehlkopfes. Nach ventral steht er mit dem supraglottischen Raum (Vestibulum laryngis) in Verbindung. Auf Höhe des 6. Halswirbelkörpers geht er in die Speiseröhre über.

Pharynxmuskulatur: Der muskuläre Anteil des Pharynx wird aus den Anteilen des Schlundschnürers (Mm. constrictor pharyngis superior, medius et inferior) und den Schlundhebermuskeln (M. palatopharyngeus, M. stylopharyngeus, M. salpingopharyngeus) gebildet.

Die Hypopharynxhinterwand weist im unteren Bereich muskuläre Schwachstellen auf, wodurch es zur Ausbildung von Pulsionsdivertikeln (Zenkerdivertikel) kommen kann. Im Bereich zwischen zwischen M. constrictor pharyngis inferior und dem oberen Anteil des M. cricopharyngeus befindet sich das sog. **Killian-Dreieck** (s. Chirurgie [S. B125]).

Schleimhaut: Der Nasopharynx ist mit mehrreihigem Flimmerepithel und Becherzellen ausgekleidet, das ab dem Oropharynx in ein mehrschichtiges unverhorntes Plattenepithel übergeht.

Versorgung: Die Blutversorgung erfolgt über Äste der A. carotis externa und die V. jugularis interna. Die Lymphe wird über retropharyngeale (oberer Bereich) und parapharyngeale Lymphknoten sowie den tiefen Halslymphknoten (unterer Bereich) drainiert.

Über den Plexus pharyngeus, welcher Fasern der Hirnnerven IX (N. glossopharyngeus) und X (N. vagus) führt, wird die Pharynxmuskulatur innerviert.

Waldeyer-Rachenring: Der **„lymphatische Rachenring"** umfasst folgende Strukturen:
- Tonsilla pharyngea (Rachenmandel mit Krypten) am Rachendach
- Tonsillae tubariae (paarige Tubenmandel als Fortsetzung der Rachenmandel)
- Tonsillae palatinae (paarige Gaumenmandel) zwischen den Gaumenbögen in der Fossa tonsillaris
- Tonsilla lingualis (Zungenmandel)
- Plicae salpingopharyngeae (lymphatische Gewebe im Bereich der Rosenmüller-Grube und den Seitensträngen).

Funktionen: Die Hauptfunktionen des Pharynx sind:
- Koordination des Schluckaktes
- Abwehrfunktion (v. a. im Kindesalter)
- Lautbildung und Artikulation.

3.2 Diagnostik

Leitsymptome: Hierzu zählen v. a. Schluckstörungen [S. C88] und Halsschmerzen [S. C172].

Klinische Untersuchung: Eine Inspektion von Naso- und Oropharynx ist möglich mittels
- Spiegeluntersuchung (hintere Rhinoskopie [S. B791])
- transoraler Endoskopie
- transnasaler Endoskopie.

Der Hypopharynx wird zusammen mit dem Kehlkopf untersucht [S. B779].

Klinische Radiologie:
- **Kontrastmittelbreischluck**: bei V. a. Divertikel bzw. Ösophaguserkrankungen (Stenosen, Motilitätsstörungen). Cave: Bei Verdacht auf eine Perforation kein Barium als Kontrastmittel verwenden!
- **Hochfrequenzkinematografie**: Beurteilung der einzelnen Phasen des Schluckaktes mit hoher Zeitauflösung (50 Bilder/s) z. B. bei Schluckstörungen unklarer Genese
- **MRT/CT**: zur besseren Beurteilung von entzündlichen oder raumfordernden Prozessen (Ausdehnung, Infiltration).

3.3 Erkrankungen des Nasopharynx

3.3.1 Adenoide Vegetationen

Synonym: Adenoide, „Polypen"

> **DEFINITION** Hyperplasie der Tonsilla pharyngea nach chronischen Entzündungen.

Epidemiologie: Adenoide kommen v. a. bei Kindern zwischen dem 3. und 6. Lebensjahr vor. Es besteht eine familiäre Häufung.

Ätiopathogenese: In dieser Altersgruppe sind Infektionen häufig, außerdem ist die immunologische Aktivität noch stark ausgeprägt, sodass es oft zu Hyperplasien kommt. Bei Adenoiden handelt es sich um eine Hyperplasie von lymphatischem Gewebe (DD: Echte Polypen = Hyperplasie der Schleimhaut). Häufig gleichzeitige Hyperplasie der Gaumenmandeln (Tonsilla palatina).

Klinik: Die Kinder atmen durch den oft **offen stehenden Mund** (→ **behinderte Nasenatmung**), was ihnen einen leicht dümmlichen Aspekt verleiht. Sie schnarchen, zeigen eine „Laufnase", eine kloßige Sprache und ein geschlossenes Näseln (**Rhinophonia clausa**). Oft ist auch der Appetit vermindert. Häufig finden sich die typische „Facies adenoidea" mit geöffnetem Mund, eine leicht vorgelagerte Zunge und eingefallene Nasenflügel.

Komplikationen sind: **rezidivierende Rhinosinusitiden [S. B794] mit Otitis media, eine Schallleitungsschwerhörigkeit** und verzögerte Sprachentwicklung. Durch die Mundatmung kann es wesentlich leichter zu Infektionen der Atemorgane kommen (z. B. Bronchitis).

Diagnostik:
- Inspektion des Rachens und Palpation der Lymphknoten
- posteriore Rhinoskopie bzw. Endoskopie: hyperplastische Rachenmandel mit aufliegendem zähem Sekret und teilverlegten Choanen (**Abb. 3.1**)

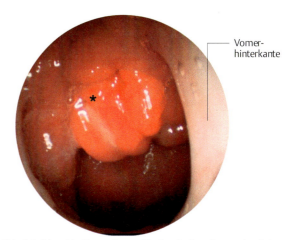

Abb. 3.1 **Adenoide Vegetationen (*).** (aus Probst, Grevers, Iro, Hals-Nasen-Ohren-Heilkunde, Thieme, 2008)

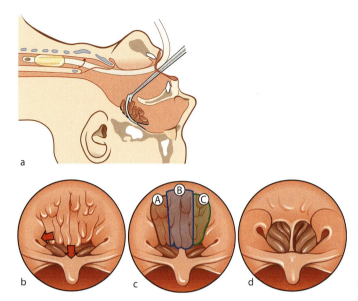

Abb. 3.2 **Adenotomie. a** Die Operation erfolgt in Intubationsnarkose und bei rekliniertem Kopf. Kürettage der Rachenmandel mit einem Beckmann-Ringmesser. **b** Adenoide, die den Nasenrachen verlegen. **c** Abtragung in 3 Fraktionen. **d** Postoperativer Befund bei entfernten Adenoiden. (aus Behrbohm/Kaschke, Nawka, Kurzlehrbuch HNO, Thieme, 2009)

- Otoskopie [S. B801]: Trommelfellretraktion, evtl. Paukenerguss
- Prüfung des Hörvermögens (Hörschwellenaudiogramm, Tympanometrie, ggf. otoakustische Emissionen [S. B801]: Schallleitungsschwerhörigkeit.

Differenzialdiagnosen sind die Choanalatresie, das juveniles Nasenrachenfibrom, ein malignes Lymphom sowie Fremdkörper.

Therapie: Operiert werden sollten Kinder mit anhaltenden und rezidivierenden Beschwerden. Verfahren sind die **Adenotomie** (fraktionierte Kürettage mit Beckmann-Ringmesser, Abb. 3.2) oder bei ausgeprägter Gaumenmandelhyperplasie und Obstruktion des Oropharynx auch die **Adenotonsillotomie**; ggf. Parazentese oder Paukendrainage bei Paukenerguss.

3.3.2 Juveniles Nasenrachenfibrom

Synonym: juveniles Angiofibrom

> **DEFINITION** Gefäßreicher Tumor, der ausschließlich bei Jungen vorkommt und sich klinisch maligne verhält (→ Blutungen).

Epidemiologie: Häufigster gutartiger Tumor des Nasopharynx. Auftreten ausschließlich bei Jungen bzw. jungen männlichen Erwachsenen zwischen dem 10. und 18. Lebensjahr.

Ätiopathogenese: Die Ursache ist nicht bekannt. Hormonelle Faktoren werden diskutiert. Der Tumor entspringt dem Dach des Nasopharynx und wächst fingerförmig z. B. in die Nasenhaupthöhle, Kiefer-, Keilbeinhöhle, Fossa pterygopalatina, Siebbein, Orbita oder Schädelbasis ein.

Klinik: Initial einseitige und zunehmende behinderte Nasenatmung, rezidivierende Epistaxis (tumorbedingt) und Kopfschmerzen, außerdem Tubenventilationsstörungen mit Paukenerguss und Schallleitungsschwerhörigkeit.

Diagnostik: Endoskopisch zeigen sich oberflächliche Gefäßzeichnungen im Nasen-Rachen-Raum und häufig (aber nicht zwingend) eine livide Färbung des glatten Tumors.

Zur Beurteilung der Ausdehnung sind MRT und CT sinnvoll. Die hämodynamischen Eigenschaften müssen vor einem Eingriff abgeklärt werden. Dafür kommen MR-Angiografie oder koronares CT (Gefäßverläufe am Processus pterygoideus beachten!) zum Einsatz. Die DSA stellt die tumorversorgenden Gefäße dar und bietet zugleich die Möglichkeit zur Embolisierung.

> **MERKE** Keine Probenentnahme → hohe Blutungsgefahr! Auch während der Operation kann es zu hohen Blutverlusten kommen.

Therapie: Nasenrachenfibrome sollten **vollständig entfernt** werden. Dazu werden vorab die Tumorgefäße embolisiert (meist über die A. maxillaris), um die Blutungsgefahr zu verringern. Kleine Tumoren können anschließend endoskopisch entfernt werden. Bei Kontraindikationen bzw. inoperablem Tumor kann evtl. eine hormonelle Behandlung oder eine Bestrahlung erfolgen.

3.3.3 Maligne Tumoren

Ätiologie: Häufige bösartige Tumoren des Nasopharynx sind **Plattenepithelkarzinome** und das besonders in Asien vorkommende anaplastische **Nasenpharynxkarzinom** (= lymphoepitheliales Karzinom oder Schmincke-Regaud-Tumor). Seltener sind Adenokarzinome, adenoidzystische Karzinome, maligne Melanome, Sarkome, Lymphome und Plasmozytome.

Nasopharynxkarzinome sind assoziiert mit einer EBV-Infektion (s. Infektionserkrankungen [S. A553]).

Klinik: Als Initialsymptome treten Schallleitungsschwerhörigkeit mit Paukenerguss auf sowie eine zervikale, oft beidseitige, derbe Lymphknotenschwellung, insbesondere im Kieferwinkel und am Hinterrand des M. sternocleidomastoideus (Zeichen von Lymphknotenmetastasen).

> **MERKE** Bei chronisch-persistierendem Paukenerguss ohne vorherige Mittelohrerkrankung an einen Tumor denken!

Ist der Tumor fortgeschritten, kommt es zu behinderter Nasenatmung, rezidivierender Epistaxis, Kopfschmerz, Rhinosinusitis, Schwerhörigkeit sowie evtl. auch einem Exophthalmus, Doppelbildern, Geruchsstörungen oder Hirnnervenausfällen.

Diagnostik: In der Postrhinoskopie bzw. Endoskopie finden sich Raumforderungen, die den Nasen-Rachen-Raum verlegen und eine unterschiedliche Gestalt (glatt, Schleimhautulzeration) haben können. Dieses amorphe Bild birgt die Gefahr, den Tumor zu übersehen. In der Otoskopie erkennt man einen Paukenerguss und Trommelfellretraktion (im Sinne einer Tubenventilationsstörung, da der Tumor bereits frühzeitig das nasopharyngeale Tubenostium verlegt). Im Stimmgabeltest nach Weber [S. B801] wird in das kranke Ohr lateralisiert (Schallleitungsstörung ipsilateral).

Weitere Tumordiagnostik:
- CT von Schädel und Hals
- Staging: CT, MRT (Hals, Thorax, Abdomen)
- otologische (Impedanzaudiometrie [S. B802]) und rhinologische (Olfaktometrie) Diagnostik
- Biopsie:
  - verhornendes Plattenepithelkarzinom
  - nichtverhornendes Plattenepithelkarzinom
  - anaplastisches (= lymphoepitheliales) Karzinom: Verband aus unscharf begrenzten Tumorzellen mit großen Nucleoli und lymphozytäres Infiltrat.

Therapie: Nasopharynxkarzinome sind meist nicht kurativ operabel, dafür aber strahlensensibel, sodass i. d. R. primär eine Bestrahlung angestrebt wird (evtl. kombinierte Chemotherapie). Ggf. wird der Tumor operativ verkleinert werden.

Prognose: Die 5-JÜR ist bei lymphoepithelialen Karzinomen mit 40 % besser als bei den verhornenden bzw. nichtverhornenden Plattenepithelkarzinomen (20 %).

3.4 Erkrankungen des Oropharynx

3.4.1 Akute Entzündungen

Angina tonsillaris

Synonym: Mandelentzündung, Streptokokkenangina, akute Tonsillitis

> **DEFINITION** Akute schmerzhafte, bakteriell bedingte Entzündung der Gaumenmandeln.

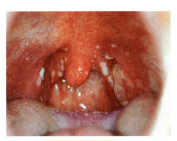

Abb. 3.3 **Angina tonsillaris.** Gaumenbögen und Tonsillen sind hochrot, daneben finden sich weißliche Fibrinbeläge (Pfeil) und ein peritonsilläres Ödem. (aus Arnold, Ganzer, Checkliste HNO, Thieme, 2011)

Epidemiologie: Kinder und Jugendliche sind besonders häufig betroffen.

Ätiopathogenese: Hervorgerufen wird die Angina tonsillaris hauptsächlich durch β-hämolysierende Streptokokken der Gruppe A (Streptococcus pyogenes), seltener aber auch durch Haemophilus influenzae, Staphylokokken und Pneumokokken.

Folgende Formen werden unterschieden:
- **Angina catarrhalis:** Rötung, Schwellung der Tonsillen
- **Angina follicularis:** Ansammlung von eitrigem Sekret aus Lymphozyten, Fibrin, Granulozyten und Zellresten in den Krypten (als gelblich weiße Stippchen an den Kryptenmündungen sichtbar)
- **Angina lacunaris:** Ansammlung eitrigen Sekrets in Erosionen der Tonsillenoberfläche (als grau-weiße Beläge auf den Tonsillen sichtbar).

Klinik: Die Symptome sind vielfältig: starkes Krankheitsgefühl, hohes Fieber, Schluckbeschwerden, Halsschmerzen (z. T. in die Ohren ausstrahlend), kloßige Sprache, schmerzhafte zervikale Lymphknotenschwellung und geschwollene Kieferlymphknoten.

Diagnostik: Inspektorisch sind (beidseits) hochrote, vergrößerte Tonsillen mit gelblichen Stippchen und weißlichen Fibrinbelägen sowie gerötete Gaumenbögen auffällig (Abb. 3.3).

Die Stippchen können auch auftreten an
- den Seitensträngen (v. a. beim tonsillektomierten Patienten): Seitenstrangangina
- am Zungengrund: Angina lingualis (Cave: Nähe zum Larynx → Dyspnoe bei Larynxödem)
- im Bereich der Rachentonsille: Angina retronasalis.

Die Laboruntersuchung zeigt eine Linksverschiebung im Differenzialblutbild sowie eine Erhöhung von CRP und BSG.

Differenzialdiagnosen sind Parapharyngealabszesse, die infektiöse Mononukleose (Schnelltest), Angina bei Scharlach (Erdbeerzunge, Exanthem) oder Diphtherie (süßlichfader Foetor ex ore, pseudomembranöse Beläge). Einseitige Befunde finden sich bei Lues, Tuberkulose, Angina Plaut-Vincenti oder Tonsillenkarzinom.

Therapie: Allgemeinmaßnahmen sind Bettruhe, Breikost bzw. weiche Kost und Mundpflege (Kamille). Medikamente wie Analgetika, Antiphlogistika können z. B. in

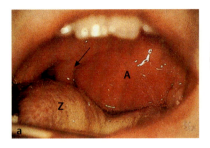
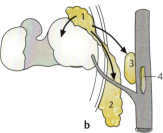

Abb. 3.4 **Peritonsillarabszess. a** Der Abszess (A) verdrängt die Uvula (→) und engt die Atemwege deutlich ein. Z = Zunge. **b** Komplikationsmöglichkeiten: 1 Fistelbildung zum weichen Gaumen, 2 Einbruch in das Spatium parapharyngeum, 3 Lymphknotenabszess, 4 Thrombophlebitis der V. jugularis interna.

Form von Lutschtabletten gegeben werden. Indiziert ist außerdem eine **Antibiose**, die in erster Linie mit **β-Laktam-Antibiotika** erfolgen sollte. **Penicillin V** wird über 10–14 Tage gegeben (alternativ Cephalosporine der 1. und 2. Generation oder **Makrolide** wie Erythro-, Clarithro- oder **Roxithromycin**).

Komplikationen der Angina tonsillaris

Peritonsillarabszess: Der Abszess bildet sich einseitig zwischen der Tonsillenkapsel und der Pharynxmuskulatur. Die Patienten leiden an **hohem Fieber**, Schluckbeschwerden und **Kieferklemme**. Die Sprache ist kloßig, die Lymphknoten am Hals geschwollen und die Tonsille schmerzhaft gerötet und so geschwollen, dass das Zäpfchen zur Gegenseite verdrängt wird (**Abb. 3.4**). Ein Peritonsillarabszess kann das Spatium parapharyngeum durchbrechen und **über die Halsfaszienlogen fortgeleitet werden und so zur Mediastinitis führen.**

In der **CT**-Aufnahme zeigt sich der Abszess als Raumforderung, die ringförmig Kontrastmittel aufnimmt. Das parapharyngeale Lumen ist eingeengt.

Therapie der Wahl ist die **Abszessspaltung** (Cave: große Halsgefäße in der Nachbarschaft) mit anschließender Tonsillektomie (nach ca. 3 Tagen oder nach vollständiger Abheilung, sog. **kalte Tonsillektomie**) oder gleich die Abszesstonsillektomie (sog. **heiße Tonsillektomie**). Gleichzeitig sollte eine Antibiotikatherapie (anfangs kalkuliert gegen aerobe und anaerobe Erreger, bei vorliegendem Antibiogramm gezielt) durchgeführt werden.

Retropharyngealabszess: Der Abszess liegt zwischen Pharynx und der Fascia paravertebralis. Klinisch bestehen starke Schmerzen, Schluckbeschwerden sowie Atemnot und evtl. eine Kieferklemme. Retropharyngealabszesse sollten möglichst frühzeitig diagnostiziert (CT) und behandelt (Spaltung, Drainage, Antibiotikatherapie) werden, da die Gefahr einer Ausbreitung ins Mediastinum besteht.

Tonsillogene Sepsis: Bakterielle Streuung mit hohem Fieber und Schüttelfrost entweder per continuitatem (Spatium parapharyngeum), hämatogen (über kleine Mandelvenen in die V. jugularis interna) oder lymphogen. Die Halsweichteile sind stark geschwollen und druckschmerzhaft, die V. jugularis interna strangförmig verhärtet. Septische Thrombembolien können auftreten. Therapie der Wahl ist die Tonsillektomie.

Chronische Tonsillitis: Siehe Chronische Tonsillitis [S. B773].

Scharlach

Siehe Pädiatrie [S. B553].

Angina Plaut-Vincenti

Synonym: Angina ulcerosa, Angina ulceromembranacea

> **DEFINITION** Ulzeröse Tonsillitis.

Ätiopathogenese: Die Entzündung wird durch eine Symbiose aus Fusobacterium fusiforme und Treponema vincentii ausgelöst. In erster Linie sind Erwachsene betroffen.

Klinik und Diagnostik: Seitenbetonte Schluckbeschwerden, Foetor ex ore, einseitige zervikale Lymphknotenschwellung. Kein Fieber, das Allgemeinbefinden ist weniger gestört. Die Gaumenmandel weist auf einer Seite ein mit Fibrin belegtes Ulkus auf.

Differenzialdiagnosen: Tonsillenkarzinom, Lues, Tuberkulose (→ Biopsie).

Therapie: Lokalbehandlung durch Ätzung mit 10 %iger Silbernitratlösung oder 5 %iger Chromsäure. Bei starker Begleitentzündung Gabe von Penicillin (bzw. Cephalosporinen).

Diphtherie

Schwere Entzündung von Rachen und Gaumensegel, begleitet von Pseudomembranbildung. Sie gehört zu den klassischen Infektionskrankheiten. Näheres s. Infektionserkrankungen [S. A520].

Akute virale Pharyngitis

Epidemiologie: Sie ist eine der häufigsten Erkrankungen überhaupt.

Ätiopathogenese: Erreger sind Influenza-, Parainfluenza-, Adeno-, Rhino- und Myxoviren. Sekundär kann es zu einer bakteriellen Besiedelung kommen.

Klinik: Initiale Anzeichen sind: Kratzen im Hals, Odynophagie, eine trockene und wunde Schleimhaut sowie geschwollene Lymphknoten. Vor allem bei Kindern kann eine Pharyngitis mit hohem Fieber einhergehen.

Diagnostik: Bei der Inspektion fällt eine trockene, diffus gerötete Rachenschleimhaut mit Schleimborken auf. Das lymphatische Gewebe ist erhaben und hochrot. Bei Kindern sollte man den Körper nach Hautausschlägen absuchen, um eine Kinderkrankheit ausschließen zu können.

Therapie: Ausreichende Flüssigkeitszufuhr und Vermeidung von Noxen (Alkohol, Nikotin, heiße/kalte Nahrung). Auch warme Halswickel und Mundspülungen mit Kamille oder Salbeitee lindern die Beschwerden. Außerdem können milde Öle über die Nase appliziert werden, damit sie in den Rachen laufen.

Analgetikahaltige Lutschtabletten (Cetylpyridiniumchlorid + Benzocain) mildern die Schmerzen ebenfalls. Bei bakterieller Superinfektion ist die Gabe von Antibiotika (z. B. Amoxicillin) angezeigt.

Infektiöse Mononukleose

Die infektiöse Mononukleose ist eine durch EBV hervorgerufene Allgemeinerkrankung. Sie wird im Kapitel Infektionserkrankungen [S. A553] besprochen.

Herpangina

Synonym: Zahorsky-Krankheit

Ätiopathogenese: Erreger sind Coxsackie-A-Viren. Die Viren werden fäkal-oral übertragen und können bis zu 4–6 Wochen nach der Akuterkrankung über den Stuhl ausgeschieden werden. Die Inkubationszeit liegt i. d. R. zwischen 3 und 6 Tagen. In erster Linie erkranken Kleinkinder.

Klinik: Die betroffenen Kinder klagen über Halsschmerzen, Schluckbeschwerden und Appetitlosigkeit. Eine Herpangina kann mit hohem Fieber einhergehen. Es finden sich flüchtige, perlschnurartig angeordnete Bläschen (**vesikuläre Pharyngitis**), aber auch Ulzerationen mit hochrotem Hof an Tonsillen, Gaumenbögen und Uvula. Die Rachenschleimhaut ist gerötet.

Diagnostik: Die Diagnose wird anhand des klinischen Bildes gestellt.

Differenzialdiagnosen:
- **Stomatitis aphtosa:** Manifestation im vorderen Teil der Mundhöhle (Herpangina im hinteren Teil und an den Tonsillen), ausgelöst durch HSV1 (Herpangina durch Cocksackie)
- **Hand-Fuß-Mund-Krankheit:** wird auch durch Coxsackieviren ausgelöst. Hier sind allerdings Aphthen an Mundschleimhaut und Zunge sowie interdigitale, palmare und plantare Bläschen zu finden (s. auch Dermatologie [S. B715]).

Therapie: Symptomatisch mit antiseptischen Mundspülungen.

3.4.2 Chronische Entzündungen

Chronische Tonsillitis

> **DEFINITION** Die chronische Tonsillitis ist eine bakterielle Entzündung von Tonsillenparenchym, Tonsillenkrypten und peritonsillärem Gewebe.

Ätiopathogenese: Hauptursache sind rezidivierende Infektionen der Tonsillen (β-hämolysierende Streptokokken) und lokale Entzündungen durch die Mischflora aus anaeroben und aeroben Bakterien, die sich neben Epithelzellen und Rundzellen in den lakunenartig erweiterten Tonsillenkrypten ansammeln. Zelldetritus wird in den zerklüfteten und vernarbten Tonsillen vermehrt eingeschlossen, wodurch die Entzündung weiter unterhalten wird.

Histologisch erkennt man außerdem Sekundärfollikel und ein mehrschichtig unverhorntes Plattenepithel. Die chronische Tonsillitis kann auch Ausgangspunkt anderer Erkrankungen sein, da Antigen-Antikörper-Komplexe über die Kryptenkapillaren aufgenommen und hämatogen gestreut werden können.

Klinik: Die Symptomatik reicht von leichten Halsschmerzen mit Halskratzen bis hin zur rezidivierenden eitrigen Angina. Außerdem treten Schluckbeschwerden, Foetor ex ore und subfebrile Temperaturen auf. Häufig werden auch Infektanfälligkeit und verminderte Leistungsfähigkeit beklagt.

Komplikationen: Die chronische Tonsillitis stellt einen **Infektionsherd** dar (z. B. rheumatisches Fieber, Glomerulonephritis, Endo-, Myo-, Perikarditis, Psoriasisschübe, Iritis).

Diagnostik: Die Tonsillen sind entweder **hyperplastisch** und stark **zerklüftet** (Abb. 3.5) oder narbig **atrophiert**. Außerdem können sie mit dem Spatel kaum luxiert werden. Des Weiteren lassen sich eine Sekretabsonderung aus den Krypten (sog. Tonsillenpfröpfe) und leichte Schleimhautrötungen des Gaumens nachweisen. Im Labor können BSG, CRP, Leukozyten sowie der Antistreptolysintiters erhöht sein. Der Erregernachweis gelingt aus dem Tonsillenabstrich.

Therapie: Therapie der Wahl ist die **Tonsillektomie**. Besteht der V. a. eine Herderkrankung, werden die Patienten zusätzlich antibiotisch behandelt (Penicillin G, Ampicillin, Clavulansäure).

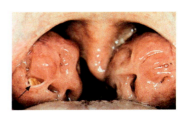

Abb. 3.5 Chronische Tonsillitis. Die Tonsillen sind hyperplastisch, stark zerklüftet und enthalten Detritus (Pfeil). (aus Arnold, Ganzer, Checkliste HNO, Thieme, 2011)

Tonsillektomie:
Indikationen:
- chronische Tonsillitis
- Herderkrankung und rezidivierende Angina tonsillaris
- tonsillogene Sepsis
- Tumorverdacht
- Tonsillenhyperplasie, wenn die Tonsillen zur mechanischen Beeinträchtigung oder zum Schlaf-Apnoe-Syndrom führen (bei Kindern auch funktionserhaltende Tonsillotomie)
- Peritonsillarabszess
- Träger von Diphtheriebakterien
- Herdsanierung bei Immunsuppression
- zurückhaltend:
  - Pharyngitis sicca
  - offene Lippen-Kiefer-Gaumen-Spalte
  - Kinder < 6 Jahre nur bei schwerer Symptomatik (→ das immunologische Gedächtnis wird noch aufgebaut).

Vorgehen: Die Tonsillektomie wird in Intubationsnarkose und am reklinierten Kopf durchgeführt. Zuerst schlitzt man den vorderen Gaumenbogen an und stellt die Tonsille dar, anschließend schält man die Tonsille aus ihrem Bett heraus und setzt sie am Zungengrund ab.

Komplikationen: Nachblutungen sind die wichtigste postoperative Komplikation. Sie können innerhalb 1 Tag (ca. 10 %) oder aber häufiger 1 Woche (5–8 Tage) nach Tonsillektomie auftreten, wenn der fibrinöse Schorf abgestoßen wird. Die A. facialis ist als wahrscheinlichste Blutungsquelle anzusehen. Zur postoperativen Schmerzbehandlung ist daher Acetylsalizylsäure (→ hemmt auch die Thrombozytenaggregation) wenig geeignet.

Chronische Pharyngitis

Ätiopathogenese: Ursachen für die anhaltende diffuse Entzündung sind einerseits bakterielle Infektionen (auch der benachbarten Regionen, die dann übergreifen), andererseits auch exogene Noxen wie trockene, heiße Luft, Feinstäube, Nikotin und Alkohol. Begünstigend wirken zudem eine behinderte Nasenatmung und die permanente Reizung der Pharynxschleimhaut z. B. durch stetiges Räuspern (funktionelle Stimmstörungen).
Man unterscheidet 2 Formen:
- **hyperplastische Form** (**Pharyngitis granulosa** oder lateralis): Lymphozytäre Entzündung mit roter, ödematöser und hyperplastischer Schleimhaut, die von zähem Schleim belegt ist. Außerdem finden sich linsengroße Lymphfollikel der Rachenhinterwand und wulstig verdickte Seitenstränge.
- **atrophische Form** (**Pharyngitis sicca**): trockene, glatte und oft glänzende Schleimhaut mit Borkenbildung durch das eingetrocknete Sekret. Des Weiteren Epithelmetaplasie mit Verhornung, Fibrose und Atrophie von Drüsen und Lymphgewebe.

Klinik: Die klinische Symptomatik wird durch starke Schmerzen und das oben beschriebene Schleimhautbild dominiert. Es bestehen brennende Schmerzen, Reizhusten, Räusperzwang, Globusgefühl, aber kein Fieber.

Diagnostik: Langjährige Anamnese mit oft hohem subjektivem Leidensdruck – selbst bei geringen Entzündungszeichen.

Differenzialdiagnostisch muss v. a. bei älteren Menschen ein Tumor ausgeschlossen werden.

Therapie: Allgemein stehen die Vermeidung von Noxen, Behandlung einer Grunderkrankung, Schleimhautpflege (z. B. milde Öle über die Nase) sowie die lokale Sanierung (Sinusitis, Tonsillitis, behinderte Nasenatmung) im Vordergrund. Darüber hinaus:
- hyperplastische Form: Gurgeln, Inhalation (isotoner Emser-Salz-Lösung), Betupfen der Lymphfollikel mit 2–5 %iger Silbernitratlösung
- atrophische Form: jodhaltige Lösungen provozieren Schleimsekretion (Mandl-, Lugol'sche Lösung), Inhalation, Flüssigkeitssubstitution (Meersalz-, Solesprays), Balneotherapie.

3.4.3 Obstruktives Schlaf-Apnoe-Syndrom

Cave: Das obstruktive Schlaf-Apnoe-Syndrom zählt zu den schlafbezogenen Atemstörungen (Tab. 3.1) und ist durch nächtliche Atemstillstände (Apnoe) gekennzeichnet.

Ätiopathogenese: Die Obstruktion entsteht durch einen erniedrigten Muskeltonus der Pharynxmuskulatur oder durch verlegte Atemwege (z. B. Septumdeviation, Tonsillenhyperplasie, Tumor). **Prädisponierende Faktoren** sind z. B. Übergewicht, männliches Geschlecht, Nikotinabusus, Alkoholkonsum und Einnahme von Hypnotika vor dem Schlafengehen. Durch die Obstruktion kommt es zu **Hypo-** (Atemstrom < 50 %) und **Apnoe** (Atempause für > 10 s), welche wiederum mit einem verminderten arteriellen O_2- bzw. erhöhten CO_2-Partialdruck einhergehen. Sinkt der p_aO_2 weit genug, reagieren die Patienten im Schlaf mit einer tiefen Inspiration, wodurch es zu kurzen Aufwachreaktionen (Arousals) mit Sympathikusaktivierung kommt, die die Tiefschlafphase unterbrechen (verändertes Schlafprofil).

Tab. 3.1 Schlafbezogene Atemstörungen

Störung	Ursache und Klinik
nichtobstruktives Schlaf-Apnoe-Syndrom (SBAS)	zentrale Atemregulationsstörung mit alveolärer Hypoventilation (z. B. primär zentrale Schlafapnoe, Cheyne-Stokes-Atmung, neurologische (z. B. Stammhirnläsion) und internistische (z. B. Herzinsuffizienz) Erkrankungen, Drogen- und Medikamentenabusus (z. B. Morphin), Höhenaufenthalt, Frühgeborene
obstruktives Schlaf-Apnoe-Syndrom (OSAS)	Apnoe mit Hypoxämie
habituelles Schnarchen	laute Schnarchgeräusche ohne Apnoe- oder Hypoventilationsphasen

Klinik: Typischer ist das laute Schnarchen, das durch sekundenlange Atempausen unterbrochen wird. Am Tag dominieren morgendliche Abgeschlagenheit, Tagesmüdigkeit mit Einschlafneigung, Konzentrationsschwäche und Leistungsminderung infolge des nicht mehr erholsamen Nachtschlafs.

Komplikationen: Durch die chronisch-rezidivierenden Hypoxien sowie den erhöhten Sympathikotonus ist das Risiko für kardiovaskuläre Folgekrankheiten deutlich erhöht.

Diagnostik: Die Diagnose stützt sich zunächst auf Eigen- und Fremdanamnese. Erfragt werden Schlafgewohnheiten, nächtliche Symptomatik und Beschwerden am Tag. HNO-Status und Endoskopie von Nase, Hypopharynx und Kehlkopfeingang geben Hinweise auf obstruktive Erkrankungen. Die Nasenatmung kann mit der Rhinomanometrie objektiviert werden. Im Schlaflabor werden kardiorespiratorische (Atemstromgeräusch, Atemfluss, arterieller pO_2, RR, HF, EKG) und neuromukuläre Schlafparameter (EEG, EMG und EOG zur Ermittlung der Schlafstadien) mittels Polysomnografie analysiert. Typischerweise findet sich ein verändertes Schlafprofil mit einer Abnahme der REM- und Tiefschlafphasen.

Differenzialdiagnosen sind andere Formen der Schlafapnoe, Narkolepsie (Schlaflähmung beim Aufwachen, s. Neurologie [S. B962]), Insomnie (s. Psychiatrie [S. B1058]), periodische Hypersomnie (auch bei endogener Depression), nächtliches Asthma bronchiale, Cheyne-Stokes-Atmung (z. B. bei Herzinsuffizienz). Siehe auch Leitsymptome [S. C74]. Beim zentralen Schlaf-Apnoe-Syndrom setzen die thorakalen Atembewegungen während der Apnoephasen aus, beim obstruktiven sind sie vorhanden.

Therapie: Die Therapie ist abhängig vom BMI und von der Anzahl der Apnoen bzw. Hypopnoen pro Stunde (Apnoe-Hypopnoe-Index). Zur Verfügung stehen:
- **allgemeine Maßnahmen:** Gewichtsreduktion, Kopf-/Oberkörperhochlagerung, Vermeidung von Alkohol, Nikotin, Koffein vor dem Schlafengehen, strenge Schlafhygiene
- **apparative Maßnahmen:** Standardtherapie ist die nasale CPAP-Maske (pneumatische Schienung); ggf. Esmarch-Bissschiene zur Unterkiefervorverlagerung (bei Retrognathie)
- **operative Maßnahmen** zur Beseitigung eines mechanischen Hindernisses: z. B. Operation von Nasenseptum und -muscheln, weicher Gaumen (Tonsillektomie, Adenektomie, Uvuloplastik), Reduktion des Zungengrundes, Hyoidsuspension; maxillomandibuläre Umstellungsosteotomie.

Therapie der zentralen Schlafapnoe:
- Behandlung der Grunderkrankung
- Sauerstoff
- apparative Maßnahmen (z. B. CPAP, druckkontrollierte Beatmung)

3.4.4 Tumoren

Benigne Tumoren

Tumoren im Oropharynx kommen insgesamt sehr selten vor. Im Wesentlichen finden sich im Oropharynx die Tumorarten der Mundhöhle (Papillome, Lymphangiome etc.). Klinisch bestehen oft Dysphagie, Regurgitation und retrosternale Schmerzen. Die Diagnose wird mittels Biopsie und Histologie gesichert.

Maligne Tumoren

Ätiopathogenese: Es handelt sich überwiegend um Plattenepithelkarzinome, die an den Gaumentonsillen sowie im Zungengrund lokalisiert sind. Risikofaktoren sind chronischer Alkohol- und Nikotinabusus sowie eine Infektion mit humanen Papilloma-Viren (HPV) vom High-Risk-Typ sein (HPV-DNA in 50 % d.F. nachweisbar).

Klinik: Die Tumoren können relativ lange asymptomatisch bleiben. Leitsymptome sind Odynophagie, Dysphagie, blutig tingierter Speichel und Foetor ex ore. Bei Fortschreiten tritt oft eine Kieferklemme als Infiltrationszeichen in umgebende Muskulatur auf.

Diagnostik: Neben der Spiegeluntersuchung (einseitig indurierte Tonsille, Ulzera, evtl. Leukoplakien, nicht scharf begrenzte Nekrosezonen) ist, v.a. bei inspektorisch unsichtbaren Karzinomen, die Bildgebung mittels CT oder MRT für Diagnosestellung und Staging wesentlich.

Therapie: Die Therapie ist **stadienabhängig**. Primäres Ziel ist die Tumorentfernung im Gesunden (T1: transoral, T2 und T3: transzervikal mit plastischer Rekonstruktion). Prinzipiell sollte eine Neck Dissection durchgeführt werden, wobei ihr Ausmaß vom Tumorstadium abhängig ist. Postoperativ erfolgt meist eine Bestrahlung des Tumors sowie des Lymphabflussgebietes bzw. eine Radiochemotherapie. In den Stadien T3/T4 wird alternativ auch primär strahlentherapiert oder simultan radiochemotherapiert.

3.5 Erkrankungen des Hypopharynx

3.5.1 Zenker-Divertikel

Siehe Chirurgie [S. B126].

3.5.2 Hypopharynxkarzinom

Epidemiologie: Der Altersgipfel liegt zwischen dem 50. und 60. Lebensjahr. Männer 4-mal häufiger betroffen; steigende Inzidenz bei Frauen.

Ätiopathogenese: Man unterscheidet Karzinome des Sinus piriformis, der hinteren Rachenwand und der Postkrikoidregion. Am häufigsten handelt es sich um Plattenepithelkarzinome. Risikofaktoren sind Nikotin- und Alkoholabusus sowie eine mangelnde Mundhygiene. Insbesondere bei Frauen besteht eine Assoziation mit dem Plummer-Vinson-Syndrom.

Klinik: Symptome sind Dysphagie, Odynophagie (oft ins Ohr ausstrahlend), Foetor ex ore und eine schmerzlose Lymphknotenschwellung im Kieferwinkel (Metastase). Sind die Larynxgrenzen überschritten, kommt es zu Dyspnoe und Heiserkeit.

Diagnostik: Zunächst wird die Tumorausdehnung mittels direkter Laryngoskopie, Hypopharyngo- und Ösophagoskopie (in Narkose) beurteilt und Gewebeproben verschiedenen Regionen entnommen. Zum genauen Staging bzw. Metastasennachweis (i.d.R. lymphogene Metastasierung) werden eine MRT oder CT von Hals, Thorax, Abdomen sowie eine Knochenszintigrafie durchgeführt. Standard ist außerdem die Suche nach Zweitkarzinomen. TNM-Klassifikation:
- T1: Tumor ≤ 2 cm, auf einen Bezirk im Hypopharynx begrenzt
- T2: Tumor > 2-4 cm, Infiltration angrenzender Bezirke, Hemilarynx nicht fixiert
- T3: Tumor > 4 cm, Infiltration angrenzender Bezirke, Hemilarynx fixiert
- T4: Infiltration von Nachbarstrukturen (z.B. Halsweichteile).

Therapie: Im Vordergrund steht die radikale chirurgische Karzinomentfernung (bei Kehlkopfinfiltration auch unter Mitnahme des Larynx) mit möglichst primärer Defektdeckung, Neck Dissection und postoperativer Radiochemotherapie: Bestrahlung der primären Tumorregion und des Lymphabflussgebiets mit einer Gesamtdosis von ca. 60 Gy (Brachytherapie), Polychemotherapie mit Cisplatin, Carboplatin, Mitomycin oder 5-Fluorouracil. Eine Alternative stellt die organerhaltende endoskopische Laserchirurgie dar; bei fortgeschrittenen Tumoren primäre Radiatio oder simultane Radiochemotherapie.

Prognose: Die Prognose ist äußerst schlecht.

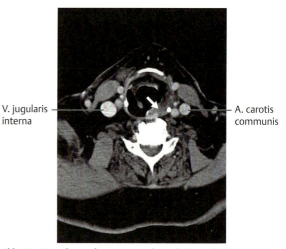

Abb. 3.6 Hypopharynxkarzinom. In der Hals-CT nach KM-Gabe erkennt man links dorsolateral ein Karzinom (Pfeil), das der Schleimhaut im Recessus piriformis aufsitzt und bereits den Parapharyngealraum infiltriert. Es nimmt mäßig KM auf und engt den Pharynx asymmetrisch ein. (aus Mödder et al., Pareto-Reihe Radiologie Kopf/Hals, Thieme, 2006)

3.6 Verletzungen

Verbrühungen und Verätzungen führen zu Reizung und Destruktion der Schleimhaut und evtl. der tiefer liegender Schichten. Sie sind v.a. im Kindesalter häufig. Symptome sind starke Schmerzen, v.a. beim Schlucken, und erhöhter Speichelfluss. Näheres zu Verätzungen s. Chirurgie [S.B128].

Oropharyngeale Fremdkörperverletzungen (z.B. Gräten, Knochensplitter) kommen häufig im Bereich von Tonsillen und Zungengrund vor. Die Therapie besteht in der Fremdkörperentfernung.

4 Äußerer Hals

4.1 Fehlbildungen

Zu den Halszysten und -fisteln s. Chirurgie [S.B120].

4.2 Entzündungen

4.2.1 Lymphadenitis colli

Ätiologie: Die Halslymphknoten können akut oder chronisch (> 4 Wochen) geschwollen sein. Ursächlich sind meist virale (z.B. infektiöse Mononukleose, Röteln) oder bakterielle (z.B. Streptokokkenangina, Tuberkulose, Katzenkratzkrankheit) Infektionen sowie eine Toxoplasmose.

Darüber hinaus kann die zervikale Lymphknotenvergrößerung auch nichterregerbedingt sein, z.B. bei Sarkoidose, Fremdkörperreaktion, Neoplasien oder Kawasaki-Syndrom.

Klinik: Schmerzhaft geschwollene Lymphknoten, evtl. mit Hautinduration und Fieber. Abhängig von der ursächlichen Infektion können außerdem Hals-, Zahn- oder Ohrenschmerzen oder eine Speicheldrüsenschwellung bestehen und die Mundöffnung (durch Irritation des N. glossopharyngeus) sowie die Beweglichkeit des Halses eingeschränkt sein.

> **MERKE** Die ursächliche Erkrankung, die zur Lymphadenitis geführt hat, kann bereits abgeklungen sein, obwohl die Halslymphknoten noch palpabel sind.

Diagnostik: Vordergründig ist die auslösende Ursache ausfindig zu machen: HNO-Status, Laboruntersuchung (Entzündungsparameter, Antikörper-Serologie), Sonografie, evtl. Biopsie bzw. Entnahme eines Lymphknotens, CT/MRT.

> **MERKE** Insbesondere bei einer chronischen Lymphadenitis muss eine maligne Ursache ausgeschlossen werden.

Therapie: Die Therapie richtet sich nach der Ursache, ein Abszess muss gespalten und drainiert werden.

4.2.2 Entzündungen der Halsweichteile

Es handelt sich um oberflächliche (Furunkel, Karbunkel, s. Dermatologie [S. B712]) und tiefe (Abszess, Phlegmone, s. Dermatologie [S. B712]) Entzündungen des Halses.

Halsabszesse können entstehen durch Einschmelzung von Lymphknoten, als Folge von Tonsillitiden [S. B771], einer Mastoiditis (**Bezold-Abszess** [S. B811]), Mundbodenphlegmone oder infolge pharyngealer Schleimhautläsionen.

> **MERKE** Bei Halsabszessen und einer Phlegmone kann es über Ausbreitung entlang der Gefäß-Nerven-Scheide immer zur Mediastinitis kommen!

Therapie der Wahl ist – neben der Behandlung der Grundkrankheit und einer hoch dosierten Antibiotikatherapie gegen Aerobier und Anaerobier – die **Abszessinzision** und -drainage bzw. die Faszienspaltung mit Eröffnung der Halslogen und Drainage bei einer Phlegmone.

4.3 Tumoren

4.3.1 Benigne Tumoren

Benigne Halstumoren kommen vergleichsweise selten vor. Wichtig bei raumfordernden Prozessen ist, dass man immer an einen malignen Prozess denkt und diesen ausschließt. Zu den gutartigen Halstumoren zählen Paragangliome, Lipome, Neurinome oder Neurofibrome, Hämangiome sowie Lymphangiome.

Bei einer **Lipomatose** ist das Fettgewebe des am Hals und Nacken diffus und geschwulstartig vermehrt und infiltriert z. T. auch die Halsmuskulatur (sog. **Madelung-Fetthals**). Die Patienten zeigen ein ausgeprägtes Doppelkinn und einen Büffelnacken. Ein gehäuftes Auftreten findet sich bei männlichen Alkoholikern.

Paragangliome

Synonym: Chemodektom

Es handelt sich um Neoplasien, die sich von den nichtchromaffinen Paraganglien ableiten und gefäßreich sind. Am Hals können sie vorkommen als Paraganglion caroticum (Karotisgabel), Paraganglion vagale (N. vagus), Paraganglion jugulare (V. jugularis interna) und als Paraganglion laryngeum (am Kehlkopf). Darüber hinaus sind sie auch in Mittelohr und Felsenbein zu finden.

Das **Paraganglion caroticum** imponiert als kugelige, derbe und schmerzlose Raumforderung am Hals, die pulsieren kann. Außerdem können ein Globusgefühl, Dysphagie, Hustenreiz (→ N.-vagus-Irritation) oder ein Horner-Syndrom (→ Sympathikus-Irritation) vorhanden sein. Die Diagnose stützt sich auf den klinischen Befund, die Sonografie und die Angio-MRT (Cave: keine Biopsie → Blutungsgefahr). Im Vordergrund steht die operative Entfernung.

4.3.2 Maligne Tumoren

Malignome im Halsbereich betreffen überwiegend die Lymphknoten, seltener sind Weichteiltumoren. Vorwiegend handelt es sich dabei um maligne Lymphome (s. Neoplastische Erkrankungen [S. A616]) und Lymphknotenmetastasen bei Tumoren der oberen Atemwege, Speicheldrüsen, Schilddrüse oder unbekannter Ursache (CUP, carcinoma of unknown primary).

Neck Dissection

Bei Tumoren im Kopf- bzw. Halsbereich muss zumeist – neben der Entfernung des Primärtumors – ein radikaler Eingriff gewählt, und damit auch das zervikale Lymphabflussgebiet operativ ausgeräumt werden. Postoperativ schließt sich oft eine Strahlentherapie an. Man unterscheidet eine **elektive** (Lymphknotenmetastasen sind nicht nachgewiesen, aber anzunehmen) von einer **therapeutischen** Neck Dissection (nachgewiesene Lymphknotenmetastasen). Die Neck Dissection kann darüber hinaus unterschiedlich radikal ausfallen:

- **radikale Neck Dissection:** klassische Variante. Entfernung aller Halslymphknoten einer Seite sowie Resektion des M. sternocleidomastoideus, des N. XI und der V. jugularis interna (auch bei fehlender Infiltration). Folge des Eingriffs ist ein eingeschränktes Bewegungsausmaß von Kopf und Hals. Der fehlende venöse Abfluss kann zur Gegenseite kompensiert werden.
- **modifizierte radikale Neck Dissection:** ehemals funktionelle Neck Dissection. Die nichtlymphatischen Strukturen (Muskel, Vene, Nerv) bleiben bei dieser Methode erhalten.
- **selektive Neck Dissection:** Die Indikation besteht bei bekanntem Primärtumor zur Enfernung eventueller Mikrometastasen. Dabei werden nicht alle Lymphknotenstationen entfernt (mindestens aber 2), während die nichtlymphatischen Strukturen erhalten bleiben.

5 Larynx und Trachea

5.1 Anatomie

5.1.1 Larynx (Kehlkopf)

Der Larynx besteht aus einem knorpeligen Grundgerüst, Muskeln und Bändern. Das knorpelige Kehlkopfgerüst besteht aus:
- **Ringknorpel** (Cartilago cricoidea)
- **Schildknorpel** (Cartilago thyroidea): Beim Mann sieht man die Prominentia laryngea („Adamsapfel") von außen. Ring- und Schildknorpel sind über die Articulatio cricothyreoidea miteinander verbunden, die Kippbewegungen zulässt (→ Spannung der Stimmlippen). Zwischen dem Unterrand des Schildknorpels und dem oberen Rand des Ringknorpels befindet sich das Lig. cricothyreoideum (Lig. conicum).
- **Stellknorpel** (Cartilago arytenoidea, Aryknorpel): paarige Knorpel. Am Processus muscularis setzen die Mm. cricoarytaenoidei, am Processus vocalis der M. vocalis an. Zwischen Ring- und Stellknorpeln befindet sich die Articulatio cricoarytenoidea, die Drehbewegungen der Aryknorpel um die Längsachse erlaubt (→ Beeinflussung der Stimmritzenöffnung).
- **Kehldeckel** (Cartilago epiglottica, Epiglottis).

Der Larynx lässt sich in 3 Teile gliedern:
- **supraglottischer Raum**: Er befindet sich zwischen Kehlkopfeingang und Stimmlippen (Plicae vocales). Die Stimmlippe besteht aus dem Stimmband (Ligamentum vocale), dem M. vocalis und einem Schleimhautüberzug. Über den Stimmlippen liegen die Taschenfalten (Plicae vestibulares). Zwischen der Taschenfalte und der Stimmlippe befindet sich eine Ausbuchtung nach seitlich und oben, der **Morgagni-Ventrikel**.
- **glottischer Raum** (**Glottis**): Raum zwischen den Stimmlippen. Der **Reinke-Raum** liegt unmittelbar unter dem Stimmlippenepithel in der oberen Lamina propria (in den tieferen Schichten befinden sich zunehmend kollagene Fasern [Lig. vocale]). Der Reinke-Raum ermöglicht die Verschiebung des Epithels gegenüber dem Bindegewebe (Randkantenverschiebung).
- **subglottischer Raum**: zwischen Unterrand der Stimmlippe und Unterrand des Ringknorpels.

Die Stimmlippen und Taschenfalten sind wie die laryngeale Epiglottis mit mehrschichtigem, z. T. auch verhorntem Plattenepithel ausgestattet, der übrige Larynx mit mehrreihigem Flimmerepithel.

Kehlkopfmuskulatur: Man unterscheidet die **äußeren** Kehlkopfmuskeln, die für Fixation und Beweglichkeit des Larynx, Stimmlippenspannung (→ Verkippung des Schildknorpels gegen den Ringknorpel) und Stimmbildung verantwortlich sind, von folgenden **inneren** Kehlkopfmuskeln:

- **Glottisöffner:** M. cricoarytaenoideus posterior (M. posticus) → einziger Glottisöffner
- **Glottisschließer:** M. cricoarytaenoideus lateralis, M. interarytaenoideus, Pars lateralis des M. thyroarytaenoideus
- **Stimmlippenspanner:** M. cricothyroideus (M. anticus), Pars medialis des M. thyroarytaenoideus (M. vocalis).

Gefäß- und Nervenversorgung: Der supraglottische und glottische Raum werden von der **A. laryngea superior** (A. carotis externa), der subglottische Raum aus der **A. laryngea inferior** (A. subclavia) versorgt. Das venöse Blut fließt über die Schilddrüsenvenen ab. Im supra- und subglottischen Raum befindet sich ein dichtes Lymphgefäßnetz, das auch Kontakt zur Gegenseite hat (→ Metastasierung auch nach kontralateral!). Die Lymphe wird vorwiegend in die jugulären und paratrachealen Lymphknoten drainiert.

Motorisch und sensibel wird der Larynx über Äste des N. vagus innerviert:
- **N. laryngeus superior**: versorgt den supraglottischen Raum sensibel (R. internus) und den M. cricothyroideus motorisch (R. externus)
- **N. laryngeus inferior** (N. recurrens): versorgt den subglottischen Raum sensibel und die gesamten (!) inneren Kehlkopfmuskeln motorisch. Der linke N. recurrens umschlingt in seinem Verlauf den Aortenbogen, der rechte tritt nicht ganz so tief und zieht um die A. subclavia.

> **MERKE** Fällt der N. laryngeus recurrens aus, stehen die Stimmlippen in Paramedianstellung (→ die Glottisöffner überwiegen).

5.1.2 Trachea (Luftröhre)

Kaudal geht der Larynx in die ca. 10–13 cm lange Trachea über. Sie besteht aus rund 16–20 hufeisenförmigen hyalinen Knorpelspangen und dazwischenliegenden Bindegewebsbändern (Ligamenti anularia). Dorsal ist die Trachea über einen muskulomembranösen Anteil gegenüber der Speiseröhre abgeschlossen. Auf Höhe des 4. Brustwirbelkörpers teilt sie sich in die 2 Hauptbronchien (Bronchus principalis dexter et sinister), wobei der linke Hauptbronchus stärker abknickt, sodass z. B. Fremdkörper eher in den rechten Hauptbronchus aspiriert werden.

Die Trachea ist von einem zweireihigen respiratorischen Flimmerepithel ausgekleidet, das seromuköse Drüsen (Becherzellen) enthält.

Arteriell wird die Luftröhre in erster Linie von der A. thyreoidea inferior versorgt, nur z. T. auch aus der A. thyreoidea superior.

5.2 Physiologie

5.2.1 Funktion des Kehlkopfes

Hauptaufgaben des Larynx sind die **Phonation** und der **Schutz der Atemwege** während des Schluckvorgangs. Während des Schluckens wird reflektorisch die Stimmritze geschlossen, die Atmung angehalten und die Epiglottis durch den Zungengrund nach unten verlagert. Gelangt ein Fremdkörper in die Atemwege, löst dies reflektorisch Husten aus. Außerdem ist der Kehlkopf an der Atmung (Regulation der Stimmritzenweite während des Einatmens) und am Einsatz der Bauchpresse (Stimmritzenschluss) beteiligt.

Beim Neugeborenen und bei kleinen Säuglingen steht der Larynx höher als beim Erwachsenen und die Epiglottis ist weich. Daher können Neugeborene während des Trinkens gleichzeitig auch atmen.

5.2.2 Funktion der Trachea

Siehe Atmungssystem [S. A170].

5.2.3 Phonation

Die **Stimme** wird durch Lunge (Windkesselfunktion), Kehlkopf mit Stimmlippen (Tonerzeugung), Mundhöhle sowie Nasen-Rachen-Raum (Resonanzräume) erzeugt. Beim Sprechen schwingen die Stimmlippen durch die Exspirationsluft und nähern sich einander an, bis die Glottis ganz geschlossen ist. Dann werden sie durch den hohen Exspirationsdruck auseinandergedrückt. Beim Wechsel zwischen Phonation zu Respiration (**Respirationsstellung**, Abb. 5.1 a) stehen die Stimmlippen V-förmig, während der Phonation (**Phonationsstellung**, Abb. 5.1 b) parallel zueinander.

Die **Stimmlippenschwingung** besteht aus einer Grundbewegung und der Randkantenverschiebung. Die **Grundbewegung** besteht aus mediolateralen Schwingungen des M. vocalis und Lig. vocale. Die **Randkantenverschiebung** entspricht einer Verschiebung des lockeren Epithels gegenüber dem straffen Lig. vocale. Sie ist notwendig für einen normalen Stimmklang.

Die **Lautstärke** wird über Glottisöffnung bzw. -schluss geregelt: Je schneller die Rückstellung der Stimmlippen ist (Glottisschluss), desto lauter ist der Ton. Die verschiedenen Tonfrequenzen entstehen durch eine Längen- und Konfigurationsänderung der Stimmlippen.

5.2.4 Sprach- und Stimmentwicklung

Die Entwicklung der Sprache ist stark an das Gehör gebunden. Zur physiologischen Entwicklung s. Pädiatrie [S. B480].

Die menschliche Stimme verändert sich mit dem Wachstum von Kehlkopf und Stimmlippen. Bei Mädchen sinkt die Stimme in der Pubertät um etwa eine Terz oder Quint, bei Jungen um eine Oktav (Stimmbruch, Mutation). Auch später verändert sich die Stimme durch hormonelle Einflüsse (z. B. Schwangerschaft, Menopause). Im höheren Alter nimmt die Spannung der Stimmlippen ab (Vox senilis).

5.3 Untersuchung

Inspektion und Palpation: Zu achten gilt es auf Lage, Form und Beweglichkeit des Larynx. Beim Schlucken steigt der Kehlkopf zusammen mit der Schilddrüse nach oben. Bei der Palpation ist es hilfreich, wenn der Kopf leicht nach vorn geneigt ist, da so über eine geminderte Faszienspannung eine bessere Verschieblichkeit erreicht wird.

Indirekte Laryngoskopie:

- **klassische indirekte Laryngoskopie:** Der Patient sitzt aufrecht dem Arzt gegenüber. Dieser zieht vorsichtig die Zunge des Patienten nach vorne und hält sie mit einem Mullläppchen fest. Die Oberlippe wird mit dem Zeigefinger angehoben. Dann führt er einen Spiegel bis an die Uvula, wobei Berührungen am Zungengrund und an der Rachenhinterwand möglichst vermieden werden sollten (→ Würgereflex). Um die Larynxfunktion zu prüfen, bittet man den Patienten, einzuatmen (Respirationsstellung) und dann „Hi" zu sagen (Phonationsstellung). Bei der Respirationsstellung weichen die Stimmlippen auseinander, bei der Phonationsstellung rücken sie zusammen. Das Bild, das der Arzt erhält, ist ein Spiegelbild (d. h., das „Stimmlippen-V" in Respirationsstellung steht auf dem „Kopf").
- **Lupenlaryngoskopie, Abb. 5.1:** weitverbreitete Untersuchung mit einem starren Lupenlaryngoskop, die sich insbesondere zur Beurteilung der Beweglichkeit der Stimmlippen und von morphologischen Veränderungen eignet. Das Bild ist nicht spiegelverkehrt (Stimm-

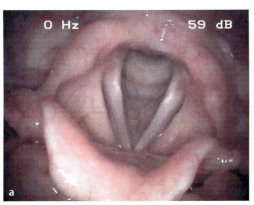
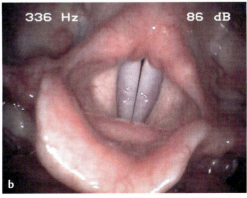

Abb. 5.1 **Lupenlaryngoskopie. a** Respirationsstellung. **b** Phonationsstellung. (aus Behrbohm/Kaschke, Nawka, Kurzlehrbuch HNO, Thieme, 2009)

lippen bilden ein „V" in Respirationsstellung) und wird über eine Kamera an einen Bildschirm übertragen. Eine lokale Betäubung ist nicht erforderlich. Außerdem können Biopsien leichter entnommen werden.
- **flexible Endoskopie:** indiziert bei ausgeprägtem Würgereiz oder bei gleichzeitig notwendiger Tracheoskopie. Beurteilen lässt sich zudem die Beweglichkeit des Gaumensegels (Patient sagt „kakaka") und der Hypopharynx. Schlechtere Qualität als bei starren Optiken.

Direkte Laryngoskopie (Mikrolaryngoskopie): In Vollnarkose bzw. unter Injektorbeatmung wird ein beleuchtetes, starres Rohr zum Larynx vorgeschoben. Anschließend können mikroskopisch feine Stimmlippenveränderungen und die passive Beweglichkeit der Aryknorpel untersucht sowie mikrochirurgische Abtragungen vorgenommen werden.

Stroboskopie: Mit der Stroboskopie können **Stimmlippenbewegungen während der Phonation** sichtbar gemacht und damit insbesondere funktionelle Stimmstörungen nachgewiesen werden. Dazu verwendet man ein Gerät, das Lichtblitze erzeugt, und synchronisiert die Schwingungen der Stimmlippen mit den Lichtblitzen. Sind Blitz- und Stimmlippenfrequenz genau gleich, entsteht ein scheinbar stehendes Bild. Ist die Stimmlippenfrequenz größer als die Blitzfrequenz, gewinnt man den Eindruck einer langsamen Bewegung. Beurteilt werden
- Symmetrie und Ablauf der Stimmlippenbewegungen
- Schwingungsamplitude
- Randkantenverschiebung (Verschiebung der lockeren Schleimhaut über dem Reinke-Raum)
- Glottisschluss.

5.4 Notfallmaßnahmen

5.4.1 Tracheotomie

Indikationen zur Tracheotomie sind:
- **Verlegung der Atemwege** in der oberen Luftröhre oder im Kehlkopf, z. B. kongenitale Anomalien, laryngotracheale Stenosen, Ödeme, Kehlkopftrauma, Tumoren, beidseitige Rekurrensparese
- **Langzeitintubation**
- zentrale **Atemstörungen**
- **Bewusstlosigkeit** und Lungenerkrankungen, zur Verbesserung der Bronchialtoilette
- **postoperativ** zur Atemwegssicherung.

Bei Kindern sollte die Indikation sehr streng gestellt werden (Schonen der Trachealknorpel).

Durchführung: Man unterscheidet zwischen einer elektiven und einer Notfalltracheotomie:
- **elektive Tracheotomie:** Durchführung in Intubationsnarkose oder in Lokalanästhesie und Sedierung, Hautinzision quer unterhalb des Ringknorpels, Längsspaltung der Halsmuskeln in der Mittellinie, Durchtrennen oder Verlagerung des Schilddrüsenisthmus nach unten, Inzision der Trachea zwischen dem 2. und 4. Trachealring, sorgfältige Blutstillung (Cave: Aspirationen), Vernähen des Trachealknorpels mit dem Hautrand und Einführen einer passenden Trachealkanüle.

- **Notfalltracheotomie:** Bei rekliniertem Kopf wird die Trachea ohne Präparation eröffnet und ein Beatmungstubus eingeführt. Anschließend ist die inzidierte Haut mit den Strukturen der geöffneten Trachealwand zu vernähen.

Komplikationen können intra- oder postoperativ auftreten. Typische Komplikationen sind Blutungen, Verletzung des Ringknorpels, Aspirationen, Pneumothorax, Kreislaufstillstand, versehentliche Dekanülierung oder Fehlplatzierung, Hautemphysem, Wundinfektionen, Fistelbildungen oder eine Trachealstenose.

5.4.2 Koniotomie

Synonym: Cricothyreoidotomie

Indikation: Lebensbedrohliche Notfallsituation mit akuter Dyspnoe und drohendem Ersticken.

Durchführung: Man überstreckt den Kopf des Patienten, tastet den vorstehenden Ringknorpel und eröffnet die Haut zwischen Schild- und Ringknorpel. Anschließend durchtrennt man das Lig. cricothyreoideum (Lig. conicum) quer. Wichtig ist, dass das Instrument das Lumen so lange offenhält (Messer aufrecht stellen), bis ein „Platz-

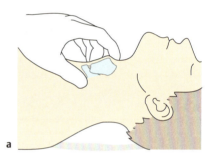

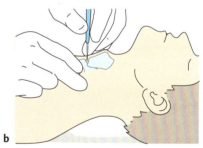

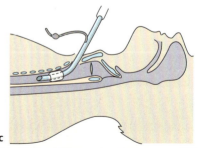

Abb. 5.2 Durchführung einer Koniotomie. a Aufsuchen des Spaltes zwischen Schild- und Ringknorpel. **b** Inzision der Haut und des Ligamentum conicum. **c** Einführen des Tubus. (aus Secchi, Ziegenfuß, Checkliste Notfallmedizin, Thieme, 2009)

halter" (Tubus) in die Luftröhre eingeführt wird. Im Anschluss muss der Patient unbedingt mit einer Tracheotomie versorgt werden, da die Gefahr der Verletzung des Ringknorpels und damit einer intralaryngealen Stenoseentwicklung besteht.

5.5 Fehlbildungen

Fehlbildungen der Trachea entstehen in der 4.–6. Embryonalwoche. Oft sind diese mit Anomalien der Speiseröhre vergesellschaftet. Häufig besteht eine ösophagotracheale Fistel. Fehlbildungen von Larynx und Trachea sind insgesamt selten. Beispiele hierfür sind Aplasie und Atresie (weitgehend nichtlebensfähige Neugeborene), Segelbildung, Stenosen, Laryngo-/Tracheomalazie, Laryngo-/Tracheozelen oder Epiglottisfehlbildungen.

Durch Atemwegsverlegung kommt es zu in- und exspiratorischem Stridor, einer verstärkten Atemarbeit, Keuchatmung und Zyanose.

5.5.1 Laryngozele

DEFINITION Angeborene oder erworbene Aussackung des Sinus Morgagni.

Man unterscheidet die innere Laryngozele mit Vorwölbung des Taschenbandes von der äußeren Laryngozele, bei der die Vorwölbung außen am Hals sichtbar wird. Klinisch kommt es v. a. bei der inneren Form zu Heiserkeit und Dyspnoe.

5.5.2 Laryngomalazie

Abnorme Weichheit von Epiglottis und den Aryknorpeln, die meist vorübergehend und harmlos ist. Auch die Trachea kann betroffen sein (Tracheomalazie). Bei der Inspiration werden die weichen Strukturen in die Glottis gesaugt. Klinisch zeigen die Neugeborenen einen inspiratorischen Stridor (**Stridor congenitus**), der sich oft in Bauchlage bessert. Die Diagnose wird laryngoskopisch gestellt: verkürzte aryepiglottische Falten, die nach ventral aufeinander zulaufen. In der Regel ist keine Behandlung notwendig und man kann zuwarten, bis sich das Kehlkopfskelett verfestigt (innerhalb der ersten 2 Lebensjahre). Ist eine Behandlung erforderlich, wird eine Supraglottoplastik durchgeführt.

MERKE Die Laryngomalazie ist die häufigste Ursache für einen angeborenen inspiratorischen Stridor.

5.5.3 Kongenitale Stenosen

Einteilung und Ätiologie:
- **kongenitale glottische Stenose:** Entweder besteht eine komplette (Glottisatresie) oder nur eine partielle Stenose. Letztere aufgrund einer inkompletten Rekanalisierung der Lamina epithelialis (sog. Diaphragma laryngis, Glottissegel)
- **kongenitale subglottische Stenose:** Ursächlich sind eine Reifungsstörung des Ringknorpels (harte Stenose) oder verdicktes Bindegewebe (weiche Stenose).

Klinik: Leitsymptome der **glottischen Stenose** sind ein **inspiratorischer Stridor** unterschiedlichen Ausmaßes und eine heisere, tonlose (**aphone**) Stimme. Bei Glottisatresie kommt es direkt nach der Geburt zu vergeblichen Atembewegungen, Apnoe und Zyanose (→ sofortige Tracheotomie!).

Bei einer **subglottischen Stenose** besteht ein fixierter (lageunabhängiger) inspiratorischer Stridor, der ebenfalls abhängig vom Ausmaß der Lumeneinengung unterschiedlich ausgeprägt ist.

Diagnostik: Im Vordergrund steht die Laryngoskopie. Das Glottissegel wird oft zufällig bei einer Kehlkopfuntersuchung oder im Rahmen einer Intubationsnarkose auffällig.

Therapie: Eine Atresie erfordert eine umgehende lebensrettende **Tracheotomie**. Ausgeprägte Stenosen sollten aufgrund der Atemnot kurzfristig nach der Geburt operativ behoben werden.

Ein Glottissegel kann mittels **Mikrolaryngoskopie** durchtrennt werden. Um erneuten Gewebeverwachsungen vorzubeugen, kann ein Platzhalter (Keel) zwischen beide Stimmlippen eingesetzt werden. Erweiternde Maßnahmen können entweder endoskopisch oder offen rekonstruktiv von außen erfolgen.

5.6 Entzündliche Erkrankungen des Larynx

5.6.1 Laryngitis acuta

DEFINITION Zumeist **viral** bedingte Kehlkopfentzündung, die im Rahmen von Infekten des oberen Respirationstrakts auftritt.

Ätiopathogenese: Die akute Laryngitis entsteht meist auf dem Boden deszendierender Erkrankungen der oberen Atemwege und ist vorwiegend **viraler Genese** (z. B. Influenzaviren). Seltener sind Bakterien ursächlich; in erster Linie handelt es sich um bakterielle Superinfektionen. Weitere Auslöser sind übermäßige Stimmbelastung, trockene, raue Luft, chemische Noxen (z. B. Dämpfe), Allergien oder eine Tonsillitis.

Klinik: Leitsymptom der akuten Laryngitis ist die **Heiserkeit**. Eventuell treten auch trockener unproduktiver Husten, eine tiefe Stimme oder Tonlosigkeit und ggf. Dyspnoe auf. Schlucken und Sprechen sind zumeist schmerzhaft.

Diagnostik: Inspektorisch erkennt man **gerötete Stimmlippen**, die ödematös verdickt und mit zähem Schleim bedeckt sein können (katarrhalische Laryngitis). Bei schweren Verläufen zeigen sich außerdem Auflagerungen von weißlichen Fibrinbelägen (**Abb. 5.3**) und stroboskopisch eine aufgehobene phonatorische Beweglichkeit der Stimmlippen (fibrinöse/interstitielle Laryngitis).

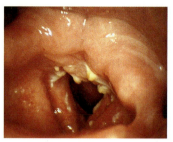

Abb. 5.3 Akute Laryngitis. Die Stimmlippen sind gerötet, verdickt und zeigen Fibrinauflagerungen. (aus Arnold, Ganzer, Checkliste HNO, Thieme, 2011)

Therapie: Die Stimme sollte geschont und Noxen (z. B. Alkohol, Rauchen, kalte Getränke) und trockene Luft vermieden werden. Weiterhin finden Inhalationen (ätherische Öle) und Sekretolytika Anwendung. Medikamentös helfen Antitussiva (bei Husten), NSAR (Schmerzen) und ggf. Antibiotika (bakterielle Superinfektion).

Laryngitis subglottica (Pseudokrupp, Krupp-Syndrom)

> **DEFINITION** Die Laryngitis subglottica ist eine akute stenosierende Verlaufsform, die insbesondere Kleinkinder betrifft und mit einer subglottischen Weichteilschwellung einhergeht.

Epidemiologie und Ätiologie: Die akute subglottische Laryngitis tritt meist im Frühjahr und Herbst auf. Der Altersgipfel liegt zwischen dem 6. Lebensmonat und dem 5. Lebensjahr. Haupterreger sind Parainfluenza- (70 %), RS- (10 %) sowie Influenza-, Masern- und Adenoviren.

Klinik und Diagnostik: Typisch sind der v. a. nachts auftretende **trockene und bellende Husten** und der **inspiratorische Stridor**, der zur **akuten Atemnot** führen kann. Eventuell besteht meist leichtes Fieber. Der Verlauf ist meist milder als bei der Epiglottitis (s. u.). In der Laryngoskopie erkennt man eine blasse subglottische Schwellung und leicht gerötete Stimmlippen; im Verlauf können Borken entstehen. Greift die Entzündung auf die Trachea über (akute **Laryngotracheitis**), bilden sich fibrinöse Beläge aus, was zur Verlegung der tieferen Atemwege und zusätzlich zum exspiratorischen Stridor führt.

Differenzialdiagnosen: Differenzialdiagnostisch ausgeschlossen werden muss ein echter Krupp (s. Infektionserkrankungen [S.A520]), ein spasmodischer Krupp (s. Pädiatrie [S.B578]), eine akute Epiglottitis sowie eine Fremdkörperaspiration. Zu den Differenzialdiagnosen des Stridors s. auch Leitsymptome [S.C76].

Therapie: Die Therapie richtet sich nach dem Schweregrad der Erkrankung. Bei **leichter Symptomatik** ohne Stridor reicht eine Behandlung mit Anfeuchtung der Atemluft und ausreichender Flüssigkeitszufuhr. Bei **schwerer Symptomatik** (Stridor) sollten die Kinder umgehend in die nächste Klinik eingewiesen werden. Pharmakotherapeutisch sind hoch dosierte **Steroide** (p. o. oder alternativ rektal) oder Inhalationen mit **Epinephrinaerosol** angezeigt. Drohen die Kinder zu ersticken, ist eine Intubation (möglichst schleimhautschonend) oder Tracheotomie (v. a. bei stenosierender Laryngotracheitis) notwendig.

5.6.2 Akute Epiglottitis

Synonym: Laryngitis supraglottica

> **DEFINITION** Die akute Epiglottitis ist eine bakteriell bedingte Entzündung des Rachenraums und des Kehlkopfeingangs.

Epidemiologie und Ätiologie: Die Epiglottitis tritt bevorzugt im Kindesalter zwischen dem **2. und 8. Lebensjahr** unabhängig von der Jahreszeit auf. Die Entzündung wird hauptsächlich durch **Haemophilus influenzae** Typ B sowie durch Streptococcus pneumoniae und β-hämolysierende Streptokokken hervorgerufen.

Die Inzidenz ist aufgrund der empfohlenen Schutzimpfung gegen Haemophilus influenzae Typ B ab dem 3. Lebensmonat rückläufig.

Klinik: Die Erkrankung beginnt **plötzlich** mit **hohem Fieber**, lautem inspiratorischem **Stridor** und **Atemnot**. Begleitend bestehen Schluckschmerzen, eine kloßige Sprache und Hypersalivation. Inspiratorisch lassen sich zunehmende Einziehungen zwischen den Rippen und am Jugulum nachweisen.

Komplikationen: Es besteht die Gefahr einer Atemwegsverlegung des Kehlkopfeingangs mit **Erstickungstod** (5–10 % Letalität). Außerdem können sich an der Epiglottiskuppe Abszesse ausbilden.

Diagnostik: Die Rachenhinterwand ist hochrot und der Kehlkopfdeckel stark geschwollen und ödematös. Abszesse imponieren gelblich. Die Inspektion sollte jedoch unterbleiben, da Manipulationen zum plötzlichen Atemstillstand führen können. Wenn überhaupt, darf der Larynx nur in Intubations- und Reanimationsbereitschaft inspiziert werden. In > 50 % d.F. kommt es zu einer Bakteriämie. Im Blutbild zeigt sich eine Leukozytose mit Linksverschiebung.

> **MERKE** Die Inspektion sollte unterbleiben → Gefahr eines Atemstillstandes.

Differenzialdiagnose von akuten Larynxödemen: Weitere Ursachen eines Larynx- (bzw. Epiglottis-)Ödems sind toxisch-allergisch bedingt (Insektenstiche, Nahrungsmittel, Medikamente), Traumen, Infektionen, ein Quincke-Ödem, eine infizierte Retentionszyste, Z. n. Radiatio bei Larynxkarzinom oder eine obere Einflussstauung.

Therapie und Prognose: Eine rasche, adäquate Therapie ist lebensrettend:
- sitzender Transport in die Klinik in Intubationsbereitschaft

- Gabe von O_2 und Steroiden sowie Anwendung eines Epinephrinverneblers
- frühe Intubation bei schwerer Dyspnoe (meist für 1–3 Tage)
- Antibiotika: Cephalosporine der 3. Generation (i. v. bei ausgeprägen Schluckschmerzen).

Rezidive sind selten.

5.6.3 Chronische unspezifische Laryngitis

Epidemiologie: Vorwiegend sind Männer zwischen 50 und 60 Jahren betroffen.

Ätiopathogenese:
- Folge einer akuten Laryngitis
- gastroösophagealer Reflux (→ Auslöser der Laryngitis posterior)
- fortgeleitete Infektionen (Tracheitis, Bronchitis)
- inhalative Noxen (z. B. Rauchen, Stäube)
- behinderte Nasenatmung
- stark beanspruchte Stimme.

Die chronische Reizeinwirkung führt zu einem verdickten Epithel, zur Hyperplasie der Schleimdrüsen und zu einem Ödem in der Submukosa (chronisch hyperplastische Laryngitis). Seltener entsteht eine chronische Laryngitis sicca.

Klinik: Eine wechselnde Heiserkeit, geringe Stimmbelastbarkeit, Räusperzwang, Reizhusten sowie abgesenkte Stimmlage, Trockenheits- und Globusgefühl sind typische Symptome.

Diagnostik: In der Laryngoskopie lassen sich unspezifische Befunde wie eine gerötete, glatte Schleimhaut und ggf. Leukoplakien feststellen. Bei V. a. Refluxlaryngitis sollte ein gastroösophagealer Reflux abgeklärt werden (s. Verdauungssystem [S.A232]).

Therapie: Stimme schonen, inhalative Noxen meiden, Herdsanierung, Inhalationen mit Wasserdampf, Sekretolytika und ggf. Antibiotika. Therapieresistente Laryngitiden sind langfristig zu kontrollieren und histologisch abzuklären.

5.6.4 Kontaktgranulom

Synonym: Kontaktulkus

Bei **chronischer Über- oder Fehlbelastung** der Stimme entstehen durch Zusammenschlagen der Processus vocales der Aryknorpel **Kontaktulzera**. Das gegenüberliegende Epithel ist verdickt. Im Verlauf können sich z. T. ausgedehnte **Granulationen** ausbilden (Abb. 5.4). Ein gastroösophagealer Reflux begünstigt eine solche Läsion. Betroffen sind überwiegend Männer. Klinisch imponieren Heiserkeit, Globusgefühl und Halsschmerzen. Differenzialdiagnostisch muss ein Malignom ausgeschlossen werden. **Therapeutische** Maßnahmen umfassen: Stimmschonung, Abtragung des Granuloms (bei Stimmstörung), Behandlung eines eventuellen gastroösophagealen Reflux und Logopädie.

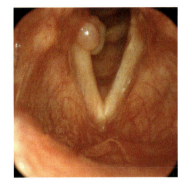

Abb. 5.4 **Kontaktgranulom.** (aus Arnold, Ganzer, Checkliste HNO, Thieme, 2011)

5.6.5 Fremdkörperaspiration

Epidemiologie: Der Häufigkeitsgipfel liegt zwischen dem 1. und 3. Lebensjahr, wobei Jungen etwa doppelt so häufig betroffen sind.

Ätiopathogenese: Kleinkinder aspirieren oft in tiefere Luftwege, während dies ein rechtzeitiger reflektorischer Glottisschluss bei Erwachsenen verhindert. Häufige Fremdkörper sind kleine Spielzeugteile, Erdnüsse, Obstkerne, nicht ausreichend gekaute Nahrungsbestandteile oder Tabletten. Aufgrund des Neigungswinkels sind Fremdkörperaspirationen häufiger im **rechten** als im linken **Hauptbronchus** zu finden.

Klinik: Hustenattacken, akute Atemnot, Tachypnoe, evtl. **Zyanose** und Schmerzen. Außerdem können ein inspiratorischer **Stridor** (bei Fremdkörper in den oberen Atemwegen), Rasselgeräusche sowie pathologische Atemmuster (thorakoabdominale Schaukelatmung) bestehen. Zeichen der **Dyspnoe** sind Nasenflügeln, ein nach hinten geneigter Kopf, juguläre Einziehungen und der vermehrte Einsatz der Atemhilfsmuskulatur. Bleibt ein Fremdkörper in der Trachea, kann es zu Entzündungen mit Sekretstau und weiteren pulmonalen Komplikationen kommen. Die Patienten sind zudem meist ängstlich und gestresst. Im weiteren Verlauf können aufgrund der zunehmenden, Hypoxie Bewusstseinsstörungen auftreten (Somnolenz, Koma).

Diagnostik und Therapie:
- plötzliche Anamnese
- Perkussion und Auskulation
- Röntgen-Thorax-Aufnahme: bei röntgendichten Fremdkörpern
- Endoskopie (starres Bronchoskop) in Allgemeinnarkose und Fremdkörperentfernung.

Differenzialdiagnosen: Oft kann eine Fremdkörperaspiration diagnostische Schwierigkeiten verursachen. Differenzialdiagnostische Krankheitsbilder sind:
- akute obstruktive Bronchitis
- Asthma bronchiale
- Epiglottitis
- virales Krupp-Syndrom.

5.7 Benigne Kehlkopftumoren

5.7.1 Stimmlippenknötchen

Synonym: Schreiknötchen, Sängerknötchen

Epidemiologie: Betroffen sind v. a. Personen mit Gesangs- („Sängerknoten") oder Sprechberufen. Schreiknötchen finden sich bei Kindern, die viel schreien.

Ätiopathogenese: Aufgrund einer überbeanspruchten Stimme oder einer falschen Sing- oder Sprechtechnik entwickelt sich auf beiden Stimmlippen eine umschriebene **Bindegewebsverdickung** mit submukösem Ödem. Bei höheren Stimmfrequenzen schlagen die Stimmlippen häufiger zusammen und können eher zu Läsionen führen. Die fibroepitheliale Verdickung befindet sich jeweils an den **korrespondierenden Stellen beider Stimmlippen am Übergang vom vorderen zum mittleren Drittel**, da dort die größte Schwingungsamplitude und damit die größte Belastung vorherrscht. Der Glottisschluss ist nurmehr insuffizient (Abb. 5.5).

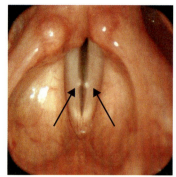

Abb. 5.5 Stimmlippenknötchen. (aus Arnold, Ganzer, Checkliste HNO, Thieme, 2011)

Klinik: Leitsymptome sind zunehmende Heiserkeit und Diplophonie.

Diagnostik und Differenzialdiagnosen: Die Diagnose wird mittels indirekter Laryngoskopie und Stroboskopie gestellt. Abzugrenzen sind Rheumaknötchen, Polypen oder Zysten.

Therapie: Im Vordergrund stehen die Stimmschonung sowie Logopädie zum Erlernen einer richtigen Stimmtechnik. Eventuell mikrochirurgische Exzision bei größeren Knötchen bzw. mangelndem Erfolg der konservativen Maßnahmen.

5.7.2 Stimmlippenpolyp

Es handelt sich um eine entzündliche umschrieben-polypöse Schleimhauthyperplasie, die infolge mechanischer Reize (z. B. Stimmüberlastung) auftritt und durch chronische Entzündungen sowie Rauchen begünstigt wird. Stimmlippenpolypen treten i. d. R. **einseitig** (DD: Stimmlippenknötchen) und an der Stelle mit der größten Belastung, also am Übergang vom vorderen zum mittleren Stimmlippendrittel, auf (Abb. 5.6). Die Patienten haben eine heisere und raue Stimme, die bei hohen und leisen Tönen versagt. Bei frei flottierenden Tumoren wechselt die Heiserkeit. In der **Laryngoskopie** imponieren die Polypen als entweder breitbasig aufsitzende oder gestielte, grau-rötliche Tumoren. Stimmlippenpolypen werden bevorzugt mittels direkter Laryngoskopie mikrochirurgisch abgetragen.

5.7.3 Reinke-Ödem

> **DEFINITION** Subepitheliales Ödem der Stimmlippen in der Lamina propria, zwischen dem glottischen Epithel und dem darunterliegenden Bindegewebe des Ligamentum vocale (Reinke-Raum).

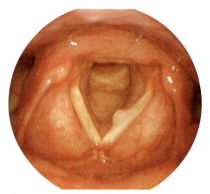

Abb. 5.6 Stimmlippenpolyp. (aus Probst, Grevers, Iro, Hals-Nasen-Ohren-Heilkunde, Thieme, 2008)

Epidemiologie: Frauen sind deutlich häufiger betroffen als Männer. Der Häufigkeitsgipfel liegt zwischen dem 40. und 60. Lebensjahr.

Ätiopathogenese: Als Ursache der Flüssigkeitsansammlung nimmt man eine lokale Lymphabflussstörung an. Prädisponierend sind Stimmüberlastung, Rauchen und andere inhalative Noxen. Das Reinke-Ödem tritt typisch im Verlauf einer **chronisch-hyperplastischen Laryngitis** auf. Es kann auch aus Stimmlippenknötchen hervorgehen.

Klinik: Die Stimme fällt mit einem charakteristischen tiefen rauen Klang auf (sog. **Whisky-Stimme**) und ist im Verlauf nur mehr vermindert belastbar. Weiterhin bestehen Heiserkeit und Räusperzwang.

Diagnostik: In der **Laryngoskopie** lässt sich eine glasige ödematöse Schwellung in Stimmlippenhöhe mit glatter Oberfläche nachweisen (Abb. 5.7). Die verdickten freien Stimmlippenränder können beim Atmen in der Glottis flottieren.

Differenzialdiagnosen: Andere Ödemursachen wie ein toxisches oder allergisches Ödem, ein Ödem nach Radiotherapie oder ein Myxödem müssen abgegrenzt werden.

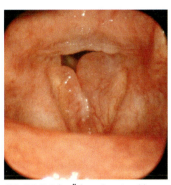

Abb. 5.7 **Reinke-Ödem.** (aus Arnold, Ganzer, Checkliste HNO, Thieme, 2011)

Therapie: Im Vordergrund steht das Meiden auslösender Noxen (v. a. **Nikotinkarenz!**). Im Anfangsstadium können **konservative Maßnahmen** zur Schleimhautabschwellung (Glukokortikoide, Antiphlogistika) und eine **logopädische Behandlung** versucht werden. Jedes größere Ödem mit Funktionseinschränkungen sollte **operativ** behandelt werden. Dabei wird die Schleimhaut inzidiert und das Ödem sehr vorsichtig mikrochirurgisch abgetragen. Wichtig ist es, die Stimmbänder zu schonen, da es bei zu starken Abtragungen zu irreversiblen Vernarbungen, schlussinsuffizienter Glottis und Stimmverschlechterung kommt. Insbesondere bei beidseitigen Ödemen sollte der Eingriff zweizeitig durchgeführt werden, um Synechien an der vorderen Kommissur zu vermeiden. Postoperativ ist eine Logopädie angezeigt.

5.7.4 Papillome

Epidemiologie und Ätiologie: Papillome werden durch humane Papillomaviren (v. a. HPV Typ 6 und 11) verursacht. Bei Kindern treten sie bevorzugt zwischen dem 2. und 4. Lebensjahr auf und sind häufig multipel (**juvenile Papillomatose**). Im Erwachsenenalter sind Papillome meist solitär und vorrangig bei Männern zu finden.

Klinik: Heiserkeit und zunehmender inspiratorischer Stridor.

Diagnostik: Die Papillome imponieren **laryngoskopisch** als exophytische, rot-glasige (himbeerartige) Veränderungen beider Stimmlippen, die sich auch auf weitere Strukturen von Larynx und Trachea ausbreiten können.

Vor allem bei der **adulten Form** besteht eine Tendenz zur malignen Entartung, daher sind regelmäßige Kontrolluntersuchungen mit histologischer Beurteilung erforderlich.

Therapie: Methode der Wahl ist die **schonende Resektion**, ggf. Entfernung mittels CO_2-Laser oder Shaver (**Cave:** Stimmlippen dabei nicht verletzen). Unter Umständen kann eine Tracheotomie notwendig werden, wenn Papillome das Lumen verlegen. Zusätzlich kann auch mit Interferon oder einem Virostatikum behandelt werden. Rezidive sind häufig. Zur Therapie von Papillomen s. auch Dermatologie [S. B716].

5.8 Larynxkarzinom

Epidemiologie: Das Larynxkarzinom ist das häufigste Malignom im Kopf-Hals-Bereich. Die jährliche Inzidenz beträgt in Mitteleuropa 8/100 000. Männern sind 5–10-mal häufiger betroffen und erkranken überwiegend im Alter zwischen 55 und 65 Jahren.

Ätiopathogenese: Risikofaktoren sind Tabakrauch, hochprozentiger Alkohol, berufliche Noxen (z. B. Ruß, Teer, Asbest), ionisierende Strahlen sowie eine chronische Laryngitis, Leukoplakie, Epitheldysplasien oder eine Papillomatose.

Histologie: In 95 % d.F. handelt es sich um verhornende oder unverhornende **Plattenepithelkarzinome**. Eine Sonderform ist das verruköse Karzinom. Selten sind andere Malignome wie Adenokarzinome, undifferenzierte Karzinome, Sarkome, Lymphome oder Metastasen.

Lokalisation und Klinik: Die Lokalisation der Tumoren ist für die Prognose entscheidend, da die Karzinome je nach Tumorsitz unterschiedlich früh klinisch auffällig werden und metastasieren. Die Metastasierung erfolgt in erster Linie in die regionalen Lymphknoten. Metachrone Zweitkarzinome treten infolge der chronischen Noxeneinwirkung überwiegend im Bereich der oberen Atemwege, Speiseröhre sowie in der Lunge auf.

Man unterscheidet folgende Lokalisationen:
- **supraglottische Karzinome**: Sie sind prognostisch ungünstig, da es erst relativ spät, wenn der Tumor die Stimmbänder befällt, zur Heiserkeit kommt und die Tumoren früh metastasieren. Die initialen Beschwerden (z. B. Dysphagie) sind wenig typisch. Sie finden sich im Bereich von laryngealer Epiglottis, aryepiglottischen Falten, Taschenfalten oder Ventriculus laryngis.
- **Glottiskarzinome** (am häufigsten): bessere Prognose. Wegen der früh auftretenden, progredienten Heiserkeit kann die Diagnose rechtzeitig gestellt werden. Außerdem finden sich in der Glottisregion nur wenige Lymphgefäße, sodass die Tumoren spät metastasieren. Auftreten im Bereich der Stimmlippen sowie an der vorderen und hinteren Kommissur.
- **subglottische Karzinome**: frühe Metastasierung mit schlechter Prognose.

Zeichen einer fortgeschrittenen Erkrankung sind Schluckschmerzen, Schmerzausstrahlung ins Ohr, Dyspnoe, Hämoptoe oder Foetor ex ore.

Diagnostik:
- Palpation von Larynx, Halsweichteilen und den regionalen Lymphknoten
- **Lupenlaryngoskopie und Stroboskopie** mit Beurteilung der Schwingungsfähigkeit der Stimmbänder: Befunde, die auf ein Karzinom hindeuten, sind der Verlust der typischen Stimmlippenkonfiguration und eine veränderte Oberfläche, ein Verschmelzen der Stimmlippen mit Strukturen in der Umgebung, ein Übergreifen über die Kommissur zur Gegenseite und eine aufgehobene Randkantenverschiebung in der Stroboskopie.

Tab. 5.1 Tumorklassifikation glottischer Larynxkarzinome

Kategorie	Merkmale
Tis	Carcinoma in situ
T1	T1: Der Tumor ist auf die Stimmlippe begrenzt (vordere oder hintere Kommissur), die respiratorische Stimmlippenbeweglichkeit ist erhalten (Abb. 5.8). T1a: Der Tumor ist auf eine Stimmlippe begrenzt. T1b: Der Tumor befällt beide Stimmlippen, die phonatorische Stimmlippenbeweglichkeit ist aufgehoben (= aufgehobene Randkantenverschiebung)
T2	Tumorausbreitung auf Supraglottis und/oder Subglottis und/oder ein Tumor mit eingeschränkter Stimmlippenbeweglichkeit
T3	Tumor auf Larynx begrenzt, Stimmlippen fixiert und/oder Invasion von Postkrikoidregion und/oder Präepiglottis und/oder des paraglottischen Raums mit geringgradiger Schildknorpelerosion (innerer Kortex)
T4	Tumor infiltriert • T4a: Schildknorpel, Trachea, Halsweichteile (inklusive äußerer Zungenmuskulatur und gerader Halsmuskulatur), Schilddrüse, Ösophagus • T4b: Prävertebralraum, Mediastinum, A. carotis interna.

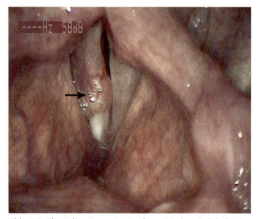

Abb. 5.8 Glottiskarzinom im Stadium T1. (aus Behrbohm/Kaschke, Nawka, Kurzlehrbuch HNO, Thieme, 2009)

- **Mikrolaryngoskopie** mit Gewebeentnahme: Beurteilung der Tumorausdehnung und Infiltrationstiefe
- **Panendoskopie**: zum Ausschluss/Nachweis von Zweittumoren
- **CT/MRT**
- **Sonografie der Halsweichteile.**

Die Stadien des Larynxkarzinoms werden anhand der TNM-Klassifikation eingeteilt. Für die häufigste Form, die glottischen Stimmlippenkarzinome, ist die Klassifikation in Tab. 5.1 dargestellt.

Therapie: Therapie der Wahl ist die chirurgische Tumorentfernung. Art und Ausmaß der Resektion sind abhängig von der Lokalisation und dem Tumorstadium:
- bei **Epitheldysplasien** oder einem **Carcinoma in situ**: Dekortikation einer Stimmlippe
- bei Glottiskarzinom **T1**: teilweise oder komplette Entfernung eines Stimmbandes (Chordektomie)
- Bei **lokal begrenzten Tumoren** kann eine kehlkopferhaltende Teilresektion entweder endolaryngeal mikrolaryngoskopisch oder von außen durchgeführt werden. Hierzu zählt z. B. die frontoanteriore Teilresektion bei Tumoren der vorderen Kommissur mit symmetrischem Befall der Stimmlippen (T1b, T2).
- In den Tumorstadien **T3 und T4** und insbesondere auch bei subglottischen Karzinomen wird häufig eine Laryngektomie notwendig.
- **Neck Dissection**: indiziert bei höheren Tumorstadien und insbesondere bei supra- und subglottischen Karzinomen; bei kleinen Glottiskarzinom meist nicht notwendig.

Ebenfalls in Abhängigkeit vom Tumorstadium und der Lokalisation wird eine postoperative Strahlen- oder Radiochemotherapie angeschlossen. Bei Inoperabilität kann auch eine palliative Radio- bzw. Radio-/Chemotherapie erfolgen.

Nach einer Laryngektomie sind Rehabilitationsmaßnahmen zum Stimmersatz erforderlich.

Stimmrehabilitation:
- **Ösophagusersatzstimme:** Sie funktioniert durch Hochrülpsen von geschluckter Luft und kann nur für kurze Zeit aufrechterhalten werden, da dann wieder neue Luft in den Ösophagus gebracht werden muss.
- **Stimmventile:** Zwischen Trachea und Ösophagus wird ein künstlicher Shunt gelegt, über den die Luft aus der Lunge in die Speiseröhre gelangt und dort die Schleimhaut in Schwingung versetzt. Dazu muss das Tracheostoma vom Patienten oder durch ein Ventil verschlossen werden.
- **elektronischer Tongenerator:** Dieser wird gegen den äußeren Hals gedrückt und versetzt die Luft im Ansatzrohr in Schwingung. Die Stimme ist monoton und robotermäßig.

5.9 Trachealtumoren

Primäre Tumoren der Trachea sind selten; zu den benignen Tumoren zählen beispielsweise Adenome, Chondrome, Papillome, Osteochondrome oder Lipome. Die häufigsten malignen Trachealtumoren entstehen durch sekundäre Ausbreitung von Tumoren aus der Umgebung (z. B. Schilddrüse, Larynx), seltener sind primäre Plattenepithelkarzinome.

5.10 Stimmlippenlähmungen

Ursächlich sein können neurogene, myogene oder arthrogene Faktoren. Myogene Lähmungen entstehen durch eine direkte Schädigung der Kehlkopfmuskeln (z. B. Entzündungen), arthrogene Lähmungen durch eine Ankylose des Aryknorpels (z. B. nach Langzeitintubation, chronische Polyarthritis, persistierende Rekurrensparese). Neurogene Lähmungen können supranukleär (z. B. Pseudobulbärparalyse, amyotrophe Lateralsklerose), nukleär (z. B. Wallenbergsyndrom, Bulbärparalyse) oder am häufigsten infranukleär (peripherer Nerv betroffen) verursacht sein.

5.10 Stimmlippenlähmungen

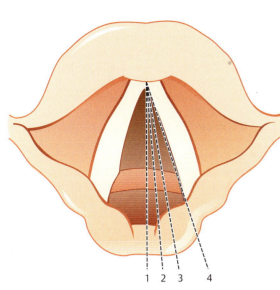

Abb. 5.9 **Positionen der Stimmlippen.** 1 Median- oder Phonationsstellung (physiologisch), 2 Paramedianstellung (Rekurrensläsion), 3 Intermediärstellung (Vagusläsion), 4 Respirations- oder Lateralstellung (physiologisch). (aus Behrbohm et al., Kurzlehrbuch HNO, Thieme, 2012)

5.10.1 Neurogene (periphere) Störungen

Leitsymptom bei **einseitiger Stimmlippenparese** ist Heiserkeit. Bei **bilateraler Stimmlippenlähmung** besteht Dyspnoe. Die Stimmlippenstellung lässt vermuten, welcher Nerv geschädigt ist, ein sicherer Rückschluss ist aber nicht möglich (**Abb. 5.9**). Median- und Lateralstellung sind physiologisch (**Phonations- und Respirationsstellung**). Eine **Paramedianstellung** (= die gelähmte Stimmlippe wird in die Mittellinie gezogen) weist auf eine Rekurrensparese, eine **Intermediärstellung** (= Mittelstellung zwischen Phonation und Respiration) auf eine Vagusschädigung.

Rekurrensparesen

Ätiologie: Zu den häufigen Ursachen zählen:
- **iatrogene Eingriffe**, z. B. Strumektomie, intrathorakale Eingriffe (linker N. recurrens!)
- idiopathisch
- Nervenkompression durch Tumoren von Larynx, Trachea, Mediastinum oder Schilddrüse oder durch andere mediastinale Raumforderungen (z. B. Aortenaneurysma, Sarkoidose, Lymphknotenmetastasen)
- Neuritis: viral (z. B. Herpes- oder Influenzaviren), toxisch (z. B. Alkohol, Blei), rheumatologische Erkrankungen
- diabetische Polyneuropathie.

Klinik: Die Rekurrensparese tritt häufig **einseitig** auf und geht klinisch mit **Heiserkeit** einher. Bei der **beidseitigen** Rekurrensparese leiden die Patienten an **Atemnot und inspiratorischem Stridor**, da die Stimmlippenschließer überwiegen und die Glottis fast geschlossen bleibt. Die Stimmqualität ist gut.

Bleibt die einseitige Parese länger bestehen, tritt eine Muskelatrophie ein. Dadurch kommt es zur Exkavation der Stimmlippe mit Aryknorpelvorfall (Kadaverstellung) und die Stimme verschlechtert sich.

Diagnostik: Die betroffenen Stimmlippen stehen bei Respiration meist in **Paramedianstellung** still. Um die Ursache der Parese abzuklären, müssen die Funktion der übrigen kaudalen Hirnnerven, die Rachenreflexe und der Hals (Palpation, Sonografie) untersucht sowie eine EMG durchgeführt (DD Aryknorpelluxation) und eine CT/MRT-Aufnahme von Hals und Thorax angefertigt werden.

Therapie: Die einseitige Rekurrensparese wird **logopädisch behandelt**, evtl. kann auch eine Elektrostimulation versucht werden. Persistiert die Heiserkeit, ist ein **operativer Eingriff** angezeigt, bei dem man das gelähmte Stimmband nach medial verlagert und dort fixiert (Medialisierung oder Thyroplastik). Eventuell kann auch eine Augmentation der gelähmten Stimmlippe durch eine endoskopische Injektion versucht werden.

Bei beidseitiger Läsion kann oft eine Tracheotomie erforderlich werden. Bei länger bestehender Lähmung ist eine Erweiterung der Glottis angezeigt. Dabei wird die Stimmlippe entweder endolaryngeal oder von außen lateral fixiert oder der Aryknorpel und Teile der Stimmlippe abgetragen.

Den **Operationszeitpunkt** wählt man abhängig vom Zustand des N. recurrens: früh, wenn der Nerv im Rahmen eines chirurgischen Eingriffs komplett durchtrennt wurde, und nach 6–12 Monaten, wenn seine Kontinuität erhalten blieb (Spontanheilungsrate). Danach ist meist keine spontane Besserung der Heiserkeit mehr zu erwarten.

Je größer der Glottisspalt, desto besser ist zwar die Atmung, zugleich verliert jedoch die Stimme an Qualität.

Paresen des N. laryngeus superior

Epidemiologie: Isolierte Läsionen des N. laryngeus superior sind selten.

Ätiopathogenese: operative Eingriffe an Schilddrüse und Kehlkopf.

Klinik: Eine einseitige Lähmung des M. cricothyroideus bleibt i. d. R. motorisch symptomlos. Heiserkeit, Stimmschwäche und ein Verlust der hohen Töne können auftreten.

Diagnostik: In der Laryngoskopie sind eine **verminderte Stimmlippenspannung** der betroffenen Seite sowie ein **unvollständiger Glottisschluss** erkennbar.

Sind der **N. laryngeus superior et inferior geschädigt**, sind sowohl die äußeren als auch die inneren Kehlkopfmuskeln gelähmt, sodass sich die Stimmlippe in **Intermediärstellung** – also zwischen Respirations- und Phonationsstellung – befindet.

Therapie: Versucht werden können eine logopädische Therapie und Schlucktraining.

Paresen des N. vagus

Epidemiologie: Isolierte Läsionen des N. vagus kommen selten vor.

Ätiopathogenese: bei der Vagusparese können intramedulläre von extramedullären Ursachen abgegrenzt werden:
- **intramedullär:** z. B. Arnold-Chiari- und Dandy-Walker-Syndrom, Syringobulbie, Myelomeningozele, Klippel-Feil-Syndrom, Vaguskernaplasie, Poliomyelitis, Herpes zoster, Guillain-Barré-Syndrom, Diphtherie, Tabes dorsalis, Durchblutungsstörungen, Angiome, Wallenberg-Syndrom, Hirnstamm- und Ventrikeltumoren, multiple Sklerose
- **extramedullär:** Paragangliom, Schädelbasisfraktur, Neurinom, Trauma, iatrogen (Lokalanästhesie, Neck Dissection).

Klinik: bei einseitiger Parese Heiserkeit, bei beidseitiger Läsion Dyspnoe.

Diagnostik: Bei der Lupenlaryngoskopie zeigt sich anfangs eine unbewegliche Stimmlippe in Intermediärstellung.

Therapie: Siehe Rekurrensparese.

5.11 Verletzungen von Larynx und Trachea

5.11.1 Äußere Verletzungen

Hauptursächlich für laryngeale Verletzungen sind frontal einwirkende Kräfte und **stumpfe Traumen** (Handkantenschlag, Strangulation, Aufprall). Diese können nicht nur zu Frakturen von Schild- bzw. Ringknorpel führen, sondern aufgrund von Ödemen, Hämatomen, Stimmlippenverletzungen oder Rekurrensparesen unmittelbar eine lebensbedrohliche Atemwegsobstruktion hervorrufen. Selten kommt es nach einem stumpfen Trauma zu einem Einriss oder gar Komplettabriss des Larynx. Aufgrund der noch weichen Strukturen wird der Kehlkopf bei Kindern seltener verletzt.

Im Vordergrund steht die **Sicherung der Atemwege**, am besten mittels Tracheotomie. Leichte Verletzungen können meist konservativ behandelt werden (z. B. Antibiotika, Kortison, Eiskrawatte), bei ausgedehnteren Läsionen muss operiert werden.

5.11.2 Innere Verletzungen

Bedingt durch die Schutzreflexe sind innere laryngotracheale Verletzungen relativ selten. Ursächlich sind:
- **thermische** Wirkung wie Verbrühungen oder Verbrennungen (Getränke/Speisen, Luft/Gase, Inhalationstrauma, Laserbehandlung)
- **chemische** Stoffe (Verätzungen z. B. durch Reinigungsmittel, Inhalationstrauma)
- **mechanische** Einwirkungen (Fremdkörper, Intubation, Endoskopie).

Intubationsschäden: Intubationsgranulome entstehen insbesondere im Bereich der Processus vocales der Aryknorpel infolge des starken Drucks des Tubus. Typischerweise klagen die Patienten einige Wochen nach der Extubation über zunehmende Heiserkeit. In der Laryngoskopie erkennt man gerötete Polypen an den Proc. vocales. Intubationsgranulome können sich nach einigen Wochen von selbst zurückbilden, müssen allerdings bei Persistenz gelegentlich auch mikrolaryngoskopisch abgetragen werden.

Bei **Langzeitintubation** kommt es zu subglottischen Stenose und Schleimhautulzera im Bereich der Aryknorpel. In weiterer Folge bildet sich Narbengewebe, wodurch das Tracheallumen eingeengt und die Stimmlippen in ihrer Beweglichkeit eingeschränkt werden können.

> **MERKE** Um Intubationsschäden zu vermeiden, immer die korrekte Tubusgröße verwenden (s. Anästhesie [S.B75]) und bei längerer Dauer frühzeitig eine Tracheotomie anstreben.

5.12 Stimmstörungen

5.12.1 Organische Dysphonien

Organische Dysphonien sind auf Erkrankungen des Larynx wie Fehlbildungen, Entzündungen, Tumoren, Traumen oder Stimmlippenlähmungen zurückzuführen.

5.12.2 Funktionelle Dysphonien

> **DEFINITION** Die funktionelle Dysphonie ist auf einen fehlerhaften Gebrauch der am Sprechen beteiligten Muskulatur zurückzuführen, ohne dass primär organische Veränderungen vorliegen.

Die Ursache ist multifaktoriell:
- **konstitutionell:** anlagebedingte Schwachstellen der Sprachorgane, eingeschränkte auditive Wahrnehmung
- **habituell:** erlernter Fehlgebrauch funktioneller Sprachabläufe
- **belastungsbedingt:** durch starken Über- oder Untergebrauch bzw. Anstrengung der Stimme
- **psychogen:** z. B. im Rahmen von Ängsten, Depressionen, Überlastungsreaktionen.

Man unterscheidet prinzipiell 3 Arten von Stimmstörungen:
- **hyperfunktionelle Stimmstörung** mit erhöhter Sprechanstrengung und Muskelkontraktion. Sekundär können sich organische Veränderungen zeigen (Stimmlippenknötchen [S.B784]). Die Stimme klingt rau und ist nur gering modulationsfähig. Die Laryngoskopie zeigt einen inkompletten Glottisschluss. Bei der Stroboskopie finden sich oft eine verminderte Schwingungsamplitude und Randkantenverschiebung.
- **hypofunktionelle Stimmstörung:** niedriger Muskeltonus nach langer Stimmbelastung oder bei mangelhafter Kommuniktion. Die Stimme ist kraftlos und gehaucht.

Stroboskopisch erkennt man einen insuffizienten Glottisschluss sowie eine gesteigerte Amplitude mit vermehrtem Randkantenschluss.
- **psychogene Aphonie:** nur noch Flüstersprache möglich, Husten und Lachen sind jedoch normal. Diskrepanz zwischen Stimmstörung und laryngoskopischem Befund.

Therapie: Logopädie, Behandlung sekundärer organischer Veränderungen (z. B. operative Entfernung von Stimmlippenknötchen) sowie Ergotherapie bei Kindern. Psychogene Störungen sollten so rasch wie möglich behandelt werden, anschließend evtl. Psychotherapie.

5.12.3 Mutationsstimmstörungen

> **DEFINITION** Stimmstörung während des Stimmbruchs (Mutation).

Man unterscheidet folgende Formen:
- Mutatio prolongata: verlängerter Mutationsverlauf
- Mutatio larvata: unvollständiger Mutationsverlauf
- Mutatio praecox: unphysiologisch verfrühter Mutationsverlauf
- Mutationsfistelstimme: kindliche Stimme trotz zunehmender Kehlkopfgröße.

Ursächlich sind psychische, hormonelle und funktionelle Faktoren. Insbesondere Knaben mit verfrüht eintretender Mutation sollten endokrinologisch untersucht werden.

5.12.4 Hormonell bedingte Stimmstörungen

Ursächlich sind exogen zugeführte Hormone (z. B. Anabolika, orale Kontrazeptiva) sowie physiologische (Ovarialzyklus, Schwangerschaft, Menopause) oder pathologische (z. B. Hypothyreose, Morbus Addison) hormonelle Einflüsse. Frauen sind häufiger betroffen. In tiefer Stimmlage klingt die Stimme rau und brüchig. Meist ist ein Verlust der Singstimme zu bemerken.

5.13 Sprach- und Sprechstörungen

5.13.1 Verzögerte Sprachentwicklung

> **DEFINITION** Von einer Sprachentwicklungsstörung spricht man, wenn Kinder im 2.–3. Lebensjahr entweder noch gar nicht oder nicht mehr als 3–4 Wörter sprechen können.

Ätiologie:
- Hörstörungen wie Schwerhörigkeit, Taubheit, akustische Agnosie
- Sprachschwäche in der Familie
- psychosoziale Einflüsse wie mangelnde Sprachanregung (z. B. Verwahrlosung), Mehrsprachigkeit
- Fehlbildungen (z. B. Lippen-Kiefer-Gaumen-Spalte)
- hirnorganische Ursachen und geistige Behinderung.

Formen und Klinik: Grundsätzlich wird zwischen der expressiven (v. a. Störung des Sprachausdrucks) und rezeptiven (v. a. Störung des Sprachverständnisses) Sprachentwicklungsstörung unterschieden.

Bei der **expressiven Sprachentwicklungsstörung** fallen die Betroffenen durch Schwierigkeiten mit der Wortwahl, ein eingeschränktes Vokabular, viele grammatikalische Fehler, Dys- und Agrammatismus und Störung der Syntax auf. Der Umgang mit Gleichaltrigen fällt den Kindern häufig schwer, nicht selten wird die Störung von emotionalen Veränderungen und der Gefahr einer sozialen Isolation begleitet.

Bei einer **rezeptiven Sprachentwicklungsstörung** (Worttaubheit) liegt das Sprachverständnis deutlich unter dem altersentsprechenden Niveau. Sie geht praktisch immer mit einer expressiven Sprachentwicklungsstörung einher. Typische Symptome sind die fehlende Reaktion auf vertraute Namen (1. Lebensjahr) oder einfache Alltagsanweisungen (2. Lebensjahr).

Diagnostik:
- Sozialanamnese
- Beurteilung der sprachlichen und nichtsprachlichen Entwicklung des Kindes (s. Pädiatrie [S. B474])
- Hörprüfung
- sprachspezifische Diagnostik (z. B. Spontansprache, Verständnis, Grammatik, Merkfähigkeit, Artikulation, Wortschatz).

Therapie: individuelle logopädische Behandlung unter Einbeziehung der Eltern.

5.13.2 Näseln

Synonym: Rhinophonie

> **DEFINITION** Sprachstörung infolge Veränderungen der oberen Resonanzräume (Nase, Nasen-Rachen-Raum).

Einteilung: Je nach Klang unterscheidet man zwischen:
- **Rhinophonia clausa** (geschlossenes Näseln): verminderte Resonanz in der Nase. Die Patienten klingen „verschnupft". Meist organisch bedingt (z. B. Adenoide).
- **Rhinophonia aperta** (offenes Näseln): gesteigerte Resonanz in der Nase; Ursachen:
  - organisch: Verbindung zwischen Mund-/Rachen- und Nasen-/Nebenhöhlenraum (z. B. Lippen-Kiefer-Gaumen-Spalte, hypoplastisches oder gelähmtes Gaumensegel)
  - funktionell
- **Rhinophonia mixta**.

Diagnostik:
- Anamnese
- HNO-Status
- Spiegelprobe: Niederschlag bei Luftaustritt aus der Nase
- „A"-„I"-Probe: nasal klingende Vokalklangveränderung beim offenen Näseln

- Wangenaufblasversuch bei herausgestreckter Zunge zur Abklärung einer organischen Ursache für das offene Näseln
- Inspektion: Kulissenphänomen?

Therapie: Behandlung der Ursache und Logopädie.

5.13.3 Stammeln

Synonym: Dyslalie

Beim Stammeln können bestimmte Laute oder Lautverbindungen (häufig Konsonanten) nicht richtig ausgeformt werden; sie werden fehlgeleitet, ersetzt oder ausgelassen. Häufig sind **Sigmatismus** (Lispeln), **Asigmatismus** (der Laut „S" kann nicht gebildet werden und wird ausgelassen oder ersetzt), **Gamma-** oder **Lambdazismus** (die Bildung des „G"- bzw. „L"-Lauts ist gestört). Wenn 1 Laut betroffen ist, spricht man von isoliertem, bei 1–3 Lauten von partiellem, bei >4 Lauten von multiplem Stammeln. Eine universelle Dyslalie besteht, wenn nahezu alle Laute falsch gebildet werden.

Stammeln ist zwischen dem 2. und 4. Lebensjahr physiologisch. Von einer therapiebedürftigen Störung sollte daher erst bei einer **Persistenz** über das **vollendete 4. Lebensjahr** hinaus gesprochen werden. Mögliche Ursachen sind Hörstörungen, Nachahmung fehlerhafter Laute (→ Kinder lernen sprechen, indem sie Bezugspersonen nachahmen), Gewöhnung an einen einmal falsch erlernten Laut, Dysarthrie oder mangelnde Feinmotorik (z. B. bei Makroglossie).

5.13.4 Redeflussstörungen

Die Ursache von Redeflussstörungen ist unklar.

Poltern (Tachyphemie): Poltern beschreibt einen **gestörten Sprechablauf**, der durch einen **überstürzten**, hastigen oder fahrigen **Redefluss** zu einer verwaschenen Artikulation und Veränderung ganzer Wörter führt. Zwischen dem 1. und 3. Lebensjahr ist Poltern physiologisch. Später tritt es häufig gemeinsam mit einer Sprachentwicklungsstörung oder bei Personen mit impulsiven Persönlichkeitszügen auf. Therapie: langsames Sprechen.

Stottern (Balbutismus): Kennzeichen des Stotterns ist eine **Störung des Redeflusses**. Es können 2 Formen unterschieden werden, die auch kombiniert auftreten können:
- **tonisches Stottern:** Verlängerung des Anlauts; typisch ist das Pressen, das sich in der ganzen Gesichtsmuskulatur widerspiegelt.
- **klonisches Stottern:** Wiederholungen von Lauten, Silben oder einzelnen Wörtern.

Die Betroffenen empfinden die Diskrepanz zwischen Mitteilungsbedürfnis und -möglichkeiten als quälend. Stottern beginnt i. d. R. im Vorschulalter, **Jungen** sind deutlich häufiger betroffen als Mädchen. Das sog. Entwicklungsstottern tritt auf, wenn die Kinder beginnen, erste kurze Sätze zu sprechen, und ist physiologisch.

Therapie: Logopädie, Psychotherapie, Verhaltenstherapie, Atem- und Entspannungsübungen.

6 Nase, Nasennebenhöhlen und Gesicht

6.1 Anatomie

Äußere und innere Nase: Die Nase besteht aus einem knöchernen und einem knorpeligen Anteil. Der **knöcherne Anteil** besteht aus dem Proc. frontalis der Maxilla, aus der Spina nasalis des Stirnbeins und aus den beiden Nasenbeinen. Das **knorpelige Gerüst** setzt sich aus den beiden Dreiecksknorpeln und dem Nasenspitzenknorpel, der Nasensteg und -flügel bildet und somit das Nasenloch formt, zusammen. Der Nasenvorhof enthält Talgdrüsen und Haare und endet an der Nasenklappe, die die engste Stelle der Nase darstellt. Die Nasenscheidewand (**Septum nasi**) besteht dorsal aus knöchernen (Vomer, Lamina perpendicularis des Siebbeins) und ventral aus knorpeligen Anteilen. Sie trennt die Nase in die 2 Nasenhaupthöhlen, die im hinteren Teil über die Choanen in den Nasopharynx münden. An der lateralen Nasenwand befinden sich die 3 **Nasenmuscheln**, unter denen die **Ausführungsgänge** der Nebenhöhlen in die entsprechenden Nasengänge münden:

- Unter der oberen Muschel münden die hinteren Siebbeinzellen, dahinter der Ausführungsgang des Sinus sphenoidalis.
- Unter der mittleren Muschel münden der Ductus nasofrontalis (aus der Stirnhöhle) und der Abfluss aus dem Sinus maxillaris in den Hiatus semilunaris.
- Unter der unteren Muschel mündet der Ductus nasolacrimalis (Tränengang).

Nach unten werden die Nasenhöhlen vom harten Gaumen, nach oben von der Lamina cribrosa begrenzt.

Die **Versorgung** der äußeren Nase erfolgt über die A. et V. facialis sowie die A. et V. ophthalmica. Der venöse Abfluss steht mit dem Sinus cavernosus in Verbindung (→ Gefahr der Infektionsausbreitung!). Die innere Nase wird oberhalb des mittleren Nasengangs durch die A. ethmoidalis (anterior und posterior), unterhalb durch die A. sphenopalatina (aus der A. maxillaris) versorgt. Beide Stromgebiete anastomosieren im vorderen Septumbereich zum Locus Kiesselbachi. Sensibel wird die Nase (bzw. Nasenschleimhaut) vom N. maxillaris innerviert, sekretorisch durch das Ganglion pterygopalatinum.

Tab. 6.1 Nasennebenhöhlen und ihre Begrenzungen

Nasennebenhöhle	Begrenzung
Sinus maxillaris (= Kieferhöhle)	• mediale Wand: laterale Wand der Nasenhaupthöhle • untere Wand: Kieferhöhlenboden und Recessus alveolaris • hintere Wand: Fossa pterygopalatina • obere Wand: Orbitaboden
Cellulae ethmoidales (= Siebbeinzellen)	• mediale Wand: laterale Wand der Nasenhaupthöhle (oberer Teil) • laterale Wand: Lamina papyracea (→ Cave: sehr dünn → Durchbruch in die Orbita!) • untere Wand: Kieferhöhle • hintere Wand: Keilbeinhöhle • obere Wand: Siebbeindach, Lamina cribrosa, Schädelbasis (→ Cave: Durchbruch in das Schädelinnere!)
Sinus frontalis (= Stirnhöhle)	• untere Wand: Orbitadach • hintere Wand: vordere Schädelbasis (→ Cave: Durchbruch in das Schädelinnere!)
Sinus sphenoidalis (= Keilbeinhöhle)	• laterale Wand: Nähe zu Canalis opticus, A. carotis interna, Hirnnerven II–VI • untere Wand: Rachendach • hintere Wand: Klivus • obere Wand: Sella turcica, Hypophyse

Nasennebenhöhlen (Sinus paranasales): Die Nasennebenhöhlen (NNH) sind mit Luft gefüllt und stehen mit der Nasenhaupthöhle über ihre Ostien in Verbindung. Die einzige NNH, die bereits ab der Geburt vorhanden sind, sind die Siebbeinzellen (Cellulae etmoidales). Die anatomischen Verhältnisse der Nasennebenhöhlen sind besonders wichtig und spielen bei der Ausbreitung von Infektionen eine große Rolle (**Tab. 6.1**). Alle NNH sind mit Flimmerepithel ausgekleidet.

6.2 Physiologie

Funktionen der Nase:
- Geruchssinn: Die Riechzellen (bipolare Nervenzellen) befinden sich in der Schleimhaut des kranialen Septumanteils und reichen lateral bis zum Bereich der mittleren Nasenmuschel. Die Filae olfactoriae ziehen durch die Lamina cribrosa und dann als N. olfactorius weiter zum Bulbus olfactorius
- Anfeuchtung, Erwärmung und Reinigung der Atemluft
- Schutzfunktion: mechanische und Immunabwehr
- Klangbildung.

6.3 Untersuchung

Anamnese: Vorrangig sollten Fragen nach den typischen Symptomen wie einer behinderten Nasenatmung, Sekretion aus der Nase (Nasenfremdkörper?), Kopfschmerzen, gestörten Geruchswahrnehmung und bekannten Allergien gestellt werden.

Inspektion und Palpation: Inspektion der äußeren (Entzündungszeichen, Fehlstellungen usw.) und inneren Nase (s. u.), Prüfung der Hirnnervenaustrittspunkte, bei Frakturverdacht vorsichtige systemische Palpation.

Vordere und hintere Rhinoskopie: Bei der vorderen Rhinoskopie wird die Nasenhaupthöhle mit einem Nasenspekulum untersucht. Zuerst hält der Patient seinen Kopf waagrecht; danach beugt er den Kopf zurück, damit in den mittleren Nasengang besser eingesehen werden kann. Bei der hinteren Rhinoskopie führt man einen kleinen Spiegel zur Rachenhinterwand und beurteilt so die Choanen sowie den Nasopharynx.

Endoskopie: Wichtigste Untersuchungsmethode. Zuerst wird der untere, dann der mittlere Nasengang, anschließend der Nasenrachen inspiziert.

Weitere Untersuchungsmethoden:
- Riechprüfung: s. Neurologie [S. B963]
- Prüfung der Luftdurchgängigkeit der Nase
  - Rhinomanometrie: zur Objektivierung einer subjektiv behinderten Nasenatmung; oft durchgeführt als aktive anteriore Rhinomanometrie mit abschwellenden Nasentropfen
  - akustische Rhinomanometrie: zur Darstellung der Nasengeometrie. Gemessen werden die Reflexionen eines akustischen Signals in der Nasenhöhle.
- Allergietests: s. Immunsystem und rheumatologische Erkrankungen [S. A448]
- bildgebende Verfahren:
  - konventionelle Röntgendiagnostik: standardmäßig und insbesondere bei Entzündungen und Mittelgesichtsfrakturen
  - CT: indiziert bei chronischen NNH-Entzündungen, frontobasalen Frakturen, Tumoren und Fehlbildungen
  - MRT: bei Weichteilbeteiligung, zur Beurteilung der Ausdehnung von Tumoren, bei Kindern wegen der fehlenden Strahlenbelastung
  - Sonografie: v. a. zur Verlaufskontrolle und bei Kindern.

6.4 Fehlbildungen

6.4.1 Choanalatresie

DEFINITION Vollständiger Verschluss einer (häufiger) oder beider Choanen. Bei einem unvollständigen Verschluss spricht man von einer Choanalstenose.

Epidemiologie und Ätiologie: Auftreten bei etwa 1:5000–10000 Neugeborenen. In 90 % d.F. besteht ein knöcherner Verschluss, in 10 % eine membranöse Atresie.

Klinik: Eine **beidseitige Choanalatresie** führt bei Neugeborenen zu einer **lebensbedrohlichen** Situation, da diese durch die Nase atmen, aber so keine Luft bekommen. Es kommt zu Erstickungsanfällen und zur Zyanose. Die Zyanose bessert sich beim Schreien, weil die Neugeborenen dann durch den Mund atmen (**paradoxe Zyanose**). Das Trinken fällt schwer, da immer wieder Atempausen eingelegt werden müssen (→ normalerweise atmen und trinken Neugeborene gleichzeitig). Bei einer **einseitigen Atresie** fehlt die Nasenatmung auf der betroffenen Seite,

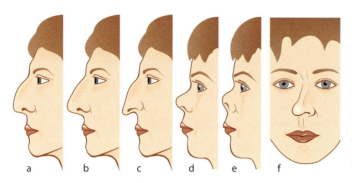

Abb. 6.1 **Formfehler der Nase. a** Höckernase. **b** Überprojizierte Nase. **c** Hängende Nasenspitze. **d** Sattelnase. **e** Kurznase. **f** Schiefnase. (aus Behrbohm/Kaschke, Nawka, Kurzlehrbuch HNO, Thieme, 2009)

außerdem kommt es zu einer Rhinorrhö und livid geschwollenen Nasenmuscheln.

Die Choanalatresie kann in Kombination mit anderen Fehlbildungen auftreten (CHARGE-Syndrom, s. Pädiatrie [S. B518]).

Diagnostik: Zum Ausschluss bei Neugeborenen sollten beide Nasenhaupthöhlen nach der Geburt mittels Absaugkatheter sondiert werden. Weitere diagnostische Methoden sind die Postrhinoskopie (in Narkose), Endoskopie, Pollitzerballon oder in unklaren Fällen auch CT.

Therapie: Bei beidseitiger Choanalatresie werden die Neugeborenen **sofort intubiert** und anschließend der **Verschluss perforiert**; gleichzeitig kann ein Platzhalter eingesetzt werden. Endgültig operiert werden die Säuglinge dann in den ersten Lebenswochen/-monaten. Bei einseitiger Choanalatresie kann mit der Operation zugewartet werden, bis die anatomischen Strukturen vollständig entwickelt sind.

6.4.2 Frontobasale Dysraphien

DEFINITION Frontobasale Dysraphien sind angeborene Verschlussstörungen der vorderen Schädelbasis.

Hierzu gehören:
- **Nasenrückenfisteln**: Sie können blind enden oder Verbindung zum Liquorraum haben (→ Gefahr von aszendierender Infektion, Liquorrhö)
- **Nasendermoid**: zystische Vorwölbungen entlang der Nasenmittellinie
- **Zephalozelen**: entweder als pulsierende Raumforderungen, oft mit breitem Nasenrücken und Hypertelorismus, oder als basale Raumforderung mit Behinderung der Nasenatmung (DD: Polypen).

Das Gangsystem einer Nasenrückenfistel muss vollständig exzidiert und ggf. mit einer Duraplastik gedeckt werden. Auch eine Zephalozele muss abgetragen und mittels Duraplastik versorgt werden. Ggf. müssen Korrekturen weiterer Fehlbildungen vorgenommen werden.

6.5 Septumdeviation

DEFINITION Abweichungen der Nasenscheidewand von der Median-Sagittal-Stellung.

Ätiologie und Epidemiologie: Eine Septumdeviation kann angeboren oder traumatisch erworben sein (z. B. Nasen- oder Gesichtsfrakturen). Formveränderungen kommen mit > 90 % nahezu bei jedem Menschen vor.

Klinik: Bei leichter Ausprägung sind Septumanomalien meist asymptomatisch und weisen keinen Krankheitswert auf. Bei starken Formveränderungen bestehen eine (meist auf einer Seite stärker) behinderte Nasenatmung, Schnarchen, Störungen des Geruchssinns sowie auch Epistaxis, Kopfschmerzen, trockene Schleimhäute oder rezidivierende Sinusitiden.

Diagnostik:
- Inspektion und Palpation
- anteriore Rhinoskopie und Endoskopie: Subluxation des Septums, Deviation, Spornbildung
- Rhinomanometrie: zur Objektivierung der behinderten Nasenatmung.

Therapie: Die **Septumplastik** ist grundsätzlich bei einer symptomatischen Septumdeviation angezeigt. Dabei werden knorpelige und knöcherne Anteile getrennt, Sporn- und Bodenleisten entfernt und das Septum in Medianebene spannungsfrei refixiert. Vor Abschluss des Wachstums (< 16 Jahren) ist die Indikation sehr streng zu stellen. Der Eingriff wird meist mit einer Verkleinerung und/oder Lateralisation der unteren Nasenmuschel oder von hyperplastischen Muschelanteilen verbunden.
Bei einem traumatischen Septumhämatom wird die Septumschleimhaut inzidiert, der Knorpel, wenn er nekrotisch ist, abgetragen und die Nase anschließend tamponiert.

6.5.1 Formfehler der äußeren Nase

Man unterscheidet angeborene von erworbenen (posttraumatisch, postoperativ) sowie knöcherne von knorpeligen Formfehlern (**Abb. 6.1**). Therapie der Wahl ist die (Septo-)Rhinoplastik, die oft nicht nur aus rein ästhetischen, sondern auch aus funktionellen Gründen indiziert ist.

6.6 Nasenbluten (Epistaxis)

Siehe Leitsymptome [S. C136].

6.7 Entzündliche Erkrankungen der Nase und der Nasennebenhöhlen

6.7.1 Rhinitis

Akute Rhinitis (Schnupfen, common cold)

Ätiologie: Virale Infektion mit Rhino- und Koronaviren (fast 50 %), außerdem Influenza- und Adenoviren. Die Inkubationszeit beträgt 3–7 Tage. Äußere Faktoren wie eine Unterkühlung führen zu erhöhter Anfälligkeit.

Klinik: Auf ein trockenes Vorstadium mit gestörtem Allgemeinbefinden (Abgeschlagenheit, Fieber, Kopfschmerz) und Symptomen im Nasen-Rachen-Raum (Brennen, Wundgefühl) folgt ein katarrhalisches Stadium mit gesteigerter wässrig-seröser Sekretion und Behinderung der Nasenatmung. Bei bakterieller Besiedlung ist der Schleim mukös-putride und gelb-grünlich verfärbt.

Therapie: Die akute Rhinitis ist nach ca. einer Woche meist **selbstlimitierend**. Symptomatisch können Nasentropfen zur Schleimhautabschwellung und Nasenspülungen mit physiologischer Kochsalzlösung verordnet werden. Abschwellende Nasentropfen wie z. B. Xylometazolin dürfen nicht zu lange angewendet werden, da es nach dem Absetzen wieder zur reaktiven Schleimhautschwellung und Rhinitis medicamentosa kommen kann. Unterstützend wirken auch Kamilledampfinhalation, Kopflichtbäder und Rotlichtbehandlungen. Bei bakterieller Entzündung oder ausbleibendem Therapieerfolg sollte ein Antibiotikum (z. B. Penicillin, Makrolide) verschrieben werden.

Chronische Rhinitis

Besteht Schnupfen länger als 3 Monate, spricht man von einer chronischen Rhinitis.

Formen: Die **chronisch unspezifische Rhinitis** geht auf eine zunehmende Schleimhautschädigung infolge rezidivierender akuter Rhinitiden zurück, kann aber auch Ausdruck anatomischer Veränderungen des Nasen-Rachen-Raumes (z. B. Septumdeviation, Polypen, Adenoide, Wegener-Granulomatose) oder Folge äußerer Einflüsse (z. B. Extremtemperaturen, Schadstoffe) sein.

Zu den **spezifischen Formen** zählen z. B. Erkrankungen wie die Syphilis, Tuberkulose, Sarkoidose, das Rhinosklerom (→ ausgelöst durch Klebsiella pneumoniae; in den Subtropen endemisch), die Leishmaniose, die Aktinomykose oder die Aspergillose.

Klinik: Symptome sind Nasenatmungsbehinderung, muköse, eitrige oder blutige Sekretion bzw. auch trockene Schleimhaut, Räusperzwang, gelegentliche Heiserkeit, Foetor, Borkenbildung. Eine Kombination aus Borkenauflagerungen, blutig-nekrotisierender Rhinitis und Chondritis mit Septumperforation ist typisch für eine Wegener-Granulomatose.

Diagnostik: Bei der **Wegener-Granulomatose** (s. auch Immunsystem und rheumatologische Erkrankungen [S. A488]) können serologisch antineutrophile zytoplasmatische Antikörper (ANCA) nachgewiesen werden. Die Biopsie der Nasenschleimhaut zeigt histiozytäre und epitheloidzellige Knoten mit mehrkernigen Riesenzellen und eosinophilen Granulozyten sowie eine granulomatöse Vaskulitis.

Therapie: Behandlung der zugrunde liegenden Erkrankung. Symptomatische Therapie führt nur zur vorübergehenden Linderung.

Allergische Rhinitis

> **DEFINITION** IgE-vermittelte Sofortreaktion auf körperfremde Stoffe (v. a. Pollen) mit nasaler Hyperreaktivität.

Die Anzahl an Erkrankungen ist in den letzten Jahren deutlich gestiegen. Die allergische Rhinitis kann **saisonal** (**Heuschnupfen**) oder **ganzjährig** auftreten. Beim Heuschnupfen liegt i. d. R. eine Überempfindlichkeitsreaktion auf Pollen von Bäumen, Gräsern oder Sträuchern, bei der ganzjährigen Form eher auf Hausstaubmilben, Schimmelpilze oder Tierhaare zugrunde. Klinisch stehen Niesattacken, wässrige Nasensekretionen und Juckreiz (Nase, Begleitkonjunktivitis) im Vordergrund. Eine Allergenkarenz ist anzustreben, jedoch oftmals unmöglich, sodass Allergiker i. d. R. mit einer medikamentösen Stufentherapie behandelt werden:

- leichte Beschwerden: topische Applikation (Nasenspray, Augentropfen) oder orales H_1-Antihistaminikum der 3. Generation wie Levocetirizin
- stärkere Beschwerden: orales Antihistaminikum plus lokale Glukokortikoide wie Fluticason
- starke nasale Reaktion: kurzfristig abschwellende Nasentropfen (α-Sympathomimetika), spezifische Immuntherapie (Hyposensibilisierung).

Näheres zu Typ-I-Allergien s. Immunsystem und rheumatologische Erkrankungen [S. C163].

Weitere Rhinitisformen

Atrophische Rhinitis (Ozaena): Die Ursache der **primär** atrophischen Rhinitis ist unklar. **Sekundäre** Formen treten auf bei Abusus von Nasentropfen bzw. Drogen oder ausgedehnten chirurgischen Eingriffen. Die Nasenschleimhaut ist **borkig verkrustet** und trocken. Sekundär kann es zu einer mikrobiellen Besiedelung und einem fötid-**stinkenden Geruch** aus der Nase kommen, der allerdings vom Patienten selbst nicht wahrgenommen wird. Außerdem können die Patienten auch über **Kopfschmerzen** klagen. Die Therapie basiert auf konservativen Maßnahmen wie Nasenspülung mit physiologischer Kochsalzlösung, weichen Nasensalben zur Aufweichung der Krusten sowie Sekretolyse (Cave: keine abschwellenden Nasentropfen!). Bei starker Ausprägung kann evtl. eine chirurgische Verkleinerung der Nasenhaupthöhle erforderlich werden.

Vasomotorische Rhinitis (unspezifische nasale Hyperreaktivität): Die vasomotorische Rhinitis erklärt man sich durch eine gestörte Tonusregulierung der Schleimhautgefäße. Ursächlich sein können starke Temperaturwechsel, Sonnenlicht, heiße Flüssigkeiten und Stress. Therapeutisch helfen Kneipp-Kuren, Antihistaminika sowie topische Steroide.

Rhinopathia gravidarum: Östrogenbedingte Schleimhautschwellung während der Schwangerschaft.

Rhinitis medicamentosa: Neben einer längerfristigen Einnahme von abschwellenden Nasentropfen können auch andere Pharmaka wie ACE-Hemmer, β-Blocker oder orale Kontrazeptiva zu einer Rhinitis führen.

Idiopathische Rhinitis: Ausschlussdiagnose.

6.7.2 Entzündliche Erkrankungen der Nasennebenhöhlen

Sinusitis

> **DEFINITION** Entzündung der Nasennebenhöhlenschleimhaut aufgrund von Abfluss- oder Ventilationsstörungen. Sind alle Nebenhöhlen betroffen, spricht man von **Pansinusitis**. Dauert die Sinusitis länger als 3 Monate an, handelt es sich um eine **chronische Sinusitis**.

Ätiopathogenese: In der Regel ist die Sinusitis Folge bzw. Begleiterkrankung einer **Nasenschleimhautentzündung** (rhinogene Sinusitis oder Rhinosinusitis). Neben den viralen Erregern der akuten Rhinitis sind häufig auch Bakterien wie Strepto- bzw. Staphylokokken oder Haemophilus influenzae ursächlich. Selten ist eine Sinusitis auf Erkrankungen der Zähne (z. B. Zahnwurzelentzündungen) zurückzuführen.

Nicht jede akute Rhinitis geht aber auch klinisch mit einer Sinusitis einher. Die Entwicklung einer Sinusitis wird begünstigt durch **anatomische Verhältnisse** (z. B. verschwollene Ostien), **Begleitumstände** (z. B. Eindringen von Wasser → Badesinusitis, Luftdruckänderungen → Barosinusitis), **Immunschwäche** und die **Virulenz** der Erreger.

Bei einer **chronischen Sinusitis** finden sich **oft anatomische Veränderungen**, die die Ausführungsgänge der Nebenhöhlen und damit die Ventilation beinträchtigen: z. B. Polypen, Schleimhautschwellung, Septumsporn, hyperplastische Nasenmuscheln, Concha bullosa. (= pneumatisierte mittlere Nasenmuschel, die die Belüftung und Drainage der Kieferhöhle behindert).

Bei Kindern sind vorwiegend die Siebbeinzellen betroffen, beim Erwachsenen die Kieferhöhle.

Klinik: Akute Rhinitis, Kopfschmerzen, die sich beim Bücken verschlimmern, Druck- und Klopfschmerzen über der erkrankten Nebenhöhle sowie schmerzende Nervenaustrittspunkte. Eher dumpfe Schmerzen mit Ausstrahlung in den Hinterkopf treten bei Entzündung des Sinus sphenoidalis auf.

Patienten mit **chronischer** Sinusitis beschreiben ihre Schmerzen unterschiedlich, von chronischem Druckgefühl bis zu rezidivierenden Kopfschmerzen. Zudem fließt vermehrt Sekret über den Nasen-Rachen-Raum ab (postnasal drip) und die Nasenatmung ist behindert.

Diagnostik: Zur Diagnostik der akuten Sinusitis reichen im Allgemeinen die Anamnese, körperliche Untersuchung und Endoskopie aus.
- klinische Untersuchung: typische Klopf- und Druckschmerzhaftigkeit
- Endoskopie: Eiterstraßen und Schleimhautschwellung im mittleren Nasengang
- Postrhinoskopie: eitrige Choanen
- CT (Methode der Wahl, Abb. 6.2 b): diffuse Verschattungen; indiziert v. a. bei Prozessen der Sinus ethmoidales und sphenoidales und immer vor einer OP.

Nur geringen diagnostischen Stellenwert haben die Röntgenaufnahme (Nachweis von diffusen Verschattungen oder Sekretspiegel, Abb. 6.2 a) sowie die Sonografie.

Differenzialdiagnostisch muss an andere Ursachen des Kopfschmerzes gedacht werden (s. Leitsymptome [S. C173], s. Neurologie [S. B1001]).

Therapie:
Konservative Therapie: Gabe abschwellender Nasentropfen, „hohe Einlage" von mit Nasentropfen getränkter Watte, Inhalation ätherischer Öle, Antiphlogistika.

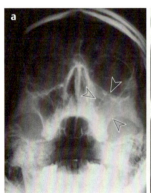 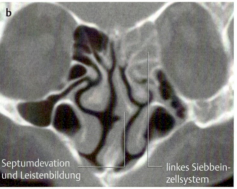

Abb. 6.2 **Sinusitis. a** Akute Sinusitis maxillaris in der okzipitomentalen Übersichtsaufnahme. Die linke Kieferhöhle ist fast komplett verschattet (Pfeile). **b** Chronische Sinusitis der linken Siebbeinzellen infolge einer Ventilations- und Drainagestörung bei Septumdeviation (koronare CT). (aus Probst, Grevers, Iro, Hals-Nasen-Ohren-Heilkunde, Thieme, 2008)

Antibiotikatherapie (anfangs kalkuliert): 1. Wahl sind **Aminopenicilline** und **Cephalosporine** der 2. und 3. Generation, alternativ: Makrolide.

Operative Therapie:
- Infundibulotomie mit Erweiterung der Kieferhöhlenostien
- Die Stirnhöhle wird endoskopisch durch die Nase drainiert. Die Stirnhöhlenpunktion mittels Beck-Bohrung an der Vorderwand der Stirnhöhle wird heutzutage nicht mehr angestrebt.
- Die Keilbeinhöhle wird nach Trepanation ihrer Vorderwand drainiert.

Komplikationen der Sinusitis

Ausbreitung in die Orbita: Orbitale Komplikationen entwickeln sich v. a. bei Entzündung der Sinus frontales et ethmoidales. Insbesondere bei Kindern können Entzündungen der Siebbeinzellen leicht durch die sehr dünne **Lamina papyracea** in die Orbita durchbrechen. Mögliche Folgen sind:
- Orbitaödem
- Lidödem
- Periostitis
- subperiostaler Abszess
- Orbitaspitzen-Syndrom (s. Augenheilkunde [S.B886])
- Orbitaphlegmone (s. Augenheilkunde [S.B886]).

Ausbreitung in Gehirn und Schädel:
- Sinus-cavernosus-Thrombose (s. Neurologie [S.B956])
- Thrombophlebitis
- Subdural-, Epidural- oder Hirnabszess
- Meningitis
- **Stirnbeinosteomyelitis:** teigige Schwellung der Stirn, schwere Krankheitssymptome (hohes Fieber, Kopfschmerzen, Bewusstseinstrübung); Gefahr einer weiteren endokraniellen Ausbreitung; Therapie: Stirnhöhlenoperation mit Bügelschnitt und Entfernung des betroffenen Knochens, hoch dosierte Antibiotikagabe (z. B. Fosfomycin).

Polyposis nasi

Synonym: Nasenpolypen

> **DEFINITION** Umschriebene oder diffuse, ödematös-polypöse Schleimhauthyperplasie der Nasennebenhöhlen mit Vorragen der Polypen in die Nasenhaupthöhle.

Epidemiologie: Die Prävalenz ist mit 1–2 % angegeben und steigt mit zunehmendem Alter. 20–40 % der Betroffenen weisen zudem eine asthmatische Erkrankung auf; es besteht ebenso eine Häufung mit einer Intoleranz gegenüber ASS.

Ätiopathogenese: In erster Linie sind das **vordere Siebbein** und die **Kieferhöhle** betroffen. Der genaue Pathomechanismus ist unklar. Angenommen wird, dass unter genetischer Prädisposition ein chronischer Reizzustand (chronische Rhinitis, allergische oder medikamentenbedingte Rhinitis) zur Schleimhautveränderung führt. Daneben scheinen auch anatomische Engstellen im Bereich der Ausführungsgänge der Nebenhöhlen für die Bildung von Polypen ursächlich zu sein. Bei Kindern sind Nasenpolypen häufig mit einer Mukoviszidose assoziiert.

Klinik: Behinderte Nasenatmung, Hyp- oder Anosmie, Kopfschmerz, Schnarchen, Räusperzwang; evtl. auch Laryngitis mit Heiserkeit oder Bronchitis.

Diagnostik: Rhinoskopie, Endoskopie der Nasenhaupthöhle und der lateralen Nasenwand sowie CT. Darüber hinaus Allergiediagnostik und Riechprüfung.

Therapie: Neben der konservativen Behandlung (topische Steroide, orale Steroide oder Antihistaminika) kommen oft auch operative Maßnahmen zum Einsatz:
- endonasale Polypektomie: v. a. beim älteren Patienten
- endonasale Operation der Nasennebenhöhlen mit Polypenentfernung.

Prognose: Rezidive sind häufig; daher Prophylaxe mit lokalen Glukokortikoiden.

Muko- und Pyozelen

Ätiopathogenese: Die Mukozelen entstehen auf dem Boden von Verwachsungen (postinflammatorisch, posttraumatisch, postoperativ) oder bei Verschluss durch raumfordernde Prozesse (Polypen, Tumoren). Sie sind immer mit einer **Abflussbehinderung** verbunden, die über einen Druckanstieg zur Ausdünnung des anliegenden Knochengewebes führt und so benachbarte Strukturen komprimieren kann. Bei bakterieller Superinfektion kann es zu **Vereiterungen** (Pyozelen) kommen. Am häufigsten ist die Stirnhöhle betroffen.

Klinik: Mukozelen stellen sich als einzelne, prallelastische Vorwölbung der Haut dar oder führen zur Verschiebung des Orbitainhaltes nach laterokaudal (Stirnhöhlenmukozele) oder kranial (Kieferhöhlenmukozele), wodurch es zu einer eingeschränkten Okulomotorik und Doppelbildern kommen kann. Sie können auch einfach durch Schmerzen auffallen.

Diagnostik: CT und MRT.

Therapie: operative Entfernung.

6.8 Tumoren der Nase und der Nasennebenhöhlen

6.8.1 Gutartige Tumoren

Rhinophym

Synonym: Knollennase, Pfundnase, Kartoffelnase

Das Rhinophym findet sich fast ausschließlich bei älteren Männern, meist infolge einer Rosazea (s. Dermatologie [S.B751]). Es handelt sich um eine Hyperplasie der Talgdrüsen und des Bindegewebes, also um keinen Tumor im engeren Sinne. Begünstigende Faktoren sind Alkoholabusus, UV-Strahlung, Kälte, mangelnde Hygiene, Stoffwechselstörungen und Vitaminmangel. Klinisch auffällig sind die knolligen Verdickungen des Nasenbereichs, die oft mit einem Erythem oder einer bläulichen Verfärbung verbunden sind. Therapeutisch sollte das hyperplastische Gewebe schichtweise abgetragen werden (mittels Skalpell, Laser, Kryochirurgie).

Invertiertes Papillom

Das invertierte Papillom wächst lokal aggressiv und geht klinisch mit **Kopfschmerzen**, einseitig **behinderter Nasenatmung** sowie Epistaxis, **schleimiger, nichtfötider und nichtblutig tingierter Rhinorrhö** und ggf. Tränenträufeln einher. Eine maligne Entartung ist möglich. Als ursächlich wird eine Virusinfektion vermutet. In der Endoskopie erkennt man ein polypenähnliches Bild. Die Ausdehnung lässt sich im CT feststellen. Die Diagnosesicherung gelingt mittels Histologie. Therapie der Wahl ist die vollständige Entfernung des Tumors.

6.8.2 Maligne Tumoren der inneren Nase und Nasennebenhöhlen

Epidemiologie und Ätiologie: Männer sind häufiger betroffen als Frauen. Umweltnoxen wie Nikotin, Nitrosamine, Stäube, Dämpfe, Gase oder Alkohol sind prädisponierend. Am häufigsten ist die Kieferhöhle betroffen. Karzinome der Nasenhaupt- und Nasennebenhöhlen, die durch Stäube von Eichen- oder Buchenholz ausgelöst werden, werden als Berufskrankheit anerkannt (z. B. Schreiner).

Plattenepithel- und **Adenokarzinome** sind die häufigsten malignen Tumoren. Daneben zählen auch adenoidzystische Karzinome, Sarkome oder das Esthesioneuroblastom (Olfaktoriusneuroblastom), das vom olfaktorischen Epithel ausgeht und z. T. endokrin aktiv ist, zu den malignen Tumoren.

Klinik: Vor allem einseitig zunehmende **Behinderung der Nasenatmung**, **Foetor** und **blutige Sekretion** sowie therapieresistente einseitige **Sinusitiden**. Außerdem kann es zur einseitigen Tubenbelüftungsstörung, Schallleitungsschwerhörigkeit, Hyposmie, Kopfschmerzen oder Doppelbildern kommen.

Diagnostik: Endoskopie, CT/MRT und Biopsieentnahme sowie anschließendes Staging mit CT von Hals, Thorax und Abdomen. Beim Plattenepithelkarzinom können Squamous-cell-carcinoma-Antigene als Tumormarker nachgewiesen werden.

Therapie und Prognose: Bei den Plattenepithelkarzinomen stehen die operative Entfernung mit Defektdeckung und die anschließende Radiotherapie im Vordergrund. Oft sind weitreichende Resektionen notwendig, um den Tumor vollständig zu entfernen. Eine Entfernung zervikaler Lymphknoten (Neck Dissection) ist nur bei positivem Lymphknotenbefund indiziert. Die 5-JÜR liegt bei 50 %.

6.9 Verletzungen

6.9.1 Nasenpyramidenfraktur

Ätiologie: Lokale Gewalteinwirkung von frontal oder lateral, z. B. bei Verkehrsunfällen oder Faustschlag.

Klinik und Diagnostik: Die Fraktur kann offen oder geschlossen sein. Schiefstand der Nase oder Impression der Nasenseitenwand, ggf. Einsinken und Verbreiterung der äußeren Nase je nach Richtung der Gewalteinwirkung; außerdem Schwellungen, Hämatome, Weichteilverletzung, Epistaxis. Palpatorisch bestehen Krepitationen. Begleitende Verletzungen der Schleimhaut oder des Septums können mittels anteriorer Rhinoskopie und Endoskopie beurteilt werden. Gegebenenfalls ist der Geruchssinn zu prüfen. Röntgen der Nase und der NNH. Es muss immer an eine Mitbeteiligung von Orbita und Frontobasis gedacht werden.

Komplikationen:
- subperichondrale Hämatombildung bzw. Septumhämatom
- Septumabszess bis hin zur Knorpelnekrose
- Meningitis
- persistierende Schief- oder Sattelnase sowie Septumdeviation

Therapie: Großzügige Operationsindikation bei geschlossenen Frakturen, offene werden sofort operiert. Geschlossene dislozierte Frakturen können bis ca. 1 Woche nach dem Unfall manuell (bei lateralen) oder mittels Elevatorium (bei eingesunkenen Fragmenten) reponiert werden, wobei die NNH tamponiert (innere Schienung) und ein Nasengips angelegt wird. Die Tetanusprophylaxe darf keinesfalls vergessen werden.

6.9.2 Laterale Mittelgesichtsfrakturen

Zu den lateralen Mittelgesichtsfrakturen zählen:
- **Kieferhöhlen-Jochbein-Fraktur** (Tripodfraktur, Impressionsfraktur, Stückbruch): immer mit Beteiligung des Orbitabodens
- **isolierte Orbitabodenfraktur** (Blow-out-Fraktur, s. Augenheilkunde [S. B896])
- **isolierte Jochbogenfraktur** nach rein seitlicher Krafteinwirkung (typischer Dreieckbruch).

Klinik:
- Jochbeinimpression: Hämatome, Gesichtsasymmetrie
- Jochbogenimpression: Kieferklemme
- Orbitabodenfraktur: Doppelbilder (Einklemmung des M. rectus inferior), Enophthalmus, Parästhesien der Nasenwand, der Wange und der ipsilateralen Oberlippe (Schädigung des N. infraorbitalis).

Diagnostik:
- Anamnese
- Palpation u. a. des oberen seitlichen Orbitarands, des vorderen Orbitabodenrands und des Jochbogens (Stufenbildungen? Krepitationen?); außerdem Sensibilitätsprüfung (im Seitenvergleich). Weichteilschwellungen erschweren die Palpation.

- augenärztliches Konsil (Augenmotilität, passive Bulbusmotilität).
- **CT: Standarduntersuchung**
- Röntgenuntersuchungen: Übersichtsaufnahme der NNH und „Henkeltopfaufnahme" (Jochbögen imponieren wie die Henkel von einem Topf) mit Beurteilung von knöchernen Dehiszenzen, Stufenbildungen und Dislokationen.

Therapie: Eine operative Versorgung mittels Miniplatten und/oder Drahtosteosynthese ist indiziert bei dislozierten Frakturen mit klinischer Symptomatik.

6.9.3 Zentrale Mittelgesichtsfrakturen und Frakturen der vorderen Schädelbasis (Frontobasis)

Einteilung und Ätiologie: Die **zentralen Mittelgesichtsfrakturen** werden nach **Le Fort** in 3 verschiedene Typen unterteilt (Abb. 6.3). **Frontobasale Frakturen** betreffen die Schädelbasis sowie die Siebbeinzellen, Stirn- und Keilbeinhöhle. Nach **Escher** werden 4 Formen unterschieden (Abb. 6.4). Ursächlich sind frontale Gewalteinwirkungen, z. B. bei Verkehrs-, Arbeits- oder Sportunfällen. Vor allem im Bereich der sehr dünnen Lamina cribrosa ossis ethmoidalis kann es zu Duraverletzungen (Liquorrhö, aszendierende Infektionen) kommen.

Klinik: Typische Symptome sind: **Monokel- bzw. Brillenhämatom**, Gesichtsdeformierungen, Blutungen aus Nase oder Mund, Fehlbiss durch Verschiebungen des Oberkiefers und bei Durazerreißung Rhinoliquorrhö. Des Weiteren können eine Protusio bulbi, Visusverlust, Doppelbilder oder eine Anosmie bestehen.

Komplikationen sind eine Liquorfistel, Meningitis oder Hirnabszess durch aufsteigende Infektionen, Osteomyelitis oder Muko-/Pyozele.

Diagnostik:
- Anamnese (genauer Unfallhergang)
- orientierende Inspektion mit Palpation (Stufenbildung? Krepitationen? Beweglichkeit? Verschieblichkeit? Druckschmerzen?)
- wenn möglich Funktionsprüfungen (Visus, Gehör, Gleichgewicht, Geruch)
- CCT: Bei Durazerreißung lässt sich ein Pneumoenzephalus, also eine intrakranielle Luftansammlung, nachweisen.
- β_2-Transferrin-Test zum Nachweis einer Rhinoliquorrhö.

Therapie: Die Indikation zur umgehenden **Operation** besteht bei intrakraniellen Blutungen mit Hirndrucksymptomatik sowie schweren Blutungen nach außen. Operiert werden müssen außerdem jede Fraktur mit Zerreißung der Dura (Liquorrhö, Pneumozele), offene Hirnverletzungen, Impressions- und Trümmerfrakturen sowie auch bei endokraniellen (z. B. Meningitis) oder orbitalen (z. B. Visusverlust) Komplikationen und perforierenden Fremdkörpern.

Obligat ist eine begleitende Antibiotikaprophylaxe mit einem liquorgängigen Antibiotikum (z. B. Cephalosporine der 3. Generation, Cotrimoxazol).

6.9.4 Unterkieferfrakturen

Mandibulafrakturen folgen anatomisch vorgegebenen Schwachpunkten und können außerhalb oder innerhalb der Zahnreihe verlaufen. Sie können nach anatomischen oder klinischen Gesichtspunkten eingeteilt werden. Klinisch relevant sind die Kriterien Weichteilverletzung, Frakturtyp und Frakturlokalisation.

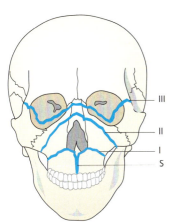

Abb. 6.3 **Zentrale Mittelgesichtsfrakturen nach Le Fort.** Le Fort **I**: horizontaler Abriss des Alveolarkamms. Zudem kann zusätzlich eine Sagittalfraktur des Oberkiefers vorliegen (**S**). Le Fort **II**: Abriss der Nasenpyramide und der Maxilla. Le Fort **III**: Abriss des Mittelgesichts von der Schädelbasis. (aus Arnold, Ganzer, Checkliste HNO, Thieme, 2011)

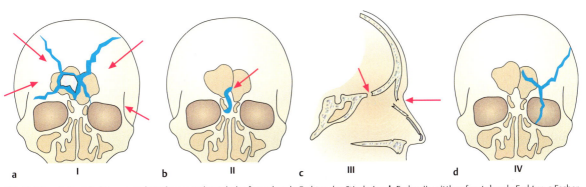

Abb. 6.4 **Frontobasisfrakturen nach Escher. a** Escher I: hohe frontobasale Fraktur des Stirnbeins. **b** Escher II: mittlere frontobasale Fraktur. **c** Escher III: tiefe Fraktur mit Abscherung des Gesichtsschädels. **d** Escher IV: lateroorbitale Fraktur. (aus Arnold, Ganzer, Checkliste HNO, Thieme, 2011)

7 Ohr

7.1 Anatomie

7.1.1 Äußeres Ohr

Zum äußeren Ohr zählen die Ohrmuschel und der äußere Gehörgang. Die **Ohrmuschel** besteht aus elastischem Knorpel, der fest an der darüberliegenden Haut haftet. Durch die direkte Haftung können sich entzündliche Prozesse rasch von der Haut auf das Perichondrium ausbreiten. Der **äußere Gehörgang** (Meatus acusticus externus) ist S-förmig gekrümmt und besteht aus einem knorpeligen Anteil außen, mit Haarfollikeln, Talg- und apokrinen Drüsen, und einem knöchernen innen. Das Trommelfell stellt die Grenze zum Mittelohr dar.

Das äußere Ohr wird sensibel versorgt vom N. auriculotemporalis (aus dem N. mandibularis → vordere Ohrmuschel, vorderer und oberer Gehörgang), vom N. auricularis magnus (aus C3 → hintere Ohrmuschel, unterer Gehörgang, Mastoid) und dem R. auricularis des N. vagus (→ hinterer oberer Gehörgang). Reizt man die hintere Gehörwand, kommt es häufig akut zu Hustenattacken.

Die arterielle Versorgung erfolgt über die A. carotis externa.

7.1.2 Mittelohr

Trommelfell (Abb. 7.1): Das Trommelfell hat die Form eines nach innen gerichteten Trichters, dessen Spitze man Umbo nennt. Es ist mit dem durchscheinenden Hammergriff verwachsen. Man unterscheidet einen größeren, gespannten Teil (**Pars tensa**) und einen kleineren, spannungslosen Teil (**Pars flaccida** oder Shrapnell-Membran) hinter und oberhalb des Hammerfortsatzes. Die Pars tensa besteht auf der Seite zum äußeren Gehörgang aus einem mehrschichtigen Plattenepithel (**Lichtreflexion**) und innen aus einem Überzug der Mittelohrschleimhaut. Dazwischen liegt das **Stratum fibrosum**, das außen aus einer radiären und innen aus einer zirkulären Schicht besteht. Über seinen Faserknorpelrand (Anulus fibrosus) ist es mit dem Knochen verbunden. Das Trommelfell kann in **4 Quadranten** geteilt werden, wobei der Hammergriff bzw. seine Verlängerung die Grenze darstellt. Hinter dem oberen hinteren Quadranten befindet sich das ovale, hinter dem unteren hinteren das runde Fenster. Zum otoskopischen Trommelfellbefund s. Otoskopie und Trommelfellbefund [S. B801].

Paukenhöhle (Cavitas tympani): Die Paukenhöhle enthält Luft und ist mit Schleimhaut ausgekleidet. Sie besteht aus 3 Etagen:
- **Epitympanon**: oberhalb des oberen Trommelfellrandes
- **Mesotympanon**: im Trommelfellniveau
- **Hypotympanon**: unter dem unteren Trommelfellrand

Die Paukenhöhle enthält die 3 Gehörknöchelchen Hammer (Malleus), Amboss (Inkus) und Steigbügel (Stapes), die für die Schallübertragung auf das Innenohr verantwortlich sind. Beeinflusst werden sie in ihrem Spannungszustand von den Ohrbinnenmuskeln M. stapedius und M. tensor tympani. **Grenzen der Paukenhöhle**:
- laterale Wand: Trommelfell
- mediale Wand (Paries labyrinthicus): ovales und rundes Fenster, Promontorium
- Dach (Paries tegmentalis): mittlere Schädelgrube
- Boden (Paries jugularis): V. jugularis interna
- Vorderwand (Paries caroticus): Tuba auditiva (Verbindung zum Nasopharynx), Canalis caroticus
- Hinterwand (Paries mastoideus): Canalis facialis, Antrum mastoideum.

Ohrtrompete (Tuba auditiva, Eustachische Röhre): Die Tuba auditiva liegt zu ⅓ im Felsenbein (knöcherner Teil), die anderen, knorpeligen ⅔ reichen trichterförmig bis in den Nasopharynx. Geöffnet wird die Tube über den M. levator veli palatini und M. salpingopharyngeus (Gaumensegelmuskel und Schlundhebermuskel), gleichzeitig spannt sich das Gaumensegel (Schluckakt).

Pneumatisierte Räume: In den ersten Lebensjahren kommt es zur Pneumatisierung des Mastoids, wodurch ein ebenso wie die Paukenhöhle luftgefüllter und mit Schleimhaut ausgekleideter Raum (Antrum mastoideum) sowie kleinere Cellulae mastoideae entstehen. Die Pneumatisation kann bei chronischen Mittelohrprozessen gehemmt sein.

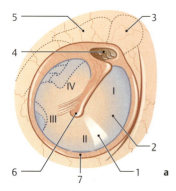 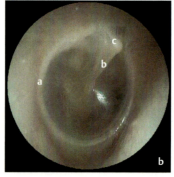

Abb. 7.1 **Trommelfell. a** Schema eines rechten Trommelfells. 1 = Lichtreflex, 2 = Pars tensa, 3 = Hammerkopf, 4 = Pars flaccida, 5 = Amboss, 6 = Umbo, 7 = Anulus fibrosus. **b** Otoskopischer Normalbefund (rechtes Trommelfell). a Anulus fibrosus, b Hammergriff, c Hammerkopf. (aus Behrbohm/Kaschke, Nawka, Kurzlehrbuch HNO, Thieme, 2012)

7.1.3 Innenohr

Das Innenohr (Auris interna), eingebettet im Felsenbein, besteht aus dem **Hörorgan** und dem **Gleichgewichtsorgan** mit jeweils einem knöchernen und einem membranösen Labyrinthsystem. Zwischen diesen beiden Systemen befindet sich die **Perilymphe**, welche über den Ductus perilymphaticus mit dem Subarachnoidalraum in Verbindung steht. Im membranösen Teil befindet sich die **Endolymphe**. Die Zusammensetzung der Perilymphe entspricht der der Extrazellulärflüssigkeit (Na$^+$↑, K$^+$↓), die Endolymphe ist kaliumreich.

Hörorgan (Abb. 7.2): Das Hörorgan beinhaltet die knöcherne Gehörschnecke (**Kochlea**) sowie 3 membranöse Hohlräume, die **Scala vestibuli**, die **Scala tympani** und die **Scala media** (Ductus cochlearis, Schneckengang). Die Schnecke windet sich dabei 2,5-mal um die eigene Achse, dem Modiolus. Scala vestibuli und Scala tympani enthalten die Perilymphe und ziehen zur Schneckenspitze (Helicotrema), wo sie miteinander in Verbindung stehen. Die Scala media enthält die kaliumreiche Endolymphe. Die Reissner-Membran bildet dabei die Grenze zur Scala vestibuli, die Basilarmembran zur Scala tympani. Das eigentliche Hörorgan ist das **Corti-Organ**, das der Basilarmembran aufsitzt und die äußeren (3-reihig) und inneren (1-reihig) Haarzellen enthält. Die Basilarmembran wird in Richtung Schneckenspitze deutlich breiter.

Gleichgewichtsorgan: Das Vestibularorgan besteht aus dem Vorhof-Bogengang-System. In den basalen Aufweitungen (Ampullae) der 3 **Bogengänge** (Ductus semicirculares) liegt jeweils eine zum Bogengang querstehende Bindegewebsleiste, die sog. **Sinnesleiste** (Crista ampullaris). Die Crista ampullaris trägt neben Stützzellen rund 7 000 Sinneszellen, die jeweils eine lange (**Kinozilium**) und etwa 80 kleinere Zilien tragen. Eine gallertartige Kuppel (**Cupula**) umgibt die Zellen und reicht bis an das Dach der Ampulle.

Der vordere und der hintere Bogengang stehen im rechten Winkel zueinander und sind medial miteinander verbunden, während der laterale Bogengang eigenständig und um 30° nach ventrokranial gekippt ist. Der Winkel aller Bogengänge zu den Hauptachsen des Kopfes beträgt 45°. Sie sitzen alle dem Utriculus auf, der mit dem Sacculus in Verbindung steht. Utriculus und Sacculus grenzen über ihre gemeinsame knöcherne Begrenzung, das Vestibulum, an Stapes und Kochleabasis. Darüber hinaus kommunizieren sie miteinander über den Ductus reuniens.

Utriculus und **Sacculus** enthalten zilientragende Sinnes- und Stützzellen (Macula utriculi und sacculi), in denen sich die peripheren Rezeptoren des vestibulären Systems befinden. Die Zilien sind von einer gelatinösen Masse umgeben. An ihrer Oberfläche befinden sich **Otolithen** (Statolithen) aus Kalkkristallen.

Versorgung: Die Blutversorgung des gesamten Labyrinths erfolgt arteriell über die A. labyrinthi, die sich in die A. vestibuli und die A. vestibulocochlearis gabelt. Der venöse Rückstrom erfolgt über die gleichnamige V. labyrinthi.

Hörbahn: Ausgehend von den inneren Haarzellen im Corti-Organ ziehen die afferenten Fasern über das Ganglion spirale im Modiolus (**bipolare Ganglienzellen, 1. Neuron**) als N. cochlearis zu den Nuclei cochlearis anterior und posterior (**2. Neuron**). Hier werden sie erstmals umgeschaltet. Dabei gelangen vorrangig Fasern einer Seite zum entsprechenden Kern. Die Hörbahn verläuft weiter über die untere Olive und den Lemniscus lateralis, wobei die meisten Fasern zur Gegenseite kreuzen, und dann über den Colliculus inferior (**3. Neuron**) zum Corpus geniculatum mediale des Thalamus (**4. Neuron**). Von hier zieht die Radiatio acustica in das primäre Hörzentrum in die Gyri temporales transversi des auditorischen Kortex (Inselrinde, Heschl-Querwindungen, A41 nach Brodmann).

Die Hörbahn ist tonotrop organisiert, d. h., dass den entsprechenden Abschnitten der Kochlea Bereiche der

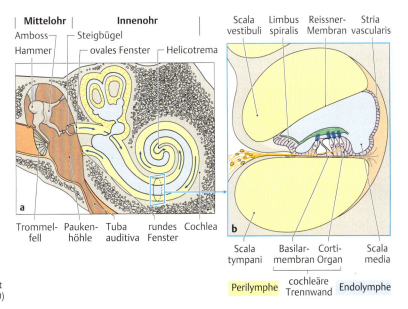

Abb. 7.2 **Hörorgan. a** Mittel- und Innenohr.
b Querschnitt durch die Kochlea. (aus Gekle et al., Taschenlehrbuch Physiologie, Thieme, 2010)

Hörrinde zugeordnet sind. Verschaltungen im Nucleus olivaris superior und weitere Kreuzungen der Hörbahn untereinander ermöglichen die binaurale Verarbeitung der wahrgenommenen Informationen (**Schalllokalisation** und „**Stereohören**").

Zentrales Gleichgewichtssystem: Die sekundären Sinneszellen ziehen als N. vestibularis zu den 4 Vestibulariskernen der Pons und sind topisch organisiert. Von den Vestibulariskernen ziehen Efferenzen
- über den Tractus vestibulospinalis zu Motoneuronen des Rückenmarks (Stützmotorik)
- über vestibulozerebelläre Fasern zum Lobus flocculonodularis cerebelli (Feinkontrolle)
- über aufsteigende Bahnen des Fasciculus longitudinalis medialis zu den 3 Augenmuskelkernen
- zu Thalamus und Cortex (Raumempfinden) sowie zum Hypothalamus (vegetative Regulation).

7.2 Physiologie

7.2.1 Hörvorgang

Äußeres Ohr und Mittelohr: Ohrmuschel und äußerer Gehörgang bewirken im Sinne eines Schalltrichters eine **Schall- und Resonanzverstärkung**, insbesondere für Frequenzen zwischen 2–4 kHz. Das Trommelfell „fängt" die Schwingungen auf und überträgt sie auf die Gehörknöchelchen. Diese fungieren als „**Impedanzwandler**" und ermöglichen die weitere Übertragung der Bewegung auf das flüssigkeitsgefüllte Innenohr, ohne dass dabei bedeutend Schwingungsenergie verloren geht. Verantwortlich ist dafür der Größenunterschied von Trommelfell und Steigbügelfußplatte (Übertragungsfläche 20:1). Die Beweglichkeit der Gehörknöchelchen wird durch den **M. stapedius** beeinflusst. Bei seiner **Kontraktion** wird die knöcherne Schallleitungskette versteift, bei Kontraktion des **M. tensor tympani** das Trommelfell; beides führt zur **Verringerung der Schallübertragung**. Insbesondere bei lauten und bei hohen Tönen finden diese Muskelkontraktionen reflektorisch statt („Hochpassfilter", Stapediusreflex [S. B802]). Für die Trommelfellbeweglichkeit ist ein Druckausgleich durch die Tuba auditiva notwendig.

Innenohr: Die Schallwelle gelangt über das ovale Fenster zur Perilymphe der Scala vestibuli. Diese wird dadurch in Schwingung versetzt und die Basilarmembran mit der Endolymphe ausgelenkt. Der Schalldruck überträgt sich auf die Perilymphe der Scala tympani, wodurch auch das runde Fenster mitschwingt. Es entsteht eine **Wanderwelle**, die sich in Richtung Helicotrema fortpflanzt. Da die **Basilarmembran** in Richtung Schneckenspitze breiter wird, kann sie in ihrem Verlauf zunehmend Energie absorbieren. Diese Tatsache ist dafür verantwortlich, dass die verschiedenen Frequenzen an unterschiedlichen Stellen ihre maximale Amplitude wiederfinden. Bei hohen Frequenzen erreicht die Basilarmembran ihr Schwingungsmaximum an der Schneckenbasis, bei tiefen Frequenzen an der Schneckenspitze. Damit ist jeder Frequenz ein eigener Ort an der Basilarmembran zugeordnet (**Tonotopie**).

Indem die Basalmembran ausgelenkt und die Endolymphe verschoben wird, werden die äußeren und in weiterer Folge auch die inneren Haarzellen abgeknickt. Untereinander stehen die Haarzellen durch Filamente in Verbindung. Durch die Verbiegung öffnen sich vorübergehend K^+-Kanäle, sodass K^+ aus der Endolymphe einströmt und die Haarzelle depolarisiert wird. Daraufhin steigt die intrazelluläre Ca^{2+}-Konzentration, wodurch der Neurotransmitter Glutamat freigesetzt wird (Exzitation). Die **inneren Haarzellen** vermitteln damit die elektrischen Signale. Die Funktion der **äußeren Haarzellen** besteht in erster Linie in der aktiven Verstärkung der Wanderwelle und der inneren Haarzellen, da sie sich kontrahieren können. So entstehen die otoakustischen Emissionen [S. B803].

7.2.2 Vestibuläres System

Das vestibuläre System ist neben den propriozeptiven und optischen Systemen Teil der Gleichgewichtsregulation und damit auch für die Orientierung im Raum verantwortlich. Die **Makulaorgane** reagieren auf lineare Beschleunigungen, da die Otolithen bei der Beschleunigung des Körpers infolge ihrer Trägheit zurückbleiben und die Zilien dadurch ausgelenkt werden. Macula utriculi (horizontal) und Macula sacculi (vertikal) stehen im rechten Winkel zueinander und registrieren daher auch bei Kopfneigungen die Kopfstellung im Raum.

Von den **Bogengängen** werden Drehbewegungen des Kopfes in allen Raumebenen wahrgenommen. Auch die Endolymphe ist träge, sodass im entsprechenden Bogengang Cupula und Sinneszellen ausgelenkt werden. Dies stellt den adäquaten Reiz für die Sinneszellen dar. Danach kehrt die Cupula in ihre Ausgangsposition zurück.

Werden die Zilien zum Kinozilium ausgelenkt, kommt es zur Depolarisation und damit zum Anstieg der Entladungen; werden sie in die andere Richtung, also vom Kinozilium weg, ausgelenkt, verursacht dies eine Hyperpolarisation und damit eine Verminderung der Aktivität.

7.3 Untersuchungen

7.3.1 Anamnese

In der Anamnese sollte v. a. nach einer Schwerhörigkeit, Schwindel und einem Tinnitus gefragt werden. Wichtig sind auch Angaben über stattgehabte Ohroperationen, Trommelfellperforation, rezidivierende Entzündungen sowie die Erhebung einer Medikamentenanamnese.

7.3.2 Inspektion und Otoskopie

Zuerst inspiziert man das äußere Ohr auf Rötungen, Schwellungen, Sekretionen aus dem Gehörgang oder weitere Veränderungen. Danach prüft man das Ohr auf Schmerzhaftigkeit: Ein Druckschmerz am Tragus und ein Zugschmerz an der Ohrmuschel weisen auf eine Entzündung des äußeren Ohrs; ein klopf- oder druckschmerzhaftes Mastoid auf eine Mastoiditis.

Otoskopie und Trommelfellbefund: Da der äußere Gehörgang gekrümmt ist, zieht man zunächst die Ohrmuschel am oberen Anteil der Helix nach dorsokranial. So wird er gestreckt und man kann den Trichter des Otoskops einführen. Neben der allgemeinen Beschaffenheit des Gehörgangs (Rötung, Zerumen, Fremdkörper, Blutung, Othämatom) wird das Trommelfell inspiziert. Normalerweise ist das Trommelfell **gelblich-grau, mäßig transparent** und glänzt **perlmuttartig** (Abb. 7.1b). Vom Umbo zieht ein Lichtreflex nach vorn und unten. Pathologische Befunde sind Narben, Retraktionen, Ergüsse (Transsudatlinie, Luftblasen), Rötungen, Verdickungen und Perforationen.

> **MERKE** Vorsicht bei Manipulation am hinteren Gehörgang: zum einen kann ein Hustenreiz ausgelöst werden (Reizung des R. auricularis n. vagi), zum anderen befindet sich hinter dem hinteren, oberen Quadranten das ovale Fenster (→ Innenohr).

7.3.3 Hörprüfungen

Subjektive Hörprüfungen

Stimmgabeltests: Sie dienen der Unterscheidung zwischen einer Schallleitungs- und einer Schallempfindungsschwerhörigkeit. Ein Hörverlust kann somit nicht direkt erfasst werden. Während Schallleitungsstörungen durch Ursachen im Bereich des äußeren Gehörganges und des Mittelohrs bedingt sind, entstehen Schallempfindungsstörungen durch Störungen in der Hörschnecke und im Hörsystem. Man unterscheidet folgende Tests:

- **Weber-Versuch:** Aufsetzen der (schwingenden) Stimmgabel auf die Schädelmitte
  - beidseits gleichlautes Empfinden → keine oder bilaterale Läsion
  - Ton lauter im schlechter hörenden Ohr → unilaterale Schallleitungsstörung
  - Ton lauter im besser hörenden Ohr → Innenohrschwerhörigkeit der Gegenseite
- **Rinne-Versuch:** Aufsetzen der (schwingenden) Stimmgabel auf das Mastoid (Knochenleitung), bis der Patient nichts mehr hört, dann vor das Ohr halten (Luftleitung)
  - Ton vor dem Ohr noch hörbar (= Rinne positiv) → Normalbefund oder Innenohrschwerhörigkeit
  - Ton vor dem Ohr nicht mehr hörbar (= Rinne negativ) → Schallleitungsstörung
- **Gellé-Versuch:** Aufsetzen einer (schwingenden) Stimmgabel auf das Mastoid und anschließend Verschließen des äußeren Gehörgangs mit einem Politzer-Ballon, dann Kompression des Ballons
  - Ton dadurch leiser (= Gellé positiv) → normal
  - Ton dadurch unverändert (= Gellé negativ) → fixierte Gehörknöchelchenkette (z. B. bei Otosklerose).

Flüstertest: Orientierende Prüfung der Hörweite. Ein Ohr wird abgeschirmt, dem anderen werden viersilbige Zahlen zugeflüstert. Normal ist ein Verständnis auf eine Entfernung bis zu 6 m.

Tonaudiometrie: Die Hörschwelle für reine Töne wird mit Frequenzen zwischen 125 und 10 000 Hz über die Luftleitung und 250 und 6 000 Hz über die Knochenleitung bestimmt. Die Frequenzen werden dem Patienten schrittweise in Oktaven und seitengetrennt vorgespielt.

Normalerweise fallen Luft- und Knochenleitung zusammen. Eine **Schallleitungsschwerhörigkeit** liegt vor, wenn die Schwelle der Luftleitung über den Pegeln der Knochenleitung liegt, da dann größere Lautstärken für die Wahrnehmung benötigt werden. Eine insgesamt gehobene Hörschwelle, bei nahezu gleicher Schwelle für Luft- und Knochenleitung, entspricht einer **Schallempfindungsschwerhörigkeit** (sensorineurale Schwerhörigkeit). Eine kombinierte Schallleitungs- und Empfindungsschwerhörigkeit kann im Audiogramm über einen starken Hörverlust der Luftleitung im Vergleich zur Knochenleitung und über die Hörschwellenerhöhung für Knochenleitung nachgewiesen werden. Abb. 7.3 zeigt Befunde der Tonschwellenaudiometrie.

Der Hörschwellenverlauf im Tonaudiogramm an charakteristischen Stellen kann für bestimmte Erkrankungen ganz typisch sein: z. B.

- Senkung bei 4–6 kHz (c^5-Senke): Lärmschwerhörigkeit
- Schallleitungsschwerhörigkeit und Senkung der Knochenleitung bei mittleren Frequenzen (**Carhart-Senke**): otosklerotische Stapesfixation.

Mit **überschwelligen Hörmessungen** kann eine kochleäre (also Innenohr-) von einer retrokochleären Schwerhörigkeit unterschieden werden, indem das sog. **Recruitment** nachgewiesen wird. Normalerweise fungieren die äußeren Haarzellen als „Lautstärkenmodulatoren", indem sie leise Töne verstärken und laute abschwächen. Bei Patienten mit kochleären Störungen funktioniert dieser Effekt nicht mehr, d. h., während leise Töne nicht mehr gehört werden, sind die Patienten lauten Tönen gegenüber empfindlicher (→ die Spanne zwischen Hörschwelle und Unbehaglichkeitsempfinden ist geringer als beim Gesunden). Man spricht vom sog. (**positiven Recruitment** (pathologischer Lautheitsausgleich). Bei retrokochleären Hörstörungen ist das Recruitment meist negativ, d. h., der Ton muss auch lauter angeboten werden, um auf beiden Ohren gleich laut gehört zu werden. Überschwellige Testverfahren sind z. B.:

- **Fowler-Test** (Lautheitsausgleich)
- **SISI-** (short increment sensitivity index) **Test**, Intensitätsunterscheidungsvermögen nach Lüscher: prüft das Vermögen, kleine Unterschiede der Lautstärke festzustellen
- **Geräuschaudiometrie** nach Langenbeck: Bestimmung der Hörschwelle bei rauschenden Geräuschen.

Sprachaudiogramm: Gemessen wird überwiegend das **Sprachverständnis** und nicht die Hörschwelle von Sprachsignalen. Die Untersuchung basiert auf dem Freiburger Sprachverständlichkeitstest aus Zahlen und einsilbigen Wörtern. Die Ergebnisse werden auf Bezugskurven auf-

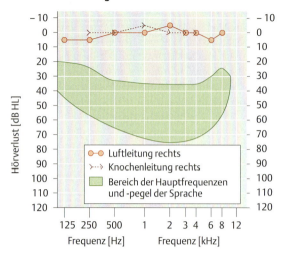
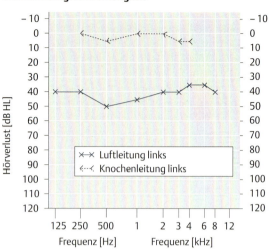
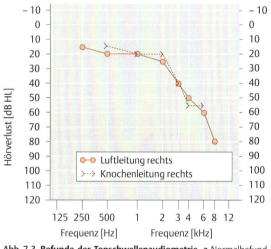
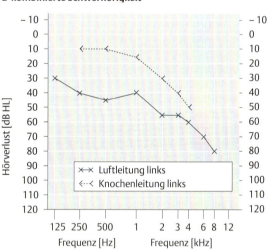

Abb. 7.3 **Befunde der Tonschwellenaudiometrie. a** Normalbefund. **b** Schallleitungsschwerhörigkeit. **c** Schallempfindungsschwerhörigkeit. **d** Kombinierte Schwerhörigkeit. (aus Probst, Grevers, Iro, Hals-Nasen-Ohren-Heilkunde, Thieme, 2008)

getragen. Bei einer Schallempfindungsschwerhörigkeit kommt es typischerweise zu einer Abflachung der Kurve bei höheren Frequenzen und zum Diskriminationsverlust. Die Sprachaudiometrie kann – insbesondere bei der Anpassung von Hörgeräten und Kochleaimplantaten – auch mit zusätzlichen Störgeräuschen durchgeführt werden.

Objektive Gehöruntersuchungen

Impedanzaudiometrie: Bei der Impedanzaudiometrie misst man den Widerstand des Trommelfells anhand des Schalls, der vom Trommelfell reflektiert wird. Wie viel Schall reflektiert wird, hängt von der Schwingungsfähigkeit des Trommelfells (Compliance) ab. Je weniger schwingungsfähig das Trommelfell ist, desto mehr wird reflektiert, desto größer also die Impedanz. Aussagekräftig ist insbesondere die **Impedanzänderung**, die durch zusätzliche Einflüsse provoziert wird:

- Impedanzänderung durch **Änderungen des Luftdrucks** (**Tympanometrie**)
- Impedanzänderung durch **akustische Reize** (**Stapediusreflex**).

Tympanometrie: Der Gehörgang wird luftdicht abgedichtet und der Luftdruck im äußeren Gehörgang gezielt erhöht oder erniedrigt. Aufgezeichnet wird die Impedanzänderung in einem Tympanogramm. Pathologische Tympanogramme ergeben sich bei Erkrankungen des Trommelfells oder Mittelohrs (**Abb. 7.4**).

Stapediusreflex: Das Ohr wird mit einer Lautstärke mit ca. 70 dB über der Hörschwelle beschallt, wodurch sich der M. stapedius kontrahiert und die Trommelfellbeweglichkeit eingeschränkt wird. Meist beschallt man ein Ohr und misst den Reflex am selben oder kontralateralen Ohr. Der **Stapediusreflex fehlt bei** Veränderungen der Schall-

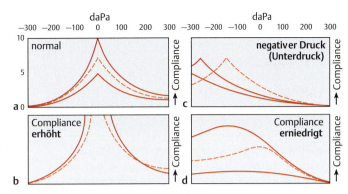

Abb. 7.4 Befunde der Tympanometrie. a Normalerweise liegt die Spitze bei 0, d. h. Druck im Gehörgang = Druck im Mittelohr. b Unterbrochene Gehörknöchelkette. c Unterdruck im Mittelohr. d Mittelohrerguss. (aus Behrbohm/Kaschke, Nawka, Kurzlehrbuch HNO, Thieme, 2009)

leitungskette (z. B. **Otosklerose**), bei Paukenerguss, retrokochleärer Schwerhörigkeit oder Fazialisparese. Bei einer retrokochleären Schwerhörigkeit liegt die Reflexschwelle höher und der Reflex ist ermüdbar. Bei einer Innenohrschwerhörigkeit liegt die Reflexschwelle deutlich näher an der Hörschwelle (sog. **Metz-Recruitment**).

MERKE Bei akuter Innenohrschwerhörigkeit sollte der Stapediusreflex wegen der zusätzlichen Lärmbelastung nicht gemessen werden.

Tubenfunktionsprüfung: Die Tubenfunktion kann überprüft werden mittels
- **Valsalva-Manöver:** Nase zuhalten und gegen den geschlossenen Mund pressen
- **Politzer-Luftdusche:** Die Olive der Politzer-Dusche wird in ein Nasenloch eingeführt, mit dem Finger das andere Nasenloch zugehalten. Dann Ballon komprimieren und gleichzeitig „Kuckuck" sagen.
- **Toynbee-Versuch:** Nase zuhalten und schlucken.

Bei durchgängigen Tuben gelangt Luft ins Mittelohr, was von außen als geringe Trommelfellbewegung und vom Patienten selbst als „Klick"-Geräusch wahrgenommen wird.

Auditorisch evozierte Potenziale (AEP), auch elektrische Reaktionsaudiometrie (ERA): Nach akustischer Simulation wird die neuronale Aktivität über Nadel- oder Oberflächenelektroden am Schädel aufgezeichnet. Die Potenziale treten entlang des Hörsystems zwischen Haarzellen der Kochlea und Hörrinde mit unterschiedlicher Latenz nach dem akustischen Reiz auf und können somit zur Lokalisationsdiagnostik verwendet werden. Man unterscheidet frühe (Latenz 0–10 ms), mittlere (10–50 ms) und späte (> 100 ms) akustisch evozierte Potenziale. Folgende Messmethoden stehen zur Verfügung:
- **Elektrokochleografie:** Über eine Nadelelektrode am Promontorium werden die Potenziale der Kochlea und des Hörnervs gemessen (Latenz 1–3 ms). Indiziert ist die Untersuchung bei Morbus Menière, Perilymphfisteln oder vor Kochleaimplantaten (Restfunktion vorhanden?).
- **Hirnstammaudiometrie** (brainstem-evoked response audiometry, BERA): Über Oberflächenelektroden an Mastoid und Scheitel werden Potenziale des Hörnervs und des Hirnstamms abgeleitet (Latenz ca. 10 ms). Indiziert zur Feststellung einer retrokochleären Schwerhörigkeit, eines Kleinhirn-Brücken-Winkel-Tumors, zur Diagnostik von neurologischen Erkrankungen (z. B. multiple Sklerose, Meningitis) sowie auch insbesondere in der pädaudiologischen Diagnostik (Ableitung in Narkose oder im Schlaf).
- **Hirnrindenaudiometrie** (cortical-evoked response audiometry, CERA): Ableitung später Potenziale. Bei der Untersuchung müssen die Patienten bei Bewusstsein sein (→ keine Sedierung bei Kindern). Angewendet wird sie zur Objektivierung der Hörschwelle (Simulation?).

Otoakustische Emissionen (OAE) entstehen physiologischerweise durch Kontraktionen der äußeren Haarzellen im Corti-Organ und können – da sie retrograd in den äußeren Gehörgang gelangen, dort mit einer Mikrofonsonde gemessen werden. Man unterscheidet:
- **spontane otoakustische Emissionen** (SOAE): leise Dauertöne ohne zusätzlichen Reiz, insbesondere bei Jugendlichen ableitbar
- **transitorisch evozierte OAE** (TEOAE): Sie entstehen nach kurzen Reizen und fehlen bei Patienten mit einem Hörverlust > 35 dB.
- **otoakustische Emissionen** von Verzerrungs- oder Distorsionsprodukten (DPOAE): Sie entstehen bei Stimulation mit 2 Tönen. Nicht mehr nachweisbar sind sie ab einem Hörverlust von > 50 dB.

Angewendet wird die Untersuchung der otoakustischen Emissionen vorwiegend beim **Neugeborenen-Hör-Screening**, weitere Indikationen sind die Abklärung einer nichtorganisch bedingten Schwerhörigkeit, die Objektivierung audiometrischer Befunde und Verlaufskontrolle bzw. Überwachung, z. B. bei ototoxischer Medikamenteneinnahme.

Gleichgewichtsprüfung

Zur Prüfung des Gleichgewichts werden folgende Untersuchungen durchgeführt (s. auch Neurologie [S. B896]):
- **Prüfung der vestibulospinalen Reflexe** mittels Romberg-Test, Unterberger-Tretversuch, Strichgang und Finger-Nase-Zeigeversuch

- **Nystagmusprüfung**: entweder mit oder ohne Frenzel-Brille. Ausführlicheres s. Neurologie [S. B966]
  - Prüfung eines Spontannystagmus
  - Provokation mittels kalorischer Reizung
  - Provokation mittels rotatorischer Reizung
  - Lagerungsprüfung [S. B818]
  - Prüfung auf ein positives **Fistel-Syndrom**: indiziert bei V. a. Cholesteatom. Patient erhält eine Frenzelbrille, dann Pollitzer-Ballon im äußeren Gehörgang komprimieren → tritt ein Nystagmus mit Schwindel auf → positives Fistel-Syndrom. Der Nystagmus schlägt zur kranken Seite bei Kompression des Ballons und zur gesunden bei Aspiration.
  - evtl. Elektronystagmografie.

Bildgebung

Konventionelles Röntgen: Die Überlagerungseffekte des Felsenbeins (Pars petrosa ossis temporalis, Teil des Schläfenbeins) erfordern Spezialaufnahmen nach Schüller und nach Stenvers, die jedoch weitgehend durch CT und MRT abgelöst worden sind. Lediglich die Aufnahme nach Schüller kommt gelegentlich klinisch zum Einsatz, beispielsweise zur Beurteilung der Mastoidpneumatisation, Mastoiditis oder Felsenbeinfraktur.

CT/MRT: Im CT können neben knöchernen Destruktionen und Frakturen Entzündungen, Weichteilverdickungen sowie Flüssigkeitsansammlungen gesehen werden. Die dünnschichtigen MRT-Aufnahmen, z. T. mit Kontrastmittel (Gadolinium-DTPA), können v. a. aufgrund des höheren Weichteilkontrasts traumatische Läsionen, entzündliche und tumoröse Prozesse, aber auch membranöse Labyrinthstrukturen, Gefäße und Nerven (T2-Wichtung) nachweisen. Im funktionellen MRT kann die Perfusion der kortikalen Hörrinde beurteilt werden.

7.4 Hörgeräte

7.4.1 Indikationen und Hörgeräteversorgung

Hörgeräte, aber auch Gehörimplantate (**Kochleaimplantat**) gehören dem Bereich der auditiven Rehabilitation an, welche zur Verbesserung oder Wiederherstellung des Hörvermögens dient. Die auditive Rehabilitation kommt dann zum Einsatz, wenn Hörstörungen durch medikamentöse oder otochirurgische Verfahren nicht verbessert werden können.

Das verwendete Verfahren ist abhängig vom Ausmaß des Hörverlustes, aber auch von den individuellen Bedürfnissen und Anforderungen des Betroffenen. Nach den deutschen Hilfsmittelrichtlinien liegt eine **Versorgungsindikation** vor, wenn

- der tonaudiometrische Hörverlust des besseren Ohres ≥ 30 dB in mindestens einer Prüffrequenz zwischen 500 und 3000 Hz beträgt
- die Sprachverständlichkeit auf dem besseren Ohr bei 65 dB ≤ 80 % liegt
- der Patient das Hörgerät adäquat bedienen kann
- eine Besserung durch medikamentöse oder operative Maßnahmen (z. B. Stapesoperation bei otosklerotischer Schallleitungsschwerhörigkeit) nicht zu erwarten ist.

Wichtig ist eine **möglichst frühzeitige** und **am besten binaurale** Versorgung.

Hörgeräte werden bei mittel- bis hochgradiger Schwerhörigkeit, Kochleaimplantate bei Taubheit oder sog. Resthörigkeit eingesetzt. Für Hörgeschädigte gibt es über die Hörgeräte hinaus eine Reihe weiterer Hilfen, die sowohl die Interaktion als auch die Kommunikation mit der Umwelt erleichtern wie z. B. gezieltes Hörtraining und Lippenlesen, technische Hilfen (z. B. Signallichtsysteme) oder Logopädie.

7.4.2 Bauarten und Funktionsweise von Hörgeräten

Ein Hörgerät nimmt die akustischen Signale und den Umgebungsschall über ein Mikrofon auf, verstärkt und bearbeitet diese frequenzspezifisch und differenziert über einen Verstärker. Dieser regelt unter einem Filter die leiseren Töne lauter, verstärkt aber auch selektiv bestimmte Frequenzbänder. Zudem unterdrückt er Störgeräusche und Rückkopplungen. Die maximale Gesamtlautstärke kann ebenfalls eingestellt werden. Über einen Minilautsprecher wird nun der Schall zum Ohr hin abgegeben. Eine Otoplastik (ohrgenaues Passtück) oder ein offenes Schlauchsystem stellt dabei die Verbindung zum äußeren Gehörgang dar.

Gängige **Bauarten** sind: Hinter-dem-Ohr-Gerät, Im-Ohr-Gerät, Taschengerät und Hörbrille. Digital programmierbare Hörgeräte verbessern überwiegend das Sprachverständnis, müssen jedoch gewartet und kontrolliert werden.

Bei asymmetrischer Hörstörung kommt die sog. **CROS-Versorgung** (contralateral routing of signals) zum Einsatz, bei der Schall vom schlechter hörenden auf das bessere Ohr übertragen wird. Weitere Möglichkeiten zur Anpassung an die Restdynamik des Hörfeldes sind das sog. **Peak Clipping** (Beschneidung der Maximalamplituden) und die **Automatic Gain Control** (automatische Verstärkungsregelung).

Darüber hinaus gibt es die Möglichkeit von **knochenverankernden Hörgeräten** oder **voll implantierbaren Mittelohrimplantaten**. Dabei wandelt der implantierte Verstärker Schallwellen in Vibrationen um, die direkt auf den Schädel- oder die Gehörknöchel übertragen werden.

7.4.3 Kochleaimplantat

Funktionsweise: An der temporalen Außenseite des Kopfes ist eine Senderspule angebracht, im Knochen hinter dem Mastoid eine Empfängerspule implantiert. Beide stehen über einen Magneten miteinander in Verbindung. Der Schall wird über ein Mikrofon und einen Sprachprozessor, welche sich hinter dem Ohr befinden, aufgenommen und in elektrische Impulse umgewandelt und mittels Hochfrequenzsignal auf die Empfängerspule weitergeleitet. Über eine intrakochleäre Elektrode in der Scala tympani wird direkt der Hörnerv und das Ganglion spirale stimuliert.

Indikationen: Ein Innenohrimplantat kommt infrage bei
- **funktioneller Schädigung der inneren Haarzellen** mit schwerer Hörstörung, ohne Therapieerfolg trotz der Versorgung mit optimal eingestellten äußeren Hörgeräten
- **Ertaubung** vor (prälingual) oder nach (postlingual) dem Spracherwerb.

Voraussetzungen sind: zumindest teilweise erhaltene Funktion bzw. Leitfähigkeit des Hörnervs, intakte Hörbahn, Motivation des Patienten, Umgangsfähigkeit mit dem Implantat.

Die Implantation sollte möglichst innerhalb eines Jahres nach Ertaubung erfolgen (prälingual spätestens im Vorschulalter). Angestrebt wird eine beidseitige Cochleaimplantation, um ein besseres Richtungshören sowie ein besseres Sprachverständnis zu ermöglichen.

7.5 Kindliche Hörstörungen (Pädaudiologie)

Hörstörungen im Säuglings- und auch noch im Kleinkindalter werden oftmals erst spät bemerkt, wirken sich aber auf die Sprach- und Persönlichkeitsentwicklung des Kindes aus. Da das Erlernen der Sprache bedeutend vom Hörvermögen abhängt, fallen Hörstörungen zumeist erst durch eine gestörte, verzögerte Sprachentwicklung auf.

> **DEFINITION** Von einer kindlichen Hörstörung spricht man bei einem Hörverlust eines Kindes von > 15 dB im Hauptsprachbereich von 250–4 000 Hz.

Epidemiologie: Die Inzidenz einer kongenitalen beidseitigen relevanten Hörstörung beträgt 1:1000 im Jahr. Meist handelt es sich dabei um eine Innenohrschwerhörigkeit. Ältere Kinder leiden häufiger an einer Schallleitungsschwerhörigkeit (z. B. Otitis media).

Ätiopathogenese: Ursachen prälingualer Hörstörungen sind die hereditäre Innenohrschwerhörigkeit sowie frühkindlich (prä-, peri- oder postnatal) erworbene Schäden [S. B817].

Klinik: Gering- bis mittelgradige einseitige Hörstörungen im frühen Kindesalter bleiben meist ohne nachhaltige Folgen. Sie werden nicht selten erst zu Schuluntersuchungen oder noch später festgestellt. Hochgradige einseitige Schwerhörigkeit kann jedoch eine Sprachentwicklungsstörung nach sich ziehen. Beidseitige Hörstörungen führen je nach Ausmaß und Auftreten zu unterschiedlich beeinträchtigter Sprachentwicklung.
- **bei geringgradiger Störung:** Störungen der Artikulation, verzögerter Spracherwerb, Dyslalie, evtl. schulische Defizite
- **bei mittelgradiger Störung:** Störungen der Sprachentwicklung, Dysgrammatismus, Wortschatzdefizit, Artikulationsstörungen
- **bei hochgradiger Störung:** keine spontane Sprachentwicklung.

Zusätzlich ist auch die Persönlichkeitsentwicklung beeinträchtigt.

Diagnostik: Das **universelle Neugeborenenscreening** erfolgt im Rahmen der **U2**, also 2–3 Tage nach der Geburt. Erfasst werden otoakustische Emissionen oder auditorisch evozierte Hirnstammpotenziale. Bei einem negativen Ergebnis muss eine erneute Screening-Untersuchung, bei weiterhin negativem Befund eine umfassende pädaudiologische Diagnostik durchgeführt werden. Mit dem Screening lassen sich ca. 80 % der Schwerhörigkeiten erfassen. Bei Neugeborenen mit Risikofaktoren (z. B. Neugeborene mit > 48 h Intensivstationspflichtigkeit, kraniofaziale Fehlbildungen, positive Familienanamnese) kann ein spezielles Risiko-Screening erfolgen.

> **MERKE** Vorhandene OAE schließen jedoch eine Hörstörung nicht aus. Hier kann z. B. eine neurale oder zentrale Hörstörung vorliegen.

Weitere Screening-Untersuchungen finden im Rahmen von Kontroll- oder Vorsorgeuntersuchungen sowie beim Schuleintritt mit altersentsprechenden verhaltensaudiometrischen Methoden (Reflex- und Reaktionsaudiometrie, aber auch Spiel- und Kindersprachaudiometrie) statt.

Therapie: Ziel ist nicht nur ein ausreichendes Hörvermögen, sondern auch das Erreichen und die Sicherung einer hinreichenden Sprachkompetenz. Allgemein erfolgt eine Behandlung bei mittelgradiger, beidseitiger und permanenter Hörstörung, da ab hier mit relevanten Spätfolgen zu rechnen ist. Maßnahmen sind:
- Hörgeräteanpassung, Kochleaimplantat [S. B804]
- operative Eingriffe bei Schallleitungsschwerhörigkeit
- audiopädagogische Förderung zusammen mit den Eltern.

Heutzutage wird bei schwerhörigen Kindern der Besuch von Regeleinrichtungen (Kindergarten, Schule) angestrebt. Die Schulart ist dabei neben dem Hörverlust auch von der Sprachkompetenz und der kognitiven Leistungsfähigkeit abhängig.

7.6 Äußeres Ohr

7.6.1 Fehlbildungen und Formfehler

Aurikularanhänge: Anhängsel aus Haut und Knorpel, die meist präaurikulär vor dem Tragus liegen. Rein kosmetische Bedeutung, ggf. Exzision.

Ohrmuscheldysplasie: Fehlbildungen der Ohrmuschel entstehen meist durch eine Embryonalschädigung im 1. Trimenon. Oft sind sie mit anderen Fehlbildungen kombiniert. Es werden 3 Ausprägungsgrade der Ohrmuscheldysplasie unterschieden:
- **Grad I** (kleine Fehlbildungen): Alle Strukturen sind angelegt, einige fehlgebildet. Am häufigsten sind abstehende Ohren, deren Ursache meist in einem zu großen Cavum conchae oder einer mangelhaft ausgebildeten Anthelix besteht. Weitere Beispiele sind Makrotie, Hö-

ckerbildung (Darwin-Höcker) und Helixausziehungen. Gegebenenfalls werden sie operativ korrigiert.
- **Grad II** (leichte **Mikrotie**): verkleinerte Ohrmuschel mit z. T. schweren Formanomalien oder Fehlen von Strukturen. Oft ist auch der Gehörgang fehlgebildet. Therapie: operative Korrektur.
- **Grad III** (Mikro- und **Anotie**): fehlende Ohrstrukturen, fast immer in Kombination mit Gehörgangatresie. Komplizierte plastische Rekonstruktion mit Knorpel- oder Kunststoffgewebe.

Stenosen und Atresien des Gehörgangs treten oft in Kombination mit dysplastischen Fehlbildungen des Ohres auf. Die Kinder werden mit knochenverankerten Hörgeräten versorgt. Nach operativem Eingriff ist die Rate an Restenosen sehr hoch. Einseitige Befunde können oft nur mit einem unzufriedenstellenden Ergebnis operiert werden.

Fistelbildungen: Fisteln befinden sich meist präaurikulär. Sie enden häufig blind. Bei Infektionen muss die Fistel komplett exzidiert werden.

7.6.2 Nichtentzündliche Erkrankungen

Zerumenvorfall

Synonym: Cerumen obturans, Ohrpfropf

> **DEFINITION** Vollständige Verlegung des äußeren Gehörgangs infolge einer übermäßigen Ansammlung von Ohrenschmalz (Zerumen).

Ätiopathogenese: Ursächlich sind eine übermäßige Zerumenproduktion der Drüsen im Eingangsbereich des äußeren Gehörgangs, eine gestörte Selbstreinigungsfunktion des Ohres, aber auch eine vernachlässigte oder falsche Ohrreinigung (häufiges Benutzen von Wattestäbchen). Zum Gehörgangsverschluss kommt es häufig, wenn Wasser in das Ohr eindringt und das vorhandene Ohrenschmalz aufquillt.

Klinik: Druck- und/oder Fremdkörpergefühl, akute Hörminderung (**Schallleitungsschwerhörigkeit**), evtl. Tinnitus. Gelegentlich kommen Taubheitsgefühl und ein schmerzender Gehörgang vor.

Diagnostik und Therapie: Otoskopische Diagnostik. Anschließend entweder vorsichtige Spülung mit warmen Wasser oder Extraktion unter Sicht (nie blind!). Festhaftende Pfröpfe können mit einer lipidlöslichen Substanz vorbehandelt und anschließend ausgespült werden.

> **MERKE** Eine Ohrenspülung ist bei V. a. eine Trommelfellperforation kontraindiziert. Bei unsachgemäßen Entfernungsversuchen besteht die Gefahr einer Trommelfellverletzung oder einer weiteren Verlagerung des Zeruminalpfropfes.

Gehörgangsfremdkörper

Epidemiologie und Ätiologie: Auftreten häufig bei Kindern, aber auch bei Erwachsenen. Oft handelt es sich um kleine Spielzeugteile oder verbleibende Wattereste von Gehörschutz oder Wattestäbchen. Auch Insekten können sich im Gehörgang verfangen.

Klinik: Druck- und/oder Fremdkörpergefühl, ggf. akute Hörminderung und Schmerzen. Organische Fremdkörper bedingen (je nach zeitlichem Verbleib) eine schmerzhafte Otitis externa mit Schallleitungsschwerhörigkeit und Otorrhö.

Diagnostik: Die Diagnose kann meist relativ leicht anhand der Anamnese und Otoskopie gestellt werden. Sekundäre Schwellungen oder Entzündungen können die otoskopische Diagnostik erschweren. Differenzialdiagnostisch sollte auch an ein Cerumen (obturans), Blutkrusten, Cholesteatom oder eine Otitis externa gedacht werden.

Therapie: Fachgerechte Entfernung des Fremdkörpers mittels Extraktionshäkchen unter mikroskopischer Sicht oder mittels Ohrspülung (Cave: kontraindiziert bei Trommelfellperforation). Bei Kleinkindern oder entzündlichen Verhältnissen unter Narkose. Bei festsitzenden Fremdkörpern kann eine Inzision notwendig werden. Insekten können mit 10 %iger Lidocainlösung abgetötet werden.

> **MERKE** Keine blinden Extraktionsversuche!

7.6.3 Entzündliche Erkrankungen des äußeren Ohres

Entzündungen des äußeren Ohres (Otitis externa) können die Ohrmuschel und/oder den Gehörgang betreffen. Prädisponierend sind v. a. eine Immunschwäche und Faktoren, die die physiologischen Schutzmechanismen beeinträchtigen, z. B. feuchtwarmes Klima, Mazerationen, übertriebene Kosmetik und Anwendung von Ohrmedikamenten, mechanische Manipulationen.

Entzündungen der Ohrmuschel

Ohrmuschelekzem: Das Ohrmuschelekzem ist eine auf die Dermis beschränkte Entzündung allergischer oder toxischer Genese. Näheres s. Dermatologie [S. B705].

Erysipel: Das Erysipel wird ausführlich im Kapitel Dermatologie [S. B710] besprochen. Am Ohr manifestiert es sich sowohl an der Ohrmuschel als auch am -läppchen mit flammender Rötung, Schwellung, Überwärmung und Schmerzen.

Perichondritis: Die Perichondritis ist eine **Entzündung der Knorpelhaut**, die sekundär infolge von Entzündungen oder Verletzungen an der Ohrmuschel oder nach einem infizierten Othämatom entsteht. Meist liegt eine bakterielle Infektion mit Pseudomonas aeruginosa vor. Klinisch bestehen starke Schmerzen. Die **Ohrmuschel** ist **rot geschwollen**, stark **druckschmerzhaft** und ihre **Konturen sind verstrichen**. Im Gegensatz zum Erysipel ist das Ohrläppchen ausgespart. Komplikationen wie Knorpeldestruktionen und Drucknekrosen treten bei mangelnder Behandlung auf. Therapeutisch im Vordergrund stehen die Reinigung des äußeren Ohres und eine Antibiotikatherapie mit Gyrasehemmern. Bei Einschmelzung ist eine operative Therapie notwendig.

Herpes zoster oticus (Ramsay-Hunt-Syndrom, Gürtelrose): Entzündung der Ohrmuschel, der benachbarten Haut und des Gehörgangs infolge Reaktivierung des Varizella-zoster-Virus. Die Patienten klagen anfangs über einseitige brennende Ohrenschmerzen und weisen kurz darauf die typischen Hauteffloreszenzen auf. Sind die Hirnnerven VII und VIII ebenso beteiligt, bestehen eine periphere Fazialisparese (s. Neurologie [S. B968], Hörverlust, Schwindel, Nystagmus und Gleichgewichtsstörungen. Komplikationen sind eine bakterielle Superinfektion, intrakranielle Ausbreitung mit Meningoenzephalitis sowie eine Postzosterneuralgie. Für Ausführliches, insbesondere auch zu Diagnostik und Therapie s. Infektionserkrankungen [S. A547].

Entzündungen des äußeren Gehörgangs

Otitis externa diffusa

Ätiopathogenese: Akute, oft bakterielle (Pseudomonas aeruginosa, Proteus vulgaris, Anaerobier), seltener virale oder mykotische Mischinfektion der bereits vorgeschädigten Gehörgangshaut. Begünstigend wirkt ein warm-feuchtes Klima.

Klinik:
- **Schmerzen:** Im Unterschied zu einer Mittelohrentzündung bestehen bei Affektionen des äußeren Gehörgangs ein Tragusdruckschmerz und Schmerzen beim Zug an der Ohrmuschel.
- **Juckreiz:** v. a. bei Gehörgangsmykose.

Weitere Symptome sind Krustenbildung, eitriger Ausfluss und eine Schallleitungsschwerhörigkeit bei Verlegung des Gehörgangs. Komplikationen sind eine Perichondritis, Erysipel und Abszess. Die Otomykose hat einen hartnäckigen Verlauf und zeigt häufig Rezidive.

Diagnostik: Neben dem **Tragusdruckschmerz** finden sich oft auch geschwollene Lymphknoten hinter dem Ohr. Aus dem äußeren Gehörgang kann – bei Infektion mit Anaerobiern – **fötider Ausfluss** kommen. Weitere **otoskopische** Befunde: Krustenbildung sowie trockene und schuppige Haut bei chronischem Ekzem. Typisch für eine Otomykose sind sowohl weißliche (wie Staubzucker) als auch grau bis grün-schwarze Beläge watteähnlicher Konsistenz. Die darunterliegende Gehörgangshaut ist geschwollen.

Therapie: Reinigung und Desinfektion des Gehörgangs und anschließende Lokalbehandlung mit Antibiotika bzw. Glukokortikoiden; bei einer Gehörgangsmykose lokale Antimykotika. Patienten mit Komplikationen oder Immunschwäche sollten (nach vorangegangener Erregerbestimmung) systemisch behandelt werden.

> **MERKE** Ohrentropfen mit Steroiden und Antibiotika nicht länger als 2 Wochen anwenden → Gefahr der Sensibilisierung, Resistenzbildung und sekundären Pilzinfektion.

Otitis externa circumscripta (Ohrfurunkel)

Umschriebene, akute, bakterielle Entzündung des knorpeligen Gehörgangs, die ihren Ursprung in einer eitrigen Follikulitis hat (s. Dermatologie [S. B711]). Klinisch bestehen **stark klopfende Schmerzen**, insbesondere bei Druck auf den Tragus und Zug an der Ohrmuschel. Gelegentlich bestehen Schmerzen bei der Kieferbewegung; die **Lymphknoten** vor oder hinter der Ohrmuschel sind **geschwollen**. Selten sind Hörstörung oder Ausfluss. In der Otoskopie findet sich eine umschriebene schmerzhafte Schwellung des knorpeligen Gehörgangs, gelegentlich Eiter bzw. Detritus. Differenzialdiagnosen sind eine Mastoiditis, ein Fremdkörper, ein Gehörgangstumor oder eine Otitis externa maligna. Behandelt wird i. d. R. lokal mit alkoholhaltigen Streifen sowie Ohrentropfen (Antibiotika, Glukokortikoide) und bei Schmerzen NSAR.

Otitis externa necroticans (Otitis externa maligna)

> **DEFINITION** Gefährliche Komplikation der Otitis externa, die fast ausschließlich bei älteren Menschen mit Diabetes mellitus vorkommt und auf den Schädelknochen und Hirnnerven übergreift.

Ätiopathogenese und Klinik: Ursache ist eine Infektion mit Pseudomonas aeruginosa, die zu einer ulzerierenden Ostitis am Boden des Gehörgangs führt und auf Mittelohr, Mastoid und Schädelbasis (Osteomyelitis) übergreifen kann. Es bestehen starke Schmerzen und eine fötide Sekretion, eine Verschlechterung des Hörvermögens, im Verlauf auch Ausfälle der basalen Hirnnerven.

Diagnostik:
- Anamnese: langwierige Otitis externa
- Otoskopie mit Nachweis eines Ulkus, Granulationsgewebe und von fötidem Sekret
- Abstrichentnahme und Resistenzbestimmung
- CT/MRT zur Bestimmung des Ausmaßes der Knochendestruktion.

Therapie und Prognose: Lokales Débridement und Reinigung in regelmäßigen Abständen. Bei geringer Knochenbeteiligung kann zunächst eine 6-wöchige hoch dosierte Antibiotikatherapie (Gyrasehemmer) gegen Pseudomonas erfolgen. Außerdem Behandlung des Diabetes mellitus. Außerdem steht die hyperbare Sauerstofftherapie zur Verfügung. Bei erfolgloser konservativer Therapie oder ausgedehnten Befunden ist eine Resektion des betroffenen Knochens erforderlich. Hohe Letalität (ca. 50 %) bei fortgeschrittener Erkrankung.

Otitis externa bullosa

Synonym: Grippeotitis

Ätiopathogenese: Eine Assoziation mit Grippeviren wird vermutet. Die Kapillaren der Gehörgangshaut und des Trommelfells werden toxisch geschädigt, wodurch sich hämorrhagische Epithelblasen ausbilden.

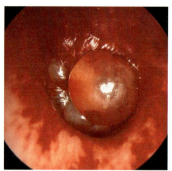

Abb. 7.5 **Otoskopie bei Grippeotitis.** (aus Arnold, Ganzer, Checkliste HNO, Thieme, 2011)

Klinik: Plötzlicher, heftiger Ohrschmerz mit nachfolgender blutig tingierter Sekretion. Sowohl Schallleitungs- als auch Schallempfindungsschwerhörigkeit können auftreten. Häufig entwickelt sich im Verlauf eine Labyrinthitis, die mit einer Schallempfindungsschwerhörigkeit und Schwindel verbunden ist.

Diagnostik: Die Otoskopie zeigt seröse bis blutige Epithelbläschen an den knöchernen Gehörgangsabschnitten und auf dem Trommelfell (**Abb. 7.5**).

Therapie: Schmerzen werden mit lokalanästhetischen Ohrtropfen und NSAR behandelt. Bei V. a. eine begleitende bakterielle Infektion erfolgt eine systemische Antibiotikagabe.

7.6.4 Verletzungen des äußeren Ohres

Die Verletzungen betreffen die Ohrmuschel und/oder den äußeren Gehörgang. Man unterscheidet zwischen Stich-, Biss-, Schnittverletzungen, Quetschungen, thermischen Verletzungen (Verbrennungen und Erfrierungen) oder Abrissen von Ohrteilen oder der gesamten Ohrmuschel. Bei allen Verletzungen sollte eine Otoskopie durchgeführt werden, um Trommelfellverletzungen auszuschließen.

Bei Abrissen von Ohrteilen, allen Verletzungen mit Knorpelbeteiligung sowie einem Othämatom besteht die Indikation zur **Operation**. Zur Behandlung von Erfrierungen und Verbrennungen s. Hypothermie, Erfrierungen [S. B62] bzw. Versorgung von Verbrennungen [S. B60], zu Bissverletzungen s. Notfallmedizin [S. B65]. Zur chirurgischen Wundversorgung s. Chirurgie [S. B112]. Aufgrund der guten Durchblutung sind chirurgische Wiederverschlüsse am Ohr erfolgversprechend und sollten stets angestrebt werden.

Othämatom und Otserom

Synonym: Boxerohr

> **DEFINITION** Ansammlung von Blut (Othämatom) oder seröser Flüssigkeit (Otserom) zwischen Perichondrium und Ohrmuschelknorpel.

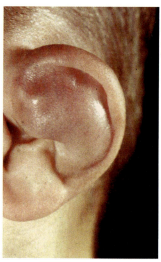

Abb. 7.6 **Othämatom.** (aus Behrbohm/Kaschke, Nawka, Kurzlehrbuch HNO, Thieme, 2009)

Ätiopathogenese: Ursächlich sind in erster Linie Trauma mit stumpfen und tangentialen Scherkräften (Ringen, Faustschläge beim Boxen, seitlicher Sturz auf den Kopf) sowie langes Liegen auf der umgeklappten Ohrmuschel.

Klinik: Klinisch imponiert eine schmerzlose oder nur gering schmerzhafte fluktuierende Schwellung, die z. T. rötlich-blau verfärbt ist (**Abb. 7.6**). Eventuell finden sich Begleitverletzungen von Gehörgang, Mittelohr, Schläfenbein oder Kiefergelenk. Durch eine sekundäre Infektion kann es über eine Perichondritis zu irreversiblen Ohrmuscheldeformationen („Blumenkohlohr") kommen. In der Anamnese findet sich häufig ein schmerzhaftes Traumaereignis.

Therapie: Falls möglich frühzeitige Punktion mit Aspiration. Später: retroaurikuläre Inzision mit Anlage eines Knorpelfensters und vollständiger Hämatomausräumung, Perichondriumrefixierung und modellierter Kompressionsverband (mit Ölwatte). Antibiotikagabe bei bakterieller Superinfektion.

7.6.5 Tumoren

Während Tumoren der Ohrmuschel relativ frühzeitig erkannt werden, bleiben Tumoren des äußeren Gehörgangs meist lange unbemerkt. Prinzipiell sollte jede exulzerierende oder granulierende Veränderung, die nicht abheilt, histologisch untersucht werden.

Häufige gutartige Tumoren sind das Keratoakanthom (s. Dermatologie [S. B732]), die Verruca seborrhoica (s. Dermatologie [S. B727]) oder das Atherom (s. Dermatologie [S. B726]), seltener sind z. B. Lipome, Histiozytome oder Chondrome. **Gehörgangsexostosen** sind echte Osteome (s. Orthopädie [S. B251]). Otoskopisch fallen weißliche druckdolente Erhebungen auf, die den Gehörgang stenosieren. Sie können zur rezidivierenden Otitis externa und bei hochgradigen Stenosen zur Schallleitungsschwerhörigkeit führen.

Die am äußeren Ohr auftretenden Präkanzerosen und malignen Tumoren sind allesamt Hauttumoren und werden daher im Kapitel Dermatologie besprochen.

7.7 Mittelohr

Ursächlich für viele Erkrankungen des Mittelohrs sind im Wesentlichen 2 pathogenetische Mechanismen: zum einen eine **gestörte Tubenventilation** und zum anderen eine **Entzündung**. Beide Veränderungen beeinflussen sich gegenseitig: Beispielsweise verursacht eine chronische Belüftungsstörung eine Entzündung der Schleimhaut, wodurch gleichzeitig auch wieder die Tubenbelüftung behindert wird.

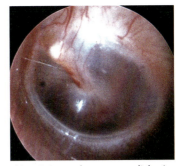

Abb. 7.7 **Seromukotympanum links.** (aus Arnold, Ganzer, Checkliste HNO, Thieme, 2011)

7.7.1 Funktionsstörung der Tuba auditiva

Tubenventilationsstörung

Synonym: Tubenmittelohrkatarrh

Epidemiologie: häufigste Ohrenerkrankung beim Kind.

Ätiologie:
Die Tube wird durch regelmäßiges Schlucken und Bewegungen des Unterkiefers belüftet, sodass ein Druckausgleich zwischen dem Mittelohr und der Außenluft stattfindet. Ist die **Belüftung gestört**, entwickelt sich ein chronischer Unterdruck, der zur Retraktion des Trommelfells, einer geschwollenen Paukenschleimhaut und **Paukenerguss** führt. Anfangs handelt es sich um einen serösen Erguss (Serotympanum), der allerdings mit der Zeit immer zähflüssiger wird und nicht mehr abtransportiert werden kann (**Seromukotympanum**).

Ursächlich für eine gestörte Belüftung können Schleimhautschwellungen, ein rasch ansteigender Außendruck (z. B. beim Tauchen, im Flugzeug), eine mangelhafte Funktion des M. tensor veli palatini sowie Verlegungen von außen (z. B. Tumoren) sein.

Klinik: Bei einer **akuten Funktionsstörung** stehen leichte Ohrschmerzen, Schallleitungsschwerhörigkeit und ein tieffrequenter Tinnitus im Vordergrund. Die Patienten spüren zudem ein Flüssigkeitsgefühl im Ohr. Bei **Chronifizierung** verschwinden die Schmerzen, Schwerhörigkeit und Tinnitus nehmen zu. Bei Kindern mit chronischem Seromukotympanum in beiden Ohren ist die Sprachentwicklung gestört.

Diagnostik: Otoskopisch (Abb. 7.7) erkennt man ein **mattes, retrahiertes Trommelfell**. Im Akutstadium lassen sich außerdem Flüssigkeitsblasen nachweisen. Mit zunehmender Ergussdauer atrophiert das Trommelfell und es bilden sich narbige Verwachsungen aus. Im Tympanogramm zeigt sich eine **flache Unterdruckkurve**.

Therapie: Die akute Form wird konservativ, die chronische oft operativ behandelt:
- abschwellende Nasentropfen, Valsalva-Manöver, Antibiotika bei bakterieller Infektion, Antihistaminika bei allergischer Genese
- Behandlung der Ursache bei chronischem Verlauf (z. B. Adenotomie)
- Mittelohrbelüftung mittels Otovent-Ballon
- Parazentese und Paukendrainage
- ggf. Tympanoplastik und Lösen der Verwachsungen.

Syndrom der klaffenden Tube

DEFINITION Persistierende, offene Verbindung zwischen Nasen-Rachen-Raum und der Paukenhöhle des Mittelohres.

Epidemiologie und Ätiologie: Ursächlich ist eine Abnahme der Fett- und Bindegewebsanteile im Bereich um die Tube, z. B. infolge einer starken Gewichtsreduktion (z. B. bei Kachexie, Anorexie, Depression, aber auch bei Strahlentherapie), Exsikkose, bei reduziertem Venendruck oder veränderten anatomischen Verhältnissen. Frauen sind häufiger betroffen als Männer.

Klinik: Druckgefühl im Ohr, unspezifische Hörbeschwerden, Autophonie (Patienten hören sich selbst lauter sprechen) und gelegentlich rauschender Tinnitus. Eine Schwerhörigkeit besteht nicht. Die Beschwerden bessern sich oft im Liegen bzw. bei Kopftieflage (erhöhter venöser Druck).

Diagnostik: Beurteilung des Tubenostiums mittels Nasenendoskopie. Otoskopisch kann eine atemsynchrone Trommelfellbewegung auffallen.

Therapie: Behandlung der Ursachen: z. B. Gewichtszunahme, Zufuhr von Flüssigkeit. Bestehen anhaltende und unangenehme/beeinträchtigende Symptome, kann eine Kollageninjektion am Tubeneingang hilfreich sein. Damit versucht man, das Gewebe um das Tubenostium zu vermehren. Allerdings besteht die Gefahr einer verminderten Belüftung des Mittelohres mit Anfälligkeit für eine sekretorische Otitis media.

7.7.2 Entzündungen

Myringitis

DEFINITION Entzündung des Trommelfells.

Man unterscheidet folgende Formen:
- **Externamyringitis**: Das Trommelfell reagiert mit bei einer Otitis externa.
- **Grippeotitis** [S. B807]: hämorrhagische Entzündung mit akutem Beginn und heftigen Schmerzen im Rahmen einer Infektion mit Influenzaviren. Das Trommelfell ist stark gerötet und zeigt Blutblasen. Außerdem kann ein seröser Paukenerguss auftreten. Dadurch kann es zu einer frühzeitigen Labyrinthreizung kommen.

Otitis media acuta

DEFINITION Akute Entzündung des Mittelohres.

Epidemiologie: sehr häufig bei **Säuglingen** und **Kleinkindern**.

Ätiologie: Virale oder bakterielle Infektion, die i. d. R. über die Tuba auditiva aufsteigt. Virale Erreger sind Rhino-, (Para-)Influenza- oder Adenoviren, häufige Bakterien Streptococcus pneumoniae oder Hämophilus influenzae. Die viralen Erkrankungen verlaufen milder (**Otitis media catarrhalis**) als die bakteriellen (**Otitis media purulenta**).
   Risikofaktoren sind: Otitis media in der Anamnese, seröse Otitis media chronica, Tubenventilationsstörungen, Rauchen (im Elternhaus), hyperplastische Adenoide, Infektionen der oberen Luftwege. Stillen wirkt protektiv.

Klinik: Akuter Beginn mit Fieber und Allgemeinsymptomatik; außerdem heftige, pulsierende **Ohrenschmerzen** und Hörstörungen. Eine Otorrhö tritt bei perforiertem Trommelfell auf, die Schmerzen lassen dann nach. Bei Säuglingen sind Reizbarkeit und gastrointestinale Beschwerden (Erbrechen, Durchfall) vorrangig. Kinder fassen sich oft ans Ohr und reiben daran.

Komplikationen sind insgesamt selten. Am häufigsten ist die **Mastoiditis**. In 10 % d.F. rezidiviert die akute Otitis media. Näheres s. Komplikationen der akuten Otitis media [S. B810].

Diagnostik: In der **Otoskopie** zeigt sich eine Trommelfellentzündung mit vorgewölbtem, trübem Trommelfell mit geröteter, verdickter Schleimhaut (**Abb. 7.8**). Das Mastoid kann druckdolent sein. Aufgrund der durch Sekret bestehenden Druckverhältnisse soll auf das Valsalva-Manöver verzichtet werden, um keine Trommelfellperforation oder eine Keimversprengung zu provozieren. Die Hörprüfung zeigt eine Schallleitungsschwerhörigkeit. Im **Stimmgabelversuch nach Weber** wird die Vibration im **erkrankten Ohr lauter** empfunden. Wechselt die Empfindung hin zum gesunden Ohr, kann dies auf eine beginnende Schallempfindungsschwerhörigkeit und somit auf eine komplikationsbedingte **Labyrinthitis** [S. B816] hinweisen. Bei

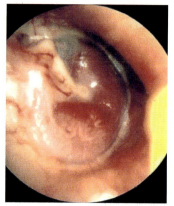

Abb. 7.8 **Akute Otitis media.** Das Trommelfell ist deutlich gerötet und nach hinten vorgewölbt. (aus Arnold, Ganzer, Checkliste HNO, Thieme, 2011)

spontaner Trommelfellperforation außerdem mikrobiologische Untersuchung.

Therapie: Die Behandlung erfolgt **symptomatisch** mit Paracetamol oder NSAR. Unterstützend können abschwellende Nasentropfen und -spülungen sein. Diese fördern über eine freie Nasenatmung die Drainagefunktion der Tube. Bei V. a. eine bakterielle Infektion ist eine systemische Antibiotikatherapie gerechtfertigt (Amoxicillin, Cephalosporine, Makrolide); eine Lokalbehandlung ist ineffektiv. Eine sofortige Antibiose sollte bei Trommelfellperforation, schwerem Krankheitsbild oder kleinen Kindern durchgeführt werden. Zusätzlich Bettruhe.

Komplikationen der akuten Otitis media

Mastoiditis

DEFINITION Bakterielle Entzündung von Schleimhaut und Knochen des Mastoids mit eitriger Einschmelzung, oft etwa 2–4 Wochen nach einer akuten Mittelohrentzündung.

Sie tritt gehäuft bei Kindern auf. Verantwortlich für die Ausprägung ist eine gute Pneumatisation (dann auch Ausbreitung in Felsenbein oder Jochbogen möglich), schlechter Sekretabfluss, schlechte Abwehrlage und hohe Virulenz.
   Charakteristisch für eine Mastoiditis sind eine **druckschmerzhafte**, rote und **teigige Schwellung** hinter dem Ohr, evtl. mit Otorrhö. Die Beschwerden der akuten Mittelohrentzündung nehmen wieder zu. Das Differenzialblutbild zeigt eine Leukozytose mit Linksverschiebung, CRP und BSG sind erhöht. Gesichert wird die Diagnose mittels CT, welches Verschattungen und Arrosionen zeigt. Bei Säuglingen kann eine Mastoiditis auch okkult mit reduziertem Allgemeinzustand und Appetitlosigkeit verlaufen.
   Die eitrige Einschmelzung kann an verschiedenen, typischen Stellen durchbrechen und die Mastoiditis somit selbst wieder zu **Komplikationen** führen (**Abb. 7.9**):

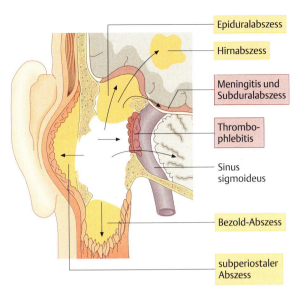

Abb. 7.9 **Komplikationen einer Mastoiditis.** (aus Probst, Grevers, Iro, Hals-Nasen-Ohren-Heilkunde, Thieme, 2008)

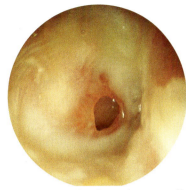

Abb. 7.10 **Zentraler, chronischer Trommelfelldefekt.** (aus Probst, Grevers, Iro, Hals-Nasen-Ohren-Heilkunde, Thieme, 2008)

- **Bezold-Mastoiditis**: Durchbruch und Abszessbildung im M. sternocleidomastoideus, Schmerzen und Schiefhals
- **subperiostaler Abszess**: Der Abszess bricht durch die Mastoidoberfläche. Das Ohr steht nach vorn ab.

Jede Mastoiditis sollte operiert werden (**Mastoidektomie**), begleitend ist eine i.v.-Antibiose angezeigt.

Weitere Komplikationen

- **Zygomatizitis**: Durchbruch in den Jochbogen mit Schwellung vor dem Ohr und geschwollenen Lidern
- **Petroapizitis**: Durchbruch in der Pyramidenspitze mit Gradenigo-Syndrom (ipsilaterale Abduzensparese und Trigeminusneuralgie)
- diffuse **Labyrinthitis**: [S. B816]
- **Sinusthrombose**: s. Neurologie [S. B956]
- **Meningitis**: s. Neurologie [S. B942]
- **Hirnabszess**: s. Neurologie [S. B943]
- **Hirnnervenausfälle**: am häufigsten **Fazialisparese** (s. Neurologie [S. B968]).

Otitis media chronica

DEFINITION Chronische Entzündung des Mittelohres mit begleitender Trommelfellperforation.

Einteilung: Man unterscheidet 2 Formen der chronischen Mittelohrentzündung:
- chronische **mesotympanale** Otitis media (chronische Schleimhauteiterung)
- chronische **epitympanale** Otitis media (chronische Knocheneiterung).

Entscheidend ist der Ort der **Trommelfellperforation**. Bei der chronisch-mesotympanalen Otitis media liegt er **zentral**, d.h. Anulus fibrosus und Shrapnell-Membran sind intakt – ganz im Gegensatz zur **randständigen** Perforation. Diese tritt bei der chronischen epitympanalen Form auf. Die Perforation liegt im hinteren, oberen Trommelfellbereich auf der Pars tensa oder im Bereich der Pars flaccida.

Ätiologie: Zu den Faktoren, die eine chronische Mittelohrentzündung fördern, zählen:
- chronische Tubenventilationsstörungen
- rezidivierende Infekte
- fehlende Pneumatisation des Mastoids
- Trommelfelldefekt bei einer akuten Otitis media oder nach Traumen
- primäre Cholesteatombildung
- schlechte Abwehrlage
- hohe Virulenz der Erreger.

Chronische mesotympanale Otitis media

DEFINITION Es handelt sich um eine auf die **Schleimhaut begrenzte** chronische Entzündung mit persistierender Trommelfellperforation.

Die Erkrankung kann entweder **trocken** (keine Schmerzen, keine Sekretion) oder **nässend** sein. Dann entleert sich aus dem Ohr meist intermittierend ein schleimiges und eitriges Sekret, das bei einer Infektion mit Anaerobiern oder Pseudomonas aeruginosa zugleich fötide riecht. Die Patienten leiden unterschiedlich stark an einer Schallleitungsschwerhörigkeit, bei akuter Infektion bestehen Schmerzen. Das Trommelfell zeigt in der Otoskopie einen **zentralen Defekt** mit einem **epithelialisierten Rand** (**Abb. 7.10**), außerdem können Zeichen eines chronischen Mittelohrprozesses (Atrophie, Retraktion) vorhanden sein. Außerdem Schallleitungsschwerhörigkeit in der Audiometrie, hörbares Geräusch bei Valsalva-Manöver und reduzierte oder fehlende Pneumatisation im Felsenbein-CT, evtl. auch Verschattungen..

Differenzialdiagnostisch sollte an ein Cholesteatom oder spezifische Entzündungen wie einen Morbus Wegener oder eine Tuberkulose gedacht werden. Bei Letzterer liegen meist mehrfache Perforationen im Trommelfell vor.

Die Therapie besteht aus einer **Lokalbehandlung** mit Reinigung, Trocknung, bei akut eitriger Infektion antibiotischen Ohrentropfen, konsequentem Gehörgangsschutz und dem operativen Wiederverschluss des Trommelfells (Tympanoplastik).

Chronische epitympanale Otitis media (Cholesteatom)

> **DEFINITION** Entzündung von Schleimhaut und Knochen mit fortschreitender Zerstörung des Knochens (chronische Knocheneiterung).

Betroffen sind das Mittelohr, das Mastoid und die Schädelbasis. Gleichzeitig liegt oft zusatzlich eine Infektion mit Otorrhö vor (nässende Form).

Ätiopathogenese: Ein Cholesteatom kann angeboren (sehr selten) oder erworben sein. **Erworbene Cholesteatome** entwickeln sich infolge einer chronischen **Tubenfunktionsstörung**. Durch den so entstehenden Unterdruck in der Paukenhöhle bildet sich eine Retraktionstasche aus, in denen sich mit der Zeit abgeschilferte Epithelzellmassen aus verhornendem Plattenepithel ansammeln. Da sich dieser Detritus nicht in den Gehörgang entleeren kann, vergrößert sich die Retraktionstasche zunehmend, sodass das Gewebe Kontakt zur Mittelohrschleimhaut erhält. Dadurch werden zusätzliche Entzündungsprozesse in Gang gesetzt, wobei die Epithelmatrix des Cholesteatoms aktiv vorwächst und den angrenzenden Knochen osteoklastisch zerstört. Zusätzlich können sich Bakterien wie Pseudomonas aeruginosa, Proteus oder Staphylokokken im Detritus ansiedeln und das Cholesteatom infizieren. Abhängig von der Lokalisation unterscheidet man 2 Formen des erworbenen Cholesteatoms:

- Das **primär erworbene Cholesteatom** (**Flaccidacholesteatom**, Abb. 7.11) tritt am häufigsten auf. Es entsteht in der Pars flaccida und führt dort im Bereich der Schrapnell-Membran zur Trommelfellperforation.
- Das **sekundär erworbene Cholesteatom** (**Tensacholesteatom**) entsteht im Unterschied zum primären aus einer bestehenden Trommelfellperforation im Bereich der Pars tensa oder auch aus einer Retraktion.

Beim **angeborenen Cholesteatom** ist das Trommelfell zumeist intakt. Ursächlich für die Überreste von Plattenepithel im Mittelohr ist eine embryonale Keimversprengung (sog. „echtes Cholesteatom", Epidermoidzyste).

Klinik und Komplikationen: Klinisch bestehen ein Druckgefühl im Ohr sowie Otorrhö und Schmerzen bei der nässenden Form. Da ein Cholesteatom praktisch immer zu Komplikationen führt, sollte es immer so früh wie möglich diagnostiziert werden. Möglich sind:

- Schallleitungsschwerhörigkeit bei Zerstörung der Gehörknöchelchen
- Labyrinthitis und Labyrinthfistel mit Fistelsymptom (!)
- Fazialisparese
- Meningitis, Hirnabszess
- Sinusvenenthrombose.

Diagnostik:

- Inspektion: Otorrhö
- Otoskopie: randständiger Trommelfelldefekt, weiße Epithelschuppen, evtl. Knochenarrosion
- Prüfung der Tubenfunktion
- Suche nach Komplikationen: Hörprüfung, Fazialisfunktion, Prüfung eines Fistelsymptoms [S. B804]
- Dünnschicht-CT: Beurteilung des Ausmaßes der Destruktion.

Therapie: Jedes Cholesteatom sollte operiert werden. Ziel der Operation sind die Entfernung des Cholesteatoms und die Verbesserung des Gehörs mittels Tympanoplastik. Das operative Vorgehen richtet sich dabei nach der Ausbreitung des Cholesteatoms und ist sehr variabel (z. B. Antrektomie, Mastoidektomie). Bei sehr großen Cholesteatomen kann eine **radikale Mastoidektomie** erforderlich werden. Dabei wird das gesamte pneumatisierte Mastoid unter Mitnahme der hinteren Gehörgangswand bis zum knöchernen Fazialiskanal und der Seitenwand des Epitympanons entfernt, sodass eine „Radikalhöhle" entsteht.

Im Anschluss erfolgt eine **Tympanoplastik**, um die Schallleitungskette im Mittelohr wiederherzustellen.

Tympanoplastik: Ziel des Eingriffs ist es, Paukenhöhle und Gehörgang gegeneinander wieder zu verschließen. Heutzutage werden hierzu in der Klinik v. a. folgende Techniken angestrebt:

- **Myringoplastik**, zum Verschluss des Trommelfelldefekts: Dabei rekonstruiert man das Trommelfell mit einem freien Transplantat (z. B. Temporalisfaszie, Knorpelscheibe).
- **Ossikuloplastik**, zur Rekonstruktion der Schallleitungskette: Die Art des Eingriffs hängt insbesondere davon ab, ob der Stapes intakt ist oder nicht. Ist er gänzlich intakt, legt man zwischen seinem Köpfchen und dem Trommelfell eine künstliche Prothese ein. Ist nur mehr die Fußplatte intakt, kann zwischen Trommelfell und Fußplatte eine Prothese eingesetzt werden.

7.7.3 Otosklerose

Synonym: Otospongiose

> **DEFINITION** Von der knöchernen Labyrinthkapsel ausgehende Erkrankung mit herdförmigen Knochenumbauprozessen, die zur Unterbrechung der Schallleitungskette und damit zu Schallleitungsschwerhörigkeit führt.

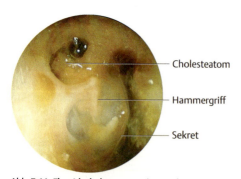

Abb. 7.11 Flaccidacholesteatom. (aus Probst, Grevers, Iro, Hals-Nasen-Ohren-Heilkunde, Thieme, 2008)

Epidemiologie: Frauen sind doppelt so häufig betroffen wie Männer. Der Altersgipfel liegt zwischen dem 2. und 5. Lebensjahrzehnt.

Ätiopathogenese: unklar. Wahrscheinlich genetische Disposition mit zusätzlichen Einflussfaktoren, wie z. B. hormonelle Umstellungen (Schwangerschaft), persistierende Masernviren oder anatomische Gegebenheiten (z. B. fehlende Blutgefäße der Labyrinthkapsel).

Zunächst wird die enchondrale Schicht der Labyrinthkapsel – insbesondere im Bereich des ovalen Fensters – osteoklastisch resorbiert und der Knochen umgebaut. Anschließend werden die resorbierten Stellen durch fibrillenarmes Bindegewebe ersetzt, wodurch es zur Sklerosierung und damit langsam progredient zur Fixierung der Steigbügelplatte (**Stapesfixation**) kommt.

Klinik: Es besteht eine schleichend **progrediente Schallleitungsschwerhörigkeit**. In etwa 30 % d. F. tritt die Otosklerose beidseitig auf. Eventuell besteht ein (inkonstanter) Tinnitus. Typisch ist auch eine schubartige Verschlechterung während der Schwangerschaft.

Komplikationen: Weiten sich otosklerotische Veränderungen auch auf die Labyrinthkapsel aus (Kapselsklerose), kann es zur kochleären Schwerhörigkeit bis hin zur Ertaubung kommen.

Diagnostik: Die Otoskopie ist unauffällig. Der Hörprüfung liegt entweder eine reine Schallleitungs- oder (öfter) eine kombinierte Schwerhörigkeit vor. In der Tonaudiometrie zeigt die Knochenleitung typischerweise eine wannenförmige Einsenkung bei etwa 2 kHz (**Carhart-Senke**, Abb. 7.12). Der Stapediusreflex ist am betroffenen Ohr ausgefallen, die Druckverhältnisse im Mittelohr sind normal.

Differenzialdiagnosen: Andere Ursachen einer Schallleitungsschwerhörigkeit bei intaktem Trommelfell müssen ausgeschlossen werden, z. B. Hammerkopffixation, Fehlbildungen, Luxation der Gehörknöchelchen, aseptische Nekrose von Ambossfortsatz oder Tympanosklerose. Eine Stapesfixation kann sich auch im Rahmen anderer Knochenerkrankungen, wie bei Morbus Paget, finden.

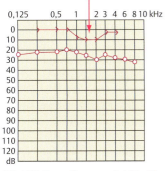

Abb. 7.12 Tonaudiogramm bei Otosklerose. Schallleitungsschwerhörigkeit und Carhart-Senke (Pfeil). (aus Arnold, Ganzer, Checkliste HNO, Thieme, 2011)

Therapie: Meist wird der fixierte Stapes operativ durch eine Prothese ersetzt, damit die akustischen Schwingungen wieder auf das Innenohr übertragen werden können (**Stapedotomie**). Etwa 90 % der Patienten erfahren hierdurch eine Besserung oder Beseitigung der Schallleitungsschwerhörigkeit. Gegebenenfalls erfolgt auch eine Versorgung mit einem Hörgerät.

7.7.4 Tumoren

Tumoren im Mittelohr sind selten und werden oft lange als Otitis media verkannt und fehlbehandelt. Oft bestehen unspezifische entzündliche Symptome.

Am häufigsten ist das **Paragangliom** (Glomustumor), eine gutartige, gefäßreiche Geschwulst des Glomus tympanicum oder caroticum, das mit einem pulssynchronen Tinnitus einhergehen kann. Zunächst besteht eine Schallleitungs-, bei Labyrinthbeteiligung eine Schallempfindungsschwerhörigkeit. Bei entsprechender Ausdehnung können die kaudalen Hirnnerven Funktionsausfälle zeigen. Otoskopisch erkennt man den bläulich-roten Tumor durch das Trommelfell hindurch. Bildgebende Methode der Wahl ist die DSA. Der Tumor sollte frühzeitig embolisiert und anschließend operiert werden. Keine Biopsieentnahme → hohe Blutungsneigung aufgrund der starken Vaskularisation.

Das **Plattenepithelkarzinom** des Mittelohrs ist sehr selten. Bei hartnäckigen und atypischen Beschwerden einer chronischen Mittelohrentzündung (starke und zunehmende Schmerzen, häufig blutige Otorrhö) sollte jedoch daran gedacht und eine Probeexzision durchgeführt werden.

7.7.5 Trommelfellverletzungen

Ätiopathogenese: Man unterscheidet indirekte (häufiger) und direkte Trommelfellverletzungen:
- **indirekte Trommelfellverletzungen:** plötzliche starke Änderung des Luftdrucks (**Barotrauma**) z. B. durch Ohrfeigen, zu schnelles Ab- oder Auftauchen, Fliegen oder Explosionen (Knalltrauma)
- **direkte Trommelfellverletzungen:** Perforations- oder Stichverletzungen durch Äste, Wattestäbchen, unsachgemäße Instrumente (meist in Eigenmanipulation), Verletzung beim Schweißen durch glühende Metallteile (sog. Schweißperlenverletzung), Verätzungen.

Bei Verletzungen des Mittelohres können die angrenzende Gehörknöchelkette (Luxation, Frakturen) und/oder die Paukenhöhlenschleimhaut geschädigt werden, aber auch das Innenohr, die laterale Schädelbasis und der N. facialis mitbetroffen sein.

Im Wesentlichen ist die Trommelfellzerreißung abhängig von der Geschwindigkeit und Dauer der Druckänderung: Je schneller und größer die Druckänderung ist, desto wahrscheinlicher ist ein Einriss. Dabei stellen atrophe Narben eine Prädilektionsstelle dar.

Klinik: Leitsymptome sind ein plötzlich eintretender kurzer, aber starker Schmerz, Taubheitsgefühl, Schallleitungsschwerhörigkeit und Blutung aus dem Gehörgang. Reißt eine alte Narbe ein, besteht meist nur ein Hörverlust.

Komplikationen: Auftreten von Mittelohrentzündungen, Schädigung der Gehörknöchelchen, Schädigung des ovalen Fensters mit Innenohrbeteiligung (Gefahr von Meningitis und Labyrinthitis). Bei Beteiligung des Innenohrs kommt es zu vestibulären Störungen wie Schwindel oder Übelkeit.

Diagnostik: Die Diagnose wird anhand der typischen Anamnese und des Otoskopiebefundes gestellt. Einrisse finden sich dabei häufig in den unteren Quadranten und im Bereich von Trommelfellnarben. In jedem Fall muss eine Hörprüfung erfolgen. Bei isolierter Trommelfellschädigung ist die Schallleitungsschwerhörigkeit meist nur leicht ausgeprägt (ca. 10–20 dB).

Therapie: Isolierte Trommelfellverletzungen heilen häufig von selbst folgenlos aus. Ansonsten kann die Perforation in Lokalanästhesie gedeckt werden. Hierfür werden zuerst die umgeschlagenen Trommelfellränder reponiert und anschließend ein Streifen Silikonfolie eingesetzt.

> **MERKE** Wasser, Seifen und Ohrentropfen dürfen bei perforiertem Trommelfell nicht ins Ohr gelangen!

Barotrauma

Ein Barotrauma entsteht durch mangelnden Druckausgleich über die Tuba auditiva im Mittelohr bei raschen Luftdruckänderungen, typischerweise bei **zu schnellem Ab- oder Auftauchen** sowie bei Flugzeuglandungen. Folge ist eine traumatische Schädigung von Trommelfell und Mittelohr.

Durch den zunehmenden Unterdruck retrahiert sich das **Trommelfell**, bis es schließlich **rupturiert**. Klinisch bestehen starke, oft stechende **Schmerzen**, ein **Tinnitus** sowie eine **Schallleitungsschwerhörigkeit**. Wenn die runde Fenstermembran rupturiert, kommt es zur Beteiligung des Innenohrs mit kombinierter Schwerhörigkeit, Schwindel und Nystagmus. Auch kaltes Wasser, das bei perforiertem Trommelfell in das Mittelohr eindringt, kann das Gleichgewichtsorgan reizen.

In der **Otoskopie** ist das Trommelfell gerötet und retrahiert. Bevor das Trommelfell rupturiert, entwickeln sich zusätzlich ein Paukenerguss oder Hämatotympanum (Abb. 7.13). Die Tubendurchgängigkeit ist vermindert. In der Tonaudiometrie lassen sich eine Schallleitungs- oder kombinierte Schwerhörigkeit nachweisen.

Die **Therapie** besteht bei milder Symptomatik in der Gabe von abschwellenden Nasentropfen, NSAR oder Antibiotika zur Behandlung eines evtl. Begleitinfekts. Bei Innenohrbeteiligung kann eine rheologische Therapie (z. B. HAES) verfolgt werden. Eine Parazentese wird bei Erguss, persistierendem Unterdruck oder starken Schmerzen durchgeführt, die Tympanotomie bei V. a. Ruptur des runden Fensters.

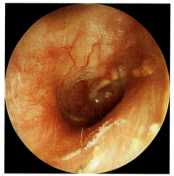

Abb. 7.13 Barotrauma. Hämorrhagischer Erguss rechts (aus Arnold, Ganzer, Checkliste HNO, Thieme, 2011)

Prophylaktische Maßnahmen sind:
- regelmäßiger Druckausgleich
- bei Infekten im HNO-Bereich nicht tauchen
- bei Disposition abschwellende Nasentropfen auf Flugreisen.

7.8 Innenohr und retrokochleäre Störungen

7.8.1 Leitsymptome

Leitsymptome des Innenohrs sind
- Schallempfindungsschwerhörigkeit (sensorineurale Schwerhörigkeit): Dabei liegt die Störung entweder im Innenohr selbst (kochleär) oder im Bereich des Hörnervs (retrokochleär). Näheres s. auch Leitsymptome [S. C134].
- Tinnitus: s. Leitsymptome [S. C135]
- vestibuläre Störungen [S. B817].

7.8.2 Lärmschwerhörigkeit

Eine akute Lärm- bzw. Schallwellenbelastung schädigt die empfindlichen Haarzellen direkt mechanisch, bei Dauerbelastung treten außerdem metabolische Veränderungen mit einer Ischämie der Haarzellen hinzu. Art und Ausmaß der Schädigung sind durch Energiemenge und Einwirkdauer der akustischen Belastung bestimmt. Typisch für die Lärmschwerhörigkeit ist ein **Hochtonverlust im Bereich von 4000 Hz** (c^5-Senke, Abb. 7.14) und ein **positives Recruitment** [S. B801]. Dies ergibt sich aus der Tatsache, dass die basalen Schneckenwindungen, in denen die Rezeptorzellen für die hohen Frequenzen lokalisiert sind, durch die Schalleinwirkung überlastet sind (→ alle Frequenzen durchlaufen die basalen Abschnitte).

Therapeutisch im Vordergrund steht die **Vermeidung weiterer Lärmexpositionen** (Gehörschutz und vernünftiger Umgang privater Lärmaussetzung) und anderer innenohrschädigenden Einflüsse. Effektive Behandlungsmaßnahmen gibt es jedoch nicht. Im Akutfall sind Kortikosteroide und die Verbesserung der Mikrozirkulation, Oxygenierung und metabolischen Verhältnisse im Innenohr empfohlen. Die chronische Lärmschwerhörigkeit ist die häufigste Berufserkrankung.

7.8 Innenohr und retrokochleäre Störungen

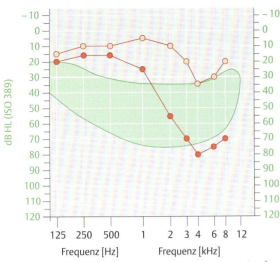

Abb. 7.14 **Tonaudiogramm bei Lärmschwerhörigkeit.** Typische c⁵-Senke. Hellrot: akute Lärmschwerhörigkeit, rot: chronische Schwerhörigkeit. (aus Probst, Grevers, Iro, Hals-Nasen-Ohren-Heilkunde, Thieme, 2008)

Akutes akustisches Trauma (Knalltrauma): plötzliche, intensive Schalldruckwelle von > 150 dB mit sehr **kurzer Druckspitze** (< 2 ms) und konsekutiver direkter Schädigung der Haarzellen, die innerhalb von Millisekunden eintritt. Beispiele für eine solche Belastung sind Schüsse, Airbags, Knall- und Feuerwerkskörper. Es kommt zu einer häufig einseitigen Schwerhörigkeit mit Hochtonverlust im Frequenzbereich von 4000 Hz (**c⁵-Senke**) und zum **positiven Recruitment** [S. B801]. Außerdem kann ein Tinnitus auftreten. Zunächst ist ein Knalltrauma **reversibel**.

Explosionstrauma: Druckwellenbelastung von > 150 dB bei jedoch **längerer Schalldruckspitze** (> 2 ms). Neben dem Hochtonverlust mit Tinnitus und positivem Recruitment kommt es außerdem zu Trommelfellzerreißungen mit Hämatotympanum, vestibulären Störungen und Schmerzen.

Akustischer Unfall: Ursächlich ist eine kurzzeitige Exposition gegenüber niedrigen Schallpegeln < 90 dB bei einer gleichzeitigen von der Halswirbelsäule ausgehenden **Mangeldurchblutung des Ohres** (z. B. bei Arbeiten über Kopf mit Presslufthammer). Symptomatisch mit plötzlichem, einseitigem Hochtonverlust und Ohrenrauschen. Teilweise reversibel.

Akute Lärmschwerhörigkeit: Länger dauernde Belastung (Minuten bis Stunden) von Schalldruckpegel **> 100 dB**. Beispiele sind: Handwerks- und Baumaschinen, Motorenlärm, Konzerte, Diskothek, MP3-Player. Durch die dauerhafte Belastung wird das Corti-Organ nicht nur mechanisch, sondern auch metabolisch (erhöhter O_2-Verbrauch → Ischämie) geschädigt. Klinisch imponieren eine plötzliche, häufig beidseitige Innenohrschwerhörigkeit im Hochtonbereich (**c⁵-Senke**), Taubheitsgefühl und Tinnitus. Die Schwerhörigkeit ist nur z. T. **reversibel** (TTS = temporary threshold shift), bei chronischer Belastung resultiert ein **dauerhafter** Schaden (PTS = permanent threshold shift).

Chronische Lärmschwerhörigkeit: Sie kann sich bei einer mehrjährigen Exposition gegenüber Schalldruckpegeln **> 85 dB**, meist über **mehr als 8 h pro Tag** entwickeln. Besonders betroffen sind insbesondere Berufsgruppen, die in lauter Umgebung arbeiten (z. B. Flughafenarbeiter, Metallarbeiter, Orchestermusiker). Nach Beendigung der Lärmarbeit schreitet die Schwerhörigkeit nicht weiter fort, sie besser sich aber auch nicht mehr. Siehe auch Umweltmedizin und Toxikologie [S. C828].

Pathogenetisch kommt es durch die anhaltende Lärmeinwirkung zu einem erhöhten Energieverbrauch und damit zum **Sauerstoffmangel der Sinneszellen**. Vor allem die **äußeren Haarzellen**, die hohe Frequenzen zwischen 4000 und 6000 Hz detektieren, sind als Erste vom Untergang betroffen (dauerhafte Schädigung, da sich die Haarzellen nicht mehr erneuern können). Die inneren Haarzellen für den Tieftonbereich sind widerstandsfähiger. Die Folgen sind:

- anfangs **beidseitiger Hörverlust im Hochtonbereich** im Bereich von 4000 Hz (typische **c⁵-Senke**)
- Tinnitus
- ausgeprägtes Recruitment [S. B801]
- eingeschränktes Richtungshören
- später Soziakusis mit Hörverlusten in Gesprächen von größeren Gruppen (Diskriminationsverlust für Sprache).

7.8.3 Toxische Innenohrschäden

Ätiologie:
- exogene Ursachen:
  - **Medikamente**: Entscheidend ist neben der Konzentration in Endo- und Perilymphe auch die Fähigkeit zur Elimination der Substanzen. Ototoxische Medikamente sind: **Aminoglykoside** (Streptomycin, Gentamycin, Neomycin), Salizylate, Diuretika (Furosemid, Etacrynsäure), Zytostatika (Cisplatin, Cyclophosphamid), Alkaloide (Pilocarpin, Scopolamin), Chloroquin, Chinin.
  - **gewerbliche Stoffe**: z. B. Lösungsmittel (Aminobenzole, Nitrobenzolverbindungen), Schwermetalle und deren Verbindungen (Blei, Quecksilber, Arsen), Kohlenmonoxid, Schwefel- und Tetrachlorkohlenstoffe
  - **Suchtmittel:** Nikotin, Alkohol, Heroin, Kokain
- endogene Ursachen:
  - metabolische Störungen: Schilddrüsen-, Leber-, Nierenerkrankung
  - Infektionskrankheiten: Grippeotitis, Mumps, Meningitis, Zoster oticus, Borreliose.

Klinik: In der Regel symmetrische Schallempfindungsschwerhörigkeit (u. U. bis zur Taubheit), Tinnitus und vestibuläre Störungen (kein Nystagmus, da beidseitige Störung).

MERKE Immer strenge Indikationsstellung bei ototoxischen Medikamenten.

7.8.4 Entzündungen des Innenohrs

Labyrinthitis

Ätiologie: Man unterscheidet 3 Formen der Labyrinthitis:
- **tympanogene Labyrinthitis:** Sie entsteht infolge Fortleitung einer Mittelohrentzündung über das runde oder ovale Fenster.
  - **akut-toxisch** (seröse Labyrinthitis): Das Labyrinth selbst ist nicht entzündet; Begleitentzündung durch freigesetzte Entzündungsmediatoren.
  - **akut-eitrig:** Bakterielle Infektion des Labyrinths, die fast immer zu einem hochgradigen irreversiblen Innenohrschaden führt. Komplikatorisch kann eine Meningitis entstehen.
  - **chronische** Labyrinthitis.
- **meningeale Labyrinthitis:** Übergreifen einer Meningitis auf das Labyrinth (z. B. über den Aquaeductus cochleae). Häufiger Erreger ist Streptococcus pneumoniae. Meist sind Säuglinge oder Kleinkinder betroffen. Unter Umständen kommt es zur völligen Taubheit und Labyrinthverkalkung.
- **hämatogene Labyrinthitis:** z. B. Mumps-, Masern- und CMV, Haemophilus influenzae, Lues, Borreliose.

Klinik: Schallempfindungsschwerhörigkeit (kochleäre Hörstörung), Tinnitus und vestibuläre Symptome.

> **MERKE** Vestibuläre Störungen im Rahmen einer Otitis media weisen auf eine Innenohrbeteiligung hin.

Diagnostik: Im Tonaudiogramm zeigt sich eine **Schallempfindungsstörung**. Außerdem: CT zum Ausschluss einer Labyrinthfistel, Lumbalpunktion bei V. a. Meningitis, Serologie bei unklarer Genese.

Therapie und Prognose:
Bei bakterieller Infektion erfolgt eine systemische Antibiose i. v. mit liquorgängigen Antibiotika. Zusätzlich Antivertiginosa und Bettruhe. Bei viraler Infektion evtl. Virustatika.

Indikationen zur **chirurgischen** Intervention sind eine tympanogene Labyrinthitis bei Otitis media acuta (Entlastung mittels Paukendrainage und ggf. Mastoidektomie) sowie eine Labyrinthfistel [S. B819].

Herpes zoster oticus

Siehe Kap. Entzündliche Erkrankungen des äußeren Ohres [S. B807].

7.8.5 Presbyakusis

Synonym: Altersschwerhörigkeit

> **DEFINITION** Beidseitige Einschränkung des Hörvermögens durch kochleär bedingte Schallempfindungsschwerhörigkeit bei Personen ab dem 5. Lebensjahrzehnt. Betroffen sind v. a. der Hochtonbereich und das Sprachverständnis.

Epidemiologie: Ca. 33 % der Erwachsenen über 65 Jahre weisen im Tonaudiogramm einen relevanten Hörverlust von durchschnittlich 35 dB auf.

Tritt eine symmetrische Innenohrschwerhörigkeit vor dem 50. Lebensjahr mit unbekannter Ursache auf, spricht man von einer chronisch-progredienten, idiopathischen Innenohrschwerhörigkeit.

Ätiologie: Ursächlich sind neben physiologischen Alterungsvorgängen (Degeneration neuronaler Zellen, gestörte Verarbeitung im Gehirn) auch der lebenslange Einfluss exogener Faktoren (z. B. Lärm, ototoxische Substanzen, Mittelohrerkrankungen). Außerdem dürfte eine genetische Disposition vorliegen.

Klinik: Der Hörverlust entwickelt sich **schleichend** und wird zumeist über lange Zeit nicht wahrgenommen. Insbesondere die hohen Töne sind betroffen. Charakteristischerweise ist das **Sprachverständnis** der Patienten, insbesondere **bei Hintergrundgeräuschen, bereits frühzeitig eingeschränkt** (Cocktailpartyeffekt), was mit einer deutlichen Beeinträchtigung der Lebensqualität einhergeht. Zudem besteht häufig ein **Tinnitus**. Auch das Richtungshören nimmt ab.

Diagnostik:
- **Otoskopie:** o. B.
- **Hörprüfung:** Die Tonaudiometrie zeigt eine symmetrische sensorineurale Schwerhörigkeit mit Hochtonverlust, das Sprachaudiogramm ein gestörtes Sprachverständnis. Das Recruitment ist meist positiv.
- **Impedanzaudiometrie:** Die Widerstandsmessung des Trommelfells (zum Ausschluss von Mittelohrschädigungen) ist ebenfalls o. B.

Da in höherem Alter auch Degenerationen retrokochleärer Strukturen der zentralen Hörverarbeitung vorliegen können, kann – insbesondere bei seitenungleichem Hörvermögen – evtl. ergänzend auch eine Hirnstammaudiometrie durchgeführt werden.

Therapie: Es gibt keine spezifische Therapie. Entsprechend der Beeinträchtigung sollten die Patienten möglichst frühzeitig mit **Hörgeräten** versorgt werden.

7.8.6 Hörsturz

> **DEFINITION** Akut auftretende, einseitige Innenohrschwerhörigkeit ohne erkennbare äußere Ursachen.

Ätiopathogenese: Als Ursache nimmt man insbesondere **Durchblutungsstörungen** an, die zu einer gestörten Mikrozirkulation im Innenohr führen. Dafür sind vorrangig Gefäßspasmen der A. labyrinthi oder eine gesteigerte Blutviskosität verantwortlich. Auch eine arterielle Hypotonie oder Vertebralisinsuffizienz können zum Hörsturz führen. Weitere Ursachen: endolymphatischer Hydrops, immunologische Prozesse, Labyrinthitis, Perilymphfistel, Labyrinthitis, Herpes zoster oticus, akustisches Trauma oder psychische Einflüsse. Bleibt die Ursache unbekannt (häufig), spricht man vom idiopathischen Hörsturz.

Klinik: Die Beschwerden treten akut oder subakut (innerhalb von Sekunden bis Stunden) und unterschiedlich stark auf. Unter Umständen kann es zur plötzlichen Ertaubung kommen. Diese tritt v. a. nach einer Ruptur des runden Fensters, oft nach körperlicher Belastung oder Barotrauma, auf. Auch der betroffene Frequenzverlust variiert individuell. Weitere Beschwerden sind ein Tinnitus, Druck- bzw. „Watte"-Gefühl im Ohr oder evtl. Schwindel.

Diagnostik: Notwendige Untersuchungen sind:
- Erhebung des HNO-Status
- Otoskopie (Normalbefund)
- Hörprüfung:
  - Stimmgabeltest nach Weber: Lateralisation ins gesunde Ohr
  - Tonschwellenaudiometrie: zum Nachweis der Schallempfindungsschwerhörigkeit
- Tympanometrie
- Vestibularisprüfung
- objektive Audiometrie (Hirnstammaudiometrie, otoakustische Emissionen).

Symptomatische Ursachen müssen ausgeschlossen werden, z. B. mittels Serologie (Borreliose, Herpes zoster oticus, Zytomegalie etc.), Blutdruckmessung, Dopplersonografie (vaskuläre Veränderungen), MRT (multiple Sklerose, Akustikusneurinom).

Diagnostische Tests, die das Gehör zusätzlich durch die entstehende Lärmbelastung schädigen können, sollten im Intervall durchgeführt werden. Hierzu zählen v. a. die Hirnstammaudiometrie, Stapediusreflexmessung und MRT.

Therapie: Es gibt keine allgemeinen Therapievorgaben. Es handelt sich um keinen Notfall. Bekannte Ursachen müssen entsprechend behandelt werden. Hilfreich kann außerdem eine rheologische Behandlung mit Hydroxyethylstärke sein (verbessert die Fließeigenschaften des Bluts). Weitere Maßnahmen: Kortikosteroide, antimikrobielle Therapie bei Infektionen (z. B. Cephalosporene der 3. Generation bei Borreliose) sowie operativer Eingriff bei V. a. Fensterruptur mit Tympanotomie und Abdeckung der Fenstermembran.

Prognose: Mit zunehmendem Hörverlust verschlechtert sich die Prognose. Bei der idiopathischen Form zeigt sich in mehr als 50 % eine therapieunabhängige, spontane Beschwerdebesserung bzw. Heilung.

7.8.7 Andere Innenohrschäden

Frühkindlich erworbene Schäden: Pränatal erworbene Schäden umfassen die Rötelnembryopathie (s. Pädiatrie [S. B555]) sowie Toxoplasmose oder Zytomegalie, die Einnahme ototoxischer Medikamente (z. B. Aminoglykoside) in der Schwangerschaft, ionisierende Strahlen sowie endokrine oder Stoffwechselerkrankungen der Mutter (z. B. gestörte Schilddrüsenfunktion, Diabetes mellitus). Ursachen **perinatal erworbener** Schäden sind eine intrauterine Asphyxie, ein Morbus haemolyticus neonatorum, eine Frühgeburt oder Infektionen. Viren wie Masern oder Mumps, eine chronische Mittelohrentzündung oder eine Meningitis können zur **postnatal erworbenen** Schwerhörigkeit führen.

Hereditäre Innenohrschwerhörigkeit: Sie kann im Rahmen verschiedener Fehlbildungs-Syndrome (z. B. Trisomie 21, Alport-Syndrom, CHARGE-Syndrom) auftreten oder nichtsyndromal bedingt sein, wobei dann nur das Gehör betroffen ist. In den meisten Fällen liegt ein autosomal-rezessiver Erbgang vor und die Schwerhörigkeit besteht von Geburt an. Bei der Hälfte der Betroffenen finden sich Mutationen im Connexin-26-Gen. Hereditäre Innenohrstörungen sind die häufigste Ursache einer kochleären Schwerhörigkeit.

Weitere:
- **Durchblutungsstörungen** treten v. a. im vertebrobasilären Stromgebiet auf. Vom akuten Labyrinthinfarkt ist meist ein Innenohr betroffen. Chronische Durchblutungsstörungen im Rahmen von Arteriosklerose, Hypertonie oder Diabetes mellitus führen ebenso zu einer gestörten Innenohrfunktion.
- **metabolische Störungen:** Mangel an Folsäure und Vitamin B_{12}, Hyperlipidämie und Urämie.
- **immunassoziierte Schädigung** des Innenohres: Der Hörverlust tritt meist beidseitig, aber in unterschiedlichem Ausmaß auf und verläuft rasch progredient. Beispiele sind:
  - Cogan-Syndrom (obligat beidseits auftretender progredienter, kochleovestibulärer Funktionsausfall mit interstitieller Keratitis)
  - Wegener-Granulomatose bzw. Vaskulitiden
  - rezidivierende Polychondritis (Chondromalazie, Polychondritis atrophicans).

7.9 Vestibuläre Störungen

Vestibuläre Störungen können mit Schwindel, Übelkeit, Erbrechen, Stand- und Gangunsicherheiten und Nystagmus einhergehen. Zumeist ist die vestibuläre Störung eine Begleiterscheinung einer neurologischen Erkrankung.

7.9.1 Leitsymptome

Nystagmus

Die verschiedenen Nystagmusformen werden im Kapitel Neurologie [S. B966] besprochen.

Schwindel

Das Symptom Schwindel wird im Kapitel Leitsymptome [S. C149] behandelt. Schwindel kann sich „systematisiert" als Schwank-, Dreh- oder Liftschwindel äußern oder „unsystematisiert" mit Übelkeit, Bewusstseinstrübung und Stand- und Gangunsicherheit auftreten. Man unterscheidet zwischen einem peripher vestibulären, zentral vestibulären (beide Drehschwindel) und nichtvestibulären Schwindel. Symptomatisch können Antihistaminika (Diphenhydramin) verabreicht werden.

7.9.2 Akuter einseitiger Vestibularisausfall

Synonym: Neuronitis /Neuropathia vestibularis

Epidemiologie und Ätiologie: Der Erkrankungsgipfel liegt bei etwa 50 Jahren. Die Ursache ist unklar, vermutet werden ein Zusammenhang mit Virusinfektionen, einer gestörten Mikrozirkulation sowie auch metabolische oder toxische Faktoren, welche zu einer Funktionsstörung des vorderen Bogengangs führen. Ein gehäuftes Auftreten etwa 14 Tage nach einem grippalen Infekt wird beobachtet.

Klinik: Leitsymptome des einseitigen Vestibularisausfalls sind ein akut/subakut einsetzender heftiger und anhaltender **Drehschwindel** mit Oszillopsien (Scheinbewegungen der Umwelt), **Fallneigung zur betroffenen Seite** sowie **Übelkeit** und **Erbrechen**. Die Symptomatik hält mehrere Tage bis wenige Wochen (2–4) an. **Zur gesunden Seite** besteht ein **horizontal rotierender Spontannystagmus**. Hörstörungen, Schmerzen und Tinnitus sowie weitere neurologische Symptome gehören nicht zum Krankheitsbild.

Diagnostik: In der Untersuchung findet sich ein Spontannystagmus mit rotatorischer Komponente zur gesunden Seite. Darüber hinaus sind keine weiteren Hirnnervenstörungen vorhanden (insbesondere Okulomotorik, Hören, Sensibilität).

Bei **kalorischer Prüfung** des Gleichgewichtsorgans besteht eine Unter- oder Unerregbarkeit des betroffenen Labyrinths (ipsilateraler horizontaler Bogengang). Das Audiogramm ist unauffällig.

Mit dem **Kopf-Impuls-Test** (Halmagyi-Test) können die Rückstellsakkaden (optokinetischer Reflex) erfasst werden. Dabei soll der Patient die Nase des Arztes fixieren, während dieser den Kopf des Patienten rasch um ca. 15° in eine Richtung dreht. Beurteilt wird, ob der Patient den Fixationspunkt beibehalten kann. Beim einseitigen Labyrinthausfall bleiben die Augen stehen, danach folgen mehrere Sakkaden, um erneut zu fixieren.

Therapie und Prognose: Anfangs hoch dosierte Therapie mit **Glukokortikoiden** mit anschließender Dosisreduktion über 2 Wochen. Außerdem Bettruhe, Volumengabe, Antivertiginosa. Frühzeitige Mobilisierung nach Abklingen der Übelkeit mit Geh- und Balancetraining. Insbesondere jüngere Patienten erholen sich rasch wieder.

7.9.3 Benigner paroxysmaler Lagerungsschwindel

Synonym: Kupolithiasis, Kanalolithiasis, benigner paroxysmaler Positionsschwindel

> **DEFINITION** Episodischer, lagerungsabhängiger Schwindel mit rezidivierenden Drehschwindelattacken, gelegentlich mit Übelkeit und Oszillopsien.

Epidemiologie: Der benigne paroxysmale Lagerungsschwindel (BPLS) ist die häufigste Form des peripher vestibulären Schwindels. Der Altersgipfel liegt zwischen 50. und 70. Lebensjahr. Frauen sind etwa doppelt so häufig betroffen.

> **MERKE** Der benigne paroxysmale Lagerungsschwindel ist die häufigste Ursache einer Schwindelsymptomatik.

Ätiopathogenese: Ursächlich sind pathologische Kalziumkonglomerate, die entweder im hinteren oder im horizontalen Bogengang frei flottieren und bei bestimmten Bewegungen die Kupula reizen.

Auch ein Schädel-Hirn-Trauma oder eine Neuronitis vestibularis (sog. Lindsay-Hemenway-Syndrom) können zum BPLS führen.

Klinik: Die **Attacke** äußert sich in **akutem Drehschwindel und rotierendem Nystagmus**, die nach einer Latenzzeit von wenigen Sekunden auftreten und nicht länger als **1 min andauern**. Außerdem bestehen Übelkeit, Erbrechen und Sehstörungen. Eine Attacke kann durch verschiedene Kopfbewegungen, Hinlegen, Umdrehen, Bücken etc. ausgelöst werden. Die ersten Symptome treten oft in den frühen Morgenstunden auf. Das Hörvermögen ist nicht beeinträchtigt.

Diagnostik: Otoskopie, Kalorik, Hörvermögen sowie Okulomotorik sind intakt.

Dynamische Lagerungsprobe (**Hallpike-Manöver** in Kopfhängelage (**Abb. 7.15**): Kopf des sitzenden Patienten überstrecken, um 45° zu einer Seite drehen, den Patienten in Kopfhängelage bringen und anschließend schnell wieder aufsetzen → Es kommt zu Drehschwindel und rotierendem Nystagmus im Uhrzeigersinn, wenn das linke, und gegen den Uhrzeigersinn, wenn das rechte Ohr betroffen ist. Beim Aufsetzen besteht ein abgeschwächter Nystagmus in die jeweils andere Richtung. Nach mehreren Versuchen kommt es zur Gewöhnung. Anschließend wird der Versuch in anderen Kopfpositionen wiederholt.

Therapie: In Abhängigkeit vom betroffenen Bogengang werden die Patienten angewiesen, ein spezielles Lagerungstraining zu machen. Dies führt meist innerhalb weniger Wochen zur Remission.

7.9.4 Menière-Krankheit

> **DEFINITION** Meist einseitige Erkrankung, die anfallsweise auftritt und mit typischer Trias von (Dreh-)Schwindelattacken, Tinnitus und fluktuierender Schwerhörigkeit einhergeht.

Ätiologie: Durch eine Resorptionsstörung des Saccus endolymphaticus kommt es zu einem Hydrops des endolymphatischen Systems. Die konsekutiv steigende Ionenkonzentration führt zu einem vermehrten Wassereinstrom und damit zu einer Verstärkung des Hydrops.

Klinik: **Plötzlich** auftretender **Drehschwindel und Tinnitus**, **Ohrendruck**, **Schallempfindungsschwerhörigkeit**, Stand- und Gangunsicherheit, verbunden mit **Übelkeit, Erbrechen und vegetativen Symptomen**. Während einer Atta-

7.9 Vestibuläre Störungen

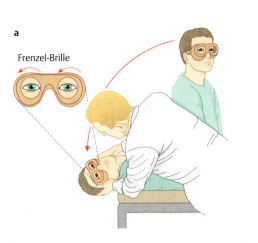

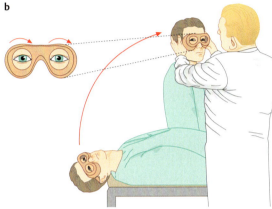

Abb. 7.15 **Hallpike-Manöver.** Bringt man den Patienten in Kopfhängelage, besteht ein rotatorischer Nystagmus gegen den Uhrzeigersinn. Betroffen ist somit das unten liegende, rechte Ohr. (aus Probst, Grevers, Iro, Hals-Nasen-Ohren-Heilkunde, Thieme, 2008)

cke ist ein ausgeprägter **horizontaler Nystagmus zur betroffenen Seite** nachweisbar (Reiznystagmus), in der Ausfallphase ist die Schlagrichtung umgekehrt (zur gesunden Seite). Kommt es in der Attacke zu einer Hörverbesserung, spricht man vom Lermoyez-Syndrom. Man unterscheidet eine leichte Form mit seltenen Anfällen von einer schweren mit häufigen Anfällen, die ohne vegetative Vorzeichen abrupt einsetzen.

Diagnostik: Charakteristischerweise findet sich im Fowler-Test ein positives Recruitment [S. B801]. Durchgeführt werden sollten außerdem ENG, AEP und Audiometrie. In der Tonaudiometrie lässt sich zunächst eine Schallempfindungsschwerhörigkeit für die tiefen, im Verlauf für alle Frequenzen nachweisen. Der Hydrops kann in der Elektrokochleografie dargestellt werden (→ Summationspotenzial nimmt zu). Oft lässt sich mit der Gabe von Glyzerin eine Hörverbesserung erzielen (→ beweist einen Hydrops).

Therapie:
- **akut**
  - Sedierung
  - medikamentöse Schwindelbehandlung (z. B. Dimenhydrinat)
- **im Intervall**

  - Glukokortikoide
  - Infusionen (z. B. mit HAES)
  - β-Histin
  - ggf. Gentamicin zur chemisch-toxischen Ausschaltung des Labyrinths, falls anderweitig keine Besserung
- falls keine Besserung: Saccotomie mit Dekompression, translabyrinthäre Neurektomie bei vollständigem Hörverlust.

7.9.5 Beidseitiger peripherer Vestibularisausfall

Ätiologie: Die beidseitige Vestibularisschädigung ist zurückzuführen auf:
- ototoxische Medikamente (z. B. Aminoglykoside, Chloroquin, Diuretika, Zytostatika) und andere ototoxische Noxen
- beidseitige Labyrinthitis, Otosklerose, Fehlbildungen sowie Erkrankungen des N. vestibularis.

Klinik:
- Gleichgewichtsstörungen und Schwindelgefühl, insbesondere im Dunkeln
- Oszillopsien
- aber **kein Nystagmus**, da beide Vestibularorgane ausgefallen sind
- oft auch beidseitige Schallempfindungsschwerhörigkeit.

Diagnostik: Fehlende kalorische Reizung, beidseitig pathologischer Kopf-Impuls-Test.

Akute Labyrinthläsion: Bei akuter Labyrinthitis kommt es neben einer Hörstörung zu Drehschwindel und es kann ein vestibulärer Nystagmus zur Gegenseite nachgewiesen werden. Die Labyrinthitis kann multipel induziert sein.

7.9.6 Andere Ursachen peripher-vestibulärer Störungen

- akute oder chronische **Mittelohrentzündungen** mit Labyrinthbeteiligung
- **Perilymphfistel:** Verbindung zwischen Mittelohr und Perilymphe (meist über das runde Fenster). Ursächlich sind Mittelohrentzündungen, Traumen, Tumoren oder Fehlbildungen. Klinisch bestehen ein Dreh- oder Schwankschwindel mit Oszillopsien und Gangunsicherheit, evtl. auch Hörstörungen. Die Symptome nehmen bei Druckerhöhungen (z. B. Pressen) zu. Zur Prüfung eines Fistelsymptoms [S. B804]. Konservative Therapie mit Bettruhe und Kopfhochlagerung, da häufig Spontanheilung.
- **Vestibularisparoxysmie:** Kennzeichen sind rezidivierende Drehschwindelattacken, die mehrere Sekunden andauern und durch bestimmte Kopfpositionen hervorgerufen werden. Weiterhin besteht ein einseitiger, progredienter Funktionsverlust des VIII. Hirnnervs mit Hörminderung, Tinnitus und messbaren Defiziten während eines Anfalls. Pathogenetisch wird eine hirnstammnahe Gefäßkompression des VIII. Hirnnervs als

ursächlich angesehen. Therapieoptionen sind Carbamazepin und ggf. mikrovaskuläre Dekompression.
- **Dekompressionskrankheit:** s. Notfallmedizin [S. B64]
- **Tullio-Phänomen:** Ursächlich für die Schwindelsymptomatik sind akustische Reize; meist laute, tiefe Frequenzen.
- posttraumatisch.

7.9.7 Zentral-vestibuläre Störungen

- **Kleinhirn-Brückenwinkel-Tumoren:** Da der Tumor meist langsam wächst, können die Symptome gut kompensiert werden, sodass es eher selten zu vestibulären Störungen kommt. Die häufigste Ursache ist das Akustikusneurinom (80 %). Näheres s. Neurologie [S. B929].
- **vertebrobasiläre Insuffizienz:** Aufgrund passagerer Durchblutungsstörungen (z. B. im Rahmen von Stenosen, einer transienten ischämischen Attacke oder eines Steal-Phänomens) kann es (selten) zu Drehschwindelanfällen kommen, die begleitet sind von Sehstörungen, Doppelbildern, drop attacs, Bewusstseinsverlust, Spechstörungen oder Lähmungen.
- **Wallenberg-Syndrom:** s. Neurologie [S. B911]
- **Kleinhirninfarkt** der A. cerebelli posterior inferior: einseitiger Befund, Diagnosesicherung mittels MRT.
- **multiple Sklerose:** In 5 % sind Schwindel und Gleichgewichtsstörungen erste Manifestationszeichen einer MS, meist auch in Kombination mit einer retrokochleären Hörstörung.
- **Migräne:** v. a. Basilarismigräne (s. Neurologie [S. B1002]).

B21 Augenheilkunde

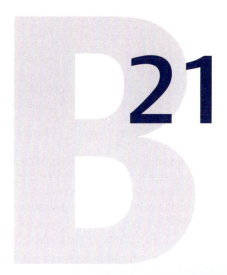

1	Grundlagen	822
2	Lider (Palpebrae)	832
3	Tränenorgane	836
4	Bindehaut (Conjunctiva)	838
5	Hornhaut (Cornea)	847
6	Lederhaut (Sclera)	854
7	Linse (Lens cristallina)	856
8	Uvea (Gefäßhaut)	859
9	Glaukom	864
10	Glaskörper (Corpus vitreum)	869
11	Netzhaut (Retina)	872
12	N. opticus und Sehbahn	883
13	Augenhöhle (Orbita)	886
14	Optik und Refraktion	888
15	Bulbusmotilität und Schielen	892
16	Unfallophthalmologie	895

Handwritten annotations: "31.05 + 01.06.15 50 S." next to Grundlagen; "02.06.15 23 S. + AK" next to Netzhaut (Retina).

1 Grundlagen

1.1 Glossar

- **Blepharospasmus:** unwillkürliche, krampfartige Kontraktion des M. orbicularis oculi
- **Chemosis:** Bindehautschwellung
- **Enukleation:** Entfernung des Augapfels
- **Epiphora:** Tränenträufeln
- **Hyphäma:** Blutsammlung in der Vorderkammer
- **Hypopyon:** Eiteransammlung in der Vorderkammer
- **Kolobom:** Spaltbildung
- **Limbus corneae:** Grenze zwischen Sklera und Kornea
- **Makropsie bzw. Mikropsie:** Objekte werden größer bzw. kleiner wahrgenommen
- **Metamorphopsie:** Verzerrtsehen
- **Miosis bzw. Mydriasis:** Eng- bzw. Weitstellung der Pupille
- **Photophobie:** Lichtscheu
- **Phthisis bulbi:** Schrumpfung des Bulbus
- **Symblepharon:** Verwachsung der konjunktivalen und tarsalen Bindehaut
- **Synechie:** Verwachsung der Iris mit benachbarten Strukturen
- **Trichiasis:** Schleifen der Wimpern auf der Hornhaut.

1.2 Anatomie und Physiologie des Auges

1.2.1 Grundlagen

Gefäßversorgung

Arterien: Der Augapfel wird von der **A. ophthalmica** aus der **A. carotis interna** versorgt. Im Bereich der Lider anastomosieren ihre Endäste mit der A. dorsalis nasi aus der A. facialis (Stromgebiet der A. carotis externa). Die A. ophthalmica tritt gemeinsam mit dem N. opticus durch das Foramen opticum des Os sphenoidale in die Orbita ein. Ihre für die arterielle Versorgung des Auges wichtigsten Äste sind:

- A. centralis retinae (→ Pars optica der Retina)
- Aa. ciliares posteriores breves (→ Choroidea, Papille)
- Aa. ciliares posteriores longae (→ Choroidea, Corpus ciliare, Iris)
- Aa. ciliares anteriores (→ Choroidea, Corpus ciliare, Iris, Pars caeca der Retina, Konjunktiven, Sklera)
- A. lacrimalis (→ Tränendrüse, Lider)
- Aa. palpebrales laterales (→ Konjunktiven)
- A. supraorbitalis (→ Lider).

Zusätzlich kann eine zilioretinale Arterie ausgebildet sein, die Teile der Netzhaut unabhängig von der A. centralis retinae versorgt.

> **MERKE** Die **A. centralis retinae** (Zentralarterie) ist eine Endarterie ohne Anastomosen. Bei einem Verschluss dieser Arterie [S. B873] oder einer ihrer Äste ist das betroffene Netzhautareal daher akut hypoxisch gefährdet!
> **Kornea**, **Linse** und **Glaskörper** verfügen (postpartal) über keine arteriellen oder venösen Gefäße und werden über Diffusion aus dem Kammerwasser versorgt.

Venen: Die Venen verlaufen großteils parallel zu den Arterien und tragen entsprechende Namen. Das Blut aus den Vv. ciliares wird in den **Vv. vorticosae** der Sklera gesammelt. Die **V. ophthalmica sup.** verlässt die Orbita durch die Fissura orbitalis sup., die **V. ophthalmica inf.** durch die Fissura orbitalis inf. Beide münden in den Sinus cavernosus.

Augenmuskeln und Innervation

Motorische Innervation: Die äußeren Augenmuskeln werden motorisch von den Nn. oculomotorius, trochlearis und abducens versorgt, der M. orbicularis oculi vom N. facialis.

> **MERKE** Das Verständnis der Augenmuskelfunktionen ist essenziell bei der Doppelbilddiagnostik (**Tab. 1.1**). Die Funktionen der Heber und Senker hängen von der Bulbusstellung ab.

Tab. 1.1 Funktionen und Innervation der äußeren Augenmuskeln

Muskel	Innervation	Hauptfunktion	Nebenfunktion
M. obliquus superior	N. trochlearis (N. IV)	Senkung in Adduktion, Einwärtsrollen in Abduktion	Abduktion
M. obliquus inferior	N. oculomotorius (N. III)[1]	Hebung in Adduktion, Auswärtsrollen in Abduktion	Abduktion
M. rectus inferior		Senkung in Abduktion	Auswärtsrollen und Adduktion
M. rectus superior		Hebung in Abduktion	Einwärtsrollen und Adduktion
M. rectus medialis (internus)		Adduktion	–
M. rectus lateralis (externus)	N. abducens (N. VI)	Abduktion	–

[1] Der N. oculomotorius innerviert zusätzlich den M. levator palpebrae sowie parasympathisch den M. ciliaris und den M. sphincter pupillae.

Sensible Innervation: Das Auge wird – mit Ausnahme des Unterlids (N. maxillaris) – durch den 1. Ast des N. trigeminus, den **N. ophthalmicus** bzw. dessen Äste (N. nasociliaris, Nn. ciliares longi und breves) versorgt.

> **MERKE** Retina, Linse, Glaskörper und Choroidea sind nicht sensibel innerviert, Affektionen dieser Strukturen sind daher i. A. nicht schmerzhaft!

Vegetative Innervation: Sympathisch innerviert sind der M. tarsalis und der M. dilatator pupillae, **parasympathische Efferenzen** werden über den N. oculomotorius zum M. sphincter pupillae und zum M. ciliaris bzw. über den N. lacrimalis zur Glandula lacrimalis geleitet. Die zentrale Umschaltstelle ist das Ganglion ciliare.

1.2.2 Lider (Palpebrae)

Funktion und Aufbau: Die Lider **schützen den Augapfel** vor Fremdkörpern, Austrocknung und übermäßiger UV-Einstrahlung. Sie bestehen aus einer **oberflächlichen** (Haut, M. orbicularis oculi) und einer **tiefen Schicht** (Tarsus, Lidheber, Septum orbitale, Conjunctiva palpebrae). Der bindegewebige **Tarsus** bestimmt Form und Festigkeit der Lider. Er ist seitlich am Orbitarand durch das **Lig. palpebralium mediale** bzw. **laterale** befestigt und über das Septum orbitale mit dem Periost der Orbita verbunden.

Muskeln und Drüsen: Der **M. levator palpebrae sup.** (Lidheber) hebt die Lider an, entspringt von der Ala minor des Os sphenoidale und inseriert am Tarsus. An der Innenseite liegt ihm der glatte **M. tarsalis sup.** an („Müller-Lidheber"). Zusammen mit dem **M. tarsalis inferior** des Unterlids und dem **M. orbicularis oculi** reguliert er die Weite der Lidspalte. Am äußeren Lidrand münden die Ausführungsgänge der Talg- (**Zeis-Drüsen**) und Schweißdrüsen (**Moll-Drüsen**). Auch am inneren Lidrand münden Talgdrüsen (**Meibom-Drüsen**).

1.2.3 Tränenapparat

Tränendrüse und Tränenwege: Die seröse **Glandula lacrimalis** liegt oberhalb des temporalen Lidwinkels in der Fossa glandulae lacrimalis des Os frontale. Ihre **Ausführungsgänge** münden lateral in den Fornix conjunctivae sup. Der M. orbicularis oculi verteilt durch Lidschlag die Tränenflüssigkeit in Richtung des medialen Augenwinkels, wo sie sich im **Tränensee** (Lacus lacrimalis) sammelt. Über die **Tränenpünktchen** von Ober- und Unterlid (Puncta lacrimalia) fließt sie über die **Tränenkanälchen** (Canaliculi lacrimales) in den **Tränensack** (Saccus lacrimalis) in der Fossa lacrimalis des Os lacrimale. Von dort aus wird sie über den **Ductus nasolacrimalis** in den Meatus nasalis inferior abgeleitet. An der Mündungsstelle befindet sich eine Schleimhautfalte (**Plica lacrimalis**, Hasner-Klappe).

Tränenflüssigkeit: Der präkorneale Flüssigkeitsfilm besteht von außen nach innen aus folgenden Schichten:

- Die **Meibom-Drüsen** sezernieren eine **Lipidschicht**, die ein rasches Verdunsten der wässrigen Schicht verhindert.
- Die von der **Tränendrüse** produzierte **wässrige Schicht** dient als Spülflüssigkeit und gleicht Oberflächenunregelmäßigkeiten aus.
- **Konjunktivale Becherzellen** erzeugen eine **Muzinschicht**, die durch ihre gelartige Konsistenz den Tränenfilm stabilisiert.

1.2.4 Conjunctiva (Bindehaut)

Die **Conjunctiva bulbi** reicht vom Limbus corneae zum oberen und unteren Fornix conjunctivae (Umschlagfalte). Sie ist lose mit der Sklera verbunden und frei auf ihr verschieblich. Die Bindehaut auf der Innenseite der Lider (**Conjunctiva tarsi** oder **palpebralis**) ist fest mit dem Tarsus verbunden. Zwischen diesen Bereichen befindet sich die lockere und stark gefältete **Conjunctiva fornicis**, die auch extreme Augenbewegungen ermöglicht. Am inneren Lidwinkel liegen eine Schleimhautduplikatur, die **Plica semilunaris**, als phylogenetischer Überrest der Nickhaut („drittes Augenlid" bei vielen Tieren), und die **Caruncula lacrimalis** (Karunkel), ein hautähnliches Tränenwärzchen mit vereinzelten Haaren und Drüsen. Die Bindehaut ist **transparent** und lässt die Sklera bzw. die Meibom-Drüsen durchscheinen. Sie besteht aus mehreren Lagen eines nichtverhornenden **Plattenepithels** mit einer zylindrischen Basalschicht. Eingelagert in das Epithel der **Conjunctiva tarsi** sind **Becherzellen** (s.o.) und Akkumulationen von Lymphozyten und Plasmazellen, die der Keimabwehr dienen und bei Konjunktividen anschwellen können („**Follikel**" [S. B839]).

1.2.5 Kornea (Hornhaut)

Die Hornhaut ist das „**Fenster**" **des Auges** und hat mit ca. 43 dpt den stärksten Anteil an der Gesamtbrechkraft des Auges. Ihr normaler **Durchmesser** beträgt 10–13 mm, ihre **Dicke** 0,5–0,7 mm. Sie besteht aus 5 Schichten (von außen nach innen):

- Das **Hornhautepithel** ist ein mehrschichtiges, nichtverhornendes Plattenepithel, das sehr gut und schnell regenerationsfähig ist. Voraussetzung dafür sind jedoch intakte Stammzellen am Limbus corneae.
- Die **Bowman-Membran** (Lamina limitans anterior) ist die sehr widerstandsfähige, aber nicht regenerationsfähige Basalmembran des Hornhautepithels.
- Das **Hornhautstroma** ist ein bradytrophes, immunologisch „privilegiertes" Gewebe aus Kollagenlamellen und Keratozyten. Es regeneriert nur langsam.
- Die **Descemet-Membran** (Lamina limitans posterior) ist die relativ derbe Basalmembran des Hornhautendothels. Sie kann nach Verletzungen regenerieren.
- Das einschichtige **Hornhautendothel** ist verantwortlich für die Transparenz der Kornea (hohe Zelldichte erforderlich). Da das Endothel nicht regenerationsfähig ist, werden Defekte durch Zellvergrößerungen gedeckt.

1.2.6 Sklera (Lederhaut)

Die Sklera ist die stabile Außenhülle des Bulbus und die Ansatzfläche der Augenmuskeln. Sie ist **porzellanweiß** und **undurchsichtig** und besteht aus straffem, beinahe zellfreiem **Bindegewebe**. Die **Dicke** (0,3–1 mm) ist abhängig von Bulbusgröße: Bei großen Bulbi ist die Sklera eher dünn, weshalb hochmyope (zu lange) Augen zu Staphylomen [S. B854] neigen. Die Sklera bildet die **Lamina cribrosa** (Durchtrittstelle der Sehnervenfasern), das Trabekelwerk im Kammerwinkel und den Schlemm-Kanal [S. B825]. Außen liegt der Sklera die **Lamina episcleralis** (**Episklera**) aus lockerem Bindegewebe an, die Gefäße und Nerven enthält. Nach innen folgt ihr die **Lamina fusca**, lockeres Bindegewebe mit eingelagerten Melanozyten.

1.2.7 Linse (Lens cristallina)

Lage, Größe und Funktion: Die Linse ist **bikonvex** mit hinten stärkerer Krümmung. Bei jungen Erwachsenen hat sie einen Durchmesser von 10–12 mm und eine Dicke von ca. 4 mm. Sie liegt in der Fossa hyaloidea des Glaskörpers und ist am Äquator mithilfe der Ziliarfäden am Ziliarkörper befestigt. Durch Regulation ihrer Brechkraft über die Ziliarmuskeln (10–20 dpt) im Rahmen der Akkommodation **fokussiert sie die einfallenden Lichtstrahlen auf die Retina**.

Entwicklung und Aufbau: Die Linse entsteht embryonal aus einer Epitheleinstülpung, um die sich eine **azelluläre Kapsel** bildet. Die hintere Epithelschicht formt sich zu den primären Linsenfasern um (embryonaler **Kern**), die äquatorialen Epithelzellen bleiben erhalten und bilden lebenslang neue Linsenfasern (appositionelles Wachstum), die sich zwiebelschalenartig um den Kern anordnen (**Linsenrinde**). So nimmt die Linse im Lauf des Lebens an Dicke zu, verliert Wasser und verhärtet langsam von innen her (Kernsklerose). Dadurch nimmt ihre Elastizität ab und sie kann sich im Rahmen der Akkommodation nicht mehr ausreichend verformen (→ **Presbyopie** [S. B891]). Als Altersveränderung des Linsenkerns findet man bei > 90 % der 65-Jährigen eine leichte Gelbfärbung. Starke Verfärbungen und Trübungen führen zur **Kernkatarakt** [S. B856].

1.2.8 Uvea (Gefäßhaut, Tunica vasculosa)

Choroidea: Die **Aderhaut** ist die mittlere Bulbusschicht und wird nach innen hin von der Bruch-Membran (Lamina vitrea) begrenzt. Sie ist sehr gefäßreich (Aa. ciliares [S. B822]) und versorgt die äußeren Netzhautschichten.

Iris: Die **Regenbogenhaut** fungiert als Blende des Auges und besteht aus einem Stroma und dem dahinterliegenden, undurchsichtigen Pigmentblatt. Die Farbe des Stromas hängt vom Melaningehalt der Chromatophoren (Pigmentzellen) ab (hoher Melaningehalt → braune Augen, geringer Melaningehalt → grau-blaue Augen) und kann sich innerhalb der ersten 2 Lebensjahre verändern, da sich das Stroma in dieser Zeit erst vollständig entwickelt.

Corpus ciliare: Der **Ziliarkörper** produziert das Kammerwasser. Von ihm und den Ziliarfortsätzen spannen sich die **Ziliarfäden** (Zonulafasern, Zonula Zinii) zur Linsenkapsel. Der **Ziliarmuskel** (M. ciliaris) ist verantwortlich für die Akkommodation.

1.2.9 Glaskörper (Corpus vitreum)

Entwicklung: Im 1. Embryonalmonat entsteht der **primäre Glaskörper**. Er ist vaskularisiert (**A. hyaloidea**) und versorgt über ein vorderes und ein hinteres Gefäßgeflecht die sich entwickelnde Linse. Im 2. Embryonalmonat bildet die Netzhaut den **sekundären, avaskulären Glaskörper** aus gewellten Kollagenfasern, der den primären Glaskörper komprimiert. Zurück bleibt nur der Canalis hyaloideus (Clouquet-Kanal). Im 3. Embryonalmonat entsteht aus den Strukturen des sekundären Glaskörpers der **tertiäre**, ebenfalls avaskuläre **Glaskörper**.

Funktion und Zusammensetzung: Der Glaskörper stabilisiert den Augapfel und drückt die Retina an die Choroidea an. Er macht ca. ⅔ des Gesamtvolumens des Bulbus aus und besteht zu 98 % aus **Wasser** und zu 2 % aus **Kollagen** und **Hyaluronsäure**. Außen sind die Kollagenfasern sehr dicht angeordnet und bilden die Glaskörpergrenzmembran (Membrana hyaloidea). Der Glaskörper enthält nur sehr wenige Zellen (**Hyalozyten**).

Anhaftestellen: Die Verbindungen zwischen Glaskörper und Netzhaut sind i. A. locker, an der hinteren Linsenkapsel (Wieger-Ligament), der Ora serrata, peripapillär (**Martegiani-Ring**), äquatorial, perivasal und perimakulär jedoch fester, was bei Glaskörperabhebungen [S. B871] von Bedeutung ist.

1.2.10 Netzhaut (Retina)

Die Retina besteht aus der Pars optica und der Pars caeca, die Grenze ist die Ora serrata. Entwicklungsgeschichtlich ist die Netzhaut ein Abkömmling des Vorderhirns, also – wie auch der Sehnerv – eigentlich ein Teil des ZNS.

Aufbau und Signalleitung: Histologisch besteht die Retina aus **9 Schichten** (Abb. 1.1), die lichtempfindlichen Photorezeptoren (1. Neuron) bilden die zweitäußerste Schicht (inverse Lage): Die eintreffenden Photonen lösen hier elektrochemische Reaktionen aus, die in elektrische Signale umgewandelt werden. Diese werden in der inneren plexiformen Schicht bzw. der Ganglienzellschicht auf das 2. (Bipolarzellen) bzw. 3. Neuron (Ganglienzellen) umgeschaltet. Die Axone des 3. Neurons ziehen zur Papille und bilden den Sehnerv (s. u.). Schon in der Retina werden die Signale horizontal über neuronale Quervernetzungen (amakrine und Horizontalzellen) verarbeitet (→ z. B. Kontrastverstärkung).

Makula und Fovea: In der Netzhautmitte befindet sich die **Macula lutea** (gelber Fleck, ca. 3 mm Durchmesser), deren Zentrum eingesenkt und gefäßfrei ist (**Fovea centralis retinae**, ca. 1,5 mm Durchmesser): Dies ist die Stelle des schärfsten Sehens, auf die physiologischerweise fokus-

1.2 Anatomie und Physiologie des Auges

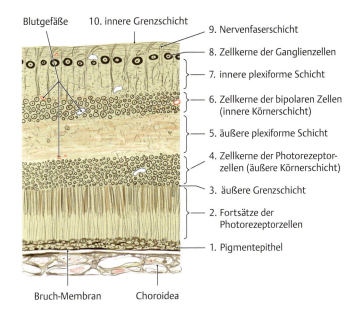

Abb. 1.1 **Schichten der Netzhaut.** (aus: Schünke et al., Prometheus, Lernatlas der Anatomie, Thieme, 2009)

siert wird. Hier befinden sich nur Zapfen, die einzeln innerviert sind.

Photorezeptoren: Für das photopische Sehen (Tagessehen) und die Farbempfindung sind 6–7 Mio. **Zapfen** im Bereich der Makula verantwortlich. Bezüglich ihrer Photopigmente (Opsine) werden Blau-, Grün- und Rotzapfen unterschieden. Die 110–125 Mio. **Stäbchen** sind für das Dämmerungs- und Nachtsehen (mesopisches und skotopisches Sehen) verantwortlich. Ihr Photopigment Rhodopsin ist ca. 500-mal lichtempfindlicher als das der Zapfen. Da in der Fovea centralis keine Stäbchen vorkommen, besteht in der Dämmerung ein physiologisches Zentralskotom.

> **MERKE** Für die Synthese von Rhodopsin ist **Vitamin A** notwendig. Ein Mangel beeinträchtigt daher u.a. das Dämmerungssehen [S. B845].

1.2.11 Sehnerv und Sehbahn

Papille: Der **N. opticus** beginnt an der Papille, nasal der Makula, wo die Axone des 3. retinalen Neurons zusammenlaufen. Die Fasern, die von der Makula kommen, liegen dabei im Zentrum des Nervs. An dieser Stelle befinden sich keine Photorezeptoren, sie entspricht dem physiologischen „blinden Fleck". In der Perimetrie liegt der blinde Fleck temporal vom Zentrum des Gesichtsfeld. Die **normale Papille** ist ophthalmoskopisch gelblich-rosa (temporal etwas heller), scharf begrenzt (evtl. nasal etwas verschwommen) und senkrecht-oval. Der normale Durchmesser beträgt ca. 2,7 mm. Die **physiologische Exkavation** ist der hellste Teil der Papille, hier treten keine Nervenfasern durch. Sie ist queroval und liegt zentral oder leicht nach temporal verschoben. Die Gefäße treten im Zentrum der Papille durch. Bei Atrophie des N. opticus wird die Papille heller, bei einer Entzündung oder Schwellung erscheint sie unscharf und rötlicher. Die Exkavation wird im Alter größer.

Verlauf der Sehbahn: Im **Chiasma opticum** kreuzen die nasalen Nervenbahnen, die temporalen Fasern ziehen ungekreuzt weiter. Im **Tractus opticus** befinden sich daher nur jeweils Fasern der korrespondierenden Gesichtsfeldbereiche: Im rechten Tractus opticus ziehen die ungekreuzten temporalen Fasern des rechten und die gekreuzten nasalen Fasern des linken Auges, also jeweils die Informationen der linken Gesichtsfeldhälfte. Im **Corpus geniculatum laterale** im Mittelhirn werden die Signale auf das zentrale Neuron (4. Neuron) umgeschaltet, das in der **Radiatio optica** im hinteren Schenkel der **Capsula interna** zum **primären Sehzentrum** (Area striata [17]) zieht. Von hier aus erfolgt die weitere zentrale Verschaltung z.B. zu spezialisierten Zentren für Farb-, Bewegungs- oder Mustererkennung.

1.2.12 Augendruck (IOD) und Kammerwasser

> **DEFINITION**
> - **Hinterkammer:** Raum zwischen Linse und Iris
> - **Vorderkammer:** Raum zwischen Iris und Kornea

Produktion und Abfluss des Kammerwassers: Die **Ziliarzotten** sezernieren ca. 2–6 µl/min Kammerwasser in die Hinterkammer, das durch die Pupille in die Vorderkammer fließt. Dieser Fluss ist pulsatil, da die Iris der Linse normalerweise aufliegt (**physiologischer Pupillarwiderstand**) und erst ab einem bestimmten Druck in der Hinterkammer weggedrückt wird. In der Vorderkammer fließt das Kammerwasser im **Kammerwinkel** in venöse Gefäße ab, und zwar zu ca. 85 % über das **Trabekelwerk** (Trabeculum corneosclerale) in den **Schlemm-Kanal**, weiter in Sammelkanäle und schließlich in Venen der Binde- oder Lederhaut und zu ca. 15 % durch die Septen des M. ciliaris in choroidale Venen.

> **MERKE** IOD-Erhöhungen beruhen praktisch immer auf einer **Abflussstörung**, nicht auf einer vermehrten Bildung von Kammerwasser.

Normalwerte und Funktionen: Die **Gesamtmenge des Kammerwassers** beträgt 0,2–0,4 ml. Die Zusammensetzung ähnelt der des Blutplasmas. Es dient u. a. der Ernährung von Kornea und Linse. Der **normale IOD** beträgt ca. 15 mmHg (Schwankungen im Tagesverlauf < 4–6 mmHg) und ist notwendig für die **Aufrechterhaltung der Augapfelform**.

1.2.13 Binokularsehen

Die Netzhautstellen beider Augen mit gleicher Richtungslokalisation sind **korrespondierende Netzhautpunkte**. Ihre Projektion in den Außenraum bildet eine imaginäre, gebogene Fläche (**Horopter**). Ihr Mittelpunkt ist der **Fixationspunkt**. Alle Punkte des Horopters erscheinen binokular einfach. Das gilt auch für knapp vor oder hinter dem Horopter liegende Punkte, wenn diese sich innerhalb des **Panum'schen Raums** befinden. Dieser ist somit eine Erweiterung des Horopters in die Tiefe und damit der Bereich binokularen Einfachsehens im freien Raum. Alle außerhalb liegenden Gegenstände müssten doppelt erscheinen, diese **physiologische Diplopie** wird jedoch normalerweise zerebral unterdrückt.

Es werden 3 Qualitäten des Binokularsehens unterschieden:
- **Simultansehen** ist die gleichzeitige Wahrnehmung unterschiedlicher Bilder in jedem Auge, unabhängig von Netzhautort und -korrespondenz (Prüfung am Synoptophor [S. B831]). **Konfusion** dagegen ist die gleichzeitige Wahrnehmung zweier unterschiedlicher, in die Fovea jedes Auges projizierter Bilder.
- **Fusion** ist das Verschmelzen zweier gleichartiger Bilder beider Augen zu einem Bildeindruck. Sie garantiert bei normalem Binokularsehen den Parallelstand der Augen und kann motorisch (Augenmuskelstörungen), sensorisch (gestörte Signalverarbeitung), zerebral oder toxisch (z. B. Drogen) gestört sein.
- **Stereoopsis** (räumliches Sehen) ist die binokulare Wahrnehmung zweier gleichartiger Bilder mit geringer Querdisparation im Panum'schen Raum. Sie vermittelt die feine Tiefenwahrnehmung.

1.2.14 Regulation der Pupillenweite

> **DEFINITION** physiologische Pupillenweite: 1–8 mm

Lichtreflex

> **DEFINITION**
> - **direkte Lichtreaktion:** Die Beleuchtung eines Auges führt zur Verengung der Pupille.
> - **indirekte (konsensuelle) Lichtreaktion:** Bei Beleuchtung eines Auges verengt sich die Pupille des Partnerauges.

Kurz vor dem Corpus geniculatum laterale trennen sich einige Fasern vom Tractus opticus ab und ziehen zur Area praetectalis, wo sie umgeschaltet und die Informationen zum **Edinger-Westphal-Kern** (Ncl. accessorius n. oculomotorii) weitergeleitet werden (afferenter Schenkel). Durch partielle Kreuzungen erreichen die Informationen beider Augen beide Kerne, eine unbedingte Voraussetzung für die konsensuelle Pupillenreaktion. Vom Edinger-Westphal-Kern ziehen **parasympathische Fasern** über den N. oculomotorius und die Nn. ciliares breves (Umschaltung im Ganglion ciliare) zum M. sphincter pupillae (efferenter Schenkel), der so bei Lichteinfall die Pupille verengt.

Weitere Faktoren

Einfluss des Sympathikus: Über den Sympathikus und damit den M. dilatator pupillae wird die „**Ausgangsweite**" der Pupille unabhängig vom Lichteinfall reguliert: Das Signal geht vom Hypothalamus (1. Neuron) über den Hirnstamm, die Medulla oblongata und das Halsmark zum sympathischen Grenzstrang (2. Neuron) und nach Umschaltung im Ganglion cervicale sup. über die Nn. ciliares longi zum M. dilatator pupillae.

> **MERKE** Bei hohem Sympathikotonus ist die Pupille weit.

Naheinstellungsreaktion: Bei **Nahakkommodation** wird die Pupille, ähnlich wie beim Lichtreflex, über den Edinger-Westphal-Kern und den N. oculomotorius verengt. Dies erhöht die Tiefenschärfe und verbessert so die Nahsicht.

1.2.15 Refraktion

> **DEFINITION**
> - **Sehleistung** (Visus naturalis, Visus sine correctione, Rohvisus): Visus ohne optische Korrektur
> - **Sehschärfe** (Visus cum correctione): Visus mit optimaler Korrektur
> - Die **Auflösungsschärfe** (minimaler Auflösungswinkel, Minimum separabile) gibt an, wie nahe beisammen 2 Objekte sein dürfen, um noch getrennt wahrgenommen zu werden.
> - **Emmetropie** (Normalsichtigkeit): Der Brennpunkt des optischen Apparats liegt genau auf der Netzhaut (0,0 dpt).
> - **Nah- bzw. Fernpunkt:** nächster bzw. entferntester Punkt, der noch scharf gesehen wird
> - **Akkommodationsbreite** (Brechkraft im Nahpunkt minus Brechkraft im Fernpunkt): maximal mögliche Brechkraftzunahme der Linse.

Normalwerte: Die **Gesamtbrechkraft** des Auges beträgt ca. 58–65 dpt (Kornea: ca. 43 dpt, Linse je nach Akkommodationszustand: 10–20 dpt). Die **Bulbuslänge** bei Emmetropie beträgt 23,5–24,0 mm. Der **Fernpunkt** bei Normalsichtigen liegt „im Unendlichen", der **Nahpunkt** im

Kindesalter bei ca. 7 cm. Die **Akkommodationsbreite** beträgt bei Kindern ca. 12 dpt, nimmt jedoch durch Alterungsvorgänge in der Linse kontinuierlich ab (→ Presbyopie [S. B891]).

Akkommodation: Aufgrund ihrer Eigenelastizität würde die Linse eine Kugelform annehmen (maximale Brechkraft). Beim Blick in die Ferne ziehen die Zonulafasern sie auseinander („Linsenform"), die Brechkraft nimmt ab. Bei der **Naheinstellungsreaktion** wird – über die gleichen Signalwege wie beim Lichtreflex – der M. ciliaris aktiviert, der eine Entspannung der Zonulafasern und damit eine Zunahme der Brechkraft bewirkt.

1.3 Die ophthalmologische Untersuchung

1.3.1 Inspektion

Die Augen werden unter guter Beleuchtung (z. B. gut fokussierte Taschenlampe) durch eine Lupe betrachtet. Dabei ist auf **Narben**, **Verletzungen**, **Tumoren**, die **Beweglichkeit** und **Entzündungszeichen** der Lider, die **Lidspaltenweite** (Ptosis?), die **Lidstellung** (En- oder Ektropium?) und die **Häufigkeit des Lidschlags** zu achten, außerdem auf einen **Ex-** oder **Enophthalmus**, **Schielstellungen** und **Rötungen** sowie sonstige Farbveränderungen der Konjunktiven. Auch **Epiphora**, **Hornhauttrübungen**, ein **Hypopyon** oder ein **Hyphäma** können schon inspektorisch auffallen. Zur Beurteilung der **Hornhautoberfläche** beobachtet man, ob ein Spiegelbild bei Blickbewegungen des Patienten verzerrt wird.

1.3.2 Ektropionieren

Nach dem Umstülpen des Lids kann nach Veränderungen der Lider und Konjunktiven sowie nach Fremdkörpern gesucht werden. Zu achten ist z. B. auf Injektionen, Narben, Sekretion, Papillen und Follikel. Zum **Ektropionieren des Oberlids** schaut der Patient nach unten. Der Untersucher zieht das Oberlid an den Wimpern etwas vom Bulbus ab und drückt dann den Oberrand des Tarsus mit einem Stieltupfer nach unten – der Tarsus klappt hoch.

1.3.3 Hertel-Exophthalmometer

Mithilfe eines Spiegelsystems kann der sagittale Abstand des Hornhautzentrums vom seitlichen Rand der Orbita gemessen werden. Werte > 20 mm oder ein Seitenunterschied > 2 mm weisen auf einen **Exophthalmus** hin.

1.3.4 Quantifizierung der Tränensekretion

Schirmer-Test: Die Tränenflüssigkeit wird abgetupft und anschließend ein Streifen abgeknicktes **Lackmuspapier** in die Unterlidkante gehängt. Normalerweise sind nach 5 min ≥ 15 mm des Lackmuspapiers angefeuchtet.

Tränenbasissekretion: Das Prinzip ist das gleiche wie beim Schirmer-Test, nur wird 1 min vor der Untersuchung ein **Lokalanästhetikum** eingetropft, um zu vermeiden, dass die Reizung des Auges den Tränenfluss erhöht. Nach 5 min sollten ≥ 10 mm des Papiers angefeuchtet sein.

Tränenfilmaufreißzeit: 1 Tropfen **Fluoreszein** wird in den unteren Bindehautsack gegeben, der Patient blinzelt einmal. An der Spaltlampe wird nun die Zeit bis zum Aufreißen des Tränenfilms gemessen. Werte ≥ 15 s deuten auf eine normale Tränenproduktion hin (< 10 s sicher pathologisch).

1.3.5 Untersuchungen der ableitenden Tränenwege

Konjunktivale Fluoreszeinprobe: Nach Eintropfen einer Fluoreszeinlösung schnäuzt sich der Patient. Bei durchgängigen Tränenwegen sind **Farbflecke** am Taschentuch zu sehen.

Spülung der Tränenwege: In Tropfanästhesie werden die Tränenpünktchen mit einer konischen Sonde aufgedehnt und die Tränenwege über eine stumpfe Kanüle mit physiologischer **Kochsalzlösung** gespült. Sind die Tränenwege durchgängig, tritt Flüssigkeit aus der Nase aus oder der Patient schluckt. Am Auge ist kein Rückfluss zu sehen.

Sondierung der Tränenwege: Nach Aufdehnung der Tränenpünktchen (s. o.) wird eine **Silberblattsonde** eingeführt. So können Hindernisse getastet und evtl. auch beseitigt werden (neonatale Dakryostenose [S. B838]).

(Digitale) Dakryozystografie: Bei der Röntgenkontrastdarstellung der ableitenden Tränenwege als konventionelle Aufnahme oder mit digitaler alleiniger Darstellung der Tränenwege wird wie bei der Tränenwegsspülung vorgegangen, nur wird statt Kochsalzlösung **Kontrastmittel** eingebracht.

Tränenwegendoskopie: Mit sehr feinen Endoskopiegeräten können die Tränenwege direkt betrachtet und Stenosen mit feinen Bohrern oder Laser eröffnet werden.

1.3.6 Spaltlampenuntersuchung

Mithilfe eines binokularen Mikroskops und eines vielfältig verstellbaren Lichtstrahls kann der **vordere Augenabschnitt** in direkter Beleuchtung, im Spaltbild (optisches Schnittbild der Strukturen), im regredienten (vom Fundus reflektierten) und im indirekten Licht beurteilt werden. Durch Vorschalten einer Lupe oder eines Kontaktglases kann auch der **Augenhintergrund** binokular beurteilt werden. Der **Kammerwinkel** ist aufgrund von Totalreflexionen an der Luft-Kornea-Grenze nur mithilfe eines Gonioskops einsehbar (**Gonioskopie:** Öffnungsgrad und Verklebungen des Kammerwinkels? Neovaskularisationen?). Nach dem Eintropfen von **Fluoreszein** werden Epitheldefekte auf der Kornea sichtbar, z. B. bei Keratitis dendritica [S. B849]. Unter starker Vergrößerung und bei speziellem Lichteinfall sind die Zellgrenzen des Endothels an der Spaltlampe erkennbar (**Endothelmikroskopie**). Das Spaltbild ist schematisch in **Abb. 1.2** dargestellt.

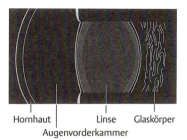

Abb. 1.2 **Schema des Spaltbilds.** (aus: Burk, Burk, Checkliste Augenheilkunde, Thieme, 2011)

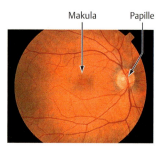

Abb. 1.3 **Normaler Augenhintergrund.** (aus: Neurath, Lohse, Checkliste Anamnese und klinische Untersuchung, Thieme, 2010)

1.3.7 Ophthalmoskopie

Synonym: Augenhintergrundspiegelung, Fundoskopie

Voraussetzungen sind ein abgedunkelter Raum und die Erweiterung der Pupillen des Patienten. **Abb. 1.3** zeigt einen normalen Augenhintergrund.

Direkte Ophthalmoskopie: Der Patient fokussiert in die Ferne, der Untersucher geht mit Augenspiegel möglichst nahe an das Patientenauge heran und schaut z. B. mit seinem rechten Auge in das rechte Auge des Patienten. Auch der Untersucher muss dabei in die Ferne fokussieren. Er erhält dann ein **aufrechtes**, 16-fach vergrößertes **Bild der Netzhaut**. Die Vergrößerung ist hoch, allerdings ist es für den Ungeübten schwierig, eine Übersicht zu bekommen.

Indirekte Ophthalmoskopie: Der Untersucher hält eine Vergrößerungslinse (20 dpt) nahe an das Patientenauge und visiert aus einem Abstand von ca. 1 Armlänge mit dem Ophthalmoskop das Patientenauge an. Er erhält nun ein ca. 4,5-fach vergrößertes, **invertiertes und seitenverkehrtes Bild der Netzhaut**. Durch die geringere Vergrößerung ist die Übersicht besser.

1.3.8 Messung des intraokulären Drucks

Applanationstonometrie: Unter Lokalanästhesie wird die Kraft gemessen, die notwendig ist, um mithilfe eines **Messkolbens** die zentrale Hornhaut auf einer **Kreisfläche von 3 mm Durchmesser** zu applanieren. Bei der Untersuchung können Infektionen (v. a. Keratoconjunctivitis epidemica [S. B841]) übertragen werden, durch die Lokalanästhesie ist die Verletzungsgefahr für das Auge für ca. 1 h erhöht.

Luftimpulstonometrie: Die Hornhaut wird mithilfe eines **Druckluftstoßes** abgeplattet. Eine Lokalanästhesie ist nicht notwendig. Die Infektionsgefahr, aber auch die Messgenauigkeit, ist geringer als bei der Applanationstonometrie.

Dynamische Konturometrie: Ein konkaver Messkörper wird **flächig** mit der Hornhautoberfläche in Kontakt gebracht (fast keine Applanation) und der dafür notwendige Druck gemessen. Die Messwerte hängen weniger stark von der Hornhautdicke ab als bei der Applanationstonometrie, auch das Verletzungsrisiko ist geringer.

1.3.9 Prüfung der Hornhautsensibilität

Das Betupfen der zentralen Hornhaut mit einem feuchten **Wattestäbchen** ermöglicht eine orientierende Beurteilung im Seitenvergleich (physiologisch: Blinzeln). Zur genaueren Beurteilung dienen spezielle **Ästhesiometer**. Die wichtigsten Ursachen für eine herabgesetzte korneale Sensibilität sind Keratitiden durch Herpes-simplex-Viren [S. B849] und Läsionen des N. trigeminus.

1.3.10 Beurteilung des Astigmatismus

Placido-Scheibe: Beim Betrachten einer **Scheibe mit konzentrischen schwarzen und weißen Ringen** wird ggf. ein Astigmatismus sichtbar. Bei regulärem Astigmatismus ist das Spiegelbild oval verzogen.

Videokeratoskopie: Die Brechungsunterschiede der Hornhaut können auch **computergesteuert** gemessen und die Hornhauttopografie so 3-dimensional dargestellt werden. Diese Untersuchung ist z. B. wichtig für die Beurteilung eines Keratokonus [S. B847] oder vor refraktiven Eingriffen [S. B890].

Ophthalmometer nach Helmholtz: Das Gerät projiziert 2 **Lichtkreuze** auf die Hornhaut des Patienten. Der Abstand der Spiegelbilder hängt von der Krümmung und damit von der Brechkraft der Hornhaut ab. Der Untersucher bringt durch Veränderung der Prismen des Geräts die Kreuze zur Deckung und kann so die korneale Brechkraft in jedem Meridian ablesen.

1.3.11 Angiografie

Nach i. v.-Injektion von **Natrium-Fluoreszein** (Fluoreszenzangiografie) können mithilfe spezieller Farbfilter die **retinalen und choroidalen Gefäße** fotografiert und so auch in der Ophthalmoskopie nicht sichtbare Gefäßveränderungen detektiert werden. Gut geeignet ist die Methode z. B. zur Darstellung diabetischer Fundusveränderungen [S. B872] sowie choroidaler und retinaler Neovaskularisationen. Als Farbstoff kann auch **Indozyanin-Grün** verwendet werden, das sich **selektiver in den Aderhautgefäßen** anreichert und so häufig eine bessere Darstellung choroidaler Neovaskularisationen ermöglicht.

1.3.12 Farbsinnprüfungen

Pseudoisochromatische Tafeln nach Ishihara: Auf diesen Tafeln ist jeweils eine aus verschiedenen Farbtupfen zusammengesetzte Zahl zu sehen. Der Hintergrund besteht ebenfalls aus Farbtupfen. Gesunde können die korrekten Zahlen erkennen, bei Farbsinnstörungen werden gar keine oder andere Zahlen erkannt.

Farnsworth-Farbfleckverfahren: **Blaue Farbmarken** sollen nach ihrer Intensität geordnet werden. Je nach Ausfalltyp ergeben sich unterschiedliche, spezifische Fehlermuster.

Anomaloskop nach Nagel: Die Farbdiskrimination wird mithilfe eines **Spektralfarbenmischapparats** gemessen. Das Verfahren ist v. a. für gutachterliche Fragestellungen relevant.

1.3.13 Perimetrie

> **DEFINITION** Verfahren zur Untersuchung von Gesichtsfeldausfällen.

Kinetische Perimetrie Der Patient fixiert monokular im **Hohlkugelperimeter nach Goldmann** eine zentrale Marke. In Abständen von 15–30° werden Lichtreize verschiedener Größe und Intensität von peripher nach zentral geführt. Der Patient gibt ein Zeichen, sobald er den Lichtreiz wahrnimmt. Der Untersucher trägt die Positionen auf einem Dokumentationsblatt ein. Anschließend werden die Markierungen zu Isopteren (Bereichen gleicher Lichtempfindlichkeit) verbunden.

Computergesteuerte statische Perimetrie: An definierten Stellen des Gesichtsfelds werden hintereinander kleine Lichtpunkte gezeigt, deren **Leuchtintensität langsam gesteigert** wird, bis der Patient sie wahrnimmt und eine Taste betätigt. So können auch diskrete Gesichtsfelddefekte erkannt werden. Das Verfahren ist der Goldstandard in der **Früherkennung glaukomatöser Gesichtsfeldausfälle**.

1.3.14 Bildgebung der Retina

Optische Kohärenztomografie Beruhend auf der **interferometrischen Abstandsmessung** der vom Gewebe reflektierten elektromagnetischen Wellen entsteht ein **2- oder 3-dimensionales Schnittbild** der Retina, fast wie in einem histologischen Schnitt. So können z. B. Makula- und Papillenveränderungen dargestellt und im Verlauf beobachtet werden.

Heidelberg-Retina-Tomografie Bei dieser auch konfokale Lasermikroskopie oder Laser-Scanning-Tomografie genannten Methode wird mithilfe eines energiearmen Laserstrahls die Netzhautoberfläche 2-dimensional abgetastet und daraus ein **3-dimensionales Bild** rekonstruiert. So kann z. B. die Papillenexkavation exakt vermessen werden. Das Verfahren wird v. a. in der Früherkennung und Verlaufskontrolle des **chronischen Offenwinkelglaukoms** [S. B866] eingesetzt.

1.3.15 Visusprüfung und Refraktionsbestimmung

Sehtests: Der **Fernvisus** wird – für jedes Auge getrennt – mithilfe von Sehprobetafeln, auf denen **Optotypen** (Zahlen, Buchstaben oder Snellen-Haken) in abnehmender Größe zu sehen sind, bestimmt (Abstand: 5 m). Die Sehschärfe entspricht dabei der kleinsten Zeile, bei der noch 60 % der Zeichen korrekt erkannt werden, und wird als Bruch angegeben (Ist-/Sollentfernung): Der „normale" Visus beträgt 5/5, also 1,0. Gesunde erreichen aber häufig einen Visus von 2,0 oder höher. Ist der Visus reduziert, werden Korrekturlinsen vor das Auge gesetzt und der Visus nochmals geprüft (Visus cum correctione). Zur Bestimmung des **Nahvisus** werden **standardisierte Texte** in verschiedener Größe in ca. 40 cm Entfernung angeboten. Die Lesedistanz muss erfragt werden.

> **MERKE** Bei schlecht eingestellten **Diabetikern** kann die Anmessung von Brillen schwierig sein, da die Refraktion durch den unterschiedlichen Quellungszustand der Linse bei starken Blutzuckerschwankungen variiert.

Prüfung der Aderfigur: Bei ausgeprägter **Trübung der optischen Medien** (v. a. bei maturer Katarakt) kann die retinale Leistung nicht mittels üblicher Sehtests ermittelt werden. Es ist aber z. B. vor einer Kataraktextraktion wichtig abzuschätzen, wie groß die Sehverbesserung durch die Operation sein kann. Dazu wird eine helle Lichtquelle dicht über der Sklera bewegt. Bei intakter Netzhautfunktion sieht der Patient die retinalen Gefäße als aderförmiges Strichmuster. Mithilfe von verschiedenfarbigen Lichtquellen kann auch die Farbwahrnehmung rudimentär abgeschätzt werden.

Refraktometer: Das Gerät projiziert eine **Strichfigur auf die Retina** des Patienten, der Untersucher (mit optimal korrigiertem Eigenvisus) schaltet nun so lange Korrekturlinsen vor, bis er die Strichfigur scharf sieht. Heute sind computergesteuerte, automatische Refraktometer üblich.

Skiaskopie: Die Methode (auch Schattenprobe oder Fleckskiaskopie nach Lindner) dient der Bestimmung der **Gesamtbrechkraft des Auges**. Die Genauigkeit entspricht modernen Refraktometern, die Methode erfordert jedoch Übung. Der Patient schaut akkommodationslos in die Ferne (bei Kindern Zykloplegie mit Atropin oder Cyclopentolat erforderlich). Der Untersucher wirft nach Korrektur seines eigenen Refraktionsfehlers mit dem Skiaskop annähernd parallele Lichtstrahlen in das Patientenauge und beobachtet die Pupillenebene. Das Licht wird vom Fundus entsprechend der Optik des Auges verändert reflektiert. Ein zu stark brechendes (d. h. myopes) Auge verhält sich wie eine Plus-, ein hypermetropes Auge wie eine Minuslinse. Man lässt nun das Licht des Skiaskops langsam horizontal und vertikal über die Pupille gleiten und beobachtet nur das Zentrum der Pupille (in der Peripherie häufig scherende Bewegungen). Sieht man eine Gegenbewegung des Lichtreflexes, ist das Auge **myop** und man gibt so lange Minusgläser zunehmender Stärke vor, bis die Gegenbewegung erlischt und das Zentrum eine geringe Mitbewegung zeigt (**Neutralisations- oder Flackerpunkt**). Flackern ist allerdings schwierig zu beurteilen, man sucht besser den Punkt der geringsten zentralen Mitbewegung auf. Der so gefundene Dioptrienwert wird notiert. Bei **Hyperopie** zeigt sich eine Mitbewegung des Pupillenreflexes, es sind Pluslinsen erforderlich. Sieht man einen bandförmigen Lichtreflex in der Pupille, besteht ein **Astigmatismus**. Hier wird die Achslage des Bandes beobachtet und mit Plus-Zylindergläsern in der gleichen Achsenrichtung korrigiert. Zuletzt muss die Untersuchungsdistanz berücksichtigt werden (geringste Fehlerbreite bei 1 m). Vom gefundenen Dioptrienwert muss bei 1 m 1 dpt abgezogen werden (67 cm: −1,5 dpt, 50 cm: −2 dpt). Ein moderneres Verfahren sind **Strichskiaskope**, mit denen die Hauptmeridiane durch Drehung des Lichtstreifens getrennt gemessen und korrigiert werden.

1.3.16 Schieldiagnostik

Lichtreflexe der Kornea, Motilität und Konvergenz: Fixiert der Patient eine Stablampe binokular in Primärposition, sollten die **kornealen Lichtreflexe** symmetrisch erscheinen (allerdings meist nicht exakt zentral, sondern gering nasal verschoben). Diese Symmetrie muss auch bei Annäherung der Lichtquelle in die Konvergenz und erneutem Entspannen der **Konvergenz** erhalten bleiben. Mit der Stablampe wird auch die **Motilität** in allen Hauptblickrichtungen geprüft, wobei auf Einschränkungen der Exkursionen eines Auges zu achten ist.

Brückner-Test: Bei Beleuchtung beider Augen mit dem Augenspiegel ist bei normaler Augenstellung und organisch gesundem Auge beidseits ein **dunkelroter Fundusreflex** zu sehen, bei Schielen oder z. B. Retinoblastom leuchtet ein Auge hell auf.

Abdecktest: Dieser Test (auch Cover-Test, zu Vorgehen und Befunden s. **Abb. 1.4**) dient der Diagnose des Begleitschielens [S. B893]. Zu Beginn soll der Patient ein Objekt fixieren. Die Tests werden jeweils bei Fern- und Nahfixation durchgeführt. Der **alternierende Abdecktest** zeigt, ob überhaupt eine Stellungsanomalie vorliegt. Beide Augen werden alternierend, ohne Unterbrechung abgedeckt und damit die Fusion aufgehoben. Beobachtet wird jeweils das eben frei werdende Auge. Zeigt sich hier eine Einstellbewegung, wird der **einseitige Abdecktest** zur Differenzierung zwischen latentem und manifestem

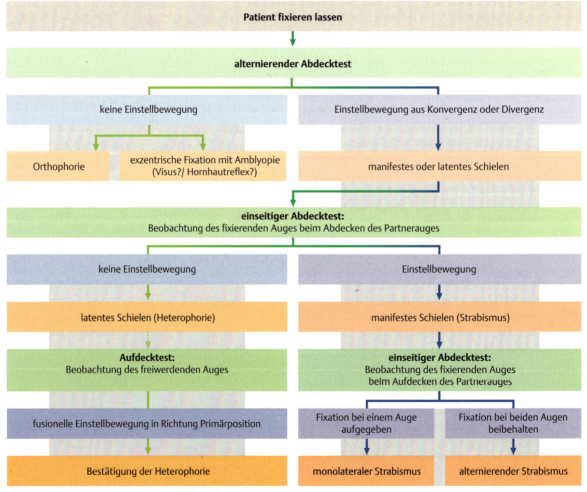

Abb. 1.4 Abdecktest (Cover-Test) und Aufdecktest (Cover-Uncover-Test) in der Schieldiagnostik.

Schielen durchgeführt. Bei Letzterem dient er zur Diagnose von Richtung und Lateralität. Beide Augen werden nacheinander geprüft, das frei bleibende Auge wird beobachtet. Nach jedem Abdecken werden beide Augen kurz freigegeben (Fusionsmöglichkeit). Beispiel: Diagnose Strabismus convergens monolateralis alternans.

Aufdecktest: Mit diesem Test (auch Cover-Uncover-Test, Abb. 1.4) kann die bereits gestellte Diagnose **Heterophorie** gesichert werden. Beide Augen werden geprüft: Ein Auge wird abgedeckt und sofort nach dem Freiwerden beobachtet. Bei größeren Schielwinkeln kann auch das fixierende Auge durch das motorische Ungleichgewicht eine kleine ruckende Bewegung ausführen. Das Ergebnis erscheint dann fragwürdig.

Maddox-Kreuz: In der Mitte des Kreuzes befindet sich ein Lichtpunkt. Der Schielwinkel bei **manifestem Schielen** wird gemessen, indem der Patient (mit dem führenden Auge) den Finger des Untersuchers fixiert. Der Untersucher führt den Finger an der Skala entlang und beobachtet das schielende Auge, das sich mit dem führenden Auge in einem bestimmten Schielwinkel mitbewegt. Dieser entspricht der Zahl, auf die der Untersucher zeigt, wenn sich der zentrale Lichtpunkt in der Pupillenmitte spiegelt.

Mithilfe des Maddox-Kreuzes kann auch der (latente) Schielwinkel bei **Heterophorie** gemessen werden: Der Patient fixiert den zentralen Lichtpunkt, wobei vor ein Auge ein dunkelrotes Glas gesetzt wird. Da mit diesem Auge nun alles stark abgedunkelt rot gesehen wird, ist die Fusion aufgehoben und das Auge geht bei Heterophorie in Schielstellung. Der Patient soll nun angeben, bei welcher Zahl er den roten Lichtpunkt sieht. Diese entspricht dem latenten Schielwinkel in Grad.

1.3.17 Prüfung der Binokularfunktionen

Stereotests: Auf einer Testkarte werden Bilder gezeigt, die nur bei normalem **Stereosehen** erkannt werden. Beim **Random-Dot-** und beim **Titmus-Test** ist das Tragen einer Polarisationsbrille, beim **TNO-Test** einer Rot-Grün-Brille notwendig. Der **Stereotest nach Lang** kann ohne zusätzliche Hilfsmittel durchgeführt werden.

Bagolini-Test (Streifen- oder Lichtschweiftest): Durch das Vorsetzen spezieller Streifengläser wird eine punktförmige Lichtquelle zu einem Strich auseinandergezogen. Die Streifen gehen am linken Auge von links oben nach rechts unten, für das rechte Auge sind sie um 90° gedreht. Dadurch wird bei normalem **Binokularsehen** ein gleicharmiges X gesehen. Wird nur ein Strich gesehen, ist das andere Auge unterdrückt.

Synoptophor: Den Augen werden **unterschiedliche Bilder** angeboten, die **bei normalem Binokularsehen verschmolzen**, bei Strabismus aber getrennt wahrgenommen werden. Dies kann nicht nur diagnostisch, sondern auch therapeutisch genutzt werden (orthoptische Übungen zum Erlernen bzw. zur Verbesserung der Fusion).

1.3.18 Amsler-Netz

Der Patient fixiert monokular in einem Abstand von ca. 30 cm den zentralen Punkt eines karierten Quadrats. So können **Metamorphopsien** objektiviert (Verkrümmungen der Linien) und **Zentralskotome** auffällig werden (Unterbrechungen der Linien).

1.3.19 Elektrophysiologische Untersuchungen

Visuell evozierte Potenziale (VEP): Siehe Neurologie [S. B918].

Elektroretinogramm (ERG): Über eine Kontaktlinsenelektrode auf der Kornea wird die elektrische Reaktion der Retina auf standardisierte Lichtreize abgeleitet (Referenzelektrode auf der Stirn oder am Orbitarand). Unter skotopischen Bedingungen kann die **Funktion der Stäbchen** beurteilt werden, unter photopischen Bedingungen die **Funktion der Zapfen**. Die Untersuchung ist z. B. bei **Retinitis pigmentosa** [S. B880] indiziert.

1.3.20 Prüfung der Pupillomotorik

Efferente Pupillenbahn: Zur Prüfung der efferenten Pupillenbahn stehen im Wesentlichen 2 Methoden zur Verfügung:

Lichtreaktion: Die Augen werden in einem abgedunkelten Raum abwechselnd mit einer starken, homogenen Lichtquelle beleuchtet. Die **direkte Lichtreaktion** ist die physiologische Verengung der Pupille des beleuchteten Auges, die **indirekte Lichtreaktion** jene des Partnerauges. Bei efferenten Störungen (z. B. Läsion des Ganglion ciliare) bleibt die Pupille des erkrankten Auges bei Beleuchtung weit, die andere Pupille verengt sich aufgrund der erhaltenen Afferenz normal. Bei Beleuchtung des gesunden Auges verengt sich dessen Pupille, die Pupille des anderen Auges bleibt weit.

Naheinstellungsreaktion: Der Patient fixiert zunächst in die Ferne und dann ein Objekt (z. B. Zeigefinger des Untersuchers) in 10–15 cm Entfernung. Die physiologische Reaktion sind eine innerhalb weniger Sekunden eintretende, beidseitige **Naheinstellungsmiosis** und eine **Konvergenzbewegung**.

Afferente Pupillenbahn: Die Prüfung der afferenten Pupillenbahn erfolgt mit dem **Swinging-Flashlight-Test** (Wechselbelichtungstest). Die Augen des in die Ferne fixierenden Patienten werden abwechselnd schräg von unten beleuchtet. Die jeweils beleuchtete Pupille wird beobachtet. **Physiologisch** ist eine – bis auf eine kurze Kontraktion beim Belichtungswechsel – **gleichbleibende Pupillenweite**: Durch die konsensuelle Lichtreaktion sind beide Pupillen immer gleich eng. Bei **einseitigem afferentem Defizit** (z. B. Läsion des N. opticus) sind beide Pupillen bei Beleuchtung der erkrankten Seite weit (fehlender Lichtreiz) und bei Beleuchtung der gesunden Seite eng (intakte konsensuelle Lichtreaktion).

2 Lider (Palpebrae)

2.1 Fehlbildungen und Fehlstellungen

2.1.1 Lidkolobom

Lidkolobome sind meist **angeboren** (fehlende embryonale Verschmelzung der Lidwülste) oder entstehen sehr selten traumatisch. Fast immer ist das **Oberlid** betroffen (**dreieckige Einkerbung**). Eine Assoziation mit genetischen Syndromen ist häufig (z. B. Treache-Collins-Syndrom, Goldenhar-Symptomkomplex). Durch eine gestörte Befeuchtung können **Hornhautulzera** entstehen. Der Defekt muss **operativ** saniert werden.

2.1.2 Epikanthus medialis

Diese harmlose, bogenförmige, meist beidseitige Falte zwischen Ober- und Unterlid an der nasalen Lidspalte tritt regelhaft bei ostasiatischen Völkern („**Mongolenfalte**") auf, bei Kaukasiern bei ca. 30 % der Neugeborenen (gehäuft bei Down-Syndrom). Eine Therapie ist nicht erforderlich. Bei Kindern bildet sich der Epikanthus durch die Anhebung des Nasenskeletts häufig zurück.

2.1.3 Lagophthalmus

Die Keratitis e lagophthalmo wird im Kap. Nichtinfektiöse Keratitis [S. B850] besprochen.

2.1.4 Entropium

> **DEFINITION** Einwärtsdrehung meist des unteren Lidrands, wodurch Konjunktiva und Kornea Kontakt mit der Lidkante, den Wimpern (Trichiasis) oder der äußeren Lidhaut haben (**Abb. 2.1**).

Ätiologie:
- Das **Entropium congenitum** tritt v. a. bei Asiaten auf und ist die Folge einer lidrandnahen, wulstigen Hypertrophie von Haut und M. orbicularis oculi, meist am Unterlid.
- Ursache des **Entropium senile** (häufigste Form) ist eine altersbedingte Erschlaffung des Aufhängeapparats des Unterlids: Der Tarsus klappt nach innen, der M. orbicularis oculi verrutscht wulstartig zur Lidkante und verkrampft sich. Ein seniler Enophthalmus kann verstärkend wirken.
- Das **Entropium spasticum** wird durch einen Blepharospasmus [S. B833] ausgelöst.
- Das **Entropium cicatriceum** ist die Folge von Infektionen (z. B. Trachom), Traumata mit Schrumpfung von Tarsus und Bindehaut oder toxisch-allergischen Erkrankungen (Steven-Johnson- oder Lyell-Syndrom, Pemphigus). Diese Form wird auch am Oberlid beobachtet.

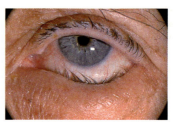

Abb. 2.1 Entropium des Unterlids mit Trichiasis. (aus: Neurath, Lohse, Checkliste Anamnese und klinische Untersuchung, Thieme, 2010)

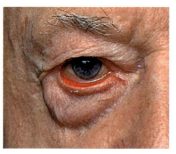

Abb. 2.2 Seniles Ektropium. (aus: Neurath, Lohse, Checkliste Anamnese und klinische Untersuchung, Thieme, 2010)

Klinik und Therapie: Durch die Trichiasis leiden die Patienten unter permanentem **Fremdkörpergefühl**. Der dadurch ausgelöste **Blepharospasmus** verstärkt das Entropium. Die **Konjunktiven** sind **gerötet**, die Augen tränen (**Epiphora**). Bei längerem Bestehen sind Hornhautulzerationen möglich. Ein angeborenes Entropium verursacht nur selten Beschwerden und remittiert meist spontan innerhalb der ersten 2 Lebensjahre (i. A. keine Therapie nötig). Bei allen **anderen Formen** sollte möglichst **frühzeitig operiert** werden (Straffung der Retraktoren). Bis zur Operation können temporär Zügelpflaster eingesetzt werden. Bei operativer Überkorrektur kann ein Ektropium resultieren.

2.1.5 Ektropium

> **DEFINITION** Auswärtsdrehung der unteren Lidkante mit inkomplettem Lidschluss.

Ätiologie:
- Das sehr seltene **Ektropium congenitum** ist durch eine Hypotrophie des M. orbicularis oculi bedingt und meist mit anderen Fehlbildungen assoziiert.
- Das **Ektropium senile (atonicum)** ist die häufigste Form und entsteht durch eine altersbedingte Erschlaffung der prätarsalen Anteile des M. orbicularis oculi und des Lidbändchens (Lig. canthi). Siehe **Abb. 2.2**.
- Das **Ektropium spasticum** ist die Folge eines Blepharospasmus.

2.2 Erkrankungen von Lidhaut und Lidkante

- Das **Ektropium cicatriceum** entsteht nach Traumata, Operationen oder Infektionen als Folge einer Verziehung des Lids.
- Bei Fazialisparesen ist auch der M. orbicularis oculi betroffen, die Folge ist ein meist nicht sehr ausgeprägtes **Ektropium paralyticum**.

Klinik und Therapie: Das Tränenpünktchen ist nach außen verlagert (**Eversio puncti lacrimalis**), dadurch klagen die Patienten über **Epiphora** und die Konjunktiven (→ chronische **Konjunktivitis**) und die Kornea trocknen aus (→ **Keratitis e lagophthalmo** [S. B850]). Das Wegwischen der Tränen verstärkt das Ektropium zusätzlich (**Wischektropium**). Chronische Folgen sind konjunktivale Hypertrophie, eine Keratinisierung der Konjunktiven und Blepharitiden. Ein Ektropium sollte daher möglichst bald **operativ** saniert werden (laterale Tarsoraphie). Bei der **paralytischen Form** reichen oft Tränenersatzmittel und ein Uhrglasverband aus.

2.1.6 Blepharospasmus

Die Ursachen dieser beidseitigen, unwillkürlichen, krampfartigen Kontraktion des M. orbicularis oculi sind vielfältig: Ein Blepharospasmus kann als Symptom bei **Entzündungen** und **Verletzungen des vorderen Augenabschnitts** auftreten oder als **idiopathischer** (essenzieller) **Blepharospasmus** (v. a. bei Frauen mittleren und höheren Alters). Infrage kommen aber auch **neurologische Erkrankungen** (z. B. Morbus Parkinson, Enzephalitis) oder **Medikamente**. Nach Ausschluss einer Entzündung oder Verletzung des Auges sollte eine **neurologische Abklärung** erfolgen.

> **MERKE** Der essenzielle Blepharospasmus ist immer eine Ausschlussdiagnose!

Nach Möglichkeit sollte immer die **Ursache** beseitigt werden. Die **Therapie der idiopathischen Form** ist **schwierig**: Botulinumtoxininjektionen können kurzfristig helfen. Über Erfolge wurde u. a. nach Psychotherapie, Akupunktur und Biofeedbackanwendungen berichtet.

2.2 Erkrankungen von Lidhaut und Lidkante

2.2.1 Dermatitis allergica der Lidhaut

Lidreaktionen im Rahmen eines allergischen Kontaktekzems oder einer atopischen Dermatitis werden in der Dermatologie [S. B703] besprochen.

2.2.2 Blepharitis squamosa

Synonym: seborrhoische Blepharitis

Der pathogenetische Hauptfaktor dieser schuppenden Lidrandentzündung ist **Seborrhö**. Weitere begünstigende Faktoren sind unkorrigierte Refraktionsfehler, Rosazea, Rauch-, UV- und Staubexposition und eine Hypersekretion der Zeis- oder Meibom-Drüsen. Die **Lidränder** sind gerötet, leicht verdickt und **fettig glänzend**. Die Lider sind v. a. morgens **verklebt**, es bilden sich **schuppenförmige Auflagerungen**. Eventuell fallen die Wimpern aus (Madarosis). Eine chronische Begleitkonjunktivitis ist häufig, auch **Chalazien** treten gehäuft auf. Therapeutisch werden die **Krusten** aufgeweicht und **abgetragen**. Bekannte Auslöser sollten **vermieden** und Refraktionsfehler ggf. korrigiert werden. Auch **antibiotische oder desinfizierende**, in schweren Fällen glukokortikoidhaltige **Salben** können angewandt werden. Rezidive sind sehr häufig, der **Verlauf** ist **chronisch**.

2.2.3 Blepharitis ulcerosa

> **DEFINITION** Bakterielle Lidrandentzündung, meist durch **Staphylokokken**, **Streptokokken** oder **Haemophilus influenzae**.

Die prädisponierenden Faktoren sind ähnlich wie bei der Blepharitis squamosa (s. o.). Die **Lidränder** sind **entzündlich verdickt**. Durch multiple Abszesse der Wimpern fallen diese aus (**Madarosis**) oder sind fehlgestellt (**Trichiasis**). Typisch sind harte und brüchige **Schuppen** sowie gelbliche **Krusten**, bei deren Entfernung ein kleines blutendes Ulkus zurückbleibt. Oft besteht eine bakterielle Begleitkonjunktivitis, bei längerem Verlauf können sich **Lidfehlstellungen** entwickeln. **Hordeola** treten gehäuft auf. Die Lider müssen **regelmäßig gereinigt** werden. Zur **antiinfektiösen Therapie** werden Silbernitrat und antibiotische Augensalben (möglichst nach Erregerbestimmung) appliziert, evtl. kurzzeitig auch Glukokortikoide.

2.2.4 Zoster ophthalmicus

> **DEFINITION** Endogene Reaktivierung einer Varizella-zoster-Virus-Infektion im Versorgungsgebiet des N. ophthalmicus (V_1).

Meist sind **ältere oder immungeschwächte Patienten** (Chemotherapie, HIV, Immunsuppression) betroffen. Typisch ist eine **segmentale**, einseitige, sehr **schmerzhafte** Entzündung mit wasserklaren Bläschen, die im Verlauf eintrüben (Abb. 2.3). Nach deren Abheilung können **Narben** mit Lidfehlstellungen zurückbleiben. Ist der N. nasociliaris betroffen, besteht die Gefahr einer **intraokulären Beteiligung**. Anzeichen hierfür sind Effloreszenen an der Nasenspitze (**Hutchinson-Zeichen**), die ebenfalls durch den N. nasociliaris innerviert wird. Alle Strukturen des Auges können betroffen sein, zu den Folgen zählen

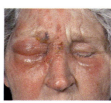

Abb. 2.3 Zoster ophthalmicus mit reaktivem Lidödem. (aus: Sterry et al., Checkliste Dermatologie, Thieme, 2010)

Keratitiden [S. B849], Skleritiden [S. B855], Iritiden oder Iridozyklitiden [S. B860], Konjunktivitiden [S. B842], Choroiditiden [S. B860], die akute retinale Nekrose [S. B881], eine Neuritis n. optici, Augenmuskelparesen und ein Sekundärglaukom. Therapeutisch werden **Virustatika** (z. B. Aciclovir) als Haut- und Augensalbe sowie systemisch gegeben. Nur bei intraokularem Befall ist eine Zykloplegie mit Scopolamin indiziert.

> **MERKE** Bei jedem Patienten mit **Herpes zoster im Gesichtsbereich** sollte eine **ophthalmologische Untersuchung** veranlasst werden. Die Augen können auch bei diskreten Hauterscheinungen beteiligt sein!

2.2.5 Dellwarzen

Mollusca contagiosa der Lider werden in der Dermatologie [S. B717] besprochen.

2.2.6 Phthiriasis palpebrarum

Siehe Dermatologie [S. B722].

2.2.7 Lidabszess und -phlegmone

Ätiopathogenese: Die häufigsten **Erreger** dieser abgegrenzten (Abszess) oder diffusen (Phlegmone) eitrigen Lidentzündung sind Staphylokokken und Streptokokken, selten Anaerobier. Mögliche **Auslöser** sind Verletzungen, Insektenstiche, Fremdkörper, ein Ekzem oder lokale Infektionen (Impetigo contagiosa, Hordeolum, Furunkel, Erysipel, Sinusitis, Tränenwegsinfektionen).

Klinik und Diagnostik: Das Lid ist **geschwollen, gerötet, überwärmt** und **schmerzhaft** und kann kaum aktiv geöffnet werden. Die Patienten fiebern und zeigen **Allgemeinsymptome**. Die regionalen Lymphknoten sind geschwollen. Im Verlauf kann der Abszess spontan perforieren. Gefürchtete Komplikationen sind eine **Orbitaphlegmone** und eine **Sinus-cavernosus-Thrombose**. Aus dem Sekret muss der **Erreger bestimmt** und ein **Antibiogramm** erstellt werden.

Therapie: Die Patienten werden stationär aufgenommen und erhalten lokal und systemisch **Breitbandantibiotika**, sobald möglich entsprechend dem Antibiogramm. Die Anwendung trockener Wärme kann günstig sein. Entleert sich ein Abszess nicht spontan, ist eine Stichinzision indiziert.

2.3 Entzündungen der Liddrüsen

2.3.1 Hordeolum

Synonym: Gerstenkorn

> **DEFINITION**
> - **Hordeolum internum:** Entzündung einer Meibom-Drüse (häufiger)
> - **Hordeolum externum:** Entzündung einer Zeis- oder Moll-Drüse (**Abb. 2.4**).

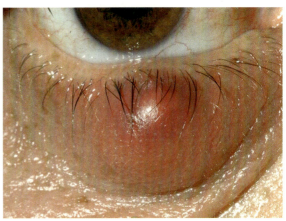

Abb. 2.4 **Hordeolum externum.** (aus: Hahn, Kurzlehrbuch Augenheilkunde, Thieme, 2012)

Ätiologie und Klinik: Der häufigste Erreger ist **Staph. aureus**. Prädisponierend sind Diabetes mellitus, Akne vulgaris, Blepharitis ulcerosa und gastrointestinale Störungen. Die Symptome sind die klassischen **Zeichen der Entzündung**: Schmerzen, Schwellung, Überwärmung und Rötung. Beim **Hordeolum externum** ist die betroffene Drüse als Knötchen mit zentralem Eiterpunkt zu sehen (**Abb. 2.4**). Das **Hordeolum internum** ist oft nur bei Ektropionieren sichtbar, häufig besteht eine Begleitkonjunktivitis mit Chemosis.

Differenzialdiagnosen: Das **Chalazion** ist nicht schmerzhaft.

Therapie und Verlauf: Die Infektion wird mit **antibiotischen Salben** oder Tropfen (z. B. Gentamicin) behandelt, **Rotlichtanwendungen** beschleunigen die Abkapslung des Herdes. Fließt der Eiter nicht spontan ab, muss inzidiert werden. Normalerweise **heilt** ein Gerstenkorn **schnell** und folgenlos ab. Breitet sich die Entzündung aus, kann jedoch ein Abszess oder eine Phlegmone (s. o.) entstehen.

2.3.2 Chalazion

Synonym: Hagelkorn

Ätiologie und Klinik: Der **Ausführungsgang einer Meibom- oder Zeis-Drüse** ist **verlegt** und Sekret staut sich auf. Die Folge ist eine abakterielle, lipogranulomatöse Entzündung. Das Chalazion ist assoziiert mit Rosazea, Seborrhö, Blepharitis squamosa und Diabetes mellitus. In der Nähe der Lidkante entwickelt sich innerhalb des Tarsus langsam ein **derber, nicht verschieblicher, schmerzloser Knoten** (**Abb. 2.5**). Die Patienten klagen über eine kosmetische Beeinträchtigung, selten über subjektive Beschwerden.

Differenzialdiagnosen: Das **Hordeolum** ist schmerzhaft. Bei raschem Rezidiv nach der operativen Entfernung sollte histologisch immer ein **Talgdrüsenkarzinom** [S. B835] ausgeschlossen werden.

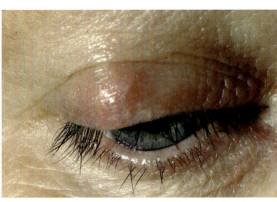

Abb. 2.5 **Chalazion**. (aus: Hahn, Kurzlehrbuch Augenheilkunde, Thieme, 2012)

Therapie: Entzündungshemmende Augentropfen können die spontane Rückbildung fördern. Bleibt diese aus, wird das Chalazion **operativ** mit dem scharfen Löffel **entfernt** (Schnittführung nach Ektropionieren immer senkrecht zur Lidkante!).

2.4 Tumoren der Lider

2.4.1 Benigne Tumoren

Tab. 2.1 gibt eine Übersicht über benigne Lidtumoren.

2.4.2 Maligne Tumoren

Talgdrüsenkarzinom

Pathohistologisch handelt es sich beim Talgdrüsenkarzinom um ein Adenokarzinom einer Zeis- oder Meibom-Drüse. Typisch ist eine **derbe, schmerzlose Schwellung des Oberlids**, die mit der Haut, aber nicht mit der Unterlage verschieblich ist. Auffällig kann auch eine persistierende, therapieresistente, einseitige Konjunktivitis, Blepharitis oder Keratitis sein. Die wichtigste Differenzialdiagnose ist das **Chalazion** (s. o.). Der Tumor muss **operativ entfernt** werden, bei Invasion des Augapfels wird dieser enukliert. Das Talgdrüsenkarzinom kann lymphogen metastasieren oder in den Augapfel einwachsen. Die **Letalitätsrate** beträgt 15–30 %.

Tab. 2.1 Benigne Lidtumoren

Tumor	Definition und Besonderheiten
Hämangiom	angeborener Gefäßtumor (kapillär oder kavernös, s. Neoplastische Erkrankungen [S. A601]), bei großer Läsion Amblyopiegefahr
Keratoakanthom	epithelialer Hauttumor mit zentralem Hornpfropf (s. Dermatologie [S. B732])
Cornu cutaneum	tierhornartige Hyperkeratose (Hauthorn) mit Gefahr der malignen Entartung
Schweißdrüsen-retentionszyste	mit Schweiß gefüllte kugelige Erweiterung von Schweißdrüsenausführungsgängen (Hidrozystom)
Neurofibrom	hoch differenzierter Tumor der Nervenscheiden, gehäuft bei Neurofibromatose Typ I (Morbus Recklinghausen, s. Pädiatrie [S. B604])
Xanthelasmen	gelblich-weiße, scharf begrenzte, meist bogenförmige, gegenüber der Unterlage verschiebliche Lipoproteinablagerungen in den medialen Anteilen der Lidhaut des Ober- und Unterlides (s. Endokrines System und Stoffwechsel [S. A361])

Tab. 2.2 Weitere maligne Lidtumoren.

	Häufigkeit	Charakteristika
Basaliom	70 % aller malignen Lidtumoren	derber, schmerzloser, hautfarbener Knoten, langsames Wachstum (s. Dermatologie [S. B731])
Spinaliom	20 % aller malignen Lidtumoren	sehr schnelles, destruierendes Wachstum (s. Dermatologie [S. B730])
malignes Melanom	selten	sehr schnelles Wachstum, tiefbraune bis blauschwarze Tumoren (s. Dermatologie [S. B732])
Kaposi-Sarkom	selten, fast nur bei HIV/AIDS	violett-rote bis bräunliche Tumoren (s. Neoplastische Erkrankungen [S. A602])

MERKE Bei schnellem Rezidiv nach Entfernung eines Chalazions sollte unbedingt ein Talgdrüsenkarzinom ausgeschlossen werden!

Weitere maligne Tumoren

Siehe Tab. 2.2.

3 Tränenorgane

3.1 Erkrankungen der Tränendrüsen

3.1.1 Keratoconjunctivitis sicca

Synonyme: Sicca-Syndrom, trockenes Auge

> **DEFINITION** Nichtinfektiöse Keratopathie als Folge einer gestörten Benetzung von Konjunktiven und Kornea aufgrund eines nicht ausreichenden oder instabilen Tränenfilms.

Epidemiologie und Ätiologie: Circa ⅓ aller **über 40-Jährigen** ist betroffen, > 80 % davon sind **Frauen**. Die häufigsten Ursachen sind:

- **zu geringe Tränensekretion:** altersbedingte Tränendrüsenatrophie (häufigste Ursache), Aplasie der Tränendrüse, Sjögren-Syndrom, Sarkoidose, Leukämie, Trachom, Mumps, chronische Dakryoadenitis, Tumoren, chronische Konjunktivitis mit Verschluss der Ausführungsgänge der Tränendrüse
- **Störungen der Muzinschicht:** Xerophthalmie [S. B845], Steven-Johnson-Syndrom [S. B843], okuläres Pemphigoid [S. B843], chronische Konjunktivitis, Verätzungen oder Verbrennungen [S. B895], Z. n. Bestrahlung
- **Störungen der Lipidschicht:** chronische Blepharitis, Verletzungen
- **gestörte Zusammensetzung des Tränenfilms:** endokrine Störungen, Diabetes mellitus, Medikamente (Retinoide, Ovulationshemmer, Atropin, β-Blocker, ASS, Tranquilizer, Chemotherapeutika, Botulinumtoxin)
- familiäre **Dysautonomie**
- **Lidrandveränderungen** (z. B. Ekzem) und **Störungen des Lidschlusses**
- Arbeit in **heißer, trockener Umgebung**, Einwirkung von **Nikotin** oder **Smog**
- **rheumatoide Arthritis**
- **seltener Lidschlag** z. B. bei Schilddrüsenerkrankungen oder Morbus Parkinson.

Klinik und Komplikationen: Die Patienten klagen über **Fremdkörper-** und **Trockenheitsgefühle**, eine **konjunktivale Reizung**, Probleme beim Lidschluss, „müde Augen" und evtl. Verschwommensehen, Juckreiz, Photophobie und Kontaktlinsenunverträglichkeit. Auch starke Schmerzen sind möglich. Der Visus ist kaum eingeschränkt, aber häufig wechselhaft. Die **Infektionsgefahr** ist erhöht, **Trübungen** und **Ulzerationen der Hornhaut** können entstehen.

Diagnostik: Der **Schirmertest** [S. B827] ist pathologisch und die **Tränenfilmaufreißzeit** verkürzt. Inspektorisch ist eine **konjunktivale Rötung mit geringer perikornealer Injektion** und nach **Anfärbung mit Bengalrosa** oder Fluorescein eine **Keratitis punctata** zu erkennen (punktförmige Läsionen v. a. der unteren Hornhauthälfte), in schweren Fällen auch eine **Keratitis filiformis** mit fädchenförmigen Läsionen. Der Tränenfilmmeniskus in der unteren Bindehaut fehlt. Oberhalb der Lidkante des Unterlids sind Bindehautfalten zu sehen.

Therapie: Tränenersatzmittel, je nach Schweregrad in unterschiedlicher Zusammensetzung, vermindern die Beschwerden. **Verstärkende Faktoren** (z. B. Rauch) sollten **vermieden** werden, auch ein **Luftbefeuchter** kann helfen. Ggf. wird die **Grunderkrankung behandelt**. Bei Beschwerdepersistenz können die **Tränenpünktchen** mit kleinen Silikonstöpseln **verschlossen** werden, Ultima Ratio ist die **Verödung der Tränenkanälchen**.

3.1.2 Dakryoadenitis

Dacryoadenitis acuta

Diese seltene, vorwiegend einseitig auftretende Entzündung entsteht meist als **Komplikation** einer systemischen (z. B. Masern, Mumps, Scharlach) oder lokalen Infektion (z. B. Hordeolum, Konjunktivitis). Die häufigsten Erreger sind **Streptokokken** und **Staphylokokken**. Der Drüsenbereich ist geschwollen, gerötet und **druckschmerzhaft**, die geschwollene Drüse ist bei Anheben des Oberlids im äußeren oberen Quadranten sichtbar. Typisch ist auch die sog. **Paragrafenform der Lidspalte** mit mechanischer Ptosis (Abb. 3.1). Die Patienten leiden unter **Fieber** und Kopfschmerzen. **Desinfizierende Umschläge, Analgetika** und eine **lokale Antibiose** (Gentamicin) beschleunigen die Abheilung. Bei bakterieller Grunderkrankung ist eine systemische Antibiose indiziert. Ein Abszess wird ggf. inzidiert und drainiert. Normalerweise **heilt** die akute Dakryoadenitis **folgenlos innerhalb von 1–2 Wochen** ab. Seltene **Komplikationen** sind Fisteln oder Zysten, eine Tränendrüsenatrophie mit Keratoconjunctivitis sicca oder der Übergang in eine chronische Entzündung.

Dacryoadenitis chronica

Diese chronische, ein- oder beidseitige Entzündung der Tränendrüse kann die Folge einer **nicht ausgeheilten akuten Dakryoadenitis** oder einer **chronischen Konjunktivitis** sein oder als **Komplikation systemischer Erkrankungen** auftreten (z. B. Tuberkulose, Sarkoidose, Leukämie, Syphilis). Eine beidseitige Entzündung der Tränendrüsen und

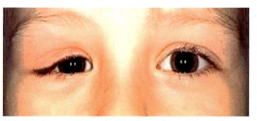

Abb. 3.1 Akute Dakryoadenitis des rechten Auges mit typischer Paragrafenform des Oberlids. (aus: Kampik, Facharztprüfung Augenheilkunde, Thieme, 2006)

der Gl. parotidea wird als **Mikulicz-Syndrom** bezeichnet. Die **Symptome** sind viel **diskreter** als bei der akuten Form, die Entzündung ist nicht schmerzhaft. Die **Paragrafenform** der Lidspalte ist auch hier sichtbar. Die Drüse ist lobulär und verhärtet tastbar. Die **Grunderkrankung** muss behandelt werden, systemische **Glukokortikoide** können helfen.

3.1.3 Tumoren der Tränendrüse

Diese Tumoren sind insgesamt **selten** (5–6 % aller Tumoren des Auges).

Pleomorphes Adenom

Dieser **benigne**, epithelial-myoepitheliale Mischtumor ist der **häufigste Tumor** der Tränendrüse. Den Patienten fällt eine langsam zunehmende, asymptomatische Schwellung im lateralen oberen Orbitabereich auf. Wächst der Tumor, können Doppelbilder oder ein einseitiger Exophthalmus auftreten. Manchmal verlagert sich der Bulbus nach nasal unten. Die **Motilität** sollte geprüft und der **Tumor** sowie auch die **regionären Lymphknoten palpiert** werden. Sind vergrößerte Lymphknoten tastbar, besteht immer Karzinomverdacht. Bildgebend wird der Tumor mit **Sonografie** (A- und B-Bild), **CT** und **MRT** untersucht. Die Therapie besteht in der **Entfernung des Tumors in toto** unter Schonung der Umgebungsstrukturen. Besteht ein pleomorphes Adenom lange oder wird es nur unvollständig entfernt, kann es **rezidivieren** oder maligne **entarten** (s. u.).

> **MERKE** Der Tumor darf wegen der Gefahr einer Zellverschleppung nicht biopsiert werden!

Maligne Tumoren

Formen: Das **adenoid-zystische Karzinom** ist der zweithäufigste Tumor der Tränendrüse. Die 5-Jahres-Überlebensrate liegt bei 20–70 %.

Das **pleomorphe Adenokarzinom** (maligner gemischtzelliger Tumor) entsteht durch Entartung eines pleomorphen Adenoms. Die Prognose ist sehr schlecht.

Zu den **seltenen Tumoren** zählen das de-novo-Adenokarzinom, das mukoepidermoides Karzinom, Plattenepithelkarzinom, Onkozytom und lymphoide Tumoren (z. B. Hodgkin- oder Non-Hodgkin-Lymphome).

Therapie: Zusätzlich zur **Tumorexstirpation** können auch die **lokalen Lymphknoten entfernt** und das Gebiet postoperativ **bestrahlt** werden (umstritten).

3.2 Erkrankungen der ableitenden Tränenwege

3.2.1 Kanalikulitis

Eine „echte" Kanalikulitis, also eine isolierte Entzündung eines Tränenkanälchens, ist selten und meist die Folge einer Striktur. In den meisten Fällen sind die Tränenkanälchen bei einer **Konjunktivitis** mitbeteiligt. Als Erreger werden häufig **Aktinomyzeten** (→ steinharte Konkremente), aber auch Nocardia, Pilze, Mykobakterien, Candida albicans, Aspergillus oder Chlamydien gefunden. Das betroffene **Tränenpünktchen** ist **gerötet**, **geschwollen** und **druckschmerzhaft**, evtl. kann Eiter oder bröckeliges Sekret ausgedrückt werden. **Epiphora** ist typisch. Meist besteht gleichzeitig eine Konjunktivitis. Zur Keimbestimmung wird ein Abstrich genommen. Entscheidend ist eine resistenzgerechte **antibiotische Therapie** mit Augentropfen und -salben oder antibiotischen Spülungen. Bei Konkrementen oder Dakryolithen wird das **Kanälchen geschlitzt** und die Abflusshindernisse entfernt.

3.2.2 Dakryozystitis

Die Entzündung des Tränensacks ist die **häufigste Erkrankung der Tränenwege**. Sie tritt meist **einseitig** und als Folge einer **Dakryostenose** auf. Diese kann angeboren sein oder nach Infektionen, Traumata und Operationen (v. a. Operationen der Nasennebenhöhlen) entstehen.

Dacryocystitis acuta

Synonym: Dacryocystitis purulenta oder phlegmonosa

Die häufigsten Erreger sind **Staphylokokken**, **Pneumokokken** und **Pseudomonas aeruginosa**. Die Entzündung kann als Folge einer lokalen (z. B. Sinusitis, Trachom) oder systemischen Infektion oder eines Traumas entstehen. Die Tränensackgegend ist **stark schmerzhaft** (Ausstrahlung in Stirn- und Zahnregion), **gerötet**, **überwärmt** und **geschwollen**. Die Patienten fiebern, ihr **Allgemeinzustand** ist **reduziert**. Die lokalen Lymphknoten sind geschwollen. Ist der Tränengang nicht komplett blockiert, tritt **Eiter aus den Tränenpünktchen** aus (Abb. 3.2). Die **Entzündung** kann **abszedieren** und spontan die Haut durchbrechen (Tränenfistel) oder in den Sinus ethmoidalis (interne Zyste), den Konjunktivalsack oder die Nase drainieren. Breitet sich die Entzündung aus, kann eine **Dakryophlegmone** (Gefahr einer Sinus-cavernosus-Thrombose!) entstehen. Wichtig ist ein **Abstrich** für die Erstellung eines Antibiogramms. Die akute Entzündung wird mit lokalen und systemischen **Antibiotika** entsprechend Antibiogramm über 14 Tage behandelt. **Desinfizierende Umschläge** beschleu-

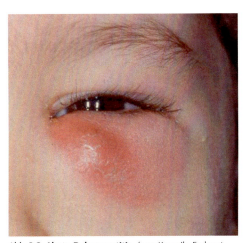

Abb. 3.2 **Akute Dakryozystitis.** (aus: Kampik, Facharztprüfung Augenheilkunde, Thieme, 2006)

nigen die Abheilung. Bei Fluktuationen im Abszessbereich muss inzidiert werden. Nach Abklingen der akuten Entzündung (**Cave:** Erregerverschleppung!) sollte das Abflusshindernis mittels **Dakryozystografie** [S. B827] dargestellt werden. Durch eine endonasale oder externe **Dakryozystorhinostomie** kann eine direkte Verbindung vom Tränensack zur Nase geschaffen werden: Medial des Tränensacks wird der Knochen gefenstert und der Tränensack mit der Nasenschleimhaut vernäht.

Dacryocystitis chronica

Die häufigste Ursache einer chronischen Entzündung des Tränensacks, die jederzeit in eine akute Entzündung übergehen kann, ist eine **Verlegung des Ductus nasolacrimalis** bei **chronischer Konjunktivitis** oder **Rhinitis**. Zu bedenken sind auch Tumoren des Tränensacks (s. u.). Die Patienten klagen über **Epiphora**, Entzündungszeichen sind jedoch nicht zu sehen. Der Tränensack ist häufig erweitert, bei Druck tritt ein **eitrig-schleimiges Sekret** aus. Häufig besteht eine **chronische Konjunktivitis** am medialen Augenwinkel. Als Komplikation kann ein **Ulcus serpens** der Kornea entstehen. Zur Diagnostik wird ein **Keimabstrich** genommen, die Tränenwege werden gespült und mittels **Dakryozystografie** dargestellt. Zur Abklärung einer Nasennebenhöhlenproblematik sind eine **HNO-ärztliche Untersuchung** und ein **Nasennebenhöhlen-Röntgen** indiziert. Die Stenose muss mittels externer oder endonasaler **Dakryozystorhinostomie** (s. o.) oder in Einzelfällen durch Exstirpation des Tränensacks beseitigt werden. Endoskopische Laserverfahren oder die Einlage eines Silikonschlauches (für ½ Jahr) zur Wiederherstellung der normalen Anatomie sind möglich.

Dacryocystitis neonatorum

Synonym: kongenitale Dakryostenose

Bei etwa 5–7 % aller Neugeborenen verlegt die **Plica lacrimalis** (Hasner-Membran) die Mündung des Ductus lacrimalis. Der dadurch bedingte **Tränenstau** begünstigt das bakterielle Wachstum (v. a. Streptokokken und Staphylokokken). Meist in der 2.–4. Lebenswoche werden eine **Tränenstauung** und **verklebte Lider** auffällig, evtl. tritt **eitriges Sekret** aus den Tränenpünktchen aus oder Eiter sammelt sich an der Lidspalte. Die Konjunktiven sind nicht beteiligt. Zur Erregerbestimmung wird ein **Abstrich** genommen. Die spontane Öffnung der Plica lacrimalis kann durch tägliche Massage des Tränensacks sowie durch antibiotische und abschwellende Augen- und Nasentropfen gefördert werden. Normalisiert sich der Zustand nicht innerhalb der ersten 6 Lebensmonate, wird die Stenose mittels **Überdruckspülung** oder **Tränenwegssondierung mit Silberblattsonde** in Kurznarkose oder Lokalanästhesie beseitigt.

3.2.3 Tumoren des Tränensacks

Primäre Tumoren des Tränensacks sind sehr selten, jedoch überwiegend bösartig. Am häufigsten wachsen **Adenokarzinome** des Nasenraums in den Tränensack ein. Leitsymptom ist eine **einseitige, schmerzlose Schwellung** der Tränensackgegend mit **Epiphora**.

> **MERKE** **Blutungen** sind immer malignomverdächtig.

Der Tumor verlegt den Tränengang und kann eine chronische Dakryozystitis auslösen. Der Tränensack stellt sich in der **Dakryozystografie** unregelmäßig bis bizarr dar. Zur Bildgebung werden zusätzlich **Ultraschall**, **CT** und **MRT** eingesetzt. Die Diagnose wird durch eine **Feinnadelbiopsie** gesichert. Der Tumor mit dem umgebenden Knochen wird **exstirpiert** (evtl. Exenteratio orbitae), evtl. auch **bestrahlt**. Die **Prognose** ist **schlecht**.

4 Bindehaut (Conjunctiva)

4.1 Konjunktivitis

4.1.1 Grundlagen

> **DEFINITION**
> - **akute Konjunktivitis:** Erkrankungsdauer < 4 Wochen
> - **chronische Konjunktivitis:** Erkrankungsdauer > 4 Wochen.

Ätiologie:
- **bakterielle Konjunktivitis** [S. B839]: z. B. Staphylokokken, Streptokokken, Gonokokken, Chlamydien
- **virale Konjunktivitis** [S. B841]: z. B. Adeno- oder Herpesviren
- **mykotische Konjunktivitis** [S. B843]
- **parasitäre Konjunktivitis** [S. B843]
- **Irritationen:** physikalische oder chemische (z. B. Argentum-Katarrh [S. B844]) Reize, UV-Strahlung, Traumata
- **allergische Konjunktivitis:** z. B. Rhinoconjunctivitis alergica [S. B842], Conjunctivitis vernalis [S. B843]
- **sekundäre Konjunktivitis:** Keratoconjunctivitis sicca [S. B836], Entropium und Ektropium [S. B832], fortgeleitete Entzündungen (z. B. aus den Nasennebenhöhlen), nicht korrekt korrigierte Refraktionsfehler

4.1 Konjunktivitis

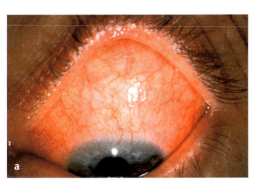
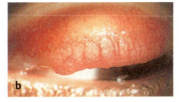
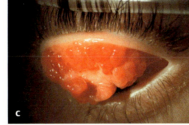

Abb. 4.1 Konjunktivitis. a „Rotes Auge". b Follikel. c Papillen: typische „Pflastersteine" der tarsalen Bindehaut bei Conjunctivitis vernalis. (a und c: aus Schloten et al., Taschenatlas Augenheilkunde, Thieme, 2004; b: aus Burk, Burk, Checkliste Augenheilkunde, Thieme, 2011)

Tab. 4.1 Follikel und Papillen

	Follikel	Papillen
Lokalisation	meist unterer Fornix	meist obere Conjunctiva tarsi
Aspekt	leicht prominente, knötchenförmige Veränderungen („Reiskörner"); jeweils von einem Blutgefäß umgeben	polygonale, hyperämische Areale mit zentraler Gefäßstruktur, dazwischen blasse Kanälchen, insgesamt mosaikartiges, samtiges Bild
Größe	0,5–1,5 mm	0,1–0,2 mm
Ursachen	virale, toxische oder chlamydienbedingte Konjunktivitis	allergische Konjunktivitis, Conjunctivitis vernalis

Klinik: Das Leitsymptom ist das **rote Auge** (Differenzialdiagnosen s. Leitsymptome [S. C163]). Auf der Conjunctiva bulbi ist eine **konjunktivale Injektion** und/oder eine **Chemosis** zu beobachten. Die Conjunctiva tarsi ist hyperämisch, evtl. sind Follikel oder Papillen zu sehen (v. a. bei chronischen Formen). Beide Veränderungen sind in **Tab. 4.1** gegenübergestellt. Die Konjunktiven sondern ein seröses, schleimiges, eitriges oder hämorrhagisches **Sekret** ab, an den Lidrändern bilden sich **Borken** und evtl. fibrinöse Membranen, die Patienten klagen oft über morgens **verklebte Augen**. Weitere Symptome sind **Fremdkörpergefühl** und **Brennen** sowie evtl. Schmerzen, Epiphora und Photophobie. Ein **Blepharospasmus** weist auf eine Hornhautbeteiligung hin, **Juckreiz** auf eine allergische Komponente. **Abb. 4.1** zeigt typische Befunde bei einer Konjunktivitis.

> **MERKE** Photophobie + Epiphora + Blepharospasmus = Abwehrtrias des Auges

4.1.2 Bakterielle Konjunktivitis

> **DEFINITION**
> - **Blenorrhö:** Eiterabsonderung an der Lidspalte bei Neugeborenen oder Säuglingen
> - **Ophthalmia neonatorum:** alle Konjunktividen bei Neugeborenen.

Risikofaktoren: Hierzu zählen Behinderungen des Tränenabflusses, Immunsuppression und konsumierende Erkrankungen, das Tragen von Kontaktlinsen, mangelnde Hygiene und Tränenfilmveränderungen. Wichtige **Übertragungswege** sind die perinatale Infektion im Geburtskanal (v. a. Gonokokken, Chlamydien), okulogenitale Infektionen und kontaminierte Augentropfen.

Ursachen der Blenorrhö:
- **unspezifische Blenorrhö** durch Streptokokken, Staphylokokken oder Pneumokokken
- **Gonoblenorrhö** [S. B841]: Inkubationszeit 2–4 Tage, Hornhautbeteiligung, starke Bindehautreizung, reichlich eitriges Sekret
- **Einschlussblenorrhö** [S. B840]: mäßige konjunktivale Injektion, Follikel am Ober- und Unterlidtarsus, superiorer Mikropannus
- **Argentum-Katarrh** [S. B844]: innerhalb von Stunden nach Gabe der Credé-Prophylaxe, geringe wässrige bis muköse Sekretion, Kultur negativ
- **Blenorrhö durch Herpes-simplex-Viren:** wässrige Sekretion, Hornhautbeteiligung, systemische Infektionszeichen
- **Dacryocystitis neonatorum** [S. B838]: Tränenträufeln in der 2.–4. Lebenswoche, manchmal eitriges Sekret, keine Beteiligung der Konjunktiven.

Unspezifische bakterielle Konjunktivitis

Die bakterielle Konjunktivitis ist die **häufigste Form der Konjunktivitis**. Die häufigsten Erreger in Europa sind **Staphylokokken**, **Streptokokken** und **Pneumokokken**. Häufig bestehen gleichzeitig eine **Blepharitis** und eine **Keratitis punctata superficialis**. Das Sekret ist eitrig, rund um das Auge sind **gelbliche Krusten** zu sehen (Abb. 4.2). Die Diagnose wird **klinisch** gestellt. Nur in schweren oder unklaren Fällen wird ein Abstrich genommen und ein Antibiogramm erstellt.

Therapeutisch werden **Breitspektrumantibiotika** wie Gentamicin eingesetzt, häufig in Kombination mit einem **Glukokortikoid** (z. B. Dexamethason) als fixes Kombinationspräparat. In leichten Fällen reichen **Augentropfen** 5 ×/d, in schweren Fällen wird stündlich getropft und abends eine **Augensalbe** angewendet. Meist heilt die Entzündung **folgenlos innerhalb weniger Tage** ab. Allerdings sollte nach Abklingen der Symptome noch für weitere 2 Tage behandelt werden, da die Entzündung sonst rezidivieren kann!

> **MERKE** Spricht ein Antibiotikum nicht innerhalb von 24 h an, muss es abgesetzt und ein Abstrich genommen werden. Bei Kindern sollte immer ein Abstrich genommen werden.

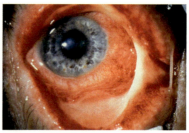

Abb. 4.2 **Eitrige Sekretion bei bakterieller Konjunktivitis.** (aus: Schloten et al., Taschenatlas Augenheilkunde, Thieme, 2004)

Trachom

Synonym: ägyptische Körnerkrankheit

> **DEFINITION** Immer beidseitige Konjunktivitis durch Chlamydia trachomatis (Serovare A–C).

Epidemiologie: Das Trachom ist die **häufigste Augenerkrankung der Welt** (ca. 150–500 Mio. Erkrankte, v. a. in feuchtheißen Gebieten) und (nach der Katarakt) die **zweithäufigste Erblindungsursache**. Die Erreger werden durch Schmierinfektion oder Fliegen übertragen, Kleinkinder sind das Hauptreservoir.

Klinik: Die Erkrankung beginnt ab dem **1.–2. Lebensmonat** (Inkubationszeit 5–8 Tage) und verläuft chronisch über Jahre.

- **Stadium I:** unspezifische Bindehautreizung mit Epiphora, Fremdkörpergefühl und seröser Sekretion
- **Stadium II:** Papillenhypertrophie an der Conjunctiva tarsi des Oberlids, die ektropionierte Oberfläche wirkt rau („ägyptische Körnerkrankheit"). Durch die Entzündung wird das Oberlid schwerer und hängt herab (Ptosis trachomatosa). Oberflächliche Bindehautgefäße sprießen in den Hornhautrand ein (Pannus trachomatosus). Am Limbus sind Follikel zu beobachten.
- **Stadium III:** Die Follikel schmelzen ein und platzen, die Vernarbung beginnt.
- **Stadium IV:** Durch Traktion der Narbenzüge im Oberlid entsteht ein Entropium mit Trichiasis. Die Folge sind Erosionen und Ulzerationen der Hornhaut mit Sekundärinfektionen und weiterer Narbenbildung. Letztlich resultiert eine porzellanartige Hornhautnarbe mit deutlichen Sehbeeinträchtigungen bis hin zur Erblindung.

Diagnostik: Die Diagnose wird klinisch gestellt. Die Chlamydien können elektronenmikroskopisch nachgewiesen werden (**Halberstädter-Prowazek-Einschlusskörperchen**).

Therapie: Therapeutisch werden über 2–6 Wochen lokal sowie evtl. systemisch **Tetrazykline** oder **Erythromycin** gegeben.

> **MERKE** Kortikosteroide sind generell, Tetrazykline bei Kindern unter 8 Jahren kontraindiziert.

Die Prognose ist **in frühen Stadien gut**, Erblindungsgefahr besteht meist erst bei wiederholten Reinfektionen (z. B. „Ping-Pong-Infektion" zwischen Mutter und Kind).

Paratrachom

Synonyme: Einschlusskörperchen-Konjunktivitis, Schwimmbadkonjunktivitis (Erwachsene), Einschlussblenorrhö (Neugeborene)

> **DEFINITION** Konjunktivitis durch Chlamydia trachomatis (Serovare D–K)

Epidemiologie:
- **Einschlussblenorrhö:** Chlamydien sind die häufigsten Erreger einer Blenorrhö. Die Kinder infizieren sich perinatal im Geburtskanal (Transmissionsrate ca. 35 %). Symptome treten ab dem ca. 6. Lebenstag auf.
- **Schwimmbadkonjunktivitis:** Diese sehr häufige Infektion wird okulogenital bei Intimkontakt (häufiger) oder über kontaminiertes Wasser (Schwimmbad) übertragen. Nach einer Inkubationszeit von 8–10 Tagen beginnt die Entzündung oft einseitig. Das zweite Auge ist nach 2–3 Wochen meist ebenfalls betroffen.

Klinik: Zu beobachten sind eine mäßige **konjunktivale Injektion**, **Follikel** am Ober- und Unterlidtarsus sowie eine Bindehautüberwachung des oberen Hornhautlimbus (**superiorer Mikropannus**). Das Auge sondert ein zähes, mukopurulentes **Sekret** ab und ist leicht verklebt. In ca. 75 % d. F. ist die Kornea mitbetroffen (**Keratitis superficialis** mit nummulären, subepithelialen Infiltraten). Die präaurikulären Lymphknoten sind häufig geschwollen. Begleitend können bei **Neugeborenen** eine Pneumonie, eine Pharyngitis, eine Bronchitis, eine Gastroenteritis oder eine Otitis bestehen, bei **Erwachsenen** häufig urogenitale Infektionen.

Diagnostik: Bei klinisch unklaren Befunden wird ein **Abstrich** genommen (zytologischer Nachweis von Halberstädter-Prowazek-Einschlusskörperchen) und **serologische Untersuchungen** veranlasst. In vielen Fällen ist es sinnvoll, mittels FTA-ABS-Test eine zusätzliche Syphilis auszuschließen.

Therapie und Verlauf: Die Infektion wird **oral** sowie evtl. zusätzlich lokal mit **Tetrazyklinen** (Erwachsene, auch Sexualpartner einbeziehen!) oder **Erythromycin** (Kinder) behandelt. Bei Blenorrhö müssen die **Eltern** untersucht und ggf. ebenfalls behandelt werden. Die Entzündung **heilt** unter Therapie **meist folgenlos ab**. Unbehandelt können nach Monaten eine chronische follikuläre Konjunktivitis oder Hornhautnarben entstehen.

Gonokokken-Konjunktivitis

> **DEFINITION** Konjunktivitis durch Neisseria gonorrhoeae.

Epidemiologie:
- **Neugeborene:** Die Gonoblenorrhö ist die zweithäufigste Blenorrhö und in Entwicklungsländern die häufigste Ursache einer Erblindung im Säuglingsalter. Die Kinder infizieren sich perinatal im Geburtskanal (sehr hohe Transmissionsrate). Die Inkubationszeit beträgt 2–4 Tage.
- **Erwachsene:** Die Betroffenen sind meist jung und sexuell aktiv, die Gonokokken werden durch genitookulare Schmierinfektion übertragen. Die Erkrankung beginnt perakut nach einer Inkubationszeit von wenigen Stunden.

Klinik und Diagnostik: Bei **Gonoblenorrhö** (Abb. 4.3) sind die Konjunktiven hochrot und die Lider bretthart geschwollen, die Konjunktiven produzieren massiv **eitriges Sekret**. Bei **Erwachsenen** können zusätzlich Hämorrhagien und **Hornhautulzera** entstehen, die bis zur Erblindung führen können. Im Abstrich sind **Diplokokken** nachweisbar. Eine Kultur mit **Antibiogramm** zur Resistenzbestimmung sollte unbedingt angelegt werden.

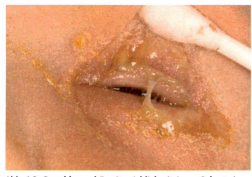

Abb. 4.3 **Gonoblenorrhö mit reichlich eitrigem Sekret.** (aus: Kampik et al., Facharztprüfung Augenheilkunde, Thieme, 2006)

> **MERKE** Durch den Blepharospasmus staut sich das hochinfektiöse Sekret hinter den Lidern an, beim Öffnen kann es herausspritzen. Der Untersucher sollte daher unbedingt eine **Schutzbrille** tragen!

Therapie und Verlauf: Mittel der Wahl ist **Penicillin G** (bei Resistenz oder Allergie Cephalosporine) **i. v.**, zusätzlich **Gentamicin-Augentropfen** (in den ersten Stunden alle 5 Minuten, danach stündlich). Der Eiter wird wiederholt mit warmer **NaCl-Lösung** ausgespült.

Bei **sofortiger Behandlung** ist die Prognose gut, bei Hornhautbeteiligung besteht Erblindungsgefahr.

Prophylaxe: Dem Neugeborenen wird heutzutage prophylaktisch u. a. eine **1%ige Tetrazyklinsalbe** oder ein Tropfen einer 2,5%igen Povidon-Jod-Lösung (z. B. Betaisodona) verabreicht. Von der Credé-Prophylaxe mit 1%iger Silbernitratlösung wird angesichts der starken konjunktivalen Reizerscheinungen vermehrt Abstand genommen (s. Infektionserkrankungen [S. A522]).

Weitere Formen

Siehe **Tab. 4.2**.

4.1.3 Virale Konjunktivitis

Grundlagen

Virale Konjunktivitiden sind oft mit fieberhaften **Allgemeinerkrankungen** kombiniert und sehr **ansteckend**. Das **Sekret** ist meist **serös**, subkonjunktivale **Blutungen** sind möglich. Die Hornhaut ist oft mitbeteiligt (**Keratitis punctata superficialis**). Viele Erreger kommen infrage, der **Nachweis** ist oft **schwierig**. Eine **spezifische Therapie** ist in den meisten Fällen **nicht möglich**. Eingesetzt werden i. A. **antiphlogistische** und **kortisonhaltige**, zur Vermeidung einer Superinfektion auch antibiotische **Augentropfen**.

Keratoconjunctivitis epidemica

> **DEFINITION** Entzündung von Konjunktiven und Kornea durch Adenoviren (APC-Viren) Typ 8, 19 oder 37.

Epidemiologie: Die Infektion ist **hochkontagiös** (Tröpfcheninfektion) und tritt – wie der Name schon sagt – **epidemisch** auf. Prädisponierend sind kleine Hornhautdefekte, typische Übertragungswege sind daher z. B. die Messung des Intraokulardrucks oder winzige Fremdkörper. Die **Inkubationszeit** beträgt 8–10 Tage.

Klinik und Diagnostik: Anfangs ist meist nur 1 Auge betroffen, das zweite folgt kurze Zeit später. Zu Beginn ist eine **Hyperämie und Chemosis der Konjunktiven** zu beobachten (v. a. Plica semilunaris und Karunkel). Die **Sekretion** ist **wässrig-schleimig**. Die präaurikulären Lymphknoten sind geschwollen, häufig besteht ein leichter grippaler Infekt. Die Patienten klagen über **Epiphora** und **Juckreiz**. Nach **8–15 Tagen** gehen die Entzündungszeichen zurück und auf der **Kornea** sind zunächst oberflächliche Erosio-

Tab. 4.2 Weitere bakterielle Konjunktividen

	Blepharoconjunctivitis angularis	Koch-Weeks-Konjunktivitis	Pseudomonaden-Konjunktivitis	Conjunctivitis diphtherica
Erreger	Haemophilus lacunatus, Moraxella lacunata, Staphylokokken	Haemophilus aegypticus Koch-Weeks	Pseudomonas aeruginosa	Corynebacterium diphtheriae
Epidemiologie	jedes Alter, selten bei Kleinkindern	v. a. in den Subtropen	Infektionsquellen: unsterile Augentropfen, unhygienische Kontaktlinsenbehälter	seltene Erkrankung, begleitend bei Diphtherie
klinische Charakteristika	beidseitige Entzündung von Lidwinkel, Lidrändern und Konjunktiven, mäßige Sekretion	schleimig-eitriges, evtl. hämorrhagisches Sekret, Chemosis, Lidrandschwellung, korneales Randulkus	eitriges Sekret, schnell fortschreitende Hornhautulzera	meist einseitig, fest haftende, membranöse Beläge (Pseudomembranen), brettharte Lidschwellung, Bindehautnekrosen → nach Abheilung: Symblepharonstränge, Narbenentropium, Trichiasis
Therapie	Zincum-sulfuricum- oder Gentamicin-Augentropfen	Tetrazyklin- oder Gentamicin-Augentropfen oder -salben	Gentamicin- oder Polymyxin-B-Tropfen (stündlich)	systemisch und lokal Diphtherieantitoxin und Penicillin oder Erythromycin
Verlauf	subakut bis chronisch, folgenlose Abheilung	folgenlose Abheilung nach einigen Wochen	Komplikationen: Bindehautnarben, Ulkusperforation	Komplikationen: Hornhautulzera, Augenmuskellähmungen, Papillitis, Akkommodationslähmung

nen, später münzförmige, subepithelial gelegene und daher nicht mit Fluoreszein anfärbbare Trübungen unter den Erosionen zu erkennen (**Keratitis nummularis**). Nach deren Abheilung können **runde Narben** zurückbleiben, die den Visus über Jahre hin geringgradig beeinträchtigen können. Die **Diagnose** wird **klinisch** gestellt, u. U. wird ein Abstrich für eine PCR gemacht. Auch ein serologischer Nachweis ist möglich.

> **MERKE** Der Nachweis von Adenoviren im Konjunktivalabstrich ist **meldepflichtig** nach § 7 Infektionsschutzgesetz (IfSG).

Therapie und Prophylaxe: Abschwellende Augentropfen können die Symptome lindern. **Antibiotische Augentropfen** sollen eine bakterielle Superinfektion vermeiden. **Kortisonhaltige Augentropfen** werden unterschiedlich bewertet (Hemmung der Narbenbildung vs. Abwehrschwächung).

Die **Prophylaxe** hat hier einen besonderen Stellenwert, da die **Viren über Wochen hin infektiös** bleiben: Der Patient sollte u. a. für 2–3 Wochen krankgeschrieben werden und ein eigenes Handtuch verwenden, der Untersuchungsraum muss sorgfältig desinfiziert werden, alle nicht unbedingt notwendigen Untersuchungen am Auge sind zu vermeiden.

Pharyngokonjunktivales Fieber

> **DEFINITION** Kombination aus fieberhafter Pharyngitis, follikulärer Konjunktivitis sowie präaurikulärer und submandibulärer Lymphadenopathie durch Adenoviren vom Typ 3, 7 und 14.

Die meist **einseitige** Konjunktivitis mit wässriger Sekretion tritt epidemisch bei **Vorschul- und Schulkindern** auf. In ca. 30 % d. F. ist die **Kornea** mitbeteiligt (Keratitis superficialis punctata). Die Kinder klagen häufig über periorbitale Schmerzen und eine Lidschwellung. Die Entzündung heilt unter symptomatischer Therapie innerhalb von **1–2 Wochen** folgenlos ab.

Weitere virale Konjunktividen

Akute hämorrhagische Konjunktivitis: Sie wird durch ein **Picornavirus** hervorgerufen. Die Patienten klagen über **Epiphora**, **Photophobie**, **Fremdkörpergefühl** und periorbitale **Schmerzen**. In der Untersuchung fallen ein Lidödem, eine seromuköse Sekretion, **konjunktivale Petechien**, eine Chemosis, Follikel, oberflächliche Hornhauterosionen und eine präaurikuläre Lymphadenopathie auf. Die Entzündung heilt spontan und folgenlos innerhalb von **3–14 Tagen** ab.

Herpes conjunctivae: Am häufigsten sind die Konjunktiven bei der **HSV-1-Primärinfektion** bei Kindern betroffen, aber auch bei Rezidiven im Lidbereich oder an der Kornea [S. B849] ist eine Mitbeteiligung möglich. Am **Lid** zeigen sich typische **Herpesbläschen**, die **Konjunktiven** sind **gerötet** und **geschwollen**. Therapeutisch wird **Aciclovir**-Augensalbe gegeben.

Konjunktivitis durch Varizella-zoster-Viren: Bei der Erstinfektion (**Windpocken**, Varizellen) können phlyktäneartige Bindehauteffloreszenzen [S. B844] entstehen, bei Rezidiven (**Zoster ophthalmicus** [S. B833]) eine unspezifische mukopurulente Konjunktivitis.

Konjunktivitis durch Myxoviren: Im Rahmen von Allgemeininfektionen mit Influenza-, Masern-, Mumps- oder Rötelnviren zeigt sich häufig eine katarrhalische

Konjunktivitis, evtl. mit Hyphäma, Chemosis oder oberflächlicher Keratitis. Durch den immunsuppressiven Effekt der **Masernviren** besteht die Gefahr einer **bakteriellen Superinfektion** mit kompliziertem Verlauf.

Parinaud-Konjunktivitis: Diese **parainfektiöse Konjunktivitis** (auch okuloglanduläres Syndrom Parinaud) wird u. a. bei viralen und mykotischen Infekten, Tularämie, Lues oder Tuberkulose beobachtet. Typisch ist eine immer einseitige Entzündung mit Follikelbildung, granulomatösen, u. U. im Verlauf ulzerierenden Bindehautveränderungen sowie einer präaurikulären und submandibularen Lymphknotenschwellung.

4.1.4 Mykotische und parasitäre Konjunktivitis

Mykotische Konjunktivitis

Primäre Pilzinfektionen der Konjunktiven sind **selten**, die häufigste Ursache ist eine Mitbeteiligung bei mykotischer Keratitis [S. B850] oder Kanalikulitis [S. B837]. Typisch sind umschriebene **gelbliche Infiltrate** sowie proliferierende und ulzerierte **Granulome**. Therapeutisch werden **lokale Antimykotika** (z. B. Amphotericin B) gegeben.

> **MERKE** Antibiotika und Glukokortikoide sind kontraindiziert!

Parasitäre Konjunktivitis

Parasitosen der Konjunktiven sind in Europa sehr selten.
- **Wurmbefall** (Askariasis, Toxokariasis und Trichinose): allergotoxische Konjunktivitis mit Chemosis, evtl. Lidschwellung und Beteiligung tieferer Augenabschnitte
- **Loaiasis** (v. a. in Westafrika): mit bloßem Auge sichtbare Makrofilarien im lockeren subkonjunktivalen Bindegewebe, die Juckreiz und Brennen auslösen und in Lokalanästhesie mit der Pinzette entfernt werden
- **Ophthalmomyasis:** Konjunktivitis durch Fliegenlarven
- **Conjunctivitis nodosa:** Fremdkörpergranulome um Raupen- oder Klettenhaare, die zu einer hartnäckigen Konjunktivitis mit – bei verzögerter Entfernung – Beteiligung tieferer Augenabschnitte führen können (Ophthalmia nodosa).

4.1.5 Nichtinfektiöse Konjunktividen

(Rhino)conjunctivitis allergica

Synonym: Heuschnupfen

Die Ursache ist eine allergische Reaktion meist gegen Blüten- oder Gräserpollen oder – v. a. bei alleiniger Bindehautreaktion – gegen Tierhaare, lokale Medikamente oder Kosmetika. Typisch ist ein **saisonales** bzw. expositionsabhängiges Auftreten von heftiger **Epiphora**, **Chemosis**, **Fremdkörpergefühl** und meist Niesen. **Therapeutisch** werden kurzfristig adstringierende, mastzellstabilisierende oder antihistaminerge Augentropfen sowie (bei Rhinitis) orale Antihistaminika gegeben. Auch eine Desensibilisierung ist in vielen Fällen möglich.

Conjunctivitis vernalis

Synonym: Frühjahrskatarrh

Die Ursache ist eine **IgE-vermittelte**, vermutlich allergische **Immunreaktion** (Assoziation mit der atopischen Dermatitis). Meist sind **männliche Jugendliche** betroffen, die Symptomatik tritt **gehäuft im Frühling und Herbst** auf. Nach der Lokalisation werden 3 Formen unterschieden:
- **tarsale/konjunktivale Form:** rötliche, pflastersteinartige Proliferationen (Abb. 4.1) auf der oberen Conjunctiva tarsi (keine Follikel!), Pseudoptosis, Epiphora
- **limbale Form:** v. a. Chemosis, ringförmige Schwellung der limbusnahen Konjunktiva, Fremdkörpergefühl, Epiphora
- **korneale Form:** große korneale Erosionen, festhaftender Schleim (Vernalis-Plaques), Abwehrtrias (Schmerzen, Epiphora, Blepharospasmus)

Therapeutisch werden **abschwellende**, **glukokortikoidhaltige** und/oder **mastzellstabilisierende Augentropfen** angewendet. **Acetylcystein-Gel** kann den Schleim verflüssigen. Die Anwendung von mastzellstabilisierenden Augentropfen auch im Intervall verringert die Rezidivhäufigkeit.

Riesenpapillenkonjunktivitis

Synonym: gigantopapilläre Konjunktivitis

Betroffen sind v. a. Träger von weichen **Kontaktlinsen**, viele Patienten leiden unter **allergischen Erkrankungen**. Auslösende Faktoren können eine bakterielle Besiedlung oder eine Reaktion auf Oberflächenproteine der Kontaktlinsen sein. Die Veränderungen entwickeln sich langsam. Auffällig sind **große Papillen** (Abb. 4.1) an der oberen Conjunctiva tarsi, ein **zähes, muköses Sekret** und eine **konjunktivale Hyperämie**. Die Patienten leiden unter **Juckreiz**. Die lokale Therapie entspricht jener der Conjunctivitis vernalis (s. o.). Die in Gebrauch befindlichen **Kontaktlinsen** dürfen **nicht mehr verwendet** und frühestens 5 Tage nach Abklingen der Symptomatik wieder neue Kontaktlinsen getragen werden. Zudem sollten die Patienten über eine adäquate **Kontaktlinsenhygiene** aufgeklärt werden. Die Symptome bilden sich unter der Therapie meist schnell zurück, die **Riesenpapillen** können **über Jahre** bestehen bleiben

Stevens-Johnson-Syndrom bzw. toxische epidermale Nekrolyse

Diese schwerste Verlaufsform des Erythema exsudativum multiforme mit häufiger Beteiligung der Konjunktiven wird in der Dermatologie [S. B702] besprochen.

Okuläres Pemphigoid

Synonym: essenzielle Bindehautschrumpfung

> **DEFINITION** Chronische autoimmune Konjunktivitis (Anti-Basalmembran-Antikörper) mit Schrumpfung des Bindehautsacks, Hornhautnarben und letztlich Erblindung.

4 Bindehaut (Conjunctiva)

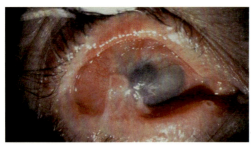

Abb. 4.4 Okuläres Pemphigoid. (aus: Kampik et al., Facharztprüfung Augenheilkunde, Thieme, 2006)

Meist sind **über 60-jährige Frauen** betroffen. Häufig besteht gleichzeitig ein Pemphigoid der Mundschleimhaut oder der Haut. Der Verlauf ist **schubweise**, immer sind beide Augen betroffen (Abb. 4.4).

Anfangs zeigt sich das Bild einer chronischen unspezifischen Konjunktivitis, später bilden sich **subepitheliale Blasen** (oft nur im akuten Schub sichtbar), die **Sekretion** wird **zähflüssig-schleimig**. Nach Monaten oder Jahren entstehen subepitheliale Narbenstränge und in der Folge ein **Symblepharon** mit Trichiasis. Die konjunktivalen Übergangsfalten flachen ab, der Bindehautsack schrumpft. Im Endstadium ist der **Bulbus** bis zum Limbus „eingemauert". Die Becherzellen sterben ab, ein **Sicca-Syndrom** [S. B836] entsteht. Durch die Bindehautschrumpfung liegen die Lider der Hornhaut direkt auf, gemeinsam mit der Trichiasis verursacht dies multiple **Hornhautnarben**, die letztlich zur Erblindung führen. Die **Immunfluoreszenz** zeigt Antikörper-Ablagerungen entlang der epithelialen Basalmembran.

Die Patienten erhalten **Glukokortikoide** lokal und **Dapson** oral, bei Nichtansprechen **Immunsuppressiva** (z. B. Ciclosporin).

Lidfehlstellungen können operativ korrigiert werden, allerdings kann dies die Verwachsungen verstärken. Wichtig ist eine **pflegende Therapie** mit Tränenersatzpräparaten und blanden Augensalben ohne Konservierungsmittel. Die **Erblindung** lässt sich durch die Therapie verzögern, häufig jedoch nicht vermeiden.

> **MERKE** Problematisch bei der Therapie ist, dass Konservierungsstoffe und auch die Medikamente selbst den Verlauf beschleunigen können.

Keratoconjunctivitis phlyctaenulosa

Die Ursache ist eine chronische allergische Reaktion auf bakterielle, mykobakterielle, mykotische, parasitäre oder virale Proteine. Die Erkrankung ist in Europa seltener als in Gebieten mit schlechten hygienischen Bedingungen und hoher Tuberkuloserate. Ein häufiger Auslöser ist eine Blepharitis ulcerosa [S. B833] durch Staphylokokken. Typisch sind eine **sektorförmige konjunktivale Rötung** und **multiple, reiskorngroße, weiße Knötchen** auf der Conjunctiva bulbi oder am Limbus corneae (Phlyktänen). Die Patienten klagen über **Photophobie**, **Juckreiz** und schmerzlose **Epiphora**. Ist die Kornea betroffen, können Narben zurückbleiben. Wichtig ist ggf. die Therapie einer systemischen Infektion (z. B. Tuberkulose). Lokal erhalten die Patienten **glukokortikoidhaltige und/oder antibiotische Augentropfen**.

Keratoconjunctivitis sicca

Das Sicca-Syndrom wird im Kap. Erkrankungen der Tränendrüsen [S. B836] besprochen.

Argentum-Katarrh

Synonym: toxische Konjunktivitis

Bei etwa 10 % der Neugeborenen tritt einige Stunden nach dem Eintropfen der **Credé-Prophylaxe** [S. B841] eine **Hyperämie** mit **geringer wässriger bis muköser Sekretion** auf. Kulturen aus Abstrichen sind negativ. Bei regelmäßigem Auswaschen der Augen und Lidhygiene **klingt** die Reaktion **nach 1–2 Tagen folgenlos ab**.

Conjunctivitis lignosa

Die Ursache dieser seltenen, granulomatösen, beidseitigen Entzündung der tarsalen Konjunktiven ist ein Plasminogen-Typ-1-Mangel. Bei den betroffenen Kleinkindern entwickeln sich gelbweiße **Pseudomembranen** und **holzartiges Granulationsgewebe**, auch die Kornea kann betroffen sein. Gleichzeitig besteht häufig eine nasopharyngeale oder vaginale Entzündung. Therapeutisch werden **Hyaluronidase-** oder **Chymotrypsin-** sowie **Plasminogen-Augentropfen** verabreicht. Bei Therapieresistenz werden die Granulationen **exzidiert** und anschließend **Mastzellstabilisatoren** oder evtl. Ciclosporin-Augentropfen gegeben.

4.2 Degenerative Veränderungen, Ablagerungen und Verfärbungen

4.2.1 Pinguecula

Synonym: Lidspaltenfleck

Die Pinguecula ist eine der **häufigsten konjunktivalen Veränderungen**. Die Ursache ist eine Verdickung des Bindehautepithels im Lidspaltenbereich aufgrund einer hyalinen oder elastoiden Degeneration des subepithelialen Kollagengewebes. Die Veränderung tritt v. a. bei **älteren Menschen**, nie bei Kindern auf. Begünstigende Faktoren sind langjährige Exposition gegenüber Sonne, Wind oder Staub. Die Veränderung ist harmlos und verursacht **keine Beschwerden**. In der Untersuchung ist, meist auf beiden Augen, ein dreieckiger, scharf begrenzter, gelblich-grauer Fleck mit Basis parallel zum Hornhautrand zu sehen. Er ist bei 3 und 9 Uhr, **häufiger nasal**, lokalisiert. Episodische Entzündungen (**Pinguekulitis**) sind selten. Die Diagnose wird klinisch gestellt, eine **Therapie** ist **nicht erforderlich**.

4.2 Degenerative Veränderungen, Ablagerungen und Verfärbungen

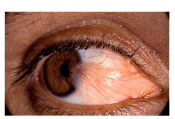

Abb. 4.5 **Pterygium.** (aus: Neurath, Lohse, Checkliste Anamnese und klinische Untersuchung, Thieme, 2010)

4.2.2 Pterygium

Synonym: Flügelfell

> **DEFINITION** Dreieckige, meist nasale Bindehautfalte, deren Spitze („Kopf") zum Zentrum der Kornea zeigt und histologisch der Pinguecula ähnelt, aber aufgrund eines Defekts der Bowman-Membran auf die Kornea überwachsen kann.

Das Flügelfell ist v. a. in **südlichen Ländern** zu beobachten. Prädisponierend sind auch hier starke UV-Einstrahlung und langjährige Exposition gegenüber Staub und Wind. Die Prävalenz steigt mit dem Alter. Das Pterygium wächst langsam und verursacht erst Symptome, wenn es über die optische Achse wächst, die **Bulbusmotilität beeinträchtigt** und/oder sich durch die Zugkräfte der Bindegewebestränge ein **Hornhautastigmatismus** entwickelt. Am Pterygiumkopf kann eine braune vertikale Linie durch Einlagerung von Eisen in das Hornhautepithel entstehen (**Stocker-Linie**). Im Gegensatz zur narbigen Form ist das Pterygium mit einer Sonde unterfahrbar. Um das Fortschreiten zu verhindern, sollten die **Augen** möglichst **vor Sonnenlicht geschützt** werden. Bei **Progression zur Hornhautmitte** oder kosmetischer Beeinträchtigung wird **operiert**: Pterygiumkopf und -körper werden möglichst vollständig entfernt. Die Sklera wird in diesem Bereich freigelassen oder mit einem Bindehautlappen gedeckt. Die Kornea wird mit einem Excimer-Laser oder einer Diamantfräse geglättet. **Rezidive** sind **häufig**.

4.2.3 Narbenpterygium

Synonym: Pseudopterygium

Ursachen sind z. B. **Hornhautverletzungen**, **Verbrennungen** oder **Verätzungen**. Im Gegensatz zum Pterygium verwächst die vernarbte Konjunktiva fest mit Kornea und/ oder Sklera. Die Patienten klagen über **Schmerzen** und evtl. **Doppelbilder**. Die Verwachsungen werden **chirurgisch gelöst**, das Narbengewebe wird exzidiert und der Bindehautdefekt gedeckt.

4.2.4 Kalkinfarkte

Kalkinfarkte entstehen aufgrund eines Sekretstaus in den Meibomdrüsen oder den Becherzellen v. a. bei **älteren Menschen**. Die scharfkantigen Spitzen können die Conjunctiva tarsi durchschneiden. Die Patienten berichten dann über ein **Fremdkörpergefühl** und eine **chronische Konjunktivitis**. Die Verkalkungen sind als **weißliche Pünktchen** auf der tarsalen Bindehaut zu sehen. Bei Beschwerden werden sie in Tropfanästhesie per **Stichinzision** entfernt.

4.2.5 Xerosis conjunctivae und Keratomalazie

> **DEFINITION** Austrocknung der Konjunktiven, Hornhautdegeneration und Nachtblindheit bei Vitamin-A-Mangel.

Ein Vitamin-A-Mangel ist in **Europa** sehr **selten**, in **Entwicklungsländern** jedoch aufgrund von **Mangelernährung** eine der häufigsten **Erblindungsursachen**. Betroffen sind v. a. Kinder. Häufige akute Auslöser sind Masern und Durchfallerkrankungen. Aufgrund des Vitamin-A-Mangels **verhornen** die oberflächlichen **Epithelzellen** der Konjunktiven, die Becherzellen sterben ab und die Konjunktiven trocknen aus. Das skotopische Sehen ist beeinträchtigt, da Vitamin A als essenzieller Bestandteil von **Rhodopsin** unerlässlich ist für die Photorezeption durch die Stäbchen. Auch das Kollagen und die Keratozyten des Hornhautstromas werden geschädigt. Das erste Symptom ist **Nachtblindheit**. In der Funduskopie zeigen sich weiße Flecken an der Retina, die Makula (keine Stäbchen!) ist ausgespart. Die **Konjunktiven** sind **glanzlos**, typisch ist der weißliche **Bitot-Fleck** im Lidspaltenbereich (abgestorbene Epithelzellen). An der Kornea entwickelt sich zunächst eine **Keratitis punctata superficialis**, im weiteren Verlauf eine **Xerose** mit Keratinisierung und ödematöser Schwellung. Ulzerationen bis hin zur Perforation sind möglich (**Keratomalazie**). Therapeutisch ist eine 2-malige Gabe von **Vitamin A p.o. oder i.m.** ausreichend, insbesondere das skotopische Sehen erholt sich schnell. Vitamin-A-haltige **Augensalben** können die Abheilung der konjunktivalen und kornealen Läsionen beschleunigen.

4.2.6 Ablagerungen und Verfärbungen

Chemikalien und körpereigene Substanzen können sich am Auge, meist in Kornea und Konjunktiven, ablagern. Diese Verfärbungen sind meist harmlos und bedürfen keiner Therapie.

- **Adrenochrom-Pseudozysten:** Nach längerer Anwendung von adrenalinhaltigen Augentropfen zur Glaukomtherapie [S. B864] können bräunlich-schwarze, scharf begrenzte Pigmentierungen im unteren Bindehautsack und in der Kornea entstehen (DD: Bindehautmelanom!).
- **Morbus Addison:** Bei Nebenniereninsuffizienz können fein-granuläre epitheliale und subepitheliale Melaninablagerungen zu sehen sein, evtl. auch ein schwarzer Ring um den Limbus corneae.
- **Eisen:** Nach langjähriger Anwendung von eisenhaltigen Kosmetika kann sich Eisen in der Bindehaut und auch an der Kornea [S. B851] ablagern.
- **Argyrosis conjunctivae:** Nach längerer Anwendung silberhaltiger Augentropfen oder bei langjähriger beruflicher Exposition können sich braun-schwarze, schmutziggraue Ablagerungen an den Konjunktiven und der Kornea bilden.

- **Ochronose (Alkaptonurie):** Aufgrund eines genetischen Defekts des Tyrosinabbaus entwickeln sich u. a. im Verlauf zunehmende, bräunliche Pigmentierungen an Lidhaut, Konjunktiven, Skleren und am Limbus corneae.
- **Mercuriasis:** Die Einwirkung von Quecksilber verursacht schmutzig-grauschwarze oder blaugraue Einlagerungen.
- **Ikterus:** Ab einer Bilirubinkonzentration von 2 mg/dl wird eine Gelbfärbung der Skleren sichtbar.
- **Chyriasis:** Auch Medikamente können Verfärbungen von Konjunktiven und Kornea verursachen, z. B. Gold (→ rote oder gelbe Tüpfelung), Phenothiazine (→ purpurgraue Pigmentierungen der Konjunktiven, pigmentierte Linien im Hornhautepithel) und langjährige Einnahme von Tetrazyklinen (ähnlich der Argyrose).
- **Zystinose:** Ablagerung von weißlichen Kristallen in Bindehaut und Kornea, evtl. mit Bindehautreizung und Photophobie.

4.3 Tumoren

4.3.1 Gutartige Tumoren

Limbusdermoid

Dieser gutartige, angeborene Tumor des Hornhautlimbus besteht aus differenziertem Gewebe aller 3 Keimblätter. Er ist **rund, solid, grau-gelblich oder weißlich** mit einem Durchmesser von 2–15 mm. Er kann isoliert oder als Teil des **Goldenhar-Syndroms** (Dysplasia auriculoocularis mit Fehlbildungen der Ohrmuschel) auftreten. Behindert der Tumor den Lidschluss oder ist er kosmetisch störend, kann er **exzidiert** werden.

Hämangiom

Angeborene, kavernöse Blutschwämmchen sind klein, weich und dunkelblaurot. Sie bilden sich häufig im Kindesalter zurück oder können exzidiert werden.

Papillom

Dieser benigne, von Oberflächenepithel bedeckte Bindegewebstumor ist bäumchenartig gestielt oder sitzt breitbasig der Konjunktiva auf. Die Ursache ist eine Infektion mit humanen Papillomaviren. Der Tumor entartet niemals, kann aber ein sehr störendes **Fremdkörpergefühl** auslösen und sollte dann exzidiert werden. Das **Rezidivrisiko** ist jedoch **hoch**. Die wichtigste **Differenzialdiagnose** ist das **Bindehautkarzinom** [S. B847] (graurote Farbe, höckrige Oberfläche).

Zyste

Harmlose und gutartige Bindehautzysten können **nach Operationen, Traumata** oder auch **spontan** entstehen: Unter dem Epithel eingeschlossene Keratinozyten geben ihr Sekret in einen Hohlraum ab. Verursacht die Zyste ein **Fremdkörpergefühl**, kann die äußere Zystenhälfte entfernt werden.

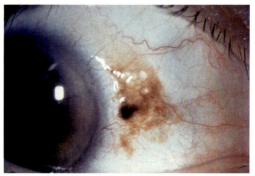

Abb. 4.6 Pigmentierter Bindehautnävus. (aus: Kampik et al., Facharztprüfung Augenheilkunde, Thieme, 2006)

Bindehautnävus

Die gutartigen, angeborenen Tumoren der Bindehautmelanozyten sind meist **limbusnah im temporalen Lidspaltenbereich** zu finden. Sie können **flach** (junktionaler Nävus) oder leicht **erhaben** (Compound-Nävus), **pigmentiert** (Abb. 4.6) oder **unpigmentiert** sein. Pigmentierung und Größe nehmen v. a. bei hoher UV-Exposition oder **hormonellen Umstellungen** (z. B. Pubertät, Schwangerschaft) zu – häufig fallen sie den Betroffenen erst dann auf. Nävi sind immer gegenüber dem Untergrund verschieblich. Da sie (selten) **maligne entarten** (20–30 % der Bindehautmelanome entstehen aus Nävi!), sind regelmäßige Kontrollen mit **Fotodokumentation** notwendig. Bei kosmetischer Beeinträchtigung oder Verdacht auf maligne Entartung (deutliche Größenzunahme, Nävus an der tarsalen Bindehaut) ist eine **Exzision** mit histologischer Untersuchung indiziert.

> **MERKE** Sind innerhalb eines pigmentierten Befunds kleine, wasserklare Zysten nachweisbar, handelt es sich um einen Nävus (Abgrenzung zu Melanom und zu Melanosis conjunctivae!).

Melanosis conjunctivae

Synonym: primär erworbene Melanose der Bindehaut

Meist sind über 40-Jährige betroffen. In der Inspektion zeigen sich flache, meist unilaterale, **irreguläre, diffuse, bräunliche Pigmentierungen und Verdickungen des konjunktivalen Bindegewebes**, die **verschieblich** gegenüber der Unterlage sind. Die Verfärbungen „**kommen und gehen**", alle Bereiche der Bindehaut können betroffen sein. Zysten sind nicht erkennbar. Eine Melanosis der angrenzenden Kornea ist möglich. Je nach Ausmaß der zellulären Atypien beträgt die **Gefahr der Entartung in ein malignes Melanom** 10–90 %, engmaschige Kontrollen mit Fotodokumentation sind daher erforderlich. Die suspektesten Areale werden **exzidiert** und histologisch untersucht (Zellatypien?), die übrigen Stellen mittels **Kryotherapie** behandelt. Das Rezidivrisiko ist relativ hoch.

Differenzialdiagnosen:
- **Melanosis sclerae** [S. B854]: angeborene, nicht verschiebliche, eher gräuliche Veränderung
- **Bindehautmelanom** (s. u.): knotige, ulzerierte oder plakoide Veränderung, bei fortgeschrittenen Tumoren nicht mehr gegenüber dem Untergrund verschieblich.

4.3.2 Bösartige Tumoren

Bindehautmelanom

Der Tumor entsteht in 15–20 % d. F. de novo, in 20–30 % d. F. aus einem **Bindehautnävus** und in 50–60 % d. F. aus einer **primären erworbenen Melanose**. Der Erkrankungsgipfel liegt im 6. Lebensjahrzehnt. Der Tumor (**Abb. 4.7**) ist je nach Pigmentierung **rosa, braun oder schwarz, unscharf begrenzt** und im Frühstadium gegenüber dem Bulbus verschieblich, später fixiert. Er kann knotig, plakoid oder ulzeriert sein. Eine Hornhautbeteiligung und auch eine **intraokuläre Invasion** sowie **Metastasen** sind möglich. Therapeutisch wird zunächst der **Tumor möglichst vollständig entfernt**, meist schließt sich eine lokale **Strahlentherapie**, evtl. auch eine lokale Chemotherapie an. Die Rezidivraten sind hoch, die **Letalität** beträgt ca. 25 %.

Bindehautkarzinom

Das **verhornende Plattenepithelkarzinom** ist der häufigste maligne Tumor der Konjunktiven, insgesamt jedoch selten. Betroffen sind v. a. ältere Patienten. Das Risiko ist bei Immunsuppression und starker UV-B-Exposition erhöht. Typisch ist ein perilimbaler, kleiner, **grauer Knoten mit höckriger Oberfläche** und evtl. Leukoplakien, der exophytisch

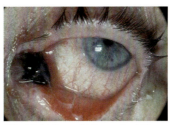

Abb. 4.7 **Malignes Melanom im Lidinnenwinkel.** (aus: Burk, Burk, Checkliste Augenheilkunde, Thieme, 2011)

wächst. Eine **Begleitkonjunktivitis** ist häufig. Der Tumor wird **mit breiter Sicherheitszone exzidiert**, evtl. gefolgt von einer Bestrahlung. Infiltriert der Tumor die Umgebung, sollte das Auge enukliert werden. Das Karzinom kann sich auf die Kornea oder nach intraokulär ausbreiten und auch metastasieren. Die **Prognose** ist insgesamt **schlecht**.

Lymphom

Bindehautlymphome werden v. a. im Bereich der **unteren Umschlagfalte** beobachtet: Sie wachsen langsam, sind **lachsfarben, schmerzlos** und von gallertartiger Konsistenz. Sie sind oft das erste Anzeichen einer systemischen lymphatischen Erkrankung. Therapeutische Optionen sind Chemo- und Strahlentherapie.

Kaposi-Sarkom

Dieser maligne Tumor des Gefäßendothels tritt praktisch nur bei HIV/AIDS-Patienten auf und wird im Kapitel Neoplastische Erkrankungen [S. A602]) besprochen.

5 Hornhaut (Cornea)

5.1 Fehlbildungen

5.1.1 Keratokonus

Synonym: Hornhautkegel

Epidemiologie und Ätiologie: Die kegelförmige Verformung des Hornhautzentrums mit Verdünnung und Trübung des Parenchyms ist die **häufigste Formveränderung der Hornhaut** (Inzidenz ca. 1 : 2000/Jahr) und tritt **familiär gehäuft** auf. Zunächst ist nur eines, im weiteren Verlauf beide Augen betroffen. Als Ursache wird eine genetisch bedingte Schwächung des Kollagens des Hornhautstromas angenommen. Der Keratokonus ist **assoziiert** mit der atopischen Dermatitis und dem Down-Syndrom und manifestiert sich meist zwischen dem **15. und 30. Lebensjahr**.

Klinik und Komplikationen: Durch die Vorwölbung entsteht ein **irregulärer, myoper Astigmatismus**, der schubweise fortschreitet. Zirkulär um den Konus kann sich Eisen ablagern (brauner **Fleischer-Ring**). Bei ca. 10 % der Patienten entwickelt sich ein **akuter Keratokonus**: Durch die permanente Dehnung reißt die Descemet-Membran ein, die zentrale Hornhaut quillt plötzlich. Die Folgen sind ein plötzlicher Visusabfall, starke Schmerzen, Epiphora und Photophobie.

Diagnostik: Bei Anheben des Oberlids und Blick von oben auf das Unterlid ist eine kegelige Verformung (**Abb. 5.1**) der Unterlidkante zu erkennen (**Munson-Zeichen**). Die

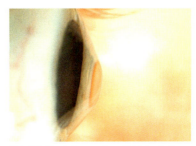

Abb. 5.1 **Keratokonus.** (aus: Schlote et al., Taschenatlas Augenheilkunde, Thieme, 2004)

Spaltlampenuntersuchung zeigt die zentrale Hornhautverdünnung sowie feine, sog. Vogt-Linien. An der **Placido-Scheibe** und am **Ophthalmometer** sind die Reflexbilder verzerrt.

Therapie: Zunächst kann der Astigmatismus mit **formstabilen Kontaktlinsen** [S. B889] ausgeglichen werden, im weiteren Verlauf gehen diese jedoch häufig durch die zunehmende Verformung verloren und eine perforierende oder lamelläre **Keratoplastik** [S. B853] wird notwendig. Da die Hornhaut nicht vaskularisiert ist, ist die Prognose **günstig**. Eine neue Methode ist das **Crosslinking** (Hornhautquervernetzung): Bei beginnendem Keratokonus wird nach Abrasio des Hornhautepithels Riboflavin (Vitamin B$_2$) appliziert und das Auge anschließend mit UV-A bestrahlt. Die Quervernetzung der Kollagenfasern soll damit verbessert und die Progression aufgehalten werden.

5.1.2 Keratoglobus

Bei dieser **seltenen** Strukturanomalie des Hornhautkollagens ist die Kornea **beidseitig kugelig vorgewölbt** und **verdünnt**. Symptomatik und Therapie entsprechen der bei Keratokonus, allerdings ist eine **Keratoplastik schwieriger**, da die Hornhaut auch am Rand dünn ist. Das Abstoßungsrisiko ist höher, da das Transplantat bis nahe an den gefäßreichen Limbus heranreichen muss.

5.1.3 Größenanomalien

Mikrokornea: Der Hornhautdurchmesser beträgt < 10 mm bei Erwachsenen bzw. < 8 mm bei Neugeborenen. Die seltene, ein- oder beidseitige Entwicklungsstörung wird autosomal rezessiv **vererbt**. Der vordere Augenabschnitt ist verkürzt, wodurch das **Risiko für Winkelblockglaukome** erhöht ist und eine Tendenz zur **Hyperopie** besteht.

Megalokornea: Auch Makrokornea genannt, der Hornhautdurchmesser liegt bei > 13 mm beim Erwachsenen bzw. > 10 mm beim Neugeborenen. Die seltene, X-chromosomal rezessiv vererbte, **harmlose Auffälligkeit** ist mit der Osteogenesis imperfecta assoziiert. Im Gegensatz zum Buphthalmus [S. B868] (wichtigste Differenzialdiagnose) ist der Augendruck normal.

5.1.4 Iridocorneoendotheliale Syndrome (ICE-Syndrome)

Die Syndrome sind definiert als Kombination aus **Irisatrophie**, **Endotheldystrophie mit Hornhautödem** und normalem oder gering erhöhtem Augendruck. Aus unbekannter Ursache **überwächst** das **Hornhautendothel** den **Kammerwinkel** und die Iris, wodurch der Abfluss des Kammerwassers gestört ist. Die Erkrankung tritt meist einseitig und v. a. bei jungen Frauen auf. Folgende **Formen** werden unterschieden:

- **essenzielle Irisatrophie:** Typische Befunde sind eine Irisatrophie mit Lochbildung, eine Verziehung der Pupille sowie ein Ectropium uveae (Umschlag des Pigmentepithels auf die Irisvorderseite durch Schrumpfung des vorderen Irisblatts). Zunächst entsteht ein sekundäres Offenwinkelglaukom, später durch periphere vordere Synechien ein sekundäres Winkelblockglaukom.
- **Irisnävussyndrom Cogan-Reese:** Zusätzlich entstehen durch die Abschnürung von Irisstroma pigmentierte Irisknoten.
- **Chandler-Syndrom:** Die Irisveränderungen sind weniger deutlich, das Hornhautödem ist das Hauptproblem.

Das Glaukom [S. B864] wird zunächst **konservativ** therapiert, später ist u. U. eine **Trabekulotomie** [S. B865] notwendig. Ist das Hornhautödem trotz normalem Augendruck nicht beherrschbar, ist eine **Keratoplastik** [S. B853] indiziert.

5.2 Infektiöse Keratitiden

5.2.1 Grundlagen

Begünstigende Faktoren sind u. a. lokale **Entzündungen** (Blepharitis, Tränenwegsentzündungen), das Tragen von **Kontaktlinsen**, ein **Lagophthalmus** (Keratitis e lagophthalmo [S. B850]), ein **Mangel an Tränenflüssigkeit** (Keratoconjunctivitis sicca [S. B836]), okuläre Traumata, systemische oder auch lokale **Immunsuppression** (z. B. durch Glukokortikoid-Augentropfen), Diabetes mellitus und chronischer Alkoholismus.

Diagnostik: Bei mikrobiellem Befall des Hornhautepithels trübt dieses ein, das Stroma zeigt ein weißliches Infiltrat. Bei Insuffizienz des Endothels quillt die Hornhaut scheibenförmig. Bei Keratitiden sollte immer eine **Kultur mit Resistenzbestimmung** aus dem Abstrich, bei Kontaktlinsenträgern auch aus der Kontaktlinse und deren Behälter angelegt werden.

5.2.2 Bakterielle Keratitis

Epidemiologie: Über 90 % aller infektiösen Keratitiden sind bakteriell bedingt. Die häufigsten Erreger in Mitteleuropa sind in Tab. 5.1 aufgeführt.

Pathogenese: Außer Corynebacterium diphtheriae und Neisseria gonorrhoeae benötigen alle Erreger eine **Eintrittspforte** (kleine Epithelläsionen). Sie besiedeln das Hornhautstroma, durch die Infiltration mit Immunprotei-

Tab. 5.1 Häufigste Erreger bakterieller Keratitiden

Bakterien	Charakteristika
Staph. aureus und epidermidis	langsamer Verlauf, wenig Schmerzen
Strept. pneumoniae	schneller Verlauf, starke Schmerzen, Gefahr eines Ulcus serpens
Pseudomonas aeruginosa	schneller Verlauf, starke Schmerzen, blaugrünschleimiges Exsudat, flächige Einschmelzungen, typischer Ringabszess (gelblicher Infiltrationsring, der vom Limbus durch eine klare Zone getrennt ist)
Proteus mirabilis	foudroyantes Ulkus
Moraxella	langsamer Verlauf, keine Schmerzen, ovales Ulkus

5.2 Infektiöse Keratitiden

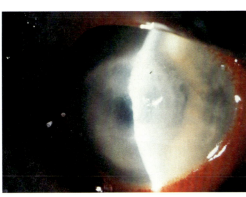

Abb. 5.2 Ringinfiltrat bei bakterieller Keratitis. (aus: Kampik, Grehn, Augenärztliche Differenzialdiagnose, Thieme, 2008)

nen trübt das Stroma ein (**Infiltrat**) und die Eintrittspforte öffnet sich weiter. Im Hornhautzentrum ist eine graue Läsion mit wallartig aufgeworfenem Leukozytenrand zu sehen. Die Erreger breiten sich nun ringförmig aus (**Ringulkus**, Abb. 5.2). Durch Reaktion des Kammerwassers bildet sich häufig ein **Hypopyon** (Eiteransammlung). Gefürchtet ist das **Ulcus serpens** (kriechendes Ulkus), bei dem die Keime innerhalb von Stunden oder wenigen Tagen die Hornhaut durchwandern und das Stroma bis zur Descemetmembran einschmilzt. Diese wölbt sich nun vor (**Descemetozele**) und perforiert schlimmstenfalls, wodurch das Kammerwasser ausläuft und der Visus massiv abfällt. Die Iris prolabiert, verschließt das Perforationsloch und wächst dort an (weiße Hornhautnarbe, Leucoma adhaerens). Bei massiver Entzündung kann die Iris mit der Hornhautrückwand verkleben (vordere Synechie) und so ein **sekundäres Winkelblockglaukom** auslösen. Die zelluläre Infiltration im Rahmen des Hypopyons kann den Kammerwinkel verstopfen (**sekundäres Offenwinkelglaukom** [S. B868]).

Klinik und Diagnostik: Die Patienten klagen (je nach Erreger, s. o.) über mehr oder weniger starke **Schmerzen**, **Photophobie**, eine **Visusverschlechterung**, **Epiphora**, **eitriges Sekret** und eine Schwellung von Lidern und Konjunktiven. Das **Auge** ist **hochrot** (gemischte Injektion). Wichtig ist die Abnahme eines Abstrichs zur Erregerbestimmung und zur Erstellung eines Antibiogramms.

Therapie: Sofort nach der Diagnosestellung wird mit einer lokalen **Breitbandantibiose** begonnen, die nach Eintreffen des Antibiogramms angepasst wird. Bei Hypopyon oder zellulärer Infiltration der Vorderkammer wird die Iris in Mydriasis ruhiggestellt (**Zykloplegie** mit Mydriatika). Bei drohender Perforation ist eine **Keratoplastik à chaud** indiziert.

> **MERKE** Bei therapieresistenter Keratitis sollte man an bakterielle Resistenzen, eine mangelnde Compliance des Patienten und an nichtbakterielle Erreger denken.

5.2.3 Virale Keratitis

Die häufigsten viralen Erreger einer Keratitis sind Herpes-simplex- (HSV), Varizella-zoster- (VZV) und Adenoviren. Seltener sind Keratitiden durch Zytomegalie- (CMV), Masern- oder Rötelnviren.

Keratoconjunctivitis epidemica

Die Keratokonjunktivitis durch Adenoviren wird im Kap. Virale Konjunktivitis [S. B841] besprochen.

Zoster ophthalmicus

Das Rezidiv einer VZV-Infektion im Bereich des N. ophthalmicus (V_1) wird im Kap. Zoster ophthalmicus [S. B833] besprochen. In ca. 40 % d. F. entsteht dabei eine Keratitis mit tiefen Hornhautinfiltraten und starken **Schmerzen**, jedoch **herabgesetzter Hornhautsensibilität** (Anaesthesia dolorosa).

HSV-Keratitis

Synonym: Herpes (simplex) corneae

Klinik: Bei einem HSV-Rezidiv (fast immer HSV-1) im Bereich des N. trigeminus klagen die Patienten über **Photophobie**, **Epiphora** und eine **Lidschwellung**. Je nach Lokalisation können Visusstörungen, wässrige Sekretion und Fremdkörpergefühl hinzutreten. Am Lidrand können „Herpesbläschen" zu sehen sein. Die Entzündung ist fast immer einseitig.

Formen:

- **epitheliale Keratitis** (Keratitis dendritica, Abb. 5.3): Pathognomonisch sind bäumchenförmig verzweigte Epithelläsionen, die nach Anfärbung mit Fluoreszein mit bloßem Auge sichtbar sind. Die korneale Sensibilität ist reduziert, die Patienten klagen über Fremdkörpergefühl und Schmerzen. Das Auge ist gerötet. Die Entzündung kann – v. a. bei häufigen Rezidiven – in tiefere Schichten übergreifen oder eine metaherpetische Keratitis (s. u.) auslösen. Differenzialdiagnostisch kommen Schlussleisten nach Erosio corneae infrage (keine Knospen, spontane Abheilung innerhalb von 24 h).

- **stromale Keratitis** (Keratitis interstitialis herpetica, herpetisches Ulkus): Die Entzündung kann sekundär als Komplikation einer epithelialen Keratitis oder seltener primär entstehen. Im letzten Fall ist das Epithel intakt, die typischen Anfärbemuster nach Fluoreszein-Anfärbung fehlen. An der Spaltlampe sind Nekrose und Einschmelzung des Stromas mit tief greifender interstitieller Trübung zu sehen. Das Ulkus kann bakteriell superinfiziert werden.

- **endotheliale Keratitis** (Endotheliitis, Keratitis disciformis, Keratouveitis): Dringen HSV in das Kammerwasser ein, schwellen die Endothelzellen an und die Kornea trübt scheibenförmig ein. An der Hornhautrückfläche sind Immunpräzipitate zu sehen. Bei Beteiligung des Kammerwinkels besteht die Gefahr eines Sekundärglaukoms.

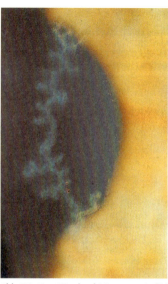

Abb. 5.3 Keratitis dendritica unter Anfärbung mit Fluoreszein. (aus: Burk, Burk, Checkliste Augenheilkunde, Thieme, 2011)

Komplikationen: Nach häufigen Rezidiven können **vaskularisierte Hornhautnarben** oder eine **metaherpetische Keratitis** (neurotrophe Keratitis) entstehen. Bei Letzterer ist durch den Ausfall der neurotrophen Faktoren die Epithelhaftung auf der Bowman-Membran gestört. Die Folge ist eine oberflächliche Keratitis mit rezidivierenden Erosionen und Ulzera.

Therapie: Bei der **epithelialen Form** werden Virustatika (Aciclovir, Ganciclovir oder Trifluridin) als Augensalbe gegeben. Bei **stromaler Keratitis** werden Aciclovir als Augensalbe und evtl. systemisch, Mydriatika zur Zykloplegie sowie – nur bei intaktem Epithel! – Glukokortikoide als Augentropfen gegeben. Bei der **Endotheliitis** wird Aciclovir systemisch und als Augensalbe sowie Prednisolon als Augentropfen gegeben, bei Therapieresistenz evtl. Ciclosporin lokal. Die Therapie der **metaherpetischen Keratitis** besteht in pflegenden Augensalben und -tropfen, lokale Virustatika und Glukokortikoide werden abgesetzt.

> **MERKE** Glukokortikoide sind bei der Keratitis dendritica kontraindiziert, da sie die weitere Invasion der Viren begünstigen!

Bei **Hornhautnarben** kann eine Keratoplastik (unter Abdeckung mit Aciclovir) notwendig sein, möglichst nach 6–12 Monaten Rezidivfreiheit.

5.2.4 Mykotische Keratitis

Synonym: Keratomykose

Die häufigsten Erreger sind **Candida albicans** und **Aspergillus spp.** Die häufigsten Auslöser sind Verletzungen mit pilzhaltigem organischem Material (z. B. Ast) oder das Tragen weicher Kontaktlinsen. Das Risiko ist unter einer chronischen Lokaltherapie mit Antibiotika oder Glukokortikoiden sowie bei chronischen Augenentzündungen, Diabetes mellitus und chronischem Alkoholismus erhöht. Meist ist nur ein Auge betroffen, die Patienten haben **kaum Beschwerden**. Der Verlauf ist langsam, **Ulzerationen** bis hin zur Perforation sind jedoch möglich. Das Auge ist gerötet, inspektorisch zeigen sich **weißliche Stromainfiltrate** und häufig **Satellitenläsionen** um ein größeres Zentrum, die sich im Verlauf langsam ausbreiten. Typisch ist auch ein pyramidenförmiges **Hypopyon**. Nach **Abrasio** des Hornhautepithels (→ bessere Penetration) wird das Antimykotikum **Natamycin** als Augensalbe (alle 1–2 h) gegeben. Eine **Zykloplegie** kann indiziert sein, ebenso eine systemische antimykotische Therapie. Glukokortikoide sind kontraindiziert! Die Abrasio wird anfangs alle 1–2 Tage wiederholt. Bei drohender Perforation ist eine **Keratoplastik à chaud** indiziert.

5.2.5 Akanthamöbenkeratitis

Diese seltene, schwere Entzündung des Stromas kommt praktisch nur bei **Kontaktlinsenträgern** vor. Typisch sind stärkste **Schmerzen**, **Epiphora** und **Photophobie** bei **gerötetem Auge**. Die Hornhautsensibilität ist reduziert. In der Untersuchung sind dendritische, punktförmige oder diffuse **subepitheliale Infiltrate** (nicht mit Fluoreszin anfärbbar!), ein **ringförmiger Abszess**, rezidivierende Epitheldefekte und eine Bindehautschwellung zu sehen. Ein Hypopyon ist möglich. Komplikationen sind **stromale Nekrosen**, eine **Perforation** und/oder ausgedehnte **Hornhautnarben**. Der Erregernachweis ist schwierig.

Die Behandlung besteht in einer Kombinationstherapie aus **Propamidin**, **Neomycin**, **Mydriatika** (→ Zykloplegie) und **Antiseptika** (z. B. Polyhexamethylen-Biguanid). Kein Ansprechen auf Antibiotika.

Bei drohender Perforation ist eine **Keratoplastik à chaud** indiziert. Die Infektion verläuft sehr häufig **chronisch**, eine Keratoplastik ist auch unter optimaler Therapie häufig nicht zu vermeiden.

5.3 Nichtinfektiöse Keratitis

5.3.1 Keratoconjunctivitis sicca

Das „trockene Auge" wird im Kap. Erkrankungen der Tränendrüsen [S. B836] besprochen.

5.3.2 Keratitis e lagophthalmo

Synonym: Expositionskeratitis

Die häufigsten Ursachen sind eine **Fazialisparese** (s. Neurologie [S. B968]) mit Lähmung des M. orbicularis oculi, ein **Exophthalmus** bei endokriner Orbitopathie (s. Endokrines System und Stoffwechsel [S. A324]), ein **Z. n. Lidoperation** und eine **insuffiziente Augenpflege** bei Intensivpatienten. Aufgrund des ungenügenden Lidschlusses sind das untere Drittel oder die untere Hälfte der Kornea ungeschützt und es entwickelt sich eine **Keratitis superficialis punctata**, aus der sich eine **Erosio corneae** bis hin zu **Ulkus** und **Perforation** entwickeln kann. Die kornealen Läsionen können mittels **pflegender Salben und Tropfen** zur Abheilung gebracht werden, empfohlen wird auch eine **antibiotische Abschirmung**. Ein **Uhrglasverband** oder nach Abheilung der Keratitis auch eine **Kontaktlinse** schützen die Kornea vor der Austrocknung. Nach Möglichkeit sollte die **Ursache behoben** werden, ansonsten wird die **Lidstellung operativ korrigiert** (laterale Tarsorrhaphie oder Lidbeschwerung).

5.3.3 Keratitis neuroparalytica

Fällt der **N. ophthalmicus** aus, ist die korneale Sensibilität reduziert, die **Lidschlagfrequenz sinkt** und die **Kornea trocknet aus**. Zusätzlich gelangen bei Degeneration der sensiblen Axone **keine trophischen Faktoren** mehr zur Hornhaut und die Epithelregeneration ist reduziert. Zunächst entwickelt sich eine **Keratitis superficialis punctata**, aus der ein zentrales Hornhautulkus mit bakterieller Superinfektion entstehen kann. Eine Einschmelzung bis hin zur **Perforation** ist möglich. Häufige **Ursachen** sind eine Operation oder Bestrahlung eines Akustikusneurinoms, Zoster ophthalmicus, Herpes-simplex-Rezidive, Diabetes mellitus, multiple Sklerose, Tumoren oder Hirnstammblutungen. Das **Auge** ist **gerötet**, aber aufgrund der herabgesetzten Sensibilität **nicht schmerzhaft**. Eventuell bestehen ein Fremdkörpergefühl und eine Lidschwellung. Die Patienten erhalten **Tränenersatzmittel**, **pflegende Salben** und eine **Brille mit Seitenschutz**. Operative Möglichkeiten sind ein Verschluss des Tränenpünktchens (→ vermehrte Tränenbenetzung) und ein temporärer Verschluss der Lider, um eine Abheilung zu ermöglichen. Bei einer Perforation ist eine **Keratoplastik à chaud** [S. B853] notwendig.

5.3.4 Diffuse lamelläre Keratitis

Nach einer **LASIK-Behandlung** [S. B891] ist bei bis zu 20 % der Patienten eine entzündliche Reaktion der Kornea zu beobachten. Bei geringer Ausprägung sind die Patienten **asymptomatisch**, im Verlauf kann sich eine **Photophobie** entwickeln und der **Visus reduziert** sein. Die Entzündung beginnt **12–36 h postoperativ** mit mehlstaubartigen, leukozytären Infiltraten zwischen Flap und Hornhautstroma, die sich zu schneeballartigen Konglomeraten verdichten können. Eine Einschmelzung und Verdünnung der Kornea mit Narbenbildung und zentralen Trübungen ist möglich. In frühen Stadien werden **lokal Glukokortikoide** gegeben, bei Verschlechterung können ein Anheben und eine **Spülung des Flaps** erforderlich sein.

5.4 Degenerationen und Ablagerungen

Arcus senilis (Greisenbogen): Für den auch Arcus lipoides corneae oder Gerontoxon genannten Arcus senilis sind beidseitige, grau-weiße, ringförmige, limbusnahe **Lipidablagerungen** typisch. Zwischen dem Arcus senilis und dem Limbus befindet sich eine klare Zone. Die Veränderung ist sehr häufig, die Inzidenz korreliert mit dem Lebensalter. Der Ring ist **asymptomatisch**, eine Therapie ist nicht notwendig. Bei einem Auftreten vor dem 50. Lebensjahr sollten **Lipidstoffwechselstörungen** abgeklärt werden.

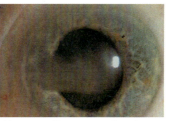

Abb. 5.4 Bandförmige Hornhautdegeneration. (aus: Burk, Burk, Checkliste Augenheilkunde, Thieme, 2011)

Kayser-Fleischer-Ring: Dieser braun-grünlich-goldene Kornealring aufgrund von Kupfereinlagerungen ist pathognomonisch für **Morbus Wilson** (hepatolentikuläre Degeneration). Näheres s. Endokrines System und Stoffwechsel [S. A367].

Eisenablagerungen: An Unregelmäßigkeiten der Hornhautoberfläche kann sich Eisen im Hornhautepithel einlagern, verstärkt bei Hämosiderose und posttraumatischer Siderose [S. B896]:
- physiologisch an der Lidschlusslinie: **Hudson-Stähli-Linie**
- Pterygium: **Stocker-Linie** [S. B845]
- Keratokonus: **Fleischer-Ring** [S. B847]
- im Bereich von Hornhautnarben und nach operativen Eingriffen an der Kornea (z. B. nach photorefraktiver Keratotomie oder Keratoplastik).

Verfärbungen betreffen meist auch die Konjunktiven [S. B845] und werden dort besprochen.

Keratomalazie: Die okulären Veränderungen bei Vitamin A-Mangel werden im Kap. Xerosis conjunctivae und Keratomalazie [S. B845] besprochen.

Hornhautbanddegeneration (bandförmige Keratopathie): Im Lidspaltenbereich entwickelt sich eine quere Trübung mit Kalkeinlagerungen, die das Sehvermögen deutlich beeinträchtigt (**Abb. 5.4**). Am häufigsten wird die Veränderung bei **chronischer** oder rezidivierender **Uveitis** (idiopathisch oder im Rahmen einer juvenilen chronischen Polyarthritis), bei **Keratitis** und bei **erblindeten Augen** beobachtet. Der Kalk kann nach einer Epithelabrasio unter Lokalanästhesie **mit Natrium-EDTA herausgelöst** (EDTA-Touchierung) und das Sehvermögen so wiederhergestellt werden.

5.5 Hornhautdystrophien

DEFINITION Durch Störungen des Hornhautstoffwechsels bedingte, beidseitige Trübungen mit Visusreduktion.

5.5.1 Cornea verticillata

Synonym: Vortexkeratopathie

Diese bräunliche, wirbelförmig von einem Punkt unterhalb der Pupille ausgehende Epitheldystrophie wird bei **Morbus Fabry** und als **Medikamentennebenwirkung** u. a.

bei Chloroquin, Amiodaron und Tamoxifen beobachtet. In leichten Fällen sind die Patienten asymptomatisch, bei stärkerer Ausprägung können sich **Schleiersehen** und ein **leichter Visusverlust** entwickeln. Ein starker Visusverlust tritt nur bei zusätzlicher Schwellung des N. opticus auf. Wird das auslösende **Medikament abgesetzt** oder die Dosis reduziert, normalisiert sich der Visus innerhalb von 6–12 Monaten.

5.5.2 Fuchs-Endotheldystrophie

Die Ursache dieser häufigen Dystrophie ist wahrscheinlich ein **autosomal dominant vererbter Defekt der Hornhautendothelzellen** mit unzureichender Entwässerung, Quellung und blasenförmiger Abhebung der Hornhaut (Keratitis bullosa). Sie manifestiert sich meist im 40.–50. Lebensjahr mit **Visusminderung, Erosionen, Photophobie** und **Fremdkörpergefühl**. An der Spaltlampe oder in der Endothelmikroskopie ist bereits vor der Endotheldekompensation eine **Cornea guttata** (vergrößertes Endothelmuster) zu erkennen. Die Beschwerden können durch die Applikation hyperosmolarer Lösungen gelindert werden, letztlich ist aber eine perforierende **Keratoplastik** oder eine DSEAK [S. B853] indiziert.

5.5.3 Hereditäre stromale Hornhautdystrophien

Viele verschiedene Formen sind bekannt, die meisten werden **autosomal dominant** vererbt. Nach den führenden Veränderungen werden **makuläre** (kristalline), **gittrige** und **granuläre** (bröcklige) **Dystrophien** unterschieden. Die Trübungen wandern von vorne in die Tiefe der Hornhaut und führen meist **ab dem 2. Lebensjahrzehnt** zu **Sehbeeinträchtigungen**. Die Therapie besteht in einer perforierenden **Keratoplastik**: Da die Hornhaut nicht vaskularisiert ist, ist die Prognose günstig. Allerdings sind Rezidive am Transplantat möglich.

5.6 Verletzungen

5.6.1 Verblitzung

Synonym: Keratitis photoelectrica

Die Ursache dieser sehr häufigen Verletzung ist eine **massive UV-Einwirkung**, die zu einer Lockerung des Hornhautepithels und kleinsten Schäden an diesem führt, z. B. Schweißen ohne Schweißbrille, Höhensonne oder Skifahren ohne Augenschutz („Schneeblindheit"). Die **Latenzzeit** bis zum Auftreten der Symptome beträgt 3–8 h, die Patienten werden daher typischerweise nachts vorstellig mit **Epiphora, Photophobie, Schmerzen**, starkem **Fremdkörpergefühl** und **Blepharospasmus**. Die Spaltlampenuntersuchung ist wegen des Blepharospasmus nur unter Lokalanästhesie möglich und zeigt ein **Hornhautepithelödem** sowie eine **Keratitis superficialis punctata** bzw. **kleinste Erosionen**. Nach der Untersuchung wird eine **Vitamin-A-haltige Augensalbe** appliziert und beide **Augen verbunden**. Da der Augenverband Angst- und Panikreaktionen auslösen kann, besteht auch die Möglichkeit, unter Bettruhe halbstündlich **Hyaluronsäure**- oder **phenylephrinhaltige Augentropfen** zu applizieren. Gegebenenfalls erhält der Patient eine systemische Schmerztherapie. Üblicherweise heilt die Keratitis photoelectrica innerhalb von 24–48 h folgenlos ab. Eine seltene chronische Komplikation ist der **Blitzstar** (Cataracta electrica [S. B858]).

> **MERKE** Die Patienten empfinden das **Eintropfen des Lokalanästhetikums** als extrem angenehm und fordern daher häufig dessen Verschreibung ein. Dies ist aber kontraindiziert: Bei fehlendem Lidschlussreflex besteht die Gefahr bleibender Hornhautschäden!
> Wichtig ist die Aufklärung des Patienten über die relative **Harmlosigkeit der Erkrankung**, die prophylaktischen Möglichkeiten und darüber, dass die Therapie zunächst nicht gegen die Schmerzen hilft.

5.6.2 Subtarsale und Hornhautfremdkörper

Sehr häufige Ursachen sind Fremdkörper aus der Luft (z. B. bei Sturm, aus Lüftungen) oder kleine Metallsplitter (z. B. von Trennscheiben). Die Patienten klagen über ein starkes **Fremdkörpergefühl** bei jedem Lidschlag, **Schmerzen** und **Epiphora**. Ein **Blepharospasmus** deutet auf einen Hornhautfremdkörper hin. Das Auge ist **gerötet**. Der Fremdkörper ist oft nur mithilfe der Spaltlampe sichtbar, bei metallischen Fremdkörpern bildet sich schnell ein Rostring. Zunächst zeigt sich eine konjunktivale, später eine ziliare Injektion. **Subtarsale Fremdkörper** werden nach Ektropionieren des Lids mit einem feuchten Wattestäbchen entfernt, evtl. wird ein antibiotischer Augenverband bis zur Abheilung angelegt. **Hornhautfremdkörper** werden z. B. mit einer feinen Nadel herausgehebelt und das Fremdkörperbett mit einem Bohrer ausgefräst. Anschließend wird eine antibiotische Augensalbe appliziert sowie evtl. ein Verband bis zur Abheilung angelegt.

> **MERKE** Immer Ober- **und** Unterlid ektropionieren und sorgfältig nach Fremdkörpern absuchen!

5.6.3 Erosio corneae

Das **Hornhautepithel** wird z. B. durch einen Ast oder den Finger eines Kleinkinds **verletzt**. Die Patienten klagen über starke **Schmerzen**, starke **Epiphora, Photophobie** und **Fremdkörpergefühl**. Das Auge kann wegen eines **Blepharospasmus** kaum geöffnet werden und ist gerötet (**konjunktivale Injektion**). An der Spaltlampe unter Lokalanästhesie (Blepharospasmus!) ist die Erosion erst nach **Anfärben mit Fluoreszein** erkennbar. Die Lider müssen unbedingt ektropioniert werden, um einen subtarsalen oder Hornhautfremdkörper auszuschließen. Nach Applikation einer **antibiotischen**, bei organischen Materialien (Holz!) zusätzlich einer antimykotischen **Salbe**, wird ein sehr **fest sitzender Augenverband** angelegt, der möglichst kein Blinzeln erlaubt. Unkomplizierte Defekte bis zu mittlerer Größe **heilen** häufig **innerhalb von 24–48 Stunden ab**.

5.6.4 Verätzungen und Verbrennungen

Verletzungen durch Säuren und Laugen sowie thermische Verletzungen werden im Kap. Unfallophthalmologie [S. B895] besprochen.

5.7 Chirurgische Eingriffe

5.7.1 Keratoplastik

> **DEFINITION**
> - **perforierende Keratoplastik:** Transplantation einer Spenderhornhaut in kompletter Dicke
> - **Keratoplastik à chaud:** notfallmäßige, perforierende Keratoplastik, um eine Hornhautperforation zu verhindern
> - **tektonische Keratoplastik:** deckende Plastik, z. B. bei kleinen Hornhautdefekten (als perforierende oder lamelläre Plastik)
> - **lamelläre Keratoplastik:** Transplantation nur der inneren oder äußeren Hornhautschichten
>   - **DALK** (Deep anterior lamellar Keratoplasty): Hornhautlamelle bis zur Descemetmembran (Epithel, Bowman-Membran und Stroma)
>   - **DSAEK** (Descemet stripping automated endothelial Keratoplasty): Hornhautlamelle aus Endothel, Descemet-Membran und innerem Stroma.

Indikationen: Die Keratoplastik ist die weltweit am häufigsten durchgeführte Organtransplantation.
- **perforierende Keratoplastik:** Keratokonus, Keratoglobus, Endotheldekompensation, Hornhautdystrophien, zentrale Hornhautnarben, perforiertes Hornhautulkus
- **DALK:** Keratokonus, Hornhautnarben, Epithel- und Stromadystrophien
- **DSAEK:** Endothelerkrankungen mit reversiblen Veränderungen von Epithel und Stroma (z. B. Fuchs-Endotheldystrophie, Pseudoexfoliations-Syndrom), Transplantatversagen nach perforierender Keratoplastik
- **tektonische Keratoplastik:** z. B. drohende Perforation, Ausgleich von Substanzverlusten z. B. nach Pterygium-OP

Voraussetzungen: Der **Spender** muss serologisch **negativ** sein bezüglich **HIV** sowie **Hepatitis B** und **C**. Zudem wird eine negative Anamnese bezüglich **Tollwut**, **Creutzfeldt-Jacob-Erkrankung** und **Lymphomen** gefordert. Die Spenderhornhaut muss gesund und klar sein. Auf eine vollständige Übereinstimmung der **HLA-Antigene** von Spender und Empfänger ist zu achten! Die Hornhaut „überlebt" an der Leiche für **12–18 Stunden**, in speziellen Kultur- und Nährmedien („**Hornhautbank**") ist eine Lagerung bis zu einigen Wochen möglich.

Beim **Empfänger** müssen ein regelrechter **Lidschluss** und eine ausreichende **Tränenproduktion** gewährleistet sein. Der **Augendruck** muss im Normalbereich liegen und der hintere Augenabschnitt reizfrei und intakt sein.

Operatives Vorgehen: Das Hornhauttransplantat hat einen Durchmesser von 6,5–8,5 mm (beste Ergebnisse bei 7,5 mm Durchmesser).

Perforierende Keratoplastik: Zunächst wird die Spender-, dann die Empfängerhornhaut mit einem Trepan entnommen. Die Spenderhornhaut wird beim Empfänger mit einer fortlaufenden „Sägezahnnaht" oder 2 gegeneinander versetzten, sternförmigen Nähten fixiert.

DALK: Vorgehen wie bei der perforierender Keratoplastik, allerdings wird die Hornhaut bei Spender und Empfänger nur bis zur Descemet-Membran entnommen. Die Operation ist dadurch schwieriger, eindeutige Vorteile wurden bis jetzt nicht nachgewiesen.

DSAEK: Das Endothel und die Descemet-Membran des Empfängers werden über einen kornealen oder korneoskleralen Tunnel entfernt (Descemet-Stripping) und über den gleichen Weg ein entsprechendes Transplantat eingesetzt. Die Vorderkammer wird mit Luft aufgefüllt, wodurch das Transplantat in Rückenlage an das Stroma angedrückt wird und keine Nähte erforderlich sind. Die geringere Invasivität verringert die Infektionsgefahr, der Eingriff ist leichter wiederholbar. Die postoperative Refraktionsänderung ist geringer, die Rate an Primärversagern allerdings höher.

Nachsorge und Prognose: Die Patienten erhalten für 7–10 Tage ein **Antibiotikum** und ein **Glukokortikoid** als Augentropfen (in sinkender Dosierung über insgesamt 12 Monate) sowie systemisch für 3 Tage Glukokortikoide (danach Dosisreduktion je nach Befund) und für 1 Woche **Azetazolamid** oral. 12–18 Monate postoperativ können die **Nähte entfernt** werden (am „steroidfreien" Auge). Bei stark vaskularisierter Hornhaut und beginnender Abstoßungsreaktion können **Immunsuppressiva** wie Ciclosporin A oder Mycophenolatmofetil indiziert sein. Eine prophylaktische Immunsuppression ist nicht indiziert.

Bei nichtvaskularisierter Empfängerhornhaut können die Transplantate **über Jahrzehnte haltbar** sein, bei Vaskularisierungen ist das Langzeitergebnis schlechter.

Komplikationen:
- **Primärversagen** des Transplantats
- **Transplantatabstoßung:** In bis zu 20 % d. F. wird das Transplantat abgestoßen (→ weißliche Eintrübung der Kornea). Das Risiko ist zu Beginn besonders hoch (50 % der Abstoßungen innerhalb von 6 Monaten) und bei vaskularisierter Hornhaut und großem Transplantat erhöht. Ein Frühzeichen sind retrokorneale Präzipitate, später entstehen weißliche Demarkationslinien, die Trübung schreitet von peripher nach zentral fort. Therapeutisch werden lokale und systemische Glukokortikoide hoch dosiert verabreicht, versuchsweise auch Immunsuppressiva.
- **Endophthalmitis** [S. B871]
- **Wundleckage**
- **Fadenlockerung.**

5.7.2 Refraktive Chirurgie

Siehe Optik und Refraktionsstörungen [S. B890].

6 Lederhaut (Sclera)

6.1 Nichtentzündliche Veränderungen

6.1.1 Melanosis sclerae

Synonyme: episklerale/kongenitale/angeborene okuläre Melanose

Die **angeborene**, meist unilaterale und multifokale Veränderung liegt **subepithelial** in der Episklera und ist **bläulich-schiefergrau**, flach, glatt begrenzt mit spitzen Ausläufern und **niemals** gegenüber dem Bulbus **verschieblich**. Die Melanose ist subjektiv **asymptomatisch** und verändert sich im Verlauf des Lebens nicht. Sie kann isoliert oder im Rahmen einer **okulokutanen Melanose** gemeinsam mit Hyperpigmentierungen von Haut, Lidern und Uvea (Nävus von Ota) auftreten. Die Kornea ist nicht beteiligt. Das **Risiko für Aderhautmelanome** [S. B863] ist gegenüber der Normalbevölkerung erhöht.

Wichtige **Differenzialdiagnosen** sind:
- **primäre erworbene Melanose:** [S. B846] eher bräunlich, gegenüber dem Bulbus verschieblich, höheres Lebensalter
- **Bindehautnävi:** [S. B846] verschieblich gegenüber dem Bulbus, kleine flüssigkeitsgefüllte Zysten
- **malignes Bindehautmelanom:** [S. B847] unscharfe Abgrenzung, rosa, braune oder schwarze Pigmentierung, im Anfangsstadium gegenüber Bulbus verschieblich.

Eine **Therapie** ist **nicht notwendig**, allerdings werden wegen des erhöhten Melanomrisikos **regelmäßige augenärztliche Kontrollen** empfohlen.

6.1.2 Ektasie und Staphylom

DEFINITION
- **Ektasie:** Verdünnung und Ausbuchtung der Sklera
- **Staphylom:** Verdünnung und Ausbuchtung von Sklera und darunterliegender Uvea.

Die häufigste Form – als asymptomatischer ophthalmoskopischer Zufallsbefund – ist das **Staphyloma posticum** (hinteres Staphylom) bei hoher Myopie. Die Veränderungen sind zudem häufig nach einer Skleritis oder bei Buphthalmus zu sehen. Eine Therapie ist nicht notwendig.

6.1.3 Farbveränderungen

Siehe Tab. 6.1.

Tab. 6.1 Farbveränderungen der Sklera

Veränderung	Ursachen
rötliche Areale	konjunktivale oder ziliare Injektion, Entzündung
blaue Skleren (Durchscheinen der Uvea bei sehr dünner Sklera)	z. B. Osteogenesis imperfecta
blau verfärbte Areale mit Vorwölbung	Staphylom, Ektasie
gelbe Skleren	Ikterus
schwärzliche Skleren	Ochronose (Alkaptonurie)
einseitige, bläulich-schiefergraue Flecken	Melanosis sclerae
bräunliche Skleren	Morbus Addison, Siderose
fast rechteckige, schwarzblaue Flecke	senile Skleraflecken durch Skleraverdünnung mit hyaliner Degeneration
gräulich-schwärzliche Skleren	Argyrose [S. B845]

6.2 Entzündungen

6.2.1 Episkleritis

DEFINITION Ein- oder beidseitige, noduläre, sektorförmige oder diffuse Entzündung der Episklera.

Epidemiologie und Ätiologie: Die Episkleritis ist relativ häufig, am häufigsten sind 30- bis 50-Jährige betroffen. Sie tritt meist **idiopathisch** auf, gehäuft nach außergewöhnlichen Stressbelastungen. Bakterielle oder virale Formen sind selten. Eine **Assoziation** mit rheumatischen Erkrankungen, Kollagenosen, Gicht und vielen anderen Erkrankungen wird beschrieben, ist jedoch nicht so deutlich wie bei der Skleritis.

Klinik und Diagnostik: Typisch ist eine **episklerale, hellrote Injektion** mit Blutstau in den episkleralen Gefäßen. Die Patienten leiden unter **Epiphora** und **Photophobie**, das Auge ist **leicht druckschmerzhaft**. Eine begleitende Keratitis ist häufig. Bei der **nodulären Episkleritis** ist ein verschiebliches, bis zu linsengroßes, rotes und druckschmerzhaftes Knötchen mit sektorförmiger Rötung der umgebenden Sklera zu sehen. Bei der **sektorförmigen** (einfachen) bzw. **diffusen Episkleritis** ist ein Sektor bzw. die gesamte Sklera gerötet. An der Spaltlampe ist die Tiefe der Entzündung beurteilbar.

Differenzialdiagnosen:
- **Pinguekulitis** [S. B844]
- **Skleritis** [S. B855]: starker Druckschmerz (außer Scleromalacia perforans), dunkelrot-bläuliche Injektion, Skleraödem
- **Konjunktivitis** [S. B839]: Konstringierende Augentropfen bringen eine konjunktivale, nicht aber eine episklerale Injektion zum Verschwinden. Drückt man nach Tropfanästhesie mit einem Tupfer leicht auf die Rötung, wird bei Episkleritis oder Skleritis ein Druckschmerz angegeben, nicht aber bei Konjunktivitis.

Therapie und Verlauf: Die Episkleritis heilt **meist spontan** innerhalb von 1–2 Wochen ab, eine Therapie ist daher oft nicht nötig. Glukokortikoid- und/oder NSAR-haltige Augentropfen können den Verlauf verkürzen, allerdings sind Rebound-Phänomene nach dem Absetzen möglich. **Rezidive** sind **häufig**, **Komplikationen** und bleibende Schäden jedoch **sehr selten**. Übergänge zur Skleritis werden nicht beobachtet.

6.2.2 Skleritis

DEFINITION Diffuse oder lokal begrenzte Entzündung der Sklera.

Epidemiologie und Ätiologie: Die Skleritis ist viel **seltener** als die Episkleritis. Die Inzidenz steigt mit dem Lebensalter an, **Frauen** sind häufiger betroffen als Männer. Die Ätiologie ist häufig **unklar**. 50 % d. F. sind assoziiert mit einer Vielzahl von bedrohlichen Allgemeinerkrankungen (u. a. rheumatoide Arthritis, Kollagenosen, Gicht, Morbus Crohn, Tuberkulose, Syphilis, Morbus Bechterew, Zoster ophthalmicus, Borreliose). Lokale **Infektionen** (Varizellen, Amöben, Toxocariasis, Aspergillus, Proteus mirabilis) sind selten. Gelegentlich ist eine begleitende Skleritis bei einer **Iridozyklitis** zu beobachten.

Klinik und Diagnostik: Leitsymptome sind **stärkste Spontan-** und **Druckschmerzen** (außer bei Scleromalacia perforans) und eine **ziliare, bläulich-rote Injektion** mit oder ohne Staphylom. Nach der Lokalisation vor bzw. hinter dem Äquator bulbi werden eine vordere bzw. hintere Skleritis unterschieden:

Anteriore Skleritis: Sie macht ca. 95 % d. F. aus und besteht in ca. 50 % beidseitig. Sie kann nekrotisierend oder nicht nekrotisierend auftreten:

- **nicht nekrotisierende Form:**
  - diffuse Skleritis: meist sektorförmige, selten zirkuläre Injektion
  - noduläre Skleritis: nichtverschiebliche, dunkelrote bis bläuliche Knötchen
- **nekrotisierende Form:**
  - entzündliche, nekrotisierende Skleritis: weißgelbliche Nekroseknoten und Gefäßverschlüsse
  - nichtentzündliche Scleromalacia perforans: oligosymptomatische, nichtschmerzhafte Form, v. a. bei Frauen mit lange bestehender rheumatoider Arthritis

Posteriore Skleritis: Die hintere Skleritis ist mit 5 % d. F. deutlich seltener als die vordere. Sie besteht meist nur einseitig und geht mit Lidödem und Chemosis einher.

Komplikationen: Bei der **anterioren, nicht nekrotisierenden Skleritis** kann die Entzündung auf die Uvea (→ Choroiditis [S. B861]) oder die Kornea (→ Narbenbildung) übergreifen. Als Folge einer **anterioren, nekrotisierenden Skleritis** kann sich durch Gewebeausdünnung eine Ektasie oder eine Staphylom entwickeln, selten eine Perforation. Komplikationen der **posterioren Skleritis** sind Makula- und Papillenödem sowie exsudative Ablatio.

Therapie und Verlauf: Entscheidend ist eine interdisziplinäre Abklärung bezüglich der Ursache (infektiös vs. nichtinfektiös). Im Zentrum steht ggf. die **Behandlung der Grunderkrankung**. Die Therapie wird individuell dem Verlauf angepasst.

Lokal werden **NSAR** und/oder **Glukokortikoide** verabreicht, subkonjunktivale Glukokortikoidinjektionen sind umstritten. Systemisch wird mit **NSAR** begonnen; bessern sich die Symptome nicht innerhalb von 1–2 Wochen, werden zusätzlich Glukokortikoide p. o. gegeben, in schweren Fällen evtl. zusätzlich Immunsuppressiva (Cyclophosphamid). Bei der entzündlichen, nekrotisierenden und bei der posterioren Skleritis können auch primär systemische Glukokortikoide gegeben werden. Bei drohender Perforation sind eine Immunsuppression und evtl. eine **Skleratransplantation** indiziert.

Die Erkrankung kann sich **über Monate bis Jahre** hinziehen, **Rezidive** treten in ca. 40 % d. F. auf. Wird die Grunderkrankung gefunden und behandelt, ist die Langzeitprognose gut. Bei schweren Verläufen sind quälende Schmerzen und auch der Verlust des Auges möglich.

7 Linse (Lens cristallina)

7.1 Lage- und Formanomalien

7.1.1 Subluxatio und Luxatio lentis

Ätiologie: Häufige Ursachen einer teilweisen bzw. vollständigen Dislokation der Linse aus der Fossa hyaloidea bzw. der Pupille sind **Traumata** und eine **angeborene Schwäche der Zonulafasern** (z. B. bei Homozystinurie, Marfan- oder Weill-Marchesani-Syndrom). Das Risiko ist auch bei hoher Myopie, Buphthalmus, Ziliarkörpertumoren, fortgeschrittener Katarakt und Pseudoexfoliatio lentis erhöht.

Klinik: Eine leichte Subluxation ist häufig asymptomatisch, stärkere Dislokationen verursachen **monokulare Doppelbilder**, optische **Verzerrungen** und einen erheblichen **Visusverlust**. Bei einer Luxation fällt der Zug der Zonulafasern weg und die Linse ist verkleinert und kugelförmig. Die Folge ist eine **Brechungsmyopie**. Behindert eine in die Vorderkammer luxierte oder in der Pupille eingeklemmte Linse den Kammerwasserabfluss, entsteht ein sekundäres **Winkelblockglaukom** (Notfall!). Eine in den Glaskörper luxierte Linse verursacht ein **Hypersekretionsglaukom**.

Diagnostik: Ein typisches Zeichen an der Spaltlampe sind **Zitterbewegungen** von Linse (**Phakodonesis**) und Iris (**Iridodonesis**). Bei Subluxationen sind der Linsenrand und Teile der Zonulafasern sichtbar. Bei Luxationen ist die Linse meist auf dem Boden des Glaskörpers zu finden, seltener in der Vorderkammer.

Therapie: Bei starkem Visusverlust und Gefahr eines Winkelblocks muss die **Linse entfernt** (ICCE) und eine **Kunstlinse implantiert** [S. B858] werden. Ein Hypersekretionsglaukom [S. B864] wird medikamentös therapiert, evtl. wird die Linse entfernt.

7.1.2 Formanomalien

Diese angeborenen Störungen sind insgesamt sehr selten:
- **Lentikonus bzw. -globus:** Der vordere oder hintere Linsenpol ist konisch bzw. kugelförmig vorgewölbt. Folgen sind eine Myopie durch die erhöhte Brechkraft der Linse und Visuseinbußen bei Trübungen. Die Kinder sollten möglichst frühzeitig operiert werden [S. B859].
- **Mikrophakie:** Eine zu kleine Linse ist bei allen Störungen der Augenentwicklung möglich.
- **Sphärophakie:** Sind die Zonulafasern nicht ausgebildet, ist die Linse kugelförmig (Assoziation mit Alport-Syndrom). Die Folge ist eine Brechungsmyopie [S. B888].

7.2 Katarakt

Synonym: grauer Star

DEFINITION Linsentrübung.

MERKE Die Katarakt ist weltweit die **häufigste Erblindungsursache** (ca. 20 Mio. Betroffene). Mit >90 % d. F. ist die senile Katarakt die weitaus häufigste Form.

7.2.1 Ätiologie und Formen

Senile Katarakt

Ätiologie: Die Erkrankung ist **multifaktoriell** bedingt. Fördernd sind genetische Faktoren, hohe UV-Einwirkung (hohe Prävalenz in den Tropen!), Stoffwechselstörungen, Dehydratation und Unterernährung bzw. ein Mangel an essenziellen Aminosäuren (Entwicklungsländer!), Diabetes mellitus, Rauchen und Alkoholismus.

Morphologisch-pathogenetische Einteilung: Hierbei werden 3 Formen unterschieden:

Cataracta corticalis: Der tiefe supranukleäre Rindenstar (auch Wasserspalten-Speichen-Katarakt genannt) ist mit ca. 50 % d. F. die häufigste Form und typischerweise die Folge eines Kranzstars (s. u.). An der Spaltlampe sind flüssigkeitsgefüllte Spalten zwischen den keilförmig degenerierten Linsenfasern zu erkennen. Die speichenförmigen Trübungen wachsen von peripher nach zentral und erzeugen Streulichter, die zu unangenehmen Blendungen führen können. Der Visus nimmt langsam ab, typisch sind zwischenzeitliche Verbesserungen, wenn Licht durch die flüssigkeitsgefüllten Spalten dringt (stenopäischer Effekt).

Cataracta nuclearis: Der Kernstar (ca. 30 % d. F.) entsteht durch eine Verdichtung und Verfärbung des Linsenkerns ab dem 50. Lebensjahr. Zunächst erscheint er gelblichbraun (C. nuclearis brunescens, **Abb. 7.1a**), später rötlich (C. rubra). Durch die Verhärtung des Kerns nimmt die Brechkraft der Linse zu, was häufig passager ein Lesen ohne Brille wieder möglich macht. Entwickelt sich ein doppelter Brennpunkt der Linse, klagen die Patienten über monokuläre Doppelbilder. Bei geweiteter Pupille können sie an der zentralen Trübung „vorbeischauen", weshalb das Sehen in der Dämmerung oft besser ist als bei Tag (Nyktalopie). Lagern sich Cholesterinkristalle im Linsenkern ab, ist an der Spaltlampe ein Glitzern zu sehen („Christbaumschmuck").

Cataracta subcapsularis posterior: Bei der subkapsulären hinteren Rindentrübung (hintere Schalentrübung), die in ca. 20 % d. F. vorliegt, entsteht zunächst zentral-subkapsulär, später in weiteren Rindenbereichen eine tuffsteinarti-

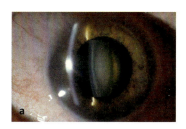
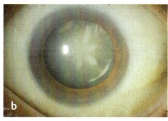

Abb. 7.1 **Katarakt. a** Cataracta nuclearis brunescens. **b** Kontusionsrosette bei Cataracta traumatica. (aus: Burk, Burk, Checkliste Augenheilkunde, Thieme, 2011)

ge Trübungsschicht. Die Symptomatik schreitet schnell voran. Auch diese Patienten sehen in Mydriasis oft besser (in der Dämmerung und beim Blick in die Ferne). Beschwerden bestehen v. a. beim Lesen (Miosis bei Konvergenz).

Einteilung nach dem Reifegrad: Je nach Stadium werden unterschieden:
- **Cataracta incipiens:** beginnende periphere Linsentrübung in einzelnen Schichten bei noch vollem Visus, keine Operationsindikation
- **Cataracta immatura (C. praematura):** Trübungen in Kern, Rinde und Kapsel; Retina und Gefäßzeichnung sind in der Untersuchung noch zu erkennen. Der Visus ist deutlich reduziert, eine Operation ist ab diesem Stadium indiziert.
- **Cataracta provecta:** fortgeschrittene Katarakt, stark reduzierter Visus
- **Cataracta matura:** Die Pupille ist durch eine vollständige Eintrübung der Linse diffus weiß, ein Einblick in das Auge ist nicht mehr möglich. Der Patient nimmt nur Hell-dunkel-Unterschiede und bei starker Beleuchtung Handbewegungen vor dem Auge wahr.
- **Cataracta hypermatura (C. morgagni):** Ist die Linsenrinde vollständig verflüssigt, sinkt der harte Linsenkern ab.

Komplikationen: Wird die Linsenkapsel bei hypermaturer oder maturer Katarakt für Linsenproteine durchlässig, können diese in das Kammerwasser übertreten, den Kammerwinkel blockieren und ein sekundäres Offenwinkelglaukom auslösen (**phakolytisches Glaukom**). Die Katarakt muss in diesem Fall notfallmäßig extrahiert werden. Lagert sich in die Katarakt Wasser ein, glänzt die Linse seidig (**Cataracta intumescens**), der Visus nimmt plötzlich ab. Da die Linse rasch dicker wird, kann sie den Kammerwinkel blockieren und ein akutes Winkelblockglaukom auslösen. Auch hier muss die Katarakt schnell operativ entfernt werden.

Weitere Formen

Kongenitale Katarakt: Die häufigste Ursache kongenitaler Katarakte sind **maternale Infektionen**, u. a. Röteln (Gregg-Syndrom), Mumps, Hepatitis, Toxoplasmose, CMV und Varizellen. Meist ist beidseitig eine Cataracta totalis (Totalstar) mit komplettem Visusverlust zu beobachten. Bei **PHPV** [S. B869] ist die Linse meist membranös (**Cataracta membranacea**), seltener lipomatös oder knorpelig umgebaut. Die Kinder sollten innerhalb der ersten 2 Lebensmonate operiert werden, um eine Deprivation zu vermeiden und eine normale Entwicklung zu ermöglichen. Als Einzelfehlbildung oder im Rahmen von Syndromen (z. B. Down- und Alport-Syndrom) werden verschiedene Formen **genetisch bedingter Katarakte** (z. B. C. polaris, C. membranacea, C. zonularis) beobachtet. Die Visusbeeinträchtigungen und damit die OP-Indikation sind sehr variabel.

Juvenile Katarakt: Die **Cataracta coronaria** (Kranzstar) ist eine autosomal dominant vererbte, sehr häufige (ca. 25 % der über 20-Jährigen!), doppelseitige Linsentrübung in der tieferen Rinde, die nur bei maximaler Pupillenerweiterung sichtbar ist und den Visus nicht beeinträchtigt. Im Alter kann sich daraus eine Cataracta corticalis (s. o.) entwickeln. Bei der selteneren **Cataracta coerula** sind ähnliche, jedoch aquamarinblaue Trübungen zu beobachten. Diese Patienten entwickeln meist relativ früh eine senile Katarakt.

Erworbene Katarakt: Die erworbene Katarakt kann verschiedene Ursachen haben:
- **medikamentös bedingte Katarakt:** lokale oder systemische Therapie mit Glukokortikoiden, Cholinesterasehemmern, Chlorpromazin, Busulfan oder Phenothiazinen
- **Katarakt im Rahmen von Systemerkrankungen:** Diabetes mellitus (C. diabetica), Tetanie (C. tetanica), Galaktosämie, Morbus Wilson (Sonnenblumenkatarakt), myotone Dystrophie (Curschmann-Steinert-Syndrom), atopische Dermatitis (C. syndermatotica), Sklerodermie, Poikilodermie
- **Feuerstar:** Katarakt durch jahrzehntelange Einwirkung infraroter Strahlung (Infrarot-, Wärme-, Glasbläser- oder Schmiedestar, Berufskrankheit Nr. 2401)
- **Strahlenkatarakt (C. radiationis):** Meist 1–2 Jahre nach einer lang dauernden und/oder hoch dosierten Einwirkung ionisierender Strahlen fallen die Wimpern aus, die Becherzellen gehen verloren (→ Keratoconjunctivitis sicca). Der Visus nimmt durch die Entwicklung einer Linsentrübung und einer Strahlenretinopathie ab (okklusive Vaskulitis mit Blutungen, Cotton-Wool-Herden und Neovaskularisationen mit der Gefahr einer Makuladegeneration und einer sekundären Amotio retinae). Auch ein Symblepharon, Hornhautschädigungen, eine Uveitis anterior und Glaskörperblutungen sind möglich.
- **Kontusionskatarakt (C. traumatica):** Bei der Prellungskatarakt (**Abb. 7.1 b**) zeigt sich eine rosettenförmige Linsentrübung nach Contusio bulbi [S. B896], die sich

zunächst subkapsulär an der Linsenvorderseite befindet und im Lauf der Jahre durch Linsenfaserapposition in die Tiefe wandert.

- **Cataracta complicata:** sekundäre Katarakt bei chronisch-entzündlichen Erkrankungen des Auges (z. B. Uveitis anterior, Choroiditis), lang bestehender Amotio retinae, Retinopathia pigmentosa oder hoher Myopie
- **Blitzstar (C. electrica):** Katarakt nach Verblitzung [S. B852] oder Stromschlag
- **Dialysekatarakt:** Durch Störungen des osmotischen Gleichgewichts des Kammerwassers kann die Linse quellen und zunehmend undurchsichtig werden.
- **Katarakt nach Vitrektomie** (v. a. bei Verwendung von Silikonöl [S. B872]) oder **filtrierenden Glaukomoperationen** [S. B865]
- **Perforationskatarakt:** Bei traumatischer Eröffnung der Linsenkapsel dringt Kammerwasser in die Linse ein, worauf diese innerhalb von Stunden bis Tagen vollständig eintrüben kann.
- **Katarakt bei Siderosis bulbi** [S. B896] aufgrund eines eisenhaltigen intraokulären Fremdkörpers.

Nachstar (Cataracta secundaria): Bei ca. 20–50 % der Patienten (häufiger bei jungen Patienten, regelhaft bei Kindern) **verschlechtert** sich der **Visus einige Monate bis Jahre nach einer ECCE** (s. u.) erneut. Die Ursache ist eine Fibrose der Hinterkapsel (**fibrotischer Nachstar**) bzw. eine Regeneration von Linsenepithel (**regeneratorischer Nachstar**). Die Untersuchung zeigt eine weißlich-graue Trübung bzw. **kugelförmige Zellproliferationen auf der Hinterkapsel**. Therapeutisch wird die Hinterkapsel mit dem **Nd:YAG-Laser** durchtrennt (Laserkapsulotomie). Da die Haptik (Aufhängung der Kunstlinse) inzwischen eingewachsen ist, ist die Gefahr eines Glaskörpervorfalls gering.

7.2.2 Klinik und Diagnostik

Die Patienten klagen über **Blendung** bei Helligkeit und sehen ihre Umgebung „**wie durch Nebel**". Das Farbensehen (v. a. Blautöne) ist abgeschwächt („**alles grau in grau**"). Das Gesichtsfeld ist unbeeinträchtigt. Die Brechungseigenschaften können sich verändern (**myopisierende Katarakt**). Je nach Kataraktform ist der Visus beim Blick in die Nähe oder in die Ferne bzw. beim Dämmerungssehen besser. Bei Durchleuchtung der Linse im regredienten Licht (**Brückner-Test**) sind schwarze Trübungen auf dem roten Hintergrund des Fundus zu sehen. Die **Spaltlampe** erlaubt eine genauere und 3-dimensionale Darstellung der Trübungen.

> **MERKE** Im **Brückner-Test** bleiben Linsentrübungen bei Blickhebung an der gleichen Stelle, Hornhauttrübungen wandern nach oben, Glaskörpertrübungen nach unten. Bei undurchsichtiger Linse sollten die hinteren Augenabschnitte immer **sonografisch** beurteilt werden, um z. B. eine Amotio retinae oder einen Tumor auszuschließen.

7.2.3 Therapie

Die getrübte Linse wird entfernt und in den allermeisten Fällen durch eine intraokulare Kunstlinse ersetzt. Starbrillen oder Kontaktlinsen sind nicht mehr üblich. Entscheidend für den **Zeitpunkt der Operation** ist nicht mehr wie früher das Reifestadium der Katarakt, sondern die **individuelle Sehbeeinträchtigung**. Vor der Operation sollte der **postoperative Visus** mittels Retinometer oder – bei starker Trübung – durch Prüfen der Aderhautfigur **geschätzt** werden. Weitere Augenerkrankungen (z. B. Makuladegeneration, PCOG) sollten abgeklärt werden. **Dringende OP-Indikationen** (unabhängig vom postoperativ zu erreichenden Visus) sind aufgrund des hohen Glaukomrisikos die hypermature Katarakt und die Cataracta intumescens (s. o.).

Entfernung der Linse bei Erwachsenen

Extrakapsuläre Kataraktextraktion (ECCE): Bei dieser heute in den allermeisten Fällen durchgeführten Methode (**Standardmethode**) wird bei 12 Uhr ein 2–6 mm langer Hornhautschnitt gesetzt (Kleinschnitt-Technik) und die vordere Linsenkapsel kreisförmig eröffnet (**Kapsulorhexis**). Der harte Linsenkern wird zerkleinert (**Phakoemulsifikation** mittels Hochfrequenzultraschall) und anschließend gemeinsam mit der Linsenrinde abgesaugt. Abschließend wird die **hintere Linsenkapsel poliert** und eine **Hinterkammerlinse implantiert** (s. u.). Die hintere Kapsel und die Linsenaufhängung bleiben erhalten, wodurch der Glaskörper nicht nach vorne fallen kann und die postoperative Amotiohäufigkeit sinkt. Meist ist keine Hornhautnaht nötig. Die Operation wird in **Tropfanästhesie** (nur in Ausnahmefällen in Narkose) durchgeführt und ist die mit Abstand häufigste Operation in der Augenheilkunde (> 500 000 Eingriffe/Jahr in Deutschland). Eine prinzipiell ähnliche Vorgangsweise ist die **Clear-Cornea-Technik** mit einem kleinen Zugangskanal von temporal durch die Hornhaut.

Intrakapsuläre Kataraktextraktion (ICCE): Über einen großen oberen Hornhautschnitt wird die gesamte Linse mit einem Kältestift „angefroren" und nach Zerstörung der Zonulafasern (fermentative Zonulolyse durch α-Chymotrypsin) extrahiert. Diese frühere Standardmethode ist heute bei **Luxatio** und **Subluxatio lentis** indiziert.

Komplikationen sind heute selten (< 1 % d. F.). Am wichtigsten sind die **Hinterkapselruptur** mit oder ohne Glaskörperverlust, eine **Endophthalmitis** (0,02–0,5 % d. F.) und expulsive **Blutungen**.

Wiederherstellung der Refraktion

Intraokulare Linsen (IOLs): Präoperativ wird die Linsenstärke aus der Bulbuslänge berechnet (auf ca. 0,5 dpt genau). Da postoperativ (bisher) bei vielen Patienten keine optimale Akkommodation möglich ist, benötigt der Patient für den Nah- oder den Fernvisus weiterhin eine Brille (**monofokale IOLs**). Multifokale IOLs mit Fern- und Nahteil sind zwar verfügbar, die optische Abbildungsqualität ist jedoch schlechter. Meist werden heute faltbare IOLs verwendet, wodurch der benötigte Hornhautschnitt kleiner ist.

- **Hinterkammerlinsen:** Nach einer ECCE wird die Kunstlinse an physiologische Stelle in den Kapselsack platziert und mittels zweier elastischer Haken („Haptik") fixiert.
- **Vorderkammerlinsen:** Ist die Hinterkapsel nicht mehr intakt (ICCE, Hinterkapselruptur), wird eine IOL verwendet, deren Haptik sich im Kammerwinkel abstützt. Dabei kann der Kammerwinkel oder das Hornhautendothel geschädigt werden.

Starbrillen: Früher nach ICCE üblich, werden sie heute kaum noch verwendet. Die benötigten Brillengläser sind sehr dick, entstellen den Patienten optisch und können nur nach beidseitiger Operation getragen werden, da sonst die Bildgröße auf der Retina zu unterschiedlich und eine Fusion unmöglich ist (**Anisikonie** [S. B889]).

Kontaktlinsen: Bei Operation einer einseitigen Katarakt und gutem Visus auf dem anderen Auge (z. B. Kontusionskatarakt) kann die Refraktion mit einer Kontaktlinse ausgeglichen werden.

Vorgehen bei kindlicher Katarakt

> **MERKE** Um eine Amblyopie zu vermeiden, sollten die Kinder möglichst früh operiert werden!

Operationstechnik: Der weiche Kern kann direkt mit einem Vitrektom abgesaugt werden. Zusätzlich zur ECCE wird auch die Hinterkapsel entfernt (**Phak-** oder **Lensektomie**), da sich bei Kindern regelhaft ein regeneratorischer Nachstar entwickelt. Ein peripherer Kapselring wird belassen, um die Implantation einer IOL zu ermöglichen.

Refraktionskorrektur: Die Refraktion verändert sich bei Kindern aufgrund des Bulbuswachstums schnell, sodass erst ab dem 2. Lebensjahr eine IOL implantiert wird. Vorher wird der Visus mit **Kontaktlinsen** korrigiert (gute Motivation und Schulung der Eltern erforderlich!) und muss regelmäßig kontrolliert werden.

> **MERKE** Bei einseitiger Katarakt ist postoperativ eine **Amblyopieprophylaxe** bzw. -therapie [S. B892] erforderlich!

8 Uvea (Gefäßhaut)

8.1 Fehlbildungen

8.1.1 Aniridie

Das angeborene, immer bilaterale Fehlen der Iris tritt sporadisch auf oder wird autosomal-dominant vererbt. An der Spaltlampe sind die Ziliarzotten und die Zonulafasern zu sehen. Zusätzlich bestehen häufig Linsentrübungen, ein Nystagmus oder eine Hypoplasie der Fovea mit deutlicher Visusreduktion.

> **MERKE** Die Aniridie ist mit **Wilms-Tumoren** assoziiert. Die Nieren betroffener Kinder sollten daher regelmäßig sonografisch kontrolliert werden.

8.1.2 Iriskolobom

Angeborenes Iriskolobom: Die Ursache der unten-nasal gelegenen Spaltbildung ist ein autosomal-dominant vererbter, **unvollständiger Verschluss der Augenbecherspalte** in der Embryonalentwicklung. Häufig besteht gleichzeitig ein Kolobom von Ziliarkörper, Zonulafasern, Choroidea und/oder Sehnerv. Die Betroffenen sind vermehrt blendungsempfindlich und klagen oft über Doppelbilder. Bei Beteiligung des N. opticus oder der Choroidea kann der Visus reduziert sein.

Erworbenes Iriskolobom: Spaltbildungen können auch **traumatisch** bei Iridodialyse [S. B864] entstehen oder **operativ** bei der intrakapsulären Kataraktextraktion (ICCE) und bei bestimmten Glaukomoperationen [S. B864] angelegt werden. Operativ werden Iriskolobome im oberen Bereich angelegt, damit sie vom Oberlid verdeckt sind und die Patienten nicht geblendet werden.

8.2 Farbanomalien

8.2.1 Heterochromie

> **DEFINITION** Farbdifferenz zwischen linker und rechter Iris.

Heterochromia simplex: Die Anomalie ist angeboren, es werden 2 Formen unterschieden:
- **Melanosis iridis:** Eine Iris ist deutlich dunkler gefärbt. Die Veränderung kann isoliert oder im Rahmen einer Melanosis oculi (Nävus von Ota [S. B854]) auftreten.
- **Heterochromia sympathica:** Es besteht eine einseitige Unterfunktion der sympathischen Innervation. Die betroffene Iris wird im Lauf des Lebens heller.

Bei beiden Formen besteht nur ein Farbunterschied, eine **Therapie** ist **nicht notwendig**.

Heterochromia complicata Fuchs: Die Ursache dieser angeborenen Störung ist unbekannt. Bei Erwachsenen kommt es zu **rezidivierenden Iridozyklitiden** mit Präzipitaten auf der hinteren Korneafläche und u. U. in der Folge zu einer Cataracta complicata oder einem Glaukom.

Sekundäre Heterochromie: Beim **Irisnävussyndrom** (s. u.), bei **Siderosis bulbi** [S. B896] und unter Therapie mit **Prostaglandinanaloga** wird die betroffene Iris im Lauf der Zeit dunkler, nach einer **Iridozyklitis**, einem **Glaukomanfall** oder einer **Vorderkammerblutung** evtl. heller. Diese Veränderungen haben keine klinischen Konsequenzen.

8.2.2 Albinismus und Albinoidismus

> **DEFINITION**
> - **Albinismus:** isolierter okulärer oder okulokutaner Ausfall der Melaninsynthese mit Aplasie der Fovea
> - **Albinoidismus:** inkompletter Ausfall der Melaninsynthese mit normal angelegter Fovea.

Durch die gestörte Melaninsynthese ist die Iris beidseits **hellblau**. Im regredienten Licht ist sie durchsichtig und leuchtet rot auf. Ophthalmoskopisch sind wegen der fehlenden Pigmentierung der Choroidea die **Aderhautgefäße** und die **weiße Sklera am Augenhintergrund sichtbar**. Bei Aplasie der Fovea ist der Visus deutlich reduziert. Die Patienten sind sehr **lichtempfindlich**, häufig ist ein **Nystagmus** zu beobachten. Eine kausale Behandlung ist nicht bekannt. Symptomatische Maßnahmen sind das Tragen einer **Lichtschutzbrille** und die Verwendung vergrößernder **Sehhilfen**.

8.3 Entzündungen

> **DEFINITION**
> - **Iritis** (Uveitis anterior): Entzündung der Iris
> - **Iridozyklitis:** Entzündung von Iris und Ziliarkörper
> - **Uveitis intermedia** (Pars planitis): Entzündung des Ziliarkörpers mit Glaskörperbeteiligung
> - **Choroiditis** (Uveitis posterior): Entzündung der Aderhaut
> - **Panuveitis:** Entzündung der gesamten Uvea

8.3.1 Iritis und Iridozyklitis

Epidemiologie und Ätiologie: Iridozyklitiden sind häufiger als isolierte Iritiden. Etwa 75 % d. F. verlaufen akut (< 6 Wochen), der Rest chronisch. Die Iridozyklitis ist assoziiert mit einer Vielzahl entzündlicher Erkrankungen, u. a. Spondylitis ankylosans, Sarkoidose, Morbus Reiter, chronisch-entzündlichen Darmerkrankungen, Psoriasis, multipler Sklerose, Morbus Behçet, Masern, Mumps, Herpes-simplex-Rezidiven, Varizellen, Borreliose, Tuberkulose, Lues und (juveniler) rheumatoider Arthritis. Etwa 25 % d. F. sind **idiopathisch**. Direkte Infektionen nach perforierendem Trauma oder im Rahmen einer Sepsis sind selten.

Klinik und Diagnostik: Bei akutem Verlauf klagen die Patienten über plötzlich beginnende, dumpfe **Augenschmerzen**, **Visusverschlechterung** („Schleier vor dem Auge"), ein „**rotes Auge**" (ziliare sowie evtl. konjunktivale **Injektion**), **Photophobie** und **Epiphora**. Chronische Verläufe sind häufig symptomarm. Die **Iris** ist **hyperämisch** und manchmal grünlich verfärbt, ihre **Struktur ist verwaschen**. Bei heller Iris können die Irisgefäße sichtbar sein. Die Pupille ist eng (**Reizmiosis**) und reagiert nur träge auf Mydriatika. Bei schwerem Verlauf fällt ein **Hypopyon**, bei viraler Ursache evtl. ein **Hyphäma** auf. In der Vorderkammer sind Zellen sowie **Eiweiß- oder Fibrinansammlungen sichtbar** (**Tyndall positiv**). Diese Infiltration schlägt sich auf dem Hornhautendothel oft in Dreieckform nieder (**Arlt-Dreieck**). Zur Erregersuche werden ein **Bindehautabstrich** bzw. bei Sepsis **Blutkulturen** abgenommen.

Komplikationen:
- **Synechien:** Durch die Entzündung können sich **hintere Synechien** (zwischen Iris und Linsenvorderfläche) und Goniosynechien (zwischen Iris und Trabekelwerk) bilden. Als Folge ist die **Pupille in Mydriasis verzogen** („Kleeblattpupille").
- **sekundäres Offenwinkelglaukom:** Ursache ist eine Verlegung des Kammerwinkels mit Entzündungszellen und Exsudat [S. B868].
- **Seclusio pupillae:** Bei kompletter hinterer Synechierung kann das Kammerwasser nicht mehr zirkulieren (ziliolentikulärer Block) und es entsteht ein sekundäres Winkelblockglaukom mit Napfkucheniris (Iris bombata/bombée).
- **Cataracta complicata** [S. B858]
- **Hornhautbanddegeneration** [S. B851] nach rezidivierenden Iridozyklitiden
- **Phthisis bulbi** mit Erblindung nach multiplen Rezidiven.

Therapie: Schon bei Verdacht auf eine infektiöse Ursache wird eine **antibiotische und/oder antivirale Therapie** eingeleitet. Bei fehlendem Erregernachweis werden **Glukokortikoide** hoch dosiert (als Augentropfen/-salbe, evtl. subkonjunktivale oder parabulbäre Injektion oder p. o.) sowie **NSAR** (lokal) gegeben. Wärmeapplikation (z. B. Rotlicht) lindert die Schmerzen. In schweren Fällen und bei Nichtansprechen können Immunsuppressiva oder Biologika erforderlich sein. Zur Vermeidung von Synechien ist eine **therapeutische Mydriasis** mit Parasympatholytika wie Atropin oder Sympathomimetika wie Epinephrin oder Kokain wichtig (zur Sprengung bereits bestehender Synechien in Kombination).

Ein **sekundäres Offenwinkelglaukom** [S. B864] wird konservativ behandelt. Bei **Seclusio pupillae** mit sekundärem Winkelblock wird mittels YAG-Laser-Iridotomie [S. B864] ein Shunt gesetzt, durch den das Kammerwasser zirkulieren kann. Eine **Cataracta complicata** [S. B858] wird im entzündungsfreien Intervall operiert.

> **MERKE** Entscheidend ist ggf. die Behandlung der assoziierten Grunderkrankung!

Prognose: Unter adäquater Therapie bildet sich die Entzündung **innerhalb weniger Tage** zurück. Wichtig: Regelmäßige Kontrollen des Augeninnendrucks und Untersuchungen mit der Spaltlampe sind notwendig, um den Therapieerfolg und evtl. Komplikationen beurteilen zu können. Rezidive oder ein Übergang in die chronische Form sind möglich.

8.3.2 Uveitis intermedia

Synonym: Pars planitis, Zyklitis

Meist sind **junge Menschen** betroffen, die Ursache ist unbekannt. Manche Patienten entwickeln später eine Sarkoidose oder eine multiple Sklerose. Die Patienten klagen über einen **schmerzlosen Visusabfall** und „Schwebeteilchen" im Gesichtsfeld. Die Vorderkammer ist nur gering gereizt oder reizfrei. Typisch sind **weißliche Verdichtungen** im Glaskörper über der äußersten Netzhautperipherie und der Pars plana („Schneeflocken" oder „-bälle"). Der Glaskörper ist zudem **zellulär infiltriert** und von weißlichen Schlieren durchzogen, die den Visus beeinträchtigen. Möglich sind auch eine **Papillenschwellung** und ein **Makulaödem** (Abb. 8.1). Das therapeutische Vorgehen entspricht dem bei Iritis bzw. Iridozyklitis. In der Folge kann sich eine **bandförmige Keratopathie** [S. B851], eine **Cataracta secundaria** [S. B857] und ein **sekundäres Offenwinkelglaukom** [S. B868] entwickeln.

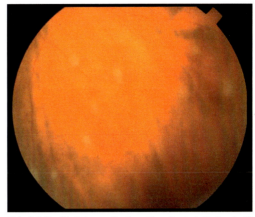

Abb. 8.1 **Uveitis intermedia.** (aus: Kampik et al., Facharztprüfung Augenheilkunde, Thieme, 2006)

8.3.3 Choroiditis und Chorioretinitis

Durch die enge topografische Beziehung ist die Retina fast immer mitbetroffen (Chorioretinitis).

Ätiologie: Viele Fälle sind **idiopathisch**. Bekannte Auslöser sind **Infektionen** (z. B. Toxoplasmose, Lues, Histoplasmose, Toxocariasis, Tuberkulose, Borreliose, Onchozerkose, Zoster ophthalmicus) oder **immunologische Prozesse** (z. B. Sarkoidose, Morbus Behçet, Vogt-Koyanagi-Harada-Syndrom, Morbus Crohn). Selten kann eine **Skleritis** [S. B855] auf die Choroidea übergreifen.

Klinik und Diagnostik: Die Patienten berichten über eine **Sehverschlechterung mit Gesichtsfeldausfällen** bzw. ein **Schleiersehen**. Je zentraler die Entzündung liegt, umso stärker sind die Beeinträchtigungen. Ophthalmoskopisch sind im Akutstadium **weißliche** bis gelblich-graue, **unscharf begrenzte**, leicht prominente **Herde** zu sehen (Abb. 8.2). Im weiteren Verlauf sind die Herde scharf abgegrenzt und braun pigmentiert. Auf der durchscheinenden weißen Sklera können sich kleine retinale Blutungen zeigen („**Trikolore**"). Geht die Entzündung primär von der Retina aus, sind **Zellen im Glaskörper** nachweisbar – bei einer primären Choroiditis nicht.

> **MERKE** Da die Choroidea nicht sensibel innerviert ist, ist die Entzündung **nicht schmerzhaft**.

Therapie und Verlauf: Bei positivem Erregernachweis werden **Antibiotika** und/oder **Virustatika** gegeben, ansonsten **Glukokortikoide** lokal und oral. Die Entzündung heilt nach 2–6 Wochen narbig (→ **Skotome**) ab.

Fetopathia toxoplasmotica: Eine **Toxoplasmose** in der Frühschwangerschaft (5.–7. SSW) kann u. a. eine **zentrale Chorioretinitis** auslösen, die in utero narbig abheilt und

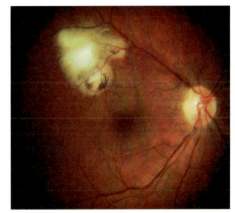

Abb. 8.2 **Toxoplasmose.** Akute Reaktivierung mit frischem, grauweißem Herd, unmittelbar daneben eine alte, retinochoroidale Narbe. (aus: Kellner, Wachtlin, Retina, Thieme, 2008)

ein Skotom in diesem Bereich zurücklässt. Typische Befunde sind ein okulärer Nystagmus und ein Strabismus. Auch nach Jahren sind Rezidive am Narbenrand möglich.

8.3.4 Sympathische Ophthalmie

Nach perforierenden Augenverletzungen oder seltener nach bulbuseröffnenden Eingriffen entwickelt sich in seltenen Fällen eine **Panuveitis** des anderen Auges. Das Gewebe des verletzten Auges wirkt dabei als Antigen und löst frühestens nach 2 Wochen, aber auch nach Jahren eine granulomatöse **Autoimmunreaktion** gegen das Gewebe des Partnerauges aus. Erste Symptome sind eine **Abnahme der Akkommodationsbreite** und **Photophobie**, im weiteren Verlauf nimmt der Visus ab und Schmerzen treten auf. Das Auge ist gerötet (**gemischte Injektion**). Ophthalmoskopisch sind in Vorderkammer und Glaskörper Zellen und Eiweiß nachweisbar (**Tyndall positiv**), außerdem ein **Papillen**- und **Netzhautödem** sowie eine **granulomatöse Choroiditis**. Mögliche Folgen der häufig chronischen Entzündung sind ein **Sekundärglaukom**, eine **Cataracta complicata** und eine **Amotio retinae** bis zu einer **Phthisis bulbi** mit Erblindung. Ist das „**Auslöserauge**" erblindet, wird es zur Elimination des Antigens **enukliert**. Entscheidend ist eine frühzeitige, hoch dosierte, lokale und systemische Gabe von **Glukokortikoiden** sowie evtl. zusätzlich von **Immunsuppressiva** (Cyclophosphamid, Azathioprin). Erblindet ein verletztes oder operiertes Auge, sollte es prophylaktisch enukliert werden, um eine autoimmune Sensibilisierung zu vermeiden.

8.4 Rubeosis iridis

> **DEFINITION** Gefäßneubildungen der Iris aufgrund einer retinalen Hypoxie.

Bei retinaler Hypoxie wird vermehrt **VEGF** (Vascular endothelial Growth Factor) ausgeschüttet. Gelangt dieser in die Vorderkammer, regt er die **Neubildung von Irisgefäßen** an. Diese sind sehr fragil und können daher Vorderkammerblutungen mit **sekundärem Offenwinkelglaukom** auslösen. Zudem können sie den Kammerwinkel verlegen und so ein **sekundäres Winkelblockglaukom** verursachen. Die weitaus häufigsten Ursachen sind **diabetische Retinopathie** (Abb. 8.3), **Zentralvenenverschluss** und **Karotisstenose**. Es kommen jedoch viele weitere Erkrankungen in Betracht (u. a. Periphlebitis retinae, Uveitis, Retinoblastom, okuläre arterielle Verschlüsse, systemischer Lupus erythematodes, Sichelzellanämie). Gefäßneubildungen im Irisstroma sind **asymptomatisch**. Ein sekundäres Winkelblockglaukom verursacht jedoch stärkste Schmerzen und führt letztlich zur Erblindung. Die neu gebildeten Gefäße sind an der **Irisvorderseite** zu sehen und gehen unregelmäßig von der Iriswurzel und vom Pupillarsaum aus. Das Pigmentepithel dehnt sich auf die Irisvorderseite aus (**Ectropium uveae**). Die Rubeosis iridis ist **therapeutisch kaum zu beeinflussen** und in den meisten Fällen mit dem **Verlust des Auges** gleichzusetzen. Bei sekundärem Winkelblock wird versucht, die Kammerwasserproduktion durch Verödung des Ziliarkörpers zu drosseln (**zyklodestruktive Eingriffe** [S. B864]). Bei Phthisis bulbi und starken Schmerzen kann oft nur die **Enukleation** helfen.

> **MERKE** Bei **Diabetikern** sind regelmäßige ophthalmoskopische Untersuchungen und ggf. eine rechtzeitige Lasertherapie bei diabetischer Retinopathie [S. B872] die einzige Möglichkeit, eine Rubeosis iridis zu vermeiden.

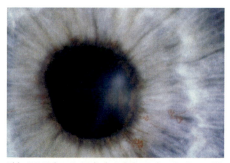

Abb. 8.3 Rubeosis iridis bei diabetischer Retinopathie.
(aus: Kellner, Wachtlin, Retina, Thieme, 2008)

8.5 Tumoren

8.5.1 Benigne Tumoren

Irisnävi

Die Nävi manifestieren sich meist in der Pubertät. Sie sind **unscharf begrenzt**, **variabel pigmentiert**, meist auf die oberflächlichen Stromaschichten begrenzt und nur wenige Millimeter groß. Durchsetzen sie die Iris komplett, können sie die Pupille verziehen und evtl. ein sekundäres **Winkelblockglaukom** [S. B868] auslösen. In seltenen Fällen **entarten** sie zu Irismelanomen (s. u.), regelmäßige Kontrollen und eine **fotografische Dokumentation** sind daher zu empfehlen. Bei Sekundärglaukom oder dringendem Verdacht auf maligne Entartung sollten sie exzidiert werden, ansonsten ist keine Therapie notwendig.

Differenzialdiagnosen:
- **malignes Irismelanom** (s. u.): oft sehr schwierig abzugrenzen
- **Iris bicolor:** flächenhafte, oft sektorförmige Andersfärbung der Iris ohne Krankheitswert
- **Neurinome/Neurofibrome:** 1–1,5 mm große, leicht prominente, gelblich-braune Knötchen (Lischknötchen), u. U. sehr zahlreich („Leoparden-Iris"); sehr häufig bei Neurofibromatose

Iris- und Ziliarkörperzysten

Diese gekapselten, flüssigkeitsgefüllten Tumoren wölben die Iris vor. Sie entstehen **idiopathisch** (primär) im Pigmentepithel oder Stroma oder **sekundär** nach Traumata, Operationen oder durch die Anwendung von Miotika. Sie bleiben oft über Jahre gleich groß und wachsen dann plötzlich. Große Iriszysten können die Sehachse beeinträchtigen. In der Untersuchung zeigen sich **Iryszysten** als grauer oder dunkler Fleck im Irisstroma, der die Iris vorwölbt. **Ziliarkörperzysten** sind nur in Mydriasis zu erkennen. Im regredienten Licht sind sie – im Gegensatz zu Melanomen – durchscheinend. Ggf. sollte auf ein anderes Miotikum gewechselt werden. Beeinträchtigt eine Zyste die Sehachse, wird sie komplett exzidiert.

Aderhautnävi

Aderhautnävi sind bei ca. 10 % der Bevölkerung nachweisbar. Das **Entartungsrisiko** zum malignen Aderhautmelanom (s. u.) ist zwar gering (ca. 1 : 5000), rechtfertigt jedoch regelmäßige Kontrollen. Normalerweise sind die unter der Retina liegenden Nävi **asymptomatisch**, manchmal lösen sie jedoch sekundäre **Neovaskularisationen** und ein **retinales Ödem** aus: Ist die Makula davon betroffen, nimmt der Visus ab. Die Nävi sind relativ **stark pigmentiert, scharf begrenzt** und meist **erhaben**. Sie wachsen im Verlauf nicht und färben sich fluoreszenzangiografisch nicht an. Evtl. sind Drusen der Bruch-Membran zu beobachten (Abb. 8.4). Eine Behandlung ist **nicht notwendig**, aufgrund des Entartungsrisikos muss der Befund jedoch regelmäßig kontrolliert und **fotografisch dokumentiert** werden.

8.5 Tumoren

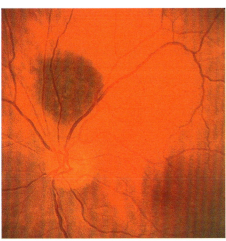

Abb. 8.4 **Aderhautnävus.** Kleiner parapapillärer Aderhautnävus mit einigen Drusen an der Oberfläche. (aus: Heimann, Kellner, Atlas des Augenhintergrundes, Thieme, 2010)

Differenzialdiagnosen:
- **malignes Aderhautmelanom** (s.u.): Anfärbung in der Fluoreszenzangiografie, typisches „Orange-Pigment"; malignomverdächtig sind Befunde mit Durchmesser ≥ 11 mm bzw. Prominenz ≥ 2 mm.
- **retinale Pigmentepithelhypertrophie** [S. B882]: nicht erhabene, häufig multiple Herde („Bärentatze"), keine Drusen nachweisbar.

8.5.2 Malignes Uveamelanom

Das maligne Uveamelanom ist der **häufigste primäre intraokulare Tumor** bei Erwachsenen (Inzidenz 1 : 10 000, Altersgipfel 40–60 Jahre). Menschen mit hellem Hauttyp sind sehr viel häufiger betroffen als Dunkelhäutige. Insgesamt manifestieren sich ca. 20 % aller malignen Melanome intraokular. Die Melanome entstehen meist **einseitig**, am häufigsten in der **Choroidea**.

> **MERKE** Generell ist bei Tumoren > 8–15 mm Durchmesser bzw. bei ≥ 5–10 mm Prominenz die Enukleation indiziert.

Irismelanom

Die Tumoren fallen als hell- bis dunkelbraune, unscharf begrenzte Verfärbungen der Iris relativ früh auf. Sie können zwar die Pupille verziehen, sind jedoch **meist asymptomatisch**. Melanomzellen im Kammerwasser können den Kammerwinkel verstopfen und ein **sekundäres Offenwinkelglaukom** auslösen. An der Spaltlampe erscheint die Tumoroberfläche aufgelockert. Umschriebene Tumoren werden mittels **Sektoriridektomie** entfernt. Irismelanome wachsen nicht sehr ausgedehnt und **metastasieren praktisch nie**. Die Letalität beträgt 1–4 %.

Ziliarkörpermelanom

Die Tumoren sind nur gonioskopisch zu sehen und verursachen erst relativ spät durch Verdrängung der Linse **Akkommodations-** und **Refraktionsstörungen**. Durch Druck auf die Linse kann eine sektorförmige **Katarakt** mit Visuseinbußen entstehen. Wie beim Irismelanom können Vorderkammerinfiltrate den **Kammerwinkel blockieren**. Der Tumor und die darüberliegende Sklera werden en bloc reseziert und der Bereich homolog mit Sklera gedeckt.

Aderhautmelanom

Risikofaktoren: Möglicherweise ist das Risiko bei starker **UV-Exposition** erhöht. **Aderhautnävi** können selten entarten. Die Inzidenz ist bei **Melanosis sclerae** und **okulodermaler Melanose** [S. B854] erhöht.

Klinik und Diagnostik: Ist die Makula beteiligt, **nimmt die Sehschärfe ab**. Durch den Tumor oder die angrenzende tumorbedingte Amotio retinae können sich **Schatten im Gesichtsfeld** zeigen. Auch eine tumorferne seröse Ablatio retinae ohne Netzhautforamen ist möglich.

Der Tumor ist **hell- bis dunkelbraun** und hat eine **höckrige Oberfläche**. Er wächst zunächst diskus-, später kugel- und bei Durchbrechen der Bruch-Membran pilzförmig unter Pigmentepithel und Retina ein („Kragenknopf-Melanom") und hebt diese ab. Typisch ist ein „**Orange-Pigment**" durch Lipofuszinablagerungen (Abb. 8.5).

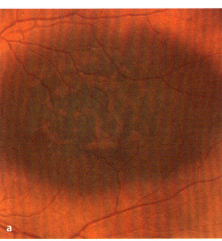 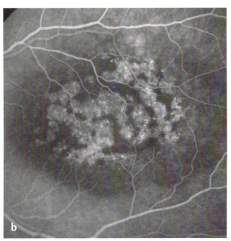

Abb. 8.5 **Aderhautmelanom. a** Ophthalmoskopisches Bild mit „Orange-Pigment". **b** Fluoreszenzangiografie (arteriovenöse Phase) mit typischen „Hot Spots". (aus: Heiman et al., Angiografie-Atlas des Augenhintergrundes, Thieme, 2004)

Die **Sonografie** (Prominenz? Abhebung der Aderhaut?) und die **Fluoreszenzangiografie** (starke zuführende Gefäße?) helfen bei der Abgrenzung zu benignen Befunden.

Differenzialdiagnosen sind **Aderhautmetastasen** (meist bei Mamma- oder Bronchialkarzinom; flacher und kaum pigmentiert), **Aderhautnävi** und die **retinale Pigmentepithelhypertrophie** [S. B882].

Therapie und Prognose: Bei **kleinen Tumoren** (Prominenz < 3 mm) ist eine engmaschige **Kontrollen** mit Fotodokumentation ausreichend. Bei **größeren Tumoren** (Durchmesser 3–15 mm, Prominenz < 5–9 mm) ist eine **Brachytherapie** indiziert. Weitere, individuell abzuwägende und teilweise noch experimentelle Optionen sind eine Teletherapie mit Teilchenstrahlung, eine transpupilläre Thermotherapie, eine photodynamische Therapie und der Einsatz des VEGF-Antikörpers Bevacizumab. Die Prognose hängt stark von der Größe und vom histologischen Typ des Tumors ab: Bei **epitheloidzelligen Tumoren** (5-Jahres-Überlebensrate ca. 30%) ist das Metastasierungsrisiko deutlich höher als beim **spindelzelligen Typ** (5-Jahres-Überlebensrate ca. 95%). Die durchschnittliche Überlebensdauer bei metastasierten Tumoren beträgt < 6 Monate.

8.6 Verletzungen

Iridodialyse: Bei einem unvollständigen, meist seitlichen Abriss der Iris an der Iriswurzel (meist im Rahmen einer Contusio bulbi [S. B896]) entsteht ein traumatisches Iriskolobom. Ist die **Blendungsempfindlichkeit gesteigert** oder entstehen durch die doppelte „Blende" **Doppelbilder**, sollte die Iris wieder angenäht werden.

Traumatische Aniridie: Die Iriswurzel kann im Rahmen einer Contusio bulbi auch vollständig abreißen, die Folge ist eine erhöhte **Blendungsempfindlichkeit**. Die Patienten benötigen eine Lichtschutzbrille. Bei gleichzeitiger Katarakt wird eine schwarze Kunstlinse mit zentraler optischer Öffnung implantiert.

Zyklodialyse: Reißt der Ziliarkörper von der Sklera ab, resultieren eine **Bulbushypotonie**, ein **Papillenödem**, ein **Visusabfall** und langfristig eine **Phthisis bulbi** mit Erblindung. Der Ziliarkörper muss daher wieder fixiert werden (Zyklopexie).

Sphinkterriss: Die Folge eines Einrisses des M. sphincter pupillae (meist mehrere kleine, dreieckige Defekte) ist eine **traumatische Mydriasis** mit **entrundeter Pupille** und erhöhter **Lichtempfindlichkeit** sowie evtl. insuffizienter Pupillenfunktion. Die Patienten erhalten eine Lichtschutzbrille. Ist eine Kataraktoperation indiziert, wird eine Iriskonstriktionsnaht zur Pupillenverengung gesetzt.

Aderhautruptur: Typisch sind konzentrische, sichelförmige Risse rund um die Papille nach einer Contusio bulbi. Ist die Makula betroffen, ist der **Visus reduziert**. Eine Therapie ist nicht möglich. In manchen Fällen verbessert sich der Visus nach der Vernarbung der Läsionen.

Chorioretinopathia traumatica: Nach einem Abriss oder einer Quetschung der hinteren kurzen Ziliararterien atrophieren Choroidea und Retina, die Folge ist ein **Visusverlust**. Eine spezifische Therapie ist derzeit nicht möglich.

9 Glaukom

9.1 Überblick

Synonym: Grüner Star

> **DEFINITION**
> - **primäres Glaukom:** Glaukom ohne Grunderkrankung des Auges
> - **sekundäres Glaukom:** Glaukom aufgrund einer Augenerkrankung
> - **absolutes Glaukom:** aufgrund eines Glaukoms erblindetes, häufig schmerzhaftes Auge
> - **Winkelblockglaukom:** Glaukom aufgrund einer sichtbaren Verlegung des Kammerwinkels (Kammerwinkel gonioskopisch nicht einsichtbar)
> - **Offenwinkelglaukom:** Glaukom trotz gonioskopisch freiem Kammerwinkel.

9.2 Therapiemöglichkeiten

9.2.1 Medikamentöse Therapie

Siehe Tab. 9.1.

9.2.2 Operative Therapieverfahren

Laser-Trabekuloplastik Mit einem Argon- oder Nd:YAG-Laser werden im Trabekelwerk 50–100 Laserherde gesetzt, was den Kammerwasserabfluss verbessert (Ursache unbekannt). Die Operation ist nur bei offenem Kammerwinkel möglich. Der volle Effekt setzt nach 4–6 Wochen bei ca. jedem 2. Patienten ein und hält für etwa 2 Jahre an.
- **Indikationen:** operative Primärtherapie bei PCOG und sekundärem Offenwinkelglaukom
- **Komplikationen** (selten): meist transiente IOD-Erhöhung, Konjunktivitis, Iritis, Blutungen aus kammerwinkelnahen Gefäßen, Synechien zwischen Iris und Laserherden.

9.2 Therapiemöglichkeiten

Tab. 9.1 Pharmakotherapie des Glaukoms

Gruppe	Wirkstoffe	Wirkmechanismus	Indikationen	Nebenwirkungen
α$_2$-Rezeptor-Agonisten	Clonidin, Apraclonidin, Brimonidin	Kammerwasserproduktion ↓	PCOG[1] (1. Wahl), akuter Winkelblock	u. a. systemische Blutdrucksenkung und Sehstörungen (Clonidin), Mundtrockenheit und Müdigkeit (Brimonidin), Hyperämie (Apraclonidin)
β-Blocker[2]	z. B. Timolol	Kammerwasserproduktion ↓	PCOG[1] (1. Wahl), akuter Winkelblock, sekundäre Glaukomformen	Bradykardien, arterielle Hypotonie, Bronchospasmen bei Asthma bronchiale
Prostaglandinanaloga	z. B. Latanoprost	Kammerwasserabfluss ↑	PCOG[1] (1. Wahl)	Hyperpigmentierung der Iris, Störungen des Wimpernwachstums
Carboanhydrasehemmer	z. B. Dorzolamid (lokal), Azetazolamid (i. v.)	Kammerwasserproduktion ↓, okuläre Durchblutung ↑	PCOG[1] (lokal 1. Wahl, i. v. nur in Ausnahmefällen), akuter Winkelblock (i. v.)	u. a. Übelkeit (v. a. bei i. v.-Anwendung), Depression, Gewichts- und Libidoverlust
direkte Parasympathomimetika (Miotika)	z. B. Pilocarpin; Carbachol	Kammerwasserabfluss ↑	akuter Winkelblock, PCOG[1] (Mittel 2. Wahl); kontraindiziert bei sekundärem Glaukom	Akkommodationsspasmus [S. B891], beeinträchtigte Nachtsicht, Einengung des peripheren Gesichtsfelds
Cholinesterasehemmer (indirekte Parasympathomimetika)	z. B. Neostigmin	Kammerwasserabfluss ↑	in Einzelfällen bei PCOG[1]	hohe systemische Nebenwirkungsrate (z. B. Bronchialspasmen, Herzrhythmusstörungen)
direkte Sympathomimetika	Adrenalin	Kammerwasserproduktion ↓, Kammerwasserabfluss ↑	steroidinduziertes Glaukom; bei PCOG[1] obsolet	Allergie (10–15 % d. F.), paradoxer Druckanstieg, zystoide Makulopathie (bei Aphakie), Adrenochrom-Pseudozysten [S. B845]
Osmotika (systemisch)	Isosorbid und Glyzerin (p. o.), Mannitol (i. v.)	IOD ↓ durch osmotische Reduktion des Glaskörpervolumens	akuter Winkelblock	Glyzerin: Hyperglykämie und Ketoazidose bei Diabetikern

[1]PCOG: primär chronisches Offenwinkelglaukom. [2] **Cave:** Absprache mit Internisten bei Patienten mit COPD, Asthma bronchiale, Herzinsuffizienz und Herzrhythmusstörungen!

Nd:YAG-Laser-Iridotomie: Mit dem Laser wird ein möglichst peripherer Substanzdefekt in der Iris gesetzt und dadurch eine bleibende Verbindung zwischen Vorder- und Hinterkammer geschaffen.
- **Indikationen:** Primärtherapie bei primärem und sekundärem Winkelblockglaukom, auch prophylaktisch
- **Komplikationen:** transiente IOD-Erhöhung, Iritis.

Periphere Iridektomie: Die Vorderkammer wird am Limbus zwischen 11 und 1 Uhr eröffnet, die Iriswurzel fällt durch die Läsion vor. Mit der Schere wird nun ein Irisdefekt gesetzt, die Iris reponiert und die Vorderkammer verschlossen. Durch das Iriskolobom kann das Kammerwasser in die Vorderkammer zirkulieren.
- **Indikation:** akutes Winkelblockglaukom mit persistierendem Hornhautödem
- **Komplikationen:** Blutungen, Photophobie und Doppelbilder (vermeidbar durch Setzen des Irisdefekts an einer Stelle, die durch das Lid verdeckt wird), Sekundärkatarakt.

Filtrierende Eingriffe: Im oberen Limbusbereich werden ein Bindehaut- und ein darunterliegender Skleralappen (in 2 Lamellen) präpariert. An dieser Stelle wird ein Stück Trabekelwerk herausgeschnitten (**Trabekulektomie**) oder -gestanzt (**Goniotrepanation**) und ein peripheres Iriskolobom gesetzt. Der Skleralappen wird locker wieder angenäht und mit Bindehaut gedeckt: Das Kammerwasser kann nun durch den Irisdefekt unter die Bindehaut abfließen („**Filterkissen**"). Die Fibrosierung dieser künstlichen Verbindung kann durch Applikation des Zytostatikums Mitomycin C gehemmt werden. Der IOD lässt sich durch diesen Eingriff in 70–85 % d.F. dauerhaft senken.
- **Indikationen:** PCOG, einige sekundäre Offenwinkelglaukomformen
- **Komplikationen:** Bindehautfistel, malignes Glaukom durch verzögerte Blutung, aufgehobene Vorderkammer mit Quellung des Hornhautstromas, passagere Vorderkammerabflachung mit okulärer Hypotonie, Katarakt.

Drainageimplantation: Nach der Präparation einer Bindehaut- und einer äußeren Skleralamelle (s. o.) wird eine Inzision in die Vorderkammer gesetzt, in die ein **Silikonröhrchen** zur Ableitung des Kammerwassers nach subkonjunktival eingelegt wird. Die Sklera wird locker zugenäht, um ein Filterkissen zu bilden.
- **Indikationen:** therapierefraktäre Glaukome (keine guten Erfolge), in Diskussion als Primärtherapie bei PCOG
- **Komplikationen:** wie bei den filtrierenden Eingriffen, aber seltener.

Viskokanalostomie mit tiefer Sklerotomie: Das Ziel ist eine Dilatation des Schlemm-Kanals und damit ein verbesserter Kammerwasserabfluss. Nach Präparation eines Bindehaut- und eines äußeren Skleralappens wird das „Dach" des Schlemm-Kanals eröffnet und Hyaluronsäure zu dessen Aufdehnung instilliert.

- **Indikationen:** PCOG und sekundäre Offenwinkelglaukome, juvenile und kongenitale Glaukome
- **Komplikationen:** wie bei den filtrierenden Eingriffen, aber seltener.

Goniotomie (unter dem Gonioskop): Am temporalen Limbus wird mit einer spitzen Sonde in die mit Flüssigkeit aufgefüllte Vorderkammer eingegangen und quer über die Vorderkammer und die nasale Iris weg der verschlossene Kammerwinkel eröffnet. Häufig sind 2–3 Operationen notwendig.
- **Indikationen:** kongenitale und infantile Glaukome, möglich nur bei klarer Kornea
- **Komplikationen:** Blutungen.

Trabekulotomie: Nach Präparation eines Bindehaut- und eines äußeren Skleralappens wird der Schlemm-Kanal eröffnet und in ihn eine Trabekulektomie-Sonde eingebracht. Diese wird in die Vorderkammer eingeschwenkt und dadurch das persistierende embryonale Gewebe in dieser Region zerstört. Die Erfolgsrate ist etwas besser als bei der Goniotomie, dennoch sind häufig 2 Eingriffe nötig.
- **Indikationen:** kongenitale und infantile Glaukome, auch bei Hornhauttrübung möglich
- **Komplikationen** (selten): Verklebungen und Vernarbungen

Zyklodestruktive Eingriffe: Mittels Kälte (Kryokoagulation) oder Nd-YAG-Laser wird eine Atrophie des Ziliarkörpers induziert (irreversibel!).
- **Indikationen:** sekundärer Winkelblock bei Rubeosis iridis und Aphakieglaukom
- **Komplikationen:** häufig okuläre Hypotonie

9.3 Primäre Glaukome

9.3.1 Primäres chronisches Offenwinkelglaukom (PCOG)

DEFINITION Die Definition ist uneinheitlich: Immer gefordert wird ein **glaukomtypischer Papillenschaden**. Vielfach wird ein **erhöhter IOD** als integraler Bestandteil der Diagnose angesehen und ein sog. **Normaldruckglaukom** unterschieden. Andere Quellen fokussieren auf den Papillenschaden und betrachten einen erhöhten IOD nur als einen von vielen Risikofaktoren für diesen.

Epidemiologie und Ätiologie: Mit > 90 % aller Glaukome ist das PCOG die **häufigste Glaukomform**. Die Schädigungen beginnen ab dem 40. Lebensjahr mit einem Häufigkeitsgipfel zwischen dem 60. und 70. Lebensjahr. Die Prävalenz bei 50-Jährigen beträgt ca. 5 %. Auslöser der Schädigung des neuroretinalen Gewebes des N. opticus ist wahrscheinlich ein **erhöhter Abflusswiderstand im Trabekelsystem** (genetische Prädisposition?). Bei erhöhtem IOD ist die Sauerstoffversorgung der Papille verringert.

Klinik: Meist sind die Patienten **jahrelang asymptomatisch**, evtl. treten unspezifische Symptome auf (z. B. Kopfschmerzen, Augenbrennen oder -rötung, verschwommenes Sehen, v. a. nachts Farbringe um Lichtquellen „Halos"). Erst im **Spätstadium** fallen progrediente, irreversible **Gesichtsfeldausfälle** auf, die schließlich zur Erblindung führen: Zunächst ist der blinde Fleck vergrößert und nasal oben beginnt ein parazentrales Skotom. Im Verlauf nimmt das nasale obere periphere Gesichtsfeld ab und die parazentralen Skotome fließen zusammen (Bjerrum-Skotom). Später geht das gesamte nasale und parazentrale Gesichtsfeld verloren, bis nur mehr ein kleiner zentraler und peripher-temporaler Gesichtsfeldrest verbleibt.

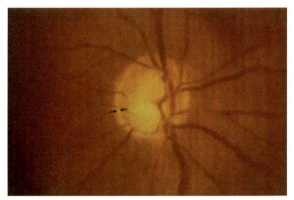

Abb. 9.1 Glaukom. Papillenschaden mit Randsaumverlust v. a. temporal (Pfeile). (aus: Kroll et al., Augenärztliche Untersuchungsmethoden, Thieme, 2008)

Diagnostik: „Klassischerweise" ist der **IOD** auf > 22 mmHg **erhöht** und schwankt im **Tagesdruckprofil** um > 5–6 mmHg. Zur Augendruckmessung s. Kap. Messung des intraokulären Drucks [S. B828]. Der **Kammerwinkel** ist gonioskopisch **frei** (offen). **Ophthalmoskopisch** ist die Papillenexkavation vergrößert und vertikal elongiert. Die Papille ist abgeblasst, das neuroretinale Randsaumgewebe ist vermindert (**Abb. 9.1**). Als Frühzeichen sind im Grünlicht bündelförmige Nervenfaserausfälle zu sehen. Mithilfe des **Laser-Scanning-Polarimeters** (GDx VCC) und/oder der **Laser-Scanning-Tomografie** (Heidelberg-Tomograf [S. B829]) kann die **Nervenfaserschichtdicke** beurteilt werden: Schon früh sind parapapillär im neuroretinalen Randsaumgewebe Defekte detektierbar. Das derzeitige Goldstandardverfahren zur Beurteilung des Gesichtsfelds ist die **statische, computergesteuerte Schwellenperimetrie** (standardisierte automatisierte Perimetrie = SAP). Die **Rauschfeldperimetrie** kann Gesichtsfelddefekte für den Patienten wahrnehmbar machen und wird häufig zum Screening eingesetzt.

MERKE Zur Verlaufskontrolle sollten die Befunde unbedingt z. B. mittels Fundusfotografie dokumentiert werden.

Differenzialdiagnosen:
- **große physiologische Papillenexkavation:** immer rund
- **okuläre Hypertension:** Der IOD kann jahrelang erhöht sein, ohne dass glaukomtypische Veränderungen der Papille detektierbar sind. Da ein Teil dieser Patienten später ein Glaukom entwickelt, sollte bei einem

IOD > 25 mmHg trotzdem eine medikamentöse Therapie (s. u.) begonnen werden.
- **Niedrigdruckglaukom:** Glaukomtypische Papillen- und Gesichtsfeldveränderungen können auch bei normalem IOD auftreten. Da bei diesen Patienten häufig systemische hypotone Phasen (nächtlicher Blutdruckabfall!) und Gefäßspasmen zu beobachten sind, wird von einer vaskulär bedingten Optikusneuropathie ausgegangen. Die Therapiemöglichkeiten sind begrenzt, da die meisten Verfahren auf eine Senkung des IOD abzielen.

Medikamentöse Therapie: Indikationen für den **Beginn** einer medikamentösen Therapie sind ein **IOD > 25 mmHg** und/oder ein **glaukomtypischer Sehnervschaden**. Erscheint eine Therapie z. B. aufgrund eines grenzwertig erhöhten IOD derzeit nicht indiziert, sollte der Befund engmaschig kontrolliert werden (3–4×/Jahr). Anzustreben ist ein **Zieldruck** 30 % unterhalb des Ausgangswerts (unabhängig von dessen Höhe). Zunächst wird mit einer Monotherapie mit einem Präparat der 1. Wahl (Prostaglandinanaloga, lokale Carboanhydrasehemmer, α_2-Rezeptor-Agonisten, β-Blocker) begonnen. Reicht die Drucksenkung nicht aus, wird auf ein anderes Präparat der 1. Wahl gewechselt. Bei weiterhin nicht ausreichender Wirkung ist eine 2er- bzw. 3er-Kombination und evtl. eine systemische Therapie (Carboanhydrasehemmer) indiziert. Zu Wirkstoffen und Nebenwirkungen s. **Tab. 9.1**.

> **MERKE** Die häufigste Ursache einer zu geringen IOD-Senkung ist mangelnde Compliance!

Operative Therapie: Die **Hauptindikationen** für eine operative Therapie sind eine dauerhafte mangelnde Compliance bei der Einnahme, mangelnde Wirksamkeit oder eine zu hohe Nebenwirkungsrate der Medikamente. Die heute am häufigsten angewandten Verfahren sind die **Lasertrabekuloplastik** (LTP), die **Trabekulektomie** und die **Viskokanalostomie mit tiefer Sklerotomie**. Die Drainageimplantation wird als First-Line-Verfahren diskutiert.

9.3.2 Akutes Winkelblockglaukom

> **DEFINITION** Akuter, hochgradiger, meist einseitiger Anstieg des IOD (ca. 50–70 mmHg) durch Verlegung des Kammerwinkels.

Epidemiologie: Die Häufigkeit bei über 60-Jährigen beträgt ca. 1 : 1000. Frauen sind häufiger betroffen als Männer (3 : 1).

Ätiologie und Pathophysiologie: Aufgrund eines erhöhten Pupillarwiderstands steigt der Druck in der Hinterkammer an, die Iris wölbt sich vor und verlegt das Trabekelwerk. Die Ursachen sind:
- ein vermehrter Kontakt zwischen Irishinterfläche und Linse bei kleinen (hypermetropen) Augen, großer Linse (hohes Alter, Diabetes mellitus mit osmotischer Linsenquellung) oder Iritis (hintere Synechien, entzündungsbedingte Hyperämie) oder
- eine **erhöhte Viskosität des Kammerwassers** aufgrund von Entzündungen oder Blutungen.

Die meisten Anfälle entwickeln sich in Mydriasis, also bei Dunkelheit, emotionalem Stress, Angst oder auch iatrogen bei der Anwendung von Mydriatika vor einer Ophthalmoskopie.

> **MERKE** Der „klassische" Auslöser ist der abendliche Fernsehkrimi im dunklen Wohnzimmer.

> **MERKE** Da **Mydriatika** einen Glaukomanfall auslösen können, muss vor deren Anwendung an der Spaltlampe immer die Vorderkammertiefe mit der Hornhautdicke verglichen werden: Bei einer Vorderkammertiefe von zentral < 3 bzw. peripher < 1 Hornhautdicke(n) spricht man von einem „engen Kammerwinkel" und Mydriatika dürfen nicht verabreicht werden!

Klinik und Diagnostik: Prodrome eines Anfalls sind vorübergehendes „Nebelsehen", Farbringe um Lichtquellen (Halos) und Epiphora. Die Symptomatik während eines Anfalls variiert stark, manche Anfälle bleiben sogar unbemerkt. Typisch sind **plötzlich** einsetzende, starke **Schmerzen**, die über den N. trigeminus geleitet werden und daher in Schläfe, Kiefer und Hinterkopf ausstrahlen. Das Auge ist **hochrot** (ziliare und konjunktivale Injektion, **Abb. 9.2**). Durch ein **Hornhautödem** ist die Kornea matt (unscharfer Lichtreflex) und der Einblick in das Auge unscharf (verwaschene Iriszeichnung). Die **Pupille** ist **ovalär entrundet**, reaktionslos und **übermittelweit**, der Bulbus palpatorisch **steinhart** (IOD von 60–70 mmHg). Der **Visus** ist **herabgesetzt**, die Patienten nehmen **Halos** um Lichtquellen wahr. Durch einen Vagusreiz stehen häufig **Übelkeit** und **Erbrechen** im Zentrum der Beschwerden. An der Spaltlampe ist die **Vorderkammer abgeflacht** und der **Tyndall-Effekt positiv**. Gonioskopisch zeigt sich der **Kammerwinkel verschlossen**.

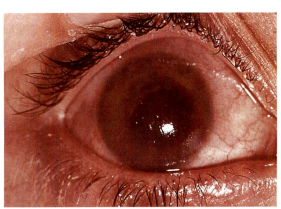

Abb. 9.2 Akuter Winkelblock. (aus: Lang, Augenheilkunde, Thieme, 2008)

> **MERKE** Häufig werden die Patienten aufgrund von Kopfschmerzen, Übelkeit und Erbrechen als „internistische" Notfälle eingestuft: Es ist daher wichtig, bei solchen Patienten immer auch auf die Augen zu achten und bei einem einseitig hochroten Auge ein Glaukom auszuschließen!

Therapie: Zunächst muss der **IOD** möglichst **schnell medikamentös** mit hyperosmolaren Lösungen, systemischen Carboanhydrasehemmern und/oder Pilocarpin lokal **gesenkt** werden (Tab. 9.1): Bei Miosis wird die Iris aus dem Kammerwinkel gezogen (nur bei IOD < 40–50 mmHg). Symptomatisch erhalten die Patienten **Analgetika**, **Antiemetika** und **Sedativa**.

Sobald die Hornhaut aufgeklart ist, wird als kausale Therapie operativ ein Shunt zwischen Vorder- und Hinterkammer angelegt. Das Verfahren der Wahl ist die **Nd:YAG-Laseriridotomie** oder – bei sehr dicker Iris oder nicht komplett abgeschwollenem Hornhautödem – die **periphere Iridektomie**.

Prophylaxe: Bei engem Kammerwinkel und eindeutigen Prodromen ist eine prophylaktische **Nd:YAG-Laseriridotomie** indiziert. Aufgrund des hohen Risikos für einen Anfall am Partnerauge (ca. 50 % im 1. Jahr) wird dieses ebenfalls operiert. Bis zur Operation wird Pilocarpin getropft.

Prognose und Komplikationen: Nach dem 1. Anfall und adäquater Therapie kann meist der volle Visus wiedererlangt werden. Auf der Linsenvorderfläche können scharfrandige Trübungen (**Glaukomflecke**) persistieren, die die Sehschärfe allerdings kaum beeinträchtigen. **Ohne Behandlung erblindet** das Auge aufgrund eines Optikusschadens innerhalb von 1–2 Wochen. Aufgrund von heftigen Schmerzen ist oft eine Enukleation notwendig. Insbesondere nach wiederholten Anfällen bleibt die Pupille oft weit und evtl. entrundet. Es können sich hintere **Synechien** sowie Goniosynechien (zwischen Iriswurzel und Ziliarkörper) bilden, wodurch der Winkelblock persistiert. In diesen Fällen wird eine filtrierende Operation notwendig.

> **MERKE** Postoperativ sollte immer gonioskopisch kontrolliert werden, ob sich Synechien gebildet haben.

9.4 Sekundäre Glaukome

Auch bei sekundären Glaukomen kann zwischen Offenwinkel- und Winkelblockglaukomen unterschieden werden. Die **Therapie** entspricht der bei den entsprechenden primären Glaukomformen, ist allerdings häufig weniger erfolgreich. Im Zentrum steht – nach Möglichkeit – die Behandlung des Auslösers.

Ursachen eines sekundären Offenwinkelglaukoms:
- phakolytisches Glaukom [S. B857]
- inflammatorisches Glaukom bei Iritis/Iridozyklitis [S. B860]
- Endothelialisierung des Kammerwinkels bei ICE-Syndrom [S. B848]
- Pseudoexfoliationsglaukom bei Pseudoexfoliatio lentis (Kapselhäutchen): Feinfibrilläres Material, gebildet von den Ziliarkörpern, lagert sich auf der vorderen Linsenkapsel, den Zonulafasern und im Kammerwinkel ab und kann diesen verstopfen. Die Erkrankung tritt familiär gehäuft und meist im 6.–7. Lebensjahrzehnt auf.
- Epithelisierung des Kammerwinkels
- Rubeosis iridis [S. B862]
- steroidinduziertes Glaukom
- Heterochromie Fuchs [S. B859]
- Ghost-Cell-Glaukom: Verstopfung des Schlemm-Kanals durch degenerierte Erythrozyten nach Glaskörperblutung
- Neurofibromatose
- Pigmentdispersions-Syndrom: Die Irisbasis hängt nach hinten durch und reibt an den Zonulafasern, wodurch Pigment ins Kammerwasser freigesetzt wird. Dieses kann das Trabekelwerk verstopfen. Die Pigmentlücken leuchten im regredienten Licht rot auf (Kirchenfensterphänomen).

Ursachen eines akuten oder chronischen sekundären Winkelblocks:
- Rubeosis iridis [S. B862]
- ICE-Syndrom [S. B848]
- (Sub)luxatio lentis [S. B856]
- Cataracta intumescens [S. B857]
- Irisnävi [S. B862]
- PHPV [S. B869].

9.5 Kongenitale und infantile Glaukome

Synonyme: Hydrophthalmus, Buphthalmus

> **DEFINITION**
> - **kongenitales Glaukom:** Manifestation bis zum 3. Lebensjahr
> - **infantiles Glaukom:** Manifestation im 3.–10. Lebensjahr
> - **juveniles Glaukom:** Manifestation im 10.–35. Lebensjahr.

Epidemiologie und Ätiologie: Kongenitale Glaukome treten meist **beidseitig** auf und werden bei ca. 1 : 10 000–18 000 Geburten beobachtet. **Knaben** sind häufiger betroffen als Mädchen.

Aufgrund einer spontanen oder autosomal-rezessiv vererbten embryonalen Entwicklungsstörung ist der **Kammerwinkel** durch eine Membran oder eine nicht ausreichende Trennung von Iris und Ziliarkörper **verlegt** und das Kammerwasser kann nicht oder nicht ausreichend abfließen.

Klinik und Diagnostik: Die Leitsymptome sind **Hornhautvergrößerung** (Neugeborene: > 10 mm), **Photophobie** und **Epiphora**. Bei später Diagnosestellung haben sich schon **Gesichtsfeldausfälle** wie bei PCOG entwickelt. Der **Horn-**

hautdurchmesser wird mithilfe eines Zirkels abgemessen. An der Spaltlampe sind ein **Hornhautödem** (Abb. 9.3) und typische Risse in der Descemet-Membran (**Haab-Linien**) bei tiefer Vorderkammer zu beobachten. Die Gonioskopie zeigt, dass der **Kammerwinkel** durch mesenchymales Gewebe **verlegt** ist. Ophthalmoskopisch ist eine glaukomtypische progressive **Papillenexkavation** zu sehen, die bei erfolgreicher Therapie jedoch wieder abnehmen kann. Der **IOD** kann, muss aber nicht **erhöht** sein. Die **Augenachse** ist biometrisch **verlängert**. Häufig besteht gleichzeitig eine Katarakt, ein Strabismus, eine Amblyopie oder eine Linsendislokation.

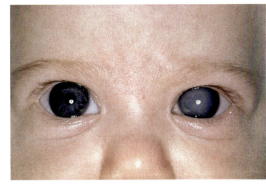

Abb. 9.3 **Buphthalmus links mit Trübung der Hornhaut.** (aus: Sitzmann, Duale Reihe Pädiatrie, Thieme, 2002)

> **MERKE** Die Eltern schwärmen gerne von den „schönen großen Augen" ihres Kindes.

Differenzialdiagnosen: Bei der **kongenitalen Megalokornea** [S. B848] bestehen keine Beschwerden, die Bulbuslänge ist normal. Ursachen für ein **sekundäres Glaukom im Kindesalter** sind u. a. Turner-Syndrom, Trisomie 13, Neurofibromatose, Marfan-Syndrom, Aniridie [S. B859], intraokuläre Tumoren, PHPV [S. B869], Retinopathia praematurorum [S. B875] und Homozystinurie.

Therapie und Prognose: Medikamente senken den IOD kaum, die Kinder sollten möglichst rasch einer **Goniotomie** oder **Trabekulotomie** zugeführt werden. **Je früher** das Glaukom sich manifestiert, **umso schlechter** ist der zu erwartende Visus (häufig < 0,4). Auch nach erfolgreicher Operation sind regelmäßige Kontrollen und ggf. eine weitere Operation notwendig.

10 Glaskörper (Corpus vitreum)

10.1 Fehlbildungen

10.1.1 Persistenz des fetalen Gefäßsystems

Zur Entwicklung des Glaskörpers s. Kap. Glaskörper (Corpus vitreum) [S. B824].

Persistenz der A. hyaloidea: Eine alleinige Persistenz der embryonalen Arterie ist sehr selten, **asymptomatisch** und nicht therapiebedürftig. Sie fällt in der Funduskopie als weißlicher Strang von der Papille zur hinteren Linsenkapsel auf.

Mittendorf-Fleck (Hyaloidea-Körperchen): Ein **Überrest der embryonalen Anheftstelle der A. hyaloidea an die hintere Linsenkapsel** ist ophthalmoskopisch bei ca. 2 % der Bevölkerung als harmlose, optisch nicht relevante Trübung im Bereich der hinteren Linsenkapsel sichtbar.

Bergmeister-Papille: Diese asymptomatische und nicht therapiebedürftige Papillenveränderung entsteht durch **posteriore Reste der A. hyaloidea**, meist an der nasalen Seite der Papille. Evtl. ist eine schleierartige Überspannung der Papille sichtbar (Membrana epipapillaris).

Persistierender hyperplastischer primärer Glaskörper Beim **PHPV** (Persistent hyperplastic primary Vitreous) handelt es sich um die fehlende Rückbildung der A. hyaloidea und der Tunica vasculosa lentis posterior. Die Fehlbildung ist insgesamt **sehr selten** und tritt in 90 % d. F. einseitig auf. Folgende Formen werden unterschieden:

> **Vordere Variante:** Sie ist die häufigere der beiden Formen. Hinter der Iris ist eine weißliche Bindegewebsplatte (fibrovaskuläre Schwarte) sichtbar, die zu einer **konnatalen Leukokorie** führt. Die Linse ist membranös (Cataracta membranacea), seltener fettgewebig (**Pseudophakia lipomatosa**) oder sogar knorpelig umgebaut. Durch retrolentale Vernarbungen wird der **Ziliarkörper** nach zentral gezogen und ist bei Mydriasis in der Pupille **sichtbar**. Das Auge bleibt generell in der Entwicklung zurück oder schrumpft, Folge ist ein **Mikrophthalmus** oder eine **Phthisis bulbi**.

Wichtige **Komplikationen** sind Glaskörperblutungen, eine Amotio retinae und ein sekundäres Winkelblockglaukom durch eine Linsenquellung oder einen nicht ausdifferenzierten Kammerwinkel.

Hintere Variante: Die Hauptprobleme sind eine Netzhautablösung (Ablatio falciformis) und eine retinale Dysplasie. Dier Visus ist unterschiedlich stark reduziert. Wichtige Komplikationen sind retinale Pigmentverschiebungen und eine Mikrokornea.

Bei beiden Formen sind ein **Nystagmus** und ein **Strabismus** möglich. Ist der Augenhintergrund nicht ausreichend einsehbar, wird er sonografisch beurteilt. Die wichtigste **Differenzialdiagnose** der Leukokorie ist das **Retinoblastom** (kein Mikrophthalmus, bildgebend Tumor mit Verkalkungen [S. B882]). Für weitere Differenzialdiagnosen der Leukokorie s. Leitsymptome [S. C162]. Der meist **schlechte Visus** ist **kaum beeinflussbar**. Die Linse und der vordere

Glaskörper werden entfernt, um eine Phthisis bulbi zu verhindern. Wichtig ist die Behandlung von Komplikationen (z. B. Glaskörperblutungen, Amotio retinae).

10.1.2 Vitreoretinale Dystrophien

Juvenile/kongenitale Retinoschisis: Bei der **X-chromosomal-rezessiven Erkrankung** kommt es meist im 3. Lebensjahrzehnt aufgrund von Glaskörpertraktionen zu einer **Spaltbildung der Retina** im Makulabereich mit erheblichem Visusverlust. Im Unterschied zur altersabhängigen Retinoschisis [S. B878] liegt der Spalt im Bereich der Nervenfaserschicht. Ophthalmoskopisch ist eine sternförmige Fältelung im Netzhautzentrum („Radspeichen-Makula") typisch. Eine Therapie ist bisher nicht bekannt.

Morbus Wagner: Die auch als Wagner'sche vitreoretinale Degeneration bezeichnete Erkrankung wird autosomal-dominant vererbt. Sie ist gekennzeichnet durch eine **fibrilläre Kondensation des Glaskörpergerüsts**, eine **zentrale Verflüssigung des Glaskörpers**, **Myopie** und eine **frühe Katarakt**.

10.2 Glaskörperveränderungen

10.2.1 Trübungen

Synchisis scintillans (Cholesterosis, Spintheropie, Cholesterinhyalose): Ophthalmoskopisch sind „wetzsteinartige", golden glitzernde **Cholesterinkristalle** zu sehen, die sich frei im Glaskörper bewegen. Die **seltene** Erkrankung manifestiert sich meist einseitig nach rezidivierenden Endophthalmitiden oder Blutungen oder als Folge degenerativer Augenerkrankungen. Bei Visusminderung (selten) ist eine Vitrektomie indiziert.

Synchisis nivea (Scintillatio nivea/albescens, asteroide Hyalose): Die Veränderung ist relativ **häufig** und tritt zu 75 % einseitig auf, gehäuft bei **Diabetes mellitus** und **Hypercholesterinämie**. Die Ätiologie ist unklar. Kalkseifen (weißliche Einlagerungen) lagern sich am Kollagengerüst an und machen bei Bewegungen des Augapfels träge, wellenförmige Exkursionen. Die Patienten sind meist **asymptomatisch**, die Ophthalmoskopie ist jedoch durch das „Schneegestöber" erschwert. Eine Vitrektomie ist selten bei Visusreduktion erforderlich.

Amyloidhyalose: Das **seltene**, autosomal-dominante Krankheitsbild beginnt um das 20. Lebensjahr mit perikollagenösen **Amyloidablagerungen**, nur der Clouquet-Kanal [S. B824] bleibt ausgespart. Die Ablagerungen sind ophthalmoskopisch als weißliche, linear verzweigte oder segelartige Verdichtungen sichtbar. Im Lauf von Jahrzehnten nimmt der Visus ab. Therapeutisch wird der Glaskörper entfernt.

10.2.2 Glaskörpereinblutung

Epidemiologie: Blutungen in den Glaskörper (intravitreale Blutungen) oder – nach einer Glaskörperabhebung – in den retrohyaloidalen Raum treten mit einer Inzidenz von ca. 7:100 000/Jahr auf.

Ätiologie:
- hintere Glaskörperabhebung mit oder ohne Netzhautforamen (38 %)
- proliferative diabetische Retinopathie [S. B872]: 32 %
- retinaler Venenastverschluss [S. B874]: 11 %
- altersbedingte, disziforme Makuladegeneration [S. B877]: 2 %
- retinales Makroaneurysma: 2 %
- Arteriosklerose
- Morbus Eales [S. B881]
- Terson-Syndrom: Eine Subarachnoidalblutung führt zu einer Hirndrucksteigerung mit akutem Stau der retinalen Venen. Diese reißen ein, die Folge sind retinale und vitreale Blutungen.
- perforierende Bulbusverletzungen [S. B896]
- retinale Gefäßtumoren
- Retinopathia praematurorum [S. B875]
- chorioretinitische Proliferationen (z. B. bei Leukämie)
- plötzliche Lage- und Druckänderungen z. B. bei Bungee-Jumping.

Klinik und Diagnostik: Die Patienten berichten über **plötzliche, schmerzlose, schwarze Trübungen** („Rußregen", „Schwarm von schwarzen Mücken" – nicht zu verwechseln mit den „Mouches volantes" bei Glaskörperverflüssigung). Bei starken Blutungen (> 10 µl) ist der Visus reduziert. In der Ophthalmoskopie ist eine **intravitreale Blutung** als **körnige Rötung**, eine **retrohyaloidale Blutung** als charakteristische **Spiegelbildung** zu sehen. Bei sehr starker Trübung kann die Intaktheit der Retina nur sonografisch beurteilt werden.

Komplikationen:
- **Synchisis scintillans** (s. o.)
- **Hämosiderose:** Das klinische Bild entspricht einer Siderosis bei intraokulärem, eisenhaltigem Fremdkörper [S. B896].
- Degenerierte Erythrozyten können den Schlemm-Kanal verstopfen und ein sekundäres Offenwinkelglaukom (**Ghost-Cell-Glaukom**) auslösen.
- proliferative Vitreoretinopathie [S. B872]

Therapie: Der Patient wird **aufrecht gelagert**. So wird eine weitere Ausbreitung der Blutung in den Glaskörper verhindert und das aufgewirbelte Blut im Retrohyaloidalraum kann sich schneller setzen. Nach Möglichkeit wird die **Ursache behoben**. Bei Netzhautforamina muss sofort vitrektomiert werden, ansonsten sind Kontrollen alle 2 Wochen ausreichend. Ist die Blutung nach 6–8 Wochen noch nicht resorbiert, ist eine **Vitrektomie** indiziert.

10.2.3 Glaskörperverflüssigung

Synonyme: Syneresis, Synchisis

Die Verflüssigung des Glaskörpers ist ein **physiologischer Prozess** im mittleren Lebensalter (bei myopen Augen früher).

Die Kollagenfasern kondensieren dabei zu fadenförmigen oder flächigen Strukturen, im zentralen Glaskörperbereich entstehen kleine, flüssigkeitsgefüllte Lakunen.

Die Glaskörperstrukturen sind als frei bewegliche, ring- oder schlangenförmige Partikel sichtbar, insbesondere gegen hellen Hintergrund („**Mouches volantes**").

Die Veränderungen sind meist beidseitig gleich ausgeprägt. Bei starker Verflüssigung entsteht eine **Glaskörperabhebung** mit der Gefahr einer Amotio retinae [S. B876].

10.2.4 Glaskörperabhebung

> **DEFINITION** Abhebung des Glaskörpers von seiner Unterlage (physiologische Anheftestellen [S. B824]):
> - **hintere Abhebung:** Ablösung im Bereich des Martegiani-Rings und perimakulär
> - **vordere Abhebung:** Ablösung vom Wieger-Band
> - **basale Abhebung:** Ablösung an der Glaskörperbasis.

Epidemiologie und Ätiologie: Die Ursache der Abhebung ist die **Verflüssigung** des Glaskörpers. Die Häufigkeit der **hinteren Glaskörperabhebung** korreliert mit dem Lebensalter: Zwischen dem 54. und 65. Lebensjahr sind ca. 6 % der Bevölkerung betroffen, zwischen dem 65. und 85. Lebensjahr etwa 65 %. Häufiger und früher tritt sie bei Patienten mit hoher Achsenmyopie, Aphakie, chorioretinalen Degenerationen und bei Z. n. Uveitis, Chorioretinitis oder Trauma auf. **Vordere** und **basale Abhebungen** sind sehr viel seltener und werden durch hohes Lebensalter, Bulbustraumata, Marfan- und Ehler-Danlos-Syndrom sowie hohe Myopie begünstigt.

Klinik und Komplikationen: Eine **komplette hintere Glaskörperabhebung** bleibt häufig unbemerkt, die Patienten nehmen wie auch im Rahmen der Glaskörperverflüssigung **Mouches volantes** wahr. Bei einer **inkompletten Abhebung** besteht immer die Gefahr einer **rhegmatogenen** (primären) **Amotio retinae** [S. B877] durch punktuelle Verbindungen von Netzhaut und Glaskörper. Die Wahrnehmung von **Lichtblitzen** (Photopsien) ist ein Warnsignal! Eine weitere Komplikation ist die **Glaskörperblutung** (s. o.). Die **vordere** und **basale Glaskörperabhebung** sind meist asymptomatisch und verlaufen komplikationslos.

Diagnostik und Therapie: Die Abhebung des Glaskörpers ist an der **Spaltlampe** sichtbar. Bei Photopsien muss der gesamte **Augenhintergrund** nach Netzhautforamina abgesucht werden. Bei einer Ablösung vom Martegiani-Ring ist in der Fundoskopie ein „rauchartiger" Ring im Papillenbereich zu sehen (**Weiss-Ring**). Bei inkompletter Glaskörperabhebung werden die gefährdeten Netzhautbereiche mittels **Argonlaserkoagulationen** abgeriegelt, ansonsten ist eine Therapie nur bei Komplikationen wie einer Glaskörperblutung oder einer Amotio retinae [S. B877] erforderlich.

10.2.5 Endophthalmitis

> **DEFINITION** Entzündung des inneren Auges ohne Beteiligung der Skleren.

> **MERKE** Eine isolierte Vitritis ist aufgrund der fehlenden Gefäßversorgung des Glaskörpers nicht möglich.

Ätiologie: Über 90 % der Entzündungen entwickeln sich nach eröffnenden **Bulbustraumata**, seltenere Ursachen sind **Operationen** (v. a. Kataraktoperation, Perforation bei refraktiver Hornhautchirurgie, filtrierende Eingriffe) oder **metastatische Infektionen** bei Sepsis. Auch Sekundärinfektionen z. B. bei Uveitis sind möglich. Häufige Erreger sind Staph. epidermidis und aureus, Proteus mirabilis, Pseudomonas aeruginosa, seltener Bacillus spp., gramnegative Keime, Streptokokken, Propionibakterium, Bacillus, Klebsiella und v. a. bei Immunschwäche auch Pilze.

Klinik und Diagnostik:
- **akute bakterielle Endophthalmitis:** Die Symptomatik (Lidödem, Chemosis, starke konjunktivale Rötung, akute Visusminderung, Photophobie, tiefer, dumpfer Augenschmerz, der schlecht auf Analgetika anspricht) beginnt meist 1–4 Tage nach dem Trauma oder Eingriff. Das Allgemeinbefinden ist reduziert. An der Spaltlampe sind eine massive konjunktivale und ziliare Injektion, Zellen in der Vorderkammer und ein Hypopyon zu sehen. Der Glaskörper ist gelblich-grün verfärbt („Glaskörperabszess"). Sonografisch sind multiple kleine Verdichtungen mit hoher Mobilität zu erkennen.

> **MERKE** Die akute bakterielle Endophthalmitis ist ein **foudroyante Infektion**. Es droht der Verlust des Auges innerhalb weniger Stunden!

- **mykotische Endophthalmitis:** Die Infektion beginnt subakut mit einer langsamen Visusverschlechterung. Nach Tagen bis Wochen können Schmerzen hinzutreten. Im Anfangsstadium sind weißliche Netzhautflecken mit hämorrhagischer Umrandung (Roth-Flecke) und eine umschriebene Retinochoroiditis mit Glaskörperinfiltrat typisch: Von einem hellen, wattebauschartigen, chorioretinitischen Herd ziehen perlschnurartige Infiltrate in den Glaskörper. Später ist ein cremig weißes Glaskörperinfiltrat mit diffusen Trübungen zu sehen.
- **chronische Endophthalmitis:** Typisch für den milderen, chronischen Verlauf ist eine mäßiggradige Visusverminderung mit mäßiger konjunktivaler und ziliarer Injektion sowie im Glaskörper eingelagerten Entzündungszellen.

Zur **Erregersicherung** werden ein Bindehautabstrich, ein Glaskörperaspirat und Blutkulturen untersucht.

Therapie: Bei Verdacht auf eine **bakterielle Endophthalmitis** wird **sofort** mit einer **Breitbandantibiose** (z. B. Mezolcillin + Gentamicin) in Höchstdosis lokal, systemisch und intravitreal begonnen, die später entsprechend dem Antibiogramm angepasst wird. Bei starker entzündlicher Infiltration wird sofort **vitrektomiert**. Eine Vorderkammerpunktion und -spülung oder orale Glukokortikoide können die Prognose evtl. verbessern. Bei **Pilzinfektionen** werden **Amphotericin B** und **Steroide** systemisch und intravitreal gegeben.

Prognose: Die Prognose der **akuten bakteriellen Endophthalmitis** hängt stark von der Erregervirulenz und dem Zeitpunkt des Therapiebeginns ab (sehr schlecht z. B. bei Infektion mit Pseudomonas aeruginosa und erster Antibiotikagabe erst Stunden nach dem Symptombeginn). Die **chronische** und die **mykotische Endophthalmitis** haben eine bessere Prognose.

10.2.6 Epiretinale Gliose

Gliazellen wachsen durch die innere Grenzmembran auf die retinale Oberfläche und bilden **Membranen zwischen Retina und Glaskörper**. Die Erkrankung kann idiopathisch (meist > 50. Lebensjahr) oder sekundär nach einer Vitrektomie, einer retinalen Laserbehandlung oder einer Contusio bulbi entstehen. Funduskopisch zeigt sich zunächst ein heller, glitzernder Reflex im Makulabereich (**Zellophan-Makulopathie**). Die Membran schrumpft im Verlauf und verzieht den zentralen Retinabereich (**Macular Pucker**), was **Metamorphopsien** auslösen und den Visus herabsetzen kann. Als Komplikationen können Netzhautforamina und choroidale Neovaskularisationen entstehen. Bei starker Visusreduktion und störenden Metamorphopsien ist eine **Vitrektomie** indiziert.

10.3 Pars-plana-Vitrektomie

Indikationen sind u. a. die traktive Amotio retinae [S. B876], die schwere proliferative diabetische Retinopathie [S. B872], die Endophthalmitis [S. B871], die epiretinale Gliose (s. o.) und perforierende Augenverletzungen [S. B896].

Technik: Nach Eröffnung der Konjunktiva und Anschlingen der Augenmuskeln wird an der Pars plana des Ziliarkörpers eingegangen (geringste Gefahr einer iatrogenen Amotio). Über 3 Inzisionen werden eine Infusionskanüle, eine Lichtquelle und das Vitrektom eingebracht. Der **Glaskörper** wird mit dem Vitrektom **abgesaugt**. Membranen und fibrovaskuläre Proliferationen werden ggf. entfernt und periphere Netzhautstränge durchtrennt (**Retinotomie**). Kann bei einer Amotio retinae die Netzhaut durch die Infusion von Ringer-Lösung oder das Einbringen einer „schweren" Flüssigkeit (Perfluorcarbonverbindungen) angelegt werden, werden die Netzhautlöcher mit Laser [S. B876] abgeriegelt. Lässt sich die Retina nicht anlegen, wird das Auge mit Gas (Gemisch aus Luft und Schwefelhexafluorid) oder Silikon aufgefüllt (**Tamponierung**), um die Netzhaut „auszuwalzen". Abschließend werden die Wunden verschlossen. Wichtige **Komplikationen** sind eine Endophthalmitis, eine epiretinale Gliose und iatrogene Netzhautforamina.

Postoperatives Vorgehen:
- In den Bulbus eingebrachtes **Gas** wird innerhalb von 10 Tagen resorbiert. Da es sich immer an der obersten Stelle des Bulbus ansammelt und dort seine größte Wirkung hat, muss der Patient mitunter einige Tage lang zu Boden schauen oder auf dem Bauch liegen.
- **Perfluorcarbonverbindungen** müssen aufgrund ihrer Toxizität schon intraoperativ oder innerhalb von wenigen Tagen entfernt werden.
- Da **Silikonöl** regelhaft eine Katarakt verursacht und die Gefahr eines sekundären Winkelblockglaukoms durch Verlegung des Kammerwinkels besteht, wird es nach 6-12 Monaten in einer Zweitoperation entfernt.

11 Netzhaut (Retina)

11.1 Gefäßerkrankungen

11.1.1 Diabetische Retinopathie

Epidemiologie: Die diabetische Retinopathie ist die häufigste mikrovaskuläre Folgeerkrankung des Diabetes mellitus (Näheres zu Diabetes mellitus s. Endokrines System und Stoffwechsel [S. A346]) und auch die häufigste vaskuläre Retinopathie. In Europa ist sie die **häufigste Erblindungsursache zwischen 20 und 65 Jahren**. Nach einem Krankheitsverlauf von 20–30 Jahren entwickeln fast 90 % aller Diabetiker eine Retinopathie (Typ-1-Diabetiker: eher proliferative Retinopathie, Typ-2-Diabetiker: eher fokale Makulopathie). Der Hauptrisikofaktor ist eine **schlechte Blutzuckereinstellung**. Weitere gesicherte Risikofaktoren sind arterielle Hypertonie, Schwangerschaft, diabetische Nephropathie, Hyperlipidämie, Z. n. Kataraktoperation und Hämodialyse. Umstritten ist der negative Einfluss von Nikotin, Alkohol, Kontrazeptiva und Übergewicht.

> **MERKE** Entscheidend zur Vermeidung bzw. Verzögerung der diabetischen Retinopathie sind eine optimale Blutzucker- ($HbA_{1c} < 7\%$) und Blutdruckeinstellung (< 149/85 mmHg) sowie ggf. eine adäquate Therapie einer Hyperlipidämie.

Pathogenese: Folgen der Gefäßveränderungen sind insbesondere:

Proliferative (Vitreo)retinopathie: Durch die diabetische Mikroangiopathie ist die Basalmembran der Gefäße verdickt, Perizyten und Endothelzellen gehen verloren, Mikroaneurysmen entstehen. Im Verlauf werden retinale Areale durch Kapillar- und Arteriolenverschlüsse ischämisch, wodurch vermehrt angiogenetische Faktoren (VEGF, IGF-1) und vermindert Angiogenesehemmer (TGF-1) gebildet werden. Die Folge sind präretinale Neovaskularisationen und eine Rubeosis iridis [S. B862]. Die neu gebildeten Gefäße sind verletzlicher und können rezidivierende Glaskörperblutungen [S. B870] auslösen. Entlang der Gefäße bilden sich Bindegewebsstränge (fibrovaskuläre Membranen), die sich kontrahieren und so zu einer traktiven Amotio retinae [S. B876] führen können.

Retinale Blutungen: Eine weitere Folge der Gefäßverschlüsse sind retinale Punkt- und Fleckblutungen.

Makulaödem und Exsudation: Die Blut-Retina-Schranke ist v. a. im Bereich der Mikroaneurysmen geschädigt, Flüssigkeit und Lipoproteine können vermehrt in die Retina austreten. Die Folgen sind harte Exsudate (Lipidablagerungen), das Makulaödem und lokalisierte Ödeme (Cotton-Wool-Herde, weiche Exsudate).

Klinik und Diagnostik: Die Patienten sind **lange Zeit asymptomatisch**, erst bei Makulabeteiligung, Glaskörperblutung oder Amotio retinae bemerken sie eine plötzliche Sehverschlechterung oder Erblindung. In der **Funduskopie** sind folgende Veränderungen typisch, die zur Verlaufskontrolle fundusfotografisch dokumentiert werden sollten:

- **nichtproliferative Retinopathie:** Mikroaneurysmen, intraretinale Blutungen, perlschnurartig veränderte Venen (Kaliberschwankungen), intraretinale mikrovaskuläre Anomalien (IRMA, **Abb. 11.1 a**), Cotton-Wool-Herde, harte Exsudate
- **proliferative Retinopathie:** Neovaskularisationen (**Abb. 11.1 b**), fibröse Proliferationen, präretinale und Glaskörperblutungen.

Es werden 3 Formen des Makulaödems unterschieden:
- **fokales Makulaödem** (fokale diabetische Makulopathie): umschriebene Mikroaneurysmen, harte Exsudate, begrenztes Makulaödem
- **diffuses Makulaödem:** Ödem der gesamten Makula, viele harte Exsudate, intraretinale Blutungen
- **ischämisches Makulaödem:** fluoreszenzangiografisch darstellbare Okklusion des perifovealen Gefäßnetzes

Die **OCT** [S. B829] erlaubt die Beurteilung des Makulaödems und der vitreomakulären Grenze im Verlauf.

Therapie: Am wichtigsten sind optimale **Blutzucker-** und **Blutdruckeinstellung**. Als Lokaltherapie ist die **Laserbehandlung** entscheidend: Das Ausschalten hypoxischer Retinaareale reduziert die Ausschüttung von VEGF. Wichtige Komplikationen der Laserkoagulation sind choroidale Neovaskularisationen, Amotio retinae, retinale Blutungen und epiretinale Gliose. Nach einer Pankoagulation sind Einschränkungen des Gesichtsfelds sowie des Dämmerungs- und Farbensehens möglich. Indikationen für die verschiedenen Therapieverfahren sind:
- **Makulaödem:**
  - klinisch signifikantes Makulaödem (bei Bedrohung der Sehschärfe): zentrale Laserbehandlung mit Argonlaser am hinteren Pol (Makula-Grid- oder Gitter-Koagulation), VEGF-Inhibitoren
  - ischämisches Makulaödem: keine Therapie möglich
- **Retinopathie:**
  - fortgeschrittene, nichtproliferative Retinopathie: bei Risikofaktoren (z. B. arterielle Hypertonie, Typ-1-Diabetes) „lockere", panretinale Argon-Laserbehandlung (1000–1600 Herde)

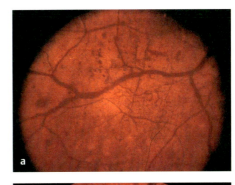
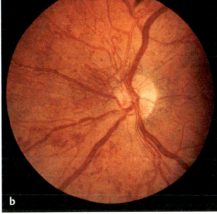

Abb. 11.1 **Diabetische Retinopathie. a** Nichtproliferative diabetische Retinopathie mit IRMA **b** Proliferative Retinopathie mit Neovaskularisationen auf der Papille. (aus: Kellner, Wachtlin, Retina, Thieme, 2008)

- proliferative diabetische Retinopathie: panretinale Argon-Laserbehandlung (initial 1600 Herde)
- leichte und mäßige nichtproliferative Retinopathie: keine Laserbehandlung

MERKE Bestehen ein Makulaödem und eine Retinopathie gleichzeitig, wird das Makulaödem zuerst behandelt.

- Glaskörperblutung, Traktionsamotio, progressive fibrovaskuläre Proliferationen: Vitrektomie [S. B872] mit Entfernung der Stränge und Membranen.

Prognose: Sie hängt von einer **möglichst frühzeitigen** Erkennung und Behandlung ab. Diabetiker sollten daher möglichst zügig nach Diagnosestellung augenärztlich untersucht werden (Kontrollen mind. 1 × /Jahr).

11.1.2 Gefäßverschlüsse

Zentralarterien- und Arterienastverschluss

Epidemiologie und Ätiologie: Verschlüsse von Arterien sind seltener als die der Venen. Bei den meisten Betroffenen liegen **atherosklerotische Risikofaktoren** vor. Die häufigste Ursache sind **Emboli** (z. B bei Vorhofflimmern, Endokarditis, Karotisstenose). Seltenere Ursachen sind Arteriitis temporalis, Migräne, hypovolämischer Schock, Kokainabusus, DIC, Sichelzellkrise, Takayasu-Arteriitis, Sklerodermie und Dermatomyositis.

Klinik und Diagnostik: Typisch ist eine **plötzliche, schmerzlose, einseitige Erblindung** bei Zentralarterienverschlüssen bzw. ein **Gesichtsfeldausfall** oder eine Visusreduktion bei Verschlüssen von Arterienästen. Ist eine zusätzliche zilioretinale Arterie [S. B822] ausgebildet, bleibt bei einem Zentralarterienverschluss ein Restgesichtsfeld erhalten. In der **Funduskopie** sind die betroffenen Netzhautareale im akuten Stadium grau-weiß und intransparent. Bei Zentralarterienverschlüssen ist die Fovea centralis als kirschroter Fleck erkennbar (Abb. 11.2). Selten ist der auslösende Embolus zu sehen. Nach einigen Wochen ist die Retina wieder transparent, die Gefäße sind verengt. Bei Zentralarterienverschlüssen entwickelt sich eine Optikusatrophie mit blasser und atrophischer Papille. Nebenbefundlich sind häufig Zeichen einer hypertensiven bzw. arteriosklerotischen Retinopathie [S. B875] sichtbar. Die **Perimetrie** zeigt einen segmentalen bzw. kompletten Gesichtsfeldausfall. Bei Zentralarterienverschlüssen besteht eine **afferente Pupillenstörung** auf der betroffenen Seite. Wichtig ist die **Suche nach Emboliequellen** (z.B. Herzecho, Karotisdoppler). Bei Verdacht auf eine Arteriitis temporalis wird die **BSG** bestimmt (typische Sturzsenkung).

Therapie und Verlauf: Bei Verdacht auf eine Arteriitis temporalis werden sofort hoch dosiert **Glukokortikoide** i.v. gegeben (s. Immunsystem und rheumatologische Erkrankungen [S. A494]). Durch die Gabe von **Azetazolamid** 500 mg i.v., **Bulbusmassage** und **Parazentese** wird versucht, den Embolus in periphere Gefäße auszuschwemmen und die Durchblutung der Retina zu verbessern. Unter Beachtung der Kontraindikationen (s. Neurologie [S. B956]) kann eine **systemische Fibrinolyse** mit Urokinase erwogen werden (umstritten wegen des vitalen Risikos).

Meist sind die **Visusverluste nicht rückgängig** zu machen, da die Retina schon nach 60–90 min irreversibel geschädigt ist. Durch die retinale Ischämie mit Ausschüttung angiogenetischer Faktoren kann sich eine **Rubeosis iridis** mit Sekundärglaukom [S. B862] entwickeln.

Zentralvenen- und Venenastverschluss

Epidemiologie und Ätiologie: Verschlüsse der retinalen Venen kommen v. a. bei älteren Menschen vor und sind die zweithäufigste vaskuläre Netzhauterkrankung. Meist ist nur 1 Auge betroffen. Die Ursache sind meist lokale **Thromben**, gefährdet sind daher alle Patienten mit erhöhtem thromboembolischem Risiko. Prädisponierende Augenerkrankungen sind das chronische Offenwinkelglaukom, die retinale Periphlebitis und die hypertensive bzw. arteriosklerotische Retinopathie. Die Verschlüsse lösen in ca. 20 % d. F. eine kombinierte Ischämie (zusätzliche arterielle Thrombosen an den Kreuzungsstellen → Stase + Ischämie) im drainierten Areal aus.

Klinik und Diagnostik: Bei Verschlüssen der Zentralvene oder eines Asts, der die Makula oder die Papille versorgt, ist der **Visus** mäßig bis hochgradig **verringert**. Da dieser Visusverlust allerdings häufig durch das andere Auge ausgeglichen wird, führt er vielfach erst bei einer Problematik am anderen Auge oder bei Komplikationen zum Arzt.

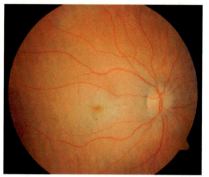

Abb. 11.2 **Zentralarterienverschluss** mit typischem kirschrotem Fleck und zentralem Ödem. (aus: Kellner, Wachtlin, Retina, Thieme, 2008)

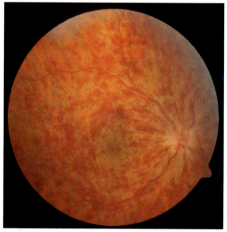

Abb. 11.3 **Frischer Zentralvenenverschluss mit streifigen Blutungen.** (aus: Kellner, Wachtlin, Retina, Thieme, 2008)

In der **Funduskopie** sind in allen 4 (Zentralvenenverschluss) bzw. in 2 Quadranten (hemisphärischer Venenastverschluss) oder in einem kleineren Areal (peripherer Verschluss) typische „düsterrote", streifen- oder punktförmige intraretinale Blutungen zu sehen (Abb. 11.3). Die Venen sind geschlängelt und gestaut. Cotton-Wool-Herde weisen auf eine Ischämie hin. Ein Makula- oder Papillenödem ist möglich. Die **Fluoreszenzangiografie dient der Unterscheidung zwischen ischämischen und nichtischämischen Verschlüssen.**

Komplikationen: Bei allen Formen kann sich ein **zystoides Makulaödem** oder ein **Makulaforamen** mit unterschiedlich starkem Visusverlust entwickeln, bei Ischämie zusätzlich **retinale Neovaskularisationen** und eine **Rubeosis iridis** [S. B862] mit Sekundärglaukom.

Therapie: Neben der **Behandlung der Grunderkrankung** wird eine perfusionsverbessernde **Hämodilution** mit einem Zielhämatokrit von 33–37 % über 4–5 Wochen eingeleitet und der **VEGF-Antikörper** Ranibizumab intravitreal appliziert (Wiederholung nach 4–8 Wochen). Eine Heparinisierung oder eine systemische Fibrinolyse ist unter Berücksichtigung des individuellen Risikos zu erwägen.

Bei Hinweisen auf eine Ischämie und bei Neovaskularisationen ist eine panretinale **Laserkoagulation** indiziert.

Bei Ischämie kann auch die intravitreale Applikation von Dexamethason oder Triamcinolon erfolgreich sein. Bei **Venenastverschlüssen** ist die **Spontanheilungsrate hoch**, bei nichtischämischen Zentralvenenverschlüssen ist eine Befundverbesserung möglich. Der Visus bei ischämischen Verschlüssen nimmt im Verlauf meist weiter ab.

11.1.3 Hypertensive und arteriosklerotische Retinopathie

Synonym: Fundus hypertonicus bzw. arteriosclероticus

Der entscheidende Manifestationsfaktor ist die arterielle Hypertonie bzw. die Atherosklerose. Eine **Visusverschlechterung** ist ab Grad III zu erwarten. Die Gefäßveränderungen erhöhen das Risiko für **venöse** und **arterielle Verschlüsse**, eine **exsudative Amotio retinae** [S. B876], **Makroaneurysmen** (→ Glaskörpereinblutungen [S. B870]) und eine **anteriore ischämische Optikusneuropathie** (AION [S. B884]). Die Diagnose wird ophthalmoskopisch gestellt (Tab. 11.1). Die Therapie besteht in der Behebung bzw. Behandlung arteriosklerotischer Risikofaktoren (s. Gefäße [S. A95]), einer optimierten Blutdruckeinstellung und der Behandlung von Komplikationen.

11.1.4 Morbus Coats

Synonyme: retinale Teleangiektasie, Retinitis haemorrhagica, Leber-Miliaraneurysmen (Frühstadium), Retinitis exsudativa externa

Epidemiologie und Pathogenese: Die seltene, **fast immer einseitige Erkrankung** manifestiert sich typischerweise bei männlichen Kindern und Jugendlichen. Die Ursache sind **Störungen des Endothels in peripheren arteriellen Gefäßen**. Die Folge sind angeborene Teleangiektasien, multiple retinale Mikroaneurysmen und eine Störung der Blut-Retina-Schranke. Die massiven Lipid- und Flüssigkeitsexsudationen führen schließlich zu einer exsudativen Amotio retinae [S. B876].

Klinik und Diagnostik: Ist die Makula von den Exsudationen oder der Amotio retinae betroffen, **nimmt** der **Visus ab** (meist zwischen 2. und 10. Lebensjahr). Die Kinder bemerken dies häufig nicht, da das andere Auge die „Führung" übernimmt, und werden erst durch ein **Begleitschielen** oder eine **Leukokorie** auffällig. Ophthalmoskopisch sind geschlängelte Gefäße, multiple Mikroaneurysmen, Teleangiektasien, großflächige harte Exsudate und ggf. ein Makulaödem auffällig (Abb. 11.5). Die Gefäßveränderungen können fluoreszenzangiografisch dargestellt werden.

Therapie und Prognose: Ischämische Areale und Gefäßveränderungen werden per **Laser- oder Kryokoagulation** ausgeschaltet, evtl. werden VEGF-Inhibitoren intravitreal appliziert. **Komplikationen** sind eine Rubeosis iridis mit Sekundärglaukom, retinale und Glaskörperblutungen und schließlich eine Erblindung mit Phthisis bulbi. **Unbehandelt erblinden** beinahe alle Patienten auf dem betroffenen Auge, durch die Therapie kann dies bei ca. 50% der Patienten verhindert werden.

Tab. 11.1 Grade der hypertensiven und arteriosklerotischen Retinopathie.

Grad	hypertensive Retinopathie	arteriosklerotische Retinopathie
I	Engstellung der Arteriolen	verbreiterte Arteriolenreflexe
II	zusätzlich Gunn-Kreuzungszeichen (Einengung der Venen an den Kreuzungsstellen mit Arterien), dilatierte Venolen	
III	zusätzlich intraretinale Blutungen, weiche und harte Exsudate, Sternfigur der Makula, rötlich-braune „Kupferdrahtarterien" (Abb. 11.4)	
IV	zusätzlich Papillenödem, helle „Silberdrahtarterien"	

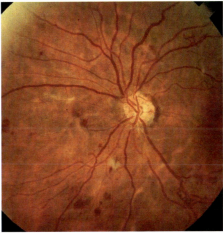

Abb. 11.4 **Hypertensive Retinopathie im Stadium III.** Deutliche Kaliberschwankungen der Gefäße, Kupferdrahtarterien und Cotton-Wool-Herde. (aus: Heimann, Kellner, Atlas des Augenhintergrundes, Thieme, 2010)

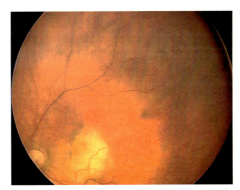

Abb. 11.5 **Frühes Stadium eines Morbus Coats.** Periphere Kapillarektasien und subretinale Lipidexsudate. (aus: Heimann, Kellner, Atlas des Augenhintergrundes, Thieme, 2010)

11.1.5 Frühgeborenenretinopathie

Synonym: Retinopathia praematurorum

Ätiologie: Bei **Frühgeborenen < 1500 g** ist die Entwicklung der retinalen Gefäße häufig gestört, besonders gefährdet sind Kinder < 1000 g. Aufgrund der (wegen eines Atemnot-Syndroms sehr häufig notwendigen) **Sauerstoffbeatmung** fehlt ein ausreichender (ischämischer) Wachstumsreiz für die retinalen Gefäße. Nach dem Ende der Sauerstoffbeatmung werden die unterversorgten Areale ischämisch und Wachstumsfaktoren (z. B. VEGF) werden massiv ausgeschüttet. Diese regen das Wachstum irregulärer, blutungsgefährdeter Gefäße an, die zudem an der Netzhaut ziehen. Die Folgen sind **Glaskörperblutungen** und eine **traktive Amotio retinae**. Nach einer totalen Amotio „verbacken" die Gefäße und das Bindegewebe mit der abgelösten Netzhaut (**retrolentale Fibroplasie**).

Klinik und Diagnostik: Zunächst sind die Kinder **asymptomatisch**, bei Erblindung eines Auges durch eine Glaskörperblutung oder eine Amotio retinae entwickelt sich ein **Begleitschielen**. Bei retrolentaler Fibroplasie kann eine **Leukokorie** auffallen. Risikokinder sollten innerhalb der ersten 6 Lebenswochen ophthalmoskopisch untersucht werden. Dabei können **5 Stadien** der Erkrankung unterschieden werden:

- Stadium 1: Demarkationslinie zwischen vaskularisierter und nichtvaskularisierter Netzhaut
- Stadium 2: intraretinales Proliferationsgewebe (prominente Leiste der Übergangszone)
- Stadium 3: extraretinale Vasoproliferationen (Einwachsen der Gefäße in den Glaskörper)
- Stadium 4 bzw. 5: subtotale bzw. totale Amotio retinae.

Vermehrte retinale Gefäßschlängelungen, Glaskörpertrübungen und eine Dilatation der Irisgefäße („**Plus-Disease**") sind unabhängig vom Stadium mit einer schlechteren Prognose verbunden.

Therapie und Prognose: Frühe Stadien ohne „Plus-Disease" werden **engmaschig kontrolliert**, bei fortgeschrittenen Stadien bzw. immer bei „Plus-Disease" werden nichtperfundierte Areale **per Laser koaguliert**. Auch eine Kryotherapie ist möglich. Neuerdings werden VEGF-Inhibitoren versucht. Bei Ablatio retinae ist eine **Vitrektomie** indiziert. Die Stadien 1 und 2 heilen in ca. 85 % d. F. spontan aus, im Stadium 5 können eine Erblindung und Phthisis bulbi meist nicht verhindert werden.

Prophylaxe: Ein **zu hoher Sauerstoffpartialduck** sollte bei der Beatmung **vermieden** werden. Risikokinder sollten ophthalmoskopisch untersucht werden, um relativ gut behandelbare Frühstadien rechtzeitig zu erkennen.

11.2 Degenerationen und Dystrophien

11.2.1 Periphere Netzhautdegenerationen

Epidemiologie: Diese asymptomatischen Veränderungen sind **sehr häufig**, die Häufigkeit nimmt mit dem Alter zu. Die Prävalenz über alle Altersstufen liegt bei 6–10 %.

Formen:
- **Schneckenspuren** (Glitzerpunktbeete): gelb-weißliche, glitzernde Pünktchen meist im Äquatorbereich
- **Gitterlinienbeete** (Lattice Degeneration): verdünnte Netzhautbereiche mit verzweigten weißen Linien (sklerosierte Gefäße) und glitzernder Oberfläche

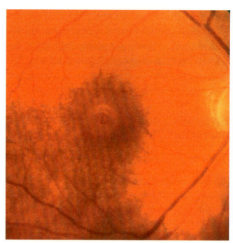

Abb. 11.6 **Makulaforamen.** Runder, dunkelroter, scharf abgegrenzter Zentraldefekt und milchig erscheinenden Rändern. (aus: Heimann, Kellner, Atlas des Augenhintergrundes, Thieme, 2010)

- durchsichtige **Pars-Plana-Zysten**
- **Pflastersteindegenerationen:** gelb-weiß depigmentierte Netzhautareale, evtl. als Cluster oder Bänder
- **Netzhautlöcher:** Durch die Verflüssigung und Abhebung des Glaskörpers, der an der Netzhaut zieht, können spontan Löcher entstehen. Die Patienten klagen typischerweise über **Metamorphopsien**, die **zentrale Sehschärfe** ist **verringert**. Ophthalmoskopisch sind sie als scharf begrenzte, rote Stellen an der Netzhaut zu sehen (**Abb. 11.6**). Die angrenzende Netzhaut kann weißlich verändert sein (beginnende Abhebung).

Therapie: Pars-Plana-Zysten und **Pflastersteindegenerationen** sind harmlos und bedürfen keiner Therapie. Bei **Gitterlinienbeeten**, **Schneckenspuren** und **Netzhautlöchern** ist das Risiko für eine Ablatio retinae erhöht, sie werden daher **abgeriegelt**: Mit dem Laser wird eine Reihe chorioretinaler Narben zentral um die Veränderungen induziert, wodurch die Retina dort fixiert und eine Abhebung verhindert wird. Bei peripheren Defekten resultieren daraus keine relevanten Gesichtsfeldausfälle.
Bei einem Makulaforamen empfiehlt sich eine **Vitrektomie**. Dadurch kann die Glaskörpertraktion beseitigt werden. Bei der Operation wird das Loch tamponiert und verschlossen, indem man Gas oder Öl einbringt.

11.2.2 Amotio retinae

Synonyme: Ablatio retinae, Netzhautablösung

Epidemiologie: Die Inzidenz beträgt ca. 1:10 000/Jahr, der Häufigkeitsgipfel liegt im **5.–7. Lebensjahrzehnt**. Bekannte Risikofaktoren sind eine **Myopie > 6 dpt** und eine **positive Familienanamnese**.

Ätiopathogenese: Zwischen Pigmentepithel und sensorischer Netzhaut entsteht ein Spalt, wodurch der Visus in diesem Bereich ausfällt. Folgende Formen werden unterschieden:

- **rhegmatogene (primäre, idiopathische) Ablatio:** Sie ist die häufigste Form. Durch ein Netzhautloch kann Glas-

11.2 Degenerationen und Dystrophien

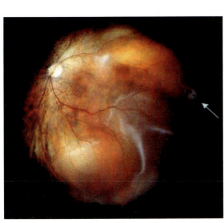

Abb. 11.7 Rhegmatogene Ablatio retinae. Der Pfeil markiert das ursächliche Netzhautforamen. (aus: Kellner, Wachtlin, Retina, Thieme, 2008)

körperflüssigkeit zwischen Pigmentepithel und Photorezeptoren eindringen, wodurch sich die sensorische Netzhaut abhebt. Aufgrund von Glaskörpertraktionen entstehen die meisten Risse in der oberen Netzhauthälfte.

- **traktive (sekundäre) Ablatio:** Ein Netzhautloch entsteht durch eine Schrumpfung prä- oder intraretinaler Membranen (Ursachen: diabetische Retinopathie, retinale Venenverschlüsse, Frühgeborenenretinopathie, Entzündungen, juvenile Retinoschisis).
- **exsudative Amotio:** Durch eine Störung der retinalen Gefäßschranke sammelt sich Flüssigkeit im Spalt zwischen Pigmentepithel und Photorezeptoren an (Ursachen: z. B. Aderhautmelanom oder -metastasen, Leukämie, Morbus Coats).
- **posttraumatische Amotio:** Ursachen sind eine akute traumatische Glaskörperabhebung, Einblutungen in den Spalt zwischen Pigmentepithel und Photorezeptoren, ein traumatischer Oraabriss (Oradialyse) oder Netzhautlöcher als Folge retinaler Nekrosen oder eines Berlin-Ödems.

Klinik und Diagnostik: Klinisches Zeichen einer Glaskörperabhebung sind **Mouches volantes** [S. B871]. Die Wahrnehmung von „**Blitzen**" (Photopsien) ist ein Alarmzeichen für eine Amotio retinae. Bei der Ablösung nimmt der Patient einen **Schatten** (relatives Skotom) wahr: Als eine „von unten wachsende Mauer" (Ablösung von oben) oder als „Vorhang" (Ablösung von unten). Bei einer Makulabeteiligung kommt es zu einer **deutlichen Visusabnahme** und **Metamorphopsien**. Eine Glaskörperblutung [S. B870] zeigt sich als „Rußregen". Ophthalmoskopisch ist eine **intransparente, graue Netzhautabhebung** zu sehen, deren Form sich bei Augenbewegungen verändert (**Undulationen**). Bei der rhegmatogenen Form ist ein **rot leuchtendes Netzhautforamen** im Abhebungsbereich sichtbar (**Abb. 11.7**), bei der traktiven Amotio graue, **fibrovaskuläre Stränge**. Bei der exsudativen Ablatio ist kein Foramen zu erkennen, u. U. aber der Auslöser (z. B. Aderhautmelanom).

Differenzialdiagnosen: Bei der **altersbezogenen Retinoschisis** [S. B878] ist der abgelöste Netzhautbereich transparent („gehämmertes Metall") und „schwappt" bei Augenbewegungen nicht umher. Im betroffenen Bereich besteht ein absolutes Skotom, das aber häufig nicht wahrgenommen wird. Meist sind beide Augen betroffen.

Therapie: Die **rhegmatogene Amotio** wird operativ therapiert (**filtrierende Eingriffe**): Nach Eröffnen der Konjunktiva, Anschlingen der Augenmuskeln und ophthalmoskopischer Identifizierung des Foramens wird der Bulbus an dieser Stelle eingedellt, wodurch die äußeren Netzhautschichten und das Pigmentepithel einander angenähert werden. Durch Aufsetzen eines Kältestifts auf die Sklera wird eine chorioretinale Narbe induziert, die Pigmentepithel und Retina aneinanderheftet. Zur Fixierung der Bulbuseindellung wird eine Silikonplombe (einzelnes Foramen) bzw. ein Cerclagebändchen (multiple Foramina) angenäht. Dies entlastet den Glaskörperzug und ermöglicht eine dauerhafte Annäherung der retinalen Schichten.

Bei der **Traktionsamotio** ist eine **Vitrektomie**, ggf. mit Gas- oder Silikonöltamponade [S. B872] indiziert.

Entscheidend bei der **exsudativen Amotio** ist die Behandlung der Grunderkrankung.

Prognose: Ohne Behandlung ist der **Sehverlust progredient**. Bei der rhegmatogenen Amotio ist in 85–95 % d. F. eine erfolgreiche Therapie mit normalem Endvisus möglich. Die Prognose der traktiven Amotio ist schlechter, die der exsudativen Form hängt von der Grunderkrankung ab.

11.2.3 Altersbezogene Makuladegeneration (AMD)

DEFINITION Meist beidseitige Zerstörung der Makula lutea mit progredientem Visusverlust durch die Ablagerung von Stoffwechselprodukten in den Pigmentepithelzellen und der Bruch-Membran.

Epidemiologie: Die AMD ist die **häufigste Erblindungsursache nach dem 65. Lebensjahr**, das Erkrankungsrisiko bei alten Menschen beträgt bis zu 30 %. Eine **genetische Prädisposition** wird angenommen, das Risiko steigt mit dem Lebensalter an (v. a. über 60-Jährige). Weitere bekannte Risikofaktoren sind hohe UV-Exposition und Rauchen.

Pathogenese: Das Pigmentepithel baut die abgestoßenen Außenscheibchen der Photorezeptoren ab. Bei **Versagen der Stoffwechselleistung der Pigmentepithelzellen** lagert sich dieses lipidreiche Material sowie andere Stoffwechselprodukte im Pigmentepithel (Lipofuszingranula) und in der Bruch-Membran (hyaline Granula) ab, die Photorezeptoren werden dysfunktional und die Bruch-Membran für kapillare Einsprossungen aus der Choroidea durchlässig. Perfusionsstörungen fördern die Expression von VEGF, was die Ausbildung von Neovaskularisationen anregt.

Klinik: Die Patienten beklagen eine **langsame**, kaum merkliche **Sehverschlechterung, graue Schatten im zentralen Gesichtsfeld** und Störungen im Farb- und Kontrast-

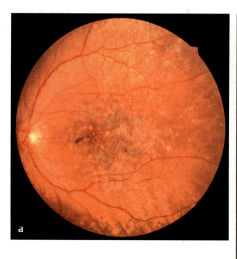 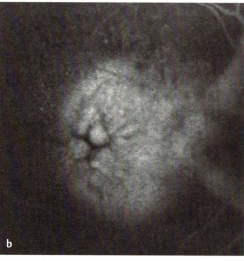

Abb. 11.8 Makuladegeneration. a Trockene altersabhängige Makuladegeneration mit Drusen und Hyperpigmentationen. **b** Zystoides Makulaödem in der Fluoreszenzangiografie. (a: aus Kroll et al., Augenärztliche Untersuchungsmethoden, Thieme, 2008; b: aus Kampik et al., Facharztprüfung Augenheilkunde, Thieme, 2006)

sehen. Sie erkennen Details typischerweise besser, wenn sie diese nicht direkt fixieren, sondern leicht daneben schauen. Bei Neovaskularisationen ist eine plötzliche Visusverschlechterung aufgrund einer Blutung sowie Metamorphopsien und eine Mikro- oder Makropsie aufgrund eines Makulaödems möglich. Abhängig vom Bestehen von **Neovaskularisationen** werden 2 Formen unterschieden (**Abb. 11.8**):

- **trockene (frühe, nichtexsudative) Degeneration:** In der Funduskopie sind die Ablagerungen als gelb-weißliche Drusen zu sehen. Typisch sind Pigmentverschiebungen im zentralen Netzhautbereich. Atrophische Bereiche des Pigmentepithels erscheinen als scharf begrenzte, gelb-weißliche Areale, in denen die choroidalen Gefäße durchscheinen.
- **feuchte (späte, neovaskuläre, exsudative) Degeneration:** Durch Defekte der Bruch-Membran dringt Flüssigkeit unter die Retina ein, die Folge sind ein Makulaödem und eine seröse Retinaabhebung. Choroidale Neovaskularisationen neigen zu Blutungen.

Die **Fluoreszenz-** und die **Indozyanin-Grün-Angiografie** liefern detaillierte Informationen über die Neovaskularisationen. Mit der **OCT** [S. B829] können das Makulaödem, die Drusen und die Pigmentepithelabhebungen beurteilt werden. Das **Amsler-Netz** dient zur Objektivierung von Metamorphopsien und zur Selbstkontrolle zu Hause.

Differenzialdiagnosen: Choroidale Neovaskularisationen werden z. B. auch bei der myopischen Makulopathie [S. B879] und bei Chorioretinitiden [S. B861] beobachtet.

Therapie: Eine Heilung oder ein Verhindern der Progredienz der AMD ist derzeit nicht möglich. Allgemeinmaßnahmen wie **Nikotinkarenz**, eine **optimierte Blutdruckeinstellung** und die Reduktion atherosklerotischer Risikofaktoren beeinflussen den Verlauf günstig. Positive Effekte wurden für Lutein, Zeaxanthin, Omega-3-Fettsäuren, Vitamin C und E, Zink und Kupfer nachgewiesen, entsprechende **Kombipräparate** sind erhältlich. Bei erhöhter Blendungsempfindlichkeit können **Lichtschutzgläser**, evtl. mit Kantenfilter, helfen. Extra- und juxtafoveale choroidale Neovaskularisationen bei **feuchter AMD** können per **Laser** koaguliert werden.

Durch die intravitreale Applikation von **VEGF-Hemmern** ca. alle 4 Wochen kann die Entwicklung weiterer Neovaskularisationen aufgehalten und der Visus bei einigen Patienten dauerhaft stabilisiert oder sogar verbessert werden.

Die **photodynamische Therapie**, bis vor wenigen Jahren noch die First-Line-Therapie, ist nur noch bei Nichtansprechen auf bzw. bei Kontraindikationen gegen VEGF-Hemmer indiziert.

Verlauf: Bei der **trockenen AMD** nimmt die zentrale Sehschärfe über Jahre hin langsam ab. Bei **Neovaskularisationen** ist der Verlauf schneller, bei Komplikationen (z. B. Blutungen) ist ein plötzlicher zentraler Sehverlust möglich. Das periphere Sehen und die Raumorientierung bleiben erhalten.

11.2.4 Altersbezogene Retinoschisis

DEFINITION Meist beidseitige, idiopathische Spaltung der Netzhaut, meist auf Höhe der äußeren plexiformen Schicht.

Epidemiologie, Klinik und Diagnostik: Die Erkrankung ist häufig (ca. 5 % aller älteren Menschen). Die meisten Betroffenen sind **asymptomatisch**. Nur bei ausgedehnter Spaltung am hinteren Pol ist der Visus reduziert und Schatten werden wahrgenommen. Die Netzhaut im betroffenen Gebiet ist funktionslos (absolutes Skotom), was aber nur selten wahrgenommen wird. Ophthalmoskopisch ist eine **blasige Abhebung der Retina** meist im unteren temporalen Bereich zu sehen, die bei Augenbewegungen konstant bleibt (**keine Undulation**) und **scharf** zur normalen Netzhaut **abgegrenzt** ist. Diese innere Schicht ist durchsichtig und sieht aus wie „gehämmertes Metall". Löcher in der inneren Schicht sind meist klein und harmlos.

> **MERKE** Bei zusätzlichen Netzhautforamina in der äußeren Schicht ist das Risiko für eine Amotio retinae erhöht.

Differenzialdiagnosen: Bei der **rhegmatogenen Amotio retinae** [S. B876] beginnt die Ablösung der Netzhaut meist temporal oben, i. d. R. ist nur 1 Auge betroffen. Die abgelöste Netzhaut ist intransparent (grau-weiß). Ein rot leuchtendes Netzhautforamen ist zu erkennen.

Therapie und Prognose: Eine Behandlung ist **meist nicht erforderlich**. Der Befund sollte **regelmäßig kontrolliert** und bei Fortschreiten nach zentral evtl. mit Laser oder Kryotherapie abgeriegelt werden. Sehr selten ist die Schisis progredient oder löst eine Amotio retinae aus.

11.2.5 Juvenile Retinoschisis

Diese X-chromosomal vererbte Erkrankung wird im Kap. Vitreoretinale Dystrophien [S. B870] besprochen.

11.2.6 Myopische Makulopathie

Synonym: Fundus myopicus

> **DEFINITION** Seltene Überdehnung von Retina, Choroidea und Bruch-Membran mit nachfolgenden choroidalen Neovaskularisationen aufgrund einer hochgradigen Achsenmyopie (meist > –6 dpt, vgl. Myopie [S. B888]).

Bei Beteiligung der Makula **nimmt** der **Visus** trotz optimaler Brillenkorrektur **ab**. Choroidale Neovaskularisationen können **Metamorphopsien** auslösen. Typisch in der Ophthalmoskopie sind „**Lacksprünge**" (Defekte der Bruch-Membran und des Pigmentepithels) und chorioretinale Atrophien peripapillär und am hinteren Augenpol, durch die große choroidale Gefäße oder sogar die Sklera sichtbar sind. In der Folge können **choroidale Neovaskularisationen** und Blutungen, ein **retinales Ödem** und ein **Fuchs-Fleck** (pigmentierte Narbe) entstehen (**Abb. 11.9**). Begleitend besteht häufig ein **hinteres Staphylom** [S. B854]. Die Fluoreszenzangiografie hilft bei der Beurteilung von Neovaskularisationen. Neben der optimalen Korrektur der Myopie können **vergrößernde Sehhilfen** helfen. Extrafoveale Neovaskularisationen können per **Laser** koaguliert werden. Bei subfovealen Neovaskularisationen können **VEGF-Inhibitoren** intravitreal appliziert werden (photodynamische Therapie nur noch bei Versagen der oder Kontraindikationen gegen VEGF-Inhibitoren).

11.2.7 (Chorio)retinopathia centralis serosa

Aufgrund eines Defekts der äußeren Blut-Retina-Schranke dringt **seröse Flüssigkeit zwischen das retinale Pigmentepithel und die Photorezeptoren** ein. Als Ursache werden **lokale Dysregulationen** im Rahmen von psychischem oder physischem Stress und bei erhöhten Glukokortikoidspiegeln diskutiert. Betroffen sind v. a. junge

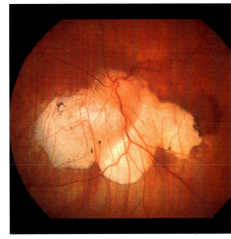

Abb. 11.9 Fundus myopicus. Chorioretinale Atrophiezonen und Staphyloma posticum sowie Blutung rechts am Rand der Atrophiezone. (aus: Heimann, Kellner, Atlas des Augenhintergrundes, Thieme, 2010)

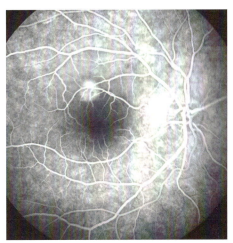

Abb. 11.10 Fluoreszenzangiografie bei Chorioretinopathia centralis serosa. Hyperfluoreszenter Fleck in der Frühphase. (aus: Heimann, Kellner, Atlas des Augenhintergrundes, Georg Thieme Verlag, 2010)

Männer. Typisch sind eine **Visusreduktion, zentrale relative Skotome** (dunkle Flecken), **Metamorphopsien und Mikro- oder Makropsie**. In der **Ophthalmoskopie** ist die **seröse Abhebung der Retina, meist im Makulabereich**, zu sehen. Mithilfe der **Fluoreszenzangiografie** kann der „Quellpunkt" (der Punkt, an dem die Flüssigkeit austritt) gefunden werden (**Abb. 11.10**). Mithilfe des **Amsler-Netzes** [S. B831] können die Skotome und die Metamorphopsie objektiviert werden. Meist regeneriert sich die Netzhaut **spontan** innerhalb einiger Wochen (**Stressreduktion**), was sich therapeutisch nicht beschleunigen lässt (evtl. Azetazolamid 2 × 250 mg/d oder Laserkoagulation des Quellpunkts – sofern er extrafoveal liegt). Bei 80–90 % der Patienten **erholt sich der Visus innerhalb von 1–6 Monaten komplett**. Nur selten bleiben Metamorphopsien oder Farbsinnstörungen zurück, in < 5 % d. F. bilden sich choroidale Neovaskularisationen. Bei 20–40 % der Patienten sind Rezidive zu beobachten, in etwa 20 % d. F. ist später auch das 2. Auge betroffen.

> **MERKE** Glukokortikoide sind kontraindiziert, da sie die Erkrankung auslösen können!

11.2.8 Retinopathia pigmentosa

Synonym: Retinitis pigmentosa

Epidemiologie und Formen: Die Gemeinsamkeit dieser heterogenen Gruppe von Erkrankungen ist die Symptomtrias **Nachtblindheit, progressiver Gesichtsfeld- und Visusverlust** aufgrund einer beidseitigen Dystrophie der Photorezeptoren und des retinalen Pigmentepithels. Die Prävalenz beträgt ca. 1:4000–7000, der Erbgang (am häufigsten autosomal-rezessiv) und das Manifestationsalter (meist 5.–30. Lebensjahr) sind unterschiedlich. Bei der klassischen und weitaus häufigsten Form sind zunächst die Stäbchen, erst viel später die Zapfen betroffen (**Stäbchen-Zapfen-Dystrophie**). Weitere, seltene Formen sind die inverse Retinopathia pigmentosa (Zapfen-Stäbchen-Dystrophie), die sektorförmige, unilaterale Retinitis pigmentosa, die Retinitis pigmentosa sine pigmento, die Amaurosis congenita Leber, die Retinitis punctata albescens und sekundäre Formen im Rahmen von Stoffwechselstörungen (z. B. Morbus Refsum, Mukopolysaccharidosen, peroxisomale Störungen).

Klinik und Diagnostik: Typisch sind eine oft schon im Kindesalter bestehende **Nachtblindheit** (Hemeralopie) und **eine erhöhte Blendungsempfindlichkeit**. Später fallen zunehmende periphere **Gesichtsfeldausfälle** auf, letztlich bleibt nur ein röhrenförmiges zentrales Gesichtsfeld übrig (Flintenrohr-Gesichtsfeld). Der Visus ist lange Zeit erstaunlich gut, die Orientierung im Raum wird aber bei zunehmend eingeengtem Gesichtsfeld schwieriger. Häufig ist eine **Myopie** assoziiert. In späteren Stadien entwickelt sich eine **Katarakt**. Charakteristisch in der **Funduskopie** sind knochenkörperchenartige Pigmentepithelproliferationen, die bei der klassischen Form in der mittleren Peripherie beginnen und sich nach peripher und zentral ausbreiten (**Abb. 11.11**). Die Arterien sind enggestellt, der Fundus ist reflexarm. Die Papille ist im Spätstadium wachsgelb und atrophisch. An der **Spaltlampe** kann eine zellige Glaskörperinfiltration auffallen. Das **Elektroretinogramm** [S. B831] der Stäbchen ist früh pathologisch.

Differenzialdiagnosen sind **postinfektiöse Veränderungen** („Salz-und-Pfeffer-Fundus" nach Rötelnretinopathie, Z. n. Lues), **medikamentöse Retinopathien** (z. B. durch Chloroquin, Chlorpromazin, Tamoxifen oder Phosphodiesterasehemmer), Nachtblindheit durch **Vitamin-A-Mangel** [S. B845] und eine **Siderosis bulbi** [S. B896].

Therapie und Verlauf: Eine kausale Therapie ist **derzeit nicht möglich**, niedrig dosiertes **Vitamin A** soll den Verlauf verlangsamen. Kantenfilterbrillen und vergrößernde Sehhilfen verbessern das Restsehvermögen. Experimentelle Methoden sind sub- oder epiretinale Retinaimplantate, die die Funktion der Photorezeptoren simulieren sollen. Eine Katarakt sollte ggf. operiert werden. Die Gesichtsfeldausfälle sind **chronisch progredient**, viele Patienten sind im Spätstadium praktisch blind.

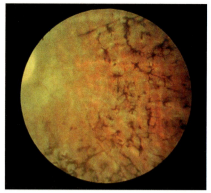

Abb. 11.11 Retinopathia pigmentosa. Typische Knochenkörperchen in der mittleren Peripherie, wachsgelbe Papille. (nach: Friedberg, Rapuno, Office and Emergency Room Diagnosis and Treatment of Eye Disease, Lippincott, 1990)

11.3 Farbsinnstörungen

> **DEFINITION**
> - **Trichromasie:** normaler Farbsinn
> - **anomale Trichromasie:** reduzierte Funktion eines Zapfentyps
> - **Dichromasie:** Ausfall eines Zapfentyps
> - **Protanopie** bzw. **-anomalie:** Rotblindheit bzw. -schwäche
> - **Deuteranopie** bzw. **-anomalie:** Grünblindheit bzw. -schwäche
> - **Tritanopie** bzw. **-anomalie:** Blau-Gelb-Blindheit bzw. -Schwäche
> - **Achromasie** (Monochromasie): Ausfall aller Zapfentypen mit kompletter Farbenblindheit, Zentralskotom und herabgesetztem Visus bei heller Beleuchtung.

Am häufigsten sind **X-chromosomal-rezessive Rot-Grün-Störungen**, von denen ca. 8 % der Männer und 0,4 % der Frauen betroffen sind. Diese Störungen sind den Betroffenen meist **nicht bewusst**, bereiten aber **Probleme im Straßenverkehr** und verunmöglichen die Ausübung einiger Berufe (z. B. Modebranche, Chemiker, Elektriker, Maler). Zur **Diagnostik** der Farbsinnstörungen s. Kap. Farbsinnprüfungen [S. B829]. Eine Therapie ist nicht möglich.

Differenzialdiagnosen: Erworbene Farbsinnstörungen kommen z. B. bei Erkrankungen der Retina (v. a. Störungen der Blau-Gelb-Wahrnehmung), des Sehnervs und der zentralen Sehbahn (v. a. Rot-Grün-Störungen) vor. Medikamente oder toxische Stoffe können passagere Farbverschiebungen (**Chromatopsien**) auslösen, z. B. Digitalis und CO (→ Zyanopsie) oder Acetylsalicylsäure und Sulfonamide (→ Xanthopsie). Farbsinnstörungen unter einer Therapie mit **Ethambutol** können ein Frühzeichen einer Optikusatrophie sein.

11.4 Entzündungen

11.4.1 Retinochoroiditis

Siehe Kap. Chorioretinitis [S. B861].

11.4.2 Retinale Vaskulitis und Periphlebitis retinae

Entzündungen aller retinalen Gefäße (retinale Vaskulitis) oder nur der Venen (Periphlebitis retinae) mit zellulärer Infiltration des Glaskörpers sind relativ häufig und entwickeln sich **idiopathisch** oder als **Folge von Systemerkrankungen** (z. B. multiple Sklerose, SLE, Morbus Behçet, Morbus Wegener, Panarteriitis nodosa, Arteriitis temporalis, Sarkoidose, Tuberkulose, Borreliose, Listeriose, Brucellose, Syphilis, virale Infektionen). Die Patienten klagen über eine **Visusreduktion** und/oder **Mouches volantes** durch die **zelluläre Glaskörperinfiltration**. Ophthalmoskopisch sind weißliche präretinale Infiltrate und entzündliche Gefäßeinscheidungen („**Kerzenwachsexsudate**") zu erkennen. Die **Fluoreszenzangiografie** gibt Auskunft über die entzündliche Aktivität und die Existenz von Neovaskularisationen. Wichtig ist die Abklärung einer möglichen Grunderkrankung von immunologischer Seite. **Komplikationen** sind retinale Blutungen und Neovaskularisationen.

Im Zentrum steht die adäquate **Behandlung der Grunderkrankung**. Nach Ausschluss einer infektiösen Ursache werden **Glukokortikoide** lokal und systemisch gegeben, unter denen die retinale Entzündung meist zügig abklingt. Bei Neovaskularisationen kann eine **Laserkoagulation** ischämischer Areale notwendig sein.

11.4.3 Morbus Eales

Von dieser idiopathischen, bilateralen, okklusiven Entzündung der retinalen Venen sind v. a. **junge Männer** betroffen. Durch rezidivierende Glaskörperblutungen **nimmt** der **Visus ab**. Typisch in der Ophthalmoskopie sind **periphere, korkenzieherartig geschlängelte Shuntgefäße**, die sich durch die Entzündung zunehmend verschließen, wodurch die betroffenen Gebiete ischämisch werden. Weiter zentral gelegene Gefäße sind zu „**Strickleitergefäßen**" erweitert. Die Ischämie stimuliert die Ausbildung von blutungsgefährdeten **Neovaskularisationen**. Die Folge sind rezidivierende **Netzhaut- und Glaskörperblutungen** und fibrovaskuläre retinale Stränge, die eine **traktive Amotio retinae** auslösen können. Eine mögliche Spätfolge ist eine Rubeosis iridis mit Sekundärglaukom. Im Unterschied zur retinalen Vaskulitis ist an der Spaltlampe keine Glaskörperinfiltration zu beobachten. In frühen Stadien kann eine **Laserkoagulation** der betroffenen Venen die Progression aufhalten. Bei Glaskörperblutungen ist eine **Vitrektomie** [S. B872] indiziert.

11.4.4 Akute retinale Nekrose

Aufgrund einer foudroyanten, okklusiven **Entzündung der retinalen Arterien** mit begleitender Uveitis entwickelt sich eine akute retinale Ischämie. Die häufigsten **Erreger** sind Varizella-zoster-, Herpes-simplex-, Zytomegalie- und seltener Rötelnviren. Unter Immunsuppression ist das Risiko erhöht. Die Erkrankung **beginnt** meist **unilateral**, kann im Verlauf aber auch das 2. Auge betreffen. Die Patienten klagen über eine **Visusreduktion** oder Gesichtsfeldausfälle, **Schmerzen** und **Photophobie**. An der **Spaltlampe** sind Zeichen einer begleitenden Uveitis anterior [S. B860] oder Skleritis [S. B855] sowie eine zelluläre Glaskörperinfiltration zu sehen. Die **Ophthalmoskopie** zeigt von peripher nach zentral wandernde, gelb- oder grauweiß getrübte, im Verlauf konfluierende Netzhautareale. Die retinalen Gefäße sind verengt, in den nekrotischen Gebieten entstehen große Netzhautlöcher, die zu einer **Amotio retinae** führen können. Der **Erreger** kann durch eine PCR aus Kammerwasser und/oder Glaskörper nachgewiesen werden.

Entscheidend ist ein **möglichst früher Therapiebeginn mit Aciclovir und Prednisolon** hoch dosiert und systemisch. Die Therapie wird über ca. 8 Wochen weitergeführt. Weitere Therapieoptionen sind die intravitreale Applikation von Ganciclovir oder Foscarnet und eine Vitrektomie mit intraoperativer Aciclovir-Lavage und Laserretinopexie. Spätfolgen sind **retinale Neovaskularisationen**, eine ischämische **Optikusatrophie**, eine **Rubeosis iridis** mit Sekundärglaukom und letztlich eine Phthisis bulbi. Eine rechtzeitige Therapie kann die Abheilung beschleunigen, eine Amotio retinae und eine Erblindung jedoch häufig nicht verhindern. Insbesondere unter Immunsuppression sind Rezidive häufig.

11.4.5 Retinitiden bei AIDS

HIV-Retinopathie: Das HI-Virus selbst oder indirekt Immunkomplexe lösen eine diffuse, meist asymptomatische **Mikroangiopathie** mit Cotton-Wool-Herden und Mikroaneurysmen aus. Die Therapie entspricht der allgemeinen retroviralen Therapie (s. Infektionserkrankungen [S. A548]).

CMV-Retinitis: Eine Retinitis durch Zytomegalieviren wird bei 20–25 % aller AIDS-Patienten beobachtet und gilt als **Indikatorerkrankung nach der CDC-Klassifikation**. Typisch sind verschwommenes Sehen und schwarze, schwebende Punkte im Gesichtsfeld durch retinale Blutungen. In der Ophthalmoskopie sind Cotton-Wool-Herde und ggf. Blutungen sowie ischämische Nekrosen zu sehen. Letztere können eine rhegmatogene Amotio retinae auslösen. Therapeutisch wird **Ganciclovir** oder **Foscarnet** systemisch gegeben.

Weitere Retinitiden: Das Risiko für eine akute retinale Nekrose, eine Toxoplasma-Chorioiditis [S. B861] oder eine Pneumocystis-jiroveci-Retinitis ist erhöht.

11.4.6 Strahlenretinopathie

Zu den Folgen einer hoch dosierten Strahleneinwirkung auf das Auge s. Erworbene Katarakt [S. B858].

11.5 Netzhauttumoren

11.5.1 Pigmentepithelhypertrophie

Synonym: Pigmentepithelhyperplasie

Die harmlose, relativ häufige, angeborene Hyperpigmentierung des retinalen Pigmentepithels zeigt sich ophthalmoskopisch als **stark pigmentiertes, scharf begrenztes, flaches Areal** (Abb. 11.12). Multiple Herde sind häufig und können wie eine Bärentatze aussehen. Die Veränderungen sind asymptomatisch, können sehr langsam wachsen und beidseitig sein. Differenzialdiagnosen sind **Aderhautnävi** [S. B862], scharf begrenzt, meist erhaben; eingelagerte Drusen) und das **Aderhautmelanom** [S. B863], hell- bis dunkelbraun, erhaben, typisches Orange-Pigment. Eine **Therapie** ist **nicht notwendig**.

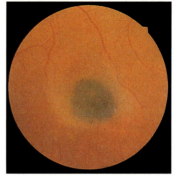

Abb. 11.12 **Pigmentepithelhypertrophie.** (aus: Burk, Burk, Checkliste Augenheilkunde, Thieme, 2011)

11.5.2 Retinoblastom

Epidemiologie und Ätiologie: Dieser fast immer angeborene, maligne **Tumor der retinalen Stammzellen** ist der häufigste maligne Augentumor bei Kindern (Prävalenz ca. 1:20 000). Er manifestiert sich meist in den **ersten 4 Lebensjahren**, in ca. 30 % d. F. beidseitig. Die Ursache ist eine meist spontane, selten autosomal-dominant vererbte Mutation des Retinoblastom-1-Gens (RB1). Als **trilaterales Retinoblastom** wird ein beidseitiges Retinoblastom in Kombination mit einem Pinealom (Tumor der Zirbeldrüse) bezeichnet.

Klinik und Diagnostik: Die Leitsymptome sind **Leukokorie**, **Strabismus** und **schmerzhaftes rotes Auge**. Weitere mögliche Symptome sind Heterochromie, unilaterale Mydriasis, Exophthalmus und Nystagmus. In der Ophthalmoskopie zeigt sich ein **grau-weißer, vaskularisierter Netzhauttumor**, der den Glaskörper, die Vorderkammer und die Orbita infiltrieren kann. Als Tumormarker kann **CEA** erhöht sein. **Bildgebende Verfahren** (Sonografie, Röntgen, CT, MRT) dienen der Bestimmung der lokalen Tumorausdehnung, der Suche nach Metastasen (ZNS inkl. Rückenmark, Lymphknoten) und der Abklärung eines Pinealoms. Aufgrund der genetischen Ursache sollten auch die Geschwister untersucht werden. Bei Verdacht auf eine autosomal-dominante Vererbung kann eine **genetische Beratung** der Eltern indiziert sein.

> **MERKE** Bei Leukokorie oder Strabismus bei Kleinkindern muss immer ein Retinoblastom ausgeschlossen werden!

Differenzialdiagnosen der Leukokorie s. Leitsymptome [S. C162], des roten Auges s. Leitsymptome [S. C163] und des Strabismus [S. B893].

Therapie und Verlauf: Individuell abzuwägende therapeutische Optionen sind die **Enukleation**, die **Bestrahlung** und die **Chemotherapie** mit gleichzeitiger transpupillärer Diodenlaser-Hyperthermie. Das Partnerauge und die Zirbeldrüse sollten vierteljährlich untersucht werden. Die **Letalität** bei unbehandeltem Verlauf beträgt > 99 % (Hirnmetastasen), unter optimaler Therapie < 10 % (beidseitiger Tumor: ca. 8 %, trilaterales Retinoblastom: hoch). Die **Metastasierungsrate** unter Therapie liegt < 10 %, zu bedenken sind allerdings die sehr häufigen **Zweittumoren** mit meist schlechter Prognose (sehr häufig Osteosarkom).

11.5.3 Astrozytom

Synonym: astrozytisches Hamartom

Dieser seltene, kongenitale, von den Astrozyten ausgehende Tumor der Retina ist fast immer mit der **tuberösen Sklerose** assoziiert, seltener mit der Neurofibromatose. Die Kinder sind **meist asymptomatisch**, selten entsteht ein Visusverlust durch eine Amotio retinae oder eine Glaskörperblutung. Ophthalmoskopisch fallen **einzelne oder multiple, weißliche, maulbeerartige und häufig verkalkte Tumoren** auf (Größe: 1–2 Papillendurchmesser). Typisch ist auch eine Eigenfluoreszenz im Blaulicht. Aufgrund der Assoziation mit der tuberösen Sklerose ist eine neurologische, pädiatrische und dermatologische Abklärung notwendig. **Retinoblastome** (s. o.) sind bei Diagnosestellung meist größer. Löst das Astrozytom keine Komplikationen aus, ist **keine Therapie nötig**, da es sich im Verlauf nur selten vergrößert.

11.6 Verletzungen der Netzhaut

Oraabriss (Oradialyse): Ein traumatischer Abriss der Ora serrata, z. B. im Rahmen einer Contusio bulbi [S. B896], kann eine traumatische Amotio retinae [S. B876] zur Folge haben.

Commotio retinae: Asymptomatische periphere Netzhautödeme entlang von Gefäßen sind nach einer Contusio bulbi sehr häufig. Ist die **Fovea** betroffen, nimmt der Visus einige Stunden nach der Contusio ab. Ophthalmoskopisch zeigt sich eine Schwellung und weißliche Trübung der parafovealen Retina (**Berlin-Netzhautödem**). Die Ursache ist ein **retinales Ödem** und evtl. Blutungen aufgrund eines Contre-Coup-Mechanismus. Das Netzhautödem bildet sich zwar spontan zurück, kann aber ein Netzhautforamen verursachen, das Jahre später eine Amotio retinae [S. B876] auslöst.

Purtscher-Retinopathie: mikroangiopathisch bedingte Retinopathie in der Folge von Schädel-Hirn-Traumata, traumatischen Thoraxkompressionen oder auch im Rahmen einer disseminierten intravasalen Gerinnung (DIC) oder systemischer Erkrankungen (z. B. SLE); Ätiologie unklar; Visusabnahme innerhalb von Stunden nach dem Trauma; Nachweis von intraretinalen Blutungen, Cotton-Wool-Herden und Exsudationen; keine spezifische Therapie möglich; meist bleibende Gesichtsfeldausfälle.

12 N. opticus und Sehbahn

12.1 Angeborene Papillenveränderungen

Schräger Sehnerveneintritt: Der Sehnerv kann, insbesondere bei **myopen Augen**, schräg nasal austreten. Die Papille ist hochoval, nasal sind die Nervenfasern dichter gedrängt, wodurch die Papille in diesem Bereich prominent und leicht randunscharf ist. Aufgrund der Streckung der Nervenfasern im temporalen Bereich ist der Randsaum hier unscharf. Ein häufiger Begleitbefund ist der **Conus temporalis**, eine sichelförmige, weißliche Zone, in der das Pigmentepithel fehlt. Die Veränderung verursacht keine Ausfälle.

Grubenpapille: Aufgrund eines inkompletten Verschlusses der Augenbecherspalte während der Embryonalentwicklung (Kolobom) ist die „Abdichtung" zwischen Choroidea und Retina beeinträchtigt und es entsteht eine **meist einseitige, kleine, gelb-graue Aushöhlung am temporalen oder unteren Papillenrand**. Die Papille ist scharf begrenzt. Die Betroffenen sind i. A. **asymptomatisch**, das Risiko für eine exsudative Amotio retinae unter Einbeziehung der Makula ist jedoch erhöht.

Papillenkolobom (Morning-Glory-Syndrom): Die Ursache ist ebenfalls ein inkompletter Verschluss der Augenbecherspalte. Die Papille ist trichterförmig vertieft, die **Gefäße** treten **radspeichenartig über den Papillenrand**. Der **Visus** der Patienten ist **herabgesetzt**, meist bestehen **Gesichtsfelddefekte**.

Pseudostauungspapille (Pseudoneuritis hyperopica): Bei hyperopen Augen ist der Sklerakanal oft relativ eng. Die Nervenfasern sind dichter zusammengedrängt und wölben sich am Papillenrand vor, woraus eine **leichte Randunschärfe** und eine **Prominenz der Papille** resultieren. Die Exkavation ist aufgehoben. Im Unterschied zur **Stauungspapille** (s. u.) sind die Nervenfasern nicht verquollen, die Gefäße sind nicht gestaut, es bestehen keine Blutungen und die Farbe ist normal. Die Betroffenen sind **asymptomatisch**.

Bergmeister-Papille: Dieser harmlose ophthalmoskopische Befund wird im Kap. Fehlbildungen des Glaskörpers [S. B869] beschrieben.

Drusenpapille: Bei dieser dominant vererbten, in 75 % d. F. beidseitigen Erkrankung entstehen hyaline, grieskornähnliche Ablagerungen am Papillenrand und manchmal periphere Gesichtsfeldausfälle. Die **Papille** ist **randunscharf, leicht prominent und polyzyklisch** begrenzt. Die Farbe der Papille ist bei oberflächlichen Drusen heller.

> **MERKE** Verwechslungsgefahr: Retinale Drusen sind hyaline Einlagerungen in die Bruch-Membran bei der altersabhängigen Makuladegeneration.

Markhaltige Nervenfasern (Papilla leporina): Eine Myelinisierung und damit Lichtundurchlässigkeit der in die Papille eintretenden, normalerweise nicht markhaltigen Nervenfasern verursacht in diesem Bereich Gesichtsfeldausfälle. Bei größerer Ausdehnung ist Amblyopie möglich. Die Fasern sind funduskopisch als auffällige, glänzendweiße, schweifförmige Ausläufer der Papille zu sehen (**Fibrae medullares**).

12.2 Stauungspapille

> **DEFINITION** Fast immer beidseitige Papillenschwellung durch erhöhten Hirndruck.

Ätiologie und Pathogenese: Die weitaus häufigste Ursache (70–80 % d. F.) ist ein **Hirntumor**, für weitere Ursachen des erhöhten Hirndrucks s. Neurologie [S. B923]. Eine **einseitige Stauungspapille** ist sehr selten, zu den Ursachen zählen das Foster-Kennedy-Syndrom (Tumor im Bereich des Frontallappens mit direkter Kompression eines N. opticus, ipsilateraler Optikusatrophie und kontralateraler Stauungspapille), Orbitatumoren und eine okuläre Hypotension (z. B. nach perforierender Verletzung). Normalerweise wird der **axonale Transport vom Auge zum Gehirn** durch den im Auge höheren Druck gefördert. Ist der Hirndruck größer als der IOD, staut sich Axoplasmamaterial an und die Papille schwillt an.

Klinik und Diagnostik: Der Visus ist bis auf ein leichtes Schleiersehen fast unverändert. Zunächst ist der blinde Fleck vergrößert, weitere **Gesichtsfeldausfälle** entwickeln sich erst bei Optikusatrophie. Ophthalmoskopisch zeigt sich im Akutstadium eine **Randunschärfe** und **Hyperämie** der Papille (nasal > temporal) mit **ödematöser Schwellung** der Nervenfasern und radiären **Blutungen** (Abb. 12.1). Im Verlauf nimmt die Prominenz der Papille zu, die Exkavation ist nicht mehr abgrenzbar. Bei chronischer Stauungspapille kann die Papille pilzförmig in den Glaskörper hi-

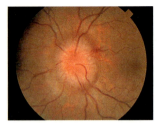

Abb. 12.1 **Stauungspapille.** (aus: Neurath, Lohse, Checkliste Anamnese und klinische Untersuchung, Thieme, 2010)

neinragen („Champagnerkorken"), die Kapillaren sind massiv dilatiert, Blutungen oft schon resorbiert. Nach 6–10 Wochen geht die Schwellung zurück, der N. opticus atrophiert. Zur Verlaufsbeurteilung wird die Prominenz der Papille in Dioptrien angegeben, gemessen mit dem Augenspiegel (Differenz Netzhautniveau und höchste Erhabenheit der Papille).

Differenzialdiagnosen sind eine **Papillitis** (fast immer einseitig, starke Visusreduktion, Zentralskotom; s. Neurologie [S. B963]), eine **anteriore ischämische Optikusneuropathie** (fast immer einseitig, blasse und nur geringe Schwellung, Visusreduktion, großes Sektorskotom) und eine **Pseudostauungspapille** (keine Blutungen, keine Schwellung der Nervenfasern, keine kapilläre Dilatation).

Therapie: Die Grunderkrankung wird behandelt bzw. der Hirndruck gesenkt.

12.3 Neuritis nervi optici

Die Optikusneuritis (Retrobulbärneuritis) wird in der Neurologie [S. B964] besprochen.

12.4 Anteriore ischämische Optikusneuropathie (AION)

Synonyme: Apoplexia papillae, Optikomalazie, Papilleninfarkt

12.4.1 AION arteriitischer Genese

Diese akute Durchblutungsstörung aufgrund einer Riesenzellarteriitis (Arteriitis temporalis Horton) wird im Kapitel Immunsystem und rheumatologische Erkrankungen [S. A494] besprochen.

12.4.2 AION arteriosklerotischer Genese

Synonyme: nichtarteriitische AION, NAION

Die Ursache ist ein **arteriosklerotischer Verschluss der Aa. ciliares posteriores breves**, die die Papille versorgen. Typisch ist ein **einseitiger, plötzlicher, schmerzloser, hochgradiger Visusverlust** bis hin zur Erblindung. Der Gesichtsfelddefekt kann entsprechend der Infarzierung keilförmig, horizontal (meist inferior) oder auch komplett sein. Interessant ist, dass alte Menschen – bei gesundem Partnerauge – das Ereignis häufig nicht bemerken! Ophthalmoskopisch fällt eine blasse, nur geringe Schwellung eines Papillensektors oder der gesamten Papille auf. Radiäre Blutungen am Papillenrand sind häufig (Abb. 12.2).

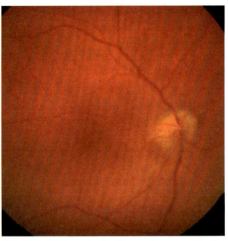

Abb. 12.2 **AION arteriosklerotischer Genese.** Unten betonte Papillenschwellung, temporal einzelne Blutungen am Papillenrand. (aus: Heimann., Kellner, Atlas des Augenhintergrundes, Thieme, 2010)

Die klinische Untersuchung zeigt eine afferente Pupillenstörung. Neben einer Optimierung der internistischen Therapie (Blutdruck, Blutzucker, Fettstoffwechsel) werden **Glukokortikoide** systemisch verabreicht. Innerhalb von 2 Monaten bildet sich das Ödem zurück und es entwickelt sich eine **einfache**, seltener eine komplexe **Optikusatrophie**. Rezidive am selben Auge sind selten, in 10–40 % d. F. im Verlauf ist jedoch auch das Partnerauge betroffen. 100 mg/d **Acetylsalicylsäure** reduzieren dieses Risiko.

12.5 Optikusatrophie

Die Ursachen sind vielfältig, die folgende Liste ist nur eine Auswahl:
- **erworbene primäre (einfache) Optikusatrophie:**
  - **ischämisch** bedingte Atrophie: Zentralarterienverschluss [S. B873], AION
  - **druckbedingte** Atrophie bei direktem Tumordruck (z. B. bei Optikusscheidenmeningeom, s. u.)
  - **traumatische** Atrophie durch Fraktur im Canalis opticus (Hämatom, Druckatrophie)
  - **toxische** Atrophie: Methylalkohol, Tabak-Alkohol-Amblyopie, Ethambutol, Thallium, Streptomycin, Isoniazid, Amiodaron, 5-FU, Chloroquin, Chloramphenicol, Blei, Arsen, Penicillamin, Gentamicin, Vincristin
  - **Tabes dorsalis**
- **erworbene sekundäre (komplexe) Optikusatrophie:**
  - primäres chronisches Offenwinkelglaukom [S. B866]
  - entzündliche Atrophie: Retrobulbärneuritis (s. Neurologie [S. B964]), multiple Sklerose (s. Neurologie [S. B946]), Chorioretinitis [S. B861]
  - chronische Stauungspapille
  - hereditäre Ursachen: z. B. Leber-Optikusatrophie, Morbus Niemann-Pick, Friedreich-Ataxie.

> **MERKE** Ursachen der primären, erworbenen Optikusatrophie:
> - Tumor
> - Trauma
> - Tabes dorsalis
> - toxisch
> - vaskulär.

Die Symptomatik ist sehr variabel und reicht von **Gesichtsfelddefekten** bis hin zur **Erblindung**. Typisch für die **primäre Optikusatrophie** ist eine scharf begrenzte, blasse und abgeflachte Papille. Der Durchmesser der retinalen Gefäße ist vermindert. Bei der **sekundären Atrophie** ist die Papille ebenfalls blass, aber leicht prominent mit verwaschenem Rand durch das Einwachsen von Astrozyten. Die Exkavation ist teilweise oder ganz verstrichen. Zu den ophthalmoskopischen Befunden bei **glaukomatöser Optikusatrophie** s. PCOG-Diagnostik [S. B866]. Zur Verlaufskontrolle sind Gesichtsfelduntersuchungen wichtig. Für eine frühzeitige Diagnosestellung können die visuell evozierten Potenziale (VEP) hilfreich sein. Kann die Ursache nicht behandelt werden, ist die Prognose quo ad visum schlecht.

12.6 Tumoren des Sehnervs

12.6.1 Optikusscheidenmeningeom und Optikusgliom

Das Optikusgliom tritt v. a. bei Kindern (ca. 90 %, gehäuft bei Neurofibromatose) auf, das Optikusscheidenmeningeom eher bei jungen Erwachsenen.

Die meist **benignen Tumoren** der Meningen bzw. der Neuroglia verursachen durch Kompression des N. opticus eine **Optikusatrophie**. Typisch sind ein **langsamer, progressiver Visusverlust** und Gesichtsfelddefekte. Möglich sind ein beidseitiger Exophthalmus und bei Invasion der Augenmuskeln ein Lähmungsschielen. Ophthalmoskopisch zeigt sich eine sekundäre **Optikusatrophie** mit **zilioretinalen Shuntgefäßen** um die Papille, da der venöse Abfluss über die Zentralvene behindert ist. In der klinischen Untersuchung fällt ein afferenter Pupillendefekt auf.

Lokalisation und Ausdehnung des Tumors können mittels MRT und/oder CT der Region beurteilt werden.

Das **Optikusgliom** entartet praktisch niemals maligne und stabilisiert sich bei ca. 50 % der Betroffenen. Typisch ist ein schubweises Wachstum mit jahrelangen Stillständen. Bei verdrängendem Wachstum kann der Hirndruck ansteigen. **Optikusscheidenmeningeome** wachsen sehr langsam, entarten aber in 2–10 % d. F.

Eine **Operation** führt zur Erblindung des betroffenen Auges und ist nur indiziert, wenn der Tumor nach zentral wächst und das Partnerauge bedroht. Die Erfolge einer Radiatio sind gering.

12.6.2 Papillentumoren

Diese meist gutartigen Tumoren sind insgesamt sehr selten.

Astrozytom: Der Tumor tritt v. a. bei tuberöser Sklerose oder Neurofibromatose auf und kann ein Vielfaches der Papillengröße erreichen. Große Tumoren können den Sehnerv komprimieren und Gesichtsfeldausfälle auslösen.

Melanozytom: Die wichtigste Differenzialdiagnose dieses meist ≤ 1–2 mm großen, dunkel pigmentierten Tumors ist das Aderhautmelanom. Häufig erscheint der Rand gefiedert.

Hämangiome: exzentrisch gelegene, orangefarbene Gefäßmissbildungen der Papille, treten v. a. bei Morbus Hippel-Lindau auf.

12.7 Verletzungen des Sehnervs

Avulsio nervi optici: Im Rahmen einer Contusio bulbi [S. B896] kann der **Sehnerv partiell oder komplett ausreißen**. Der Patient erblindet sofort, eine Therapie ist nicht möglich. Funduskopisch ist der Papillenbereich anfangs häufig durch eine Blutung verdeckt. Nach deren Resorption ist statt der Papille eine dunkle Einsenkung sichtbar, die im weiteren Verlauf durch Bindegewebe ausgefüllt wird.

Retrobulbär- und Optikusscheidenhämatom: Eine Contusio bulbi [S. B896] kann durch Verletzung retrobulbärer Gefäße Hämatome hinter dem Augapfel verursachen, die den venösen Abfluss über die Zentralvene oder die arterielle Versorgung über die Zentralarterie behindern oder den N. opticus komprimieren. Klinische Hinweise sind ein **Lidhämatom** und ein **Exophthalmus**. Zu den Symptomen und Befunden bei Zentralarterien- bzw. Zentralvenenverschluss s. Kap. Gefäßverschlüsse [S. B873]. Eine Kompression des N. opticus verursacht eine Optikusatrophie [S. B884]. Nach Abklärung der Ausdehnung mittels CT kann individuell über eine operative Ausräumung des Hämatoms entschieden werden.

12.8 Läsionen im weiteren Verlauf der Sehbahn

12.8.1 Läsionen im Chiasmabereich (Chiasma-Syndrom)

Typisch ist eine häufig **inkongruente, bitemporale Hemianopsie** („Scheuklappenphänomen"). Mögliche Begleitsymptome sind Kopfschmerzen und endokrine Störungen. Die Kompression löst eine Optikusatrophie mit progredientem Visusverlust aus. **Ursachen** können sein:
- **Hypophysentumoren** (s. Endokrines System und Stoffwechsel [S. A311]) komprimieren das Chiasma opticum von unten und damit zunächst die inferionasalen Fasern (→ Beginn der Gesichtsfeldausfälle von oben temporal).
- **Kraniopharyngeome** (s. Endokrines System und Stoffwechsel [S. A312]), die sich entlang des Hypophysen-

stiels entwickeln, komprimieren das Chiasma opticum von oben und daher zunächst die superiornasalen Fasern (→ Beginn der Gesichtsfeldausfälle von unten temporal).

> **MERKE** Bitemporale Gesichtsfeldausfälle sind ein Spätsymptom von Tumoren, die das Chiasma opticum komprimieren.

- Auch **Meningeome** und **Aneurysmen** der A. carotis interna oder des Circulus arteriosus Willisi können das Chiasma opticum komprimieren.

12.8.2 Läsionen des Tractus opticus

Leitsymptom ist eine **inkongruente, kontralaterale, homonyme Hemianopsie**. Ein relativer afferenter Pupillendefekt besteht bei Beleuchtung von der Seite der Hemianopsie. Auslöser sind u. a. **Hirntumoren, Verletzungen, vaskuläre Insulte, zerebrale Entzündungen, Aneurysmen** und **Abszesse**. Innerhalb von 4–6 Wochen entwickelt sich eine **Optikusatrophie** entsprechend den Nervenfasern aus den korrespondierenden Netzhauthälften: Eine Läsion des rechten Tractus opticus führt zu einer sektorenförmigen Atrophie des rechten oberen und unteren Papillenrandsaums (temporale Netzhautfasern), die linke Papille zeigt eine „Fliegen-Muster-Atrophie" (nasale Netzhautfasern).

12.8.3 Läsionen der Sehstrahlung

Das Leitsymptom ist eine **homonyme Hemianopsie**, häufig mit Sektorausfall, evtl. mit afferenter Pupillenstörung kontralateral. Die Ursachen entsprechen denen bei Läsionen des Tractus opticus. Da die Neuronen im Corpus geniculatum laterale umgeschaltet werden, tritt keine Optikusatrophie auf.

12.8.4 Läsionen der Sehrinde

Die häufigste Ursache ist ein **Infarkt der Sehrinde**. Typisch sind **kongruente, homonyme Gesichtsfeldausfälle**. Da der für die Makula zuständige Bereich beidseitig versorgt ist, ist diese häufig ausgespart und die Patienten bemerken die Ausfälle oft nicht. Ein Verschluss der linken A. cerebri posterior würde einen homonymen Gesichtsfeldausfall rechts mit Aussparung der Makula auslösen. Die visuellen Symptome bei **Migräne** werden in der Neurologie [S. B1002] besprochen.

13 Augenhöhle (Orbita)

13.1 Entzündungen

13.1.1 Orbitaphlegmone

Die häufigste Ursache ist die **Fortleitung einer bakteriellen Infektion der Sinus ethmoidalis oder frontalis**, seltener der anderen Sinus. Weitere Quellen sind Gesichtsfurunkel, Zahnkeimentzündungen, penetrierende Verletzungen, ein Gesichtserysipel, ein Hordeolum, eine fortgeschrittene Endophthalmitis oder eine Sepsis. Die häufigsten Erreger sind Staph. aureus, Streptokokken und Haemophilus influencae. Die **Augenmotilität** ist **eingeschränkt** („eingemauerter" Bulbus), Lider und Konjunktiven sind **geschwollen**. Die Patienten haben **Fieber**, **Allgemeinsymptome** und **starke Schmerzen**, die beim Versuch, das Auge zu bewegen, zunehmen. Im Blut zeigen sich eine Leukozytose und eine Erhöhung der BSG. Computertomografisch ist ggf. eine Nebenhöhlenverschattung zu sehen. Therapeutisch wird eine **systemische Breitbandantibiose** eingeleitet. Bessert sich die Symptomatik darunter nicht, ist frühzeitig eine Operation der Nasennebenhöhlen zu überlegen.

> **MERKE** Bei Fortleitung der Keime nach zentral besteht die Gefahr einer septischen Sinus-cavernosus-Thrombose. Eine entzündliche Beteiligung des N. opticus kann letztlich zur Erblindung führen.

Differenzialdiagnosen:
- **Lidabszess oder -phlegmone** [S. B834]: normale Bulbusmotilität, keine Chemosis
- **Pseudotumor orbitae** (s. u.): kein Fieber, keine Allgemeinsymptome
- **Rhabdomyosarkom** (s. u.): Der Tumor entwickelt sich schnell und hat manchmal entzündliche Komponenten. Die Patienten haben jedoch kein Fieber und keine Allgemeinsymptome.

13.1.2 Pseudotumor orbitae

Ätiologie und Klinik: Die Ursache dieser meist einseitigen, stark schmerzhaften, lymphozytären, granulomatösen Entzündung der Orbita ist **unklar**, möglicherweise sind autoimmune Prozesse beteiligt. Typisch ist ein relativ **plötzlicher Beginn** mit starken **Schmerzen**, **Protrusio bulbi**, **Motilitätseinschränkungen** (mechanisch durch die Schwellung und entzündlich bei Myositis), **Chemosis** und **Lidschwellung**. Die Myositis kann im Vordergrund stehen oder auch komplett fehlen.

Sonderform: Das **Tolosa-Hunt-Syndrom** (Orbitaspitzensyndrom, Ophthalmoplegia dolorosa) ist eine stark schmerzhafte Entzündung im Bereich der Orbitaspitze oder des Sinus cavernosus mit einer Lähmung des N. abducens, des N. trochlearis und/oder des N. oculomotorius.

Diagnostik:
In der Bildgebung (CT, MRT) ist die Abgrenzung zu einem echten Tumor häufig schwierig, sodass eine **Biopsie** notwendig wird.

Histologisch zeigt sich eine lymphozytäre Infiltration ohne Anhalt für einen tumorösen Prozess. **Differenzialdiagnosen** sind die endokrine Orbitopathie (langsamere Entwicklung, meist hyperthyreote Symptome), Orbitatumoren oder -metastasen und die Orbitaphlegmone (Fieber, Allgemeinsymptome).

Therapie: Die Patienten erhalten über einige Wochen hoch dosiert **Glukokortikoide**. Protrusio bulbi und Schmerzen bessern sich unter dieser Therapie schnell. Dies ist auch differenzialdiagnostisch wichtig: Eine endokrine Orbitopathie spricht langsamer an, ein Tumor gar nicht.

13.1.3 Endokrine Orbitopathie

Diese autoimmune Entzündung des Retroorbitalgewebes ist in > 90 % mit einem Morbus Basedow assoziiert und wird daher im Kapitel Endokrines System und Stoffwechsel [S. A323] besprochen.

13.2 Gefäßanomalien

13.2.1 Karotis-Sinus-cavernosus-Fistel

Zerebrale arteriovenöse Fisteln werden in der Neurologie [S. B958] besprochen.

13.2.2 Orbitavarizen

Die **seltenen** venösen Aussackungen in der Orbita entstehen **meist spontan**. Seltener sind sie angeboren oder die Folge eines Traumas oder eines Morbus Osler. Beim Pressen zeigt sich ein intermittierender Exophthalmus, evtl. mit Schmerzen und Doppelbildern. Differenzialdiagnosen sind die **Karotis-Sinus-cavernosus-Fistel** (s. Neurologie [S. B958], pulssynchrones „Maschinengeräusch", Erweiterung der episkleralen Gefäße, Chemosis) und **arteriovenöse Aneurysmen** (dramatischeres Bild mit Pulsationen und gesteigertem IOD, generalisierte venöse Stauung). Eine Behandlung ist **meist nicht erforderlich** und aufgrund der Topografie auch gefährlicher als die Erkrankung selbst.

13.3 Tumoren

13.3.1 Rhabdomyosarkom

Der hochmaligne Tumor wächst schnell, entwickelt sich aus undifferenziertem mesenchymalem Gewebe und bildet quergestreifte Zellelemente aus. Er tritt praktisch nur bei Kindern auf. Diese entwickeln meist schnell einen **Exophthalmus mit Lidschwellung** (Abb. 13.1). Bei Infiltration der äußeren Augenmuskeln entstehen Doppelbilder. Die Tumorausdehnung wird mittels **CT** beurteilt und der Tumor durch eine **Biopsie** gesichert. Entzündliche Komponenten sind häufig, eine Abgrenzung zu einer **Orbitaphlegmone** (s. o.) kann daher schwierig sein. Im Gegensatz zum Rhabdomyosarkom haben diese Kinder jedoch meist Fieber und deutliche Allgemeinsymptome. Therapie

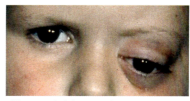

Abb. 13.1 Rhabdomyosarkom. (aus: Schlote et al., Taschenatlas Augenheilkunde, Thieme, 2004)

der Wahl ist eine **Radio- und/oder Chemotherapie**. Als Ultima Ratio bleibt die **Exenteratio orbitae** (in 30–40 % d. F. notwendig). Die 5-Jahres-Überlebensrate beträgt ca. 80 %.

13.3.2 Weitere Tumoren der Orbita

(Epi-)Dermoidzyste:
Dieser relativ häufige, **gutartige Tumor des Kindesalters** entsteht aufgrund einer Einstülpung des äußeren Keimblatts unter die Haut während der Embryonalentwicklung. Er besteht aus einer derben Kapsel, die mit Talg, Haaren und flüssigem Sekret gefüllt ist, liegt meist unterhalb der Augenbraue und ist verschieblich.

Bei kosmetischer Entstellung oder wenn durch den Druck der Zyste Amblyopiegefahr besteht, wird der Tumor komplett exzidiert.

Neurofibrome: Diese **gutartigen Tumoren** sind mit der **Neurofibromatose** assoziiert. Sind sie im Sehnervenkanal lokalisiert, sollten sie operativ entfernt werden, da es sonst zu einer Druckschädigung des Nerven kommt. Ansonsten sollte nicht operiert werden, da die Gefahr einer intraoperativen Schädigung des N. opticus groß ist.

Lymphome: Sie können primär orbital entstehen oder im Rahmen eines systemischen Lymphoms auftreten. Am häufigsten sind niedrigmaligne Lymphome und das hochmaligne Burkitt-Lymphom.

Leukämische Infiltrate: Sie werden v. a. bei akuter lymphoblastischer Leukämie beobachtet. Typisch ist ein Exophthalmus mit entzündlicher Komponente.

Knöcherne Tumoren: Häufig treten im Orbitabereich die **fibröse Dysplasie** (hamartöse Malformation des Knochens mit Schädel- und Gesichtsasymmetrien, meist ohne Progredienz), das aggressiv wachsende **ossifizierende Fibrom** (v. a. bei jungen Erwachsenen) und das gutartige **Osteom** (geringe Wachstumstendenz) auf.

Metastasen in der Orbita sind bei Erwachsenen relativ häufig und gehen vorwiegend von **malignen Lymphomen**, **Bronchial-**, **Mamma-** und **Nierenzellkarzinomen** aus. Bei Kindern metastasiert das **Neuroblastom** häufig in die Orbita.

13.4 Verletzungen

Posttraumatische retrobulbäre Einblutungen werden beim Retrobulbär- und Optikusscheidenhämatom [S. B885] besprochen, Frakturen des Orbitatrichters (Blowout-Frakturen) im Kap. Blow-out-Fraktur [S. B896].

14 Optik und Refraktion

14.1 Refraktionsanomalien

DEFINITION
- **Emmetropie** (Rechtsichtigkeit): Der Brennpunkt parallel ins Auge einfallender Lichtstrahlen liegt genau auf der Retina.
- **Ametropie** (Fehlsichtigkeit): Der Brennpunkt liegt vor oder hinter der Retina, eine scharfe Abbildung ist ohne Refraktionsausgleich nicht möglich.

14.1.1 Myopie

Synonym: Kurzsichtigkeit

DEFINITION Der Brennpunkt liegt vor der Retina, fast immer aufgrund eines zu langen Augapfels (Achsenmyopie). 1 mm Bulbuslänge entspricht dabei ca. 3 dpt Refraktionsfehler.

Ätiologie: Es werden 3 Formen der Myopie unterschieden:

Myopia simplex (Schulmyopathie): Von der **einfachen Myopie**) sind ca. 30 % der Bevölkerung betroffen (> −1 dpt), ca. 2,5 % der Bevölkerung haben einen Refraktionsfehler > −6,0 dpt. Die Myopie beginnt im Schulalter (meist 10.–12. Lebensjahr) und stabilisiert sich bis zum 25.–30. Lebensjahr i. A. bei Werten ≤ −8,0 dpt. Sie ist wahrscheinlich **genetisch** bedingt. Der Einfluss von Naharbeit und Lesen v. a. bei schlechter Beleuchtung ist umstritten: Der Zusammenhang zwischen Schulbesuch und Entwicklung der Myopie entsteht aber wahrscheinlich eher durch die gleichzeitige Wachstumsphase.

Myopia magna (M. progressiva): Die **maligne Myopie** ist seltener, der genetische Einfluss ist hoch. Das übermäßige Längenwachstum des Bulbus sistiert nicht, es besteht ein hohes Risiko für sekundäre Veränderungen wie Staphyloma posticum [S. B854], Fundus myopicus [S. B879], (Sub)luxatio lentis [S. B856] und eine verfrühte Glaskörperverflüssigung mit erhöhtem Risiko einer Amotio retinae [S. B876].

Brechungsmyopie: Hier liegt eine zu hohe Brechkraft von Kornea und/oder Linse vor. Ursachen können sein eine myopisierende Katarakt [S. B858], ein Keratokonus [S. B847] und die Sphärophakie [S. B856]. Diese Art der Myopie tritt nur selten auf.

Besonderheiten in der Untersuchung: Aufgrund des längeren Augapfels ist die Sklerarigidität verringert, wodurch die **Augendruckmessung** mittels Applanationstonometrie [S. B828] zu niedrige Werte ergeben kann. Aufgrund des häufig **schrägen Sehnerveneintritts** [S. B883] ist die Papillenexkavation schwieriger zu beurteilen.

Differenzialdiagnosen: Bei plötzlicher Entwicklung einer Myopie (ohne Trauma) ist immer an einen entgleisten **Diabetes mellitus** zu denken.

Therapie: Die Refraktion wird mittels konkaver „**Minusgläser**" (Zerstreuungslinsen) als Brille oder Kontaktlinsen korrigiert. Dabei erhält der Patient immer das schwächste Glas, mit dem volle Sehschärfe erreicht wird. Bei Überkorrektur muss er vermehrt akkommodieren, was asthenopische Beschwerden (s. u.) auslösen kann. Zu operativen Methoden der Refraktionskorrektur s. Kap. Operative Refraktionskorrektur [S. B890].

14.1.2 Hypermetropie

Synonyme: Hyperopie, Weitsichtigkeit

DEFINITION Der Brennpunkt parallel einfallender Lichtstrahlen liegt hinter der Retina, meist aufgrund eines zu kurzen Bulbus (Achsenhypermetropie).

Ätiologie: Circa 20 % der Europäer haben eine **Achsenhypermetropie** > 1 dpt, der Refraktionsfehler übersteigt selten 4–5 dpt. Die Ursache des zu geringen Längenwachstums des Bulbus ist bisher unbekannt. Eine leichte Hyperopie bei Neugeborenen ist sehr häufig und verschwindet meist in den ersten Lebensjahren. Die **Brechungshypermetropie** ist sehr viel seltener, eine Ursache ist die Aphakie (z. B. bei Z. n. Kataraktextraktion ohne Implantation einer Kunstlinse oder bei Linsenluxation), hier liegt der Brechungsfehler bei ca. + 12 dpt.

Klinik und Komplikationen: Junge Menschen können den Refraktionsfehler zwar meist durch verstärkte Akkommodation ausgleichen (**latente Hyperopie**), leiden aber z. T. unter unspezifischen „asthenopischen" Beschwerden (Augenrötung, Kopfschmerzen, rasche Ermüdung bei Naharbeit). Durch die Kopplung von Akkommodation und Konvergenz kann ein **Einwärtsschielen** [S. B893] entstehen oder verstärkt werden. Bei kleinen Augen ist die Vorderkammer eher flach und damit das Risiko für ein **akutes Winkelblockglaukom** [S. B867] erhöht.

Diagnostik: Da die latente Hyperopie akkommodativ ausgeglichen wird, ist sie im Sehtest erst nach einer **Akkommodationslähmung** mit Mydriatika quantifizierbar (Sehtests bei Kindern und Jugendlichen immer unter Zykloplegie!). Das typische Fundusbild bei hoher Hyperopie zeigt eine leicht prominente und verwaschene Papille (**Pseudoneuritis hyperopica**) und eine **vermehrte Venenschlängelung** aufgrund der für den Bulbus relativ zu großen Netzhaut.

Therapie: Die Patienten erhalten die stärksten als angenehm empfundenen konvexen „**Plusgläser**" (Sammellinsen) als Brille oder Kontaktlinse. Zu operativen Korrekturmöglichkeiten s. Kap. Operative Refraktionskorrektur [S. B890].

14.1.3 Astigmatismus

Synonyme: Stabsichtigkeit, Brennpunktlosigkeit, Hornhautverkrümmung

Pathogenese: Die **Brechkraft** des Auges ist **nicht in allen Schnittebenen gleich**, wodurch ein Punkt in einer Achse als solcher und in der anderen Achse als Strich wahrgenommen wird. Die Brechkraftunterschiede entstehen meist an der Hornhautvorderfläche (äußerer Astigmatismus) oder an der Linse (innerer Astigmatismus). Die Lage der stärker brechenden Achse wird in Grad (**Tabo-Schema**: 0° = waagrecht, 90° = senkrecht), der Brechkraftunterschied zwischen der am stärksten und der am schwächsten brechenden Achse in Dioptrien angegeben (stehen zueinander senkrecht, also 90°).

Epidemiologie und Formen: Dieser Refraktionsfehler ist **sehr häufig**: Circa 50 % der Bevölkerung haben einen Astigmatismus von ca. 0,5 dpt, bei ca. 20 % der Bevölkerung ist er korrekturbedürftig (> 1,0 dpt). Grad und Achsenlage können sich im Lauf des Lebens verändern. Die weitaus häufigste Form ist ein primärer, äußerer Astigmatismus, bei dem 2 Achsen unterschiedlicher Brechung nahezu senkrecht aufeinanderstehen (**regulärer Astigmatismus**):

- **Astigmatismus rectus** (nach der Regel): Der vertikale Meridian bricht stärker als der horizontale (90 ± 30°, häufigste Form).
- **Astigmatismus inversus** (gegen die Regel): Der horizontale Meridian bricht stärker als der vertikale (0 ± 30°).
- **Astigmatismus obliquus:** Die stärker brechende Achse liegt schräg (45 ± 14° oder 135 ± 14°).

Beim **irregulären Astigmatismus** ist die Brechkraft komplett unregelmäßig, zu den Ursachen zählen Hornhautverletzungen oder -vernarbungen, ein fortgeschrittener Keratokonus [S. B847], eine Katarakt [S. B856] und ein Lentikonus [S. B856].

Klinik und Diagnostik: Das verzerrte Sehen in Nähe und Ferne wird oftmals kompensiert, **asthenopische Beschwerden** (s. o.) sind jedoch häufig. Eine grobe Abschätzung ist mithilfe der **Placido-Scheibe** [S. B828] oder **Skiaskopie** möglich. Zur genauen Brechkraftmessung dienen verschiedene **Refraktometer**.

Therapie: Ein **regulärer Astigmatismus** kann mit zylindrischen (torischen) Brillengläsern oder formstabilen Kontaktlinsen korrigiert werden, ggf. in Kombination mit sphärischen Linsen. Weiche torische Kontaktlinsen sind Hartlinsen optisch unterlegen. Auch eine operative Korrektur [S. B890] ist möglich. Ein **irregulärer äußerer Astigmatismus** kann nur mit formstabilen Kontaktlinsen korrigiert werden. Reichen diese nicht aus oder werden nicht vertragen (z. B. starker Keratokonus), wird zunächst eine operative Refraktionskorrektur versucht. Ist dies nicht erfolgreich, ist eine Hornhauttransplantation [S. B853] indiziert. Bei einem **irregulären inneren Astigmatismus** wird die Linse extrahiert und eine Kunstlinse implantiert [S. B858].

14.1.4 Anisometropie und Anisokonie

Synonym: Ungleichsichtigkeit

Epidemiologie und Ätiopathogenese: Bei unterschiedlicher Brechkraft der Augen (Anisometropie) entstehen auf den Netzhäuten ungleich große Bilder (Anisokonie). Bei einem **Refraktionsunterschied > 2–3 dpt** (bei Erwachsenen) kann das Gehirn die Bilder nicht mehr fusionieren. Ein so großer Refraktionsunterschied besteht bei **< 1 % der Bevölkerung**. Die Refraktionsanomalie ist meist **angeboren**, genetische Faktoren spielen wahrscheinlich die Hauptrolle.

Klinik: Anisometropien ≥ 1 dpt sphärisch oder zylindrisch sind als ungleiches Bildangebot binokular störend und können im frühen Kindesalter zur **Suppression oder Amblyopie eines Auges** führen und in der Folge zu einer **Schielstellung**. Betroffen ist meist das Auge mit höherer Hyperopie oder einseitiger hoher Myopie. Ausnahme: Bei einem Augenpaar mit einseitiger Emmetropie und Myopie um 3 dpt entsteht keine Amblyopie, da das eine Auge für die Ferne und das Partnerauge für die Nähe verwendet wird.

Therapie: Bei Kindern bis zum frühen Schulalter kann problemlos mit Brillen korrigiert werden, es gibt keine **Verträglichkeitsprobleme**. Bei Erwachsenen ist Vorsicht geboten: Im Plusbereich werden höchstens 2 dpt, im myopen Bereich höchstens 3 dpt und bei Zylindergläsern höchstens 1,5 dpt Differenz vertragen. Bei **Kontaktlinsen** ist die Aneisokonie geringer. Bei Unverträglichkeit von Kontaktlinsen können **operative Maßnahmen** erforderlich sein.

14.2 Korrektur von Refraktionsfehlern

Die Refraktionsbestimmung wird im Kap. Visusprüfung und Refraktionsbestimmung [S. B829] beschrieben.

14.2.1 Brillengläser und Kontaktlinsen

Brillenrezept: Bei der Verschreibung werden der **sphärische** (Korrektur einer Myopie oder Hypermetropie) und der **zylindrische Anteil** (Korrektur eines Astigmatismus) in Dioptrien angegeben, bei regulärem **Astigmatismus** zudem die Lage der am stärksten oder am schwächsten brechenden Achse. Beispiel: – 4,0 dpt sph., komb. + 0,5 dpt zyl., 90° oder –3,5 dpt sph., komb. – 0,5 dpt. zyl., 0° bedeuten dasselbe: Der Patient hat einen Astigmatismus rectus mit einem myopen Refraktionsfehler von – 4,0 dpt in der Vertikal- und von – 3,5 dpt in der Horizontalachse.

Vorteile von Kontaktlinsen:
- **bessere optische Abbildungsqualität** durch geringere Entfernung von der Hornhaut und den Wegfall von Verschmutzungen oder Kratzern
- **geringere Beeinflussung der Netzhautbildgröße** ebenfalls durch den geringeren Abstand von der Kornea (v. a. bei Anisometropie vorteilhaft)

- **kein Beschlagen** bei Regen oder Übergang von der Kälte in warme Räume
- **keine Verzerrungen** durch den (u. U. optisch störenden) Brillenrand
- **optische Korrektur des gesamten Gesichtsfelds**
- keine „Entstellung" der Augen durch (starke) Brillengläser

Nachteile von Kontaktlinsen:
- häufig schlechte Verträglichkeit, v. a. bei formstabilen Linsen (Fremdkörpergefühl, erhöhte Ermüdbarkeit, Augenreizung, Fremdkörper können unter die Linse gelangen)
- **Erosio corneae** [S. B852] durch ungeschickte Handhabung
- **Einschränkung der kornealen Sauerstoffversorgung** durch „weiche" Kontaktlinsen und damit Förderung der Vaskularisierung des Limbus corneae
- schwerste **Hornhautinfektionen** bei mangelnder Hygiene
- Reizung der Konjunktiven mit **follikulärer Konjunktivitis**, v. a. bei trockener und/oder staubiger Luft.

Tab. 14.1 zeigt die wesentlichen Unterschiede von harten und weichen Kontaktlinsen.

14.2.2 Operative Refraktionskorrektur

Ausmaß der refraktiven Korrektur: Bei den Laserverfahren ist die Korrekturmöglichkeit durch die **Dicke der Hornhaut** begrenzt, sie sind daher nur bei niedrigen bis mittleren Refraktionsfehlern möglich. Bei hoher Myopie oder Hyperopie kommen die Implantation einer phaken Intraokularlinse oder die Clear-Lense-Extraction infrage (Tab. 14.2).

Allgemeine Risiken

> **MERKE** Refraktive Eingriffe erfolgen i. A. am gesunden Organ, daher ist eine besonders intensive Aufklärung über die Risiken und die zu erwartenden Effekte erforderlich!

Postoperativ kann das **Dämmerungs- und Nachtsehen** durch Glanz- und Haloeffekte und reduzierte Kontrastsensitivität **beeinträchtigt** sein. **Über- und Unterkorrekturen** oder auch **Visuseinschränkungen** mit optimaler Brillenkorrektur sind möglich. Wie bei jedem operativen Eingriff besteht ein gewisses **Infektionsrisiko** (v. a. bei Implantation einer Intraokularlinse und Clear-Lens-Extraction). Nach **Eingriffen an der Hornhaut**, insbesondere bei tiefer Ablation, kann die Struktur des Stromas geschädigt sein, wodurch sie sich in seltenen Fällen durch den Intraokulardruck vorwölben kann (**Keratektasie**). Mindestens 250 μm Hornhautstromatiefe sollten daher belassen werden. In den ersten 10 Tagen nach der Operation sind **Schmerzen** und **Fremdkörpergefühle** aufgrund der Verletzung des Hornhautepithels häufig. Während der Regenerationsphase der Hornhaut (ca. 6 Wochen) kann die **Refraktion schwanken** und die **Blendungsempfindlichkeit** erhöht sein (bis zu 15 % der Patienten). Vorübergehend kann postoperativ ein **trockenes Auge** mit entsprechenden Beschwerden auftreten. Bei **PRK**, **LASEK** und **Epi-LASIK** kann sich in den ersten 3–6 Monaten eine subepitheliale Hornhauttrübung (**Haze**) mit erhöhter Blendungsempfindlichkeit sowie selten einer Visusreduktion entwickeln. Diese bildet sich meistens innerhalb von 1 Jahr zurück. Komplikationen der **LASIK** sind Flapverlust, eine Fältelung des Flaps und die diffuse lamelläre Keratitis [S. B851], bis zu 20 % der Patienten).

Operationsprinzipien

Photorefraktive Keratektomie (PRK): Zunächst wird das Hornhautepithel mit einem **Messer** entfernt. Bei Myopie wird dann mit dem Excimer-Laser Stroma im Hornhautzentrum abgetragen und dadurch die Brechkraft verringert. Bei Hyperopie wird durch eine entsprechende Abtragung am Rand der Hornhaut eine stärkere Krümmung mit höherer Brechkraft erreicht. Bei regulärem Astigmatismus wird in der stark brechenden Achse zentral, in der weniger stark brechenden Achse am Rand abgetragen. Das abgetragene Hornhautepithel wird nicht reponiert.

LASEK und Epi-LASIK: Das Hornhautepithel wird mit **Alkohol** (Laser-epitheliale Keratomileusis, LASEK) oder einem

Tab. 14.1 Harte und weiche Kontaktlinsen

	formstabile („harte") Kontaktlinsen	„weiche" Kontaktlinsen
Durchmesser	8–10 mm → Limbus frei	12,5–16 mm → Limbus bedeckt
Verträglichkeit	gewöhnungsbedürftig	besser
Infektionsrisiko	geringer	höher
Sauerstoffversorgung	besser	schlechter
Astigmatismuskorrektur	ja	schlechter

Tab. 14.2 Korrekturmöglichkeiten

	LASIK	LASEK, PRK, Epi-LASIK	astigmatische Keratotomie	phake Intraokularlinse	Clear-Lens-Extraction
Myopie	≤ 8(−10) dpt	≤ 6(−8) dpt	−	10–20 dpt	≥ 15(−28) dpt
Hyperopie		≤ 3(−4) dpt	−	3–8 dpt	≤ 8 dpt
Astigmatismus		≤ 5(−6) dpt	≤ 5 dpt	≤ 2 dpt	≤ 3 dpt

Epi-Keratom (epitheliale Laser-in-situ-Keratomileusis, Epi-LASIK) abgelöst und zurückgeklappt: Darunter wird entsprechend Hornhautstroma mit dem Excimer-Laser abtragen. Die Epithelschicht wird reponiert und mit einer Kontaktlinse fixiert.

Laserassistierte In-situ-Keratomileusis (LASIK): Bei dieser derzeit am häufigsten angewandten Methode wird eine dünne Lamelle (**Hornhautflap**) mit einem **Mikrokeratom** oder einem **Femtosekundenlaser** abgelöst und zurückgeklappt. Dieser Flap ist dicker als bei den anderen Verfahren (100–160 µm Dicke, 8–9,5 mm Durchmesser), die nachfolgende Laserbehandlung erfolgt also tiefer im Hornhautstroma. Anschließend wird der Flap reponiert, aufgrund der fixierenden Kapillarkräfte ist keine Naht notwendig. Der Epitheldefekt verheilt innerhalb von 1–2 Tagen, das Verheilen der gesamten Schnittfläche dauert einige Wochen. Vorteilhaft ist, dass die Refraktionskorrektur sehr schnell die endgültige Stärke erreicht und weniger Schmerzen auftreten.

Astigmatische Keratotomie (AK): Bei diesem Verfahren zur Astigmatismuskorrektur wird der **stärker brechende Median** außerhalb des optischen Zentrums limbusparallel **eingeschnitten** (mit Diamantmesser oder Laser), wodurch er abflacht und die Brechkraft reduziert ist. Die Schnitte müssen 90–95 % der Hornhautdicke umfassen, da die Wirkung sonst zu gering ist. Der Effekt ist u. U. schlecht abschätzbar.

Phake Intraokularlinse (PIOL): Über einen kleinen Schnitt am Limbus wird **zusätzlich** zur körpereigenen Linse eine **künstliche Linse** zur Refraktionskorrektur in die **Vorderkammer** eingesetzt und an der Iris oder im Kammerwinkel fixiert. Die Akkommodationsfähigkeit bleibt erhalten. Die Vorderkammer muss ausreichend tief sein, um ein postoperatives Winkelblockglaukom zu vermeiden! Durch den Flüssigkeitsspalt zwischen Kunst- und Eigenlinse soll eine verfrühte Kataraktentstehung vermieden werden.

Clear-Lens-Extraction (CLE): Die körpereigene Linse wird wie bei der Kataraktextraktion entfernt und eine künstliche **Hinterkammerlinse** [S. B858] implantiert. Bei jungen Menschen geht dadurch die Akkommodationsfähigkeit verloren, ein Nachstar [S. B858] entwickelt sich fast regelhaft. Bei Myopie besteht die Gefahr einer Ablatio retinae.

14.3 Akkommodationsstörungen

14.3.1 Presbyopie

Synonym: Alterssichtigkeit

Aufgrund der physiologisch abnehmenden Verformbarkeit der Linse nimmt die Akkommodationsbreite im Lauf des Lebens ab (vgl. Entwicklung und Aufbau der Linse [S. B824]). Auffällig wird dies erst bei Werten < 3 dpt: Die Betroffenen können in ihrem gewohnten Leseabstand nicht mehr lesen („die Arme werden zu kurz"). Das **Durchschnittsalter** für die erste Lesebrille bei Emmetropen und Hyperopen liegt bei **45 Jahren** (ca. + 1,0 dpt), ab dem 70. Lebensjahr ist meist keine Akkommodation mehr möglich (ca. + 3 dpt). Bei mittlerer und hoher **Myopie** wird die abnehmende Akkommodationsbreite **häufig nicht symptomatisch**, da Myope im Leseabstand nicht akkommodieren müssen, sie lesen im Fernpunkt. Bei voller Fernkorrektur werden allerdings auch Myope presbyop und benötigen zum Lesen eine dem Alter entsprechende, abgeschwächte Brille. Beispiel: Ein 60-jähriger Patient benötigt für den Fernvisus eine Korrektur von – 4,5 dpt und für die Nähe – 2 dpt (→ Gleitsichtbrille). Die Presbyopie wird durch konvexe **Plusgläser** (Sammellinsen) als Lesebrille bei Emmetropen bzw. Gleitsichtgläser oder -kontaktlinsen (Fernteil im oberen und Nahteil im unteren Bereich) bei vorbestehendem Refraktionsfehler ausgeglichen.

> **MERKE** Der Ausdruck „**Altersweitsichtigkeit**" ist nicht korrekt: Das Problem betrifft ausschließlich den Nah- und nicht den Fernvisus! Refraktionsfehler beim Fernvisus werden nicht beeinflusst: Eine Myopie und eine Presbyopie gleichen sich nicht aus (ein zu langer Bulbus verkürzt sich nicht durch ein Starrerwerden der Linse)!

14.3.2 Akkommodationsspasmus

Synonyme: Akkommodations- oder Ziliarmuskelkrampf

Die seltene Störung entsteht häufig funktionell/**psychogen** (v. a. bei jungen Mädchen) durch eine Übererregbarkeit des Akkommodationszentrums, häufig kombiniert mit wechselseitigem Einwärtsschielen. Weitere Ursachen sind eine Glaukomtherapie mit Parasympathomimetika [S. B864], v. a. bei jungen Patienten; heute selten!), Reizungen des Okulomotoriuskerngebiets bei erhöhtem Hirndruck oder zerebralen Erkrankungen und Affektionen des Ziliarmuskels bei Contusio bulbi. Typisch sind ein tiefer **Augenschmerz** und ein **Unscharfsehen in der Ferne** durch die übermäßige Akkommodation („Pseudomyopie"). Bei psychogenen Spasmen wird über die **Harmlosigkeit** der Erkrankung aufgeklärt (evtl. Psychotherapie). Bei sekundären Formen wird nach Möglichkeit die Ursache behoben.

14.3.3 Akkommodationslähmung

Die Betroffenen sehen in der Nähe verschwommen (**Pseudopresbyopie**). Zu den Ursachen dieser seltenen Störung zählen Nebenwirkungen von **Parasympatholytika** und **trizyklischen Antidepressiva**, eine **Okulomotoriusparese**, Läsionen des Ganglion ciliare, (traumatische) **Schädigungen des Ziliarmuskels**, zentrale Schädigungen des **Akkommodationszentrums** (z. B. Syphilis, Diabetes mellitus, chronischer Alkoholabusus, Tumoren, Blei- und Ergotaminintoxikation), eine **sympathische Ophthalmie** [S. B861], ein nahrungsmittelbedingter **Botulismus** (häufiges Erstsymptom: im Verlauf zusätzlich Mydriasis sowie Schluck- und Augenmuskelparesen mit Doppelbildern), ein Z. n. **Diphtherie** (postdiphtherische Akkommodationslähmung: ca. 4 Wochen nach Infektion, evtl. zusätzlich Gaumensegelparese und Bewegungsstörungen der Beine) und eine **Enzephalitis**. **Therapie** der Wahl ist die **Beseitigung des Auslösers**.

15 Bulbusmotilität und Schielen

15.1 Grundlagen

Unterscheidung nach der Ursache:
- **primäres Schielen:** Weitere ophthalmologische Erkrankungen sind nicht bekannt.
- **sekundäres Schielen:** Das Schielen ist die Folge einer Augenerkrankung.

Ausprägung des Schielens: Zur Unterscheidung im Abdecktest s. Kap. Schieldiagnostik [S. B830].
- **manifestes Schielen** (Heterotropie): Das Schielen besteht immer, eine Fusion ist nicht möglich.
- **latentes Schielen** (Heterophorie): Eine Fusion ist möglich. Nur wenn diese aufgehoben ist, geht ein Auge in Schielstellung.

Schielrichtungen: Die Begriffe bei Heterophorie sind analog (z. B. Exophorie).
- **Strabismus divergens** (Außenschielen, Exotropie): offener Schielwinkel, im Abdecktest Einstellbewegung nach innen
- **Strabismus convergens** (Innenschielen, Esotropie): spitzer Schielwinkel, im Abdecktest Einstellbewegung nach außen
- **Vertikalotropie** (Höhenschielen):
  - **Hypertropie:** Das rechte Auge steht höher als das linke.
  - **Hypotropie:** Das linke Auge steht höher als das rechte.

15.2 Amblyopie

Synonym: Schwachsichtigkeit

> **DEFINITION** Sehschwäche eines Auges ohne Organschaden oder mit einem Schaden, der nicht den Grad der Visusminderung erklären kann. Die Korrektur von Refraktionsfehlern bessert das Sehvermögen nicht.

Stimulusdeprivations-Amblyopie: Deprivation bedeutet die Beraubung bzw. das Fehlen der physiologischen Sinnesreize, die als Stimulus für die Entwicklung des optischen Systems erforderlich sind. Sie kann zu **irreversiblen Organschäden** führen (Zellatrophien im Corpus geniculatum laterale, Funktionsausfälle in der Area 17). Wichtige **Ursachen** sind u. a. eine kongenitale Katarakt, eine hochgradige Ptose, eine Membrana pupillaris persistens und Augenverbände. Das hochsensitive Lebensalter ist das **1.–3. Lebensjahr**, danach nimmt die Empfindlichkeit bis zum 10. Lebensjahr ab. Bei den Kindern besteht immer eine **Schielstellung**, das betroffene Auge kann nicht fixieren. Die **Prognose** ist **schlecht**.

Amblyopia ex Anisometropia: Bei dieser **milden Form der Deprivation** behindert die unscharfe Abbildung in einem Auge die physiologische Entwicklung und führt als Störfaktor zusätzlich zur Suppression dieses Auges. Meist beträgt die Refraktionsdifferenz ≥ 3 dpt. Die Betroffenen zeigen **keine Schielstellung**, die Fixation des amblyopen Auges ist unstet zentral, eine periphere Fusion ist möglich. Die **Prognose** im Kindesalter ist **gut**, auch bei Erwachsenen ist noch eine teilweise Erholung möglich.

Schielamblyopie: Eine Amblyopie tritt nur bei **einseitigem, vorwiegend konvergentem Schielen** auf und ist fast immer mit einer **Anisometropie > 2 dpt** verbunden. Die Schielstellung als solche bewirkt eine aktive zerebrale Suppression der zur Makula des fixierenden Auges abbildungsgleichen Netzhautstelle des schielenden Auges, um Doppelbilder zu vermeiden. Klinisch zeigen die Kinder meist eine **exzentrische Fixation** des schielenden Auges bei monokularer Prüfung (nach dem Fixationsort: parafoveolar, paramakular, peripher nasal oder temporal). Der Visus ist infolge der Suppression schlechter, als es dem Auflösungsvermögen der fixierenden Netzhautstelle entsprechen würde. Objekte werden nicht genau lokalisiert (**Danebenzeigen**). Binokular besteht eine Exklusion des schielenden Auges, nur bei Mikrostrabismus ist eine geringe Fusion möglich. Die **Prognose** ist abhängig vom Schweregrad, dem Lebensalter des Kindes und der Kooperation der Eltern: Bis zum Ende des 3. Lebensjahres sind 98 % der Kinder heilbar, im Schulalter nur noch 40 % (bei Mikrostrabismus bis zu 60 %).

Meridionale Amblyopie: Bleibt ein **hochgradiger Astigmatismus** bei Kindern unkorrigiert und wird z. B. erst bei Schuleintritt eine Brille verordnet, stellt sich die normale Sehschärfe nicht sofort ein, sondern wird erst nach einigen Monaten Brillentragen erreicht.

> **MERKE** Je jünger das Kind ist, umso kürzer ist der Zeitraum, in dem sich eine Amblyopie entwickelt: Im 1. Lebensjahr können sogar Stunden ausreichen!

Therapie: Das „bessere" Auge wird immer wieder für einen bestimmten Zeitraum mit einem Pflaster zugeklebt und damit das „schlechtere" Auge gezwungen, die Fixation zu erlernen (**Pflasterokklusion**). Zur Nachbehandlung, wenn bereits eine zentrale Fixation und der volle Visus erreicht ist, ist auch eine **Brillenokklusion** möglich: Das bessere Auge wird mit einer undurchsichtigen Folie auf dem Brillenglas „ausgeschaltet".

MERKE Das Alter des Kindes entspricht ca. der Anzahl der Tage, an denen das bessere Auge abgeklebt werden darf, ohne dass es selbst amblyop wird. Derzeit wird als Optimum 4–6 Stunden pro Tag empfohlen.

15.3 Begleitschielen

Synonym: Strabismus concomitans

DEFINITION Der Schielwinkel ist in allen Blickrichtungen gleich groß.

Differenzialdiagnosen:
- **scheinbares Schielen** (Pseudostrabismus convergens): Bei Säuglingen und Kleinkindern ist aufgrund des breiteren Nasenrückens oder bei Epikanthus medialis temporal mehr Skleraweiß zu sehen als nasal. Dadurch kann der Eindruck entstehen, dass das Kind schielt. Zur Abklärung dienen die Überprüfung der Symmetrie der Hornhautreflexe, der Abdeck- [S. B830] und der Brückner-Test [S. B830].
- **inkonkomitantes Schielen** (Lähmungsschielen, s. Neurologie [S. B964]): Der Schielwinkel ist am größten in der Hauptzugrichtung des gelähmten Muskels (vgl. **Tab. 1.1**) und nimmt bei Fixation mit dem kranken Auge zu (sekundärer Schielwinkel). Typisch ist eine kompensatorische Kopfhaltung: Der Kopf wird so gehalten, dass möglichst wenig Doppelbilder entstehen.
- **sekundäres Begleitschielen:**
  - Netzhauterkrankungen: z. B. Morbus Coats [S. B875], Retinoblastom [S. B882], Frühgeborenenretinopathie [S. B875], Amotio retinae [S. B876], zentrale Narben nach konnataler Toxoplasmose [S. B861]
  - Erkrankungen der brechenden Medien: z. B. PHPV [S. B869], kongenitale Katarakt [S. B857], Hornhauttrübungen
  - Abdeckung des Auges durch das Lid, z. B. bei Ptosis
  - Hypermetropie [S. B888]: Einwärtsschielen durch permanente Akkommodation
  - Anisometropie [S. B889]: Unmöglichkeit der Fusion aufgrund zu starker Unterschiede der Bildgröße.

15.3.1 Einwärtsschielen

Synonym: Strabismus convergens (Abb. 15.1)

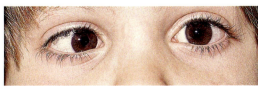

Abb. 15.1 Strabismus convergens dexter. (aus: Sitzmann, Duale Reihe Pädiatrie, Thieme, 2002)

Frühkindliches Schielsyndrom

Synonym: kongenitale Esotropie

DEFINITION Das Schielen beginnt vor dem 6. Lebensmonat und ist nicht durch Refraktionsfehler oder sonstige Augenerkrankungen ausgelöst.

Das frühkindliche Schielsyndrom ist die weitaus **häufigste Schielform**. Als Ursache wird ein **zentraler Entwicklungsdefekt** des Binokularsehens angenommen. Typisch ist ein Strabismus convergens (meist alternans) mit latentem Nystagmus. Das **A-** bzw. **V-Symptom** (Alphabetsymptome) ist häufig: Bei Blick nach oben bzw. unten nimmt der Schielwinkel zu. Auch ein **dissoziiertes Höhenschielen** kann auftreten: Das nichtfixierende Auge wandert nach oben. Anfangs besteht sehr häufig eine „Kreuzfixation": Beide Augen sind in Konvergenzstellung und werden abwechselnd benutzt (keine Amblyopiegefahr). Bei monolateralem Schielen wird ein Auge meist supprimiert, während der hochplastischen Phase des visuellen Systems (1.–3. Lebensjahr) kann daher eine Amblyopie entstehen. Aus diesem Grund sind laufende Kontrollen wichtig, ob das Schielen alternierend oder monolateral ist! Das räumliche Sehen ist meist nicht entwickelt, bestimmte Berufe (z. B. Pilot) können daher später nicht ausgeübt werden. Bei längerem Bestehen kann sich eine **anomale retinale Korrespondenz** entwickeln: Eine extrafoveale Fixationsstelle statt der Fovea korrespondiert mit der Fovea des anderen Auges. Entscheidend ist die **Amblyopieprophylaxe** bzw. -therapie und ggf. die optimale **Korrektur von Refraktionsfehlern**. Die Kinder werden meist im Vorschulalter **operiert** mit dem Ziel eines kleinen konvergenten Restschielwinkels. Nach Möglichkeit werden der Agonist und der Antagonist angepasst (Rückverlagerung des Ansatzes des M. rectus medialis und Verkürzung des M. rectus lateralis). Eine **komplette Heilung** ist **nicht möglich**, gewisse Binokularfunktionen können jedoch erlernt werden.

Normosensorisches Spätschielen

DEFINITION Schielbeginn nach Abschluss der Entwicklung des Binokularsehens (frühestens nach dem 2., meist nach dem 3. Lebensjahr).

Von dieser Schielform sind ca. 5 % aller schielenden Kinder betroffen. Die Ursache ist unbekannt, möglicherweise spielen **genetische Faktoren** eine Rolle. Das Schielen entwickelt sich relativ **plötzlich**. Aufgrund des schon vorhandenen Binokularsehens haben die Kinder **Doppelbilder**, die sie aber häufig nicht angeben. Auffällig kann ein **Zukneifen eines Auges** sein. Das Gehirn supprimiert das schielende Auge jedoch schnell und eine **Amblyopie** kann sich entwickeln. Nach Ausschluss organischer Ursachen sollten die Kinder möglichst zügig, innerhalb eines halben Jahres, **operiert** werden, da die Doppelbilder sonst persistieren können. Ist dies nicht möglich, kann man mit

Prismenausgleich Zeit gewinnen. Bis dahin ist eine konsequente **Amblyopieprophylaxe** notwendig.

Mikrostrabismus

> **DEFINITION** Einseitiges Schielen mit einem Winkel < 5° und anomaler retinaler Korrespondenz.

Betroffen sind ca. 15 % aller schielenden Kinder. Da der Schielwinkel sehr klein ist, wird das Schielen häufig **erst spät diagnostiziert**, typischerweise bei Schuleintritt. Die Binokularfunktionen sind zwar oft teilweise erhalten, aufgrund des lange unbehandelten Verlaufs hat sich jedoch meist eine schwer behandelbare **Amblyopie** entwickelt. Im Zentrum stehen die **Amblyopiebehandlung** und die **optimale Korrektur von Refraktionsfehlern**. Eine Operation ist nur bei einem Schielwinkelanstieg durch die Okklusionsbehandlung notwendig.

Akkommodatives Schielen

Rein akkommodatives Schielen: Es tritt bei höherer Hypermetropie plötzlich auf, wenn die Kinder beginnen, Bilderbücher anzuschauen. Eine vollständige Korrektur der **Hyperopie** stellt den Parallelstand der Augen und das vorhandene Binokularsehen wieder her. Eine Operation ist nicht indiziert.

Akkommodatives Schielen bei Hypoakkommodation: Nach der Vollkorrektur einer Hyperopie ist der Parallelstand bei Fernfixation zwar erreicht, im **Nahbereich** kann die Konvergenzstellung jedoch persistieren. Mit Bifokalgläsern (Addition +3,0 dpt im Nahbereich) kann dieses Schielen völlig behoben werden. Auch hier ist keine Operation indiziert.

15.3.2 Auswärtsschielen

Synonyme: Strabismus divergens, Exotropie

Primärer Strabismus divergens: Ein primäres Auswärtsschielen ist in Europa sehr viel seltener als Innenschiel-Syndrome, in **Asien** jedoch **relativ häufig**. Betroffene entwickeln seltener eine Amblyopie als bei Esotropie.

Strabismus divergens intermittens: Bei dieser häufigeren Schielform schielen die Augen nur manchmal. Beim Schielen wird das Bild eines Auges unterdrückt oder die wenig überschneidenden Bilder beider Augen zusammengefügt, sodass ein „**Panoramaeffekt**" entsteht, also ein breiteres Gesichtsfeld. Bei Parallelstellung der Augen ist Binokularsehen und sogar Stereosehen möglich.

Konsekutiver Strabismus divergens: Durch die **Überkorrektur eines Innenschielens** kann sich direkt postoperativ, aber auch noch nach Jahren ein Außenschielen entwickeln.

15.4 Latentes Schielen

> **DEFINITION**
> - **Heterophorie:** Bei Fixation beider Augen stehen die Sehachsen parallel, bei Aufhebung der Fusion weicht ein Auge ab.
> - **Normophorie:** Heterophorie ohne Beschwerden
> - **Orthophorie:** Die Sehachsen stehen auch ohne Fusion parallel.

Bei ca. 70 % der Bevölkerung stehen die **Sehachsen bei aufgehobener Fusion nicht komplett parallel**. Eine Exophorie ist häufiger als eine Esophorie. **Doppelbilder** entstehen nur bei Dekompensation in manifestes Schielen, typischerweise bei Übermüdung oder unter Alkoholeinfluss („Doppeltsehen" bei Betrunkenen). Insbesondere bei nicht optimal korrigierter Refraktion sind uncharakteristische „**asthenopische Beschwerden**" möglich (Kopfweh, schnellere Ermüdbarkeit). Zur Abklärung solcher Beschwerden wird **ein Auge für einige Tage okkludiert**. Bessern sich die Beschwerden dadurch deutlich, sind sie durch eine Heterophorie bedingt. Die **optimale Korrektur** auch geringer **Refraktionsfehler** bessert die Beschwerden meistens. Evtl. können Prismengläser helfen. In seltenen Fällen ist eine Operation indiziert.

15.5 Lähmungsschielen und Nystagmus

Die neurogenen und myogenen Augenmuskellähmungen (chronisch-progrediente externe Ophthalmoplegie, Myasthenia gravis), die supranukleären Augenbewegungsstörungen und der Nystagmus werden in der Neurologie beschrieben.

15.5.1 Retraktionssyndrom

Synonym: Duane-Syndrom

Circa 1 % aller schielenden Kinder sind betroffen. Aufgrund einer **intrauterinen**, einseitigen **Schädigung des N.-abducens-Kerngebiets** innerviert der N. oculomotorius auch den M. rectus lateralis mit Fasern, die eigentlich zum M. rectus medialis gehen sollten. Das **Binokularsehen** ist **meist erhalten**, beim Blick geradeaus ist die Augenstellung normal. Beim Versuch von Seitbewegungen kann das Auge nach oben oder unten „wegrutschen". Häufig zeigen die Patienten eine ausgleichende Kopfzwangshaltung. Bei der häufigsten Form ist die Adduktion möglich, da aber der M. rectus medialis und der M. rectus lateralis gleichzeitig ziehen, wird das Auge in die Orbita zurückgezogen (Retraktion) und die Lidspalte verengt. Die Abduktion ist nicht möglich, das Auge bleibt in Mittelstellung. Eine Amblyopie kommt praktisch nicht vor, weil Binokularsehen besteht. Eine **Operation** ist **nur bei störender Kopfzwangshaltung** indiziert, die Motilitätsstörung selbst wird nicht operiert.

16 Unfallophthalmologie

16.1 Physikalische und chemische Verletzungen

16.1.1 Verätzungen und Verbrennungen

Säureverletzungen (z. B. Schwefelsäure aus Autobatterien oder Essigsäure in Putzmitteln) bewirken eine sofortige oberflächliche Gewebekoagulation (**Koagulationsnekrose**) und dringen daher meist nicht in die Tiefe ein. Konzentrierte Schwefelsäure, Fluss- und Salpetersäure können auch in hinteren Augenabschnitten Schäden auslösen.

Laugenverletzungen (häufig gelöschter oder ungelöschter Kalk, Abflussreiniger, Putzmittel) bewirken eine Hydrolyse der Strukturproteine mit Zelllyse (**Kolliquationsnekrose**). Durch die Zerstörung der Hornhautstromazellen können Laugen leicht bis zum Kammerwasser vordringen und dieses alkalisieren. Folgen sind eine Cataracta traumatica [S. B857], eine anteriore Uveitis und evtl. ein Sekundärglaukom.

Verbrennungen z. B. durch Stichflammen, heiße Dämpfe und Fett- oder Metallspritzer führen zu einer **thermischen Koagulation** von Kornea, Konjunktiven und Lidern mit einer sofortigen Hornhauteintrübung und mehr oder weniger tiefen Nekrosen.

Klinik und Diagnostik: Typisch sind **Epiphora**, **Blepharospasmus**, **Photophobie**, mehr oder weniger starke **Schmerzen** und **gerötete Augen**. Bei Hornhautbeteiligung ist der Visus reduziert. An der **Kornea** können sich Trübungen und Erosionen zeigen. Ist die Bowman-Membran intakt, bleibt keine Hornhautnarbe zurück. Eine vollständige Regeneration der Kornea ist nur bei intaktem Limbus corneae möglich. Die **Konjunktiven** sind chemotisch. Sind sie nur leicht betroffen, klagt der Patient über starke Schmerzen, die Untersuchung zeigt eine reaktive Hyperämie. Bei starken Verätzungen sind weiße, ischämische Areale zu sehen, die Schmerzen sind geringer. Die gravierendste Form ist das „gekochte Fischauge" mit kalkweißer, intransparenter Hornhaut und komplett ischämischen Konjunktiven. Als Folge der Verätzung oder Verbrennung können sich eine **Endophthalmitis**, ein **Ulcus corneae** mit Perforation oder reaktiver Vaskularisierung (Pannus corneae), eine **Uveitis anterior** mit Sekundärglaukom, ein **Symblepharon**, ein **En- oder Ektropium**, ein **Lagophthalmus**, eine **Katarakt** oder auch eine **Phthisis bulbi** entwickeln.

> **MERKE** Bei Säureverletzungen und Verbrennungen ist der Visus sofort reduziert, bei Laugenverletzungen erst nach Tagen. Eine **starke Rötung** des Auges und **deutliche Schmerzen** sind **prognostisch günstig**.

Therapie von Verätzungen: Als Erstmaßnahme muss das Auge – wenn nötig gewaltsam – offen gehalten und mit einer neutralen Flüssigkeit (am besten Wasser) **gespült** werden. Zur Weiterversorgung ist meist eine **Lokalanästhesie** notwendig (Blepharospasmus!), u. U. auch eine systemische Schmerztherapie. Die Lider werden ektropioniert, um ggf. **Partikel** zu **entfernen**. Das Auge wird großzügig mit Pufferlösung (z. B. Ringer-Laktat) **gespült**. Zur Vermeidung von Synechien wird die **Pupille** mit Mydriatika **ruhiggestellt**. Eine lokale Breitbandantibiose dient zur **Infektionsprophylaxe**, Vitamin-C-Augentropfen (evtl. zusätzlich oral) sollen freie Radikale neutralisieren. Zusätzlich werden teilweise lokale oder systemische **Glukokortikoide** und/oder systemische **NSAR** empfohlen. Bei starker Chemosis kann die Bindehaut eingeschnitten werden, um das Ödem abzulassen (**Peritomie**). Ggf. müssen ein **Sekundärglaukom** [S. B864] oder eine **Endophthalmitis** [S. B871] behandelt werden. Die **Lider** werden mit sterilen, feuchten Kompressen abgedeckt, mit einem Glasspatel werden ggf. täglich Synechien gelöst. Das **Hornhautepithel** kann mit weichen Kontaktlinsen und Tränenersatzmittel geschützt werden. Bei einem **Ulcus corneae mit drohender Perforation** ist eine Binde- oder Schleimhautdeckung oder eine tektonische Keratoplastik [S. B853] indiziert. Bei persistierender Hornhauttrübung sollte frühestens nach 12–18 Monaten eine **Keratoplastik** [S. B853] durchgeführt werden. Allerdings ist die Abstoßungsrate auch bei HLA-Typisierung hoch.

> **MERKE** Milch ist ungeeignet zur Spülung, da sie die Tiefenwirkung der Verätzung erhöht.

Therapie von Verbrennungen: Unter Lokalanästhesie werden die **nekrotischen Areale abgetragen** und mit einer antibiotischen Salbe zur **Infektionsprophylaxe** versorgt. Das Auge wird mit kühlenden, aseptischen Kompressen verbunden.

Prognose: Bei **Verätzungen** mit konjunktivaler Hyperämie und bei rein oberflächlichen Verletzungen von Kornea und Konjunktiven ist die Prognose günstig, bei Hornhauttrübungen und großen ischämischen Zonen der Konjunktiven eher ungünstig. Etwa die Hälfte aller Patienten mit schweren Verätzungen erblindet. Die Prognose bei **Verbrennungen** ist besser, da meist nur oberflächliche Schäden entstehen. Ein Symblepharon bei Bindehautbeteiligung ist möglich.

16.1.2 Strahlenschäden und Verblitzung

Die Folgen ionisierender Strahlung für das Auge s. Erworbene Katarakt [S. B857], die Keratitis photoelectrica wird im Kap. Verblitzung [S. B852] besprochen.

16.2 Mechanische Verletzungen

16.2.1 Contusio bulbi

Synonym: stumpfes Bulbustrauma

> **MERKE** Die Diagnosestellung ist aus forensischen Gründen wichtig, da eine Contusio bulbi auch bei nur geringer Symptomatik eine schwere Verletzung ist.

Typische Ursachen sind der Aufprall z. B. eines Tennis- oder Squashballs, eines Steins oder eines Sektkorkens auf dem Auge, ein Faustschlag oder ein Sturz auf das Auge.

Mögliche Akutfolgen:
- Hyposphagma (subkonjunktivale Einblutung)
- Erosio corneae [S. B852]
- Trübung des Hornhautstromas
- Iridodialyse (Abriss der Iriswurzel), Iridoplegie und traumatische Aniridie [S. B864]
- Riss des M. sphincter pupillae [S. B864]
- Zyklodialyse [S. B864]
- Subluxatio lentis [S. B856]
- traumatische Glaskörperabhebung [S. B871]
- Glaskörperblutung [S. B870]
- Aderhautruptur [S. B864]
- Oradialyse (Abriss der Ora serrata [S. B882])
- Berlin-Netzhaut-Ödem [S. B882]
- Chorioretinopathia traumatica [S. B864]
- Avulsio nervi optici (Abriss des Sehnerven [S. B885])
- Orbitabodenfraktur [S. B896]
- Retrobulbärhämatom [S. B885]
- Bulbusruptur (immer oben am Limbus)
- Avulsio bulbi (Luxation des Bulbus aus der Orbita mit Erblindung)

Ein typisches Symptom ist **Hyphäma** (Blut in der Vorderkammer). Insbesondere im Liegen klagen die Patienten über verschwommenes Sehen, in aufrechter Haltung sinkt das Blut nach unten und die Sicht wird besser. Vorderkammerblutungen werden i. A. spontan resorbiert.

Spätfolgen können ein Sekundärglaukom [S. B868] durch Aufweitung des Kammerwinkels (Kammerwinkelrezessus), eine epiretinale Gliose [S. B872], eine Amotio retinae [S. B876] oder eine Kontusionskatarakt [S. B857] sein.

16.2.2 Oberflächliche Verletzungen

Näheres s. im Kap. Verletzungen der Hornhaut [S. B852].

16.2.3 Perforierende Verletzungen

Ätiologie: Die Verletzung erfolgt meist durch **spitze Gegenstände**, die die Horn- oder Bindehaut und die Sklera durchdringen. Kleine Verletzungen können sich spontan wieder verschließen, trotzdem kann ein Fremdkörper (z. B. Metallspan) intraokulär zurückbleiben.

Diagnostik: Bei einer persistierenden Verbindung nach außen ist die Vorderkammer flach oder aufgehoben, der **Augendruck** ist **niedrig**. Weitere Befunde können eine **Pupillenverziehung**, eine **Linsenquellung** bzw. **Perforationskatarakt** [S. B858] sowie eine **Vorderkammer-** oder **Glaskörperblutung** sein. Entscheidend ist die **Suche nach intraokulären Fremdkörpern** mittels Funduskopie in Mydriasis, Röntgen in 2 Ebenen, CT und Sonografie.

> **MERKE** Bei Verdacht auf einen metallischen Fremdkörper ist eine MRT kontraindiziert!

Komplikationen:
- Durch den niedrigen Augendruck kann die Iris mit dem Kammerwinkel verkleben (Goniosynechie), was einen sekundären **Winkelblock** [S. B868])auslöst. Retinale Verletzungen können zu einer **Amotio retinae** [S. B876] führen.
- **Eisenfremdkörper** können auch noch nach Jahren eine **Siderosis bulbi** auslösen. Die Photorezeptoren werden geschädigt, der Visus nimmt ab (Fundusbild ähnlich wie bei Retinopathia pigmentosa [S. B880]). Weitere Symptome sind eine Heterochromie mit Dunklerfärbung der Iris des betroffenen Auges, korneale Eisenablagerungen, Neovaskularisationen und Trübungen, eine Katarakt und Irissynechien evtl. mit Sekundärglaukom. Der Eisenfremdkörper wird entfernt und Deferoxamin als Augentropfen (Hornhautfremdkörper) oder subkonjunktival (intraokulärer Fremdkörper) appliziert.
- **Kupferfremdkörper** können innerhalb weniger Stunden eine heftige Entzündungsreaktion mit Hypopyon und Uveitis auslösen, **organische Fremdkörper** (v. a. aus Holz) eine foudroyante Endophthalmitis.
- Schädigungen der Linsenkapsel führen zu einer **Perforationskatarakt** [S. B858].
- Spätfolge: **sympathische Ophthalmie** [S. B861].

Therapie: Im Rahmen der Erstversorgung sollte schon bei Verdacht ein **steriler Augenverband** angelegt und der Patient in die nächste Augenklinik transferiert werden. **Fremdkörper** müssen **entfernt** werden, ggf. per Vitrektomie [S. B872]. Unter **breiter systemischer Antibiose** wird der **Bulbus genäht**, um den Augendruck zu normalisieren.

16.2.4 Blow-out-Fraktur

> **DEFINITION** Fraktur des Orbitatrichters.

Die Ursachen entsprechen prinzipiell denen der Contusio bulbi, häufige Verletzungssituationen sind ein **Faustschlag** oder **Ballsportarten**. Prinzipiell können alle Folgen einer Contusio bulbi eintreten.
- Die Knochenwand ist am **Orbitaboden** über dem Sinus maxillaris am dünnsten, Frakturen sind hier also sehr häufig und führen zu einer Einklemmung von Orbitafett und des M. rectus inferior in die Kieferhöhle. Radiologisch zeigt sich dies als „hängender Tropfen" in der Kieferhöhle. Durch die Einklemmung des M. rectus inferior entstehen **Doppelbilder**, v. a. beim Blick nach

oben. Der N. infraorbitalis kann geschädigt werden, was zu **Hypästhesien der Gesichtshaut** (Unterlid, Wange, Oberlippe) führt.
- Bei einer Fraktur der medialen Siebbeinwand kann Luft unter die Lider eindringen (**Luftemphysem**). Bei der Palpation ist ein typisches Knistern zu spüren. Um keine weitere Luft unter die Lider zu pressen, dürfen sich die Patienten nicht schnäuzen.
- Bei großen Knochendefekten sinkt der Augapfel zurück, es resultieren ein **Enophthalmus** und eine Verengung der Lidspalte.

Mithilfe von **Röntgen** und **CT** wird das Ausmaß der Schädigung beurteilt. Bei Rhinorrhö ist unbedingt eine Liquorfistel auszuschließen!

Das Auge muss gründlich auf die bei der Contusio bulbi beschriebenen weiteren Verletzungen (s. o.) untersucht werden. Wichtig sind eine **Tetanusprophylaxe**, eine **antibiotische Abschirmung** sowie die Therapie der übrigen okulären Verletzungen. Eine **operative Reposition des Orbitabodens** ist fast immer notwendig.

B 22 Neurologie

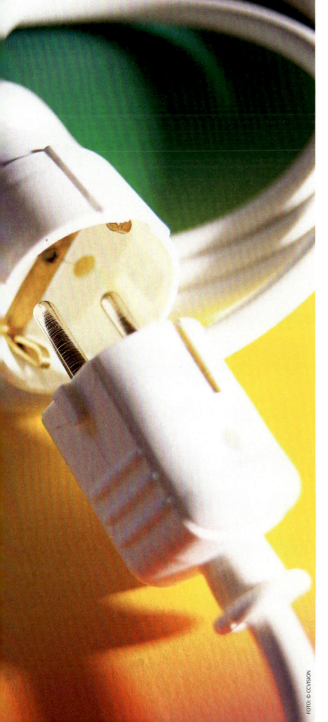

1	Propädeutik: Das Basisvokabular	900
2	Neurologische Untersuchung	902
3	Neurologische Syndrome	905
4	Apparative Zusatzuntersuchungen	914
5	Erkrankungen des Gehirns und seiner Hüllen	921
6	Untersuchung und Erkrankungen der Hirnnerven	963
7	Erkrankungen des Rückenmarks	971
8	Erkrankungen des peripheren Nervensystems	980
9	Myopathien und Erkrankungen der muskulären Endplatte	989
10	Schmerzerkrankungen	1001

1 Propädeutik: Das Basisvokabular

1.1 Überblick

Das Nervensystem wird unterteilt in das zentrale und das periphere Nervensystem. Mit zentralem Nervensystem (ZNS) meint man das Gehirn und das Rückenmark, zum peripheren Nervensystem werden die Hirnnervenkerne, Vorderhornganglienzellen, Nervenwurzeln, Plexus und die peripheren Nerven gezählt. Ein Zusatzgebiet umfasst die Muskelerkrankungen.

Es bietet sich für die meisten klinischen Erscheinungsbilder an, die Syndrome nach ihrer motorischen und ihrer sensiblen Komponente zu unterscheiden.

1.2 Motorik

- **zentrale Parese:** spastische Parese, Reflexe gesteigert
- **periphere Parese:** schlaffe Parese, Reflexe vermindert
- **Hemiparese:** Halbseitenlähmung
- **Tetraparese:** Parese aller Extremitäten unter Aussparung des Kopfes
- **Paraparese:** Parese unterhalb eines Niveaus unter Aussparung des Kopfes, z. B. beider Beine
- **radikulärer/segmentaler Ausfall:** befallen sind immer mehrere Muskeln (davon jedoch keiner vollständig), für die Diagnostik ist die Kenntnis der **Kennmuskeln** wichtig (Tab. 8.1)
- **peripher neurogener Ausfall:** typischer Ausfall der von einem Nerv versorgten Muskeln.

1.3 Sensibilität

- **Dermatom:** Von einem Rückenmarkssegment versorgtes sensibles Hautareal (Abb. 1.1). Als Anhaltspunkte für die Dermatome gelten die Mamillen (Dermatom Th_4) und der Nabel (Dermatom Th_{10}). Durch die überlappende Dermatomversorgung kommt es erst bei Schädigung mehrerer benachbarter Rückenmarkssegmente zu einem nachweisbaren Sensibilitätsausfall.
- **Hemihypästhesie:** halbseitige Sensibilitätsstörungen (komplett bei zentralem Ausfall, z. B. Schlaganfall im

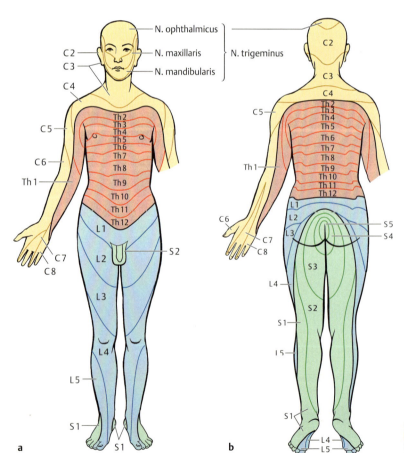

Abb. 1.1 **Segmentale Innervation der Haut (nach Hansen-Schliack). a** Ansicht von vorn. **b** Ansicht von hinten. (aus Bähr, Frotscher, Neurologisch-topische Diagnostik, Thieme, 2009)

Mediagebiet, inkomplett bei Rückenmarksläsionen, z. B. Brown-Séquard-Syndrom [S. B910]
- **sensibles Niveau bei Rückenmarksläsionen:** Ausfall der Sensibilität unterhalb der Läsion
- **radikulärer/segmentaler Ausfall:** Sensibilitätsausfall im jeweiligen Dermatom
- **peripher neurogener Ausfall:** Ausfall des autonomen Versorgungsgebiets eines Nervs (Abb. 1.2)
- **polyneuropathisches Ausfallmuster:** Ausfall größer werdender Gebiete (häufig symmetrisch und von distal aufsteigend, seltener proximal betont und asymmetrisch), die nicht einzelnen Nerven, Wurzeln, Segmenten oder Rindengebieten zugeordnet werden können; je nach Ätiologie können unterschiedliche klinische Bilder vorliegen.

> **MERKE** Die Überlappung ist für das Berührungsempfinden stärker ausgeprägt als für das Schmerz- und Temperaturempfinden. Zur Abgrenzung peripherer Nervenläsionen gegenüber Wurzelschädigungen sollte also die Algesie (Schmerzempfinden) geprüft werden!

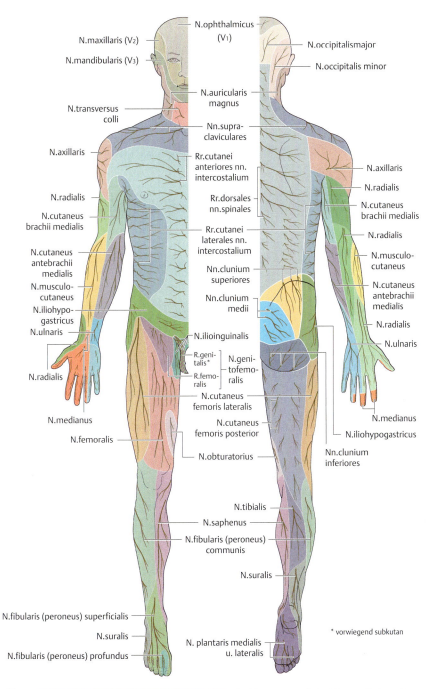

Abb. 1.2 Innervation der Haut durch einzelne Nerven. a Ansicht von vorn. b Ansicht von hinten. c Versorgungsgebiete kranial und zervikal. (aus Mattle, Mumenthaler, Kurzlehrbuch Neurologie, Thieme, 2011)

2 Neurologische Untersuchung

2.1 Gesamteindruck und psychopathologischer Befund

Gesamteindruck: Mimik, Gestik, Haltung und Gang des Patienten können wertvolle Hinweise auf die zugrunde liegende Erkrankung geben. Charakteristische Erscheinungsbilder sind bei den jeweiligen Krankheiten beschrieben.

Psychopathologischer Befund: Zu jeder neurologischen Untersuchung gehört eine zumindest orientierende Erhebung des psychischen Befundes (s. auch Psychiatrie [S. B1010]):
- Bewusstseinslage (Somnolenz, Sopor, Koma, Delir)
- Orientierung (Ort, Zeit, Person, Situation)
- Aufmerksamkeit, Gedächtnis, Konzentration (Auffassungsgabe, Ablenkbarkeit, Merkfähigkeit, Konfabulationen, Paramnesien)
- Stimmungslage, Affekt (Modulationsfähigkeit, Affektlabilität, Reizbarkeit, Antrieb)
- Wahrnehmung (Halluzinationen)
- Denken (inhaltliche/formale Denkstörungen).

2.2 Untersuchung von Kopf und Wirbelsäule

Bei der initialen Inspektion sollte insbesondere auf Fehlbildungen, Fehlhaltungen und knöcherne Defekte (Frakturen, Tumoren) geachtet werden.
- **Kalottenklopfschmerz:** Abklopfen des knöchernen Schädels mit den Fingerspitzen (Schmerzen v. a. bei Frakturen, lokalen Prozessen)
- **Nervenaustrittspunkte** [S. B967]: Prüfung auf Druckschmerzhaftigkeit
- **Auskultation**: Strömungsgeräusche bei Gefäßstenosen (Karotiden) oder AV-Fisteln (Karotis-Sinus-cavernosus-Fistel → akut pulsierender Exophthalmus)
- **Beweglichkeit:** Prüfung der aktiven und passiven Wirbelsäulenbeweglichkeit
- **Wirbelsäulenklopfschmerz:** Beklopfen der Wirbelsäule mit Hand oder Reflexhammer (Schmerzen v. a. bei Diszitis, Osteomyelitis)
- **Stauchungsschmerz**: Druck auf den Kopf beim stehenden oder sitzenden Patienten (Schmerzen v. a. bei Bandscheibenläsionen)

2.2.1 Hirnnerven

Siehe Kap. Untersuchung und Erkrankungen der Hirnnerven [S. B963].

2.2.2 Nacken- und Nervendehnungszeichen

Bei verschiedenen Erkrankungen des ZNS, insbesondere bei bakteriellen Meningitiden, aber auch bei Subarachnoidalblutungen, Meningeosis carcinomatosa oder Insolation (Sonnenstich), kommt es zu einer Überempfindlichkeit der Meningen auf Dehnung und zur reaktiven Muskelanspannung. Typische Befunde hierfür sind:
- **Meningismus:** Schmerzen bei passiver Nackenbeugung
- **Brudzinski-Zeichen:** zusätzlich unwillkürliche Beugung der Beine bei Meningismusprüfung
- **Lhermitte-Zeichen:** Bei Kopfbewegungen treten paravertebrale, häufig als elektrisierend empfundene Parästhesien auf, die in die Peripherie ausstrahlen (typisch bei multipler Sklerose)
- **Lasègue-Zeichen:** Anheben des gestreckten Beines beim in Rückenlage befindlichen Patienten führt zu Schmerzen im Gesäß und dorsalen Oberschenkel durch Dehnung des N. ischiadicus (= Lasègue-Zeichen positiv); Auftreten z. B. bei Bandscheibenvorfall und Ischias-Syndrom.
- **umgekehrtes Lasègue-Zeichen:** Kniebeugung und Hüftüberstreckung bei einem in Bauchlage befindlichen Patienten führen zu Schmerzen im vorderen Oberschenkel, da der N. femoralis und die Nervenwurzeln L_3 und L_4 gedehnt werden.
- **Bragard-Zeichen:** Bei Nachweis eines positiven Lasègue-Zeichens verstärken sich die Schmerzen, wenn man den Fuß am gestreckten und angehobenen Bein dorsalflektiert.
- **Kernig-Zeichen:** Die aktive Kniestreckung löst bei gebeugtem Hüftgelenk Schmerzen aus.
- **Opisthotonus:** starke, verkrampfte Überstreckung von Kopf und Rücken bei extremer Ausprägung.

2.3 Untersuchung der Reflexe

DEFINITION Reflexe sind unwillkürliche Reaktionen auf äußere Reize.

Sie verlaufen über einen Reflexbogen aus afferentem und efferentem Schenkel, der zentral verschaltet wird. Anhand der Reflexe kann man auf die Funktion von 1. und 2. Motoneuron [S. B905] rückschließen. Es werden Eigen- und Fremdreflexe unterschieden.

2.3.1 Eigenreflexe

DEFINITION Eine kurzzeitige **Dehnung des Muskels** oder dessen Sehne (z. B. durch Beklopfen mit einem Reflexhammer) erregt die Muskelspindeln, was sich aufgrund der direkten Verschaltung im Rückenmark auf das zugehörige 2. Motoneuron mit einer **Kontraktion des gleichen Muskels** äußert. Der Muskeleigenreflex (MER) ist damit **monosynaptisch**. MER sind nicht habituierbar.

Wichtige MER der oberen und unteren Extremität sind in **Tab. 2.1** zusammengefasst. Bei der Untersuchung ist besonders auf das Reflexniveau (schwach, mittel, lebhaft) und auf Seitendifferenzen zu achten.

2.3.2 Fremdreflexe

DEFINITION Beim Fremdreflex sind Rezeptor- (meist die Haut) und Effektororgan (Muskel) nicht identisch, weshalb es zu einer **polysynaptischen** Verschaltung im Rückenmark mit mehreren Afferenzen kommt. Fremdreflexe sind habituierbar.

- **Glabellareflex** (Orbicularis-oculi-Reflex): Das Beklopfen der Glabella (Stirn) mit dem Finger führt zu (erschöpflichem) Lidschluss; pathologisch ist die fehlende Habituierbarkeit bei extrapyramidalen Störungen.
- **Pupillenreflex:** Miosis bei Lichteinfall
- **Kornealreflex** (Afferenz N. V → Efferenz N. VII): Reizung der Kornea (z. B. mit einem **seitlich** herangeführten Wattestäbchen) führt zum Lidschluss; Fehlen ist pathologisch
- **Bauchhautreflexe** (Th_6–Th_{12}): Bestreichen der Bauchhaut mit einem Holzstäbchen beim liegenden Patienten führt zur Kontraktion der ipsilateralen Bauchmuskulatur; Seitendifferenz ist pathologisch
- **Kremasterreflex** (L_1–L_2): Bestreichen der Oberschenkelinnenseite führt beim Mann zum Heben des ipsilateralen Hodens durch Kontraktion des M. cremaster, Ausfall bei Konus- oder Kauda-Syndrom
- **Bulbokavernosusreflex** (S_3–S_4): Kontraktion der Beckenmuskulatur auf (leichten) Schmerzreiz an Glans oder Dorsum penis; Ausfall bei Pudenduslasion oder Sakralmarkschädigung
- **Analreflex** (S_3–S_5): Bestreichen der Perianalregion mit einem Holzstäbchen führt zur Kontraktion des Schließmuskels; pathologisch ist nur die Seitendifferenz.
- **Beugereflex:** Beugen des Arms oder Beins bei Schmerzreiz an Hand oder Fuß.

2.3.3 Hirnstammreflexe

Das Prüfen der Hirnstammreflexe ist vor allem bei komatösen Patienten zur Beurteilung der Bewusstseinslage wichtig.

- **Kornealreflex** (Segment: mittlerer Pons) : Bilateraler Ausfall bei Hirnstammläsionen, unilateral bei Hemisymptomatik
- **okulozephaler Reflex** (sog. Puppenkopf-Phänomen): „Stehenbleiben" der Augen bei passiven Bewegungen des Kopfes. Positiv bei Sopor; bei wachen Patienten und in tieferen Komastadien negativ.
- **vestibuloukulärer Reflex** (VOR): Bewegung der Augen bei raschen Kopfbewegungen zur entgegengesetzten Seite durch Erregung des Vestibularorgans. Pathologisch sind eine fehlende Supprimierung bzw. Einstellsakkade bei Fixierung.
- **Würgereflex**: Würgen und Gaumensegelhebung bei Berühren der Rachenhinterwand. Negativ bei Läsion der Medulla oblongata oder Hirnnervenläsion [S. B970]
- **Hustenreflex:** Husten bei endotrachealer Absaugung; negativ bei Hirnstammläsionen (Bulbärhirn-Syndrom).

MERKE Hirnstammreflexe sind Schutzreflexe, deren Ausfall eine intensive Überwachung und ggf. Intubation notwendig macht.

2.3.4 Pathologische Reflexe und Kloni

DEFINITION Pathologische Reflexe treten bei zentraler Enthemmung durch Schädigung des 1. Motoneurons auf (z. B. bei multipler Sklerose). Bei Kindern bis zum 1. Lebensjahr sind sie jedoch physiologisch.

Tab. 2.1 Übersicht der Muskeleigenreflexe

Reflex	zentrale Verschaltung	Effektornerv	Effektormuskel(n)
Massetereflex	Ncl. n. trigemini	N. trigeminus	M. masseter
Scapulohumeralreflex	C4–C6	Nn. suprascapularis, axillaris	Mm. infraspinatus, teres minor
Bizepssehnenreflex (BSR)	C5–C6	N. musculocutaneus	M. biceps brachii
Radiusperiostreflex (RPR) = Brachioradialisreflex	C5–C6	Nn. radialis, musculocutaneus	M. brachioradialis (+ Mm. biceps brachii, brachialis)
Trizepssehnenreflex (TSR)	C7–C8	N. radialis	M. triceps brachii
Trömner-Zeichen	C7–C8	Nn. medianus, ulnaris	Mm. flexores digitorum
Adduktorenreflex (ADR)	L2–L4	N. obturatorius	Mm. adductores
Patellarsehnenreflex (PSR)	L3–L4	N. femoralis	M. quadriceps femoris
Tibialis-posterior-Reflex (TPR)	L5	N. tibialis	M. tibialis posterior
Achillessehnenreflex (ASR)	S1–S2	N. tibialis	M. triceps surae

Wichtige pathologische Reflexe sind:
- **Palmomentalreflex:** Kräftiges Bestreichen der Hohlhand führt bei diffuser Hirnschädigung zu gleichseitiger Kontraktion der Kinnmuskulatur.
- **Greifreflex:** Beugung der Finger und Festhalten eines Gegenstands auf Bestreichen der Handflächen
- **Saugreflex:** Zuwenden des Kopfes, Mundöffnen und Saugbewegung nach leichtem Bestreichen der Mundspalte
- **Pyramidenbahnzeichen:**
  - **Babinski:** Bestreicht man die laterale Fußsohle von der Ferse zur Großzehe, kommt es zur tonischen Dorsalextension der Großzehe und Plantarflexion der anderen Zehen.
  - **Chaddock:** Bestreichen des Fußrands, Reaktion wie Babinski
  - **Gordon:** Zusammendrücken der Wade, Reaktion wie Babinski
  - **Oppenheim:** kräftiges Bestreichen der Tibiavorderkante, Reaktion wie Babinski
  - **Strümpell:** aktive Beugung des Knies des liegenden Patienten gegen Widerstand, Reaktion wie Babinski.

Eine **Verbreiterung der Reflexzonen** (z. B. Auslösen des Patellarsehnenreflexes durch Beklopfen der Tibia) sowie einseitig gesteigerte Muskeleigenreflexe gelten als pathologisch.

Kloni sind ein weiteres pathologisches Phänomen bei Schädigung des 1. Motoneurons. Durch ruckartiges Bewegen und Festhalten des Fußes oder der Patella kann ein Klonus ausgelöst werden. Ein erschöpflicher Klonus ist nur bei Seitendifferenz pathologisch, ein unerschöpflicher Klonus ist ein positives Pyramidenbahnzeichen.

2.4 Untersuchung der Motorik

Muskelkraft:

> **DEFINITION**
> - **Parese:** Lähmung (Kraftgrad 1–4)
> - **Plegie:** vollständige Parese (Kraftgrad 0).

Pareseprüfung: Geprüft werden:
- Absinken oder Seitendifferenz im Arm- und Beinvorhalteversuch
- Schulterhebung
- Beugung und Streckung von Armen und Händen
- Fingerbeugung, -streckung, -spreizung
- Aufrichten des Patienten aus dem Liegen ohne Unterstützung der Arme
- Hüftbeugung, -streckung, -adduktion
- Kniebeugung, -streckung
- Hebung und Senkung von Füßen und Zehen.

Ergänzend können zudem Außen- und Innenrotation, Ab- und Adduktion im Schulter- und Handgelenk sowie von Hüft-, Knie- und Sprunggelenk untersucht werden. Die Pareseprüfung erfolgt immer mit gleichzeitiger Beurteilung der Muskelkraft und Angabe des Kraftgrads (**Tab. 2.2**).

Tab. 2.2 Kraftgrade

Kraftgrad	Erklärung
0	keine Kontraktion
1	Kontraktion ohne Bewegungseffekt des Gelenks
2	Bewegung unter Ausschalten der Schwerkraft
3	Bewegung gegen die Schwerkraft
4	schwache Kraft gegen Schwerkraft und Widerstand
5	normale Kraft

Muskeltonus: Untersuchung durch passive unregelmäßige Bewegungen in Ellbogen-, Hand-, Hüft-, Knie- und Fußgelenken. Pathologische Befunde sind ein verminderter (Muskelhypotonie) oder ein gesteigerter Tonus (Spastik, Rigor oder Myotonien, Dystonien).

2.5 Untersuchung der Sensibilität

Berührungs- und Schmerzempfinden: Die Prüfung der Ästhesie (Berührungsempfinden) erfolgt am besten mit einem Wattestäbchen, die Testung der Algesie (Schmerzempfinden) mit einem spitzen Gegenstand. Es wird jeweils von proximal nach distal und im Seitenvergleich untersucht. Das räumliche Auflösungsvermögen (2-Punkt-Diskrimination) kann mithilfe eines Tastzirkels untersucht werden.

Temperaturempfinden: Die Thermästhesie kann mittels abwechselnder Auflage eines warmen und kalten Reagenzglases (alternativ Reflexhammers) auf die Haut bestimmt werden.

Vibrationsempfinden: Die Pallästhesie wird mit dem Stimmgabeltest geprüft: Eine schwingende Stimmgabel wird nacheinander von distal nach proximal auf Knochenvorsprünge aufgesetzt. Spürt der Patient keine Vibration mehr, wird der entsprechende Wert in Achteln abgelesen.

Lageempfinden: Bewegungen nach oben und unten im Daumen- und Großzehengrundgelenk (seitlich anfassen!) sollen vom Patienten bei geschlossenen Augen erkannt werden.

2.6 Untersuchung der Koordination

Ataktische Bewegungen, unsichere Haltung, Stand und Gang sowie Tremores sprechen für eine gestörte Koordination. Diese kann mit folgenden Tests geprüft werden:
- **Finger-Nase-Versuch:** Der Zeigefinger wird bei geschlossenen Augen in weitem Bogen zur Nase geführt.
- **Finger-Finger-Versuch:** Der Untersucher streckt einen Finger aus und wechselt dessen Position im Raum, der Patient soll darauf zeigen.

- **Knie-Hacke-Versuch:** Die Ferse wird zum kontralateralen Knie geführt und „fährt" bei geschlossenen Augen an der Tibia „entlang".
- **Diadochokineseprüfung**: rasch alternierende Bewegungen (z. B. von Pro- und Supination, „als ob man eine Glühbirne einschraubt")
- **Reboundphänomen:** Eine gegen einen Widerstand gebeugte Extremität schnellt ungebremst zurück, wenn der Gegendruck plötzlich wegfällt.

Stand und Gang:
- **Romberg-Versuch:** Der Patient wird aufgefordert, mit geschlossenen Füßen zu stehen und dabei anfangs die Augen offen zu halten und danach zu schließen. Eine Fallneigung ist Ausdruck einer spinalen Ataxie (positives Romberg-Zeichen). Eine zerebelläre Ataxie kann auch mit offenen Augen nicht kompensiert werden (negatives Romberg-Zeichen). Eine reproduzierbare Fallneigung zu einer Seite (auch bei geöffneten Augen) weist auf eine Läsion des gleichseitigen Vestibularorgans hin.
- **Unterberger-Tretversuch**: Treten auf der Stelle mit geschlossenen Augen und vorgestreckten Armen. Pathologisch ist eine Drehung um > 45°.
- **Gangprüfung**: Der Patient wird aufgefordert, ohne Schuhe mehrere Schritte vorwärts und rückwärts zu gehen und sich danach umzudrehen:
  - Strichgang: Gehen auf einer Linie, „Tip-top-Schritt"
  - Blindgang: Gehen mit geschlossenen Augen.

2.7 Untersuchung des vegetativen Nervensystems

Die neurologische Anamnese sollte Fragen nach Schlafstörungen, Schwitzen, Verdauung, Miktion und Sexualfunktionen umfassen. Ergänzend können folgende Untersuchungen durchgeführt werden:
- Prüfung der Pupillomotorik [S. B967]
- Kipptischtest, Schellong-Test (Prüfung der Blutdruck- und Herzfrequenzvariabilität)
- Schweißsekretionstest (z. B. Ninhydrintest).

3 Neurologische Syndrome

3.1 Störungen der Motorik

3.1.1 Grundlagen

Anatomische Grundlagen: Das motorische System besteht aus dem ersten (zentralen) motorischen Neuron (im Gyrus praecentralis), dem 2. (peripheren) motorischen Neuron (Hirnnervenkerne, Vorderhornzellen, Wurzeln, Plexus, periphere Nerven) sowie der motorischen Endplatte. Im Gyrus praecentralis werden die einzelnen Körperregionen repräsentiert. Jeder motorischen Funktion wird somit ein spezifisches Areal im Großhirn zugeordnet (**Abb. 3.1**), das abhängig von der Komplexität der Bewegungsabläufe unterschiedlich groß ist. Diese topografische Anordnung entspricht einem „auf dem Kopf stehenden Männchen" (sog. Homunculus) und lässt sich ebenso im sensiblen Gyrus postcentralis nachweisen [S. B907].

Die **efferenten Fasern** verlaufen über die Tractus corticobulbaris et corticospinalis durch die Capsula interna und weiter zu den motorischen Kernen der Hirnnerven (kortikobulbäre Bahn) bzw. den Ganglienzellen im Vorderhorn des Rückenmarks (Pyramidenbahnen), wo sie umgeschaltet werden. 80 % der Fasern kreuzen in der Medulla oblongata zur Gegenseite. Die gekreuzten Fasern verlaufen im Vorderseitenstrang, die ungekreuzten im Vorderstrang. **Störungen** des 1. Motoneurons führen zu einer charakteristischen Symptomatik mit **spastischen Lähmungserscheinungen**, positivem Babinski-Zeichen und gesteigerten Eigenreflexen (s. u. sowie **Tab. 3.1**).

Im Unterschied dazu bedingen periphere Läsionen (2. Motoneuron und Störungen der motorischen Endplatte) eine **schlaffe Lähmung** mit teils ausgeprägter Muskelatrophie und abgeschwächten bis aufgehobenen Reflexen (**Tab. 3.1**).

Aufgrund des **Faserverlaufs** der Pyramidenbahnen (Kreuzung zur Gegenseite) kommt es abhängig von der Läsionshöhe zu einer typischen klinischen Ausfallsymptomatik. Bei zerebraler Läsion tritt die Parese folglich kontralateral auf, bei spinaler Ursache ipsilateral.

Regulation der Bewegungsabläufe: Voraussetzung für reibungslose und harmonische Bewegungsabläufe ist das Zusammenspiel verschiedener Regulationssysteme. Hierzu zählen in erster Linie das Rückenmark, das Kleinhirn und das extrapyramidalmotorische System. Sie dienen dazu, Umfang und Kraft der einzelnen Bewegungen zu planen und diese in jedem Stadium aufeinander abzustimmen und zu optimieren (→ sensible und vestibuläre Rückmeldungen, Förderung agonistischer und Hemmung antagonistischer Muskelgruppen).

3.1.2 Läsionen des 1. und 2. motorischen Neurons

Tab. 3.1 zeigt eine differenzialdiagnostische Gegenüberstellung von Schädigungen im Bereich des 1. und 2. Motoneurons. Die klassische Symptomatik der zentralen Parese (Läsion des 1. Motoneurons) entwickelt sich allerdings erst nach einiger Zeit. Im Akutstadium liegt trotz zentraler Schädigung eine schlaffe Lähmung vor (Schock).

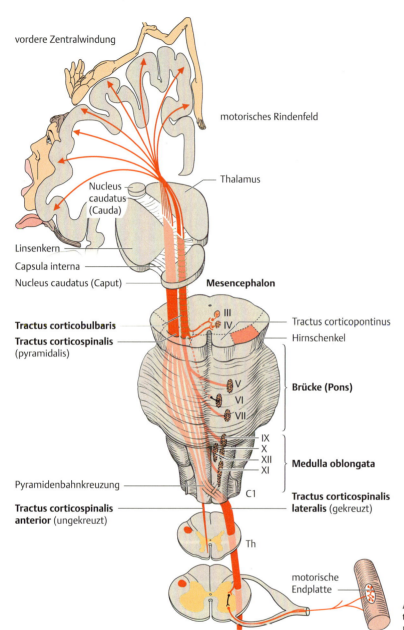

Abb. 3.1 Anatomische Darstellung des motorischen Systems. (aus Bähr, Frotscher, Neurologisch-topische Diagnostik, Thieme, 2009)

Tab. 3.1 Läsionen von 1. und 2. Motoneuron

Kriterium	1. Motoneuron	2. Motoneuron
Lähmungstyp	zentral („spastisch")	peripher („schlaff")
Muskeltonus	hyperton	hypoton
Muskelatrophie	nicht vorhanden	vorhanden
willkürliche Muskelkraft	vermindert	vermindert
Feinmotorik	fehlend (→ Massenbewegungen)	vermindert
Reflexe	Eigenreflexe ↑ Fremdreflexe ↓	Eigenreflexe ↓ bis fehlend Fremdreflexe ↓↓ bis fehlend
Babinski	vorhanden	nicht vorhanden

3.1.3 Läsionen im Bereich der motorischen Endplatte

Zu den Myasthenien [S. B998].

3.1.4 Störungen der motorischen Regulation

Ausfälle von an der Koordination und Regulation der Motorik beteiligten Komponenten (s. o.) führen zu gestörten Bewegungsabläufen. Diese können sich als Ataxien (→ harmonische willkürliche Bewegungen gelingen nicht), motorische Hyper- (→ unwillkürliche und überschießende Bewegungen) bzw. Hypophänomene (→ Bewegungsverarmung, -verlangsamung) äußern.

Ataxien

DEFINITION Störung der Koordination von Bewegungen.
- **Dyssynergie:** gestörte Zusammenarbeit einzelner Muskeln
- **Dysmetrie:** gestörte Zielbewegungen
- **Dysdiadochokinese:** gestörte Abfolge rascher antagonistischer Bewegungen.

Entsprechend der Lokalisation unterscheidet man verschiedene Formen:
- Kleinhirnataxie mit Störung zielgerichteter Bewegungen
- Hinterstrangataxie mit gestörtem Lagesinn und Tiefensensibilität (speziell bei geschlossenen Augen)
- zentralsensorische Ataxie bei Affektionen des sensorischen Kortex bzw. des Thalamus mit gestörtem Lagesinn
- periphersensorische Ataxie mit gestörter Tastempfindung, beispielsweise bei Polyneuropathie.

Darüber hinaus können Ataxien bei frontalen Affektionen sowie motorischen Paresen auftreten oder auch psychogen bedingt sein.

Motorische Hyperphänomene

Man unterscheidet folgende Formen:
- **Hyperkinesen:** allgemeine Bezeichnung für unwillkürliche Bewegungen
- **Athetose:** unwillkürliche, wurmartige, distal betonte Bewegungen
- **Ballismus:** unwillkürliche, schleudernde, proximal betonte Bewegungen
- **Chorea:** unwillkürliche, unregelmäßige sowie kurze und schnelle, distal betonte Bewegungen
- **Dyskinesie:** allgemeine Bezeichnung für eine Bewegungsstörung, v. a. im Zusammenhang mit Arzneimittelnebenwirkungen auftretend
  - **Frühdyskinesien:** unwillkürliche bizarre Kontraktion der quergestreiften Muskulatur, v. a. im Kopf-Hals-Bereich, die Stunden bis wenige Tage nach Therapiebeginn (bzw. Dosiserhöhung) mit Neuroleptika oder auch Metoclopramid auftreten. Typisch sind Zungenschlundkrämpfe, Blickkrämpfe (okulogyre Krise), Blepharospasmus, Verkrampfung der Kiefermuskulatur, choreatische, athetoide und Torsionsdystonien. Die Krämpfe sprechen gut auf Anticholinergika (Biperiden oder Trihexyphenidyl) an.
  - **Spätdyskinesien** (tardive Dyskinesien): abnorme, unwillkürliche Bewegungen der Kopf- und Extremitätenmuskulatur (z. B. rhythmischer Lippentremor, wälzende Zungenbewegungen, periorale Dyskinesien, Schleuderbewegungen, Torti- und Retrocollis, Schiefhaltung des Kopfes, Halses und der Schultern). Die Symptome verstärken sich durch Stress und verschwinden im Schlaf. Sie treten nach langfristiger Therapie mit Neuroleptika auf.
  - **L-DOPA-indzierte Dyskinesie**

- **Akathisie:** ausgesprochene Sitzunruhe, die eine bis mehrere Wochen nach Therapiebeginn mit Neuroleptika, Metoclopramid oder L-DOPA auftritt.
- **Dystonie:** unwillkürliche Muskelkontraktionen
- **Myoklonien:** plötzliche, unwillkürliche, kurze, teilweise repetitive Kontraktionen einzelner Muskeln. Ein negativer Myoklonus wird als Asterixis (flapping tremor) bezeichnet. Darunter versteht man einen kurzen und wiederholten Verlust des Haltetonus.
- **Opisthotonus:** extreme Körperbeugung nach hinten
- **Spasmus:** langsame Muskelkontraktion in Form eines Krampfes (tonisch oder klonisch)
- **Spastik:** federnder Widerstand bei passiver Muskeldehnung
- **Startle-Reaktion:** inadäquat starke motorische Schreckreaktion
- **Tremor:** unwillkürliche, rhythmische Bewegung eines Körperteils (unterschieden wird zwischen Ruhe-, Halte- und Aktionstremor).

Davon unterscheidet man auch spontane Muskelaktivitäten, die zu keiner Bewegung führen:
- **Fibrillationen:** nur im EMG nachweisbare Kontraktionen einzelner Muskelfasern
- **Faszikulationen:** unwillkürliche unregelmäßige Kontraktionen einzelner Muskelfaszikel (spontan oder im Rahmen von Vorderhornläsionen)
- **Myokymie:** sichtbare langsame Kontraktionen in wechselnden Muskelfasergruppen ohne Bewegungseffekt.

Motorische Hypophänomene

- **Akinese:** Bewegungsverarmung
- **Bradykinese:** Bewegungsverlangsamung
- **Hypokinese:** reduzierte Bewegungsamplitude
- **Freezing:** akute Akinese für Sekunden oder Minuten (typisch bei fortgeschrittenem Parkinson-Syndrom)
- **Rigor:** insgesamt gesteigerter Muskeltonus mit wächsernem Widerstand bei passiver Bewegung, evtl. Zahnradphänomen.

3.2 Störungen der Sensibilität

Anatomische Grundlagen: Das sensible System lässt sich grob in einen zentralen und peripheren Anteil unterteilen. Peripher werden mittels spezifischer Rezeptoren (z. B. Mechano- oder Thermorezeptoren, propriozeptive sowie Nozizeptoren) verschiedene sensible Qualitäten registriert und als Afferenzen über die entsprechenden peripheren Nerven und Plexus zu den Hinterwurzeln des Rückenmarks geleitet (1. Neuron im Spinalganglion, 2. Neuron in Hinterhorn bzw. Medulla oblongata). Zum zentralen Anteil zählen alle sensiblen Bahnen und Kerne im Rückenmark, Hirnstamm und Großhirn:

- **Hinterstrangsystem:** Das Hinterstrangsystem enthält Fasern der epikritischen Reizwahrnehmung für Tastsinn, Stereognosie und Vibration (= exterozeptive Reize) sowie für den Lagesinn (propriozeptive Reize). Die Umschaltung erfolgt nicht im Hinterhorn, sondern in

den Ncll. gracilis et cuneatus. Weiterer Verlauf über den Lemniscus medialis zum Thalamus.
- **Vorderseitenstrangsystem:** enthält Fasern der protopathischen Reizwahrnehmung (Schmerz, Temperatur, grobe Tastempfindung und Druck); nach Umschaltung auf das 2. Neuron im Hinterhorn kreuzen die Fasern in der Commissura anterior zur Gegenseite und verlaufen dann im Tractus spinothalamicus anterior (Druck und Tastempfinden) bzw. im Tractus spinothalamicus lateralis (Schmerz- und Temperaturwahrnehmung) zum Thalamus.

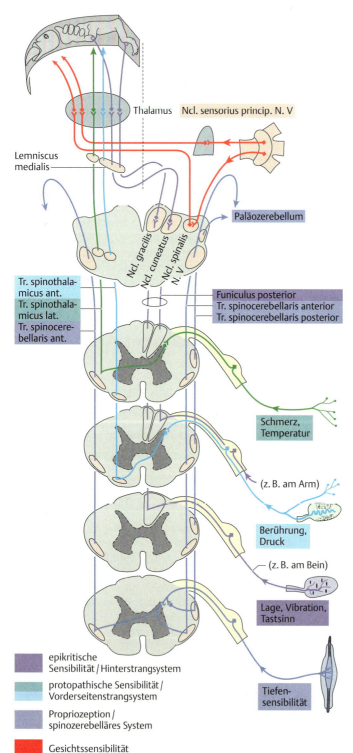

Abb. 3.2 **Anatomie der sensiblen Bahnen.** (aus Mattle, Mumenthaler, Kurzlehrbuch Neurologie, Thieme, 2011)

- **thalamokortikales System:** Umschaltung der 2. Neurone des Vorderseiten- bzw. Hinterstrangs auf das 3. Neuron, Afferenzen ziehen zum sensorischen Kortex im Gyrus postcentralis und den assoziierten Gebieten.
- **spinozerebelläres System:** Informationen über die Muskel- und Sehnenspannung/-dehnung gelangen über den Tractus spinocerebellaris anterior (Information der ipsi- und kontralateralen Hälfte) sowie den Tractus spinocerebellaris posterior (nur ipsilaterale Informationen) ins Kleinhirn (Paläozerebellum).

Aus dem Verlauf der einzelnen Bahnen und ihren typischen Kreuzungspunkten zur Gegenseite (**Abb. 3.2**) ergeben sich die charakter- und seitenspezifischen Ausfälle abhängig von der Läsionshöhe. Läsionen des thalamokortikalen Systems verursachen einen Ausfall aller sensiblen Qualitäten auf der kontralateralen Seite (evtl. in der Stärke unterschiedlich); Läsionen des spinozerebellären Systems gehen mit einer Stand- und Gangataxie einher.

Sensibilitätsstörungen: Hierzu zählen:
- **Anästhesie:** Ausfall aller sensiblen Afferenzen einer Körperregion
- **Thermanästhesie:** fehlendes Temperaturempfinden
- **Analgesie:** fehlendes Schmerzempfinden
- **Pallanästhesie:** fehlendes Vibrationsempfinden
- **Hypästhesie:** reduzierte Sensibilität (im Seitenvergleich)
- **dissoziierte Sensibilitätsstörung:** In einer Region sind nur einzelne Qualitäten ausgefallen, andere bleiben erhalten z. B. Störung von Schmerz- und Temperaturempfinden bei erhaltener Oberflächen- und Tiefensensibilität.
- **Dysästhesie:** unangenehm veränderte sensible Wahrnehmung
- **Parästhesie:** spontan oder bei leichter Berührung auftretende unangenehme sensible Empfindungen (z. B. Kribbeln, Schmerzen, Kältegefühl)
- **Hyperpathie = Allodynie:** inadäquat starke bis schmerzhafte Empfindungen
- **Hyperalgesie:** gesteigertes Schmerzempfinden.

3.3 Periphere Nervenläsionen, Plexusläsionen und radikuläre Syndrome

Siehe Kap. Erkrankungen des peripheren Nervensystems [S. B980]

3.4 Spinale Syndrome

3.4.1 Strangaffektionen

Pyramidenbahn-Syndrom

> **DEFINITION** Läsion des Tractus corticospinalis.

Je nach Höhe der Schädigung kommt es zu einer zentralen Para-, Hemi- oder Tetraparese (s. auch **Tab. 3.1**). Die Patienten klagen über oft schmerzhafte spinale Automatismen in Form spontaner Bewegungen v. a. der unteren Extremität. Häufig liegen begleitend Blasen-, Mastdarm- und Potenzstörungen vor. In der Untersuchung finden sich der Pareseform entsprechend gesteigerte Muskeleigenreflexe, verminderte oder erloschene Fremdreflexe und positive Pyramidenbahnzeichen.

Vorderseitenstrang-Syndrom

> **DEFINITION** Läsion der kreuzenden Fasern des Tractus spinothalamicus (isoliert = zentromedulläres Syndrom).

Klinik:
- **dissoziierte Empfindungsstörung:** Unterhalb der Läsion ist das Schmerz- und Temperaturempfinden der kontralateralen Körperhälfte gestört, das Berührungsempfinden und der Lagesinn bleiben erhalten.

Zentromedulläres Syndrom:

> **DEFINITION** Es handelt sich um eine Sonderform des Vorderseitenstrang-Syndroms mit Schädigung zentraler Anteile des Rückenmarks. Betroffen sind insbesondere kreuzende Fasern des Tractus spinothalamicus.

Es kommt zu einer beidseitigen dissoziierten Empfindungsstörung (s. o.). Bei isoliert zentraler Läsion (sehr selten) ist diese Störung nur segmental auf der Höhe der Läsion.

Hinterstrang-Syndrom

> **DEFINITION** Läsion propriozeptiver Bahnen (1. Neuron).

Klinisch kommt es zu:
- Sensibilitätsstörung mit vermindertem Vibrations- (Pallhypästhesie), Bewegungs-, Tast-, Berührungs- und Lageempfinden
- infolgedessen **sensible Ataxie** (→ unzureichende propriozeptive Rückmeldung) und Feinmotorikstörung
- Lhermitte-Zeichen
- bei reiner Hinterstrangläsion normaler Muskeltonus und normale Reflexe
- oft Parästhesien.

3.4.2 Querschnitt-Syndrome

Komplettes Querschnitt-Syndrom

> **DEFINITION** Vollständige Kontinuitätsunterbrechung aller spinalen Bahnen.

Akut findet sich ein spinaler Schock mit **schlaffer Paraplegie unterhalb der Läsion**, **Reflexerlöschung**, **Sensibilitätsausfall** und **Überlaufblase**. Bei chronischem Verlauf kommt es zu einer spastischen Para- oder Tetraparese mit spinaler Automatie, sensiblem Querschnitt, Schmer-

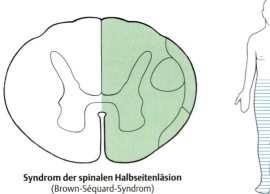
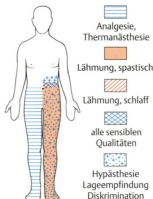

Abb. 3.3 Brown-Séquard-Syndrom. (aus Bähr, Frotscher, Neurologisch-topische Diagnostik, Thieme, 2009)

zen, Reflexblase, Stuhlinkontinenz sowie nur auf Höhe der Läsion schlaffen Paresen und Hyperpathie.
Bei hohem Querschnitt (oberhalb C4) besteht eine Atemlähmung. Der spinale Schock fehlt, wenn sich das Querschnittsyndrom langsam entwickelt, z. B. bei langsam wachsenden Tumoren.

Partielles Querschnitt-Syndrom

Synonym: Brown-Séquard-Syndrom, Halbseiten-Syndrom

> **DEFINITION** Halbseitige Rückenmarksläsion mit **dissoziierter Empfindungsstörung** und **spastischen Paresen**.

Typischerweise tritt folgende Klinik auf (Abb. 3.3):
- **ipsilateral** auf Höhe der Läsion schlaffe Parese (durch Vorderhornläsion) und Hyperpathie
- **ipsilateral** kaudal der Läsion:
  - spastische Parese (Tab. 3.1)
  - Pallhypästhesie, evtl. Hypästhesie
  - initial Rötung, Überwärmung, Anhidrosis
- **kontralateral** kaudal der Läsion:
  - Störung von Schmerz- und Temperaturempfinden.

3.4.3 Konus- und Kauda-Syndrom

Siehe Kap. Konus- und Kauda-Syndrom [S. B974]

3.5 Zerebrale Syndrome

3.5.1 Hemisphären-Syndrome

Eine Schädigung der einzelnen Hirnbereiche führt zu charakteristischen Symptomen, die eine klinische Lokalisation des Schädigungsortes möglich machen (Tab. 3.2). Man unterscheidet Funktionsminderungen und -steigerungen der betroffenen Areale, wobei sich Letztere oft in Form epileptischer Aktivität äußern.

3.5.2 Capsula-interna-Syndrom

Durch die Capsula interna verlaufen praktisch alle efferenten und afferenten Bahnen zwischen Kortex und den subkortikalen Zentren. Eine Schädigung dieser Strukturen (z. B. aufgrund einer Ischämie) führt zu einer charakteristischen Symptomatik:
- **kontralaterale zentrale Hemiparese**: Typisch ist die Wernicke-Mann-Lähmung mit angewinkeltem Arm und überstrecktem Bein, das beim Gehen zirkumduziert wird.
- kontralaterale faziale Parese, Hemianopsie und Hemihypästhesie.

3.5.3 Basalganglien-Syndrome

Die Basalganglien gehören zum extrapyramidalmotorischen System und spielen eine wichtige Rolle für die Kontrolle von Ausmaß, Richtung, Kraft und Geschwindigkeit willkürlicher Bewegungen. Läsionen der Basalganglien sind demzufolge mit folgenden Störungen assoziiert:
- **akinetisch-rigide Bewegungsstörungen** (z. B. Morbus Parkinson [S. B931])
- **Hyper- und Dyskinesien** mit unwillkürlichen abnormen Bewegungen (z. B. Chorea, Athetose, Ballismus, Tic, Tremor)
- **Dystonien** [S. B935]

Darüber hinaus kann es durch die Beeinträchtigung von Frontalhirnfunktionen zu kognitiven Defiziten kommen.

3.5.4 Dienzephale Störungen

Zum Zwischenhirn (Dienzephalon) gehören u. a. der Thalamus, der Hypothalamus und die Hypophyse.

Klinik: Im **Thalamus** werden fast alle (von der kontralateralen Körperhälfte kommenden) Afferenzen zur Großhirnrinde weiterverschaltet. Thalamus-Syndrome betreffen deshalb die kontralaterale Körperhälfte und bestehen je nach Schädigungsort in Hemiparese, Ataxie, choreatiformen Störungen, Sensibilitätsstörungen, Haltungsanomalie (gebeugte Grundgelenke bei überstreckten Interphalangealgelenken → Thalamushand), Hemianopsie, Schmerzen sowie Gedächtnis- oder Bewusstseinsstörungen.

Läsionen des **Hypothalamus** gehen mit hormonellen und vegetativen Regulationsstörungen einher.

Tab. 3.2 Übersicht über Hemisphären-Syndrome

Syndrom	Funktionsminderung	Funktionssteigerung (epileptische Störung)
Frontalhirn-Syndrom	Antriebslosigkeit, Aspontaneität, Affektverflachung, Störung des analytischen Denkens, Wesensänderung, Hemiparese, Gangunsicherheit, Riechstörungen, ggf. Broca-Aphasie (bei Läsion der dominanten Hemisphäre)	unspezifische Aura, komplexe Automatismen, Vokalisationen, < 1 min, ggf. motorische Jackson-Anfälle bei Läsion der Präzentralregion
Temporalhirn-Syndrom	Verstimmung, Reizbarkeit, Ängstlichkeit, Depression, affektive und sexuelle Enthemmung, Hemianopsie, Hemiparese, ggf. Wernicke-Aphasie (bei Läsion der dominanten Hemisphäre)	epigastrische Aura, Bewusstseinsstörung, orofaziale Automatismen, postiktale Verwirrtheit (v. a. bei Hippokampusläsion)
Okzipitalhirn-Syndrom	Hemianopsie	visuelle Halluzinationen, Nystagmus, oft Fortleitung in Temporal- oder Frontallappen
Parietalhirn-Syndrom	sensomotorische Hemiparese, Hemianopsie, Agnosie, ggf. konstruktive Apraxie und Neglect (bei Läsion der nichtdominanten Hemisphäre), ggf. amnestische Aphasie (bei Läsion der dominanten Hemisphäre)	sensible Jackson-Anfälle bei Läsion der Postzentralregion
Sonderform: Mantelkanten-Syndrom	Paresen und/oder Sensibilitätsstörungen an den Beinen, Blasenfunktionsstörungen	fokalmotorische Anfälle (beinbetont)

Die **Hypophyse** ist v. a. für die Aufrechterhaltung hormoneller Regelkreise von Bedeutung, die bei Funktionssteigerung oder -minderung (z. B. durch Tumoren) gestört werden.

Bei einer vollständigen Unterbrechung der kortikospinalen Bahnen durch eine dienzephale Läsion kommt es zur **Dekortikation** mit leichtem bis mittlerem Koma (Grad I und II). In der Untersuchung finden sich ein Strecktonus der Beine (Verstärkung durch Schmerzreize), eine Miosis, eine Bulbusdivergenz, ein positiver vestibulookulärer Reflex [S. B903] sowie eine beschleunigte Atmung.

3.5.5 Kleinhirn-Syndrome

Das Kleinhirn ist in die Koordination und Feinabstimmung von Bewegungsabläufen eingebunden. Wichtige Ausfallphänomene sind:

- **zerebelläre Ataxie** (Stand- und Gangataxie, Störung der Rumpfhaltung und des Gleichgewichts, insbesondere auch im Sitzen, Extremitätenataxie, Dysdiadochokinese, Dysmetrie, Intentionstremor, Rebound-Phänomen, Dysarthrie: skandierende Sprache)
- Störungen der Blickstabilisierung, Nystagmus
- reduzierter Muskeltonus.

3.5.6 Hirnstamm-Syndrome

Der Hirnstamm besteht aus der Medulla oblongata, dem Pons und dem Mesenzephalon. Je nach Schädigungsort und -ausmaß entstehen unterschiedliche Ausfallmuster.

Wallenberg-Syndrom

Das Wallenberg-Syndrom tritt bei Läsionen der **dorsolateralen Medulla oblongata** auf. Es kommt ipsilateral zu einem **Horner-Syndrom**, einer **Hemiataxie** und zu Ausfällen der Hirnnerven V, IX und X (trigeminale Hypästhesie, Gaumensegelparese, Stimmbandparese, Schluckstörungen). Kontralateral findet sich eine **dissoziierte Empfindungsstörung**.

Gekreuztes Hirnstamm-Syndrom

Synonym: Hemiplegia alternans

Bei einer einseitigen Hirnstamm- oder Mittelhirnläsion kommt es zu einer „gekreuzten" Symptomatik in Form **ipsilateraler Hirnnervenausfälle** und einer **kontralateralen zentralen Hemiparese**.

Teilläsionen des Hirnstammquerschnitts

Bulbärparalyse: Es handelt sich um eine bilaterale Läsion basaler **motorischer Hirnnervenkerne** (V, VII, X, XII) in der Medulla oblongata, die sich klinisch mit Dysarthrie, Schluckstörungen, Zungenfaszikulationen und Zungenatrophie präsentiert.

Pseudobulbärparalyse: Hierbei sind im Gegensatz zur „echten" Bulbärparalyse die **kortikobulbären Bahnen** (und nicht die Hirnnervenkerne) der Medulla oblongata betroffen. Auch hier finden sich Dysarthrie und Dysphagie, zusätzlich jedoch pathologisches Lachen und Weinen und ein gesteigerter Masseterreflex. Es kommt nicht zu Zungenatrophie oder Faszikulationen!

Komplette Hirnstammquerschnitts-Syndrome

Bulbärhirnsyndrom: Der Ausfall aller Hirnstammfunktionen durch dessen ausgedehnte Schädigung hat ein tiefes Koma (Grad IV) zur Folge. Die Patienten zeigen schlaffe Paresen aller Muskeln, weite, lichtstarre Pupillen, eine Bulbusdivergenz sowie eine ataktische Atmung bzw. Schnappatmung mit Übergang in einen zentralen Atemstillstand. Der Funktionsausfall von Großhirn und Hirnstamm führt innerhalb weniger Stunden zum Hirntod.

Mittelhirnsyndrom: Durch Ausfall der Formatio reticularis und verschiedener motorischer Bahnen kommt es bei Läsionen des Mittelhirns zu einem tiefen Koma (Grad III–IV), Beuge- und Streckkrämpfen oder generalisierten Streckkrämpfen, engen bis mittelweiten Pupillen (Ausfall der autonomen Pupilleninnervation), einem negativen

VOR und der sog. Maschinenatmung (oberflächlich, regelmäßig). Eine Remission ist möglich, oft findet sich jedoch der Übergang in ein apallisches Syndrom [S. B912] oder ein Bulbärhirn-Syndrom (s. o.).

3.6 Paraneoplastische Syndrome

DEFINITION Paraneoplastische Syndrome treten im Rahmen von Tumorerkrankungen auf, lassen sich jedoch nicht unmittelbar durch den Tumor, seine Metastasen oder die Therapie erklären. Sie manifestieren sich oftmals bereits vor dem eigentlichen Tumor.

Zu den wichtigsten paraneoplastischen Syndromen in der Neurologie gehören:
- **limbische Enzephalitis** (Gedächtnisstörungen, epileptische Anfälle, psychische Symptome)
- **Hirnstammenzephalitis** (Übelkeit, Ataxie, Dysarthrie, Störungen der Okulomotorik, Schwindel)
- **Zerebellitis** (Nachweis von Anti-Yo-Antikörpern) und **Kleinhirndegeneration** (Rumpfataxie, Dysarthrie, sakkadierte Blickfolge). Als Ursache kommen v. a. gynäkologische Karzinome (am häufigsten Ovarial-, Endometrium- und Mammakarzinome) sowie kleinzellige Bronchialkarzinome infrage. Selten sind Lymphome und das Prostatakarzinom ursächlich.
- **Neuropathie** (Hyp- und Parästhesien, radikuläre Symptome, sensible Ataxie, Paresen, Blasenstörungen, Pupillenstörungen)
- **Myelitis** (progrediente Extremitätenparesen)
- **Opsoklonus-Myoklonus-Syndrom** (Opsoklonus, Myoklonien, Ataxie)
- **Retinopathie** (Visusminderung, Photopsien)
- **Stiff-person-Syndrom** [S. B995]
- **Isaacs-Syndrom** [S. B995]
- **Dermatomyositis** [S. B997]
- **Myasthenia gravis** [S. B998]
- **Lambert-Eaton-Myasthenie-Syndrom** [S. B1000].

3.7 Störungen des Bewusstseins und Koma

3.7.1 Schweregrade des Komas

Die Glasgow-Coma-Scale dient der Klassifikation der Bewusstseinseinschränkung. Näheres dazu s. Notfallmedizin [S. B29].

3.7.2 Neurologische Differenzialdiagnosen des Komas

Apallisches Syndrom

Synonym: Coma vigile, Wachkoma, persistent vegetative state

Eine isolierte Schädigung der Großhirnrinde (z. B. durch Hypoxie oder diffuse Hirnschädigung) hat einen Ausfall der zerebralen Funktionen bei erhaltener Funktion der Formatio reticularis zur Folge. Damit sind die Patienten nicht bei Bewusstsein, die autonomen Funktionen und der Schlaf-Wach-Rhythmus bleiben jedoch erhalten.

Locked-in-Syndrom

Das Locked-in-Syndrom ist durch beidseitige ausgedehnte Läsionen des ventralen Pons gekennzeichnet, wobei die dorsalen Anteile ausgespart bleiben. Durch die Unterbrechung kortikospinaler Bahnen im ventralen Teil kommt es zu einer spastischen **Tetraplegie**, **Hirnnervenausfällen** (Sprechen und Schlucken sind nicht möglich) und Ausfall der Hirnstammreflexe. Da das Mesenzephalon im dorsalen Teil des Hirnstamms intakt ist, bleiben das **Bewusstsein** sowie die **vertikalen Augen-** und **Lidbewegungen** und die **Atemregulation** erhalten. **Cave**: Auch Sensibilität und Algesie sind normal!

3.8 Psychopathologische und neuropsychologische Syndrome

3.8.1 Psychopathologische Syndrome

Siehe hierzu auch Psychiatrie [S. B1047].

Amnesien

Transiente globale Amnesie (TGA): Es handelt sich um eine akute amnestische Episode < 24 h ohne bekannte Ursache. Die Patienten sind wach, aber desorientiert und leiden an ante- und retrograder Amnesie. Typisch ist das wiederholte Stellen der gleichen Fragen. Es finden sich darüber hinaus keinerlei Verhaltensauffälligkeiten oder neurologische Defizite.

Bildgebung und EEG ergeben keine pathologischen Befunde. Differenzialdiagnostisch sind amnestische Störungen bei TIA, Gehirnerschütterung, Intoxikationen und Korsakow-Syndrom zu erwägen (Anamnese!). Es ist keine Therapie bekannt. Es besteht ein erhöhtes Wiederholungsrisiko.

3.8.2 Neuropsychologische Syndrome

Aphasien

DEFINITION Aphasien sind erworbene Störungen der Sprache (nicht des Sprechens!).

Einteilung: Je nach Schädigungsort sind unterschiedliche Bereiche der Sprachfunktion gestört. Man unterscheidet zwischen einer gestörten Sprachproduktion (motorische bzw. Broca-Aphasie) und einem gestörten Sprachverständnis (sensorische bzw. Wernicke-Aphasie).

Ätiologie und Klinik: Die **Broca-Aphasie** ist durch eine verlangsamte und erschwerte Spontansprache bei intakter Sprechmuskulatur, Atmung und Phonation gekennzeichnet. Die Ursache liegt in einer Schädigung des Broca-Areals (im Gyrus frontalis inferior der dominanten Hemisphäre). Die Patienten sprechen in kurzen Sätzen (Agrammatismus, Telegrammstil) und strengen sich vermehrt an. Lautverwechslungen (phonematische Paraphasien) sind charakteristisch (z. B. „Afpel").

Patienten mit **Wernicke-Aphasie** haben ein stark gestörtes Sprachverständnis. Die Sprachproduktion ist gesteigert (Logorrhö), die Sprache aber inhaltsleer. Satzabbrüche und -verdoppelungen (Paragrammatismus), Wortverwechslungen (semantische Paraphasie) und neue Wortschöpfungen (Neologismen) sind typisch. Das sensorische Sprachzentrum liegt in der dominanten Hemisphäre im hinteren Drittel der oberen Schläfenwindung (Bereich der A. temporalis posterior aus A. cerebri media).

Unter einer **globalen Aphasie** versteht man eine Schädigung beider Sprachzentren mit Agrammatismus, Automatismus, stark gestörtem Sprachverständnis, oft auch Dysarthrie (Artikulationsstörung bei intakter Sprachfunktion, verwaschene Sprache), Dysprosodie (Störung der Sprachmelodie), Echolalie (Nachsprechen vorgesagter Wörter), Mutismus, Neologismen, Palilalie (Wiederholen einzelner Silben), Paragrammatismus, Paralexie, Paraphasie, Perseverationen und speech arrest.

Charakteristisches Zeichen einer **amnestischen Aphasie** sind Wortfindungsstörungen. Die Patienten versuchen die Begriffe zu umschreiben (Kugelschreiber → „Ding zum Schreiben").

Zu den Aphasien sind auch die Störungen des Lesens (Alexie), Rechnens (Akalkulie) und Schreibens (Agraphie) zu zählen, da diese Funktionen im weitesten Sinne mit der Sprache verbunden sind. Es findet sich oft eine Kombination mit anderen Sprachstörungen.

Diagnostik: Im Anamnesegespräch sollte orientierend die Prüfung von Benennen, Nachsprechen, Sprachverständnis und Lesen erfolgen. Zur genaueren Diagnostik eignet sich der Aachener Aphasietest. Dabei wird u. a. anhand der Token-Testtafel, die verschiedene Symbole in unterschiedlichen Farben enthält, das Sprachverständnis geprüft. Man lässt den Patienten z. B. auf einen blauen Kreis zeigen oder fordert ihn auf, alle Kreise außer den grünen zu tippen.

Differenzialdiagnose – Dysarthrie: Dysarthrien beruhen auf einer mechanischen Störung des Sprechens (nicht der Sprache) und sind von Aphasien zu unterscheiden. Ursächlich sind Behinderungen der Respiration, Phonation, Artikulation oder Resonanz.

Einteilung: Abhängig vom Läsionsort weist die Sprachstörung ein jeweils spezifisches Muster auf:
- **zentral-paretische** (= spastische) Dysarthrie mit angestrengter, monotoner, unpräzise artikulierter Sprache durch gestörtes Zusammenspiel der beteiligten Muskulatur (z. B. bei Ischämie im Bereich des motorischen Kortex)
- **peripher-paretische** Dysarthrie mit leiser, monotoner, unpräziser und nasaler Sprache („wie eine Kartoffel im Mund") durch periphere Paresen der Sprechmuskulatur (z. B. bei ALS)
- **hypokinetische** Dysarthrie mit monotoner, leiser und in der Sprachmelodie reduzierter Sprache (z. B. beim Parkinson-Syndrom)
- **ataktische** Dysarthrie mit variablen Fehlern in der Artikulation, schnellem Wechsel von Sprechtempo, -lautstärke und Stimmlage („skandierende Sprache", z. B. bei zerebellärer Störung)
- **dys- und hyperkinetische** Dysarthrie mit unterschiedlichen Artikulationsfehlern, trotzdem meist gute Verständlichkeit (z. B. Chorea).

Apraxien

DEFINITION Die Ausführung willkürlicher Handlungen ist gestört, die motorische Funktion dabei jedoch unbeeinträchtigt.

Leitsymptom der Apraxien ist die Parapraxie (fehlerhafte Bewegungselemente). Reflexe und unwillkürliche geordnete Bewegungen bleiben erhalten.

Als grobe Einteilung unterscheidet man **ideomotorische** („how to do") von **ideatorischen** („what to do") Apraxien. Patienten mit ideomotorischen Bewegungsstörungen können einzelne Komponenten einer Bewegung nicht zusammensetzen. Sie können beispielsweise nicht auf Aufforderung mit der Zunge schnalzen. Bei ideatorischen Apraxien können komplexe Handlungsabfolgen nicht durchgeführt werden, z. B. einen Brief falten, in den Umschlag legen und diesen zukleben.

Agnosien

DEFINITION Agnosien sind gekennzeichnet durch die Unfähigkeit, visuell, akustisch oder taktil erfasste Reize bei intakter Sinnesfunktion übergeordnet zu erkennen.

Unterformen stellen die **Stereoagnosie** (Nichterkennen von ertasteten Gegenständen), die **Prosopagnosie** (Störung des Gesichtererkennens), die **Autotopagnosie** (Körperschemastörung) und die **Anosognosie** (Nichterkennen der eigenen Krankheit) dar.

Häufig kommen Agnosien im Rahmen komplexer neuropsychologischer Syndrome vor, z. B. dem **Gerstmann-Syndrom** (Fingeragnosie, Rechts-links-Störung, Agraphie, Akalkulie).

Neglect

DEFINITION Bei einem (Hemi-)Neglect handelt es sich um eine **Nichtbeachtung einer Körper- und Raumseite** trotz erhaltener Wahrnehmung.

Die Patienten ignorieren (unbewusst) alles, was sich auf der betroffenen Seite abspielt (visuelle, akustische, taktile Reize) und machen auf dieser Seite keine aktiven Bewegungen.

Teilweise kann die Aufmerksamkeit bei einseitiger Untersuchung der betroffenen Seite bewusst dorthin gelenkt werden. Aufgedeckt werden kann ein Neglect bei gleichzeitiger Untersuchung beider Körperhälften.

Störungen höherer kognitiver Funktionen

Höhere kognitive Funktionen betreffen insbesondere die Planung, Durchführung und Kontrolle von Handlungen, das problembezogene Denken, das Kategorisieren und Abstrahieren sowie die Verhaltenskontrolle. Störungen dieser Funktionen finden sich bei Läsionen des Frontalhirns.

3.8.3 Hirnorganisches Psycho-Syndrom

DEFINITION Das organische Psycho-Syndrom umfasst Veränderungen der Persönlichkeit und des Affekts aufgrund organischer Ursachen (z. B. intrakranielle Tumoren, Entzündungen, Normaldruckhydrozephalus).

Organische Psycho-Syndrome können je nach Ätiologie akut oder chronisch verlaufen und treten in folgenden Varianten auf:
- Verwirrtheitszustand, Delir
- Somnolenz
- Amnesie
- Aspontaneität, Antriebslosigkeit
- affektive Störung
- Psychose.

4 Apparative Zusatzuntersuchungen

4.1 Bildgebende Verfahren

Für technische Prinzipien und Komplikationen s. Radiologie [S. C508]. Alle Untersuchungen können bei speziellen Fragestellungen auch mit Kontrastmittel (KM) durchgeführt werden.

4.1.1 Konventionelle Röntgendiagnostik

Die Anfertigung konventioneller Röntgenbilder ist indiziert bei
- ossären Fehlbildungen
- Knochenprozessen, Frakturen
- Fehlstellung/-haltung der Wirbelsäule (ergänzend CT-Diagnostik).

4.1.2 Computertomografie

Indikationen: Akute Schädel-Hirn-Traumen, akute intrakranielle Blutungen, Schlaganfall (Blutungsausschluss), Tumoren (speziell verkalkende Tumoren, z. B. Meningeome), intrakranielle Abszesse, Hydrozephalus, Atrophien, Fehlbildungen, Prozesse der Schädelbasis sowie Wirbelsäulenverletzungen und Bandscheibenerkrankungen.

Befunde:
Blutungen: Intrakranielle Blutungen zeigen sich in der CT schon früh als hyperdense Areale, Ischämien sind erst spät erkennbar. Bei subarachnoidalen Blutungen findet sich hyperdenses Material in basalen Zisternen (Abb. 5.31). Massenblutungen gehen mit intrazerebralen hyperdensen Strukturen sowie hyperdensen Spiegelbildungen in den Ventrikeln einher (Abb. 5.30).

Neoplasien: In der CT können v. a. folgende Tumoren gut erkannt werden:

- **Meningeome:** glatt begrenzte, von den Meningen ausgehende Raumforderungen hoher Dichte, in der Kontrastmittel-CT noch deutlicher abgrenzbar (Abb. 5.6)
- **Metastasen:** meist multiple perivenöse Rundherde, die nach Kontrastmittelgabe hyperdens erscheinen (Abb. 5.8).

Spezielle CT-Verfahren:
CT-Angiografie (CTA): Diese dient der Darstellung von Gefäßen und Organdurchblutung und wird mit einem intravenös applizierten jodhaltigen Kontrastmittel durchgeführt. Neurologische Indikationen sind insbesondere Subarachnoidalblutungen (→ Aneurysmasuche) sowie Neoplasien (→ Tumor- und Metastasensuche, Staging) und Entzündungen.

Perfusions-CT: Es wird die lokale An- und Abflutung eines i. v. verabreichten Kontrastmittels bestimmt. Indikationen sind v. a. zerebrale Ischämien.

4.1.3 Magnetresonanztomografie

Indikationen sind ein Schlaganfall, Tumoren, Entzündungen, Abszesse, subakute Traumen und Blutungen, Sinusvenenthrombose, Epilepsie, Hydrozephalus, Pathologien der Meningen und der Schädelbasis, degenerative und metabolische Erkrankungen, Hirnfehlbildungen, Bandscheibenerkrankungen sowie eine Myelitis.

Befunde: Tab. 4.1 zeigt eine Übersicht über die wichtigsten Sequenzen der MRT (s. auch Radiologie [S. C510]).

Ischämien stellen sich in T1-gewichteten Bildern als diskrete Intensitätsminderungen dar. In der T2- und FLAIR-Darstellung erscheinen sowohl akute als auch chronische Ischämien immer signalintensiv.

Tumoren stellen sich je nach Malignität, Lokalisation und Art unterschiedlich dar. Gliome werden in der MRT gut sichtbar. Sie stellen sich in der T1-gewichteten Sequenz als kontrastmittelanreichernde inhomogene Strukturen dar (z. B. als „Schmetterlingsgliom" mit bihemisphärischem Befall) (Abb. 5.5).

Entzündungen: Bei zahlreichen Erkrankungen mit entzündlicher ZNS-Beteiligung (im Sinne einer Immunvaskulitis) finden sich multiple kleinherdige T2-Signalanhebungen im Marklager und im zervikalen Myelon, teilweise mit Kontrastmittelaufnahme (z. B. bei multipler Sklerose, Neuroborreliose, Neurosarkoidose).

Abszesse: Hirnabszesse entstehen meistens im Rahmen chronisch-entzündlicher ZNS-Erkrankungen oder postinfektiös nach Meningitiden. Sie stellen sich im MRT als Raumforderungen mit kontrastmittelaufnehmender Randzone, zentraler Flüssigkeitsansammlung und Marklagerödem dar (Abb. 4.1).

Spezielle MRT-Verfahren:
- **MR-Angiografie** (MRA): nichtinvasive Gefäßdarstellung mittels flusssensitiver Sequenzen. Indikationen sind vaskuläre Pathologien wie Aneurysmen und Angiome. Im Bedarfsfall kommen ergänzend paramagnetische Kontrastmittel (Gadolinium) zum Einsatz (Signalverstärkung in T1-Sequenzen).
- **funktionelle MRT** (fMRT): Nachweis lokaler Durchblutungssteigerungen nach Stimulation funktioneller Zentren. Sie wird v. a. zur Lokalisation metabolischer Prozesse eingesetzt.
- **Diffusionswichtung** (DWI): Es können Areale mit verminderter Diffusion dargestellt werden (z. B. vasogenes Ödem bei Schlaganfall).
- **Perfusionswichtung** (PWI): Erfassung der zerebralen Perfusion bei intravenöser KM-Applikation. Haupteinsatzgebiet ist die Schlaganfalldiagnostik.
- **MR-Spektroskopie** (MRS): Stoffwechselvorgänge können sichtbar gemacht werden. Indikation sind metabolische Erkrankungen.

4.1.4 Doppler- und Duplexsonografie

In der neurologischen Diagnostik werden folgende Gefäße untersucht:
- **vorderes Stromgebiet** (A. carotis communis, Karotisgabel, A. carotis externa, A. carotis interna)
- **hinteres Stromgebiet** (A. subclavia proximal und distal, Vertebralisabgang, A. vertebralis, Atlasschlinge)
- **intrakraniell**
  - transorbital (A. supratrochlearis, A. ophthalmica, Karotissiphon)
  - transtemporal (A. cerebri anterior, A. cerebri media, A. ophthalmica, A. basilaris, A. cerebri posterior)
  - transnuchal (A. vertebralis, A. basilaris)

Indikationen: Wichtigste Indikation ist der Ausschluss hämodynamisch relevanter Stenosen bei V. a. TIA oder Hirninfarkt. Ferner dient die Dopplersonografie der Detektion

Tab. 4.1 Unterscheidung der wichtigsten MRT-Sequenzen

	T1	T2	FLAIR*
Liquor	hypointens (schwarz)	hyperintens (weiß)	hypointens (schwarz)
weiße Substanz	hyperintens („weiß")	hypointens (dunkel)	hypointens (dunkel)
graue Substanz	hypointens („grau")	hyperintens (hell)	hyperintens (hell)
Einsatzgebiete	anatomische Fragestellungen	Pathologien: hyperintens: Ödem, Ischämie hypointens: altes Blut	Pathologien: hyperintens: Ödem, Ischämie hypointens: altes Blut

*FLAIR = **f**luid **a**ttenuated **i**nversion **r**ecovery
hypodens = hypointens
hyperdens = hyperintens

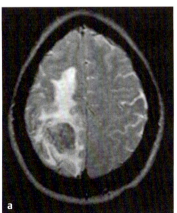
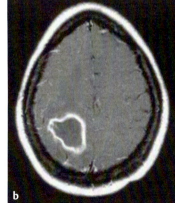

Abb. 4.1 Hirnabszess. a Tuberkulotischer Abszess rechtsparietal mit ausgeprägtem Ödem (T2 axial). **b** Randständiges KM-Enhancement (T1 mit KM). (aus Oestmann, Radiologie, Thieme, 2005)

und Darstellung beginnender Stenosen (< 50%), arteriosklerotischer Wandveränderungen bzw. Plaques als Ursache von Mikroembolien, extra- und intrakranieller Gefäßverschlüsse, akuter Wanddissektionen sowie einer Kollateralenbildung bei extra- und intrakraniellen Gefäßprozessen.

4.1.5 Weitere Verfahren

Konventionelle Angiografie

Die konventionelle Angiografie gilt als Goldstandard der Gefäßdiagnostik. Sie ist besonders sensitiv bei der Erkennung hochgradiger Stenosen, intrakranieller Aneurysmen, AV-Fisteln, Angiome, Sinusthrombosen sowie Vaskulitiden. Im Rahmen der Untersuchung ist auch eine interventionelle Therapie möglich (z. B. Aneurysma-Coiling, lokale Thrombolyse).

Myelografie

Nach intrathekaler Kontrastmittelapplikation (mittels Lumbalpunktion) erfolgt die Darstellung der Liquorräume. Die Myelografie wird zugunsten der Schnittbilddiagnostik zunehmend seltener durchgeführt. Indikation ist insbesondere die Abklärung spinaler Prozesse, wenn eine MRT kontraindiziert ist.

Nuklearmedizinische Verfahren

In der Neuronuklearmedizin kommen vorwiegend die Szintigrafie (→ Metastasen, Spondylodiszitis), die singlephoton emission computed tomography (SPECT → Demenzen, hypo- und hyperkinetische Syndrome, Tumoren) und die Positronenemissionstomografie (PET) zum Einsatz. Letztere dient in der Neurologie insbesondere der Bestimmung der Tumorvitalität und der Detektion eines epileptischen Fokus. Weitere Einsatzgebiete sind das Staging eines malignen Lymphoms sowie z. B. auch die Diagnostik des sog. hibernierenden Myokards.

4.2 Elektrophysiologische Untersuchungen

4.2.1 Elektroenzephalografie (EEG)

Grundlagen

Das EEG dient der Beurteilung der elektrischen Hirnaktivität, insbesondere bei epileptischen Anfällen, Vigilanzstörungen, Systemerkrankungen, Stoffwechselstörungen sowie in der Schlafdiagnostik und bei Komabeurteilung und -monitoring. Hirnströme entstehen durch Potenzialänderungen (exzitatorisch/inhibitorisch) in zerebralen Pyramidenzellen.

Ableitungen: Die Elektrodenposition auf dem Kopf folgt dem **10-20-System** (nach dem Elektrodenabstand). Die Ableitungen können sowohl zwischen einzelnen Elektroden (**bipolar**), als auch mit Bezug zu einer Referenzelektrode (**unipolar**) erfolgen. Spezielle Ableitungen (auch invasiv) finden sich in der Epilepsiediagnostik und -chirurgie.

Provokationsverfahren: Durch Methoden wie Photostimulation, Hyperventilation oder Schlafentzug können bestimmte Herdstörungen aktiviert bzw. epilepsietypische Entladungen ausgelöst werden.

Befunde

In der EEG werden festgestellt:
- Grundrhythmus
- Allgemeinveränderungen
- fokale Veränderungen (Herdstörungen)
- epilepsiespezifische Aktivitätsmuster (epileptische Potenziale).

Die Beurteilung erfolgt anhand der abgeleiteten Frequenzen bzw. spezifischer Frequenzmuster (**Tab. 4.2**).

Physiologische Befunde:
- **α-Grundrhythmus mit okzipitaler Betonung**
  - Grundrhythmusvariante: β-Grundrhythmus, θ-Grundrhythmus (Blockierung bei Augenöffnen), flaches EEG (gering ausgeprägte β- und α-Wellen)
- **α-Wellenblockade bei Augenöffnung** (= Berger-Reaktion)
- **Schlaf**: Die Aktivität ist im Schlaf langsamer. Abhängig vom Schlafstadium unterscheidet man unterschiedliche Potenziale, wobei die Frequenz mit der Tiefe des Schlafstadiums ab- und die Amplitude der Wellen zunimmt:
  - **Stadium I:** dauert wenige Minuten; Kennzeichen sind α- und θ-Wellen, langsam-rollende Augenbewegungen
  - **Stadium II:** Schlafspindeln (periodische, an- und abschwellende Synchronisationen spindelförmiger Wellen), K-Komplexe (scharfe Wellen)
  - **Stadium III:** langsame δ-Wellen mit hoher Amplitude
  - **Stadium IV** (= Tiefschlaf): regelmäßigere δ-Wellen (δ-Schlaf)
  - **REM-Schlaf:** Er tritt etwa 1–2 h nach dem Einschlafen ein und ähnelt im EEG dem Wachstadium (vorwiegend β-Wellen). Die REM-Phasen (Rapid Eye Movement, schnelle horizontale Augenbewegungen) dauern im Verlauf der Nacht zunehmend länger (erste REM-Phase ca. 5–10 min).

Pathologische Befunde:
- **Allgemeinveränderungen** (diffuse Funktionsstörungen über alle Hirnabschnitte): Eine Verlangsamung des Grundrhythmus beim wachen Patienten ist pathologisch. Die Funktionsstörung kann leicht (α-Wellen), mittelschwer (θ-Wellen) oder schwer (δ-Wellen) sein. Häufige Ursachen sind Stoffwechselstörungen, Hypoxie, Hypothermie, Enzephalopathien sowie **Vigilanzstörungen**:
  - Somnolenz
  - Koma (Stadieneinteilung)
  - Hirntod-Diagnostik mit ergänzender neurophysiologischer und bildgebender ZNS-Diagnostik.

Tab. 4.2 Frequenzbereiche im EEG

Frequenz	Bezeichnung		Vorkommen
0,5–3 Hz	Delta-Wellen (δ)		Koma, lokale Herdstörungen
4–7 Hz	Theta-Wellen (θ)		Systemerkrankungen, lokale Herdstörungen
8–13 Hz	Alpha-Wellen (α)		Ruherhythmus bei geschlossenen Augen
> 13 Hz	Beta-Wellen (β)		Bestandteil von Schlafspindeln; selten: Grundrhythmusnormvariante, Intoxikation (z. B. Benzodiazepine)

aus Masuhr, Neumann, Duale Reihe Neurologie, Thieme, 2007

- Ein beschleunigter Grundrhythmus wird meist durch Medikamente verursacht.
- **Fokale Veränderungen** (Herdstörungen) sind nachweisbar bei vaskulären Läsionen (Ischämie, Blutung), Migräne, Tumoren, lokalem Hirnödem bzw. Trauma.
- **steile und spitze Wellen** (sharp waves and spikes):
  - Sharp-wave-, spike-, Spike-wave-Komplexe bei epileptischem Fokus
  - bilaterale 3/s-spike-wave- und Polyspike-wave-Komplexe bei generalisierten Epilepsien.

4.2.2 Elektroneurografie (ENG)

Die ENG dient der Bestimmung der **motorischen und sensiblen Nervenleitgeschwindigkeiten**, der distalen motorischen Latenzen sowie der F-Wellen-Latenz peripherer Nerven.

Durchführung: Ein peripherer Nerv wird an mindestens 2 Stellen elektrisch stimuliert und die **motorischen** bzw. **sensiblen Antwortpotenziale** mit Oberflächen- und/oder Nadelelektroden über dem Zielmuskel (motorisch) bzw. Hautareal (sensibel) gemessen. Dauer und Amplitude der Reizantwort lassen auf die Nervenleitgeschwindigkeiten rückschließen. Zusätzlich kann die sog. F-Welle bestimmt werden. Diese entspricht einer indirekten Reizantwort (Reflexion des Reizes an den Vorderhornganglienzellen und neuerliche Leitung zum stimulierten Nerv bzw. entsprechenden Muskel). Sie tritt normalerweise verzögert und in abgeschwächter Form auf.

Indikationen: Einsatzgebiete der ENG sind die Diagnostik peripherer Nervenläsionen, radikulärer Läsionen, peripher neurogener Systemerkrankungen und neuromuskulärer Übertragungsstörungen. Sie dient insbesondere der **Läsionslokalisation** (proximal, distal; Leitungsblock: lokal, multifokal, systemisch) und der Differenzierung der **Läsionsart** (axonal, demyelinisierend).

Pathologische Befunde:
- **Demyelinisierung:** Die massive Erniedrigung der Nervenleitgeschwindigkeit ist bereits frühzeitig im Krankheitsverlauf nachweisbar.
- **axonale Schädigung:** Amplitudenminderung des sensiblen und motorischen Antwortpotenzials, die Nervenleitgeschwindigkeit ist erst im fortgeschrittenen Krankheitsverlauf verlangsamt.
- **F-Welle** und **H-Reflex:** Beurteilung proximaler Nervenabschnitte (Latenzverzögerungen z. B. bei Guillain-Barré-Syndrom, Radikulopathien).
- **Blinkreflex** und **Masseterreflex** (Hirnstammreflexe): elektrophysiologische Auslösung der Reflexe zur Beurteilung trigemino-fazialer bzw. trigemino-trigeminaler Bahnen und zur Lokalisation von Hirnstammläsionen (ponto-medullär bzw. ponto-mesenzephal).

4.2.3 Elektromyografie (EMG)

Die EMG ist eine invasive Untersuchung der **elektrischen Muskelaktivität** mittels konzentrischer Nadelelektrode (**Cave:** Gerinnungsstörungen sind daher Kontraindikation!). Sie wird zur Diagnostik peripherer Nervenläsionen, Radikulopathien, peripher-neurogener Systemerkrankungen, Motoneuronerkrankungen, neuromuskulärer Übertragungsstörungen und Myopathien eingesetzt.

Befunde:
Einstichaktivität: Diese hat eine normale Dauer bis zu 300 ms. Sie ist verlängert bei neurogener Schädigung, Myotonien und Myositiden.

Spontanaktivität: Mögliche Befunde sind hier:
- physiologische Aktivität (Endplattenpotenziale)
- pathologische Aktivität (Fibrillationspotenziale, positive scharfe Wellen, Faszikulationen, Myokymien, komplexe repetitive Entladungen, myotone Entladungen): bei akuten oder chronischen neurogenen oder myogenen Erkrankungen nachweisbar.

Elektrische Aktivität im Bereich der motorischen Endplatte: Anhand des jeweiligen Aktivitätsmusters kann eine Differenzierung akuter bzw. chronischer sowie neurogener bzw. myogener Prozesse erfolgen:
- Differenzierung **akuter bzw. chronischer** Denervierung:
  - akut: Fibrillationspotenziale, positive scharfe Wellen
  - chronisch: Faszikulationen, polyphasische Potenziale mit vergrößerter Amplitude, gelichtetes Aktivitätsmuster
- Differenzierung **neurogener bzw. myogener** Prozesse:
  - Beurteilung von Aktivitätsmustern und Einzelpotenzialen, ggf. unter Einbeziehung von quantitativer Einzelpotenzialanalyse bzw. Interferenzmusteranalyse, Einzelfaser-EMG, Makro-EMG.

4.2.4 Evozierte Potenziale (EP)

Es handelt sich hierbei um eine **Aufzeichnung elektrischer Potenziale** (kortikal oder peripher) durch wiederholte (Averaging-Technik) sensible bzw. sensorische Stimulation (visuell, akustisch, sensibel, magnetisch) afferenter und/oder efferenter Bahnsysteme.

Visuell evozierte Potenziale (VEP)

Die VEP-Ableitung erfolgt mittels monokulärer visueller Stimulation durch alternierende Schachbrettmuster oder Blitzreize und Ableitung über dem korrespondierenden kortikalen Projektionsareal (okzipital). Sie dient der Erfassung pathologischer Prozesse der Sehbahn (Retina, N. opticus, Chiasma opticum, Tractus opticus). Die am deutlichsten sichtbare Potenzialänderung tritt mit einer Verzögerung von 100 ms als positive Welle auf.

Befunde: Pathologische Latenzverzögerung finden sich bei **Optikusneuritis** (pathognomonisch bei multipler Sklerose, Abb. 4.2), **Chiasmaprozessen** sowie bei **Sellaprozessen.**

Akustisch evozierte Potenziale (AEP)

Die Potenziale werden mithilfe akustischer, unilateraler, überschwelliger Klickreizung erzeugt und mit Oberflächenelektroden über Vertex und Mastoid abgeleitet. Das kontralaterale Ohr wird durch rauschende Störgeräusche „ausgeschaltet". Physiologischerweise entstehen 5 kurze Wellen (frühe akustisch evozierte Potenziale). Die Wellen I und II entstehen dabei außerhalb des Hirnstammes, die Wellen III–V aus dem zentralen Verlauf der Hörbahn im Hirnstamm. Sie dienen
- der Erfassung pathologischer Prozesse der **peripheren** (N. VIII im Bereich der Cochlea und außerhalb des Hirnstamms) und **zentralen Hörbahn** (N.-VIII-Verlauf im Hirnstamm, Ncll. cochlearis, olivaris superior, Lemniscus lateralis)
- dem **Monitoring** (kontinuierliche AEP-Registrierung) bei intrakraniellen operativen Eingriffen, Hirndruck, Koma

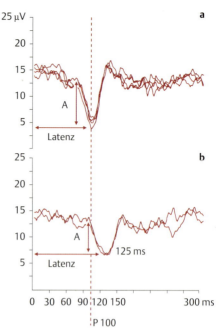

Abb. 4.2 Visuell evozierte Potenziale. a Normalbefund. **b** Retrobulbärneuritis. Im Vergleich zum Normalbefund zeigt sich eine pathologische Latenzverzögerung. (aus Masuhr, Neumann, Duale Reihe Neurologie, Thieme, 2007)

- der **Hirntoddiagnostik** (bei AEP mit erhaltenen hirnstammtypischen Wellen kann ein Hirntod nicht diagnostiziert werden!).

Befunde: Latenzänderungen (Verzögerung, sog. Interpeak-Latenzen) und Amplitudenminderung finden sich bei
- kochleären Störungen (Hypakusis, Intoxikation, Neuropathie)
- retrokochleären Störungen (Akustikusneurinom, Kleinhirnbrückenwinkeltumor)
- Hirnstammläsionen (ischämisch, traumatisch, neoplastisch, entzündlich → häufig bei multipler Sklerose)
- intrakraniellen Tumoren
- erhöhtem Hirndruck.

Somatosensibel evozierte Potenziale (SEP)

Elektrische Stimulation über einem distalen peripheren Nerv bzw. Hirnnerv (z. B. N. tibialis, N. medianus, N. ulnaris, N. trigeminus) oder über Hautsegmenten. Die Ableitung von SEP ist auf verschiedenen Höhen im Verlauf der sensiblen Bahnen möglich (peripher, spinal, kortikal).

Indikationen sind die Lokalisationsdiagnostik (Höhendiagnostik spinaler Prozesse), Abklärung entzündlicher, demyelinisierender und vaskulärer Prozesse, Nachweis asymptomatischer spinaler Läsionen (multiple Sklerose), Objektivierung von Sensibilitätsstörungen, Diagnostik elektroneurografisch erschwert ableitbarer Nerven (N. cutaneus femoris lateralis, N. saphenus), Diagnostik proximaler peripher-neurogener oder spinaler Läsionen, Nachweis zentraler Prozesse und die Hirntoddiagnostik.

Befunde: Es zeigen sich Latenzverzögerungen, pathologische Interpeak-Latenzzeiten und/oder Amplitudenminderungen bei peripheren Einzelnervenläsionen, Polyneuropathien, Plexusläsionen, spinalen Prozessen, intrakraniellen Prozessen und degenerativen Systemerkrankungen.

Motorisch evozierte Potenziale (MEP)

Die MEP-Ableitung dient der Diagnostik peripherer und zentraler motorischer Bahnen durch transkranielle (Motorkortex) oder spinale (Nervenwurzeln) magnetische Stimulation. Die zentralmotorische Leitungszeit und die Amplitude des Antwortpotenzials wird über dem korrespondierenden Zielmuskel abgeleitet und gemessen.

Indikationen sind Läsionen motorischer Bahnen (entzündlich, degenerativ, traumatisch, ischämisch), Plexusläsionen, Radikulopathien und psychogene Paresen.

Befunde: Es finden sich Latenzverzögerungen, Amplitudenminderungen und Veränderungen der Muskelantwort, die je nach Lokalisation und Ausprägung des pathogenen Prozesses unilateral oder bilateral auftreten.

4.3 Liquordiagnostik

Indikationen: Liquorentnahmen können zur **Diagnosesicherung** (bei Entzündungen, Blutungen, degenerativen Erkrankungen, Liquordruckmessung) oder auch **therapeutisch** indiziert sein (Liquorentnahme bei Normaldruckhydrozephalus, intrathekale Medikamentenapplikation).

Entnahmetechnik: Liquor wird vorwiegend durch die Lumbalpunktion gewonnen. Im Vorfeld der Punktion sollte man den Patienten unbedingt über den Eingriff (und mögliche Komplikationen) aufklären; Gerinnungsstörungen und intrakranielle Drucksteigerungen müssen ausgeschlossen werden.

Durchführung der Lumbalpunktion: Der Patient kann sitzend oder auf der Seite liegend gelagert werden. In beiden Positionen ist es wichtig, dass er die Beine anzieht und den Rücken v. a. im Lendenwirbelbereich krümmt. Der Untersucher ertastet und markiert einen Zwischenwirbelraum auf Höhe der Oberkante der Darmbeinschaufeln (LWK 3/4 oder LWK 4/5). Nach mehrfacher Hautdesinfektion wird unter sterilen Bedingungen zwischen den Dornfortsätzen punktiert (Abb. 4.3).

Komplikationen: Eine häufige Komplikation ist der **postpunktionelle Kopfschmerz** mit Verstärkung im Stehen und Abschwächung im Liegen (Liquorunterdrucksyndrom), der durch die Perforation der Dura mater entstehen kann. Bei einem Liquorleck sollte dieses mit einem Blutpatch verschlossen werden.

Außerdem können lokale Blutungen oder Infektionen sowie ein chronisches subdurales Hämatom nach wiederholten Punktionen auftreten.

Durch die plötzliche Druckentlastung kann es bei erhöhtem intrakraniellem Druck zu einer zerebralen Einklemmung, bei spinalen Raumforderungen zu einer aku-

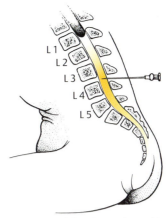

Abb. 4.3 Lumbalpunktion. (aus Gehlen, Delank, Neurologie, Thieme, 2010)

ten spinalen Dekompensation mit Verschlechterung einer Querschnittsymptomatik kommen. Daher ist ein **erhöhter Hirndruck** eine absolute **Kontraindikation** für eine Lumbalpunktion.

Liquorunterdrucksyndrom: postpunktionelle Kopfschmerzen, die sich im Stehen verstärken und im Liegen bessern. Des Weiteren können folgende Symptome auftreten: Übelkeit, Erbrechen, Schwindel, Meningismus sowie Hirnnervenausfälle (z. B. Doppelbilder, Hypakusis).

> **MERKE** Wegen der Gefahr einer Hirneinklemmung darf eine Liquorpunktion niemals bei erhöhtem Hirndruck durchgeführt werden. Obligat sind die Augenhintergrundspiegelung bzw. im Zweifelsfall eine zerebrale Bildgebung vor jeder Punktion.

Liquoruntersuchung: Bei jeder Liquorentnahme sollten routinemäßig Farbe, Zellzahl und -art sowie der Gehalt an Glukose, Laktat und Eiweiß untersucht werden. Zusätzliche Maßnahmen sind die Bestimmung der oligoklonalen Banden (→ intrathekale IgG-Produktion), die Erreger- und/oder Antikörper-Diagnostik sowie spezielle Untersuchungen von Tumormarkern und pathologischen Proteinen. Normwerte sind in **Tab. 4.3** zusammengefasst. Siehe hierzu auch Klinische Chemie [S. C591].

Farbe: Diese kann Hinweise auf Entzündungen oder Blutungen im Liquorraum geben:
- klar = Normalbefund
- trüb = Zellzahl > 300 Zellen/µl
- eitrig = Zellzahl > 1000 Zellen/µl
- Spinnwebsgerinnsel = Protein ↑
- xantochrom = alte Blutung, Protein ↑ oder Ikterus (Bilirubin i. S. > 15 mg/dl)
- blutig = frische Blutung.balu-gelb

> **MERKE** Eine Blutung kann auch artifiziell (durch die Liquorpunktion selbst) ausgelöst sein. Differenzierung mittels 3-Gläser-Probe, im Zweifelsfall kraniale Bildgebung.

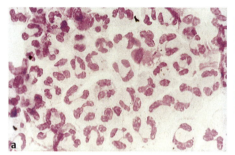 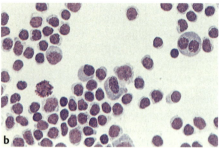

Abb. 4.4 **Pleozytose. a** Granulozytäre Pleozytose. **b** Lymphozytäre Pleozytose. (a: aus Gehlen, Delank, Neurologie, Thieme, 2010; b: aus Masuhr, Neumann, Duale Reihe Neurologie, Thieme, 2007)

Tab. 4.3 Normwerte in der Liquordiagnostik

Kriterium	Normwert
Farbe	klar
Zellzahl	≤ 4/μl
Glukose	2,7–4,1 mmol/l bzw. 50–75 mg/dl (etwa 50 % des Serumzuckers)
Laktat	1,2–2,0 mmol/l
Gesamteiweiß	15–45 mg/dl

Tab. 4.4 Biopsien in der Neurologie

Ort der Gewebeentnahme	Indikationen
lokale Biopsie (CT- oder MRT-gesteuert)	zerebrale oder spinale Raumforderungen
N. suralis, Hautbiopsie	Neuropathien
mittelgradig betroffener Muskel	Myopathien
A. temporalis, Nerven, Muskeln, leptomeningeal	Vaskulitiden

Zellzahl: Bei einer vermehrten Anzahl von Zellen im Liquorraum (> 4/μl) spricht man von einer **Pleozytose**. Diese ist bei **bakteriellen Meningitiden** stark (**> 1000/μl**), bei viralen oder chronischen Infektionen mäßig (20–300/μl) und bei Autoimmunerkrankungen und Neoplasien nur gering (4–40/μl) ausgeprägt. Die Zellart lässt Rückschlüsse auf die Ätiologie der Pleozytose zu (**Abb. 4.4**): Granulozyten: bakteriell, Lymphozyten: viral.

Glukose, Laktat: Die Glukose- bzw. Laktatkonzentration ändert sich im Verlauf einer entzündlichen (v. a. bakteriellen) Erkrankung. Erhöhte Laktatwerte finden sich bei lokalen inflammatorischen Prozessen (bakteriell, mykotisch, neoplastisch) und bei Ischämien infolge anaerober Glykolyse.

Oligoklonale Banden (OKB): Diese gelten als empfindlichstes (unspezifisches) Korrelat der zentralnervösen Autoimmunerkrankungen. Sie finden sich z. B. bei multipler Sklerose, Neuroborreliose und Neurolues.

4.4 Sonstige

4.4.1 Biopsien

Gewebeentnahmen werden grundsätzlich in Lokalanästhesie (ohne Infiltration von Muskelgewebe) durchgeführt, Biopsien von Gehirn oder Rückenmark unter bildgebender Kontrolle (stereotaktische Biopsie). **Tab. 4.4** gibt einen Überblick über die in der Neurologie üblichen bioptischen Verfahren und ihre Anwendungsgebiete.

4.4.2 Perimetrie

Siehe Augenheilkunde [S. B829].

5 Erkrankungen des Gehirns und seiner Hüllen

5.1 Fehlbildungserkrankungen und frühkindliche Hirnschäden

Kinder mit angeborenen oder prä- bzw. perinatal erworbenen Schädel- und Hirnschäden präsentieren sich häufig mit komplexen neurologischen Symptomen. Sie werden überwiegend in der Pädiatrie betreut. Im Folgenden werden die neurologisch wichtigen Krankheitsbilder kurz beschrieben.

5.1.1 Fehlbildungen von Strukturen der hinteren Schädelgrube und Störungen des kraniozervikalen Übergangs

Störungen des kraniozervikalen Übergangs:
- **Platybasie:** meist asymptomatische Abflachung der Schädelbasis
- **Atlasassimilation:** meist asymptomatische Synostose des 1. Halswirbelkörpers mit dem Os occipitale
- **basiläre Impression:** kongenitale (Arnold-Chiari-Malformation s. u.) oder erworbene (Osteomalazie, Morbus Paget) Verlagerung der HWS nach kranial durch Substanzverlust des Os occipitale. Dadurch kommt es zu lokalen Schmerzen, später zu Dysarthrie, Dysphagie, Schwindel, Gang- und Miktionsstörungen.
- **Klippel-Feil-Syndrom:** Blockwirbelbildung im HWS-Bereich mit Kopffehlhaltung, Kopfschmerzen, radikulären Symptomen der oberen Extremität und evtl. Rückenmarkskompression.

Kleinhirnhypoplasie: Aplasie des gesamten Kleinhirns oder von Kleinhirnanteilen, die entweder klinisch stumm ist oder zu einer Ataxie unterschiedlichen Schweregrads führt. Eine Kleinhirnhypoplasie kann bei verschiedenen genetischen Erkrankungen auftreten.

Dandy-Walker-Syndrom: Fehlbildung des Kleinhirnwurms. Der 4. Ventrikel ist zystisch erweitert und kann das Tentorium cerebelli sowie das Confluens sinuum nach kranial verlagern. Ein Hydrozephalus kann vorkommen. Hauptsymptom ist die Ataxie.

Arnold-Chiari-Anomalie: Bei der Arnold-Chiari-Anomalie ist das Kleinhirn fehlgebildet und Anteile des Kleinhirns (Tonsillen) sind durch das Foramen magnum in den Spinalkanal verlagert. Tentorium cerebelli und Confluens sinuum sind nicht verlagert. Es sind 4 Typen (Schweregrade) bekannt, wobei die Arnold-Chiari-Malformation Typ II am häufigsten ist, da sie als assoziierte Fehlbildung bei der Spina bifida mit auftreten kann.

Die Arnold-Chiari-Malformation kann zu Liquorzirkulationsstörungen führen. Gelegentlich können Symptome einer Hirnstammkompression, wie Hirnnervenausfälle und Atemlähmung, auftreten. Therapie: Anlage eines Liquorshunts (s. Chirurgie [S. B219]), manchmal entlastende Operation (Dekompression der hinteren Schädelgrube).

5.1.2 Dysrhaphische Störungen

Dysraphische Störungen sind Folge eines defekten Neuralrohrschlusses. Man unterscheidet folgende Krankheitsbilder:
- **Anenzephalie:** Fehlen von Schädelkalotte und Großhirnhemisphären durch einen fehlenden Verschluss. Der Gesichtsschädel ist normal entwickelt. Anenzephale Kinder sind i. d. R. nur wenige Tage lebensfähig.
- **Enzephalozelen:** Unvollständiger Neuralrohrschluss mit medianer Vorwölbung von Hirnstrukturen bei intakter Haut. Enzephalozelen können operativ versorgt werden. Die betroffenen Kinder sind in der Regel behindert. Folgen einer Enzephalozele sind Mikro- und Hydrozephalus.
- **Spina bifida** (s. u.): knöcherner Defekt der Wirbelsäule mit Beinschmerzen, Gangstörung, Fußdeformitäten
- **Tethered-cord-Syndrom** („Syndrom der angebundenen Schnur"): spinale Traktionsläsionen durch Adhäsion von Rückenmark oder Nervenwurzeln am Spinalkanal.

Spina bifida

DEFINITION Dysraphische Fehlbildung der Wirbelsäule und evtl. des Rückenmarks.

Epidemiologie und Ätiologie: Die Häufigkeit liegt bei 1–3‰. In einer betroffenen Familie liegt das Wiederholungsrisiko bei etwa 4 %. Die Ätiologie ist unklar, es wird ein Zusammentreffen von genetischen Faktoren und Umwelteinflüssen (Folsäuremangel) als ursächlich angenommen.

Klinik: Es werden **zwei Formen** unterschieden (Abb. 5.1):
- **Spina bifida occulta**: Defekt des Wirbelbogens und evtl. des Rückenmarks. Die Haut ist über dem Defekt geschlossen. Äußerlich können Hautveränderungen wie Grübchen, Haarbüschel, Hyperpigmentierung o. a. sichtbar sein.
- **Spina bifida aperta**/cystica: Die Haut ist nicht über dem Defekt verschlossen und Anteile der darunter gelegenen Gewebe wölben sich vor.
  - **Meningozele**: Vorwölbung der Rückenmarkshäute (10 %)
  - **Meningomyelozele**: Vorwölbung des mit seinen Häuten bedeckten Rückenmarks (90 %).

Der Defekt des Wirbelkanals ist meist **lumbal oder sakral** gelegen, selten zervikal oder thorakal. Die Symptomatik ist abhängig von der Höhe des Defekts und reicht von normalen neurologischen Funktionen bis hin zur kompletten oder inkompletten Querschnittslähmung mit Ver-

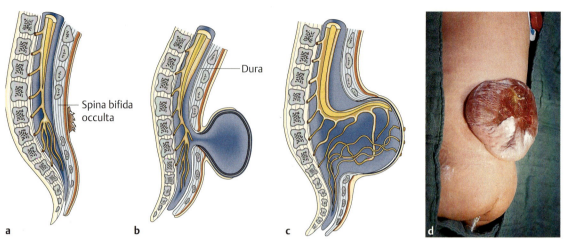

Abb. 5.1 **Spina bifida. a** Spina bifida occulta. **b** Meningozele. **c** Myelomeningozele. **d** Neugeborenes mit lumbaler Myelomeningozele. (aus Niethard, Kinderorthopädie, Thieme, 2010)

lust der Blasen- und Mastdarmfunktion. Komplikationen sind Skoliose, Kontrakturen und Dekubitus. Etwa 80–90 % der Patienten weisen gleichzeitig eine **Arnold-Chiari-Anomalie Typ II** [S. B921]) auf. Gelegentlich ist eine Spina bifida mit einem **Tethered-cord-Syndrom** kombiniert, wobei eine bingewebige Verbindung zwischen Filum terminale und der Rückenmarkshaut besteht und so das Rückenmark in einer tieferen Position als üblich fixiert ist.

Diagnostik: Die Diagnose wird klinisch gestellt, evtl. sichtbare Anomalien und vorhandene Paresen geben Aufschluss über die Höhe des Defekts. Besteht bei Hautveränderungen am Rücken der klinische Verdacht auf eine Spina bifida occulta, kann eine Sonografie durchgeführt werden.

Mittels **MRT** sollte abgeklärt werden, ob ein Tethered-cord-Syndrom oder zerebrale Liquorzirkulationsstörungen vorliegen. Eine neurogene Blasenstörung sollte mittels Ultraschall und Miktionszysturethrogramm abgeklärt werden.

Therapie und Prognose: Eine Spina bifida aperta sollte frühestmöglich operativ geschlossen werden. Siehe hierzu auch Chirurgie [S. B220]. Ggf. müssen ein Begleit-Hydrozephalus und die Blasen- und Mastdarmlähmung therapiert werden. Die langfristige Therapie erfolgt multidisziplinär mit Physiotherapie, Ergotherapie, Frühförderung sowie orthopädischer, urologischer, (neuro)chirurgischer und neuropädiatrischer Behandlung. Durch eine adäquate Behandlung bessern sich die Überlebenschancen der Kinder prinzipiell deutlich.

Vorhandene Lähmungen sind wegen der Fehlbildung des Nervensystems nicht reversibel.

5.1.3 Intrauterin oder perinatal erworbene Affektionen

- **Makrozephalie** (s. Leitsymptome [S. C132]): vergrößerter Hirnschädel durch intrakranielle Druckerhöhung (z. B. bei Hydranenzephalie, Megalenzephalie, Hydrozephalus)

- **Mikrozephalie** (s. Leitsymptome [S. C132]): reduzierter Kopfumfang durch vermindertes Hirnwachstum (prä-, peri- und postnatale Formen).

- **Holoprosenzephalie:** Unvollständige Differenzierung von Prosenzephalon (= Telenzephalon [Riechhirn, Basalganglien, Balken, Kommissuren, Hemisphären] + Dienzephalon [Hypothalamus, Thalamus, 3. Ventrikel]). Als Risikofaktoren gelten frühe intrauterine Infektionen, Toxämie der Mutter oder mütterlicher Diabetes mellitus. Die Holoprosenzephalie gehört zu den Mitteliniendefekten und kann mit genetischen Syndromen assoziiert sein.

  Minder schwer betroffene Kinder haben bis auf eine Arrhinenzephalie (Fehlen des Riechhirns) keine Symptome. Stärker betroffene Kinder sterben entweder intrauterin oder weisen eine z. T. schwere Entwicklungsretardierung mit Epilepsie und Mikrozephalie auf. Faziale Stigmata (Hypotelorismus, mediane LKG-Spalte, singulärer Schneidezahn) können vorhanden sein.

- **Porenzephalie:** lokaler Verlust von Hirnsubstanz mit Zystenbildung durch Ischämie, Blutung, Trauma oder Infektion.

- **Lissenzephalie:** Störungen der Gyrierung der Großhirnrinde
  - Agyrie: mangelnde oder minimal ausgeprägte Gyrierung der Großhirnrinde
  - Pachygyrie: Anlage von nur breiten, plumpen Windungen der Großhirnrinde

Als Risikofaktoren gelten Chromosomenanomalien, frühe intrauterine Infektionen oder Toxämie der Mutter.

5.1.4 Infantile Zerebralparese

DEFINITION Nichtprogrediente Bewegungsstörung infolge prä-, peri- oder postnataler zerebraler Läsionen, meist mit zusätzlicher Beeinträchtigung des Sehens, mentaler Retardierung, Lernbehinderung und Epilepsie.

Epidemiologie: Die infantile Zerebralparese (ICP) tritt bei 2–3 ‰ der Lebendgeborenen auf. Die Prävalenz liegt bei reifen Neugeborenen bei 1‰, bei Frühgeborenen mit einem Geburtsgewicht von < 1500 g bei 50–80 ‰.

Ätiologie: Eine infantile Zerebralparese wird durch eine frühkindliche Hirnschädigung ausgelöst. Am häufigsten liegen **pränatale Ursachen** einer ICP zugrunde: chromosomale Störungen, Infektionen, Hypoxie oder eine Blutgruppenunverträglichkeit. **Perinatal** können Frühgeburt, Hypoxie (hypoxisch-ischämische Enzephalopathie, periventrikuläre Leukomalazie), Hirnblutung, Geburtsverletzungen, Medikamente sowie ein Kernikterus zu Schäden führen. **Postnatale** Läsionen entstehen am häufigsten durch Meningoenzephalitis, Hirninfarkt, Tumoren, metabolische Veränderungen und Traumen.

Klinik: Bei der infantilen Zerebralparese werden folgende Subtypen unterschieden:
- **spastische ICP** (90 %): abnorm erhöhter Muskeltonus, gesteigerte Muskeleigenreflexe, positive Pyramidenbahnzeichen, abnorme Haltung und pathologisches Bewegungsmuster (Zehenspitzengang durch Spitzfuß-Stellung; Innenrotation und Adduktion in der Hüfte; Pronation und Flexion im Unterarm).
  - bilateral spastische ICP (60 %)
  - unilateral spastische ICP oder Hemiparese (30 %)

> **MERKE** Bei einer bi- oder unilateral spastischen ICP können obere und untere Extremität oder linke und rechte Körperhälfte unterschiedlich stark von der spastischen Lähmung betroffen sein.

- **dyskinetische**/extrapyramidale ICP (6 %): bedingt durch Läsion der Basalganglien. Wechselnder Muskeltonus, unwillkürliche, unkontrollierte, sich wiederholende, stereotype Bewegungen, persistierende Primitivreflexe (Moro-Reaktion, ATNR), abnorme Haltungsmuster.
  - dystone Form: muskuläre Hypertonie
  - choreoathetoide Form: muskuläre Hypotonie, Hyperkinesien
- **ataktische** ICP (4 %): bedingt durch Kleinhirnläsion. Erniedrigter Muskeltonus und zerebelläre Symptomatik wie Stand- und Gangataxie, Dysmetrie, Tremor (meist Intentionstremor).

Mischformen können auftreten.

> **MERKE** Die häufigste Form bei ehemaligen Frühgeborenen ist die spastische Diplegie.

Begleitsymptome sind **mentale Retardierung**, Seh- (**Strabismus**, Nystagmus, Amblyopie, Refraktionsanomalien) und Hörstörungen, **Epilepsie**, gastroösophagealer Reflux, Essstörungen, Ernährungsschwierigkeiten, Sprachstörungen sowie Verhaltensauffälligkeiten (ADHS, Lernstörungen).

Diagnostik: Intrazerebrale Zysten, Infarkte und Leukomalazieherde können sonografisch (durch die Fontanelle) nachgewiesen werden. Die Diagnose wird anhand des klinischen Verlaufs gestellt.

> **MERKE** Wenn 4 der folgenden POSTER-Kriterien vorliegen, besteht ein starker Verdacht auf eine infantile Zerebralparese:
> - **P**: abnorme Haltungs- und Bewegungsmuster (**p**osturing)
> - **O**: **o**ropharyngeale Probleme (Schluck-, Sprachstörungen)
> - **S**: **S**ehstörungen (Strabismus)
> - **T**: abnormer Muskel**t**onus (hyperton oder hypoton)
> - **E**: **E**ntwicklungsstörungen (Persistenz der Primitivreflexe,
> - **R**: **R**eflexe (gesteigerte Muskeleigenreflexe).

Therapie: Die Behandlung sollte so früh wie möglich erfolgen. Die Patienten profitieren von Physio- und Ergotherapie, Logopädie, Perzeptionstraining und Seh-/Hörhilfen.

Zur Minderung der Beschwerden durch die Spastik eignen sich Antispastika und/oder Injektionen von Botulinumtoxin.

Prognose: In der Regel ist mit einer bleibenden Behinderung zu rechnen, auch wenn eine frühzeitige Therapie eingeleitet wurde. Die Zerebralparese ist **keine progrediente Erkrankung**. Die Symptome (z. B. Kontrakturen) können sich jedoch verschlimmern.

5.2 Raumfordernde intrakranielle Prozesse

5.2.1 Hirndruck-Syndrom und Hirnödem

> **DEFINITION** Erhöhung des Hirndrucks auf > 20 mmHg (> 260 mm H$_2$O).

Der intrakranielle Druck kann in verschiedenen Einheiten angegeben werden. Beim Erwachsenen liegt er liegt normalerweise bei 5–15 mmHg, das entspricht 60–200 mm H$_2$O. 1 mmHg = 13,62 mm H$_2$O.

Ätiopathogenese:
- **intrakranielle Raumforderungen** (z. B. Tumor, Subduralhämatom, großer ischämischer Infarkt, intrazerebrale Blutung)
- venöse oder Liquorabflussstörungen (z. B. Verschlusshydrozephalus, malresorptiver Hydrozephalus)
- **Hirnödem** (toxisch, vasogen, entzündlich oder traumatisch).

Der erhöhte Hirndruck verursacht eine **Abnahme der zerebralen Perfusion**. Initial kann die Hypoxie noch kompensiert werden. Mit zunehmender Dauer verlieren allerdings die Hirngefäße ihre Fähigkeit zur Autoregulation. Es entwickelt sich ein Hirnödem, wodurch der intrakranielle Druck zusätzlich ansteigt.

Formen des Hirnödems: Man unterscheidet zwischen extra- und intrazellulärer Flüssigkeitsansammlung.

Ein **extrazelluläres Hirnödem** entsteht, wenn die Blut-Hirn-Schranke gestört ist und vermehrt Flüssigkeit in den Extrazellulärraum übertritt (vasogenes Ödem). Das vasogene Ödem tritt v. a. bei Entzündungen, als perifokales Ödem bei Hirntumoren oder auch traumatisch bedingt auf. Auch ein osmotischer Gradient kann ursächlich sein, z. B. wenn im Bereich der Gewebeschädigung osmotisch aktive Substanzen freigesetzt werden und dadurch mehr Flüssigkeit übertritt. Das vermehrte intrazerebrale Blutvolumen (→ Verlust der Autoregulation) führt ebenfalls zur extrazellulären Flüssigkeitsansammlung.

Das **intrazelluläre Ödem** entsteht infolge Ischämie und Hypoxie, metabolischer Störungen, Traumen sowie Intoxikationen. Pathophysiologische Grundlage sind die Gewebeschädigung und ein Energiemangel, da dadurch die Na^+-K^+-Pumpe zusammenbricht und Wasser und Natrium in die Zellen einströmen.

Höhenhirnödem: Ein Hirnödem kann sich im Rahmen einer **akuten Höhenkrankheit** manifestieren. Diese tritt auf, wenn Personen, die nicht an den Luftdruck größerer Höhen angepasst sind, plötzlich Höhenlagen von mehr als 2500 m ausgesetzt sind, Bergsteiger also z. B. zu schnell in große Höhen aufsteigen. Ursächlich ist eine zu geringe Steigerung der Ventilation, die u. a. mit einer Hypoxämie sowie einer Erhöhung des pulmonal-arteriellen und intrakraniellen Drucks einhergeht. Klinisch manifestiert sich das Höhenhirnödem mit Kopfschmerzen, Übelkeit und Erbrechen, Ataxie und psychischen Auffälligkeiten. Die Letalität ist sehr hoch. Therapeutisch im Vordergrund stehen ein möglichst schneller Abstieg in tiefere Lagen, die Sauerstoffgabe sowie die Behandlung mit Glukokortikoiden. Auch ein Lungenödem ist Teil der akuten Höhenkrankheit (s. Atmungssystem [S. A206]).

Risikofaktoren für die Entwicklung eines Hirnödems sind:
- Alter > 40 Jahre
- systolischer Blutdruck < 90 mmHg
- klinisch feststellbare Dezerebrations- oder Dekortikationszeichen.

Klinik: In etwa ⅓ der Fälle kommt es zu arterieller Hypertension, Bradykardie und irregulärer Atmung (Cushing-Trias).

Das **akute Hirndruck-Syndrom** präsentiert sich mit unspezifischen Kopfschmerzen, Schwindelgefühl, Übelkeit, Erbrechen, Meningismus sowie Bewusstseinsstörungen bis hin zum Koma. Die Hirnstammreflexe bleiben erhalten. Die Kompression des N. oculomotorius führt (ipsilateral) zu einer weiten, lichtstarren Pupille.

Beim **chronischen Hirndruck-Syndrom** finden sich Kopfschmerzen, Antriebs- und Orientierungsstörungen, Leistungsminderung, Doppelbilder sowie fokale Anfälle.

Komplikationen: Steigt der intrakranielle Druck zu stark, kommt es zur Verlagerung und Einklemmung von Hirnanteilen (sog. Einklemmungs-Syndrome). Man spricht von einer **oberen** (oder mesenzephalen) **Einklemmung**, wenn Zwischen- und Mittelhirn im Tentoriumschlitz eingeklemmt werden, und von einer **unteren Einklemmung** bei Kompression der Medulla oblongata im Foramen occipitale magnum.

Zwischenhirn-Syndrom (dienzephales Syndrom): Die Patienten sind soporös und neigen zu Beuge- und Strecksynergien an den Extremitäten. Die Pupillen sind eng; der Lichtreflex ist – ebenso der vestibulookuläre Reflex [S. B903] – erhalten. Das Puppenkopfphänomen („Stehenbleiben" der Augen bei passiven Kopfbewegungen) ist auslösbar.

Mittelhirn-Syndrom (mesenzephales Syndrom): Ganz typisch für das Mittelhirn-Syndrom sind Strecksynergien der Extremitäten und des Rumpfes, wobei die Arme gleichzeitig adduziert und innenrotiert werden. Die Patienten sind komatös, die Pupillen weit und reagieren nicht auf Licht. Weitere Befunde sind: diskonjugierte spontane Pendelbewegungen, schwacher okulozephaler und vestibulookulärer Reflex, erhaltener Korneal- und Würgereflex, beidseitig positives Babinski-Zeichen sowie Tachykardie, Hypertension, Cheyne-Stokes-Atmung und eine Vagusreizung (z. B. Stressulkusbildung, Hyperperistaltik).

Pontines und Bulbärhirn-Syndrom: Strecksynergismen sind beim Bulbärhirn-Syndrom nicht mehr vorhanden, beim pontinen Syndrom meist nur leicht angedeutet. Die Patienten sind komatös, der Muskeltonus herabgesetzt, Eigenreflexe fehlen (Ausnahme: Würgereflex beim pontinen Syndrom). Beim Bulbärhirn-Syndrom sind keine Pyramidenzeichen auslösbar; es kommt zur Schnappatmung bis hin zu Atemstillstand und Hypotonie. Die Pupillen sind weit und lichtstarr und stehen in fixierter Divergenzstellung.

Diagnostik:
- intraventrikuläre Hirndruckmessung
- Spiegelung des Augenhintergrunds: Stauungspapille
- kraniales CT und MRT: Hirnödem, Ventrikelraumkompression oder -erweiterung (je nach Ätiologie), Mittellinienverlagerung
- Prüfung der Reflexe und Okulomotorik: Abhängig von den vorhandenen oder nichtvorhandenen Reflexen lässt sich auf die Höhe der Einklemmung schließen.

> **MERKE** Lumbalpunktionen sind bei erhöhtem Hirndruck wegen der Gefahr der Kompression von Hirngewebe kontraindiziert.

Therapie: Ziel der Therapie ist die **Aufrechterhaltung der zerebralen Perfusion** zur Vermeidung sekundär ischämischer Schäden. Die zugehörige Messgröße ist der zerebrale Perfusionsdruck (CPP), der aus dem intrakraniellen Druck (ICP) und dem mittleren arteriellen Blutdruck (MAP) berechnet wird:

$$CPP = MAP - ICP.$$

Der Normalwert für den CPP liegt bei 90 mmHg. Therapeutisch wird ein zerebraler Perfusionsdruck von > 60 mmHg angestrebt.

Allgemeinmaßnahmen umfassen die Oberkörperhochlagerung (Cave: Abnahme des CPP bei Schock oder Hypovolämie), Blutdruckstabilisierung (anhand des CPP: ausreichende Hydrierung, ggf. Katecholamine), Kontrolle der Serumelektrolyte (Hyponatriämie!) und Fiebersenkung.

In schweren Fällen ist ein **Stufenplan** hilfreich:
- Entfernung von Raumforderungen, Liquordrainage
- Analgesie und Sedierung (Opioide, Benzodiazepine, Propofol)
- Blutdrucknormalisierung
- **Osmodiurese**: Minderung des Hirnödems durch Erzeugung eines osmotischen Gradienten und Hämatokritsenkung (→ Verbesserung der Flusseigenschaften des Blutes); z. B. mit **Mannitol**, hypertoner NaCl-Lösung
- moderate Hyperventilation (→ über die Senkung des $paCO_2$ kommt es zur zerebralen Vasokonstriktion und damit zum Abfall des intrakraniellen Drucks)
- Barbiturate (→ dosisabhängige Reduktion von zerebralem Stoffwechsel, Hirndurchblutung, zerebralem Blutvolumen und ICP): Wegen der schweren Nebenwirkungen muss die Indikation jedoch sehr streng gestellt werden.
- THAM (Tris-Puffer): Behandlungsversuch bei Therapieresistenz (Wirkung ähnlich den Osmodiuretika)
- Hypothermie (→ Reduktion inflammatorischer Vorgänge, Stabilisierung von Blut-Hirn-Schranke, zerebralem Sauerstoff- und Energieverbrauch und ICP)
- Dekompressionskraniektomie innerhalb von 48 h bei Therapieresistenz.

MERKE Bei erhöhtem ICP sind Medikamente mit hirndrucksteigernder Wirkung kontraindiziert. Dazu gehören: Nitroglyzerin, Kalziumantagonisten, Dihydralazin, Lachgas und Enfluran.

5.2.2 Hydrozephalus

DEFINITION Erweiterung der zerebralen Liquorräume.

Anatomie: Abb. 5.2 gibt einen Überblick über die äußeren und inneren Liquorräume und ihre Verbindungen untereinander.

Formen und Ätiologie: Je nach Ursache unterscheidet man verschiedene Formen:
- **Hydrocephalus occlusus:** Ursächlich ist eine Liquorabflussstörung durch ein mechanisches Hindernis. Dieses kann durch
  - Anomalien (z. B. Aquäduktstenose, Dandy-Walker-Syndrom, Chiari-Malformation)
  - Infektionen (z. B. Toxoplasmose)
  - Blutungen oder
  - Tumoren (Kolloidzysten im 3. Ventrikel, Mittellinientumoren) entstehen.
- **Hydrocephalus communicans oder aresorptivus:** Liquorresorptionsstörung durch Verklebung arachnoidaler Villi (bei Entzündungen, Blutungen)
- **Hydrocephalus e vacuo:** Er entspricht einer kompensatorischen Erweiterung der Liquorräume infolge Hirnatrophie. Der Hirndruck ist nicht erhöht.

Klinik: Bei erhöhtem intrakraniellem Druck klagen die Patienten über die Symptome eines Hirndruck-Syndroms (s. dort): Leistungsminderung, Müdigkeit, Kopfschmerzen, Meningismus, Übelkeit, Erbrechen.

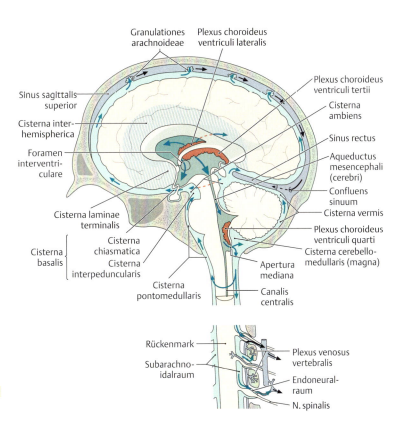

Abb. 5.2 **Zerebrale Liquorräume (äußere und innere Liquorräume).** (aus: Aumüller et al., Duale Reihe Anatomie, Thieme, 2010)

Beim kongenitalen Hydrozephalus kommt es bei noch offenen Schädelnähten durch den erhöhten intrakraniellen Druck zu einem Makrozephalus mit Stirnvorwölbung. Entsteht der Hydrozephalus erst nach Schluss der Schädelnähte, entwickeln sich keine morphologischen Auffälligkeiten.

Diagnostik: Im Vordergrund stehen bildgebende Verfahren (CT, MRT). Lumbalpunktionen sind kontraindiziert!

Therapie: Die Ventrikeldrainage ist die Therapie der Wahl sowohl in akuten Fällen als auch bei chronischer Hirndruckerhöhung.

Normaldruckhydrozephalus (NPH)

> **DEFINITION** Kommunizierender Hydrozephalus durch ein Missverhältnis von Liquorproduktion und -resorption.

Ätiologie: Der NPH entsteht meist primär (idiopathisch), seltener sekundär nach SAB (25%), SHT (12%) oder Meningitis (5%).

Klinik: Die Hakim-Trias des NPH umfasst:
- **Gangstörung** (Gangapraxie bei guter Beweglichkeit der Beine im Liegen)
- **kognitive Defizite** (subkortikales demenzielles Syndrom)
- **Harninkontinenz**.

Diagnostik: In der kranialen Bildgebung (CT, MRT) finden sich ballonierte Ventrikel mit periventrikulärem Flüssigkeitsdurchtritt bei engen äußeren Liquorräumen (Hydrocephalus internus, Abb. 5.3). Paradoxerweise ist der Liquordruck trotz erweiterter Liquorräume meist normal. Es kommt klinisch zu einer Besserung der Symptomatik durch wiederholte Liquorentnahmen (= therapeutische Diagnostik).

Therapie: Verfahren der Wahl ist die ventriculo-peritoneale oder ventriculo-atriale Shuntimplantation. Ist diese nicht möglich, sollten regelmäßige Entlastungspunktionen erfolgen.

5.2.3 Pseudotumor cerebri

> **DEFINITION** Es handelt sich um eine benigne intrakranielle Hypertension (Liquordruck > 200 mm H_2O) ohne Raumforderung oder Hydrozephalus.

Ätiologie: Ein Pseudotumor cerebri kann idiopathisch sein oder symptomatisch bei Liquorabflussstörungen oder -überproduktion auftreten. Als Risikofaktoren gelten:
- Adipositas
- weibliches Geschlecht
- endokrine Störungen
- Hypervitaminose A
- Eisenmangelanämie
- COPD (venöse Druckerhöhung)
- verschiedene Medikamente (z. B. Kortikoide, Antibiotika).

Klinik: Es kommt zu Kopfschmerzen, vorübergehenden Sehstörungen (bis zu dauerhafter Visusminderung), pulsierendem Tinnitus sowie zu Hirnnervenausfällen (Abduzensparese, Fazialisparese).

Diagnostik: Wichtig sind Bildgebung (zum Tumorausschluss und **vor** einer Liquorpunktion) und Liquordiagnostik (Druckmessung: Werte > 250 mmH_2O sind pathologisch). Bei der ophthalmologischen Untersuchung kann eine Stauungspapille gefunden werden.

Therapie: Die Therapie umfasst:
- Gewichtsreduktion
- therapeutische Liquorpunktionen
- Diuretikatherapie (Carboanhydrasehemmer/Furosemid)
- Anlage eines lumboperitonealen Shunts.

5.2.4 Hirntumoren

Grundlagen

Klassifikation: Die Tumoren des Nervensystems werden in Grade I–IV nach der WHO-Klassifikation eingeteilt.
- Grad I: benigne, langsames Wachstum, kurative Operation möglich
- Grad II: teilweise maligne, langsames Wachstum, Rezidivneigung
- Grad III: maligne, anaplastisch, schnelles Wachstum, ungünstige Prognose
- Grad IV: hochmaligne, anaplastisch, sehr schnelles Wachstum, infauste Prognose.

Klinik: Je nach Lokalisation können sich Tumoren des ZNS mit unterschiedlichen Symptomen präsentieren. Dazu gehören:
- **Hirndruck-Syndrom** [S. B923]
- **fokale Defizite** (z. B. Paresen, Sehstörungen, Gesichtsfeldausfälle)
- partielle und sekundär generalisierte **epileptische Anfälle**

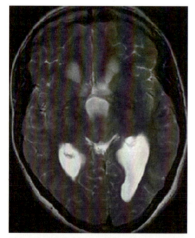

Abb. 5.3 **CCT bei Normaldruckhydrozephalus.** Die massive Auftreibung der Seitenventrikel und Ballonierung der Vorderhörner sind gut zu erkennen. (aus: Reiser, Kuhn, Debus, Duale Reihe Radiologie, Thieme, 2011)

- organisches **Psychosyndrom**
- endokrine Dysregulation (direkt durch hormonproduzierende Tumoren oder indirekt durch Kompression von hormonproduzierendem Gewebe)
- selten allgemeine Tumorsymptome wie Leistungsminderung, Gewichtsverlust etc.

Diagnostik: Im Vordergrund stehen hier neben Anamnese und klinischer Untersuchung die kraniale kontrastmittelgestützte Bildgebung mittels CT, MRT und Angiografie sowie die Liquoruntersuchung (v. a. Zytologie). Ergänzend kommen EEG (Suche nach Herdbefunden, epilepsietypischen Potenzialen, Allgemeinveränderungen), AEP (v. a. bei Prozessen im Kleinhirnbrückenwinkel und Hirnstamm) und die stereotaktische Hirnbiopsie zum Einsatz.

MERKE Bei Tumorverdacht immer eine Liquordiagnostik durchführen, um eine entzündliche Ursache der Beschwerden auszuschließen.

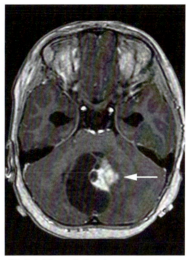

Abb. 5.4 **Pilozystisches Astrozytom.** In der axialen T 1-Wichtung erkennt man den Tumor im Kleinhirn mit soliden (hell, Pfeil) und zystischen (dunkel) Tumoranteilen. (aus Sartor et al., Pareto-Reihe Radiologie Gehirn, Thieme, 2006)

Therapie: Die Therapie zerebraler Neoplasien erfolgt wie auch bei anderen Tumorerkrankungen chirurgisch, chemo- und strahlentherapeutisch sowie symptomatisch und palliativ. Die jeweilige Vorgehensweise ist bei den einzelnen Tumoren beschrieben. Grundsätzlich ähnlich ist die symptomatisch-palliative Behandlung:
- Hirndrucktherapie (s. o.)
- Schmerztherapie (s. Anästhesie [S. B98])
- Thromboseprophylaxe
- Anfallsprophylaxe
- ggf. Behandlung psychischer und endokriner Störungen.

Gliome

Gliome können je nach histologischem Bild (Einteilung in Grade nach WHO-Kriterien) benigne und kurativ therapierbar oder hochmaligne mit infauster Prognose sein.

Gliom Grad I (pilozytisches Astrozytom)

Auftreten vorwiegend bei Kindern und Jugendlichen hauptsächlich im Bereich von Mittellinienstrukturen, N. opticus, 3. Ventrikel, Kleinhirn und Hirnstamm. **Histologisch** differenziertes Zellbild mit wenigen Mitosen. **Klinisch** kann es zu epileptischen Anfällen (> 60 %), Hirndrucksymptomen und je nach Lokalisation zu Sehstörungen, zerebellären und anderen fokalneurologischen Symptomen kommen. Die kraniale Bildgebung (CT, MRT) zeigt zystische Strukturen mit homogenem KM-Enhancement (Abb. 5.4). **Therapeutisch** wird die kurative Resektion angestrebt. Wenn der Tumor aufgrund seiner Größe oder Lokalisation nicht (vollständig) operabel ist, kann eine Radiatio zum Einsatz kommen.

Gliom Grad II (differenziertes Astrozytom)

Auftreten um das 30. Lebensjahr, am häufigsten im Frontal- bzw. Temporallappenbereich, seltener parietal. Die **Histologie** zeigt bei geringer Proliferationsrate und teilweise diffuser Infiltration keinen weiteren Anhalt für Malignität. **Klinisch** kommt es auch hier zu epileptischen Anfällen (> 60 %) und Hirndrucksymptomatik, außerdem zu fokalen Defiziten und neuropsychologischen Beschwerden. In der CT erscheinen differenzierte Astrozytome hypodens, in der MRT hypointens (in T_1). Es zeigt sich **kein KM-Enhancement**. **Therapie** richtet sich nach der Tumorgröße, -lokalisation und dem Beschwerdebild (operative Resektion oder Strahlentherapie). Nach Ende der Behandlung sollten halbjährlich MRT-Kontrollen erfolgen. Die mittlere Überlebenszeit beträgt 7–8 Jahre.

MERKE In mehr als 60 % geht ein Astrozytom oder das Rezidiv in ein höhergradiges Gliom über (→ erneute KM-Anreicherung im MRT).

Gliom Grad III (anaplastisches Astrozytom)

Auftreten um das 40. Lebensjahr, vorwiegend im Bereich der Hemisphären und der Stammganglien. **Histologisch** malignes Bild mit zahlreichen Mitosen, Kernpolymorphien und Neovaskularisationen. **Klinisch** stehen Anfälle, fokalneurologische Symptome, Hirndruckzeichen und im Verlauf eine Enzephalopathie im Vordergrund. CT und MRT zeigen eine heterogene KM-Anreicherung sowie ein perifokales Ödem. Die **Therapie** besteht aus Resektion mit anschließender Bestrahlung sowie einer postoperativen Chemotherapie. Die Prognose ist mit einer 5-Jahres-Überlebensrate von 31 % ungünstig.

Gliom Grad IV (Glioblastom)

Auftreten um das 50. Lebensjahr, Männer sind häufiger betroffen als Frauen (3:2). Lokalisation überwiegend an der Konvexität der Großhirnhemisphären, weniger häufig am Balken („Schmetterlingsgliom", Abb. 5.5). **Histologisch** ähnelt das Glioblastom dem anaplastischen Astrozytom,

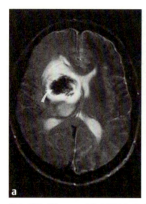 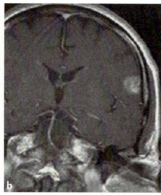 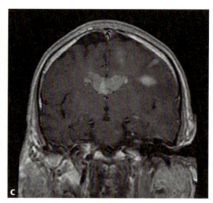

Abb. 5.5 **Gliome. a** Die MRT-Aufnahme in T 2 zeigt ein deutliches Ödem, eine frische zentrale Einblutung und eine Mittellinienverlagerung bei einem anaplastischen Astrozytom. **b** Typische inhomogene, periphere KM-Aufnahme nach KM-Gabe (ebenfalls anaplastisches Astrozytom). **c Schmetterlingsgliom**: Bilateraler, vom Balken ausgehender Tumor mit kräftiger inhomogener KM-Aufnahme und intrazerebraler Metastasierung (linksparietal und Mantelkante). Koronare Aufnahme in T 1-Wichtung. (a und b: aus Reiser, Kuhn, Debus, Duale Reihe Radiologie, Thieme, 2011; c: aus Masuhr, Neumann, Duale Reihe Neurologie, Thieme, 2007)

jedoch sind zusätzlich Nekrosen nachweisbar. **Klinisch** kommt es zu Hirndruckzeichen, fokalen Defiziten, selten zu Anfällen und Psycho-Syndrom. In der CT erkennt man girlandenförmige Bereiche mit KM-Enhancement, die zentral hypodens (Nekrose) oder hyperdens (Blutung) sein können. In der MRT finden sich in T_1 peripher kontrastmittelanreichernde, inhomogene Läsionen. Fast immer ist ein ausgeprägtes perifokales Ödem nachweisbar.

Differenzialdiagnostisch auszuschließen sind
- Metastasen (geringe Größe, kein ringförmiges KM-Enhancement, mehrere Herde)
- Abszesse (bekannter Fokus, Fieber, Leukozytose)
- Tuberkulome (bekannte Tbc)
- Lymphome (häufig periventrikulär, s. u.)
- Strahlennekrosen (Anamnese).

Die **Therapie** besteht in operativer Resektion, postoperativer Bestrahlung und Chemotherapie. Die **Prognose** ist mit einer mittleren Überlebenszeit von etwa 1 Jahr unter Therapie ungünstig.

Oligodendrogliome

Niedrigmalignes Oligodendrogliom (WHO-Grad II)

Auftreten vor allem im mittleren Lebensalter. In bis zu 50 % ist der frontale Kortex betroffen (weniger häufig in Temporal- und Parietallappen). **Histologisch** zeigen sich lokalisierte Kalkablagerungen und Zysten. **Klinisch** präsentieren sich die Tumoren häufig mit fokalen oder generalisierten Anfällen (70–80 %), neurologischen Ausfällen oder organischem Psycho-Syndrom. In der kraniellen CT finden sich hypo-, iso- oder hyperdense Läsionen mit Kalzifikationen, die kein Kontrastmittel aufnehmen. Die MRT zeigt in T_1 hypointense, in T_2 hyperintense Strukturen. Angiografisch ist keine Vaskularisation nachweisbar. **Therapeutisch** ist die operative vollständige Entfernung anzustreben. Sollte keine vollständige Resektion möglich sein, kann eine (neoadjuvante) Radiatio erwogen werden. Die **Prognose** ist mit einer durchschnittlichen Überlebenszeit von 10–15 Jahren relativ gut.

Anaplastisches Oligodendrogliom (WHO-Grad III und IV)

Bei dieser Tumorentität handelt es sich v. a. um **Rezidive** niedrigmaligner Oligodendrogliome. **Histologisch** sind eine erhöhte Zelldichte, ausgeprägte Neovaskularisationen, Kernpolymorphien und in einigen Fällen Nekrosen nachweisbar (Nekrosen = WHO-Grad IV). In der CT lassen sich ein inhomogenes Kontrastmittelenhancement, perifokale Ödeme sowie Kalzifikationen darstellen. Die MRT zeigt in T_1 kontrastmittelanreichernde Läsionen. Die **Therapie** erfolgt aggressiv: Wenn möglich (umschriebene Tumoren) Resektion mit anschließender Strahlen- und Chemotherapie. Die **Prognose** ist günstiger als bei Grad-III-Astrozytomen.

Ependymome

Ependymome sind meist benigne (WHO Grad I–II), selten kommt es zu subarachnoidaler oder extrakranieller Metastasierung (WHO Grad III: malignes = anaplastisches Ependymom).

Auftreten vorwiegend bei Kindern und jungen Erwachsenen. Ependymome sind am häufigsten infratentoriell im 4. Ventrikel lokalisiert, seltener supratentoriell oder spinal. In der CT finden sich zystische, iso- bis hyperdense Strukturen, die Kalzifikationen sowie ein inhomogenes Kontrastmittelenhancement aufweisen. Die MRT zeigt hypo- bis isointense (T_1) bzw. hyper- bis isointense (T_2) Läsionen. **Therapeutisch** kommen operative Resektion, bei unvollständiger Entfernung postoperative Radiatio und vorwiegend bei Kindern Chemotherapie zum Einsatz.

Meningeome

Meningeome treten mit zunehmendem Alter häufiger auf. Frauen sind im Verhältnis 2,5:1 häufiger betroffen als Männer. **Ätiologisch** ist ein Zusammenhang mit einer kranialen Bestrahlung sowie der Neurofibromatose Typ 2 nachgewiesen. Meningeome sind mesenchymalen Ursprungs. Sie gehen aus den Deckzellen der Arachnoidea hervor und treten am häufigsten an der Konvexität des Gehirns auf. Weitere Lokalisationen sind (in absteigender Reihenfolge) das Os sphenoidale, der N. olfactorius und das Tentorium cerebelli bzw. die Falx cerebri. **Histologisch** finden sich Abstufungen von benignen bis zu anaplastischen Formen (WHO-Grad I–III).

- **Meningeome WHO-Grad I** (ca. 85 % aller Meningeome, gutartig): Hier unterscheidet man verschiedene Subtypen: meningothelial mit Wirbelbildungen (synzytiales Wachstum), fibroblastisch (Zwiebelschalenmuster und Psammomkörperchen sind selten), psammomatös (massenhaft Psammomkörperchen) sowie transitionale Meningeome (haben synzytiale und fibroblastische Anteile). Typisch sind die zwiebelschalenförmig angeordneten Tumorzellen mit ihren zentralen, konzentrisch geschichteten Verkalkungen, die eosinophile Kalziumansammlungen darstellen (Psammomkörper).
- **Meningeome WHO-Grad II** (ca. 10 % aller Meningeome, hohe Rezidivrate): Am wichtigsten ist hier das atypische Meningeom, das eine erhöhte mitotische Aktivität oder andere Atypiekriterien (Nekrosen, prominenter Nukleolus, hohe Zelldichte, rasenartiges Wachstum) aufweist.
- **Meningeome WHO-Grad III** (ca. 2–3 % aller Meningeome, schlechte Prognose): Hierzu zählt das anaplastische Meningeom (sehr hohe Mitoseaktivität, Nekrosen, fehlende Differenzierung), das lokal invasiv wächst und auch metastasieren kann.

In Abhängigkeit von der Tumorlokalisation imponieren Meningeome klinisch mit Hirndruckzeichen, epileptischen Anfällen, Psycho-Syndrom, fokalen Defiziten und Seh- oder Riechstörungen (Letztere bei Olfaktoriusmeningeom).

In der **CT** sind homogen hyperdense, stark kontrastmittelaufnehmende Strukturen charakteristisch (**Abb. 5.6**), häufig mit Kalzifikationen und Ödemen. In der **MRT** sind Meningeome häufig isointens und zeigen ein homogenes Kontrastmittelenhancement. Osteolysen finden sich i. d. R. nicht. Eine meningeale Signalerhöhung nach Kontrastmittelgabe ist pathognomonisch. Das rasenartig wachsende sog. „meningeome en plaque" ist teilweise in der CT nicht zu erkennen.

Therapeutisch kommen neben der interventionellen Embolisation tumorversorgender Gefäße außerdem eine operative Entfernung und adjuvante Strahlentherapie infrage:
- WHO Grad I: vollständige Resektion, primäre Strahlentherapie möglich bei Meningeomen 3 cm Durchmesser und hohem OP-Risiko
- WHO Grad II und III: vollständige Resektion und adjuvante Strahlentherapie (verdoppelt die 5-Jahres-Überlebensrate).
- Bei inkompletter Resektion kommt die Strahlentherapie auch additiv infrage.

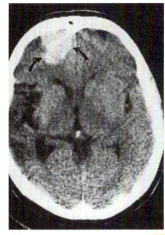

Abb. 5.6 Meningeom im Nativ-CT. Hyperdenser Tumor im rechten Frontallappen. (aus Reiser, Kuhn, Debus, Duale Reihe Radiologie, Thieme, 2011)

Die Therapie ist meist kurativ, die Prognose folglich gut. Postoperativ sind epileptische Anfälle eine häufige Komplikation.

Neurinome

Neurinome sind benigne Neoplasion der Schwann-Nervenscheiden. Am häufigsten ist ihre Manifestation am N. vestibulocochlearis (sog. **Akustikusneurinom**). **Klinisch** kommt es zu zunehmender Hörminderung, Tinnitus, (anfangs uncharakteristischer) Schwindel, im Verlauf Affektion der Hirnnerven V, VII, IX und X sowie zu einer Ataxie. In der Tonaudiometrie zeigt sich eine Schwerhörigkeit im Hochtonbereich; im Weber-Versuch wird ins gesunde Ohr lateralisiert. Diagnostisch wegweisend sind **MRT** und die **Hirnstammaudiometrie**. In der MRT findet sich eine glatt begrenzte, hyperintense, homogen kontrastmittelanreichernde Raumforderung, die u. U. in den Porus acusticus internus einwächst. Die akustisch evozierten Potenziale sind pathologisch (Korrelat der Nervenläsion). **Therapeutisch** kommen die operative Resektion oder eine fokussierte Bestrahlung zum Einsatz.

MERKE Akustikusneurinome treten bei Neurofibromatose Typ II oft auch bilateral auf.

Neurinome peripherer Nerven: Neurinome treten auch an peripheren Nerven wie z. B. dem N. medianus auf. Klinisch imponieren sie dann als derb knotige Veränderung mit ausgeprägten Druck- und Berührungsschmerzen, die in den Daumen, Zeige- und Mittelfinger ausstrahlen. Im Wirbelkanal sind sie meist im Wurzelbereich der Cauda equina lokalisiert.

Hypophysenadenome

Adenome der Hypophyse werden nach ihrer Größe eingeteilt in Mikroadenome (< 10 mm, meist hormonaktiv) und Makroadenome (> 10 mm, meist hormoninaktiv). Sie

wachsen langsam und verdrängen umgebende Strukturen. Ihre Symptomatik erklärt sich v. a. durch die anatomische Nähe zu relevanten Strukturen:
- **intrasellär:** Hypothyreose, Morbus Addison, Amenorrhö, Diabetes insipidus (→ Verdrängung von „normalem" Hypophysengewebe)
- **suprasellär:** Kompression des Chiasma opticum (→ bitemporale Hemianopsie) und des Hypothalamus sowie Entwicklung eines Hydrozephalus
- **parasellär:** Kopfschmerzen, Hirnnervenläsionen, Affektion der A. carotis interna.

Durch tumorbedingte Blutungen oder Infarkte entsteht außerdem oft eine akute Hypophysenvorderlappeninsuffizienz.

Für Näheres zu Klinik, Diagnostik und Therapie s. Endokrines System und Stoffwechsel [S. A311].

Kraniopharyngeome

Kraniopharyngeome sind Neoplasien der Rathke-Tasche, die am häufigsten suprasellär lokalisiert sind. Der Großteil der Erkrankungen manifestiert sich im Kindesalter, etwa ⅓ erst im höheren Erwachsenenalter (um 55 Jahre). **Klinisch** bestehen Sehstörungen, hormonelle Ausfälle (z. B. Wachstumsstörungen, Polydipsie) und Liquorzirkulationsstörungen. Fortgeschrittene Tumoren rufen ein Hirndruck-Syndrom, Verhaltensauffälligkeiten und epileptische Anfälle hervor. Im Vordergrund der **Diagnostik** steht die kraniale Bildgebung (MRT, CT), die heterogene Raumforderungen mit zystischen Anteilen und inhomogenem Kontrastmittelenhancement zeigt. Die **Therapie** der Wahl ist die operative Resektion. Gegebenenfalls kommen neoadjuvante Strahlentherapie, Zystendrainage und eine endokrinologische Behandlung zum Einsatz. Die Prognose ist relativ gut.

Primitive neuroektodermale Tumoren (PNET)

Zu dieser Gruppe gehören die im Kindesalter häufigen Medulloblastome, weiterhin das Pinealoblastom, Neuroblastom und Retinoblastom. Histologisch sind die Blastome dem WHO Grad IV zuzuordnen.

Medulloblastome

> **DEFINITION** Embryonaler Tumor, der v. a. bei Kindern vorkommt (70–80 %) und bevorzugt im Kleinhirn (also infratentoriell) lokalisiert ist.

Klinik: Hirndruckzeichen (Stauungspapille [S. B923], Kopfschmerzen, Übelkeit etc.) durch den erhöhten intrakraniellen Druck, Hydrozephalus, Funktionsausfälle des Hirnstamms, Kleinhirnsymptomatik (z. B. Ataxie, skandierende Sprache, Nystagmus, Dysdiadochokinese) sowie Nackendehnungszeichen.

Metastasierung: häufig sind Absiedelungen im ZNS und seinen Häuten, v. a. in den Spinalkanal; seltener sind extraneurale Fernmetastasen.

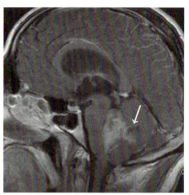

Abb. 5.7 **Medulloblastom.** Deutliche, inhomogene Kontrastmittelaufnahme des Tumors. Der Tumor geht vom Dach des 4. Ventrikels aus und wächst in den Ventrikel und nach kranial. Sagittale Aufnahme in T1-Wichtung. (aus Uhlenbrock, Forsting, MRT und MRA des Kopfes, GTV, 2007)

Diagnostik: In der **Bildgebung** zeigen sich Blastome als runde, homogen kontrastmittelanreichernde (inhomogener bei Blutungen und Nekrosen) Strukturen (Abb. 5.7). In der nativen CT ist der Tumor meist hyperdens, in der MRT in T_1 hypointens, in T_2 hyperintens. Die Liquorzytologie ist häufig positiv auf maligne Zellen (auch ohne Metastasen!). In der Blutuntersuchung kann eine erhöhte neuronenspezifische Enolase (NSE) auffallen, die ein unspezifischer Indikator einer organischen Hirnschädigung bzw. eines Tumors ist. Als weiterführende Staginguntersuchung ist die native und kontrastmittelgestützte MRT des gesamten Spinalkanals obligat (häufige Metastasierung!).

Histologie: undifferenzierter, hochmaligner Tumor mit schnellem Wachstum. Die Tumoren sind zellreich und bestehen aus kleinen, undifferenzierten Zellen mit wenig Zytoplasma, die zahlreiche Mitosen aufweisen und in Form von (Pseudo-)Rosetten (Homer-Wright-Rosetten) angeordnet sind.

Therapie: angestrebt wird die vollständige operative Resektion. Zusätzlich werden häufig Strahlen- und Chemotherapie eingesetzt. Die 5-Jahres-Überlebensrate beträgt bei Medulloblastomen 70 %, bei den anderen PNET ist sie niedriger.

Primäre ZNS-Lymphome

Primäre zerebrale Non-Hodgkin-Lymphome sind meist auf EBV zurückzuführen. Ihre Inzidenz ist höher bei Patienten mit Immunschwäche (häufigster zerebraler Tumor bei HIV-Patienten). Meist sind sie periventrikulär lokalisiert. Fokalneurologische Defizite, ein organisches Psycho-Syndrom, Hirnnervenausfälle, Hirndrucksymptomatik sowie epileptische Anfälle sind mögliche Symptome. In der kranialen **Bildgebung** (CT, MRT) präsentieren sich die Tumoren als homogene Läsionen mit kräftigem Kontrastmittelenhancement und Ödem. Zur Diagnosestellung ist eine Gewebebiopsie notwendig. Liquoruntersuchung und bildgebende Diagnostik des gesamten Körpers dienen dem Tumor-Staging. **Strahlen- und Chemo-**

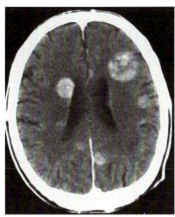

Abb. 5.8 **Hirnmetastasen.** Nach KM-Gabe zeigen sich in der CT-Aufnahme multiple Rundherde. (aus Oestmann, Radiologie, Thieme, 2005)

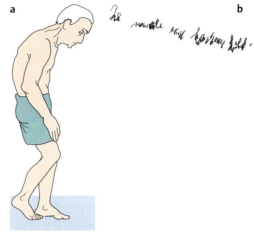

Abb. 5.9 **Morbus Parkinson. a** Typische Haltung. **b** Mikrografie. (a aus Mattle, Mumenthaler, Kurzlehrbuch Neurologie, Thieme, 2011; b aus Gerlach, Bickel, Fallbuch Neurologie, Thieme, 2009)

therapie (Methotrexat) haben eine hohe Wirksamkeit und sind aufgrund ihres Risikoprofils der offenen Tumorresektion vorzuziehen.

Die Gabe von Dexamethason kann eine Reduktion intrakranieller Lymphome bewirken.

Die **Prognose** ist ungünstig (medianes Überleben unter Therapie 4 Monate).

Zerebrale Metastasen

Häufige **Primärtumoren** sind Lungen-, Mamma-, Kolon- und Nierenkarzinome sowie maligne Melanome. Die **Symptomatik** tritt subakut mit Kopfschmerzen, Übelkeit, Erbrechen, fokalneurologischen Defiziten und epileptischen Anfällen auf. Bei einer Meningeosis carcinomatosa finden sich oft multiple Hirnnervenausfälle. Die bildgebende **Diagnostik** zeigt multiple Rundherde und ein ausgeprägtes perifokales Ödem (**Abb. 5.8**). Zum Ausschluss möglicher Differenzialdiagnosen (Lymphome, Blutung, Ischämie, Abszess, Tbc, Sarkoidose) ist eine Gewebebiopsie indiziert. Die **Therapie** ist vom Allgemeinzustand des Patienten abhängig. Infrage kommen operative Resektion und/oder Strahlentherapie in Form von Ganzhirnbestrahlung oder eine palliative Chemotherapie.

5.3 Erkrankungen der Basalganglien

5.3.1 Erkrankungen mit hypokinetischem Syndrom

Idiopathischer Morbus Parkinson

> **DEFINITION** Der Morbus Parkinson ist eine neurodegenerative Erkrankung des extrapyramidalmotorischen Systems mit den klassischen Symptomen Rigor, Ruhetremor, Bradykinese und posturale Instabilität.

Epidemiologie und Ätiologie: Es handelt sich um eine typische Erkrankung des höheren Erwachsenenalters (Altersgipfel 55 Jahre). Juvenile Verlaufsformen sind bekannt. Die meisten Fälle sind idiopathisch, selten kann ein autosomal-dominanter Erbgang gefunden werden (sog. hereditäre Parkinson-Erkrankungen).

Pathogenese: Der Erkrankung liegt eine **Degeneration dopaminerger Neurone** in der **Substantia nigra** (Pars compacta) zugrunde. Die Folge ist ein ausgeprägter Dopaminmangel, der zu einem Ungleichgewicht der Neurotransmitter führt, da die cholinergen Neurone im Striatum (Ncl. caudatus und Putamen) nicht mehr gehemmt werden. Kompensatorisch ist die Rezeptordichte im Putamen erhöht.

Entscheidende Kriterien für die neuropathologische Diagnose sind:
- der Untergang von > 60 % der Neurone in der Substantia nigra und
- der Nachweis sog. Lewy-Körperchen (hyaline Einschlusskörperchen) in der Substantia nigra.

Klinik: Abhängig vom Beginn und der vorherrschenden Symptomatik unterscheidet man 3 Typen:
- **tremordominanter Typ:** unilateraler Beginn, Akinese und Rigor minimal, langsame Progression
- **akinetisch-rigider Typ:** bilateral mit rascher Progression, selten Tremor
- **Äquivalenztyp:** Tremor, Rigor, Bradykinese etwa gleich stark ausgeprägt.

Typischerweise beginnt die Erkrankung asymmetrisch und armbetont. Es findet sich eine charakteristische motorische Symptomatik (**Abb. 5.9**):
- **Ruhetremor** (Frequenz 4–6/s): Distaler, typischerweise Pronatoren-Supinatoren-Tremor („Pillendrehen"), der durch emotionale Anspannung ausgelöst bzw. verstärkt (Amplitudenzunahme) wird
- **Rigor:** Erhöhung des Skelettmuskeltonus mit Zahnradphänomen (Rigor lässt während des Bewegungsablaufes ruckartig nach)
- **Hypo- und Bradykinese:** Hypomimie, Hypophonie, Mikrografie, kleinschrittiges Gangbild

- **posturale Instabilität:** Die gestörten **Halte-** und **Stellreflexe** haben eine erhöhte Retro- und Propulsionstendenz zur Folge (hypokinesiebedingt macht der stolpernde Patient zu kleine Schritte und kann daher stürzen).

Das motorische Defizit kann anhand der Unified Parkinsons Disease Rating Scale (UPDRS), der Webster-Scale oder nach Hoehn und Yahr bewertet werden.

Zusätzlich zur motorischen Symptomatik sind folgende Störungen bei Parkinson-Patienten häufig:
- vertikale Blickparese nach oben
- autonome Störungen:
  - Hypersalivation
  - Hyperhidrosis
  - orthostatische Hypotonie
  - Blasenstörungen, imperativer Harndrang
  - Obstipation
  - erektile Dysfunktion
- Depression (häufig schon vor Auftreten der motorischen Symptomatik)
- Angst
- Demenz
- Mikrografie
- Halluzinationen
- Schlafstörungen
- Riechstörungen
- Seborrhö
- Schmerzen.

Diagnostik: Die Diagnose kann nur post mortem gesichert werden. Folgende klinischen Befunde machen ein idiopathisches Parkinson-Syndrom wahrscheinlich:
- Vorliegen von 2 der folgenden Symptome:
  - Rigor
  - Ruhetremor
  - Bradykinese
  - Störung der Halte- und Stellreflexe
- asymmetrischer Beginn der Symptomatik
- Fehlen weiterer neurologischer Defizite
- Besserung der Symptomatik im **Apomorphin-** oder **L-Dopa-Test**:
  - Prämedikation mit Domperidon oder Ondansetron
  - Medikamentengabe und Bewertung des UPDRS nach 30 min, 1 h und 2 h.

Im Zweifelsfall kann die Durchführung einer SPECT- oder PET-Untersuchung von differenzialdiagnostischer Bedeutung sein.

Differenzialdiagnostisch müssen in erster Linie die symptomatischen Parkinson-Syndrome [S. B933], die infolge einer anderen Grunderkrankung auftreten, ausgeschlossen werden.

Therapie: Nach den therapeutischen Leitlinien wird eine Unterteilung in 2 Altersgruppen vorgenommen:
- Bei **Patienten < 70 Jahren** wird die Therapie mit **Dopaminagonisten**, Amantadin oder Rasagilin begonnen (aufgrund der Wirkungsfluktuationen bei langfristiger L-Dopa-Gabe).
- Bei **Patienten > 70 Jahren** werden von Anfang an **L-Dopa**-Präparate eingesetzt.

L-Dopa kompensiert den zentralen Dopaminmangel und ist gegen alle Parkinson-Symptome wirksam, besonders gegen Akinese, Rigor und die psychische Symptomatik. Das Medikament wird idealerweise einschleichend und über den Tag verteilt gegeben, um einen gleichbleibenden Serumspiegel zu erhalten (HWZ nur 1,5 h; ggf. Gabe als intestinale Infusion). L-Dopa wird **immer in Kombination mit peripheren Decarboxylasehemmern** (Carbidopa, Benserazid) gegeben, die eine periphere Umwandlung in Dopamin vermindern und dadurch sowohl die zentral verfügbare Substratmenge erhöhen als auch die peripheren (Neben-)Wirkungen reduzieren. Bei unzureichender Wirksamkeit kann L-DOPA zudem mit D$_2$-Agonisten, MAO-B-Hemmern oder COMT-Hemmern kombiniert werden (s. u.).
Periphere Nebenwirkungen der Therapie sind Übelkeit, Erbrechen, Arrhythmie und orthostatische Hypotonie (DD Parkinson-Symptom). Zu den zentralen Nebenwirkungen zählen Hypo- und Hyperkinesen sowie Depressionen und Halluzinationen (→ Behandlung: Gabe von Clozapin). Im Verlauf einer Langzeittherapie mit L-Dopa kommt es zu progredienten **Wirkungsfluktuationen in Form von Motilitätsschwankungen** (On-off-Phasen, End-of-dose-Akinesie, Freezing), die eine Anpassung des Therapieregimes erfordern.

Dopamin-D$_2$-Rezeptor-Agonisten führen zu einer direkten Stimulation zentraler D$_2$-Rezeptoren im Striatum. Sie wirken etwas schwächer als L-Dopa, haben jedoch einen positiven Effekt bei On-off-Phasen. Unterschieden werden Nicht-Ergot-Präparate (First-line-Präparate: z. B. Ropinirol, Pramipexol, Apomorphin) von Ergotaminderivaten (Second-line-Präparate: z. B. Bromocriptin und Cabergolin). Nebenwirkungen sind Übelkeit, Erbrechen, Obstipation (DD Parkinson-Symptom), Halluzinationen, Dyskinesien, pulmonale und kardiale Fibrosen (bei Ergot-Präparaten) sowie Schlafattacken (bei Pramipexol).

MAO-B-Hemmer: Die selektiven Hemmstoffe der Monoaminooxidase B (z. B. Selegilin) führen über einen reduzierten Dopaminabbau und eine verminderte Dopaminwiederaufnahme zu einer Erhöhung der Dopaminkonzentration im synaptischen Spalt. Sie werden v. a. in Kombination mit L-Dopa eingesetzt.

NMDA-Rezeptor-Antagonisten: Amantadin ist ursprünglich ein Virustatikum. Die Wirkung besteht vermutlich in einer Erhöhung der Dopaminsynthese und -freisetzung, einer Hemmung der Dopaminwiederaufnahme und einem Antagonismus am NMDA-Rezeptor (→ Hemmung des Striatums). Aufgrund seiner renalen Elimination muss bei Niereninsuffizienz auf eine entsprechend angepasste Dosis geachtet werden.

Muskarinrezeptorantagonisten: Zentrale Anticholinergika (z. B. Biperiden) reduzieren die exzitatorische Wirkung cholinerger striataler Interneurone und haben dadurch einen positiven Effekt auf die Tremorsymptomatik des

Parkinson-Syndroms. Eine Indikation besteht bei nicht ausreichender Tremorkontrolle unter Standardtherapie sowie bei neuroleptikainduziertem Parkinson-Syndrom. Es kommt häufig zu anticholinergen Nebenwirkungen (Mundtrockenheit, Obstipation, Mydriasis → Glaukom, Tachykardie, Harnverhalt).

COMT-Hemmer: Die reversiblen Hemmstoffe der Catecholamin-O-Methyltransferase (z. B. Entacapon) erhöhen wie Decarboxylasehemmer die zentrale Dopaminverfügbarkeit von Dopamin und L-Dopa. Sie sind insbesondere bei End-of-dose-Fluktuationen und Off-Dystonien unter L-Dopa-Therapie (**Cave:** nur in Kombination!) indiziert.

> **MERKE** Eine Parkinson-Therapie niemals abrupt absetzen → Gefahr einer akinetischen Krise!

Therapie nichtmotorischer Parkinson-Symptome: Zur Behandlung der **Depression** sind trizyklische Antidepressiva (z. B. Amitriptylin), SSRI (z. B. Paroxetin, Citalopram), SNRI (z. B. Reboxetin), SSNRI (z. B. Venlafaxin) sowie noradrenerge und spezifisch serotonerge Antidepressiva (z. B. Mirtazapin) indiziert (s. auch Psychiatrie [S. B1026]). Dopaminantagonisten wie Melperon (Neuroleptikum) sind relativ kontraindiziert.

Zur **Therapie der Demenz** ist der Acetylcholinesterasehemmer Rivastigmin zugelassen.

Als **operative Alternative** steht die tiefe Hirnstimulation von Ncl. subthalamicus und Globus pallidus internus zur Therapie des fortgeschrittenen Parkinson-Syndroms zur Verfügung. Komplikationen sind neben dem Risiko der Operation Depressionen, Psychosen sowie fokalneurologische Ausfälle.

Des Weiteren profitieren die Patienten von Physiotherapie, Ergotherapie und Logopädie.

Therapiekomplikationen: Durch plötzliche Reduktion der dopaminergen Therapie bei behandelten Parkinson-Patienten kann es zu folgenden Problemen kommen:

- **akinetische Krise:** Es entwickelt sich eine akute Akinese mit Bettlägerigkeit, Atemschwäche und Schluckstörung, was zu Atemwegsinfektionen und Exsikkose führt. Die Behandlung erfolgt mit Amantadininfusionen, L-Dopa-Gabe (über Magensonde) sowie Apomorphinpumpe.
- **malignes Dopa-Entzugssyndrom:** Selten tritt das der malignen Hyperthermie klinisch ähnliche Syndrom mit Hyperthermie, Rigor, Akinese, Blutdruckabfall, Bewusstseinsstörungen sowie erhöhten Serumspiegeln von CK, Transaminasen und Leukozyten auf. Therapeutisch werden hier wie bei der akinetischen Krise Amantadin, L-Dopa und Apomorphin (sowie Dantrolen bei deutlicher CK-Erhöhung) eingesetzt.

Prognose: Der Verlauf ist progredient, es kommt i. d. R. nach 20 Jahren zur Pflegebedürftigkeit. Die Lebenserwartung ist reduziert.

Tab. 5.1 Übersicht über symptomatische Parkinson-Syndrome

Syndrom	Bemerkungen
Pseudo-Parkinson-Erkrankungen	
vaskuläres Parkinson-Syndrom	meist schrittweise Verschlechterung, selten akut (bei striataler Ischämie)
posttraumatisches Parkinson-Syndrom	Parkinson-Syndrom nach multiplen Traumata (Boxer-Enzephalopathie) oder schwerem Schädel-Hirn-Trauma
Hydrozephalus, NPH	siehe Kap. Hydrozephalus [S. B925]
Parkinson-Syndrom als Tumorsymptom	bei Tumoren im Bereich der Basalganglien
Tremor-Syndrome	siehe Kap. Tremor [S. B936]
metabolische Erkrankungen	
Morbus Wilson (Kupferstoffwechsel)	siehe Morbus Wilson [S. A367]
Morbus Fahr (Kalzium-Phosphor-Stoffwechsel)	bilaterale nichtarteriosklerotische Verkalkung von Striatum, Pallidum und Kleinhirn; **Klinik:** Parkinsonismus, Chorea, Athetose, Dysdiadochokinese, Ataxie und Dysarthrie; **Therapie:** Korrektur des Kalziumspiegels
Neurodegeneration mit Eisenablagerung im Gehirn	autosomal-rezessiv vererbte neuroaxonale Dystrophie mit Eisenakkumulation in Pallidum, Substantia nigra und Ncl. ruber durch Pantothenat-Kinase-Mangel; **Klinik:** juvenile Form mit Dystonien, Hyperreflexie, Muskeltonuserhöhung, Demenz; adulte Form als Parkinson-Plus-Syndrom mit Demenz, Hyperreflexie, Dystonie; **Therapie:** Enzymsubstitution, L-Dopa gegen Hypokinesen
Intoxikationen	(meist akinetisch-rigide Symptomatik)
Vergiftung durch CO, Mangan, Lithium, SSRI, Methanol, Cyanid, Quecksilber, MPTP (synthetische Droge)	bei akuten Intoxikationen reversible Parkinson-Symptomatik, bei chronischen Vergiftungen oft nur teilweise reversibel
Medikamente: Neuroleptika, Reserpin, Valproat, Metoclopramid, α-Methyldopa	„Parkinsonoid" bei Langzeitgabe von Neuroleptika, Abklingen der Symptome nach Absetzen
Infektionen	
postenzephalitisches Parkinson-Syndrom	sehr selten, u. U. bei AIDS-Enzephalopathie
Creutzfeldt-Jakob-Erkrankung	siehe Creutzfeldt-Jakob-Krankheit [S. B946]

Symptomatische Parkinson-Syndrome

Eine Vielzahl unterschiedlicher Erkrankungen kann parkinsonähnliche Symptome hervorrufen (Tab. 5.1), die differenzialdiagnostisch vom Morbus Parkinson abgegrenzt werden müssen.

Degenerative Systemerkrankungen mit hypokinetischem Syndrom

Die folgenden degenerativen Erkrankungen werden auch „**Parkinson-Plus-Syndrome**" genannt, da ihre Symptomatik aus dem klassischen Parkinson-Syndrom und zusätzlichen charakteristischen Störungen besteht.

Lewy-body-Demenz

Es finden sich intraneuronale Einschlusskörperchen (= Lewy bodies) v. a. in Substantia nigra (→ **Parkinson-Syndrom**) und frontalem Kortex (→ **kortikale Demenz**). Klinisch steht das Parkinson-Syndrom im Vordergrund, das mit einer Aufmerksamkeitsstörung und visuellen Halluzinationen einhergeht. Zu einer deutlichen Zustandsverschlechterung kommt es durch die Gabe von wie Haloperidol (Dopamin-D 2-Antagonist). Die Lewy-body-Demenz ist klinisch oft nur schwer vom idiopathischen Morbus Parkinson zu unterscheiden. Zur Differenzialdiagnose eignen sich nuklearmedizinische Verfahren wie PET und SPECT.

Therapeutisch werden L-Dopa zur Behandlung der Basalganglienstörung und zentrale Acetylcholinesterasehemmer gegen das demenzielle Syndrom eingesetzt.

Steele-Richardson-Olszewski-Syndrom (= progressive supranukleäre Paralyse)

Es handelt sich um eine neurodegenerative Erkrankung, die sich klinisch mit **Parkinson-Syndrom**, **supranukleärer Blickparese** und **subkortikaler Demenz** präsentiert. Die langsam progrediente Symptomatik beginnt jenseits des 40. Lebensjahres mit vertikaler Blickparese nach unten, posturaler Instabilität mit Fallneigung nach hinten, kleinschrittigem Gang, Rigor der Nackenmuskulatur, Dysarthrie und Dysphagie und selten autonomen Störungen. Der **L-Dopa-Test ist negativ**. Therapeutisch stehen Physio- und Ergotherapie sowie symptomatische Maßnahmen im Vordergrund.

Multisystematrophien (MSA)

Zu den Multisystematrophien zählen das Shy-Drager-Syndrom (SDS), die striatonigrale Degeneration (SND) und die olivopontozerebelläre Atrophie (OPCA). Charakteristisch für alle 3 Unterformen sind früh im Krankheitsverlauf auftretende **autonome** (Blasenstörungen, orthostatische Dysregulation, erektile Dysfunktion) und **zerebelläre Störungen** (v. a. Ataxie). Die motorische Symptomatik ist durch ein **Parkinson-Syndrom** charakterisiert (DD: Morbus Parkinson, NPH). Darüber hinaus kommt es fakultativ zu Pyramidenbahnzeichen, Myoklonien, Blepharospasmus sowie Denervierungszeichen des Analsphinkters im EMG. Es gibt keine kausale Therapie.

Kortikobasale Degeneration

Es handelt sich um ein progredientes, lange asymmetrisches, **akinetisch-rigides Parkinson-Syndrom** mit Extremitätendystonie, Myoklonien, **Apraxie** und „**Alien-limb Phänomen**" (die eigene Extremität wird als fremd wahrgenommen) sowie **Demenz**. Zusätzlich können Okulomotorikstörungen (supranukleäre Blickparese, gestörte Blickfolgebewegungen), Dysarthrie und Dysphagie sowie Pyramidenbahnzeichen auftreten. Differenzialdiagnostisch auszuschließen sind v. a. Multisystematrophien, Störungen des Kupferstoffwechsels und Morbus Parkinson.

Die mittlere Überlebenszeit nach Diagnosestellung beträgt 5–10 Jahre.

5.3.2 Erkrankungen mit hyperkinetischem Syndrom

Chorea Huntington

Synonym: Chorea major, Veitstanz

> **DEFINITION** Die Chorea Huntington ist eine autosomal-dominant vererbte degenerative Enzephalopathie mit generalisierter Hirnatrophie, die mit charakteristischen Hyperkinesen und Demenz einhergeht.

Ätiologie: Der Erkrankung liegt eine CAG-Trinukleotid-Repeat-Expansion im Gen für das Protein Huntingtin auf Chromosom 4 zugrunde.

Pathologie: Es findet sich eine generalisierte **Hirn- und Basalganglienatrophie** mit Betonung von Striatum (Putamen, Ncl. caudatus), Substantia nigra und Kleinhirn. Ein Untergang GABA-haltiger Ganglienzellen ist nachweisbar.

Klinik: Die Krankheit manifestiert sich zwischen dem 30. und 50. Lebensjahr mit abrupt einsetzenden, kurz dauernden und inital distal betonten **Hyperkinesen**, die durch emotionale Anspannung verstärkt werden und im Schlaf sistieren. Der Muskeltonus ist reduziert (**Muskelhypotonie**). Zusätzlich kommt es früh im Krankheitsverlauf zu **Persönlichkeitsveränderungen** mit vermehrter Reizbarkeit, Störung der Impulskontrolle, persönlicher Vernachlässigung sowie zu einer subkortikalen **Demenz**.

Die **Westphal-Variante** beginnt bereits in der Kindheit. Sie verläuft progressiv mit Parkinson-ähnlicher, akinetisch-rigider Symptomatik und Dystonie. Hinzu kommen zerebrale Anfälle und Demenz.

Diagnostik: Wegweisend ist die **Familienanamnese**. Zum Ausschluss von Differenzialdiagnosen ist die Durchführung einer kranialen CT/MRT, von SEP, ENG, Labor- und Liquoruntersuchungen indiziert. Ein **direkter Gentest** liefert diagnostische Sicherheit.

Differenzialdiagnosen: Auszuschließen sind die benigne hereditäre Chorea, die paroxysmale Choreoathetose, hereditäre zerebelläre Ataxien, eine Myoklonusepilepsie, die tuberöse Hirnsklerose, Schädel-Hirn-Traumen und Infektionen (Chorea Sydenham oder symptomatische Chorea).

Therapie: Es ist keine kausale Therapie bekannt. Zur symptomatischen Behandlung werden eingesetzt:
- Dopaminantagonisten (Tiaprid, Sulpirid)
- Monoaminwiederaufnahmehemmer (Tetrabenazin) bzw.
- hochpotente Neuroleptika (Haloperidol, Perphenazin oder Pimozid) sowie
- ggf. L-Dopa bei akinetisch-rigider Symptomatik.

Prognose: Die Krankheitsdauer beträgt i. A. 20 Jahre. Es findet sich eine schnellere Progression bei früher, eine langsamere Progression bei später Manifestation.

Andere choreatische Erkrankungen

Chorea minor: Es handelt sich um eine meist reversible Autoimmunreaktion, die Wochen bis Monate nach einer Infektion mit β-hämolysierenden Streptokokken auftritt (Chorea Sydenham). Es finden sich i. d. R. 1–4 Wochen andauernde **progrediente Hyperkinesen** mit einhergehender **Muskelhypotonie**, Müdigkeit und psychischen Störungen. Die Therapie erfolgt kausal mit Penicillin V, symptomatisch mit Antikonvulsiva und Kortikoiden. In der Regel kommt es zu einer vollständigen Rückbildung innerhalb von 1–4 Monaten.

Infektbedingte Chorea: Sie kann im Zusammenhang mit Enzephalitiden, Röteln, Diphtherie oder Keuchhusten auftreten. Die symptomatische Behandlung besteht in der Gabe von Tiaprid (D_2-Antagonist).

Medikamenteninduzierte Chorea: Auslöser sind typischerweise Neuroleptika oder seltener Antikonvulsiva, orale Kontrazeptiva, Dopaminagonisten, Metoclopramid, Vincristin, Chloroquin sowie Lithium.

Chorea gravidarum: Während der Schwangerschaft oder unter Östrogeneinnahme auftretende Choreasymptomatik, die sich nach Beendigung der Ursache (Ende der Schwangerschaft, Absetzen der Medikamente) zurückbildet.

Benigne hereditäre Chorea: Hierbei finden sich generalisierte, aber nichtprogrediente Hyperkinesen. Psychische Veränderungen oder Hirnatrophie sind nicht nachweisbar. Eine Therapie ist selten nötig, ggf. antihyperkinetische Behandlung [S. B935].

Fokale und generalisierte Dystonien

DEFINITION Dystonien sind unwillkürliche, langsame und länger dauernde spastische Kontraktionen, die isolierte Muskelgruppen betreffen oder generalisiert auftreten können (evtl. kombiniert mit Tremor).

Generalisierte idiopathische Dystonie: Die verschiedenen Typen der hereditären Dystonien manifestieren sich in der Kindheit mit langsamen rotierenden Hyperkinesen (Torsionsdystonie) an den distalen Extremitäten (initial bevorzugt am Fuß) sowie am Kopf und führen innerhalb weniger Jahre zur Generalisation. Ein Therapieversuch kann mit L-Dopa vorgenommen werden, ansonsten ist eine symptomatische Therapie indiziert (s. u.). Je jünger die Patienten bei Beginn der Erkrankung sind, desto ungünstiger ist die Prognose.

L-Dopa-responsive Dystonie: Autosomal-rezessiv vererbte Erkrankung mit verminderter Enzymaktivität im Nucleus caudatus und Putamen, der zu einem Dopaminmangel führt. Es kommt zu belastungsabhängiger, über den Tag zunehmender Dystonie der Beine und Füße, die gut auf L-Dopa anspricht.

Blepharospasmus: Es kommt zu tonischen oder klonischen Kontraktionen der Augenmuskeln oder einer Unfähigkeit, die Augen zu öffnen (Apraxie der Lidhebung ohne symptomatische Ursache). Die Augen werden intermittierend krampfartig geschlossen und können gar nicht oder nur unter höchster Anstrengung geöffnet werden. Als Triggerfaktoren gelten helles Licht oder Berührung (auch Luftzug!). In bestimmten Situationen können die Beschwerden zu- oder abnehmen (z. B. beim Lesen). Zu Beginn kann die Symptomatik oft noch durch taktile Reize (Berührung, Bewegung der Gesichtsmuskulatur) beeinflusst werden.

Beim tonisch-klonischen Blepharospasmus muss differenzialdiagnostisch an Nebenwirkungen von Medikamenten (Neuroleptika!) und bei Lidheberapraxie an eine Myasthenie oder Augenmuskelparesen gedacht werden. Therapeutisch helfen Botulinumtoxin-A-Injektionen, ggf. ist eine medikamentöse Therapie angezeigt (L-Dopa, Carbamazepin, Baclofen u. a.).

Weitere Dystonieformen: Tab. 5.2.

Therapie der Dystonien: Zur Therapie der hyperkinetischen Bewegungstörungen sind Dopaminagonisten, Neuroleptika, Benzodiazepine und zentrale Muskelrelaxanzien indiziert. Dazu gehören: L-Dopa und Benserazid/Carbidopa, Trihexyphenidyl, Carbamazepin, Clonazepam, Tetrabenazin, Baclofen, Pimozid und Haloperidol.

Bei lokalen Dystonien helfen außerdem Botulinumtoxininjektionen, da sie eine lokale chemische Denervierung bewirken.

Ballismus

DEFINITION Akut beginnende, häufig einseitig auftretende Hyperkinese mit schleudernden Bewegungen der proximalen Extremitätenmuskulatur (**Hemiballismus**) infolge einer Läsion des Nucleus subthalamicus.

Tab. 5.2 Weitere Formen der Dystonie

Dystonie	Lokalisation und Bemerkungen	Therapie
oromandibuläre Dystonie	Krämpfe der perioralen und Kiefermuskulatur	Botulinumtoxin, Anticholinergika, Tetrabenazin
Meige-Syndrom	Kombination aus Blepharospasmus und oromandibulärer Dystonie	wie oben
zervikale Dystonie, Torticollis spasmodicus	Verspannungen der Nackenmuskulatur, u. U. Kombination mit Tremor idiopathisch oder durch perinatale Läsion bedingt	Botulinumtoxin, Anticholinergika, Tetrabenazin, SPD[1], THS[2]
laryngeale Dystonie = spasmodische Dysphonie	Dystonie der Stimmritze mit heiserer gepresster oder leiser tonloser Stimme, evtl. Stimmtremor	Botulinumtoxin

[1] SPD = selektive periphere Denervierung, [2] THS = tiefe Hirnstimulation

Tab. 5.3 Übersicht Tremorformen

Tremorform	Merkmale	Beispiel
Ruhetremor	Auftreten bei fehlender Willkürbewegung, Verstärkung bei emotionaler Anspannung und mentaler Aktivität, Unterdrückung durch Bewegungen	Parkinson-Tremor
Haltetremor	Auftreten bei aktiver Haltung, v. a. an gehaltenen Extremitäten, Unterdrückung durch Entspannung der entsprechenden Muskeln	essenzieller Tremor
Aktionstremor	Auftreten bei willkürlichen Bewegungen	bei Läsionen von Kleinhirn und Hirnstamm
Intentionstremor	Verstärkung, je näher das Bewegungsziel ist, zusätzlich Nystagmus	zerebellärer Tremor (ipsilaterale Läsion)
Holmes-Tremor	posttraumatischer niederfrequenter Ruhe- und Intentionstremor	bei Hirnstammläsionen (nach einer Latenz von mehreren Wochen)
dystoner Tremor	Tremor, der in einem von einer Dystonie betroffenen Körperteil auftritt, Unterdrückung durch sog. antagonistische Gesten	Dystonie

Ätiopathogenese: Ursächlich sind
- Ischämie oder Blutung (häufigste Ursache)
- Medikamente (L-Dopa, Phenytoin, Östrogene)
- Entzündungen (multiple Sklerose, Meningitis, Toxoplasmose, Abszesse)
- Tumoren
- Traumen und Operationen.

Eine Läsion des Nucleus subthalamicus führt zu einem kontralateralen Hemiballismus.

Klinik und Diagnostik: Es finden sich meist unilaterale, unwillkürliche, kontinuierlich oder intermittierend auftretende schleudernde Bewegungen der proximalen Extremitäten. Der MRT-Befund ist diagnostisch wegweisend.

Therapie: Im Vordergrund steht die Behandlung der Ursache. Außerdem müssen die Patienten vor Verletzungen geschützt werden.
Medikamentös kommen Antikonvulsiva (Gabapentin), Neuroleptika (Haloperidol, Promethazin) und antidopaminerge Substanzen (Tetrabenazin) zum Einsatz.

Prognose: Bei vaskulär bedingtem Ballismus kommt es zu einer Remission innerhalb von Wochen. Ansonsten ist die Symptomatik in Abhängigkeit von der Grunderkrankung teilweise reversibel.

Athetose

> **DEFINITION** Erkrankung mit wurmartigen, bizarr geschraubten Hyperkinesen der Hände und Füße, die teilweise zu extremen Hyperextensions- bzw. Subluxationsstellungen der Gelenke führen (**Abb. 5.10**).

Die Athetose tritt meist in Form der Choreoathetose auf, selten findet man sie als isoliertes Symptom. Sie beruht auf einer kontralateralen Schädigung von Striatum oder Pallidum durch
- frühkindliche Hirnschäden
- zerebrale Ischämie oder bei
- Morbus Wilson.

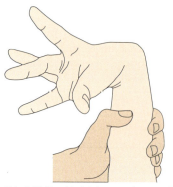

Abb. 5.10 **Hand bei Athetose.** (aus Mattle, Mumenthaler, Kurzlehrbuch Neurologie, Thieme, 2011)

Die medikamentöse Therapie gleicht jener der Chorea Huntington [S. B934]. Die Prognose ist abhängig von der Ursache.

Tremor

Ein Tremor kann als Symptom unterschiedlicher Erkrankungen oder als eigene Krankheitsentität auftreten. Eine Übersicht der wichtigsten Tremorformen gibt **Tab. 5.3**.

Essenzieller Tremor: In der Hälfte d.F. ist eine autosomaldominante Vererbung nachweisbar. Es findet sich ein häufig schon im Jugendalter beginnender bilateral symmetrischer **Aktionstremor** von Händen und Kopf (kein Ruhetremor), der typischerweise eine **Besserung durch Alkohol** aufweist und unter emotionaler Anspannung sowie im Alter zunimmt. Zur Therapie werden β-Blocker (z. B. Propranolol), Primidon und Gabapentin eingesetzt.

Orthostatischer Tremor: Diese Tremorform ist selten und meist idiopathisch. Es kommt zu einem **Tremor der Beinmuskulatur, der nur im Stehen** auftritt (nicht im Gehen, Sitzen oder Liegen) und häufig zu Stürzen führt. Für die Diagnostik ist ein Poly-EMG der Beinmuskeln im Stehen erforderlich (der Tremor ist oft nicht sichtbar). Therapeutisch kommen Clonazepam oder Primidon zum Einsatz.

Restless-legs-Syndrom

Ätiologie: Häufig ist ein autosomal-dominanter Erbgang nachweisbar. Die Ursache der Erkrankung ist jedoch unklar. Man nimmt Störungen im dopaminergen bzw. opioiden System an. Neben der idiopathischen Form kann die Erkrankung auch symptomatisch bei Eisen- oder Vitamin-B_{12}-/Folsäuremangel, Niereninsuffizienz, Polyneuropathie oder in der Schwangerschaft auftreten.

Klinik: Charakteristisch (und für die Diagnosestellung obligat) ist folgende Symptomatik:
- **imperativer Bewegungsdrang** mit **Missempfindungen in den Beinen** (ziehende, reißende Spannungsgefühle)
- Auftreten oder Verstärkung **in Ruhe und abends** bzw. nachts (Schlafstörungen)
- **Besserung durch Bewegung.**

Diagnostik: Labordiagnostik zum Ausschluss sekundärer Formen (Blutbild, Ferritin, Eisen; Nierenwerte; TSH, Schilddrüsenhormone; Vitamin-B_{12}, Folsäure) und NLG, EMG zum Ausschluss einer Polyneuropathie.

Differenzialdiagnosen:
- Polyneuropathie
- Radikulopathie
- venöse Insuffizienz
- Muskelkrämpfe
- Einschlafmyoklonien
- Schlaf-Apnoe-Syndrom
- Akathisie
- psychische Erkrankungen (innere Unruhe).

Therapie: Gabe von L-Dopa-Präparaten zur Nacht (bei Durchschlafstörungen zusätzlich retardierte Präparate), bei Wirkungsverlust zusätzlich Dopaminagonisten (z. B. Pramipexol und Ropinirol).

5.4 Demenzerkrankungen

5.4.1 Grundlagen

> **DEFINITION** Unter einem demenziellen Syndrom versteht man einen erworbenen Abbau intellektueller und kognitiver Fähigkeiten infolge einer progredienten Atrophie von kortikalem und/oder subkortikalem Hirnparenchym. Es ist durch folgende Symptomatik charakterisiert:
> - Gedächtnisstörungen
> - Störung mindestens einer weiteren kognitiven Funktion (Sprache, Willkürmotorik, Objekterkennung, exekutive Funktionen)
> - Beeinträchtigung von Alltag und/oder Beruf.

Epidemiologie: Die Inzidenz der Demenz steigt mit zunehmendem Lebensalter. Bei älteren Patienten sind die Alzheimer-Demenz und die vaskuläre Demenz am häufigsten, bei jungen Patienten überwiegt die AIDS-Demenz.

Ätiologie: s. Tab. 5.4.

Tab. 5.4 Ätiologie der Demenz

Erkrankungsgruppe	Erkrankungen
neurodegenerative Erkrankungen	• Alzheimer-Demenz • Lewy-Körper-Erkrankung • Morbus Pick (frontotemporale Demenz) • Parkinson-Demenz • Chorea Huntington
Erkrankungen mit diffuser und multilokulärer Hirnschädigung	• vaskuläre Demenz • zerebrale Raumforderungen • Normaldruckhydrozephalus • multiple Sklerose • Schädel-Hirn-Trauma (Dementia pugilistica) • infektiöse Erkrankungen: AIDS-Demenz, Demenz bei Lues (Dementia paralytica), Creutzfeldt-Jakob-Krankheit
Stoffwechsel- und endokrine Störungen	• Vitaminmangelerkrankungen (v. a. Vitamin-B_{12}-Mangel) • Hypothyreose • metabolische Enzephalopathie (urämisch, Leberinsuffizienz)
Intoxikationsfolgen	Alkohol, Lösungsmittel, CO, Schwermetalle

Klinik – Demenzsyndrom: Zu Beginn sind v. a. die Aufnahme, Speicherung und Wiedergabe neuer Informationen betroffen (Merkfähigkeits- bzw. **Kurzzeitgedächtnisstörung**). Im weiteren Verlauf tritt eine Beeinträchtigung des **Langzeitgedächtnisses** hinzu, sodass die Betroffenen zunehmend die während ihres Lebens erworbenen Fähigkeiten und Fertigkeiten verlieren. Weitere Symptome sind
- **Orientierungsstörung:** zunächst zeitlich, dann örtlich und zuletzt die eigene Person betreffend
- **Denkstörungen** (anfangs oft überspielt): verminderter Ideenfluss, verlangsamte Denkabläufe, eingeschränktes Urteilsvermögen, gestörte Aufmerksamkeit und eine Beeinträchtigung des abstrakten Denkens
- **Persönlichkeitsveränderungen: Affektlabilität,** pathologisches Lachen oder Weinen, Reizbarkeit, **sozialer Rückzug, paranoide Symptome** (Wahnideen und Halluzinationen), Verlust der Selbstständigkeit
- **neuropsychologische Störungen:** Agnosie, Apraxie und Aphasie
- außerdem: extrapyramidalmotorische Störungen (z. B. Parkinson-Syndrom), Auftreten von Primitivreflexen bzw. Pyramidenbahnzeichen, Blasen- und Stuhlinkontinenz im Spätverlauf.

Nach der ICD-Definition müssen die Symptome **länger als 6 Monate** bestehen.

Demenzformen: Abhängig von der Lokalisation der Hirnatrophie werden 3 verschiedene Demenzformen unterschieden (**Tab. 5.5**).

Diagnostik: Neben der Anamnese (inkl. Fremdanamnese), der psychopathologischen Befunderhebung, der körperlich-neurologischen Untersuchung (Labor, körperliche Untersuchung, Blutdruckmessung, ggf. Dopplersonografie der Karotiden, EKG, Echokardiografie, EEG, Liquorpunktion) und der **bildgebenden Diagnostik** (CCT, MRT des Kop-

Tab. 5.5 Demenzformen

Demenzform	Charakteristika	typische assoziierte Erkrankungsbilder
kortikale Demenz	• Leitsymptom: Gedächtnisstörungen • häufig neurologische Symptome wie Apraxie, Agnosie und Aphasie • Persönlichkeit bleibt relativ lange erhalten	Alzheimer-Demenz
frontale Demenz	• Leitsymptom: Persönlichkeitsveränderungen, Veränderung des Sozialverhaltens und des planenden Denkens • Gedächtnis bleibt relativ lange erhalten	Morbus Pick
subkortikale Demenz	• Leitsymptom: Verlangsamung, Vergesslichkeit, Aufmerksamkeitsstörungen, Affektivitätsstörungen • häufig extrapyramidalmotorische Störungen	Morbus Binswanger

fes) sollten bei V. a. Demenzerkrankung **standardisierte Testverfahren** Anwendung finden, mit denen Kurzzeitgedächtnis, Konzentrationsfähigkeit, Reaktionsschnelligkeit, räumliches Vorstellungsvermögen und Schrift bzw. Sprache beurteilt werden können (z. B. Clinical Dementia Rating Scale). Im klinischen Alltag werden in der Routinediagnostik häufig einfache, kürzere Tests wie der **Mini Mental State Test** (MMST) oder der Montreal Cognitive Assessment Test (MOCA-Test) genutzt. Die Tests erfassen Orientierung, Gedächtnisleistung (Wiederholen von 3 Wörtern), Aufmerksamkeit, Rechnen sowie sprachliche und konstruktive Fähigkeiten. Für jede der insgesamt 30 Teilaufgaben wird ein Punkt vergeben. Die Summe der Punkte ergibt einen Wert, der auf das Ausmaß der Demenz hinweist. Eine Demenz ist unwahrscheinlich, wenn ≥ 27 Punkte erreicht werden.

MERKE Entscheidend ist der Ausschluss potenziell reversibler Krankheitsbilder wie z. B. der Vitamin-B$_{12}$-Mangel und die Hypothyreose.

Differenzialdiagnosen:
- **Depression**: Die Abgrenzung gegenüber der depressiven Störung ist oft nicht einfach (Tab. 5.6).
- **Delir** (s. Psychiatrie [S. B1036]): immer auch **Bewusstseinsstörung**; rascher Beginn, kurze Dauer, starke Fluktuationen im Tagesverlauf, ausgeprägte Störungen des Schlaf-Wach-Rhythmus und massive Aufmerksamkeits- und Auffassungsstörungen
- **amnestisches Syndrom** (s. Psychiatrie [S. B1036]): umschriebener Gedächtnisverlust ohne Progredienz
- „**Altersvergesslichkeit**": Vergessen von Dingen und Sachen und nicht von Ereignissen und Personen. Soziale Aktivitäten nicht gestört.
- **Hypothyreose:** Bestimmung von basalem TSH (deutlich erhöht)
- Deprivationserscheinungen bzw. Hospitalismus und Regression in Altersheimen.

Therapie: Bei 90 % der Demenzpatienten ist keine kausale Therapie möglich. Das wichtigste Therapieziel ist der möglichst lange Erhalt der Selbstständigkeit. Hierzu werden kombiniert medikamentöse, psychotherapeutische (z. B. **Körperkontakt**, häufigere und dafür kürzere Sitzungen, mehrfaches Zusammenfassen des Besprochenen und der Rückgriff auf alte Gesprächsinhalte) und soziotherapeutische (z. B. Vereinfachung von Tätigkeitsabläufen) Maßnahmen eingesetzt.
- **Antidementiva:** bei Alzheimer-Demenz (s. u.)
- **supportive Pharmakotherapie:** bei depressiven Symptomen SSRI wie Citalopram; bei psychotischen Symptomen oder Erregungszuständen atypische Neuroleptika (z. B. Risperidon) oder niederpotente Neuroleptika ohne anticholinerge Nebenwirkungen (z. B. Melperon). Letztere eignen sich auch bei Schlafstörungen.

Tab. 5.6 Differenzierung zwischen Demenz und depressiver Pseudodemenz

Parameter	Demenz	depressive Pseudodemenz
Verlauf der Symptomatik	schleichender Beginn und langsam progrediente Verschlechterung, selten Tagesschwankungen	relativ schneller, genau abgrenzbarer Beginn, keine Verschlechterung im Verlauf, häufig Tagesschwankungen
Anamnese	häufig fremdanamnestische Angaben zu kognitiven Einschränkungen	häufig depressive oder manische Phasen in der Vorgeschichte
Affektivität	wechselnde Phasen zwischen Agitation, Depression, Angst, Apathie	dauerhaft depressive Stimmung
Alltagsaktivität	deutlich eingeschränkt	allgemeines Klagen über Überforderung (Diskrepanz zwischen subjektiv geäußerten Defiziten und der guten Alltagsbewältigung)
Verhalten des Patienten	• Patient versucht i. d. R., kognitive Defizite zu verbergen • annähernd richtige Antworten • Mitarbeit i. d. R. gut (bemühter Patient)	• ausgeprägtes Klagen über die kognitiven Defizite • häufig „weiß nicht"-Antworten • Mitarbeit i. d. R. schlecht
Orientierung	gestört	unauffällig
morphologische Auffälligkeiten (CCT, MRT)	häufig Atrophie und Läsionen	altersentsprechend
Ansprechen auf Antidepressiva	nein	gut

> **MERKE** Auf anticholinerg wirkende Substanzen (z. B. Trizyklika oder niederpotente Neuroleptika) sollte wegen der häufig gravierenden Nebenwirkungen bei älteren Patienten (Delir, Sturzgefahr, Kardiotoxizität) und der Verschlechterung der Symptomatik verzichtet werden.

5.4.2 Morbus Alzheimer

DEFINITION Demenz infolge Hirnatrophie bzw. Ablagerung von senilen Plaques und Alzheimer-Fibrillen, die klinisch durch einen langsam progredienten Verlust von kognitiven Fähigkeiten und Gedächtnisleistungen sowie einer damit einhergehenden Persönlichkeitsveränderung gekennzeichnet ist.

Formen: Die Alzheimer-Demenz kann sowohl **sporadisch** (95%) als auch **familiär gehäuft** (5%) auftreten:
- präsenile Demenz < 65 mit rascher Progredienz
- senile Demenz > 65 mit langsamer Progredienz
- typischerweise früheres Auftreten bei Patienten mit Trisomie 21 (um das 40. Lebensjahr).

Ätiopathogenese: Für alle Formen der Alzheimer-Demenz konnte eine Beteiligung **genetischer Faktoren** nachgewiesen werden:
- **Apolipoprotein E:** erhöhtes Risiko um den Faktor 3–6
- Mutationen im Presenilin-1-(PSEN1-)Gen und im Amyloid-Vorläuferprotein-Gen bei der hereditären Form.

Pathogenetisch wird ein **cholinerges Defizit** für die Erkrankung verantwortlich gemacht. Die Ursachen liegen vermutlich in einer Degeneration cholinerger Neurone (v. a. im Nucleus basalis Meinert) und in einer verminderten Konzentration der für die Acetylcholinsynthese notwendigen Cholinacetyltransferase.

Klinik: Die Erkrankung beginnt schleichend mit **Merkfähigkeitsstörungen**, zeitlicher und örtlicher Desorientiertheit, **neuropsychologischen Defiziten** (Störungen höherer kognitiver Funktionen, Aphasie, Apraxie, Alexie, Agraphie, Akalkulie, Agnosie), Perseverationen und **lange erhaltener „Fassade"**.

Diagnostik: Im Vordergrund der Diagnostik steht neben der gründlichen Anamnese die neuropsychologische Testung. Diese sollte initial mithilfe des DEMTECT (Demenz-Screening-Test), zur Verlaufskontrolle mittels Mini Mental State Test (MMST) erfolgen. Des Weiteren ist eine kraniale Bildgebung (CT, MRT, SPECT) zur Erkennung der zerebralen Atrophie (frontotemporal und parietookzipital, Abb. 5.11) und zum Ausschluss symptomatischer Demenzformen indiziert. Die PET zeigt in den atrophischen Bereichen eine signifikante Abnahme der zerebralen Durchblutung und des Sauerstoff- und Glukosestoffwechsels. In der Liquoruntersuchung ist charakteristischerweise τ-Protein erhöht und β-Amyloid (1–42) erniedrigt nachweisbar.

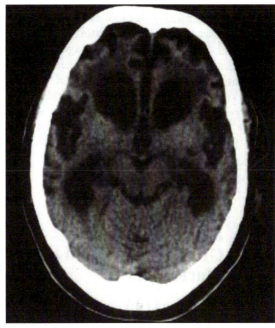

Abb. 5.11 **Morbus Alzheimer.** Atrophie der Hirnrinde mit Erweiterung der Liquorräume. (aus Gehlen, Delank, Neurologie, Thieme, 2010)

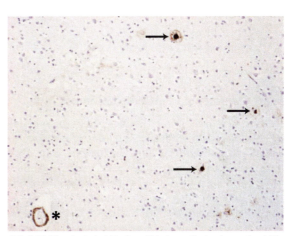

Abb. 5.12 **Histologie bei Morbus Alzheimer.** Nachweis von Amyloidplaques (→) und Amyloidablagerungen in einer Blutgefäßwand (* Amyloidangiopathie). (aus Krams et al., Kurzlehrbuch Pathologie, Thieme, 2013)

Makroskopisch erkennt man eine generalisierte Hirnatrophie, die v. a. bitemporal und frontal ausgeprägt ist und zu einer Verbreiterung der Sulci und Vergrößerung der inneren und äußeren Liquorräume führt. **Histologische** Zeichen sind eine Neuronendegeneration und eine Abnahme der Synapsendichte. Typisch für die Alzheimer-Demenz sind
- eine ausgeprägte, **diffuse** extrazelluläre Ablagerungen von **β-Amyloid** (Abbauprodukt des Amyloidvorläuferproteins) in der grauen Hirnsubstanz (= **senile Plaques**, Abb. 5.12). Die Amyloidablagerungen lassen sich nach Anfärbung mit Kongorot im Polarisationslicht grün darstellen.
- zytoplasmatisch lokalisierte **Neurofibrillen**.

> **MERKE** Spezifisch für die Diagnose der AD sind die senilen Plaques.

Therapie: Die **Alzheimer-Krankheit** kann bis heute **nicht geheilt** werden. Die derzeit zugelassenen Antidementiva haben nur einen vorübergehenden Effekt und können die Progredienz der Erkrankung nicht verlangsamen:

Donezepil, Rivastigmin und Galantamin modulieren die Nikotinrezeptoren und wirken als **zentrale Cholinesterasehemmer**. Man versucht so, den synaptischen Acetylcholinanteil zu erhöhen und dadurch die kortikale Synapsenverarmung in den Anfangsstadien zu kompensieren. Die Alzheimer-bedingten kognitiven Störungen werden positiv beeinflusst. Außerdem werden **NMDA-Rezeptorantagonisten** (**Memantin**) zur Behandlung mittelgradiger bis schwerer Formen empfohlen. Sie sollen neuroprotektiv wirken (→ blockieren die Glutamatwirkung) und führen zu signifikanten Verbesserungen der Kognition, längerem Erhalt der Alltagskompetenz und reduzierten Pflegezeiten.

Zentrale Vasodilatatoren (Kalziumantagonisten wie Nimodipin, Pentoxifyllin und Dihydroergotoxin) wirken über eine Steigerung der Hirndurchblutung. Die Wirksamkeit des pflanzlichen Präparats Gingko biloba ist umstritten.

5.4.3 Demenz mit Lewy bodies

Siehe Kap. Lewy-body-Demenz [S. B934].

5.4.4 Frontotemporale Demenz (Morbus Pick)

Diese Demenzform manifestiert sich bereits im Alter von 50–60 Jahren. Klinisch finden sich frühzeitig Persönlichkeitsstörungen (Enthemmung, Greifreflexe, orale Tendenz), Affektverflachung, Störungen der sozialen Verhaltensweisen und Antriebsmangel. Die Gedächtnisfunktion ist erst spät betroffen. Diagnostisch kennzeichnend ist eine frontotemporal betonte Hirnatrophie. Die Histopathologie ist unauffällig. Die Lebenserwartung ist reduziert, eine Therapie ist nicht verfügbar.

In der CCT oder MRT lässt sich eine frontotemporal betonte Atrophie mit Vergrößerung der Ventrikel nachweisen. Die typische Rindenschrumpfung in Form eines „Walnussreliefs" entsteht sekundär durch den Parenchymuntergang.

Der neurodegenerative Prozess beschränkt sich meistens auf die Hirnrinde. Typisch sind intraneuronale Pick-Körperchen. Hierbei handelt es sich um argyrophile neuronale Einschlusskörperchen, die aus Zytoskelettelementen bestehen und sich im frontotemporalen Neokortex finden. Das Auftreten der Pick-Körperchen ist mit einem schwerwiegenden spongiösen Umbau, einer Atrophie und ausgeprägten Gliose des Neokortex assoziiert.

5.4.5 Vaskuläre Demenz

Ätiopathogenese: Die vaskuläre Demenz entsteht als Folge zerebraler Durchblutungsstörungen. Meistens liegt ihr

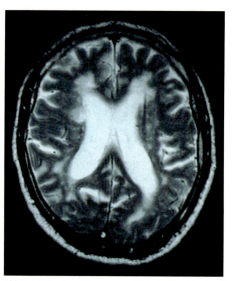

Abb. 5.13 **Morbus Binswanger.** Globale Atrophie der Hirnrinde, verminderte Dichte der weißen Substanz und multiple lakunäre Infarkte in der MRT (transversal, T 2-Wichtung). (aus Gehlen, Delank, Neurologie, Thieme, 2010)

eine **Mikroangiopathie** der kleinen und mittelgroßen Hirnarterien zugrunde, die häufigste Grunderkrankung ist die **Atherosklerose**. Seltenere Ursachen sind die zerebrale Vaskulitis und die Amyloidangiopathie. Abhängig von der Ursache und Lokalisation der Durchblutungsstörung werden im Wesentlichen 3 Typen der vaskulären Demenz unterschieden:

- **subkortikale arteriosklerotische Enzephalopathie** (SAE, Morbus Binswanger): hypertensive Mikroangiopathie mit Demyelinisierung im periventrikulären (subkortikalen) Marklager durch multiple kleine Infarkte (Kortex bleibt ausgespart → subkortikale Demenz, Abb. 5.13). Typisch ist das Auftreten von kognitiven Defiziten sowie Gangapraxie und Blasenstörung (DD: Normaldruckhydrozephalus).
- **Multiinfarktdemenz:** Mikroangiopathie mit multiplen, v. a. kortikal lokalisierten, lakunären Infarkten; typisch sind ein schleichender Beginn nach mehreren kleineren ischämischen Ereignissen und das Auftreten neurologischer Herdsymptome.
- **vaskuläre Demenz mit akutem Beginn:** Auftreten der Demenz akut nach einem oder mehreren Schlaganfällen infolge Makroangiopathie, Thromboembolie oder Blutung.

Klinik: Die vaskuläre Demenz beginnt meistens **schleichend** (Ausnahme: nach zerebraler Ischämie). Charakteristisch sind die **stufenweise Verschlechterung** der Symptomatik, die in Zusammenhang mit den ischämischen Ereignissen auftritt, und der **fluktuierende Verlauf**. Typische Symptome sind Störungen des Kurzzeitgedächtnisses, Affektlabilität, Verwirrtheit (v. a. nachts) sowie Pyramidenbahnzeichen, Sensibilitätsstörungen, Paresen, Dysarthrie, Aphasie und extrapyramidalmotorische Störungen. Außerdem können nächtliche Verwirrtheitszustände (nächtlicher Blutdruckabfall), kognitive Defizite, Affektlabilität, Persönlichkeitsveränderungen, Antriebsverarmung oder paranoid-halluzinatorische Symptome auftreten.

Das abstrakte Denken, das Langzeitgedächtnis, die Einsicht und Urteilsfähigkeit bleiben relativ lange erhalten.

Therapie: Behandlung der **kardiovaskulären Risikofaktoren**.

5.5 Enzephalopathien bei metabolischen und internistischen Grunderkrankungen

5.5.1 Angeborene Stoffwechselerkrankungen

Die Stoffwechselerkrankungen werden an anderer Stelle besprochen:
- Endokrines System und Stoffwechsel:
  - Störungen des Kupferstoffwechsels [S. A367], z. B. Morbus Wilson
  - Störungen des Harnsäurestoffwechsels [S. A363], z. B. Lesch-Nyhan-Syndrom
- Pädiatrie:
  - Störungen des Lipidstoffwechsels [S. B542], z. B. Morbus Fabry, Gangliosidosen, metachromatische Leukodystrophie, Morbus Gaucher, Morbus Krabbe, Morbus Niemann-Pick
  - Störungen des Kohlenhydratstoffwechsels [S. B531], z. B. Galaktosämie, Glykogenosen
  - Störungen des Aminosäurenstoffwechsels [S. B536], z. B. Phenylketonurie, Ahornsirupkrankheit, Hartnup-Krankheit
- mitochondriale Erkrankungen:
  - **Leber'sche Optikusatrophie:** akuter bis subakuter Visusverlust im jungen Erwachsenenalter (häufigste Erblindungsursache dieser Altersgruppe), oft gleichzeitig bilaterales, zentrales Skotom, Rot-Grün-Sehschwäche, Schmerzen, Papillenschwellung. Diagnostik: visuell evozierte Potenziale, Molekulargenetik. Behandlungsversuch mit Coenzym Q und Vitamin B_2.
  - **Morbus Leigh** (nekrotisierende Enzephalopathie): Ursächlich werden verminderte Enzymaktivitäten sowie Vitaminkonzentrationen im Gehirn vermutet. Meist treten schon im frühen Kindesalter Gedeihstörungen, psychomotorische Verlangsamung, Muskelhypotonie und -schwäche auf. Im Verlauf Optikusatrophie, Okulomotorikstörungen, epileptische Anfälle, Ataxie und Pyramidenbahnzeichen, selten extrapyramidale Störungen. Diagnostik: Klinik, Bildgebung (symmetrische spongiforme Nekrosen und Demyelinisierung unter Aussparung der Corpora mamillaria → DD Wernicke-Enzephalopathie), Labor (Laktatazidose), Diagnosesicherung nur postmortal. Keine kausale Therapiemöglichkeit (evtl. Versuch mit Vitamingabe).

5.5.2 Internistische Grunderkrankungen

Neurologische Symptome können auch im Rahmen von internistischen Grunderkrankungen vorkommen:
- **hepatische Enzephalopathie:** s. Verdauungssystem [S. A286]
- **Porphyrie:** s. Endokrines System und Stoffwechsel [S. A364]
- **urämische Enzephalopathie:** s. Niere [S. A387]
- **Dialyse-Dysequilibrium-Syndrom** mit Schwindel, Kopfschmerzen, Übelkeit, Erbrechen, Myoklonien, Tremor, psychotischen Symptomen sowie generalisierten Anfällen. Ursächlich ist eine zu schnelle Hämo- oder Peritonealdialyse. Infolge Elektrolytverschiebungen und zu raschen Ausgleichs der Liquorazidose kann ein Hirnödem auftreten. Die Therapie erfolgt symptomatisch, meist kommt es zur spontanen Remission.
- **Dialyseenzephalopathie:** Aluminiumintoxikation bei langjähriger Hämodialyse. Klinisch zeigen sich Dysarthrie, Myoklonien, epileptische Anfälle und Verhaltensauffälligkeiten. Therapie: Vermeidung einer weiteren Aluminiumaufnahme sowie Gabe von Deferoxamin. Unbehandelt letaler Verlauf innerhalb eines Jahres.
- **posteriores reversibles Enzephalopathie-Syndrom** (**PRES**): akute Funktionsstörung insbesondere des vertebrobasilären Stromgebietes aufgrund einer Schrankenstörung mit vasogenem Ödem. Ursachen: renale Hypertonie, Eklampsie, Immunsuppression (v. a. Chemotherapie) und Sepsis. Klinisch zeigen sich Kopfschmerzen, Verwirrtheit, zentrale Sehstörungen und epileptische Anfälle. Reversibel bei erfolgreicher Therapie der Grunderkrankung.
- **zentrale pontine Myelinolyse:** Demyelinisierungen insbesondere im Pons. Ursächlich sind zu schnell korrigierte Hyponatriämie, Plasmahyperosmolalität (z. B. bei Verbrennungen), Mangelernährung, Alkoholentzugsdelir sowie Lebertransplantation. Klinisch finden sich je nach Läsionsausmaß leichte Defizite bis hin zu Tetraplegie, Pseudobulbärparalyse und Locked-in-Syndrom, die sich innerhalb weniger Tage entwickeln. In der kranialen MRT sind Entmarkungen sichtbar. Differenzialdiagnostisch sind die Basilaristhrombose und eine multiple Sklerose auszuschließen. Symptomatische Therapie; hohe Letalität.
- **Elektrolytstörungen:** s. Niere [S. A416]
- endokrine Enzephalopathien: Am häufigsten sind **Blutzuckerentgleisungen** (Coma diabeticum s. Endokrines System und Stoffwechsel [S. A349]; Hypoglykämie s. Endokrines System und Stoffwechsel [S. A355]). Auftreten auch bei Cushing-Syndrom, Hyper- bzw. Hypothyreose, Hyperparathyreoidismus sowie Morbus Addison.
- **Alkoholabusus:** Aufgrund der toxischen Wirkung des Alkohols und seiner Metaboliten und der meist vorhandenen Mangelernährung entstehen Schäden des zentralen und peripheren Nervensystems. Die Symptomatik umfasst Gelegenheitsanfälle, Entzugsdelir, Alkoholhalluzinose, Kleinhirnatrophie, Wernicke-Enzepha-

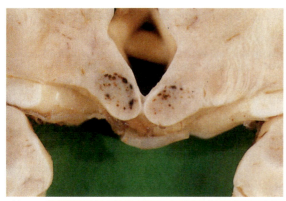

Abb. 5.14 **Wernicke-Enzephalopathie.** Punktförmige Blutungen in den Corpora mamillaria. (aus Masuhr, Neumann, Duale Reihe Neurologie, Thieme, 2007)

lopathie (s. u.), Korsakow-Syndrom (s. Psychiatrie [S. B1042]), zentrale pontine Myelinolyse (s. o.), Polyneuropathie sowie akute und chronische Myopathien bis hin zur Rhabdomyolyse [S. B997].

- **Wernicke-Enzephalopathie:** Vitamin-B_1-Mangel (Thiaminmangel) bei Fehl- oder Mangelernährung, insbesondere bei chronischem Alkoholabusus, aber auch bei Anorexie, Hyperemesis, HIV-Enzephalopathie u. a. Neuropathologisch finden sich eine Gliose und Siderose der Corpora mamillaria sowie periventrikulär im Thalamus (**Abb. 5.14**). Die klassische Symptomentrias besteht aus **Verwirrtheit** oder Bewusstseinsstörungen, **Augenbewegungsstörungen** und **Gangataxie**. Therapeutisch ist die Gabe von Thiamin erfolgreich, ohne Therapie ist die Enzephalopathie letal.

5.6 Entzündliche Erkrankungen

DEFINITION

- **meningitisches Syndrom:** Hirnhautentzündung mit Kopfschmerzen, Meningismus, postiven Nackendehnungszeichen, Hirnnervenparesen, Photophobie, hohem Fieber, Erbrechen und gestörter Blutdruckregulation.
- **enzephalitisches Syndrom:** Entzündung von Hirnhäuten und Hirngewebe mit meningitischen Symptomen sowie zusätzlich Bewusstseinsstörungen, Psycho-Syndrom und epileptischen Anfällen.

5.6.1 Bakterielle Infektionen

Akute bakterielle Meningitis

Ätiologie: Je nach Lebensalter (bzw. Immunstatus) finden sich typische Erreger:
- Neugeborene, Abwehrgeschwächte: Streptokokken, gramnegative Enterobakterien (E. coli), Listerien
- Kinder: bevorzugt Haemophilus influenzae, aber auch **Meningokokken**, **Pneumokokken**, Streptokokken
- Jugendliche und Erwachsene: **Meningokokken** (vorwiegend bei Jugendlichen), **Pneumokokken** (typischerweise im hohen Lebensalter sowie bei Immunschwäche), seltener Streptokokken, Haemophilus influenzae.

Die Erreger können sich hämatogen, per continuitatem bei Infektionen im HNO-Bereich (z. B. Mastoiditis, Sinusitis) oder direkt durch offene Liquorfisteln (z. B. bei offenen Liquorfisteln oder nach hirnchirurgischen Eingriffen) ausbreiten.

Eine Meningokokkenmeningitis wird durch unterschiedliche Serogruppen ausgelöst: In Mitteleuropa handelt es sich vorwiegend um Infektionen mit den Serogruppen B (ca. 65–70 %) und C (25–30 %). Weitere Serogruppen sind selten. In Afrika sind Infektionen mit der Gruppe A endemisch.

Klinik: Eine **Pneumokokkenmeningitis** präsentiert sich mit meningitischem Syndrom. Ein Herpes labialis ist häufiger Begleitbefund.

Bei der **Meningokokkenmeningitis** finden sich neben der typischen meningitischen Symptomatik regelmäßig eine Verbrauchskoagulopathie mit kutanen Blutungen (**Abb. 5.15a**), Nekrosen und Nebennierenblutungen (**Waterhouse-Friderichsen-Syndrom**, Abb. 5.15b). Selten kann es zu Miktionsstörungen kommen.

Komplikationen: Zerebrale Komplikationen sind ein Hirnödem, vaskuläre Störungen (Arteriitis, Vasospasmus, septische Sinusvenenthrombose), die Entwicklung eines Hydrozephalus, Hörstörungen und intrakranielle Blutungen. Extrazerebral kann es z. B. zu einer Pneumonie, septischem Schock, Verbrauchskoagulopathie, ARDS oder einer Rhabdomyolyse kommen.

Waterhouse-Friderichsen-Syndrom: Gefürchtete Komplikation der bakteriellen Meningitis, die fast ausschließlich bei Kindern und Jugendlichen vorkommt, selten bei Erwachsenen. Es tritt v. a. bei Infektionen mit N. meningiti-

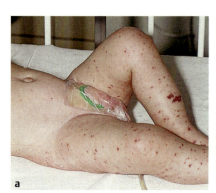
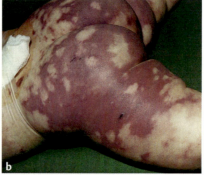

Abb. 5.15 **Meningokokkenmeningitis. a** Hautblutungen bei einer Meningokokkensepsis. **b** Waterhouse-Friderichsen-Syndrom mit Hautnekrosen. (aus Sitzmann, Duale Reihe Pädiatrie, Thieme, 2007)

dis, S. pneumoniae, H. influenzae auf, kann jedoch auch bei einer tuberkulösen Meningitis vorkommen. Ursächlich ist die Tatsache, dass die Erreger bei ihrem Zerfall **Endotoxine** freisetzen, die die Gerinnung aktivieren und zu einer disseminierten intravasalen Koagulopathie (DIC) führen. Klinisch imponieren eine sich rasch entwickelnde Purpura (**Purpura fulminans**) mit Petechien, Ekchymosen und Schleimhautblutungen, die durch die Verbrauchskoagulopathie hervorgerufen werden. Durch Einblutungen in die Nebennieren kommt es zu einer **akuten Nebennierenrindeninsuffizienz** mit **Kortisolmangel**. Einblutungen in innere Organe (z. B. Niere) können zu weiterem Organversagen führen. Es kommt zu einem septischen Schock. Die Patienten werden komatös und sterben im Multiorganversagen. Die Letalität liegt bei etwa 90 %.

Diagnostik: In der klinischen Untersuchung können Nackendehnungszeichen ausgelöst werden (positive Lasègue-, Kernig- und Brudzinski-Zeichen). Die wichtigste diagnostische Maßnahme ist die Liquorpunktion und -diagnostik, die einen **trüben Liquor** zeigt. Es finden sich massenhaft granulozytäre Zellen (**Pleozytose** [S. B919]) sowie grampositive Diplokokken bei Pneumokokken oder intrazelluläre gramnegative Diplokokken bei Neisserien als Erregern. Der Erregernachweis im Liquor gelingt jedoch nicht immer (ca. in ⅓ d. F. nicht). Der Eiweißgehalt ist deutlich erhöht; Glukose erniedrigt.

Therapie: Therapie der Wahl ist die **Gabe von Dexamethason** unter **kalkulierter Antibiose i. v.** direkt nach der Liquorentnahme. Tab. 5.7 zeigt die aktuellen Empfehlungen.

> **MERKE** Mit der initialen Antibiose wird direkt nach der Liquor- (bzw. Blut-)entnahme begonnen, d. h. vor dem definitiven Erregernachweis.

Nach Erhalt des Antibiogramms wird die Therapie dem Erregerspektrum entsprechend angepasst. Bei Kontaktpersonen eines Patienten mit Meningokokkenmeningitis sind eine **Chemoprophylaxe mit Rifampicin**, Ciprofloxacin oder Ceftriaxon sowie eine postexpositionelle Impfung (abhängig von der Serogruppe) indiziert.

Tab. 5.7 Kalkulierte Antibiotikatherapie bei bakterieller Meningitis

Alter	Antibiotikum
Früh-, Neugeborene	Cefotaxim plus Ampicillin (evtl. plus Gentamicin bei Schwerstkranken)
(Klein-)Kinder	Cephalosporine der 3. Generation (Ceftriaxon oder Cefotaxim)
Erwachsene mit ambulant erworbener Meningitis	Cephalosporine der 3. Generation (Ceftriaxon oder Cefotaxim) plus Ampicillin (in Regionen mit Pencillin-resistenten Pneumokokken Kombination aus Cephalosporinen und Vancomycin)
ältere und abwehrgeschwächte Patienten	
nosokomiale Infektionen (nach SHT, neurochirurgischen Eingriffen oder Shunt-Infektion)	Vancomycin plus Meropenem oder Vancomycin plus Ceftazidim

* Ampicillin wirkt auch gegen Listerien.

> **MERKE** Verdacht, Erkrankung und Tod der Meningokokkenmeningitis sind meldepflichtig. Patienten müssen isoliert werden.

Prophylaxe: Die aktive Impfung gegen Meningokokken der Serogruppe C (Totimpfstoff) wird laut STIKO allen Kindern im 2. Lebensjahr empfohlen (Stand 2012). Risikopersonen (z. B. Personen mit Immundefekten, gefährdetes Laborpersonal, Reisen in Länder mit epidemischem Vorkommen, Jugendliche) wird die Impfung ebenfalls empfohlen. Bei weiterbestehendem Risiko sind erneute Impfungen – i. d. R. alle 3 Jahre – notwendig. Die Impfung gegen Pneumokokken wird ebenfalls besonders gefährdeten Personen (z. B. nach Splenektomie, Immundefekte) empfohlen. Im Januar 2013 wurde in der EU ein Impfstoff gegen die Serogruppe B der Meningokokken (ca. 70 % aller Fälle) zugelassen (Bexsero®).

Hirnabszess

> **DEFINITION** Umschriebene Einschmelzung von Hirngewebe mit Eiterbildung, die solitär oder mulitpel auftreten kann.

Ätiologie: Typische Erreger intrakranieller Abszesse sind Anaerobier (Peptostreptokokken, Bacteroides fragilis), Aerobier (Proteus, Staphylokokken, Streptokokken, E. coli, Haemophilus influenzae, Pseudomonas) und besonders bei Immunsupprimierten auch Pilze bzw. Protozoen. Sie können auf unterschiedliche Weise ins Gehirn gelangen:
- **per continuitatem** bei Sinusitis, Otitis, Mastoiditis, Zahnentzündungen
- **hämatogene** Streuung bei Pneumonie, Endokarditis
- **posttraumatisch** nach offenem Schädel-Hirn-Trauma, Operationen am offenen Schädel
- **postinfektiös** nach septischer Sinusvenenthrombose, infektiöser Meningitis.

Klinik: Die Symptomatik beginnt **akut** bis **subakut** mit **Kopfschmerzen**, **Meningismus**, **Fieber** und **fokalen Defiziten** (Hirnnervenausfälle, Paresen, Dysarthrie). Hinzu kommen Übelkeit, Erbrechen, epileptische Anfälle und psychische Störungen. Selten findet sich ein chronischer Verlauf mit milderer Symptomatik.

Diagnostik:
Vorrangig ist die kraniale Bildgebung (CT mit KM). Typisch sind ringförmige Strukturen mit zentral hypodensen und randständig kontrastmittelanreichernden Arealen. Begleitend liegen häufig ein umgebendes Ödem und Hirndruckzeichen vor (**Abb. 4.1**).

Zur Erregerdiagnostik sind in erster Linie eine Abszesspunktion sowie Blutkulturen indiziert. Im Liquor findet sich ggf. eine gemischte Pleozytose und Eiweißerhöhung. Blut und Liquor können auch unauffällig sein.

> **MERKE** Keine Lumbalpunktion bei Hirndruckzeichen (absolute Kontraindikation, da Gefahr der Hirneinklemmung)!

Therapie: Die kausale Therapie beruht auf einer **kalkulierten Antibiose** und **operativer Revision**. Das Hirnödem kann symptomatisch mit Kortikoiden, epileptische Anfälle mit Antikonvulsiva behandelt werden.

Empfohlen wird eine kombinierte Antibiotikatherapie mit:
- **Cefotaxim** (→ Peptostreptokokken, Aerobier)
- **Metronidazol** (→Anaerobier wie Bacteroides fragilis)
- ggf. **Vancomycin** bei nosokomialer Genese.

Herdenzephalitis

Ätiologie: Ursächlich sind eine Einschwemmung von infizierten Thromben (bei Endokarditis → **embolische Herdenzephalitis**) oder systemische Infektionen (Sepsis → **metastatische Herdenzephalitis**). Die typischen Erreger sind Staphylo- und Streptokokken.

Klinik und Diagnostik: Die klinische Symptomatik besteht in (infarktähnlichen) fokalneurologischen Defiziten wie Paresen und Aphasie, ggf. mit fokalen Anfällen. Zusätzlich finden sich Zeichen eines enzephalitischen Syndroms. Die Diagnostik basiert auf der Untersuchung von Serum und Liquor (granulozytäre Pleozytose, Entzündungszeichen) sowie der kranialen Bildgebung (multiple Mikroabszesse, Infarktareale). Für eine erfolgreiche Therapie ist die Fokussuche essenziell. Differenzialdiagnostisch müssen eine multiple Sklerose (aufgrund der fluktuierenden Symptome) und eine endogene Psychose (aufgrund der psychiatrischen Auffälligkeiten) ausgeschlossen werden.

Therapie: Die Patienten werden mit einer kalkulierten Antibiose behandelt (Metronidazol in Kombination mit Fosfomycin oder Cefotaxim), die später ggf. an das Antibiogramm angepasst wird.

Die Letalität ist hoch. Häufig bleiben Defizite zurück.

Botulismus

> **DEFINITION** Intoxikation mit dem von Clostridium botulinum gebildeten Botulinumtoxin, die sich in schlaffen Paresen äußert und aufgrund einer raschen Atemmuskelparese lebensbedrohlich ist.

Formen: Der klassische Botulismus tritt nach dem **Verzehr verdorbener Konservennahrung**, die Botulinumtoxin enthält, auf (s. auch Verdauungssystem [S.A257]). Wesentlich seltener ist eine Wundinfektion mit Clostridium-botulinum-haltigen Sporen oder der sog. Säuglingsbotulismus (Darmbesiedelung mit Clostridium botulinum).

Pathophysiologie: Das Botulinumtoxin ist das stärkste bekannte Neurotoxin. Es **hemmt** präsynaptisch die **Acetylcholinfreisetzung an der motorischen Endplatte** und an den autonomen Nervenendigungen und stört damit die neuromuskuläre Impulsübertragung.

Klinik: Nach einer Latenzzeit von 12–36 h leiden die Patienten an **akuten Schluck-** bzw. **Augenmuskelparesen** sowie Dysarthrie. Im weiteren Verlauf entwickelt sich eine proximal betonte **absteigende Tetraparese mit letaler Atemlähmung**. Daneben bestehen häufig vegetative Symptome wie Mydriasis, Blasen- und Darmlähmung, Tachykardie, Mundtrockenheit, Erbrechen, Diarrhö, Bauchschmerzen, Schwindel, Dyspnoe und Bewusstseinstrübungen.

Diagnostik: Die Liquoruntersuchung zeigt eine Proteinerhöhung und/oder Pleozytose. Der Toxinnachweis erfolgt im Tierversuch.

Therapie: Als kausale Behandlungsmöglichkeit steht die **Gabe von Antitoxin** zur Verfügung (s. u.). Symptomatisch helfen Magenspülungen bzw. die Gabe von Aktivkohle, um die Resorption im Verdauungstrakt einzuschränken.

Botulinumantitoxin neutralisiert nur Toxinmoleküle, die noch nicht an Nervenendigungen gebunden sind, und ist deshalb nur innerhalb der ersten 24 h nach Giftinokulation und bei Wundbotulismus wirksam.

Prognose: Die Letalität beträgt 10 %. Überlebende haben eine gute Prognose. Nur selten kommt es zu einer Residualsymptomatik (Müdigkeit, Belastungsdyspnoe).

> **MERKE** Verdacht, Erkrankung und Tod sowie direkter oder indirekter Erreger- oder Toxinnachweis sind meldepflichtig.

Weitere bakterielle Infektionen

Siehe Infektionserkrankungen:
- **Neurotuberkulose [S.A537]:** Die **tuberkulöse Meningitis** imponiert charakteristischerweise als basale Meningitis mit Hirnnervenausfällen (v. a. der Okulomotorik und des N. facialis) und weiteren fokalneurologischen Ausfällen (Arteriitis der Hirngefäße). Die Symptomatik beginnt schleichend, daneben bestehen meist Fieber (auch subfebrile Temperaturen) und weitere meningitische Symptome. Eine mögliche Komplikation ist der Hydrozephalus malresorptivus, der sich infolge Verklebungen in den basalen Zisternen und den Liquorräumen ausbilden kann. Die Diagnose wird anhand des Erregernachweises (aus Sputum, Magensaft, Harn oder Liquor) und der Liquoruntersuchung (Pleozytose, Liquorglukose < 50 % der Serumglukose, Protein 100–500 mg/dl, Laktat > 3,5 mmol/l) gestellt.
- Neuroborreliose [S.A514]
- Neurolues [S.A528]
- Tetanus [S.A535]
- Listeriose [S.A527]
- Leptospirose [S.A525].

5.6.2 Virale Meningitis und Enzephalitis

Grundlagen

Ätiologie: Zu den Erregern gehören in erster Linie **Herpesviren** (HSV, VZV). Des Weiteren können Coxsackie-, Mumps-, Masern-, Influenza-, Rhabdo- (Tollwut-), Arbo- (FSME), ECHO- und HI-Viren Meningitiden auslösen.

> **MERKE** Virale Meningitiden sind die häufigste Meningitisform.

Klinik: Die meningitische Symptomatik ist geringer ausgeprägt als bei bakteriellen Meningitiden. Zusätzlich können erregerspezifische Begleitsymptome bestehen.

Diagnostik: Die Liquoruntersuchung zeigt meist nur eine mäßige lymphomonozytäre Pleozytose sowie Plasmazellen. Pathologische Werte von Glukose oder Laktat sind selten.

Therapie: Bereits bei V. a. eine Infektion durch HSV oder VZV ist die Gabe von Aciclovir indiziert. Kann eine bakterielle Meningitis nicht sicher ausgeschlossen werden, sollte zusätzlich eine Antibiose erfolgen. Symptomatisch werden Analgetika, Antikonvulsiva sowie ggf. Maßnahmen zur Hirndrucksenkung eingesetzt.

Herpesenzephalitis

> **DEFINITION** Beim Erwachsenen i. d. R. HSV-1-Infektion mit nekrotisierend-hämorrhagischer Enzephalitis insbesondere im Bereich der Temporallappen und des limbischen Systems.

Klinik: Initial treten über wenige Tage Prodromi wie allgemeines Krankheitsgefühl, Kopfschmerzen, Fieber, Schüttelfrost und Übelkeit auf. Im Anschluss an ein symptomarmes Intervall kommt es zu:
- subakuter Bewusstseinstrübung
- organischem Psychosyndrom mit Verwirrtheit und Halluzinationen
- fokalen Defiziten wie Sprachstörungen
- epileptischen Anfällen.

Diagnostik: Die Liquoruntersuchung ergibt eine lymphozytäre Pleozytose [S. B919], evtl. finden sich Erythrozyten. Weitere Befunde: Eiweißerhöhung, evtl. Laktat leicht erhöht, selten leichte Glukoseverminderung; ggf. Erregernachweis durch PCR. Neuropathologisch finden sich die für eine virale Genese typischen intranukleären Cowdry-Einschlusskörperchen sowie nekrotische, ggf. hämorrhagische Läsionen im Temporallappen. Im MRT erkennt man meist eine unilaterale Temporallappenaffektion. Das EEG zeigt häufig einen frontotemporalen Herd.

Therapie: Diese erfolgt wie bei viraler Meningitis (s. o.) mit Aciclovir i. v. (schon bei Verdacht!), Antibiose und symptomatischen Maßnahmen (z. B. Paracetamol, Thromboseprophylaxe).

Prognose: Unbehandelt beträgt die Letalität der Erkrankung ca. 70 %.

Varizella-zoster-Infektion (Herpes zoster)

Zu einer neurologischen Symptomatik kommt es meist bei einer Reaktivierung einer latenten Infektion im Rahmen einer allgemeinen Abwehrschwäche. Charakteristischerweise findet sich ein segmentales vesikuläres Exanthem, das einem oder mehreren benachbarten Dermatomen zugeordnet werden kann und mit Schmerzen sowie Sensibilitätsstörungen einhergeht (z. T. Auftreten der Schmerzen vor Exanthemausbruch). Zusätzlich bestehen je nach Manifestationsort spezifische Begleitsymptome bzw. Komplikationen:
- **Zoster ophthalmicus** (N. V_1): Entzündungen des Auges, Optikusneuritis, Augenmuskelparesen
- **Zoster oticus** (N. VII): progrediente unilaterale Ohrenschmerzen, vesikuläre Effloreszenzen an der Ohrmuschel oder im äußeren Gehörgang, Fazialisparese (→ ipsilaterale Hypakusis und Parese der Gesichtsmuskulatur), N.-vestibulocochlearis-Läsion (→ Schwindel, Tinnitus, Hörminderung); s. auch HNO [S. B807]
- **Polyradikulitis:** [S. B983] wie Guillain-Barré-Syndrom (sehr selten)
- **Myelitis:** Sensibilitätsstörungen, Paresen, Harnverhalt bis hin zu Querschnittssymptomatik
- **aseptische Meningitis:** u. U. mit chronischem Verlauf
- **Enzephalitis:** durch Entzündung großer bzw. kleiner Gefäße mit Befall der Hemisphären und des Hirnstamms.

Bei allen Formen zeigt sich im Liquor eine lymphozytäre Pleozytose. Die Therapie erfolgt symptomatisch und virostatisch mit Aciclovir. Eine häufige Komplikation stellt die Postzosterneuralgie [S. B1006] dar.

Frühsommermeningoenzephalitis (FSME)

Die durch Zeckenbisse übertragene Infektion ist durch einen 2-phasigen Verlauf mit grippeähnlichem Prodromalstadium und darauf folgender neurologischer Symptomatik (Meningitis, Enzephalitis, Myelitis oder Radikulitis) gekennzeichnet. In Liquor und Serum sind spezifische Antikörper, eine intrathekale IgG-Produktion sowie eine lymphozytäre Pleozytose nachweisbar. Die Therapie erfolgt rein symptomatisch. Eine aktive Immunisierung mit inaktivierten Viren steht zur Verfügung und wird v. a. für Personen in Endemiegebieten (z. B. Süddeutschland) empfohlen.

Progressive multifokale Leukenzephalopathie (PML)

Ursächlich liegt eine Infektion der Oligodendrozyten mit dem JC-Virus vor (s. Mikrobiologie [S. C681]), die praktisch ausschließlich bei Immunsupprimierten (v. a. AIDS-Patienten, Organtransplantierten, MS-Patienten) auftritt. Klinisch äußert sich diese mit Störungen der Okulomotorik und Sensibilität, Dysarthrie, progredienten Paresen bis zur Tetraplegie, Gangstörung, zentralen Sehstörungen, Wesensveränderungen, kognitiven Defiziten sowie epileptischen Anfällen. Im MRT erkennt man asymmetrische Veränderungen (hypointens in T1, hyperintens in T2), die bevorzugt parietookzipital, subkortikal oder periventrikulär lokalisiert sind, keinen raumfordernden Effekt haben und kein Kontrastmittel aufnehmen. Bei konkretem Verdacht ist eine JC-Virus-PCR des Liquors bzw. die Hirnbiopsie (Verlust an Myelin, intranukleäre Einschlüsse) diagnostisch richtungweisend. Eine Therapie ist nicht bekannt, die Behandlung der Grunderkrankung steht im Vordergrund.

Weitere virale Meningo(myelo)enzephalitiden

- **HIV-Enzephalopathie:** Im Vordergrund der Symptomatik steht eine schwere irreversible Demenz mit Beeinträchtigung der Konzentrations- und Gedächtnisleistungen sowie begleitenden Gangstörungen
- masernassoziierte Infektionen: s. Pädiatrie [S. B554]
- Zytomegalieenzephalitis: s. Infektionserkrankungen [S. A562]
- Tollwut: s. Infektionserkrankungen [S. A558].

5.6.3 Prionenerkrankungen

Hierzu zählen neben der im Folgenden näher beschriebenen meist sporadisch auftretenden **Creutzfeldt-Jakob-Krankheit** das hereditäre **Gerstmann-Sträussler-Scheinker-Syndrom** (Ataxie, Demenz, Hyporeflexie) und die **fatale familiäre Insomnie** (Insomnie, autonome Dysregulationen, motorische Störungen). Alle Prionenerkrankungen haben mit einer Überlebenswahrscheinlichkeit von wenigen Jahren eine ungünstige Prognose.

Creutzfeldt-Jakob-Krankheit

Es handelt sich um eine **sporadische Prionenerkrankung**, die mikroskopisch eine spongiöse Auflockerung von Teilen der Großhirnrinde mit massiver Astrozytose zeigt. Klinisch kommt es zu rasch progredienten psychischen Veränderungen mit Gedächtnisverlust und Affektlabilität im Sinne einer **Demenz**. Die neurologische Symptomatik ist vielfältig: Ataxie, Myoklonus, Rigor, Pyramidenbahnzeichen bzw. extrapyramidalmotorische Störungen, zerebelläre Ausfälle, kortikale Sehstörungen und Augenbewegungsstörungen, epileptische Anfälle sowie Bewusstseinsstörungen.

Wegweisend für die Diagnose sind neben der typischen Klinik der Nachweis von **14-3-3-Protein** im Liquor, Hyperintensitäten der Basalganglien in der Bildgebung (MRT) sowie periodische Sharp-wave-Komplexe im EEG. Es ist keine kausale Therapie bekannt. Insbesondere die BSE(bovine spongiforme Enzephalopathie)-assoziierte Variante hat einen raschen letalen Verlauf.

5.6.4 Meningoenzephalitiden durch Pilze und Parasiten

Pilzinfektionen

Siehe Infektionserkrankungen [S. A563].

Protozoeninfektionen

- **Toxoplasmose:** Bei gesunden Erwachsenen verläuft eine Infektion oft asymptomatisch. Immungeschwächte Patienten erkranken an einer Enzephalitis mit Kopfschmerzen, fokalen Defiziten und epileptischen Anfällen. Siehe Infektionserkrankungen [S. A574].
- **Malaria:** Neben der typischen Malariasymptomatik (s. Infektionserkrankungen [S. A570]) klagen die Patienten zusätzlich über neurologische Beschwerden wie Bewusstseinsstörungen, epileptische Anfälle sowie zerebrale Herdsymptome. Die Malariaenzephalitis hat eine hohe Letalität.
- **Amöbiasis:** Siehe Infektionserkrankungen [S. A569].

Wurmerkrankungen

- **Zystizerkose:** Bei zerebralem Befall fokale Herdsymptome, epileptische Anfälle und Hirndruckzeichen. Auch spinale Manifestationen sind möglich. Siehe Infektionserkrankungen [S. A578]
- **Echinokokkose:** Bei ZNS-Beteiligung finden sich epileptische Anfälle sowie Hirndruckzeichen. Siehe Infektionserkrankungen [S. A580].

5.7 Entmarkungserkrankungen

5.7.1 Multiple Sklerose (MS)

Synonym: Enzephalomyelitis disseminata

> **DEFINITION** Multifokale entzündlich-degenerative ZNS-Erkrankung mit herdförmiger Entmarkung von Gehirn und Rückenmark und Schädigung von Axonen.

Epidemiologie: Die Prävalenz beträgt rund 50–100/100 000 Einwohner; besonders hoch ist sie in skandinavischen Ländern und in Nordamerika. Jährlich erkranken ca. 3/100 000 Einwohner. Überwiegend erkranken jüngere, weiße Frauen zwischen dem 20. und 40. Lebensjahr.

Ätiopathogenese: Die Ursache der multiplen Sklerose ist unbekannt. Autoimmunprozesse gegen Antigene auf den Markscheiden werden als ursächlich angenommen. Zudem scheinen auch genetische Faktoren eine Rolle zu spielen: Bei nahen Verwandten ist das Erkrankungsrisiko höher als in der Normalbevölkerung.

Es kommt schubweise zu **Entzündungen** und konsekutivem Abbau der Markscheiden in Gehirn, Rückenmark und von Hirnnerven (→ **fokale Demyelinisierungen**). Nach abgelaufener Entzündung bilden sich **gliöse Narben** („Sklerose") aus. Makroskopisch finden sich insbesondere **periventrikulär** derbe graue Herde (Abb. 5.16).

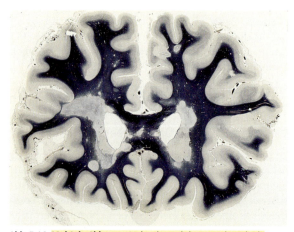

Abb. 5.16 Multiple Sklerose. Makroskopisch lassen sich multiple periventrikuläre Entmarkungsherde feststellen. (aus Riede, Werner, Schaefer, Allgemeine und spezielle Pathologie, Thieme, 2004)

5.7 Entmarkungserkrankungen

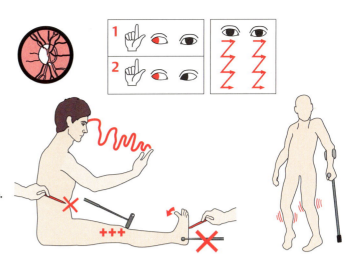

Abb. 5.17 Die häufigsten Befunde bei multipler Sklerose. Retrobulbärneuritis, internukleäre Ophthalmoplegie, Nystagmus, Ataxie, erloschener Bauchhautreflex, gesteigerter Patellasehnenreflex, Babinski-Zeichen, Sensibilitätsstörungen. (aus Mattle, Mumenthaler, Kurzlehrbuch Neurologie, Thieme, 2011)

Klinik: Die Erkrankung kann entsprechend der Läsionslokalisation mit **Defiziten aller Hirnfunktionen** einhergehen. Die Symptome (**Abb. 5.17**) nehmen über Stunden bis Tage hin zu und bilden sich nur langsam und z. T. auch unvollständig zurück. Am häufigsten sind **Sensibilitätsstörungen** (z. B. Parästhesien, Lhermitte-Zeichen) und eine **Retrobulbärneuritis** [S. B964]. Weitere mögliche Symptome sind:
- **internukleäre Ophthalmoplegie** (INO), Eineinhalb-Syndrom [S. B965], **Doppelbilder** durch Augenmuskelparesen (häufig Abduzensparese)
- spastische Paresen, **Pyramidenbahnzeichen** (z. B. Babinski-Zeichen), **Reflexsteigerung**, erloschene Bauchhautreflexe
- **Ataxie, Dysarthrie, Nystagmus**, Dysdiadochokinese
- Blasenstörungen
- psychische Störungen wie abnorme Ermüdbarkeit, Angststörungen, kognitive Einbußen oder unangemessene Euphorie im Verlauf.

Selten ist die isolierte **Charcot-Trias** mit Nystagmus, Intentionstremor und skandierender Sprache. Verschlechtert sich die Symptomatik durch **Wärme**, spricht man vom **Uthoff-Phänomen** (Pseudoschub).

Verlauf:
Klinisch isoliertes Syndrom (KIS oder CIS): Das klinisch isolierte Syndrom liegt vor, wenn ein erstes MS-typisches Symptom aufweist und im MRT MS-typische Veränderungen nachweisbar sind.
Die Erkrankung kann unterschiedlich verlaufen:
- **schubförmig remittierende** Form mit eindeutigen Schüben und (meist) vollständiger Remission ohne Krankheitsprogression zwischen den Schüben (häufigste Form bei Erkrankungsbeginn)
- **schubförmig progrediente** Form, bei der die Symptomatik zwar insgesamt progredient ist, sich aber dennoch abgrenzbare Schübe mit Remission zeigen
- **sekundär chronisch-progrediente** Form, die initial einen schubförmigen Verlauf aufweist und dann chronisch (evtl. schubförmig) fortschreitet ohne vollständige Remission
- **primär chronisch-progrediente** Form mit bereits initial progredientem Verlauf ohne abgrenzbare Schübe.

Diagnostik: Die Diagnostik basiert auf:
- **Anamnese** (**Cave:** Oft sind die ersten Beschwerden so flüchtig, dass sie nicht weiter abgeklärt werden)
  - **klinischer Befund**: zeitlich (→ Schübe) und örtlich getrenntes Auftreten verschiedener zentralnervöser Störungen
  - Visusverschlechterung
  - Lhermitte-Zeichen: Durch passive Nackenbeugung werden blitzartige, über Rücken und/oder Extremitäten abwärts ziehende, elektrisierende Missempfindungen (typisch bei der multiplen Sklerose)
- **visuell evozierte Potenziale:** Latenzverlängerung (→ hohe Spezifität)
- **Liquordiagnostik** lymphozytäre Pleozytose, intrathekale IgG-Produktion mit oligoklonalen Banden. Bei fast 90 % der Patienten findet sich außerdem eine intrathekale Synthese von Antikörpern gegen das Masern-, Röteln- und Varizella-Zoster-Virus (MRZ-Reaktion)
- **kraniale MRT** (ggf. auch spinal): typischerweise multiple periventrikuläre Läsionen (hyperintens in T2; Abb. 5.18). Die Befunde der initialen Bildgebung korrelieren mit der Wahrscheinlichkeit des Vorhandenseins von Behinderungen nach 5–10 Jahren.

Für die Diagnosestellung entscheidend sind die **Kriterien nach McDonald** (Tab. 5.8). Der Schweregrad der Erkrankung kann anhand der **Kurtzke-Skala** (EDSS = expanded disability status scale) bestimmt werden (0,0 = normale neurologische Untersuchung in allen funktionellen Systemen, 10 = Tod infolge MS). Im mittleren und höheren Punktebereich betrifft der EDSS v. a. die Gehbehinderung und ihren Hilfsmittelbedarf.

Differenzialdiagnostisch infrage kommen:
- Infektionen (z. B. Borreliose, Lues, HIV, Morbus Whipple)
- Kollagenosen (z. B. SLE, Sjögren-Syndrom) und Vaskulitiden (z. B. Morbus Behçet)
- multiple zerebrale Embolien (bei Vorhofflimmern, Mitralprolaps, Myokardinfarkt)
- Neurosarkoidose

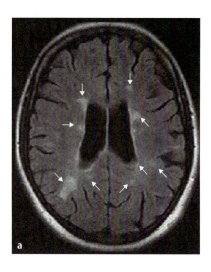
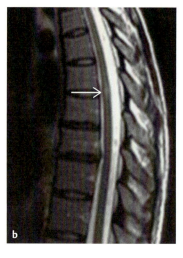

Abb. 5.18 **Multiple Sklerose. a** Kraniale MRT mit multiplen hyperintensen periventrikulären Marklagerläsionen (Flair-Sequenz). **b** MRT der mittleren BWS (sagittale Aufnahme in T 2). Auf Höhe von Th 4 erkennt man eine hyperintense Rückenmarksläsion (Pfeil). (a: aus Reiser et al., Duale Reihe Radiologie, Thieme, 2011; b: aus Imhof et al., Pareto-Reihe Radiologie Wirbelsäule, Thieme, 2006)

Tab. 5.8 McDonald-Kriterien zur Diagnosestellung (revidierte Fassung 2010)

Schübe	objektiver Nachweis von Läsionen	zusätzliche Kriterien
≥ 2	≥ 2	nicht erforderlich
	1	• MRT: räumliche Dissemination
		• MRT: ≥ 2 oder mehr MS-typische Läsionen • Liquorbefund: positiv
		• weiterer Schub mit neuer Lokalisation
1	≥ 2	• MRT: zeitliche Dissemination
		• weiterer Schub
	1 (monosymptomatisch)	• MRT: räumliche Dissemination
		• MRT: ≥ 2 oder mehr MS-typische Läsionen sowie zeitliche Dissemination • Liquorbefund: positiv
		• weiterer Schub

keiner		andauernde Progression:
		• retro- oder prospektiv in 1 Jahr
		• 2 der folgenden Kriterien
		  – zerebrales MRT: räumliche Dissemination
		  – Rückenmark-MRT: positiv (→ ≥ 2 herdförmige Läsionen in T 2)
		  – Liquorbefund positiv

VEP = visuell evozierte Potenziale

- funikuläre Myelose
- akute disseminierte Enzephalomyelitis (ADEM s. u.)
- AV-Malformationen
- progressive multifokale Leukenzephalopathie
- Tumoren.

Therapie: Es gibt keine kausale Therapie. Die Behandlungsmöglichkeiten beschränken sich auf **symptomatische Maßnahmen** mit dem Ziel der langfristigen Erhaltung der Lebensqualität der Patienten.

Im Vordergrund der Behandlung stehen derzeit die Immunsuppression und Immunmodulation. Sie soll in erster Linie die Progredienz der Erkrankung verhindern. Man unterscheidet zwischen der Behandlung akuter Schübe und der Intervalltherapie zur Schubprophylaxe. Zusätzlich kommen Allgemeinmaßnahmen wie Physiotherapie (z. B. Blasentraining, Bewegungstherapie), die Gabe von Baclofen (Therapie der Spastik oder spinaler Automatismen), die Ansäuerung des Urins (Verhinderung von Harnwegsinfektionen), eine Psychotherapie sowie die sozialmedizinische Betreuung und die häusliche Pflege schwer betroffener Patienten zum Einsatz.

Schubtherapie: Hochdosierte i. v.-**Kortikosteroidpulstherapie** über 3–5 Tage (z. B. 500–1000 mg Methylprednisolon). Um Nebenwirkungen zu vermeiden, werden begleitend Protonenpumpenhemmer (Magenschutz), niedrigdosiertes Heparin wie Enoxaparin (Thromboseprophylaxe) und z. T. auch oral Kalium substituiert.

Intervalltherapie: Zur Schubprophylaxe sind zugelassen **β-Interferone** (beginnen während der Kortikoidtherapie, 3–4 ×/Woche s. c. oder 1 ×/Woche i. m.), Glatirameracetat s. c. (› synthetisches Peptidgemisch aus 4 Aminosäuren des basischen Myeloproteins), i. v.-Immunglobuline (auch in Schwangerschaft und Stillzeit sowie bei Kindern), Azathioprin p. o., Cyclophosphamid und Mitoxantron (alle 3 Monate als Einzelinfusion + Antiemetika) oder Natalizumab (1 ×/Monat i. v. bei fehlendem Therapieerfolg und anhaltend progredienten Schüben). Die Wahl des Präparats hängt von der klinischen Verlaufsform sowie der individuellen Situation des Patienten (Vorerkrankungen, Immunstatus etc.) ab.

Prognose: Die Arbeitsfähigkeit ist bei ⅓ der Patienten auch nach langjährigem Krankheitsverlauf weiterhin gegeben, ⅓ ist nicht mehr arbeitsfähig (aber nicht pflegebedürftig), ⅓ wird pflegebedürftig.

Prognostische Faktoren:
- Alter: günstiger ist ein Erkrankungsbeginn vor dem 40. Lebensjahr
- Verlauf zu Beginn: am günstigsten ist ein schubförmiger Verlauf mit nur einem Symptom
- Rückbildung der Symptome: günstig sind eine rasche Rückbildung und lang anhaltende Remission nach initialer Symptomatik.

5.7.2 Sonstige demyelinisierende Erkrankungen

Neuromyelitis optica

Synonym: Devic-Syndrom

Es handelt sich um eine Erkrankung mit schubförmig verlaufenden **uni-** oder **bilateralen Sehnerventzündungen, die in Kombination mit spinalen Läsionen (Querschnittsymptomatik)** auftreten. Es sind typischerweise Aquaporin-4-Antikörper im Serum nachweisbar. Die wichtigste Differenzialdiagnose ist die Enzephalomyelitis disseminata, wobei jedoch im Gegensatz dazu das MRT meist unauffällig ist und im Liquor keine (oder nur vorübergehend) oligoklonalen IgG-Banden nachweisbar sind. Ein Therapieversuch kann mit hoch dosierten Kortikoiden oder Cyclophosphamid und Plasmapherese erfolgen. Der Verlauf ist schwerer als bei der multiplen Sklerose, die Letalität ist hoch (16–50 %).

Akute disseminierte Enzephalomyelitis (ADEM)

Es kommt vorwiegend **para-** oder **postinfektiös** sowie postvakzinal zu einer **akuten** (einzeitigen, nichtschubförmigen) **demyelinisierenden Enzephalitis**, die sich mit Fieber, Kopfschmerzen, Psycho-Syndrom, Vigilanzstörungen und neurologischen Herdsymptomen äußert. Im Liquor können sich Entzündungszeichen finden, selten oligoklonale Banden. Im MRT sind überwiegend kontrastmittelanreichernde (akute) Läsionen nachweisbar (keine alten Läsionen). Differenzialdiagnostisch muss ein erster Schub einer Enzephalomyelitis disseminata abgegrenzt werden; Klärung schafft erst der Krankheitsverlauf.

Zur Therapie werden hoch dosiert Kortikoide oder Cyclophosphamid gegeben sowie eine intravenöse Immunglobulingabe (IVIG) versucht.

Die ADEM hat eine Mortalität von 30 %, eine Restitutio ad integrum ist möglich.

5.8 Traumatische Hirnerkrankungen (Schädel-Hirn-Trauma)

Einteilung und Klinik: Das Schädel-Hirn-Trauma kann **geschlossen** (Dura intakt) oder **offen** (Verbindung zwischen Außenwelt und Subduralraum) sein und ohne Schädigung von Hirngewebe (leichtes SHT) oder mit einer Schädigung von Hirngewebe (mittelschweres bis schweres SHT, offenes SHT) einhergehen. Die Hirnschädigung kann entweder lokal oder diffus entstehen:

Tab. 5.9 Schweregrade traumatischer Hirnläsionen

Schweregrad	GCS (Punkte)	Klinik
leichtes SHT (Grad I)	13–15	Bewusstlosigkeit für ≤ 1 h, EEG-Veränderung ≤ 24 h, evtl. Schwindel, Übelkeit, Erbrechen
mittelschweres SHT (Grad II)	9–12	Bewusstlosigkeit für ≤ 24 h, leichte strukturelle Hirnläsion
schweres SHT (Grad III)	3–8	Bewusstlosigkeit > 24 h und/oder Hirnstammzeichen, deutliche strukturelle Hirnläsion

- **lokal:**
  - am Ort der Gewalteinwirkung (Coup-Herd)
  - an der gegenüberliegenden Hirnregion (Contrecoup-Herd)
  - Hämatome (epidurale, subdurale, subarachnoidale oder intrazerebrale Blutung)
- **diffus:**
  - diffuser Axonschaden
  - diffuse, petechiale Einblutungen
  - Hirnödem
  - Ischämie.

Bei ausgedehnten Läsionen kann der intrakranielle Druck infolge der Blutungen und des Ödems rasch ansteigen und dadurch Hirngewebe im Tentoriumschlitz (Zwischen- und Mittelhirn) sowie im Foramen occipitale magnum (Hirnstamm) eingeklemmt werden (**Compressio cerebri**). Bei offenen Verletzungen ist die Gefahr einer Infektion deutlich erhöht. Außerdem kann Liquor aus Nase oder Ohr austreten (**Liquorrhö**, s. Leitsymptome [S. C146]).

Das SHT lässt sich anhand der Glasgow-Coma-Scale (s. Notfallmedizin [S. B29]) in 3 Schweregrade unterteilen (Tab. 5.9). Ältere Bezeichnungen sind Schädelprellung, **Commotio cerebri** (Gehirnerschütterung, entspricht in etwa einem SHT Grad I) und **Contusio cerebri** (entspricht in etwa einem SHT Grad II).

Komplikationen:
- **frühe Komplikationen** (s. auch oben):
  - intrakranielle Druckerhöhung durch Ödem mit Gefahr der Herniation
  - posttraumatische epileptische Anfälle
  - sekundäre Blutungen
- **Spätfolgen**:
  - epileptische Anfälle
  - posttraumatischer Abszess nach offenem Schädel-Hirn-Trauma
  - **postkommotionelles/postkontusionelles Syndrom** mit Wochen, Monate oder Jahre persistierenden Kopfschmerzen, psychischen Auffälligkeiten (organische Persönlichkeitsstörung, die Affekte, Kognition oder Bedürfnisse betreffen können) und/oder neurologischer Herdsymptomatik.

Diagnostik: Zur Erstuntersuchung am Unfallort s. Notfallmedizin [S. B26].
- **Anamnese:** Unfallhergang, Dauer der Bewusstlosigkeit, Dauer der Amnesie, Blutungen, epileptische Anfälle in der Vergangenheit
- **klinische Untersuchung:** Vitalparameter? Inspektion (Brillenhämatome? Liquoraustritt?), Palpation des Schädels (Frakturstufen?), Suche nach weiteren Verletzungen
- **neurologische Untersuchung:** Bewusstsein? Pupillenreaktion? Prüfung von Reflexen und Motorik, Meningismus?
- **Labor:** Blutbild, Differenzialblutbild, Gerinnungsparameter, Elektrolyte, Glukose, Harnstoff, Kreatinin, evtl. Blutgruppenbestimmung, Liquornachweis mittels β-trace-Protein.
- **Bildgebung:**
  - CCT: bei unklarer Anamnese, Bewusstseinstrübung, Schädelfraktur, fokalen Ausfällen, erhöhter Blutungsneigung. Bei Verletzungen der Dura kann es zu intrakraniellen Lufteinschlüssen kommen, die im CCT sichtbar werden.
  - CCT-Kontrolle: nach 5 Tagen oder z. B. bei Befundverschlechterung
  - Schädelröntgen: zum Ausschluss von Frakturen
  - Wirbelsäulenröntgen: bei schwerem SHT (gesamte Wirbelsäule), HWS-Trauma, Polytrauma
  - EEG: bei mittelschwerem bis schwerem SHT
  - Sonografie abdomen.

Therapie: Die Therapie orientiert sich am Ausmaß des SHT:
- **leichtes SHT:** symptomatische Maßnahmen mit Analgetika (kein ASS!) oder Antiemetika. Beschwerdefreie Patienten mit unauffälliger Bildgebung können nach Hause entlassen werden, sonst 24-h-Überwachung in der Klinik.
- **mittelschweres SHT:** körperliche Schonung (zu lange Bettruhe nicht sinnvoll!), symptomatische Maßnahmen, Überwachung auf der Normalstation, bei initial bewusstlosem Patienten und pathologischem CCT-Befund intensivmedizinische Überwachung
- **schweres SHT:**
  - intensivmedizinische Überwachung mit Kontrolle der Vitalfunktionen und des intrakraniellen Drucks und EEG
  - ggf. Hirndrucksenkung [S. B924]
  - ggf. neurochirurgische Entlastung (s. Chirurgie [S. B219]).

5.8.1 Traumatische Hämatome

Führen Scherkräfte zu plötzlichen Lageverschiebungen des Gehirns innerhalb der Schädelkalotte, so kann es leicht zu Gefäßrupturen kommen. Auch sekundäre Blutungen sind nach Traumen nicht selten. Abhängig vom betroffenen Gefäß ist die Blutung in einem bestimmten Kompartiment lokalisiert:
- A. meningea media (und Äste), Sinus der hinteren Schädelgrube → **Epiduralhämatom**
- Venen der Pia mater → **Subduralhämatom**

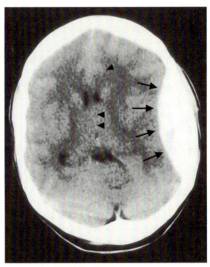

Abb. 5.19 **Epiduralblutung.** Linkstemporales Epiduralhämatom (Pfeile) mit Hirnödem und Mittellinienverlagerung (Pfeilspitzen). (aus Henne-Bruns et al., Duale Reihe Chirurgie, Thieme, 2008)

- arachnoidale Gefäße → **Subarachnoidalblutung**
- intrazerebrale Gefäße → **intrazerebrales Hämatom**.

Zu Klinik, Diagnostik und Therapie s. Intrakranielle Blutungen (nichttraumatisch) [S. B956].

Epiduralhämatom

Ätiologie: Verletzung der A. meningea media, meist bei temporaler Gewalteinwirkung.

Klinik: Typischerweise kommt es nach einer initialen Bewusstlosigkeit zu einem symptomarmen Intervall und erst im Verlauf wieder erneut zu einer progredienten Bewusstseinsstörung mit Kopfschmerzen, fokalen Symptomen, Pupillenstörungen und epileptischen Anfällen.

Diagnostik: Das CCT (Abb. 5.19) zeigt eine bikonvexe (linsenförmige) hyperdense Raumforderung sowie Kontusionsherde und subdurale oder intrazerebrale Hämatome; evtl. besteht eine Kalottenfraktur.

Therapie: Indiziert sind die Entlastung mittels Trepanation, die Versorgung der Blutungsquelle und die Ausräumung des Hämatoms. Bei kleinen Hämatomen und klinisch stabilen Patienten ohne fokalneurologische Ausfälle ist eine konservative Therapie unter engmaschiger Überwachung und OP-Bereitschaft vertretbar.

Akutes Subduralhämatom

Ätiologie: Verletzung kortikaler Gefäße bei meist heftiger Gewalteinwirkung.

Klinik: progrediente Bewusstseinstrübung nach einem symptomfreien Intervall, Pupillenstörungen, Hemisymptomatik und epileptische Anfälle.

Diagnostik: Das CCT (Abb. 5.20) zeigt eine sichelförmige hyperdense Raumforderung, die oft mit einer Mittellinienverlagerung einhergeht. Zusätzlich können evtl. Fraktu-

5.9 Durchblutungsstörungen des ZNS

Zerebrale Durchblutungsstörungen sind der häufigste Grund zentraler neurologischer Ausfälle. Sie können ischämisch bedingt sein (**ischämischer Schlaganfall**) oder als Folge intrakranieller Blutungen auftreten (**hämorrhagischer Schlaganfall**).

Das Gehirn ist auf Glukose als Energielieferant angewiesen, kann diese jedoch nur in Anwesenheit von Sauerstoff utilisieren. Eine konstante Blutzirkulation ist somit Voraussetzung, um die zerebralen Funktionen aufrechtzuerhalten. Das Gehirn verfügt über regulatorische Mechanismen, um sich vorübergehend an veränderte Situationen anzupassen und auch weiterhin eine adäquate Sauerstoffversorgung zu sichern (z. B. kompensatorische Gefäßdilatation bei Blutdruckabfall). Ab einem systolischen Blutdruck < 70 mmHg, bei erhöhtem Hirndruck oder Hyperventilation fällt die Hirndurchblutung ab. Ein erhöhter pCO_2 führt hingegen zu ihrer Steigerung.

Anastomosen zwischen A. vertebralis und A. carotis (**Circulus arteriosus Willisii**) gewährleisten sowohl eine Verbindung dieser beiden arteriellen Stromgebiete als auch den Anschluss an die Gefäße der gegenüberliegenden Körperhälfte. Bei einem akuten Gefäßverschluss reichen sie jedoch nicht aus, um die regionale Sauerstoffunterversorgung zu kompensieren. Die wichtigsten zerebralen Kollateralkreisläufe sind in **Abb. 5.22** dargestellt.

5.9.1 Ischämisch bedingte Durchblutungsstörungen

Zerebrale Ischämie

Synonym: ischämischer Insult, Apoplex

> **DEFINITION** Kritische Minderperfusion von Hirnabschnitten, die abhängig von Schwere und Ausmaß zu Gewebeuntergang und neurologischen Defiziten führt.

Ätiologie: Ursachen einer zerebralen Ischämie sind:
- **Makroangiopathien:** Arteriosklerose, Aorten- oder Vertebralisdissektion
- arteriosklerotisch bedingte zerebrale **Mikroangiopathien:** v. a. bei Hypertonus oder Diabetes mellitus
- **Embolien** (kardiale oder arterioarterielle Embolie, paradoxe Embolie)
- Gerinnungsstörungen: z. B. Antiphospholipid-Antikörper-Syndrom, ATIII-Mangel, APC-Resistenz, Protein-C/S-Mangel, Verbrauchskoagulopathie
- weitere: Vaskulitiden, Gefäßspasmen, Sinusvenenthrombose.

Risikofaktoren für eine zerebrale Ischämie sind ein **arterieller Hypertonus**, Diabetes mellitus, Nikotinabusus, Hyperlipidämie, orale Kontrazeption, Alkoholabusus, Migräne (→ Gefäßspasmen), ein hoher Hämatokrit, eine Hyperkoagulopathie und Vorhofflimmern (→ Embolien).

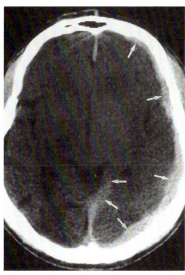

Abb. 5.20 Akutes Subduralhämatom. In der CT erkennt man ein akutes Subduralhämatom (Pfeile), das hyperdens ist und sich von frontal bis okzipital ausdehnt. Außerdem ist es geringfügig raumfordernd. (aus Masuhr, Neumann, Duale Reihe Neurologie, Thieme, 2007)

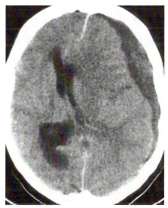

Abb. 5.21 Chronisches Subduralhämatom. Unregelmäßig begrenzte, hypointense Struktur in der linken Hemisphäre. Die Mittellinie ist deutlich verlagert. (aus Masuhr, Neumann, Duale Reihe Neurologie, Thieme, 2007)

ren und strukturelle traumatische Hirnläsionen nachgewiesen werden.

Therapie: Notfallkraniotomie mit Eröffnung der Dura, Versorgung der Blutungsquelle und Ausräumung des Hämatoms.

Chronisches Subduralhämatom

Definitionsgemäß gilt ein Subduralhämatom als chronisch, wenn seit dem Trauma mehr als 2 Wochen vergangen sind. Das Hämatom führt durch Druckschädigung zu **Kopfschmerzen**, fokal-neurologischen Defiziten sowie ggf. zu einem **Psychosyndrom**. Betroffene Patienten fallen oft durch vermehrte Stürze auf. In der kranialen CT ist eine hypointense, kalottennahe halbmondförmige Struktur nachweisbar (**Abb. 5.21**). Therapeutisch steht die Druckentlastung mittels Trepanation im Vordergrund.

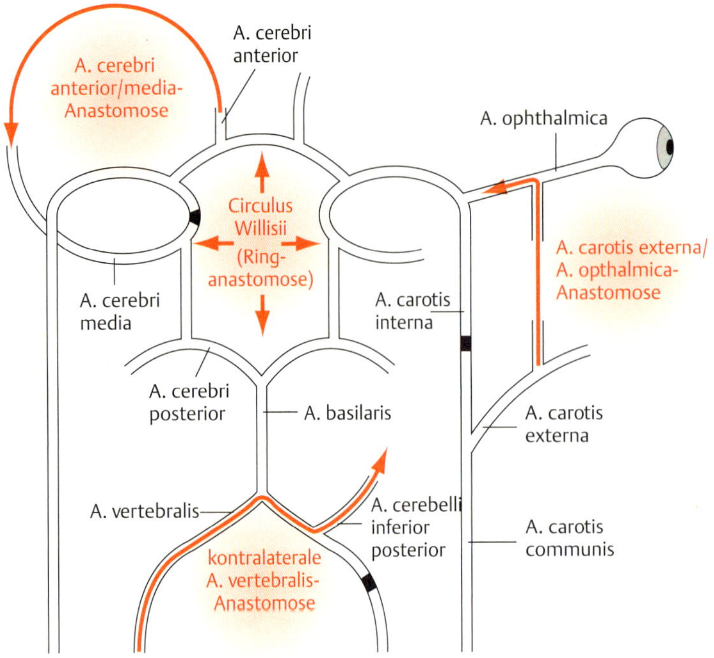

Abb. 5.22 Zerebrale Kollateralkreisläufe. (aus Gehlen, Delank, Neurologie, Thieme, 2010)

Pathogenese: Bei einer **relativen Ischämie** sind aufgrund der zerebralen Minderdurchblutung Funktion und Stoffwechsel des betroffenen Hirnareals eingeschränkt, die Infarzierungsschwelle ist jedoch nicht erreicht (Gewebe erholt sich bei Normalisierung der Durchblutung). Diese Gewebszone wird als **Penumbra** (Halbschatten) bezeichnet. Eine **totale Ischämie** ist im Gegensatz dazu durch einen irreversiblen Gewebeschaden gekennzeichnet. Es kommt zum Na^+- und H_2O-Einstrom in die Zellen mit Zellschwellung (zytotoxisches Ödem) und in der Folge zum Zusammenbruch der Blut-Hirn-Schranke (→ Einstrom osmotisch aktiver Substanzen mit vasogenem Hirnödem). Das Ödem drückt auf das Hirngewebe und stört die Blutversorgung dadurch zusätzlich.

Einteilung: Abhängig vom zeitlichen Verlauf unterscheidet man transitorisch-ischämische Attacken von einem Hirninfarkt.

Transitorisch-ischämische Attacken: Vorübergehende Durchblutungsstörungen von meist 2–15 min mit **kurzzeitigen fokalneurologischen Defiziten** wie Paresen, Stürzen („drop attacks"), **einseitigen Sehstörungen und Amaurosis fugax (Patient sieht „einen Vorhang fallen") und neuropsychologische Störungen wie Aphasie**. Die neurologischen Defizite **bilden sich innerhalb von 24 h vollständig zurück**. In der Bildgebung findet sich kein morphologisches Korrelat. Ursächlich liegen meist Mikroembolien, Blutdruckabfall und auch -steigerung, Subclavian-steal-Syndrom bzw. intrakranielle Steal-Effekte zugrunde (z. B. bei Vasokonstriktion gesunder Hirnareale mit vermehrter Durchblutung des ischämischen Abschnitts). **TIAs können einem schweren Hirninfarkt vorausgehen.**

Hirninfarkt: Ischämiebedingtes neurologisches Defizit, das sich innerhalb von 24 h nicht mehr (oder nur mehr teilweise) zurückbildet. Eine Sonderform stellt der progrediente Hirninfarkt (stroke in evolution) dar, bei dem die Symptomatik im Verlauf von Stunden bzw. Tagen weiter zunimmt. Kleinere Infarkte (minor strokes) wurden früher auch als PRIND (prolongiertes reversibles ischämisches neurologisches Defizit) bezeichnet. Meist bestehen leichte motorische oder sensible Störungen (keine neuropsychologischen Defizite). Ein minor stroke bildet sich meist innerhalb von Tagen wieder zurück.

Klinik: Je nach Lokalisation der Ischämie kommt es zu charakteristischen Ausfallsymptomen (**Tab. 5.10**, zu den einzelnen Syndromen auch Kap. Zerebrale Syndrome [S. B910]). Die Versorgung des Gehirns ist in **Abb. 5.23** dargestellt.

A. carotis interna: Eine Stenose der A. carotis interna führt zu **Ischämien** des **Media-** und **Anteriorstromgebiets** (s. u.). Diese können sich ganz charakteristisch als **Amaurosis fugax** (kurzzeitige Erblindung auf einem Auge infolge Mangeldurchblutung der A. ophthalmica) und kontralaterale Halbseitensymptomatik mit zusätzlichen neuropsychologischen Defiziten äußern. Meist tritt jedoch nicht das Vollbild auf.

Ein Wandhämatom der A. carotis interna (**Karotisdissektion**) präsentiert sich typischerweise mit tagelangem einseitigem Kopfschmerz und progredienter Dysarthrie, Hypoglossusparese, Horner-Syndrom sowie ggf. zentralem fokalneurologischem Defizit. Als begünstigende Faktoren werden Traumen angesehen (z. B. HWS-Schleudertrauma, aber auch Bagatelltraumen wie durch ruckartige Bewegungen, z. B. beim Badminton).

5.9 Durchblutungsstörungen des ZNS

Tab. 5.10 Infarkte der einzelnen Hirnregionen

Gefäß	Versorgungsgebiet	Klinik bei Infarkt
A. carotis interna	Aa. cerebri anterior und media	• Amaurosis fugax • Dissektion: Kopfschmerzen (frontoorbital), lokale Symptome (Horner-Syndrom, Zungenabweichung, Dysarthrie)
A. cerebri anterior	medialer Frontal- und Parietallappen, Septum, basale Vorderhirnstrukturen	• kontralaterale beinbetonte Hemiparese (Mantelkanten-Syndrom) • Apraxie, Apathie und Abulie (Entschlussunfähigkeit, Willensschwäche) • Blasenstörung
A. cerebri media	laterale Anteile von Frontal-, Parietal- und Temporallappen, basales Vorderhirn, Striatum, Pallidum, Capsula interna, Inselrinde	• kontralaterale Hemiparese und Hemihypästhesie • homonyme Hemianopsie • Aphasie, Neglect und/oder Apraxie
A. cerebri posterior	Okzipitallappen, Temporallappen basal und kaudal, Hippocampus, Thalamus, Mittelhirn	• homonyme Hemianopsie • Pseudohalluzinationen
Aa. vertebrales und basilaris	Hirnstamm, Kleinhirn	• zerebelläre Ataxie • Dysarthrie (skandierende Sprache) • Nystagmus

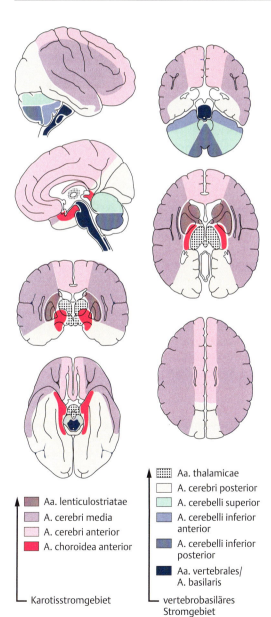

Abb. 5.23 **Arterielle Versorgung des Gehirns.** (aus Mattle, Mumenthaler, Kurzlehrbuch Neurologie, Thieme, 2011)

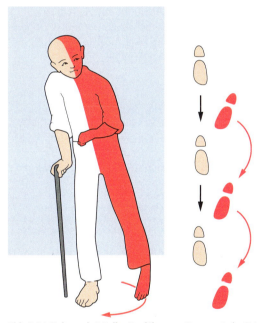

Abb. 5.24 **Haltung bei Halbseitenlähmung.** Das spastische Bein wird zirkumduziert; der gelähmte Arm bleibt angewinkelt, da die Flexoren überwiegen (= Wernicke-Mann-Lähmung). (aus Mattle, Mumenthaler, Kurzlehrbuch Neurologie, Thieme, 2011)

A. cerebri media: Die A. cerebri media verläuft nach lateral entlang der Schädelbasis und versorgt in ihrem Verlauf die Capsula interna, Basalganglien, die oberen und äußeren Teile des Temporallappens und die konvexe Kortexregion von Temporal- und Parietallappen. Infarkte ihres Stromgebietes gehen mit einer **kontralateralen, brachiofazial betonten Hemiparese** und **Hemihypästhesie** sowie neuropsychologischen Defiziten einher. Im akuten Stadium besteht bei Stammverschluss der A. cerebri media eine konjugierte Blickparese zur Läsion (Déviation conjugée), auch Gesichtsfeldausfälle können auftreten (homonyme Hemianopsie). Persistiert die Hemiparese, entwickelt sich ein typisches Gangbild (Wernicke-Mann-Lähmung, **Abb. 5.24**).

Hirnstamminfarkte führen prinzipiell zu ipsilateralen Ausfällen der Hirnnerven und kontralateraler Hemisymptomatik. Zudem bestehen Schwindel, Sprach- und Schluckstörungen, Nystagmus, Ataxie oder Pupillenstörungen.

Mittelhirninfarkte können mit Blickparesen (horizontal oder vertikal), Okulomotoriusparese, Horner-Syndrom, kontralateralen Hemiparesen oder kontralateralen Sensibilitätsstörungen einhergehen. Das sog. **Weber-Syndrom** besteht z. B. aus einer **kontralateralen Hemiparese** und **ipsilateralen Okulomotoriusparese.**

Bei ventralen **Ponsinfarkten** kommt es zu einer **Pseudobulbärparalyse, horizontaler Blickparese, Tetraplegie** und **Locked-in-Syndrom**, wenn das Bewusstsein erhalten ist und nur mehr vertikale Blickwendungen möglich sind. Ein lateraler Ponsinfarkt führt v. a. zur ipsilateralen zerebellären Ataxie.

Ischämien der **Medulla oblongata** haben ipsilaterale Ausfälle der Hirnnerven VII und IX–XII, Horner-Syndrom, kontralaterale dissoziierte Sensibilitätsstörung, Doppelbilder, Schwindel und Übelkeit zur Folge. Am häufigsten ist das Wallenberg-Syndrom [S. B911].

Kleinhirninfarkte:
- zerebelläre Ataxie mit Stand- und Gangataxie, Störung der Rumpfhaltung und des Gleichgewichts (v. a. im Sitzen), Extremitätenataxie, Dysdiadochokinese, Dysmetrie, Dysarthrie, Intentionstremor, Rebound-Phänomen
- Störungen der Blickstabilisierung und Nystagmus
- reduzierter Muskeltonus.

Als Folge multipler Hirninfarkte bzw. TIA mit wiederholt auftretenden fokalneurologischen Defiziten kann eine Multiinfarktenzephalopathie mit dem klinischen Bild einer schweren Demenz [S. B940] entstehen.

Pathologie: Morphologisch zeigt sich die ischämische Nervenzellschädigung als scharf begrenzte, keilförmige Läsion mit Kolliquationsnekrose und Zystenbildung.

Folgende Infarktmuster werden unterschieden (**Abb. 5.25**):
- **lakunärer Infarkt:** kleine subkortikale Infarkte durch mikroangiopathischen Verschluss von Marklagerarterien. Zu lakunären Infarkten kommt es v. a. bei hypertensiver zerebraler Mikroangiopathie. Die Lakunen finden sich insbesondere in Hirnstamm, Thalamus und Basalganglien. Eine Sonderform stellt der Morbus Binswanger [S. B940] dar.
- **Territorialinfarkt:** Ischämie des Versorgungsgebiets einer Hirnarterie mit charakteristischer Ausfallsymptomatik (Rückschluss auf die betroffene Arterie möglich).
- **Grenzzoneninfarkt** (**Abb. 5.26**): streifenförmige Ischämie entlang der Grenzzone zwischen den Versorgungsgebieten zweier oder mehrerer Gefäße infolge eines Blutdruckabfalls (= hämodynamischer Infarkt).
- **elektive Parenchymnekrosen**: selektive Nekrose v. a. der Pyramidenzellen des Hippocampus, der neokortikalen Schichten und der Purkinje-Zellen im Kleinhirn. Glia- und Gefäßmesenchymzellen bleiben erhalten, wodurch es zur Teilnekrose der grauen Substanz kommt.

lakunärer Infarkt   Grenzzoneninfarkt   Territorialinfarkt

Abb. 5.25 Infarkttypen. (aus Gehlen, Delank, Neurologie, Thieme, 2010)

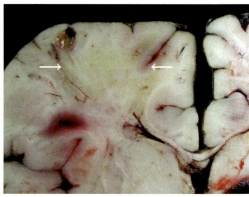

Abb. 5.26 Grenzzoneninfarkt. Frischer Grenzzoneninfarkt zwischen der A. cerebri media und A. cerebri anterior. Neben Einblutungen erkennt man gelbliches Hirngewebe infolge des Ödems. (aus Krams et al., Kurzlehrbuch Pathologie, Thieme, 2010)

Infarktstadien:
- **Stadium I** (Nekrose) = frischer ischämischer Infarkt (nach 12–48 h): Makroskopisch erkennt man noch keine bedeutsamen Veränderungen, evtl. Gewebeerweichung und verschwommene Rinden-Mark-Grenze. Mikroskopisch schwache Anfärbbarkeit, vermehrt eosinophile Granulozyten, pyknische Neurone und Vakuolenbildung.
- **Stadium II** = subakuter Infarkt (3 Tage bis 3 Wochen): makroskopisch Gewebeödem, mikroskopisch Makrophagen (Schaumzellen), neutrophile Granulozyten, aktivierte Mikroglia, Neubildung von Gefäßen, nach ca. 2 Wochen aktivierte Astrozyten
- **Stadium III** = chronischer Infarkt (> 3 Wochen): makroskopisch Kolliquationsnekrose und Zysten, mikroskopisch Fasergliose, Makrophagen, neu gebildete Blutgefäße, evtl. Verkalkungen in der Umgebung.

Diagnostik: Die Akutdiagnostik hat das Ziel, Lokalisation, Ausdehnung und Ursache zerebraler Ischämien zu eruieren. Hierfür hilft eine exakte Anamnese (aktuelles Geschehen, Risikofaktoren, Vorerkrankungen), der genaue klinisch-neurologische Status (→ erste Hinweise auf die betroffenen Hirnregionen) sowie die internistische Untersuchung (Auskultation von Herz/Karotiden, Messen von Puls und Blutdruck).

Weiterführende Untersuchungsmaßnahmen in der Akutphase sind die Laboruntersuchung, kraniale Bildgebung, Untersuchung der hirnzuführenden Gefäße sowie Herzdiagnostik.

Labor: Blutbild, Hämatokrit, BSG, Leberenzyme, Gerinnung, Blutzucker, Nierenwerte, Elektrolyte, CRP, Herzen-

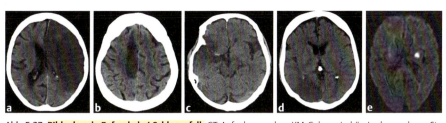

Abb. 5.27 **Bildgebende Befunde bei Schlaganfall.** CT-Aufnahmen ohne KM-Gabe. **a** Ischämie der vorderen Stromgebiete bei Karotisverschluss mit ausgedehntem Anterior- und Mediainfarkt (CT). **b** Teilinfarkt im Anteriorstromgebiet (CT). **c** Teilinfarkt im Mediastromgebiet (CT). **d** CT-Aufnahme bei Teilinfarkt im Posteriorstromgebiet (Aa. vertebrales, basilaris). **e** Lakunärer Infarkt (MRT mit Diffusionswichtung). (aus Rohkamm, Taschenatlas Neurologie, Thieme, 2010)

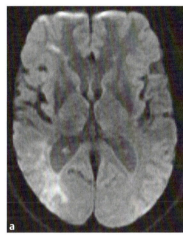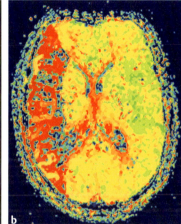

Abb. 5.28 **Penumbra bei Verschluss im Mediastromgebiet.** **a** Diffusionsgewichtete MRT: Im posterioren Teil des Mediastromgebiets rechts erkennt man fleckförmige, hyperintense Signale. **b** Perfusionsgewichtete MRT: Im gesamten rechten Mediastromgebiet ist die Zeit bis zur maximalen Kontrastmittelanflutung deutlich verzögert (roter Bereich). Der Befund zeigt also eine verminderte Perfusion bei noch annähernd normaler Diffusion (= Penumbra). (aus Mattle, Mumenthaler, Kurzlehrbuch Neurologie, Thieme, 2011)

zyme, ggf. ausführliche Gerinnungsanalyse, Vaskulitisdiagnostik.

Kraniale Bildgebung:
- **CT** → Ausschluss einer zerebralen Blutung (hyperdenses Areal). Ein akuter Infarkt zeigt in der CT-Aufnahme folgende Kriterien:
  - keine Differenzierung zwischen Rinde und Mark, einheitlich hypodenses Gebiet
  - **Dense Media Sign**: Hyperdensität im Verlauf der A. cerebri media
  - infarktbedingte Raumforderung, enge Ventrikel
  - Minderdurchblutung in der Perfusions-CT und Gefäßverschluss in der Angio-CT.
- **MRT** → Nachweis der Ischämie, Abschätzung der Größe des betroffenen Gebiets (hypointens in T 1, hyperintens in T 2 und FLAIR, zusätzlich Perfusions- und Diffusionssequenzen, **Abb. 5.28**)
- **CT-Angiografie, MR-Angiografie, Angiografie** → ggf. bei V. a. intrakranielle Gefäßpathologie.

Mögliche Befunde sind in **Abb. 5.27** dargestellt.

Ergänzende Verfahren:
- **Doppler- und Duplexsonografie** der hirnzuführenden und intrakraniellen Gefäße → Ausschluss von Stenosen, Plaques (Mikroembolien), Dissektionen, Anomalien insbesondere der A. carotis interna und der Aa. vertebrales. Zum Beispiel werden bei Amaurosis fugax zur weiteren Abklärung (symptomatische Stenose?) die extrakraniellen hirnversorgenden Halsgefäße geschallt.
- Herzdiagnostik
  - **EKG** (ggf. ergänzend 24-h-EKG) → Ausschluss von Vorhofflimmern (→ Emboliequelle) sowie eines Myokardinfarkts mit sekundärer zerebraler Beteiligung
  - **Echokardiografie:** transthorakal (TTE) und transösophageal (TEE) → Ausschluss kardialer Emboliequellen, offenes Foramen ovale (→ paradoxe Embolie).

Therapie:

Akutmaßnahmen: Bei V. a. Schlaganfall stehen die Stabilisierung des Patienten (u. a. O_2-Gabe) und der schnellstmögliche Transport in eine Klinik im Vordergrund.

Allgemeinmaßnahmen: Neben einer notfallmäßigen Diagnostik (s. o.) und ggf. kausalen Therapiemaßnahmen (s. u.) ist eine Basistherapie entscheidend für das Outcome der Patienten. Die Gewährleistung eines ausreichenden Perfusionsdrucks bzw. die nötige Sauerstoff- und Nährstoffversorgung im Infarktgebiet stehen im Vordergrund:
- Blutdruckoptimierung (systolischer Zielbereich: 160–200 mmHg)
- physikalische Kühlung und/oder Antipyretika
- ggf. Korrektur von Blutzucker- und Elektrolytstörungen sowie einer Hypovolämie
- evtl. kalkulierte Antibiose bei stärker beeinträchtigten Patienten (Gefahr der Pneumonie)
- Hirndrucktherapie (ggf. operative Dekompression).

Thrombolyse: Eine systemische Thrombolyse mit rt-PA ist indiziert bei Nachweis eines akuten thrombotisch-ischämischem Hirninfarkts, wenn die Therapie innerhalb von 4,5 h nach dem Ereignis begonnen werden kann, eine intrakranielle Blutung mittels Bildgebung ausgeschlossen wurde und der Patient zwischen 18 und 80 Jahre alt ist. Kontraindikationen sind intrakranielle Blutungen, aktuelle medikamentöse Antikoagulation oder Thrombozytopenie, größere Operationen oder Traumata innerhalb der letzten 4 Wochen, eine nichtkontrollierbare Hypertension sowie das Vorliegen eines sehr leichten bzw. sehr schweren Schlaganfalls. Komplikationen sind insbesondere intrakranielle Blutungen (> 5 %) sowie sonstige Hämorrhagien. Ist eine Lyse nicht möglich, ist ASS das Medikament der Wahl. In spezialisierten Zentren wird auch die lokale intraarterielle Lyse mit rt-PA oder Urokinase eingesetzt.

Sekundärprophylaxe: Der langfristigen Risikoreduktion dienen:
- Blutdruckeinstellung
- Senkung der Serumlipide
- Thrombozytenaggregationshemmung oder orale Antikoagulation (→ Prophylaxe von Embolien und Thrombosen): i. d. R. 100 mg Acetylsalicylsäure, bei Patienten mit ausgeprägten Risikofaktoren und Re-Infarkt-Gefahr Clopidogrel oder Kombination von ASS + Dipyridamol, bei Patienten mit Vorhofflimmern (s. Herz-Kreislauf-System [S. A40]) Vitamin-K-Antagonisten oder Dabigatran.
- operative Thrombendarteriektomie (TEA) bei Karotisstenose (s. Chirurgie [S. B210])
- Verschluss eines offenen Foramen ovale bei paradoxer Embolie.

Sinusthrombose

> **DEFINITION** Thrombose zerebraler venöser Gefäße, am häufigsten der Sinus.

Ätiologie: Etwa ⅓ der Sinusthrombosen ist idiopathisch. Weitere Ursachen sind:
- hormonelle Faktoren: orale Kontrazeptiva, Wochenbett
- Gerinnungsstörungen (Thrombophilie)
- venöse Stauungen
- hämatologische Störungen (z. B. Polyglobulie, Sichelzellanämie)
- immunologische Erkrankungen (z. B. Vaskulitis, Kollagenosen)
- Stoffwechselstörungen, Medikamente
- Tumoren
- kardiovaskuläre Störungen
- lokale Traumen, Operationen
- septische Ursache bei Infektionen.

Klinik: Die Patienten präsentieren sich mit Kopfschmerzen, Übelkeit, Hirndruckzeichen (Papillenödem), Fieber, BSG-Erhöhung, Leukozytose, motorischen Ausfällen sowie häufig mit epileptischen Anfällen. Schlaganfälle infolge Blutungen oder Ischämien können auftreten (bis zu 5 % aller Schlaganfälle!).

Diagnostik:
Mit der konventionellen Angiografie kann eine Sinusthrombose definitiv ausgeschlossen werden (allerdings invasive Methode). Geeignete nichtinvasive Verfahren sind CT mit Kontrastmittel, CT-Angiografie, MRT und MR-Angiografie. Eine fehlende Kontrastmittelanreicherung im Bereich des Thrombus weist auf den Verschluss hin. Als Folgeerscheinung können intrazerebrale oder subarachnoidale Blutungen festgestellt werden.

Die Liquoruntersuchung kann eine Xantochromie zeigen. Bei septischer Genese sind im Liquor Erreger nachweisbar.

Therapie: Als Therapie der Wahl gilt die **Vollheparinisierung**. Die Heparintherapie wird je nach klinischem Zustand nach rund 2 Wochen auf eine orale Antikoagulation umgestellt.

Ergänzend kommen symptomatische Maßnahmen wie Behandlung einer intrakraniellen Drucksteigerung, Antikonvulsiva bei epileptischen Anfällen sowie selten die operative Thrombektomie zum Einsatz.

Subclavian-steal-Syndrom

Durchblutungsstörung des Hirnstamms infolge einer Umkehr des Blutflusses. Grund dafür ist eine Stenose der A. subclavia vor dem Abgang der A. vertebralis (Abb. 5.29). Wird der Arm beansprucht, kann es zu einer **Flussumkehr** in der **A. vertebralis** kommen, um die Armmuskulatur ausreichend mit Sauerstoff zu versorgen. Klinisch finden sich dadurch eine (durchblutungsbedingte) Armschwäche sowie infolge der Minderversorgung des Gehirns neurologische Symptome wie Sehstörungen, Ataxien, Schwindel oder Parästhesien **bei körperlicher Betätigung**. Bei der Untersuchung ist der Radialispuls auf der betroffenen Seite nicht tastbar und der Blutdruck am betroffenen Arm niedriger als auf der Gegenseite (**Blutdruckdifferenz > 30 mmHg** zwischen beiden Armen). Therapeutische Möglichkeiten stellen die Gefäßdilatation, die Anlage eines Bypasses sowie ggf. eine Thrombendarteriektomie dar.

> **MERKE** Typische Symptome sind Schwindel und Armschwäche bei körperlicher Betätigung.

5.9.2 Intrakranielle Blutungen (nichttraumatisch)

Die traumatischen intrakraniellen Blutungen werden im Kap. Traumatische Hämatome [S. B950] besprochen.

Intrazerebrale Blutung

Ätiologie: Blutungen ins Hirnparenchym, die meist im Zusammenhang mit arteriellem **Hypertonus**, Aneurysmen, Gefäßmissbildungen (z. B. AV-Malformation), Amyloidangiopathie, Tumoren oder Gerinnungsstörungen auftreten. Die häufigsten Lokalisationen sind:
- **Stammganglien** (60 %)
- Kortexareale (30 %)
- infratentorielle Regionen (10 %).

5.9 Durchblutungsstörungen des ZNS

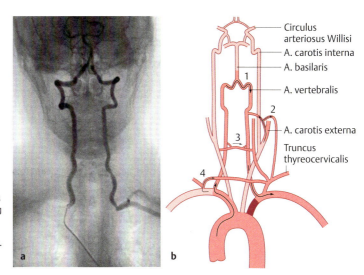

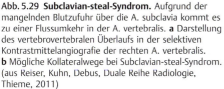

Abb. 5.29 **Subclavian-steal-Syndrom.** Aufgrund der mangelnden Blutzufuhr über die A. subclavia kommt es zu einer Flussumkehr in der A. vertebralis. **a** Darstellung des vertebrovertebralen Überlaufs in der selektiven Kontrastmittelangiografie der rechten A. vertebralis. **b** Mögliche Kollateralwege bei Subclavian-steal-Syndrom. (aus Reiser, Kuhn, Debus, Duale Reihe Radiologie, Thieme, 2011)

Sekundäre Blutungen:
- arterielle Hämorrhagie in Kontusionsherden
- Stauungsblutung bei venöser Abflussstörung.

Klinik: Klinisch kommt es abhängig von der Blutungslokalisation zu progredienten Bewusstseinsstörungen, Kopfschmerzen, Meningismus, Übelkeit, Erbrechen und lokalisationsabhängigen fokalen Ausfällen. Eine Stammganglienblutung äußert sich typischerweise mit einer kontralateralen Hemiparese bis -plegie, horizontaler Blickparese sowie einer anfänglichen Kopfdrehung und Blick zur Läsionsseite (**Déviation conjuguée**).

Diagnostik und Differenzialdiagnosen: Im nativen CT ist eine akute Blutung als hyperdense Struktur nachweisbar (**Abb. 5.30**), KM-CT, MRT und Angiografie dienen der Ursachenfindung. Differenzialdiagnostisch ist eine zerebrale Ischämie auszuschließen.

Therapie: Die Therapie beinhaltet eine engmaschige Überwachung der Patienten und darüber hinaus Allgemeinmaßnahmen wie Blutdruckeinstellung, O_2-Gabe und Hirndrucktherapie. Ein **operativer** Eingriff zum Ausschalten der Blutungsquelle bzw. Hämatomausräumung muss individuell entschieden werden. Indikationen sind z. B. eine Aneurysmaruptur, Kleinhirnblutungen mit Gefahr der Hirnstammeinklemmung, günstige Lokalisationen (v. a. supratentoriell kortexnah), eine rasche klinische Verschlechterung und junge Patienten.

Subarachnoidalblutung (SAB)

Ätiologie: Hauptursache ist die Ruptur eines zerebralen **Aneurysmas** (80 %). Sie tritt bevorzugt bei körperlicher Anstrengung, aber auch in Ruhe auf.

Lokalisation zerebraler Aneurysmen:
- A. communicans anterior (40 %)
- Karotissiphon und A.-cerebri-media-Abgang (30 %)
- Gabelung der A. cerebri media (20 %)
- A. basilaris, Abgang der A. cerebelli posterior inferior (10 %).

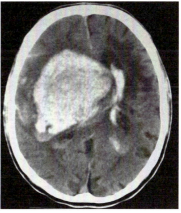

Abb. 5.30 **Intrazerebrale Massenblutung.** Die axiale CT-Aufnahme zeigt eine ausgedehnte Blutung in der rechten Hemisphäre mit Mittellinienverlagerung und Liquorabflussstörung. Die Prognose ist infaust. (aus Oestmann, Radiologie, Thieme, 2005)

In etwa ¼ d. F. finden sich multiple Aneurysmen.

Klinik: Es kommt akut zu heftigsten **Kopfschmerzen**, Nausea, Erbrechen, **Meningismus**, **Bewusstseinsstörungen** (anfangs transient, später u. U. bis hin zum Koma) sowie evtl. bei entsprechender Lokalisation zu Hirnnervenparesen (z. B. Okulomotoriusparese bei Aneurysma der A. communicans posterior), Halbseitenlähmung (bei Aneurysma der A. cerebri media) oder Hirnstamm- und Kleinhirnsymptomen (bei Aneurysma der A. basilaris). Eine mögliche Warnblutung kann mit Ischämiezeichen im EKG einhergehen.

Einteilung: Nach Hunt und Hess werden folgende Stadien einer Subarachnoidalblutung unterschieden:
- Grad I: leichte Kopfschmerzen und/oder Meningismus
- Grad II: mäßiger bis schwerer Kopfschmerz, Meningismus, Hirnnervenparesen
- Grad III: Somnolenz, leichtere Herdsymptome
- Grad IV: Sopor, schwere neurologische Störungen, vegetative Störungen
- Grad V: Koma, Strecksynergien.

Komplikationen: Die wichtigste Komplikation ist das Auftreten einer Rezidivblutung innerhalb der ersten 24 h. Aus diesem Grund ist eine sofortige Therapie essenziell. Des Weiteren treten auf:
- **Vasospasmen:** → Ischämien v. a. zwischen dem 3. und 8. Tag nach dem Ereignis (selten schon vorher!)
- **Hydrozephalus** → Verlegung des Liquorabflusses durch Koagel
- epileptische Anfälle → lokale Gewebereizung
- Herzrhythmusstörungen
- Terson-Syndrom → **Einblutungen** in den **Glaskörper** und die **Netzhaut** aufgrund einer Drucksteigerung der retinalen Venen. Tritt bei erhöhtem intrakraniellen Druck bei bis zu ⅓ der Patienten mit SAB auf. Sie korrelieren direkt mit Schwere und Ausdehnung der ursächlichen zerebralen Hämorrhagie.

Diagnostik: Eine hohe Sensitivität hat das native kraniale CT, das bei positivem Befund hyperdenses Material in den basalen Zisternen und äußeren Liquorräumen (selten in den Ventrikeln) zeigt (**Abb. 5.31**). Weitere Verfahren sind das kraniale MRT mit FLAIR-Sequenzen sowie die digitale Subtraktionsangiografie (DSA) oder CT- bzw. MR-Angiografie zur Lokalisation der Blutungsquelle. Bei negativer Bildgebung ist eine Untersuchung des Liquors indiziert, der im Fall einer Blutung blutig oder nach länger zurückliegendem Ereignis xantochrom ist (= gelblich verfärbt durch den erhöhten Eiweißgehalt).

Therapie: Behandlungsverfahren der Wahl ist das neurochirurgische Clipping des rupturierten Aneurysmas. Alternativ steht die zerebrale Angiografie mit Aneurysmacoiling zur Verfügung (geringeres Eingriffsrisiko, aber höhere Rezidivrate).

Wichtig ist zudem die optimale Blutdruckeinstellung. Als systolische Zielbereiche in der Akutphase gelten hierbei:
- 120–140 mmHg bei sonst normotensiven Patienten
- 130–160 mmHg bei bekannter Hypertonie.

Weitere Maßnahmen sind eine intensivmedizinische Betreuung (Stabilisierung der Vitalfunktion, Überwachung des Flüssigkeits- und Elektrolythaushaltes, Sedierung etc.), Immobilisation des Patienten, Hirndrucktherapie sowie die Gabe von Antikonvulsiva bei epileptischer Symptomatik. Die Prognose ist insbesondere abhängig vom Ausmaß der Blutung.

Zerebrale AV-Fisteln

Lokalisation:
- A.-carotis-Sinus-cavernosus-Fisteln
- durale AV-Fisteln
- Vertebralisfisteln.

Pathophysiologisch kommt es zu einer Steigerung des venösen Drucks in betroffenen Gefäßabschnitten mit dem Risiko stauungsbedingter Blutungen oder Ödembildungen.

Klinik: Kopfschmerzen, pulssynchrone Ohrgeräusche sowie ischämieähnliche fokale Herdsymptome.

Die häufigsten Symptome der A.-carotis-Sinus-cavernosus-Fistel sind:
- Doppelbilder
- Exophthalmus
- Chemosis (dilatierte konjunktivale und episklerale Gefäße)
- inkomplette Okulomotoriusparese
- pulssynchrone Geräusche bei Auskultation der Orbita.

Diagnostik und Therapie: Neben der klinischen Untersuchung (Auskultation!) steht die bildgebende Diagnostik (CT/MRT, Angiografie, **Abb. 5.32**) im Vordergrund. Bei

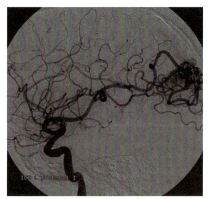

Abb. 5.32 **AV Malformation im Karotisangiogramm.** Die Malformation erhält Äste aus der rechten A. cerebri media und A. pericallosa. (aus Reiser, Kuhn, Debus, Duale Reihe Radiologie, Thieme, 2011)

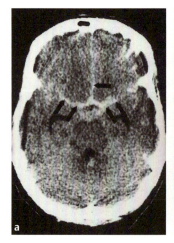
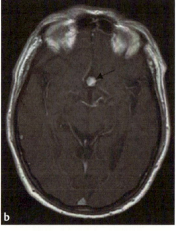

Abb. 5.31 **Subarachnoidalblutung. a** In der CT-Aufnahme lässt sich hyperdenses Material in der Fissura interhemisphaerica ventralis und den basalen Zisternen (Pfeile) erkennen. **b** Aneurysma der A. communicans anterior in der MRT mit Kontrastmittelgabe. (aus Reiser, Kuhn, Debus, Duale Reihe Radiologie, Thieme, 2011)

deutlicher klinischer Symptomatik ist eine interventionelle Therapie indiziert.

5.10 Anfallserkrankungen

DEFINITION
- **epileptischer Anfall:** synchronisierte elektrische Entladungen von Gruppen von Nervenzellen, die lokalisierte oder generalisierte zerebrale Funktionsstörungen hervorrufen
- **Epilepsie:** Erkrankung mit rezidivierend auftretenden epileptischen Anfällen gleicher Ätiologie
- **epileptisches Syndrom:** wiederholt auftretende Anfälle mit gleicher Klinik, aber unterschiedlicher Genese.

Ätiologie: Epileptische Anfälle können idiopathisch (ohne morphologisches Korrelat) oder symptomatisch (als Folge morphologischer Veränderungen) auftreten (Tab. 5.11). Jedes Gehirn reagiert oberhalb einer individuellen Reizschwelle mit epileptischen Anfällen. Bei idiopathischen Anfällen besteht eine genetische Veranlagung.

Epileptische Anfälle können durch **Provokationsfaktoren** wie Flackerlicht, Hyperventilation, Fieber, Alkohol, Medikamente, Schlafentzug bevorzugt ausgelöst werden.

Die kindlichen Fieberkrämpfe werden im Kapitel Pädiatrie [S. B612] besprochen.

5.10.1 Einteilung

Grundsätzlich unterscheidet man epileptische Anfälle von Epilepsien bzw. epileptischen Syndromen sowie fokale von generalisierten Ereignissen (Tab. 5.12).

5.10.2 Klinik

Je nach betroffener Hirnregion äußern sich Anfälle mit einer spezifischen Symptomatik [S. B910]. Epileptische Anfälle lassen sich durch folgende charakteristische Merkmale von nichtepileptischen Krampfereignissen abgrenzen:
- spontaner Beginn (kein situativer Auslöser), evtl. mit Aura
- fehlende Pupillenreaktion
- lateraler Zungenbiss
- Einnässen, Stuhlabgang
- postiktaler Dämmerzustand mit langer Reorientierungsphase.

Tab. 5.11 Häufige Ursachen symptomatischer epileptischer Anfälle in Abhängigkeit vom Patientenalter

Altersgruppe	erworbene Ursachen	angeborene Ursachen
<10 Jahre	Fieber, Infektionen, frühkindlicher Hirnschaden, Traumen	Stoffwechselerkrankungen, Phakomatosen
10–25 Jahre	frühkindlicher Hirnschaden, Traumen, Infektionen	Angiome
25–60 Jahre	chronischer Alkoholabusus, Hirntumoren, Traumen, frühkindlicher Hirnschaden, zerebrale Entzündungen	selten
>60 Jahre	zerebrovaskuläre Störungen, Hirnmetastasen, -tumoren	selten

Tab. 5.12 Klassifikation der epileptischen Anfälle und Epilepsien

Anfallsmuster	epileptische Anfälle	Epilepsien und epileptische Syndrome

fokal (= partiell)	• einfach-fokale Anfälle
	• komplex-fokale Anfälle
	• fokale, sekundär generalisierte Anfälle
		• altersgebunden idiopathisch:
		  – benigne juvenile Epilepsie mit zentrotemporalem Fokus (Rolando)
		  – juvenile Epilepsie mit okzipitalem Fokus (Gastaut)
		• symptomatisch (s. o.)

primär generalisiert	• Absencen
	• myoklonische Anfälle
	• klonische Anfälle
	• tonische Anfälle
	• tonisch-klonische Anfälle (Grand-Mal-Anfälle)
	• atonische Anfälle
		• altersgebunden idiopathisch:
		  – benigne Neugeborenenkrämpfe
		  – benigne juvenile myoklonische Epilepsie
		  – kindliche pyknoleptische Absencen
		  – Pyknolepsie
		  – juvenile myoklonische Epilepsie (Impulsiv-Petit-mal-Epilepsie)
		  – Aufwach-Grand-Mal-Epilepsie
		• altersgebunden idiopathisch und/oder symptomatisch:
		  – BNS-Krämpfe
		  – Lennox-Gastaut-Syndrom
		  – myoklonisch-astatische Anfälle
		  – myoklonische Absencen
		• symptomatisch: progressive Myoklonusepilepsie

unklassifiziert		• Neugeborenenkrämpfe • schwere myoklonische Epilepsie des Kleinkindalters • Epilepsie mit Spike-wave-Entladungen im Schlaf • Aphasie-Epilepsie-Syndrom • Epilepsien mit spezifischen Triggerfaktoren

sonstige	Status epilepticus	• Gelegenheitsanfälle:
		  – Fieberkrämpfe (s. Pädiatrie [S. B612])
		  – Anfälle metabolischer, toxischer oder infektiöser Genese

Tab. 5.13 Charakteristika der Petit-Mal-Epilepsien

	Auftreten	Klinik	EEG-Befund
BNS-Krämpfe (Blitz-Nick-Salaam-Krämpfe, West-Syndrom)	Säuglinge	nur Sekunden andauernde Inklinationsmyoklonie des Kopfes mit abnormer tonischer Arm- und Rumpfbewegung	Hypsarrhythmie
Impulsiv-Petit-Mal-Epilepsie = juvenile myoklonische Epilepsie	häufig 2. Lebensjahrzehnt	kurze Zuckungen v. a. der Extremitätenmuskulatur und sekundärer Tonusverlust	Polyspike-wave-Komplexe
Absencen	Schulalter	Bewusstseinsstörungen, z. T. + konvulsive Symptomatik	generalisierte 3/s-Spike-wave-Komplexe

Fokale Anfälle

Einfach-fokale Anfälle: Die klinische Symptomatik ist variabel. Unterschiedliche, teilweise auch kombinierte motorische und sensible Störungen treten vorübergehend auf:

- lokal begrenzte **klonische** (= rhythmische) oder **myoklonische** (= arrhythmische) Muskelzuckungen, Jackson-Anfall (motorische bzw. sensible Phänomene breiten sich innerhalb kurzer Zeit auf die gesamte Körperhälfte aus, sog. „March of convulsion"), postiktale vorübergehende Lähmung des betroffenen Muskels (Todd-Lähmung), evtl. auch in Form einer Aphasie
- **fokale Sensibilitätsstörungen**, sensibler Jackson-Anfall und/oder
- **visuelle**, akustische, olfaktorische oder gustatorische **Phänomene**
- **vegetative Störungen** (z. B. anfallsartige Tachykardie und Schweißausbruch).

Komplex-fokale Anfälle beginnen häufig mit einer Aura (z. B. gustatorisch oder im Sinne eines Déjà-vu/Déjà-vécu). Die Anfälle selbst äußern sich mit stereotypen Bewegungen, starrem Blick und langer Reorientierungsphase.

Fokale Anfälle mit sekundärer Generalisation (Grand Mal): Nach einer initial lokalisierten Symptomatik breiten sich die Symptome auf den gesamten Körper aus. Während des Anfalls beißen sich die Patienten häufig in die Zunge und können Harn oder Stuhl nicht mehr zurückhalten. Ein postiktaler Dämmerzustand sowie eine retrograde Amnesie für den Zeitraum des Anfalls sind typisch.

Primär generalisierte Anfälle

Grand-Mal-Epilepsie: Hierbei handelt es sich um **generalisierte tonisch-klonische Anfälle** (ohne fokales Anfangsstadium). Meist besteht eine Aura. Es kommt zu einem plötzlichen Bewusstseinsverlust (Sturz!), der von rund 1 min andauernden generalisierten, erst tonischen, dann klonischen Bewegungen begleitet wird. Lateraler Zungenbiss, Einnässen und subkonjunktivale Einblutung sind während des Anfalls häufig. Postiktal sind die Patienten typischerweise schläfrig (postparoxysmaler „Terminalschlaf") oder verwirrt und brauchen einige Zeit, um sich orientieren zu können. Zusätzlich treten Muskelschmerzen auf (CK↑), sturzbedingt kann es zu Verletzungen kommen (Frakturen, Luxationen). Die Pupillen sind im Anfall weit und lichtstarr.

Erstmalige Grand-Mal-Anfälle ohne Provokationsfaktoren (s. o.) haben ein Rezidivrisiko von rund 40 % innerhalb der folgenden 3 Jahre, über die Hälfte davon tritt innerhalb der ersten 6 Monate nach dem ersten Anfall auf.

Petit-Mal-Epilepsie: Petit-Mal-Anfälle dauern sehr kurz und werden nur von einer leichten Bewusstseinstrübung gefolgt (keine tiefe Bewusstlosigkeit). Sie werden meist im Kindes- bzw. Jugendalter manifest. Die wichtigsten Petit-Mal-Syndrome sind in **Tab. 5.13** beschrieben.

Status epilepticus

DEFINITION Über mehr als 15 min andauernder tonisch-klonischer Anfall *oder* Anfallsserie ohne zwischenzeitliche Wiedererlangung des Bewusstseins.

Ausgehend von fokalen Epilepsien kommt es u. a. zum Jackson-Status und der Epilepsia partialis continua (an den distalen Extremitäten), bei generalisierten Anfällen zum Absencen- oder Grand-Mal-Status. Insbesondere symptomatische Epilepsien können sich als Status epilepticus manifestieren.

MERKE Ein Status generalisierter Anfälle ist aufgrund der drohenden Hypoxie des Gehirns lebensbedrohlich.

5.10.3 Diagnostik

Tritt ein Anfall erstmalig auf, müssen mögliche Risikofaktoren bzw. der Anfallstyp abgeklärt werden. Hierfür helfen sowohl Eigen- als auch Fremdanamnese.

Zur Ursachenfindung dienen des Weiteren:
- **Labordiagnostik:** Blutbild (DD Infektion), Blutzucker (DD hypoglykämische Synkope), Elektrolyte (v. a. Natrium), Nierenwerte, CK (postiktal erhöht)
- **Liquoruntersuchung:** bei V. a. Meningitis oder SAB
- **EEG:** Suche nach allgemeinen Veränderungen und epilepsietypischen Potenzialen (**Tab. 5.14**), evtl. gelingt die Lokalisation des Fokus, ggf. Schlafentzugs-EEG.
- Bildgebung:
  - **Dünnschicht-MRT** v. a. des Hippokampus und der Temporallappen (Fokussuche)
  - Röntgen und/oder CT kranial bei sekundärem Schädel-Hirn-Trauma durch den Anfall.

5.10 Anfallserkrankungen

Tab. 5.14 Epileptische Potenziale (aus Masuhr, Neumann, Duale Reihe Neurologie, Thieme, 2007)

Potenzial	EEG-Befund
Spikes (Spitzen > 100 µV, > 15 s): Grand-Mal-Epilepsie	
Sharp waves (steile oder scharfe Wellen): z. B. Temporallappenepilepsie (fokaler Anfall)	
Hypsarrhythmie: Mischung von langsamen und spitzen, steilen Wellen bei BNS-Krämpfen im Säuglingsalter	
Sharp and slow waves: biphasische scharfe Wellen mit allmählich abfallender langsamer Welle bei myoklonisch-astatischem Petit-mal-Anfall (Lennox-Gastaut-Syndrom)	
Spikes and waves (3/s-Spike-Welle-Komplexe): typisch für Absencen im Schulalter (Pyknolepsie)	
Polyspikes and waves (Salven initialer Spitzen mit nachfolgenden langsamen Wellen) bei Impuls-Petit-mal in der Adoleszenz (Janz-Syndrom)	

Bei Patienten mit Temporallappenepilepsie findet sich in über der Hälfte d.F. eine Ammonshornsklerose im Sinne einer unilateralen Hippocampusatrophie.

5.10.4 Therapie

Um während eines Anfalls größere Verletzungen zu vermeiden, müssen gefährliche Gegenstände entfernt bzw. der Patient ausreichend gepolstert werden.

Akutstufentherapie des Grand-Mal-Status:
Die akute medikamentöse Behandlung besteht aus:
1. Benzodiazepine i. v. oder rektal (z. B. Diazepam, Lorazepam)
2. + Glukoselösung i. v. bei Dauer > 10 min (und intensivmedizinische Überwachung)
3. + Valproinsäure oder Phenytoin i. v. bei Dauer > 30 min
4. + Narkose mit Thiopental, Halothan oder Isofluran bei Dauer > 60 min.

> **MERKE** Die meisten Anfälle sind nach 3–5 min selbstlimitierend. Eine medikamentöse Soforttherapie ist nur indiziert, wenn ein Anfall länger anhält!

Anfallsprophylaxe: Die Indikation für eine prophylaktische antikonvulsive Therapie besteht nach mindestens 2 unprovozierten epileptischen Anfällen, bei selbst- oder fremdgefährdenden Umständen (z. B. Fahrbeeinträchtigung), bei symptomatischen Anfällen (z. B. bei Hirnblutung oder Enzephalitis), bei initialem Status epilepticus oder bei epilepsietypischen Potenzialen im EEG.

Die Substanzen werden in der Therapie konvulsiver Ereignisse als Monotherapie oder in Kombination angewendet (**Tab. 5.15**). Prinzipiell wird eine Monotherapie begonnen und die Dosis des Medikaments bis zur Maximaldosis oder dem Auftreten gravierender Nebenwirkungen gesteigert. Bei fehlender Wirksamkeit muss zuerst die Compliance des Patienten überprüft werden, danach weicht man überlappend auf ein alternatives Monopräparat mit anderem Wirkmechanismus aus. Erst wenn diese Maßnahme keine Besserung bringt, sollte man eine Kombinationsbehandlung versuchen.

> **MERKE** Initial immer eine Monotherapie anstreben.

Unter der Therapie sind regelmäßige Kontrolluntersuchungen mit Bestimmung der Serumspiegel erforderlich. Abgesetzt werden (d. h. monatelanges Ausschlei-

5 Erkrankungen des Gehirns und seiner Hüllen

Tab. 5.15 Übersicht über geeignete Antiepileptika

Epilepsie-Form	Medikament 1. Wahl	Alternativmedikation
fokale Anfälle (mit oder ohne sekundäre Generalisierung)	Lamotrigin, Levetiracatam	Carbamazepin, Oxcarbamazepin, Gabapentin (v. a. bei sekundärer Generalisierung), Valproinsäure, Topiramat, Phenytoin, Lacosamid, Zonisamid, Pregabalin, Phenobarbital, Benzodiazepine*
Grand-Mal-Anfälle	Valproinsäure, Lamotrigin, Topiramat	Phenobarbital, Primidon, Levetiracetam
Petit-Mal-Anfälle		
• Absencen	Ethosuximid, Valproinsäure	Lamotrigin
• juvenile myoklonische Anfälle	Valproinsäure	Ethosuximid, Levetiracetam
• BNS-Krämpfe	Valproinsäure	Benzodiazepine*

Pregabalin und Zonisamid sind Add-on-Medikamente. Günstige Kombinationen sind: Carbamazepin + Topiramat, Valproinsäure + Lamotrigin.
* Keine Dauertherapie!

chen) darf die Therapie, wenn die Patienten für mindestens 2 Jahre anfallsfrei sind und im EEG keine epilepsietypischen Potenziale nachweisbar sind.
    Unwirksam bzw. kontraindiziert sind:
- Ethosuximid bei Grand-Mal-Anfällen → könnte einen erneuten Anfall auslösen
- Phenytoin, Gabapentin oder Carbamazepin bei Absencen.

Näheres zu Wirkmechanismus, Pharmakokinetik und Nebenwirkungen der verschiedenen Antiepileptika s. Pharmakologie [S.C419].

Fahrtauglichkeit: Nach jedem Anfall sind in Abhängigkeit von den jeweiligen Provokationsfaktoren und Befunden ein Fahrverbot sowie der Beginn einer antikonvulsiven Therapie zu erwägen:
- Bei Nachweis eines provozierenden Faktors (z.B. Schlafmangel) = „Gelegenheitsanfall" → Fahruntauglichkeit für 3 Monate
- Anfall ohne Provokation, ohne pathologische Diagnostik (Untersuchung, EEG, Bildgebung) → Fahruntauglichkeit für 3–6 Monate
- unprovozierter Anfall, aber pathologische Befunde (EEG oder MRT) → Fahrverbot für 6 Monate unter Einnahme antiepileptischer Medikamente, ohne Antiepileptika 1 Jahr
- erstmaliger provozierter Grand-Mal-Anfall mit pathologischer Zusatzdiagnostik → Fahrverbot unter antiepileptischer Therapie 3 Monate, ohne Behandlung 6 Monate
- LKW-Führerscheinklassen oder Personenbeförderung auch bei unauffälliger Zusatzdiagnostik → 2 Jahre Fahrverbot.

5.10.5 Nichtepileptische anfallsartige Störungen

Differenzialdiagnostisch kommen bei Anfallsleiden folgende Erkrankungen infrage:
- **Synkopen:** typische Auslösesituationen, nur kurze Bewusstlosigkeit, rasche Reorientierung; Zungenbiss, Myoklonien und Einnässen sind möglich (konvulsive Synkope)
- **Adams-Stokes-Anfälle:** plötzliche Ohnmacht durch Herzrhythmusstörungen mit Schwindel und Bewusstlosigkeit, bei kardialer Grunderkrankung (z.B. KHK, Herzinfarkt) oder Überdosierungen mit Digitalis oder Antiarrhythmika (Akuttherapie: Atropin)
- **Drop attack:** paroxysmaler Sturz ohne Bewusstseinsverlust (basiläre Durchblutungsstörung)
- **Narkolepsie:** Es besteht ein imperativer Schlafdrang (Hypersomnie), der die Patienten vorübergehend (ca. 10–30 min) zum Einschlafen zwingt. Aus dem Schlaf sind sie jedoch erweckbar. Begleitsymptome sind u.a. eine Kataplexie (→ plötzlicher Tonusverlust bei erhaltenem Bewusstsein nach starken Emotionen) mit Gefühl des Sich-nicht-bewegen-Könnens, Schlaflähmung (→ wenn die Patienten aufwachen, sind sie zunächst unfähig sich zu bewegen oder zu sprechen) oder eine hypnagoge Halluzination (→ visuelle Träume beim Einschlafen). Die Diagnostik basiert auf den klinischen Symptomen und dem Schlaflabor (verkürzte Einschlaflatenz, frühe REM-Phasen, Schlafphase beginnt mit REM-Schlaf). Therapeutisch kommen (bei Hypersomnie) Modafinil bzw. Methylphenidat sowie (bei Kataplexie) Antidepressiva, Modafinil oder Natriumoxybat zum Einsatz.
- **Tetanie:** z.B. bei Hyperventilation; kein Bewusstseinsverlust, Chvostek-Phänomen
- **psychogene Anfälle:** negatives EEG, unsystematischer Anfallsverlauf, oft vor Zuschauern!
- **Migräne:** kein Bewusstseinsverlust, Kopfschmerzen
- **posthypoxische Myoklonien** als Residualsymptomatik nach hypoxischen Hirnläsionen
- **REM-Schlaf-Verhaltensstörung** mit Sprechen im Schlaf, Um-sich-Schlagen
- **Hypoglykämie**
- **periodische dyskaliämische Lähmungen** [S.B989].

6 Untersuchung und Erkrankungen der Hirnnerven

6.1 Nervus olfactorius (N. I)

DEFINITION
- **Hyp-/Anosmie:** reduzierte bzw. fehlende Geruchsempfindung
- **Parosmie:** andere Geruchsempfindung als die tatsächlich wahrgenommene
- **Kakosmie:** Empfinden unangenehmer, stinkender Gerüche ohne Korrelat.

Ätiologie: Ein traumatischer Abriss der Fila olfactoria, Meningitiden, Bestrahlungen und andere lokale Noxen (Alkohol, Tabakrauch) sowie zentrale Läsionen (z. B. Bulbus-olfactorius-Aplasie bei Kallmann-Syndrom) haben Riechstörungen zur Folge.

Klinik: Riechstörungen werden selten isoliert angegeben und häufig erst bei beidseitigem Auftreten wahrgenommen. Meist sind die kombiniert auftretenden Geschmacksstörungen vorrangig.

Diagnostik:
- seitengetrennte Geruchsproben mit aromatischem Geruchsstoff (z. B. Kaffee, Zimt, Vanillin)
- Zur Differenzialdiagnostik werden Stoffe wie z. B. Essig verwendet, die den Trigeminus reizen und daher auch bei Anosmie wahrgenommen werden. Bei Simulanten fällt die Reaktion negativ aus.

Differenzialdiagnosen:
- Verlegung der Nasenatmung
- primäre Schädigung der Riechschleimhaut
- nichtorganisches Symptom
- Simulation.

Therapie: Für neurogene Geruchsstörungen ist keine Therapie bekannt. Behandlung der Ursache bei rhinogener Störung.

6.2 Nervus opticus (N. II)

Siehe auch Augenheilkunde [S. B883]).

6.2.1 Untersuchung des Sehnervs

- Prüfung der Lichtreaktion
- Visusprüfung (orientierend durch Lesen, Fingerzählen, Licht)
- Gesichtsfeldprüfung (Fingerperimetrie)
- Untersuchung von Blickfolge, Sakkaden und Blickrichtungsstabilität (ungestörte Blickfolge? Nystagmus?)
- Swinging-flashlight-Test (Suche nach unilateralen Sehnerv- und Sehbahnläsionen)
- Augenfundusuntersuchung (Beurteilung von Randschärfe und Prominenz der Papille, Blutungen)
- visuell evozierte Potenziale → Latenzverzögerung bei Läsionen der Sehbahn
- Angiografie.

6.2.2 Störungen des Sehnervs

Der N. opticus kann gestört sein durch:
- **Ischämie**
  - Zentralarterienverschluss
  - Zentralvenenverschluss
  - anteriore ischämische Optikusneuropathie (AION)
- **Kompression**
  - Tumoren
    - direkt bei Optikusgliom, Tumoren der Sella
    - indirekt bei Erhöhung des intrakraniellen Drucks (→ Optikusatrophie)
    - direkt und indirekt: Foster-Kennedy-Syndrom mit ipsilateraler Optikusatrophie und kontralateraler Stauungspapille bei ipsilateraler chronischer Raumforderung
  - traumatisch
- **Entzündung**
  - Papillitis n. optici mit Visusminderung, Schmerzen
  - Retrobulbärneuritis mit normalem Papillenbefund [S. B964]
  - Arteriitis temporalis.

Visusstörungen

Akute Visusstörungen können ein- oder beidseitig auftreten. Ein **unilateraler** Visusverlust beruht auf einer Schädigung der Retina (z. B. durch Verschluss der Zentralarterie, Zentralvene oder der Karotis) oder des Sehnervs (z. B. durch Trauma), ein **bilateraler** Visusverlust kann seine Ursache in Läsionen der Sehrinde (z. B. durch Ischämie im Posteriorstromgebiet) und bilateralen Retinaschäden haben (z. B. bei Aortenbogen-Syndrom, plötzlicher Entlastung eines Hydrozephalus).

Subakute Visusstörungen finden sich bei Optikusneuritis (s. u.), Papillitis, Methanolvergiftung, Tumoren u. a.

Gesichtsfeldausfälle

Je nach Läsionsort im Sehbahnverlauf findet sich ein charakteristischer Gesichtsfelddefekt. Gesichtsfeldausfälle werden im Kap. Leitsymptome [S. C156] ausführlich besprochen.

Papillenveränderungen

Papillitis: Es handelt sich um eine retinanahe Optikusneuritis (s. u.), die sich in der Funduskopie als Papillenödem darstellt. Die Abgrenzung gegenüber einer Stauungspapille ist oft schwierig.

Stauungspapille: Sie entsteht v. a. bei jüngeren Patienten bei erhöhtem intrakraniellen Druck [S. B923] und ist in der Funduskopie als unscharfe Papille mit kleinen radiären Einblutungen nachzuweisen. Das Sehen ist initial nur unwesentlich beeinträchtigt. Im Verlauf kommt es – aufgrund des peripapillären Ödems – zu einer Vergrößerung des blinden Flecks und dadurch zu Sehstörungen.

Optikusneuritis

Synonym: Retrobulbärneuritis

Ätiologie:
- **multiple Sklerose**
- Infektionen (Neuroborreliose, Neurolues, Tbc, AIDS, Toxoplasmose)
- Sarkoidose, Malignome, Vaskulitis, Guillain-Barré-Syndrom
- postvakzinal.

Klinik:
- Die Patienten klagen über eine i. d. R. einseitige **Visusminderung** mit **Zentralskotom**, die innerhalb weniger Tage auftritt, und einen retrobulbären Schmerz, der sich bei Augenbewegungen verstärkt. Durch Wärme verschlimmern sich die Beschwerden (Uthoff-Phänomen [S. B946]).

Diagnostik:
- Ein augenärztliches Konsil bleibt meist ohne pathologischen Befund („Der Patient sieht nichts, der Arzt auch nicht."). Im VEP ist eine charakteristische Latenzverzögerung nachweisbar.
- Zur Ausschlussdiagnostik sollten eine Lumbalpunktion und ggf. eine kraniale MRT erfolgen.

Differenzialdiagnosen:
- Tumorkompression
- Ischämie
- Hypo-/Hyperthyreose
- toxische Schädigung bei Urämie, Diabetes mellitus.

Therapie und Prognose:
Hoch dosierte Kortikoidstoßtherapie, sofern kein Erregernachweis vorliegt!
Die Optikusneuritis heilt oft vollständig aus. Sie tritt bei 40 % der Patienten mit multipler Sklerose innerhalb der ersten 5 Jahre auf.

6.3 Augen- und Pupillomotorik (N. III, N. IV und N. VI)

Man unterscheidet zwischen äußeren und inneren Augenmuskeln. Die äußeren Augenmuskeln bewegen den Bulbus in der Augenhöhle und werden von 3 Hirnnerven innerviert:
- **N. oculomotorius** (N. III): M. rectus superior, M. rectus inferior, M. rectus medialis, M. obliquus inferior
- **N. trochlearis** (N. IV): M. obliquus superior
- **N. abducens** (N. VI): M. rectus lateralis.

Der N. oculomotorius innerviert zudem den M. levator palpebrae, den M. ciliaris und den M. sphincter pupillae. Die beiden letztgenannten und der M. dilatator pupillae (sympathische Innervation) gehören zu den inneren Augenmuskeln. Siehe auch Augenheilkunde [S. B822].

6.3.1 Augenmuskelparesen

Augenmuskelparesen präsentieren sich in erster Linie mit **Doppelbildern**, die z. T. durch bestimmte Kopfhaltungen ausgeglichen werden können. Bei Augenmuskellähmungen ist der Schielwinkel – im Gegensatz zum Begleitschielen (s. Augenheilkunde [S. B893]) – inkomitant, also nicht in allen Blickrichtungen gleich groß: Am größten ist er in der Hauptzugrichtung des gelähmten Muskels. Bei Fixation mit dem kranken Auge ist er größer (sekundärer Schielwinkel) als bei Fixation mit dem gesunden Auge (primärer Schielwinkel).

N. oculomotorius

Einteilung und Klinik: Man unterscheidet zwischen einer äußeren (äußere Augenmuskeln, Ophthalmoplegia externa), einer inneren (M. sphincter pupillae, Opthalmoplegia interna) bzw. einer kompletten Okulomotoriusparese.
- **komplette Parese:** Bulbus steht nach außen und unten und kann nicht über die Horizontale gehoben werden (**Abb. 6.1**); zusätzlich Ptosis, Mydriasis, fehlende Konvergenz sowie Pupillenreaktion auf Licht
- **Ophthalmoplegia interna:** absolute Pupillenstarre, Akkomodationsstörung (Bulbus frei beweglich)
- **Ophthalmoplegia externa:** Ptosis und reduzierte Bulbusbeweglichkeit (Pupillomotorik intakt).

Doppelbilder treten nur auf, wenn die Ptosis nicht komplett ist (→ bei kompletter unilateraler Ptosis sieht der Patient nur mit einem Auge).

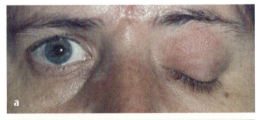
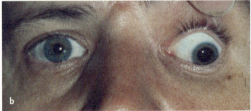

Abb. 6.1 Okulomotoriusparese. a Komplette Ptosis links. **b** Der Bulbus weicht nach unten und lateral, daneben besteht eine Mydriasis. (aus Mattle, Mumenthaler, Kurzlehrbuch Neurologie, Thieme, 2011)

Ätiologie: Die Ausfälle sind charakteristisch für Art und Ort der Läsion. Eine Nervenkompression führt früh zu Störungen der Pupillomotorik (autonome Fasern laufen außen im Nerv → Mydriasis), Ischämien hingegen selten, da der Nerv außen besser durchblutet ist.

Eine beidseitige Ptosis weist auf eine nukleäre Läsion (beidseitig: da es nur einen Kern für den M. levator palpebrae gibt), eine einseitige Ptosis auf eine periphere Schädigung hin. Bei nukleärer Läsion ist zudem der kontralaterale M. rectus superior geschwächt (→ seine Fasern kreuzen zur Gegenseite).

Häufige Ursachen:
- Ophthalmoplegia externa: Ischämie (z. B. Diabetes mellitus)
- Ophthalmoplegia interna: Kompression (z. B. basales Aneurysma)
- komplette Parese: hochgradige Ischämie oder Kompression.

Differenzialdiagnostisch muss von der Ophthalmoplegia externa z. B. eine Myasthenie abgegrenzt werden: beidseitige Ptosis mit Zunahme im Tagesverlauf. Zu den Ursachen einer Ptosis s. auch Leitsymptome [S. C159].

> **MERKE** Die häufigste Ursache einer Ptosis ist allerdings das Horner-Syndrom (→ M. tarsalis [S. B967]) und nicht die Okulomotoriusparese.

N. trochlearis

Bei Trochlearisparese ist die Bulbussenkung auf dem betroffenen Auge eingeschränkt. Der Bulbus weicht nach oben ab und es entstehen typischerweise beim Blick nach unten vertikale Doppelbilder. Wird der Kopf zur gesunden Seite gedreht und das Kinn gesenkt, lassen sich die störenden Doppelbilder i. d. R. vermeiden (→ charakteristische Kopfhaltung). Bei Neigung des Kopfes zur paretischen Seite weicht das gelähmte Auge nach innen und oben ab (**Bielschowsky-Phänomen**, Abb. 6.2).

Zu den **Ursachen** zählen Traumen, kongenitale Läsionen (Kernaplasie), vaskuläre Störungen wie mesenzephale Blutungen oder eine ischämische Neuropathie bei Diabetes mellitus, multiple Sklerose oder Veränderungen von Orbita oder Sinus cavernosus.

N. abducens

Die Abduzensparese ist die häufigste Augenmuskellähmung.

Am gelähmten Auge kommt es zur Abduktionsstörung mit horizontalen Doppelbildern, die beim Blick zur betroffenen Seite zunehmen. Um diese zu kompensieren, drehen die Patienten ihren Kopf kompensatorisch zur betroffenen Seite.

Retraktionssyndrom (Duane-Syndrom): Ursächlich nimmt man eine intrauterine, einseitige Schädigung des N.-abducens-Kerns an, die dazu führt, dass der N. oculomotorius fälschlicherweise neben dem M. rectus medialis auch den M. rectus lateralis innerviert (Pseudo-Abduzensparese). Das Auge kann bei versuchten Seitbewegungen nach unten oder oben „wegrutschen". Die Abduktion ist nicht möglich, das Auge bleibt in Mittelstellung stehen. Durch den gleichzeitigen Muskelzug (M. rectus lateralis und medialis) wird das Auge in die Orbita zurückgezogen und die Lidspalte verengt sich.

6.3.2 Zentrale Augenbewegungsstörungen

Horizontale und vertikale Blickparesen

Bei der **horizontalen** Blickparese können die Augen nicht gemeinsam nach rechts oder/und links bewegt werden. Ursächlich ist eine Läsion des kontralateralen frontalen Augenfelds oder der ipsilateralen paramedianen pontinen retikulären Formation (PPRF) des Hirnstamms. Im kontralateralen Augenfeld werden willkürliche horizontale Blickbewegungen generiert, in der PPRF höhere kortikale Impulse empfangen und an die Hirnnervenkerne weitergeleitet.

Bei einer Läsion des frontalen Augenfeldes kommt es zu einer akuten horizontalen Blicklähmung zur Gegenseite (→ der Patient sieht die Läsion an), die einige Stunden bis Tage andauert. Meist besteht eine begleitende kontralaterale Hemiparese. Bei Läsionen der PPRF (z. B. Ponsblutung) besteht die Blicklähmung nach ipsilateral (→ der Patient sieht von der Läsion weg).

Eine Mittelhirnschädigung führt zu einer **vertikalen Blickparese**, bei der die Augen nicht nach oben und unten bewegt werden können.

Internukleäre Ophthalmoplegie

Bei einer Läsion des medialen longitudinalen Faszikels (MLF), der die Abduzenskerne mit den kontralateralen Okulomotoriuskernen verbindet, kommt es zum typischen klinischen Bild der **internukleären Ophthalmoplegie** (INO):
- Adduktionsschwäche auf der Seite der Läsion beim Blick zur Gegenseite
- dissoziierter Nystagmus bei Sakkaden zur Gegenseite der Läsion
- bei Konvergenz erhaltene Adduktion.

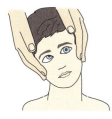
Kopfneigung zur Seite des paretischen Muskels (Bielschowsky-Phänomen)

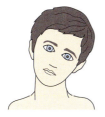
Kopfneigung zur gesunden Seite

Abb. 6.2 Trochlearisparese. (aus Mattle, Mumenthaler, Kurzlehrbuch Neurologie, Thieme, 2011)

Eineinhalb-Syndrom

Ist neben dem MLF auch das gleichseitige paramediane pontine Blickzentrum (PPRF) geschädigt, besteht zusätzlich eine horizontale Blickparese zur Läsionsseite.

Opsoklonus

Eine Läsion von Hirnstamm oder Kleinhirn führt zu charakteristischen Augenbewegungsstörungen in Form von horizontalen und vertikalen Sakkaden, die in Salven auftreten und von Myoklonien oder Ataxie begleitet sein können.

Skew deviation

Durch eine periphere (Otolithen des Innenohrs, N. vestibulocochlearis) oder zentrale Funktionsstörung (Vestibulariskerne, MLF, Mesenzephalon, Ncl. interstitialis Cajal) kommt es zu einer vertikalen Dissoziation der Augenachsen. Zusätzlich liegt bei einer zentralen Läsion häufig ein Wallenberg-Syndrom oder eine INO vor.

6.3.3 Nystagmus

DEFINITION Unwillkürliche rhythmische Augenbewegungen.

Einteilung: Ein Nystagmus kann anhand verschiedener Kriterien eingeteilt werden:
- **Geschwindigkeit** der beiden Phasen:
  - Rucknystagmus (häufigere Form): Schlägt in eine Richtung schnell, in die andere langsam. Die Benennung der Richtung erfolgt nach der schnellen Phase.
  - Pendelnystagmus: Beide Phasen sind gleich schnell.
- **Schlagrichtung**:
  - horizontal
  - vertikal
  - rotatorisch
- **Auftreten**:
  - spontan
  - auslösende Situation: Blickrichtung? Lagerung? Fixation?
  - an beiden Augen gleich oder dissoziiert.

Diagnostik: Neurologische Untersuchung (mit Frenzelbrille zur Ausschaltung der Fixation), Elektronystagmografie (mit kalorischer Vestibularisprüfung), Audiogramm, akustisch evozierte Potenziale, MRT, evtl. Angiografie, Lumbalpunktion.

Bei der **kalorischen Nystagmusprüfung** spült man den äußeren Gehörgang zuerst mit warmem und dann mit kaltem Wasser (**Cave:** Trommelfellperforation ausschließen!). Normal ist ein horizontaler Nystagmus, der zum wärmeren Ohr schlägt.

Physiologische Nystagmusformen

Physiologischerweise dient der Nystagmus der Blickstabilisierung bei Eigenbewegungen oder der Betrachtung bewegter Objekte (optokinetischer Nystagmus). Eine Abschwächung oder Fehlen ist pathologisch und weist auf kontralaterale okzipitale Großhirnläsionen hin.

In Extremstellung der Bulbi (bei ca. 40°) tritt der sog. erschöpfliche Endstellnystagmus auf. Seitendifferenz und Unerschöpflichkeit sind pathologisch.

Pathologische Nystagmusformen

Spontannystagmus: Hierzu zählen folgende Formen:
- **peripher-vestibulärer Nystagmus** (z. B. Innenohr-, N.-vestibularis-Läsion): horizontaler Nystagmus zur gesunden Seite, starke Begleitsymptomatik, durch Fixation unterdrückbar
- **zentral-vestibulärer Nystagmus** (z. B. Hirnstamm): vertikaler oder rein rotatorischer Nystagmus zur Läsionsseite, nicht unterdrückbar, geringe Begleitsymptomatik
  - **Downbeat-Nystagmus** (nach unten): Verstärkung bei Seitwärtsblick; bei Schädigung des Kleinhirns, der Medulla oblongata am kraniozervikalen Übergang oder durch Intoxikationen; häufig kombiniert mit Ataxie und Dysarthrie.
  - **Upbeat-Nystagmus** (nach oben): Verstärkung bei Blick nach oben und bei Konvergenz; bei Schädigung des Hirnstamms, des Kleinhirns oder durch Intoxikationen; häufig kombiniert mit Ataxie und Dysarthrie.
- **See-saw-Nystagmus** mit abwechselnder Abwärtsbewegung und Innenrotation eines Auges und gleichzeitiger Aufwärtsbewegung und Außenrotation des anderen Auges. Auftreten bei Zwischenhirnläsion.
- **kongenitaler Fixationsnystagmus**: nimmt bei Fixation zu und kann die Richtung wechseln. Eventuell Kombination mit Albinismus, Strabismus oder Amblyopie.

Blickevozierter Nystagmus:
- **blickparetischer Nystagmus**
  - supranukleäre Parese: bilateral konjugierter Nystagmus
  - unilaterale Augenmuskelparese: Doppelbilder und Nystagmus in Richtung des paretischen Muskels
- **Blickrichtungsnystagmus:** unerschöpflich; ausgelöst bei vertikalem oder Seitwärtsblick; ursächlich sind z. B. Läsionen von Kleinhirn oder Hirnstamm oder Medikamente (Sedativa, Antikonvulsiva)
- **dissoziierter** (seitendifferenter) **Nystagmus**: bei Läsionen des MLF im Rahmen einer internukleären Ophthalmoplegie (s. o.)
- **Reboundnystagmus** (Nystagmus beim Blick geradeaus nach längerem Seitwärtsblick) bei Kleinhirnläsion
- **Fixationsnystagmus:** schlägt bei Abdecken eines Auges zur Seite des fixierenden Auges. Obligat ist ein Strabismus.

Häufig ist ein pathologischer Nystagmus von Schwindel, Übelkeit und/oder Erbrechen begleitet.

Lagenystagmus:
- **Lagerungsnystagmus:** bei benignem paroxysmalem Lagerungsschwindel; erschöpflicher Nystagmus mit meist rotatorischer Komponente und Crescendo-Decrescendo-Charakter (→ schlägt zum unten liegenden

Ohr), der mit Latenz auftritt; begleitend starker Schwindel
- **zentraler Lagenystagmus:** schlägt horizontal oder vertikal zum oben liegenden Ohr, unerschöpflich und fast kein Schwindel.

6.3.4 Pupillenstörungen

Die Steuerung der Pupille erfolgt über den parasympathischen Anteil des N. oculomotorius (→ Pupillenverengung über M. sphincter pupillae) und den Sympathikus (→ Pupillenerweiterung über M. dilatator pupillae). Störungen der Pupillenreaktion können vielfältige Ursachen haben und den afferenten (Retina- bzw. N.-opticus-Läsionen) oder efferenten (N. oculomotorius) Schenkel betreffen. Verengt sich die Pupille lediglich indirekt bei Beleuchtung des kontralateralen Auges, deutet dies auf eine Störung der Afferenz hin; bei einer gestörten Efferenz fehlt jede Reaktion, die Pupille bleibt weit. Näheres zu den Pupillenstörungen s. Leitsymptome [S. C160].

Mydriasis

DEFINITION Erweiterung der Pupillen, oft in Kombination mit einer reduzierten oder fehlenden Lichtreaktion.

Ursachen sind eine Ophthalmoplegia interna (Okulomotoriusparese), Pupillotonie (s. u.), Entzündungen, Trauma, Glaukomanfall, Medikamente (Sympathomimetika, Parasympatholytika), Botulismus und Mittelhirnläsionen.

Pupillotonie: Mydriasis bei normalen Lichtverhältnissen mit tonischer oder fehlender Lichtreaktion bei längerer Belichtung. Die Konvergenzreaktion ist verzögert und es liegt eine Blendungsempfindlichkeit vor.

Adie-Syndrom: Kombination von Pupillotonie und Ausfall der Muskeleigenreflexe der unteren Extremität.

Miosis

DEFINITION Pupillenverengung.

Ursachen für eine Miosis sind: Horner-Syndrom (s. u.), Reizmiosis bei akuter Okulomotoriusläsion oder Iritis, Argyll-Robertson-Pupille (s. u.), primäre Ponsläsion, Medikamente (Parasympathomimetika, Sympatholytika), Intoxikationen (Opiate, organische Phosphate) oder eine cholinerge Krise.

Horner-Syndrom: Das Horner-Syndrom entsteht bei einem Funktionsausfall des kranialen Sympathikus und kann ein- oder beidseitig auftreten. Die klassische Trias besteht aus:
- Ptosis (→ Ausfall des M. tarsalis superior)
- Miosis (→ Ausfall des M. dilatator pupillae, keine Reaktion auf Kokainaugentropfen)
- Enophthalmus (→ Ausfall des M. orbitalis).

Unterschieden werden:
- **zentrale Läsionen** (Hirnstamm, Hypothalamus) mit verminderter Schweißsekretion der ipsilateralen Gesichtshälfte
- **periphere (ganglionäre bzw. postganglionäre) Läsionen**
  - ohne Schweißsekretionsstörung (Zervikalwurzeln)
  - mit Sekretionsstörung des ipsilateralen oberen Körperquadranten (Ggl. stellatum)
  - mit Hypohidrosis der ipsilateralen Gesichtshälfte (Ggl. cervicale superius, Plexus caroticus) → Unterscheidung vom zentralen Horner nur pharmakologisch möglich! (Reaktion auf Phenylephrin)
  - mit isolierter Hypohidrosis der ipsilateralen Stirn (retroorbitale Läsion).

Ursachen:
- **unilaterales Horner-Syndrom:** Pancoast-Tumor, Karotisdissektion, intraorbitale Blutung, Cluster-Kopfschmerz, untere Armplexuslähmung, Hirnstamm- oder Hypothalamusischämie
- **bilaterales Horner-Syndrom:** Opiatintoxikation (erhaltene Lichtreaktion), α-Blocker, Barbiturate, Chloralhydrat, metabolische Enzephalopathien, Cholinesterasehemmer.

Argyll-Robertson-Pupille: Bilaterale Miosis (häufig anisokor) und reduzierte/fehlende Lichtreaktion bei erhaltener Konvergenzreaktion. Ursachen sind Neurolues (typisch), Borreliose, Wernicke-Enzephalopathie, multiple Sklerose oder Neurosarkoidose.

6.4 Nervus trigeminus (N. V)

Der N. trigeminus ist für die sensible Versorgung des gesamten Kopfbereichs sowie die Geschmacksempfindung des Zungenrandes zuständig und innerviert einen Teil der Kaumuskulatur (M. masseter, M. temporalis). Der Nerv teilt sich im Ganglion trigeminale in seine 3 Hauptäste auf:
- N. ophthalmicus (N. V_1)
- N. maxillaris (N. V_2)
- N. mandibularis (N. V_3).

6.4.1 Untersuchung

Zur Untersuchung gehört neben der Sensibilitäts- und Geschmacksprüfung die Kontrolle der **Nervenaustrittspunkte** auf Druckschmerzhaftigkeit:
- Foramen supraorbitale → N.-ophthalmicus-Ast
- Foramen infraorbitale → N.-maxillaris-Ast
- Foramen mentale → N.-mandibularis-Ast.

Reflexe:
- **Kornealreflex** (N. V_1: Afferenz, Efferenz durch N. VII): Lidschluss bei **seitlicher** Berührung der Kornea mit Watte
- **Masseterreflex** (Muskeleigenreflex über N. V_3): Kieferschluss bei Hammerschlag auf den aufs Kinn des Patienten aufgelegten Finger des Untersuchers.

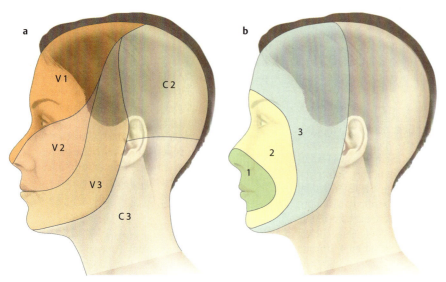

Abb. 6.3 **Trigeminusläsion**. **a** Peripher sensible Versorgung des Gesichts: Innervationsbereiche der drei Trigeminusäste (V1: N. ophthalmicus, V2: N. maxillaris, V3: N. mandibularis) und der angrenzenden Gebiete (Zervikalwurzel C 2 und C 3). **b** Nukleäre sensible Versorgung des Gesichts: Bei einer Läsion im Kerngebiet des V. Hirnnervs (1: kranialer Anteil, 2: mittlerer Anteil, 3: kaudaler Anteil der Kernsäule) ist die Sensibilitätsstörung „zwiebelschalenförmig" angeordnet (Söldner-Linien). (aus Füeßl, Middeke, Duale Reihe Anamnese und Klinische Untersuchung, Thieme, 2010)

6.4.2 Störungen

Sensibilität

Je nach Läsionsort findet sich ein charakteristisches sensibles Ausfallmuster (**Abb. 6.3**):
- im Versorgungsgebiet eines Astes bei Schädigung distal des Ganglion Gasseri
- der kompletten Gesichtshälfte bei Läsion des Nervs oder des Ganglions
- zwiebelschalenförmig bei nukleärer Läsion.

Motorik

Eine **einseitige periphere** Nervenläsion führt zu einer Parese der Kaumuskulatur auf dieser Seite. Beim Öffnen des Mundes weicht das Kinn zur paretischen Seite hin ab.

Eine **beidseitige periphere** Läsion hat die Lähmung der Mundschlussmuskulatur zur Folge, weshalb der Mund offensteht.

Bei einer **einseitigen Hirnstammläsion** kommt es **nicht** zur Parese, da die Kaumuskulatur zentral beidseitig innerviert wird (ähnlich der Stirnmuskulatur bei N. VII).

Ein Spasmus der Kaumuskulatur führt zur Kiefergelenkmyoarthropathie, bei der das Öffnen des Mundes erschwert und schmerzhaft ist.

Trigeminusneuralgie

Siehe Kap. Gesichtsneuralgien [S. B1005].

6.5 Nervus facialis (N. VII)

Der N. facialis versorgt motorisch die Gesichtsmuskulatur, vermittelt die Geschmacksempfindung der vorderen ⅔ der Zunge, innerviert den M. stapedius im Mittelohr und führt Fasern zu Tränen- und Speicheldrüsen.

6.5.1 Untersuchung des N. facialis

Neben Anamnese (Geschmacksstörung? Hyperakusis?) und Inspektion (Asymmetrie?) ist die Prüfung der Mimik wichtig:
- Stirn runzeln
- Augen zukneifen
- Nase rümpfen
- Zähne zeigen
- Pfeifen.

Der N. facialis ist als efferenter Schenkel am Kornealreflex beteiligt.

6.5.2 Störungen des N. facialis

Fazialisparese

Einteilung: Die Fazialisparese kann peripher oder zentral verursacht werden. Von einer **peripheren Fazialisparese** spricht man bei Läsion im Bereich des Fazialiskerns (**nukleär**) oder in seinem weiteren **peripheren Verlauf**. Wenn der **Läsionsort supranukleär**, also kranial des Ncl. nervi facialis, liegt, handelt es sich um eine **zentrale faziale Parese** ("zentrale Fazialisparese").

Ätiologie: Am häufigsten tritt die periphere Fazialisparese idiopathisch auf (> 80 %), seltener im Rahmen von anderen Grunderkrankungen (z. B. Borreliose, Herpes zoster, Felsenbeinfrakturen, Mastoiditis, Otitis media mit Cholesteatombildung, Tumoren des Kleinhirnbrückenwinkels oder der Parotis).

Klinik: In der Regel kommt es nur **unilateral** zu einer Parese (**idiopathische Parese**), selten sind beide Seiten betroffen (z. B. bei Neuroborreliose, Felsenbeinfraktur, Herpes zoster). Um klinisch eine periphere von einer zentralen Fazialisparese zu unterscheiden, beurteilt man die Muskeln der Stirn und um die Augen. Da die **Stirnmuskulatur** sowohl von der **ipsi-** als auch von der **kontralateralen** Hemisphäre versorgt wird, kann der Patient bei einer (ein-

Tab. 6.1 Lokalisation und Symptomatik bei fazialer Parese

Läsionsort	Symptomatik
distal des Foramen stylomastoideum	motorische Parese der Gesichtsmuskulatur
im Canalis facialis	
vor Abgang der Chorda tympani	zusätzlich: Geschmacksstörungen in den vorderen ⅔ der Zunge, Speichelsekretionsstörungen
vor Abgang des N. stapedius	zusätzlich: Hyperakusis
vor Abgang des N. petrosus major	zusätzlich: Tränensekretionsstörungen
im Fazialiskern oder Hirnstamm	motorische Parese der Gesichtsmuskulatur, keine Beeinträchtigung der parasympathischen und Geschmacksfasern (→ ziehen zu anderen Kernen)
oberhalb des Fazialiskerns	motorische Parese der Gesichtsmuskulatur (v. a. perioral), allerdings kein Lagophthalmus, Stirnrunzeln möglich, oft auch Halbseitenlähmung

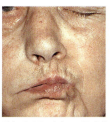

Abb. 6.4 Periphere Fazialisparese rechts. (aus Arnold, Ganzer, Checkliste HNO, Thieme, 2011)

seitigen) zentralen fazialen Parese seine Stirn noch runzeln und die Augen schließen, während die restliche mimische Gesichtsmuskulatur wie bei der peripheren Parese gelähmt ist. Tab. 6.1 zeigt die unterschiedliche Symptomatik in Abhängigkeit von der Läsionshöhe. Es finden sich:
- hängender Mundwinkel
- verstrichene Nasolabialfalte
- gestörter Kornealreflex
- Geschmacksstörungen in den vorderen ⅔ der Zunge (der Geschmack „bitter" wird vorrangig im hinteren Zungendrittel wahrgenommen → N. glossopharyngeus), Salivationsstörungen bei Läsion vor Abgang der Chorda tympani
- Störung der Tränensekretion bei Läsion im Felsenbeinabschnitt des Nervs
- Hyperakusis durch Läsion des N. stapedius

Nur bei der peripheren Form (Abb. 6.4):
- erweiterte Lidspalte, ggf. Lagophthalmus (Auge kann nicht geschlossen werden), Bell-Phänomen (bei versuchtem Lidschluss weicht der Bulbus nach oben, die Sklera bleibt jedoch sichtbar), „signe des cils" (Wimpernzeichen → Wimpern bleiben bei paretischem Lid bei Augenschluss besser sichtbar)
- Stirnrunzeln nicht mehr möglich.

MERKE Bei einer zentralen fazialen Parese sind die Stirn- und Augenmuskulatur **nicht** betroffen, bei einer peripheren Fazialisparese ist die gesamte ipsilaterale Gesichtsmuskulatur gelähmt (auch: Lagophthalmus, kein Stirnrunzeln).

Durch Fehleinsprossung nach Nervenläsion kann es zu pathologischen Mitbewegungen kommen (z. B. Mundbewegungen bei Augenschluss) sowie selten zum Phänomen der „Krokodilstränen" (Tränensekretion beim Essen nach N.-intermedius-Läsion).

Komplikationen: Keratitis durch den gestörten Lidschluss (Keratitis e lagophthalmo s. Augenheilkunde [S. B850]).

Diagnostik: klinische Untersuchung, Schirmer-Test (Tränensekretion), Geschmacksprüfung.

Therapie:
- Antiphlogistika, Kortikoide
- Augensalbe, Uhrglasverband bei gestörtem Lidschluss
- Physiotherapie (Massagen, Bewegungsübungen)
- operative Entlastung bei traumatischer Schädigung.

Prognose: Etwa 80 % der idiopathischen Fazialisparesen remittieren spontan, selten bleiben die Lähmungen bestehen.

Melkersson-Rosenthal-Syndrom

Granulomatöse Entzündung mit Schwellungen im Gesichtsbereich, einer gleichseitigen, intermittierend auftretenden Fazialisparese und (familiärer) Lingua plicata (Faltenzunge).

Hemispasmus facialis

Synonym: Spamus hemifacialis

Klinisch bestehen schmerzlose unilateral auftretende tonische oder klonische Zuckungen der fazialisinnervierten Gesichtsmuskulatur, die ticartig synchron sind und meist am Auge beginnen. Als Auslöser gelten emotionale Erregung sowie äußere Reize (Kauen, Sprechen). **Ursächlich** wird die Reizung bzw. Kompression des Nervs im Hirnstammbereich durch eine Gefäßanomalie (ähnlich der Trigeminusneuralgie) diskutiert. Symptomatische Ursachen (Tumoren, Entzündungen, Blutungen) sind selten.

Im EMG können spontane und synchrone Entladungen nachgewiesen werden. **Therapeutisch** kommen Injektionen mit Botulinumtoxin, Antikonvulsiva oder auch die mikrochirurgische Dekompression des Nervs im Kleinhirnbrückenwinkel (nach Janetta) zum Einsatz.

6.6 Nervus vestibulocochlearis (N. VIII)

6.6.1 Kochleäre Komponente

Untersuchung des Hörvermögens

Zu einer neurologischen Untersuchung gehört eine orientierende Prüfung des Hörvermögens (z. B. Fingerreiben im Seitenvergleich). Zur Unterscheidung von Schallleitungsstörung und Innenohrschwerhörigkeit sind Weber- und Rinne-Versuch geeignet. Näheres s. HNO [S. B801].

Störungen des Hörvermögens

Läsionen des N. cochlearis oder der Hörbahn führen zu Hörstörungen (meist Hypakusis) und/oder Tinnitus. Ursächlich sind vor allem Tumoren der Schädelbasis und Entzündungen (Mumps, Varizellen, Herpes). Bei Gefäßbeteiligung findet sich ein pulssynchrones Ohrgeräusch (AV-Angiom, Sinus-cavernosus-Fistel, Glomus-jugulare-Tumor). Siehe auch Leitsymptome [S. C134].

6.6.2 Vestibuläre Komponente

Untersuchung und Gleichgewichtsregulation

- Schwindelanamnese
- Prüfung auf Nystagmus [S. B966]
- Untersuchung der kalorischen Erregbarkeit [S. B966]
- Koordinationsprüfungen
    - Romberg-Versuch [S. B905]
    - Unterberger-Tretversuch [S. B905]
    - Zeigeversuche
    - Blindgang, Sterngang
- ggf. Lagerungsprobe nach Hallpike (s. HNO [S. B818])
- ggf. Elektronystagmogramm (ENG)
- bei wiederholtem Auftreten: Anlegen eines sog. Schwindelkalenders.

Schwindel

Ätiologisch kann man den vestibulären (peripher-vestibulär: bei Störungen des Vestibularorgans oder -nervs, zentral-vestibulär: bei Hirnstammläsion) vom nichtvestibulären Schwindel unterscheiden. Das Symptom Schwindel wird im Kapitel Leitsymptome [S. C149] besprochen. Für Ausführlicheres zu den einzelnen Krankheitsbildern s. auch HNO [S. B817].

6.7 Nervus glossopharyngeus (N. IX) und Nervus vagus (N. X)

Der N. glossopharyngeus innerviert motorisch die Pharynxmuskulatur, sensibel die Paukenhöhle, die Eustach'sche Röhre, die Gaumenbögen und die Zungenwurzel, sensorisch und sensibel das hintere Zungendrittel sowie sekretorisch die Speicheldrüsen. Er stellt den afferenten Schenkel des Würgereflexes dar.

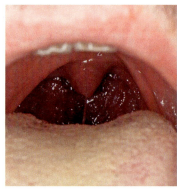

Abb. 6.5 **Kulissenphänomen.** (aus Mattle, Mumenthaler, Kurzlehrbuch Neurologie, Thieme, 2011)

Der N. vagus versorgt motorisch das Gaumensegel, die Kehlkopf- und die untere Pharynxmuskulatur und ist für die parasympathische Innervation fast des gesamten Gastrointestinaltrakts zuständig. Er leitet die Efferenz für den Würgereflex.

6.7.1 Untersuchung

Eine Störung der Motorik lässt sich am besten beim Schluckakt sowie bei einer Untersuchung der Stimmlippen (nur N. vagus!) finden. Zur Prüfung von Sensibilität und Würgereflex ist die Untersuchung des Mundraumes mit einem Holzspatel geeignet. Sensorisch kann das hintere Zungendrittel getestet werden.

6.7.2 Störungen

Ätiologie: Mögliche **Ursachen** sind:
- Hirnstamminfarkte, Bulbärparalyse, Hirnstammtumoren
- Tumoren im Kleinhirnbrückenwinkel, Aneurysmen von A. vertebralis oder basilaris
- Meningitiden
- Botulismus
- Traumen
- periphere Nervenschäden (z. B. Durchtrennung des N. laryngeus recurrens bei Thyreoidektomie).

Klinik: Vor allem bei einer kombinierten Läsion der beiden Nerven oder ihrer Kerne kommt es bei Auslösung des Würgereflexes oder beim Sprechen zur einer pathologischen Verziehung von Gaumensegel und Rachenwand zur gesunden Seite (Kulissenphänomen) sowie zu Schluckstörungen (**Abb. 6.5**).

Einseitige Vagusläsionen führen durch eine Stimmbandparese zu Heiserkeit, beidseitige Läsionen zu Dyspnoe.

Zur Glossopharyngeusneuralgie [S. B1005].

6.8 Nervus accessorius (N. XI)

Der 11. Hirnnerv innerviert motorisch den M. trapezius und den M. sternocleidomastoideus.

6.8.1 Untersuchung

Der Patient wird aufgefordert, die Schultern zu heben (→ M. trapezius) und den Kopf zur Seite zu drehen → M. sternocleidomastoideus).

6.8.2 Störungen

Ätiologie: Schädigung des Nervs im seitlichen Halsdreieck, z. B. bei neck dissection oder durch Druckläsion (Rucksackparese).

Klinik: Bei Trapeziusparese finden sich eine „hängende" Schulter auf der betroffenen Seite sowie eine erschwerte Armabduktion. Eine Parese des M. sternocleidomastoideus führt zur verminderten Kopfdrehung.

6.9 Nervus hypoglossus (N. XII)

Der 12. Hirnnerv ist rein motorisch und innerviert die Zunge.

6.9.1 Untersuchung

Inspektion (Faszikulationen?) und Herausstreckenlassen der Zunge (Abweichen auf eine Seite?).

6.9.2 Störungen

Bei einer unilateralen Läsion kommt es zum Abweichen der herausgestreckten Zunge zur paretischen Seite, ggf. mit einhergehender Atrophie. Eine beidseitige Parese führt zu Störungen des Kau- und Schluckaktes.

Differenzialdiagnostisch (Schluckstörung) sind die ALS, das Foramen-jugulare-Syndrom sowie eine Polymyositis und Myasthenia gravis abzugrenzen.

6.10 Kombinierte Hirnnervenläsionen

6.10.1 Fissura-orbitalis-superior-Syndrom

Tumoren der mittleren Schädelgrube, Aneurysmen oder Traumen sind häufige Auslöser dieses Syndroms. Klinisch finden sich eine Hypästhesie im Versorgungsgebiet des 1. Trigeminusasts und Läsionen der Hirnnerven III, IV und VI (Ptosis, Mydriasis, Okulomotorikstörungen). Meist klagen die Patienten über Schmerzen.

6.10.2 Gradenigo-Syndrom

Synonym: Syndrom der Felsenbeinspitze

Ursache sind zumeist eitrige Innenohrentzündungen oder Tumoren. Es kommt zu einseitigen Paresen von N. V, N. VI und N. VII sowie zu Schmerzen.

6.10.3 Foramen-jugulare-Syndrom

Durch Schädelbasisfrakturen, V.-jugularis-Thrombose oder Tumoren des Glomus jugulare kommt es zu einer meist einseitigen Kompression von N. IX, N. X und N. XI im Foramen jugulare. Diese Läsion führt zu:
- einseitiger Gaumensegelparese
- Geschmacksstörung des hinteren Zungendrittels
- Heiserkeit
- Sternocleidomastoideus- und Trapeziusparese.

7 Erkrankungen des Rückenmarks

7.1 Vaskulär bedingte Erkankungen des Rückenmarks

Ätiologie: Ursächlich infrage kommen:
- **Aortenerkrankungen** (Aneurysma, OP, Entzündung, Thrombose, Isthmusstenose)
- **Verschluss von Radikulararterien** (Arteriosklerose, Thrombose, Entzündung, iatrogen, Spondylose)
- **venöse** Gefäßmalformationen, Thrombosen und Phlebitis
- **traumatische Ereignisse** (Bandscheibenvorfall, Raumforderung, Manipulation an der Wirbelsäule)
- **systemische Erkrankungen** (RR-Abfall, Kreislaufstillstand, Anämie, Embolie, portosystemischer Shunt).

Diagnostik:
Die bildgebende Diagnostik (**MRT** mit und ohne Kontrastmittel) steht im Vordergrund. Ischämien sind nach einer Latenzzeit von mehreren Tagen (!) als hyperintense Areale in T_2 erkennbar. **Angiografie** und **Myelografie** dienen der Bestätigung und Spezifizierung der Diagnose.
Des Weiteren sollten erfolgen:
- **Labordiagnostik** zum Ausschluss systemischer Erkrankungen (Polyglobulie, Gerinnungsstörungen, Vaskulitiden, Infektionen: Lues, Borreliose, HIV)
- ggf. **Abdomenuntersuchung** (Sonografie, CT) zum Ausschluss eines Aortenaneurysmas
- **Liquordiagnostik** zum Ausschluss entzündlicher Erkrankungen.

Therapie und Prognose: Diese sollte nach Möglichkeit kausal erfolgen:
- bei arteriosklerotischer Genese → Gabe von Thrombozytenaggregationshemmern
- bei Verdacht einer Dissektion oder bekannter Emboliequelle → Vollheparinisierung
- bei Dehydratation/Polyglobulie (Hämatokrit > 45 %) → Hämodilution.

Je früher es zu einer klinischen Verbesserung kommt, desto besser ist die Prognose. Eine Residualsymptomatik ist jedoch häufig.

7.1.1 Arteriell bedingte Durchblutungsstörungen

A.-spinalis-anterior-Syndrom

DEFINITION Ischämie des Versorgungsgebietes der A. spinalis anterior.

Die A. spinalis anterior versorgt als unpaarige Arterie die **Vorderstränge**, den größten Teil der **Vorderseitenstränge** und **Kommissurenfasern** sowie die graue Substanz des Rückenmarks bis zur Basis der Hinterhörner (**Abb. 7.1**). Sie wird kranial aus jeweils einem Ast der beiden Aa. vertebrales gebildet und im Verlauf aus den Aa. intercostales und Aa. lumbales gespeist. Die arterielle Versorgung ist im Thorakalbereich am geringsten ausgeprägt (→ gehäuftes Auftreten von Durchblutungsstörungen in dieser Region).

Klinik:
- **dissoziierte Sensibilitätsstörung** kaudal der Läsion (ungestörte Tiefensensibilität: Hinterstränge nicht betroffen)
- **Paraspastik** kaudal und schlaffe Lähmung auf Höhe der Läsion
- **Blasen-** und **Mastdarmlähmung.**

A.-spinalis-posterior-Syndrom

DEFINITION Ischämie des Versorgungsgebietes der Aa. spinales posteriores.

Die Aa. spinales posteriores laterales versorgen als paarige Arterien die **Hinterstränge**, die **Nervenwurzeln** und die Dura mater. Sie entspringen ebenfalls aus den Aa. vertebrales und werden wie die A. spinalis anterior aus den Aa. intercostales und den Aa. lumbales gespeist.

Klinik: Es entwickelt sich eine querschnittsförmige sensomotorische Störung mit ausgeprägter **Störung der Tiefensensibilität** (→ Ataxie) sowie **Paraparese**.

7.1.2 Venös bedingte Durchblutungsstörungen

Der venöse Abfluss des Rückenmarks erfolgt über die 2 Hauptvenen V. spinalis anterior und posterior in die Vv. vertebrales, intercostales und lumbales.

Spinale vaskuläre Malformationen

Durale AV-Fistel: Durch den arteriovenösen Kurzschluss kommt es zu einer Druckerhöhung der Vene mit konsekutiver spinaler Durchblutungsstörung und Myelomalazie. **Klinisch** findet sich eine meist bei körperlicher Belastung auftretende intermittierende Paraparese der Beine mit querschnittsförmiger Sensibilitätsstörung. **Diagnostisch** steht die Bildgebung mit MRT (ggf. MR-Myelografie) und Angiografie im Vordergrund. **Therapeutisch** kann die zugehörige Arterie embolisiert oder auf operativem Wege verschlossen werden. Die Erkrankung ist trotz Therapie progredient und führt innerhalb weniger Jahre zu einer Paraplegie.

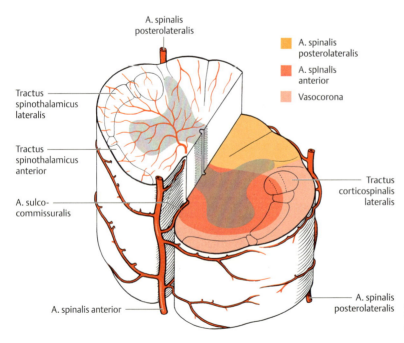

Abb. 7.1 Arterielle Gefäßversorgung des Rückenmarks. (aus Bähr, Frotscher, Neurologisch-topische Diagnostik, Thieme, 2009)

Tab. 7.1 Charakteristik, Diagnostik und Therapie spinaler Blutungen

Lokalisation	epidural/subdural	subarachnoidal	intramedullär
Ätiologie	Trauma bei Koagulopathien (z. B. Lumbalpunktion)	Blutungen bei Angiomen, Tumoren, Koagulopathien	Traumata, Koagulopathien, spinale Gefäßmissbildungen
Klinik	akuter gürtelförmiger Schmerz, subakute Querschnittssymptomatik, Sensibilitätsstörungen	starker und akuter Rücken- bzw. radikulärer Schmerz, Kopfschmerz, Übelkeit, Erbrechen	subakuter gürtelförmiger Schmerz, Blasen-/Mastdarmstörungen, Paraparese
Diagnostik	spinales MRT, Liquor	CT, Liquor, spinales MRT, spinale/kraniale Angiografie	spinales MRT, spinales CT, Liquor
Therapie	notfallmäßige operative Hämatomausräumung	Behandlung der Ursache und symptomatische Therapie	Behandlung der Ursache und symptomatische Therapie
Prognose	gut bei frühzeitiger Intervention	abhängig von Ursache und Ausmaß der Blutung	oft persistierende Querschnittssymptomatik

Arteriovenöse Malformationen (AVM): Hierzu zählen angeborene Angiome und intradurale AV-Fisteln. Es kommt zu venöser Druckerhöhung, Steal-Effekten, spinaler Kompression sowie zu Blutungen. Klinik und Diagnostik gleichen der duralen AV-Fistel (s. o.). Die **Therapie** erfolgt je nach Lokalisation und Ausprägung interventionell (Embolisation) oder operativ. Der Verlauf der Erkrankung ist langsamer als bei duralen Fisteln.

7.1.3 Spinale Blutungen

Spinale Blutungen können epidural, subdural, subarachnoidal sowie intramedullär auftreten. Es finden sich jeweils spezifische Charakteristika, die in **Tab. 7.1** zusammengestellt sind.

7.2 Traumatisch bedingte Erkrankungen des Rückenmarks

DEFINITION Traumatische Rückenmarksschädigung, die sich je nach Schweregrad unterschiedlich äußern kann:
- **Commotio spinalis:** vorübergehende Funktionsstörung des Rückenmarks, die sich innerhalb von 3 Tagen vollständig zurückbildet und kein bildmorphologisches Korrelat aufweist (MRT, CT).
- **Contusio spinalis:** bleibende Störung der Rückenmarksfunktionen (Querschnittssyndrom)
- **spinaler Schock:** akute Unterbrechung aller Rückenmarksbahnen mit motorischen, sensiblen und autonomen Funktionsausfällen kaudal der Läsion (akutes Querschnittssyndrom).

Ätiologie: Rückenmarkläsionen können bei äußeren **Verletzungen** der Wirbelsäule (s. Orthopädie [S. B264]) sowie bei lokalen Raumforderungen entstehen. Dazu zählen:
- **Tumoren** (benigne/maligne)
- **degenerative Prozesse** (Bandscheibenvorfall, Dens-Instabilität)
- **Entzündungen** (extramedullär: Abszess; intramedullär: Lues, Herpes, HIV, MS, Vaskulitiden, postinfektiös, postvakzinal)

- **vaskuläre Störungen** (Hämatom, Ischämie, Blutung, Durafistel)
- **toxische Affektionen** (Drogenabusus, Strahlenmyelopathie).

Klinik:
- **Akutstadium: spinaler Schock**
  - schlaffe Para- oder Tetraparese (bis hin zum sekundären Atemstillstand durch Lähmung der Atemmuskulatur bei HWS-Läsionen)
  - Reflexerlöschung
  - Sensibilitätsausfall
  - autonome Störungen
- **chronisches Stadium**
  - schlaffe Paresen und Hyperalgesie auf Höhe der Läsion
  - Paraspastik und Sensibilitätsstörungen kaudal der Läsion
  - autonome Funktionsbeeinträchigungen (je nach Läsionshöhe): Blasen- und Mastdarmstörungen, Erektionsstörungen, Temperaturregulationsstörungen, Bradykardie, Störungen der Blutdruckregulation.

Diagnostik: Bei der Untersuchung ist insbesondere die Erhebung des Reflexstatus, motorischer und sensibler Ausfälle (Querschnitt, Reithosenareal, Perianalregion) und die Prüfung von Analreflex und Sphinktertonus von Bedeutung. Im Notfallraum eignet sich hierfür zunächst die digital-rektale Austastung.

In Abhängigkeit von der vermuteten Ätiologie (Anamnese!) ist die Bildgebung mittels Röntgen (ossäre Prozesse), CT (Frakturen, Blutungen) und MRT (intramedulläre Läsionen, Ödem) sowie die Ableitung somatosensibel evozierter Potenziale (→ Verlaufskontrolle) indiziert.

Therapie: Die Therapie besteht in erster Linie in **Allgemeinmaßnahmen**:
- bei Wirbelsäulenverletzungen Immobilisation und Stabilisierung des Patienten
- Gabe von Methylprednisolon (→ verbessert das funktionelle Outcome)
- Kreislaufstabilisierung
- Sauerstoffgabe
- Schmerzbehandlung
- Katheterisierung.

Tab. 7.2 Klinische Zeichen bei Konus- und Kauda-Syndrom

Symptom	Konus-Syndrom	Kauda-Syndrom
Sensibilität	früh auftretende bilateral symmetrische Reithosenanästhesie	spät auftretende asymmetrische **Reithosenanästhesie**, segmentale Sensibilitätsstörungen
Schmerzen	bilateral symmetrische, mäßige Schmerzen perineal und der Hüfte	asymmetrische starke **Schmerzen**, die radikulär ausstrahlen
Motorik	schlaffe Blasen- und Mastdarmlähmung	segmentale schlaffe Paresen der Beine, Atrophie. **Blasen-** und **Mastdarmlähmung** bei vollständigem Kauda-Syndrom
Reflexe	Analreflex und Bulbocavernosusreflex vermindert, andere Reflexe normal	**Areflexie** (ASR > PSR)
Sphincter ani	frühe hochgradige Funktionsstörung	späte leichte Funktionsstörung

Tab. 7.3 Klinisches Erscheinungsbild spinaler Tumoren in Abhängigkeit von ihrer Lokalisation

	intradural intramedullär	intradural extramedullär	extradural
Beispiele	Ependymome, Astrozytome, Oligodendrogliome, Metastasen	Meningeome, Neurinome, Metastasen	Metastasen, Sarkome, Lymphome, Plasmozytome
Motorik	schlaffe Paresen auf Höhe der Läsion und spastische Paraparese kaudal der Läsion	schlaffe Paresen auf Höhe der Läsion; anfangs ipsilaterale spastische Parese kaudal der Läsion, im Verlauf bilaterale spastische Parese (Tetraparese bei Tumoren im HWS-Bereich)	schlaffe Paresen auf Höhe der Läsion und spastische Paraparese kaudal der Läsion
Sensibilität	bilaterale dissoziierte Empfindungsstörung	ipsilateral aufsteigende Sensibilitätsstörung mit Parästhesien (alle Qualitäten betroffen → „sensibles Niveau") kontralateral dissoziierte Empfindungsstörung; Hyperpathie und Schmerzen auf Höhe der Läsion	sensibler Querschnitt, anfangs oft unilateral
autonome Funktionen	Blasen- und Mastdarmlähmung	Blasen- und Mastdarmlähmung	Blasen- und Mastdarmlähmung

aus Masuhr, Neumann, Duale Reihe Neurologie, Thieme, 2007

Bei traumatischer Kompression des Rückenmarks ist eine möglichst rasche **operative Dekompression** indiziert, um einem Funktionsverlust des Rückenmarks vorzubeugen.

Bei bleibender Querschnittssymptomatik entwickelt sich aus der initial schlaffen Parese eine Spastik, unter der die Patienten oft sehr leiden. Zu ihrer Behandlung stehen folgende Therapeutika zur Verfügung:
- Baclofen oral oder intrathekal als Dauerinfusion (Pumpe)
- oral: Tizanidin, Tolperison
- Botulinumtoxin-A-Injektionen.

7.2.1 Brown-Séquard-Syndrom

Siehe Partielles Querschnitt-Syndrom [S. B910].

7.2.2 Konus- und Kauda-Syndrom

DEFINITION Spinale Kompression in Höhe des Conus medullaris (thorakolumbaler Übergang Th$_{12}$/L$_1$) bzw. der Cauda equina (kaudal von L$_2$) durch eine Raumforderung (z. B. medialer Bandscheibenvorfall, Tumor, Fraktur).

Klinik: Tab. 7.2 zeigt die unterschiedliche klinische Symptomatik bei Konus- und Kauda-Syndrom.

MERKE Sowohl das Konus- als auch das Kauda-Syndrom sind Notfälle, die sofort neurochirurgisch versorgt werden müssen.

7.3 Rückenmarktumoren

Klinik: Spinale Tumoren können extra- oder intradural bzw. extra- oder intramedullär lokalisiert sein. Das klinische Bild hängt von der Lokalisation ab (Tab. 7.3). Die Tumoren äußern sich vorwiegend mit Kompressionssymptomen:
- intermittierende **sensomotorische Ausfälle** (Hypästhesie, Ataxie, Paresen)
- Zeichen der **Pyramidenbahnschädigung**: Babinski auslösbar
- lokale und radikuläre **Schmerzen**
- Blasen- und Mastdarmstörung.

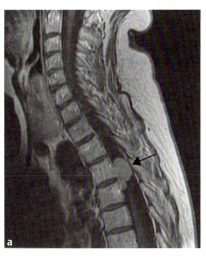 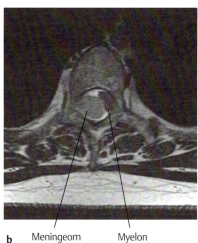

Abb. 7.2 Spinales Meningeom im MRT.
a Hyperintenser Tumor nach KM-Gabe auf Höhe von BWK 3/4 (T 1). Er füllt den Spinalkanal fast vollständig aus (Pfeil).
b Im axialen Bild (T 2) erkennt man, dass der Tumor intradural und extramedullär liegt, von dorsolateral rechts den Spinalkanal einengt und das Rückenmark komprimiert. (aus Masuhr, Neumann, Duale Reihe Neurologie, Thieme, 2007)

b Meningeom   Myelon

Diagnostik: Raumfordernde Prozesse des Rückenmarks werden am besten radiologisch nachgewiesen. Methode der Wahl ist das spinale MRT mit und ohne Kontrastmittel (**Abb. 7.2**). Weitere Verfahren: spinales CT, Myelografie, Röntgen. Als Zusatzdiagnostik eignen sich ggf. neurophysiologische Verfahren wie das EMG oder die Ableitung evozierter Potenziale (Beteiligung afferenter/efferenter Bahnen; evtl. Höhenlokalisation) bzw. eine Liquordiagnostik (Nachweis von Tumorzellen).

Therapie: Intramedulläre Tumoren werden je nach Zugänglichkeit, Größe und Tumorart operativ und/oder strahlentherapeutisch behandelt. Bei extramedullären oder extraduralen Tumoren kann zusätzlich eine Chemotherapie versucht werden. Metastasen werden in allen Lokalisationen in Abhängigkeit vom Zustand des Patienten strahlentherapeutisch oder nur palliativ behandelt.

Als symptomatische Maßnahmen kommen zum Einsatz:
- Schmerztherapie
- Kortikoidtherapie
- Spastikbehandlung
- Operationen bei Instabilität der Wirbelsäule
- Physio- und Ergotherapie.

7.4 Entzündliche Rückenmarkserkrankungen

7.4.1 Myelitis

Ätiologie: Ursachen sind:
- **virale Infektionen:** Herpes, Varizellen, EBV, CMV, HIV, Polio
- **bakterielle Infektionen:** Staphylokokken, Streptokokken, Lues, Borreliose, Tbc, Mykoplasmen
- andere Ursachen:
  - **postinfektiös** nach Masern, Mumps, Röteln, Varizellen, respiratorischen Infekten
  - **postvakzinal** nach Typhus-, Tollwut-, Pockenimmunisierung
- **Autoimmunerkrankungen:** multiple Sklerose, Sarkoidose, Morbus Behçet
- **paraneoplastische** Genese.

Klinik und Diagnostik: Gürtelförmige Schmerzen, aufsteigende Paresen und Sensibilitätsstörungen sowie Blasen- und Mastdarmstörungen. Bei der Poliomyelitis anterior acuta sind ausschließlich die motorischen Vorderhornzellen betroffen (schlaffe Lähmung s. u.). Diagnostisch kommen Serum- und Liquoruntersuchungen, MRT und neurophysiologische Untersuchungen zum Einsatz. Differenzialdiagnostisch auszuschließen sind vaskuläre Erkrankungen, ein Guillain-Barré-Syndrom und toxische Myelopathien.

Therapie: Die Therapie richtet sich nach der Ursache. Bis zum Ausschluss einer Herpesinfektion sollte Aciclovir gegeben werden.

Poliomyelitis anterior acuta

Ätiopathogenese: Polioviren führen zum **Untergang motorischer Vorderhornganglienzellen** in der grauen Substanz des Rückenmarks. Die Viren werden v. a. unter schlechten hygienischen Verhältnissen fäkal-oral von Mensch zu Mensch übertragen.

Klinik: Über 90 % aller Polioinfektionen verlaufen asymptomatisch. Initial äußert sich die Erkrankung mit Fieber, allgemeiner Abgeschlagenheit, Kopfschmerzen, Meningismus, Verdauungsstörungen, Hyperhidrosis und Pollakisurie. Diese Symptomatik hält nicht länger als 4 Tage an und stellt bei 5–10 % der Infizierten die einzige Manifestation dar (kein ZNS-Befall).

Bei 1–2 % der Infizierten kommt es nach einem fieberfreien Intervall zu einem erneuten **Fieberanstieg** mit meningitischen Symptomen und **asymmetrischen schlaffen Lähmungen ohne Sensibilitätsstörungen**. Selten kommt es zu einem bulbären oder enzephalitischen Verlauf.

Im Rahmen des **Post-Polio-Syndroms** kann es auch noch Jahre nach der akuten Erkrankung zu einer Progression der Paresen kommen.

Diagnostik und Therapie: Die Diagnose wird durch Erregernachweis im Liquor oder aus Stuhlproben (PCR) gesichert. Die Therapie erfolgt symptomatisch.

> **MERKE** Verdacht, Erkrankung und Tod sind meldepflichtig.

Prophylaxe: Die **Impfung** mit inaktivierter Poliovakzine (IPV) wird im Säuglingsalter als Prophylaxe empfohlen (Auffrischimpfung zwischen dem 9. und 17. Lebensjahr).

7.4.2 Spinale Abszesse

> **DEFINITION** Meist durch Staphylokokken ausgelöste und im thorakalen bzw. lumbalen Epiduralraum lokalisierte Abszessbildung.

Ätiopathogenese: Der häufigste Erreger von spinalen Abszessen ist Staphylococcus aureus. Andere ursächliche Bakterien sind Streptokokken, E. coli und Pseudomonas aeruginosa.

Spinale Abszesse können durch Fortleiten einer benachbarten Entzündung (z. B. bei Spondylitis, Psoasabszess, perinephritischem Abszess), durch hämatogene Absiedelung (z. B. bei Furunkel, Pneumonie), nach einem Trauma (z. B. nach Lumbalpunktion) oder auch idiopathisch entstehen.

Risikofaktoren: Erhöhte Infektionsgefahr besteht bei lokaler Manipulation an der Wirbelsäule (Operation, Traumen, Periduralkatheter) und gleichzeitiger allgemeiner Abwehrschwäche wie bei Diabetes mellitus, chronischer Nieren- bzw. Leberinsuffizienz, Alkoholabusus, Immunsuppression, i. v.-Drogenkonsum etc.

Klinik:
- Manifestation innerhalb weniger Tage bis mehrerer Wochen, i. d. R. im Thorakal- bzw. Lumbalbereich
- Fieber, Rückenschmerzen, **lokaler Druck-** und **Klopfschmerz**
- Nervendehnungsschmerz, Paresen, Sensibilitätsstörungen
- oft radikuläre, selten Querschnittssymptomatik.

Diagnostik:
- MRT mit KM (→ randständiges Enhancement)
- Entzündungsparameter i. S. (CRP), Blutkulturen
- ggf. CT-gesteuerte Punktion zur Erregersicherung
- **Cave:** keine Liquorpunktion auf Höhe der Läsion!

Differenzialdiagnostisch müssen eine Myelitis, spinale Ischämie oder Raumforderung, ein epidurales Hämatom sowie ein Guillain-Barré-Syndrom abgegrenzt werden.

Therapie und Prognose: Therapie der Wahl ist die operative Abszesssanierung mit einer kombinierten Antibiotikatherapie. Eine alleinige Antibiose (über mindestens 6 Wochen) ist nur bei sehr hohem OP-Risiko oder äußerst milder Symptomatik indiziert. Die Prognose ist abhängig von der individuellen Situation (Abszesslokalisation, -ätiologie, Zustand des Patienten). Die Mortalität beträgt etwa 10 %.

7.4.3 Tabes dorsalis

Siehe Infektionserkrankungen [S. A529].

7.5 Syringomyelie und Syringobulbie

> **DEFINITION**
> - **Syringomyelie:** Bildung flüssigkeitsgefüllter Hohlräume im Rückenmark (selten in Pons oder Medulla oblongata = **Syringobulbie**)
> - **Hydromyelie:** zystische Auftreibung des Zentralkanals.

Ätiopathogenese: Die Syringomyelie oder -bulbie kann primär bei Entwicklungsstörungen des Neuralrohrs sowie Anomalien des kraniozervikalen Übergangs (z. B. Arnold-Chiari-Malformation) oder sekundär auftreten. Sekundäre Ursachen sind Tumoren, Entzündungen der Arachnoidea, Traumen oder Liquorzirkulationsstörungen.

Die Hohlraumbildung erfolgt zumeist zervikal oder thorakal (C2/C3 bis mittlere BWS), in 10 % d. F. im Hirnstamm.

Klinik: Bei Lokalisation im Rückenmark (Syringomyelie/Hydromyelie) bestehen **Schmerzen** (besonders im Schultergürtel), ein **zentromedulläres Syndrom** mit gestörtem Schmerz- und Temperaturempfinden (**dissoziierte Empfindungsstörung**), segmentaler Atrophie sowie spastischen Paresen kaudal der Läsion sowie eine **Kyphoskoliose**.

Ist die Medulla oblongata betroffen (Syringobulbie), kommt es zu **Nystagmus** und **Hirnnervenausfällen** mit Trigeminusneuralgie bzw. Zungenatrophie.

Diagnostik: Die Diagnose wird mittels Bildgebung gestellt (Röntgen, CT, MRT der HWS mit und ohne KM). Zur Quantifizierung der Läsion eignen sich klinische und neurophysiologische Untersuchungsmethoden (EMG, SEP).

Differenzialdiagnosen: Folgende Erkrankungen können sich klinisch ähnlich präsentieren und müssen daher differenzialdiagnostisch in Betracht gezogen werden:
- Myelitis
- Myelomalazie
- intramedulläre Blutung
- spinale MS (disseminierte Symptomatik, schubförmig, Liquorbefund)
- Diastematomyelie (angeborene sagittale Septierung des Spinalraums)
- spinale Muskelatrophie oder ALS (fehlende Sensibilitätsstörungen)
- spinale Tumoren mit begleitender Zystenbildung (v. a. Ependymome, Astrozytome).

Therapie: Neben der symptomatischen Therapie mit **Verletzungsprophylaxe** (Hautpflege etc.) und **Physiotherapie** ist die Behandlung von Spastik, Schmerzen und Skoliose von Bedeutung. Bei Progredienz oder Therapieresistenz (insbesondere der Schmerzen) ist die operative Therapie indiziert:

- **Syringostomie:** syringo-subarachnoidale oder -pleurale Drainage (Shuntanlage zwischen Syrinxhöhle und Subarachnoidal- oder Pleuraraum)
- Dekompression des Foramen magnum bei vorliegender Obstruktion
- Eröffnung posttraumatischer und tumorassoziierter Zysten.

Prognose: Die Symptomatik ist langsam progredient bis hin zu einer Querschnittssymptomatik.

7.6 Erkrankungen mit schwerpunktmäßigem Befall der Rückenmarksbahnen

7.6.1 Funikuläre Myelose

DEFINITION Degeneration der Hinterstänge und Pyramidenbahnen infolge **Vitamin-B_{12}-Mangels**.

Ursachen und allgemeine Klinik des Vitaminmangels s. Blut und Blutbildung [S. A144].

Klinik: Die Hinterstrangschädigung führt zu einer **Tiefensensibilitätsstörung mit sensibler Ataxie, Hyp-** bzw. **Parästhesien**. Durch die Degeneration des Pyramidenseitenstrangs kommt es zu **gesteigerten Muskeleigenreflexen** und **Pyramidenbahnzeichen**. Hinzu treten psychische Symptome (Depression, Psychose, Amnesie, Demenz). Außerdem besteht eine progrediente **Atrophie der Zungenschleimhaut**.

Die neurologischen Symptome sind auch ohne das Vorliegen einer manifesten Anämie möglich!

Diagnostik: Zur Bestätigung der Diagnose dienen das Differenzialblutbild (→ **megaloblastäre Anämie**), die Bestimmung von **Vitamin B_{12}** und Folsäure i. S. und die Durchführung des **Schilling-Tests**. Elektrophysiologisch können pathologische Tibialis-SEP sowie eine verminderte sensible Nervenleitgeschwindigkeit nachgewiesen werden. Zum Ausschluss der Differenzialdiagnosen sollten eine Liquordiagnostik und spinale Bildgebung (MRT) erfolgen.

Differenzialdiagnosen:
- spinale Prozesse, multiple Sklerose: MRT, Liquorbefund, Verlauf
- Friedreich-Ataxie: Blutbild, Gendiagnostik
- Infektionen (Borreliose, Tabes dorsalis): Serologie, Liquorbefund
- andere Stoffwechselstörungen.

Therapie: Die Substitution von Vitamin B_{12}, Folsäure und Eisen zum Ausgleich des Vitaminmangels bzw. Behandlung der Anämie steht im Vordergrund.

Prognose: Bei frühzeitigem Erkennen der Krankheit ist eine Remission möglich, später im Krankheitsverlauf kommt es trotz Therapie zu bleibenden Schäden.

7.6.2 Spastische Spinalparalyse

DEFINITION Gruppe hereditärer Erkrankungen mit Degeneration der Pyramidenbahn.

Ätiopathogenese: Die spastische Spinalparalyse wird vorwiegend autosomal-dominant, aber auch autosomal-rezessiv und X-chromosomal vererbt. Sie zählt zu den häufigsten tödlich verlaufenden autosomal-rezessiven Erkrankungen im Kindesalter.

Pathogenetisch findet sich ein diffuser Zelluntergang im Bereich des Gyrus praecentralis mit konsekutiver Degeneration der Pyramidenbahnen, die nach kaudal zunimmt (isolierter Axonverlust des 1. Motoneurons).

Klinik: Die Erkrankung manifestiert sich meist im Kindesalter mit einer langsam fortschreitenden **beinbetonten Tetraspastik**, variablen **Paresen** mit pathologischer Reflexsteigerung und spastischer Gangstörung (Scherengang durch Adduktorenspasmus). Zusätzlich können eine **Harninkontinenz**, **sensible Ausfälle** sowie Demenz, Taubheit, Blindheit, zerebelläre Störungen u. a. bestehen.

Diagnostik: Die Diagnose wird molekulargenetisch gestellt. Zum Ausschluss anderer Erkrankungen dienen:
- MRT (kranial, spinal)
- Vitamin B_{12} und Vitamin E i. S. sowie
- HIV-, HTLV-, Lues-serologie.

Differenzialdiagnosen: Aufgrund der variablen Symptomatik kommen differenzialdiagnostisch viele Erkrankungen infrage: u. a. spinale Form der MS, spinale Raumforderungen, Gefäßmissbildungen, Syringomyelie, Anomalien des kraniozervikalen Übergangs, Vitamin-B_{12}- und Vitamin-E-Mangel.

Therapie: Es ist keine kausale Behandlungsmöglichkeit bekannt. Symptomatisch kommen Physiotherapie, Hilfsmittel sowie Medikamente zur Therapie der Spastik zum Einsatz.

7.6.3 Zerebelläre Ataxien

Spinozerebelläre Ataxien (SCA)

Die Gruppe der spinozerebellären Ataxien (**a**utosomal-**d**ominant erbliche **z**erebelläre **A**taxien = ADCA) umfasst hereditäre neurodegenerative Erkrankungen. Gemeinsames klinisches Kennzeichen ist die progrediente Ataxie. Die Erkrankung wird meist zwischen dem 30. und 50. Lebensjahr manifest, allerdings ist ein Beginn in der Kindheit ebenso möglich. Anhand der Klinik und der zugrunde liegenden Genmutation werden verschiedene Typen unterschieden:
- **ADCA I:** progressive Ataxie mit Ophthalmoplegie, Pyramidenbahnläsion, extrapyramidalmotorischen Störungen und sensibler Neuropathie (SCA 1, 2, 3, 4, 8, 12, 13, 17)
- **ADCA II** (= SCA 7): Visusverlust durch Retinadegeneration
- **ADCA III:** rein zerebelläre Ataxien (SCA 5, 6, 10, 11, 14).

Die Diagnose wird anhand molekulargenetischer Befunde gesichert, ggf. ist die Familienanamnese aufschlussreich.

Die Bildgebung (MRT) zeigt entsprechend den degenerativen Veränderungen eine olivopontozerebelläre oder spinozerebelläre Atrophie. Die Therapie erfolgt in erster Linie symptomatisch. Der Verlauf ist chronisch-progredient.

Friedreich-Ataxie

> **DEFINITION** Autosomal-rezessiv vererbtes **neurokardiologisches Krankheitsbild** mit Degeneration der Rückenmarksbahnen, Myokardveränderungen und Langerhans-Zell-Verlust im Pankreas.

Pathogenese: Ein Gendefekt auf Chromosom 9 führt zu einer vermutlich neurotoxischen intramitochondrialen Eisenakkumulation. Pathologische Veränderungen finden sich im
- ZNS: Degeneration von Hintersträngen, Tractus spinocerebellaris und im geringen Ausmaß auch der Pyramidenbahn sowie Untergang zerebellärer Purkinje-Zellen
- Myokard: Hypertrophie, Fibrose
- Pankreas: Verlust der Langerhans-Zellen.

Klinik: Die Erkrankung manifestiert sich in einem Großteil d.F. vor dem 25. Lebensjahr mit progredienter zerebellärer Ataxie, Pallhypästhesie, Areflexie der unteren Extremitäten, Pyramidenbahnzeichen, Dysarthrie, Spastik und sensibler Neuropathie. Über 90 % der Patienten leiden zudem an einer Herzinsuffizienz infolge der hypertrophen Kardiomyopathie. Zusätzlich können Arrhythmien, ein Diabetes mellitus bzw. eine Skoliose bestehen. Weiteres Charakteristikum der Erkrankung ist der „Friedreich-Fuß", eine durch die Atrophie der kleinen Fußmuskeln bedingte Hohlfußbildung (Abb. 7.3).

Diagnostik: Die Diagnose wird anhand der klinischen Symptomatik und dem molekulargenetisches Nachweises des defekten Gens gestellt.

Differenzialdiagnosen: Vor allem müssen andere hereditäre Ataxien in Erwägung gezogen werden:
- Ataxia teleangiectatica (Okulomotorikstörung, Dysarthrie, Teleangiektasien, Immundefizit)
- Ataxie mit hereditärem Vitamin-E-Mangel (erniedrigter Vitamin-E-Spiegel i.S. bei sonst sehr ähnlicher Symptomatik)
- Abetalipoproteinämie (Muskelatrophien, Steatorrhö)
- andere zerebelläre Ataxien.

Therapie: Die Behandlung erfolgt mit Coenzym-Q zur Verbesserung der Feinmotorik und Reduktion der Myokarddicke. Symptomatisch kommen Physio- und Ergotherapie sowie die Behandlung von Vorhofflimmern, Herzinsuffizienz und KHK zum Einsatz.

Prognose: Die Patienten werden meist noch vor ihrem 30. Lebensjahr rollstuhlpflichtig. Die Lebenserwartung beträgt nach der klinischen Manifestation durchschnittlich 10 Jahre (3–25 Jahre). Zu den häufigsten Todesursachen gehören kardiale Insuffizienz und Folgen der Immobilität (Pneumonie, Thrombose).

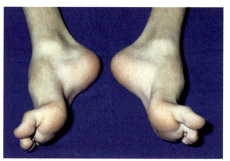

Abb. 7.3 Friedreich-Fuß. (aus Gehlen, Delank, Neurologie, Thieme, 2010)

Ataxia teleangiectatica (Louis-Bar-Syndrom)

> **DEFINITION** Autosomal-rezessiv vererbte **zerebelläre Ataxie**, die mit **Teleangiektasien** und Choreoathetose einhergeht und sich bereits im Kindesalter manifestiert.

Pathogenese: Es kommt zur Kleinhirnrindenatrophie, zu spinalen Demyelinisierungen, einer Hypoplasie von Thymus, Lymphknoten und Gonaden sowie zur Angiomatose innerer Organe.

Klinik: Die Erkrankung manifestiert sich bereits im Kleinkindalter (meist beim Laufenlernen) mit einer progredienten zerebellären Ataxie und Gangstörung. Zudem finden sich eine Dysarthrie, eine Okulomotorikstörung im Sinne einer Apraxie, eine Choreoathetose sowie eine im späteren Verlauf auftretende Demenz. Ein differenzialdiagnostisch wichtiges Kennzeichen sind die okulokutanen Teleangiektasien. Die Thymushypoplasie führt zu Infekt- und Malignomneigung. Die Patienten sind sehr strahlensensibel (**Cave**: Röntgendiagnostik vermeiden!). Bei Vorderhornbefall Ähnlichkeit mit spinalen Muskelatrophien (s.u.).

Diagnostik: In der MRT ist eine **Kleinhirnatrophie** nachweisbar. Im Labor finden sich eine Erhöhung für AFP und CEA, evtl. der Leberenzyme und oft erniedrigte Immunglobulinspiegel.

Therapie: Die Therapie erfolgt symptomatisch (Krankengymnastik, Infektbehandlung).

7.7 Vorderhornerkrankungen

7.7.1 Spinale Muskelatrophien

> **DEFINITION** Heterogene hereditäre Erkrankungen mit **Degeneration motorischer Vorderhornzellen** und bulbärer motorischer Hirnnervenkerne.

Klinik: Es finden sich schlaffe Lähmungen ohne Sensibilitätsstörungen (Ausnahme: Kennedy-Syndrom s.u.), verminderte Muskeleigenreflexe sowie Faszikulationen. In Tab. 7.4 sind die Formen der spinalen Muskelatrophie dargestellt.

Tab. 7.4 Formen der spinalen Muskelatrophie

Typ	Name	Erbgang	Verlauf	Klinik
1	infantile Form (Werdnig-Hoffmann)	autosomal-rezessiv	schwerer Verlauf, Beginn in den ersten 6 Lebensmonaten, Tod vor dem 3. Lebensjahr	Atrophie und Hypotonie der proximalen („floppy infant") und Atemmuskulatur, Bulbärsymptomatik
2	intermediäre Form	autosomal-rezessiv	Beginn im 6.–18. Lebensmonat, Lebenserwartung oft bis Adoleszenz	beinbetonte und proximale Hypotonie, Patienten lernen Sitzen, aber nicht Stehen und Gehen
3	juvenile Form (Kugelberg-Welander)	autosomal-rezessiv	milder Verlauf, Beginn 18. Lebensmonat bis 18. Lebensjahr mit gewöhnlich normaler Lebenserwartung	beinbetonte und proximale Hypotonie
4	adulte Form	autosomal-rezessiv/ autosomal-dominant	Beginn nach 18. Lebensjahr mit gewöhnlich normaler Lebenserwartung	proximale, beinbetonte Paresen, selten Beeinträchtigung der Atmung

Kennedy-Syndrom: Spinobulbäre Form der SMA mit X-chromosomal-rezessiv vererbtem Defekt im Androgenrezeptorgen. Die klinische Symptomatik äußert sich i. d. R. vor dem 40. Lebensjahr mit belastungsabhängigen Muskelkrämpfen und Paresen der Gesichts-, Pharynx- und Zungenmuskulatur sowie Faszikulationen. Fakultativ finden sich in einigen Fällen Sensibilitätsstörungen, Gynäkomastie und Hodenatrophie. Der **Verlauf** ist **benigne**, die Lebenserwartung normal.

Diagnostik: Das EMG zeigt pathologische Spontanaktivität und ein gelichtetes Interferenzmuster bei Willkürinnervation. Die motorische Nervenleitgeschwindigkeit ist reduziert bei verminderten Amplituden (sensible Afferenzen normal, Ausnahme: Kennedy-Syndrom). In der Muskelbiopsie sind gruppierte neurogene Atrophien nachweisbar. Zur Diagnosesicherung kann ein molekulargenetischer Nachweis der Mutation erfolgen.

Differenzialdiagnosen:
- ALS
- motorische Neuropathien, Myopathien, Myasthenie.

Therapie: Die Behandlung basiert auf symptomatischen Maßnahmen, da keine kausale Therapie bekannt ist. Zum Einsatz kommen Physiotherapie (keine Überlastung!) und orthopädische Behandlung.

7.7.2 Amyotrophe Lateralsklerose (ALS)

DEFINITION Bilaterale Degeneration des Tractus corticospinalis, der Nervenzellen in Kernen motorischer Hirnnerven und der Vorderhornganglienzellen im Rückenmark (Befall von 1. und 2. Motoneuron).

Epidemiologie: Die Erkrankung tritt meist sporadisch auf, nur etwa 5 % sind hereditär. Bei den hereditären Formen kommt eine Mutation im Cu/Zn-Superoxiddismutase-(SOD1-)Gen als Ursache in Betracht.

Klinik: Die sporadische Form tritt erstmals um das 60. Lebensjahr herum auf (familiäre Formen auch juvenil): Die Läsion des 1. Motoneurons führt zu **progredienten spastischen Paresen** und schmerzhaften **Muskelkrämpfen, Reflexsteigerungen**, einer **Pseudobulbärparalyse** sowie zu

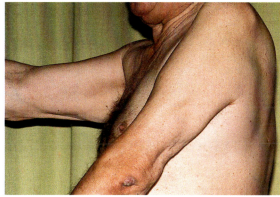

Abb. 7.4 **Amyotrophe Lateralsklerose.** Die Muskulatur des linken Schultergürtels und des Oberarms ist atrophisch. Der Patient kann den linken Arm nicht bis in die Horizontale anheben. (aus Masuhr, Neumann, Duale Reihe Neurologie, Thieme, 2007)

Pyramidenbahnzeichen (Kloni, Babinski-Zeichen, die im Verlauf aufgrund der Muskelatrophie verschwinden!). Die Schädigung des 2. Motoneurons erklärt die von distal **aufsteigenden Muskelatrophien** (Abb. 7.4), die generalisierten **Faszikulationen** (v. a. der Zunge) sowie Sprach- und Schluckstörungen mit Pseudohypersalivation (**echte Bulbärparalyse**). Die Muskelatrophien steigen von distal auf, die kleinen Handmuskeln sind i. d. R. zuerst, die Augenmuskeln spät betroffen. Es kommt im Verlauf zu einer progredienten Ateminsuffizienz (chronisch respiratorische Insuffizienz mit reduzierter Vitalkapazität), die eine künstliche Beatmung erfordert. Es finden sich nur selten Sensibilitätsstörungen. Häufig sind **psychische Veränderungen** wie frontotemporale Demenz und pathologisches (inadäquates) Lachen und Weinen.

Die Aspirationspneumonie ist eine häufige Komplikation und Todesursache. Sie ist auf die neurogene Schluckstörung bei Affektionen der Kerngebiete der Neurone des N. IX und N. XII zurückzuführen.

Diagnostik: Das EMG zeigt **akute Denervierungszeichen** und chronisch-neurogene Veränderungen sowie generalisierte Faszikulationen (**pathologische Spontanaktivität**). Die motorischen Nerven weisen eine Minderung der Amplitude auf, die Nervenleitgeschwindigkeit ist normal. Die Befunde der sensiblen Nerven sind – ebenso wie die evozierten Potenziale – in aller Regel unauffällig. Zur Ausschlussdiagnostik sollten Labor und Bildgebung (MRT) durchgeführt werden. Als Ausdruck der Muskelatrophie kann der CK-Wert leicht erhöht sein. Mittels MRT lässt sich u. a. eine kompressive Myelopathie ausschließen, die eine relativ ähnliche Symptomatik verursachen kann. Bei unklaren Befunden ist eine Muskelbiopsie indiziert.

Pathologisch ist eine **Atrophie der Vorderwurzeln** nachweisbar.

Differenzialdiagnosen:
- multifokale motorische Neuropathie → Leitungsblöcke, positive GM_1-Antikörper
- Myopathien → keine zentrale Symptomatik
- zervikale Myelopathie → periphere Paresen, Reflexsteigerung der unteren Extremität, MRT!
- spinale Muskelatrophien → nur periphere Paresen (s. o.)
- Vitamin-B_{12}-Mangel → immer sensible Ausfälle
- Pseudobulbärparalyse → Bildgebung
- Infektionen → Erregernachweis.

Therapie: Die Behandlung erfolgt in erster Linie symptomatisch mit Physiotherapie und Logopädie, Psychotherapie bei Depression oder Angst, Magnesium gegen die Muskelkrämpfe, Baclofen gegen die Spastik, Anticholinergika gegen die Pseudohypersalivation und Amitriptylin, SSRI oder Benzodiazepine gegen die Affektlabilität. Bei Schluckstörungen ist im Verlauf die Anlage einer Magensonde, bei Ateminsuffizienz eine maschinelle Assistenz oder die Gabe von Morphin zur Senkung des Atmungsantriebs indiziert.

Therapeutisch wird Riluzol eingesetzt. Es handelt sich um einen Glutamatantagonisten, der die Überlebenszeit verbessern und die Phase relativ geringer Behinderung um einige Monate verzögern soll. Wichtige Nebenwirkungen sind Transaminasenanstieg und Blutbildveränderungen, weshalb die Laborwerte initial engmaschig kontrolliert werden müssen.

Prognose: Der Verlauf ist individuell sehr unterschiedlich, jedoch häufig bereits 3–5 Jahre nach Auftreten der ersten Symptome letal (häufigste Todesursache: Ateminsuffizienz).

8 Erkrankungen des peripheren Nervensystems

8.1 Überblick

Läsionen des peripheren Nervensystems führen zu motorischen (schlaffe Lähmungen), sensiblen und u. U. vegetativen Ausfällen. Das Verteilungsmuster dieser Ausfälle ist durch die Lokalisation der Schädigung (Nervenwurzeln, Nervenplexus, einzelne periphere Nervenstämme bzw. -äste) gekennzeichnet.

8.2 Erkrankungen der Nervenwurzeln

8.2.1 Kompressionsbedingte Erkrankungen der Nervenwurzeln

Ätiologie: Häufigste Ursache der Nervenwurzelkompression sind zervikale und lumbale Bandscheibenvorfälle sowie Stenosen des Spinalkanals. Wurzelkompressionssyndrome können akut auftreten bei Bandscheibenvorfall, Entzündungen oder Frakturen oder chronisch bei degenerativen Wirbelsäulenveränderungen oder Raumforderungen.

Diagnostik: Diagnostisch steht die spinale Bildgebung (Röntgen, CT, MRT, MR-Myelografie) im Vordergrund. Bei Verdacht auf Knochenprozesse ist eine Szintigrafie indiziert. Zum Ausschluss einer entzündlichen Genese der Symptome sollte eine Liquordiagnostik erfolgen. Zur Quantifizierung der Schädigung und zur Abgrenzung gegenüber peripheren Nervenläsionen dienen EMG, ENG, SEP und MEP.

Differenzialdiagnosen:
Pseudoradikuläres Schmerzsyndrom: Pseudoradikuläre Schmerzen treten im Rahmen des **Facetten-Syndroms** auf. Ursächlich sind Gelenksdistorsionen durch degenerative Veränderungen oder chronische Fehlhaltungen. Dabei klagen die Patienten über einen diffusen, flächigen Schmerz, der nicht streng an eine Nervenwurzel gebunden ist. Oft lösen „falsche" Bewegungen (z. B. Rotation, Reklination des Kopfes) die Schmerzen aus (einschießende Schmerzen). Wegweisend sind Klinik und die diagnostische lokale Anästhetikaapplikation.

Therapie: Als konservative Maßnahmen werden Antiphlogistika, Kortikoide, Myotonolytika, lokale Analgetika (Stufenschema) und Antidepressiva sowie Physiotherapie eingesetzt. Alternativ kann eine operative, vorzugsweise mikrochirurgische Behandlung erfolgen.

Bandscheibenvorfall

Synonym: Diskushernie

> **DEFINITION** Druckläsionen der Nervenwurzeln aufgrund von lateral lokalisierten Vorwölbungen der Bandscheiben (**Protrusion**) oder Vorfällen des Nucleus pulposus (Prolaps), wenn der Anulus fibrosus einreißt. Tritt Bandscheibengewebe aus und verliert seine **Verbindung** zur Bandscheibe, spricht man von Sequester.

Epidemiologie und Ätiologie: Bandscheibenerkrankungen treten meist im mittleren Lebensalter auf, da der Expansionsdruck des Nucleus pulposus im Alter nachlässt. Zuerst

8.2 Erkrankungen der Nervenwurzeln

altert der Anulus fibrosus und wird rissig. Der Nucleus pulposus ist zu diesem Zeitpunkt noch prallelastisch und prolabiert daher leichter.

Klinik: Bandscheibenvorfälle können **mediolateral** (am häufigsten), **medial** oder **lateral** auftreten. Die Bandscheibe kann auch die anatomischen Bandstrukturen durchbrechen und weiter in den Spinalkanal vordringen (trans- bzw. extramedullärer Prolaps): z. B. Durchbrechen des Lig. longitudinale posterius bei mediolateraler Dorsalverlagerung. Insbesondere betroffen sind die Hals- (HWK 4/5, 7) und Lendenwirbelsäule (LWK 3–5, SWK1). Es kommt klinisch zu typischen Symptomen:

- lokale **Rückenschmerzen** mit Bewegungseinschränkung
- **reaktive Schonhaltung**, Muskelverspannungen: z. B. bei einem mediolateralen Bandscheibenvorfall mit einseitiger Lumbischialgie schmerzbedingte skoliotische Fehlhaltung mit Rumpfüberhang seitwärts.
- **Wurzeldehnungsschmerz** (Lasègue-Zeichen [S. B902] bei lumbalen Läsionen)
- **radikuläre Schmerzausstrahlung mit Projektion** in das sensible Versorgungsgebiet der betroffenen Wurzel
- charakteristische **motorische und sensible Defizite** (oft sensibles Niveau) sowie **Reflexausfälle** je nach betroffener Wurzel.

Tab. 8.1 gibt einen Überblick über die Symptomatik wichtiger Nervenwurzelläsionen. Mediale zervikale Bandscheibenvorfälle können darüber hinaus zu einer Kompression des Rückenmarks mit Läsion der langen Rückenmarksbahnen (Hinterstränge, Pyramidenbahn, Blasen- und Mastdarmstörungen) führen, mediale lumbale Bandscheibenvorfälle zum Kaudasyndrom [S. B974].

Ein beginnender oder eingetretener **Wurzeltod** imponiert mit einer plötzlichen Schmerzbesserung, bei gleichzeitigen progredienten, hochgradigen Lähmungen oder plötzlichen Paresen. In diesem Fall ist eine umgehende operative Therapie erforderlich.

Diagnostik: Bildgebendes Verfahren der Wahl ist die **MRT**, sie kann den Bandscheibenvorfall und Spinalkanal zuverlässig abbilden (**Abb. 8.1**). Hiermit lassen sich die Lokalisation und Ausmaß des Vorfalls beurteilen und auch eine Spondylodiszitis differenzialdiagnostisch abgrenzen. Eine degenerativ veränderte Bandscheibe (**Chondrose**) stellt sich in der T2-Wichtung mit einer deutlichen Signalminderung dar (→ fehlende Flüssigkeit, die normal hell erscheint). Das Röntgenbild kann indirekt über Höhenminderung und Stellung der Wirbelkörper Auskunft geben. Darüber hinaus lassen sich knöcherne Veränderungen beurteilen.

Therapie: Bandscheibenvorfälle werden vorrangig konservativ behandelt; Ausnahme: deutliche neurologische Symptomatik. In der **Akutphase** kann eine **Kortisonstoßtherapie** erfolgen, die einerseits die Schmerzen, andererseits die Entzündungsreaktion der gereizten Nervenwurzeln mindern soll. Alternativ kann auch versucht werden, die Nervenwurzel direkt unter radiologischer Kontrolle mit einem **Lokalanästhetikum** (z. B. Ropivacain) zu blockieren. Schmerzlindernd sind auch lokale Kälteanwendungen.

Ein **operatives Vorgehen** ist notfallmäßig angezeigt bei funktionell relevanten Lähmungserscheinungen, beginnendem Wurzeltod sowie einem Kaudasyndrom und elektiv bei therapierefraktären Schmerzen. Beim lumbalen Bandscheibenvorfall reseziert man das Lig. flavum, das sich zwischen den beiden Wirbelbögen befindet und den Spinalkanal nach hinten begrenzt (Fenestrotomie), und entfernt Sequester. Die Operation erfolgt in mikrochirurgischer Technik. Ist das hintere Längsband noch intakt, kann der Nucleus pulposus alternativ auch mittels perkutaner Nucleotomie oder Laser verkleinert werden. Siehe hierzu auch Chirurgie [S. B220].

Eine mögliche **Komplikation** bei Entfernung des Bandscheibenmaterials ist die ventrale Perforation (Perforation des Anulus fibrosus und Lig. longitudinale anterior). Dabei besteht die große Gefahr einer Gefäßverletzung – je nach Höhe: Iliakalgefäße, Aorta oder V. cava inferior –, die häufig tödlich endet.

Prophylaxe: Präventiv sollten Lasten generell nah am Körper getragen werden.

Spinalkanalstenose

DEFINITION Einengung des Spinalkanals durch meist degenerative Veränderungen der Hals- oder Lendenwirbelsäule.

Ätiologie: Am häufigsten sind degenerative Erkrankungen wie chronische Bandscheibenvorfälle oder Osteophyten ursächlich. Durch die Einengung kann es bei Bewegungen der Wirbelsäule zu spinalen Mikroläsionen sowie zu chronischen Durchblutungsstörungen kommen.

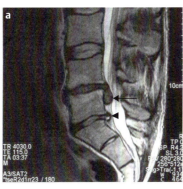
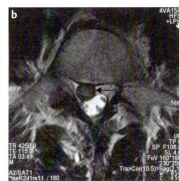

Abb. 8.1 MRT-Befund bei Bandscheibenvorfall LWK4/5. a Im Sagittalschnitt ist der Bandscheibenvorfall, der nach unten disloziert ist (Pfeil), deutlich zu erkennen. Zwischen LWK5 und SWK1 liegt eine Bandscheibenprotusion vor (Pfeilspitze). **b** In der axialen Aufnahme wird die Einengung des Duralsacks deutlich. (aus Wülker, Taschenlehrbuch Orthopädie und Unfallchirurgie, Thieme, 2005)

Tab. 8.1 Übersicht über wichtige radikuläre Syndrome

Wurzel	Kennmuskeln	Reflex	Sensibilität	
C5	**M. deltoideus**, M. supraspinatus, M. infraspinatus, M. biceps	Scapulohumeralreflex, (BSR)	lateraler Schulterbereich, lateraler Oberarm	
C6	M. biceps, **M. brachioradialis**	BSR, RPR	radiale Seite des Armes, Daumen, 2. Finger	
C7	**M. triceps**, M. pectoralis major, M. pronator teres	TSR	dorsale Unterarmseite, Handrücken, 2.–4. Finger	
C8	Hypothenar, **kleine Handmuskeln**	Trömner, (TSR)	Ulnarseite Unterarm, Hand und 4.–5. Finger	
L3	**M. quadriceps**, M. iliopsoas, Mm. adductores	ADR, (PSR)	Oberschenkelvorderseite, mediales Kniegelenk (nie unterhalb)	
L4	**M. quadriceps**, M. iliopsoas, (M. tibialis anterior)	PSR	Lateralseite des Oberschenkels, Patella, Unterschenkel und Knöchel medial	
L5	Mm. tibiales anterior u. posterior, M. gluteus medius, **M. extensor hallucis longus** (Dorsalextension)	TPR	laterales Knie, Unterschenkelaußenseite, Fußrücken, dorsale Großzehe	
S1	**M. gastrocnemius**/triceps surae, M. gluteus maximus, Mm. peronei (Plantarflexion)	ASR	Bein dorsal, Ferse, lateraler Fußrand	

ADR = Adduktorenreflex, ASR = Achillessehnenreflex, RPR = Radiusperiostreflex, BSR = Bizepssehnenreflex, PSR = Patellarsehnenreflex, TPR = Tibialis-posterior-Reflex (inkonstant → immer im Seitenvergleich), TSR = Trizepssehnenreflex.
aus: Gehlen, Delank, Neurologie, Thieme, 2010

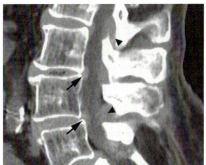
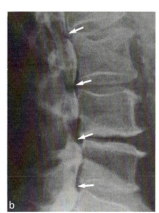

Abb. 8.2 **Lumbale Spinalkanalstenose. a** In der sagittalen Multischicht-CT-Aufnahme lässt sich eine multisegmentale Einengung sowohl von ventral durch Bandscheibenprotrusion (Pfeile) als auch von dorsal durch Osteophyten (Pfeilspitzen) erkennen. **b** In der Myelografie zeigt sich bei Extension der Wirbelsäule ein sanduhrartig eingezogener Duralsack. (a: aus Reiser, Kuhn, Debus, Duale Reihe Radiologie, Thieme, 2011; b: aus Niethard, Pfeil, Biberthaler, Duale Reihe Orthopädie, Thieme, 2009)

Zervikalkanalstenose: Anfangs bestehen Ausfallsymptome mehrerer Zervikalwurzeln (**Tab. 8.1**). Im Verlauf entwickelt sich eine zervikale Myelopathie mit anfänglichen Dysästhesien der Finger. Weitere Symptome sind lokale Schmerzen und Paresen der Beine sowie Blasen- und Mastdarmstörungen. Das Babinski-Zeichen ist positiv.

Lumbalkanalstenose: Typische Symptomatik ist die „Claudicatio spinalis", die sich mit progredienten **Parästhesien**, Schmerzen und **Paresen** der **Beine** äußert. Die Symptome bestehen klassischerweise **nur im Gehen und Stehen**, hingegen nicht im Sitzen oder Liegen oder beim Radfahren. Die Patienten beschreiben eine Minderung der Beschwerden durch Vorbeugen (auf den Einkaufswagen gestützt) und Bergaufgehen (durch die hierdurch verstärkte Kyphose wird die Lendenwirbelsäule entlastet).

> **MERKE** Im Unterschied zur vaskulär bedingten Claudicatio intermittens verstärken sich die Symptome einer Lumbalkanalstenose beim Bergabgehen und bessern sich nicht durch Stillstehen.

Diagnostik: Das Ausmaß der Stenose lässt sich röntgenologisch erfassen. Die spinale CT bzw. MRT dienen v. a. dazu, nach spinalen Raumforderungen, Wurzelkompressionen oder Bandscheibenvorfällen zu suchen. Zur präzisen präoperativen Darstellung kann zudem eine Myelografie mit anschließender Post-Myelo-CT erfolgen. Die Myelografie wird heutzutage jedoch verbreitet durch die MRT ersetzt. Befunde einer lumbalen Spinalkanalstenose sind in **Abb. 8.2** dargestellt.

Differenzialdiagnosen sind beispielsweise zervikale Raumforderungen bei der zervikalen und eine Claudicatio intermittens (Beschwerdebesserung im Stehen, keine radikuläre Symptomatik) bei der lumbalen Spinalkanalstenose.

Therapie: Solange keine relevanten neurologischen Ausfälle vorhanden sind, wird konservativ z. B. mit Analgetika und Physiotherapie behandelt. Bei neurologischen Ausfallserscheinungen erfolgt die operative Dekompression (Entfernung der hypertrophen Wirbelanteile und Ligg. flava); bei Instabilität mit zusätzlicher Spondylodese.

8.2.2 Entzündlich bedingte Erkrankungen der Nervenwurzeln

Monoradikulitiden

Entzündungen einzelner Nervenwurzeln äußern sich mit lokalen und radikulär ausstrahlenden Schmerzen sowie Entzündungszeichen (klinisch und in Serum und Liquor). Ätiologisch kommen bakterielle, virale sowie autoimmune Prozesse infrage. Häufigste Ursachen sind Herpes zoster (s. Infektionserkrankungen [S. A547]) und die akute Borreliose. Bei Letzterer kommt es nach einer Latenz von 4–6 Wochen zur **Meningoradikulitis Bannwarth** mit folgender Symptomatik:
- Hirnnervenparesen (v. a. N. VII)
- starke lokale und radikuläre Schmerzen, variabel angeordnete Hypästhesien
- asymmetrische Paresen besonders der Beine mit radikulärem Muster.

Für Näheres zur Borreliose s. Infektionserkrankungen [S. A514].

Polyradikulitiden

Guillain-Barré-Syndrom (GBS)

> **DEFINITION** Akute inflammatorische demyelinisierende Polyradikulitis (AIDP), die häufig nach banalen gastrointestinalen oder pulmonalen Infekten auftritt und mit aufsteigenden Paresen einhergeht.

Ätiopathogenese: Als ursächlich für die akute Nervenwurzelschädigung wird eine Autoimmunreaktion angenommen, die in Zusammenhang mit viralen Erkrankungen (HSV, CMV, EBV, HIV, Influenza), antiviralen Impfungen (Tollwut), Campylobacterinfektion und Neoplasien auftritt. Pathogenetisch kommt es zu einer T-Zell-induzierten Aktivierung von Makrophagen, die die Myelinscheiden peripherer Nerven und Nervenwurzeln angreifen.

Klinik: Kennzeichnend sind akut auftretende, bilateral symmetrische, über Tage bis Wochen von distal nach proximal rasch aufsteigende schmerzhafte Sensibilitätsstörungen und schlaffe Paresen mit Areflexie. Häufig zeigt sich darüber hinaus eine (periphere, oft bilaterale) **Hirnnervenbeteiligung** (v. a. Fazialsparese). Des Weiteren finden sich autonome Symptome wie Störungen der Blutdruckregulation, Brady- oder Tachykardie, Herzrhythmusstörungen (z. B. AV-Block), eine aufgehobene reflektorische Herzfrequenzvariabilität und Obstipation.

> **MERKE** Eine Beteiligung der zervikalen Nervenwurzeln (C 4) kann durch eine **Atemmuskelschwäche** zu einer lebensgefährlichen Abnahme der Vitalkapazität der Lunge führen.

Diagnostik: Charakteristisch ist der Liquorbefund mit einer **zytoalbuminären Dissoziation** (erhöhtes Eiweiß bei normaler Zellzahl). Im Serum lassen sich häufig Glykolipid-Antikörper nachweisen (z. B. Anti-GQ 1b-AK). Die Neurografie zeigt eine Verlangsamung der motorischen und sensiblen Nervenleitgeschwindigkeiten sowie einen Verlust der F-Wellen bei Ableitung von betroffenen Muskeln. Aufgrund der Gefahr der Ateminsuffizienz sind mehrmals tägliche Messungen der Vitalkapazität indiziert.

Therapie:
Im Vordergrund der Behandlung steht die immunmodulatorische Therapie mittels intravenöser Immunglobuline (IVIG), Plasmapherese oder Immunadsorption. Die autonomen Störungen können medikamentös behandelt werden (z. B. Nifedipin, Propranolol). Gegen die Schmerzen werden Antidepressiva oder Antikonvulsiva eingesetzt (z. B. Pregabalin, Citalopram).

Zum Einsatz kommen des Weiteren symptomatische Maßnahmen wie Physiotherapie, Hydrotherapie, Thromboseprophylaxe, EKG-Monitoring sowie ggf. Beatmung.

> **MERKE** Kortikosteroide sind bei Guillain-Barré-Syndrom unwirksam!

Sonderformen:
Akute motorische axonale Neuropathie (AMAN): Die axonale Variante des GBS mit ähnlichem Verlauf geht mit positivem Nachweis von Anti-GM1-Antikörpern im Serum sowie verminderten Amplituden in der Neurografie und pathologischer Spontanaktivität im EMG einher.

Polyneuritis cranialis: Meist isolierter Befall der Hirnnerven mit Paresen und Sensibilitätsstörungen im Rahmen eines GBS.

Miller-Fisher-Syndrom: Kennzeichnend für diese prognostisch günstige Verlaufsform des GBS ist die klinische Symptomentrias aus Areflexie, Ataxie und Ophthalmoplegie. Laborchemisch sind Antikörper gegen Gangliosid GQ 1b nachweisbar.

Chronisch inflammatorische demyelinisierende Polyneuropathie (CIDP)

Ätiologie und Klinik: Die Erkrankung ist meist idiopathisch und verläuft über mindestens 8 Wochen progredient. Sie beruht auf einer immunvermittelten **Demyelinisierung peripherer Nerven**. Klinisch kommt es vorwiegend an den Beinen zu **proximal** betonten **symmetrischen Paresen mit verminderten Muskeleigenreflexen.** Außerdem finden sich distal symmetrische **Parästhesien** und **Störungen des Vibrationsempfindens**. Autonome Symptome sind selten.

Diagnostik und Therapie: Die Liquordiagnostik zeigt erhöhte Gesamteiweißwerte ohne Pleozytose (zytoalbuminäre Dissoziation). Im Serum sind häufig **Anti-MAG-Antikörper**, seltener Anti-GM1-Antikörper nachweisbar. Die Leitgeschwindigkeit sensibler und motorischer Nerven ist verlangsamt, teilweise finden sich Leitungsblöcke.

Die Therapie der Wahl sind Kortikoide (ggf. Langzeittherapie), alternativ immunmodulatorische Verfahren wie bei Guillain-Barré-Syndrom.

8.3 Erkrankungen der Nervenplexus

Läsionen eines Nervenplexus führen zu schlaffen Paresen und Atrophien der innervierten Muskeln sowie zu Sensibilitätsausfällen. Im Unterschied zu radikulären Symptomen finden sich aufgrund der postganglionären Unterbrechung folgende Charakteristika:
- Ausfall autonomer Fuktionen (Horner-Syndrom, Anhidrosis)
- periphere axonale Degeneration mit deutlicher Amplitudenreduktion in der Neurografie
- Aussparung der paravertebralen Muskulatur.

Plexusläsionen werden symptomatisch behandelt.

8.3.1 Erkrankungen des Plexus brachialis

Die Erkrankungen können nach der Ursache (Kompression, entzündlich etc.) oder nach dem Ort der Läsion (obere/untere Armplexusläsion) eingeteilt werden.

Ätiologische Einteilung

Entzündliche Armplexusläsion

Die Armplexusneuritis (= neuralgische Schulteramyotrophie) äußert sich mit plötzlich beginnenden starken Schmerzen im Bereich des oberen Armplexus (v. a. N. thoracicus longus). Gleichzeitig, aber etwas langsamer, entwickeln sich proximal betonte Paresen sowie Atrophien der Schultergürtel- bzw. Armmuskulatur (Scapula alata, Armheberparese). Die Beschwerden klingen nach einer Dauer von bis zu mehreren Wochen spontan ab, die Therapie erfolgt symptomatisch mit Kortikoiden und Physiotherapie.

Kompressionsbedingte Armplexusläsion

Ätiologie: Zu den Ursachen der Plexuskompression gehören:
- Tragen schwerer Taschen auf der Schulter (Rucksacklähmung)
- zu enge Verbände
- Druckläsion bei falscher Lagerung (Schlaf, Operationen)
- **Thoracic-outlet-Syndrom:** Einengung der Leitungsbahnen des Arms (Arterien, Venen und Nerven) durch knöcherne oder fibromuskuläre Strukturen (z. B. Halsrippe, Exostosen der 1. Rippe, Kallusbildung nach Claviculafraktur)
  - **Skalenus-Syndrom:** enges Skalenusmuskeldreieck
  - **kostoklavikuläres Syndrom:** Enge zwischen 1. Rippe und Clavicula bei Abduktion
  - **Hyperabduktionssyndrom:** Kompression durch die Sehne des M. pectoralis bei Retroversion des maximal gehobenen Arms.

Klinik und Diagnostik: Es kommt zu lage- und belastungsabhängigen schmerzhaften Parästhesien im Bereich des unteren Armplexus (v. a. N. ulnaris betroffen).

Das Thoracic-outlet-Syndrom kann durch verschiedene Manöver provoziert werden. Beim **Adson-Manöver** atmet der Patient tief ein (→ dadurch Anspannen der Mm. scaleni) und dreht seinen Kopf zur betroffenen Seite. Verschwindet der Puls an der A. radialis, weist dies auf eine Gefäßkompression hin (Skalenus-Syndrom). Weitere diagnostische Maßnahmen umfassen: neurophysiologische Untersuchungen (EMG, NLG), HWS- und Thorax-Röntgen, MRT.

Therapie: Um bleibenden Schäden vorzubeugen (Atrophien, Paresen), sollte eine Entlastung angestrebt werden (Meiden auslösender Situationen, operative Dekompression).

Sonstige Armplexusläsionen

- Traumen im Bereich der Schulter (z. B. Geburtsverletzungen)
- Tumorinfiltration
- radiogene Läsionen.

Klinische Einteilung

Obere Armplexusläsion (Erb-Duchenne)

Es handelt sich um eine Schädigung der oberen Anteile des Plexus brachialis (v. a. Wurzeln C5 und C6, Nn. axillaris und radialis). Ursächlich sind Traumen (z. B. Geburtsverletzungen), Entzündungen, Raumforderungen oder radiogene Läsionen. Motorisch beeinträchtigt sind Schulterabduktion und -außenrotation, die Armbeuger und der M. supinator (Reflexe: BSR, RPR↓). Sensible Ausfälle finden sich lateral an der Schulter und an der Radialseite des Arms.

Untere Armplexusläsion (Déjerine-Klumpke)

Läsionen der unteren Anteile des Plexus brachialis (v. a. Wurzeln C8 und Th1, Nn. medianus und ulnaris) entstehen durch Traumen, Entzündungen, anatomische Engpass-Syndrome, radiogene Läsionen sowie durch Raumforderungen (z. B. Pancoast-Tumor). Motorisch manifestieren sich entsprechende Plexusschäden mit Paresen der kleinen Handmuskeln und Ausfall der Beugung im Fingergrundgelenk und der Hand (→ Krallenhand; Trömner-Reflex↓). Sensible Defizite zeigen sich auf der ulnaren Hand- und Armseite. Die Störung autonomer Funktionen führt zu einem Horner-Syndrom [S. B967].

8.3.2 Erkrankungen des Plexus lumbosacralis

Eine Läsion des Plexus lumbosacralis zeigt sich in Ausfallerscheinungen der oberen (L1–L4) bzw. unteren (L4–S3) lumbosakralen Nervenwurzeln. Es kommt zu Paresen der proximalen und distalen Becken- und Beinmuskulatur sowie Sensibilitätsausfällen entsprechend den betroffenen Wurzelabschnitten. Die Klinik ist selten eindeutig und erfordert eine elektrophysiologische Abgrenzung gegenüber peripheren Nervenläsionen.

8.4 Erkrankungen einzelner peripherer Nerven

8.4.1 Grundlagen

Zu den häufigsten Ursachen von peripheren Nervenläsionen zählen Druckschädigungen (Kompressionssyndrome), Quetschungen oder Schnitt- bzw. Stichverletzungen. Primäre Nerventumoren sind selten.

Schweregrade der isolierten Nervenläsion:
- **Neurapraxie:** vorübergehende Funktionsstörung eines Nervs ohne dauerhaftes strukturelles Korrelat
- **Axonotmesis:** Unterbrechung einzelner Nervenfasern oder -bündel bei Erhalt der Nervenscheide (Regeneration möglich)
- **Neurotmesis:** komplette Unterbrechung von Nervenfasern und Nervenscheide (selten Regeneration).

Klinik: Distal der Unterbrechung kommt es zu einem schmerzlosen Funktionsverlust aller Qualitäten des Nervs, später zu Neuromschmerzen. Sind gemischte Nerven betroffen, bestehen zusätzlich zu den motorischen und sensiblen Ausfällen auch vegetative (z. B. gestörte Schweißsekretion) und trophische Störungen (z. B. Muskelatrophie).

> **MERKE** Nach Läsionen peripherer Nerven sollte die spontane Reinnervation abgewartet werden (Ergebnis besser als bei operativer Vorgehensweise).

Tab. 8.2 zeigt eine Übersicht über periphere Nervenläsionen.

Tab. 8.2 Übersicht peripherer Nervenläsionen

betroffene Qualität	Klinik	Diagnostik	Therapie
motorisch	Parese, Atrophie, Reflexverlust	ENG: Amplitudenminderung der motorischen Summenpotenziale, NLG ↓; EMG: pathologische Spontanaktivität, gelichtetes Aktivitätsmuster	Physiotherapie
sensibel	Störung aller sensiblen Qualitäten	ENG: Amplitudenminderung der sensiblen Summenpotenziale, NLG ↓	ggf. Schmerztherapie
vegetativ	gestörte Temperaturregulation	Schweißtest	Hautpflege

Ausgefallene Nervenaktionspotenziale bei klinischem Defizit sprechen für eine periphere Läsion, erhaltene Potenziale für eine Wurzelläsion.

8.4.2 Obere Extremität

Abhängig von der Läsionshöhe zeigen sich charakteristische Lähmungsbilder.

N. radialis (C 5–C 8)

Ausfallsymptomatik nach Läsionsort:
- distaler Unterarm, Handgelenk (R. superficialis) → nur sensible Ausfälle (Handrücken radial, v. a. im Spatium interdigitale I))
- proximaler Unterarm (R. profundus, „**Supinatorlogensyndrom**") → Paresen von Fingergrundgelenk- und Handextensoren, M. abductor pollicis longus, keine sensiblen Ausfälle
- Ellbogen → **Fallhand** (Abb. 8.3), sensible Ausfälle (Handrücken radial, v. a. im Spatium interdigitale I))
- Oberarm („Parkbankläsion") → Parese von M. brachioradialis (kein RPR), Hand- und Fingerextensoren (keine Trizepsparese!), sensible Ausfälle (Handrücken radial, v. a. im Spatium interdigitale I)
- Axilla → wie Oberarmläsion, zusätzlich Parese des M. triceps brachii.

Nervus medianus (C 7–Th 1)

Ausfallsymptomatik nach Läsionsort:
- Hohlhand → sensible Ausfälle einzelner Finger
- Karpaltunnelsyndrom (s. u.) → Thenarparese, sensible Ausfälle Dig. I, II, III, radiale Seite Dig IV
- distaler Unterarm → Parese Thenar, sensible Ausfälle Dig. I, II, III und Palma
  - Läsion des **N. interosseus anterior (= Kiloh-Nevin-Syndrom**) → Parese des M. flexor pollicis longus, des M. flexor digitorum profundus und des M. pronator quadratus, Beeinträchtigung des Greifens von Daumen und Zeigefinger (→ Schwäche der Endgliedbeugung), kein sensibles Defizit
- proximaler Unterarm (**Pronator-teres-Syndrom**) → Parästhesien der Finger I–III (IV), lokaler Druckschmerz, selten Paresen
- Oberarm, Ellenbeuge → **Schwurhand**, Parese des M. pronator teres, **positives Flaschenzeichen** (M. abductor pollicis brevis → der Daumen kann nicht ausreichend abduziert werden).

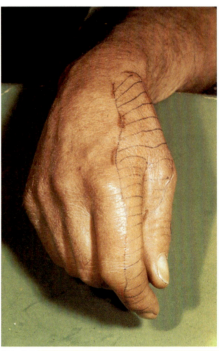

Abb. 8.3 **Fallhand bei Radialisparese.** Die Hand hängt schlaff am Arm herab und kann genauso wenig wie die Finger gestreckt werden. Faustschluss, Fingerspreizen und -schließen sind möglich. Über dem Spatium interosseum I besteht zudem ein Sensibilitätsausfall. (aus Mattle, Mumenthaler, Kurzlehrbuch Neurologie, Thieme, 2011)

Karpaltunnelsyndrom (KTS)

Das KTS ist das häufigste periphere Nervenkompressions-Syndrom. Risikofaktoren sind Hypothyreose, Akromegalie, Diabetes mellitus, Schwangerschaft und Stillzeit, Gewichtszunahme, Frakturen, Amyloidose, Gicht, rheumatoide Arthritis sowie Dialyse. Klinisch kommt es zu vorwiegend **nächtlichen Schmerzen** und Parästhesien von Daumen, Zeige- und Mittelfinger (z. T. mit Ausstrahlung bis in die Schulter) mit konsekutiv gestörter Feinmotorik und **Thenaratrophie** (Abb. 8.4). Die Missempfindungen können durch Dorsalextension und Druck auf das Handgelenk verstärkt werden (**Hoffmann-Tinel-Zeichen**: Schmerzen bei Beklopfen der Palmarseite des Handgelenks). Im Verlauf kommt es auch zu motorischen Defiziten durch Paresen der Mm. opponens pollicis und abductor pollicis brevis (Oppositionsschwäche, Denervierungszeichen im EMG). In der Neurografie finden sich

8.4 Erkrankungen einzelner peripherer Nerven

Tab. 8.3 Läsionen einzelner Nerven der oberen Extremität

betroffener Nerv	Ätiologie	typische Ausfallsyndrome
N. suprascapularis (C4–C6)	Druckläsion (Handy!), Neuritis, Trauma, Raumforderungen	Parese der Mm. infraspinatus (Außenrotation ↓) und supraspinatus (Abduktion ↓)
N. axillaris (C5–C6)	Prellung, Schulterluxation, Frakturen	Armheberparese (M. deltoideus), Sensibilitätsausfall am äußeren Oberarm
N. thoracicus longus (C5–C7)	s. Armplexusneuritis	Parese des M. serratus anterior → Scapula alata
N. musculocutaneus (C5–C6)	Traumata, Lagerungsschäden	Mm. biceps brachii und brachialis → Armbeugeparese

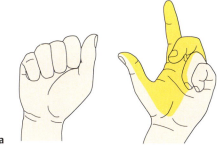

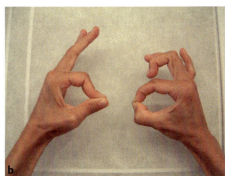

Abb. 8.4 **Medianusläsion**. **a** Schwurhand. Hypästhesie im gelben Bereich. **b** Kiloh-Nevin-Syndrom. Der Patient kann mit Daumen und Zeigefinger der linken Hand keinen Kreis bilden, da er die Endgelenke nicht beugen kann. (aus Mattle, Mumenthaler, Kurzlehrbuch Neurologie, Thieme, 2011)

verlängerte distale motorische Latenzen sowie eine reduzierte Nervenleitgeschwindigkeit des N. medianus bei normalem Befund des gleichseitigen N. ulnaris (DD PNP). Therapie der Wahl ist die **operative Durchtrennung des Retinaculum flexorum**, das den Karpaltunnel volar begrenzt. Alternativ kann eine konservative Behandlung mittels Schonung und nächtlicher Schienung des Handgelenks erfolgen. Rezidive mit erneuter KTS-Symptomatik kommen vor.

Nervus ulnaris (C8–Th1)

Ausfallsymptomatik nach Läsionsort:

- ulnare Hohlhand (R. superficialis) → nur sensible Ausfälle Dig. IV, V
- Hohlhand, Loge de Guyon (R. profundus) → Parese Mm. interossei, lumbricales, adductor pollicis (→ **Froment-Zeichen**: Blatt kann nicht zwischen Daumen und Zeigefinger gehalten werden), flexor pollicis brevis, keine sensiblen Ausfälle
- Handgelenk → Parese aller ulnarisversorgten Handmuskeln, sensible Ausfälle Dig. IV, V
- proximaler Unterarm → sensible Ausfälle Handrücken ulnar
- Oberarm, Ellbogen (**Sulcus-ulnaris-Syndrom**) → Parese distaler Fingerflektoren, M. flexor carpi ulnaris, **Krallenhand.** Der N. ulnaris liegt in seinem Sulcus unmittelbar subkutan und kann daher durch Überlastungen und Verletzungen rasch in Mitleidenschaft geraten. Auch knöcherne Einengungen können ursächlich sein. Therapeutisch sollte der Nerv operativ vor den Epicondylus humeri medialis verlagert werden.

Weitere Nervenläsionen der oberen Extremität sind in Tab. 8.3 dargestellt.

8.4.3 Untere Extremität

N. tibialis (L5–S3)

Ausfallsymptomatik nach Läsionsort:

- Fußsohle (**Morton-Metatarsalgie**) → Dysästhesien im Bereich des 3. und 4. Metatarsalköpfchens infolge chronischer Druckbelastung (zu enges Schuhwerk)
- distaler Unterschenkel (**Tarsaltunnel-Syndrom**) → Schmerzen und Sensibilitätsstörung von Fußsohle und Unterschenkel, Atrophie der kleinen Fußmuskeln (Krallenfuß), Symptomatik des Tarsaltunnel-Syndroms analog dem KTS. Ursächlich ist meist eine Fraktur oder Distorsion des oberen Sprunggelenks.
- Kniekehle → Parese von Plantarflexion und Zehenbeugung (Zehenstand nicht möglich), fehlendes Zehenspreizen, beim Gehen kann der Fuß nicht mehr abgerollt werden, Krallenzehen, Sensibilitätsstörung an Fußsohle und lateralem Fußrand.

Tab. 8.4 Läsionen einzelner Nerven der unteren Extremität

betroffener Nerv	Ätiologie	typische Ausfallsyndrome
N. femoralis (L1–L4)	retroperitoneales Hämatom (z. B. unter oraler Antikoagulation), postoperativ	Mm. iliopsoas, quadriceps, sartorius → Parese von Hüftbeugung und Kniestreckung
N. obturatorius (L2–L4)	Läsion im Bereich des Beckens	Sensibilitätsausfall des distalen inneren Oberschenkels Schmerzen an Leistenbeuge, Perineum, Hüfte und Knie Parese der Adduktoren
N. cutaneus femoris lateralis (L2–L4)	Druckläsion der Becken- oder Leistenregion	Meralgia paraesthetica: Schmerzen des äußeren oberen Oberschenkels
N. gluteus superior (L4–S1)	Spritzenläsion, Trauma	Parese von Mm. gluteus medius und minimus → Trendelenburg-Zeichen bei einseitiger, Watschelgang bei beidseitiger Läsion
N. gluteus inferior (L5–S2)	Spritzenläsion, Trauma	Parese des M. gluteus maximus → Parese der Hüftstreckung
N. ischiadicus (L4–S3)	Blutung, Entzündung, Trauma, OP, Spritzenlähmung, Druckläsion	• partielle Läsion → unvollständige Parese von Fußhebung und -senkung, Kniebeugung, Parästhesien von Fußrücken und -sohle, Allodynie (peroneal betonte Ausfälle) • komplette Läsion → Symptome der partiellen Läsion + Kniebeugerparese
N. fibularis = peroneus (L4–S1)	Kompression, Fraktur, Kompartment-Syndrom (A.-tibialis-anterior-Syndrom)	schmerzlose Fußheberparese (Steppergang), Sensibilitätsstörung Fußrücken (N. peroneus profundus)

Weitere Nervenläsionen

Tab. 8.4 zeigt weitere Nervenläsionen der unteren Extremität.

8.5 Polyneuropathien (PNP)

DEFINITION Systemisch bedingte Schädigung mehrerer peripherer Nerven unterschiedlicher Ursache.

Einteilung: Polyneuropathien können nach verschiedenen Gesichtspunkten eingeteilt werden:
- **pathologisch-anatomisch:**
  - axonale PNP (→ lange kaum Veränderungen im ENG)
    - sensomotorisch
    - sensibel
  - demyelinisierende PNP (→ schon früh Minderung der Nervenleitgeschwindigkeit)
  - gemischte PNP
- **ätiologisch:** metabolisch-toxisch, entzündlich, hereditär, immunologisch, paraneoplastisch etc.
- **klinisch** (Abb. 8.5):
  - distal symmetrische PNP mit distalen Paresen, erloschenen Muskeleigenreflexen, Hypästhesien, gestörtem Lageempfinden und sensibler Ataxie
  - proximal asymmetrische PNP (v. a. Plexus lumbalis oder N. femoralis)
  - Mononeuropathie (Ausfall eines Nervs, z. B. N. oculomotorius)
  - Mononeuropathia multiplex (verschiedene periphere Nerven betroffen)
- **Verlauf:**
  - akut oder chronisch.

8.5.1 Metabolisch-toxisch bedingte PNP

Die alkoholtoxische (bis zu 40%) und die diabetische (bis zu 30%) Polyneuropathie stellen die häufigsten Formen

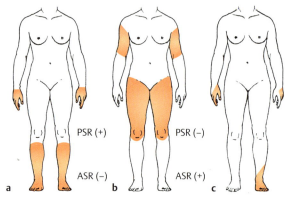

Abb. 8.5 Polyneuropathie. **a** Distal-symmetrischer Typ mit socken- und handschuhartigem Muster. **b** Proximal betonte, asymmetrische Polyneuropathie. **c** Mononeuropathia multiplex. (aus Gehlen, Delank, Neurologie, Thieme, 2010)

dar. Weitere Ursachen sind Mangelernährung, exogene sowie endogene Toxine (Urämie).

Alkoholtoxische PNP: Axonale PNP, die distal symmetrisch beginnt und vorwiegend sensible Qualitäten betrifft. Typische Symptome sind:
- Störung der Tiefensensibilität (gestörte Wahrnehmung von Körperstellung und -bewegung im Raum)
- Schmerzen v. a. der Beine (Burning-feet-Syndrom)
- Reflexverlust
- Hyperhidrosis v. a. der Füße durch Läsion autonomer Fasern.

Differenzialdiagnostisch muss die alkoholbedingte Mangel- und Fehlernährung – v. a. ein Vitamin-B_{12}-Mangel – als Ursache ausgeschlossen werden. Kausale Therapie ist eine Alkoholabstinenz, die Compliance ist jedoch sehr gering.

Diabetische PNP: Die meisten Patienten mit Diabetes mellitus erkranken im Krankheitsverlauf an einer axonalen Neuropathie. Diese äußert sich zumeist als **symmetrisch-sensible PNP** (>50%); seltener (>20%) als asymmetrische

Neuropathie im Sinne einer **Mononeuropathia multiplex** mit Radikulopathie und meist proximal betonter Muskelatrophie (diabetische Amyotrophie), wobei v. a. der N. femoralis sowie Hirnnerven (in erster Linie die Augenmuskelnerven) betroffen sind. Auch motorische Ausfälle und distale Paresen können auftreten. Kennzeichen der symmetrisch-sensiblen Polyneuropathie sind brennende Schmerzen und **Parästhesien**, die symmetrisch **von distal nach proximal aufsteigen** (strumpfförmig). Typischerweise fehlt der Achillessehnenreflex.

Toxische PNP: In der Regel findet sich ein axonales, sensomotorisches, distal symmetrisches Muster. Bei akuten Vergiftungen ist die Symptomatik meist reversibel. Typische Auslöser sind Medikamente (z. B. Zytostatika, Antibiotika, Cholesterinsynthesehemmer) sowie Schwermetalle und Lösungsmittel. Auch die urämische Neuropathie kann den toxischen PNP zugeordnet werden. Sie äußert sich mit distalen Schmerzen, Parästhesien und Paresen besonders der unteren Extremität.

8.5.2 Entzündlich-immunologisch bedingte Polyneuropathien

Guillain-Barré-Syndrom (GBS): Siehe Guillain-Barré-Syndrom (GBS) [S. B983].

Chronisch inflammatorische demyelinisierende Polyneuropathie (CIDP): Siehe Chronisch inflammatorische demyelinisierende Polyneuropathie (CIDP) [S. B984].

Multifokale motorische Neuropathie (MMN): Immunologisch vermittelte, langsam progrediente, rein motorische Neuropathie. Leitungsblöcke sowie distal betonte asymmetrische Paresen (v. a. der Arme) treten auf. Oft kommt es zu Muskelatrophien, sehr selten finden sich Parästhesien. Therapeutisch wird eine immunmodulatorische Behandlung mittels intravenösen Immunglobulinen oder Cyclophosphamid angewendet.

Vaskulitische Neuropathie: Im Rahmen von Vaskulitiden kommt es meist zu einem multifokalen Befall peripherer Nerven (Mononeuritis multiplex) mit schmerzhaften Mononeuropathien. Häufigste Ursachen sind die Panarteriitis nodosa, die Wegener-Granulomatose sowie das Churg-Strauss-Syndrom.

Infektiöse Neuropathie: z. B. HIV-Infektion, Herpes zoster, Borreliose, Tetanus, Botulismus und Lepra (weltweit häufigste Ursache einer Neuropathie).

8.5.3 Hereditäre Polyneuropathien

Hereditäre motorische und sensible Polyneuropathien (HMSN): Es werden 7 Typen der HMSN unterschieden. Die 4 wichtigsten sind im Folgenden beschrieben:
- **HMSN 1:** demyelinisierende, hypertrophische distal betonte PNP mit Areflexie, Hohlfußbildung und Hypertrophie des Perineuriums
- **HMSN 2:** axonale, neuronale PNP mit distaler Symptomatik (ohne hypertrophische Zeichen)
- **HMSN 3:** hypertrophische sensomotorische PNP mit Symptomatik der HMSN 1, jedoch rascherem Verlauf sowie Hirnnervenbeteiligung
- **HMSN 4** (= Morbus Refsum): Neuropathie mit zerebellärer Ataxie, Retinitis pigmentosa sowie erhöhtem Phytansäurespiegel.

8.5.4 Sonstige

Polyneuropathien sind ein Symptom vieler systemischer Erkrankungen. So können sie unter anderem auch im Rahmen von paraneoplastischen Syndromen sowie bei Amyloidosen, Porphyrien und Paraproteinämien (MGUS) auftreten.

8.6 Tumorerkrankungen des peripheren Nervensystems

Tumoren peripherer Nerven (Schwannome = Neurinome, Neurofibrome, Perineurinome, maligne Tumoren) sind selten und gehen mit einer ihrer Lokalisation entsprechenden neurologischen Symptomatik einher.

9 Myopathien und Erkrankungen der muskulären Endplatte

9.1 Grundlagen

Unter dem Begriff Myopathien werden **Erkrankungen der Muskulatur** zusammengefasst. Das häufigste Symptom ist die **Muskelschwäche**, die im Gegensatz zu den meisten neurogenen Störungen fast immer proximal beginnt und nicht an das Versorgungsgebiet einzelner Nerven, Plexus oder Nervenwurzeln gebunden ist.

Diagnostik: Bei Verdacht auf eine Myopathie sollten stets die in **Tab. 9.1** dargestellten Laborparameter erhoben werden.

Tab. 9.1 Labordiagnostik bei Muskelerkrankungen

Parameter	Fragestellung
BSG, CRP	entzündliche Erkrankung
TSH, fT_3, fT_4	thyreotoxische oder hypothyreotische Myopathie
Elektrolyte	Ionenkanalerkrankung
Acetylcholin-Rezeptor-Antikörper	Myasthenie
Laktat, Pyruvat, Ammoniak	metabolische Myopathie
CK, LDH, Myoglobin	Muskelschädigung (z. B. Rhabdomyolyse)

9 Myopathien und Erkrankungen der muskulären Endplatte

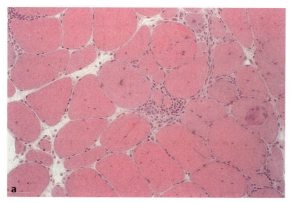
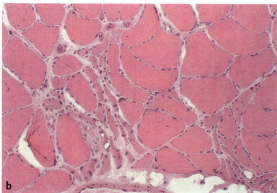
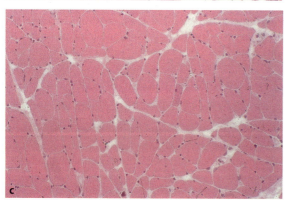

Abb. 9.1 Muskelbiopsie. a Myopathie: Deutliche Kaliberschwankungen der Muskelfasern; kleine atrophische Fasern neben hypertrophischen, abgerundeten Fasern mit zentral liegendem Kern. Die Bindegewebssepten sind auffällig verbreitert. Vereinzelt Myophagie (rechts). **b Myositis:** Entzündliche (lymphozytäre und histiozytäre) Infiltrate und atrophische Muskelfasern. **c Muskelatrophie:** Durch die Denervierung einzelner motorischer Einheiten entsteht eine feldförmig gruppierte, gleichmäßige Faseratrophie. Die atrophischen Muskelfasern sind abgeflacht mit randständigen Kernen. (aus Masuhr, Neumann, Duale Reihe Neurologie, Thieme, 2007)

Bei den meisten muskulären Syndromen ist zur Diagnosestellung eine **Muskelbiopsie** indiziert. Diese zeigt häufig ein **myopathisches Grundmuster** mit sowohl atrophischen als auch kompensatorisch hypertrophierten Muskelfasern (Kaliberschwankungen) mit zentralständigen Kernen (Kerninternalisation). Das Binde- und Fettgewebe ist ebenso vermehrt. (Abb. 9.1 und Tab. 9.2).

Tab. 9.2 Charakteristische Befunde bei der Muskelbiopsie

Befund	Erkrankung
Entzündungszellen	Myositis, Vaskulitis
Kaliberschwankungen, Fettvermehrung, Strukturdefekte mit Ringbinden (zirkulär verlaufende Filamentbündel)	Muskeldystrophie
Strukturanomalien	kongenitale Myopathien
elektronenmikroskopisch Lipide, Glykogen, Mitochondrien	mitochondriale Myopathien
immunhistologisch zelluläre Infiltrate (Lymphozyten), Antigene, Komplement, Antikörper	Myositiden, Kollagenosen

Myasthenien zeigen in der Biopsie keine Auffälligkeiten.

Tab. 9.3 Übersicht und Vergleich von Muskeldystrophien und myotonen Muskeldystrophien

Kriterium	X-chromosomal hereditäre Muskeldystrophien	myotone Muskeldystrophien
Prävalenz	10/100 000	12/100 000
Erkrankungsbeginn	Kindheit/Jugend	jedes Alter
Erbgang	X-chromosomal-rezessiv	autosomal-dominant
Defekt	Dystrophinmangel	CTG-Triplet-Expansion mit Proteindefekten
Symptombeginn	Beckengürtel	Kopf, Schultergürtel, Arme, Fußheber
Beteiligung von Gesichtsmuskulatur	nein	ja
Hypertrophien	Waden	nein
kardiale Symptome	häufig (Typ Becker: selten)	häufig
Myotonie	nein	ja
Besonderheiten	Gowers-Zeichen	Cataracta myotonica, endokrine Störungen

9.2 Muskeldystrophien

DEFINITION Muskeldystrophien sind **progressive, primär degenerative Myopathien**, die klinisch durch Muskelschwäche und -atrophie gekennzeichnet sind.

Man kann die Muskeldystrophien nach ihrem Vererbungsmodus, ihrer Pathogenese und ihrer Klinik in die **X-chromosomalen Dystrophien** und die autosomalen **myotonen Dystrophien** einteilen (Tab. 9.3). Das Fehlen von Sensibilitätsstörungen und Faszikulationen erleichtert die Differenzialdiagnose gegenüber neurogenen Erkrankungen.

9.2.1 X-chromosomal erbliche Muskeldystrophien

Die X-chromosomal vererbten Muskeldystrophien weisen als gemeinsames Merkmal eine Störung des membranstabilisierenden Proteins **Dystrophin** auf. Aufgrund des Erbgangs sind fast ausschließlich Männer betroffen, selten kommt es zu Symptomen bei weiblichen Genträgern. Bei der Muskeldystrophie Duchenne finden sich bei den meisten Patienten Deletionen des Dystrophin-Gens, seltener Punktmutationen.

Histopathologisch zeigen sich **Kaliberschwankungen** des Faserdurchmessers durch unterschiedlich atrophe neben kompensatorisch hypertrophierten Fasern, **zentralständige Zellkerne** sowie eine **Pseudohypertrophie**, die durch den fett- und bindegewebigen Umbau primär degenerierter Muskelfasern entsteht. Mithilfe der **Immunhistochemie** lässt sich das fehlende bzw. pathologische Dystrophin mit verschiedenen Antikörpern nachweisen. Dieses stellt sich normalerweise wie eine Begrenzungslinie zwischen den Muskelzellen dar.

Muskeldystrophie Duchenne

> **DEFINITION** Rasch progrediente Erkrankung, die auf einem **absoluten** Dystrophinmangel beruht.

> **MERKE** Die Muskeldystrophie Duchenne ist mit einem Auftreten von 1:4000 Jungen die häufigste Muskelerkrankung im Kindesalter.

Klinik: Die Krankheit manifestiert sich im 3.–5. Lebensjahr mit **Beckengürtel-betonten Paresen**. Es kommt zu einer verzögerten motorischen Entwicklung, besonders Aufstehen und Treppensteigen bereiten Probleme. Im Verlauf entwickelt sich auch eine Schwäche der Schulter- und Oberarmmuskulatur, zuletzt der distalen Muskulatur. Die Gesichtsmuskulatur bleibt lange ausgespart. Im Allgemeinen findet sich der **Verlust der Gehfähigkeit** vor dem 15. Lebensjahr.

Die Mehrzahl der Patienten weist einen **Herzmuskelbefall** auf (Myokardinsuffizienz, Herzrhythmusstörungen). Bei etwa einem Drittel zeigt sich eine **Intelligenzminderung** (z. B. als Sprachentwicklungsverzögerung). Eine weitere Komplikation sind die Kontraktur der Hüft- und Kniegelenke und das erhöhte Risiko für maligne Hyperthermie oder ähnliche Reaktionen. Prognostisch relevant ist die **respiratorische Insuffizienz** durch Atemmuskelschwäche und Skoliose.

Konduktorinnen werden zu 20 % mit Muskelschwäche, Kardiomyopathie oder Wadenhypertrophie auffällig.

Diagnostik: In der klinischen Untersuchung erkennt man Muskelatrophien, abgeschwächte Reflexe (BSR und PSR verschwinden früh, ASR bleibt erhalten), Kontrakturen und eine Hyperlordose der LWS. Zudem findet man folgende charakteristische Zeichen:

- **Trendelenburg-Zeichen:** Absinken des Beckens durch Schwäche der Mm. glutei medii und minimi
- **Gowers-Zeichen:** Abstützen am eigenen Körper beim Aufrichten
- **Pseudohypertrophie:** pathologische Einlagerung von Fett und Bindegewebe in Muskeln (sog. Gnomenwaden).

Im Serum ist eine **massive CK-Erhöhung** nachweisbar, auch bei einem Großteil der Konduktorinnen (→ zum Screening einsetzbar). Das EMG zeigt verkürzte und amplitudengeminderte Einzelpotenziale und schon bei schwacher Muskelanspannung ein relativ dichtes Aktivitätsmuster (myopathisches Muster). Gesichert werden kann die Diagnose immunhistochemisch durch die fehlende Expression von Dystrophin.

Differenzialdiagnosen:
- **Polymyositis:** zwar auch CK-Erhöhung, aber deutlich raschere Progredienz und in der Muskelbiopsie entzündliche Reaktion
- **spinale Muskelatrophien:** Faszikulationen
- **myotone Dystrophien:** myotone Reaktion und charakteristische Begleitsymptomatik (Gonadenatrophie, Katarakt).

Therapie: Es ist keine kausale Therapie bekannt. Kortikosteroide können zu einer wenige Jahre anhaltenden Besserung der Muskelkraft und -funktion führen und den Verlust der Gehfähigkeit herauszögern. Wichtig sind neben regelmäßigen kardiologischen und respiratorischen Kontrollen supportive Maßnahmen wie Physiotherapie und die nichtinvasive Heimbeatmung bei Ateminsuffizienz.

Prognose: Der Verlauf ist chronisch-progredient. Die meisten Patienten sterben vor dem 30. Lebensjahr an kardiorespiratorischen Komplikationen oder Infekten.

Muskeldystrophie Typ Becker-Kiener

> **DEFINITION** Langsam progrediente Form der Muskeldystrophie, der ein **relativer Dystrophinmangel** zugrunde liegt.

Klinik: Die Erkrankung beginnt im Schulalter mit Paresen und Atrophien des **Beckengürtels**. Insgesamt ist der Muskelbefall dem beim Typ Duchenne ähnlich, der Typ Becker zeichnet sich jedoch durch den sehr langsamen Verlauf aus, bei dem es erst nach 25–30-jähriger Krankheitsdauer zur Gehunfähigkeit kommt (Abb. 9.2). Die kardiale Beteiligung ist seltener, sie kann jedoch auch schon in frühen Krankheitsstadien lebensbedrohlich werden.

Diagnostik und Therapie: Wie Typ Duchenne (s. o.).

Prognose: Die Lebenserwartung ist trotz der langsamen Progredienz durch kardiorespiratorische Manifestationen vermindert. Auch eine Myoglobinurie oder Narkosezwischenfälle gefährden die Patienten.

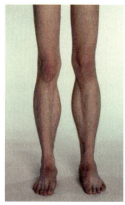

Abb. 9.2 Muskeldystrophie Typ Becker-Kiener. Proximale Muskelatrophie und Pseudohypertrophie der Waden. (aus Mattle, Mumenthaler, Kurzlehrbuch Neurologie, Thieme, 2011)

9.2.2 Autosomal erbliche Muskeldystrophien

Myotone Dystrophie Typ I (Curschmann-Steinert)

> **DEFINITION** Systemerkrankung mit distaler Muskelschwäche, Myotonie und charakteristischer extramuskulärer Begleitsymptomatik (Katarakt, Gonadenatrophie).

Ätiologie: Ursächlich ist eine Vermehrung physiologischer CTG-Triplets auf Chromosom 19. Diese CTG-Amplifikationen finden sich in Bereichen der DNA, die für Muskelproteine codieren. Die Erkrankungen treten von Generation zu Generation immer früher auf (Antizipation), die Schwere der Erkrankung korreliert mit der Anzahl der CTG-Repeats.

Klinik:
Adulte Form: Kennzeichnend sind **distal betonte Muskelatrophien** mit Reflexabschwächung in Kombination mit endokrinen Störungen, Stirnglatze (bei Männern) sowie Augenbeteiligung (in 80–90% Katarakt; Glaukom). Paretisch sind vor allem Gesicht-, Schlund-, Hals- und Kaumuskeln sowie die distale Extremitätenmuskulatur. Es finden sich eine Facies myopathica mit Ptose und geöffnetem Mund, eine Dysarthrie sowie ein Steppergang. Die auf kleine Handmuskeln, Unterarme und Zunge begrenzte Myotonie führt selten zu klinischen Einschränkungen. Reizleitungsstörungen (**Cave:** maligne Herzrhythmusstörungen) und Herzinsuffizienz sind Ausdruck der **Herzbeteiligung**. Auch die glatte Muskulatur (Gastrointestinaltrakt, Uterus) kann betroffen sein. Des Weiteren sind eine mit der Länge der CTG-Repeats zunehmende **Intelligenzminderung** und Persönlichkeitsstörungen beschrieben.

Infantile und juvenil-adulte Formen: Die Erkrankung beginnt im 1. oder vor dem 10. Lebensjahr (infantile Form) oder ab dem 10. bzw. 20. Lebensjahr (juvenil-adulte Form). Bei den infantilen Formen ist das „floppy infant"-Syndrom und das Fehlen einer myotonen Reaktion charakteristisch, bei den juvenil-adulten Formen findet sich oft in der Pubertät eine leichte myotone Funktionsstörung, im Erwachsenenalter bestehen dystrophische und endokrine Symptome (Gonadenatrophie, abnorme Glukosetoleranz, Schilddrüsenerkrankungen).

Diagnostik: Wegweisend sind Klinik, Gendiagnostik (Nachweis der CTG-Triplets auf Chromosom 19) und EMG-Befunde. Diese zeigen myotone und myopathische Zeichen (myotone Entladungen, Fibrillationspotenziale, positive scharfe Wellen). Durch Beklopfen der Muskulatur in der Nähe der Nadel sind Entladungsserien auslösbar. Das EKG zeigt oft Reizleitungsstörungen.

Differenzialdiagnosen: Die distale Manifestation der Symptome erlaubt die Abgrenzung gegenüber der **myotonen Dystrophie Typ II**. Bei der **fazioskapulohumeralen Muskeldystrophie** fehlt i. d. R. die Katarakt, klärend sind hier Muskelbiopsie oder Molekulargenetik. Bei der **Myotonia congenita** stehen die Myotonien im Vordergrund.

Therapie: Es ist keine kausale Therapie bekannt. Wichtig sind Physiotherapie zur Behandlung von Paresen und Atrophien sowie regelmäßige ophthalmologische, endokrinologische und kardiologische Kontrollen, ggf. sind Antikoagulation und Schrittmacherimplantation indiziert. Die myotone Symptomatik erfordert selten eine Behandlung. In Betracht kommen bei Bedarf membranstabilisierende Präparate [S. B993] (**Cave:** kardiale Nebenwirkungen). Sexualhormone kommen als Depotpräparate zur Verzögerung der Muskeldystrophie zum Einsatz.

Prognose: Der Verlauf ist chronisch-progredient. Die Lebenserwartung ist aufgrund der kardiorespiratorischen Insuffizienz in Abhängigkeit von der Manifestationsform auf 40–60 Jahre verkürzt.

Myotone Dystrophie Typ II

Synonym: proximale myotone Myopathie, PROMM

Klinik: Es kommt im Erwachsenenalter zu **proximal betonter Schwäche** v. a. der Kopf- und Hüftbeuger sowie zu geringer Myotonie an Händen und Beinen. Im Vordergrund stehen **Myalgien** und chronische Lumbalgien. Atrophien treten selten auf. Wie beim Typ I sind **kardiale Beteiligung**, **Katarakt** und endokrine Störungen nachweisbar. Im Unterschied zum Typ I findet sich in etwa 30% ein Aktionstremor, aber nur selten eine Facies myopathica, Stirnglatze oder Intelligenzminderung.

Diagnostik: Die Diagnose wird durch die beschriebene Klinik, Molekulargenetik und myotone Salven im EMG gesichert. Die Labordiagnostik zeigt eine Erhöhung der **CK** und der **γ-GT**. In der Muskelbiopsie finden sich leichte myopathische Zeichen. Das EKG zeigt Reizleitungsstörungen.

Differenzialdiagnosen: Die myotone Dystrophie Typ II präsentiert sich klinisch im Gegensatz zum Typ I mit proximalen Symptomen. Die Polymyositis ist durch eine Muskelbiopsie mit entzündlichem Infiltrat abgrenzbar. Weiterhin kommen differenzialdiagnostisch Spondylarthritis und Bandscheibenvorfall bei Lumbalgien, Alkoholismus (wegen der γ-GT-Erhöhung) sowie Fibromyalgie infrage.

Tab. 9.4 Autosomal erbliche Muskeldystrophien

Typ	Erbgang	Beginn	Symptomatik	Verlauf
fazioskapulohumerale Muskeldystrophie	a.-d.	frühes Erwachsenenalter	initial Muskelschwäche im Gesicht (Facies myopathica), Schultergürtel (z. B. Scapula alata), im Verlauf langsam absteigende Paresen von Rumpf und Becken, mögliche Herzbeteiligung mit Arrhythmien	langsam progredient, normale Lebenserwartung
Gliedergürteldystrophien	a.-d. oder a.-r.	Kindheit bis Erwachsenenalter	aufsteigende Schwäche der Beckengürtelmuskulatur mit schwerer motorischer Behinderung, evtl. Kardiomyopathie • kongenitaler primär generalisierter Typ: Muskelschwäche (floppy infant), Tod im 1. Lebensjahr • adulter distaler Typ: Fußheberparesen und belastungsabhängige Myalgien und Pseudohypertrophie der Wadenmuskulatur	variabel
kongenitale Muskeldystrophien	a.-r.	kongenital, frühes Kindesalter	floppy infant, Gelenkkontrakturen, verschiedene Formen mit oder ohne Hirnfehlbildungen	variabel
Emery-Dreyfuß-Muskeldystrophie	a.-d. (häufiger aber X-chr.-r.)	Kindheit bis frühes Erwachsenenalter	Paresen von Schultergürtel und Oberarm, Kontrakturen, Facies myopathica, Kardiomyopathie	variabel

Therapie: Es ist keine kausale Therapie bekannt. Gegen die Muskelschmerzen können Diclofenac oder Gabapentin wirksam sein.

Prognose: Der Verlauf ist langsam progredient, aber milder als beim Typ I.

Weitere autosomale Muskeldystrophien

Tab. 9.4 gibt einen Überblick über einige autosomal erbliche Muskeldystrophien. Die Emery-Dreyfuß-Muskeldystrophie wird häufiger X-chromosomal vererbt, dennoch hier mit aufgeführt.

9.3 Myotonien

Myotonien sind Erkrankungen, die durch eine **pathologisch verlängerte Muskelkontraktion** nach beendeter Willkürinnervation gekennzeichnet sind. Hierzu zählen auch die weiter oben besprochenen myotonen Muskeldystrophien.

Das Leitsymptom der Myotonien ist die **Dekontraktionshemmung**. Die Patienten beschreiben oft ein Gefühl der Steifigkeit und eine Verbesserung durch Bewegen („warm-up"). Es kommt meist zu einer Verstärkung der Beschwerden in Kälte.

9.3.1 Ionenkanalerkrankungen

DEFINITION Defekte der (muskulären) Ionenkanäle führen zu Erkrankungen mit myotoner Symptomatik.

Ätiopathogenese: Abhängig vom betroffenen Ionenkanal werden Chloridkanalmyotonien und Natriumkanalmyotonien unterschieden.

Bei den Chloridkanalmyotonien wird die Muskelfasermembran durch eine erniedrigte Ionenleitfähigkeit leichter depolarisiert. Bei den Natriumkanalmyotonien kommt es durch einen vermehrten Natriumeinstrom in die Muskelzelle zu einer verlangsamten Inaktivierung.

Therapeutisch werden bei myotonen Symptomen Medikamente mit membranstabilisierenden Eigenschaften eingesetzt, die zur Gruppe der Antiarrhythmika bzw. Antiepileptika gehören:
- **Natriumkanalblocker** (z. B. Mexiletin) zur Verbesserung der Membranstabilität
- **Antikonvulsiva** (z. B. Carbamazepin, Phenytoin) zur Verminderung der Depolarisationshäufigkeit der Muskelzelle.

Nebenwirkungen insbesondere der Natriumkanalblocker sind kardiale Symptome wie (Verstärkung bestehender) Reizleitungs- und Rhythmusstörungen, Herzinsuffizienz, Bradykardie sowie zentralnervöse Beschwerden.

MERKE Kontraindiziert sind
- depolarisierende Muskelrelaxantien (Succinylcholin), da sie die Depolarisationen verstärken
- Cholinesterasehemmer wegen der Gefahr einer malignen Hyperthermie und
- Fenoterol zur Wehenhemmung in der Schwangerschaft aufgrund seiner myotonen Wirkung.

Myotonia congenita (Typ Thomsen/Typ Becker)

DEFINITION Die seltenen kongenitalen Myotonien beruhen auf einem Chloridkanaldefekt, der zu einer Störung von Kontraktion und Erschlaffung der Muskelfaser führt.

Es wird diskutiert, dass die Ursache der Störung in der Muskelfaser bzw. im postsynaptischen muskulären Anteil der motorischen Endplatte liegt. Hierfür spricht, dass die pathologische Aktivität durch Lokalanästhetika, aber nicht durch eine Spinalanästhesie, Leitungsblockierung oder Curare supprimierbar ist.

Klinik: Bereits in der Kindheit zeigen sich eine generalisierte Myotonie und Hypertrophie der Willkürmuskulatur. Es werden eine verzögerte motorische Entwicklung, Fehlbildungen sowie geistige Retardierung beobachtet.

9 Myopathien und Erkrankungen der muskulären Endplatte

Die myotonen Symptome entstehen bei spontanen Bewegungen oder durch mechanische Reize und werden durch Kälte verstärkt. Wiederholt der Patient die Bewegungen häufiger, werden sie immer flüssiger. Plötzliche **Muskelsteife** als Schreckreaktion führt zu Stürzen. Die Patienten weisen einen **athletischen Körperbau** auf (durch die mit der muskulären Daueraktivität einhergehende Hypertrophie) und haben häufig Kontrakturen (s. auch **Tab. 9.5**). Die Lebenserwartung ist in der Regel normal.

Diagnostik: Kennzeichnend sind die myotone Reaktion (kräftige Muskelkontraktion) durch Beklopfen eines Muskels (**Perkussionsmyotonie**), die Minderung der myotonen Symptomatik durch Aufwärmen der Muskeln („warm-up"), das Zurückbleiben der Oberlider bei Blicksenkung („**Lid-lag**") und eine **Dysdiadochokinese**. Es findet sich regelmäßig eine CK-Erhöhung. Das **EMG** zeigt eine charakteristische Zu- und Abnahme der Frequenz und Amplitude der Potenziale („**Sturzkampfbombergeräusch**"). Die Muskelbiopsie weist oft nur eine Muskelfaserhypertrophie auf.

Differenzialdiagnosen: Abzugrenzen sind das **Stiff-person-Syndrom**, das sich in Klinik und EMG-Befund von den kongenitalen Myotonien unterscheidet, sowie **pseudomyotone Syndrome** (Glykogenose Typ V, Hypothyreose, Neuromyotonie), die sich bei ähnlicher Klinik im EMG ausschließen lassen.

Therapie: Die Patienten sind oft nur gering in ihren täglichen Verrichtungen behindert, sodass meist nur eine symptomatische Physiotherapie nötig ist.

Als Dauermedikation oder einige Tage vor und nach besonderen Belastungen werden Natriumkanalblocker (**Mexiletin**) eingesetzt. Als 2. Wahl gelten **Carbamazepin** und **Phenytoin**.

Dyskaliämische periodische Lähmungen

DEFINITION Seltene, autosomal-dominant vererbte Störungen des Kaliumstoffwechsels infolge Ionenkanaldefekten, die zu episodischen Depolarisierungen der Muskelfasermembran führen (**Tab. 9.6**).

Tab. 9.5 Übersicht und Vergleich der kongenitalen Myotonien

	Myotonia congenita Thomsen	Myotonia congenita Becker
Erbgang	autosomal-dominant	autosomal-rezessiv
Erkrankungsbeginn	1.–3. Lebensjahr	10.–14. Lebensjahr
myotones Befallsmuster	Extremitäten (beinbetont), äußere Augenmuskeln, Kaumuskeln	Extremitäten (beinbetont), Nacken, äußere Augenmuskeln, Kaumuskeln, Zunge
Verlauf	geringe Progredienz und Nachlassen der Symptomatik im höheren Lebensalter	teilweise progredient

Tab. 9.6 Vergleich der dyskaliämischen periodischen Lähmungen

	hypokaliämische periodische Lähmung	hyperkaliämische periodische Lähmung
Ätiologie	Kalziumkanaldefekt → abnorme Aufnahme von Kalium in die Muskelzelle	Natriumkanaldefekt → Depolarisation der Muskelmembran durch Kaliumausstrom
Erkrankungsalter	um 20. Lebensjahr	frühe Kindheit
Auftreten der Lähmung	morgens, aus dem Schlaf heraus	tagsüber nach Aktivität oder Nahrungskarenz
Auslöser	• kohlenhydratreiche Mahlzeiten • Ruhe nach körperlicher Anstrengung	• Hunger, Kälte • Ruhe nach körperlicher Anstrengung
Art der Lähmung	• aufsteigende proximal betonte Lähmungen mit Ausdehnung auf Rumpf- und Halsmuskulatur, selten Atemmuskeln • Gangstörung	• Parese von Gesichts- und Pharynxmuskulatur, selten der Atemmuskulatur • Gangstörung
Hirnnervenbeteiligung	selten	oft
Dauer der Lähmung	Stunden bis Tage	Minuten bis Stunden
symptomfreie Intervalle	Wochen bis Jahre	Stunden bis Wochen
mittlere Frequenz	1×/Monat	1×/Woche oder Tag
Serumkalium im Anfall	2–3 mmol/l	>6 mmol/l
EKG	Bradykardie, verlängerte QT-Zeit, ST-Senkung, U-Wellen	QRS-Verbreiterung, T-Zacke erhöht
Therapie	• Kaliumchlorid p.o. (bei i.v.-Gabe Gefahr des Herzstillstands) • Azetazolamid oder Spironolacton • kohlenhydrat- und kochsalzarme Ernährung • Vermeiden körperlicher Belastungen	• Kalziumglukonat p.o., Glukose + Insulin, Salbutamol inhalativ • Hydrochlorothiazid oder Azetazolamid • häufige kohlenhydrat- und kochsalzreiche Mahlzeiten, kein Obst (kaliumhaltig!) • Vermeiden körperlicher Belastungen

Klinik und Diagnostik: Es treten in unregelmäßigen Abständen subakute schlaffe Lähmungen der quergestreiften Muskulatur auf, die in Dauer und Ausmaß wechseln und sich spontan zurückbilden. Die Untersuchung im Anfall zeigt einen **schlaffen Muskeltonus** und **erloschene Reflexe** bei **erhaltener Sensibilität**. Bewusstsein und Schmerzempfinden sind ungestört. In der Regel kommt es zu einer spontanen Besserung der Symptomatik ab dem mittleren Lebensalter. Im Intervall besteht Beschwerdefreiheit.

Im Verlauf der Erkrankung entwickelt sich eine langsam progrediente Myopathie der proximalen Extremitätenmuskulatur (Hüft- und Schultergürtel), die bis zur Gehunfähigkeit fortschreiten kann.

Diagnostisch wegweisend sind die Bestimmung des Serumkaliumspiegels im Anfall (im Intervall normal) sowie das EKG. Das EMG zeigt eine Reduzierung der Muskelaktionspotenziale.

Differenzialdiagnosen: Auszuschließen sind neben **psychogenen Lähmungen** die wesentlich häufiger auftretenden **symptomatischen Hypokaliämien** (bei Erbrechen, Diarrhö, Leberzirrhose, Nieren- und NNR-Insuffizienz, Anorexia nervosa, Diuretikaeinnahme), die sich aber meist anhand der Anamnese gut abgrenzen lassen. Im Gegensatz zur **Myasthenia gravis** finden sich bei den dyskaliämischen Lähmungen keine Augenmuskelparesen.

Paramyotonia congenita (Eulenburg)

> **DEFINITION** Der autosomal-dominant vererbten Paramyotonie (keine Myotonie!) liegt ein Natriumkanaldefekt zugrunde, der zu einer verlangsamten Inaktivierung führt.

Die Erkrankung beginnt im Säuglingsalter mit myotoner Reaktion bei Kälteexposition, die sich durch Muskelarbeit verstärkt (paradoxe Myotonie). Bei anhaltender Kälteexposition kommt es durch den starken Natriumeinstrom mit ausgeprägter Membrandepolarisation zu Paresen. Im Verlauf entwickelt sich eine generalisierte Muskelschwäche mit distalen Atrophien.

> **MERKE** Im Vergleich zu den kongenitalen **Myotonien** wird die myotone Symptomatik der **Paramyotonie** durch Bewegen nicht besser, sondern schlimmer (kein „warm-up", **paradoxe Myotonie**).

Laborchemisch ist eine **CK-Erhöhung** nachweisbar. Im **EMG** finden sich bei Abkühlung pathologische Spontanaktivität und eine passagere Zunahme myotoner Entladungen, später elektrische Stille.

Therapie der 1. Wahl ist der Natriumkanalblocker Mexiletin, als 2. Wahl gilt Carbamazepin.

9.3.2 Stiff-person-Syndrom (SPS)

> **DEFINITION** Syndrom mit myotoner Symptomatik, die durch Außenreize und Emotionen verstärkt wird.

Das SPS ist häufig mit Autoimmunerkrankungen (Diabetes mellitus Typ I, Thyreoiditis, Perniziosa, Vitiligo), mit Epilepsien oder mit Neoplasien (SCLC, Thymom, Lymphom, Pharynx-, Mammakarzinom) assoziiert.

Klinik: Unter Aussparung von Gesicht, Händen und Füßen kommt es zu einer Steifigkeit der Muskulatur durch Dauerinnervation. Schon geringe Reize (z. B. psychische Aufregung, Ärger) sowie aktive und passive Bewegungen können gesteigerte Reaktionen mit schmerzhaften Spasmen auslösen. Neben Skelettdeformitäten durch Subluxationen und Spontanfrakturen ist eine Gangstörung mit Verletzungsgefahr durch plötzliche Stürze auffällig. Häufig treten Angstattacken und vegetative Begleitsymptome (Tachykardie, Hyperhidrosis, Hypertonie, Tachypnoe) auf. Eine Verschlimmerung der Symptome durch L-Dopa und Clomipramin ist beschrieben.

Diagnostik: Im EMG zeigt sich eine Daueraktivität in Ruhe, die nicht unterdrückt werden kann, mit normalen Aktionspotenzialen, regelrechter Amplitude und normaler „silent period". Myotone Salven sind im Gegensatz zu den kongenitalen Myotonien nicht nachweisbar. Im Liquor finden sich oligoklonale Banden, in Serum und Liquor Antikörper gegen Glutamatdecarboxylase (GAD) und/oder Amphiphysin. Histopathologisch geht das SPS mit perivaskulären Lymphozyteninfiltraten besonders im Vorderhornbereich einher.

Die GAD-Auto-Antikörper sind mit den Inselzell-Antikörpern des Diabetes mellitus Typ I strukturverwandt. Dies erklärt das überzufällig häufige gemeinsame Auftreten dieser beiden Erkrankungen.

Differenzialdiagnosen: Im Gegensatz zu den **kongenitalen Myotonien** wird die erhöhte Muskelspannung beim SPS durch Schlaf, periphere Nervenblockade, Spinalanästhesie oder Narkose unterbrochen. Bei **Tetanus** kommt es zu generalisierten Muskelspasmen unter Einschluss der Gesichtsmuskulatur und einer raschen Entwicklung über Tage. Die **Neuromyotonie** ist nicht durch externe Reize auslösbar. Vor dem Hintergrund der Angstproblematik und den inadäquaten Schreckreaktionen sollte ein **Konversionssyndrom** ausgeschlossen werden.

Therapie: Symptomatisch kommen Diazepam, Baclofen und Valproat zum Einsatz. Kausal können Immunglobuline i. v., Kortikoidhochdosistherapie und Plasmapherese versucht werden.

9.3.3 Neuromyotonie (Isaacs-Syndrom)

Es handelt sich um eine neurogene Autoimmunerkrankung mit Antikörpern gegen spannungsabhängige Kaliumkanäle, die durch kontinuierliche Muskelfaseraktivität mit diffuser Daueranspannung der Muskulatur gekennzeichnet ist. Es besteht keine Perkussionsmyotonie. Im

Tab. 9.7 Mitochondriale Myopathien

Typ	Beginn	Klinik
MELAS-Syndrom (Myopathie, Enzephalopathie, Laktatazidose, stroke-like episodes)	Kindesalter	Kinder: anfangs normale Entwicklung, dann episodisches Erbrechen (bei Laktatazidose), fokale oder sekundär generalisierte Anfälle, neurologische Ausfälle, Migräne; Erwachsene: fokale Anfälle, TIA und Schlaganfälle mit neurologischen Ausfällen, Myopathien und Innenohrschwerhörigkeit, Laktatazidose
chronisch-progrediente externe Ophthalmoplegie (CPEO)	um das 20. Lebensjahr	bilaterale Ptose, externe Ophthalmoplegie, evtl. zentrale Symptome (Dystonie, Ataxie, Demenz) und proximale Myopathie
Kearns-Sayre-Syndrom (KSS)	vor dem 20. Lebensjahr	CPEO, Retinitis pigmentosa und Herzrhythmusstörungen, Ataxie sowie endokrine Beschwerden, erhöhtes Liquoreiweiß (> 1 g/l)
MERRF-Syndrom (Myoklonusepilepsie mit ragged red fibres)	frühes Erwachsenenalter	Myoklonien, Ataxie, epileptische Anfälle

EMG sind aufsteigende Myokymien (Muskelwogen) und Daueraktivität nachweisbar. Die Neuromyotonie tritt u. a. paraneoplastisch bei Bronchialkarzinomen und Thymomen auf. Therapeutisch kommen Carbamazepin und Phenytoin zum Einsatz.

9.4 Metabolische Myopathien

Erkrankungen mit Störungen im Energiestoffwechsel, bei denen belastungsabhängige Paresen, Myalgien und Kontrakturen auftreten. Therapeutisch stehen Ausdauertraining und bei Bedarf die Implantation eines Herzschrittmachers im Vordergrund.

9.4.1 Glykogenosen

Im Rahmen der **Glykogenosen** Typ II und V treten Myopathien auf. Ihnen liegt eine Störung des muskulären Glykogenabbaus zugrunde (s. Pädiatrie [S. B533]).

9.4.2 Mitochondriale Myopathien

DEFINITION Seltene, maternal vererbte proximale Muskelschwächen mit Belastungsintoleranz.

Pathogenese: Defekte der mitochondrialen DNA (mtDNA) führen v. a. in Organen mit hoher Stoffwechselaktivität zu Störungen der oxidativen Phosphorylierung (Skelettmuskel, Myokard, ZNS). Einen Überblick über die mitochondrialen Myopathien gibt **Tab. 9.7**.

Klinik: Leitsymptom mitochondrialer Myopathien ist die **belastungsabhängige proximale Muskelschwäche**, die sich häufig im frühen Erwachsenenalter manifestiert. Zudem können sich verschiedene Formen mit Ptose und externer Ophthalmoplegie (CPEO und KSS), mit epileptischen Anfällen (MERRF), Demenz, Ataxie und retinaler Beteiligung manifestieren.

Diagnostik: Laborchemisch ist die Bestimmung von CK, LDH, Pyruvat und Laktat sowie Liquorlaktat wegweisend. **Belastungstests** (Fahrradergometrie, Ischämietest, Fasten) ergeben bereits nach leichter Belastung erhöhte Werte für Laktat und den Laktat/Pyruvat-Quotienten. EEG und EMG zeigen meist nur uncharakteristische Allgemeinveränderungen.

MERKE Ein normales EMG trotz signifikanter Muskelschwäche spricht für eine metabolische Myopathie.

Die **Muskelbiopsie** weist in der Gomori-Trichrom-Färbung **ragged red fibres** auf (Ansammlung von Mitochondrien in den Muskelfasern), die charakteristisch für mitochondriale Erkrankungen sind.

Therapie und Prognose: Die Erkrankung kann durch die Therapie nicht geheilt werden. Im Vordergrund stehen symptomatische und prophylaktische Maßnahmen. Gegebenenfalls kann ein Behandlungsversuch mit Coenzym Q unternommen werden, bei MELAS-Syndrom wird hoch dosiert Folsäure verabreicht.

Die Patienten sterben an Herzinsuffizienz und Reizleitungsstörungen bei Kardiomyopathien, Folgeerkrankungen der Myopathie sowie an respiratorischer Insuffizienz bei zentraler Atemstörung.

9.4.3 Lipidspeichermyopathien

DEFINITION Myopathische Syndrome, die auf verschiedenen Fettstoffwechselstörungen beruhen können und durch Belastungen, Fasten oder fettreiche Mahlzeiten ausgelöst werden.

Es kommt zu episodisch auftretenden **proximalen Paresen mit Myalgien** und zu intermittierender Rhabdomyolyse nach körperlicher Belastung, Infektionen oder Hungerperioden mit nachfolgender **Myoglobinurie**. Im Intervall findet sich ein normaler Befund. Histologisch ist eine Lipidakkumulation in den Muskelfasern nachweisbar.

Es gibt hereditäre (Carnitin-Palmitoyl-Transferase-II-Mangel, riboflavinresponsive Fettsäureoxidationsstörung, primärer Carnitinmangel) und erworbene Formen (endokrin, entzündlich, medikamentös bedingt).

Die Therapie besteht in einer Diät mit niedrigem Fett- und hohem Kohlenhydratanteil und dem Vermeiden von Fastenperioden. Bei Carnitinmangel kann L-Carnitin gegeben werden, bei der riboflavinresponsiven Form Riboflavin.

Tab. 9.8 Übersicht und Vergleich der Myositiden

	Polymyositis	Dermatomyositis	Einschlusskörpermyositis	Polymyalgia rheumatica
tumorassoziiert	15 %	32 %	selten	selten
Beginn	jedes Alter, v. a. 40–60	40–60	meist > 50	> 60
Verlauf	chronisch-progredient über Monate	chronisch-progredient über Monate	schleichend über mehr als 6 Monate	akut innerhalb von Tagen
Paresen	proximal betont und symmetrisch, Schluckstörungen		proximal und distal, oft asymmetrisch	nur schmerzbedingt (Einschränkung aktiver Bewegungen)
Myalgien	Druckdolenz bei 50 % der Patienten	häufiger als bei Polymyositis	keine	v. a. nachts, Schulter- und Beckengürtel, Druckdolenz
Reflexe	erhalten	erhalten	Reflexverlust (PSR)	erhalten
sonstiges	Arthralgien, Fieber, Allgemeinsymptome, keine Sensibilitätsstörungen	Allgemeinsymptome, Hautbeteiligung, Myokarditis, Rhythmusstörungen, Herzinsuffizienz, pulmonale Symptome	kardiovaskuläre Symptome, Muskelatrophie	Arteriitis temporalis, Morgensteifigkeit, Allgemeinsymptome, Fieber
Labor	BSG ↑, CK ↑, Myoglobin ↑		CK ↑ < 12-fach	BSG ↑, CRP ↑, CK (↑), Anämie
EMG	myopathische und akut-neurogene Zeichen (pathologische Spontanaktivität: positive scharfe Wellen, Fibrillationen)			unauffällig
Muskelbiopsie	entzündliches Infiltrat (CD$_8$-positive T-Zellen, Makrophagen, Plasmazellen), Muskelfaserdegeneration, Bindegewebsvermehrung	entzündliches Infiltrat (CD$_4$-positive T-Zellen, Makrophagen, B-Zellen), Muskelfaseratrophie	„rimmed vacuoles" mit eosinophilen Einschlüssen, intrazelluläre Amyloidablagerungen, entzündliches Infiltrat, keine Nekrosen	unauffällig
Therapie	Steroide, Immunsuppressiva (Azathioprin, MTX)		Immunglobuline i. v. (off-label)	Steroide (promptes Ansprechen!)

9.4.4 Myopathie bei Myoadenylatdeaminasemangel (MAD-Mangel)

Hierbei führt eine Störung des Purinstoffwechsels im Erwachsenenalter zu Muskelkrämpfen und Muskelschwäche, die durch Muskelarbeit verstärkt oder ausgelöst werden. Belastungsabhängige Myalgien sind oft therapierefraktär. Im Ischämietest findet sich ein fehlender Ammoniakanstieg bei erhaltenem Laktatanstieg, in der Muskelbiopsie ist ein MAD-Mangel nachweisbar.

9.5 Entzündliche Muskelerkrankungen

Synonym: Myositis

Ätiologie: Myositiden sind vorwiegend **autoimmuner Genese**, nur selten infektiös bedingt. Akute Myositiden treten v. a. als Begleiterscheinung von viralen Infektionen auf. Häufige Erreger sind Enteroviren (Coxsackie- und Echoviren) oder Influenzaviren. Zu den autoimmunen Myositiden zählen die Dermatomyositis, Polymyositis, Einschlusskörpermyositis, andere Kollagenosen (Overlap-Syndrome) oder Vaskulitiden (s. Immunsystem und rheumatologische Erkrankungen [S. A477]). Ebenso zu den nichtinfektiösen Myositiden zählen u. a. die Sarkoidose, Polymyalgia rheumatica, Riesenzellmyositis oder eosinophile Polymyositis.

Coxsackie-B-Viren können eine akute Myositis v. a. der Interkostal- und oberflächlichen Bauchmuskulatur auslösen und zu einer aseptischen Pleuritis oder Peritonitis führen. Dieses Krankheitsbild wird als Morbus Bornholm oder Myalgia epidemica bezeichnet.

Klinik: Im Vordergrund stehen Muskelschwäche bis -lähmung, Myalgien und ein allgemeines Krankheitsgefühl. Einen Überblick über die wichtigsten Myositiden gibt Tab. 9.8.

Tumorassoziation: Bis zu 30 % der immunogenen Myositiden sind mit malignen Neoplasien (Mamma-, Magen-, Ovarial-, Bronchialkarzinom) vergesellschaftet. Die Muskelsymptomatik äußert sich häufig vor der Tumormanifestation. Ein Malignom ist wahrscheinlich, wenn
- der Patient bei Symptombeginn über 50 Jahre alt ist
- es sich klinisch um eine Dermatomyositis handelt
- die Therapie nicht gut anspricht
- keine myositisspezifischen Antikörper nachweisbar sind.

9.6 Sekundäre Myopathien

9.6.1 Toxische Myopathien

In der Regel äußern sich toxische Effekte in **Paresen** und **Myalgien**, selten in Myotonien. Diagnostisch wegweisend ist die **Muskelbiopsie** mit Muskelfasernekrosen, makrophagozytärer Reaktion und regenerierenden Fasern. Die **Therapie** besteht für alle Formen im Absetzen des auslösenden Agens (s. auch Tab. 9.9).

9 Myopathien und Erkrankungen der muskulären Endplatte

Tab. 9.9 Toxische Myopathien (Übersicht)

Ursache	Ätiologie	Klinik
maligne Hyperthermie (s. Anästhesie [S. B81])	seltene Narkosekomplikation	hypermetabolische Krise: • lebensbedrohliche Muskelhypertonie • Temperaturanstieg • metabolische Azidose • Therapie: Dantrolengabe
malignes neuroleptisches Syndrom (s. Psychiatrie [S. B1033])	gefährliche unerwünschte Wirkung einer Neuroleptikatherapie	akuter Rigor, Hyperthermie, Tachykardie, Hyperhidrosis, Hypersalivation und Koma
Rhabdomyolyse	unterschiedlich (z. B. Trauma, Drogenkonsum, Elektrolytstörungen)	akute ausgedehnte Nekrose des Muskelgewebes mit Gefahr des akuten Nierenversagens
Alkoholmyopathie	Myopathie durch toxischen Effekt des Ethanols und Malnutrition im Rahmen eines chronischen Alkoholabusus	chronische Myopathie und Kardiomyopathie, nach Alkoholexzessen werden auch akute nekrotisierende Verläufe (Rhabdomyolyse) beobachtet Besserung durch Abstinenz
medikamenteninduzierte Myopathien	Steroidmyopathie: Steroidlangzeittherapie (20%), Cushing-Syndrom (>50%)	plötzlich einsetzende proximale Paresen und Atrophien; Remission nach Absetzten/Dosisreduktion
	statininduzierte Myopathie: Einnahme von Statinen, v. a. bei eingeschränkter Nierenfunktion	Paresen und Myalgien, Gefahr der Rhabdomyolyse und Myoglobinurie mit Übergang in ein akutes Nierenversagen, ggf. monatelange Persistenz nach Absetzen
Tetanus (s. Infektionserkrankungen [S. A535])	Infektion mit Clostridium tetani	Muskelkrämpfe: Trismus, Opisthotonus
Botulismus (s. Verdauungssystem [S. A257])	Infektion mit Clostridium botulinum	im Verlauf: allgemeine Muskelschwäche, periphere Nervenlähmungen, die typischerweise an den Hirnnerven beginnen (Doppelbilder, Ophthalmoplegia interna et externa, Akkomodationsschwäche, Ptosis, Dysphagie, Xerostomie, Dysarthrie) typisch ist das Fehlen von Sensibilitätsstörungen und Fieber

9.6.2 Endokrine Myopathien

Bei hormonellen Störungen kann es zu meist symmetrischen Muskelerkrankungen mit Myalgien durch Fasernekrosen kommen.

- **Hyperthyreose:** Hypermetabolismus → Abbau von Muskelproteinen → proximal betonte **generalisierte Muskelschwäche** bei mehr als 50 % der Patienten. Zudem **Atrophie**, Krampi, spontane Myalgien und Faszikulationen. EMG-Veränderungen, Serum-CK jedoch normal. Unter endokrinologischer Therapie ist die muskuläre Symptomatik voll reversibel, symptomatische Therapie mit β-Blockern.
- **Hypothyreose:** verminderter Proteinmetabolismus → reduzierte Kontraktionsfähigkeit mit verzögerter Relaxation → Muskelschwäche **ohne Atrophie** bei ca. 30 % der Patienten. Leichte proximale Paresen, erloschene Reflexe, **Pseudomyotonie**, Hypertrophie. CK erhöht. Besserung unter endokrinologischer Therapie.
- **Hyperparathyreoidismus:** proximale Paresen v. a. des Beckengürtels. Therapie chirurgisch, bei sekundärer Form Substitution von Vitamin D und Kalzium.
- **Hypoparathyreoidismus:** Kalziummangel → Tetanie (selten!). Therapie: Substitution von Vitamin D und Kalzium.
- **Conn-Syndrom:** Kaliumstörung → langsam progrediente proximale Myopathie bis hin zur Gehunfähigkeit.

9.6.3 Paraneoplastische Myopathien

- Stiff-person-Syndrom [S. B995]
- Lambert-Eaton-Syndrom [S. B1000]
- Dermatomyositis [S. B997] und s. Immunsystem und rheumatologische Erkrankungen [S. A484]

9.7 Myasthenien

DEFINITION Myasthenien basieren auf einer gestörten Reizübertragung an der neuromuskulären Endplatte und gehen mit einer abnormen, belastungsabhängigen Muskelschwäche einher.

Ätiopathogenese: Myasthenien können autoimmunologischer, paraneoplastischer oder toxischer Genese sein. Die neuromuskuläre Übertragung kann auf verschiedenen Ebenen gestört werden:

- präsynaptisch → unzureichende Acetylcholinsynthese, -speicherung oder -freisetzung (z. B. Lambert-Eaton-Syndrom)
- synaptischer Spalt → Störung der Acetylcholindiffusion
- postsynaptisch → Störung der Acetylcholinbindung an den Rezeptor (z. B. Myasthenia gravis).

9.7.1 Myasthenia gravis

DEFINITION Autoimmunerkrankung mit belastungsabhängiger Skelettmuskelschwäche durch eine auto-antikörperbedingte Blockierung und Zerstörung postsynaptischer Acetylcholinrezeptoren der neuromuskulären Endplatte.

Epidemiologie: Frauen sind etwas häufiger betroffen (3:2).

9.7 Myasthenien

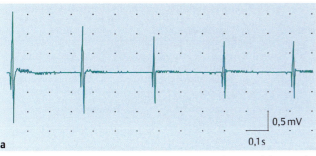 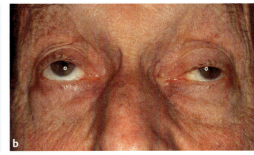

Abb. 9.3 **Diagnostik bei Myasthenia gravis**. **a** EMG mit kontinuierlicher Amplitudenabnahme nach wiederholter Stimulation des N. facialis in der Fossa stylomastoidea. **b** Simpson-Test. Bei längerem Blick nach oben kommt es am linken Auge zur Ptosis mit divergenter Augenstellung. (aus Mattle, Mumenthaler, Kurzlehrbuch Neurologie, Thieme, 2011)

Tab. 9.10 Einteilung der klinischen Verlaufsformen der Myasthenia gravis nach Ossermann

Stadium	Form	Klinik
I	okuläre Form	Ptose, Augenmuskelparesen, Doppelbilder
II a + b	leichte generalisierte Form	leichte generalisierte Paresen
II b	faziopharyngeale Form	II a und bulbäre Paresen (Schluckstörungen, Dysarthrie, näselnde Sprache)
III	schwere akute generalisierte Form	akute schwere generalisierte Paresen, bulbäre Symptome, respiratorische Insuffizienz
IV	schwere chronische generalisierte Form	schwere, häufig progrediente generalisierte Paresen
V	Defektmyasthenie	schwere chronische Form mit Muskelatrophien

Je höher das Stadium, desto schlechter ist die Prognose.

Ätiopathogenese: Immunpathogenetisch kommt dem **Thymus** eine hohe Bedeutung zu; bei über 70 % der Patienten ist eine lymphofollikuläre Thymushyperplasie oder ein Thymom nachweisbar. In 10 % wird von einem vorausgegangenen Virusinfekt berichtet. Die polyklonalen Antikörper werden von den B-Lymphozyten des Thymus gebildet. Sie binden an die postsynaptischen Acetylcholinrezeptoren, blockieren die Bindungsstelle am Rezeptor bzw. verursachen dessen Abbau und aktivieren das Komplementsystem (→ Schädigung der postsynaptischen Membran). Hierdurch kommt es zu einer Verminderung der verfügbaren Rezeptoren.

Klinik: Die klinische Symptomatik besteht aus (Tab. 9.10):
- Doppelbildern und Ptosis
- Schluckstörungen
- Dysarthrie
- belastungsabhängiger, proximal betonter Schwäche der Extremitätenmuskulatur.

Charakteristisch ist die Zunahme der Symptome im Tagesverlauf und nach Belastung (→ Simpson-Test s. u.) sowie die Besserung nach Ruhepausen. Auch ein Wechsel der Augenmuskelparesen ist möglich. Meist ist der Verlauf langsam progredient über Monate oder Jahre. Nach langem Krankheitsverlauf können die Muskeln atrophisch werden; Reflexe sowie Sensibilität bleiben erhalten. Insbesondere im Zusammenhang mit Allgemeininfektionen besteht die Gefahr einer Exazerbation in Form einer myasthenen Krise mit akuter Ateminsuffizienz. Eine rein okuläre Form kommt als Sonderform in 15–20 % d. F. vor.

Diagnostik:
- **Simpson-Test:** Zunahme der Ptose bei längerem Blick nach oben (Abb. 9.3)
- **Eisbeutel-Test:** deutliche Besserung der Ptose nach lokaler Kühlung mithilfe eines Eisbeutels für mehrere Minuten (gute Sensitivität, hohe Spezifität!)
- **Tensilon-Test** (= Edrophoniumchloridtest): Besserung der Symptomatik nach intravenöser Gabe eines Cholinesterasehemmers. **Cave:** Für den Fall kardialer Nebenwirkungen muss hierbei immer Atropin griffbereit sein!
- Im **EMG** zeigt sich nach wiederholter elektrischer Stimulation eines peripheren Nervs eine kontinuierliche Abnahme der Amplituden (**Dekrement**) der am Effektormuskel abgeleiteten Muskelsummenaktionspotenziale. Im **Labor** sind in 80 % **Antikörper** gegen **Acetylcholinrezeptoren**, selten muskelspezifische Tyrosinkinase-Antikörper nachweisbar.
- Der Liquorbefund ist unauffällig.

MERKE Bei gesicherter Myasthenia gravis ist eine bildgebende Diagnostik des Thymus obligat.

Differenzialdiagnosen:
- Das **Lambert-Eaton-Syndrom** zeigt im EMG ansteigende Amplituden (Inkrement) bei höherfrequenter Reizung (s. u.).
- Andere **myopathische Erkrankungen mit Augenmuskelparesen** (CPEO, Kearns-Sayre-Syndrom, okulopharyngeale Muskeldystrophie) sind nicht belastungsabhängig.
- **Endokrinologische** Störungen und **Elektrolytverschiebungen** können durch die Labordiagnostik abgegrenzt werden.

Therapie:

Pharmakotherapie: Die Therapie mit **Cholinesterasehemmern** (z. B. Pyridostigmin) und Immunsuppressiva ermöglicht den meisten Patienten ein weitgehend normales Leben. Das Prinzip der Therapie besteht in einer Erhöhung der Acetylcholinkonzentration im synaptischen Spalt. Bei körperlicher Belastung ist eine individuelle Dosisanpassung durch verkürzte Einnahmeintervalle oder Einnahme einer höheren Dosis vor der körperlichen Anstrengung notwendig. Bei überdurchschnittlichen Belastungssituationen, infektassoziierter Verschlechterung sowie in der Initialphase einer Steroidtherapie muss die Dosis oft gesteigert werden.

Cholinerge Symptome (Übelkeit, Schweißausbruch, vermehrter Speichelfluss, Bronchokonstriktion, gastrointestinale Spasmen, Bradykardie, Hypotonie etc.) sind häufige Nebenwirkungen; bei Überdosierung kann es sogar zur cholinergen Krise kommen (s. u.).

Eine Dauertherapie mit **Immunsuppressiva** bei Progredienz der Erkrankung oder Wirkungsverlust der Cholinesterasehemmer erfolgt i. d. R. mit Kortikoiden (Methylprednisolon). Nach Erreichen der Remission oder Stabilisierung ist eine stufenweise Reduktion anzustreben. Daneben stehen Azathioprin, Ciclosporin, Methotrexat und Cyclophosphamid zur Verfügung.

> **MERKE** Kortikoide einschleichen, sonst verschlimmern sich die Paresen! Nach Absetzen der immunsuppressiven Therapie besteht ein hohes Rezidivrisiko, deshalb dürfen die Medikamente nach mehr als 2 Jahren klinischer Stabilität nur langsam ausgeschlichen werden.

> **MERKE** Muskelrelaxanzien (auch Benzodiazepine) sind bei Myasthenien kontraindiziert.

Thymektomie: Sie ist indiziert bei generalisierter Myasthenie im Alter zwischen 10 und 65 Jahren und Thymom bzw. Thymomverdacht. Trotz guter Ergebnisse wird die Indikation bei isolierter okulärer Form zurückhaltend gestellt.

Prognose: Als ungünstig gelten hohes Lebensalter, neoplastische Thymusveränderungen sowie schwere generalisierte Formen.

9.7.2 Myasthene und cholinerge Krise

Klinik: Gemeinsames Leitsymptom ist eine rasch zunehmende Muskelschwäche mit Atemnot, dazu kommen Hyperhidrose, Harn- und Stuhldrang, ängstliche Unruhe, Verwirrtheit sowie Benommenheit (Tab. 9.11).

> **MERKE** Der Tensilontest ist positiv bei myasthener, negativ bei cholinerger Krise.

Tab. 9.11 Differenzialdiagnose myasthene/cholinerge Krise

	myasthene Krise	cholinerge Krise
Auge	Mydriasis	Miosis
Atmung	Atemstörung durch Muskelschwäche	Atemstörung durch Muskelschwäche, Bronchokonstriktion und Bronchialsekretion ↑
Herz	Tachykardie	Bradykardie
Muskel	schlaffe Lähmungen	schlaffe Lähmungen mit Faszikulationen, Krampi
Haut	blass, kalt	gerötet, warm
Ursache	grippale Infekte, Operationen, Entbindung, Pharmaka (s. o.)	Überdosierung von Cholinesterasehemmern

Bei der cholinergen Krise handelt es sich um einen Depolarisationsblock.

Therapie:
- myasthene Krise:
  - Acetylcholinesterasehemmer
  - Kortikoide
  - Immunglobuline i. v. an 5 aufeinanderfolgenden Tagen
  - Plasmaseparationsverfahren (Plasmapherese oder Immunadsorption)
  - ggf. Infektbehandlung
  - bei Ateminsuffizienz Absaugen, Beatmung
- cholinerge Krise: Atropin.

9.7.3 Sonstige myasthene Syndrome

Zur kongenitalen und Neugeborenenmyasthenie s. Pädiatrie [S. B603]. Das Slow-channel-Syndrom basiert auf einem hereditären Kationenkanalöffnungsdefekt an Acetylcholinrezeptoren und geht mit einer belastungsabhängigen Muskelschwäche und -atrophie einher. Kein Ansprechen auf eine Therapie mit Acetylcholinesterasehemmern oder Immunsuppressiva. Durch Substanzen wie D-Penicillamin oder Chloroquin kann eine toxische Myasthenie ausgelöst werden.

Lambert-Eaton-Myasthenie-Syndrom (LEMS)

Synonym: Pseudomyasthenie

> **DEFINITION** Durch Antikörper verursachte Erkrankung mit myasthenieartiger Muskelschwäche, häufig als paraneoplastisches Syndrom.

Epidemiologie und Ätiologie: In 60 % ist das LEMS mit malignen Tumoren assoziiert (> 50 % SCLC), in 40 % mit anderen Autoimmunkrankheiten (perniziöse Anämie, Hypo- und Hyperthyreose, Sjögren-Syndrom, Vitiligo). Es sind mehr Männer als Frauen betroffen. Die Antikörper sind gegen Kalziumkanäle an der präsynaptischen Membran gerichtet und führen zu einer gestörten Acetylcholinfreisetzung.

Klinik: Das LEMS präsentiert sich klinisch ähnlich wie die Myasthenia gravis mit unter Belastung zunehmenden Muskelparesen, insbesondere der Beckengürtelmuskulatur. Initial kommt es jedoch zu einer Kraftzunahme unter Belastung, einer Abschwächung der Reflexe und vegetativen Symptomen (Blasenstörungen, Impotenz, Mundtrockenheit, orthostatische Hypotonie). Eine okuläre Symptomatik zu Beginn der Erkrankung spricht gegen ein LEMS.

Diagnostik: In der Untersuchung sind die Reflexe in Ruhe deutlich abgeschwächt, nach maximaler Willkürinnervation gesteigert (Reflexbahnung). Antikörper gegen spannungsabhängige Kalziumkanäle können nachgewiesen werden. Wegweisend sind der EMG-Befund sowie ein negativer Tensilontest. Im EMG zeigt sich eine hochgradige Amplitudenminderung bei motorischer Einzelreizung und eine Amplitudenzunahme um mehr als 100 % (Inkrement) bei tonischer Willkürkontraktion bzw. hochfrequenter repetitiver Reizung.

Therapie und Prognose: Wenn der Thymus entfernt wird, bilden sich die Symptome häufig zurück. Symptomatisch kommt Diaminopyridin zum Einsatz (Erhöhung der Transmitterfreisetzung). Ferner werden Immunsuppressiva eingesetzt (Immunglobuline i. v., Prednisolon, Azathioprin; Plasmapherese).

Die Prognose ist in Abhängigkeit von der Primärerkrankung meist ungünstig.

10 Schmerzerkrankungen

10.1 Kopfschmerzerkrankungen

Für Grundlagen, Diagnostik und Therapie von Schmerzerkrankungen im Allgemeinen s. Anästhesie [S. B93].

10.1.1 Primäre Kopfschmerzen

Etwa 70 % der Bevölkerung leiden im Laufe des Lebens mindestens einmal an Kopfschmerzen. **Tab. 10.1** zeigt eine Übersicht über die 3 häufigsten primären Kopfschmerzformen: **Spannungskopfschmerz** (Prävalenz bis 80 % in Europa), **Migräne** (Prävalenz bis 30 % bei Frauen) und **Clusterkopfschmerz** (Prävalenz etwa 1 %).

Spannungskopfschmerz

DEFINITION Episodisch oder chronisch auftretende dumpfe Kopfschmerzen, die typischerweise den gesamten Kopf betreffen.

Epidemiologie und Ätiologie: Der Spannungskopfschmerz ist die häufigste Kopfschmerz-Form. Männer sind häufiger betroffen als Frauen (3:2). Körperlicher und psychischer Stress sowie emotionale Faktoren spielen eine wichtige Rolle für seine Entstehung.

Klinik: Man unterscheidet den chronischen (≥ 15 Episoden/Monat oder dauerhaft) vom episodischen Spannungskopfschmerz (≤ 15 Episoden/Monat von 30 min bis 1 Woche Dauer). **Tab. 10.1** zeigt die charakteristischen Symptome.

Differenzialdiagnosen: Die wichtigste Differenzialdiagnose des Spannungskopfschmerzes sind **symptomatische Kopfschmerzen**, die insbesondere bei einer Änderung der bisherigen Symptomatik, dem Auftreten fokalneurologischer Defizite und bei Nackendehnungszeichen wahrscheinlich sind. Die Abgrenzung gegenüber der **Migräne** ist teilweise schwierig. Kombinationen mit Migräne oder medikamenteninduziertem Kopfschmerz sind häufig.

Tab. 10.1 Primäre Kopfschmerzformen im Vergleich

Kriterium	Migräne	Clusterkopfschmerz	Spannungskopfschmerz
Dauer (unbehandelt)	4–72 h	15–180 min	30 min bis 7 d/permanent
Häufigkeit	variabel	alle 2–8 Tage, teilweise mehrmals täglich	variabel
Leitsymptome	mind. 2 von:	mind. 5 Attacken:	mind. 2 von:
Lokalisation	unilateral („Hemikranie")	unilateral orbital, supraorbital, temporal, frontal	bilateral, holozephal
Schmerzintensität	mittel bis stark	stark bis sehr stark	leicht bis mittel
Schmerzqualität	pulsierend	bohrend, stechend	dumpf-drückend, nichtpulsierend
körperliche Aktivität	Verstärkung schon durch geringe Aktivität	Bewegungsdrang, kein Rückzugsverhalten	keine Verstärkung
Begleitsymptome	mind. 1 von: Übelkeit und/oder Erbrechen, Lärm- und Lichtempfindlichkeit	ipsilateral mind. 1 von: konjunktivale Injektion/ Lakrimation, Lidödem, Miosis/Ptosis (Horner-Syndrom), nasale Kongestion, Rhinorrhö, Schwitzen, Agitiertheit	max. 1 von: Licht- oder Lärmempfindlichkeit, *keine* Übelkeit/Erbrechen (bei chronischer Form milder, ggf. Übelkeit)
Sonstiges	die Seite kann wechseln, Aura möglich (z. B. Flimmerskotom)	seitenkonstant, in 10 % visuelle Aura	perikranielle Muskulatur: Tonus und Schmerzempfindlichkeit erhöht

Therapie: Stress hat sowohl beim akuten als auch beim chronischen Spannungskopfschmerz ätiologisch eine hohe Bedeutung. Dieser Sachverhalt erklärt die gute Wirksamkeit nichtmedikamentöser Behandlungen, die besonders bei der chronischen Form in bis zu 40 % Abhilfe schaffen. Vor einer medikamentösen Therapie sollte daher primär eine konservative Behandlung versucht werden (Stressreduktion, Ausdauertraining, Verhaltenstherapie mit Muskelentspannung, Physiotherapie etc.).

Abhängig vom Kopfschmerztyp kommen Analgetika wie ASS, Paracetamol oder Ibuprofen (episodischer Spannungskopfschmerz) bzw. Antidepressiva wie Amitriptylin (chronischer Spannungskopfschmerz) zum Einsatz. Triptane sind unwirksam.

> **MERKE** Keine regelmäßige Analgetikaeinnahme! Gefahr des medikamenteninduzierten Kopfschmerzes!

Migräne

> **DEFINITION** In variabler Frequenz auftretende, starke und typischerweise einseitige Kopfschmerzen mit oder ohne Aura, die sich bei körperlicher Aktivität weiter verstärken. Begleitsymptome wie Übelkeit, Erbrechen, Licht- bzw. Geräuschempfindlichkeit sind typisch.

Epidemiologie: Migräne gehört mit einer Prävalenz von bis zu 30 % bei Frauen, bis zu 8 % bei Männern und etwa 5 % bei Kindern zu den häufigsten Kopfschmerzformen. Sie manifestiert sich zumeist zwischen dem 15. und 25., selten nach dem 40. Lebensjahr. Pathogenetisch steht eine multifaktorielle Genese im Vordergrund. Zu den auslösenden Faktoren zählen psychischer Stress, Störungen des Schlaf-Wach-Rhythmus, längere Bettruhe und Entspannung (→ „Sonntagsmigräne"), Lichtreize, hormonelle Einflüsse (Abhängigkeit von Menstruationszyklus, Schwangerschaft und Stillzeit sowie Verstärkung durch orale Kontrazeptiva) sowie der Genuss von Alkohol, Nikotin, Schokolade und Käse.

Klinik: Siehe auch Tab. 10.1.
- **Prodromi:** 1–2 Tage vor einer Attacke Müdigkeit, Stimmungsschwankungen, Heißhunger, Sprachstörungen
- **Migräne ohne Aura** (85–90 %)
- **Migräne mit Aura** (10–15 %): Beginn der Kopfschmerzen während oder innerhalb 1 h nach der Aura.

Die typische Migräneaura ist durch verschiedene fokalneurologische Symptome gekennzeichnet, die sich über Minuten entwickeln, bis zu 1 h anhalten können und sich danach vollständig zurückbilden:
- **visuelle Phänomene** (z. B. Flimmerskotom, Schleiersehen, Lichtblitze, Visusminderung)
- sensible Phänomene (Parästhesien, Taubheitsgefühl)
- Lähmungen (faziale Parese, Hemiparese)
- **Dysphasie**.

Selten tritt eine Aura auch ohne Kopfschmerzen auf.

Sonderform Basilarismigräne: Der Kopfschmerz ist okzipital betont. Es tritt eine Aura mit Ausfällen im Basilarisstromgebiet auf (Parästhesien, Schwindel, zerebelläre Funktionsstörungen).

Sonderform hemiplegische Migräne: Bei der hemiplegischen Parese kommt es im Rahmen der Aura zu einer vollständig reversiblen Hemiparese. Es sind familiäre sowie sporadische Formen bekannt.

Differenzialdiagnosen: Beim **Spannungskopfschmerz** sind die Patienten weniger beeinträchtigt und die Beschwerden verschlimmern sich nicht bei körperlicher Aktivität. Der **Clusterkopfschmerz** hält bei stärkerer Schmerzintensität kürzer an als der Migräneschmerz, tritt in kürzeren Abständen auf und ist im Gegensatz zur Migräne seitenkonstant. Bei einer **Subarachnoidalblutung** kommt es zu akut einsetzenden sehr starken Kopfschmerzen und häufig zu Nackendehnungszeichen und Bewusstseinseintrübung. **Zerebrale Blutungen** präsentieren sich mit diffusen Kopfschmerzen und ggf. fokalen Funktionsausfällen. Die Symptomatik einer **Sinusthrombose** entwickelt sich i. d. R. langsam. Zu den Schmerzen treten neurologische Defizite sowie Bewusstseinstrübungen hinzu. Bei einer **TIA** bzw. einem **ischämischen Insult** kommt es zu akuten fokalneurologischen Ausfällen. Licht- und Lärmempfindlichkeit finden sich i. d. R. nicht. Anamnestisch bestehen oftmals kardiovaskuläre Risikofaktoren.

Therapie: Die Therapie ist abhängig von Schwere und Häufigkeit der Migräneattacken. Man unterscheidet eine reine Anfallsbehandlung von einer prophylaktischen Intervalltherapie.
- **Prophylaxe** (Intervalltherapie und somit keine Akutbehandlung!):
  - β-Blocker (Metoprolol, Propranolol)
  - Kalziumantagonisten (Flunarizin)
  - Antikonvulsiva (Topiramat, Valproinsäure)
  - 2. Wahl: Naproxen, ASS, Magnesium, Amitriptylin, Pestwurz, Mutterkraut
- **prophylaktisch bei Auftreten von Prodromi:**
  - Domperidon und/oder ASS p. o.
- **leichte bis mittelschwere Attacke:**
  - Metoclopramid p. o./rektal
  - Domperidon p. o. (→ Resorption↑ und Wirkung↑ des Analgetikums)
  - Analgetikum (ASS, Ibuprofen, Diclofenac, Naproxen, Paracetamol, Metamizol)
- **mittelschwere bis schwere Attacke:**
  - 5-HT$_{1B/1D}$-Agonisten (Triptane)
  - Ergotamine.

Triptane sind Serotoninagonisten, die durch Stimulation von 5-HT$_{1B/1D}$-Rezeptoren zu einer Vasokonstriktion führen. Nebenwirkungen sind dumpf drückende Kopfschmerzen, Schwindel, Müdigkeit und Flush. Triptane sind kontraindiziert bei Durchblutungsstörungen (z. B. Morbus Raynaud) und Gefäßerkrankungen (z. B. KHK). Sie sind muttermilchgängig. Je früher die Einnahme erfolgt, desto besser ist die Wirkung. Wenn die erste Gabe keine

Wirkung zeigt, ist innerhalb derselben Attacke kein Ansprechen auf weitere Gaben des selben Medikaments zu erwarten; ein anderes Triptan kann jedoch wirksam sein. Triptane haben zusätzlich einen positiven Effekt auf Übelkeit und Erbrechen.

Ergotamine (Mutterkornalkaloide): Zur Behandlung schwerer therapieresistenter Migräneattacken kommt **Ergotamin** zum Einsatz, welches über Stimulation α-adrenerger Rezeptoren zur Vasokonstriktion führt. **Dihydroergotamin** führt durch Stimulation serotonerger Rezeptoren zur Konstriktion venöser Kapazitätsgefäße. Seine Wirkung ist mittlerweile umstritten. Nebenwirkungen der Ergotamine sind Übelkeit, Erbrechen und Durchblutungsstörungen. Kontraindikationen sind schwere Leberfunktionsstörungen sowie Gefäßerkrankungen (z. B. KHK).

> **MERKE** Da es zu erheblichen Durchblutungsstörungen kommen kann, dürfen Triptane nie mit Ergotaminen kombiniert werden!

Nichtmedikamentöse Intervalltherapie: Ausdauersport, progressive Muskelrelaxation, Biofeedbackmethoden und Akupunktur haben teilweise einen ähnlich positiven Effekt auf die Beschwerden wie die medikamentösen Möglichkeiten.

Migräne und Schwangerschaft: In der Schwangerschaft sind fast alle o. g. Präparate kontraindiziert. Schwangere Patientinnen mit Migräneattacken können mit Paracetamol behandelt werden.

Cluster-Kopfschmerz

Synonym: Bing-Horton-Syndrom

> **DEFINITION** Äußerst intensiver Kopfschmerz mit vegetativer Begleitsymptomatik, der gehäuft (in „Clustern") über mehrere Wochen oder Monate meist zur selben Tageszeit, v. a. nachts, auftritt. Er gehört zur Gruppe der trigeminalen Kopfschmerzen.

Epidemiologie und Ätiologie: Mit einer Prävalenz von 1 % ist der Clusterkopfschmerz unter den primären Kopfschmerzen selten. Männer sind mit einem Verhältnis von 3–4:1 häufiger betroffen als Frauen. Das Haupterkrankungsalter liegt zwischen 20 und 30 Jahren.

Es konnten verschiedene Auslöser identifiziert werden, die jedoch nur während der Clusterphasen eine Attacke auslösen und in den Remissionsphasen ohne Konsequenz bleiben. Zu diesen **Triggerfaktoren** zählen Alkohol, Histamin, Nitroglyzerin, körperliche Anstrengung oder Entspannung, Höhenaufenthalte, Flimmerlicht sowie organische Lösungsmittel.

Klinik: Der Clusterkopfschmerz tritt meist akut ohne Vorboten auf, typischerweise aus dem Schlaf heraus in den frühen Morgenstunden. Es kommt zu einer zirkadianen

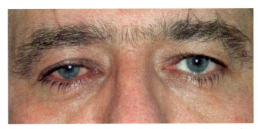

Abb. 10.1 Clusterkopfschmerz. Konjunktivale Injektion rechts mit verschmälerter Lidspalte. (aus Mattle, Mumenthaler, Kurzlehrbuch Neurologie, Thieme, 2011)

Rhythmik und jahreszeitlichen Attackenhäufung im Frühjahr und Herbst, die durch eine zentrale Dysregulation im Hypothalamus erklärt wird.

Unterschieden werden der **episodische Clusterkopfschmerz**, dessen Cluster maximal 12 Monate andauern und Remissionsphasen von mindestens einem Monat aufweisen, und der **chronische Clusterkopfschmerz**, der über ein Jahr lang regelmäßig auftritt und keine oder nur kurze Unterbrechungen zeigt. Die Schmerzen werden von vegetativen Symptomen begleitet: gerötetes Auge bzw. Gesicht (Abb. 10.1), Miosis, Ptosis, Tränenfluss, gesteigerte Nasensekretion, Schwitzen, Agitiertheit etc. Siehe auch Tab. 10.1.

Diagnostik: Eine gründliche Anamnese und neurologische Untersuchung insbesondere des Trigeminusgebiets sind wegweisend. Bei Erstmanifestation ist eine kraniale Bildgebung (CT, MRT) zum Ausschluss raumfordernder Prozesse indiziert.

Differenzialdiagnosen: Das **Raeder-Syndrom** präsentiert sich klinisch wie der Clusterkopfschmerz, hat jedoch eine symptomatische Ursache (z. B. Raumforderung der Schädelbasis, Entzündung im Bereich der A. carotis interna).

Wichtig ist der Ausschluss eines **Glaukomanfalls**, der sich auch mit starken Schmerzen in der Orbitaregion und konjunktivaler Injektion präsentiert. In der Regel findet sich hierbei jedoch eine Pupillenstarre und keine Ptosis.

Die **Migräne** zeigt seltenere, längere und in der Schmerzintensität geringere Attacken. Migränepatienten ziehen sich in der Attacke zurück im Gegensatz zu Clusterpatienten, die einen ausgeprägten Bewegungsdrang haben.

Eine **Trigeminusneuralgie** dauert nur Sekunden, ist mechanisch auslösbar und ist nicht von vegetativen Symptomen begleitet.

Herpes zoster und die **postherpetische Neuralgie** manifestieren sich mit einem kontinuierlichen Brennen und sind mit Berührungsempfindlichkeit im betroffenen Gebiet verbunden.

Das **Tolosa-Hunt-Syndrom** [S. B1005] ist durch Dauerkopfschmerz und Augenmuskelparesen gekennzeichnet.

Patienten mit **Arteriitis temporalis** (s. u.) sind in der Regel deutlich älter, leiden neben dumpfen Kopfschmerzen unter allgemeinem Krankheitsgefühl und haben eine erhöhte BSG.

Therapie:
- Meidung der Triggersubstanzen (s. o.).
- im Anfall
  - 1. Sauerstoffinhalation
  - 2. Triptane nasal, sublingual oder s. c.
  - 3. Lidocainlösung nasal
- Prophylaxe
  - 1. Wahl:
    - Verapamil → einschleichend dosieren unter regelmäßigen EKG- und RR-Kontrollen, Wirklatenz von 2–3 Wochen (nicht geeignet für Episoden < 2 Monate), reversible Toleranzentwicklung
    - Kortikoidstoßtherapie über 2–5 Tage, danach auf Erhaltungsdosis reduzieren → zur Überbrückung bis zur Verapamilwirkung oder für kurze Episoden
  - 2. Wahl:
    - Lithium retard unter wöchentlichen Spiegelkontrollen

MERKE Analgetika sind bei Clusterkopfschmerz nicht wirksam! Auch Neuroleptika, β-Blocker, Verhaltens- und Psychotherapie bleiben ohne Erfolg.

Paroxysmale Hemikranie

Es handelt sich um eine sehr seltene Kopfschmerzform (weltweit < 200 Fälle), die zwischen dem 20. und 40. Lebensjahr beginnt und Frauen häufiger betrifft als Männer (3:1).

Zur Diagnosestellung müssen mindestens 20 Attacken aufgetreten sein, die folgende Kriterien aufweisen:
- streng unilaterale, seitenkonstante Schmerzen hoher Intensität von 2–30 min Dauer, orbital oder temporal lokalisiert
- Begleitsymptomatik (ipsilaterale Lakrimation, konjunktivale Injektion, nasale Kongestion, Rhinorrhö, Lidödem, Hyperhidrosis im Stirnbereich, Miosis und/oder Ptosis)
- überwiegend Attackenfrequenz von mehr als 5 pro Tag
- Attacken können durch Einnahme von **Indometacin** vermieden werden.

Es findet sich häufig eine dem Clusterkopfschmerz ähnliche Periodizität und Begleitsymptomatik (wichtigste DD). In einigen Fällen sind Attacken durch Kopfbewegungen oder Alkohol auslösbar. Therapeutisch ist Indometacin das Mittel der Wahl.

10.1.2 Sekundäre Kopfschmerzformen

Synonym: symptomatische Kopfschmerzen

Arteriitis cranialis

Die Arteriitis cranialis ist eine Entzündung mittelgroßer Arterien im Kopfbereich (s. Immunsystem und rheumatologische Erkrankungen [S. A494]). Am häufigsten ist die Temporalarterie betroffen (**Arteriitis temporalis**). Die meist älteren Patienten (Altersgipfel 60 Jahre) leiden unter starkem Dauerkopfschmerz stechenden Charakters, der uni- oder bilateral lokalisiert sein kann. Die A. temporalis kann verdickt tastbar und druckdolent sein. Häufig beklagen die Patienten eine Berührungsempfindlichkeit der Kopfhaut oder der Haare. Im Verlauf können Ischämien im Versorgungsgebiet der betroffenen Arterien auftreten (A. temporalis: Retina → Amaurosis fugax → Notfall mit Gefahr der Erblindung!). Oft finden sich bei allgemeinem Krankheitsgefühl eine deutliche Gewichtsabnahme sowie eine erhöhte BSG. Zur Diagnosefindung sind die Dopplersonografie der extrakraniellen hirnversorgenden Arterien sowie eine Temporalarterienbiopsie indiziert. Therapeutisch kommen bereits bei Erkrankungsverdacht Glukokortikoide zum Einsatz; bei drohender Erblindung hoch dosiert.

Medikamenteninduzierter Kopfschmerz

DEFINITION Kopfschmerz bei chronischem Analgetikamissbrauch.

Frauen sind 5-mal häufiger betroffen als Männer. Pathophysiologisch wird von einer Suppression des antinozizeptiven Systems ausgegangen. Die Patienten berichten über einen dumpfen Dauerkopfschmerz; durch Triptane kommt es zu einer Zunahme der Migräneattacken. Entscheidende Kriterien für die Diagnose sind ein anamnestisch berichteter (oder wahrscheinlicher) Substanzmissbrauch über mindestens 3 Monate und die Rückbildung der Symptome nach Absetzen der Medikamente. Die Therapie besteht im Entzug (ambulant oder stationär).

Andere sekundäre Kopfschmerzformen

Siehe **Tab. 10.2**.

Tab. 10.2 Übersicht wichtiger symptomatischer Kopfschmerzen

Ätiologie	Pathogenese	Klinik	Therapie
intrakranielle Blutungen und Entzündungen	Reizung der Meningen	holozephaler dumpf drückender Kopfschmerz, weitere Symptome je nach Ätiologie (Meningismus, fokale Ausfälle)	abhängig von der Grunderkrankung
Affektionen im HNO-, Augen-, Zahn- und Kieferbereich	lokale Nervenreizung durch entzündliche oder neoplastische Raumforderungen	meist lokalisierter, im Verlauf holozephaler Kopfschmerz variabler Qualität (stechend, brennend, drückend)	abhängig von der Grunderkrankung
spondylogen/zervikogen	Auslösung oder Verstärkung durch bestimmte Bewegungen	vom Nacken ausstrahlender dumpfer Schmerz orbital, temporal oder frontal, klinische oder radiologische Veränderungen des HWS-Bereichs	Analgetika, ggf. Nervenblockade durch Lokalanästhesie

Tab. 10.3 Übersicht Klinik von Gesichtsneuralgien

betroffener Nerv	symptomatische Ursachen	Schmerzlokalisation	Triggerfaktoren	autonome Begleitsymptomatik
Trigeminus	multiple Sklerose, Tumoren im Kleinhirnbrückenwinkel, postherpetisch, posttraumatisch	Bereich von 2. > 3. >> 1. Trigeminusast	Berührung sensibler Hautregionen, Kauen, Luftzug, Sprechen	Gesichtsrötung, Lakrimation
Glossopharyngeus	Pharynxtumoren, Tumoren im Kleinhirnbrückenwinkel, Tonsillenprozesse	Oropharynx (selten Kieferwinkel, Ohr)	Kauen, Sprechen, Husten, Gähnen, kalte Speisen, Schlucken	Bradykardie, RR↓ (Vagussymptomatik)
N. laryngeus superior		Kehlkopf, Zungenbein	Husten, Gähnen, Schlucken	

10.2 Gesichtsschmerzerkrankungen

10.2.1 Gesichtsneuralgien

DEFINITION Neuralgien sind chronische Schmerzerkrankungen, die durch blitzartig auftretende Schmerzattacken mit streng unilateraler Lokalisation im Versorgungsgebiet einzelner Nerven gekennzeichnet sind.

Ätiopathogenese: Im Gesichtsbereich sind v. a. die Trigeminusneuralgie, Glossopharyngeusneuralgie und N.-laryngeus-superior-Neuralgie wichtig.

Gesichtsneuralgien treten idiopathisch (keine strukturelle Läsion) oder symptomatisch auf. Zu Ersterer zählt auch die Kompression intrakranieller Nervenabschnitte durch vaskuläre Strukturen, die bei allen Varianten eine pathogenetisch wichtige Rolle zu spielen scheint.

Klinik: Meist unilaterale plötzlich einschießende Schmerzen von hoher Intensität, brennend oder stechend, die nur wenige Sekunden oder Minuten anhalten und bis zu 100-mal täglich auftreten können. In den meisten Fällen wird der Schmerz durch Triggerfaktoren ausgelöst (Tab. 10.3).

Diagnostik: Bildgebung (MRT, CT mit KM), ggf. Trigeminus-SEP.

Therapie:
Die medikamentöse Therapie besteht aus:
- Carbamazepin bzw. Oxcarbamazepin (1. Wahl)
- Gabapentin, Pregabalin (2. Wahl)
- Baclofen (3. Wahl).

MERKE Analgetika sind unwirksam!

Bei Trigeminusneuralgie kommen außerdem interventionelle Verfahren zum Einsatz:
- mikrovaskuläre Dekompression: Trennung des Nervs von einer atypischen Kleinhirnarterie mittels Muskel- oder Kunststoffplättchen (nach Janetta) (bei Patienten mit geringem OP-Risiko und nachgewiesener Gefäßschlinge)
- perkutane Thermokoagulation des Ganglion Gasseri, perkutane retroganglionäre Glyzerininstillation oder Ballonkompression (bei Patienten mit multipler Sklerose oder höherem OP-Risiko)
- Sympathikusblockaden bei Herpes zoster ophthalmicus.

10.2.2 Nichtneuralgische Schmerz-Syndrome mit Schwerpunkt im Gesicht

Tolosa-Hunt-Syndrom

Es handelt sich um eine granulomatöse Entzündung der Fissura orbitalis superior und des Sinus cavernosus mit variablen Hirnnervenausfällen (N. II, III, IV, V_1, VI, VII). Klinisch präsentieren sich die Patienten mit einem bohrenden Dauerkopfschmerz, Augenmuskelparesen (Doppelbilder) und Hypästhesien im Versorgungsgebiet des N. ophthalmicus. In der Untersuchung finden sich gleichseitig Reflexabschwächungen. Unbehandelt sistieren die Schmerzen nach etwa 8 Wochen, unter Therapie innerhalb von wenigen Tagen. Zum Ausschluss anderer entzündlicher Prozesse oder Raumforderungen ist eine kraniale Bildgebung indiziert. Therapeutisch wird Prednison für 2 Wochen verordnet, danach ausschleichen. In 30 % kommt es zu Rezidiven.

Atypischer Gesichtsschmerz

Gesichtsschmerz ohne organische Ursache, der nicht einer anderen Kopfschmerzform zugeordnet werden kann (Ausschlussdiagnose). Frauen sind häufiger betroffen als Männer. Ein Großteil der Patienten leidet zusätzlich an einer psychischen Erkrankung (Depression, Psychose). Der Schmerz ist chronisch-dumpf, meist unilateral lokalisiert und mit Sensibilitätsstörungen assoziiert. In der Anamnese finden sich häufig HNO- und zahnärztliche Eingriffe oder Traumen. Diagnostisch müssen strukturelle Läsionen (Raumforderungen, Entzündungen) ausgeschlossen werden.

Zur Therapie geeignet sind Amitriptylin (1. Wahl), Clomipramin (2. Wahl) und Carbamazepin (3. Wahl).

Verhaltenstherapie und die Behandlung begleitender psychischer Erkrankungen sind sinnvoll.

10.3 Schmerzsyndrome

10.3.1 Neuropathische Schmerz-Syndrome

Postzosterneuralgie

> **DEFINITION** Komplikation einer Varizella-zoster-Infektion mit brennenden Schmerzen, die nach einem durchgemachten Herpes zoster persistieren oder in der betroffen gewesenen Region wieder auftreten.

Pathophysiologisch liegt eine hämorrhagische Entzündung der Hinterwurzeln zugrunde. Klinisch finden sich auf ein Dermatom (v. a. thorakal) beschränkte neuralgiforme Schmerzen und Sensibilitätsstörungen mit Hypästhesie und Allodynie, die von charakteristischen Hauteffloreszenzen begleitet werden. Die Diagnose wird klinisch gestellt.

1. Wahl in der Therapie sind Antidepressiva (Amitriptylin, Imipramin, Clomipramin). Weiterhin kommen Gabapentin, Carbamazepin, Opioide und Lokalanästhetika zum Einsatz. Wichtig ist der frühzeitige Therapiebeginn!

Komplexes regionales Schmerz-Syndrom (CRPS)

> **DEFINITION** Hierunter werden das CRPS Typ I (= sympathische Reflexdystrophie = **Sudeck-Dystrophie**) und das CRPS Typ II (= **Kausalgie**) zusammengefasst. Die Klinik ist bei beiden Formen gleich, bei der Kausalgie ist zusätzlich eine Nervenschädigung nachweisbar.

Ätiologie: Beide Formen stehen in Zusammenhang mit einer Durchblutungsstörung des Knochens (meist an der oberen Extremität) und werden wahrscheinlich durch eine neurovaskuläre Fehlregulation ausgelöst. Wiederholte Repositionsmanöver, zu enge Verbände, anhaltende Frakturschmerzen und periphere, gelenknahe Frakturen begünstigen die Entstehung eines chronischen Schmerz-Syndroms.

Klinik: Ein CRPS findet sich fast nur an der oberen Extremität verläuft in 3 Stadien:
- **Entzündung** (Stadium 1): teigige Schwellung, Hyperämie Bewegungsschmerzen, Dysästhesien, nächtliche Schmerzen
- **Dystrophie** (Stadium 2): Nach einigen Wochen lassen die Schmerzen und Schwellungen nach, dafür treten die trophischen Störungen in den Vordergrund (atrophe Muskulatur, blasse Haut).
- **Atrophie** (Stadium 3): Nach Monaten bis evtl. Jahren ist das Endstadium erreicht. Die Gelenke sind versteift und der Knochen osteoporotisch verändert.

Diagnostik: Abb. 10.2 zeigt den typisch klinischen Befund im Stadium 1 sowie röntgenologische Veränderungen bei Atrophie.
Im Röntgenbild findet sich eine fleckige Knochenentkalkung als Ausdruck der Dystrophie. Im Ischämietest (Kompression mittels Blutdruckmanschette) kommt es zu

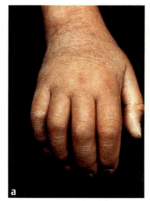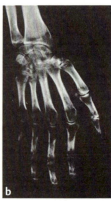

Abb. 10.2 Morbus Sudeck. a Klinischer Befund. Teigiges, entzündliches Ödem (Stadium 1). **b** Röntgenbefund: Atrophie mit bleistiftartig umrandeten Strukturen (Stadium 3). (aus Niethard, Pfeil, Biberthaler, Duale Reihe Orthopädie, Thieme, 2009)

einer deutlichen Schmerzreduktion, ebenso bei diagnostischer intravenöser Sympathikolyse mit Guanethidin. Die nichtmedikamentöse Therapie umfasst körperliche Schonung und Physiotherapie (z. B. propriozeptive neuromuskuläre Fazilitation). Zur frühzeitigen Diagnosestellung eignet sich außerdem die Drei-Phasen-Skelettszintigrafie.

Diagnosekriterien (alle Punkte müssen erfüllt sein):
- anhaltender Schmerz, der durch das Anfangstrauma nicht mehr erklärt wird
- ≥ 1 Symptom aus 3 der 4 folgenden Kategorien (anamnestisch):
  - Hyperalgesie, Hyperästhesie, Allodynie
  - Asymmetrie der Hauttemperatur, Veränderung der Hautfarbe
  - Asymmetrie bezüglich des Schwitzens, Ödem
  - reduzierte Beweglichkeit, Dystonie, Tremor, Pseudoparesen, Veränderungen von Haar- oder Nagelwachstum
- ≥ 1 Symptom aus 2 der 4 folgenden Kategorien (zum Zeitpunkt der Untersuchung):
  - Hyperalgesie auf spitze Reize (z. B. Zahnstocher); Allodynie; Schmerz bei Druck auf Gelenke, Knochen oder Muskeln
  - Asymmetrie der Hauttemperatur, Veränderung der Hautfarbe
  - Asymmetrie bezüglich des Schwitzens, Ödem
  - reduzierte Beweglichkeit, Dystonie, Tremor, Pseudoparesen, Veränderungen von Haar- oder Nagelwachstum
- Eine andere Erkrankung erklärt die Symptomatik nicht hinreichend (→ Ausschluss anderer Erkrankungen wie Nervenkompressionssyndrome etc.).

Medikamentös werden Analgetika, Antidepressiva, Antikonvulsiva, Bisphosphonate und Calcitonin nach Frakturen sowie Glukokortikoide eingesetzt.
Bei mangelndem Therapieerfolg steht die therapeutische intravenöse Sympathikusblockade oder Stellatumblockade zur Verfügung.

10.3.2 Zentraler Schmerz

Die Schädigung zentraler schmerzverarbeitender Anteile des Nervensystems (Gehirn, Rückenmark) führt zu sog. zentralen Schmerzen. Klinisch sind sie dem neuropathischen Schmerz ähnlich (s. o.). Der zentrale Schmerz tritt häufig sofort nach der Läsion auf und ist dauerhaft vorhanden.

10.3.3 Phantomschmerz

Es handelt sich um das Gefühl von Schmerzen in einem meist amputierten Körperteil, die schwer zu lokalisieren, teilweise krampfartig und von brennend-stechender Qualität sind. Amputationen gehen in rund 50–60 % der Fälle mit Phantomschmerzen einher. Die Schmerzen beginnen oft erst einige Zeit nach der Amputation (Tage, Wochen).

Um Phantomschmerzen vorzubeugen, ist eine ausreichende prä-, peri- und postoperative Analgesie erforderlich, die am besten über einen Periduralkatheter erfolgen soll (Amputation in **Regionalanästhesie**).

Zu den Therapiemöglichkeiten zählen neben der psychologischen Betreuung die Gabe von Amitriptylin (v. a. bei brennenden Schmerzen), von Antikonvulsiva (v. a. bei einschießenden Schmerzen), Nicht-Opioid- und Opioid-Analgetika nach dem WHO-Stufenschema sowie die transkutane elektrische Nervenstimulation. Wichtig: Je früher die Therapie beginnt, desto besser sind die Erfolgsaussichten.

10.3.4 Fibromyalgie-Syndrom

DEFINITION Schmerz-Syndrom des Bewegungsapparates

Hauptsächlich sind Frauen betroffen. Die Patienten haben generalisierte Schmerzen, v. a. im Bereich des Achsenskeletts, klagen über Druckdolenz an mindestens 11 von 18 definierten „**tender points**" (Abb. 10.3) und weisen häufig funktionelle und vegetative Beschwerden wie Schlafstörungen, kalte Hände und Hyperhidrosis auf. Routinelabor, CK, EMG und Muskelbiopsie sind unauffällig. Die Therapie besteht neben der medikamentösen Behandlung mit Amitriptylin, Analgetika und Muskelrelaxanzien in Krankengymnastik und Psychotherapie.

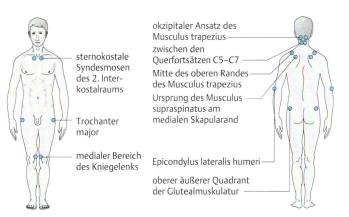

Abb. 10.3 Druckpunkte bei Fibromyalgie-Syndrom. (aus Hahn, Checkliste Innere Medizin, Thieme, 2010)

B 23 Psychiatrie und psychosomatische Medizin

1	Psychiatrische Untersuchung	1010
2	Therapeutische Verfahren in der Psychiatrie	1016
3	Affektive Störungen	1023
4	Psychotische Erkrankungen	1031
5	Organisch bedingte psychische Störungen	1035
6	Sucht und Abhängigkeit	1038
7	Neurotische, Belastungs-, dissoziative und somatoforme Störungen	1047
8	Persönlichkeitsstörungen und Verhaltensauffälligkeiten	1056
9	Kinder- und Jugendpsychiatrie	1064
10	Suizidalität	1072
11	Forensische Psychiatrie und Begutachtung	1074
12	Psychosomatische Medizin	1074

1 Psychiatrische Untersuchung

1.1 Psychiatrische Anamnese

1.1.1 Besonderheiten

Die Diagnostik psychischer Erkrankungen ist ein mehrdimensionaler Prozess, der die sprachliche und nonverbale Kommunikation (z. B. Erscheinungsbild, Mimik, Gestik, Körperhaltung, Psychomotorik), fremdanamnestische Angaben (z. B. durch Angehörige, Pflegepersonal, frühere Behandler) sowie körperliche, apparative und psychometrische Untersuchungen einbezieht. Supervisions- und Interventionsgruppen (Balint-Gruppen) sollen verfälschte, subjektive Wahrnehmungen und Interpretationen durch den Untersucher vermeiden. Folgende Informationen sind für eine möglichst umfassende Einsicht in die psychische Struktur des Patienten entscheidend und werden gemeinsam mit den eigenen Beobachtungen nach im Vorfeld festgelegten Schwerpunkten gegliedert (**Anamnesemosaik**):

- **äußere Lebensgeschichte:** objektive Daten wie Geburtsort, Geschwisteranzahl, Schulbesuch, Studium, Beruf, Sozialstatus, Wohnverhältnisse, Schwangerschafts- und Geburtskomplikationen
- **innere Lebensgeschichte:** subjektive Empfindungen des Patienten, z. B. bezüglich der frühkindlichen Entwicklung, der primären Bezugspersonen, der eigenen Sexualität und Geschlechtsidentität, Partnerschaften, den eigenen Kindern, sozialen Kontakten oder sozialen und kulturellen Interessen
- **somatische** und **psychiatrische Vorerkrankungen** in der **Eigen-** und **Familienanamnese**
- **aktuelle Symptomatik** (immer Suizidalität erfragen!)

1.1.2 Formen des diagnostischen Gesprächs

Das psychiatrisch orientierte diagnostische Gespräch soll die Basis für eine tragfähige Arzt-Patienten-Beziehung schaffen und gleichzeitig eine vorläufige Diagnose erlauben, um ggf. Therapiemaßnahmen einzuleiten. Folgende Gesprächsformen sind in der psychiatrischen Anamneseerhebung wichtig:

- **Erstinterview:** frei flottierendes, inhaltlich eher breit angelegtes (unstrukturiertes) Gespräch von ca. 90 min Dauer, das einen möglichst umfassenden Eindruck über die Persönlichkeit des Patienten, seine Entwicklung und Sozialisation sowie die aktuelle Symptomatik ermöglichen soll; Voraussetzung ist eine volle Kommunikationsfähigkeit und -bereitschaft des Patienten.
- **gezielte psychiatrische Exploration:** strukturierte Befragung des Patienten mit dem Ziel, einen psychopathologischen Befund und die subjektive Anamnese zu erheben; Hilfsmittel sind z. B. Fragebögen oder ein selbst verfasster Lebenslauf des Patienten.
- **tiefenpsychologische Anamnese:** Mithilfe einer speziellen Interviewtechnik werden biografische Daten, ihr subjektiver Bedeutungszusammenhang und situative Informationen exploriert, um psychodynamische Zusammenhänge zu erfassen. Besonderes Augenmerk liegt auf der Art der Beziehungsaspekte und deren Dynamik (Übertragung, Gegenübertragung, Widerstand [S. B1018]).
- **Verhaltensanalyse:** Die Abhängigkeit des Verhaltens von bestimmten Reizbedingungen (Lerngeschichte) und Kognitionen wird erfasst (vgl. Verhaltensanalyse [S. B1019]).

1.1.3 Psychometrische Verfahren

Mit standardisierten Messverfahren können u. a. **psychische Leistungen** (z. B. Minimal Mental Status, Wechsler-Intelligenztest für Erwachsene [WIE-R]), der **Schweregrad einer Symptomatik** (z. B. Hamilton-Depressionsskala [Fremdbeurteilung], Beck-Depressions-Inventar [Selbstbeurteilung]) und **Persönlichkeitseigenschaften** (z. B. Freiburger Persönlichkeitsinventar) quantifiziert werden.

1.2 Psychopathologischer Befund

1.2.1 Bewusstseinsstörungen

Bewusstseinsklarheit bedeutet vollständige Wachheit (Vigilanz) und die Fähigkeit, auf Situationen adäquat zu reagieren (reflektierendes Bewusstsein). Folgende Formen der Bewusstseinsstörungen werden unterschieden:

- **quantitative Bewusstseinsstörungen** (vermindertes Bewusstsein, Vigilanzstörungen): Die Ursache ist fast immer organisch:
  - **Benommenheit:** starke Verlangsamung, eingeschränkte Aufnahme und Verarbeitung von Informationen
  - **Somnolenz:** abnorme Schläfrigkeit; Der Patient ist aber leicht weckbar und kann einfache Aufgaben (z. B. Augenöffnen) ausführen.
  - **Sopor:** Der Patient schläft tief und ist nur durch starke (Schmerz-)Reize kurzfristig weckbar.
  - **Koma:** Der Patient ist bewusstlos und nicht weckbar, Pupillen-, Korneal- und Muskeleigenreflexe können fehlen.
- **qualitative Bewusstseinsstörungen** (verändertes Bewusstsein): Störungen der Fähigkeit, verschiedene Aspekte der eigenen Person und der Umwelt zu verstehen, sie sinnvoll miteinander zu verbinden, sich entsprechend mitzuteilen und zu handeln:
  - **Bewusstseinstrübung** (z. B. Delir, Dämmerzustand): unzureichende Klarheit von Denken und Handeln (verwirrter Patient)
  - **Bewusstseinseinengung** (z. B. pathologischer Rausch, Hirntrauma, akute Belastungsreaktion): Einengung des Bewusstseinsfelds (d. h. der Denkinhalte und Handlungsweisen, vermindertes Ansprechen auf Au-

1.2 Psychopathologischer Befund

ßenreize) bei weitgehend erhaltener Handlungsfähigkeit
- **Bewusstseinsverschiebung oder -erweiterung** (z. B. bei Halluzinogeneinwirkung, Manie): gesteigerte, intensivierte Wahrnehmung, Vergrößerung des Bewusstseinsraums, ungewöhnliche Wachheit.

1.2.2 Orientierungsstörungen

Als Orientierung wird das Wissen über **Zeit**, **Ort**, **Situation** und **Person** bezeichnet. Orientierungsstörungen sind häufig organisch bedingt (z. B. Delirium tremens [S. B1042]). Meist ist die zeitliche Orientierung zuerst betroffen, mit zunehmendem Schweregrad geht die Orientierung zu Ort und Situation verloren. Die Orientierung zur eigenen Person bleibt am längsten erhalten.

1.2.3 Aufmerksamkeits-, Konzentrations- und Auffassungsstörungen

Der Auslöser sind häufig **organische** (z. B. Intoxikation, Schädel-Hirn-Trauma, Delir) oder **tief greifende psychische Störungen** (z. B. Schizophrenie). Begleitend bestehen häufig Störungen von Orientierung, Gedächtnis oder Bewusstsein.

Aufmerksamkeits- und Konzentrationsstörungen: Der Patient kann einer Tätigkeit, einer Wahrnehmung oder einem Thema keine ausdauernde Aufmerksamkeit zuwenden („bei einer Sache bleiben") und ist leicht durch äußere und innere Reize ablenkbar (Prüfung: längere Wörter buchstabieren lassen, von 100 Schritt für Schritt 7 abziehen, Wochentage oder Monate vor- und rückwärts aufzählen lassen).

Ein beliebter Test, um die Aufmerksamkeit unter Belastung zu prüfen, ist der d2-Test (innerhalb von 20 s müssen möglichst viele Zielreize unter Störreizen erkannt werden).

Auffassungsstörungen: Verschiedene Wahrnehmungsinhalte können nicht in einen sinnvollen Zusammenhang gebracht und in ihrer Bedeutung (mangelnde Abstraktionsfähigkeit) korrekt erfasst werden (Prüfung: z. B. Sprichwörter oder Fabeln interpretieren lassen).

1.2.4 Gedächtnisstörungen

Die Fähigkeit, Sinneseindrücke, Informationen oder seelische Vorgänge zu speichern bzw. bereits gespeicherte Gedächtnisinhalte „abzurufen", ist eingeschränkt oder aufgehoben. Die Ursache ist häufig **organisch** (z. B. zerebrale Atherosklerose, Demenz, Schädel-Hirn-Trauma). Folgende Gedächtnisbereiche können betroffen sein:
- **Immediatgedächtnis:** unmittelbare Aufnahme und sofortige Reproduktion von Informationen (Prüfung: sofortige Abfrage vorgegebener Zahlen)
- **Kurzzeitgedächtnis** (Merkfähigkeit): Merken von neuen Eindrücken oder Informationen für bis zu 10 min (Prüfung: Abfragen vorgegebener Wörter nach 5 min)
- **Langzeitgedächtnis** (Erinnerungsfähigkeit): Erinnern an länger als 10 min zurückliegende Eindrücke oder Informationen (Prüfung: Abfragen von biografischen Ereignissen, Schulwissen und aktuellen Tagesereignissen, z. B. Mahlzeiten am Vortag).

Abhängig vom **Erscheinungsbild** werden folgende Formen unterschieden:
- **Amnesie** (Erinnerungslosigkeit): zeitlich und inhaltlich begrenzte Erinnerungslücke nach einem schädigenden Ereignis, meist mit Bewusstlosigkeit:
  - **retrograde Amnesie:** keine Erinnerung an einen bestimmten Zeitraum **vor** dem Ereignis
  - **anterograde Amnesie:** keine Erinnerung an einen bestimmten Zeitraum **nach** dem Ereignis
- **transitorische globale Amnesie:** akute, vorübergehende Episode von Merkfähigkeits- und Gedächtnisstörungen, bei der die Patienten in der Lage sind, einfache Routinetätigkeiten auszuführen (s. Neurologie [S. B912])
- **Paramnesien** (Gedächtnistäuschungen): Wahn- und Trugerinnerungen bei ansonsten unbeeinträchtigter Gedächtnisleistung:
  - Déjà- bzw. Jamais-vu: vermeintliche Vertrautheit bzw. Fremdheit
  - Ekmesie: Vergangenes wird als Gegenwart erlebt.
  - Zeitgitterstörung: chronologisch falsches Einordnen von Ereignissen
- **Konfabulationen:** Erinnerungslücken werden bei mehrmaligem Nachfragen mit immer wieder anderen, frei erfundenen Fakten oder Ereignissen gefüllt, die der Patient für tatsächliche Erinnerungen hält (typisch bei Korsakow-Syndrom [S. B1042]).

1.2.5 Denkstörungen

Formale Denkstörungen

DEFINITION Beeinträchtigungen von Geschwindigkeit, Ausdrucksfähigkeit, logischem Zusammenhang oder Schlüssigkeit des Gedankenablaufs bzw. des Gesprochenen (**Wie** denkt der Patient?).

Formale Denkstörungen werden v. a. bei affektiven Störungen, Schizophrenie und Demenz beobachtet.
- **Denkverlangsamung:** objektiv wahrnehmbare Verlangsamung des Denkens, schleppender Gedankenablauf, zähflüssiger Gesprächsverlauf
- **Denkhemmung:** subjektiv erschwertes Denken bezüglich Tempo (verlangsamter, zähflüssiger Gedankengang wie „gegen einen inneren Widerstand") und Inhalt (Einfallsarmut bis hin zur Gedankenleere)
- **Grübeln:** monotones, unablässiges Kreisen um einen (häufig unangenehmen) Gedanken, das zu keiner Lösung führt
- **umständliches Denken:** Der Betroffene kann Nebensächliches nicht vom Wesentlichen trennen und verliert sich in unbedeutenden Einzelheiten („Weitschweifigkeit"). Der inhaltliche Zusammenhang bleibt aber erhalten.

- **Perseveration:** „Haftenbleiben" an bestimmten Themen und erschwertes Umschwenken auf andere Denkinhalte während des Gesprächs, meist zusätzlich Denkverlangsamung
- **Gedankenabreißen und „Sperrung":** Ein flüssiger Denkablauf wird plötzlich (grundlos) unterbrochen, der Patient gerät völlig unmotiviert ins Stocken (z. B. bei Schizophrenie). „Von außen" wird dies als Gedankenabreißen wahrgenommen, der Patient erlebt das Phänomen subjektiv als „Sperrung".
- **Inkohärenz (Zerfahrenheit):** Denken und Sprechen verlieren – ohne dass es dem Patienten bewusst ist – ihren verständlichen Zusammenhang, die Sprache wirkt bruchstückhaft.
- **Ideenflucht:** flüchtiges, beschleunigtes, assoziatives und übermäßig einfallsreiches Denken mit ständigem, sprunghaftem, unkontrollierbarem Wechsel des Denkziels. Die assoziativen Brücken zwischen den Gedanken sind noch erkennbar (assoziative Lockerung, z. B.: „Meine Freundin heißt Elisabeth, wie Sissi, die Kaiserin von Österreich. Kaiserschmarrn ist ein leckeres Gericht. Das darf man nicht verurteilen. Kochen Sie auch gerne, Herr Doktor?").
- **Gedankendrängen:** Der Patient steht unter dem Druck vielfältiger Einfälle oder Gedanken.
- **Vorbeireden:** Der Patient geht in seiner Antwort unbeabsichtigt nicht auf die Frage ein, obwohl er diese offensichtlich (aus Antwort bzw. Situation erkennbar) verstanden hat.
- **Neologismen** (nicht den sprachlichen Konventionen entsprechende Wortneubildungen): Der neue, unübliche Begriff wird meist aus anderen Wörtern zusammengezogen. Die Bedeutung ist für den Sprecher klar, dem Zuhörer jedoch nicht unmittelbar zugänglich.
- **Begriffszerfall:** Worte verlieren ihre exakte Bedeutung und ihre Abgrenzung zu anderen Begriffen.
- **Begriffsverschiebung:** Begriffe werden nur noch wörtlich (Konkretismus) oder nur noch im übertragenen Sinn (Symbolismus) verstanden.

Inhaltliche Denkstörungen

> **DEFINITION** Störungen des Inhalts des Gedachten bzw. Gesprochenen sowie häufig der Realitätskontrolle (**Was** denkt der Patient?).

Wahn bezeichnet eine **krankhafte Fehlbeurteilung der Realität** durch falsche Überzeugungen, Gedanken und Vorstellungen, die mit der Realität unvereinbar und gleichzeitig unkorrigierbar ist (Wahngewissheit).

Wahnformen:
- **Wahnstimmung:** Der Patient ist überzeugt, dass „etwas Bedeutsames im Gange ist", ohne Einzelheiten benennen zu können. Die Welt wird verändert (häufig unheimlich und bedrohlich) erlebt. Der Patient ist ängstlich, misstrauisch und verunsichert. Die Wahnstimmung gilt als **Vorstufe des manifesten Wahns**, aus der sich eine Wahngewissheit mit konkreten Wahnwahrnehmungen und -vorstellungen entwickelt.
- **Wahnwahrnehmung und wahnhafte Personenverkennung:** Reale Sinneswahrnehmungen erhalten eine wahnhafte Interpretation (Beispiel: „Die 2 Männer an der Ampel sind von der CIA.").
- **Wahneinfall, Wahnidee und Wahngedanke:** plötzliches Auftreten wahnhafter Vorstellungen, Meinungen und Gedanken (Beispiel: „Heute wurde mir plötzlich klar, dass meine Frau die Handcreme gegen bakterielle Angriffe nutzt.")
- **Wahnerinnerung:** wahnhaft verfälschte Erinnerung
- **Wahnsystem und Wahnarbeit:** Zwischen einzelnen Wahnelementen werden gedankliche, oft kausale Verknüpfungen erstellt. Der Wahn wird „logisch" ausgebaut und abgeleitet (**Abb. 1.1**). Aus einer Idee werden gewissermaßen eine Philosophie und ein in sich geschlossenes Gedankengebäude.
- **Erklärungswahn:** sekundäre, wahnhafte Überzeugung des Patienten, seine psychotischen Symptome erklären zu können (Beispiel: „Die Stimmen im Zimmer kommen aus dem abgeschalteten Fernseher")

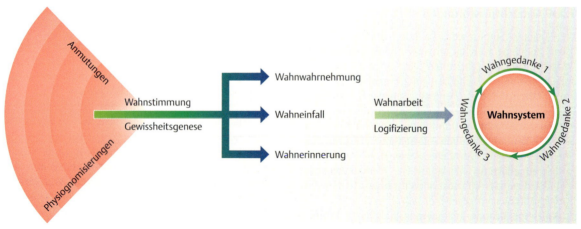

Abb. 1.1 Entstehung eines Wahnsystems. (aus: Machleidt et al., Psychiatrie, Psychosomatik und Psychotherapie, Thieme, 2004)

- **symbiontischer Wahn** („Folie à deux"): induzierter Wahn, bei dem nahe Bezugspersonen von Wahnkranken deren wahnhafte Überzeugungen übernehmen; Nach der Trennung verschwindet die Symptomatik bei der beeinflussten Person meist wieder.

Wahnthemen: Im Rahmen eines Wahns ist die **Affektivität** häufig verändert. Unterschieden werden ein **synthymer** (stimmungskongruenter) Wahn (z. B. Verschuldungswahn bei Depression) und ein **parathymer** (stimmungsinkongruenter) Wahn.
- **Beziehungswahn** (wahnhafte Eigenbeziehung): belanglose Ereignisse werden als gegen die eigene Person gerichtet erlebt (Beispiel: „Der Hund bellt wegen mir!", z. B. bei Schizophrenie, Manie)

> **MERKE** Der Beziehungswahn hat nichts mit einer Beziehung im Sinne von Partnerschaft oder Liebe zu tun!

- **Beeinträchtigungs- und Verfolgungswahn:** Der Patient fühlt sich von seiner Umwelt gekränkt, beleidigt, bedroht oder verfolgt (Beispiel: „Der Busfahrer lacht ständig über mich.").
- **Verarmungswahn:** wahnhafte Überzeugung, nicht über ausreichend Geld zum Lebensunterhalt zu verfügen (häufig bei schwerer depressiver Episode)
- **Schuld- und Versündigungswahn:** wahnhafte Überzeugung, Schuld auf sich geladen zu haben und gegen (göttliche) Gesetze verstoßen zu haben (häufig bei schwerer depressiver Episode)
- **hypochondrischer Wahn:** wahnhafte Überzeugung, an einer schweren Erkrankung zu leiden (häufig bei Depression)
- **Dermatozoenwahn** (chronisch-taktile Halluzinose): Die Betroffenen leiden unter der wahnhaften Überzeugung, dass Missempfindungen auf und unter der Haut durch „Tierchen" ausgelöst werden, die dort krabbeln und für Juckreiz sorgen. Die Erkrankung ist selten, beginnt meist im 6. Lebensjahrzehnt, ist bei Frauen häufiger und kann bei hirnorganischen Erkrankungen, im Rahmen einer Schizophrenie oder einer Depression mit hypochondrischer Färbung auftreten. Körperliche Beeinträchtigungen (z. B. Sehstörungen) können den Wahn verstärken. Eine Argumentation gegen den Wahn oder die Halluzination ist sinnlos. Die Patienten benötigen eine führende und stützende Psychotherapie, evtl. mit medikamentöser Unterstützung.
- **Größenwahn:** wahnhafte Selbstüberschätzung und Selbstüberhöhung (v. a. bei Manie)
- **nihilistischer Wahn:** wahnhafte Verneinung der eigenen Existenz bis hin zur Existenzverneinung der Welt (bei schwerer Depression oder Schizophrenie)
- **Eifersuchtswahn:** wahnhafte Überzeugung, der Partner sei untreu (z. B. Spätfolge bei Alkoholabhängigkeit)
- **Liebeswahn:** wahnhafte Überzeugung, von einer anderen Person geliebt zu werden, z. T. mit konkreten Beziehungsfantasien.

Überwertige Ideen sind nichtwahnhafte, emotional stark besetzte (häufig unangenehme) Erlebnisse oder Gedanken, die den Patienten in unangemessener Weise beherrschen. Die Realitätskontrolle ist – anders als beim Wahn – erhalten.

1.2.6 Wahrnehmungsstörungen und Sinnestäuschungen

> **DEFINITION** Nach der An- bzw. Abwesenheit eines realen Sinneseindrucks und der Fähigkeit bzw. Unfähigkeit zur Realitätskontrolle werden folgende Phänomene unterschieden:
> - **Halluzination:** Wahrnehmung eines nicht vorhandenen Sinneseindrucks
> - **Illusion:** Fehldeutung eines tatsächlich vorhandenen Sinneseindrucks
> - **Wahnwahrnehmung:** richtiges Erkennen eines tatsächlich vorhandenen Sinneseindrucks, aber Zuweisen einer falschen Bedeutung.

Halluzinationen und Pseudohalluzinationen: Halluzinationen sind Wahrnehmungserlebnisse **ohne** entsprechenden **Außenreiz**, die aber für reale Sinneseindrücke gehalten werden (aufgehobene Realitätskontrolle, z. B. bei schweren affektiven Störungen, Schizophrenie und Demenz). Bei **Pseudohalluzinationen** (z. B. bei Fieber, starker Erschöpfung und im Halbschlaf) wird die Unwirklichkeit der Sinnestäuschung erkannt (Beispiel: „Plötzlich saß ein Mann auf meinem Sofa, aber ich wusste, er konnte dort nicht sitzen, denn Türen und Fenster waren geschlossen.").
- **Akustische Halluzinationen** können von ungeformten akustischen Wahrnehmungen (**Akoasmen**, z. B. Rauschen, Knallen, Zischen) bis hin zu komplizierten akustischen Phänomenen und halluzinatorischem Erleben reichen. Sie treten gehäuft bei organisch bedingten Psychosen (z. B. Alkoholhalluzinose), nach epileptischen Anfällen und im Rahmen der Schizophrenie auf. Das Hören **dialogischer** (mehrere Stimmen unterhalten sich über den Patienten), **imperativer** (Befehle erteilender) oder die Handlungen des Patienten (häufig negativ) **kommentierender Stimmen** zählt zu den Erstrangsymptomen der Schizophrenie nach K. Schneider (vgl. Tab. 4.1).
- **Optische Halluzinationen** umfassen die Wahrnehmung von Lichtblitzen, Farben, Gegenständen, Personen oder Szenen (z. B. bei Delirium tremens, LSD-Einwirkung oder Okzipitallappenläsionen).
- **olfaktorische und gustatorische Halluzinationen**: Häufig werden ekelerregende Gerüche und Geschmäcke halluziniert (z. B. bei Tumoren in der Area olfactoria oder Schizophrenie, während der Aura epileptischer Anfälle).
- **Taktile Halluzinationen** (Wahrnehmungen im Bereich von Haut und Schleimhäuten) treten v. a. bei älteren Patienten mit organisch bedingten Psychosen (z. B. Delir) oder bei Dermatozoenwahn [S. B1013] auf (Beispiel: „Plötzlich habe ich meinen linken Arm nicht mehr ge-

spürt. Als ich nachgesehen habe, war der Arm aber da.").
- **Leibhalluzinationen** sind leibliche Beeinflussungserlebnisse mit dem **Charakter des von außen Gemachten** (Erstrangsymptom der Schizophrenie nach K. Schneider, Beispiel: „Mein Nachbar elektrisiert meine Hoden.").
- **Zönästhetische Halluzinationen** (Körperhalluzinationen) sind abstruse körperliche Missempfindungen und Leibgefühlsstörungen ohne den Charakter des von außen Gemachten. Sie wechseln typischerweise rasch und treten oft anfallsartig oder phasenhaft auf, z. B. als Bewegungs-, Druck-, Taubheits-, Steifigkeits-, Hitze- und Kältegefühle, Schmerzen oder Raumsinnesstörungen (Beispiel: „Warme Infrarotstrahlen fließen durch meinen Kopf."). Sie werden v. a. bei organisch bedingten Störungen und Schizophrenie (Zweitrangsymptom der Schizophrenie nach K. Schneider) beobachtet.

Metamorphopsien sind Sinnestäuschungen, bei denen ein Gegenstand oder eine Farbe in Intensität und Qualität verändert wahrgenommen wird. Sie können bei Intoxikationen (z. B. Halluzinogene, Digitalis), Netzhauterkrankungen und Übermüdung auftreten:
- **Mikropsie bzw. Makropsie:** Umgebung oder Gegenstände werden kleiner bzw. größer wahrgenommen als tatsächlich.
- **Dysmorphopsie bzw. Teleopsie:** Teile der Umgebung werden verzerrt bzw. als weiter entfernt wahrgenommen.

Illusion (illusionäre Verkennung): Tatsächlich vorhandene Gegenstände werden durch Um- oder Fehldeutung realer Sinneseindrücke für etwas anderes gehalten (Beispiel: „Den Ast habe ich im Dunkeln für eine Schlange gehalten"). Das Phänomen tritt häufig in emotionalen Ausnahmezuständen oder bei hohem Fieber auf.

Pareidolie: Tatsächliche Wahrnehmungen werden halluzinatorisch „angereichert", indem zusätzlich Nichtvorhandenes hineingesehen wird (Beispiel: „Die Wolkenformationen sagen mir die Zukunft voraus.").

1.2.7 Ich-Störungen

Synonym: Störungen der Meinhaftigkeit

Seelische Vorgänge und Zustände werden als nicht zum eigenen Ich gehörig, sondern als von außen gemacht, gesteuert und beeinflusst erlebt. Das Einheitserleben des Ichs und die Abgrenzung der eigenen Person gegenüber der Umgebung (Ich-Umwelt-Grenze) sind beeinträchtigt. Beeinflussungserlebnisse kommen zwar v. a. bei Schizophrenie (Erstrangsymptom nach K. Schneider, Tab. 4.1) vor, insbesondere Entfremdungserlebnisse sind aber auch bei Hirnfunktionsstörungen, nach Drogeneinnahme oder (kurzfristig) bei Erschöpfung oder intensiven Emotionen möglich.

Beeinflussungserlebnisse:
- **Gedankenentzug:** Gefühl, dass die Gedanken von außen weggenommen oder abgezogen werden
- **Gedankenausbreitung:** Gefühl, dass die eigenen Gedanken nicht mehr der eigenen Person gehören und von anderen gelesen werden können
- **Gedankeneingebung:** Gefühl, dass die eigenen Gedanken von außen eingegeben werden
- **Gedankenlautwerden:** Gefühl, dass die eigenen Gedanken akustisch (auch von anderen Personen) wahrgenommen werden
- **Fremdbeeinflussung:** Gefühle, Empfindungen, das Wollen oder Handeln werden als von außen gemacht oder beeinflusst erlebt („Gefühl des Gemachten").

Entfremdungserlebnisse:
- **Derealisation:** Die Umgebung (Personen, Gegenstände) erscheint unwirklich, fremdartig und verändert.
- **Depersonalisation:** Das eigene Selbst (autopsychische Depersonalisation) oder der eigene Körper (autosomatische Depersonalisation) wird als unwirklich und entfremdet wahrgenommen. Gedanken, Gefühle und Handlungen werden nicht mehr als zum Ich gehörend erlebt, sondern erscheinen roboterhaft, mechanisch und abgespalten.

1.2.8 Störungen der Affektivität

> **DEFINITION** Klinisch bedeutsame Veränderungen der Stimmungslage (über längere Zeit anhaltender Gefühlszustand), des Affekts (kurz dauernde Gefühlsausbrüche) und des Gefühlslebens (einzelne Emotionen).

- **Affektverarmung** (eingeschränktes Gefühlsspektrum): Betroffene zeigen nur wenige und sehr dürftige Affekte, sie wirken gleichgültig, teilnahmslos und unbeteiligt.
- **Affektstarre** (Mangel oder Verlust der emotionalen Schwingungsfähigkeit): Die Patienten verharren unabhängig von äußeren Reizen in einer Stimmungslage.
- **Anhedonie** (Interessenlosigkeit und Unfähigkeit, Freude oder Lust zu empfinden): besonders ausgeprägt als „Gefühl der Gefühllosigkeit" mit vollständigem Verlust der affektiven Erlebnisfähigkeit (Trauer und Freude), was von den Betroffenen als qualvolle Gefühlsleere erlebt wird; typischerweise bei schweren depressiven Episoden
- **Euphorie:** Zustand übersteigerten Wohlbefindens und Vitalgefühls
- **Dysphorie** (missmutige Verstimmtheit): Der Patient ist mürrisch, schlecht gelaunt und nörgelt ständig.
- **Gereiztheit:** Der Patient neigt zu aggressiv getönten affektiven Ausbrüchen.
- **Affektlabilität:** rasche Stimmungswechsel (spontan oder durch Außenreize)
- **Affektinkontinenz:** fehlende Beherrschbarkeit der Affektäußerung
- **läppischer Affekt:** alberne, leere, situationsinadäquate Heiterkeit, die von der Umgebung als töricht und unreif erlebt wird

- **Ambivalenz:** Nebeneinander sich widersprechender Gefühle, Wünsche oder Intentionen, das von den Patienten häufig als quälend empfunden wird
- **Parathymie** (inadäquater Affekt): Inkongruenz von Erlebnis- bzw. Gedankeninhalt und Affekt (Beispiel: lächelnd vorgetragene Schilderung eines Suizidversuchs), relativ typisch für Schizophrenie
- **Störung der Vitalgefühle** (Gefühl der Kraftlosigkeit, Verlust der Lebendigkeit und Spannkraft): Die Betroffenen fühlen sich energielos, müde und ermattet.

1.2.9 Antriebsstörungen

DEFINITION Der Antrieb bezeichnet die weitgehend willensunabhängige Kraft, die die psychischen und motorischen Bewegungen im Hinblick auf Tempo, Intensität und Ausdauer steuert.

Herabgesetzter Antrieb:
- **Antriebshemmung:** Energie, Initiative und Aktivität werden subjektiv als gebremst und blockiert erlebt und können durch Willensanstrengung nicht gesteigert werden.
- **Antriebsmangel bzw. -schwäche:** Der Patient fühlt sich durch einen verringerten Spontanantrieb träge und energielos, kann den Antrieb aber durch Anstrengung aufrechterhalten.

Antriebssteigerung: Aktivität, Energie und Initiative sind gesteigert, häufig begleitet von Hypermotorik, Umtriebigkeit und Rastlosigkeit. Eine Steigerung bis zur **Antriebsenthemmung** mit Verlust der Selbstkontrollfähigkeit, verstärkter Impulsivität, Ideenflucht, gesteigertem Redefluss (Logorrhö) und verminderter Aggressionshemmung ist möglich (v. a. bei manischen Episoden).

1.2.10 Psychomotorische Störungen

Synonym: katatone Störungen

DEFINITION Psychomotorik bezeichnet alle durch psychische Vorgänge gesteuerten Bewegungen.

Hypokinetische Symptome:
- **Akinese** und **Hypokinese:** Bewegungslosigkeit bzw. -mangel
- **Stupor** (Sperrungszustand): Charakteristisch ist eine motorische und psychische Bewegungslosigkeit, der Betroffene „erstarrt" wie eine Statue. Reizaufnahme und Reaktionen sind deutlich eingeschränkt, das Bewusstsein ist erhalten. Die Patienten sind wach und leiden häufig gleichzeitig unter Ängsten, Halluzinationen oder Wahnideen.
- **Katalepsie** (Haltungsstereotypien, v. a. bei katatoner Schizophrenie): Die Patienten behalten bestimmte, teilweise unnatürliche und unbequeme Körperstellungen starr bei. Beim Versuch, diese Haltungen von außen zu ändern, ist ein wächserner, zäher, nichtelastischer Widerstand der Extremitätenmuskulatur (**Flexibilitas cerea**) spürbar.
- **Mutismus** (pathologisches Schweigen) ist Ausdruck einer Antriebshemmung bei intaktem Sprechvermögen und oft Teil einer allgemeinen Antriebsstörung.

Hyperkinetische Symptome:
- **motorische Unruhe und Bewegungsdrang (Akathisie):** Kennzeichen sind eine ziellose, ungerichtete Hypermotorik, quälende innere Unruhe und gesteigerte Impulsivität, häufig begleitet von Konzentrations-, Aufmerksamkeits- und Affektstörungen. Die Maximalform ist der **Raptus** (Erregungssturm).
- **Stereotypien:** motorische Bewegungen oder sprachliche Äußerungen, die über längere Zeit gleichförmig wiederholt werden:
  - **Bewegungsstereotypien:** z. B. Wippen mit einem Bein, Rumpfschaukeln
  - **Sprachstereotypien:** sich wiederholende, inhaltsleere und wie automatisiert ablaufende Lautgebungen (z. B. Vokal-Tic) oder formelhaftes Wiederholen unsinniger Wörter und Sätze (Verbigerationen)
- **Manierismen:** unnatürliche, gekünstelt wirkende, posenhafte Verhaltensweisen
- **Automatismen:** automatisches Ausführen motorischer oder sprachlicher Handlungen, die der Patient als nicht von sich selbst intendiert empfindet:
  - **Befehlsautomatie:** automatisches Befolgen gegebener Befehle
  - **Echolalie:** automatisches Nachsprechen von Gehörtem
  - **Echopraxie:** automatisches Nachahmen von Bewegungen
  - **Negativismus:** Die Betroffenen machen auf eine Aufforderung hin automatisch das Gegenteil des Verlangten oder gar nichts.

1.2.11 Kontaktstörungen

Störungen der Kontaktfähigkeit sind in der Psychiatrie häufig. Unterschieden werden **quantitative** (z. B. Kontaktunfähigkeit während des depressiven Stupors, Distanzlosigkeit in der Manie, sozialer Rückzug im schizophrenen Residuum) und **qualitative Kontaktstörungen** (z. B. bei ängstlichen, aggressiven oder autistischen Patienten).

2 Therapeutische Verfahren in der Psychiatrie

2.1 Grundlagen

Im Gesamtbehandlungsplan psychischer Erkrankungen werden biologische Verfahren (z. B. Pharmakotherapie), Psychotherapie, sozialpsychiatrische Ansätze sowie Handlungs- und körperorientierte Therapieverfahren (z. B. Physio-, Ergo-, Musik- und Bewegungstherapie) miteinander kombiniert.

2.2 Biologische Therapieverfahren

2.2.1 Pharmakotherapie

Siehe Pharmakologie [S. C403] und die jeweiligen Krankheitsbilder.

2.2.2 Elektrokrampftherapie (EKT)

Wirkmechanismus: Vermutet werden ein Einfluss u. a. auf den zentralen Dopaminmetabolismus und eine Steigerung der Sensibilität der postsynaptischen Rezeptoren für Serotonin, Dopamin und Noradrenalin. Vorteilhaft in **akut lebensbedrohlichen Situationen** sind der – gegenüber der Pharmakotherapie – deutlich schnellere Wirkeintritt und die sehr hohen Response-Raten. Nachteilig sind hohe Rezidivraten.

Indikationen:
- **primäre Indikationen** (EKT vor Pharmakotherapie):
  - lebensbedrohliche **perniziöse Katatonie** (Response: 90 %)
  - **schwere depressive Episoden:** wahnhafte Depression (Response: 90 %), akute Suizidalität, Stupor, Nahrungsverweigerung
  - **schizoaffektive Psychose** mit schwerer depressiver Verstimmung
- **sekundäre Indikationen** (EKT bei Pharmakoresistenz)
  - schwere depressive Episoden
  - nicht lebensbedrohliche Katatonie oder andere akut exazerbierte Schizophrenie
  - schizoaffektive Psychose
  - manische Episode
  - malignes neuroleptisches Syndrom (seltene Indikation in Deutschland)

Durchführung: Unter **Allgemeinnarkose**, Muskelrelaxation und Überwachung von EEG, EKG und EMG erhält der Patient über 2 Elektroden (meist unilateral auf der nichtdominanten Gehirnhälfte) einen elektrischen Impuls, der einen **generalisierten Krampfanfall** mit einer Dauer von 20–40 s auslöst. Typischerweise werden 6–10 Behandlungen im Abstand von jeweils 2 Tagen verabfolgt.

Risiken und Nebenwirkungen: Die EKT ist eine **sehr sichere Behandlungsmethode**. Zu bedenken sind die **Risiken der Allgemeinnarkose** (s. Anästhesie [S. B80]). Häufig treten im Anschluss kurzzeitige, meist reversible, retro- oder anterograde Amnesien oder Muskelkater auf. Strukturelle Hirnschädigungen werden nicht beobachtet.

Kontraindikationen:
- **absolute Kontraindikationen:**
  - erhöhter Hirndruck
  - Z. n. Herzinfarkt oder zerebrovaskulärem Insult in den letzten 3 Monaten
  - schwere kardiopulmonale Funktionseinschränkungen
  - maligne Hypertonie
  - akutes Winkelblockglaukom
  - intrakranielle Raumforderung mit Begleitödem
- **relative Kontraindikationen:** zerebrales Aneurysma oder Angiom.

2.2.3 Schlafentzugstherapie

Der Patient wird veranlasst, nachts unter Aufsicht und Beschäftigung wach zu bleiben. Dies soll die während depressiver Episoden häufig gestörte zirkadiane Rhythmik resynchronisieren und damit das **gestörte Schlafmuster normalisieren**. Die wichtigsten Indikationen sind **depressive Episoden** (bei uni- und bipolaren affektiven Störungen) und die **Dysthymia**. Da der Schlafentzug die Krampfschwelle senkt, ist er **bei Epilepsie kontraindiziert**. Folgende Varianten sind möglich:
- **totaler Schlafentzug:** Wachsein vom Morgen der Behandlung bis zum Abend nach der durchwachten Nacht
- **partieller Schlafentzug:** Wachsein von ca. 1 Uhr morgens bis zum Abend nach der partiell durchwachten Nacht
- **selektiver Entzug der REM-Phasen**.

Die Symptome bessern sich meist in den frühen Morgenstunden. Im Gefolge der antidepressiven Schlafentzugstherapie besteht bei bipolaren affektiven Störungen die Möglichkeit eines Umschlags (Switch) der depressiven Symptomatik in eine Hypomanie. Die Erfolgsquote beträgt bis zu 60 %, allerdings hält die Besserung meist nur 1–2 Tage an. Daher sind etwa 10 Wiederholungen im Abstand von 2 Tagen und meist eine Kombination mit einer Pharmakotherapie notwendig.

2.2.4 Lichttherapie

Synonym: Phototherapie

Das v. a. während der zweiten Nachthälfte produzierte Melatonin soll depressionsfördernd wirken. Starke Lichteinwirkung **direkt nach dem Aufstehen** hemmt die Melatoninproduktion und soll die Stimmung aufhellen. Die wichtigste Indikation der Lichttherapie ist die **saisonale Depression** [S. B1026]. Als Lichtquelle wird fluoreszierendes Licht mit einer Intensität von 2500–10 000 Lux verwendet. Der Patient sitzt ca. 90 cm von der Lichtquelle entfernt, in die er jede Minute einige Sekunden lang mit geöffneten Augen schaut. Die Behandlung wird 1 Woche lang täglich für 2–3 h durchgeführt. Der antidepressive Effekt setzt nach ca. 3–4 Tagen ein. Wichtige **Nebenwirkungen** sind Kopfschmerzen, Augenbrennen und Gereiztheit. Zum Ausschluss retinaler Schäden sollten vor und während der Therapie augenärztliche Kontrollen durchgeführt werden.

2.2.5 Repetitive transkranielle Magnetstimulation (r-TMS)

Während **depressiver Episoden** (wichtigste Indikation der r-TMS) ist die Aktivität des präfrontalen Kortex vermindert. Die r-TMS bedingt eine lokale Depolarisation oberflächlicher Neuronenverbände im dorsolateralen präfrontalen Kortex und damit eine vermehrte Dopaminfreisetzung in Hippocampus, Striatum und Ncl. accumbens. Zudem stimuliert das Magnetfeld die Durchblutung und den Glukosemetabolismus des Gehirns, was die Stimmungslage zusätzlich verbessern soll. Die **Erfolgsquote** der r-TMS beträgt kurzfristig bis zu **30–50 %**. Wichtige **Nebenwirkungen** sind Kopfschmerzen, Missempfindungen und Krampfanfälle (selten). Epilepsie, die Einnahme von Medikamenten, die die Krampfschwelle senken, schwere Herzerkrankungen, Herzschrittmacher, Metallimplantate, Schwangerschaft und Z. n. Schädel-Hirn-Trauma oder Hirnoperation zählen als **Kontraindikationen**.

2.3 Psychotherapie

> **DEFINITION** Psychologische Verfahren, mit dem Ziel, psychische und psychosomatische Krankheiten, Leidenszustände oder Verhaltensstörungen zu behandeln.

2.3.1 Tiefenpsychologisch-psychoanalytische Therapieverfahren

Grundlagen

Instanzenmodell (Strukturmodell) der Seele: Sigmund Freud formulierte die Grundannahme, dass Störungen menschlicher Verhaltens- und Erlebensweisen die Folge **intrapsychischer Konflikte** sind, die sich v. a. während der frühen Kindheit entwickeln, unbewusst ablaufen und in unterschiedlichen, der primären Konfliktsituation ähnlichen Situationen reaktiviert werden. Basierend auf Freuds **Instanzenmodell der Seele** entstehen Konflikte durch widersprüchliche Tendenzen zwischen „**Es**" (Lustprinzip, Triebforderungen, Libido), „**Ich**" (Kontrolle der Affekte und Triebe, Realitätsprinzip, kritischer Verstand, Anpassung an Umwelt, Vermittlung zwischen „Es" und „Über-Ich") und „**Über-Ich**" (moralische Forderungen, Gewissen). Typische **Konfliktthemen** sind z. B. Abhängigkeit vs. Autonomie, Versorgtwerden vs. Selbstständigkeit, Unterwerfung vs. Kontrolle und Bedürfnisbefriedigung vs. Gewissen sowie Identitätskonflikte.

„**Ich-Schwäche**": Kennzeichen eines „starken" Ichs sind nach psychoanalytischer Ansicht die Fähigkeiten, Gefühle und Triebe zu empfinden, Widersprüche zu ertragen und zu verarbeiten, sich gegen seine Umwelt abzugrenzen und trotzdem mit anderen in Beziehung zu treten. Bei einem „schwachen" Ich sind diese Fähigkeiten unzureichend ausgebildet, was für eine Vielzahl **psychischer Störungen** mitverantwortlich gemacht wird.

Psychosexuelle Entwicklung: Nach Freud werden in der Kindheit bestimmte **Entwicklungsphasen** durchschritten, in denen die Triebimpulse auf **unterschiedliche Körperregionen** gerichtet sind. Die Psyche muss diese jeweils neuen Bedürfnisse bewältigen und in das Gesamterleben integrieren. Die Nichtbewältigung einzelner Phasen kann „phasenspezifische" Störungen im Erwachsenenalter auslösen (**Tab. 2.1**). Die hier skizzierte Phasenlehre hat im Verlauf eine Vielzahl an Erweiterungen und Modifikationen erfahren. Das Modell der phasenspezifischen Störungen wurde durch präzisere psychoanalytische Krankheitstheorien wesentlich erweitert.

Abwehrmechanismen: Im Idealfall werden Konflikte in das Gesamterleben der Persönlichkeit integriert und bewältigt, die Person reift mit ihrer Konfliktlösungskompetenz zu einem seelisch gesunden, „starken" Ich. Ist das **Ich** infolge frühtraumatischer Erfahrungen, ungünstiger Entwicklungsbedingungen oder aus konstitutionellen Gründen nur **schwach** ausgebildet, ist die Konfliktlösungskompetenz eingeschränkt und primär äußere Konflikte, die ihren Ursprung häufig in zwischenmenschlichen oder psychosozialen Schwierigkeiten haben, werden **internalisiert** („intrapsychische Konflikte"). Intrapsychische Konflikte entstehen aber auch durch die ubiquitären inneren Konflikte, die jeden Menschen im Laufe seines Lebens begleiten. Die folgenden **Abwehrmechanismen** schützen das Bewusstsein vor diesen Konflikten, indem sie erträgliche „**Kompromisslösungen**" ermöglichen, die die konflikthaften Strebungen und Einstellungen versöhnen und so das innere Gleichgewicht aufrechterhalten. Werden die Abwehrmechanismen starr und unflexibel oder erfordern die andrängenden Konflikte und Emotionen heftigere und unreifere Abwehrmechanismen, schützen sie den Patienten um den **Preis einer „neurotischen" Entwicklung** vor unerträglichen Gefühlen:

- **Identifikation:** Einfühlung in einen anderen Menschen und Übernahme dessen angenommener Wünsche und Bedürfnisse unter Zurückstellung der eigenen Bedürfnisse. Beispiel: Identifikation mit dem Aggressor, z. B. bei Geiselnahmen.
- **Intellektualisierung:** Beschreibung von Konflikten und Gefühlen in Form abstrakter, intellektueller Probleme
- **Projektion:** Übertragung von Problemen oder Impulsen, die für das Ich nicht akzeptabel sind, auf andere Menschen, wo sie thematisiert und kritisiert werden
- **Rationalisierung:** Begründung von eigentlich irrationalen Handlungen oder Gefühlen durch rationale, logische Erklärungen (Beispiel: Ein Alkoholiker begründet sein Trinken damit, dass sein Arzt es ihm gegen seine Magenschmerzen empfohlen habe.)

Tab. 2.1 Psychoanalytische Phasenlehre

Phase	Zeitraum	Charakteristika	assoziierte Störungen bei Nichtbewältigung
orale Phase	1. Lebensjahr	Lustgewinn durch Reizung von Mundhöhle und Lippen beim Saugen, das der Nahrungsaufnahme, der Triebbefriedigung, der Kontaktaufnahme und der Erfahrung liebevoller Zuwendung dient (Erleben des „Urvertrauens")	gestörtes „Urvertrauen": Depression, Sucht- und psychosomatische Erkrankungen, Sexual-, Angst-, narzisstische und Kontaktstörungen mit Nähe-/Distanzproblemen und fehlendem Eigen- und Fremdvertrauen
anale Phase	2.–3. Lebensjahr	ausgeprägte Beschäftigung mit den eigenen Ausscheidungsorganen als Modell für die entstehende Autonomie und Beherrschung eigener Fähigkeiten, lustvolles Erleben der Darmentleerung, Erfahrung der Selbstbestimmung durch Kontrolle der Ausscheidungsfunktion (erster Konflikt von Autonomiebedürfnis vs. elterliche Autorität)	gestörte Entwicklung der Eigenständigkeit durch übertriebene Sauberkeitserziehung und Strenge: Zwangs- und zwanghafte Persönlichkeitsstörung
phallische (ödipale) Phase	4.–6. Lebensjahr	Entdeckung des anatomischen Geschlechtsunterschieds, Erforschung des eigenen Körpers, Entwicklung der Kastrationsangst bei Jungen bzw. des Penisneids bei Mädchen sowie des geschlechtsrollenkonformen Verhaltens durch Identifikation mit dem gleichgeschlechtlichen Elternteil, Entstehung von Selbstgefühl und Ödipuskonflikt	Phobien, dissoziative und sexuelle Störungen, Partnerschaftsprobleme
Latenzzeit	6.–10. Lebensjahr	Stillstand der Libidoentwicklung („Triebruhe"), Ausbildung von Ich-Funktion und positivem Leistungs- bzw. Selbstwertgefühl	Kontakt-, Konzentrations- und Leistungsstörungen, autistische und autoaggressive Entwicklung
genitale Phase (Pubertät)	ab dem 10. Lebensjahr	Übergang vom Kind zum Erwachsenen mit Entwicklung einer sexuell funktionsfähigen Persönlichkeit, Zuwendung zum und Identifikation mit dem eigenen Geschlecht, libidinöse Zuwendung zum anderen Geschlecht	Störungen der Geschlechtsidentität

- **Reaktionsbildung:** Kompensation der nicht akzeptierten Erlebnisinhalte durch Verhaltensweisen und Interessen, die den Triebwünschen entgegengesetzt sind
- **Regression:** Rückfall in kleinkindhafte, hilflose Verhaltensmuster (Prinzip des „harmonischen Primärzustands"), um sich in frustrierenden, konfliktbehafteten Situationen aus der Verantwortung zu ziehen bzw. keine Entscheidungen treffen zu müssen
- **Somatisierung:** Umwandlung abgewehrter Gefühle und Impulse in körperliche Symptome
- **Sublimierung:** Umwandlung sozial nicht akzeptierter Triebe in sozial, geistig oder ethisch höherwertige und akzeptierte Ziele
- **Verdrängung:** Verschiebung abgewehrter innerer oder äußerer Impulse in das Unbewusstsein
- **Verleugnung:** „Nichtwahrnehmen" von unangenehmen Konflikten oder Erfahrungen mit der Außenwelt
- **Verschiebung** konfliktbehafteter, meist feindseliger Gefühle auf ein Ersatz-„Objekt" (z. B. auf eine weniger bedrohliche Person)
- **Wendung ins Gegenteil:** Aufhebung nicht akzeptierter Verhaltensweisen durch Triebumkehr (z. B. Entwicklung von überfürsorglicher Zuwendung statt der empfundenen Aggressivität).

Therapieformen

Klassische Psychoanalyse: Das Ziel ist es, in das **Unbewusstsein verdrängte Erlebnisse** und **Konflikte** in das **Bewusstsein** zu holen („Aufdecken") und so im Rahmen der therapeutischen Beziehung einer adäquaten seelischen Verarbeitung **zugänglich** zu machen („Nachreifung der Persönlichkeit"). Der Analytiker arbeitet dabei mit der **Übertragungs-** und **Widerstandsanalyse:**

- **Übertragung:** Der Patient überträgt unbewusst frühkindliche Erfahrungen, Wünsche, Gefühle und Einstellungen auf den Analytiker und verhält sich ihm gegenüber ähnlich wie gegenüber Personen in seiner Kindheit (Regression). Dies erlaubt dem Analytiker Einblicke in Konfliktsituationen des Patienten und dem Patienten das Sammeln und Reflektieren einer neuen Beziehungserfahrung.
- **Gegenübertragung:** Die Übertragungen des Patienten lösen im Therapeuten Gefühle und Verhaltensweisen aus, die er sich bewusst machen sollte.
- **Widerstand:** Während der Therapie wird das Ich mit unbewussten Inhalten konfrontiert, die das Über-Ich ablehnt. Aus Angst, das bisherige (pathologische) Gleichgewicht zu verlieren, setzen die unbewussten Anteile des Ichs der Therapie Widerstand entgegen.

Der Patient wird zu **absoluter Offenheit** („Grundregel") aufgefordert, d. h., er soll ungehemmt und ungefiltert alle Gedanken, Träume, Fantasien und Empfindungen mitteilen, die ihm in den Sinn kommen (**freie Assoziation**). Der Analytiker begegnet den Äußerungen des Patienten mit „**frei schwebender Aufmerksamkeit**", er nimmt die Mitteilungen des Patienten auf, ohne auszuwählen, zu werten oder zu urteilen (**Abstinenzregel**). Im Verlauf der Analyse versucht er, ein Verständnis über das seelische Funktionieren des Patienten zu gewinnen und diese dem Patienten mitzuteilen. So ermöglicht er dem Patienten Einsicht in sein Unbewusstsein (**Deutung**) und eine heilende Beziehungserfahrung, die im Mittelpunkt der psychoanalytischen Psychotherapie steht. **Voraussetzungen** für die klassische Psychoanalyse sind hoher Leidensdruck, ausreichende Intelligenz und Introspektionsfähigkeit sowie eine hohe Therapiemotivation.

Tab. 2.2 Klassische Psychoanalyse und tiefenpsychologisch fundierte Psychotherapie im Vergleich

	„klassische" Psychoanalyse nach Freud	tiefenpsychologisch fundierte Psychotherapie
Setting	Der Patient liegt auf der Couch, der Therapeut sitzt hinter ihm.	Patient und Therapeut sitzen sich gegenüber.
Therapiefrequenz	4–5 Sitzungen/Woche über mehrere Jahre	1 Sitzung/Woche für $1/2$ bis max. 2 Jahre
Ziele und inhaltliche Regeln	Aufdeckung und Deutung unbewusster Konflikte mittels Widerstands- und Übertragungsanalyse, „Nachreifung" der Persönlichkeit	Bearbeiten und Verdeutlichen („Klarifikation") umschriebener Konflikte mit aktiverem, intervenierendem Vorgehen des Therapeuten, reifere Verarbeitungsmuster
Indikationen	Angst-, Zwangs-, dissoziative, leicht- bis mittelgradige affektive und Persönlichkeitsstörungen, psychosomatische Erkrankungen	„neurotische" und psychosomatische Störungen, posttraumatische Krisenintervention

Tiefenpsychologisch fundierte Psychotherapie: Aufbauend auf den Erkenntnissen der Psychoanalyse haben sich weitere Verfahren entwickelt, die sich v. a. in Bezug auf Setting, Therapiedauer und -ziel von der klassischen Psychoanalyse abgrenzen (**Tab. 2.2**).

Katathymes Bilderleben (katathym-imaginative Psychotherapie, Symboldrama): Die grundlegende Annahme ist, dass **Bilder und Vorstellungen in Tagträumen unbewusste Gedanken und Konflikte widerspiegeln**. Nach einer Entspannungsphase soll der Patient mit geschlossenen Augen zu einem bestimmten, vom Therapeuten vorgegebenen Motiv Tagträume entwickeln und seine Eindrücke (Bilder, Gefühle, Sinneseindrücke) verbalisieren, die dann gemeinsam mit dem Therapeuten bearbeitet werden. Dies soll unbewusste Gefühle und Einstellungen bewusst machen und helfen, aktuelle Probleme besser zu verstehen und Lösungsansätze zu finden. Einsatzgebiete sind v. a. neurotische und psychosomatische Störungen.

2.3.2 Klientenzentrierte Psychotherapie

Synonym: Gesprächspsychotherapie, nondirektive oder personenzentrierte Psychotherapie

Der Begründer dieser Therapieform war Carl Rogers, ein Vertreter der humanistischen Psychologie. Die Grundannahme ist, dass jeder Mensch eine „Selbstverwirklichungstendenz" besitzt. Konflikte entstehen, wenn zwischen dem eigenen Selbstkonzept (z. B. Annahme, man sei ein rücksichtsvoller Mensch) und den Erlebnissen bzw. Handlungen (z. B. Aggressivität) eine Diskrepanz besteht. Die Psychotherapie soll ein günstiges Klima für den gestörten Wachstumsprozess schaffen. Die therapeutische Beziehung wird durch folgende **Grundhaltungen** des Therapeuten (**Therapeutenvariablen**) geprägt:

- **bedingungsloses**, **positives Wertschätzen** und **Akzeptieren** des Klienten
- **Empathie:** einfühlendes Verstehen der Probleme aus der Sicht des Klienten und Fähigkeit, dies dem Klienten zu kommunizieren
- **Kongruenz** in der Haltung des Therapeuten, d. h. Authentizität (Echtheit), Zuverlässigkeit und Glaubwürdigkeit.

2.3.3 Verhaltenstherapie und kognitive Therapie

Grundlagen

Diese Verfahren zielen auf eine **Veränderung des aktuellen, „problemhaften" Verhaltens** des Patienten ab und sollen ihm **Einsicht in auslösende und aufrechterhaltende Faktoren** seiner psychischen Störung vermitteln. Bearbeitet werden Handlungen, Reaktionen, Emotionen, Bewertungen, Interpretationen, Überzeugungen, Erwartungen, aber auch Motorik und körperliche Prozesse. Die Verhaltenstherapie ist keine einheitliche Methode, sondern wendet > 50 verschiedene Strategien und Techniken an. Folgende **Kennzeichen** sind typisch:

- klare Struktur und fortlaufende Überprüfbarkeit therapeutischer Resultate (hohe Transparenz für den Patienten)
- zielorientiertes, in die Zukunft gerichtetes Vorgehen
- aktive Mitarbeit des Patienten (Patient als „Experte" seiner Therapie)
- Übertragen der therapeutischen Inhalte in den Alltag durch praktisches Umsetzen der besprochenen Handlungsstrategien („Üben").

Abb. 2.1 zeigt die typischen **Phasen der Verhaltenstherapie**.

Verhaltensanalyse: Die Analyse des aktuellen Verhaltens soll Ursachen und aufrechterhaltende Bedingungen für ein Problemverhalten identifizieren und bildet die Grundlage für die Therapieplanung und die Entscheidung für eine bestimmte Methodik. Wichtig ist hier das **SORCK-Modell** nach Kanfer (Erweiterung des Modells der operanten Konditionierung nach Skinner [Stimulus → Reaktion → Konsequenz] um kognitive Elemente): Ein **Stimulus** (**S**; äußerer oder innerer Reiz, der das Verhalten auslöst) wirkt auf den **Organismus** (**O**; individuelle biologische und lerngeschichtliche Ausgangsbedingungen bzw. persönliche Charakteristika) ein, der bei diesem eine emotional-physiologische **Reaktion** (**R**) auslöst. Aus der Reaktion ergibt sich eine **Konsequenz** (**C**; z. B. Erleichterung durch Flucht aus einer angstbesetzten Situation). Entscheidend für das Entstehen von Verhaltensweisen ist die Verstärkung bzw. **Kontingenz** (**K**) zwischen Reaktion und Konsequenz: Regelmäßige Verstärkung der Reaktion stabilisiert das Verhaltensmuster.

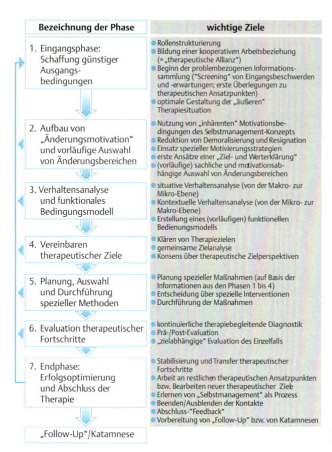

Abb. 2.1 **Phasen der Verhaltenstherapie.** (aus: Laux, Möller, Memorix Psychiatrie und Psychotherapie, Thieme, 2011)

Verhaltenstherapeutische Methoden

Expositionstherapie zur Angstbewältigung:

- **systematische Desensibilisierung:** Mithilfe des Therapeuten wird eine **Angsthierarchie** erstellt (Einteilen von Situationen von „sehr wenig" bis „sehr stark" angstauslösend). Nach dem Erlernen von Entspannungsübungen (z. B. autogenes Training) werden die einzelnen Stufen der Angsthierarchie (**zunächst niedrigste Stufe**) im entspannten Zustand zunächst in der Vorstellung (in sensu), später in der Realität (in vivo) durchgegangen. Die Grundannahme ist, dass die Entspannung die auftretende Angst hemmt, da Entspannung und Angst miteinander unvereinbar sind (reziproke Hemmung oder „**Gegenkonditionierung**").
- **Flooding** (Reizüberflutung; inzwischen seltener eingesetzt): Die Patienten werden – unter therapeutischer Begleitung – **direkt der maximal angstauslösenden Situation** ausgesetzt und müssen so lange in ihr verbleiben, bis die Angst abnimmt (Unterdrückung des Flucht- bzw. Vermeidungsverhaltens). Der Patient lernt, dass die erwartete Katastrophe ausbleibt und die konditionierte Angstreaktion wird gelöscht (Extinktion).

Operante Methoden fördern ein gewünschtes bzw. eliminieren ein unerwünschtes Verhalten durch **Belohnung** (Einsatz positiver bzw. Wegfall negativer Verstärker) bzw. **Bestrafung** (Einsatz negativer bzw. Wegfall positiver Verstärker). Ein Beispiel für die Löschung eines Verhaltens durch „Bestrafung" ist die **Aversionstherapie**: Bei diesem (heute selten angewandten) Verfahren werden unerwünschte Verhaltensweisen an eine Bestrafung gekoppelt (z. B. Alkoholunverträglichkeit durch Einnahme von Disulfiram).

Modelllernen bedeutet das **Erlernen neuer Fähigkeiten durch Beobachtung** eines bestimmten Verhaltens an einer Person (z. B. Therapeut) oder einem Modell (Symbol) und folgende Imitation.

Biofeedback ist eine **klinische Anwendung der operanten Konditionierung**: Motorische oder vegetative Körperfunktionen (z. B. Herz- und Atemfrequenz, Muskelspannung), die normalerweise der eigenen Beobachtung kaum zugänglich sind, werden mithilfe von Geräten rückgemeldet und so wahrnehmbar gemacht. So kann der Patient beobachten, wie seine vegetativen Körperfunktionen auf verschiedene Reize reagieren, und lernen, diese willentlich zu kontrollieren.

Selbstsicherheitstraining (Assertiveness- oder soziales Kompetenztraining) dient der Behandlung gestörter sozialer Interaktionen. Die Patienten erlernen z. B. durch Rollenspiele eine **positive Selbstwahrnehmung** mit Selbstbehauptung und Selbstsicherheit sowie **soziale Fertigkeiten** wie aktives Äußern eigener Wünsche und Bedürfnisse, Abgrenzung gegenüber ungerechtfertigten Forderungen und Grenzüberschreitungen („Neinsagen"), einen konstruktiven Umgang mit und das Äußern von Kritik sowie Durchsetzungsvermögen und Kontaktfähigkeit.

Dialektisch-behaviorale Verhaltenstherapie: Diese Therapieform wurde speziell für Patienten mit emotional instabiler Persönlichkeitsstörung vom **Borderline-Typ** entwickelt und beruht auf kognitiv-verhaltenstherapeutischen Elementen, integriert aber auch Erkenntnisse anderer Therapieschulen. Der Therapeut zeigt Verständnis und Wertschätzung gegenüber der Problematik des Patienten und entwickelt mit ihm Veränderungsstrategien, z. B. um das Abbauen von Spannungszuständen zu trainieren und eine größere Stresstoleranz zu entwickeln.

Kognitiv-behaviorale Verhaltenstherapie: Die „**kognitive Wende**" bezeichnet das Verlassen des „unimodalen", also ausschließlich auf das aktuelle Problemverhalten fokussierten Ansatzes und das Einbeziehen **affektiver** und **kognitiver Prozesse**, die an der Entstehung und Aufrechterhaltung psychischer Störungen beteiligt sind. Die Grundannahme ist, dass Gedanken, Einstellungen und Überzeugungen bestimmen, was der Patient fühlt und körperlich empfindet und wie er sich verhält.

Kognitive Therapie: Das Ziel ist es, erlernte, unlogische, realitätsinadäquate, wiederkehrende (automatische) und übergeneralisierte Gedankengänge, Denkmuster und Bewertungsprozesse (dysfunktionale Annahmen) zu **identifizieren**, **bewusst** zu machen, auf ihre **Angemessenheit** zu überprüfen und **neu zu bewerten** (kognitive Umstrukturierung). Zu den Indikationen zählen z. B. Depressionen und chronische Schmerzen.

Selbstmanagementtraining: Der Patient soll **Strategien zur Selbstkontrolle** erwerben, um aktuelle und zukünftige Probleme selbstständig zu erkennen und zu beeinflussen, und dabei bestimmte Reize, die ein negatives Verhalten auslösen können, im Vorfeld erkennen und so verändern, dass das gewünschte Verhalten gezeigt werden kann (**Stimuluskontrolle**).

2.3.4 Systemische Paar- und Familientherapie

Die Familie wird als therapeutische Einheit angesehen („**Patient Familie**"), in der die Erkrankung eines Mitglieds das gesamte familiäre Beziehungssystem verändert. Daher kann eine therapeutische Veränderung des Patienten die gesamte Familienstruktur verändern und erhebliche Störungen auslösen. Einsatzgebiete sind v. a. problematische Familienbeziehungen, soziale Belastungen, Partnerschafts- und Ehekrisen sowie Generationskonflikte.

2.3.5 Gruppenpsychotherapie

> **DEFINITION** Alle psychotherapeutischen Methoden, die in einer Gruppe von mindestens 4 Teilnehmern angewendet werden.

Gruppentherapie ist mehr als eine Summe von Einzelbehandlungen, da kommunikations- und gruppendynamische Gesetzmäßigkeiten zusätzliche therapeutische Wirkungen entfalten können, die der Einzeltherapie verschlossen bleiben.

Verhaltenstherapeutische Gruppentherapie: Wichtige therapeutische Elemente in diesen problem- und zielorientierten Trainings- und Arbeitsgruppen, in denen Patienten mit ähnlichen Störungen zusammengefasst werden, sind **Interaktionsprozesse**, **Rollenspiel**, **freie Aussprache** und **Modelllernen**.

Analytische Gruppenpsychotherapie: Die Gruppe ist möglichst heterogen zusammengesetzt, da unterschiedliche neurotische Strukturen und Problematiken den therapeutischen Prozess fördern sollen. Die Therapie läuft über 1–3 Jahre und soll das Leben realistischer abbilden als die „künstliche Situation" einer Einzeltherapie. Das therapeutische Hauptelement ist die **Deutung der Übertragungsprozesse innerhalb der Gruppe**.

Psychodrama nach Moreno: Diese Therapieform stammt aus der humanistischen Psychologie. Lebenssituationen eines Patienten werden von anderen Gruppenmitgliedern dargestellt, sodass sich der Patient quasi „selbst zusehen" kann, was verborgene Gefühle und Interaktionen deutlich machen soll.

2.3.6 Entspannungs- und suggestive Therapieverfahren

Klassische Entspannungsverfahren können psychophysiologische Spannungszustände, die sich als Muskelverspannung manifestieren, aktiv reduzieren und den Patienten ermöglichen, ihre Spannungs- oder Unruhezustände aktiv zu meistern und ihnen nicht mehr ausgeliefert zu sein. Sie lernen die Verfahren unter Anleitung eines Therapeuten, sollen sie später durch häufiges Üben aber auch allein beherrschen. Die wichtigsten Indikationen sind Angst- und Schlafstörungen, chronische Schmerzen sowie psychosomatische Erkrankungen.

- **autogenes Training** (AT) **nach Schultz:** gezieltes Entspannen einzelner Körperpartien (Gesicht, Extremitäten) durch Autosuggestion („Mein rechter Arm wird ganz schwer und warm.")
- **progressive Muskelrelaxation** (PMR) **nach Jacobsen:** Entspannung und verbesserte Körperwahrnehmung durch bewusstes An- und Entspannen („Kontrastwahrnehmung") verschiedener Muskelgruppen in bestimmter Reihenfolge (z. B. Anspannen der Arme in Flexion, Spannung halten, dann Entspannen).

Hypnose: Fremdsuggestion führt einen **schlafähnlichen Zustand mit Bewusstseinseinengung, erhöhter Suggestibilität und tiefer Entspannung** herbei, in dem der Patient von seinem Alltagserleben dissoziiert, was ihm den Zugang zu seinen eigenen Ressourcen erleichtert. Entscheidend für den Erfolg ist eine positive Beziehung zwischen Hypnotiseur und Patient. Häufig wird die Hypnose mit der sog. **Fixationsmethode** herbeigeführt: Der Patient wird aufgefordert, unentwegt einen kleinen Gegenstand sehr nahe zu fixieren, wodurch schnell Ermüdung eintritt. Knappe, einfache, sich wiederholende, verbale Suggestionen leiten den hypnotischen Zustand ein und der Therapeut beginnt mit der eigentlichen Problembehandlung. Die Hypnose wird durch klare verbale Rücknahme der Suggestionen beendet. **Indikationen sind v. a.** psychovegetative, somatoforme und Schlafstörungen, Stress- und Angstreaktionen, Unruhe- und Spannungszustände, Suchterkrankungen und chronische Schmerzen. **Kontraindikationen** sind u. a. affektive Störungen, Schizophrenie, fortgeschrittene Demenz, Oligophrenie, schwere organische Hirnerkrankungen und Z. n. Vergewaltigung.

2.3.7 Psychoedukation

Psychoedukation ist ein Oberbegriff für vermittelnde, beratende und edukativ-übende Maßnahmen, die die Krankheitseinsicht und die Mitarbeit des Patienten (**Complianceförderung**) sowie das Selbstmanagement durch rechtzeitiges Erkennen und Bewältigen von Krisen (**Rückfallprophylaxe, Reduktion stationärer Behandlungen**) verbessern sollen. In der **Informationsphase** werden Fakten über die psychische Störung (z. B. Ursachen, Symptome) vermittelt und der Behandlungsplan (inkl. Wirkungen, Nebenwirkungen, therapeutische Alternativen) erläutert. In der **Übungsphase** werden v. a. das Erkennen von Rückfallsymptomen trainiert, individuelle Krisenpläne erarbeitet und Bewältigungsstrategien eingeübt. Zu den Indikationen zählen z. B. chronische Schmerzen.

2.3.8 Nonverbale Therapieformen

Gestaltungs- und Kunsttherapie: Der Patient tritt durch die körperlichen und sensorischen Erfahrungen während der bildnerisch-künstlerischen Tätigkeiten **in Beziehung zu sich selbst** und findet eine Ausdrucksform für unbewusste, schwer zu verbalisierende Gefühle und Konflikte. Dies kann diagnostisch, aber auch therapeutisch genutzt werden (Welche Gefühle spiegelt das Werk wider? Wie steht es zur aktuellen Lebenssituation des Patienten?). Die künstlerische Arbeit fördert durch bewusste Entscheidungsprozesse im Rahmen der Gestaltung (z. B. bezüglich der Materialauswahl) die Ich-Funktionen.

Musiktherapie: Musik als universelle Ausdrucks- und Kommunikationsform kann emotionale und kommunikative Vorgänge im Patienten aktivieren und die **Erlebnisfähigkeit erweitern**.

Konzentrative Bewegungstherapie: Die Konzentration auf das Erleben und Spüren des eigenen Körpers im „Hier und Jetzt" und die aktuelle Sinneswahrnehmung belebt Erinnerungen an reale Erfahrungen und auch an die Symbolhaftigkeit von Verhaltensweisen oder Bewegungen. Der Patient kann so einen Zugang zu seinen Gefühlen erlangen und die Ausdrucksfähigkeit seines Körpers verbessern.

Tanztherapie: Der Patient soll seine Gefühle frei ausdrücken und ausleben und seine Bewegungs- und Ausdrucksmöglichkeiten erweitern. Zudem verbessert die körperliche Betätigung das psychische Empfinden.

2.3.9 Eye Movement Desensitization and Reprocessing (EMDR)

Diese für die **posttraumatische Belastungsstörung** [S. B1051] entwickelte Therapie soll die bei diesen Patienten gestörte Synchronisation der zerebralen Hemisphären normalisieren: Im Rahmen eines mehrstufigen Prozesses sollen sich die Patienten traumatische Situationen vorstellen und dabei mit den Augen den Handbewegungen des Therapeuten folgen („**bilaterale Stimulation**").

2.4 Soziotherapie und Rehabilitation

2.4.1 Sozialpsychiatrische Versorgung

Die Soziotherapie ist wichtig für die Versorgung und Rehabilitation psychiatrischer Patienten und berücksichtigt die für Entstehung, Verlauf und Behandlung psychischer Erkrankungen mitentscheidenden (**psycho**)**sozialen Faktoren**. Sie fördert die Wahrnehmung und die sozialen und körperlichen Fertigkeiten und verbessert damit gegenwartsbezogen und handlungsorientiert den psychosozialen Bereich der Patienten. Die wichtigsten Ziele sind:
- medizinische Rehabilitation
- Klärung und Aktivierung von Ressourcen
- Reaktivierung und Verbesserung sozialer Fertigkeiten
- Förderung von Autonomie und eigenständiger Lebensweise
- berufliche und soziale Reintegration
- Vermeiden von Hospitalisierung
- Sekundär- und Tertiärprävention.

Die Soziotherapie bildet die Brücke zwischen der stationären und der ambulanten Versorgung („**therapeutische Kette**") und wird von unterschiedlichen Organisationen und Ärzten, Psychologen, Sozialarbeitern, Ergotherapeuten, Pflegepersonal, Seelsorgern und Laienhelfern übernommen. Folgende Elemente der **sozialpsychiatrischen Versorgungskette** sind zu beachten:
- stationärer Bereich
- teilstationärer Bereich: Tages- und Nachtkliniken
- ambulanter Bereich: sozialpsychiatrische Dienste der Länder und Gemeinden, Hausärzte und niedergelassene Psychologen bzw. Psychiater, Beratungsstellen, Fachambulanzen
- komplementärer Bereich (nichtmedizinische Einrichtungen): Selbsthilfegruppen für Betroffene und Angehörige, therapeutische Wohngemeinschaften und -heime, Werk- und Tagesstätten.

Grundlage der sozialtherapeutischen Versorgung ist die 1975 fertiggestellte **Psychiatrie-Enquête** einer Expertenkommission des Deutschen Bundestages, die in der damals bestehenden Versorgung psychisch erkrankter Personen deutliche Mängel erkannte und folgende Reformvorschläge verfasste:
- umfassende und bedarfsgerechte Versorgung (Aufbau von Spezialkliniken, z. B. für Suchterkrankungen oder Kinder und Jugendliche)
- gemeindenahe Versorgung (Prinzip: ambulant vor stationär)
- bedarfsgerechte Koordination, um eine kontinuierliche Behandlung zu erreichen („therapeutische Kette")
- Gleichstellung körperlich und psychisch Kranker.

Die **Milieutherapie im stationären und teilstationären Bereich** soll durch Gestaltung der Umgebung für die Patienten ein optimales, heilungsförderndes Klima schaffen, in dem sich „Gesundes" entfaltet und die Voraussetzungen für eine gesellschaftliche Wiedereingliederung geschaffen werden:
- äußere Gestaltung der Einrichtungen: z. B. Aufenthalts- und Gruppenräume mit wohnlicher Atmosphäre
- Strukturierung des Alltags
- Einbeziehung der Patienten in die Gestaltung und Durchführung des Stationsalltags und -programms: z. B. Planen und Durchführen von Ausflügen, gemeinsames Kochen und Essen, Verteilung von Aufgaben (z. B. Küchendienst) und gemeinsames Besprechen und Festlegen kontroverser Themen (z. B. Rauchverbot im Aufenthaltsraum, Fernsehprogramm)
- vielfältiges Behandlungsangebot: Arbeits-, Ergo-, Kunst-, Musik- und Physiotherapie.

2.4.2 Psychiatrische Rehabilitation

DEFINITION Alle Leistungen und Maßnahmen, um Patienten, die durch psychische Störungen behindert oder von einer Behinderung bedroht sind, in die Gesellschaft wieder einzugliedern.

Im Zentrum stehen **rehabilitative Maßnahmen in Arbeit und Beruf**. Da psychische Störungen häufig chronisch verlaufen und z. T. mit Funktionseinbußen (Residual- und Defektzustände) einhergehen, werden hier neben der ambulanten und vollstationären Therapie spezielle Rehabilitations- und Übergangseinrichtungen benötigt, die eine abgestufte, auf die bestehenden Defizite abgestimmte Versorgung nach dem Prinzip der „Gemeindenähe" ermöglichen (Rehabilitations- und Wohnheime, langfristige berufliche Programme mit der Möglichkeit, spezielle Berufe zu erlernen, Arbeit in beschützenden Werkstätten).

3 Affektive Störungen

3.1 Grundlagen

DEFINITION Störungen mit Veränderungen der Stimmung (Affektivität) und des Antriebs als Hauptsymptome:
- Depression: krankhafte Dämpfung von Affektivität und Antrieb
- Manie: krankhafte Steigerung von Affektivität und Antrieb
- bipolare affektive Störung: Wechseln von Depression und Manie bei einem Patienten.

Die Häufigkeits- und Geschlechterverteilung affektiver Störungen ist in **Abb. 3.1** dargestellt. Folgende Verlaufsformen werden unterschieden (**Abb. 3.2**):
- **episodenhaft verlaufende affektive Störungen** mit asymptomatischen Intervallen:
  - **unipolare Störungen:** nur depressive oder nur manische Phasen, mono- (einmalige Phase) oder häufiger polyphasischer Verlauf (wiederholte Phasen)
  - **bipolare Störungen:** depressive und manische Phasen im Wechsel
- **anhaltende affektive Störungen:** Zyklothymia und Dysthymia.

3.2 Depression

3.2.1 Einteilung

Bei der unipolaren Depression werden die **depressive Episode** und die **rezidivierende depressive Störung** (wiederkehrende depressive Episoden) unterschieden, bei der einzelnen Episode die Schweregrade „leicht", „mittelschwer" und „schwer" sowie „schwer mit psychotischen Symptomen".

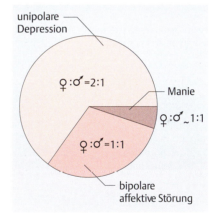

Abb. 3.1 **Häufigkeitsverteilung affektiver Störungen.** (aus: Möller, Laux, Deister, Duale Reihe Psychiatrie und Psychotherapie, Thieme, 2009)

3.2.2 Epidemiologie

Die Lebenszeitprävalenz liegt national wie international bei 16–20 %, **Frauen** sind doppelt so häufig betroffen wie Männer. Das durchschnittliche Erkrankungsalter beträgt 30–45 Jahre. Nach der ersten depressiven Episode liegt das Rezidivrisiko bei etwa 50 %, nach der zweiten Episode bei ca. 70 %. Die einzelne Episode dauert (unbehandelt) 6–8 Monate, das symptomfreie Intervall zwischen den Krankheitsphasen ca. 50 Monate (Abnahme mit zunehmender Krankheitsdauer). Bekannte **Risikofaktoren für eine rezidivierende depressive Störung** sind vorangegangene depressive Episoden, weibliches Geschlecht, niedriges Ersterkrankungsalter, körperliche Erkrankungen, Alkohol- und/oder Drogenabhängigkeit, traumatisierende Lebensereignisse und wenige Sozialkontakte.

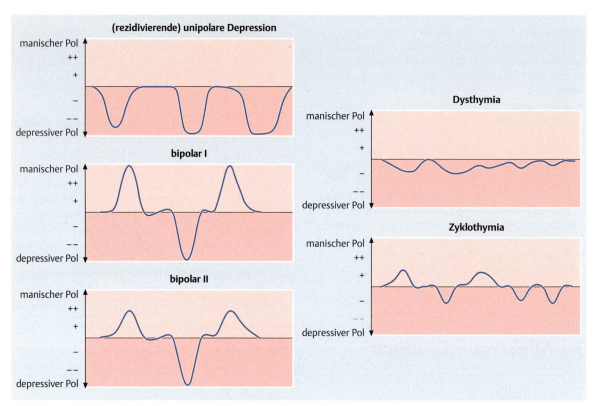

Abb. 3.2 **Unterscheidung affektiver Störungen nach ihrem Verlauf.** (aus: Möller, Laux, Deister, Duale Reihe Psychiatrie und Psychotherapie, Thieme, 2009)

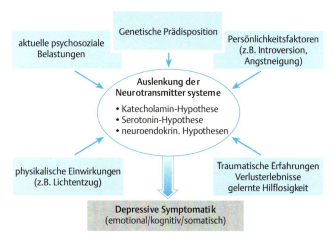

Abb. 3.3 **Multifaktorielle Genese depressiver Episoden.** (aus: Laux, Möller, Memorix Psychiatrie und Psychotherapie, Thieme, 2011)

MERKE Die polyphasisch verlaufende unipolare Depression ist mit Abstand die häufigste affektive Störung.

3.2.3 Ätiopathogenese

Die Depression entsteht **multifaktoriell** (**Vulnerabilitäts-Stress-Ressourcen-Modell**, Abb. 3.3):
- **genetische Faktoren:** Familien- und Adoptionsstudien zeigen einen Risikoanstieg mit zunehmendem Verwandtschaftsgrad zur erkrankten Person (Risiko bei einem erkrankten Elternteil ca. 10–20 %, bei Erkrankung beider Elternteile ca. 30–40 %). Da die Konkordanz bei eineiigen Zwillingen jedoch nur bei ca. 50 % liegt, kann die genetische Disposition nur ein Teilfaktor sein.
- **neurobiologische Faktoren** (bisher nicht hinreichend geklärt):
  - **Monoaminmangelhypothese:** funktioneller Mangel verschiedener Neurotransmitter (v. a. Noradrenalin, Serotonin) im synaptischen Spalt (Besserung der Symptomatik durch die Gabe von Antidepressiva, die diesen Mangel ausgleichen)

- **Imbalancehypothese:** cholinerge-aminerge Imbalance mit Überwiegen des cholinergen Systems
- **neuroendokrinologische Faktoren** (Veränderungen der Hypothalamus-Hypophysen-Achse): pathologischer Dexamethasonhemmtest, verminderte TSH-Sekretion nach TRH-Gabe, Hyperkortisolismus bei vielen Erkrankten
- **chronobiologische Faktoren:** verkürzte REM-Latenz bei Depressiven, typisches „Morgentief", gehäuftes Auftreten depressiver Episoden im Frühjahr und Herbst
- **lernpsychologische Faktoren** (Seligman): Depressionen seien die Folge einer **„erlernten Hilflosigkeit"**, also eine Reaktion auf unangenehme, als unkontrollierbar empfundene Situationen, denen sich die Patienten hilflos ausgesetzt fühlen. Die Unkontrollierbarkeit wird typischerweise auf eigene Unzulänglichkeiten zurückgeführt (interne Attribution). Mit der Zeit wird diese Überzeugung verallgemeinert und auf alle Situationen übertragen (stabile und globale Attribution).
- **kognitive Faktoren:** Die **kognitive Triade** umfasst typische kognitive Muster von depressiven Patienten:
  - **negatives Selbstbild:** Die Patienten halten sich selbst für wertlos, fehlerhaft und unzulänglich.
  - **negatives Bild von der Umwelt:** Die Patienten neigen dazu, alle Erfahrungen negativ zu interpretieren und die Umgebung als außerordentlich fordernd und hinderlich zu begreifen.
  - **negative Erwartungen an die Zukunft** mit Ausbleiben von Erfolgen, andauernder Frustration und Verschlechterung der Erkrankung.
- **psychosoziale Faktoren:** Kritische Lebensereignisse (Life Events), z. B. Tod naher Angehöriger, Arbeitsplatzverlust, Missbrauchserfahrungen oder Burnout, sind an der **Auslösung** und **Aufrechterhaltung** von Depressionen entscheidend beteiligt.

3.2.4 Klinik

- **Störungen der Affektivität:** Im Vordergrund stehen eine niedergeschlagene Grundstimmung (nicht von außen beeinflussbar) sowie ein Freud- und Interessenverlust, häufig in Verbindung mit Gefühlen der Wertlosigkeit, vermindertem Selbstvertrauen sowie Hilf- und Hoffnungslosigkeit. Typisch für **schwere Depressionen** ist ein quälendes **Gefühl der Gefühllosigkeit**, eine subjektiv empfundene, absolute innere Leere: Die Gefühle sind „wie abgestorben", die Patienten können weder negative noch positive Gefühle empfinden und sind unfähig zu weinen.
- **formale Denkstörungen:** Das Denken ist gehemmt und unproduktiv (Einfallsarmut, Konzentrationsstörungen). Typisch ist eine ausgeprägte Grübelneigung (das Denken dreht sich unablässig um wenige, häufig negativ beladene Denkinhalte).
- **Antrieb und Psychomotorik:** Der Antrieb ist gehemmt, die Eigeninitiative vermindert, die Körperhaltung kraftlos und gebeugt, die Bewegungen sind häufig verlangsamt. Der **Gesichtsausdruck** wirkt **traurig**, weinerlich und **maskenhaft** erstarrt. Die Maximalform ist der **depressive Stupor**, bei dem die Patienten bei erhaltenem Bewusstsein teilnahmslos und fast bewegungslos verharren und Nahrung und Flüssigkeit verweigern. Innerlich wird der Zustand als äußerst quälend empfunden.
- **vegetative Symptome:**
  - **Schlafstörungen** sind bei praktisch allen Patienten (Ausnahme: atypische Depression) zu beobachten, v. a. **frühmorgendliches Erwachen** mit der Unmöglichkeit, wieder einzuschlafen und einem **Stimmungstief am Morgen** (Besserung gegen Abend). Typisch sind eine **verkürzte REM-Latenz** (verkürzte Zeit zwischen Einschlafen und Auftreten der ersten REM-Phase) und ein erhöhter REM-Phasen-Anteil.
  - Appetitlosigkeit mit Gewichtsverlust
  - Obstipation
  - Libidoverlust.
- **Vitalstörungen** sind leibliche Missempfindungen wie Druck- und Schweregefühl im Brust- oder Bauchraum. Bei der **lavierten** (somatisierten) **Depression** sind die Vitalstörungen dominierend und verschleiern die affektive Symptomatik.
- **Psychotische Symptome** (v. a. Wahnideen und Halluzinationen) können bei schweren depressiven Episoden auftreten. Typisch sind synthyme, also der depressiven Grundstimmung entsprechende Wahninhalte (z. B. Verarmungs-, Versündigungs-, hypochondrischer, nihilistischer oder Beziehungswahn) und anklagende akustische Halluzinationen.
- **Suizidalität:** 15 % der Patienten mit schwerer depressiver Episode begehen Suizid, 40–80 % der depressiven Patienten haben Suizidgedanken.
- **depressive Pseudodemenz** (v. a. bei schwerer Depression): Die kognitiven Leistungen erscheinen während der depressiven Episode reduziert, bessern sich aber mit Rückbildung der depressiven Symptome wieder. Im Vordergrund stehen – im Gegensatz zur Demenz – nicht Gedächtnisstörungen, sondern eine psychomotorische Antriebsminderung sowie Aufmerksamkeits- und Konzentrationsstörungen: Depressive Patienten können ihre Gedächtnisprobleme recht präzise beschreiben (Demenzpatienten bagatellisieren ihre nachlassende Hirnfunktion eher), ihre Leistungen in der Testsituation sind meist schlechter als im Alltag.

Häufige **Komorbiditäten** sind Alkohol-, Drogen- und Medikamentenmissbrauch, Angst-, Zwangs-, somatoforme und Essstörungen.

3.2.5 Diagnostik

Hilfreich bei der Diagnosestellung sind standardisierte Eigen- (z. B. Beck-Depressions-Inventar) und Fremdbeurteilungsskalen (z. B. Depressions-Fremdbeurteilungsskala nach Hamilton). Um die Diagnose einer depressiven Episode nach ICD-10 stellen zu können, müssen die folgenden Symptome **mindestens 2 Wochen** über die meiste Zeit des Tages vorhanden sein (Schweregradeinteilung s. **Tab. 3.1**):

Tab. 3.1 Schweregradeinteilung der depressiven Episode

Episode	Kriterien	Zusatz
leicht	2 Haupt- + 2 Zusatzsymptome (Weiterführung „normaler" Aufgaben in Alltag und Beruf möglich)	± vegetative Symptome
mittel	2 Haupt- + 3–4 Zusatzsymptome (Ausführung alltäglicher Aufgaben unter erheblichen Mühen möglich)	
schwer	3 Haupt- + 1–6 Zusatzsymptome (Aufrechterhaltung von Beruf, alltäglichen Aufgaben und sozialem Leben nicht möglich, häufig Suizidgedanken, Gefühl der inneren Lähmung oder ausgeprägte Unruhe und Anspannung)	fast immer vegetative Symptome ± psychotische Symptome

- **Hauptsymptome:**
  - depressive Stimmung
  - Interesse- und/oder Freudlosigkeit
  - Antriebshemmung und -armut oder psychomotorische Unruhe
- **Zusatzsymptome:**
  - Konzentrations- und Aufmerksamkeitsstörungen
  - negative, pessimistische Zukunftsgedanken
  - Verminderung von Selbstwertgefühl und Selbstvertrauen
  - Schuldgefühle, Gefühl der Wertlosigkeit
  - „somatisches Syndrom" mit Schlafstörungen, Appetit-, Gewichts-, Interessens- und Libidoverlust, Morgentief der Stimmung
  - Gedanken an Tod bis hin zu Suizidversuch.

3.2.6 Sonderformen der Depression

Atypische Depression: Charakteristisch sind **somatische Symptome**, die denen der „typischen Depression" quasi entgegengesetzt sind, z.B. Appetitsteigerung (Craving nach Kohlenhydraten) mit Gewichtszunahme, vermehrtes Schlafbedürfnis und Abendtief der Stimmung. Die Patienten klagen häufig über eine bleierne Schwere der Glieder und sind leicht kränkbar (neurotische Komponente). Therapeutisch sprechen diese Patienten besonders gut auf **SSRI** an.

Saisonale Depression: Typisch sind rezidivierende depressive Episoden im **Spätherbst** und **Winter**. Ein **Bipolar-II-Verlaufstyp** [S. B1030] mit Winterdepression und hypomaner Nachschwankung im Frühjahr ist häufig. Die somatischen Symptome entsprechen einer atypischen Depression (Hypersomnie, Abendtief, Gewichtszunahme). Besonders aussichtsreich ist eine **Lichttherapie** [S. B1016].

Wiederkehrende kurze Depression: Klinisch imponieren **intensive und klinisch relevante Verstimmungsphasen**, die kürzer als 2 Wochen dauern, sonst aber alle Kriterien einer depressiven Episode erfüllen. Für die Diagnosestellung müssen die depressiven Symptome innerhalb von 1 Jahr mindestens **1× pro Monat** auftreten und **für 2–4 Tage** anhalten. Bis zu 5% aller Patienten in hausärztlichen Praxen sollen an dieser Depressionsform leiden.

Lavierte (somatisierte) Depression: Im Vordergrund der Symptomatik stehen **vegetative Störungen** und funktionelle Organbeschwerden.

3.2.7 Differenzialdiagnosen

MERKE Die Depression unterscheidet sich von der gewöhnlichen Traurigkeit durch einen qualitativ besonderen („leibnahen vitalen") Charakter der veränderten Stimmung.

- **somatische Erkrankungen:**
  - endokrine Erkrankungen: z.B. Hypothyreose, Morbus Addison, Cushing-Syndrom
  - metabolische Störungen: z.B. Porphyrie, Morbus Wilson, Leber- oder Niereninsuffizienz, Diabetes mellitus, Vitamin-B_{12}-Mangel
  - ZNS-Erkrankungen: z.B. multiple Sklerose, Morbus Parkinson, Morbus Alzheimer
  - maligne Tumoren
  - chronische Infektionen
  - kardiopulmonale Erkrankungen: COPD, Schlafapnoe-Syndrom, Herzinsuffizienz
  - Kollagenosen und Vaskulitiden
- **Medikamente:** Viele Pharmaka können eine „pharmakogene Depression" auslösen, z.B. Glukokortikoide, orale Kontrazeptiva, Antihypertensiva (z.B. β-Blocker, α-Methyldopa), Zytostatika (z.B. Vincristin und Vinblastin) und Levodopa.
- normale **Trauerreaktion** nach belastenden Lebensereignissen
- **psychiatrische Erkrankungen:**
  - Angststörungen mit depressiver Begleitsymptomatik
  - Demenz: Abgrenzung v.a. bei depressiver Pseudodemenz wichtig.

3.2.8 Therapie

Die Patienten benötigen meist eine **kombinierte Psycho- und Pharmakotherapie**. Nur bei leichten depressiven Episoden und Verstimmungszuständen kann eine alleinige supportive Psychotherapie erwogen werden.

MERKE Bei schwerer Depression sind Antidepressiva immer indiziert.

Antidepressiva: Einen Überblick über die wichtigsten Wirkstoffe gibt **Tab. 3.2**, für Einzelheiten s. Pharmakologie [S. C412]. Für eine gute Compliance ist vor Therapiebeginn eine ausführliche Aufklärung über die zu erwartenden **Nebenwirkungen** und die **Wirklatenz** (Stimmungsaufhellung erst nach ca. **3 Wochen**) erforderlich: Die Nebenwirkungen setzen häufig deutlich vor der antidepressiven Wirkung ein, nehmen aber mit der Zeit ab.

Serotonin-Syndrom: Die Ursache ist ein zentraler Serotoninüberschuss, auslösend ist fast immer die **kombinierte Einnahme mehrerer serotonerger Substanzen** (v.a. SSRI, MAO-Hemmer, trizyklische Antidepressiva, Lithium, Trip-

3.2 Depression

Tab. 3.2 Wichtige Antidepressiva

Wirkstoffklassen	Substanzen	Wirkung auf die Psychomotorik	Indikationen
trizyklische Antidepressiva (TZA)	Imipramin, Clomipramin	neutral	depressive Episoden, Angst- und Schlafstörungen, Koanalgetika bei chronischen Schmerzen
	Nortriptylin	aktivierend	
	Amitriptylin, Doxepin, Trimipramin	sedierend	
tetrazyklische Antidepressiva	Maprotilin	stark sedierend	depressive Episoden
	Mianserin	stark sedierend	
selektive Serotonin-Wiederaufnahme-Inhibitoren (SSRI)	Citalopram, Fluoxetin, Paroxetin, Sertralin, Escitalopram, Fluvoxamin	antriebssteigernd	depressive Episoden, Angst- und Zwangsstörungen
MAO-Hemmer	Moclobemid (selektive, reversible Hemmung der MAO-A), Tranylcypromin (nichtselektive, irreversible Hemmung)	antriebssteigernd	atypische Depression, therapieresistente depressive Episode
atypische Antidepressiva	Mirtazapin	sedierend	depressive Episoden
	Reboxetin (selektiver Noradrenalin-Wiederaufnahme-Inhibitor = SNRI)	antriebssteigernd	
	Venlafaxin, Duloxetin (selektive Serotonin- und Noradrenalin-Wiederaufnahme-Inhibitoren = SSNRI; duale Antidepressiva) Agomelatin (Agonist sedierend an Melatoninrezeptoren und Antagonist an 5-HT$_{2C/2B}$-Rezeptoren)	antriebssteigernd	

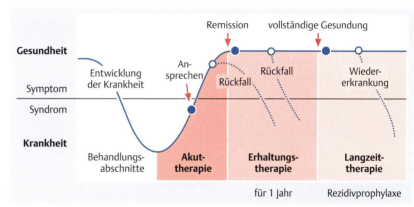

Abb. 3.4 Verlauf einer depressiven Episode unter Behandlung. (aus: Möller, Laux, Deister, Duale Reihe Psychiatrie und Psychotherapie, Thieme, 2009)

tane, Tramadol, Kokain, Amphetamine). Aus diesem Grund ist z. B. eine Ko-Medikation von SSRI und MAO-Hemmern kontraindiziert. Folgende Symptomtrias ist typisch:
- **autonom-vegetative Symptome:** Anstieg von Körpertemperatur, Blutdruck und Herzfrequenz, Schwitzen, Übelkeit, Kopfschmerzen, Diarrhö
- **neuromuskuläre Symptome:** Hyperrigidität, Hyperreflexie mit pathologischen Reflexen, Myoklonien, Tremor, tonisch-klonische Krämpfe
- **zentralnervöse Symptome:** Verwirrtheit, Bewusstseinsstörungen bis hin zum Koma, Erregungszustände, Desorientiertheit, Halluzinationen, Unruhe, Akathisie.

Nach dem **Absetzen der auslösenden Substanzen** klingen die Symptome meist innerhalb von 6–24 Stunden ab. Pharmakotherapeutisch können **Benzodiazepine**, **β-Blocker**, **Serotoninantagonisten** (z. B. Ondansetron) oder das Neuroleptikum **Chlorpromazin** verabreicht werden.

Therapiephasen: Siehe auch Abb. 3.4.
- **Akuttherapie** bis zur Remission der depressiven Symptomatik: Empfehlenswert ist eine langsam einschleichende Dosierung, um die v. a. initial auftretenden Nebenwirkungen so weit wie möglich zu vermeiden.
- **Erhaltungstherapie:** Nach Stabilisierung des psychischen Zustands sollte der in der Akuttherapie eingesetzte Wirkstoff in derselben Dosis für 4–9 Monate weitergegeben werden, um Frührezidive zu vermeiden, die sonst bei der Mehrheit der Patienten auftreten würden.
- **Rezidivprophylaxe:** Bei ≥ 2 depressiven Episoden in den letzten Jahren sollte die in der Akuttherapie verwendete Substanz in gleicher Dosierung über 2 Jahre gegeben werden. Bei suizidalen Patienten hat sich der Einsatz von Lithium bewährt (antisuizidale Wirkung). Danach ist – bei psychischer Stabilität – ein Absetzversuch möglich (**Cave:** immer langsam ausschleichen, niemals abrupt absetzen!).

Auswahl des geeigneten Antidepressivums: Wichtige Auswahlkriterien sind das spezifische **Nebenwirkungsprofil** und die **sedierenden** oder **antriebssteigernden Begleitwirkungen**.

> **MERKE** Die Auswahl der Antidepressiva richtet sich v. a. nach dem klinischen Erscheinungsbild der Depression und nach dem Nebenwirkungsprofil des Präparats.

Heute werden – v. a. im ambulanten Bereich – **bevorzugt SSRI, Venlafaxin** oder **Duloxetin** eingesetzt. Vorteilhaft im Unterschied zu den TZA sind die geringere Beeinträchtigung der kognitiven Funktionen und das Fehlen von anticholinergen oder kardiotoxischen Wirkungen (wichtig v. a. auch bei älteren Patienten!), was die Substanzen auch in Hinblick auf akzidentelle oder absichtliche (Suizid) Intoxikationen sicherer macht. Ist eine begleitende Sedierung gewünscht (z. B. bei **agitiert-unruhiger Depression** und/oder Schlafstörungen), können stark sedierende Substanzen wie Agomelatin oder Mianserin, kurzfristig (!) Benzodiazepine oder ein sedierendes TZA vom Amitriptylintyp eingesetzt werden. Bei **gehemmt-apathischer Depression** werden primär antriebssteigernde Wirkstoffe eingesetzt (SSRI, Venlafaxin, MAO-Hemmer, Nortriptylin).

> **MERKE** Da die **antriebssteigernde Wirkung vor der Stimmungsaufhellung** eintritt, ist das **Suizidrisiko** in den ersten 3 Therapiewochen **erhöht**. Vor allem im ambulanten Bereich sollte daher während dieser Phase zusätzlich ein **Benzodiazepin** gegeben werden.

Aufgrund der hohen Toxizität und der starken anticholinergen Wirkung werden **TZA** heute fast nur noch **bei schweren Depressionen** und **bei stationärer Behandlung** eingesetzt. Insbesondere bei **Wahnsymptomen** sind sie **in Kombination mit hochpotenten** (z. B. Haloperidol) oder **atypischen Neuroleptika** gut wirksam.

> **MERKE** Intoxikationen mit TZA verlaufen wegen ihrer **kardiotoxischen Wirkung** häufig **tödlich**. TZA sollen daher nicht bei akuter Suizidalität verabreicht werden!

Therapieresistenz: Relativ häufig ist eine **Pseudoresistenz** durch Einnahmefehler (mangelnde Compliance, zu niedrige Dosierung, zu kurze Therapiedauer) oder beschleunigte Metabolisierung. Sind 2 antidepressive Substanzen mit unterschiedlichem Wirkprinzip in adäquat hoher Dosierung (Bestimmung des Plasmaspiegels des Wirkstoffs) und bei adäquater Therapiedauer (d.h. 4–6 Wochen) nicht ausreichend wirksam, kann von einer **echten Therapieresistenz** ausgegangen werden. Mögliche Strategien sind (in dieser Reihenfolge) die Kombination mit Lithium (Augmentation), die Umstellung auf ein Antidepressivum mit anderem Wirkmechanismus und eine antidepressive Kombinationstherapie (mögliche Kombinationen: Mianserin oder Mirtazapin + SSRI oder TZA).

Psychotherapie:
- **kognitive Psychotherapie nach Beck:** Ziel ist die **kognitive Umstrukturierung** der bei Depressiven bestehenden negativen Denkschemata (s. o.) und das Erarbeiten alternativer Kognitionen und Verhaltensmuster.
- **Verhaltenstherapie:**
  - Psychoedukation: Aufklärung über typische Symptome, Ursachen und Erklärungsmodelle der Depression
  - Selbstbeobachtung durch Protokolle und Stimmungstagebuch
  - Problemanalyse: Verstehen der Depressionsspirale („Teufelskreis der Depression", **Abb. 3.5**)
  - Tagesplanung und Antriebsaufbau mit positiven Aktivitäten
  - Rückfallprophylaxe: Erkennen der Warnsymptome, Erarbeiten eines Krisenplans
- **problemorientierte Gesprächstherapie:** In Einzelgesprächen werden belastende Ereignisse in der Vergangenheit verarbeitet und ein besserer Umgang mit ihnen ermöglicht. Zudem werden aktuelle Probleme, die auch aus einem krankheitsbedingten Fehlverhalten resultieren können, diskutiert und Lösungen erarbeitet. Eine gute Vertrauensbasis ist absolute Voraussetzung!
- **interpersonelle Psychotherapie (IPT):** Diese Therapieform wurde von H. Sullivan und A. Meyer für die **Behandlung unipolarer Depressionen** entwickelt. Der Fokus liegt auf den zwischenmenschlichen Erfahrungen und den psychosozialen Einflüssen des Patienten im Hier und Jetzt.

Weitere biologische Therapieverfahren sind die repetitive transkranielle Magnetstimulation [S. B1017] (keine generelle Therapieempfehlung), die Schlafentzugs- [S. B1016] (wenn ein schneller antidepressiver Effekt erwünscht ist), die Licht- [S. B1016] (bei saisonaler Depression) und die Elektrokrampftherapie [S. B1016] (bei schwerer, therapieresistenter depressiver Episode).

3.3 Manie

> **DEFINITION** Manie bezeichnet eine anhaltend und situationsinadäquat gehobene Stimmung, meist ohne subjektives Krankheitsgefühl oder -einsicht, unabhängig von der Genese (primär = psychogen vs. sekundär = organisch).

Epidemiologie: Die sehr seltene unipolare Manie betrifft beide Geschlechter gleich häufig. Der Altersgipfel liegt zwischen dem 25. und 35. Lebensjahr. Nach der Imbalancehypothese besteht ein cholinerg-aminerges Ungleichgewicht mit Überwiegen des noradrenergen Systems.

Klinik: Die ICD-10 unterscheidet folgende Schweregrade der Symptomatik:

Hypomanie: Leichte Ausprägung manischer Symptome, typisch ist eine **anhaltend gehobene Stimmung**, die vom Umfeld oft als **ansteckend** und **amüsant**, aber auch übertrieben empfunden wird. Die Betroffenen fühlen sich aus-

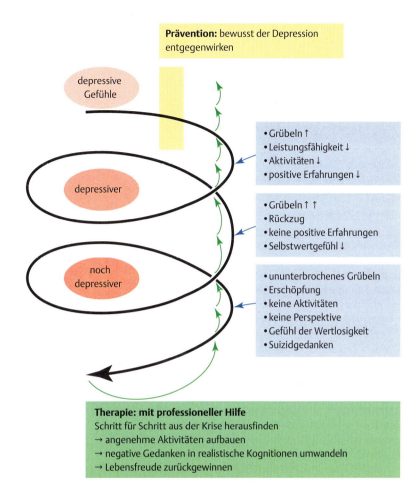

Abb. 3.5 **Depressionsspirale.** (aus: Leucht, Förstl, Kurzlehrbuch Psychiatrie und Psychotherapie, Thieme, 2012)

gesprochen wohl und leistungsfähig, sind sehr gesellig und gesprächig mit übermäßiger Vertraulichkeit gegenüber anderen. Gereizte „Durchbrüche" sind nicht selten. Das Schlafbedürfnis ist vermindert, die Libido häufig gesteigert.

Manie ohne psychotische Symptome: Charakteristisch ist eine **situationsinadäquat gehobene Stimmung**, die von der Umwelt – anders als bei der Hypomanie – meist als krankhaft und befremdlich empfunden wird. Die Patienten sind leicht irritierbar mit schnellem Wechsel zwischen Euphorie und Dysphorie, sorgloser Heiterkeit und Gereiztheit mit unkontrollierbarer Erregung, Misstrauen, **Feindseligkeit** und Aggressivität. Der Antrieb ist deutlich gesteigert, die Patienten sind hyperaktiv mit **Logorrhö**, **Bewegungs- und Tatendrang**. Aufmerksamkeits- und Konzentrationsfähigkeit sind deutlich herabgesetzt, die Wahrnehmung ist gesteigert und intensiviert. Eine typische formale Denkstörung ist die **Ideenflucht**, die subjektiv als Gedankenrasen empfunden wird. Die normale soziale Hemmung entfällt, die Patienten sind ausgesprochen distanzlos und übergriffig (z. B. sexuelle Belästigung). Durch maßlose **Selbstüberschätzung**, grenzenlosen Optimismus und Größenideen ist **leichtsinniges Verhalten** (z. B. hohe Geldausgaben) häufig. Das Schlafbedürfnis ist extrem vermindert, Libido und Potenz sind deutlich gesteigert. Die berufliche und soziale Funktionstüchtigkeit ist stark beeinträchtigt.

Krankheitseinsicht besteht selten, was das Risiko einer Eigen- (z. B. hohe Verschuldung) und **Fremdgefährdung** (aggressives Verhalten) erheblich steigert.

Manie mit psychotischen Symptomen: Zusätzlich z. B. Größen-, Verfolgungs-, Beziehungs- oder religiöser Wahn mit Sendungsbewusstsein und/oder akustische Halluzinationen (z. B. Hören der Stimme Gottes).

Diagnostik: Goldstandard zur Beurteilung manischer Zustände ist die **Young-Mania-Rating-Skala** (YMRS; Fremdbeurteilungsskala). Die **Manie-Selbstbeurteilungsskala** (MSS) ist auch bei Patienten ohne Krankheitseinsicht einsetzbar. Zur Diagnosestellung müssen die **Symptome mindestens 1 Woche lang** bestehen. Wird die Diagnose erst nachträglich gestellt, spricht man von einer ex post gestellten Verlaufsdiagnose.

Differenzialdiagnosen:
- **psychiatrische Erkrankungen:** Schizophrenie [S. B1031], schizomanische Episode im Rahmen einer schizoaffektiven Psychose [S. B1034]
- **organische Erkrankungen:** z. B. ZNS-Erkrankungen (z. B. Tumoren, multiple Sklerose), Intoxikationen (z. B. Alkohol, Glukokortikoide, L-Dopa, Sympathomimetika, Halluzinogene), endokrine Störungen (z. B. Cushing-Syndrom, Hyperthyreose).

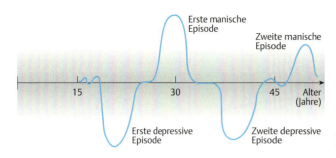

Abb. 3.6 Verlauf einer bipolaren affektiven Störung.
(aus: Laux, Möller, Memorix Psychiatrie und Psychotherapie, Thieme, 2011)

Therapie: Mittel der Wahl bei akuter Manie ist **Lithium**, aufgrund der antimanischen **Wirklatenz** von 1–2 Wochen ist häufig eine Kombination mit (atypischen) **Neuroleptika** (z. B. Risperidon, Olanzapin, Quetiapin, Asenapin) und/oder **Benzodiazepinen** notwendig. Bei Unverträglichkeit und/oder fehlendem Ansprechen können alternativ **Valproat** oder **Carbamazepin** gegeben werden. Zur Phasenprophylaxe [S. B1030].

Generell sollten akut manische Patienten gegen ungünstig stimulierende Außenreize möglichst abgeschirmt werden. Ihnen sollte einerseits Freiraum gewährt, andererseits aber die notwendigen stabilen Grenzen gesetzt werden.

Bei Versagen der Pharmakotherapie kann eine **Elektrokrampftherapie** [S. B1016] indiziert sein. In der **Rezidivprophylaxe** sollen unterstützende Maßnahmen wie **Psychoedukation** den Patienten ermöglichen, in Zukunft die Frühwarnzeichen rechtzeitig zu erkennen und gemeinsam mit Bezugspersonen ein Alarmsystem zu entwickeln, das einen erneuten Schub verhindert oder abmildert.

> **MERKE** Die fehlende Krankheitseinsicht macht häufig eine **richterliche Einweisung** nach dem **Unterbringungsgesetz** zum Schutz des Kranken und seiner Umgebung notwendig (s. Rechtsmedizin [S. C296]).

3.4 Bipolare affektive Störungen

> **DEFINITION** Störung mit mindestens 2 Episoden, in denen Aktivitätsniveau und Stimmung des Patienten deutlich gestört sind.

Die **Lebenszeitprävalenz** liegt bei 1–2 % (bipolar I: 1 %, bipolar II: 0,5 %). **Männer und Frauen sind gleich häufig betroffen.** Das durchschnittliche Alter bei Erstmanifestation beträgt 20–35 Jahre. Die **genetische Disposition** ist dominanter als bei unipolaren affektiven Störungen. **Umwelt-** und **neurobiologische Faktoren** (Alterationen zentraler Neurotransmittersysteme) beeinflussen die Krankheitsmanifestation. Die Phasen können innerhalb eines Tages wechseln, die **Phasenfrequenz** ist meist **höher** als bei der rezidivierenden depressiven Störung, **psychotische Symptome** sind häufiger. Eine begleitende **Alkohol**- und/oder **Drogenabhängigkeit** ist häufig. Die Diagnose kann nur im Krankheitsverlauf gestellt werden (ex post), d. h. nach Ablauf von mindestens einer manischen oder hypomanischen und einer depressiven Phase (**Abb. 3.6**). Im DSM-IV werden folgende Verlaufsformen unterschieden:

- **Bipolar-I-Störung:** manische und depressive Episoden
- **Bipolar-II-Störung:** hypomanische und depressive Episoden
- **Rapid Cycling** (15 % der Fälle): ≥ 4 depressive und/oder (hypo)manische Episoden innerhalb eines Jahres.

Therapie:
Akuttherapie: Die Behandlung der depressiven bzw. manischen Episoden wird im Kap. Therapie der Depression [S. B1026] bzw. bei der Therapie der Manie mit psychotischen Symptomen [S. B1030] beschrieben. Unter antidepressiver Therapie (v. a. bei TZA) kann die depressive in eine manische Episode umschlagen (**Switch**). Dieses Risiko kann durch die Gabe von **SSRI** und/oder **Mood Stabilizern** wie Lithium oder Carbamazepin gesenkt werden.

Erhaltungstherapie und Prophylaxe: Aufgrund der hohen Rezidivrate ist fast immer eine Erhaltungstherapie mit nachfolgender, zeitlich unbegrenzter Prophylaxe mit **Mood Stabilizern** (Stimmungsstabilisatoren, Phasenprophylaktika), am häufigsten **Lithium** und die Antikonvulsiva **Valproat** oder **Carbamazepin** sowie **Lamotrigin** indiziert. Alternativen sind **atypische Neuroleptika** wie Olanzapin und Quetiapin. Bei chronischer Lithiumtherapie ist eine Aufklärung über Symptome und typische Auslöser (z. B. starkes Schwitzen) einer **Lithiumintoxikation** (s. Pharmakologie [S. C416]) notwendig!

3.5 Anhaltende affektive Störungen

3.5.1 Zyklothymia

> **DEFINITION** Anhaltende, mindestens 2 Jahre bestehende (sub)depressive und hypomanische Stimmungsschwankungen, die nicht das Ausmaß einer bipolaren affektiven Störung erreichen.

Die Phasen können ineinander übergehen oder durch asymptomatische Intervalle getrennt sein. Die Störung entwickelt sich meist im 15.–25. Lebensjahr und verläuft oft **chronisch**. Männer und Frauen sind gleich häufig betroffen. Etwa 20 % der Patienten entwickeln im Verlauf eine bipolare affektive Störung. Medikamentöse Optionen sind **Lithium** (geringere Ansprechrate als bei bipolaren affektiven Störungen), **Carbamazepin** und **Valproat**.

3.5.2 Dysthymia

DEFINITION Mindestens **2 Jahre** andauernde, **leichte depressive Verstimmung**, die nicht das Ausmaß einer depressiven Episode erreicht.

Frauen sind häufiger betroffen als Männer. Die Störung beginnt häufig im **Jugendalter** und verläuft **chronisch**. Circa 20 % der Betroffenen entwickeln zusätzlich eine depressive Episode (**Double Depression**). **Therapeutisch** werden kognitive und verhaltenstherapeutische Verfahren sowie Antidepressiva (v. a. SSRI) eingesetzt.

4 Psychotische Erkrankungen

4.1 Schizophrenie

DEFINITION Kennzeichen sind grundlegende und charakteristische Störungen des Denkens, der Wahrnehmung, des Affekts und der Psychomotorik. Bewusstsein und intellektuelle Fähigkeiten sind meist nicht beeinträchtigt, allerdings können sich im Krankheitsverlauf kognitive Defizite entwickeln.

4.1.1 Epidemiologie und Ätiologie

Die Lebenszeitprävalenz beträgt ca. 1 %. Das Alter bei Erstmanifestation liegt meist bei 15–35 Jahren. Männer und Frauen sind gleich häufig betroffen, **Männer erkranken** jedoch im Durchschnitt 3–4 Jahre **früher** als Frauen. Die **Suizidrate** ist hoch (ca. 10 %). Der sozioökonomische Status der Betroffenen ist (u. a. durch das niedrige Erkrankungsalter) oft niedrig. Die **Genese** ist wahrscheinlich **multifaktoriell** (Vulnerabilitäts-Stress-Coping-Modell):
- **genetische Faktoren:** Eine genetische, wahrscheinlich polygen vererbte Prädisposition ist **eindeutig** belegt (Risikozunahme mit zunehmendem Verwandtschaftsgrad zu einem Erkrankten, z. B. ca. 7 % bei einem betroffenen Verwandten 1. Grades). Inzwischen konnten einige Chromosomenabschnitte identifiziert werden, die Risikogene tragen.
- **psychosoziale Faktoren:** Ein ungünstiges familiäres Umfeld mit hohem „**Expressed Emotions-Niveau**" soll die Manifestation einer Schizophrenie bei prädisponierten Patienten fördern und entscheidend an Verlauf und Prognose beteiligt sein. „High Expressed Emotions" bezeichnet eine gestörte familiäre Kommunikation, die u. a. durch viele „Double-Bind-Situationen" (Stellen unerfüllbarer Forderungen), Überfürsorglichkeit, Bevormundung, Entwertung, Kritik und unterschwellige Feindseligkeit gekennzeichnet ist.
- **Umweltfaktoren:** v. a. Schwangerschafts- und Geburtskomplikationen (z. B. prä- und perinatale Hirnschädigungen)
- **neurobiologische Faktoren:** komplexe Dysbalance verschiedener Neurotransmittersysteme mit Überaktivität des mesolimbischen und nigrostriatalen dopaminergen Systems
- **psychologische Faktoren:** Störungen der Informationsverarbeitung mit verminderter Filterfunktion, sodass die Patienten irrelevante und relevante Informationen nicht abgrenzen können.

Spektrumstörungen, z. B. die schizotype Störung [S. B1035], sind Störungen, die gehäuft bei Verwandten von schizophrenen Patienten auftreten.

4.1.2 Klinik

Prodromalphase

Der Erstmanifestation einer akuten Schizophrenie geht oft eine **Prodromalphase** variabler Dauer (wenige Monate bis mehrere Jahre) mit unspezifischen Symptomen voraus, die meist erst retrospektiv erkannt wird. Häufige „Vorposten-Syndrome" sind:
- **vegetative Störungen:** Schlafstörungen, Gewichtsschwankungen, Störungen der Speichel- oder Schweißdrüsensekretion, Änderungen der Herzfrequenz, Unruhe, Magen-Darm-Beschwerden
- **soziale Veränderungen:** sozialer Rückzug und Isolation, Reizbarkeit, Streitsucht
- **affektive Symptome:** Interessenverlust, depressive Züge
- **sonstige Symptome:** sinnlose, unverständliche Verhaltensweisen, generelles Misstrauen, kurzfristige Wahnvorstellungen oder Halluzinationen, Entfremdungserlebnisse, Denk-, Sprach-, Merkfähigkeits- und Konzentrationsstörungen, verminderte Belastbarkeit, Vernachlässigung der Körperhygiene.

Symptomatik der akuten Phase

Für die Definitionen der Symptome vgl. Denkstörungen [S. B1011]. Typisch ist ein **desorganisierter Sprachgebrauch** mit **formalen Denkstörungen** wie zerfahrenem, inkohärentem Denken, Gedankenabreißen und -sperrungen, Neologismen, Kontamination sowie Zerfall und Verschiebungen von Begriffen (Symbolismus und Konkretismus). Weitere Symptome sind **Wahn** (typisch: Beeinträchtigungs-, Verfolgungs- oder Vergiftungswahn, wahnhafte politische oder religiöse Berufung), **Ich-Störungen** und **Halluzinationen** (v. a. akustische Halluzinationen in Form kommentierender, dialogisierender oder imperativer Stimmen sowie optische und taktile Halluzinationen, seltener gustatorische oder olfaktorische Halluzinationen). Auch **leibliche Beeinflussungserlebnisse** und **Zönästhesien** sind häufig. Typische **Affektstörungen** bei Schi-

Tab. 4.1 Erst- und Zweitrangsymptome der Schizophrenie nach K. Schneider

	Symptome 1. Ranges	Symptome 2. Ranges
akustische Halluzinationen	kommentierende, imperative und dialogisierende Stimmen	Akoasmen
veränderte Leibesempfindungen	leibliche Beeinflussungserlebnisse mit dem Gefühl des „von außen Gemachten"	Zönästhesien
Halluzinationen auf anderen Sinnesgebieten	–	olfaktorische, optische und gustatorische Halluzinationen
Ich-Störungen	Gedankenentzug Gedankenausbreitung Gedankeneingebung	–
Wahn	Wahnwahrnehmung	Wahneinfälle einfache Eigenbeziehung

zophrenie sind Parathymie und Paramimie, läppischer Affekt, Ambivalenz sowie Affektlabilität und -verarmung. Relativ charakteristisch sind hypo- oder hyperkinetische psychomotorische Störungen (**Katatonie**).

Einteilung der Symptome nach der „Produktivität":
- **Positiv-, Plus- oder Produktivsymptome** (Halluzinationen, Wahn, Ich-Störungen, psychomotorische Erregung) sprechen meist gut auf klassische und atypische Neuroleptika an.
- **Negativ- oder Minussymptome** (Affektverflachung, Parathymie, Aufmerksamkeits- und Konzentrationsstörungen, Sprachverarmung, Antriebsmangel, Apathie, sozialer Rückzug, psychomotorische Hypokinesie) sprechen schlecht auf klassische, besser auf atypische Neuroleptika an und sind häufig für langfristige Einschränkungen der Lebensqualität verantwortlich.

Einteilung nach E. Bleuer:
- **Grundsymptome (4 „A"):** **A**ssoziationsstörungen, **A**ffektivitätsstörungen, **A**mbivalenz, **A**utismus
- **akzessorische Symptome:** Halluzinationen, Wahnideen, Gedächtnisstörungen, Störungen der Person, Störungen von Sprache und Schrift.

K. Schneider unterteilte die psychopathologischen Phänomene der Schizophrenie in **Symptome 1. und 2. Ranges** (Tab. 4.1).

Klinische Erscheinungsformen

Paranoid-halluzinatorische Schizophrenie: Diese **häufigste Unterform** manifestiert sich meist erstmals bei 30- bis 40-Jährigen. Im Vordergrund stehen **akustische Halluzinationen, Beeinflussungs- und Wahnerlebnisse**. Die Prognose ist im Vergleich zu den anderen Subtypen eher günstig.

Hebephrene (jugendliche) Schizophrenie: Im Vordergrund stehen **affektive Störungen** mit läppisch-heiterem, distanzlosem Affekt, Manierismen, formale Denkstörungen mit Zerfahrenheit und Weitschweifigkeit sowie Antriebsstörungen. Diese Form manifestiert sich meist im 15.–21. Lebensjahr. Typisch ist ein **schleichender Beginn** mit unspezifischen körperlichen Missempfindungen,

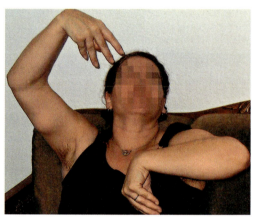

Abb. 4.1 **Patientin mit katatonem Stupor und fixierter Armhaltung.** (aus: Möller, Laux, Deister, Duale Reihe Psychiatrie und Psychotherapie, Thieme, 2009)

Leistungsknick und Beschäftigung mit Themen wie Religion, Philosophie, Esoterik und Parapsychologie. Da im Verlauf meist die Negativsymptomatik dominiert, ist die Prognose eher ungünstig.

Katatone Schizophrenie: Diese seltene Form mit relativ günstiger Prognose manifestiert sich meist im Alter von 18–25 Jahren erstmals. Charakteristisch sind psychomotorische Störungen mit Schwankungen zwischen katatonem **Stupor** und katatoner **Erregung**. Weitere häufige Symptome sind Akinese, Katalepsie (Haltungsstereotypien) mit Flexibilitas cerea, Mutismus, Manierismen, Negativismus, Befehlsautomatie, Echolalie und Echopraxie. Gefürchtet ist die lebensbedrohliche **maligne** (febrile, perniziöse) **Katatonie** mit katatonem Stupor (Abb. 4.1), Hyperthermie, muskulärer Anspannung mit Anstieg der Kreatinkinase im Serum, Elektrolyt- und Kreislaufstörungen, Exsikkose und Gefahr des Multiorganversagens. Klinisch ist sie kaum von einem malignen neuroleptischen Syndrom [S.B1033] zu unterscheiden. Therapie der Wahl ist die **Elektrokrampftherapie**.

Schizophrenia simplex: Typisch ist ein **schleichender Krankheitsbeginn** mit Vorherrschen der **Negativsymptomatik** und formalen Denkstörungen. Die Erkrankung verläuft häufig chronisch-progredient, die Prognose ist ungünstig.

Undifferenzierte Schizophrenie: Die Diagnosekriterien der Schizophrenie werden erfüllt, ohne dass die Merkmale einer der genannten Unterformen überwiegen.

Schizophrenes Residuum: Dieses chronische Stadium ist durch eine lang andauernde **Negativsymptomatik** ohne Produktivsymptome gekennzeichnet (v. a. Affektverflachung und Antriebsmangel). Die Prognose ist ungünstig, Remissionen sind aber möglich.

Postschizophrene Depression: Im Anschluss an eine schizophrene Phase kann sich eine **depressive Episode** entwickeln. Definitionsgemäß sind einige schizophrene Symptome noch vorhanden, die Depression dominiert jedoch das klinische Bild. Aufgrund des deutlich erhöhten **Suizidrisikos** ist die Prognose ungünstig.

4.1.3 Diagnostik

Der ICD-10 hat die wichtigsten Symptome der Schizophrenie in 8 Gruppen mit diagnostischer Bedeutung und häufig gemeinsamem Auftreten unterteilt. Die Diagnose kann gestellt werden, wenn ≥ 1 Symptom aus den Gruppen 1–4 oder ≥ 2 Symptome aus den Gruppen 5–8 über einen Zeitraum von mindestens 1 Monat fast ständig auftreten und keine erklärenden organischen und substanzinduzierten Störungen vorliegen:

- **Gruppe 1:** Ich-Störungen mit Gedankenlautwerden, -eingebung, -entzug oder -ausbreitung
- **Gruppe 2:** Kontroll- und Beeinflussungswahn, Wahnwahrnehmungen, leibliche Beeinflussungserlebnisse mit dem Gefühl des „von außen Gemachten" in Bezug auf Körper- oder Gliederbewegungen, Gedanken, Tätigkeiten oder Empfindungen
- **Gruppe 3:** akustische Halluzination in Form kommentierender, imperativer oder dialogischer Stimmen
- **Gruppe 4:** anhaltender, kulturell unangemessener oder völlig unrealistischer Wahn
- **Gruppe 5:** anhaltende Halluzinationen jeder Sinnesmodalität
- **Gruppe 6:** formale Denkstörungen wie Gedankenabreißen, Zerfahrenheit, Vorbeireden, Begriffsverschiebungen, Neologismen und Begriffszerfall
- **Gruppe 7:** katatone Symptome
- **Gruppe 8:** schizophrene Negativsymptome.

Bei **Erstmanifestation** sollten eine komplette körperliche und neurologische Untersuchung, ein Blutbild mit Differenzialblutbild, ein Drogen-Screening und eine Bildgebung des Gehirns (CT/MRT) durchgeführt und CRP, Leber- und Nierenwerte sowie TSH bestimmt werden.

Die Bildgebung zeigt bei Schizophrenie häufig ein **erweitertes Ventrikelsystem**. In den limbischen Regionen des Temporallappens ist die graue Substanz vermindert. Mit PET bzw. SPECT ist oft eine **relative frontale Funktionsminderung** („Hypofrontalität") nachweisbar.

Differenzialdiagnosen:
- **organische Psychosen** (z. B. Temporallappenepilepsie): Etwa 5 % aller akuten schizophreniformen Psychosen sind durch organische Gehirnerkrankungen ausgelöst.
- **andere psychotische Störungen:** schizotype, induzierte oder anhaltende wahnhafte, vorübergehende psychotische oder schizoaffektive Störung
- **substanzinduzierte psychische Störungen**
- **paranoide und schizoide Persönlichkeitsstörungen**.

4.1.4 Therapie

Die Kombination aus Pharmako- und Psychotherapie soll die Symptome unterdrücken und den Patienten damit eine weitgehend freie, selbstbestimmte Lebensführung ermöglichen.

Neuroleptika (Antipsychotika) wirken vorwiegend über eine **Blockade zentraler Dopaminrezeptoren** antipsychotisch. Bei 80 % der Patienten bilden sich die psychotischen Symptome unter medikamentöser Therapie vollständig zurück, ca. 20 % sprechen unzureichend an. Nach dem Auftreten extrapyramidal-motorischer Störungen werden folgende Gruppen unterschieden (Näheres s. Pharmakologie [S. C409]):

- **Typische Neuroleptika** wirken v. a. über eine Blockade der Dopamin-D_2-Rezeptoren im mesokortikalen und mesolimbischen System und verringern besonders gut die **schizophrene Positivsymptomatik** (s. o.). Nach der antipsychotischen Potenz, die mit dem Auftreten extrapyramidal-motorischer Störungen korreliert, werden unterschieden:
  - **hochpotente Neuroleptika** (z. B. Haloperidol, Fluphenazin) mit starker antipsychotischer, aber geringer vegetativer Wirkung
  - **niedrigpotente Neuroleptika** (z. B. Phenothiazine wie Levomepromazin) mit schwacher antipsychotischer, aber starker sedierender und anticholinerger Wirkung
- **Atypische Neuroleptika** (z. B. Risperidon, Olanzapin, Quetiapin, Clozapin) haben kaum extrapyramidale Nebenwirkungen und wirken besser auf schizophrene Negativsymptome. Das Rezeptor- und damit auch das Nebenwirkungsspektrum sind sehr heterogen.

Malignes neuroleptisches Syndrom: Diese sehr seltene, aber lebensbedrohliche Komplikation der Neuroleptikatherapie tritt am häufigsten **in den ersten beiden Wochen nach Therapiebeginn oder nach Dosissteigerung** auf. Das Risiko ist bei **hochpotenten typischen Neuroleptika** höher als bei Atypika. Typische Symptome sind **hohes Fieber, Kreislaufdysregulation** mit Tachykardie und instabilem Blutdruck, **Bewusstseinsstörungen** bis hin zu Koma, **Stupor** und **Rigor**. Die Serumkonzentrationen von CK, AP, GOT, GPT, Myoglobin und Leukozyten sind **erhöht**. Unbehandelt versterben bis zu 20 % der Patienten. Die Neuroleptika werden **umgehend abgesetzt** und ihre Wirkung durch Gabe des Dopamin-D_2-Agonisten **Bromocriptin** oder des Muskelrelaxans **Dantrolen** antagonisiert. Eine **Elektrokrampfbehandlung** kann u. U. lebensrettend sein.

Therapiephasen und Substanzauswahl:
Akut- und Erhaltungstherapie: Heute gelten **Atypika** aufgrund ihrer deutlich besseren Verträglichkeit als **Medikamente der Wahl**, insbesondere bei **Negativsymptomen**, da klassische Neuroleptika hier schlecht wirken. Bei akuter psychotischer Symptomatik sollte immer eine neuroleptische **Monotherapie** versucht werden. Meist wird dabei mit einer **niedrigen Dosierung** begonnen und bis zum Erreichen des therapeutischen Effekts **einschleichend** aufdosiert. Bei hochakuten psychotischen Zuständen wird sofort hoch dosiert, häufig intramuskulär therapiert und die Dosis nach Besserung der Symptome schrittweise reduziert. Das Ziel ist es, die niedrigst mögliche Dosierung zu erreichen, die zuverlässig gegen produktive und negative Symptome wirkt. Bei starker **psychomotorischer Erregung** werden begleitend **niedrigpotente Neuroleptika** mit sedierender Komponente oder **Benzodiazepine** gegeben. Meist remittiert die Symptomatik innerhalb von 4–8 Wochen. Bei fehlendem oder **unzureichendem Ansprechen** sollte zunächst auf ein anderes atypisches Neuroleptikum umgestellt werden (wegen des hohen Agranulozytoserisikos nach Möglichkeit nicht Clozapin). Die wirksame Substanz sollte bei Ersterkrankung nach Abklingen der Akutsymptomatik in gleicher Dosierung für weitere **12 Monate** zur **Remissionserhaltung** gegeben werden. Anschließend kann über mehrere Wochen unter genauer Beobachtung ausgeschlichen werden.

Rezidivprophylaxe: Nach einem ersten Rezidiv ist für 2–5 Jahre, nach mehreren Rezidiven ggf. langjährig eine Rezidivprophylaxe indiziert. Bei atypischen Neuroleptika (z. B. Risperidon, Olanzapin) wird die **Dosierung** der Akut- bzw. Erhaltungstherapie beibehalten, bei typischen Neuroleptika sollte sie unter Beobachtung der Symptomatik vorsichtig reduziert werden. Für die Langzeittherapie stehen zur Complianceförderung **Depotpräparate** mit einer Wirkdauer von 2–4 Wochen zur Verfügung.

Elektrokrampftherapie [S. B1016]: Indikationen sind katatoner Stupor und maligne Katatonie, das maligne neuroleptische Syndrom (selten) und ein Versagen der Neuroleptikatherapie (Ultima Ratio).

Psycho- und soziotherapeutische Interventionen werden v. a. in der Erhaltungstherapie und Rezidivprophylaxe eingesetzt. **Psychotherapeutisch** haben sich die kognitive Therapie, die Entwicklung von Bewältigungsstrategien und die soziale Kompetenzförderung etabliert. Wichtig ist eine ausführliche Psychoedukation, um das Erkennen von und das Reagieren auf Prodromalsymptome sowie die Compliance hinsichtlich der oft lebenslangen Pharmakotherapie zu fördern. Die **Soziotherapie** umfasst eine positive Milieugestaltung, das Trainieren lebenspraktischer Fähigkeiten sowie die soziale und berufliche Reintegration.

4.1.5 Verlauf

Bei ca. 40 % der Patienten verläuft die Schizophrenie schubweise **rezidivierend** mit vollständigen Remissionen zwischen den produktiven Phasen. In 20–30 % der Fälle ist der Verlauf **kontinuierlich** (chronisch) oder **progredient mit schizophrenem Residualzustand** (s. o.) zwischen den produktiven Phasen. 10–20 % der Betroffenen erleiden nur einen einzigen oder wenige **Krankheitsschübe**. Tab. 4.2 zeigt wichtige prognostische Faktoren.

Tab. 4.2 Prognosefaktoren bei Schizophrenie

	günstige Faktoren	ungünstige Faktoren
Krankheitsbeginn	akut, kurze Dauer der Akutsymptomatik	schleichend
Erstsymptomatik	paranoid oder katatorn	hebephren, Negativsymptomatik
Familienanamnese für Schizophrenie	–	+
Komorbidität: Suchterkrankungen, Intelligenzminderung	–	+
Sozialstatus	hoch	niedrig
prämorbide Sozialsituation	kontaktfähiger, sozial eingebundener Patient	keine festen sozialen Beziehungen
Alter bei der Erstmanifestation	mittleres Erwachsenenalter	jugendlich
Geschlecht	weiblich	männlich

4.2 Weitere psychotische Erkrankungen

4.2.1 Schizoaffektive Störung

Synonym: schizoaffektive Psychose

> **DEFINITION** Episodisch-polyphasisch verlaufende Störung mit gleichzeitigem Bestehen von schizophrenen und affektiven Symptomen während > 50 % der Dauer einer Phase.

Das Geschlechterverhältnis ist ausgeglichen. Abhängig von der affektiven Komponente werden ein **schizomanischer**, ein **schizodepressiver** und ein **gemischter** (bipolarer) **Typ** unterschieden. Wichtige **Differenzialdiagnosen sind wahnhafte Depression**, Manie bzw. bipolare affektive Störung und Schizophrenie mit depressiven bzw. manischen Symptomen. Etwa 10–20 % der nach traditionellen Kriterien als Schizophrenie oder affektive Störung diagnostizierten Erkrankungen sind den schizoaffektiven Störungen zuzuordnen. In der **Akutbehandlung** werden bei manischer Symptomatik Neuroleptika, evtl. in Kombination mit Lithium oder Carbamazepin (2. Wahl) bzw. Valproat eingesetzt. Der schizodepressive Typ wird mit Neuroleptika in Kombination mit SSRI behandelt. In der **Langzeittherapie** sind Neuroleptika meist ausreichend. Überwiegen die affektiven Symptome, werden zusätzlich Lithium oder Carbamazepin bzw. Valproat verabreicht. Die **Prognose** der schizoaffektiven Störung ist **besser** als die der Schizophrenie.

4.2.2 Schizotype Störung

DEFINITION Exzentrisches Verhalten und schizophrenieähnliche Veränderungen der Wahrnehmung, des Denkens und der Stimmung ohne eindeutige schizophrene Symptome.

Die schizotype Störung gehört zu den **Spektrumstörungen** [S. B1031]. Typische **Symptome** sind sozialer Rückzug, inadäquate Affekte, seltsame Glaubensinhalte, Misstrauen, paranoide Ideen, Körpergefühlsstörungen, Depersonalisationserleben, ein „vages" Denken und Sprechen und (selten) Halluzinationen. Die Störung verläuft **chronisch** mit wechselnder Intensität, ähnlich wie Persönlichkeitsstörungen [S. B1056]. **Therapeutisch** hilfreich sind Neuroleptika in niedriger Dosierung und supportive Maßnahmen wie das Training sozialer Fähigkeiten. Circa 10 % der Patienten entwickeln im Verlauf eine Schizophrenie.

4.2.3 Anhaltende wahnhafte Störungen

DEFINITION Mindestens 3 Monate lang bestehender Wahn (bzw. Wahnsystem), der sich auf die eigene Person bezieht.

Die Überzeugung der Patienten steht im Widerspruch zur Wirklichkeit und zur Überzeugung der Mitmenschen. Andere schizophrene Symptome wie Halluzinationen und Ich-Störungen fehlen. Die Störungen verlaufen **chronisch**. Da **keine Krankheitseinsicht** besteht und die Symptomatik meist schlecht auf Neuroleptika anspricht, ist die **Therapie sehr schwierig**.

Induzierter Wahn (Folie à deux): Bei dieser Sonderform der anhaltenden wahnhaften Störung teilen 2 oder mehr Menschen mit emotionaler Bindung einen gemeinsamen Wahn. Nur eine Person leidet an einer echten psychotischen Störung, induziert aber die Wahnvorstellungen auch bei der anderen Person (häufig abhängige Persönlichkeiten), bei der die Symptomatik meist nach der Trennung vom eigentlich Erkrankten verschwindet.

4.2.4 Akute vorübergehende psychotische Störungen

DEFINITION Akutes Auftreten psychotischer Symptome innerhalb von 2 Wochen nach einer akuten Belastung (z. B. Trauerfall, Partnerverlust, Kriegshandlungen) und typischerweise folgenloses Abklingen der Symptome innerhalb von 2 weiteren Wochen.

Folgende Formen werden unterschieden:
- **akute polymorphe psychotische Störung** mit oder ohne schizophrene Symptome: Aufgewühltheit, rasche Wechsel von Emotionalität und Stimmung, Ratlosigkeit, Wahn oder Halluzinationen
- **akute schizophreniforme psychotische Störung**: relativ stabile Schizophrenie-typische Symptome, die aber **< 1 Monat** bestehen bleiben.

Verlauf und Prognose dieser Störungen sind günstig, ein Übergang in eine Schizophrenie ist selten. Bei eigen- oder fremdgefährdendem Verhalten ist eine kurzfristige neuroleptische Therapie indiziert. Eine Langzeitbehandlung ist nicht erforderlich.

5 Organisch bedingte psychische Störungen

5.1 Grundlagen

Diese Störungen sind die Folge objektivierbarer zerebraler Funktionsstörungen oder Schädigungen (s. u.), die **primär** durch pathologische Prozesse direkt im Gehirn (degenerative, vaskuläre, traumatische, entzündliche Schädigungen, Raumforderungen) oder im Rahmen systemischer Erkrankungen entstehen, die **sekundär** das Gehirn miteinbeziehen. Nach den vorherrschenden **Leitsymptomen** werden folgende Gruppen unterschieden:
- **Beeinträchtigung kognitiver Funktionen:** Demenz, amnestisches Syndrom
- **Beeinträchtigung von Wahrnehmung, Denken, Affekt und Verhalten:** Delir, organische Halluzinose und die in Tab. 5.2 genannten Erkrankungen.

Zu den organischen Erkrankungen, die psychische Störungen auslösen können, zählen:
- **zerebrale Erkrankungen:** Epilepsie (v. a. Temporallappenepilepsie), intrazerebrale Raumforderungen, Herpes-simplex-Enzephalitis (Temporallappenenzephalitis), multiple Sklerose, Schädel-Hirn-Trauma, Neurolues
- **endokrine Erkrankungen:** Hypo- oder Hyperthyreose, Hyperparathyreoidismus, Morbus Addison, Cushing-Syndrom
- **Stoffwechselerkrankungen:** urämische oder hepatische Enzephalopathie, Diabetes mellitus, Hypoglykämie, akute intermittierende Porphyrie, Vitamin-B_{12}-Mangel, Morbus Wilson
- **Herz-Kreislauf- und Lungenerkrankungen:** z. B. Kardiomyopathie, COPD, Schlafapnoe-Syndrom
- **Infektionserkrankungen:** z. B. Typhus, Pneumonien, Sepsis
- **Kollagenosen:** v. a. SLE
- **Karzinoid**
- **Medikamentennebenwirkung:** z. B. anticholinerge Substanzen, Anti-Parkinson-Mittel
- **Suchtstoffe:** Alkohol, psychotrope Substanzen.

5.2 Krankheitsbilder

5.2.1 Demenz

Siehe Neurologie [S. B937].

5.2.2 Organisches amnestisches Syndrom

> **DEFINITION** Isolierte antero- oder retrograde Amnesie, die akut nach einem schädigenden Ereignis (z. B. Schädel-Hirn-Trauma) oder schleichend im Rahmen einer chronischen Erkrankung (z. B. Hirntumor, Mangelernährung) auftritt.

Ursächlich sind v. a. Schädigungen mediotemporaler und/oder dienzephaler Strukturen, da hier wichtige Gedächtnisfunktionen generiert werden:

- **neurologische Ursachen:** Schädel-Hirn-Trauma, zerebrovaskuläre Erkrankungen, Hirntumoren, Epilepsie, Herpes-simplex-Enzephalitis, multiple Sklerose, transiente globale Amnesie
- **Medikamente/Drogen:** Benzodiazepine und andere Sedativa, Alkohol und andere Neurotoxine
- **weitere Ursachen:** Korsakow-Syndrom, Hypoglykämie, Hypoxie, Mangelernährung, Anästhesiezwischenfälle, CO-Vergiftungen, Z. n. Elektrokrampftherapie, Hypophyseninsuffizienz.

Gestört sind das **Kurz- und Langzeitgedächtnis**. Bei starker Ausprägung können die Patienten ihre **zeitliche und örtliche Orientierung verlieren** und den **normalen Alltag nicht** mehr allein **bewältigen**. Sie wirken verunsichert, apathisch oder agitiert und zeigen häufig ein übertrieben freundliches und angepasstes Verhalten. Die Gedächtnislücken werden oft durch frei erfundene „Erinnerungen" gefüllt (**Konfabulationen**). Dauer und Verlauf sind äußerst variabel. **Differenzialdiagnostisch** müssen v. a. das Delir (zusätzlich Störungen von Bewusstsein und Immediatgedächtnis) und die Demenz (zusätzlich weitere kognitive Einbußen) ausgeschlossen werden. Therapeutisch steht die **Behandlung der Grunderkrankung** im Vordergrund. Die Amnesie kann nach dem Beheben der Ursache vollständig reversibel sein oder aber auch irreversibel chronifizieren.

5.2.3 Delir

> **DEFINITION** Akute, reversible psychische Störung mit Bewusstseinsstörungen als Folge einer Vielzahl von Erkrankungen und Schädigungen.

Epidemiologie: Delirante Zustände sind die häufigsten Verhaltensauffälligkeiten, die in Allgemeinkrankenhäusern auf nichtpsychiatrischen Abteilungen diagnostiziert werden. 10–20 % aller stationär behandelten Patienten entwickeln im Verlauf ihres Krankenhausaufenthaltes ein delirantes Syndrom. Besonders gefährdet sind Patienten **nach Operationen** (insbesondere nach Thorax- oder Herzoperationen).

Ätiopathogenese: Die Ursachen sind sehr unterschiedlich, eine **multifaktorielle Genese** ist häufig:

- **ZNS-Erkrankungen:** Demenz, zerebrovaskuläre Erkrankungen, Schädel-Hirn-Traumata, Hirnblutungen, Epilepsie, ZNS-Infektionen, Hirntumoren
- **Medikamentenintoxikationen:** v. a. anticholinerge Substanzen (Antidepressiva, Neuroleptika), L-Dopa
- **psychotrope Substanzen (Intoxikation oder Entzug):** Alkohol (Delirium tremens [S. B1042]), Drogen, Benzodiazepine
- **Stoffwechselstörungen:** Hypo- und Hyperglykämie, hepatische Enzephalopathie, Urämie, Korsakow-Syndrom
- **kardiopulmonale Erkrankungen:** Myokardinfarkt, Herzrhythmusstörungen, Schock, Pneumonie, respiratorische Insuffizienz
- **weitere Ursachen:** Endokrinopathien, Hypoxie, Flüssigkeitsmangel, Exsikkose, hohes Fieber, Harnwegsinfekte, Sepsis, postoperativer Zustand.

Pathogenetisch werden ein zentrales cholinerges Defizit und ein Überschuss an Monoaminen (Dopamin, Noradrenalin, Serotonin) für die Entwicklung eines Delirs verantwortlich gemacht. Die **wichtigsten Risikofaktoren** sind hohes Alter, Diabetes mellitus, Hirnschädigungen, Tumoren, Mangelernährung und Z. n. Delir.

Klinik: Die Symptome entwickeln sich meist **akut** innerhalb von Stunden bis wenigen Tagen. Häufige **Prodromalsymptome** sind Unruhe und Angst. Das **Leitsymptom** des voll ausgeprägten Delirs sind qualitative und/oder quantitative **Bewusstseinsstörungen**. Häufig sind auch **Störungen der Wahrnehmung** (v. a. optische Halluzinationen, Illusionen), der **Aufmerksamkeit** und der **Auffassung**, des **Schlaf-Wach-Rhythmus** (häufig Nachtaktivität), des **Intermediat- und Kurzzeitgedächtnisses** (Langzeitgedächtnis relativ intakt), des **abstrakten Denkens**, der **Psychomotorik** (Reduktion, Steigerung oder Mischformen) und des **Affekts** (Depression, Angst, Reizbarkeit, Euphorie, Apathie, staunende Ratlosigkeit) sowie **Desorientierung** bezüglich Raum und Zeit, **inkohärente Sprache**, **psychomotorische Unruhe** (typisch: nestelnde Bewegungen) und **vegetative Begleitsymptome** wie Tachykardie, Schwitzen, Übelkeit und Erbrechen. Die Reaktionsgeschwindigkeit ist verlangsamt, trance- und traumartige Zustände sind relativ häufig. Typischerweise **fluktuieren die Symptome** im **Tagesverlauf**.

Differenzialdiagnosen: s. Tab. 5.1

Therapie: Die Patienten sind durch lebensbedrohliche vegetative Entgleisungen gefährdet. Aufgrund der hohen Mortalität ist immer eine **stationäre Therapie** unter **kontinuierlicher Überwachung der Vitalfunktionen** indiziert. Am wichtigsten ist die Behandlung des Auslösers (z. B. Physostigmin bei anticholinergem Delir): Wird die Ursache behoben, bilden sich die Symptome zurück. Symptomatisch wird bei Halluzinationen, Wahn, Erregung und Aggressivität **Haloperidol** p. o. oder i. m. (Cave: Absenkung der Krampfschwelle!) oder ein **atypisches Neuroleptikum** p. o., evtl. in Kombination mit einem **Benzodiazepin**

verabreicht. Krampfanfälle werden bevorzugt mit Diazepam oder Clonazepam behandelt. Bei Schlafstörungen sind **kurzwirksame Benzodiazepine** oder **niederpotente Neuroleptika** (bei älteren Patienten) ohne anticholinerge Nebenwirkungen (z. B. Melperon) indiziert.

> **MERKE** Anticholinerge Substanzen müssen vermieden werden, da sie die Symptomatik verschlechtern können.

5.2.4 Organische Halluzinose

Das Leitsymptom sind **wiederkehrende** oder **persistierende Halluzinationen** auf einem Sinnesgebiet (v. a. akustisch oder optisch). Wahnideen sind möglich, Bewusstsein und Affekt sind typischerweise nicht gestört. Die **Qualität** der **Halluzination** hängt vom **Schädigungsort** im Gehirn ab: Akustische und gustatorische Halluzinationen entstehen bei Läsionen im Bereich des Temporallappens, taktile bzw. optische Halluzinationen bei Schädigungen des Parietal- bzw. Okzipitallappens. Die häufigsten **Ursachen** sind:

- Alkoholhalluzinose [S. B1041] bei chronischem Alkoholismus (am häufigsten)
- Halluzinogenabusus
- okzipitale oder temporale Hirntumoren
- sensorische Deprivation (z. B. Taub- oder Blindheit)
- Medikamente (z. .B. Glukokortikoide, L-Thyroxin, Anti-Parkinson-Medikamente).

Therapeutisch steht die **Behandlung der Grunderkrankung** im Vordergrund, u. U. können Neuroleptika die Symptomatik abschwächen. Persistieren die Symptome > 6 Monate, ist die Prognose meist ungünstig.

5.2.5 Weitere organisch bedingte psychische Störungen

Siehe Tab. 5.2

Tab. 5.1 Differenzialdiagnostik von Delir, Demenz und Depression

	Delir	Demenz	Depression
psychiatrische Vorgeschichte	unauffällig	unauffällig	unauffällig oder bekannte depressive Episoden
Beginn	innerhalb von Stunden oder Tagen	innerhalb von Jahren	innerhalb von Wochen oder Monaten
Verlauf	fluktuierend, nachts schlechter	kontinuierlich	„Morgentief"
Bewusstsein	getrübt	klar	klar
Aufmerksamkeit	eingeschränkt	normal bis eingeschränkt	normal
Orientierung	gestört	gestört	erhalten
Halluzinationen	häufig (optisch)	selten	selten
Wahnvorstellungen	häufig	gelegentlich	gelegentlich
Psychomotorik	reduziert oder gesteigert	normal	reduziert
Schlaf-Wach-Rhythmus	gestört	normal	gestört
EEG	verändert	verändert	normal

Tab. 5.2 Organisch bedingte (sekundäre) psychische Störungen

	Charakteristika	Ätiologie (Auswahl)
organische katatone Störung	verminderte oder gesteigerte psychomotorische Aktivität (evtl. im Wechsel), Haltungsstereotypien	Enzephalitis, CO-Vergiftung, hepatische und urämische Enzephalopathie
organische wahnhafte (schizophreniforme) **Störung**	anhaltende oder rezidivierende Wahnideen, evtl. Halluzinationen und formale Denkstörungen, keine Störungen von Bewusstsein und Kognition	Alkohol-, Drogen- und Medikamentenabusus, Hirntumoren, Temporallappenepilepsie, ZNS-Infektionen, progressive Paralyse, Morbus Wilson
organische affektive Störungen	Veränderungen von Affekt und Antrieb, die so ausgeprägt sind, dass sie die Definitionskriterien einer depressiven bzw. manischen Phase erfüllen	Morbus Cushing, Hypothyreose, Hirntumoren, Enzephalitiden, Epilepsie, Pankreaskarzinom, progressive Paralyse
organische Angststörung	generalisierte Angst- und/oder Panikstörung, Phobie	Kardiomyopathien, Morbus Parkinson, COPD, Hyperthyreose, Phäochromozytom, Sjögren-Syndrom
organische dissoziative Störung	teilweiser oder völliger Verlust der normalen Integration von Erinnerungen an die Vergangenheit, des Identitätsbewusstseins, der unmittelbaren Wahrnehmungen und/oder der Kontrolle von Körperbewegungen	selten, keine Angaben über typische organische Auslöser
organische emotional labile Störung	Affektdurchlässigkeit oder -labilität, erhöhte Ermüdbarkeit, vielfältige körperliche Missempfindungen (z. B. Schwindel) und Schmerzen	zerebrovaskuläre Erkrankungen, multiple Sklerose, Hypertonie, SLE
leichte kognitive Störung	Gedächtnisstörungen, Lernschwierigkeiten, verminderte Konzentrationsfähigkeit (kein Symptom ist schwerwiegend genug, um eine Demenz oder ein Delir zu diagnostizieren)	viele zerebrale und systemische Infektionen oder andere körperliche Krankheiten
organische Persönlichkeitsstörung	persistierende Veränderung früher charakteristischer Persönlichkeitszüge, Verlust der Impulskontrolle	Schädel-Hirn-Trauma, lang andauernde Epilepsie, multiple Sklerose, Neurolues

6 Sucht und Abhängigkeit

6.1 Grundlagen

Hier werden stoffgebundene Abhängigkeiten besprochen, nichtstoffgebundene Abhängigkeiten (z. B. Spielsucht) werden im ICD-10 als Störungen der Impulskontrolle [S. B1058] bezeichnet. Der Begriff „Sucht" wird heute zunehmend durch den Begriff „**Abhängigkeit**" ersetzt.

Abhängigkeitskriterien: Abhängigkeit von einem Suchtstoff besteht entsprechend den ICD-10-Kriterien, wenn innerhalb des **letzten Jahres ≥ 3** der folgenden **Symptome** gleichzeitig erfüllt waren:
- **starkes, zwanghaftes Verlangen** nach dem Suchtstoff
- **Kontrollverlust:** verminderte Kontrolle bezüglich Beginn, Beendigung und Menge des Substanzkonsums
- **körperliche Entzugssymptome** beim Absetzen des Suchtstoffs (abhängig von der konsumierten Substanz)
- **Toleranzentwicklung** (Steigerung der konsumierten Menge im Verlauf der Abhängigkeit, um die gleichen Effekte zu erreichen): v. a. bei zentral dämpfenden Mitteln (Alkohol, Benzodiazepine, Barbiturate, Opioide)
- **fortschreitende Vernachlässigung anderer Interessen** (z. B. Familie, Freundeskreis, Arbeit) zugunsten des Suchtstoffs
- **anhaltender Konsum** trotz nachweislich schädlicher Folgen.

> **DEFINITION**
> - **Polytoxikomanie** (multipler Substanzgebrauch): gleichzeitige Abhängigkeit von ≥ 2 psychotrop wirkenden Substanzen über mindestens 6 Monate (z. B. Alkohol + Nikotin)
> - **Missbrauch** (schädlicher Gebrauch): gesundheitsschädigendes Konsumverhalten, das zu objektivierbaren körperlichen oder psychischen Problemen führt, ohne dass die Abhängigkeitskriterien erfüllt werden.

Psychische und physische Abhängigkeit: Psychische Abhängigkeit bezeichnet das starke, unwiderstehliche Verlangen nach der Substanz („**Craving**"), die physische Abhängigkeit das Auftreten eines **Entzugssyndroms** nach dem Absetzen des Suchtstoffs. Das Ausmaß der psychischen und körperlichen Abhängigkeit hängt von den konsumierten Substanzgruppen ab (**Tab. 6.1**).

Entwicklung von Suchterkrankungen: Entscheidende Faktoren sind (**Abb. 6.1**):
- **Droge:** Angebot, Suchtpotenzial (= Fähigkeit eines Stoffes, eine Abhängigkeit auszulösen)
- **Vulnerabilität der Persönlichkeit:** psychische Störungen, ängstliche oder labile Persönlichkeitsstruktur, belastende Lebenssituationen, genetische Faktoren
- **soziales Umfeld:** Erziehungsstil, nichtintakte Familienverhältnisse („Broken Home"), Ideologie, Suchterkrankungen bei Vorbildern wie den Eltern („Lernen am Modell"), Akzeptanz bestimmter Süchte im Kulturkreis bzw. in sozialen Schichten.

Tab. 6.1 Prägnanztypen der Abhängigkeit

	psychische Abhängigkeit	physische Abhängigkeit	Entzugssymptome	Toleranzentwicklung
Amphetamine	+	–	–	+
Barbiturate, Alkohol	+	+	+	+
Cannabinoide	+	vermutlich nein	möglich	?
Halluzinogene	+	–	–	+
Kokain	+ +	(–)	möglich	–
Opioide	+ +	+ +	+	+

Folgen der Sucht:
- **psychische Folgen:** z. B. Interessenverlust, depressive Verstimmung, kognitive Einbußen, Störungen des Kritikvermögens, Persönlichkeitsveränderungen, Suizidgefährdung, drogeninduzierte Psychosen, Delir, amnestisches Syndrom
- **körperliche Folgen:** z. B. vegetative, neurologische und Schlafstörungen, Gewichtsverlust, Immunsuppression mit erhöhter Infektneigung, erhöhtes Risiko für HIV- und HCV-Infektion bei i. v.-Drogenkonsum
- **soziale Folgen:** z. B. Verlust des Partners und des Arbeitsplatzes, sozialer Abstieg und soziale Isolation, (Beschaffungs-)Kriminalität.

Therapie der Abhängigkeit: Die **Psychotherapie** bei Abhängigkeit gliedert sich in 4 Phasen (**Abb. 6.2**):
- **Motivationsphase:** Die Motivation bezüglich der Änderungsbereitschaft muss geklärt werden. Im Mittelpunkt steht dabei die kognitive und emotionale Krankheitsakzeptanz, da ohne Krankheitseinsicht keine Chance auf Heilung besteht. Der Patient wird in seinem Abstinenzwunsch unterstützt und bestärkt mit dem Ziel einer verbindlichen Abstinenzvornahme.
- **Entgiftungs- oder Entzugsphase:** Da in dieser Phase oft medikamentöse Interventionen notwendig sind, wird sie häufig **stationär** durchgeführt (Ausnahme: z. B. Nikotinentgiftung). Mit wenigen Ausnahmen (v. a. Benzodiazepine und Barbiturate) wird die konsumierte Droge **abrupt** abgesetzt. Im Vordergrund steht die **medikamentöse Therapie der Entzugssymptome** (z. B. Clomethiazol bei Alkoholabhängigkeit). Gleichzeitig wird die Motivation durch engmaschige Gespräche und psychotherapeutische Interventionen gezielt gefördert und der Patient auf die anschließende Entwöhnungstherapie vorbereitet.

6.1 Grundlagen

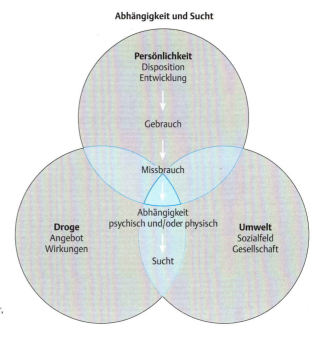

Abb. 6.1 **Entwicklung von Suchterkrankungen.** (aus: Laux, Möller, Memorix Psychiatrie und Psychotherapie, Thieme, 2011)

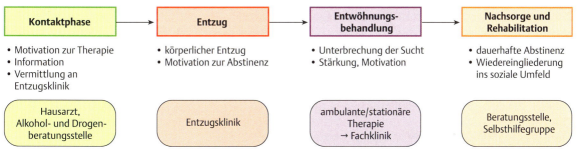

Abb. 6.2 Therapie bei Abhängigkeit von psychotropen Substanzen. (aus: Leucht, Förstl, Kurzlehrbuch Psychiatrie und Psychotherapie, Thieme, 2012)

- **Entwöhnungsphase:** Im stationären Setting werden verhaltenstherapeutische, tiefenpsychologische, ressourcenaktivierende und soziotherapeutische Maßnahmen kombiniert. Diese Behandlungsphase kann mehrere Monate dauern. Der Patient soll erkennen, welche Funktion die Droge in seinem Leben übernommen hat. Die aufgedeckten Konflikte, Ich- und Verhaltensdefizite werden gemeinsam bearbeitet und **alternative Verhaltens- und Empfindungsweisen aufgebaut**. Entscheidend ist das Einbeziehen des sozialen Umfelds.
- **Langzeitentwöhnungsphase:** Bereits während der Entwöhnungsphase sollte die **ambulante Weiterversorgung** am Wohnort geplant werden, u. a. eine ambulante Suchttherapie mit Erlernen rückfallpräventiver Maßnahmen und der Besuch von **Selbsthilfegruppen** (z. B. Anonyme Alkoholiker). Die Hauptziele sind eine dauerhaft abstinente Lebensweise, die Wiederherstellung der Erwerbsfähigkeit sowie die berufliche und soziale Wiedereingliederung.

Die **Pharmakotherapie** ist v. a. während der **Entgiftungsphase** wichtig, um **Entzugssymptome** zu vermeiden bzw. zu **therapieren**, und richtet sich nach der eingenommenen Droge und der vorherrschenden Symptomatik. Da einige Substanzen schwerwiegende Nebenwirkungen und ein eigenes Suchtpotenzial besitzen, müssen sie vor Beendigung der stationären Therapie **ausgeschlichen** werden (z. B. Clomethiazol). Bei einigen Suchtkrankungen läuft die vollständige Abstinenzentwicklung **schrittweise** über eine Zwischenstufe, in der die ehemals konsumierte Substanz kontrolliert **substituiert** wird (z. B. Methadonsubstitution bei Opioidabhängigkeit). Für manche Abhängigkeiten (z. B. Alkoholabhängigkeit) wurden **rückfallpräventive Substanzen** (z. B. Acamprosat) entwickelt.

6.2 Substanzspezifische Störungen

6.2.1 Störungen durch Alkohol

Grundlagen

Epidemiologie: Bei ca. 3 Millionen Deutschen ist Alkoholabhängigkeit oder -missbrauch zu diagnostizieren. Männer sind (noch) deutlich häufiger betroffen als Frauen. Etwa 50 % aller Strafdelikte und Suizidversuche werden unter Alkoholeinfluss durchgeführt. Eine begleitende Abhängigkeit von Nikotin, Drogen oder Medikamenten ist häufig.

Ätiologie: Zwillings- und Adoptionsstudien zeigen die Bedeutung **genetischer Einflüsse** (z. B. Unterschiede im Metabolismus und der individuellen Wirkung von Alkohol, Persönlichkeitsstrukturen mit erhöhter Alkoholgefährdung). Aus **psychoanalytischer** Sicht sind eine Fixierung in der oralen Phase und eine „Ich-Schwäche" (verminderte Frustrationstoleranz) wichtig. **Lerntheoretische Erklärungen** basieren darauf, dass Alkohol spannungsreduzierend und beruhigend wirkt. Weitere Faktoren sind Modelllernen (z. B. Nachahmen der Eltern) und dysfunktionale Kognitionen.

Diagnostik: Neben den Abhängigkeitskriterien des ICD-10 [S. B1038] kann z. B. der **CAGE-Test** eingesetzt werden: Dringender Verdacht auf Alkoholabhängigkeit besteht, wenn folgende Fragen mit „Ja" beantwortet werden:
- **C**ut down: Haben Sie (erfolglos) versucht, den Alkoholkonsum zu reduzieren?
- **A**nnoyed: Haben Sie sich geärgert, weil Ihr Trinkverhalten von anderen kritisiert wird?
- **G**uilty: Empfinden Sie Schuldgefühle wegen Ihres Trinkverhaltens?
- **E**ye Opener: Benutzen Sie Alkohol, um morgens in Gang zu kommen?

Eine ausführliche Differenzialdiagnostik ist z. B. mit dem Trierer Alkoholismusinventar (TAI) oder dem Münchener Alkoholismustest (MALT) möglich. **Labordiagnostisch** kann Alkohol durch Bestimmung der **Atem**- oder **Blut**alkoholkonzentration nachgewiesen werden. Die **CDT-Konzentration** im Serum (Carbohydrate Deficient Transferrin) erlaubt eine Schätzung der in den letzten 3 Wochen konsumierten Alkoholmenge: Eine Erhöhung weist einen regelmäßigen Alkoholkonsum > 50 g/d über mindestens 1 Woche nach. Indirekte Anzeichen für chronischen Alkoholkonsum sind eine makrozytäre Anämie (MCV ↑) und erhöhte Leberwerte (v. a. γ-GT).

Forensische Aspekte (z. B. Fahrtüchtigkeit, Bestimmung der BAK) werden in der Rechtsmedizin [S. C284] besprochen.

Klinik

Phasen und Typen der Alkoholabhängigkeit: Nach Jellinek werden folgende Phasen der Alkoholismusentstehung sowie 5 Typen des Alkoholismus unterschieden (Tab. 6.2):
- **voralkoholische Phase:** Der Beginn ist praktisch immer sozial motiviert (Spannungsreduktion und Erleichterung durch Alkoholkonsum, verminderte Belastungsfähigkeit, zunehmende Alkoholtoleranz).
- **Prodromalphase:** Die Gedanken kreisen ständig um Alkohol („gieriges Trinken", „umgekippte Gläser"). Typisch sind zunehmende Schuldgefühle wegen des Trinkens und zunehmende Gedächtnislücken („Filmrisse"). Neurologische und endokrinologische Veränderungen beginnen, die körperliche und immunologische Leistungsfähigkeit nehmen langsam ab.
- **kritische Phase:** zunehmender Kontrollverlust, intensives Verlangen nach Alkohol („Craving"), Entzugserscheinungen bei Abstinenzversuchen, soziale Konflikte, vermindertes Selbstwertgefühl, körperliche Folgen wie Händezittern, Schweißausbrüche und Impotenz
- **chronische Phase:** morgendliches Trinken, Kontrollverlust, schwere Rausch- und Angstzustände, psychomotorische Unruhe, Vernachlässigen der Nahrungsaufnahme, Alkoholpsychosen, Gefahr eines Delirium tremens bei plötzlichem Entzug.

Tab. 6.2 Alkoholismustypen nach Jellinek

	Typ	Trinkeigenschaft	Abhängigkeit	Kontrollverlust	Abstinenzfähigkeit	Häufigkeit
keine Abhängigkeit, aber hohe Gefährdung	Alpha (Erleichterungstrinker)	Trinken zur Spannungsreduktion und Konfliktbewältigung	episodisch psychisch (in Belastungssituationen)	–	+	ca. 5 %
	Beta (Gelegenheitstrinker)	unverhältnismäßig starkes Trinken bei sozialen Anlässen, gezieltes Aufsuchen von Gelegenheiten zum Trinken, evtl. toxische Organschäden	nur soziokulturell	–	+	ca. 5 %
Alkoholabhängigkeit	Gamma (Rauschtrinker)	Wechsel zwischen abstinenten und ausgeprägten Rauschphasen, schwere Entzugssymptome, Toleranzzunahme	zunächst psychisch, später physisch	+	zeitweilig	ca. 65 %
	Delta (Spiegel- oder Gewohnheitstrinker)	kontinuierliches (auch nächtliches) Trinken, um den Blutalkoholspiegel gleichmäßig hoch zu halten, schwere Entzugssymptome, toxische Organschäden	physisch	–	–	ca. 20 %
	Epsilon (Quartalstrinker)	tage- oder wochenlange Episoden mit exzessivem Alkoholkonsum	psychisch	+	+	ca. 5 %

Körperliche Folgen der Alkoholabhängigkeit:

- **Gastrointestinaltrakt:** Refluxösophagitis, Ösophagusvarizenblutungen, Mallory-Weiss-Syndrom, erosive Gastritis, gastroduodenale Ulkuskrankheit
- **Leber:** Fettleber und Fettleberhepatitis, Leberzirrhose, Zieve-Syndrom
- **Pankreas:** akute und chronische Pankreatitis
- **Herz-Kreislauf-System:** arterielle Hypertonie, Herzrhythmusstörungen, Kardiomyopathie, KHK
- **Stoffwechsel:** Hypertriglyzerinämie, Hypoglykämien
- **Mineralhaushalt:** Kupfer-, Zink-, Eisen-, Selen- und Magnesiummangel
- **Mangelerscheinungen:** Vitamin A, B_1, B_3, B_6, B_{12}, C und D, Folsäure, β-Karotin, Biotin
- **endokrines System:** Libido- und Potenzverlust, Oligo- bzw. Amenorrhö, Pseudo-Cushing-Syndrom
- **Nervensystem:** beinbetonte Polyneuropathie, Krampfanfälle (bei Alkoholintoxikation oder -entzug), Kleinhirnrindenatrophie, Wernicke-Enzephalopathie, Korsakow-Syndrom, zentrale pontine Myelinolyse, Marchiafava-Bignami-Syndrom
- **Haut:** Leber-Haut-Zeichen, Dupuytren-Kontraktur, gerötete Gesichtshaut mit Teleangiektasien, vermehrtes Schwitzen, juckende und schuppende Ekzeme, Wundheilungsstörungen, Nagelveränderungen, Verstärkung von Rosazea, Rhinophym, Psoriasis und seborrhoischem Ekzem
- **Malignome:** Ösophagus- und hepatozelluläres Karzinom, Plattenepithelkarzinome von Haut, Mund- oder Genitalschleimhaut.

Akute Alkoholintoxikation (Rausch): Psychopathologisch ist der Rausch eine kurz dauernde, **akute, organische Psychose** mit häufig direkter Korrelation zwischen der Blutalkoholkonzentration (BAK) und der klinischen Symptomatik (**Tab. 6.3**). Individuelle Faktoren verringern (z. B. Hirnschädigung) oder erhöhen (z. B. Toleranz bei häufigem Alkoholgenuss) die Alkoholverträglichkeit.

> **MERKE** Intoxikationen mit einer **BAK ≥ 5 ‰** verlaufen häufig **letal**.

Pathologischer Rausch: Diese alkoholbedingte, symptomatische Psychose wird v. a. bei Patienten mit zerebralen Vorschädigungen (z. B. Atherosklerose, Hirnverletzungen) nach Konsum geringer Alkoholmengen beobachtet. Typisch sind eine **plötzlich** einsetzende, **starke psychomotorische Erregung**, **Dämmerzustände** mit eingeengtem Bewusstseinsfeld, Desorientierung und Halluzinationen, massive Ängste und **aggressives Verhalten** mit sinnlosen Gewalttaten. Der Rausch klingt meist innerhalb weniger Stunden ab und endet in einem Terminalschlaf. Für die Dauer des Rausches besteht eine **komplette Amnesie**. Therapeutisch werden Benzodiazepine und hochpotente Neuroleptika wie Haloperidol eingesetzt.

> **MERKE** Der pathologische Rausch kann eine **verminderte Schuldfähigkeit** nach § 20 StGB bedingen (s. Rechtsmedizin [S. C288]).

Alkoholhalluzinose: Bei dieser seltenen Erkrankung klagen die Betroffenen (v. a. Männer) meist nach einigen Tagen Abstinenz über **akustische Halluzinationen mit anklagenden und drohenden Stimmen**. Wahngedanken (Verfolgungsideen), Angst und psychomotorische Unruhe sind häufig. Im Gegensatz zum Delir sind Bewusstsein und Orientierung ungestört. Die Prognose ist meist gut, die Symptome klingen (bei Alkoholabstinenz) innerhalb weniger Wochen bis Monate ab. Ein Teil der Betroffenen entwickelt eine chronische paranoide Psychose oder ein hirnorganisches Psychosyndrom. Therapeutisch werden hochpotente Neuroleptika eingesetzt.

Alkoholischer Eifersuchtswahn: Diese seltene Störung betrifft fast ausschließlich **Männer**. Im Vordergrund steht die wahnhafte, unkorrigierbare **Überzeugung, vom Partner betrogen zu werden**. Die Folge sind häufige und heftige Auseinandersetzungen bis hin zu Tötungsdelikten. Ätiologisch scheinen neben genetischen Faktoren v. a. alkoholbedingte Potenzstörungen und ein geringes Selbstwertgefühl wichtig zu sein. Die Prognose ist meist schlecht.

Wernicke-Enzephalopathie: Siehe Neurologie [S. B942].

Tab. 6.3 Stadien der akuten Alkoholintoxikation

Schweregrad	Symptome	Therapie
leichter Rausch (BAK 0,5–1,5 ‰)	Koordinationsstörungen mit Gang- und Standunsicherheit, gesteigerter Antrieb mit Logorrhö und Distanzminderung, verwaschene Sprache, Reduktion von Kritikfähigkeit und Selbstkontrolle, vegetative Symptome (Tachykardie, Hautrötung, Mydriasis)	meist spontanes Abklingen, evtl. klinische Überwachung, bei starker Unruhe Benzodiazepine
mittelgradiger Rausch (BAK 1,5–2,5 ‰)	verstärkte neurologische und vegetative Symptome, affektive Enthemmung, Überschätzen der eigenen Fähigkeiten (z. B. Fahren mit überhöhter Geschwindigkeit), leichte Ablenkbarkeit, Streben nach unmittelbarer Bedürfnisbefriedigung, evtl. Benommenheit oder psychomotorische Unruhe	
schwerer Rausch (BAK 2,5–4 ‰)	weiter verstärkte neurologische und vegetative Symptome (v. a. Dysarthrie, Schwindel, Ataxie), Bewusstseins- und Orientierungsstörungen, Angst, Erregung, illusionäre Verkennung	intensivmedizinische Überwachung (Ausfall der Schutzreflexe, drohende Stoffwechselentgleisungen) bei Erregung: hochpotente Neuroleptika wie Haloperidol (**Cave:** Senkung der Krampfschwelle mit erhöhter Krampfgefahr)
alkoholisches Koma	lebensbedrohlicher Zustand durch Dämpfung des Atemzentrums und Aspiration von Erbrochenem	

Korsakow-Syndrom: Dieses **organische amnestische Syndrom** tritt häufig im Anschluss an eine Wernicke-Enzephalopathie auf. Charakteristisch ist eine **ausgeprägte Störung des Kurzzeitgedächtnisses** mit Orientierungsstörungen und Konfabulationen, mit denen der Patient versucht, seine Erinnerungslücken zu überspielen. Immediatgedächtnis und Bewusstsein sind ungestört. Die Stimmung ist häufig **flach-euphorisch**, die **Kritikfähigkeit** ist **vermindert**. Bei Abstinenz kann sich das amnestische Syndrom vollständig zurückbilden, meist verläuft die Erkrankung aber **chronisch** mit ungünstiger Prognose. Therapeutisch kann **Vitamin B₁** gegeben werden. Im Vordergrund steht – neben der Abstinenz – das Training neuropsychologischer Funktionen.

Substanzspezifische Restzustände sind v. a. kognitive Einbußen (unter Abstinenz häufig partiell reversibel), die Alkoholdemenz und organische Persönlichkeitsveränderungen.

Alkoholentzug

Entzugssyndrom ohne Delir: Typisch ist eine **Kombination von psychischen und körperlichen Symptomen** (Abb. 6.3). Die Symptome klingen nach 1–2 Wochen ab, zur Krampfprophylaxe kann **Carbamazepin** gegeben werden. Zur Behandlung der Entzugssymptomatik und zur Vorbeugung eines Alkoholentzugsdelirs können unter stationärer Überwachung Clomethiazol oder Benzodiazepine verabreicht werden.

Delirium tremens: Das lebensbedrohliche Krankheitsbild beginnt mit typischen Prodromi wie Schlaflosigkeit, Zittern, Angst, erhöhter Suggestibilität (z. B. Ablesen von einem weißen Blatt), Schreckhaftigkeit, psychomotorischer Unruhe und erhöhtem Krampfrisiko. Im Verlauf entwickeln sich **Orientierungs- und Bewusstseinsstörungen**, Illusionen und **Halluzinationen** jeder Sinnesmodalität (meist lebhafte optische Halluzinationen von kleinen bewegten Objekten: „weiße Mäuse") und ein ausgeprägter, **grobschlägiger Tremor**. Weitere Symptome sind Nesteln, Wahnvorstellungen, Bettflucht und vegetative Übererregbarkeit. Die Patienten sind v. a. durch zerebrale Krampfanfälle, Elektrolytentgleisungen, Rhabdomyolyse und ein akutes Nierenversagen gefährdet und müssen intensivmedizinisch überwacht werden. Folgende Medikamente bzw. Maßnahmen können indiziert sein:
- **Clomethiazol** bzw. (bei kardiopulmonaler Vorerkrankung) Benzodiazepine
- hochpotente **Neuroleptika** bei psychotischen Zuständen
- **Clonidin** bei starker Blutdruckerhöhung
- **Vitamin B₁-Infusion** zur Prophylaxe einer Wernicke-Enzephalopathie
- **Glukoseinfusion** bei Hypoglykämie.

MERKE Clomethiazol darf wegen des hohen Abhängigkeitspotenzials und der Gefahr einer Atemdepression nur während der stationären Behandlung verabreicht werden und muss vor der Entlassung ausgeschlichen werden (s. Pharmakologie [S. C408]).

Alkoholentwöhnung

Neben psychotherapeutischen Maßnahmen [S. B1038] sind mehrere medikamentöse Strategien verfügbar:
- **Acamprosat** (schwacher Antagonist am NMDA-Rezeptor) und der Opioidantagonist **Naltrexon** sollen das **Craving reduzieren**.
- **Aversivtherapie: Disulfiram** hemmt die Aldehyd-Dehydrogenase, die normalerweise den zweiten Schritt des Alkoholabbaus katalysiert (Acetaldehyd → Essigsäure). Die Folge ist ein erhöhter Acetaldehydspiegel schon nach Aufnahme von geringen Mengen Alkohol mit starken und unangenehmen **Unverträglichkeitsreaktionen** wie Hautrötung, Kältegefühl in Armen und Beinen, Übelkeit, Schwindel, Kopfschmerzen, Herzrasen und Blutdruckabfall bis hin zum kardiogenen Schock (u. U. letal). Aufgrund der Gefährlichkeit wird diese Therapieform nur noch selten und ausschließlich bei hoher Compliance eingesetzt.

Prognose

Ohne Therapie ist die Prognose ungünstig, die **Lebenserwartung** ist bei Alkoholikern **um ca. 15 Jahre verkürzt**. Bei konsequenter Teilnahme an einer stationären Entwöhnungstherapie und ambulanten Weiterversorgungsprogrammen (z. B. Selbsthilfegruppen) liegt die Dauerabstinenzrate bei 40–50 %. Ein Rückfall ist aber immer möglich, besonders gefährlich ist das 1. Jahr nach dem Entzug.

6.2.2 Störungen durch Opioide

Pharmakologische Aspekte: Zu den pharmakologischen Eigenschaften der Opioide s. Pharmakologie [S. C424]. Fast alle missbräuchlich verwendeten Stoffe unterliegen dem **Betäubungsmittelgesetz**. Opioide können injiziert, geraucht, geschluckt oder geschnupft werden. Aufgrund ihrer guten Lipidlöslichkeit überwinden sie schnell die Blut-Hirn-Schranke und fluten rasch im ZNS an. Dort wirken sie analgesierend, euphorisierend und dämpfend.

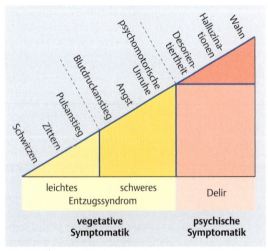

Abb. 6.3 **Symptomatik des Alkoholentzugs.** (aus: Möller, Laux, Deister, Duale Reihe Psychiatrie und Psychotherapie, Thieme, 2009)

MERKE Von allen psychotropen Substanzen bewirken Opioide am schnellsten eine **Toleranzentwicklung** und haben das höchste psychische und physische **Abhängigkeitspotenzial**.

Epidemiologie: Verlässliche epidemiologische Daten existieren nicht (sehr hohe Dunkelziffer). Nach offiziellen polizeilichen Schätzungen sind etwa **0,2 % der Bevölkerung** in Deutschland opioidabhängig. Etwa 30 % der Abhängigen sind gleichzeitig von Benzodiazepinen, ca. 25 % von Alkohol abhängig.

Ätiologie: Psychosoziale Faktoren spielen eine große Rolle. Viele Opioidabhängige berichten über sexuelle Missbrauchserfahrungen in ihrer Kindheit. Komorbidität besteht v. a. mit Persönlichkeitsstörungen und dissozialem Verhalten (gefördert durch die Beschaffungskriminalität).

Klinik: Der **akute Rausch** äußert sich (abhängig von der Substanz) ca. 10–20 s nach i. v.-Applikation als **„Kick"** mit Euphorie, Glücks- bzw. Wärmegefühl und Reaktionsverlangsamung. Die **typische Trias** der **Opioidintoxikation** umfasst **Atemdepression**, **Somnolenz** bis Koma und **Miosis** mit stecknadelkopfgroßen Pupillen. Weitere Symptome sind Gesichtsrötung, **Hypotonie**, Hypothermie, **Bradykardie**, Hyporeflexie und toxisches Lungenödem.

MERKE Bei tiefer Bewusstlosigkeit oder Anoxie ist auch eine Mydriasis möglich!

Folgen **chronischen Konsums** sind u. a. Mangelernährung, erhöhtes HIV-, Hepatitis-B- und -C-Risiko durch die Mehrfachverwendung von Kanülen („Needle Sharing"), affektive Störungen, Lethargie, Antriebsminderung, soziale Isolation und dissoziale Verhaltensweisen durch Beschaffungskriminalität. **Entzugssymptome** beginnen (abhängig von der eingenommen Substanz) ca. 6–8 h nach dem letzten Konsum, erreichen ihren Höhepunkt am 2. oder 3. Tag und klingen etwa am 10. Tag ab:
- ab ca. 6 h nach dem letzten Konsum: Angst, Craving
- ab ca. 14 h: zusätzlich Gähnen, Schwitzen, Tränen- und Nasenfluss, Schlafstörungen
- ab ca. 16 h: zusätzlich Mydriasis, Piloerektion, Tremor, Muskelkrämpfe, Myalgien
- ab ca. 24–36 h: zusätzlich Hypertonie, Hyperthermie, Tachykardie, Hyperventilation, Übelkeit, psychomotorische Unruhe
- ab ca. 36–48 h: zusätzlich Erbrechen, Diarrhö, Spontanejakulation, Leukozytose, Hyperglykämie, Laktatanstieg.

Therapie der Intoxikation: Neben der **Sicherung der Vitalparameter** wird die Opioidwirkung durch i. v.-Applikation des reinen Opioidantagonisten **Naloxon** antagonisiert. Die Wirkung setzt unmittelbar ein, die Halbwertszeit beträgt ca. 70 min, was bei einer Intoxikation mit langwirksamen Opioiden wiederholte Gaben erforderlich machen kann.

Cave: Bei Überdosierung sind massive Entzugssymptome möglich!

Entzugstherapie: Unterschieden werden ein „kalter" und ein „warmer" Entzug:

Kalter Entzug: Er sollte wegen der ausgeprägten Entzugssymptome immer **stationär** durchgeführt werden. Die vegetativen Symptome können durch **Clonidin** gemildert werden. Bei ausgeprägter Erregung werden **Neuroleptika** eingesetzt.

Warmer Entzug: Er bezeichnet eine **orale Opioidsubstitutionstherapie**, bei der eine Substanz verabreicht wird, die der bislang zugeführten Droge ähnlich oder mit ihr identisch ist. Abhängig vom Therapieziel wird hier zwischen einer **Erhaltungstherapie** mit Substitution einer ausreichenden Dosierung und einer **Entgiftung** mit stufenweisem Herabdosieren bis zur Drogenfreiheit differenziert. Häufig eingesetzt werden Levomethadon, Methadon oder Buprenorphin (vergleichbare Wirksamkeit wie Methadon, aber höhere Sicherheit: auch bei hoher Dosis keine interventionspflichtige Atemdepression). Ziele der oralen Substitutionstherapie sind die Distanzierung von früheren Konsumgewohnheiten, das Vermeiden von Beschaffungskriminalität und Prostitution, eine bessere soziale Eingliederung der Abhängigen (z. B. Berufsausübung) und die Reduktion des Gesundheitsrisikos (i. v.-Gabe, Infektionen, Überdosierung).

Die Substitutionstherapie ist durch das Betäubungsmittelgesetz (BtMG) und die Betäubungsmittelverschreibungsverordnung (BtMVV) geregelt (s. auch Anästhesie [S. B95]).

6.2.3 Störungen durch Cannabinoide

Pharmakologische Aspekte: Cannabinoide werden aus getrockneten Hanfblüten und -blättern (**Marihuana**) oder aus dem Harz der weiblichen Hanfblütenstaude (**Haschisch**) gewonnen. Die aktive Wirksubstanz ist **Tetrahydrocannabinol** (THC). Bei chronischem Konsum entwickelt sich eine **psychische Abhängigkeit**. Ob sich eine physische Abhängigkeit (leichtes Entzugssyndrom) und Toleranz entwickeln, ist umstritten.

Epidemiologie: Cannabis ist die in Deutschland am häufigsten konsumierte illegale Droge und wird vielfach als „**Einstiegsdroge**" für andere Suchterkrankungen angesehen.

Klinik: Typisch für den **akuten Cannabisrausch** sind Euphorie, Entspannung, psychomotorische Verlangsamung, Dehnung des Zeiterlebens und zeitliche Desintegration, eine gesteigerte, intensive Wahrnehmung, Ideenflucht sowie Konzentrations- und Wahrnehmungsstörungen (v. a. illusionäre Verkennungen). Eine **Intoxikation** äußert sich durch paranoide Gedanken, Depersonalisationserlebnisse, optische Pseudohalluzinationen und vegetative Symptome (Schwindel, Tränenfluss, Schwitzen, Erbrechen, Übelkeit, Tachykardie, rote Augen durch Dilatation der Konjunktivalgefäße). Bei **chronischem Konsum** kann sich ein **amotivationales Syndrom** mit Lethargie, Passivität, sozialem Rückzug und Teilnahmslosigkeit entwickeln. Gefürchtete **Komplikationen** sind die chronische schizo-

Tab. 6.4 Klinik und Therapie der Benzodiazepinabhängigkeit

klinisches Bild	klinische Symptomatik	Therapie
Intoxikation	Hypotonie, Somnolenz bis Koma, Atemdepression	Flumazenil (Benzodiazepinantagonist)
chronische Einnahme	Dysphorie, Gleichgültigkeit, reduzierte psychische Leistungsfähigkeit	langsames Ausschleichen über Wochen bis Monate, evtl. fraktionierter Entzug mit einem kurzwirksamen Benzodiazepin wie Oxazepam, sedierende Antidepressiva (z. B. Doxepin, Trimipramin), Carbamazepin
Entzugssymptome	prolongierte Rebound-Phänomene mit Angst, Schlafstörungen, Tremor, Tachykardie, Unruhe, Desorientiertheit, Dysphorie, optischen Wahrnehmungsstörungen, Derealisationsphänomenen, zerebralen Krampfanfälle, Entzugsdelir, Psychosen	

phreniforme Cannabispsychose, Horrortrips mit Angstzuständen und „Flashbacks" mit Wiederauftreten der Intoxikationssymptome ohne erneuten Konsum (u. U. Tage bis Monate nach dem letzten Konsum). Die **Entzugssymptome** (Schlafstörungen, innere Unruhe, Hyperalgesie, Dysphorie) sind meist gering ausgeprägt.

Bei vorbestehender Vulnerabilität und frühem, exzessivem Cannabiskonsum scheint das Risiko für die Entwicklung einer Schizophrenie erhöht zu sein.

Therapie: Während des akuten Rauschs ist die Beruhigung des Patienten entscheidend („**Talking Down**"), im Einzelfall können **Benzodiazepine** gegeben werden. Bei psychotischen Symptomen sind **Neuroleptika** indiziert. Eine medikamentöse Entzugstherapie mit dem Trizyklikum **Doxepin** ist nur **selten erforderlich**. Langfristig sind **verhaltens- und gruppentherapeutische Maßnahmen** erfolgversprechend.

6.2.4 Störungen durch Sedativa und Hypnotika

Zwischen Beruhigungs- (Sedativa) und Schlafmitteln (Hypnotika) besteht oft nur ein quantitativer Unterschied: Die Substanzen wirken in geringer Dosis sedierend und in höherer Dosierung hypnotisch. Das Risiko für diese Form der Abhängigkeit ist z. B. bei Angststörungen, Alkoholabhängigkeit, Depressionen und Borderline-Störung erhöht.

Benzodiazepine und benzodiazepinartige Substanzen (Zolpidem, Zaleplon und Zopiclon) wirken über eine Verstärkung der zentral dämpfenden GABA-Wirkung anxiolytisch, sedativ-hypnotisch, muskelrelaxierend, antikonvulsiv und amnestisch (s. auch Pharmakologie [S. C406]). Folgende **Formen der Abhängigkeit** werden unterschieden:

- Die „**Low Dose Dependency**" ist häufig, entwickelt sich durch langfristige Einnahme therapeutischer Dosen und wird v. a. bei älteren Patienten beobachtet. Eine Toleranzentwicklung und damit auch eine Dosissteigerung werden nicht beobachtet. Nach abruptem Absetzen treten jedoch quälende körperliche Entzugserscheinungen auf.
- Die „**High Dose Dependency**" mit ausgeprägter psychischer und körperlicher Abhängigkeit, Toleranzentwicklung mit Dosissteigerung und starken körperlichen Entzugserscheinungen ist deutlich seltener.

MERKE Das Abhängigkeitsrisiko ist bei kurzwirksamen Substanzen erhöht und korreliert mit der Behandlungsdauer (kontinuierliche Einnahme > 4 Monate) und der Höhe der Dosierung.

Zur Klinik und Therapie der Benzodiazepinabhängigkeit s. Tab. 6.4.

Barbiturate wirken in Abhängigkeit von der Dosis sedierend, hypnotisch und anästhesierend (s. Pharmakologie [S. C408]). Sie werden aufgrund ihrer geringen therapeutischen Breite, ausgeprägter Arzneimittelinteraktionen (hepatische CYP-Induktion) und der ungünstigen Beeinflussung des physiologischen Schlafablaufs praktisch nicht mehr verschrieben (Prävalenz der Barbituratabhängigkeit < 0,5 ‰). Barbiturate führen zu einer **starken physischen** und **psychischen Abhängigkeit**. Da sie in der Leber durch Enzyminduktion ihren eigenen Abbau beschleunigen, entwickelt sich eine **ausgeprägte Toleranz**, die Dosis wird regelmäßig gesteigert. Bei **akuter Intoxikation** sind die Patienten durch Atemdepression und Koma gefährdet. 12–16 h nach Absetzen oder Dosisreduktion beginnt ein **prolongiertes Entzugssyndrom** mit Tremor, psychomotorischer Verlangsamung, Erbrechen, Halluzinationen, Delir und zerebralen Krampfanfällen (Ähnlichkeiten mit dem Alkoholentzugssyndrom). Barbiturate müssen immer **langsam ausgeschlichen** werden, evtl. unterstützt durch die **kontrollierte Gabe** von **Benzodiazepinen**.

6.2.5 Störungen durch Kokain

Pharmakologische Aspekte: Kokain ist ein Extrakt aus den Blättern des Coca-Strauches, das indirekt **sympathomimetisch** (Hemmung der präsynaptischen Wiederaufnahme von Noradrenalin, Dopamin und Serotonin), **lokalanästhetisch** und **vasokonstriktorisch** wirkt. Die häufigste Zubereitungsform ist Kokainhydrochlorid, das als Pulver „**geschnupft**" oder in Wasser gelöst **i. v.** injiziert wird. Bei nasaler Applikation dauert der Rauschzustand ca. 20–90 min. Zunehmende Verbreitung findet „**Crack**", das in kleinen Brocken getrocknet und mithilfe spezieller Glaspfeifen inhaliert wird. Die Wirkung setzt hier innerhalb von Sekunden ein, da Kokain über die Lungen rasch in den Blutkreislauf gelangt (Rauschdauer: 5–10 min). Das **psychische Abhängigkeitspotenzial** von Kokain ist hoch, körperliche Abhängigkeit, Entzugssymptome und Toleranzentwicklung treten nicht auf.

Epidemiologie: Kokain ist nach Cannabis die am zweithäufigsten konsumierte illegale Droge.

Akute Effekte: Erwünschte Wirkungen sind Stimmungsaufhellung mit Euphorie, Steigerung von Leistungsfähigkeit und Aktivität sowie Reduktion von Hunger und Müdigkeit (**euphorisch-stimulierende Phase**). Bei höheren Dosierungen treten **Rauschsymptome** mit maniformer Erregung, Hyperaktivität, Logorrhö, sexueller Enthemmung und optischen oder akustischen (Pseudo-)Halluzinationen auf (**halluzinativ-paranoide Phase**). Typische **Intoxikationserscheinungen** sind Mydriasis, kardiovaskuläre Symptome (extrem gesteigerter Sympathikotonus!) mit Hypertonie, Tachykardie, Herzrhythmusstörungen, Koronarspasmen und Myokardischämien sowie neurologische Symptome wie Kopfschmerzen, Hirnblutungen, Apoplex, Krampfanfälle und Bewusstseinsstörungen. Typisch für den lebensbedrohlichen **Kokainschock** ist die Trias Hypotonie, zerebrale Krampfanfälle und Koma.

Folgen des chronischen Konsums sind **körperlicher Verfall**, psychische Erschöpfung und depressive Verstimmung mit stark erhöhter Suizidalität (**depressive Phase**) sowie **soziale Folgen** (Verarmung, Beschaffungskriminalität). Bei manchen Patienten entwickelt sich eine **paranoide Kokain-Psychose** mit schweren Angstzuständen, psychomotorischer Unruhe, Verfolgungswahn und lebhaften taktilen, akustischen und/oder optischen Halluzinationen. Bei wiederholter nasaler Applikation atrophiert die **Nasenschleimhaut** aufgrund der vasokonstriktiven Wirkung von Kokain, Nekrosen mit Perforation des Nasenseptums sind möglich. Bei Abstinenz werden **Rebound-Phänomene** mit Erschöpfung, Müdigkeit, starker Dysphorie, depressiver Verstimmung mit erhöhter Suizidgefahr und milden vegetativen Symptomen beobachtet.

Therapie: Für Kokain ist **kein Antidot** verfügbar. Bei der **Intoxikation** sind die Kontrolle der Vitalfunktionen und symptomatische Maßnahmen wie Flüssigkeitsersatz, O₂-Gabe, Senkung des Blutdrucks und die Gabe von Benzodiazepinen und/oder Neuroleptika entscheidend. Bei **Kokain-Psychose** werden Neuroleptika gegeben, bei **Entzugssymptomen** Antidepressiva wie Doxepin.

6.2.6 Störungen durch Stimulanzien

Pharmakologische Aspekte: Stimulanzien hemmen die präsynaptische Wiederaufnahme von Noradrenalin, Serotonin und Dopamin und stimulieren gleichzeitig deren Freisetzung. Dadurch wirken sie **sympathomimetisch** und **zentral stimulierend**. Typische Vertreter sind Amphetamin, Metamphetamin („Speed"), Phencyclidin (PCP, „Angel Dust") und „Designerdrogen" wie MDMA („Ecstasy"). **Psychische Abhängigkeit** und **Toleranz** entwickeln sich **schnell**, eine körperliche Abhängigkeit mit Entzugssymptomen ist selten.

> **MERKE** Das Psychostimulans **Methylphenidat** kann bei ADHS [S. B1068] und Narkolepsie eingesetzt werden.

Klinik: Stimulanzien reduzieren das **Schlafbedürfnis und Hungergefühle** und führen zu **gesteigerter Leistungs- und Wahrnehmungsfähigkeit**, Hyperaktivität mit Logorrhö, **sexueller Enthemmung** und übersteigertem Selbstbewusstsein mit **erhöhter Risikobereitschaft**. Der stimulierende Effekt hält dosisabhängig bis zu 24 h an. Ähnlich wie bei der Kokainpsychose kann sich ein **paranoid-halluzinatorischer Zustand** mit Angst, Verfolgungswahn und taktilen Halluzinationen entwickeln. Körperliche Symptome umfassen vermehrtes Schwitzen, Tachykardie, erhöhte Körperkerntemperatur und gesteigerten Muskeltonus. Insbesondere bei **Intoxikationen mit „Partydrogen"** wie MDMA sind durch die Kombination von pausenlosem Tanzen und ausgeprägten Flüssigkeitsverlusten durch Schwitzen und Hyperthermie ein tödliches **Kreislaufversagen**, eine Rhabdomyolyse und Krampfanfälle möglich.

> **MERKE** Stimulanzien unterdrücken die Warnsignale bei körperlicher Erschöpfung und können daher einen plötzlichen Kollaps auslösen!

Chronischer Konsum kann zu parkinsonähnlichen motorischen Störungen (Tachyphylaxie mit Entleerung der Dopaminspeicher), Gewichtsverlust, Exanthemen sowie muskulären und neurodegenerativen Schäden führen. **Nach dem Absetzen der Substanz** leiden viele Patienten an Schlafstörungen, Hyperphagie, Depressionen und Angst.

Therapie: Die potenziell lebensbedrohliche **Intoxikation** muss intensivmedizinisch behandelt werden (äußere Abkühlung, Flüssigkeits-, Elektrolyt- und Glukosesubstitution, ggf. Benzodiazepine, Antihypertensiva und Neuroleptika).

6.2.7 Störungen durch Halluzinogene

Psychedelika

Pharmakologische Aspekte: Die halluzinogene und berauschende Wirkung dieser inhomogenen Substanzgruppe (z. B. **LSD** [Lysergsäurediethylamid], **Meskalin** aus Kakteen, **Psilocybin** aus Pilzen) beruht auf einer Blockade zentraler und peripherer Serotoninrezeptoren. Halluzinogene verursachen eine starke psychische, aber keine physische Abhängigkeit.

Klinik: Der Halluzinogenrausch verläuft häufig in typischen Phasen:

- **Initialstadium:** innere Unruhe
- **Rauschphase** (8–12 h): psychedelische (bewusstseinserweiternde) Effekte, Halluzinationen aller Sinnesmodalitäten, Veränderung des Ich-Erlebens und des Körpergefühls mit Omnipotenzgefühlen und Wahrnehmungs- bzw. Gefühlsintensivierung, verändertes Zeiterleben, Orientierungsstörungen
- **Erholungsphase:** Nachlassen der Symptome
- **Nachwirkungsphase:** Erschöpfung, Angst, depressive Verstimmung.

Typische **körperliche Symptome** sind Mydriasis und eine Steigerung von Blutdruck, Herzfrequenz und Muskeleigenreflexen. Gefürchtete Komplikationen bei einer **Intoxikation** sind vasomotorischer Kollaps, Hyperthermie, Rhabdomyolyse und Krampfanfälle. Weitere Komplikationen sind:
- „Horrortrips": atypischer Rausch mit paranoiden Gedanken, panischer Angst, Verfolgungswahn, psychomotorischer Unruhe und albtraumhaften Halluzination
- „Flashbacks" (Wiederauftreten der Rausch- oder Intoxikationssymptomatik ohne erneuten Konsum): Da Halluzinogene im Fettgewebe gespeichert werden und von dort sehr langsam freigesetzt werden, sind Flashbacks auch noch Jahre nach dem letzten Konsum möglich.
- persistierende **schizophreniforme Psychosen**
- panikartige **aggressive Durchbrüche**.

Therapie: Wichtig bei Intoxikationen sind **Reizabschirmung**, **Beruhigung** („Talking Down") und der kurzfristige Einsatz von **Benzodiazepinen**. Bei „Horrortrips" und schizophreniformen Psychosen werden **Neuroleptika** gegeben.

Deliranzien

In diese Gruppe fallen viele Pflanzenextrakte, z. B. aus Tollkirsche, Engelstrompete, Fliegenpilzen und Bilsenkraut. Die wirksamen Substanzen (z. B. **Scopolamin, Atropin, Muscimol**) bewirken durch Blockade zentraler Muskarinrezeptoren ein **anticholinerges Delir** mit meist sehr unangenehmen **Halluzinationen, psychomotorischer Erregung und Verwirrung**. Die Konsumenten sind durch die psychischen Veränderungen und v. a. durch die **peripheren anticholinergen Wirkungen** (u. a. Tachykardie bzw. -arrhythmien, Hypertonie, Hyperthermie, Ileus) stark gefährdet. Die anticholinerge Wirkung kann das Parasympathomimetikum **Physostigmin** i. v. antagonisiert werden.

Dissoziativa

Typische Vertreter sind **Phencyclidin** (PCP, „Angel Dust") und die Narkotika **Ketamin** und **Lachgas** (N$_2$O, Stickoxydul). Die Substanzen bewirken über eine Blockade der zentralen Glutamat-MDA-Rezeptoren eine **Dissoziation des Bewusstseins** von den übrigen psychischen Vorgängen (→ Beobachten des eigenen Denkens und Fühlens) und häufig vom Körper (→ Depersonalisationserleben [S. B1036]). Insbesondere bei hoher Dosierung sind auch – häufig unangenehme, paranoid gefärbte – **Halluzinationen** und **Angstzustände** möglich. Nach Abklingen der Wirkung sind depressive Tendenzen bis hin zu Suizidgedanken häufig. Bei chronischem Konsum besteht die Gefahr zerebraler Schädigungen.

6.2.8 Störungen durch GHB (γ-Hydroxybuttersäure)

GHB ist in der Szene als „Liquid Ecstasy" (auch: Liquid X, Liquid E, Fantasy) bekannt, ist strukturell jedoch nicht mit Ecstasy (MDMA) verwandt. Die Vorläufersubstanz von GHB ist GBL (γ-Butyrolacton), das anders als GHB (BtM-rezeptpflichtig) frei verkäuflich ist (industrielles Lösungsmittel). GHB wirkt dämpfend und in geringer Dosierung ähnlich wie Alkohol. Es ist aufgrund seiner kurzen HWZ nur schwer nachweisbar (mittels Gaschromatografie bei Einnahme innerhalb von 12 h), und, da es gut wasserlöslich ist, leicht mit Getränken mischbar (salziger Beigeschmack). GHB zeigt **dosisabhängige Wirkungen**: zunächst Anxiolyse, Euphorie, Amnesie („Filmriss"), mit steigender Dosierung Schlaf bis hin zu Atemdepression und Koma. Alkohol verstärkt die Atemdepression und die Sedierung. GHB wird als Vergewaltigungsdroge missbraucht (sog. „date raping drug"), da die Substanz einfach zu verabreichen, aber schwer nachweisbar ist und die geschädigten eine Amnesie davontragen und erst Stunden nach der Einnahme erwachen.

Akute GHB-Intoxikation:
- **Klinik:** Übelkeit, Schwitzen, Muskelkrämpfe, Bradykardie, Atemdepression, Koma, häufig schlagartiges Erwachen mit Agitiertheit
- **Therapie:** symptomatisch; es gibt kein Antidot, evtl. Therapie mit Physostigmin.

6.2.9 Störungen durch Tabak

Pharmakologische Aspekte: Verantwortlich für das Abhängigkeitspotenzial ist das im Tabak enthaltene **Nikotin**, das die nikotinergen Acetylcholinrezeptoren stimuliert und dadurch entspannend und beruhigend wirkt. Typisch ist eine **ausgeprägte Toleranzentwicklung mit psychischer und physischer Abhängigkeit**. Die körperlichen Folgeschäden sind v. a. auf die Verbrennungsprodukte des Tabaks (kanzerogene Wirkung!) zurückführen.

Epidemiologie: In Deutschland rauchen ca. 35 % der Männer und 22 % der Frauen. Die Prävalenz ist bei 25- bis 30-Jährigen am höchsten.

Klinik: Akute Nikotinwirkungen sind Übelkeit und Erbrechen (v. a. bei Erstapplikation und Intoxikation), Entspannung, Beruhigung, erhöhte Aufmerksamkeit, kardiovaskuläre Stimulation und vermindertes Hungergefühl. Bei **hohen Dosen** können Aggressivität, Tachykardie, akrale Durchblutungsstörungen, Kopfschmerzen, Schwindel, Diarrhö, arterielle Hypertonie und Tachypnoe hinzutreten. Zu den **Langzeitfolgen** zählen ein erhöhtes Risiko für Herz-Kreislauf-, Gefäß- und Lungenerkrankungen, multiple Krebserkrankungen, Störungen der Spermiogenese und ein erhöhtes Risiko für Mangel- und Fehlgeburten. Typische **Entzugssymptome** sind dysphorische und depressive Verstimmungen, Schlafstörungen, Reizbarkeit, Nervosität, Aggressivität, Unruhe, verminderte Konzentrationsfähigkeit und eine Zunahme von Appetit und Gewicht.

Therapie: Nichtmedikamentöse Maßnahmen sind u. a. Hypnose, verhaltenstherapeutische Ansätze und Akupunktur.
- **Kurzzeitsubstitution** mit stufenweisem Herabdosieren bis zur Abstinenz: Nikotinpflaster, -kaugummi oder -inhalator
- Der partielle Nikotinrezeptoragonist **Vareniclin** mildert die Entzugssymptome und verhindert gleichzeitig die gewünschten Nikotineffekte.
- Das Antidepressivum **Bupropion** aus der Gruppe der selektiven Noradrenalin- und Dopamin-Wiederaufnahmehemmer kann die Entwöhnung unterstützen.

6.2.10 Störungen durch Lösungsmittel

Beim „Schnüffeln" werden **Dämpfe flüchtiger organischer Lösungsmittel** von Haushaltsmitteln oder Industrieprodukten (z. B. Benzin, Toluol, Trichlorethylen, Aceton, Butylacetat, Tetrachlorkohlenstoff) inhaliert, was eine **psychische Abhängigkeit** auslösen kann. Betroffen sind v. a. ältere Kinder und Jugendliche. Im **Rauschzustand** erleben die „Sniffer" einen traumartigen Zustand mit euphorischer Stimmung und Entspannung. Je nach Dosis können **körperliche Symptome** wie Schwindel, Nasenbluten, Husten, Dyspnoe, Übelkeit und Erbrechen, Gang- und Standunsicherheit, undeutliche Sprache, Reflexabschwächung (Würgereflex!), Tremor, Muskelschwäche, Sehstörungen, Stupor oder Koma hinzutreten. **Todesfälle** durch Ersticken, Atemlähmung oder Herzrhythmusstörungen sind möglich. Bei Intoxikationen müssen primär die Vitalfunktionen gesichert werden, bei Agitation können Benzodiazepine sinnvoll sein. **Chronischer Gebrauch** verursacht v. a. Leber-, Nieren- und neurologische Schädigungen (toxische Neuromyelo- oder Enzephalopathie, organische Persönlichkeitsveränderungen). Ein spezifisches Entzugssyndrom ist nicht bekannt.

7 Neurotische, Belastungs-, dissoziative und somatoforme Störungen

7.1 Begriffsklärung

In ICD-10 und DSM-IV wurde der psychoanalytische Begriff „Neurose" durch die deskriptiv neutrale Bezeichnung „neurotische Störungen" ersetzt, die sehr weit gefasst ist und auf eine heterogene Gruppe von „krankhaften Störungen der Erlebnisverarbeitung" angewendet wird.

7.2 Angststörungen

7.2.1 Grundlagen

DEFINITION Gemeinsames Auftreten von **Angst**, **vegetativen Symptomen** (z. B. Herzklopfen, Schwitzen, Atemnot, Zittern, Mundtrockenheit, Magendruck) und **Phobophobie** („Angst vor der Angst") mit **Vermeidungsverhalten**.

Epidemiologie: Angst- und Panikstörungen sind sehr häufig: Bis zu 15 % aller Menschen sind zumindest einmal in ihrem Leben betroffen.

Ätiologie: Wahrscheinlich besteht eine **genetische Prädisposition** (erhöhtes Risiko, wenn ein Verwandter 1. Grades betroffen ist), vermutlich eine Dysfunktion im Bereich des **GABA-** und **serotonergen Systems**. Die **Lerntheorie** geht davon aus, dass Angststörungen durch **Konditionierung** erworben und aufrechterhalten werden: Ein an sich neutraler Stimulus wird zum Angstobjekt, wenn er wiederholt mit unangenehmen Ereignissen gekoppelt ist (klassische Konditionierung). Die Betroffenen begegnen der Angst, indem sie die angstauslösenden Situationen vermeiden. Dies entlastet zwar kurzfristig psychisch, erhält die „Grundangst" aber aufrecht (operante Konditionierung). Zudem kann sich das Spektrum angstauslösender Situationen erweitern. Nach **kognitiv-behavioralen** Theorien sind auch Modelllernen und kognitive Schemata wichtig für die Aufrechterhaltung der Störungen. Aus **psychoanalytischer Sicht** entstehen Ängste durch **unzureichend bewältigte innere und äußere Konflikte**, bei denen die bisherigen Bewältigungsstrategien versagen.

Differenzialdiagnosen der Angst nach der Kernsymptomatik:
- Panikstörung: plötzlich und scheinbar grundlos auftretende Angstanfälle
- Agoraphobie, Panikattacken, wenn eine „Flucht" aus der Situation nur schwer möglich ist
- nicht objekt- oder situationsbezogene, lang andauernde Angst: generalisierte Angststörung
- objekt- oder situationsbezogene Angst:
  - soziale Phobie: Angst vor sozialen Situationen
  - spezifische Phobie: Angst vor Objekten oder nichtsozialen Situationen
  - hypochondrische Störung: Angst vor Krankheit oder Ansteckung
- zeitlich begrenzte Zukunftsangst: depressive Episode
- Verfolgungsangst: Schizophrenie
- Angst, die von Zwangsgedanken und/oder -handlungen begleitet ist: Zwangsstörung

MERKE Die Phobie bezieht sich auf konkrete Objekte oder Situationen und ist meist vorhersehbar. Die Panik- und die generalisierte Angststörung sind „objektlos".

Komorbiditäten: Viele Angstpatienten leiden gleichzeitig an depressiven Episoden (ungünstiger Krankheitsverlauf mit erhöhter Suizidgefahr) oder Alkohol-, Drogen- oder Medikamentenabhängigkeit.

Therapie: Angstanfälle können akut (nur kurzfristig!) mit **kurzwirksamen Benzodiazepinen** kupiert werden, in der Erhaltungstherapie und Rezidivprophylaxe werden **Antidepressiva** eingesetzt, insbesondere SSRI (z. B. Citalopram, Sertralin, Paroxetin), Venlafaxin und Duloxetin. Trizyklika wie Imipramin sind zwar auch wirksam, aber deutlich schlechter verträglich. Da Angstpatienten besonders sensibel auf Nebenwirkungen reagieren, ist ein **langsames Einschleichen** der Medikamente empfehlenswert. Bei ausgeprägten **vegetativen Begleitsymptomen** können zusätzlich **β-Blocker** gegeben werden.

Psychotherapie:
- **Informationsvermittlung:** Bei der **Panikstörung** ist es wichtig, zu Therapiebeginn den „Teufelskreis der Angst" zu erklären, der sich aus den Faktoren „Wahrnehmung", „Gedanken", „Angstgefühle", „körperliche Stressreaktion" und „körperliche Symptome" zusammensetzt (**Abb. 7.1**): Die Patienten interpretieren körperliche Symptome (z. B. schneller Herzschlag) als gefährlich und angstauslösend. Die Angst verstärkt die körperlichen Symptome, was wiederum die Angst potenziert bis hin zu einem Gefühl, die Kontrolle oder den Verstand zu verlieren.
- **kognitive-behaviorale Therapie:** Im Vordergrund stehen Aufdeckung und Korrektur fehlerhafter, eingefahrener kognitiver Muster und Denkabläufe: Die körperlichen Symptome sind nicht die Ursache der Angst, sondern die Konsequenz der eigenen dysfunktionalen Kognitionen.
- Die **Verhaltenstherapie** arbeitet v. a. mit **reizkonfrontierenden Maßnahmen** (systematische Desensibilisierung, Flooding [S. B1020]) und – v. a. bei sozialer Phobie – **sozialem Kompetenztraining**.
- **Entspannungsverfahren** (z. B. autogenes Training [S. B1021]) dienen der „Gegenkonditionierung" (kein Angsterleben im entspannten Zustand).
- **Tiefenpsychologisch fundierte Psychotherapien** versuchen, die zugrunde liegenden inneren und äußeren Konflikte aufzudecken.

7.2.2 Phobische Störungen

DEFINITION **Übersteigerte Angst**, die ausschließlich oder überwiegend durch **eindeutig definierte**, eigentlich **ungefährliche Situationen** oder **Objekte** ausgelöst wird (**objekt-** oder **situationsgebundene Angst**): Die Patienten wissen, dass ihre Angst unbegründet ist, können sich aber nicht dagegen wehren und vermeiden die Konfrontation mit den angstauslösenden Situationen oder Objekten (**Vermeidungsverhalten**).

Agoraphobie (Angst vor großen Plätzen)

Charakteristisch ist eine **unüberwindbare Furcht, Straßen** oder **öffentliche Plätze zu betreten** oder zu **überqueren** und sich in **Menschenansammlungen aufzuhalten**. Meist ist die Agoraphobie mit einer **Panikstörung** kombiniert: Befinden sich die Patienten in einer angstauslösenden Situation und sehen keine Möglichkeit, diese schnell zu verlassen, entwickeln sie eine **Panikattacke** [S. B1049]. Häufig können die Patienten keine öffentlichen Verkehrsmittel mehr benutzen, in Kaufhäuser gehen oder die eigene Wohnung verlassen. In Begleitung anderer Personen ist die Angst meist geringer. Agoraphobien entwickeln sich meist im 20.–30. Lebensjahr, **Frauen** sind häufiger betroffen. Unbehandelt verläuft die Störung meist **chronisch**, begleitende **depressive Episoden** sind häufig. Therapeutisch wird meistens eine Kombination von **SSRI** und **nichtmedikamentösen Verfahren** (Expositionstherapie, tiefenpsychologisch fundierte Therapieverfahren, Soziotherapie, Entspannungstraining) eingesetzt.

Soziale Phobie

Die Störung beginnt häufig schon im Jugendalter, schätzungsweise sind 5–10 % der Bevölkerung betroffen, Männer und Frauen etwa gleich häufig. Im Vordergrund steht die **Angst** vor **Situationen**, in denen sich die Patienten der **Betrachtung** und ggf. **Kritik durch andere Menschen ausgesetzt** fühlen (z. B. Prüfungen, in der Schule zur Tafel gerufen werden, Partys, Halten von Vorträgen, Urinieren in öffentlichen Toiletten). Die Patienten befürchten, sich zu blamieren oder unangenehm bzw. peinlich aufzufallen, und leiden unter Angst, Unsicherheit und Begleitsymptomen wie Erröten, Schwitzen und Zittern, obwohl sie wissen, dass ihre Angst übertrieben und unvernünftig ist. Das Meiden der angstauslösenden Situationen führt zu **beruflichen Einschränkungen** und **sozialer Isolation**. Medikamentös können **SSRI** und **Moclobemid** gegeben werden. Erfolgreiche psychotherapeutische Maßnahmen sind

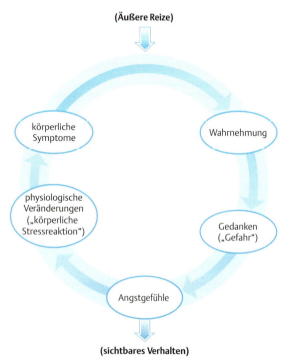

Abb. 7.1 **Angstkreis.** (aus: Laux, Möller, Memorix Psychiatrie und Psychotherapie, Thieme, 2011)

u. a. das **soziale Kompetenztraining** mit Üben sozialer Fertigkeiten und eine **Umstrukturierung der dysfunktionalen Kognitionen** bezüglich des eigenen Selbst- und Fremdbilds und des individuellen Teufelskreises („Self-fulfilling Prophecies"). Wird die Therapie vor Beginn der sozialen „Abwärtsspirale" eingeleitet, kommt es meist zu einer dauerhaften Remission. Allerdings suchen die Patienten selten frühzeitig einen Arzt auf, da sie auch diese Form der sozialen Interaktion fürchten. Unbehandelt verläuft die Störung meist chronisch, depressive Episoden sind häufig.

Spezifische Phobie

Die Angst wird durch **streng begrenzte Situationen** oder **Objekte** ausgelöst, z. B. Tiere (Zoophobie) wie Schlangen, Hunde, Katzen oder Spinnen/Insekten, geschlossene Räume (Klaustrophobie ; z. B. Aufzüge), **Höhe (Akrophobie)**, **Infektionen**, Dunkelheit, das Fliegen oder Gewitter. Praktisch alle Objekte oder Situationen können phobisch besetzt werden. **Die Patienten entwickeln ein mehr oder weniger einschränkendes Vermeidungsverhalten.** Die Symptomatik beginnt häufig in der Kindheit. Betroffen sind ca. 10 % der Bevölkerung, Frauen häufiger als Männer. Die Störung ist zu diagnostizieren, wenn sie zu einem Leiden des Patienten führt. Am erfolgreichsten sind verhaltenstherapeutische **Expositionsverfahren** [S. B1020], medikamentös können **Antidepressiva mit serotonerger Wirkung** (SSRI, Venlafaxin) eingesetzt werden.

7.2.3 Panikstörung

Synonym: episodisch paroxysmale Angst

> **DEFINITION Störung mit wiederkehrenden, schweren Panikattacken**, die **nicht vorhersehbar** sind und sich auf kein konkretes Objekt und keine konkrete Situation beziehen (**objektlose Angst**).

Epidemiologie: Die Störung manifestiert sich am häufigsten im 20.–30. Lebensjahr und ist bei Frauen häufiger als bei Männern.

Klinik: Die **Panikattacken** treten plötzlich auf, erreichen innerhalb weniger Minuten ihr Maximum und dauern mindestens einige Minuten an. Das Leitsymptom ist **intensive Angst**, die von bedrohlichen Kognitionen (z. B. Befürchtung, zu kollabieren, die Kontrolle zu verlieren oder zu sterben) und **körperlichen Beschwerden** begleitet wird, z. B. kardiovaskulären (z. B. Tachykardie, Brustschmerzen, Herzstolpern [DD: Herzinfarkt]), neurologischen (z. B. Zittern, Benommenheit, Schwindel, Ohnmachtsgefühl, „weiche Knie"), abdominellen (z. B. Übelkeit, Durchfall, Magenschmerzen), respiratorischen (z. B. Beklemmungsgefühl, Dyspnoe) und vegetativen Symptomen (z. B. Hitzewallungen, Schweißausbruch). Im Verlauf entwickelt sich eine ausgeprägte „Angst vor der Angst" (**Phobophobie**), die zu **sozialem Rückzug** und **Isolation** führen kann.

Therapie und Verlauf: Unbehandelt verläuft die Störung meist chronisch. Circa 30 % der Patienten entwickeln im Verlauf eine depressive Episode und eine Medikamenten- und/oder Alkoholabhängigkeit. Im **akuten Anfall** werden **kurzwirksame Benzodiazepine** oral oder parenteral gegeben. Wegen der erhöhten Abhängigkeitsgefahr sollten sie jedoch nur restriktiv verordnet werden! Für die **langfristige Therapie** haben sich **SSRI** (z. B. Citalopram, Sertralin, Paroxetin) bewährt, die den serotonergen Stoffwechsel beeinflussen und so Angst und Panik verringern können. **Psychotherapeutische Maßnahmen** umfassen die Erklärung des individuellen Angstkreises (Abb. 7.1), Psychoedukation, Entspannungs- und tiefenpsychologische Verfahren sowie das Expositionstraining (systematische Desensibilisierung und Flooding [S. B1020]).

7.2.4 Generalisierte Angststörung

Synonym: Angstneurose

Charakteristisch sind **anhaltende** (über mehrere Wochen an den meisten Tagen bestehende), **ausgeprägte Ängste**, die sich nicht auf bestimmte Situationen beschränken, sondern **alltägliche Situationen** wie Gesundheit, Arbeit und neue Anforderungen umfassen. Die Angst ist „frei flottierend", d. h., sie heftet sich an unterschiedliche Gedanken. Die Patienten sind angespannt, nervös, innerlich unruhig und häufig vegetativ übererregbar (Erstickungs- und Schwindelgefühle, Herzrasen, Schwitzen, Harndrang, Mundtrockenheit, abdominelle Beschwerden, Tremor) und machen sich ständig Sorgen um Alltag und Zukunft. Als medikamentöse Therapie haben sich **SSRI, Buspiron** oder **Venlafaxin** bewährt. Psychotherapeutisch werden Entspannungsverfahren, verhaltenstherapeutische und tiefenpsychologisch fundierte Maßnahmen empfohlen.

7.3 Zwangsstörungen

> **DEFINITION** Den Patienten drängen sich – gegen ihren inneren Widerstand – immer wieder **bestimmte Vorstellungen, Denkinhalte** und/oder **Handlungsimpulse auf**, die von ihnen als dem eigenen Ich zugehörig erkannt, aber als **unangenehm, unsinnig** und **Ich-fremd** empfunden werden. Der Versuch, sie zu unterdrücken, löst Angst aus.

Epidemiologie: Die Lebenszeitprävalenz von Zwangsstörungen liegt bei ca. 2 %, sie beginnen meist im 20.–25. Lebensjahr. Männer und Frauen sind etwa gleich häufig betroffen. Einzelne Zwangsphänomene sind unspezifisch und können bei unterschiedlichen psychischen Erkrankungen auftreten.

Ätiologie: Genetische Faktoren scheinen prädisponierend zu sein (hohe Konkordanzraten bei eineiigen Zwillingen, familiäre Häufungen), **neuropsychologisch** besteht wahrscheinlich eine Dysfunktionalität des kortikostriatalen Neurotransmittersystems. Aus **psychoanalytischer Sicht** stehen libidinöse, aggressive und anale Triebe im Widerstreit mit rigorosen Gewissensnormen (ausgeprägter Kontrast zwischen „Es" und „Über-Ich") und die Patienten

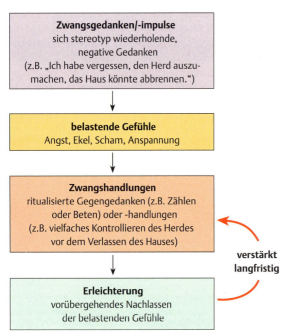

Abb. 7.2 Lerntheoretischer Ansatz zur Erklärung von Zwangsgedanken. (aus: Leucht, Förstl, Kurzlehrbuch Psychiatrie und Psychotherapie, Thieme, 2012)

sind aufgrund einer gestörten Selbstständigkeitsfindung während der analen Phase (**Tab. 2.1**) übermäßig an die Normen anderer angepasst. Der Zwang erfüllt dabei ein fundamentales Sicherungsbedürfnis, das aus der existenzbedrohenden Ich-Schwäche entsteht (Zwangssymptom als Kompromiss). **Lerntheoretisch** sind Zwangsgedanken **konditionierte Stimuli auf Angst** (**Abb. 7.2**): Ein ursprünglich neutraler Stimulus (z. B. Schmutz) wird an einen starken negativen Affekt (Angst, heftige Abneigung) gekoppelt und dadurch zu einem stellvertretenden Angstauslöser. Um die Angst zu reduzieren, werden Zwangshandlungen durchgeführt. Negative Verstärkung (Angstreduktion durch Entfernen des Auslösers) konditioniert die Zwangshandlungen operant.

Leitsymptome:

- **Zwangsgedanken** sind Vorstellungen und Gedanken, die den Patienten immer wieder stereotyp und quälend beschäftigen. Sie können das Denken so weit beherrschen, dass keine alltäglichen und notwendigen Entscheidungen mehr möglich sind, und lösen typischerweise Ängste aus, die den Patienten dazu veranlassen, Zwangshandlungen durchzuführen.
- **Zwangshandlungen** werden immer wieder stereotyp in ritualisierter Weise (Zwangsritual bzw. -zeremoniell) ausgeführt (z. B. Wasch- oder Kontrollzwang). Die Abfolge der Handlungen wird peinlich genau eingehalten, da das Ritual sonst von vorn begonnen werden muss. Die Durchführung der Zwangshandlungen kann einen Großteil des Tages einnehmen und reduziert die durch die Zwangsgedanken ausgelösten Ängste. Der Versuch, die Zwangshandlungen zu verhindern, kann Panik auslösen.
- **Zwangsimpulse** sind sich aufdrängende Vorstellungen oder Handlungen, die dem Wertesystem des Patienten widersprechen, häufig mit aggressivem (z. B. dranghafter Impuls, jemanden zu verletzen), obszönem oder blasphemischem Charakter. Aggressive Zwangsimpulse werden fast nie ausgeführt.

Häufige Begleitstörungen von Zwangsstörungen sind **depressive Episoden** und **Angststörungen**.

Diagnostik: Eine Zwangsstörung kann diagnostiziert werden, wenn typische Zwangssymptome über **mehr als 2 Wochen** bestehen, **mehr als 1 h/d** in Anspruch nehmen und **die normalen Aktivitäten einschränken**. Die Yale Brown Obsessive Compulsive Scale (Y-BOCS) quantifiziert den Zeitaufwand für die Ausführung der Zwangsrituale sowie das Unbehagen und den Widerstand des Patienten gegen die Beherrschung durch die Symptomatik und erlaubt so eine Beurteilung des Schweregrads der Störung.

Differenzialdiagnosen: Zwangssymptome können bei verschiedenen neurologischen und psychiatrischen Erkrankungen vorkommen (z. B. bei affektiven Störungen oder Schizophrenie). Abzugrenzen ist die anankastische Persönlichkeitsstörung [S. B1057].

Therapie: Das Ziel ist eine bessere Kontrolle der Zwänge und damit eine verbesserte Lebensqualität. Bei der **Psychotherapie** stehen die Expositionsbehandlung [S. B1020] sowie Entspannungs- und kognitive Verfahren im Vordergrund. Zur **Pharmakotherapie** haben sich **SSRI** (z. B. Citalopram, Paroxetin) bewährt. Sie müssen deutlich **höher dosiert** werden als bei depressiven Episoden, der Effekt tritt häufig erst **nach 8–10 Wochen** ein (Aufklärung des Patienten!) und die Symptome lassen sich meist nur reduzieren, nicht komplett beheben. Da Rezidive nach dem Absetzen häufig sind, wird eine medikamentöse **Langzeittherapie** empfohlen.

7.4 Reaktionen auf schwere Belastungen und Anpassungsstörungen

Auftreten und Schweregrad der Symptomatik hängen u. a. von der Schwere des auslösenden Ereignisses, der individuellen Vulnerabilität und den zur Verfügung stehenden Copingstrategien und sozialen Netzwerken ab (**Abb. 7.3**).

7.4.1 Anpassungsstörung

Circa 5 % der stationär psychiatrisch behandelten Patienten leiden an einer Anpassungsstörung. Die Störung ist die Folge einer **gestörten Adaption** an ein **einschneidendes Lebensereignis** von **nicht außergewöhnlichem Ausmaß** (z. B. Trauerfall, Trennung, schwere Erkrankung, Elternschaft), entwickelt sich meist **im 1. Monat nach dem auslösenden Ereignis** und dauert bis zu **6 Monate**. Die Reaktion auf das Lebensereignis geht deutlich über die „normale" und zu erwartende Reaktion hinaus und beeinträchtigt die schulische oder berufliche Leistungsfähig-

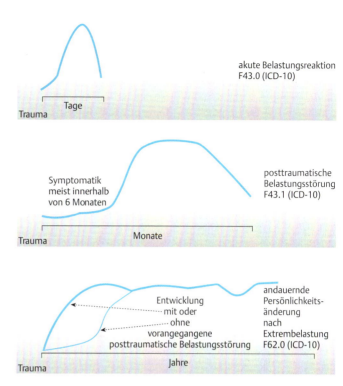

Abb. 7.3 **Belastungsstörungen.** (aus: Laux, Möller, Memorix Psychiatrie und Psychotherapie, Thieme, 2011)

keit und die sozialen Beziehungen. Typisch sind depressive Reaktionen, Angst, ständige Sorgen, mit dem Alltag nicht zurechtzukommen und nicht vorausplanen zu können, Anspannung, Schlafstörungen und Störungen des Sozialverhaltens. Hilfreich sind stützende Gespräche, verhaltenstherapeutische und psychodynamisch-psychoanalytische Therapiestrategien, die die individuelle **Bewältigungskompetenz stärken**. Der Einsatz von **SSRI** kann die Ausheilung beschleunigen.

7.4.2 Akute Belastungsreaktion

Die akute Belastungsreaktion manifestiert sich als **unmittelbare Reaktion auf außergewöhnliche körperliche oder seelische Belastungen** (z. B. Naturkatastrophe, Unfall, Verbrechen) bei psychisch gesunden Menschen. Die Symptomatik **beginnt** innerhalb von Minuten nach dem Ereignis meist mit einer **Einengung des Bewusstseins**: Aufmerksamkeit, Reizverarbeitung und Orientierung sind deutlich eingeschränkt, die Betroffenen fühlen sich wie betäubt und ziehen sich aus der Umweltsituation zurück oder werden sehr unruhig mit Überaktivität und Fluchttendenzen. Der Affekt ist häufig **depressiv** und **gereizt**. Typisch sind **vegetative Symptome** wie Tachykardie, Schwitzen und Erröten. Nach **Stunden bis max. 3 Tagen** bilden sich die Symptome zurück. Eine teilweise oder vollständige **Amnesie für die Dauer der akuten Periode** ist möglich. Eine **Krisenintervention**, bei der die Patienten unter Einbeziehung ihres sozialen Umfelds akut unterstützt und aufgefordert werden, ihre Gefühle aktiv zu verbalisieren, ist wichtig, um eine dauerhafte Traumatisierung und die Entstehung einer posttraumatischen Belastungsstörung zu vermeiden. Die Teilnahme an einer Selbsthilfegruppe kann hilfreich sein. Abhängig von der Ausprägung der Symptomatik können kurzfristig **Benzodiazepine** und **SSRI** gegeben werden.

7.4.3 Posttraumatische Belastungsstörung

DEFINITION Verzögerte oder protrahierte Reaktion (innerhalb von 6 Monaten) auf ein psychisches Trauma oder eine außergewöhnliche Bedrohung von katastrophenartigem Ausmaß, die bei fast jedem eine tiefe Verzweiflung hervorrufen würde (z. B. Naturkatastrophe, Folter, Terroranschlag).

Risikofaktoren für die Entwicklung einer posttraumatischen Belastungsstörung sind u. a. zwanghafte oder asthenische Persönlichkeitszüge, Alkohol- und/oder Drogenabhängigkeit, psychiatrische Krankheiten, Z. n. früheren Traumatisierungen (z. B. Misshandlung im Kindesalter) und ungünstige Familienstrukturen. **Leitsymptome** sind repetitive, unausweichliche Erinnerungen an das Trauma („**Flashbacks**") und **Albträume**, in denen das Trauma immer wieder neu durchlebt wird. Häufig sind auch ein andauerndes Gefühl **emotionaler Teilnahmslosigkeit** und **Gleichgültigkeit** gegenüber der Umgebung und dem sozialen Umfeld, Freudlosigkeit (Anhedonie), Angst, dissoziative Symptome, ausgeprägtes Vermeidungsverhalten von Situationen, die Erinnerungen an das Trauma wachrufen könnten, depressive Reaktionen (auch Suizidgedanken!) und eine **vegetative Übererregtheit** mit Schlafstörungen, übermäßigem Schwitzen, Schreckhaftigkeit und **Vigilanzsteigerung**. Nicht selten entwickeln die Patienten eine **Alkohol-** und/oder **Drogenabhängigkeit**. Eine **Krisenintervention** (s. o.), nach schwerem Trauma evtl. auch im stationären Bereich, kann einer Belastungsstörung **entgegenwirken**. Jede weitere Traumatisierung ist unbedingt zu vermeiden! Die verhaltenstherapeutische **Traumatherapie** mit Reizexposition [S. B1020] soll helfen, das Vermeidungsverhalten abzubauen, das Trauma neu zu interpretieren und die Symptome zu kontrollieren. Empfohlen wird auch die **EMDR** [S. B1022]. Unterstützend wirken Antidepressiva, v. a. **SSRI**. Die meisten Patienten können geheilt werden, nur selten geht die Störung in eine andauernde Persönlichkeitsveränderung über (s. u.).

7.4.4 Andauernde Persönlichkeitsveränderung nach Extrembelastung

Synonym: K7-Syndrom

Schwere, lang andauernde Belastungen (z. B. Folter, Geiselhaft, Krieg) können die **Persönlichkeitsstruktur tief greifend verändern**. Definitionsgemäß muss die Belastung so extrem sein, dass die individuelle Vulnerabilität des Betroffenen als Erklärung für die Persönlichkeitsveränderung nicht ausreicht. Typisch sind eine feindliche oder misstrauische Haltung gegenüber der Umgebung, Passivität, Interessenlosigkeit, sozialer Rückzug, Gefühle von Leere, Hoffnungslosigkeit und Anspannung wie bei ständiger Bedrohung sowie Entfremdungsgefühle. Die Persönlichkeitsveränderung kann aus einer posttraumatischen Belastungsstörung hervorgehen.

7.5 Dissoziative Störungen

Synonym: Konversionsstörungen, hysterische Neurosen (veraltet)

> **DEFINITION** Dissoziation ist ein komplexer psychischer Prozess mit teilweiser oder völliger Unterbrechung der normalen integrativen Funktionen von Bewusstsein, Gedächtnis, Identität oder Umweltwahrnehmung, häufig als Folge eines psychischen Traumas. Diese Entkopplung psychischer und körperlicher Funktionen äußert sich durch Störungen der Willkürmotorik, der bewussten Sinneswahrnehmung (v. a. Sehen, Hören, epikritische Sensibilität) oder psychischer Funktionen (Gedächtnis, Identitätsbewusstsein, Selbstwahrnehmung).

Ätiologie: Psychoanalytisch werden die Phänomene durch „**Konversion**" erklärt, d. h. durch Umwandlung verdrängter psychischer Konflikte in symbolische, häufig appellative körperliche Symptome. Lernpsychologisch werden die Symptome durch die hervorgerufene innerpsychische Entlastung (primärer **Krankheitsgewinn**) sowie Aufmerksamkeit und Zuwendung (sekundärer Krankheitsgewinn) verstärkt: Abwendung und das Gefühl des Unbeobachtetseins schwächen die Symptome ab.

Dissoziative Phänomene:

- **dissoziative Amnesie:** rezidivierend oder einmalig auftretende Erinnerungslücken an bestimmte, meist traumatische oder konflikthafte Lebenssituationen, Ereignisse oder Lebensphasen
- **dissoziative Fugue:** Die Patienten verlassen plötzlich und zielgerichtet ihre gewohnte Umgebung und verhalten sich dabei geordnet, sodass Außenstehende das Verhalten als normal empfinden. Allerdings besteht eine Amnesie für die Vergangenheit und die persönliche Lebenssituation. Gelegentlich nehmen die Patienten für die Zeit der Fugue eine neue Identität an.
- **dissoziativer Stupor:** Erstarrungszustand mit deutlich eingeschränkter Bewegungs- und Reaktionsfähigkeit auf äußere Reize, Mutismus und Verweigerung von Nahrungs- und Flüssigkeitsaufnahme bei wachem Bewusstsein
- **Trance- und Besessenheitszustand:** zeitweiliger Verlust von persönlicher Identität und Umgebungswahrnehmung mit eingeschränkten, stereotypen Bewegungen und Äußerungen
- **dissoziative Bewegungsstörungen:** z. B. dissoziative Lähmungen, Unfähigkeit zu stehen (Astasie) oder zu gehen (Abasie), dissoziative Koordinations- (Ataxie) oder Sprechstörungen (Aphonie, Dysarthrie)
- **dissoziative Krampfanfälle:** Die Symptomatik ähnelt einem Grand-mal-Anfall, Begleitphänomene wie Zungenbiss oder Einnässen fehlen jedoch. Die Anfälle können Minuten bis Stunden dauern. Im Unterschied zum epileptischen Anfall sind die Augen geschlossen. Versucht der Untersucher, die Augen passiv zu öffnen, kneift der Patient die Lider zu oder wendet den Kopf ab. Die Lichtreaktion der Pupillen ist erhalten, das EEG normal. Die Patienten verletzen sich bei Stürzen nur selten.
- **dissoziative Sensibilitäts- und Empfindungsstörungen:** z. B. dissoziative Anästhesie bestimmter Hautareale (entspricht nicht der zentralen oder peripheren Innervation), Blindheit (typisch: röhrenförmige Einengung des Gesichtsfelds), Taubheit oder Schmerzen (v. a. Kopf- und Bauchschmerzen).

Ganser-Syndrom: Dieses „scheinblödsinnige" Verhalten entsteht als **Reaktion auf eine unerträgliche Lage** bei gefühlter Hilflosigkeit. Charakteristisch ist ein (häufig haarscharfes) Vorbeiantworten an einer Frage: Obwohl der Patient die Frage verstanden hat, geht er unbewusst nicht darauf ein (z. B.: Wie viel ist 3 × 4? → 11 oder 13).

Multiple Persönlichkeitsstörung (dissoziative Identitätsstörung): Die Patienten entwickeln unterschiedliche Persönlichkeiten mit eigenen Erinnerungen, Verhaltensweisen, Abneigungen und Vorlieben, die **abwechselnd** die Kontrolle über das Verhalten übernehmen. An das Handeln der jeweils „anderen" Personen kann sich der Betroffene nicht – oder nur schemenhaft – erinnern oder erlebt es als das Handeln einer fremden Person. Die **Persönlichkeiten wechseln plötzlich, meist nach traumatischen Erlebnissen**. Begleitend können auch andere dissoziative Symptome bestehen.

> **MERKE** Die **multiple Persönlichkeitsstörung** hat nichts mit der **Schizophrenie** („gespaltene Persönlichkeit" bzw. Parathymie: Spaltung zwischen erlebtem und gezeigtem Affekt) zu tun!

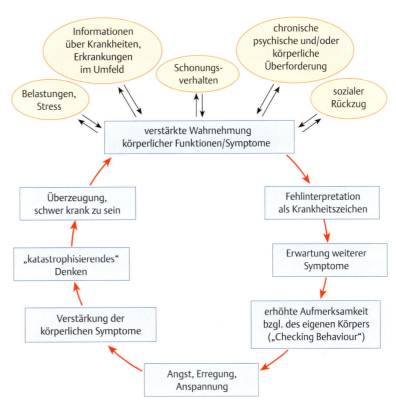

Abb. 7.4 **Verstärkungskreislauf bei somatoformen Störungen.** (aus: Leucht, Förstl, Kurzlehrbuch Psychiatrie und Psychotherapie, Thieme, 2012)

Therapie: Die **Therapie** sollte **möglichst frühzeitig** einsetzen, damit die Symptome nicht fixieren und die Funktionsfähigkeit wiederhergestellt wird. Die **Psychoanalyse** versucht, die zugrunde liegenden Konfliktkonstellationen aufzudecken. Die **Verhaltenstherapie** verfolgt u. a. den Abbau des Krankheitsgewinns durch den Entzug der individuellen Verstärker.

7.6 Somatoforme Störungen

7.6.1 Grundlagen

DEFINITION Anhaltende oder wiederholt auftretende Schmerzen oder körperliche Beschwerden in vegetativ innervierten Organen, für die keine ausreichenden, medizinisch fassbaren, körperlichen Ursachen nachweisbar sind und die in Zusammenhang mit seelischen Konflikten stehen.

Epidemiologie: Bis zu 20 % der Patienten in Hausarztpraxen und 10–40 % der Patienten in stationären Abteilungen leiden an somatoformen Störungen.

Ätiologie: Die **Genese** ist **multifaktoriell**, bekannte Risikofaktoren sind biografische Belastungen (z. B. sexuelle oder körperliche Misshandlung), krankheitsbezogene Lernerfahrungen (z. B. kranke Mutter erzwingt Zuwendung durch Symptome) und intrapsychische Konflikte (z. B. ambivalent erlebte Trennungen). Aus **psychodynamischer Sicht** sind somatoforme Störungen **Bewältigungsstrategien** für **unbewusste Konflikte**, die in körperlichen Symptomen ausgedrückt werden: Die Erkrankung ist für den Patienten primär eine Entlastung, da durch sie der ursprüngliche Konflikt weiter „verdrängt" werden kann (**primärer Krankheitsgewinn**). Nach der **Lerntheorie** spielen **Modelllernen** und **erlernte**, sich **verstärkende Kreisläufe** eine Rolle (**Abb. 7.4**): Durch die ständige Ausrichtung der Aufmerksamkeit auf die Symptome sind die Patienten angespannt, was über vegetative Reaktionen die Symptomatik verstärkt. Wichtige aufrechterhaltende Faktoren sind kognitive Fehldeutungen bzw. ängstlich gefärbte Interpretationen körperlicher Wahrnehmungen und die Reaktionen von Ärzten und sozialem Umfeld (**sekundärer Krankheitsgewinn**).

Differenzialdiagnosen: Abzugrenzen sind primär somatische Erkrankungen, Konversionsstörungen und körperliche Symptome im Rahmen einer anderen psychischen Erkrankung (z. B. vegetative Begleitsymptome bei Angst- oder depressiven Störungen).

> **MERKE** Sowohl bei dissoziativen als auch bei somatoformen Störungen werden psychische Konflikte in körperliche Symptome umgesetzt, die betroffenen Organsysteme bzw. Funktionen unterscheiden sich jedoch:
> - **somatoforme Störungen:** Schmerzen oder Beschwerden in vegetativ innervierten Organen
> - **dissoziative Störungen:** Ausfälle der Willkürmotorik, der bewussten Sinneswahrnehmung (v. a. Sehen, Hören, epikritische Sensibilität) oder psychischer Funktionen (Gedächtnis, Identitätsbewusstsein, Selbstwahrnehmung).

Therapie und Prognose: Die Therapie soll eine dauerhafte Invalidisierung des Patienten verhindern. **Psychotherapeutische Maßnahmen** umfassen das Erlernen von Entspannungstechniken, die Verbesserung der Körperwahrnehmung, das Erlernen positiver „Copingstrategien" (z. B. Aufbau genussvoller Aktivitäten zur Reduktion des Rückzugsverhaltens), die Bearbeitung dysfunktionaler Denkweisen und tiefenpsychologisch-aufdeckende Verfahren. Um eine tragfähige Arzt-Patienten-Beziehung aufzubauen, werden die Patienten aufgefordert, ihre Beschwerden ausführlich zu beschreiben. Bei depressiven Begleitsymptomen können **Antidepressiva** sinnvoll sein. Ohne adäquate Behandlung chronifizieren somatoforme Störungen in ca. 70 % der Fälle, z. T. mit veränderter Leitsymptomatik.

> **MERKE** Bei den Somatisierungsstörungen und der anhaltenden somatoformen Schmerzstörung liegt der Fokus der Therapie auf den körperlichen Beschwerden. Bei der hypochondrischen Störung und der Dysmorphophobie steht die Bewältigung der Ängste des Patienten im Mittelpunkt.

7.6.2 Störungsbilder

Somatisierungsstörungen sind charakterisiert durch **multiple**, häufig **wechselnde, körperliche Symptome ohne** (ausreichend) nachweisbaren **Organbefund, die länger als 2 Jahre** bestehen und zu ausgeprägtem **Leidensdruck** und **psychosozialen Beeinträchtigungen** führen. Die Patienten sind ständig besorgt, konsultieren viele Ärzte und weigern sich, die medizinische Aussage, dass keine Organbefunde feststellbar seien, zu akzeptieren und eine psychische Ursache in Betracht zu ziehen. Häufige Symptome sind gastrointestinale (z. B. Bauchschmerzen, Übelkeit, Blähungen, Aufstoßen, schlechter Geschmack im Mund, Regurgitation, Diarrhö), kardiovaskuläre (z. B. Brustschmerzen, Dyspnoe) und urogenitale Symptome (z. B. Dysurie, vaginaler Ausfluss, Miktions- und sexuelle Störungen), Schmerzen im Bewegungsapparat und abnorme Hautempfindungen (z. B. Jucken, Brennen). Die Patienten entwickeln häufig ein **Schonverhalten**.

Undifferenzierte Somatisierungsstörungen: Die Patienten leiden mindestens **6 Monate** lang ohne entsprechende Organpathologie an **unspezifischen Symptomen** wie Müdigkeit und Appetitverlust oder an gastrointestinalen oder urologischen Beschwerden, ohne dass alle Kriterien für eine Somatisierungsstörung erfüllt sind.

Somatoforme autonome Funktionsstörung: Die beklagten Symptome können nicht auf eine organische Ursache zurückgeführt werden, sind aber eindeutig einem spezifischen, **vegetativ innervierten Organ(system)** zuzuordnen. Folgende Symptomkomplexe sind häufig:

- **Herzangststörung** (Herzneurose oder -phobie, somatoforme autonome Funktionsstörung des Herzens): Typisch sind **anfallsartig** auftretende **Schmerzen** und/oder **Stechen in der Brust**, die von den Patienten auf das Herz zurückgeführt werden und häufig von Atemnot, Blutdruck-, Atem- und Herzfrequenzanstieg, Herzstolpern, Schweißausbruch, Zittern und Ohnmachtsgefühl begleitet sind. Die Patienten haben Angst, z. B. einen Herzinfarkt oder Herzstillstand zu erleiden. Der Ausgangspunkt ist häufig ein akuter Herzanfall bei nahen Bezugspersonen. Am häufigsten sind **Männer vor dem 40. Lebensjahr** betroffen.
- **funktionelle (psychogene) Hyperventilation:** s. Atmungssystem [S. A179]
- **Reizmagensyndrom** (funktionelle Dyspepsie, Magenneurose): Etwa 50 % aller Patienten mit Oberbauchbeschwerden (z. B. Druckgefühl, Schmerzen, Übelkeit, Erbrechen, Luftschlucken) fallen in diese Gruppe. **Typische Auslöser** sind psychosoziale Belastungen bzw. Stress, Angststörungen oder depressive Episoden. **Pathogenetisch** werden eine psychovegetative Übererregbarkeit, Störungen der Magenmotilität und eine viszerale Hypersensitivität mit erniedrigter Schmerzschwelle für Dehnungsreize mitverantwortlich gemacht.
- **Reizdarmsyndrom** (Colon irritabile): s. Verdauungssystem [S. A248]
- **Prostatodynie** (psychovegetatives Urogenitalsyndrom): Die häufigsten Symptome sind Miktionsbeschwerden, Druckgefühl oder Brennen im Dammbereich und ziehende Schmerzen bis in die Symphyse, häufig in Verbindung mit sexuellen Funktionsstörungen [S. B1060]. Am häufigsten sind 25- bis 40-jährige Männer betroffen. Typische Auslöser sind Stress, Reizüberflutung und Überlastung. Eine Therapie der sexuellen Funktionsstörung bessert häufig auch die prostatischen Beschwerden.
- **Reizblase** (psychovegetatives Urethralsyndrom): Typische Symptome sind Dysurie, Harnträufeln, Pollakisurie und diffuse suprapubische Schmerzen. Betroffen sind v. a. 30- bis 50-jährige **Frauen**.

Anhaltende somatoforme Schmerzstörung: Charakteristisch sind **jahrelang anhaltende, schwere** und **quälende Schmerzen**, die „körperlich" nicht befriedigend erklärt werden können. Die Patienten wurden typischerweise vielfältig vorbehandelt und wiederholt apparativ untersucht. Die Diagnose sollte nur gestellt werden, wenn die Schmerzen in **Zusammenhang mit emotionalen und/oder psychosozialen Konflikten** stehen und die Patienten deutlich beeinträchtigen. Eine **Komorbidität** mit depressiven Episoden oder Angststörungen ist häufig. Zur Differenzialdiagnostik s. Tab. 7.1. Therapeutisch ist eine **Entkopplung von Symptompräsentation und ärztlicher Zuwendung** wichtig. Dabei werden „prophylaktisch" regelmäßig Termine mit dem Patienten vereinbart, auch ohne dass dieser subjektive Beschwerden hat.

Hypochondrische Störung: Die Patienten (ca. 4 % der Bevölkerung) beobachten intensiv und ängstlich ihren Körper, wobei sie hartnäckig davon **überzeugt** sind, **schwer erkrankt** zu sein, was auch durch wiederholte Untersuchungen ohne Befund nicht gemindert wird. Die Beschwerden betreffen am häufigsten das **Herz**, den **Gastrointestinal-** und den **Urogenitaltrakt** sowie das **Gehirn**.

Tab. 7.1 Differenzierungsmerkmale zwischen psychogenen und organischen Schmerzen

	psychogene Schmerzen	organische Schmerzen
Schmerzlokalisation	vage, unklar, wechselnd, keine Ausrichtung an anatomisch-physiologischen Strukturen	eindeutig umschriebene Lokalisation, entsprechend der nervalen Versorgungsgebiete
Schmerzqualität	vage, wechselnd (dumpf, stechend, ziehend, kolikartig)	eindeutig, konsistent
Schmerzverlauf	andauernde Schmerzen, häufig ohne Störung der Nachtruhe	häufig phasenhaft, auch nächtliche Schmerzen
Verhalten des Patienten	demonstratives Schmerzverhalten, dramatische Schilderung	adäquate Äußerungen
Beeinflussbarkeit der Schmerzen durch Analgetika, physikalische oder Physiotherapie	–	+
psychosoziale Faktoren	häufig Zusammenhang zwischen psychischen Belastungen und Schmerzen eruierbar	kein Zusammenhang nachweisbar
Arzt-Patienten-Beziehung	häufig sehr fordernde, wenig einsichtige Patienten, die beim Arzt oft Ärger, Langeweile, Ungeduld, Hilflosigkeit und/oder Verwirrung hervorrufen	adäquates Verhalten des Patienten und zugewandtes, einfühlsames, aufmerksames Verhalten des Arztes

Das normale Leben wird zahlreichen Arztbesuchen („**Doctor Shopping**") und einer andauernden Beschäftigung mit der vermeintlichen Erkrankung untergeordnet. **Depressive Episoden** oder **Angststörungen** treten häufig begleitend auf.

Dysmorphophobie: Charakteristisch ist die **zwanghafte Vorstellung**, durch einen Körperfehler „**entstellt**" zu sein und unangenehm aufzufallen. Die Patienten beschäftigen sich übermäßig mit nichtvorhandenen Mängeln, v. a. im Bereich des **Gesichts** (z. B. Falten, Hautflecken, Form der Nase) und der **weiblichen Brust**. Das Phänomen kann eine Ausprägungsform der hypochondrischen Störung sein, aber auch als Wahnsymptom bei Psychosen auftreten, z. B. im Rahmen einer Schizophrenie.

Sonstige somatoforme Störungen umfassen somatoforme Störungen, die nicht durch das vegetative Nervensystem vermittelt werden. In diese Gruppe fallen u. a. folgende Störungen:

- **psychogenes Globusgefühl** (Globus hystericus): Charakteristisch ist ein kontinuierliches oder (häufiger) intermittierendes, unangenehmes **Fremdkörper-** und **Engegefühl** im **Rachen-Kehlkopf-Speiseröhren-Bereich** mit „Schluckzwang". Im Gegensatz zur organischen Dysphagie können die Patienten problemlos feste Nahrung schlucken. Das Globusgefühl tritt manchmal kombiniert mit einer vasomotorischen Rhinitis und Migräne auf und ist ein häufiges Begleitsymptom einer depressiven Episode.
- **psychogener Schwindel:** Bei ca. 40 % der Patienten, die über Schwindel klagen, wird keine organische Ursache gefunden. Typisch ist ein **Schwank-** oder ein **diffuser Dauerschwindel**, häufig begleitet von **vegetativen Symptomen** (z. B. Schweißausbrüche, Mundtrockenheit, Herzrasen, Engegefühl in der Brust) und starker **Angst**. Schwindel kann auch bei verschiedenen psychischen Störungen (z. B. Angst- und affektive Störungen) und bei psychischen Belastungen auftreten.
- **psychogene Dysmenorrhö**
- **psychogener Pruritus**
- **psychogenes Zähneknirschen.**

7.7 Neurasthenie

Synonyme: psychovegetatives Syndrom, vegetative Dystonie, Ermüdungssyndrom

Die Erkrankung zählt im ICD-10 zu den „anderen neurotischen Störungen", ist stark von kulturellen Bewertungen abhängig und wird in Europa inzwischen **selten** diagnostiziert. Typische Symptome sind **vermehrte und schnellere Ermüdbarkeit im geistigen** (unangenehmes Eindringen ablenkender Assoziationen oder Erinnerungen, Konzentrationsschwäche, allgemein ineffektives Denken) **und/oder körperlichen Bereich** (Muskelschmerzen, Unfähigkeit, sich zu entspannen, Schwindel, Kopfschmerzen). Begleitende Schlafstörungen (Hyper- oder Insomnie), depressive oder Angstsymptome sind häufig. Die Abgrenzung zu somatoformen Störungen kann schwierig sein.

8 Persönlichkeitsstörungen und Verhaltensauffälligkeiten

8.1 Persönlichkeitsstörungen

8.1.1 Grundlagen

DEFINITION Persönlichkeitsmuster mit **anhaltendem** (nicht auf eine Krankheitsepisode beschränktem), **starrem** und einem der jeweiligen kulturellen Norm nicht entsprechendem **Verhaltensmuster** oder **Einstellungen tief greifender Art**, das **mehrere Funktionsbereiche** wie Wahrnehmung, Denken, Affektivität, Antrieb, Impulskontrolle und Beziehungen zu anderen betrifft. Die Persönlichkeitszüge werden in vielen persönlichen und sozialen Situationen als eindeutig **unpassend** empfunden und führen zu einem ausgeprägten subjektiven **Leidensdruck** für den Betroffenen oder seine Umwelt und/oder einer deutlichen **Einschränkung** der sozialen Interaktionen.

Epidemiologie: Etwa **10 %** der Bevölkerung bzw. 40–60 % aller Patienten in psychiatrischen Kliniken sind betroffen. Die Symptomatik beginnt meist **im frühen Erwachsenenalter**. Insgesamt ist das Geschlechterverhältnis ausgeglichen, bei den einzelnen Störungsbildern gibt es jedoch deutliche Unterschiede (bei Frauen häufiger ängstliche, abhängige und Borderline-Persönlichkeitsstörungen, bei Männern häufiger dissoziale und anankastische Störungen).

Ätiologie:
- **genetische Faktoren:** deutlich höhere Konkordanzrate bei ein- als bei zweieiigen Zwillingen
- **Störungen zentraler Transmittersysteme:**
  - Aggressivität und Impulsivität: verminderte Aktivität des serotonergen Systems
  - affektive Hyperreagibilität: erhöhte Aktivität des noradrenergen Systems
  - Dysphorie: erhöhte Aktivität des cholinergen Systems
- **verhaltenstherapeutischer Ansatz:** Entstehung der Störungen durch Konditionierung und Modelllernen mit einer Verstärkung dysfunktionaler Verhaltensweisen
- **psychodynamischer Ansatz:** Reifungs- und Entwicklungsstörungen, konstitutionell bedingte Voraussetzungen, schwierige primäre Objektbeziehungen
- **organische Schädigungen:** Bei Patienten mit Persönlichkeitsstörungen sind gehäuft diffuse oder umschriebene Hirnschädigungen nachweisbar.
- **psychosoziale Risikofaktoren:** Missbrauchserfahrungen (bei 60–70 % der Borderline-Patienten), Heimaufenthalte, gestörte familiäre Strukturen mit hohem Aggressionspotenzial, Trennungserlebnisse.

Klassifikation: Im DSM-IV werden folgende Cluster unterschieden:
- **Gruppe A** (exzentrisches und seltsames Verhalten): paranoide und schizoide Persönlichkeitsstörung
- **Gruppe B** (emotional-labiles und launisches Verhalten): Borderline-, histrionische, narzisstische und dissoziale Persönlichkeitsstörung
- **Gruppe C** (selbstunsicheres und zwanghaftes Verhalten): ängstlich-vermeidende, abhängige und zwanghafte Persönlichkeitsstörung.

Diagnostik: Fremd- und **Selbstbeurteilungsskalen** (z. B. Freiburger Persönlichkeitsinventar, FPI). Abklärung der sehr häufigen psychischen Komorbiditäten (z. B. Suchterkrankungen).

Therapie: Verhaltenstherapeutisch wird versucht, die psychosoziale Kompetenz der Betroffenen zu verbessern, ihr psychosoziales Umfeld zu strukturieren, dysfunktionale Verhaltensmuster und Gedanken aufzudecken und zu bearbeiten sowie das Erlernte im sozialen Umfeld zu generalisieren. **Tiefenpsychologisch** ausgerichtete Therapien sollen die zugrunde liegenden Konflikte aufdecken und bearbeiten.

8.1.2 Spezifische Persönlichkeitsstörungen

Dependente (abhängige, asthenische) Persönlichkeitsstörung: Die Prävalenz beträgt ca. 5 %, die Störung ist bei **Frauen** häufiger als bei Männern. Leitsymptome sind eine **unselbstständige Lebensführung** und Gefühle von Schwäche, Inkompetenz und Hilflosigkeit bzw. Angewiesensein auf Unterstützung. Typisch sind **klammerndes Verhalten**, **geringes Selbstbewusstsein** mit mangelndem Durchsetzungsvermögen, geringe Eigeninitiative, **depressive Grundstimmung**, Trennungsängste, vegetative Labilität, Schlafstörungen mit chronischer Müdigkeit und diffuse körperliche Beschwerden. Die Betroffenen überlassen wichtige Entscheidungen lieber anderen. Differenzialdiagnostisch abzugrenzen sind affektive und Angststörungen mit Abhängigkeitsverhalten (späterer Beginn, episodisches Auftreten). Verhaltenstherapeutisch wird versucht, die persönlichen **Ressourcen** zu **aktivieren**.

Ängstlich vermeidende (selbstunsichere) Persönlichkeitsstörung: Circa 2 % der Bevölkerung, überwiegend **Frauen**, sind betroffen. Charakteristisch sind **Minderwertigkeits- und Unsicherheitsgefühle**, eine andauernde Sehnsucht nach Zuneigung, Sicherheit, Akzeptiertwerden und Bestätigung, mangelnde soziale Kompetenz, **Ängstlichkeit** mit andauernder Anspannung und Besorgtheit, Überempfindlichkeit gegenüber Zurückweisung und Kritik mit Vermeidungsverhalten und eingeschränkter Beziehungsfähigkeit sowie ein starkes Sicherheitsbedürfnis. Soziale Kontakte werden gemieden. Die wichtigste Differenzialdiagnose ist die soziale Phobie [S. B1048]. Therapeutisch kommen Verhaltens- und Gruppentherapie sowie evtl. Antidepressiva infrage.

Anankastische (zwanghafte) Persönlichkeitsstörung: Betroffen sind ca. 0,7 % der Bevölkerung, **Männer** häufiger als Frauen. Die Leitsymptome sind **Rigidität** und Inflexibilität, Perfektionismus, Gewissenhaftigkeit bis hin zur **Pedanterie**, sehr hohes Pflichtbewusstsein und ein tiefes **Unsicherheitsgefühl**, das zu Unentschlossenheit, Zweifeln und extrem vorsichtigem Verhalten führt. Die Patienten wollen alles genau vorausplanen und können sich kaum an Gewohnheiten und Eigenheiten der Mitmenschen anpassen. Die eigene **Prinzipien- und Normentreue** wird auch von der Umwelt erwartet. Die Symptomatik erreicht dabei nicht die Schwere einer Zwangsstörung. Erfolgversprechend sind Psychotherapie und evtl. Antidepressiva.

Paranoide Persönlichkeitsstörung: Die Prävalenz liegt bei ca. 2 %. Die Patienten sind **sehr misstrauisch** und interpretieren neutrale oder freundliche Handlungen oft als feindlich, wodurch sie sich ständig hintergangen und ausgenutzt fühlen und sich **sozial isolieren**. Typisch sind auch gedankliche Starre, **übermäßige Empfindlichkeit** und Kränkbarkeit, **nachtragendes Verhalten** und ständiger Groll. Die Patienten neigen zu aggressiven Reaktionen, beharren starr auf eigenen Rechten, zeigen häufig **Streit- und pathologische Eifersucht** und entwickeln oft **Verschwörungsgedanken**. Querulatorische und rechthaberisch-fanatische Züge sind nicht selten. Die Abgrenzung zu anhaltenden wahnhaften Störungen [S. B1035] ist aufgrund der Unkorrigierbarkeit der Überzeugungen oft schwierig. Eine supportive Psychotherapie und evtl. atypische Neuroleptika können hilfreich sein.

Schizoide Persönlichkeitsstörung: Die Störung hat eine Prävalenz von ca. 1,8 %. Leitsymptome sind eine **soziale Kontaktschwäche** mit Distanziertheit, emotionaler Kühle, Verschlossenheit und einem Meiden enger, gefühlvoller Beziehungen. Die Patienten zeigen eine **übermäßige Vorliebe für Fantastereien**, ein **einzelgängerisches Verhalten** und sind zurückhaltend und in sich gekehrt. Die emotionale Erlebnis- und Ausdrucksfähigkeit ist eingeschränkt. Gesellschaftliche Regeln werden nicht erkannt, das **Verhalten** ist **häufig exzentrisch**. Abzugrenzen sind das Asperger-Syndrom [S. B1065], ein schizophrenes Residuum [S. B1032] und die Schizophrenia simplex. Empfehlenswert ist eine Gruppenpsychotherapie.

Dissoziale (antisoziale) Persönlichkeitsstörung: Männer sind etwa doppelt so oft betroffen wie Frauen (Prävalenz: ca. 3 %). Die Betroffenen **missachten soziale Verpflichtungen**, es besteht eine starke Diskrepanz zwischen dem eigenen Verhalten und den herrschenden sozialen Normen. Typisch sind eine **emotionale Gleichgültigkeit** gegenüber den Gefühlen anderer, mangelnde Empathiefähigkeit und die Unfähigkeit, längerfristige Beziehungen zu führen. Schuldbewusstsein oder die Fähigkeit zur Selbstkritik fehlen häufig, das Verhalten ist durch nachteilige Erlebnisse (inkl. Bestrafung) kaum beeinflussbar. Die Frustrationstoleranz ist gering, **impulsives Verhalten** tritt häufig auf, die **Schwelle für aggressives und gewalttätiges Verhalten** ist **niedrig** (→ häufig strafrechtliche Komplikationen). Die Patienten neigen dazu, andere zu beschuldigen, oder bieten vordergründige Rationalisierungen für ihr Verhalten an. Der **subjektive Leidensdruck** ist meist **gering**. Häufig sind manifeste Verhaltensstörungen bereits in der Kindheit und ein früh beginnender **Alkohol- und/oder Drogenmissbrauch**. Abzugrenzen sind sekundäre Verhaltensweisen im Rahmen von Substanzmissbrauch und dissoziales Verfahren im Rahmen einer Schizophrenie, einer manischen Episode oder bei Z. n. frühkindlicher Hirnschädigung. Therapeutisch kommt eine **Verhaltenstherapie** mit pädagogischen Maßnahmen in Frage, bei impulsiver Aggressivität. Therapieversuch mit Mood Stabilizery oder atypischen Neuroleptika. Schlechte Prognose.

Histrionische Persönlichkeitsstörung: Die Störung ist bei **Frauen** häufiger (Prävalenz: ca. 3 %). Leitsymptome sind **egozentrisches**, **dramatisierendes**, extravertiertes, sozial ungezwungenes bzw. **distanzloses Verhalten**, übermäßiges Verlangen nach Aufmerksamkeit und Bestätigung durch andere, Unstetigkeit, eine hohe Anspruchshaltung an andere, **mangelnde Empathie**, Affektlabilität und ein Hang zu Aggressivität in Stresssituationen **bei schwach ausgeprägtem Selbstwertgefühl**. Die Patienten sind leicht beeinflussbar, neigen aber auch selbst zu **manipulativem Verhalten**, um eigene Bedürfnisse zu befriedigen. Die Symptomatik kann dissoziativen Störungen mit dramatisch-appellativem Verhalten ähneln. Eine längerfristige Psychotherapie kann die Symptomatik verbessern.

Narzisstische Persönlichkeitsstörung: Typisch ist eine Diskrepanz zwischen **mangelndem Selbstbewusstsein** mit Ablehnung der eigenen Person **nach innen** und **übertriebener Selbstdarstellung nach außen** (übermäßiges Verlangen nach Aufmerksamkeit und Bestätigung durch andere, Egozentrik, ausbeutendes Verhalten in Beziehungen, mangelnde Empathie). Die Patienten glauben, eine Sonderstellung einzunehmen und dies auch zu verdienen. Sie ertragen keine Kritik und zeigen häufig manipulatives Verhalten, um eigene Bedürfnisse zu befriedigen. Auch hier ist eine längerfristige Psychotherapie zu empfehlen.

Emotional instabile Persönlichkeitsstörung: Unterschieden werden ein **impulsiver Typ** mit **mangelnder Impulskontrolle**, aggressivem Verhalten und Reizbarkeit und ein **Borderline-Typ** mit **Störungen der Affektregulation** (niedrige Reizschwelle für interne oder externe Ereignisse mit hohem Erregungsniveau), emotionaler Instabilität und Unfähigkeit, unterschiedliche Emotionen (Angst, Freude, Wut, Verzweiflung) zu differenzieren, wodurch diese als quälende, diffuse Spannungszustände erlebt werden. Der Borderline-Typ ist bei Frauen 3-mal häufiger als bei Männern (Prävalenz: ca. 2 %). Typisch sind **Instabilität bezüglich des Selbstbildes** (mangelndes Selbstvertrauen) **und der zwischenmenschlichen Beziehungen** (Neigung zu intensiven, aber instabilen Beziehungen, Angst vor dem Alleinsein, plötzlicher Wechsel zwischen Idealisierung und Entwertung von Mitmenschen), **autoaggressives Verhalten** (häufig „suchtartig" zur Reduktion der Spannungszustände), häufige Suiziddrohungen und -versuche, **Körperwahrnehmungsstörungen** (z. B. Schmerzunempfindlichkeit) **und dissoziative Phänomene. Begleitend** bestehen häufig Alkohol-, Drogen- oder Medikamentenmissbrauch, Angst- und Essstörungen sowie depressive Episoden. Speziell für den Borderline-Typ wurden die **dialektisch-behaviorale Therapie** [S. B1021] und die mentalisierungsbasierte Psychotherapie entwickelt. Sinnvoll ist auch eine symptomorientierte **Pharmakotherapie**.

8.1.3 Andere Formen von Persönlichkeitsstörungen

Artifizielle Störungen (Münchhausen-Syndrom): Der Patient täuscht körperliche oder psychische Symptome entweder vor oder führt sie selbst herbei, um damit eine stationäre Aufnahme zu erreichen. Typisch sind regelmäßige Klinik- bzw. Arztbesuche mit unterschiedlichsten Symptomen und die Bereitschaft bzw. sogar ein Drängen der Patienten zu umfassenden diagnostischen und therapeutischen Maßnahmen. Oft verfügen die Personen auch über einen medizinischen Hintergrund (z. B. Pflegekräfte oder Ärzte). Beim **„Münchhausen-by-proxy-Syndrom"** führen die Betroffenen die Symptome an einer nahestehenden Person wie dem eigenen Kind herbei.

Stalking: Unter „Stalking" versteht man eine dauerhafte Belästigung oder Verfolgung einer Person durch eine andere. In den meisten Fällen handelt es sich bei den „stalkenden" Personen um Männer, bei den Opfern häufig um die Ex-Partner(innen) oder prominente Persönlichkeiten. Die Motivation der Stalker kann unterschiedlich sein (z. B. Verliebtheit, Beziehungsabbruch), genauso können psychotische, zwang- oder wahnhafte Störungen vorliegen.

Im Zeitalter der neuen Medien kann sich Stalking auf auch digitaler Ebene abspielen („Cyber-Stalking" über E-Mails, Facebook etc.). Lang anhaltendes Stalking kann bei den Opfern eine posttraumatische Belastungsstörung hervorrufen. Seit 2007 gibt es in Deutschland ein „Anti-Stalking-Gesetz", auf dessen Grundlage Stalking mit einer Freiheits- oder Geldstrafe geahndet werden kann.

8.2 Abnorme Gewohnheiten und Störungen der Impulskontrolle

8.2.1 Grundlagen

Die Ätiologie dieser Störungen ist multifaktoriell, bekannte **Risikofaktoren** sind zentrale serotonerge Dysfunktionen, orbitofrontale Hirnläsionen, lang andauernde Traumatisierungen, Gewalt in der Familie und eine unzureichende Vermittlung von Kontroll- und Hemmungsmechanismen in der Kindheit. Häufig besteht eine Affektdysregulation: Verschiedene Stressoren lösen einen **negativen Affekt** aus, der von einem unerträglichen **Spannungszustand** begleitet wird. Die **Impulshandlung** reduziert die Spannung, verbessert die Stimmung und verschafft so kurzfristig Erleichterung. Langfristig entwickeln sich jedoch negative Konsequenzen (z. B. soziale Isolation, strafrechtliche Verfolgung), die zu weiteren auslösenden Stressoren werden können. Im Vordergrund der Therapie stehen **verhaltenstherapeutische und tiefenpsychologisch fundierte Verfahren** und die Teilnahme an **Selbsthilfegruppen**.

8.2.2 Störungsbilder

Pathologisches Glücksspiel: Charakteristisch sind dauerndes, **wiederholtes** Spielen, die **Unfähigkeit**, trotz negativer sozialer Konsequenzen (z. B. Verarmung, gestörte Familienbeziehungen) damit **aufzuhören**, und ein zunehmender **Kontrollverlust**. Die Prävalenz liegt bei ca. 5 % (m : w = 2 : 1). **Assoziiert** sind affektive Störungen, Substanzabhängigkeit und die Aufmerksamkeitsdefizit-Hyperaktivitätsstörung (ADHS).

Kleptomanie: Die Störung ist definiert als der **zwanghafte Impuls, zu stehlen** (**ohne Bereicherungswillen** für sich oder andere). Vor dem Diebstahl besteht eine erhöhte Anspannung, währenddessen Lustgefühle, nachher Erleichterung. Die gestohlenen Gegenstände werden weggeworfen, verschenkt oder gehortet. Kleptomanie ist sehr **selten** und häufig **assoziiert** mit affektiven, Angst-, Ess- und Persönlichkeitsstörungen sowie ADHS. **Frauen** sind etwa 3-mal häufiger betroffen als Männer.

Pyromanie (pathologische Brandstiftung): Kriterien sind **mehrfaches**, **häufig beobachtetes** Legen von Bränden (ohne Aussicht auf finanziellen Gewinn, z. B. Versicherungsbetrug) und die **Beschäftigung mit** allem, was mit **Feuer** zusammenhängt. Vor der Tat empfinden die Betroffenen große Anspannung und Erregung, währenddessen Freude oder Erleichterung, hinterher sind sie bezüglich der Schäden emotional unbeteiligt. Die Pyromanie ist **sehr selten** und **assoziiert** mit Störungen des Sozialverhaltens, ADHS, Lernschwierigkeiten und Intelligenzminderung. **Männer** (meist aus niedrigeren sozialen Schichten) sind häufiger betroffen als Frauen.

Trichotillomanie: Das Leitsymptom dieser komplexen Störung ist das **Ausreißen der eigenen Haare**. Angaben zur Prävalenz schwanken zwischen 0,5 und 15 %. Die Störung ist am häufigsten in der **Pubertät** und kann über Monate bis Jahre anhalten. Angst- und affektive Störungen (v. a. depressive Episoden) sind häufig.

8.3 Nichtorganische Schlafstörungen

Schlafstörungen gehören zu den häufigsten Gründen für ärztliche Konsultationen. Chronische Verläufe erhöhen das Risiko für kardiovaskuläre und andere chronische Erkrankungen und die Mortalität. Wichtige organische Schlafstörungen sind z. B. das Schlafapnoe- (s. HNO [S. B774]) und das Restless-Legs-Syndrom (s. Neurologie [S. B937]) sowie die Narkolepsie (s. Neurologie [S. B962]).

8.3.1 Dyssomnien

DEFINITION Störungen des Schlaf-Wach-Rhythmus.

Primäre Insomnie

DEFINITION Ein- oder Durchschlafstörungen, morgendliches Früherwachen und/oder schlechte Schlafqualität.

Ätiologie: Zu den Ursachen zählen erhöhte körperliche oder geistige Anspannung, ungünstige Schlafgewohnheiten, unbewusste Gewissenskonflikte, Furcht vor triebhaften Trauminhalten oder dem Versterben im Schlaf („Schlafphobie") und schlafbehindernde Gedanken. Während depressiver Episoden sind (sekundäre) Insomnien sehr häufig.

Klinik und Diagnostik: Für die Diagnosestellung muss die Schlafstörung ≥ 3 × /Woche über ≥ 1 Monat auftreten. Die Patienten sind meist auf ihre Schlafstörung fixiert, die Alltagsaktivitäten sind durch die erhöhte Tagesmüdigkeit gestört, der Leidensdruck ist hoch. Viele Patienten zeigen Anzeichen für depressive und/oder Angststörungen.

Therapie: Im Mittelpunkt stehen **verhaltenstherapeutische Maßnahmen**, z. B.:
- verbesserte Schlafhygiene durch Gestalten der Schlafumwelt und schlaffördernde Verhaltensweisen
- Stimuluskontrolle, d. h. Nutzung von Bett und Schlafzimmer nur zum Schlafen
- Schlafrestriktion mit Begrenzen der Bettliegezeit
- paradoxe Intervention: Aufforderung, wach zu bleiben, um anstrengende Einschlafversuche zu vermeiden und das „Trying-too-hard-Syndrom" zu durchbrechen: Die Patienten versuchen häufig, mit „Gewalt" einzuschlafen, was zu einem Circulus vitiosus führt (das Einschlafen wird mit einer Erwartungshaltung verknüpft, die durch die Unfähigkeit einzuschlafen, verstärkt wird).
- kognitives Fokussieren auf beruhigende Gedanken und Bilder
- Entspannungstechniken.

Medikamente sollten v. a. **überbrückend** eingesetzt werden, bis die belastenden Umstände beseitigt sind oder psychotherapeutische Maßnahmen greifen:
- **Benzodiazepine** (s. Pharmakologie [S.C406]): Bei **Einschlafstörungen** sind **kurz** (z. B. Brotizolam), bei **Durchschlafstörungen** eher **mittellang wirksame Substanzen** (z. B. Temazepam) indiziert. Ein abruptes Absetzen nach längerfristiger Einnahme kann schwere **Entzugserscheinungen** wie Rebound-Insomnien, Angst und Verhaltensstörungen auslösen (vgl. Benzodiazepine und benzodiazepinartige Substanzen [S.B1044]).
- **Nicht-Benzodiazepin-Hypnotika** (s. Pharmakologie [S. C407]): Zaleplon, Zopiclon und Zolpidem verstärken wie Benzodiazepine die GABAerge-Signalübertragung. Ein geringeres Abhängigkeitspotenzial als für die Benzodiazepine wird angenommen, allerdings fehlen hierzu ausreichende Langzeitdaten. Auch diese Substanzen sind durch den Benzodiazepin-Antagonisten Flumazenil antagonisierbar.
- **Circadin**, ein retardiertes Melatonin, verkürzt (marginal) die Einschlaflatenz und wurde 2007 zur Behandlung der primären Insomnie bei über 55-Jährigen zugelassen.
- **zentral gängige H$_1$-Antihistaminika** (z. B. Diphenhydramin, s. Pharmakologie [S.C397]) wirken stark dämpfend und schwach hypnotisch. Da sie rezeptfrei erhältlich sind, sind sie weit verbreitet. **Cave:** Bei Vergiftungen (Suizidversuche!) ist kein spezifisches Antidot verfügbar.
- Die **niedrig potenten Neuroleptika Melperon** und **Pipamperon** wirken stark sedierend und kaum anticholinerg und eignen sich daher insbesondere für alte Menschen mit Schlafstörungen.

> **MERKE** Pflanzliche Hypnotika, die **Baldrian** oder **Hopfen** enthalten, haben keine über den Placeboeffekt hinausgehende Wirkung.

Primäre Hypersomnie

Typisch ist eine **ausgeprägte Schlafneigung** während des **Tages** und/oder eine langdauernde **morgendliche Schlaftrunkenheit** (verlängerte Dauer zwischen Aufwachen und vollständigem Wachsein), die nicht auf eine unzureichende nächtliche Schlafdauer, eine Narkolepsie oder ein Schlafapnoe-Syndrom zurückführen ist und die Tagesaktivitäten beeinträchtigt. Hilfreich ist eine **Verhaltenstherapie** (z. B. Etablieren eines stabilen Schlaf-Wach-Rhythmus).

Primäre Störungen des Schlaf-Wach-Rhythmus

Das **individuelle Schlaf-Wach-Muster** weicht deutlich von der gesellschaftlich akzeptierten Norm ab: **Nachts** können die Patienten **nicht schlafen**, **tagsüber** leiden sie unter **Hypersomnie**. In diese Gruppe fallen das **Syndrom der verzögerten Schlafphase** (fehlende Müdigkeit zu sozial üblichen Einschlafzeiten mit kompensatorisch späten Aufwachzeiten), das **Jetlag-Syndrom** durch schnelle Wechsel der Zeitzonen und **Schlafstörungen bei Schichtarbeit**.

8.3.2 Parasomnien

> **DEFINITION** Qualitative Schlafstörungen mit abnormen Episoden, die den physiologischen Schlafablauf unterbrechen.

Schlafwandeln (Somnambulismus): Charakteristisch ist ein **ein- oder mehrmaliges Verlassen des Bettes** im Schlaf, meist während des **ersten Nachtdrittels** in der **tiefsten Schlafphase**. Der Gesichtsausdruck ist meist starr und leer, die Betroffenen können keinen Kontakt zur Umwelt aufnehmen und sind nur schwer weckbar. Nach dem Aufwachen besteht Amnesie für die Phase. Das Phänomen ist **bei Kindern und Jugendlichen** am häufigsten, die daraus meist „herauswachsen". Eine medikamentöse Therapie ist selten notwendig, wichtig sind jedoch **Sicherungsmaßnahmen**, um Verletzungen während des Schlafwandelns zu verhindern (z. B. Verschließen von Türen und Fenstern).

Pavor nocturnus: Kennzeichen der meist bei Kindern und Jugendlichen auftretenden Parasomnie ist ein **angsterfülltes Erwachen** aus dem Tiefschlaf (meist **erste Nachthälfte**) mit einem **Panikschrei**, begleitet von **vegetativen Symptomen** wie Gesichtsrötung, Tachykardie, schneller

Atmung, Mydriasis und Schweißausbrüchen. Die Episoden dauern 1–10 min, können durch Ansprache oder Beruhigungsversuche nicht unterbrochen werden und werden meist nicht erinnert (partielle oder komplette Amnesie). Der Pavor nocturnus lässt typischerweise mit zunehmendem Alter nach.

Albträume: Typisch ist ein Erwachen aus einer REM-Schlafphase **in der zweiten Nachthälfte** mit lebhaften, **detailreichen Erinnerungen** an starke Angstträume, z. T. mit **erheblichem Leidensdruck**. Nach dem Erwachen sind die Betroffenen rasch orientiert und munter.

Nächtliche rhythmische Bewegungsstörungen: Säuglinge und **Kleinkinder** zeigen beim Einschlafen manchmal rhythmische Bewegungen, die sie vermutlich beruhigen. Obwohl die Kinder dabei z. B. mit Kopf oder Körper gegen die Stangen ihres Gitterbettes schlagen, verletzen sie sich fast nie. Ab dem 4. Lebensjahr nimmt dieses Verhalten ab.

Hypnagoge Halluzinationen sind **traumartige Bilder**, die kurz **vor dem Einschlafen** ohne erkennbare Auslöser auftreten können (z. B. bei Narkolepsie).

8.4 Störungen der Sexualität

8.4.1 Sexuelle Funktionsstörungen

> **DEFINITION** Nicht organisch oder medikamentös bedingte Störungen des sexuellen Verlangens (Appetenz), der sexuellen Erregung oder der Orgasmusfähigkeit sowie Schmerzen während des Geschlechtsverkehrs.

Ätiologie: Die Genese ist meist **multifaktoriell**. Häufige **Auslöser** sind Partnerschaftsprobleme, Leistungsdruck, Erziehungsfaktoren, Ängste (z. B. vor Schwangerschaft oder dem „Entdecktwerden"), mangelnde Erfahrung und Information, problematische Beziehung zur eigenen Sexualität, Versagensangst und ungelöste bzw. verdrängte Kindheitskonflikte.

Klinik:
- Störungen der sexuellen Appetenz:
  - **Mangel oder Verlust sexuellen Verlangens** (veraltet: Frigidität): Es bestehen Lustlosigkeit und Desinteresse bezüglich der Sexualität, Erregung und Befriedigung während sexueller Kontakte ist aber möglich (häufiger bei Frauen).
  - **sexuelle Aversion (Anhedonie):** Der Gedanke an sexuelle Aktivitäten löst negative Vorstellungen wie Furcht, Angst oder Widerwillen aus, sexuelle Kontakte werden vermieden.
  - **mangelnde sexuelle Befriedigung** (Impotentia satisfactionis): Während der normal ablaufenden Erregung und des Orgasmus wird keine Lust oder Befriedigung empfunden.
- Störungen der sexuellen Erregung:
  - **Erektionsstörung** (Impotentia coeundi, psychogene Impotenz): Dauer und Stärke der Erektion reichen für die Kohabitation nicht aus, eine Ejakulation findet nicht statt. Bei der Masturbation ist beides möglich. Die Libido ist normal.
  - **Ejaculatio praecox:** unkontrollierbarer, vorzeitiger Samenerguss, sodass der Geschlechtsakt für beide Partner unbefriedigend ist
  - **mangelnde** oder **fehlende vaginale Lubrikation**
  - **Orgasmusstörungen** bzw. **Anorgasmie**
- Schmerzen während des sexuellen Kontakts:
  - **Dyspareunie** (Schmerzen am Introitus vaginae oder im hinteren Scheidengewölbe während des Geschlechtsverkehrs): Organische Ursachen sind häufig, Schmerzen sind aber auch bei Störungen der sexuellen Erregung möglich.
  - **Vaginismus** (unwillkürliche Verkrampfung der Beckenboden- und Scheidenmuskulatur bei Penetrationsversuchen): Ein Eindringen des Penis ist unmöglich oder sehr schmerzhaft.

Diagnostik: Zunächst sollen immer **organische Ursachen** (z. B. Diabetes mellitus, arterielle Hypertonie, gynäkologische, neurologische und urologische Erkrankungen) ausgeschlossen werden. Wichtig ist eine ausführliche **Sexualanamnese** bezüglich der aktuellen Situation und früherer Erfahrungen.

Therapie: Im Vordergrund stehen **Sexualberatung** bzw. -aufklärung, **verhaltenstherapeutische Maßnahmen** (Sexualtherapie nach Masters und Johnson) und die **Paartherapie**. Bei Erektionsstörungen können Medikamente (z. B. PDE-5-Hemmer wie Sildenafil) oder Vakuumpumpen eingesetzt werden.

8.4.2 Störungen der Sexualpräferenz

Synonym: Paraphilien, sexuelle Deviationen, Perversionen (veraltet)

> **DEFINITION** Die sexuelle Befriedigung ist an von der gesellschaftlichen Norm abweichende Bedingungen (Partner oder Objekte) geknüpft, der Betroffene ist auf diese fixiert. Die Störungen haben häufig einen suchtartigen Charakter und gehen mit Verlusten der Impulskontrolle einher.

Ätiologie: Diskutiert werden ungelöste und verdrängte **Kindheitskonflikte** sowie klassische bzw. operante **Konditionierung** und Lernen am Modell.

Klinik:
- **Exhibitionismus:** sexuelle Befriedigung durch Entblößen und demonstratives Vorzeigen der (fast immer männlichen) Genitalien vor Frauen oder Kindern, häufig in Kombination mit Masturbation; Körperkontakt wird nicht angestrebt.
- **Fetischismus:** sexuelle Befriedigung durch Anblick oder Berühren von Gegenständen, am häufigsten Kleidungsstücke des anderen Geschlechts (als Ersatz für den menschlichen Körper), Gummi-, Leder- und Plastikobjekte; häufiger bei Männern, Beginn meist in der Adoleszenz

- **transvestitistischer Fetischismus** (fetischistischer Transvestitismus): Sexuelle Erregung wird durch das Tragen von Kleidung (häufig Dessous) des anderen Geschlechts erreicht. Ein Wunsch nach Änderung der Geschlechtsidentität (DD: Transsexualität) besteht nicht, nach Ende der sexuellen Erregung wird die Kleidung meist abgelegt (DD: Transvestitismus).
- **Frotteurismus:** sexuelle Erregung durch Reiben an unbekannten Personen
- **Pädophilie:** sexuelle Präferenz für Kinder, die sich meist in der Vorpubertät oder in einem frühen Stadium der Pubertät befinden; fast ausschließlich bei Männern. Laut §176 StGB liegt die Altersschutzgrenze bei 14 Jahren.
- **Sadomasochismus:**
  - Sadismus: sexuelle Erregung durch verbale oder physische Demütigung oder Züchtigung des Partners
  - Masochismus: sexuelle Erregung durch Erleiden von Schmerzen und Züchtigung
  - Sadomasochismus: Ambivalenz zwischen Wunsch nach Beherrschung und Unterwerfung (Lust am Quälen und Erdulden von Schmerz)
- **Voyeurismus** (Skopophilie): Triebbefriedigung bzw. sexuelle Lustempfindung durch Beobachten anderer Personen ohne deren Wissen, häufig begleitet von Masturbation
- **Zoo- bzw. Nekrophilie:** sexuelle Befriedigung durch Sexualkontakte mit Tieren bzw. Leichen.

Therapie: Häufig besteht kein Behandlungsbedarf: Der Leidensdruck entsteht häufig nicht in erster Linie durch die devianten Vorlieben selbst, sondern durch deren soziale Ächtung bzw. strafrechtliche Konsequenzen. **Behandlungsbedarf** besteht **bei subjektivem Leidensdruck und/oder Schädigung der „Partner"** (z. B. Pädophilie). Im Vordergrund steht die Verhaltenstherapie (Kontrolle des devianten und Aufbau eines „normalen" Sexualverhaltens, soziales Kompetenztraining, Rückfallprävention). Unterstützend (v. a. zu Beginn der Psychotherapie) oder bei nichtvorhandener Therapiefähigkeit (z. B. Minderbegabung) kann bei Männern eine reversible, medikamentöse Kastration mit Cyproteronacetat notwendig sein.

8.4.3 Störungen der Geschlechtsidentität

DEFINITION Konflikthaft erlebte Diskrepanz zwischen subjektiv empfundener Geschlechtsidentität und biologischem Geschlecht.

Transsexualität: Kennzeichnend ist der dauerhafte Wunsch, dem **anderen Geschlecht anzugehören** und sich mit diesem zu identifizieren. Im biologischen Geschlecht fühlen sich die Betroffenen unwohl und haben das Bedürfnis, es durch hormonelle und chirurgische Maßnahmen dem gefühlten Geschlecht anzugleichen („**Geschlechtsumwandlung**"). Die Prävalenz der Mann-zu-Frau-Transsexualität liegt bei ca. 1 : 40 000, die von Frau-zu-Mann bei ca. 1 : 100 000.

Transvestitismus bezeichnet das (nicht sexuell motivierte) Verlangen, durch das **Tragen gegengeschlechtlicher Kleidung** (Cross-Dressing) **zeitweilig** in die **Rolle des anderen Geschlechts** zu schlüpfen. Ein Wunsch nach dauerhafter Geschlechtsumwandlung (DD: Transsexualität) oder das Erlangen sexueller Befriedigung (DD: fetischistischer Transvestitismus) bestehen nicht. Betroffen sind überwiegend Männer, der Beginn liegt in der Adoleszenz.

8.5 Essstörungen

8.5.1 Anorexia nervosa

Synonym: Magersucht

DEFINITION Charakteristisch sind ein starker, selbst verursachter Gewichtsverlust, ein Body-Mass-Index (BMI) ≤ 17,5 kg/m² bzw. ein Körpergewicht, das mehr als 15 % unter der dem Alter und der Körpergröße entsprechenden Norm liegt, und eine ausgeprägte Angst vor einer Gewichtszunahme.

Epidemiologie: Die Prävalenz ist mit ca. 1 % am höchsten bei 14- bis 25-jährigen Frauen, generell sind Frauen ca. 10-mal häufiger betroffen als Männer. Als Erklärung dafür werden soziokulturelle und genetische Faktoren diskutiert. Die Übergänge von subklinischen Essstörungen mit gezügeltem Essverhalten zu klinisch manifester Magersucht sind fließend.

Ätiopathogenese: Heute wird von einer multifaktoriellen Genese ausgegangen:
- **genetische Faktoren:** 7- bis 12-fach erhöhtes Risiko bei Verwandten 1. Grades, Konkordanzraten bei eineiigen Zwillingen ca. 50 %
- **serotonerge Dysfunktion:** häufige Komorbidität mit Störungen, die auf einer serotonergen Dysfunktion beruhen (z. B. depressive und Zwangsstörungen, Störungen der Impulskontrolle)
- **psychosoziale Faktoren:** kulturelle Einflüsse wie Nahrungsüberschuss und ausgeprägtes Schlankheitsideal, hoher familiärer Leistungsdruck mit gestörten Interaktionen (häufig autoritäre Mutter)
- **individuelle Faktoren:** problematische Identitätsfindung mit Störungen der körperlichen und emotionalen Anpassung an das „Frauwerden", niedriges Selbstwertgefühl, starke Insuffizienzgefühle, gestörte Körperwahrnehmung (Körperschemastörung)
- **verhaltenstherapeutische Erklärungen:** Verknüpfung von Körpergewicht, dysfunktionalen Überzeugungen und Körperwahrnehmungsstörung, Manipulation des Körpergewichts (z. B. durch provoziertes Erbrechen oder Laxanzienabusus) als Konfliktlösungsstrategie
- **tiefenpsychologische Erklärungen:** Abwehr von als bedrohlich empfundenen adulten sexuellen Bedürfnissen: Fasten und Gewichtsabnahme werden zur Kontrolle körperlicher Triebe eingesetzt.

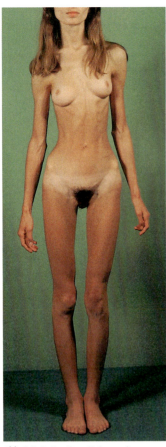

Abb. 8.1 **Patientin mit Anorexia nervosa.** (aus: Möller, Laux, Deister, Duale Reihe Psychiatrie und Psychotherapie, Thieme, 2009)

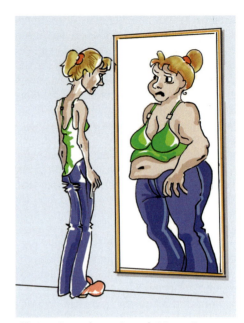

Abb. 8.2 **Körperschemastörung bei Anorexia nervosa.** (aus: Möller, Laux, Deister, Duale Reihe Psychiatrie und Psychotherapie, Thieme, 2009)

- **Nähe zu Suchterkrankungen:** Aufrechterhalten des Hungerns durch die euphorisierende Wirkung von > 3 Tage dauernden Fastenperioden.

Klinik: Leitsymptome sind restriktives und diszipliniertes (gezügeltes) Essverhalten, eine alles beherrschende Angst vor dem „Dickwerden" (Gewichtsphobie), eine verzerrte Wahrnehmung des eigenen Körpers bzw. des Körpergewichts (Körperschemastörung, Abb. 8.2), eine veränderte Wahrnehmung von Reizen (z. B. Hungergefühl) und ein dramatischer, selbst verursachter Gewichtsverlust (Abb. 8.1). Nach der Fähigkeit zur Kontrolle über das eigene Essverhalten werden folgende Typen unterschieden:
- **restriktiver (asketischer) oder „Nicht-Purging" Typ:** strenge, rigide Kontrolle des Essverhaltens, zusätzliche Gewichtsabnahme durch motorische Hyperaktivität
- **bulimischer oder „Purging" Typ:** Unterbrechen der rigiden Esskontrolle durch rezidivierende „Fressattacken", Einsatz von Kompensationsmechanismen, um eine Gewichtszunahme zu verhindern (z. B. induziertes Erbrechen, Einnahme von Abführmitteln, Diuretika oder Hormonpräparaten [z. B. L-Thyroxin], motorische Hyperaktivität).

Die Patienten sind häufig sehr **ehrgeizig** und **leistungsfixiert**, um ihre innere Unsicherheit zu kompensieren.

Nach außen demonstrieren sie **absolute Autonomie**. Meist besteht **keine Krankheitseinsicht**. Folgende **sekundäre körperliche Veränderungen** sind häufig zu beobachten:
- **kardiovaskuläres System:** Bradykardie, arterielle Hypotonie, Herzrhythmusstörungen durch Elektrolytveränderungen (verlängertes QT-Intervall mit Gefahr von Torsade-de-Pointes-Tachykardien)
- **gastrointestinales System:** Obstipation, Kariesneigung, Schwellung der Ohrspeicheldrüsen (Sialadenose)
- **metabolisches und endokrines System:** Hypoglykämien, Hypothermie, Kälteempfindlichkeit, hypogonadotroper Hypogonadismus mit primärer oder sekundärer Amenorrhö bei Frauen bzw. Libido- und Potenzverlust bei Männern, sekundäre Osteoporose
- **Haut und Haare:** brüchige Haare mit diffusem Haarausfall, trockene Haut, Ödeme, Lanugobehaarung
- **Nervensystem:** periphere Nervenschädigungen (z. B. Polyneuropathie), Pseudohirnatrophie mit Liquorraumerweiterung (reversibel nach Normalisierung von Ernährung und Körpergewicht).

Laborveränderungen:
- Hyperkortisolismus mit pathologischem Glukosetoleranztest
- Hypoglykämien und metabolische Azidosen durch unzureichende Kohlenhydratzufuhr und Ketonkörperproduktion, v. a. bei körperlicher Belastung
- Erhöhung der α-Amylase (v. a. bei induziertem Erbrechen)
- sekundäre Ovarialinsuffizienz (FSH, LH und Östradiol ↓)
- Elektrolytstörungen mit konsekutiver Nierenschädigung: Hypokaliämie, Hypochlorämie, Hypophosphatämie (z. B. durch starkes Erbrechen, Diuretikaeinnahme oder metabolische Alkalose).

Differenzialdiagnosen:
- **körperliche Erkrankungen:** z. B. Tuberkulose, Hyperthyreose, Morbus Addison, Hypophysenerkrankungen, Malignome, chronische Entzündungen
- **psychische Erkrankungen:** z. B. Essstörungen im Rahmen einer depressiven Episode, einer Schizophrenie oder einer dissoziativen Störung.

Therapie:
- **Gewichtsrestitution:** In einem **Behandlungsvertrag** werden Behandlungsbedingungen wie Zielgewicht, Mahlzeitenplan, Mindestgewichtszunahme pro Woche und Belohnungen bei Gewichtszunahme bzw. Sanktionen bei Nichteinhalten des Vertrages (operante Konditionierung) festgelegt. Meist wird ein **Interventionsgewicht** definiert, bei dessen Unterschreiten die Patientin stationär aufgenommen wird (BMI < 16,0 kg/m²). In akut lebensbedrohlichen Situationen (kritisch: < 14,0 kg/m²; < 10 kg/m² meist nicht mit dem Leben vereinbar) kann auch eine **künstliche Ernährung** notwendig sein.
- **Ernährungsberatung**
- **kognitive Umstrukturierung** bezüglich der Körperschemastörung, der Einstellungen zum Essen, der ausgeprägten Angst vor der Gewichtszunahme und des Selbstwertgefühls; Verbesserung der Konfliktbewältigungsstrategien
- **systemische Familientherapie, psychoanalytische Therapie**
- **Pharmakotherapie:** bislang wenig erfolgreiche Versuche mit Neuroleptika und/oder Antidepressiva.

> **MERKE** Die rasche Zufuhr normaler Nahrungsmengen nach langem Hungern kann ein lebensbedrohliches Refeeding-Syndrom auslösen.

Refeeding-Syndrom: In Hungerperioden wird der Energiebedarf durch gesteigerte Lipolyse gedeckt. Mit Beginn einer normalen Ernährung werden der Glukosestoffwechsel reaktiviert, die Glykolyse und Glukoseoxidation gesteigert und die Lipolyse reduziert. Die mit der Nahrung zugeführte Glukose steigert die Insulinfreisetzung, die Proteinsynthese und die Aufnahme von Glukose, Wasser, Kalium, Magnesium und Phosphat in die Zellen. Mögliche Folgen sind Hypophosphatämie, Hypokaliämie, Hypomagnesiämie und Natriumretention.

Prognose: Die Anorexia nervosa ist die psychiatrische Erkrankung mit der **höchsten Mortalität** (ca. 10–20 %). Todesursachen sind v. a. körperliche Komplikationen (z. B. plötzlicher Herztod, Infektionen) und **Suizid**. Unter optimaler Therapie wird ca. ⅓ der Patienten gesund, ⅓ zeigt einen fluktuierenden Verlauf und ⅓ der Fälle verläuft chronisch. Prognostisch günstig ist u. a. ein früher Krankheits- und Therapiebeginn. Begleitend oder im späteren Verlauf entwickeln sich häufig **depressive Episoden**, **Angst-**, **Zwangs-** oder **Persönlichkeitsstörungen**.

8.5.2 Bulimia nervosa

Synonym: Ess-/Brechsucht

> **DEFINITION** Rezidivierende, krankhafte Heißhungerattacken, andauernde Beschäftigung mit Nahrungsaufnahme und Körpergewichtskontrolle sowie kompensatorische Maßnahmen, um eine Gewichtszunahme zu vermeiden (Erbrechen, Hungern, Diäten, Sport und/oder Missbrauch von Medikamenten).

Epidemiologie und Ätiologie: Die Prävalenz ist bei **Frauen** (90–95 % der Fälle) im 18.–35. Lebensjahr am höchsten, insbesondere in Berufen, in denen ein niedriges Gewicht gefordert wird (z. B. Tänzerinnen). Die Ursachen ähneln denen der Anorexie (s. o.). Nicht selten geht einer bulimischen eine anorektische Phase voraus, die Phasen können sich auch abwechseln. Aus **verhaltenstherapeutischer** Sicht ist auch hier die Verknüpfung von Körpergewicht und Selbstwertgefühl wesentlich (Körpergewicht als ständige Ursache von Enttäuschungen). Essattacken und anschließendes Erbrechen sind dysfunktionale Verhaltensweisen zum Spannungsabbau. Die **Tiefenpsychologie** sieht ein brüchiges Selbstwertgefühl durch frühkindliche Störungen als Ursache an (Essanfälle als Ausdruck einer Angst vor Objektverlust oder weiterer Kränkung).

Klinik: Die Patienten sind meist **normalgewichtig**, können aber auch unter- oder übergewichtig sein. Typisch ist eine ständige Beschäftigung mit dem Thema Essen. Die **Essanfälle**, bei denen in kurzer Zeit sehr große Nahrungsmengen „gefressen" werden, treten mehr oder weniger regelmäßig auf (≥ 2 ×/Woche über mindestens 3 Monate) und werden oft im Voraus geplant. Während der Essanfälle verlieren die Patienten die Kontrolle über sich selbst und die Nahrungsmengen, die sie zu sich nehmen. Auslöser sind häufig Enttäuschungen, Kränkungen oder (reale oder befürchtete) Verluste, die Attacke reduziert akut die innere Anspannung. Motive für das anschließende **Erbrechen** sind v. a. eine krankhafte Angst vor Gewichtszunahme (Selbstempfindung als „zu fett") und eine **Scham über den Kontrollverlust** bzw. das eigene Versagen. Andere Methoden sind strikte Fastenprogramme zwischen den Essanfällen (→ trotz Normalgewicht häufig Symptome der Mangelernährung), die missbräuchliche Einnahme von Laxanzien, Diuretika oder Schilddrüsenhormonen und exzessive körperliche Aktivität. Im Gegensatz zur Anorexie besteht ein großer **Leidensdruck**, v. a. bezüglich des mangelnden Selbstwertgefühls. Häufige **Komorbiditäten** sind Angststörungen, Alkoholabhängigkeit und depressive Episoden.

Komplikationen: Die Letalität beträgt ca. 3 %. Häufige Komplikationen sind u. a.:
- **gastrointestinale Komplikationen:** Schwellungen und Entzündungen der Speicheldrüsen, schwere Karies, Ösophagitiden, Gastritiden, rezidivierende Pankreatitiden
- **Elektrolytverschiebungen** mit Herzrhythmusstörungen und Gefahr der Niereninsuffizienz

- **Mangelerscheinungen** (z. B. Hypovitaminosen)
- **endokrine Störungen** (z. B. Amenorrhö)
- **diabetische Entgleisungen**
- **Läsionen** an den **Fingerrücken** durch das Induzieren des Erbrechens.

Diagnostik: Im **Labor** zeigen sich häufig eine Amylaseerhöhung, Elektrolytstörungen (Hypokaliämie, Hypochlorämie, Hyponatriämie) und eine metabolische Alkalose (durch Erbrechen) oder Azidose (bei Laxanzienmissbrauch).

Differenzialdiagnosen:
- **somatische Erkrankungen:** z. B. Diabetes mellitus, hypophysäre oder hypothalamische Tumoren, gastroduodenale Ulzera, entzündliche Darmerkrankungen
- **psychische Erkrankungen:** andere Essstörungen, atypische Depression, Schizophrenie, Anpassungsstörungen.

Therapie: Erfolgversprechend sind u. a. **Verhaltenstherapie** (z. B. Kontrolle des Essverhaltens, operante Methoden zur Verstärkung des gewünschten Verhaltens, kognitive Therapie mit Aufdeckung und Umstrukturierung dysfunktionaler Gedanken und Denkprozesse), **Körper- und Bewegungstherapie**, Teilnahme an **Selbsthilfegruppen** und aufdeckende **psychoanalytische Verfahren**. Bei depressiver Symptomatik und zur Rückfallprophylaxe werden **Antidepressiva** (SSRI oder Trizyklika) eingesetzt. Die Frequenz der Essanfälle lässt sich durch den Einsatz von SSRI um 40–90 % senken. Allerdings sind Rezidive nach dem Absetzen häufig und die Wirkung lässt in der Langzeittherapie nach.

8.5.3 Binge Eating Disorder

> **DEFINITION** Essattacken an ≥ 2 Tagen/Woche über mindestens 6 Monate ohne kompensatorische Maßnahmen zur Gewichtskontrolle.

Die Prävalenz liegt bei ca. 2–5 %, 65 % der Betroffenen sind Frauen. Sie nehmen innerhalb eines begrenzten Zeitraums **ungewöhnlich große Nahrungsmengen** auf. Dabei können sie nicht kontrollieren, wie viel sie essen oder wann sie damit aufhören. Das Essen ist unabhängig vom Hungergefühl und wird erst beendet, wenn ein unangenehmes Völlegefühl einsetzt. Die Essattacken werden als **Belastung** empfunden. Zwischen den Anfällen ist das Essverhalten normal und es wird nicht versucht, durch Erbrechen, Intensivsport oder Fasten eine Gewichtszunahme zu verhindern. Die meisten Patienten sind daher **übergewichtig**. Wichtige Komplikationen sind **Adipositas-assoziierte Erkrankungen** wie KHK, arterielle Hypertonie und Diabetes mellitus. Die Frequenz der Essanfälle lässt sich durch die Gabe von **SSRI** senken.

8.5.4 Adipositas

Siehe Endokrines System und Stoffwechsel [S. A356].

9 Kinder- und Jugendpsychiatrie

9.1 Entwicklungsstörungen

9.1.1 Intelligenzminderung

Synonym: Minderbegabung, Schwachsinn, Oligophrenie

> **DEFINITION** Angeborene oder frühzeitig erworbene, umfassende Störung der intellektuellen und sozial-adaptiven Fähigkeiten sowie der altersgerechten Entwicklung:
> - Intelligenzminderung: IQ < 70
> - Lernbehinderung: IQ 70–84.

Da **Intelligenz** sich aus verschiedenen kognitiven Fertigkeiten zusammensetzt, ist sie schwierig zu definieren. In der Praxis wird versucht, sie mithilfe verschiedener **Intelligenztests** zu beurteilen. Das Ergebnis wird als **Intelligenzquotient** (IQ) dargestellt (Normbereich: 85–115). Am bekanntesten ist der Hamburg-Wechsler-Intelligenztest. Für Analphabeten sind sprachfreie Verfahren verfügbar (z. B. Raven Test).

Epidemiologie: Etwa 5 % der Gesamtbevölkerung leiden an einer Oligophrenie (am häufigsten leichte Intelligenzminderung, s. **Tab. 9.1**). Jungen sind häufiger betroffen (m : w = 3 : 2). Mit zunehmendem Schweregrad steigt das Risiko für **psychiatrische Begleitstörungen** (häufig stereotype Bewegungsstörungen, selbstverletzendes Verhalten, autistische, Ausscheidungs- und Essstörungen). Auch das Risiko, Opfer sexueller Übergriffe oder Misshandlungen zu werden, ist deutlich erhöht.

Ätiologie: Insbesondere bei leichter Oligophrenie bleibt die Ursache häufig unbekannt. Folgende Ursachen für **schwere Intelligenzminderungen** sind zu bedenken:
- **genetische Ursachen** (Konkordanzrate bei eineiigen Zwillingen fast 100 %): Chromosomenanomalien (z. B. Down- und Martin-Bell-Syndrom), angeborene Stoffwechselerkrankungen (z. B. Phenylketonurie, Galaktosämie, Adrenoleukodystrophie, Mukopolysaccharidosen)
- **pränatale Komplikationen:** z. B. Infektionen, Medikamenteneinnahme oder Alkoholkonsum während der Schwangerschaft, maternale Stoffwechselerkrankungen
- **perinatale Komplikationen:** z. B. Hypoxie, Geburtstraumata
- **postnatale Komplikationen:** z. B. ZNS-Infektionen, Kernikterus, Verletzungen, Intoxikationen, körperliche Erkrankungen

9.1 Entwicklungsstörungen

Tab. 9.1 Schweregradeinteilung der Intelligenzminderung

Ausprägungsgrad	IQ	Intelligenzalter	Charakteristika
leicht (früher: Debilität)	50–69	9–12 Jahre	verspäteter, aber für Alltagsbedürfnisse ausreichender Spracherwerb, kaum Einschränkungen der lebenspraktischen Fähigkeiten, Autonomie weitgehend erhalten, eingeschränkte kognitive Fähigkeiten, Eignung eher für praktisch orientierte Berufe
mittelgradig (früher: Imbezilität)	35–49	6–9 Jahre	eingeschränkte Selbstständigkeit bezüglich praktischer Tätigkeiten, in vielen Bereichen Unterstützung notwendig, nur selten autonome Lebensführung möglich
schwer (früher: schwere geistige Behinderung)	20–34	3–6 Jahre	dauerhafte Unterstützung notwendig, ausgeprägte Beeinträchtigung motorischer und sprachlicher Fähigkeiten
schwerst (früher: Idiotie)	<20	<3 Jahre	hochgradige Beeinträchtigung bezüglich Eigenversorgung, Kontinenz, Kommunikation und Beweglichkeit

Differenzialdiagnosen:
- **Teilleistungsschwächen** [S. B1066]
- **psychosoziale Deprivation:** Mangelnde körperliche und emotionale Zuwendung v. a. in den ersten Lebensjahren kann Depressionen, eine verzögerte körperliche, geistige und sprachliche Entwicklung und Verhaltensstörungen auslösen.
- **funktionelle Intelligenzminderung** im Rahmen anderer psychiatrischer Erkrankungen
- **akutes** und **chronisches organisches Psychosyndrom**
- **tief greifende Entwicklungsstörungen** (s. u.)
- **Dementia infantilis** (Heller-Syndrom): schwere Entwicklungsstörung mit Demenzentwicklung nach einer normalen Entwicklung bis zum 3. oder 4. Lebensjahr.

MERKE Anders als bei der Intelligenzminderung verschwinden bei diesen Störungen bereits ausgebildete Intelligenzfunktionen.

Therapie: Eine kausale Therapie ist nur bei manchen Stoffwechselstörungen (z. B. Phenylketonurie) möglich. Ansonsten erfolgt die Behandlung **symptomatisch** und umfasst individuelle Förderung (Training lebenspraktischer Fertigkeiten, sonderpädagogische Maßnahmen), die Prävention und Behandlung psychiatrischer Begleitsymptome, die Beratung und Begleitung der Bezugspersonen und das Schaffen eines geeigneten Lebensraums.

MERKE Intelligenzminderung kann nach den §§ 20 und 21 StGB zu Schuldunfähigkeit oder erheblich verminderter Schuldfähigkeit führen (s. Rechtsmedizin [S. C288]).

9.1.2 Tief greifende Entwicklungsstörungen

Frühkindlicher Autismus (Kanner-Syndrom) und Asperger-Syndrom

DEFINITION Störungen mit Beeinträchtigungen der sozialen Interaktion und Kommunikation sowie stereotypen, reduzierten Interessen und Aktivitäten.

Ätiologie: Das Kanner- und das Asperger-Syndrom sind wahrscheinlich konstitutionelle Varianten derselben Krankheitsentität. **Genetische Ursachen** scheinen hauptverantwortlich zu sein, einige Risikogene wurden identifiziert. Abweichungen im Größenwachstum des Gehirns (Kleinhirn, Amygdala, Hippokampus) deuten auf eine **hirnorganische Ursache** hin. Auch einige **perinatale Risikofaktoren** (Beckenend- oder Steißlage, niedriger APGAR-Index, Frühgeburtlichkeit) wurden identifiziert.

Klinik: s. Tab. 9.2

Therapie: Eine kausale oder spezifische medikamentöse Therapie existiert (noch) nicht. Bewährt haben sich bei Jugendlichen und jungen Erwachsenen **verhaltenstherapeutische Programme** zur Förderung der sozialen Kommunikation. Je nach Symptomatik sind logopädische, ergo- und physiotherapeutische Maßnahmen sinnvoll. Bei anderweitig nicht therapierbarem aggressivem oder selbstverletzendem Verhalten kann das atypische Neuroleptikum **Risperidon** in niedriger Dosierung gegeben werden.

Rett-Syndrom

Die Ursache dieser **neurodegenerativen Erkrankung** ist meist eine Spontanmutation des MeCP2-Gens auf dem X-Chromosom (Xq28). Durch die Störung zerebraler Bereiche (v. a. Thalamus und Substantia nigra) kommt es zu einer **Unterversorgung** mit **Dopamin**. Die Erkrankung tritt ausschließlich bei Mädchen auf (Häufigkeit: 1 : 10 000–20 000), bei denen sie – nach dem Down-Syndrom – die häufigste Ursache einer schweren geistigen Behinderung ist. Nach einer unauffälligen Entwicklung in den ersten 6–18 Lebensmonaten manifestieren sich **autistische Züge**, **Sprachverarmung** und **stereotype waschende**, wringende und knetende **Handbewegungen**. Bereits erlernte **feinmotorische Fertigkeiten** gehen **verloren**. Weitere Symptome sind Minderwuchs mit verlangsamtem Kopfwachstum (Mikrozephalie), Hirnhypotrophie, Apraxie, Ataxie, Gangstörungen, EEG-Auffälligkeiten und epileptische Anfälle. Im Verlauf entwickelt sich meist eine **spinale Muskelatrophie** mit ausgeprägter Skoliose, Spastik, Abmagerung und Schwäche. Eine kausale Therapie ist nicht bekannt. Entscheidend ist eine möglichst **gezielte Förderung**. Epileptische Anfälle werden antikonvulsiv behandelt.

Tab. 9.2 Charakteristika von frühkindlichem Autismus und Asperger-Syndrom

	frühkindlicher Autismus	Asperger-Syndrom
Prävalenz	0,5 %	unbekannt
Symptombeginn	vor dem 3. Lebensjahr	2.–5. Lebensjahr
Geschlechterverhältnis	m : w = 3 : 1	m : w = 9 : 1
Intelligenz	meist reduziert, aber häufig Spezialbegabungen (z. B. Rechnen, Merkfähigkeit)	durchschnittlich bis überdurchschnittlich
Sprachentwicklung	gestörte Sprachentwicklung (Kinder gehen, bevor sie sprechen), Eigentümlichkeiten des Sprechverhaltens (Echolalie, Neologismen, Iterationen, pronominale Umkehr), ca. 50 % der Patienten bleiben lebenslang stumm	Sprache häufig hoch entwickelt (Kinder sprechen, bevor sie gehen), geschraubte und affektierte Ausdrucksweise, kommunikative Schwierigkeiten
Kontakt	ausgeprägte Kontaktstörung (Abkapselung, Mitmenschen sind wie „nicht existent", kein Lächeln, kein Blickkontakt), mangelnde Empathiefähigkeit	„In-sich-gekehrt-Sein", Abkapselung, Mitmenschen wirken „irritierend" und „störend", Störung des intuitiven Verständnisses nonverbaler Kommunikation (z. B. mangelnde Mimik und Gestik) und sozialer Regeln, mangelnde Empathiefähigkeit
Affektivität	Aggressivität, selbstschädigendes Verhalten, Ängstlichkeit und Verstörung bei Veränderungen im Umfeld	affektive Anspannung
Motorik	eingeschränkte Motorik mit ritualisierten, stereotypen, monotonen Handlungen, gestörte Feinmotorik	feinmotorische Ungeschicklichkeit, häufig ADHS als komorbide Störung
häufige Begleitsymptome oder -störungen	Schlaf- und Essstörungen, Epilepsie, Einschränkungen von Fantasie, Kreativität und Spielrepertoire, ausgeprägte Detailaufmerksamkeit	Epilepsie, Verfolgen von Spezialinteressen
Schulentwicklung	nur bei ca. 30 % der Betroffenen normal	meist normal
Prognose	Symptombesserung begrenzt möglich, schlechte Prognose hinsichtlich sozialer Integration	deutlich besser, gute Langzeitverläufe bei allerdings dauerhaft eingeschränkter Beziehungsfähigkeit, im Verlauf gehäuftes Auftreten von Angst-, Zwangs- und Tic-Störungen sowie depressiven Episoden

9.1.3 Umschriebene Entwicklungsstörungen

DEFINITION Isolierte Ausfälle in kognitiven oder sensomotorischen Bereichen (Teilleistungsschwächen) bei normaler (oder überdurchschnittlicher) Intelligenz, die nicht auf neurologische Erkrankungen oder sensorische Beeinträchtigungen (z. B. Taubheit) zurückzuführen sind.

Störungen der Sprache und des Sprechens

Zur physiologischen Sprachentwicklung s. Pädiatrie [S. B479]. Bei **Sprachstörungen** sind Sprachentwicklung und/oder -verständnis beeinträchtigt, bei **Sprechstörungen** die Sprachproduktion. Klinisch ist diese Trennung allerdings häufig schwierig. Sehr viele der betroffenen Kinder zeigen begleitende psychische Auffälligkeiten (z. B. Angst, sozialer Rückzug, Depressivität, Aufmerksamkeitsstörungen, Hypermotorik, Aggressivität), die adäquat behandelt werden müssen. Ätiologisch ist vermutlich eine **genetische Disposition** entscheidend (familiäre Häufung). **Psychosoziale Faktoren** wie mangelnde Sprachanregung sind v. a. für das Ausmaß (nicht für die Auslösung) wichtig. Therapeutisch stehen die **Beratung** der Angehörigen (weniger Kritik üben), **Logopädie und Sprachheilpädagogik** im Vordergrund. Die **Prognose** ist bei Sprechstörungen günstiger (häufig Spontanremissionen) als bei Sprachstörungen.

Sprechstörungen („Werkzeugstörungen")

Stammeln (Dyslalie): Bestimmte Laute oder Lautverbindungen (häufig Konsonanten) werden nicht richtig ausgeformt, sondern fehlgeleitet, ersetzt oder ausgelassen. Häufig sind **Sigmatismus** (Lispeln), **Asigmatismus** (der Laut „S" kann nicht gebildet werden und wird ausgelassen oder ersetzt) und **Gamma-** bzw. **Lambdazismus** (gestörte Bildung des „G"- bzw. „L"-Lauts). Stammeln ist zwischen dem 2. und 4. Lebensjahr physiologisch und daher erst **ab dem vollendeten 4. Lebensjahr therapiebedürftig**.

Poltern (Tachyphemie): Durch einen überstürzten, hastigen oder fahrigen Redefluss ist die Artikulation verwaschen und ganze Wörter werden verändert (**gestörter Sprechablauf**). Das Phänomen ist im 3.–5. Lebensjahr physiologisch und tritt später häufig gemeinsam mit Sprachentwicklungsstörungen oder bei Menschen mit impulsiven Persönlichkeitszügen auf.

Stottern (Balbuties): Der Redefluss ist **gestört**. Unterschieden werden das **tonische** (Verlängerung des Anlauts mit Pressen, das sich in der Gesichtsmuskulatur widerspiegelt) und das **klonische Stottern** (Wiederholungen von Lauten, Silben oder einzelnen Wörtern), Kombinationen sind möglich. Die Betroffenen leiden unter der Diskrepanz von Mitteilungsbedürfnis und -möglichkeiten. Die Störung beginnt meist im Vorschulalter, **Jungen** sind deutlich häufiger betroffen.

Sprachstörungen

Expressive Sprachentwicklungsstörung (v. a. **Störung des Sprachausdrucks**): Die Kinder können im 2.–3. Lebensjahr gar nicht oder nur 3–4 Wörter sprechen. Später fallen Schwierigkeiten in der Wortwahl, ein eingeschränktes Vokabular, viele grammatikalische Fehler (Dys- oder Agrammatismus) und Syntaxstörungen auf. Der Umgang mit Gleichaltrigen ist erschwert, die Folge sind häufig emotionale Störungen und soziale Isolation.

Rezeptive Sprachentwicklungsstörung (Worttaubheit): Das **Sprachverständnis** liegt deutlich unter dem altersentsprechenden Niveau. Fast immer besteht auch eine expressive Sprachentwicklungsstörung. Typische Symptome sind fehlende Reaktionen auf vertraute Namen (1. Lebensjahr) oder einfache Alltagsanweisungen (2. Lebensjahr).

Paraphasie

Kennzeichen ist die Verwechslung von Worten, Silben oder Buchstaben. Unterschieden werden die **semantische** („falsches" Wort steht mit dem Kontext in Zusammenhang, z. B. Hemd statt Jacke) und die **phonematische** Paraphasie (z. B. Bulme statt Blume). Bei Kindern sind Paraphasien im Rahmen der Sprachentwicklung physiologisch, bei Erwachsenen können sie auf neurologische und psychiatrische Erkrankungen hinweisen (z. B. Demenz, Wernicke-Aphasie, Schizophrenie).

Umschriebene Entwicklungsstörungen schulischer Fähigkeiten

Legasthenie

Synonym: Lese- und Rechtschreibschwäche (LRS)

Epidemiologie: Von dieser häufigsten umschriebenen Entwicklungsstörung des Kindesalters sind Jungen etwa 3- bis 4-mal häufiger betroffen als Mädchen.

Ätiologie: Es besteht eine eindeutige **genetische Prädisposition** mit unterschiedlich starker Beeinträchtigung: Bei starker genetischer Belastung entwickelt sich in jedem Fall eine LRS, bei geringerer Prädisposition sind **psychosoziale Faktoren** (z. B. zu geringe Förderung) für die Manifestation mitentscheidend. Pathogenetisch handelt es sich vermutlich um eine neurophysiologisch-neuropsychologische Störung mit einer Kombination von Wahrnehmungs- bzw. Gedächtnisstörungen und kognitiven Defiziten.

Klinik: Die Betroffenen haben von Anfang an Schwierigkeiten beim Lesen- und Schreibenlernen. Typisch sind **häufige Rechtschreibfehler** wie Buchstabenverwechslungen und -inversionen, Silbenweglassen und Wahrnehmungsfehler (z. B. Vertauschen von „b" und „p" oder „g" und „k"). Die Kinder lesen stockend, langsam und fehlerhaft und erfassen den Sinn von Texten schlecht. Die übrigen Schulleistungen und die Intelligenz sind normal.

In > 50 % der Fälle bestehen oder bestanden **Sprech- und Sprachstörungen**, in ca. 30 % der Fälle eine **Hyperaktivität**. Häufige **Folgeerscheinungen** sind emotionale Störungen, Störungen des Sozialverhaltens mit aggressiven Tendenzen, Anpassungsprobleme, Schulverweigerung, Ängstlichkeit und Depressionen.

Therapie: Wichtig ist es, die Kinder **vor Überforderung** zu **schützen** und ihnen **Erfolgserlebnisse** zu ermöglichen. Eingesetzt werden zielgerichtete Übungsprogramme mit Funktionstraining zur Verbesserung der Konzentrations- und Wahrnehmungsfähigkeit, Lese- bzw. Rechtschreibtraining und Psychotherapie.

Dyskalkulie

Etwa 1 % aller Kinder ist betroffen. Kennzeichnend ist eine **Rechenleistung** (v. a. Grundrechnungsarten, Zahlenverständnis), die **deutlich unter dem alterstypischen Durchschnitt** und den übrigen schulischen Fähigkeiten liegt und den schulischen Erfolg beeinträchtigt. Rechenstörungen können isoliert, zusammen mit einer Lese-Rechtschreib-Schwäche oder mit anderen, nichtverbalen Teilleistungsstörungen auftreten.

Motorische Entwicklungsstörungen

Bei ca. 5 % aller Kinder im Vorschulalter bestehen umschriebene Entwicklungsrückstände der Grob- und Feinmotorik. Jungen sind deutlich häufiger betroffen. Die Ursache sind meist **prä- und perinatale Komplikationen** mit Schädigung der für die Sensomotorik relevanten Hirnregionen. Die Kinder zeigen ein **nicht altersgemäßes Bewegungsverhalten**, ihre **motorische Gesamtentwicklung** ist **verlangsamt**: Sie erreichen die motorischen „Meilensteine" der Entwicklung (s. Pädiatrie [S. B479]) mit erheblicher Verspätung (z. B. erste freie Schritte nicht vor dem 3. Lebensjahr). Es können alle oder nur ein Teil der motorischen Leistungen betroffen sein. Im Kindergarten und in der Grundschule gelten die Kinder als **ungeschickt und unbeholfen**, haben Schwierigkeiten beim Anziehen oder Malen, lassen häufig Gegenstände fallen, können schlecht hüpfen, balancieren, werfen oder fangen. Sie vermeiden Spiele, bei denen es auf Schnelligkeit, Geschicklichkeit und Gewandtheit ankommt. Für die **Diagnosestellung** sollte die Verhaltensbeobachtung durch ein standardisiertes **Testverfahren zur Überprüfung der Grob- und Feinmotorik** ergänzt werden, z. B. die Münchener funktionelle Entwicklungsdiagnostik (MFED), der Denver-Entwicklungstest (Vorschulalter) oder der Körperkoordinationstest (Schulalter).

9.2 Verhaltens- und emotionale Störungen mit Beginn in Kindheit und Jugend

9.2.1 Hyperkinetische (hyperaktive) Störungen

Synonym: Aufmerksamkeitsdefizit- und Hyperaktivitäts-Syndrom (ADHS)

> **DEFINITION** Im Kindesalter beginnende psychische Störung mit Affektstörungen, erhöhter Impulsivität, verminderter Frustrationstoleranz, motorischer Hyperaktivität und Störungen von Konzentration und Aufmerksamkeit.

Epidemiologie: Etwa 3–10 % aller Kinder zeigen Symptome eines ADHS. Jungen sind etwa 3-mal häufiger betroffen. Die Symptome beginnen häufig vor dem 5. Lebensjahr und können in unterschiedlicher Ausprägung bis in das Erwachsenenalter bestehen bleiben.

Ätiologie: Derzeit wird von einer **multifaktoriellen Genese** ausgegangen (Zusammenwirken biologischer, psychischer und sozialer Faktoren). Familien- und Zwillingsuntersuchungen belegen eine **genetische Disposition**. Bei 50 % der Betroffenen ist eine genetisch bedingte, abnorme neuronale Signalverarbeitung in Frontalhirn und Stammganglien (**striatofrontale Dysfunktion**) nachweisbar, die als Korrelat der reduzierten Steuerungs- und Kontrollfunktionen bzw. der Hyperaktivität angesehen wird. **Psychosoziale Faktoren** (v. a. familiäre Rahmenbedingungen) sind wichtig für den Verlauf und die individuelle Ausprägung. Bekannte **Risikofaktoren** sind u. a. Schwangerschafts- und Geburtskomplikationen, niedriges Geburtsgewicht und Schädigungen der frühkindlichen Entwicklung (z. B. Infektionen, Einwirkungen von Schadstoffen, Erkrankungen oder Traumata des ZNS).

Klinik: Die **Leitsymptome** des ADHS sind:
- **verminderte Aufmerksamkeit:** Die Kinder können ihre Aufmerksamkeit nicht fokussieren und steuern. Typisch sind ein vorzeitiger Abbruch und ein häufiges Wechseln von Tätigkeiten (rascher Verlust des Interesses) und leichte Ablenkbarkeit.
- **Hyperaktivität** und **motorische Unruhe** („Zappelphilipp-Syndrom")
- **gesteigerte Impulsivität**.

Belastungssituationen verstärken die Symptomatik. Häufige **Begleitsymptome** sind Distanzstörungen, unbekümmertes Verhalten in potenziell gefährlichen Situationen mit erhöhter Unfallhäufigkeit, motorische Ungeschicklichkeit, Affektlabilität mit raschen Stimmungswechseln und Wutanfällen, geringe Stress- bzw. Frustrationstoleranz und dissoziale Verhaltensweisen. Folgeerscheinungen sind Lernstörungen mit schulischer Frustration und Schulverweigerung, vermindertes Selbstwertgefühl mit Depressivität und Störungen der sozialen Kontakte.

Therapie: Die Behandlung sollte immer **multimodal** erfolgen. Empfohlen werden **verhaltenstherapeutische Maßnahmen** mit Elterntraining, kognitiver Verhaltenstherapie, Selbstbeobachtung, Selbstinstruktionstraining, Kontingenzprogrammen und sozialem Kompetenztraining, **psychosoziale Interventionen** (Schaffen eines geeigneten Umfelds) und **Beratung** der Betroffenen und deren Bezugspersonen.

Indikationen für eine **Pharmakotherapie** sind eine ausgeprägte Symptomatik und erhebliche Funktionsbeeinträchtigungen (familiäre Belastungen, Schulversagen). Substanz der Wahl ist das indirekte Sympathomimetikum und Psychostimulans **Methylphenidat** (Cave: BtM-Rezept-pflichtig!), das die Hirnregionen stimulieren soll, die im Bereich der Aufmerksamkeit für die Trennung von Wichtigem und Unwichtigem entscheidend sind. Es fördert die Aufmerksamkeitsleistung, das Kurzzeitgedächtnis und die feinmotorischen Fähigkeiten, reduziert die Hyperaktivität und verbessert das Sozialverhalten. Etwa 70 % der Patienten sprechen gut darauf an. Methylphenidat sollte langsam ein- und ausgeschlichen werden. Nebenwirkungen (z. B. Appetitminderung, gastrointestinale Beschwerden, Schlaf- und Ticstörungen, Kopfschmerzen) treten v. a. zu Therapiebeginn auf. Eine medikamentöse Alternative ist der selektive Noradrenalin-Wiederaufnahmehemmer **Atomoxetin** (Cave: relativ häufig Zunahme der Aggressivität!).

Verlauf: Bei > 50 % der Patienten persistiert die **Symptomatik** (in unterschiedlicher Ausprägung) **bis ins Erwachsenenalter**: Bei Kindern steht die Hypermotorik im Vordergrund, später dominieren Impulsivität, niedrige Frustrationstoleranz, dissoziale Tendenzen und Stimmungslabilität. Insbesondere bei jungen Erwachsenen sind Alkohol- und Drogenabhängigkeit häufig.

9.2.2 Störungen des Sozialverhaltens

> **DEFINITION** Wiederholtes oder dauerhaftes Verhalten, das nicht den altersentsprechenden gesellschaftlichen Normen entspricht und in der Ausprägung die normale jugendliche „Aufmüpfigkeit" übersteigt.

Epidemiologie und Ätiologie: Jungen sind deutlich häufiger betroffen. Auslöser sind v. a. **psychosoziale Faktoren** (z. B. fehlende oder problemhafte Beziehungen in der Familie), ablehnende oder inkonsistente Beziehungsmuster bzw. mangelnde Konfliktbewältigungsstrategien der Bezugspersonen und inkonsequente Erziehung (Fehlen von eindeutigen Regeln oder einer klaren Trennung von erwünschtem und unerwünschtem Verhalten).

Klinik und Diagnostik: Häufige **Manifestationen** sind Stehlen, Lügen, Ungehorsam, erhöhte Impulsivität mit aggressivem Verhalten, Tierquälerei, Weglaufen von zu Hause, Schulschwänzen und Feuerlegen. Für die Diagnosestellung müssen die Verhaltensauffälligkeiten ≥ 6 Monate bestehen. Die **Stimmung** ist häufig sehr **labil** (z. B. Wutausbrüche) mit **dysphorisch-depressiven Zügen**. Typisch ist eine geringe Rücksichtnahme auf Gefühle, Wünsche oder das Wohlergehen der Mitmenschen. Die Kinder und Jugendlichen überspielen ihr niedriges Selbstbewusstsein nach außen durch betont „cooles" und großspuriges Verhalten. **Chronische Verläufe** sind relativ **häufig**. Bei Persistenz bis ins Erwachsenenalter besteht eine hohe **Komorbidität** mit affektiven Störungen, Alkohol- und Drogenabhängigkeit und ADHS.

Therapie: Eingesetzt werden Verhaltens- (z. B. Training von Problemlösungsstrategien) und Familientherapie, Elterntraining und psychosoziale Präventivmaßnahmen.

9.2.3 Essstörungen

Essstörungen im frühen Kindesalter

Fütterstörung im frühen Kindesalter: Das **Essverhalten** der Kinder ist **trotz angemessenen Nahrungsangebots** extrem **wählerisch** oder sie **verweigern** die **Nahrungsaufnahme** komplett. Geschluckte Nahrung wird häufig wieder **heraufgewürgt**. Die Folge sind **Gedeihstörungen**. Organische Krankheiten (z. B. Pylorusstenose) müssen unbedingt abgeklärt werden. Häufige Ursachen sind **Beziehungsprobleme** zwischen Kind und Eltern, Vernachlässigung oder Misshandlungen. Therapeutisch müssen diese Probleme abgeklärt und gelöst werden.

Pica beschreibt **abnorme Gelüste** nach **ungewöhnlichen**, oft **ungenießbaren Dingen** wie Sand, Erde oder Haare. Die aufgenommene „Nahrung" wird häufig wieder erbrochen. Die Störung ist sehr **selten** und tritt am häufigsten bei Kleinkindern auf. Sie kann zu **Intoxikationen** und auf Dauer zu **Mangelerscheinungen** führen. Wichtige Ursachen sind Oligophrenie, familiäre Probleme und Störungen der Mutter-Kind-Beziehung.

Essstörungen im Kindes- und Jugendalter

Die wichtigsten Störungen sind die Adipositas (s. Endokrines System und Stoffwechsel [S. A356]), die Anorexia nervosa [S. B1061] und die Bulimia nervosa [S. B1063].

9.2.4 Störungen der Ausscheidungsfunktionen

Enuresis

DEFINITION **Unbewusstes Urinieren** (Einnässen) während der **Nacht** (Enuresis nocturna, „Bettnässen") und/oder bei **Tag** (Enuresis diurna) ohne organische Grundlage, nach dem 5. Lebensjahr und mindestens 2×/Monat über einen Zeitraum von mindestens 3 Monaten.

Die Enuresis zählt zu den **häufigsten Störungen des Kindesalters**. Nachts nässen etwa 25 % der 4-Jährigen, 10 % der 7-Jährigen und 1–2 % der Jugendlichen ein. **Jungen** sind etwa doppelt so häufig betroffen wie Mädchen. **Familiäre Häufungen**, v. a. bei der primären Enuresis, deuten auf eine genetische Beteiligung hin. Folgende Formen werden unterschieden:
- **primäre Enuresis** (noch nie dauerhaft „trockene" Kinder): Ursachen sind z. B. Reifungsverzögerungen und frühkindliche Hirnschädigungen.
- **sekundäre Enuresis** (erneutes Einnässen nach einer mindestens 6-monatigen Kontinenzphase): Infrage kommen u. a. zu frühe Reinlichkeitserziehung, familiäre Konflikte, depressive Episoden.

Organische Ursachen (z. B. Phimose, Meatusstenose, Zystitiden) müssen abgeklärt und ggf. behandelt werden. Die **spontane Remissionsrate** liegt bei ca. 13 % pro Jahr. Unterstützende Maßnahmen sind z. B. **Biofeedback** (aktive Beckenbodenrelaxation zur Förderung der nächtlichen Kontinenz), Beratung des Umfelds, apparative Verhaltenstherapie mit positiver Verstärkung „trockener" Nächte („Klingelhosen") und das **Retentionskontrolltraining**, bei dem die Kinder bewusst den Urin so lange wie möglich zurückhalten und die Miktion kurzfristig unterbrechen sollen.

Enkopresis

DEFINITION **Unwillkürliches** oder **willkürliches Entleeren** von **Stuhl** normaler oder fast normaler Konsistenz in die Unterwäsche oder an Stellen, die im soziokulturellen Umfeld nicht dafür vorgesehen sind, nach dem **4. Geburtstag** (Erlernen der Stuhlkontrolle abgeschlossen) ohne organische oder kognitive Grundlage. Enkopresis tritt überwiegend **tagsüber** auf.

Die Enkopresis wird bei ca. 1,5 % der 7- bis 8-Jährigen beobachtet. **Jungen** sind etwa 3-mal häufiger betroffen als Mädchen. Bei ca. 25 % der Betroffenen besteht zusätzlich eine Enuresis. Folgende Formen werden unterschieden:
- **primäre Enkopresis** (Kinder, die den Stuhlgang noch nie beherrscht haben): Ätiologisch kommen u. a. Reifungsverzögerungen, Intelligenzminderung und eine zu frühe bzw. rigide Reinlichkeitserziehung infrage.
- **sekundäre Enkopresis** (erneutes Einkoten nach einer längeren „sauberen" Phase): Auslöser können z. B. familiäre Konflikte oder depressive Episoden sein.

Differenzialdiagnostisch muss v. a. eine „**Überlaufenkopresis**" infolge organischer Erkrankungen mit Stuhlretention (z. B. Morbus Hirschsprung, Spina bifida) abgeklärt werden. Die **Spontanremissionsrate** ist **hoch**. Wichtig für die **Therapie** sind eine Regulierung der Darmtätigkeit, das Einhalten regelmäßiger Toilettenzeiten, eine verhaltenstherapeutische Reinlichkeitserziehung und evtl. eine Familientherapie.

9.2.5 Ticstörungen

DEFINITION Erkrankungen mit unwillkürlichen, wiederkehrenden, plötzlich einschießenden, schnellen und nichtrhythmischen Bewegungen oder Lautäußerungen, die keinen erkennbaren Zweck erfüllen.

Epidemiologie: 5–15 % aller Kinder entwickeln im Lauf der Entwicklung Tics. **Jungen** sind etwa 3- bis 4-mal häufiger betroffen als Mädchen. Das Hauptmanifestationsalter liegt um das 7. Lebensjahr. Die Prävalenz des Gilles-de-la-Tourette-Syndroms beträgt ca. 1 %.

Ätiologie: Insbesondere für das **Gilles-de-la-Tourette-Syndrom** konnte eine eindeutige **genetische Prädisposition** belegt werden (hohe Konkordanzraten eineiiger Zwillinge). Pathogenetisch wird eine **dopaminerge Überfunktion** der kortiko- und nigrostriatalen Bahnen vermutet. Die Reduktion der Symptomatik durch Neuroleptika bzw. die Verschlechterung durch Stimulanzien unterstützt diese Hypothese.

Klinik: Typisch ist die **Unabhängigkeit** der Tics **von Willkürbewegungen**. Sie werden **als nicht beeinflussbar erlebt**, obwohl sie **durch Willensanstrengung** vorübergehend **unterdrückt** werden können. Emotionale Erregung oder Anspannung verstärkt die Tics, im Schlaf verschwinden sie häufig. **Komorbiditäten** bestehen mit dem ADHS, Lern- und Zwangsstörungen, depressiven Episoden und dem Asperger-Syndrom. Folgende Formen werden unterschieden:
- **einfache motorische Tics** (am häufigsten im Gesichtsbereich): z. B. Blinzeln, Gesichtszucken, Grimassieren, Hochziehen der Augenbrauen
- **komplexe motorische Tics:** z. B. Springen, Hüpfen, Klatschen, Sich-selbst-Schlagen oder -Beißen, wiederholtes Berühren von Gegenständen, Echopraxie (Nachahmen von Bewegungen)
- **einfache vokale Tics:** z. B. Bellen, Räuspern, Grunzen, Pfeifen, Zischen, Schnalzen
- **komplexe vokale Tics:** Echolalie (zwanghaftes Nachsprechen), Palilalie (Satzwiederholungen), Koprolalie (zwanghaftes Ausstoßen von obszönen Worten oder Begriffen aus der Fäkalsprache)
- **Gilles-de-la-Tourette-Syndrom** (kombinierte vokale und motorische Ticstörung): explosiv-repetitive Vokalisationen wie Räuspern oder Grunzen, komplexe vokale und motorische Tics, gestische Echopraxie, häufig mit obszönem Inhalt (Kopropraxie).

Verlauf: Die meisten Ticstörungen **remittieren spontan** innerhalb von Tagen oder Wochen. Etwa die Hälfte der Tics **bessert** sich deutlich im **Jugendalter**, nur 6 % der motorischen Tics persistieren. Insbesondere komplexe Tics können aber nach einem symptomfreien Intervall **rezidivieren**. Familiäre Belastungen, Intelligenzminderung und Entwicklungsverzögerungen fördern die Persistenz. Die Symptomatik des **Gilles-de-la-Tourette-Syndroms** persistiert häufig **lebenslang**, die Remissionsraten bei Erwachsenen liegen < 20 %.

Therapie: Wichtig ist die **Beratung** der Patienten und ihrer Bezugspersonen. Entspannungsverfahren können den Stress und die Symptomatik reduzieren, die Wirkung hält allerdings nur kurz an. Medikamentös werden **Dopaminantagonisten** (z. B. Tiaprid, Aripriprazol) eingesetzt, bei begleitendem ADHS evtl. in Kombination mit Methylphenidat.

9.2.6 Elektiver Mutismus

Synonym: Selektiver Mutismus

> **DEFINITION Selektives Verstummen** in bestimmten Situationen bei intaktem Sprechvermögen und nach erfolgreichem Abschluss der Sprachentwicklung.

Diese **emotional bedingte Störung** der **sprachlichen Kommunikation** ist an **bestimmte Situationen** bzw. **Personen geknüpft**: In vertrauter Umgebung sprechen die Kinder häufig normal, in Anwesenheit Dritter senken sie die Stimme oder verstummen komplett. Die Kinder sind häufig ängstlich, gehemmt und verdrossen. Im Grundschulalter sind ca. 1,5 % aller Kinder betroffen, **Mädchen** häufiger als Jungen. **Ätiologisch** werden familiäre Belastungssituationen, Traumatisierungen und prädisponierende Persönlichkeitszüge wie Ängstlichkeit, Sensibilität oder ausgesprochene Scheuheit angenommen. Die Symptomatik beginnt meist im **Vorschulalter**, selten später. Therapeutisch werden **Rollenspiele**, **operante Methoden** mit positiver Verstärkung sprachlicher Äußerungen und **Familientherapie** eingesetzt. Bei deutlicher Angstsymptomatik kann die Gabe von **SSRI** überlegt werden.

9.2.7 Emotionale Störungen im Kindesalter

Allgemeines: Kennzeichnend ist eine **unrealistische, übermäßig starke Angst** vor eindeutig definierten, eigentlich ungefährlichen Situationen oder Objekten, die zu einem **Vermeidungsverhalten** führt. Anders als bei den Angststörungen im Erwachsenenalter handelt es sich vermutlich nicht um eigenständige Erkrankungen, sondern um **verstärkte Ausprägungen normaler Entwicklungstrends**. Nur selten persistieren die Symptome bis ins Erwachsenenalter. **Ätiologisch** werden genetische Faktoren, prädisponierende Persönlichkeitszüge (Ängstlichkeit und Sensibilität), Angststörungen bei engen Bezugspersonen (Modelllernen), starke Bindungen an Bezugspersonen mit überprotektivem Erziehungsstil und traumatische frühkindliche Trennungserfahrungen verantwortlich gemacht. **Therapeutisch** werden Elternberatung sowie Familien- und Verhaltenstherapie (z. B. systematische Desensibilisierung, Modelllernen) empfohlen.

Emotionale Störung mit Trennungsangst im Kindesalter: Die Störung manifestiert sich häufig im Vorschulalter. Das Leitsymptom ist eine **Angst** vor der **Trennung** von **wichtigen Bezugspersonen**, die in ihrer Ausprägung und Dauer deutlich über die „normale" Trennungsangst hinausgeht: Die Kinder sind ständig besorgt, dass ihrer Bezugsperson etwas zustoßen könne oder dass sie durch unglückliche Ereignisse von der Bezugsperson getrennt werden könnten. Psychosoziale Beeinträchtigungen wie Schulverweigerung entstehen durch die Weigerung der Kinder, sich von ihren Bezugspersonen zu trennen (Vermeidungsverhalten).

> **MERKE** Fälschlicherweise wird hier häufig von **Schulphobie** gesprochen: Aber nicht die Schule ist angstbesetzt, sondern die Trennung von der Bezugsperson.

Phobische Störungen im Kindesalter: Charakteristisch ist eine **übermäßige Angst** vor **alterstypisch angstbesetzten Objekten** oder **Situationen** (z. B. laute Geräusche, imaginäre Gestalten [„Gespenster"], Tiere, Dunkelheit, Gewitter) mit konsekutivem Vermeidungsverhalten.

Störung mit sozialer Überempfindlichkeit im Kindesalter: Typisch ist eine **altersunangemessene Angst vor unbekannten Personen oder Situationen** mit Vermeidungsverhalten. Die Kinder reagieren auf Fremde sehr befangen, verlegen und trotzig und ziehen sich zurück. Die Störung beginnt meist im Vorschulalter.

9.2.8 Reaktive Bindungsstörung des Kindesalters

Schwere **Vernachlässigung oder Misshandlung in den ersten 5 Lebensjahren** kann zu anhaltenden **Störungen im sozialen Beziehungsmuster** führen. Die Kinder sind furchtsam und übervorsichtig, neigen zu Fremd- und/oder Eigenaggressivität, wirken unglücklich und haben Defizite im Umgang mit Gleichaltrigen. Gegenüber manchen, z. T. unbekannten Personen zeigen sie unvermittelt ein übermäßig anklammerndes Verhalten. Begleitende Wachstumsstörungen sind häufig.

> **MERKE** Bei Kindern mit der geschilderten Symptomatik sllte immer eine Vernachlässigung und/oder ein Missbrauch abgeklärt werden!

9.2.9 Störung der Geschlechtsidentität im Kindesalter

Die betroffenen Kinder im Kindergarten- oder frühen Grundschulalter zeigen über ≥ 6 Monate ein anhaltendes und starkes Unbehagen bezüglich ihres biologischen Geschlechts, beteuern andauernd, dem anderen Geschlecht anzugehören, und beschäftigen sich andauernd mit den Aktivitäten oder der Kleidung des anderen Geschlechts. Die Störung wird bei Jungen häufiger diagnostiziert als bei Mädchen. Im Mittelpunkt der Therapie stehen psychotherapeutische Maßnahmen. Ein Übergang in eine Transsexualität des Erwachsenen ist relativ selten.

9.3 Affektive und psychotische Störungen

9.3.1 Affektive Störungen des Kindes- und Jugendalters

Epidemiologie und Ätiologie: Circa 1–2 % der unter 12-Jährigen und 7–13 % der Jugendlichen leiden an **depressiven Episoden**. Häufige Auslöser sind Umstellungsphasen, „Life Events" und seelische oder körperliche Belastungen. Bipolare affektive Störungen und manische Episoden sind bei Kindern und Jugendlichen extrem selten.

Klinik und Diagnostik: Ab der Pubertät kann die Diagnose anhand der ICD-10-Kriterien der Depression [S. B1025] im Erwachsenenalter gestellt werden. Bei jüngeren Kindern sind die **Symptome heterogener** und werden aufgrund von Schamgefühlen **häufig verleugnet**. Da die sprachliche Exploration schnell an Grenzen stößt, sind die Beobachtung der Kinder und die Einbeziehung der Eltern und sonstiger Bezugspersonen diagnostisch sehr wichtig. Typische **„beobachtbare" Symptome** einer depressiven Episode sind:

- **Spielverhalten:** Spielunlust, verminderte Eigeninitiative, schnelle Entmutigung, dysphorisches Abwehrverhalten
- **schulischer Leistungsabfall**
- **Kontakt- und Affektverhalten:** Kontaktabbruch zu Freunden, anhaltende Traurigkeit, Bindungsstörungen, Entfremdung, Aggressivität, Unsicherheit, Selbstverletzungen, Suizidgedanken
- **Essverhalten:** Mäkeligkeit, gesteigerter oder verminderter Appetit
- **Schlafverhalten:** Ein- und Durchschlafstörungen, Früherwachen, Albträume.

Der Schweregrad der Symptomatik kann auch durch **Selbstbeurteilungsinstrumente** beurteilt werden. Wichtig ist zudem eine orientierende **Intelligenzdiagnostik**, um Über- oder Unterforderungen nicht zu übersehen.

Differenzialdiagnosen: Organische Erkrankungen (z. B. Infektionen, hirnorganische und endokrine Erkrankungen) müssen abgeklärt werden. Auch manche **Medikamente** (z. B. Antikonvulsiva, Psychostimulanzien, Neuroleptika, Zytostatika) können depressive Symptome auslösen.

Therapie: Psychotherapeutisch kommen u. a. kognitive Verhaltenstherapie, interpersonelle, Familien- und klientenzentrierte Spieltherapie sowie tiefenpsychologisch fundierte Therapieverfahren infrage. Pharmakotherapeutisch können bei schwerer Depression **SSRI** bzw. bei rezidivierender depressiver Symptomatik **Phasenprophylaktika** gegeben werden.

> **MERKE** Das Suizidrisiko ist bei unter 25-Jährigen unter der Therapie mit SSRI erhöht! Die Indikation sollte daher streng gestellt und der psychische Befund engmaschig kontrolliert werden.

9.3.2 Schizophrenie des Kindes- und Jugendalters

Die Prävalenz liegt bei ca. 0,4 %, **vor der Pubertät** wird die Schizophrenie **sehr selten** beobachtet. Typische **Auslöser** im Jugendalter sind belastende Lebensumstände, Stress und Drogenkonsum (v. a. Cannabis). Bei **Schizophrenie im Kindesalter** besteht eine grundlegende Störung des Realitätsbezugs mit **vorwiegend katatonen Symptomen** (v. a. psychomotorische Unruhe oder Apathie, Grimassieren, Stereotypien) oder atypischen, undifferenzierten und desorganisierten Formen. Halluzinationen und Wahn sind selten oder nur gering ausgeprägt. Bei **Jugendlichen** manifestieren sich v. a. der **paranoid-halluzinatorische** (produktive Symptomatik mit Wahn und Halluzinationen) und der **hebephrene Subtyp** (v. a. affektive Symptome, vgl. Paranoid-halluzinatorische Schizophrenie [S. B1032]). Auch hier müssen immer organische Ursachen abgeklärt werden! Die **multimodale Therapie** umfasst medikamentöse (Neuroleptika), psychotherapeutische, psychoedukative (v. a. Elternberatung), heilpädagogische und rehabilitative Maßnahmen.

10 Suizidalität

10.1 Grundlagen

DEFINITION Suizidalität beschreibt **alle Gedanken und Handlungen mit dem Ziel**, **das eigene Leben** durch absichtliches Handeln oder Unterlassen (z. B. Nichteinnahme lebenswichtiger Medikamente) **zu beenden.** Folgende Begriffe werden hier unterschieden:
- **Suizidversuch:** absichtliche Selbstschädigung mit dem Ziel der Selbsttötung, die aber nicht zum Tod führt
- **Suizid** (Selbsttötung): absichtliche Selbstschädigung, die zum Tod führt
- **Parasuizid:** absichtliche Selbstschädigung ohne Selbsttötungsintention, bei der der eigene Tod aber „billigend in Kauf genommen" wird (häufig appellativer Charakter oder Ausdruck eines ultimativen „Ruhebedürfnisses")
- **Bilanzsuizid:** Suizid als Konsequenz einer ausweglos erscheinenden Situation
- **erweiterter Suizid:** „Mittötung" einer anderen Person ohne deren Wissen oder Mitentscheidung
- **gemeinsamer Suizid:** gemeinsam geplante und durchgeführte Selbsttötung.

MERKE Akute Suizidalität ist einer der häufigsten psychiatrischen Notfälle.

Epidemiologie: Auch wenn die **Suizidrate** (Suizidanzahl/ 100 000 Einwohner/Jahr) in Deutschland wie in vielen anderen Ländern seit Mitte der 1970er-Jahre **sinkt**, zählen Suizide in Europa nach wie vor zu den 10 häufigsten Todesursachen. Bei Menschen mit psychischen Störungen (v. a. Substanzmissbrauch, Depression, Schizophrenie) ist das Suizidrisiko etwa 10- bis 20-mal so hoch wie in der Allgemeinbevölkerung. In **Deutschland** begehen **ca. 10 000 Menschen jährlich** Selbstmord. Bei alten Menschen werden viele Suizide vermutlich nicht als solche erkannt, weil sie häufig mit „weichen" Methoden (s. u.) begangen werden. Bei Männern ist die **Suizidrate** etwa **doppelt so hoch** wie bei Frauen, bei **Frauen** sind dagegen **Suizidversuche** 2- bis 3-mal so häufig. Häufigkeitsgipfel für Suizidversuche finden sich bei Jugendlichen und bei allein lebenden (getrennten, verwitweten), älteren Männern sowie im **Herbst** und **Winter**. Bei „erfolgreichen" **Suiziden** überwiegen „**harte**" Methoden wie Erhängen, Erschießen und Sturz, bei den **Suizidversuchen** die „**weichen**" Methoden wie Überdosieren oder Weglassen von Medikamenten.

Ätiopathogenese: Die **Motive** für einen Suizid sind vielfältig (Hilferuf, Todeswunsch, Autoaggressionen, Wunsch nach Ruhe, Ablösung und Trennung, starke Rachegefühle). In den meisten Fällen finden sich verschiedene Motive in unterschiedlicher Ausprägung. Die **Psychoanalyse** sieht als Ursache eine narzisstische Selbstwertkrise: Aggressionen, die ursprünglich gegen andere gerichtet sind, dort aber nicht ausgelebt werden können, werden gegen die eigene Person gerichtet (Autoaggression). Aus **lerntheoretischer Sicht** ist Suizidalität eng mit dem Konzept der „erlernten Hilflosigkeit" [S. B1024] gekoppelt: Die Betroffenen fühlen sich ihren Problemen ausgeliefert, können sie in ihrer Wahrnehmung und kognitiv nicht adäquat verarbeiten und sehen den Suizid als einzig mögliche Lösungsstrategie. **Neurobiologisch** besteht ein Zusammenhang mit einer **serotonergen Dysfunktion**: Die Konzentration des Serotoninabbauprodukts Hydroxyindolessigsäure im Liquor ist nach Suizidversuchen deutlich erniedrigt, nach „erfolgreichen" Suiziden ist eine erhöhte Expression serotonerger Rezeptoren im Gehirn nachweisbar.

Risikofaktoren:
- **epidemiologische Risikofaktoren:** ältere, alleinstehende Männer
- **anamnestische Risikofaktoren**
  - Suizidversuche in der Eigen- oder Familienanamnese
  - psychische Störungen (v. a. Substanzabhängigkeit, depressive Episode, Schizophrenie, Borderline-Störung)
  - unheilbare chronische Erkrankungen oder Schmerzen
  - akute Krisensituationen: z. B. kürzlicher Verlust einer nahen Bezugsperson oder des Arbeitsplatzes, finanzielle oder forensische Probleme
  - Fehlen von protektiven Faktoren (z. B. Kinder, Partner)
- **psychopathologische „Warnsymptome":**
  - Gefühl von Hoffnungslosigkeit und Resignation
  - Angst
  - innere Unruhe
  - produktiv-psychotische Symptome mit gestörter Realitätskontrolle
  - sozialer Rückzug
  - Schuldgefühle
  - Autoaggression
  - Todeswunsch

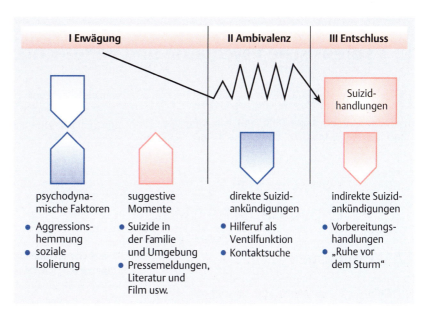

Abb. 10.1 **Stadien der suizidalen Entwicklung.** (aus: Möller, Laux, Deister, Duale Reihe Psychiatrie und Psychotherapie, Thieme, 2009)

- suizidales Verhalten:
  - Entwickeln eines spezifischen Plans
  - Vorbereiten des Suizids (u. a. Suizidmittel)
  - Verfassen eines Abschiedsbriefs und/oder Testaments.

10.2 Klinik, Diagnostik und Therapie

Klinik: Suizidgefährdete Menschen äußern häufig Gefühle von **Hoffnungslosigkeit**, **Resignation** und **Lebensüberdruss**, sie betrachten den **Suizid als einzigen Ausweg** aus ihrer persönlichen Situation. Suizide können plötzlich, „raptusartig" verübt werden (v. a bei depressiven Episoden und Schizophrenie), meist entwickelt sich Suizidalität aber langsam. **Abb. 10.1** zeigt die **Stadien der suizidalen Entwicklung** (Erwägung – Ambivalenz – Entschluss).

Ringel definierte das **präsuizidale Syndrom** als die Kombination aus sozialer und psychischer Einengung der Wahlmöglichkeiten (Kontaktstörung, Isolation, Vereinsamung, Verlust der früheren Werte), Aggressionsumkehr (Autoaggressionen) und Suizidfantasien.

> **MERKE** Etwa 80 % aller Suizidversuche werden vorher angekündigt!

Diagnostik: Das Erheben der Risikofaktoren (s. o., Eigen- und Fremdanamnese, psychopathologischer Befund) erlaubt die Einschätzung des **Suizidrisikos** eines Patienten. Entscheidend ist hier eine gute Vertrauensbasis zwischen Arzt und Patient. Der Arzt sollte das Thema Suizidalität ggf. **aktiv ansprechen**: Viele Betroffene sprechen nicht von sich aus darüber, empfinden ein **offenes Gespräch** aber oft bereits als **deutliche Entlastung**.

> **MERKE** Ergreift ein Arzt keine Maßnahmen, um einen Suizid zu verhindern, macht er sich der **Tötung durch Unterlassung** schuldig.

Therapie: Bei akuter Suizidalität ist die **stationäre Unterbringung** in einer (ggf. **geschlossenen**) **psychiatrischen Abteilung** notwendig. Ist der Betroffene hierzu nicht bereit, kann er nach dem Unterbringungsgesetz zur Abwehr selbstschädigenden Verhaltens auch **zwangsuntergebracht** werden (s. Rechtsmedizin [S. C296]). Die Akuttherapie umfasst **häufige Kontaktangebote, Gespräche und Sichtkontrollen** und eine **psychotherapeutische Krisenintervention** (empathisches Auftreten, kein Versuch des „Ausredens", Fokussieren auf das Hauptproblem, vorsichtiges Ansprechen alternativer Problemlösungen). Wichtige Bezugspersonen sollten beteiligt werden. Medikamentös steht bei akuter Suizidalität eine **sofortige Sedierung** mit dämpfenden Antidepressiva (z. B. Amitryptilin), niedrigpotenten Neuroleptika (z. B. Promethazin) oder Benzodiazepinen im Vordergrund. Psychiatrische Störungen müssen ggf. adäquat behandelt werden.

> **MERKE** Akut suizidale Patienten müssen ausreichend lange sediert werden, da Stimmungsschwankungen fälschlicherweise eine Besserung vortäuschen können (cave: **häufiges Bagatellisieren der Suizidgedanken!**).

11 Forensische Psychiatrie und Begutachtung

11.1 Überblick

Die Themen Unterbringung [S. C296], Schuldfähigkeit [S. C288], Betreuung [S. C287], Geschäfts-, Testier- und Einwilligungsfähigkeit [S. C283] sowie Fahrtauglichkeit [S. C283] werden in der Rechtsmedizin besprochen. Informationen zur Berufs- und Erwerbsunfähigkeit finden Sie im Kapitel Arbeits- und Sozialmedizin [S. C244].

12 Psychosomatische Medizin

12.1 Grundlagen

DEFINITION Die Psychosomatik ist die Lehre von sich körperlich manifestierenden Krankheiten wie somatoformen Störungen, mit psychischen Erkrankungen wie Angst- und Persönlichkeitsstörungen und von den psychischen Auswirkungen primär körperlicher Erkrankungen. Auf der Grundlage des **biopsychosozialen Krankheitsmodells** beschäftigt sie sich mit den Wechselwirkungen körperlicher, psychischer und sozialer Faktoren, die an Entstehung und Aufrechterhaltung von Erkrankungen beteiligt sind. Der **Mensch als gesamte Person** steht im Mittelpunkt. Etwa 20–30 % der Bevölkerung leiden an psychosomatischen Erkrankungen, ca. 10–15 % dieser Patienten sind dringend behandlungsbedürftig. Frauen sind insgesamt häufiger betroffen als Männer.

12.1.1 Systematik

Psychosomatische Zusammenhänge gibt es bei allen Erkrankungen, bei manchen spielen sie ätiopathogenetisch allerdings eine zentrale Rolle. Heute wird nicht mehr streng zwischen psychosomatischen und somatischen Erkrankungen unterschieden, sondern die Krankheit als ein **multifaktorielles Geschehen** verstanden, deren Entstehung, Verlauf und Behandlung von psychischen, sozialen und somatischen Faktoren mit unterschiedlich hohem Gewicht beeinflusst wird. In diesem Zusammenhang sind v. a. folgende Störungsgruppen interessant:

- **körperliche Beschwerden ohne erklärenden organischen Befund**, bei deren Entstehung und Aufrechterhaltung psychische Faktoren eine entscheidende Rolle spielen:
  - **funktionelle oder somatoforme Störungen** (psychovegetative Störungen): unspezifische oder sich eindeutig auf ein oder mehrere Organsysteme beziehende, körperliche Beschwerden psychogenen Ursprungs [S. B1053], z. B. psychogene Schmerzen)
  - **Neurasthenie** [S. B1055]
  - **Konversions- oder dissoziative Störungen** [S. B1052]: Psychogene Konflikte werden unbewusst in körperliche Symptome „umgewandelt", z. B. dissoziative Amnesie).
- **Verhaltensauffälligkeiten mit körperlichen Auswirkungen:** Ess- [S. B1061], nichtorganische Schlaf- [S. B1058] und funktionelle Sexualstörungen [S. B1060], Suchterkrankungen [S. B1038]
- **Organkrankheiten mit psychosozialer Komponente** (s. u.): Nachweis organisch-morphologischer Veränderungen bei unterschiedlich starker Beteiligung psychosozialer Faktoren an Entstehung, Aufrechterhaltung und Intensität der Erkrankungen (z. B. gastroduodenale Ulzera, chronisch-entzündliche Darmerkrankungen, Asthma bronchiale)
- **reaktive psychische Störungen nach akuten psychosozialen Belastungen** [S. B1050]: Anpassungs- und posttraumatische Belastungsstörung, akute Belastungsreaktion
- **somatopsychische Störungen** (s. u.): reaktive psychische Störungen bei primär organischen Erkrankungen mit Problemen der Krankheitsverarbeitung (z. B. depressive Verstimmung bei Krebserkrankung).

12.1.2 Pathogenese

Die Entstehung psychosomatischer Störungen ist sehr komplex. In den letzten Jahrzehnten wurden viele unterschiedliche Theorien und Modelle entwickelt, die verschiedene Sichtweisen repräsentieren, z. T. aufeinander aufbauen oder sich ergänzen. Eine endgültige Antwort auf die Frage nach der kausalen Verknüpfung zwischen „Psyche" und „Somatik" wurde bislang nicht gefunden.

Systemtheoretisch fundierte Modelle: Die gegenwärtig dominierenden Modelle gehen von einer **multifaktoriellen, biopsychosozialen Krankheitsgenese** aus: Biologische (z. B. genetisch bedingte erhöhte Erregungsbereitschaft des vegetativen Nervensystems), psychologische (z. B. unbewusste Konflikte) und soziale (z. B. Stress) Einflussfaktoren **beeinflussen** sich **gegenseitig**: So kann eine biologische Prädisposition die Anfälligkeit für psychische und psychosomatische Störungen erhöhen. Die Lebensbedingungen (soziales und emotionales Umfeld), belastende Lebensereignisse und Lernerfahrungen können dann später zu einer seelischen Überlastung und einer Manifestation psychischer oder psychosomatischer Beschwerden führen (**Vulnerabilitäts-** oder **Diathese-Stress-Modell**).

Gleichzeitig können Stresserfahrungen in der Kindheit die Expression bestimmter Gene langfristig verändern. Psychosozialer Stress, intrapsychische Konflikte und Belastungssituationen beeinflussen zudem immunologische, allergische und entzündliche Prozesse.

Lerntheoretische Ansätze: Physiologische Reaktionen (z. B. Magensäuresekretion) werden durch erlernte, inadäquate Kopplung von Emotionen an bestimmte Reize oder Situationen dauerhaft ausgelöst, was nach einiger Zeit zu Störungen der Organfunktion führt (z. B. gastroduodenales Ulkus). Der Patient richtet nun seine Aufmerksamkeit auf die Symptome und seine Anspannung und Erwartungshaltung verstärken diese zusätzlich. Die Folge ist ein **Kreislauf mit stetiger Verstärkung der Symptome** und Chronifizierung der Beschwerden. In diesem Zusammenhang sind folgende Begriffe bedeutsam:

- **primärer Krankheitsgewinn:** Die Krankheit entlastet unmittelbar die Psyche des Patienten, da er seine körperlichen Beschwerden als weniger belastend als den zugrunde liegende Konflikt empfindet. Er versucht daher unbewusst, die Symptome auf Kosten der körperlichen Gesundheit beizubehalten.
- **sekundärer Krankheitsgewinn:** Die Erkrankung hat objektive soziale und ökonomische Vorteile für den Patienten (z. B. vermehrte Zuwendung der Umwelt, Entlastung von Aufgaben, Bezug von Rente), die die Erkrankung weiter stabilisieren: Der Patient „pflegt" die Krankheit unbewusst (operante Konditionierung: Lernen durch positive Verstärkung).

Psychoanalytische Modelle führen psychosomatische Beschwerden auf **unbewältigte Konflikte in der psychosexuellen Entwicklung** oder auf **akute psychische Belastungen** (z. B. Todesfälle, chronische Erkrankungen) zurück, die in das Unbewusste verdrängt werden und sich als körperliche Symptome äußern: Insbesondere die Konversionsstörungen [S. B1052] haben einen starken **Symbolcharakter**: Eine Lähmung der Beine kann z. B. auf einen nicht umsetzbaren Fluchtimpuls aus einer belastenden Situation hindeuten. Psychogene Blind- oder Taubheit kann dafür stehen, dass der Patient den zugrunde liegenden Konflikt unbewusst nicht sehen oder hören will.

12.1.3 Diagnostik und Arzt-Patient-Beziehung

Häufige Probleme in der Arzt-Patient-Beziehung:
- wiederholte, z. T. invasive Diagnostik zur (Selbst-)Beruhigung oder „Bestrafung" des Patienten
- zu häufiger Einsatz unwirksamer oder sogar potenziell schädlicher Medikamente oder Operationen
- gemeinsame Fixierung auf somatische Symptome, um die psychosozialen Probleme nicht bearbeiten zu müssen
- Notwendigkeit einer langen Motivationsarbeit durch den Arzt, um das „somatische Krankheitskonzept" des Patienten zu durchbrechen
- häufiger Arztwechsel („Doctor Hopping").

Eine zentrale Frage ist die **Rolle des körperlichen Symptoms**: Ist es tatsächlich das „Hauptsymptom" oder eher ein „Repräsentant" eines verdeckten, schwer zugänglichen seelischen Konflikts? Auch hier ist eine **vertrauensvolle**, oft selbst schon heilsame **Arzt-Patient-Beziehung** entscheidend, um ein adäquates Krankheitskonzept zu vermitteln. Viele Patienten sind gerade bei psychogenen Beschwerden gekränkt, wenn man ihnen ihre körperliche Krankheit „wegnimmt": Sie fühlen sich nicht ernst genommen oder als psychisch krank stigmatisiert. Der Arzt sollte daher auf Fragen, Bedürfnisse und Sorgen des Patienten eingehen, seine eigenen (positiven und negativen) Gefühle, die der Patient in ihm auslöst, ständig hinterfragen und ggf. mit dem Team oder in Balint-Gruppen bearbeiten. Folgende Punkte sind wichtig für eine **gute Arzt-Patient-Beziehung**:

- Schaffen eines vertrauensvollen Arbeitsbündnisses (Kongruenz, Wertschätzung, Empathie)
- angepasste organische Ausschlussdiagnostik: gebündelt statt übertrieben und wiederholt, kritische Würdigung somatischer Bagatellbefunde
- Erarbeiten integrativer Erklärungsmodelle: Überwinden der Dichotomie „psychisch vs. somatisch" zugunsten eines Verständnisses psychosomatischer Wechselwirkungen
- Unterstützen des Patienten bei der Suche nach einer geeigneten Therapieform.

In der **erweiterten Anamnese** sollten neben den aktuellen Beschwerden auch **psychosoziale Aspekte**, **biografische Krisen** (wichtige Einflussfaktoren) und das **individuelle Krankheitsverständnis** des Patienten (Zugänglichkeit für einen psychosomatischen Therapieansatz?) erfragt werden.

12.1.4 Therapie

Die **Psychotherapie** hat in der Psychosomatik **Vorrang** gegenüber der – wenn überhaupt – nur begleitend eingesetzten Pharmakotherapie. Vor allem bei Komorbidität mit Angststörungen oder depressiven Episoden können **Antidepressiva** notwendig sein. Wichtig sind hier v. a. aufdeckende, tiefenpsychologisch fundierte [S. B1018] und Entspannungsverfahren [S. B1021], die behavioral-kognitive Psychotherapie [S. B1021] und nonverbale Therapieansätze [S. B1022].

12.2 Spezielle Psychosomatik

12.2.1 Organkrankheiten mit psychosozialer Komponente

Synonym: Psychosomatosen (veraltet)

Grundlagen

Heute wird von einer **multifaktoriellen Ätiopathogenese** ausgegangen: Bei vielen Erkrankungen mit nachweisbaren morphologischen Organveränderungen beeinflussen psychische Faktoren in unterschiedlichem Ausmaß die Entstehung, Intensität und Aufrechterhaltung der Symptomatik. Zumindest ein Teil der Pathogenese wird als physiologische Reaktion vegetativer Organe auf anhaltende oder periodisch wiederkehrende emotionale Konflikte verstanden, die Symptome sind damit ein **Folgezustand vegetativer Spannungen**. Da der ursächliche Anteil der somatischen Faktoren unstrittig ist, wurde der Begriff „Psychosomatosen" durch den deskriptiven Begriff „**Organkrankheiten mit psychosozialer Komponente**" ersetzt. In ICD-10 und DSM-IV werden diese Erkrankungen bei den körperlichen Erkrankungen codiert und mit dem Präfix F54 versehen („psychische Faktoren oder Verhaltensweisen bei andernorts klassifizierten Krankheiten"). Dies ermöglichte eine Erweiterung des Spektrums der psychosomatischen Erkrankungen (z. B. Tinnitus, Morbus Crohn). Da diese Erkrankungen meist chronisch verlaufen und häufig deutliche körperliche und psychosoziale Beeinträchtigungen auslösen, sieht die **psychosomatische Medizin** ihre **Aufgaben** v. a. im Beheben negativer psychosozialer Faktoren, in der Hilfestellung bei der Krankheitsbewältigung und in einer adäquaten Therapie der psychosozialen Krankheitsfolgen.

Beispiele für Organerkrankungen mit psychosozialer Komponente

Herz-Kreislauf-Erkrankungen: Die **Psychokardiologie** beschäftigt sich mit den psychosozialen Risikofaktoren, Folgen und Verlaufsdeterminanten kardiovaskulärer Erkrankungen mit relevanter psychosozialer Mitbeteiligung (u. a. arterielle Hypertonie, tachykarde Herzrhythmusstörungen, koronare Herzerkrankung, akutes Koronarsyndrom). Folgende chronische psychosoziale Faktoren werden als mitverursachend und aufrechterhaltend angesehen:
- niedriger sozioökonomischer Status
- chronischer Stress in Beruf (v. a. Imbalance zwischen Anforderungen und Kontrollierbarkeit bzw. Aufwand und Gratifikation) und/oder Partnerschaft und Familie (v. a. bei Frauen)
- mangelnde soziale Unterstützung, soziale Isolation
- Zusammenhang zwischen Depression und Herz-Kreislauf-Erkrankungen:
  - Neigung zu gesundheitsschädlichen Verhaltensweisen (Nikotinabusus, mangelnde Bewegung, fettreiche Ernährung, niedrige Therapiecompliance)
  - Dysregulation stressbeantwortender Systeme (Hyperkortisolismus, gesteigerte Sympathikusaktivierung)
  - erhöhte kardiovaskuläre Reaktivität mit Ischämieneigung
  - autonome Dysbalance (reduzierte Variabilität der Herzfrequenz, erhöhte Sensitivität des Baro-Reflexes)
- gesundheitsschädliche Verhaltensweisen (s. o.).

Akute psychosoziale Stressoren (z. B. Unfall, akuter Ärger, Schlafmangel) werden im Nachhinein häufig als Auslöser akuter koronarer Ereignisse eruiert. Aus **psychodynamischer Sicht** zeigen Patienten mit arterieller Hypertonie häufig starke **innere Spannungen**, eine ausgeprägte Leistungs- und Anspannungsbereitschaft und einen **inneren „Aggressionsstau"** als Folge einer strengen und rigiden Erziehung mit dominanten und „fordernden" Eltern.

Wichtige **psychische Störungen** infolge von Herz-Kreislauf-Erkrankungen, die ihrerseits die Lebensqualität und den Krankheitsverlauf negativ beeinflussen (z. B. schlechtere berufliche Reintegration, höhere Inanspruchnahme medizinischer Leistungen), sind **depressive Episoden** und **Angststörungen**: Ca. 20–30 % der Patienten entwickeln im Anschluss an einen Herzinfarkt depressive Episoden, die sich ohne adäquate Behandlung kaum bessern und die 5-Jahres-Mortalität deutlich erhöhen.

Asthma bronchiale: Die (heute überholte) **psychodynamische Sicht** stellte einen Zusammenhang mit einem dominanten und erdrückenden Verhalten der Mutter und einem ständigen Wechsel zwischen Überfürsorglichkeit und Zurückweisung her. Asthmaanfälle wurden als unterdrücktes Weinen bzw. unterdrückter Wutschrei gegen die Mutter verstanden. Die Interaktion von biologischen, sozialen und psychischen Faktoren gilt jedoch als gesichert: Etwa die Hälfte aller Asthmaanfälle soll einen **psychischen Auslöser** (z. B. Stress, Verlusterlebnisse) haben. Sekundär können wiederholte schwere Asthmaanfälle **Angststörungen** und **depressive Episoden** auslösen.

Gastroduodenale Ulkuskrankheit: Mit dem Nachweis der Helicobacter-pylori-Besiedelung als wichtigem Faktor für die Entstehung gastroduodenaler Ulzera in den 1980er-Jahren wurde von der primär psychischen Genese Abstand genommen. Da aber nur ca. 25 % der Menschen, bei denen H. pylori nachgewiesen werden kann, ein gastroduodenales Ulkus entwickeln, müssen pathogenetisch auch andere Faktoren eine Rolle spielen: **Psychische Faktoren** wie chronischer Stress, unterdrückte, angestaute Aggressionen, Angst und übertriebener Ehrgeiz mit zu hohem Anspruchsniveau **steigern** die **Magensäuresekretion** und erhöhen damit das Ulkusrisiko. Aus **psychodynamischer Sicht** verspüren Ulkuspatienten einen unbewussten Wunsch nach Abhängigkeit, Zuwendung, Umsorgung und Liebe. Der Konflikt zwischen dem Streben nach Selbstständigkeit bzw. Autonomie und „Versorgtwerden" sei entscheidend an der Ulkusgenese beteiligt.

Chronisch entzündliche Darmerkrankungen (CED): Heute wird den psychosozialen Faktoren in der Genese kein oder nur ein geringer Stellenwert eingeräumt. Das Hauptaugenmerk der Psychosomatik liegt auf der **Krankheitsverarbeitung** und der **Reduktion** bzw. Prophylaxe von **psychosozialem Stress**, der den Krankheitsverlauf negativ beeinflusst (direkter Einfluss von psychischem Stress auf die Kolonmotilität). Die Krankheitsbelastungen und die Nebenwirkungen der medikamentösen Therapie führen bei den Patienten häufig zu **reaktiven somatopsychischen Störungen** wie Angststörungen, depressiven Episoden, sozialem Rückzug und reduziertem Selbstwertgefühl. Aus **psychodynamischer Sicht** besteht häufig eine Neigung zu Abhängigkeit, Anpassung, Unterordnung, Leistungszwang und Selbstüberforderung als Folge eines kontrollierenden und dominanten Verhaltens der Mutter, die die Selbstständigkeitstendenzen der Kinder gehemmt habe. Krankheitsschübe würden häufig durch Trennungen und überzogene Leistungsansprüche ausgelöst, die von den Patienten als Zurückweisung und Kränkung erlebt werden und ihr Sicherheitsbedürfnis erschütterten. Die Folgen seien Gefühle von Hilf- und Hoffnungslosigkeit. Viele Patienten würden ein sozial angepasstes, konfliktvermeidendes Verhalten und zwanghaft-pedantische Persönlichkeitszüge zeigen.

Atopische Dermatitis (Neurodermitis): Die Beteiligung psychischer Faktoren gilt als gesichert: **Ärger und Wut** können z. B. **Juckreiz auslösen** oder verstärken. **Kratzen** reduziert die innere Anspannung, verstärkt aber gleichzeitig über die mechanisch ausgelöste Entzündung den quälenden Juckreiz. Aus **psychodynamischer Sicht** ist das Gleichgewicht zwischen dem Gefühl des Gehaltenwerdens und der Freiheit zur Loslösung und damit der individuellen Entwicklung gestört. Der Ursprung seien unbewusste Ängste der Mutter, die eine eigenständige Entwicklung des Kindes erschweren. Die ständige Inanspruchnahme durch das bedürftige, abhängige Kind führe bei den Müttern zu verdeckten Aggressionen. Situationen, in denen der Konflikt zwischen Anlehnungsbedürfnis und Aggression manifest wird, lösen Symptome aus oder verschlimmern diese. Sekundär löst die Erkrankung häufig Gefühle der Hilflosigkeit aus und belastet sekundär die Mutter-Kind-Beziehung. Die ausgeprägte Beeinträchtigung der Lebensqualität führt bei den Patienten **sekundär** häufig zu **Angst-** oder **Schlafstörungen** sowie **depressiven Episoden**.

12.2.2 Somatopsychische Störungen

Allgemeines

Chronische und unheilbare Erkrankungen sind eine **anhaltende psychosoziale Belastung**. Das subjektive Krankheitserleben ist geprägt von Todesbedrohung, ungewissem Krankheitsverlauf, häufigen Krankenhausaufenthalten und dem Verlust von Körperfunktionen, Organen oder Körperteilen. Invasive Therapiemaßnahmen (z. B. Operationen, Chemotherapie) werden häufig ambivalent erlebt, da sie zwar helfen, körperlich aber auch stark belasten. Es gibt weitgehende Überschneidungen mit den o. g. Organerkrankungen mit psychosozialer Komponente, z. B. bei den chronisch-entzündlichen Darmerkrankungen. Wichtig für das Verständnis ist auch die Kenntnis der **Sterbephasen** nach Kübler-Ross (s. Allgemeinmedizin [S.C214]). Jede Phase einer chronischen oder unheilbaren Erkrankung stellt unterschiedliche **Bewältigungsanforderungen** an den Patienten und seine Angehörigen, z. B.:
- Umgang mit der prognostischen Unsicherheit und einer (potenziellen) Lebensbedrohung
- Änderungen in Lebensführung und -planung
- Kompensation der Bedrohung und Erschütterung des Selbstwerts (narzisstische Krise).

Die **reaktiven somatopsychischen Störungen** sind Ausdruck der Auseinandersetzung mit der eigenen Person, der Krankheit und der Umwelt. Häufig werden depressive Episoden, Angst- und Schlafstörungen sowie Suizidalität beobachtet. Die psychosomatische Medizin beschäftigt sich u. a. mit den Themen **Krankheitsverarbeitung** (Coping), Behandlung komorbider psychischer Störungen, **Verbesserung der Lebensqualität** und **Hilfestellung** bei der **Rehabilitation**.

> **MERKE** Patienten mit positiven Copingstrategien (z. B. aktives, hoffnungsvolles Anpacken oder sich Auflehnen) überleben häufig länger als Patienten, die ihre Erkrankung passiv und resignativ akzeptieren.

Psychoonkologie

Die Psychoonkologie beschäftigt sich mit den psychosozialen Folgen maligner Erkrankungen für Patienten und deren Angehörige. Die diagnostischen und therapeutischen Fortschritte der letzten Jahrzehnte haben die Heilungschancen und die Überlebenszeit von Krebspatienten deutlich erhöht, wodurch onkologische Erkrankungen immer häufiger zu chronischen Erkrankungen werden.

Psychosoziale Belastungen und deren Folgeerkrankungen: Maligne Erkrankungen greifen stark in den Alltag der Patienten ein, Ziele und Lebensperspektiven, das Bild und Erleben von Körper und eigenem Selbst ändern sich oder werden infrage gestellt. Eine **Psychotherapie** ist – je nach Erkrankungsphase – **bei 30–50 % aller onkologischen Patienten** notwendig, wenn die Verarbeitung und Bewältigung der Erkrankung (Tab. 12.1) gravierende reaktive psychische Probleme auslöst. Die Patienten haben Angst vor Sterben und Tod, sind belastet durch die Verletzung der körperlichen Integrität durch den Tumor und auch die Therapien und leiden unter ungewissen Zu-

Tab. 12.1 Krankheitserleben nach Krebsdiagnose. Die Dauer der Phasen variiert erheblich und hängt ab von Schwere bzw. Folgen der Krankheit und der individuellen psychischen Vulnerabilität.

Phase	Kennzeichen	Dauer
Diagnoseübermittlung	Die Diagnose „Krebs" wird häufig als Todesurteil erlebt und versetzt den Patienten in einen Schock- oder Betäubungszustand, in dem Denken und Fühlen blockiert sind und die Aufmerksamkeit eingeschränkt ist. Vorübergehende dissoziative Phänomene sind nicht selten.	Stunden bis Tage
initiale Krankheitsverarbeitung	emotionale Labilität mit häufigem Wechsel von Verzweiflung, Hoffnung und Euphorie	einige Wochen
Integration der Krankheitserfahrung	Die Psyche der Patienten stabilisiert sich, adaptiert sich schrittweise an die neue Situation und integriert die Erkrankung in die eigene Lebensgeschichte. Die Patienten gewinnen ihre Zuversicht und innere Stärke zurück und befassen sich wieder mit Zukunftsperspektiven. Allerdings fühlen sie sich mehr oder weniger dauerhaft und intensiv durch die Erkrankung bedroht: Jede Nachuntersuchung oder körperliche Veränderung löst Angst vor einer Metastase oder einem Rezidiv aus.	Wochen bis Jahre

kunftsperspektiven, Autonomieverlust, sozialer Isolierung und einer Bedrohung der sozialen Identität. Häufige **somatopsychische Folgeerkrankungen** sind depressive Episoden und Angststörungen mit Panikattacken.

Bei den meisten Patienten ist das offene Gespräch über die Erkrankung und deren Folgen anzustreben: Heute werden die Patienten im Sinne der Selbstbestimmung im Allgemeinen detailliert über die Diagnose und die therapeutischen Optionen informiert. Bei einigen Patienten lösen zu genaue Informationen jedoch Angst aus: Hier sollte das Nicht-wissen-Wollen akzeptiert werden.

Psychoonkologische Therapiemaßnahmen sollen die negativen psychosozialen Folgen der Erkrankung verringern und das emotionale Befinden sowie die Lebensqualität des Patienten und seiner Angehörigen verbessern. Folgende Behandlungsansätze werden unterschieden:

- **Psychoedukation** (Information, Beratung, Krisenintervention): Relativ häufig benötigen die Patienten nach der Diagnosestellung initial eine gezielte Krisenintervention, die als „psychische Erste Hilfe" von allen Ärzten erlernt werden sollte: Das Ziel ist eine gezielte Hilfe zur Selbsthilfe unter Einbeziehung des sozialen Umfelds, um die akute Situation erträglich zu machen. Schon allein das angemessene Führen eines Aufklärungsgesprächs ist zentral wichtig.
- **spezifische Maßnahmen gegen Schmerzen, Erschöpfung, Übelkeit und Erbrechen:** Entspannungsverfahren [S. B1021], Biofeedback [S. B1020] und Körpertherapie erhöhen die Selbstkontrolle und stärken psychische Bewältigungsstrategien für den Umgang mit den körperlichen Beschwerden.
- **kognitiv-behaviorale und tiefenpsychologisch fundierte Therapie** [S. B1021] zur Reduktion von Angst und Depressionen
- **supportive psychosomatische Betreuung in der letzten Lebensphase:** Regelmäßige Hilfe von onkologisch geschulten Betreuern kann Angst und Hilflosigkeit reduzieren und eine vorzeitige Hospitalisierung verhindern. Für die letzte Lebensphase im häuslichen Umfeld sollten die Angehörigen unbedingt in die Pflege eingebunden werden. Entscheidend sind dabei das Erlernen der pflegerischen Tätigkeiten und der Erwerb des notwendigen Wissens, aber auch eine phasenweise Entlastung und psychoonkologische Unterstützung. Schmerzen, Unruhezustände und Schlafstörungen des Patienten erfordern eine adäquate Medikation.

HIV-Infektion und AIDS

Psychosoziale und somatopsychische Folgen: Auch wenn die HIV-Infektion noch nicht geheilt werden kann, hat sich die Prognose durch die moderne antiretrovirale Therapie stark verbessert. Dennoch ist die Diagnose einer HIV-Infektion ein erhebliches psychisches Trauma: Nicht nur die **körperliche Integrität**, sondern auch die **soziale** (Stigmatisierung und Ausgrenzung) und die **psychosexuelle Existenz** (Ansteckungsgefahr von Sexualpartnern) sind **bedroht.** Folgende Faktoren machen die HIV-Infektion zu einer Erkrankung, die in psychosozialer Hinsicht nur bedingt mit anderen lebensbedrohlichen Krankheiten vergleichbar ist:

- **existenzielle Bedrohung** für die meist jungen Patienten durch die Unheilbarkeit und Lebensbedrohlichkeit der Erkrankung
- **Ängste der Patienten und ihrer Umwelt vor Nähe und Intimität** aufgrund der Infektionsgefahr: Partnerschaftsprobleme bis hin zum Partnerverlust, diskriminierende Reaktionen am Arbeitsplatz und psychosoziale Ausgrenzung sind häufig.
- Im Verlauf der Erkrankung wird es für die Patienten zunehmend schwieriger, **körperliche Funktionseinschränkungen** (z. B. häufige Infektionen, Gewichtsverlust) zu verbergen, was die psychosoziale Belastung weiter verstärkt.

Häufige somatopsychische Folgestörungen sind schwere depressive Episoden, Suizidalität, schwere Selbstwertkrisen mit Schuldgefühlen, Scham und/oder Selbsthass sowie Angststörungen mit Panikattacken.

Psychosomatische Betreuung: Situationen, in denen häufig eine **akute Krisenintervention** notwendig ist, sind die Diagnosemitteilung, jede Verschlechterung des Immunstatus, der Beginn einer antiretroviralen Therapie, das Auftreten stigmatisierender Hautveränderungen und Verlusterlebnisse (z. B. Tod des Partners, Verlust der Arbeitsfähigkeit) sowie schwere Depressivität und Suizidalität. **Längerfristige Psychotherapien** sind v. a. bei schweren Selbstwertkrisen mit Schuldgefühlen, Scham und/oder Selbsthass, Angststörungen, psychovegetativen Symptomen und Beziehungskonflikten indiziert. Weitere Optionen sind **Hilfestellung bei der Wiederherstellung des psychosozialen Gleichgewichts** sowie **stützende und aktivierende Therapien** zur Verbesserung von Lebensqualität und Krankheitsbewältigung (z. B. Entspannungstechniken, kreative, künstlerische oder körperorientierte Verfahren, aktive Imaginationstechniken).

Organersatz und -transplantation

Lebendspenden: Das Missverhältnis von benötigten und verfügbaren Spenderorganen hat zu einer Zunahme von Lebendspenden v. a. bei Familienmitgliedern von Erkrankten geführt (v. a. Nieren- und Leberteiltransplantationen). Laut gesetzlicher Regelung sind Lebendspenden nur bei Verwandten 1. und 2. Grades, Verlobten, Ehegatten und anderen, dem Empfänger nahestehenden Personen möglich und bedürfen im Vorfeld immer einer gutachterlichen Stellungnahme.

Psychosoziale und somatopsychische Folgen: Patienten, die eine Transplantation benötigen, sind einer starken psychischen Belastung ausgesetzt: Transplantationszentren sind daher nach **§ 10 des Transplantationsgesetzes** zu einer **psychischen Betreuung** verpflichtet. Meist wird daher schon vor der Aufnahme in die Transplantationswarteliste eine **psychosoziale Evaluation** des Patienten durchgeführt, u. a. auch um seine Compliance zu beurteilen.

Psychosoziale Situation vor der Transplantation: Bestimmend sind v. a. die **Angst vor dem Tod** und dem **Fortschreiten der chronischen Grunderkrankung** mit starken Einschränkungen des Alltags. Die Entscheidung, sich auf eine Warteliste eintragen zu lassen, ist eine bewusste Entscheidung für die Transplantation und erfordert ein aktives Auseinandersetzen mit der eigenen Erkrankung und der Tatsache, ohne Transplantation möglicherweise nicht mehr lange zu leben. Viele Patienten leiden in dieser Phase unter starken **Stimmungsschwankungen** (Verzweiflung über die eigene, als bedrohlich empfundene Situation vs. Hoffnung auf ein beschwerdefreieres Leben nach der Transplantation). **Anpassungs- und Angststörungen**, ein **sozialer Rückzug** und **depressive Episoden** sind häufig. Die ständige „Abrufbereitschaft" belastet die Patienten und ihre Angehörigen stark. Bei Lebendspenden sind **Konflikte zwischen Spender und Empfänger** nicht selten, weshalb auch dem Spender immer eine psychotherapeutische Unterstützung angeboten werden sollte.

Psychosoziale Situation nach der Transplantation: Die Zeit unmittelbar nach der Transplantation wird häufig sehr **ambivalent** erlebt (Dankbarkeit für eine neue Lebensperspektive vs. Angst vor einer Abstoßungsreaktion). Im Verlauf entwickeln viele Patienten **Schuldgefühle** gegenüber dem toten Organspender. **Identitätsprobleme** sind nicht selten, da das „fremde" Organ in das Selbstverständnis des Patienten integriert werden muss. Ein Misslingen dieses Prozesses kann zu psychischen Problemen führen. Dabei spielt auch das **betroffene Organ** eine wichtige Rolle: Eine fremde Niere oder Leber wird leichter akzeptiert als ein fremdes Herz. Auch **posttraumatische Reaktionen** mit Ängsten und Depressionen können sich Wochen bis Monate nach der Transplantation entwickeln. Langfristig müssen erfolgreich transplantierte Patienten nach einer langen Krankheitsphase ihre **Rolle in Familie und Beruf neu finden**.

> **MERKE** Fast alle Studien belegen, dass die Lebensqualität nach einer erfolgreichen Transplantation zunimmt. Meist prägen schließlich nicht Schuldgefühle, sondern Dankbarkeit die Haltung gegenüber dem Spender.

Psychosomatische Betreuung: Während des gesamten Transplantationsprozesses sollten die Patienten und ihre Angehörigen mit **stabilisierenden und unterstützenden psychotherapeutischen Maßnahmen** begleitet werden (z. B. Einzel-, Paar- und Familiengespräche, Transplantationsgruppen, Entspannungsverfahren). Für akute Probleme sollte die **Möglichkeit einer Krisenintervention** bestehen.

B Anhang

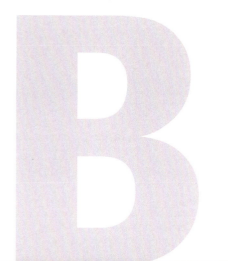

Abkürzungen 1082

Sachverzeichnis 1089

Lernplaner 1152

Abkürzungen

A.	Arteria		ASD	Vorhofseptumdefekt
AAA	abdominelles Aortenaneurysma		ASiG	Arbeitssicherheitsgesetz
AABG	Arzneimittelausgaben-Begrenzungsgesetz		ASL	Argininosuccinat-Lyase
AAT	α1-Antitrypsin		ASP	ankylosierende Spondylitis
Abb.	Abbildung		ASS	Acetylsalizylsäure; Argininosuccinatsynthase
ABM-AK	Antibasalmembran-Antikörper		AT	Angiotensin
ABPA	allergische bronchopulmonale Aspergillose		AT III	Antithrombin III
ACE	angiotensin converting enzyme		ATP	Adenosintriphosphat
ACh	Acetylcholin		ATS	American Thoracic Society
ACL	vorderes Kreuzband		AU	Arbeitsunfähigkeit
A(C)LS	advanced (cardiac) life support		AV	atrio-ventrikulär
ACS	akutes Koronarsyndrom		AVK	arterielle Verschlusskrankheit
ACTH	adrenocorticotropes Hormon		AVSD	atrioventrikulärer Septumdefekt
ACVB	aortokoronarer Venenbypass		AWO	Arbeiterwohlfahrt
ADCC	antibody dependent cellular cytotoxicity		ÄZQ	Ärztliches Zentrum für Qualität in der Medizin
ADH	antidiuretisches Hormon (Vasopressin, Adiuretin)		AZV	Atemzugvolumen
ADHS	Aufmerksamkeitsdefizit- und Hyperaktivitäts-Syndrom		BA	Basenabweichung
ADP	Adenosindiphosphat		BAA	Bauchaortenaneurysma
ADPKD	autosomal dominant polycystic kidney disease		BAK	Blutalkoholkonzentration
AED	automatischer externer Defibrillator		BÄK	Bundesärztekammer
AEP	akustisch evozierte Potentiale		BAL	bronchoalveoläre Lavage
AFLD	alkoholische Fettlebererkrankung		BÄO	Bundesärzteordnung
AFP	Alpha-Fetoprotein		BAT	Biologischer Arbeitsplatz-Toleranzwert
Ag	Antigen		BB	Blutbild
AGA	Anti-Gliadin-Antikörper		BE	Basenexzess
AGS	adrenogenitales Syndrom		BEL	Beckenendlage
AHB	Anschlussheilbehandlunng		bes.	besonders
AI	Apnoeindex		BET	Basiseffektivtemperatur
AIDS	acquired immundeficiency syndrome		BfArM	Bundesinstitut für Arzneimittel und Medizinprodukte
AIH	Autoimmunhepatitis		BGA	Blutgasanalyse
AIHA	autoimmunhämolytische Anämie		BGB	Bürgerliches Gesetzbuch
AION	anteriore ischämische Optikusneuropathie		BGW	biologischer Grenzwert
AIP	akute interstitielle Pneumonie		BIL	Bilirubin
AK	Antikörper		BIP	Bruttoinlandprodukt
AKdÄ	Arzneimittelkommission der deutschen Ärzteschaft		BIPAP	biphasic positive airway pressure
ALAT	Alanin-Aminotransferase (= GPT)		BK	Bradykinin; Berufskrankheit
ALE	anscheinend lebensbedrohliches Ereignis		BKA	Bundeskriminalamt
ALI	acute limb ischemia		BKK	Betriebskrankenkassen
ALL	akute lymphatische Leukämie		BKV	Berufskrankheitenverordnung
ALP	alkalische Phosphatase		BLS	basic life support
ALS	amyotrophe Lateralsklerose		BMG	Bundesministerium für Gesundheit
ALTE	apparent life-threatening event		BMI	body mass index
AMA	antimitochondriale Autoantikörper		BNP	brain-derived natriuretic peptide
AMD	altersbezogene Makuladegeneration		BNS	Blitz-Nick-Salaam(-Krämpfe)
AMH	Anti-Müller-Hormon		Bp	Basenpaare
AMI	akuter Myokardinfarkt		BPD	bronchopulmonale Dysplasie
AMNOG	Arzneimittelmarktneuordnungsgesetz		BPH	benigne Prostatahyperplasie
AMP	Adenosinmonophosphat		BRCA-1/-2-Gen	Breast-Cancer-1/-2-Gen
ANA	antinukleäre Antikörper		BSG	Blutkörperchensenkungsgeschwindigkeit
ANCA	antineutrophile cytoplasmatische Antikörper		BTM, BtM, BtmG	Betäubungsmittelgesetz
ANP	atriales natriuretisches Peptid		BtmVV	Betäubungsmittelverschreibungsverordnung
ANV	akutes Nierenversagen		BU	Berufsunfähigkeit
AOK	Allgemeine Ortskrankenkassen		BVA	Bundesversicherungsamt
AP	Angina pectoris; alkalische Phosphatase		BWS	Brustwirbelsäule
APC	Antigen präsentierende Zellen		BZ	Blutzucker
APLA	Antiphospholipidantikörper		BZgA	Bundeszentrale für gesundheitliche Aufklärung
APS	Antiphospholipid-Antikörpersyndrom		C	Coulomb
aPTT	aktivierte (partielle) Thromboplastinzeit		CA	Karzinom
ARA	antiribosomale Antikörper		CACT	Carnitin-Acylcarnitin-Translokase
ArbSchG	Arbeitsschutzgesetz		cANCA	cytoplasmatic antineutrophil cytoplasmatic antibodies
ArbStättV	Arbeitsstättenverordnung		CAP	community-acquired pneumonia
ArbZG	Arbeitszeitgesetz		CAPD	continous ambulant peritoneal dialysis
ARDS	adult (acute) respiratory distress syndrome		cave	lat.: beachte!
ARI	akute respiratorische Insuffizienz		CBAVD	kongenitale bilaterale Aplasie der Vasa deferentia
ARM	anorektale Malformation		CBQ	cruro-brachialer Quotient, Knöchel-Arm-Index
ARPKD	autosomal rezessive polycystic kidney disease		CBR	Komplementbindungsreaktion
ARR	absolute Risikoreduktion		CBS	Zystathionin-β-Synthase
ARVC	arrhythmogene, rechtsventrikuläre Kardiomyopathie		CCC	cholangiozelluläres Karzinom
ASA	American Society of Anesthesiologists		CCK	Cholezystokinin
ASAT	Aspartat-Aminotransferase (= GOT)		CCP	zyklisch zitrulliniertes Peptid

Abkürzungen

CCPD	continous cyclic peritoneal dialysis		DKG	Deutsche Krankenhaus-Gesellschaft
CCT	kranielle Computertomografie		DM	Dermatomyositis
CD	cluster of differentiation		DMAP	4-Dimethylaminopyridin
CDC	Centers for Disease Control and Prevention		DMARD	disease-modifying antirheumatic drugs
CDLE	chronisch diskoidaler Lupus erythematodes		DMP	Disease-Management-Programm
CDT	carbohydrate deficient transferrin		DMPS	Dimercaptopropansulfonsäure
CEA	karzinoembryonales Antigen		DMSA	Dimercaptobernsteinsäure (Dimercapto-succinic acid)
CED	chronisch entzündliche Darmerkrankungen		DNS/DNA	Desoxyribonukleinsäure
CF	zystische Fibrose		DORV	double outlet right ventricle
CFR	Code of Federal Regulations		DPLD	diffuse parenchymal lung disease
CFS	Chronic-Fatigue-Syndrom		DRG	diagnosis-related groups
CFTR	cystic fibrosis transmembrane receptor		DRK	Deutsches Rotes Kreuz
CHE	Cholinesterase		DSA	digitale Subtraktionsangiografie
ChemG	Chemikaliengesetz		DSD	disorders of sex development
CIN	cervikale intraepitheliale Neoplasie		DSM	Diagnostic and Statistical Manual of Mental Disorders
Cis	Carcinoma in situ		DSO	Deutsche Stiftung für Organtransplantation
CJK/CJD	Creutzfeldt-Jacob-Erkrankung		DSS	Dengue-Schock-Syndrom
CK	Kreatininkinase		DTH	delayed type hypersensitivity
CLE	clear lens extraction		dxa	dual energy x-ray absorptiometry
CLI	critical limb ischemia		EAA	exogen allergische Alveolitis
CLL	chronische lymphatische Leukämie		EBD	Epidermolysis bullosa dystrophica
CMI	Casemix-Index		EBJ	Epidermolysis junctionalis
CMPE	chronisch myeloproliferative Erkrankungen		EBM	einheitlicher Bewertungsmaßstab; Ethambutol
CMR	child mortality rate		EBS	Epidermolysis bullosa simplex
CMV	Cytomegalievirus; continuos mandatory ventilation		EBV	Epstein-Barr-Virus
CNET	korrigierte Normaleffektivtemperatur		ECCE	extrakapsuläre Kataraktextraktion
CO-Hb	an Kohlenstoffmonoxid gebundenes Hämoglobin		ECLA	extrakorporale Lungenassistenz
COMT	Catechol-O-Methyltransferase		ECMO	extrakorporale Membranoxygenierung
COP	kryptogen organisierende Pneumonie		ECP	eosinophiles kationisches Peptid; extrakorporale Photopherese
COPD	chronic obstructive pulmonary disease		ECT	Emissions-Computertomografie
COX	Cyclooxygenase		ED	Effektivdosis; erektile Dysfunktion
cP	chronische Polyarthritis		EDHF	endothelium-derived hyperpolarizing Factor
CPAP	continuous positive airway pressure		EDSS	expanded disability status scale
CPEO	chronisch-progressive externe Ophthalmoplegie		EDTA	Ethylendiamintetraacetat
CPPS	chronic pelvic pain syndrome		EEG	Elektroenzephalografie
CPPV	continuous positive pressure ventilation		EEM	Erythema exsudativum multiforme
CPR	kardiopulmonale Reanimation		EF	Ejektionsfraktion
CPRS	komplexes regionales Schmerzsyndrom		EGFR	epidermal growth factor receptor
CPS	Carbamoylphosphatsynthetase		EHEC	enterohämorrhagische Escherichia coli
CPT	Carnitin-Palmitoyl-Transferase		EIA	Enzymimmunoassay
CRH	corticotropin releasing hormone		EIEC	enteroinvasive Escherichia coli
CRP	C-reaktives Protein		EK	Erythrozytenkonzentrat
CRPS	complex regional pain syndrome		EKA	Expositionsäquivalent für krebserzeugende Stoffe
Csf	cerebrospinal fluid		EKG	Elektrokardiografie
CSS	Churg-Strauss-Syndrom		EKT	Elektrokrampftherapie
CT	Computertomografie		ELBW	extremely low birth weight infant
CTA	CT-Angiografie		ELISA	enzyme-linked immunosorbent assay
CTG	Kardiotokographie		EMG	Elektromyografie
CU	Colitis ulcerosa		EN	epidermaler Nävus
CVI	chronisch-venöse Insuffizienz		ENA	extrahierbare nukleäre Antigene
CVID	common variable immunodeficiency		ENG	Elektroneurografie; Elektronystagmografie
CVSS	chronisch-venöses Stauungssyndrom		engl.	englisch
CYP	Cytochrom-P		EntgFG	Engeltfortzahlungsgesetz
d	dies, Tag		entspr.	entsprechend
d. F.	der Fälle		EPEC	enteropathogene Escherichia coli
d. h.	das heißt		EPO	Erythropoetin
DAG	Diacylglycerin		EPP	erythropoetischen Protoporphyrie
DALY	disabilty adjusted live years		EPS	extrapyramidal-motorische Störungen
D-Arzt	Durchgangsarzt		ERC	endoskopische retrograde Cholangiografie
dB	Dezibel		ERCP	endoskopische retrograde Cholangio-Pankreatikografie
DC	dendritische Zellen		ERD	erosive esophageal reflux disease, Refluxösophagitis
DCP	Diphenylcyclopropenon		ERG	Elektroretinogramm
DD	Differenzialdiagnose		ERP	endoskopische retrograde Pankreatikografie
DDAVP	Desmopressin		ERV	exspiratorisches Reservevolumen
DEC	Diethylcarbamazin		ESBL	extended spectrum beta-lactamases
DF	Dengue-Fieber		ESWL	extrakorporale Stoßwellenlithotripsie
DGUV	Verband Deutsche Gesetzliche Unfallversicherung		ETEC	enterotoxische Escherichia coli
DHEA	Dehydroepiandrosteron		EU	Erwerbsunfähigkeit
DHEAS	Dehydroepiandrosteronsulfat		EUG	Extrauteringravidität
DHF	dengue hemorrhagic fever; Dihydrofolsäure		eV	Elektronenvolt
DHS	dynamische Hüftschraube		EVAR	endovascular aneurysm repair
DIC	disseminated intravascular coagulation		evtl.	eventuell
DIMDI	Deutsches Institut für medizinische Dokumentation und Information		EZR	Extrazellulärraum
DIP	desquamative interstitielle Pneumonie; distale Interphalangealgelenke		FAB	French-American-British (Klassifikation Leukämien)

Abkürzungen

FACS	fluoreszenzaktivierte Zellsortierung		hCG/HCG	humanes Choriongonadotropin
FAS	fetales Alkoholsyndrom		HCM	hypertrophe Kardiomyopathie
FEP	freies Erythrozytenporphyrin		HCV	Hepatitis-C-Virus
FEV1	Einsekundenkapazität		HDL	high density lipoproterin
FFP	fresh frozen plasma, Frischplasma		HDV	Hepatitis-D-Virus
FG	Frühgeborenes		HE	Hämatoxylin-Eosin (Färbeverfahren); Hounsfield-Einheiten
FGF	Fibroblasten-Wachstumsfaktor		HELLP	hemolysis elevated liverenzymes and low platelets
FiO2	inspiratorische Sauerstofffraktion		HES	Hydroxyethylstärke
FISH	Fluoreszenz-in-situ-Hybridisierung		HEV	Hepatitis-E-Virus
FKDS	farbcodierte Duplexsonografie		hGH	Wachstumshormon (= SGH)
FRC	funktionelle Residualkapazität		HHL	Hypophysenhinterlappen
FSGS	fokale segmentale Glomerulosklerose		HHV	humanes Herpesvirus
FSH	follikelstimulierendes Hormon		HIE	hypoxisch-ischämische Enzephalopathie
FSME	Frühsommer-Meningoenzephalitis		HIFU	high-intensitiy focused ultrasound
FTA-Abs-Test	Fluoreszenz-Treponemen-Antikörper-Absorptionstest		HIT	Heparin-induzierte Thrombozytopenie
FUO	fever unknown origin		HIV	humanes Immundefizienz-Virus
FVC	forcierte Vitalkapazität		Hkt	Hämatokrit
g	Gramm		HLA	Histokompabilitätsantigene
G6PD/G6PDH	Glukose-6-Phosphat-Dehydrogenase		HLHS	hypoplastisches Linksherz-Syndrom
GA	Gestationsalter		HLTX	Herz-Lungen-Transplantation
GA I	Glutarazidurie Typ I		HMG	humanes menopausales Gonadotropin
GAA	Gewerbeaufsichtsamt		HMPV	humanes Metapneumovirus
GABA	γ-Aminobuttersäure		HMSN	hereditäre motorische und sensible Neuropathie
GALT	Galaktose-1-Phosphat-Uridyltransferase		HNA	human neutrophil antigenes
gamma-GT	gamma-Glutamyltransferase		HOCM	hypertrophisch obstruktive Kardiomyopathie
GAS	Streptokokken der Gruppe A		HPA	Hyperphenylalaninämie; human platelet antigens
G-BA	Gemeinsamer Bundesausschuss		HPLC	Hochdruckflüssigkeitschromatographie
GBM	glomeruläre Basalmembran		HPRT	Hypoxanthin-Guanin-Phosphoribosyltransferase
GCDH	Glutaryl-CoA-Dehydrogenase		HPT	autonomer Hyperparathyreoidismus
GCS	Glasgow Coma Scale		HPV	humane Papillomviren
G-CSF	Granulozyten-Kolonie-stimulierender Faktor		HRCT	high resolution CT
GD	Glutamat-Dehydrogenase		HRT	hormone replacement therapy
GdB	Behinderungsgrad		HSC	hämatopoetische Stammzelle
GefStoffV	Gefahrstoffverordnung		HSV	Herpes-simplex-Virus
GERD	gastroösophageale Refluxkrankheit		HSZT	hämatologische Stammzelltransplantation
GFR	glomeruläre Filtrationsrate		5-HT	5-Hydroxytryptamin, Serotonin
GG	Geburtsgewicht		HT	Herzton
ggf.	gegebenenfalls		HTX	Herztransplantation
GHRH	Growth-Hormone-Releasing-Hormon		HUS	hämolytisch-urämisches Syndrom
GI	gastrointestinal		HVL	Hypophysenvorderlappen
GIP	gastric inhibitory peptide		HWI	Harnwegsinfektion
GIT	Gastrointestinaltrakt		HWS	Halswirbelsäule
GK	Granulozytenkonzentrat		HWZ/HWT	Halbwertzeit
GKV	gesetzliche Krankenversicherung		HZV	Herzzeitvolumen
Gl.	Glandula		i. d. R.	in der Regel
GLDH	Glutamat-Dehydrogenase		i. L.	im Liquor
GLP	Glucagon-like Peptide		i. m.	intramuskulär
GM-CSF	Granulozyten-Makrophagen-stimulierender Faktor		i. S.	im Serum
GMP	Guanosinmonophosphat		i. U.	im Urin
GN	Glomerulonephritis		i. v.	intravenös
GnRH	Gonadotropin-Releasing-Hormon		IABP	intraaortale Ballonpumpe
GOÄ	Gebührenordnung für Ärzte		ICCE	intrakapsuläre Kataraktextraktion
GOT	Glutamat-Oxalacetat-Transaminase (= ASAT)		ICD	International Statistical Classification of Diseases and Related Health Problems; implantierbarer Kardioverter/Defibrillator
GP	Glomerulopathie			
GPSG	Geräte- und Produktsicherheitsgesetz		ICDH	Isovaleryl-CoA-Dehydrogenase
GPT	Glutamat-Pyruvat-Transaminase (= ALAT)		ICP	intracranieller Druck
GREF	glykopeptidresistenter Enterococcus faecium		ICPM	International Classification of Procedures in Medicine
griech.	griechisch		ICR	Interkostalraum
GS-ANA	granulozytenspezifische antinukleäre Antikörper		IFE	Immunfixationselektrophorese
GSH	Glukokortikoid-supprimierbarer Hyperaldosteronismus		IFN	Interferon
GT	Glutamyltransferase		IfSG	Infektionsschutzgesetz
GTN	Glyceroltrinitrat		Ig	Immunglobulin
GvHD	Graft-versus-Host-Disease		IGeL	Individuelle Gesundheitsleistungen
Gy	Gray		IGF	insulinlike growth factor
HAART	highly active antiretroviral therapy		IIP	idiopathische interstitielle Pneumonien
HAES	Hydroxyethylstärke		IKER	Inkrementelles Kosten-Effektivitäts-Verhältnis
HAMA	Humane-anti-Maus-Antikörper		IKK	Innungskrankenkassen
HAP	hospital-acquired pneumonia		IL	Interleukin
HAV	Hepatitis-A-Virus		ILD	interstitial lung disease
Hb	Hämoglobin		IMPP	Institut für medizinische und pharmazeutische Prüfungsfragen
HBDH	Hydroxybutyrat-Dehydrogenase		IMR	infant mortality rate
HbF	fetales Hämoglobin		inf.	inferior
HBM	Human-Biomonitoring		inkl.	inklusiv
HBV	Hepatitis-B-Virus		INR	international normalized ratio

INSS	International Neuroblastoma Staging System	LPS	Lipopolysaccharid
IOD	intraokulärer Druck (Augendruck)	LR	Likelihood Ratio
IOL	intraokulare Linse	LSD	Lysergsäurediethylamid
IP3	Inositoltriphosphat	LSR	Lese- und Rechtschreibschwäche
IPF	idiopathische Lungenfibrose	LTR	Long-terminal-repeat
IPP	Induratio penis plastica	LTT	Lymphozytentransformationstest
IPPB	intermittent positive pressure breathing	LTX	Lebertransplantation
IPPV	intermittent positive pressure ventilation	LWK	Lendenwirbelkörper
IPSS	International Prostate Symptom Score	LWS	Lendenwirbelsäule
IPT	interpersonelle Psychotherapie	LZH	Langerhans-Zell-Histiozytose
IQ	Intelligenzquotient	M.	Musculus
IQWiG	Institut für Qualität und Wirtschaftlichkeit im Gesundheitswesen	MAC	minimale alveoläre Konzentration
IRV	inspiratorisches Reservevolumen; inversed ratio ventilation	MAI	Mycobacterium avium intracellulare
ISCN	International Standard of Cytogenetic Nomenclature	MAK	maximale Arbeitsplatzkonzentration
ISDN	Isosorbiddinitrat	MAO	Monoaminooxidase
ISMN	Isosorbid-5-mono-nitrat	MAP	arterieller Mitteldruck
ISS	Injury Severity Score	MAPCAS	major aortopulmonary collateral arteries
ISTA	Aortenisthmusstenose	MAS	Mekoniumaspirationssyndrom
ITP	idiopathische thrombozytopenische Purpura	MC	Morbus Crohn
IUGR	intrauterine Wachstumsretardierung	MCAD	Medium-Chain-Acyl-CoA-Dehydrogenase
IUP	Intrauterin-Pessar	MCH	mittlerer korpuskulärer Hämoglobingehalt
IUPAC	International Union for Pure and Applied Chemistry	MCHC	mittlere korpuskuläre Hämoglobinkonzentration
IVA	Isovalerianazidurie	MCKD	medullary cyctic kidney disease
IVIG	intravenös Immunglobuline	MCS	multiple Chemikalien-Überempfindlichkeit
IZR	Intrazellulärraum	MCTD	mixed connective tissue disease
JArbSchG	Jugendarbeitsschutzgesetz	MCU	Miktionszystourethrografie
JIA	juvenile idiopathische Arthritis	MCV	mittleres korpuskuläres Volumen
5-JÜR	5-Jahres-Überlebensrate	MdE	Erwerbsminderung
KBR	Komplementbindungsreaktion	MdK	Medizinischer Dienst der Krankenkassen
KBV	Kassenärztliche Bundesvereinigung	MDMA	3,4-Methylendioxy-N-methylamphetamin (Ecstasy)
KEV	konstitutionelle Entwicklungsverzögerung	MDP	Magen-Darm-Passage
kg	Kilogramm	MDR	multidrugresistance
KG	Körpergewicht	MDT	Magen-Darm-Trakt
KHK	koronare Herzkrankheit	MEF	maximal expiratory flow
KISS	Krankenhaus-Infektions-Surveillance-System	MELAS	mitochondriale Enzephalopathie mit Laktatazidose und schlaganfallähnlichen Ereignissen
KM	Kontrastmittel; Knochenmark	MEN	multiple endokrine Neoplasie
KMF	künstliche Mineralfasern	MEP	motorisch evozierte Potentiale
KPE	komplexe physikalische Entstauungstherapie	MER	Muskeleigenreflex(e)
KSS	Kearns-Sayre-Syndrom	MERRF	Myoklonusepilepsie mit „red ragged fibers"
KTW	Krankentransportwagen	MFH	malignes fibröses Histiozytom
KV	Kassenärztliche Vereinigung	MHC	Major-Histokompabilitäts-Komplex
l	Liter	MIBE	Masern-Einschlusskörperchen-Enzephalitis
LAD	Leukozytenadhäsionsdefekt	MIBG	Metaiodobenzylguanidin
LAE	Lungenarterienembolie	MIC	minimalinvasive Chirurgie
LAI	Länderausschuss für Immissionsschutz	MIDCAB	minimally invasive direct coronary artery bypass
LÄK	Landesärztekammer	MIH	Melanotropin-Inhibiting-Hormon
LAP	Leucin-Aminopeptidase	min	Minute
LASEK	Laser-epitheliale Keratomileusis	mind.	mindestens
LASIK	Laserassistierte In-situ-Keratomileusis	Mio.	Million
LBW	low birth weight infant	ml	Milliliter
LCA	linke Koronararterie	MLCK	Myosin-Leichtketten-Kinase
LD	Letaldosis	MLF	Fasciculus longitudinalis medialis
LDH	Laktatdehydrogenase	MMF	Mycophenolatmofetil
LDL	low density lipoprotein	MMS	Methylmethansulfonat
LE	Lupus erythematodes; Lungenembolie	MMV	mandatory minute ventilation
LED	Lupus erythematodes disseminatus	MÖT	Mitralöffnungston
LEMS	Lambert-Eaton-myasthenes Syndrom	MOTT	mycobacertia other than tubercle bacilli
LET	linearer Energietransfer	MPA	mikroskopische Polyangiitis
LH	luteinisierendes Hormon	mPAN	mikroskopische Panarteriitis nodosa
LHCAD	Long-Chain-Acyl-CoA-Dehydrogenase	MPS	Mukopolysaccharidose
LHON	hereditäre Leber'sche Optikusatrophie	MPV	mittleres Thrombozytenvolumen
LIA	Lumineszenzimmunoassay	MRA	MR-Angiografie
Lig.	Ligamentum	MRCP	MR-Cholangio-Pankreatografie
LINE	long interspersed nuclear elements	MRGN	multiresistente gramnegative Bakterien
LIP	lymphoide interstitielle Pneumonie	MRH	Melanotropin-Releasing-Hormon
LK	Lymphknoten	MRKH	Mayer-Rokitansky-Küster-Hauser-Syndrom
LKGS	Lippen-Kiefer-Gaumen-Spalte	MRSA	Methicillin-resistenter Staphylococcus aureus
LM	Lebensmonat	MRT	Magnetresonanztomografie
LNA	leitender Notarzt	MS	Multiple Sklerose
LOD	logarithm of the odds	MSUD	Maple Syrup Urine Disease (Ahornsirupkrankheit)
LORA	late-onset rheumatoide Arthritis	MTT	medizinische Trainingstherapie
LOS	Low-Output-Syndrom	MTX	Methotrexat
LP	Lumbalpunktion	MuBO(-Ä)	Musterberufsordnung (für Ärzte)
Lp(a)	Lipoprotein a		

MuSchG	Mutterschutzgesetz	paO2	arterieller Sauerstoffpartialdruck
mV	Millivolt	PAOD	peripheral artery occlusive disease (= pAVK)
MVZ	medizinische Versorgungszentren	PAP	Papanicolaou (Färbeverfahren); pulmonal-arterieller Druck
N.	Nervus	PAS	Perjodsäure-Schiff (Färbeverfahren); Paraaminosalicylsäure
NAD	Nicotinamid-Adenin-Dinukleotid	PAT	perkutane Aspirationsthrombektomie
NAFLD	nichtalkoholische Fettlebererkrankung	pAVK	periphere arterielle Verschlusskrankheit
NAGS	N-Acetylglutamatsynthetase	PBC	primär biliäre Zirrhose
NAST	Nierenarterienstenose	PBP	Pencillin-bindendes Protein
NAT2	N-Acetyltransferase 2	PC	Prostatakarzinom
NAW	Notarztwagen	PCA	portokavale Anastomose; patient-controlled analgesia
NEC	nekrotisierende Enterokolitis	PCB	polychlorierte Biphenyle
NEF	Notarzteinsatzfahrzeug	PCEA	patient-controlled epidural analgesia
NERD	non-erosive esophageal reflux disease	PCI	perkutane transluminale koronare Angioplastik
NET	Normaleffektivtemperatur	PCL	hinteres Kreuzband
NF	Neurofibromatose	PCO	polyzystisches Ovar
ng	nanogramm	PCOG	primäres chronisches Offenwinkelglaukom
NG	Neugeborenes	PCP	Pentachlorphenol; Phenylcyclohexylpiperidin (Phencyclidin)
NGNCU	nichtgonorrhoische Nicht-Chlamydien-Urethritis	PCR	Polymerase-Kettenreaktion
NGU	nichtgonorrhoische Urethritis	PCRA	patient-controlled regional analgesia
NIH	National Institute of Health	PCT	Procalcitonin
NIHSS	NIH Stroke Scale	PCV	druckgesteuerte Beatmung
NKF	National Kidney Foundation	PD	Phlebodynamometrie
NK-Zellen	natürliche Killer-Zellen	PDA	Periduralanästhesie; persistierender Ductus arteriosus
NLG	Nervenleitgeschwindigkeit	PDE	Phosphodiesterase
Nll.	Nodi lymphatici	PDW	Größenverteilungsbreite der Thrombozyten
NMDA	N-Methyl-D-Aspartat	PEEP	positiver endexspiratorischer Druck
NMH	niedermolekulares Heparin	PEF	peak exspiratory flow
NNH	Nasennebenhöhlen; number needed to harm	PEG	perkutane endoskopische Gastrostomie; Polyethylenglykol
NNM	Nebennierenmark	PEJ	perkutane endoskopische Jejunostomie
NNR	Nebennierenrinde	PEP	postexpositionelle Prophylaxe
NNS	number needed to screen	PER	Perchlorethylen
NNT	number needed to treat	PET	Positronenemissionstomografie
NOMI	non-okklusive Mesenterialischämie	PETN	Pentaerithrityltetranitrat
NOTES	natural orifice transluminal endoscopic surgery	PFC	persistierende fetale Zirkulation
NPH	Normaldruckhydrozephalus; Nephronophtise	PHA	primärer Hyperaldosteronismus
NPW	negativer prädiktiver Wert	PHPV	persistierender hyperplastischer primärer Glaskörper
NRS	numerische Ratingskala	PI	Protease-Inhibitoren
NRTI	nukleosidische Reverse-Transkriptase-Inhibitoren	PiCCO	pulscontour continuous cardiac output
NSAR	nichtsteroidale Antirheumatika	PID	Präimplantationsdiagnostik; primäre Immundefekte; pelvic inflammatory disease
NSE	neuronenspezifische Enolase		
NSIP	nichtspezifische interstitielle Pneumonie	PIF	Prolaktin-Release-Inhibiting-Faktor (Dopamin)
NTM	nichttuberkulöse Mykobakteriosen	PIP	proximale Interphalangealgelenke
NTX	Nierentransplantation	PK	Pyruvatkinase
NW	Nebenwirkungen	PKC	Proteinkinase C
NYHA	New York Heart Association	PKU	Phenylketonurie
NZN	Nävuszellnävus	PKV	private Krankenversicherung
o.ä.	oder ähnliches	PLC	Phospholipase C
o.g.	oben genannt	PM	Polymyositis
OAE	otoakustische Emissionen	PMK	Produktionsmöglichkeitenkurve
OCA	okulokutaner Albinismus	PML	progressive multifokale Leukenzephalopathie
ODA	outdoor air	PMR	Polymyalgia rheumatica; progressive Muskelrelaxation
ÖGD	Ösophagogastroduodenoskopie; Öffentlicher Gesundheitsdienst	PMT	perkutane mechanische Thrombektomie
oGTT	oraler Glukosetoleranztest	PNET	peripherer neuroektodermaler Tumor
OKB	oligoklonale Banden	PNF	propriozeptive neuromuskuläre Fazilitation
OMP	outer membrane proteins	PNMT	Phenylethanolamin-N-Methyltransferase
OP	Operation	PNP	Polyneuropathie
OPCAB	off pump coronary artery bypass	POCT	patientennahe Sofortdiagnostik (point-of-care testing)
OPS	Operationenschlüssel	PONV	postoperative nausea and vomiting
OPSI	overwhelming post splenectomy infection	POTS	posturales orthostatisches Tachykardie-Syndrom
OR	Odds Ratio	pp	post partum
OSAS	obstruktives Schlafapnoe-Syndrom	PPHN	persistierende pulmonale Hypertonie des Neugeborenen
OTA	Operationstechnische Assistentin	PPI	Protonenpumpeninhibitoren
OTC	Ornithin-Transcarbamylase	PPRF	paramediane pontine retikulare Formation
p. o.	per os	PPSB	Prothrombinkomplex
p. c.	post conceptionem	PPW	positiver prädiktiver Wert
p. m.	post menstruationem; punctum maximum	PR3	Proteinase 3
PABS	Para-Aminobenzoesäure	PRA	Pyrazinamid
paCO2	arterieller Kohlendioxidpartialdruck	PRCA	pure red cell aplasia
PAE	Pulmonalarterienembolie	PRL	Prolaktin
PAGE	Polyacrylamid-Gelelektrophorese	PROMM	proximale myotone Myopathie
PAH	Phenylalaninhydroxylase	PSA	prostataspezifisches Antigen
PAI	Plasminogenaktivator-Inhibitor	PSARP	posteriore sagittale Anorektoplastik
PAIN	perianale intraepitheliale Neoplasie	PSC	primär sklerosierende Cholangitis
pANCA	perinuclear antineutrophil cytoplasmatic antibodies	PSE	portosystemische Enzephalopathie

PSS	progressiv systemische Sklerose		SGB	Sozialgesetzbuch
PST	palliative Sedierungstherapie		SHT	Schädel-Hirn-Trauma
PSV	pressure support ventilation		SI	Schockindex
PsychKG	Psychisch-Kranken-Gesetz		SIADH	Syndrom der inadequaten ADH Sekretion
PTA	perkutane transluminale Angioplastie		SIDS	sudden infant death syndrome
PTC	perkutane transhepatische Cholangiografie		SINE	short interspersed nuclear elements
PTCA	perkutane transluminale Koronarangioplastie		SIRS	systemic inflammatory response syndrome
PTH	Parathormon		SJS	Stevens-Johnson-Syndrom
PTS	postthrombotisches Syndrom; permanent threshold shift		SL	Schädellage
PTT	partielle Thromboplastinzeit		SLCS	small left colon syndrome
PUVA	UVA-Phototherapie		SLE	systemischer Lupus erythematodes
PV	Patientenverfügung		SMA	spinale Muskelatrophie
PVHI	parenchymaler ischämischer Infarkt		SMS	Surfactantmangel-Syndrom
PVK	peripherer Venenverweilkatheter		SNP	single nucleotide polymorphism
PVP	Polyvinylpyrrolidon		SNRI	selektive Noradrenalin-Wiederaufnahme-Inhibitoren
QALY	qualitätsadjustierte Lebensjahre		sog.	sogenannt
QAV	quaternäre Ammoniumverbindungen		SPA	Spondarthritiden
QBC	Quantitative Buffy Coat		SPD	selektive periphere Denervierung
RA	rheumatoide Arthritis		SPECT	Einzelphotonen-Emissions-Computertomografie
RAAS	Renin-Angiotensin-Aldosteron System		SpO2	partielle Sauerstoffsättigung
RAST	Radio-Allergen-Sorbens-Test		SPS	Stiff-person-Syndrom
RBW	relative biologische Wirksamkeit		SPV	selektive proximale Vagotomie
RCA	rechte Koronararterie		SRY	Sex-determining region of Y
RDS	Respiratory-Distress-Syndrom		SSL	Scheitel-Steiß-Länge; Steinschnittlage
RDW	Größenverteilungsbreite der Erythrozyten		SSNRI	selektiver Serotonin- und Noradrenalinwiederaufnahme-Inhibitor
REA	reaktive Arthritis		SSPE	subakut sklerosierende Panenzephalitis
RES	retikuloendotheliales System		SSRI	selektive Serotonin-Wiederaufnahme-Inhibitoren
resp.	respektive		SSSS	staphylococcal scaled skin syndrome
RF	Rheumafaktor		SSW	Schwangerschaftswoche
RFLP	Restriktionsfragment-Längenpolymorphismus		STD	sexually transmitted diseases
RG	Rasselgeräusche		STEC	Shiga-like-Toxin produzierende E. coli
Rh	Rhesus		StGB	Strafgesetzbuch
RIA	Radioimmunoassay		STH	somatotropes Hormon (= hGH)
RKI	Robert-Koch-Institut		STIKO	ständige Impfkommission des Robert-Koch-Instituts
RMP	Rifampicin		StPO	Strafprozessordnung
RMS	Rhabdomyosarkome		StrlSchV	Strahlenschutzverordnung
RNA/RNS	Ribonukleinsäure		STV	selektive totale Vagotomie
RöV	Röntgenverordnung		StVG	Straßenverkehrsgesetz
RPGN	rapid progressive Glomerulonephritis		SUID	sudden unexpected infant death
RPR	Radiusperiostreflex		Sv	Sievert
RR	Riva-Rocci (Blutdruckmessung)		SVT	Sinusvenenthrombose
RRR	Relative Risikoreduktion		Syn.	Synonym
RSV	respiratory syncytial virus		T3	Triiodthyronin
RT	Reverse Transkriptase		T4	Thyroxin
RTA	renal-tubuläre Azidose		TAA	thorakales Aortenaneurysma
RTH	Rettungshubschrauber		Tab.	Tabelle
r-TMS	repetitive transkranielle Magnetstimulation		TAC	Truncus arteriosus communis
RTS	Revised Trauma Score		TAPP	transabdominale präperitoneale Technik
RTW	Rettungstransportwagen		TAPVC	totale Lungenvenenfehlmündung
RV	Residualvolumen; Rentenversicherung		Tbc	Tuberkulose
RVO	Reichsversicherungsordnung		TBG	thyroxinbindendes Globulin
RVVT	Russels viper venom Test		TCMS	transcranielle Magnetstimulation
s	Sekunde		TCPC	totale cavopulmonale Anastomose
s.	siehe		TDM	therapeutisches Drug Monitoring
S.	Seite		TEA	Thrombendarteriektomie
s. c.	subcutan		TEE	transösophageale Echokardiographie
s. o.	siehe oben		TEN	toxische epidermale Nekrolyse
s. u.	siehe unten		TEOAE (= OAE)	transitorisch evozierte otoakustische Emissionen
SA	sinuatrial		TEP	total extraperitoneale Technik
SAB	Subarachnoidalblutung		TERPT	transanal endorectal pull-through
SaO2	arterielle Sauerstoffsättigung		TF	Transkriptionsfaktor
SAP	standardisierte automatisierte Perimetrie		TFG	Transfusionsgesetz
SARS	schweres akutes respiratorisches Syndrom		TFR	Transferrinrezeptor
SBAS	schlafbezogene Atmungsstörungen		TGA	Transposition der großen Arterien
SBP	spontane bakterielle Peritonitis		TGF	transforming growth factor
SBS	Sick-Building-Syndrom		THC	Tetrahydrocannabinol
SCA	spinocerebelläre Ataxie		THF	Tetrahydrofolsäure
SCC	squamous cell carcinoma antigen		THP	Tamm-Horsfall Protein
SCID	severe combinded immunodeficiency		THS	tiefe Hirnstimulation
SCLC	kleinzelliges Bronchialkarzinom (small cell lung cancer)		TIA	transitorische ischämische Attacke
SD	Standarddosis		TIPS	transjugulärer intrahepatischer portosystemischer Stent-Shunt
SEP	somatosensibel evozierte Potentiale		TIVA	totale intravenöse Anästhesie
SERM	selective estrogene receptor modulators		TK	Thrombozytenkonzentrat
SGA	small for gestational age		TLC	totale Lungenkapazität

TNF	Tumornekrosefaktor
TÖT	Trikuspidalöffnungston
TPA	tissue-polypeptide antigen
t-PA	Tissue-Plasminogen-Aktivator
TPG	Transplantationsgesetz
TPHA	Treponema-pallidum-Hämagglutinationstest
TPO	Thyreoperoxidase
TPPA	Treponema-pallidum-Partikelagglutinationstest
TPZ	Thromboplastinzeit
TRALI	transfusionsassoziierte Lungeninsuffizienz
TRBA	Technische Regeln für biologische Arbeitsstoffe
TRH	Thyreotropin-Releasing-Hormon (Thyeroliberin)
TRISS	Trauma and Injury Severity Score
TRK	technische Richtkonzentration
TRUS	transrektaler Ultraschall
TSE	transmissible spongioforme Enzephalopathien
TSH	Thyroidea-stimulierendes Hormon
TSST	toxic shock syndrome toxin
TTE	transthorakale Echokardiographie
TTF-1	Thyroid Transcription Factor-1
TTP	thrombotisch-thrombozytopenische Purpura
TTS	temporary threshold shift
TUR	transurethrale Resektion
TUV	transurethrale Vaporisation
TV	trunkuläre Vagotomie
TVT	tiefe Venenthrombose
TZA	trizyklische Antidepressiva
u. a.	unter anderem / und andere
u. U.	unter Umständen
UAW	unerwünschte Wirkung
UCTD	undetermined connective tissue disease
UDCA	Ursodeoxycholsäure
UDP	Uridindiphosphat
UFH	unfraktioniertes Heparin
ugs.	umgangssprachlich
UPDRS	Unified Parkinson's Disease Ranking Scale
USA	United States of America
UTS	Ullrich-Turner-Syndrom
V.	Vena
v. a.	vor allem
V. a.	Verdacht auf
VAIN	vaginale intraepitheliale Neoplasie
VAS	visuelle Analogskala
VATS	Video-assistierte Thorakoskopie
VC	Vitalkapazität
VCV	volumengesteuerte Beatmung
VdEK	Verband der Ersatzkassen
VEGF	vascular endothelial growth factor
VEP	visuell evozierte Potenziale
VF	ventrikuläres Flimmern
VIN	vulväre intraepitheliale Neoplasie
VL	viszerale Leishmaniose
VLBW	very low birth weight infant
VLCAD	very long chain acyl-CoA dehydrogenase
VLCFA	very long chain fatty acids
VLDL	very low density lipoprotein
VNTR	variable number tandem repeats
VOC	volatile organic compounds (flüchtige organische Verbindungen)
VOR	vestibulookulärer Reflex
VRE	vancomycinresistente Enterokokken
VRS	verbale Ratingskala
VRSA	vancomycinresistenter Streptococcus aureus
VSD	Ventrikelseptumdefekt
VT	ventrikuläre Tachykardie
VTEC	verotoxinproduzierende E. coli
VUR	vesikoureteraler Reflux
VVP	Venenverschlussplethysmografie
vWF	von-Willebrand-Faktor
vWS	von-Willebrand-Jürgens-Syndrom
VZV	Varizella-zoster-Virus
WAS	Wiskott-Aldrich-Syndrom
WASP	Wiskott-Aldrich-Syndrom-Protein
WHO	World Health Organisation
WPW	Wolff-Parkinson-White
YF	yellow fever
z. B.	zum Beispiel
Z. n.	Zustand nach
z. T.	zum Teil
ZNS	zentrales Nervensystem
ZPO	Zivilprozessordnung
ZVD	zentraler Venendruck
ZVK	zentraler Venenkatheter
γ-GT	γ-Glutamyl-Transferase

Sachverzeichnis

Fette Seitenzahlen verweisen auf Hauptfundstellen, *kursive Seitenzahlen* auf Abbildungen.

A

A(C)LS (Advanced [Cardiac] Life Support) B31, *B31*
A-E-I-O-U-Regel C256
A-Mode C511
A-Streptokokken C610
A.-carotis-Sinus-cavernosus-Fisteln B958
AAPC (attenuierte adenomatöse Polyposis) A642
AAT (Aachener-Aphasie-Test) C139
AB0-Identitätstest A461
AB0-Kompatibilität **A453**, A458
AB0-System, Laboranalytik C555
Abacavir C476
Abatacept C489
ABC-Klassifikation A238
ABCD-Schema B27
ABCDE-Regel B733
Abciximab C396
Abdecktest B830, *B830*
Abdomen
– akutes A226, B116, **B116**, C94
– – Differenzialdiagnosen C95
– – Mesenterialarterienverschluss A263
– – Notfallmedizin B50
– bretthartes B160
– klinische Untersuchung C198
– Leitsymptome C94
– Resistenz C100
– Totenstille B139
– unklares B116
Abdomenübersichtsaufnahme A223
– Strahlendosis C506
Abdominalgravidität B406
Abdominoplastik B228
Abduktion
– Hüftgelenk B291
– Plattfuß B317
– Schultergelenk B267
– Schultergelenkluxation B273
Abduzensparese B965
Abetalipoproteinämie A362, **B540**
Abführmittel C402
Abhängigkeit C207, **B1038**
– Alkohol B1040
– Cannabinoide B1043
– Entwicklung *B1039*
– Halluzinogene B1045
– Hypnotika B1044
– Kokain B1044
– Lösungsmittel B1047
– Opioide B1042
– Sedativa B1044
– Stimulanzien B1045
ABI (ankle-brachial index) A91
abl-Gen, Onkogen C332
Ablatio
– retinae B876, *B877*
– testis B660
Ablatio mammae B381
Abnutzungsdermatose, Berufskrankheiten C242
Abort B411
– Blutung B417
– Genitalblutung C122
– habitueller C121, B411
Abortivei B411
Abrissfraktur B236
Abruptio, placentae B426
Abscheidungsthrombus A119
– arterielle Thrombose A96

– Hämostase A155
Abscherfraktur B236
Abschnürung, amniotische B489
Abschürfung, Forensik C265
Absencen B960
Absolutskala C872
Absorption
– Arzneimittel C353
– Enzymdiagnostik C541
– Sonografie C511
Absorptionsfotometrie C528
– Bilirubin C567
Absorptionsspektroskopie C529
Abspreizbehandlung B293
Abspreizhemmung B292
Abstammungsdiagnostik B439
Abstandsquadrat-Gesetz C506
Abstillen B432
Abstinenzregel B1018
Abstinenzsyndrom, neonatales B486
Abstoßungsreaktion A455
Abstreifring C268
Abstrich
– gynäkologische Zytologie B336
– Zervix B338, *B338*
Abszess B113
– Augenlid B834
– Bartholinitis B351
– Brodie– B249
– eitrige Entzündung C325
– Gehirn B915, *B915*, **B943**
– Glaskörper B871
– intraabdomineller B160
– Leber B163, *B164*
– Lunge B192, **A199**
– Mundboden B759
– Niere B646
– Oropharynx B772
– Osteomyelitis B248
– paranephritischer B646
– perianaler **B113**, B152, *B152*
– Prostata B647
– Pyoderma fistulans significa B155
– retropharyngealer B772
– spinaler B976
– Spondylitis B263
– subperiostaler B811
– subphrenischer, akutes Abdomen C96
– Zunge B759
Abt-Letter-Siwe-Krankheit B736
Abwehr, *siehe* Immunabwehr
Abwehrmechanismen B1017
Abwehrspannung, Peritonitis B160
Abwehrverletzung C268
AC-Gelenk
– Arthrose B268
– Luxation B274
– Zielaufnahme B268
Acamprosat B1042
Acanthamoeba C647
Acanthosis nigricans maligna B738
Acarbose C441
acceptable daily intake C817
ACE-Hemmer C370
– Schwangerschaft B486
Acetazolamid C385
Aceton C843
Acetylcholin
– motorische Endplatte C366
– Neurotransmitter C362
Acetylcholinesterase
– Alkylphosphate C821
– Laboranalytik C566

Acetylcholinrezeptor C362
– Myasthenia gravis B998
– Pyrantel C472
Acetylsalicylsäure C430
– Schmerztherapie B94
– Schwangerschaft B486
– Thrombozytenaggregationshemmung C394
Achalasie A230
– chirurgische Therapie B124
Achillessehne
– entzündliche Veränderungen B320
– Ruptur B322
Achillessehnenreflex B903
– Nervenwurzelläsion B982
Achillodynie B320
Achlorhydrie A237
Achondroplasie B521, *B521*
Achromasie B880
Achsenhypermetropie B888
Achsenmyopie B888
Aciclovir C473
Acinetobacter C613
Acitretin C490
Acne
– neonatorum B473
– rosacea B751
– vulgaris B749, *B750*
Acrodermatitis
– chronica atrophicans A515, *A515*
– enteropathica B522
Acrokeratosis Bazex B738
Acrylamid C849
– Human-Biomonitoring C821
ACS (akutes Koronarsyndrom) B42, **A54**
ACTH (adrenokortikotropes Hormon)
– Hyperkortisolismus A337
– Hypophysenvorderlappeninsuffizienz A309
– Laboranalytik C571
– Paraneoplasie A589
ACTH-Mangel, Nebennierenrindeninsuffizienz A339
ACTH-Stimulationstest **A335**, A340, C574
Actinomyces, israelii C631, *C631*
Acylaminopenicilline C450, **C451**
Adalimumab C489
Adams-Stokes-Anfall C142
– AV-Block A37
– Differenzialdiagnose epileptischer Anfall B962
– Synkopen C61
Adams-Test B258
Adamsapfel B778
Adapalen C491
Adaptation
– Desinfektionsmittel C800
– physikalische Medizin C783
Adaptationstherapie C783
Adäquanztheorie C264
ADCA (autosomal-dominant erbliche zerebelläre Ataxie) B977
Addison-Krise A339
Adduktion
– Hüftgelenk B291
– Schultergelenk B267
– Schultergelenkluxation B273
– Sichelfuß B319
Adduktorenreflex B903
Adefovir C475

ADEM (akute disseminierte Enzephalomyelitis) B949
Adenoide B769
Adenokarzinom C343
Adenom C342
– autonomes A325, *A326*
– GH-produzierendes A313
– hepatozelluläres A649
– pleomorphes C343
– – Speicheldrüse B766, *B766*
– – Tränendrüse B837
– Prostata B653
Adenom-Karzinom-Sequenz A644
Adenomyosis B383
Adenosin C375
Adenosis vaginae B360
Adenotomie B770, *B770*
Adenovirus C680
– Arbeitsmedizin C238
– Gastroenteritis A559
Adenylatzyklase C350
Aderhaut B824
– Naevus B862, *B863*
– Ruptur B864
Aderhautmelanom B863, *B863*
Aderlass A367
– Naturheilkunde C793
– Polycythaemia vera A613
ADH (antidiuretisches Hormon) A315, C572
ADHS (Aufmerksamkeitsdefizit- und Hyperaktivitäts-Syndrom) B1068
ADI-Wert C817
Adie-Pupille, Leitsymptom C162
Adie-Syndrom B967
Adipocire C259
Adiponektin A358
Adipositas C27, **A356**
– Magenoperationen B137
Adiposogigantismus, Hochwuchs C132
Adnexitis B354
Adoleszentenkyphose B260
Adonisglöckchen C792
ADP-Rezeptor-Antagonist C395
ADP-Rezeptordefekt A160
ADPKD (adulte polyzystische Nierenerkrankung) A408
Adrenalektomie A338
Adrenalin C357
– Antidot B67
– Kinder B32
– Laboranalytik C576
Adrenalinumkehr C360
Adrenarche B477
Adrenochrom-Pseudozyste B845
Adrenozeptor
– α₁-Adrenozeptor-Antagonist C359
– α-Adrenozeptor-Antagonist, nicht selektiver C360
– α₂-Adrenozeptor-Agonist, zentral wirksamer C361
– β₂-Adrenozeptor-Agonist, Bronchodilatatoren C378, *C379*
– β-Adrenozeptor-Antagonist C360
– – Antiarrhythmika C374
– Sympathikus C355
Adson-Manöver B985
Adsorption, Viren C667
Advanced (Cardiac) Life Support B31, *B31*
Adynamie C28

Sachverzeichnis

Aedesmücke
- Dengue-Fieber A560
- Gelbfieber A560

AEP (akustisch evoziertes Potenzial) B803, **B918**

Affekt B1014
Affektivität, Autismus B1066
Affektivitätsstörung B1014
Affektstarre B1014
Affektstörung B1023
- anhaltende B1030
- bipolare B1030
- Kindesalter B1071

Affenpockenvirus C684
Afferent-Loop-Syndrom, Erbrechen C83
Affinität C351
Afibrinogenämie A164
Aflatoxin C333
Aflatoxin B C638
AFLD (alkoholische Fettlebererkrankung) A273
AFP (α_1-Fetoprotein)
- Tumormarker **C588**, A592
- Triple-Test B400

AFP-Test B400
Agammaglobulinämie, kongenitale A440
Aganglionose, Morbus Hirschsprung B509
Agardiffusionstest C447
AGE (advanced glycosylated endproducts) A349
- diabetische Nephropathie A398

Agenesie C304
- Niere B630
- Ösophagus B504
- Pankreas B170

Aggregometrie C554
Agnosie B913
Agonie **C256**, C301
Agonist C351
- GnRH-Rezeptor C442
- Opioid-Analgetika C425

Agoraphobie B1048
Agranulozytose A153
- Mianserin C414

AGS (adrenogenitales Syndrom) A343, **B545**
Agyrie B922
Ähnlichkeitsprinzip C792
Ahornsirupkrankheit B536
AIDP (akute inflammatorische demyelinisierende Polyradikulitis) B983
AIDS A548
- Neugeborene B560
- somatopsychische Folgen B1078
- Virostatika C476

AIH (Autoimmunhepatitis) A272
AIHA (autoimmunhämolytische Anämie) A150
AION (anteriore ischämische Optikusneuropathie) B884, *B884*
AIP (akute intermittierende Porphyrie) A365
AIP (akute interstitielle Pneumonie) A202
Aitken-Fraktur B237, *B237*
AJCC-Klassifikation **B661**, A666
Ajmalin C373
Ajmalin-Test A48
Akanthamöbenkeratitis B850
Akantholyse
- Pemphigus B744
- Pemphigus vulgaris B744

Akanthozyten A136

Akanthozytose
- Abetalipoproteinämie B540
- epidermolytische Ichthyose B741
- Psoriasis B690, *B693*
- seborrhoische Keratose B727

Akathisie **C410**, B907, B1015
AkdÄ (Arzneimittelkommission der deutschen Ärzteschaft) C731
Akinese B907
- akinetische Krise B933

Akkommodation B827
Akkommodationsbreite B826
Akkommodationskrampf B891
Akkommodationslähmung B891
Akkommodationsspasmus B891
Akkommodationsstörung B891
Akkordarbeit C231
Akne B749, *B750*
Akoasmen B1013
Akromegalie A313, *A314*
- anästhesiologisches Risiko B71

Akromioklavikulargelenk, siehe AC-Gelenk
Akromioklavikulargelenk, siehe AC-Gelenk
Akrosomenreaktion B392
Akrozephalosyndaktylie B601
Akrozyanose A105
Aktinomykose A514
- kutane B713

Aktinomyzeten C631
Aktionspotenzial, Antiarrhythmika *C372*
Aktionstremor B936
Aktivität
- intrinsische C351
- körperliche C253
- Rehabilitation C774

Aktivitätstest
- Plasminogenaktivator-Inhibitor-1 C562
- Protein C C559
- Protein S C559

Akupunktur C793
Akustikusneurinom B929
Akute-Phase-Protein
- Entzündungssymptome C322
- Transferrin C540
- α_1-Antitrypsin-Mangel A369

Akute-Phase-Proteine, Tumorsuche A590
akutes Abdomen *B116*
Akzeleration, Kardiotokografie B401, *B403*
Akzelerationsphase, CML A609
Akzeptanz, Palliativmedizin C719
Ala-Aufnahme **B290**, B291
Alaninaminotransferase (ALAT) C566
Albendazol C472
Albinismus **B738**, B860
Albinoidismus B860
Albright-Osteodystrophie A333
Albtraum B1060
Albumin C538
- Liquoruntersuchung C592

Albuminurie C115
- diabetische Nephropathie A398

ALCAPA (anomalous left coronary artery from the pulmonary artery) B576
Alcuronium, balancierte Narkose B78
Aldehyde
- flüchtige organische Verbindungen C833
- Formaldehyd C846
- multiple Chemikalienüberempfindlichkeit C824
- Richtwerte C833

Aldosteron A334
- Laboranalytik C575
- Renin-Angiotensin-Aldosteron-System, Pharmakologie C370

Aldosteron-Renin-Quotient A341
Aldosteron-Suppressionstest A335
Aldosteronantagonist C385, **C387**
Alemtuzumab C487
Alendronat C445
Alfentanil C425, **C426**
- balancierte Narkose B78

Algesie B904
Algurie **C107**, A378
ALI (acute limb ischemia) A97
Alien-limb Phänomen B934
Aliskiren C370
Alkaloide, Obduktionsbefund C278
Alkalose A432
Alkane, Richtwerte C833
Alkaptonurie
- Harnverfärbung C113
- Konjunktiva B846

Alken-Stadien B654
Alkmaion von Kroton C896
Alkohol C250
- Abbau C284
- Abhängigkeit B1038
- Desinfektion B104
- flüchtige organische Verbindungen C833
- Lösungsmittel C842
- Nachweis C285
- Schwangerschaft B396
- Stoffwechsel C284
- Straßenverkehr C284
- Unfälle C253
- Wirkung C285

Alkoholabusus B1040
- chronischer C286
- Enzephalopathie B941
- Gesundheitsökonomie C252
- Gesundheitsverhalten C736
- Prävention C252

Alkoholembryopathie B485
Alkoholentwöhnung B1042
Alkoholentzug B1042
Alkoholhalluzinose B1041
Alkoholintoxikation B1041
Alkoholkonsum, Arbeitsplatz C251
Alkoholkrankheit C207
Alkoholschmerz A617
Alkopopsteuer C250
Alkylanzien C480
- Wirkprinzip C479

Alkylierung, DNA B441
Alkylphosphate C364
- Human-Biomonitoring C821
- Intoxikation B67

Alkylsulfonate C481
ALL (akute lymphatische Leukämie) C604, **A608**
Allantoin C433
Allele B437
Allelie, multiple B442
Allen-Test *B74*, A91
Allergen A438, **A446**
- Arbeitsmedizin C241

allergic march A446
Allergie A445, *A447*
- Hauterkrankung B700
- Allergiediagnostik A448
- Lunge A177

Allgemeinanästhesie B77
Allgemeinarzt C202
Allgemeinmedizin C201
Alloantigen A457
Alloantikörper A457
Allodynie B909
Alloimmunisierung A461

Allokation C738
Allopurinol C432
Allylamine C465
ALM (akrolentiginöses Melanom) B733
Almotriptan C399
Alopezie **C44**, C189, *B747*
- androgenetische B748, *B748*
- vernarbende B748

Alpha-Wellen B917
Alphatrinker B1040
Alphavirus C673
Alport-Syndrom A395, **B526**
- X-chromosomal dominante Vererbung B455

Alprazolam C406
Alprostadil C396
ALS (amyotrophe Lateralsklerose) B979, *B979*
ALT-Lappen B224
ALTE (apparent life-threatening event) **B613** C263
Altenarbeit C219
Altenheim C219
Altenpflege C218
Alteplase C396
Alter, siehe Geriatrie
Alternativhypothese C876
Altersappendizitis B143
Altersatrophie C305
Altersfleck B724
Altershyperthyreose A321
Altersphimose B639
Altersschwerhörigkeit B816
Alterssichtigkeit B891
Altersstruktur C734
Alterswarze B727
Altersweitsichtigkeit B891
Altinsulin C439
Aluminium, Arbeitsmedizin C240
Aluminiumhydroxid C401
Alveolar hydatide Disease A580
Alveoläratmen A193
Alveolarproteinose A206
Alveolarzellkarzinom A631
Alveolen, Anatomie A170
Alveolitis, exogen allergische C240
Alveolitis, exogen allergische **A202**
Alzheimer-Demenz B939, *B939*
Amalgam C781
AMAN (akute motorische axonale Neuropathie) B984
Amantadin **C417**, C474
Amatoxine C859
Amaurose, Gesichtsfeldausfall C157
Amaurosis fugax B952
- Arteriitis temporalis A494
- Sehstörung C164

Ambientmonitoring C819
Ambivalenz B1015
Amblyopie B892
Ambrisentan C384
Ambulanzkosten C745
Amelie B238
Amenorrhö B344, **B345**
- Leitsymptom C117

Ametropie B888
Amidtyp-Lokalanästhetika C368
Amikacin C454
Amilorid C387
Amine, aromatische C862
Aminoazidopathie B536
Aminoazidurie, renale A377
Aminoglykosid-Antibiotika C453
- Schwangerschaft B486

δ-Aminolävulinsäure A365
- Bestimmung C552

δ-Aminolävulinsäuresynthetase, Hämsynthesediagnostik C552

Sachverzeichnis

Aminopenicilline C450, **C451**
Aminosäuren
– Laboranalytik C537
– parenterale Ernährung B92
– Sequenzierung C537
Amiodaron C374
Amisulprid C411
Amitriptylin C412
AML (akute myeloische Leukämie) A605
Amlodipin C382
Ammenphänomen C621
Ammoniak, hepatische Enzephalopathie A286
Amnesie B912
– alkoholbedingte C285
– anterograde B1011
– dissoziative B1052
– organisches amnestisches Syndrom B1036
– psychopathologischer Befund B1011
– retrograde B1011
– transiente globale B912
– transitorische globale B1011
Amnion Fluid Index B400
Amnioninfektionssyndrom B417
Amniozentese B401
Amöben C645
– Wirkstoffe C468
Amöbenleberabszess A581
Amöbenruhr A569
Amöbiasis A569, *A569*
Amöbom A569
Amorolfin C465
Amotio retinae B876
Amoxicillin C450, **C451**
Amphetamine C359, **C423**
– Abhängigkeit B1038
– Intoxikation B67
– Screening C595
– Straßendrogen C858
Amphotericin B C465
Ampicillin C450, **C451**
Ampicillinexanthem B703, *B703*
AMPLE-Schema B328
Amputation B235
– Finger C288
– Wundversorgung B112
Amputationshöhe B235
Amsler-Netz B831
α-Amylase A297, C564
Amylo-(1,4→1,6)-Transglukosylase-Defekt B533
Amylo-1,6-Glukosidase-Defekt B533
Amyloid C314
β-Amyloid B939
amyloid senile brain C315
Amyloidhyalose B870
Amyloidmarker C592
Amyloidose C315, A369
ANA (antinukleäre Antikörper), Kollagenosen A477
Anakinra C489
Analabszess B152, *B152*
Analatresie B510
Analekzem, Defäkationsschmerzen C79
Analfissur B157
Analfistel B152, *B153*
Analgesie **B39**, B909
Analgetika
– Nicht-Opioid-Analgetika C428
– Opioide C425
– Schwangerschaft B416
Analgetika-Kopfschmerz, COX-Hemmer C429
Analgetikanephropathie A404

Analgosedierung B91
Analkanal, Anatomie B151, *B151*
Analkarzinom **B158**, A647
Analogskala, visuelle *B94*, C873
Analprolaps B157
Analreflex B903
Analvenenthrombose B156, *B156*
Analytik, klinisch-chemische C526
Anämie A139, A150
– Alter C698
– aplastische A150
– autoimmunhämolytische A150
– blutungsbedingte A143
– Eisenmangel A140
– hämolytische A145
– hyperchrome makrozytäre A139
– hypochrome
– – Blei C851
– – mikrozytäre **A139**, A149
– – Tumoranämie A152
– Kinder B563
– megaloblastäre A144
– mikrozytäre *A140*
– nicht mikrozytäre *A140*
– normochrome
– – normozytäre A139
– – Sichelzellanämie A150
– Paraneoplasie A589
– perniziöse A144
– refraktäre A615
– renale **A152**, A385, A389
– Schwangerschaft B394, **B407**
– sekundäre A152
– sideropenische A140
– tumorassoziierte A588
– Vitamin-B$_{12}$-Mangel A144
Anamnese C185
– allgemeinärztliche C203
– alte Patienten C210
– dermatologische B686
– geburtshilfliche B397
– gynäkologische B335
– Kinder B466
– Naturheilkunde C216
– präoperative B70
– psychiatrische B1010
– Schmerzdiagnostik B93
– spirituelle C722
– tiefenpsychologische B1010
– Umweltmedizin C818
– urologische B622
Anasarka C313
Anästhesie **B70**, C403, B909
– dissoziative C404
– Lokalanästhetika C368
– totale intravenöse B78
Anästhesieverfahren, Auswahl B72
Anästhetika C403
Anastomose
– biliodigestive B168
– Definition B100
– Dünndarm B141
– portokavale B165
Anastrozol C445
Anaximander C895
Anaximenes von Milet C895
ANCA (antineutrophile zytoplasmatische Antikörper), rapid progrediente Glomerulonephritis A401
Ancylostoma, duodenale A582, **C658**
Andersen-d'Alonzo-Typen B265
Anderson-Fabry-Syndrom B543
Anderson-Hynes-Plastik B633
Androblastom B372
Androgene A335, **C443**
Androgenexzess A343
Androgeninsensitivitätssyndrom B550
Androgenmangel C125

Androgenresistenz, komplette B550
Androgenrezeptor-Antagonist C443
Anenzephalie B921
Anergie A437
Aneurysma A94, A106
– Aorta A107
– – chirurgische Therapie B206
– dissecans A94, **A106**, *A106*
– Herzwand B205
– Hirnbasis A111
– Nierenarterien A111
– Poplitealarterie A111
– spurium *A106*, A111
– verum A94, *A106*
– Viszeralarterien A111
– – chirurgische Therapie B211
– zerebrales B957
Aneurysma nach Infarkt A58, **B205**
ANF (atrialer natriuretischer Faktor) C384
Anfall
– Differenzialdiagnosen C142
– epileptischer B959
– – komplex-fokaler B960
– – Notfallmedizin B55
– – Palliativmedizin C711
– – primär generalisierter B960
– Neugeborene B495
– psychogener C142
Anfallserkrankung B959
Angebotsuntersuchung, arbeitsmedizinische C229
Angehörige, Schweigepflicht C291
Angel Dust B1045–B1046
Angelman-Syndrom, Imprinting B453
Angiitis, kutane leukozytoklastische A493
Angina
– abdominalis A263
– agranulocytotica, Halsschmerzen C172
– ludovici B759
– pectoris A50
– Plaut-Vincenti B772
– tonsillaris B771, *B771*
– ulceromembranacea B772
– ulcerosa B772
Angiodysplasie
– AV-Fistel A111
– Hämatemesis C85
Angiofibrom B727
– juveniles B770
Angiografie A92
Angiokeratom, diffuses B543
Angiomatose, enzephalotrigeminale B604
Angiomyolipom A665
Angioneogenese, Tumorwachstum C338
Angioödem B700, *B701*
– Quincke-Ödem C148
Angiophakomatose B604
Angioplastie, perkutane transluminale C519
Angiosarkom A603
– Leber A651
– Tumorsystematik C345
Angiotensin II A334
Angiotensin-Converting-Enzyme A334, C370
Angiotensin-II-Rezeptor-Antagonist C371
Angst B1049
Angstbewältigung B1020
Angsterkrankung, Umweltangst C824
Angstkreis *B1048*

Angstneurose B1049
Angststörung B1047
– generalisierte B1049
– organische B1037
Angulusfalte B505
Anhedonie B1014
Anidulafungin C466
Anionenaustauscherharze C433, **C434**
Anionenlücke A431
Aniridie B859
– traumatische B864
Anisokonie B889
Anisokorie, Leitsymptom C160
Anisometropie B889
Anisozytose A136
Ankylose C105
Anlage, überwachungsbedürftige C222
Ann-Arbor-Klassifikation A616
Anode C498
Anodontie B477
Anomalie
– autosomal dominante B452
– Chromosomen B446
– Ebstein- B573
– Urachus B594
Anophelesmücke, Malaria A571
Anorchie C126, B639
Anorexia nervosa B1061, *B1062*
Anorexie-Kachexie-Syndrom C713
Anosmie C138, B963
Anosognosie B913
Anotie B806
ANP (atriales natriuretisches Peptid)
– Laboranalytik C547
– Niere A376
– Volumenhaushalt A417
Anpassungsreaktion C304
Anpassungsstörung B1050
Ansamycine, Rifampicin C462
Anschlussheilbehandlung C779
Anschlussrehabilitation C779
Antagonist
– Adrenozeptor C359
– Androgenrezeptor C443
– Definition C351
– Endothelinrezeptor C384
– funktioneller C352
– GnRH-Rezeptor C442
– kompetitiver C351
– Muskelrelaxanzien C366
– nicht kompetitiver C351
– Opioidrezeptor C428
– α$_1$-Adrenozeptor C359
– β-Adrenozeptor C360
Antazida C401
Anteflexio, uteri B331
Anteversio, uteri B331
Anthelminthika C471
Anthrachinone C402
Anthrakose *C309*
Anthrax A532
Anthrazykline C483
Anthropozoonose
– Brucella C630
– Leptospiren C632
Anti-Endomysium-Antikörper B588
Anti-FXa-Aktivität C392
Anti-Gliadin-Antikörper B588
Anti-HBc A270
Anti-HBe A270
Anti-HBs A270
Anti-Histon-Antikörper A480
Anti-Müller-Hormon, Geschlechtsdifferenzierung B445
Anti-Parkinson-Mittel C416
α$_2$-Antiplasmin, Laboranalytik C561

Anti-PM-Scl-Antikörper, Polymyositis A485
Anti-SRP-Antikörper, Polymyositis A485
Anti-Topoisomerase-Antikörper A483
Anti-TPO A324
α₁-Antitrypsin
– Clearance A247
– Eiweißverlustsyndrom A248
– Laboranalytik C540
– Mangel A276, **A368**
Anti-Zentromer-Antikörper A483
Antiandrogen C443
Antianginosa, Operationstag B70
Antiarrhythmika A33, **C372**
Antibiotika C447
– Haut B688
– interkalierende C483
– Nephrotoxizität A403
– pseudomembranöse Kolitis A257
– Schwangerschaft B416
– Sepsis A513
– zytostatisch wirkende C479, **C482**
Antibiotikaprophylaxe **C449**, A505
– chirurgische B102
– perioperative C449, **C807**
Antibiotikaresistenz C448
Antibiotikatherapie C449
Anticholinergika C379
Antidepressiva **C412**, B1026
– atypische B1027
– tetrazyklische **C414**, B1027
– trizyklische C412
Antidiabetika, orale A354, *C439*
– Operationstag B70
Antidiuretika C384, **C388**
Antidot B67
Antiemese A598
Antiemetika
– 5-HT₃-Rezeptor-Antagonisten C399
– Schwangerschaft B416
Antiepileptika C419, B962
– Schwangerschaft B486
Antigen A438
– carbohydrates A592
– erythrozytäres A457
– karzinoembryonales A592
– leukozytäres A457
– prostataspezifisches A592
– thrombozytäres A457
Antigen H C674
Antigen N C674
Antigen-Antikörper-Reaktion, immunologische Methoden C530
Antigen-Drift A554, **C668**
Antigen-Shift A554
Antigenität, Bakterien C605
Antigennachweis
– Helicobacter pylori C625
– HIV C677
– Legionella C621
– Pilze C639
Antigenshift **C668**
– Influenzavirus C674
Antigenvariabilität A554
Antigestagene C445
Antihistaminika C397
Antihypertensiva A82, *A83*
– Operationstag B70
– Schwangerschaft B416
Antikoagulanzien
– Cumarine C393
– Heparine C391
– neue orale C394
Antikoagulation A158
– Arterienverschluss A99
– Beinvenenthrombose A124

– Herz-Lungen-Maschine B195
– Herzklappenersatz B200
– Herzklappenfehler A62
– Lungenembolie A211
– Phlebothrombose A120
– Schwangerschaft B416
– Thrombembolie A121
– Vorhofflimmern A41
Antikonvulsiva C419
Antikörper
– antimitochondriale A477
– antinukleäre A477
– Glomerulopathie A391
– heterophiler C532
– Kreuzprobe A460
– Laboranalytik C585
– monoklonale *C486*
– Morbus Basedow **A323**, A324
– passive Immunisierung A509
– präformierter A458
– Rhesussystem C555
– Schilddrüse C573
– schilddrüsenspezifische A318
– Thyreoiditis A328
– Transfusionsreaktion A461
Antikörpermangelsyndrom A439
– Elektrophorese C539
Antikörpersuchtest A460
– Geburtshilfe B399
Antikörpertherapie, Tumoren A595
Antimalariamittel C469
Antimetaboliten C480
Antimonpräparate C469
Antimykotika C463
Antionkogen C332
Antiphlogistika **C430**
– Schwangerschaft B416
Antiphospholipidsyndrom A167
– habitueller Abort B411
– sekundäres A479
Antiprotozoika C468
Antipsychotika C409
Antirefluxplastik B635
Antisemitismus C901
Antisepsis B103
Antistreptolysin-O C586
Antisympathotonika C361
Antithrombin C559
Antithrombin III, unfraktioniertes Heparin C391
Antithrombin-III-Mangel A167
Antituberkulotika **C461**, A542
Antitussiva C427
Antizipation B440
– paternale B441
Antonovsky C761
Antrieb B1015
Antriebsstörung C178, B1015
Anulozyten B143
Anurie **C107**, A378
– blutige B681
– Nierenversagen A383
– postoperative B109
Anus praeter, Morbus Hirschsprung B509
ANV (akutes Nierenversagen) A382
Anxiolyse
– Notfallmedizin B38
– Prämedikation B72
Anxiolytika, Benzodiazepine C406
AO-Klassifikation B236, *B237*
Aorta B193
– Atherosklerose *A94*
Aortenaneurysma
– abdominelles A107
– chirurgische Therapie B211
– thorakales A109
– chirurgische Therapie B206, *B207*

Aortenbogenersatz B207, *B207*
Aortenbogensyndrom A496
Aortendissektion A59
– thorakale A109
– – chirurgische Therapie B206
Aortenelongation, Röntgen-Thorax A22
Aorteninsuffizienz, Herzgeräusch **C59**
Aortenisthmusstenose A61, B200, **B575**
Aortenklappe
– Auskultation C194
– Obstruktion linksventrikulärer Ausflusstrakt B199
– Prothese, Herzgeräusch C59
– Rekonstruktion B200
Aortenklappeninsuffizienz A64
– chirurgische Therapie B201
Aortenklappenstenose A59, A62, **B575**
– chirurgische Therapie B199, **B201**
Aortenruptur
– Herzverletzung B206
– traumatische B208
APC C334
– Onkogen C332
APC-Resistenz A167, C560
Apert-Syndrom B601
Apfelform (Adipositas) A356
Apgar-Score B471
Aphasie C139, B912
– amnestische C139
– Broca-Aphasie B912
– globale **C139**, B913
– Wernicke-Aphasie B913
Aphonie, psychogene B789
Aphthen B759
Aphthovirus C670
Apical Ballooning A69
Apixaban C394
Aplasie C304
– Bauchdecken B594
– Müller-Gang B595
– Niere B630
– Vagina B331
– Zwerchfell B501
Apley-Zeichen B305
Apnoe C69
Apnoe-Bradykardie-Syndrom B498
Apolipoprotein B C546
Apomorphin C417
Apomorphin-Test B932
Apoplex B951
– Notfallmedizin B55
Apoplexia papillae B884
Apoptose C309
Appendektomie B144, *B145*
Appendix B143
– testis B621
Appendizitis B143
Appetit, Gewichtsabnahme C26
Appetitlosigkeit C103
Applanationstonometrie B828
Apprehension-Test
– Patella B305
– Schultergelenk B267
Approbation C289
Apraxie C142, B913
Aprindin C373
Aprotinin, Fibrinolytika C397
APSAC (Anistreplase) C396
APUD-System, *siehe* NET
APUD-Zelle A223
Äquivalenzdosis C496
Äquivalenzprinzip C728
– Krankenkassenbeitrag C743
Äquivalenztheorie C264
Arabinogalaktan *C462*

Arachnida C663
– Dermatophagoides pteronyssinus C663
– Ixodes ricinus C663
– Sarcoptes scabiei C663
Arbeit C231
– körperlich belastende C234
Arbeitgeber, Medizinischer Dienst der Krankenkassen C224
Arbeitskleidung C230
Arbeitsmedizin C221
– Asbest C239
– EU-Richtlinien C227
– Infektionskrankheiten C238
– Quarzstaub C239
Arbeitsplatz C234
– Alkoholkonsum C251
– Anamnese C818
– Beleuchtungsstärke C235
– Ergonomie C234
– sozialmedizinische Bedeutung C246
– Übermüdung C231
Arbeitsplatzbelastung C231
Arbeitsplatzgrenzwert C816
Arbeitsplatzkonzentration, maximale C816
Arbeitsplatztoleranzwert, biologischer C816
Arbeitspsychologie C232
Arbeitsschutz C235
– persönlicher C230
– staatlicher C228
– technischer C230
Arbeitsschutzgesetz C222
Arbeitsschutzvorschrift C222
Arbeitssicherheitsgesetz C222
Arbeitssitz C234
Arbeitsstättenverordnung C227
Arbeitsunfähigkeit C244
– Engeltfortzahlungsgesetz C223
Arbeitsunfähigkeitsbescheinigung C244
Arbeitsunfall C243
– Alkoholkonsum C251
– Berufsgenossenschaft C228
– chronische Erkrankungen C243
– Verletzungsarten C244
Arbeitsunzufriedenheit C233
Arbeitszeitgesetz C226
Arbeitszufriedenheit C233
Arcus
– lipoides corneae B851
– senilis B851
ARDS (acute respiratory distress syndrome) A178
Areflexie, Leitsymptom C149
Arenaviren C676
Areolenrekonstruktion B227
Argatroban C392
Argentum-Katarrh B839, **B844**
Arginasemangel B538
Argininbernsteinsäurekrankheit B538
Argininosuccinatlyase-Mangel B538
Argininosuccinatsynthase-Mangel B538
Argyll-Robertson-Phänomen, Leitsymptom C162
Argyll-Robertson-Pupille B967
Argyrose, Pigmentveränderungen C53
Argyrosis, conjunctivae B845
Arierparagraf C902
Aripiprazol C411
Aristoteles C896
Arlt-Reposition B273
Armanni-Ebstein-Zelle A398

Sachverzeichnis

Armplexusläsion B984
Armvenenthrombose, tiefe A125
Armvorfall B424
Arnika C792
Arnold-Chiari-Anomalie B921
Aromatasehemmer C445
Arrhythmie, absolute A40
Arsen C852, **C857**
– Obduktionsbefund C279
Artefaktkrankheit B754
Artemether C470
Arteria, pulmonalis, Pulmonaliskatheter B74
Arteria-spinalis-anterior-Syndrom B972
Arteria-spinalis-posterior-Syndrom B972
Arterien
– Funktionstest C197
– klinische Untersuchung C196
Arterienerkrankung A88
Arterienverletzung B208
Arterienverschluss
– akuter A96
– – Extremitäten B51
– – Mesenterialarterie A262
– chirurgische Therapie B209
– chronischer A99
– embolischer A97
– Leberarterie A288
– Niere A411
– peripherer A96
– Prädilektionsstelle A97
– thrombotischer A97
Arteriitis
– cranialis B1004
– temporalis A494, *A495*
Arteriolonekrose A93
Arteriolosklerose A88, **A93**
Arteriosklerose A93
Artesunat C470
Arthralgie, Leitsymptom C170
Arthritis
– eitrige B249
– enteropathische A476
– Felty-Syndrom A468
– infektassoziierte A466
– infektiöse A466
– juvenile idiopathische B562
– Morbus Felty A468
– parainfektiöse A474
– postinfektiöse A474
– Psoriasis **A475**, B691
– reaktive A474, *A474*
– rheumatoide **A466**
– Schultergelenk B271
– Sklerodermie A482
– symmetrische A467
– systemische B562
– tuberkulöse B250
– urica A363, *A363*
Arthrodese B245
– Gonarthrose B308
– Hallux valgus B319
Arthrografie C514
Arthrogryposis multiplex congenita B603
Arthropathia, psoriatica A475
Arthropathie
– Chondrokalzinose B246
– intestinale A476
– stoffwechselbedingte A466
Arthropoden C662
Arthrose B244, A466
– Akromioklavikulargelenk B268
– aktivierte B245
– Ellenbogengelenk B276
– Fingergelenke B280, *B281*
– Gelenkschmerzen C171

– Handgelenk B281
– Hüftgelenk B298
– Kniegelenk B306
– Schultergelenk B268
– Sprunggelenk B320
Arthroskopie B234
– Chondromalacia patellae B310
– Gonarthrose B307
Arthus-Reaktion A447
Articain C368
Artikulation, Poltern B790
ARVC (arrhythmogene rechtsventrikuläre Kardiomyopathie) A72
Aryknorpel B778
Arylsulfatase-A-Defekt B542, **B542**
Arylsulfatase-B-Defekt B535
Arzneimittelexanthem B702
Arzneimittelkommission der deutschen Ärzteschaft C731
Arzneimittelstudie C297
Arzneimittelwirkung, unerwünschte (bei Kindern) B468
Arzt
– Sachverständiger C297
– Verantwortlichkeit C294
Arzt-Patient-Beziehung C184, **C920**, B1075
Arzt-Patienten-Vertrag C292
Ärztekammer C730
Ärzteschule C896
Arztethik C919
Arzthaftung C294
Ärztliches Zentrum für Qualität in der Medizin C731
ASA-Klassifikation B72
Asbest C239
Ascaris lumbricoides A582, **C657**, *C658*
Aschoff-Knötchen A80, **C327**
Ascorbinsäuremangel A370
Ascospore C638
Asepsis B103
Asherman-Syndrom B346
Asigmatismus B790, **B1066**
Asklepioskult C895
ASL (Antistreptolysin-O) C586
Asparaginase C485
– Wirkprinzip C479
Aspartat-Aminotransferase (ASAT) C565
Asperger-Syndrom B1065
Aspergillom A564, *A565*
– chirurgische Therapie B192
Aspergillose A563, *A565*
– allergisch bronchopulmonale A206, **A564**
– invasive pulmonale A564, *A565*
Aspergillus fumigatus C641
Aspermie B624
Asphyxie C269
– blaue B471, **B494**
– Enzephalopathie B495
– fetale B426
– perinatale, Neugeborenenhyperexitabilität C131
– peripartale B494
– weiße B471, **B494**
Aspiration **C66**, B81
– Ertrinken B64
– Fremdkörper B783
– vitale Reaktionen C265
Aspirationsembolektomie C519
Aspirationspneumonie **A198**, B496
Assay, immunometrischer C531
Assertiveness B1020
Asservierung C274
– Blut C274
– sexueller Missbrauch C282

Assessment, geriatrisches C211
Assessmentverfahren C782
Assman-Frühinfiltrat A539
Assoziation
– Definition B518
– freie B1018
– Genetik B457
Asterixis C148, A286
Asteroid Bodies A203, C307, *C328*
Asthenozoospermie B624
Asthenurie A377
– Diabetes insipidus A315
Ästhesie B904
Ästhesiometer B828
Asthma
– bronchiale **A182**, *A183*
– – psychosomatische Sicht B1076
– cardiale A26, **A207**
Asthmaanfall
– klinische Untersuchung C194
– Therapie A186
Astigmatismus B889
5-A-Strategie C763
Astrozytom
– anaplastisches B927
– chirurgische Therapie B219
– differenziertes B927
– Kindesalter B606
– Papille B885
– pilozytisches B927
– Retina B882
Asynklitismus B423
Aszites **C97**, A284
– klinische Untersuchung C198
AT₁-Blocker C371
AT₁-Rezeptor C371
Ataraktikum, Benzodiazepine C406
Ataxia teleangiectasia (teleangiectatica) C53, B604, **B978**
– Karzinogenese C334
Ataxia teleangiectatica A442
Ataxie **C142**, B907
– periphersensorische B907
– progressive zerebelläre A442
– spinozerebelläre B977
– zentralsensorische B907
– zerebelläre B911, **B977**
Atazanavir C477
Atelektase A181, C194
Atemalkoholbestimmung C286
Atemfrequenz C188
– Kinder B467
– Pneumonie B580
– Veränderungen C77
Atemgeräusch C193
Atemlähmung, Nikotin C368
Atemnotsyndrom B496, *B497*
Atempumpstörung A171
Atemrhythmusstörung C69
Atemstillstand B30, **C69**
– Tod C256
Atemstörung, schlafbezogene B774
Atemwege
– Anatomie A170
– Freimachen *B37*
– Notfallmaßnahmen B37
– Verlegung B40
Atemwegsdruck *B89*
Atemwegserkrankung
– chronisch-obstruktive A187
– obstruktive, Berufskrankheiten C241
Atemwegsmanagement B36
Atemwegswiderstand A173
Atemzugvolumen *A173*
Atenolol C360
Atherosklerose A88, **A93**
Athetose B907, **B936**, *B936*
Ätiologie C300

ATL (Aktivität des täglichen Lebens)
– Altersphysiologie C688
– Barthel-Index C690
– Ergotherapie C785
Atlasassimilation B921
Atlasfraktur B265
ATLS (advanced trauma life support) B327
Atmung
– Beurteilung C192
– inverse C74
– paradoxe C74
– periodische B498
– postoperatives Monitoring B88
– stöhnende C76
– Typen *C70*
– verlangsamte C77
Atmungsform, pathologische A171, *A171*
Atom, Ionisation C494
Atomabsorptionsspektrometrie, Human-Biomonitoring C822
Atomgesetz **C226**, C507
Atopie **A445**, B703
– Risikofaktoren C818
Atovaquon C471
Atovarstatin C433
Atracurium C366
Atresie C304
– Choanen B791
– Dünndarm B507
– Duodenum B506
– Gallengänge B510
– Gehörgang B806
– Glottis B781
– Hymen B331, **B595**
– Kolon B507
– Ösophagus B503
– Pulmonalklappe, chirurgische Therapie B197
– Pylorus B505
– Trikuspidalklappe B573
– – chirurgische Therapie B197
– Vagina B331, **B595**
Atriumseptumdefekt B568, *B569*
Atrophie C304
– blanche *A128*
– braune C308
– Haut **C42**, B687
– Muskulatur *B990*
– N. opticus B884
– olivopontozerebelläre B934
– Tränendrüse B836
Atropin C364
– Antidepressiva C414
– Intoxikation B67
– Pflanzengifte C858
– Prämedikation B72
Attacke, transitorisch-ischämische B952
Auer-Stäbchen A605, *A605*
Aufbewahrungsfrist C292
Aufdecktest *B830*, B831
Auffassungsstörung B1011
Aufhellung, Röntgen-Thorax A177
Aufklärung B101, C294
Aufklärungspflicht, Medizinrecht C293
Auflichtmikroskopie B687
Auflösungsphase B350
Auflösungsschärfe B826
Aufmerksamkeit
– akute Belastungsreaktion B1051
– Delir B1037
– Demenz B1037
– Depression B1037
– frei schwebende, und Hyperaktivitäts-Syndrom B1018

Aufmerksamkeitsdefizit- und Hyperaktivitäts-Syndrom B1068
Aufmerksamkeitsstörung C178, B1011
Aufrichtetest B260
Aufstoßen C77
Aufwachraum B81
Auge
– Entwicklung B393
– Fremdkörpergefühl C156
– Gefäßversorgung B822
– Gesamtbrechkraft B826
– Innervation B822
– Leitsymptome C155
– Linse B824
– rotes **C163**, *B839*
– Strahlenempfindlichkeit C504
– trockenes **C165**, B836
Augendruck B825
Augenhintergrund, Ophthalmoskopie *B828*
Augenlider B823
– Ektropionieren B827
– Fehlbildung B832
Augenmuskelfunktionen B822
– Paresen B964
Augenmuskeln B964
Augenschäden
– Infrarotstrahlung C831
– Röteln B555
Augenschmerzen, Leitsymptom C166
Augenwurm, afrikanischer C661
Augmentation, Mamma B227
Aura, Migräne B1002
Auranofin C490
Aurikularanhang B805
AUROC (Area under the ROC Curve) C870
Aurothioglucose C490
Außenluft C832
– Schadstoffe C832
– Umweltmedizin C819
Außenrotation
– Hüftgelenk B291
– Kniegelenk B304
– Schultergelenk B267
– Schultergelenkluxation B273
Ausfall
– peripher neurogener B901
– segmentaler B901
Ausfluss, Ohren C134
Auskultation
– Abdomen C198
– Arterien C197
– Herz A18, C194
– Lunge C192
Ausleitung C793
Auspitz-Phänomen **C46**, B693
Ausscheidung, Arzneimittel C354
Ausscheidungsurografie A381, B625
Ausschusszeichen C268
Austauschgrenze (Hyperbilirubinämie) B491
Austin-Flint-Geräusch A65
Austrag (Emission) C816
Austreibungsperiode B419
– Geburtsstillstand B424
Austreibungston A19
Austrittsdosis C496
Ausübung Heilkunde C289
Auswärtsschielen B894
Auswertungsverfahren, deskriptive C872
Auswurf C66
Aut-simile-Prinzip C792
Autismus, frühkindlicher B1065
Autoantikörper A452
– antimitochondriale A277

– Autoimmunhepatitis A273
– Kollagenosen A477
– Laboranalytik C587
– myositisassoziierte A485
– Pemphigoid B745
– Pemphigus B744–B745
– Polymyositis A485
– rapid progrediente Glomerulonephritis A401
– rheumatische Erkrankung A465
– Sjögren-Syndrom A486
– Sklerodermie A483
– SLE A479
– Wegener-Granulomatose A488
Autoimmunadrenalitis A339
Autoimmunerkrankung C320, **A451**
– Haut, blasenbildende B744
– Immundefekt A440
– Lichen ruber B695
– Myasthenia gravis B998
– Neuromyotonie B995
– oligoklonale Banden B920
– organspezifische A452
– primär biliäre Zirrhose A277
– rheumatische Erkrankung A464
– systemische A452
– Zöliakie B587
Autoimmungastritis A238
Autoimmunhepatitis A272
Autoimmuninsuffizienz, multiglanduläre A345
Autoimmunisierung A451
Autoimmunreaktion, physiologische C320
Autoimmunthyreoiditis A328
Autoinvasion C659
Autolyse C258
Automatismus B1015
Autonomie, Schilddrüse A325
Autonomie-Prinzip C920
Autophagie C308
Autophonie B809
Autoreaktivität A451
Autoregulation, Gefäßsystem A99, C380
Autosomen B442
– Fehlverteilung B449
– numerische Aberrationen B518
Autosplenektomie A150
Autotopagnosie B913
Autotransplantation, Nebenschilddrüsen B122
AV-Block A35, *A36*
AV-Dissoziation **A36**, A46
AV-Fistel A111
– chirurgische Therapie B212
– durale B972
– zerebrale B958
AV-Kanal B569
AV-Knoten-Reentry-Tachykardie A42
AV-Malformation *B958*
– Lunge B191
– Rückenmark B973
Aversion, sexuelle B1060
Aversionstherapie B1020
Avicenna C896
AVSD (atrioventrikulärer Septumdefekt) B569
Avulavirus C674
Avulsio, nervi optici B885
AWMF (Arbeitsgemeinschaft der Wissenschaftlichen Medizinischen Fachgesellschaften) C908
Axial-pattern-Flap B224
Axisfraktur B265
Axonotmesis **B221**, B985
Azan-Färbung C303

Azathioprin C487
Azelastin C398
Azetabulumfrakturen B290
Azetazolamid, Glaukom B865
Azetylsalizylsäure, Reye-Syndrom B590
Azidocillin C450
Azidose A431
– hyperchlorämische A432
– metabolische A431
– perinatale A402
– renal-tubuläre A377, **A407**
– respiratorische A431
Azinuszellkarzinom B767
Azithromycin C456
Azole C463
Azoospermie B624
Azotämie A387
ÄZQ (Ärztliches Zentrum für Qualität in der Medizin) C731
Aztreonam C453

B

B-Lymphozyten A436
– sekundärer Immundefekt A445
B-Mode C511
– Echokardiografie A23
B-Streptokokken C611
B-Symptomatik **C29**, A588
B-Zell-Lymphom A620
– diffuses, großzelliges A628
– kutanes B735
B-Zell-Pseudolymphom B737
BAA (Bauchaortenaneurysma) A107
Babcock-Operation B212
Babinski-Reflex, Neugeborene B472
Babinski-Zeichen B904
Baby-Blues B429
Bacillus anthracis C238, A532, **C627**
Bacitracin C460
– Wirkprinzip C447
Backwash-Ileitis A254
Bacon, Francis C897
Bacteroides C625
Badedermatitis A585
Baderchirurg C895
Badetod C272
Badewasserhygiene C813
Baglivi, Giorgio C898
Bagolini-Test B831
Bahnen
– kortikobulbäre, Pseudobulbärparalyse B911
– sensible B907, *B908*
– spinale, Querschnittsyndrom B909
Bailey-Anstoßtest C199
Bajonettstellung
– Lunatumluxation B285
– Madelung-Deformität B280
– Radiusfraktur B284
Baker-Zyste B306
Bakteriämie C321, A511
Bakterien C603
– Färbung C605
– Genetik C605
– Konjugation C606
– Sporen C604
– Systematik C608
– Transduktion C606
– Vermehrung C604
– Wachstum C604
– Zellwand C603, *C604*
– Zytoplasmamembran C604
Bakterienflora, *siehe siehe* Flora
Bakterienruhr A534
Bakteriophagen C606

Bakteriostase C447
Bakteriurie **C109**, A378
– asymptomatische B642
Bakterizidie C447
Balbutismus **B790**, B1066
Baldrian C792
Balkenblase B654
Ballard-Score B472
Ballastrate C888
Ballenhohlfuß B318
Ballismus B907, **B935**
Ballonangioplastie C520
Ballondilatation, Komplikationen A93
Ballongegenpulsation, intraaortale B195
Ballonimplantation, Adipositas B138
Ballonvalvuloplastie A66
Ballonvalvulotomie A64
Balneotherapie C789
Bambusstabwirbelsäule A473, *A473*
Bandapparat
– Kniegelenk B311
– – Kreuzbandverletzung B312
– – Seitenbandverletzung B311
– Sprunggelenk B316
– – Seitenbandverletzung B323
Banden, oligoklonale **C592**, B920
– isoelektrische Fokussierung C528
Bandscheibenvorfall B980
– chirurgische Therapie B220
Bandwurmerkrankung A578, C654
Bankart-Läsion B273, *B274*
Banking C727
Bannwarth-Meningoradikulitis A515
Barber-Psoriasis B691
Barbiturate C408
– Abhängigkeit B1038, **B1044**
– Anästhetika C404
– Antiepileptika C419
– balancierte Narkose B78
– Intoxikation B67
– Screening C595
– Vergiftung C278
Bärentraube C792
Barium, Kontrastmittel C512
Barlow-Syndrom A68
Barlow-Zeichen B292
Barotrauma B64, C135, C176, **B814**, *B814*
Barr-Körperchen B445
Barrett-Ösophagus A233
– Präkanzerose C337
Barrett-Ulkus A233
Barthel-Index C690
– Rehabilitation C777
Bartholin-Drüsen B330
Bartholinitis B351, *B351*
Bartonella henselae, Katzenkratzkrankheit A524
Bartter-Syndrom A407
Basalganglien
– Chorea Huntington B934
– Erkrankungen B931
Basalgangliensyndrom B910
Basaliom B731
Basalmembran
– Bowman-Membran B823
– glomeruläre A374
Basaltemperaturmethode B387
Base Excess A431, C562
Basic Life Support B30
Basidiospore C638
Basilarismigräne B1002
Basiliximab C489
Basis-Bolus-Prinzip A352
Basiseffektivtemperatur C234
Basophilie A153

Sachverzeichnis

Bassen-Kornzweig-Syndrom A362
Bassini-Operation B179
BAT-Wert C816
Batroxobinzeit C558
Battered-child-Syndrom B617
Bauchaortenaneurysma A107
Bauchdeckenaplasie-Syndrom B594
Bauchfell, *siehe* Peritoneum
Bauchglatze C189
Bauchhautreflex B903
Bauchhoden B638
Bauchlagerung, OP B103
Bauchschmerzen C166
– akutes Abdomen B116
Bauchspeicheldrüse, *siehe* Pankreas
Bauchtrauma B118
Bauchtyphus A531
Bauchwand B176
Bauchwandspalte B511
Bauchwandvarizen, portale Hypertension A282
Bauer-Reaktion B472
Baumaterialmessung C820
Bayes-Formel C866
Bayliss-Effekt C380
BCG-Impfung, Lübecker Totentanz C907
Beanspruchung C231
– mechanische C826
– Monitoring C820
Beatmung
– assistierte B90
– Atemwegsdruck *B89*
– druckgesteuerte B90
– Intensivmedizin B89
– kontrollierte B90
– lungenprotektive B90
– maschinelle B38
– Maske B38, *B38*
– nichtinvasive B89
– Notfallmedizin *B31*, B38
– Steuerung B90
– volumengesteuerte B90
Beatmungssystem B77
Beau-Querfurchen C51
Beck-Ischiadikusblockade B85
Becken
– Frakturen B289
– Traumatologie B289
– weibliches
– – Durchmesser *B418*
– – Ebenen *B419*
Beckenboden
– Anatomie B334
– Descensus uteri B385
Beckenendlage B420, *B421*
Beckenschmerz-Syndrom B648
Beckentrauma, Notfallmedizin B58
Becker-Kiener-Muskeldystrophie B991, *B992*
Becker-Myotonie B993
Becker-Naevus B724
Beckwith-Wiedemann-Syndrom B529
– Hochwuchs C132
– Omphalozele B511
Beclometason C437
Bedside-Test A461
Beeinflussungserlebnis B1014
Beeinträchtigungswahn B1013
Befehlsautomatie B1015
Befeuchterlunge A202
Befund
– klinisch-chemischer C522
– psychopathologischer **B902**, B1010
Begleitorchitis B649
Begleitschielen B893
– Frühgeborenenretinopathie B876
– Morbus Coats B875

Begriffsverschiebung B1012
Begriffszerfall B1012
Begutachtung
– Arbeitsunfähigkeit C244
– Behandlungsfehler C295
– Berufsunfähigkeit C245
– chirurgische B111
– Erwerbsminderung C245
– Erwerbsunfähigkeit C245
Behaarungstyp C189
Behandlung, ambulante C732
Behandlungsfehler C295
Behandlungsfreiheit C292
Behandlungszustimmung C921
Behçet-Erkrankung A496, *A496*
Behinderung C225, C774
– Grad der C245
– Kindesalter B616
– vorgeburtliche Selektion C924
Beikost B484
Beinaheertrinken B64
Beinlängendifferenz B292
Beinlängenmessung B291
Beinschmerzen, Differenzialdiagnose **C56**, A124
Beinschwellung, Differenzialdiagnose A124
Beinvenenthrombose
– Hautbefund B753
– Phlegmasia coerulea dolens A125
Belastung C231
– Human-Biomonitoring C820
Belastungs-EKG A21
Belastungsdyspnoe C66
Belastungsinkontinenz C111
Belastungsischämie A89
Belastungsmonitoring C820
Belastungsreaktion, akute B1051
Belastungsstörung B1050, *B1051*
– posttraumatische B1051
Belegarzt C745
Beleuchtung C235
Bell-Phänomen B969
Bellypress-Test B267
Benazepril C370
Bence-Jones-Proteine
– Laboranalytik C540
– Plasmozytom A624
– Tumormarker A592
Bending-Aufnahme B259
Benefizienz-Prinzip C920
Benommenheit C179, B1010
Benperidol C409
Benserazid C416
Benzaldehyd, Richtwerte C833
Benzamid C409
Benzathin-Penicillin C450
Benzbromaron C432
Benznidazol C468
Benzocain C368
Benzochinon C862
Benzodiazepine C406
– Abhängigkeit B1044
– Analgosedierung B91
– Antiepileptika C419, **C422**
– Intoxikation B67
– K.o.-Tropfen C857
– Notfallsedierung B39
– Prämedikation B72
– Screening C595
Benzol C840
Benzothiadiazin C386
Benzothiazepin C382
Benzylalkohol, Richtwerte C833
Benzylpenicilline C450
Beobachtungsgleichheit, Studie C871
Beobachtungsstudie C864

BERA (brainstem-evoked response audiometry) B803
Beratung
– genetische B460
– humangenetische C769
– Kontrazeption B386
– Schwangerschaftsabbruch C296, **B389**
– telefonische C209
– Wochenbett B429
Bereich, therapeutischer C593
Bergmeister-Papille B869
Berlin-Netzhautödem B882
Berliner-Blau-Färbung C303
Bernard-Soulier-Syndrom A160
Berufsanamnese C186
Berufsbelastung C231
Berufsgenossenschaft C228
Berufsgericht, ärztliches C290
Berufskrankheit C236
– Berufsgenossenschaft C228
– BK-Nummer C237
– Vorsorge C229
Berufskrankheitenverordnung C227
Berufsordnung C289
Berufsunfähigkeit C245
Berufsverbot C290
Berührungsempfinden B904
Berylliose C856
Beryllium C852, **C856**
Beschäftigungspflicht, Behinderung C225
Besenreiser A115
Best-Aktivitätsindex A252
Bestattungsgesetz, Offenbarungspflichten C290
Bestrahlung C515
Bestrahlungsplanung C516
Beta-Wellen B917
Betablocker
– Intoxikation B67
– Lungenödem B41
– maligne Hyperthermie B81
– Prämedikation B73
Betamethason C437
Betatrinker B1040
Betäubungsmittelgesetz, Rauschgift C279
Betäubungsmittelverschreibungsverordnung B95
Betaxolol C360
Bethanechol C364
BETHESDA-Nomenklatur B362
Betreuungsrecht C287
– Unterbringung C296
Betreuungsverfügung C293
Betriebssicherheitsverordnung C222
Betriebsunfall C243
Bettnässen B598
Bettwanze C663
Beugekontraktur
– Gonarthrose B306
– Hammerzehe B319
– Krallenzehe B319
– Palmarfibromatose B282
– Thomas-Handgriff B291
Beugereflex B903
Beulenpest A544
Beurteilung, sozialmedizinische C778
Bevacizumab C487
Beveridge-Modell C733
Beweglichkeit, abnorme C105
Bewegung, orientierende Untersuchung C188
Bewegungsbestrahlung C515
Bewegungsstereotypie B1015
Bewegungsstörung
– dissoziative B1052
– nächtliche rhythmische B1060

Bewegungssystem, Leitsymptom C105
Bewegungstherapie, konzentrative B1022
Bewegungstremor, Leitsymptom C153
Beweissicherung, Aufklärung C294
Bewertungskala C753
Bewertungsmaßstab, einheitlicher C745
Bewertungsrelation C887
Bewusstseinseinengung
– Bewusstseinsstörung C179
– Hypnose B1021
– psychopathologischer Befund B1010
Bewusstseinsstörung C178, B912
– Glasgow Coma Scale B29
– Notfallmedizin B53
– orientierende Untersuchung B30, C187
– psychopathologischer Befund B1010
– qualitative B1010
– quantitative B1010
Bewusstseinstrübung C179, B1010
Bewusstseinsverlust, Grand-Mal-Epilepsie B960
Bewusstseinsverschiebung C179, B1011
Bezafibrat C434
Beziehungswahn B1013
Bezold-Mastoiditis B811
BfArM (Bundesinstitut für Arzneimittel und Medizinprodukte) C729
BI-RADS-System B339
Bias C865
Bicalutamid C443
Bichat, Marie François C898
Biegungsfraktur B236
Bielschowsky-Phänomen B965
Bier-Block B87
Bifonazol C463
Bifurkationskarzinom A653
Bigeminus A45
Biguanid C441
Bilanzsuizid B1072
Bilderleben, katathymes B1019
Bilharziose A584
Biliopancreatic Diversion *B137*
Bilirubin C567
– Ikterus C36
– Zellalterung C309
Bilirubin-Pigmentsteine A292
Bilirubinenzephalopathie B490
Bilirubinstoffwechsel
– familiäre Hyperbilirubinämie A275
– Konjugationsstörung A275
– Sekretionsstörung A276
Bilirubinzylinder A380
Billings-Ovulationsmethode B387
Billroth-Rekonstruktion *B134*
Billroth-Resektionen, Ulkuschirurgie B134
Bimalleolarfraktur B323
Bindegewebe
– Fehlbildungen B238
– Hauttumoren B734
– Metaplasie C306
– Pseudoxanthoma elasticum B742
– Sarkoidose B698
– Schwangerschaft B395
– Striae distensae B700
– Subkutis B684
Bindegewebsmassage C786
Bindegewebstumor, Fibrom B727

Bindehaut B823
- Austrocknung B845
- degenerative Veränderung B844
- Erkrankungen B838
- Naevus B846, *B846*
- Pterygium B845
- Tumoren B846
Bindungsstörung, reaktive B1071
Binet-Klassifikation A623
Bing-Horton-Syndrom B1003
Binge Eating Disorder B1064
Binokularsehen B826
- Prüfung B831
Bioethik C919
Biofeedback B1020
Biologika C486
Biomarker, Myokardinfarkt A57
Biometrie, medizinische C871
Biopolitik C919
Biopsie B107
- Chorionzotten B401
- Gehirn B217
- Haut B687
- Mamma B337
- Muskulatur B990, *B990*
- - myopathisches Grundmuster B990
- - ragged red fibres B996
- Neurologie B920
- Niere A381
Biosynthese, Viren C667
Biot-Atmung A171
Biotinidasemangel B540
Biotransformation C354
Bioverfügbarkeit, Arzneimittel C353
BIPAP (Biphasic Positive Airway Pressure) B90
Biperiden C418
- Antidot B67
Biphenyle, polychlorierte C844, **C845**
Birbeck-Granula B737
Birkenblätter C792
Birnenform (Adipositas) A357
Bisacodyl C402
Bishop-Score B398
Bismuth-Klassifikation A654
Bisoprolol C360
- Prämedikation B73
Bisphenol A C843
Bisphosphonat C445
Bisphosphonate
- Osteoporose B240
- Schmerztherapie B95
Bispyridinium-Verbindung C847
Bissverletzung
- Forensik C265
- Mundhöhle B761
- Notfallmedizin B65
Bisswunde B111
Bittersalz C402
Biuretmethode C538
Bizepssehnenreflex B903
- Nervenwurzelläsion B982
Bizepssehnenruptur B277, *B277*
Bjerrum-Skotom B866
Blähung, *siehe* Meteorismus
Bland-White-Garland-Syndrom B576
Bläschen B687
Bläschendrüse B621
Blaschko-Linien B685
Blase (Haut) C42, B687
Blasenaugmentation B629
Blasenbilharziose B653
Blasendivertikel B635, *B636*
Blasenekstrophie B635
Blasenhypersensitivität B672

Blasenkatheter, Harnwegsinfektion C803
Blasenmole B403
- destruierende B404
Blasenschrittmacher B668
Blasensprung
- frühzeitiger, Definition B469
- rechtzeitiger B419
- vaginale Flüssigkeit C123
- vorzeitiger B413
Blasensteinlithotripsie B666
Blasentamponade B677
Blasentraining B667
Blasentuberkulose B647
Blässe C43
- periorale B553
Blastenkrise, CML A609
Blastogenese, Strahlenempfindlichkeit C504
Blastom, Tumorsystematik C346
Blastomykose, europäische A567
Blastozyste B392
Blausäure C851
Blei **C851**, C852
- Human-Biomonitoring C821, **C822**
- Obduktionsbefund C279
Bleilähmung C851
Bleivergiftung C851
Blendensystem C500
Blendung C155, C235
Blenorrhö B839
Bleomycin C484
Blepharitis B833
Blepharoplastik B228
Blepharospasmus C155, **B833**, B935
Blickdiagnose C204
Blickparese C165, B965
Blickrichtungsnystagmus B966
Blind-Loop-Syndrom B138
Blinddarm, *siehe* Appendix
Blindsack-Syndrom B141
Blinkreflex, Elektroneurografie B917
Blitz-Nick-Salaam-Krämpfe B960
Blitzintubation B39
Blitzschlag C274
Blitzstar B858
Bloch-Sulzberger-Syndrom B524
Block
- atrioventrikulärer A35, *A36*
- bifaszikulärer A37
- inkompletter A37
- intraventrikulärer A37, *A38*
- sinuatrialer *A34*, A35
3-in-1-Blockade B84, *B85*
Blockrandomisierung C871
Blockwirbel B258
Bloom-Syndrom, Karzinogenese C334
Blow-out-Fraktur B896
BLS (Basic Life Support) B30
blue spells B570
blue tooth syndrome A412
blueberry muffin B555
Blumberg-Zeichen B144
Blumenbach, Johann Friedrich C901
Blumenkohlohr B808
Blut
- Aufgaben A134
- Forensik C274
- Hämatopoese A134
- Infektabwehr A137
- okkultes C77
- Schwangerschaft B394
- Stoffwechselerkrankungen B531
- Urinstatus C580
- Zellen A134
- Zytokine A136

Blut im Stuhl C77
- Laboranalytik C564
Blut-Hirn-Schranke
- Inhalationsanästhetika C404
- L-Tryptophan C409
Blutalkoholbestimmung C285
Blutalkoholkurve *C285*
Blutausstrich **A137**, C553
Blutbild A137, C548
- Kinder, Normwerte B564
Blutbildung A134, *A134*
- Beeinflussung C390
Blutdruck
- arterieller, Schock B46
- Kinder B467
Blutdruckdifferenz, Aortenisthmusstenose A61
Blutdruckmessung A19, C196
Blutdruckregulation, Niere A375
Blutegeltherapie C794
Blutentnahme C522
- Alkohol im Straßenverkehr C285
- Störfaktoren C525
- Nabelschnurblut B471
Bluterbrechen, *siehe* Hämatemesis
Blutgasanalyse C562
- arterielle B88, **A175**
- Mikroblutanalyse B402
- Nabelschnurblut B471
Blutgerinnung
- Beeinflussung C391
- Cumarine C393
- Heparine C391
- Inhibitoren A156
- plasmatische C557
- Störungen A155
- Untersuchungen C522
Blutglukose C577
Blutgruppenbestimmung C556
- Geburtshilfe B399
Blutgruppennachweis C533
- Forensik C274
Blutgruppenserologie C554
Bluthusten, *siehe* Hämoptyse
Blutkomponenten C389
Blutkörperchensenkungsgeschwindigkeit (BSG) C584
Blutkreislauf, William Harvey C897
Blutkultur, abnehmen C522
Blutstillung, OP-Technik B105
Blutschwamm B726
Blutung C29
- arterielle, Notfallmaßnahmen *B52*
- gastrointestinale A226
- chirurgische Therapie B118
- - Notfallmedizin B52
- Gehörgang C134
- genital C117, *C118*
- heparininduzierte C392
- intrakranielle B956
- intrazerebrale B956
- - traumatische B950
- Magen B133
- Notfallmedizin B51
- Ösophagusvarizen A282
- retroperitoneale B183
- Schwangerschaft C121, B416
- spinale B973
- subdurale, Neugeborene B485
- subgaleatische B485
- thrombozytopenische, Wiskott-Aldrich-Syndrom B526
- Ulkuschirurgie B135
- vaginale, Neugeborene B473
- Volumensubstitution B52
- Wochenbett B431
Blutungsanämie A143
Blutungsneigung C29
Blutungszeit A156

Blutverlust B51
Blutzuckerentgleisung B54
Blutzuckerteststreifen C529
BMI (Body-Mass-Index) A356, C770
BNP (brain natriuretic peptide)
- Herzinsuffizienz A27
- Laboranalytik C547
- Niere A376
- Volumenhaushalt A417
BNS-Krämpfe B960
Bobath-Konzept C784
Bochdalek-Dreieck B124
Bochdalek-Hernie **B129**, B501
Bocksbeutelform A75
- Ebstein-Anomalie B574
Bodypacking C280
Bodyplethysmografie A173
Boerhaave-Syndrom A59, **B127**
Bogengänge B799
- vestibuläres System B800
Böhler-Winkel B284
Böhler-Zeichen B305
Bohrlochtrepanation B218
Bolustod C71
Bombay-Phänotyp C555
Bonus-/Malusprogramm C747
Boorse, Christopher C914
Boosterung, Proteaseinhibitor C478
Borborygmen C198, A248
Borderline-Lepra A525
Borderline-Tumor C336
- Ovarialkarzinom B374
Borderline-Typ, Persönlichkeitsstörung B1057
Bordet-Gengou-Blutagar C623
Bordetella pertussis C622
Borke, Nase C136
Borkenkrätze B721
Bornholm Krankheit A59
Borrelien C633
Borreliose A514
Borrmann-Klassifikation *A639*
Bosentan C384
Bosworth-Operation B276
Botulinumtoxin B944
- Achalasie A231
- Blasenentleerungsstörung B668
Botulismus A258, C628, **B944**
Bouchard-Arthrose B280
Bowen-Karzinom B729
Bowman-Membran B823
Boxerohr B808
Boxplot C875, *C875*
Boyd-Venen A112
BPH (benigne Prostatahyperplasie) B653
BPHS (benign prostatic hyperplasie syndrome) B654
Brachioradialisreflex B903
Brachymenorrhö B344
Brachytherapie C515
Brachyzephalus B601
Braden-Skala C692
Bradyarrhythmia absoluta A40
Bradykardie
- Herzrhythmusstörung A31
- relative A31
Bradykinese B907
- Morbus Parkinson B931
Bradykinin, ACE-Hemmer C370
Bradypnoe C77
Bradyzoiten A574
Bragard-Zeichen, Untersuchung B902
brain drain C736
Brain-Sparing-Effekt B400
Brandgasintoxikation B61
Brandwunde, Versorgung B229
Braun-Fußpunkt-Anastomose B134

BRCA-1 C332, **C334**, B378
BRCA-2 C332, **C334**, B378
Breakbone Fever A560
Brechung, Sonografie C511
Brechungshypermetropie B888
Brechungsmyopie B888
– Linsenluxation B856
Breite, therapeutische C352
Breitspektrumpenicilline C450
Bremse C665
Bremsstrahlung C495, **C499**
Brenner-Tumor B373
Brennnesselwurzel C792
Brennpunktlosigkeit B889
Brescia-Cimino-Fistel B212
Briden, fibrinöse Entzündung C324
Briefträgerschiene B270
Brillantkresylblau, Retikulozyten C551
Brillengläser B889
Brillenhämatom, Mittelgesichtsfraktur B797
Brillenokklusion B892
Brinzolamid C385
Brivudin C473
Broca-Aphasie C139, B912
Broca-Formel **C26**, A356
Brodie-Abszess B249
Broken-Heart-Syndrom A69
Bromazepam C406
Bromcresolgrün C538
Brommethan C847
Bromocriptin C417
Bronchialadenom A634
Bronchialatmen C193
Bronchialkarzinom A629, *A633*
– chirurgische Therapie B192
Bronchiektasen A180
– chirurgische Therapie B192
Bronchien C363
Bronchiolitis
– Kinder B578, *B579*
– obliterans A202
Bronchitis
– akute A182
– Berufskrankheit C242
– chronische A187
– eitrige C325
– Kinder B578
Bronchodilatator C378
Bronchografie A176
Bronchophonie C193
Bronchopneumogramm A195
Bronchopneumonie A194, *A195*
Bronchoskopie **A177**, B185
Bronchospasmolysetest A174
Bronchuskarzinoid A634
Bronchusruptur B193
Bronzediabetes A366
Brooke-Ileostoma B141
Brotizolam C406
Brown-Séquard-Syndrom B910, *B910*
Brucella C620
– Arbeitsmedizin C238
Brucellose A516
– Fieber C35
Brückennekrose, Hepatitis A268
Brückner-Test B830
Brudzinski-Zeichen B902
Brugada-Syndrom A46, **A48**, *A48*
Brügger-Therapie C784
Brugia C660
– malayi C661
– timori C661
Brunkow-Stemmübungen C785
Brust, Untersuchung C191
Brustkrebs, *siehe* Mammakarzinom

Brustschmerz **A59**, C168
– atemabhängiger A218
Brustvergrößerung B227
Brustwandableitung A20, *A20*
Brustwirbelsäule
– Ott-Zeichen B257
– Verletzung B265
Brutkapsel B245
Bruton-Syndrom A440
Bruxismus B764
BSE (bovine spongiforme Enzephalopathie) C686
BSG (Blutkörperchensenkungsgeschwindigkeit) C584
Bubonenpest A544
Budd-Chiari-Syndrom A289
Budding C667
Budenosid C437
Bülau-Drainage B105, **B187**, *B188*
Bulbärhirnsyndrom B911, **B924**
Bulbärparalyse B911
– ALS B979
Bulbokavernosusreflex B903
Bulbustrauma, stumpfes B896
Bulimia nervosa B1063
Bulky-Disease A617
Bulla B687
– Hautblasen C42
Bumetanid C386
Bundesagentur für Arbeit, Rehabilitation C777
Bundesärztekammer C289
Bundesärzteordnung C289
Bundesimmissionsschutzverordnung, elektromagnetische Felder C832
Bundesinstitut für Arzneimittel und Medizinprodukte C729
Bundesmantelvertrag für Ärzte, Hausbesuch C208
Bundesministerium für Gesundheit C729
Bundestag, Gesundheitswesen C729
Bundesversicherungsamt C729
Bundeszentrale für gesundheitliche Aufklärung C729
Bunyaviren C676
Buphthalmus B868, *B869*
Bupivacain C368
Buprenorphin C425, **C427**
Burking C271
Burkitt-Lymphom A628, *A629*
Burnout-Syndrom C233
Bursitis B247
– Kniegelenk B311
– olecrani B276
– praepatellaris B247
– subacromialis, Impingement B269
– trochanterica B247
Buschgelbfieber A560
Buserelin C442
Buspiron C409
Busse-Buschke-Krankheit A567
Busulfan C481
Butylscopolamin C365
Butyrophenone C409
BWS-Syndrom B262
Bypass-Operation *B204*
– aortokoronare B203
– Gefäße B207
– KHK A53, *A53*, **B203**
– Komplikationen A93
– Magen B137
– pAVK A103
Byssinose C241
Bystander-Zelle A618

BZgA (Bundeszentrale für gesundheitliche Aufklärung) C729

C

C1-Esterase-Inhibitor, Mangel A444
C-Griff B38
c-myc, Onkogen C332
C-Peptid A352, C577
C-Zell-Hyperplasie, Präkanzerose C337
CA 15-3
– Laboranalytik C589
– Mammakarzinom B379
– Tumormarker A592
CA 19-9
– Gallengangskarzinom A653
– Laboranalytik C589
– Tumormarker A592
CA 72-4
– Ovarialkarzinom B374
– Tumormarker A592
CA 125
– Laboranalytik C589
– Ovarialkarzinom B374
– Tumormarker A592
CA-MRSA (community aquired MRSA) C809
Cabergolin C417
– Morbus Parkinson B932
Cabrera-Kreis *A21*
Cadmium C852, **C855**
– Human-Biomonitoring C822
Café-au-lait-Fleck B724, *B724*
CAGE-Test B1040
Caisson-Krankheit **B64**, C828
Calciferol C446
Calcineurininhibitor
– atopisches Ekzem B705
– Haut B688
Caliciviren C671
Calor C322
Calot-Dreieck B166
Campbell-Einteilung *B637*
Campylobacter jejuni C624
cANCA, Wegener-Granulomatose A489
Candesartan C371
Candida C639
Candidiasis **A564**, B720
– Berufskrankheiten C242
– genitale B352, A566
– intertriginöse *A566*
– orale A566, B759
– submammäre *B720*
Cannabinoide, Abhängigkeit B1038
Cannabis C424
– Abhängigkeit **B1043**
– Screening C595
– Straßendrogen C858
Cannon-Böhm-Punkt B146
Canon medicinae C896
CAP (community-acquired pneumonia) A193
Capecitabin C482
Capsula-interna-Syndrom B910
Captopril C370
Captoprilszintigrafie A414
Captopriltest A84, C575
Caput
– medusae A282, *A282*
– succedaneum B484, *B484*
Carbachol C364
Carbamazepin C420
– Antiepileptika C419
Carbamoylphosphatsynthetase-Defekt B538
Carbapeneme C453

Carbidopa C416
Carbimazol C436
Carboanhydrase, Wirkungen *C385*
Carboanhydrasehemmer C385, **C385**
Carboplatin C481
Carcinoma in situ C337
Carhart-Senke B801, **B813**
Carmustin C481
Carnitinzyklusdefekt B541
Carter-Effekt B462
Caruncula lacrimalis B823
Carvedilol C360
Case-Mix **C745**, C887
Case-Mix-Index **C745**, C888
Caspase, Apoptose C310
Casper-Regel C259
Caspofungin C466
Cassiodor C896
Cataracta
– coronaria B857
– corticalis B856
– diabetica A350
– membranacea B869
– nuclearis B856, *B857*
– secundaria B858
Catterall-Klassifikation B295, *B295*
Cavatyp (Metastasierung) C341
CBQ (cruro-brachial quotient) A91
– pAVK A101
CCC (cholangiozelluläres Karzinom) A653, *A653*
CCD-Winkel B294
CCR5-Rezeptor-Antagonist C478
CDT (carbohydratdefizientes Transferrin), Alkoholmissbrauch B1040, C286
CEA (karzinoembryonales Antigen)
– Laboranalytik C588
– Mammakarzinom B379
– Tumormarker A592
CED (chronisch-entzündliche Darmerkrankung) A250
CEDIA-Verfahren C532
Cefaclor C451, **C452**
Cefadroxil C451, **C452**
Cefalexin C451, **C452**
Cefazolin C451, **C452**
Cefepim C452
Cefixim C452, **C453**
Cefotaxim C452
Cefotiam C451, **C452**
Cefpodoximproxetil C452, **C453**
Ceftazidim C452
Ceftibuten C452, **C453**
Ceftriaxon C452
– Kinder B468
Cefuroxim C451, **C452**
Cefuroximaxetil C451, **C452**
Ceiling-Effekt C352, *C353*
– Buprenorphin C427
– Diuretika C384
Celecoxib C429, **C431**
Celiprolol C360
Centesimalpotenz C792
Centrum-Collum-Diaphysenwinkel B294
Cephalosporine C451
CERA (cortical-evoked response audiometry) B803
Cerclage, vorzeitige Wehen B412
Cerumen obturans B806
Cervix, uteri
– Anatomie B331
– Histologie B332
Cervix uteri
– Ektopie B361
– Entzündung B353
– Karzinom B363, *B363*
– Tumoren B360

Cetirizin C398
Cetrorelix C442
Cetuximab C487
CFS (Chronic-Fatigue-
  Syndrom) C824
CFTR (cystic fibrosis transmembrane
  conductance regulator) B581
14C-Glykocholat-Atemtest A247
Chaddock-Zeichen B904
CHADS2-Score A42
Chagas-Krankheit A576
– Antiprotozoika C468
Chalazion B834, *B835*
Chamberlain, Houston Stewart C901
Chandler-Syndrom B848
Charcot-Trias
– Cholangitis A296
– Multiple Sklerose B947
CHARGE-Assoziation B518
Charles-Operation B213
13C-Harnstoff-Atemtest A237
Chayen-Blockade B84
Check-up 35 C766
Chediak-Higashi-Syndrom A154,
  A444, B738
Cheilitis B760
Cheilognathopalatoschisis, *siehe*
  Lippen-Kiefer-Gaumenspalte
Chemie, klinische C521
Chemikaliengesetz C222
Chemikalienüberempfindlichkeit,
  multiple C824
Chemilumineszenzimmuno-
  assay C532
Chemodektom B777
Chemokine, Zytokine A136
Chemolitholyse B665
Chemoprophylaxe A505
– HIV A552
– Malaria A573
– Meningitis B943
Chemosis B822
– Endophthalmitis B871
Chemotherapie A593
Chevron-Osteotomie B319
Cheyne-Stokes-Atmung A171, C69
Chiasma opticum B825
Chiasma-Syndrom B885
Child-Pugh-Kriterien A280
Chinidin C373
Chinin C470
Chinolin C469
Chiragra A363
Chirurgie
– ästhetische B222, **B228**
– endoskopisch assistierte B224
– Grundbegriffe B100
Chlamydia trachomatis C636
– Arbeitsmedizin C239
Chlamydienpneumonie A198
– Neugeborene B513
Chlamydophila
– pneumoniae C637
– psittaci C637
Chloasma B740
Chlorakne
– Berufskrankheiten C242
– Dioxine C861
– Pentachlorphenol C848
– polychlorierte Biphenyle C845
Chloralhydrat C408
Chlorambucil C481
Chloramphenicol C460
– Kinder B468
– Wirkprinzip C447
Chlorbenzole, Lösungsmittel C840
Chlordiazepoxid C406
Chlorethan, Lösungsmittel C839
Chloridkanalmyotonie B993

Chloroquin C469
– Immunsuppression C490
Chlorprothixen C409
Chlorthalidon C386
Choanalatresie B512, **B791**
Choanalstenose B512
Cholangiografie C513
– perkutane transhepatische A224
Cholangitis
– akute A296
– primär sklerosierende A278
Cholecalciferol C446
Choledochojejunostomie B168
Choledocholithiasis C291, **A292**
Choledochotomie B168
Choledochusrevision B168
Cholelithiasis A291
Cholera A519
– pankreatische A659
Cholestase A265
Cholesteatom B812
Cholesterin
– Befundinterpretation C545
– Glaskörpertrübung B870
– Laboranalytik C544
Cholesterinemboliesyndrom A412
Cholesterinester, Laborana-
  lytik C544
Cholesterinsenker C433
Cholesterinsteine A291
Cholesterintransport, reverser A359
Cholezystektomie
– konventionelle B167
– laparoskopische B168
Cholezystitis A294
Cholezystografie C513
Cholezystokinin A222
Cholezystolithiasis A291
Cholinesterase
– Alkylphosphate C821
– Laboranalytik C566
– Organophosphate C848
– Oxydemeton-Methyl C847
Cholinesterasehemmer C364
– Chloroquin C470
Cholinozeptor C362
Chondroblastom B252
Chondrokalzinose B246
Chondrom B251, C345
Chondromalacia patellae B309
Chondromatose B246
Chondromyxoidfibrom B252
Chondropathia patellae B310
Chondrosarkom B253, **B255**, C345
Chondrose B262
Chondrotoxizität C457
CHOP-Schema C621
Chopart-Gelenk B325
– Exartikulation *B235*
– Verletzungen B325, *B325*
Chordom, Tumorsystematik C346
Chordotomie B97
Chordozentese B401
Chorea B907
– benigne hereditäre B935
– gravidarum B935
– Huntington B934
– – dynamische Mutation B440
– – infektbedingte B935
– – major B934
– – medikamenteninduzierte B935
– – minor B935
– – Sydenham B935
Choreoathetose B936
Chorionepitheliom B404
Chorionkarzinom B404
– Hoden B659
– Tumorsystematik C346
Chorionzotten
– Biopsie B401

– Blasenmole B403
Chorioretinitis B861
Choriorretinopathia
– centralis serosa B879, *B879*
– traumatica B864
Choristom C347
Choroidea B824
– Melanom B863
Choroiditis B861
Chrom C852, **C853**
Chromatografie C530
Chromoendoskopie A225
Chromosomen B442
– Nondisjunction B446
– Robertson-Translokation B449
Chromosomenaberration B446
– numerische
– – Autosomen B449, **B518**
– – Gonosomen B447, **B520**
– – meiotische Nondis-
      junction B446
– strukturelle
– – Autosomen B449
– – Prader-(Labhard-)Willi-
      Syndrom B529
– – unbalancierte B449
– – Wiederholungsrisiko B462
– – Zwillinge B460
Chromosomenbruch B450
Chromosomenmutation B440
– Strahlenschäden C501
Chronic-Fatigue-Syndrom C824
Churg-Strauss-Syndrom A206, **A491**
Chvostek-Zeichen A333
Chylomikronämie A360
Chylomikronen A359
Chyloperikard A75
Chylothorax A218, **A220**
Chymotrypsin A297, C565
Chyriasis B846
Cicatrix B687
Ciclopirox C467
Ciclosporin C488
CID (Cytomegalic Inclusion
  Disease) A562
Cidofovir C474
CIDP (chronisch inflammatorische
  demyelinisierende Polyneuro-
  pathie) B984
Cilazapril C370
Cimetidin C400
Cimikose B723
CIN (zervikale intraepitheliale
  Neoplasie) B362, *B362*
Ciprofloxacin C457
Cirrhose cardiaque **A26**, A290
Cisatracurium C366
Cisplatin C481
Citalopram C414
Citrobacter C614
Civatte-Körperchen B696
CK-MB A57, **C547**
Cladribin C482
Clarithromycin C456
Clark-Elektrode C529
Clauber-Medium C626
Claudicatio
– abdominalis C55
– intermittens A101
– – Arteriitis temporalis A494
– – Distanz A91
– – Leitsymptom C55
– masseterica C55, A494
– spinalis C56, B983
– venosa C56
Clauss-Methode C558
Clear Lens Extraction B891

Clearance
– Arzneimittel C354
– Diuretika C387
– mukoziliäre B581
– renale C354, **C583**
Clemastin C398
CLI (critical limb ischemia) A101
Client-Server-Architektur C889,
  C889
Climacterium praecox **C120**, B348
Clindamycin C459
CLL (chronische lymphatische
  Leukämie) A605, **A621**
Clobazam C406
Clock-Test C690
Clodronat C445
Clofibrat C434
Clomethiazol C408
– Alkoholentzug B1042
Clomifen C444
Clomipramin C412
Clonazepam **C406**, C419
Clonidin C361
Clonidin-Hemmtest A344
Clonidin-Suppressionstest A335
Clonidintest C576
Clopidogrel C395
Clostridien C627
Clostridium C627
– botulinum C628
– – Nitrite C850
– difficile A519, C629
– perfringens C629
– – Trinkwasserhygiene C813
– tetani C627, *C628*
Clotrimazol C463
Clozapin C411
CLP (Classification, Labelling and
  Packaging of Substances and
  Mixtures) C227
Clue Cells B336
Clumping-Faktor C608
Clumping-Zelle B729
Cluster-Kopfschmerz B1003, *B1003*
CML (chronische myeloische
  Leukämie) A604
– Philadelphia-Chromosom C331
CMV (continuous mandatory venti-
  ation) B90
CMV (Zytomegalievirus) C683
– Retinitis A562, **B881**
CNV (chronisches Nierenver-
  sagen) A385
CO2-Partialdruck, Messung C529
CO-Bestimmung C594
CO-Hämoglobin C552
Coalitio calcaneonavicularis B321
Coarctatio aortae A61, **B575**
Cobalamin
– Mangel A144
– Stoffwechsel A144
Cobb-Winkel B259, *B259*
Cockett-Venen A112
Cockroft-Gault-Formel A381
Cocktailpartyeffekt B816
Codein C425, **C427**, C858
Codman-Dreieck B254, **B608**, *B609*
Codman-Tumor B252
Coeruloplasmin A367, C540
Cogan-Syndrom B817
Coitus interruptus B387
Colchizin A364, **C432**
cold spots C517
Cold-in-hot-spot-Zeichen B300
Colesevalam C434
Colestyramin C434
Colistin C461
Colitis ulcerosa A250, **A253**
– chirurgische Therapie B148

Colles-Fraktur B284
Colon irritabile A248
Coltivirus C680
Coma
– diabeticum A349
– vigile B912
common cold A555, **B793**
Commotio
– retinae B882
– spinalis B973
– thoracis B189
Compliance
– Lunge A175
– Pharmakotherapie C212
Compressio
– cerebri B949
– thoracis B189
Compton-Effekt C495
– Megavolttherapie C515
– Streustrahlung C507
Computertomografie C509, *C509*
– Hirnblutung B957
– Strahlendosis C506
– Strahlenschutzverordnung C227
COMT-Hemmer C418
Condyloma
– acuminatum B356, *B357*, **A557**, *A557*, B716
– giganteum Buschke Löwenstein **A557**, B716
– latum *A529*
– planum B356, **A557**
– – Cervix uteri B361
– – Vaginalkarzinom B360
Confounder-Bias C865
Conjunctiva B823
Conjunctivitis
– allergica B843
– lignosa B844
– vernalis B843
Conn-Syndrom A340
– chirurgische Therapie B183
Constantinus Africanus C896
Conte de Gobineau, Joseph Arthur C901
Contingent-Valuation-Methode C754
Contraria-Prinzip C895
Contrecoup-Verletzung C266, B949
Controller A185
Contusio
– bulbi B896
– cerebri B949
– spinalis B973
– thoracis B189
Cooley-Anämie A149
Coombs-Test A460, **C533**, *C533*
– Geburtshilfe B399
– hämolytische Anämie A146
COP (kryptogen organisierende Pneumonie) A202
COPD (chronic obstructive pulmonary disease) A187
Coping, Sterbephase C719
Cor pulmonale A212
– akutes A208
– COPD A188, **A189**
Cormack-Lehane-Klassifikation B75, *B75*
Cornea verticillata B851
Corona phlebectatica *A128*
Coronaviren C672
Corpora
– amylacea B648
– cavernosa
– – Induratio penis plastica B672
– – Penisfraktur B681
– – Priapismus B677

Corpus
– albicans B342
– ciliare B824
– luteum B342
– uteri B331
– – Histologie B332
– – Veränderungen B365
– – vitreum B824
– – Erkrankungen B869
– – Fehlbildungen B869
Corpus Hippocraticum C896
Corpus-luteum-Zyste B371, *B371*
Corrinoide C390
Corti-Organ B799, *B799*
Corynebacterium
– diphtheriae C625, *C626*
– – Konjunktivitis B842
– minutissimum B713
cost weight C887
Cotrimoxazol C458
Cotton-Wool-Herde
– hypertensive Retinopathie *B875*
– Zentralvenenverschluss B874
Coulomb C496
Councilman-Körperchen A268, **C307**
Coup-Herd B949
Couplets A45
Courvoisier-Zeichen **A291**, A653
– abdominelle Resistenz C100
– Pankreaskarzinom A655
Couvelaire-Syndrom B426
Cover-Test B830, *B830*
Cover-Uncover-Test *B830*, B831
Cowden-Syndrom A642
Cowdry-Einschlusskörperchen B945
COX-Hemmer C428
– nicht selektive **C430**
– selektive (COX-II-Hemmer, Coxibe) C431
Coxa
– antetorta B294
– retrotorta B294
– saltans B247
– valga B294
– vara B294
– – Osteogenesis imperfecta B528
– vara adolescentium B296
Coxiella burnetii C636
– Arbeitsmedizin C238
Coxitis fugax **B297**, B600
Coxsackie-Viren C671
– Neugeborene B513
Cozen-Test B276
CP (chronische Polyarthritis) A466
CPAP (continuous positive airway pressure) B90
CPEO (chronisch-progrediente externe Ophthalmoplegie) B996
CPP (zerebraler Perfusionsdruck) B924
CPPS (chronisches Beckenschmerz-Syndrom) B648
CPPV (continuous positive pressure ventilation) B90
CPR (kardiopulmonale Reanimation) B30
– Hypothermie B63
– Kinder B32
– Neugeborene B32
– Schwangerschaft B33
Crack C858, **B1044**
Crash-Einleitung B79
Craurosis penis/vulvae B697
Craving B1038
CRB-65 A196
Credé-Handgriff B427
Credé-Prophylaxe B841
– Argentum-Katarrh B844
Creme B688

Crescendo-Reaktion A448
CREST-Syndrom A481
Creutzfeldt-Jakob-Krankheit C686, **B946**
CRH-Stimulationstest A335, **C571**
Cri-du-chat-Syndrom B519
crib death B614
Cricothyreoidotomie B780
Crigler-Najjar-Syndrom **A276**, B591
Cronkhite-Canada-Syndrom A643
Cross Sectional Studies C865
Cross-Face-Nerventransplantation B226
Crossing-over, Genkopplung B457
Crossmatch A455
Crouzon-Syndrom B601
CRP (C-reaktives Protein) C584
CRPS (komplexes regionales Schmerzsyndrom, Morbus Sudeck) B1006
Crusta B687
Cryptococcus, gatti, Kryptokokkose A567
Cryptococcus neoformans C640, *C640*
Cryptosporidium parvum C651
CSS (Churg-Strauss-Syndrom) A491
Ctenocephalis C664
CTG (Kardiotokografie) B401, *B402*
– Oszillationstypen B401
– Veränderungen *B403*
Cubitus
– valgus B275
– varus B275
Cuff B75
Cuffing, peribronchiales A23
Culicidae C664
Cullen-Zeichen B117, A299
Cumarinderivat A158
Cumarine C393
– perioperativ B70
– Wirkmechanismus *C393*
Cumarinnekrose C393
Curare C366
Curschmann-Steinert-Muskeldystrophie B992
Cushing-Schwelle A338, C437
Cushing-Syndrom A335
– anästhesiologisches Risiko B71
– chirurgische Therapie B183
– CRH-Stimulationstest A335
– Dexamethasontest A335
– iatrogenes C438
– Paraneoplasie A589
Cut-off-Wert C525, **C869**
– Drogenscreening C595
Cutis
– hyperelastica B743
– – Ehlers-Danlos-Syndrom B527
– laxa B743
CVI (chronisch-venöse Insuffizienz) A127
CVID (common variable immunodeficiency) A441
Cyanid, Nitroprussidnatrium C381
Cyclooxygenase
– Formen C428
– Hemmstoffe C428
– Thrombozytenaggregationshemmung C394
Cyclophosphamid C481
Cycloserin C463
CYFRA 21-1, Tumormarker A592
Cyproteronacetat **C443**, C445
Cystatin C A379, C583
Cysticercus
– bovis C654
– cellulosus C655

– racemosus C655
Cystosarcoma phylloides B378
Cytarabin C482
Cytochrom P450
– Allylamine C465
– Antiepileptika C420
– Azole C464
– Biotransformation C354
– Pharmakogenetik B464
– Rifampicin C462
Cytokeratin-21-Fragment, Tumormarker A592
Cytosindesaminase C467

D

D-Arzt B111, C243
D-Dimere A122, C561
– Lungenembolie A209
– Verbrauchskoagulopathie A165
D-Hormon A446
d-Penicillamin, Immunsuppression C490
D-Potenz C792
D-TGA (Transposition der großen Arterien) B571
D-Wert C799
D-Xylose-Test A247
d2-Test B1011
Da-Costa-Syndrom, Brustschmerz C169
Dabigatran C394
Dacarbazin C481
Dakryoadenitis B836, *B836*
Dakryostenose, kongenitale B838
Dakryozystitis B837, *B837*
Dakryozystografie B827
Dakryozyten A136
Dalfopristin C461
Dalrymple-Zeichen A324, *A324*
damage control B328
Dämmerzustand, Bewusstseinsstörung C178
Damminfiltration B420
Dammriss B425
Dammschnitt B428, *B428*
Dampfsterilisation C801
Danaparoid C392
Dandy-Fieber A560
Dandy-Walker-Syndrom B921
Daniels-Test C691
Dantrolen C367
– maligne Hyperthermie B81
Dapson C463
Daptomycin C459
Darbepoetin C390
Darier-Zeichen B686
Darifenacin C364
Darm A245
– Amyloidose C316
– Funktionsdiagnostik A248
– Laboranalytik C564
– Malrotation B506
– Motilitätsstörung B589
– Nematodeninfestation A582
– Resorptionsstörung A245
Darmamöben C645
Darmatonie B109
Darmbilharziose C653
Darmbrand A521
Darmerkrankung, chronisch-entzündliche A250
– psychosomatische Sicht B1076
Darmersatzblase B629, *B629*
Darmparasit, opportunistischer A574
Darmtrichinen C659
Darmverschluss, *siehe* Ileus

Sachverzeichnis

Darunavir C477
Darwin, Charles C899
Dasatinib C485
dashboard injury B290
Datenschutz, elektronische Gesundheitskarte C891
Dauerkatheter, suprapubischer B628
Dauerschallpegel, äquivalenter C828
Daumen
- Rhizarthrose B280
- Sattelgelenkfrakturen B286
- Seitenbandruptur B287
Daunorubicin C483
Dawn-Phänomen A353
day one surgery B328
DCIS (duktales Carcinoma in situ) B379
DCM (dilatative Kardiomyopathie) A71
DDAVP-Test C572
De Musset-Zeichen A64
De-Quervain-Luxationsfraktur B285
De-Quervain-Thyreoiditis A328
De-Ritis-Quotient A267
Dead-fetus-Syndrom B417
Deafferenzierungsschmerz B93
DeBakey-Einteilung, Aortendissektion A109
Debilität B1065
Débridement, Verbrennung B229
Decarboxylasehemmer C416
Decollement
- Forensik C265
- Morell-Lavallé-Läsion B289
Defäkationsschmerzen C79
Defäkationsstörung B158
Defäkografie B152
Defektheilung
- Entzündung C328
- Leber C331
- Niere C331
- permanentes Gewebe C329
Defektkoagulopathie A161
Deferoxamin C390
Defibrillation
- Advanced (Cardiac) Life Support B32
- Elektroden B32
- Herz-Kreislauf-Stillstand A49
- Kammerflimmern A48
Defibrillatorelektrode B28
Deflexionslage B422
Degeneration C306
- hepatolentikuläre A367
- Hornhautband B851
- Kornea B851
- kortikobasale B934
- Makula B877
- mukoide C314
- Netzhaut B876
- periphere Nerven C330
- Retina B876
- striatonigrale B934
- vitreoretinale B870
- Zellalterung C308
DEGUM-Kriterien, Hirnblutung B494
Dehnungsriss, Forensik C265
Dehydratation C31, A418
- Diabetes insipidus A315
- hypotone, adrenogenitales Syndrom B546
- Kinder B598
7-Dehydrocholesterinreduktase-Mangel B524
Dehydroepiandrosteron A335
Dehydroepiandrosteronsulfat C576

Dehydroorotat-Dehydrogenase C487
Déjerine-Klumpke-Lähmung B985
Deklaration von Helsinki C908
Dekompressionskrankheit **B64**, C828
Dekontamination C799
Dekortikation B911
- Perikarditis B206
Dekubitus B109, **C693**
- Braden-Skala C692
- Prophylaxe C694
Deletion B440
Delikthaftung C295
Delir B1036
- Clomethiazol C408
- Differenzialdiagnostik B1037
- Geriatrie C695
- Palliativmedizin C711
Deliranzien B1046
Delirium tremens B1042
Dellwarze B717
Delta-Wellen B917
- WPW-Syndrom A44, A44
Deltaretrovirus C677
Deltatrinker B1040
Deltavirus C672
Dementia infantilis B1065
Demenz B937
- DemTec C690
- Differenzialdiagnostik B1037
- frontale B938
- frontotemporale B940
- Geriatrie C695
- kortikale B938
- Mini-Mental-State-Test C690
- Prophylaxe C695
- Schweregrade C695
- subkortikale B938
- Uhrentest C690
- vaskuläre B940
Deming-Kreislauf C755
DemTec C690
Demyelinisierung
- chronisch inflammatorische demyelinisierende Polyneuropathie B984
- Elektroneurografie B917
- multiple Sklerose B946
- Neuromyelitis optica B949
Dengue-Fieber A560
Dengue-Schock-Syndrom A561
Dengue-Virus **C678**
Denis-Einteilung B289
Denken, umständliches B1011
Denkhemmung B1011
Denkstörung
- Demenz B937
- formale B1011
- inhaltliche B1012
- psychopathologischer Befund B1011
Denkverlangsamung B1011
Dennie-Morgan-Falte B705
Denosumab B240
Dens-Zielaufnahme B258
Dense Media Sign B955
Densfraktur B265
Dentalamalgam C854
Denver-Klassifikation B442
Depersonalisation B1014
Depotneuroleptika C412
Depotpenicilline C450
Depression B1023
- Antidepressiva C412
- Antriebsstörung C178
- atypische B1026
- Differenzialdiagnostik B1037
- Elektrokrampftherapie B1016

- Jugendalter B1071
- Kokain C423
- larvierte B1026
- multifaktorielle Genese B1024
- postpartale B432
- postschizophrene B1033
- Psychotherapie B1028
- repetitive transkranielle Magnetstimulation B1017
- saisonale B1026
- Schlafentzugstherapie B1016
- Schweregradeinteilung B1026
- Sonderformen B1026
Depressionsskala, geriatrische C691
Derealisation B1014
Dermabrasio B225, **B689**
Dermatitis
- atopische B703
- - Allergie A446
- - psychosomatische Sicht B1077
- exfoliativa Ritter B712
- herpetiformis Duhring B746, B747
- Lidhaut B833
- periorale B751
- photoallergische B708
- pratensis B708
- seborrhoische B706
- solaris B708
- Windeldermatitis B707
Dermatofibrosarcoma protuberans B734
Dermatom, Definition B900
Dermatomyositis **A484**, A484, B997
- Autoantikörper A477
- Paraneoplasie A589
Dermatophagoides pteronyssinus C663
Dermatophyten C639, B717
Dermatose
- atrophisierende B698
- bakterielle B709
- blasenbildende B742
- chemisch bedingte B707
- ekzematöse B703
- erythematöse B690
- erythrosquamöse B690
- granulomatöse B698
- lichenoide B695
- lineare B746
- Mykosen B717
- papulöse B695
- parasitäre B721
- physikalisch bedingte B707
- virale B714
Dermatoskopie B687
Dermatozoenwahn **B754**, B1013
Dermis, Aufbau B684
Dermografismus B687
- weißer B704
Dermoidzyste C346, B727
- Orbita B887
- Ovar B372
Desaminierung, DNA B441
Desault-Verband B271
Descemet-Membran B823
- infantiles Glaukom B869
Descemetozele B849
Descartes, René C897
Descensus uteri B385
Desensibilisierung, systematische B1028
Desferoxamin A367
Desfluran C403
- balancierte Narkose B78
Designerdroge B1045
Desinfektion C799
- Hände B104, **C796**
- Medizinprodukte C797

- OP-Gebiet B103
Desipramin C412
Desloratadin C397
Desmopressin C388
- Hämophilie A162
- Von-Willebrand-Jürgens-Syndrom A163
Desmopressin-Test C572
Desobliteration B209
Desogestrel C445
Desquamation C45
Detection Bias C768
DeToni-Débré-Fanconi-Syndrom B597
Detrusorhyperaktivität B672
Detrusorhyperreflexie B667
Detrusorhyporeflexie B667
Deuteranopie B880
Deuteromyzeten C638
Deutung B1018
Déviation
- conjugée, Leitsymptome C165
- Nasenseptum B792
- sexuelle B1060
Devic-Syndrom B949
Dexamethason C437
Dexamethasontest A335, C574
Dextrane C389
Dezeleration, Kardiotokografie B401, **B402**, B403
Dezibel C828
Dezimalpotenz C792
DFS (diabetisches Fußsyndrom) A351
DHEAS (Dehydroepiandrosteronsulfat) C576
DHS
- Dermatophyten, Hefen, Schimmelpilze B717
- dynamische Hüftschraube B234
Diabetes
- insipidus **A315**, A378
- mellitus A346
- - Alter C696
- - anästhesiologisches Risiko B71
- - Diagnosekriterien A351
- - Gesundheitsverhalten C736
- - Glaskörpertrübung B870
- - Glomerulopathie A398
- - Herzfehler B566
- - Insulin C439
- - pAVK A100
- - Polyneuropathie B988
- - Prävention C771
- - Retinopathie B872, B873
- - Rubeosis iridis B862
- - Schwangerschaft **B409**, B487
- - sozialmedizinische Aspekte C248
Diacetylmorphin C426
Diadochokineseprüfung B905
Diagnoseaufklärung C293
Diagnosenklassifikation C883
Diagnostik
- Allgemeinmedizin C204
- dermatologische B686
- genetische B460
- Hirntod C260, C260
- histologische C302
- intravitale C302
- nuklearmedizinische C517
- orthopädische B232
- postmortale C304
- präoperative B102
- Schmerzen C212
- Umweltmedizin C818
- urologische B622
- zytologische C302

Sachverzeichnis

Dialyse-Dysequilibrium-
  Syndrom B941
Dialyseenzephalopathie B941
Dialysekatarakt B858
Dialyseshunt B212
Diaminopyrimidine C458
– Wirkprinzip C447
Diaphanoskopie B622
Diaphenylsulfon C463
Diaphragma
– Kontrazeption B387
– laryngis B781
– oris B756
– pelvis B334
– urogenitale B334
– Zwerchfell B123
Diarrhö C79
– chologene A246
– Diagnostik C79, *C82*
– irritables Kolon B584
– Palliativmedizin C710
Diastolikum A19
– Aortenklappeninsuffizienz A65
Diathese, hämorrhagische **C29**, A155
– vaskuläre A166
– Verbrauchskoagulopathie A165
Diathese-Stressmodell B1074
Diazepam **C406**, **C422**
Diazoxid C383
Dibenzofuran *C860*
Dichlormethan
– Lösungsmittel C839
– Richtwerte C833
2,4-Dichlorphenol C847
Dichromasie B880
Dichte
– Computertomografie C509
– optische C500
Dickdarm
– Flora C607
– Funktionen A245
Dickdarmileus B139
Diclofenac C428, **C430**
– Schmerztherapie B94
Dicloxacillin C450
DICOM (digital imaging and commu-
  nication in medicine) C890
Didanosin C476
Dienogest C445
DIEP-Lappen B224
– Mammarekonstruktion B227,
  B227
Diethylhexylphthalat C844, **C844**
Dieulafoy-Ulkus A241
Differenzialblutbild **A137**, **C553**
Differenzierung
– sexuelle B444
– Tumoren C335, C341
Diffusion, Lunge A170
Diffusionskapazität A175
Diffusionsstörung, Lunge A171
Diffusionswichtung, Neuro-
  logie B915
DiGeorge-Syndrom A441
Digitalisantitoxin B67
Digitalisintoxikation C377
Digitoxin B67, C376
Digitus
– hippocraticus C76
– mortuus A105
– saltans B283
Dignität, Tumor C335
Digoxin C376
Dihydralazin C381
Dihydrocodein C427
α-Dihydroergocriptin C417
Dihydrofolatreduktase C471, **C482**
Dihydropyridin C382
Diltiazem C375, **C382**

DIMDI (Deutsches Institut für medi-
  zinische Dokumentation und
  Information) C729
Dimenhydrinat C398
Dimethylquecksilber C854
Dimetinden C398
Dimple-Phänomen B727
DIN 130 EN ISO 9001 C756
Dinoprost C399
Diodenarrayfotometrie C529
Dioxin C860, *C860*
DIP (desquamative interstitielle
  Pneumonie) A202
DIP (distales Interphalangealgelenk),
  Arthrose B280
Dipeptidyl-Peptidase-4 C441
Diphenhydramin C398
– Vergiftung C278
Diphenylbutylpiperidine C409
Diphenylmethanderivate C402
Diphtherie A519
Diphyllobothrium latum A578, C654
Diplopie, *siehe* Doppelbilder
Diptera C664
Dipyridamol C396
Diquat, Vergiftung C278
Discrete-Choice-Analyse C754
Disease-Management-
  Programm **C212**, C780
Diskontierung C752
Diskontinuitätsresektion B147
Diskordanz B459
Diskushernie, *siehe* Bandscheiben-
  vorfall
Dislokation
– Fraktur B236
– Frakturzeichen B236
Disopyramid C373
Disposition A502
– Krankheit C301
Dispositionsprophylaxe A505
Dissektion A106
Dissoziation
– Psyche B1052
– zytoalbuminäre B984
Dissoziativa B1046
Distickstoffmonoxid C403, **C404**
Distigmin C364
Distorsion, Wirbelsäule,
  Forensik C266
Distress C232
Dithranol B689
Diurese A377
Diuretika C384
Diversion, biliopankreatische B137
Divertikel B125
– echter A236
– epiphrenales B127
– Harnblase B594, **B635**
– Meckel-Divertikel B141
– Ösophagus A236
– Urachus B636
– Urethra B673
Divertikelkarzinom, Harnblase B636
Divertikulitis A260
– chirurgische Therapie B148
Divertikulose A260
– chirurgische Therapie B148
DMPs C747
DNA, Transkription B437
DNA (Desoxyribonuklein-
  säure) **B436**, C542
– Strahlenempfindlichkeit C504
DNA-Analyse C275, **B438**
DNA-Fingerprinting B439
DNA-Polymorphismen B438
– Nachweis C543
– Pharmakogenetik B462
DNA-Reparaturgen C332

DNA-Tumorviren, Karzinoge-
  nese C333
DNA-Viren C666, **C680**
Dobutamin C358
Docetaxel C482
Dodd-Venen A112
Döderlein-Bakterien **B330**, C607
Dog-Ear-Korrektur B228
Dokumentation
– Allgemeinmedizin C205
– Beweislast C295
– medizinische
– – Gütemaße C888
– – ICD-10 C883
Dolichozephalus B601
Dolor C322
Donepezil C364
Dopa-Entzugssyndrom B933
Dopamin C358
– Antidot B67
– Nebennierenmark A343
– Synthese *C357*
Dopaminmangel B931, B1065
Dopaminrezeptor
– Agonist C417
– Neuroleptika C409
Doppelballonendoskopie A225
Doppelbilder C155
Doppelentnahme C286
Doppelflintenphänomen A266
Doppelkontrastuntersuchung A224
Doppellumentubus B75
Doppelniere B631
Doppelstriemen, Forensik C265
Doppler-Echokardiografie, farb-
  codierte A23
Doppler-Sonografie
– Arterienverschluss A98
– AVK A91
– Gefäßerkrankung A91
Dopplersonografie C511
– Hirngefäße B955
– Kardiotokografie B401
– Neurologie B915
– Schwangerschaft B400
Dornwarze B716
Dorsalextension
– Handgelenk B280
– Sprunggelenk B316
DORV (double outlet right ventri-
  cle) **B199**, B572
Dorzolamid C385
Dosierungsintervall C355
Dosis
– effektive C497
– optimale C594
Dosis-Effekt-Kurve C502, *C502*
Dosis-Wirkungs-Kurve C352, *C352*
Dosisbegriff C496
Dosisquerprofil C496
Dosisverteilung C500, **C501**, C515
Dosisvorausberechnung C594
Dottergang, Meckel-Divertikel B141
Dottergangfistel B142
Dottergangszyste B142
Dottersacktumor B659
double bubble sign B506, *B506*
double line sign B300
double outlet right ventricle
  (DORV) **B199**, B572
Douglas-Raum B331
Douglas-Schmerz B144
Dowling-Meara-Epidermolyse B742
Down-Syndrom B519
Downbeat-Nystagmus B966
Doxazosin C359
Doxepin C412
Doxorubicin C483
Doxycyclin C455

DPLD (diffuse parenchymal lung
  disease) A199
Dracunculus medinensis C662
Drainage B105
– interventionelle Radiologie C520
Drakunkulose C662
Dranginkontinenz **C111**, B672
Drehfraktur B236
Drehmann-Zeichen B291
– Epiphysiolysis capitis
  femoris B297
Drehschwindel
– benigner paroxysmaler Lage-
  rungsschwindel B818
– Vestibularisausfall B818
Drei-Finger-Regel B179, *B180*
Drei-Gläser-Probe C591
Drei-Phasen-Test B291
Drei-Tage-Fieber B558
Dreifuß-Zeichen, Menin-
  gismus C147
Dreimonatskolik C131, B584
Dressler-Syndrom A74
DRG (Diagnosis Related Groups),
  ICD-10 C883
DRG-Finanzierungssystem C744
DRG-Kennzahlen C887
Drogen C279, **C858**
– Fahrtüchtigkeit C286
– Nachweis C594
– Screening C595
– Straßenverkehr C284
Drogenabhängigkeit C207
Drogenmissbrauch C279
Drogentodesfall C279
Dronabinol, Schmerztherapie B95
drop attack B952
– Anfall C142
– Differenzialdiagnose epileptischer
  Anfall B962
drop sign B267
Drop-Arm-Zeichen B267
Droperidol C409
– Prämedikation B72
Drosselmarke C271
Druck
– hydrostatischer A417
– intraokulärer B828
– kolloidosmotischer A417
– mechanischer C826
– ökonomischer, Krankenhausinfor-
  mationssystem C889
– osmotischer A417
– pulmonalarterieller B74, **B88**
– zentralvenöser, Globalinsuffi-
  zienz C195
Druckatrophie C305
Druckgradient, Aortenklappens-
  tenose *A63*
Druckluftschaden C827
Drucksteigerung, intrakranielle,
  chirurgische Therapie B219
Druckverband B233
Drug Monitoring C593
Drüse
– apokrine B685
– Schweißdrüsen B685
– Talgdrüsen B685
Drusenpapille B883
DRVVT-Reagens C560
ds-DNA-Autoantikörper A479
DSA (digitale Subtraktionsangiogra-
  fie) A92
DSS (Dengue-Schock-
  Syndrom) A561
Dualistik C743
Duane-Syndrom **B894**, B965

Dubin-Johnson-Syndrom **A276**, *A277*, B591
Dubowitz-Farr-Schema B472
Duchenne-Muskeldystrophie B991
Duchenne-Zeichen B291
Ductus
– arteriosus B196, **B569**
– – Obliteration B469
– choledochus B168
– cysticus, Variabilität B166, *B167*
– omphaloentericus B142
Duftstoff C838
Duke-Blutungszeit A156
DUKE-Kriterien A78
Dukes-Klassifikation A646
Duloxetin C414
Dum-Dum-Geschoss C269
Dumdumfieber A576
Dumping-Syndrom B138
Dunkelfeldmikroskopie, Leptospira C632
Dunkelziffer, Hypertonie C247
Dunn-Rippstein-Aufnahme **B291**, B294
Dünndarm
– Anastomosen B141
– Anatomie B140
– Atresie B507
– Fehlbildung B141
– Fisteln B142
– Flora C607
– Funktionen A245
– Resektion B141
– Transplantation B216
Dünndarmileus B139
Dünndarmpassagezeit A247
Dünndarmtumor A641
Dünndarmvolvulus B506
Duodenalstenose B506
Duodenopankreatektomie B172, *B173*
Duodenum A236
– Anatomie B132
– Verletzungen B133
Duplexsonografie C511
Duplikation B440
Dupuytren-Kontraktur B282
Durchblutungsreserve A99
Durchblutungsstörung A88, A104
– Darm A262
– Leber A288
– Rückenmark B972
– zerebrale B951
Durchflusszytometrie, Thrombozytenfunktion C554
Durchlassstrahlung C498
Durchleuchtung C508
Durchschuss C269
Durst C104
– Alter C693
Durstversuch A315, **C572**
DXA (dual energy x-ray absorptiometry) B240
Dynorphine C425
Dysarthrie (Dysarthrophonie) C139, B913
Dysarthrophonie C139
Dysästhesie C151, B909
Dysbetalipoproteinämie A360
Dyschylie B767
Dysdiadochokinese B907
Dysenterie A534
Dyserythropoese, myelodysplastisches Syndrom A615
Dysfibrinogenämie A164
Dysfunktion
– erektile C124, **B669**
– kraniomandibuläre B764

– serotonerge, Suizidalität B1072
Dysgeusie C138
Dysglossie C139
Dysgnathie B758
Dysgranulopoese, myelodysplastisches Syndrom A615
Dyshidrose B706
Dyskalkulie B1067
Dyskeratosis follicularis B741
Dyskinesie B907
– L-Dopa C417
– primäre ziliäre B523
Dyskrasie C895
Dyslalie C139, **B790**, B1066
Dyslipoproteinämie, *siehe* Hyperlipoproteinämie
Dysmegakaroypoese, myelodysplastisches Syndrom A615
Dysmenorrhö B344
Dysmetrie B907
Dysmorphie C31, B525
Dysmorphophobie B1055
Dysmorphopsie B1014
Dysosmie C138
Dysostosis B238
– craniofacialis B601
– mandibulofacialis B522
– multiplex, Mukopolysaccharidose B535
Dyspareunie C118, B1060
Dyspepsie C82, A226
– funktionelle B1054
Dysphagie C88
– Alter C693
– Prüfung C691
– psychogene B1055
Dysphonie C140, B788
Dysphorie B1014
Dysplasie C336
– bronchopulmonale B498
– chondroektodermale B523
– fibromuskuläre A413
– fibröse B253, B887
– Mamma B376
– Niere B630
– Ohrmuschel B805
– Skelett **B238**, B600
Dyspnoe C66
– Kinder B577
– Notfallmedizin B40
– Palliativmedizin C710
Dysregulation, orthostatische C60, **A85**
– Notfallmedizin B44
Dysrhaphie B921
– frontobasale B792
Dyssomnie B1058
Dyssynergie B907
Dysthymia B1031
Dystonie C144, B907, **B935**
– vegetative B1055
Dystrophia, adiposogenitalis B242
Dystrophia canaliformis mediana C51
Dystrophie C307
– atrophische, Vulva B356
– Gedeihstörung C104
– Hornhaut B851
– komplexes regionales Schmerzsyndrom B1006
– Muskulatur B990
– myotone B992
– myotonischer, Ptosis C160
– vitreoretinale B870
Dysurie C107, A378
D'Acosta-Krankheit C828

E

EAA (exogen allergische Alveolitis) A202
Eagle-Barrett-Syndrom B594
early antigen C683
Early-Onset-Sarkoidose A204
Eastern-Equine-Enzephalitis-Virus C673
EBM (einheitlicher Bewertungsmaßstab) C745
Ebola-Fieber A561, C672
Ebstein-Anomalie B198, **B573**
EBV (Epstein-Barr-Virus) C683
Echinocandine C466
Echinococcus
– granulosus A578, **A580**, C655, *C656*
– multilocularis A578, **A580**, C656
Echinokokkose **A580**, C656
– zerebrale B946
Echinokokkuszyste *B163*
Echokardiografie A23
Echolalie B1015
Echopraxie B1015
Echoviren, Neugeborene B513
ECMO (extracorporal membrane oxygenation) B91, B195
Ecstasy C858, **B1045**
Ectopia testis B595
Eczema
– herpeticatum A546, *B704*, **B705**
– verrucatum B715
EDHF (endothelium-derived hyperpolarizing factor), Gefäßtonus C380
Edrophoniumchloridtest B999
EDTA-Vollblut C523, C548
Edwards-Syndrom B449, **B518**
Edwardsiella C614
EEG, epileptische Potenziale B961
EEG (Elektroenzephalografie) B916
Efavirenz C477
Effekt
– adverser C245
– zytopathischer C319
Effektivdosis 50 C352, *C353*
Effektmonitoring C820
Effendi-Einteilung B265
Effizienz C738
Effloreszenz B686
Effluvium C44
Eflornithin C468
EFQM (european foundation for quality management) C756
Egel C652
EHEC (enterohämorrhagische Escherichia coli) **A521**, C617
Ehlers-Danlos-Syndrom B527
Ehrlichiose A535
Eichenrinde C792
Eicosanoide C399
EIEC (enteroinvasive Escherichia coli) **A521**, C617
Eierstock, *siehe* Ovar
Eifersuchtswahn B1013
– alkoholischer B1041
Eigenanamnese C185
Eigengefährdung, Unterbringung C296
Eigenreflex B903
Eileiter
– Anatomie B332
– Endometriose B384
– Fehlbildungen B333
– Veränderungen B370
– Zysten B370, *B370*
Eileiterkarzinom B371

Einatemzug-CO-Transferfaktormessung A175
Eineinhalb-Syndrom B966
Einetagenerkrankung A100
Einfachkontrastuntersuchung A224
Einflussgröße, Präanalytik C523
Einflussstauung C56
Eingriff, ärztlicher C293
Einkammerschrittmacher A33
Einnässen B1069
Einschlusskörperchen A545
Einschlusskörperchen-Konjunktivitis B513, **B840**, C637
Einschlusskörperchenkrankheit, zytomegale A562
Einschlusskörpermyositis B997
Einschneiden (Geburt) B419
Einschusszeichen C268
Einschwemmkatheter B74
Einsekundenkapazität A172, *A173*
Einsichtsfähigkeit C288
Einstellung (Geburt) B418
– Anomalie B423, *B423*
Einstichaktivität B917
Einthoven-Ableitung A20
Eintrag (Immission) C816
Einwärtsschielen B888, **B893**
Einweisung, Hausarzt C217
Einwilligung B101, C294
Einzeitbestrahlung C500
Einzelfeldbestrahlung C515
Einzelphotonen-Emissions-Computertomografie C518
Eisbeutel-Test B999
Eisen A141, C857
Eisenbindungskapazität, gesättigte A141
Eisenindex, hepatischer A366
Eisenmangelanämie A140
– Schwangerschaft B407
Eisenmenger-Reaktion B567
Eisensalz C390
Eisenspeicherkrankheit A366
Eisprung B342
Eitersackniere B646
Eiweißfehler C800
Eiweißstoffwechsel B536
Eiweißverlustsyndrom A247
Ejaculatio, praecox B1060
Ejakulatdiagnostik B624
ejection click A19
EKA-Wert C817
Ekchymose C44
– vitale Reaktionen C265
EKG (Elektrokardiogramm) A19
– Lagetypen A21
– Notfallmedizin B27
– präoperatives B70
Eklampsie B409, **B417**
Ekstrophie B594
– Harnblase B635
Ektasie, Sklera B854
Ekthyma B710
– contagiosum B717
Ektomie, Definition B100
Ektopie B361, *B361*
– Hoden B638
– physiologische B332
Ektropionieren B827
Ektropium B832, *B832*
Ekzem C44
– atopisches B703, *B704*
– dyshidrotisches B706
– endogenes B703
– nummuläres B706
– seborrhoisches B706, *B707*
– superinfiziertes B713
Elastase, Laboranalytik C565
Elastase-1 A297

Sachverzeichnis

Elastica-van-Gieson-Färbung C303
Elastofibromata dorsi B727
ELBW (extremely low birth weight infant) B469
Elek-Test C626
Elektrochemilumineszenz-Immunoassay C532
Elektroenzephalografie B916
– epileptische Potenziale B961
– Frequenzbereiche B917
Elektrokardiogramm, *siehe* EKG
Elektrokochleografie B803
Elektrokrampftherapie B1016
Elektrolytlösung C389
Elektrolytverteilung A417
Elektromyografie (EMG) B917
Elektronen, Teilchenstrahlung C494
Elektronenmikroskopie C304
Elektroneurografie (ENG) B917
Elektrophorese C527, **C539**
– Immunfixation C531
Elektroretinogramm B831
Elektrosmog C832
Elektrotherapie C787
Elektrounfall B63, C244
Elephantiasis, tropica A584
Eletriptan C399
Elfin-Face-Syndrom B521
Elimination C354
– chemische Noxen C316
ELISA C532, C587
Ellenbogengelenk B276
– Vibrationsschäden C827
Ellis-Damoiseau'sche Linie A218
Ellis-van-Creveld-Syndrom B523
Ellsworth-Howar-Test A333
Embolektomie B209
Embolie
– arterielle A96, **A96**
– Fruchtwasser B427
– gekreuzte A96
– kardiale A96
– Lunge, *siehe* Lungenembolie
– paradoxe A96
– vitale Reaktionen C265
Embolisation, interventionelle Radiologie C520
Embryoblast B392
Embryonenschutzgesetz B390, C923
Embryopathie
– Alkohol B485
– Röteln B555
– Varizellen B556
Emery-Dreyfuß-Muskeldystrophie B993
Emesis, *siehe* Erbrechen
– Schwangerschaft B407
EMG-Syndrom (Exomphalos-Makroglossie-Gigantismus-Syndrom) B529
Emission C816
– otoakustische B803
Emissions-Computertomografie C518
Emmetropie B826
Empathie
– Allgemeinarzt C203
– Palliativmedizin C719
– Psychotherapie B1019
Empedokles v. Agrigent C896
Empfängnisverhütung B386
Empfindlichkeitsmonitoring C821
Empfindungsstörung
– dissoziative B1052
– dissoziierte B909
– funikuläre Myelose B977
– Guillain-Barré-Syndrom B983
– N. trigeminus B968
– Rückenmarkstumor B974

– Tarsaltunnelsyndrom B987
Emphysem
– Leichenschau C259
– Lunge A192
– Mediastinum B186
Emphysema malignum A521
Empirismus, logischer C911
Empty-Sella-Syndrom A312
Empyem B114, C325
– Arthritis B249
– Gallenblase A295
– Kniegelenk B310
– Schultergelenk B271
Emtricitabin C476
ENA, Kollagenosen A477
Enalapril C370
Enanthem, Leitsymptom C44
Enantiomer C350
Enchondrom B251
End-zu-End-Anastomose B100
End-zu-Seit-Anastomose B100
Endangiitis obliterans A497
Endemie C599
Endobrachyösophagus A233
Endokarditis
– bakterielle *A78*
– infektiöse A76
– Kinder B576
– lenta, Splenomegalie C101
– Libman-Sacks A478
– Löffler– A80
– nichtinfektiöse A80
– Prophylaxe A79
– verruköse A79
Endokardkissendefekt B569
Endometriose B383, *B383*
Endometritis **B353**, B430
Endometrium
– Asherman-Syndrom B346
– Hyperplasie B367, *B367*
– Phasen B342
– Polypen B366, *B367*
– Sarkom B370
Endometriumkarzinom B368
Endophthalmitis B871
Endoprothese B234
Endorphine C425
Endosalpingose B370
Endoskopie **A225**
  Fundusvarizen A282
– Gynäkologie B336
– HNO B780, B791
– interventionelle B100
– Neurochirurgie B218
– Thoraxorgane B185
Endosonografie, Abdominalorgane A223
Endothel
– Atherosklerose A93
– Gefäßtonus C379
– Hornhaut B823
Endothelin, Gefäßtonus C380
Endothelinrezeptor-Antagonist C384
Endothelzelle, Entzündung C323
Endotoxine A502
– Lipopolysaccharid C603
– Waterhouse-Friderichsen-Syndrom B943
Endotrachealtubus B75, *B75*
Endplatte, motorische C366
– Elektromyografie B918
Endwirt C652
Energiebedarf
– Kinder B482
– Schwangerschaft B396
– Tumoren C334

Energiedosis C496
– relative biologische Wirksamkeit C500
Energietransfer, linearer **C495**, C500
Energieumsatz, Arbeitsphysiologie C231
Enfluran C403
Enfuvirtid C478
Engpass-Syndrom
– Armnerven B283
– subakromiales B269
Enkephaline C425
Enkopresis B1069
Enneking-Einteilung B254
Enolase, neuronenspezifische, Tumormarker A592
Enophthalmus
– Blow-out-Fraktur B897
– Horner-Syndrom B967
Enoxacin C457
Enoximon C377
Entacapon C418
Entamoeba, histolytica *C647*
– Amöbiasis A569
Entamoeba histolytica C645
Entecavir C475
Entenschnabelfraktur B322
Enteritis necroticans A521
Enterokolitis A255
Entero-Behçet A497
Enterobacter C618
Enterobakterien C614
Enterobius vermicularis A582, **C657**
– kindliche Parasitosen B560
Enterohormone A223
Enteroklysma, Dünndarmtumor A642
Enterokokken C612
– multiresistente Erreger C810
– Trinkwasserhygiene C813
– vancomycinresistente C810
Enterokolitis, nekrotisierende B502
Enterokystom B142
Enteropathie
– exsudative A247
– glutensensitive A249, **B587**
– nahrungsmittelproteininduzierte B587
Enterostomie, Definition B100
Enterotomie, Definition B100
Enterozele B385
Entfaltungsknistern C193
Entfremdungserlebnis B1014
Entgeltfortzahlungsgesetz C223
Entgiftung, Arzneimittel C354
Entmarkungserkrankung B946
Entropium B832, *B832*
Entry-Inhibitor C478
Entscheidungsgrenze, klinische Chemie C525
Entspannungsverfahren B1021
Entwicklung B479
– neurotische B1017
– psychosexuelle B1017
– suizidale *B1073*
Entwicklungsstörung B1064
Entwicklungsverzögerung, konstitutionelle B550
Entwöhnung B1039, B1042
Entzug
– Abhängigkeit B1038
– Alkohol B1042
– Nikotin B1046
– Opioide B1043
Entzügelungshyperprolaktinämie C127, **A310**
Entzugssyndrom
– Abhängigkeit B1038

– Alkohol B1042
– Drogenabusus in der Schwangerschaft B486
Entzündung C320
Entzündungsanämie A152
Entzündungsparameter C584
Enukleation **B100**
– Prostataadenom B655
Enuresis **B598**, B1069
Envelope C665
Enzephalitis
– paraneoplastisches Syndrom B912
– virale B944
Enzephalomyelitis, *siehe* Multiple Sklerose
Enzephalopathie
– Blei C851
– Chorea Huntington B934
– Dialyse B941
– hepatische A286
– HIV-assoziierte **A550**, B946
– hypoxämisch-ischämische B495
– Leberzirrhose A281
– nekrotisierende B941
– portosystemische A286
– septische A512
– subkortikale arteriosklerotische B940, *B940*
– transmissible spongiforme C686
– Wismut C857
Enzephalopathie-Syndrom, posteriores reversibles B941
Enzephalozele B921
Enzymaktivität C540
– Störung B454
Enzyme
– erythrozytäre C550
– Herz-Kreislauf-System C546
– Laboranalytik C540
– Leber C565
– Pankreas C564
Enzymhemmung, Kalziumkanalblocker C382
Enzymimmunoassay C532
Enzyminduktion
– Cumarine C394
– Kalziumkanalblocker C382
Eosinophilie A153
– Lungenerkrankungen A206
EPA (Europäisches Praxisassessment) C756
Epaulettenphänomen B273
EPEC (enteropathogene Escherichia coli) A521, C617
Ependymom B928
– chirurgische Therapie B219
– Kindesalter B606
EPH-Gestose B408
Ephedrin C359
Epheliden B724
Epichlorhydrin C844
Epidemie C599
Epidemiologie C864
– Maßzahlen C866
– statistische Testverfahren C870
Epidermiolysis bullosa hereditaria B742
Epidermis B684
Epidermodysplasia verruciformis B716
Epidermoidzyste B727
– Orbita B887
Epidermophyton C639
Epididymis, Anatomie B621
Epididymitis **B649**, *B649*, B676
Epiduralanästhesie B86

Epiduralhämatom *B950*
- chirurgische Therapie B218
- Forensik C266
- spinales B973
Epiglottitis B578, **B782**
Epikanthus medialis B832
Epikondylitis B276
Epikutantest A448
Epilepsie B959
- anästhesiologisches Risiko B71
- Antiepileptika C419
- Differenzialdiagnose C142
- juvenile myoklonische B960
- Schwangerschaft B415
Epinephrin C357
Epiorchium B621
Epipharynx B768
Epiphora **C165**, B822
Epiphysenfuge
- Chondroblastom B252
- Chondrom B251
- Madelung-Deformität B280
- Osteomyelitis B248
- Verletzungen B237
Epiphysenlösung B237
Epiphysiolysis capitis femoris B296, *B297*
Epirubicin C483
Episiotomie B428, *B428*
Episkleritis B854
Episode, depressive B1023
- Kindesalter B1071
Epispadie B594, **B637**, *B637*
Epispadie-Ekstrophie-Komplex B594
Epistaxis, Leitsymptom C136
Epitheloidzellansammlung C327, *C328*
Epitheloidzelle C323
Epitheloidzellgranulom *A204*, **C327**
Epitheloidzellnaevus B725
Epithelzylinder A380
Epitympanon B798
Epizoonose B721
EPL (extrakorporale piezoelektrische Lithotripsie) B665
Eplerenon C387
Epoetin C390
Eprosartan C371
Epsilontrinker B1040
Epstein-Barr-Virus A553, **C683**
Eptifibatid C396
Epulis C338
EQ-5D-Fragebogen C753
ERA (elektrische Reaktionsaudiometrie) B803
Erb-Duchenne-Lähmung B485, **B985**
Erb-Punkt C194
Erbgangsnachweis, Heterogenität B457
Erbgesundheitsgericht C904
Erblindung C164
Erbpflege C903
Erbrechen C82
- Palliativmedizin C709
- postoperatives B109
ERC (endoskopische retrograde Cholangiografie), Choeldocholithiasis A293
ERCP (endoskopische retrograde Cholangio-Pankreatikografie) **A225**, *A293*
ERD (erosive esophageal reflux disease) A232
Erdbeerzunge C94, A537, B561
Erdrosseln C271

Erektionsstörung B1060
Erfahrungsheilkunde C790
Erfrierung
- Forensik C273
- Notfallmedizin B62
Ergebnisqualität C755
Ergonomie, Arbeitsplatz C234
Ergosterol C463, *C464*
Ergotamin-Derivat C417
Ergotamine, Migräne B1003
Ergotherapie C785
- Geriatrie C689
- Orthopädie B233
Erguss C313
- hämorrhagischer A219
- Pleura A218
Erhängen C270
Erinnerungsbias C866
Erklärungswahn B1012
Erkrankung
- gastrointestinale, Leitsymptome A226
- myeloproliferative A603, **A608**
- mykobakterielle B559
- rheumatische A464
- – Kinder B561
- sexuell übertragbare B356, **A510**
- übertragbare C864
- umweltmedizinische C823
Erkrankungshäufigkeit B459
Erleichterungstrinker B1040
Erlenmeyerkolbendeformität B544
Erlotinib C486
Ermächtigung C746
Ermüdung C231
Ermüdungssyndrom B1055
Ernährung
- Atheroskleroseprävention A95
- Diabetes mellitus A352
- Geriatrie C689, **C692**
- Intensivmedizin B92
- Karzinogenese C334
- Kinder B482
- parenterale B92
- Präanalytik C524
- Säuglinge B483
- Schwangerschaft B395
- sozialmedizinische Aspekte C252
- Sterbephase C718
- vollwertige C771
Ernährungstherapie C791
Erntekrätze B721
Eröffnungsperiode B418
Erosio corneae B852
Erosion A244
- Cervix uteri B362
- dentale B763
- Haut B687
- Hornhaut B852
- Magen A239
Erreger
- Diagnostik A503
- Eigenschaften A501
- ESBL-produzierende C811
- multiresistente C808
- opportunistische A198
Erregerpostulate C898
Erregertheorie C898
Erregung, sexuelle, Störungen B1060
Erregungsbildungstörung, Herzrhythmusstörung A32
Erregungsleitungsstörung, Herzrhythmusstörung A35
Erregungsphase B350
Erregungsübertragung, Skelettmuskel C366
Erregungszustand B56
Erschöpfung, vorzeitige ovarielle B347

Erste Hilfe B25
Ersticken C269
- akzidentelles B614
- Erstickungsgase C834
- Nitrite C850
Erstickungs-T A56
Erstickungsgas C834
Erstinterview B1010
Ertapenem C453
Ertrinkungstod C271
Ertrinkungsunfall B64
Erwartungswert **C875**, C876
Erwerbsminderung C245
Erwerbsunfähigkeit C245
Erwürgen C271
Erysipel B710, *B711*
Erysipeloid B711
Erythem C44, C49
Erythema
- ab igne B709
- chronicum migrans A515, *A515*
- exsudativum multiforme B701
- gyratum repens Gammel B738
- necroticans migrans B738
- nodosum B752, *B752*
Erythrasma B713, *B713*
Erythrodermie C44, B695
Erythroleukämie A606
Erythromelalgie A105
Erythromycin C456
Erythroplasia Queyrat A557, **B729**
Erythropoetin C390
- Erythropoese A134
- Niere A376
- Polyglobulie A140
- renale Anämie A152
Erythrozyten
- AB0-inkompatibel A461
- Anämie B563
- Blei C851
- Enzymdefekte A147
- Erythropoese A135
- Hämaturie C109
- hämorrhagische Entzündung C325
- Laboranalytik C549
- Liquor C591
- Membrandefekte A146
- Neugeborene B563
- Normwerte A137
- osmotische Resistenz C550
- Sedimentanalyse A379
- Urinstatus C580
- Veränderungen A136
Erythrozytenindizes A137, C549
Erythrozytenkonzentrat C389, **A459**
- leukozytendepletiertes A459
Erythrozytenkonzentration C534
Erythrozytenverteilungsbreite C550
Erythrozytenzahl, Bestimmung C550
Erythrozytenzylinder A380
Erythrozytose, Polycythaemia vera A612
Erythrozyturie
- Glomerulopathie A391
- Urinstreifentest A379
ESBL (Extended-Spectrum-β-Laktamase) C811
Escape-Phänomen A341
Escharotomie, Verbrennung B229
Escher-Klassifikation B797, *B797*
Escherichia coli C616, *C616*
- Hygiene C813
- Infektionen A520
Escitalopram C414
Esmarch-Handgriff B37, *B37*
Esmolol C360
Esomeprazol C401

Esotropie, kongenitale B893
Ess-Brech-Sucht B1063
Essattacke C104
Esslinger Transferskala C690
Essstörung B1061
- Kindesalter B1069
Esterase, AML A606
Estertyp-Lokalanästhetika C368
Esthesioneuroblastom B796
Estradiol C443
Estriol C443
Estrogenvalerat C443
ESWL (extrakorporale Stoßwellenlithotripsie) B665
ET (essenzielle Thrombozythämie) A613
Etagenprinzip, pAVK A100
Etanercept C489
Etappenlavage, Pankreatitis B171, *B171*
ETEC (enterotoxinbildende Escherichia coli) A521, C617
Ethacridinlactat, Desinfektion B104
Ethambutol C542, C461
Ethanol
- Antidot B67
- Lösungsmittel C842
- Obduktionsbefund C278
Ethik C907, C919
Ethikberatung C929
Ethikkomitee C929
Ethikkommission C929
- klinische Prüfung C297
Ethinylestradiol C443
Ethosuximid C419, **C421**
Ethylalkohol C638
Ethylenglykol, Lösungsmittel C842
Ethylenimine C481
Etidocain C368
Etilefrin C358
Etomidat C404
- balancierte Narkose B78
Etoposid C484
Etoricoxib C429, **C431**
Etravirin C477
Euchromatin B442
EUG (Extrauteringravidität) B406
Eugenik C900
Eukrasie C895
Eulenaugenzelle A562, C683
Eulenburg-Paramyotonie B995
Euler-Rüedi-Einteilung B272
Euphorie B1014
- Amphetamin C423
- Cannabis C424
- Kokain C423
- Opioidrezeptoragonist C425
Eustachische Röhre B798
Eustress C232
Euthanasie C904
EVAR (endovascular aneurysm repair) B211
Event Recorder A22
Everolimus C488
Eversionsendarteriektomie B210
Evidenzbasierte Medizin C757, C908
- Rehabilitation C782
Evolutionismus C899
Ewing-Sarkom B253, **B609**, *B609*
Exanthem C44
- Arzneimittel B702, *B703*
- Exanthema subitum B558
- Fieber C34
- Herpes zoster **A547**, B945
- Infektionskrankheiten B553
- Kawasaki-Syndrom B561
- Masern B553
- Parapsoriasis en plaque B694
- Pityriasis rosea B694

Sachverzeichnis

- Pocken B716
- Psoriasis *B692*
- Ringelröteln B556
- Röteln B555
- Scharlach B553
- Skabies B721
- Staphylococcal scalded skin syndrome B712
- Stevens-Johnson-Syndrom B702
- Still-Syndrom B562
- Windpocken B556
Exanthema
- infectiosum B555
- subitum B558
Exartikulation B235, *B235*
Exemestan C445
Exenatid C440
Exfoliativzytologie C302
Exhairese, Definition B100
Exhibitionismus B1060
Exkoriation C265, B687
Exomphalos-Makroglossie-Gigantismus-Syndrom (EMG-Syndrom) B529
Exon B436
Exophthalmus C156
- Morbus Basedow A324, *A324*
Exostose, osteokartilaginäre B251
Exotoxine A501
- Corynebacterium diphtheriae C625
Exotropie B894
Expanderprothese B226
Expektoration, maulvolle A180
Experiment, klinisches C297
Exploration, psychiatrische B1010
Explosionstrauma B815
Exposition B816
Expositionsbestimmung C819
Expositionskeratitis B850
Expositionsmonitoring C820
Expositionsprophylaxe A505
- Antibiotika C449
- Malaria **A573**, C651
- Salmonellose C615
- Shigellen C616
- Typhus C615
Expositionstherapie B1020
Expressivität B452
Exsikkationsekzem B706
Exsikkose C31
- Alter C693
Exstirpation, Definition B100
Exsudat A219, **C313**
Exsudationsphase, Wundheilung C330
Extended-Spectrum-β-Laktamase C811
Extension
- Beckenbeweglichkeit B291
- Großzehengrundgelenk B316
- Kniegelenk B304
- Schultergelenk B267
- Zehengrundgelenk B316
Extensionsfraktur, Radius B284
extensive disease A634
Externamyringitis B810
Extinktion B1020
Extraktion
- interventionelle Radiologie C520
- Laboranalytik C527
Extrapyramidalmotorik, Morbus Wilson A367
Extrasystolie
- supraventrikuläre A39
- ventrikuläre A44, *A45*
Extrauteringravidität B406
Extravasation, Metastasierung C340
Extrazellulärraum A416–A417

Extremität
- pulslose C58
- Untersuchung C200
Extremitätenableitung A20
Extremitätenataxie, Leitsymptom C143
Extremitätenfehlbildung B238
Extremitätenischämie A97
- kritische A101
Extremitätenschiene B35
Extremitätenschmerz B50
Extremitätentrauma, Notfallmedizin B58
Extremwertüberprüfung C526
Extubation B79
Exulceratio simplex Dieulafoy A241
Exzessrisiko C868
Exzision
- Definition B100
- Haut B689
Eye Movement Desensitization and Reprocessing (EMDR) B1022
Ezetimib C433, **C434**

F

F_iO_2, nichtinvasive Beatmung B89
F-Plasmid C605
F-Welle, Elektroneurografie B917
FAB-Klassifikation B564, **A606**
FABP (fatty acid binding protein) A57
Facetten-Syndrom B980
Facies
- adenoidea B769
- Cri-du-chat-Syndrom B519
- mitralis A65
- myopathica B992
- Potter-Sequenz B500
- thalassaemica A149
Fadenpilze B718
Fadenwürmer C657
Fadenwurmerkrankung A581
Fahreignung C283
Fahrlässigkeit C264, C295
Fahrradschlauch-Kolon *A254*
Fahrtauglichkeit C283
- epileptischer Anfall B962
Fahrtüchtigkeit C283
Faktor
- atrialer natriuretischer C384
- testisdeterminierender B444
- Xa
  - Antithrombinbestimmung C559
  - niedermolekulares Heparin C391
  - unfraktioniertes Heparin C391
Faktor-V-Leiden-Mutation A167
Faktor-Xa-Inhibitor C394
Faktorenkonzentrat, Hämophilie A162
Fall-Kohortenstudie C865
Fall-Kontroll-Studie C865
Fallbericht C866
Fallhand B986, *B986*
Fallot-Tetralogie B570, *B570*
- chirurgische Therapie B197, *B197*
Fallpauschale C747
Fallpauschalen-Finanzierungssystem C744
Fallserie C866
Falsifikationismus, methodologischer C911
Famciclovir C473
Familie, Palliativmedizin C706
Familienanamnese C186
- genetische B460
- Icterus neonatorum B491
- Kinder B466

Familientherapie B1021
Familiy-Cancer-Syndrom C333
FAMMM-Syndrom A655
Famotidin C400
Fanconi-Anämie B523
Fanconi-Syndrom, renales B597
FAP (familiäre adenomatöse Polyposis) A642
Farbanomalie B859
Farbdopplersonografie, Morbus Basedow *A325*
Farbduplexsonografie A92, A114
Färbemethode C302
24-Farben-Karyotypisierung B444, *B444*
Farbsinnprüfung B829
Farbsinnstörung B880
Färbung, Bakterien C605
Farmerlunge A202
Farnsworth-Farbfleckverfahren B829
FAS-Ligand, Apoptose C310
Fasciola hepatica C653
Fasciolopsis buski C654
Faser C837
Fassthorax **C70**, A192, B581
FAST (focused assessment with sonografy for trauma) B327
Fastentest (Hungerversuch) B530, **C577**, A658
Fasttrack-Konzept B110
Fasziitis
- eosinophile A483
- nekrotisierende B711
- – Fournier-Gangrän B678
Faszikulationen **C144**, B907
Fasziolose A586
Fathalla-Hypothese B373
Fatigue, Palliativmedizin C712, *C712*
fatty streaks A93
Faustschlussprobe A91
Favismus A148, **B464**
Favus B719
Fazialisparese B968, *B969*
- Nervenrekonstruktion B226
- Neugeborene B485
FBL (funktionelle Bewegungslehre) C784
Febuxostat C432
Fechterstellung C273
Federtest B257
Fehlbildung
- genetisch bedingte B518
- Lunge B500
- Pleura B500
Fehler
- Analyse C755
- Management, strukturiertes C755
- α-, β-Fehler C877
Fehlernährung, siehe Malnutrition
Fehlerwahrscheinlichkeit C877
Fehlgeburt, Definition B469
Fehlsichtigkeit B888
Fehlwirt C652
Feigwarze B716
Feinnadelbiopsie C302
Feinnadelpunktion, Thyreoiditis A328
Feinstaub C240, **C836**
Feiung, stille C598
Felbamat C419, **C421**
Felderhaut B684
Felodipin C382
Felsenbeinfraktur, Schwerhörigkeit C134
Felty-Syndrom A468
Femidom B387

Feminisierung, testikuläre B550
Femoralhernie B181
Femoralisparese B988
Femurfraktur B301
Femurkopfnekrose B300, *B301*
- juvenile B294
Femurschaftfraktur B303
Fenchel C792
Fenestrotomie B981
Fenofibrat C434
Fensterrtechnik C509
Fentanyl C425, **C426**
- balancierte Narkose B78
- Schmerztherapie B94
Fentanyl-Gruppe C426
Fenticonazol C463
Fernlappen B224
Fernmetastase C340
Fernschuss C268
Fernvisus B829
Ferritin
- Eisenmangelanämie A142
- Hämochromatose A366
- Liquoruntersuchung C591
Fersensporn B321
Fertilisation, Schwangerschaft B392
Festkörperdetektor C497
Fetischismus B1060
Fetogenese, Strahlenempfindlichkeit C504
Fetopathie, diabetische B410, **B487**
α$_1$-Fetoprotein **A592**, C588
Fetoskopie B403
Fettabsaugung B228
Fette
- Kinder B482
- Laboranalytik C544
- Leber A265
- Lipidsenker C433
- Malassimilation A246
- parenterale Ernährung B92
Fettembolie A212
Fettgewebe
- Human-Biomonitoring C821
- subkutanes B752
Fettgewebsnekrose C312, *C312*
Fettkörnchenzelle C323
Fettlebererkrankung A273
Fettleberhepatitis A274
Fettsäureoxidationsdefekt B541
Fettunverträglichkeit C104
Fettwachs C259
Feuchtinhalation C788
Feuchtwarze B716
Feuerlamelle C831
Feuermal B726
Feuerstar **C831**, B857
FEV1 A172, *A173*
Fexofenadin C398
FFP (fresh frozen plasma) A459, C389
- intraoperativ B83
Fibrate C433, **C434**
Fibrillationen B907
Fibrinkleber B108
Fibrinogenwert A158, C558
Fibrinolyse A156, *A157*
- akutes Koronarsyndrom A59
- Arterienverschluss A99
- Beinvenenthrombose A125
- Inhibitoren A156
- Laboranalytik C561
- Phlebothrombose A120
- präklinische B43
- Störungen A166
Fibrinolytika C396
Fibroadenom C343, **B377**, *B378*
Fibroblast, Entzündung C323
Fibroelastom, papilläres A600

Fibrom C345, B727, *B727*
Fibromatose, Palmaraponeurose B282
Fibromyalgie-Syndrom B1007, *B1007*
Fibroplasie, retrolentale B876
Fibrosarkom C345, B735
Fibrose
– interstitielle, Alveolitis A202
– zystische, *siehe* Mukoviszidose
Fibrosteoklasie A330
Fichtennadel C792
Fieber C31, *C32*
– Entzündungssymptome C322
– hämorrhagisches A561
– pharyngokonjunktivales B842
– postoperatives B109
– rheumatisches A79
– schwarzes A576
– unklarer Genese, Alter C699
Fieberkrampf B612
Fiedler-Myokarditis A73
FIGO-Klassifikation
– Endometriumkarzinom B369
– Mammakarzinom B381
– Ovarialkarzinom B375
– Vaginalkarzinom B360
– Vulvakarzinom B359
– Zervixkarzinom B364
Filarien C660
Filariose A584
Film-Folien-Kombination C499
Filoviren C672
Filterfotometrie C529
Filtersystem C500
Filtration, glomeruläre A374
Filtrationsrate, glomeruläre, *siehe* glomeruläre Filtrationsrate
Filzlaus C664, **B722**
Fimbrien C604
Finalitätsprinzip C775
Finanzierung
– Gesundheitssystem C740
– Krankenhauskosten C743
Finger
– Amputation B288
– Fraktur B286
– schnellender B283
– Vibrationsschäden C827
Finger-Boden-Abstand B257
Finger-Finger-Versuch B904
Finger-Nase-Versuch B904
Fingerknöchelpolster B282
Fingerkuppennekrose, Raynaud-Syndrom A105
Finkelstein-Test B283
Finnen, Bandwurmerkrankung A578
First-pass-Effekt C353
Fischauge, gekochtes B895
Fischbandwurm A578, **C654**
Fischer-Score B401
Fischwirbel B240, *B240*, **B258**
Fisher-Test C880
Fissur, anale B157
Fissura-orbitalis-superior-Syndrom B971
Fistel
– Analkanal B152
– arteriovenöse A111
– – chirurgische Therapie B212
– Ductus omphaloentericus B142
– Dünndarm B142
– Entzündung C329
– Hals B120
– Lymphgefäße A130
– Steißbein B154
– tracheoösophageale B504
– urethrovaginale B673
– vesikovaginale B673

Fistel-Syndrom, Prüfung B804
Fitz-Hugh-Curtis-Syndrom A523
Fitzpatrick-Hauttypen B685
Fixateur B234
Fixationsmethode B1021
Fixationsnystagmus B966
Flaccidacholesteatom B812, *B812*
Flächendesinfektion C798
– MRSA C809
– Wirkstoffe C799
Flachlagerung B34
Flachrücken C105
Flachwarze B715
Flackerpunkt B830
Flagellaten C642
– Wirkstoffe C468
Flankendämpfung A284
Flankenschmerzen, Leitsymptom C170
flapping tremor C148, A286
Flaschenzeichen, positives B986
Flashback C180, C424
– Halluzinogene B1046
– posttraumatische Belastungsstörung B1051
Flaviviren C678
– Arbeitsmedizin C239
Flecainid C373
Fleck **C48**, B687
– blinder B825
– kirschroter *B874*
– Lidspalte B844
Fleckfieberimpfversuche C906
Fleckschatten (Röntgen-Thorax) A176
Fleckskiaskopie B829
Flexion
– Beckenbeweglichkeit B291
– Großzehengrundgelenk B316
– Hawkins-Kennedy-Test B267
– Kniegelenk B304
– Schultergelenk B267
– Zehengrundgelenk B316
Flexionsfraktur, Radius B284
Fliege C665
Fliegenpilz C859
Fließbandarbeit C231
floating shoulder B272
Flöhe C664
– Hauterkrankungen B722
Flohsamen C402
Flooding B1020
floppy infant C154
– Morbus Pompe B533
– Zellweger-Syndrom B524
Floppy-Infant-Syndrom, Benzodiazepine C407
Floppy-Valve-Syndrom A68
Flora C606
Flucloxacillin C450
Fluconazol C463
Flucytosin C467
Fludarabin C482
Fludrocortison C437
Fludrocortison-Suppressionstest A341
Flügelfell B845
Fluid-Challenge-Test B87
Flumazenil C407
– Antidot B67
Flunisolid C437
Flunitrazepam C406
– K.-o.-Tropfen C857
Fluocortolon C437
Fluor
– genitalis **C118**
– Urethra C108
Fluorchinolone C456
– Wirkprinzip C447

Fluoreszeinprobe, konjunktivale B827
Fluoreszenz-in-situ-Hybridisierung, Chromosomen B443, *B443*
Fluoreszenz-Treponema-Antikörper-Absorbens-Test C633
Fluoreszenzangiografie
– Aderhautmelanom *B863*
– Fundus myopicus B879
– Makulaödem *B878*
– retinale Vaskulitis B881
– Retinopathia centralis serosa B879, *B879*
– Zentralvenenverschluss B874
Fluorid C446
5-Fluorouracil C482
Fluoruridin-Monophosphat C482
Fluorverbindung C861
Fluoxetin C414
Flupentixol C409
Flupentixoldecanoat C412
Fluphenazin C409
Fluphenazindecanoat C412
Flurazepam C406
Flurbiprofen C428, **C430**
Flush, Hautfleck C49
Fluspirilen C409
Flussblindheit **A584**, C661
Flüssigkeitsabgang, vaginaler C123
Flüssigkeitsbedarf
– intraoperativer B82
– Kinder B482
Flüssigkeitsgabe
– intraoperative B82
– Sterbephase C718
Flüssigkeitslunge B496, **B498**
Flüssigkeitsspiegel, Abdomenübersichtsaufnahme A224
Flüssigkeitsumsatz A416
Flusssäure C861
Flüstertest B801
Flutamid C443
Fluticason C437
Fluvastatin C433
Fluvoxamin C414
FNH (fokale noduläre Hyperplasie) A648, *A648*
Foetor ex ore **C84**, C190
Fogarty-Embolektomie B209
Fokussierung, isoelektrische **C528**, C592, *C592*
Folgenahrung B484
Folie à deux B1013
Follikel
– Entwicklung *B343*
– Konjunktivitis *B839*
– Reifung B333
Follikelatresie, vorzeitige ovarielle Erschöpfung B347
Follikelphase B342
Follikelzyste B371
Follikularkeratose B741
Follikulitis C325, B711
– gramnegative bakterielle B713
Fölling-Krankheit B536
Follow-up-Studie C865
Folsäure C390
– Malassimilation A246
– Mangel A144
– Schwangerschaft B395
– Stoffwechsel A144
Folsäureantagonist C482
Fondaparinux C391
Fontaine-Stadien, pAVK A101
Fontan-Operation B198
Fontanelle
– abnormer Tastbefund C131
– Entwicklung B476

Foramen-jugulare-Syndrom B971
Forensik C264
Formaldehyd C846
Formalin C846
Formatio reticularis, Mittelhirnsyndrom B911
Formestan C445
Formula-Nahrung B483
Forrest-Klassifikation A242
Forschungsethik C929
Fortbildung, ärztliche C289
Fortpflanzungsmedizin, ethische Fragen C922
Forzepsentbindung B428
Fosamprenavir C477
Foscarnet C474
Fosfomycin C460
– Wirkprinzip C447
Fosinopril C370
Foster-Kennedy-Syndrom, Stauungspapille B883
Fotometrie C529
– Bilirubin C567
Fototherapie **C788**, B1016
Fourchette-Stellung, Radiusfraktur B284
Fournier-Gangrän **B678**, B711
Fournier-Zähne B516
Fovea B824
Fowler-Stephens-Operation B639
Frage, offene C184
Fragiles-X-Syndrom B525
Fragmentgelanalyse C543
Fragmentozyten A136, A415, *A415*
Frailty C692
Fraktur **B236**, B289
– Azetabulum B290
– Femur B301, B304
– Finger B286
– Humeruskopf B277
– Humerusschaft B278
– Kahnbein B284
– Kalkaneus B325
– Klavikula B272
– Knochenschmerzen C173
– Mittelfußknochen B325
– Mittelhandknochen, 1. *B286*
– Nase B796
– Olekranon B279
– Os sacrum B289
– Patella B314
– pertrochantäre B303
– Radiusköpfchen B279
– Schenkelhals B302
– Skapula B273
– Sprunggelenk B323
– suprakondyläre B278
– Talus B324
– Unterarmschaft B283
– Unterkiefer B797
– Unterschenkelschaft B321
– Zahn B763
– Zehen B325
Frakturform, Forensik C266
Frakturheilung C330
Frakturneigung C105
Frakturzeichen B236
Frameshift-Mutation B440
Franceschetti-Syndrom B522
Frank-Starling-Mechanismus A25
FRC (funktionelle Residualkapazität) *A173*
Freezing B907
Fremdbeibringung C268
Fremdgefährdung, Manie B1029
Fremdkörper C318
– Atemwege B36, *B36*
– Auge B896
– Gastrointestinaltrakt B592

Sachverzeichnis

- Gehörgang C134, **B806**
- Hornhaut B852
- Magen B133
- Nase C138
- Ösophagus B127
- Peritonitis B160
- postoperatives Fieber B110
Fremdkörper-Riesenzelle C323
Fremdkörperaspiration B783
Fremdkörpergefühl Auge C156
Fremdkörpergranulom C327, *C328*
Fremdreflex B903
Frequency-urgency-Syndrom B672
Fresh frozen Plasma A459
Fressattacke B1062
Frey-Syndrom B767
Friede, fauler A262
Friedewald-Formel A361, **C545**
Friedman-Test C880
Friedreich-Ataxie B978
Friedreich-Fuß B978, *B978*
Friedrich-Exzision B112
Frischplasma, gefrorenes A459, **C389**
- intraoperativ B83
Fritsch-Handgriff B427
Froment-Zeichen B987
- Guyon-Logen-Syndrom B283
Frontalhirn-Syndrom B911
Frontobasisfraktur B797, *B797*
Fröschlein-Geschwulst B766
Frostbeule C273, **B753**
Frostgangrän *C317*
Frotteurismus B1061
Frovatriptan C399
frozen shoulder B270
Fruchttod, intrauteriner *B412*, B416
Fruchtwasser B393
Fruchtwasserembolie A212, **B427**
Früh-Dumping-Syndrom B138
Frühabort B411
Frühamniozentese B401
Frühdyskinesie C410, **B907**
Früherkennung
- beruflich bedingte Schäden C229
- Prostatakarzinom B657
Früherkennungsuntersuchung C765
Frühgeborene
- Atemfrequenz B467
- Atemnotsyndrom B496
- Blutdruck B467
- Definition B466, **B469**
- Erkrankungen B484
- Herzfrequenz B467
- Hirnblutungen B493
- Pharmakotherapie B468
Frühgeborenenretinopathie B875
Frühgeburtlichkeit C121
Frühgestose B407
Frühjahrskatarrh B843
Frühkarzinom C337
Frühpneumonie C803
Frührehabilitation C779
- geriatrische C700
Frühsommermeningoenzephalitis (FSME) B945
Fruktose-1,6-Bisphosphatase-Mangel B532
Fruktose-1-Phosphat-Aldolase-B-Defekt B532
Fruktoseintoleranz, hereditäre B532
FSGS (fokal-segmentale Glomerulosklerose) A397
FSH (follikelstimulierendes Hormon) C442, **C570**
FSME-Virus C679
fT$_3$ C573
fT$_3$ A318
fT$_4$ C573

fT$_4$ A318
FTA-Abs-Test C633
Fuchs-Endotheldystrophie B852
Fuchs-Fleck B879
Fuchsbandwurm A578, **C656**
Fuchsinfärbung, Bakterien C605
Fugue, dissoziative B1052
Füllmittel C402
Functio laesa C322
Fundoplicatio B125
Fundus
- arteriosclerotus B875
- hypertonicus B875
- myopicus B879, *B879*
Fungizide C848
- multiple Chemikalienüberempfindlichkeit C824
Funikulolyse B639
Funktionsdiagnostik C783
- Kniegelenk C304
- orthopädische B232
- Schultergelenk B267
- Sprunggelenk B316
- Wirbelsäule B257
Funktionsstörung
- sexuelle B1060
- somatoforme autonome B1054
Funktionsszintigrafie C517
FUO (fever of unknown origin) C31
- Alter C699
Furosemid C386
Furunkel C325, B712
- Ohr B807
Fuß
- Deformitäten B316
- diabetischer A351, *A351*
- ischämisch-gangränöser A351
- neuropathischer A351
Fußgangrän *C311*
Fusidinsäure C460
- Wirkprinzip C447
Fusionsinhibitor, HIV A552
Fußlage B420
Fußsohle, Untersuchung B316
Fußsohlenwarze B716
Fußwurzelknochen, akzessorischer B321
Fütterstörung B1069
FVC (forcierte Vitalkapazität) *A173*

G

G-BA (Gemeinsamer Bundesausschuss) C730
G-DRG (German Diagnosis Related Groups) C886
- Aufbau *C887*
- Erlösberechnung C887
GABA-Rezeptor-Agonist, Antiepileptika C419
Gabapentin C419, **C422**
Gabelschwanzzerkarie C652
Gadolinium C512
Gage-Zeichen B295
gain of function C331
Galaktografie B337
Galaktorrhö, Leitsymptom C127
Galaktosämie, klassische B531
Galaktose C579
Galaktose-1-P-Uridyltransferase C579
Galaktose-1-Phosphat-Uridyltransferase B531
Galaktosebelastungstest C568
α-Galaktosidase-A-Defekt B542, **B543**
β-Galaktosidase-Defekt B542, **B543**

Galaktozerebrosidase-Defekt B542, **B544**
Galant-Reflex B472
Galantamin C364
Galeazzi-Verletzung B283
Galen C895
Galle
- Funktionen A290
- Schwangerschaft B394
Gallenblase **B166**, A290
- Empyem A295
- Entzündung A294
- Hydrops A292
- Karzinom A652, *A652*
- - chirurgische Therapie B169
- Palpation C199
- Perforation A295
Gallenfarbstoff C567
Gallengang
- Adenom A649
- Atresie B510
- Drainage B169, *B169*
- Karzinom A653
- - chirurgische Therapie B169
Gallenkolik A59, **A292**
- Aufstoßen C78
- Brustschmerz C169
- Erbrechen C83
Gallensäuren C567
- Anionenaustauscherharze C434
- Malabsorption A246
- Malassimilation A246
Gallensäureverlustsyndrom A246
Gallensteine A291
Gallensteinileus A295
Gallenwege A290, **B166**
- bildgebende Diagnostik C513
- Drainage B169
Gallertbauch A669
Gallopamil C375, **C383**
Galton, Francis C900
Galvanisation C787
Gammabutyrolacton C857
Gammahydroxybuttersäure B1046
Gammahydroxybutyrat C857
Gammatrinker B1040
Gammazismus **B790**, B1066
Gammopathie, monoklonale A626
Ganciclovir C473
Gangapraxie C153
Gangataxie, Leitsymptom C143
Ganglion B282
- cervicale superius, Blockade B96
- cervicothoracicum, Blockade B96
- intraossäres B252
Gangprüfung B905
Gangrän, Frost *C317*
Gangstörung C153
- Normaldruckhydrozephalus B926
Ganirelix C442
Gänsegurgelureter B647
Gänsehaut C258
Ganser-Syndrom B1052
Ganzkörperplethysmografie **A173**, B185
Ganzkörperschwingung C826
Garantenpflicht C292
Garden-Einteilung B302, *B302*
Gardnerellakolpitis B352, *B352*
Gargoylismus, Mukopolysaccharidose B535
Garré-Krankheit B249
Gas-bloat-Syndrom B125
Gasaustauschstörung A171
Gasaustauschverfahren, extrakorporales B91
Gasbrand A521, *A522*
- Leichenschau C259

Gaschromatografie C530
- Human-Biomonitoring C822
Gasembolie, Druckluftschaden C828
Gasser-Syndrom A414
Gassterilisation C801
Gastrektomie, Magenkarzinom B136
Gastric Banding B137, *B137*
Gastric Pacing B138
Gastrin A222, C564
Gastrinom A659
Gastrinstimulationstest C564
Gastritis A237
- Kinder B585
Gastroenteritis A255
- E. coli A521
- eosinophile, Aszites C98
- Kinder B589
- Salmonellen A530
- virale A559
Gastrointestinalblutung A226
- chirurgische Therapie B118
- Meckel-Divertikel B141
Gastrointestinaltrakt
- bildgebende Diagnostik C513
- Flora C607
- Funktion A222
- Schwangerschaft B394
- Strahlenempfindlichkeit C503
- Tumoren A636
Gastroparese, diabetische A350
Gastropathie, hypertrophe exsudative A240
Gastroplastik B137, *B137*
Gastroschisis B511, *B512*
Gastrostomie, perkutane endoskopische B136, *B136*
Gaucher-Zelle B544
Gauer-Henry-Reflex A417
Gaumen, Anatomie B756
Gaumenbogen B756
Gaumenmandel B756
- Entzündungen B771
- Waldeyer-Rachenring B769
Gaumensegel B756
- Rhinophonie B789
Gaumensegeltremor C154
Gauß-Verteilung C876, *C876*
GdB (Grad der Behinderung) C225, **C245**
Gebührenordnung für Ärzte C746
Geburt D418
Geburtenrate, differenzielle C900
Geburtsanamnese B466
Geburtseinleitung B420
Geburtsgeschwulst B484
Geburtshilfe B397
Geburtskanal B418
Geburtsmechanik B418
Geburtsstillstand B424
Geburtsverlauf
- regelhafter B418
- regelwidriger B420
Geburtsverletzung B484
- diabetische Mutter B488
Geburtsvorbereitung B397
Gedächtnisstörung
- Demenz B937
- demenzielles Syndrom B937
- psychopathologischer Befund B1011
Gedächtnistäuschung B1011
Gedankenabreißen B1012
Gedankenausbreitung B1014
Gedankendrängen B1012
Gedankeneingebung B1014
Gedankenentzug B1014
Gedankenlautwerden B1014
Gedeihstörung **C104**, B481

Gefahrstoff
- Angebotsuntersuchung C229
- Pflichtuntersuchung C229
Gefahrstoffverordnung C226
Gefäßaneurysma, *siehe* Aneurysma
Gefäßchirurgie B207
Gefäßdissektion, *siehe* Dissektion
Gefäße
- Hals C190
- Kontrastmitteluntersuchung C513
- Parasympathikus C363
- parasympatholytische Effekte C365
- Relaxanzien C379
Gefäßerkrankung
- arterielle A88
- venöse A112
Gefäßhaut, *siehe* Uvea
Gefäßmuskulatur
- Dihydralazin C381
- NO-Donator C380
- Relaxanzien C379
- Tonusregulierung C379
Gefäßnaevus B726
Gefäßspasmus
- Akrozyanose A105
- Raynaud-Syndrom A104
Gefäßspinnen A266
Gefäßtonusregulierung C379
Gefäßtumor A601
Gefäßverletzung, Arterien B208
Gefäßverschluss
- arterieller A96
- Mesenterialarterie A262
- Niere A411
- Notfallmedizin B50
- pAVK A100
- Zentralarterie B873
- Zentralvene B874, *B874*
Gefäßzugang
- Anästhesie B73
- arterieller B74
Geflechtknochen, Morbus Paget B242
Gefügedilatation, Entzündung C329
Gefühl der Gefühllosigkeit B1014, B1025
Gegenfeldbestrahlung C515
Gegenkonditionierung B1020
Gegenübertragung B1018
Geheimnisbruch C291
Gehirn
- Erkrankungen B921
- Fehlbildungen B921
- Hypoxie C319
Gehörgang B798
- Blutung C134
- Entzündungen B807
- Fremdkörper C134, **B806**
Gehörimplantat B804
Gehörschnecke B799
Gehstrecke A91
- pAVK A101
Gehtest A91
Geißel C603
Gel B688
Gelatine C389
Gelbfieber A559
Gelbfiebervirus C678
Gelbsucht, *siehe* Ikterus
Gelegenheitstrinker B1040
Gelenk B244
- Chondromatose B246
- Punktion B244, *B244*
- Synovia B244
Gelenkeingriff B234
Gelenkerkrankung B244
Gelenkersatz, künstlicher B234

Gelenkmaus B243
- Osteochondrosis dissecans B308
Gelenkschmerzen, Leitsymptom C170
Gelenkschwellung, Leitsymptom C105
Gelenkspiegelung B234
Gelenksteife, Leitsymptom C105
Gellé-Versuch B801
Gellerschuss C269
Gemcitabin C482
Gemeprost C399
Gemfibrozil C434
Geminischwangerschaft B413, *B414*
Gen B436
Genaktivität B436
Genetik B436
- Bakterien C605
- Eugenik C900
- forensische C275
- formale B451
- Karzinogenese C333
- Viren C668
Genfer Gelöbnis C909
Genfrequenz B458
Genitalblutung
- abnorme C117, *C118*
- Schwangerschaft C121
Genitalorgane
- Leitsymptome C116
- männliche, Leitsymptome C124
- Schwangerschaft B394
- weibliche C330, C117
Genitaltuberkulose B355
Genkartierung B438, **B439**
Genkopplung B457
Genlokalisation B439
Genmutation B440
Genokopie B442
Genom B436
- bakterielles C605
- Variabilität B437
Genommutation, Strahlenschäden C502
Gentamicin C454
Gentherapie A596
Gentransfer, horizontaler C605
Genu
- recurvatum B305
- valgum B305
- varum B305
Geradstand, hoher B423
Geräte- und Produktsicherheitsgesetz C222
GERD (gastroesophageal reflux disease) A232
Gerechtigkeitsprinzip C920
Gereiztheit B1014
Gerhard von Cremona C896
Geriatrie C688
- Frailty C692
- Immobilität C694
- Mobilität C690
- Pflegebedürftigkeit C701
- Rehabilitation C700
- Sozialdienst C689
- Versorgungsstrukturen C700
Gerinnung A155
- disseminierte intravasale (Verbrauchskoagulopathie) A164
- plasmatische C557
Gerinnungsfaktor *A157*
- Mangel A163
- Vitamin-K-abhängiger C393
Gerinnungsstörung A155
- Diagnostik A156, C557
- Hämophilie A161
- plasmatische A161, *A161*

- Prothrombinkomplexmangel A163
- thrombozytär bedingte A159
- Verbrauchskoagulopathie A164
- Von-Willebrand-Jürgens-Syndrom A163
Gerinnungssystem, Pharmakologie A156, C391
Gerinnungsthrombus A119
Gerinnungszeit C535, C557
Germinalzellaplasie B669
Germinom, chirurgische Therapie B219
Gerodontologie C698
Geröllzyste B245
Gerontoxon B851
Gerstenkorn B834
Gerstmann-Sträussler-Scheinker-Syndrom B946
Gerstmann-Syndrom B913
Geruchssinn B791
Geruchssinnstörung C138
Geruchsstoff C838
Gesamtamylase, Laboranalytik C564
Gesamtkalzium A329
Gesamtkreatinkinase C590
Gesamtproteine C538
- Liquor C591, **C592**, B920
Geschäftsfähigkeit C287
Geschichte der Medizin C894
Geschlecht
- chromosomales, Intersexualität B549
- Karzinogenese C334
Geschlechtsdeterminierung, chromosomale B444
Geschlechtsdifferenzierung, chromosomale *B445*
Geschlechtsentwicklung, Störungen B548
Geschlechtsidentitätsstörung B1061
Geschlechtskrankheit, *siehe* sexuell übertragbare Erkrankungen A510
Geschlechtszuweisung, Intersexualität B549
Geschmackssinn B757
Geschmackssinnstörung C138
Geschosstypen C269
Gesellschaft, Gesundheitsförderung C760
Gesetz
- Arbeitsschutzgesetz C222
- Arbeitsschutzvorschrift C222
- Arbeitssicherheitsgesetz C222
- Arbeitszeitgesetz C226
- Atomgesetz C226
- Entgeltfortzahlungsgesetz C223
- Geräte- und Produktsicherheitsgesetz C222
- Immissionsschutzgesetz C226
- Jugendarbeitsschutzgesetz C225
- Mutterschutzgesetz C226
Gesicht
- Asymmetrie B758
- Rekonstruktionschirurgie B225
- Verletzungen B112
Gesichtsfeld, Prüfung C188
Gesichtsfeldausfall C156
Gesichtslage B422
Gesichtsneuralgie B1005
Gesichtsschmerz B1005
Gesprächsführung C184
- psychosomatische Grundversorgung C207
Gesprächspsychotherapie B1019
Gesprächstherapie, Depression B1028

Gestagene C445
- Kontrazeption B387
- Mamma B335
- Schwangerschaft B416
- Sexualhormone C442
- Synthese B333
Gestagenmangel, Mastopathie B376
Gestagenspirale B388
Gestagentest, Amenorrhö A345
Gestaltungstherapie B1022
Gestationsalter, Definition B469
Gestationsdiabetes A347, **B409**
- Screening B400
Gestationshypertonie B408
Gestoden C445
Gesundheit
- Ausgaben C741
- Definition C300
- körperliche Aktivität C253
- Menschenrecht C736
Gesundheitsbegriff C913
Gesundheitsberatung
- 5-A-Strategie C763
- individuelle C762, *C763*
- Verhaltensänderung C763
Gesundheitsberichterstattung C864
Gesundheitsbildung C214
Gesundheitsfonds C742
Gesundheitsförderung C760
- Kinder C765
- Salutogenese C761
- Verhaltensänderung C763
Gesundheitskarte, elektronische C890
Gesundheitsleistung
- Finanzierung C740
- Nachfrage C740
Gesundheitsmarkt C739
- Dreiecksbeziehung C747
Gesundheitsökonomie C737
- Evaluationen C748
Gesundheitspolitik C736
Gesundheitsreform C739
Gesundheitssport C771
Gesundheitssystem C727
- Finanzierung C740
- Reformen C739
Gesundheitstheorie C916
Gesundheitsuntersuchung C766
Gesundheitsvorsorge C864
Gesundheitswesen C747
Gewalt
- halbscharfe C267
- scharfe C267
- stumpfe C265
Gewebe
- Anpassungsreaktionen C304
- labiles C329
- permanentes C329
- stabiles C329
Gewebeentnahme C302
Gewebekleber B108
Gewebetransplantation B222
Gewebshormone C397
Gewebsmastzelle, Entzündung C323
Gewebstransglutaminase 2 B587
Gewerbearzt, staatlicher C228
Gewerbeaufsichtsamt, staatliches C228
Gewicht, Perzentilenkurve B474
Gewichtsabnahme C26
Gewichtszunahme C27
Gewohnheitstrinker B1040
GFR (glomeruläre Filtrationsrate) A380, C583
GH (Growth hormone) A313
Ghon-Herd A538
Ghost-Cell-Glaukom B870
GHRH-Test, Laboranalytik C570

Sachverzeichnis

GHS (Global Harmonizing System) C226
Giardia lamblia (duodenalis) A570, **C643 n**;
– Antiprotozoika C469
Gibbus B260
Gicht A363, *A364*
– Nephropathie A406
Gichtanfall A363
Gichtophus A363, *A364*
Giemen, Atemwegsverlegung B41
Giemsa-Färbung C303
– Chromosomen B443
– Lamblien *A570*
Gießkannenschimmel C641
Gift
– Aufnahme C277
– Elimination B68
– Paracelsus C826
– Pflanzen C858
– Pilze C859
– Schlangen C859
– tierisches C859
Gigantismus, hypophysärer A313
Gilbert-Meulengracht-Syndrom B591
Gilchrist-Verband *B271*
Gilles-de-la-Tourette-Syndrom B1070
Gingivahyperplasie *A605*, B762
Gingivitis B762
– AML A605
Gingivostomatitis herpetica A546
GIP (gastric inhibitory peptide) A222
Gips, Orthopädie B233
Gitelman-Syndrom A407
Gitterlinienbeete B876
giving way B312
GKV (gesetzliche Krankenversicherung) C742
Glabellareflex B472, **B903**
Glandula
– lacrimalis B823
– parotidea B764
– sublingualis B764
– submandibularis B764
Glasbläserstar C831
4-Gläser-Probe B624
Glasgow Coma Scale, Notfallmedizin B29
Glasknochenkrankheit B527
Glaskörper B824
Glaskörperabhebung B871
Glaskörperblutung, Sehstörung C164
Glaskörpereinblutung B870
Glaskörpertrübung B870
Glaskörperverflüssigung B870
Glasspatel B687
Glaswolle C837
Glaube C722
Glaubersalz C402
Glaukom B864, *B866*
– diabetische Retinopathie A350
– infantiles B868
– phakolytisches B857
Glaukomanfall (akutes Winkelblockglaukom) B867
GLDH (Glutamat-Dehydrogenase), Leberzellschädigung A266
Gleason-Score B656
Gleichgewichtsorgan B799
Gleichgewichtsprüfung B803
Gleichgewichtsreaktion B479
Gleichgewichtsstörung, Leitsymptom C149
Gleichschaltung, Medizin C902

Gleichstromtherapie C787
Gleithernie B177
Gleithoden B595, **B638**
Gleitmittel C402
Glenn-Anastomose B198
Glenohumeralgelenkluxation B273
Gliadin B587
Gliamarker C592
Glibenclamid C440
Gliederfüßler C662
Gliedergürteldystrophie B993
Gliedmaßendefekt B238
Gliedmaßenschwellung C41
Glimepirid C440
Glinid C440
Glioblastom B927
Gliom B927
– Kindesalter B606
– N. opticus B885
Gliose, epiretinale B872
Glipizid C440
Gliptin C440
Gliquidon C440
Glitazon C441
Glitzerpunktbeete B876
Globalinsuffizienz, respiratorische **B89**, A171
Globalisierung
– epidemiologische Transition C734
– Medizin C736
– Mobilität C735
– Public Health C726
Globe-Thermometer C234
Globoidzellleukodystrophie B544
α₁-Globulin, Elektrophorese C539
α₂-Globulin, Elektrophorese C539
β-Globulin
– Amyloidose C315
– Elektrophorese C539
γ-Globulin, Elektrophorese C539
Globus hystericus B1055
Globusfraktur C266
Globusgefühl C84
– psychogenes B1055
Glomangiom A602
Glomerulonephritis
– Kinder B596
– membranoproliferative A401
– membranöse A396
– minimal proliferierende interkapilläre A397
– pauciimmune A490
– postinfektiöse A400
– rapid progrediente A401
Glomerulopathie A391
– Alport-Syndrom A395
– Amyloidose A399
– benigne familiäre Hämaturie A395
– chronische A392
– fokal segmental sklerosierende A397
– IgA-Nephropathie A394
– nephritisches Syndrom A394
– nephrotisches Syndrom A396
Glomerulosklerose
– fokal-segmentale A397
– noduläre diabetische (Kimmelstiel-Wilson) **A398**, A350
Glomerulum A374
Glomustumor A602, B813
Glossinidae C665
Glossitis B761
– atrophicans B762
– Candidiasis A566
– rhombica mediana B762
Glossodynie C92
Glossopharyngeusneuralgie B1005

Glottis B778
– Atresie B781
– Phonation B779
Glottiskarzinom B785, *B786*
GLP (Glucagon-like Peptide) C440
GLP-1-Analoga C440
Glücksspiel, pathologisches B1058
Glukagonom A659
Glukansynthese C466
Glukokortikoide C490
– Antidot B67
– Dermatologie B688
– perioperativ B70
– Schmerztherapie B95
Glukose
– Blut C577
– Blutzuckerteststreifen C529
– Liquor **C591**, B920
– parenterale Ernährung B92
– Urin C578
Glukose-6-phosphat-Dehydrogenase-Mangel **A148**, B464, C550
Glukose-6-Phosphatase-Defekt B533
Glukosebelastungstest B530, C570
Glukosestoffwechsel A346
Glukosetoleranz, pathologische A351
Glukosetoleranztest, oraler A351
– GH-Überproduktion A314
– Schwangerschaft B400
Glukosetoleranztest, oraler C578
α-Glukosidase C441
α-1,4-Glukosidase-Defekt B533
Glukosidasehemmstoff C441
Glukosurie A378, C109
β-Glucuronidase-Defekt B535
β-Glukozerebrosidase-Defekt B542, **B543**
Glutamat-Dehydrogenase A266, C567
Glutamat-Oxalacetat-Transaminase A266, C565
Glutamat-Pyruvat-Transaminase A266, C566
γ-Glutamyl-Transferase C566
– Alkoholmissbrauch C286
– Cholestaseparameter A267
Glutarazidurie B539
Glutaryl-CoA-Dehydrogenase-Mangel B539
Glutathion, Paracetamol C431
Gluten A249
Glyceroltrinitrat C380
Glycidamid C849
Glykogenose B533, *B534*
Glykogensynthase-Defekt B533
Glykopeptid-Antibiotika C459
– Wirkprinzip C447
β₂-Glykoprotein-Antikörper C560
Glykoprotein-IIb/IIIa-Antagonist C396
Glykoprotein-IIb/IIIa-Rezeptor, ADP-Rezeptor-Antagonist C395
Glykosaminoglykane, Mukopolysaccharidose B535
Glykosid, herzwirksames C376
Glyzyrrhizkline C455
– Wirkprinzip C447
GM1-Gangliosidose B542, **B543**
GM2-Gangliosidose B542, **B543**
Gneis B706
GnRH (Gonadoliberin) C442
GnRH-Rezeptor-Agonist C442
GnRH-Rezeptor-Antagonist C442
GnRH-Test **C569**, B671
Gold C857
Goldberg-Maxwell-(Morris)-Syndrom B550

Goldberger-Ableitung A20
Goldblatt-Mechanismus A413
Goldenhar-Syndrom B846
Goldverbindung, Immunsuppression C490
Golferellenbogen B276
Golgi-Färbung C303
Gomori-Färbung C303
Gonadarche B477
Gonaden
– Dysgenesie B333
– Entwicklung **B393**, B444
– Hypogonadismus B547
– Laboranalytik C574
– Sexualentwicklung B477
– Strahlenempfindlichkeit C504
– Tumoren B611
Gonadoliberin C442
Gonadorelin C442
Gonadotropin C442
Gonadotropine, Hypophysenvorderlappeninsuffizienz A309
Gonarthrose B306, *B307*
– Röntgenbild *B307*
Gonioskopie B827
Goniotomie B866
Goniotrepanation B865
Gonitis B310
Gonoblenorrhö B839, *B841*
Gonokokken *A523*, C612
Gonorrhö A522
Gonosomen B442
– Fehlverteilung B447
– numerische Aberration B447, **B520**
Goodpasture-Syndrom A391, **A401**
– Hämoptyse C72
Gordon-Syndrom A343
Gordon-Zeichen B904
Gorlin-Syndrom A345, **A664**
Goserelin C442
GOT (Glutamat-Oxalacetat-Transaminase) C565
– Leberzellschädigung A266
– Myokardinfarkt A57
GOT/GPT-Quotient A267
Gottstein/Heller-Operation B124
Gottron-Zeichen A484
Gowers-Zeichen, Muskeldystrophie B991
GPBB (Glykogenphosphorylase Isoenzym BB) A57
GPT (Glutamat-Pyruvat-Transaminase) C566
– Leberzellschädigung A266
Graaf-Follikel B342, *B342*
Grabmilbe C663
Gradenigo-Syndrom B971
Grading C341
– Knochentumoren B254
– neuroendokrine Tumoren A657
Graefe-Zeichen A324
Graf-Einteilung B293
Graft-versus-Host-Reaktion **A455**, A456
Graham-Steel-Geräusch A66
Gram-Färbung C303, *C611*, *C626*
Grand-Mal-Epilepsie B960
Granisetron C399
Granularatrophie C102
Granulationsgewebe, Epulis C338
Granulom, Tuberkulose A538
Granuloma anulare B699, *B700*
Granulomatose
– mit Polyangiitis (Wegeber'sche Granulomatose) A488
– septische A443
Granulomtypen C327

Sachverzeichnis

Granulopoese A134
Granulosazelltumor B372
Granulozyten A153, C322
– Funktionsstörungen A154
– Normwerte A137
Granulozytenfunktionstest C554
Granulozytenkonzentrat A459
Granulozytenszintigrafie C518
Granulozytopenie A153
Gratifikationskrise C246
Grave's Disease, siehe Morbus Basedow
Gravidometer B396
Grawitz-Tumor A664
Gray C496
Gregg-Syndrom B555
Greifreflex B472, **B904**
Greisenbogen B851
Grenzdivertikel B126
Grenzstrangblockade B96
Grenzwächterlymphknoten C340
Grenzwert, biologischer C816
Grenzzoneninfarkt B954, *B954*
Grey-Syndrom C460
Grey-Turner-Zeichen B117, **A299**
Grind-Test B280
Grippe A554
Grippeotitis B807, *B808*
Grippepneumonie, hämorrhagische *C326*
Griseofulvin C467
Größe, Perzentilenkurve B474
Größenwahn B1013
Großgefäßvaskulitis A488, **A494**
Großrassenkreis C901
Grübeln B1011
Grubenpapille B883
Grundimmunisierung A507
Grundmessgröße C188
Grundumsatz, Arbeitsphysiologie C231
Grünholzfraktur B238
Gruppenberatung C765
Gruppenpsychotherapie B1021
Guanaritovirus C676
Guanethidin, Antidepressiva C414
Guedel-Narkosestadien B77
Guedel-Tubus B37, *B37*
Guillain-Barré-Syndrom B983
Gummibauch A298
Gumprecht'scher Kernschatten A622, *A622*
Gunn-Kreuzungszeichen B875
Gürtelrose A547
Gutachtertätigkeit, rechtliche Grundlagen C297
Guthrie-Testkarte B473
Gynäkologie
– bildgebende Diagnostik B336
– Endoskopie B336
– Entzündungen B351
– soziokulturelle Aspekte B350
– Vorsorgeuntersuchung B338
Gynäkomastie C127, *C127*
– chirurgische Therapie B228
– Untersuchung C191
Gyrasehemmer C456
– Kinder B468

H

H$_1$-Histamin-Rezeptor-Antagonist C397
– Tranquilizer C408
H$_2$-Atemtest A247
H$_2$-Histamin-Rezeptor-Antagonist C400, *C400*
H-Arzt B111
H-Fistel B504
H-Reflex, Elektroneurografie B917
H-Substanz C555
HA-MRSA (hospital aquired MRSA) C809
Haab-Linien B869
Haarausfall C44, B747
Haare
– Erkrankungen B747
– Forensik C275
– Human-Biomonitoring C821
Haarfollikel B685
Haarleukoplakie C93, *A551*, B760
HAART (highly active antiretroviral therapy) A552
Haarzelle *A626*
– Innenohr B800
Haarzellleukämie A626
Haarzunge C93
Haber-Regel C826
Hackenfuß B319
Haemophilus C621
– ducreyi C622
– influenza *C622*
– influenzae C621
Haftfähigkeit C288
Hagelkorn B834
Haglund-Exostose B321
Hahnemann C792
Hairless-women-Syndrom B550
Hakenwurm A582, **C658**
Hakim-Trias B926
Halberstädter-Prowazek-Einschlusskörperchen B840
Halbmetalle C851
Halbmond-Glomerulonephritis A401
Halbseitenlähmung C146, *B953*
Halbseitensyndrom B910, *B910*
Halbwertsschichtdicke C498
Halbwertszeit
– Human-Biomonitoring C821
– Radiopharmakologie C518
– therapeutisches Drug Monitoring C593
Halitosis C84
Hallopeau-Siemens-Epidermolyse B742
Hallpike-Manöver B818, *B819*
Hallux
– rigidus B319, **B320**
– valgus B318, *B319*
Halluzination
– akustische, Alkohol B1041
– Delir B1037
– Demenz B1037
– Depression **B1025**, B1037
– hypnagoge B1060
– Kokain C423
– organische Halluzinose B1037
– Schizophrenie B1032
– Wahrnehmungsstörung B1013
Halluzinogene C424
– Abhängigkeit B1038, **B1045**
– Pilzgifte C859
– Straßendrogen C858
Halluzinose
– Alkohol B1041
– chronisch-taktile B1013
– organische B1037
Halmagyi-Test B818
Halo-Naevus B725, *B725*
Haloperidol C409
Haloperidoldecanoat C412
Halothan C404, **C857**
Hals B119
– Entzündungen B776
– Gefäße C190
– Lymphknoten C190, *C191*
– Lymphknotenschwellung B776
– Tumoren B777
Halsband der Venus A529
Halsrippe B120
Halsschmerzen, Leitsymptom C171
Halswirbelsäule
– basiläre Impression B921
– Klippel-Feil-Syndrom B921
– Verletzungen B264
Halszyste B120, *B120*
Haltetremor C153, B936
Haltung, orientierende Untersuchung C188
Haltung (Geburt) B418
Haltungsanomalie B422, *B422*
Haltungsfehler C105
Häm A364
Hämagglutinin, Influenzavirus C674
Hamamelis C792
Hämangioendotheliom A602
Hämangiom C345, **A601**, B726
– Konjunktiva B846
– Leber A648
– Papille B885
Hämangiomatose A601
Hämangioperizytom A602
Hämarthros
– Koagulopathie A162
– Patellaluxation B314
Hamartom C346
– astrozytisches B882
– Mamma B378
Hämatemesis **C85**, A227
Hämatochezie C77, **A227**
Hämatoidin C308
Hämatokolpos B331
Hämatokrit A137, C549
– kindlicher B470
Hämatologie, Laboranalytik C548
Hämatom C44
– epidurales B950, B973
– – chirurgische Therapie B218
– Forensik C265
– granulierende Entzündung C326
– intrakranielles, chirurgische Therapie B218
– intrazerebrales B950
– – chirurgische Therapie B219
– Ohr B808, *B808*
– subarachnoidales B957, B973
– subdurales B973
– subgaleatisches B485
Hämatometra B331
Hämatopoese A134, B470
– myelodysplastisches Syndrom A614
Hämatosalpinx B331
Hämatothorax A218, **A219**
Hämatotympanum, Barotrauma B814
Hämatoxylin-Eosin-Färbung C303
Hämatozoidin C308
Hämaturie **C109**, A378
– benigne familiäre A395
Hamburger Modell C244
Hämiglobinzyanose C62
Hamilton-Handgriff B427
Hammerzehe **B319**, A467
Hämoccult, Tumorsuche A590
Hämochromatose *C308*, A366
Hämodialyse A390
Hämofiltration A390
Hämoglobin A148
– Anämie B563
– Bestimmung C534
– fetales B470
– Fraktionen C552
– Gene B442
– Ikterus C36
– Laboranalytik C551
– Neugeborene B563
– Normwert A137
– Polyglobulie B492
– Sauerstoffbindungskurve *C563*
– Totenflecke C257
– Urinstatus C580
– Varianten C552
– Verwesung C258
Hämoglobinkonzentration A137
Hämoglobinopathie A148
Hämoglobinurie, paroxysmale nächtliche A147
Hämoglobinzyanose C62
Hämoglobinzylinder A380
Hämolyse
– Alloantikörper A458
– Anämie A145
– Blutentnahme C525
– α-Hämolyse C610, *C610*
– β-Hämolyse C610, *C610*
– γ-Hämolyse C610, *C610*
– Streptokokken C610, *C610*
– Transfusionsreaktion A462
Hämolysin C611
– bispezifisches A150
Hämoperikard A75, B206
Hämophilie A161
Hämoptoe C70
– Palliativmedizin C711
Hämoptyse C70
Hämorrhagie, Alter C699
Hämorrhoidektomie B156
Hämorrhoiden B155
Hämorrhoidopexie B156
Hämosiderin, Zellalterung C308, *C308*
Hämosiderose A366
Hämospermie, Leitsymptom C124
Hämostase A155, *A156*
– Laboranalytik C557
– Messverfahren C535
Hämpolymerase-Inhibitor C469
Hämsynthese, Laboranalytik C552
Hand
– Diagnostik B280
– Fehlentwicklung B280
– Sehnenverletzung *B286*, B287
– Verletzungen B112
Hand-Fuß-Mund-Exanthem **B715**, B773
Hand-Schüller-Christian-Krankheit B736
Handblock B84
Händedesinfektion B104
– chirurgische C797
– hygienische C796
– Wirkstoffe C799
Händehygiene C796
Händewaschen C797
Handgelenk
– Arthrose B281
– Beweglichkeit B280
– Engpass-Syndrom B283
– Lunatumnekrose B281
– Vibrationsschäden C827
Handlung, autoerotische C271
Handschuh-Socken-Syndrom B556
Handschuhe C797
Hang-over, Benzodiazepine C407
hanged man's fracture B265, *B265*
Hängemattenphänomen A68
Hanken-Büngner-Band C330
Hantaan-Fieber A561
Hantavirus C676
Hantavirus Pulmonary Syndrome A545
Hantavirus-Infektion A544

HAP (hospital-acquired pneumonia) A193
Hapten A438
Haptoglobin, Hämolyse A146
Hardy-Weinberg-Gleichgewicht B458
Harn
– schäumender C115
– spezifisches Gewicht C583
Harnabflussstörungen C111
Harnblase
– Anatomie B620
– Divertikel B594, B635, *B636*
– Druckmessung B624
– Ekstrophie B635
– Entleerung B621, *B622*
– Entleerungsstörungen B666
– Fehlbildungen B635
– hyperbare B672
– Ostienkonfiguration *B634*
– Parasympathikus C363
– parasympatholytische Effekte C365
– Reflux B633
– schlaffe B667
– Sonografie B625, *B625*
– Sphinkter B620
– Tumoren B650
– Zystitis B643
Harnblasendauerkatheter B628
Harnblasenkarzinom B652
Harnblasenruptur B680
Harnblasentamponade B677
Harndrainage B628
Harndrang
– Harnblasenruptur B680
– Harnröhrenverletzung B681
– Harnverhalt B674
– Prostatahyperplasie B654
– Prostatitis B648
– Reizblase B672
– Zystitis B673
Haarnestgrübchen B154
Harninkontinenz C111
– kindliche B598
Harnleiter
– Anatomie B620
– ektoper B631
– Fehlbildungen B631
– retrokavaler B635
– Sonografie B625
– Steineinklemmung *B664*
– Tuberkulose B647
– Tumoren B650
– Verletzung B680
Harnleiterersatz B629
Harnleiterkarzinom B651
Harnleiterkatheter B628
Harnleiterstenose, subpelvine B632
Harnröhre
– Anatomie B620
– Ausfluss C108
– Epispadie-Ekstrophie-Komplex B594
– Fehlbildungen B636
– Hypospadie B594
– Klappen B593, **B637**
– Striktur B666
– Urethralklappen B593
– Urethritis B643
– Verletzung B681, *B681*
Harnsäure
– Absorptionsfotometrie C528
– Gicht A363
– Hyperurikämie A363
– Lesch-Nyhan-Syndrom B525
– Urikostatika C432
Harnsäurenephropathie A406
Harnsäurestein B664

Harnstarre A377
Harnstauungsniere, Sonografie B632
Harnstein B663
– Lokalisation *B664*
– Verhütung B666
Harnstoff A379, C582
Harnstoff-Lost-Verbindung C481
Harnstoffzyklusdefekt B538
Harnteststreifen C580
Harntrübung C113
Harnuntersuchung, mikroskopische C580
Harnverfärbung C113
Harnverhalt C114, **B674**
Harnwege, ableitende, Fistelbildung B673
Harnwegsinfektion B642
– Bakteriurie C109
– Harnverfärbung C114
– Kinder B595
– nosokomiale C801, **C802**
– persistierende B643
Harrington-Spondylodese B260
Harrison-Furche B602
Harte-Wasser-Syndrom A332
Hartmann-Operation B147
Hartnup-Krankheit A377, **B597**
Hartstrahltherapie C514
Harvey, William C897
Haschisch **C858**, B1043
Hasenscharte B757
Hashimoto-Thyreoiditis A328, *A328*
Hasner-Membran B823
– Dakryozystitis B838
Häufigkeit, Epidemiologie C866
Hauptwirt C652
Hausarzt C202
Hausarztmodell C747
Hausbesuch C202, **C208**
Hausfrauenhände B706
Hausmittel C215
Hausstaubmessung C820
Hausstaubmilbe C663
Haut B684, *B684*
– Forensik C275
– Leitsymptome C42
– leukämische Infiltrate B736
– Präkanzerosen B728
– Schwangerschaft B395
– UV-Strahlung C504, C830
Hautanhangsgebilde B685
– Erkrankungen B747
Hautatrophie C42
Hautblutung, Leitsymptom C44
Häutchen, letztes B693
Hautdesinfektion
– peripherer Venenkatheter C805
– Wirkstoffe C799
Hautemphysem C45
Hauterkrankung
– atrophisierende B698
– bakterielle B709
– Berufskrankungen C242
– blasenbildende B742
– chemisch bedingte B707
– ekzematöse B703
– erythematöse B690
– erythrosquamöse B690
– granulomatöse B698
– Krebsfrüherkennung C768
– lichenoide B695
– lineare B746
– Mykosen A566, B717
– papulöse B695
– parasitäre B721
– physikalisch bedingte B707
– Tumoren B723
– virale B714

Hautflora C606
– Desinfektion B104, C796
Hautflüglergift C859
Hautkandidose A566
Hautmetastase B737
Hautmilzbrand A532
Hautphänomen B686
Hautsarkoidose B698
Hautschäden, UV-Strahlung B686
Hautschuppung, Leitsymptom C45
Hautspaltlinien **B105**, *B105*, B685
Hauttest A448, *A449*
Hauttransplantation B222
Hauttuberkulose B714
Hautturgor C189
Hawkins-Einteilung B324
Hawkins-Kennedy-Test B267
HbA$_{1c}$ C578
HbA$_{1c}$ A352
HBe-Antigen A270
HBM-Wert C817
HBs-Antigen A270
HCC (hepatozelluläres Karzinom) A649, *A651*
HCG (humanes Choriongonadotropin) C588
– Schwangerschaftsfeststellung B395, *B395*
– Tumormarker B623
HCG-Test
– Hodenfehllage B639
– Infertilitätsdiagnostik B671
HCM (hypertrophische Kardiomyopathie) A70
HDL (High-Density-Lipoprotein) A359
HDL-Cholesterin, Befundinterpretation C545
Healthy-Worker-Effekt C246
Heat-Stress-Index C234
Heberden-Arthrose B280, *B281*
HEDE-Kontinuum C761
Hedinger-Syndrom A658
Heerfordt-Syndrom A204
Hefemykose B717, **B720**
Hefen C639
Heidelberg-Retina-Tomografie B829
Heidelberger-Klassifikation A108
Heidelberger-Kurve *C531*
Heilkunde, Medizinrecht C289
Heilung, Entzündung C328
Heilversuch C297
Heimlich-Manöver B36, *B36*
Heinz-Innenkörperchen A136
Heiserkeit, Leitsymptom C140
Heißluftsterilisation C801
Helfervirus C665
Helicobacter pylori C624
– Diagnostik A237
– Eradikationstherapie A239
Helio-Balneo-Therapie B690
Helio-Thalasso-Therapie B690
Heliotherapie B690, **C788**
Heller-Syndrom B1065
Hellin-Regel B413
HELLP-Syndrom B409
Helmabnahme B34
Helmholtz-Ophthalmometer B828
Helminthen C651
Helminthose A578
Helsinki-Deklaration C908, **C930**
Hemi-Neglect B913
Hemianopsie C157
Hemiballismus B935
Hemiblock A37
Hemifontan B198
Hemifundoplicatio, gastroösophagealer Reflux B125
Hemihepatektomie B162

Hemihypästhesie, Definition B900
Hemikolektomie B147
Hemikranie, paroxysmale **B1004**, C174
Hemiparese B900
– Capsula-interna-Syndrom B910
Hemiplegia alternans B911
Hemispasmus, facialis B969
Hemisphärensyndrom B910
Hemmkonzentration, minimale C447
Hemmkörperhämophilie **A162**, C699
Hemmung, allosterische C351
Hendravirus C674
Henipavirus C674
Henle-Koch-Postulate C598
Henle-Schleife A375
Hepadnaviren C685
Heparin **A158**, C391
– Intoxikation B67
– perioperativ B70
Heparinanalogon A158
Heparinisierung
– Herz-Lungen-Maschine B195
– Thrombophlebitis A118
Heparinoid A158
Hepatikojejunostomie B168, *B168*
Hepatisation, graue *A193*
Hepatitis A267
– bei Neugeborenen B514
Hepatitisviren
– Arbeitsmedizin C238
– Hepatitis-A-Virus C671
– Hepatitis-B-Virus C667, **C685**
– Hepatitis-C-Virus C679
– Hepatitis-D-Virus C668, C672
– Hepatitis-E-Virus C672
– Virostatika C475
Hepatoblastom B612
Hepatomegalie C98
Hepatostomie B165
Hepatotomie B165
Hepatotoxine A275
Hepcidin A141
Hepeviren C672
Heptan, Lösungsmittel C839
HER2/neu C332, B379, **C589**
Heraklit v. Ephesos C895
Herbert-Klassifikation B284
Herbert-Schraube B285
Herbizide C848
– Vergiftung C278
Herbstgrasmilbe B721
Herbstlaubleber A290
Herdenimmunität C769
Herdenzephalitis B944
Herdpneumonie A194
Hering-Regel C793
Herlitz-Epidermolyse B742
Hermansky-Pudlak-Syndrom B738
Hermaphroditismus verus B548
Hernie
– Bauchwand B177, *B177*
– epigastrische B178
– klinische Untersuchung C199
– lumbokostale B129
– Nabel B178, **B512**
– Ösophagus A236
– paraösophageale B130
– parasternale B129
– retrosternale B129
– Zwerchfell B501
Herniotomie, Wundinfektion C806
Heroin C426, **C858**
Herpangina B773
Herpes
– conjunctivae B842
– genitalis A545

- gestationis B746
- labialis A545
- neonatorum B514
- vegetans A546
- zoster **A547**, *A547*, B807, B945
Herpes-Panaritium A546
Herpes-simplex-Virus, Infektionen A545
Herpesenzephalitis B945
Herpesviren C681
Herring-Klassifikation B295
Hertel-Exophthalmometer B827
Hertoghe-Zeichen A310, B705
Herz
- Amyloidose C316
- Anatomie B193
- Entwicklung B393
- Hypoxie C319
- klinische Untersuchung C193
- Kontrastmitteluntersuchung C513
- muskarinerge Nebenwirkungen C364
- Parasympathikus C363
- parasympatholytische Effekte C365
- Transplantation B214
- Tumoren A600
- Verletzungen B206
- Zellverfettung C307
Herz-Kreislauf-Erkrankung
- Diagnostik A18
- psychosomatische B1076
Herz-Kreislauf-Funktion, Sicherung B38
Herz-Kreislauf-Stillstand B30, **A48**
Herz-Kreislauf-System A18
- Laboranalytik C546
- Leitsymptome C55
- Monitoring B87
- Neugeborene B469
- Schwangerschaft B394
Herz-Lungen-Maschine B195
Herz-Lungen-Transplantation B217
Herz-Thorax-Quotient A22
- Neugeborene B496
Herzachse, elektrische A20
Herzangststörung B1054
Herzbeutelentzündung, siehe Perikarditis
Herzbeuteltamponade A75
Herzenzyme, Myokardinfarkt A57, *A57*
Herzfehler A61
- angeborene A61, **B566**
- - chirurgische Therapie B196
- - Links-rechts-Shunt B567
- - Rechts-links-Shunt B570
- erworbene A62
- - chirurgische Therapie B201
- - Schwangerschaft B415
Herzfehlerzelle C308
Herzfrequenz
- EKG A20
- Kinder B467
Herzgeräusch A19, **C59**, C195
Herzglykosid C376
- perioperative Gabe B70
Herzhypertrophie A26
Herzinfarkt A54
Herzinsuffizienz A25
- Alter C697
- anästhesiologisches Risiko B71
- Kinder B577
- klinische Untersuchung C195
Herzkatheter A24, A58
Herzklappen B200
- Auskultation A19
- Ersatz A62, **B200**

Herzkrankheit A49
- koronare A49
Herzkranzgefäße, Anatomie B193
Herzlagerung, Lungenödem B41
Herzmuskelhypertrophie C305
Herzneurose B1054
Herzrhythmusstörung B44
- bradykarde A33
- chirurgische Therapie B202
- Dyspnoe C69
- Herzinsuffizienz A27
- Kinder B576
- tachykarde A38
Herzschrittmacher, *siehe* Schrittmacher
Herzspitzenstoß A18
- Aortenklappenstenose A63
- Herzinsuffizienz A27
Herztod, plötzlicher A48
Herzton A19, **C59**, C195
Herztumor, chirurgische Therapie B205
Herzvergrößerung, Röntgen-Thorax A22
Herzwandaneurysma B205
HES (Hydroxyethylstärke) C389
Heterochromatin B442
Heterochromie B859
Heterodisomie B446, *B447*
Heterogenie B457
Heterogenität, genetische B457
Heterophorie B892, **B894**
- Aufdecktest B831
- Maddox-Kreuz B831
Heteroplasmie B456
Heterosis B459
Heterotropie B892
Heterozygotenfrequenz, Wiederholungsrisiko B461
Heterozygotennachweis B454
Heterozygotenwahrscheinlichkeit B459
Heterozygotie B437
- Dominanz B452
Heublume C792
Heubner-Sternenkarte B556
Heuschnupfen B793, B843
Hexapoda C663
Hexenmilch C127, **B472**
Hexosaminidase-Defekt B542, **B543**
HFRS (hämorrhagisches Fieber mit renalem Syndrom) A545
HHV (humanes Herpesvirus) C681
Hiatus
- aorticus B123
- leucaemicus A605
- oesophageus B123
Hiatushernie B129, *B130*
Hidradenitis B750
Hidrozystom B835
High-Ceiling, Diuretika C384
High-dose-Heparinisierung C391
High-flow-Priapismus B677
High-grade-Tumor, Chondrosarkom B255
High-output-Fistel B142
High-Output-Herzversagen A25
High-Turnover-Osteopathie A388
High-Turnover-Osteoporose B239
Highoumenakis-Zeichen B516
Hilfeleistungspflicht, ärztliche C292
Hilflosigkeit, erlernte B1025
Hilfsmittel
- orthopädische B233
- Rehabilitation C211
- Vergütung C745
Hill-Sachs-Läsion B273
Hinderer-Operation B230
Hinterhauptslage, hintere B423

Hinterkammerlinse B859
Hinterstrangataxie B907
Hinterstrangsyndrom B909
Hinterstrangsystem B907
Hinterwandinfarkt A57
Hippel-Lindau-Syndrom, Hämatemesis C85
Hippokrates C896
Hippokrates-Reposition B273
Hippokratischer Eid C896
Hippotherapie C790
Hirnabszess *B915*, B943
Hirnbiopsie B217
Hirnblutung
- Neugeborene B493
- Notfallmedizin B55
Hirndrucksteigerung, chirurgische Therapie B219
Hirndrucksymptomatik B923
Hirninfarkt B952
Hirnmetastase *B931*
- chirurgische Therapie B219
Hirnnerven B963
Hirnnervenkerne, motorische, Bulbärparalyse B911
Hirnödem B923, *B950*
- Leberversagen A287
Hirnrindenaudiometrie B803
Hirnstamm, Opsoklonus B966
Hirnstammaudiometrie B803
Hirnstammenzephalitis, paraneoplastisches Syndrom B912
Hirnstamminfarkt B954
Hirnstammläsion, Lähmung C146
Hirnstammreflex B903
Hirnstammsyndrom B911
Hirntod C301
- Diagnostik C260, *C260*
- ethische Fragen C926
- Rechtsmedizin C256
Hirntumor B926
- chirurgische Therapie B219
- Kinder B606
Hirsutismus **B749**, C128, C189
Hirudin C394
Hirudo medicinalis C654
His-Bündel-EKG A32
Histamin A222, **C397**
- Freisetzung, Muskelrelaxanzien C366
- Magensäuresekretion *C400*
Histaminrezeptor C397
Histiozytom B727
- malignes fibröses B256
Histiozytose B736
Histiozytosis X B736
Histogramm C875, *C875*
Histologie C302
Histon B442
Histoplasma, capsulatum, Histoplasmose A567
Histoplasmose A567
HIT (heparininduzierte Thrombozytopenie) C392
Hitze C317
Hitzearbeit C234
Hitzekollaps, Hypotonie C64
Hitzeschäden C272
- Notfallmedizin B62
Hitzschlag
- Forensik C272
- Notfallmedizin B62
HIV (humanes Immundefizienzvirus) C667, **C677**
- Virostatika C476
HIV-Enzephalopathie (HIV-Demenz) B946

HIV-Infektion A548
- Neugeborene B560
- Schweigepflicht C291
- somatopsychische Folgen B1078
HIV-Retinopathie B881
HIV-Test A550
HL7 (Health Level Seven) C890
HLA-Antikörper A458, C556
HLA-B27
- Psoriasis B690
- reaktive Arthritis A474
- Spondylarthritis A471
HLA-Kompatibilität A453
HLA-Polymorphismus A436
HLA-Restriktion A436
HLA-Sensibilisierung A461
HLA-System A436
HLHS (hypoplastisches Linksherzsyndrom) B572
HMG (humanes Choriongonadotropin) C443
HMSN (hereditäre motorische und sensible Polyneuropathie) B989
HNA (human neutrophil antigenes) C556
HNCM (hypertrophisch nicht-obstruktive Kardiomyopathie) A70
HNO-Status C189
Hobelspanphänomen C46, **B696**
Hochdruckflüssigkeitschromatografie, Human-Biomonitoring C822
Hochfrequenzkinetmatografie B769
Hochfrequenzoszillation A179
Hochfrequenztherapie C787
Hochschulambulanz C746
Hochspannungsunfall **B63**, C273
Hochtonverlust B814
Hochwuchs C131, B481
Höckernase *B792*
HOCM (hypertrophisch obstruktive Kardiomyopathie) A70
Hoden
- Anatomie B621
- Hormone A306
- Lageanomalien (Ektopie) C124, B638
- Sonografie B625
Hodenbiopsie, Infertilität B670
Hodenentzündung B649
Hodenhochstand B595, **B638**
Hodenschmerzen, Leitsymptom C171
Hodentorsion B676
Hodentrauma B682
Hodentuberkulose B647
Hodentumor B658
Hodge-Parallelebenen *B419*
Hodgkin-Lymphom A616, *A618*
Hodgkin-Zelle A617, *A617*
Hoffmann-Tinel-Zeichen **B221**, B283, B986
Höhenhirnödem B924
Höhenkrankheit C828
Höhenschielen B892
Hohlfuß B316, **B318**
Hohlrücken C105
Hohmann-Operation B276
Holiday-Heart-Syndrom A40
Holmes-Tremor **C153**, B936
Holocaust C906
Holoprosenzephalie B922
Holzarbeiterlunge A202
Holzbock, gemeiner C663
Holzer-Blasen C278
Holzschutzmittel C846
- multiple Chemikalienüberempfindlichkeit C824

Sachverzeichnis

Homöopathie C792
Homoplasmie B456
Homozygotenwahrscheinlichkeit B459
Homozygotie B437
Homozystinurie, klassische B537
Hook-Effekt C533
Hook-Test B277
Hopfen C792
Hörbahn B799
Hordeolum B834, *B834*
Hörgerät B804
Hormon A306
- antidiuretisches, Nierenfunktion C384
- blutzuckersenkendes A346
- insulinantagonistisches A346
- Knochenstoffwechsel C446
- Kokarzinogen C333
- Niere A376
- Plazenta B393
- somatotropes A313
- Tumormarker A592
- Tumorwachstum C487
Hormonbestimmung C569
- Infertilität B671
Hormonersatztherapie B349
Hormonimplantat B388
Hormonsekretion A306
Hormonsubstitution, Östrogene C444
Hormontherapie A595
- Prostatakarzinom B658
Horner-Syndrom B967
Hornhaut B823
- Degeneration B851
- Dystrophie B851
- Erkrankungen B847
- Fehlbildungen B847
- Fremdkörper B852
- Refraktionskorrektur B890
- Sensibilitätsprüfung B828
- Verletzungen B852
Hornhautflap B891
Hornhautkegel B847
Hornhauttrübung, Leitsymptom C158
Hornhautverkrümmung B889
Hörorgan B799, *B799*
Hörprüfung B801
Horrortrip B1046
Hörschwelle C828
Hörstörung B804
Hörsturz B817
Hörverlust C134
Hörvermögen C188
Hörvorgang B800
Hospitalkeim A503
Hospizhelfer, ehrenamtlicher C724
Hospizinitiative C705
Host-versus-Graft-Reaktion **A455**, A456
Hostienwunder C619
hot spots C517
Hotelling's-T^2-Test C880
Hounsfield-Einheit C509
Howell-Jolly-Körperchen **A136**, B175
HPA (human platelet antigenes) C556
HPLC-Diodenarraydetektor C530
HPLC-Massenspektrometrie C530
HPS (Hantavirus pulmonary syndrome) A545
HPV (humanes Papillomavirus) C681
- Abstrich B336
- Neugeborene B515

HR-CT
- Alveolitis A203, *A203*
- COPD A189
- interstitielle Lungenerkrankung *A200*, A201
- Sklerodermie A483
HRT (hormone replacement therapy) B349
5-HT$_1$-Rezeptor-Agonist C398
5-HT$_3$-Antagonisten, Prämedikation B73
5-HT$_3$-Rezeptor-Antagonist C399
HTCL-Manöver (Head tilt and chin lift) B37, *B37*
HTLV (humanes T-Zell-Leukämie-Virus) C678
Hudson-Stähli-Linie B851
Hufeisenniere B630
Hüftdysplasie B291, *B292*
Hüfte, schnellende B247
Hüftendoprothese B299
- Wundinfektion C806
Hüftfraktur, Alter C700
Hüftgelenk
- Arthrose B298
- Diagnostik B291
- Dysplasie B291
- Entzündung B299
- Luxation B291, **B301**
- Punktion *B244*
- Totalendoprothese B299
Hüftkopffraktur B301, *B302*
Hüftkopfnekrose, siehe Femurkopfnekrose
- juvenile, siehe Morbus Perthes
Hüftschnupfen B297
Hüftschraube, dynamische B234
Hühnerbrust B266
Human-Biomonitoring C819, **C820**
Humanalbumin C389
Humanes Metapneumovirus C674
Humanes Parvovirus B19 C685
Humanwissenschaft C911
Humeruskopffraktur B277
Humerusschaftfraktur B278
Humoralpathologie C895
Hundebandwurm A578, **C655**
Hundebiss B65
Hundefloh C664
Hundehalsband B261
Hungerdystrophie C308
Hungerödem C40
Hungerversuch, siehe Fastentest
Hunner-Ulzera B673
Hunt-Hess-Stadien B957
Hunter-Glossitis **A144**, *A144*, B762, C93
Hürthle-Zelle A328
HUS (hämolytisch-urämisches Syndrom) A414
Husten C72
Hustenreflex B903
Hutch-Divertikel B635
Hutchinson-Gilford-Syndrom B743
Hutchinson-Trias B516
Hutchinson-Zeichen B833
Hutkrempenregel C266, *C267*
HWS-Syndrom B262
Hyalin C314
Hyaloidea-Körperchen B869
Hybridisierung, Chromosomen B443
Hydatide C655
- Eileiter B370
Hydatiden **A580**
Hydatidentorsion B676
Hydatidose A580
Hydro-MRT, Morbus Crohn A252
Hydrochlorothiazid C386

Hydrokalikose B635
Hydromorphon C425
- Schmerztherapie B94
Hydromyelie B976
Hydronephrose *B592*, B632
- Kinder B592
Hydroperikarderguss A75
Hydrophobie A558
Hydrophthalmus B868, *B869*
Hydrops fetalis, Ringelröteln B556
Hydrotherapie C789
Hydrothorax, Aszites A284
Hydroxycarbamid C485
Hydroxycobalamin, Antidot B67
Hydroxyethylstärke C389
Hydroxyharnstoff C485
- Wirkprinzip C479
- Laboranalytik C577
11β-Hydroxylase-Defekt B547
17α-Hydroxylase-Defekt B547
21-Hydroxylase-Defekt B545
11β-Hydroxylase-Mangel A343
21-Hydroxylase-Mangel A343
Hydroxyprolin, Morbus Paget B242
5-Hydroxytryptamin C398
Hydrozele B640, *B640*
Hydrozephalus B925
- Mukopolysaccharidose B535
Hydrozinderivate C481
Hygiene
- Hände C796
- Krankenhaus C795
Hygiogenese C791
Hymen B330
Hymenalatresie **B331**, B595
Hymenolepis
- diminuta C657
- nana C657
Hypalbuminämie, Aszites A284
Hypästhesie B909
Hyper-IgE-Syndrom A154
Hyper-IgM-Syndrom A441
Hyperabduktionssyndrom B985
Hyperadduktionstest B268
Hyperaktivität B1068
Hyperaldosteronismus, siehe Conn-Syndrom
Hyperalgesie B909
Hyperämie, Raynaud-Syndrom A104
Hyperammonämie
- Harnstoffzyklusdefekt B538
- Stoffwechselerkrankungen B531
Hyperargininämie B538
Hyperbilirubinämie
- Bilirubinwerte C568
- familiäre **A275**, B591
- hereditäre nichthämolytische B590
- Neugeborene B487, **B489**
Hyperchlorhydrie A236
Hypercholesterinämie A360
- Glaskörpertrübung B870
- sozialmedizinische Aspekte C247
Hyperdontie B477
Hyperemesis gravidarum B407
Hyperexzitabilität, Neugeborene C131
Hyperfibrinolyse A161, **A166**
Hyperforin C415
Hypergammaglobulinämie
- Autoimmunhepatitis A272
- primär biliäre Zirrhose A277
- SLE A479
Hyperglykämie A348
- Bewusstseinsstörung B54
- Insulintherapie A353
Hypergonadismus, hypergonadotroper B551

Hyperhidrosis C39, **B752**
Hyperhomozysteinämie B537
Hyperhydratation C33, **A419**, B599
Hyperinsulinismus, kongenitaler B488
Hyperkaliämie A423, **A425**
Hyperkalzämie A427
Hyperkalzämiesyndrom **A330**, A371
- Paraneoplasie A589
Hyperkalzurie
- Hyperparathyreoidismus A330
- Markschwammniere A410
Hyperkapnie A175
- laparoskopische Eingriffe B77
- Notfallmedizin B28
- peripartale Asphyxie B494
Hyperkeratose C46
Hyperkinese B907
Hyperkinesie C145
Hyperkoagulabilität, Alter C699
Hyperkortisolismus, siehe Cushing-Syndrom
Hyperlaxität, Schultergelenk B273
Hyperlipidämie, Hämoglobinbestimmung C552
Hyperlipoproteinämie A359
Hypermagnesiämie A429
Hypermenorrhö B344
Hypermetropie B888
Hypernatriämie A421
Hypernephrom A664
Hyperodontie B763
Hyperopie B888
Hyperosmie, Leitsymptom C138
Hyperostosesyndrom, akquiriertes A476
Hyperostosis
- ancylosans vertebralis senilis B263
- triangularis ilei B288
Hyperparathyreoidismus
- primärer A330
- sekundärer A332
- – renale Osteopathie B241, **A388**
- tertiärer A332
Hyperpathie B909
- Sensibilitätsstörungen C151
Hyperphänomen, motorisches B907
Hyperphosphatämie A429
Hyperphosphaturie, Hyperparathyreoidismus A330
Hyperpigmentierung C52, B740
- Nebennierenrindeninsuffizienz A339
Hyperplasie C306
- atypische duktale, Präkanzerose C337
- Endometrium B367, *B367*
- erythropoetische A145
- fokale noduläre A648, *A648*
- foveoläre A240
- Gingiva B762
- kongenitale adrenale B545
- reaktive, follikuläre A604
- Rhinophym B795
- Tonsilla pharyngea B769
Hyperprolaktinämie C127
- Prolaktinom A312
Hyperproteinämie C538
Hyperreflexie, Leitsymptom C149
Hypersalivation C90
Hypersekretionsglaukom B856
Hypersensitivitätsreaktion A438
Hypersensitivitätssyndrom B703
Hypersensitivitätsvaskulitis A493
- allergieassoziierte A488
Hypersomnie C181
- primäre B1059

Hypersplenismus C100
Hypertension, portale A281
– chirurgische Therapie B165
Hyperthermie A596
– Fieber C31
– maligne **B81**, B998
– – Pharmakogenetik B464
– postoperative B82
Hyperthyreose A321
– anästhesiologisches Risiko B71
– immunogene, *siehe* Morbus Basedow
– Laborwerte A318
Hypertonie C62, A82–A83
– arterielle A81
– – renale A83
Hypertonie, arterielle
– anästhesiologisches Risiko B71
– Differenzialdiagnosen C63
– Kinder B577
– Notfallmedizin B49
– pulmonale A212
– schwangerschaftsinduzierte B408
– sozialmedizinische Aspekte C247
Hypertonie, muskuläre C154
Hypertonie, venöse A120
Hypertrichose **B749**, C46, C189,
Hypertrichosis languinosa acquisita B738
Hypertriglyzeridämie A360
Hypertrophie C305
– numerische C306
– rechtsventrikuläre, Fallot-Tetralogie B570
Hypertropie B892
Hyperurikämie A363
– tumorassoziierte A588
Hyperventilation C74, A179
Hyperviskositätssyndrom B492, **A612**
– Plasmozytom A624
Hypervitaminose A370
Hypervolämie A418
– Niereninsuffizienz A385
Hyphäma B822, B860
Hyphe C638
Hypnose B1021
Hypnotikum C406
– Abhängigkeit B1044
Hypnozoit C649
Hypoaldosteronismus A342
– hyporeninämischer A349
Hypoalphalipoproteinämie A362
Hypochondrie B1054
Hypodontie **B477**, B763
Hypofibrinolyse A166
Hypoglykämie A355
– Bewusstseinsstörung B54
– neonatale B487
– Paraneoplasie A589
Hypogonadismus B547
– männlicher C125
– weiblicher C130
Hypohidrosis C39
Hypokaliämie A423, **A424**
Hypokalzämie A427
Hypokalzämiesyndrom, Opisthotonus C148
Hypokalzurie, Gitelman-Syndrom A408
Hypokapnie A175
– Notfallmedizin B28
Hypokinese B907
Hypokinesie C144
Hypokortisolismus A338
Hypolipoproteinämie A362
Hypomagnesiämie A429
– Gitelman-Syndrom A408
– Neugeborene B487

Hypomanie B1028
Hypomelanosis Ito B739
Hypomenorrhö B344
Hypomimie, Leitsymptom C144
Hyponatriämie A420
Hypoparathyreoidismus A332
Hypophänomen, motorisches B907
Hypopharynxkarzinom B775
Hypophosphatämie A429
– Rachitis B602
Hypophyse A308
– Hormone A306
– Laboranalytik C569, C571
Hypophysenadenom *A312*, A660, **B929**
– chirurgische Therapie B219
Hypophysenhinterlappen, Laboranalytik C572
Hypophysenhinterlappen, Erkrankungen A315
Hypophysentumor A311
Hypophysenvorderlappeninsuffizienz A309
Hypopigmentierung C52, B738
Hypoplasie C304
– hypoplastisches Linksherzsyndrom B572
– Kleinhirn B921
– Leydig-Zellen B548
– Lunge B500
– Niere B630
– Pankreas B170
– pontozerebelläre C305
– Pulmonalarterien B570
– Tuben B333
Hypoproteinämie C538
Hypopyon B860
Hyporeflexie, Leitsymptom C149
Hyposensibilisierung A450
Hyposmie C138, B963
Hypospadie B594, **B636**, *B637*
Hypospermie B624
Hyposphagma C163
Hyposthenurie A377
Hypothalamus A308
– dienzephale Störungen B910
– Funktionstest A307, **C569**
– Hormone A306
Hypothalamus-Hypophysen-System *A308*
Hypothermie **C35**, B195
– Notfallmedizin B62
– Polytrauma B328
– postoperative B82
Hypothese, statistische C876
Hypothesentest C876
Hypothyreose A326
– anästhesiologisches Risiko B71
– Laborwerte A318
Hypotonie, arterielle C62, **A85**
Hypotonie, muskuläre, muskuläre C154
Hypotonie, permissive B52
Hypotrichose C189
Hypotropie B892
Hypotympanon B798
Hypoventilationsatelektase A181
Hypovitaminose A370
Hypovolämie A418
– Notfallmedizin B44
Hypoxämie A175
Hypoxanthin, Allopurinol C432
Hypoxanthin-Guanin-Phosphoribosyl-Transferase A363
Hypoxanthin-Guanin-Phosphoribosyltransferase, Mangel B525
Hypoxidose C318

Hypoxie C269, C318
– Notfallmedizin B28
Hypsarrhythmie B961
Hysterosalpingografie B337
Hyseroskopie B337

I

IABP (intraaortale Ballongegenpulsation) B195
Ibandronat C445
Ibritumomab-Tiuxetan C486
IBS (irritable bowel syndrome) A248
Ibuprofen C428, **C430**
ICD (Kardioverter-Defibrillator) B202
– Herzrhythmusstörung A33
– Kammertachykardie A47
ICD-10 C883
ICD-O-3 C885
ICER (inkrementelles Kosten-Effektivitäts-Verhältnis) C750
ICF (international classification of functioning, disability and health) C774
Ich-Schwäche
– Alkoholabusus B1040
– Psychoanalyse B1017
– Zwangsstörung B1050
Ich-Störung B1014
– Schizophrenie B1032
Ichthyose B740
Ichthyosis vulgaris B740, *B741*
ICP (infantile Zerebralparese) B922
ICPM (international classification of procedures in medicine) C886
ICSI (intrazytoplasmatische Spermieninjektion) B391
Icterus
– intermittens juvenilis (Morbus Gilbert-Meulengracht) C36
– neonatorum B489
– prolongatus B490
Idarubicin C483
Idee, überwertige B1013
Ideenflucht B1012
– Manie B1029
Identifikation B1017
Identitätsstörung, dissoziative B1052
Idiotie B1065
IDL (Intermediate Density Lipoprotein) A359
Iduronat-2-Sulfatase-Defekt B535
α-L-Iduronidase-Defekt B535
Ifosphamid C481
IgA A436
– Referenzbereiche C586
IgA-Dermatose, lineare B746
IgA-Mangel A439
IgA-Nephropathie A394
IgA-Pemphigoid B746
IgE A436
IgeL (individuelle Gesundheitsleistung) C746
IGF-I, Laboranalytik C570
IgG A436
– Liquoruntersuchung C592
– Referenzbereiche C586
– IgG-Subklassen-Defekt A440
IgM A436
– Referenzbereiche C586
IIP (idiopathische interstitielle Pneumonie) A200, **A201**
Ikterus C36
– Blutentnahme C525
– Neugeborenes B490

– Untersuchung C189
ILD (interstitial lung disease) A199
Ileitis, terminalis A250
Ileostoma B141, *B141*
Ileum, Flora C607
Ileum-Conduit B629
Ileus B139
– Auskultation C198
– Kinder B585
Ileuskrankheit B139
Iliosakralgelenk, Dysfunktion B288
Illusion B1013
IMA (ischämiemodifiziertes Albumin) A57
Imantinib C485
Imbalancehypothese B1025
Imbezilität B1065
Imidazole C463
Imipenem/Cilastatin C453
Imipramin C412
Imiquimod B688
Immediatgedächtnis B1011
Immission C816
Immissionsschutzgesetz C226
Immobilität, Geriatrie C694
Immotile Zilien Syndrom B523
Immunabwehr
– humorale A436
– – Defekte **A439**
– physiologische A436
– zelluläre A436, **A441**
Immunantwort, spezifische A436
Immundefekt A439
– Agammaglobulinämie A440
– Hyper-IgM-Syndrom A441
– IgA-Mangel A440
– IgG-Subklassen-Defekt A440
– Impfungen A509
– kombinierter A441
– opportunistische Infektion A504
– primärer A439
– schwerer kombinierter A442
– sekundärer A445
– severe combined immunodeficiency A442
– Wiskott-Aldrich-Syndrom A442
Immundefektsyndrom, variables A441
Immunescape C335
Immunfixationselektrophorese C531
Immunglobuline C585–C586
Immunhistochemie C302
Immunisierung
– aktive A505
– passive A509
Immunität
– erworbene A502
– unspezifische A502
– zellvermittelte, Tumorabwehr C335
Immunkoagulopathie A161
Immunkomplexablagerung, Glomerulonephritis A402
Immunkomplexanaphylaxie A448
Immunkomplexbildung
– Glomerulopathie A391
– SLE A478
Immunkomplexerkrankung A447
Immunkomplexvaskulitis
– essenzielle Kryoglobulinämie A492
– Mischkollagenose A487
– Morbus Behçet A496
– Panarteriitis nodosa A493

Sachverzeichnis

- Purpura Schoenlein-Henoch A491
Immunnephelometrie C531
Immunoassay C531
Immunogen A438
Immunophiline C488
Immunozytom A625, **A626**, B735
Immunparalyse, Sepsis A511
Immunpathologie A437
Immunreaktion C320, **A437**
- pathogene **A437**
- permissive **A437**
- zelluläre, Graft-versus-Host-Disease A456
Immunsuppresiva C487
Immunsystem A436
Immunthrombozytopenie A159
Immuntoleranz A437
Immunturbidimetrie C531
Immunvaskulitis, T-Zell-vermittelte A488
Impedanzaudiometrie B802
Impetigo
- bullosa B517
- contagiosa B709, *B710*
Impfempfehlung A507
Impfmasern B554
Impfmetastase C341
Impfmüdigkeit C214
Impfreaktion A509
Impfschäden A509
Impfschutz A507
Impfstoff A506
Impftechnik A507
Impfung A505
- Allgemeinmedizin C214
- Krankenhauspersonal C798
- Schwangerschaft B396
Impingement, subakromiales B269
Impingement-Test, Schultergelenk B267
Implantation
- Definition B100
- Schwangerschaft B392
Implantatlockerung B235
Impotentia
- coeundi **B668**, B1060, C124
- generandi B390, **B669**
- satisfactionis B1060
Impotenz, psychogene B1060
Imprägnation B392
Impression, basiläre B921
Impressionsfraktur, SHT B218
Imprinting B453
Impulsiv-Petit-Mal-Epilepsie B960
Impulsivität, Sozialverhaltensstörung B1068
Impulskontrolle, Störungen B1058
In-situ-Melanom B729
In-situ-Neoplasie C337
In-vitro-Blutungszeit C554
In-vitro-Fertilisation B391, C923
In-vivo-Blutungszeit C554
Inaktivitätsatrophie C305
Inanitionsatrophie C305
Incontinentia pigmenti B524
Index, therapeutischer C352
Indian Childhood Cirrhosis C853
Indifferenttyp A21
Indikation B101
Indikationsimpfung A506
Indikatorreaktion, Enzymdiagnostik C541
Indinavir C477
Individualtod C256
Indometacin C428, **C430**
- Kinder B468
Induratio penis plastica B671, *B672*

Infarkt
- anämischer A89
- Darm A262
- Gehirn B951
- hämorrhagischer A89
- Herz A54
- Hypoxidose C318
- Leber *A288*
- Lunge A208
- Niere A411
Infarzierung, hämorrhagische A89
Infektallergie A448
Infektanämie A142, C322
Infektion
- Alter C699
- chirurgische B113
- Definition C598
- Endoprothese B235
- Hirnhäute B942
- nosokomiale C801
- opportunistische A504
- putride B113
- venenkatheterassoziierte C804
- venerische A510
Infektionserkrankung
- Diagnostik A504
- Erregerherkunft A503
Infektionserkrankungen A500
- Arbeitsmedizin C238
- bakterielle A514
- Exantheme B553
- Haut B709
- parasitäre A569
- Prävention A505, **C769**
- tiervermittelte C238
- virale A544
Infektionskette A500
Infektionslehre C598
Infektionsquelle A500
Infektionsschutzgesetz
- Hausarzt C215
- Krankenhaushygiene C796
- Meldepflichten A509
- Obduktion C262
Infektionsverlauf A504
Infektiosität A502
Infektneigung C129
Infektstein B664
Infertilität C116, **B390**, B669
Infestation A578, **C652**
Infiltration, interventionelle Radiologie C520
Infiltrationsanästhesie **B83**, C368
Infliximab C489
Influenza A554
Influenzavirus C674
- Virostatika C474
Informatik, medizinische C882
Informationslogistik C882
informed consent C921
Infrarotstrahlung C831
Infusionstherapie, Gesamtprotein C538
Ingestion C316
Inguinalhernie B178
Ingwer C792
Inhalation C316
Inhalationsallergen A446
Inhalationsanästhetika C403
- balancierte Narkose B78
- Muskelzittern B82
Inhalationstherapie C788
Inhalationstrauma B61
Inhibin B334
Initiation, Kanzerogenese C332
Injektion, Definition B100
Injektionsallergen A446
Injektionsanästhetika C404
- balancierte Narkose B78

Inkarzeration, Hernie B177
Inkohärenz B1012
Inkompatibilitätsreaktion A461
Inkontinenz
- Defäkation B158
- fäkale C91
- Geriatrie C692
- Harn C111
Inkoovirus C676
Inkretin-Mimetikum C440
Inkubation, Asklepioskult C895
Inkubationsstadium A503
Inkubationszeit C599
Innenohr
- Anatomie B799
- Barotrauma C828
- Entzündungen B816
- Hörvorgang B800
- toxische Schäden B815
Innenohrimplantat B805
Innenohrschwerhörigkeit B814
Innenraumluft C819
- Schadstoffe C833
Innenrotation
- Hüftgelenk B291
- Kniegelenk B304
- Schultergelenk B267
- Schultergelenkluxation B273
Innervation, Haut *B900*
INO (internukleäre Ophthalmoplegie) B965
Inoperabilität B102
Inosinmonophosphat-Dehydrogenase C487
Inositoltriphosphat C351
INR (international normalized ratio) A157, C557
Insekten C663
Insektenallergen A446
Insektizide C848
Insellappen B224
Inselzelltumor A658
Insemination B391
Insertion B440
Insertionstendopathie, Morbus Sinding-Larsen-Johansson B309
Insomnie C695
- fatale familiäre B946
- Leitsymptom C181
- primäre B1058
Inspektion C187
Inspirations-Exspirations-Verhältnis, Beatmung B90
Instabilität
- Beckenfraktur B289
- emotionale B1057
- Geriatrie C692
- Hüftdysplasie B292
- posterolaterale B311
- posturale B932
- Schultergelenk B273, **B274**
- Sprunggelenk B323
Institut für Qualität und Wirtschaftlichkeit im Gesundheitswesen C730
Instrument, chirurgisches B104
Instrumentendesinfektion C797, **C800**
- Wirkstoffe C799
Insuffizienz
- chronisch-venöse A127
- respiratorische A171
- vertebrobasiläre, zentral-vestibuläre Störung B820
Insulin A346, **C438**
- Intoxikation B67, C278
Insulinhypoglykämietest C570
Insulinmangel A348

Insulinom A658
Insulinpumpentherapie A353
Insulinresistenz A348
Insulinsensitizer C441
Insulintherapie A352
Insulitis, autoreaktive A347
Insult, *siehe* Infarkt
Integrase-Inhibitor, Virostatika C478
Integraseinhibitor, HIV A552
Integration, soziale C774
Intellektualisierung B1017
Intelligenzminderung B1064
Intensivmedizin B87
Intensivpflege B92
Intensivtherapie, postoperative B82
Intentionstremor C153, B936
Interface-Dermatitis B696
Interferone A136
- Interferon-α C475
- Interferon-γ-Test A540
Interkostalneuralgie, Schmerzen C177
Interleukin, Interleukin 6 C585
Interleukine A136
Intermediärfilament, Tumorsystematik C342
Intermediärinsulin C439
Interphalangealgelenk, Arthrose B280
Interquartilabstand C874
Intersexualität B448, **B548**
- chirurgische Therapie B229
Interstitialzelltumor, renomedullärer A665
Interstitium
- Ödeme A420
- Wasserverteilung A416
Intervallskala C872
Interventionsstudie C864, **C865**
Intestinaltrakt, Flora C607
Intima-Media-Dicke A91
Intimasarkom A603
Intoleranzsyndrom A450
Intoxikation
- Antidepressiva C414
- Lithium C416
- Notfallmedizin B66
Intrakutantest A448, *A449*
Intramedullärblutung B973
Intrauterinmethode B388
Intravasation, Metastasierung C339
Intrazellulärraum
- Elektrolytverteilung A417
- Wasserverteilung A416
Intrinsic Faktor A144
- Antikörper A238
Intron B436
Intubation B74, B76–B77
Intubationsgranulom C788
Intubationsnarkose B78
Intubationsschäden B788
Invagination B586, *B586*
Invasion
- Kanzerogenese C332
- Tumorwachstum C339
Inversion B440
Involutio uteri B429
Involutionsatrophie C305
Inzest C281
Inzidenz C599, **C866**
Inzision, Definition B100
Ionendosis C496
Ionenkanalerkrankung, Myotonie B993
Ionisation C495
Ionisationskammer C497, *C497*
Iontophorese C787
IPF (idiopathic pulmonary fibrosis) A202

IPPB (intermittent positive pressure breathing) B90
IPPV (intermittent positive pressure ventilation) B90
Ipratropiumbromid C365, **C379**
IQWiG (Institut für Qualität und Wirtschaftlichkeit im Gesundheitswesen) C730, **C749**
IRA-Prinzip A103
Irbesartan C371
Iridektomie, periphere B865
Iridodialyse B864
Iridodonesis B856
Iridozyklitis B860
Irinotecan C484
Iris B824
– Kammerwasser B825
– Kolobom B859
– Melanom B863
– Naevus B862
– Zyste B862
Irisatrophie, essenzielle B848
Irisblendenphänomen A648, *A648*
Iritis B860
IRV (Inversed Ratio Ventilation) B90
Isaacs-Syndrom B995
Ischämie A88
– Magnetresonanztomografie B914
– relative B952
– retinale B881
– Sehnerv B963
– totale B952
– zerebrale B951
Ischämiesyndrom A97
Ischämietoleranz A89
– Transplantation B213
Ischiadikusblockade B85, *B85*
Ischiadikusparese B988
Ischuria paradoxa C111
Ishihara-Tafel B829
Isidor von Sevilla C896
Isoalkane, Richtwerte C833
Isoconazol C463
Isocyanate C844
Isodisomie B446, *B447*
Isodose C496
Isoenzym C542
– alkalische Phosphatase C567
– knochenspezifische AP C590
– Kreatinkinase C590
Isofluran C403
– balancierte Narkose B78
Isolat B453
Isolierung, Krankenhaushygiene C798
Isoniazid C461
Isosorbid-5-mononitrat C380
Isosorbiddinitrat C380
Isosporose A574
Isosthenurie A377
Isotonie A417
Isotop C494
Isotopenherstellung C516
Isotretinoin C490
– Herzfehler B566
– Schwangerschaft B486
Isovalerianazidurie B539
Isovaleryl-CoA-Dehydrogenase-Defekt B539
Isoxazolylpenicilline C450
Isradapin C382
Isthmus uteri B331
Ito-Naevus B724
ITP (idiopathische thrombozytopenische Purpura) A160
Itraconazol C463
IUGR (intrauterine Wachstumsretardierung) B405
Ixodes ricinus C663

J
J1-Untersuchung B475, C766
Jaccoud-Arthropathie A478
Jacobsen-Muskelentspannung C785, **B1021**
Jaffé-Lichtenstein-Uehlinger-Krankheit B253
Jaffé-Reaktion C582
Jäger-Einteilung B272
JAK-2-Mutation A608
Janetta-Dekompression B1005
Janeway-Läsion A77
Japanisches Enzephalitis-Virus C678
Jarisch-Herxheimer-Reaktion A530
Jeep's disease B154
Jefferson-Fraktur B265
Jellinek-Typen B1040
Jervell/Lange-Nielsen-Syndrom A47
Jeune-Syndrom B601
Jirásek-Zuelzer-Wilson-Syndrom B509
Jo-1-Antikörper-Syndrom A484
Jochbogenfraktur B796
Jod
– Desinfektion B104
– Kontrastmittel C512
– Neugeborenenprophylaxe B473
Jodid C436
Jodmangel, Struma A319
Johanniskraut **C415**, C792
Jones-Fraktur B325
Jones-Kriterien A80
Juckreiz C47
– Palliativmedizin C714
Jugendarbeitsschutzgesetz C225
Junin-Fieber A561
Juninvirus C676
Junktionszone, dermoepidermale B684
Juxtaglomerularzelltumor A665

K
k-ras, Onkogen C332
K.-o.-Tropfen C279, **C857**
K7-Syndrom B1052
Kachexie
– Gewichtsabnahme C26
– pulmonale A189
Kahmhaut C620
Kahnbeinfraktur B284
Kahnbeinquartett B285
Kaiserschnitt, *siehe* Sectio caesarea
Kakosmie B963
Kala-Azar A576
Kalaber-Schwellung A584
Kalender-Methode B387
Kalibration C536
Kalibrator, Enzymdiagnostik C541
Kalium A422
Kalium-Canrenoat C387
Kaliumdichromat C852
Kaliumjodid C436
Kaliumkanalblocker, Antiarrhythmika C374, *C374*
Kaliumkanalöffner C383
Kaliumnitrit C850
Kaliumverlustniere A407
Kallumzyanid C851
Kalkaneus
– Coalitio calcaneonavicularis B321
– Fersensporn B321
– Frakturen B325
Kalkaneushohlfuß B318
Kalkinfarkt B845
Kalkspritzablagerung *C312*
Kallidin, ACE-Hemmer C370

Kallmann-Syndrom
– Androgenmangel C126
– Hypogonadismus C130
Kallus C331
Kalottenfraktur B218
Kalottenklopfschmerz B902
Kälteangina A51
Kälteantikörper A150
Kältearbeit C235
Kälteidiotie C273
Kälteprovokationstest, Raynaud-Syndrom A105
Kälteschäden B62, **C273**, C317
Kältetherapie C789
Kalzidiol A329
Kalziferol C446
Kalzitonin A329, **C446**
– Laboranalytik C573
Kalzitriol A329, **C446**
– Laboranalytik C573
Kalzium A329, **A426**
– Antidot B67
– Substitution C445
Kalziumantagonist, Gefäßmuskulatur C382
Kalziumglukonat C445
Kalziumkanalblocker C382
– Antiarrhythmika C375
– Antiepileptika C419
– Intoxikation B67
Kalziumkanaldefekt, periodische Lähmung B994
Kalziumkarbonat C401, **C445**
Kalziumoxalatstein B664
Kalziumphosphatstein B664
Kalziumzitrat C445
Kamerun-Beule A584
Kamille C792
Kammerflattern A47
Kammerflimmern A47, *A48*
Kammertachykardie A45, *A46*
Kammerwasser B825
Kammerwinkel, infantiles Glaukom B868
Kammerzählung, Leukozytenzahl C553
Kanalikulitis B837
Kanalolithiasis B818
Kanamycin C454
Kandidaymykose A564
Kandidose A564
– *Siehe auch* siehe Candidiasis
– intertriginöse *A566*
Kanfer-Modell B1019
Kanner-Syndrom B1065
Kanonenschlag C195
Kantenschmerz B353
Kantharidenpflaster C794
Kanzerogenese C331, C505
Kanzerogenität
– Glasfasern C838
– Rauchen C249
Kapazitation B392
Kapillarblut, Entnahme C523
Kapillarmikroskopie B687
Kapillarpermeabilität, Ödementstehung C313
Kaplan-Meier-Methode C881
Kapnografie B77
Kapnometrie, Notfallmedizin B28
Kaposi-Sarkom A602, *A602*
Kapsid C665
Kapsulitis, adhäsive B270
Kapsulom A665
Kapsulorhexis B858
Karbunkel C325, B712
Kardiaachalasie B585
Kardio-MRT A51
Kardiolipin-Antikörper C560

Kardiomegalie, Aorteninsuffizienz A65
Kardiomyopathie A69
– Kinder B577
Kardioplegie B195
Kardiotokografie B401, *B402*
Kardiotoxizität, Anthrazykline C484
Kardioversion, elektrische, externe A33
Kardioversion, elektrische externe, Herzrhythmusstörungen (Notfall) B44
Kardioverter-Defibrillator A33, B202
Karies B762
Kariesprophylaxe B474
Karnifikation C325
Karnofsky-Index A591
Karotis-Kavernosus-Fistel B959
Karotis-Sinus-Syndrom A35
Karotis-Thrombendarteriektomie B210
Karotisdruckmassage A32
Karotisdruckversuch A35
Karotisstenose B210, B952
Karpaltunnelsyndrom B283, **B986**
Kartagener-Syndrom B523
Kartoffelnase B795
Kartoffelsack A617
Karunkel B823
– Urethra B673
Karyogramm B443
Karyotyp B442, *B443*
Karyotypisierung, Amniozentese B401
Karzinogen C332
Karzinoid A657, *A658*
Karzinom
– adenoid-zystisches
– – Lunge C634
– – Tränendrüse B837
– adenoidzystisches B767
– adrenokortikales A663
– anaplastisches C344
– Bindehaut B847
– Cervix uteri B363
– cholangiozelluläres A653, *A653*
– embryonales C346, B659
– Endometrium B368
– Gallenblase A652
– Gallengänge A653
– Grading C342
– hepatozelluläres A649, *A651*
– Hypopharynx B775
– invasives C338
– kolorektales B149, **A644**
– Larynx B785
– Lippe B760
– Mamma B378
– mikroinvasives C337
– Mundhöhle B761
– muzinöses, Tumorsystematik C343
– Nebennierenrinde A663
– Nebenschilddrüse A663
– neuroendokrines B732
– Ovar B373, *B374*
– Pankreas A654
– Penis B662
– Prostata B656
– Schilddrüse A660
– spinozelluläres B730
– undifferenziertes C344
– Vagina B360
– verruköses B730
– Vulva B359
Kasabach-Meritt-Syndrom **A166**
Kasabach-Merritt-Syndrom C30
Kasai-Portoenterostomie B511
Käsewäscherlunge A202

Sachverzeichnis

Kass-Zahl B642
Kassenärztliche Bundesvereinigung C730
Kassenärztliche Vereinigung C730
Kassenzulassung, NS-Zeit C902
Kastenwirbel B258
Kastenzeichen A131
Katalepsie B1015
Katarakt B856
Kataraktextraktion B858
Katatonie C180, B1032
Katayama-Fieber A585
Katecholamine C355
Katgut B107
Katheter
– Harnleiter B628
– Harnwegsinfektion C802
– peripher arterieller C805
– pulmonalarterieller C805
– Spinalanästhesie B86
– suprapubischer **B628**, C803
– transurethraler B628
– Veneninfektion C804
– zentralvenöser B73
Katheterablation A33
Kathode C498
Katzenfloh C664
Katzenkratzkrankheit A524
Katzenpilz B719
Kaudalanästhesie B87
Kaudalblock B87
Kaudasyndrom C152, B974
Kauffmann-White-Schema C614
Kausalgie, Sensibilitätsstörungen C152
Kausalitätsprinzip C264
Kausalzusammenhang, Beweislast C295
Kausch-Whipple-Operation B172
Kava-Kava C792
Kavaschirm C520
Kawasaki-Syndrom A494, **B561**
Kayser-Fleischer-Kornealring A367, *A368*
KBV (Kassenärztliche Bundesvereinigung) C730
Kearns-Sayre-Syndrom B996
– mitochondriale Vererbung B456
KED-System B35
Kehlkopf, *siehe* Larynx
Kehlkopfmaske B37
Kehr-Zeichen B174
Keilbeinhöhle B791
Keilwirbel B240, *B240*
Keimbahnmutation B440
Keimstrang-Stroma-Tumor B372
Keimzellenmutation C504
Keimzellmosaik B461
Keimzelltumor C345, B611
– Hoden B659
– Ovar B372
– Teratome C345
Keimzentrum-Lymphom A617
– kutanes B735
Kelchdivertikel B635
Kell-System C556
Kelley-Seegmiller-Syndrom A363
Kellgren-Lawrence-Einteilung B245
Keloid C330, **B728**
Kendrick Extrication Device B35
Kennedy-Syndrom B979
Kenngröße, epidemiologische C866
Kephalhämatom B484, *B484*
Keramikfaser C837
Keratektasie B890
Keratektomie, photorefraktive B890
Keratinozyten B685
Keratitis B836
– bakterielle B848

– dendritica *B850*
– e lagophthalmo B850
– epitheliale B849
– infektiöse B848
– mykotische B850
– neuroparalytica B851
– nichtinfektiöse B850
– photoelectrica B852
– Ringinfiltrat *B849*
– virale B849
Keratoakanthom B732
Keratoconjunctivitis
– epidemica B841
– phlyctaenulosa B844
– photoelectrica, rotes Auge C163
– sicca A486, **B836**
Keratoglobus B848
Keratokonus B847, *B847*
Keratolysis sulcata plantaris B713
Keratolytika B274
Keratomalazie B845
Keratomykose B850
Keratopathie, bandförmige B851
Keratoplastik B853
Keratose
– aktinische B728
– palmoplantare B741
– seborrhoische B727, *B728*
– senile B728
Keratosis
– follicularis B741
– palmoplantaris diffusa B741
Keratotomie, astigmatische B891
Keratouveitis B849
Kerley-Linien **A23**, A207
Kernäquivalent C605
Kernig-Zeichen B902
Kernikterus B490
Kernladungszahl C494
Kernpolymorphie *C336*
Kernspintomografie, *siehe* Magnetresonanztomografie
Kernstar B856
Kerzenwachsexsudat B881
Kerzenwachsphänomen C46, **B693**
Ketamin C404, B1046
– Atemwegsverlegung B41
– balancierte Narkose B78
– K.-o.-Tropfen C857
Ketoazidose, diabetische A349
Ketoconazol C463
Ketonkörper C579
Ketoprofen, Schmerztherapie B94
Ketotifen C398
Keuchhusten B558
KHK (koronare Herzkrankheit) A49
Kieferanomalie B758
Kiefergelenk
– Anatomie B756
– kraniomandibuläre Dysfunktion B764
Kieferhöhle B791
Kieferhöhlen-Jochbein-Fraktur B796
Kieferklemme C106
Kiefersperre C106
Kieferzyste B763
Kielbrust B266
Kielschädel B601
Kiloh-Nevin-Syndrom B986, *B987*
Kilian-Dreieck B123
Kindbettfieber B430
Kinder, Normwerte, Thrombozyten B563
Kindesmisshandlung C282, **B616**
Kindsbewegung, verminderte C123
Kindstod, plötzlicher B614
Kindstötung C262
Kinetik 0. Ordnung/1. Ordnung C354
Kirchhofrose C258

Kirschner-Draht-Osteosynthese B233
KIS (klinisch isoliertes Syndrom) B947
KISS (Krankenhaus-Infektions-Surveillance-System) C802
kissing disease, *siehe* Mononukleose, infektiöse
Kissing-spine-Syndrom B263
Klammern B108
Klarifikation B1019
Klatskin-Tumor A653
Klaustrophobie B1049
Klaviertastenphänomen B274
Klavikula
– federnde B274
– Fraktur B272, *B272*
– Luxation B274
– Pseudarthrose B268
Klebsiella C618
Klebstoff
– Umweltnoxen C846
– Wundverschluss B108
Kleeblattpupille B860
Kleiderlaus C664, **B722**
Kleiepilzflechte B720
Kleinert-Tangente *B297*
Kleingefäßvaskulitis A488
– ANCA-assoziierte A488
Kleinhirn
– Hypoplasie B921
– Infarkt B954
Kleinhirn-Brückenwinkel-Tumor, zentral-vestibuläre Störung B820
Kleinhirnataxie B907
Kleinhirnatrophie, Ataxia teleangiectatica B978
Kleinhirndegeneration, paraneoplastisches Syndrom B912
Kleinhirnsyndrom B911
Kleinwuchs C132, B481
Kleptomanie B1058
Klick (Herzton) A19, C59
Klick-Murmur-Syndrom A68
Klima C234
Klimakterium C117, B348
Klimamaße C234
Klimatherapie B690, **C789**
Klinefelter-Syndrom B448, **B520**
Klippel-Feil-Syndrom B921
Klitorishypertrophie, Intersexualität B548
Klitorispenoid B230
Kloni B903
Klopfschall
– Abdomen C198
– Thorax C192
Klostermedizin C895
Klumpfuß B316, *B317*
Klumphand B238
Klumpke-Lähmung B485
Knalltrauma B815
Knaus-Ogino-Methode B387
Kneipp, Sebastian C215
Kneipp-Therapie C790
Knick-Senkfuß B318
Knie-Hacke-Versuch B905
Kniegelenk
– Arthrose B306
– Bandapparat B311
– Bursitis B311
– Diagnostik B304
– Entzündungen B310
– Fehlstellungen B305
– Neutral-null-Methode B232
– Oberflächenprothese *B308*
– Punktion *B244*
– Traumatologie B311

Kniekuss-Zeichen, Meningismus C147
Knielage B420
Knoblauch C792
Knöchel-Arm-Index A91
Knöchelarteriendruck A92
Knöchelödem C41
Knöchelperfusionsdruck
– Mediasklerose A93
– pAVK A101
Knochen
– Entwicklung B476
– Kalziumsubstitution C445
– Laboranalytik C590
– Tumoren B250
Knochenalter B477, *B479*
Knochendachwinkel B292
Knochendichtemessung B240
Knochenerkrankungen B239
Knochenfibrom, nichtossifizierendes B253, *B253*
Knochenglatze B245
Knochenheilung B236
Knochenkörperchen B880, *B880*
Knochenmark A138
– Untersuchung A138
Knochenmarkschädigung, Chloramphenicol C460
Knochenmetastase B255
Knochennekrose, avaskuläre B242
Knochenschmerzen, Leitsymptom C171
Knochentumor B250
Knochenzement B234
Knochenzyste B253
Knollenblätterpilz C859
– Obduktionsbefund C279
Knollennase B795
Knopflochdeformität B287, A467
Knorksen C76
Knorpel
– Arthrose B244
– Chondrom B251
Knorpelglatze, Chondromalazie B309
Knorpelwinkel B292
Knötchen C50, B687
Knötchenflechte, *siehe* Lichen ruber planus
Knoten
– Dermatologie C48, B687
– Mamma C120
– Nahttechnik B108
– Schilddrüse A319, A320, **A660**
knuckle pads B282
Koagulasetest C608
Koagulationsnekrose C310
Koagulopathie A155, **A161**
Köbner-Epidermolyse B742
Köbner-Phänomen B686
Koch-Weeks-Konjunktivitis B842
Kocher-Kragenschnitt B121
Kocher-Manöver B134
Kochlea B799, *B799*
Kochleaimplantat B804, **B804**
Kochsalzbelastungstest A341
Kock-Reservoir *B141*
Kognition, Geriatrie C690
Kohärenzgefühl C761
Kohärenztomografie (OCT) B829
Kohlendioxid C835
– Obduktionsbefund C278
Kohlenhydrate
– Kinder B482
– Laboranalytik C577
– Leber A265
– Malassimilation A245
– Schwangerschaft B395
– Stoffwechselerkrankungen B531

Kohlenhydratstoffwechsel
– Erkrankungen B531
– Insulinmangel A347
Kohlenmonoxid C835
– Grenzwerte C835
– Intoxikation B67
– Obduktionsbefund C277
– Passivrauch C838
– Vergiftung, Totenflecke C257
Kohlensäurebad C789
Kohlenstaub, Pigmentablagerung C309
Kohlenstoffdisulfid C843
Kohlenwasserstoff C833, C839
Kohortenstudie C865
Koilonychie C51
Koilozyten *B361*
Kokain C423
– Abhängigkeit B1038, **B1044**
– Intoxikation B67, **B1045**
– Schwangerschaft B486
– Screening C595
– Straßendrogen C858
Kokainpsychose B1045
Kokainschock B1045
Kokarde, Invagination B586
Kokardenphänomen B144
Kokarzinogen C333
Kokken
– gramnegative C612
– grampositive C608
Kokzygodynie B288
Kolbenfinger C76
Kolektomie B147
Kolik
– Niere B675
– Säuglinge C131
Kolitis A255
– Amöbiasis A569
– ischämische **A257**, A263
– kollagene A259, *A259*
– lymphozytäre A259, *A259*
– mikroskopische A259, *A259*
– pseudomembranöse **A257**, *A258*, C324, A519
Kollagenexzeme C312
Kollagenosen **A477**
Kollagensynthese, überschießende C314
Kollaps C60, A85
Kollateralband, *siehe* Seitenband
Kollateralkreislauf
– AVK A99
– portale Hypertension A281
– zerebraler B952
Kollath-Ernährung C791
Kolliquationsnekrose C311
Kollodiumbaby B741
Kolloide C389
Kolmogoroff-Smirnov-Test C879
Kolobom B822
– Iris B859
– Lider B832
– Papille B883
Kolon
– Anatomie B146
– Atresie B507
– hypoplastisches linkes B509
– irritables **A248**, B584
– spastisches A248
Kolon-Conduit B629
Kolonisation C598
Kolonkarzinom A644, *A645*
– chirurgische Therapie B149
Kolonkontrasteinlauf
– Analatresie B510
– Divertikulose *A261*
– ischämische Kolitis A259
– Mekoniumileus B508, *B508*

– Morbus Hirschsprung B509, *B509*
Kolonpolyp A642, *A644*
– chirurgische Therapie B149
Kolonresektion, *siehe* Kolektomie
Koloskopie B225
Kolostoma B147, *B147*
Kolpitis B351
– Zytologie B336
Kolposkopie B336
Koma
– alkoholisches B1041
– Bewusstseinsstörung C179
– diabetisches A349, B54
– hyperosmolares A349
– hypoglykämisches B54
– hypophysäres A311
– ketoazidotisches A349
– psychopathologischer Befund B1010
Kombinationsimpfstoff A507
Kombinationstherapie
– Antibiotika C449
– Antituberkulotika C461
– Fosfomycin C460
– Proguanil C471
Komedonen B749
Kommunikation
– Allgemeinarzt C203
– Behandlungsteam C723
– multiprofessionelle C724
– Palliativmedizin C719
– Sterbephase C721
Kommunikationsstandard C890
Komorbidität C210
Kompartmentsyndrom B247
– Unterschenkel B322
Kompensation, pH-Wert A431
Kompetenztraining, soziales B1020
Komplementärmedizin C790
Komplementdefekt A439, **A444**
Kompressionsatelektase A181
Kompressionsatmen A218
Kompressionssonografie A114, *A123*
Konditionierung, Angststörung B1047
Kondom B387
Kondylom
– Feuchtwarzen B716
– Vulva B356
Konfabulation C180, B1011
Konfidenzintervall **C875**, C877
Konfrontationstest C188
Kongorot-Färbung C303, C316
Kongruenz
– Palliativmedizin C720
– Psychotherapie B1019
Koniotomie B120, **B780**, *B780*
Konjugatimpfstoff A506
Konjugation, Bakterien C606
Konjugationsstörung A275
Konjunktiva
– Austrocknung B845
– degenerative Veränderung B844
– Erkrankungen B838
– Melanom B847
– Naevus B846, *B846*
– Pterygium B845
– Tumoren B846
Konjunktivitis B838, *B840*
Konkordanz B459
– Anorexia nervosa B1061
– Depression B1024
– Intelligenzminderung B1064
– Persönlichkeitsstörung B1056
– Zwangsstörung B1049
Konsil B217
Konsiliararzt C292
Konsiliardienst, palliativmedizinischer C705

Konsumenten-Modell C921
Kontagiosität A502, **C599**
Kontaktallergen A446, C853
Kontaktdermatitis *A447*, A448
Kontaktekzem
– allergisches B705
– irritativ-toxisches B706
– subtoxisch-kumulatives, Berufskrankheiten C242
Kontaktgranulom B783, *B783*
Kontaktheilung C330
Kontaktlinsen B889
Kontaktulkus B783
Kontamination C598
– Human-Biomonitoring C821
Kontextfaktor C774
Kontingenzkoeffizient C874
Kontingenztafel C867
Kontraktur C106, B603
Kontrastmittel C512
Kontrastmitteluntersuchung, Abdominalorgane A224
Kontrazeption B386
Kontrollverlust
– Abhängigkeit B1038
– Bulimie B1063
Konturometrie B828
Kontusion, Muskelverletzung B115
Kontusionskatarakt C857
Konussyndrom B974, C152
Konvergenz, biochemische C334
Konvergenzreaktion C188
Konversionsstörung B1052
Konzentration
– minimale bakterizide C447
– mittlere alveoläre C403
Konzentrations-Wirkungs-Kurve C352
Konzentrationsstörung B1011, C178
Konziliatorien C896
Koordination, Untersuchung B904
Kopf, Untersuchung B902
Kopfblutgeschwulst B484
Kopflaus **B722**, C664
Kopfpauschale **C745**, C748
Kopfschmerzen **B1001**, C173
– Notfallmedizin B49
– postpunktionelle B919
– primäre B1001
Kopfschwartenverletzung B218
Kopfspeicheldrüsen B764
Koplik-Flecken B554
Kopplungsanalyse B439
– Heterogenität B457
Koreptorinhibitor, HIV A552
Korkenzieherösophagus A231
Kornea B823
– Degeneration B851
– Erkrankungen B847
– Fehlbildungen B847
– Fremdkörper B852
– Kammerwasser B825
– Morbus Wilson A367
– Verletzungen B852
Kornealreflex B903, **B967**
Körnerkrankheit, ägyptische B840
Kornzweig-Bassen-Syndrom B540
Koronarangiografie A24
Koronarangioplastie, perkutane transluminale (PTCA) A53
Koronargefäße A49, B193
Koronarreserve A50
Koronarsyndrom, akutes **A54**, B42
Körperdosis C497
Körpergeruch C27
Körpergewicht
– Durstversuch C572
– Präanalytik C524
– Schwangerschaft B393

Körpergröße, Osteogenesis imperfecta B528
Körperhalluzination B1014
Körpersäfte C895
Körperschemastörung C180, *B1062*
Körperschutz, Arbeitsschutz C230
Körpertemperatur
– Hitzschlag B62
– postmortale C258
– postoperatives Monitoring B88
– SIRS A511
Körperverletzung C264, C293
Korpusgastritis A238
Korrelation, Genetik B457
Korrelationsanalyse C880
Korrelationskoeffizient C874
Korsakow-Syndrom B1042
Korsett, Skoliose B259
Kortikosteroid C437
Kortisol A334, **C437**, C574
Kortisol-Tagesprofil A337
Kortison C437
Kostaufbau B110
Kosten, Gesundheitssystem C751
Kosten-Effektivitäts-Analyse *C750*, **C752**
Kosten-Minimierungs-Analyse C749
Kosten-Nutzen-Analyse C749, **C752**
Kosten-Nutzwert-Analyse C749
Kostenbeteiligung C747
Koterbrechen, *siehe* Miserere
Kotyledonen B392
Koxarthrose B298
Koxitis B299
Kraftgrade B904
Kragen, spanischer B678
Kragenknopf-Melanom B863
Kragennischt B121
Krähenfüße C265, **C273**
Krallenhand B987
Krallenzehe **B319**, A467
Krampfadern A114
Krampfanfall
– dissoziativer B1052
– Eklampsie B417
– Elektrokrampftherapie B1016
– epileptischer B960
– Fieberkrampf B612
– Neugeborene B495
– Notfallmedizin B55
Kranialisierung, Lungenödem A207
Kraniopharyngeom **A312**, B930
Kraniosynostose B601
Kraniotabes B602
Krankengeld C224, C244
Krankengeschichte C185
Krankengymnastik, *siehe* Physiotherapie
Krankenhaus, Qualitätssicherung C756
Krankenhausfinanzierung C743
Krankenhaushygiene C795, C798
Krankenhausinformationssystem C889
Krankenkasse C730
– Beitragserhöhung C743
– Krankengeld C244
– Krebsfrüherkennung C768
– Leistungen C224
– Medizinischer Dienst der Krankenversicherung C224
– SGB V C223
Krankenpflege C218
Krankentransportwagen B24
Krankenversicherung
– gesetzliche C742
– – Leistungen C224
– – Rehabilitation C776
– – Rehabilitationsziele C778

Sachverzeichnis

– – Sozialgesetzbuch C223
– Gesundheitsfonds C742
– private C743
– Schwächen C740
Krankheit
– arbeitsbezogene C236
– chronische C210
– Landbevölkerung C246
– Medizinziele C909
– Pathogenese C300
– sozialdemografische Faktoren C246
– theurgische Medizin C894
Krankheitsbegriff C913
Krankheitsbelastung C732
Krankheitsbewältigung, Sterbephase C719
Krankheitsfolge, psychosoziale C780
Krankheitsgewinn B1075
Krankheitskonzept C894
Krankheitskriterien C916
Krankheitssystematik C917
Krankheitstheorie C914
Kranzstar B857
Krätze C663, **B721**
Krätzmilbe C663
Kreatinin A379, C582
Kreatinin-Clearance A381
Kreatininase C582
Kreatininblindheit A379
Kreatinkinase
– CK-MB C547
– Skelettmuskelmarker C590
Kreationismus C899
Krebserkrankung, *siehe* Tumor
Krebsfrüherkennung C767
– sozialmedizinische Aspekte C248
– Zervixkarzinom B365
Krebsregister A588, **C864**
Krebsrisikofaktoren C332
Krebsvorsorge A592
Kreisdiagramm *C875*
Kreislaufinsuffizienz, klinische Untersuchung C196
Kreislaufstillstand, Tod C256
Kremasterreflex B903
Krepitation, Fournier-Gangrän B679
Kretinismus A326
Kreuzallergie A446
Kreuzband B311
– Funktionstest B304
– hinteres B311
– vorderes B311
Kreuzfixation B893
Kreuzprobe A460
Kreuzreaktivität, Immunoassays C532
Kreuzresistenz C448
Kreuzschmerzen, Leitsymptom C176
Krickenbeck-Klassifikation B510
Kriebelmücke C665
Krim-Kongo-Fieber A561
Krim-Kongo-hämorrhagisches Fieber-Virus C676
Krise
– akinetische C417, **B933**
– cholinerge B1000
– hämolytische A147
– hyperkalzämische **A331**, A427
– hypertensive B49, A59, **A81**
– myasthene B1000
– thyreotoxische **A321**, A323
Kristallarthropathie A466
Kristalloide C389
Krokodilstränen B969
Krönlein-Schuss C269
Kropf, *siehe* Struma

Krossektomie B212
Krukenberg-Tumor B375
Krümelnägel, Psoriasis B692
Krupp, echter, *siehe* Diphtherie
Krupp, spasmodischer B578
Krupp-Syndrom, *siehe* Laryngitis subglottica
Kruskal-Wallis-Test C879
Kryoanalgesie B96
Kryoglobulinämie, essenzielle A492
Kryolith C861
Kryotherapie B97, B689
Kryptenabszess, Colitis ulcerosa A250, **A254**
Kryptokokkose **A567**, B720
Kryptorchismus, echter B638
Kryptosporidien C651
Kryptosporidiose A574
KTQ (Kooperation für Transparenz und Qualität) C756
Kugelberg-Welander-Muskelatrophie B979
Kugelkoagulometrie C535
Kugelzellanämie A146
Kuhmilchallergie B587
Kuhmilchproteinintoleranz B587
Kuhpockenvirus C684
Kulissenphänomen *B970*
Kümmel C792
Kumulation, Arzneimittel C355
Kündigungsschutz C225–C226
Kunstfehler C295
Kunstherz B195
Kunsttherapie B1022
Kupfer C309, C853
Kupferdrahtarterien B875, *B875*
Kupferfinne B751
Kupferspeicherkrankheit, *siehe* Morbus Wilson
Kupferspirale B389
Kupfervergiftung C853
Kupolithiasis B818
Kürettage
– Adenotomie B770
– Haut B689
– Schwangerschaftsabbruch B389
Kurierfreiheit C289
Kuru C686
Kurzdarm-Syndrom B142
Kurznase *B792*
Kurzsichtigkeit, *siehe* Myopie
Kurzzeitgedächtnis B1011
Kußmaul-Atmung C69, A171
Kußmaul-Zeichen A74
Küttner-Tumor B765
KV (Kassenärztliche Vereinigung) **C290**, C730
Kveim-Siltzbach-Test A205
Kwashiorkor C103
Kyasanur-Forest-Disease-Virus C678
Kyphoplastie B241
Kyphose B260
Kystom B372
KZ-Medizin C906

L

L-Dopa **C416**, B932
L-Dopa-Test B932
L-Thyroxin C435
– perioperativ B70
L-Trijodthyronin C435
L-Tryptophan C409
Labien B330
Labiensynechie **B331**, B595
Laboranalytik C526
Laborarbeiterlunge A202

Labyrinthitis B816
Labyrinthstellreflex B479
Lachgas C403, **C404**, B1046
– balancierte Narkose B78
Lachman-Test B304
Lacklippen **A266**, B561
Lacksprünge B879
Lackzunge A266
Lacosamid C419, **C422**
Lactatdehydrogenase (LDH) C551
Lactational Amenorrhoea Method B387
LAD-1 A154, **A443**
LAD-2 A154
LADA (latent autoimmune diabetes in adults) A348
Lag sign B267
– subakromiales Impingement B269
Lage (Geburt) B418
– Anomalie B420
Lageempfinden B904
Lagemaße C873
Lagerarzt C906
Lagerung
– hyperbare Lösung B85
– Notfallmedizin B34
– OP B103
– sitzende B34
Lagerungsnystagmus B966
Lagerungsschaden B80
Lagerungsschwindel, benigner paroxysmaler B818
Lagetyp (Herz) A20
Lagophthalmus B969
Lähmung C145
– dyskaliämische periodische B994
– Stimmlippen B786
Lähmungsschielen B893, **B894**
LAI (Länderausschuss für Immissionsschutz) C817
Laienabtreibung C297
β-Laktam-Antibiotika C449
– Wirkprinzip C447, **C449**
β-Laktamase C450
β-Laktamase-Inhibitor C451
Laktasemangel B589
Laktat
– Laboranalytik C563
– Liquor C591, B920
Laktatazidose, Metformin C441
Laktatdehydrogenase
– Leberzellschädigung A266
– Tumormarker B623
Laktation B432
Laktobakterien B330
Laktose-Toleranztest A247
Laktoseintoleranz
– erworbene B589
– kongenitale B532
Laktulose C402
Lakunarzelle A617
Lambda-Zeichen B414, *B415*
Lambdazismus **B790**, B1066
Lambert-Beer-Gesetz C528
Lambert-Eaton-Syndrom B999, **B1000**
– Paraneoplasie A589
Lambilien, Giemsa-Färbung *A570*
Lambliasis A570
Lamivudin C476
Lamofrequenz C510
Lamotrigin C419, **C421**
Lancefield-Gruppierung C610
Landau-Reflex B479
Landbevölkerung, Krankheiten C246
Landesärztekammer C289
Landkartenzunge B762

Langer-Linien B105, *B105*
Langhans-Granulom B737
Langhans-Riesenzelle C323, *C328*
Langerhans-Zell-Histiozytose B736
– pulmonale A206
Längsmagnetisierung C510
Längsschädel B601
Längsschnittstudie C864, **C865**
Langzeit-EKG A22
Langzeitgedächtnis B1011
Langzeitinsulin C439
Lanosterol-Demethylase C463
Lansoprazol C401
Lanugohaare B685
Lanz-Punkt B144
Laparaskopie, gynäkologische B337
Laparoskopie B106
Laparotomie, Bauchtrauma B118
Laplace-Gesetz A107
Lappen, freier B224
Lappenplastik B222
Lärm
– Berufskrankheiten C237
– Umweltmedizin C828
Lärmschwerhörigkeit **B814**, C829
Larrey-Hernie B129
Larrey-Spalte B124
Larva migrans B723
Laryngitis
– acuta B578, **B781**
– subglottica (Krupp-Syndrom, Pseudokrupp) B782
– supraglottica B782
– unspezifische B783
Laryngomalazie B781
Laryngoskopie B779
Laryngotracheobronchitis B578
Laryngozele B781
Larynx
– Anatomie B778
– Entzündungen B781
– Funktion B779
– Papillom B785
– Phonation B779
– Tumoren B784
– Verletzungen B788
Larynxkarzinom B785
Larynxmaske B37, *B37*, *B78*
Larynxödem
– Dyspnoe C68
– Quincke-Ödem A444
Larynxpapillom, Papillomaviren B515
LAS (Lymphadenopathiesyndrom) A550
Lasègue-Zeichen
– Bandscheibenvorfall B981
– Meningismus C147
– umgekehrtes B902
– Untersuchung B902
LASEK (Laser-epitheliale Keratomileusis) B890
Laser-Iridotomie B865
Laser-Trabekuloplastik (LTP): B864
Laserchirurgie B224
Laserstrahlen C494
Lasertherapie B689
LASIK (Laser-in-situ-Keratomileusis) B890
Läsion
– osteochondrale B242
– tumorartige **B252**, C338
Lassa-Fieber A561
Lassavirus C676
Late-Onset
– AGS A343
– Hypogammaglobulinämie A441
– Pneumonie A194
– RA A468

Sachverzeichnis

Latenzgift C279
Latenzzeit
– Kanzerogenese C332
– Strahlenrisiko C506
Lateralsklerose, amyotrophe B979, *B979*
Lattice Degeneration B876
Laubbaum-Phänomen B765
Lauenstein-Aufnahme B291
Lauge C859
Laugenunfall C244
Lausbefall B721
Läuse C664
Lavage, bronchoalveoläre A176
Laxanzien C401–C402
– Abusus C402
LBP (Lipopolysaccharid-bindendes Protein) C585
LBW (low birth weight infant) B469
LDH (Laktatdehydrogenase) C551
– Leberzellschädigung A266
– Myokardinfarkt A57
LDL (low density lipoprotein) A359, C545
Lead-Time Bias C768
Leben, intermediäres C256
Lebendgeburt, Definition B469
Lebendimpfstoff A506
Lebendspende A454, **C929**
– somatopsychische Folgen B1078
Lebensmittelschadstoffe C849
Lebensmittelvergiftung A257
Lebensstilberatung C762
Lebenszeitinzidenz C867
Lebenszeitrisiko C867
Leber **B161**, A264
– Grenzen *B161*
– Laboranalytik C565
– Palpation C199
– Schwangerschaft B394
– Stoffwechselerkrankung A275
– Trauma B164
– Zellverfettung C307
– zystische Raumforderung A581
Leber-Miliaraneurysmen B875
Leberabszess **B163**, *B164*, A581
Leberadenom A649
Leberarterienverschluss A288
Leberausfallkoma A286, **A287**
Leberegel C653
Leberhämangiom A581, **A648**, *A648*
Leberhämatom A581
Leberhautzeichen A266, *A266*
Lebermetastasen A581
Leberphosphorylase-Defekt B533
Leberresektion **B161**, *B161*, B165
Leberschädigung
– alkoholbedingte A274
– cholestatische A275
– medikamenteninduzierte A275
– zytotoxische A275
Leberschmerz, Herzinsuffizienz A27
Lebertransplantation B165
Lebervenenthrombose A126
Lebervenenverschluss A289
Leberverfettung A273
Leberversagen A287
Leberzellkarzinom A649, *A651*
Leberzellschädigung A266
Leberzirrhose A279
– Kinder B590
Leberzyste B162, *B163*
– solitäre A581
Leber'sche Optikusatrophie B941
LED (Lupus erythematodes, disseminatus), *siehe* SLE
Lederhaut B824
– Erkrankungen B854
Leflunomid C487

LeFort-Klassifikation B797, *B797*
Legasthenie B1067
Legionella C620
– micdadei C620
– pneumophila C620, *C621*
Legionellen, multiresistente C812
Legionellenpneumonie **A198**, C812
Legionellose, Krankenhaushygiene C812
Leibhalluzination B1014
Leichenfäulnis C258, *C259*
Leichenflecke C257
Leichengift C259
Leichenlipid C259
Leichenöffnung C262
Leichenrecht C262
Leichenschau C259
Leichenspende A453
Leichenveränderung C257
Leichtketten-Amyloid C315
Leichtkettenproteinämie, Myelomniere A405
Leime C846
Leinsamen C402
Leiomyom C345, B365, *B366*
Leiomyosarkom C345, B369
Leishman-Donovan-Körperchen A577, *A577*
Leishmania C644, C645
– Arbeitsmedizin C239
– Wirkstoffe C469
Leishmaniose A576
– viszerale A576
Leistenbruch, *siehe* Leistenhernie
Leistenhaut B684
Leistenhernie B178
Leistenhoden B638
Leistenkanal B176
Leistenschmerzen, Leitsymptom C174
Leistenschwellung C98
Leistung, teilstationäre C746
Leistungsbeurteilung, sozialmedizinische C778
Leistungsmedizin, NS-Zeit C903
Leistungsminderung C28
Leistungsträger
– Qualitätsmanagement C781
– Rehabilitation C776
Leitenzym C542
Leitlinien C782, **C908**
Leitungsanästhesie C368
– periphere B84
Leitungsbahn, akzessorische A43, *A43*
Leitveneninsuffizienz A113
Lendenwirbelsäule
– Schober-Zeichen B257
– Verletzung B265
– Vibrationsschäden C827
Length-Time Bias C768
Lentigo
– maligna B729
– senilis B724
– simplex B724
Lentigo-maligna-Melanom B733, *B733*
Lentikonus B856
Lentivirus C677
Leopold-Handgriffe B398, *B398*
Lepidurin C394
Lepra A525
Leptospira C632
Leptospirose A525
Lercarnidipin C382

– Psychosomatik B1075
– Suizidalität B1072
Lesch-Nyhan-Syndrom A363, **B525**
Lese- und Rechtschreibschwäche B1067
LET (linearer Energietransfer) C495
Letaldosis 50 C352
Letalität C599, **C867**
lethal triad B328
Letournel-Einteilung B290
Letrozol C445
Leucin-Aminopeptidase, Cholestaseparameter A267
Leukämie
– akute A603–A604
– – lymphatische (ALL) **B563**, A604, A608
– – myeloische (AML) A605
– chronische
– – lymphatische (CLL) A605, **A621**
– – myeloische (CML) C331, B450, A604, **A608**
Leukenzephalopathie, progressive multifokale B945
Leukodystrophie C308
– metachromatische B542, **B542**
Leukokorie C160
– konnatale B869
– Retinoblastom B882
Leukomalazie, periventrikuläre B494
Leukopenie
– Morbus Pfeiffer A554
– Neugeborenensepsis B552
– relative A526
– SIRS A511
Leukoplakie C337, *C337*
– Cervix uteri B362
– orale B760, *B760*
– Präkanzerose C337
– Vulva B356
Leukopoese A136
Leukotrien-Rezeptor-Antagonist C399
Leukotriene, COX-Hemmer C429
Leukozyten
– Antigene C556
– Kinder B563
– Laboranalytik C553
– Normwerte A137
– Sedimentanalyse A380
– Urinstatus C580
– Zählung C535
Leukozytenadhäsionsdefekt 1 und 2, *siehe* LAD-1 und LAD-2
Leukozytenphosphatase, alkalische A609, A612
Leukozytenzylinder A380
Leukozytopenie, Typhus A532
Leukozytose A153
Leukozyturie C114, A378
Leuprorelin C442
Leuzinose B536
Levetiracetam C419, **C422**
Levocetirizin C398
Levofloxacin C457
Levomepromazin C409
Levomethadon C425, **C426**
Levonorgestrel C445
Levurose B737
Lewy-body-Demenz B934
Leydig-Zell-Tumor B660
Leydig-Zelle B621
LGL-Syndrom A43

LH (luteinisierendes Hormon) C442, C570
– Mifepriston C445
Lhermitte-Zeichen B902
LHON (hereditäre Leber'sche Optikusatrophie), mitochondriale Vererbung B456
LHRH-Test B671
Li-Fraumeni-Syndrom, Karzinogenese C334
Liber continens C896
Libidoverlust, Leitsymptom C129
Libman-Sacks-Endokarditis **A80**, A478
Lichen
– pilaris B741
– ruber B695, *B696*
– sclerosus et atrophicans B356, **B697**, *B697*
– vidal B705
Lichenifikation B687
– Acanthosis nigricans B738
– atopisches Ekzem B704
Licht C235
Lichtabsorption, Laboranalytik C528
Lichtdermatose B707
– Acne aestivalis B750
– polymorphe B708, *B709*
Lichtenstein-Operation B179
Lichtmann-Einteilung B281
Lichtreaktion B826, **B831**
Lichtreflex B826
Lichtreflexionsrheografie A114
Lichtscheu, *siehe* Photophobie
Lichtschutzfaktor C830
Lichtschweiftest B831
Lichtstärke C235
Lichttherapie B1016
Lidabszess B834
Liddle-Syndrom A84, A342, **A342**
Lider
– Anatomie B823
– Ektropionieren B827
– Fehlbildungen B832
– Kolobom B832
– Tumoren B835
Lidheberapraxie B935
Lidocain
– Anästhetika C368
– Antiarrhythmika C373
– Spinalanästhesie B86
Lidödem C159
Lidphlegmone B834
Lidrandentzündung B833
Lidschwellung C159
Lidspaltenfleck B844
Liebeswahn B1013
Lift-off-Test B267
Ligamentum
– anulare radii, Subluxation Radiusköpfchen B279
– calcaneofibulare B316
– capitis femoris, Femurkopf B300
– cardinale uteri B334
– collaterale ulnare, Ellenbogenluxation B279
– cruciatum anterius B311
– cruciatum posterius B311
– deltoideum B316
– gastrolienale, Splenektomie B175
– hepatoduodenale B161
– – Cholezystektomie B167
– – Gallenblasenkarzinom B169
– – Gastrektomie B136
– – Pringle-Manöver B165
– inguinale
– – Leistenhernie B178
– – Leistenkanal B176
– latum uteri B334

- Mackenrodt B334
- ovarii proprium B334
- sacrouterinum B334
- suspensorium ovarii B334
- talofibulare B316
- teres uteri B334
Ligand-Rezeptor-Komplex C351
Ligatur B105
- Hämorrhoiden B156
Likelihood Ratio C869
Lilliefors-Modifikation C879
Limbus corneae B822
limited disease A634
Lincosamide C459
- Wirkprinzip C447
Linezolid C459
Lingua
- geografica **C93**, B762
- pilosa C93
- plicata C93
Linienspektrum C499
Links-rechts-Shunt
- atrioventrikulärer Septumdefekt B569
- persistierender Ductus arteriosus Botalli B569
- Ventrikelseptumdefekt B567, *B567*
- Vorhofseptumdefekt B568
Linksappendizitis A260
Linksherzhypertrophie A58
Linksherzinsuffizienz A25, C58
Linksherzsyndrom, hypoplastisches **B572**, *B572*
Linksherzsyndrom, hypoplastisches B198
Linksschenkelblock A37
Linkstyp A21
Linksversorgungstyp *A50*
Linse B824
- Entfernung B858
- Erkrankungen B856
- intraokulare B858
- Kammerwasser B825
- künstliche B891
Linsenluxation, Doppelbilder C155
Linsentrübung B856
Linton-Shunt B166
- Splenektomie B175
LIP (lymphoide interstitielle Pneumonie) A202
Lipämie, Blutentnahme C525
Lipase A297, C565
Lipide
- Atherosklerose A94
- Laboranalytik C544
- Stoffwechselstörung A358
Lipidelektrophorese C546
Lipidpneumonie A206
Lipidsenker C433
Lipidspeichermyopathie B996
Lipidstoffwechsel B540
- Carnitin-Acylcarnitin-Translokase-Mangel B541
- Carnitin-Palmitoyl-Transferase-Mangel B541
Lipödem B753
Lipodystrophie C308
Lipofuszin C308, *C308*, C688
Lipogranulomatose, Farber B545
Lipoidnephrose A397
Lipom B728
- Mamma B378
- Tumorsystematik C345
Lipomastie C127
Lipomatose **C307**, B777
Lipopeptid-Antibiotika C459
- Wirkprinzip C447

Lipophagen C323
Lipopolysaccharid C603
Lipoprotein (a) C546
Lipoprotein-induced-atherosclerosis-Hypothese A94
Lipoproteine A358
Lipoproteinlipase
- Fibrate C434
- Nicotinsäure C435
Liposarkom B256, C345
Liposuktion B228
Lippe
- Entzündungen B760
- Karzinom B760
- Rekonstruktion B225
Lippen-Kiefer-Gaumen-Spalte B512, **B757**
- Wiederholungsrisiko B462
Lippenbremse **C69**, A192
Liquid Ecstasy C857
Liquor
- amnii B393
- Gewinnung C591, **B919**
- Meningitis B943
- Normwerte B920
- oligoklonale Banden C592
- Proteinanalytik C591
- Stoffwechselerkrankungen B531
- Untersuchung C591, **B919**
Liquor-Serum-Quotient *C592*
Liquorräume B925
Liquorrhö, Leitsymptom C146
Liquorunterdrucksyndrom B919
Liraglutid C440
Lisfranc-Gelenk B325
- Exartikulation *B235*
- Verletzungen B325, *B325*
Lisinopril C370
Lispeln **B790**, B1066
Lissenzephalie B922
Listeria monocytogenes C626
- Arbeitsmedizin C239
Listerose, Neugeborene B515
Lisurid C417
Lithium C415
Lithotripsie B665
Littré-Hernie B177
Livedo reticularis A493
Livedovaskulitis, Hautulkus C54
Livores C257
Loa Loa A584, **C661**
LOAEL (lowest observed adverse effect level) C817
Loaiasis A584
- Konjunktivitis B843
Lobäremphysem B192
Lobärpneumonie *A193*, A194, *A195*
Lobektomie B191
- Leber B162
Lobstein-Osteogenesis B527
Lochfraktur, Forensik C266
Lochialstau B430
Lochien B429
Locked-in-Syndrom B912
- Lähmung C146
Löffler-Endokarditis A80
Löffler-Infiltrat A582
Löffler-Serum C626
Löffler-Syndrom A206
Löfgren-Syndrom **A204**, B698
Log-Rank-Test C881
Logopädie, Geriatrie B689
Logorrhö
- Alkoholintoxikation B1041
- Manie B1029
Löhlein-Herdnephritis A78
Lohnfortzahlung
- Arbeitsunfähigkeit C244
- GKV-Leistungen C224

Lokalanästhesie, Neuraltherapie C793
Lokalanästhetika
- akute Schmerzen B95
- hyperbare B86
- isobare B86
- Periduralanästhesie B86
- Regionalanästhesie B83
Lokalanästhetikum C368
Lokalinfektion A503
Lomustin C481
Long-QT-Syndrom A46, **A47**
Long-Segment-Barrett-Ösophagus A234
Longo-Hämorrhoidopexie B156
Loop Recorder A22
Loperamid C402
Lopinavir C477
Loracarbef C451, **C452**
Loratadin C397
Lorazepam C406
Lormetazepam C406
Los-Angeles-Klassifikation A233
Losartan C371
Loslassschmerz B144
Löslichkeitskoeffizient, Inhalationsanästhetika C404
loss of function C332
Loss-of-Resistance-Methode B86
Lösungsmittel C839
- Abhängigkeit B1047
- Berufskrankheiten C237
- multiple Chemikalienüberempfindlichkeit C824
- Vergiftung C278
Lotion B688
Louis-Bar-Syndrom **A442**, B604, B978
Lovastatin C433
Low-Ceiling, Diuretika C384
Low-Compliance-Blase B672
Low-Density-Lipoprotein, Atherosklerose A94
Low-Dose-Heparinisierung C391
- Beatmung B91
Low-Flow-Priapismus B677
Low-Grade-Tumor, Chondrosarkom B255
Low-Output-Fistel B142
Low-Output-Herzversagen A25
Low-Output-Syndrom B195
Low-Renin-Hypertonie A342
Low-T_3/T_4-Syndrom A179
Low-Turnover-Osteopathie A388
Low-Turnover-Osteoporose B239
Löwenzahn C792
Lown-Ganong-Levine-Syndrom A43
LQTS (Long-QT-Syndrom) A47
LTA (Leistungen zur Teilhabe am Arbeitsleben) C780
LTR-Transposon B436
Lübecker Totentanz C907
Lues, connata B515
Luft
- freie A244
- Schadstoffe C832
Luft-Flüssigkeits-Spiegel B140
Luftembolie A212
- Druckluftschaden C828
Luftemphysem, Blow-out-Fraktur B897
Luftimpulstonometrie B828
Luftkammerschiene B35
Luftröhre, *siehe* Trachea
Lugano-Klassifikation B661
Lumbalkanalstenose B983
Lumbalpunktion C591, **B919**, *B919*
Lumboischialgie, Leitsymptom C175

Lumefantrin C470
Lumineszenz-Immunoassayverfahren C532
Lunatumluxation B285, *B285*
Lunatumnekrose B281, *B281*
Lunge A170
- Anatomie B184
- Auskultation C192
- Barotrauma B167
- Fehlbildung B500
- Fehlbildungen B191
- Hypoplasie B500
- Manschettenresektion B191
- Schwangerschaft B394
- Segmentresektion B191
- Strahlenempfindlichkeit C503
- Transplantation B217
- Tumoren A629
- Untersuchung C192
- Verletzungen B193
- weiße A207
- Zysten B191, B500
Lungenabszess A199
- chirurgische Therapie B192
Lungenarterienembolie, *siehe* Lungenembolie
Lungencompliance A175
Lungenembolie A59, **A208**
- Notfallmedizin B43
Lungenemphysem A192
- kongenitales lobäres B500
- α$_1$-Antitrypsin-Mangel A368
Lungenentzündung, *siehe* Pneumonie
Lungenerkrankung
- eosinophile A205
- interstitielle A199
- Kinder B578
Lungenfibrose
- ARDS A178
- Beryllium C856
- idiopathische A202
- interstitielle Lungenerkrankung A200
- klinische Untersuchung C194
- Linksherzinsuffizienz A26
- Operabilität *B190*
Lungeninfarkt A209, *A210*
Lungeninsuffizienz, transfusionsassoziierte A463
Lungenkapazität, totale *A173*, A174
Lungenkrebs A629
Lungenkreislauf, Erkrankungen A206
Lungenmetastasen A636
Lungenmilzbrand A532
Lungenödem A206
- Notfallmedizin B41
Lungenparasitose B192
Lungenpest A544
Lungenreifung B412
Lungenresektion B190
Lungenruptur B193
Lungenschwimmprobe C262
Lungensequester B191, **B501**
Lungenstauungszeichen A23
Lungenszintigrafie A209
Lungentyp (Metastasierung) C341
Lungenvenenfehlmündung B572
Lungenvenenfehlmündung, totale B199
Lungenversagen, akutes A178
Lungenvolumina *A173*
Lupenlaryngoskopie B779, *B779*

Lupus
- erythematodes, medikamenteninduzierter A480
- erythematodes
- – kutaner A480
- – systemischer A477
- pernio B699, *B699*
- vulgaris B714
Lupus-Glomerulonephritis A402
Lupus-like-Syndrom A480
Lupusantikoagulans A479, C560
Lupusband A480
Lupusnephritis A402
Lutealphase B342
Lutzner-Zelle A628
Luxation
- Akromioklavikulargelenk B274
- Ellenbogengelenk B278
- Hüftgelenk
- – kindliche B291
- – traumatische B301
- Linse B856
- Os lunatum B285, *B285*
- Patella B314
- perilunäre B285
- Schultergelenk B272
- Zahn B763
LWS-Syndrom B262
Lyell-Syndrom, *siehe* Nekrolyse, toxisch epidermale
- staphylogenes B712
Lyme-Arthritis A466
Lyme-Borreliose A514
Lymphadenektomie B176
Lymphadenitis A129
- akut eitrige A604
- colli B776
- cutis benigna *A515*
- dermatopathische A604
- granulomatöse, epitheloidzellige A604
- mesenterica A543
- retikulär-abszedierende A604
Lymphadenopathie C38
Lymphadenopathiesyndrom A550
Lymphadenosis, cutis benigna A515
Lymphangioleiomyomatose A206
Lymphangiom C345, A602
Lymphangiomatosis, carcinomatosa, pulmonale A636, *A636*
Lymphangiomatosis carcinomatosa
- Mammakarzinom B380
- Tumormetastasierung C340
Lymphangitis A129
- chirurgische Therapie B213
Lymphdrainage C787
Lymphfistel A130
Lymphgefäßsystem A129
Lymphgranulomatose A616
Lymphknoten B176
- bunte Pulpahyperplasie A604
- Einzugsgebiete *C340*
- Hals C190, *C191*, B776
- Leiste C199
- Metastase C340
- Sinushistiozytose A604
Lymphknotenlevel Mammakarzinom B379
Lymphknotenschwellung C38
Lymphknotensyndrom, mukokutanes A494
Lymphknotensyndrom, mukokutanes **B561**
Lymphknotenuntersuchung, Hals C190
Lymphödem **A130**, C313
- chirurgische Therapie B213
- Differenzialdiagnosen A131

- Hautbefund B753
- Ödeme C40
Lymphografie A129, **C514**
Lymphogranuloma venereum **A518**, *A518*, C637
Lymphom A603, **A616**
- blastisches A620, **A628**
- CD30-positives B736
- follikuläres A627
- Haut B735
- kleinzelliges A620, **A626**
- Konjunktiva B847
- lymphoplasmozytisches A626
- mediastinales *A618*
- nodales A616
- Orbita B887
- primäres zerebrales A628, **B930**
- Tumorsystematik C344
- zentrozytisch-zentroblastisches A627
- zentrozytisches A627
Lymphopenie, Hodgkin-Lymphom A617
Lymphozyten A155
- CLL A622
- Entzündung C323
- Immunabwehr A436
- monoklonale Antikörper C489
- Normwerte A137
Lymphozytentransformationstest C553
Lymphozytopenie A155
Lymphozytose A153
Lymphszintigrafie A129
Lynch-Syndrom A644
- Karzinogenese C334
Lynestrenol C445
Lyon-Hypothese B445
Lypmphknoten, Axilla, Untersuchung C192
Lysergsäurediethylamid C424, **C858**
Lysosomen, Speicherkörper C309
Lysotypie C605
Lyssa, *siehe* Tollwut
Lyssavirus C675

M

M-Cholinozeptor C362
M-Cholinozeptor-Agonist C364
M-Cholinozeptor-Antagonist **C364**, C418
M-Gradient A624, *A624*
M-Mode C511
- Echokardiografie A23
MAC (mittlere alveoläre Konzentration) C403
Machupovirus C676
Macula, *siehe* Makula
- lutea B824
Macular Pucker B872
Madarosis B833
Maddox-Kreuz B831
Madelung-Deformität B280
Madelung-Fetthals B777
Madenbefall C259
Madenwurm A582, **C657**
Madenwurmbefall, Kinder B560
Madonnenfinger A482
Mafucci-Syndrom B251
Magen A236
- Anatomie B132
- Fremdkörper B133
- MALT-Lymphom A627
- Metaplasie C306
Magen-Darm-Passage A224
Magen-Darm-Schwimmprobe C262
Magenausgangsstenose A243

Magenbypass B137
Magenentleerungsstörung A236
Magenkarzinom A638, *A640*
- chirurgische Therapie B136
Magenmotilitätsmessung A237
Magensäuresekretion C400
- Analyse A237
Magenschrittmacher B138
Magenteilresektion, Ulkuschirurgie B134
Magerl-Einteilung B265
Magersucht B1061
Magill-Tubus B75, *B75*
Magill-Zange, Atemwege freimachen *B36*
Magnesium C376, **A429**
Magnesium-Ammonium-Phosphat-Stein B664
Magnesiumsulfat C402
Magnetresonanztomografie (MRT) C510
- Kontrastmittel C512
Magnetstimulation, repetitive transkranielle B1017
Mahaim-Syndrom A43
Maiglöckchen C792
Maillard-Reaktion C849
Mainz-Pouch B629
Maisonneuve-Fraktur B323
Maitland-Konzept C784
Major-Antigen A457
Major-Kriterien
- Pneumonie A196
- Polycythaemia vera A612
Major-Test A460
MAK-Wert C816
Makro-Reentry, Vorhofflattern A39
Makroadenom
- Hypophyse A311
- Prolaktinom A313
Makroalbuminurie A378
- diabetische Nephropathie A398
Makroamylasämie C564
Makroangiopathie A88
- Diabetes mellitus A349
Makroglobulinämie A625, **A626**
Makroglossie
- Akromegalie *A314*
- Mukopolysaccharidose B535
Makrogol C402
Makrohämaturie **C109**, A378, B677
- IgA-Nephropathie A394
- Urothelkarzinome B651
Makrolide C455
- Wirkprinzip C447
Makromastie B335
Makrophagen
- chemische Noxen C316
- Entzündung C322
- Zeroid C308
Makropsie B1014
- Definition B822
- Makuladegeneration B878
Makrosatellit B436
Makrosomie, Neugeborene B487, *B487*
Makrozephalie C132, B922
Makrulie B762
Makula (Haut) **C48**, B687
Makula (Netzhaut) B824
- Degeneration B877, *B878*
- Foramen *B876*
- Makulafleck, kirschroter B544
- Makulaödem
- – diabetische Retinopathie B873
- – Formen B873
- – Morbus Coats B875
Makulaorgan B800

Makulopathie
- Diabetes mellitus B872
- epiretinale Gliose B872
- myopische B879
Malabsorption A245
malady C915
Malaria **A570**, C651
- Antiprotozoika C469
- Blutausstrich *A572*
- zerebrale B946
Malassezia C641
Malassimilationssyndrom A245
- Zöliakie B587
Maldescensus testis **B595**, B638, C124
Maldigestion A245
Malformation
- anorektale B510
- arteriovenöse, Rückenmark B973
- spinale vaskuläre B972
- zystisch-adenomatoide B500, *B501*
Mallampati-Klassifikation B74, *B75*
Mallorcaakne B750
Mallory-Körperchen A274, **C307**
Mallory-Weiss-Syndrom A226
Malnutrition C103
- Geriatrie C692
Malrotation B506
MALT-Lymphom A627, *A627*
Malum perforans A351, *A351*
Malzarbeiterlunge A202
Mamille
- Hautveränderungen C49
- Mammakarzinom *B380*
Mamillenrekonstruktion B227
Mamillensekretion C117
Mamma B334, *B334*
- Schwangerschaft B394
- Veränderungen B376
Mammaaugmentation B227
Mammachirurgie B226
Mammadysplasie B376
Mammakarzinom B378
- duktales B379, *B379*
- inflammatorisches B380, *B380*
- Knoten in der Brust C120
- Krebsfrüherkennung C768
- lobuläres B379
- Schwangerschaft B416
- Untersuchung C191
Mammareduktionsplastik B227
Mammarekonstruktion B226, *B227*
Mammografie **B337**, C508
- Vorsorgeuntersuchungen B339
Mandelentzündung B771
Mandibulafraktur B797
Mangan C852, **C856**
Mangeldystrophie C308
Manie B1028
Manie-Selbstbeurteilungsskala B1029
Manierismus B1015
Manifestationsindex C599
Manipulation, manuelle Therapie C786
Mannit C387
Mannitol, Glaukom B865
Manöver, vagales **A32**, A42
Manschettenresektion B191
Mansour-Ischiadikusblockade B84
Mantelkanten-Syndrom B911
Mantelkantenläsion, Lähmung C146
Mantelpneumothorax A216
Mantelzelllymphom A627
MAO-Hemmer C415
- Depression B1027
Maple Syrup Urine Disease B536
Maprotilin C414

Marasmus **C103**, C308
Maraviroc C478
Marburg-Virus C672
Marfan-Syndrom B522
Marfan-Zeichen B602
Marginalzonenlymphom B735
Mariendistel C792
Marihuana **B1043**, C858
Marine-Lenhart-Syndrom A321
Marisken B157
Marker-X-Syndrom B525
Markererkrankung A101
Marknagelung B234
– Femurschaftfraktur B304
– Unterschenkelschaftfraktur B322
Markov-Modell C750
Markschwammniere A408, **A410**
Markt (Gesundheitsökonomie) C738
Marmorknochenkrankheit B238
Marschall-Einteilung A116
Marschfraktur B325
Marsupialisation, Bartholinitis B351
Martegiani-Ring B824
Martin-Bell-Syndrom B525
Maßeinheit C536
Masern B554
– Arbeitsmedizin C238
Masern-Einschlusskörperchen-Enzephalitis B554
Masernenzephalitis B554
Masernimpfung B554
Masernvirus C675
– Konjunktivitis B843
Maskenbeatmung B38, *B38*
Maskennarkose B78
Maßnahme, notfallmedizinische B26
Masochismus B1061
Mason-Einteilung B279
Maßregelvollzug C296
Massage C786
Massenanfall von Verletzten B26
Massenblutung, intrazerebrale *B957*
Massenprolaps, chirurgische Therapie B220
Massenspektrometrie C530
– Human-Biomonitoring C822
Massenzahl C494
Masseterreflex B967
– Elektroneurografie B917
Mastadenoviren C680
Mastalgie B376
Mastektomie B381
Mastitis
– interstitielle B431
– nonpuerperalis B355, *B355*
– parenchymatöse B431
– puerperalis B431
Mastodynie C120, B376
Mastoiditis B810, *B811*
Mastopathia neonatorum B472, *B472*
Mastopathia cystica fibrosa *B376*
Mastopathie B376
Mastoptose B335
Mastozytom B737
Mastozytose B737
– Darier-Zeichen B686
– systemische B737
Maßzahl, epidemiologische C866
Matched-pairs-Technik C866
Matrix, extrazelluläre, Gewebereparatur C329
Matrixveränderung C313
Matthias-Haltungstest C105
Maturation, Viren C667
Maul- und Klauenseuche, falsche B715
Maul-und-Klauenseuche-Virus C670

Maximum C873
May-Grünwald-Giemsa-Färbung C303
May-Hegglin-Syndrom A160
May-Thurner-Syndrom A121
Mayer-Rokitansky-Küster-Hauser-Syndrom **B332**, B595
Mayfield-Klemme B218, *B218*
Mayr-Darmreinigung C791
Maze-Prozedur B203
Mazzotti-Test C661
MBK (minimale bakterizide Konzentration) C447
McBurney-Punkt B144
MCH (mittlerer korpuskulärer Hämoglobingehalt) A137
– Anämie A139
– Befundinterpretation C550
– Neugeborene B563
MCHC (mittlere korpuskuläre Hämoglobinkonzentration) A137
– Befundinterpretation C550
– Neugeborene B563
McKenzie-Konzept C784
McMurray-Zeichen C305
McRoberts-Manöver B424
MCS (multiple Chemikalienüberempfindlichkeit) C824
MCTD (mixed connective tissue disease) A487
MCV (mittleres korpuskuläres Volumen) A137
– Alkoholmissbrauch C286
– Anämie A139
– Befundinterpretation C550
– Bestimmung C534
– Neugeborene B563
McVay/Lotheisen-Operation B179
MdE (Minderung der Erwerbsfähigkeit) C245
MdK (Medizinischer Dienst der Krankenkassen) C731
MDRD-Formel C583
MDS (myelodysplastisches Syndrom) A614
Meatus acusticus externus B798
Meatusstenose **B593**, B673
Mebendazol C472
Meckel-Divertikel B141
Median C873
Medianekrose Erdheim-Gsell A106
Medianusparese B986, *B987*
Mediasklerose A93
Mediastinalemphysem B186
Mediastinaltumor B187, **A667**
Mediastinalverschiebung B186
Mediastinitis A59, **B186**
Mediastinoskopie B185
Mediastinum B186
Medikalisierung C900
Medikamentenanamnese C186
Medinawurm C662
Medizin
– evidenzbasierte **C757**, C908
– Leitlinien C908
– physikalische C216, **C782**
– psychosomatische B1074
– theurgische C894
– Wissenschaft C909
Medizinethik C919
Medizingeschichte C894
Medizinischer Dienst der Krankenkassen C731
– Aufgaben C224
– GKV-Leistungen C224
– Pflegestufen C245
Medizinkonzepte C894
Medizinmann C894

Medizinprodukte, Aufbereitung C797
Medizinrecht C289
Medizintheorie C908
Medroxyprogesteronacetat C445
Medulloblastom C346, B930
Meerzwiebel C792
Mees-Nagelbänder C857
MEF (maximal exspiratory flow) A172
Mefloquin C470
Mefrusid C386
Megacolon congenitum B509
Megakalikose B635
Megakaryoblastenleukämie A606
Megakaryozyten A136
Megakolon
– angeborenes B509
– Colitis ulcerosa A253
– toxisches B149
Megaloblasten A145
Megalokornea B848
Megalozyten A145
Megaösophagus A230
Megaureter B633
Megavolttherapie C515
Megestrolacetat C445
Megluminantimonat C469
Mehretagenerkrankung A100
Mehrfeldbestrahlung C515
Mehrlingsgeburt B420
Mehrlingsschwangerschaft B413
Meibom-Drüse B823
– Chalazion B834
– Hordeolum B834
– Kalkinfarkt B845
– Talgdrüsenkarzinom B835
– Tränenflüssigkeit C823
Meige-Syndrom B935
Meigs-Syndrom, Aszites C98
Meiose, autosomal dominante Vererbung B461
Mekonium B470
Mekoniumaspiration B499, *B500*
Mekoniumileus B508, *B508*
Mekoniumpfropfsyndrom B508
Melaena **C92**, A227
Melanin C308
– UV-Strahlung C830
Melanom
– Aderhaut B863, *B863*
– in situ B729
– Iris B863
– Konjunktiva B847
– malignes B732, *B733*
– – Lidinnenwinkel *B847*
– – Uvea B863
– Vulva B358
– Ziliarkörper B863
Melanose, okuläre B854
Melanosis
– coli, Laxanzienabusus C402
– conjunctivae B846
– naeviformis B724
– sclerae B854
Melanozyten
– Albinismus B738
– Naevus B723
– Vitiligo B739
Melanozytom B885
Melarsoprol C468
MELAS-Syndrom B996
– mitochondriale Vererbung B456
Melasma B740
Melatonin
– Lichttherapie B1016
– Nachtarbeit C232
– Schichtarbeit C232
– Schlafstörung C696

Meldepflicht C769
Melkerknoten B717
Melkerknotenvirus C684
Melkersson-Rosenthal-Syndrom B969
Meloxicam C428, **C430**
Melperon C409
Melphalan C481
Membran, pulmonale hyaline C314
Membrankrankheit, hyaline B496
Membranoxygenierung, extrakorporale B195
MEN (multiple endokrine Neoplasie) A345, **A663**
Menarche **B342**, B478
Mendel-Gesetze C900
Mendel-Mantoux-Test A539
Mendelson-Syndrom A199, **B81**
Ménétrier-Faltendysplasie A240
Mengele, Josef C906
Menière-Krankheit B818
Meningeom B928
– chirurgische Therapie B219
– Computertomografie B914
– Optikusscheide B885
– spinales *B975*
– Tumorsystematik C345
Meningeosis leucaemica A608
Meningismus C146, B902
Meningitis
– akute bakterielle B942
– Arbeitsmedizin C238
– Liquoruntersuchung C591
– Meningismus C147
– Prophylaxe B943
– tuberkulöse A539, B944
– virale B944
Meningokokken C613
Meningokokkenmeningitis B942, *B942*
Meningomyelozele B921
Meningoradikulitis Bannwarth B983
Meningozele B921, *B922*
Meniskustest B304
Meniskusverletzung B313, *B313*
Mennell-Griff A472
Mennell-Test B257
Mennell-Zeichen B291
Menopause B348
– vorzeitige C120
Menorrhagie B344
Menschenbiss B66
Menschenversuche C906
Menstruationszyklus B342
– Störungen B344
Mentzer-Index A149
MEP (motorisch evoziertes Potenzial) B919
Mepivacain C368
6-Mercaptopurin C482
– Spinalanästhesie B86
Mercedes-Stern-Schnitt B215
Mercurialismus C279, **C854**
– Konjunktiva C823
Merkelzellkarzinom B732
Merkmal, Studienauswertung C872
Meropenem C453
Merozele B181
Merozoit C649
MERRF-Syndrom B996
– mitochondriale Vererbung B456
Merseburger Trias A324
Mesenterialarterienverschluss, akuter (Mesenterialinfarkt) A262
Mesenterialischämie
– chronische A263
– non-okklusive A263
Mesenterialvenenthrombose A126, A263, **A264**

Mesh-Graft B222
Meskalin C424
Mesopharynx B768
Mesotheliom
– Peritoneum A668
– Pleura A634
Mesotympanon B798
Messerer-Keil C266, *C266*
Messgröße C522
Mesterolon C443
Mestranol C443
Metabolisierung, chemische Noxen C316
Metaidoioplastik B230
Metalle
– Berufskrankheiten C237
– Umweltmedizin C851
Metallstaub, Arbeitsmedizin C240
Metamizol C428, **C431**
Metamorphopsie **C166**, B822, B1014
Metaphylaxe B666
Metaphyse
– Chondromyxoidfibrom B252
– Gage-Zeichen B295
– Knochenzyste B253
– Osteochondrom B251
– Osteomyelitis B248
– Wulstfraktur B238
Metaplasie C306
– Barrett-Ösophagus A233, *A234*
– Cervix uteri B361
– drüsige C306
– Formen C306
– intestinale A239
– Magen A239
– Myositis ossificans C338
– Plattenepithelkarzinom C344
Metaplasietheorie Endometriose B383
Metapneumovirus C674
Metastasen
– Computertomografie B914
– Haut B737
– Knochen B255, *B256*
– Leber A651
– Lunge A636
– Pleura B636
– zerebrale B931, *B931*
Metastasierung C339
Metasystox C278
Meteorismus, Leitsymptom C99
Metformin A354, **C441**
Methacholin-Test A449
Methadon C858
Methämoglobin C552
– Bestimmung C594
– Nitrite C850
Methämoglobinämie
– Missense-Mutation B441
– Zyanose C65
Methanol
– Intoxikation B67
– Lösungsmittel C842, **C842**
– Obduktionsbefund C279
Methicillinresistenz C809
Methionin, Vitamin B_{12} A144
Methode, scholastische C896
Methohexital C404
– balancierte Narkose B78
Methotrexat C482
Methylbenzol C840, **C841**
Methylbromid C847
Methylenblau, Antidot B67
Methylenblaufärbung, Bakterien C605
α-Methyldopa C361
Methylnaltrexon C428
Methylphenidat B1068
6-Methylprednisolon C437

Methylquecksilber C854
Methylxanthin C378
Methysergid, Serotonin-Syndrom C415
Metixen C418
Metoclopramid C410
– Kinder B468
Metoprolol C360
Metronidazol C457
Metrorrhagie B344
Metz-Recruitment B803
Mevalonsäure C433
Mexiletin C373
Meyer-Weigert-Regel B631
Meyerding-Einteilung B261, *B261*
Mezlocillin C450, **C451**
Mg^{2}-hydroxid C401
Mg^{2}-trisilikat C401
MGUS (monoklonale Gammopathie unklarer Signifikanz) A625
MHK (minimale Hemmkonzentration) C447
Mi-2-Autoantikörper, Polymyositis A485
Mianserin C414
MIBE (Masern-Einschlusskörperchen-Enzephalitis) B554
Micafungin C466
Michaelis-Raute B397
Miconazol C463
Microsporum C639
Midazolam C406
– Analgosedierung B91
– Antiepileptika C422
MIDCAB (minimally invasive direct coronary artery bypass) B204
Midline-Katheter C805
Mifepriston C445
– Schwangerschaftsabbruch B389
Miglitol C441
Migräne B1001
Migrationstheorie Endometriose B383
Mikroadenom
– Hypophyse A311
– Prolaktinom A313
Mikroalbuminurie A377, **A378**, C116
– diabetische Nephropathie A398
Mikroangiopathie A88
– Diabetes mellitus A349
– Koronargefäße A50
– Multiinfarktdemenz B940
– Nierengefäße A414
– subkortikale arteriosklerotische Enzephalopathie B940
– thrombotische **A159**, A411
– vaskuläre Demenz B940
Mikroblutanalyse B402
Mikrochirurgie B107, B218
Mikrodeletion
– FISH B444, *B444*
– Prader-(Labhard-)Willi-Syndrom B529
Mikrodeletionssyndrom B521
Mikrodontie B477
Mikrofibrille C604
Mikrofilarien A584, **C660**
$β_2$-Mikroglobulin
– CLL A622
– Plasmozytom A625
– Tumormarker A592
Mikrohämaturie A378, **C109**A482
Mikrostrabismus B894
Mikrothrombus, hyaliner **A119**, C307
Mikrotie B806
Mikrozephalie C132, B922

Miktion B621
Miktionsreflex B621
Miktionszystometrie B624
Miktionszystourethrografie B626, *B626*
Mikulicz-Syndrom B837
– CLL A621
Milben, Hauterkrankungen B721
Milch-Reposition B273
Milchgebiss B477
Milchglashepatozyten A268
Milchschorf B704, *B704*
Miliartuberkulose, Hauttuberkulose B714
Milien B472, B727
Mill-Test B276
Milleniumsdeklaration C736
Miller-Fisher-Syndrom B984
Milligan-Morgan-Operation B156
Milrinon C377
Miltefosin C469
Milz B173
– Amyloidose C316
– Palpation C199
– Splenektomie B175
Milzbrand A532
Milzinfarkt A89, C96
Milzruptur B174
Milzvenenthrombose A126
Mimikry, molekulare A451
Minamata-Krankheit C854
Minderbegabung B1064
Minderjährige
– Aufklärung C294
– Kontrazeption B386
Minderwuchs C133
– dysproportionierter
– – Achondroplasie *B521*
– – Osteogenesis imperfecta B527
– hypothalamischer, Prader-(Labhard-)Willi-Syndrom B529
Mineralfaser, künstliche C837
Mineralstoff, Knochenstoffwechsel C445
Mini-Mental-State-Test C690
Mini-Nutritional-Assessment C692
Minimal-Change-Glomerulonephritis A397
Minimum C873
Minipille B388
Minisatellit B436
Minocyclin C455
Minor-Antigen A457
Minor-Kriterien
– Pneumonie A196
– Polycythaemia vera A612
Minor-Test A460
Minoramputation A103
Minoxidil C383
Minusgläser B888
Minussymptome, Schizophrenie B1032
6-Minuten-Gehtest A175
Miosis B967, C160
Mirazidie C652
Mirizzi-Syndrom A292
Mirtazapin C414
Mischinsulin C439
Mischkollagenose A487
Mischtumor C343
– Speicheldrüsen B766
Miserere C86
Misoprostol A245, **C399**
Missbrauch B616
– Abhängigkeit B1038
– körperlicher B617
– sexueller **B617**, C280
Missed Abortion B411
Missense-Mutation B441

Missing Ratio C888
Mistelkraut C792
Mitbestimmung, Gesundheitssystem C728
Mitomycin C484
Mitosehemmstoffe C482
– Wirkprinzip C479
Mitoxantron C483
Mitralklappe
– Auskultation C194
– Rekonstruktion B200
Mitralklappeninsuffizienz A67
Mitralklappenprolaps A59, **A68**
Mitralklappenstenose A64
– chirurgische Therapie B201
Mitralöffnungston A66
Mitscherlich, Alexander C907
Mittel
– arithmetisches C873
– geometrisches C873
– harmonisches C873
Mittelfrequenztherapie C787
Mittelfußknochenfraktur B325
Mittelgesichtsfraktur B796, *B797*
Mittelhandfraktur B286
Mittelhirninfarkt B954
Mittelhirnsyndrom B911, **B924**
Mittellinienverlagerung *B950–B951*
Mittelmeerfieber, familiäres B523
Mittelohr B798
– Barotrauma C828
– Entzündungen B810
– Hörvorgang B800
– Otosklerose B812
– Tumoren B813
Mittelschmerz C121
Mittelstrahlurin
– Bakteriurie C109
– Harnuntersuchung C581
Mittelwert C873
Mittendorf-Fleck B869
Mitwirkungspflicht, Rehabilitation C775
Mivacurium C366
– balancierte Narkose B78
– TIVA B78
Mizelle A359
MMN (multifokale motorische Neuropathie) B989
MMST (Mini-Mental-State-Test) C690
MMV (mandatory minute ventilation) B90
MN-Blutgruppe B451
Mobbing C232
Mobilisation
– manuelle Therapie C786
– postoperative B110
Mobilität C735
– alltagsrelevante C690
– Geriatrie C690
– Tinetti-Test C690
Mobitz-Typ
– AV-Block A36
– SA-Block A35
Möbius-Zeichen A324
Moclobemid C415
Modalwert C873
Modell
– additives C882
– bio-psycho-soziales C918
– biomedizinisches C918
– lineares C881
– nichtlineares C881
– nichtparametrisches C881, *C882*
Modelllernen B1020
MODY (maturity-onset diabetes of the young) A348
Moexipril C370

Mola hydatidosa B403
Molekularbiologie, Blutgruppenserologie C534
Molekularpathologie C304
Molimina menstrualis B331
Moll-Drüse B823
– Hordeolum B834
Möller-Barlow-Erkrankung A371
Molluscipoxvirus C684
Molluscum contagiosum B717, *B717*
Molluscum-contagiosum-Virus C684
Molluskizide C848
Molsidomin C380
– NO-Freisetzung *C381*
Monaldi-Drainage B187
Monarthritis urica A363
Mönckeberg-Sklerose A93
Mondscheinkinder B743
Mongolenfalte B832
Mongolenfleck B724, *B724*
MONICA-Studie A50, C770
Monistik C744
Monitoring
– Intensivmedizin B87
– Medikamente C593
– Narkose B77
– Notfallmedizin B27
– postoperative Versorgung B81
– Umwelt C819
Monoamin-Wiederaufnahme-Hemmer C412
Monoaminmangelhypothese B1024
Monobactame C453
Monochlorethan C844
Monochromasie B880
Monokelhämatom, Mittelgesichtsfraktur B797
Mononukleose, infektiöse A553, *A553*
Monophosphin C847
Monoradikulitis B983
Monosomie
– Cri-du-chat-Syndrom B519
– gonosomale B520
– Robertson-Translokation B450
– Ullrich-Turner-Synrom B447
Monotherapie, Antibiotika C449
Monozyten, Normwerte A137
Monozytose A153
Montagssymptomatik C241
Monteggia-Verletzung B279, **B283**
Montelukast C399
Montgomery-Drüsen B335
Mood Stabilizer C415
Moore-Einteilung B164
Moral Hazard C740
Moraxella
– catarrhalis C613
– Keratitis B848
Morbidität C599, **C732**
– Kindesalter B615
Morbiditätsausgleich C742
Morbillivirus C674
Morbus
– Addison A338
– Ahlbäck B308
– Alzheimer B939, *B939*
– Andersen B533
– Baastrup B263
– Basedow A323
– Bechterew A471, *A473*
– Behçet A496, *A496*
– Berger A394
– Besnier-Boeck-Schaumann, *siehe* Sarkoidose
– Binswanger B940, *B940*
– Bornholm B997
– Bourneville-Pringle B604

– Bowen A557, **B729**
– Buerger A497
– Coats B875, *B875*
– Cori B534
– Crohn A250
– Cushing A335
– Darier B741
– Dubreuilh B729
– Dupuytren B282, *B282*
– Durand-Nicolas-Favre A518
– Eales B881
– Fabry B542, **B543**
– Fahr B933
– Fanconi-Bickel B534
– Farber B542, **B545**
– Felty A468
– Forestier B263
– Friedreich, Ataxie C143
– Fröhlich B242
– Gaucher B542, **B543**
– Gilbert-Meulengracht A275
– – Ikterus C36
– Günther A365
– haemolyticus, fetalis A462
– haemolyticus neonatorum A150
– haemorrhagicus neonatorum B489
– Hailey-Hailey B741
– Her B533
– Hirschsprung B509, *B509*
– Hodgkin A616, *A618*
– Horton A494
– Hunter B535
– Kahler A623
– Kienböck B281
– Koch A537
– Köhler I B320
– Köhler II B321
– Krabbe B542, **B544**
– Ledderhose B282
– Legg-Calvé-Perthes B294
– Leigh B941
– Lewis B533
– Maroteaux-Lamy B535
– McArdle B534
– Ménétrier A240
– Ménière B818
– Meulengracht B591
– Mondor A118
– Morquio B535
– Moschkowitz A414
– Neisser A522
– Niemann-Pick B542, **B544**
– Ollier B251
– Ormond B650
– Osgood-Schlatter B309
– Osler B191
– Osler-Weber-Rendu A166
– Paget B242
– – extramammärer B732
– – Mamille **B379**, *B380*, B732
– Panner B276
– Parkinson B931
– – Alter C697
– Perthes B294, *B295*
– Pfaundler-Hurler B535
– Pfeiffer A553, *A553*
– Pick B940
– Pickwick A179
– Pompe B533
– Raynaud A104
– Recklinghausen B604
– Refsum, Ataxie C143
– Ritter von Rittershain B712
– Sandhoff B543
– Sanfilippo B535
– Schamberg B703
– Scheie B535
– Scheuermann B260

– Shulman A483
– Simmonds A309
– Sinding-Larsen-Johansson B309
– Sly B535
– Still B562
– Sturge-Weber B604
– Sudeck B1006, *B1006*
– Tarui B533
– Tay-Sachs B543
– Uhl A72
– von Gierke B534
– von Hippel-Lindau B604
– von Recklinghausen *B605*
– Wagner B870
– Waldenström A625, **A626**
– Wegener A488, *A489*
– Weil A526
– Werlhof A160
– Whipple A250
– Wilson A367
– Winiwarter-Buerger A497
Mord C264
Morell-Lavallé-Läsion B289
Moreno-Psychodrama B1021
Morgagni, Giovanni C898
Morgagni-Hernie B129
Morgagni-Hydatide B370
Morgan B439
Morganella C614
Morgensteifigkeit C106, A467
Morgenurin C523
– Harnuntersuchung C581
– Referenzwerte C581
Morning-Glory-Syndrom B883
Moro-Reaktion B472
Morphin C425, **C426**
– Schmerztherapie B94
Morpholine C465
Mortalität C599, C732, **C866**
– Kindesalter B615
– perinatale B350
Morton-Metatarsalgie B987
Motilitätshemmer C402
Motilitätsstörung
– Darm C91
– – Kinder B589, *B590*
– Ösophagus A230
Motoneuron, Störungen B905
Motorik
– Störungen B905
– Untersuchung C187, B904
MOTT (mycobacteria other than tubercle bacilli) A533, C630, **C631**
Mottenfraßalopezie A529
Mottenfraßnekrose, Hepatitis A268
Mouches volantes **C158**, B871
Moxifloxacin C457
Moxonidin C361
MPA (mikroskopische Polyangiitis) A490
MR-Angiografie A92
MR-Cholangiopankreatografie **A225**, A291
MR-Enteroklysma A225
MRSA (methicillinresistenter Staphylococcus aureus) C609, **C808**
MRT, *siehe* Magnetresonanztomografie
MS (multiple Sklerose) B946, *B946*
MSUD (maple syrup urine disease) B536
mTOR-Inhibitor C488
MTT (medizinische Trainingstherapie) C785
Mukoepidermoidkarzinom B767
Mukopolysaccharidose B534
Mukoviszidose B581

Mukozele
– Nasennebenhöhlen B795
– Speicheldrüsen B766
Müller-Gang B370
– Eileiterzysten B370
– Entwicklung der weiblichen Genitalorgane B330
– Sarkom B370
Müller-Lidheber B823
Müller-Mischtumor B370
Multiinfarktdemenz B940
Multimorbidität C210
– Altersphysiologie C688
Multiorganversagen B45
Multisystematrophie B934
Mumifizierung C259
Mumps B559
Mumpsvirus C674
Münchhausen-by-proxy-Syndrom **B617**, C282
Münchner Nomenklatur B339
Mund-Nasen-Schutz C797
Mund-zu-Mund-Beatmung *B31*
Mund-zu-Nase-Beatmung *B31*
Mundboden B756
Mundbodenabszess B759
Mundhöhle B756
– Entzündungen B759
– Fehlbildungen B757
– Flora C607
– Untersuchung C189
– Verletzungen B761
Mundhöhlenkarzinom B761
Mundschleimhaut B759
Mundschutz, MRSA C809
Mundtrockenheit C90
– Alter C698
Mündungsklappeninsuffizienz, Stammvarikosis A115
Mundwinkelrhagaden, Leberhautzeichen A266
Munro-Mikroabszess *B693*
Munson-Zeichen B847
Mupirocin C810
MURCS-Assoziation B518
Murein C603
Muromonab-CD3 C489
Murphy-Zeichen **C199**, A290
Muscarin C859
Muscidae C665
Muscimol C859
Musculus-latissimus-dorsi-Lappen B224, *B224*
– Mammarekonstruktion *B227*
MUSE (medicated urethral system for erection) B669
MUSE-Klassifikation A233
Musiktherapie B1022
Muskatnussleber A290, *A290*
Muskelatrophie C106
– Muskelbiopsie *B990*
– spastische, Lähmung C145
– spinale B978
Muskelbiopsie B990, *B990*
– myopathisches Grundmuster B990
Myositis B997
– ragged red fibres B996
Muskeldystrophie B990
– Becker-Kiener B991, *B992*
– Duchenne B991
– fazioskapulohumerale B993
– Pathologie C308
– X-chromosomale B991
Muskeleigenreflex B903
Muskelentspannung, progressive C785

1126 Sachverzeichnis

Muskelerkrankung B247
– entzündliche B997
Muskelhärte B247
Muskelhartspann B247
Muskelhypertrophie, Leit-
 symptom C106
Muskelkater B247
Muskelkontraktur, Leit-
 symptom C106
Muskelkraft, Einteilung B904
Muskelkrämpfe, Leitsymptom C147
Muskelphosphofruktokinase-
 Defekt B533
Muskelphosphorylase-Defekt B533
Muskelrelaxans C366
– Überhang B80
Muskelriss B115
Muskelschmerzen, Leit-
 symptom C175
Muskelschwäche, Differenzialdiag-
 nosen A485
Muskeltrichinen C660
Muskelverknöcherung B247
Muskelverletzung B115
Muskelzerrung B115
Muskelzittern, postoperatives B82
Musterberufsordnung C289
Mutation B437, **B440**
– ΔF508 B581
– dynamische B440
– induzierte B441
– ionisierende Strahlen C504
– somatische B440
– Viren C668
Mutationsstimmstörung B789
Mutationssuche C544
Mutismus C140, B1015
Mutterkorn C638
Mutterkornalkaloide
– Migräne B1003
– Pilzgifte C859
Muttermal B723
Muttermilch B432
– Human-Biomonitoring C821
– Säuglingsernährung B482, **B483**
– Zusammensetzung B483
Muttermilchersatznahrung B483
Muttermilchikterus B490
Muttermundseröffnung B419
Mutterschaft C276
Mutterschaftsrichtlinie B397
Mutterschutzgesetz C226
Müttersterblichkeit B350
MVZ (medizinisches Versorgungs-
 zentrum) C732
Myalgia epidemica B997
Myalgie C175
Myasthenia gravis B603, **B998**, *B999*
– anästhesiologisches Risiko B71
– Muskelrelaxanzien C367
– Paraneoplasie A589
– Sprechstörung C140
Myasthenie, kongenitale B603
Mycobacterium
– leprae C631
– nichttuberkulöse A533
– tuberculosis C630
Mycophenolatmofetil C487
Mycosis fungoides C627, **B735**, *B735*
Mydriasis C160, *B964*, B967
Myektomie, transaortale
 septale A71
Myelinisierung, N. opticus B883
Myelinolyse, zentrale pontine B941
Myelinolyse, zentrale pontine A421
Myelitis B975
– paraneoplastisches
 Syndrom B912

Myeloblasten A136
Myelofibrose
– chronisch-idiopathische A611,
 A611
– primäre A611
Myelografie C514
– Lumbalkanalstenose *B983*
– Neurologie B916
Myelom, multiples A623
Myelomeningozele *B922*
Myelomniere A405, *A405*
Myelopathie, zervikale, chirurgische
 Therapie B221
Myeloperoxidasemangel A443
Myelose, funikuläre B977
– Ataxie C143
Myelozyten A136
Mykobakteriose, nichttuberku-
 löse A533
Mykologie C638
Mykolsäure *C462*
Mykoplasmen C634
Mykoplasmenpneumonie A198
Mykose
– Berufskrankheiten C242
– Haut B717
– Nägel B749
Mykotoxine C638
Myoadenylatdeaminase-
 mangel B997
Myogelose B247
Myoglobin
– Laboranalytik C547
– Myokardinfarkt A57
Myoglobinurie, Harnverfär-
 bung C113
Myokard, Kalziumkanalblo-
 cker C382
Myokardbiopsie, Myokarditis A73
Myokardinfarkt A54, *A55*
– Notfallmedizin B42
Myokardischämie
– Bland-White-Garland-
 Syndrom B576
– KHK A50
– stumme **A49**, A51
Myokarditis A73
– Kinder B577
Myokardruptur B206
Myokardszintigrafie C518
Myokardtigerung *C307*
Myoklonie B907, C148
Myokymie B907
Myom B365
Myometritis **B353**, B430
Myometrium
– Endometriose B383
– Histologie B332
– Sarkom B369
Myopathie B247, **B989**
– angeborene B602
– endokrine B998
– medikamenteninduzierte B998
– metabolische B996
– mitochondriale B996
– Muskelbiopsie *B990*
– sekundäre B997
– toxische B997
Myopie B888
Myositis B997
– Muskelbiopsie *B990*, B997
– ossificans **B247**, C338
Myotomie, Ösophagus B124
Myotonia
– congenita B993
– dystrophica, Androgen-
 mangel C126

Myotonie B993
– hereditäre, Augenbewegungsstö-
 rung C165
– Ionenkanalerkrankung B993
– paradoxe B995
Myringitis B810
Myringoplastik B812
Myxödem
– generalisiertes, Hypothy-
 reose C40
– prätibiales, Morbus
 Basedow A324, *A324*
Myxödemkoma A327
Myxom, Herz A600
Myzel C638

N

N₂O C403, B1046
N-Acetyl-p-Benzo-chinonimid C594
N-Acetylcystein. **B67** , C431, C594
N-Acetylglutamatsynthetase-
 Mangel B538
N-Acetyltransferase-Polymor-
 phismus B463
N-Cholinozeptor C362, *C363*
N-Cholinozeptor-Agonist
– Muskelrelaxanzien C367
– Nikotin C368
N-Cholinozeptor-Antagonist C366
Na⁺-K⁺-ATPase, Herzglykoside C376
Nabelhernie B178, **B512**
Nabelkolik B584
Nabelschnurblutgasanalyse B471
Nabelschnurbruch B511
Nabelschnurvorfall B425, *B426*
Nachbarschaftshilfe C218
Nachbehandlung, orthopädi-
 sche B234
Nachblutung B108
– atonische B427, C122,
Nachgeburtsperiode B419
Nachsorge
– Kolonpolypen A644
– Tumoren A599
Nachstar B858
Nachtarbeit C231
– Arbeitszeitgesetz B226
Nachtblindheit
– Retinopathia pigmentosa B880
– Vitamin-A-Mangel B845
Nachtkerze C792
Nachtrunk C286
Nachtschweiß
– B-Symptomatik C29
– Schwitzen C39
Nachtsehen, Refraktionskor-
 rektur B890
Nackenbeugungszeichen B902
Nackenreflex B472
Nackenschmerzen, Leit-
 symptom C175
Nackentransparenz *B399*, B400
NaCl-Lösung B389
Nadel, chirurgische B108
Nadelbiopsie C302
Naegele-Regel B396
Naegleria C647
Naevus B723
– Aderhaut B862
– coeruleus B724
– depigmentosus B739
– Differenzialdiagnose B725
– dysplastischer B725
– epidermaler B725
– flammeus B726
– fusco-coeruleus B724
– hypopigmentosus B739

– Iris B862
– Konjunktiva B846, *B846*
– melanozytärer B723, *B724*
– pigmentosus B724
– sebaceus B726
– spilus B724, *B724*
– verrucosus B725
Naevuszellnaevus B725
Nafarelin C442
NAFLD (nicht alkoholische Fettleber-
 erkrankung) A273
Naftidrofuryl C396
Naftifin C465
Nägel B685
– Erkrankungen B749
– Sézary-Syndrom B736
– Tinea B719
Nagel-Anomaloskop B829
Nagelfalz-Kapillarmikroskopie A105
Nagelfalzmikroskopie A482
Nagelmykose B749
Nagelveränderung C49
Nahakkommodation B826, **B831**
Naheinstellungsreaktion, siehe
 Nahakkommodation
Nahlappen B223
Nahrungsaufnahme B757
Nahrungsbotulismus A258
Nahrungsmittelallergen A446
– Nickel C853
Nahrungsmittelallergie,
 Zöliakie B587
Nahrungsmittelintoleranz C104
Nahrungsverweigerung C104
Nahschuss C268
Naht, chirurgische B107
Nahtmaterial B107
Nahttechnik B107, *B107*
Nahvisus B829
Nairovirus C676
Nalbuphin C425, **C427**
Naloxon **C427**, C428
– Antidot B67
Naltrexon C428
– Alkoholentwöhnung B1042
Nanopartikel C836
Naphazolin C359
Naphthalin, Richtwerte C833
Naphthol-AS-D-Chlorazetatesterase-
 Reaktion C303
Napoleon-Test B267
Napoleonhut, umgekehrter B261
Naproxen C428, **C430**
Naratriptan C399
Narbe C330, B687
Narbenbildung
– Entzündung C328
– Wundheilung C330
Narbenhernie B181, *B181*
Narbenkontraktur, Wundhei-
 lung C330
Narbenkorrektur B225
Narbenneuralgie C330
Narbenpterygium B845
Narbensarkoidose B699
Narkolepsie
– Anfall C142
– Differenzialdiagnose epileptischer
 Anfall B962
– Schläfrigkeit C75
Narkose B77
– Aspiration B81
– Ausleitung B79
– balancierte B78
– Beatmungssysteme B77
– Komplikationen B80
– Notfallmedizin B39
– Stadien B77
– Standardeinleitung B79

Sachverzeichnis 1127

– Überwachung B77
– Verlauf B79
Narkosebeatmungssystem B77
Narkoseeinleitung B79
Narkoseüberhang B80
Narzissmus B1057
Nase
– Anatomie B790
– Entzündungen B793
– Fehlbildungen B791
– Formfehler B792, *B792*
– Leitsymptome C136
– Rekonstruktion B226
– Tumoren B795
– Verletzungen B796
Näseln B789
Nasenatmung, behinderte C70
Nasenbluten, *siehe* Epistaxis
Nasendermoid B792
Nasenfremdkörper C138
Nasenmuschel B790
Nasennebenhöhlen B791
– Adenokarzinom C241
– Entwicklung B477
Nasenpolypen B795
Nasenpyramidenfraktur B796
Nasenrachenfibrom, juveniles B770
Nasenrückenfistel B792
Nasenschleimhautentzündung B794
Nasensekretion, abnorme C136
Nasenseptumplastik B792
Nasopharyngealtubus B37, *B37*
Nasopharynx B768
Natamycin C465
Nateglinid C440
Natrium A418
Natrium-Jodid-Symporter A317
Natrium-Stiboglukonat C469
Natriumexkretion, fraktionelle A384
Natriumhexafluoroaluminat C861
Natriumhydrogenkarbonat C402
Natriumkanalblocker
– Antiarrhythmika C373, *C373*
– Antiepileptika C419
– kaliumsparendes Diuretikum C387
– Lokalanästhetika C368
– Myotonie B993
Natriumkanaldefekt
– Paramyotonia congenita B995
– periodische Lähmung B994
Natriumkanalmyotonie B993
Natriumnitrit C850
Natriumpicosulfat C402
Natriumsulfat C402
Natriumthiosulfat, Antidot B67
Natriumverlustniere A407
Natriumzyanid C851
Natriuretikum C384
Naturheilkunde C790
Naturheilverfahren C215, **C790**
Naturteleologie C910
Near-Miss-Fall C263
Nebenhoden B621
– Entzündung B649
Nebenniere A334, B182
– Amyloidose C316
Nebenniereninsuffizienz, Hypophyseninsuffizienz A310
Nebennierenmark A343
– Hormone A306
– Laboranalytik C576
Nebennierenrinde
– Adenom A660
– Erkrankungen A335
– Hormone A306
– Insuffizienz A338
– Karzinom A663
– Kortikosteroide C437

– Laboranalytik C574
Nebenschilddrüsen A329, B122,
– Adenom A660
– Hormone A306
– Karzinom A663
– Laboranalytik C573
Nebenwirkung
– anticholinerge C398
– Chemotherapie A594
– muskarinerge C364
– nikotinerge C364
– serotonerge C414
Nebenwirt C652
Nebivolol C360
Necator americana A582
Neck Dissection B777
– Larynxkarzinom B786
Necrobiosis lipoidica B754
Neer-Einteilung B278
Neer-Test B267
Negativismus B1015
Negativsymptome, Schizophrenie B1032
Neglect B913
Neisser-Färbung
– Bakterien C605
– Corynebacterium diphtheriae *C626*
Neisseria
– gonorrhoeae C612
– meningitidis C613
Nekrektomie, Verbrennung B229
Nekrolyse, toxische epidermale B702
Nekrophilie B1061
Nekrose C310
– areaktive C326
– Arten C310
– fibrinoide C312
– gangränöse *C311*, C312
– granulierende Entzündung C326
– hämorrhagische C312
– käsige C312
– lipolytische C312
– retinale B881
Nelfinavir C477
Nelson-Syndrom A338
Nemathelmintes C651
Nematizide C848
Nematoden C657
– Anthelminthika C471
Neologismen B1012
Neomycin C454
Neoplasie
– intraepitheliale C336
– – vulväre C357, *B358*
– – zervikale **B362**, *B362*, C337
– maligne, Strahlenfolgen C505
– multiple endokrine A345, **A663**
Neostigmin C364, **C366**
– Glaukom B865
– Muskelrelaxanzienüberhang B80
Nephritis A403
– Gelbfieber A560
– interstitielle **A403**, A404
– progressive hereditäre A395, **B526**
Nephroblastom B606
– Karzinogenese C334
– Tumorsystematik C346
Nephrokalzinose A382
Nephrolithiasis B663
Nephrolitholapaxie B665, *B666*
Nephron A374
Nephronophtise-Komplex A408, **A410**
Nephropathia epidemica A545
Nephropathie
– Analgetika A404

– diabetische A350, **A398**
– Gicht A363, **A406**
– hypertensive, Hämaturie C110
– Sarkoidose A406
– tubulointerstitielle A403
Nephroptose B630
Nephrosklerose A411
Nephroskopie, perkutane B627
Nephrostomie, perkutane B628
Nephrotoxizität
– Adefovir C475
– Aminoglykoside C454
– Amphotericin B C466
– Cidofovir C474
Nephroureterektomie B652
NERD (non-erosive esophageal reflux disease) A232
Nervenaustrittspunkte *C190*, B967
Nervenblockade B84
– chronische Schmerzen B96
Nervendehnungszeichen B902
Nervenläsion B985
– Lagerungsschäden B80
– Sensibilitätsstörung C152
Nervenleitgeschwindigkeit B917
Nervennaht B221, *B222*
Nervenplexusläsion B984
Nervenrekonstruktion B221
Nervenstimulation, transkutane B97
Nervensystem
– Amyloidose C316
– Laboranalytik C591
– peripheres, Erkrankungen B980
– Strahlenempfindlichkeit C503
– zentrales, Pharmaka C403
Nerventransplantation B221
Nervenverletzung, chirurgische Therapie B221
Nervenwurzelläsion B980
Nesidioblastose B488
Nesselsucht C54
Nestorianer C896
NET (neuroendokriner Tumor) A657
Netherton-Syndrom B705
Netilmicin C454
Netzhaut B824
– Bildgebung B829
– Degenerationen B876
– Entzündungen B881
– Ophthalmoskopie B828
– Schichten B824, *B825*
– Tumoren B882
– Verletzungen B882
Netzhautablösung B876
Netzhautlöcher B876
Netzhautnekrose B881
Netzhautödem, Commotio retinae B882
Netzschatten (RöntgenThorax) A176
Netztransplantat B222
Neue Deutsche Heilkunde C903
Neugeborene B468
– Beurteilung B471
– Obduktion C262
– Pharmakotherapie B468
– Reanimation B32
– Reflexe B472
– Reifezeichen B471
– Todesursachen B615
Neugeborenen-Screening B473
– adrenogenitales Syndrom B545
– Galaktosämie B532
– Hörverlust B473
– Hüftdysplasie B292, *B292*
– Schwerhörigkeit B805
Neugeborenenhyperexzitabilität C131
Neugeborenenmyasthenie B603

Neugeborenenpemphigoid B517
Neugeborenenprophylaxe B473
Neugeborenensepsis B551
Neumutation B441
Neuner-Regel *B61*, C272
Neuralgie B93
– Gesicht B1005
Neuralrohrdefekt B220
– Wiederholungsrisiko B462
Neuraltherapie C793
Neuraminidase, Influenzavirus C674
Neuraminidasehemmer C474
Neurapraxie **B221**, B985
Neurasthenie B1055
Neurinom C347, B929
– chirurgische Therapie B219
Neuro-Behçet A497
Neuroblastom C346, B610
Neuroborreliose A515
Neurochirurgie B217
Neurodermitis B703
– Allergie A446
– circumscripta B705
– psychosomatische Sicht B1077
Neurofibrom
– Orbita B887
– Tumorsystematik C347
Neurofibromatose B604
– Karzinogenese C334
Neuroleptika C409
– atypische **C411**, B1034
– Intoxikation B67
– Kinder B468
– perioperativ B70
– Prämedikation B72
Neurolyse, chronische Schmerzen B96
Neuromyelitis optica B949
Neuromyotonie B995
Neuronavigation B218
Neuronitis vestibularis B818
Neuropathia vestibulari, *siehe* Neuronitis vestibularis
Neuropathie
– akute motorische axonale B984
– autonome B854
– diabetische **A350**, B988
– multifokale motorische B989
– paraneoplastisches Syndrom B912
– periphere sensomotorische A350
– vaskulitische B989
Neuropsychologie, Geriatrie C689
Neurose, hysterische B1052
Neurotmesis **B221**, B985
Neurotoxizität
– Amantadin C474
– Vincristin C482
Neurotransmitter
– Parasympathikus C362
– Serotonin C398
– Sympathikus C355
Neurozystizerkose, Praziquantel C471
Neutral-null-Methode B232, *B232*
Neutralisationspunkt B830
Neutralwirbel B259
Neutronen
– Teilchenstrahlung C494
– Wechselwirkung mit Materie C496
Neutronenstrahlung C494
Neutropenie A153
– Phagozytendefekt A443
– zyklische A443
Neutrophile, Leukopoese A136
Neutrophilie A153
Nevirapin C477
Newcastle Disease Virus C674

Sachverzeichnis

Next generation sequencing C544
NF (Neurofibromatose) C334
NGAL (Neutrophilen-Gelatinase-assoziiertes Lipocalin) C582
NGU (nichtgonorrhoische Urethritis) B643
NHL (Non-Hodgkin-Lymphom) A619
Nicardipin C382
Nicht-Opioid-Analgetika (COX-Hemmstoffe) C428
- Schmerztherapie B94
Nichtseminom B659
Nickel C852, **C853**
- allergisches Kontaktekzem B705
- Arbeitsmedizin C240
Niclosamid C472
Nicolodani-Branham-Test A112
Nicotinsäure C433
Nidation B392
Nidationsblutung B344
Nidus, Osteoidosteom B251
Niebulowicz-Operation B213
Niederspannungsunfall B63
Niedrigdruckglaukom B867
Niemann-Pick-Zelle B544
Niere A374
- Amyloidose C315, C316
- Anatomie B182
- Biopsie A381
- Fehlbildungen B630
- Hormone A376
- Hypoxie C319
- Laboranalytik C580
- Lageanomalie B630
- Leitsymptome C107
- Sonografie B625
- Transplantation B216
- Tumoren A664
- Zellverfettung C307
Nierenabszess B646
Nierenagenesie B630
Nierenaplasie B630
Nierenarterienstenose A411, **A413**
- chirurgische Therapie B210
- Hypertonie A84
Nierenarterienverschluss
- akuter A411
- chirurgische Therapie B210
Nierenbeckenkarzinom B651
Nierenbeckenkelchsystem
- Fehlbildungen B631
- Harnleiterstenose B632
- Kelchdivertikel B635
- Megakalikose B635
Nierenbeckentumor B650
Nierendegeneration, polyzystische A409
Nierendysplasie, multizystische A409
Nierendystopie B630
Nierenerkrankung
- Osteopathien B241
- zystische A408
Nierenersatztherapie A389
Nierenfunktionsdiagnostik C582
Nierenfunktionsszintigrafie, ektoper Harnleiter B632
Nierengefäßkrankung A411
Nierenhämatom, subkapsuläres B680
Niereninfarkt A411
Niereninsuffizienz A382
- akute A382
- chronische A385
- diabetische Nephropathie A398
- Kinder B597
Nierenkapseltumor A665

Nierenkolik B675
Nierenonkozytom A665
Nierenschwellung B645
Nierensteine B663
Nierensubinfarkt A413
Nierentuberkulose B647
Nierenvenenthrombose A126, **A411**
Nierenverletzung B679, B679
Nierenversagen, siehe Niereninsuffizienz
Nierenzelladenom A665
Nierenzellkarzinom A664, A666
Nierenzyste A408
Nifedipin C382
Nifurtimox C468
Nikolski-Phänomen **C43**, B686
Nikotin C368
- Intoxikation B67
- Passivrauch C838
- Pflanzengifte C858
- Schwangerschaft **B396**, B486
Nikotinabusus B1046
Nimodipin C382
Niphavirus C674
Nisoldipin C382
Nissen-Fundoplicatio, gastroösophagealer Reflux B125
Nitrat
- organisches C380
- Schadstoffe C850
Nitrattoleranz C380
Nitrazepam C406
Nitrendipin C382
Nitrit
- Schadstoffe C850
- Urinstatus C580
- Urinstreifentest A379
Nitrobenzole, Lösungsmittel C840
Nitroblau-Tetrazolium C554
Nitroimidazole C457
- Wirkprinzip C447
Nitroprussidnatrium C381
Nitrosamine C850
Nitrosoharnstoffe C481
Nitroverbindung
- Gefäßdilatatoren C380
- Schadstoffe in Lebensmitteln C850
NMDA-Rezeptor-Antagonist C417
- Alzheimer-Demenz B940
- Morbus Parkinson B932
NNH (number needed to harm) C869
NNRTI (nichtnukleosidischer Reverse-Transkriptase-Inhibitor)
- HIV A552
- Virostatika C477
NNT (number needed to treat) C868
NO-Donator C380
NOAEL (no observed adverse effect level) C817
Nodus C48, B687
Noise C888
NOMI (non-okklusive Mesenterialischämie) A263
Non-Compliance C203
Non-Ergotamin-Derivat C417
Non-Hodgkin-Lymphom A619
Non-Malefizienz-Prinzip C920
Non-outlet-Impingement B269
Non-Q-Myokardinfarkt A55
Nondisjunction B446
Nonsense-Mutation B442
Noonan-Syndrom B520
Noradrenalin C357
- Laboranalytik C576
- Neurotransmitter C355
Nordenfelt, Lennart C916
Norethisteron C445

Norfenefrin C359
Norfloxacin C457
Norgestrel-Derivat C445
Normaldruckhydrozephalus B926
- Alter C698
Normaleffektivtemperatur C234
Normalflora C606
Normalgewicht C26
Normalinsulin C438
Normalsichtigkeit B826
Normalverteilung C876, C876
Normoblasten, Zählung C535
Normophorie B894
Normtyp A21
Norovirus C671
- Gastroenteritis A559
Nortilidin C427
Norton-Skala C692
Nortriptylin C412
Norwood-Operation B198
Notarzt B24
- Leichenschau C259
- leitender B26
- Verhaltenstipps B26
Notarzteinsatzfahrzeug B24
Notarztwagen B24
NOTES (natural orifice transluminal endoscopic surgery) B107
Notfall
- allgemeinmedizinischer C206
- angiologischer A96
- gynäkologischer B340
- hypertensiver **A84**, B49
- Kindesalter B612
- traumatologischer B57
- urologischer B674
Notfallmedizin B23, B44
- Basismonitoring B27
- Thoraxtrauma B57
Notfallsectio B429
Notfalltracheotomie B780
Notfalltransfusion A460
Nötigung, sexuelle C280
Noxen C316, C826
Nozizeptorschmerz, Schmerzleitung B93
NP (nosocomial pneumonia) A193
NPH-Insulin C439
NPU-System C536
NPW (negativer prädiktiver Wert) C869
NRTI (nukleosidischer Reverse-Transkriptase-Inhibitor)
- HIV A552
- Virostatika C476
NSCLC (non small cell lung cancer) A630
NSIP (nichtspezifische interstitielle Pneumonie) A202
NSMRI (nicht selektiver Monoamin-Reuptake-Inhibitor) C412
NSTEMI (non ST-segment-elevation myocardial infarction) A54
- Notfallmedizin B42
NT-proBNP A27, C547
NTM (nichttuberkulöse Mykobakteriose) A533
NtRTI (nukleotidischer Reverse-Transkriptase-Inhibitor)
- HIV A552
- Virostatika C477
Nüchternblutglukose C577
Nüchternblutzucker, Diabetes mellitus A351
Nüchternhypoglykämie A355
Nuklearmedizin C516
- Neurologie B916

Nukleinsäuren
- Laboranalytik C542
- Strahlenschäden C501
Nukleoid C605, **C665**
Nukleokapsid C665
Nuklid C494
Nullhypothese C876
- p-Wert C877
Number needed to harm C869
Number needed to treat C868
Nummernmarker C589
Nürnberger Ärzteprozess C907
Nürnberger Kodex **C907**, C930
Nürnberger Rassegesetze C903
Nussknackerösophagus A231
Nussknackerphänomen B640
Nutzenbegriff C752
Nutzstrahlung C498
Nutzungsgebühr C747
Nutzwertmessung C753
NYHA-Stadien A26
Nykturie A26, C114
Nystagmus B966
- Ménière-Krankheit B819
- optokinetischer B966
- Prüfung B804, **B966**
- Vestibularisausfall B818
Nystatin C465
Nysten-Regel C258

O

O-Bein B305
O-Kette C603
OAE (otoakustische Emission) B803
oat cell carcinoma A631
Obduktion C262
- klinische **C262**, C304
Oberarmknochen, Traumatologie B277
Oberflächenanästhesie B83, **C368**
Oberflächendosis C496
Oberkörperhochlagerung B34, B34
- Hirndrucksteigerung B924
- Ileuseinleitung B79
- Schädel-Hirn-Trauma B59
Oberschenkel
- Diagnostik B291
- Fraktur B303
Obesitassyndrom A179
Objektivität, Studie C872
Obstipation C86
- Kinder B585
- Palliativmedizin C710, C710
Obstruktion, intestinale, Palliativmedizin C710, C710
Obstruktionsileus B139
Obturationsatelektase A181
Obturatoraufnahme B290
OCA (okulokutaner Albinismus) B738
Ochondrose, Harnverfärbung C113
Ochratoxine C638
Ochronose
- Konjunktiva B846
- Sklera B854
Octan C839
Octenidindihydrochlorid, Desinfektion B104
Odds-Ratio C868
Ödem A420, **C40**
- alveoläres, ARDS A178
- angioneurotisches B700
- - hereditäres A444
- Definition C313
- Diagnostik C41
- Differenzialdiagnose Beinschwellung A124

- hydrostatisches A420
- kardiales A26, C313
- Lunge, siehe Lungenödem
- Lymphgefäße A130, C313
- nephrotisches Syndrom A393
- onkotisches A420
- peritonsilläres *B771*
- physiologisches A420
- Präeklampsie B408
- Rechtsherzinsuffizienz A26
- renales C313
- Stimmlippen B784, *B785*
- traumatisches C313

Offenbarungspflicht C290
Offenbarungsrecht C290
Öffentlicher Gesundheitsdienst C729
Offenwinkelglaukom B864, **B866**
Ofloxacin C457
ÖGD (Öffentlicher Gesundheitsdienst) C729
Ogilvie-Syndrom **B109**, B139
OGTT (oraler Glukosetoleranztest) C578
Ohnmacht A85
Ohr B798
- Entzündungen B806
- Fehlbildungen B805
- Hörvorgang B800
- Leitsymptome C134
- Rekonstruktion B225
- Tumoren B808
- Verletzungen B808

Ohrenschmerzen, Leitsymptom C175
Ohrgeräusch, siehe Tinnitus
Ohrmuschel
- Dysplasie B805
- Ekzem B806
- Entzündungen B806

Ohrpfropf B806
Ohrspeicheldrüse B764
Ohrtrompete B798
Okklusionsileus B139
Okklusionsstörung B758
Okulomotoriusparese B964, *B964*
Okzipitalhirn-Syndrom B911
Olanzapin C412
Olekranonfraktur B279
Olfaktoriusneuroblastom B796
Ölflecken C51
Ölflecknägel, Psoriasis B692
Oligämie A89
Oligo-Astheno-Teratozoospermie-Syndrom B670
Oligoarthritis B562
Oligodendrogliom B928
- chirurgische Therapie B219

Oligohydramnion B393
Oligomenorrhö B344
Oligonukleotidtechnik B438
Oligophrenie B1064
Oligozoospermie B624
Oligurie A378, , **C107**
- Nierenversagen A383

Olive, Pylorusstenose B505
Olmesartan C371
Omarthritis B271
Omarthrose B268
Omeprazol *C400*, C401
- Prämedikation B73

Omphalozele B511, *B512*
Omsk-hämorrhagisches-Fieber-Virus B678
Onchocerca volvulus C660, **C661**, *C662*
Onchozerkom C661
Onchozerkose A584
- Suramin C468

Ondansetron C399
- Prämedikation B73

One-incision-Technik B277
one-stop-shop-MRT A655
Onkogen B450, **C331**
Onkologie A588
- ICD-O-3 C885
- Tumoroperation B110

Onkosphären A580
Onkoviren C668
Onkozytom, Tumorsystematik C343
Onychocryptosis B749
Onychodystrophie, Leitsymptom C50
Onychogrypose C51
Onycholyse C51
Onychomykose B749
- Candidiasis A566

Onychoschisis C51
Oophoritis C354
OPCA (olivopontozerebelläre Atrophie) B934
OPCAB (off pump coronary artery bypass) B204
Open Benchmarking C747
Open-book-Fraktur B289
Operation
- ambulante C746
- Einwilligung B101
- Indikationen B101
- orthopädische B233
- palliative B111
- radikale B110
- Ziele B101

Operationstechnik B105
Ophiasis B747
Ophthalmie, sympathische B861
Ophthalmoblennorrhö A524
Ophthalmometer B828
Ophthalmoplegia, dolorosa B886
Ophthalmoplegie B964
- chronisch-progrediente externe C504
- internukleäre B965

Ophthalmoskopie B828, *B828*
- CMV-Retinitis B881
- Lacksprünge B879
- Morbus Eales B881
- Papille B825
- retinale Nekrose B881

Opiate
- Intoxikation B67
- Screening C595
- Straßendrogen C858

Opioidanalgetika C425
Opioide C424
- Abhängigkeit B1038, **B1042**
- akutes Koronarsyndrom B43
- Analgosedierung B91
- balancierte Narkose B78
- Dyspnoe C711, *C711*
- Intoxikation B1043
- Loperamid C402
- Prämedikation B73
- Schmerztherapie B94
- Schwangerschaft B486

Opioidrezeptor C424
Opioidrezeptoragonist C425
- Fentanyl-Gruppe C426
- partieller C427

Opioidrezeptorantagonist C428
Opioidüberhang B80
Opipramol C412
Opisthotonus A536, B907, **C148**
Oppenheim-Zeichen B904
Opportunist A501
OPS (Operationenschlüssel) C886
OPSI (overwhelming post splenectomy infection) **A512**, B175

Opsoklonus B966
Opsoklonus-Myoklonus-Syndrom, paraneoplastisches Syndrom B912
Optikomalazie B884
Optikusatrophie B884
- Leber'sche B941
- Methanol C842
- Ophthalmoskopie B825
- Optikusscheidenmeningeom B885
- Zentralarterienverschluss B874

Optikusgliom B885
Optikusneuritis B964
Optikusneuropathie B884
Optikusscheidenhämatom B885
Optikusscheidenmeningeom B885
Oraabriss B882
Oralstreptokokken C612
Orange-Pigment B863, *B863*
Orbicularis-oculi-Reflex B903
Orbita
- Blow-out-Fraktur B896
- Metastasen B887
- Phlegmone B886
- Pseudotumor B886
- Tumoren B887

Orbitabodenfraktur B796
Orbitaspitzensyndrom B886
Orbitavarizen B887
Orbitopathie, endokrine A324
Orbivirus C680
Orchidopexie B639, **B676**
Orchitis B649
Orciprenalin C358
Ordnungstherapie C791
Orfvirus C684
Organempfänger A454
Organhandel C928
Organisationsverschulden C294
Organoazidopathie B539
Organogenese, Strahlenempfindlichkeit C504
Organophosphate C847, **C848**
Organspende A454
Organspendeausweis C928
Organtransplantation
- ethische Fragen C927
- somatopsychische Folgen B1078

Organvenenthrombose A126
Orgasmusphase B350
Orientbeule A578
Orientierungsstörung B1011, C180
Ormond-Syndrom B650
Ornithin-Transcarbamylase-Mangel B538
Oropharyngealtubus B37, *B37*
Oropharynx B768
- Entzündungen B771
- Tumoren B775

Orthobunyavirus C676
Orthomyxoviren C674
Orthophorie B894
Orthopnoe A26, C66
Orthopoxvirus C684
- Arbeitsmedizin C238

Orthostasereaktion, Synkopen C61
Orthostasesyndrom B577
Orthostasetest, Hyperaldosteronismus A342
Orthovolttherapie C514
Ortner-Syndrom A263
Ortner-Trias A264
Ortolani-Zeichen B292
Ortscodierung C510
Ortsdosisleistung C497
Os-metatarsale-V-Fraktur *B326*
Oseltamivir C474
Osler-Knötchen A77

Osmolalität A416
- Harn C583
- Kalium A423

Osmolarität A416
Ösophagitis A233, A235
Ösophagogastroduodenoskopie (ÖGD) A225
Ösophagokardiomyotomie B124
Ösophagus **A229**, B123
- Achalasie A230
- Agenesie B504
- Anatomie B123
- Atresie B503
- Divertikel A236, **B125**, *B125*
- Fremdkörper B127
- Funktionsdiagnostik A230
- Hernien A236
- hyperkontraktiler A231
- Metaplasie C306
- Perforation B127
- Sphinkter B123
- Verätzung B128
- Verletzungen B127

Ösophagus-Langzeit-pH-Metrie A230
Ösophagusbreischluck A224
Ösophagusersatzstimme B786
Ösophaguskarzinom A636
- chirurgische Therapie B128

Ösophagusmanometrie A230
Ösophagusresektion B128
Ösophagusspasmus, idiopathischer diffuser **A231**, B124
Ösophagussphinkter **A229**, B123, *B123*
Ösophagusvarizen A282, *A283*
Ossermann-Einteilung B999
Ossifikation
- heterotope B235
- periartikuläre B299

Ossikuloplastik B812
Osteoblastom B251
Osteochondrom B251
Osteochondronekrose B242
Osteochondrose, siehe Osteonekrose
- Morbus Köhler I B321

Osteochondrosis
- deformans juvenil, dorsi, siehe Morbus Scheuermann
- deformans juvenilis
- – ossis navicularis pedis, siehe Morbus Köhler I
- – tuberositas tibiae, siehe Morbus Osgood-Schlatter
- dissecans B242
- – Kniegelenk B308

Osteodensitometrie B240
Osteodystrophia, deformans B242
Osteogenesis imperfecta B527, *B527*
Osteoidosteom B251
Osteoklastom B252
Osteolyse
- Chondroblastom B252
- Chondrom B252
- Ewing-Sarkom B609, *B609*
- Hyperparathyreoidismus A331
- Knochenmetastase B256, *B256*
- maligner Knochentumor B254
- Osteomyelitis B249
- Osteosarkom B607
- Plasmozytom B625
- Riesenzelltumor B252
- Spondylodiszitis B264

Osteom B251, C345
Osteomalazie A388, **B241**
- Antiepileptika C420
- Knochenschmerzen C173
- Phosphatdiabetes B596

Osteomyelitis **B249**, B600
- juvenile B600
Osteomyelofibrose A611
Osteomyelosklerose A611
Osteonekrose B242
Osteopathie
- endokrine B241
- renale B241, A385, **A388**
Osteopenie, Knochendichtemessung B240
Osteopetrose B238
Osteophyten B245
Osteoplastik B233
Osteopoikilose B238
Osteoporose B239
- Alter C698
Osteosarkom B253, **B607**, *B608*
- Tumorsystematik C345
Osteosynthese B233
Osteotomie B233
Ostitis
- deformans B242
- fibrosa cystica generalisata A330
Ostium-primum-Defekt B568
Ostium-secundum-Defekt B568
Östrogen-Gestagen-Test B345
Östrogen-Gestagen-Therapie B349
Östrogene C443
- Kontrazeption B387
- Laboranalytik C574
- Sexualhormone, Pharmaka C442
- Synthese B333
Östrogenrezeptor
- Endometrioseherde B384
- Mammakarzinom B379
- Modulatoren C444
Oszillografie, akrale A105
Ota-Naevus B724
Otalgie, Leitsymptom C175
Othämatom B808, *B808*
Otis-Urethrotomie B673
Otitis
- externa B806
- media B810
Otoliquorrhö C146
Otorrhö C134
Otosklerose B812
Otoskopie B801
Otospongiose B812
Ototoxizität, Aminoglykoside C454
Otserom B808
Ott-Zeichen B257, A472
Ottawa-Charta C760
Outlet-Impingement B269
Outlet-View B268
Ovar B333
- polyzystisches, *siehe* PCO-Syndrom
- Tumoren (Keimzelltumoren, epitheliale Tumoren, Stromatumoren) B372
- Zysten B371
Ovarialfibrom B372
Ovarialgravidität B406
Ovarialinsuffizienz, vorzeitige B347
Ovarialkarzinom B373, *B374*
Ovarialtorsion B340
overactive bladder B672
overlap-syndrome A487
Ovulation B342
Oxacillin C450
Oxaliplatin C481
Oxazepam C406
Oxazolidinone C458
- Wirkprinzip C447
Oxcarbazepin C419, **C420**
Oxford-non-kinking-Tubus B75, *B75*
Oxiconazol C463
Oxipurinol C432

Oxybutynin C364
Oxycodon C425
- Schmerztherapie B94
Oxydemeton-Methyl C847
Oxyuren A582
Oxyuriasis, Kinder B560
Oxyzephalus B601
Ozaena B793
Ozon C834

P

P-auf T-Phänomen A39
p-t-Butylphenol C846
P-Welle A20
p-Wert C877
p53, Apoptose C310
p53-Suppressorgen, Onkogen C332
Paarbildung C496
Paartherapie B1021
Paarvernichtung C496
Pachydermie B686
Pachygyrie B922
Paclitaxel C482
Pädaudiologie B805
Pädiatrie B466
Pädophilie B1061
Paget-Karzinom, *siehe* Morbus Paget
Paget-von-Schroetter-Syndrom A125
PAH (pulmonalarterielle Hypertonie) A212
Painful arc B267
PAK (polyzyklische aromatische Kohlenwasserstoffe) C850
Palisadengranulom B699
- nekrobiotisches B754
Pallanästhesie B909
Pallästhesie B904
Palliativmedizin C704
Palmarerythem, Leberhautzeichen A266
Palmarfibromatose B282, *B282*
Palmarflexion, Handgelenk B280
Palmomentalreflex B904
Palmoplantarkeratose B741
Palpation
- Abdomen C198
- Geburtshilfe B397
- gynäkologische B336
- Herz C193
- Mamma **B337**, C191
- Prostata B623
- Puls C196
- Venen C197
- Wirbelsäule B257
Palpitation A32
Paltauf-Flecken C272
Pamidronat C445
Panaritium **B114**, B712
Panarteriitis nodosa
- klassische A493
- mikroskopische A490
Panarthritis B249
Pancoast-Tumor A630
Pancreas
- anulare **B170**, B506
- divisum B170
Pancuronium C366
Pandemie C599
Panelstudie C865
Panenzephalitis, subakut sklerosierende B554
Panhypophysentest C571
Panhypopituitarismus *A310*
Panikattacke B1049
Panikstörung B1047, **B1049**
Panitumumab C487

Pankreas A297, **B170**
- endokrines, Laboranalytik C576
- exokrines, Laboranalytik C564
- Hormone A306
- Transplantation B217
- Tumoren A654
Pankreas-Elastase-1 C565
Pankreaskarzinom A654, *A656*
Pankreaslinksresektion B172
Pankreaspseudozyste B172, **A301**
Pankreassekret A297
Pankreatektomie B173
Pankreatikojejunostomie B171, *B171*
Pankreatitis
- akute A298
- chirurgische Therapie B171
- chronische A301
- Kinder B591
Pankreolauryl-Test A298
Pankreozymin, *siehe* Cholezystokinin
Panmixie B458
Panmyelopathie, hereditäre aplastische B523
Pannikulitis
- Erythema nodosum B752
- Phlegmone B712
Pannus B244
- rheumatoide Arthritis A467, A469
Panoramaeffekt B894
Pansinusitis B794
Pantherpilz C859
Pantoprazol C401
Panum'scher Raum B826
Panzerherz A75
Panzytopenie
- aplastische Anämie A150
- megaloblastäre Anämie A145
- Plasmozytom A624
PAOD (peripheral artery occlusive disease) A100
PAP-Abstrich B338
Papanicolaou-Färbung C303
Papel C50, B687
Papilla, leporina B883
Papillarmuskelinsuffizienz B205
Papille B825
- Infarkt B884
- Kolobom B883
- Tumoren B885
Papillenkarzinom A656
Papillennekrose B646
Papillenödem C159
Papillenveränderung
- angeborene B883
- Bergmeister-Papille B869
- Optikusatrophie B885
Papillitis B963
- nekrotisierende B646
- Papillenödem C159
Papillom
- Cervix uteri B361
- endophytisches C343
- exophytisches C343
- invertiertes B796
- Konjunktiva B846
- Larynx B785
- Lunge A634
- Mamma B378
- Tumorsystematik C343
- Vulva B356
Papillomatosis cutis carcinoides Gottron A131
Papillomaviren C680
- Arbeitsmedizin C238
- Infektion A556, B715
- Neugeborene B515, B785
Papulose
- bowenoide A557, **B729**

- lymphomatoide B736
Paraaminosalicylsäure C463
Paracelsus C897
- Satz von C826
Paracetamol C428, **C431**
- Intoxikation B67, **C594**
Paraffin C402
Paragangliom A344, **A602**, B777
- Mittelohr B813
Paragonimus westermani C654
Parainfluenzavirus C674
Parakeratose, Psoriasis B690
Paralyse C145
- progressive A529
- progressive supranukleäre B934
Paramethason C437
Parametrien B334
Paramnesie B1011
Paramyotonia congenita B995
Paramyxoviren C674
Paraneoplasie A589
- Haut B738
- Polymyositis A484
- Tumorstoffwechsel C334
Paraparese B900
Parapemphigus B745
Paraphasie B1067
Paraphilie B1060
Paraphimose B678, *B678*
Paraplegie, *siehe* Paraparese
Parapoxvirus C684
Parapraxie, Apraxien B913
Paraproteine
- Laboranalytik C586
- Plasmozytom A623
Parapsoriasis
- en plaque B694
- guttata B696
Paraquat, Vergiftung C278
Parasiten C642
- Arthropoden C662
- Helminthen C651
- Protozoen C642
Parasitophobie B754
Parasitose
- Kinder B560
- Lunge B192
Parasomnie C181, B1059
Parästhesie B909
Parasuizid B1072
Parasympathikus C362, *C363*
Parasympatholytika C364
- Prämedikation B72
Parasympathomimetika C364
Parasystolie A45
Parathion C848
- Vergiftung C278
Parathormon A329
Parathymie B1015, C180
Parathyreoidektomie B122
Parathyroideakarzinom A663
Paratrachom B840
Paratyphus **A531**, C615
Parazentese A284
Pärchenegel C652
Pardée-Q A56
Parecoxib C429, **C431**
Pareidolie B1014
Parese B904, C145
- Augenmuskeln B964
- N. medianus B986
- N. radialis B986
- N. tibialis B987
- N. ulnaris B987
- Prüfung B904
Parierfraktur B283
Parietalhirn-Syndrom B911
Parietalzellantikörper A238
Parinaud-Konjunktivitis B843

Sachverzeichnis

Parkbankläsion B986
Parkinson-Erkrankung, *siehe* Morbus Parkinson
Parkinson-Plus-Syndrom B933
Parkinson-Syndrom B933
Parkinsonoid C410
Parkland-Formel B61
Parks-Operation B156
Parodontitis B762
– Alter C698
Parodontium B756
– Erkrankungen B762
Parodontopathie B762
Paromomycin C454, **C469**
Paronychie B114, **B749**
Paroophoronzyste B370
Parosmie C138, B963
Parotidektomie B767
Parotis B764
– Mischtumor B766
Parotitis B765
– epidemica B559
Paroxetin C414
Parrot-Furchen B516
Pars-plana-Vitrektomie B872
Partialagonist, Opioid-Analgetika C425
Partialinsuffizienz, respiratorische B89, **A171**
Partnerschaftsmodell C921
Parvoviren C685
Pasqualini-Syndrom, Androgenmangel C126
Passionsblume C792
Passivrauch C250, **C838**
Paste B688
Pätau-Syndrom B449, **B518**
Patella
– Fehlentwicklungen B306
– tanzende B305
– Verletzungen B314
Patella-défilé-Aufnahme B314
Patellarsehnenreflex B903
– Nervenwurzelläsion B982
Patellasehnenruptur B315
Patellaspitzensyndrom B310
Paternalismus, medizinischer C921
Pathergie-Test A497
Pathogenese
– Psychosomatik B1074
– Umweltmedizin C817
Pathogenität A501, **C598**
Pathogenitätsplasmid C605
Pathologie C299
– Zellschädigung C306
Patient
– alter C210, **C689**
– Compliance **C203**, C212
– geriatrischer C689
– palliativmedizinischer C706
– Srahlenschutz C507
Patientenschulung
– COPD A191
– Diabetes mellitus A353
– Rehabilitation C781
Patientenüberwachung B87
Patientenverfügung C293, **C925**
Patulin C638
Paukenerguss B809
Paukenhöhle, Anatomie B798
Paul-Bunell-Test A554
Paul-Ehrlich-Institut C729
Pauwels-Einteilung B302, *B302*
pAVK (periphere arterielle Verschlusskrankheit) A100
– Alter C697
– chirurgische Therapie B209
Pavlik-Bandage B293
Pavor nocturnus B1059

Pay-for-Performance C747
Payr-Test B305
PBC (primär biliäre Zirrhose) A277
PBP2a C809
PCA (portokavale Anastomose) B165
PCB (polychlorierte Biphenyle) C844, **C845**
pCO_2, Säure-Basen-Haushalt C563
PCO-Syndrom A346
PCOG (primäres chronisches Offenwinkelglaukom) B866
PCP B1046
PCP (Pentachlorphenol) C846
PDA (persistierender Ductus arteriosus) B196, **B569**
PDCA-Zyklus C755, *C755*
Peak-Konzentration C593
Peak-to-Peak-Gradient A63
Pearl-Index B386
Pearson-Korrelation **C874**, C880
Pectus, carinatum/excavatum B266
Pediculosis B722
Pediculus humanus C664
Peeling, chemisches B225
PEEP, nichtinvasive Beatmung B89
PEEP-Ventil B38
Peer Review C747
PEF (peak exspiratory flow) A172
PEG (perkutane endoskopische Gastrostomie) B136, *B136*
Pegaspargase C485
PEI (Paul-Ehrlich-Institut) C729
Peitschenwurm A582
Pektoralisaplasie B266
Pel-Ebstein-Fieber A617
Peliosis hepatis A289
Pelviskopie B337
Pemphigoid
– bullöses B745, *B745*
– gestationis B746
– okuläres B843, *B844*
– Schleimhaut B746
Pemphigus
– acutus neonatorum B712
– familiaris chronicus B741
– foliaceus B745
– vegetans B744
– vulgaris B744, *B745*
Penbutolol C360
Penciclovir C473
Pendelhoden B638
Pendelnystagmus B966
Penetranz B452
Penetration, Viren C667
Penicillamin-Test A368
Penicillin C450
Penicillium C641
Penis B621
Penisfraktur B681
Penisimplantat B669
Peniskarzinom B662
Penisverkrümmung *B672*
– kongenitale B594
Pentachlorphenol C846
– Human-Biomonitoring C822
– Richtwerte C833
Pentaerithrityltetranitrat C380
Pentamidin C468
Pentobarbital C405
Pentostatin C482
Pentoxifyllin C396
Penumbra B952, *B955*
Peptid, natriuretisches A417, C547
Perazin C409
Perchlorat C437
Perforansvarikosis A115
Perforansvenen A112
Perforation
– Appendizitis B144

– Magen B133
– Ösophagus B127
– Ulkuschirurgie B135
Perforationskatarakt B858
Perforatorlappen B224
Perfusion
– interventionelle Radiologie C520
– uteroplazentare B400
Perfusions-CT, Neurologie B914
Perfusions-Ventilations-Szintigrafie A176, **A209**
Perfusionsdruck, zerebraler B924
Perfusionsstörung, Lunge A171
Perfusionsszintigramm *A210*
Perfusionswichtung, Neurologie B915
Pergolid C417
Periarteriitis nodosa A493
Pericarditis
– constrictiva A75
– epistenocardica A74
– exsudativa A74
– sicca A74
Pericholezystitis A295
Perichondritis B806
Periduralanästhesie B86
– Geburtserleichterung B420
Perihepatitis acuta gonorrhoica A523
Perikarderguss A75
– chirurgische Therapie B205
Perikarditis A59
– akute A74
– chronische A75
– fibrinöse C324, *C324*
Perikardmesotheliom A600
Perikardreiben A74, **C195**
Perikardtamponade, chirurgische Therapie B205
Perilymphfistel B819
Perimenopause B348
Perimetrie (Isopterenperimetrie) B829
Perimyokarditis **A73**, A74
Perindopril C370
Periodenprävalenz C866
Periodsäure-Schiff-Reaktion C303
Periorchium B621
Periost, maligner Knochentumor B254
Periost-Massage C787
Periostsporn B254
Periphlebitis, retinae B881
Peristaltikstörung C91
Peritonealdialyse A390
Peritonealkarzinose **A668**, B160
Peritoneallavage, Pankreatitis B171, *B171*
Peritonealmesotheliom A668
Peritoneum B159
Peritonismus B117
Peritonitis B159
– fibrinöse C324
– spontane bakterielle A284
Peritonsillarabszess B772, *B772*
Perityphlitis, abdominelle Resistenz C100
Perkussion
– Abdomen C198
– Herz C193, *C194*
– Lunge C192
Perlschnurbild A473
Permeabilitätssteigerung, Entzündungsreaktion C323
Permetrexed C482
Perna-Krankheit C861
Pernio (Frostbeule) **B752**, C273
Perodaktylie B238

Peromelie B238
Peroneusparese B988
Peroxidase C435
Peroxisomen, Zellweger-Syndrom B524
Perphenazin C409
Perphenazinenantat C412
Perseveration B1012
persistent vegetative state B912
Personalschutz C798
Personendosis C497
Personenstandsgesetz, Offenbarungspflichten C290
Persönlichkeitsstörung B1056
– multiple B1052
– organische B1037
– spezifische B1056
Persönlichkeitsveränderung
– Alzheimer-Demenz B939
– andauernde B1052
– Demenz B937
– Morbus Pick B940
Perspiratio insensibilis/sensibilis A416
Perthes-Druckstauung C271
Perthes-Syndrom B189
Perthes-Test C197, *C197*
Pertussis B558
Pervitin C903
Perzentilenkurve B474, *B476*
Pes
– adductus B316, **B319**
– calcaneus B319
– cavus B318
– equinus B316, **B319**
– excavatus B316, **B318**
– planus B318
– transversoplanus B319
– valgus B318
– varus B316
Pest A543
Pestfloh C664
Pestizide C848
– multiple Chemikalienüberempfindlichkeit C824
Pestwurz C792
Petechien C44
– Ersticken C270, *C270*
– Purpura Schoenlein-Henoch A491
– Strangulation C270
– Thrombozytopenie A159, *A159*
– vitale Reaktionen C265
Pethidin C425, **C426**
– Prämedikation B73
Petit-Mal-Epilepsie B960
Petroapizitis B811
Petroleum C843
Petrussa-Index B472
Pettenkoferzahl C835
Peutz-Jeghers-Syndrom A642
Peyronie's Disease B671
Pfählungsverletzung B111
Pfannenstielschnitt, Sectio B429
PFC (persistierende fetale Zirkulation) B499
Pfefferminze C792
Pfeiffer-Syndrom B601
Pfeiffer-Zelle *C684*
Pfeiffer sches Drüsenfieber A553, *A553*
Pflanzengifte C858
Pflanzenschutzmittel C848
– Vergiftung C278
Pflasterokklusion B892
Pflastersteindegeneration B876
Pflastersteinrelief A251, *A251*
Pflasterzügelverband *B271*
– Klavikulafraktur B272

Pflege
- geriatrische C689
- häusliche C219

Pflegebedürftigkeit
- Geriatrie C701
- Sozialmedizin C245

Pflegedienste, ambulante C218
Pflegekasse C730
Pflegesatz C744
Pflegesektor C746

Pflegestufen
- Geriatrie C701
- Sozialmedizin C245

Pflichtuntersuchung, arbeitsmedizinische C229
Pfortaderhochdruck A281
- chirurgische Therapie B165

Pfortaderthrombose A126, **A289**
- Splenomegalie C101

Pfortadertyp (Metastasierung) C341
Pfropfpräeklampsie B408
Pfundnase B795
pH-Bestimmung C529
pH-Gradient, isoelektrische Fokussierung C528

pH-Wert
- Bestimmung C529
- Enzymdiagnostik C540
- Säure-Basen-Haushalt C562
- Urinstatus C580

Phagozytendefekt A439, **A443**
Phagozytose, Entzündungsreaktion C323
Phakodonesis B856
Phakoemulsifikation B858
Phakomatose B604
Phalen-Test B283
Phalloides-Syndrom C859
Phänokopie B442
Phantomschmerzen C175, B1007
Phäochromozytom **A344**, A660
- anästhesiologisches Risiko B71
- chirurgische Therapie B184

Pharmakodynamik C350
Pharmakogenetik C355, **B462**
Pharmakokinetik C353

Pharmakotherapie
- alte Patienten C212
- Kinder B467
- Schwangerschaft B416

Pharyngitis B772
Pharynx B768

Phaseneinteilung
- Psychoanalyse B1018
- Studie C872

Phencyclidin B1046
Phenobarbital, Antiepileptika C419, **C422**
Phenol, Richtwerte C833
Phenothiazine C409
Phenoxybenzamin C360
Phenoxycarbonsäuren C847
Phenoxypenicilline C450
Phenprocoumon C393
Phenylalkylamin C383
Phenylbutazon C428, **C430**
Phenylephrin C359

Phenylketonurie B536
- Genfrequenz B459
- maternale B488

Phenytoin C419, **C421**
Philadelphia-Chromosom C331, **B450**, A608
Phimose B594, **B639**
Phlebitis, Venenkatheter C804
Phlebodynamometrie A114
Phlebografie A114
Phlebothrombose A118
- chirurgische Therapie B213

Phlebotominae C664
Phlebotomus-Fieber-Virus C676
Phlebovirus C676
Phlegmasia coerulea dolens A125, *A126*
Phlegmone **B115**, B712
- Augenlid B834
- Orbita B886

Phlyktänen B844

Phobie
- Kindesalter B1071
- soziale B1048
- spezifische B1049

Phokomelie B238
Phonation B779
Phosphat A428

Phosphatase
- alkalische C567
- saure, Tumormarker A592
- tartratresistente A626

Phosphatdiabetes B596
Phosphodiesterase-3-Hemmer C377
Phosphodiesterase-5-Hemmer C383
Phosphodiesterasehemmer C396
Phospholipase A A297
Phospholipase C C351
Phosphorverbindung, anorganische C861
Phosphorwasserstoff C847
Phosphorylasekinase-Defekt B533
Photodermatose, Porphyrie A365
Photoeffekt C495

Photonen
- Compton-Effekt C495
- Photoeffekt C495
- Wechselwirkung mit Materie C495

Photonenstrahlung C494
Photophobie C159
Photopsie C158
Photorezeptor B825
Photosensibilität C50, B686
Phototherapie B1016
- siehe auch Fototherapie
- Haut B690

Phototherapiegrenze B491
Phritis pubis C664
Phthisis bulbi, Definition B822
Phylloides-Tumor B378
Physiotherapie C784

Physostigmin C364
- Antidot B67

Phytansäure B524
Phytotherapie C791
Pica B1069
PiCCO (pulse contour cardiac output) B74
Pick-Körperchen B940
Pickwick-Syndrom, Schläfrigkeit C75
Picornaviren C670
Piebaldismus B739
Pierre-Marie-Bamberger-Syndrom A630
Pierre-Robin-Sequenz B528
piggy-back-Technik B215

Pigment
- Ablagerung *C308*, C309
- anthrakotisches C309
- endogenes C308

Pigmentepithelhypertrophie B882, *B882*
Pigmentnaevus B723
Pigmentstörung B738
Pigmentveränderung C50
Pigmentzylinder A380
Pigtail-Katheter A24
Pili C604

Pille B388
Pillendrehen B931
Pilocarpin C364
Pilon-tibiale-Fraktur B323
Pilonidalsinus B154, *B154*
Pilze C280, **C638**
Pilzerkrankung A563
Pilzgifte C859
Pilzvergiftung, Diarrhö C80
Pilzzüchterlunge A202
Pimozid C409
pin-point lesion A250, **A251**
Pindolol C360
Pinguecula B844
Pinselschimmel C641
Pioglitazon C441
PIP (proximales Interphalangealgelenk) C280
Pipamperon C409
Pipecolinsäure B524
Piperacillin C450, **C451**
Pipkin-Typen B301
Pirenzepin C364
Piretanid C386
Piribedil C417
Piritramid C425, **C427**
Piroxicam C428, **C430**

Pityriasis
- lichenoides B696, B697
- rosea B694, *B694*
- versicolor B720, *B720*

Pityrosporum ovale C641
Pivot-shift-Test B304
PKV (private Krankenversicherung) C743

Placenta
- accreta B427
- adhaerens B427
- praevia B405, *B406*

Placido-Scheibe
- Astigmatismus **B828**, B889
- Keratokonus B848

Plagiozephalus B601
Plantarerythem, Leberhautzeichen A266
Plantarflexion, Sprunggelenk B316

Plaque
- atherosklerotischer A94
- Effloreszenz B687
- Mycosis fungoides B735, *B735*
- seniler B939

Plasma, Pränalytik C523
Plasmabikarbonat, Laboranalytik C562

Plasmacholinesterase
- Laboranalytik C566
- Lokalanästhetika C369
- Suxamethonium C367

Plasmaexpander C389
Plasmahalbwertszeit, Arzneimittel C354
Plasmakonzentration, Arzneimittel C355
Plasmaosmolalität A416
Plasmapherese B92
Plasmaproteine C540
Plasmasterilisation C801
Plasmathrombinzeit A158
Plasmazelle, Entzündung C323
Plasmid C605
Plasmininhibitor, Laboranalytik C561
Plasminogen, Laboranalytik C561
Plasminogenaktivator-Inhibitor-1 C562
Plasmodien A570, C648
- Antiprotozoika C469
- Blutausstrich *C650*

- Entwicklungszyklus C649, *C649*

Plasmodium falciparium/malariae/ovale/vivax C648
Plasmozytom, *siehe* Myelom, multiples
Plasmozytomniere A405, *A405*
Plateauphase B350
Plathelminthes C651
Platinverbindung C481
Plättchenthrombus, weißer A119
Plattenepithelkarzinom C343
- hochdifferenziertes *C344*

Plattenepithelmetaplasie C306
Plattenosteosynthese B234, *B284*

Plattfuß
- erworbener B318
- kongenitaler B317

Plattwirbel B240, **B258**
Platybasie B921
Platzbauch B109, *B109*

Platzwunde B111
- Forensik C265

Plausibilitätsprüfung, klinische Chemie C526
Plazenta B392, *B392*
- Insuffizienz A405

Plazentalösung, vorzeitige B426
Plazentalösungsstörung B427
Plazentaretention, Genitalblutung C122
Plegie C145, B904
Pleiotropie B453
Pleozytose, Liquor B920, *B920*

Pleura
- Anatomie A170, **B184**
- Erkrankungen A215
- Fehlbildung B500
- Tumoren A629

Pleuradrainage B187
Pleuraempyem A218, **A220**

Pleuraerguss A218
- Palliativmedizin C711
- parapneumonischer A194

Pleuramesotheliom B634
- chirurgische Therapie B188

Pleurametastasen A636
Pleurapunktion B187, *B187*
Pleuritis A59, **A217**
- fibrinöse C324
- klinische Untersuchung C194

Pleurodese B188
Pleurodynie, epidemische A59

Plexus
- brachialis
- - Blockade B84, *B84*
- - Lagerungsschaden B80
- - Läsion B984
- coeliacus, Blockade B96
- lumbosacralis
- - Blockade B84, *B85*
- - Läsion B985
- pampiniformis, Varikozele B640, *B641*

Plexusblockade, chronische Schmerzen B96
Plexusläsion B984
Plexuspapillom, chirurgische Therapie B219
Plexusparese, Neugeborene B485

Plica
- lacrimalis B823
- semilunaris B823

Plicasyndrom B310
Ploetz, Alfred C900
Plummer-Vinson-Syndrom A142
Plummerung C436
Plus-Disease B876
Plusgläser B888

Plussymptome, Schizo-
  phrenie B1032
PML (progressive multifokale
  Leukenzephalopathie) B945
PNET (primitiver neuroektodermaler
  Tumor) B609, **B930**
– chirurgische Therapie B219
Pneumatosis intestinalis *B503*
Pneumocystis jiroveci C642
– Pneumonie A565
Pneumokokken C611, *C611*
– Meningitis B942
– Pneumonie A198
Pneumokokkenimpfung A197
Pneumokoniose A201
– Arbeitsmedizin C239
Pneumomediastinum B186
Pneumonektomie B191
Pneumonie A193
– bakterielle A198
– beatmungsassoziierte C803
– eosinophile A206
– idiopathische interstitielle A200,
  A201
– Kinder B580
– klinische Untersuchung C194
– konnatale B496
– kryptogen organisierende A202
– nosokomiale A194, C801, **C803**
– spezielle A197
Pneumonitis, Aspiration B81
Pneumoperikard A75
Pneumothorax A59, **A215**
– chirurgische Therapie B188
– Notfallmedizin B58
Pneumovirus C674
PNF (propriozeptive neuromuskuläre
  Fazilitation) C784
pO₂, Säure-Basen-Haushalt C563
Pocken B716
Pockenviren, Hautinfektion B716
Podagra A363, *A363*
Poikilodermie B686
Poikilozytose A136
Poland-Syndrom B266
Polidocanol B689
Poliomyelitis, anterior acuta B975
Poliovirus C667
Politik, Gesundheitsförderung C760
Politzer-Luftdusche B803
Pollakisurie A378, C114
– Schwangerschaft B394
Poltern C140, **B790**, B1066
Polyangiitis, mikroskopische A490
Polyarthritis
– chronische A466
– Purpura Schoenlein-
  Henoch A491
– reaktive Arthritis A474
– rheumafaktorpositive B562
– SLE A478
– Still-Syndrom A468, **B562**
Polyarthrose C699
Polychemotherapie A593
Polycythaemia vera A612
Polydaktylie B238
Polydipsie C104
– psychogene A316
Polyene C465
Polyethylenglykol C402
Polyglobulie A140
– Neugeborene B487, *B487*, **B492**
– Paraneoplasie A589
Polyglykolsäurefaden B107
Polyhydramnion B393
Polymastie B335
Polymedikation, Alter C696
Polymenorrhö B344

Polymerase-Kettenreaktion C542
– DNA-Analyse B438
– Human-Biomonitoring C822
Polymorphismus B437
– balancierter B459
– genetischer, Zwillinge B459
Polymyalgia rheumatica **A494**, B997
Polymyositis **A484**, B990
– Autoantikörper A477
– Paraneoplasie A589
Polymyxin B C461
Polymyxine C461
– Wirkprinzip C447
Polyneuritis cranialis B984
Polyneuropathie B988, *B988*
Polyomaviren C681
Polyp
– adenomatöser *A643*
– Cervix uteri B360
– Endometrium B366, *B367*
– Kolon **A642**, B149
– – Präkanzerose C337
– Magen, Präkanzerose C337
– Nase B795
– neoplastischer A643
– nicht neoplastischer A643
– Stimmlippe B784, *B784*
– Urethra B673
Polypen, siehe Vegetation, adenoide
Polyphagie C104
Polyphänie B453
Polyposis A642
– attenuierte adenomatöse A642
– Cronkhite-Canada-
  Syndrom A643
– familiäre C334
– – adenomatöse A642
– – juvenile A642
– nasi B795
Polyradikulitis B983
Polyspikes and waves B961
Polythelie B335
Polytoxikomanie B1038
Polytrauma B326
Polyurie A378, **C115**
Polyzythämie A140
– Neugeborene B492
Pompholyx B706
Ponsinfarkt B954
PONV (postoperative nausea and
  vomiting) B82
Pooling, venöses A113
Population, Genfrequenz B458
Porenzephalie B922
Porphobilinogen, Bestimmung C552
Porphyria cutanea tarda A365, *A366*
Porphyrie A364
Porphyrine
– Hämsynthesediagnostik C552
– Stoffwechsel, Blei C851
Porphyromonas C625
Portio
– Anatomie B330
– Bishop-Score B398
– Ektopie B361, *B361*
Portiokappe B387
Porzellangallenblase A295
Posaconazol C463
Positronen, Teilchenstrahlung C494
Positronenemissionstomo-
  grafie C518
– Lungenerkrankung A176
Postaggressionssyndrom B108
Postcholezystektomiesyn-
  drom **B168**, A294
Postdiskotomiesyndrom B263
Postenteritissyndrom B589
POSTER-Kriterien B923

Postexpositionsprophylaxe
– antiretrovirale A552
– Tollwut A559
– Varicella zoster A548
– Varizellen B558
Postfundoplikationssyndrom B125
Postinfarktangina A51
Postkoitaltest B390
Postmenopause B348
Postprimärtuberkulose A538
Poststreptokokken-Glomerulonephr-
  itis A400
Posttransfusionspurpura A463
Postzosterneuralgie **A547**, B1006
Potenz (Arzneimittel) C352, *C353*
Potenzial, evoziertes B918
Potenzierung, Homöopathie C792
Potter-Sequenz B500
Pouchanlage B147, *B148*
Poxviren C684
– Hautinfektion B716
PPRF (paramediane pontine retiku-
  läre Formation) B965
PPW (positiver prädiktiver
  Wert) C869
PQ-Zeit A20
– AV-Block A36
– SA-Block A35
– WPW-Syndrom A44
Präalbumin C315
Präanalytik C522
Prader-(Labhard-)Willi-
  Syndrom B529
Präeklampsie B408
Präexzitationssyndrom A43
Prägicht A363
Präimplantationsdiagnostik,
  Ethik C923
Prajmalin C373
Präkanzerose C336
– fakultative C336
– Haut B728
– obligate C336
Prämedikation B72
Prämedikationsvisite B70
Prämenopause B348
Pramipexol C417
Pränataldiagnostik C924
Präoxygenierung
– Ileuseinleitung B39
– Narkoseeinleitung B79
Präpatenz C599
Präpatenzzeit **A578**, C652
Pratt-Symptome A97
Pratt-Warnvene A121
Prävalenz C599, **C866**
Prävalenzstudie C865
Pravastatin C433
Prävention C760
Präventionsprogramm C765
Präzession C510
Praziquantel C471
Prazosin C359
Precision C888
Prednisolon C437
Prednison C437
Pregabalin C419, **C422**
Prehn-Zeichen B676
Prellmarke, Forensik C267
Prellschuss C269
Prellung B111
Prellungskatarakt B857
PRES (posteriores reversibles Enze-
  phalopathie-Syndrom) B941
Presbyakusis B816
Presbyopie B891
Prevotella-melanoinogenica-
  Gruppe C625
Prevotella-oralis-Gruppe C625

Priapismus B677
Prick-Test A448, *A449*
Priesterarzt C895
Prilocain C368
Primaquin C471
Primärfollikel B342
Primärharn A376
Primärkomplex
– Hauttuberkulose B714
– syphilitischer A529, *A529*
– Tuberkulose A538
Primärmedaillon B694
Primärprävention C762
– Infektionserkrankungen C769
– Kindesalter B615
– onkologische Erkrankungen C767
Primärprozess
– Compton-Effekt C496
– Ionisation C495
Primärtuberkulose A538
Primer, Polymerase-Kettenre-
  aktion C542
Primidon, Antiepileptika C419, **C422**
Primitivreflex B472
Principal-Agent-Problem C740
PRIND (prolongiertes reversibles
  ischämisches neurologisches
  Defizit) B952
Pringle-Manöver B165
Prinzipienethik C920
Prinzmetal-Angina **A51**, A52
Prionen C686
Prionenerkrankung B946
Prionenmarker C592
Private Key C891
Probeexzision C302
Probenecid C432
Probenentnahme, Hausstaubmes-
  sung C820
Probengewinnung C522
– Labor C526
– Nukleinsäuren C542
Probentransport C523
Procain C368
Procain-Penicillin C450
Procarbazin C481
Proctalgia fugax, Defäktations-
  schmerzen C79
Prodigiosin C619
Prodromalstadium
– Alkohol B1040
– Schizophrenie B1031
Prodrug
– 5-Fluorouracil C482
– ACE-Hemmer C370
– Adefovir C475
– Biotransformation C354
– Codein C427
– Dihydrocodein C427
– Minoxidil C383
– NO-Donatoren C380
– Protonenpumpenhemmer C401
Produktionsmöglichkeiten-
  kurve C738
Produktivsymptome, Schizo-
  phrenie B1032
Profunda-Plastik B209, *B209*
Progerie B743
17-OH-Progesteron, Laborana-
  lytik C574
Progesteron-Derivat C445
Proglottide C654
Prognose B102
Progression, Kanzerogenese C332
Proguanil C471
Projektion B1017
Prokalzitonin C585
Prokinetika, Erbrechen C84
Proktitis B154

Proktokolektomie B147
Proktologie B151
Proktoskopie A225
Prolaktin A312, C571
Prolaktinom A312
Prolaktinsekretionsstörung, Hypophyseninsuffizienz A310
Prolamine B587
Prolaps
– analer B157
– Rektum B157
– Urethra B673
– uteri B385
Proliferationsphase
– Endometrium B342
– Wundheilung C330
Promazin C409
Promethazin C398, **C409**
Promillegrenze C284
PROMM (proximale myotone Myopathie) B992
Promotion, Kanzerogenese C332
Promotor B437
Promotormutation B442
Promyelozytenleukämie A606
Pronatio dolorosa B279
Pronation, Sprunggelenk B316
Pronator-teres-Syndrom B986
Propafenon C373
Prophage C606
2-Propanol, Lösungsmittel C842
Propicillin C450
Propofol C404
– Analgosedierung B91
– balancierte Narkose B78
– TIVA B78
Propofol-Infusions-Syndrom C405
Propranolol C360
Propylthiouracil C436
Prosopagnosie B913
Prostacyclin, Gefäßtonus C380
Prostaglandin E$_1$ C396
Prostaglandin H$_2$, Gefäßtonus C380
Prostaglandine C399
Prostata B620
– Elektroresektion B655, *B655*
– Palpation B623
– Sonografie B625, *B625*
– Zonen *B621*
Prostataabszess, Palpation B623
Prostataadenom B653
Prostatadynie B1054
Prostatahyperplasie, benigne B653
Prostatakarzinom B656
– Krebsfrüherkennung C768
Prostatasekret B624
Prostatasyndrom B654
Prostatatuberkulose B647
Prostatatumor B653
Prostatektomie *B658*
Prostatitis
– bakterielle B647
– chronische B648
– granulomatöse B648
Prostatitissyndrom B647
Prostatodynie B648
Protamin C392
– Antidot B67
Protanopie B880
Proteaseinhibitor
– HIV A552
– Virostatika C477
α$_1$-Proteasen-Inhibitor-Mangel, *siehe* α1-Antitrypsin-Mangel
Protein
– C-reaktives, Laboranalytik C584
– Fällung C527
– Lipopolysaccharidbindendes C585

Protein C
– Cumarine C393
– Laboranalytik C559
– Mangel A167
Protein S
– Antigen C560
– Cumarine C393
– Laboranalytik C559
– Mangel A167
Proteinanalytik, Liquor C591
Proteine
– glykierte C578
– Herz-Kreislauf-System C546
– Kinder B482
– kolloidosmotischer Druck A417
– Laboranalytik C538
– Leber A265
– Malassimilation A245
– Tubulusnekrose A383
– Urinstatus C580
Proteinnephrose C307
Proteinquotient C581
Proteinstoffwechsel B536
Proteinurie A377, **A378**, C115
– Laboranalytik C581
– nephritisches Syndrom A392
– Schwangerschaft B394
Proteus C619
Prothese
– Amputation B235
– Gelenkersatz B234
Prothrombinkomplex A459
Prothrombinkomplexmangel A163
Prothrombinmutation 20210 C560
Prothrombinzeit A156, C557
Protionamid C463
Protonen, Teilchenstrahlung C494
Protonenkanalhemmer C474
Protonenpumpenhemmer *C400*, C401
Protonenstrahlung C494
Protoonkogen C331
Protoporphyrie, erythropoetische A365
Protoskolizes C656
Protozoen C642
– Erkrankungen A569
Protusio bulbi, Leitsymptome C156
Providencia C614
Provokationstest, organbezogener A448
Prozedurenklassifikation C886
Prozessqualität C755
Prune-belly-Syndrom B594
Prurigo
– nodularis B698
– simplex B697
Prurigo-Erkrankung B697
Pruritus, *siehe* Juckreiz
PSA (prostataspezifisches Antigen) C589
– Prostatakarzinom B657
– Tumormarker **A592**, B623
PSA-velocity B657
PSC (primär sklerosierende Cholangitis) A278
PSE (portosystemische Enzephalopathie) A286
Pseudarthrose *B237*, *B261*
– Klavikula B268
Pseudo-Abduzensparese B965
Pseudo-Bartter-Syndrom A407
Pseudo-Kidney-Sign B586
Pseudo-Parkinson-Erkrankung B933
Pseudo-Pseudohypoparathyreoidismus A333
Pseudoallergie A449
– Narkosekomplikationen B80
Pseudobulbärparalyse B911

Pseudocholinesterase, Laboranalytik C566
Pseudochylothorax A220
Pseudodemenz, depressive **C695**, B938, B1025
Pseudodivertikel
– Divertikulose A260
– Ösophagus A236
Pseudodominanz B453
Pseudodysphagie C89
Pseudoexophthalmus C156
Pseudogicht B246
Pseudohalluzination B1013
Pseudohermaphroditismus B548
Pseudohyperaldosteronismus A342–A343
Pseudohyperkaliämie A424
Pseudohyperproteinämie C539
Pseudohypertrophie C305
– Muskeldystrophie B991
Pseudohyphe C638
Pseudohypoaldosteronismus A342
Pseudohyponatriämie A421
Pseudohypoparathyreodismus A333
Pseudohypoproteinämie C539
Pseudoikterus C38
Pseudoinfarkt, Leber A289
Pseudokokzygodynie B288
Pseudokreatinin C582
Pseudoleukoderm B705
Pseudolymphom B737
Pseudomembran
– Clostridium difficile A519
– fibrinöse Entzündung C324
– pseudomembranöse Kolitis A257, *A258*
– pseudomembranösen Entzündung *C324*
Pseudomeningismus C147
Pseudomonadencephalosporin C452
Pseudomonas aeruginosa C619
– Badewasserhygiene C813
– Keratitis B848
– Konjunktivitis B842
– multiresistente C811
Pseudomyasthenie B1000
Pseudomyxom, Aszites C98
Pseudomyxoma peritonei B146, **A669**
Pseudoneuritis hyperopica **B883**, B888
Pseudoobstruktion, idiopathische B139
Pseudoperitonismus, Nebennierenrindeninsuffizienz A339
Pseudopolyp
– Colitis ulcerosa A254, *A254*
– Kolon A643
Pseudopresbyopie B891
Pseudopterygium B845
Pseudoptosis C160
Pseudopubertas praecox B549
– adrenogenitales Syndrom B547
Pseudospondylolisthesis B261
Pseudostauungspapille B883
Pseudostrabismus C163
Pseudostrabismus convergens B893
Pseudothrombozytopenie A159
Pseudotumor C338
– cerebri B926
– orbitae B886
Pseudoxanthoma elasticum B742
Pseudozyste, Pankreas B172
Psillakis-Klassifikation B228
Psilocybin C424, **C859**
Psoas-Kompartment-Block B84, *B85*
Psoaszeichen B144
Psoralen B690

Psoriasis B690, *B692*
Psoriasisarthritis A475, *A475*
PSS (progressive systemische Sklerose) A481
PSV (Pressure Support Ventilation) B90
PSVT (paroxysmale supraventrikuläre Tachykardie) A42
Psyche, Intensivmedizin B92
PsychKG C296
Psychoanalyse B1017
Psychodermatose B754
Psychodrama B1021
Psychoedukation B1022
– Onkologie B1078
Psychokardiologie B1076
Psychomotorik B1015
Psychoonkologie C781, **B1077**
Psychopathologie
– Befund B902
– forensische C287
Psychose B1031
– Alkoholintoxikation B1041
– schizoaffektive B1034
– Schizophrenie B1031
– Wochenbett B432
Psychosomatik B1074
– Allgemeinmedizin C206
Psychosyndrom, hirnorganisches B914
Psychotherapie B1017
– Allgemeinmedizin C207
– Onkologie B1077
– Rehabilitation C781
PTC (perkutane transhepatische Cholangiografie) A224
PTCA (perkutane transluminale Koronarangioplastie) A53
Pterygium B845, *B845*
PTH (Parathormon) A329
pTNM-Klassifikation C341
Ptomaine C259
Ptosis **C159**, *C159*, *B964*
PTS (postthrombotisches Syndrom) A126
Ptyalismus C90
Pubarche B478
– isolierte prämature B550
Pubertas
– praecox C189, **B549**
– tarda B550
Pubertätsentwicklung
– verzögerte, *siehe* Pubertas tarda
– vorzeitige, *siehe* Pubertas praecox
Pubertätsgynäkomastie B550
Public Health C726
Public Key C892
Pudendusblockade, Geburtserleichterung B420
Puder B688
Puerperalfieber B430
Puerperalsepsis B431
Puerperium B429
Puestow-Operation B171, *B171*
Pufferung A430
Pulikose B722
Pulmonalarterienembolie, *siehe* Lungenembolie
Pulmonalatresie, chirurgische Therapie B197
Pulmonalisangiografie
– Lungenembolie A210
– pulmonale Hypertonie A214
Pulmonaliskatheter A177, **B74**B574
Pulpahyperplasie A604
Pulpitis B762
Puls fehlender/unregelmäßiger C196

Pulsdefizit A18
- Extrasystolie A39
- Herzrhythmusstörung A32
- Vorhofflimmern A41
Pulseless Disease A496
Pulsionsdivertikel B125
Pulsmessung C196
Pulsoxymetrie **A175**, B87
Pulsqualitäten C196
Pulsstatus A18
- Palpationsstellen A90
Punktion
- arterielle *B74*
- Definition B100
- Gelenk B244, *B244*
Punktionszytologie C302
Punktmutation B440
- Strahlenschäden C501
Punktprävalenz C866
Pupillenbahnprüfung B831
Pupillendiagnostik C188
Pupillenreaktion, postmortale C256
Pupillenreflex B903
Pupillenstarre, Leitsymptom C162
Pupillenstörung B967
Pupillenweite B826
Pupillomotorik, Prüfung B831
Pupillotonie B967, C162
Puppe-Regel C266
Puppenkopf-Phänomen B903
Pure Red Cell Aplasia A152
Purin-Analoga C482
Purkinje-Zelle, Antiarrhythmikum *C373*
Purpura C44, C49
- essenzielle Kryoglobulinämie A492
- fulminans B943
- pigmentosa progressiva B703
- Schoenlein-Henoch A491
- thrombotisch-thrombozytopenische (TTP) A414
Purtilo-Syndrom A553
Purtscher-Retinopathie B883
push and pull B290
Pustel **C53**, B687
Puumalavirus C676
PUVA-Therapie B690
PVK (peripherer Venenkatheter), Anlegen C805
Pyarthros
- Arthritis B249
- Osteomyelitis B248
Pyelitis, akutes Abdomen C96
Pyelonephritis B644
- abszedierende B646, *B646*
- akute B644
- chronische B645
- xanthogranulomatöse B646
Pyloromyotomie, Pylorusstenose B505
Pyloroplastik, Ulkuschirurgie B134
Pylorusatresie B505
Pylorusstenose
- erworbene B134
- hypertrophe B505, *B505*
Pyoderma fistulans significa B155
Pyoderma gangraenosum, Hautulkus C54
Pyodermie B709
Pyonephrose B646
Pyoperikard A75
Pyozele B795
Pyramidenbahndegeneration B977
Pyramidenbahnsyndrom B909
Pyramidenbahnzeichen B904
Pyrantel C472
Pyrazinamid C461
Pyrethroide C847, **C848**

Pyridostigmin C364, **C366**
- Muskelrelaxanzienüberhang B80
Pyrimethamin C458
Pyrimidinanaloga C482
Pyrivinium C472
Pyromanie B1058
Pyruvat, Laboranalytik C563
Pyruvatkinase, Laboranalytik C550
Pyruvatkinasemangel A148

Q
Q-Fieber A198, **A535**
Q-Zacke A20
- pathologische A56
Q-Zacken-Infarkt A55
QALY C754
QEP (Qualität und Entwicklung in Praxen) C756
QRS-Komplex A20
QT-Zeit A20
- frequenzkorrigierte A48
Quaddel **C54**, B687
Quadrantenanopsie C158
Quadrigemius A45
Quadrizepssehnenruptur B315
Qualitätsmanagement **C755**, C781
Qualitätssicherung C781
- Laboranalyse C536
Qualitätszirkel, ärztliche C756
Quantenstrahlung C494
Quantil, empirisches C873
Quartalstrinker B1040
Quartärprävention C762
Quartil C873
Quarzstaub C239
- Pigmentablagerung C309
Quecksilber C852, **C854**
- Human-Biomonitoring C822
- Obduktionsbefund C279
- Richtwerte C833
Quellmittel C402
Querlage B422
Quermagnetisierung C510
Querschläger C269
Querschnittläsion, Lähmung C146
Querschnittstudie C864, **C865**
Querschnittsyndrom B909
- Palliativmedizin C712, *C712*
Querstand, tiefer B423
Quetiapin C412
Quetschung, Muskelverletzung B115
Quick-Wert A156, C557
Quinapril C370
Quincke-Ödem **A444**, B700
Quincke-Zeichen A64
Quinquagesimillesimalpotenz C792
Quinupristin C461
Quotient, therapeutischer C352

R
R-auf-T-Phänomen A45
R-Verlust A56
R-Zacke A20
R0-Resektion B110
RA (refraktäre Anämie) A615
Rabeprazol C401
Rabies, *siehe* Tollwut
Rabiesvirus C675
Racemat C350
Rachen, *siehe* Pharynx
Rachenmandel
- Adenotomie *B770*
- Waldeyer-Rachenring B769
Rachitis B601
- kalzipenische B601
- phosphopenische B596

Radialisparese B986, *B986*
Radialispuls, Untersuchung C188
Radikale
- ionisierende Strahlung C495
- Strahlenschäden C501
Radikaloperation B110
Radiochemotherapie A597
Radiodermatitis C504
Radioimmunoassay C531
Radiojodtherapie **A323**, C518
Radiokupfertest A368
Radiologie, interventionelle C519
Radiolyse C495
Radionuklid C516
Radiopharmazie C517
Radiotherapie A596
Radiusfraktur *B284*
Radiusköpfchen
- Fraktur B279
- Subluxation B279
Radiusperiostreflex B903
Radon
- radioaktive Strahlung C829
- Strahlenexposition C506
Radspeichenphänomen *A648*
RAEB (refraktäre Anämie mit Blastenexzess) A615
Raeder-Syndrom B1003
ragged red fibres B996
RAI-Klassifikation A623
Raloxifen C444
Raltegravir C478
Ramipril C370
Ramsay-Hunt-Syndrom B807
Ramsay-Skala B91
Random-pattern-Flap B222
Randomisierung C871
Rang-Korrelationskoeffizient C874
Ranitidin C400
Ranking C747
Ranula B766
Rapid Sequence Induction B79
RARS (refraktäre Anämie mit Ringsideroblasten) A615
Rasagilin C418
Rasburicase C433
Rashkind-Atrioseptostomie B198
Rashkind-Operation B198, *B199*
Rasselatmung C716
Rasselgeräusch C193
Rassenanthropologie C901
Ratanhia C792
Ratingskala
- numerische *B94*
- verbale *B94*, C873
Rationalisierung B1017
Rationalismus, kritischer C912
Ratschow-Lagerungsprobe A90, *A90*
Rattenbandwurm C657
Rattenbissnekrose A482
Rauber-Zeichen
- Gonarthrose B307
- Meniskusläsion B313
Raubwanze C663
Rauchen C249
- Bronchialkarzinom A629
- Präanalytik C524
Rauchgasintoxikation (Rauchgasinhalation) B61
Raumluftmessung C819
Rausch B1041
Rauschgift C279
Rauschpfeffer C792
Rauschtrinken C250, **B1040**
Rautek-Rettungsgriff B33, *B33*
Raynaud-Syndrom A104
RB-Gen, Onkogen C332
RBILD (respiratory bronchiolitis interstitial lung disease) A202

RCM (restriktive Kardiomyopathie) A72
RCMD (refraktäre Zytopenie mit multilineären Dysplasien) A615
RDS (Respiratory-Distress-Syndrom) B496
RDW (relative distribution width) C550
Reaktion
- allergische A445, *A447*
- anaphylaktoide, Narkose B80
- nichtlineare *C541*
- photoallergische C51, **B708**
- phototoxische C51, **B708**
- pseudoallergische A449
- supravitale C256
- vitale C264
Reaktionsbildung B1018
Reaktionstherapie C783
Real-Time-PCR C543
Reanimation, kardiopulmonale B30
- Hypothermie B63
- Kinder B32
- Neugeborene B32
- Schwangerschaft B33
Reassortment C668
Rebound-Effekt, Kokain C423
Rebound-Insomnie C407
Reboundnystagmus B966
Reboundphänomen B905
Reboxetin C414
Recall C888
Recall-Antigene A441
Recall-Bias C866
Receiver-Operation-Characteristic-Kurve C870
Rechts-links-Shunt
- Ebstein-Anomalie B573
- Fallot-Tetralogie B570, *B570*
- hypoplastisches Linksherzsyndrom B572
- komplette Transposition der großen Arterien B571
- Lungenvenenfehlmündung B572
- persistierende pulmonale Hypertonie B499
- Trikuspidalatresie B573
- Truncus arteriosus communis B573
Rechtsgrundlage, Schweigepflicht C290
Rechtsherzhypertrophie, EKG A21
Rechtsherzinsuffizienz A25, C58
Rechtsherzkatheteruntersuchung A177
Rechtsichtigkeit B888
Rechtsmedizin C255
- klinische C280
Rechtsschenkelblock A37, *A38*
Rechtstyp A21
Rechtsversorgungstyp *A50*
Recruitment B801
Red-Color-Sign A282, *A283*
Redeflussstörung B790
Redondrainage B105
5α-Reduktase-Mangel
- Androgenmangel C126
- Gynäkomastie C128
- Störung der Geschlechtsentwicklung B548
Reentry A32
- Aneurysma A106
- ventrikuläre Tachykardie A46
- Vorhofflattern A39
Reentry-Tachykardie A42
Refeeding-Syndrom B1063
Referenzintervall, klinische Chemie C525

1136 Sachverzeichnis

Referenzwert C817
Reflex
– abgeschwächter, Leitsymptome C149
– gesteigerter, Leitsymptome C149
– Hirnstamm B903
– Neugeborene B472
– okulozephaler B903
– pathologischer B903
– Säuglinge B479
– Untersuchung B902
– vestibulookulärer B903
Reflexanomalie, Leitsymptom C149
Reflexblase, neurogene B667
Reflexdystrophie, sympathische B1006
Reflexinkontinenz B667, **C111**
Reflexion, Sonografie C511
Reflexstatus, orientierende Untersuchung C187
Reflextod C271
Reflexzonenmassage C787
Reflux
– gastroösophagealer A232
– – chirurgische Therapie B125
– hepatojugulärer A27, **C195**
– vesikorenaler B633
– vesikoureteraler **B593**, B633
– vesikourethraler *B634*
Refluxkrankheit, gastroösophageale A232
Refluxösophagitis A232
– chirurgische Therapie B125
Refraktion B826
Refraktionsanomalie B888
Refraktionsbestimmung B829
Refraktionskorrektur, operative B890
Refraktometer B829
Regenbogenhaut B824
Regeneration C329
– Nekrose C312
Regionalanästhesie **B83**, C368
– intravenöse B87
Regression B1018
Regressionsanalyse C880
Regulationstherapie C783
Regurgitation C86
Rehabilitation C774
– Diagnostik C777
– Kindesalter B616
– psychiatrische B1023
Rehabilitationsbedarf C701, **C777**
Rehabilitationsfähigkeit C701, **C777**
Rehabilitationskosten C745
Rehn-Naht B206
Rehydratation, Kinder B599
Reiben, pleuritisches C193
Reiber-Diagramm C592, *C592*
Reichsärztekammer C902
Reichsbürgergesetz C903, **C905**
Reichsversicherungsordnung C223
Reichweite, ionisierende Strahlung C495
Reifenabdruckspur C265
Reifezeichen, Neugeborene B471
Reinigung C799
Reinke-Ödem B784, *B785*
Reisberg-Skala C695
Reiseanamnese C186
Reisediarrhö A256
Reiseimpfung A506, **A508**
Reiskörner B839
Reiter-Syndrom A474
Reithosenanästhesie B289
Reiz-Reaktions-Prinzip C783
Reizblase **B672**, B1054
Reizdarmsyndrom A248
Reizgas C834

Reizmagensyndrom B1054
Reizmiosis B860
Reizstrom C787
Reizstromtherapie B97, **C787**
Reiztherapie, unspezifische C793
Reizüberflutung B1020
Rekanalisation
– Arterienverschluss A99
– Beinvenenthrombose A125
– interventionelle Radiologie C519
– Lungenembolie A211
Rekombination, Viren C668
Rekombinationshäufigkeit B439
Rekonstruktion
– Aortenklappe B200
– Definition B100
– Leistenhernien B179
– Lippen B225
– Mamillen B227
– Mamma B226
– Mitralklappe B200
– Nase B226
– Nerven B226
– Ohr B225
Rekrudeszenz C682
Rekrutenabszess B154
Rektoskopie A225
Rektozele B385
Rektum B146, B151
Rektumkarzinom A644
– chirurgische Therapie B150
– Krebsfrüherkennung C768
Rektumprolaps B157
Rektumresektion B147, **B150**, *B151*
Rektumvarizen, portale Hypertension A281
Rektusdiastase B181
Rektusscheide B176
Rekurrensparese B787
Rekurrenz C682
Relaxans, Gefäßmuskulatur C379
Releasing-Hormon-Test A307
Relevanzrate C888
Relevanztheorie C264
Reliabilität, Studie C872
Reliever A185
Religiosität C721
Remifentanil C425, **C426**
– balancierte Narkose B78
– TIVA B78
Remission C301, A599
Remnants A359
Remodeling A26
Renaissance C896
Renin
– Laboranalytik C575
– Niere A376
Renin-Aldosteron-Orthostase-Test C575
Renin-Angiotensin-Aldosteron-System *C370*
– Niere A375
– Volumenhaushalt A417
Reninhemmer C370
Renovaskulopathie A411
Rentenversicherung
– gesetzliche
– – Berufsunfähigkeit C245
– – Rehabilitation C776
– – Rehabilitationsziele C778
Reoviren C679
Repaglinid C440
Reparation, Entzündung C328
Reparationsphase, Wundheilung C330
Repeatexpansion B440
Repertorisierung C792
Replikation C667

Reposition
– Hüftdysplasie B294
– Hüftgelenkluxation B302
– Leistenbruch *B178*
– Patellaluxation B314
Reproduktionsmedizin B390
Reptilasezeit A158, **C558**
Resektion B100
– Leber B161
– Lunge B190
Reserpin C362
Reserveantibiotika C459–C460
Reservevolumen, exspiratorisches/inspiratorisches *A173*
Residualkapazität, funktionelle *A173*
Residualvolumen *A173*, A174
Residuum, schizophrenes B1033
Resilienz C761
Resistance A173
Resistenz A502
– abdominelle C100, *C100*
– Desinfektionsmittel C800
– Krankheit C301
– osmotische C550
Resistenzgen, Antibiotika C448
Resistenzplasmid C605
Resorptionsatelektase A181
Resorptionsphase, Wundheilung C330
Resorptionsstörung
– Darm A245
– Gallensäuren A246
Respiratory Syncytial Virus C675
Respirovirus C670
Response-to-injury-Hypothese A94
Ressourcenarmut C735
Ressourcenknappheit C738
Restgewebetumor, embryonaler C346
Restharn B624
Restitutio ad integrum C301, C328
Restless-legs-Syndrom B937
Restriktionsendonuklease B438
Restriktionsenzym-Verdau C543
Restriktionsfragment-Längenpolymorphismus B438
Result-based Payment C747
RET-Protoonkogen C332, C334, **B451**
Reteplase C396
Retikulozyten A138
– Laboranalytik C551
– Zählung **C535**, C553
Retikulozytenproduktionsindex A138
Retikulozytenshift A138
Retina B824
– Degenerationen B876
– Entzündungen B881
– Nekrose B881
– Tumoren B882
– Verletzungen B882
Retinitis
– AIDS *A551*
– CMV A562
– haemorrhagica B875
– pigmentosa A410, **B880**, *B880*
Retinoblastom B436, B882
– familiäres C334
Retinochoroiditis B881
Retinoide C490
– Haut B689
Retinopathia
– centralis serosa B879, *B879*
– pigmentosa B880
– praematurorum B875
Retinopathie
– AIDS B881
– arteriosklerotische B875

– diabetische A350, *B862*, **B872**, *B873*
– hypertensive B875, *B875*
– paraneoplastisches Syndrom B912
Retinoschisis
– altersbezogene B877, **B878**
– kongenitale B870
Retraktionssyndrom **B894**, B965
Retrobulbärhämatom B885
Retrobulbärneuritis B964
Retroperitonealfibrose B650
Retroperitonealraum A668
Retroperitoneum, Anatomie B182
Retropharyngealabszess B772
Retroviren C677
– HIV C667
– Onkogene C668
Rett-Syndrom B1065
– X-chromosomal dominante Vererbung B455
Rettung B33
Rettungsassistent B24
Rettungshelfer B24
Rettungshubschrauber B24
Rettungskette B25
Rettungsleitstelle, Koordination B25
Rettungsmittel **B24**, B33
Rettungssanitäter B24
Rettungstransportwagen B24
Reverse Transkriptase C476
Reverse-Transkriptase-Inhibitor
– Adefovir C475
– Foscarnet C474
– nicht nukleosidischer C477
– nukleosidischer C476
– nukleotidischer C477
Revised Trauma Score B29
Reye-Syndrom B590
Rezeptor C350
– α-Rezeptor C355
– β-Rezeptor C355
– δ-Rezeptor C424
– κ-Rezeptor C424
– μ-Rezeptor C424
Rezeptoraktivität C351
Rezeptordichte C351
Rezeptortyrosinkinase C351
Rezidiv C301, A599
Rezidivprophylaxe, Antibiotika C449
RFLP-Analyse C543
Rhabdomyolyse B998
Rhabdomyom C345
– Herz A600
Rhabdomyosarkom C345, B611
– Herz A600
– Orbita B887, *B887*
– Weichteiltumoren B256
Rhabdoviren C675
Rhagade B687
Rhazes C896
Rheologika C396
Rhesus-D-Kompatibilität A458
Rhesus-D-Merkmal C555
Rhesusantikörper C555
Rhesusfaktor C555
Rhesusprophylaxe B399
Rhesussystem C555
Rheumafaktor
– Immunoassays C532
– juvenile idiopathische Arthritis B562
– Kollagenosen A477
– rheumatoide Arthritis A469
Rheumaknoten A468, **A469**, C327
rheumatoide Arthritis **A466**
Rhinitis B793
Rhinoconjunctivitis allergica B843
Rhinoliquorrhö C146

Rhinomanometrie B791
Rhinopathia gravidarum B794
Rhinophonie B789
Rhinophym **B751**, *B751*, B795
Rhinorrhö, Leitsymptom C136
Rhinosinusitis B794
Rhinosklerom, Borkenbildung C137
Rhinoskopie B791
Rhizarthrose B280, *B281*
Rhizopoden C645
Rhizotomie B97
Ribavirin C475
Richter-Hernie B177
Richtkonzentration, technische C816
Rickettsien C635
Rickettsiose A534
Riechstörung, Leitsymptom C138
Riedel-Thyreoiditis A327
Riegelungsimpfung **A506**, C769
Riesenfaltengastritis A240
– Präkanzerose C337
Riesenpapillenkonjunktivitis B843
Riesenpigmentnaevus B725
Riesenzellarteriitis A494
Riesenzelle C323
Riesenzelltumor B252
Rifabutin C462
Rifampicin C461, **C462**
Rift-Tal-Fieber A561
Rift-Tal(Valley)-Fieber-Virus C676
Rigor C149, B907
– mortis C258
Riluzol C418
Rinderbandwurm A578, **C654**
Ringelröteln B555
Ringer-Laktat-Lösung C389
Ringer-Lösung C389
Ringerpilz B718
Ringknorpel B778
Ringsideroblasten *A615*
Rinne-Versuch B801
Riolan-Anastomose B146
Rippenfrakturen, Schmerzen C177
Risedronat C445
Risiko
– absolutes C866
– relatives C867
– zuschreibbares C868
Risikoaufklärung C293
Risikoeinschätzung, präoperative B71
Risikogruppe, Umweltmedizin C817
Risikoreduktion C868
Risikoschwangerschaft B413
Risikostrukturausgleich C743
Risikozuschlag C747
Risperidon C412
Riss-Quetsch-Wunde, Forensik C265
Risser-Aufnahme B259
Risser-Stadien B477
Risspilz C859
Risus sardonicus A536
Ritonavir C477
Rituximab
– Immunsuppression C489
– monoklonale Antikörper C487
Ritzverletzung C267, *C267*
Riva-Rocci-Korotkow-Methode C196
Rivaroxaban C394
Rivastigmin C364
Rizatriptan C399
RNA-Polymerase B437, *B437*
RNA-Tumorviren, Karzinogenese C333
RNA-Viren C666, **C670**
Robert-Koch-Institut C729
– Dekontaminationsverfahren C799
– Präventionsempfehlungen C796

Robertson-Translokation B449, *B450*
Robinson-Drainage B105
Robustheit C874
ROC-Analyse C870, *C870*
Rockwood-Einteilung B274, *B275*
Rocuronium C366
– balancierte Narkose B78
Rodentizide C848
Roemheld-Syndrom C100
Röhrchentest C534
Röhrenspannung C499
Röhrenstrom C499
Rolando-Fraktur B286
Rolltrage B33
ROM-Kriterien, Reizdarmsyndrom A249
Romano-Ward-Syndrom A47
Romberg-Versuch B905
Röntgen-Thorax *A22*
Röntgenanlage C498, *C498*
Röntgenbild C508
– Arthrosezeichen B307
– Enchondrom *B252*
– Femurkopfnekrose B300, *B301*
– Gonarthrose *B307*
– Hüftdysplasie *B293*
– Hüftkopfnekrose B295
– Knochenmetastasen B256
– Knochennekrose B243
– Knochentumor B254, *B254*
– Morbus Paget B242
– Osteoporose B240, *B240*
– Schulter B268
– Schultergelenkluxation B273
– Skoliosemessung *B259*
– Spondylarthrose *B262*
– subakromiales Impingement B269
– Wirbelsäule B257
Röntgendiagnostik C508
– Abdominalorgane A223
– Gynäkologie B337
– Neurologie B914
– Plasmozytom A625
– Rachitis *B602*
– rheumatoide Arthritis *A469*
Röntgenfilm C498
– konventioneller C499
– optische Dichte C500
Röntgenkontrastmittel
– Nephrotoxizität *A403*
– Schilddrüsenautonomie A319
Röntgenröhre C498
Röntgenstrahlung C494
– Fraktionierung C501
Röntgenverordnung **C227**, C507
Ropivacain C368
Rosazea B751, *B751*
Röschenflechte B694
Rosenkranz, rachitischer B602
Roseolavirus C684
Roseolen, Typhus A531, *A532*
Ross-Operation A62, **B200**
Rosskastanie C792
Rostellum C654
Rosuvastatin C433
Rotationslappen B223
Rotatorenmanschette
– Defekt B269
– Prüfung B267
– Schultergelenkluxation B273
– Tendinosis calcarea B270
Rotavirus C680
– Arbeitsmedizin C238
– Gastroenteritis A559
Röteln B555
– Arbeitsmedizin C238
Rötelnembryopathie B555
Roth-Flecken A77

Rotigotin C417
Rotor-Syndrom **A276**, B591
Rötung, Untersuchung C189
Roux-Y-Anastomose B168, *B168*
Roux-Y-Gastroenterostomie, Ulkuschirurgie B135, *B135*
Rovsing-Zeichen B144
Roxithromycin C456
RPGN (rapid progrediente Glomerulonephritis) A401
RSI (rapid sequence induction) B39
RSV (respiratory syncytial virus) C675
rt-PA C396
RTA (renal-tubuläre Azidose) A407
rTMS (repetitive transkranielle Magnetstimulation) B1017
RU-486 C445
Rubellavirus C673
Rubeosis iridis A350, **B862**, *B862*
Rubinikterus B490
Rubivirus C673
Rubor C322
Rubulavirus C674
Rückbildungsgymnastik B429
Rückenlagerung B34
– OP B103
Rückenmark
– arterielle Gefäßversorgung *B972*
– Durchblutungsstörung B972
– Erkrankungen B971
– Tumoren B974
Rückenmarkskompression, Palliativmedizin C711
Rückenmarksverletzung, chirurgische Therapie B220
Rückenschmerzen, Leitsymptom C176
Rückfallfieber A515
Rückkoppelung, negative A306
Rucknystagmus B966
Rucksacklähmung B985
Rucksackverband *B271*
rugger jersey spine A388
Ruheangina A51
Ruhedyspnoe C67
Ruhegewebe C329
Ruhetremor C153, B936
Ruhezeit, Arbeitszeitgesetz C226
Ruhr A534
Rumination B585
Rumpfataxie, Leitsymptom C143
Rumple-Leede-Test A156
Rundherd A176
Rundrücken C105, **B260**
Rußpartikel, Pigmentablagerung C309
Rußregen C870
Russel-Körperchen C307
Rutherford-Stadien, pAVK A101

S

S-GAP-Lappen B224
– Mammarekonstruktion B227
SA-Block A35
Säbelscheidentrachea A320
Sabiavirus C676
Sacculus B799
Sachleistungsprinzip, gesetzliche Krankenversicherung C224
Sachverständigengutachten, Behandlungsfehler C295
Sachverständiger C297
Sadismus B1061
Sadomasochismus B1061
SAE (subkortikale arteriosklerotische Enzephalopathie) B940

Sägepalme C792
Sagittaltyp A21
Saint-Trias B130
Sakroiliitis A476
– Psoriasisarthritis A475
– Spondylitis ankylosans A473
Salbe B688
Salizylsäure C430
Salmonellen C614
– Enteritis A530
Salmonellose
– Arbeitsmedizin C238
– enteritische C615
– systemische C615
Salpetersäure C862
Salpingitis B354
– isthmica nodosa B384
– tuberculosa B355
Salpinx, Anatomie B332
Salter-Harris-Verletzung B237
Salter-Osteotomie B294
Salter-Thompson-Klassifikation B295, *B295*
Saluretikum C384
Salutogenese C761
– Umweltmedizin C817
Salven (Extrasystolie) A45
Salzverlustsyndrom, adrenogenitales B545
Salzverlustsyndrom, adrenogenitales **A343**
Salzwassererbrechen B64
Samenbläschen B621
– Sonografie B625
Samenblasentuberkulose B647
Sammellinse B888
Sammelrohr A375
Sammelurin C523
Samsplint B35
Sanders-Einteilung B325
Sanderson-Polster A324
Sandfliege C664
Sanduhrmagen A243, *A243*
Sängerknötchen B784
SAPHO-Syndrom A476
Saquinavir C477
SAR-Wert C832
Sarcoptes scabiei C663
Sarkoidose A203
Sarkom
– Grading C342
– Haut B734
– Synovia B256
– Uterus B369
Sarkopenie B694
Sarkozystose A574
SARS (schweres akutes respiratorisches Syndrom) A199
Satelliten-DNA B436
Sattelnase A489, **B516**, *B792*
Sättigungskinetik C354
Sauerstoff, Palliativmedizin C711
Sauerstoffbindungskurve C563, *C563*
Sauerstoffparameter C563
Sauerstoffsättigung, gemischtvenöse, Pulmonaliskatheter B74
Sauerstofftherapie B89
Saugglockenentbindung B428
Saugkürettage, Schwangerschaftsabbruch B389
Säugling
– Flüssigkeitsbedarf B482
– Grundimmunisierung A507
– hämolytisch-urämisches Syndrom A414
– Impfempfehlung A507
– Pharmakotherapie B468

– plötzlicher Kindstod B614
– – Obduktion C263
Säuglingsbotulismus A258, **C628**
Säuglingsernährung B483
– Beikost B484
Säuglingskolik C131
Säuglingsnahrung, hypoallergene B484
Säuglingsosteomyelitis B600
Säuglingsskoliose B258
Säuglingssterblichkeit B350, **B615**
Saugreflex B472, **B904**
Saugwürmer C652
Saugwurmerkrankung A584
Säure C859
Säure-Basen-Haushalt A375, C562
– Kalium A423
– postoperative Überwachung B83
– Störungen A430
Saure-Ceramidase-Defekt B542, **B545**
Säureunfall C244
Säureverletzung B895
Savary-Miller-Klassifikation A233
SCA (spinozerebelläre Ataxie) B977
Scapula alata B271
Scapulohumeralreflex B903
– Nervenwurzelläsion B982
Scarf Osteotomie B319
Scatterplot C875
SCC (Squamous-cell-carcinoma-Antigen), Tumormarker A592
Schachtelhalm C792
Schädel
– Geburtsverletzungen B484
– Kraniosynostose B601
– Kraniotabes B602
– Untersuchung C189
– – Schädelsonografie B493
Schädel-Hirn-Trauma B949
– chirurgische Therapie B218
– Forensik C266
– Glasgow Coma Scale B29
– Notfallmedizin B58
Schädelbasisfraktur **B218**, B797
– Forensik C266
Schädellage, regelwidrige B422
Schadstoff C816
– fester B836
– gasförmiger B832, **C834**
Schalldruckpegel B828
Schallempfindungsschwerhörigkeit C134, B801
– Tonschwellenaudiometrie *B802*
Schallintensität C828
Schallleitungsschwerhörigkeit C134, B801
– Tonschwellenaudiometrie *B802*
Schallleitungsstörung B801
Schallwahrnehmung C829
Schallwellen C828
Schamane C894
Schanker, weicher, *siehe* Ulcus molle
Scharlach B553
Schattenpreise C752
Schattenprobe B829
Schaufeltrage B33
Schaufensterkrankheit **C55**, A101
Schaukelatmung B80
Schaum B688
Schaumann-Körper A203
Schaumpilz C265, **C272**
Schaumzelle A94, **C307**
Scheide, *siehe* Vagina
Scheidewasser C862
Scheintod C256
Scheitelbeineinstellung B423
Scheitelwirbel B259

Schellong-Test A85
– Synkopen C61
Schenkelblock A37
Schenkelhalsfehlstellung B294
Schenkelhalsfraktur B302, *B303*
Schenkelhernie B181
Scheuklappenphänomen B885
Schichtarbeit C231
Schiefhals, muskulärer B264
Schiefnase *B792*
Schiefschädel B601
Schielamblyopie B892
Schieldiagnostik B830
Schielen C163, B892
– akkommodatives B894
– latentes B894
– scheinbares B893
Schielstellung, Anisometropie B889
Schielsyndrom, frühkindliches B893
Schienenphänomen *A181*
Schienenverband B233
Schienung B35
Schilddrüse A317
– Antikörper C573
– Autonomie A320, **A325**
– Entzündungen A327
– Erkrankungen A317
– Hyperthyreose A321
– Laborwerte A318, C572
– Physiologie A317
– Untersuchung C190
Schilddrüsenadenom A660
Schilddrüsenchirurgie B121
Schilddrüsenhormone A306, C435
Schilddrüsenkarzinom A660, *A661*
– chirurgische Therapie B122
Schilddrüsenstörungen, Schwangerschaft B415
Schildknorpel B778
Schildzecke C663
Schilling-Test **A145**, A247
Schimmelmykose B721
Schimmelpilze C641
Schirmer-Test B827
Schistiozyten A414
Schistosomen C652
Schistosomiasis **A584**, C653
Schistosomulum C652
Schistozyten A136
Schizont C649
Schizophrenia simplex B1032
Schizophrenie B1031
– Jugendalter B1071
Schlaf
– Altersphysiologie C695
– Elektroenzephalografie B916
Schlaf-Apnoe-Syndrom C74, A179
– obstruktives B774
Schlaf-Wach-Rhythmus, Störungen B1059
Schlafentzugstherapie B1016
Schlafkrankheit A576
– Antiprotozoika C468
Schlafmittel
– benzodiazepinähnliche Substanzen C407
– Benzodiazepine C406
– Chloralhydrat C408
Schläfrigkeit C75
Schlafstörung B1058, **C181**
Schlafwandeln B1059
Schlaganfall B951
– Alter C697
– Notfallmedizin B55
– Oberkörperhochlagerung B34
Schlangenbiss B66
Schlangengift C859
Schlangenkopfphänomen B631, *B631*

Schleichreaktion C541
Schleifendiuretika C384, **C386**
Schleimhaut-Kandidose A566
Schleimhautdesinfektion, Wirkstoffe C799
Schleimhautpemphigoid B746
Schleudertrauma B265
Schlinge, abführende/blinde/zuführende B138
Schluckakt B757
Schluckauf, *siehe* Singultus
Schluckstörung C88
Schluckuntersuchung C691
Schlundenge B756
Schlüsselblume C792
Schmalspektrumpenicilline C450
Schmauchspuren C268
Schmeckstörung, Leitsymptom C138
Schmelzkurve, Real-Time- PCR C544
Schmerzempfinden B904
Schmerzen C166
– Abdomen B50, **C95**, *C95*
– akute B93
– Extremitäten B50
– – Notfallmedizin B49
– – Therapie B95
– atemabhängige C177
– chronische **B93**, C212
– Deeskalation C79
– Diagnostik **B93**, C212
– Gefäßverschluss A97
– kolikartige C171
– neuralgiforme C175
– organische B1055
– pAVK A100
– projizierte B93
– psychogene B1055
– radikuläre C175
– retrosternale A50
– somatische **B93**, C94
– somatoforme B1054
– Tumor A588
– Unterbauch C120
– – Schwangerschaft C122
– viszerale **B93**, C94
– zentrale B1007
Schmerzerkrankung B1001
Schmerzgedächtnis **B93**, C212
Schmerzintensität, Objektivierung *B94*
Schmerzleitung B93
Schmerzskala B93, *B94*
Schmerzstörung, anhaltende somatoforme B1054
Schmerzsyndrom B1006
– chronisches B98
– Fibromyalgie B1007
– komplexes regionales B1006
– neuropathisches B1006
– parapatellares B310
– pseudoradikuläres B980
Schmerztherapie B93
– neurochirurgische B222
– Orthopädie B233
– Osteoporose B241
– Palliativmedizin C708
– postoperative B82
– Tumoren A598
– WHO-Stufenschema B94, *B94*
Schmetterlingserythem A478, *A478*
Schmetterlingsgliom *B928*
Schmetterlingsmücke, Leishmaniose A577
Schmetterlingsödem
– Lungenödem A207
– Lungenstauungszeichen A23
Schmierblutung B344
Schmierinfektion A500

Schmorl-Knötchen, Morbus Scheuermann B260
Schnabelzeichen B505
Schnappatmung C69, A171
Schnarchen C75
Schneckenspuren **A250**, *A251*, B876
Schnell-Einsatz-Gruppe B26
Schnellschnittdiagnostik C303
Schnittbildaufnahme C508
Schnittentbindung B429
Schnittführung B105, *B106*
Schnittger-Gross-Koagulometer C535
Schnittwunde B111
– Forensik C267
Schnüffelstellung B76
Schnupfen B793
Schnupftabaksprostata B648
Schnürfurche, Extremitäten B489
Schober-Zeichen B257, A472
Schock B45, C60
– anaphylaktischer A447, **B48**, C60
– hypoglykämischer A356
– hypovolämischer **B47**, C60
– kardiogener A27, **B47**, C60
– neurogener **B48**, C60
– septischer A511, **B48**, C60,
– spinaler B973
Schocklagerung B34, *B34*
Schockleber A288
Schockleber A288
Schocklungensyndrom A178
Schockniere A411, *A412*
Schockphase, Sepsis A512
Schockspirale *B46*
Schockzeichen, vitale Reaktionen C265
Schokoladenzyste B384
Schrankenstörung, Liquoruntersuchung C592
Schraubenosteosynthese B233
Schreiknötchen B784
Schreitreflex B472
Schrittmachersyndrom B203
Schrittmachertherapie A33, B202
– elektromagnetische Strahlung C831
Schröpfen C793
Schroth-Kur C791
Schrotpatrone C269
Schrotschussschädel *A625*
Schrumpfgallenblase A296
Schrumpfniere **A382**, B630
Schubladentest
– Kreuzbänder B304
– Schultergelenk B267
– Sprunggelenk B316
Schüffner-Tüpfelung A572
Schuldfähigkeit C287
– Begutachtung C288
Schuldwahn B1013
Schuleingangsuntersuchung B615
Schulgesundheitspflege C765
Schulkinder B466
Schulmyopie B888
Schulter-Arm-Syndrom B98
Schulteramyotrophie, neuralgische B984
Schulterdystokie B424
Schultereckgelenk, Arthrose B268
Schultergelenk
– Chondromatose *B246*
– Diagnostik B267
– Empyem B271
– Fehlbildung B268
– Instabilität B274
– Luxation B272, *B273*
– Punktion B244
– Traumatologie B271
– Verband *B271*

Sachverzeichnis

- Vibrationsschäden C827
Schulterschlinge *B271*
Schultersteife B270
Schulterzeichen B505
Schuppe B687
Schuppenflechte, *siehe* Psoriasis
Schuppenkrause B694
Schürfwunde B111
Schussformen C269
Schusslückenmorphologie C269
Schussverletzung B111, C268
Schuster-Plastik B512
Schüttelfrost C41
Schüttelmixtur B688
Schütteltrauma C283
Schutzfaktoren, Gesundheitsförderung C761
Schutzimpfung
- Infektionserkrankungen C769
- Krankenhauspersonal C798
Schutzkleidung, Krankenhaushygiene C797
Schwachsichtigkeit, *siehe* Amblyopie
Schwachsinn B1064
Schwalbenschwanzform C267
Schwanenhalsdeformität A467
Schwangere
- Betreuung B395
- Strahlenschutz C507
Schwangerschaft B392
- Drogenabusus B486
- ektope B406
- Feststellung B395
- Heparin C392
- Impfungen A509
- Mutterschutzgesetz C226
- Notfälle B416
- Pharmakotherapie B416
- Präanalytik C524
- Rauchen C250
- Reanimation B33
Schwangerschaftsabbruch B389, C297
Schwangerschaftsanämie B394
Schwangerschaftsanamnese B466
Schwangerschaftshydrämie B394
Schwangerschaftskonfliktberatung B389
Schwangerschaftsreaktion B472
Schwangerschaftsvorsorge C769
Schwartenbildung, fibrinöse Entzündung C324
Schwartz-Bartter-Syndrom A316
- Paraneoplasie A589
Schwarzlicht B687
Schwefelkohlenstoff C843
Schwefelwasserstoff C835
Schweigepflicht C184, C291
Schweigerecht C292
Schweinebandwurm A578, **C655**
Schweinerotlauf B711
Schweiß, Forensik C275
Schweißdrüsen B685
- Abszess B113
- Erkrankungen B752
- Retentionszyste B835
Schweißdrüsenreaktion C256
Schweißtest, Mukoviszidose B582
Schwellenwertsensitivitätsanalyse C750
Schwellkörperautoinjektionstherapie B669
Schwellkörperinjektionstest B669
Schwenklappen B223
Schwerbehinderung C225
Schwerhörigkeit C134
- kindliche B805
- Prüfung B801
Schwerpflegebedürftigkeit C245

Schwielenabszess B113
Schwimmbadgranulom A533, **B714**, *B714*
Schwimmbadkonjunktivitis B840
Schwindel B970, **C149**
- benigner paroxysmaler Lagerungsschwindel B818
Schwindsucht A537
Schwirren C193
Schwitzen C39
- gustatorisches B752
Schwurhand B986, *B987*
SCID (severe combined immunodeficiency) A442
SCLC (small cell lung cancer) A630
Scopolamin C364
- Intoxikation B67
- Pflanzengifte C858
Scoring-System, Polytrauma B326
Scrapie C686
Screening
- allgemeine Kriterien C767
- Bias C768
- Blut im Stuhl C564
- Diabetes mellitus C352, **C578**
- Drogen C595
- Epidemiologie C864
- Gestationsdiabetes B400
- Gütekriterien C768
- Hautkrebs C768
- HbA$_{1c}$ C579
- Hör-Screening B473
- Hüftdysplasie B292
- Hypothyreose A326
- Knochenmetastasen B256
- Mammakarzinom C768
- MRSA C809
- Neugeborene B473
- onkologische Erkrankungen C767
- Pankreasinsuffizienz A302
- Phäochromozm A344
- Sonografie in der Schwangerschaft B399
- Syphilis B516
- Tuberkulose A539
Scrofuloderm B714
SDS-Gradientengelelektrophorese C527
Seborrhö B749
- Blepharitis B833
Sebostase B749
Sectio caesarea B429
Sedativum C406
- Abhängigkeit B1044
- H$_1$-Histamin-Rezeptor-Antagonisten C408
Sedierung
- Notfallmedizin B38
- palliative C717, *C717*
Sedimentanalyse, Urin A379, **C580**
Sedimentationsstaubmessung C820
See-saw-Nystagmus B966
Seele, Instanzenmodell B1017
Seelsorge, Geriatrie C689
Segmentresektion B191
Segmenttherapie C793
Sehbahn B825
- Erkrankungen B883
- Läsionen B885
^{75}SeHCAT-Test A247
Sehleistung B826
Sehnenerkrankung B247
Sehnenscheidenentzündung B282
Sehnenverletzung B115
- Beugesehne, Hand B287
Sehnerv, *siehe* Nervus opticus
- Störungen B963
- Untersuchung B963
Sehrinde, Läsionen B886

Sehrt'sche Magenschleimhautrisse C272
Sehschärfe B826
Sehstrahlung, Läsionen B886
Sehtest B829
Sehvermögen C187
Seifenfehler C800
Seitenastvarikosis A115
- chirurgische Therapie B212
Seitenband
- Daumen, Ruptur B287
- Kniegelenk B311
- - Funktionsprüfung B304
- - Verletzung B311
- Sprunggelenk, Funktionsprüfung B316
Seitenlage, stabile B34, *B34*
Seitlagerung, OP B103
Sekretin A222
Sekretin-Pankreozymin-Test A298, **C565**
Sekretintest A659
Sekretion, Hormone A306
Sekretionsphase, Endometrium B343
Sekretspuren C275
Sektion C262
Sektionsrecht C262
Sekundärfollikel B342
Sekundärprävention C762
- Kindesalter B615
- onkologische Erkrankungen C767
Sekundärprophylaxe, Lungenembolie A211
Sekundärprozess, Ionisation C495
Selbstbeschädigung C267, *C267*
Selbsthilfeorganisationen C220
Selbstmanagementtraining B1021
Selbstmedikation C215
Selbstsicherheitstraining B1020
Selbstverwaltung, Gesundheitssystem C728
Selbstwertgefühl, Bulimie B1063
Selection Bias C768
Selegilin C418
Selektion, vorgeburtliche C924
Sellick-Handgriff B39
Sellink-Dünndarmuntersuchung A224
Semidominanz B452
Seminom B659, *B659*
- Tumormarker B660
- Tumorsystematik C346
Senium B348
Senkfuß B318
Senkniere B630
Senkungsabszess B646
Sense-Mutation B441
Sensibilität, Untersuchung B904
Sensibilitätsstörung B907, **C151**
- dissoziative B1052
- dissoziierte B909
- funikuläre Myelose B977
- Guillain-Barré-Syndrom B983
- kritische Ischämie A98
- N. trigeminus B968
- Porphyrie A365
- Rückenmarkstumor B974
- Tarsaltunnelsyndrom B987
Sensitivität C869
Sensitivitätsanalyse C750
Sentinel-Lymphknoten B176, **C340**
SEP (somatosensibel evoziertes Potenzial) B918
Sepsis **A511**, C321
- katheterassoziierte C804
- Kinder B551
- Neugeborene B551

- nosokomiale **C801**, C803
- Schockphasen B48, **A512**
- Splenektomie B175
- tonsillogene B772
Septikopyämie C321
Septotomie, Zenker-Divertikel B126
Septum, nasi B790
Septum nasi, Deviation B792
Septumdefekt, atrioventrikulärer B569
Sequenz, Definition B518
Sequenzialtherapie C449
Sequenzierung
- Mutationssuche C544
- PCR-Produkte C543
Sequenzszintigrafie C518
Sequester B248
- Bandscheibenvorfall B980
- Lunge B191
SERM (selective estrogene receptor modulators) C444
Serologie, forensische C274
Serom
- Ohr B808
- Wundheilungsstörung B112
Seromukotympanum B809, *B809*
Serotonin C398
- Antidepressiva C412
- Gastrointestinaltrakt A222
- Halluzinogene C424
- Kokain C423
- Laboranalytik C577
- L-Tryptophan C409
- MAO-Hemmer C415
- Paraneoplasie A589
Serotoninantagonisten, Erbrechen C84
Serotoninsyndrom **C415**, B1026
Serotympanum B809
Serratia C614, **C619**
- liquefasciens C619
- marcescens C619, *C619*
Sertoli-cell-only-Syndrom B669
Sertoli-Leydigzell-Tumor B372
Sertoli-Zell-Tumor B660
Sertoli-Zelle B621
Sertralin C414
Serum, Pränalytik C523
Serumamyloid A C315
Serumcholinesterase, Laboranalytik C566
Serumcholinesterasemangel B463
Serumelektrophorese C527, **C539**, *C539*
Serumkrankheit A448
Serumkreatinin C582
Setting
- palliativmedizinisches C706
- Psychotherapie B1019
Seufzer-Atmung C69, A171
Seveso-Gift C860
Sevofluran C403
- balancierte Narkose B78
- Narkoseeinleitung B79
Sex-Chromatin B445
Sex-determining region of Y-Gen B444
Sex-Pilus C606
Sexualanamnese C186
Sexualdelikt C280
Sexualentwicklung B477
Sexualhormone C442, *C442*
Sexualität Frau/Mann B350
- Störungen B1060
sexuell übertragbare Erkrankung A510
Sézary-Syndrom **A627**, *A628*, B736
Sézary-Zelle *A628*
19S-FTA-IgM-Test C633

Shaken-baby-Syndrom B617
Shaldon-Katheter, ZVK B73
shared epitope A466
Sharp and slow waves B961
Sharp waves B917, **B961**
Sharp-Syndrom A487
– Autoantikörper A477
Sheehan-Syndrom A309
Shigellen C616
Shigellose A534
Shone-Komplex B575
Short-QT-Syndrom A48
Short-Segment-Barrett-Ösophagus A234
Short-Tandem-Repeats, Forensik C275
Shouldice-Operation B179
SHT, *siehe* Schädel-Hirn-Trauma
Shunt
– AV-Fistel A111
– Dialyse B212
– distaler splenorenaler B166
– funktioneller A171
– mesenterikokavaler B166
– Pfortaderhochdruck B165, *B166*
– proximaler splenorenaler B166
– TIPS A283
Shuntumkehr, Ventrikelseptumdefekt B567
Shwachman-Diamond-Syndrom A444
Shy-Drager-Syndrom B934
SI-Einheit C522
SIADH (Syndrom der inadäquaten ADH-Sekretion) A33
Sialadenitis A486, *A486*
Sialadenose B768
Sialografie B764
Sialolithiasis B767
Sialorrhö C90
Sicca-Syndrom A486, B836, C165
Sichelfuß B316, **B319**
Sichelzellanämie A149
– Missense-Mutation B441
Sichelzelle A136, **A150**, *A150*
Sichelzellhämoglobin A149
Sichelzellkrise A149
Sicherheitsaufklärung C293
Sichtung B26
Sick-Building-Syndrom C823
Sick-Sinus-Syndrom A33, **A34**, *A34*
Siderophagen, Liquoruntersuchung C591
Siderose A366
SIDS (sudden infant death syndrome) B614
– Obduktion C263
Siebbeinzellen B791
Siegelringkarzinom, Tumorsystematik C343
Siegelringphänomen *A181*
Siegelringzellkarzinom A639, *A639*
Sievert C496
Sigmadivertikulitis A260
Sigmaresektion B147
Sigmatismus B790, **B1066**
Signaltransduktion, Rezeptor *C350*
Signatur, digitale C891, *C892*
Signaturenlehre C894
signe des cils B969
Signifikanztest C877
Signifikanzwert C877
Silberdrahtarterien B875
Sildenafil C383
silent chest A184
Silhouettenphänomen C508
Silikat, Pigmentablagerung C309
Silikonprothese B226

Silikose, Arbeitsmedizin C239
Silver-Russell-Syndrom B529
Simile-Zauber C894
Simon-Blutung C271
Simon-Spitzenherd A538
Simply-Virilizing-Form A343
Simpson-Test B999, *B999*
Sims-Huhner-Test B390
Simuliidae C665
Simultansehen B826
SIMV (synchronized intermittent mandatory ventilation) B90
Simvastatin C433
single bubble sign B505
Single-Port-Technik B107
Single-Shot-Anästhesie B86
Singularitätszauber C894
Singultus C74
– Palliativmedizin C714
Sinnestäuschung B1013
Sinnhaftigkeit C762
Sinnstrang B437
Sinus
– frontalis B791
– maxillaris B791
– pilonidalis B154
– sphenoidalis B791
Sinus-cavernosus-Thrombose, Orbitaphlegmone B886
Sinus-venosus-Defekt B568
Sinusarrest A34
Sinusbradykardie A34
Sinushistiozytose A604
Sinusitis B794, *B794*
Sinusknoten A33
– Kalziumkanalblocker C382
Sinusknotensyndrom A34
Sinustachyarrhythmie A38
Sinustachykardie A38
Sinusthrombose A126, B956
Sipple-Syndrom A345, **A664**
Sirolimus C488
SIRS (systemic inflammatory response syndrome) A511
Sitagliptin C440
Sitaxentan C384
Sjögren-Syndrom A486
– Autoantikörper A477
Skabies (Krätze) **B721**, *B721*, C663
Skala, quantitative C872
Skalenus-Syndrom B985
Skaphoidfraktur B284
Skaphozephalus B601
Skapulafraktur B272
Skapulalappen B224
Skelettdeformität, Leitsymptom C74
Skelettdysplasie B600
Skelettfluorose C861
Skelettierung C259
Skelettmetastase *B256*
Skelettmuskelhypertrophie C305
Skelettmuskelmarker C590
Skelettreife B477
Skelettszintigrafie C518
– Tumorsuche *A591*
Skene-Drüsen B330
Skew deviation B966
Skiaskopie B829
Skidaumen B287
skin snips C661
SKIP-Argumente C923
Sklera B824
– Entzündungen B854
– Erkrankungen B854
– Farbveränderungen B854
– Staphylom B854

Skleren, Osteogenesis imperfecta B528
Sklerenikterus, Leberhautzeichen A266
Skleritis B855
Sklerodaktylie A482, *A482*
Sklerodermie A481
Sklerose
– fokale A397
– multiple B946, *B946*
– progressive systemische A481
– – Autoantikörper A477
– tuberöse B604
Sklerosierung B100
– Hämorrhoiden B156
– Pfortaderhochdruck B165
– subchondrale B244
– Varizen A117
Skolex C654
Skoliose B258
– Osteogenesis imperfecta B528
– rechtskonvexe *B259*
Skopophilie B1061
Skorbut A370
Skotom C156
Skrotalhernie, inkarzerierte B677
Skrotum
– akutes B676
– Hodenektopie B638
– Hodenfehllagen B639
– Hodentumor B661
SLCS (small left colon syndrome) B509
SLE (systemischer Lupus erythematodes) A477, *A478*
– Autoantikörper A477
Sleeve-Gastrektomie B138
SMA (spinale Muskelatrophie) B978
small vessel disease, Koronargefäße A50
Smiley-Skala *B94*
Smith-Fraktur B284
Smith-Lemli-Opitz-Syndrom B524
Smoothing C881
Sneddon-Klassifikation B221
SNRI (selektiver Noradrenalin-Wiederaufnahme-Inhibitor) C414
Sodbrennen C88
– Schwangerschaft B408
Sofortoperation B102
Sofortreaktion, allergische (Typ-I-Allergie) A438, **A446**
Sokolow-Lyon-Index A21
Solarkeratose B728
Solidaritätsprinzip C728
– Krankenkassenbeitrag C743
Solidarpathologie C898
Solifenacin C364
Somatisation B1018
Somatisierungsstörung B1054
Somatogramm B474
Somatostatin A222
Somatostatinom A660
Somatotropin, Kleinwuchs B480
Sommersprossen B724
Somnambulismus B1059
Somnolenz **B1010**, C179
Somogyi-Phänomen A353
Sonnenbrand B708
Sonnenhut C792
Sonnenschutzmittel C830
Sonnenstich B62
Sonnenuntergangsphänomen C163
Sonntagsmigräne B1002
Sonografie C511
– Abdominalorgane A223
– Gynäkologie B337
– Hüftdysplasie B292, *B292*

– Kontrastmittel C513
– Niere A381
– Pleuraerguss *A219*
– Schilddrüse A318, *A318*
– Schwangerschaft B399
– Urologie B625
– Venenerkrankungen A113
Soor A566
Soorkolpitis B352, *B352*
Soorösophagitis A234
Soorstomatitis B759
Sopor C179, **B1010**
Sorafenib C486
Sorbit C387
SORCK-Modell B1019
Sorgfaltspflicht, Leichenschau C259
Sotalol **C360**, C374
Southern-Blot B438
Sozialanamnese C186, **C247**
– Kinder B467
Sozialausgaben C741
Sozialdarwinismus C899
Sozialdatenschutz C775
Sozialdienst, Geriatrie C689
Sozialentwicklung, Störungen B616
Sozialfragebogen C692
Sozialgeheimnis C775
Sozialgesetzbuch **C223**, C731
Sozialhilfe, Rehabilitation C777
Sozialleistung
– 2-Klassen-Medizin C735
– Sozialversicherungssystem C731
Sozialmedizin C221
Sozialpädiatrie B615
Sozialstationen C218
Sozialverhaltensstörung B1068
Sozialversicherungssystem C731
Soziotherapie B1022
Spaltfehlbildung Wirbelsäule B220
Spalthand B238
Spalthauttransplantation B222, *B223*
Spaltimpfstoff A506
Spaltlampenuntersuchung B827
Spaltungsgesetz B451
Spannungskopfschmerz B1001
Spannweite, Messwerte C874
Spasmolyse, Geburt B420
Spasmus B907
Spastik C152, B907
Spät-Dumping-Syndrom B138
Spätabort B411
Spätamniozentese B401
Spätdyskinesie C410, **B907**
Spätgestose B407
Spätpneumonie C803
Spätschielen, normosensorisches B893
Spearman-Korrelation **C874**, C880
Speckled Leukoplakia B760
Speed B1045
Speichel
– Forensik C275
– Human-Biomonitoring C821
– Nachweismethode C275
Speicheldrüse B764
Speichelfunktionen B764
Speichelgangszyste B766
Speichelstein, *siehe* Sialolithiasis
Speicherfolie C499
Speicherkrankheit, neurometabolische B542
Speicherungsdystrophie C308
Spektrallinienfotometrie C529
Spekulumeinstellung B336
Spencer, Herbert C899
Sperma C275
Spermatogenese, Strahlenempfindlichkeit C504

Spermatozele, Hodenschwellung C124
Spermienanfärbbarkeit, postmortale C256
Spermieninjektion, intrazytoplasmatische B391
Spermiogramm B624
Spermizide B387
Sperrung B1012
Spezialfärbung C303
Spezifität C869
Sphärophakie B856
Sphärozyten A136, **A146**, *A147*
Sphärozytose A146
Sphingolipidose B542
Sphingomyelinase-Defekt B544
Sphinkter
– Harnblase B620
– Innervation *B622*
– Überlaufsymptomatik B624
Spickdraht B233
Spickung C515
Spiculae B608
Spider-Naevi A266
Spiegelprobe B789
Spiegeltrinker B1040
Spieghel-Hernie B182
Spikes B917
– EEG **B961**
– Viren C665
Spikes and waves B961
SPIKES-Modell C720
Spin-Gitter-Relaxationszeit C510
Spin-Spin-Relaxationszeit C510
Spina bifida B220, **B921**, *B922*
Spinal Cord Stimulation B97
Spinalanästhesie B85
– Anurie B109
Spinaliom B730, *B730*
Spinalkanalstenose B981
– chirurgische Therapie B221
Spinalparalyse, spastische B977
Spindelzellnaevus B725
Spine-Test B288
Spineboard B33
Spinnentiere C663
Spiraldrahttubus B75, *B75*
Spiramycin C456
Spirapril C370
Spiritual Care C721, **C722**
Spiritualität C722
Spirochäten C632
Spiroergometrie A175
Spirometrie **A172**, B185
Spironolacton C387
Spitz-Nävus B725
Spitzenfluss, exspiratorischer A172
Spitzfuß B316, **B319**
Splenektomie B175
Splenomegalie C100
Splinter-Blutung A77
Spondylarthritis **A471**
Spondylarthrose B262, *B262*
Spondylitis B263
– ancylosans A471
– ankylosans *A473*
– Psoriasisarthritis A475
Spondylodese B260
Spondylodiszitis B263, *B264*
Spondylolisthese B260, *B261*
– traumatische B265
Spondylolyse B260
Spondylophyten B262
Spondyloptose B261
Spondylose, hyperostotische B263
Spontanblutung, Leitsymptom C29
Spontanmutation B441
Spontannystagmus B966
Spontanpneumothorax A215

Spontansprache, Broca-Aphasie B912
Spontanurin C523
Sporangium C638
Sporen, Bakterien C604
Sporozoen C647
Sporozoit C649
Sportlerherz A71
Sporttauglichkeitsuntersuchung C766
Sportunfall C253
Sprachaudiogramm B801
Sprache, orientierende Untersuchung C187
Sprachentwicklung B779
– Autismus B1066
– verzögerte B789
Sprachstereotypie B1015
Sprachstörung B789, **B1067**
Sprachverständnis
– Presbyakusis B816
– Wernicke-Aphasie B913
Sprechstörung B789, **B1066**
Spreizfuß B319
Sprengel-Deformität B268
Spring-Ligament B318
Sprosspilze C639
Sprue
– einheimische (Zöliakie) A249, **B587**
– tropische A249
Sprungbereitschaft B479
Sprunggelenk
– Bandverletzung B323
– oberes
– – Fraktur B323, *B324*
– – Untersuchung B316
– unteres, Untersuchung B316
Sprungschanzenphänomen B261
Spulwurm A582, **C657**
Spurenkunde C274
Sputum C66
SQTS (Short-QT-Syndrom) A48
Squalenepoxidase C465
Squama B687
Squamous-Cell-Carcinoma-Antigen, Tumormarker A592
SRY-Gen B444
SSM (superfiziell spreitendes Melanom) B733
SSNRI (selektiver Serotonin- und Noradrenalin-Wiederaufnahme-Inhibitor) C414
SSPE (subakut sklerosierende Panenzephalitis) B554
SSRI (selektiver Serotonin-Wiederaufnahme-Inhibitor) C414
ST-Hebung, Perikarditis A74
ST-Strecke A20
ST-Strecken-Hebung A56
Stäbchen B825
– gramnegative C614
– – obligat anaerobe C625
– grampositive, sporenlose C625
– sporenbildende C626
Stäbchen-Zapfen-Dystrophie B880
Stabilitätsgrad B234
Stabilitätsprüfung
– Beckenfraktur B290
– Ellenbogengelenk B275
– Kreuzbänder B304
– Schultergelenk B267
– Sprunggelenk B316
Stabsichtigkeit, *siehe* Astigmatismus
Stachelzellkarzinom B730
Stack-Schiene B287
Stadtbevölkerung, Krankheiten C246

Stadtgelbfieber A560
Stages-of-Change-Modell C763
Staging **C341**, A591
Stammbaumanalyse B451
– Heterogenität B457
Stammbaumsymbole *B451*
Stammeln B790, **B1066**
Stammfettsucht A336
Stammganglien, Morbus Wilson A367
Stammvarikosis A115
– chirurgische Therapie B212
Stammzelle A134
– Strahlenempfindlichkeit C503
Stammzelltransplantation A596
Standard Gamble C753
Standardabweichung C874
Standardbikarbonat A431
Standardheparin C391
Standardhygienemaßnahmen C796
Standardimpfung A506
Standardnormalverteilung C876
Standataxie, Leitsymptom C143
Standortflora **C606**, B686
– Infektion B713
Standstörung, Leitsymptom C153
Stanford-Einteilung, Aortendissektion A109
Stangerbad C787
Stanzbiopsie C302
Stapediusreflex B802
Staphylococcal scalded skin syndrome B712
Staphylococcus
– aureus C608, *C608*
– epidermidis C609
– saprophyticus C609
Staphylococcus-aureus-Toxin, Diarrhö C80
Staphylokokken C608
– koagulasenegative C609
– koagulasepositive C608
– multiresistente Erreger C808
Staphylokokken-Penicillin C451
Staphylom B854
Stapler B108
Star
– grauer B856
– – Infrarotstrahlung C831
– grüner B864
Starbrille B859
Starter-Test B267
Startle-Reaktion B907
Statine C433
Statistik C871
Status
– asthmaticus A184
– epilepticus B959, **B960**
Staub, anorganischer/organischer C285
Staubmilbe C663
Stauchungsfraktur B236
Stauungsleber A289
Stauungsniere A411
Stauungspapille **B883**, *B884*, B964
Stavudin C476
STD (sexually transmitted diseases) B356, **A510**
Steal-Effekt, Dipyridamol C396
Steal-Phänomen A99
Steatohepatitis A274
Steatokystom B727
Steatorrhö A246
Steatosis hepatis A274
STEC (Shiga-like-Toxin produzierende Escherichia coli) C617
Stechapfelerythrozyten A136
Stechmücke C664
Steckschuss C269

Steele-Richardson-Olszewski-Syndrom B934
Steiltyp A21
Stein-Leventhal-Syndrom, *siehe* PCO-Syndrom
Steinmann-I-Zeichen B305
Steinmann-II-Zeichen B305
Steinschnittlagerung, OP B103
Steinwolle C837
Steiß-Fuß-Lage B420
Steißbeinfistel B154
Steißlage B420
Stellknorpel B778
Stellreaktionen B479
Stellung (Geburt) B418
Stellwag-Zeichen A324
STEMI (ST-segment-elevation myocardial infarction) A54
– Notfallmedizin B42
Stemmer-Zeichen *A130*, A131
Stener-Defekt B287
Stenokardie, *siehe* Angina pectoris
Stenon-Gang B764
Stenose
– Aortenisthmus B575
– Aortenklappe B575
– Nierenarterie A413
– Pulmonalklappe B574
Stenosierung, Ulkuschirurgie B135
Stentimplantation A53
– Bauchaortenaneurysma A108
– interventionelle Radiologie C520
– Komplikationen A93
Steppergang C153
Sterbeanfall B613
Sterbebegleitung, Bundesärztekammer C714
Sterbehilfe C293, C925
Sterben C301, **C715**A617
Sternenhimmelbild A629, *A629*
Sternenhimmelphänomen B556
Sternotomie B194, *B194*
Steroidhormone
– Biosynthese *A334*
– Ovar B333
Steroidmyopathie B998
Steuerungsfähigkeit C288
Stevens-Johnson-Syndrom B702, *B702*
STH (somatotropes Hormon) A313, C570
STI (sexual transmitted infections) A510
Stichwunde B111
– Forensik C267
Stickoxydul B1046
Stickstoff-Lost-Verbindung C481
Stickstoffdioxid C833, C835
Stickstoffmonoxid, Gefäßtonus C379
Stieldrehung
– Myom B365
– Ovar *B340*
Stiernacken *A337*
Stiff-person-Syndrom B994, **B995**
Stifneck B35
STIKO-Impfempfehlung A507
Still-Ikterus B490
Still-Syndrom A468
– juveniles B562
Stillen B432
– Besonderheiten B483
Stillschwierigkeiten C123
Stillzeit
– Heparin C392
– Pharmakotherapie B416
– Prolaktin C571
Stimmbruch (Mutation) B478, **B789**
Stimme, orientierende Untersuchung C187

Stimmentwicklung B779
Stimmfremitus C192
Stimmgabeltest B801
Stimmlippen
- Lähmungen B786
- Laryngitis B781, *B782*
- Papillom B785
- Phonation B779
- Reinke-Ödem B784
- Stroboskopie B780
Stimmlippenknötchen B784, *B784*
Stimmlippenpolyp B784, *B784*
Stimmstörung B788
Stimulation, bilaterale B1022
Stimmungsschwankung, Leitsymptom C181
Stimmungsstabilisator C415
Stimmventile B786
Stimulanzien, Abhängigkeit B1045
Stimulation
- antitachykarde A33
- elektrische atriale, Torsade-de-pointes-Tachykardie A47
Stimulationshypothese, Ovarialkarzinom B373
Stimulationstest
- Hypophyse **A307**, A310
- Hypothalamus A307
- Nebenniere A335
Stimulusdeprivations-Amblyopie B892
Stimuluskontrolle B1021
Stirnhöhle B791
Stirnlage B422
Stocker-Linie **B845**, B851
Stoffwechseldefekt B454
Stoffwechselerkrankung A346
- Kinder B530
Stoke'scher Kragen A617
Stoma
- Ileum B141
- Kolon B147
- kontinentes supravesikales B629
Stomatitis B759
- aphthosa A496, **A546**, *A546*
- Candidiasis A566
Stomatogingivitis herpetica, Halsschmerzen C172
Storage-Pool-Defekt A160
STORCH-Komplex B410
Storchenbiss B726, *B726*
Störfeldtherapie C793
Störung
- affektive B1023
- - anhaltende B1030
- - bipolare B1030, *B1030*
- - Kindesalter B1071
- anhaltende wahnhafte B1035
- der Persönlichkeit B1056
- dissoziative B1052
- emotionale
- - Kindesalter B1068, **B1070**
- - Trennungsangst B1070
- erworbene C300
- genetisch bedingte C300
- hyperaktive B1068
- hypochondrische B1054
- Impulskontrolle B1058
- katatone B1015
- kognitive B1037
- neurotische B1047
- organische B1037
- phobische B1048
- psychische, organisch bedingte B1035
- psychomotorische B1015
- psychotische B1035
- schizoaffektive B1034
- schizotype B1035
- somatoforme B1053
- somatopsychische B1077
- Sozialverhalten B1068
- vestibuläre B817
- zentral-vestibuläre B820
Stoßbelastung C826
Stoßbremsung C495
Stoßwellenlithotripsie B665
Stottern C140, B790, **B1066**
Strabismus C163, **B892**
- Retinoblastom B882
Strafgesetzbuch
- ärztliche Behandlung C264
- Drogen im Straßenverkehr C284
- Offenbarungspflichten C290
- Schuldfähigkeit C288
- Schwangerschaftsabbruch C296
Strafmündigkeit C287
Strafprozessordnung, Obduktion C262
Strafrecht C295
Strahlenbelastung
- Folgen C505
- Personendosis C497
- Streustrahlenraster C499
Strahlendermatitis A597
Strahlendosis
- Abstandsquadrat-Gesetz C506
- Fraktionierung C501
- Protrahierung C501
Strahlenempfindlichkeit C502
Strahlenenteritis C503
Strahlenenterokolitis A260
Strahlenexposition C506
Strahlenfolgen C505
Strahlenkatarakt B857
Strahlenkater A597
Strahlenkrankheit C505
Strahlenpilz A514
Strahlenpneumonitis C503
Strahlenproktitis C503
Strahlenquelle C516
Strahlenresistenz A597
Strahlenrisiko C506
Strahlenschäden A597, **C501**
- Forensik C273
Strahlenschutz C189
- Dosisbegriffe C497
Strahlenschutzverordnung **C227**, C507
Strahlensensibilität A596
Strahlensialadenitis B766
Strahlentherapie **C514**, A596
- Nebenwirkung A597
- Prostatakarzinom B657
Strahlenwirkung
- deterministische C502
- stochastische C503
Strahlung
- Berufskrankheiten C237
- Desinfektion C800
- elektromagnetische C831
- harte C499
- ionisierende C494
- - Arbeitsunfall C244
- - DNA-Mutation B441
- - Erbgut C504
- - Hautschäden B709
- - Karzinogenese C333
- - Messgrößen C496
- - Wechselwirkung C495
- Karzinogene C333
- kosmische C506
- radioaktive C829
- α-Strahlung C494, **C494**
- β-Strahlung C494, **C495**
- γ-Strahlung C494, **C495**
- - nuklearmedizinische Therapie C518
- Sterilisation C801
- terrestrische C506
- weiche C499
Strahlungsbelastung, Dosisbegriffe C496
Strahlungsempfänger C499
Strahlungswichtungsfaktor C496
Strangulation C270
Strangulationsileus B139
Streak-Gonaden B333
Strecksehnenverletzung, Hand B286, *B286*
Streifentest B831
Streifschuss C269
Streptococcus
- agalactiae C611
- mutans B762
- pneumoniae C611, *C611*
- pyogenes C610
Streptogramine C461
Streptokinase C396
- akutes Koronarsyndrom A59
Streptokokken C609, *C610*
- Enterokokken C612
- Hämolyseverhalten C610, *C610*
- vergrünende C612
Streptokokkenangina B771
Streptomycin C461, **C462**
Stress
- Arbeitspsychologie C232
- Gastritis A237
- Reizdarmsyndrom A248
Stress-Kardiomyopathie A69
Stressinkontinenz C111
Stressulkusprophylaxe A238
Streudiagramm C875
Streureaktion A448
Streustrahlenraster C499
Streustrahlung C498
- Vermeidung C507
Streuung, Sonografie C511
Streuungsmaße C873
Striae
- distensae B700
- rubrae C189
Strichskiaskopie B830
Stridor C76
- congenitus B781
string sign A252
Strobila C654
Stroboskopie B780
Stromatumor, Ovar B372
Strommarke C273, *C318*
Stromschäden **C273**, C318
Strömungsgeräusch, AV-Fistel A112
Strömungsgeschwindigkeitspuls A92
- pAVK *A102*
Strömungsinsuffizienz A113
Strongyloides stercoralis A582, **C659**
- Arbeitsmedizin C239
Strontiumranelat C446
- Osteoporose B240
Strophulus adultorum/infantum B697
Strukturgleichheit, Studie C871
Strukturqualität C755
Struma A319, *A320*
- anästhesiologisches Risiko B71
- chirurgische Therapie B122
- maligna A660
Strümpell-Zeichen B904
Struvitstein B664
Strychnin C858
Studentenkrankheit A553
Studie
- doppelblinde C871
- Ethikkommission C929
- kontrollierte C864
- nichtkontrollierte C864
- Phasen C872
- prospektive C865
- Randomisierung C871
- retrospektive C865
- transversale C865
- Typen C864
- Verblindung C871
Studiendesign C871
Stuhlfettbestimmung A298
Stuhlinkontinenz C91
Stupor B1015, C181
- depressiver B1025
- dissoziativer B1052
- katatoner C180, *B1032*
Sturge-Weber-Syndrom A601
Sturzattacke, Anfall C142
Sturzkampfbombergeräusch B994
Sturzsenkung, Arteriitis temporalis A494
Sturzsyndrom C694
Stützreaktion B479
Styrol C833, C840, **C841**
Subakromial-Syndrom B269
Subarachnoidalblock B85
Subarachnoidalblutung B957, *B958*
- Forensik C267
- spinale B973
Subclavian-Steal-Syndrom B210, **B956**, *B957*
Subduralblutung, Neugeborene B485
Subduralhämatom
- chirurgische Therapie B219
- chronisches B951, *B951*
- Forensik C267
- spinales B973
Subhämophilie A162
Subinvolutio uteri B430
Subklaviastenose B210
Subkutis, Aufbau B684
Sublimierung B1018
Subluxation
- Klavikula B274
- Linse B856
- Radiusköpfchen B279
Subokzipitalpunktion C591
Subsidiaritätsprinzip C728
Substantia nigra
- Chorea Huntington B934
- Lewy-body-Demenz B934
- Morbus Parkinson B931
Substanz P, ACE-Hemmer C370
Substitution B440
- Kalzium C445
- Kortikosteroide C438
Substitutionsbehandlung B82
Succinylcholin
- balancierte Narkose B78
- maligne Hyperthermie B81
Suchreflex B472
Sucht **B1038**, C207
- Alkohol B1040
- Entwicklung *B1039*
- Kriterien B1038
- Prävention C771
Suchtberatung, Alkoholabusus C251
Suchtkrankenhilfe, Alkoholabusus C251
Sudeck-Dystrophie B1006, *B1006*
Sufentanil C425, **C426**
Suffusion, Forensik C265
Sugammadex B80, **C366**
Suggestivfrage C184
Sugillation C44
- Forensik C265

SUID (sudden unexpected infant death) B614
Suizid B1072
– ärztlich assistierter C926
– Rauschgift C279
– Rechtsmedizin C264
– Schussverletzung C269
Suizidalität B1072
– Notfallmedizin B56
Suizidversuch C264, B1072
Sulcus-ulnaris-Syndrom B987
Sulfadiazin C458
Sulfamethoxazol C458
Sulfasalazin C458
Sulfonamide C458
– Kinder B468
– Schwangerschaft B486
– Wirkprinzip C447
Sulfonylharnstoff C440
Sulfonylharnstoffe, Kinder B468
Sulkus-Zeichen B267
Sulpirid C409
Sulproston C399
Sultiam, Antiepileptika C423
Sumatriptan C399
Sumpffieber A570
Sunburst-Phänomen B608
Sunitinib C486
Superantigen A502
Superinfektion B713
– atopisches Ekzem B704
Supervision, Behandlungsteam C723
Supination, Sprunggelenk B316
Supinatorlogensyndrom B986
Suppressionsszintigrafie A326
Suppressionstest
– Hyperaldosteronismus A341
– Hypophyse A307
– Hypothalamus A307
– Nebenniere A335
Suramin C468
Surfactantmangel B496
Surrogat-Parameter C817
Surveillance, nosokomiale Infektion C802
Survival of the Fittest C899
Sustentakulumfraktur B325
Süßwasserertrinken B64
Suszeptibilität C599
– Umweltmedizin C817
Suszeptibilitätsgen, Psoriasis BG90
Suszeptibilitätsmonitoring C821
Sutton-Naevus B725
Suxamethonium C367
– balancierte Narkose B78
SVES (supraventrikuläre Extrasystole) A39
SVOC (Semivolatile Organic Compounds) C834
Swan-Ganz-Katheter A24, **B74**, A177
swimmer's itch A585
Swinging-Flashlight-Test B831
Swiss-Cheese-VSD B567
Switch, duodenaler B137
Switch-Operation B198, *B199*
Sydenham, Thomas C898
Sydney-Klassifikation A239
Symblepharon B822
Symboldrama B1019
Sympathikus *C356*
– Gefäßtonus C379
– Horner-Syndrom B967
– Pupillenweite B826
Sympathikusblockade B96
Sympatholytika C359
Sympathomimetika C355
– α- und β-Rezeptoren C357
– α-Sympathomimetika C359
– β₂-Sympathomimetikum C359

Symphysendehiszenz, postpartale B289
Symphysenruptur B432
Symphysiolysis B432
Symptom C301
Synchisis B870
Syndaktylie B238, **B280**
Syndrom C301
– adrenogenitales A343
– akutes nephritisches A392
– akutes retrovirales A550
– amnestisches, organisches B1036
– apallisches B912
– aurikulotemporales B767
– demenzielles B937
– dienzephales B924
– enzephalitisches B942
– epileptisches B959
– geriatrisches C692
– hämolytisch-urämisches A414
– hepatopulmonales A285
– hepatorenales A285
– hypereosinophiles A206
– inadäquate ADH-Sekretion A316
– iridocorneoendotheliales B848
– klimakterisches B349
– klinisch isoliertes (KIS) B947
– kostoklavikuläres B985
– malignes neuroleptisches B998, **B1033**
– meningitisches B942
– mesenzephales B924
– metabolisches **A356**, A358
– myasthenes B1000
– myelodysplastisches A143, A603, **A614**
– nephritisches A393
– – IgA-Nephropathie A394
– nephrotisches A392–A393
– – Kinder B596
– neurokutanes B604
– neurologisches B905
– neuropsychologisches B912
– paraneoplastisches **A589**, B912
– polyglanduläres A345
– pontines B924
– postkontusionelles B949
– postthrombotisches A126
– prämenstruelles **B344**, C120
– präsuizidales B1073
– psychopathologisches B912
– radikuläres B982
– septisches A511
– spinales B909
– vasospastisches A104
– vibrationsbedingtes vasospastisches C827
– zentrales anticholinerges B82
– zentromedulläres **B909**, B976
– zerebrales B910
– zerebrohepatorenales B524
Synechie B822, B860
Syneresis B870
Synkope **C60**, A85
Synoptophor B831
Synostose, radioulnare B280
Synovia B244
– Analyse **B311**, A465
– reaktive Arthritis A474
Synovialitis
– pigmentierte villonoduläre B252
– rheumatoide Arthritis A469
– sterile A474
Synovialom, benignes B252
Synzytiotrophoblast B392
Syphilis, *siehe* Lues
– angeborene, *siehe* Lues connata
Syringobulbie B976
Syringomyelie B976

Syringostomie B977
Systemerkrankung, degenerative B933
Systolikum A19
Szintigrafie C517
Szintillationsdetektor C497

T

T_3 A318
T_4 A318
T-Graft, Bypass-OP B204
T-Helferzelle A436
T-Lymphozyten A436
– Graft-versus-Host-Disease A456
– sekundärer Immundefekt A445
t-Test C879
T-Welle A20
– Myokardinfarkt A56
T-Zeichen B414, *B415*
T-Zell-Defekt A441
T-Zell-Erythrodermie B736
T-Zell-Lymphom A620
– kutanes B735
– Mycosis fungoides A627, B735, **B735**
– Sézary-Syndrom A627, **B736**
T-Zell-Pseudolymphom B737
TAA (thorakales Aortenaneurysma) A109
Tabakrauch
– Passivrauch C838
– Störungen B1046
Tabaksbeutelgesäß *B588*
Tabaksbeutelmund B482, *A482*
Tabanidae C665
Tabatière
– Kahnbeinfraktur B284
– Strecksehnenverletzung B287
Tabes dorsalis A529
Table-top-Test B282
Tabo-Schema B889
Tachyarrhythmia absoluta A40
Tachykardie
– fokale atriale A44
– junktionale ektope A44
– paroxysmale supraventrikuläre A42
– pathologische A38
– pharmakologische A38
– physiologische A38
– ventrikuläre A45, *A46*
Tachykardie-Bradykardie-Syndrom *A34*
Tachyphemie B790, **B1066**
Tachyphylaxie C353
Tachypnoe C67, **C77**
Tachyzoiten A574
Tacrolimus C488
Tadalafil C383
Taenia
– saginata A578, **C654**, *C655*
– solium A578, **C655**
Tageschläfrigkeit C75
Tahynavirus C676
Taillenumfang C770
Takayasu-Arteriitis A496
Tako-Tsubo-Kardiomyopathie A69
Talgdrüsen B685
– Erkrankungen B749
Talgdrüsenkarzinom B835
Talgdrüsennaevus B726
Talus
– Frakturen B324
– osteochondrale Läsion B320
– Osteochondrosis dissecans *B320*
– verticalis B317
Talushalsfraktur B324

Talusvorschub B316
Tamm-Horsfall-Proteine A405
Tamoxifen C444
Tamoxifentest B671
Tamponade B105
– Leber B165
– Perikard B205
Tanapockenvirus C684
Tannenbaumphänomen B239
Tanner-Stadien *B478*
Tanztherapie B1022
Tape-Verband B233
TAPVC (totale Lungenvenenfehlmündung) B199, B572
Tardieu-Flecken C270
Target-Zeichen, Divertikulitis A261
Targetzelle A136, *A149*
Tarsaltunnelsyndrom B987
Taschenmesserphänomen, Spastik C152
Tau, blutiger B693
Taubenzüchterlunge A202
Taubheit, Leitsymptom C134
Tauchunfall B64
Taurolidin, Desinfektion B104
Tausendgüldenkraut C792
TAVI (transcatheter aortic valve implantation) A64
Taxane C482
TC (totale Lungenkapazität) *A173*
TDM (therapeutisches Drug Monitoring) C593
TEA (Thrombendarteriektomie) B209
TEE (transösophageale Echokardiografie) A23
Teerstuhl C77, **C92**, A227
Tegafur C482
Teicoplanin C459
Teilbelastung B234
Teilchenbeschleuniger C516
Teilchenstrahlung C494
Teilhirntod-Definition C927
Teilkörperdosis C497
Teilmantelgeschoss C269
Telbivudin C475
Teleangiektasie **C53**, B754
– retinale B875
Telecurietherapie C515
Telefonsprechstunde C209
Telemedizin C890
Teleopsie B1014
Teleskopphänomen B125
Telithromycin C456
Telmisartan C371
Telomer B442
Temazepam C406
Temozolomid C481
Temperatur
– Enzymdiagnostik C540
– Hydrotherapie C789
– Notfallmedizin B29
– Probentransport C523
Temperaturempfinden B904
Temporalhirnsyndrom B911
TEN (toxische epidermale Nekrolyse) B702
Tendinitis, subakromiales Impingement B269
Tendinosis calcarea B270
Tendovaginitis B282
– stenosans B283
Tenecteplase C396
Tennisellenbogen B276
Tennisfraktur B325
Tenofovir C477

Sachverzeichnis

TENS (transkutane elektrische Nervenstimulation)
- Elektrotherapie C787
- Schmerztherapie B97
Tensacholesteatom B812
Tenside, Vergiftung C278
Tensilon-Test B999
Teratom B611
- chirurgische Therapie B219
- Hoden B659
- Ovar B372
- reifes C345, *C346*
- unreifes C346
Teratozoospermie B624
Terbinafin C465
Terfenadin C397
Terizidon C463
Terlipressin C388
Terminalhaare B685
Terminalschlaf B960
Termingeborene, Definition B469
TERPT (transanal endorectal pull-through) B510
Terrassenfraktur C266
Territorialinfarkt B954
Terson-Syndrom B870, **B958**
Tertiärfollikel B342
Tertiärprävention C762
χ2 Test C880
Test, einseitiger/zweiseitiger C878
Testbenzin C843
Testbriefchenmethode C564
Testes, *siehe* Hoden
Testierfähigkeit C287
Testosteron C443
- erektile Dysfunktion B669
- Geschlechtsdifferenzierung B445
- HCG-Stimulationstest B639
- Infertilität B671
- Laboranalytik **C574**, B623
Testosteron-enanthat C443
Testosteron-proprionat C443
Testosteron-undecaonat C443
Testverfahren
- geeignetes C879
- statistische C870
Tetanie
- Anfall C142
- Hypoparathyreoidismus A333
- normokalzämische A180
Tetanospasmin A536, **C627**
Tetanus A535
- Neugeborene B516
Tetanusprophylaxe B112
Tethered-cord-Syndrom B921
Tetracain C368
Tetrachlor-Dibenzo-p-Dioxin C860
Tetrachlorethen C840
Tetrachlorkohlenstoff C862
Tetrachlormethan C862
Tetracyclin C455
Tetrahydrobiopterin-(BH4)-Test, Stoffwechselerkrankungen B530
Tetrahydrocannabinol C424, **C858**
Tetraparese, Erscheinungsbild B900
Tetrazepam C406
Tetrazykline C455
- Kinder B468
- Schwangerschaft B486
- Wirkprinzip C447
Teufelskralle C792
Textilpressspur C265
TG (Thyreoglobulin), Tumormarker A592
TGA (transiente globale Amnesie) B912
TGA (Transposition der großen Arterien) B198, **B571**
TH₁-Zelle A436

TH₂-Zelle A436
Thalamus, dienzephale Störungen B910
Thalamusläsion, Sensibilitätsstörung C152
Thalassämie A142, **A148**
Thalassotherapie C789
Thales von Milet C895
Thallium C852, **C856**
- Human-Biomonitoring C822
- Obduktionsbefund C279
Thanatologie C256
Thekaluteinzyste B371
Thekazelltumor B372
Thelarche B478
- isolierte prämature B550
Theophyllin C378
Theorie
- biostatistische C914
- deontologische C920
- ethische C919
- konsequentialistische C920
Therapie
- adjuvante A593
- Allgemeinmedizin C205
- alte Patienten C212
- antiemetische A598
- dermatologische B687
- kurative A593
- manuelle C786
- neoadjuvante A593
- nuklearmedizinische C518
- palliative A593, **C704**
- physikalische C216
- supportive A593, **A598**
Thermanästhesie B909
Thermästhesie B904
Thermoactinomyces C629
Thermodilutionskatheter, arterieller B74
Thermolumineszenzdetektor C498
Thermotherapie C789
Theta-Wellen B917
Thiamazol C436
Thiamin, Wernicke-Enzephalopathie B942
Thiaziddiuretika C385, **C386**
Thioamid C436
Thionin, Antidot B67
Thiopental C404
- balancierte Narkose B78
Thioridazin C409
Thiotepa C481
Thioxanthene C409
Thomas-Handgriff B291
Thomasmehl C240
Thompson-Operation B213
Thompson-Test
- Achillessehnenruptur B322
- Epicondylitis humeri radialis B276
Thomsen-Myotonie B993
Thoracic-Outlet-Syndrom **B210**, B985
Thorakoskopie B185
Thorakotomie
- Herzchirurgie *B194*
- Lungenresektion B190
Thorax B266
- Untersuchung C191
Thoraxdysplasie, asphyxierende B601
Thoraxkompression *B31*
- Atemwege freimachen B36
- Kinder *B33*
Thoraxschmerz, *siehe* Brustschmerz
Thoraxtrauma **B189**
Thoraxwand B186
Thoraxwandableitung A20, *A20*

Thrombangiitis obliterans A497, *A498*
Thrombasthenia Naegeli-Glanzmann A160
Thrombembolie
- Antikoagulation A121
- arterielle A96
- Paraneoplasie A589
- Wochenbett B431
Thrombendarteriektomie B209
Thrombininhibitor, direkter A158
Thrombinzeit C558
Thrombolyse
- akutes Koronarsyndrom A59
- Hirninfarkt B956
Thrombopathie, erworbene A160
Thrombophilie A155, **A166**
Thrombophiliediagnostik A120
Thrombophlebitis A117
- Hautbefund B753
Thromboplastinzeit A156, C557
- aktivierte (partielle) A158, C558
Thrombopoese A136
Thrombose
- arterielle A96, **A96**, A97
- Beinvenen A121
- heparininduzierte C392
- Hirnsinus B956
- Lebervenen A126
- Mesenterialvenen A126, **A264**
- Milzvenen A126
- Nierenvenen A126
- perianale B156
- Pfortader A126
Thromboseprophylaxe, chronisch-venöse Insuffizienz A128
Thromboseprophylaxe A120
- chirurgische B102
Thromboserisiko, Schwangerschaft B394
Thromboxan A₂
- Gefäßtonus C380
- Thrombozytenaggregationshemmung C394
Thromboxan-Synthetase-Defekt A160
Thrombozyten A137, C554
- Antigene C556
- Defekte A160
- Zählung C535
Thrombozytenaggregationshemmer C394
- perioperativ B70
Thrombozytenfunktionstest C554
Thrombozytenkonzentrat **C389**, A459
- intraoperativ B83
Thrombozythämie, essenzielle A613
Thrombozytopathie A160
- kongenitale A160
Thrombozytopenie A159
- heparininduzierte C392
Thrombozytose
- essenzielle Thrombozythämie A613
- Polycythaemia vera A612
- reaktive A614
- Splenektomie B175
Thrombus A119
- intravasaler hyaliner C314
- weißer A155
thumb prints A259, *A259*
Thymektomie B1000
Thymian C792
Thymidinkinase C473
Thymoleptika C412
Thymom A667
Thymus, Myasthenia gravis B999

Thymushypoplasie, kongenitale A441
Thyreoglobulin A318, C573
- Antikörper C573
- Tumormarker A592
Thyreoidektomie, Schilddrüsenkarzinom B122
Thyreoiditis A327, *A328*
- chirurgische Therapie B121
Thyreoperoxidase **A317**, C436
Thyreostatika A322
- Operationstag B70
- Schwangerschaft B486
Thyroid-Peroxidase-Antikörper C573
TIA (transitorisch-ischämische Attacke) B952
- Notfallmedizin B55
Tiagabin C419, **C421**
Tibiakopffraktur B321
Tibialis-anterior-Syndrom B322
Tibialis-posterior-Reflex B903
- Nervenwurzelläsion B982
Tibialisparese B987
Ticlopidin C395
Ticstörung B1069
Tiefendosis C496
Tierfraß C259
Tietze-Syndrom, Brustschmerz C169
Tiffeneau-Index A172
Tigecyclin C455
Tilidin C425, **C427**
Time-Trade-off C753
Timed-up-and-go-Test C690
Timolol C360
Tinea B718, *B719*
- capitis B748
Tinetti-Test C690
Tinktur B688
Tinnitus C135
Tintenlöschfuß B317
Tioguanin C482
Tiotropiumbromid C365, **C379**
Tipranavir C477
TIPS (transjugulärer intrahepatischer portosystemischer Stent-Shunt) **A283**, C520
Tirofiban C396
Tissue-Plasminogenaktivator C561
TIVA (totale intravenöse Anästhesie) B78
TLC (totale Lungenkapazität) A174
TNFα, Apoptose C310
TNM-Klassifikation C341
- Ordnungssysteme C885
Tobramycin C454
Tocainid C373
Tod **C256**, C301
toddlers' diarrhea B584
Todesart C261
Todesfeststellung, Leichenschau C259
Todesrasseln C716
Todesursache C261
- Kinder B615
Todeszeichen C256
Todeszeitbestimmung C260
Togaviren C673
Tokolyse
- Arbeitsmedizin C239
- Beckenendlage B421
- vorzeitige Wehen B412
Tolbutamid C440
- Laboranalytik C577
Tolcapon C418
Toleranz
- Arzneimittel C352
- Nitrate C380

Sachverzeichnis

Toleranzentwicklung, Abhängigkeit B1038
Tollwut A558
Tolosa-Hunt-Syndrom **B886**, B1005
Toluidinblau, Antidot B67
Toluol C840, **C841**
– Richtwerte C833
Tomografie, konventionelle C511
Tonaudiometrie B801, *B802*
Tonerpulver C837
Tonnenwirbel B258
Tonnenzähne B516
Tonotopie B800
Tonsilla
– palatina B756
– pharyngea, Hyperplasie B769
Tonsille, Untersuchung C190
Tonsillektomie B773
Tonsillitis
– akute B771
– chronische B773, *B773*
– ulzeröse B772
Tonus, Muskulatur B904
Tophus A363
Topiramat C419, **C421**
Topodiagnostik C783
Topoisomerase-Inhibitor C482
– Wirkprinzip C479
Topotecan C484
Torasemid C386
TORCHLL-Komplex B410
Toremifen C444
Torsade-de-pointes-Tachykardie A47, *A47*
Torticollis
– muscularis B264
– spasmodicus B935
TOS (Thoracic-Outlet-Syndrom) B210
Tossy-Einteilung B274
total pain C708, *C708*
total symptom C709
Totalendoprothese, Hüftgelenk B299
Totenflecke C257, *C257*
– CO-Vergiftung C277
Totenlade B248
Totenstarre C258
Totenstille C198
– Ileus B139
Totgeburt B416, B469
Totimpfstoff A506
Totraumventilation A171
Totschlag C264
Tötung C264
Toupet-Hemifundoplicatio B125
Tourette-Syndrom B1070
Tourniquet-Syndrom A97
Touton-Riesenzelle C323
Toxic-Shock-Syndrom A537
Toxikologie, forensische C277
Toxine
– Clostridium C628
– Pilze C638
– Staphylokokken A537, C609
– Streptococcus pyogenes C610
Toxizität C277, C825
Toxoidimpfstoff A507
Toxoplasma gondii C647
– Antiprotozoika C469
Toxoplasmose A574, *A575*, C648
– Fetopathie B861, *B861*
– konnatale B516
– zerebrale B946
Toynbee-Versuch B803
TP53 C334
tPA (Tissue-Plasminogenaktivator) C561
TPHA-Test C633
TPPA-Test C633

Trabekulektomie B865
Trabekulotomie B866
Träbert-Reizstromtherapie C787
Tracer C518
Tracerprinzip C517
β-Trace-Protein C592
Tracertechnik C531
Trachea B778
– Fehlbildungen B781
– Kontaktgranulom B783
– Ruptur B193
– Stenose B781
– Tumor B786
– Verletzungen B788
Tracheitis, Brustschmerz C169
Tracheotomie **B120**, B780
Trachom C637, **B840**
Trachyonychie C51
Tractus
– corticospinalis
– – ALS B979
– – Pyramidenbahnläsion B909
– opticus B825
– – Läsionen B886
– spinothalamicus, Vorderseitenstrangsyndrom B909
Tragen B33
Training, autogenes B1021
TRAK A324
Traktionsdivertikel B125, **B126**
TRALI (transfusions-assoziierte Lungeninsuffizienz) A463
TRAM-Lappen B224
– Mammarekonstruktion B226
Tramadol C425, **C427**
Trandolapril C370
Tränenapparat B823
Tränenbasissekretion B827
Tränendrüse B836
Tränenfilmaufreißzeit B827
Tränenflüssigkeit B823
Tränenpünktchen B823
Tränensack, Tumoren B838
Tränensee B823
Tränenträufeln, Leitsymptom C165
Tränenwege, ableitende, Erkrankungen B837
Tränenwegendoskopie B827
Tranexamsäure, Fibrinolytika C397
Tranquilizer C406
Transaminasen C565
Transaminasenerhöhung
– Antituberkulotika A542
– Hepatitis A268
Transduktion, Bakterien C606
Transfektion C605
Transferrin C540
– Eisenstoffwechsel A141, **A142**
β2-Transferrin C592
Transferrinsättigung, Hämochromatose A366
Transformation, Bakterien C605
Transformationszone, degenerative Veränderungen B361
Transfusion
– intraoperative B83
– Rhesussystem C556
Transfusionsimmunologie A457
Transfusionsreaktion A458
– hämolytische A461
– immunologische A461
– nicht hämolytische A462
– nicht immunologische A464
Transfusionssyndrom, fetofetales B415
Transglutaminase-Antikörper B588
Transition B440
– demografische **C734**, C900
– epidemiologische **C734**, C900

Transkriptase-Inhibitoren A552
Transkription B437
Transkriptions-Initiations-Komplex B437, *B437*
Translokation B440
Transmission C816
Transparenz, Palliativmedizin C720
Transplantation B213, **A453**
– Dünndarm B216
– ethische Fragen C927
– Gewebe B222
– Haut B222
– Herz B214
– Hornhaut B853
– Knorpel B308
– Leber B165, **B215**
– Mamille B227
– Nerv B221
– Niere B216
– Pankreas B217
– somatopsychische Folgen B1078
– Spendebereitschaft C928
Transplantationsgesetz C928
– Offenbarungspflichten C290
Transplantationsimmunologie A453
Transplantationstheorie, Endometriose B383
Transplantatvaskulopathie A456
Transport, Rettungskette B25
Transportmittel, Auswahl B25
Transposition, große Arterien B198, **B571**
Transposon C605
Transsexualität B1061
– chirurgische Therapie B229
Transsexuellengesetz B229
Transsudat A219, C313
Transversion C605
Transversumresektion B147, **B149**
Transvestitismus B1061
Tranylcypromin C415
Trastuzumab B382, C487
Traubenmole B403
Trauer, Sterbephase C719
Trauma
– akustisches B815
– Extremitäten B58
– Hoden B682
– Nieren B679
– psychisches B1051
– Rückenmark B973
– Thorax B57, **B189**
– Wirbelsäule B57, B264
– Zähne B763
Traumatologie
– Becken B289
– forensische C264
– Grundlagen B236
– Kniegelenk B311
– Notfallmedizin B57
– Oberarm B277
– Schultergelenk B271
– Unterschenkel B321
– urologische B679
Treacher-Collins-Syndrom B522
Trematoden C652
Trematodeninfestation A584
Tremor B907, B936, **C153**B34
Trendelenburg-Test **C197**, *C197*
Trendelenburg-Watschelgang **B291**, B292, C153
Trendelenburg-Zeichen B291
– Morbus Perthes B295
– Muskeldystrophie B991
Trendstudie C865
Trennungsangst B1070
Trennverfahren C527
– chromatografische C530
– Elektrophorese C527

– immunologische C530
Trennwert C870
Trepanation B100, B218
Treponema C632
– cerateum C633
– pallidum C632
– – Meldepflicht **A528**
– vincentii C633
Treponema-pallidum-Hämagglutinationstest C633
Tretinoin C491
TRH-Test, Laboranalytik C570
Triad-Syndrom B594
Triage B26
Triamcinolon C437
Triamteren C387
triangular cord sign B511
Trias, Hyperaldosteronismus A341
Triazolam C406
Triazole C463
Trichiasis *B832*, B833
Trichinella spiralis C659, *C659*
Trichinellose A582, *A583*
– Konjunktivitis B843
Trichlorethan, Lösungsmittel C839
Trichlormethan, Lösungsmittel C839
Trichobacteriosis palmellina B713
Tricholemmzyste B727
Trichomonaden, Antiprotozoika C469
Trichomonadenkolpitis A524, **B352**, *B352*
Trichomonas vaginalis C642, *C642*
Trichomykose B718
Trichophyton C639
– Berufskrankheiten C242
Trichosporon C641
Trichotillomanie B748, **B1058**, C45
Trichromasie B880
Trichterbrust B266, *B266*
Trichuris trichiura A582
Tricolore-Phänomen A104
Trifluorchlorbromethan C857
Trifluridin C473
Trigeminus A45
Trigeminusläsion *B968*
Trigeminusneuralgie B1005
Triggerpunktinfiltration B96
Triglyzeride A359, C544
Triglyzeridsenker C434
Trigonozephalus B601
Trihexyphenidyl C364
Trikuspidalatresie B573
– chirurgische Therapie B197
Trikuspidalklappe
– Atresie B197
– Auskultation C194
– chirurgische Therapie B202
Trikuspidalklappeninsuffizienz A68
Trikuspidalöffnungston C59
Trikuspidalstenose A68
Trimalleolarfraktur B323, *B324*
Trimenonanämie, physiologische B470, **B563**
Trimethoprim C458
Trimipramin C412
Trinkwasserhygiene C813
Trinkwasserverordnung C813
triple bubble sign B507, *B508*
Triple-Osteotomie B294
Triple-Test B400
Triple-Therapie A240
Triplets A45
Tripodfraktur B796
Tripper, *siehe* Gonorrhö
Triptane C398
– Migräne B1002
Triptorelin C442
Trisektorektomie B162

Sachverzeichnis

Trisomie 13 B518
Trisomie 18 B518
Trisomie 21 B449, **B519**
– Wiederholungsrisiko B462, *B463*
Tritanopie B880
Trizepssehnenreflex B903
– Nervenwurzelläsion B982
TRK-Wert C816
Trochlearisparese *B965*
Trockenchemie C529
Trofosfamid C481
Trombicula autumnalis B721
Trombidiose B721
Trommelfell *B798*
– Anatomie B798
– Otoskopie B801
Trommelfelldefekt *B811*
Trommelfellverletzung B813
Trommelschlegelfinger C76, *C77*
Trömner-Zeichen B903
Tropenkrankheit, Arbeitsmedizin C238
Tröpfcheninfektion A500
Tropfen, dicker C553, **A572**
Tropheryma whipplei A250
Trophoblast B392
Trophozoit C649
Tropicamid C364
Tropisetron C399
Tropismus, Viren C668
Troponine A57, C546
Trospiumchlorid C365
Trough-Konzentration C593
Trousseau-Zeichen A333
Trümmerfraktur B236
Truncus arteriosus communis B199, **B573**
Trying-too-hard-Syndrom B1059
Trypanosoma C644, *C644*
– brucei C644, *C644*
– cruzi C644
Trypanosomenschanker A576
Trypanosomiasis A576
Trypsin A297
Tsetsefliege C665
TSH, basales A318, C572
TSH-Rezeptor-Antikörper A324, **C573**
TTM (transtheoretisches Modell) C763
TTP (thrombotisch thrombozytopenische Purpura) A414
TTS (Toxic-Shock-Syndrom) A537
Tuba
– auditiva B798
– – Funktionsstörung B809
– uterina
– – Anatomie B332
– – Fehlbildungen B333
– – geschwollene *B354*
Tubargravidität B406
Tube, klaffende B809
Tuben
– Endometriose B384
– Hypoplasie B333
– Veränderungen B370
– Zysten B370, *B370*
Tubenfunktionsprüfung B803
Tubenkarzinom B371
Tubenmittelohrkatarrh B809
Tubenventilationsstörung B809
Tuberculosis
– cutis luposa B714
– fungosa serpingiosa B714
Tuberkelbildung C630
Tuberkulinreaktion A448
Tuberkulintest A539, *A540*
Tuberkulom A538

Tuberkulose A537
– Antituberkulotika C461
– Arbeitsmedizin C238
– Haut B714
– Kinder B559
– Meldepflicht **A541**
– Urogenitalsystem B647
Tübinger-Schiene B293
Tubocurarin C366
Tubulusnekrose, akute nephrotoxische A383
Tubulussystem A374
– Funktionsstörungen A406
Tubus, Arten *B37*
Tullio-Phänomen B820
Tumor
– Alter C699
– Anämie A588
– B-Symptomatik A588
– benigner C336
– brauner A330
– Chemotherapie A593
– Dignität C335
– Dünndarm **A641**, B136
– Durchblutung C338
– dysontogenetischer C344
– embryonaler C346
– endokriner A660
– Epidemiologie A588
– epithelialer C342
– gastrointestinaler A636
– Gefäße A601
– Gehirn B606, **B926**
– Gentherapie A596
– Hals B121
– hämatologischer A603
– Herz A600
– chirurgische Therapie B205
– Hormontherapie A595
– Hyperthermie A596
– Infektprophylaxe A598
– Karnofsky-Index A591
– Knochen B251, B607
– Laboranalytik C588
– Leber A648
– lokale Komplikationen A589
– Lunge A629
– maligner C336
– melanozytärer C347
– mesenchymaler C344
– monogen vererbbarer C333
– neuroektodermaler C347
– neuroendokriner A657
– neuroepithelialer C347
– nichtgerminaler B660
– Niere **A664**, B606
– odontogener B763
– Operation B110
– Pankreas A654
– Pathologie C331
– Pleura A629
– primitiver neuroektodermaler B930
– Prognosefaktoren A600
– Progression A599
– Remission A599
– Rezidiv A599
– Rückbildung C341
– Rückenmark B974
– Schmerztherapie C708
– semimaligner C336
– sozialmedizinische Aspekte C248
– Stadieneinteilung C341
– Stoffwechsel C334
– Strahlentherapie A596
– supportive Therapie A598
– Systematik C342
– systemische Wirkungen A588
– Therapiekonzepte A592

– Vorsorgeuntersuchung A592
– Wachstum C338
– Zytostatika C479
Tumoranämie A142, **A152**
Tumorbestrahlungsdosis A597
Tumordiagnostik C302
Tumorentstehung
– formale C332
– molekulare Grundlagen C331
– Stadien C336
Tumorimmunologie C335
Tumorkachexie A588, **C713**
Tumorlyse, Uratnephropathie A406
Tumormarker C588, A592
Tumornachsorge A599
Tumornekrose, ischämische C338
Tumornekrosefaktor, Zytokine A136
Tumorosteoid *B608*
Tumorpromotor C333
Tumorregression C338
Tumorschmerzen B98
Tumorstaging A591
Tumorsuche A590
Tumorsuppressorgene B450, **C332**
Tumorzellverschleppung, Metastasierung C339
Tüpfelnägel **B692**, *B692*, C51
TUR-Syndrom B655
Turbidimetrie C531
– Gerinnungszeit C535
– Lipase C565
Türkenbundhose B753
Turmschädel B601
Turner-Syndrom B447, **B520**
TURP (transurethrale Elektroresektion der Prostata) B655, *B655*
Turrizephalus B601
Tuschepräparat, Cryptococcus *C640*
TVOC-Wert C834
TVT (tiefe Beinvenenthrombose) A121
Tympanometrie B802, *B803*
Tympanoplastik B812
Tyndall-Effekt B724
Typ-1-Diabetes A347
Typ-2-Diabetes A348
Typ-I-Allergie A438, **A446**
Typ-II-Allergie A438, **A447**, A451
– Abstoßungsreaktion A455
Typ-III-Allergie A438, **A447**, A452
Typ-IV-Allergie A438, **A448**
Typhus **A531**, C615
Tyrosin, Katecholamine C355, *C357*
Tyrosinkinase, CML C331
Tyrosinkinaseinhibitor **C485**, A596
Tzanck-Test A546, C43,

U

U-Lappenplastik B223, *B223*
U-Untersuchung C765
Übelkeit
– Palliativmedizin C709
– Schwangerschaft B407
Überbein B282
Überbelastung, mechanische C826
Überdosierung, Barbiturate C408
Überdruckschaden C827
Überempfindlichkeitsreaktion C125
– Erythema exsudativum multiforme B701
– Heuschnupfen B793
– Impfung A509
– Stevens-Johnson-Syndrom B702
– verzögerter Typ A438
Übergang, kraniozervikaler, Störungen B921

Übergangsepithelkarzinom, Tumorsystematik C344
Übergewicht, *siehe* Adipositas
Überkreuzungsphänomen A121
Überlastungshyperplasie C306
Überlaufaminoazidurie A377
Überlaufinkontinenz **C111**, B667
Überlaufproteinurie C115
Überlaufsymptomatik B624
Überlebensdaueranalyse C881
Übermüdung C231
Übernahmeverschulden C294
Übernähung, Ulkuschirurgie B134
Übersichtsfärbung C303
Überstimulationssyndrom, ovarielles B340
Übertragung
– Erreger A500
– Psychoanalyse B1018
– Schwangerschaft B413
Überwässerung C33
Überweisung C217
Überweisungsschein *C217*
UCTD (undetermined connective tissue disease) A487
UDP-Galaktose-4-Epimerase-Mangel B532
Uhrentest C690
Uhrglasnägel C51, **C76**, *C77*
Uhtoff-Phänomen B947
UICC-Einteilung B254
– Hodentumor B661
UIP (usual interstitial pneumonia) A202
Ulcus
– anogenitales A518
– cruris C54
– diabetischer Fuß A351
– duodeni A240
– durum *A529*
– Granuloma inguinale A518
– hypertonicum Martorell B754
– molle A518
– rodens B731
– serpens B849
– Syphilis A518, **A529**
– terebrans B731
– ventriculi A240
– – radiologische Zeichen A244
– – Rezidivprophylaxe A245
Ulkusblutung A242, *A242*
Ulkuschirurgie B133
Ulkuskrankheit
– gastroduodenale **A240**, B1076
– Kinder B585
Ulkuspenetration A242
Ulkusperforation A242
Ullrich-Turner-Syndrom B447, **B520**
Ulnardeviation A467
Ulnarisparese B987
Ultraschalltherapie C788
Ultrazentrifugation C546
Umbilikalarterien B392
Umbilikalkatheter C805
Umstechung, Ulkuschirurgie B134
Umstechungsligatur B105
Umstellungsosteotomie
– Gonarthrose B307
– Hüftkopfnekrose B301
– Koxarthrose *B299*
Umwelt, soziale C246
Umweltangst C824
Umwelteinfluss, Karzinogenese C334
Umweltmedizin C816
Umweltmonitoring C819
Umweltnoxen C825
Umweltwirkung, wahrnehmungsvermittelte C817

Sachverzeichnis

Unabhängigkeitsgesetz B451
Uncoating, Viren C667
Underreporting, altersspezifisches C210
Unfall
– akustischer B815
– Arbeitsmedizin C243
– Arten C253
– häuslicher C253
– Rechtsmedizin C264
– Risikofaktoren C253
– sozialmedizinische Aspekte C253
Unfallverhütung, Arbeitssicherheitsgesetz C222
Unfallverhütungsvorschrift C227
Unfallversicherung
– Alkoholabusus C252
– Berufsgenossenschaften C228
– gesetzliche
– – Arbeitsunfall C243
– – Berufsgenossenschaft C228
– – Rehabilitation C776
– – Rehabilitationsziele C778
– – Wegeunfall C243
90/10-Ungleichgewicht C735
Ungleichsichtigkeit B889
Unguis
– incarnatus B749, C51
– hippocraticus C76
unhappy triad B311
Uniformitätsgesetz B451
Universalspender A460
Unterarm B280
– Schaftfraktur B283
Unterbauchschmerzen C120
– Schwangerschaft C122
Unterberger-Tretversuch B905
Unterbringung C296
Unterdruckschaden C827
Unterdruckversuche C906
Untergewicht C26
Unterkieferfraktur B797
Unterkühlung B63
– Forensik C273
– Totenflecke C258
Unterkühlungsversuche C906
Unterlagen, ärztliche C292
Unterschenkel B321
Untersuchung
– digital-rektale C200
– gynäkologische B335
– körperliche C281
– körperliche (internistische) C187
– – alte Patienten C210
– – Anästhesie B70
– – Forensik C280
– – Kinder B467
– – Notfallmedizin B27
– – orthopädische B232
– – Sexualdelikt C281
– – Umweltmedizin C818
– neurologische **B902**, C187
– ophthalmologische B827
– orthopädische C200, B902
– psychiatrische B1010
– urologische B622
Upbeat-Nystagmus B966
Upside-down-Magen *B131*
Urachus B636
Urachusanomalie B594
Urämie A385, **A387**
Urämietoxine A387
Urapidil C362
Uratnephrolithiasis A363
Uratnephropathie A363, **A406**
Ureaplasma urealyticum C635
Urease-Schnelltest A237
Ureter
– Anatomie B620

– duplex **B593**, B631, *B634*
– ektoper B631
– fissus **B593**, B631
– retrokavaler B635
– Sonografie B625
– Steineinklemmung *B664*
– Tuberkulose B647
– Tumoren B650
– Verletzung B680
Ureterabgangsstenose, *siehe* Ureterstenose, subpelvine
Ureterersatz B629
Ureterkarzinom B651
Ureterkolik, Leistenschmerzen C175
Uretermündungsinsuffizienz, kongenitale B594
Ureterobstruktion B593
Ureterokutaneostomie B629
Ureteropyelografie B627
Ureterorenoskopie B627
Ureterosigmoideostomie B629
Ureterozele **B593**, B631, *B631*
Ureterozystoneostomie B652
Ureterstenose, subpelvine B593, B632
Urethra
– Anatomie B620
– Fehlbildungen B636
– Verletzung B681, *B681*
Urethradivertikel B673
Urethradruckprofil B625
Urethrafluor C108
Urethralkarunkel B673
Urethralklappen *B593*, B637
Urethralpolyp B673
Urethralprolaps B673
Urethralsekret B624
Urethralsyndrom B672
– psychovegetatives B1054
Urethramalignom B653
Urethrastenose B673
Urethritis B643
Urethrografie, retrograde B626
Urethrotomie B667
Urethrozystoskopie B627
Urge-Inkontinenz **C111**, B672
Urikostatika C432
Urikosurika C432
Urin
– Drogenscreening C595
– Elektrophorese C539
– Glukosebestimmung C578
– Human-Biomonitoring C821
– Probengewinnung C523
– schäumender C115
– spezifisches Gewicht C583
– Stoffwechselerkrankungen B531
Urinanalyse A379
Urindrainage B628
Uringeruch, abnormer C107
Urinkreatinin C582
Urinstatus C580
Urinteststreifen, *siehe* Harnteststreifen
Urintrübung C113
Urinuntersuchung, mikroskopische C580
Urinverfärbung C113
Urinzylinder A380
Urobilinogen
– Bestimmung C552
– Ikterus C36
– Laboranalytik C567
Urodynamik B624
Uroflowmetrie B624
Urogenitalmykoplasmen C635
Urogenitalsystem
– Anatomie B620
– bildgebende Diagnostik C514

Urogenitaltuberkulose B647
Urografie B625
Urokinase C396
Urolithiasis B663
– Kinder B597
Urologie, gynäkologische B672
Uroporphyrinogen-Decarboxylase A365
Urosepsis B678
Urothelkarzinom C344, B650
– Urethra B653
Urothelpapillom C343
URS (ureterorenoskopische Steintherapie) B665
Urtica B687
Urticaria
– factitia B700, *B701*
– papulosa chronica B698
– pigmentosa B737
Urtikaria *A447*, **B700**, *B701*
– Formen B700
– Leitsymptom C54
Uterus B331–B332
– duplex B595
– Fehlbildungen B332, *B332*
– Kantenschmerz B353
– Leiomyom *B366*
– myomatosus B365
– Schwangerschaft B394
– septus B595
Uterusatonie B427
Uterushalteapparat B334
Uterusruptur B426
Uterussarkom B369
Utriculus B799
UV-Index C830
UV-Strahlung B686, C830
– Karzinogenese C333
UV-Therapie, Psoriasis B693
Uvea B824
– Entzündungen B860
– Erkrankungen B859
– Fehlbildungen B859
– Melanom B863
– Verletzungen B864
Uveitis intermedia B861, *B861*
Uvula bifida *B757*

V

Vacciniavirus C684
VACTERL-Assoziation B518
Vagina
– Anatomie B330
– duplex **B331**, B595
– Fistelbildung B673
– septa **B331**, B595
Vaginalaplasie B331
Vaginalatresie **B331**, B595
Vaginalflora C607
Vaginalkarzinom B360
Vaginalring B388
Vaginalsekret
– Forensik C275
– Nachweismethode C275
Vaginismus B1060
Vaginose, bakterielle B410
Vagotomie B134
Vagotonie A58
Vagusparese B788
Vakatwucherung C305, *C305*
Vakuumextraktion B428
Vakuummatratze **B33**, B35
Vakuumschiene B35
Valaciclovir C473
Valganciclovir C473
Valgusstress
– Böhler-Zeichen B305

– Ellenbogengelenk B275
– Innenbandriss B311
– Pivot-shift-Test B304
– Seitenbandprüfung B304
– Skidaumen B287
Validierung
– klinische Chemie C525
– medizinische C526
Validität, Studie C872
Valproinsäure C419, **C420**
Valsalva-Manöver A32
– Herzrhythmusstörung B44
– Tubenfunktionsprüfung B803
– Varikosis A116
Valsalva-Versuch C188
Valsartan C371
van-Gieson-Färbung C303
Vanadium C852, **C856**
Vancomycin C459
vanishing twin B414
Vardenafil C383
Variabilität, Messwerte C873
Variable, sozialdemografische C246
Varianz C876
– empirische C874
Varianzanalyse, einfache C879
Varicellavirus C682
Varikophlebitis A117
Varikosis A114
– chirurgische Therapie B212
Varikozele B640
Variola vera B716
Variolavirus C684
Varisierungsosteotomie, intertrochantäre *B294*
Varizella-Zoster-Virus C682
Varizellen B556
– Arbeitsmedizin C238
Varizellenembryopathie B556
Varizen
– Magenfundus A282
– Orbita B887
– Ösophagus A282–A283
– retikuläre A115
– Schwangerschaft B407
– untere Extremität A114
Varizenbildung, portale Hypertension A281
Varizenblutung
– Magenfundus A282
– Ösophagus A282
– Prophylaxe A283
Varizensklerosierung
– Ösophagusvarizen A282
– untere Extremität A117
Varusstress
– Außenbandriss B311
– Ellenbogengelenk B275
– Seitenbandprüfung B304
VAS (visuelle Analogskala) **B93**, C753
Vasculitis allergica *A447*
Vasculo-Behçet A497
Vasektomie B671
– Sterilisation B389
Vaskulitis
– allergica A493
– Arteriitis temporalis A494
– Aszites C98
– autoantikörpervermittelte A488, **A488**
– Hautbefund B753
– immunkomplexvermittelte A488
– Kawasaki-Syndrom A494, **B561**
– kutane A493
– Morbus Behçet A496
– nicht klassifizierte A496
– pauciimmune A488, **A488**
– Pityriasis lichenoides B696

Sachverzeichnis

- primäre A464, **A487**
- retinale B881
- rheumatoide A468
- Rickettsiose A534
- sekundäre A487
- Sjögren-Syndrom A486
- SLE A479
- Takayasu-Arteriitis A496
- Thrombangiitis obliterans A497

Vasodilatator
- EDHF C380
- Prostacyclin C380
- Stickstoffmonoxid C379

Vasografie, Infertilität B670

Vasokonstriktor
- Endothelin C380
- Lokalanästhetika B83
- Prostaglandin H$_2$ C380
- Thromboxan A$_2$ C380

Vasopressin A315
Vasopressinrezeptor, Typen C388

Vasospasmus
- Akrozyanose A105
- Raynaud-Syndrom A104
- Subarachnoidalblutung B958

Vaterschaft C276
Vaterschaftsabklärung C276
Vaterschaftsfragen B439
VDRL-Mikroflockungsreaktion C633
Vecuronium C366
Vegetation, adenoide B769, *B769*
Veitstanz B934
Vellushaare B685
Vena-cava-Kompressionssyndrom B410
Vena-ovarica-dextra-Syndrom B635

Venen
- Funktionstest C197
- klinische Untersuchung C197

Venen-Stripping B212, *B212*

Venendruck, zentraler
- postoperatives Monitoring B87
- Schock B46
- ZVK B73

Venenerkrankung A112, B753
Venenkatheter C804–C805

Venenthrombose
- Arm A125
- Differenzialdiagnose C200
- Lebervenen A126
- Mesenterialvenen A126
- Milzvenen A126
- Nierenvenen A126
- oberflächliche A117
- Organe A126
- Paget-von-Schroetter-Syndrom A125
- Pfortader A126
- tiefe A118

Venenverschluss
- Extremitäten B50
- Lebervenen A289

Venenverschlussplethysmografie A114
Venexhairese B212
Venlafaxin C414
Ventilation A170
Ventilations-Perfusions-Quotient A170

Ventilationsstörung
- obstruktive A171, *A174*
- restriktive A171, *A174*

Ventrikeldehnungston C59
Ventrikeldrainage, Hirndrucksteigerung B219
Ventrikelperforation B205
Ventrikelschrittmacher B202
Ventrikelseptumdefekt B567, *B567*
- chirurgische Therapie B196

Venturi-Effekt A70
VEP (visuell evoziertes Potenzial) B918, *B918*
Verapamil C375, **C383**
Verarmungswahn B1013

Verätzung
- Auge B895
- Magen B133
- Mundhöhle B761
- Notfallmedizin B65
- Ösophagus B128

Verband
- Orthopädie B233
- Schulterverletzung B271, *B271*

Verbindung, flüchtige organische C833
Verblindung C871
Verblitzung B852
Verbrauchskoagulopathie A164
- Laborparameter A165
- Paraneoplasie A589

Verbrennung B59
- Arbeitsunfall A244
- Auge B895
- chirurgische Therapie B228
- Forensik C272
- Hautulkus C54
- Schweregrade **B60**, *B60*, C317

Verbrühung
- Forensik C272
- Mundhöhle B761

Verdauungssystem
- Laboranalytik C564
- Leitsymptome C77

Verdauungstrakt
- Funktion A222
- Metaplasie C306

Verdichtung C500
Verdin-Ikterus B490
Verdopplungsdosis C504
Verdrängung B1018

Vererbung
- autosomal dominante B452
- – Syndrome B521
- – Wiederholungsrisiko B461
- autosomal rezessive B453, *B453*
- – Syndrome B522
- – Wiederholungsrisiko B460
- dominante B452
- geschlechtsbegrenzte B456
- geschlechtsgebundene, Wiederholungsrisiko B462
- kodominante B451
- mitochondriale B456, *B456*
- multifaktorielle B457
- – Wiederholungsrisiko B462
- X-chromosomal dominante B455, *B455*
- – Syndrome B524
- X-chromosomal rezessive B454, *B455*
- – Syndrome B525

Verfahren
- Laboranalytik C527
- psychometrisches B1010

Verfolgungswahn B1013
Vergewaltigung C280, **B341**
Vergiftung B66, C277
- akute C277
- alkoholische Lösungsmittel C842
- aromatische Kohlenwasserstoffe C840
- Arsen C857
- Blei C851
- Cadmium C855
- chronische C279
- Eisen C857
- Kupfer C853
- Lösungsmittel C839

- Mangan C856
- Nachweis C594
- Nikotin C368, **C859**
- Paracetamol C594
- Pilze C859
- Quecksilber C854
- Schwefelwasserstoff C835
- Thallium C856
- tierische Gifte C859
- Weichmacher C843

Vergütung
- Ambulanzkosten C745
- Belegarztwesen C746
- Krankenhauskosten C743
- privatärztliche C746
- Rehabilitationskosten C745
- vertragsärztliche C745

Verhaltensanalyse B1010, **B1019**
Verhaltensänderung C763
Verhaltensregeln, Personalschutz C798
Verhaltensstörung, Kindesalter B1068
Verhaltenstherapie B1019
- Depression B1028

Verhandlungsfähigkeit C288
Verhornungsstörung, hereditäre B740

Verkalkung
- Abdomenübersichtsaufnahme A224
- Atherosklerose A94
- Pankreatitis A302
- Röntgen-Thorax **A23**, A177

Verkehrsmedizin C283

Verkehrsunfall
- Sozialmedizin C253
- Traumatologie C268

Verkennung, illusionäre B1014
Verlangsamung, Leitsymptom C182
Verletzte, Massenanfall B26
Verleugnung B1018
Verlustrate C888
Vernachlässigung B616
Vernichtungsschmerz, Aortendissektion A109

Verruca
- plana juvenilis B715, *B715*
- plantaris B716
- seborrhoica senilis B727
- vulgaris B715, *B715*

Verrucosis, generalisata B716
Verschattung **A176**, C500
Verschiebung B1018
Verschlussazoospermie B670
Verschlussikterus A292

Verschlusskrankheit
- arterielle A99
- – chirurgische Therapie B209
- chronische, Mesenterialgefäße B210
- chronische, Mesenterialgefäße **A263**
- periphere arterielle A100
- – Alter C697
- viszerale A263

Versicherungspflicht C728
- Rehabilitation C775

Versilberung C303

Versorgung
- ärztliche C731
- sozialpsychiatrische B1022

Versorgungstyp, Koronargefäße *A50*
Versorgungszentrum, medizinisches C732
Verstehbarkeit C762
Verstopfung, *siehe* Obstipation
Versündigungswahn B1013

Vertebra plana B258
Vertebralvenentyp (Metastasierung) C341
Verteilung, empirische C873
Verteilungshypokaliämie A424
Verteilungskoeffizient, Inhalationsanästhetika C404
Verteilungsstörung, Lunge A171
Verteilungsvolumen, Arzneimittel C355
Vertigo, Leitsymptom C149
Vertikalotropie B892
Vertragsarzt C745
Vertragshaftung C294
Verwandtenehe B453
Verwandtschaftskoeffizient B454
- Zwillinge B459

Verwesung C258

Verwirrtheit C182
- Notfallmedizin B56
- Palliativmedizin C711

Verzerrtsehen, Leitsymptom C166
Vesal, Andreas C897
Vesicula seminalis B621
Vesikel C42, B687
Vesikuläratmen C193
Vesikulovirus C675
Vestibularisausfall B818
Vestibularisparoxysmie B819
Vestibularorgan B799
Vibices C258
Vibration C827

Vibrio C623
- cholerae C623, *C623*
- parahaemolyticus C624
- vulnificus C624

Videoendoskopie, Dysphagie C691
Videofluoroskopie, Dysphagie C691
Videokapselendoskopie A225
Videokeratoskopie B828
Vierer-Zeichen B291
- Morbus Perthes B295

Vierfelder-Tafel C867
Viersäftelehre C895
Vigabatrin C419, **C421**
Vildagliptin C440
VIN (vulväre intraepitheliale Neoplasie) B357, *B358*
Vinblastin C482
Vinca-Alkaloide C482
Vincristin C482
Vindesin C482
Vinorelbin C482
Vinylchlorid C844, **C845**
Vinylchlorid-Krankheit C845
VIP (vasoactive intestinal peptide) A222
VIPom A659
Virchow, Rudolf C898
Virchow-Trias A118

Viren C665
- biologische Noxen C319
- zytopathogene C319

Viridans-Streptokokken C612
Virilisierung C128
Virion C665
Virostatika C473
Virulenz **A501**, C598
Virulenzfaktor C598
Virus der lymphozytären Choriomeningitis C676
Virusgrippe A554
Virushepatitis A269
Visite, Hausbesuch C208
Viskokanalostomie B865

Visusminderung
- Amblyopie B892
- Endophthalmitis B871

Visusprüfung B829

Visusstörung C164, B963
Visusverlust C164
Vita
– minima **C256**, C301
– reducta C301
Vitalfunktionen, Hirntod C927
Vitalismus C898
Vitalkapazität A172, *A173*
– forcierte *A173*
Vitalstörung, Depression B1025
Vitamin A
– Mangel, Keratomalazie B845
– Retinoide C490
Vitamin B$_{12}$
– Malassimilation A246
– Mangel A144
– Schilling-Test A247
– Stoffwechsel A144
Vitamin D
– Intoxikation A371
– Laboranalytik C573
– Mangel A371
– Nebenschilddrüse A329
– Neugeborenenprophylaxe B473
– Niere A376
– Osteoporose B240
– Phosphathaushalt A429
– Rachitis B601
– Substitution C446
Vitamin K
– Gerinnungsfaktorenmangel A164
– Mangel A371
– – Neugeborene B489
– Neugeborenenprophylaxe B473
Vitamin-B$_1$-Mangel, Wernicke-Enzephalopathie B942
Vitamin-C-Mangel A370
– Blutungsneigung C30
Vitamin-K-Antagonisten (Cumarine) C393
– Schwangerschaft B486
Vitamine A370
– Knochenstoffwechsel C446
Vitiligo B739, *B739*
Vitrektomie B872
VLBW (very low birth weight infant) B469
VLDL A359
VLDL-Cholesterin, Berechnung C545
VOC (volatile organic compounds) C833
Vogelgrippe A555
Vogelhalterlunge A202
Vogt-Klassifikation B504
Vojta-Konzept C784
Volhard-Trias A394
Volkmann-Dreieck *B324*
Volkmann-Fragment B323
Volkmann-Kontraktur B278
Vollbelastung B234
Vollblut, Hämatologie C548
Vollgeschoss C269
Vollhauttransplantation B222, *B223*
Vollkeimimpfstoff A506
Vollmantelgeschoss C269
Vollmondgesicht A336, *A337*
Vollversicherung C728
Vollwerternährung C791
Volumeneffekt C388
– Kristalloide C389
Volumenersatzmittel C389
Volumenersatztherapie B36
Volumenhaushalt A417
Volumenmangelschock B47
Volumensubstitution C388
– Blutung B52
Volvulus B506
Von-Hippel-Lindau-Syndrom A601
Von-Kossa-Färbung C303

Von-Willebrand-Jürgens-Syndrom A163
Vorbeireden B1012
Vorderhauptslage B422
Vorderkammerlinse B859
Vorderseitenstrangsyndrom B909
Vorderseitenstrangsystem B908
Vorderwandinfarkt *A56*
Vorhaut, Phimose B594
Vorhofflattern A39, *A40*
Vorhofflimmern A40
– chirurgische Therapie B203
Vorhofmyxom A600, *A601*
Vorhofschrittmacher A33
Vorhofseptumdefekt B568, *B569*
– chirurgische Therapie B196
Vorhofton C59
Voriconazol C463
Vorlaufphänomen B257
Vorposten-Syndrom B1031
Vorsorgeuntersuchung
– arbeitsmedizinische C229
– Check-up 35 C766
– Gynäkologie B338
– – Schwangerschaft C769
– Kinder B475, C765
– Tumoren A592
– Zähne C766
Vorsorgevollmacht C293
Vorsteherdrüse, *siehe* Prostata
Vortexkeratopathie B851
Voussure C193
Voyeurismus B1061
VRAM-Lappen, Mammarekonstruktion B227
Vrolik-Osteogenesis B527
VRSA (vancomycinresistenter Staphylococcus aureus) C809
VTEC (verotoxinproduzierende Escherichia coli) C617
Vulnerabilitäts-Stress-Modell B1074
Vulnerabilitäts-Stress-Ressourcen-Modell B1024
Vulvakarzinom B359
Vulvitis B351
VUR (vesikoureteraler Reflux) B633
VVOC (very volatile organic compounds) C834

W

W-Plastik B223
Waardenburg-Syndrom B739
Wachkoma B912
Wachstum
– allometrisches B474
– Bakterien C604
– Kinder B474
– Tumoren C335, **C338**
Wachstumsfaktor, Zytokine A136
Wachstumshormon C570
– Glukosebelastungstest C570
– Hypophysentumor A313
– Hypophysenvorderlappeninsuffizienz A309
Wachstumsretardierung
– intrauterine B469
– Plazentainsuffizienz B405
Wachstumsstörung **B238**, B479, C131
Wachszylinder A380
Wächterlymphknoten B176, **C340**
Wahn B1012
– anhaltende wahnhafte Störung B1035
– Depression B1025
– induzierter B1035
Wahrnehmungsstörung B1013

Waldeyer-Rachenring B769
Walking-through-Angina A51
Wallace-Regel *B61*
Wallenberg-Syndrom B911
Waller-Degeneration B221, **C330**
Waller-Phagozytose C330
Wandel, sozialer C246
Wanderwelle B800
Wangensteen-Aufnahme B510
Wanze C663
Wanzen, Hauterkrankungen B723
Warfarin C393
Wärmeantikörper A150
Wärmeintoleranz A42
Wärmeregulation, Neugeborene B469
Wärmetherapie C789
Warren-Shunt B166
Warthin-Tumor B766
Warzen B715
Waschbenzin C843
Waschhaut C272
Waschmittellunge A202
Wasserhammerpuls A64, **C196**
Wassersackniere B632
Wasserspalten-Speichen-Katarakt B856
Wasserüberschuss C33
Wasserumsatz A416
Wasservergiftung B655
Wasserverteilung A416
Wasting-Syndrom A550
watchful waiting B658
Waterhouse-Friderichsen-Syndrom B942, *B942*
– Nebennierenrindeninsuffizienz A339
Watson-shift-Test B285
WDHA-Syndrom A659
Weaning B91
Weber-Cockayne-Epidermolyse B742
Weber-Fraktur B323, *B324*
Weber-Ramsted-Operation B505
Weber-Syndrom B954
Weber-Versuch B801
Wechselbelichtungstest B831
Wechselfieber A570, **C32**
Wechselgewebe C329
Wechselwirkung, elastischer C496
Wedge-Druck B74
Wegener-Granulomatose A488, *A489*
Wegeunfall C243
Wehen
– vorzeitige B412
– zervixwirksame B419
Wehendystokie B424
Weichmacher C843
Weichstrahltherapie C514
Weichteiltumor, maligner B256
Weichteilverkalkung, periartikuläre B235
Weichteilverletzung B115
Weidenrinde C792
Weil-Felix-Reaktion C635
Weinbauerlunge A202
Weingarten-Syndrom A206
Weißdorn C792
Weißkittelhypertonie A82
Weißnägel, Leberhautzeichen A266
Weiss-Ring B871
Weitsichtigkeit B888
α-Wellen B917
Wellenstrahlung C494
Wells-Score **A122**, A209
Wenckebach-Typ
– AV-Block A36
– SA-Block A35

Wendl-Tubus B37, *B37*
Werdnig-Hoffmann-Muskelatrophie B979
Wermer-Syndrom A345, **A664**
Werner-Morrison-Syndrom A659
Wernicke-Aphasie B913, C139
Wernicke-Enzephalopathie B942
Wert, prädiktiver C869
Wertheim-Meigs-Operation B364
Wertschätzung, positive, Palliativmedizin C719
West-Nil-Virus C678
West-Syndrom B960
Western Blot, Autoantikörper C587
Western-Blot, AIDS A550
Westphal-Variante B934
Wet-Dry-Index C234
Wharton-Gang B764
whiplash injury B265
Whipple-Operation B172, *B173*
Whipple-Trias A658
whirlpool sign B507
Whisker
– Biometrie C875
– Schadstoffe C837
Whisky-Stimme B784
white clot syndrome C392
WHO
– Gesundheitsdefinition C300
– Ottawa-Charta C760
– Palliativmedizin C704
WHO-Stufenschema, Schmerztherapie B94, *B94*
Wickham-Streifung B695
Widerspruchslösung C928
Widerspruchsregelung A454
Widerstand, Psychoanalyse B1018
Widmark-Verfahren C285
Wiedereingliederung C780
Wiederholungsrisiko B460
Wiegenkufenfüße B518
Wieger-Ligament B824
Wiesengräserdermatitis B708
Wilcoxon-Mann-Whitney-Test C879
Wilcoxon-Test C879
Wilhelm-Operation B276
Williams-Beuren-Syndrom
– Aortenklappenstenose A63
– Mikrodeletion B521
Williams-Schweregrade B158
Wilms-Tumor B606
– Tumorsystematik C346
Wilson-Ableitung A20
Wilson-Gen A367
Wimpernzeichen B969
Windei B411, *B412*
Windeldermatitis B707
Windpocken B556
Winkelblockglaukom B864, **B867**, *B867*
Winnie-Blockade B84
Winterstein-Fraktur B286
Winzerlunge A202
Wirbelkörper, sklerosierter B258
Wirbelsäule
– degenerative Erkrankungen B262
– dysrhaphische Störung B921
– entzündliche Erkrankungen B263
– Erkrankungen B257
– Knochenmetastasen B255
– Kyphose B260
– Osteoporose B240
– Skoliose B258
– Spaltfehlbildung B220
– Untersuchung B902, **C200**
– Verletzung B264
– – Forensik C266
– – Notfallmedizin B57

Sachverzeichnis

Wirksamkeit C352
– relative biologische C500
Wirtschaftlichkeit C749
Wirtschaftlichkeitsgebot C749
Wischektropium B833
Wischnewski-Flecken C273
Wiskott-Aldrich-Syndrom **A442**, B526, C30
Wismut C857
Wissenschaft
– angewandte C909
– außerordentliche C912
– medizinische C908
– praktische C909
– routinemäßige C912
– theoretische C909
Wochenbett B429
Wochenbettpsychose B432
Wohlstandskrankheit C735
Wohlstandssyndrom A358
Wohnen
– betreutes C219
– Umweltmedizin C818
Wolff-Gänge
– Eileiterzysten B370
– Entwicklung der weiblichen Genitalorgane B330
– Geschlechtsdifferenzierung B445
Wolff-Parkinson-White-Syndrom A43
Wolfsrachen C757
Wood-Licht B687
– Erythrasma B713
– Hautmykosen B718
– Vitiligo B739
Worttaubheit B789
WT-1 C334
Wuchereria bancrofti C660
Wulst, idiomuskulärer C256
Wulstfraktur B238
Wundarzt C895
Wundbotulismus A258, **C628**
Wunddeckung, Verbrennung B229
Wunddehiszenz B109
Wunde B111
– Gefäßverletzung B208
– Kontaminationsgrad C806, **C806**
Wundheilung C329
– periphere Nerven C330
– Störfaktor C329
Wundheilungsstörung B112, *B113*
Wundinfektion B112
– nosokomiale C801
– postoperative C806
Wundstarrkrampf A535
Wundverschluss B107
Wundversorgung B112
Wunschuntersuchung, arbeitsmedizinische C230
Würgereflex B903
Wurmbefall A578
Wurmfortsatz, *siehe* Appendix
Wurstfinger A475
Wurzelkaries C698
Wurzelkompressions-Syndrom, chirurgische Therapie B220
Wurzeltod B981
Wydler-Zeichen C272

X

X-Bein B305
X-Chromosom B444
X-Inaktivierung B445
Xanthelasmen A361, *A361*, B835
Xanthin, Allopurinol C432
Xanthinoxidase, Allopurinol C432
Xanthogranulom, juveniles B737
Xanthom A361, *A361*
Xanthomzelle C323
Xantochromie B919
xDT-Standard C890
Xenon C403, **C404**
Xenopsylla cheopis C664
Xenotest C644
Xeroderma pigmentosum B743
– DNA-Reparaturgen C332
– Karzinogenese C334
– Präkanzerose C337
Xerophthalmie, Sjögren-Syndrom A486
Xerosis cutis C54
Xerosis conjunctivae B845
Xerostomie C90
– Alter C698
– Sjögren-Syndrom A486
– Sterbephase C718
Xipamid C386
XXX-Phänotyp B448
Xylol C840
Xylometazolin C359
XYY-Phänotyp B448

Y

Y-Chromosom B444
Y-Graft, Bypass-OP B204
Y-Prothese, Aortenaneurysma B211
Yale Brown Obsessive Compulsive Scale B1050
Yatapoxvirus C684
Yersinia C617
– enterocolitica C618
– pestis C617
– – Arbeitsmedizin C239
– pseudotuberculosis C618
Yersinien C617
Yersiniose A543
Youden-Index C870
Young-Mania-Rating-Skala B1029

Z

Z-Daumen A478
Z-Plastik B223
Zahnabnutzung B763
Zahnbelag B763
Zahndurchbruch **B477**, B763
Zähne
– Anatomie B756
– Erkrankungen B762
Zahnentwicklung B477
Zahnfraktur B763
Zahnhalteapparat B756
– Entzündung B762
Zahninfarkt A289, *A289*
Zahnluxation B763
Zahnradphänomen, Morbus Parkinson B931
Zahnstein B763
Zahnverfärbung B763
Zahnvorsorge C766
Zahnwechsel B477
Zahorsky-Krankheit B773
Zäkumdivertikulitis A260
Zaleplon C407
Zanamivir C474
Zanca-Zielaufnahme B268
Zangemeister-Handgriff B425, *B425*
Zangengeburt B428
Zapfen B825
Zapfen-Stäbchen-Dystrophie B880
Zappelphilipp-Syndrom B1068
ZAS (zentrales anticholinerges Syndrom) B82
Zaubernuss C792
Zecken, Borreliose A514
Zehen
– Exartikulation *B235*
– Fraktur B325
– Gelenkuntersuchung B316
Zeichnungsblutung **B420**, C122
Zeis-Drüse B823
Zellalterung C308
Zellatypie, Tumoren C335
Zelle, antigenpräsentierende A436
Zellersatz C329
Zellmigration, Entzündungsreaktion C323
Zellophan-Makulopathie B872
Zellproliferation, Tumorwachstum C338
Zellproliferationsrate C338
Zellschwellung, hydropische C306
Zelltod C309
– Strahlenschäden C502
Zellveränderung, neoplastische C335, *C336*
Zellverfettung C307
Zellverlust, Tumorwachstum C338
Zellverlustrate C338
Zellweger-Syndrom B524
Zellzyklus, Strahlenempfindlichkeit C503, *C503*
Zenker-Divertikel B126, *B126*
Zentralarterienverschluss B873, *B874*
Zentralnervensystem, postoperatives Monitoring B88
Zentralvenenverschluss B874, *B874*
Zentrifugalbeschleunigung, relative C526
Zentrifugation C526
– Hämatokrit C549
Zentromer B442
Zentrum-Ecken-Winkel B293
Zephalozele B792
Zerebellitis, paraneoplastisches Syndrom B912
Zerebralparese, infantile B922
Zerfahrenheit B1012
Zerfall, radioaktiver C494
Zerkariendermatitis A585
Zeroid C308
Zerstreuungslinse B888
Zerumenvorfall B806
Zervikalkanalstenose B983
Zervikalstütze B35
Zervikalsyndrom B262
Zervikobrachialgie B98
Zervix, Frühkarzinom C338
Zervixabstrich B338, *B338*
Zervixdystokie B424
Zervixinsuffizienz B412
Zervixkarzinom B363, *B363*
– Krebsfrüherkennung C768
– Schwangerschaft B416
Zervizitis B353
Zestoden C654
– humanpathogene A578
– Infestation A578
Zeuge C297
Zeugnisverweigerungsrecht C291
Zidovudin C476
Ziegenpeter B559
Ziehl-Neelsen-Färbung C303
– Bakterien C605
Zieve-Syndrom A274
Ziliarkörper B824
– Melanom B863
– Verletzungen B864
– Zyste B862
Ziliarmuskelkrampf B891
Zink
– Acrodermatitis enteropathica B522
– Resorptionsstörung B522
Zinnkraut C792
Ziprasidon C412
Zirkulation
– assistierte B195
– extrakorporale B194, *B194*
– persistierende fetale B499
Zirkumzision B639
Zirrhose
– Leber A279
– primär biliäre A277
Zitronenmelisse C792
Zivilrecht
– Behandlungsfehler C295
– Fahrlässigkeit C295
– Sexualstörung C281
– Sorgfaltspflicht C294
ZNS
– Lokalanästhetika C369
– parasympatholytische Effekte C365
ZNS-Lupus A478
ZNS-Lymphom, primäres B930
Zohlen-Zeichen B305
– Chondropathia patellae B310
Zoledronat C445
Zöliakie B587, *B588*
Zollinger-Ellison-Syndrom A659
– Paraneoplasie A589
Zolmitriptan C399
Zolpidem C407
Zonästhesie B1031
Zonisamid C419, **C422**
Zoophilie B1061
Zopiclon C407
Zoster A547
– ophthalmicus **B833**, *B833*, B849, B945
– oticus B945
Zsakó-Muskelphänomen C256
Zuckeralkohol C387
Zuclopenthixol C409
Zuclopenthixoldecanoat C412
Zugang
– arterieller B74
– infraklavikulärer B84
– interskalenärer B84
– intraossärer B35, *B35*
– periphervenöser B73
– zentralvenöser B35
Zugangsweg
– Anästhesie B73
– Cholezystektomie B167, *B167*
– Herzchirurgie B194
– Leberresektion B162
– Lungenresektion B190
– OP-Techniken B105, *B106*
– Ösophagusresektion B128
– Schilddrüse B121
Züge-Felder-Profile C268
Zugehörige, Palliativmedizin C706
Zuggurtungsosteosynthese B234
– Patellafraktur B315, *B315*
Zuhören, Palliativmedizin C720
Zumbusch-Psoriasis B691
Zunge
– Abszess B759
– Anatomie B756
– belegte C93
– Erkrankungen B761
– gerötete C93
– Untersuchung C190
Zungenbrennen C92
Zungengrundstruma A320

Zungenrandkarzinom *B761*
Zungenschwellung B762
Zusammenhangshypothese C880
Zusammenhangsmaße C874
ZVD (zentraler Venendruck)
– postoperatives Monitoring B87
– Schock B46
– ZVK B73
ZVK (zentraler Venenkatheter) B35, **B73**, C804
Zwangsgedanken B1050
Zwangshandlung B1050
Zwangsimpuls B1050
Zwangsmaßnahmen C296
Zwangssterilisation C904
Zwangsstörung B1049
Zwangsunterbringung C296
Zwei-Klassen-Medizin C735
Zwei-Punkt-Kinetik C541
Zweiflügler C664
Zweikammerschrittmacher A33
Zweiphasenpräparat B388
Zweistichproben-t-Test C879
Zweistufenpräparat B388
Zwerchfell B123
– Aplasie B501
– Hernien B129
– – kongenitale B501, *B502*
– Hochstand B131, *B132*
– Lähmung B131
– Lücken B123, *B124*

– Röntgen-Thorax A177
– Ruptur B131
Zwergbandwurm C657
Zwergfadenwurm A582, **C659**
Zwiebelschalenangiopathie A483
Zwillinge B459
Zwillingsschwangerschaft B413, *B414*
Zwischenhirnsyndrom B924
Zwischenwirt C652
Zyanid C851
– Obduktionsbefund C278
– Vergiftung, Totenflecke C258
Zyankali C851
Zyanose C62
– Ersticken C269
– paradoxe B791
– Untersuchung C189
Zyanwasserstoff C851
Zygomatizitis B811
Zyklitis B861
Zyklodialyse B864
Zykloplegie B849
Zyklothymia B1030
Zyklus, menstrueller B342
Zylinder, Urinstreifentest A379
Zylindrom
– Lunge A634
– Speicheldrüsen B767

Zystadenokarzinom
– Appendix B146
– Ovarialkarzinom B373, *B374*
Zystadenolymphom B766
Zystadenom A649
– Ovarialtumor B372
Zystathionin-β-Synthase-Mangel B537
Zyste
– dysgenetische B763
– Effloreszenz B687
– Eileiter B370
– Gelenkschwellung C105
– Hals B120
– Haut B726
– Konjunktiva B846
– Leber A289
– Lunge B191
– Ovar B371
– Speicheldrüse B766
– Tube *B370*
– Urachus B636
– Ziliarkörper B862
Zystenniere A409
Zystinose B538
– Konjunktiva B846
Zystinstein B664
Zystinurie B596
– Harnverfärbung C114
– Körpergeruch C28

Zystitis B643, *B644*
– interstitielle B672
Zystizerken A579
Zystizerkose **A579**, C655
– zerebrale B946
Zystografie B626
Zystometrie B624
Zystoskopie *B644*
Zystozele B385
Zytokine A136
– proinflammatorische, Immunsuppression C489
– Sepsis A511
Zytokinshift A512
Zytokintherapie, Tumoren A595
Zytologie C302
– Gynäkologie B336
– Mamma B337
Zytomegalie A562
– konnatale B517
Zytomegalievirus C683
Zytoplasmamembran, Bakterien C604
Zytostatika C479
– Immunsystem C487
– Nebenwirkungen A594
– Nephrotoxizität A403
– Schwangerschaft B486
Zytotoxizität, antikörpervermittelte A438
Zytotrophoblast B392

Lernplaner

Tag	Fach	Themen
1	Herz-Kreislauf-System	Grundlagen (inkl. Allgemeine Leitsymptome und Leitsymptome Herz-Kreislauf-System) (inkl. Klinische Chemie Herz-Kreislauf-System) Herzinsuffizienz Herzrhythmusstörungen
2	Herz-Kreislauf-System	Koronare Herzerkrankung Akutes Koronarsyndrom Herzfehler
3	Herz-Kreislauf-System	Myokarderkrankungen Perikarderkrankungen Endokarderkrankungen
4	Herz-Kreislauf-System Gefäße	arterielle Hyper- und Hypotonie arterielles Gefäßsystem
5	Gefäße	venöses Gefäßsystem Lymphgefäße
6	Blut und Blutbildung	Grundlagen (inkl. Klinische Chemie Hämatologie und Hämostaseologie) Veränderungen des roten Blutbildes
7	Blut und Blutbildung	Veränderungen des weißen Blutbildes Störungen der Blutgerinnung
8	Atmungssystem	Grundlagen (inkl. Leitsymptome des Atmungssystems) (inkl. Klinische Chemie Atmungssystem) Erkrankungen der Atemwege und des Lungenparenchyms (Teil 1)
9	Atmungssystem	Erkrankungen der Atemwege und des Lungenparenchyms (Teil 2) Erkrankungen des Lungenkreislaufs
10	Atmungssystem Verdauungssystem	Pleuraerkrankungen Grundlagen (inkl. Leitsymptome Verdauungssystem und Abdomen) (inkl. Klinische Chemie Verdauungssystem) Ösophagus
11	Verdauungssystem	Magen und Duodenum Darm
12	Verdauungssystem	Leber
13	Verdauungssystem	Gallenblase und Gallenwege Pankreas
14	Endokrines System und Stoffwechsel	Grundlagen des endokrinen Systems (inkl. Leitsymptome Endokrinium) (inkl. Klinische Chemie Endokrines System und Stoffwechsel) Hypothalamus und Hypophyse Erkrankungen der Schilddrüse
15	Endokrines System und Stoffwechsel	Erkrankungen der Nebenschilddrüse Erkrankungen der Nebenniere Stoffwechselerkrankungen (Teil 1)
16	Endokrines System und Stoffwechsel Niere, Wasser- und Elektrolythaushalt	Stoffwechselerkrankungen (Teil 2) Hypo- und Hypervitaminosen Grundlagen (inkl. Leitsymptome Niere) (inkl. Klinische Chemie Niere)
17	Niere, Wasser- und Elektrolythaushalt	Niereninsuffizienz Glomerulopathien tubulointerstitielle Nephropathien und Tubulusfunktionsstörungen
18	Niere, Wasser- und Elektrolythaushalt	zystische Nierenerkrankungen Erkrankungen der Nierengefäße Wasser- und Elektrolythaushalt Störungen des Säure- und Basenhaushaltes
19	Immunsystem und Rheumatologie	Grundlagen des Immunsystems inkl. Klinische Chemie Immunsystem Immundefekte Allergien Autoimmunerkrankungen Besondere immunologische Situationen
20	Immunsystem und Rheumatologie	Grundlagen rheumatischer Erkrankungen Rheumatoide Arthritis Spondylarthriden Kollagenosen
21	Immunsystem Infektionserkrankungen	Vaskulitiden Grundlagen Sepsis Bakterielle Infektionserkrankungen (Teil 1)
22	Infektionserkrankungen	Bakterielle Infektionserkrankungen (Teil 2) Virale Infektionserkrankungen
23	Infektionserkrankungen	Pilzerkrankungen parasitäre Erkrankungen
24	Mikrobiologie	Allgemeine Infektionslehre Allgemeine Bakteriologie Normalflora Bakteriologie Pilze Parasitologie
25	Mikrobiologie Hygiene	Allgemeine Virologie Spezielle Virologie Standardhygiene Maßnahmen Maßnahmen zur Reinigung, Sterilisation und Desinfektion Nosokomiale Infektionen Multiresistente Erreger Trink- und Badewasserhygiene
26	Pathologie	Grundlagen Zell- und Gewebspathologie exogene Noxen Immunpathologie Entzündung Zellersatz Tumoren
27	Neoplastische Erkrankungen	Grundlagen inkl. Klinische Chemie Tumoren Herz- und Gefäßtumoren Hämatologische Neoplasien (Teil 1)
28	Neoplastische Erkrankungen	Hämatologische Neoplasien (Teil 2) Tumoren von Lunge und Pleura Tumoren des Gastrointestinaltraktes
29	Neoplastische Erkrankungen	Tumoren der Leber und des Gallesystems Pankreastumoren neuroendokrine Tumoren Endokrine Tumoren Tumoren der Niere Tumoren in bestimmten Kompartimenten
30	Radiologie	Grundlagen Strahlenschutz Radiologische Verfahren Strahlentherapie Nuklearmedizin Bildgebende Verfahren bei interventionellen Maßnahmen
31	Chirurgie	Allgemeine Chirurgie Viszeralchirurgie (Teil 1)
32	Chirurgie	Viszeralchirurgie (Teil 2)
33	Chirurgie	Viszeralchirurgie (Teil 3)
34	Chirurgie	Thoraxchirurgie Herzchirurgie
35	Chirurgie	Gefäßchirurgie Transplantationschirurgie Neurochirurgie Plastische Chirurgie
36	Notfallmedizin	Organisation der Notfallmedizin Notfallmedizinische Maßnahmen Notärztliche Diagnostik und Therapie häufiger Leitsymptome und ihrer Ursachen
37	Notfallmedizin Anästhesiologie	Traumatologische Notfälle Intoxikationen Anästhesie
38	Anästhesiologie	Intensivtherapie Schmerztherapie Leitsymptome Schmerzen
39	Orthopädie und Unfallchirurgie	Grundlagen (inkl. Leitsymptome Bewegungsapparat) (inkl. Klinische Chemie Bewegungsapparat) Angeborene und erworbene Wachstumsstörungen Knochenerkrankungen Gelenkerkrankungen Erkrankungen von Muskeln, Sehnen, Bänder und Bursen Infektionen von Knochen und Gelenken Tumoren
40	Orthopädie und Unfallchirurgie	Erkrankungen und Verletzungen der Wirbelsäule Erkrankungen und Verletzungen des Thorax Erkrankungen und Verletzungen der Schulter Erkrankungen und Verletzungen des Oberarms und Ellenbogens
41	Orthopädie und Unfallchirurgie	Erkrankungen und Verletzungen des Unterarms und der Hand Erkrankungen und Verletzungen des Beckens Erkrankungen und Verletzungen des Hüftgelenk und Oberschenkels
42	Orthopädie und Unfallchirurgie	Erkrankungen und Verletzungen des Kniegelenks Erkrankungen und Verletzungen des Unterschenkels, Sprunggelenks und Fußes Polytrauma und andere traumatologische Krankheitsbilder
43	Gesundheitsökonomie	Gesundheitssysteme Nationale und globale Herausforderungen Gesundheitsökonomie Evidenzbasierte Medizin
44	Prävention Rehabilitation	Grundlagen Spezielle Präventionsprogramme Rehabilitation Physikalische Medizin Naturheilverfahren
45	Gynäkologie und Geburtshilfe	Grundlagen (inkl. Leitsymptome weibliche Genitalorgane) Gynäkologische Diagnostik Gynäkologische Notfälle Menstrueller Zyklus
46	Gynäkologie und Geburtshilfe	Menopause, Postmenopause, Senium Soziokulturelle und psychosoziale Aspekte in der Gynäkologie Entzündungen Benigne und maligne Veränderungen der weiblichen Genitalorgane Endometriose Descensus uteri
47	Gynäkologie und Geburtshilfe	Kontrazeption und Schwangerschaftsabbruch Sterilität Schwangerschaft (Teil 1) (inkl. Leitsymptome Schwangerschaft und Wochenbett)
48	Gynäkologie und Geburtshilfe	Schwangerschaft (Teil 2) Wochenbett